中西医结合执业医师资格考试医学综合指导用书

（上册）

国家中医药管理局中医师资格认证中心
中医类别医师资格考试专家委员会 编写

中国中医药出版社
·北京·

图书在版编目（CIP）数据

中西医结合执业医师资格考试医学综合指导用书：全三册/国家中医药管理局中医师资格认证中心 中医类别医师资格考试专家委员会编写.—北京：中国中医药出版社，2022.12
ISBN 978-7-5132-7897-3

Ⅰ.①中… Ⅱ.①国… Ⅲ.①中西医结合-资格考试-自学参考资料 Ⅳ.①R2-031

中国版本图书馆 CIP 数据核字（2022）第 207529 号

中国中医药出版社出版
北京经济技术开发区科创十三街 31 号院二区 8 号楼
邮政编码　100176
传　真　010-64405721
河北品睿印刷有限公司印刷
各地新华书店经销

开本 889×1194　1/16　印张 95.5　字数 2432 千字
2022 年 12 月第 1 版　2022 年 12 月第 1 次印刷
书　号　ISBN 978-7-5132-7897-3

定　价　478.00 元（上、中、下册）
网址　www.cptcm.com

服 务 热 线　010-64405510
购 书 热 线　010-89535836
维 权 打 假　010-64405753

微信服务号　zgzyycbs
微商城网址　https://kdt.im/LIdUGr
官 方 微 博　http://e.weibo.com/cptcm
天猫旗舰店网址　https://zgzyycbs.tmall.com

如有印装质量问题请与本社出版部联系（010-64405510）
版权专有　侵权必究

中西医结合执业医师资格考试医学综合指导用书

编委会

（以姓氏笔画为序）

主 审

石 岩　李灿东　余曙光　谷晓红　张伯礼
金阿宁　蒋梅先

主 编

孙建宁　苏 颖　杜惠兰　李 勇　李 雁
李 冀　杨钦河　吴力群　张金钟　陆小左
赵吉平　高 靖　高兆旺　郭冬梅　郭霞珍
唐德才　蒋 茹　蒋小敏

编 委

王凤珍　王俊宏　孔德智　田瑞渊　付 强
皮明钧　毕珺辉　吕圭源　年 莉　刘 彤
刘 盼　刘彦明　闫东宁　许庆友　孙广仁
孙伯驹　苏 健　李兴广　李桂伟　李新民
杨建红　肖新春　邹小娟　宋捷民　张 丽
张凤华　陈 晟　陈家旭　苗华为　林雪娟
金 华　周艳艳　赵 丽　赵雪莹　胡晓阳
袁 颖　贾 玫　黄象安　隋博文　谭 程
霍婧伟

出版说明

医师资格考试是行业准入考试,是评价申请医师资格者是否具备从事医师工作所必须的专业知识与技能的考试。为帮助考生熟悉、了解、掌握执业所必须具备的基础理论、基本知识与基本技能,提高综合应用能力,从而安全有效从事医疗、预防和保健工作,根据《医师资格考试大纲(中医、中西医结合)2020年版》相关规定,国家中医药管理局中医师资格认证中心(以下简称"认证中心")组织专家全面修订了相关医师资格考试系列指导用书。

一、2023年中医、中西医结合医师资格考试指导用书修改重点

在总结医师资格考试工作改革取得的成果和经验基础上,认证中心坚持以习近平新时代中国特色社会主义思想为遵循,紧密结合《中华人民共和国中医药法》和中共中央印发的《关于促进中医药传承创新发展的意见》的具体要求,对2023年医师资格考试指导用书进行了修订:一是继续以中医思维为导向,突出中医药特色;二是结合中医师岗位胜任力,逐步淡化科目概念,体现知识整合;三是以解决临床实际问题为原则,根据医学发展及中医临床需求等方面的需要,对相关理论与技能考核内容进行适当的增补、修订和规范;四是体现医师职业素养,强调"大医精诚",注重医患沟通、人文关怀;五是依据最新修订的法律法规和部门规章,增加和修订相关章节内容。

二、2023年中医、中西医结合医师资格考试指导用书特点

本系列指导用书具有三个鲜明的特点。一是权威性。以医师资格准入基本要求为依据,紧扣《医师资格考试大纲(中医、中西医结合)2020年版》,由认证中心组织相关科目权威专家编写。二是全面性。该书为《医师资格考试大纲(中医、中西医结合)2020年版》的细化、扩展,覆盖全部考点。三是实用性。充分体现国家中医药法律法规及相关政策,适应当前疾病谱变化及中医、西医临床诊疗技术发展,以及人民群众对中医药服务需求的变化,并结合中医药教育特点和新版国家规划教材编写原则,方便考生全面复习,提升专业能力与素质。

三、2023年中医、中西医结合医师资格考试指导用书种类

本系列指导用书包括中医执业医师(具有规定学历、师承或确有专长)和执业助理医师(具有规定学历、师承或确有专长)实践技能指导用书、医学综合指导用书以及中西医结合执业医师和执业助理医师实践技能指导用书、医学综合指导用书,共8种。

四、2023年中医、中西医结合医师资格考试指导用书购买途径

2023年版医师资格考试系列指导用书受国家中医药管理局中医师资格认证中心授权,由中国中医药出版社独家出版。考生可直接到中国中医药出版社天猫旗舰店(https://zgzyycbs.tmall.com)购买正版图书。

五、2023年中医、中西医结合医师资格考试指导用书使用建议

考生购得考试指导用书后，可采取以下备考措施：一是认真分析考试大纲，明确考试内容与范围；二是仔细研读考试方案，熟悉考试项目与流程；三是结合自身实际情况，按照轻重缓急制订阶段性复习计划；四是突出重点，系统学习考试指导用书；五是科学复习，逐步消化吸收知识要点，不放过难点和自身的弱项，适当拓展复习范围；六是重视医师职业素质，不可忽视人文关怀；七是对于实践技能考试，要突出实际动手能力，按照指导用书提前进行实际操作演练；八是对于医学综合考试，应按照指导用书内容，突出理解和应用，不应以简单记忆为主；九是通过练习做题检验复习效果，找到薄弱环节，循序渐进提高能力。

本系列指导用书的编审得到了北京中医药大学、天津中医药大学、上海中医药大学、南京中医药大学、山东中医药大学、河南中医药大学、陕西中医药大学、江西中医药大学、长春中医药大学、辽宁中医药大学、黑龙江中医药大学、河北中医学院、暨南大学等院校的大力支持，在此谨示感谢！

由于时间仓促，书中难免有不足和错漏之处，希望各位考生及其他读者在使用中对本指导用书提出宝贵意见。

国家中医药管理局中医师资格认证中心

2022年11月

医学综合考试须知

医学综合考试是国家医师资格考试的重要组成部分。为了更好地帮助考生熟悉、了解、掌握其执业所必须具备的基础理论、基本知识和基本技能，具有综合应用能力，能够安全有效地从事医疗、预防和保健工作，并顺利通过医学综合考试，现将医学综合考试情况介绍如下。

一、为什么要通过医师资格考试？

《中华人民共和国医师法》第八条明确规定：国家实行医师资格考试制度。《医师资格考试暂行办法》第二条规定：医师资格考试是评价申请医师资格者是否具备执业所必须的专业知识与技能的考试；第三条规定：考试方式分为实践技能考试和医学综合笔试。第二十五条规定：实践技能考试合格者方可参加医学综合笔试。参加过医学综合笔试，按照《医师资格考试暂行办法》第三十三条规定：考试成绩合格的，授予执业医师资格或执业助理医师资格，由省级卫生行政部门颁发卫生部统一印制的《医师资格证书》。《医师资格证书》是执业医师或执业助理医师资格的证明文件。按照医师法规定，取得医师资格的，可以申请注册，医师经注册后，可以在医疗卫生机构中按照注册的执业地点、执业类别、执业范围执业，从事相应的医疗卫生服务。

二、参加执业医师资格考试应具备的条件是什么？

《中华人民共和国医师法》第九条规定：具有下列条件之一的，可以参加执业医师资格考试：（一）具有高等学校相关医学专业本科以上学历，在执业医师指导下，在医疗卫生机构中参加医学专业工作实践满一年；（二）具有高等学校相关医学专业专科学历，取得执业助理医师执业证书后，在医疗卫生机构中执业满二年。第十条规定：具有高等学校相关医学专业专科以上学历，在执业医师指导下，在医疗卫生机构中参加医学专业工作实践满一年的，可以参加执业助理医师资格考试。第十一条规定：以师承方式学习中医满三年，或者经多年实践医术确有专长的，经县级以上人民政府卫生健康主管部门委托的中医药专业组织或者医疗卫生机构考核合格并推荐，可以参加中医医师资格考试。以师承方式学习中医或者经多年实践，医术确有专长的，由至少二名中医医师推荐，经省级人民政府中医药主管部门组织实践技能和效果考核合格后，即可取得中医医师资格及相应的资格证书。

三、医学综合考试包括哪些内容？

医学综合考试内容包括中医基础、中医经典、中医临床、西医综合、医学人文，具体考试内容详见大纲及其考试指导用书。

医学综合考试主要考查应试者是否能够理解并综合运用以往所学基础和临床知识作出临床决策的能力。根据往年考生作答情况分析，存在相当一部分考生对各部分知识的掌握还不够全面，缺乏从临床反证知识和理论的经验，希望引起重视。本书按照新版大纲内容进行编写，考生复习时一定要认真、细致，才能全面掌握执业所必需的专业知识和技能。

四、每年什么时间举行考试?

每年年初,由国家卫生健康委医师资格考试委员会发布公告,公布考试具体时间等相关信息。

五、考试采用哪些题型?

医学综合考试正在逐步由纸笔作答考试方式过渡到计算机考试。执业医师考试分4个单元,在2天内完成,总题量600题;执业助理医师考试分2个单元,在1天内完成,总题量300题;全部为单项选择题。考试题型分为A1、A2、A3/A4、B1型题,每个选择题均由题干和5个备选答案组成。通过不同题型,全面考查考生对临床常见病、多发病的病因、病机、临床表现、诊断和鉴别诊断、治疗原则等知识的熟悉、了解和掌握程度,对必须掌握的基础知识、专业知识的理解能力以及运用所学知识处理临床实际问题的综合应用能力。

医学综合考试题型、答题说明和试题解析介绍如下:

A1 型题

> **答题说明**
> 每一道试题下面有A、B、C、D、E五个备选答案,请从中选择一个最佳答案,并在答题卡上将相应题号的相应字母所属的方框涂黑。

1. 下列各项,贯穿肺痿病情发展始终的是
   A. 久病损肺
   B. 肺中虚冷
   C. 外感六淫
   D. 情志失调
   E. 肺津不足

答案:E

[解析] 这是考查病因病机的试题,为记忆基础上的理解。肺痿多由其他肺系疾病迁延不愈或失治误治耗伤肺气、灼伤肺津,致使肺虚,津气亏损失于濡养,导致肺叶痿弱不用,为肺脏慢性虚损性疾患。其发病病因病机很多,备选项中A、C、D为其病因,B为病机之一,唯有E贯穿疾病发展的始终。

A2 型题

> **答题说明**
> 每道考题由两个以上相关因素组成或以一个简要病历形式出现,其下面有A、B、C、D、E五个备选答案,请从中选择一个最佳答案,并在答题卡上将相应题号的相应字母所属的方框涂黑。

2. 患者,女,62岁。心烦不寐半年余。入睡困难,心悸多梦,伴头晕耳鸣,腰膝酸软,潮热盗汗,五心烦热,咽干少津,舌红少苔,脉细数。其辨证是
   A. 肾阴虚证
   B. 心阴虚证
   C. 肝血虚证
   D. 心肾不交证

E. 肺肾阴虚证

答案：D

[解析] 这是考查辨证的试题，为理解辨析题。患者主诉已明确为"不寐"，女性患者，62岁，肾阴亏损，表现为头晕耳鸣，腰膝酸软，虚热内生，潮热盗汗，五心烦热；肾阴不能上养心阴，心火偏亢，表现为心烦，心悸多梦，舌红少苔，脉细数，为阴虚火旺之征。故该患辨证为心肾不交证。

A3 型题

> 答题说明
>
> 以下提供若干个案例，每个案例下设若干道试题。请根据案例所提供的信息，在每一道试题下面的 A、B、C、D、E 五个备选答案中选择一个最佳答案，并在答题卡上将相应题号的相应字母所属的方框涂黑。

(3~5 题共用题干)

患者，男，55岁。胸部疼痛2天。昨日晨练时觉胸部闷痛，休息后好转。今日左侧胸痛又作，如刺如绞，放射到肩背部，休息未能缓解。舌质紫暗，有瘀斑，苔薄，脉弦涩。初步诊断为胸痹心血瘀阻证，拟方血府逐瘀汤。

3. 血府逐瘀汤的配伍特点是

　　A. 活血与行气相伍，祛瘀与养血同施，升降兼顾，气血并调

　　B. 活血攻下，相辅相成，寒中寓温，以防凉遏

　　C. 破瘀通络合法，升降相合，气血并调

　　D. 重用补气，佐以活血，气旺血行，补而不滞

　　E. 消温补同用，养血活血，祛瘀生新

　答案：A

4. 为预防突然发作，宜推荐其随身携带的药物是

　　A. 芪参益气滴丸

　　B. 安神定志丸

　　C. 天王补心丹

　　D. 安宫牛黄丸

　　E. 复方丹参滴丸

　答案：E

5. 关于胸痹，《金匮要略》将其病因病机归纳为

　　A. 胸阳不振

　　B. 阳微阴弦

　　C. 痰瘀交阻

　　D. 心阳不足

　　E. 心脉痹阻

　答案：B

[解析] 此题为综合性试题，围绕临床病例，将中医内科、方剂、金匮要略知识整合。题干中病证诊断、处方均已明确。

试题3问所用方剂的配伍特点。B为桃核承气汤配伍特点；C为复元活血汤特点，但去掉了"疏

肝"；D为补阳还五汤配伍特点，E为生化汤配伍特点。5个选项均为活血祛瘀剂，配伍不同，临床应用亦不同。

试题4考查胸痹患者的日常用药，也是临床常见问题。依据冠心病稳定性心绞痛的中医诊疗指南等相关规定，结合临床实际，心绞痛急性发作时，可含化复方丹参滴丸、速效救心丸、麝香保心丸等，故答案为E。A中有"益气"，多用于气虚血瘀之证，B、C分别具有镇惊安神、滋阴安神之效，与胸痹急性发作不符；D选项具有清热解毒、镇惊开窍等功效，多用于热病、邪入心包、高热惊厥、中风昏迷等，现被很多人当预防心脑血管疾病的保健"良药"，但实际并不用于胸痹急性发作。

试题5考查依据临床问题考查经典。东汉张仲景明确"胸痹"病名，并设专篇讨论，并将其病因病机概括为"阳微阴弦"；其他备选项均非《金匮要略》所提出的病因病机。

B1型题

答题说明
两道试题共用A、B、C、D、E五个备选答案，备选答案在上，题干在下。每题请从中选择一个最佳答案，并在答题卡上将相应题号的相应字母所属的方框涂黑。每个备选答案可能被选择一次、两次或不被选择。

(6~7题共用题干)

　　A. 金水相生法
　　B. 滋水涵木法
　　C. 培土生金法
　　D. 培土制水法
　　E. 泻南补北法

6. 脾虚不运，水湿泛滥而致水肿胀满之证，常用温肾健脾药治疗，其所遵循的治法是

答案：D

7. 久病劳神太过，肾阴耗伤，心火内炽而致心烦、失眠、腰膝酸软之证，治疗应遵循的治法是

答案：E

[解析] 此题考查根据五行生克规律调和脏腑的治法，为中医基础理论内容。但题干描述了一组症状，答题时要依据中医诊断学的脏腑辨证理论，对其进行简要分析得出辨证结果。考生需将所学知识综合分析运用方可解答。

最后，希望各位考生认真复习，诚信参试，并取得好成绩。

国家中医药管理局中医师资格认证中心

总目录

上 册

中医学基础 ... 1
  中医基础理论 ... 3
  中医诊断学 ... 79
  中药学 ... 170
  方剂学 ... 241
中医经典 ... 307

中 册

中西医结合临床 ... 381
  中西医结合内科学 ... 383
  中西医结合外科学 ... 692
  中西医结合妇产科学 ... 811

下 册

  中西医结合儿科学 ... 915
  针灸学 ... 1002
西医综合 ... 1065
  诊断学基础 ... 1067
  药理学 ... 1155
  传染病学 ... 1227
医学人文 ... 1313
  医学伦理学 ... 1315
  卫生法规 ... 1329

附录　中西医结合执业医师资格考试大纲（2020年版）·医学综合考试 ... 1365

目 录
（上册）

中医学基础

中医基础理论

第一单元	中医学理论体系 …………… 3		细目二	女子胞 ………………………… 35
细目一	中医学概念与学科属性 ………… 3		第九单元	精、气、血、津液、神 ……… 36
细目二	中医学理论体系的形成与发展 …… 3		细目一	精 ……………………………… 36
细目三	中医学理论体系的主要特点 …… 9		细目二	气 ……………………………… 38
第二单元	精气学说 ……………………… 10		细目三	血 ……………………………… 41
细目一	精气学说的概念 ……………… 10		细目四	津液 …………………………… 42
细目二	精气学说的基本内容 ………… 10		细目五	神 ……………………………… 43
第三单元	阴阳学说 ……………………… 11		细目六	精、气、血、津液之间的关系 … 44
细目一	阴阳的概念 …………………… 11		第十单元	经络 …………………………… 46
细目二	阴阳学说的基本内容 ………… 11		细目一	经络学说概述 ………………… 46
细目三	阴阳学说在中医学中的应用 … 12		细目二	十二经脉 ……………………… 46
第四单元	五行学说 ……………………… 14		细目三	奇经八脉 ……………………… 49
细目一	五行学说的概念 ……………… 14		细目四	经别、别络、经筋、皮部 …… 50
细目二	五行学说的基本内容 ………… 15		细目五	经络的生理功能和经络学说的应用 …… 51
细目三	五行学说在中医学中的应用 … 16			
第五单元	藏象学说 ……………………… 17		第十一单元	体质 …………………………… 52
第六单元	五脏 …………………………… 18		细目一	体质的概念和构成 …………… 52
细目一	五脏的生理功能与特性 ……… 18		细目二	体质的生理学基础 …………… 53
细目二	五脏之间的关系 ……………… 25		细目三	体质学说的应用 ……………… 53
细目三	五脏与五体、五官九窍、五志 五神、五液和季节的关系 …… 26		第十二单元	病因 …………………………… 55
			细目一	六淫 …………………………… 55
第七单元	六腑 …………………………… 30		细目二	疠气 …………………………… 58
细目一	六腑的生理功能 ……………… 30		细目三	七情内伤 ……………………… 58
细目二	五脏与六腑之间的关系 ……… 33		细目四	饮食失宜 ……………………… 60
第八单元	奇恒之腑 ……………………… 35		细目五	劳逸失度 ……………………… 60
细目一	脑 ……………………………… 35		细目六	痰饮 …………………………… 61

· 1 ·

细目七	瘀血 …………………… 62	细目四	津液代谢失常 …………… 71
第十三单元	发病 ………………………… 63	细目五	内生"五邪" ……………… 72
细目一	发病的基本原理 ………… 63	细目六	疾病传变 ………………… 73
细目二	影响发病的主要因素 …… 64	第十五单元	防治原则 …………………… 74
细目三	发病类型 ………………… 64	细目一	预防 ……………………… 74
第十四单元	病机 ………………………… 65	细目二	治则 ……………………… 75
细目一	邪正盛衰 ………………… 66	第十六单元	养生与寿夭 ………………… 77
细目二	阴阳失调 ………………… 67	细目一	养生 ……………………… 77
细目三	精、气、血失常 ………… 69	细目二	生命的寿夭 ……………… 77

中医诊断学

第一单元	绪论 ………………………… 79	细目六	问耳目 …………………… 110
细目	绪论 ……………………… 79	细目七	问睡眠 …………………… 110
第二单元	望诊 ………………………… 80	细目八	问饮食与口味 …………… 111
细目一	望神 ……………………… 80	细目九	问二便 …………………… 112
细目二	望面色 …………………… 81	细目十	问经带 …………………… 113
细目三	望形态 …………………… 83	第六单元	脉诊 ………………………… 114
细目四	望头面五官 ……………… 84	细目一	脉诊概说 ………………… 114
细目五	望躯体四肢 ……………… 87	细目二	正常脉象 ………………… 118
细目六	望皮肤 …………………… 88	细目三	常见脉象的特征与临床意义 …… 118
细目七	望排出物 ………………… 89	细目四	相兼脉与真脏脉 ………… 123
细目八	望小儿食指络脉 ………… 90	细目五	诊小儿脉 ………………… 124
第三单元	望舌 ………………………… 91	细目六	诊妇人脉 ………………… 124
细目一	舌诊原理与方法 ………… 91	第七单元	按诊 ………………………… 125
细目二	正常舌象 ………………… 92	细目	按诊 ……………………… 125
细目三	望舌质 …………………… 93	第八单元	八纲辨证 …………………… 129
细目四	望舌苔 …………………… 96	细目一	概述 ……………………… 129
细目五	舌下络脉 ………………… 98	细目二	表里 ……………………… 129
细目六	舌象综合分析 …………… 99	细目三	寒热 ……………………… 129
第四单元	闻诊 ………………………… 100	细目四	虚实 ……………………… 130
细目一	听声音 …………………… 100	细目五	阴阳 ……………………… 131
细目二	嗅气味 …………………… 102	细目六	八纲证候间的关系 ……… 133
第五单元	问诊 ………………………… 103	第九单元	病因辨证 …………………… 135
细目一	问诊内容 ………………… 103	细目一	六淫辨证 ………………… 135
细目二	问寒热 …………………… 103	细目二	情志辨证 ………………… 137
细目三	问汗 ……………………… 105	第十单元	气血津液辨证 ……………… 138
细目四	问疼痛 …………………… 106	细目一	气病辨证 ………………… 138
细目五	问头身胸腹 ……………… 108	细目二	血病辨证 ………………… 140

细目三 气血同病辨证 …………… 142	细目六 厥阴病证 ……………………… 164
细目四 津液病辨证 …………………… 143	细目七 六经病证的传变 ……………… 164
第十一单元 脏腑辨证 …………………… 145	第十三单元 卫气营血辨证 ……………… 165
细目一 心与小肠病辨证 ……………… 145	细目一 卫分证 ………………………… 165
细目二 肺与大肠病辨证 ……………… 148	细目二 气分证 ………………………… 165
细目三 脾与胃病辨证 ………………… 151	细目三 营分证 ………………………… 165
细目四 肝与胆病辨证 ………………… 154	细目四 血分证 ………………………… 165
细目五 肾与膀胱病辨证 ……………… 157	细目五 卫气营血证的传变 …………… 165
细目六 脏腑兼病辨证 ………………… 158	第十四单元 三焦辨证 …………………… 166
细目七 脏腑辨证各相关证候的鉴别 …… 161	细目一 上焦病证 ……………………… 166
第十二单元 六经辨证 …………………… 162	细目二 中焦病证 ……………………… 166
细目一 太阳病证 ……………………… 163	细目三 下焦病证 ……………………… 166
细目二 阳明病证 ……………………… 163	细目四 三焦病证的传变 ……………… 167
细目三 少阳病证 ……………………… 163	第十五单元 中医诊断思维与应用 ……… 167
细目四 太阴病证 ……………………… 164	细目一 中医诊断思维方法 …………… 167
细目五 少阴病证 ……………………… 164	细目二 中医诊断思维的应用 ………… 168

中 药 学

第一单元 中药的性能 …………………… 170	第六单元 解表药 ………………………… 178
细目一 四气 …………………………… 170	细目一 概述 …………………………… 178
细目二 五味 …………………………… 170	细目二 发散风寒药 …………………… 178
细目三 升降浮沉 ……………………… 171	细目三 发散风热药 …………………… 181
细目四 归经 …………………………… 172	第七单元 清热药 ………………………… 183
细目五 毒性 …………………………… 172	细目一 概述 …………………………… 183
第二单元 中药的作用 …………………… 173	细目二 清热泻火药 …………………… 184
细目一 中药的作用与副作用 ………… 173	细目三 清热燥湿药 …………………… 185
细目二 中药的功效 …………………… 173	细目四 清热解毒药 …………………… 187
第三单元 中药的配伍 …………………… 174	细目五 清热凉血药 …………………… 190
细目一 中药配伍的意义 ……………… 174	细目六 清虚热药 ……………………… 191
细目二 中药配伍的内容 ……………… 174	第八单元 泻下药 ………………………… 192
第四单元 中药的用药禁忌 ……………… 175	细目一 概述 …………………………… 192
细目一 配伍禁忌 ……………………… 175	细目二 攻下药 ………………………… 192
细目二 证候禁忌 ……………………… 175	细目三 润下药 ………………………… 193
细目三 妊娠用药禁忌 ………………… 175	细目四 峻下逐水药 …………………… 194
细目四 服药饮食禁忌 ………………… 175	第九单元 祛风湿药 ……………………… 194
第五单元 中药的剂量与用法 …………… 176	细目一 概述 …………………………… 194
细目一 剂量 …………………………… 176	细目二 祛风寒湿药 …………………… 195
细目二 中药的用法 …………………… 176	细目三 祛风湿热药 …………………… 196

细目四 祛风湿强筋骨药 …… 197	第十八单元 化痰止咳平喘药 …… 216
第十单元 化湿药 …… 197	细目一 概述 …… 216
细目一 概述 …… 197	细目二 温化寒痰药 …… 216
细目二 具体药物 …… 198	细目三 清化热痰药 …… 217
第十一单元 利水渗湿药 …… 199	细目四 止咳平喘药 …… 219
细目一 概述 …… 199	第十九单元 安神药 …… 220
细目二 利水消肿药 …… 199	细目一 概述 …… 220
细目三 利尿通淋药 …… 200	细目二 重镇安神药 …… 220
细目四 利湿退黄药 …… 201	细目三 养心安神药 …… 222
第十二单元 温里药 …… 202	第二十单元 平肝息风药 …… 222
细目一 概述 …… 202	细目一 概述 …… 222
细目二 具体药物 …… 202	细目二 平抑肝阳药 …… 223
第十三单元 理气药 …… 204	细目三 息风止痉药 …… 224
细目一 概述 …… 204	第二十一单元 开窍药 …… 226
细目二 具体药物 …… 204	细目一 概述 …… 226
第十四单元 消食药 …… 206	细目二 具体药物 …… 226
细目一 概述 …… 206	第二十二单元 补虚药 …… 227
细目二 具体药物 …… 207	细目一 概述 …… 227
第十五单元 驱虫药 …… 208	细目二 补气药 …… 228
细目一 概述 …… 208	细目三 补阳药 …… 231
细目二 具体药物 …… 208	细目四 补血药 …… 233
第十六单元 止血药 …… 209	细目五 补阴药 …… 235
细目一 概述 …… 209	第二十三单元 收涩药 …… 237
细目二 凉血止血药 …… 209	细目一 概述 …… 237
细目三 化瘀止血药 …… 210	细目二 固表止汗药 …… 237
细目四 收敛止血药 …… 211	细目三 敛肺涩肠药 …… 237
细目五 温经止血药 …… 211	细目四 固精缩尿止带药 …… 238
第十七单元 活血化瘀药 …… 212	第二十四单元 攻毒杀虫止痒药 …… 239
细目一 概述 …… 212	细目一 概述 …… 239
细目二 活血止痛药 …… 212	细目二 具体药物 …… 239
细目三 活血调经药 …… 213	第二十五单元 拔毒化腐生肌药 …… 240
细目四 活血疗伤药 …… 215	细目一 概述 …… 240
细目五 破血消癥药 …… 215	细目二 具体药物 …… 240

方 剂 学

第一单元 总论 …… 241	细目三 剂型 …… 243
细目一 方剂与治法 …… 241	第二单元 解表剂 …… 244
细目二 方剂的组成与变化 …… 242	细目一 概述 …… 244

细目二 辛温解表 …………… 244	细目四 气血双补 …………… 270
细目三 辛凉解表 …………… 247	细目五 补阴 ………………… 271
细目四 扶正解表 …………… 248	细目六 补阳 ………………… 272
第三单元 泻下剂 ………………… 249	细目七 阴阳双补 …………… 273
细目一 概述 ………………… 249	第十单元 固涩剂 ………………… 273
细目二 寒下 ………………… 249	细目一 概述 ………………… 273
细目三 温下 ………………… 250	细目二 固表止汗 …………… 273
细目四 润下 ………………… 251	细目三 敛肺止咳 …………… 274
细目五 逐水 ………………… 251	细目四 涩肠固脱 …………… 274
细目六 攻补兼施 …………… 252	细目五 涩精止遗 …………… 275
第四单元 和解剂 ………………… 252	细目六 固崩止带 …………… 275
细目一 概述 ………………… 252	第十一单元 安神剂 ……………… 276
细目二 和解少阳 …………… 252	细目一 概述 ………………… 276
细目三 调和肝脾 …………… 253	细目二 重镇安神 …………… 276
细目四 调和肠胃 …………… 254	细目三 滋养安神 …………… 277
第五单元 清热剂 ………………… 255	第十二单元 开窍剂 ……………… 277
细目一 概述 ………………… 255	细目一 概述 ………………… 277
细目二 清气分热 …………… 255	细目二 凉开 ………………… 278
细目三 清营凉血 …………… 256	细目三 温开 ………………… 278
细目四 清热解毒 …………… 257	第十三单元 理气剂 ……………… 278
细目五 清脏腑热 …………… 258	细目一 概述 ………………… 278
细目六 清虚热 ……………… 261	细目二 行气 ………………… 279
第六单元 祛暑剂 ………………… 261	细目三 降气 ………………… 280
细目一 概述 ………………… 261	第十四单元 理血剂 ……………… 282
细目二 祛暑解表 …………… 262	细目一 概述 ………………… 282
细目三 祛暑利湿 …………… 262	细目二 活血祛瘀 …………… 282
细目四 祛暑益气 …………… 262	细目三 止血 ………………… 285
第七单元 温里剂 ………………… 262	第十五单元 治风剂 ……………… 286
细目一 概述 ………………… 262	细目一 概述 ………………… 286
细目二 温中祛寒 …………… 263	细目二 疏散外风 …………… 286
细目三 回阳救逆 …………… 264	细目三 平息内风 …………… 288
细目四 温经散寒 …………… 265	第十六单元 治燥剂 ……………… 290
第八单元 表里双解剂 …………… 265	细目一 概述 ………………… 290
细目一 概述 ………………… 265	细目二 轻宣外燥 …………… 290
细目二 解表清里 …………… 266	细目三 滋阴润燥 …………… 291
细目三 解表攻里 …………… 266	第十七单元 祛湿剂 ……………… 292
第九单元 补益剂 ………………… 267	细目一 概述 ………………… 292
细目一 概述 ………………… 267	细目二 燥湿和胃 …………… 292
细目二 补气 ………………… 267	细目三 清热祛湿 …………… 293
细目三 补血 ………………… 269	细目四 利水渗湿 …………… 295

细目五	温化寒湿	296	细目六	化痰息风 … 301
细目六	祛湿化浊	297	第十九单元	消食剂 … 301
细目七	祛风胜湿	298	细目一	概述 … 301
第十八单元	祛痰剂	299	细目二	消食化滞 … 301
细目一	概述	299	细目三	健脾消食 … 302
细目二	燥湿化痰	299	第二十单元	驱虫剂 … 302
细目三	清热化痰	300	第二十一单元	治痈疡剂 … 303
细目四	润燥化痰	300	细目一	概述 … 303
细目五	温化寒痰	300	细目二	散结消痈 … 303

中医经典

第一单元	内经 … 309		细目六	辨厥阴病脉证并治 … 349
细目一	素问·上古天真论 … 309		第三单元	金匮要略 … 352
细目二	素问·四气调神大论 … 310		细目一	脏腑经络先后病脉证第一 … 352
细目三	素问·阴阳应象大论 … 311		细目二	痉湿暍病脉证治第二 … 354
细目四	素问·经脉别论 … 314		细目三	百合狐惑阴阳毒病脉证治第三 … 356
细目五	素问·太阴阳明论 … 316		细目四	中风历节病脉证并治第五 … 357
细目六	灵枢·本神 … 317		细目五	血痹虚劳病脉证并治第六 … 358
细目七	素问·生气通天论 … 318		细目六	肺痿肺痈咳嗽上气病脉证治第七 … 359
细目八	素问·举痛论 … 318		细目七	胸痹心痛短气病脉证治第九 … 360
细目九	素问·至真要大论 … 319		细目八	腹满寒疝宿食病脉证治第十 … 360
细目十	灵枢·百病始生 … 322		细目九	五脏风寒积聚病脉证并治第十一 … 361
细目十一	素问·热论 … 322		细目十	痰饮咳嗽病脉证并治第十二 … 361
细目十二	素问·评热病论 … 323		细目十一	消渴小便不利淋病脉证并治第十三 … 362
细目十三	素问·咳论 … 323		细目十二	水气病脉证并治第十四 … 362
细目十四	素问·痹论 … 325		细目十三	黄疸病脉证并治第十五 … 364
细目十五	素问·痿论 … 325		细目十四	呕吐哕下利病脉证治第十七 … 364
细目十六	素问·异法方宜论 … 326		细目十五	妇人妊娠病脉证并治第二十 … 364
细目十七	素问·汤液醪醴论 … 326		细目十六	妇人产后病脉证治第二十一 … 365
细目十八	素问·标本病传 … 327		细目十七	妇人杂病脉证并治第二十二 … 365
细目十九	灵枢·决气 … 328		第四单元	温病学 … 366
第二单元	伤寒论 … 329		细目一	温热论 … 366
细目一	辨太阳病脉证并治 … 329		细目二	湿热病篇 … 372
细目二	辨阳明病脉证并治 … 339		细目三	温病条辨 … 374
细目三	辨少阳病脉证并治 … 343			
细目四	辨太阴病脉证并治 … 343			
细目五	辨少阴病脉证并治 … 344			

中医学基础

中医基础理论

第一单元　中医学理论体系

细目一　中医学概念与学科属性

◎ 要点

1. **中医学的概念**　中医学是研究人体生理、病理,以及疾病的诊断、预防和治疗为主的一门学科,它具有自己完整的理论体系。在漫长的历史发展进程中,在常见病和疑难病的诊治中,所形成的丰富的理、法、方、药理论知识和临床经验,一直有效地指导着临床实践,在疾病的防治和人类卫生保健事业中,发挥了不可忽视的作用。

2. **中医学的学科属性**　中医学是研究人体生理、病理,疾病的诊断、防治,以及养生和生命本质等内容的一门科学,是世界医学科学的一个组成部分。

科学是关于自然、社会和思维的知识体系,是社会实践经验的总结,并能在社会实践中得到检验和发展的知识体系,是运用范畴、定理、定律等思维形式,反映现实世界各种现象的本质和规律的知识体系。医学科学是研究人类生命过程及其同疾病做斗争的一门科学体系,属于自然科学范畴。它的任务是:从人的整体性及其同外界环境的辩证关系出发,用实验研究、现场调查、临床观察等方法,不断总结经验,研究人类生命活动和外界环境的相互关系;研究人类疾病的发生、发展及其防治的规律,以及增进健康、延长寿命和提高劳动能力的有效措施。中医学是经过千百年临床应用发展起来的,集理、法、方、药理论知识为一体,强调临床实践为主,以研究人体生理、病理,疾病诊断和防治,以及养生康复等理论为主要内容,具有明确的医学科学特性的知识体系。

医学科学主要的研究对象是人类自身生命的生存、繁衍和运动变化。人是社会性劳动的产物,它的生存离不开自然和社会两大环境,因此,它是具有自然属性和社会属性两大特性所构成的有机体而不同于其他生物。中医学在研究人类生命现象和疾病变化时,一个明显的特征是在关注有形之脏腑气血变化的同时,又重视人的社会属性,结合我国的人文社会科学的某些学术思想和人自身的思维、意识、精神情绪,阐述关于生命、健康、疾病等一系列的医学问题,形成了中医学独特的医学理论和医学理论体系。中医学按照研究内容、对象和方法,分为基础医学、临床医学和养生康复预防医学。

细目二　中医学理论体系的形成与发展

◎ 要点

1. **中医学理论体系的形成**　中医药学发源于先秦之春秋战国,其理论体系的形成是在战国至秦汉时期,其理论的发展则又经历了两晋隋唐时期、宋金元时期、明清时期以及近代和现代,而每一阶段中医理论体系的发展,则又各有其特点。

（1）形成时间的界定　根据历史学界的考据和推断，中医学的理论体系最迟在战国至秦汉时期已初步形成。春秋战国时期，社会急剧变化，政治、经济、文化、科学技术都有显著的发展，学术思想亦比较活跃，特别是古代的唯物辩证法哲学思想的发展和不断成熟，当时精气学说和阴阳五行学说，更是盛行。这种有利的客观形势及条件，为中医学理论体系的形成奠定了哲学基础，并为其丰富的医疗经验，从感性认识上升为理性认识，形成较为系统、完整的医学理论体系提供了理论方法和思想基础。而汉以前对临床诊治实践经验的系统总结和药物学知识的积累则又为医疗规律的探索奠定了科学基础。

（2）形成的基础和条件　中医学之所以能在战国至秦汉这个时期形成理论体系，其主要原因有如下几个方面：

1）长期医疗经验的丰富积累和总结　这是中医理论体系形成的实践基础。殷代甲骨文的考证表明，从公元前21世纪以后，随着长期医疗实践经验的积累，人们对于疾病的认识，亦逐步地广泛、系统和深化。例如关于病名的记载，除了部分疾病予以专门命名，如瘧、疥、蛊、龋等，或以症状命名，如耳鸣、下利、不眠等外，大多则是以人体的患病部位而命名，如疾首、疾目、疾耳、疾鼻、疾身等。正如胡厚宣在《甲骨文商史论丛·殷人疾病考》中所说："殷人之病，凡有头、眼、耳、口、牙、舌、喉、鼻、腹、足、趾、尿、产、妇、小儿、传染等16种，具备今日之内、外、脑、眼、耳鼻喉、牙、泌尿、妇产、小儿、传染诸科。"说明已具备了近代医学疾病分科诊治的雏形。

西周及春秋战国时期，对于疾病的认识进一步深化，古代文献中有关病名的统计分析表明，早在《山海经》中即已记载了38种疾病，其中以专用病名来命名者则有痹、风、疽、瘕、瘿、疥、疯、疫等23种之多，以症状为病名者，亦有腹痛、嗌痛、呕、聋等12种。1973年底，长沙马王堆三号汉墓出土了战国时期的医学著作《五十二病方》，书中除载有较完整的52种病证外，还提到不少的病名，计有103个。而在战国以前的著作《诗》《书》《易》《礼》《春秋》等十三经中，据不完全统计，其所载病证名称，则已达180余种。这就说明当时对疾病的认识已相当深刻，并积累了较为丰富的治病经验，从而为医学规律的总结和理论体系的整理提供了资料，奠定了基础。

与此同时，中国古代医家在长期的医疗实践中逐步积累了药物学的知识，在当时的著作如《淮南子·修务训》《诗经》《山海经》《离骚》等书中，保留了丰富的药物学资料，如在《五十二病方》中其所用药物包括植物药、矿物药和动物药，即有247种之多。此外，在治疗手段上除药物疗法外，还创造了针砭、艾灸、醪醴、导引等疗法。另据《周礼·天官》所载，从周代起我国即有了初步的医学分科。如《左传》所记载的医和、医缓等人，即是当时专门以治病为职业的著名医生，而扁鹊则是这一历史时期著名的医学家。

2）古代社会科学和自然科学的相互渗透　从春秋战国到秦汉时期中华民族文化的发展呈现出"诸子蜂起，百家争鸣"的繁荣景象，众多学术流派，诸如儒家、道家、墨家、法家、阴阳家等，对天文、地理、社会等问题进行了广泛的探讨和交流，取得了显著的学术成就，从而为中医学理论体系的形成奠定了文化基础。而任何自然科学的发展，从来都是相互渗透、相互影响和相互促进的。中医学理论体系的形成和发展，与我国古代科学技术的发展是分不开的，如中国古代高度发展的天文学、历法学、气象学、地理学、物候学、声学、农学、数学以及生理学、解剖学等多学科知识对中医学的渗透和影响，或被吸收、移植和交融，均为中医学理论体系的形成奠定了科学基础。如医和所提出的"六气致病说"，就说明了当时的医家已经认识到自然界气候的异常变化对人体健康具有重要的影响。

3）古代哲学思想的深刻影响　自然科学是关于物质运动规律的知识体系。哲学是关于世界观和方法论的学说。任何一门自然科学的形成和发展都离不开哲学，必然要受到当时哲学思想的支配和制约，特别是中国古代社会哲学与自然科学密不可分，则尤为显著。中医学属于传统自然科学范畴，其理论体系的形成具有深刻的哲学渊源。古代医家在整理长期积累下来的医疗经验时，受到古代哲学思想的深刻影响，并有意识地运用了我国古代的唯物论和辩证法哲学观点，如精气学说（即气一元论）、阴阳五行学说等，这不仅为中医学提供了朴素的唯物辩证的自然观和生命观，而且亦确立了中医学整体综合的研究方法，运用宏观的、动态的、联系的观点去认识自然、认识生命，借以构建成独特的中医学理论体系，用以阐明人与自然、生命本质、健康与疾病等重大问题。古人通过实践，把散在的、零碎的医疗经验，通过整理和归纳总结，并加以分析研究，使之逐步系统化和完整化，从而升华为比较完整的医学理论体系。某些哲学理论内容，如精气学说、阴阳学说、五行学说等，已经淡化了其原有的哲学色彩，直接融合于中医学的理论体系之中，成为中医学理论体系中不可分割的有机组成部分。

（3）形成的标志和体系的确定

1）形成的标志　中医学理论体系的形成，以中医学经典医学文献《黄帝内经》一书的问世为标志。《黄帝内经》总结了春秋战国及秦汉时期的医疗经验和学术理论，并吸收了秦汉以前有关天文、历法、生物、地理、心理以及哲学等多学科的重要成就，从而初步形成了中医学独特的理论体系。《黄帝内经》及其重大的理论贡献，一直是中国医药学发展的理论基础和源泉，《黄帝内经》中的某些理论或观点至今仍在卓有成效地指导着中医学的临床实践。

《黄帝内经》一书，包括《素问》81篇和《灵枢》81篇。其内容是以精气学说、阴阳五行学说为理论方法，以整体观念为主导思想，用以阐释人体内在生命活动的规律性、人体与外在环境（自然界）的统一性。对人体的解剖形态、脏腑经络、生理病理，以及关于疾病的诊断和防治等各方面，都做了比较全面而系统的阐述。并对当时哲学领域中一系列重大问题，诸如气的概念、天人关系、形神关系等进行了深入的探讨。如在形态学方面，关于人体骨骼、血脉的长度、内脏器官的大小和容量等的记载，基本上是符合实际情况的，如食管与肠管的比例是1∶35，现代解剖学则是1∶37，两者非常接近。生理学方面提出"心主血脉"，已认识到血液是在脉管内循环运行的，且对动静脉也有一定的认识。以上这些关于血液循环的认识比英国哈维于公元1638年（明·崇祯元年）所发现的血液循环要早一千多年。

可以看出，《黄帝内经》以医学内容为中心，把自然科学与哲学理论有意识地结合起来，进行多学科的统一的考查和研究，因而其中许多理论观点已经具有较高的水平，对当时的世界医学做出了重要的贡献。特别是某些独特的理论认识，诸如"天人相应"的时间医学观点、人体脏腑多功能的系统认识，以及关于人体生理活动、病理变化的整体联系和相互影响等，直至今天，仍有其重要的研究和实用价值。

2）体系的确立　《黄帝内经》问世之后，《难经》的成书，并与《伤寒杂病论》和《神农本草经》一起，被历代医家奉为经典之作，并由此而确立了中医学独特的理论体系，对后世中医药学的发展产生了深远的影响。

《难经》成书于汉以前，相传为秦越人所著，全书以问答形式撰述（共81个问答），其内容包括了生理、病理、诊断及治则等各个方面的问题，并对三焦和命门学说，奇经八脉理论，以及虚则补其母、实则泻其子等治疗原则有所创见，尤其在脉诊和针灸治疗等方面有重大发展，从而能补《黄帝内经》之不足，成为当时可与《黄帝内经》相媲美的经典医籍，故亦成为中医学理论之基础，并对后世各科的临床实践具有重要的指导意义。

《伤寒杂病论》是由东汉末年著名医家张仲景，在《内》《难》的基础上，总结前人医学成就，结合自己临证经验，写成的我国第一部临床医学专著。其倡导以六经辨证和脏腑辨证等方法，对外感疾病和内伤杂病进行辨证论治，从而确立了中医临床医学的辨证论治体系和理、法、方、药的运用原则，为后世临床医学的发展，奠定了良好的基础。该书后经晋代医家王叔和编纂整理成《伤寒论》与《金匮要略》两书。前书以外感病辨治规律阐述为主，后书则主要阐释内伤杂病的辨治规律。《金匮要略》书中，张仲景以脏腑病机理论进行证候分析，发展了《内经》的病因学说，指出"千般疢难，不越三条，一者经络受邪入脏腑，为内所因也；二者四肢九窍，血脉相传，壅塞不通，为外皮肤所中也；三者房室金刃虫兽所伤，以此详之，病由都尽"，给后世病因病机学的发展以深刻影响。

《神农本草经》成书于汉代，托名神农所著，为我国第一部药物学专著，书中收载药品365种，系统总结了汉代及汉以前药物学理论知识。该书根据养生、治疗和有毒无毒，将药品分为上、中、下三品，并根据功效分为寒、凉、温、热四性，以及酸、苦、甘、辛、咸五味，为后世中药学理论体系的形成和发展奠定了基础。

2. 中医学理论体系的发展

中医学理论体系在其自身的发展过程中，不断地进行着分化和综合。新的理论学派和新的学科分支的产生，促进着中医学理论体系在理论与实践、传统与创新等方面的不断深化和发展。在中医学理论发展的过程中，历代医家在《黄帝内经》《伤寒杂病论》等经典著作基础上，通过各自临床实践经验的归纳总结和理论观点的系统研究，则又从不同的方面发展了中医学理论体系。

（1）魏、晋、隋、唐时期　此时期的特点是一方面继承经典，阐发理论，一方面则是重视临床经验总结，揭示疾病现象与本质的关系，使中医理论体系得以进一步充实和系统。对于中医学

的经络理论、脉学理论和病机学说均有进一步的整理和探讨。晋代著名医家皇甫谧著《针灸甲乙经》，对经络学说进行了深入的探讨，系统地论述十二经脉、奇经八脉之循行，骨度分寸，及经络腧穴主病，从而为后世针灸学的发展奠定了良好基础。晋代著名医家王叔和著《脉经》，奠定了脉学理论与方法的系统化和规范化基础，成为我国最早的脉学专著。隋代著名医家巢元方所著《诸病源候论》，为中医学第一部病理学专著，该书详尽论述各科疾病的病因与症状，继承和发展了病因病机学理论，对后世病证分类学的发展有很大影响，具有重要的研究价值。唐代著名医家孙思邈所著《千金要方》和《千金翼方》及王焘所著《外台秘要》，集唐代以前医药学发展之大成，代表了盛唐医学的先进水平和成就，从理论到临床均有新的发展。

（2）宋、金、元时期　此时期的特点是许多医家在继承前人已有成就的基础上结合自己的实践经验，有所创新，提出了许多独到的见解，从而使中医学术有了新的突破。如宋代医家钱乙著《小儿药证直诀》，开创脏腑证治之先河，并对小儿生理、病理特点论述精详，对后世有较大影响。陈言则在其所著《三因极一病证方论》中提出了著名的"三因学说"，对发病原因进行了较为具体的分类概括，即内因为七情所伤，外因为六淫外邪所感，不内外因为饮食饥饱、呼叫伤气、虫兽所伤、中毒金疮、跌损压溺等所致。可以看出，此种病因分类方法比较符合临床实际，无疑是中医病因学新的进展。两者对于脏腑证治和发病原因的认识均有了更进一步的发展。

在《内经》《难经》《伤寒论》和《金匮要略》的基础上，此时期的医家从不同的角度丰富和发展了中医学的基础理论。在金元时期各具特色的医学流派的形成与出现，有力地促进着中医学理论体系的发展和完善。其代表医家是刘完素、张从正、李杲、朱震亨，后世称之为"金元四大家"。刘完素受运气学说的影响，强调"六气皆从火化""五志过极皆能生火"之说，因而

对火热病机多有所阐发，用药偏于寒凉，为后世"寒凉派"医家的代表。张从止主张"邪气"致病说，"病由邪生"，"邪去则正安"，因而倡导以汗、吐、下三法攻邪而祛病，为后世"攻下派"（有称"攻邪派"）医家的代表。李杲则提出"内伤脾胃，百病由生"的观点，认为疾病的发生，多与脾胃内伤有关。他对脾胃升降理论多有阐发，并创立了甘温除热等理论和方法，为后世"补土派"（或"补脾派"）医家的代表。朱震亨提倡"相火论"，谓"阳常有余，阴常不足"，主张滋阴降火，对"相火"学说有所发挥，为后世"养阴派"（或"滋阴派"）医家的代表。这个时期的医学思想和理念对中医学理论体系的充实和推进作用、对后世医家成长的影响都是不可磨灭的。

（3）明、清时期 明代至清代中期是中医学术发展的重要时期，此时期的特点，一是整理已有的的医学成就和临证经验，编撰了门类繁多的医学全书、类书、丛书，并对经典医籍进行了注释，使中医学理论和临床诊治有所发展。二是在医学理论和方法上出现了具有重大意义的创新和发明，即温热理论和温病学派的产生。

以薛己、张介宾、赵献可为代表的温补学派，重视脾肾，提出了"命门学说"，认为命门寓有阴阳水火，为脏腑阴阳之根本，是调控全身阴阳的枢纽。李中梓则提出了"肾为先天之本，脾为后天之本""乙癸同源"等见解，为中医学理论特别是藏象学说的发展做出了新的贡献。

应当指出，此时的重大发明和突出的成就，在于对温热病学的深入研究和温病学派的形成。温热病学，是研究四时温热疾病发生、发展规律及其诊治方法的学科。到了明、清时期，随着中医学对传染性热病认识的逐步深化，创新和发展了温热学说，并形成了温病学派，标志着对于温热疾病的认识和论治经验已经发展到了一个新的阶段。其代表医家首推明代的吴又可，其所著《温疫论》一书，首先提出了"戾气"学说，认为"温疫"的病原是"非风非寒非暑非湿，乃天地间别有一种异气所成"，其传染途径是从口鼻而入，而不是从肌表侵袭。这是对温病（特别是温疫）病因学的很大突破与发展，为以后温病学说的形成和完善奠定了基础。著名温病学家叶天士著《外感温热论》，发展了卫气营血理论，首创卫气营血辨证；吴鞠通著《温病条辨》，则创立三焦辨证，并发展了三焦湿热病机和临床湿温病辨证规律；薛生白著《湿热病篇》则提出"湿热之病，不独与伤寒不同，且与温病大异"的独到见解；王孟英著《温热经纬》等，系统地总结了明、清时期有关外感热病的发病规律，突破了"温病不越伤寒"的传统观念，创立了以卫气营血和三焦为核心的温热病辨证论治法则，从而使温热病学在病因、病机及辨证论治等方面形成了较为完整的理论体系。此学派的理论和方法，对后世临床医学的影响颇大，到目前为止仍具有较高的研究价值。此外，如清代医家王清任重视解剖，著有《医林改错》一书，改正古医书在人体解剖方面的错误，并发展了瘀血致病的理论及血瘀病证的治疗方法，对中医基础理论的发展亦有一定的贡献。

另外，在这个时期以李时珍的《本草纲目》为代表的药物学专著的刊行，说明当时中药学的研究也有了深入和规范的发展。《本草纲目》是一部内容丰富、论述广泛，全面总结了16世纪以前中国药学研究成就的药物学巨著，后来被翻译成多国文字，流传于世，至今仍然受到世界药物学界以及植物学界的关注。书中在研究考察中药的功效特性之外，还对人体生理、病理，疾病的诊断、治疗，以及预防等中医理论做了相关的论述，对中医学理论体系的完善起到了推动作用。

（4）近现代时期

1）近代时期（1840—1949） 由于西学东渐，近代中国社会发生着急剧变化，从而出现了"旧学"与"新学"，"中学"与"西学"之争，此时期的特点是出现了中西医汇通和中医科学化的思潮。

随着西方医学的广泛传播和发展，中医界中具有近代科学思想的人物，诸如唐宗海、朱沛文、恽铁樵、张锡纯等，提倡既要坚持中医学之所长，如整体观、藏象、四诊、八纲、辨证论治等，又提倡要学习西医学先进之处，试图将中西医学术加以汇通，从理论到临床提出了一些汇通中西医的见解，形成中西医学汇通思潮和学派。而以陆渊雷、谭次仲为代表人物，则主张中医科学化，提倡吸收其他学科知识，用科学方法研究中医，并对中医科学化的途径和方法亦做了某些探索。应当指出，由于历史条件、科学发展以及自身条件所限，中西医汇通学派对中医理论体系发展道路的探索，虽然未能成功，确有不足之处，但其科学进取的精神及经验教训，对当前实现中医学现代化亦不无借鉴和启迪。

2）现代时期（1949年至今） 中华人民共和国成立之后，党和政府制定了中医政策，强调"中西医并重"，且把"发展现代医药和传统医药""实现中医学现代化"正式载入宪法，为中医药学的发展提供了法律保证。随着中医药事业蓬勃发展，对中医理论体系的研究亦有了深入进展。现代中医学理论研究的态势和特点，是以系统整理和发扬提高为前提，运用传统方法和现代科学方法，多学科多途径去揭示中医学理论体系的奥秘，使中医学理论发展不断深化，并有所更新，向有所突破的前景进展。70多年来，随着整个中医药事业的发展，中医学基础理论的整理、继承和研究，亦取得了相当的成绩。特别是近几年来，中医学基础理论已经发展成为一门独立的基础学科，无论在文献的系统整理和理论的实验研究方面都取得了一定的成果。

所谓中医药学的现代化，是对科学技术范畴的一门学科而言，属于我国总体科学技术现代化范畴，即指中医药学必须顺应现代科学技术发展的趋势，伴随时代的发展，在继承发扬自身优势和特色的基础上，勇于突破、改造和创新，从而使传统的中医药学逐步发展成为适应现代社会需要、具有现代科学内涵和水平的医学科学，以便更好地为患者服务。

实际上中医理论现代化的研究工作早已开始，并已经取得众多可喜的苗头和成就。如关于中医文献的整理和研究，以高等院校统编教材《中医基础理论》《中医学概论》为标志，构建了中医基础理论的基本体系。众多有关理论专题探讨的论文、论著的发表和出版，则反映了现代中医学理论的水平。

在中医学理论的研究方法上，运用多学科知识和方法来探讨中医学理论体系已成为现代理论研究的重要特点，而中医基础理论中所蕴含的某些现代自然科学中的前沿理论和观点，则亦为现代哲学、天文学、气象学、数控理论、物理学、系统科学、生命科学等提供了某些思维原点和理论模式。如《内经的哲学与中医学的方法》《内经多学科研究》等书的问世，以及诸如泛系理论与辨证论治、天文学与运气和太极阴阳理论、运气学说与气象学、控制论与中医学治则治法、气与场、气与量子力学等研究成果的发表，从而使中医学理论研究与前沿学科相沟通，因而具有明显的时代气息。

特别是运用现代科学技术的实验方法来研究中医学的藏象、经络、气血、证候等问题，更是取得了可观的成果，有可能初步阐明中医学理论体系的某些概念、原理的科学内涵。如从肌电、皮肤温度、皮肤电阻、血流图、超声波、激光及同位素示踪、内分泌、神经化学等多方面，证实了经络现象的客观存在。关于经络实质的研究，则提出了神经体液学说、低阻抗说、皮层内脏相关说、第三平衡系统说、波导说和液晶态说等，虽然这些学说不够完备，尚待进一步验证，但确是中医学现代科学研究的正确途径，应是无疑的。关于中医学藏象学说的研究，诸如阳虚、阴虚及寒热本质的研究、肾本质、脾本质的研究等都取得了一定的进展。其他如肝、心、肺的研究亦取得举世瞩目的成就。总之，中医理论研究已成为世界性的研究课题，各国学者亦多有建树。我们相信，随着中医学现代化研究的不断深入，中医学理论体系必将取得重大突破，为生命科学做出应有的贡献。

细目三 中医学理论体系的主要特点

◎ 要点

1. 整体观

（1）整体观念的概念　整体观念，是中医学关于人体自身的完整性及人与自然、社会环境的统一性的认识。整体观念认为，人体是一个由多层次结构构成的有机整体。构成人体的各个部分之间，各个脏腑形体官窍之间，结构上不可分割，机能上相互协调、相互为用，病理上相互影响。人生活在自然和社会环境中，人体的生理机能和病理变化，必然受到自然环境、社会条件的影响。人类在适应和改造自然与社会环境的斗争中维持着机体的生命活动。

（2）整体观念的内容

1）人体是一个有机整体　人体是一个内外联系、自我调节和自我适应的有机整体。主要体现于：①五脏一体观，即构成人体的脏腑、形体、官窍等各个组成部分，通过经络的沟通联络作用，构成以五脏为中心的五个生理病理系统，系统之间在结构与机能上是完整统一的。②形神一体观，即人的形体与精神是相互依附、不可分割的。

2）人与自然环境的统一性　人类生活在自然界中，自然界存在着人类赖以生存的必要条件。自然气候和地理环境的变化又可直接或间接地影响人体的生命活动，而人也在适应自然环境变化的过程中维持生命活动的稳定。这种人与自然环境息息相关的认识，即是"天人一体"的整体观。

3）人与社会环境的统一性　人与社会环境是统一的，相互联系的。政治、经济、文化、宗教、法律、婚姻、人际关系等社会因素，必然通过与人的信息交换影响着人体的各种生理、心理活动和病理变化，而人也在认识世界和改造世界的交流中，维持着生命活动的稳定、有序、平衡、协调，此即人与社会环境的统一性。

2. 辨证论治

（1）病、证、症的概念和关系　病，即疾病，是致病邪气作用于人体，人体正气与之抗争而引起的机体阴阳失调、脏腑组织损伤、生理机能失常或心理活动障碍的一个完整的异常生命过程。

证，是疾病过程中某一阶段或某一类型的病理概括，一般由一组相对固定的、有内在联系的、能揭示疾病某一阶段或某一类型病变本质的症状和体征构成。证是病机的外在反映；病机是证的内在本质。

症，即症状和体征的总称，是疾病过程中表现出的个别、孤立的现象，可以是病人异常的主观感觉或行为表现，也可以是医生检查病人时发现的异常征象。症是判断疾病、辨识证的主要依据。

（2）辨证论治的概念　辨证论治，是运用中医学理论辨析有关疾病的资料以确立其证候，论证其治则治法与方药并付诸实施的思维和实践过程。

辨证，是在认识疾病的过程中确立证的思维和实践过程，即将四诊（望、闻、问、切）所收集的有关疾病的所有资料，包括症状和体征，运用中医学理论进行分析、综合，辨清疾病的原因、性质、部位及发展趋向，然后概括、判断为某种性质的证的过程。由于证是疾病过程中某一阶段或某一类型的病理概括，只能反映疾病某一阶段和某一类型的病变本质，故中医学在辨识证时，要求同时辨明疾病的病因、病位、病性及其发展变化趋向，即辨明疾病从发生到转归的总体病机。

论治，是在通过辨证思维得出证的诊断的基础上，确立相应的治疗原则和方法，选择适当的治疗手段和措施来处理疾病的思维和实践过程。论治过程一般分为因证立法、随法选方、据方施治三个步骤。

（3）同病异治和异病同治　同病异治，指同一种病，由于发病的时间、地域不同，或所处的疾病的阶段或类型不同，或病人的体质有异，故反映出的证候不同，因而治疗也就有异。

异病同治，指几种不同的疾病，在其发展变化过程中出现了大致相同的病机，大致相同的证候，故可用大致相同的治法和方药来治疗。

第二单元　精气学说

细目一　精气学说的概念

◎ 要点

1. **精的概念**　精，又称精气，在中国古代哲学中，一般泛指气，是一种充塞宇宙之中的无形（指肉眼看不见形质）而运动不息的极细微物质，是构成宇宙万物的本原；在某些情况下专指气中的精粹部分，是构成人类的本原。

精概念的产生，源于"水地说"。

2. **气的概念**　气，在古代哲学中，指存在于宇宙之中的无形而不断运动的极细微物质，是宇宙万物的共同构成本原。

气的概念源于"云气说"。

两汉时期的元气说同化了之前的各种气概念，认为元气是构成宇宙万物的最基本、最原始的物质。这就是后世所谓的"元气一元论"。

3. **精气的概念**

精气，又称为"精"。精，首见于《老子》一书，书中云："寂兮冥兮，其中有精。其精甚真，其中有信。"《管子》认为精的存在形态是"气"，其曰："精也者，气之精者也。"可见"精"与"气"同义，指一切细微、精粹的物质，亦是生成宇宙万物的原始物质。故《易经》和《管子》将气直接称为精气或精，并认为宇宙万物皆由精气所构成。如《易传·系辞上》说："精气为物。"《管子·心术下》说："一气能变曰精。"可见精或精气，即是精粹的、能够运动变化的"气"，故精、精气与气所指实为一物，其内涵是统一的。

精气不但是生成天地万物及人类的原始精微物质，亦是万物运动、变化和发展的共同物质基础和客观存在。正如《淮南子·天文训》所说："天地之袭精为阴阳，阴阳之专精为四时，四时之散精为万物。"由于精气是存在于宇宙之中运动不息的极精微物质，故其运动变化亦推动和促进着宇宙万物的发生、发展和变化。

细目二　精气学说的基本内容

◎ 要点

1. **精气是构成宇宙的本原**　精气学说认为，宇宙中的一切事物都是由精或气构成的，宇宙万物的生成皆为精或气自身运动的结果，精或气是构成天地万物包括人类的共同原始物质。精气生万物的机理，古代哲学家常用天地之气交感，阴阳二气合和来阐释。精气自身的运动变化，分为天地阴阳二气。天地阴阳二气的交感合和是宇宙万物包括人类的发生、发展与变化的根本机制。

精气有"无形"与"有形"两种不同的存在形式。所谓"无形"，即精气处于弥散而运动状态，充塞于无垠的宇宙空间，是精气的基本存在形式。由于用肉眼看不见，故称其"无形"。

2. **精气的运动与变化**　精气是活动力很强，运行不息的精微物质。自然界一切事物的纷繁变化，都是精气运动的结果。气的运动，称为气机。气运动的形式多种多样，但主要有升、降、聚、散等几种。气的运动产生宇宙各种变化的过程称为气化，宇宙万物在形态、性能及表现方式上所出现的各种变化，皆是气化的结果。气的运动是产生气化过程的前提和条件，而在气化过程中又寓有气的各种形式的运动。

3. 精气是天地万物的中介 由于精气是天地万物生成的本原，天地万物之间又充斥着无形之气，且这无形之气还能渗入有形实体，与已构成有形实体的气进行各种形式的交换活动，因而精气可为天地万物相互联系、相互作用的中介性物质。这种中介物质维系着天地万物之间的相互联系，使它们成为一个整体，同时，使万物得以相互感应、相互影响、相互作用。

4. 天地精气化生为人 人为宇宙万物之一，宇宙万物皆由精气构成，是由天地阴阳精气交感聚合而化生。人类与宇宙中的他物不同，不仅有生命，还有精神活动，故由"精气"，即气中的精粹部分所化生。气聚则成形，气散则形亡，人的生死过程，也就是气的聚散过程。

第三单元 阴阳学说

细目一 阴阳的概念

◎ 要点

1. **阴阳的含义** 阴阳，是中国古代哲学的一对范畴，是对自然界相互关联的某些事物或现象对立双方属性的概括。阴阳，既可以标示相互对立的事物或现象，又可以标示同一事物或现象内部对立着的两个方面。

一般的说，凡是运动的、外向的、上升的、弥散的、温热的、明亮的、兴奋的都属于阳；相对静止的、内守的、下降的、凝聚的、寒冷的、晦暗的、抑制的都属于阴。寒热、动静、明暗是阴阳的标志性属性，而水火皆具备，故称"水火者，阴阳之征兆也"。

2. **事物阴阳属性的绝对性和相对性** 事物阴阳属性的绝对性，主要表现在其属阴或属阳的不可变性，即绝对性。

事物阴阳属性的相对性主要体现在三个方面：一是阴阳属性可互相转化，二是阴阳之中复有阴阳，三是因比较的对象的改变而发生改变。

昼夜阴阳属性的一般说法是：上午属阳中之阳，下午属阳中之阴，前半夜属阴中之阴，后半夜属阴中之阳。

四季阴阳属性的一般说法是：夏天属太阳（阳中之阳），秋天属少阴（阳中之阴），冬天属太阴（阴中之阴），春天属少阳（阴中之阳）。

细目二 阴阳学说的基本内容

◎ 要点

1. **阴阳对立制约** 指属性相反的阴阳双方在一个统一体中的相互斗争、相互制约和相互排斥。阴阳的相互对立，主要表现于它们之间的相互斗争、相互制约。阴与阳之间的对立制约，维持了阴阳之间的动态平衡，因而促进了事物的发生发展和变化。人体处于正常生理状态下，相互对立着的阴阳两方面，处在相互制约、相互排斥、相互消长的动态之中。如果阴阳之间的对立制约关系失调，动态平衡遭到了破坏，则标志着疾病的产生。

2. **阴阳互根互用** 阴阳互根，指一切事物或现象中相互对立着的阴阳两个方面，具有相互依存，互为根本的关系。即阴和阳任何一方都不能脱离另一方而单独存在，每一方都以相对的另一方的存在作为自己存在的前提和条件。如果由于某些原因，阴和阳之间的互根关系遭到破坏，就会导致"孤阴不生，独阳不长"，甚则"阴阳离决，精气乃绝"而死亡。

阴阳互用，指阴阳双方具有相互资生、促进和助长的关系。《素问·阴阳应象大论》说："阴在内，阳之守也；阳在外，阴之使也。"阳以阴为基，阴以阳为偶；阴为阳守持于内，阳为阴役使于外。老年人"昼不精，夜不瞑"，就是因阴阳双方相互为用的关系失调而致。如果相互为用的关系破坏，阴阳不得相互资助，则出现阴损及阳、阳损及阴的病变。

3. 阴阳交感互藏 阴阳交感，指阴阳二气在运动中相互感应而交合，亦即发生相摩、相错、相荡的相互作用。阴阳交感是宇宙万物赖以生成和变化的根源。古代哲学家认为，构成宇宙万物的本原之气，由自身的运动分化为相互对立的阴阳二气：阳气升腾而为天，阴气凝聚而为地。天气下降，地气上升，天地阴阳二气相互作用，交感合和，产生了宇宙万物，并推动着它们的发展和变化。《周易·系辞下》说："天地氤氲，万物化醇；男女构精，万物化生。"

阴阳互藏，指相互对立的阴阳双方中的任何一方都包含着另一方，即阴中有阳，阳中有阴。宇宙中的任何事物都含有阴与阳两种属性不同的成分，属阳的事物含有阴性成分，属阴的事物也寓有属阳的成分。事物或现象的阴阳属性是依据其所涵属阴与属阳成分的比例大小而定的。一般的说，表示事物属性的成分占绝大的比例并呈显象状态，而被寓涵于事物或现象内部不得显露的成分占较小的比例，它虽不能代表事物的属性，但有非常重要的调控作用。

阴阳互藏是阴阳双方交感合和的动力根源。天气下降，地气上升，古代哲学家是用"本乎天者亲上，本乎地者亲下"（《周易·乾传》）来解释的：即阴中有阳则能升，阳中有阴则能降。阴阳互藏是阴阳消长与转化的内在根据。

4. 阴阳的消长 阴阳消长是阴阳运动变化的一种形式，而导致阴阳出现消长变化的根本原因在于阴阳之间存在着的对立制约与互根互用的关系。由阴阳对立制约关系导致的阴阳消长主要表现为阴阳的互为消长，有阴长阳消、阳长阴消、阴消阳长、阳消阴长四种形式；由阴阳互根互用关系导致的阴阳消长主要表现为阴阳的皆消皆长，有阴随阳消、阳随阴消、阴随阳长、阳随阴长4种形式。阴阳双方在一定限度内的消长变化，反映了事物之间对立制约和互根互用关系的协调平衡，在自然界可表征气候的正常变化，在人体则表征生命过程的协调有序。

5. 阴阳的转化 阴阳转化，指事物的总体属性，在一定条件下可以向其相反的方向转化，即属阳的事物可以转化为属阴的事物，属阴的事物可以转化为属阳的事物。阴阳双方的消长运动发展到一定阶段，事物内部阴与阳的比例出现了颠倒，则该事物的属性即发生转化，所以说转化是消长的结果。阴阳相互转化，一般都产生于事物发展变化的"物极"阶段，即所谓"物极必反"。因此，在事物的发展过程中，如果说阴阳消长是一个量变的过程，阴阳转化则是在量变基础上的质变。

阴阳转化一般有两种形式：一是渐变，如一年四季的温热寒凉变化；二是突变，如气候出现剧烈的寒热变化。

6. 阴阳的自和与平衡 阴阳自和，指阴阳双方自动维持和自动恢复其协调平衡状态的能力和趋势。对生命体来说，阴阳自和是生命体内的阴阳二气在生理状态下的自我协调和在病理状态下的自我恢复平衡的能力。自和是阴阳的本性，是阴阳双方自动地向最佳目标的发展和运动，是维持事物或现象协调发展的内在机制。

阴阳平衡，指阴阳双方在相互斗争、相互作用中处于大体均势的状态，即阴阳协调和相对稳定状态。阴阳双方虽然不断地处在相互斗争、相互排斥、相互作用的运动之中，彼此之间随时发生着消长和转化，但阴阳双方仍然维持着相对稳定的结构关系。阴阳之间的这种平衡，是动态的常阈平衡。

细目三　阴阳学说在中医学中的应用

◎ **要点**

1. 在组织结构和生理机能方面的应用 脏腑及形体组织的阴阳属性，就大体部位来说，上部为阳，下部为阴；体表属阳，体内属阴。就其腹背四肢内外侧来说，则背为阳，腹为阴；四肢外侧为阳，四肢内侧为阴。以脏腑来分，五脏属里，为阴；六腑属表，为阳。由于阴阳之中复有阴阳，所以分属于阴阳的脏腑形体组织还可以再分阴阳。如体表属阳，然皮肉为阳中之阳，筋骨为阳中之阴。再继续分，则皮肤为阳中之阳，肌肉为阳中之阴；筋为阴中之阳，骨为阴中之阴。再如五脏分阴阳：心肺居于膈上属阳，而心属火，位南方，通于夏，属阳中之阳的太阳；肺属金，位西方，通于秋，属阳中之阴的少阴。肝、脾、肾居膈下属阴，而肝属木，位东方，通于春，属阴中之阳的少阳；肾属水，位北方，通于冬，属阴中之阴的太阴；脾属土，居中央，主四时，属阴中之至阴。《素问·金匮真言论》说："背为阳，阳中之阳，心也；背为阳，阳中之阴，肺也。腹为阴，阴中之阴，肾也；腹为阴，阴中之阳，肝也；腹为阴，阴中之至阴，脾也。"

经络系统的阴阳属性：十二正经中有手足三阴三阳经，属腑而行于肢体外侧面的为阳经，一阳分为三阳，因行于上肢与下肢的不同而分称为手足阳明、少阳、太阳经；属脏而行于肢体内侧面的为阴经，一阴化为三阴，分称为手足太阴、厥阴、少阴经。奇经八脉中的跷脉与维脉，行于身之内侧者，称阴跷、阴维；行于身体之外侧者，称阳跷、阳维。督脉行于背，有总督一身之阳经的作用，称为"阳脉之海"。任脉行于腹，有总任一身之阴经的作用，称为"阴脉之海"。络脉中分布于体表及身体上部的称为阳络；分布于内脏、肢体深层及身体下部的称为阴络。

人体的整体生命活动，是由各脏腑经络形体官窍各司其职，协调一致来完成的，而脏腑经络的机能，是由贮藏和运行于其中的精与气为基础的。精藏于脏腑之中，主内守而属阴，气由精所化，藏于脏腑，运行于全身而属阳。精与气的相互资生、相互促进，维持了脏腑经络形体官窍的机能活动稳定有序。人体之气，含有具有不同作用和运动趋向的阴阳两部分：具有凉润、宁静、抑制、沉降等作用和运动趋向的为阴气，具有温煦、推动、兴奋、升发等作用和运动趋向的为阳气。正是由于阴阳二气的交感相错、相互作用，推动着人体内物质与物质之间、物质与能量之间的相互转化，推动和调控着人体的生命进程。

2. **在病理方面的应用** 病邪可以分为阴、阳两大类："夫邪之生也，或生于阴，或生于阳。"（《素问·调经论》）一般而言，六淫属阳邪，饮食居处、情志失调等属阴邪。阴阳之中复有阴阳：六淫之中，风邪、暑邪、火（热）邪属阳，寒邪、湿邪属阴。

疾病的发生发展过程就是邪正斗争的过程：阳邪侵犯人体，人体正气中的阴气奋而抗之；阴邪侵犯人体，正气中的阳气与之斗争。如此产生了邪正相搏，导致了阴阳失调而发生疾病。因此，阴阳失调是疾病的基本病机之一。阴阳失调的主要表现形式是阴阳的偏盛偏衰和互损。"阳胜则热，阴胜则寒"，"阳胜则阴病，阴胜则阳病"，"阳虚则寒，阴虚则热"，是寒热性疾病的病理总纲。

3. **在疾病诊断方面的应用** 中医诊断疾病的过程包括诊察疾病和辨识证候两个方面。"善诊者，察色按脉，先别阴阳"。阴阳学说用于疾病的诊断，主要包括分析四诊所收集的资料和概括各种证候的阴阳属性两个方面。

望、闻、问、切四诊所收集的各种资料，包括即时的症状和体征，以阴阳理论辨析其阴阳属性。如色泽分阴阳：色泽鲜明为病属于阳；色泽晦暗为病属于阴。气息分阴阳：语声高亢洪亮、多言而躁动者，多属实、属热，为阳；语声低微无力、少言而沉静者，多属虚、属寒，为阴。动静喜恶分阴阳：躁动不安属阳，蜷卧静默属阴；身热恶热属阳，身寒喜暖属阴；等等。脉象分阴阳：辨脉之部位、动态、至数、形状也可以分辨病证的阴阳属性。如以部位分，寸为阳，尺为阴；以动态分，则至者为阳，去者为阴；以至数分，则数者为阳，迟者为阴；以形状分，则浮大洪滑为阳，沉涩细小为阴。

在临床辨证中，阴阳学说用来概括分析错综复杂的各种证候。在八纲辨证中，表证、热证、实证属阳；里证、寒证、虚证属阴。阴阳是八纲辨证的总纲。

4. 在疾病预防和治疗方面的应用 调整阴阳，使之保持或恢复相对平衡，达到阴平阳秘，是防治疾病的基本原则，也是阴阳学说用于疾病防治的主要内容。

指导养生：注重养生是保持身体健康无病的重要手段，而其最根本的原则就是要"法于阴阳"，"春夏养阳，秋冬养阴"，即遵循自然界阴阳的变化规律来调理人体之阴阳，使人体中的阴阳与四时阴阳的变化相适应，如以"春夏养阳，秋冬养阴"及"冬病夏治，夏病冬养"之法，调养"能夏不能冬""能冬不能夏"之人。

确定治疗原则：阴阳偏盛的治疗原则是"实则泻之"，即损其有余。阳偏盛而导致的实热证，用"热者寒之"的治疗方法；阴偏盛而导致的寒实证，用"寒者热之"的治疗方法。若在阳盛或阴盛的同时，由于"阳胜则阴病"或"阴胜则阳病"而出现阴虚或阳虚时，则又当兼顾其不足，于"实者泻之"之中配以滋阴或助阳之品。

阴阳偏衰的治疗原则是"虚则补之"，即补其不足。阴偏衰产生的是"阴虚则热"的虚热证，治疗当滋阴制阳，《内经》称之为"阳病治阴"。阳偏衰产生的是"阳虚则寒"的虚寒证，治疗当扶阳抑阴，《内经》称之为"阴病治阳"。

阴阳互损导致阴阳两虚应采用阴阳双补的治疗原则。对阳损及阴导致的以阳虚为主的阴阳两虚证，当补阳为主，兼以补阴；对阴损及阳导致的以阴虚为主的阴阳两虚证，当补阴为主，兼以补阳。如此则阴阳双方相互资生，相互为用。

分析和归纳药物的性能：药物的性能，一般的说，主要靠它的气（性）、味和升降浮沉来决定，而药物的气、味和升降沉浮，又皆可以用阴阳来归纳说明。

药性，主要是寒、热、温、凉四种药性，又称"四气"，其中寒凉属阴，温热属阳。五味，就是酸、苦、甘、辛、咸五种滋味，辛、甘、淡三味属阳，酸、苦、咸三味属阴。升降浮沉，是指药物在体内发挥作用的趋向。升浮之药，其性多具有上升发散的特点，故属阳；沉降之药，其性多具有收涩、泻下、重镇的特点，故属阴。

第四单元　五行学说

细目一　五行学说的概念

◎ 要点

1. 五行的概念 五行，即木、火、土、金、水五种物质及其运动变化，是归纳宇宙万物并阐释其相互关系的五种基本属性。

2. 五行的特性和事物与现象的五行归类

（1）**五行特性** 是古人在长期的生活和生产实践中对木、火、土、金、水五种物质的直观观察和朴素认识的基础上，进行抽象而逐渐形成的理性概念，是用以识别各种事物的五行属性的基本依据。"水曰润下，火曰炎上，木曰曲直，金曰从革，土爰稼穑"是对五行特性的经典性概括。

"木曰曲直"："曲"，屈也；"直"，伸也。曲直，是指树木的枝条具有生长、柔和，能屈又能伸的特性，引申为凡具有生长、升发、条达、舒畅等性质或作用的事物和现象，归属于木。

"火曰炎上"："炎"，是焚烧、炎热、光明之义；"上"，是上升。炎上，是指火具有炎热、上升、光明的特性。引申为凡具有温热、上升、光明等性质或作用的事物和现象，归属于火。

"土爰稼穑"："爰"，通"曰"；"稼"，即种植谷物；"穑"，即收获谷物。稼穑，泛指人类种植和收获谷物的农事活动。引申为凡具有生化、承载、受纳性质或作用的事物和现象，归属于土。故有"土载四行""万物土中生""万物土中灭"和"土为万物之母"说。

"金曰从革"："从"，顺也；"革"，即变革。是指金有刚柔相济之性：金之质地虽刚硬，可作兵器以杀戮，但有随人意而更改的柔和之性。引申为凡具有沉降、肃杀、收敛等性质或作用的事物和现象，归属于金。

"水曰润下"："润"，即滋润、濡润；"下"即向下、下行。润下，是指水具有滋润、下行的特性。引申为凡具有滋润、下行、寒凉、闭藏等性质或作用的事物和现象，归属于水。

（2）事物与现象的五行归类 五行学说依据五行各自的特性，对自然界的各种事物和现象进行归类，从而构建了五行系统。

事物属性的五行归类表

自然界							五行	人体					
五音	五味	五色	五化	五气	方位	季节		五脏	五腑	五官	形体	情志	五声	变动
角	酸	青	生	风	东	春	木	肝	胆	目	筋	怒	呼	握
徵	苦	赤	长	暑	南	夏	火	心	小肠	舌	脉	喜	笑	忧
宫	甘	黄	化	湿	中	长夏 四时	土	脾	胃	口	肉	思	歌	哕
商	辛	白	收	燥	西	秋	金	肺	大肠	鼻	皮	悲	哭	咳
羽	咸	黑	藏	寒	北	冬	水	肾	膀胱	耳	骨	恐	呻	栗

3. 事物五行属性的归类依据和方法 中医学在天人相应思想指导下，以五行为中心，以空间结构的四方方位，时间结构的五季或四时，人体结构的五脏为基本框架，将自然界的各种事物和现象以及人体的生理病理现象，按其属性进行归纳，从而将人体的生命活动与自然界的事物或现象联系起来，形成了联系人体内外环境的五行结构系统，用以说明人体以及人与自然环境的统一。

事物和现象五行归类的方法，主要有取象比类法和推演络绎法两种。

取象比类法："取象"，即是从事物的形象（形态、作用、性质）中找出能反映本质的特有征象；"比类"，即是以五行各自的抽象属性为基准，与某种事物所特有的征象相比较，以确定其五行归属。

推演络绎法：即根据已知的某些事物的五行归属，推演归纳其他相关的事物，从而确定这些事物的五行归属。

细目二 五行学说的基本内容

◎ 要点

1. 五行相生与相克 五行相生，指木、火、土、金、水之间存在着有序的递相资生、助长和促进的关系。相生次序是：木生火，火生土，土生金，金生水，水生木。在五行相生关系中，任何一行都具有"生我"和"我生"两方面的关系。《难经》将此关系比喻为母子关系："生我"者为母，"我生"者为子。五行相生，实际上是指五行中的某一行对其子行的资生、促进和助长。

五行相克，指木、火、土、金、水之间存在着有序的递相克制、制约的关系。相克次序是：木克土、土克水、水克火、火克金、金克木。在五行相克关系中，任何一行都具有"克我"和"我克"两方面的关系。《内经》把相克关系称为"所胜""所不胜"关系："克我"者为"所不胜"，"我克"者为"所胜"。五行相克，实为五行中的某一行对其所胜行的克制和制约。

2. 五行制化 指五行之间既相互资生，又相互制约，维持平衡协调，推动事物间稳定有序的变化与发展。

五行制化的规律是：五行中一行亢盛时，必然随之有制约，以防止亢而为害。即在相生中有克制，在克制中求发展。

3. 五行相乘与相侮 五行相乘，指五行中一行对其所胜的过度制约或克制。相乘的次序与相克相同，即木乘土，土乘水，水乘火，火乘金，金乘木。导致五行相乘的原因有两种情况：一是指五行中的某一行过于亢盛，对其所胜行进行超过正常限度的克制，产生相乘，如木亢乘土等；二是五行中某一行过于虚弱，难以抵御其所不胜的正常限度的克制，产生相乘，如土虚木乘等。

五行相侮，指五行中一行对其所不胜的反向制约和克制。相侮的次序是：木侮金，金侮火，火侮水，水侮土，土侮木。导致五行相侮的原因有二：一是五行中的某一行过于强盛，使原来克制它的一行不仅不能克制它，反而受到它的反向克制，产生相侮，如木亢侮金等；二是五行中某一行过于虚弱，不仅不能制约其所胜的一行，反而受到其所胜的相侮，如金虚木侮等。

4. 五行的母子相及 母子相及包括母病及子和子病及母两种情况，属于五行之间相生关系异常的变化。

母病及子：指五行中的某一行异常，累及其子行，导致母子两行皆异常。母病及子的一般规律是：母行虚弱，引起子行亦不足，终致母子两行皆不足。

子病及母：指五行中的某一行异常，影响到其母行，终致子母两行皆异常。子病及母的一般规律有三种：一是子行亢盛，引起母行亦亢盛，结果是子母两行皆亢盛，一般称为"子病犯母"；二是子行虚弱，上累母行，引起母行亦不足，终致子母俱不足；三是子行亢盛，损伤母行，以致子盛母衰，一般称为"子盗母气"。

细目三 五行学说在中医学中的应用

◎ 要点

1. 在生理方面的应用

（1）说明五脏的生理特点 五行学说将人体的五脏分别归属于五行，并以五行的特性来说明五脏的生理机能。如木有生长、升发、舒畅、条达的特性，肝喜条达而恶抑郁，有疏通气血，调畅情志的机能，故以肝属木。

（2）构建天人一体的五脏系统 五行学说除以五行特性类比五脏的生理特点，确定五脏的五行属性外，还以五脏为中心，推演络绎整个人体的各种组织结构与机能，将人体的形体、官窍、精神、情志等分归于五脏，构建以五脏为中心的生理病理系统。同时又将自然界的五方、五气、五色、五味等与人体的五脏联系起来，建立了以五脏为中心的天人一体的五脏系统，将人体内外环境联结成一个密切联系的整体。

（3）说明五脏之间的生理联系 五脏的机能活动不是孤立的，而是互相联系的。五行学说运用生克制化理论来说明脏腑生理机能的内在联系，即五脏之间存在着既相互资生又相互制约的关系。以五行相生说明五脏之间的资生关系，以五行相克说明五脏之间的制约关系，以五行制化说明五脏之间的协调平衡。

2. 在病理方面的应用 五行学说可以说明在病理情况下脏腑间的相互影响。某脏有病可以传至他脏，他脏疾病也可以传至本脏，这种病理上的相互影响称之为传变。五脏病变的相互影响，可用五行的乘侮和母子相及规律来阐释。相生关系的传变，包括"母病及子"和"子病及母"两个方面。相克关系的传变，包括"相乘"和"相侮"两个方面。如肝有病，影响到心，为母病及子；影响到肾，为子病及母；影响到脾，称为乘；影响到肺，称为侮。他脏以此类推。

3. 在疾病诊断方面的应用 五行学说将人体五脏与自然界的五色、五音、五味等都作了相应联系，构成了天人一体的五脏系统，因而观察分析望、闻、问、切四诊所搜集的外在表现，依据事物属性的五行归类和五行生克乘侮规律，可确定五脏病变的部位，推断病情进展和判断疾病的预后。即所谓"视其外应，以知其内脏"。

4. 在疾病治疗方面的应用

（1）指导脏腑用药　不同的药物，有不同的颜色与气味。以颜色分，有青、赤、黄、白、黑"五色"；以气味辨，则有酸、苦、甘、辛、咸"五味"。药物的五色、五味与五脏的关系是以天然色味为基础，以其不同性能与归经为依据，按照五行归属来确定的。青色、酸味入肝，赤色、苦味入心，黄色、甘味入脾，白色、辛味入肺，黑色、咸味入肾。

（2）控制疾病的传变　根据五行生克乘侮理论，五脏中一脏有病，可以传及其他四脏而发生传变。如肝有病可以影响到心、肺、脾、肾等脏。心、肺、脾、肾有病也可以影响肝脏。不同脏腑的病变，其传变规律不同。因此，临床治疗时除对所病本脏进行治疗之外，还要依据其传变规律，治疗其他脏腑，以防止其传变。如"见肝之病，则知肝当传之于脾，故先实其脾气"（《难经·七十七难》）。

（3）确定治则治法　运用五行相生规律来治疗疾病，其基本治疗原则是补母和泻子，即"虚则补其母，实则泻其子"。补母适用于母子关系的虚证；泻子适用于母子关系的实证。依据五行相生规律确定的治法，常用的有滋水涵木法、益火补土法、培土生金法和金水相生法四种。运用五行相克规律来治疗疾病，其基本治疗原则是抑强扶弱。抑强，适用于相克太过引起的相乘和相侮。扶弱，适用于相克不及引起的相乘和相侮。依据五行相克规律确定的治法，常用的有抑木扶土法、培土制水法、佐金平木法和泻南补北法四种。

（4）指导针灸取穴　在针灸疗法中，针灸学家将手足十二经近手足末端的井、荥、输、经、合"五输穴"，分别配属于木、火、土、金、水五行。在治疗脏腑病证时，根据不同的病情以五行的生克规律进行选穴治疗。

（5）指导情志疾病的治疗　依据五行的相生相克，人的情志活动也有相互抑制的作用。临床上可以运用不同情志变化的相互抑制关系来达到治疗目的。如"怒伤肝，悲胜怒……喜伤心，恐胜喜……思伤脾，怒胜思……忧伤肺，喜胜忧……恐伤肾，思胜恐"。这就是情志病治疗中的所谓"以情胜情"之法。

第五单元　藏象学说

◎ 要点

1. 藏象及藏象学说的概念与特点　藏象，近年来又写作"脏象"，是指藏于体内的内脏及其表现于外的生理病理征象，以及与自然界相通应的应时而表现于外的生理现象。

"藏"，是藏于体内的内脏，包括五脏、六腑和奇恒之腑。由于五脏是所有内脏的中心，故"藏"之所指，实际上是以五脏为中心的五个生理病理系统。

"象"，是这五个生理病理系统的外在现象和比象，其涵义有二：一是表现于外的生理病理征象；二是内在以五脏为中心的五个生理病理系统与外在自然环境的事物与现象类比所获得的比象。

藏象学说的主要特点是以五脏为中心的整体观，主要体现在以五脏为中心的人体自身的整体性及五脏与自然环境的统一性两个方面。

2. 藏象学说形成的基础　藏象学说的形成

基础主要有四：①古代解剖学知识的积累，认识了内脏的某些机能。②长期生活实践的观察总结，认识了人体的复杂机能，并赋予相应的脏腑。③古代哲学思想的渗透，使藏象理论系统化。④临床经验的大量积累，可升华而形成理论，并通过临床疗效来探索和反证脏腑的生理病理，使藏象理论不断得到丰富充实和修正完善。

3. **五脏、六腑、奇恒之腑的分类** 脏腑分为脏、腑和奇恒之腑三类。脏有五，即心、肺、脾、肝、肾，合称五脏（在经络学说中，心包亦作为脏，故又称"六脏"）。腑有六，即胆、胃、小肠、大肠、膀胱、三焦，合称六腑。奇恒之腑亦有六，即脑、髓、骨、脉、胆、女子胞。

中医学以生理特点的不同作为区分脏与腑的主要依据。五脏共同的生理特点是化生和贮藏精气，六腑共同的生理特点是受盛和传化水谷。"所谓五脏者，藏精气而不泻也，故满而不能实；六腑者，传化物而不藏，故实而不能满也。"奇恒之腑在形态上中空有腔与六腑相类，机能上贮藏精气与五脏相同，与五脏和六腑都有明显区别，故称之。

五脏六腑的生理特点，对临床辨证论治有重要指导意义。一般说来，病理上"脏病多虚"，"腑病多实"；治疗上"五脏宜补"，"六腑宜泻"。

第六单元　五　脏

细目一　五脏的生理功能与特性

◎ 要点

1. 心的生理功能与特性

（1）**主血脉**　指心气推动和调控血液在脉道中运行，流注全身，发挥营养和滋润作用。心主血脉包括心主血和主脉两个方面。

心主血的基本内涵，是心气能推动血液运行，以输送营养物质于全身脏腑形体官窍。另一内涵是心有生血的作用，即所谓"奉心化赤"。饮食水谷经脾胃之气的运化，化为水谷之精，水谷之精再化为营气和津液，营气和津液入脉，经心火（即心阳）的作用，化为赤色血液，即《素问·经脉别论》所谓"浊气归心，淫精于脉。"

心主脉，指心气推动和调控心脏的搏动和脉的舒缩，使脉道通利，血流通畅。心气充沛，心脏有规律的搏动，脉有规律的舒缩，血液则被输送到各脏腑形体官窍，发挥濡养作用，以维持人体正常的生命活动。

心、脉、血三者密切相连，构成一个血液循环系统。血液在脉中正常运行，必须以心气充沛，血液充盈，脉道通利为基本条件。其中心脏的正常搏动，起着主导作用。

（2）**藏神**　又称主神明或主神志，指心有统帅全身脏腑、经络、形体、官窍的生理活动和主司意识、思维、情志等精神活动的作用。人体之神，有广义与狭义之分。广义之神，是整个人体生命活动的主宰和总体现；狭义之神，指人的意识、思维、情感、性格等精神活动。心所藏之神，既是主宰人体生命活动的广义之神，又包括意识、思维、情感等狭义之神。《素问·灵兰秘典论》说："心者，君主之官也，神明出焉。"《素问·六节藏象论》说："心者，生之本，神之变也。"

心的主血脉与藏神机能是密切相关的。血是神志活动的物质基础之一，心血充足则能化神养神而使心神灵敏不惑，而心神清明，则能驭气以调控心血的运行，濡养全身脏腑形体官窍及心脉自身。

（3）**生理特性**　①心为阳脏而主通明。心在五行属火，属阳中之阳的太阳，故称为阳脏，又称"火脏"。心主通明，指心脉以通畅为本，心神以清明为要。心脉畅通和心神清明，是心阳的温煦、推动作用与心阴的凉润、宁静作用相协调的结果。②心气下降。心火在心阴的牵制下合化为心气下行以温肾，维持人体上下协调。

（4）心血、心气、心阴、心阳的生理作用　心血指在心、脉中流动的血液，具有濡养心脏及其形体官窍和化生心神的生理作用。心血不足，可见心悸怔忡、面色萎黄无华、舌色不荣、脉细无力，以及精神委顿、失眠健忘等病理表现。心气由心血化生，具有推动和调控心脏搏动、脉管舒缩及精神活动的生理作用。心气充沛，则心脏搏动有力，脉管舒缩有度，血运通畅，精神振奋，思维敏捷；心气虚衰，则心搏无力，血运失常，精神委顿，可见心悸气短、自汗、乏力，活动时尤甚，脉弱或结代。心阴是心气中具有凉润、宁静、抑制作用的部分；心阳是心气中具有温煦、推动、兴奋作用的部分。心阴能制约心阳，抑制心脏的搏动和精神活动。心阳能制约心阴，激发心脏的搏动和精神活动。心阴与心阳协调，则心气冲和畅达，心脏搏动和精神活动稳定有度。心阴不足则凉润、宁静、抑制等作用减退，虚热内生，可见心悸、烦躁、手足心热、少寐多梦、舌红少苔、脉细数等症；心阳虚衰则温煦、推动作用能减退，虚寒内生，可见心悸、胸闷、形寒肢冷、精神困倦、气喘自汗、面浮肢肿，或心痛暴作，面色㿠白，舌淡润，脉迟弱等症。

2. 肺的生理功能与特性

（1）主气司呼吸　包括主呼吸之气和主一身之气两个方面。

肺主呼吸之气，指肺是气体交换的场所。通过肺的呼吸作用，不断吸进清气，排出浊气，吐故纳新，实现机体与外界环境之间的气体交换，以维持人体的生命活动。肺主呼吸，实际上是肺气的宣发与肃降运动在气体交换过程中的具体表现：肺气宣发，浊气得以呼出；肺气肃降，清气得以吸入。肺气的宣发与肃降运动协调有序，则呼吸均匀通畅。

肺主一身之气，指肺有主司一身之气的生成和运行的作用。体现在两个方面：①宗气的生成。一身之气主要由先天之气和后天之气构成。宗气属后天之气，由肺吸入的自然界清气，与脾胃运化的水谷之精所化生的谷气相结合而生成。宗气在肺中生成，积存于胸中"气海"，上走息道出喉咙以促进肺的呼吸，并能贯注心脉以助心推动血液运行，还可沿三焦下行至脐下丹田以资先天元气，故在机体生命活动中占有非常重要的地位。②对全身气机的调节作用。肺有节律的呼吸，对全身之气的升降出入运动起着重要的调节作用。《素问·六节藏象论》说："肺者，气之本。"

（2）主行水　指肺气的宣发肃降运动推动和调节全身水液的输布和排泄。肺主行水表现在两个方面：一是通过肺气的宣发运动，将脾气转输至肺的水液和水谷之精中的较轻清部分，向上向外布散，上至头面诸窍，外达全身皮毛肌腠以濡润之；输送到皮毛肌腠的水液在卫气的推动作用下化为汗液，并在卫气的调节作用下有节制地排出体外。二是通过肺气的肃降运动，将脾气转输至肺的水液和水谷精微中的较稠厚部分，向内向下输送到其他脏腑以濡润之，并将脏腑代谢所产生的浊液下输至膀胱，成为尿液生成之源。肺以其气的宣发与肃降运动输布水液，故说"肺主行水"。又因为肺为华盖，故称"肺为水之上源"。若肺气的宣发或肃降失常，均可致津液代谢障碍而出现尿少、痰饮、水肿等病证，可用宣肺利水或降气利水方法进行治疗。

（3）朝百脉，主治节　肺朝百脉，指全身的血液都通过百脉流经于肺，经肺的呼吸，进行体内外清浊之气的交换，然后再通过肺气宣降作用，将富有清气的血液通过百脉输送到全身。全身的血脉均统属于心，心气是血液循环运行的基本动力。而血液的运行，又赖于肺气的推动和调节，即肺气具有助心行血的作用。肺通过呼吸运动，调节全身气机，从而促进血液运行。宗气有

"贯心脉"以推动血液运行的作用。肺气充沛，宗气旺盛，气机调畅，则血运正常。

肺主治节，指肺气具有治理调节肺之呼吸及全身之气、血、水的作用，是对肺的主要生理机能的高度概括。主要表现在四个方面：一是治理调节呼吸运动：肺气的宣发与肃降运动协调，维持通畅均匀的呼吸，使体内外气体得以正常交换；二是调理全身气机：通过呼吸运动，调节一身之气的升降出入，保持全身气机调畅；三是治理调节血液的运行：通过肺朝百脉和气的升降出入运动，辅佐心脏，推动和调节血液的运行；四是治理调节津液代谢：通过肺气的宣发与肃降，治理和调节全身水液的输布与排泄。《素问·灵兰秘典论》说："肺者，相傅之官，治节出焉。"

（4）生理特性 ①肺为华盖：肺位于胸腔，覆盖五脏六腑之上，位置最高，因而有"华盖"之称。肺居高位，又能行水，故称之为"水之上源"。肺覆盖于五脏六腑之上，又能宣发卫气于体表，具有保护诸脏免受外邪侵袭的作用，故有"脏之长"之称。②肺为娇脏：肺脏清虚而娇嫩，不耐寒热燥湿诸邪之侵；外感六淫之邪从皮毛或口鼻而入，常易犯肺而为病。③肺气宣降：肺宣发，是肺气向上向外的布散运动，主要体现在以下三个方面：一是呼出体内浊气；二是将脾所转输来的津液和部分水谷精微上输头面诸窍，外达于全身皮毛肌腠；三是宣发卫气于皮毛肌腠，以温分肉，充皮肤，肥腠理，司开阖，将代谢后的津液化为汗液，并控制和调节其排泄。肺气肃降，是肺气向内向下的布散运动，主要体现在以下三个方面：一是吸入自然界之清气，并将吸入之清气与谷气相融合而成的宗气向下布散至脐下，以资元气；二是将脾转输至肺的津液及部分水谷精微向下向内布散于其他脏腑以濡润之；三是将脏腑代谢后产生的浊液下输于膀胱，成为尿液生成之源。肺气的宣发与肃降，是相互制约、相互为用的两个方面。宣降运动协调，维持着肺的呼吸和行水机能。

（5）肺津、肺气、肺阴、肺阳的生理作用 肺津，即脾转输至肺的津液，具有濡养滋润肺、大肠、皮毛、鼻、喉等脏器的作用。肺津不足，津伤化燥，不但本脏不得濡养，呼吸运动失常，而且大肠、皮肤、毛发、鼻、喉亦失其滋润而见肠燥便秘、皮肤粗糙、毛发枯槁稀疏或声音嘶哑等干燥表现。肺气主要由肺津化生，具有推动和调控呼吸、行水等作用。肺气不足则呼吸无力而见少气不足以息，津液不得输布而见痰饮内生，阻塞气道，咳喘并作。肺气不足，不得布散卫气以卫外，则多发感冒。肺气中具有凉润、沉降等作用和运动趋向的部分称为肺阴，具有温煦、宣发等作用和运动趋向的部分称为肺阳。肺阴能够凉润肺脏，使肺气下行；肺阳能温暖肺脏，使肺气上行。肺阴与肺阳的作用协调，则肺气的宣发与肃降运动相反相成，呼吸均匀，和缓有度，"水精四布，五经并行"。肺阴亏虚则肺失凉润，气不下降而上逆，故见咳喘、逆气、潮热、五心烦热等症；肺阳虚衰则宣发无力，津液不得四布而停聚肺中为痰为饮，阻塞气道，常见咳喘憋气、痰多清稀，遇寒易发或加重，伴有肢冷等。

3. 脾的生理功能与特性

（1）主运化 指脾具有把饮食水谷转化为水谷精微（即谷精）和津液（即水精），并把水谷精微和津液吸收、转输到全身各脏腑的生理机能。包括运化食物和运化水液两个方面：

运化食物：食物经胃的受纳腐熟，被初步消化后，变为食糜，下送于小肠作进一步消化，经脾气的作用，则分为清浊两部分。其精微部分，经脾气的激发作用由小肠吸收，再由脾气的转输作用输送到其他四脏，内养五脏六腑，外养四肢百骸。

运化水液：指脾气将水液化为水精，亦即津液，并将其吸收、转输到全身脏腑的生理机能。脾气转输津液的途径及方式有四：一是上输于肺，通过肺气宣降输布全身；二是向四周布散，"以灌四傍"，发挥其滋养濡润脏腑的作用；三是将胃、小肠、大肠中的部分水液经过三焦（六腑之一的三焦）下输膀胱，成为尿液生成之源；四是居中枢转津液，使全身津液随脾胃之气的升降而上腾下达：肺之上源之水下降，膀胱水府之津液上升。脾气健运，津液化生充足，输布正常，脏腑形体官窍得养。

运化食物和运化水液，是脾主运化的两个方面，二者是同时进行的。饮食物的消化及其精微的吸收、转输都由脾所主。脾气不但将饮食物化为水谷精微，而且能将水谷精微吸收并转输至全身促进人体的生长发育，是维持人体生命活动的根本，故称为"后天之本"。脾为"后天之本"的理论，对养生防病有着重要意义。

（2）主统血　指脾气具有统摄、控制血液在脉中正常运行而不逸出脉外的作用。脾气统摄血液，实际上是气的固摄作用的体现。脾气是一身之气分布到脾脏的部分，一身之气充足，脾气必然充盛；而脾气健运，一身之气自然充足。气足则能摄血，故脾统血与气摄血是统一的。

（3）生理特性　①脾气上升，指脾气具有向上运动以维持水谷精微的上输和内脏位置相对稳定的生理特性。脾主升清，指脾气的升动转输作用，将胃肠道吸收的水谷精微和水液上输于心、肺等脏，通过心、肺的作用化生气血，以营养濡润全身。若脾气虚衰或为湿浊所困，不得升清，可见"清气在下，则生飧泄。"脾主升举内脏，指脾气上升能起到维持内脏位置的相对稳定，防止其下垂的作用。若脾气虚弱，无力升举，可见胃下垂、肾下垂、子宫脱垂、脱肛等。②喜燥恶湿。脾的喜燥恶湿的特性，与其运化水饮的生理机能相关。脾气健旺，运化水饮正常，水精四布，自然无痰饮水湿的停聚。脾气升动，才能将水液布散全身，而脾气升运的条件之一就是脾体干燥而不被痰饮水湿所困。因而有"脾生湿""湿困脾""脾恶湿""脾燥则升"等说法。据以上两生理特性推测，脾气下陷的病机主要有二：一是脾气虚衰，无力升举，又称为中气下陷；二是脾气为湿所困，不得上升反而下陷。③脾为孤脏。脾属土，居中央，与四方、四时无配；脾主运化，为精血津液生化之源，"灌四傍"而长养四脏，称为后天之本，属人体中最大最重要的脏，故称孤脏。

（4）脾精、脾气、脾阴、脾阳的生理作用　脾精，主要指脾吸收的水谷之精。脾精由脾气转输到其他四脏，化为诸脏之精，故《素问·玉机真藏论》有"脾为孤藏，中央土以灌四傍"之说。其中脾精之浓厚者化营化血，轻清者化卫化气，故又有脾为"后天之本，气血生化之源"之论。脾精不足则既乏化营生血之源，亦缺生卫化气之本，可出现形体消瘦、面色萎黄、少气乏力、倦怠神疲等血与气皆虚的症状。脾气由脾精化生，具有化水谷为精微，化水饮为津液，转输水谷之精于全身各脏腑形体官窍，并能统摄血液等作用。脾气虚衰，可见食少腹胀、少气懒言、四肢乏力、面色㿠白、形体消瘦或浮肿、舌淡苔白、脉弱等症，还可出现内脏下垂及各种出血或失精（如蛋白尿、乳糜尿）症状。脾阴即脾气中的具有凉润、宁静等作用的部分，脾阳是脾气中具有温煦、推动等作用的部分。脾阴与脾阳协调统一，维护着脾生理机能的正常发挥。脾阴虚则其凉润、宁静等作用减退，虚热内生，可见消瘦、烦热、食少、口唇生疮、舌红少津、脉细数。脾阳虚则其温煦、推动等作用减退，虚寒内生，表现为腹胀食少、腹痛喜温、大便清稀、形寒肢冷、面色㿠白，或周身浮肿、舌质淡胖、苔白滑、脉沉迟无力。

4. 肝的生理功能与特性

（1）主疏泄　指肝气具有疏通、畅达全身气机的作用。主要表现于以下几个方面：①促进血液与津液的运行输布：血液的运行和津液的输布代谢，有赖于气机的调畅。肝气疏泄，调畅气机，使全身脏腑经络之气的运行畅达有序。气能运血，气行则血行，故说肝气的疏泄作用能促进血液的运行，使之畅达而无瘀滞。②促进脾胃运化和胆汁的分泌排泄：肝气疏泄，畅达气机，促进和协调脾胃之气的升降，从而促进脾胃的运化。胆汁乃肝之余气所化，其分泌和排泄受肝气疏泄作用的影响。肝气疏泄，气机调畅，胆汁才能够正常的分泌与排泄。③调畅情志：肝气疏泄，能调畅气机，因而能使人心情舒畅，既无亢奋，也无抑郁。情志活动分属五脏，依赖于气机的调畅，因肝主疏泄，调畅气机，所以肝具有调畅情志的生理机能。④促进男子排精与女子排卵行经："主闭藏者肾也，司疏泄者肝也。"男子精液的贮藏与施泄，是肝肾二脏之气的闭藏与疏泄作用相互协调的结果。肝气疏泄，则精液排泄通畅有度；肝失疏泄，则排精不畅而致精瘀。女子的按时排卵，也是肝气疏泄和肾气闭藏作用相互协调的体现。气机调畅又是女子行经能否通畅有度的重要条件，因而亦受肝气的疏泄作用的影响。

肝气的疏泄作用失常，称为肝失疏泄。其病机主要有三个方面：一为肝气郁结，疏泄失职。多因情志抑郁，郁怒伤肝而致。临床多见闷闷不乐、悲忧欲哭，胸胁、两乳或少腹等部位胀痛不舒等症。二是肝气亢逆，疏泄太过。多因暴怒伤肝，或气郁日久化火，导致肝气亢逆，升发太过，临床表现为急躁易怒，失眠头痛，面红目赤，胸胁乳房走窜胀痛，或血随气逆而吐血、咯血，甚则突然昏厥，如《素问·调经论》说："血之与气并走于上，则为大厥，厥则暴死，气复反（返）则生，不反则死。"三是肝气虚弱，疏泄不及，升发无力，表现出一系列因虚而郁滞的临床表现，如忧郁胆怯、懈怠乏力、头晕目眩、两胁虚闷、时常太息、脉弱等。《灵枢·本神》说："肝气虚则恐。"

（2）主藏血　指肝脏具有贮藏血液、调节血量和防止出血的功能。肝藏血的生理意义有以下六个方面：①涵养肝气：肝贮藏充足的血液，化生和涵养肝气，使之冲和畅达，发挥其正常的疏泄作用。②调节血量：在正常情况下，人体各部分的血量，是相对恒定的。但是随着机体活动量的增减、情绪的变化、外界气候的变化等因素，人体各部分的血量也随之有所变化。如剧烈运动或情绪激动时，外周血流量增加；而在安静或休息时，外周血液分配量则减少。《素问·五藏生成》说："人卧则血归于肝"，唐代王冰注解说："肝藏血，心行之，人动则血运于诸经，人静则血归于肝脏。何者？肝主血海故也。"这种变化是通过肝的藏血和疏泄机能协调而实现的。③濡养肝及筋目：肝贮藏充足的血液，可濡养肝脏及其形体官窍，使其发挥正常的生理机能。《素问·五脏生成》云："肝受血而能视，足受血而能步，掌受血而能握，指受血而能摄。"④化生和濡养魂，维持正常神志及睡眠。《灵枢·本神》说："肝藏血，血舍魂。"肝血不足，魂不守舍，可见失眠、梦呓、梦游等。⑤为经血之源：肝藏血而称为血海，冲脉起于胞中而通于肝，与女子月经来潮密切相关，也称为"血海"。女子以血为本，肝藏血充足，冲脉血液充盛，是其月经按时来潮的重要保证。⑥防止出血：肝主藏血以防止出血。气有固摄血液之能，肝气充足，则能固摄肝血而不致出血；又因阴气主凝，肝阴充足，肝阳被涵，阴阳协调，则血藏于肝而防止出血。

（3）生理特性　①肝为刚脏：指肝气主升主动，具有刚强躁急的生理特性而言。肝在五行属木，木性曲直，肝气具有木的冲和条达、伸展舒畅之能；肝有主疏泄的生理机能，肝气性喜条达而恶抑郁；肝内寄相火，主升主动，皆反映了肝为刚脏的生理特性。②肝气升发：指肝气的向上升动和向外发散以调畅气机的生理特性。肝在五行属木，通于春气，比类春天树木的生长伸展和生机勃发之性，肝气具有条达疏畅、升发生长和生机盎然的特性。

（4）肝血、肝气、肝阴、肝阳的生理作用　肝血，即肝所藏之血，有濡养目、筋、爪，化生和涵养魂与怒的作用。肝血亏虚，筋、目、魂、怒等不得濡养或涵养，则出现头昏眼花、夜盲、梦呓、易怒，或肢体震颤等征象。肝气由肝血化生，具有升发的特性，能畅达全身气的运行，进而调畅血液与津液的运行输布，调畅脾胃之气的升降，调畅胆汁的分泌与排泄，调畅情志活动，调畅男子泄精、女子排卵和月经等。肝阴是肝气中具有凉润、宁静、抑制作用的部分，肝阳是肝气中具有温煦、推动、兴奋作用的部分。肝阴与肝阳协调，肝气冲和条达。肝阴不足则肝阳偏亢，可见眩晕、头痛、耳鸣、目涩、少寐、急躁易怒、脉弦细等症；阳亢化风又可见抽搐、掉摇等症。肝阳虚衰则肝阴偏盛，肝脉寒滞，可见少腹冷痛拘急，或小腹隐痛而畏寒，囊冷阴湿或阳痿，四肢厥冷，巅顶疼痛，舌淡苔白滑，脉沉缓等症。

5. 肾的生理功能与特性

（1）藏精，主生长发育生殖与脏腑气化　肾藏精，指肾具有贮存、封藏精的生理机能。精，是构成人体和维持人体生命活动的最基本物质，是生命之本原，是脏腑形体官窍机能活动的物质基础。肾藏的精包括先天之精和后天之精，先天之精来源于父母的生殖之精，是禀受于父母的生命遗传物质，与生俱来，藏于肾中。人出生后，机体由脾胃的运化作用从饮食物中摄取的营养物质，称为"后天之精"。后天之精经脾气的转输作用以"灌四傍"，则为脏腑之精。肾精的构成，是以先天之精为基础，加之部分后天之精的充养而化成。先天之精是肾精的主体成分，后天之精仅起充养作用，先、后天之精相互资助，相互为用。《素问·六节藏象论》说："肾者，主蛰封藏之本，精之处也。"

主生长发育与生殖，指肾精、肾气促进机体生长发育与生殖机能成熟的作用。《素问·上古天真论》记述了肾气由稚嫩到充盛，由充盛到衰少继而耗竭的演变过程："女子七岁，肾气盛，齿更发长。二七而天癸至，任脉通，太冲脉盛，月事以时下，故有子。三七，肾气平均，故真牙生而长极。四七，筋骨坚，发长极，身体盛壮。五七，阳明脉衰，面始焦，发始堕。六七，三阳脉衰于上，面皆焦，发始白。七七，任脉虚，太冲脉衰少，天癸竭，地道不通，故形坏而无子也。丈夫八岁，肾气实，发长齿更。二八，肾气盛，天癸至，精气溢泻，阴阳和，故能有子。三八，肾气平均，筋骨劲强，故真牙生而长极。四八，筋骨隆盛，肌肉满壮。五八，肾气衰，发堕齿槁。六八，阳气衰竭于上，面焦，发鬓颁白。七八，肝气衰，筋不能动，天癸竭，精少，肾藏衰，形体皆极。八八，则齿发去。"

人体的生、长、壮、老、已的生命过程，可分为幼年期、青年期、壮年期和老年期等几个阶段，而每一阶段机体的生长发育或衰退情况，都取决于肾精及肾气的盛衰。

脏腑气化，指由脏腑之气的升降出入运动推动和调控着各脏腑形体官窍的生理机能，进而推动和调控着机体精气血津液各自的新陈代谢及其与能量的相互转化的过程。肾精、肾气及其分化的肾阴、肾阳在推动和调控脏腑气化过程中起着极其重要的作用。肾气由肾精所化，也是一身之气分布到肾的部分。由于肾精的主体成分是先天之精，肾气也主要属先天之气，与元气的概念大致相同，故为脏腑之气中最重要者，称为脏腑之气的根本。肾气也涵有阴阳两种成分：肾阴是其中具有凉润、宁静、抑制、凝聚等作用的部分，肾阳是其中具有温煦、推动、兴奋、宣散等作用的部分。肾阴与肾阳对立统一，协调共济，则肾气冲和畅达。肾阳为一身阳气之本，"五脏之阳气，非此不能发"，能推动和激发脏腑的各种机能，温煦全身脏腑形体官窍。肾阴为一身阴气之本，"五脏之阴气，非此不能滋"，能宁静和抑制脏腑的各种机能，凉润全身脏腑形体官窍。肾精、肾气及其所含的肾阴、肾阳称为机体生命活动的根本，肾阴肾阳又称为"五脏阴阳之本"。生理上，肾之精、气、阴、阳与他脏之精、气、阴、阳之间，存在着相互资助和相互为用的动态关系。病理上，两者也相互影响。各脏之精、气、阴、阳不足，最终必然会累及到肾，故有"久病及肾"之说。

（2）主水　指肾气具有主司和调节全身水液代谢的作用。主要体现在两方面：一是肾气对参与水液代谢脏腑的促进作用：肾气及肾阴肾阳对水液代谢过程中各脏腑之气的功能，尤其是脾肺之气的运化和输布水液的功能，具有促进和调节作用。二是肾气的生尿和排尿作用：水液代谢过程中，各脏腑形体官窍代谢后产生的浊液，下输于膀胱，在肾气的蒸化作用下，分为清浊：清者回吸收，由脾气的转输作用通过三焦水道上腾于肺，重新参与水液代谢；浊者则化为尿液，在肾与膀胱之气的推动作用下排出体外。

（3）主纳气　指肾气有摄纳肺所吸入的自然界清气，保持吸气的深度，防止呼吸表浅的作用。人体的呼吸，由肺所主，但吸入的清气，由肺气的肃降下达于肾，必须再经肾气的摄纳潜藏，使其维持一定的深度，以利于气体的交换。故《难经·四难》说："呼出心与肺，吸入肾与肝。"《类证治裁·喘证》说："肺为气之主，肾为气之根。"

（4）生理特性　①主蛰守位。主蛰，喻指肾有潜藏、封藏、闭藏之生理特性，是对其藏精机能的高度概括。肾的藏精、主纳气、主生殖、主二便等机能，都是肾主蛰藏生理特性的具体体现。守位，是指肾中相火（肾阳）涵于肾中，潜藏不露，以发挥其温煦、推动等作用。相火与君火相对而言。君火，即心阳，心之生理之火，又称心火；相对于心火，其他脏腑之火皆称为相火。生理状态下，各脏腑的阳气称"少火"；病理状态下，各脏腑的亢盛之火称"壮火"。相火以其所在脏腑的不同而有不同的称谓，肝之相火称为"雷火"，肾之相火称为"龙火"。君火与相火的关系是："君火以明，相火以位"（《素问·天元纪大论》）。即君火在心，主发神明，以明著要；相火在肝肾，禀命行令，以潜藏守位为要。心神清明，机体的生命活动有序稳定，相火自然潜藏守位以发挥其温煦、激发等作用；肾阴充足，涵养相火，相火则潜藏于肾中而不上僭。②肾气上升：肾阳鼓动肾阴，合化为肾气上升以济心，维持人体上下的协调。

（5）肾精、肾气、肾阴、肾阳的生理作用　肾精为生命产生之本原，决定人体的生长发育与生殖，并能化髓充骨通脑。肾精不足常见不育不孕，小儿发育迟缓、囟门迟闭，或未老先衰，牙齿过早脱落，精神委顿、健忘恍惚等表现。肾气由肾精化生，具有推动和调控人体的生长发育，使人具备生殖能力，促进与调节全身津液的代谢，并使肺吸入的清气下纳于肾以维持呼吸的深度的作用。同时，肾气还是人体防御机能的根本。肾气不足，可见发育迟缓、生殖能力低下、水肿尿少或尿失禁、遗精、滑精、虚喘，或卫外不固而易感冒等。肾阴是肾气中具有凉润、宁静、抑制等作用的部分，肾阳是肾气中具有温煦、推动、兴奋等作用的部分。肾阴与肾阳协调共济，则合化为冲和之肾气，推动和调控肾的各种机能活动。若肾阴不足，不能制阳，则相火偏亢，出现潮热盗汗、五心烦热、性欲亢进、遗精或梦交、舌红少苔、脉细数等症，治当滋养肾阴，"壮水之主，以制阳光"；若肾阳虚衰，不能制阴，则虚寒内盛，出现畏寒肢冷、腰痛阴冷、性欲减退，或浮肿，或泄泻、夜尿频数、舌淡苔白、脉沉迟无力等症，治当温补肾阳，"益火之源，以消阴翳"。

6. 命门的概念和功用　命门学说是研究命门的概念、形态、部位、功用，以及与脏腑之间关系的理论。

命门一词，最早见于《灵枢·根结》："太阳根于至阴，结于命门。命门者，目也。"命门指眼睛。《难经》将命门始作为内脏，指右肾。

关于命门的功用，有主火、水火共主、非水非火为肾间动气之不同。明·赵献可认为命门即是真火，主持一身阳气。明·张介宾则强调了命门之中具有阴阳水火二气，从而发挥对全身的滋养、激发作用。明·孙一奎则认为命门在两肾中间，非水非火，只是存在着的一种元气发动之机，是一种生生不息造化之机枢而已。

历代医家虽对命门的形态、部位有不同见解，但对命门与肾息息相通的认识又是基本一致的。历代医家大多认为命门与肾同为五脏之本，内寓真阴真阳。因此，目前多数医家认为：肾阳即命门之火，肾阴即命门之水。肾阴、肾阳，即是真阴、真阳，或元阴、元阳。古代医家之所以称之"命门"，亦即"生命之门"，无非是强调肾气及肾阴、肾阳在生命活动中的重要性。

细目二 五脏之间的关系

◎ 要点

1. 心与肺的关系 心主血而肺主气，心主行血而肺主呼吸。心与肺的关系，主要表现在血液运行与呼吸吐纳之间的协同调节关系。

血液的正常运行，必须依赖于心气的推动，亦有赖于肺气的辅助。由于宗气具有贯心脉而司呼吸的生理功能，从而加强了血液运行与呼吸吐纳之间的协调平衡。因此，积于胸中的宗气是连接心之搏动和肺之呼吸的中心环节。

2. 心与脾的关系 心主血而脾生血，心主行血而脾主统血。心与脾的关系，主要表现在血液生成方面的相互为用及血液运行方面的相互协同。

3. 心与肝的关系 心与肝的关系，主要表现在行血与藏血以及精神调节两个方面。

血液运行方面：心主行血，心为一身血液运行的枢纽；肝藏血，肝是贮藏血液、调节血量的重要脏器。两者相互配合，共同维持血液的正常运行。

精神调节方面：心藏神，主宰意识、思维、情感等精神情志活动。肝主疏泄，调畅气机，维护情志的舒畅。心肝两脏，相互为用，共同维持正常的精神情志活动。

4. 心与肾的关系 心与肾在生理上的联系，主要表现为"心肾相交"。心肾相交的机理，主要从水火既济、精神互用、君相安位来阐发。

水火既济：心居上焦属阳，在五行中属火；肾居下焦属阴，在五行中属水。在上者宜降，在下者宜升，升已而降，降已而升。心位居上，故心火（阳）必须下降于肾，使肾水不寒；肾位居下，故肾水（阴）必须上济于心，使心火不亢。肾无心火之温煦则水寒，心无肾阴之凉润则火炽。心与肾之间的水火升降互济，维持了两脏间生理机能的协调平衡。

精神互用：心藏神，肾藏精。精能化气生神，为气、神之源；神能控精驭气，为精、气之主。故积精可以全神，神清可以控精。

君相安位：心为君火，肾为相火（命火）。君火在上，如日照当空，为一身之主宰；相火在下，系阳气之根，为神明之基础。命火秘藏，则心阳充足；心阳充盛，则相火亦旺。君火相火，各安其位，则心肾上下交济。

5. 肺与脾的关系 肺与脾的关系，主要表现在气的生成与水液代谢两个方面。

气的生成：肺主呼吸，吸入自然界的清气；脾主运化，化生水谷之精并进而化为谷气。清气与谷气在肺中汇为宗气，宗气与元气再合为一身之气。一身之气的盛衰，主要取决于宗气的生成。

水液代谢：肺气宣降以行水，使水液正常地输布与排泄；脾气运化，散精于肺，使水液正常地生成与输布。人体的水液，由脾气上输于肺，通过肺气的宣发肃降而布散周身及下输膀胱。肺脾两脏协调配合，相互为用，是保证津液正常输布与排泄的重要环节。

6. 肺与肝的关系 肺与肝的生理联系，主要体现在人体气机升降的调节方面。"肝生于左，肺藏于右。"肝气从左升发，肺气由右肃降。肝气以升发为宜，肺气以肃降为顺。此为肝肺气机升降的特点所在。肝升肺降，升降协调，对全身气机的调畅，气血的调和，起着重要的调节作用。

7. 肺与肾的关系 肺与肾的关系，主要表现在水液代谢、呼吸运动及阴阳互资三个方面。

水液代谢：肺主行水，为水之上源；肾主水液代谢，为主水之脏。肺气宣发肃降而行水的作用，有赖于肾气及肾阴肾阳的促进；肾气所蒸化的水液，有赖于肺气的肃降运动使之下归于膀胱。肺肾之气的协同作用，保证了体内水液输布与排泄的正常。

呼吸运动：肺主气而司呼吸，肾藏精而主纳

气。人体的呼吸运动，虽由肺所主，但亦需肾的纳气机能协助。只有肾精及肾气充盛，封藏机能正常，肺吸入的清气才能经过其肃降而下纳于肾，以维持呼吸的深度。

阴阳互资：肺肾阴阳，相互资生。肺阴充足，下输于肾，使肾阴充盈。肾阴为诸阴之本，肾阴充盛，上滋于肺，使肺阴充足。肾阳为诸阳之本，能资助肺阳，推动津液输布，则痰饮不生，咳喘不作。

8. 肝与脾的关系　肝与脾的生理联系，主要表现在疏泄与运化的相互为用、藏血与统血的相互协调关系。

饮食物消化：肝主疏泄，调畅气机，协调脾胃升降，并疏利胆汁，输于肠道，促进脾胃对饮食物的消化及对精微的吸收和转输。脾气健运，水谷精微充足，气血生化有源，肝得以濡养而使肝气冲和条达。

血液运行：肝主藏血，调节血量；脾主生血，统摄血液。脾气健运，水谷精微充足，气血生化有源，肝得以濡养而使肝气冲和条达。肝脾相互协作，共同维持血液的正常运行。

9. 肝与肾的关系　肝肾之间的关系，有"肝肾同源"或"乙癸同源"之称。主要表现在精血同源、藏泄互用以及阴阳互滋互制等方面。

精血同源：肝藏血，肾藏精，精血皆由水谷之精化生和充养，且能相互资生，故曰同源互化。

藏泄互用：肝主疏泄，肾主封藏，二者之间存在着相互为用、相互制约的关系。肝气疏泄可促使肾气封藏有度，肾气闭藏可防肝气疏泄太过。疏泄与封藏，相反而相成，从而调节女子的月经来潮、排卵和男子的排精。

阴阳互滋互制：肝气由肝血所化所养，内含肝阴与肝阳；肾气由肾精化生，内含肾阴与肾阳。不仅肝血与肾精之间存在着同源互化的关系，而且肝肾阴阳之间也存在着相互资养和相互制约的联系。

10. 脾与肾的关系　脾为后天之本，肾为先天之本，脾肾两者首先表现为先天与后天的互促互助关系；脾主运化水液，肾为主水之脏，脾肾的关系还表现在水液代谢方面。

先天后天相互资生：脾主运化水谷精微，化生气血，为后天之本；肾藏先天之精，是生命之本原，为先天之本。脾的运化水谷，是有赖于肾气及肾阴肾阳的资助和促进，始能健旺；肾所藏先天之精及其化生的元气，亦赖脾气运化的水谷之精及其化生的谷气的不断充养和培育，方能充盛。后天与先天，相互资生，相互促进。

水液代谢：脾气运化水液功能的正常发挥，须赖肾气的蒸化及肾阳的温煦作用的支持。肾主水液输布代谢，又须赖脾气及脾阳的协助，即所谓"土能制水"。脾肾两脏相互协同，共同主司水液代谢的协调平衡。

细目三　五脏与五体、五官九窍、五志五神、五液和季节的关系

◎ **要点**

1. 五脏与五体的关系　五体是指脉、筋、肉、皮、骨五种形体组织。

（1）心在体合脉　指全身的血脉统属于心，由心主司。

（2）肺在体合皮　又称肺合皮毛。肺对皮毛的作用有二：一是肺气宣发，将卫气外输于皮毛，以发挥其"温分肉，充皮肤，肥腠理，司开阖"及防御外邪的作用；二是肺气宣发，将水谷精微和津液外输于皮毛，以发挥其濡养、滋润的作用。若肺津亏、肺气虚，既可致卫表不固而见自汗或易罹感冒，又可因皮毛失养而见枯槁不泽。皮毛对肺的作用也主要有二：一是皮毛宣散肺气，以调节呼吸。《内经》把汗孔称作"玄府"，又叫"气门"，是说汗孔不仅是排泄汗液之门户，而且是随着肺气宣发肃降进行体内外气体交换的场所。二是皮毛受邪，可内合于肺。如寒邪客表，卫气被遏，可见恶寒发热、头身疼痛、无汗、脉紧等症；若伴有咳喘等症，则表示病邪

已伤及肺脏。故治疗外感表证时，解表与宣肺常同时并用。

（3）脾在体合肉　指脾气的运化与肌肉的壮实及其机能发挥之间有着密切的联系。全身的肌肉，都有赖于脾胃运化的水谷精微及津液的营养滋润，才能壮实丰满，并发挥其收缩运动。

（4）肝在体合筋　筋依赖肝血的濡养。肝血充足，筋得其养，才能运动灵活而有力，能耐受疲劳，并能较快地解除疲劳，故称肝为"罢极之本"。

（5）肾在体合骨，生髓　髓分骨髓、脊髓和脑髓，皆由肾精化生。肾藏精，精生髓，髓居于骨中称骨髓。骨的生长发育，有赖于骨髓的充盈及其所提供的营养。脊髓上通于脑，脑由髓聚而成，故称"脑为髓海"。肾精的盛衰，不仅影响骨骼的发育，而且也影响脊髓及脑髓的充盈。故《素问·灵兰秘典论》说："肾者，作强之官，伎巧出焉。"齿与骨同出一源，亦由肾精充养，故称"齿为骨之余"。

2. 五脏的外华　内在脏腑精气的盛衰及其功能的强弱，可显露于外在相应的体表组织器官。

（1）心之华在面。心血、心气的盛衰，可从面部的色泽表现出来。由于全身血气皆上注于面，故心的精气盛衰及其生理机能正常与否，可以显露于面部的色泽变化。

（2）肺之华在毛。由于肺气宣发，将输送于肺的津液和部分水谷之精向上向外布散于全身皮毛肌腠以滋养之，使之红润光泽。

（3）脾之华在唇。口唇的色泽可以反映脾精、脾气的盛衰。

（4）肝之华在爪。爪甲，包括指甲和趾甲，乃筋之延续，所以有"爪为筋之余"之说。爪甲亦赖肝血的濡养，因而肝血的盈亏，可以影响到爪甲的荣枯，而观察爪甲的荣枯，又可以测知肝血是否充足。

（5）肾之华在发。发的生长，赖血以养，故称"发为血之余"。但发的生机根源于肾。肾藏精，精化血，精血旺盛，则毛发粗壮而润泽，由于发为肾之外候，所以发之生长与脱落，润泽与枯槁，常能反映肾精的盛衰。

3. 五脏与五官九窍的关系　五脏的生理机能可通过相应官窍反映出来。

（1）心在窍为舌　又称心开窍于舌，指心之精气盛衰及其机能常变可从舌的变化得以反映。因而观察舌的变化可以了解心的主血脉及藏神机能是否正常。另外，《素问·金匮真言论》有"南方，赤色，入通于心，开窍于耳"的说法。

（2）肺开窍于鼻　鼻为呼吸道之最上端，通过肺系（喉咙、气管等）与肺相连，具有主通气和主嗅觉的机能。鼻的通气和嗅觉机能，都必须依赖肺气的宣发运动。喉为肺之门户，主司发音，有赖于肺津的滋养与肺气的推动。肺津充足，喉得滋养，或肺气充沛，宣降协调，则呼吸通畅，声音洪亮。若各种内伤或过用，耗损肺津、肺气，以致喉失滋养或推动，发音失常，出现声音嘶哑、低微，称为"金破不鸣"；若各种外邪袭肺，导致肺气宣降失常，郁滞不畅，出现声音嘶哑、重浊，甚或失音，称为"金实不鸣"。

（3）脾开窍于口　指人的食欲、口味与脾气的运化密切相关。脾的经脉"连舌本，散舌下"，舌又主司味觉，所以，食欲和口味都可反映脾的运化机能是否正常。

（4）肝在窍为目　目为视觉器官，具有视物的机能，故又称"精明"。目之所以能视物辨色，依赖肝血之濡养和肝气之疏泄的协调。肝的经脉上连目系，肝之血气循此经脉上注于目，使其发挥视觉作用。肝血充足，肝气调和，目才能正常发挥其视物辨色的机能。除肝之外，目的视物辨色还依赖于五脏六腑之精的濡养。《灵枢·大惑论》说："五脏六腑之精气，皆上注于目而为之精。精之窠为眼，骨之精为瞳子，筋之精为黑眼，血之精为络，其窠气之精为白眼，肌肉之精为约束。"后世在此基础上发展了"五轮"学说，为眼科疾病的辨证论治奠定了理论基础。

（5）肾在窍为耳及二阴　耳是听觉器官，耳的听觉灵敏与否，与肾精、肾气的盛衰密切相关。临床常以耳的听觉变化，作为判断肾精及肾气盛衰的重要标志，故说肾开窍于耳。二阴，指前阴和后阴。前阴是指排尿和生殖的器官；后阴是指排泄粪便的通道，都与肾精、肾气及肾阴、肾阳的关系密切。

4. 五脏与五志、五神的关系 情志活动由脏腑精气应答外在环境因素的作用所产生，脏腑精气是情志活动产生的内在生理学基础。

（1）五脏与五志

1）心在志为喜：喜，是心之精气对外界刺激的应答而产生的良性情绪反应。心精、心血、心气充沛，心阴、心阳协调，是产生喜乐情绪的内在基础。喜乐愉悦有益于心主血脉的机能，但喜乐过度则可使心神受伤。如《灵枢·本神》说："喜乐者，神惮散而不藏。"心为神明之主，不仅喜能伤心，而且五志过极均能损伤心神。所以《灵枢·邪气藏府病形》说："愁忧恐惧则伤心。"

2）肺在志为忧（悲）：悲忧皆为人体正常的情绪变化或情感反映，由肺精、肺气所化生。过度悲哀或过度忧伤，又可损伤肺精、肺气，或导致肺气的宣降运动失调。

3）脾在志为思：思即思虑，属人体的情志活动。思虽为脾志，但与心神有关，故有"思出于心，而脾应之"之说。思虑过度，或所思不遂，最易妨碍脾气运化，致使脾胃之气结滞，脾气不能升清，胃气不能降浊，因而出现不思饮食、脘腹胀闷、头目眩晕等症。

4）肝在志为怒：怒是人在情绪激动时的一种情志变化，由肝血、肝气所化。一般来说，怒志人人皆有，一定限度内的情绪发泄对维持机体的生理平衡有重要的意义，但大怒或郁怒不解，对于机体是一种不良的刺激，可引起肝气上逆或肝气郁结的病机变化。

5）肾在志为恐：恐，是一种恐惧、害怕的情志活动，由肾精、肾气对外在环境的应答而产生，人人皆有。过度恐惧可伤肾精、肾气，出现二便失禁，甚则遗精、滑精等症。

（2）五脏与五神 所谓五神，指神、魂、魄、意、志。其属神志，分藏于五脏，总统于心，称之为五神。神志，主要是指人的精神、意识和思维活动。中医学将其概括为神、魂、魄、意、志及思、虑、智等。在中医学里，它们往往具有独特的含义并分属于不同的脏腑，体现了中医整体的、系统的观点。如《灵枢·本神》说："故生之来谓之精，两精相搏谓之神，随神往来者谓之魂，并精出入者谓之魄，所以任物者谓之心，心有所忆谓之意，意之所存谓之志，因志而存变谓之思，因思而远慕谓之虑，因虑而处物谓之智。"这段原文论述人的神志活动的整个过程，还强调了精气是神志活动的物质基础，而心是神志活动产生的主要脏器。

1）心与神："心藏脉，脉舍神。"神是对一切生命活动及其外在表现的高度概括，主要指人的精神、意识和思维活动，实际上神概括了人的高级生命活动。神产生的物质基础是精，而精是构成人体的原始物质。父母两性之精相互结合，构成了人体，神也随之产生了。

神与五脏中心的关系极为密切，神产生后，其活动的场所为心，并依靠心的气血作为物质基础。故《灵枢·本神》说："心藏脉，脉舍神。"

2）肝与魂："肝藏血，血舍魂。"魂是精神活动的一部分。中医学认为，魂是伴随神而产生并随神往来而进行的精神活动。魂之安藏，对神的活动具有辅助作用。正如《类经·藏象类》所说："魂之为言，如梦寐恍惚，变幻游行之境，皆是也。"

魂与五脏中肝的关系极为密切，以肝之精血为物质基础。如《灵枢·本神》说："肝藏血，血舍魂。"只有肝血充盈，魂才能安藏。若肝血亏虚，则魂不守舍，就会脱离于神，临床可见梦寐不安、梦游等症。中医常采用养肝血的方法进行治疗。

3）肺与魄："肺藏气，气舍魄。"魄是精神活动的组成部分。魄以肺的精气作为物质基础，其与身俱来，为人的某些本能的感觉及动作。如人初生即有的感觉、啼哭、吸吮，以及痛、痒感觉等，都属魄的范围。如《类经·藏象类》说："魄之为用，能动能作，痛痒由之而觉也。"

魄与五脏中肺的关系极为密切，魄在五脏中属肺，如《灵枢·本神》说："肺藏气，气舍魄。"魄的功能失常，主要表现为感觉迟钝、动作迟缓、反应不灵等。

4）脾与意："脾藏营，营舍意。"意是对某种事物具有忆念并准备实施的神志活动。如《类经·藏象类》说："一念之生，心有所向而未定者曰意。"

意与五脏中脾的关系密切，以脾的精气作为物质基础，如《灵枢·本神》说："脾藏营，营舍意。"意的功能失常，则主要表现为思维能力减退或意志消沉等。

5）肾与志："肾藏精，精舍志。"志是指对人的思维活动内容及经验的存记，即《灵枢·本神》所说的"意之所存谓之志"。

志与五脏中肾的关系极为密切，志的活动归属于肾，以肾的精气作为物质基础，故《灵枢·本神》说："肾藏精，精舍志。"志的功能失常，可出现意志薄弱及记忆力减退等。所以《灵枢·本神》又说："肾盛怒不止则伤志，志伤则喜忘其前言。"

此外，按《内经》的理论体系，人的神志活动还有思、虑、智等。思，即思考；虑，即在思考的基础上做长远的预测；智，即是经过深思熟虑而做出正确决定的思维过程。思、虑、智与心、肝、脾的调控有直接的关系，同时肾和胆也参与这些神志活动过程。

5. 五脏与五液的关系 五液包括汗、泪、涎、唾、涕，这些都是人体官窍正常的分泌液，其生成和代谢，又都依赖于脏腑的正常生理活动才得以进行。

（1）心在液为汗 指心精、心血为汗液化生之源。汗液的生成、排泄与心血、心神的关系密切。心主血脉，血液与津液同源互化，故又有"血汗同源"，"汗为心之液"之说。心又藏神，汗液的生成与排泄又受心神的主宰与调节。

（2）肺在液为涕 鼻涕由肺津所化，由肺气的宣发运动布散于鼻窍，有润泽鼻窍、防御外邪、利于呼吸的作用。肺津、肺气的作用是否正常，亦能从涕的变化中得以反映。

（3）脾在液为涎 涎为口津，即唾液中较清稀的部分，由脾精、脾气化生并转输布散。涎具有保护口腔、润泽口腔、助食物的咀嚼和消化的作用。

（4）肝在液为泪 泪由肝精、肝血所化。肝开窍于目，泪从目出，有濡润、保护眼睛的作用。

（5）肾在液为唾 唾，即唾液中较稠厚的部分，由肾精化生，经肾气的推动作用，沿足少阴肾经，从肾向上经过肝、膈、肺、肺系，直达舌下之金津、玉液二穴，分泌而出，有润泽口腔，滋润食物及滋养肾精的作用。

6. 五脏与季节的关系 五脏和自然界的四时阴阳相通应。

（1）心气通于夏 夏季气候炎热，在人体则心为火脏而阳气最盛，同气相求，故夏季与心相应。

（2）肺气通于秋 时令至秋，暑去而凉生，草木皆凋。人体肺脏主清肃下行，为阳中之少阴，同气相求，故与秋气相应。

（3）脾气与四时之外的"长夏"（夏至至处暑）相通应 长夏之季，气候炎热，雨水较多，天气下迫，地气上腾，湿为热蒸，蕴酿生化，万物华实，合于土生万物之象，而人体的脾主运化，化生精气血津液，以奉生身，类于"土爱稼穑"之理，故脾与长夏，同气相求而相通应。

另外，脾气通于四时，又称脾主四时。《素问·太阴阳明论》说："脾者土也，治中央，常以四时长四脏，各十八日寄治，不得独主于时也。"提出脾主四季之末的各十八日，表明四时之中皆有土气，而脾不独主一时。人体生命活动的维持，依赖脾胃所化生的水谷精微的充养；心肺肝肾的生理机能，赖脾气运化及其化生的精微物质的支持。脾气健运，则四脏得养，功能正常发挥，人体康健，正气充足，不易得病，既病也易于康复，即所谓"四季脾旺不受邪"。

（4）肝气通于春　春季为一年之始，阳气始生，自然界生机勃发，一派欣欣向荣的景象。人体之肝主疏泄，其气升发，恶抑郁而喜条达，为阴中之少阳，故与春气同气相求而相通应。

（5）肾气通于冬　冬季是一年中气候最寒冷的季节，一派霜雪严凝，冰凌凛冽之象。自然界的物类，则静谧闭藏以度冬时。人体中肾为水脏，有润下之性，藏精而为封藏之本。同气相求，故肾与冬气相通应。

第七单元　六　腑

细目一　六腑的生理功能

◎ 要点

六腑，即胆、胃、小肠、大肠、膀胱、三焦六个脏器的总称。其共同生理特点是传化物而不藏，实而不能满。后世医家将此概括为"六腑以通为用"。

1. 胆的生理功能　胆位于右胁腹腔内，与肝紧密相连，附于肝之短叶间。胆为中空的囊状器官，内盛胆汁。因胆汁清静，称为"精汁"，故《灵枢·本输》称胆为"中精之腑"，亦有医家将其称为"中清之腑"。胆为中空器官而类腑，其内盛的胆汁应适时排泄，具有"泻而不藏"的特性，故胆为六腑之一；又因其内盛精汁，与六腑传化水谷，排泄糟粕有别，故又属奇恒之腑。胆的生理机能主要有两个方面。

（1）贮藏和排泄胆汁　胆汁来源于肝，由肝之余气凝聚而成。胆汁生成后，进入胆腑，由胆腑浓缩并贮藏。贮藏于胆腑的胆汁，在肝气的疏泄作用下排泄而注入肠中，以促进饮食水谷的消化和吸收。

（2）主决断　指胆具有判断事物、作出决定的作用。胆的这一作用对于防御和消除某些精神刺激的不良影响，以维持精气血津液的正常运行和代谢，确保脏腑之间的协调关系，有着极为重要的意义。所以《素问·灵兰秘典论》说："胆者，中正之官，决断出焉。"

2. 胃的生理功能与生理特性　胃位于腹腔之内，横膈膜以下，上接食管，下连小肠。胃又称"胃脘"，分为上、中、下三部。上部为上脘，包括贲门；下部为下脘，包括幽门；上下脘之间为中脘，包括胃体。其中贲门上接食管，幽门下连小肠。

（1）生理机能　①主受纳水谷：指胃气具有接受和容纳饮食水谷的作用。饮食入口，经过食管（咽）进入胃中，在胃气的通降作用下，由胃接受和容纳，暂存于其中，故胃有"太仓""水谷之海"之称。②主腐熟水谷：指胃气将饮食物初步消化，并形成食糜的作用。容纳于胃中的饮食物，经过胃气的磨化和腐熟作用后，精微物质被吸收，并由脾气转输而营养全身，未被消化的食糜则下传于小肠作进一步消化。经过胃的腐熟，水谷才能游溢出人体所需要的精微物质，人的气血才能充盛，脏腑组织才能得到水谷精微的充养而发挥其各自的生理机能，故又称胃为"水谷气血之海"，"五脏六腑之海也"。如胃火亢盛，腐熟作用亢进，表现为吞酸嘈杂、消谷善饥等；胃的腐熟作用减退，可见胃脘部胀满疼痛，食欲不振，甚或饮食停滞等。

（2）生理特性　①胃气下降：指胃气的向下通降运动以下传水谷及糟粕的生理特性。胃气下降，主要体现于饮食物的消化和糟粕的排泄过程中：一是饮食物入胃，胃容纳而不拒之；二是经胃气的腐熟作用而形成的食糜，下传小肠作进一步消化；三是食物残渣下移大肠，燥化后形成粪便；四是粪便有节制地排出体外。②喜润恶燥：指胃当保持充足的津液以利饮食物的受纳和腐熟。胃的受纳腐熟，不仅依赖胃气的推动和蒸化，亦需胃中津液的濡润。胃中津液充足，则能维持饮食水谷的受纳腐熟和胃气的通降下行。

（3）胃津、胃气、胃阴、胃阳的生理作用　胃津，即胃中津液。含义有二：一指胃中分泌的津液及摄入的水饮，有滋润胃腑、促进胃气向下运动，助于饮食物受纳和腐熟等作用。胃津不足则滋润作用减退，可出现纳呆食少、饥不欲食、口燥咽干、大便干结等。二是泛指水谷精微，如《素问·厥论》所谓"脾主为胃行其津液者也"，其津液即指水谷之精。胃气的含义，主要有以下四点：一指推动胃的运动以发挥受纳腐熟水谷作用的一类精微物质，是一身之气分布到胃的部分。二指脾气与胃气的合称，又称为"中气"。中气的盛衰影响着整个消化系统的机能，关系着机体的营养来源，乃至于人体生命活动的强弱与存亡。三指水谷之气，即水谷之精化生的气，简称谷气。谷气是一身之气的重要组成部分，谷气充则五脏之气足。故有"胃为五脏之本"之说。谷气充盛，随脉运行，则脉见从容和缓、节律一致之象，所谓脉有"胃气"。脉中胃气的强弱有无，对判断病情预后有着重要价值，故《素问·平人气象论》说："人以水谷为本，故人绝水谷则死，脉无胃气亦死。"四指代一身之气或正气。如李杲、张介宾等都视胃气为一身之气或正气。胃阴、胃阳都是胃气（上述第一义）的一部分：胃阴为胃气中具有凉润、抑制作用的部分，胃阳为胃气中具有温煦、推动作用的部分。二者相辅相成，对立统一，共同完成胃气的受纳、腐熟水谷的生理作用。胃阴不足，凉润、抑制作用减退，可出现胃脘嘈杂，隐隐灼痛，干呕，呃逆，舌红少苔，脉细数等症。胃阳虚弱，温煦、推动作用减退，可出现腹胀脘冷，喜食热饮，食欲减退，呕逆，舌淡苔白，脉沉缓等症。

3. **小肠的生理功能**　小肠位于腹中，其上口与胃在幽门相接，下口与大肠在阑门相连。小肠的生理机能有：

（1）**主受盛化物**　表现于以下两个方面：一是小肠接受由胃腑下传的食糜而盛纳之，即受盛作用。小肠承受适时下降的经过胃初步腐熟的饮食物，并在小肠内停留一定的时间，以便进一步充分地消化和吸收。二是由脾气对小肠中的食糜进一步消化，化为精微和糟粕两部分，即化物作用。故《素问·灵兰秘典论》说："小肠者，受盛之官，化物出焉。"若小肠的受盛失常，可见腹部胀闷疼痛；如化物失常，可致消化、吸收障碍，出现消化不良，腹泻便溏，甚或完谷不化等。

（2）**主泌别清浊**　指小肠中的食糜在作进一步消化的过程中，随之分为清浊两部分：清者，即水谷精微和津液，由小肠吸收，经脾气转输全身；浊者，即食物残渣和部分水液，经胃和小肠之气的作用通过阑门传送到大肠。

（3）**小肠主液**　指小肠在吸收谷精的同时，吸收了大量的津液。小肠吸收的津液与谷精合为水谷之精，由脾气转输到全身，其中部分津液经三焦下渗膀胱，成为尿液生成之源。如《类经·藏象类》说："小肠居胃之下，受盛胃中水谷而分清浊，水液由此而渗于前，糟粕由此而归于后，脾气化而上升，小肠化而下降，故曰化物出焉。"临床上，以"利小便所以实大便"的方法治疗泄泻，就是"小肠主液"理论的具体应用。

4. **大肠的生理功能**　大肠居腹中，其上口在阑门与小肠相接，其下端连肛门，是一个管腔性器官。大肠的主要生理机能有：

（1）**主传化糟粕**　大肠将食物残渣经过燥化变成粪便，并将粪便传送至大肠末端，经肛门有节制地排出体外。《素问·灵兰秘典论》说："大肠者，传导之官，变化出焉。"大肠的传化糟粕，实为对小肠泌别清浊的承接,并与胃气的通降、肺气的肃降、脾气的运化、肾气的推动和固摄作用相关。

(2) 大肠主津 指大肠接受食物残渣,吸收津液,使之形成粪便,即所谓燥化作用。大肠吸收食物残渣中的津液,由脾气转输全身,部分津液经三焦下渗于膀胱,成为尿液生成之源。由于大肠参与体内的津液代谢,故说"大肠主津"。大肠主津的机能失常,津液不得吸收,与糟粕俱下,可出现肠鸣、腹痛、泄泻等症;若大肠实热,消烁津液,或大肠津亏,肠道失润,又会导致大便秘结不通。

5. 膀胱的生理功能 膀胱位于小腹部,下有尿道,开口于前阴。膀胱的主要生理机能有:

(1) 汇聚水液 人体的津液通过肺、脾、肾等脏腑的作用,布散全身脏腑形体官窍,发挥其滋养濡润作用,其代谢后的浊液则下归于膀胱。胃、小肠、大肠中的部分津液由脾吸收后,经三焦之腑渗入膀胱,成为尿液生成之源。因此,膀胱是水液汇聚之处,故《灵枢》称之为"津液之府"。《素问·灵兰秘典论》说:"膀胱者,州都之官,津液藏焉。"汇聚于膀胱中的水液,经肾气和膀胱之气的蒸化作用,其清者上输于脾,重新参与津液代谢,而剩余者则留于膀胱为尿。

(2) 贮存和排泄尿液 膀胱中尿液的贮存和排泄,由肾气及膀胱之气的激发和固摄作用调节。肾气及膀胱之气的激发与固摄作用协调,则膀胱开合有度,尿液可及时地从溺窍排出体外。若肾气与膀胱之气的激发与固摄作用失调,膀胱开合失权,既可出现小便不利或癃闭,又可出现尿频、尿急、遗尿、小便不禁等。故《素问·宣明五气》说:"膀胱不利为癃,不约为遗尿。"此外,由于膀胱通过尿道与外界直接相通,故湿热邪气易从外直接侵入膀胱,引起膀胱湿热蕴结,气化不利之膀胱湿热证,主要表现为尿频,尿急,尿痛,甚或可见血尿等症。

6. 三焦的概念和生理功能 三焦是上焦、中焦、下焦的合称。三焦概念有六腑三焦、部位三焦与辨证三焦的不同。

(1) 六腑三焦 三焦作为六腑之一,位于腹腔中,与其他五腑相同,有着特定形态结构与生理机能。

三焦的形态结构,据多年来的研究和考证,大多认为是腹腔中的肠系膜及大小网膜、淋巴管道等组织。这些组织充填于腹腔脏腑之间,能通透津液,为津液自胃肠渗入于膀胱的通道,与六腑中空有腔的形态结构特点相符。《灵枢·经脉》说:"三焦手少阳之脉……下膈,循属三焦","心主手厥阴心包络之脉……下膈,历络三焦",也说明三焦是位于腹腔中的实体性脏器。

六腑三焦的主要生理机能是疏通水道,运行津液。《素问·灵兰秘典论》说:"三焦者,决渎之官,水道出焉。"津液自胃肠经三焦下渗膀胱,三焦水道通畅,则津液源源不断渗入膀胱,成为尿液生成之源。《灵枢·本输》说:"三焦者,中渎之府也,水道出焉,属膀胱。"

(2) 部位三焦 三焦作为人体上中下部位的划分,源于《灵枢·营卫生会》的"上焦如雾,中焦如沤,下焦如渎"之论,与《难经·三十八难》所谓"有名而无形"的三焦相通。部位三焦,包含了上至头、下至足的整个人体,已经超出了实体六腑的概念。张介宾等医家将其称之为"孤府"。

部位三焦的总体生理机能有二:一是通行诸气,即部位三焦是一身之气上下运行的通道。肾精化生的元气,自下而上运行至胸中,布散于全身;胸中气海的宗气,自上而下达于脐下,以资先天元气。诸气运行输布于周身,皆以三焦为通道。故《难经·六十六难》说:"三焦者,原气之别使也。"《难经·三十八难》指出三焦"有原气之别焉,主持诸气。"二是运行津液,即部位三焦是全身津液上下输布运行的通道。全身津液的输布和排泄,是在肺、脾、肾等脏腑的协同作用下完成的,但必须以三焦为通道。三焦水道不利,肺、脾、肾等脏腑输布调节津液代谢的作用则难以实现，所以又把津液代谢的协调平衡状态，称作"三焦气化"。

上中下三焦部位的划分及其生理特点如下：

1）横膈以上的胸部，包括心、肺两脏，以及头面部，称作上焦。"上焦如雾"（《灵枢·营卫生会》）作为其生理特点，是对心肺输布营养至全身的作用和形式的形象描写与概括，喻指上焦宣发卫气，敷布水谷精微和津液，如雾露之灌溉。如《灵枢·决气》说："上焦开发，宣五谷味，熏肤、充身、泽毛，若雾露之溉，是谓气。"

2）中焦在横膈以下、脐以上的脘腹部，包括脾胃、肝胆等脏腑。"中焦如沤"（《灵枢·营卫生会》）作为其生理特点，是对脾胃、肝胆等脏腑的消化饮食物的作用和形式的形象描写与概括，喻指中焦消化饮食物，如发酵酿造之过程。如《灵枢·营卫生会》说："中焦……此所受气（通"氣"，指饮食物）者，泌糟粕，蒸津液，化其精微，上注于肺脉。"《灵枢·决气》说："中焦受气（通"氣"）取汁，变化而赤是谓血。"

就解剖位置而言，肝胆属中焦。《内经》的脉法以及《脉经》等，均以肝应左关而属于中焦。就机能联系而言，肝肾同源，肾居下焦，故肝从肾又属下焦。明清温病学以"三焦"作为辨证纲领，将外感热病后期出现的精血亏虚和动风病证，归于"下焦"的范围，即以肝属下焦。

3）脐以下的部位为下焦，包括小肠、大肠、肾、膀胱、女子胞、精室等脏腑。"下焦如渎"（《灵枢·营卫生会》）作为其生理特点，是对小肠、大肠、肾和膀胱的排泄糟粕的作用和形式的描写与概括，喻指肾、膀胱、大肠等脏腑排泄二便，如沟渠之通导。

(3) 辨证三焦　既非六腑三焦，亦非部位三焦，而是温病发生发展过程中由浅及深的三个不同病理阶段。究其概念的来源，则可能是由部位三焦的概念延伸而来。

细目二　五脏与六腑之间的关系

◎ 要点

脏与腑的关系，即是脏腑阴阳表里相合的关系。五脏属阴，六腑属阳；五脏为里，六腑为表。脏腑之间之所以构成这种紧密关系，主要根据有以下几方面：①经脉属络：即属脏的经脉络于所合之腑，属腑的经脉络于所合之脏，如手太阴肺经属肺络大肠，手阳明大肠经属大肠络肺，肺与大肠构成脏腑表里关系，手太阴经与手阳明经则构成表里经。其他脏腑依此类推。②生理配合：六腑机能受五脏之气的支持和调节，五脏机能也有赖于六腑的配合。如肺气肃降，有利于大肠的传导，而大肠的传导也有助于肺气的肃降。③病理相关。脏病可影响到其相合的腑，腑病也可影响其相合的脏。如心经有热，可以循经下移于小肠，小肠火亦可循经上扰于心等。因此，在治疗上，相应的就有脏病治腑、腑病治脏、脏腑同治诸法。

1. 心与小肠的关系　心与小肠通过手少阴经与手太阳经的相互属络构成表里关系。

生理上，心主血脉，心阳之温煦，心血之濡养，有助于小肠的化物等机能；小肠化物，泌别清浊，清者经脾上输心肺，化赤为血，以养心脉，即《素问·经脉别论》所谓"浊气归心，淫精于脉。"

病理上，心经实火，可移热于小肠，引起尿少、尿赤涩刺痛、尿血等小肠实热的症状。反之，小肠有热，亦可循经上熏于心，可见心烦、舌赤糜烂等症状。此外，小肠虚寒，化物失职，水谷精微不生，日久可出现心血不足的病证。

2. 肺与大肠的关系　肺与大肠通过手太阴经与手阳明经的相互属络构成表里关系。

在生理上，肺气的下降可以推动大肠的传导，有助于糟粕下行。而大肠传导正常，腑气通畅，亦有利于肺气的下降。

在病理上，肺失清肃，津液不能下达，大肠

失润，传导失常，可见大便干结难下。若肺气虚弱，推动无力，大肠传导无力，可见大便困难。中医称之为"气虚便秘"。反之，若大肠腑气不通，传导不利，则肺气壅塞而不能下降，出现胸闷、咳喘、呼吸困难等，是谓上窍不通则下窍不利，下窍不利则上窍为之闭塞。在治疗中，常通过通腑泻热治疗肺热咳喘，亦常采用宣降肺气治疗大肠腑气不通。

3. 脾与胃的关系 脾与胃以膜相连，通过足太阴经与足阳明经的相互属络而构成表里关系。脾与胃在生理上密切配合，共同完成饮食物的消化吸收。

（1）纳运相成 脾主运化，胃主受纳，受纳与运化相辅相成。二者一纳一运，紧密配合，完成饮食物的消化吸收，正如《景岳全书》说："胃司受纳，脾司运化，一运一纳，化生精气。"在病理上，胃之受纳失常则脾之运化不利，脾失健运则胃纳失常，出现恶心呕吐、脘腹胀满、不思饮食等，称为"脾胃不和"。

（2）升降相因 脾气主升，以升为顺；胃气主降，以降为和。脾气主升，将水谷精微输布于头目心肺；胃气主降，将水谷下降于小肠而泌别清浊，糟粕并得以下行。脾胃之气，升降相因，相反相成，饮食物得以正常的消化吸收。在病理上，脾气不升，水谷夹杂而下，出现泄泻，甚则完谷不化；胃气不降反而上逆，可见恶心呕吐，呃逆嗳气。故《素问·阴阳应象大论》说："清气在下，则生飧泄；浊气在上，则生䐜胀。"

（3）燥湿相济 脾为阴脏，喜燥而恶湿；胃为阳腑，喜润而恶燥。正如《临证指南医案》说："太阴湿土，得阳始运，阳明燥土，得阴自安。以脾喜刚燥，胃喜柔润故也。"脾易生湿，得胃阳以制之，使脾不至于湿；胃易生燥，得脾阴以制之，使胃不至于燥。脾胃阴阳燥湿相济，是保证两者纳运、升降协调的必要条件。病理上，脾属阴，阳气易损，胃属阳，津液和阴气易伤。如湿困脾运，可导致胃纳不振；胃津不足，亦可影响脾气运化；脾湿则其气不升，胃燥则其气不降，可见中满痞胀、排便异常等症。

4. 肝与胆的关系 胆附于肝，通过足厥阴经与足少阳经的互为属络构成表里关系。

（1）同司疏泄 肝主疏泄，分泌胆汁；胆附于肝，藏泄胆汁。两者协调合作，疏利胆汁于小肠，帮助脾胃消化饮食物。肝气疏泄正常，促进胆汁的分泌和排泄；而胆汁排泄无阻，又有利于肝气疏泄的正常发挥。病理上，若肝气郁滞，可影响胆汁疏利；胆腑郁热，也可影响肝气疏泄。最终均可导致肝胆气滞、肝胆湿热，或郁而化火、肝胆火旺之证。

（2）共主勇怯 《素问·灵兰秘典论》说："肝者，将军之官，谋虑出焉。胆者，中正之官，决断出焉。"胆主决断与人的勇怯有关，而决断又基于肝之谋虑，肝胆相互配合，情志活动正常，处事果断。如《类经·藏象类》说："胆附于肝，相为表里。肝气虽强，非胆不断。肝胆相济，勇敢乃成。"实际上，肝胆共主勇怯是以两者同司疏泄为生理学基础。病理上，若肝胆气滞，或胆郁痰扰，均可导致情志抑郁或惊恐胆怯等病证。

5. 肾与膀胱的关系 肾与膀胱通过足少阴经与足太阳经的相互属络构成了表里关系。

生理上，肾为主水之脏，开窍于二阴；膀胱为津液之府。肾与膀胱相互协作，共同完成尿液的生成、贮存与排泄。膀胱的汇聚水液及贮尿排尿，取决于肾气的盛衰。肾气充足，蒸化及固摄作用正常发挥，则尿液正常生成，贮于膀胱并有度地排泄。膀胱贮尿排尿有度，也有利于肾气的主水作用。

病理上，若肾气虚弱，蒸化无力，或固摄无权，可影响膀胱的汇聚水液及贮尿排尿，而见尿少、癃闭或尿失禁。膀胱湿热，或膀胱失约，也可影响到肾气的蒸化和固摄，出现尿液及其排泄异常。

第八单元 奇恒之腑

奇恒之腑，包括脑、髓、骨、脉、胆、女子胞六个脏器组织。它们在形态上类腑，但其机能上似脏主贮藏精气，与六腑传化水谷有别，故称之为奇恒之腑，亦即有别于六腑的腑。如《素问·五脏别论》所说"脑、髓、骨、脉、胆、女子胞，此六者，地气之所生也，皆藏于阴而象于地，故藏而不泻，名曰奇恒之腑。"

细目一 脑

◎ 要点

脑位于头部的颅腔之内，为髓汇聚之处，故《灵枢·海论》说："脑为髓之海。"《素问·五脏生成》说："诸髓者，皆属于脑。"

1. 脑的生理功能

（1）主宰生命活动　脑为神明之所出，称为"元神之府"（《本草纲目》），是生命的枢机，主宰人体的生命活动。

（2）主司感觉运动　人的感官位于头部，与脑相通，依赖脑髓的充养才能发挥感觉机能。脑主元神，神能驭气，各类感觉随气运行于诸筋百节，调控肢体运动。脑髓充盈，则视物精明，听力正常，嗅觉灵敏，感觉无碍，运动如常，轻劲多力。

（3）主司精神活动　人的精神活动，包括思维、意识和情志活动等，都是客观外界事物反映于脑的结果。思维意识是精神活动的高级形式，是"任物"的结果。脑为髓海，主人的思维意识和记忆，是精神活动的枢纽。

2. 脑与脏腑精气的关系　脑的生理病理统归于心而分属于五脏，心是君主之官，五脏六腑之大主，神明之所出，故将人的意识、思维及情志活动统归于心，称之曰"心藏神"。但又把神分为神、魂、魄、意、志五种不同的表现，分别由心、肝、肺、脾、肾五脏主司，即所谓"五神脏"。如《素问·宣明五气》说："心藏神，肺藏魄，肝藏魂，脾藏意，肾藏志。"脑的机能与五脏密切相关，五脏之精充盈，五脏之气畅达，才能化养五神并发挥其生理机能。

细目二 女子胞

◎ 要点

女子胞，又称胞宫、胞脏、子宫、子脏等。女子胞位于小腹部，膀胱之后，直肠之前，通过阴道与外界相通，是女性的生殖器官。男子之胞称为"精室"。

1. 女子胞的生理功能

（1）主持月经　月经，又称月信、月事、月水，是女子天癸来至后周期性子宫出血的生理现象。健康女子，约到14岁左右，天癸至，生殖器官发育成熟，子宫发生周期性变化，约1月（28天）左右周期性排血一次，即月经开始来潮，约到49岁左右，天癸竭绝，月经闭止。月经周期中还要排卵一次。月经的产生，是脏腑经脉气血及天癸作用于胞宫的结果。胞宫的形态与机能正常与否直接影响月经的来潮，所以胞宫有主持月经的作用。

（2）孕育胎儿　胞宫是女性孕育胎儿的器官。女子在发育成熟后，月经应时来潮，经后便要排卵，因而有受孕生殖的能力。此时，两性交媾，两精相合，就构成了胎孕。女子在其受孕后，女子胞即成为孕育胎儿的场所。此时，女子胞停止排泄月经，全身的气血，有相当一部分输送到胞宫，保护胎元，促进胎儿的发育，直至分娩。故《类经》说："女子之胞，子宫是也，亦以出纳精气而成胎孕者为奇。"

2. 女子胞与脏腑经脉的关系

（1）与天癸的关系　天癸，是肾精肾气充盈到一定程度时体内出现的一种精微物质，有促进生殖器官发育成熟、女子月经来潮及排卵、男子精气溢泻，因而具备生殖能力的作用。如《素问·上古天真论》说：女子"二七而天癸至，任脉通，太冲脉盛，月事以时下，故有子……七七，任脉虚，太冲脉衰少，天癸竭，地道不通，故形坏而无子也。"可见，肾精肾气的盛衰，对天癸的来至，女子生殖器官的发育和生殖能力的维持，具有决定性的作用。

（2）与经脉的关系　女子胞与冲、任、督、带及十二经脉，均有密切关系。其中与冲脉和任脉联系最紧密。冲、任二脉，同起于胞中。冲脉与肾经并行且与阳明脉相通，能调节十二经气血，与女子月经排泄关系密切，有"冲为血海"之称；任脉与足三阴经相会，能调节全身阴经，为"阴脉之海"。任脉又与胎儿孕育密切相关，故有"任主胞胎"之称。

（3）与脏腑的关系　女子以血为本，经水为血液所化，月经的来潮和周期，以及孕育胎儿，均离不开气血的充盈和血液的正常运行。而心主血，肝藏血，脾胃为气血生化之源又主统血。肾藏精，关乎天癸，且精能化血。肺主气，朝百脉而输精微。诸脏分司血的生化、统摄与调节等。故脏腑安和，血脉流畅，血海充盈，则经候如期，胎孕乃成。五脏之中，女子胞与心、肝、脾、肾的关系尤为密切。

第九单元　精、气、血、津液、神

细目一　精

◎ 要点

1. 人体之精的概念　精，是由禀受于父母的生命物质与后天水谷精微相融合而形成的一种精华物质，是人体生命的本原，是构成人体和维持人体生命活动的最基本物质。《素问·金匮真言论》说："夫精者，身之本也。"

人体之精的概念与古代哲学中的精概念有严格的区别：人体之精是人体生命的本原，古代哲学的精是宇宙万物的生成本原。

人体之精，有狭义之精、广义之精和一般意义之精之分：狭义之精，特指具有繁衍后代作用的生殖之精，是精的本始含义。广义之精，指一切构成人体和维持人体生命活动的液态精华物质。如先天之精、水谷之精、生殖之精、脏腑之精以及血、津液等，都属广义之精范畴。一般意义的精，即通常所说的先天之精、水谷之精、生殖之精、脏腑之精，不包含血、津液。

2. 人体之精的生成　精气学说认为万物的本原是精气，生命现象的本质是精气，生命过程就是精气的运动过程。故天地自然的物质性，决定着生命过程的物质性。新生命的产生，乃是由于精气凝聚而成，同时，精气亦维持着生命活动的全过程，故精气一旦离散，则生命活动亦随之终止。因而，人之生命始于精气之聚合，而终于精气之散失，从而说明了生命过程的物质性。精气也是生成人类的原始精微物质。

人体之精，是构成人体和维持人体生长发育及各种功能活动的基本物质。中医学认为人体之精藏于肾，包括"先天之精"和"后天之精"两部分。

先天之精来源于父母，是禀受于父母的生殖之精。它与生俱来，是构成胚胎发育的原始物质。人出生后，这种精藏于肾，成为繁衍下一代的物质基础。所以有人又将先天之精称为"生殖之精"。后天之精来源于脾胃，是胎儿出生以后，通过脾胃的运化功能从饮食物摄取来的精微物质。它是维持人体脏腑组织器官功能的物质基础，具有滋养脏腑的功能，故有人又称之为"脏腑之精"。正如《素问·上古天真论》所说："肾者主水，受五脏六腑之精而藏之。""先天之精"与"后天之精"虽然来源与功能有异，但均同归于肾，二者之间存在着相互依存、相互为用的关系。"先天之精"的存在以及所产生的激发、推动作用，为"后天之精"的摄取提供了物质基础和前提条件，而"后天之精"又不断地充养"先天之精"，使之经常保持充盛而不枯竭，保持长久的活力。它们之间的这种关系，可概括为"先天生后天，后天养先天"。

此外，人体之精血可以相互化生，如《诸病源候论》说："肾藏精，精者，血之所成也。"故肾精充盛与血液充盈也密切相关。

综上所述，人体之精的生成与全身脏腑经络功能的协调和旺盛，尤其是脾胃运化功能的正常、肾所藏精的充盛以及气血的充盈直接相关。

3. 人体之精的功能

（1）繁衍生命　由先天之精与后天之精合化而生成的生殖之精，具有繁衍生命的作用。由于具有遗传功能的先天之精主要藏于肾，并且五脏六腑之精都可资助藏于肾的先天之精，故生殖之精实由肾精化生。

（2）濡养作用　精能滋润濡养人体各脏腑形体官窍。先天之精与后天之精充盛，则脏腑之精充盈，肾精也充盛，因而全身脏腑组织官窍得到精的濡养，各种生理机能得以正常发挥。

（3）化血作用　一是精可以转化为血，是血液生成的来源之一。二是精作为精微的生命物质，既可单独存在于脏腑组织中，也可不断地融合于血液中。如心精一般融入心血中，肝精一般融入肝血中以发挥其濡养作用。

（4）化气作用　先天之精可以化生先天之气（元气），水谷之精可以化生谷气，再加上肺吸入的自然界清气，综合而成一身之气。精是气的化生本原。

（5）化神作用　精是神化生的物质基础之一。神是人体生命活动的主宰及其外在总体现，

其产生离不开精这一基本物质。只有积精，才能全神，这是生命存在的根本保证。反之，精亏则神疲，精亡则神散，生命休矣。

4. 人体之精的分类

（1）先天之精与后天之精　人体之精从生成来源来说，有先天之精与后天之精之分。先天之精禀受于父母，源于父母的生殖之精，是构成胚胎的原始物质，是生命产生的本原。后天之精源于饮食水谷，由脾胃等脏腑吸取饮食精华而产生，是维持人体生命活动的重要物质。先天之精为基础，后天之精为补充，二者相辅相成，使一身之精生成有源，逐渐充盛。

（2）生殖之精　生殖之精源于肾精，在天癸的促发下由肾藏的先天之精在水谷之精的资助充养下合化而成，起着繁衍后代的作用。人们在生殖活动过程中，通过生殖之精的交合将生命物质遗传给下一代。男女双方生殖之精结合成为胚胎，产生了新的生命体。

（3）脏腑之精　一身之精分藏于脏腑，成为脏腑之精。脏腑之精，指脏腑所藏的具有濡养、滋润本脏腑及其所属的形体、官窍等作用的液态精华物质。各脏腑之精都由先天之精与后天之精相融合而成，其中肾精主要由先天之精构成，而心肺脾肝四脏之精主要由后天之精构成。

各脏腑之精具有不同的存在形式及生理作用：心精的概念源于《素问·大奇论》，心精与心血相融合贮存于心内，起到濡养心脏、血脉和心神的作用。肝精与肝血融合贮存于肝内，发挥濡养肝脏及筋目的作用。肺精的概念源于《素问·经脉别论》"输精于皮毛"之论，肺精与脾转输至肺的水谷之精和津液融合贮藏于肺中，具有滋养肺脏及皮毛的作用。脾精的概念源于《素问·示从容论》，主要由水谷之精构成，并由脾气输布到其他脏腑，化为该脏腑之精，故有"脾主为胃行其津液"（《素问·厥论》）、"中央土以灌四傍"（《素问·玉机真藏论》）、"脾气散精，上归于肺"（《素问·脉要精微论》）之说。脾精还有化生气血、生长肌肉的作用。肾精由禀受于

父母的先天之精，加之分藏于肾的水谷之精的充养而生成。肾精主要有濡养肾脏、化生殖之精以繁衍生命、化髓通脑以养神等作用。

脏腑之精不仅濡养脏腑，而且化生脏腑之气，推动和调控脏腑的生理机能。如心精、心血化生心气，推动和调节心脏搏动、血脉的舒缩以及精神活动；肺精、肺津化生肺气，推动和调节呼吸运动和水液的输布；肝精、肝血化生肝气，疏泄气机，调畅情志，促进精血津液的运行；脾精化生脾气，推动和调节水谷和水液的运化、血液的生成和运行；肾精化生肾气，推动和调节人体的生长发育和生殖以及水液代谢、呼吸运动等。

细目二　气

◎ 要点

1. 人体之气的概念　气是人体内活力很强运行不息的极精微物质，是构成人体和维持人体生命活动的基本物质之一。气运行不息，推动和调控着人体内的新陈代谢，维系着人体的生命进程。气的运动停止，则意味着生命的终止。

人体之气的概念与古代哲学的气概念是有严格区别的。人体之气是客观存在于人体中的运动不息的细微物质，既是构成人体的基本物质，又对生命活动起着推动和调控作用。古代哲学认为存在于宇宙中的气，是宇宙万物包括人类的生成本原。

精与气的概念在中医学中是有严格区别的。精是构成人体的最基本物质，也是维持人体生命活动的基本物质。《灵枢·经脉》说："人始生，先成精。"气是由精化生的运行不息的极细微物质。《素问·阴阳应象大论》说："精化为气。"精为脏腑机能活动的物质基础，气是推动和调控脏腑生理机能的动力。精是人体生命的本原，气是人体生命的维系。

人体之精化为人体之气，人体之气含有阴气、阳气两部分：阴气是气中具有寒凉、抑制等特性的部分，阳气是气中具有温热、兴奋等特性的部分。气中的阴阳两部分对立互根，协调共济，共同推动和调控机体的生命进程。

2. 人体之气的生成

（1）人体之气的生成之源　人体之气来源于先天之精所化生的先天之气（即元气）、水谷之精所化生的水谷之气和自然界的清气，后两者又合称为后天之气（即宗气），并通过肺、脾胃和肾等脏腑的综合作用，将此三者结合起来而成一身之气，《内经》称为"人气"。

（2）与气生成的相关脏腑　①肾为生气之根：肾藏先天之精，并受后天之精的充养。先天之精化生元气。②脾胃为生气之源：脾主运化，胃主受纳，共同完成对饮食水谷的消化和水谷精微的吸收。水谷之精化生水谷之气。③肺为生气之主：肺主气，主司宗气的生成，在气的生成过程中占有重要地位。

肾与先天之气的生成关系密切，脾胃和肺与后天之气的生成关系密切，诸多脏腑的机能协调，密切配合，则人体之气的生成来源不断，人体之气得以充足旺盛。

3. 人体之气的功能

（1）推动与调控作用　气的推动作用，指气中属阳部分（阳气）的激发、兴奋、促进等作用。主要体现于：①激发和促进人体的生长发育及生殖机能。②激发和促进各脏腑经络的生理机能。③激发和促进精血津液的生成及运行输布。④激发和兴奋精神活动。

气的调控作用，指气中属阴部分（阴气）的减缓、抑制、宁静等作用。主要体现于：①抑制和减缓人体的生长发育及生殖机能。②抑制和宁静各脏腑经络的生理机能。③抑制和减缓精血津液的生成及运行输布。④抑制和宁静精神活动。

人体的各种机能活动的协调平衡和稳定有序，是一身之气中阳气部分的推动作用与阴气部分的调控作用相反相成的结果。若阴气不足，宁静、抑制等作用减弱，阴不制阳，阳气相对亢盛，激发、兴奋作用过亢，则脏腑机能虚性亢奋，精气血津液的生成、输布、运行、代谢加快，消耗过多，精神亢奋，可见遗精、多汗、出血、烦躁、失眠等症。反之，若阳气不足，激发、兴奋等作用减退，阳不制阴，阴气相对过盛，宁静、抑制等作用过亢，则脏腑机能减弱，精气血津液的生成、输布、代谢减缓，运行不畅，精神抑制，可见精瘀、血瘀、痰饮、精神委顿等病症。

（2）温煦与凉润作用　气的温煦作用，指气中属阳部分（阳气）的促进产热，消除寒冷，使人体温暖的作用。气的温煦作用对人体有重要的生理意义：①温煦机体，维持相对恒定的体温。②温煦各脏腑、经络、形体、官窍，助其进行正常的生理活动。③温煦精血津液，助其正常施泄、循行、输布，即所谓"得温而行，得寒而凝"。

气的凉润作用，指气中属阴部分（阴气）的抑制产热，消除热量，使人体寒凉的作用。气的凉润作用对人体有重要的生理意义：①凉润机体，维持相对恒定的体温。②凉润各脏腑、经络、形体、官窍，防其生理机能过亢。③凉润精血津液，防其过度代谢和运行失常。

人体体温的恒定、脏腑机能的稳定发挥及精血津液的正常运行输布，是一身之气中阳气部分的温煦作用和阴气部分的凉润作用对立统一的结果。清·何梦瑶《医碥·杂症·气》说："阳气者，温暖之气也。"若阳气不足，温煦作用减退，产热过少，可见虚寒性病变，表现为畏寒肢冷，脏腑生理活动减弱，精血津液代谢减弱、运行迟缓等。若阴气不足，凉润作用减退，产热相对增多，可出现低热、盗汗、五心烦热、脉细数等脏腑机能虚性亢奋、精血津液代谢加快的虚热性病变。

（3）防御作用　气既能护卫肌表，防御外邪入侵，同时也可以祛除侵入人体内的病邪。《素问遗篇·刺法论》说："正气存内，邪不可干。"说明气的防御功能正常，则邪气不易入侵。若气的防御作用低下，邪气易于入侵而发生疾病，故《素问·评热病论》说："邪之所凑，其气必虚。"气的防御功能决定着疾病的发生、发展和转归。

邪气有阴邪、阳邪之分，人体正气含有阴气、阳气两部分。正气中的阳气部分能抵抗寒冷等阴邪的入侵并能祛除已侵入的阴邪，正气中的阴气部分能抵抗火热等阳邪的入侵并能祛除已侵入的阳邪。

（4）固摄作用　指气对体内血、津液、精等液态物质的固护、统摄和控制作用，防止其无故流失，保证它们发挥正常的生理作用。气的固摄作用表现为：①统摄血液，使其在脉中正常运行，防止其逸出脉外。②固摄汗液、尿液、唾液、胃液、肠液，控制其分泌量、排泄量，使之有度而规律地排泄，防止其过多排出及无故流失。③固摄精液，防止其妄泄。若气的固摄作用减弱，则有可能导致体内液态物质的大量丢失。例如，气不摄血引起各种出血症；气不摄津引起自汗、多尿、小便失禁、流涎、呕吐清水、泄泻滑脱等症；气不固精可以引起遗精、滑精、早泄等病症。

（5）中介作用　指气能感应传导信息以维系机体的整体联系。气充斥于人体各个脏腑组织器官之间，是感应传递信息之载体，彼此相互联系的中介。外在信息感应并传递于内脏，内脏的各种信息反映于体表，以及内脏之间各种信息的相互传递，都以人体之气作为信息的载体来感应和传导。例如，针灸、按摩或其他外治方法产生的刺激和信息，是通过气的感应运载而传导于内脏，达到调节机体生理活动协调的目的。

4. 人体之气的分类　人体之气，因其生成来源、分布部位及功能特点的不同而有着各自不同的名称，一般可从三个层次进行分类：第一层次是人身之气，亦即一身之气；第二层次是元气、宗气、营气和卫气，都属一身之气的组成部分；第三层次是脏腑之气和经络之气，它们都由先天元气和后天宗气来构成。

（1）人身之气　是活力很强、运行于全身的极细微物质,简称"人气"或"气"。人身之气与邪气相对而言,称为正气。人身之气从生成来源而言,先天之精化生为元气,水谷之精化生为谷气。人身之气从分布部位而言,其行于脉中为营气,行于脉外为卫气;谷气与自然界清气相聚于胸中者为宗气;分布于脏腑、经络者称为脏腑之气、经络之气。

(2) 元气 是人体最根本、最重要的气,是人体生命活动的原动力。元气在《难经》中又称"原气",《内经》中无"元气"或"原气"之称,但有"真气"之说。"元""真""原"本分为儒家或道家术语,中医学用之表述先天禀赋。元气、原气、真气,三者的内涵是统一的,都是由先天之精化生的先天之气。

元气由肾精化生,根于命门。《难经·三十六难》说:"命门者……原气之所系也。"肾精的主体成分是先天之精,但必须得到水谷之精的充养,方能充盛而化生充足的元气。元气通过三焦流行于全身。《难经·六十六难》说:"三焦者,原气之别使也,主通行三气,经历于五脏六腑。"

元气的生理功能主要有两个方面:一是推动和调节人体的生长发育和生殖机能;二是推动和调控各脏腑、经络、形体、官窍的生理活动。

元气含有元阴、元阳,为一身阴阳之根,脏腑阴阳之本。元阳具有推动、兴奋、温煦等作用,元阴具有宁静、抑制、凉润等作用。元阴与元阳协调平衡,元气则能发挥推动和调控各脏腑的生理机能、人体的生长发育和生殖机能。元气根于命门,故《景岳全书·传忠录下》说:"命门为元气之根,为水火之宅,五脏之阴气非此不能滋,五脏之阳气非此不能发。"

(3) 宗气 是由谷气与自然界清气相结合而积聚于胸中的气,属后天之气的范畴。宗气的生成直接关系到一身之气的盛衰。宗气在胸中积聚之处,《灵枢·五味》称为"气海",又名为"膻中"。

宗气的生成有两个来源,一是脾胃运化的水谷之精所化生的水谷之气,一是肺从自然界中吸入的清气,二者相结合生成宗气。宗气聚于胸中,通过上出息道(呼吸道),贯注心脉及沿三焦下行的方式布散全身。

宗气的生理功能主要有走息道以行呼吸、贯心脉以行血气和下蓄丹田以资先天三个方面。凡语言、声音、呼吸的强弱,气血的运行,肢体的寒温和活动能力,视听的感觉能力,心搏的强弱及其节律等,皆与宗气的盛衰有关。

《素问·平人气象论》说:"胃之大络,名曰虚里,贯膈络肺。出于左乳下,其动应衣,脉宗气也。"临床上常以"虚里"处(相当于心尖搏动部位)的搏动情况和脉象变化来测知宗气的盛衰。

(4) 营气 是行于脉中而具有营养作用的气。营气在脉中,是血液的重要组成部分,营与血关系密切,可分不可离,故常常将"营血"并称。营气与卫气从性质、功能和分布进行比较,则营属阴,卫属阳。有些医籍将营气称为"营阴",将卫气称为"卫阳"。

营气由水谷精微中的精华部分化生,并进入脉中运行全身。《素问·痹论》说:"营者,水谷之精气也。和调于五脏,洒陈于六腑,乃能入于脉也。故循脉上下,贯五脏,络六腑也。"

营气的生理功能有化生血液和营养全身两个方面。营气注于脉中,化为血液。《灵枢·邪客》说:"营气者,泌其津液,注之于脉,化以为血。"营气循血脉流注于全身,五脏六腑、四肢百骸都得到营气的滋养。

(5) 卫气 是运行于脉外而具有保卫作用的气。因其有卫护人体,避免外邪入侵的作用,故称之为卫气。

卫气由水谷精微中的慓悍滑利部分化生,在脉外运行。《素问·痹论》说:"卫者,水谷之悍气也。其气慓疾滑利,不能入于脉也。故循皮肤之中,分肉之间,熏于肓膜,散于胸腹。"卫气行于脉外,外而皮肤肌腠,内而胸腹脏腑,布散全身。

卫气的生理功能,主要有:①防御外邪。②

温养全身。③调控腠理。《灵枢·本藏》说："卫气者，所以温分肉、充皮肤、肥腠理、司开合者也。"又说："卫气和，则分肉解利，皮肤润柔，腠理致密矣。"

营气与卫气，既有联系，又有区别。营气与卫气都来源于脾胃化生的水谷精微。但是营气性质精纯，富有营养；卫气性质慓疾滑利，易于流行。营气行于脉中，卫气行于脉外，营卫相偕而行：白天以卫气为主导，营气随卫气由体内行于体表；夜间以营气为主导，卫气随营气由体表行于内脏。若营卫二者失和，则可能出现恶寒发热、无汗或汗多，"昼不精，夜不瞑"，以及抗病能力低下而易于感冒等。

（6）脏腑之气、经络之气　一身之气分布到某一脏腑或某一经络，即成为某一脏腑或某一经络之气。

脏腑之气由脏腑之精化生，也可以说是一身之气分布到各脏腑的部分。一身之气含有阴气与阳气两个部分，因而各脏腑之气也含有阴气与阳气两个部分：脏腑之阴气，是脏腑之气中具有凉润、宁静、抑制等作用的部分；脏腑之阳气，是脏腑之气中具有温煦、推动、兴奋等作用的部分。在正常情况下，脏腑之阴气与脏腑之阳气维持着协调平衡关系，因而脏腑之气冲和畅达，运行有序，各发挥其应有的作用。

由于肾气由肾精所化，而肾精的主体是先天之精，故肾气也主要属于先天之气，其所含有的肾阴、肾阳分别是各脏腑阴气与脏腑阳气的根本，所谓"五脏之阴气，非此不能滋"，"五脏之阳气，非此不能发"。

脏腑之气不足，如心气虚、肺气虚、脾虚、肝气虚、肾气虚等，一般出现推动、调控、固摄、防御等作用减退的虚弱无力的病证。脏腑之阴气不足，如心阴虚、肺阴虚、脾阴虚、胃阴虚、肝阴虚、肾阴虚等，一般出现因凉润、宁静等作用减退而产生的虚热性病证和虚性亢奋的病证；脏腑之阳气不足，如心阳虚、肺阳虚、脾阳虚、胃阳虚、肝阳虚、肾阳虚等，一般出现因温煦、推动等作用减退而产生的虚寒性病证和抑制太过的病证。

经络之气，是一身之气运行于经络系统的极细微物质，是各种刺激、信息的感应、负载和传导者。经络之气在经络系统中运行，感应、负载和传导各种刺激、信息（如针灸、推拿、拔罐等）到达病所，因而起到治疗作用。

5. **人体之气的气化**　气的运动称之为气机，升降出入是气运动变化的基本形式，气的运动而产生的各种变化称为气化。诸如体内精微物质的化生及输布，精微物质之间、精微物质与能量之间的互相转化，以及废物的排泄等都属气化。气化的形式多种多样。《素问·阴阳应象大论》说："味归形，形归气；气归精，精归化；精食气，形食味；化生精，气生形……精化为气。"就是对气化过程的简要概括。体内精气血津液各自的代谢及其相互转化，是气化的基本形式。如精的生成，包括先天之精的充盛和后天水谷之精的化生；精化为气，包括先天之精化生元气和后天之精化生谷气，以及谷气分化为营卫二气；精化为髓，髓充骨而造血或汇脑而化神；精与血同源互化；津液与血同源互化；血的化生与其化气养神；津液的化生与其化汗化尿；气的生成与代谢，包括化为能量、热量以及生血、化精、化神，并分化为脏腑之气和经络之气。如此等等，皆属气化的具体体现。气化过程的有序进行，是脏腑生理活动相互协调的结果。

细目三　血

◎ 要点

1. **血的基本概念**　血是循行于脉中而富有营养的红色液态物质，又称血液。它是构成人体和维持人体生命活动的基本物质之一，具有很高的营养和滋润作用。血液必须在脉管中循行，才能发挥其正常的生理效应。如因某些原因而致血液逸出于脉外，则失去其正常的生理作用，即为出血，又称为"离经之血"。

2. 血的生成

（1）血液生化之源　①水谷之精化血。《灵枢·决气》指出："中焦受气取汁，变化而赤，是谓血。"即是说明中焦脾胃受纳运化饮食水谷，吸取其中的精微物质，即所谓"汁"，其中包含营气和津液，二者进入脉中，变化而成红色的血液。因此，由水谷之精化生的营气和津液是化生血液的主要物质，也是血液的主要构成成分。②肾精化血。精与血之间存在着相互资生和相互转化的关系，因而肾精充足，则可化为肝血以充实血液。如《张氏医通·诸血门》说："精不泄，归精于肝而化清血。"

（2）与血生成相关的脏腑　①脾胃是血液生化之源：脾胃运化的水谷精微所产生的营气和津液，是化生血液的主要物质。②心肺对血液的生成起重要作用：脾胃运化水谷精微所化生的营气和津液，由脾向上升输于心肺，与肺吸入的清气相结合，贯注心脉，在心气的作用下变化而成为红色血液。③肾藏精，精生髓，精髓是化生血液的基本物质之一。同时肾精充足，肾气充沛，也可以促进脾胃的运化，有助于血液的化生。

3. 血的运行

（1）影响血液运行的因素　①血液的正常运行需要气的推动与宁静作用的协调、温煦与凉润作用的平衡。②血的运行还需要气的固摄作用的发挥。③血的运行需要脉道的完好无损与通畅无阻。④血的运行还与血液的清浊及黏稠状态相关。⑤血液的或寒或热，直接影响着血运的或迟或速。⑥阳邪侵入则阳盛，易致血液妄行；阴邪侵袭则阴盛，可致血行缓慢，甚至出现瘀血。

（2）影响血液运行的相关脏腑　心、肝、脾、肺等脏生理机能的相互协调与密切配合，共同保证了血液的正常运行。心阳的推动和温煦、肺气的宣发与肃降、肝气的疏泄是推动和促进血液运行的重要因素；心阴的宁静与凉润、脾气的统摄、肝气的藏血是控制和固摄血液运行的重要因素。

4. 血的功能

（1）濡养作用　血液由水谷精微所化生，含有人体所需的丰富的营养物质，对全身各脏腑组织器官起着濡养和滋润作用。《难经·二十二难》提出"血主濡之"。《素问·五藏生成》也提出："肝受血而能视，足受血而能步，掌受血而能握，指受血而能摄。"血的濡养作用，较明显地反映在面色、肌肉、皮肤、毛发、感觉和运动等方面。血量充盈，濡养作用正常，则面色红润，肌肉壮实，皮肤和毛发润泽，感觉灵敏，运动自如。如若血量亏少，濡养作用减弱，则可能出现面色萎黄，肌肉瘦削，肌肤干涩，毛发不荣，肢体麻木或运动无力失灵等。

此外，血液亦是化生经水、乳汁，养育胎儿，哺育婴儿的物质基础。若血液亏虚，则经水无源，乳汁亦见缺少，临床则可见经少，甚则经闭，以及缺乳等症。

（2）化神作用　血是机体精神活动的主要物质基础。《素问·八正神明论》说："血气者，人之神，不可不谨养。"《灵枢·平人绝谷》说："血脉和利，精神乃居。"说明人体的精神活动必须得到血液的营养，只有物质基础的充盛，才能产生充沛而舒畅的精神活动。若人体血气充盛，则精神充沛，神志清晰，感觉灵敏，思维敏捷。反之，在诸多因素影响下，出现血液亏耗，血行异常时，都可能出现不同程度的精神方面的病症，如精神疲惫、健忘、失眠、多梦、烦躁、惊悸，甚至神志恍惚、谵妄、昏迷等。

细目四　津　液

◎ **要点**

1. 津液的基本概念　津液，是机体一切正常水液的总称，包括各脏腑形体官窍的内在液体及其正常的分泌物。津液是构成人体和维持生命活动的基本物质之一。

津液是津和液的总称。质地较清稀，流动性

较大，布散于体表皮肤、肌肉和孔窍，并能渗入血脉之内，起滋润作用的，称为津；质地较浓稠，流动性较小，灌注于骨节、脏腑、脑、髓等，起濡养作用的，称为液。《灵枢·决气》说："腠理发泄，汗出溱溱，是谓津。""谷入气满，淖泽注于骨，骨属屈伸，泄泽补益脑髓，皮肤润泽，是谓液。"

2. 津液的生成输布与排泄

（1）津液的生成　津液来源于饮食水谷，通过脾胃的运化及有关脏腑的生理机能而生成。胃主受纳腐熟，"游溢精气"而吸收饮食水谷的部分精微。小肠泌别清浊，将水谷精微和水液大量吸收后并将食物残渣下送大肠。大肠主津，在传导过程中吸收食物残渣中的水液，促使糟粕成形为粪便。

（2）津液的输布　津液的输布主要是依靠脾、肺、肾、肝和三焦等脏腑生理机能的协调配合来完成的：①脾气转输布散津液。②肺气宣降以行水。③肾气蒸腾气化水液。④肝气疏泄促水行。⑤三焦决渎利水道。

（3）津液的排泄　津液的排泄主要通过排出尿液和汗液来完成。除此之外，呼气和粪便也将带走一些水分。因此，津液的排泄主要与肾、肺、脾的生理机能有关。由于尿液是津液排泄的最主要途径，因此肾在津液排泄中的地位最为重要。

3. 津液的功能

（1）滋润濡养　津液是液态物质，有着较强的滋润作用。津液中含有营养物质，又有着丰富的濡养作用。如若津液不足，可致皮毛、肌肉、孔窍、关节、脏腑失去滋润而出现一系列干燥的病变，骨髓、脊髓、脑髓失去濡养而生理活动受到影响。

（2）充养血脉　津液入脉，成为血液的重要组成部分。《灵枢·邪客》中已说明津液在营气的作用下，渗注于脉中，化生为血液，以循环全身发挥滋润、濡养作用。

另外，津液的代谢能调节机体体温以适应自然环境的气温变化。当天气炎热或体内发热时，津液化为汗液向外排泄以散热；当天气寒冷或体温低下时，津液因腠理闭塞而不外泄，如此则可维持人体体温相对恒定。

细目五　神

◎ **要点**

1. 人体之神的基本概念　人体之神，是人体生命活动的主宰及其外在总体表现的统称。人体之神的含义有广义与狭义之分：广义之神指人体生命活动的主宰及其外在的表现，包括形色、眼神、言谈、表情、应答、举止、精神、情志、声息、脉象等方面；狭义之神指人的意识、思维、情感等精神活动。

人体之神与古代哲学中的神，在概念内涵和生成来源上有严格的区别：人体之神，是有关人体生命的认识，其产生有着物质依赖性，由精化生，由气培养；古代哲学中的神，指宇宙的主宰及规律，是有关宇宙万物发生发展变化的认识。

2. 人体之神的生成

（1）人体内的精气血津液，是神产生的物质基础。

（2）脏腑精气对自然环境与社会环境的各种刺激作出应答，便产生了意识、思维、情感等精神活动。心是接受自然环境和社会环境的事物和刺激而作出应答，产生精神活动的脏腑，故《灵枢·本神》说："所以任物者，谓之心。"自然环境与社会环境的刺激，作用于心及其他脏腑，其精气血对各种刺激作出相应的反应，则产生了相应的情绪、意识、思维、认知、感觉等精神活动。

3. 人体之神的分类　人体之神有广义与狭义之分，而狭义之神又有五神、情志及思维活动之别。

（1）五神　即神、魂、魄、意、志，是对人的感觉、意识等精神活动的概括。五神分属于五脏，如《素问·宣明五气》所说："心藏神，肺藏魄,肝藏魂,脾藏意,肾藏志。"魄是与生俱来的感知觉和运动能力;魂是人的意识活动;意、志是人类特有的理智、理性等精神活动。心神统率魂、魄、意、志诸神,是精神活动的主宰,故张介宾说:"心为五脏六腑之大主,而总统魂魄,兼赅意志。"

(2) 情志 包括七情、五志,亦是精神活动的表现,属于神的范畴。七情,是喜、怒、忧、思、悲、恐、惊七种情志活动的概括。根据五行学说,情志分属于五脏:心在志为喜,肝在志为怒,肺在志为忧,脾在志为思,肾在志为恐,合称五志。情志是脏腑机能活动的表现形式,脏腑精气是情志活动产生的物质基础。如《素问·阴阳应象大论》说:"人有五脏化五气,以生喜怒悲忧恐。"五志虽分属五脏,但受心神统摄调节。

(3) 思维 思维活动,《内经》概括为意、志、思、虑、智,是对客观事物的整个认识过程,是以心神为主导的各脏腑的机能活动协调的结果。即《灵枢·本神》所说:"所以任物者谓之心,心有所忆谓之意,意之所存谓之志,因志而存变谓之思,因思而远慕谓之虑,因虑而处物谓之智。"外界事物的信息通过耳目等感官入心,心接受外界事物信息进行思维活动;通过心的忆念活动形成对事物表象的认识,称为意;将忆念保存下来,即通过记忆来累计事物表象认识,形成志向,称为志;在此基础上酝酿思索,反复分析、比较事物的过程,称为思;在反复思索的基础上,由近而远地估计未来的思维过程称为虑;最后在上述基础上,准确处理事物,支配行为对事物作出适当反应的措施,称为智。

4. 人体之神的作用

(1) 调节精气血津液的代谢 神既由精、气、血、津液等作为物质基础而产生,又能反作用于这些物质。神具有统领、调控这些物质在体内进行正常代谢的作用。《类经·摄生类》说:"虽神由精气而生,然所以统驭精气而为运用之主者,则又在吾心之神。"

(2) 调节脏腑的生理机能 脏腑精气产生神,神通过对脏腑精气的主宰来调节其生理活动。

(3) 主宰人体的生命活动 《素问·移精变气论》说:"得神者昌,失神者亡。"神的盛衰是生命力盛衰的综合体现,因此神是人体生理活动和心理活动的主宰。神是机体生命存在的根本标志,形离开神则形亡,形与神俱,神为主宰。

细目六 精、气、血、津液之间的关系

◎ **要点**

精、气、血、津液均是人体内的精微物质,是产生一切生理机能和维持生命活动的物质基础,皆归属为"形"。而人体生命的主宰及总体现,包括意识、思维、情志等精神活动,概称之为"神"。形与神二者之间相互依附而不可分割:无形则神无以附,无神则形无以活;形为神之宅,神为形之主。形神统一是生命存在的根本保证。

1. 气与血的关系

(1) 气为血之帅 ①气能生血:气能参与、促进血液的化生。血液的化生以营气、津液和肾精作为物质基础,在这些物质本身的生成以及转化为血液的过程中,每一个环节都离不开相应脏腑之气的推动和激发作用,这是血液生成的动力。②气能行血:气能推动与调控血液在脉中稳定运行。血液的运行主要依赖于心气、肺气的推动和调控,以及肝气的疏泄调畅。③气能摄血:气能控制血液在脉中正常循行而不逸出脉外。气的摄血主要体现在脾气统血的生理作用中。

(2) 血为气之母 ①血能养气:指血液对气的濡养作用,血足则气旺。②血能载气:指气存于血中,依附于血而不致散失,赖血之运载而运行全身。大失血的病人,气亦随之发生大量丧失,导致气的涣散不收,漂浮无根的气脱病变,

称为"气随血脱"。

2. 气与津液的关系

（1）气能生津　气是津液生成的动力，津液的生成依赖于气的推动作用。在津液生成的一系列气化过程中，诸多脏腑之气，尤其是脾胃之气起到至关重要的作用。

（2）气能行津　气是津液在体内正常输布运行的动力，津液的输布、排泄等代谢活动离不开气的推动与调控作用的协调和升降出入运动的有序。津液由脾胃化生之后，经过脾、肺、肾及三焦之气的有序的升降出入运动，输布到全身各处，以发挥其生理作用。

（3）气能摄津　气的固摄作用可以防止体内津液无故地大量流失，气通过对津液排泄的有节制的控制，维持着体内津液量的相对恒定。例如，卫气司汗孔开阖，固摄肌腠，不使津液过多外泄；肾气固摄下窍，使膀胱正常贮尿，不使津液过多排泄等，都是气对于津液发挥固摄作用的体现。

（4）津能生气　津液在输布过程中受到各脏腑阳气的蒸腾温化，可以化生为气，以敷布于脏腑、组织、形体、官窍，促进正常的生理活动。

（5）津能载气　津液是气运行的载体之一。在血脉之外，气的运行必须依附于津液，否则也会使气漂浮失散而无所归，故说津能载气。因此，津液的丢失，必定导致气的损耗。例如暑热病证，不仅伤津耗液，而且气亦随汗液外泄，出现少气懒言、体倦乏力等气虚表现。而当大汗、大吐、大泻等津液大量丢失时，气亦随之大量外脱，称之为"气随津脱"。

3. 精、血、津液之间的关系

（1）精血同源　精与血都由水谷精微化生和充养，化源相同；两者之间又互相资生，互相转化，并都具有濡养和化神等作用。精与血的这种化源相同而又相互资生的关系称为精血同源。

（2）津血同源　血和津液都由饮食水谷精微所化生，都具有滋润濡养作用，二者之间可以相互资生，相互转化，这种关系称为"津血同源"。由于汗由津液化生，故又有"汗血同源"之说，《灵枢·营卫生会》有"夺血者无汗，夺汗者无血"之论。

4. 精、气、神之间的关系　精是生命产生的本原，气是生命维系的动力，神是生命活动的体现及主宰。精、气、神三者为人身之"三宝"，可分而不可离。

（1）气能化精、摄精　气的运行不息能促进精的化生；气又能固摄精，防止其无故耗损外泄。气虚可致精的化生不足而出现精亏，或致精不固聚而出现失精等病证，临床上常常采用补气生精、补气固精的治疗方法。

（2）精能化气　人体之精在气的推动激发作用下可化生为气。各脏之精化生各脏之气，而藏于肾中的先天之精化为元气，水谷之精化为谷气。精为气化生的本原，精足则人身之气得以充盛，分布到各脏腑经络，则各脏腑经络之气亦充足；各脏之精充足则各脏之气化生充沛，自能推动和调控各脏腑形体官窍的生理活动。

（3）精与气化神　精与气都是神得以化生的物质基础，神必须得到精和气的滋养才能正常发挥作用。精盈则神明，精亏则神疲，故《内经》倡导"积精全神"以养生。气充则神明，气虚则神衰，故称气为"神之母"。

（4）神驭精气　神以精气为物质基础，但神又能驭气统精。人体脏腑形体官窍的机能活动及精气血等物质的新陈代谢，都必须受神的调控和主宰。形是神之宅，但神乃形之主，神安则精固气畅，神荡则精失气衰。

第十单元 经 络

细目一 经络学说概述

◎ 要点

1. 经络的基本概念 经络，是经脉和络脉的总称，是运行全身气血，联络脏腑形体官窍，沟通上下内外，感应传导信息的通路系统，是人体结构的重要组成部分。经脉是经络系统中的主干，是气血运行和信息传导的主要通道；络脉是经脉的分支，网络全身。《灵枢·本藏》说："经脉者，所以行血气而营阴阳，濡筋骨，利关节者也。"《灵枢·海论》说："夫十二经脉者，内属于腑脏，外络于肢节。"说明经络是运行气血、沟通联系脏腑肢节的通路。

在经络中运行的气称为经络之气，简称经气。经气是一身之气分布到经络的部分，与脏腑之气相通。经气是信息的载体，有感应和传导信息的作用，是经络沟通联络脏腑形体官窍的中介。

2. 经络系统的组成 人体的经络系统由经脉、络脉及其连属部分组成。

（1）经脉 是经络系统的主干，主要有正经、经别和奇经三大类。

正经有十二，故又称"十二正经"或"十二经脉"，包括手三阴经、足三阴经、手三阳经、足三阳经。十二正经是气血运行的主要通道，在肢体的分布及走向有一定的规律，相互之间有表里关系，与脏腑有直接的属络关系。

奇经八脉是十二经脉以外的重要经脉，包括督脉、任脉、冲脉、带脉、阴维脉、阳维脉、阴跷脉、阳跷脉，有统率、联络和调节十二经脉的作用。

十二经别是从十二经脉别出的经脉，有加强十二经脉中相为表里的两经之间联系的作用。

（2）络脉 包括别络、浮络和孙络三部分。

别络是十二经脉及任、督各分出一支别络，加脾之大络，共十五支，有加强十二经脉表里两经在体表的联系和渗灌气血的作用。浮络是浮现于体表的络脉。孙络是最细小的络脉。

（3）连属部分 十二经脉对内连属脏腑，对外连于筋肉、皮肤。经筋，是十二经脉之气濡养和支持筋肉骨节的体系，为十二经脉的附属部分，具有约束骨骼，屈伸关节的作用。皮部，是十二经脉及其所属络脉在体表的分区，经气布散之所在，具有保卫机体，抗御外邪的作用，并能反映十二经脉的病证。

细目二 十二经脉

◎ 要点

1. 十二经脉的走向规律 手三阴经，起于胸中走向手指端，与手三阳经交会；手三阳经，起于手指端走向头面部，与足三阳经交会；足三阳经，起于头面部走向足趾端，与足三阴经交会；足三阴经，起于足趾端走向腹部和胸部，在胸中与手三阴经交会。《灵枢·逆顺肥瘦》说："手之三阴，从脏走手；手之三阳，从手走头；足之三阳，从头走足；足之三阴，从足走腹。"手三阳经从手走头，足三阳经从头走足，手足六阳经均行经头面部，故称"头为诸阳之会"。

2. 十二经脉的交接规律

（1）相为表里的阴经与阳经在四肢末端交接 如手太阴肺经和手阳明大肠经在食指端交接，手少阴心经和手太阳小肠经在小指端交接，手厥阴心包经和手少阳三焦经在无名指端交接，足阳明胃经和足太阴脾经在足大趾端交接，足太阳膀胱经和足少阴肾经在足小趾端交接，足少阳胆经和足厥阴肝经在足大趾爪甲后交接。

(2) 同名手足阳经在头面部交接 如手阳明大肠经与足阳明胃经交接于鼻翼旁,手太阳小肠经与足太阳膀胱经交接于目内眦,手少阳三焦经与足少阳胆经交接于目外眦。

(3) 足手阴经在胸部交接 如足太阴脾经与手少阴心经交接于心中;足少阴肾经与手厥阴心包经交接于胸中;足厥阴肝经与手太阴肺经交接于肺中。

3. 十二经脉的分布规律

(1) 头面部的分布 阳经在头面部的分布特点是:阳明经主要行于面部,其中足阳明经行于额部;少阳经主要行于侧头部;手太阳经主要行于面颊部,足太阳经行于头顶和头后部。

(2) 四肢部的分布 十二经脉在四肢的分布特点是:阴经行于内侧面,阳经行于外侧面。上肢内侧为太阴在前,厥阴在中,少阴在后;上肢外侧为阳明在前,少阳在中,太阳在后;下肢内侧,内踝尖上八寸以下为厥阴在前,太阴在中,少阴在后;内踝尖上八寸以上则太阴在前,厥阴在中,少阴在后;下肢外侧为阳明在前,少阳在中,太阳在后。

(3) 躯干部的分布 十二经脉在躯干部的分布特点是:手三阴经均从胸部行于腋下,手三阳经行于肩部和肩胛部。足三阳经则阳明经行于前(胸腹面),太阳经行于后(背面),少阳经行于侧面。足三阴经均行于腹胸面。循行于腹胸面的经脉,自内向外依次为足少阴肾经、足阳明胃经、足太阴脾经和足厥阴肝经。

4. 十二经脉的表里关系 手足三阴与三阳经,通过各自的经别和别络相互沟通,组成六对表里相合关系。如《素问·血气形志》说:"手太阳与少阴为表里,少阳与心主为表里,阳明与太阴为表里,是为手之阴阳也。""足太阳与少阴为表里,少阳与厥阴为表里,阳明与太阴为表里,是为足阴阳也。"

5. 十二经脉的流注次序 十二经脉是气血运行的主要通道,它们首尾相贯、依次衔接,因而脉中气血的运行也是循经脉依次传注的。

十二经脉流注次序表

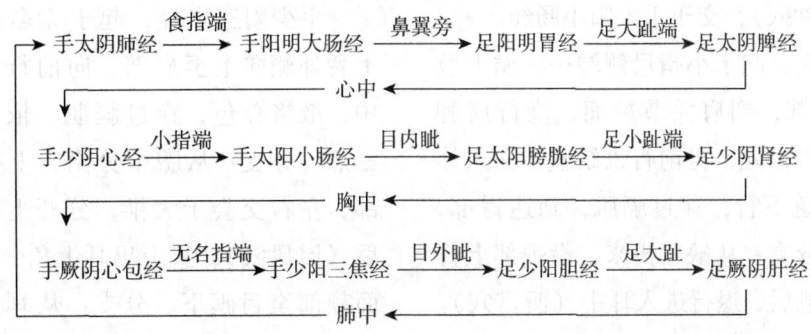

6. 十二经脉循行中的重要部位和交接点

手太阴肺经,起于中焦,下络大肠,还循胃口(下口幽门,上口贲门),通过膈肌,属肺,从肺系横出腋下,沿上肢内侧前缘下行,过肘窝,入寸口,上鱼际,直出拇指桡侧端(少商穴)。分支:从手腕的后方(列缺穴)分出,沿掌背侧走向食指桡侧端(商阳穴),交于手阳明大肠经。

手阳明大肠经,起于食指桡侧端(商阳穴),经过手背部行于上肢伸侧(外侧)前缘,上肩,至肩关节前缘,向后到第七颈椎棘突下(大椎穴),再向前下行入缺盆(锁骨上窝),进入胸腔络肺,向下通过膈肌下行至大肠,属大肠。分支:从锁骨上窝上行,经颈部至面颊,入下齿中,回出挟口两旁,左右交叉于人中,至对侧鼻翼旁,交于足阳明胃经。

足阳明胃经,起于鼻翼旁(迎香穴)……旁行入目内眦,向下沿鼻柱外侧,入上齿中,出而夹口两旁，环绕口唇……沿发际，到额前。分支：从颌下缘（大迎穴）分出，下行到人迎穴，沿喉咙向下后行至大椎，折向前行，入缺盆，深入体腔，下行穿过膈肌，属胃，络脾。直行者：从缺盆出体表，沿乳中线下行，夹脐两旁，下行至腹股沟处的气街。分支：从胃下口幽门处分出，沿腹腔内下行至气街，与直行之脉会合，而后沿大腿前侧下行，至膝膑，向下沿胫骨前缘行至足背，入足第二趾外侧端（厉兑穴）。分支：从膝下三寸处（足三里穴）分出，下行入中趾外侧端。分支：从足背（冲阳穴）分出，前行入足大趾内侧端（隐白穴），交于足太阴脾经。

足太阴脾经，起于足大趾内侧端……至内踝尖上八寸处，交出足厥阴肝经之前……进入腹中，属脾，络胃。向上穿过膈肌，沿食道两旁，连舌本，散舌下。分支：从胃别出，上行通过膈肌，注入心中，交于手少阴心经。

手少阴心经，起于心中，走出后属心系，向下穿过膈肌，络小肠。分支：从心系分出，夹食道上行，连于目系。直行者：从心系出来……出小指桡侧端（少冲穴），交于手太阳小肠经。

手太阳小肠经，起于小指尺侧端……循上肢外侧后缘，过肘部，到肩关节后面，绕行肩胛部，交肩上后过大椎穴，再前行入缺盆，深入体腔，络心，沿食道下行，穿过膈肌，到达胃部，下行，属小肠。分支：从缺盆出来，沿颈部上行到面颊，至目外眦后，退行进入耳中（听宫穴）。分支：从面颊部分出，向上行于目眶下，至目内眦，交于足太阳膀胱经。

足太阳膀胱经，起于目内眦，向上到达额部，左右交会于头顶部。分支：从头顶部分出，到耳上角处的头侧部。直行者：从头顶部分出，向后行至枕骨处，进入颅腔，络脑，回出后下行到项部（天柱穴），下行交会于大椎穴，再分左右沿肩胛内侧、脊柱两旁下行，到达腰部，进入脊柱两旁的肌肉，深入体腔，络肾，属膀胱。分支：从腰部分出，沿脊柱两旁下行，穿过臀部，

从大腿后侧外缘下行至腘窝中。分支：从项部（天柱穴）分出下行，经肩胛内侧，从附分穴夹脊下行至髀枢，经大腿后侧至腘窝中，与前一支脉会合，然后下行穿过腓肠肌，出走于足外踝后，沿足背外侧缘至小趾外侧端，交于足少阴肾经。

足少阴肾经，起于足小趾下，斜行于足心（涌泉穴），出行于舟骨粗隆之下，沿内踝后，分出进入足跟部，向上沿小腿内侧后缘，至腘窝内侧，上股内侧后缘入脊内（长强穴），穿过脊柱至腰部，属肾，络膀胱。直行者：从肾上行，穿过肝和膈肌，进入肺，沿喉咙，到舌根两旁。分支：从肺中分出，络心，注入胸中，交于手厥阴心包经。

手厥阴心包经，起于胸中，出属心包络，向下穿过膈肌，依次络于上、中、下三焦。分支：从胸中分出，沿胸浅出胁部，当腋下三寸处（天池穴），向上至腋窝下，沿上肢内侧中线入肘，过腕部，入掌中，沿中指桡侧，出中指桡侧端。分支：从掌中分出，沿无名指出尺侧端，交于手少阳三焦经。

手少阳三焦经，起于无名指尺侧端……沿上臂外侧向上至肩部，向前行入缺盆，布于膻中，散络心包，穿过膈肌，依次属上、中、下三焦。分支：从膻中分出，上行出缺盆，至肩部，左右交会于大椎，分开上行到项部，沿耳后（翳风穴），直上出耳上角，然后屈曲向下经面颊部至目眶下。分支：从耳后分出，进入耳中，出走耳前……至目外眦（瞳子髎穴），交于足少阳胆经。

足少阳胆经，起于目外眦，上至额角（颔厌穴），再向下到耳后（完骨穴）……左右交会于大椎穴，分开前行入缺盆。分支：从耳后完骨穴分出，经翳风穴进入耳中，出走于耳前，过听宫穴至目外眦后方。分支：从目外眦分出，下行至下颌部的大迎穴处……与前脉会合于缺盆。然后下行进入胸腔，穿过膈肌，络肝，属胆，沿胁里浅出气街，绕毛际，横向至髋关节处。直行者：

从缺盆下行至腋,沿侧胸,过季胁,下行至髋关节处与前脉会合,再向下沿大腿外侧、膝关节外缘,行于腓骨前面,直下至腓骨下端(绝骨穴),浅出外踝之前,沿足背下行,出于足第四趾外侧端。分支:从足背(临泣穴)分出,前行出足大趾外侧端,折回分布于足大趾爪甲后丛毛处,交于足厥阴肝经。

足厥阴肝经,起于足大趾爪甲后丛毛处……在内踝尖上八寸处交出足太阴脾经之后,上行过膝内侧,沿大腿内侧中线进入阴毛中,绕阴器,至小腹,夹胃两旁,属肝,络胆,向上穿过膈肌,分布于胁肋部,沿喉咙的后边,向上进入鼻咽部,上行连接目系,出于额,上行与督脉会于头顶部。分支:从目系分出,下行颊里,环绕口唇的里边。分支:从肝分出,穿过膈肌,向上注入肺,交于手太阴肺经。

细目三 奇经八脉

◎ **要点**

1. 奇经八脉的含义及其循行和功能特点

(1) 含义 奇经八脉,是督脉、任脉、冲脉、带脉、阴跷脉、阳跷脉、阴维脉、阳维脉的总称。奇经是与正经相对而言的,由于其分布不如十二经脉那样有规律,与五脏六腑没有直接的属络联系,相互之间也没有表里关系,又异于十二正经,故曰"奇经"。又因其数有八,故曰"奇经八脉"。

(2) 循行和功能

1) 密切十二经脉的联系:奇经八脉在循行分布过程中,不但与十二经脉交叉相接,加强十二经脉间的联系,补充十二经脉在循行分布上的不足,而且对十二经脉的联系还起到分类组合的作用。

2) 调节十二经脉气血:奇经八脉具有蓄溢和调节十二经气血的作用。当十二经脉气血满溢时,则流入奇经八脉,蓄以备用;当十二经脉气血不足时,奇经中所蓄溢的气血则溢出给予补充,以保持十二经脉气血的相对恒定状态,有利于维持机体生理机能的需要。

3) 与某些脏腑关系密切:奇经八脉虽然不似十二经脉那样与脏腑有直接的属络关系,但它在循行分布过程中与脑、髓、女子胞等奇恒之腑以及肾脏等有较为密切的联系。

2. 督脉、任脉、冲脉、带脉、跷脉和维脉的循行特点和基本功能

(1) 督脉

1) 循行特点:督脉起于胞中,下出会阴,沿脊柱里面上行,至项后风府穴处进入颅内,络脑,并由项沿头部正中线,经头顶、额部、鼻部、上唇,到上唇系带处。分支:从脊柱里面分出,络肾。分支:从小腹内分出,直上贯脐中央,上贯心,到喉部,向上到下颌部,环绕口唇,再向上到两眼下部的中央。

2) 基本功能:①调节阳经气血,为"阳脉之海":督脉行于背部正中,背为阳,其脉与手足三阳经交会于大椎穴;督脉又与阳维脉会合于头部,故能蓄溢、调节全身阳经之气血,总督一身之阳经。②与脑、髓和肾的机能有关:督脉循行于脊柱后面,入颅络脑,分支属肾,肾能藏精生髓,脑为髓海,故督脉与脑、髓和肾的机能活动有着密切的联系。《素问·骨空论》说:"督脉为病,脊强反折。"说明督脉病变,可引起脊髓与脑的病变。督脉属肾,故与肾的机能也有着密切关系。肾藏精主生殖,精冷不孕等生殖系统疾病与督脉有关。

(2) 任脉

1) 循行特点:任脉起于胞中,下出会阴,经阴阜,沿腹部和胸部正中线上行,至咽喉,上行至下颌部,环绕口唇,沿面颊,分行至目眶下。分支:由胞中别出,与冲脉相并,行于脊柱前。

2) 基本功能:①调节阴经气血,为"阴脉之海":任脉循行于腹面正中线,与足三阴经交会于关元、气海,而足三阴经上接手三阴经;任脉又与阴维脉交会于廉泉、天突,故能总任阴脉之间的相互联系，对阴经气血起着调节作用。②任主胞胎：任脉起于胞中，与女子月经来潮及妊养生殖机能有关，故为生养之本，有"任主胞胎"之说。

（3）冲脉

1）循行特点：冲脉起于胞中，下出会阴，从气街部起与足少阴经相并，挟脐上行，散布于胸中，再向上行，经喉，环绕口唇，到目眶下。分支：从少腹输注于肾下，浅出气街，沿大腿内侧进入腘窝，再沿胫骨内缘，下行到足底。分支：从内踝后分出，向前斜入足背，进入大趾。分支：从胞中分出，向后与督脉相通，上行于脊柱内。

2）基本功能：①调节十二经气血：冲脉上行于头，下至于足，后行于背，前布于胸腹，贯穿全身，通受十二经之气血，为总领诸经气血之要冲。当脏腑经络气血有余时，冲脉能加以涵蓄和贮存，而在脏腑经络气血不足时，则冲脉给予补充灌注，以维持人体各组织器官正常生理活动的需要。由于冲脉能调节十二经脉气血，故又称其为"十二经脉之海"或"五脏六腑之海"。②与女子月经及孕育机能有关：冲脉起于胞中，具有调节妇女月经的机能，与人体生殖机能有着密切的联系，如《素问·上古天真论》说："太冲脉盛，月事以时下，故有子。""太冲脉"即冲脉，故亦称其为"血海"（《灵枢·海论》）。冲脉起于胞中，分布广泛，又为"十二经脉之海"。

（4）带脉

1）循行特点：带脉起于季胁，斜向下行到带脉穴，绕身一周，并于带脉穴处再向前下方沿髂骨上缘斜行到少腹。

2）基本功能：①约束纵行诸经：十二正经与奇经中的其余七脉均为上下纵行，唯有带脉环腰一周，有总束诸脉的作用。②固护胞胎：《傅青主女科》载："带脉者，所以约束胞胎之系也，带脉无力，则难以提系，必然胞胎不固。"说明带脉还有维络腰腹，提系胞胎，固护胎儿的作用。③主司带下：因带脉有病，常见妇人带下，故有"带脉主司带下"之说。

（5）跷脉的基本功能 ①主司下肢运动：具有交通一身阴阳之气和调节肢体肌肉运动的作用，主要使下肢运动灵活跷捷。②司眼睑开合：阴阳跷脉有司眼睑开合的作用，跷脉有病则目不合。

（6）维脉的基本功能 阴维有维系联络全身阴经的作用；阳维有维系联络全身阳经的作用。

细目四 经别、别络、经筋、皮部

◎ 要点

1. 经别的概念、特点和生理机能

（1）经别的概念 经别，即别行的正经。十二经别，是从十二经别行分出，深入躯体深部，循行于胸腹及头部的重要支脉。

（2）经别的分布特点 十二经别，多分布于肘膝、脏腑、躯干、颈项及头部。其循行分布特点，可用"离、合、出、入"来加以概括。十二经别循行，多从四肢肘膝以上部位别出，称为"离"；走入体腔脏腑深部，呈向心性循行，称为"入"；然后浅出体表，而上头面，称为"出"；阴经的经别合于相表里的阳经经别，然后一并注入六条阳经，称为"合"。每一对相表里的经别组成一"合"，这样十二经别分手足三阴、三阳共组成六对，称为"六合"。

（3）经别的生理机能 ①加强十二经脉表里两经在体内的联系。②加强体表与体内、四肢与躯干的向心性联系。③加强了十二经脉和头面部的联系，这为"十二经脉，三百六十五络，其血气皆上于面而走空窍"（《灵枢·邪气脏腑病形》）的理论奠定了基础。④扩大十二经脉的主治范围。⑤加强足三阴、足三阳经脉与心脏的联系。

2. 别络的概念、特点和生理机能

（1）别络的概念 别络，也是从经脉分出的支脉，大多分布于体表。别络有十五条，即十二经脉各有一条，加之任脉、督脉的别络和脾之大络。另外，若再加胃之大络，也可称为十六别络。

（2）别络的特点　别络多为斜行的支脉，其分布亦均有一定的规律。在四肢部，十二经脉的别络都是从四肢肘、膝以下分出，阴经的络脉走向与其相为表里的阳经，阳经的络脉走向与其相为表里的阴经，以沟通表里两经。在躯干部，共有三络分布于身前、身后、身侧，即任脉的络脉散布于腹部；督脉的络脉行于背部，散于头上并别走足太阳经；脾之大络散布于胸胁部。

（3）别络的生理机能　①加强十二经脉表里两经在体表的联系。②加强人体前、后、侧面统一联系，统率其他络脉。③渗灌气血以濡养全身。

3. 经筋的概念、特点和生理机能

（1）经筋的概念　经筋，是十二经脉之气濡养和支持筋肉骨节的体系，为十二经脉的附属部分，具有约束骨骼，屈伸关节的作用。

（2）经筋的特点　经筋均起于四肢末端，走向头身。经筋一般分布在周身的浅部，多结聚于关节和骨骼附近。有的进入胸腹腔，但不属络于脏腑。其中手足三阴经筋分布在肢体的内侧，手足三阳经筋分布在肢体的外侧。

（3）经筋的生理机能　经筋多附于骨和关节，具有约束骨骼，主司关节运动的作用。

4. 皮部的概念和应用

（1）皮部的基本概念　皮部，是十二经脉及其所属络脉在体表的分区，经气布散之所在，具有保卫机体，抗御外邪的作用，并能反映十二经脉的病证。《素问·皮部论》说："皮有分部。""皮者，脉之部也。""欲知皮部，以经脉为纪。"由于正经有十二条，所以体表皮肤亦相应地划分为十二个部分，称之为"十二皮部"。皮部不仅是经脉在体表的分区，也与络脉的分布有密切的关系。故《素问·皮部论》还说："凡十二经络脉者，皮之部也。"因此可以认为，十二皮部是指十二经脉及其所属络脉在皮表的分区，也是十二经脉之气的散布所在，皮部的分布范围比经络更为广泛。

（2）皮部的应用　①用于疾病的诊断：由于十二皮部分属于十二经脉，而十二经脉又内属于脏腑，所以脏腑、经络的病变亦能在相应的皮部分区反映出来，故在临床上观察不同部位皮肤的色泽和形态变化，即可以诊断某些脏腑、经络的病变。②用于疾病的治疗：通过对浅表皮部的刺激和渗透作用，结合经络穴位所形成的敷贴、药浴、温灸、热熨、梅花针等疗法，可温通气血、疏通经络、增强机体抗病能力，治疗内在脏腑的病变。

细目五　经络的生理功能和经络学说的应用

◎ **要点**

1. 经络的生理功能

（1）沟通联系作用　经络沟通联系的作用加强了脏腑与体表、脏腑与官窍、脏腑与脏腑之间，以及经脉与经脉之间的联系。

（2）运输渗灌作用　经脉作为运行气血的主要通道而具有运输气血的作用，络脉作为经脉的分支而具有布散和渗灌经脉气血到脏腑形体官窍及经络自身的作用。

（3）感应传导作用　感应传导，是指经络系统具有感应及传导针灸或其他刺激等各种信息的作用。如对经穴刺激引起的感应及传导，通常称为"得气"，即局部有酸、麻、胀的感觉及沿经脉走向传导，就是经络感应传导作用的体现。

（4）调节作用　经络系统通过其沟通联系、运输渗灌气血作用及其经气的感受和负载信息的作用，对各脏腑形体官窍的机能活动进行调节，使人体复杂的生理机能相互协调，维持阴阳动态平衡状态。

2. 经络学说的应用

（1）阐释病理变化及其传变　①外邪由表传里的途径：由于经络内属于脏腑，外布于肌表，因此当体表受到病邪侵袭时，可通过经络由表及里，由浅入深，逐次向里传变而波及脏腑。②体内病变反映于外的途径：由于内在脏腑与外在形体、官窍之间，通过经络密切相连，故脏腑病变可通过经络的传导反映于外。③脏腑病变相互传变的途径：由于脏腑之间有经脉相互联系，所以一脏腑的病变可以通过经络传到另一脏腑。

（2）指导疾病的诊断　①循经诊断，即根据疾病表现的症状和体征，结合经络循行分布部位及其属络脏腑进行诊断。②分经诊断，即根据病变所在部位，详细区分疾病所属经脉进行诊断。

（3）指导疾病的治疗　①指导针灸推拿治疗。②指导药物治疗。

第十一单元　体　质

细目一　体质的概念和构成

◎ 要点

1. **体质的概念**　体质是指人体生命过程中，在先天禀赋和后天获得的基础上所形成的形态结构、生理机能和心理状态方面综合的相对稳定的固有特质。

2. **体质的构成**　体质由形态结构、生理机能和心理状态三个方面的差异性构成。

（1）形态结构的差异性　人体形态结构是个体体质特征的重要组成部分，包括外部形态结构和内部形态结构（有脏腑、经络、气血津液等）。根据中医学"司外揣内"的认识方法，内部形态结构与外观形象之间是有机的整体，外部形态结构是体质的外在表现，内部形态结构是体质的内在基础。

（2）生理机能的差异性　形态结构是产生生理机能的基础，个体不同的形态结构特点决定着机体生理机能及对刺激反应的差异，而机体生理机能的个性特征，又会影响其形态结构，引起一系列相应的改变。因此，生理机能上的差异也是个体体质特征的组成部分。

（3）心理状态的差异性　心理是指客观事物在大脑中的反映，是感觉、知觉、情感、记忆、思维、性格、能力等的总称，属于中医学神的范畴。形与神是统一的整体，体质是特定的形态结构、生理机能与相关心理状况的综合体，形态、机能、心理之间具有内在的相关性。

3. **体质的特点**

（1）先天遗传性　父母之精是生命个体形成的基础，人类的外表形态、脏腑机能、精神状态等的个性特点均形成于胎儿期，取决于个体的遗传背景。遗传因素维持着个体体质特征的相对稳定，是决定体质形成和发展的基础。

（2）差异多样性　体质特征因人而异，其有明显的个体差异性，且千变万化，呈现出多样性特征。它通过人体形态、机能和心理活动的差异现象表现出来，因此个体多样性差异现象是体质学说研究的核心问题。

（3）形神一体性　"形神合一"是中医学体质概念的基本特征之一，复杂多样的体质差异现象全面地反映着人体在形态结构（形）以及由脏腑机能活动所产生的各种精神活动（神）这两个方面的基本特征，是特定的生理特性与心理特性的综合体，是对个体身心特性的概括。

（4）群类趋同性　同一种族或聚居在同一地域的人，因为生存环境和生活习惯相同，遗传背景和生存环境具有同一性和一致性，从而使人群的体质具有相同或类似的特点，形成了地域人群的不同体质特征，使特定人群的体质呈现类似的特征，因此体质具有群类趋同性。

(5) 相对稳定性　个体禀承于父母的遗传信息，使其在生命过程中遵循某种既定的内在规律，呈现出与亲代类似的特征，这些特征一旦形成，不会轻易改变，在生命过程某个阶段的体质状态具有相对的稳定性。

(6) 动态可变性　先天禀赋决定着个体体质的相对稳定性和个体体质的特异性，后天各种环境因素、营养状况、饮食习惯、精神因素、年龄变化、疾病损害、针药治疗等，又使得体质具有可变性。

(7) 连续可测性　体质的连续性体现在不同个体体质的存在和演变时间的不间断性，体质的特征伴随着生命自始至终的全过程，具有循着某种类型体质固有的发展演变规律缓慢演化的趋势，这就使得体质具有可预测性，为治未病提供了可能。

(8) 后天可调性　体质既是相对稳定的，又是动态可变和连续可测的，这就为改善体质的偏倾，防病治病提供了可能。

细目二　体质的生理学基础

◎ 要点

1. 体质与脏腑精气血津液的关系

(1) 体质与脏腑经络的关系　脏腑经络的盛衰偏倾决定体质的差异。脏腑是构成人体，维持正常生命活动的中心，人体的各项生理活动均离不开脏腑，所以，个体体质的差异必然以脏腑为中心，反映出构成身体诸要素的某些或全部的素质特征。

(2) 体质与精气血津液的关系　精气血津液是决定体质特征的重要物质基础，其中精的多少优劣是体质差异的根本。

2. 影响体质的因素

(1) 先天禀赋　先天禀赋，是指子代出生以前在母体内所禀受的一切，包括父母生殖之精的质量，父母血缘关系所赋予的遗传性，父母生育的年龄，以及在母体内孕育过程中母亲是否注意养胎和妊娠期疾病所给予的一切影响。

(2) 年龄因素　体质是一个随着个体发育的不同阶段而不断演变的生命过程，某个阶段的体质特点与另一个阶段的体质特点是不同的。这是因为人体有生、长、壮、老、已的变化规律，在这一过程中，人体的脏腑经络的生理机能及精气血津液的盛衰都发生着相应的变化。

(3) 性别差异　就体质学说而论，人类最基本的体质类型可分为男性体质与女性体质两大类。由于男女在遗传性征、身体形态、脏腑结构等方面的差别，相应的生理机能、心理特征也就有异，因而体质上存在着性别差异。

(4) 饮食因素　饮食结构和营养状况对体质有明显的影响。饮食物各有不同的成分或性味特点，而人之五脏六腑，各有所好。脏腑之精气阴阳，需五味阴阳和合而生。长期的饮食习惯和固定的膳食品种质量，日久可因体内某些成分的增减等变化而影响体质。

(5) 劳逸所伤　过度的劳动和安逸是影响体质的又一重要因素。劳逸结合，有利于人体的身心健康，保持良好的体质。

(6) 情志因素　情志活动由脏腑精气对外界环境的应答而产生，而过度或持久的情志变化，可损伤脏腑精气，从而影响人体的体质。

(7) 地理因素　不同地区或地域具有不同的地理特征，影响着不同地域人群的饮食结构、居住条件、生活方式、社会民俗等，从而制约着不同地域生存的不同人群的形态结构、生理机能和心理行为特征的形成和发展。

(8) 疾病针药及其他因素　疾病是促使体质改变的一个重要因素。一般来说，疾病改变体质多是向不利方面变化。针药作为治疗方法，直接参与对脏腑经络的调节，久之可影响机体的基本机能而改变体质。

细目三　体质学说的应用

◎ 要点

人体的体质是正气盛衰偏倾的反映。因此，

体质强弱决定着发病与否及发病情况，中医学认为"正气存内，邪不可干"。邪正交争是疾病发生的基本原理。正气虚是发病的内在根据，邪气是疾病形成的外在条件。疾病发生与否，主要取决于正气的盛衰，而体质正是正气盛衰偏倾的反映。

1. 体质与病因病机

（1）决定个体对某些病因的易感性 体质反映了机体自身生理范围内阴阳寒热的盛衰偏倾，这种偏倾性决定了个体的机能状态的不同，因而对外界刺激的反应性、亲和性、耐受性不同。因此，体质因素决定着个体对某些病邪的易感性、耐受性。

（2）决定病变的从化和传变 从化，即病情随体质而变化。由于体质的特殊性，不同的体质类型有其潜在的、相对稳定的倾向性，可称之为"质势"。人体遭受致病因素的作用时，即在体内产生相应的病理变化，而且不同的致病因素具有不同的病变特点，这种病理演变趋势称之为"病势"。病势与质势结合就会使病变性质发生不同的变化。这种病势依附于质势，从体质而发生的转化，称之为"质化"，亦即从化。

传变，指病变部位在脏腑经络等之间的传递转移，体质因素决定疾病的传变，主要体现于两个方面：一是通过影响正气强弱而决定疾病的传变：体质强者，正气亦强，不易发生传变；体质弱者，正气亦弱，易于发生传变。二是通过决定病邪的从化而影响传变：体质为阳盛阴虚者，感邪易从阳化热；体质为阴盛阳虚者，感邪多从阴化寒。

2. 体质与诊治

（1）指导辨证 体质是辨证的基础，体质决定疾病的证的类型。感受相同的致病因素或患同一种疾病，因个体体质的差异可表现出阴阳表里寒热虚实等不同的证的类型，即同病异证。感受不同的病因或患不同的疾病，而体质在某些方面具有共同点时，常常可表现为相同或类似的证的类型。

（2）指导治疗

1）区别体质特征而治：在治疗中，常以患者的体质状态作为立法处方用药的重要依据。针对证的治疗实际上包含了对体质内在偏颇的调整，是根本的治疗，也是治病求本的反映。如面色白而体胖，属阳虚体质者，感受寒湿阴邪，易从阴化寒化湿，当用附子、肉桂、干姜等大热之品以温阳祛寒或通阳利湿；面色红而形瘦，属阴虚体质者，内火易动，若同感受寒湿阴邪，反易从阳化热伤阴，治宜清润之品。因此，偏阳质者，多发实热证，当慎用温热伤阴之剂；偏阴质者，多发实寒证，当慎用寒凉伤阳之药。针刺治疗也要依据病人体质施以补泻之法：体质强壮者，多发为实性病证，当用泻法；体质虚弱者，多发为虚性病证，当用补法。如《灵枢·根结》说："刺布衣者深以留之，刺大人者微以徐之。"

2）根据体质特征注意针药宜忌：一般来说，体质偏阳者宜甘寒、酸寒、咸寒、清润，忌辛热温散；体质偏阴者宜温补益火，忌苦寒泻火；素体气虚者宜补气培元，忌耗散克伐；阴阳平和质者宜视病情权衡寒热补泻，忌妄攻蛮补；痰湿质者宜健脾芳香化湿，忌阴柔滋补；湿热质者宜清热利湿，忌滋补厚味；瘀血质者，宜疏利气血，忌固涩收敛等。

不同的体质对药物的反应不同，一般说来，体质强壮者，对药物耐受性强，剂量宜大，用药可峻猛；体质瘦弱者，对药物耐受性差，剂量宜小，药性宜平和。

体质不同，针灸治疗后的疼痛反应和得气反应有别。一般体质强壮者，对针石、火焫的耐受性强，体质弱者，耐受性差；肥胖体质者，多气血迟涩，对针刺反应迟钝，进针宜深，刺激量宜大，多用温针艾灸；瘦长体型者气血滑利，对针刺反应敏感，进针宜浅，刺激量相应宜小，少用温灸。

3）兼顾体质特征重视善后调理：疾病初愈或趋向恢复时，调理时皆须兼顾患者的体质特征。如体质偏阳者大病初愈，慎食狗肉、羊肉、桂圆等温热及辛辣之味；体质偏阴者大病初愈，慎食龟鳖、熟地等滋腻之物和五味子、诃子、乌梅等酸涩收敛之品。

3. 体质与养生 善于养生者，要根据各自不同的体质特征，选择相应的措施和方法。如在饮食调养方面：体质偏阳者，进食宜凉而忌热；体质偏寒者，进食宜温而忌寒；形体肥胖者多痰湿，食宜清淡而忌肥甘；阴虚之体，饮食宜甘润生津之品，忌肥腻厚味、辛辣燥烈之品；阳虚之体宜多食温补之品。在精神调摄方面，气郁质者，精神多抑郁不爽，神情多愁闷不乐，性格多孤僻内向，多愁善感，气度狭小，应注意情感上的疏导，消解其不良情绪，以防过极；阳虚质者，精神多萎靡不振，神情偏冷漠，多自卑而缺乏勇气，应帮助其树立起生活的信心。

第十二单元 病 因

病因，即导致疾病发生的原因，又称为致病因素。如六气异常、疠气传染、七情内伤、饮食失宜、劳逸失度、持重努伤、跌仆金刃、外伤及虫兽所伤等，均可导致发病而成为病因。某些病理产物如痰饮、瘀血，医、药失当及先天因素等，也可成为病因。

《内经》将病因分为阴阳两类，如《素问·调经论》说："夫邪之生也，或生于阴，或生于阳。其生于阳者，得之风雨寒暑；其生于阴者，得之饮食居处，阴阳喜怒。"《内经》还提出了病因的"三部"分类，如《灵枢·百病始生》说："夫百病之始生也，皆生于风雨寒暑，清湿喜怒。喜怒不节则伤脏，风雨则伤上，清湿则伤下。"宋·陈言在《三因方》中将病因分为外所因、内所因和不内外因三类，即六淫邪气侵犯为外所因，七情所伤为内所因，饮食劳倦、跌仆金刃及虫兽所伤等为不内外因。

中医探求病因，主要是以临床表现为依据，通过分析病证的症状、体征来推求病因，为治疗用药提供依据。这种方法称为"辨症求因"，又称"审症求因"，是中医病因学的主要特点之一。

细目一 六 淫

◎ 要点

1. 六淫的概念 六淫，指风、寒、暑、湿、燥、火（热）六种外感病邪。正常情况下，风、寒、暑、湿、燥、火是自然界六种不同的气候变化，是万物生长变化和人类赖以生存的条件，称为"六气"。当自然界气候变化异常，超过了人体的适应能力，或人体正气不足，抗病能力下降，不能适应自然界气候变化而导致发病时，六气则成为六淫，又称为"六邪"。

2. 六淫的共同致病特点

（1）外感性 六淫致病，其侵犯途径多从肌表、口鼻而入，或两者同时受邪。如风寒湿邪易犯人肌表，温热燥邪易自口鼻而入等。由于六淫邪气均是自外界侵犯人体，故称其为外感致病因素，所致疾病即称为"外感病"。

（2）季节性 六淫致病常具有明显的季节性。如春季多风病，夏季多暑病，长夏多湿病，秋季多燥病，冬季多寒病等。六淫致病与时令气候变化密切相关，故其所致病变又称之为"时令病"。由于气候异常变化的特殊性，因此夏季也可见寒病，冬季也可有热病。

（3）地域性 六淫致病与生活、工作的区域环境密切相关。如西北多燥病、东北多寒病、江南多湿热病；久居潮湿环境多湿病；长期高温环境作业者，多燥热或火邪为病等。

（4）相兼性 六淫邪气既可单独伤人致病，又可两种以上同时侵犯人体而为病。如风热感冒、暑湿感冒、湿热泄泻、风寒湿痹等。如《素问·痹论》说："风寒湿三气杂至，合而为痹也。其风气胜者为行痹，寒气胜者为痛痹，湿气胜者为着痹也。"

3. 六淫各自的性质及致病特点

（1）风邪的性质及致病特点

1）风性轻扬开泄，易袭阳位：风邪具轻扬、向上、向外特性。开泄，指风邪伤人易使腠理不固而汗出。故风邪侵袭，常伤及人体的上部（头、面）和肌表，易出现头痛、汗出、恶风、咽痒、咳嗽等症。

2）风性善行而数变："善行"，指风性善动不居，游走不定。故风邪致病具有病位游走、行无定处的特点。如风寒湿三气杂至而引起的痹证，若见游走性关节疼痛，痛无定处，即是风邪偏盛的表现，称为"行痹"或"风痹"。"数变"，指风邪致病变幻无常，发病迅速。如风疹常表现为皮肤瘙痒时作，疹块发无定处，此起彼伏，时隐时现等。而且，以风邪为先导的外感病，一般发病急，传变也较快。

3）风性主动：指风邪致病具有动摇不定的特征。如风邪伤人，常见颜面肌肉抽掣，或眩晕、震颤、抽搐、颈项强直、角弓反张、两目上视等。

4）风为百病之长：一指风邪常兼它邪而伤人致病。故凡寒、湿、暑、燥、热诸邪，常依附于风而侵犯人体，从而形成外感风寒、风湿、风热、风燥等证。二指风邪伤人致病最多。风邪终岁常在，且风邪伤人，无孔不入，表里内外均可伤及，易发生多种病证。古人习惯将风邪作为外感致病因素的总称。

（2）寒邪的性质及致病特点

1）寒为阴邪，易伤阳气：寒即阴气盛的表现，故称其为阴邪。感受寒邪，最易损伤人体阳气。即"阴盛则阳病"。寒邪袭于肌表，卫阳被遏，可见恶寒、发热、无汗、鼻塞、流清涕等症；寒邪直中脾胃，脾阳受损，可见脘腹冷痛、呕吐、腹泻等症；若心肾阳虚，寒邪直中于少阴，则可见恶寒蜷卧、手足厥冷、下利清谷、小便清长、精神萎靡、脉微细等症。

2）寒性凝滞：指寒邪伤人，易致所伤部位之气血津液凝结，经脉阻滞。寒邪伤人，阳气受损，失其温煦，易使经脉气血运行不畅，甚或凝结阻滞不通，不通则痛。故寒邪是最易导致疼痛的外邪。如寒客肌表经络，气血凝滞不通，则头身肢体关节疼痛，痹证中若以关节冷痛为主者，称为"寒痹"或"痛痹"；寒邪直中脾胃，则脘腹剧痛；寒客肝脉，可见少腹或外阴部冷痛等。

3）寒性收引：指寒邪伤人，可致气机收敛，腠理、筋脉挛急收缩。如寒邪伤及肌表，卫阳被郁遏不得宣泄，可见无汗等；寒客血脉，则气血凝滞，血脉挛缩，可见头身疼痛，脉紧等。《素问·举痛论》说："寒则气收。"

（3）暑邪的性质及致病特点

1）暑为阳邪，其性炎热：暑为盛夏火热之气所化，故暑邪为阳邪。暑邪伤人多表现为一系列阳热症状，如高热、心烦、面赤、脉洪大等。

2）暑性升散，易扰心神，易伤津耗气：暑为阳邪，易升发上犯，故易上扰心神、头目，出现心胸烦闷不宁、头昏、目眩、面赤等。暑邪伤人，可致腠理开泄而多汗。且汗出过多，不仅伤津，而且气随津泄则易耗气，故临床除常见口渴喜饮、尿赤短少等津伤之症外，往往可见气短、乏力，甚则耗伤太过，清窍失养而突然昏倒、不省人事等。《素问·举痛论》说："炅则气泄。"

3）暑多夹湿：暑季气候炎热，且常多雨潮湿，热蒸湿动，故暑邪致病，多夹湿邪为患。临床表现除发热、烦渴等暑热症状外，常可见身热不扬、汗出不畅、四肢困重、倦怠乏力、胸闷呕恶、大便溏泄不爽等湿滞症状。

（4）湿邪的性质及致病特点

1）湿为阴邪，易伤阳气：湿与水同类，故属阴邪。阴邪侵人，机体阳气与之抗争，故湿邪侵人，易伤阳气。脾主运化水液，性喜燥而恶湿，故外感湿邪，常易困脾，致脾阳不振，运化无权，从而使水湿内生、停聚，发为泄泻、水肿、痰饮等。所以说湿易损伤脾阳。《素问·六元正纪大论》说："湿胜则濡泄，甚则水闭胕肿。"清·叶桂《温热论》说："湿胜则阳微。"

2）湿性重浊：湿邪致病，常出现以沉重感及附着难移为特征的临床表现，如头身困重、四肢酸楚沉重并且附着难移等。湿邪外袭肌表，困遏清阳，清阳不升，则头重如束布帛，如《素问·生气通天论》说："因于湿，首如裹。"湿邪阻滞经络关节，阳气不得布达，则可见肌肤不仁、关节疼痛重着或屈伸不利等，病位多固定且附着难移，称之为"湿痹"或"着痹"。湿邪为患，易出现分泌物和排泄物秽浊不清的特征。如湿浊在上，则面垢、眵多；湿浊下注，则小便浑浊或滞涩不利、妇女白带过多；湿滞大肠，则大便溏泄、下痢脓血；湿邪浸淫肌肤，则可见湿疹浸淫流水等。

3）湿性黏滞，易阻气机：湿邪致病，其黏腻停滞的特性主要表现在三个方面：一是症状的黏滞性。湿邪为患，易呈现分泌物和排泄物黏滞不爽的特征，如湿热痢疾的大便排泄不爽，淋证的小便滞涩不畅，以及汗出而黏、口黏、口甘和舌苔厚滑黏腻等。二是病程的缠绵性。因湿性黏滞，易阻气机，气不行则湿不化，胶着难解，故湿邪为病，起病隐缓，病程较长，反复发作，或缠绵难愈。如湿温、湿疹、湿痹（着痹）等，皆因其湿邪难除而不易速愈，或反复发作。三是易阻气机。因湿为重浊之邪，故伤人最易留滞于脏腑经络，阻遏气机，使脏腑气机升降失常，经络阻滞不畅。如湿阻胸膈，气机不畅则胸膈满闷；湿阻中焦，脾胃气机升降失常，纳运失司，则脘痞腹胀，食欲减退；湿停下焦，肾与膀胱气机不利，则小腹胀满、小便淋涩不畅等。

4）湿性趋下，易袭阴位：湿邪类水属阴而有趋下之势，故湿邪为病，多易伤及人体下部。如水肿、湿疹、脚气等病以下肢较为多见，故《素问·太阴阳明论》说："伤于湿者，下先受之。"小便浑浊、泄泻、下痢、妇女带下等，多由湿邪下注所致。但易伤人体下部的病邪尚有寒邪，如《灵枢·百病始生》说："清（寒）湿袭虚，病起于下。"

（5）燥邪的性质及致病特点

1）燥性干涩，易伤津液：燥邪为多发于秋季的干燥涩滞之病邪，侵犯人体，最易损耗津液，出现各种干燥、涩滞的症状，如口燥咽干，皮肤干涩，甚则皲裂，毛发不荣，小便短少，大便干结等。《素问·阴阳应象大论》说："燥胜则干。"

2）燥易伤肺：肺为娇脏，喜润而恶燥。肺司呼吸，开窍于鼻，燥邪易从口鼻而入，故最易损伤肺津，从而影响肺气之宣降，甚或燥伤肺络，出现干咳少痰，或痰黏难咯，或痰中带血，甚则喘息胸痛等。由于肺与大肠相表里，肺津耗伤，大肠失润，传导失司，可现大便干涩不畅等症。

（6）火（热）邪的性质及致病特点

1）火热为阳邪，其性燔灼趋上：火热之性燔灼、升腾，故为阳邪。阳邪伤人，发为实热性病证，临床多见高热、恶热、烦渴、汗出、脉洪数等症。火性炎上，火热之邪易侵害人体上部，故火热病证，多发生在人体上部，尤以头面部为多见，如目赤肿痛、咽喉肿痛、口舌生疮糜烂、口苦咽干、牙龈肿痛、头痛眩晕，耳内肿痛或流脓等。

2）火热易扰心神：火性炎上躁扰，故火邪伤人尤易影响心神，轻者心神不宁而心烦、失眠；重者可扰乱心神，出现狂躁不安，或神昏、谵语等症。

3）火热易伤津耗气：火热之邪伤人，因其性燔灼急迫，一是可迫津外泄，使气随津泄而致津亏气耗；二是直接消灼津液，耗伤人体的阴气。故火热之邪致病，临床表现除热象外，往往伴有口渴喜冷饮，咽干舌燥，小便短赤，大便秘结等津伤阴亏的征象。若阳热过盛，大量伤津耗气，还可兼见体倦乏力、少气懒言等气虚症状，重者可致全身津气脱失的虚脱证。

4）火热易生风动血："生风"，指火热之邪侵犯人体，燔灼津液，劫伤肝阴，筋脉失养失润，易引起肝风内动的病症。临床表现为高热神昏、四肢抽搐、两目上视、角弓反张等。"动血"，指火热邪气入于血脉，迫血妄行和损伤血络。轻则血行加速而脉数，甚则可灼伤脉络，迫血妄行，引起各种出血证，如吐血、衄血、便血、尿血、皮肤发斑、妇女月经过多、崩漏等。

5）火邪易致疮痈：火邪入于血分，结聚于局部，燔灼腐肉，易发为痈肿疮疡，以局部红肿热痛为临床特征。

细目二　疠　气

◎ 要点

1. 疠气的概念　疠气，是一类具有强烈致病性和传染性病邪的统称。又称为"疫毒""疫气""异气""戾气""毒气""乖戾之气"等。明·吴又可《温疫论·原序》说："夫温疫之为病，非风非寒非暑非湿，乃天地间别有一种异气所感。"

疠气可通过空气传染，多从口鼻侵犯人体而致病；也可随饮食污染、蚊虫叮咬、虫兽咬伤、皮肤接触、性接触、血液传播等途径感染而发病。

疠气种类繁多，其所引起的疾病，统称为疫疠，又称疫病、瘟病，或瘟疫病。如时行感冒、痄腮（腮腺炎）、烂喉丹痧（猩红热）、白喉、天花、疫毒痢（中毒性痢疾）、肠伤寒、霍乱、鼠疫、疫黄（急性传染性肝炎）以及流行性出血热、艾滋病（AIDS）、严重急性呼吸道综合征（SARS）、禽流感、甲型H1N1流感等，都属感染疠气引起的疫病，实际上包括了现代临床许多传染病和烈性传染病。

2. 疠气的致病特点

（1）发病急骤，病情危笃　疠气之邪，其性暴戾，其伤人致病大多具有发病急骤，来势凶猛，变化多端，病情险恶的特点，病程中常出现发热、扰神、动血、生风、剧烈吐泻等危重病状。所以说疠气致病病情凶险，死亡率高。

（2）传染性强，易于流行　疠气可通过空气、食物、接触等多种途径伤人致病。无论男女老少，体质强弱，凡触之者，多可发病。且疠气发病，传染性强，可致疫病流行。

（3）一气一病，症状相似　疠气种类不同，所致之病各异。不同的疠气可专门侵犯某脏腑、经络或某一部位而发病。每一种疠气所致之疫病，均有各自的临床特点和传变规律，所谓"一气致一病"，且大都症状相似。例如痄腮，无论男女，大都表现为耳下腮部肿胀等。

细目三　七情内伤

◎ 要点

1. 情志内伤的基本概念　七情，指喜、怒、忧、思、悲、恐、惊七种正常的情志活动，是人体脏腑生理和精神活动对内外环境变化产生的情志反应，一般不会导致或诱发疾病。

七情内伤，指喜、怒、忧、思、悲、恐、惊等七种引发和诱发疾病的情志活动。过于突然、强烈或持久不解的七情反应，超越了人体生理和心理的适应和调节能力，导致脏腑精气损伤，机能失调，或人体正气虚弱，脏腑精气虚衰，对情志刺激的适应和调节能力低下，引发或诱发疾病时，七情则成为病因，因病从内发而称之为"七情内伤"。

2. 七情与脏腑精气的关系　情志活动与脏腑精气有着密切的关系。五脏精气是情志活动产生和保持正常的物质基础。外界的各种刺激只有作用于相应的内脏，五脏精气应答，才能表现出不同的情志反应。《素问·天元纪大论》说："人有五脏化五气，以生喜、怒、思、忧、恐。"即心"在志为喜"，肝"在志为怒"，脾"在志为思"，肺"在志为忧"，肾"在志为恐"。如果五脏精气发生病变，就会影响人的情志活动，出现异常的情志反应。如《灵枢·本神》说："肝气虚则恐，实则怒……心气虚则悲，实则笑不休。"

另一方面，外在环境的变化过于强烈，情志过激或持续不解，又可导致五脏精气的失常，气血运行失调，如大喜大惊伤心，大怒郁怒伤肝，过度思虑伤脾，过度悲忧伤肺，过度恐惧伤肾等。

3. 情志内伤的致病特点

（1）直接伤及内脏　七情过激致病，大都直接损伤内脏而导致内伤疾病的发生。《灵枢·百病始生》说："喜怒不节则伤脏。"

1) 损伤相应之脏：七情过激损伤相应之脏。即心在志为喜，过喜则伤心；肝在志为怒，过怒则伤肝；脾在志为思，过度思虑则伤脾；肺在志为悲忧，悲忧过度则伤肺；肾在志为恐，过恐则伤肾。

2) 影响心神：心主神志，七情皆从心而发，故七情内伤均可作用于心神，导致心神不宁，甚至精神失常。如《灵枢·本神》说："是故怵惕思虑者则伤神……喜乐者，神惮散而不藏；愁忧者，气闭塞而不行；盛怒者，迷惑而不治；恐惧者，神荡惮而不收。"《素问·举痛论》也说："惊则心无所倚，神无所归"，"思则心有所存，神有所归"。说明不仅喜乐过度可伤心，致使精神涣散，神志失常，而且怵惕思虑、盛怒、恐惧、大惊等情志太过都可伤及心神。七情发于心而应于五脏。无论何种情志致病，均可影响心神和损伤相应的脏腑。对此《类经·疾病类·情志九气》解释说："情志之伤，虽五脏各有所属，然求其所由，则无不从心而发。"又说："心为五脏六腑之大主，而总统魂魄，兼赅志意。故忧动于心则肺应，思动于心则脾应，怒动于心则肝应，恐动于心则肾应，此所以五志惟心所使也。"《灵枢·口问》也说："心者，五脏六腑之大主也……故悲哀愁忧则心动，心动则五脏六腑皆摇。"

3) 数情交织，易伤心肝脾：七情伤脏，既可单一情志伤人，又可两种以上情志交织伤人。由于心肝脾三脏在人体生理和情志活动中发挥着重要作用，故情志内伤，最易损伤心肝脾三脏。

4) 易损伤潜病之脏腑：潜病，是指已经存在但无明显临床表现的病证。潜病之脏腑是指潜病所在的脏腑。潜病之脏腑因其正气已虚，即是情志易伤之所，故七情内伤易于损伤潜病之脏腑。例如曾患胸痹、飧泄、头痛等病证的患者，若遭遇情志刺激，最易导致潜病发作或反复发作。

（2）影响脏腑气机　情志内伤影响脏腑之气的运行，导致脏腑气机升降失常而出现相应的临床表现。故《素问·举痛论》说："百病生于气也，怒则气上，喜则气缓，悲则气消，恐则气下……惊则气乱……思则气结。"

怒则气上：指大怒致使肝气上逆，甚则血随气逆的病机变化。临床主要表现为：头胀头痛，面红目赤，急躁易怒；血随气逆则呕血，甚则昏厥卒倒；若肝气横逆犯脾，可兼见腹痛、腹泻等症。《素问·生气通天论》说："大怒则形气绝，而血菀于上，使人薄厥。"《素问·举痛论》说："怒则气逆，甚则呕血及飧泄。"

喜则气缓：指过度喜乐，致使心气涣散或心神惮散的病机变化。轻者可见心悸失眠、少气无力、精神不集中等；重者神志失常、狂乱，或见心气暴脱而大汗淋漓、气息微弱、脉微欲绝等。如《素问·阴阳应象大论》说："暴喜伤阳。"《灵枢·本神》又说："喜乐者，神惮散而不藏。"

悲则气消：指过度悲忧，导致肺气耗伤或宣降失常的病机变化。临床常见意志消沉、精神不振、气短胸闷、乏力懒言等症。《素问·举痛论》说："悲则心系急，肺布叶举，而上焦不通，荣卫不散，热气在中，故气消矣。"

恐则气下：指过度恐惧，致使肾气失固，气陷于下的病机变化。临床可见二便失禁，遗精、滑精、骨痿等症。《灵枢·本神》说："恐惧而不解则伤精，精伤则骨痠痿厥，精时自下。"

惊则气乱：指猝然受惊，导致心神不定，气机逆乱的病机变化。临床可见惊悸不安，慌乱失措，甚则神志错乱。《素问·举痛论》说：

"惊则心无所倚，神无所归，虑无所定，故气乱矣。"

思则气结：指过度思虑，导致心脾气机郁滞，运化失职的病机变化。临床可见心悸、失眠、多梦、精神萎靡及倦怠乏力、食少、腹胀、便溏等症状。《素问·举痛论》说："思则心有所存，神有所归，正气留而不行，故气结矣。"

（3）多发为情志病　情志病，系指发病与情志刺激有关或具有情志异常表现的病证。包括：①因情志刺激而发的病证，如郁证、癫、狂等。②因情志刺激而诱发的病证，如胸痹、真心痛、眩晕、胃脘疼痛等。③其他原因所致但具有情志异常表现的病证，如消渴、恶性肿瘤、慢性肝胆疾病等，大都有异常的情志表现，并且其病情也随其情绪变化而有相应的变化。

（4）影响病情变化　七情变化对病情具有两方面的影响：一是有利于疾病康复。良性的或积极乐观的情绪，有利于病情的好转乃至痊愈。二是诱发疾病发作或加重病情。消极悲观的情绪，或七情强烈波动，可诱发疾病发作或使病情加重、恶化。

细目四　饮食失宜

◎ 要点

1. 饮食不节　即饮食失于节制。如过饥过饱，或饥饱无常，均可影响健康，导致疾病发生。

（1）过饥　指摄食不足，如饥而不得食，或有意识限制饮食，或因脾胃机能虚弱而纳少，或因七情强烈波动而不思饮食，或不能按时饮食等。过饥，一方面因气血亏虚而脏腑组织失养，机能衰退，全身虚弱；另一方面因正气不足，抗病力弱，易感邪而发病。

（2）过饱　即饮食过量，或暴饮暴食，或中气虚弱而强食，以致脾胃难以运化而致病。轻则饮食积滞不化，以致"宿食"内停，可见脘腹胀满疼痛、嗳腐泛酸、呕吐、泄泻、厌食等。重则食滞日久，可至脾胃大伤，或可聚湿、化热、生痰而变生他病。

2. 饮食偏嗜　指过于喜食某种性味的食物或专食某些食物。包括饮食偏寒偏热，偏嗜五味，或食类偏嗜等。

（1）寒热偏嗜　良好的饮食习惯要求寒温适中。若过于偏嗜寒热饮食，可导致人体阴阳失调而发生某些病变。如偏食生冷寒凉之品日久，则易损伤脾胃阳气，导致寒湿内生；如偏嗜辛温燥热饮食日久，则易致肠胃积热等。

（2）五味偏嗜　指长期嗜食酸、苦、甘、辛、咸不同味道的饮食物。五味各入五脏，如果长期嗜好某种性味的食物，就会导致该脏的脏气偏盛，机能失调而发生多种病变。故《素问·至真要大论》又说："久而增气，物化之常也。气增日久，夭之由也。"

（3）食类偏嗜　指偏食某种或某类食品，或厌恶某类食物而不食等，久之也可成为导致某些疾病发生的原因。如过食肥甘厚味，可聚湿生痰、化热，易致肥胖、眩晕、中风、胸痹、消渴等病变。若嗜酒成癖，久易聚湿、生痰、化热而致病，甚至变生癥积。

3. 饮食不洁　指因食用不清洁、不卫生或陈腐变质或有毒的食物而成为致病因素。饮食不洁所致病变以胃肠病为主。如进食腐败变质食物，则胃肠机能紊乱，出现脘腹疼痛、恶心呕吐、肠鸣腹泻等。如进食或误食被毒物污染或有毒性的食物，则会发生食物中毒，轻则脘腹疼痛，呕吐腹泻；重则毒气攻心，神志昏迷，危及生命。

细目五　劳逸失度

◎ 要点

1. 过度劳累　包括劳力过度、劳神过度和房劳过度。

（1）劳力过度　即过度劳伤形体而积劳成疾，或是病后体虚，勉强劳作而致病。其病变特点主要表现在两个方面：一是过度劳力而耗气，出现少气懒言，体倦神疲，喘息汗出等。《素问·举痛论》说："劳则气耗。"二是劳伤筋骨。长时间用力太过，则致形体组织损伤，久而积劳成疾。《素问·宣明五气》说："久立伤骨，久行伤筋。"

（2）劳神过度　即长期思虑劳神而积劳成疾。长思久虑，暗耗心血，损伤脾气，以致心神失养而心悸、健忘、失眠、多梦和脾失健运而纳少、腹胀、便溏、消瘦等。

（3）房劳过度　即房事太过，或手淫恶习，或妇女早孕多育等，以致耗伤肾精肾气而致病。常见腰膝酸软、眩晕耳鸣、精神萎靡、性功能减退、早衰等。

2. 过度安逸　包括体力过逸和脑力过逸。其致病特点主要表现在三个方面：一是安逸少动，气机不畅。若长期运动减少，则人体气机失于畅达，可致脾胃等脏腑机能活动呆滞不振，出现食少、胸闷、腹胀、肌肉软弱或发胖臃肿等。久则进一步影响血液运行和津液代谢，导致气滞血瘀、水湿痰饮内生等。二是阳气不振，正气虚弱。过度安逸，或长期卧床则阳气失于振奋，以致脏腑经络机能减退，体质虚弱，正气不足，抗病力下降等。常见动则心悸、气喘汗出等，或易感外邪致病。《素问·宣明五气》说："久卧伤气，久坐伤肉。"三是长期用脑过少，加之阳气不振，可致神气衰弱，常见精神萎靡、健忘、反应迟钝等。

细目六　痰　饮

◎ **要点**

1. 痰饮的概念　痰饮是人体水液代谢障碍所形成的病理产物，一般以较稠浊者称为痰，清稀者称为饮。痰分为有形之痰和无形之痰。有形之痰，指视之可见，闻之有声的痰液，如咳嗽吐痰、喉中痰鸣等，或指触之有形的痰核等。无形之痰，是指只见其征象，不见其形质，但从痰治疗有效，从而推测其病因为痰。如眩晕、癫狂等，是无形之痰在作祟。饮则流动性较大，可留积于人体脏器组织的间隙或疏松部位。因其停留的部位不同而表现各异。如《金匮要略·痰饮咳嗽病脉证并治》的"痰饮""悬饮""溢饮""支饮"等。

2. 痰饮的形成　多因外感六淫，或七情内伤，或饮食不节等，以致脏腑机能失调，气化不利，水液代谢障碍，津液停聚而形成。由于肺、脾、肾、肝及三焦等对水液代谢起着重要作用，故痰饮的形成，多与肺、脾、肾、肝及三焦的机能失常密切相关。

3. 痰饮的致病特点　痰饮一旦产生，可随气流行，外而经络、肌肤、筋骨，内而脏腑，无处不到，易导致各种不同的病变。

（1）阻滞气血运行　痰饮通常称为有形实邪，其随气流行，或停滞于经脉，或留滞于脏腑。若流注经络，可致经络阻滞，气血运行不畅，出现肢体麻木、屈伸不利，甚则半身不遂等。若结于局部，可形成瘰疬痰核、阴疽流注等。若留滞于脏腑，可致脏腑气机失常。如肺失宣降而胸闷气喘、咳嗽吐痰等；胃失和降而恶心呕吐等；痹阻心脉而胸闷心痛等；痰结咽喉形成"梅核气"等。

（2）影响水液代谢　痰饮本为水液代谢障碍所形成的病理产物，但痰饮形成之后又可作为致病因素反过来作用于机体，进一步影响肺、脾、肾等脏腑的机能活动而加重水液代谢失常。如痰湿困脾，脾气不升，可致水湿不运；痰饮阻肺，肺失宣降，可致水液不布；痰饮停滞下焦，影响肾气的蒸化，可致水液停蓄。

（3）易于蒙蔽心神　痰饮致病，随气上逆，易于蒙蔽清窍，扰乱心神，致使心神活动失常，出现头晕目眩、精神不振等；或者痰浊上犯，与风、火相合，尤易扰乱神明，出现神昏谵妄，甚或引起癫、狂、痫等疾病。

（4）致病广泛，变幻多端　由于痰饮随气流行，内可五脏六腑，外可四肢百骸、肌肤腠理。

故其致病面广，发病部位不一，且又易于兼邪致病，因而痰饮所形成的病证繁多，症状表现十分复杂，故有"百病多由痰作祟"之说。且痰饮停滞体内，还可夹风、夹热、化寒，化火，化燥；即可上犯清窍，也可下注足膝，且病势缠绵，病程较长。

细目七 瘀 血

◎ 要点

1. **瘀血的概念** 瘀血是指体内因血行滞缓或血液停积而形成的病理产物，又称"恶血""衃血""蓄血""败血""污血"等。瘀血既是病理产物，又是具有致病作用的"死血"。"瘀血"与"血瘀"的概念不同，血瘀是指血液运行不畅或血液瘀滞不通的病理状态，属于病机学概念；瘀血是指具有致病性的病理产物，属于病因学概念。

2. **瘀血的形成** 凡是影响血液正常运行，引起血液运行不畅，或致血离经脉而瘀积的内外因素，均可导致瘀血。

（1）血出致瘀 各种外伤，如跌打损伤、金刃所伤、手术创伤等，致血脉损伤而出血；或其他原因，如脾不统血、肝不藏血、热灼脉络而致出血以及妇女经行不畅、流产等，其所出之血未能排出或及时消散，留积于体内则成瘀血。

（2）血行不畅致瘀 凡是影响血液正常运行，使血液运行不畅的各种因素，均可致瘀血。如气滞致瘀、因虚致瘀（气虚而推动无力、阳虚而脉道失于温通、阴虚而脉道失于柔润、津液亏虚而无以充养血脉等）、血寒致瘀（寒邪入于血脉则血液凝涩而运行不畅）、血热致瘀（火热邪气入舍于血，血热互结，煎灼血中津液，血液黏稠而不畅）等。

3. **瘀血的致病特点**

（1）易于阻滞气机 瘀血一旦形成，必然影响和加重气机郁滞，即所谓"血瘀则气滞"。且气机郁滞，又可引起局部或全身的血液运行不畅。出现局部青紫、肿胀、疼痛等症。

（2）影响血脉运行 瘀血形成之后，无论其瘀滞于脉内，还是留积于脉外，均可导致局部或全身的血液运行失常。如瘀血阻滞于心，心脉痹阻，气血运行不畅，可致胸痹心痛；瘀血阻滞于脉道，损伤脉络，血逸脉外，可致出血，血色紫黯有块等。

（3）影响新血生成 瘀血为病理性产物，不仅已失去其对机体的濡养滋润作用，且因其阻滞于体内，尤其是瘀血日久不散，还可严重地影响气血的运行，脏腑机能失常，生机受阻，影响新血的生成。因而有"瘀血不去，新血不生"之说。故久瘀之人，常可表现出肌肤甲错、毛发不荣等失于濡养的临床特征。

（4）病位固定，病证繁多 瘀血一旦停滞于某脏腑组织，多难于及时消散，故其致病又具有病位相对固定的特征，如局部刺痛、固定不移，或肿块形成等。而且，因瘀血阻滞的部位不同、形成原因各异、兼邪不同，其病理表现也就不同。如瘀阻于心，血行不畅则胸闷心痛；瘀阻于肺，则宣降失调，或致脉络破损，可见胸痛、气促、咯血；瘀阻胞宫，经行不畅，可见痛经、闭经、经色紫黯有块；瘀阻于肢体肌肤，可见局部肿痛青紫；所以说瘀血致病，病证繁多。

4. **瘀血致病的症状特点** 瘀血致病，症状错综繁多，其主要病症特点如下：①疼痛：多为刺痛，痛处固定不移，拒按，夜间痛甚。②肿块：瘀血积于皮下或体内则可见肿块，肿块部位固定。③出血：因瘀血阻滞，损伤血络，血逸脉外而见出血色紫黯，或夹有瘀血块。④色紫黯：一是面色紫黯，口唇、爪甲青紫等；二是舌质紫黯，或舌有瘀斑、瘀点等。⑤可出现肌肤甲错，脉涩或脉结代等。

第十三单元　发　病

发病，是机体处于病邪的损害与正气的抗损害的相搏交争过程。《灵枢·根结》有"正邪相搏"记载。

《内经》提出了"两虚相得"和"外内合邪"的发病观，如《灵枢·百病始生》说："卒然逢疾风暴雨而不病者，盖无虚，故邪不能独伤人。此必因虚邪之风，与其身形，两虚相得，乃客其形。"《素问·咳论》则指出，先有脏腑损伤，内疾产生，若再有外邪侵袭，则"外内合邪因而客之"，导致疾病发生。

细目一　发病的基本原理

◎ 要点

1. 正气与邪气的概念

（1）正气的基本概念　正气，相对"邪气"而言，指人体内具有抗病、驱邪、调节、修复等作用的一类细微物质。正气含有阴气、阳气两部分：阴气有凉润、宁静、抑制、沉降等作用和运动趋向，阳气有温煦、推动、兴奋、升发等作用和运动趋向。阴气能抵抗阳邪的侵袭，并能抑制、祛除阳邪，阻止阳热病证的发展以使病情向愈；阳气能抵抗阴邪的入侵，并能制约、祛除阴邪，阻止阴寒病证的传变并使之康复。阳虚体质者，易引致寒邪的侵袭；阴虚体质者，易引致热邪的伤害。

正气的防御作用主要表现为：①抵御外邪：正气强盛，抗邪有力，则病邪难以入侵，故不发病，或虽邪气已经进入，但正气盛，能及时抑制或消除邪气的致病力，亦不发病。②祛除病邪：正气强盛，可祛除入侵病邪，或阻止邪气的深入，致病较轻浅，预后良好。③修复调节：正气对邪气侵入而导致的机体阴阳失调、脏腑组织损伤、精血津液亏耗及生理机能失常，有调节、修复的作用，可使疾病向愈。④维持脏腑经络机能的协调，防止痰饮、瘀血、结石等病理产物以及内风、内寒、内湿、内燥、内火等内生五"邪"的产生。

（2）邪气的基本概念　邪气，泛指各种致病因素，简称为"邪"。包括由外而入或由体内产生的各种具有致病作用的因素。如六淫、疠气、外伤、虫兽伤、寄生虫、七情内伤、饮食失宜、痰饮、瘀血、结石等。

《素问·调经论》根据病邪来源不同，用阳邪与阴邪区分外感和内伤两类病邪："夫邪之生也，或生于阴，或生于阳。其生于阳者，得之风雨寒暑；其生于阴者，得之饮食居处，阴阳喜怒。"《素问·八正神明论》将邪气分为"虚邪"与"正邪"，《灵枢·刺节真邪》称为"虚风"和"正风"，指出四时不正之气（如六淫、疠气）乘虚侵入，致病较重者，为虚邪或虚风；四时之正气（六气）因人体一时之虚而侵入，致病轻浅者，称为正邪或正风。

邪气对机体的损害作用主要体现为：①导致生理机能失常：邪气侵入发病，可导致机体的阴阳失调，脏腑经络等组织器官的机能紊乱，气血精津液的代谢失常。②造成脏腑组织的形质损害：邪气作用于人体，可对机体的皮肉筋骨、脏腑经络等组织器官造成不同程度的损伤，或致气血精津液等物质的亏耗而为病。③改变体质类型：邪气侵入，还能改变个体的体质特征，进而影响其对疾病的易罹倾向。如阴邪致病，损伤阳气，久之可使体质由原型转变为阳虚体质，使之易感阴寒之邪；阳邪致病，易伤阴气，可使体质转化为阴虚体质，使之易感阳热之邪。

2. 正气不足是疾病发生的基础　《素问遗篇·刺法论》说："正气存内，邪不可干。"《素问·评热病论》说："邪之所凑，其气必虚。"正气在发病中起主导作用。主要体现在以下几个方面：

（1）正虚感邪而发病　正气不足，抗邪无力，外邪乘虚而入，疾病因之发生。如《灵枢·百病始生》说："卒然逢疾风暴雨而不病者，盖无虚，故邪不能独伤人。此必因虚邪之风，与其身形，两虚相得，乃客其形。"

（2）正虚生邪而发病　正气不足，调节脏腑经络机能活动的能力下降，易致脏腑机能紊乱，精气血津液的代谢失常，可"内生五邪"而发病；或导致病理产物的积聚而引起新的病变。如《灵枢·口问》说："故邪之所在，皆为不足。"

（3）正气强弱可决定发病的证候性质　邪气侵入，若正气充盛，奋起抗邪，邪正相搏剧烈，多表现为实证；正气不足，脏腑机能减退，气血精津液亏损，多表现为虚证或虚实夹杂证。若正气虚衰，不能敌邪，邪气易于深入内脏，为病多重。

3. **邪气是发病的重要条件**　邪气在发病中的作用主要有：

（1）邪气是疾病发生的原因　一般说来，没有邪气侵袭，人体不会发病。

（2）影响发病的性质、类型和特点　不同的邪气作用于人体，表现出不同的发病特点、证候类型。如六淫邪气致病，发病急，病程较短，初起多有卫表证候，证属风、寒、暑、湿、燥、火。七情内伤，发病多缓慢，病程较长，多直接伤及内脏，或致气机紊乱、气血失调产生病变。

（3）影响病情和病位　邪气的性质、感邪的轻重、邪所中的部位与发病时病情的轻重有关。

（4）某些情况下主导疾病的发生　在邪气的毒力和致病力特别强，超越人体正气抗御能力和调节范围时，邪气对疾病的发生起着决定性的作用。如疠气、高温、高压、电流、枪弹伤、虫兽伤等，即使正气强盛，也难免被损伤而产生病变。

4. **邪正相搏的胜负与发病**　邪气伤人，必然引起邪正相争，而邪正相争的胜负，不仅关系着疾病的发生，还关系疾病全过程病变的发展、变化与转归。就发病而言，邪气伤人，若正胜邪却则不发病。即病邪伤人之初，由于机体正气充足，正气驱邪外出，正胜邪却，机体不被邪气所侵害，可不发病。

邪胜正负则发病。即邪气伤人之后，正虚抗邪无力，邪气得以深入，则引起疾病发生。而且发病后，邪正相争的状态还决定其证候类型、病变性质、病情轻重。如正盛邪实，多形成实证；正虚邪衰，多形成虚证；正虚邪盛，多形成较为复杂的虚实夹杂证。感受阳邪，易形成实热证；感受阴邪，易形成实寒证或寒湿证。感邪轻或正气强，病位多轻浅；感邪重或正气弱，病位常较深重。

细目二　影响发病的主要因素

◎ 要点

1. **环境与发病**　环境，指与人类生存密切相关的自然环境与社会环境而言，主要包括气候变化、地域因素、生活工作环境、社会环境等。这些因素均可形成病邪或导致正气不足而影响发病。

2. **体质与发病**　不同的体质，在发病中可①决定发病倾向，如体质虚弱，则易感邪发病，且发病后易形成虚实夹杂证。②决定对某种病邪的易感性，如阳虚之体，每易感受寒邪；阴虚之质，每易感受热邪等。③决定某些疾病发生的证候类型，如感湿邪，阳盛之体易热化形成湿热病变；阳虚者则易寒化为寒湿病变等。

3. **精神状态与发病**　精神状态能影响内环境的协调平衡，故能影响发病。精神状态好，情志舒畅，气机通畅，气血调和，脏腑机能协调，则正气强盛，邪气难以入侵，或虽受邪也易祛除。

细目三　发病类型

◎ 要点

1. **感邪即发**　又称为卒发、顿发，即感邪后立即发病。多见于：①新感外邪较盛。如感受风寒、风热、温热、暑热、温毒邪气，邪气较盛时，多感邪即发。②情志剧变。剧烈的情绪变化，如暴怒、过度悲伤均可致气机逆乱，气血失调，脏腑机能障碍而顷刻发病。③毒物所伤。误服有毒食品，药物中毒、吸入有毒的秽浊之气，可使人中毒而迅速发病。④外伤。无论何种外伤，伤人后立即发病。⑤感受疠气。由于其性毒烈，致病力强，来势凶猛，感邪后多呈暴发。

2. **徐发** 又称为缓发，指感邪后缓慢发病。徐发与致病因素的种类、性质，以及体质因素等密切相关。徐发多见于内伤邪气致病，如思虑过度、房室不节、忧愁不解、嗜酒成癖，引起机体渐进性病理改变，不断积累，而逐渐出现临床症状。在外感病邪中，如感受湿邪，其性黏滞重浊，起病多缓慢。正气不足之人，若感邪较轻，正气抗邪缓慢，亦可见到徐发。

3. **伏而后发** 即指感受邪气后，并不立即发病，病邪在机体内潜伏一段时间，或在诱因的作用下，过时而发病。这种发病形式多见于外感性疾病和某些外伤。外感性疾病多见于感受温热邪气所形成的"伏气温病"等。外伤所致的肌肤破损，经过一段时间后，发为破伤风、狂犬病等，亦属伏而后发。伏邪发病时，病情一般较重且多变。

4. **继发** 指在原发疾病的基础上，继发新的疾病。其特点是新的疾病与原发病在病理上有密切联系。如肝阳上亢所致的中风，小儿食积而致的疳积等。

5. **合病与并病** 合病之说，首见于《伤寒论》。指外感病初起时两经同时受邪而发病。如太阳与少阳合病，太阳与阳明合病等。并病，指一经病证未罢又出现另一经病证的发病特点。也可指具体疾病的病后增病，即可视为并发病证。如胃脘痛并发大量出血、腹痛厥脱、反胃等。

6. **复发** 指疾病初愈或慢性疾病的缓解阶段，在某些诱因的作用下，引起疾病再度发作或反复发作的一种发病形式。引起复发的机理是余邪未尽，正气未复，或慢性病变宿根未除，均可在诱因的作用下而引起复发。

（1）复发的基本特点 ①原病基本病症特点再度出现，但又不是原有病理过程的完全重现，大多比原病更复杂，病情更重。②复发的次数愈多，其宿根难除，大多反复发作，且容易留下后遗症。③大多有诱因。

（2）复发的诱因 ①外感致复：疾病初愈，邪气未尽，正气未复，或宿根未除，抗病力低下，易外感邪气而复发。②食复：因饮食失宜而致疾病复发。③劳复：因形神过劳，或早犯房事而致疾病复发。④药复：因病后滥用补剂，或药物调理失当而致疾病复发。⑤情志致复：因情志失调引起疾病复发。⑥某些气候因素、地域因素也可成为复发的诱因。

第十四单元 病　机

病机，即疾病发生、发展与变化的规律和机理。

《素问·至真要大论》总结归纳了脏腑病机和六气病机，被后世称为"病机十九条"："诸风掉眩，皆属于肝。诸寒收引，皆属于肾。诸气膹郁，皆属于肺。诸湿肿满，皆属于脾。诸热瞀瘛，皆属于火。诸痛痒疮，皆属于心。诸厥固泄，皆属于下。诸痿喘呕，皆属于上。诸禁鼓栗，如丧神守，皆属于火。诸痉项强，皆属于湿。诸逆冲上，皆属于火。诸胀腹大，皆属于热。诸躁狂越，皆属于火。诸暴强直，皆属于风。诸病有声，鼓之如鼓，皆属于热。诸病胕肿，疼酸惊骇，皆属于火。诸转反戾，水液浑浊，皆属于热。诸病水液，澄澈清冷，皆属于寒。诸呕吐酸，暴注下迫，皆属于热。"

细目一　邪正盛衰

◎ 要点

1. 邪正盛衰与虚实变化

（1）虚实病机　《素问·通评虚实论》说："邪气盛则实，精气夺则虚。"

实，指以邪气亢盛为主，而正气未衰，正邪激烈相争，临床上出现一系列以太过、亢奋、有余为特征的一种病理变化。常见壮热、狂躁、声高气粗、腹痛拒按、二便不通、脉实有力、舌苔厚腻等。常见于外感六淫和疠气致病的初期和中期，或由于湿、痰、水饮、食积、气滞、瘀血等引起的内伤病变。

虚，指以正气虚损为主，而邪气已退或不明显，正邪难以激烈相争，出现一系列以虚弱、衰退和不足为特征的一种病理变化。常见神疲体倦、面色无华、气短、自汗、盗汗，或五心烦热，或畏寒肢冷，脉虚无力等。多见于素体虚弱，精气不充；或外感病的后期，以及各种慢性病证日久，耗伤人体的精血津液；或因暴病吐利、大汗、亡血等致使正气脱失的病变。

（2）虚实变化

1）虚实错杂：①虚中夹实：即以正虚为主，又兼有实邪为患的病理变化。如脾虚湿滞病变，即是由于脾气亏损，运化无力，而致湿自内生，阻滞中焦所致。临床上既有脾气虚弱的神疲肢倦、食少、食后腹胀、大便稀等症状，又兼见湿滞的口黏、舌苔厚腻等。②实中夹虚：即以邪实为主，又兼有正气虚损的病理变化。如外感热病发展过程中，由于热邪耗伤津液，可形成邪热炽盛兼津液损伤之证。临床表现既有高热气粗、心烦不安、面红目赤、尿赤便秘、苔黄脉数等实热，又兼见口渴引饮、舌燥少津等津液不足之症。

2）虚实真假：①真实假虚：指病机的本质为"实"，但表现出"虚"的假象。大多是因邪气过盛，结聚体内，阻滞经络，气血不能外达所致，故真实假虚又称为"大实有羸状"。如因瘀血内阻而出现的妇女崩漏下血，热结肠胃而见泻下稀水臭秽的"热结旁流"等。②真虚假实：是指病机的本质为"虚"，但表现出"实"的假象。大多是因正气虚弱，脏腑经络之气不足，推动无力所致，故真虚假实证又称为"至虚有盛候"。如脾气虚弱，运化无力之食少脘腹胀满；气血亏损，血海空虚之女子经闭等。

2. 邪正盛衰与疾病转归

（1）正胜邪退　指在疾病过程中，正气渐复并趋强盛，而邪气渐趋衰减，疾病向好转和痊愈方向发展的一种病理变化。多是因为患者的正气较盛，抗邪能力较强，或因为邪气较弱，或因治疗及时、正确，疾病可以较快地趋于好转、痊愈。

（2）邪去正虚　指在疾病过程中，正气抗御邪气，邪气退却而正气大伤的病理变化。多因邪气亢盛，正气耗伤较重；或正气素虚，感邪后重伤正气；或攻邪猛烈，正气大伤所致。此时的病机特点是邪气已退，对机体的损害作用也已消失，但正气被消耗的状况尚有待恢复。邪去正虚多见于重病的恢复期，其最终的转归一般仍然是趋向好转、痊愈。

（3）邪胜正衰　指在疾病过程中，邪气亢盛，正气渐弱，机体抗邪无力，疾病趋于恶化、危重，甚至向死亡方面转归的一种病理变化。多是由于机体的正气大虚，或邪气过盛，或失于治疗，或治疗不当，以致机体正气不能制止邪气的致病性，病情因而趋向恶化和加剧。

（4）邪正相持　指在疾病过程中，机体正气不甚虚弱，而邪气亦不亢盛，则邪正双方势均力敌，相持不下，病势处于迁延状态的一种病理变化。此时，由于正气不能完全祛邪外出，邪气可以稽留于一定的部位，病邪既不能消散，亦不能深入，又称为"邪留"或"邪结"。一般说来，邪气留结之处，即是邪正相搏病理表现明显之所。疾病则随邪留部位的不同而有不同的临床表现。

（5）正虚邪恋　指在疾病过程中，正气大虚，余邪未尽，或邪气深伏伤正，正气无力祛除病邪，致使疾病处于缠绵难愈的病理变化。一般多见于疾病后期，且是多种疾病由急性转为慢性，或慢性病久治不愈，或遗留某些后遗症的主要原因之一。

细目二　阴阳失调

◎ 要点

1. 阴阳偏盛　指人体在邪正斗争及其盛衰变化中，阴或阳一方病理性亢盛的病变，属于"邪气盛则实"的实性病机。

（1）阳偏盛　即是阳盛，指机体在疾病过程中所出现的一种阳气病理性偏盛、机能亢奋、机体反应性增强、热量过剩的病理变化。一般的说，其病机特点多表现为阳盛而阴未虚的实热病变。形成阳偏胜的原因，多由于感受温热阳邪，或阴邪从阳化热；也可由于情志内伤，五志过极而化火；或气滞、血瘀、食积等郁而化热所致。阳气病理性亢盛，多以热、动、燥为其特点，故常见壮热、烦渴、面红、目赤、尿黄、便干、苔黄、脉数等症。阳气亢盛，必然消灼津液和阴气。所以说"阳胜则阴病"。阳盛之初，对津液和阴气的损伤一般不明显，因而表现为实热病变。如果病情发展，阳气亢盛且明显耗伤机体津液和阴气，病变可从实热转化为实热兼津亏阴虚；若致阴气大伤，则病由实转虚而发展为虚热性病变。

（2）阴偏盛　即是阴盛，指机体在疾病过程中所出现的一种阴气病理性偏盛、机能抑制、热量耗伤过多的病理变化。一般的说，其病机特点多表现为阴盛而阳未虚的实寒病变。形成阴偏胜的主要原因，多由于感受寒湿阴邪，或过食生冷，寒邪中阻等。阴气过盛，多以寒、静、湿为其特点，如形寒、肢冷、蜷卧、舌淡而润、脉迟等。阴气过盛，必然损伤阳气，所以说"阴胜则阳病"。故在阴偏胜时，常同时伴有程度不同的阳气不足。若阳气损伤较重，可发展为虚寒性病变。

2. 阴阳偏衰　指人体在疾病过程中，阴或阳一方虚衰不足的病变，属于"精气夺则虚"的虚性病机。

（1）阳偏衰　即是阳虚，指机体阳气虚损，温煦、推动、兴奋等作用减退，出现机能减退或衰弱，代谢减缓，产热不足的病理变化。一般而言，其病机特点多表现为阳气不足，阳不制阴，阴气相对偏亢的虚寒证。

阳偏衰的形成，多因先天禀赋不足，或后天失养，或劳倦内伤，或久病损伤阳气所致。阳偏衰虽也可见到面色㿠白、畏寒肢冷、脘腹冷痛、舌淡、脉迟等寒象，但还有喜静蜷卧、脉微细等虚象。所以，阳虚则寒与阴胜则寒，不仅在病机上有区别，而且在临床表现方面也有不同：前者是虚而有寒；后者是以寒为主，虚象不明显。

阳气不足可发于五脏六腑，如心阳、脾阳和肾阳等，皆可出现虚衰病变，但一般以肾阳虚衰最为重要。肾阳为人身诸阳之本，所以肾阳虚衰在阳气偏衰的病机中占有极其重要的地位。

（2）阴偏衰　即阴虚，指机体阴气不足，凉润、宁静、抑制等作用减退，出现代谢相对增快，机能虚性亢奋，产热相对增多的病理变化。一般的说，其病机特点多表现为阴气不足，阴不制阳，阳气相对偏盛的虚热证。

阴偏衰的形成，多因阳邪伤阴，或因五志过极，化火伤阴，或因久病伤阴所致。阴气虚衰，主要表现为凉润、抑制与宁静的作用减退，阴不能制约阳，阳气相对偏亢，从而形成阴虚内热、阴虚火旺和阴虚阳亢等多种病变，表现出虚热及虚性亢奋的症状，如低热、五心烦热、骨蒸潮热、面红升火、消瘦、盗汗、舌红少苔、脉细数等，即所谓"阴虚则热"。阴虚则热与阳胜则热的病机不同，其临床表现也有所区别：前者是虚而有热；后者是以热为主，虚象并不明显。

阴气不足可见于五脏六腑，如肺阴、脾阴、胃阴、心阴、肝阴和肾阴皆可发生亏虚的病变，但一般以肾阴亏虚为主。肾阴为人身诸阴之本，所以肾阴不足在阴偏衰的病机中占有极其重要的地位。

3. 阴阳互损 指在阴或阳任何一方虚损的前提下，病变发展损及另一方，形成阴阳两虚的病机。

（1）阴损及阳 指由于阴气亏损日久，以致阳气生化不足，形成以阴虚为主的阴阳两虚病理。如肝肾阴虚，水不涵木，阴不制阳的肝阳上亢，随着病变发展，可进一步损及阳气，可继而出现畏寒、肢冷、面白、脉沉细等阳虚征象。

（2）阳损及阴 指由于阳气虚损日久，以致阴气化生不足，形成以阳虚为主的阴阳两虚病理。如肾阳亏虚之水肿，其病机主要为阳气不足，温煦、推动作用减退，水液停聚所致。但其病变发展，则又可因阳气不足而导致阴气化生无源而阴虚，出现日益消瘦，烦躁升火，甚至阴虚风动而抽搐等。

4. 阴阳格拒 指在阴阳偏盛至极的基础上，阴阳双方相互排斥而出现寒热真假病变的一类病机。

（1）阴盛格阳 指阴气偏盛至极，壅闭于里，寒盛于内，逼迫阳气浮越于外的一种病理变化。寒盛于内是疾病的本质，由于排斥阳气于外，可在原有面色苍白、四肢逆冷、精神萎靡、畏寒蜷卧、脉微欲绝等寒盛于内表现的基础上，又出现面红、烦热、口渴、脉大无根等假热之象，故称为真寒假热证。

（2）阳盛格阴 指阳气偏盛至极，深伏于里，热盛于内，格阴于外的一种病理变化。热盛于内是疾病的本质，但由于格阴于外，可在原有壮热、面红、气粗、烦躁、舌红、脉数大有力等热盛于内表现的基础上，又现四肢厥冷、脉象沉伏等假寒之象，故称为真热假寒证。

5. 阴阳亡失 指机体的阴气或阳气突然大量地脱失，导致生命垂危的一种病理变化。

（1）亡阳 指机体的阳气突然大量脱失，而致全身机能严重衰竭的一种病理变化。多因邪气过盛，正不敌邪，阳气突然脱失所致；也可因汗出过多，或吐泻太过，气随津泄，阳气外脱；或由于素体阳虚，劳伤过度，阳气消耗过多所致；亦可因慢性疾病，长期大量耗散阳气所致。阳气暴脱，多见冷汗淋漓、面色苍白、四肢逆冷、精神萎靡、脉微欲绝等生命垂危的临床征象。

（2）亡阴 指由于机体阴气发生突然大量消耗或丢失，而致全身机能严重衰竭的一种病理变化。亡阴多由于热邪炽盛，或邪热久留，大量伤耗阴气，煎灼津液，或逼迫津液大量外泄而为汗，以致阴气随之大量消耗而突然脱失；也可由于长期大量耗损津液和阴气，日久导致亡阴者。阴气脱失，多见手足虽温而大汗不止、烦躁不安、心悸气喘、体倦无力、脉数疾躁动等危重征象。

由于机体的阴和阳存在着互根互用的关系，阴亡则阳无所依附而散越，阳亡则阴无以化生而耗竭，故亡阴可以迅速导致亡阳，亡阳也可继而出现亡阴，最终导致"阴阳离决，精气乃绝"，生命活动终止而死亡。

阴阳失调的病机虽然是复杂的，但其中最基本的病机是阴阳的偏胜和偏衰。阴阳偏胜不仅可以导致其对方的亏损，也可以形成阴阳格拒或阴阳转化；阴阳偏衰不仅可发展为阴阳互损，也可导致阴阳亡失。

6. 阴阳转化 就疾病的发生发展过程而言，由阳转阴或由阴转阳的证候变化，也很常见。如某些急性温热病，由于热毒极重，大量耗伤机体元气，在持续高热的情况下，可突然出现体温下降、面色苍白、四肢厥冷、脉微欲绝等阳气暴脱之危象，此种病证变化，即属于由阳而转阴。当此之时，若抢救及时，处理得当，患者四肢转温，色脉转和，则说明病者阳气得以恢复，病情已出现好的转机。再如寒饮中阻患者，本为阴证，但由于某种原因，寒饮可以从阳而化热，其临床表现亦可以由阴证转化为阳证。从上述两个病证的转化中可以看出，前者的热毒极重，阳气随津液外泄而亡脱，以及后者的寒饮郁而化热，即是促成阴阳相互转化的条件。

此外，临床常见病证的由实转虚（如急性肝炎的脾胃湿热证或肝郁气滞证，迁延成慢性肝炎之脾虚不运而见腹胀、便溏）、由虚转实（如慢性肝炎脾虚不运证，发展成肝硬化，由于气滞血瘀致水邪停蓄而产生腹水，形成虚实夹杂病证）、由表入里（如脑炎初起，症见恶寒、发热等表证，如治不及时，表邪入里，内陷心包，转化为高热、神昏、惊厥等里证）、由里出表（如麻疹患儿，皮疹出透，疹毒出表而解）等病证变化，亦都是阴阳转化的例证。应当指出，这些病证的转化，主要是由机体抗病能力的强弱、病邪性质的差异、治疗方法的当否以及抢救是否及时等条件所决定的，如是方能导致病情的寒热、虚实、表里等发生转化。所以，阴阳的转化是以一定的条件为前提，不具备内部或外在的一定的条件，其阴阳的属性就不会转化。

总之，阴阳转化是指事物或现象的阴阳属性，在一定的条件下，当阴阳两方面的消长运动发展到一定的阶段，其消长变化达到一定的阈值，就可能导致阴阳属性的转化，即阴可以转化为阳，阳也可以转化为阴，这对我们分析病机有着重要的指导意义。

细目三 精、气、血失常

◎ 要点

1. 精的失常

（1）精虚 指肾精（主要为先天之精）和水谷之精不足，及其功能低下所产生的病理变化。因先天禀赋不足，或后天失养，或过劳伤肾，以及脏腑精亏不足，日久累及于肾等，均能导致肾精不足的病理变化。肾精不足常见生长发育不良、女子不孕、男子精少不育或滑遗过多、精神委顿、耳鸣、健忘，以及体弱多病、未老先衰等。脾失健运，或饮食不当等，可致水谷之精生成不足的病理变化。水谷之精不足，可出现面黄无华、肌肉瘦削、头昏目眩、疲倦乏力等虚弱状态。

（2）精的施泄失常 主要包括失精或精瘀。

1）失精：指生殖之精和水谷之精大量丢失的病理变化。失精的临床表现有两类：一是生殖之精的大量丢失，表现为精液排泄过多，或兼有滑精、梦遗、早泄等症，并兼有精力不支、思维迟钝、失眠健忘、少气乏力、耳鸣目眩等症。治疗一般宜补肾气加填肾精，而偏实者当泻肝火兼滋肾阴。二是水谷之精大量丢失，表现为长期蛋白尿或乳糜尿，并兼有少气乏力、精力不支、面黄无华、肌肉瘦削、失眠健忘等，治疗当用补脾气以摄精。

精脱为失精之重证。若精泄不止，则成精脱。精为气的化生本原，精脱必致气的大量损耗而致气脱。精脱的治疗以固气为要。

2）精瘀：指男子精滞留精道，排精障碍而言。多因房劳过度，忍精不泄，少年手淫，或久旷不交，或惊恐伤肾，或瘀血、败精、湿热瘀阻，或手术所伤等所致。精瘀的主要临床表现是排精不畅或排精不能，可伴随精道疼痛、睾丸小腹重坠、精索小核硬结如串珠、腰痛、头晕等症状。治疗则应审因论治，或补气，或疏肝，或活血化瘀，或祛痰利湿。

2. 气的失常

（1）气虚 指一身之气不足及其功能低下的病理变化。多因先天禀赋不足，或后天失养，或肺脾肾的机能失调而致气的生成不足。也可因劳倦内伤，或久病不复等，过多耗气而致。常见神疲、乏力、眩晕、自汗、易感冒、面白、舌淡、脉虚等。

（2）气机失调 气的升降出入运动称之为气机。气机失调即指气的升降出入运动失常，包括气滞、气逆、气陷、气闭、气脱等病理变化。

1）气滞：指气的运行不畅，或郁滞不通的病理变化。多是由于情志抑郁，或痰、湿、食积、热郁、瘀血等的阻滞，影响到气的流通；或因脏腑机能失调,如肝气失于疏泄、大肠失于传导等所致。气滞大多属于邪实,但亦有因气虚推动无力而致者。气滞的病理表现有多个方面:气滞于某一经络或局部,可出现相应部位的胀满、疼痛。气滞则血行不利,津液输布不畅,故气滞甚者可引起血瘀、津停,形成瘀血、痰饮水湿等病理产物。由于肝升肺降、脾升胃降,在调整全身气机中起着极其重要的作用,故脏腑气滞以肺、肝、脾胃为多见。肺气壅塞,见胸闷、咳喘;肝郁气滞,见情志不畅、胁肋或少腹胀痛;脾胃气滞,见脘腹胀痛,休作有时,大便秘结等。气滞的表现虽然各不一样,但共同的特点不外闷、胀、疼痛。因气虚而滞者,一般在闷、胀、痛方面不如实证明显,并兼见相应的气虚征象。

2) 气逆:指气升之太过,或降之不及,以致气逆于上的一种病理变化。气逆,多因情志所伤,或饮食不当,或外邪侵犯,或痰浊壅阻所致,亦可因虚而无力下降导致气机上逆者。气逆多见于肺、肝、胃等脏腑。肺气上逆,发为咳逆上气;胃气上逆,发为恶心、呕吐、嗳气、呃逆;肝气上逆,发为头痛头胀,面红目赤,易怒等。

3) 气陷:指气的上升不足或下降太过,以气虚升举无力而下陷为特征的一种病理变化。气陷多由气虚发展而来,与脾的关系最为密切,通常又称"脾气下陷"。气陷的病理变化,主要表现为"上气不足"与"中气下陷"两方面。"上气不足",主要指上部之气不足,头目失养的病变。多因脾气虚损,升清无力,以致头目失养,可见头晕、目眩、耳鸣等症。"中气下陷",指脾气虚损,升举无力,气机趋下,甚至内脏下垂,常见气短乏力,语声低微,小腹坠胀,便意频频,以及胃下垂、子宫脱垂、脱肛等。

4) 气闭:指气机闭阻,失于外达,甚至清窍闭塞,出现昏厥的一种病理变化。多与情志刺激,或外邪、痰浊等闭塞气机有关。气闭病机有而因触冒秽浊之气所致的闭厥,突然精神刺激所致的气厥,剧痛所致的痛厥,痰闭气道之痰厥等。

5) 气脱:指气虚至极,不能内守而大量脱失,以致生命机能突然衰竭的一种病理变化。多是由于正不敌邪,或慢性疾病,长期耗气而衰竭,以致突然气不内守而外脱;或因大出血、大汗等气随血脱或气随津泄而致气脱。可见面色苍白、汗出不止、目闭口开、全身瘫软、手撒、二便失禁、脉微欲绝或虚大无根等症状。

气脱与亡阳、亡阴在病机和临床表现方面多有相同之处,病机都属气的大量脱失,临床上都可见因气脱失而致生命机能严重衰竭的表现。但亡阳是阳气突然大量脱失,当见冷汗淋漓、四肢厥冷等寒象;亡阴是阴气突然大量脱失,当出现大汗而皮肤尚温、烦躁、脉数疾等热性征象。若无明显寒象或热象,但见气虚不固及生命机能衰竭的上述表现,则称为气脱。

3. 血的失常

(1) 血虚 指血液亏少,濡养功能减退的病理变化。多因失血过多,或脾胃虚弱,血液生化乏源;或血液的化生障碍;或久病消耗等因素而致营血暗耗等,均可导致血虚。常见面色淡白或萎黄、唇舌爪甲色淡无华、神疲乏力、头目眩晕、心悸不宁、脉细等临床表现。血虚以心、肝两脏为多见。

(2) 血运失常 血液运行失常主要有血瘀和出血两种病理变化。

1) 血瘀:指血液的运行不畅,甚至血液瘀滞不通的病理变化。血瘀主要是血液运行不畅,或形成瘀积,可为全身性病变,亦可瘀阻于脏腑、经络、形体、官窍等某一局部。血瘀病机的形成,多与气虚、气滞、痰浊、瘀血、血寒、血热、津亏等所致血行不畅有关。

2) 出血:指血液溢出血脉的病理变化。若突然大量出血,可致气随血脱而引起全身机能衰竭。出血病机的形成多与血热、气虚、外伤及瘀血内阻等有关。

4. 精、气、血关系失调

(1) 精与气血关系的失调

1) 精气两虚:由于精可化气,气聚为精,故精气两虚或精伤及气、气伤及精,都可见精气两虚。肾主藏精化元气,因此,精气两虚多与肾有关。肾之精气亏虚,以生长、发育迟缓,生殖机能障碍以及早衰等为临床特征。

2) 精血不足:肾藏精,肝藏血,两者精血同源。病及肝肾,或肝病及肾、肾病及肝皆可形成肝肾精血不足的病机,常见面色无华、眩晕、耳鸣、神疲健忘、毛发脱落稀疏、腰膝酸软;男子精少、不育;女子月经愆期、经少、不孕等。

3) 气滞精瘀和血瘀精阻:气机阻滞,疏泄失司,或瘀血内阻,血瘀气滞,皆可致精道瘀阻而形成气滞精瘀或血瘀精阻的病机变化。

(2) 气与血关系的失调

1) 气滞血瘀:指气机阻滞,导致血液运行障碍,出现血瘀的病理变化。气滞可致血瘀,血瘀可致气滞,两者互相影响。多见于肝肺气滞而致心血、肝血瘀滞的病变,出现疼痛、瘕聚、癥积、咳喘、心悸、胸痹等。

2) 气虚血瘀:指因气虚推动无力而致血行不畅,甚至瘀阻不通的病理变化。多见于心气不足,运血无力而致的惊悸怔忡、喘促、胸闷、水肿等症。

3) 气不摄血:指因气虚统摄无力,以致血逸脉外而出血的病理变化。由于脾主统血,所以气不摄血的病变,多与脾气亏虚有关。

4) 气随血脱:指在大量出血的同时,气随血液的流失而脱失,形成气血两脱的危重病理变化。常见于外伤失血,呕血,或妇女产后大出血的过程中。

5) 气血两虚:即气虚和血虚同时存在的病理变化。多因久病气血耗伤;或先有失血,气随血耗;或先因气虚,血液生化障碍而日渐衰少而形成气血两虚。气血两虚,则脏腑经络、形体官窍失之濡养,机能衰退,出现脏腑组织不荣的病变。常见面色淡白或萎黄、少气懒言、疲乏无力、形体瘦怯、心悸失眠、肌肤干燥、肢体麻木,甚至感觉障碍、肢体痿废不用等。

细目四 津液代谢失常

◎ 要点

1. **津液不足** 指津液亏损,脏腑组织失于滋养,表现一系列干燥枯涩征象的病理变化。导致津液不足的原因:一是热邪伤津,如外感燥热之邪,灼伤津液。二是耗失过多,如吐泻、大汗、多尿或久病耗津等。三是生成不足,如脏腑机能减退,津液生成不足。轻者,常见口渴引饮、大便燥结、小便短少色黄及口、鼻、皮肤干燥等。重则可出现目眶深陷、小便全无、精神委顿。甚至大肉尽脱、手足震颤、舌光红无苔等。

2. **津液输布、排泄障碍** 津液输布障碍,指津液转输、运行失调,津液停滞体内某些部位的病变。津液排泄障碍,指津液化为汗、尿的作用失调,导致水液贮留体内为患。

津液的输布障碍和排泄障碍,均导致痰饮水湿形成,且两者常相互影响,导致湿浊困阻、痰饮凝聚、水液贮留等多种病变。

3. **津液与气血关系失调**

(1) 水停气阻 指津液代谢障碍,水湿痰饮停留导致气机阻滞的病理变化。因水湿痰饮的形成,可因气滞而水停,而痰饮等有形之邪停滞,又易阻碍气的运行,故水停与气滞常常并见。

(2) 气随津脱 指津液大量耗失,气失其依附而出现暴脱亡失的病理变化。多由高热伤津,或大汗伤津,或严重吐泻耗伤津液等所致。如《金匮要略心典·痰饮篇》说:"吐下之余,定无完气。"

(3) 津枯血燥 指津液亏损,导致血燥虚热内生或血燥生风的病理变化。多因高热伤津,或烧伤导致津液耗损,或阴虚痨热,津液暗耗,而致津枯血燥。

(4) 津亏血瘀 指津液耗损导致血行瘀滞不畅的病理变化。津液充足是保持血脉充盈,血行通畅的重要条件。若因高热、烧伤,或吐泻、大汗出等因素,致使血中津液大量亏耗,则血液循行滞涩不畅，从而发生血瘀之病变。

（5）血瘀水停　指因血脉瘀阻，血行不畅导致津液输布障碍而水液停聚的病理变化。血瘀则津液不行，从而导致津停为水湿痰饮。

细目五　内生"五邪"

◎ 要点

1. 内生"五邪"的概念　内生"五邪"，指在疾病过程中，机体自身由于脏腑机能异常而导致化风、化火、化寒、化燥、化湿的病理变化。因病起于内，又与风、寒、湿、燥、火外邪所致病证的临床征象类似，故分别称为"内风""内寒""内湿""内燥"和"内火"，统称为内生"五邪"。内生"五邪"并不是致病因素，而是由于脏腑机能失调及精气血津液代谢失常所引起的综合性病机变化。

内生"五邪"与外感六淫有一定区别：内生"五邪"属内伤病的病机；外感六淫属于外感病的病因。

2. 风气内动　即"内风"，与外风相对，指脏腑精气阴阳失调，体内阳气亢逆而致风动之征的病理变化。凡是在疾病发展过程中，因为阳盛，或阴虚不能制阳，阳升无制，出现动摇、眩晕、抽搐、震颤等类似风动的征象，都是风气内动的具体表现。

（1）肝阳化风　指肝阳偏亢，或肝肾阴亏，阴不制阳，致肝阳亢逆无制而动风的病理变化。多由于情志所伤，肝郁化火；或年老肝肾阴亏；或操劳过度等，耗伤肝肾之阴，导致阴虚阳亢，风气内动。常见临床表现：轻者可见筋惕肉瞤、肢麻震颤、眩晕欲仆，或见口眼㖞斜、半身不遂。严重者则因血随气升而发卒然仆倒，或为闭证，或为厥证。

（2）热极生风　又称热甚动风，指邪热炽盛，燔灼津液，劫伤肝阴，筋脉失养而动风的病理变化。多见于热性病的极期，由于火热亢盛，煎灼津液，致使筋脉失养，动而生风。常见临床表现：在高热不退基础上出现痉厥、抽搐、鼻翼扇动、目睛上吊、神昏谵语等。

（3）阴虚风动　指阴气虚衰，宁静、抑制作用减退而动风的病理变化。多见于热病后期，或由于久病耗伤，阴气和津液大量亏损，阴虚则阳亢，抑制能力减弱，加之筋脉失之滋润，变生内风。临床可见筋挛肉瞤、手足蠕动等动风症状，并见低热起伏、舌光红少苔、脉细如丝等阴气衰少表现。

（4）血虚生风　是血液虚少，筋脉失养而动风的病理变化。多由于生血不足或失血过多，或久病耗伤营血，肝血不足，筋脉失养，或血不荣络，致虚风内动。临床可见肢体麻木不仁、筋肉跳动、甚则手足拘挛不伸等症。

此外，血燥生风，指血虚津亏，失润化燥，肌肤失于濡养而生风的病理变化。临床可见皮肤干燥或肌肤甲错，并有皮肤瘙痒或落屑等症状。

3. 寒从中生　又称"内寒"，指机体阳气虚衰，温煦作用减退，阳不制阴而虚寒内生的病理变化。多因先天禀赋不足，阳气素虚，或久病伤阳，或外感寒邪，过食生冷，损伤阳气，以致阳气虚衰所致。常见面色苍白，畏寒喜热，四肢不温，舌质淡胖，苔白滑润，脉沉迟弱或筋脉拘挛，肢节痹痛等。内寒病机多见于心脾肾。

阳虚阴盛之寒从中生，与外感寒邪之外寒的区别是："内寒"的临床特点主要是虚而有寒，以虚为主；"外寒"的临床特点是以寒为主，多为实寒。两者之间的联系：寒邪侵犯人体，必然会损伤机体阳气，而日久可致阳虚；阳气素虚之体，易感寒邪而致病。

4. 湿浊内生　又称"内湿"，指因体内水液输布排泄障碍而致湿浊停滞的病理变化。多因过食肥甘，嗜烟好酒，恣食生冷，内伤脾胃，以致脾失健运，或喜静少动，素体肥胖，情志抑郁，以致气机不利，津液输布障碍，聚而成湿所致。脾气的运化失职是湿浊内生的关键，但脾气运化有赖肾阳的温煦，故肾阳虚亦易导致湿浊内生。

其临床表现常因湿邪阻滞部位不同而异。如湿邪留滞经脉之间，则见头闷重如裹，肢体重着或屈伸不利；湿犯上焦，则胸闷咳嗽；湿阻中焦，则脘腹胀满、食欲不振、口腻或口甜、舌苔厚腻；湿滞下焦，则腹胀便溏、小便不利。

外感湿邪与内生湿浊常密切相关。湿邪外袭每易伤脾，困遏脾气，而脾失健运，内湿素盛之体，又易外感湿邪而发病。

5. 津伤化燥 又称"内燥"，指津液耗伤，各脏腑形体官窍失其滋润而出现干燥枯涩的病理状态。多因久病伤津耗液，或大汗、大吐、大下，或亡血失精导致津亏，也可因热性病过程中热盛伤津所致。内燥病变可发生于各脏腑形体官窍，但以肺、胃及大肠为多见。常见肌肤干燥不泽，起皮脱屑，甚则皲裂，口燥咽干，舌上无津，大便燥结，小便短赤等症。如以肺燥为主，还兼见干咳无痰、甚则咯血；以胃燥为主时，可见食少、舌干少津；若系肠燥，则兼见便秘等症。

另外，因气虚或气滞，津液不得布散而发挥滋润作用，也可导致内燥产生。

6. 火热内生 火热内生有虚实之分，其病机也各有不同。

（1）**实火** ①阳气过盛化火的"壮火"，又称为"气有余便是火"。②外感六淫病邪，郁而从阳化火。③病理性代谢产物（如痰、瘀血、结石等）和食积、虫积等邪郁化火。④情志刺激，气机郁结，日久化火等。临床多表现为壮热、烦渴、尿赤、便结、舌苔黄、脉数有力等。

（2）**虚火** 阴气亏虚，不能制阳，阳气相对亢盛而化热化火，虚热虚火内生。一般说来，阴虚内热多见全身性的虚热征象，如五心烦热、骨蒸潮热、面部烘热、消瘦、盗汗、舌红少苔、脉细数无力等；阴虚火旺，多见集中于机体某一部位的火热征象，如虚火上炎所致的牙痛、齿衄、咽痛、升火颧红等。此外，气虚无力推动机体的精血津液的代谢，可致代谢迟缓或郁滞而虚火内生。

细目六　疾病传变

◎ 要点

1. 疾病传变的形式

（1）**病位传变** 包括表里之间与内脏之间的传变。

表与里，是一个相对的概念。疾病表里的传变，即是病邪的表里出入。包括：表邪入里和里病出表。表邪入里，指外邪侵袭肌表之后，由表传里，病及脏腑的病理传变过程。多是由于机体正气受损，抗病能力减退，病邪入里，或因邪气过盛，或因失治、误治等，以致表邪不解，迅速传变入里所致。里病出表，指病邪原本位于脏腑，由于正气渐复，抗邪有力，病邪由里透达于外的病理传变过程。如温热病变之汗出而热邪外解，脉静身凉，症状缓解等。

（2）**外感病传变** 外感病的发展变化，可表现为自表入里、由浅而深的传变。

1）六经传变：指疾病的病位在六经之间的传移，实际上是对伤寒热病六个不同发展阶段的病变规律和本质的概括。六经由表入里传变的基本形式是由阳入阴，即先太阳、阳明、少阳，而后太阴、少阴、厥阴的六个层次，以说明疾病由轻到重的发展过程。若正气不支，邪气亢盛，病邪也可不经阳经而直接侵犯阴经，称为直中三阴。

2）三焦传变：指外感病循上、中、下三焦发生传移。温热病邪，多自口鼻而入，首先侵犯上焦肺卫。病邪深入，则从上焦传入中焦脾胃，再入下焦肝肾。这是疾病由浅入深，由轻而重的一般发展过程，故称之为顺传。若病邪从肺卫直接传入心包，病情恶化，则称为逆传。

3）卫气营血传变：指温热病过程中，病变部位在卫、气、营、血四个阶段的传移变化。卫分是温病的初期阶段，病位在肺卫；气分为温病的中期阶段，病位在胃、肠、脾及肺、胆；营分是温病的严重阶段，病位在心包及心；血分属温病的晚期，病位在肝、肾及心。卫气营血传变，一般从卫分，发展为气分，再入营分、血分。反映病邪由浅入深，病势由轻而重的发展过程，称为"顺传"。若邪入卫分后，不经过气分阶段，直接深入营分或血分，称为"逆传"。此外，卫气营血传变，还有初起即不见卫分阶段，而径入气分、营分者；亦有卫分证未罢，又兼见气分证的"卫气同病"；或气分证尚存，同时出现营分、血分证而成"气营两燔""气血两燔"等。

（3）内伤病传变　内伤病的病位在脏腑，内伤病的基本传变形式是脏腑传变。包括：①脏与脏之间的传变：即指病位传变发生于五脏之间，这是内伤病最主要的病位传变形式。②脏与腑传变：具体传变形式则是按脏腑之间表里关系而传。③腑与腑传变：指病变部位在六腑之间发生传移变化。④形脏内外传变：包括病邪通过形体而内传相关之脏腑，及脏腑病变影响外在形体。如《素问·痹论》说："五脏皆有合，病久而不去者，内舍于其合也。故骨痹不已，复感于邪，内舍于肾；筋痹不已，复感于邪，内舍于肝；脉痹不已，复感于邪，内舍于心；肌痹不已，复感于邪，内舍于脾；皮痹不已，复感于邪，内舍于肺。所谓痹者，各以其时，重感于风寒湿之气也。"

2. 病性转化

（1）寒热转化　指疾病过程中，病机性质由寒转化为热，或由热转化为寒的病理变化。其中由寒化热主要有两种形式：一是实寒转为实热病变，以寒邪化热入里为常见。如太阳表寒证，疾病初起恶寒重，发热轻，脉浮紧，以后继则出现阳明里热证，而见壮热，不恶寒反恶热，心烦口渴，脉数。二是虚寒转化为虚热病变，即"阳损及阴"。

由热转寒，主要有三种形式：一是实热转化为虚寒病变，一般多是"壮火食气"所致。如外感高热患者，由于大汗不止，阳从汗脱；或因吐泻过度，阳随津脱，病机就由实热转为虚寒的亡阳危证，出现冷汗淋漓、体温骤降、四肢厥冷、面色苍白、脉细微欲绝等症。二是实热转化为实寒病变。如风湿热邪痹阻肢体关节的热痹证，或因治疗用药，或素体阳虚，热去而从寒化为风寒湿邪痹阻的寒痹证。三是虚热转化为以阴虚为主的阴阳两虚病变，即为"阴损及阳"。

（2）虚实转化　包括由实转虚，因虚致实。由实转虚，指疾病本来是以邪气盛为矛盾主要方面的实性病变，转化为以正气虚损为矛盾主要方面的虚性病变。多是由于邪气过于强盛，正不敌邪，正气耗损所致。此外，因失治、误治等原因，致使病程迁延，虽邪气渐去，然正气已伤，亦可由实转虚。如肝火上炎的眩晕，日久可因火盛伤阴而发展为肝肾阴虚的病变。因虚致实，指疾病本来是以正气亏损为矛盾主要方面的虚性病变，转变为邪气盛为主的实性病变。多是由于脏腑机能减退，气化失常，以致全身气血津液等代谢障碍，从而产生食积、水饮、痰浊、瘀血等病理变化；或因正虚病证，复感外邪，邪盛致实，如肺肾两虚的哮喘，因肺卫不固，复感风寒，哮喘复发，表现以寒邪束表、痰涎壅肺的实性病变。

第十五单元　防治原则

细目一　预　防

◎ 要点

1. 治未病的概念　预防，就是采取一定的措施，防止疾病的发生与发展，传统称为"治未病"。预防，对于健康人来说，可增强体质，预防疾病的发生；对于病者而言，可防止疾病的发展与传变。中医学历来重视预防，早在《内经》就提出"治未病"的预防思想。孙思邈在《千金要方·论诊候》中提出："古人善为医者，上医医未病之病，中医医欲病之病，下医医已病之病"，将疾病分为未病、欲病、已病三类，这是中医学最早的三级预防概念，亦与现代预防医学的三级预防思想甚为相合。治未病，包括未病先防和既病防变两个方面。

2. 未病先防 指在未病之前，采取各种措施，以防止疾病的发生。未病先防，包括：

（1）养生以增强正气 其措施主要有：①顺应自然，②养性调神，③护肾保精，④形体锻炼，⑤调理饮食，⑥针灸、推拿、药物调养等。

（2）防止病邪侵害 其措施主要有：①避其邪气，《素问·上古天真论》曰："虚邪贼风，避之有时。"②药物预防以防止病邪伤害。

3. 既病防变 指在疾病发生之后，力求做到早期诊治，防止疾病的传变。

（1）早期诊治 《素问·阴阳应象大论》说："故邪风之至，疾如风雨，故善治者治皮毛，其次治肌肤，其次治筋脉，其次治六腑，其次治五脏。治五脏者，半死半生也。"《素问·八正神明论》说："上工救其萌芽……下工救其已成。"

（2）防止疾病的传变 ①阻截病传途径。②先安未受邪之地。

细目二 治 则

◎ **要点**

1. 治则、治法的基本概念 治则，是治疗疾病时所必须遵循的基本原则，是在整体观念和辨证论治精神指导下而制定的治疗疾病的准绳。如扶正祛邪、调整阴阳、正治反治、治标治本、调理精气血津液及三因制宜等，属于基本治则，从属于治病求本的指导思想。

治法，是在一定治则指导下制订的针对疾病与证的具体治疗大法、治疗方法和治疗措施。其中治疗大法是针对一类相同病机的证而确立的，如汗、吐、下、和、清、温、补、消法等八法，其适应范围相对较广，是治法中的较高层次。治疗方法则是在治疗大法限定范围之内，针对某一具体的证所确立的具体治疗方法，如辛温解表、镇肝息风、健脾利湿等，它可以决定选择何种治疗措施。治疗措施，是在治法指导下对病证进行治疗的具体技术、方式与途径，包括药治、针灸、按摩、导引、熏洗等，是治法中的较低层次。

2. 正治与反治 是针对疾病过程中病变本质与征象是否一致而提出的治则。

（1）正治 指采用与疾病的证候性质相反的方药以治疗的一种原则。适用于疾病的征象与其本质相一致的病证。由于采用的方药与疾病证候性质相逆，如热证用寒药，故又称"逆治"。包括寒者热之、热者寒之、虚者补之、实者泻之。

（2）反治 指顺从病证的外在假象而治的一种治疗原则。适用于疾病的征象与其本质不相符的病证，即病有假象者。由于采用的方药性质与病证假象性质相同，故又称为"从治"。究其实质，仍然是针对疾病本质而进行的治疗。包括①热因热用，即以热治热，是用热性药物来治疗具有假热征象的病证。适用于阴盛格阳的真寒假热证。②寒因寒用，即以寒治寒，是用寒性药物来治疗具有假寒征象的病证。适用于阳盛格阴的真热假寒证。③塞因塞用，即以补开塞，是用补益药物来治疗具有闭塞不通症状的虚证。适用于"至虚有盛候"的真虚假实证。④通因通用，即以通治通，是用通利的药物来治疗具有通泻症状的实证。适用于"大实有羸状"的真实假虚证。

3. 治标与治本 标与本是相对而言的，这里主要是用来概括病变过程中矛盾的主次关系。如邪与正，正气为本，邪气为标；病机与症状，病机为本，症状为标；疾病先后，旧病、原发病为本，新病、继发病为标。在复杂多变的疾病过程中，根据标本主次的不同，治疗上就有先后缓急之分。

（1）缓则治本 多用在病情缓和、病势迁延、暂无急重病状的情况下，此时必须着眼于疾病本质的治疗。因标病产生于本病，本病得治，标病自然也随之而去。如痨病肺肾阴虚之咳嗽，肺肾阴虚是本，咳嗽、潮热、盗汗是标，标病不至于危及生命，故治疗多不选用单纯止咳、敛汗之剂来治标，而采滋补肺肾之阴以治其本，本病得以恢复，咳嗽盗汗等诸症也自然会消除。

（2）急则治标 适用于病情严重，在疾病过程中又出现某些急重症状的情况。这时则应当先治或急治。此时的危重症状已成为疾病矛盾的主要方面，若不及时解决就要危及生命，或影响本病的治疗，故必须采取紧急措施先治其标。如病因明确的剧痛，频繁呕吐，二便不通等，可分别采用缓急止痛、降逆止呕、通利二便等治标之法，缓解危机再图其本。又如水臌病人，就原发病与继发病而言，鼓胀多是在肝病基础上形成，则肝血瘀阻为本，腹水为标，如腹水不重，则宜化瘀为主，兼以利水；但若腹水严重、腹部胀满、呼吸急促、二便不利时，则为标急，此时当先治标病之腹水，待腹水减退，病情稳定后，再治其肝病。又如大出血病人，由于大出血会危及生命，故不论何种原因的出血，均应采用"急则治其标"紧急止血，待血止，病情缓和后再治其本。

（3）标本兼治 病变过程中标本错杂并重时，当标本兼治。如素体气虚，抗病力低下，反复感冒，如单补气则易留邪，只解表则易伤正，当标本兼顾，治宜益气解表等。

4. 扶正与祛邪 扶正，即扶助正气以提高机体的抗病能力。适用于各种虚性病变，即"虚则补之。"祛邪，即祛除邪气以安正气。适用于各种实性病变，即所谓"实则泻之。"

扶正祛邪的运用，包括：①单独运用。扶正，适用于虚性病变或真虚假实；祛邪，适用于实性病变或真实假虚。②同时运用。即攻补兼施，适用于虚实夹杂的病变。按主次有扶正兼祛邪和祛邪兼扶正的不同。③先后运用。适用于虚实夹杂病变。先扶正后祛邪，即先补后攻，适应于正虚为主，兼祛邪反更伤正气，或机体不能耐受攻伐者；先祛邪后扶正，即先攻后补，适用于邪盛为主，兼扶正反会助邪，或正气尚能耐受攻伐者。

5. 调整阴阳 即针对疾病过程中机体阴阳的偏盛偏衰，损其有余、补其不足，以恢复人体阴阳的相对平衡的治则。

（1）损其有余，即"实则泻之"，适用于疾病过程中人体阴阳偏盛有余的实性病变。"阳胜则热"的实热则"热者寒之"；"阴胜则寒"的实寒则"寒者热之"。

（2）补其不足，即"虚则补之"，适用于疾病过程中人体阴阳中一方虚损不足的病变。"阴虚则热"的虚热，当"壮水之主，以制阳光"，也可"阳中求阴"，即在补阴时适当佐以补阳药，如肾阴虚衰而相火上僭的虚热证，可用滋阴降火的知柏地黄丸少佐温热药性的肉桂以阳中求阴。"阳虚则寒"的虚寒则"益火之源，以消阴翳"，也可"阴中求阳"，即补阳时适当佐以补阴药，如真武汤中大量补阳药中配以芍药，以阴中求阳。

（3）阴阳两补，适用于阴阳两虚病变。阳损及阴者，以阳虚为主，则在补阳的基础上辅以补阴；阴损及阳者，以阴虚为主，则应在补阴的基础上辅以补阳。

6. 调理精气血津液

（1）调理气与血的关系 气虚生血不足，而致血虚者，宜补气为主，辅以补血，或气血双补；气虚行血无力而致血瘀者，宜补气为主，辅以活血化瘀；气滞致血瘀者，行气为主，辅以活血化瘀；气虚不能摄血者，补气为主，辅以收涩止血。血虚不足以养气，可致气虚，宜补血为主，辅以益气；但气随血脱者，应先益气固脱以止血，待病势缓和后再进补血之品。

（2）调理气与津液的关系 气虚而致津液化生不足者，宜补气生津；气不行津而成水湿痰饮者，宜补气、行气以行津；气不摄津而致体内津液丢失者，宜补气以摄津。津停而致气阻者，在治水湿痰饮的同时，应辅以行气导滞；气随津脱者，宜补气以固脱，辅以补津。

（3）调理气与精的关系　气滞致精阻而排出障碍者，治宜疏利精气；精亏不化气或气虚不化精的精气两虚，治宜补气填精并用。

（4）调理精血津液的关系　"精血同源"，故血虚者在补血的同时，也可填精补髓；精亏者在填精补髓的同时，也可补血。"津血同源"，病理上常有津血同病而见津血亏少或津枯血燥，治当补血养津或养血润燥。

7. 三因制宜

（1）因时制宜　是根据时令气候特点，考虑用药的治则。如《素问·六元正纪大论》所说："用寒远寒，用凉远凉，用温远温，用热远热，食宜同法。"

（2）因地制宜　是根据不同地域环境特点，考虑用药的治则。不同的地域，地势有高下，气候有寒热湿燥，水土性质各异，以及生活习惯与方式的不同，病理变化亦不尽相同，因此，处方用药要因地制宜。

（3）因人制宜　是根据病人的年龄、性别、体质等不同特点，考虑用药的治则。所谓老年慎泻、少年慎补即是。

第十六单元　养生与寿夭

细目一　养　生

◎ 要点

1. **养生的基本概念**　养生，又称道生、摄生、保生，即采取各种方法以保养身体，增强体质，预防疾病，延缓衰老。

2. **养生的原则与方法**

（1）养生的原则　包括：①顺应自然。了解和把握自然界各种变化的规律和特点，保持与自然的统一，即"天人合一"。②形神兼养。注意将调养形体与调摄精神活动相结合，使"形与神俱"，即保持形神合一。③调养脾肾。脾为后天之本，肾为先天之本，保养肾精，"食饮有节"，才能保养脾肾。④因人而异。根据每个人的体质特点、所患疾病、生活习惯等的不同制定具体的养生方法，才能达到有效养生的目的。

（2）养生的方法　主要包括：①适应自然，避其邪气。即提高自身的适应能力，顺应自然界四季气候变化规律，注意"虚邪贼风，避之有时"，防止疾病的发生。②调摄精神，内养真气。保持良好心态，精神内守，喜怒有节对养生具有重要意义。《素问·上古天真论》就指出"恬惔虚无，真气从之，精神内守，病安从来？"③饮食有节，谨和五味。注意饮食不可过饥过饱，不可过于偏食。④劳逸结合，不可过劳。讲究"起居有常，不妄作劳"，"与天地同纪"。⑤和于术数，适当调补。术数，包括导引、吐纳等。即要注意活动肢体，动静结合才有益养生。同时，可以根据自身的体质适当进食调补之品。

细目二　生命的寿夭

◎ 要点

1. **生命的寿夭规律**　关于人体生命的产生，《内经》有两种说法：一是人体生命由父母媾精而产生。如《灵枢·天年》说："人之始生……以母为基，以父为楯。"《素问·金匮真言论》说："夫精者，身之本也。"《灵枢·经脉》说："人始生，先成精。精成而脑髓生，骨为干，脉为营，筋为刚，肉为墙，皮肤坚而毛发长。"这是中医学的生命观。二是人类如同宇宙万物，由天地精气相合而生成。如《素问·宝命全形论》说："人以天地之气生……天地合气，命之曰人。"这是中国古代哲学的生命观。

关于人体生命进程及其规律，《内经》有多篇作了描述。《素问·上古天真论》以女子七七、男子八八之数论述人体生长发育到衰老的过程："女子七岁，肾气盛，齿更发长……五七，阳明脉衰，面始焦……七七，任脉虚，太冲脉衰少……丈夫八岁，发长齿更……八八，则齿发去。"《灵枢·天年》以十岁为纪描述了人体生命活动的进程和发展变化规律："人生十岁，五脏始定，血气已通，其气在下，故好走。二十岁，血气始盛，肌肉方长，故好趋。三十岁，五脏大定，肌肉坚固，血气盛满，故好步。四十岁，五脏六腑十二经络皆大盛以平定，腠理始疏，荣华颓落，发颇斑白，平盛不摇，故好坐。五十岁，肝气始衰，肝叶始薄，胆汁始灭，目始不明。六十岁，心气始衰，苦忧悲，血气懈惰，故好卧。七十岁，脾气虚，皮肤枯。八十岁，肺气衰，魄离，故言善误。九十岁，肾气焦，四脏经脉空虚。百岁，五脏皆虚，神皆去，形骸独居而终矣。"

《内经》对人体生命的产生及其发展变化的论述，主要强调三点：一是脏腑精气的充盛及其生理机能的协调是生命进程的基础；二是形神合一是生命的保证；三是肾精、肾气是构成生命、维持生命活动的根本。

2. 决定寿夭的基本因素 依据《内经》有关论述，决定人之生命长短的基本因素有：

（1）脏腑机能协调者寿 《灵枢·天年》说："人之寿夭各不同，或夭寿，或卒死，或病久，愿闻其道……五脏坚固，血脉和调，肌肉解利，皮肤致密，营卫之行不失其常，呼吸微徐，气以度行，六腑化谷，津液布扬，各如其常，故能长久。"

（2）肾精肾气充盛者寿 《素问·上古天真论》说："有其年已老而有子者，何也？……此其天寿过度，气脉常通，而肾气有余也。"

（3）与天地融为一体，顺应自然规律者寿 《素问·四气调神大论》说："夫四时阴阳者，万物之根本也，所以圣人春夏养阳，秋冬养阴，以从其根，故与万物沉浮于生长之门。"《素问·上古天真论》说："夫上古圣人之教下也，皆谓之虚邪贼风，避之有时，恬惔虚无，真气从之，精神内守，病安从来。是以志闲而少欲，心安而不惧，形劳而不倦，气从以顺，各从其欲，皆得所愿。故美其食，任其服，乐其俗，高下不相慕，其民故曰朴。是以嗜欲不能劳其目，淫邪不能惑其心，愚智贤不肖不惧于物，故合于道。所以能年皆度百岁而动作不衰者，以其德全不危也。"

中医诊断学

第一单元 绪 论

细目 绪 论

◎ **要点一 中医诊断的基本原理**

中医诊断的基本原理是建立在整体观念、相互联系认识基础之上的。具体有如下三点：司外揣内、见微知著、以常衡变。

（一）司外揣内

外，指疾病表现于外的症状、体征；内，指脏腑等内在的病理本质。即通过诊察其反映于外部的现象，便有可能测知内在的变动情况。

《灵枢·本藏》说："视其外应，以知其内脏，则知所病矣。"说明脏腑与体表是内外相应的，观察外部的表现，可以测知内脏的变化，从而了解内脏所发生的疾病，认识了内在的病理本质，便可解释显现于外的证候。这一认识与近代控制论的"黑箱"理论有着惊人的相似之处。

（二）见微知著

"见微知著"，语出《医学心悟·医中百误歌》。微，指微小、局部的变化；著，指明显的、整体的情况。见微知著，是指机体的某些局部表现，常包含着整体的生理、病理信息，通过微小的变化，可以测知整体的情况。

临床实践证明，某些局部的改变，确实有诊断全身疾病的意义。因而有人说，中医学含有当代"生物全息"的思想，认为人体的某些局部，可以看作是脏腑的"缩影"。

（三）以常衡变

以常衡变又称以常达变，常，指健康的、生理的状态；变，指异常的、病理的状态。以常衡变，是指在认识正常的基础上，发现太过、不及的异常变化。

◎ **要点二 中医诊断的基本原则**

在中医基础理论指导下，正确运用科学的诊断思维方法，才能在错综复杂的临床表现中找出疾病的根结所在，才能确诊无误。中医诊断的三大原则有整体审察、四诊合参、病证结合。

（一）整体审察

整体审察，是指诊断疾病时，重视病人整体的病理联系，同时，还要将病人与其所处环境结合起来综合地判断病情。因此，整体审察可视为整体观念在中医诊断学中的集中体现。

1. **整体审察的理论依据** 人是一个有机的整体，内在的脏腑与体表的形体官窍之间是密切相关的，整个人体又受到社会环境和自然环境的影响。人体一旦患了疾病，局部的病变可以影响全身；精神的刺激可以导致气血甚至形体的变化，脏腑的病变可以造成气血阴阳的失常和精神活动的改变等，任何疾病都或多或少地具有整体性的变化。

2. **整体审察的含义**

（1）通过诊法收集病人的临床资料时，必须从整体上进行多方面的考虑，而不能只看到局部的痛苦。要从整体上了解疾病的病因病机、脏腑气血阴阳的变动状况，不仅应对局部的病状进行详细的询问、检查，而且要通过寒热、饮食、二便、睡眠、精神状况、舌象、脉象等了解全身的情况。

（2）要了解病史、体质、家庭、环境、时令、气候等对疾病有无影响。

（二）四诊合参

"四诊合参"，是指四诊并重，诸法参用，综合收集病情资料。

1. 疾病是一个复杂的过程，其临床表现可体现于多个方面，必须四诊合参，才能全面、详尽地获取诊断所需的临床资料。

2. 望、闻、问、切四诊是从不同的角度检查病情和收集临床资料，各有其独特的技术与意义，不能互相取代。

（三）病证结合

中医诊断包括辨病和辨证，中医的诊断结论由病名和证名组成。病与证是疾病诊断的两个不同的侧重点，辨病是探求病变全过程总的发展规律，认识贯穿疾病始终的基本矛盾；而辨证则是识别疾病某一阶段的主要病理症结，抓住当前疾病的主要矛盾。中医历来既强调辨证，也不忽视辨病，把辨证与辨病结合起来。

1. 病是对疾病全过程的特点与规律所作的概括。

2. 证是对疾病当前阶段的病位、病性等所作的结论。

3. 病注重从贯穿疾病始终的根本矛盾上认识病情，证主要是从机体反应状况上认识病情。辨病有利于从疾病全过程、特征上认识疾病的本质，重视疾病的基本矛盾；辨证则重在从疾病当前的表现中判断病变的位置与性质，抓住当前的主要矛盾。

第二单元 望 诊

望诊，是医生运用视觉对人体外部情况进行有目的的观察，以了解健康状况，测知病情的方法。

细目一 望 神

◎ 要点一 得神、失神、少神、假神的常见临床表现及其意义

（一）得神

得神即有神，是精充气足神旺的表现。

1. **临床表现** 神志清楚，语言清晰；目光明亮，精彩内含；面色荣润含蓄，表情丰富自然；反应灵敏，动作灵活，体态自如；呼吸平稳，肌肉不削。

2. **临床意义** 提示精气充盛，体健神旺，为健康的表现，或虽病而精气未衰，病轻易治，预后良好。

（二）少神

少神又称为神气不足，是指精气不足，神气不旺的表现。介于得神与失神之间。

1. **临床表现** 精神不振，两目乏神，面色少华，肌肉松软，倦怠乏力，少气懒言，动作迟缓等。

2. **临床意义** 提示正气不足，精气轻度损伤，脏腑功能减弱。常见于虚证患者，或病后恢复期病人。

（三）失神

失神即无神，是精亏神衰或邪盛神乱的表现。

1. **精亏神衰**

（1）**临床表现** 精神萎靡，意识模糊，反应迟钝，面色无华，晦暗暴露，目无光彩，眼球呆滞，呼吸微弱，或喘促无力，肉削著骨，动作艰难等。

(2) 临床意义　提示脏腑精气亏虚已极，正气大伤，功能活动衰竭。多见于慢性久病重病之人，预后不良。

2. 邪盛神乱

（1）临床表现　神昏谵语，躁扰不宁，循衣摸床，撮空理线；或猝然昏倒，双手握固，牙关紧闭等。

（2）临床意义　提示邪气亢盛，热扰神明，邪陷心包；或肝风夹痰，蒙蔽清窍，阻闭经络。多见于急性病人，亦属病重。

（四）假神

假神是指久病、重病患者，精气本已极度衰竭，而突然出现某些神气暂时"好转"的虚假表现。是脏腑精气极度衰竭的表现。

1. 临床表现　如久病、重病患者，本已神昏或精神极度萎靡，突然神识清楚，想见亲人，言语不休，但精神烦躁不安；或原本目无光彩，突然目光转亮，但却浮光外露，目睛直视；或久病面色晦暗无华，突然两颧泛红如妆等；或原本身体沉重难移，忽思起床活动，但并不能自己转动；或久病本无食欲，而突然欲进饮食等。

2. 临床意义　提示脏腑精气耗竭殆尽，正气将绝，阴不敛阳，虚阳外越，阴阳即将离决，属病危。常见于临终之前，为死亡的预兆。故古人比喻为回光返照、残灯复明。

◎ 要点二　神乱的常见临床表现及其意义

神乱是指神志错乱失常。临床常表现为焦虑恐惧、狂躁不安、淡漠痴呆和猝然昏倒等，多见于癫、狂、痴、痫、脏躁等病人。

1. 焦虑恐惧　焦虑恐惧是指病人时时恐惧，焦虑不安，心悸气促，不敢独处的症状。多由心胆气虚，心神失养所致，常见于脏躁等病人。

2. 狂躁不安　狂躁不安是指患者毫无理智，狂躁不安，胡言乱语，少寐多梦，甚者打人毁物，不避亲疏的症状。多由痰火扰乱心神所致，常见于狂病等。

3. 淡漠痴呆　淡漠痴呆是指病人表情淡漠，神识痴呆，喃喃自语，哭笑无常，悲观失望的症状。多由痰浊蒙蔽心神，或先天禀赋不足所致，常见于癫病、痴呆等。

4. 猝然昏倒　猝然昏倒是指病人突然昏倒，不省不事，口吐白沫，目睛上视，四肢抽搐，移时苏醒，醒后如常的症状。多由于脏气失调，肝风夹痰上逆，蒙蔽清窍所致，属痫病。

细目二　望面色

◎ 要点一　常色与病色的分类、临床表现及其意义

（一）常色的分类、临床表现及意义

常色指健康人面部皮肤的色泽，表示人体精神气血津液充盈。

我国正常人的面色应是红黄隐隐，明润含蓄，是有神气、有胃气的表现。所谓有神气，即光明润泽；所谓有胃气，即隐约微黄，含蓄不露。由于时间、气候、环境等变化，常色又有主色、客色之分。

1. 主色　主色为人生来就有的基本面色，属于个体特征，终生基本不变。但由于种族、禀赋的原因，主色也有偏白、偏黑、偏红、偏黄、偏青的差异。

2. 客色　客色是指因外界因素（如季节、昼夜、阴晴气候等）的不同，或生活条件的差异，而微有相应变化的面色。如春应稍青，夏应稍红，长夏应稍黄，秋应稍白，冬应稍黑等。

主色和客色都是正常的生理现象。此外，如饮酒、跑步、七情等一时的影响，或因职业、工作关系少见阳光，或久经日晒，以及风土、种族等而有所变化，也不是病色，诊断时必须注意。

（二）病色的分类、临床表现及意义

病色是指人体在疾病状态时面部显示的色泽。病色是以晦暗（即面部皮肤枯槁发暗而无光泽）、暴露（即某种面色异常明显地显露于外）为特点。

一般情况下，面部颜色显露程度与光泽的有

无，受疾病轻重等不同情况的直接影响。一般而言，新病、轻病、阳证，面色多显露但尚有光泽；久病、重病、阴证，面色则多暴露而晦暗。观察病色的关键在于分辨面色的善、恶。

1. 善色 善色指病人面色虽有异常，但仍光明润泽。说明病变尚轻，脏腑精气未衰，胃气尚能上荣于面。其病易治，预后较好。

2. 恶色 恶色指病人面色异常，且枯槁晦暗。说明病变深重，脏腑精气已衰，胃气不能上荣于面。其病难治，预后较差。

◎ 要点二 五色主病的临床表现及其意义

病色大致可分为赤、白、黄、青、黑五种，分别见于不同脏腑和不同性质的疾病。

（一）赤色

赤色主热证，亦可见于戴阳证。

1. 满面通红者，多属外感发热，或脏腑火热炽盛的实热证。
2. 两颧潮红者，多属阴虚阳亢的虚热证。
3. 久病重病面色苍白，却颧颊部嫩红如妆，游移不定者，属戴阳证。是脏腑精气衰竭殆尽，阴阳虚极，阴不敛阳，虚阳浮越所致，属病重。

（二）白色

白色主虚证（包括血虚、气虚、阳虚）、寒证、失血证。

1. 面色淡白无华，舌、唇色淡者，多属血虚证或失血证。
2. 面色㿠白者，多属阳虚证；面色㿠白而虚浮者，多属阳虚水泛。
3. 面色苍白（白中透青）者，多属阳气暴脱之亡阳证；或阴寒凝滞，血行不畅之实寒证；或大失血之人。

（三）黄色

黄色主虚证、湿证。

1. 面色淡黄，枯槁无华，称"萎黄"。常见于脾胃气虚，气血不足者。
2. 面黄虚浮，称为"黄胖"。多是脾气虚衰，湿邪内阻所致。

3. 若面目一身俱黄，称为"黄疸"。黄而鲜明如橘子色者，属"阳黄"，为湿热熏蒸之故；黄而晦暗如烟熏者，属"阴黄"，为寒湿郁阻之故。

（四）青色

青色主寒证、气滞、血瘀、疼痛和惊风。

1. 面色淡青或青黑者，属寒盛、痛剧。
2. 突然面色青灰，口唇青紫，肢凉脉微，多为心阳暴脱，心血瘀阻之象。
3. 久病面色与口唇青紫，多属心气、心阳虚衰，血行瘀阻，或肺气闭塞，呼吸不利。
4. 面色青黄（苍黄），多见于肝脾不调。
5. 小儿眉间、鼻柱、唇周色青者，多属惊风或惊风先兆。

（五）黑色

黑色主肾虚、寒证、水饮、瘀血、疼痛。

1. 面黑暗淡者，多属肾阳虚。
2. 面黑干焦者，多属肾阴虚。
3. 眼眶周围色黑者，多属肾虚水饮或寒湿带下。
4. 面色黧黑、肌肤甲错者，多由瘀血日久所致。

◎ 要点三 面部色诊的意义

（一）判断气血的盛衰

面部是观察人体气血变化的窗口，体内气血的盛衰在面部反映最及时而明显。例如，面色红润光泽，为气血充盛；面色淡白无华，为气血不足；面色晦暗青紫，多属气血瘀滞等。

（二）识别病邪的性质

机体感受不同病邪，会引起体内不同的病理变化，反映在面部就会出现不同的色泽改变。如面部色赤多为热邪，色白多为寒邪，色青紫多为气滞血瘀，面目色黄鲜明为湿热熏蒸等。

（三）确定疾病的部位

1. 按照五色与五脏的对应关系诊察 青为肝色，赤为心色，白为肺色，黄为脾色，黑为肾色。正常情况下，五色隐约见于皮肤光泽之间，含蓄而不外露。一旦脏腑有病，其病色则可明显暴露于外，称为真脏之色外露。故观察不同的面色变化，有助于判断不同的脏腑病位。

2. 按照颜面的脏腑分部位诊察

（1）《灵枢·五色》划分法　先将面部划分为不同的部位并给予命名，如前额——庭、颜，眉间——阙，鼻——明堂，颊侧——藩，耳门——蔽，等；然后规定脏腑在面部的分属，庭候首面，阙上候咽喉，阙中（印堂）候肺，阙下（下极、山根）候心，下极之下（年寿）候肝，肝部左右候胆，肝下（鼻端、准头、面王）候脾，方上（即鼻翼）候胃，中央（颧下）候大肠，挟大肠（颊部下方）候肾，面王以上（即鼻端两旁上方）候小肠，面王以下（即人中部位）候膀胱、胞宫。

（2）《素问·刺热》划分法　左颊候肝，右颊候肺，额候心，鼻候脾，颏候肾。

当脏腑有病时，可在面部对应的区域出现色泽的改变，观察面部不同区域的色泽变化，有助于判断病变的具体脏腑定位。

（四）预测疾病的轻重与转归

色属阴主血，常反映血液的盈亏与运行情况；泽属阳主气，常反映脏腑精气和津液的盛衰。不论何色，凡无光泽，均属病重，预后较差。

细目三　望形态

◎ 要点一　形体强弱胖瘦的临床表现及其意义

（一）形体强弱

1. 体强　指身体强壮。表现为胸廓宽厚，筋强骨健，肌肉充实有力，皮肤光滑润泽，同时精力充沛，食欲旺盛。说明内脏坚实，气血旺盛，抗病力强，这种人不易患病，即使有病，也容易治愈，预后较好。

2. 体弱　指身体衰弱。表现为胸廓狭窄，筋细骨弱，肌肉瘦软无力，皮肤干枯不泽。同时精神不振，食少乏力。说明内脏脆弱，气血不足，抗病力弱，这种人容易患病，且病后多迁延难愈，预后较差。

（二）形体胖瘦

1. 肥胖　体重超过正常标准20%者，一般可视为肥胖。其体形特点是头圆形，颈短粗，肩宽平，胸厚短圆，大腹便便，体形肥胖。

（1）若形体肥胖，肌肉坚实，食欲旺盛，为形气有余。

（2）若形体肥胖，肉松皮缓，食少懒动，动则乏力气短，属形盛气虚。

肥胖多因嗜食肥甘，喜静少动，脾失健运，痰湿脂膏积聚等所致。因形盛气虚，水湿难以周流，则痰湿积聚，故有"肥人湿多""肥人多痰"之说。

2. 消瘦　指体重明显下降，较标准体重减少10%以上者。其体形特点是头长形，颈细长，肩狭窄，胸狭平坦，腹部瘦瘪，体形瘦长。形体较瘦但精力充沛，神旺有力，抗病力强，也应属正常健康之人。

（1）形瘦食多，为中焦有火。

（2）形瘦食少，为中气虚弱。

由于消瘦者，形瘦皮皱，多属阴血不足，内有虚火的表现，易患肺痨等病。故有"瘦人多火"之说。

◎ 要点二　姿态异常（动静姿态、异常动作）的临床表现及其意义

（一）动静姿态

1. 坐形

（1）坐而喜仰，但坐不得卧，卧则气逆，多为咳喘肺胀，或水饮停于胸腹等所致肺实气逆。

（2）坐而喜俯，少气懒言，多属体弱气虚。

（3）但卧不得坐，坐则神疲或昏眩，多为气血俱虚，或夺气脱血，或肝阳化风。

（4）坐时常以手抱头，头倾不能昂，凝神熟视，为精神衰败。

2. 卧式

（1）卧时常向外，躁动不安，身轻能自转

侧，多为阳证、热证、实证。

（2）卧时喜向里，喜静懒动，身重不能转侧，多为阴证、寒证、虚证。

（3）蜷卧缩足，喜加衣被者，多为虚寒证。

（4）仰卧伸足，掀去衣被，多属实热证。

（5）咳逆倚息不得卧，卧则气逆，多为肺气壅滞，或心阳不足，水气凌心，或肺有伏饮。

3. 立姿

（1）站立不稳，伴见眩晕者，多属肝风内动，或脑有病变。

（2）不耐久站，站立时常欲倚靠它物支撑，多属气虚血衰。

（3）若以两手护腹，俯身前倾者，多为腹痛之征。

4. 行态

（1）以手护腰，弯腰曲背，行动艰难，多为腰腿疼。

（2）行走之际，突然止步不前，以手护心，多为脘腹痛或心痛。

（3）行走时身体震动不定，为肝风内动。

（二）异常动作

1. 病人睑、面、唇、指（趾）不时颤动者，在外感热病中，多是动风预兆；在内伤杂病中，多是气血不足，筋脉失养，虚风内动。

2. 四肢抽搐或拘挛，项背强直，角弓反张者，常见于小儿惊风、痫病、破伤风、子痫、马钱子中毒等。

3. 猝然昏倒，不省人事，口眼歪斜，半身不遂者，属中风病。卒倒神昏，口吐涎沫，四肢抽搐，醒后如常者，属痫病。

4. 恶寒战栗（寒战），见于疟疾发作，或伤寒、温病邪正剧争欲作战汗之时。

5. 肢体软弱无力，行动不灵而无痛，是痿病。关节拘挛，屈伸不利，多属痹病。

6. 儿童手足伸曲扭转，挤眉眨眼，咧嘴伸舌，状似舞蹈，不能自制，多由气血不足，风湿内侵所致。

细目四　望头面五官

◎ 要点一　望头、发的主要内容及其临床意义

头发的生长与肾气和精血的盛衰关系密切，故望发可以诊察肾气的强弱和精血的盛衰。正常人发黑稠密润泽，是肾气充盛，精血充足的表现。

（一）发黄

指发黄干枯，稀疏易落。多属精血不足，可见于慢性虚损病人或大病之后精血未复。

（1）小儿头发稀疏黄软，生长迟缓，甚至久不生发，或枕后发稀，或头发稀疏不匀者，多因先天不足，肾精亏损而致。

（2）小儿发结如穗，枯黄无泽，伴见面黄肌瘦，多为疳积病。

（二）发白

指青少年白发。发白伴有耳鸣、腰酸者属肾虚；伴有失眠健忘症状者为劳神伤血所致；但亦有因先天禀赋所致者。

（三）脱发

1. 突然片状脱发，脱落处显露圆形或椭圆形光亮头皮而无自觉症状，称为斑秃，多为血虚受风所致。

2. 青壮年头发稀疏易落，有眩晕、健忘、腰膝酸软等表现者，多为肾虚。

3. 头发已脱，头皮瘙痒、多屑多脂者，多为血热化燥所致。

◎ 要点二　面肿、腮肿及口眼㖞斜的临床表现及其意义

（一）面肿

面部浮肿，按之凹陷者，为水肿病，属全身水肿的一部分。

1. 颜面浮肿，发病迅速者，为阳水，多为外感风邪，肺失宣降所致。

2. 颜面浮肿，兼见面色㿠白，发病缓慢者属阴水，多由脾肾阳虚，水湿泛滥所致。

3. 颜面浮肿，兼见面唇青紫，心悸气喘，不能平卧者，多属心肾阳虚，血行瘀滞，水气凌心所致。

（二）腮肿

1. **痄腮** 指一侧或两侧腮部以耳垂为中心肿起，边缘不清，局部灼热疼痛的症状。为外感温毒之邪所致，多见于儿童，属传染病。

2. **发颐** 指颧下颌上耳前发红肿起，伴有寒热、疼痛的症状。为阳明热毒上攻所致。

（三）口眼㖞斜

1. **口僻** 单见口眼㖞斜，肌肤不仁，面部肌肉患侧偏缓、健侧紧急，患侧目不能合，口不能闭，不能皱眉鼓腮，饮食言语皆不利者，为风邪中络所致。

2. **中风** 若口眼㖞斜兼半身不遂者，则为中风病。

◎ 要点三　目的脏腑分属，望目色、目形、目态的主要内容及其临床意义

（一）目的脏腑分属

1. 目内眦及外眦的血络属心，称为"血轮"。
2. 黑珠属肝，称为"风轮"。
3. 白睛属肺，称为"气轮"。
4. 瞳仁属肾，称为"水轮"。
5. 眼胞属脾，称为"肉轮"。

（二）望目色

1. **目赤肿痛** 多属实热证。如白睛色红为肺火或外感风热；两眦赤痛为心火；睑缘赤烂为脾有湿热；全目赤肿为肝经风热上攻。

2. **白睛发黄** 为黄疸的主要标志。多由湿热或寒湿内蕴，肝胆疏泄失常，胆汁外溢所致。

3. **目眦淡白** 属血虚、失血。是血少不能上荣于目所致。

4. **目胞色黑晦暗** 多属肾虚。

5. **黑睛灰白混浊** 称为目生翳。多因邪毒侵袭，或肝胆实火上攻，或湿热熏蒸，或阴虚火炎等，使黑睛受伤而成。

（三）望目形

1. **目胞浮肿** 为水肿的常见表现。

2. **眼窠凹陷** 多为伤津耗液或气血不足，可见于吐泻伤津或气血虚衰的病人；若久病重病眼球深陷，伴形瘦如柴，则为脏腑精气竭绝，正气衰竭，属病危。

3. **眼球突出** 眼球突出兼喘满上气者，属肺胀，为痰浊阻肺、肺气不宣、呼吸不利所致。若眼球突出兼颈前微肿，急躁易怒者，称为瘿病，因肝郁化火、痰气壅结所致。

4. **胞睑红肿** 睑缘肿起结节如麦粒，红肿较轻者，称为针眼；胞睑漫肿，红肿较重者，称为眼丹，皆为风热邪毒或脾胃蕴热上攻于目所致。

（四）望目态

1. **瞳孔缩小** 可见于川乌、草乌、毒蕈、有机磷类农药及吗啡、氯丙嗪等药物中毒。

2. **瞳孔散大** 可见于颅脑损伤（如头部外伤）、出血中风病等，提示病情危重；若两侧瞳孔完全散大，对光反射消失则是临床死亡的指征之一；也可见于青风内障或颠茄类药物中毒等。

3. **目睛凝视** 指病人两眼固定，不能转动。固定前视者，称瞪目直视；固定上视者，称戴眼反折；固定侧视者，称横目斜视。多属肝风内动所致。

4. **睡眠露睛** 指病人昏昏欲睡，睡后胞睑未闭而睛珠外露。多属脾气虚弱，气血不足，胞睑失养所致。常见于吐泻伤津和慢脾风的患儿。

5. **胞睑下垂** 又称睑废，指胞睑无力张开而上睑下垂者。双睑下垂者，多为先天不足、脾肾亏虚；单睑下垂者，多见于外伤所致。

◎ 要点四　望口、唇、齿、龈的主要内容及其临床意义

（一）望口

1. 口之形色

（1）口角流涎　小儿见之多属脾虚湿盛；成人见之多为中风口歪不能收摄。

(2) 口疮 唇内和口腔肌膜出现灰白色小溃疡，周围红晕，局部疼痛。多由心脾二经积热上熏所致。

(3) 口糜 口腔肌膜糜烂成片，口气臭秽，多由湿热内郁，上蒸口腔而成。

(4) 鹅口疮 小儿口腔、舌上出现片状白屑，状如鹅口者，多因感受邪毒，心脾积热，上熏口舌所致。

2. 口之动态

(1) 口张 口开而不闭，属虚证。若状如鱼口，但出不入，则为肺气将绝。

(2) 口噤 口闭而难开，牙关紧急，属实证，多因筋脉拘急所致，可见于中风、痫病、惊风、破伤风等。

(3) 口撮 上下口唇紧聚，不能吸吮，可见于小儿脐风。

(4) 口㖞 口角向一侧歪斜，见于风邪中络，或中风病的中经络。

(5) 口振 战栗鼓颔，口唇振摇，多为阳虚寒盛或邪正剧争所致，可见于温病、伤寒欲作汗时，或疟疾发作时。

(6) 口动 口频繁开合，不能自禁，是胃气虚弱的表现；若口角掣动不止，是热极生风或脾虚生风之象。

（二）望唇

1. 唇之色泽

(1) 唇色红润 此为正常人的表现，说明胃气充足，气血调匀。

(2) 唇色淡白 多属血虚或失血。

(3) 唇色深红 多属热盛。

(4) 口唇赤肿而干 多为热极。

(5) 口唇樱桃红色 多见于煤气中毒。

(6) 口唇青紫 多属瘀血证。

(7) 口唇青黑 多属寒盛、痛极。

2. 唇之形态

(1) 口唇干裂，为津液损伤，多属燥热伤津或阴虚液亏。

(2) 口唇糜烂，多为脾胃积热上蒸。

(3) 唇内溃烂，其色淡红，为虚火上炎。

(4) 唇边生疮，红肿疼痛，为心脾积热。

(5) 唇角生疔，麻木痒痛，多为锁口疔；人中部生疔，多为人中疔。

(6) 人中满唇反。久病而人中沟变平，口唇翻卷不能覆齿，称"人中满唇反"，为脾气将绝，属病危。

（三）望齿

1. 牙齿色泽

(1) 牙齿洁白润泽：是津液内充、肾气充足的表现。

(2) 牙齿干燥：为胃阴已伤。

(3) 牙齿光燥如石：是阳明热盛，津液大伤。

(4) 牙齿燥如枯骨：是肾阴枯涸，精不上荣，见于温热病的晚期。

(5) 牙齿枯黄脱落：见于久病者，多为骨绝。

(6) 齿焦有垢，为胃肾热盛，但气液未竭；齿焦无垢，为胃肾热甚，气液已竭。

2. 牙齿动态

(1) 牙关紧急 多属风痰阻络或热极生风。

(2) 咬牙龂齿 为热盛动风。

(3) 睡中龂齿 多因胃热或虫积所致，也可见于正常人。

（四）望牙龈

1. 牙龈色泽

(1) 牙龈淡红而润泽 是胃气充足，气血调匀。

(2) 牙龈淡白 多是血虚或失血。

(3) 牙龈红肿疼痛 多是胃火亢盛。

2. 牙龈形态

(1) 齿衄 齿缝出血，痛而红肿，多为胃热伤络；若不痛不红微肿者，多为气虚，或肾火伤络。

(2) 牙宣 龈肉萎缩，牙根暴露，牙齿松动，多属肾虚或胃阴不足。

（3）牙疳　牙龈溃烂，流腐臭血水，多因外感疫疠之邪，积毒上攻所致。

◎ 要点五　望咽喉的主要内容及其临床意义

（一）望咽喉色泽

1. **咽部深红，肿痛明显**　属实热证，多因肺胃热毒壅盛所致。

2. **咽部嫩红，肿痛不显**　属阴虚证，多由肾水亏少、阴虚火旺所致。

3. **咽喉淡红漫肿**　多属痰湿凝聚所致。

（二）望咽喉形态

1. **乳蛾**　一侧或两侧喉核红肿肥大，形如乳头或乳蛾，表面或有脓点，咽痛不适。属肺胃热盛，邪客喉核，或虚火上炎，气血瘀滞所致。

2. **喉痈**　咽喉部红肿高突，疼痛剧烈，吞咽困难。多因脏腑蕴热，复感外邪，热毒客于咽喉所致。

3. **咽喉腐烂**　溃烂成片或凹陷者，为肺胃热毒壅盛；若腐烂分散浅表者，为肺胃之热尚轻；若溃腐日久，周围淡红或苍白者，多属虚证。

4. **伪膜**　咽部溃烂处上覆白腐，形如白膜者。如伪膜松厚，容易拭去，去后不复生，此属肺胃热浊上壅于咽，证较轻；如伪膜坚韧，不易剥离，重剥则出血，或剥去随即复生，此属重证，多是白喉，又称"疫喉"，因肺胃热毒伤阴而成，属烈性传染病。

5. **成脓**　咽喉局部红肿高突，有波动感，压之柔软凹陷者，多已成脓；压之坚硬则尚未成脓。

细目五　望躯体四肢

◎ 要点一　望颈项的主要内容及其临床意义

（一）瘿瘤

瘿瘤指颈部结喉处有肿块突起，或大或小，或单侧或双侧，可随吞咽而上下移动。多因肝郁气结痰凝，或水土失调，痰气搏结所致。

（二）瘰疬

瘰疬指颈侧颔下有肿块如豆，累累如串珠。多由肺肾阴虚，虚火内灼，炼液为痰，结于颈部，或外感风火时毒，夹痰结于颈部所致。

（三）颈痈

颈痈指颈部痈肿、瘰疬溃破后，久不收口，形成管道。病名曰鼠瘘。因痰火久结，气血凝滞，疮孔不收而成。

（四）项痈、颈痈

项部或颈部两侧焮红漫肿，疼痛灼热，甚至溃烂流脓者，谓之项痈或颈痈。多由风热邪毒蕴蒸，气血壅滞，痰毒互结于颈项所致。

（五）气管偏移

指气管不居中，向一侧偏移。多为胸膈有水饮或气体，或因单侧瘿瘤、肿物等，挤压、牵拉气管所致，可见于悬饮、气胸、石瘿、肉瘿、肺部肿瘤等病。

（六）项强

项强指项部拘紧或强硬。

1. 项部拘急牵引不舒，兼有恶寒、发热，是风寒侵袭太阳经脉，经气不利所致。

2. 项部强硬，不能前俯，兼壮热、神昏、抽搐者，多属温病火邪上攻，或脑髓有病。

3. 项强不适，兼头晕者，多属阴虚阳亢，或经气不利所致。

4. 睡眠之后，项强而痛，并无他苦者，为落枕，多因睡姿不当，项部经络气滞所致。

（七）项软

项软指颈项软弱，抬头无力。小儿项软，多因先天不足，肾精亏损，后天失养，发育不良，可见于佝偻病患儿。久病、重病颈项软弱，头垂不抬，眼窝深陷，多为脏腑精气衰竭之象，属病危。

（八）颈脉搏动

颈脉搏动指在安静状态时出现颈侧人迎脉搏

动明显。可见于肝阳上亢或血虚重证等病人。

（九）颈脉怒张

颈脉怒张指颈部脉管明显胀大，平卧时更甚。多见于心血瘀阻，肺气壅滞及心肾阳衰、水气凌心的病人。

◎ 要点二 望四肢的主要内容及其临床意义

（一）外形

1. 四肢萎缩 指四肢或某一肢体肌肉消瘦、萎缩、松软无力。多因气血亏虚或经络闭阻，肢体失养所致。

2. 肢体肿胀 指四肢或某一肢体肿胀。

（1）四肢红肿疼痛者，多为热壅血瘀所致。

（2）足部或下肢肿胀，甚至兼全身浮肿者，多见于水肿。

（3）下肢肿胀，皮肤粗厚如象皮者，多见于丝虫病。

3. 膝部肿大

（1）膝部红肿热痛，屈伸不利，多见于热痹，为风湿郁久化热所致。

（2）膝部肿大而股胫消瘦，称为"鹤膝风"，多因寒湿久留，气血亏虚所致。

4. 小腿青筋 指小腿青筋暴露，形似蚯蚓。多因寒湿内侵，络脉血瘀所致。

5. 下肢畸形 指膝内翻、膝外翻、足内翻、足外翻等，均属先天不足，肾气不充，或后天失养，发育不良。

（1）直立时两踝并拢而两膝分离，称为膝内翻（又称"O"形腿）。

（2）两膝并拢而两踝分离，称为膝外翻（又称"X"形腿）。

（3）踝关节呈固定型内收位，称足内翻。

（4）踝关节呈固定型外展位，称足外翻。

（二）动态

1. 肢体痿废 指肢体肌肉萎缩，筋脉弛缓，痿废不用，多见于痿病。常因精津亏虚或湿热浸淫，筋脉失养所致。若双下肢痿废不用者，多见于截瘫病人。

2. 四肢抽搐 指四肢筋脉挛急与弛张间作，舒缩交替，动作有力。多因肝风内动，筋脉拘急所致。

3. 手足拘急 指手足筋肉挛急不舒，屈伸不利，多因寒邪凝滞，或气血亏虚，筋脉失养所致。

4. 手足颤动 指双手或下肢颤抖，或振摇不定，不能自主。多由血虚筋脉失养，或饮酒过度所致。

5. 手足蠕动 指手足时时掣动，动作弛缓无力，如虫之蠕行。多为阴虚动风所致。

6. 扬手掷足 指热病中，神志昏迷，手足躁动不宁，是热扰心神所致。

7. 循衣摸床，撮空理线 指重病神识不清，病人不自主地伸手抚摸衣被、床沿，或伸手向空，手指时分时合，为病重失神之象。

细目六 望皮肤

◎ 要点一 望皮肤色泽的内容及其临床意义

（一）皮肤发赤

皮肤突然鲜红成片，色如涂丹，边缘清楚，灼热肿胀者，为丹毒。

1. 发于头面者，名抱头火丹。

2. 发于小腿足部者名流火。

3. 发于全身、游走不定者，名赤游丹。

发于上部者多由风热化火所致，发于下部者多因湿热化火而成，亦有因外伤染毒而引起者。

（二）皮肤发黄

面目、皮肤、爪甲俱黄者，为黄疸，多因外感湿热、疫毒，内伤酒食，或脾虚湿困，血瘀气滞等所致。

1. 黄色鲜明如橘皮色者，属阳黄，因湿热蕴蒸，胆汁外溢肌肤而成。

2. 黄色晦暗如烟熏色者，属阴黄，因寒湿阻遏，胆汁外溢肌肤所致。

（三）皮肤紫黑

面、手、乳晕、腋窝、外生殖器、口腔黏膜等处呈弥漫性棕黑色改变者，多为黑疸，由劳损伤肾所致；周身皮肤发黑亦可见于肾阳虚衰的病人。

（四）皮肤白斑

四肢、面部等处出现白斑，大小不等，界限清楚，病程缓慢者，为白驳风。多因风湿侵袭，气血失和，血不荣肤所致。

◎ 要点二　望斑疹的内容及其临床意义

斑和疹都是全身性疾病表现于皮肤的症状。

（一）斑

斑指皮肤黏膜出现深红色或青紫色片状斑块，平摊于皮肤，摸之不碍手，压之不退色的症状。可由外感温热邪毒，热毒窜络，内迫营血，或脾虚血失统摄，或阳衰寒凝血瘀，或外伤血溢肌肤所致。

（二）疹

疹指皮肤出现红色或紫红色、粟粒状疹点，高出皮肤，抚之碍手，压之退色的症状。常见于麻疹、风疹、瘾疹等病，也可见于温热病中。多因外感风热时邪，或过敏，或热入营血所致。

1. **麻疹**　疹色桃红，形似麻粒，先见于耳后发际，渐延及颜面、躯干和四肢，疹发透彻后按出疹顺序依次消退。因外感时邪所致，属儿科常见传染病。

2. **风疹**　疹色淡红，细小稀疏，瘙痒不已，时发时止。为外感风热时邪所致。

3. **瘾疹**　皮肤上出现淡红色或苍白色风团，大小形态各异，瘙痒，搔之融合成片，高出皮肤，发无定处，出没迅速，时隐时现。为外感风邪或过敏所致。

细目七　望排出物

◎ 要点一　望痰、涕的内容及其临床意义

（一）望痰

1. 痰黄黏稠，坚而成块者，属热痰。因热邪煎熬津液之故。

2. 痰白而清稀，或有灰黑点者，属寒痰。因寒伤阳气，气不化津，湿聚为痰之故。

3. 痰白滑而量多，易咯出者，属湿痰。因脾虚不运，水湿不化，聚而成痰之故。

4. 痰少而黏，难于咯出者，属燥痰。因燥邪伤肺，或肺阴虚津亏所致。

5. 痰中带血，色鲜红者，为热伤肺络。多因肺阴亏虚，或肝火犯肺，或痰热壅肺所致。

6. 咳吐脓血腥臭痰，属肺痈。是热毒蕴肺，化腐成脓所致。

（二）望涕

1. 新病鼻塞流清涕，是外感风寒；鼻流浊涕，是外感风热。

2. 阵发性清涕，量多如注，伴喷嚏频作，多属鼻鼽，是风寒束于肺卫所致。

3. 久流浊涕，质稠、量多、气腥臭者，为鼻渊，是湿热蕴阻所致。

◎ 要点二　望呕吐物的内容及其临床意义

1. 呕吐物清稀无臭，多因胃阳不足，难以腐熟水谷，或寒邪犯胃，损伤胃阳，导致水饮内停，胃失和降所致。

2. 呕吐物秽浊酸臭，多因邪热犯胃，胃失和降所致。

3. 呕吐清水痰涎，伴胃脘振水声，多为饮停胃脘，胃失和降所致。

4. 吐物酸腐夹杂不化食物，多属伤食，因暴饮暴食，损伤脾胃，宿食不化，胃气上逆所致。

5. 呕吐黄绿苦水，多为肝胆湿热或郁热所致。

6. 吐血色暗红或紫暗有块，夹杂食物残渣，

多属胃有积热，或肝火犯胃，或胃脘素有瘀血所致。

细目八 望小儿食指络脉

◎ 要点一 望小儿食指络脉的方法及其正常表现

（一）望小儿食指络脉的方法

诊察小儿食指络脉时，令家长抱小儿面向光亮，医生用左手拇指和食指握住小儿食指末端，再以右手拇指的侧缘在小儿食指掌侧前缘从指尖向指根部推擦几次，用力要适中，使食指络脉显露，便于观察。

（二）小儿食指络脉正常表现

1. **食指络脉特点** 在食指掌侧前缘，隐隐显露于掌指横纹附近，纹色浅红略紫，呈单支且粗细适中。

2. **影响因素** 小儿食指络脉亦受多种因素的影响。

（1）年幼儿络脉显露而较长；年长儿络脉不显而略短。

（2）皮肤薄嫩者，食指络脉较显而易见；皮肤较厚者，络脉常模糊不显。

（3）肥胖儿络脉较深而不显；体瘦儿络脉较浅而易显。

（4）天热脉络扩张，食指络脉增粗变长；天冷脉络收缩，食指络脉变细缩短。

◎ 要点二 小儿食指络脉病理变化的临床表现及其意义

对小儿病理食指络脉的观察，应注意其纹位、纹态、纹色、纹形四方面的变化，其要点可概括为：三关测轻重，浮沉分表里，红紫辨寒热，淡滞定虚实。

（一）三关测轻重

小儿食指按指节分为三关：食指第一节（掌指横纹至第二节横纹之间）为风关，第二节（第二节横纹至第三节横纹之间）为气关，第三节（第三节横纹至指端）为命关。根据络脉在食指三关出现的部位，可以测定邪气的浅深，病情的轻重。

1. **食指络脉显于风关** 是邪气入络，邪浅病轻，可见于外感初起。

2. **食指络脉达于气关** 是邪气入经，邪深病重。

3. **食指络脉达于命关** 是邪入脏腑，病情严重。

4. **食指络脉直达指端（称透关射甲）** 提示病情凶险，预后不良。

（二）浮沉分表里

1. **食指络脉浮而显露** 为病邪在表，见于外感表证。因外邪袭表，正气抗争，鼓舞气血趋向于表，故食指络脉浮显。

2. **食指络脉沉隐不显** 为病邪在里，见于内伤里证。因邪气内困，阻滞气血难于外达，故食指络脉沉隐。

（三）红紫辨寒热

1. **食指络脉鲜红** 属外感表证。因邪正相争，气血趋向于表，食指络脉浮显，故色偏红。

2. **食指络脉紫红** 属里热证。因里热炽盛，脉络扩张，气血壅滞，故见紫红。

3. **食指络脉色青** 主疼痛、惊风。因痛则不通，或肝风内动，使脉络郁滞，气血不通，故纹色变青紫。

4. **食指络脉淡白** 属脾虚、疳积。因脾胃气虚，生化不足，气血不能充养脉络，故纹色淡白。

5. **食指络脉紫黑** 为血络郁闭，病属重危。因邪气亢盛，心肺气衰，脉络瘀阻，故见紫黑。

一般来说，食指脉色深暗者，多属实证，是邪气有余；色浅淡者，多属虚证，是正气不足。

（四）淡滞定虚实

1. 食指络脉浅淡而纤细者，多属虚证。因气血不足，脉络不充所致。

2. 食指络脉浓滞而增粗者，多属实证。因邪正相争，气血壅滞所致。

第三单元 望 舌

舌诊是观察病人舌质和舌苔的变化以诊察疾病的方法，是望诊的重要内容，是中医诊法的特色之一。

细目一 舌诊原理与方法

◎ 要点一 舌诊原理

舌为一肌性器官，由黏膜和舌肌组成，它附着于口腔底部、下颌骨、舌骨，呈扁平而长形。其主要功能是辨别滋味，调节声音，拌和食物，协助吞咽。舌由肌肉、血脉和经络所构成，三者都与脏腑存在着密切的联系。

（一）舌可反映心、神的病变

1. 舌为心之苗，手少阴心经之别系舌本。因心主血脉，而舌的脉络丰富，心血上荣于舌，故人体气血运行情况，可反映在舌质的颜色上。

2. 心主神明，舌体的运动又受心神的支配，因而舌体运动是否灵活自如，语言是否清晰，与神志密切相关。故舌可反映心、神的病变。

（二）舌可反映脾胃的功能状态

舌为脾之外候，足太阴脾经连舌本、散舌下，舌居口中司味觉。舌苔是禀胃气而生，与脾胃运化功能相应，故舌可反映脾胃的功能状态；脾胃为后天之本、气血的生化之源，故舌象亦是全身营养和代谢功能的反映，代表了全身气血津液的盛衰。

（三）舌可反映其他脏腑的病变

1. 肝藏血、主筋，足厥阴肝经络舌本。
2. 肾藏精，足少阴肾经循喉咙、挟舌本。
3. 足太阳膀胱经经筋结于舌本。
4. 肺系上达咽喉，与舌根相连。
5. 其他脏腑组织，由经络沟通，也直接、间接与舌产生联系，因此，脏腑的病变亦必然通过经络气血的变化而反映于舌。

（四）脏腑的病变反映于舌，具有一定的规律

1. 舌质多候五脏病变，侧重血分。
2. 舌苔多候六腑病变，侧重气分。
3. 舌尖多反映上焦心肺的病变。
4. 舌中多反映中焦脾胃的病变。
5. 舌根多反映下焦肾的病变。
6. 舌两侧多反映肝胆的病变。
7. 另外，还有"舌尖属上脘，舌中属中脘，舌根属下脘"的说法。

舌尖红赤或破溃，多为心火上炎；舌体两侧出现青紫色斑点，多为肝经气滞血瘀；若舌见厚腻苔，多见于脾失健运所致的湿浊、痰饮、食积等；若舌苔出现剥脱，在舌中多为胃阴不足，在舌根多为肾阴虚等。

（五）舌可反映气血津液的盛衰

舌为血脉丰富的肌性组织，有赖气血的濡养和津液的滋润。舌体的形质和舌色与气血的盈亏和运行状态有关。舌苔和舌体的润燥与津液的多少有关。舌下肉阜部有唾液腺腺体的开口，中医认为唾为肾液，涎为脾液，为津液的一部分，其生成、输布离不开脏腑功能，尤其与肾、脾胃等脏腑密切相关，所以通过观察舌体的润燥，可以判断体内津液的盈亏及邪热的轻重。

◎ 要点二 舌诊方法与注意事项

舌诊以望诊为主，有时还须结合闻诊、问诊和扪摸揩刮等方法进行全面诊察。

（一）舌诊方法

1. **望舌的体位和伸舌姿势** 望舌时，医者姿势可略高于患者，以便俯视口舌部位。患者可以采用坐位或仰卧位，面向自然光线，头略扬

起，自然地将舌伸出口外，舌体放松，舌面平展，舌尖略向下，尽量张口使舌体充分暴露。如伸舌过分用力，舌体紧张卷曲，或伸舌时间过久，都会影响舌体血液循环而引起舌色改变，或舌苔紧凑变样，或干湿度发生变化。

2. 诊舌的方法 望舌的顺序是先看舌尖，再看舌中、舌边，最后看舌根部。先看舌质，再看舌苔。再根据舌质、舌苔的基本特征，分项察看。望舌质，主要观察舌质的颜色、光泽、形状、动态、舌下络脉等；察舌苔，重点观察舌苔的有无、色泽、质地及分布状态等。在望舌过程中，既要迅速敏捷，又要全面准确，尽量减少患者伸舌的时间，以免口舌疲劳。若一次望舌判断不准，可让病人休息片刻（3~5分钟）后，再重新望舌。

3. 刮舌与揩舌 刮舌可用消毒压舌板的边缘，以适中的力量，在舌面上由舌根向舌尖刮三五次。若刮之不去或刮而留有污质，多为里有实邪；刮之即去，舌体明净光滑者，多为虚证。

揩舌可用消毒纱布卷在食指上，蘸少许清洁水在舌面上揩抹数次。可用于鉴别舌苔有根无根，以及是否属于染苔。

此外，还可以问问舌上味觉的情况，舌体是否有疼痛、麻木、灼辣等异常感觉，舌体运动是否灵活等，以协助诊断。

(二) 诊舌的注意事项

为了使舌诊所获得的信息准确，必须注意排除各种操作因素所造成的虚假舌象。望舌时应注意以下几点：

1. 光线影响 光线的强弱与色调，对颜色的影响极大，常常会使望诊者对同一颜色产生不同的感觉。望舌以白天充足而柔和的自然光线为佳，如在夜间或暗处，用日光灯为好，光线要直接照射到舌面，避免对有色的门窗。如光线过暗，可使舌色暗滞；日光灯下，舌色多偏紫；白炽灯下，舌苔偏于黄色；用普通灯泡或手电筒照明，易使舌苔黄、白二色难于分辨。周围有色物体的反射光，可使舌色发生相应的改变。

2. 饮食或药品影响 饮食及药物可使舌象发生变化。如进食之后，由于食物的反复摩擦，使舌苔由厚变薄；饮水后，可使干燥舌苔变为湿润。过冷过热的饮食及刺激性食物可使舌色发生改变，如刚进辛热食物，舌色可由淡红变为鲜红，或由红色转为绛色。过食肥甘之品及服大量镇静剂，可使舌苔厚腻；长期服用某些抗生素，可产生黑腻苔或霉腐苔。某些饮食或药物，会使舌苔染色，称为染苔。如饮用牛奶、豆浆、钡剂、椰汁等可使舌苔变白、变厚；食用花生、瓜子、豆类、核桃、杏仁等富含脂肪的食品，往往在短时间可使舌面附着黄白色渣滓，易与腐腻苔相混；食用蛋黄、橘子、柿子、核黄素等，可将舌苔染成黄色；各种黑褐色食品、药品，或吃橄榄、酸梅、长期吸烟等，可使舌苔染成灰色、黑色。一般染苔多在短时间内自然退去，或经揩舌除去，与病情亦不相符。如有疑问，可询问饮食、服药等情况进行鉴别。

3. 口腔对舌象的影响 牙齿残缺，可造成同侧舌苔偏厚；镶牙可以使舌边留有齿痕；睡觉时张口呼吸者，可以使舌苔增厚、干燥等。

细目二 正常舌象

◎ **要点 正常舌象的特点及临床意义**

舌诊的内容主要分望舌质和望舌苔两方面。舌质，又称舌体，是舌的肌肉脉络组织。舌苔，是舌体上附着的一层苔状物。

(一) 正常舌象的主要特征

1. 正常舌象的主要特征 舌色淡红鲜明，舌质滋润，舌体大小适中、柔软灵活；舌苔均匀薄白而润。简称"淡红舌，薄白苔"。

2. 影响因素 正常舌象受体内外环境的影响，可以产生生理性变异。

(1) 年龄 儿童的舌质多淡嫩，舌苔偏少易剥，老年人的舌色多暗红。

(2) 性别 受女性生理特点的影响，在月经期可以出现蕈状乳头充血而舌质偏红，或舌尖边部有明显的红刺。月经过后可以恢复正常。

（3）体质、禀赋　受禀赋体质因素的影响，舌象可以出现一些差异。如裂纹舌、齿痕舌、地图舌等，均有属于先天性者。

（4）气候、环境　夏天舌苔多厚，秋天舌苔偏干燥，冬季舌常湿润等。

（二）正常舌象的临床意义

正常舌象说明胃气旺盛，气血津液充盈，脏腑功能正常。

细目三　望舌质

◎ 要点一　舌神变化（荣、枯）的特征与临床意义

舌神的基本特征主要表现在舌体的色泽和舌体运动两方面。其中尤以舌色是否"红活润泽"作为辨别要点。舌之颜色反映气血的盛衰，舌体润泽与否可反映津液的盈亏，而舌体运动可反映脏腑的虚实。

（一）荣舌的特征

舌色红活明润，舌体活动自如者，为有神之舌。

（二）枯舌的特征

舌色晦暗枯涩，活动不灵者，为无神之舌。

（三）临床意义

有神之舌，说明阴阳气血精神皆足，生机旺盛，虽病也是善候，预后较好；无神之舌，说明阴阳气血精神皆衰，生机已微，预后较差。

◎ 要点二　舌色变化（淡白、淡红、红、绛、青紫）的特征与临床意义

舌色是指舌质的颜色。

（一）淡白舌

1. **表现特征**　淡白舌指舌色较正常人的淡红色浅淡，白色偏多，红色偏少，甚至全无血色者（枯白舌）的表现。

2. **临床意义**　淡白舌主气血两虚、阳虚。枯白舌主脱血夺气。气血两亏，血不荣舌，或阳气不足，推动血液运行无力，致使血液不能充分营运于舌质中，故舌色浅淡。脱血夺气，病情危重，舌无血气充养，则显枯白无华。

（1）淡白湿润，舌体胖嫩：多为阳虚水湿内停。

（2）淡白光莹，舌体瘦薄：属气血两亏。

（二）淡红舌

1. **表现特征**　淡红舌指舌体颜色淡红润泽、白中透红的表现。

2. **临床意义**　淡红舌为气血调和的征象，多见于正常人，或病之轻者。淡红舌为心血充足，胃气旺盛的生理状态。若外感病初起，病情轻浅，尚未伤及气血及内脏，舌色仍可保持正常。

（三）红舌

1. **表现特征**　舌色较淡红色为深，甚至呈鲜红色的表现。红舌可见于整个舌体，亦可只见于舌尖。

2. **临床意义**　红舌主实热、阴虚。血得热则行，热盛则气血沸涌，舌体脉络充盈；或阴液亏虚，虚火上炎，故舌色鲜红。

（1）舌色稍红，或舌边尖略红：多属外感风热表证初期。

（2）舌色鲜红，舌体不小，或兼黄苔：多属实热证。

（3）舌尖红：多为心火上炎。

（4）舌两边红：多为肝经有热。

（5）舌体小，舌鲜红而少苔，或有裂纹，或光红无苔：属虚热证。

（四）绛舌

1. **表现特征**　绛舌指舌色较红色更深，或略带暗红色的表现。

2. **临床意义**　绛舌主里热亢盛、阴虚火旺。绛舌多由红舌进一步发展而来。其形成是因热入营血，耗伤营阴，血液浓缩而瘀滞，或虚火上炎，舌体脉络充盈。

（1）舌绛有苔，或伴有红点、芒刺：多属温

病热入营血，或脏腑内热炽盛。

(2) 舌绛少苔或无苔，或有裂纹：多属久病阴虚火旺，或热病后期阴液耗损。

(五) 青紫舌

1. **表现特征** 全舌呈现青紫色，或局部出现青紫斑点的表现。舌淡而泛现青紫者，为淡紫舌；舌红而泛现紫色者，为紫红舌；舌绛而泛现紫色者，为绛紫舌；舌体局部出现青紫色斑点者，为斑点舌。

2. **临床意义** 紫舌，主血行不畅。

(1) 全舌青紫：多是全身性血行瘀滞。

(2) 舌有紫色斑点：多属瘀血阻滞于某局部。

(3) 舌色淡红中泛现青紫：多因肺气壅滞，或肝郁血瘀，亦可见于先天性心脏病，或某些药物、食物中毒。

(4) 舌淡紫而湿润：阴寒内盛，或阳气虚衰所致寒凝血瘀。

(5) 舌紫红或绛紫而干枯少津：为热盛伤津，气血壅滞。

◎ 要点三 舌形变化（老嫩、胖瘦、点刺、裂纹、齿痕）的特征与临床意义

舌形是指舌体的形状。

(一) 老舌

1. **表现特征** 舌质纹理粗糙或皱缩，坚敛而不柔软，舌色较暗者，为苍老舌。

2. **临床意义** 老舌多见于实证。实邪亢盛，充斥体内，而正气未衰，邪正交争，邪气壅滞于上，故舌质苍老。

(二) 嫩舌

1. **表现特征** 舌质纹理细腻，浮胖娇嫩，舌色浅淡者，为娇嫩舌。

2. **临床意义** 多见于虚证。气血不足，舌体脉络不充，或阳气亏虚，运血无力，寒湿内生，故舌嫩色淡白。

(三) 胖舌（胖大舌）

1. **表现特征** 舌体较正常舌大而厚，伸舌满口者，称为胖大舌；舌体肿大，盈口满嘴，甚者不能闭口，不能缩回者，称为肿胀舌。

2. **临床意义** 胖大舌多主水湿内停、痰湿热毒上泛。

(1) 舌淡胖大：多为脾肾阳虚，水湿内停。

(2) 舌红胖大：多属脾胃湿热或痰热内蕴。

(3) 肿胀舌：舌红绛肿胀者，多见于心脾热盛，热毒上壅。

(4) 先天性舌血管瘤患者，可呈现青紫肿胀。

(四) 瘦舌（瘦薄舌）

1. **表现特征** 舌体比正常舌瘦小而薄者，称为瘦薄舌。

2. **临床意义** 多主气血阴液不足。

(1) 舌体瘦薄而色淡：多是气血两虚。

(2) 舌体瘦薄而色红绛干燥：多见于阴虚火旺，津液耗伤。

(五) 点、刺舌

1. **表现特征** 点是指突起于舌面的红色或紫红色星点。大者为星，称红星舌；小者为点，称红点舌。刺是指舌乳头突起如刺，摸之棘手的红色或黄黑色点刺，称为芒刺舌。点、刺相似，多见于舌的边尖部分。

2. **临床意义** 点、刺舌提示脏腑热极，或血分热盛。点、刺是由蕈状乳头增生，数目增多，充血肿大而形成。一般点、刺越多，邪热越盛。

(1) 舌红而起芒刺：多为气分热盛。

(2) 舌红而点刺色鲜红：多为血热内盛，或阴虚火旺。

(3) 舌红而点刺色绛紫：多为热入营血而气血壅滞。

3. 根据点刺出现的部位，可区分热在何脏。

(1) 舌尖生点刺：多为心火亢盛。

(2) 舌边有点刺：多属肝胆火盛。

(3) 舌中生点刺：多为胃肠热盛。

(六) 裂纹舌

1. **表现特征** 是指舌面出现各种多少不等、

深浅不一、各种形态的裂沟，有深如刀割剪碎的，有横直皱纹而短小的，有纵形、横形、井字形、爻字形，以及辐射状、脑回状、鹅卵石状等。

2. 临床意义 裂纹舌多属阴血亏损，不能荣润舌面所致。

（1）舌红绛而有裂纹：多是热盛伤津，或阴液虚损。

（2）舌淡白而有裂纹：多为血虚不润。

（3）舌淡白胖嫩，边有齿痕而又有裂纹：属脾虚湿侵。

（4）健康人舌面上出现裂纹、裂沟，裂纹中一般有舌苔覆盖，且无不适感觉者，为先天性舌裂，应与病理性裂纹舌作鉴别。

（七）齿痕舌

1. 表现特征 齿痕舌指舌体边缘见牙齿压迫的痕迹。

2. 临床意义 齿痕舌多主脾虚、水湿内停证。齿痕舌多因舌体胖大而受齿缘压迫所致，故常与胖大舌同见。

（1）舌淡胖大润而有齿痕：多属寒湿壅盛，或阳虚水湿内停。

（2）舌淡红而有齿痕：多是脾虚或气虚。

（3）舌红肿胀而有齿痕：为内有湿热痰浊壅滞。

（4）舌淡红而嫩，舌体不大而边有轻微齿痕：可为先天性齿痕；如病中见之提示病情较轻，多见于小儿或气血不足者。

◎ 要点四 舌态变化（强硬、痿软、颤动、歪斜、吐弄、短缩）的特征与临床意义

舌态是指舌体的动态。

（一）强硬舌

1. 表现特征 强硬舌指舌体板硬强直，运动不灵活的表现。

2. 临床意义 强硬舌多见于热入心包，或高热伤津，或风痰阻络。外感热病，热入心包，扰乱心神，使舌无主宰；高热伤津，筋脉失养，使舌体失其灵活与柔和；肝风夹痰，阻于廉泉络道，以致舌体强硬失和。

（1）舌红绛少津而强硬：多因邪热炽盛。

（2）舌胖大兼厚腻苔而强硬：多见于风痰阻络。

（3）舌强语言謇涩，伴肢体麻木、眩晕：多为中风先兆。

（二）痿软舌

1. 表现特征 痿软舌指舌体软弱，无力屈伸，痿废不灵的表现。

2. 临床意义 痿软舌多见于伤阴，或气血俱虚。多因气血亏虚，阴液亏损，舌肌筋脉失养而废弛，致使舌体痿软。

（1）舌淡白而痿软：多是气血俱虚。

（2）新病舌干红而痿软：多是热灼津伤。

（3）久病舌绛少苔或无苔而痿软：多见于外感病后期，热极伤阴，或内伤杂病，阴虚火旺。

（三）颤动舌

1. 表现特征 颤动舌指舌体震颤抖动，不能自主的表现。轻者仅伸舌时颤动，重者不伸舌时亦抖颤难宁。

2. 临床意义 颤动舌为肝风内动的表现，可因热盛、阳亢、阴亏、血虚等所致。气血两虚，使筋脉失于濡养而无力平稳伸展舌体；或因热极阴亏而动风、肝阳化风等导致舌抖颤难安。

（1）久病舌淡白而颤动：多属血虚动风。

（2）新病舌绛而颤动：多属热极生风。

（3）舌红少津而颤动：多属阴虚动风。

（4）酒毒内蕴：可见舌体颤动。

（四）歪斜舌

1. 表现特征 歪斜舌指伸舌时舌体偏向一侧，或左或右。

2. 临床意义 歪斜舌多见于中风、喑痱或中风先兆。多因肝风内动，夹痰或夹瘀，痰瘀阻滞一侧经络，受阻侧舌肌弛缓，收缩无力，而健侧舌肌如常所致。

（五）吐弄舌

1. 表现特征 舌伸于口外，不即回缩者，

为"吐舌";舌微露出口,立即收回,或舐口唇上下左右,摇动不停者,叫作"弄舌"。

2. 临床意义 吐弄舌两者皆因心、脾二经有热所致。心热则动风,脾热则津耗,以致筋脉紧缩不舒,频频动摇。

(1) 吐舌可见于疫毒攻心或正气已绝。
(2) 弄舌多见于热甚动风先兆。
(3) 吐弄舌可见于小儿智能发育不全。

(六) 短缩舌

1. 表现特征 指舌体卷短、紧缩,不能伸长的表现。

2. 临床意义 短缩舌,多属危重证候的表现。

(1) 舌短缩,色淡白或青紫而湿润:多属寒凝筋脉。
(2) 舌短缩,色淡白而胖嫩:多属气血俱虚。
(3) 舌短缩,体胖而苔滑腻:多属痰浊内蕴。
(4) 舌短缩,色红绛而干:多属热盛伤津。

细目四 望舌苔

◎ 要点一 苔质变化(厚薄、润燥、腐腻、剥落、真假)的特征与临床意义

苔质,是指舌苔的质地、形态。主要观察舌苔的厚薄、润燥、腐腻、剥落、真假等方面的改变。

(一) 薄、厚苔

1. 表现特征 苔质的厚薄以"见底"和"不见底"为标准,即透过舌苔能隐隐见到舌体的为"薄苔",不能见到舌体则为"厚苔"。

2. 临床意义 苔的厚薄主要反映邪正的盛衰和邪气之深浅。

(1) 薄苔 本是胃气所生,属正常舌苔;若有病见之,亦属疾病轻浅,正气未伤,邪气不盛。故薄苔主外感表证,或内伤轻病。
(2) 厚苔 是胃气夹湿浊邪气熏蒸所致,故厚苔主邪盛入里,或内有痰湿、食积等。

3. 舌苔厚薄变化的临床意义

(1) 舌苔由薄转厚 提示邪气渐盛,或表邪入里,为病进。
(2) 舌苔由厚转薄 提示正气胜邪,内邪消散外达,为病退的征象。

舌苔的厚薄变化,一般是渐变的过程,如果薄苔突然增厚,提示邪气极盛,迅速入里;舌苔骤然消退,舌上无新生舌苔,为正不胜邪,或胃气暴绝。

(二) 润、燥苔

1. 表现特征

(1) 润苔 舌苔干湿适中,不滑不燥。
(2) 滑苔 舌面水分过多,伸舌欲滴,扪之湿而滑。
(3) 燥苔 舌苔干燥,扪之无津,甚则舌苔干裂。
(4) 糙苔 苔质粗糙如砂石,扪之糙手,津液全无。

2. 临床意义 舌苔的润燥主要反映体内津液的盈亏和输布情况。

(1) 润苔 是正常的舌苔表现。疾病过程中见润苔,提示体内津液未伤,多见于风寒表证、湿证初起、食滞、瘀血等。
(2) 滑苔 多因水湿之邪内聚,主寒证、主湿证、主痰饮。外感寒邪、湿邪,或脾阳不振,寒湿、痰饮内生,均可出现滑苔。
(3) 燥苔 提示体内津液已伤。如高热、大汗、吐泻、久不饮水或过服温燥药物等,导致津液不足,舌苔失于濡润而干燥。亦有因痰饮、瘀血内阻,阳气被遏,不能上蒸津液濡润舌苔而见燥苔者,属津液输布障碍。
(4) 糙苔 糙苔可由燥苔进一步发展而成。多见于热盛伤津之重症。若苔质粗糙而不干者,多为秽浊之邪盘踞中焦。

3. 舌苔润燥变化的临床意义

(1) 舌苔由润变燥 表示热重津伤,或津失输布。

(2) 舌苔由燥变润　主热退津复，或饮邪始化。

但在特殊情况下也有湿邪苔反燥而热邪苔反润者，如湿邪传入气分，气不化津，则舌苔反燥；热邪传入血分，阳邪入阴，蒸动阴气，则舌苔反润，均宜四诊合参。

（三）腻苔

1. **表现特征**　苔质颗粒细腻致密，揩之不去，刮之不脱，如涂有油腻之状，中间厚边周薄者。

2. **临床意义**　多由湿浊内蕴，阳气被遏，湿浊痰饮停聚于舌面所致。

(1) 舌苔薄腻，或腻而不板滞　多为食积，或脾虚湿困。

(2) 舌苔白腻而滑　为痰浊、寒湿内阻。

(3) 舌苔黏腻而厚，口中发甜　为脾胃湿热。

(4) 舌苔黄腻而厚　为痰热、湿热、暑湿等邪内蕴。

（四）腐苔

1. **表现特征**　苔质颗粒疏松，粗大而厚，形如豆腐渣堆积舌面，揩之可去者。若舌上黏厚一层，有如疮脓，则称"脓腐苔"。

2. **临床意义**　腐苔，主痰浊、食积；脓腐苔主内痈。腐苔的形成，多因阳热有余，蒸腾胃中腐浊邪气上泛，聚集于舌面而成。

(1) 腐苔　多见于食积胃肠，或痰浊内蕴。

(2) 脓腐苔　多见于内痈，或邪毒内结，是邪盛病重的表现。

(3) 病中腐苔渐退，续生薄白新苔　为正气胜邪之象，是病邪消散。

(4) 病中腐苔脱落，不能续生新苔　为病久胃气衰败，属于无根苔。

（五）剥落苔

1. **表现特征**　舌面本有苔，疾病过程中舌苔全部或部分脱落，脱落处光滑无苔。根据舌苔剥脱的部位和范围大小，可分为以下几种：

(1) 光剥苔　舌苔全部退去，以致舌面光洁如镜（又称为光滑舌或镜面舌）。

(2) 花剥苔　舌苔剥落不全，剥脱处光滑无苔，余处斑斑驳驳地残存舌苔，界限明显。

(3) 地图舌　舌苔不规则地大片脱落，边缘凸起，界限清楚，形似地图。

(4) 类剥苔　剥脱处并不光滑，似有新生颗粒。

(5) 前剥苔　舌前半部分苔剥脱。

(6) 中剥苔　舌中部分苔剥脱。

(7) 根剥苔　舌根部分苔剥脱。

(8) 鸡心苔　舌苔周围剥脱，仅留中心一小块。

2. **临床意义**　观苔之剥落，可了解胃气胃阴之存亡及气血的盛衰，从而判断疾病的预后。

(1) 舌红苔剥　多为阴虚。

(2) 舌淡苔剥或类剥　多为血虚或气血两虚。

(3) 镜面舌而舌色红绛　胃阴枯竭，胃乏生气。

(4) 舌色白如镜，甚至毫无血色　主营血大虚，阳气虚衰。

(5) 舌苔部分脱落，未剥处仍有腻苔者　为正气亏虚，痰浊未化。

(6) 动态观察舌苔之剥脱　舌苔从全到剥是胃的气阴不足，正气衰败的表现。舌苔剥脱后，复生薄白之苔为邪去正胜，胃气渐复之佳兆。

（六）真、假苔

1. **表现特征**　判断舌苔之真假，以有根无根作为标准。

(1) 真苔　指舌苔紧贴舌面，似从舌里生出，乃胃气所生，又称为有根苔。

(2) 假苔　指舌苔浮涂舌上，不像从舌上长出来者，又称为无根苔。

2. **临床意义**　舌苔之真假，对于辨别疾病的轻重与预后有重要意义。

(1) 真苔　真苔是脾胃生气熏蒸食浊等邪气上聚于舌面而成。

病之初期、中期，舌见真苔且厚，为胃气壅

实，病邪深重；久病见真苔，说明胃气尚存。

（2）假苔　假苔乃胃气告匮，不能接生新苔，而旧苔仅浮于舌面，并逐渐脱离舌体。新病出现假苔，乃邪浊渐聚，病情较轻；久病出现假苔，是胃气匮乏，不能上潮，病情危重。

◎ 要点二　苔色变化（白、黄、灰黑）的特征与临床意义

苔色，指舌苔的颜色。主要有白、黄、灰黑苔。

（一）白苔

1. **表现特征**　舌面上所附着的苔垢呈现白色。白苔有厚薄之分，苔白而薄，透过舌苔可看到舌体者，是薄白苔；苔白而厚，不能透过舌苔见到舌体者，是厚白苔。

2. **临床意义**　白苔一般常见于表证、寒证、湿证。但在特殊情况下，白苔也主热证。

（1）薄白苔　正常舌象，或见于表证初期，或是里证病轻，或是阳虚内寒。

（2）苔薄白而滑　多为外感寒湿，或脾肾阳虚，水湿内停。

（3）苔薄白而干　多见于外感风热。

（4）苔白厚腻　多为湿浊内停，或为痰饮、食积。

（5）苔白厚而干　主痰浊湿热内蕴。

（6）苔白如积粉，扪之不燥（称"积粉苔"）　常见于瘟疫或内痈等病，系秽浊时邪与热毒相结而成。

（7）苔白燥裂如砂石，扪之粗糙（"糙裂苔"）　提示内热暴起，津液暴伤。

（二）黄苔

1. **表现特征**　舌苔呈现黄色。根据苔黄的程度，有淡黄、深黄和焦黄之分。淡黄苔又称微黄苔，苔呈浅黄色，多由薄白苔转化而来；深黄苔又称正黄苔，苔色黄而深厚；焦黄苔又称老黄苔，是正黄色中夹有灰黑色苔。

2. **临床意义**　黄苔一般主里证、热证。由于热邪熏灼，所以苔现黄色。淡黄热轻，深黄热重，焦黄为热结。外感病苔由白转黄，或黄白相兼，为外感表证处于入里化热的阶段。

（1）薄黄苔　提示热势轻浅，多见于外感风热表证或风寒化热。

（2）苔淡黄而滑润多津（黄滑苔）　多是阳虚寒湿之体，痰饮聚久化热，或为气血亏虚，复感湿热之邪。

（3）苔黄而干燥，甚至干裂　多见于邪热伤津，燥结腑实之证。

（4）苔黄而腻　主湿热或痰热内蕴，或食积化腐。

（三）灰黑苔

1. **表现特征**　苔色浅黑，为灰苔；苔色深黑，为黑苔。灰苔与黑苔只是颜色深浅之别，故常并称为灰黑苔。

2. **临床意义**　灰黑苔主阴寒内盛，或里热炽盛。

（1）苔灰黑而湿润　主阳虚寒湿内盛，或痰饮内停。

（2）苔灰黑而干燥　主热极津伤。

（3）苔黄黑（霉酱苔）　多见于胃肠素有湿浊宿食，积久化热，或湿热夹痰。

细目五　舌下络脉

◎ 要点　舌下络脉变化的特征与临床意义

舌下络脉是指位于舌下舌系带两侧的大络脉。正常的舌下络脉，其管径小于2.7mm，长度不超过舌下肉阜至舌尖的3/5，颜色呈淡紫色，少有怒张、纡曲的表现。舌下络脉的变化可反映气血的运行情况。

望舌下络脉，主要观察其长度、形态、色泽、粗细、舌下小血络等情况。

（1）舌下络脉粗胀，或呈青紫、绛、绛紫、紫黑色，或舌下细小络脉呈暗红色或紫色网络，或舌下络脉曲张如紫色珠子大小不等的结节改变，均为血瘀的征象。可因气滞、寒凝、热郁、痰湿、气虚、阳虚等所致，需结合其他症状进行分析。

(2) 舌下络脉短而细，周围小络脉不明显，舌色偏淡者，多属气血不足。

细目六　舌象综合分析

◎ 要点一　舌质和舌苔的综合诊察

舌体颜色、形质主要反映脏腑气血津液的情况。舌苔的变化主要与感受病邪和病证的性质有关，所以，观察舌体可以了解脏腑虚实，气血津液的盛衰；察舌苔重在辨病邪的寒热、邪正消长及胃气的存亡。

（一）舌苔或舌质单方面异常

一般无论病之久暂，舌苔或舌质单方面异常意味着病情尚属单纯。如淡红舌而伴有干、厚、腻、滑、剥等苔质变化，或苔色出现黄、灰、黑等异常时，主要提示病邪性质、病程长短、病位深浅、病邪盛衰和消长等方面的情况，正气尚未明显损伤，故临床治疗时应以祛邪为主。舌苔薄白而出现舌质老嫩，舌体胖瘦或舌色红绛、淡白、青紫等变化时，主要反映脏腑功能强弱，或气血、津液的盈亏以及运行的畅滞，或为病邪损及营血的程度等，临床治疗应着重于调整阴阳，调和气血，扶正祛邪。

（二）舌质和舌苔均出现异常

1. 舌苔和舌体变化一致　提示病机相同，所主病证一致，说明病变比较单纯。例如：舌质红，舌苔黄而干燥，主实热证；舌体红绛而有裂纹，舌苔焦黄干燥，多主热极津伤；青紫舌与白腻苔并见，提示气血瘀阻，痰湿内阻等病理特征。

2. 舌苔和舌体变化不一致　多提示病因病机复杂，应对二者的病因病机以及相互关系进行综合分析。

淡白舌黄腻苔者，其舌淡白多主虚寒，而苔黄腻又常为湿热之征，脾胃虚寒而感受湿热之邪可见上述之舌象，表明本虚标实，寒热夹杂的病变特征。

红绛舌白滑腻苔，舌色红绛属内热盛，而白滑腻苔又常见于寒湿内阻，分析其成因可能是由于外感热病，营分有热，故舌色红绛，但气分有湿则苔白滑而腻；又有素体阴虚火旺，复感寒湿之邪或饮食积滞，亦可见红绛舌白滑腻苔。所以，当舌苔和舌体变化不一致时，往往提示体内存在两种或两种以上的病理变化，病情一般比较复杂。

（三）舌象的动态分析

无论外感与内伤病，在疾病发展过程中，都有一个发生、发展、变化的动态过程，舌象亦随之相应变化。因此观察舌象的动态改变，可以了解疾病的进退、顺逆。

1. 外感病中舌苔由薄变厚表明邪由表入里；舌苔由白转黄，为病邪化热的征象。

2. 舌色转红，舌苔干燥为邪热充斥，气营两燔。

3. 舌苔剥落，舌质红绛为热入营血，气阴俱伤。

4. 在内伤杂病的发展过程中，舌象亦会产生一定的变化，如中风病人舌色淡红，舌苔薄白，表示病情较轻，预后良好，如舌色由淡红转红、转暗红、红绛、紫暗，舌苔黄腻或焦黑，或舌下络脉怒张，表明风痰化热，瘀血阻滞。反之，舌色由暗红、紫暗转为淡红，舌苔渐化，多提示病情趋向稳定好转。

◎ 要点二　舌诊的临床意义

舌象变化能较客观地反映病情，故对临床辨证、立法、处方、用药以及判断疾病转归，分析病情预后，都有十分重要的意义。

（一）判断邪正盛衰

邪正的盛衰能明显地在舌上反映出来，如气血充盛则舌色淡红而润；气血不足则舌色淡白；气滞血瘀则舌色青紫或舌下络脉怒张。津液充足则舌质舌苔滋润；津液不足则舌干苔燥。舌苔有根，表明胃气旺盛；舌苔无根或光剥无苔，表明胃气衰败等。

（二）区别病邪性质

不同的病邪致病，舌象特征亦各异。如外感风寒，苔多薄白；外感风热苔多薄黄。寒湿为病，舌淡而苔白滑；痰饮、湿浊、食滞或外感秽浊之气，均可见舌苔厚腻；燥热为病，则舌红苔燥；瘀血内阻，舌紫暗或有瘀点等。故风、寒、热、燥、湿、痰、瘀、食等诸种病因，大多可从舌象上加以辨别。

（三）辨别病位浅深

病邪轻、浅多见舌苔变化，而病情深、重可见舌苔舌体同时变化。以外感温热病而言，其病位可划分为卫、气、营、血四个层次。邪在卫分，则舌苔薄白；邪入气分，舌苔白厚而干或见黄苔，舌色红；舌绛则为邪入营分；舌色深红、紫绛或紫暗，舌枯少苔或无苔为邪入血分。说明不同的舌象提示病位浅深不同。

（四）推断病势进退

病情发展的进退趋势，可从舌象上反映出来。从舌苔上看，舌苔由薄转厚，由白转黄，由黄转焦黑色，苔质由润转燥，提示热邪由轻变重、由表及里、津液耗损；反之，苔由厚变薄，由黄转白，由燥变润，为邪热渐退，津液复生，病情向好的趋势转变。若舌苔突然剥落，舌面光滑无苔，是邪盛正衰，胃气、胃阴暴绝的征候；薄苔突然增厚，是病邪急剧入里的表现。从舌质观察，舌色淡红转红、绛，甚至转为绛紫，或舌上起刺，是邪热深入营血，有伤阴、血瘀之势；舌色由淡红转为淡白、淡青紫，或舌胖嫩湿润，则为阳气受伤，阴寒渐盛，病邪由表入里，由轻转重，由单纯变复杂，病势在进展。

（五）估计病情预后

舌荣有神，舌面薄苔，舌态正常者为邪气未盛，正气未伤之象，预后较好。舌质枯晦，舌苔无根，舌态异常者为正气亏损，胃气衰败，病情多凶险。

第四单元　闻　诊

闻诊是通过听声音和嗅气味来诊察疾病的方法。听声音包括诊察病人的声音、呼吸、语言、咳嗽、心音、呕吐、呃逆、嗳气、太息、喷嚏、呵欠、肠鸣等各种响声。嗅气味包括嗅病体发出的异常气味、排出物的气味及病室的气味。

细目一　听声音

◎ 要点一　音哑与失音的临床表现及其意义

语声嘶哑者为音哑，语而无声者为失音，或称为"喑"。前者病轻，后者病重。

1. 新病音哑或失音者，多属实证，多因外感风寒或风热袭肺，或痰湿壅肺，肺失清肃，邪闭清窍所致，即所谓"金实不鸣"。

2. 久病音哑或失音者，多属虚证，多因各种原因导致阴虚火旺，肺肾精气内伤所致，即所谓"金破不鸣"。

3. 暴怒喊叫或持续高声宣讲，伤及喉咙所致音哑或失音者，亦属气阴耗伤。

4. 久病重病，突见语声嘶哑，多是脏气将绝之危象。

5. 妇女妊娠末期出现音哑或失音者，称为妊娠失音（子喑），系因胎儿渐长，压迫肾之络脉，使肾精不能上荣于舌咽所致。

◎ 要点二　谵语、郑声、独语、错语、狂言、言謇的临床表现及其意义

1. **谵语**　谵语指神识不清，语无伦次，声高有力的症状。多属邪热内扰神明所致，属实证，故《伤寒论》谓"实则谵语"。见于外感热病，温邪内入心包或阳明实热证、痰热扰乱心神等。

2. **郑声**　郑声指神识不清，语言重复，时断时续，语声低弱模糊的症状。多因久病脏气衰

竭，心神散乱所致，属虚证，故《伤寒论》谓"虚则郑声"。见于多种疾病的晚期、危重阶段。

3. **独语** 独语指自言自语，喃喃不休，见人语止，首尾不续的症状。多因心气虚弱，神气不足，或气郁痰阻，蒙蔽心神所致，属阴证。常见于癫病、郁病。

4. **错语** 错语指病人神识清楚而语言时有错乱，语后自知言错的症状。证有虚实之分，虚证多因心气虚弱，神气不足所致，多见于久病体虚或老年脏气衰微之人；实证多为痰湿、瘀血、气滞阻碍心窍所致。

5. **狂言** 狂言指精神错乱，语无伦次，狂叫骂詈的症状。《素问·脉要精微论》说："衣被不敛，言语善恶，不避亲疏者，此神明之乱也。"多因情志不遂，气郁化火，痰火互结，内扰神明所致。多属阳证、实证，常见于狂病、伤寒蓄血证。

6. **言謇** 言謇指神志清楚、思维正常而吐字困难，或吐字不清。因习惯而成者，不属病态。病中言语謇涩，每与舌强并见者，多因风痰阻络所致，为中风之先兆或后遗症。

◎ **要点三 咳嗽、喘、哮的临床表现及其意义**

（一）咳嗽

咳嗽指肺气向上冲击喉间而发出的一种"咳一咳"声音。古人将其分为三种，有声无痰谓之咳，有痰无声谓之嗽，有痰有声谓之咳嗽。多因六淫外邪袭肺、有害气体刺激、痰饮停肺、气阴亏虚等而致肺失清肃宣降，肺气上逆所致。临床上首先应分辨咳声和痰的色、量、质的变化，其次参考时间、病史及兼症等，以鉴别病证的寒热虚实性质。

1. 咳声重浊沉闷，多属实证，是寒痰湿浊停聚于肺，肺失肃降所致。

2. 咳声轻清低微，多属虚证，多因久病肺气虚损，失于宣降所致。

3. 咳声不扬，痰稠色黄，不易咯出，多属热证，多因热邪犯肺，肺津被灼所致。

4. 咳有痰声，痰多易咯，多属痰湿阻肺所致。

5. 干咳无痰或少痰，多属燥邪犯肺或阴虚肺燥所致。

6. 咳声短促，呈阵发性、痉挛性，连续不断，咳后有鸡鸣样回声，并反复发作者，称为顿咳（百日咳），多因风邪与痰热搏结所致，常见于小儿。

7. 咳声如犬吠，伴有声音嘶哑，吸气困难，是肺肾阴虚，疫毒攻喉所致，多见于白喉。

（二）喘

喘即气喘，指呼吸困难、急迫，张口抬肩，甚至鼻翼扇动，难以平卧。常由肺、心病变及白喉、急喉风等导致，而辨证还与脾、肾有关。喘有虚实之分。

1. **实喘** 发作急骤，呼吸深长，息粗声高，唯以呼出为快者，为实喘。多为风寒袭肺或痰热壅肺、痰饮停肺，肺失宣肃，或水气凌心所致。

2. **虚喘** 病势缓慢，呼吸短浅，急促难续，息微声低，唯以深吸为快，动则喘甚者，为虚喘。是肺肾亏虚，气失摄纳，或心阳气虚所致。

（三）哮

哮指呼吸急促似喘，喉间有哮鸣音的症状。多因痰饮内伏，复感外邪所诱发，或因久居寒湿之地，或过食酸咸生冷所诱发。

喘不兼哮，但哮必兼喘。喘以气息急迫、呼吸困难为主，哮以喉间哮鸣声为特征。临床上哮与喘常同时出现，所以常并称为哮喘。

◎ **要点四 短气、少气的临床表现及其意义**

（一）短气

短气指自觉呼吸短促而不相接续，气短不足以息的轻度呼吸困难。其表现似喘而不抬肩，气急而无痰声，即只自觉短促，他觉征象不明显。

短气有虚实之别。虚证短气，兼有形瘦神疲，声低息微等，多因体质衰弱或元气虚损所致；实证短气，常兼有呼吸声粗，或胸部窒闷，或胸腹胀满等，多因痰饮、胃肠积滞或气滞或瘀阻所致。

（二）少气

少气，又称气微，指呼吸微弱而声低，气少不足以息，言语无力的症状。少气属诸虚劳损，多因久病体虚或肺肾气虚所致。

◎ 要点五　呕吐、呃逆、嗳气的临床表现及其意义

（一）呕吐

呕吐指饮食物、痰涎从胃中上涌，由口中吐出的症状。是胃失和降，胃气上逆的表现。前人以有声有物为呕吐，有物无声为吐，有声无物为干呕。但临床上难以截然分开，一般统称为呕吐。根据呕吐声音的强弱和吐势的缓急，可判断证候的寒热虚实等。

1. 吐势徐缓，声音微弱，呕吐物清稀者，多属虚寒证。常因脾胃阳虚，脾失健运，胃失和降，胃气上逆所致。

2. 吐势较猛，声音壮厉，呕吐出黏稠黄水，或酸或苦者，多属实热证。常因热伤胃津，胃失濡养所致。

3. 呕吐呈喷射状者，多为热扰神明，或因头颅外伤，颅内有瘀血、肿瘤等，使颅内压力增高所致。

4. 呕吐酸腐味的食糜，多因暴饮暴食，或过食肥甘厚味，以致食滞胃肠，胃失和降，胃气上逆所致。

5. 共同进餐者皆发吐泻，多为食物中毒。朝食暮吐、暮食朝吐者，为胃反，多属脾胃阳虚证。

6. 口干欲饮，饮后则吐者，称为水逆，因饮邪停胃，胃气上逆所致。

（二）呃逆

呃逆指从咽喉发出的一种不由自主的冲击声，声短而频，呃呃作响的症状。俗称打呃，唐代以前称"哕"。是胃气上逆的表现。

1. 呃声频作，高亢而短，其声有力者，多属实证。呃声低沉，声弱无力，多属虚证。

2. 新病呃逆，其声有力，多属寒邪或热邪客于胃；久病、重病呃逆不止，声低气怯无力者，属胃气衰败之危候。

3. 突发呃逆，呃声不高不低，无其他病史及兼症者，多属饮食刺激，或偶感风寒，一时胃气上逆动膈所致，一般为时短暂，不治自愈。

（三）嗳气

嗳气指胃中气体上出咽喉所发出的一种声长而缓的症状。古称"噫"。是胃气上逆的一种表现。饱食之后，或饮汽水后，偶有嗳气，无其他兼症者，是饮食入胃排挤胃中气体上出所致，不属病态。临床根据嗳声和气味的不同，可判断虚实寒热。

1. 嗳气酸腐，兼脘腹胀满者，多因宿食内停，属于实证。

2. 嗳气频作而响亮，嗳气后脘腹胀减，嗳气发作因情志变化而增减者，多为肝气犯胃，属于实证。

3. 嗳气频作，兼脘腹冷痛，得温症减者，多为寒邪犯胃，或为胃阳亏虚。

4. 嗳声低沉断续，无酸腐气味，兼见纳呆食少者，为胃虚气逆，属虚证。多见于老年人或体虚之人。

◎ 要点六　太息的临床表现及其意义

太息又称叹息，指情志抑郁，胸闷不畅时发出的长吁或短叹声。不自觉地发出太息声，太息之后自觉宽舒者，是情志不遂，肝气郁结之象。

细目二　嗅气味

◎ 要点一　口气、排泄物之气味异常的临床意义

（一）口气

口气指从口中散发出的异常气味。正常人呼吸或讲话时，口中无异常气味散出。若口中散发

臭气者，称为口臭，多与口腔不洁、龋齿、便秘或消化不良有关。

1. 口气酸臭，并伴食欲不振，脘腹胀满者，多属食积胃肠。
2. 口气臭秽者，多属胃热。
3. 口气腐臭，或兼咳吐脓血者，多是内有溃腐脓疡。
4. 口气臭秽难闻，牙龈腐烂者，为牙疳。

（二）排泄物

1. 便酸臭难闻者，多属肠有郁热。
2. 大便溏泄而腥者，多属脾胃虚寒。
3. 大便泄泻臭如败卵，或夹有未消化食物，矢气酸臭者，为伤食，是食积化腐而下趋的表现。
4. 小便黄赤混浊，有臊臭味者，多属膀胱湿热。
5. 尿甜并散发烂苹果样气味者，为消渴病。
6. 妇女经血臭秽者，多为热证。
7. 经血气腥者，多为寒证。
8. 妇女带下臭秽而黄稠者，多属湿热。
9. 带下腥而清稀者，多属寒湿。
10. 带下奇臭而色杂者，多见于癌症。

◎ 要点二　病室气味异常的临床意义

病室气味是由病体本身或排出物、分泌物散发而形成。气味从病体发展到充斥病室，说明病情重笃。临床上通过嗅病室气味，可作为推断病情及诊断特殊疾病的参考。

1. 病室臭气触人，多为瘟疫类疾病。
2. 病室有血腥味，病者多患失血。
3. 病室散有腐臭气，病者多患溃腐疮疡。
4. 病室尸臭，多为脏腑衰败，病情重笃。
5. 病室尿臊气（氨气味），见于肾衰。
6. 病室有烂苹果样气味（酮体气味），多为消渴并发症患者，属危重病症。
7. 病室有蒜臭气味，多见于有机磷中毒。

第五单元　问　诊

"问诊"是询问病人有关疾病的情况，病人的自觉症状，既往病史，生活习惯等，从而了解患者的各种病态感觉以及疾病的发生发展、诊疗等情况的诊察方法。

细目一　问诊内容

◎ 要点一　主诉的概念与意义

（一）主诉的概念

主诉是病人就诊时最感痛苦的症状、体征及持续时间。

（二）主诉的意义

主诉通常是病人就诊的主要原因，也是疾病的主要矛盾所在，是调查、认识、分析及处理疾病的重要线索。确切的主诉常可作为某系统疾病的诊断向导，可初步估计疾病的范畴和类别、病势的轻重缓急等情况。

◎ 要点二　十问歌

明代医家张介宾在《景岳全书·十问篇》中，将问诊归纳为十问，便于临床应用。"一问寒热二问汗，三问头身四问便，五问饮食六胸腹，七聋八渴俱当辨，九问旧病十问因，再兼服药参机变，妇女尤必问经期，迟速闭崩皆可见，再添片语告儿科，天花麻疹全占验。"

细目二　问寒热

"寒"指病人自觉怕冷的感觉。临床上有恶风、恶寒和畏寒之分。病人遇风觉冷，避之可缓者，谓之恶风；病人自觉怕冷，多加衣被或近火取暖而不能缓解者，谓之恶寒；病人自觉怕冷，多加衣被或近火取暖而能够缓解者，谓之畏寒。

"热"指发热，包括病人体温升高，或体温正常而病人自觉全身或局部（如手足心）发热。

寒与热的产生，主要取决于病邪的性质和机体阴阳的盛衰两个方面。邪气致病者，由于寒为阴邪，其性清冷，故寒邪致病，恶寒症状突出；热为阳邪，其性炎热，故热邪致病，发热症状明显。机体阴阳失调时，阳盛则热，阴盛则寒，阴虚则热，阳虚则寒。

◎ 要点一　恶寒发热的临床表现及其意义

恶寒发热，是指病人恶寒的同时，伴有体温升高，是表证的特征性症状。恶寒发热产生的原因是由于外邪袭表，影响卫阳"温分肉"的功能所致。肌表失煦则恶寒；正气奋起抗邪，则阳气趋向于表，又因邪气外束，玄府闭塞，阳气不得宣发，则郁而发热。

根据恶寒发热的轻重不同和有关兼症，又可分为以下三种类型：

（1）恶寒重发热轻　是风寒表证的特征。因寒为阴邪，束表伤阳，故恶寒明显。

（2）发热轻而恶风　是伤风表证的特征。因风性开泄，使玄府开张，故自汗恶风。

（3）发热重恶寒轻　是风热表证的特征。因热为阳邪，易致阳盛，故发热明显。

表证寒热的轻重，除与感受外邪的性质有关外，还与感邪轻重关系密切。一般而言：病邪轻者，则恶寒发热俱轻；病邪重者，则恶寒发热俱重。

◎ 要点二　但寒不热的临床表现及其意义

但寒不热是指病人只感寒冷而不发热的症状，是里寒证的寒热特征。临床常有新病恶寒、久病畏寒之分。

（一）新病恶寒

新病恶寒指病人突然感觉怕冷，且体温不高的症状。常伴有四肢不温，或脘腹、肢体冷痛，或呕吐泄泻，或咳喘痰鸣，脉沉紧等症。主要见于里实寒证。多因感受寒邪较重，寒邪直中脏腑、经络，郁遏阳气，机体失于温煦所致。

（二）久病畏寒

久病畏寒指病人经常怕冷，四肢凉，得温可缓的症状。常兼有面色㿠白，舌淡胖嫩，脉弱等症。主要见于里虚寒证。因阳气虚衰，形体失于温煦所致。

◎ 要点三　但热不寒（壮热、潮热、微热）的临床表现及其意义

但热不寒是指病人只发热而无怕冷感觉的症状，是里热证的寒热特征。根据发热的不同，临床表现可有壮热、潮热、微热之别。

（一）壮热

壮热即病人身发高热，持续不退（体温超过39℃以上），属里实热证。可见有满面通红、口渴饮冷、大汗出、脉洪大等症，是风寒之邪入里化热，或风热内传，正盛邪实，邪正剧争，里热亢盛，蒸达于外的表现。多见于伤寒阳明经证和温病气分阶段。

（二）潮热

潮热即病人定时发热或定时热甚，有一定规律，如潮汐之有定时。

1. 日晡潮热　其特点是热势较高，日晡热甚，兼见腹胀便秘等。属阳明腑实证。因热结于阳明胃与大肠，日晡（申时，即下午3~5时）为阳明经气当旺之时，阳明气盛而又加之有实热，故日晡热甚。

2. 阴虚潮热　午后或夜间潮热：其特点是午后和夜间有低热。有热自骨内向外透发的感觉者，称为骨蒸发热，多属阴虚火旺所致。由于阴液亏虚，不能制阳，机体阳气偏亢，午后卫阳渐入于里，夜间卫阳行于里，使体内偏亢的阳气更加亢盛而生内热。

3. 湿温潮热　午后发热明显，其特点是身热不扬，肌肤初扪之不觉很热，扪之稍久即觉灼

手，此属湿温，为湿郁热蒸之象。

4. 瘀血潮热 午后和夜间有低热，可兼见肌肤甲错，舌有瘀点瘀斑者，属瘀血积久，郁而化热。

（三）微热

指发热不高，体温一般在37℃~38℃，或仅自觉发热的症状。常见于某些内伤病和温热病的后期。按病机有气虚发热、血虚发热、阴虚发热、气郁发热和小儿夏季热等。

1. 气虚发热 长期微热，烦劳则甚，兼见有少气自汗、倦怠乏力等症。

2. 血虚发热 时有低热，兼面白、头晕、舌淡脉细等症。

3. 阴虚发热 长期低热，兼颧红、五心烦热等症。

4. 气郁发热 每因情志不舒而时有微热，兼胸闷、急躁易怒等症。

5. 小儿夏季热 小儿在夏季气候炎热时长期发热不已，兼见烦躁、口渴、无汗、多尿等症，至秋凉时不治自愈。是由于小儿气阴不足，不能适应夏令炎热气候所致。

◎ **要点四　寒热往来的临床表现及其意义**

寒热往来是指病人自觉恶寒与发热交替发作的症状，是正邪相争，互为进退的病理反映，为半表半里证寒热的特征。在临床上有以下两种类型：

（一）寒热往来无定时

病人自觉时冷时热，一日多次发作而无时间规律的症状，多见于少阳病。兼见口苦、咽干、目眩、胸胁苦满、不欲饮食、脉弦等症，是外感病邪由表入里而尚未达于里，邪气停于半表半里之间的阶段。因邪正交争于半表半里之间，邪胜则恶寒，正胜则发热，故恶寒与发热交替发作。

（二）寒热往来有定时

病人恶寒战栗与高热交替发作，发有定时，每日发作一次，或二三日发作一次的症状，兼见头痛剧烈、口渴、多汗等症，常见于疟疾。是因疟邪侵入人体，潜伏于半表半里的膜原部位，疟邪内入与阴争则恶寒战栗，外出与阳争则身发壮热，故寒战与壮热交替出现。

细目三　问　汗

◎ **要点一　特殊汗出（自汗、盗汗、绝汗、战汗）的临床表现及其意义**

（一）自汗

自汗指醒时经常汗出，活动后尤甚的症状。兼见畏寒、神疲、乏力等症，多见于气虚证和阳虚证。因阳虚（卫阳不足）不能固密肌表，玄府不密，津液外泄，故自汗出。动则耗伤阳气，故出汗更为明显。

（二）盗汗

盗汗指睡时汗出，醒则汗止的症状。兼见潮热、颧红等症，多见于阴虚证。因阴虚阳亢而生内热，入睡时卫阳入里，不能固密肌表，虚热蒸津外泄，故睡眠时汗出较多；醒时卫气复出于表，肌表固密，故醒则汗止。

（三）绝汗

绝汗指在病情危重的情况下，出现大汗不止的症状。常是亡阳或亡阴的表现。

1. 亡阳之汗 病人冷汗淋漓，兼见面色苍白、四肢厥冷、脉微欲绝者，属亡阳证。是阳气暴脱于外，不能固密津液，津无所依而随阳气外泄之象。

2. 亡阴之汗 汗热而黏腻如油，兼见躁扰烦渴、脉细数疾者，属亡阴证。为内热逼涸竭之阴外泄之象。

（四）战汗

战汗指病人先恶寒战栗，表情痛苦，几经挣扎，而后汗出的症状。战汗者多属邪盛正馁，邪伏不去。一旦正气来复，邪正剧争，则发战汗。见于温病或伤寒病邪正相争剧烈之时，是疾病发展的转折点。如汗出后热退脉缓，则是邪去正安、疾病好转的表现；如汗出后仍身发高热，脉来急疾，则是邪盛正衰、疾病恶化的表现，故战汗为疾病好转或恶化的转折点。

◎ 要点二 黄汗的临床表现及其意义

黄汗指病人汗出沾衣，色如黄柏汁的症状。多因风湿热邪交蒸所致。

◎ 要点三 局部汗出（头汗、半身汗、手足心汗、阴汗）的临床表现及其意义

（一）头汗

头汗指病人仅头部或头颈部出汗较多，又称为"但头汗出"。多因上焦热盛，或中焦湿热蕴结，或病危虚阳上越，或进食辛辣、热汤、饮酒，使阳气旺盛，热蒸于头。

（二）半身汗

半身汗是指病人仅半侧身体汗出的症状，或左侧，或右侧，或上半身，或下半身。经常无汗出的半侧是病变的部位，可见于中风、痿证、截瘫等病人。多因风痰、痰瘀、风湿等阻滞经络，营卫不能周流，气血失和所致。

（三）手足心汗

手足心汗指病人手足心汗出较多的症状。可因阴经郁热熏蒸，或阳明燥热内结，或阴虚阳亢，或中焦湿热郁蒸，或阳气内郁所致。

（四）阴汗

阴汗指外生殖器及其周围汗出的症状。多因下焦湿热郁蒸所致。

细目四 问疼痛

◎ 要点一 疼痛的性质及其临床意义

不同病因、病机所致疼痛，其性质特点表现各异，故询问疼痛的性质特点，有助于辨析疼痛的病因与病机。常见疼痛的性质如下：

（一）胀痛

胀痛指疼痛带有胀满的症状，是气滞作痛的特点。如胸胁脘腹等处胀痛，时发时止，多属肺、肝、胃肠气滞之证；但头目胀痛，多见于肝阳上亢或肝火上炎的病证。

（二）刺痛

刺痛指疼痛如针刺之状，是瘀血致痛的特征之一。以头部及胸胁、脘腹等处较为常见。

（三）冷痛

冷痛指疼痛伴有冷感而喜暖的症状，是寒证疼痛的特点。常见于腰脊、脘腹及四肢关节等处。因寒邪侵入，阻滞脏腑、组织、经络所致者，属实寒证；因阳气不足，脏腑、组织、经络失于温煦所致者，属虚寒证。

（四）灼痛

灼痛指疼痛伴有灼热感而喜凉的症状，是热证疼痛的特点。常见于咽喉、口舌、胁肋、脘腹、关节等处。因火邪窜络，阳热熏灼所致者，属实热证；因阴虚火旺所致者，属虚热证。

（五）重痛

重痛指疼痛伴有沉重感的症状，多因湿邪困阻气机所致。常见于头部、四肢及腰部。但头部重痛，亦可因肝阳上亢，气血上壅所致。

（六）酸痛

酸痛指疼痛伴有酸软不适感的症状，多因风湿侵袭，气血运行不畅，或肾虚、气血不足，组织失养所致。常见于四肢、腰背的关节、肌肉处。

（七）绞痛

绞痛指疼痛剧烈如刀绞一般而难于忍受的症状，多因瘀血、气滞、结石、虫积等有形实邪阻闭气机，或寒邪凝滞气机所致。如心脉痹阻引起的真心痛，结石阻塞尿路引起的腰腹痛，寒邪内侵胃肠所致的脘腹痛等，往往都具有绞痛的特点。

（八）空痛

空痛指疼痛带有空虚感的症状，是虚证疼痛的特点。常见于头部、腹部，多因阴精不足，或气血亏虚，组织器官失养所致。

（九）隐痛

隐痛指痛势较缓，尚可忍耐，但绵绵不休的症状，是虚证疼痛的特点。常见于头、脘腹、胁肋、腰背等部位，多因精血亏虚，或阳气不足，机体失养所致。

（十）走窜痛

走窜痛指疼痛的部位游走不定，或走窜攻冲作痛的症状，或为气滞所致，或见于行痹。若胸胁脘腹疼痛而走窜不定者，称为窜痛，多因肝郁气滞所致；若肢体关节疼痛而游走不定者，称为游走痛，多见于痹病的行痹。

（十一）固定痛

固定痛指疼痛部位固定不移的症状。若胸胁脘腹等处固定作痛，多是瘀血为患；若四肢关节固定作痛，多因寒湿、湿热阻滞，或热壅血瘀所致。

（十二）掣痛

掣痛指抽掣牵引作痛，由一处连及他处的症状。也称引痛、彻痛。多因筋脉失养，或筋脉阻滞不通所致。

一般而言，新病疼痛，痛势剧烈，持续不解，或痛而拒按，多属实证；久病疼痛，痛势较轻，时痛时止，或痛而喜按，多属虚证。

◎ 要点二　头痛、胸痛、胁痛、胃脘痛、腹痛、腰痛的要点及其临床意义

（一）头痛

头痛指头的某一部位或整个头部疼痛的症状。

1. 根据头痛部位的不同，可辨识病在何经

（1）前额部连眉棱骨痛，属阳明经头痛。

（2）侧头部痛，痛在两侧太阳穴附近为甚者，属少阳经头痛。

（3）后头部连项痛，属太阳经头痛。

（4）颠顶痛属厥阴经头痛。

（5）全头重痛多为太阴经头痛。

（6）脑中痛，或牵及于齿多属少阴经头痛等。

2. 根据头痛的不同性质，可辨识病性的寒热虚实

（1）头痛连项，遇风加重者：属风寒头痛。

（2）头痛怕热，面红目赤者：属风热头痛。

（3）头痛如裹，肢体困重者：属风湿头痛。

（4）头痛绵绵，过劳则盛者：属气虚头痛。

（5）头痛眩晕，面色苍白者：属血虚头痛。

（6）头脑空痛，腰膝酸软者：属肾虚头痛。

头痛有虚实的不同。凡外感风、寒、暑、湿、燥、火以及瘀血、痰浊、郁火等阻滞或上扰脑窍所致者，多属实证；凡气血阴精亏虚，不能上荣于头，脑窍空虚所致者，多属虚证。

（二）胸痛

胸痛指胸的某一部位疼痛的症状。胸痛多与心肺病变有关。

1. 左胸心前区憋闷作痛，时痛时止者，多因痰、瘀等邪气阻滞心脉所致。

2. 胸痛剧烈，面色青灰，手足青冷者，多因心脉急骤闭塞不通所致，可见于真心痛等病。

3. 胸痛，壮热面赤，喘促鼻扇者，多因热邪壅肺，脉络不利所致，可见于肺热病等。

4. 胸痛，颧赤盗汗，午后潮热，咳痰带血者，多因肺阴亏虚，虚火灼络所致，可见于肺痨等病。

5. 胸痛，壮热，咳吐脓血腥臭痰者，多因痰热阻肺，热壅血瘀所致，可见于肺痈等病。

（三）胁痛

胁痛指胁的一侧或两侧疼痛的症状。胁痛多与肝胆病变有关。

1. 胁肋胀痛，太息易怒者　为肝郁气滞。

2. 胁肋胀痛，纳呆厌食，身目发黄者　为肝胆湿热。

3. 胁肋灼痛，面红目赤者　为肝胆火盛。

4. 胁肋刺痛，或胁下触及肿块，固定而拒按者　属肝血瘀阻。

5. 胁痛，患侧肋间饱满胀，咳唾引痛者　为悬饮痛，是饮邪停留胸胁所致。

（四）胃脘痛

胃脘痛指上腹部、剑突下，胃之所在部位疼

痛的症状。胃失和降，气机不畅，则会导致胃脘痛。

1. 实证多在进食后疼痛加剧，虚证多在进食后疼痛缓解。
2. 胃脘突然剧痛暴作，出现压痛及反跳痛者，多因胃脘穿孔所致。
3. 胃脘疼痛失去规律，痛无休止而明显消瘦者，应考虑胃癌的可能。

（五）腹痛

腹痛指剑突下至耻骨毛际以上的腹部疼痛（胃脘所在部位除外）。

腹有大腹、小腹和少腹之分。大腹疼痛多属脾胃之病变；小腹疼痛多属膀胱、大小肠及胞宫的病变；少腹疼痛多属肝经的病变。

1. 腹部持续性疼痛，阵发性加剧，伴腹胀、呕吐、便闭者，多见于肠痹或肠结，因肠道麻痹、梗阻、扭转或套叠，气机闭塞不通所致。
2. 全腹痛，有压痛及反跳痛者，多因腹部脏器穿孔或热毒弥漫所致。
3. 脐外侧及下腹部突然剧烈绞痛，向大腿内侧及阴部放射，尿血者，多系结石所致。
4. 腹部脏器破裂，或癥瘤亦可引起腹痛，疼痛部位多是破裂脏器或癥瘤所在部位。
5. 妇女小腹及少腹部疼痛，常见于痛经、异位妊娠破裂等病。

另外，某些心肺病变可引起上腹部疼痛。肠痹、脂膜痹等病，可致全腹、脐周或右少腹疼痛。

（六）腰痛

腰痛指腰部两侧，或腰脊正中疼痛的症状。

1. 腰部经常酸软而痛，多因肾虚所致。
2. 腰部冷痛沉重，阴雨天加重，多因寒湿所致。
3. 腰部刺痛，或痛连下肢者，多因瘀血阻络所致。
4. 腰部突然剧痛，向少腹部放射，尿血者，多因结石阻滞所致。
5. 腰痛连腹，绕如带状，多因带脉损伤所致。

细目五 问头身胸腹

◎ 要点一 问头晕、胸闷、心悸、脘痞、腹胀、麻木、疲乏的要点及其临床意义

（一）头晕

头晕是指病人自觉头脑眩晕，轻者闭目自止，重者感觉自身或眼前景物旋转，不能站立的症状。

1. 头晕而胀，烦躁易怒，舌红苔黄，脉弦数者，多因肝火上炎。
2. 头晕胀痛，头重脚轻，舌红少津，脉弦细者，多因肝阳上亢。
3. 头晕面白，神疲乏力，舌淡，脉细弱者，多因气血亏虚。
4. 头晕且重，如物裹缠，痰多苔腻者，多因痰湿内阻。
5. 头晕耳鸣，腰酸遗精者，多因肾虚精亏。
6. 若外伤后头晕刺痛者，多属瘀血阻络。

（二）胸闷

胸闷是指患者自觉胸部痞塞满闷的症状。胸闷与心、肺等脏气机不畅，肺失宣降，肺气壅滞有关。

1. 胸闷，心悸气短者，多属心气不足，或心阳不足。
2. 胸闷，咳喘痰多者，多属痰饮停肺。
3. 胸闷，壮热，鼻翼扇动者，多因热邪或痰热壅肺。
4. 胸闷气喘，畏寒肢冷者，多因寒邪客肺。
5. 胸闷气喘，少气不足以息者，多因肺气虚或肾气虚所致。

（三）心悸

心悸是指病人自觉心跳不安的症状。

惊悸：因惊恐而心悸，或心悸易惊，恐惧不安者，称为惊悸。

怔忡：无明显外界诱因，心跳剧烈，上至心胸，下至脐腹，悸动不安者，称为怔忡。

1. 突受惊吓，气短神疲，惊悸不安，舌淡苔薄，脉细数为心胆气虚。

2. 心神不安，惊惕不宁，胆怯烦躁、失眠眩晕、呕恶为胆郁痰扰。

3. 心悸，胸闷，气短，精神疲倦，或有自汗，活动后诸症加重，面色淡白，舌质淡，脉虚为心气虚。

4. 心悸怔忡，心胸憋闷或痛，气短，自汗，畏冷肢凉，舌质淡胖或紫暗，苔白滑，脉弱或结或代为心阳虚。

5. 心悸，兼见面色无华，舌淡脉细为心血不足。

6. 心悸，兼见心烦少寐，头晕目眩，五心烦热，盗汗，舌红少苔，脉细数，为心阴虚。

7. 心悸怔忡，心胸憋闷疼痛，痛引肩背内臂，时作时止为心脉痹阻。

8. 心悸，气短，咳喘痰鸣，形寒肢冷，下肢浮肿，舌质淡胖，苔白滑，脉沉迟无力为肾虚水泛。

9. 心悸，头晕目眩，纳差乏力，失眠多梦，舌淡，脉细弱，为心脾两虚。

（四）脘痞

脘痞指病人自觉胃脘胀闷不舒的症状。是脾胃病变的表现。

1. 脘痞，嗳腐吞酸者，多为食积胃脘。
2. 脘痞，食少，便溏者，多属脾胃气虚。
3. 脘痞，饥不欲食，干呕者，多为胃阴亏虚。
4. 脘痞，纳呆呕恶，苔腻者，多为湿邪困脾。
5. 脘痞，胃脘有振水声者，为饮邪停胃。

（五）腹胀

腹胀指病人自觉腹部胀满不舒，如物支撑。多因脾、胃肠、肝肾等病变，导致气机不畅所致。腹胀有虚实之分。

1. 腹部时胀时减而喜按者，多属虚证，因脾胃虚弱，健运失司所致。
2. 持续胀满不减而拒按者，多属实证，因食积胃肠，或实热内结，气机阻塞所致。

3. 若腹部胀大如鼓，皮色苍黄，腹壁青筋暴露者，称为鼓胀。多因酒食不节、情志内伤或房劳太过，致使肝脾肾功能失常，气血水等邪结聚于腹内而成。

（六）麻木

麻木指病人肌肤感觉减退，甚至消失的症状。亦称不仁。

麻木可因气血亏虚、风寒入络、肝风内动、风痰阻络、痰湿或瘀血阻络，肌肤、经脉失养所致。

1. 肌肤麻木，神疲乏力，舌淡白者，多为气血亏虚。
2. 肢体麻木，眩晕欲仆者属肝风内动。
3. 半身麻木，兼有口眼歪斜者，多属痰瘀阻结。
4. 四肢麻木，伴关节疼痛者，多为寒湿阻滞，见于痹证。

（七）疲乏

疲乏指患者自觉肢体倦怠，运动无力，是多种内科疾病的常见症状，常因气血亏虚，或阳气虚衰，或脾虚湿困等导致，与肝、脾、肾脏关系最为密切。临床常见于虚劳、肝病、消渴、肾病、痿病等。

◎ 要点二 身重、身痒的要点及其临床意义

（一）身重

身重是指患者自觉身体沉重的症状。主要与水湿泛溢及气虚不运有关。身重，脘闷苔腻者，多因湿困脾阳，阻滞经络所致。身重，浮肿，系水湿泛溢肌肤所致。身重，嗜卧，疲乏者，多因脾气虚，不能运化精微布达四肢、肌肉所致。热病后期见身重乏力，多系邪热耗伤气阴，形体失养所致。

（二）身痒

身痒是指患者自觉全身皮肤瘙痒不适的表现。多由风邪袭表、血虚风燥、湿热浸淫等所

致。多见于风疹、瘾疹、疮疖、黄疸等疾患。

细目六 问耳目

◎ 要点一 耳鸣、耳聋的临床表现及其意义

耳鸣是指患者自觉耳内鸣响的症状。耳聋是指听力减退，甚至听觉完全丧失的症状。耳鸣、耳聋的病因病机及辨证基本相同。

（一）实证耳鸣、耳聋

突发耳鸣，声大如雷，按之鸣声不减，或新病暴聋者，多属实证。可因肝胆火盛、肝阳上亢、痰火壅结、气血瘀阻、风邪上袭，或药毒损伤耳窍等所致。

（二）虚证耳鸣、耳聋

渐起耳鸣，声细如蝉，按之可减，或耳渐失聪而听力减退者，多属虚证。可因肾精亏虚、脾气亏虚、肝阴血不足等引起。

◎ 要点二 目眩的临床表现及其意义

目眩是指病人自觉视物旋转动荡，如在舟车之上，或眼前如有蚊蝇飞动的症状。实者，多因肝阳上亢、肝火上炎、肝阳化风及痰湿上蒙清窍所致；虚者，多因气虚、血亏、阴精不足，目失充养所致。

◎ 要点三 目昏、雀盲的临床表现及其意义

目昏是指视物昏暗不明，模糊不清的症状。雀盲是指白昼视力正常，每至黄昏视物不清，如雀之盲的症状。

目昏、雀盲的病因、病机基本相同，多由肝肾亏虚，精血不足，目失充养而致。常见于久病或年老、体弱之人。

细目七 问睡眠

◎ 要点一 失眠的临床表现及其意义

失眠是指病人经常不易入睡，或睡而易醒不能再睡，或睡而不酣时易惊醒，甚至彻夜不眠的病症，常伴有多梦。又称"不寐"或"不得眠"。

正常人睡眠时间的长短有个体差异，且与年龄大小相关。不能单以睡眠时间的长短判断是否失眠。

失眠是阳不入阴，神不守舍的病理表现，多由阴虚或阳盛所致。其病机有虚实之分，虚者多因阴血亏虚、心神失养，或心胆气虚，心神不安所致，常见于心脾两虚、心肾不交、心胆气虚等证。实者多因邪气内扰心神所致，如心肝火盛，或痰火扰神，或食滞内停所致的"胃不和则卧不安"等。临床常见有四种类型：

（1）不易入睡，甚至彻夜不眠，兼心烦不寐者，多见于心肾不交。

（2）睡后易醒，不易再睡者，兼心悸、便溏，多见于心脾两虚。

（3）睡眠时时惊醒，不易安卧者，多见于胆郁痰扰。

（4）夜卧不安，腹胀嗳气酸腐者，多为食滞内停。

◎ 要点二 嗜睡的临床表现及其意义

嗜睡指患者神疲困倦，睡意很浓，经常不自主地入睡的症状。嗜睡常因痰湿内盛，或阳虚阴盛导致。

1. 困倦嗜睡，伴头目昏沉，胸闷脘痞，肢体困重者，乃痰湿困脾，清阳不升所致。

2. 饭后嗜睡，兼神疲倦怠，食少纳呆者，多由脾失健运，清阳不升所致。

3. 大病之后，精神疲乏而嗜睡，是正气未复的表现。

4. 精神极度疲惫，神识朦胧，困倦欲睡，肢冷脉微者，系心肾阳衰，神失温养所致。

细目八 问饮食与口味

◎ 要点一 口渴与饮水：口渴多饮、渴不多饮的临床表现及其意义

询问病人口渴与饮水的情况，可以了解病人津液的盛衰和输布是否障碍，以及病性的寒热虚实。口渴饮水的多少直接反映体内津伤的程度。

（一）口渴多饮

口渴多饮指口干，欲饮水，饮水则舒的症状。

1. 口渴咽干，鼻干唇燥，发于秋季者，多因燥邪伤津。

2. 口干微渴，兼发热者，多见于外感温热病初期，伤津较轻。

3. 大渴喜冷饮，兼壮热面赤，汗出，脉洪数者，属里热炽盛，津液大伤，多见于里实热证。

4. 口渴多饮，伴小便量多，多食易饥，体渐消瘦者，为消渴病。

5. 口渴咽干，夜间尤甚，兼颧红盗汗，舌红少津者，属阴虚证。

（二）渴不多饮

1. 渴不多饮，兼身热不扬，头身困重，苔黄腻者，属湿热证。

2. 口渴饮水不多，兼身热夜甚，心烦不寐，舌红绛者，属温病营分证。

3. 渴喜热饮，饮水不多，或饮后即吐者，多为痰饮内停。

4. 口干但欲漱水而不欲咽，兼面色黧黑，或肌肤甲错者，为瘀血内停。

◎ 要点二 食欲与食量：食欲减退、厌食、消谷善饥、饥不欲食、除中的临床表现及其意义

询问病人的食欲和食量情况，可以了解脾胃功能的强弱、判断疾病的轻重和估计预后的好坏。

（一）食欲减退

食欲减退指病人进食的欲望减退，甚至不思进食的症状。

1. 食欲减退，兼见面色萎黄，食后腹胀，疲乏无力者，多属脾胃虚弱。

2. 纳呆食少，兼见脘闷腹胀，头身困重，便溏苔腻者，多属湿邪困脾。

3. 纳呆食少，脘腹胀闷，嗳腐食臭者，多属食滞胃肠。

（二）厌食

厌食指患者厌恶食物，或恶闻食味的症状。

1. 厌食，兼脘腹胀满，嗳气酸腐，舌苔厚腻者，多属食滞胃肠。

2. 厌食油腻之物，兼脘腹痞闷，呕恶便溏，肢体困重者，多属湿热蕴脾。

3. 厌食油腻厚味，伴胁肋胀痛灼热，口苦泛呕，身目发黄者，为肝胆湿热。

妇女在妊娠早期，若有择食或厌食反应，多为妊娠后冲脉之气上逆，影响胃之和降所致，属生理现象。严重者，反复出现恶心呕吐，厌食，甚至食入即吐，则属病态，称为妊娠恶阻。

（三）消谷善饥

消谷善饥指患者食欲过于旺盛，进食量多，食后不久即感饥饿的症状。

1. 消谷善饥，兼多饮多尿，形体消瘦者，多见于消渴病。

2. 消谷善饥，兼大便溏泄者，多属胃强脾弱。

（四）饥不欲食

饥不欲食指病人虽然有饥饿感，但不想进食或进食不多。

饥不欲食，兼脘痞，胃中有嘈杂、灼热感，舌红少苔，脉细数者，是因胃阴不足，虚火内扰所致。

（五）除中

危重病人，本来毫无食欲，突然索食，食量

大增，称为"除中"，是假神的表现之一，因胃气败绝所致。

◎ 要点三 口味：口淡、口甜、口黏腻、口酸、口涩、口苦、口咸的临床表现及其意义

口味异常是指病人口中的异常味觉。询问病人口味的异常变化，可诊察内在脏腑的疾病。

（一）口淡

口淡是指病人味觉减退，口中乏味，甚至无味的症状。多见于脾胃虚弱证。

（二）口甜

口甜是指病人自觉口中有甜味的症状。多见于脾胃湿热或脾虚之证。

（三）口黏腻

口黏腻是指病人自觉口中黏腻不爽的症状。常见于痰热内盛、湿热蕴脾及寒湿困脾之证。

（四）口酸

口酸是指病人自觉口中有酸味，或泛酸。多因肝胃郁热或饮食停滞所致。

（五）口涩

口涩是指病人自觉口有涩味，如食生柿子的症状。为燥热伤津，或脏腑热盛所致。

（六）口苦

口苦是指病人自觉口中有苦味的症状。多见于心火上炎或肝胆火热之证。

（七）口咸

口咸是指病人自觉口中有咸味的症状。多见于肾病或寒水上泛的病证。

细目九 问二便

◎ 要点一 大便异常（便次、便质、排便感觉）的临床表现及其意义

（一）便次异常

1. **便秘** 指大便燥结，排出困难，便次减少，甚则多日不便。

便秘可因胃肠积热，或阳虚寒凝，或气血阴津亏损，或腹内癥块阻结等，导致肠道燥化太过，肠失濡润，或推运无力，传导迟缓，气机阻滞所致。

2. **泄泻** 指大便次数增多，粪质稀薄不成形，甚至呈水样的症状。

泄泻可因外感风寒湿热疫毒之邪，或饮食所伤，食物中毒，痨虫或寄生虫寄生于肠道，或情志失调，肝气郁滞，或脾肾阳气亏虚等，导致脾失健运所致。

（二）便质异常

除便秘便燥、泄泻便稀外，常见的便质异常有：

1. **完谷不化** 即大便中含有较多未消化食物的症状，多见于脾虚、肾虚或食滞胃肠的泄泻。

2. **溏结不调** 即大便时干时稀的症状。多因肝脾不调所致；若大便先干后溏，多属脾虚。

3. **脓血便** 即大便中含有脓血黏液。多见于痢疾或肠癌，常因湿热疫毒等邪，阻滞肠道，肠络受损所致。

4. **便血** 指血从肛门排出体外，或大便带血，或便血相混，或便后滴血，或全为血便。多因脾胃虚弱，气不摄血，或胃肠积热、湿热蕴脾、气血瘀滞等所致。

（1）**远血** 便黑如柏油，或便血紫暗，其来较远，为远血，多见于胃脘等部位出血。

（2）**近血** 便血鲜红，血附在大便表面，或于排便前后滴出者，为近血，多见于内痔、肛裂等。

（三）排便感异常

1. **肛门灼热** 指排便时肛门有灼热感的症状。多因大肠湿热下注，或大肠郁热下迫直肠所致，见于湿热泄泻或湿热痢疾。

2. **里急后重** 指腹痛窘迫，时时欲便，肛门重坠，便出不爽的症状。多因湿热内阻，肠道气滞所致，常见于湿热痢疾。

3. **排便不爽** 指排便不通畅，有滞涩难尽之感的症状。多因湿热蕴结，肠道气机不畅；或肝气犯脾，肠道气滞；或因食滞胃肠等所致。

4. **大便失禁** 指大便不能控制，滑出不禁，甚则便出而不自知的症状。多因脾肾虚衰、肛门失约所致。见于久病年老体衰，或久泻不愈的患者。

5. **肛门重坠** 指肛门有下坠之感的症状。常于劳累或排便后加重。多属脾虚中气下陷，常见于久泻或久利不愈的患者。

◎ 要点二 小便异常（尿次、尿量、排尿感觉）的临床表现及其意义

（一）尿次异常

1. **小便频数** 指排尿次数增多，时欲小便的症状。

（1）小便短赤，频数急迫者，为淋证，是湿热蕴结下焦，膀胱气化不利所致。

（2）小便澄清，频数量多，夜间明显者，是因肾阳虚或肾气不固，膀胱失约所致。

2. **癃闭** 小便不畅，点滴而出为"癃"；小便不通，点滴不出为"闭"，一般统称为"癃闭"。

癃闭有虚实的不同。因湿热蕴结，或瘀血、结石，或败精阻滞、阴部手术者，多属实证；因老年气虚，肾阳不足，膀胱气化不利者多属虚证。

（二）尿量异常

1. **尿量增多** 指尿次、尿量皆明显超过正常量次的症状。

（1）小便清长量多，属虚寒证。

（2）多饮多尿而形体消瘦者，属消渴病。

2. **尿量减少** 指尿次、尿量皆明显少于正常量次的症状。

（1）小便短赤量少，多属实热证，或汗、吐、下后伤津所致。

（2）尿少浮肿，是肺、脾、肾三脏功能失常，气化不利，水湿内停所致。

（三）排尿感异常

1. **尿道涩痛** 即排尿不畅，且伴有急迫、疼痛、灼热感，见于淋证。可因湿热蕴结、热灼津伤、结石或瘀血阻塞等所致。

2. **余沥不尽** 即排尿后小便点滴不尽，多因老年人肾阳亏虚，肾气不固所致。

3. **小便失禁** 病人神志清醒时，小便不能随意控制而自遗。多属肾气不固，膀胱失约所致。

4. **遗尿** 即睡时不自主排尿，多属肾气不足，膀胱虚衰所致。

细目十 问经带

◎ 要点一 经期、经量异常的临床表现及其意义

（一）经期异常

1. **月经先期** 指月经周期提前7天以上，并连续两个月经周期以上的症状。多因脾气亏虚、肾气不足，冲任不固；或因阳盛血热、肝郁化热、阴虚火旺，热扰冲任，血海不宁所致。

2. **月经后期** 指月经周期延后7天以上，并连续两个月经周期以上的症状。因营血亏损、肾精不足，或因阳气虚衰，生血不足，使血海空虚所致者，属虚证；因气滞或寒凝血瘀，痰湿阻滞，冲任受阻所致者，属实证。

3. **月经先后不定期** 指经期不定，月经或提前或延后7天以上，并连续两个月经周期以上的症状。多因肝气郁滞，或脾肾虚损，使冲任气血失调，血海蓄溢失常所致。

（二）经量异常

1. **月经过多** 指月经周期、经期基本正常，但经量较常量明显增多。多因热伤冲任，迫血妄行；或气虚，冲任不固；或瘀阻胞络，络伤血溢等所致。

2. **月经过少** 月经周期基本正常，但经量较常量明显减少，甚至点滴即净。属虚者，多因

精血亏少，血海失充所致；属实者，常因寒凝瘀阻，痰湿阻滞，冲任气血不畅所致。

◎ 要点二 闭经、痛经、崩漏的临床表现及其意义

（一）闭经

闭经是指女子年逾18周岁，月经尚未来潮，或已行经，未受孕、不在哺乳期，而停经达3个月以上的症状。多因肝肾不足，气血亏虚，阴虚血燥，血海空虚；或因瘀虫侵及胞宫，或气滞血瘀、阳虚寒凝、痰湿阻滞胞脉，冲任不通所致。

（二）痛经

痛经是指正值经期或行经前后，出现周期性小腹疼痛，或痛引腰骶，甚至剧痛难忍的症状。

1. 经前或经期小腹胀痛或刺痛，多属气滞或血瘀。

2. 小腹冷痛，得温痛减者，多属寒凝或阳虚。

3. 经期或经后小腹隐痛，多属气血两虚或肾精不足，胞脉失养所致。

（三）崩漏

非行经期间，阴道内大量出血，或持续下血，淋沥不止者，称为崩漏。一般来势急，出血量多者，称为崩，或称崩中；来势缓，出血量少者，称为漏，或称漏下。

崩与漏在病势上虽有缓急之分，但发病机理基本相同，在疾病演变过程中，又常互相转化，交替出现，故统称为崩漏。其形成多因热伤冲任，迫血妄行；或脾肾气虚，冲任不固；或瘀阻冲任，血不归经所致。

◎ 要点三 带下异常（白带、黄带）的临床表现及其意义

（一）白带

白带是指带下色白量多，质稀如涕，淋沥不绝的症状，多属脾肾阳虚，寒湿下注所致。

（二）黄带

黄带是指带下色黄，质黏，气味臭秽的症状，多属湿热下注或湿毒蕴结所致。

第六单元 脉 诊

细目一 脉诊概说

脉诊又称切脉，是医生用手指对患者身体某些特定部位的动脉进行切按，体验脉动应指的形象，以了解健康或病情，辨别病证的一种诊察方法。

◎ 要点一 脉象形成原理

脉象是手指感觉脉搏跳动的形象，或称为脉动应指的形象。人体的血脉贯通全身，内连脏腑，外达肌表，运行气血，周流不休，所以，脉象能够反映全身脏腑功能、气血、阴阳的综合信息。脉象的产生，与心脏的搏动，心气的盛衰，脉管的通利和气血的盈亏及各脏腑的协调作用直接有关。

（一）心、脉是形成脉象的主要脏器

1. **心脏的搏动** 在宗气和心气的作用下，心脏一缩一张的搏动，把血液排入脉管而形成脉搏。脉动源出于心，脉搏是心功能的具体表现。因此，脉搏的跳动与心脏搏动的频率、节律基本一致。

2. **脉管的舒缩** 脉是气血运行的通道。脉管尚有约束、控制和推进血液沿着脉管运行的作用。当血液由心脏排入脉管，则脉管必然扩张，然后血管依靠自身的弹性收缩，压迫血液向前运行，脉管的这种一舒一缩功能，既是气血周流、

循行不息的重要条件，也是产生脉搏的重要因素。所以脉管的舒缩功能正常与否，能直接影响脉搏，产生相应的变化。

3. 心阴与心阳的协调 心血和心阴是心脏生理功能活动的物质基础，心气和心阳主导心脏的功能活动。心阴心阳的协调，是维持脉搏正常的基本条件。当心气旺盛，血液充盈，心阴心阳调和时，心脏搏动的节奏和谐有力，脉搏亦从容和缓，均匀有力。反之，可以出现脉搏的过大过小，过强过弱，过速过迟或节律失常等变化。

（二）气血是形成脉象的物质基础

气、血是构成人体组织和维持生命活动的基本物质。脉道必赖血液以充盈，因而血液的盈亏，直接关系到脉象的大小；气属阳主动，血液的运行全赖于气的推动，脉的壅遏营气有赖于气的固摄，心搏的强弱和节律亦赖气的调节。

脉乃血脉，赖血以充，赖气以行。心与脉、血相互作用，共同形成"心主血脉"的活动整体。

（三）其他脏腑与脉象形成的关系

脉象的形成不仅与心、脉、气、血有关，同时与脏腑的整体功能活动亦有密切关系。

1. 肺 肺主气，司呼吸。肺对脉的影响，首先体现在肺与心，以及气与血的功能联系上。由于气对血有运行、统藏、调摄等作用，所以肺的呼吸运动是主宰脉动的重要因素，一般情况下，呼吸平缓则脉象徐和；呼吸加快，脉率亦随之急促；呼吸匀和深长，脉象流利盈实；呼吸急迫浅促，或肺气壅滞而呼吸困难，脉象多呈细涩；呼吸不已则脉动不止，呼吸停息则脉搏亦难以维持。

2. 脾胃 脾胃能运化水谷精微，为气血生化之源，"后天之本"。气血的盛衰和水谷精微的多寡，表现为脉之"胃气"的多少。脉有胃气为平脉（健康人的脉象），胃气少为病脉，无胃气为死脉，所以临床上根据胃气的盛衰，可以判断疾病预后的善恶。同时，血液之所以能在脉管中正常运行而形成脉搏，还依赖脾气的统摄与裹护，使血液不溢于脉管之外而在脉管内运行，即"脾主统血"之谓。

3. 肝 肝藏血，具有贮藏血液、调节血量的作用。肝主疏泄，可使气血调畅，经脉通利。肝的生理功能失调，可以影响气血的正常运行，从而引起脉象的变化。

4. 肾 肾藏精，为元气之根，是脏腑功能的动力源泉，亦是全身阴阳的根本。肾气充盛则脉搏重按不绝，尺脉有力，是谓"有根"。若精血衰竭，虚阳浮越则脉象变浮，重按不应指，是为无根脉，提示阴阳离散、病情危笃。

◎ 要点二 诊脉部位

（一）寸口

寸口又称气口或脉口。是指单独切按桡骨茎突内侧一段桡动脉的搏动，根据其脉动形象，以推测人体生理、病理状况的一种诊察方法。寸口脉分为寸、关、尺三部。通常以腕后高骨（桡骨茎突）为标记，其内侧的部位关前（腕侧）为寸，关后（肘侧）为尺。两手各有寸、关、尺三部，共六部脉。每部又分浮、中、沉三候。

（二）寸口诊法的原理

1. 寸口部为"脉之大会" 寸口脉属手太阴肺经之脉，气血循环流注起始于手太阴肺经，营卫气血遍布周身，循环五十度又终止于肺经，复会于寸口，为十二经脉的始终。脉气流注肺而总会聚于寸口，故全身各脏腑生理功能的盛衰，营卫气血的盈亏，均可从寸口部的脉象上反映出来。

2. 寸口部脉气最明显 寸口部是手太阴肺经"经穴"（经渠）和"输穴"（太渊）的所在处，为手太阴肺经经气流注和经气渐旺，以至达到最旺盛的特殊反应点，故前人有"脉会太渊"之说，其脉象变化最有代表性。

3. 可反映宗气的盛衰 肺脾同属太阴经，脉气相通，手太阴肺经起于中焦，而中焦为脾胃所居之处，脾将通过胃所受纳腐熟的食物之精微上输于肺，肺朝百脉而将营气与呼吸之气布散至全身，脉气变化见于寸口，故寸口脉动与宗气一致。

4. 便于诊察 寸口处为桡动脉，该动脉所在桡骨茎突处，其行径较为固定，解剖位置亦较浅表，毗邻组织比较分明，方便易行，便于诊察，脉搏强弱易于分辨，同时诊寸口脉沿用已久，在长期医疗实践中，积累了丰富的经验，所以说寸口部为诊脉的理想部位。

（三）其他诊脉部位

1. 三部九候诊法 三部九候诊法，又称为遍诊法，出自《素问·三部九候论》。是遍诊上、中、下三部有关的动脉，以判断病情的一种诊脉方法。上为头部、中为手部、下为足部。上、中、下三部又各分为天、地、人三候，三三合而为九，故称为三部九候诊法。

2. 人迎寸口诊法 人迎寸口诊法，是对人迎和寸口脉象互相参照，进行分析的一种方法，寸口主要反映内脏的情况，人迎（颈总动脉）主要反映体表情况，这二处脉象是相应的，来去大小亦相一致。在正常情况下，春夏季人迎脉稍大于寸口脉；秋冬季寸口脉稍大于人迎脉。如果人迎脉大于寸口脉一倍、二倍、三倍时，疾病由表入里，并说明表邪盛为主，如果人迎脉大于寸口脉四倍者名为"外格"，大而数者是危重的证候。反之，寸口脉大于人迎脉一倍、二倍、三倍时，为寒邪在里，或内脏阳虚，寸口脉四倍于人迎脉者名为"内关"，大而数者亦为危重征象。

3. 仲景三部诊法 张仲景在《伤寒杂病论》中常用寸口、趺阳、太溪三部诊法。三部诊法是以诊寸口脉候脏腑病变，诊趺阳脉候胃气，诊太溪脉候肾气。现在这种方法多在寸口无脉搏或者观察危重病人时运用。如两手寸口脉象十分微弱，而趺阳脉尚有一定力量时，提示患者的胃气尚存，尚有救治的可能；如趺阳脉难以触及时，提示患者的胃气已绝，难以救治。也有以寸口、人迎、趺阳三脉为三部诊法，其中以寸口候十二经，以人迎、趺阳分候胃气。

◎ **要点三　诊脉方法及注意事项**

（一）患者体位

诊脉时患者应取正坐位或仰卧位，前臂自然向前平展，与心脏置于同一水平，手腕伸直，手掌向上，手指微微弯曲，在腕关节下面垫一松软的脉枕，使寸口部位充分伸展，局部气血畅通，便于诊察脉象。

（二）医生指法

诊脉指法主要包括有选指、布指、运指三部分。

1. 选指 医生用左手或右手的食指、中指和无名指三个手指指目诊察，指目是指尖和指腹交界棱起之处，是手指触觉较灵敏的部位。诊脉者的手指指端要平齐即三指平齐，手指略呈弓形，与受诊者体表约呈45°左右为宜，这样的角度可以使指目紧贴于脉搏搏动处。

2. 布指 中指定关，医生先以中指按在掌后高骨内侧动脉处，然后食指按在关前（腕侧）定寸，无名指按在关后（肘侧）定尺。布指的疏密要与患者手臂长短、医生手指粗细相适应，如病人的手臂长或医者手指较细者，布指宜疏，反之宜密。定寸时可选取太渊穴所在位置（腕横纹上），定尺时可考虑按寸到关的距离确定关到尺的长度以明确尺的位置。寸关尺不是一个点，而是一段脉管的诊察范围。

3. 运指 医生运用指力的轻重、挪移及布指变化以体察脉象。常用的指法有举、按、寻、循、总按和单诊等，注意诊察患者的脉位（浮沉、长短）、脉次（至数与均匀度）、脉形（大小、软硬、紧张度等）、脉势（强弱与流利度等）及左右手寸关尺各部表现。

常用具体指法：

（1）**举法** 是指医生用较轻的指力，按在寸口脉搏跳动部位，以体察脉搏部位的方法。亦称"轻取"或"浮取"。

（2）**按法** 是指医生用较重的指力，甚至按到筋骨体察脉象的方法。此法又称"重取"或"沉取"。

（3）**寻法** 寻是指切脉时指力从轻到重，或从重到轻，左右推寻，调节最适当指力的方法。在寸口三部细细寻找脉动最明显的部位，统称寻法，以捕获最丰富的脉象信息。医生手指用力适中，按至肌肉以体察脉象的方法称为"中取"。

（4）循法 循是指切脉时三指沿寸口脉长轴循行，诊察脉之长短，比较寸关尺三部脉象的特点。

（5）总按 总按即三指同时用力诊脉的方法。从总体上辨别寸关尺三部和左右两手脉象的形态、脉位的浮沉等。总按时一般指力均匀，但亦有三指用力不一致的情况。

（6）单诊 单诊是用一个手指诊察一部脉象的方法。主要用于分别了解寸、关、尺各部脉象的形态特征。

首先用总按的方法，从总体上辨别脉象的形态、脉位的浮沉，然后再使用循法和单诊手法等辨别左右手寸、关、尺各部脉象的形态特征。

（三）平息

医生在诊脉时注意调匀呼吸，即所谓"平息"。一方面医生保持呼吸调匀，清心宁神，可以自己的呼吸计算病人的脉搏至数；另一方面，平息有利于医生思想集中，可以仔细地辨别脉象。

（四）切脉时间

一般每次诊脉每手应不少于1分钟，两手以3分钟左右为宜。

诊脉时需注意每次诊脉的时间至少应在五十动，一则有利于仔细辨别脉象变化，再则切脉时初按和久按的指感有可能不同，对临床辨证有一定意义，所以切脉的时间要适当长些。

（五）注意事项

1. 保持环境安静 诊脉时应注意诊室环境安静，避免因环境嘈杂对医生和患者的干扰。

2. 注意静心凝神 医生诊脉时应安神定志，集中注意力认真体察脉象，最好不要同时进行问诊，以避免医生分散精力；患者必须平心静气，如果急走远行或情绪激动时，应让其休息片刻，待其平静后方可诊脉，避免由于活动及情绪波动引起脉象变化。

3. 选择正确体位 诊脉时避免让患者坐得太低或太高，保证手与心脏在同一水平上；不宜佩带手表或其他手饰诊脉；肩上、手臂上不宜挎包，也不要将一手搭在另一手上诊脉，以避免脉管受到压迫。卧位诊脉也要注意手与心在同一水平上，不宜将患者的手臂过高抬起，也不宜侧卧诊脉。

◎ 要点四 脉象要素

（一）四要素

1. 脉位 脉位指脉搏跳动显现的部位和长度。每次诊脉均应诊察脉搏显现部位的浅深、长短。正常脉搏的脉位不浮不沉，中取可得，寸、关、尺三部有脉。

（1）脉位表浅者为浮脉。

（2）脉位深沉者为沉脉。

（3）脉搏超越寸、关、尺三部者为长脉。

（4）脉动不及寸、尺者为短脉。

2. 脉数 脉数指脉搏跳动的至数和节律。每次诊脉均应诊察脉搏的频率快慢和节律是否均匀。正常成人，脉搏的频率约每分钟72~90次，且节律均匀，没有歇止。

（1）如一息五至以上为数脉。

（2）一息不满四至为迟脉。

（3）出现歇止者，有促、结、代等脉的不同。

（4）脉律快慢不匀者，为三五不调。

3. 脉形 脉形指脉搏跳动的宽度等形态。每次诊脉均应诊察脉搏的大小、软硬等形状。脉形主要与脉管的充盈度、脉搏搏动的幅度等因素有关。

（1）如脉管较充盈，搏动幅度较大者为洪脉。

（2）脉管充盈度较小，搏动幅度较小者为细脉。

（3）脉管弹性差、欠柔和者为弦脉。

（4）脉体柔软无力者为濡脉、缓脉等。

4. 脉势 脉势指脉搏应指的强弱、流畅等趋势。脉势包含着多种因素，如脉动的轴向和径向力度；主要有由心脏和阻力影响所产生的流利度；由血管弹性和张力影响而产生的紧张度等。每次诊脉均应诊察脉动势力的强弱及流畅程度。正常脉象，应指和缓，力度适中。

（1）应指有力为实脉。

（2）应指无力为虚脉。

（3）通畅状态较好，脉来流利圆滑者为滑脉。

（4）通畅状态较差，脉来艰涩不畅者为涩脉。

（二）八要素

脉位：指脉动显现部位的浅深。脉位表浅为浮脉；脉位深沉为沉脉。

脉率（至数）：指脉搏的频率。中医以一个呼吸周期为脉搏的计量单位。一呼一吸为"一息"。一息脉来四~五至为平脉，一息六至为数脉，一息三至为迟脉。

脉长：指脉动应指的轴向范围长短。即脉动范围超越寸、关、尺三部称为长脉，应指不及三部，但见关部或寸部者均称为短脉。

脉势（脉力）：指脉搏的强弱。脉搏应指有力为实脉，应指无力为虚脉。

脉宽：指脉动应指的径向范围大小，即手指感觉到脉道的粗细（不等于血管的粗细）。脉道宽大的为大脉，狭小的为细脉。

流利度：指脉搏来势的流利通畅程度。脉来流利圆滑者为滑脉；来势艰难，不流利者为涩脉。

紧张度：指脉管的紧急或弛缓程度。脉管绷紧为弦脉；弛缓为缓脉。

均匀度：均匀度包括两个方面，一是脉动节律是否均匀，脉律不均匀，脉搏搏动无规律可见于散脉、微脉等，出现歇止者，有促、结、代等脉的不同；二是脉搏力度、大小是否一致，一致为均匀，不一致为参差不齐。

细目二　正常脉象

◎ 要点一　正常脉象的表现

正常脉象的主要特点是：寸关尺三部有脉，一息四~五至，相当于72~90次/分，不浮不沉，不大不小，从容和缓，节律一致，尺部沉取有一定力量，并随生理活动、气候、季节和环境不同而有相应变化。这些特征在脉学中称为有胃、有神、有根。

◎ 要点二　正常脉象的特点（胃、神、根）

（一）胃

胃也称胃气。脉之胃气主要反映脾胃运化功能的盛衰和营养状况的优劣。脉有胃气的特点是从容、和缓、流利的感觉。

（二）神

脉搏有力是有神的标志，故有胃即有神。脉之有神是指有力柔和、节律整齐。

（三）根

脉之有根关系到肾。脉之有根主要表现在尺脉有力、沉取不绝两个方面。

总之，胃、神、根是从不同侧面强调了正常脉象所必备的条件，三者相互补充而不能截然分开。

细目三　常见脉象的特征与临床意义

◎ 要点一　常见脉象的脉象特征及鉴别（浮脉、沉脉、迟脉、数脉、虚脉、实脉、洪脉、细脉、滑脉、涩脉、弦脉、紧脉、缓脉、濡脉、弱脉、微脉、结脉、促脉、代脉、散脉、芤脉、革脉、伏脉、牢脉、疾脉、长脉、短脉、动脉）

（一）常见脉象的脉象特征

1. **浮脉**　轻取即得，重按稍减而不空，举之有余，按之不足。其脉象特征是脉管的搏动在皮下较浅表的部位，即位于皮下浅层。因此，轻取即得，按之稍减而不空。

2. **沉脉**　轻取不应，重按始得，举之不足，按之有余。其脉象特征是脉管搏动的部位在皮肉之下靠近筋骨之处，因此用轻指力按触不能察觉，用中等指力按触搏动也不明显，只有用重指力按到筋骨间才能感觉到脉搏明显的跳动。

3. **迟脉** 脉来迟慢，一息不足四至（相当于每分钟脉搏在60次以下）。其脉象特征是脉管搏动的频率小于正常脉率。

4. **数脉** 脉来急促，一息五至以上而不满七至（每分钟约在91~120次）。其脉象特征是脉率较正常为快，比疾脉慢。

5. **虚脉** 三部脉举之无力，按之空豁，应指松软。亦是无力脉象的总称。其脉象特征是脉搏搏动力量软弱，寸、关、尺三部，浮、中、沉三候均无力。

6. **实脉** 三部脉充实有力，其势来去皆盛。亦为有力脉象的总称。其脉象特征是脉搏搏动力量强，寸、关、尺三部，浮、中、沉三候均有力量，脉管宽大。

7. **洪脉** 脉体宽大，充实有力，来盛去衰，状若波涛汹涌。其脉象特征主要表现在脉搏显现的部位、形态和气势三个方面。脉体宽大，搏动部位浅表，指下有力。

8. **细脉** 脉细如线，但应指明显。其脉象特征是脉道狭小，指下寻之往来如线，但按之不绝，应指起落明显。

9. **滑脉** 往来流利，应指圆滑，如盘走珠。其脉象特征是脉搏形态应指圆滑，如同圆珠流畅地由尺部向寸部滚动，浮、中、沉取皆可感觉到。

10. **涩脉** 形细而行迟，往来艰涩不畅，脉势不匀。其脉象特征是脉形较细，脉势滞涩不畅，如"轻刀刮竹"；至数较缓而不匀，脉力大小亦不均，呈三五不调之状。

11. **弦脉** 端直以长，如按琴弦。其脉象特征是脉形端直而似长，脉势较强，脉道较硬，切脉时有挺然指下、直起直落的感觉。

12. **紧脉** 绷急弹指，状如牵绳转索。其脉象特征是脉势紧张有力，坚搏抗指，脉管的紧张度、力度均比弦脉高，其指感比弦脉更加绷急有力，且有旋转绞动或左右弹指的感觉，但脉体较弦脉柔软。

13. **缓脉**

（1）平缓脉 脉来和缓，一息四至（每分钟60~71次），应指均匀，脉有胃气的一种表现，称为平缓脉，多见于正常人。

（2）病缓脉 脉来怠缓无力，弛纵不鼓的病脉。

14. **濡脉** 浮细无力而软。其脉象特征是位浮、形细、势软。其脉管搏动的部位在浅层，形细而软，如絮浮水，轻取即得，重按不显。

15. **弱脉** 沉细无力而软。其脉象特征是位沉、形细、势软。由于脉管细小不充盈，其搏动部位在皮肉之下靠近筋骨处，指下感到细而无力。

16. **微脉** 极细极软，按之欲绝，若有若无。其脉象特征是脉形极细小，脉势极软弱，以致轻取不见，重按起落不明显，似有似无。

17. **结脉** 脉来缓慢，时有中止，止无定数。其脉象特征是脉来迟缓，脉律不齐，有不规则的歇止。

18. **促脉** 脉来数而时有一止，止无定数。其脉象特征是脉率较快且有不规则的歇止。

19. **代脉** 脉来一止，止有定数，良久方还。其脉象特征是脉律不齐，表现为有规则的歇止，歇止的时间较长，脉势较软弱。

20. **散脉** 浮取散漫，中候似无，沉取不应，伴节律不齐或脉力不匀。其脉象特征是脉位表浅，脉动不规则，时快时慢而不匀（但无明显歇止），或脉力往来不一致。

21. **芤脉** 浮大中空，如按葱管。其脉象特征是应指浮大而软，按之上下或两边实而中间空。说明芤脉位偏浮、形大、势软而中空。

22. **革脉** 浮而搏指，中空外坚，如按鼓皮。其脉象特征是浮取感觉脉管搏动的范围较大而且较硬，有搏指感，但重按则乏力，有豁然而空之感，因而恰似以指按压鼓皮上的外急内空之状。

23. **伏脉** 重按推筋着骨始得，甚则暂伏而不显。其脉象特征是脉管搏动的部位比沉脉更深，隐伏于筋下，附着于骨上。因此，诊脉时浮取、中取均不见，需用重指力直接按至骨上，然后推动筋肉才能触到脉动，甚至伏而不见。

24. 牢脉 沉取实大弦长，坚牢不移。其脉象特征是脉位沉长，脉势实大而弦。牢脉轻取、中取均不应，沉取始得，但搏动有力，势大形长，为沉、弦、大、实、长五种脉象的复合脉。

25. 疾脉 脉来急疾，一息七八至（每分钟121次以上）。其脉象特征是脉率比数脉更快。

26. 长脉 首尾端直，超过本位。其脉象特征是脉搏的搏动范围较长，超过寸、关、尺三部。

27. 短脉 首尾俱短，常只显于关部，而在寸尺两部多不显。其脉象特征是脉搏搏动的范围短小，脉体不如平脉之长，脉动不满本位，多在关部及寸部应指较明显，而尺部常不能触及。

28. 动脉 见于关部，滑数有力。其脉象特征是具有短、滑、数三种脉象的特点，其脉搏搏动部位在关部明显，应指如豆粒动摇。

（二）常见脉象的脉象鉴别

1. 比类法鉴别

（1）归类 或称分纲，即将28种脉象进行归类、分纲，就能提纲挈领，执简驭繁。如浮脉类有浮、洪、濡、散、芤、革，沉脉类有沉、伏、弱、牢，迟脉类有迟、缓、涩、结，数脉类有数、疾、促、动，虚脉类有虚、细、微、代、短，实脉类有实、滑、弦、紧、长、大。

（2）辨异 在了解同类脉象相似特征的基础上，再将不同之处进行比较而予以区别，这就是脉象的辨异。

相似脉部位比较

脉位	脉名	特征
脉位表浅	浮脉	举之有余，重按稍减而不空
	芤脉	浮大中空，有边无中
	濡脉	浮细无力而软
	革脉	浮取弦大搏指，外急中空，如按鼓皮
	散脉	浮而无根，至数不齐，脉力不匀
脉位在皮下深层	沉脉	轻取不应，重按始得
	伏脉	脉位比沉脉更深更沉，须推筋着骨始得，甚则暂时伏而不见
	牢脉	沉取实大弦长，坚牢不移
	弱脉	沉而细软无力

相似脉至数比较

至数	脉名	特征
脉率快于正常脉象	数脉	一息五至以上，不足七至（91~120次/分）
	疾脉	一息七八至（121次/分以上）
	促脉	脉率每息在五至以上，且有不规则的歇止
脉率慢于正常脉象	迟脉	一息不足四至（60次/分以下）
	缓脉	一息四至，脉来急缓无力（60~71次/分）
	结脉	脉来缓慢，且有不规则的歇止

相似脉节律不整比较

节律不整	脉名	节律
有间歇的脉象	促脉	数而时止,止无定数
	结脉	缓而时止,止无定数
	代脉	脉来一止,止有定数,良久方还
无间歇的脉象	涩脉	脉律不齐,三五不调,往来艰涩,形态不匀
	散脉	脉律不齐,浮散无根
	微脉	极细极软,似有似无

相似脉脉宽比较

脉象宽细	脉名	脉宽
具有细的特征的脉象	细脉	脉细如线,应指显然
	濡脉	浮细无力而软
	弱脉	沉细无力而软
	微脉	脉极细极软,似有若无
具有宽的特征的脉象	洪脉	脉体宽大,充实有力,来盛去衰
	实脉	三部脉充实有力,其势来去皆盛

相似脉脉长比较

脉象长短	脉名	特征
具有长的特征的脉象	长脉	脉动应指超逾三部
	弦脉	端直以长,如按琴弦
	牢脉	长而沉实弦
具有短的特征的脉象	短脉	脉动应指不及三部
	动脉	短而滑数

相似脉脉紧张度比较

脉体紧张度	脉名	特征
脉体较硬	弦脉	端直以长,如按琴弦
	紧脉	紧张有力,如按绳索,在脉势绷急和脉形宽大两方面超过弦脉
	革脉	浮大搏指,弦急中空,如按鼓皮
脉体柔软	濡脉	脉浮细而软
	弱脉	沉而软小无力
	缓脉	脉来怠缓无力,弛纵不鼓

相似脉脉流利度比较

流利度	脉名	特征
脉来流利	数脉	频率快,一息五至以上而不满七至(91~120次/分)
	滑脉	往来流利圆滑,如珠走盘
	动脉	短而滑数,厥厥动摇
脉来艰涩	涩脉	形细而行迟,往来艰涩不畅,脉势不匀,如轻刀刮竹

2. **对举法鉴别** 对举法就是把两种相反的脉象对比而加以鉴别的方法。如分别进行浮与沉、迟与数、虚与实、滑与涩、洪与细、长与短、弦与紧、紧与缓、散与牢的鉴别比较。

◎ **要点二 常见脉象的临床意义**

（一）常见病脉的临床意义

1. **浮脉** 一般见于表证，亦见于虚阳浮越证。
2. **散脉** 多见于元气离散，脏腑精气衰败，尤其是心、肾之气将绝的危重病证。
3. **芤脉** 常见于大量失血、伤阴之际。
4. **革脉** 多见于亡血、失精、半产、漏下等病证。
5. **沉脉** 多见于里证。有力为里实；无力为里虚。亦可见于正常人。
6. **伏脉** 常见于邪闭、厥病和痛极的病人。
7. **牢脉** 多见于阴寒内盛，疝气癥积之实证。
8. **迟脉** 多见于寒证，迟而有力为实寒；迟而无力为虚寒。亦见于邪热结聚之实热证。
9. **缓脉** 多见于湿病，脾胃虚弱，亦可见于正常人。
10. **数脉** 多见于热证，亦见于里虚证。
11. **疾脉** 多见于阳极阴竭，元气欲脱之证。
12. **虚脉** 见于虚证，多为气血两虚。
13. **短脉** 多见于气虚或气郁。
14. **实脉** 见于实证，亦见于常人。
15. **长脉** 常见于阳证、热证、实证，亦可见于平人。
16. **洪脉** 多见于阳明气分热盛。
17. **细脉** 多见于气血两虚、湿邪为病。
18. **濡脉** 多见于虚证或湿困。
19. **弱脉** 多见于阳气虚衰、气血俱虚。
20. **微脉** 多见于气血大虚，阳气衰微。
21. **滑脉** 多见于痰湿、食积和实热等病证。亦是青壮年的常脉，妇女的孕脉。
22. **动脉** 常见于惊恐、疼痛等。
23. **涩脉** 多见于气滞、血瘀、精伤、血少、痰食内停。
24. **弦脉** 多见于肝胆病、疼痛、痰饮等，或为胃气衰败者。亦见于老年健康者。
25. **紧脉** 见于实寒证、疼痛和食积等。
26. **结脉** 多见于阴盛气结、寒痰血瘀，亦可见于气血虚衰。
27. **代脉** 见于脏气衰微、疼痛、惊恐、跌仆损伤等病证。
28. **促脉** 多见于阳盛实热、气血痰食停滞；亦见于脏气衰败。

（二）脉象鉴别与主病比较

脉象鉴别与主病比较

脉纲	共同特点	脉名	脉象	主病
浮脉类	轻取即得	浮	举之有余，按之不足	表证，亦见于虚阳浮越证
		洪	脉体阔大，充实有力，来盛去衰	热盛
		濡	浮细无力而软	虚证，湿困
		散	浮取散漫而无根，伴至数或脉力不匀	元气离散，脏气将绝
		芤	浮大中空，如按葱管	失血，伤阴
		革	浮而搏指，中空边坚	亡血、失精、半产、崩漏
沉脉类	重按始得	沉	轻取不应，重按始得	里证
		伏	重按推至筋骨始得	邪闭、厥病、痛极
		弱	沉细无力而软	阳气虚衰、气血俱虚
		牢	沉按实大弦长	阴寒内积、疝气、癥积
迟脉类	一息不足四至	迟	一息不足四至	寒证，亦见于邪热结聚
		缓	一息四至，脉来怠缓	湿病，脾胃虚弱；亦见于平人
		涩	往来艰涩，迟滞不畅	精伤，血少；气滞、血瘀、痰食内停
		结	迟而时一止，止无定数	阴盛气结，寒痰瘀血；气血虚衰

122

续表

脉纲	共同特点	脉名	脉象	主病
数脉类	一息五至以上	数	一息五至以上，不足七至	热证；亦主里虚证
		疾	脉来急疾，一息七八至	阳极阴竭，元气欲脱
		促	数而时一止，止无定数	阳热亢盛，瘀滞、痰食停积；脏气衰败
		动	脉短如豆，滑数有力	疼痛、惊恐
虚脉类	应指无力	虚	举按无力，应指松软	气血两虚
		细	脉细如线，应指明显	气血俱虚，湿证
		微	极细极软，似有似无	气血大虚，阳气暴脱
		代	迟而中止，止有定数	脏气衰微；疼痛、惊恐、跌仆损伤
		短	首尾俱短，不及本部	有力主气郁，无力主气损
实脉类	应指有力	实	举按充实而有力	实证；平人
		滑	往来流利，应指圆滑	痰湿、食积、实热；青壮年；孕妇
		弦	端直以长，如按琴弦	肝胆病、疼痛、痰饮等；老年健者
		紧	绷急弹指，状如转索	实寒证、疼痛、宿食
		长	首尾端直，超过本位	阳气有余，阳证、热证、实证；平人
		大	脉体宽大，无汹涌之势	健康人；病进

细目四 相兼脉与真脏脉

◎ 要点一 相兼脉的概念与主病

（一）相兼脉的概念

相兼脉是两种或两种以上的单因素脉相兼出现，复合构成的脉象。

（二）相兼脉的主病

临床常见相兼脉及其临床意义如下：

1. 浮紧脉 多见于外感寒邪之表寒证，或风寒痹病疼痛。

2. 浮缓脉 多见于风邪伤卫，营卫不和的太阳中风证。

3. 浮数脉 多见于风热袭表的表热证。

4. 浮滑脉 多见于表证夹痰，常见于素体多痰湿而又感受外邪者。

5. 沉迟脉 多见于里寒证。

6. 沉弦脉 多见于肝郁气滞，或水饮内停。

7. 沉涩脉 多见于血瘀，尤常见于阳虚而寒凝血瘀者。

8. 沉缓脉 多见于脾虚，水湿停留。

9. 沉细数脉 多见于阴虚内热或血虚。

10. 弦紧脉 多见于寒证、痛证，常见于寒滞肝脉，或肝郁气滞等所致疼痛等。

11. 弦数脉 多见于肝郁化火或肝胆湿热、肝阳上亢。

12. 弦滑数脉 多见于肝火夹痰，肝胆湿热或肝阳上扰，痰火内蕴等病证。

13. 弦细脉 多见于肝肾阴虚或血虚肝郁，或肝脾不调等证。

14. 滑数脉 多见于痰热（火）、湿热或食积内热。

15. 洪数脉 多见于阳明经证、气分热盛、外感热病。

◎ 要点二 真脏脉的概念与临床意义

（一）真脏脉的概念

真脏脉又称"败脉""绝脉""死脉""怪脉"，是在疾病危重期出现的无胃、无神、无根的脉象，表示病邪深重，元气衰竭，胃气已败。

（二）真脏脉的临床意义

1. 无胃之脉 无胃的脉象以无冲和之意，应指坚搏为主要特征。临床提示邪盛正衰，胃气不能相从，心、肝、肾等脏气独现，是病情重危的征兆之一。

（1）如脉来弦急，如循刀刃称偃刀脉。

（2）脉动短小而坚搏，如循薏苡子为转豆脉；或急促而坚硬如弹石称弹石脉。

2. 无神之脉　无神之脉象以脉律无序，脉形散乱为主要特征。主要由脾（胃）、肾阳气衰败所致，提示神气涣散，生命即将告终。

（1）如脉在筋肉间连连数急，三五不调，止而复作，如雀啄食状，称雀啄脉。

（2）如屋漏残滴，良久一滴者，称屋漏脉。

（3）脉来乍疏乍密，如解乱绳状，称解索脉。

3. 无根之脉　无根脉象以虚大无根或微弱不应指为主要特征。为三阴寒极，亡阳于外，虚阳浮越的征象。

（1）若浮数之极，至数不清，如釜中沸水，浮泛无根，称釜沸脉，为三阳热极，阴液枯竭之候。

（2）脉在皮肤，头定而尾摇，似有似无，如鱼在水中游动，称鱼翔脉。

（3）脉在皮肤，如虾游水，时而跃然而去，须臾又来，伴有急促躁动之象，称虾游脉。

七怪脉形态及临床意义

雀啄连来三五啄	脉位较深，脉来数急，三五不调，止而复作	脾胃之气将绝
屋漏半日一滴落	脉位较深，脉良久一滴间歇不匀	胃气、营气俱绝
弹石硬来寻即散	脉位深，脉来急促，坚硬如弹石	肾绝
搭指散乱真解索	脉位较深，乍疏乍密，散乱无序	肾与命门皆亡
鱼翔似有又似无	脉位表浅，头定尾摇，至数不清，似有似无	三阴寒极，亡阳之候
虾游静中跳一跃	脉位表浅，如虾跃水，伴急促躁动	神魂将去
更有釜沸涌如羹	脉位表浅，浮数之极，至数不清，泛泛无根	三阳热极，阴液枯竭

细目五　诊小儿脉

◎ 要点一　小儿正常脉象的特点

由于小儿脏腑娇嫩、形气未充，且又生机旺盛、发育迅速，故正常小儿的平和脉象，较成人脉软而速，年龄越小，脉搏越快。若按成人正常呼吸定息，2~3岁的小儿，脉6~7至为常脉，脉动每分钟脉跳100~120次；5~10岁的小儿，脉动6至为常脉，约每分钟脉跳100次左右，4~5至为迟脉。

◎ 要点二　常见小儿病脉的临床意义

由于小儿疾病一般都比较单纯，故其病脉也不似成人那么复杂。主要以脉的浮、沉、迟、数辨病证的表、里、寒、热；以脉的有力、无力定病证的虚、实。

1. 浮脉多见于表证，浮而有力为表实，浮而无力为表虚。

2. 沉脉多见于里证，沉而有力为里实，沉而无力为里虚。

3. 迟脉多见于寒证，迟而有力为实寒，迟而无力为虚寒。

4. 数脉多见于热证，浮数为表热，沉数为里热，数而有力为实热，数而无力为虚热。

细目六　诊妇人脉

◎ 要点　月经脉与妊娠脉的脉象及临床意义

妇人有经、孕、产育等特殊的生理活动及其病变，因而其脉诊亦有一定的特殊性。

1. 诊月经脉

妇人左关、尺脉忽洪大于右手，口不苦，身不热，腹不胀，是月经将至。寸、关脉调和而尺脉弱或细涩者，月经多不利。妇人闭经，尺脉虚细而涩者，多为精血亏少的虚闭；尺脉弦或涩者，多为气滞血瘀的实闭；脉象弦滑者，多为痰湿阻于胞宫。

2. 诊妊娠脉

已婚妇女，平时月经正常，突然停经，脉来滑数冲和，兼饮食偏嗜者，多为妊娠之征。妇人两尺脉搏动强于寸脉或左寸脉滑数动甚者，均为妊娠之征。

第七单元 按 诊

按诊是医生用手直接触摸或按压病人某些部位，以了解局部冷热、润燥、软硬、压痛、肿块或其他异常变化，从而推断疾病部位、性质和病情轻重等情况的一种诊断方法。

细目 按 诊

◎ 要点一 按诊的方法与注意事项

（一）按诊的方法

主要有触、摸、按、叩四法。

1. 触法 医生将自然并拢的第二、三、四、五手指掌面或全手掌轻轻接触或轻柔地进行滑动触摸病人局部皮肤，以了解肌肤的凉热、润燥等情况，用于分辨病属外感还是内伤，是否汗出，以及阳气津血的盈亏。

2. 摸法 医生用指掌稍用力寻抚局部，如胸腹、腧穴、肿胀部位等，探明局部的感觉情况，如有无疼痛和肿物，肿胀部位的范围及肿胀程度等，以辨别病位及病性的虚实。

3. 按法 医生以重手按压或推寻局部，如胸腹部或某一肿胀或肿瘤部位，了解深部有无压痛或肿块，肿块的形态、大小、质地的软硬、光滑度、活动程度等，以辨脏腑虚实和邪气的痼结情况。

4. 叩法 医生用手叩击病人身体某部，使之震动产生叩击音、波动感或震动感，以此确定病变的性质和程度的一种检查方法。叩击法有直接叩击法和间接叩击法两种。

（1）**直接叩击法** 医生用中指指尖或并拢的二、三、四、五指的掌面轻轻地直接叩击或拍打按诊部位，通过听音响和叩击手指的感觉来判断病变部位的情况。

（2）**间接叩击法** 有拳掌叩击法和指指叩击法。

1）拳掌叩击法：医生用左手掌平贴在病人的诊察部位，右手握成空拳叩击左手背，边叩边询问患者叩击部位的感觉，有无局部疼痛，医生根据病人感觉以及左手震动感，以推测病变部位、性质和程度。临床常用以诊察腹部和腰部疾病。

2）指指叩击法：医生用左手中指第二指节紧贴病体需诊察的部位，其他手指稍微抬起，勿与体表接触，右手指自然弯曲，第二、四、五指微翘起，以中指指端叩击左手中指第二指节前端，叩击方向应与叩击部位垂直，叩时应用腕关节与掌指关节活动之力，指力要均匀适中，叩击动作要灵活、短促、富有弹性，叩击后右手中指应立即抬起，以免影响音响。此法病人可采取坐位或仰卧位，常用于对胸背腹及肋间的诊察，如两肋叩击音实而浊，多为悬饮之表现。

（二）按诊注意事项

1. 体位与手法的选择 按诊的体位及触、摸、按、叩四种手法的选择应具有针对性。临诊时，必须根据不同疾病要求的诊察目的和部位，选择适当的体位和方法。否则，将难以获得准确的诊断资料，亦即失去按诊的意义。

2. 医生举止 医生举止要稳重大方，态度要严肃认真，手法要轻巧柔和，避免突然暴力或冷手按诊，以免引起病人精神和肌肉紧张，以致不能配合，影响诊察的准确性。

3. 争取病人配合 注意争取病人的主动配合，使病人能准确地反映病位的感觉。如诊察病人肝、脾时，请病人作腹式呼吸运动，随着病人的深吸气，有节奏地进行按诊。同时亦可让病人由仰卧位改为侧卧位配合诊察。

4. 边检查边观察边询问 要边检查边注意观察病人的反应及表情变化，注意对侧部位以及健康部位与疾病部位的比较，以了解病痛所在的准确部位及程度。要边询问是否有压痛及疼痛程度，边通过谈话了解病情，以转移病人的注意力，减少病人因精神紧张而出现的假象反应，保证按诊检查结果的准确性。

◎ 要点二 按肌肤手足的内容及其临床意义

（一）按肌肤

1. 诊寒热 按肌肤的寒热可了解人体阴阳的盛衰、表里虚实和邪气的性质。

（1）肌肤寒冷、体温偏低者为阳气衰少。

（2）肌肤冷而大汗淋漓、面色苍白、脉微欲绝者为亡阳之征象。

（3）肌肤灼热，体温升高者为阳气盛，多为实热证。

（4）若汗出如油，四肢肌肤尚温而脉躁疾无力者，为亡阴之征象。

（5）身灼热而肢厥为阳热内盛，格阴于外所致，属真热假寒证。

（6）外感病汗出热退身凉，为表邪已解。

（7）皮肤无汗而灼热者，为热甚。

（8）身热初按热甚，久按热反转轻者为热在表；久按其热反甚者为热在里。

（9）肌肤初扪之不觉很热，但扪之稍久即感灼手者，称身热不扬。常兼头身困重，脘痞、苔腻等症。主湿热蕴结证。

（10）局部病变通过按肌肤之寒热可辨证之阴阳。皮肤不热，红肿不明显者，多为阴证；皮肤灼热而红肿疼痛者，多为阳证。

2. 诊润燥滑涩 通过触摸患者皮肤的滑润和燥涩，可以了解汗出与否及气血津液的盈亏情况。

（1）皮肤干燥者，尚未出汗。

（2）干瘪者，为津液不足。

（3）湿润者，身已出汗；肌肤滑润者，为气血充盛。

（4）肌肤枯涩者，为气血不足。

（5）新病皮肤多滑润而有光泽，为气血未伤之表现。

（6）久病肌肤枯涩者，为气血两伤；肌肤甲错者，多为血虚失荣或瘀血所致。

3. 诊疼痛 通过触摸肌肤疼痛的程度，可以分辨疾病的虚实。

（1）肌肤濡软，按之痛减者，为虚证。

（2）硬痛拒按者，为实证。

（3）轻按即痛者，病在表浅。

（4）重按方痛者，病在深部。

4. 诊肿胀

（1）按之凹陷，举手不能即起者，为水肿。

（2）按之凹陷，举手即起者，为气肿。

5. 诊疮疡 触按疮疡局部的凉热、软硬，来判断证之阴阳寒热。

（1）肿硬不热者，属寒证。

（2）肿处灼手而压痛者，属热证。

（3）根盘平塌漫肿者，属虚证。

（4）根盘收束而隆起者，属实证。

（5）患处坚硬多无脓；边硬顶软者已成脓。

6. 诊尺肤 即触摸从肘部内侧至掌后横纹处之间的皮肤。根据其缓急、滑涩、寒热的情况，来判断疾病的性质。

（1）尺肤热甚，其脉象洪滑数盛者多为热证。

（2）尺肤凉，而脉象细小者，多为泄泻、少气。

（3）按尺肤窅而不起者，多为风水。

（4）尺肤粗糙如枯鱼之鳞者，多为精血不足，或瘀血内阻，或脾阳虚衰、水饮不化之痰饮病。

（二）按手足

诊手足寒温，对判断阳气存亡，推测疾病预

后，具有重要意义。

1. 阳虚之证，四肢犹温，为阳气尚存；若四肢厥冷，多病情深重。

2. 手足俱冷者，为阳虚寒盛，属寒证。

3. 手足俱热者，多为阳盛热炽，属热证。

4. 热证见手足热者，属顺候；热证反见手足逆冷者，属逆候。

5. 手足心与手足背比较，若手足背热甚者，多为外感发热；手足心热甚者，多为内伤发热。

6. 手心热与额上热比较，若额上热甚于手心热者为表热；手心热甚于额上热者为里热。

◎ 要点三　按腹部辨疼痛、痞满、积聚的要点

（一）辨疼痛

1. 腹痛

（1）腹痛喜按，按之痛减，腹壁柔软者，多为虚证，常见的有脾胃气虚等。

（2）腹痛拒按，按之痛甚，并伴有腹部硬满者，多为实证，如饮食积滞、胃肠积热之阳明腑实、瘀血肿块等。

（3）局部肿胀拒按者，多为内痈。

（4）按之疼痛，固定不移，多为内有瘀血。

（5）按之胀痛，病处按此联彼者，为病在气分，多为气滞气闭。

2. 腹部压痛

（1）右季肋部压痛，见于肝、胆、右肾和升结肠的病变。

（2）上腹部压痛，见于肝、胆、胃腑、胰和横结肠病变。

（3）左季肋部压痛，见于脾、左肾、降结肠等病变。

（4）脐部压痛，见于小肠、横结肠、输尿管病变。

（5）下腹部压痛，常见于膀胱疾病、肠痈或女性生殖器官病变。

（6）左少腹作痛，按之累累有硬块者，多为肠中有宿粪。

（7）右少腹作痛而拒按，或出现"反跳痛"（按之局部有压痛，若突然移去手指，腹部疼痛加剧），或按之有包块应手者，常见于肠痈等病。

（二）辨痞满

1. 脘腹痞满　痞满是自觉心下或胃脘部痞塞不适和胀满的一种症状。

（1）心下部按之较硬而疼痛者，多属实证，多因邪实积聚胃脘部。

（2）按之濡软而无疼痛者，则属于虚证，多因胃腑虚弱所致。

2. 脘腹胀满

（1）凡腹部按之手下饱满充实而有弹性、有压痛者，多为实满。

（2）若腹部虽膨满，但按之手下虚软而缺乏弹性，无压痛者，多为虚满。

（3）腹部高度胀大，如鼓之状者，称为鼓胀。

（4）鼓胀中气鼓和水鼓的鉴别，可以通过以下方法：两手分置于腹部两侧对称位置，一手轻轻叩拍腹壁，另一手若有波动感，按之如囊裹水者为水鼓；一手轻轻叩拍腹壁，另一手无波动感，以手叩击如击鼓之膨膨然者为气鼓。

（5）肥胖之人腹如鼓，按之柔软，无脐突、无病证表现者，不属病态。

（三）辨积聚

1. 癥瘕积聚的鉴别

（1）凡肿块推之不移，肿块痛有定处者，为癥积，病属血分。

（2）肿块推之可移，或痛无定处，聚散不定者，为瘕聚，病属气分。

（3）肿块大者为病深；形状不规则，表面不光滑者为病重。

（4）坚硬如石者为恶候。

（5）腹中结块，按之起伏聚散，往来不定，或按之形如条索状，久按转移不定，或按之手下如蚯蚓蠕动者，多为虫积。

（6）小腹部触及肿物，若触之有弹性，不能被推移，呈横置的椭圆形或球形，按压时有压

痛,有尿意,排空尿后肿物消失者,多因积尿所致。

(7)排空尿后小腹肿物不消,若系妇女停经后者,多为怀孕而胀大的胞宫;否则可能是石瘕等胞宫或膀胱的肿瘤。

2. **辨妇女妊娠** 妊娠3个月后,一般可以在其小腹部触及胀大的胞宫;妊娠5~6个月时,胞宫底约与脐平;妊娠7个月时,胞宫底在脐上3横指;妊娠9个月至足月时,胞宫底在剑突下二横指。

(1)妊娠后腹形明显大于正常,皮肤光亮,按之胀满者,多为胎水肿满。

(2)腹形明显小于正常,而胎儿尚存活者,多为胎萎不张。

◎ 要点四 按胸部虚里的内容及其临床意义

(一)虚里的部位

虚里即心尖搏动处,位于左乳下第四、五肋间,乳头下稍内侧,当心脏收缩时,心尖向胸壁冲击而引起的局部胸壁的向外搏动,可用手指指尖触到。

(二)正常表现

虚里为诸脉之所宗。虚里按之应手,动而不紧,缓而不息,动气聚而不散,节律清晰一致,一息4~5至,是心气充盛,宗气积于胸中的正常征象。

(三)按虚里的病理表现与临床意义

1. 虚里按之其动微弱者为不及,是宗气内虚之征,或为饮停心包之支饮。

2. 搏动迟弱,或久病体虚而动数者,多为心阳不足。

3. 按之弹手,洪大而搏,或绝而不应者,是心肺气绝,属于危候。

4. 孕妇胎前产后,虚里动高者为恶候。

5. 虚损劳瘵之病,虚里日渐动高者为病进。

6. 虚里搏动数急而时有一止,为宗气不守。

7. 胸高而喘,虚里搏动散漫而数者,为心肺气绝之兆。

8. 虚里动高,聚而不散者,为热甚,多见于外感热邪、小儿食滞或痘疹将发之时。

9. 因惊恐、大怒或剧烈运动后,虚里动高,片刻之后即能平复如常不属病态;肥胖之人因胸壁较厚,虚里搏动不明显,亦属生理现象。

◎ 要点五 按腧穴的内容及其临床意义

按腧穴是按压身体的某些特定穴位,通过穴位的变化和反应来判断内脏某些疾病的方法。腧穴是脏腑经络之气转输之处,是内脏病变反映于体表的反应点。

按腧穴可据按诊需要,取坐位或卧(仰卧、俯卧、侧卧)位,医生用单手或双手的食指或拇指按压腧穴,若有结节或条索状物时,手指应在穴位处滑动按寻,进一步了解指下物的形态、大小、软硬程度、活动情况等。

按腧穴要注意发现穴位上是否有结节或条索状物,有无压痛或其他敏感反应,然后结合望、闻、问诊所得资料综合分析判断疾病。

1. **正常与病理表现** 正常腧穴按压时有酸胀感、无压痛、无结节或条索状物、无异常感觉和反应。腧穴的病理反应,则有明显压痛,或有结节,或有条索状物,或其他敏感反应等。

2. **诊断脏腑病变的常用腧穴**

(1)肺病 中府、肺俞、太渊。

(2)心病 巨阙、膻中、大陵。

(3)肝病 期门、肝俞、太冲。

(4)脾病 章门、太白、脾俞。

(5)肾病 气海、太溪。

(6)大肠病 天枢、大肠俞。

(7)小肠病 关元。

(8)胆病 日月、胆俞。

(9)胃病 胃俞、足三里。

(10)膀胱病 中极。

第八单元　八纲辨证

细目一　概　述

◎ 要点　八纲辨证的概念

八纲：指表、里、寒、热、虚、实、阴、阳八个纲领。

根据病情资料，运用八纲进行分析综合，从而辨别疾病现阶段病变部位的浅深、病情性质的寒热、邪正斗争的盛衰和病证类别的阴阳，以作为辨证纲领的方法，称为八纲辨证。

细目二　表　里

◎ 要点一　表证与里证的概念

表证指六淫、疫疠等邪气，经皮毛、口鼻侵入机体的初期阶段，正（卫）气抗邪于肌表浅层，以新起恶寒发热为主要表现的轻浅证候。

里证指病变部位在内，脏腑、气血、骨髓等受病所表现的证候。

◎ 要点二　表证与里证的临床表现、辨证要点

（一）表证的临床表现、辨证要点

表证常见临床表现有新起恶风寒，或恶寒发热，头身疼痛，喷嚏，鼻塞，流涕，咽喉痒痛，微有咳嗽、气喘，舌淡红，苔薄，脉浮。

表证是正气抗邪于外的表现，一般以新起恶寒，或恶寒发热并见，脉浮，内部脏腑的症状不明显为共同特征。多见于外感病初期，具有起病急、病位浅、病程短的特点。

（二）里证的临床表现、辨证要点

里证的范围极为广泛，其临床表现多种多样，概而言之，凡非表证（及半表半里证）的特定证候，一般都属里证的范畴，即所谓"非表即里"。其证候特征是无新起恶寒发热并见，以脏腑症状为主要表现。

里证可见于外感疾病的中、后期阶段，或为内伤疾病。不同的里证，可表现为不同的证候，故很难用几个症状全面概括，但其基本特征是一般病情较重，病位较深，病程较长。

◎ 要点三　表证与里证的鉴别要点

表证和里证的辨别，主要审察寒热症状、脏腑症状是否突出，舌象、脉象等变化。《医学心悟·寒热虚实表里阴阳辨》说："一病之表里，全在发热与潮热，恶寒与恶热，头痛与腹痛，鼻塞与口燥，舌苔之有无，脉之浮沉以分之。假如发热恶寒，头痛鼻塞，舌上无苔（或作薄白），脉息浮，此表也；如潮热恶热，腹痛口燥，舌苔黄黑，脉息沉，此里也。"可作为辨别表里证的参考。

（1）外感病中，发热恶寒同时并见者属表证；但热不寒或但寒不热者属里证；寒热往来者属半表半里证。

（2）表证以头身疼痛，鼻塞或喷嚏等为常见症状，脏腑症状不明显；里证以脏腑症状如咳喘、心悸、腹痛、呕泻之类表现为主症，鼻塞、头身痛等非其常见症状；半表半里证则有胸胁苦满等特有表现。

（3）表证及半表半里证舌苔变化不明显，里证舌苔多有变化；表证多见浮脉，里证多见沉脉或其他多种脉象。

（4）此外，辨表里证尚应参考起病的缓急、病情的轻重、病程的长短等。

细目三　寒　热

◎ 要点一　寒证与热证的概念

寒证指感受寒邪，或阳虚阴盛，导致机体功

能活动衰退所表现的具有冷、凉特点的证候。

热证指感受热邪，或脏腑阳气亢盛，或阴虚阳亢，导致机体机能活动亢进所表现的具有温、热特点的证候。

◎ 要点二　寒证与热证的临床表现、鉴别要点

（一）寒证与热证的临床表现

寒证常见的临床表现有恶寒，畏寒，冷痛，喜暖，口淡不渴，肢冷蜷卧，痰、涎、涕清稀，小便清长，大便稀溏，面色㿠白，舌淡，苔白而润，脉紧或迟等。

热证常见的临床表现有发热，恶热喜冷，口渴欲饮，面赤，烦躁不宁，痰、涕黄稠，小便短黄，大便干结，舌红，苔黄燥少津，脉数等。

（二）寒证与热证的鉴别要点

寒证与热证的鉴别，应对疾病的全部表现进行综合观察，尤其是恶寒发热、对寒热的喜恶、口渴与否、面色的赤白、四肢的温凉、二便、舌象、脉象等，是辨别寒证与热证的重要依据。《医学心悟·寒热虚实表里阴阳辨》说："一病之寒热，全在口渴与不渴，渴而消水与不消水，饮食喜热与喜冷，烦躁厥逆，溺之长短赤白，便之溏结，脉之迟数以分之。假如口渴而能消水，喜冷饮食，烦躁，溺短赤，便结，脉数，此热也；假如口不渴，或假渴而不能消水，喜饮热汤，手足厥冷，溺清长，便溏，脉迟，此寒也。"可作为辨别寒热证的参考。

鉴别要点如下表：

寒证与热证的鉴别

	寒证	热证
寒热喜恶	恶寒喜温	恶热喜凉
口渴	不渴	渴喜冷饮
面色	白	红
四肢	冷	热
大便	稀溏	秘结
小便	清长	短赤
舌象	舌淡苔白润	舌红苔黄
脉象	迟或紧	数

细目四　虚　实

◎ 要点一　虚证与实证的概念

虚证指人体阴阳、气血、津液、精髓等正气亏虚，而邪气不著，表现为不足、松弛、衰退特征的各种证候。

实证指人体感受外邪，或疾病过程中阴阳气血失调，体内病理产物蓄积，以邪气盛、正气不虚为基本病理，表现为有余、亢盛、停聚特征的各种证候。

◎ 要点二　虚证与实证的临床表现、鉴别要点

（一）虚证与实证的临床表现

一般久病、势缓者多为虚证，耗损过多者多虚证，体质素弱者多虚证。由于各种虚证的表现极不一致，各脏腑虚证的表现更是各不相同，所以很难用几个症状全面概括。

一般新起、暴病者多为实证，病情急剧者多实证，体质壮实者多实证。由于感受邪气的性质及致病特点的差异，以及病邪侵袭、停积部位的不同，实证的证候表现各不相同，所以很难以哪几个症状作为实证的代表。

（二）虚证与实证的鉴别要点

虚证与实证主要从病程、病势、体质及症状、舌脉等方面加以鉴别。鉴别要点如下表。

虚证与实证的鉴别

	虚证	实证
病程	长（久病）	短（新病）
体质	多虚弱	多壮实
精神	萎靡	兴奋
声息	声低息微	声高气粗
疼痛	喜按	拒按
胸腹胀满	按之不痛，胀满时减	按之疼痛，胀满不减
发热	五心烦热，午后微热	蒸蒸壮热
恶寒	畏寒，得衣近火则减	恶寒，添衣加被不减
舌象	质嫩，苔少或无苔	质老，苔厚
脉象	无力	有力

细目五 阴 阳

◎ 要点一 阴证与阳证的概念

凡见抑制、沉静、衰退、晦暗等表现的里证、寒证、虚证，以及症状表现于内的、向下的、不易发现的，或病邪性质为阴邪致病、病情变化较慢等，均属阴证范畴。

凡见兴奋、躁动、亢进、明亮等表现的表证、热证、实证，以及症状表现于外的、向上的、容易发现的，或病邪性质为阳邪致病、病情变化较快等，均属阳证范畴。

◎ 要点二 阴证与阳证的鉴别要点

阴证与阳证的鉴别，其要点可见于表里、寒热、虚实证候的鉴别之中，亦可从四诊角度进行对照鉴别。鉴别要点如下表。

阴证与阳证的鉴别

四诊	阴证	阳证
问	恶寒畏冷，喜温，食少乏味，不渴或喜热饮，小便清长或短少，大便溏泄气腥	身热、恶热、喜凉、恶食、心烦、口渴引饮，小便短赤涩痛，大便干硬，或秘结不通，或有奇臭
望	面色苍白或暗淡，身重蜷卧，倦怠无力，精神萎靡，舌淡胖嫩，舌苔润滑	面色潮红或通红，狂躁不安，口唇燥裂，舌红绛，苔黄燥或黑而生芒刺
闻	语声低微，静而少言，呼吸怯弱，气短	语声壮厉，烦而多言，呼吸气粗，喘促痰鸣
切	腹痛喜按，肢凉，脉沉、细、迟、无力等	腹痛拒按，肌肤灼热，脉浮、洪、数、大、滑、有力等

◎ 要点三 阳虚证、阴虚证的临床表现

（一）阳虚证的临床表现

阳虚证的特征性表现有：畏寒，肢凉，口淡不渴，或喜热饮，或自汗，小便清长或尿少不利，大便稀薄，面色㿠白，舌淡胖，苔白滑，脉沉迟无力。可兼有神疲，乏力，气短等气虚的表现。

本证多因久病损伤，阳气亏虚，或气虚进一步发展；久居寒凉之处，或过服寒凉清苦之品，阳气逐渐耗伤；年高而命门之火渐衰所致。

由于阳气亏虚，机体失却温煦，不能抵御阴

寒之气，而寒从内生，故见畏寒肢凉等一派虚寒的证候；阳气不能蒸腾、气化水液，则见便溏、尿清或尿少不利、舌淡胖等症；阳虚水湿不化，则口淡不渴，阳虚不能温化和蒸腾津液上承，则可见渴喜热饮。

阳虚可见于许多脏器组织的病变，临床常见者有心阳虚证、脾阳虚证、胃阳虚证、肾阳虚证、胞宫（精室）虚寒证，以及虚阳浮越证等，并表现有各自脏器的证候特征。

阳虚证易与气虚同存，即阳气亏虚证；阳虚则寒，必有寒象并易感寒邪；阳虚可发展演变成阴虚（即阴阳两虚）和亡阳；阳虚可导致气滞、血瘀、水泛，产生痰饮等病理变化。

（二）阴虚证的临床表现

阴虚证的特征性表现有：形体消瘦，口燥咽干，两颧潮红，五心烦热，潮热，盗汗，小便短黄，大便干结，舌红少津或少苔，脉细数等。

本证多因热病之后，或杂病日久，伤耗阴液；情志过极，火邪内生，久而伤及阴精；房事不节，耗伤阴精；过服温燥之品，使阴液暗耗所致。

阴液亏少，则机体失却濡润滋养，同时由于阴不制阳，则阳热之气相对偏旺而生内热，故表现为一派虚热、干燥不润、虚火内扰的证候。

阴虚证可见于多个脏器组织的病变，常见肺阴虚证、心阴虚证、胃阴虚证、肝阴虚证、肾阴虚证等，并表现出各自脏器的证候特征。

阴虚可与气虚、血虚、阳虚、阳亢、精亏、津液亏虚或燥热等证候同时存在，或互为因果，而表现为气阴亏虚证、阴血亏虚证、阴阳两虚证、阴虚阳亢证、阴精亏虚证、阴津（液）亏虚证、阴虚燥热证等。阴虚进而可发展成阳虚、亡阴，阴虚可导致动风、气滞、血瘀、水停等病理变化。

◎ 要点四 亡阳证、亡阴证的临床表现与鉴别要点

（一）亡阳证的临床表现

冷汗淋漓、汗质稀淡，神情淡漠，肌肤不温，手足厥冷，呼吸气弱，面色苍白，舌淡而润，脉微欲绝等。

亡阳一般是在阳气由虚而衰的基础上的进一步发展，但亦可因阴寒之邪极盛而致阳气暴伤，或因大汗、失精、大失血等阴血消亡而阳随阴脱，或因剧毒刺激、严重外伤、瘀痰阻塞心窍等而使阳气暴脱所致。

由于阳气极度衰微而欲脱，失却温煦、固摄、推动之能，故见冷汗、肢厥、面色苍白、神情淡漠、气息微弱、脉微等垂危病状。

（二）亡阴证的临床表现

汗热味咸而黏、如珠如油，身灼肢温，虚烦躁扰，恶热，口渴饮冷，皮肤皱瘪，小便极少，面赤颧红，呼吸急促，唇舌干燥，脉细数疾等。

亡阴可以是在病久而阴液亏虚基础上的进一步发展，也可因壮热不退、大吐大泻、大汗不止、大量出血、严重烧伤致阴液暴失而成。

由于阴液欲绝，阴不能制阳，故见脉细数疾，身灼烦渴，面赤唇焦，呼吸急促等阴竭阳盛的证候，阳热逼迫欲绝之阴津外泄，故见汗出如油。

（三）亡阳证、亡阴证的鉴别要点

亡阳证与亡阴证均在疾病的危重阶段，突然大汗淋漓，必须及时、准确地辨识。根据汗质的稀冷如水或黏热如油，结合病情，身凉或身灼、四肢厥逆或温和、面白或面赤、脉微或数疾等，一般不难辨别。亡阳证与亡阴证鉴别见下表。

亡阳证与亡阴证的鉴别

证名	汗出	寒热	四肢	面色	气息	口渴	舌象	脉象
亡阳	汗冷清稀	身冷畏寒	厥冷	苍白	微弱	不渴或渴喜热饮	苔白润	脉微欲绝
亡阴	汗热黏稠	身热恶热	温暖	面赤颧红	急促	渴喜冷饮	舌红干	脉细数疾而无力

细目六　八纲证候间的关系

八纲证候间的关系，主要可归纳为证候相兼、证候错杂、证候转化、证候真假四个方面。

◎ 要点一　证候相兼、错杂与转化（寒证转化为热证、热证转化为寒证、实证转虚）的概念

（一）证候相兼的概念

广义的证候相兼，指各种证候的相兼存在。本处所指为狭义的证候相兼，即在疾病某一阶段，出现不相对立的两纲或两纲以上的证候同时存在的情况。

临床常见的八纲相兼证候有表实寒证、表实热证、里实寒证、里实热证、里虚寒证、里虚热证等，其临床表现一般是有关纲领证候的相加。如恶寒重发热轻，头身疼痛，无汗，脉浮紧等，为表实寒证；五心烦热，盗汗，口咽干燥，颧红，舌红少津，脉细数等，为里虚热证。

所谓表虚，主要是指卫表（阳）不固证（偏于虚寒），然而以往常将表证有汗出者，称之为"表虚"，表证无汗者，称之为"表实"，其实表证的有无汗出，只是在外邪的作用下，毛窍的闭与未闭，是邪正相争的不同反应，毛窍未闭、肌表疏松而有汗出，不等于疾病的本质属虚。

（二）证候错杂的概念

证候错杂指疾病某一阶段同时存在八纲中对立两纲的证候。

八纲中表里寒热虚实的错杂关系，可以表现为表里同病、寒热错杂、虚实夹杂，临床辨证应对其进行综合分析。证候间的错杂关系有四种情况：第一类是表里同病而寒热虚实性质并无矛盾，如表里实寒证；第二类是表里同病，寒热性质相同，但虚实性质相反的证候，如表实寒里虚寒证；第三类是表里同病，虚实性质相同，但寒热性质相反的证候，如表实寒里实热证，即"寒包火"证；第四类是表里同病，而寒与热、虚与实的性质均相反的证候，临床上除可有表实寒里虚热证外，其余组合则极少见到。

（三）证候转化的概念

证候转化指疾病在其发展变化过程中，其病位、病性，或邪正盛衰的状态发生变化，由一种证候转化为对立的另一种证候。证候的转化包括表里出入、寒热转化、虚实转化。

1. 表里出入　表里出入是指病情表与里的相互转化，或病情由表入里而转化为里证，或病邪由里出表而有出路。一般而言，这种病位上的变化，由表入里多提示病情转重，由里出表多预示病情减轻。掌握病势的表里出入变化，对于预测疾病的发展与转归，及时改变治法，及时截断、扭转病势，或因势利导，均具有重要意义。

（1）由表入里　指证候由表证转化为里证，即表证入里。表明病情由浅入深，病势发展。

（2）由里出表　指在里的病邪向外透达所表现的证候。表明邪有出路，病情有向愈的趋势。

2. 寒热转化　指疾病的寒热性质发生相反的转变。寒证化热示阳气旺盛，热证转寒示阳气衰惫。

（1）寒证化热　指原为寒证，后出现热证，而寒证随之消失。

寒证化热常见于外感寒邪未及时发散，而机体阳气偏盛，阳热内郁到一定程度，寒邪化热，形成热证；或是寒湿之邪郁遏，而机体阳气不衰，由寒而化热；或因使用温燥之品太过，亦可使寒证转化为热证。如寒湿痹病，初为关节冷痛、重着、麻木，病程日久，或过服温燥药物，而变成患处红肿灼痛；哮病因寒引发，痰白稀薄，久之见舌红苔黄，痰黄而稠；痰湿凝聚的阴疽冷疮，其形漫肿无头、皮色不变，以后转为红肿热痛而成脓等，均属寒证转化为热证。

（2）热证转寒　指原为热证，后出现寒证，而热证随之消失。

常见于邪热毒气严重的情况之下，或因失治、误治，以致邪气过盛，耗伤正气，正不胜邪，机能衰败，阳气耗散，故而转为虚寒证，甚至出现亡阳的证候。如疫毒痢初期，高热烦渴，

舌红脉数，泻利不止，若急骤出现四肢厥冷、面色苍白、脉微，或病程日久，而表现出畏寒肢凉，面白舌淡，皆是由热证转化为寒证。

3. 虚实转化 指疾病的虚实性质发生相反的转变。提示邪与正之间的盛衰关系出现了本质性变化。实证转虚为疾病的一般规律；虚证转实常常是证候的虚实夹杂。所谓实证转虚，指原先表现为实证，后来表现为虚证。提示病情发展。

邪正斗争的趋势，或是正气胜邪而向愈，或是正不胜邪而迁延。故病情日久，或失治误治，正气伤而不足以御邪，皆可形成实证转化为虚证。如本为咳嗽吐痰、息粗而喘、苔腻脉滑，久之见气短而喘、声低懒言、面白、舌淡、脉弱；或初期见高热、口渴、汗多、脉洪数，后期见神疲嗜睡、食少、咽干、舌嫩红无苔、脉细数等，均是邪虽去而正已伤，由实证转化为虚证。

◎ 要点二 证候真假（寒热真假、虚实真假）的鉴别要点

某些疾病在病情的危重阶段，可以出现一些与疾病本质相反的"假象"，掩盖病情的真象。所谓"真"，是指与疾病内在本质相符的证候；所谓"假"，是指疾病表现出某些不符合常规认识的假象，即与病理本质所反映的常规证候不相应的某些表现。证候真假的内容主要包括寒热真假与虚实真假。其鉴别主要指真寒假热与真热假寒的鉴别以及真虚假实与真实假虚的鉴别。

（一）寒热真假的概念

当病情发展到寒极或热极的时候，有时会出现一些与其寒、热本质相反的"假象"症状或体征，即所谓真热假寒、真寒假热。

1. 真热假寒 指内有真热而外见某些假寒的"热极似寒"证候。其临床表现有四肢凉甚至厥冷，神识昏沉，面色紫暗，脉沉迟。身热，胸腹灼热，口鼻气灼，口臭息粗，口渴引饮，小便短黄，舌红苔黄而干，脉有力。

由于邪热内盛，阳气郁闭于内而不能布达于外，故可表现出四肢凉甚至厥冷、脉沉迟等类似阴证的假寒现象；邪热内闭，气血不畅，故见神识昏沉、面色紫暗；热邪内蕴，伤津耗液，故见身热、胸腹灼热、口鼻气灼、口臭息粗、口渴引饮、小便短黄、舌红苔黄而干、脉有力等实热证的表现。

真热假寒证常有热深厥亦深的特点，故可称作热极肢厥证，古代亦有称阳盛格阴证者。

2. 真寒假热 指内有真寒而外见某些假热的"寒极似热"证候。其临床表现有自觉发热，欲脱衣揭被，触之胸腹无灼热、下肢厥冷；面色浮红如妆，非满面通红；神志躁扰不宁，疲乏无力；口渴但不欲饮；咽痛而不红肿；脉浮大或数，按之无力；便秘而便质不燥，或下利清谷；小便清长（或尿少浮肿），舌淡，苔白。

由于阳气虚衰，阴寒内盛，逼迫虚阳浮游于上、格越于外，故可表现为自觉发热，欲脱衣揭被，面色浮红如妆，躁扰不宁，口渴咽痛，脉浮大或数等颇似阳热证的表现。但因其本质为阳气虚衰，肢体失其温煦，水液不得输布、气化，故触之胸腹必然无灼热，且下肢厥冷，口渴而不欲饮，咽部不红肿，面色亦不会满面通红，并见疲乏无力，小便清长，或尿少浮肿，便质不燥，甚至下利清谷，脉按之无力，舌淡，苔白等里虚寒的证候，故可知其所现"热"症为假象。

真寒假热实际是阳虚阴盛而阳气浮越，故又称虚阳浮越证，古代亦有称阴盛格阳证、戴阳证者。

（二）寒热真假的鉴别要点

辨别寒热证候的真假，应以表现于内部、中心的症状为准、为真，肢末、外部的症状是现象，可能为假象，故胸腹的冷热是辨别寒热真假的关键，胸腹灼热者为热证，胸腹部冷而不灼热者为寒证。

对于寒热真假的辨别，《温疫论·论阳证似阴》指出："捷要辨法，凡阳证似阴，外寒而内必热，故小便血赤；凡阴证似阳者，格阳之证也，上（外）热下（内）寒，故小便清白。但以小便赤白为据，以此推之，万不失一。"确为经验之谈。

(三) 虚实真假的概念

虚证与实证，都有真假疑似的情况。《内经知要》所谓"至虚有盛候""大实有羸状"，就是指证候的虚实真假。

1. 真实假虚 指本质为实证，反见某些虚羸现象的证候。其临床表现可有神情默默，倦怠懒言，身体羸瘦，脉象沉细等表现。但虽默默不语却语时声高气粗；虽倦怠乏力却动之觉舒；肢体羸瘦而腹部硬满拒按；脉沉细而按之有力。

由于热结肠胃、痰食壅积、湿热内蕴、瘀血停蓄等，邪气大积大聚，以致经脉阻滞，气血不能畅达，因而表现出神情默默、倦怠懒言、身体羸瘦、脉象沉细等类似虚证的假象。但病变的本质属实，故虽默默不语却语时声高气粗，虽倦怠乏力却动之觉舒，虽肢体羸瘦而腹部硬满拒按，脉虽沉细却按之有力。因此《顾氏医镜》云："聚积在中，按之则痛，色红气粗，脉来有力，实也；甚则默默不欲语，肢体不欲动，或眩晕昏花，或泄泻不实，是大实有羸状。"

2. 真虚假实 指本质为虚证，反见某些盛实现象的证候。其临床表现可有腹部胀满，呼吸喘促，或二便闭涩，脉数等表现。但腹虽胀满而有时缓解，或触之腹内无肿块而喜按；虽喘促但气短息弱；虽大便闭塞而腹部不甚硬满；虽小便不利但无舌红口渴等症。并有神疲乏力，面色萎黄或淡白，脉虚弱，舌淡胖嫩等症。

多为脏腑虚衰，气血不足，运化无力，气机不畅，故可出现腹部胀满、呼吸喘促、二便闭塞等类似实证的假象。但其本质属虚，故腹部胀满而有时缓解，或内无肿块而喜按，可知并非实邪内积，而是脾虚不运所致；喘促而气短息弱，可知并非邪气壅滞、肺失宣降，而是肺肾气虚、摄纳无权之故；大便闭塞而腹部不甚硬满，系阳气失其温运之能而腑气不行的表现；阳气亏虚而不能气化水液，或肾关开合不利，可表现为小便不通；神疲乏力，面色萎黄或淡白，脉虚弱，舌淡胖嫩，更是正气亏虚的本质表现。因此《顾氏医镜》云："心下痞痛，按之则止，色悴声短，脉来无力，虚也；甚则胀极而不得食，气不舒，便不利，是至虚有盛候。"

(四) 虚实真假的鉴别要点

虚实真假的辨别，关键在于脉象的有力无力、有神无神，其中尤以沉取之象为真谛；其次是舌质的嫩胖与苍老，言语呼吸的高亢粗壮与低怯微弱；病人体质状况、病之新久、治疗经过等，也是辨析的依据。

第九单元　病因辨证

细目一　六淫辨证

◎ **要点** 风淫证、寒淫证、暑淫证、湿淫证、燥淫证、火淫证的临床表现

(一) 风淫证

风淫证指风邪侵袭人体肌表、经络，卫外机能失常，表现出符合"风"性特征的证候。

1. 临床表现 恶风寒，微发热，汗出，脉浮缓，苔薄白，或有鼻塞、流清涕、喷嚏，或伴咽喉痒痛、咳嗽。或为突发皮肤瘙痒、丘疹；或为突发肌肤麻木、口眼㖞斜；或肢体关节游走作痛；或新起面睑肢体浮肿等。

2. 证候分析 风为阳邪，其性开泄，易袭阳位，善行而数变，常兼夹其他邪气为患。故风淫证具有发病迅速、变化快、游走不定的特点。由于风邪侵袭的部位及兼夹的邪气不同，风淫证常见风邪袭表、风邪犯肺、风客肌肤、风中经络、风毒窜络、风胜行痹、风水相搏证等。

风邪袭表，肺卫失调，腠理疏松，卫气不

固，则具有恶寒发热、脉浮等表证的特征症状，并以汗出、恶风、脉浮缓为特点，是为风邪袭表证。外邪易从肺系而入，风邪侵袭肺系，肺气失宣，鼻窍不利，则见咳嗽、咽喉痒痛、鼻塞、流清涕或喷嚏等症，而为风邪犯肺证。风邪侵袭肌腠，邪气与卫气搏击于肌表，则见皮肤瘙痒、丘疹，从而形成风客肌肤证。风邪或风毒侵袭经络、肌肤，经气阻滞，肌肤麻痹，则可出现肌肤麻木、口眼㖞斜等症，是为风邪中络证。风与寒湿合邪，侵袭筋骨关节，阻痹经络，则见肢体关节游走疼痛，从而形成风胜行痹证。风邪侵犯肺卫，宣降失常，通调水道失职，则见突起面睑肢体浮肿，是为风水相搏证。

（二）寒淫证

寒淫证指寒邪侵袭机体，阳气被遏，以恶寒甚、无汗、头身或胸腹疼痛、苔白、脉弦紧等为主要表现的实寒证候。

1. 临床表现 恶寒重，或伴发热，无汗，头身疼痛，鼻塞或流清涕，脉浮紧。或见咳嗽、哮喘、咯稀白痰；或为脘腹疼痛、肠鸣腹泻、呕吐；或为肢体厥冷、局部拘急冷痛等。口不渴，小便清长，面色㿠白甚或青，舌苔白，脉弦紧或脉伏。

2. 证候分析 寒淫证主要是因感受阴寒之邪所致。寒为阴邪，具有凝滞、收引、易伤阳气的特性。寒淫证有伤寒证和中寒证之分，两者在病因、病位、证候表现、病机等方面有异有同。

（1）伤寒证 伤寒证是指寒邪外袭于肌表，阻遏卫阳，阳气抗邪于外所表现的表实寒证，又称外寒证、表寒证、寒邪束表证、太阳表实证、太阳伤寒证等。寒邪袭表，郁闭肌肤，阳气失却温煦，故见恶寒、头身疼痛、无汗、苔白、脉浮紧等症。

（2）中寒证 中寒证是指寒邪直接内侵脏腑、气血，遏制及损伤阳气，阻滞脏腑气机和血液运行所表现的里实寒证，又称内寒证、里寒证等。寒邪客于不同脏腑，可有不同的证候特点，寒邪客肺，肺失宣降，故见咳嗽、哮喘、咯稀白痰等症；寒滞胃肠，使胃肠气机失常，运化不利，则见脘腹疼痛、肠鸣腹泻、呕吐等症。

寒邪常与风、湿、燥、痰、饮等邪共存，而表现为风寒证、寒湿证、凉燥证、寒痰证、寒饮证等。寒邪侵袭，常可形成寒凝气滞证、寒凝血瘀证，耗伤阳气则可演变成虚寒证，甚至导致亡阳。

（三）暑淫证

暑淫证指感受暑热之邪，耗气伤津，以发热口渴、神疲气短、心烦头晕、汗出、小便短黄、舌红苔黄干等为主要表现的证候。

1. 临床表现 发热恶热，汗出，口渴喜饮，气短，神疲，肢体困倦，小便短黄，舌红，苔白或黄，脉虚数。或发热，猝然昏倒，汗出不止，气喘，甚至昏迷、惊厥、抽搐等；或见高热，神昏，胸闷，腹痛，呕恶，无汗等。

2. 证候分析 本证因感受暑热之邪所致。暑为阳邪，具有暑性炎热升散，耗气伤津，易夹湿邪等致病特点。

由于暑性炎热升散，故见发热恶热，汗出多；暑邪耗气伤津，而见口渴喜饮，气短神疲，尿短黄等症；暑夹湿邪，阻碍气机，故见肢体困倦，苔白或黄；暑闭心神，引动肝风，则见神昏，甚至猝然昏倒、昏迷、惊厥、抽搐；暑闭气机，心胸气滞而见胸闷；脾胃运化失司、气机升降失调，则表现为腹痛、呕恶；肺气闭阻，玄府不通，则为无汗、气喘。

（四）湿淫证

湿淫证指感受外界湿邪，阻遏气机与清阳，以身体困重、肢体酸痛、腹胀腹泻、纳呆、苔滑脉濡等为主要表现的证候。

1. 临床表现 头昏沉如裹，嗜睡，身体困重，胸闷脘痞，口腻不渴，纳呆，恶心，肢体关节、肌肉酸痛，大便稀，小便浑浊。或为局部渗漏湿液，或皮肤出现湿疹、瘙痒，妇女可见带下量多。面色晦垢，舌苔滑腻，脉濡缓或细等。

2. 证候分析 湿淫证多因外湿侵袭，如淋雨下水、居处潮湿、冒受雾露等而形成。

湿为阴邪，具有阻遏气机，损伤阳气，黏滞缠绵，重浊趋下等致病特点。湿邪阻滞气机、困遏清阳，故湿淫证以困重、闷胀、酸楚、腻浊、脉濡缓或细等为证候特点。其临床表现以肢体困重、酸痛为主，或见皮肤湿疹、瘙痒，或有恶寒微热，病位偏重于体表，是因湿郁于肌表，阻滞经气所致。

（五）燥淫证

燥淫证指外界气候干燥，耗伤津液，以皮肤、口鼻、咽喉干燥等为主要表现的证候。

1. 临床表现　皮肤干燥甚至皲裂、脱屑，口唇、鼻孔、咽喉干燥，口渴饮水，舌苔干燥，大便干燥，或见干咳少痰，痰黏难咯，小便短黄，脉象偏浮等。

燥邪具有干燥，伤津耗液，损伤肺脏等致病特点。有凉燥与温燥之分。除以上临床表现外，凉燥常有恶寒发热，无汗，头痛，脉浮缓或浮紧等表寒症状；温燥常见发热有汗，咽喉疼痛，心烦，舌红，脉浮数等表热症状。

2. 证候分析　燥淫证是秋天的常见证候，有明显的季节性。发于初秋气温者为温燥，发于深秋气凉者为凉燥。

燥邪侵袭，易伤津液，而与外界接触的皮肤、清窍和肺系首当其冲，所以燥淫证的证候主要表现为皮肤、口唇、鼻孔、咽喉、舌苔干燥，干咳少痰等症；大便干燥，小便短黄，口渴饮水，系津伤自救的表现。由于燥淫证主要是感受外界燥邪所致，所以除了"干燥"的证候以外，还有"表证"的一般表现，如轻度恶寒或发热、脉浮等。

（六）火淫证

火淫证指外感火热邪毒，阳热内盛，以发热、口渴、胸腹灼热、面红、便秘尿黄、舌红苔黄而干、脉数或洪等为主要表现的证候。又称火热证。

1. 临床表现　发热恶热，烦躁，口渴喜饮，汗多，大便秘结，小便短黄，面色赤，舌红或绛，苔黄干燥或灰黑，脉数有力（洪数、滑数、弦数等）。甚者或见神昏、谵语，惊厥、抽搐、吐血、衄血，痈肿疮疡等。

2. 证候分析　本证多因外界阳热之邪侵袭，或寒湿等邪气郁久化热所致。火为阳邪，具有炎上、耗气伤津，生风动血，易致肿疡等特性。

阳热之气过盛，火热燔灼急迫，气血沸涌，则见发热恶热，颜面色赤，舌红或绛，脉数有力；热扰心神，则见烦躁不安；邪热迫津外泄，则汗多；阳热之邪耗伤津液，则见口渴喜饮，大便秘结，小便短黄等。

由火热所导致的病理变化，最常见者为伤津耗液，甚至亡阴；火热迫血妄行可见各种出血；火热使局部气血壅聚，血肉腐败而形成痈肿脓疡；火热炽盛可致肝风内动，则见抽搐、惊厥；火热闭扰心神，则见神昏谵语等，其中不少为危重证候。

细目二　情志辨证

◎ **要点一　喜证的临床表现**

喜证是指由于过度喜乐，导致神气失常，以喜笑不休、精神涣散等为主要表现的情志证候。

临床表现　喜笑不休，心神不安，精神涣散，思想不集中，甚则语无伦次，举止失常，肢体疲软，脉缓。

◎ **要点二　怒证的临床表现**

怒证是指由于暴怒或过于愤怒，导致肝气横逆、阳气上亢，以烦躁多怒、胸胁胀闷、面赤头痛等为主要表现的情志证候。

临床表现　烦躁多怒，胸胁胀闷，头胀头痛，面红目赤，眩晕，或腹胀、泄泻，甚至呕血、发狂、昏厥，舌红苔黄，脉弦劲有力。

◎ **要点三　悲证的临床表现**

悲证是指由于悲伤过度，导致神气涣散，以善悲喜哭、精神沮丧、意志消沉等为主要表现的情志证候。

临床表现　善悲喜哭，精神沮丧，面色惨淡，神疲乏力；甚者心悸怔忡，健忘失眠，意志消沉。

◎ 要点四　忧证的临床表现

忧证是指由于忧伤过度，导致气机沉郁，以情绪抑郁、闷闷不乐、善叹息为主要表现的情志证候。

临床表现　情绪抑郁，闷闷不乐，善叹息，胸闷脘痞，干咳少痰，甚则咯血或痰中带血，面白无华，消瘦，神疲乏力。

◎ 要点五　恐证的临床表现

恐证是指由于恐惧过度，导致肾虚气陷、恐惧不安，以怵惕不安、遗精遗尿、二便失禁为主要表现的情志证候。

临床表现　怵惕不安，常欲闭户独处；暴病则二便失禁，身体不支；久病则骨瘦痿厥，遗精遗尿。

◎ 要点六　思证的临床表现

思证是指由于思虑过度，导致心脾功能紊乱，以神思恍惚、纳呆、胸闷、腹胀为主要表现的情志证候。

临床表现　表情淡漠，神思恍惚，食少纳呆，胸闷脘痞，腹胀便溏，甚者心悸健忘，失眠消瘦，面色萎黄。

第十单元　气血津液辨证

细目一　气病辨证

◎ 要点一　气虚证的临床表现、辨证要点

气虚证是指元气不足，气的推动、固摄、防御、气化等功能减退，或脏器组织的机能减退，以气短、乏力、神疲、脉虚等为主要表现的虚弱证候。

（一）临床表现

气短声低，少气懒言，精神疲惫，体倦乏力，脉虚，舌质淡嫩，或有头晕目眩，自汗，动则诸症加重。

（二）证候分析

气虚证所反映的是机体气生成不足，消耗太过的状态，其原因主要有：久病、重病、劳累过度等，使元气耗伤太过；先天不足，后天失养，致元气生成匮乏；年老体弱，脏腑机能减退而元气自衰。由于元气不足，脏腑机能衰退，故出现气短、声低、懒言、神疲、乏力；气虚而不能推动营血上荣，则头晕目眩，舌淡嫩；卫气虚弱，不能固护肌表，故为自汗；"劳则气耗"，故活动劳累则诸症加重；气虚鼓动血行之力不足，故脉象虚弱。气虚证临床常见于心、肺、脾、肾、胃等脏腑疾病，此时除见气虚证一般表现外，还有各脏腑气虚的特定表现。

（三）辨证要点

病体虚弱，以神疲、乏力、气短、脉虚为主要表现。

◎ 要点二　气陷证的临床表现、辨证要点

气陷证是指气虚无力升举，清阳之气下陷，以自觉气坠，或脏器下垂为主要表现的虚弱证候。

（一）临床表现

头晕眼花，气短疲乏，脘腹坠胀感，大便稀溏，形体消瘦，或见内脏下垂、脱肛、阴挺等。

（二）证候分析

气陷多是气虚的发展，或为气虚的一种特殊表现形式，一般指脾（中）气的下陷。清阳之气不升，则自觉气短、气坠，头晕眼花；气陷而机体失却营精的充养，则见神疲乏力，形体消瘦；脾失健运，水谷精微下趋，则见大便稀溏；气陷无力升举，不能维持脏器正常位置，故觉脘腹坠

胀，甚至出现内脏下垂。

（三）辨证要点

体弱而瘦，以气短、气坠、脏器下垂为主要表现。

◎ 要点三 气不固证的临床表现、辨证要点

气不固证是指气虚失其固摄之能，以自汗，或大便、小便、血液、精液、胎元等不固为主要表现的虚弱证候。

（一）临床表现

气短，疲乏，面白，舌淡，脉虚无力；或见自汗不止；或为流涎不止；或见遗尿，余溺不尽，小便失禁；或为大便滑脱失禁；或各种慢性出血，妇女出现崩漏，或为滑胎、小产；或见男子遗精、滑精、早泄等。

（二）证候分析

本证因气虚固摄失职所致。气不固，包括不能固摄津液、血液、小便、大便、精液、胎元等。其辨证是有气虚证的一般证候表现，并有各自"不固"的证候特点。气不摄血则可导致妇女崩漏及各种慢性出血；气不摄津则可表现为自汗、流涎；气虚不能固摄二便，可表现为遗尿、余溺不尽、小便失禁，或大便滑脱失禁；气不摄精则见遗精、滑精、早泄；气虚胎元不固，可导致滑胎、小产。

（三）辨证要点

病体虚弱，以疲乏、气短、脉虚及自汗，或出血，或二便、精等的不固为主要表现。

◎ 要点四 气脱证的临床表现、辨证要点

气脱证是指元气亏虚已极，急骤外泄，以气息微弱、汗出不止等为主要表现的危重证候。

（一）临床表现

呼吸微弱而不规则，汗出不止，口开目合，全身瘫软，神识朦胧，二便失禁，面色苍白，口唇青紫，脉微，舌淡，舌苔白润。

（二）证候分析

本证可由气虚证、气不固证发展而来；也可以在大失血、大汗、大吐、大泻、出血中风等情况下，出现"气随血脱""气随津脱"；或于长期饥饿、极度疲劳、暴邪骤袭等状态下发生。

真气欲脱，则心、肺、脾、肾等脏腑之气皆衰。气息微弱欲绝、汗出不止，为肺气外脱之征；面白、脉微、神识朦胧，为心气外越之象；二便失禁为肾气欲脱的表现；全身瘫软、口开、手撒，为脾气外泄之征。

（三）辨证要点

病势危重，以气息微弱、汗出不止、脉微等为主要表现。

◎ 要点五 气滞证的临床表现、辨证要点

气滞证是指人体某一部分或某一脏腑、经络的气机阻滞，运行不畅，以胀闷疼痛为主要表现的证候。

（一）临床表现

胸胁、脘腹等处或损伤部位的胀闷或疼痛，疼痛性质可为胀痛、窜痛、攻痛，症状时轻时重，部位不固定，按之一般无形，通常随嗳气、肠鸣、矢气等而减轻，或症状随情绪变化而增减，脉象多弦，舌象可无明显变化。

（二）证候分析

引起气滞证的原因，主要有三方面：一是情志不舒，忧郁悲伤，思虑过度，而致气机郁滞；二是痰饮、瘀血、宿食、蛔虫、砂石等病理物质的阻塞，或阴寒凝滞，湿邪阻碍，外伤络阻等，都能导致气机郁滞；三是脏气虚弱，运行乏力而气机阻滞。

气机阻滞的主要机理是气的运行发生障碍，气机不畅则痞胀，障碍不通则疼痛，气得运行则症减，故气滞以胀闷疼痛为主要临床表现。

（三）辨证要点

以胸胁脘腹或损伤部位的胀闷、胀痛、窜痛为主要表现。

◎ 要点六 气逆证的临床表现、辨证要点

气逆证是指气机失调，气上冲逆，以咳嗽喘促、呃逆、呕吐等为主要表现的证候。

（一）临床表现

咳嗽频作，呼吸喘促；呃逆、嗳气不止，或恶心、呕吐、呕血；头痛、眩晕，甚至昏厥、咯血等。

（二）证候分析

气逆一般是在气滞基础上的一种表现形式。表现为气机的当降不降而反上升，或升发太过。主要是指肺胃之气不降而上逆，或肝气升发太过而上逆。导致气逆的原因，可有外邪侵袭、痰饮瘀血内停、寒热刺激、情志过激等。

（三）辨证要点

以咳喘或呕吐、呃逆等为突出表现。

◎ 要点七　气闭证的临床表现、辨证要点

指邪气阻闭神机或脏器、官窍，以突发昏厥或绞痛为主要表现的实性急重证候。

（一）临床表现

突然发生势急、症重之昏厥，或内脏绞痛，或二便闭塞，呼吸气粗，声高，脉沉弦有力等。

（二）证候分析

形成气闭证的主要原因有：强烈精神刺激，使神机闭塞；砂石、虫、痰等阻塞脉络、管腔，导致气机闭塞；溺水、电击等意外事故，致使心、肺气闭。

（三）辨证要点

以突发昏厥或绞痛、二便闭塞、息粗、脉实为主要表现。

细目二　血病辨证

◎ 要点一　血虚证的临床表现、辨证要点

血虚证是指血液亏虚，不能濡养脏腑、经络、组织，以面、睑、唇、舌色白，脉细为主要表现的虚弱证候。

（一）临床表现

面色淡白或萎黄，眼睑、口唇、舌质、爪甲的颜色淡白，头晕，或见眼花，两目干涩，心悸，多梦，健忘，神疲，手足发麻，或妇女月经量少、色淡、延期甚或经闭，脉细无力等。

（二）证候分析

本证多因血液耗损过多或生化不足所致。可因先天禀赋不足，或因脾胃、肾脏病变，生化乏源；或因各种急慢性出血，或因思虑劳神过度，暗耗阴血；或因虫积肠道，耗吸营养等导致。

血液亏虚，脉络空虚，形体组织缺乏濡养荣润，则见颜面、眼睑、口唇、舌质、爪甲的颜色淡白，脉细无力；血虚而脏器、组织得不到足够的营养，则见头晕，眼花，两目干涩，心悸，手足发麻，妇女月经量少、色淡；血虚失养而心神不宁，故症见多梦，健忘，神疲等。

（三）辨证要点

病体虚弱，以面、睑、唇、舌、爪甲的颜色淡白、脉细为主要表现。

◎ 要点二　血脱证的临床表现、辨证要点

血脱证是指突然大量出血或长期反复出血，血液亡脱，以面色苍白、心悸、脉微或芤为主要表现的危重证候。

（一）临床表现

面色苍白，头晕，眼花，心悸，气短，四肢逆冷，舌色枯白，脉微或芤。

（二）证候分析

导致血脱证的主要原因是突然大量出血，诸如呕血、便血、崩漏、外伤失血等，也可以是因长期失血、血虚进一步发展而成。所以大失血、严重血虚等病史可以作为血脱证的主要诊断依据。

血液大量耗失，血脉空虚，不得荣润，则见面色苍白，舌色枯白，脉微或芤；血液亡失，心脏、清窍失养，则见心悸，头晕，眼花等症。

（三）辨证要点

有血液严重损失的病史，以面色苍白、脉微或芤为主要临床表现。

◎ 要点三 血瘀证的临床表现、辨证要点

血瘀证是指瘀血内阻，血行不畅，以固定刺痛、肿块、出血、瘀血色脉征为主要表现的证候。

（一）临床表现

疼痛特点为刺痛、痛久拒按、固定不移、常在夜间痛甚；肿块的性状是在体表者包块色青紫，腹内者触及质硬而推之不移；出血的特征是出血反复不止，色紫暗或夹血块，或大便色黑如柏油状，或妇女血崩、漏血；瘀血色脉征主要有面色黧黑，或唇甲青紫，或皮下紫斑，或肌肤甲错，或腹露青筋，或皮肤出现丝状红缕，或舌有紫色斑点、舌下络脉曲张，脉多细涩或结、代、无脉等。

（二）证候分析

本证多因气滞而血行不畅，或阳气亏虚，运血无力，或血寒、血热，或外伤出血等引起；也可因湿热、痰浊、砂石阻遏，使血行不畅，脉络阻滞不通所致。

血瘀证的机理主要为瘀血内积，气血运行受阻，不通则痛，故有刺痛、固定、拒按等特点；夜间阳气内藏，阴气用事，血行较缓，瘀滞益甚，故夜间痛增；血液瘀积不散而凝结成块，则见肿块紫暗、出血紫暗成块；血不循经而溢出脉外，则见各种出血；血行障碍，气血不能濡养肌肤，则见皮肤干涩、肌肤甲错；血行瘀滞，则血色变紫变黑，故见面色黧黑、唇甲青紫；脉络瘀阻，则见络脉显露、丝状红缕，舌现斑点，脉涩等症。

瘀血可阻滞于各种脏器、组织，而有不同的血瘀证名，如心脉瘀阻证、瘀阻脑络证、胃肠血瘀证、肝经血瘀证、瘀阻胞宫证、瘀滞胸膈证、下焦瘀血证、瘀滞肌肤证、瘀滞脉络证等，并表现出各自脏器、组织的证候特点。

（三）辨证要点

以固定刺痛、肿块、出血、瘀血色脉征为主要表现。

◎ 要点四 血热证的临床表现、辨证要点

血热证是指火热内炽，侵迫血分，以身热口渴、斑疹吐衄、烦躁谵语、舌绛、脉数等为主要表现的实热证候。即血分的热证。

（一）临床表现

身热夜甚，或潮热，口渴，面赤，心烦，失眠，躁扰不宁，甚或狂乱、神昏谵语，或见各种出血色深红，或斑疹显露，或为疮痈，舌绛，脉数疾等。

（二）证候分析

本证多因外感温热之邪，或情志过极、气郁化火，或过食辛辣燥热之品，导致火热内炽所致。

热在血分，血行加速，脉道扩张，则见面红目赤，舌绛，脉数疾；血热迫血妄行，可见各种出血；血热内扰心神，而见心烦，失眠，躁扰不宁，甚则狂乱、神昏谵语；热邪内犯营血，灼肉腐血，可为疮痈脓疡；身热夜甚，口渴，为热邪升腾，耗伤津液之象。

血热证常见于外感温热病中，即卫气营血辨证中的血分证；又可见于外科疮疡病、妇科月经病、其他杂病之中。

（三）辨证要点

以身热口渴、斑疹吐衄、烦躁谵语、舌绛、脉数等为主要表现。

◎ 要点五 血寒证的临床表现、辨证要点

血寒证是指寒邪客于血脉，凝滞气机，血行不畅，以患处冷痛拘急、畏寒、唇舌青紫，妇女月经愆期、经色紫暗夹块等为主要表现的实寒证候。即血分的寒证。

（一）临床表现

畏寒，手足或少腹等患处冷痛拘急、得温痛减，肤色紫暗发凉，或为痛经、月经愆期、经色紫暗、夹有血块，唇舌青紫，苔白滑，脉沉迟弦涩等。

（二）证候分析

血寒证主要因寒邪侵犯血脉，或阴寒内盛，凝滞脉络而成。

寒凝脉络，气血运行不畅，阳气不得流通，

组织失于温养,故常表现为患处的寒冷、疼痛,寒性凝滞收引,故其痛具有拘急冷痛、得温痛减的特点。肤色紫暗,月经愆期、经色紫暗、夹有血块,唇舌青紫,脉沉迟弦涩等,均为血行不畅之瘀血征象。

血寒证属实寒证的范畴,寒滞肝脉证、寒凝胞宫证、寒凝脉络证等,均属于血寒证。

(三) 辨证要点

以患处冷痛拘急、畏寒、唇舌青紫,妇女月经愆期、经色紫暗夹块等为主要表现。

细目三 气血同病辨证

◎ 要点 气滞血瘀、气虚血瘀、气血两虚、气不摄血、气随血脱证的临床表现、辨证要点

气病或血病发展到一定的程度,往往影响到另一方的生理功能而发生病变,从而表现为气血同病的证候。

临床常见的气血同病证候,有气滞血瘀证、气虚血瘀证、气血两虚证、气不摄血证和气随血脱证等。各证的临床表现,一般是两个基本证候的相合而同时存在。

(一) 气滞血瘀证的临床表现、辨证要点

气滞血瘀证是指气机郁滞,导致血行瘀阻所产生的证候。

临床表现:胸胁胀满疼痛,乳房胀痛,情志抑郁或易怒,兼见癥块刺痛、拒按,妇女痛经,经血紫暗有块,或闭经,舌紫暗或有瘀点瘀斑,脉弦涩。

证候分析:气机郁滞日久,血行瘀阻不畅,故见气滞及血瘀证表现。本证以情志不舒,同时伴有胸胁胀满疼痛、刺痛,女子月经不调为诊断要点。肝主疏泄而藏血,具有条达气机,调节情志的功能,情志不遂或外邪侵袭肝脉则肝气郁滞,疏泄失职,故情志抑郁或急躁易怒,胸胁胀满疼痛,乳房胀痛;气为血帅,肝郁气滞,日久不解,必致瘀血内停,故渐成胁下癥块,刺痛拒按;肝主藏血,为妇女经血之源,肝血瘀滞,瘀血停滞,积于血海,阻碍经血下行,经血不畅则致经闭、痛经。舌质紫暗或有瘀斑,脉弦涩,均为瘀血内停之症。

辨证要点:临床以身体局部胀闷走窜疼痛,甚或刺痛,疼痛固定、拒按;或有肿块坚硬,局部青紫肿胀;或有情志抑郁,性急易怒;或有面色紫暗,皮肤青筋暴露;妇女可见经闭或痛经,经色紫暗或夹血块,或乳房胀痛;舌质紫暗或有斑点,脉弦涩等为辨证依据。

(二) 气虚血瘀证的临床表现、辨证要点

气虚血瘀证是指气虚运血无力,导致血液瘀滞于体内所产生的证候。属本虚标实证。

临床表现:面色淡白,神疲乏力,气短懒言,食少纳呆;面色晦滞,局部青紫、肿胀、刺痛不移而拒按,或肢体瘫痪、麻木,或可触及肿块,舌淡紫或有瘀点瘀斑,脉细涩。

证候分析:气为血之帅,气虚则推动血行无力,导致血液瘀滞难行,形成气虚血瘀证,故见气虚和血瘀表现。气虚血瘀证虚中夹实,以气虚和血瘀的证候表现为辨证要点。面色淡白,身倦乏力,气短懒言,食少纳呆为气虚之证;气虚运血无力,血行缓慢,终致瘀阻络脉,故面色晦滞,局部青紫、肿胀;血行瘀阻,不通则痛,故疼痛如刺,拒按不移,瘀阻脑络则肢体瘫痪、麻木,结成癥瘕积聚时可触及肿块。气虚舌淡,血瘀舌紫暗,气虚血少则脉细,涩脉主瘀,是为气虚血瘀证的常见舌脉。

辨证要点:临床以面色淡白无华或面色紫暗,倦怠乏力,少气懒言,局部疼痛如刺,痛处固定不移、拒按,舌淡紫,或有斑点,脉涩等为辨证依据。

(三) 气血两虚证的临床表现、辨证要点

气血两虚证是指气虚证和血虚证同时存在所表现的证候。

临床表现:头晕目眩,少气懒言,神疲乏力,自汗,面色淡白或萎黄,唇甲淡白,心悸失眠,形体消瘦,舌淡而嫩,脉细弱。

证候分析：本证多由久病不愈，气虚不能生血，或血虚无以化气所致。气血互根、互化，血虚则脏腑组织失养，气虚则机能活动减退，故见气血亏虚表现。气血两虚证，以气虚与血虚的证候共见为辨证要点。少气懒言，乏力自汗，为脾肺气虚之象；心悸失眠，为血不养心所致；血虚不能充盈脉络，见唇甲淡白，脉细弱；气血两虚不得上荣于面、舌，则见面色淡白或萎黄，舌淡嫩；不得外养肌肉则致形体瘦弱。

辨证要点：以少气懒言，神疲乏力，自汗；面色淡白无华或萎黄，口唇、爪甲颜色淡白，或见心悸失眠，头晕目眩，形体消瘦，手足发麻；舌质淡白，脉细无力等为辨证依据。

（四）气不摄血证的临床表现、辨证要点

气不摄血证是指气虚摄血无力，导致血溢脉外所产生的证候。

临床表现：吐血、便血、崩漏、皮下瘀斑、鼻衄，神疲乏力，气短懒言，面色淡白，舌淡，脉弱。

证候分析：气为血之帅，统摄血液运行。气虚则统血无权，血不归经而外溢，故见气虚及各种出血表现。气不摄血证，以出血和气虚证共见为辨证要点。血液能循行脉内而不溢于脉外，全赖气的统摄作用，如气虚统摄无权，血即离经而外溢，溢于胃肠，便为吐血、便血；溢于肌肤，则见皮下瘀斑；脾虚统摄无权，冲任不固，渐成月经过多或崩漏；气虚则气短，倦怠乏力；血虚则面白无华；舌淡，脉细弱，皆为气血不足之征。

辨证要点：临床以衄血、便血、尿血、崩漏、皮下青紫色斑块等各种慢性出血，并见面色淡白无华，神疲乏力，少气懒言，心慌心悸，食少，舌淡白，脉弱等为辨证依据。

（五）气随血脱证的临床表现、辨证要点

气随血脱证是指由于大失血，导致元气外脱所产生的危重证候。

临床表现：大出血时，突然面色苍白，大汗淋漓，四肢厥冷，呼吸微弱，甚至晕厥，舌淡，脉微欲绝或见芤脉。

证候分析：血为气之母，血脱则气无所依附，元气随血外脱，导致温运、推动、固摄等功能失职。本证以大出血时突然出现气脱之证为辨证要点。由于气血相互依存，当血液大量亡失之时，则气无所依，乃随之外脱。气脱阳亡，不能上荣于面，故面色苍白；不能温煦四末，故手足厥冷；不能温固肌表，故见大汗淋漓；神随气散，神无所主，故昏厥。舌淡，脉微欲绝或芤，皆为失血亡阳气脱之象。

辨证要点：临床以大量出血的同时，出现面色苍白，气少息微，冷汗淋漓，舌淡，脉微欲绝或散大无根等为辨证依据。

细目四　津液病辨证

◎ 要点一　痰证的临床表现、辨证要点

痰证是指痰浊内阻或流窜，以咳吐痰多、胸闷、呕恶、眩晕、体胖，或局部有圆滑包块，苔腻，脉滑等为主要表现的证候。

（一）临床表现

常见咳嗽痰多，痰质黏稠，胸脘痞闷，呕恶，纳呆，或头晕目眩，或形体肥胖，或神昏而喉中痰鸣，或神志错乱而为癫、狂、痴、痫，或某些部位出现圆滑柔韧的包块等，舌苔腻，脉滑。

（二）证候分析

本证多因外感六淫、饮食不当、情志刺激、过逸少动等，影响肺、脾、肾等脏的气化功能，以致水液未能正常输布而停聚凝结成痰所致。

痰的生成与脾的运化功能失常，水湿不化而凝聚密切相关；痰浊为病，颇为广泛，见症多端。痰浊最易内停于肺，而影响肺气的宣发肃降，故痰证以咳吐痰多、胸闷等为基本表现。痰浊中阻，胃失和降，可见脘痞、纳呆、泛恶呕吐痰涎等症；痰的流动性小而难以消散，故常凝积聚于某些局部而形成圆滑包块；痰亦可随气升降，流窜全身，如痰蒙清窍，则头晕目眩；痰蒙心神则见神昏、神乱；痰泛于肌肤，则见形体肥

胖；苔腻、脉滑等为痰浊内阻的表现。

（三）辨证要点

以咳吐痰多、胸闷、呕恶、眩晕、体胖，或局部有圆滑包块，苔腻，脉滑为主要表现。

◎ 要点二 饮证的临床表现、辨证要点

饮证是指水饮停聚于腔隙或胃肠，以胸闷脘痞、呕吐清水、咳吐清稀痰涎、肋间饱满、苔滑等为主要表现的证候。

（一）临床表现

脘腹痞胀，泛吐清水，脘腹部水声辘辘；肋间饱满，咳唾引痛；胸闷，心悸，息促不得卧；身体、肢节疼重；咳吐清稀痰涎，或喉间哮鸣有声；头目眩晕，舌苔白滑，脉弦或滑等。

（二）证候分析

本证可因外邪侵袭，或为中阳素虚，使水液输布障碍而停聚成饮所致。饮邪主要停积于胃肠、胸胁、心包、肺等身体的管腔部位。

饮邪停留于胃肠，阻滞气机，胃失和降，可见泛吐清水，脘腹痞胀，腹部水声辘辘，是为狭义的"痰饮"；饮邪停于胸胁，阻碍气机，压迫肺脏，则有肋间饱满，咳唾引痛，胸闷息促等症，为悬饮；饮邪停于心肺，阻遏心阳，阻滞气血运行，则见胸闷心悸，气短不得卧等症，为支饮；饮邪犯肺，肺失宣降，气道滞塞，则见胸部紧闷，咳吐清稀痰涎，或喉间哮鸣有声；饮邪内阻，清阳不能上升，则见头目眩晕；舌苔白滑，脉弦或滑等，亦为饮证的表现。

根据饮停主要部位的不同，临床有饮停胃肠证、饮停胸胁证、饮停心包证、饮邪客肺证等，并表现出各自的证候特点。

（三）辨证要点

以胸闷脘痞、呕吐清水、咳吐清稀痰涎、肋间饱满、苔滑等为主要表现。

（四）痰饮、悬饮、支饮、溢饮四饮的鉴别

痰饮、悬饮、支饮、溢饮的鉴别

分类		临床表现	病机
痰饮	饮停胃肠	脘腹痞胀，呕吐清涎，胃中振水音，肠间水声辘辘	饮停胃肠，胃失和降
悬饮	饮停胸胁	胸胁饱满、胀痛，咳嗽、转侧则痛增，脉弦	饮停胸胁，阻碍气机
支饮	饮停心肺	胸闷心悸，气短不能平卧等	饮停心包，阻遏心阳
溢饮	饮溢四肢	肢体沉重、酸痛，或浮肿，小便不利	饮邪流行，溢于四肢

◎ 要点三 水停证的临床表现、辨证要点

水停证是指体内水液因气化失常而停聚，以肢体浮肿、小便不利，或腹大痞胀，舌淡胖等为主要表现的证候。

（一）临床表现

头面、肢体甚或全身水肿，按之凹陷不易起，或为腹水而见腹部膨隆、叩之音浊，小便短少不利，身体困重，舌淡胖，苔白滑，脉濡缓等。

（二）证候分析

本证多因风邪外袭，或湿邪内阻，亦可因房劳伤肾，或久病肾虚等，影响肺、脾、肾的气化功能，使水液运化、输布失常而停聚为患。此外，瘀血内阻，经脉不利，亦可影响水液的运行，使水蓄腹腔等部位，而成血瘀水停。

水为有形之邪，水液输布失常而泛溢肌肤，故以水肿、身体困重为主症；水液停聚腹腔，而成腹水，故见腹部膨隆、叩之音浊；膀胱气化失司，水液停蓄而不泄，故见小便不利；舌淡胖，苔白滑，脉濡，是水湿内停之征。

根据形成水停的机理、脏器的不同，临床常见的水停证有风水相搏（风袭水停）证、脾虚水泛证、肾虚水泛证、水气凌心证等。

（三）辨证要点

以肢体浮肿、小便不利，或腹大痞胀，舌淡胖等为主要表现。

（四）阳水与阴水的鉴别

阳水与阴水的鉴别

类型	病因	病机	性质	发病特点	临床表现
阳水	多因外邪侵袭所致	风邪犯肺，通调失职；湿邪困脾，脾失健运	实证	发病急病程短	眼睑、颜面先肿，迅速遍及全身，皮薄光亮，小便短少，伴咽喉肿痛、咳嗽及表证
阴水	多因久病脾肾阳气虚衰所致	脾肾阳气虚衰，运化、主水失职	虚实夹杂	发病缓病程长	足胫、下肢先肿，渐至全身，腰以下肿甚，按之凹陷难复，小便短少，兼脾、肾阳虚的表现

◎ 要点四 津液亏虚证的临床表现、辨证要点

津液亏虚证是指体内津液亏少，脏腑、组织、官窍失却滋润、濡养、充盈，以口渴尿少，口、鼻、唇、舌、皮肤、大便干燥等为主要表现的证候。

（一）临床表现

口、鼻、唇、舌、咽喉、皮肤、大便等干燥，皮肤枯瘪而缺乏弹性，眼球深陷，口渴欲饮水，小便短少而黄，舌红，脉细数无力等。

（二）证候分析

本证多因大汗、大吐、大泻、高热、烧伤等，使津液耗损过多；或外界气候干燥，或体内阳气偏亢，使津液耗损；饮水过少，或脏气虚衰，使津液生成不足所致。

津液亏少，不能充养、濡润脏器、组织、官窍，则见口、鼻、唇、舌、咽喉、皮肤、大便等干燥，皮肤枯瘪而缺乏弹性，眼球深陷，口渴欲饮水等一派干燥少津的症状；津液亏少，阳气偏旺，则有舌红、脉细数等症。

津液亏虚的常见证有肺燥津伤证、胃燥津亏证、肠燥津亏证等，均有干燥见症，并表现出各自脏器的证候重点。

（三）辨证要点

以口渴尿少，口、鼻、唇、舌、皮肤、大便干燥等为主要表现。

第十一单元 脏腑辨证

细目一 心与小肠病辨证

◎ 要点一 心气虚、心阳虚、心阳虚脱证的临床表现、鉴别要点

（一）心气虚证

心气虚证是指心气不足，鼓动无力，以心悸、神疲及气虚症状为主要表现的虚弱证候。

临床表现：心悸，胸闷，气短，精神疲倦，或有自汗，活动后诸症加重，面色淡白，舌质淡，脉虚。

本证以心悸、神疲与气虚症状共见为辨证的主要依据。

（二）心阳虚证

心阳虚证是指心阳虚衰，温运失司，鼓动无力，虚寒内生，以心悸怔忡、心胸憋闷及阳虚症状为主要表现的虚寒证候。

临床表现：心悸怔忡，心胸憋闷或痛，气短，自汗，畏冷肢凉，神疲乏力，面色㿠白，或面唇青紫，舌质淡胖或紫暗，苔白滑，脉弱或结或代。

本证以心悸怔忡、心胸憋闷与阳虚症状共见为辨证的主要依据。

(三) 心阳虚脱证

心阳虚脱证是指心阳衰极，阳气欲脱，以心悸胸痛、冷汗、肢厥、脉微为主要表现的危重证候。

临床表现：在心阳虚证的基础上，突然冷汗淋漓，四肢厥冷，面色苍白，呼吸微弱，或心悸，心胸剧痛，神志模糊或昏迷，唇舌青紫，脉微欲绝。

本证以心悸胸痛、冷汗、肢厥、脉微等表现为辨证依据。

(四) 心气虚证与心阳虚证的鉴别要点

心气虚证与心阳虚证均可见心悸、胸闷、气短等症，但阳虚证有畏冷肢凉、面色晦暗等表现，气虚证无寒象，疲乏等症表现明显。

(五) 心气虚证、心阳虚证、心阳虚脱证的鉴别要点

心气虚证、心阳虚证、心阳虚脱证是心的功能损伤由轻到重的三个阶段，三者之间相互联系。心气虚证以心悸、胸闷兼气虚证为特征；心阳虚证是在心气虚的基础上，出现心胸闷痛、畏寒肢冷等虚寒证候为特征；心阳虚脱证是在心阳虚的基础上，突然出现冷汗、肢厥、脉微等亡阳证候为特征。

◎ 要点二　心血虚证、心阴虚证的临床表现、鉴别要点

(一) 心血虚证

心血虚证是指血液亏虚，心与心神失于濡养，以心悸、失眠、多梦及血虚症状为主要表现的虚弱证候。

临床表现：心悸，头晕眼花，失眠，多梦，健忘，面色淡白或萎黄，舌色淡，脉细无力。本证多有久病、失血等病史，以心悸、失眠、多梦与血虚症状共见为辨证的主要依据。

(二) 心阴虚证

心阴虚证是指阴液亏损，心与心神失养，虚热内扰，以心烦、心悸、失眠及阴虚症状为主要表现的虚热证候。

临床表现：心烦，心悸，失眠，多梦，口燥咽干，形体消瘦，或见手足心热，潮热盗汗，两颧潮红，舌红少苔乏津，脉细数。本证以心烦、心悸、失眠与阴虚症状共见为辨证的主要依据。

(三) 心血虚证与心阴虚证的鉴别要点

心血虚与心阴虚虽均可见心悸、失眠、多梦等症，但血虚以"色白"为特征而无热象，阴虚以"色赤"为特征而有明显热象。详见下表

心血虚证与心阴虚证的鉴别

证型	相同症状	不同症状
心血虚证	心失所养，心神不安、心悸、失眠多梦	有血虚表现——面色淡白或萎黄，唇舌色淡，脉细无力
心阴虚证		有阴虚表现——口燥咽干，形体消瘦，五心烦热，潮热盗汗，两颧潮红，舌红少苔乏津，脉细数

◎ 要点三　心脉痹阻证的临床表现及瘀阻心脉、痰阻心脉、寒凝心脉、气滞心脉四证的鉴别

(一) 心脉痹阻证

心脉痹阻证是指瘀血、痰浊、阴寒、气滞等因素阻痹心脉，以心悸怔忡、胸闷、心痛为主要表现的证候。又名心血（脉）瘀阻证。由于诱因的不同，临床又有瘀阻心脉证、痰阻心脉证、寒凝心脉证、气滞心脉证等之分。

临床表现：心悸怔忡，心胸憋闷疼痛，痛引肩背内臂，时作时止。或以刺痛为主，舌质晦暗或有青紫斑点，脉细、涩、结、代；或以心胸憋闷为主，体胖痰多，身重困倦，舌苔白腻，脉沉滑或沉涩；或以遇寒痛剧为主，得温痛减，畏寒肢冷，舌淡苔白，脉沉迟或沉紧；或以胀痛为主，与情志变化有关，喜太息，舌淡红，脉弦。

本证以心悸怔忡，心胸憋闷疼痛与瘀血症状

共见为辨证的主要依据。

1. **瘀阻心脉证** 以刺痛为特点，伴见舌暗，或有青紫色斑点，脉细涩或结或代等瘀血内阻的症状。

2. **痰阻心脉证** 以闷痛为特点，多伴体胖痰多，身重困倦，苔白腻，脉沉滑或沉涩等痰浊内盛的症状。

3. **寒凝心脉证** 以痛势剧烈，突然发作，遇寒加剧，得温痛减为特点，伴见畏寒肢冷，舌淡苔白，脉沉迟或沉紧等寒邪内盛的症状。

4. **气滞心脉证** 以胀痛为特点，其发作往往与精神因素有关，常伴见胁胀，善太息，脉弦等气机郁滞的症状。

（二）瘀阻心脉、痰阻心脉、寒凝心脉、气滞心脉四证的鉴别要点

心脉痹阻只是病理结果，导致心脉不通的原因主要有瘀血、痰浊、阴寒、气滞几个方面。心脉痹阻证以心悸怔忡、心胸憋闷疼痛、痛引肩背内臂、时作时止为主症。但由于导致心脉痹阻的原因不同，临床必须辨证求因。心脉痹阻证辨证比较见下表。

心脉痹阻证的鉴别

共同主症	证型	临床表现
心悸怔忡，心胸憋闷作痛，痛引肩背内臂，时作时止	瘀阻心脉	心胸刺痛，舌暗或有青紫斑点，脉细涩或结代
	痰阻心脉	心胸闷痛，体胖痰多，身重困倦，苔白腻，脉沉滑或沉涩
	寒凝心脉	心胸剧痛，遇寒加重，得温痛减，形寒肢冷，舌淡苔白，脉沉迟或沉紧
	气滞心脉	心胸胀痛，胁胀善太息，舌淡红，脉弦

◎ 要点四 痰蒙心神证、痰火扰神证的临床表现、鉴别要点

（一）痰蒙心神证

痰蒙心神证是指痰浊蒙蔽心神，以神志抑郁、错乱、痴呆、昏迷为主要表现的证候。又名痰迷心窍证。

临床表现：神情痴呆，意识模糊，甚则昏不知人，或神情抑郁，表情淡漠，喃喃独语，举止失常。或突然昏仆，不省人事，口吐涎沫，喉有痰声。并见面色晦暗，胸闷，呕恶，舌苔白腻，脉滑等症。

本证以神志抑郁、错乱、痴呆、昏迷与痰浊症状共见为辨证的主要依据。

（二）痰火扰神证

痰火扰神证是指火热痰浊交结，扰闭心神，以狂躁、神昏及痰热症状为主要表现的证候。又名痰火扰心（闭窍）证。

临床表现：发热，口渴，胸闷，气粗，咯吐黄痰，喉间痰鸣，心烦，失眠，甚则神昏谵语，或狂躁妄动，打人毁物，不避亲疏，胡言乱语，哭笑无常，面赤，舌质红，苔黄腻，脉滑数。

本证以神志狂躁、神昏谵语与痰热症状共见为辨证的主要依据。

（三）痰蒙心神证与痰火扰神证的鉴别要点

痰蒙心神证与痰火扰神证均有神志异常的表现，均可或见神昏，但痰蒙心神证为痰浊，其症以抑郁、痴呆、错乱为主，有痰无火，无热证表现；痰火扰神证则为痰热，其症以神志狂躁、神昏谵语为主，既有痰，又有火。

◎ 要点五 心火亢盛证的临床表现

心火亢盛证是指火热内炽，扰乱心神，迫血妄行，上炎口舌，热邪下移，以发热、心烦、吐衄、舌赤生疮、尿赤涩灼痛等为主要表现的实热证候。

临床表现：发热，口渴，心烦，失眠，便秘，尿黄，面红，舌尖红绛，苔黄，脉数有力。甚或口舌生疮、溃烂疼痛；或见小便短赤、灼热涩痛；或见吐血、衄血；或见狂躁谵语、神识不清。

（1）以口舌生疮、赤烂疼痛为主者，称为心火上炎证。

（2）兼小便赤、涩、灼、痛者，称为心火下

移证，习称心移热于小肠。

（3）吐血、衄血表现突出者，称为心火迫血妄行证。

（4）以狂躁谵语、神识不清为主症者，称为热扰心神证或热闭心神证。

本证以发热、心烦、吐衄、舌赤生疮、尿赤涩灼痛等症为辨证的主要依据。

◎ 要点六 瘀阻脑络证的临床表现

瘀阻脑络证是指瘀血犯头，阻滞脑络，以头痛、头晕及瘀血症状为主要表现的证候。

临床表现：头晕、头痛经久不愈，痛如锥刺、痛处固定，或健忘、失眠，心悸，或头部外伤后昏不知人，面色晦暗，舌质紫暗或有斑点，脉细涩。

本证以头痛、头晕与瘀血症状共见为辨证的主要依据。

◎ 要点七 小肠实热证的临床表现

小肠实热证是指心火下移小肠，以小肠里热炽盛为主要表现的证候。

临床表现：心烦失眠，面赤口渴，口舌生疮，溃烂灼痛，小便赤涩，尿道灼痛，尿血，舌红苔黄，脉数。

本证以小便赤涩灼痛与心火炽盛为辨证的主要依据。

细目二 肺与大肠病辨证

◎ 要点一 肺气虚证、肺阴虚证的临床表现、鉴别要点

（一）肺气虚证

肺气虚证是指肺气虚弱，呼吸无力，卫外不固，以咳嗽无力、气短而喘、自汗等为主要表现的虚弱证候。

临床表现：咳嗽无力，气短而喘，动则尤甚，咯痰清稀，声低懒言，或有自汗、畏风，易于感冒，神疲体倦，面色淡白，舌淡苔白，脉弱。

本证以咳嗽无力、气短而喘、自汗与气虚症状共见为辨证的主要依据。

（二）肺阴虚证

肺阴虚证是指肺阴亏虚，虚热内扰，以干咳少痰、潮热、盗汗等为主要表现的虚热证候。又名肺虚热证。

临床表现：干咳无痰，或痰少而黏、不易咯出，或痰中带血，声音嘶哑，口燥咽干，形体消瘦，五心烦热，潮热盗汗，两颧潮红，舌红少苔乏津，脉细数。

本证以干咳、痰少难咯、潮热、盗汗等为辨证的主要依据。

（三）肺气虚证、肺阴虚证的鉴别要点

肺气虚证与肺阴虚证的鉴别

证型	相同症状	不同症状
肺气虚证	咳嗽	有气虚表现——咳嗽无力，气短而喘，伴有气虚症状
肺阴虚证		有阴虚表现——干咳少痰，伴有虚热内扰、潮热盗汗等阴虚症状

◎ 要点二 风寒犯肺、寒痰阻肺、饮停胸胁证的临床表现、鉴别要点

（一）风寒犯肺证

风寒犯肺证是指风寒侵袭，肺卫失宣，以咳嗽、咳稀白痰、恶风寒等为主要表现的证候。

临床表现：咳嗽，咯少量稀白痰，气喘，微有恶寒发热，鼻塞，流清涕，喉痒，或见身痛无汗，舌苔薄白，脉浮紧。

本证多有外感风寒的病史，以咳嗽、咳稀白痰与风寒表证共见为辨证的主要依据。

（二）寒痰阻肺证

寒痰阻肺证是指寒饮或痰浊停聚于肺，肺失宣降，以咳喘、痰白量多易咳等为主要表现的证候。又名寒饮停肺证、痰浊阻肺证。

临床表现：咳嗽，痰多、色白、质稠或清稀、易咳，胸闷，气喘，或喉间有哮鸣声，恶寒，肢冷，舌质淡，苔白腻或白滑，脉弦或滑。

本证以咳喘，痰白量多易咳等为辨证的主要依据。痰稀者为寒饮停肺证，痰稠者为寒痰阻肺证。

（三）饮停胸胁证

饮停胸胁证是指水饮停于胸腔，阻碍气机，以胸廓饱满、胸胁胀闷或痛等为主要表现的证候。

临床表现：胸廓饱满，胸胁部胀闷或痛，咳嗽，气喘，呼吸、咳嗽或身体转侧时牵引胁痛，或有头目晕眩，舌苔白滑，脉沉弦。

本证以胸廓饱满、胸胁胀闷或痛等为辨证的主要依据。

（四）风寒犯肺证、寒痰阻肺证、饮停胸胁证的鉴别要点

风寒犯肺、寒痰阻肺、饮停胸胁证的鉴别

证型	相同症状	不同症状
风寒犯肺证	咳嗽，咳痰，痰色白	多为风寒侵袭，伴有风寒表证，舌苔薄白，脉浮紧
寒痰阻肺证		寒饮或痰浊停聚于肺，伴有寒象，舌质淡，苔白腻或白滑，脉弦或滑
饮停胸胁证		水饮停于胸胁，伴有胸廓饱满、胸胁胀闷或痛，舌苔白滑，脉沉弦

◎ 要点三 风热犯肺、肺热炽盛、痰热壅肺、燥邪犯肺证的临床表现、鉴别要点

（一）风热犯肺证

风热犯肺证是指风热侵袭，肺卫失宣，以咳嗽、发热恶风等为主要表现的证候。本证在三焦辨证中属上焦病证，在卫气营血辨证中属卫分证。

临床表现：咳嗽，痰少而黄，气喘，鼻塞，流浊涕，咽喉肿痛，发热，微恶风寒，口微渴，舌尖红，苔薄黄，脉浮数。

本证多有感受风热的病史，以咳嗽、痰少色黄与风热表证共见为辨证的主要依据。

（二）肺热炽盛证

肺热炽盛证是指火热炽盛，壅积于肺，肺失清肃，以咳喘气粗、鼻翼扇动等为主要表现的实热证候。简称肺热证或肺火证。本证在卫气营血辨证中属气分证，在三焦辨证中属上焦病证。

临床表现：发热，口渴，咳嗽，气粗而喘，甚则鼻翼扇动，鼻息灼热，胸痛，或有咽喉红肿疼痛，小便短黄，大便秘结，舌红苔黄，脉洪数。

本证以新病势急，咳喘气粗、鼻翼扇动与火热症状共见为辨证的主要依据。

（三）痰热壅肺证

痰热壅肺证是指痰热交结，壅滞于肺，肺失清肃，以发热、咳喘、痰多黄稠等为主要表现的证候。

临床表现：咳嗽，咳痰黄稠而量多，胸闷，气喘息粗，甚则鼻翼扇动，喉中痰鸣，或咳吐脓血腥臭痰，胸痛，发热口渴，烦躁不安，小便短黄，大便秘结，舌红苔黄腻，脉滑数。

本证以发热、咳喘、痰多黄稠等为辨证的主要依据。

（四）燥邪犯肺证

燥邪犯肺证是指外感燥邪，肺失宣降，以干咳痰少、鼻咽口舌干燥等为主要表现的证候，简称肺燥证。燥邪有偏寒、偏热的不同，而有温燥袭肺证和凉燥袭肺证之分。

临床表现：干咳无痰，或痰少而黏、不易咳出，甚则胸痛，痰中带血，或见鼻衄，口、唇、鼻、咽、皮肤干燥，尿少，大便干结，舌苔薄而干燥少津。或微有发热恶风寒，无汗或少汗，脉浮数或浮紧。

本证与气候干燥有关，以干咳痰少、鼻咽口舌干燥等为辨证的主要依据。

（五）风热犯肺证、肺热炽盛证、痰热壅肺证、燥邪犯肺证的鉴别要点

风热犯肺、肺热炽盛、痰热壅肺、燥邪犯肺证的鉴别

证型	病机	辨证要点	临床表现
风热犯肺证	风热犯肺，肺卫失宣	咳嗽，痰黄稠及风热表证	咳嗽痰稠色黄，恶寒轻发热重，鼻塞流黄浊涕，身热恶风，口干咽痛，舌尖红苔薄黄，脉浮数
肺热炽盛证	火热炽盛，壅积于肺	咳喘气粗，鼻翼扇动与实热症状	发热，口渴，咳嗽，气粗而喘，甚则鼻翼扇动，鼻息灼热，咽喉红肿，小便短黄，舌红苔黄，脉洪数
痰热壅肺证	痰热交结，壅滞于肺	发热、咳喘、痰多黄稠	咳嗽，咳痰黄稠而量多，胸闷，气喘息粗，发热口渴，烦躁不安，舌红苔黄腻，脉滑数
燥邪犯肺证	燥邪犯肺，肺卫失宣	干咳，痰少，质黏及燥邪犯表证	干咳痰少质黏，口舌咽喉干燥，恶寒发热，无汗或少汗，舌苔薄白而干燥，脉浮偏数或浮紧

◎ 要点四　风水相搏证的临床表现

风水相搏证是指风邪外袭，肺卫失宣，水湿泛溢肌肤，以突起头面浮肿及卫表症状为主要表现的证候。

临床表现：眼睑头面先肿，继而遍及全身，上半身肿甚，来势迅速，皮肤薄而发亮，小便短少，或见恶寒重发热轻，无汗，舌苔薄白，脉浮紧。或见发热重恶寒轻，咽喉肿痛，舌苔薄黄，脉浮数。

本证以突起头面浮肿与卫表症状共见为辨证的主要依据。

◎ 要点五　肠道湿热、肠热腑实、肠燥津亏证的临床表现、鉴别要点

（一）肠道湿热证

肠道湿热证是指湿热内蕴，阻滞肠道，以腹痛、暴泻如水、下痢脓血、大便黄稠秽臭及湿热症状为主要表现的证候。又名大肠湿热证。

临床表现：身热口渴，腹痛腹胀，下痢脓血，里急后重，或暴泻如水，或腹泻不爽、粪质黄稠秽臭，肛门灼热，小便短黄，舌质红，苔黄腻，脉滑数。

本证以腹痛、暴泻如水、下痢脓血、大便黄稠秽臭等与湿热症状共见为辨证的主要依据。

（二）肠热腑实证

肠热腑实证是指里热炽盛，腑气不通，以发热、大便秘结、腹满硬痛为主要表现的实热证候。又名大肠热结证、大肠实热证。六经辨证中称为阳明腑证，卫气营血辨证中属气分证，三焦辨证中属中焦证。

临床表现：高热，或日晡潮热，汗多，口渴，脐腹胀满硬痛、拒按，大便秘结，或热结旁流，大便恶臭，小便短黄，甚则神昏谵语、狂乱，舌质红，苔黄厚而燥，或焦黑起刺，脉沉数（或迟）有力。

本证以发热、大便秘结、腹满硬痛为辨证的主要依据。

（三）肠燥津亏证

肠燥津亏证是指津液亏损，肠失濡润，传导失职，以大便燥结、排便困难及津亏症状为主要表现的证候。

临床表现：大便干燥如羊屎，艰涩难下，数日一行，腹胀作痛，或可于左少腹触及包块，口干，或口臭，或头晕，舌红少津，苔黄燥，脉细涩。

本证多属病久而势缓，以大便燥结、排便困难与津亏症状共见为辨证的主要依据。

（四）肠道湿热证、肠热腑实证、肠燥津亏证的鉴别要点

肠道湿热证、肠热腑实证、肠燥津亏证的鉴别

证型	病机	辨证要点	临床表现
肠道湿热证	湿热内蕴阻滞肠道	腹痛，暴泻如水，下痢脓血，大便黄稠秽臭	身热口渴，下痢脓血，里急后重，或暴泻如水，或腹泻不爽、粪质黄稠秽臭，肛门灼热，小便短黄，舌质红，苔黄腻，脉滑数
肠热腑实证	里热炽盛腑气不通	发热，大便秘结，腹满硬痛	高热，或日晡潮热，汗多，口渴，脐腹胀满硬痛、拒按，大便秘结，或热结旁流，大便恶臭，小便短黄，甚则神昏谵语、狂乱，舌质红，苔黄厚而燥，或焦黑起刺，脉沉数或迟有力
肠燥津亏证	津液亏损肠失濡润	大便燥结、排便困难与津亏症状	大便干燥如羊屎，艰涩难下，数日一行，腹胀作痛，或可于左少腹触及包块，口干，或口臭，或头晕，舌红少津，苔黄燥，脉细涩

细目三　脾与胃病辨证

◎ 要点一　脾气虚、脾阳虚、脾虚气陷、脾不统血证的临床表现、鉴别要点

（一）脾气虚证

脾气虚证是指脾气不足，运化失职，以食少、腹胀、便溏及气虚症状为主要表现的虚弱证候。

临床表现：不欲食，纳少，脘腹胀满，食后胀甚，或饥时饱胀，大便溏稀，肢体倦怠，神疲乏力，少气懒言，形体消瘦，或肥胖、浮肿，面色淡黄或萎黄，舌淡苔白，脉缓或弱。

本证以食少，腹胀，便溏与气虚症状共见为辨证的主要依据。

（二）脾阳虚证

指脾阳虚衰，失于温运，阴寒内重，以食少、腹胀腹痛、便溏等为主要表现的虚寒证候。又名脾虚寒证。

临床表现：食少，腹胀，腹痛绵绵，喜温喜按，畏寒怕冷，四肢不温，面白少华或虚浮，口淡不渴，大便稀溏，甚至完谷不化，或肢体浮肿，小便短少，或白带清稀量多，舌质淡胖或有齿痕，舌苔白滑，脉沉迟无力。

本证以食少、腹胀腹痛、便溏与虚寒症状共见为辨证的主要依据。

（三）脾虚气陷证

脾虚气陷证是指脾气虚弱，中气下陷，以脘腹重坠、内脏下垂及气虚症状为主要表现的虚弱证候。又名中气下陷证。

临床表现：脘腹重坠作胀，食后益甚，或便意频数，肛门重坠，或久泻不止，甚或脱肛，或小便浑浊如米泔，或内脏、子宫下垂，气短懒言，神疲乏力，头晕目眩，面白无华，食少，便溏，舌淡苔白，脉缓或弱。

本证以脘腹重坠、内脏下垂与气虚症状共见为辨证的主要依据。

（四）脾不统血证

脾不统血证是指脾气虚弱，不能统摄血行，以各种慢性出血为主要表现的虚弱证候。又名脾（气）不摄血证。

临床表现：各种慢性出血，如便血、尿血、吐血、鼻衄、紫斑，妇女月经过多、崩漏，食少便溏，神疲乏力，气短懒言，面色萎黄，舌淡，脉细无力。

本证以各种慢性出血与气血两虚证共见为辨证的主要依据。

（五）脾气虚证、脾阳虚证、脾虚气陷证、脾不统血证的鉴别要点

四证均以脾气虚为病理基础，但因各证的病机不尽相同，故临床表现各有特点。

脾气虚证以脾气亏虚，失于健运为主要病机，以食少、腹胀、便溏，兼神疲乏力等气虚表现为特征。脾阳虚证是在脾气虚基础上，阳虚生寒所致，以腹部冷痛绵绵，喜温喜按，形寒肢冷等虚寒见症与脾气虚证并见为特征。

脾虚气陷证是因脾气亏虚，升举无力而清阳下陷所致，以脘腹坠胀，或内脏下垂等下陷证候与脾气虚证并见为特征。脾不统血证因脾气亏虚，统血无权而致，以各种慢性出血（便血，尿血，吐血，肌衄，或月经过多，崩漏）与脾气虚证并见为特征。

脾气虚证与脾阳虚证、脾虚气陷证、脾不统血证的鉴别

证型	病机	相同症状	不同症状	舌象	脉象
脾气虚证	脾气亏虚，运化失职	纳呆腹胀，食后尤甚，便溏肢倦，食少懒言，神疲乏力，面色萎黄	或浮肿，或消瘦	舌质淡或胖嫩有齿痕，苔白润	脉缓弱或沉细弱或虚大
脾阳虚证	脾阳虚衰，失于温运，阴寒内生		腹痛喜温喜按，形寒肢冷等	舌质淡胖或边有齿痕，苔白滑	脉沉迟无力
脾虚气陷证	脾气亏虚，升举无力而反下陷		脘腹坠胀，或便意频数，肛门坠重，甚则脱肛，或子宫下垂等脏器脱垂表现	舌质淡，苔薄白	脉缓弱
脾不统血证	脾气虚弱，不能统摄血液		便血，尿血，鼻衄，或妇女月经过多、崩漏等各种出血证	舌淡苔白	脉细弱

◎ 要点二 湿热蕴脾、寒湿困脾证的临床表现、鉴别要点

（一）湿热蕴脾证

湿热蕴脾证是指湿热内蕴，脾失健运，以腹胀、纳呆、发热、身重、便溏不爽等为主要表现的湿热证候。又名中焦湿热、脾经湿热证。

临床表现：脘腹胀闷，纳呆，恶心欲呕，口中黏腻，渴不多饮，便溏不爽，小便短黄，肢体困重，或身热不扬，汗出热不解，或见面目发黄鲜明，或皮肤发痒，舌质红，苔黄腻，脉濡数或滑数。

本证以腹胀、纳呆、发热、身重、便溏不爽、苔黄腻等为辨证的主要依据。

（二）寒湿困脾证

寒湿困脾证是指寒湿内盛，困阻脾阳，脾失温运，以纳呆、腹胀、便溏、身重等为主要表现的寒湿证候。又名湿困脾阳证、寒湿中阻证、太阴寒湿证。

临床表现：脘腹胀闷，口腻纳呆，泛恶欲呕，口淡不渴，腹痛便溏，头身困重，或小便短少，肢体肿胀，或身目发黄，面色晦暗不泽，或妇女白带量多，舌体淡胖，舌苔白滑或白腻，脉濡缓或沉细。

本证以纳呆、腹胀、便溏、身重、苔白腻等为辨证的主要依据。

（三）湿热蕴脾证、寒湿困脾证的鉴别要点

均因湿邪困脾，脾胃纳运失职所致，可见脘腹痞闷，纳呆呕恶，便溏，肢体困重，面目发黄，苔腻，脉濡等。区别在于兼热、兼寒之不同。前者病性属湿热，故有舌质红苔黄腻，身热不扬，阳黄，脉濡数等湿热内蕴表现；后者病性属寒湿，故见舌淡苔腻白滑，腹痛喜暖，口淡不渴，带下量多清稀，阴黄，脉濡缓等寒湿内停表现。

湿热蕴脾证与寒湿困脾证的鉴别

证型	相同症状	不同症状	舌象	脉象
湿热蕴脾证	脘腹痞闷，纳呆，恶心呕吐，便溏，肢体困重	身热起伏，汗出热不解，肌肤发黄色泽鲜明，皮肤发痒，小便短赤	舌红苔黄腻	濡数
寒湿困脾证		口淡不渴，肢体浮肿，小便不利	舌淡苔白腻	濡缓

◎ 要点三 胃气虚、胃阳虚、胃阴虚证的临床表现、鉴别要点

（一）胃气虚证

胃气虚证是指胃气虚弱，胃失和降，以胃脘隐痛或痞胀、喜按、食少等主要表现的虚弱证候。

临床表现：胃脘隐痛或痞胀、按之觉舒，食欲不振，或得食痛缓，食后胀甚，嗳气，口淡不渴，面色萎黄，气短懒言，神疲倦怠，舌质淡，苔薄白，脉弱。

本证以胃脘痞满、隐痛喜按，食少与气虚症状共见为辨证的主要依据。

（二）胃阳虚证

胃阳虚证是指阳气不足，胃失温煦，以胃脘冷痛、喜温喜按，畏冷，肢凉等为主要表现的虚寒证候。又名胃虚寒证。

临床表现：胃脘冷痛，绵绵不已，时发时止，喜温喜按，食后缓解，泛吐清水或夹有不消化食物，食少脘痞，口淡不渴，倦怠乏力，畏寒肢冷，舌淡胖嫩，脉沉迟无力。

本证以胃脘冷痛、喜温喜按，畏冷肢凉为辨证的主要依据。

（三）胃阴虚证

胃阴虚证是指阴液亏虚，胃失濡润、和降，以胃脘嘈杂，饥不欲食，脘腹痞胀、灼痛等为主要表现的虚热证候。又名胃虚热证。虚热证不明显者，则称胃燥津亏证。

临床表现：胃脘嘈杂，饥不欲食，或痞胀不舒，隐隐灼痛，干呕，呃逆，口燥咽干，大便干结，小便短少，舌红少苔乏津，脉细数。

本证以胃脘嘈杂、灼痛，饥不欲食与虚热症状共见为辨证的主要依据。

（四）胃气虚证、胃阳虚证、胃阴虚证的鉴别要点

胃气虚证与胃阳虚证、胃阴虚证的鉴别

证型	病机	相同症状	不同症状	舌象	脉象
胃气虚证	胃气亏虚，胃失和降	胃痛痞胀	胃部按之觉舒，气短懒言，神疲乏力	舌质淡，苔薄白	脉弱
胃阳虚证	胃阳不足，胃失温煦	胃痛痞胀	胃脘冷痛，喜温喜按，畏寒肢冷	舌淡胖嫩	脉沉迟无力
胃阴虚证	胃阴亏虚，胃失濡润	胃痛痞胀	胃脘嘈杂，饥不欲食，或痞胀不舒，隐隐灼痛，干呕，呃逆，口燥咽干	舌红少苔乏津	脉细数

◎ 要点四 胃热炽盛证、寒饮停胃证的临床表现、鉴别要点

（一）胃热炽盛证

胃热炽盛证是指火热壅滞于胃，胃失和降，以胃脘灼痛、消谷善饥等为主要表现的实热证候。又名胃（实）热（火）证。

临床表现：胃脘灼痛、拒按，渴喜冷饮，或消谷善饥，或口臭，牙龈肿痛溃烂，齿衄，小便短黄，大便秘结，舌红苔黄，脉滑数。

本证以胃脘灼痛、消谷善饥等与实火症状共见为辨证的主要依据。

（二）寒饮停胃证

寒饮停胃证是指寒饮停积于胃，胃失和降，以脘腹痞胀、胃中有振水声、呕吐清水为等为主要表现的证候。

临床表现：脘腹痞胀，胃中有振水声，呕吐清水痰涎，口淡不渴，眩晕，舌苔白滑，脉沉弦。

本证以脘腹痞胀、胃中有振水声、呕吐清水等为辨证的主要依据。

（三）胃热炽盛证、寒饮停胃证的鉴别要点

胃热炽盛证与寒饮停胃证的鉴别

证型	病机	相同症状	不同症状	舌象	脉象
胃热炽盛证	火热壅滞于胃，胃失和降	胃痛痞胀	胃部灼痛，渴喜冷饮，口臭，牙龈肿痛溃烂	舌红苔黄	脉滑数
寒饮停胃证	寒饮停积于胃，胃失和降		胃脘痞胀，呕吐清水痰涎，口淡不渴	舌苔白滑	脉沉弦

◎ 要点五 寒滞胃肠、食滞胃肠、胃肠气滞证的临床表现、鉴别要点

（一）寒滞胃肠证

寒滞胃肠证是指寒邪犯胃，阻滞气机，以胃脘冷痛，痛势急剧等为主要表现的实寒证候。又名中焦实寒证、寒滞胃脘证。

临床表现：胃脘冷痛，痛势暴急，遇寒加剧，得温则减，恶心呕吐，吐后痛缓，口淡不渴，或口泛清水，腹泻清稀，或腹胀便秘，面白或青，恶寒肢冷，舌苔白润，脉弦紧或沉紧。

本证多有寒冷刺激的诱因，以胃脘冷痛，痛势急剧等为辨证的主要依据。

（二）食滞胃肠证

食滞胃肠证是指饮食停积胃肠，以脘腹痞胀疼痛、呕泻酸馊腐臭食物等为主要表现的证候。又名食滞胃脘证。

临床表现：脘腹胀满疼痛、拒按，厌食，嗳腐吞酸，呕吐酸馊食物，吐后胀痛得减，或腹痛，肠鸣，矢气臭如败卵，泻下不爽，大便酸腐臭秽，舌苔厚腻，脉滑或沉实。

本证多有伤食病史，以脘腹痞胀疼痛、呕泻酸馊腐臭等为辨证的主要依据。

（三）胃肠气滞证

胃肠气滞证是指胃肠气机阻滞，以脘腹胀痛走窜、嗳气、肠鸣、矢气等为主要表现的证候。

临床表现：胃脘、腹部胀满疼痛，走窜不定，痛而欲吐或欲泻，泻而不爽，嗳气，肠鸣，矢气，得嗳气、矢气后痛胀可缓解，或无肠鸣、矢气则胀痛加剧，或大便秘结，苔厚，脉弦。

本证以脘腹胀痛走窜、嗳气、肠鸣、矢气等为辨证的主要依据。

（四）寒滞胃肠证、食滞胃肠证、胃肠气滞证的鉴别要点

寒滞胃肠证、食滞胃肠证与胃肠气滞证的鉴别

证型	病机	相同症状	不同症状	舌象	脉象
寒滞胃肠证	寒邪犯胃，阻滞气机	胃脘疼痛痞胀	胃脘部冷痛，痛势剧烈，得温则减	舌苔白润	脉弦紧或沉紧
食滞胃肠证	饮食阻滞肠胃，气机受阻		脘腹痞胀疼痛、呕泻酸馊腐臭	舌苔厚腻	脉滑或沉实
胃肠气滞证	肠胃气机阻滞		脘腹胀痛走窜，肠鸣嗳气	苔厚	脉弦

细目四 肝与胆病辨证

◎ 要点一 肝血虚、肝阴虚证的临床表现、鉴别要点

（一）肝血虚证

肝血虚证是指血液亏损，肝失濡养，以眩晕、视力减退、经少、肢麻手颤等及血虚症状为主要表现的虚弱证候。

临床表现：头晕眼花，视力减退或夜盲，或肢体麻木，关节拘急，手足震颤，肌肉瞤动，或为妇女月经量少、色淡，甚则闭经，爪甲不荣，面白无华，舌淡，脉细。

本证以眩晕、视力减退、经少、肢麻手颤等与血虚症状共见为辨证的主要依据。

（二）肝阴虚证

肝阴虚证是指阴液亏损，肝失濡润，阴不制阳，虚热内扰，以头晕、目涩、胁痛、烦热等为主要表现的虚热证候。又名肝虚热证。

临床表现：头晕眼花，两目干涩，视力减退，或胁肋隐隐灼痛，面部烘热或两颧潮红，或手足蠕动，口咽干燥，五心烦热，潮热盗汗，舌红少苔乏津，脉弦细数。

本证以头晕、目涩、胁痛等与虚热症状共见为辨证的主要依据。

（三）肝血虚、肝阴虚证的鉴别要点

两者均属肝的虚证，均有头晕等表现，但前者为血虚，无热象，常见眩晕、视物模糊、经少、肢麻手颤等症；后者为阴虚，虚热表现明显，常见眼干涩、潮热、颧红、手足蠕动等症。

◎ 要点二 肝郁气滞、肝火炽盛、肝阳上亢证的临床表现、鉴别要点

（一）肝郁气滞证

肝郁气滞证是指肝失疏泄，气机郁滞，以情志抑郁、胸胁或少腹胀痛等为主要表现的证候。又名肝气郁结证，简称肝郁证。

临床表现：情志抑郁，善太息，胸胁、少腹胀满疼痛，走窜不定。或咽部异物感，或颈部瘿瘤、瘰疬，或胁下肿块。妇女可见乳房作胀疼痛，月经不调，痛经。舌苔薄白，脉弦。病情轻重与情绪变化关系密切。

本证多与情志因素有关，以情志抑郁、胸胁或少腹胀痛等为辨证的主要依据。

（二）肝火炽盛证

肝火炽盛证是指火热炽盛，内扰于肝，气火上逆，以头痛、烦躁、耳鸣、胁痛等及火热症状为主要表现的实热证候。又名肝火上炎证、肝经实火证，简称肝火（热）证。

临床表现：头晕胀痛，痛如刀劈，面红目赤，口苦口干，急躁易怒，耳鸣如潮，甚或突发耳聋，失眠，噩梦纷纭，或胁肋灼痛，吐血、衄血，小便短黄，大便秘结，舌红苔黄，脉弦数。

本证以头痛、烦躁、耳鸣、胁痛等与火热症状共见为辨证的主要依据。

（三）肝阳上亢证

肝阳上亢证是指肝阳亢扰于上，肝肾阴亏于下，以眩晕耳鸣、头目胀痛、面红、烦躁、腰膝酸软等为主要表现的证候。

临床表现：眩晕耳鸣，头目胀痛，面红目赤，急躁易怒，失眠多梦，头重脚轻，腰膝酸软，舌红少津，脉弦有力或弦细数。

本证以眩晕耳鸣、头目胀痛、面红、烦躁、腰膝酸软等为辨证的主要依据。

（四）肝火炽盛证、肝阳上亢证的鉴别要点

两证的共同表现：头晕胀痛，面红目赤，口苦口干，急躁易怒，耳鸣，失眠。但前者属火热过盛的实证，以目赤头痛、胁肋灼痛、口苦口渴、便秘尿黄等火热症为主，阴虚证候不突出，病程较短，病势较急。后者属上实下虚，虚实夹杂，系肝肾阴虚阳亢所致，以眩晕、头目胀痛、头重脚轻等上亢症状为主，且见腰膝酸软、耳鸣等下虚症状，阴虚证候明显，病程较长。

◎ 要点三 肝风内动四证的临床表现、鉴别要点

（一）肝阳化风证

肝阳化风证是指肝阳上亢，亢则化风，肝风内动，以眩晕、肢麻震颤、头胀痛、面赤，甚至突然昏仆、口眼㖞斜、半身不遂等为主要表现的证候。

临床表现：眩晕欲仆，步履不稳，头胀头痛，急躁易怒，耳鸣，项强，头摇，肢体震颤，手足麻木，语言謇涩，面赤，舌红，或有苔腻，脉弦细有力。甚至突然昏仆，口眼㖞斜，半身不遂，舌强语謇。

本证以眩晕、肢麻震颤、头胀痛、面赤，甚至突然昏仆、口眼㖞斜、半身不遂等为辨证主要依据。

（二）热极生风证

热极生风证是指邪热炽盛，热极动风，以高热、神昏、抽搐为主要表现的证候。本证在卫气营血辨证中归属血分证。

临床表现：高热口渴，烦躁谵语或神昏，颈项强直，两目上视，手足抽搐，角弓反张，牙关紧闭，舌质红绛，苔黄燥，脉弦数。

本证以高热、神昏、抽搐为辨证的主要依据。

（三）阴虚动风证

阴虚动风证是指肝阴亏虚，虚风内动，以眩晕，手足震颤、蠕动，或肢体抽搐等及阴虚症状为主要表现的证候。

临床表现：手足震颤、蠕动，或肢体抽搐，眩晕耳鸣，口燥咽干，形体消瘦，五心烦热，潮热颧红，舌红少津，脉弦细数。

本证以眩晕，手足震颤、蠕动与阴虚内热症状共见为辨证的主要依据。

（四）血虚生风证

血虚生风证是指肝血亏虚，虚风内动，以眩晕，肢体震颤、麻木、拘急、瞤动、瘙痒等及血虚症状为主要表现的证候。

临床表现：眩晕，肢体震颤、麻木，手足拘急，肌肉瞤动，皮肤瘙痒，爪甲不荣，面白无华，舌质淡白，脉细或弱。

本证以眩晕、肢麻、震颤、瘙痒、拘急、瞤动等与血虚症状共见为辨证的主要依据。

（五）肝风内动四证的鉴别要点

肝风内动四证的成因与证候有别。肝阳化风证为阳亢阴虚，上盛下虚，表现为眩晕欲仆，头胀痛，头摇，肢麻震颤，步履不稳等；热极生风证为火热炽盛所致，病势急而重，表现为高热，神昏，抽搐；阴虚动风证多见于热病后期，阴液亏损，表现为眩晕，手足震颤、蠕动及虚热证候；血虚生风证多见于慢性久病，血虚失养，表现为眩晕、肢麻、震颤、拘急、面白舌淡等。

肝风内动四证鉴别

证型	性质	主症	兼症	舌象	脉象
肝阳化风证	上实下虚证	眩晕欲仆，头摇肢颤，言语謇涩或舌强不语	手足麻木，步履不正	舌红，苔白或腻	弦而有力
热极生风证	实热证	手足抽搐，颈项强直，两目上视，牙关紧闭，角弓反张	高热神昏，躁热如狂	舌质红绛	弦数
阴虚动风证	虚证	手足蠕动	午后潮热，五心烦热，口咽干燥，形体消瘦	舌红少津	弦细数
血虚生风证	虚证	手足震颤，肌肉瞤动，关节拘急不利，肢体麻木	眩晕耳鸣，面白无华	舌淡，苔白	细

◎ 要点四　寒滞肝脉证的临床表现

寒滞肝脉证是指寒邪侵袭，凝滞肝经，以少腹、前阴、颠顶等肝经经脉循行部位冷痛为主要表现的实寒证候。又名寒凝肝经证、肝寒证、肝经实寒证。

临床表现：少腹冷痛，阴部坠胀作痛，或阴器收缩引痛，或颠顶冷痛，得温则减，遇寒痛增，恶寒肢冷，舌淡，苔白润，脉沉紧或弦紧。

本证以少腹、前阴、颠顶冷痛与实寒症状共见为辨证的主要依据。

要点五　肝胆湿热证的临床表现

肝胆湿热证是指湿热内蕴，肝胆疏泄失常，以身目发黄、胁肋胀痛等及湿热症状为主要表现的证候。以阴痒、带下黄臭等为主要表现者，称肝经湿热（下注）证。

临床表现：身目发黄，胁肋胀痛，或胁下有痞块，纳呆，厌油腻，泛恶欲呕，腹胀，大便不调，小便短赤，发热或寒热往来，口苦口干，舌红，苔黄腻，脉弦滑数。或为阴部潮湿、瘙痒、湿疹，阴器肿痛，带下黄稠臭秽等。

本证以胁肋胀痛、身目发黄，或阴部瘙痒、带下黄臭等与湿热症状共见为辨证的主要依据。

要点六　胆郁痰扰证的临床表现

胆郁痰扰证是指痰浊或痰热内扰，胆郁失宣，以胆怯、惊悸、烦躁、失眠、眩晕、呕恶等为主要表现的证候。

临床表现：胆怯易惊，惊悸不宁，失眠多梦，烦躁不安，胸胁胀闷，善太息，头晕目眩，口苦呕恶，舌淡红或红，苔白腻或黄滑，脉弦缓或弦数。

本证以胆怯、惊悸、烦躁、失眠、眩晕、呕恶等为辨证的主要依据。

细目五　肾与膀胱病辨证

要点一　肾阳虚、肾阴虚、肾精不足、肾气不固、肾虚水泛证的临床表现、鉴别要点

（一）肾阳虚证

肾阳虚证是指肾阳亏虚，机体失却温煦，以腰膝酸冷、性欲减退、夜尿多为主要表现的虚寒证候。又名元阳亏虚证、命门火衰证。

临床表现：头目眩晕，面色㿠白或黧黑，腰膝酸冷疼痛，畏冷肢凉，下肢尤甚，精神萎靡，性欲减退，男子阳痿早泄、滑精精冷，女子宫寒不孕，或久泻不止，完谷不化，五更泄泻，或小便频数清长，夜尿频多，舌淡，苔白，脉沉细无力，尺脉尤甚。

本证以腰膝酸冷、性欲减退、夜尿多与虚寒症状共见为辨证的主要依据。

（二）肾阴虚证

肾阴虚证是指肾阴亏损，失于滋养，虚热内扰，以腰酸而痛、遗精、经少、头晕耳鸣等为主要表现的虚热证候。又名真阴（肾水）亏虚证。

临床表现：腰膝酸软而痛，头晕，耳鸣，齿松，发脱，男子阳强易举、遗精、早泄，女子经少或经闭、崩漏，失眠，健忘，口咽干燥，形体消瘦，五心烦热，潮热盗汗，骨蒸发热，午后颧红，小便短黄，舌红少津、少苔或无苔，脉细数。

本证以腰酸而痛、遗精、经少、头晕耳鸣等与虚热症状共见为辨证的主要依据。

（三）肾精不足证

肾精不足证是指肾精亏损，脑与骨、髓失充，以生长发育迟缓、早衰、生育机能低下等为主要表现的虚弱证候。

临床表现：小儿生长发育迟缓，身体矮小，囟门迟闭，智力低下，骨骼痿软；男子精少不育，女子经闭不孕，性欲减退；成人早衰，腰膝酸软，耳鸣耳聋，发脱齿松，健忘恍惚，神情呆钝，两足痿软，动作迟缓，舌淡，脉弱。

本证多与先天不足有关，以生长发育迟缓、早衰、生育机能低下等为辨证的主要依据。

（四）肾气不固证

肾气不固证是指肾气亏虚，失于封藏、固摄，以腰膝酸软，小便、精液、经带、胎气不固等为主要表现的虚弱证候。

临床表现：腰膝酸软，神疲乏力，耳鸣失聪；小便频数而清，或尿后余沥不尽，或遗尿，或夜尿频多，或小便失禁；男子滑精、早泄；女子月经淋沥不尽，或带下清稀量多，或胎动易滑。舌淡，苔白，脉弱。

本证以腰膝酸软，小便、精液、经带、胎气不固与气虚症状共见为辨证的主要依据。

（五）肾虚水泛证

肾虚水泛证是指肾的阳气亏虚，气化无权，水液泛溢，以水肿下肢为甚、尿少、畏冷肢凉等为主要表现的证候。

临床表现：腰膝酸软，耳鸣，身体浮肿，腰以下尤甚，按之没指，小便短少，畏冷肢凉，腹部胀满，或见心悸，气短，咳喘痰鸣，舌质淡胖，苔白滑，脉沉迟无力。

本证以水肿下肢为甚、尿少、畏冷肢凉等为辨证的主要依据。

（六）肾阳虚证与肾虚水泛证的鉴别要点

两者均以肾阳亏虚为病理基础，都有畏寒肢冷，腰膝酸冷，面白神疲等虚寒之象。但前者以温煦失职，生殖机能减退为主，后者以气化无权，水湿泛滥之水肿尿少为主要表现。

肾阳虚证与肾虚水泛证的鉴别

证型	病机	相同症状	不同症状	舌象	脉象
肾阳虚证	命门火衰，温煦失职，火不暖土，气化不行	腰膝酸冷，性欲减退，夜尿频多等与虚寒症状共见	头晕目眩，面色㿠白或黧黑，腰膝酸冷疼痛，畏寒肢冷，下肢尤甚，精神萎靡，性欲减退，男子阳痿早泄、滑精精冷，女子宫寒不孕，或久泻不止，完谷不化，五更泄泻，或小便频数清长，夜尿频多	舌淡苔白	沉细无力 尺部尤甚
肾虚水泛证	肾阳虚弱，气化无权，水液泛滥		腰膝酸软，耳鸣，身体浮肿、腰以下为甚、按之没指，小便短少	舌质淡胖 苔白滑	沉迟 无力

（七）肾阴虚证与肾精不足证的鉴别要点

两者皆属肾的虚证，均可见腰膝酸软、头晕耳鸣、齿松发脱等症，但前者有阴虚内热的表现，性欲偏亢，梦遗、经少；后者主要为生长发育迟缓，早衰，生育机能低下，无虚热表现。

肾阴虚与肾精不足证的鉴别

证候	相同症状	不同症状	舌苔	脉象
肾阴虚证	腰膝酸软	失眠多梦，阳强易举，遗精早泄，潮热盗汗，咽干颧红，溲黄便干	舌红少津	细数
肾精不足证		成人精少，经闭，发脱齿摇，健忘耳聋，动作迟缓，足痿无力，精神呆钝	舌淡红苔白	沉细

◎ 要点二 膀胱湿热证的临床表现

膀胱湿热证是指湿热侵袭，蕴结膀胱，以小便频急、灼涩疼痛及湿热症状为主要表现的证候。

临床表现：小便频数，排尿灼热涩痛，小便短赤，尿血或有砂石，小腹胀痛，腰痛，发热口渴，舌红苔黄腻，脉濡数。

本证属新病势急，以小便频急、灼涩疼痛等与湿热症状共见为辨证的主要依据。

细目六　脏腑兼病辨证

◎ 要点一 心肾不交、心脾气血虚证的临床表现、鉴别要点

（一）心肾不交证

心肾不交证是指心与肾的阴液亏虚，阳气偏亢，以心烦、失眠、梦遗、耳鸣、腰酸等为主要表现的虚热证候。又名心肾阴虚阳亢（火旺）证。

临床表现：心烦失眠，惊悸健忘，头晕，耳鸣，腰膝酸软，梦遗，口咽干燥，五心烦热，潮热盗汗，便结尿黄，舌红少苔，脉细数。

本证以心烦、失眠、腰酸、耳鸣、梦遗与虚热症状共见为辨证的主要依据。

（二）心脾气血虚证

心脾气血虚证是指脾气亏虚，心血不足，以心悸、神疲、头晕、食少、腹胀、便溏等为主要表现的虚弱证候。简称心脾两虚证。

临床表现：心悸怔忡，头晕，多梦，健忘，食欲不振，腹胀，便溏，神疲乏力，或见皮下紫斑，女子月经量少色淡、淋沥不尽，面色萎黄，舌淡嫩，脉弱。

本证以心悸、神疲、头晕、食少、腹胀、便溏等为辨证的主要依据。

（三）心肾不交证、心脾气血虚证的鉴别要点

两者都有心悸、失眠的症状，但前者多由心肾阴液亏虚所致，可兼有腰酸、腰痛、耳鸣及虚热症状；而后者多由脾气亏虚，心血不足所致，多伴有食少、腹胀、便溏等症状。

◎ 要点二 肝火犯肺、肝胃不和、肝脾不调证的临床表现、鉴别要点

（一）肝火犯肺证

肝火犯肺证是指肝火炽盛，上逆犯肺，肺失肃降，以胸胁灼痛、急躁、咳嗽痰黄或咳血等为主要表现的实热证候。

临床表现：胸胁灼痛，急躁易怒，头胀头晕，面红目赤，口苦口干，咳嗽阵作，痰黄稠黏，甚则咳血，舌红，苔薄黄，脉弦数。

本证以胸胁灼痛、急躁、咳嗽痰黄或咳血等与实热症状共见为辨证的主要依据。

（二）肝胃不和证

肝胃不和证是指肝气郁结，胃失和降，以脘胁胀痛、嗳气、吞酸、情绪抑郁等为主要表现的证候。又名肝气犯胃证、肝胃气滞证。

临床表现：胃脘、胁肋胀满疼痛，走窜不定，嗳气，吞酸嘈杂，呃逆，不思饮食，情绪抑郁，善太息，或烦躁易怒，舌淡红，苔薄黄，脉弦。

本证以脘胁胀痛、嗳气、吞酸、情绪抑郁等为辨证的主要依据。

（三）肝脾不调证

肝脾不调证是指肝失疏泄，脾失健运，以胁胀作痛、情志抑郁、腹胀、便溏等为主要表现的证候。又称肝郁脾虚证。

临床表现：胸胁胀满窜痛，善太息，情志抑郁，或急躁易怒，食少，腹胀，肠鸣矢气，便溏不爽，或腹痛欲便、泻后痛减，或大便溏结不调，舌苔白，脉弦或缓。

本证以胁胀作痛、情志抑郁、腹胀、便溏等为辨证的主要依据。

（四）肝火犯肺证、肝胃不和证、肝脾不调证的鉴别要点

三证均有胸胁胀痛、急躁易怒的表现，但肝火犯肺证由肝火炽盛，上逆犯肺所致，临床多见胸胁灼痛，面红目赤，口苦口干，伴有咳嗽阵作，痰黄稠黏。而肝胃不和证、肝脾不调证多由肝郁气滞引起，导致胃失和降、脾失健运，临床可见嗳气、吞酸等胃失和降的表现，或便溏、腹胀等脾失健运的表现。

◎ 要点三 心肺气虚、脾肺气虚、肺肾气虚证的临床表现、鉴别要点

（一）心肺气虚证

心肺气虚证是指心肺两脏气虚，以咳喘、心悸、胸闷等为主要表现的虚弱证候。

临床表现：胸闷，咳嗽，气短而喘，心悸，动而尤甚，吐痰清稀，神疲乏力，声低懒言，自汗，面色淡白，舌淡苔白，或唇舌淡紫，脉弱或结或代。

本证以咳喘、心悸、胸闷与气虚症状共见为辨证的主要依据。

（二）脾肺气虚证

脾肺气虚证是指脾肺两脏气虚，以咳嗽、气

喘、咯痰、食少、腹胀、便溏等为主要表现的虚弱证候。又名脾肺两虚证。

临床表现：食欲不振，食少，腹胀，便溏，久咳不止，气短而喘，咯痰清稀，面部虚浮，下肢微肿，声低懒言，神疲乏力，面白无华，舌淡，苔白滑，脉弱。

本证以咳嗽、气喘、咯痰，食少、腹胀、便溏与气虚症状共见为辨证的主要依据。

（三）肺肾气虚证

肺肾气虚证是指肺肾气虚，摄纳无权，以久病咳喘、呼多吸少、动则尤甚等为主要表现的虚弱证候。又名肾不纳气证。

临床表现：咳嗽无力，呼多吸少，气短而喘，动则尤甚，吐痰清稀，声低，乏力，自汗，耳鸣，腰膝酸软，或尿随咳出，舌淡紫，脉弱。

本证以久病咳喘、呼多吸少、动则尤甚与气虚症状共见为辨证的主要依据。

（四）心肺气虚证、脾肺气虚证、肺肾气虚证的鉴别要点

均有肺气虚，呼吸功能减退，而见咳喘无力、气短、咯痰清稀等症。心肺气虚证则兼有心悸怔忡、胸闷等心气不足的证候；肺脾气虚证则兼有食少、腹胀、便溏等脾失健运的证候；肺肾气虚证则兼有呼多吸少、腰酸耳鸣、尿随咳出等肾失摄纳的证候。

◎ 要点四　心肾阳虚、脾肾阳虚证的临床表现、鉴别要点

（一）心肾阳虚证

心肾阳虚证是指心与肾的阳气虚衰，失于温煦，以心悸、水肿等为主要表现的虚寒证候。又名心肾虚寒证。水肿明显者，可称水气凌心证。

临床表现：畏寒肢冷，心悸怔忡，胸闷气喘，肢体浮肿，小便不利，神疲乏力，腰膝酸冷，唇甲青紫，舌淡紫，苔白滑，脉弱。

本证以心悸、水肿与虚寒症状共见为辨证的主要依据。

（二）脾肾阳虚证

脾肾阳虚证是指脾肾阳气亏虚，虚寒内生，以久泻久利、水肿、腰腹冷痛等为主要表现的虚寒证候。

临床表现：腰膝、下腹冷痛，畏冷肢凉，久泄久利，或五更泄泻，完谷不化，便质清冷，或全身水肿，小便不利，面色㿠白，舌淡胖，苔白滑，脉沉迟无力。

本证以久泻久利、水肿、腰腹冷痛等与虚寒症状共见为辨证的主要依据。

（三）心肾阳虚证、脾肾阳虚证的鉴别要点

均有畏冷肢凉、舌淡胖、苔白滑等虚寒证候，且有腰膝酸冷、小便不利、浮肿等肾阳虚水湿内停的表现。但前者心悸怔忡、胸闷气喘、面唇紫暗等心阳不振、血行不畅的症状突出；后者则有久泄久利、完谷不化等脾阳虚，运化无权的表现。

◎ 要点五　心肝血虚、肝肾阴虚、肺肾阴虚证的临床表现、鉴别要点

（一）心肝血虚证

心肝血虚证是指血液亏少，心肝失养，以心悸、多梦、眩晕、肢麻、经少与血虚症状为主要表现的证候。

临床表现：心悸心慌，多梦健忘，头晕目眩，视物模糊，肢体麻木、震颤，女子月经量少色淡，甚则经闭，面白无华，爪甲不荣，舌质淡白，脉细。

本证以心悸、多梦、眩晕、肢麻等与血虚症状共见为辨证的主要依据。

（二）肝肾阴虚证

肝肾阴虚证是指肝肾阴液亏虚，虚热内扰，以腰酸胁痛、眩晕、耳鸣、遗精等为主要表现的虚热证候。又名肝肾虚火证。

临床表现：头晕，目眩，耳鸣，健忘，胁痛，腰膝酸软，口燥咽干，失眠多梦，低热或五心烦热，颧红，男子遗精，女子月经量少，舌红，少苔，脉细数。

本证以腰酸胁痛、眩晕、耳鸣、遗精等与虚

热症状共见为辨证的主要依据。

(三) 肺肾阴虚证

肺肾阴虚证是指肺肾阴液亏虚，虚热内扰，以干咳、少痰、腰酸、遗精等为主要表现的虚热证候。

临床表现：咳嗽痰少，或痰中带血，或声音嘶哑，腰膝酸软，形体消瘦，口燥咽干，骨蒸潮热，盗汗，颧红，男子遗精，女子经少，舌红，少苔，脉细数。

本证以干咳、少痰、腰酸、遗精等与虚热症状共见为辨证的主要依据。

(四) 心肝血虚证、肝肾阴虚证、肺肾阴虚证的鉴别要点

心肝血虚证以心肝阴血不足为主要病机，临床证见心悸、失眠多梦、眩晕肢麻、视力减退等。而肝肾阴虚证和肺肾阴虚证都有肾阴虚的证候，均见腰膝酸软、耳鸣、遗精及阴虚内热的表现。但肝肾阴虚证兼肝阴虚损，失于滋养，常见胁痛、目涩、眩晕等症；肺肾阴虚证兼肺阴亏损，肺失清肃，故有干咳、痰少难咯等表现。

细目七 脏腑辨证各相关证候的鉴别

◎ 要点 各脏腑间相关证候的鉴别要点

(一) 心脾气血虚证与心肝血虚证鉴别

均有心血不足，心及心神失养，而见心悸、失眠多梦等症，但前者兼有脾虚失运，血不归经的表现，常见食少、腹胀、便溏、慢性失血等症；后者兼有肝血不足，失于充养的表现，常见眩晕、肢麻、视力减退、经少等症。

(二) 肝胃不和、肝脾不调、胃肠气滞三证的鉴别

前二者均有肝气郁结，而见胸胁胀满疼痛、情志抑郁或烦躁等表现，但肝胃不和证兼胃失和降，常有胃脘胀痛、嗳气、呃逆等症；肝脾不调证兼脾失健运，常有食少、腹胀、便溏等症。胃肠气滞证则肝气郁结的证候不明显，只见胃肠气机阻滞的症状，以脘腹胀痛走窜、嗳气、肠鸣、矢气等为主要表现。

肝胃不和、肝脾不调、胃肠气滞三证的鉴别

证型	病机	相同症状	不同症状	舌象	脉象
肝胃不和证	肝失疏泄，横逆犯胃，胃失和降	抑郁易怒，胸胁胀痛及纳少	脘胀、呕恶、呃逆、嗳气、嘈杂等胃气上逆的症状	舌苔薄白或薄黄	脉弦或带数
肝脾不调证	肝失疏泄，横逆犯脾，脾失健运		腹痛肠鸣，腹泻不爽	舌苔白	脉弦或缓弱
胃肠气滞证	多因情志不遂，外邪内侵，病理产物或病邪停滞，导致胃肠气机阻滞而成	脘腹胀痛走窜、嗳气、肠鸣、矢气	肝气郁结的表现不明显，脘腹胀痛走窜、嗳气、肠鸣、矢气等	苔厚	脉弦

(三) 肝胆湿热证与湿热蕴脾证的鉴别

两证均因湿热内蕴所致，见湿热证候及脾胃纳运升降失职表现，均可出现脘腹胀满、纳呆呕恶、身目发黄色鲜明、大便不调、小便短黄、舌质红苔黄腻、脉滑数等症。肝胆与脾胃之间在病理上相互影响，由于二者主要病位病机不同，故症状有别。

肝胆湿热证病位主要在肝胆（疏泄功能失职），故以胁肋胀痛、胁下痞块、黄疸、口苦等肝胆疏泄失常症状为主，尚可出现寒热往来及阴部瘙痒，妇女带下黄臭等症。湿热蕴脾证病位主要在脾胃（纳运升降失职），故以脘腹胀闷、纳呆呕恶、大便溏泄等受纳运化功能失常症状为主，还可出现肢体困重、身热不扬等症状。

（四）肝火犯肺证与燥邪犯肺证、热邪壅肺证、肺阴虚证的鉴别

四证均可能有咳嗽、咳血的表现，但肝火犯肺证系肝经气火上逆犯肺，肺失清肃，有急躁易怒、胁肋灼痛等肝火内炽的症状；燥邪犯肺证只发于秋季，必兼发热恶寒之表证；热邪壅肺证系邪热内盛，痰热互结，壅闭于肺，有典型的实热表现；肺阴虚证系内伤久病，肺津受损，虚热内生，有潮热盗汗等阴虚内热症状，四证的舌脉表现也各有不同。

肝火犯肺证与燥邪犯肺、热邪壅肺、肺阴虚证的鉴别

证型	病机	相同症状	不同症状	舌象	脉象
肝火犯肺证	肝经气火上逆犯肺，肺失清肃	咳嗽，咳血	急躁易怒，胁肋灼痛等肝火内炽的症状	舌红，苔薄黄	脉弦数
燥邪犯肺证	外界燥邪侵犯肺卫，肺系津液耗伤		只发于秋季，必兼发热恶寒之表证	苔薄而干燥少津	脉浮数或浮紧
热邪壅肺证	邪热内盛，痰热互结，壅闭于肺		新病势急，咳喘气粗，鼻翼扇动与火热症状共见	舌红苔黄或黄腻	脉数或滑数
肺阴虚证	内伤久病，肺津受损，虚热内生		潮热盗汗等阴虚内热症状	舌红少苔乏津	脉细数

（五）肝肾阴虚证与肝阳上亢证的鉴别

二证均有肝肾阴亏，阴不制阳的病机，均有头晕目眩、耳鸣、腰膝酸软等症，但肝肾阴虚证为虚证，以颧红盗汗、五心烦热等虚火内扰的表现为主，肝阳上亢证为本虚标实证，急躁易怒、头目胀痛、头重脚轻等肝阳亢逆、气血上冲的症状比较突出。

肝肾阴虚证与肝阳上亢证的鉴别

证型	病机	相同症状	不同症状	舌象	脉象
肝肾阴虚证	肝肾阴液亏虚，阴不制阳，虚热内扰	头晕目眩，耳鸣，腰膝酸软	颧红盗汗、五心烦热、男子遗精、女子月经量少等肾阴虚表现	舌红少苔	脉细数
肝阳上亢证	肝肾阴亏，阴不制阳，亢阳上扰		面红目赤、急躁易怒、头目胀痛、头重脚轻等肝阳亢逆、气血上冲的症状	舌红	脉弦或弦细数

第十二单元 六经辨证

六经辨证是由东汉·张仲景在《素问·热论》的基础上，根据伤寒病的证候特点和传变规律而总结出来的一种用于外感病的辨证方法。六经，指太阳、阳明、少阳、太阴、少阴和厥阴。六经辨证，就是以六经所系经络、脏腑的生理病理为基础，将外感病过程中所出现的各种证候，综合归纳为太阳病证、阳明病证、少阳病证、太阴病证、少阴病证和厥阴病证等六类证候，并以此来阐述外感病不同阶段的病理特点，指导临床治疗。

细目一 太阳病证

太阳病证是指外感伤寒病初期所表现的证候。太阳病证可分为太阳经证和太阳腑证。

◎ 要点一 太阳经证（太阳中风证、太阳伤寒证）临床表现与辨证要点

太阳经证是指风寒之邪侵犯人体肌表，正邪抗争，营卫失和所表现的证候。

（一）太阳中风证

太阳中风证是指以风邪为主的风寒之邪侵袭太阳经脉，卫强营弱所表现的证候。

1. **临床表现** 发热，恶风，头痛，汗出，脉浮缓；或见鼻鸣，干呕。

2. **辨证要点** 本证以恶风、发热、汗出、脉浮缓为辨证要点。

（二）太阳伤寒证

太阳伤寒证是指以寒邪为主的风寒之邪侵袭太阳经脉，卫阳被遏，营阴郁滞所表现的证候。

1. **临床表现** 恶寒，发热，头项强痛，肢体疼痛，无汗而喘，脉浮紧。

2. **辨证要点** 本证以恶寒、无汗、头身疼痛、脉浮紧为辨证要点。

◎ 要点二 太阳腑证（太阳蓄水证、太阳蓄血证）临床表现与辨证要点

太阳腑证是指太阳经证不解，病邪循经内传太阳之腑所表现的证候。

（一）太阳蓄水证

太阳蓄水证是指太阳经证不解，邪气内传足太阳膀胱腑，邪与水结，膀胱气化失司，水液停蓄所表现的证候。

1. **临床表现** 发热，恶寒，小腹满，小便不利，口渴，或水入则吐，脉浮或浮数。

2. **辨证要点** 本证以小腹满、小便不利与太阳经证症状共见为辨证要点。

（二）太阳蓄血证

太阳蓄血证是指太阳经证未解，邪热内传，邪热与瘀血互结于少腹所表现的证候。

1. **临床表现** 少腹急结或硬满，小便自利，如狂或发狂，善忘，大便色黑如漆，脉沉涩或沉结。

2. **辨证要点** 本证以少腹急硬、小便自利、便黑为辨证要点。

细目二 阳明病证

阳明病证指外感病发展过程中，病邪内传阳明，阳热亢盛，胃肠燥热所表现的证候。阳明病证可分为阳明经证和阳明腑证。

◎ 要点一 阳明经证临床表现与辨证要点

阳明经证指邪热亢盛，充斥阳明之经，弥漫全身，而肠中糟粕尚未结成燥屎所表现的证候。

1. **临床表现**

身大热，汗出，口渴引饮，或心烦躁扰，气粗似喘，面赤，苔黄燥，脉洪大。

2. **辨证要点**

本证以壮热、汗出、口渴、脉洪大为辨证要点。

◎ 要点二 阳明腑证临床表现与辨证要点

阳明腑证指邪热内炽阳明之腑，并与肠中糟粕相搏，燥屎内结，阻滞肠道所表现的证候。

1. **临床表现** 日晡潮热，手足濈然汗出，脐腹胀满硬痛而拒按，大便秘结不通，甚则谵语、狂乱、不得眠，舌苔黄厚干燥，或起芒刺，甚至苔焦黑燥裂，脉沉迟而实或滑数。

2. **辨证要点** 本证以潮热汗出、腹满硬痛、大便秘结、苔黄燥、脉沉实为辨证要点。

细目三 少阳病证

少阳病证指邪犯少阳，正邪分争，枢机不利，胆火内郁，经气不畅所表现的证候。

◎ 要点 少阳病证临床表现与辨证要点

1. **临床表现** 寒热往来，口苦，咽干，目眩，胸胁苦满，默默不欲饮食，心烦喜呕，

脉弦。

2. 辨证要点 本证以寒热往来、胸胁苦满、口苦、咽干、目眩、脉弦为辨证要点。

细目四 太阴病证

太阴病证指脾阳虚弱，邪从寒化，寒湿内生所表现的证候。

◎ 要点 太阴病证临床表现与辨证要点

1. 临床表现 腹满而吐，食不下，口不渴，自利，时腹自痛，四肢欠温，脉沉缓而弱。

2. 辨证要点 本证以腹满时痛、自利、口不渴与虚寒症状共见为辨证要点。

细目五 少阴病证

少阴病证指伤寒六经病变的后期阶段出现心肾亏虚，全身性阴阳衰惫所表现的证候。少阴病证可分为少阴寒化证和少阴热化证。

◎ 要点一 少阴寒化证临床表现与辨证要点

少阴寒化证指病邪深入少阴，心肾阳气虚衰，从阴化寒，阴寒独盛所表现的虚寒证候。

1. 临床表现 无热恶寒，但欲寐，四肢厥冷，下利清谷，呕不能食，或食入即吐，脉微细甚或欲绝，或见身热反不恶寒，甚则面赤。

2. 辨证要点 本证以无热恶寒、四肢厥冷、下利清谷、脉微细为辨证要点。

◎ 要点二 少阴热化证临床表现与辨证要点

少阴热化证指病邪深入少阴，心肾阴虚，从阳化热所表现的虚热证候。

1. 临床表现 心烦不得眠，口燥咽干，或咽痛，舌尖红少苔，脉细数。

2. 辨证要点 本证以心烦失眠、口燥咽干、舌尖红、脉细数为辨证要点。

细目六 厥阴病证

厥阴病证指疾病发展传变到较后阶段，出现阴阳对峙、寒热交错、厥热胜复所表现的证候。

◎ 要点 厥阴病证临床表现与辨证要点

1. 临床表现 消渴，气上撞心，心中疼热，饥而不欲食，食则吐蛔。

2. 辨证要点 本证以消渴、心中疼热、饥而不欲食为辨证要点。

细目七 六经病证的传变

◎ 要点 传经、直中、合病、并病的概念

（一）传经

病邪自外侵入，逐渐向里发展，由某一经病证转变为另一经病证，称为"传经"。其中若按伤寒六经的顺序相传者，即太阳病证→阳明病证→少阳病证→太阴病证→少阴病证→厥阴病证，称为"循经传"；若是隔一经或两经以上相传者，称为"越经传"；若相互表里的两经相传者，称为"表里传"，如太阳病传少阴病等。

（二）直中

伤寒病初起不从阳经传入，而病邪直入于三阴者，称为"直中"。

（三）合病

伤寒病不经过传变，两经或三经同时出现的病证，称为"合病"。如太阳阳明合病、太阳太阴合病等。

（四）并病

伤寒病凡一经病证未罢，又见他经病证者，称为"并病"。如太阳少阴并病，太阴少阴并病等。

第十三单元 卫气营血辨证

卫气营血辨证，是清代叶天士在《外感温热篇》中所创立的一种适用于外感温热病的辨证方法。即将外感温热病发展过程中，不同病理阶段所反映的证候，分为卫分证、气分证、营分证、血分证四类，用以说明病位的浅深、病情的轻重和传变的规律，并指导临床治疗。

细目一 卫分证

卫分证是指温热病邪侵袭肌表，卫气功能失常所表现的证候。

◎ 要点 卫分证临床表现与辨证要点

（一）临床表现

发热，微恶风寒，头痛，口干微渴，舌边尖红，苔薄黄，脉浮数；或伴有咳嗽，咽喉肿痛。

（二）辨证要点

本证以发热、微恶风寒、舌边尖红、脉浮数为辨证要点。

细目二 气分证

气分证是指温热病邪内传脏腑，正盛邪炽，阳热亢盛所表现的证候。

◎ 要点 气分证临床表现与辨证要点

（一）临床表现

发热，不恶寒，反恶热，汗出，口渴，尿黄，舌红苔黄，脉数有力；或见咳喘，胸痛，咳痰黄稠；或见心烦懊忱，坐卧不安；或见日晡潮热，便秘腹胀，痛而拒按，甚或谵语、狂乱，苔黄干燥甚则焦黑起刺，脉沉实；或见口苦咽干，胸胁满痛，心烦，干呕，脉弦数。

（二）辨证要点

本证以发热、汗出、口渴、舌红苔黄、脉数有力为辨证要点。

细目三 营分证

营分证是指温病邪热内陷，营阴受损，心神被扰所表现的证候。

◎ 要点 营分证临床表现与辨证要点

（一）临床表现

身热夜甚，口不甚渴或不渴，心烦不寐，甚或神昏谵语，斑疹隐隐，舌质红绛无苔，脉细数。

（二）辨证要点

本证以身热夜甚、心烦、舌红绛、脉细数为辨证要点。

细目四 血分证

血分证是指温病邪热深入阴血，导致动血、动风、耗阴所表现的证候。

◎ 要点 血分证临床表现与辨证要点

（一）临床表现

身热夜甚，躁扰不宁，甚或神昏谵语，斑疹显露、色紫黑、吐血、衄血、便血、尿血，舌质深绛，脉细数；或见四肢抽搐，颈项强直，角弓反张，目睛上视，牙关紧闭，脉弦数；或见手足蠕动、瘛疭等；或见持续低热，暮热早凉，五心烦热，或见口干咽燥，形体干瘦，神疲耳聋，舌干少苔，脉虚细。

（二）辨证要点

本证以发热、神昏谵语、斑疹紫暗、出血动风、舌质深绛为辨证要点。

细目五 卫气营血证的传变

温热病的整个发展过程，实际上就是卫气营

血病证的传变过程。其传变有顺传和逆传两种形式。

◎ 要点　顺传与逆传的概念

（一）顺传

顺传是指病变多从卫分开始，依次传入气分营分血分，反映了温病由浅入深的演变规律。

（二）逆传

逆传是指邪入卫分后，不经过气分阶段而直接深入营、血分。实际上"逆传"只是顺传规律中的一种特殊类型，病情更加急剧、重笃。

第十四单元　三焦辨证

三焦辨证是清代吴鞠通在其《温病条辨》中所创立的一种温热病辨证方法。三焦所属脏腑的病理变化和临床表现，也标志着温热病发展过程中的不同病理阶段。在三焦病证中，上焦包括手太阴肺经和手厥阴心包经的病变，其中手太阴肺的证候多为温病的初起阶段，病较轻浅。中焦病证主要包括手阳明大肠、足阳明胃和足太阴脾的病变。脾胃同属中焦，阳明主燥，太阴主湿，邪入阳明而从燥化，则多呈现里热燥实证；邪入太阴从湿化，多为湿温病证。多见于温热病的中期或极期阶段，病情较重。下焦病证主要包括足少阴肾和足厥阴肝的病变，多为肝肾阴虚之候，属温热病的末期阶段，病情深重。三焦辨证治疗原则是治上焦如羽，治中焦如衡，治下焦如权。

细目一　上焦病证

上焦病证指温热之邪侵袭手太阴肺和手厥阴心包所表现的证候。

◎ 要点　上焦病证的临床表现、辨证要点

（一）临床表现

发热，微恶风寒，微汗出，头痛，咳嗽，鼻塞，口渴，舌边尖红，脉浮数；或但热不寒，多汗，烦躁口渴，咳嗽，气喘，苔黄，脉数；甚则高热，神昏，谵语，舌謇，肢厥，舌质红绛。

（二）辨证要点

邪犯肺卫，以发热、微恶风寒、舌边尖红，脉浮数为主要表现；邪热壅肺，以但热不寒，咳喘痰黄，脉数为主要表现；邪陷心包，以高热神昏，肢厥，舌质红绛为主要表现。

细目二　中焦病证

中焦病证指温热之邪侵犯中焦脾胃，从燥化或从湿化所表现的证候。

◎ 要点　中焦病证的临床表现、辨证要点

（一）临床表现

身热气粗，面红目赤，腹满便秘，渴欲饮冷，口燥咽干，唇裂舌焦，小便短赤，大便干结，苔黄燥或焦黑，甚则神昏谵语，脉沉实有力；或身热不扬，头身困重，胸脘痞闷，泛恶欲呕，小便不利，大便不爽或溏泄，舌苔黄腻，脉细而濡数。

（二）辨证要点

阳明燥热以发热口渴、腹满便秘、苔黄燥、脉沉实为主要表现。太阴湿热以身热不扬，脘痞呕恶、便溏、苔黄腻、脉濡数为辨证要点。

细目三　下焦病证

下焦病证指温热之邪犯及下焦，劫夺肝肾之

阴所表现的证候。

◎ 要点　下焦病证的临床表现、辨证要点

（一）临床表现

身热，手足心热甚于手足背，颧红，口舌干燥，神倦，耳聋，舌红少苔，脉虚大；或见手足蠕动，或瘛疭，心中憺憺大动，神倦，脉虚，舌绛苔少，甚或时时欲脱。

（二）辨证要点

本证以身热颧红、手足蠕动或瘛疭、舌绛苔少为辨证要点。

细目四　三焦病证的传变

◎ 要点　顺传与逆传的概念

（一）顺传

三焦病证多由上焦手太阴肺经开始，传入中焦，进而传入下焦，为顺传，标志着病情由浅入深，由轻到重的病理进程。

（二）逆传

病邪从肺卫而传入心包者，称为逆传，说明邪热炽盛，病情重笃。

第十五单元　中医诊断思维与应用

中医诊断的过程包括病情资料的采集和作出病、证等结论的判断两个基本环节，中医思维贯穿始终。在病情资料的采集过程中，除了将各种诊法综合运用以全面收集病情资料外，还必须在四诊的同时，对所获得的资料进行分析思考，分析这些信息可能的病因、病机、病性、病位。同时，还要充分考虑地理环境、季节气候以及个体差异，做到天人互参，病证结合，互相补充。

细目一　中医诊断思维方法

中医诊断是医生的主观思维对客观存在的病证本质的认识。中医诊断不仅是抽象（逻辑）思维，同时还存在着形象（直觉）思维、灵感（顿悟）思维等。

◎ 要点　基本思维方法与过程

中医诊断的基本思维方法包括：比较、类比、分类、归纳、演绎、反证、模糊判断法等。

（一）中医诊断基本思维方法

1. 比较法　是区分患者的某些临床症状之间或某些证之间的相同点或不同点的方法。

2. 类比法　是将患者的临床表现和某一常见的证进行比较，如两者主要特征相吻合，诊断便可成立。

3. 分类法　是根据临床症状或病证之间的共同点和差异点，将其区分为不同种类的方法。

4. 归纳法　是将患者表现的各种症状、体征，按照辨证的基本内容进行归类，归纳出各症状、体征所反映的共性特征，从而抓住病证本质的思维方法。

5. 演绎法　是运用从一般到个别、从抽象到具体的思维，对病情进行层层深入的辨证分析、推理的方法。

6. 反证法　是寻找不属于某证的依据，通过否定其他诊断而达到确定某一诊断的目的。

7. 模糊判断法　是通过对多种不够精确、非特征性的模糊信息，进行模糊的综合评判，而达到明确诊断的思维方法。

（二）中医诊断的思维过程

1. 四诊信息的采集与分析　医生运用各种诊法收集的病情资料，包括病史、症状和体征、患者生活的自然与社会环境等，是诊病、辨证的依据。医生在收集临床资料时，必须对患者进行全面而系统的诊查，并注重四诊合参。四诊资料的属性一般可划分为必要性资料、特征性资料、偶见性资料、一般性资料和否定性资料。

(1) **必要性资料**　这类资料对某些疾病或证的诊断是不可或缺的，一旦缺失就不能诊断为该病或该证。

(2) **特征性资料**　这类资料仅见于某种病或证，而不见于其他的病或证，但该种病证又并非都出现这类症状。

(3) **偶见性资料**　这类资料在某一病证中的出现机率较少，只具有可能性，随个体差异、病情变化而定。

(4) **一般性资料**　指某类症状对某病证的诊断既非必备性又非特异性，只是作为诊断的参考。

(5) **否定性资料**　指某些症状或阴性资料，对于某些病或证的诊断具有否定意义。

2. **辨证方法的综合应用**　临床辨证方法有八纲辨证、脏腑辨证、六经辨证、卫气营血辨证、三焦辨证、经络辨证以及病性（六淫、阴阳虚损、气血、津液）辨证等。

(1) **辨证诸法的关系**　八纲辨证是辨证的基本纲领，表里、寒热、虚实、阴阳可以从总体上分别反映证的部位、性质和类别。脏腑辨证、经络辨证、六经辨证、卫气营血辨证、三焦辨证，是八纲中辨表里病位的具体深化，即以辨别病变现阶段的病位（含层次）为纲，以辨病性为具体内容。辨病性则是八纲中寒热、虚实辨证的具体深化，即以辨别病变阶段的具体病理性质为主要目的，自然也不能脱离脏腑、经络等病位。

(2) **辨证素**　证素，即证的要素，指辨证所要辨别的脾、肾、肝、胃等病位和气虚、血瘀、痰、寒等病性。证素是通过对证候的辨识而确定的病理本质，是构成证名的基本要素。辨证素是指在中医学理论指导下，对证候及相关资料进行分析，辨别疾病当前的病位和病性证素，并作出证名诊断的思维过程与方法。

(3) **辨证诊断的要求**　正确的辨证诊断，要求全面、准确、精炼、规范，能准确地揭示病变当前阶段的病理本质。辨证的结果即证名诊断，内容要准确全面，证名要精炼规范，不受证型的拘泥，证候变则证名亦变。

3. **疾病诊断思路与方法**　疾病诊断就是在中医理论指导下综合分析四诊收集的临床资料，确定疾病的病种，并对该病种的特点和规律进行整体判断的思维过程，也称为"辨病"或"诊病"。疾病诊断应结合病因或发病特点、病史、主症或特征性症状、特发人群、流行情况等方面进行分析思考。

细目二　中医诊断思维的应用

辨证论治是中医学的基本特点之一，中医的临床诊疗体系包括病、证、症的诊断与治疗。

◎ **要点　辨病、辨证、辨症**

(一) **辨病**

病是疾病发展全过程的概括，辨病是中医诊断的重要内容。

1. **病有中西**　中医、西医的病名有本质的区别，把传统的中医病名和西医病名完全等同起来，是不全面的。

2. **病有因果**　疾病的发生有因果关系。以外感病为例，中医学认知的原理是因发知受，患者是不是感受了邪气，是否发病主要取决于邪正双方斗争的结果。

3. **病有善恶**　对患者的病情或预后作出判断，也是诊断的任务之一，尤其对于重病患者，善恶的判断就显得尤为重要。

4. **病有新久**　新病久病有所不同，不同阶段、不同病名的基本病理特点、病机不同，治疗立法原则也有区别。

(二) **辨证**

辨证是中医临床的核心环节，中医的辨证是以整体思维作为基础的。

1. **证的有无**　证的确立需要通过对患者的

症状、体征或相关因素的综合分析。

2. **证的轻重** 证有轻有重，可以进行定性的描述，还可以借鉴证素辨证的方法逐步实现定量的描述。

3. **证的缓急** 证有急有缓，必须明确孰轻孰重，孰急孰缓，采取机械的辨证分型，难以体现证的缓急。

4. **证的兼杂** 证常常是相兼错杂的，主次关系也不同，简单地把它分成若干个证型，不符合中医临床实际。

5. **证的演变** 中医的证是动态变化的，同样的证，其形成及转归可能不同。

6. **证的真假** 证的真假须详辨，疾病发展到了后期严重阶段有时会出现与疾病本质相反的假象，但也有一些"假象"症状不一定都是病重阶段出现的。

（三）辨症

症是中医诊断的依据，包括症状和体征，还包含了和疾病发生发展相关的因素，如气候条件、地理环境，以及部分客观指标。

1. **症的有无** 四诊合参是保证四诊信息可靠性的前提，四诊信息不准确常导致误诊或漏诊的发生。

2. **症的轻重** 对于症的轻重的判断是把握疾病主要矛盾和矛盾主要方面的重要依据，也是疗效评价的重要依据。

3. **症的真假** 临床所表现的症状或体征存在着真假的现象，对于症的真假的判断与四诊信息采集手段和能力密切相关。

4. **症的偏全** 四诊信息的全面与否决定了诊断的完整性和正确性，在临床诊断过程中应重视兼症的收集。

中 药 学

第一单元 中药的性能

中药的性能又称药性，是中药作用的基本性质和特征的概括，又称中药的偏性。主要内容包括四气、五味、升降浮沉、归经、毒性等。

细目一 四 气

◎ 要点一 结合有代表性的药物认识四气的确定

四气，指药物的寒、热、温、凉四种药性，又称四性，它反映了药物对人体阴阳盛衰、寒热变化的作用倾向，是对药物治疗寒热病症作用的概括。"疗寒以热药，疗热以寒药。"一般而言，能够减轻或消除热证的药物属于寒性或凉性，如黄芩、板蓝根等有清热解毒作用；而能够减轻或消除寒证的药物属于热性或温性，如附子、干姜等有温中散寒作用。

药物的寒热温凉是由药物作用于人体所产生的不同反应和所获得的不同疗效而总结出来的，它于所治疗疾病的性质是相对而言的。

在药物作用的程度上，寒重于凉，热重于温。从四性的本质而言，只有寒热两性的区分，此外，四性以外还有一类平性药，它是指寒热界限不很明显、药性平和、作用较和缓的一类药。如党参、山药、甘草等。平性是相对而言的，而不是绝对的，也有偏凉、偏温的不同，因此仍称四气（性）而不称五气（性）。

◎ 要点二 四气的作用及适应证

一般来讲，寒凉药分别具有清热泻火、凉血解毒、滋阴除蒸、泻热通便、清热利尿、清化痰热、清心开窍、凉肝息风等作用；而温热药则分别具有温里散寒、暖肝散结、补火助阳、温阳利水、温经通络、引火归原、回阳救逆等作用。

细目二 五 味

◎ 要点一 结合有代表性的药物认识五味的确定

五味是指药物有辛、甘、酸、苦、咸五种不同的味，因而具有不同的治疗作用。有些还具有淡味或涩味，因而实际上不止五种。但是，五味是最基本的五种滋味，所以仍称为五味。

五味的产生，首先是通过口尝，即用人的感觉器官辨别出来的，它是药物真实滋味的反映。然而和四气一样，五味更重要的则是通过长期的临床实践观察，不同药味的药物作用于人体，产生了不同的反应，获得不同的治疗效果，从而总结归纳出五味的理论。也就是说，五味不仅仅是药物滋味的真实反映，更重要的是对药物作用的高度概括。

◎ 要点二 五味的作用及适应证

现据前人的论述，结合临床实践，将五味所代表药物的作用及主治病证分述如下：

辛：有发散、行气、行血的作用。一般来

讲，解表药、行气药、活血药多具有辛味。多用治表证及气血阻滞之证。如麻黄、紫苏叶发散风寒，陈皮、木香行气除胀，川芎、红花活血化瘀等。

甘：有补益、和中、调和药性和缓急止痛的作用。一般来讲，滋养补虚、调和药性及缓解疼痛的药物多具有甘味。多用治正气虚弱、脘腹挛急疼痛，及调和药性、中毒解救等。如人参大补元气，熟地黄滋补精血，饴糖缓急止痛，甘草调和药性并解药食中毒等。

酸：有收敛、固涩的作用。一般固表止汗、敛肺止咳、涩肠止泻、固精缩尿、固崩止带的药物多具有酸味。多用治体虚多汗、肺虚久咳、久泻滑肠、遗精滑精、遗尿尿频、崩带不止等证。如山茱萸、五味子涩精、敛汗，乌梅敛肺止咳、涩肠止泻。

苦：有泄、燥、坚阴的作用。即具有清泄火热、泄降气逆、通泄大便、燥湿、坚阴（泻火存阴）等作用。一般来讲，清热泻火、下气平喘、降逆止呕、通利大便、清热燥湿、苦温燥湿、泻火存阴的药物多具有苦味。多用治火热证、喘证、呕恶、便秘、湿证、阴虚火旺等证。如栀子、黄芩清热泻火，杏仁降泄肺气，陈皮降逆止呕，大黄泻热通便，龙胆、黄连清热燥湿，苍术、厚朴苦温燥湿，知母、黄柏泻火存阴。

咸：有软坚散结、泻下通便作用。一般来讲，泻下或润下通便及软化坚结、消散结块的药物多具有咸味，多用治大便燥结、痰核、瘰疬、瘿瘤、癥瘕痞块等证，如芒硝泻下通便，海藻、牡蛎消散瘿瘤，鳖甲软坚消癥等。

淡：有渗湿、利小便的作用。利水渗湿药物多具有淡味。多用治水肿、脚气、小便不利等证。如薏苡仁、通草、灯心草、茯苓、猪苓、泽泻等。

涩：与酸味药的作用相似，有收敛固涩的作用。多用治虚汗、泄泻、尿频、遗精、滑精、出血等证。如莲子固精止带，禹余粮涩肠止泻，乌贼骨收涩止血等。

细目三　升降浮沉

◎ 要点一　各类药物的升降浮沉趋向

升降浮沉是指药物对人体作用的不同趋向性。升，即上升提举，趋向于上；降，即下达降逆，趋向于下；浮，即向外发散，趋向于外；沉，即向内收敛，趋向于内。升降浮沉也就是指药物对机体有向上、向下、向外、向内四种不同的作用趋向。它与疾病所表现的趋向性是相对而言的。简言之，升、浮，指药物向上、向外的趋向性作用；沉、降，指药物向里、向下的趋向性作用。一般而言，发表、透疹、升阳、涌吐、开窍等药具有升浮作用，收敛固涩、泻下、利水、潜阳、镇惊安神、止咳平喘、止呕等药具有沉降作用。

◎ 要点二　影响药物升降浮沉的主要因素

影响药物升降浮沉的因素主要与四气、五味、药物质地轻重有密切关系，并受到炮制和配伍的影响。

药物的升降浮沉与四气、五味有关：一般来讲，味属辛、甘，气属温、热的药物，大都是升浮药，如麻黄、升麻、黄芪等药；味属苦、酸、咸，性属寒、凉的药物，大都是沉降药，如大黄、芒硝、山楂等。

药物的升降浮沉与药物的质地轻重有关：一般来讲，花、叶、枝、皮等质轻的药物大多为升浮药，如紫苏叶、菊花、蝉衣等；而种子、果实、矿物、贝壳及质重者大多都是沉降药，如紫苏子、乌梅、赭石、牡蛎等。

药物的升降浮沉与炮制、配伍的影响有关：药物的炮制可以影响转变其升降浮沉的性能。如有些药物酒制则升，姜炒则散，醋炒收敛，盐炒下行。如大黄，属于沉降药，峻下热结，泻热通便，经酒炒后，大黄则可清上焦火热，可治目赤头痛。配伍的影响，一般来讲，升浮药在大队沉降药中能随之下降；反之，沉降药在大队升浮药中能随之上升。

细目四 归 经

◎ 要点一 归经的临床意义

掌握归经理论便于临床辨证用药，根据疾病的具体表现，通过辨证审因，诊断出病变所在的脏腑经络，按照归经理论来选择针对性强的药物进行治病，可以提高用药准确性。正如徐灵胎所说："不知经络而用药，其失也泛。"例如，里实热证有肺热、心火、肝火、胃火等不同，应当分别选用归肺、心、肝、胃经的清泄肺热、心火、肝火、胃火的药物来治疗。头痛的原因很多，疼痛的性质和部位亦各有不同。羌活善治太阳经头痛，葛根、白芷善治阳明经头痛，柴胡善治少阳经头痛，吴茱萸善治厥阴经头痛，细辛善治少阴经头痛。治疗头痛时，考虑到药物的归经特点可以提高疗效。

运用归经理论，必须考虑到脏腑经络间的关系。脏腑经络在生理上相互联系，在病理上相互影响。因此，在临床用药时往往并不单独使用某一经的药物。如肺病而见脾虚者，每兼用补脾的药物，使肺有所养，而逐渐向愈（培土生金）。肝阳上亢往往因于肾阴不足，每以平肝潜阳药与滋补肾经药同用，使肝有所涵而虚阳自潜（滋水涵木）。若拘泥于见肺治肺、见肝治肝，单纯分经用药，其效果必受影响。故徐灵胎又指出："执经络而用药，其失也泥，反能致害。"

此外，临床上还常用归经性强的药物引他药入经。

◎ 要点二 结合有代表性的药物认识归经的确定

归经指药物对于机体某部分的选择性作用，即某药对某些脏腑经络有特殊的亲和作用，因而对这些部位的病变起着主要的或特殊的治疗作用，药物归经不同，其治疗作用也不同。归经指明了药物治病的适应范围，也就是说明了药效的所在，包含了药物定性定位的概念。

归经理论的形成是在中医基本理论指导下，以脏腑经络为基础，以药物所治疗的具体病证为依据，经过长期临床实践总结出来的用药理论。由于经络能沟通人体内外表里，所以一旦体表发生病变可以通过经络影响内在的脏腑；反之，内在脏腑病变也可以在体表反映出来。由于发病所在脏腑及经络循行部位不同，临床上所表现的症状也各不相同。如心经的病变多见心悸失眠；肺经病变常见胸闷喘咳；肝经病变每见胁痛抽搐等。如朱砂、远志能治疗心悸失眠，说明它们归心经；桔梗、杏仁能治疗胸闷、咳喘，说明它们归肺经；而选用白芍、钩藤能治疗胁痛抽搐则说明它们归肝经。

细目五 毒 性

◎ 要点一 引起毒性反应的原因

毒性指药物对机体所产生的不良影响及损害性。毒性反应与副作用不同，它对人体的危害性较大，甚至可危及生命。

所谓毒性一般系指药物对机体所产生的不良影响及损害性。包括急性毒性、亚急性毒性、亚慢性毒性、慢性毒性和特殊毒性如致癌、致突变、致畸胎、成瘾等。所谓毒药一般系指对机体发生化学或物理作用，能损害机体，引起功能障碍、疾病甚至死亡的物质。剧毒药系指中毒剂量与治疗剂量比较接近，或某些治疗量已达到中毒剂量的范围，因此治疗用药时安全系数小，对机体组织器官损害剧烈，可产生严重或不可逆的后果。

中药的副作用有别于毒性作用。副作用是指在常用剂量时出现与治疗需要无关的不适反应，一般比较轻微，对机体危害不大，停药后可自行消失。

◎ 要点二 结合具体有毒药物认识其使用注意事项

毒性反应的产生与药物贮存、加工炮制、配伍、剂型、给药途径、用量、使用时间的长短以及病人的体质、年龄、证候性质等都有密切关系。因此，使用有毒药物时，应从上述各个环节进行控制，避免中毒事故的发生（具体参见各药物）。

第二单元 中药的作用

细目一 中药的作用与副作用

◎ 要点 中药的作用与副作用

药物防病治病的基本作用，不外是祛邪去因，扶正固本，协调脏腑经络机能，从而纠正阴阳偏盛偏衰，使机体恢复到阴平阳秘的正常状态。药物之所以能够针对病情，发挥上述基本作用，是由于药物各自具有若干特性和作用，前人也称之为药物的偏性。意思是说以药物的偏性纠正疾病所表现的阴阳偏盛或偏衰。

中药的作用是指中药对机体的影响，或机体对药物的反应。中药的作用包括治疗作用和不良作用（不良反应）。中药的治疗作用又称为中药的功效，中药的不良作用包括副作用和毒性反应。

副作用是指在常用剂量即治疗剂量时出现与治疗需要无关的不适反应，一般都较轻微，对机体危害不大，停药后能消失。副作用的产生固然与药物的偏性有关，更重要的是因为一味中药往往有多种作用，治疗时利用其一种或一部分作用，其他作用便成为副作用。因而中药的治疗作用和副作用是相对的，在一定条件下是可以相互转化的。

正确利用中药的治疗作用，尽量避免不良反应发生，确保用药安全、有效，这是临床用药的一条基本原则。

细目二 中药的功效

◎ 要点一 功效与主治的关系

功效与主治的关系：中药的主治，是指其所主治的病证，又称为"应用范围"或"适应证"。从认识方法而言，主治是确定功效的依据；从临床运用的角度来看，功效提示中药的适应范围。例如，鱼腥草能治疗肺痈咳吐脓血、肺热咳嗽痰稠及热毒疮疡等病证，因而具有清热解毒、排脓的功效；又能治疗热淋小便涩痛之证，故有清热利尿通淋的功效。从另一个角度而言，鱼腥草具有清热解毒、排脓、利尿之功效，提示本品宜用于热性而不宜于虚寒性的疮痈和淋证。苍术能治疗湿阻中焦，运化失司，而见脘腹胀满、食欲不振、恶心呕吐、倦怠乏力、舌苔浊腻之症，故有燥湿健脾功效；又能治疗风寒湿痹，脚膝肿痛，痿软无力之证，故有祛风散寒除湿的功效。而湿为阴邪，易困脾阳，苍术具有燥湿健脾、祛风散寒除湿之功效，提示本品最宜用于寒湿困脾及寒湿偏胜之痹证。

◎ 要点二 功效的分类

（1）对因治疗功效：在中医学中，病因的概念除指引起疾病的各种致病因素外，更重要的是指这些因素引起的机体的一系列病理改变和病理产物，这需要从因果链的关系来理解。中药的对因治疗功效包含祛邪、扶正、调理脏腑功能、消除病理产物等方面的内容。祛风、散寒、除湿、清热、泻下、涌吐、解毒、杀虫等属于祛邪功效；益气、助阳、滋阴、补血等属于扶正功效；理气、活血、安神、开窍、潜阳、息风，重在调理脏腑气血功能；消食、利水、祛痰、化瘀等意在消除病理产物。祛邪、扶正、调理脏腑功能、消除病理产物四者之间有着密切的联系，因此上述划分又是相对的。

（2）对症治疗功效：对症治疗功效是指能缓

解或消除疾病过程中出现的某些症状，具有减轻痛苦、防止病势恶化的意义。止痛、止咳、止血、止呕、止咳平喘、止汗、涩肠止泻、涩精止遗等皆属对症治疗功效。

对因治疗与对症治疗，前者属治本，后者属治标。临床遣方用药时，应根据具体病情，或治其本，或治其标，或标本兼治。

第三单元　中药的配伍

细目一　中药配伍的意义

◎ 要点　中药配伍的意义

医药萌芽时代，治疗疾病一般都是采用单味药物的形式，后来由于药物品种日趋增多，对药性特点不断明确，对疾病的认识逐渐深化，由于疾病可表现为数病相兼，或表里同病，或虚实互见，或寒热错杂的复杂病情，因而用药也就由简到繁，出现了多种药物配合应用的方法，并逐渐形成了配伍用药的规律，从而既照顾到复杂病情，又增进了疗效，减少了毒副作用。因此，掌握中药配伍规律对指导临床用药意义重大。

细目二　中药配伍的内容

◎ 要点一　各种配伍关系的意义

药物单独或配合应用主要有单行、相须、相使、相畏、相杀、相恶、相反七种情况，称为中药的"七情"配伍。

（1）单行：就是单用一味药物治疗某种病情单一的疾病。对病情比较单纯的病证，往往选择一种针对性强的药物即可达到治疗目的，如独参汤。

（2）相须：就是两种功效相似的药物配合应用，可以增强原有药物的疗效。如麻黄配桂枝，能增强发汗解表、祛风散寒的作用；石膏与知母配合，能明显增强清热泻火的治疗效果。

（3）相使：就是以一种药物为主，另一种药物为辅，两种药物合用，辅药可以提高主药的功效。如黄芪补气利水，茯苓利水健脾，两药配合，茯苓能提高黄芪补气利水的治疗效果。

（4）相畏：就是一种药物的毒副作用能被另一种药物所抑制。如生半夏和生南星的毒性能被生姜减轻或消除，所以说生半夏和生南星畏生姜。

（5）相杀：就是一种药物能够减轻或消除另一种药物的毒副作用。如生姜能减轻或消除生半夏和生南星的毒性或副作用，所以说生姜杀生半夏和生南星的毒。相畏、相杀实际上是同一配伍关系从不同角度的两种提法。

（6）相恶：就是两药合用，一种药物能使另一种药物的原有功效降低，甚至丧失。如人参恶莱菔子，莱菔子能削弱人参的补气作用。

（7）相反：就是两种药物同用能产生或增强毒性或副作用。如甘草反甘遂，贝母反乌头等，详见用药禁忌"十八反""十九畏"中的若干药物。

◎ 要点二　各种配伍关系的临床对待原则

临床用药时，若病情单纯，病势轻浅，以针对性强的药物单用，可体现简、便、廉的特色。对于产生协同作用，提高疗效的相须和相使配伍，临床用药时要充分利用。对于能减轻或消除毒性反应的相畏和相杀配伍，在应用毒性药时必须考虑选用。对于有可能因拮抗而减弱或抵消原有功效的相恶配伍，用药时应加以注意，严格区分其不宜合用或可以利用的具体情况。对于产生或增强毒性的相反药物,原则上要避免配合使用。

第四单元 中药的用药禁忌

用药禁忌主要包括配伍禁忌、证候禁忌、妊娠禁忌和服药饮食禁忌四个方面。

细目一 配伍禁忌

◎ 要点一 "十八反"的内容

甘草反甘遂、大戟、海藻、芫花;乌头类(川乌、草乌、附子)反贝母、瓜蒌、天花粉、半夏、白蔹、白及;藜芦反人参、西洋参、党参、沙参、丹参、玄参、苦参、细辛、芍药。("本草明言十八反,半蒌贝蔹及攻乌,藻戟遂芫俱战草,诸参辛芍叛藜芦。")

◎ 要点二 "十九畏"的内容

硫黄畏朴硝,水银畏砒霜,狼毒畏密陀僧,巴豆畏牵牛,丁香畏郁金,川乌、草乌畏犀角,牙硝畏三棱,官桂畏赤石脂,人参畏五灵脂。

十九畏与"七情"配伍中的"相畏"意义不同,十九畏是产生或增强毒副作用,也可能是削弱或抵消另一药物的功效,为药物配伍禁忌,相畏是减弱或消除毒副作用,是应当运用的药物配伍。

细目二 证候禁忌

◎ 要点 证候禁忌的概念及内容

由于药物的药性不同,其作用各有专长和一定的适应范围,因此,临床用药也就有所禁忌,称"证候禁忌"。凡用药与证治相违,即属证候禁忌。寒证忌用寒药,热证忌用热药,邪盛而正不虚者忌用补虚药,正虚而无邪者忌用攻邪药等,皆属一般的用药原则。如麻黄性味辛温,功能发汗解表,散风寒,又能宣肺平喘利尿,故适用于外感风寒表实无汗或肺气不宣的喘咳,对表虚自汗及阴虚盗汗、肺肾虚喘则不宜使用。

细目三 妊娠用药禁忌

◎ 要点一 妊娠用药禁忌的概念

妊娠用药禁忌是指妇女妊娠期治疗用药的禁忌。某些药物具有损害胎元或致流产、堕胎的副作用,所以应作为妊娠禁忌的药物。根据药物对胎元损害的程度不同,一般可分为慎用与禁用两类。

◎ 要点二 妊娠禁忌药的分类与使用原则

(1) 禁用药物:指毒性较强或药性猛烈的药物,如巴豆、牵牛子、大戟、商陆、麝香、三棱、莪术、水蛭、斑蝥、雄黄、砒霜等。

(2) 慎用的药物:包括通经祛瘀、行气破滞及辛热滑利之品,如桃仁、红花、牛膝、大黄、枳实、附子、肉桂、干姜、木通、冬葵子、瞿麦等。

慎用的药物可以根据病情需要酌情使用,禁用的药物一般应避免使用。

细目四 服药饮食禁忌

◎ 要点一 服药时一般的饮食禁忌

一般忌食生冷、辛热、油腻、腥膻、有刺激性的食物。

根据病情的不同,饮食禁忌也有区别。如热性病,应忌食辛辣、油腻、煎炸性食物;寒性病,应忌食生冷食物、寒性饮料等;胸痹患者应忌食肥肉、脂肪、动物内脏及烟、酒等;肝阳上亢头晕目眩、烦躁易怒等应忌食胡椒、辣椒、大蒜、酒等辛热助阳之品；黄疸胁痛应忌食动物脂肪及辛辣烟酒刺激食物；脾胃虚弱者应忌食油炸黏腻、寒冷固硬、不易消化的食物；肾病水肿应忌食盐、碱过多和酸辣太过的刺激食品；疮疡、皮肤病患者，应忌食鱼、虾、蟹等腥膻发物及辛辣刺激性食品。

◎要点二 特殊疾病的饮食禁忌

古代文献记载，甘草、黄连、桔梗、乌梅忌猪肉，鳖甲忌苋菜，常山忌葱，地黄、何首乌忌葱、蒜、萝卜，丹参、茯苓、茯神忌醋，土茯苓、使君子忌茶，薄荷忌蟹肉，以及蜜反生葱、柿反蟹等等，也应作为服药禁忌的参考。

第五单元 中药的剂量与用法

细目一 剂量

◎要点一 影响中药剂量的因素

中药用量得当与否，是直接影响药效的重要因素之一。一般来讲，确定中药的剂量，应考虑如下几方面的因素。

（1）药物性质与剂量的关系：剧毒药或作用峻烈的药物，应严格控制剂量，开始时用量宜轻，逐渐加量，一旦病情好转后，应当立即减量或停服，中病即止，防止过量或蓄积中毒。此外，花叶枝皮等量轻质松及性味浓厚、作用较强的药物用量宜小；矿物介壳质重沉坠及性味淡薄、作用温和的药物用量宜大；鲜品药材含水分较多用量宜大（一般为干品的2~4倍）；干品药材用量当小；过于苦寒的药物也不要久服过量，免伤脾胃。再如羚羊角、麝香、牛黄、猴枣、鹿茸、珍珠等贵重药材，在保证药效的前提下应尽量减少用量。

（2）剂型、配伍与剂量的关系：在一般情况下，同样的药物入汤剂比入丸散剂的用量要大些；单味药使用比复方中应用剂量要大些；在复方配伍使用时，主要药物比辅助药物用量要大些。

（3）年龄、体质、病情与剂量的关系：由于年龄、体质的不同，对药物耐受程度不同，则药物用量也就有了差别。一般老年人、小儿、妇女产后及体质虚弱的病人，都要减少用量，成人及平素体质壮实的患者用量宜重。一般5岁以下的小儿用成人药量的1/4，6岁以上的儿童按成人用量减半服用。病情轻重、病势缓急、病程长短与药物剂量也有密切关系。一般病情轻、病势缓、病程长者用量宜小；病情重、病势急、病程短者用量宜大。

（4）季节变化与剂量关系：夏季发汗解表药及辛温大热药不宜多用；冬季发汗解表药及辛温大热药可以多用；夏季苦寒降火药用量宜重；冬季苦寒降火药则用量宜轻。

除了剧毒药、峻烈药、精制药及某些贵重药外，一般中药常用内服剂量为5~10g；部分常用量较大，剂量为15~30g；新鲜药物常用量为30~60g。

◎要点二 有毒药、峻猛药及某些名贵药的剂量

有毒或作用峻猛药物，以及某些名贵药物，均应严格掌握用量，详见各药。

细目二 中药的用法

◎要点一 煎煮方法（包括先煎、后下、包煎、另煎、烊化、冲服等）

先将药材浸泡30~60分钟，用水量以高出药面为度。一般中药煎煮两次，第二煎加水量为第一煎的1/3~1/2。两次煎液去渣滤净混合后分2次服用。煎煮的火候和时间，要根据药物性能而定。一般来讲，解表药、清热药宜武火煎煮，

时间宜短，煮沸后煎10~20分钟即可；补养药需用文火慢煎，时间宜长，煮沸后再续煎30~60分钟。某些药物因其质地不同，煎法比较特殊，处方上需加以注明，归纳起来包括先煎、后下、包煎、另煎、溶化、泡服、冲服、煎汤代水等不同煎煮法。

（1）先煎：主要指有效成分难溶于水的一些金石、矿物、介壳类药物，应打碎先煎，煮沸20~30分钟，再下其他药物同煎，以使有效成分充分析出。如磁石、赭石、生铁落、生石膏、寒水石、紫石英、龙骨、牡蛎、海蛤壳、瓦楞子、珍珠母、石决明、紫贝齿、龟甲、鳖甲等。此外，附子、乌头等毒副作用较强的药物，宜先煎45~60分钟后再下他药，久煎可以降低毒性，安全用药。

（2）后下：主要指某些气味芳香的药物，久煎其有效成分易于挥发而降低药效，须在其他药物煎沸5~10分钟后放入，如薄荷、青蒿、香薷、木香、砂仁、沉香、豆蔻、草豆蔻等。此外，有些药物虽不属芳香药，但久煎也能破坏其有效成分，如钩藤、大黄、番泻叶等亦属后下之列。

（3）包煎：主要指那些黏性强、粉末状及带有绒毛的药物，宜先用纱布袋装好，再与其他药物同煎，以防止药液混浊或刺激咽喉引起咳嗽及沉于锅底，加热时引起焦化或糊化。如蛤粉、滑石、旋覆花、车前子、蒲黄及灶心土等。

（4）另煎：又称另炖，主要是指某些贵重药材，为了更好地煎出有效成分，还应单独另煎，即另炖2~3小时。煎液可以另服，也可与其他煎液混合服用。如人参、西洋参、羚羊角、鹿茸等。

（5）溶化：又称烊化，主要是指某些胶类药物及黏性大而易溶的药物，为避免入煎粘锅或黏附其他药物影响煎煮，可单用水或黄酒将此类药加热溶化即烊化后，用煎好的药液冲服，也可将此类药放入其他药物煎好的药液中加热烊化后服用。如阿胶、鹿角胶、龟甲胶、鳖甲胶、鸡血藤胶及蜂蜜、饴糖等。

（6）泡服：又叫焗服，主要是指某些有效成分易溶于水或久煎容易破坏药效的药物，可以用少量开水或复方中其他药物的煎出液趁热浸泡，加盖闷润，减少挥发，半小时后去渣即可服用。如藏红花、番泻叶、肉桂、胖大海等。

（7）冲服：主要指某些贵重药，用量较轻，为防止散失，常需要研成细末制成散剂，用温开水或复方中其他药物煎液冲服。如麝香、牛黄、珍珠、羚羊角、猴枣、马宝、西洋参、鹿茸、人参、蛤蚧等。某些药物，根据病情需要，为提高药效，也常研成散剂冲服。如用于止血的三七、花蕊石、白及、紫珠草、血余炭、棕榈炭及用于息风止痉的蜈蚣、全蝎、僵蚕、地龙和用于制酸止痛的乌贼骨、瓦楞子、海蛤壳、延胡索等。某些药物高温容易破坏药效或有效成分难溶于水，也只能做散剂冲服。如雷丸、鹤草芽、朱砂等。此外，还有一些液体药物如竹沥汁、姜汁、藕汁、荸荠汁、鲜地黄汁等也需冲服。

（8）煎汤代水：主要指某些药物为了防止与其他药物同煎使煎液混浊，难于服用，宜先煎后取其上清液代水再煎煮其他药物，如灶心土等。此外，某些药物质轻用量多，体积大，吸水量大，如玉米须、丝瓜络、金钱草等，也需煎汤代水用。

◎ 要点二　服药时间

汤剂一般每日1剂，煎2次分服，两次间隔时间为4~6小时左右。临床用药时可根据病情增减，如急性病、热性病可1日2剂。至于饭前还是饭后服则主要取决于病变部位和性质。一般来讲，病在胸膈以上者如眩晕、头痛、目疾、咽痛等宜饭后服；如病在胸膈以下，如胃、肝、肾等脏疾患，则宜饭前服。某些对胃肠有刺激性的药物宜饭后服；补益药多滋腻碍胃，宜空腹服；驱虫药、泻下药也宜空腹服；治疟药宜在疟疾发作前的两小时服用；安神药宜睡前服；慢性病定时服；急性病、呕吐、惊厥及石淋、咽喉病需煎汤代茶饮者，均可不定时服。

第六单元 解表药

细目一 概述

要点一 解表药的性能特点、功效、主治病证

解表药药性大多味辛、轻扬升浮，主入肺与膀胱经，偏行肌表，能促进机体发汗，使表邪由汗而解，从而达到治愈表证、防止传变的目的。部分解表药兼能利水消肿、止咳平喘、透疹、止痛、消疮等。解表药主要用治恶寒发热、头身疼痛、无汗或有汗不畅、脉浮之外感表证。部分解表药可用于水肿、咳喘、麻疹、风疹、风湿痹痛、疮疡初起等兼有表证者。解表药分两类：辛温解表药主治风寒表证；辛凉解表药主治风热表证。

要点二 解表药的配伍方法

应根据四时气候变化的不同而恰当地配伍祛暑、化湿、润燥药；若虚人外感，应随证配伍补气、补血、补阴、补阳药以扶正祛邪；辛凉解表药在用于温病初起时，应适当同时配伍清热解毒药。

要点三 解表药的使用注意事项

使用发汗作用较强的解表药时，用量不宜过大，以免发汗太过，耗阳伤阴，导致"亡阳""伤阴"的弊端；表虚自汗、阴虚盗汗以及疮疡日久、淋证、失血患者，也应慎用解表药；使用解表药还应注意因时因地而宜，如春夏腠理疏松，容易出汗，解表药用量宜轻，冬季腠理致密，不易出汗，解表药用量宜重；本类药物辛散轻扬，入汤剂不宜久煎，以免有效成分挥发而降低药效。

细目二 发散风寒药

要点

1. 麻黄

【性能】辛、微苦，温。归肺、膀胱经。

【功效】发汗散寒，宣肺平喘，利水消肿。

【应用】

（1）风寒感冒。本品发汗力强，为发汗解表之要药。多用于外感风寒表实证，恶寒无汗，脉浮紧。不可用于有汗者。每与桂枝相须为用，如麻黄汤。

（2）咳嗽气喘。本品宣肺平喘作用强。为用治肺气壅遏所致喘咳的要药，常配伍杏仁以止咳平喘。治寒饮停肺证，可加细辛、干姜、半夏等，如小青龙汤；治热喘证，可加石膏、杏仁、甘草以清肺平喘，如麻杏石甘汤。

（3）风水水肿。对水肿兼有表证，可与生姜、白术等配伍，如越婢加术汤。

此外，取麻黄散寒通滞之功，也可用治风寒痹证，阴疽，痰核。

【用法用量】煎服，2~10g。发汗解表宜生用，止咳平喘多炙用。

【使用注意】本品发汗宣肺力强，凡表虚自汗、阴虚盗汗及肺肾虚喘者均当慎用。

【配伍意义】

（1）麻黄配桂枝：麻黄辛开苦泄，遍彻皮毛，功专宣肺发汗散邪；桂枝辛甘温煦，透达营卫，功善解肌发表。两药伍用，可增强发汗解表作用，适用于外感风寒表实证。

（2）麻黄配石膏：麻黄辛温，开宣肺气以平喘，开腠解表以散邪；石膏辛甘大寒，清泄肺热，解肌以清热。二药一温一寒，一以宣肺为主，一以清肺为主，合用则相反之中寓有相辅之意，既消除致病之因，又调理肺的宣发功能。麻黄得石膏，宣肺平喘而不助热；石膏得麻黄，清解肺热而不凉遏，又是相制为用。

（3）麻黄配苦杏仁：苦杏仁味苦泄降，长于下气定喘止咳；麻黄为宣肺平喘之要药，辛散苦泄，既能发汗解表，又能宣肺平喘。两药配伍，

一宣一降，宣降并施，使肺经气机调畅，增强止咳平喘之力，适用于风寒束表，肺气壅遏之咳喘实证。

【药理】麻黄有发汗、平喘、止咳、祛痰、解热、镇痛、抗炎、利尿、抗病原微生物、兴奋中枢、升高血压、加快心率等作用。

2. 桂枝

【性能】辛、甘，温。归心、肺、膀胱经。

【功效】发汗解肌，温经通脉，助阳化气，平冲降气。

【应用】

（1）风寒感冒。对外感风寒，不论表实无汗、表虚有汗及阳虚外感，均可使用本品。用治风寒表虚有汗证，常与白芍配伍，如桂枝汤。

（2）寒凝血滞诸痛证。中寒虚寒，脘腹冷痛，每与白芍、饴糖等同用，如小建中汤；胸阳不振，胸痹心痛，常与枳实、薤白同用，如枳实薤白桂枝汤；风寒湿痹，肩臂疼痛，可与附子同用，如桂枝附子汤；经寒瘀滞、经闭、痛经，常与当归、吴茱萸同用，如温经汤。

（3）痰饮、水肿。脾阳不运，水湿内停所致的痰饮眩晕、水肿，可与茯苓、白术配伍，如苓桂术甘汤。

（4）心悸、奔豚。心阳不振所致的心悸动、脉结代，常与炙甘草、人参、麦冬同用，如炙甘草汤。

【使用注意】本品辛温助热，易伤阴动血，凡外感热病、阴虚火旺、血热妄行等证，均当忌用。孕妇及月经过多者慎用。

【鉴别用药】麻黄与桂枝：二药均为辛温解表药，有发汗解表之功，治疗风寒表证，常相须为用。但麻黄发汗力强，多用于风寒表实无汗证，并有宣肺平喘、利水消肿的作用；桂枝发汗力缓，外感风寒有汗、无汗均可应用，并能温经通阳，常用于寒凝经脉、风寒湿痹、痰饮蓄水证、胸痹及心悸、脉结代等证。

【配伍意义】桂枝配白芍：桂枝善于宣阳气于卫分，畅营血于肌表，有助卫实表、发汗解肌、外散风寒之功；白芍能养血和营敛阴。二者伍用，发汗之中有养阴敛汗之效，虽发汗而不伤阴；和营之中有调卫之功，使营阴不滞，共奏发汗解肌、调和营卫之功。适用于外感风寒表虚所致的发热、恶寒、汗出、头痛、脉浮缓等症，以及营卫不和所致的汗出、发热等症。因桂枝又能温中散寒止痛；白芍又能柔肝缓急止痛，二药相配，对脾胃虚寒所致的脘腹挛急疼痛，有温中补虚、缓急止痛之功。

3. 紫苏叶

【性能】辛，温。归肺、脾经。

【功效】解表散寒，行气和胃，解鱼蟹毒。

【应用】

（1）风寒感冒。风寒表证而兼气滞胸闷，用之尤为适宜。

（2）脾胃气滞，胸闷呕吐。还可用于妊娠呕吐，常与砂仁、陈皮同用。

（3）进食鱼蟹中毒引起的腹痛吐泻。

4. 生姜

【功效】解表散寒，温中止呕，温肺止咳，解鱼蟹毒。

【主治病证】风寒感冒，脾胃寒证，胃寒呕吐，肺寒咳嗽。此外，能解生半夏、生南星和鱼蟹之毒。

【鉴别用药】紫苏叶与生姜均为发汗解表药，有解表散寒、止呕之功，可用于风寒感冒、呕吐，并且均可用于解鱼蟹毒。但紫苏叶能够行气宽中，用治中焦气机郁滞之胸脘胀满、恶心呕吐；生姜能够温中止呕，温肺止咳，用治中焦虚寒引起的冷痛、呕吐、肺寒咳嗽，另外，生姜还可解生半夏、生南星之毒。

5. 香薷

【功效】发汗解表，化湿和中，利水消肿。

【主治病证】暑湿感冒；水肿脚气，小便不利。

【用法用量】煎服，3~10g。用于发表，量不宜过大，且不宜久煎；用于利水消肿，量宜稍大，且须浓煎。

【使用注意】本品发汗力强，表虚多汗者忌用。

6. 荆芥

【性能】辛，微温。归肺、肝经。

【功效】解表散风，透疹消疮，止血。

【应用】

（1）外感表证。本品药性较平和，对于外感表证，无论风寒或风热表证，均可广泛使用。

（2）麻疹不透、风疹瘙痒。

（3）疮疡初起兼有表证。常与防风、金银花、连翘、柴胡等配伍。

（4）吐衄下血。本品炒炭有止血作用，常配伍其他止血药同用。

【用法用量】煎服，5～10g，不宜久煎。发表透疹消疮宜生用；止血宜炒炭用。荆芥穗长于祛风。

7. 防风

【性能】辛、甘，微温。归膀胱、肝、脾经。

【功效】祛风解表，胜湿止痛，止痉。

【应用】

（1）外感表证。常与荆芥相须为用。本品还可用治风热表证。

（2）风疹瘙痒。

（3）风湿痹痛。本品祛风散寒，胜湿止痛，对风寒湿痹、肢节疼痛，可配羌活、当归等，如蠲痹汤。

（4）破伤风证。能祛风解痉，常与天麻、天南星、白附子等配伍，如玉真散。

此外，以其升清燥湿之性，也可用于脾虚湿盛、清阳不升的泄泻，及土虚木乘、肝郁侮脾、肝胃不和、腹泻而痛者，如痛泻要方。

【鉴别用药】荆芥与防风：二药皆性微温，温而不燥，长于祛风解表，既可用于风寒表证，也可用于风热表证，二药常相须为用。但荆芥质轻透散，发汗之力较防风强，并有透疹消疮、止血功效；防风祛风之力较强，为风药之润剂，并能胜湿、止痛和止痉，可用于风湿痹证及破伤风等证。

8. 羌活

【性能】辛、苦，温。归膀胱、肾经。

【功效】解表散寒，祛风胜湿，止痛。

【应用】

（1）风寒感冒，头痛项强。对外感风寒夹湿证，尤为适宜，常与防风、细辛、白芷等同用，如九味羌活汤。

（2）风寒湿痹，肩背酸痛，尤以上半身疼痛更为适宜。可配防风、姜黄等，如蠲痹汤。

9. 白芷

【性能】辛，温。归胃、大肠、肺经。

【功效】解表散寒，祛风止痛，宣通鼻窍，燥湿止带，消肿排脓。

【应用】

（1）风寒感冒。常与防风、羌活等药配伍，如九味羌活汤。

（2）头痛，牙痛，风湿痹痛。阳明经头痛，眉棱骨痛，尤为多用。本品为治阳明头痛要药。

（3）鼻渊。常与苍耳子、辛夷等配伍。

（4）带下证。本品燥湿止带。可配伍他药用于湿热带下。

（5）疮痈肿毒。治疮痈未溃者可消散，已溃者可排脓，为外科常用之品。

此外，本品祛风止痒，可用治皮肤风湿瘙痒。

10. 细辛

【功效】解表散寒，祛风止痛，通窍，温肺化饮。

【主治病证】风寒感冒，阳虚外感；头痛，牙痛，风湿痹痛；鼻渊鼻衄；肺寒痰饮咳喘。

【用法用量】煎服，1～3g；散剂每次服0.5～1g。外用适量。

【使用注意】阴虚阳亢头痛，肺燥阴伤干咳者忌用。不宜与藜芦同用。

【配伍意义】细辛配干姜、五味子：细辛味辛性温，为少阴经之表药，能解表散寒，温肺化饮；干姜可温中散寒，健脾化饮；五味子酸收敛肺，降逆止咳，并可防姜、辛过散之弊。细辛又助五味子宣降肺气，协干姜温化痰饮。

11. 藁本

【功效】祛风散寒，除湿止痛。

【主治病证】风寒感冒，颠顶头痛；风寒湿痹。

12. 苍耳子

【功效】散风寒，通鼻窍，祛风湿。

【主治病证】风寒感冒；鼻渊头痛；风湿痹痛；风疹瘙痒。

【使用注意】血虚头痛不宜使用。过量服用易致中毒。

13. 辛夷

【功效】散风寒，通鼻窍。

【主治病证】风寒感冒；头痛鼻塞，鼻鼽鼻渊。

【用法用量】煎服，3～10g。本品有毛，易刺激咽喉，入汤剂宜包煎。

细目三　发散风热药

◎ 要点

1. 薄荷

【性能】辛，凉。归肺、肝经。

【功效】疏散风热，清利头目，利咽透疹，疏肝行气。

【应用】

（1）风热感冒，温病初起。本品清轻凉散，善解风热，如银翘散。

（2）风热头痛，目赤多泪，咽喉肿痛。本品轻扬升浮，善于清利头目。

（3）麻疹不透，风疹瘙痒。

（4）肝郁气滞，胸闷胁痛。本品有一定疏肝解郁作用，如逍遥散。

此外，本品芳香辟秽，兼能化湿和中，还可用治夏令感受暑湿秽浊之气，脘腹胀痛，呕吐泄泻。

【用法】煎服，3~6g；宜后下。薄荷叶长于发汗解表，薄荷梗偏于行气和中。

【使用注意】本品芳香辛散，发汗耗气，故体虚多汗者不宜使用。

2. 牛蒡子

【性能】辛、苦，寒。归肺、胃经。

【功效】疏散风热，宣肺透疹，解毒。

【应用】

（1）风热感冒，温病初起。适宜风热感冒而见咽喉红肿疼痛，或咳嗽咳痰不利者。

（2）麻疹不透，风疹瘙痒。

（3）痈肿疮毒，丹毒，痄腮，喉痹。常与板蓝根、连翘等配伍同用。

【使用注意】本品性寒，滑肠通便，脾虚便溏者慎用。

3. 蝉蜕

【性能】甘，寒。归肺、肝经。

【功效】疏散风热，利咽开音，透疹，明目退翳，息风止痉。

【应用】

（1）风热感冒，温病初起，咽痛喑哑。

（2）麻疹不透，风疹瘙痒。

（3）目赤翳障。本品善疏散肝经风热而明目退翳，如蝉花散。

（4）急慢惊风，破伤风证。本品凉肝息风，定惊止痉，可单用或入复方。

此外，本品还常用治疗小儿夜啼不安。

【鉴别用药】薄荷、牛蒡子与蝉蜕：三药均可疏散风热，透疹，利咽。用于风热感冒及温病初起，麻疹不透，风疹瘙痒，咽喉肿痛等。但薄荷宣散表邪力强，还可清利头目，利咽喉，疏肝行气，用于风热头痛、目赤多泪、咽喉肿痛、肝郁气滞、胸闷胁痛等；牛蒡子疏风发散之力虽不及薄荷，但长于宣肺祛痰，清利咽喉，对咽喉红肿疼痛，或咳嗽咳痰不利者尤为适宜；蝉蜕长于疏散肺经风热以宣肺利咽开音，还可明目退翳，息风止痉，治疗目赤翳障、急慢惊风、破伤风证及小儿夜啼不安。

4. 桑叶

【性能】甘、苦，寒。归肺、肝经。

【功效】疏散风热，清肺润燥，平抑肝阳，清肝明目。

【应用】

（1）风热感冒，温病初起。常与菊花相须为用，如桑菊饮。

（2）肺热咳嗽、燥热咳嗽。用治燥热伤肺，则用蜜炙桑叶，如桑杏汤、清燥救肺汤。

（3）肝阳上亢，头晕头痛。治肝阳上亢，头痛眩晕，常与菊花、石决明等配伍。

（4）目赤昏花。治疗肝经风热，目赤肿痛、多泪，可与菊花、蝉蜕等配伍；用治肝肾精血不足，视物昏花，常配伍黑芝麻，如扶桑至宝丹。

此外，本品略有凉血止血作用，可用治血热妄行吐血、衄血之轻证。

【用法】煎服；或入丸散。外用煎水洗眼。桑叶蜜制能增强润肺止咳作用，肺燥咳嗽多用。

【配伍意义】桑叶配菊花：二药皆能疏散风热，平肝，清肝明目。常相须为用以增强疏散风热、平肝、清肝明目之功。用治风热表证或温病初起，肝阳上亢之头痛眩晕，风热上攻或肝火上炎之目赤肿痛。

5. 菊花

【性能】甘、苦，微寒。归肺、肝经。

【功效】疏散风热，平抑肝阳，清肝明目，清热解毒。

【应用】

（1）风热感冒，温病初起。常与桑叶相须为用，如桑菊饮。

（2）肝阳上亢，头痛眩晕。

（3）目赤昏花。肝经风热，或肝火上攻，目赤肿痛，常与蝉蜕、木贼等配伍；肝肾精血不足，视物昏花，又常配伍枸杞子、熟地黄、山茱萸等。

（4）疮痈肿毒。

【鉴别用药】桑叶与菊花：二药均能疏散风热，平抑肝阳，清肝明目，常相须为用治疗外感风热、肝火上炎的目赤肿痛及肝阳眩晕等证。但桑叶疏散风热之力较强，并长于清肺润燥，兼能凉血止血，可用于肺热燥咳以及血热吐衄；菊花则平肝明目之力较强，并能清热解毒，多用于肝阳上亢或疮痈肿毒。

【配伍意义】菊花配枸杞子：两者均味甘，归肝经，有益阴明目的作用，皆可用治肝肾不足之目暗昏花。然枸杞子甘平质润，又归肾经，为平补阴阳之品，且益阴力较强，长于补肾益精、养肝明目，兼可润肺止咳，善治肾虚腰痛、遗精滑精、血虚萎黄。菊花味辛苦，性微寒，主入肺经，功专疏散风热、清热解毒，兼能平肝潜阳，主治风热感冒、发热头痛、疔疮肿毒、阳亢眩晕。

6. 蔓荆子

【功效】疏散风热，清利头目。

【主治病证】风热感冒，头昏头痛；目赤肿痛，耳鸣耳聋。还可用治风湿痹痛。

7. 柴胡

【性能】苦、辛，微寒。归肝、胆、肺经。

【功效】解表退热，疏肝解郁，升举阳气。

【应用】

（1）表证发热，少阳证。善于疏解半表半里之邪，为治少阳证要药，常与黄芩配伍为用，如小柴胡汤。并可用于外感发热证，无论风寒、风热表证，皆可使用。

（2）肝郁气滞证。本品为疏肝解郁要药，如逍遥散、柴胡疏肝散。

（3）气虚下陷，脏器脱垂。本品长于升阳举陷，常配伍黄芪、升麻等药，如补中益气汤。

此外，本品还可退热截疟，又为治疗疟疾寒热的常用药。

【用法】煎服。解表退热宜生用，且用量宜稍重，疏肝解郁宜醋炙，升阳可生用或酒炙，其用量均宜稍轻。

【配伍意义】柴胡配黄芩：柴胡善于疏散退热，透泄半表半里之外邪，使邪从外解；黄芩善于清热泻火，清泄半表半里之邪，使邪从内泄。

二药伍用，一散一清，长于和解少阳而退热，常用治少阳病寒热往来、胸胁苦满、口苦咽干等症。

【药理】柴胡有抗炎、免疫调节、抗脂肪肝、抗肝损伤、利胆、降转氨酶、兴奋肠平滑肌、抑制胃酸分泌、抗溃疡、抑制胰蛋白酶、抗感冒病毒、增加蛋白质生物合成、抗肿瘤、抗辐射等作用。

8. 升麻

【功效】发表透疹，清热解毒，升举阳气。

【主治病证】风热头痛；麻疹不透；齿痛口疮，咽喉肿痛，温毒发斑；气虚下陷，脏器脱垂，崩漏下血等。

9. 葛根

【性能】甘、辛，凉。归脾、胃、肺经。

【功效】解肌退热，透疹，生津止渴，升阳止泻，通经活络，解酒毒。

【应用】

（1）表证发热，项背强痛。本品善治颈项强痛，如葛根汤。

（2）麻疹不透。常与升麻等同用，如升麻葛根汤。

（3）热病口渴，阴虚消渴。本品能鼓舞脾胃清气上行，生津止渴，可单用或入复方。

（4）热泻热痢，脾虚泄泻。治表证未解，邪热入里，身热，下利臭秽，灼肛，如葛根芩连汤。

【用法】煎服。解肌退热、透疹、生津宜生用，升阳止泻宜煨用。

【鉴别用药】柴胡、升麻、葛根：三药皆能发表、升阳，均可治风热感冒、发热、头痛，以及清阳不升等证。其中柴胡、升麻两者均能升阳举陷，用治气虚下陷，食少便溏、久泻脱肛、胃下垂、肾下垂、子宫脱垂等脏器脱垂。升麻、葛根两者又能透疹，常用治麻疹初期，透发不畅。但柴胡主升肝胆之气，长于疏散少阳半表半里之邪、退热，疏肝解郁，为治疗少阳证的要药，常用于伤寒邪在少阳，寒热往来、胸胁苦满、口苦咽干、目眩；感冒发热；肝郁气滞，胸胁胀痛、月经不调、痛经等。升麻主升脾胃清阳之气，其升提（升阳举陷）之力较柴胡为强，并善于清热解毒，常用于多种热毒证。葛根主升脾胃清阳之气而达到生津止渴、止泻之功，常用于热病烦渴，阴虚消渴；热泻热痢，脾虚泄泻。同时，葛根解肌退热，对于外感表证，发热恶寒、头痛无汗、项背强痛，无论风寒表证、风热表证，均可使用。

【药理】葛根有解热、扩张血管、降低心肌耗氧量、降压、改善微循环、抑制血小板凝集、解痉等作用。

10. 淡豆豉

【功效】解表除烦，宣发郁热。

第七单元 清热药

细目一 概述

◎ 要点一 清热药的分类，各类清热药的功效与主治病证

清热药根据其性能及主治病证，主要分为清热泻火、清热燥湿、清热凉血、清热解毒、清虚热五类。清热泻火药主治气分实热证及脏腑火热证；清热燥湿药主治湿热证；清热凉血药主治热入营血及血热证；清热解毒药主治火热毒证；清虚热药主治虚热证及温病后期，余邪未尽。

◎ 要点二 清热药的配伍方法

使用清热药，首先要辨别热证的虚实。若里热兼有表证者，当先解表或表里同治；气血两燔

者，宜气血两清；里热兼阴虚者，应兼以滋阴；里热积滞者，当配以泻下；兼脾胃虚弱者，应辅以补脾。

◎ 要点三 清热药的使用注意事项

本类药物性多寒凉，易伤脾胃，故脾胃气虚，食少便溏者慎用；苦燥药物易化燥伤阴，热证伤阴或阴虚患者慎用；阴盛格阳、真寒假热之证忌用；使用本类药物，中病即止，以免克伐太过损伤正气。

细目二 清热泻火药

◎ 要点

1. 石膏

【性能】甘、辛，大寒。归肺、胃经。

【功效】生用：清热泻火，除烦止渴；煅用：敛疮，生肌，收湿，止血。

【应用】

（1）温热病气分实热证。本品甘寒，清热泻火力强，并能除烦止渴，为清泻肺、胃二经气分实热的要药。常与知母相须为用，如白虎汤。

（2）肺热喘咳证。本品善清肺热，常与麻黄等同用，如麻杏甘石汤。

（3）胃火牙痛、头痛，实热消渴。本品入胃经，善泻胃火，与升麻、黄连等同用，如清胃散。治胃火头痛，可与川芎同用。

（4）溃疡不敛，湿疹瘙痒，水火烫伤，外伤出血等。煅石膏外用。

【用法】生石膏煎服，先煎。煅石膏研末撒敷患处。

【使用注意】脾胃虚寒及阴虚内热者忌用。

【配伍意义】石膏配知母：石膏甘辛大寒，质重，入肺经，善清肺经实热；入胃经，能清泻胃火。知母苦甘寒，质润，上能清肺热而泻火，中善泻胃火而止渴，下能泻相火、滋肾燥。两药伍用，清热泻火，除烦止渴之力增强。适用于温热病气分热盛而见壮热、烦渴、汗出、脉洪大等。

【药理】石膏有解热、镇静、缩短凝血时间、降血糖等作用。煅石膏粉尚有生肌作用。

2. 知母

【性能】苦、甘，寒。归肺、胃、肾经。

【功效】清热泻火，滋阴润燥。

【应用】

（1）气分实热，烦渴。善治外感热病，高热烦渴，常与石膏同用，如白虎汤。为清泻肺、胃二经气分实热的要药。

（2）肺热燥咳。本品能清肺火，润肺燥，能治肺热或肺燥咳嗽。

（3）骨蒸潮热。本品滋阴降火，常与黄柏相须为用，如知柏地黄丸。

（4）内热消渴。治阴虚内热消渴，常配天花粉、葛根，如玉液汤。

（5）肠燥便秘。常配伍生地黄、玄参，如增液汤。

【用法】煎服，清热泻火宜生用，滋阴润燥宜盐水炙用。

【使用注意】本品性寒质润，有滑肠作用，故脾虚便溏者不宜使用。

【鉴别用药】石膏与知母：二药均能清热泻火，除烦止渴，常用于温病气分实热证及肺热咳嗽等。但石膏清解力强，重在清泻火热，并偏重于清泻肺胃实火，常用于肺热喘咳、胃火牙痛等，煅石膏外用还能收敛生肌；知母则滋阴润燥力强，重在滋润肺、胃、肾阴，常用于阴虚火旺证。

【配伍意义】

（1）知母配黄柏：知母性寒质润，功善泻肾火，滋肾阴，退骨蒸；黄柏苦寒沉降，长于泻肾火，退虚热。两药伍用，增强泻肾火，滋肾阴，退虚热的作用。适用于阴虚火旺之骨蒸潮热、盗汗遗精。

（2）知母配川贝母：两者皆能清肺润燥，其中知母苦甘，性寒质润，长于泄肺热，润肺燥，生津养阴；川贝母味苦甘，性寒质润，尤善润肺止咳，兼能清肺化痰。两药伍用，相得益彰，既增强清肺润燥之力，又能化燥痰、养肺阴。适用于燥热犯肺或阴虚生燥之干咳无痰，或痰少质黏，咳吐不利。

3. 芦根

【功效】清热泻火，生津止渴，除烦，止呕，利尿。

【主治病证】热病烦渴；胃热呕哕；肺热咳嗽，肺痈吐脓；热淋涩痛。

4. 天花粉

【功效】清热泻火，生津止渴，消肿排脓。

【主治病证】热病烦渴；肺热燥咳；内热消渴；疮疡肿毒。

【使用注意】不宜与乌头类药材同用。

【鉴别用药】芦根与天花粉均为清热泻火药，均具有清热泻火、生津止渴的功效，用于热病烦渴、消渴、肺热咳嗽等证。但芦根还能止呕、利尿，用于胃热呕逆、肺痈吐脓、热淋涩痛。天花粉还能消肿排脓，用于痈肿疮疡。

5. 淡竹叶

【功效】清热泻火，除烦止渴，利尿通淋。

【主治病证】热病烦渴；口疮尿赤，热淋涩痛。

6. 栀子

【性能】苦，寒。归心、肺、三焦经。

【功效】泻火除烦，清热利湿，凉血解毒；外用消肿止痛。焦栀子：凉血止血。

【应用】

（1）热病心烦。本品清泻三焦火邪而除烦，每与淡豆豉合用，如栀子豉汤。

（2）湿热黄疸。常与茵陈、大黄合用，如茵陈蒿汤。

（3）热淋涩痛。常配车前子、滑石同用，如八正散。

（4）血热吐衄。入血分，能凉血止血。配黄芩、黄连、黄柏同用，治疗三焦火盛迫血妄行之吐血、衄血，如黄连解毒汤。

（5）目赤肿痛。治肝胆火热上攻之目赤肿痛，常配大黄，如栀子汤。外用治扭挫伤痛。

（6）火毒疮疡。可与金银花、蒲公英配伍。

【用法】煎服。外用生品适量，研末调敷。

【配伍意义】

（1）栀子配淡豆豉：栀子长于清心泻火除烦；淡豆豉长于解表除烦，宣发郁热。两药伍用，清热除烦作用增强。适用于外感热病，邪热内郁胸中，心中懊忱，烦热不眠。

（2）栀子配茵陈：栀子善泻火除烦，清热利湿；茵陈长于清热利湿，利胆退黄。两药伍用，清热利湿、利胆退黄作用增强，可导湿热从小便而去，为治疗湿热黄疸常用药对。

【药理】栀子有抗病毒、抗内毒素、解热、抗炎、利胆和保肝等作用。大剂量栀子及其有效成分对肝脏有一定毒性作用。

7. 夏枯草

【性能】辛、苦，寒。归肝、胆经。

【功效】清热泻火，明目，散结消肿。

【应用】

（1）目赤肿痛，头痛眩晕，目珠夜痛。可单用，也可配伍应用。

（2）瘰疬，瘿瘤，乳痈，乳癖。可单用煎服或入复方用。

（3）乳痈肿痛。常与蒲公英同用。

8. 决明子

【功效】清热明目，润肠通便。

【主治病证】目赤肿痛，羞明多泪，目暗不明；头痛，眩晕；肠燥便秘。

【用法】煎服；用于润肠通便，不宜久煎。

细目三 清热燥湿药

◎ 要点

1. 黄芩

【性能】苦，寒。归肺、胆、脾、大肠、小肠经。

【功效】清热燥湿，泻火解毒，止血，安胎。

【应用】

（1）湿温，暑湿，胸闷呕恶，湿热痞满，黄疸泻痢等。善清肺、胃、胆及大肠之湿热，尤善清中上焦湿热。治湿温、暑湿，常与滑石、豆蔻、通草等配伍，如黄芩滑石汤。

（2）肺热咳嗽，高热烦渴。本品善清肺火及上焦实热，可单用或入复方。

（3）血热吐衄。用治火热炽盛迫血妄行之吐血、衄血等，配大黄，如大黄汤。

（4）痈肿疮毒。常与黄连、栀子同用，如黄连解毒汤。

（5）胎动不安。具有清热安胎之功，多用于热盛胎动不安。

【用法】煎服。清热多生用，安胎多炒用，清上焦热多酒炙用，止血可炒炭用。

2. 黄连

【性能】苦，寒。归心、脾、胃、肝、胆、大肠经。

【功效】清热燥湿，泻火解毒。

【应用】

（1）湿热痞满，呕吐吞酸。本品大苦大寒，尤长于清中焦湿热，并能解毒。治湿热痞满，常与黄芩、干姜、半夏配伍，如半夏泻心汤。治肝火犯胃，常与吴茱萸同用，即左金丸。

（2）湿热泻痢。为治疗泻痢要药，与木香同用以调气行滞，如香连丸；或配葛根、黄芩、甘草同用，即葛根芩连汤。

（3）高热神昏，心烦不寐，血热吐衄。本品泻火解毒力强，可用治多种热毒病证。善清心经实火，可治心火亢盛证。

（4）痈肿疖疮，目赤牙痛。治胃火炽盛牙痛，可与升麻、生地黄等配伍，如清胃散。

（5）消渴。治胃火盛之消渴证，常与麦冬等同用。

（6）外治湿疹、湿疮、耳道流脓。

【用法】煎服。外用适量。

【配伍意义】

（1）黄连配木香：黄连善清热燥湿而止泄痢；木香善调中宣滞、行气止痛。两药伍用，共奏清热燥湿、行气导滞之功。适用于胃肠湿热积滞之痢疾、腹痛、里急后重。

（2）黄连配吴茱萸：吴茱萸辛热，能疏肝气郁滞、降逆止呕，兼能制酸止痛；黄连清泻肝火、胃热，使肝火得清、胃火得降。两药合用，既疏理肝郁，使肝气调达，郁结得开，又取其下气之用，以和胃降逆；吴茱萸并能反佐以制黄连之寒，可引黄连入肝经，使泻火而无凉遏之弊。二药配伍共收清泻肝火、降逆止呕之效。适用于治疗肝郁化火，肝胃不和所致之胁痛口苦、呕吐吞酸等。

（3）黄连配半夏：黄连苦寒，善清热燥湿，泻火解毒；半夏辛温，善燥湿化痰，降逆消痞。两药伍用，寒热互用以和阴阳，辛开苦降以调气机，除湿热而化痰浊，有泄热和胃、降逆消痞、开胸涤痰之功。适用于痰热互结，气机失畅所致的胸腹闷胀、心下痞满、呕吐呃逆。

（4）黄连配瓜蒌（皮）：黄连味苦，性寒，清热燥湿，泻火解毒；瓜蒌味甘，性寒，清热涤痰，宽胸散结。瓜蒌宽胸理气可助黄连清热燥湿之功，黄连苦寒折热可长瓜蒌清热涤痰之效。二者相配，清化热痰、宽胸理气功效增强。

【药理】黄连有抗病原微生物、抗细菌内毒素、抗炎、解热、抗腹泻与降血糖作用；尚具有抗胃溃疡、利胆、保肝、抗胰腺炎以及抗肿瘤等作用。小檗碱还有抗动脉粥样硬化、抗心肌缺血、抗心律失常及抗脑缺血等作用。

3. 黄柏

【性能】苦，寒。归肾、膀胱经。

【功效】清热燥湿，泻火除蒸，解毒疗疮。

【应用】

（1）湿热带下，热淋涩痛。本品尤长于清泻下焦湿热。常用治湿热带下、热淋。

（2）湿热泻痢，黄疸。善除大肠湿热以治痢，配白头翁、黄连等，如白头翁汤。

（3）湿热脚气，痿躄。治湿热下注，足膝肿痛、痿躄等证，常配苍术、牛膝，如三妙丸。

（4）骨蒸劳热，盗汗，遗精。本品长于清相火，退虚热，常与知母相须为用。

（5）疮疡肿毒，湿疹瘙痒。内服外用均可。

【用法】煎服。外用适量。

【鉴别用药】黄芩、黄连、黄柏：三药均能清热燥湿，泻火解毒，常用于多种湿热、火热及热毒病证。但黄芩善清上焦热邪，并善清肺热及少阳胆经之热，用于肺热咳嗽证邪在少阳，寒热往来，兼能凉血止血、清热安胎，可用于血热出血与胎热不安等证；黄连清热燥湿与泻火解毒力尤强，为湿热泻痢要药，善清中焦热邪，善泻心火、清胃火，为治心、胃火热证常用之品；黄柏善清下焦热邪，多用于下焦湿热证，并能退虚热，可用于阴虚发热证。

【配伍意义】黄柏配苍术：苍术辛散、苦温燥湿；黄柏苦寒清热燥湿，作用偏下焦。两者伍用，一温一寒，相制相成，治疗湿热下注，下肢水肿，脚气痿躄等证。

4. 龙胆

【功效】清热燥湿，泻肝胆火。

【主治病证】湿热黄疸，阴肿阴痒，带下，湿疹瘙痒；肝火头痛，目赤耳聋，胁痛口苦；惊风抽搐。

【鉴别用药】栀子、龙胆：二药均为苦寒之品，归肝经。功效清热泻火，除湿，均可治肝火头痛、目赤肿痛及湿热黄疸、胁痛口苦。栀子清三焦火热，重在泻心火除烦，治热病心烦、躁扰不宁；还能凉血止血，治血热妄行的多种出血；解毒消肿，又可治火毒疮疡、扭挫肿痛；性寒不燥，重在清利湿热，可治热淋、血淋。龙胆苦寒性燥，主入肝、胆经，清热燥湿泻火，以清下焦及肝胆湿热和清泻肝胆实火为核心，又治湿热带下、阴肿阴痒、湿疹瘙痒及肝胆火盛之高热惊厥。

5. 秦皮

【功效】清热燥湿，收涩止痢，止带，明目。

6. 苦参

【功效】清热燥湿，杀虫，利尿。

【主治病证】湿热泻痢，便血，黄疸；湿热带下，阴肿阴痒，湿疹湿疮，皮肤瘙痒，疥癣；湿热淋证，小便不利。

【使用注意】脾胃虚寒者忌用，反藜芦。

7. 白鲜皮

【功效】清热燥湿，祛风解毒。

细目四 清热解毒药

◎ 要点

1. 金银花

【性能】甘，寒。归肺、心、胃经。

【功效】清热解毒，疏散风热。

【应用】

（1）痈肿疔疮。为治一切内痈外痈的要药。还可用治肠痈、肺痈。

（2）外感风热，温病初起。本品善散肺经热邪，透热达表，常与连翘相须为用，如银翘散。也善清心、胃热毒，有透营转气之功，如清营汤。

（3）热毒血痢。本品有清热解毒、凉血、止痢之效。单用浓煎有效，或配黄芩、黄连、白头翁等同用。

此外，尚可用治咽喉肿痛，小儿热疮及痱子。

【配伍意义】

（1）金银花配连翘：两药均善清热解毒，疏散风热。相须为用，不仅透热解表、清热解毒之力增加，还能疏通气血，宣导十二经脉之气血凝滞，以达消肿散结止痛之效。适用于外感风热或温病初起表里俱热者，四时感冒证属于风热者，疮疡、痈疖有红肿热痛属于阳证者，风热上攻所致头痛、咽喉肿痛、目赤流泪及风热痒疹等证。

（2）金银花配当归：金银花善于清热解毒，兼能凉血；当归长于养血活血，且擅止痛。两药相配，共奏清热解毒、凉血散瘀、通脉止痛之功，使热毒解、血脉通、肿痛消。适用于热毒炽盛之脱疽、痈疽发背初起、肠痈等症。

【药理】金银花有明显抗炎和解热作用，还有促进白细胞吞噬能力、提高淋巴细胞转化率、抑制多种皮肤真菌、抗内毒素等作用。

2. 连翘

【性能】苦，微寒。归肺、心、小肠经。

【功效】清热解毒，消肿散结，疏散风热。

【应用】

（1）痈肿疮毒，瘰疬痰核。本品有"疮家圣药"之称。

（2）风热外感，温病初起。本品长于清心火，散上焦风热，常与金银花等相须为用，如银翘散。

【鉴别用药】金银花与连翘：二药均能清热解毒，疏散风热，常相须为用，治疗痈肿疮毒、外感风热与温病初起。但金银花疏散风热之力较强，并能凉血止痢，还可用于热毒血痢证；连翘清心解毒之力强，能消痈散结，为"疮家圣药"，并可治瘰疬痰核。

3. **穿心莲**

【功效】泻火解毒，清热燥湿，凉血，消肿。

【用法用量】煎服，6~9g。煎剂易致呕吐，故多作丸、散、片剂。外用适量。

【使用注意】不宜多服久服；脾胃虚寒者不宜用。

4. **大青叶**

【性能】苦，寒。归心、胃经。

【功效】清热解毒，凉血消斑。

【应用】

（1）热入营血，温毒发斑。本品有较强清热解毒、凉血消斑作用。

（2）喉痹口疮，痄腮丹毒，疮痈。本品能清火解毒，利咽消肿。

5. **板蓝根**

【功效】清热解毒，凉血利咽。

【主治病证】外感发热，温病初起，咽喉肿痛；温毒发斑，大头瘟疫，痄腮，丹毒，痈肿疮毒。

【药理】板蓝根有抑菌、抗病毒、抗内毒素作用，尚可增强免疫功能。靛玉红有抗肿瘤、破坏白血病细胞等作用。

6. **青黛**

【功效】清热解毒，凉血消斑，泻火定惊。

【主治病证】温毒发斑，血热吐衄；咽痛口疮，痄腮，喉痹，火毒疮疡；咳嗽胸痛，痰中带血；暑热惊痫，肝风抽搐。

【用法用量】入丸散，1~3g。本品难溶于水，一般作散剂冲服，或入丸剂服用。外用适量。

【鉴别用药】大青叶、板蓝根、青黛：三药大体同出一源，功效亦相近，皆有清热解毒、凉血消斑之功效。相比较而言，大青叶凉血消斑力强，板蓝根解毒利咽效佳，青黛清肝定惊功著。

7. **贯众**

【功效】清热解毒，止血，杀虫。

【主治病证】风热感冒，热毒斑疹；血热出血，虫积。

8. **蒲公英**

【性能】苦、甘，寒。归肝、胃经。

【功效】清热解毒，消肿散结，利尿通淋。

【应用】

（1）痈肿疔毒，乳痈内痈。为清热解毒、消痈散结之佳品，为治疗乳痈要药。也可治痈肿疔毒、肠痈、肺痈和咽喉肿痛。

（2）热淋涩痛，湿热黄疸。治黄疸可配茵陈、栀子等，治热淋可配金钱草、白茅根等。

【鉴别用药】蒲公英、紫花地丁：二药均能清热解毒，消肿散结，用于外科热毒痈疡，常配伍同用。蒲公英主入胃经，善治痈肿、乳痈，又能利水通淋，治淋证、黄疸及小便不利。紫花地丁味兼辛，有散结之功，归心、肝经，故善治疔疮。

9. **紫花地丁**

【功效】清热解毒，凉血消肿。

10. **土茯苓**

【功效】解毒，除湿，通利关节。

【主治病证】杨梅毒疮，肢体拘挛；淋浊带下；痈肿疮毒。

11. **鱼腥草**

【性能】辛，微寒。归肺经。

【功效】清热解毒，消痈排脓，利尿通淋。

【应用】

（1）肺痈吐脓，肺热咳嗽。本品以清肺热见长，又具消痈排脓之功，故为治疗肺痈之要药。还可用治肺热咳嗽。

（2）热毒疮痈。常与蒲公英、金银花同用。

（3）湿热淋证。可与金钱草、海金沙、石韦等同用。

12. 射干

【性能】苦，寒。归肺经。

【功效】清热解毒，消痰，利咽。

【应用】

（1）咽喉肿痛。本品清热解毒，利咽消肿，为治咽喉肿痛常用之品。可与黄芩、马勃等配伍应用。

（2）痰盛咳喘。常与桑白皮、桔梗配伍应用。

【使用注意】孕妇慎用。

【配伍意义】麻黄配射干：麻黄长于宣肺平喘；射干功善祛痰利咽。两药伍用，共达宣肺祛痰，止咳平喘之功。适用于寒饮郁肺，气逆而喘，喉中痰鸣如水鸡声、胸膈满闷等症。

13. 山豆根

【功效】清热解毒，利咽消肿。

【主治病证】咽喉肿痛；牙龈肿痛。

【用法用量】煎服，3～6g。外用适量。

【使用注意】本品有毒，过量服用易引起恶心、呕吐、腹泻、胸闷、心悸等，故用量不宜过大。

14. 马勃

【功效】清热解毒，利咽，止血。

15. 白头翁

【性能】苦，寒。归胃、大肠经。

【功效】清热解毒，凉血止痢。

【应用】热毒血痢。本品为治热毒血痢良药，如白头翁汤。配伍温中收涩药，亦可治赤痢日久。

常与秦皮配伍，煎汤外洗，又可治疗阴痒带下。

【鉴别用药】白头翁、鸦胆子：二药均为苦寒之品，主归大肠经，清热解毒，止痢，善治热毒血痢，是治疗菌痢的常用药。白头翁苦寒降泄，能凉血止痢，清肠胃湿热及血分热毒，治热毒血痢及湿热痢疾。鸦胆子苦寒有小毒，兼归肝经，长于燥湿，除治热毒血痢外，亦治冷积久痢（休息痢），又能截疟，治各型疟疾；外用有腐蚀赘疣作用，可用于赘疣、鸡眼等。

16. 马齿苋

【功效】清热解毒，凉血止血，止痢。

17. 鸦胆子

【功效】清热解毒，止痢，截疟；外用腐蚀赘疣。

【用法用量】内服，0.5～2g，以干龙眼肉包裹或装入胶囊吞服，亦可压去油制成丸剂、片剂服，不宜入煎剂。外用适量。

【使用注意】本品有毒，对胃肠道及肝肾均有损害，内服需严格控制剂量，不宜多用、久服。外用注意用胶布保护好周围的正常皮肤，以防止对正常皮肤的刺激。孕妇及小儿慎用。胃肠出血及肝肾病患者，应忌用或慎用。

18. 白花蛇舌草

【功效】清热解毒消痈，利湿通淋。

【主治病证】痈肿疮毒，咽喉肿痛，毒蛇咬伤；热淋涩痛。

19. 熊胆粉

【功效】清热解毒，清肝明目，息风止痉。

【用法用量】内服，0.25～0.5g，人工熊胆粉1～2g，入丸、散。外用适量，调涂患处。

20. 大血藤

【功效】清热解毒，活血，祛风止痛。

【鉴别用药】大血藤、败酱草：二药均能清热解毒，活血消痈，擅长治疗肠痈，亦可治产后瘀滞腹痛、闭经等。大血藤清热解毒力较强，又有祛风止痛作用，可治风湿痹痛及跌打损伤。败酱草以消痈排脓见长，又可治肺痈、疮痈。

21. 败酱草

【功效】清热解毒，消痈排脓，祛瘀止痛。

22. 山慈菇

【功效】清热解毒，化痰散结。

23. 漏芦

【功效】清热解毒,消痈,下乳,舒筋通脉。

24. 野菊花

【功效】清热解毒,泻火平肝。

细目五 清热凉血药

◎ 要点

1. 生地黄

【性能】甘,寒。归心、肝、肾经。

【功效】清热凉血,养阴生津。

【应用】

(1) 热入营血,温毒发斑,吐血衄血。本品为清热、凉血、止血要药。常用治温热病入营血证,如清营汤;也可用治血热出血证。

(2) 阴虚内热,骨蒸劳热。也可用治温病后期,余热未尽,阴津已伤,夜热早凉。

(3) 津伤口渴,内热消渴,肠燥便秘。

【使用注意】脾虚湿滞,腹满便溏者不宜使用。

【配伍意义】生地黄配玄参:生地黄清热生津,凉血止血;玄参滋阴降火,凉血解毒。两药相配,清热凉血、养阴生津之力增强。适用于热入血分之吐血衄血、发热谵语,热病阴伤之心烦口渴,虚火上炎之咽喉肿痛,阴虚内热之消渴。

2. 玄参

【性能】甘、苦、咸,微寒。归肺、胃、肾经。

【功效】清热凉血,泻火解毒,滋阴。

【应用】

(1) 温邪入营,内陷心包,温毒发斑。治温病热入营分,如清营汤;治温病邪陷心包,神昏谵语,如清宫汤。

(2) 热病伤阴,津伤便秘,骨蒸劳嗽。治津伤便秘,常配生地黄、麦冬,如增液汤。

(3) 目赤咽痛,瘰疬,白喉,痈肿疮毒。

【使用注意】脾胃虚寒,食少便溏者不宜服用。反藜芦。

【鉴别用药】生地黄与玄参:二药均能清热凉血,养阴生津,适用于热入营血、热病伤阴、阴虚内热等证。但玄参泻火解毒力强,可用于痈肿疮毒、咽喉肿痛;生地黄清热凉血作用较强,故血热出血、内热消渴多用。

3. 牡丹皮

【性能】苦、辛,微寒。归心、肝、肾经。

【功效】清热凉血,活血祛瘀。

【应用】

(1) 温毒发斑,血热吐衄。治血热出血,可与生地黄、赤芍等配伍。

(2) 温病伤阴,余邪未尽,夜热早凉,无汗骨蒸。为治无汗骨蒸之要药,常配鳖甲、青蒿等药同用,如青蒿鳖甲汤。

(3) 血滞经闭,痛经,跌打伤痛。

(4) 痈肿疮毒。

【使用注意】血虚有寒、月经过多及孕妇不宜使用。

4. 赤芍

【性能】苦,微寒。归肝经。

【功效】清热凉血,散瘀止痛。

【应用】

(1) 温毒发斑,血热吐衄。本品凉血、止血、散瘀消斑。善清肝火。

(2) 目赤肿痛,痈肿疮毒。

(3) 经闭痛经,癥瘕腹痛,跌打损伤。多配入复方使用。

【使用注意】血寒经闭不宜使用。反藜芦。

【鉴别用药】牡丹皮与赤芍:二药均味苦性微寒,均具有清热凉血、活血散瘀的功效。同可用于治疗热入营血,斑疹吐衄;血滞经闭,痛经癥瘕,跌打瘀肿,痈肿疮毒等证。不同的是,牡丹皮兼辛味,清热凉血并能清透阴分伏热,可用于温热病后期,邪伏阴分,夜热早凉及肠痈腹痛等证。而赤芍苦泄,散瘀止痛力强,血滞诸证尤为多用,并能泻肝火,用于肝热目赤肿痛。

【配伍意义】赤芍配牡丹皮:二者皆能清热凉血、活血散瘀。赤芍以凉血散瘀见长,牡丹皮并能清透阴分伏热。两药配伍，凉血活血之力增强。适用于温热病热入营血之吐血、衄血、发斑，妇女血热、血瘀闭经、月经不调等。

5. 紫草

【功效】清热凉血，活血消斑，解毒透疹。

【主治病证】温病血热毒盛，斑疹紫黑，麻疹不透；疮疡，湿疹，水火烫伤。

【使用注意】性寒而滑利，脾虚便溏者忌服。

6. 水牛角

【功效】清热凉血，解毒，定惊。

【主治病证】温病高热，神昏谵语，惊风，癫狂；血热妄行斑疹、吐衄；痈肿疮疡，咽喉肿痛。

【用法】镑片或粗粉煎服，宜先煎3小时以上。水牛角浓缩粉冲服，每日2次。

细目六 清虚热药

◎ 要点

1. 青蒿

【性能】苦、辛，寒。归肝、胆经。

【功效】清透虚热，凉血除蒸，解暑，截疟。

【应用】

（1）温邪伤阴，夜热早凉。本品长于清透阴分伏热，可治温病后期，余热未清，夜热早凉，热退无汗之证，或热病后低热不退之证，常与鳖甲、知母等同用，如青蒿鳖甲汤。

（2）阴虚发热，劳热骨蒸。本品退虚热、除骨蒸，常配秦艽、鳖甲、知母等。

（3）暑热外感，发热口渴。

（4）疟疾寒热。本品有截疟与解除疟疾寒热之功，可单用较大剂量鲜品捣汁服。

【用法】煎服，不宜久煎；或鲜用绞汁服。

【使用注意】脾胃虚弱，肠滑泄泻者忌服。

【配伍意义】

（1）青蒿配鳖甲：青蒿气味辛寒，长于透达阴分伏热；鳖甲咸寒属阴，功专滋阴潜阳，善清阴分余热。两药配伍，养阴与透热并进。适用于温病后期，邪伏阴分，夜热早凉，热退无汗，口干咽燥，舌红少苔，脉细数等。

（2）青蒿配黄芩：青蒿芳香透散，善清热截疟；黄芩苦寒燥湿，善清泄湿热。二药配伍，增强清热燥湿截疟之力。适用于温疟及湿热郁遏少阳，寒热如疟，胸痞作呕等症。

【药理】青蒿素有显著抗疟作用，还有抑菌、抗病毒、利胆、解热、镇痛、抗炎、抗肿瘤、降血压、抗心律失常、镇咳、祛痰、平喘等作用。

2. 白薇

【功效】清虚热，凉血，利尿通淋，解毒疗疮。

3. 地骨皮

【性能】甘，寒。归肺、肝、肾经。

【功效】凉血除蒸，清肺降火。

【应用】

（1）阴虚发热，盗汗骨蒸。本品善清虚热，除有汗之骨蒸。

（2）肺热咳嗽。本品清泄肺热，常与桑白皮、甘草同用，如泻白散。

（3）血热出血证。本品清血热而止血，常与白茅根、侧柏叶等同用。

此外，本品于清热除蒸泻火之中，尚能生津止渴，常与生地黄、天花粉、五味子等同用，可治内热消渴。

【鉴别用药】牡丹皮与地骨皮：二药均能清热凉血，退虚热，均可治血热吐衄、阴虚发热证。前人虽有"丹皮治无汗骨蒸，地骨皮治有汗骨蒸"之说，但对阴虚发热证，无论有汗、无汗均可应用，并常相须为用。牡丹皮长于清热凉血，常用治热入营血证，又能活血化瘀，用于多种瘀血证以及肠痈、痈疡肿毒等证；地骨皮则长于清退虚热，多用于虚热证，并能清泄肺热，可用于肺热咳嗽，以及内热消渴证。

【配伍意义】地骨皮配桑白皮：地骨皮功能清泄肺热，凉血退蒸；桑白皮重泄肺热而平喘。两药伍用，共奏清泄肺热、止咳平喘之功，清肺热而不伤阴,护阴液而不恋邪。适用于肺热咳喘、痰多稠黏、身热口渴者。

4. 银柴胡

【功效】清虚热,除疳热。

5. 胡黄连

【功效】退虚热,除疳热,清湿热。

【鉴别用药】黄连与胡黄连:二药均能清湿热,善除胃肠湿热,可用于湿热泻痢。但黄连清热燥湿与泻火解毒力强,并长于清心、胃之火,常用于多种热毒病症,以及心、胃火热证等。胡黄连长于退虚热、除疳热,可用于阴虚发热与小儿疳积证等;清热燥湿,善治痔疮肿痛。

第八单元 泻下药

细目一 概 述

◎ 要点一 攻下药、润下药与峻下逐水药的性能特点、主治病证

泻下药分为攻下药、润下药、峻下逐水药三类。泻下药多为沉降之品,主归大肠经。主要有泻下通便作用,适用于大便秘结、胃肠积滞、实热内结及水肿停饮等里实证。其中攻下药多苦寒沉降,主入胃肠经;既有较强的攻下通便作用,又有清热泻火之效,主要适用于大便秘结、燥屎坚结及实热积滞之证。润下药多为植物种子和种仁,富含油脂,味甘质润,多入脾、大肠经,能润滑大肠,促使排便而不峻泻,泻下通便作用和缓;主要适用于年老津枯、产后血虚、热病伤津及失血等所致的肠燥津枯便秘。峻下逐水药大多苦寒有毒,药力峻猛,服药后引起剧烈腹泻,有的兼能利尿,使体内潴留的水饮通过二便排出体外,消除肿胀;主要适用于全身水肿,大腹胀满,以及停饮等正气未衰之证。

◎ 要点二 泻下药的配伍方法

应根据里实证的兼证及病人的体质,进行适当的配伍。兼有表邪者,当先解表后攻里,必要时可与解表药同用,表里双解,以免表邪内陷;兼有正虚者,应与补益药同用,攻补兼施,使攻邪而不伤正;本类药亦常配伍行气药,以加强泻下导滞作用;若属热积还应配伍清热药;属寒积者应与温里药同用。

◎ 要点三 泻下药的使用注意事项

使用泻下药中的攻下药、峻下逐水药时,因其作用峻猛,或有毒性,易伤正气及脾胃,故年老体虚、脾胃虚弱者当慎用;妇女胎前产后及月经期应忌用;应用作用较强的泻下药时,当奏效即止,慎勿过剂,以免损伤胃气;应用作用峻猛而有毒性的泻下药时,一定要严格炮制法度,控制用量,避免中毒现象发生,确保用药安全。

细目二 攻下药

◎ 要点

1. 大黄

【性能】苦,寒。归脾、胃、大肠、肝、心包经。

【功效】泻下攻积,清热泻火,凉血解毒,逐瘀通经,除湿退黄。

【应用】

(1)积滞便秘。本品有较强泻下作用,能荡涤胃肠积滞,为治疗积滞便秘之要药,尤适于实热便秘,常与芒硝、枳实等相须为用,如大承气汤。

(2)血热吐衄,目赤咽肿,牙龈肿痛。本品善于清泻上炎之火,兼能止血,常与黄连、黄芩同用,如泻心汤。

（3）热毒疮疡，肠痈，烧烫伤。本品内服外用均可。内服能清热解毒，并借其泻下通便作用，使热毒下泄。

（4）瘀血诸证。本品有较好的活血逐瘀通经作用，为治疗瘀血证的常用药物。

（5）湿热痢疾、黄疸、淋证。如茵陈蒿汤、八正散。

【用法用量】煎服，3~15g。用于泻下不宜久煎。外用适量。

【使用注意】脾胃虚弱者慎用；孕妇及月经期、哺乳期妇女慎用。

【鉴别用药】大黄几种炮制品：生大黄攻下力强，又可清热泻火、凉血、利湿，常用于热结便秘、热毒疮疡、湿热蕴结等；熟大黄泻下力较缓，泻火解毒，用于热毒疮肿；酒大黄善清上焦血分热毒，用于目赤咽肿、齿龈肿痛，亦可活血，用于瘀血病证；大黄炭凉血化瘀止血，用于血热有瘀出血证。

【配伍意义】

（1）大黄配芒硝：大黄苦寒，可荡涤肠胃，泄热通便力强；芒硝咸苦寒，其性降泄，泄热软坚通便。二药配伍，相辅相成，泄热导滞，攻下破积，用于实热积滞，大便燥结。

（2）大黄配附子：大黄泻下通便，荡涤里实积滞；附子辛热以温里散寒，止寒凝腹胁疼痛。两者相伍，泻下以祛积滞，温里以祛寒实，善治寒实积滞、便秘腹痛。

【药理】大黄有泻下、止血、保肝、利胆、促进胰液分泌、抑制胰酶活性、保护胰岛功能、抗胃及十二指肠溃疡、抗菌、免疫调节等作用。尚可扩张血管、抗心肌缺血、降血脂、解热、抗炎、利尿、抗肿瘤、改善肾功能、抗氧化。

2. 芒硝

【性能】咸、苦，寒。归胃、大肠经。

【功效】泻下通便，润燥软坚，清热消肿。

【应用】

（1）积滞便秘。本品泻热通便，润燥软坚，对实热积滞、大便燥结，常与大黄相须为用，如大承气汤、调胃承气汤。

（2）咽痛口疮、目赤肿痛、乳痈疮肿。外敷尚可回乳。

【用法用量】内服，6~12g，冲入药汁内或开水溶化后服。外用适量。

【使用注意】孕妇及哺乳期妇女慎用，不宜与硫黄、三棱同用。

【鉴别用药】大黄与芒硝：二药均能泻热通便，外用均能清热消肿，常相须为用治疗肠燥便秘，并可治痈疮肿毒。但大黄味苦，泻下力强，有荡涤肠胃之功，为治疗热结便秘之主药；另清热泻火力强，并能止血、解毒、活血祛瘀、清利湿热，可用于温病热毒、血热出血、瘀血证、湿热黄疸与淋证等。芒硝味咸，可软坚泻下，善除燥屎坚结；外用治疗咽喉肿痛、疮疡、目赤等证。

3. 番泻叶

【功效】泻热行滞，通便，利水。

【用法用量】煎服，2~6g，宜后下或开水泡服。

【使用注意】妇女哺乳期、月经期及孕妇慎用。

4. 芦荟

【用法用量】宜入丸散服，口服每次2~5g。外用适量。

【使用注意】脾胃虚弱，食少便溏及孕妇忌用。

细目三 润下药

◎ 要点

1. 火麻仁

【功效】润肠通便。

【主治病证】肠燥便秘。

【用法用量】煎服，10~15g，打碎入煎。

2. 郁李仁

【功效】润肠通便，下气利水。

【主治病证】肠燥便秘；水肿胀满，脚气浮肿。

【使用注意】孕妇慎用。

3. 松子仁

【功效】润肠通便，润肺止咳。

【主治病证】肠燥便秘；肺燥干咳。

细目四 峻下逐水药

◎ 要点

1. 甘遂

【功效】泻水逐饮，消肿散结。

【主治病证】水肿，鼓胀，胸胁停饮；风痰癫痫；疮痈肿毒。

【用法用量】入丸、散服，每次 0.5～1.5g。外用适量，生用。内服醋制用，以减低毒性。

【使用注意】虚弱者及孕妇忌用。不宜与甘草同用。

2. 京大戟

【功效】泻水逐饮，消肿散结。

【用法用量】煎服，1.5～3g；入丸散剂，每次 1g。外用适量，生用。内服醋制用，以减低毒性。

【使用注意】虚弱者及孕妇忌用。不宜与甘草同用。

3. 芫花

【功效】泻水逐饮；外用杀虫疗疮。

【用法用量】煎服，1.5～3g。入丸散剂，每次 0.6～0.9g。外用适量。内服醋制用，以降低毒性。

【使用注意】虚弱者及孕妇忌用。不宜与甘草同用。

4. 牵牛子

【功效】泻水通便，消痰涤饮，杀虫攻积。

【主治病证】水肿，鼓胀；痰饮喘咳；虫积腹痛。

【用法用量】煎服，3～6g。入丸散剂，每次 1.5～3g。本品炒用药性减缓。

【使用注意】孕妇忌用。不宜与巴豆、巴豆霜同用。

5. 巴豆霜

【功效】峻下冷积，逐水退肿，豁痰利咽；外用蚀疮。

【主治病证】寒积便秘；腹水鼓胀；喉痹痰阻；痈肿脓成未溃、疥癣恶疮。

【用法用量】入丸散，每次 0.1～0.3g。外用适量。

【使用注意】孕妇及体弱者忌用。不宜与牵牛子同用。

【药理】巴豆霜有泻下、抗肿瘤、抗炎、抗菌作用。巴豆油主要含有毒性球蛋白，能溶解红细胞，使局部组织坏死。

第九单元 祛风湿药

细目一 概 述

◎ 要点一 祛风湿药的性能特点、主治病证

祛风湿药物味多辛苦，性或温或凉，能祛除留着于肌肉、经络、筋骨的风湿之邪，有的还兼有散寒、舒筋、通络、止痛、活血或补肝肾、强筋骨等作用。主要用于风湿痹证之肢体疼痛，关节不利、肿大，筋脉拘挛等症。部分药物还适用于腰膝酸软、下肢痿弱等。

◎ 要点二 祛风湿药的配伍方法

根据痹证的类型、邪犯的部位、病程的新久等，选择药物，并作适当配伍。如风邪偏盛的行痹，应选择善能祛风的祛风湿药，佐以活血养营之品；湿邪偏盛的着痹，应选用温燥的祛风湿

药，佐以健脾渗湿药；寒邪偏盛的痛痹，当选温性较强的祛风湿药，佐以通阳温经之品；外邪入里而从热化或郁久化热的热痹，当选用寒凉的祛风湿药，酌情配伍凉血清热解毒药；感邪初期，病邪在表，当配伍散风胜湿的解表药；病邪入里，须与活血通络药物同用；若夹有痰浊、瘀血者，须与祛痰、散瘀药同用；久病体虚，肝肾不足，抗病能力减弱，应选用强筋骨的祛风湿药，配伍益气血、补肝肾的药物，扶正以祛邪。

◎ 要点三 祛风湿药的使用注意事项

痹证多属慢性病，为了服用方便，可制成酒或丸散剂。也可制成外敷剂型，直接用于患处。部分祛风湿药辛温性燥，易耗伤阴血，阴亏血虚者应慎用。

细目二 祛风寒湿药

◎ 要点

1. 独活

【性能】辛、苦，微温。归肾、膀胱经。

【功效】祛风除湿，通痹止痛。

【应用】

（1）风寒湿痹。本品为治疗风湿痹痛的主药，凡风寒湿邪所致的痹证，无论新久皆可应用，并尤以腰以下寒湿痹痛为宜。

（2）风寒夹湿表证。本品尚能发汗解表、祛风除湿，如羌活胜湿汤。

（3）少阴头痛。本品善入肾经而搜风，善治风扰肾经，伏而不出之少阴头痛。

此外，因其祛风湿之功，亦治皮肤瘙痒。

【鉴别用药】羌活与独活：二药均能祛风胜湿、止痛、解表，常用治风寒湿痹和外感风寒湿表证。但羌活气味较浓，发散解表力强，善治上部风寒湿痹痛；独活气味较淡，性较和缓，长于治下部风寒湿痹痛，其解表之力不及羌活。若一身尽痛，则二药常相须为用。

【配伍意义】

（1）独活配羌活：独活辛香走窜，能祛风胜湿、通经络、止痹痛，主入肾经，性善下行，尤善治腰膝、腿足关节疼痛、下部寒湿；羌活气味浓烈，升散发表，长于祛风寒，主散肌表游风及寒湿而通利关节，主治上半身风寒湿痹、太阳经头痛。二药合用，祛风解表除湿之力尤宏，主治风痹为患，周身窜痛，项背挛急疼痛，以及外感风寒所致发热恶寒、项背拘急、疼痛、头痛、关节疼痛、历节风等病症。

（2）独活配桑寄生：独活搜风祛湿而通痹，尤善除肾经伏风；桑寄生祛风湿，补肝肾，强筋骨，养血润筋。二药合用，有祛风除湿、通痹止痛之功，并入足少阴肾经，益肾而壮筋骨。适用于肝肾不足或风湿侵袭之腰膝酸痛、关节屈伸不利、足软麻木、步履维艰等。

【药理】独活有抗炎、镇痛、解痉、抗心律失常、抑制血小板聚集等作用。

2. 威灵仙

【性能】辛、咸，温。归膀胱经。

【功效】祛风湿，通络止痛，消骨鲠。

【应用】

（1）风湿痹痛。既能祛风湿，又能通经络而止痛，是治疗风湿痹痛的要药。

（2）骨鲠咽喉。本品味咸，能软坚而消骨鲠。

此外，本品宣通经络止痛，可治跌打伤痛、头痛、牙痛、胃脘痛等；并能消痰逐饮，可用于痰饮、噎膈、痞积。

【鉴别用药】独活与威灵仙：二药均具祛风湿、止痛的功效，均能治疗风寒湿痹。独活善祛湿，多治下半身风湿痹痛；还具解表功效，可治疗风寒夹湿表证；且善入肾经而搜伏风，治少阴头痛。威灵仙通行全身，善祛风，治风寒湿痹、全身游走性疼痛；消骨鲠，可治骨鲠咽喉。

3. 川乌

【性能】辛、苦，热；有大毒。归心、肝、肾、脾经。

【功效】祛风除湿，温经止痛。

【应用】

（1）痹证。本品治风寒湿痹之寒邪偏盛、历节疼痛、不可屈伸，常与麻黄、芍药、甘草等同用，如乌头汤。治寒湿瘀血留滞经络、肢体筋脉挛痛、关节屈伸不利、日久不愈，常与草乌、地龙、乳香等同用，如活络丹。

（2）寒凝诸痛。治寒凝心脉、心痛彻背、背痛彻心、手足不温者，常与赤石脂、附子、干姜等同用，如乌头赤石脂丸。治寒疝绕脐腹痛、手足厥冷者，每与蜂蜜同煎，如大乌头煎。

此外，本品止痛，还用于跌打损伤，瘀肿疼痛。古方亦常以本品作为麻醉止痛药。

【用法】煎服，先煎、久煎。外用适量。

【使用注意】孕妇忌用；不宜与贝母类、半夏、白及、白蔹、瓜蒌类同用；内服一般应炮制用，生品内服宜慎；酒浸、酒煎服易致中毒，应慎用。

4. 蕲蛇

【功效】祛风，通络，止痉。

【主治病证】风湿顽痹，中风半身不遂；小儿惊风，破伤风；麻风，疥癣。

【用法】煎服，研末吞服。或酒浸、熬膏、入丸散服。

5. 木瓜

【性能】酸，温。归肝、脾经。

【功效】舒筋活络，和胃化湿。

【应用】

（1）风湿痹证。本品有较好舒筋活络作用，为治风湿痹痛、筋脉拘急之要药，如木瓜煎。

（2）脚气水肿。本品祛湿舒筋，为脚气水肿常用药。

（3）吐泻转筋。能化湿和中，舒筋活络，以缓挛急，如蚕矢汤。

【使用注意】内有郁热，小便短赤者忌服。

6. 乌梢蛇

【功效】祛风，通络，止痉。

【主治病证】风湿顽痹，中风半身不遂；小儿惊风，破伤风；麻风，疥癣。此外，又可治瘰疬、恶疮。

7. 青风藤

【功效】祛风湿，通经络，利小便。

【主治病证】风湿痹痛，关节肿胀，水肿，脚气。

细目三　祛风湿热药

◎ 要点

1. 秦艽

【性能】辛、苦，平。归胃、肝、胆经。

【功效】祛风湿，通络止痛，退虚热，清湿热。

【应用】

（1）风湿痹证。本品为风药中之润剂，能祛风湿，舒筋络，对风湿痹证无论新久寒热，均可配伍应用，并尤适于热痹。若治寒痹，当配温热药。

（2）中风不遂。本品能祛风邪，舒筋络，可用于中风半身不遂，单用或入复方中。

（3）骨蒸潮热，疳积发热。本品能清虚热，除骨蒸，为治疗虚热要药。常与青蒿、鳖甲、知母等同用，如秦艽鳖甲汤。

（4）湿热黄疸。本品苦以降泄，能清肝胆湿热而退黄。如山茵陈丸。

【药理】秦艽有抗炎、镇痛、免疫调节、降压和保肝等作用。

2. 防己

【性能】苦，寒。归膀胱、肺经。

【功效】祛风湿，止痛，利水消肿。

【应用】

（1）风湿痹证。本品尤宜于痹证湿热偏盛者；也可用于风寒湿痹。

（2）水肿，小便不利，脚气。本品能清湿热，利小便，尤适于下肢水肿，小便不利者。

此外，本品苦燥寒清，可用于治疗湿疹疮毒。

【使用注意】本品大苦大寒，易伤胃气，胃纳不佳及阴虚体弱者慎服。

【鉴别用药】秦艽与防己：二药均具祛风湿、止痹痛功效，用治风湿痹证，尤善热痹。秦艽质润不燥，治风湿痹证无论新久、寒热，均可使用；还有通经络、退虚热、清湿热功效，用治中风不遂；骨蒸潮热，疳积发热；湿热黄疸。防己还有利水消肿功效，用治水肿，小便不利，脚气。

3. 豨莶草

【功效】祛风湿，利关节，解毒。

【用法用量】煎服，9~12g。外用，适量。治风湿痹痛、半身不遂宜制用，治风疹湿疮、疮痈宜生用。

4. 络石藤

【功效】祛风通络，凉血消肿。

5. 桑枝

【功效】祛风湿，利关节。

细目四 祛风湿强筋骨药

◎ 要点

1. 五加皮

【功效】祛风湿，补肝肾，强筋骨，利水。

【主治病证】风湿痹证；筋骨痿软，小儿行迟，体虚乏力；水肿，脚气。

2. 桑寄生

【性能】苦、甘，平。归肝、肾经。

【功效】祛风湿，补肝肾，强筋骨，安胎元。

【应用】

（1）风湿痹证。本品祛风湿，又长于补肝肾、强筋骨，对痹证日久、肝肾不足之风湿痹痛尤为适宜。

（2）崩漏经多，妊娠漏血，胎动不安。本品补肝肾、固冲任，安胎，可治肝肾虚损所致的上述诸症，多与艾叶、阿胶、杜仲等配伍，如寿胎丸。

【鉴别用药】五加皮与桑寄生：二药均具祛风湿、补肝肾、强筋骨功效，用于风湿痹证，筋骨痿软。但五加皮有温补之效，用于小儿行迟，体虚乏力；利水，用于水肿，脚气。桑寄生还能固冲任、安胎，用于崩漏经多，妊娠漏血，胎动不安。

3. 狗脊

【功效】祛风湿，补肝肾，强腰膝。

第十单元 化湿药

细目一 概　述

◎ 要点一　化湿药的性能、特点、功效、主治病证

本类药辛香温燥，主入脾、胃经，能消除湿浊，解除因湿浊引起的脾胃气滞，促进脾胃运化，主治湿浊内阻，脾为湿困，运化失常所致的脘腹痞满、呕吐泛酸、大便溏薄、食少体倦、舌苔白腻等，此外，有芳香解暑之功，也可用于湿温、暑湿等证。

◎ 要点二　化湿药的配伍方法

应根据湿困的不同情况及兼证进行适当的配伍应用。湿阻气滞，脘腹胀满痞闷者，常与行气药配伍；湿阻而偏于寒湿，脘腹冷痛者，可配温中散寒药；脾虚湿阻，脘痞纳呆，神疲乏力者，常配伍补气健脾药；如用于湿温、湿热、暑热者，常与解表、清热燥湿、解暑、利湿之品同用。

◎ 要点三　化湿药的使用注意事项

化湿药气味芳香，多含挥发油，一般以作为散剂服用疗效较好，如入汤剂宜后下，不宜久

煎，以免降低疗效。本类药多辛温香燥，易于耗气伤阴，故阴虚、血虚及气虚者慎用。

细目二 具体药物

◎ 要点

1. 广藿香

【性能】辛，微温。归脾、胃、肺经。

【功效】芳香化湿，和中止呕，发表解暑。

【应用】

（1）湿滞中焦。本品为芳香化湿浊要药。用于寒湿困阻或湿浊脾胃证。

（2）呕吐。本品善治湿浊中阻之呕吐，对其他呕吐也可配伍应用。

（3）暑湿或湿温初起。治暑月外感风寒，内伤生冷之寒热吐泻，如藿香正气散。

【鉴别用药】广藿香配佩兰：二药皆味辛气香，能芳香化湿、发表解暑，应用于湿阻中焦、外感暑湿或湿温初起，常相须为用。广藿香微温不燥，辛散发表而不峻烈，为芳香化湿之要药，解表之力较强，外感表证多用；又可化湿和中止呕，最宜用于湿浊中阻之恶心呕吐。佩兰性平，发表之力弱于广藿香，以化湿辟秽为主，可用于脾经湿热，口中甜腻，多涎等。

【配伍意义】广藿香配佩兰：广藿香气味芳香，功能化湿、止呕，为芳香化湿浊之要药；佩兰气味清香，性平不燥，善祛中焦秽浊陈腐之气。两药配伍，相须为用，共奏化湿解暑之功。用于治疗夏令伤暑，湿浊中阻之胸闷、腹满、呕恶，或湿热兼杂之脘腹胀满、恶心欲吐诸症。

2. 佩兰

【功效】芳香化湿，醒脾开胃，发表解暑。

3. 苍术

【性能】辛、苦，温。归脾、胃、肝经。

【功效】燥湿健脾，祛风散寒，明目。

【应用】

（1）湿阻中焦证。本品苦温燥湿，辛香健脾，对湿阻中焦证，最为适宜，如平胃散。

（2）风湿痹证。本品长于祛湿，对痹证湿胜者尤宜。

（3）风寒夹湿表证。

此外，本品尚能明目，用于夜盲症及眼目昏涩。

【配伍意义】苍术配厚朴、陈皮：苍术苦温辛烈，功善燥湿健脾；厚朴苦温辛散，功善燥湿除满；陈皮辛苦温，行气健脾，燥湿化痰。三药相配，增强健脾燥湿、下气除满的作用，用于治疗湿滞中焦，脘腹胀满等症。

4. 厚朴

【性能】苦、辛，温。归脾、胃、肺、大肠经。

【功效】燥湿消痰，下气除满。

【应用】

（1）湿阻中焦，脘腹胀满。本品长于行气、燥湿，为消除胀满之要药，如平胃散。

（2）食积气滞，腹胀便秘。可下气宽中，消积导滞。常与大黄、枳实同用。

（3）痰饮喘咳。本品能燥湿化痰，下气平喘。用治痰湿喘咳，如苏子降气汤；宿有喘病，因外感风寒而发者，如桂枝加厚朴杏子汤。

（4）梅核气。

【鉴别用药】苍术与厚朴：二药均可燥湿，常用于湿阻中焦证。苍术为燥湿健脾要药，并可祛风湿、散表邪和明目，可治风湿痹证、风寒表证以及夜盲等。厚朴苦降下气，消积除胀满，又下气消痰平喘，可治食积气滞、痰饮咳喘等证。

【配伍意义】厚朴配枳实：枳实味苦而微寒，功能破气除痞；厚朴苦温，以下气为专，行气降逆、消胀除满为要。枳实有泻痰之力，厚朴有消痰之功，两药配伍，一寒一温，枳实消痞，厚朴除满，相行益彰。适用于食积胀满、大便秘结等症。

【药理】厚朴能促进胃蠕动、促进胃排空、抗溃疡、止泻、保肝、抗菌、抗肿瘤、延缓衰老、镇痛、抗炎、镇静、抗焦虑等作用。

5. 砂仁

【功效】化湿开胃，温脾止泻，理气安胎。

【主治病证】湿阻中焦及脾胃气滞证；脾胃虚寒吐泻；气滞妊娠恶阻及胎动不安。

【用法用量】煎服，3~6g。入汤剂宜后下。

【鉴别用药】砂仁与木香：二药均可行脾胃之气，用于脾胃气滞，脘腹胀痛。砂仁又有化湿温脾之功，善治湿浊中阻，中焦寒湿气滞，温中而止呕、止泻，治脾胃虚寒之吐泻；尚能理气安胎，用于妊娠恶阻、胎动不安。木香功偏行气止痛，为治气滞腹痛之要药；又善通行大肠气滞而除后重，用于大肠气滞、里急后重；另可疏利肝胆，用于胁肋疼痛、黄疸。

【配伍意义】砂仁配木香：砂仁辛香温散，化湿行气，温中止呕止泻；木香辛行，苦泄温通，行气止痛，健胃消食。两药配伍，加强行气止痛之功，用治气滞脘腹胀痛、消化不良、泄泻腹痛等。

6. 豆蔻

【功效】化湿行气，温中止呕，开胃消食。

【主治病证】湿阻中焦及脾胃气滞证；呕吐。

【用法用量】煎服，3~6g。入汤剂宜后下。

【鉴别用药】砂仁与豆蔻：二药均能化湿行气，温中止呕，止泻，常用治湿阻中焦及脾胃气滞证。但豆蔻化湿行气之力偏于中上焦而善止呕，故临床可用于湿温痞闷。砂仁香窜气浓，化湿行气力略胜，长于治中、下二焦的寒湿气滞之证，并有行气安胎作用。

7. 草果

【功效】燥湿温中，除痰截疟。

第十一单元　利水渗湿药

细目一　概　述

◉ 要点一　利水渗湿药的性能特点、功效、主治病证

本类药味多甘淡，主归膀胱、小肠经，具有利水消肿、利尿通淋、利湿退黄之功，主要用于小便不利、水肿、泄泻、痰饮、淋证、黄疸、湿疮、带下、湿温等水湿所致的各种病证。

◉ 要点二　利水渗湿药的配伍方法

须视不同病证配伍有关药物。如水肿骤起有表证者，配宣肺解表药；水肿日久，脾肾阳虚者，配温补脾肾药；湿热合邪者，配清热药；寒湿相并者，配温里祛寒药；热伤血络而尿血者，配凉血止血药等；至于泄泻、痰饮、湿温、黄疸等，则常与健脾、芳香化湿或清热燥湿等药物配伍。此外，气行则水行，气滞则水停，故利水渗湿药常与行气药配伍，可提高疗效。

◉ 要点三　利水渗湿药的使用注意事项

本类药物渗利，易耗伤津液，对阴虚津少、肾虚遗精遗尿者，宜慎用或忌用。有些药物有较强的通利作用，孕妇应慎用。

细目二　利水消肿药

◉ 要点

1. 茯苓

【性能】甘、淡，平。归心、肺、脾、肾经。

【功效】利水渗湿，健脾，宁心。

【应用】

（1）水肿，小便不利。本品味甘淡，药性平和，利水而不伤正，为利水消肿要药。可用治寒热虚实各种水肿，常与猪苓、白术、泽泻等同用，

如五苓散。

（2）痰饮。可治痰饮之目眩心悸，配桂枝、白术等同用，如苓桂术甘汤。

（3）脾虚泄泻。本品健脾渗湿而止泻，适用于脾虚湿盛泄泻，常与山药、白术、薏苡仁同用，如参苓白术散。

（4）心悸，失眠。常与朱砂、远志、酸枣仁等同用。

2. 薏苡仁

【性能】甘、淡，凉。归脾、胃、肺经。

【功效】利水渗湿，健脾止泻，除痹，排脓。

【应用】

（1）水肿，小便不利，脚气浮肿。本品利湿健脾，功似茯苓。对于脾虚湿滞者尤为适用。

（2）脾虚泄泻。对于脾虚湿盛的泄泻，常与人参、茯苓等合用，如参苓白术散。

（3）湿痹拘挛。本品渗湿除痹，又能舒筋脉，缓和挛急。

（4）肺痈，肠痈。本品能清肺肠之热，排脓消痈。

【用法】煎服。清利湿热宜生用，健脾止泻宜炒用。

【鉴别用药】茯苓与薏苡仁：二药均能利水消肿，渗湿健脾，用治水湿内停诸证以及脾虚证。但薏苡仁性偏寒凉，善清湿热，并能除痹、消肿排脓，还可用治风湿痹证，以及肺痈、肠痈等证。茯苓性平，利水不伤正气，为治各种水湿、痰饮要药；补益心脾，宁心安神，治心悸失眠、心神不安证。

【药理】薏苡仁有抗肿瘤、提高免疫力、降血糖、降血钙、降血压、抗炎、镇痛、抗病毒、抑制骨质疏松、抗血栓形成、解热、镇静、兴奋子宫等作用。

3. 猪苓

【功效】利水渗湿。

【主治病证】水肿，小便不利，泄泻。

【鉴别用药】茯苓与猪苓：二药均能利水消肿、渗湿，常用于水肿、小便不利等证。然猪苓利水作用较强，无补益之功。而茯苓能健脾补中、养心安神，可治脾虚诸证和心神不安证。

4. 泽泻

【性能】甘、淡，寒。归肾、膀胱经。

【功效】利水渗湿，泄热。

【应用】

（1）水肿，小便不利，泄泻。本品利水作用较强，常与茯苓、猪苓、桂枝等配伍，治疗水肿，小便不利，如五苓散。

（2）淋证，遗精。本品性寒能泻肾中虚火与膀胱湿热，而对下焦湿热者尤为适宜。

5. 香加皮

【功效】利水消肿，祛风湿，强筋骨。

【使用注意】本品有毒，服用不宜过量。

6. 冬瓜皮

【功效】利尿消肿，清热解暑。

细目三　利尿通淋药

◎ 要点

1. 车前子

【性能】甘，寒。归肝、肾、肺、小肠经。

【功效】清热利尿通淋，渗湿止泻，明目，祛痰。

【应用】

（1）淋证，水肿。本品甘寒滑利，对湿热淋证尤为适宜，如八正散。

（2）泄泻。本品能利水湿，分清浊而止泻，即利小便以实大便，尤以暑湿泄泻及小便不利之水泻用之为宜。

（3）目赤肿痛，目暗昏花。本品善清肝明目，可与菊花、决明子等同用；若肝肾阴亏，两目昏花或目障不明，则须与熟地黄、枸杞子等养阴药同用。

（4）痰热咳嗽。本品能清肺化痰止咳，多与清肺化痰药同用。

【用法】煎服。包煎。

【使用注意】肾虚滑精及孕妇慎用。

2. 滑石

【功效】利尿通淋，清热解暑；外用收湿敛疮。

【主治病证】热淋，石淋，尿热涩痛；暑湿，湿温；湿疮，湿疹，痱子。

【用法】宜先煎、包煎。外用适量。

【使用注意】脾虚、热病津伤者及孕妇慎用。

【鉴别用药】车前子与滑石：二药均具有利尿通淋功效，用治湿热下注膀胱之小便淋沥涩痛。车前子还可渗湿止泻，明目，祛痰，用于暑湿泄泻，目赤肿痛，目暗昏花，翳障。滑石还可清热解暑，祛湿敛疮，用于暑湿，湿温，湿疮，湿疹，痱子。

【配伍意义】滑石配生甘草：滑石甘寒淡，长于清热而利小便；甘草甘平，长于清热而补中。二药配伍，有清热、利水、生津之功效，既有清利之功又不伤阴，用于治疗暑邪夹湿之身热烦渴、小便不利、呕吐泄泻，以及膀胱湿热之小便短赤、淋漓不爽、滞涩疼痛、砂淋等。

3. 通草

【功效】清热利尿，通气下乳。

4. 瞿麦

【功效】利尿通淋，活血通经。

5. 地肤子

【功效】清热利湿，祛风止痒。

6. 海金沙

【功效】清热利湿，通淋止痛。

【用法】煎服。宜包煎。

7. 石韦

【功效】利尿通淋，清肺止咳，凉血止血。

【主治病证】淋证，肺热咳嗽，血热出血。

8. 萆薢

【功效】利湿去浊，祛风除痹。

9. 萹蓄

【功效】利尿通淋，杀虫，止痒。

10. 木通

【功效】利尿通淋，清心除烦，通经下乳。

【主治病证】热淋涩痛，水肿；口舌生疮，心烦尿赤；经闭乳少；湿热痹证。

细目四 利湿退黄药

◎ 要点

1. 茵陈

【性能】苦、辛，微寒。归脾、胃、肝、胆经。

【功效】清利湿热，利胆退黄。

【应用】

（1）黄疸。本品功专清利脾胃肝胆湿热而退黄疸，为治湿热黄疸要药，常与大黄、栀子同用，即茵陈蒿汤；治寒湿阴黄，则须配附子、干姜等温里药，如茵陈四逆汤。

（2）暑湿、湿温。本品苦寒中禀清香芳化之性，既能导湿热从小便而出，又能芳化湿浊之邪出表，善治湿热并重之湿温、暑湿，常与滑石、黄芩等同用，如甘露消毒丹。

（3）湿疮瘙痒。有解毒疗疮之功。

【配伍意义】茵陈配大黄、栀子：茵陈功专清热利湿，利胆退黄，为治黄疸之要药；大黄泄热逐瘀，通利大便，导瘀热由大便而下；栀子功善清利肝胆湿热。三药配用，利湿泄热，使二便通利，前后分消，湿热得行，瘀热得下，则黄疸自退。适用于湿热黄疸。

【药理】茵陈有显著利胆作用，并有解热、保肝、镇痛、抗炎、抗肿瘤、降血压、降脂、抑菌、抗病毒等作用。

2. 金钱草

【性能】甘、咸，微寒。归肝、胆、肾、膀胱经。

【功效】利湿退黄，利尿通淋，解毒消肿。

【应用】

（1）湿热黄疸。常与茵陈蒿、栀子等同用。

（2）石淋、热淋。本品善消结石，尤善治石淋，可大剂量单用或入复方。

（3）痈肿疔疮、虫蛇咬伤。

3. 虎杖

【功效】利湿退黄，清热解毒，散瘀止痛，化痰止咳。

【主治病证】湿热黄疸，淋浊，带下；水火烫伤，痈肿疮毒，毒蛇咬伤；经闭，癥瘕，跌打损伤；肺热咳嗽。此外，还有泻热通便的作用，可用于热结便秘。

【鉴别用药】大黄与虎杖：二药均具活血散瘀、清热解毒、利胆退黄、泻下通便的功效，治疗瘀血诸证、痈肿疮毒、水火烫伤、湿热黄疸、淋证、热结便秘等。然大黄泻下攻积力强，又可清热凉血，用于积滞便秘，血热吐衄，目赤咽肿，湿热痢疾。而虎杖还能清肺化痰止咳，用于肺热咳嗽。

第十二单元　温里药

细目一　概　述

◎ 要点一　温里药的性能特点、功效、主治病证

本类药物均味辛性温热，具有温里祛寒、温经止痛作用，故可治疗里寒证，尤以里寒实证为主。个别药还能助阳、回阳，用治虚寒证、亡阳证。

◎ 要点二　温里药的配伍方法

应根据不同的证候作适当的配伍。外寒已入里，表寒未解者，宜与辛温解表药同用；寒凝经脉，气滞血瘀者，宜配行气活血药；寒湿内阻者，宜配芳香化湿或温燥祛湿药；脾肾阳虚者，宜配温补脾肾药；亡阳气脱者，宜与大补元气药同用。

◎ 要点三　温里药的使用注意事项

本类药物性多辛热燥烈，易耗阴助火，故天气炎热时当减少用量；实热证、阴虚火旺、津血亏虚者忌用；孕妇慎用。

细目二　具体药物

◎ 要点

1. 附子

【性能】辛、甘，大热。有毒。归心、肾、脾经。

【功效】回阳救逆，补火助阳，散寒止痛。

【应用】

（1）亡阳虚脱，肢冷脉微。本品上助心阳、中温脾阳、下补肾阳，为"回阳救逆第一品药"，常与干姜、甘草同用，如四逆汤。若治亡阳气脱者，可配人参回阳固脱，如参附汤。

（2）阳虚内寒证。附子能温一身之阳，肾、脾、心诸脏阳虚皆可用之。肾阳不足、命门火衰证，脾肾阳虚、寒湿内盛，脾肾阳虚、水肿，心阳衰弱、心悸气短及阳虚外感风寒，均可选用本品。

（3）寒湿痹证。本品有较强的散寒止痛作用，走而不守，尤善治寒痹痛剧者，如甘草附子汤。

【用法用量】煎服，3~15g，本品有毒，宜先煎0.5~1小时，至口尝无麻辣感为度。

【使用注意】孕妇及阴虚阳亢者忌用。反半夏、瓜蒌、贝母、白蔹、白及。生品外用，内服须炮制。若内服过量，或炮制、煎煮方法不当，可引起中毒。

【鉴别用药】附子与川乌：二药均性辛热有毒，有散寒止痛之功，可用于寒痹疼痛、心腹冷痛、寒疝疼痛等。附子为乌头的子根，入心、脾、肾经，上助心阳，中温脾阳，下补肾阳，为

回阳救逆要药；又可补火助阳，用于肾、脾、心诸脏阳气衰弱证。川乌为乌头的母根，辛热燥烈，药性雄悍，功在通逐风寒湿邪，温通经络而止痛，为治疗寒湿痹证日久、关节疼痛不可屈伸、中风手足不仁之要药。

【配伍意义】附子配干姜：附子辛甘大热，纯阳燥烈，峻补元阳，为回阳救逆之要药；干姜辛热，温阳守中，回阳通脉，能大助附子回阳之功，故前人有"附子无干姜不热"之说。此外，又能缓和附子之毒性，用于治疗心肾阳虚，阴寒内盛所致之亡阳厥逆、脉微欲绝。

【药理】附子有强心、扩血管、抗炎、镇痛、抗溃疡、抗衰老、抗肿瘤等作用。

2. 干姜

【性能】辛，热。归脾、胃、肾、心、肺经。

【功效】温中散寒，回阳通脉，温肺化饮。

【应用】

（1）脾胃寒证，腹痛，呕吐，泄泻。本品辛热，长于温中散寒，健运脾阳，为温暖中焦之主药。凡脾胃寒证，无论是实证或虚寒证均可用之。治脾胃虚寒，则多配人参、白术等，如理中丸。

（2）亡阳证。本品能温阳守中，回阳通脉，每与附子相须为用，如四逆汤。

（3）寒饮喘咳。本品能温肺散寒化饮，常与细辛、麻黄等同用，如小青龙汤。

【鉴别用药】附子与干姜二药均能温中散寒、回阳救逆，常用于亡阳证，四肢厥逆，脉微欲绝，脾胃有寒之脘腹冷痛泄泻。然附子为"回阳救逆第一品药"，并能补火助阳，散寒止痛，可用于各种阳虚证以及风寒湿痹证。干姜回阳救逆之功不及附子，长于温中散寒，常用于中焦寒证；又有温肺化饮之功，用于寒饮停肺证。

生姜与干姜二药均能温中散寒，温肺止咳，同治胃寒呕吐、冷痛及肺寒咳喘。但干姜温里散寒力强，偏于温肺散寒而化饮；生姜长于温胃止呕，尤善治胃寒呕吐。干姜又能回阳通脉，又可治亡阳证；生姜又能发汗解表，又可治风寒表证。

3. 肉桂

【性能】辛、甘，大热。归肾、脾、心、肝经。

【功效】补火助阳，散寒止痛，温通经脉，引火归原。

【应用】

（1）肾阳虚证。本品补火助阳，益阳消阴，为治命门火衰之要药，常与附子相须为用，如肾气丸。

（2）脘腹冷痛，寒疝腹痛。对寒邪内侵或脾胃虚寒的脘腹冷痛，可单用或配伍应用。

（3）寒痹腰痛，胸痹，阴疽，闭经，痛经。本品辛散温通，能行气血，通经脉，散寒止痛。对上述诸证，可与相应的药物配伍使用。

（4）虚阳上浮。能使因下元虚衰所致上浮的虚阳回归故里。用于虚阳上浮的面赤、虚喘、汗出等。

此外，久病体虚气血不足者。在补益气血方中加入少量本品，可鼓舞气血生长。

【用法用量】煎服，1~5g，宜后下或焗服；研末冲服，每次1~2g。

【使用注意】阴虚火旺，里有实热，血热妄行出血及孕妇忌用。畏赤石脂。

【鉴别用药】附子与肉桂二药均能补火助阳，散寒止痛，常用治里寒实证、虚寒证以及寒湿痹痛。但附子能回阳救逆，并长于温补脾肾；肉桂长于温补命门，还能引火归原，温通经脉，并能鼓舞气血生长。

【配伍意义】肉桂配附子：肉桂能走能守，偏暖下焦而温肾阳，使相火归原以摄无根之火；附子辛热燥烈，走而不守，为通行十二经的纯阳之品，彻内彻外，能升能降，回阳救逆。二药相合，能温肾助阳、引火归原。用以治疗肾阳不足，命门火衰之阳痿宫冷、腰膝冷痛、夜尿频多等。

4. 吴茱萸

【性能】辛、苦，热。有小毒。归肝、脾、胃、肾经。

【功效】散寒止痛，降逆止呕，助阳止泻。

【应用】

（1）寒凝肝脉疼痛。本品既散肝之寒邪，又疏肝气之郁滞，为治寒滞肝经诸痛之要药。治厥阴头痛，如吴茱萸汤。

（2）呕吐吞酸。可散寒止痛，疏肝解郁，降逆止呕，兼能制酸止痛。治肝郁犯胃的胁痛口苦，与黄连配伍，如左金丸。

（3）虚寒泄泻。能温脾益肾，助阳止泻，为治脾肾阳虚，五更泄泻之常用药，如四神丸。

【用法用量】煎服，2~5g。外用适量。

【使用注意】本品辛热，有小毒，故不宜多服、久服。阴虚有热者忌用。孕妇慎用。

【配伍意义】吴茱萸配黄连：吴茱萸辛热，能疏肝解郁、降逆止呕，兼能制酸止痛；黄连清泻肝火、胃热，使肝火得清、胃火得降。两药合用，共收清泻肝火、降逆止呕之效。用于治疗肝郁化火，肝胃不和所致之胁痛口苦、呕吐吞酸等。

5. 小茴香

【功效】散寒止痛，理气和胃。

【主治病证】寒疝腹痛，睾丸偏坠疼痛，少腹冷痛，痛经；中焦虚寒气滞证。

6. 丁香

【功效】温中降逆，散寒止痛，温肾助阳。

【主治病证】胃寒呕吐、呃逆；脘腹冷痛；阳痿，宫冷。

【使用注意】畏郁金。

7. 高良姜

【功效】温中止呕，散寒止痛。

8. 花椒

【功效】温中止痛，杀虫止痒。

【主治病证】中寒腹痛，寒湿吐泻；虫积腹痛，湿疹，阴痒。

【用法用量】煎服，3~6g。外用适量，煎汤熏洗。

第十三单元 理气药

细目一 概述

◎ 要点一 理气药的性能特点、功效、主治病证

本类药性味多辛苦温而芳香，主归脾、胃、肝、肺经，具有理气健脾、疏肝解郁、理气宽胸、行气止痛、破气散结等作用。临床主治脾胃气滞所致的脘腹胀痛、嗳气吞酸、恶心呕吐、大便失常，或肝气郁结所致的胁肋胀痛、疝气疼痛、乳房胀痛、月经不调，以及肺气壅滞之胸闷胸痛、咳嗽气喘等。

◎ 要点二 理气药的配伍方法

脾胃气滞由饮食积滞引起的，配消导药；湿热阻滞者，配清热除湿药；脾胃气虚者，配补中益气药；寒湿困脾者，配苦温燥湿药；肝气郁滞，由肝血不足引起者，配养血柔肝药；由肝经受寒引起者，配伍暖肝散寒药；由瘀血阻滞引起者，配伍活血化瘀药；肺气壅滞因外邪客肺者，配伍宣肺解表药；因痰饮阻肺者，配伍祛痰化饮药。

◎ 要点三 理气药的使用注意事项

本类药物性多辛温香燥，易耗气伤阴，故气阴不足者忌用。

细目二 具体药物

◎ 要点

1. 陈皮

【性能】苦、辛，温。归脾、肺经。

【功效】理气健脾，燥湿化痰。

【应用】

（1）脾胃气滞证。有行气止痛、健脾和中功

效,故寒湿中阻之气滞最宜,如平胃散。

(2) 呕吐、呃逆。善于疏理气机、调畅中焦,常配伍生姜、竹茹等药。

(3) 湿痰、寒痰咳喘。本品燥湿化痰,又能温化寒痰,为治痰湿咳喘之要药。治痰湿咳嗽,多与半夏相须为用,如二陈汤。

(4) 胸痹。能行气化痰,通痹止痛。

【配伍意义】陈皮配半夏:陈皮辛苦性燥,既可理气行滞,又可燥湿化痰;半夏辛温性燥,善燥湿化痰,且能降逆和胃。两药合用,行气化痰燥湿作用增强,适用于咳嗽痰多、色白易咳、胸膈痞闷、肢体困重之湿痰证。

【药理】陈皮有抑制胃肠平滑肌、扩张支气管、平喘镇咳、祛痰、强心、升压、抗血小板聚集、抗氧化、抑菌等作用。

2. 青皮

【功效】疏肝破气,消积化滞。

【主治病证】肝郁气滞,胸胁胀痛,疝气疼痛,乳癖;食积气滞,脘腹胀痛;癥瘕积聚,久疟痞块。

【鉴别用药】陈皮与青皮:二药均能行气消滞,用于食积气滞,脘腹胀痛。但陈皮性较平和,归脾肺经,主理脾肺气滞,并能燥湿化痰,主要治疗脾胃气滞之脘腹胀满及湿痰、寒痰壅肺之咳嗽、胸闷等证;青皮性较峻烈,主归肝、胆、胃经,善于疏肝破气,常用于肝气郁结、食积气滞及癥瘕积聚等证。

3. 枳实

【性能】苦、辛、酸,微寒。归脾、胃经。

【功效】破气消积,化痰散痞。

【应用】

(1) 胃肠积滞,湿热泻痢。本品行气力强,能破气除胀,消积导滞。常用治胃肠积滞、热结便秘以及湿热泻痢证,若治脾虚食积,则应与白术配伍,如枳术丸。

(2) 胸痹、结胸。本品能行气化痰,消痞除满,可治痰浊胸痹,与薤白、桂枝等同用,如枳实薤白桂枝汤;痰热结胸,与瓜蒌、半夏同用,如小陷胸汤。

此外,本品尚可治脏器下垂病证。

【使用注意】孕妇慎用。

【配伍意义】枳实配白术:枳实苦辛降泄,破气消积,化痰散痞;白术甘苦补升,补气健脾,燥湿利水,皆主入脾胃经。两药合用,消补兼施,既补气健脾,又行气消积祛湿。适用于脾虚气滞,夹积夹湿,饮食停聚,脘腹痞胀,大便不爽。

4. 木香

【性能】辛、苦,温。归脾、胃、大肠、三焦、胆经。

【功效】行气止痛,健脾消食。

【应用】

(1) 脾胃气滞证。本品善行脾胃之滞气,既为行气止痛之要药,又为健脾消食之佳品。治脾胃气滞及脾虚气滞或兼食积证,可与枳实、白术等药同用。

(2) 泻痢里急后重。本品善行大肠之滞气,为治疗湿热泻痢里急后重之要药,常与黄连配伍,如香连丸。

(3) 腹痛胁痛,黄疸。本品既能行气健脾,又能疏利肝胆,治气机阻滞腹痛胁痛、黄疸,可与柴胡、郁金、大黄、茵陈等同用。

此外,本品醒脾开胃,在补益药中用之,可减轻补益药的腻胃和滞气之弊。

【用法】煎服。生用行气力强,煨用行气力缓而实肠止泻,用于泄泻腹痛。

5. 沉香

【功效】行气止痛,温中止呕,纳气平喘。

【主治病证】寒凝气滞,胸腹胀痛;胃寒呕吐;虚喘证。

【用法】煎服,后下。

6. 川楝子

【功效】疏肝泄热,行气止痛,杀虫。

【主治病证】肝郁化火诸痛证;虫积腹痛;头癣、秃疮。

【使用注意】本品有毒,不宜过量或持续服

用，以免中毒。又因苦寒，脾胃虚寒者慎用。

7. 乌药
【功效】行气止痛，温肾散寒。
【主治病证】寒凝气滞，胸腹诸痛证，尿频，遗尿。

8. 荔枝核
【功效】行气散结，祛寒止痛。

9. 香附
【性能】辛、微苦、微甘，平。归肝、脾、三焦经。
【功效】疏肝解郁，理气宽中，调经止痛。
【应用】
（1）肝郁气滞痛证。本品为疏肝解郁、行气止痛要药。用治肝郁气滞胁痛，常与柴胡、川芎配伍，如柴胡疏肝散。寒凝气滞、肝气犯胃之胃脘痛，可配高良姜用，如良附丸。
（2）月经不调，痛经，乳房胀痛。本品疏肝解郁、行气散结、调经止痛，为妇科调经之要药。常与柴胡、川芎、当归配伍同用，如香附芎归汤。
（3）气滞腹痛。
【鉴别用药】木香、香附与乌药：三药均能行气止痛，可治气滞腹痛。但木香善行脾胃、大肠气滞，兼消食健脾，可用于脾胃气滞之脘腹胀满、痢疾里急后重等证；香附药性平和，长于疏肝解郁，调经止痛，为调经之要药，多用于肝郁气滞胸胁胀痛、月经不调、痛经等证；乌药上入脾肺，下达肾与膀胱，长于散寒止痛，并能温肾，长于治寒凝气滞的胸胁脘腹诸痛、寒疝腹痛以及肾阳不足的小便频数与遗尿。

10. 佛手
【功效】疏肝理气，和胃止痛，燥湿化痰。

11. 薤白
【功效】通阳散结，行气导滞。
【主治病证】
（1）胸痹心痛，常与瓜蒌、半夏、枳实等配伍，如瓜蒌薤白白酒汤、瓜蒌薤白半夏汤。
（2）脘腹痞满胀痛，泻痢里急后重。
【使用注意】气虚无滞及胃弱纳呆者不宜用。
【配伍意义】薤白配瓜蒌：薤白辛散温通，通阳散结，行气止痛；瓜蒌甘寒滑润，清热化痰，宽胸散结。两药合用，通阳行气，上开胸痹，下行气滞，清肺化痰，散结止痛。适用于痰浊闭阻，胸阳不振之胸痹，为治胸痹常用药对。

12. 檀香
【功效】行气温中，开胃止痛。
【用法】煎服，宜后下。

13. 大腹皮
【功效】行气宽中，利水消肿。

第十四单元　消食药

细目一　概　述

◎ 要点　消食药的配伍方法

使用本类药物，应根据不同兼证及病情予以适当配伍。宿食内停，气机阻滞，配行气药；食积化热者，可配苦寒清热或泻下药；寒湿困脾或胃有湿浊，可配芳香化湿药；中焦虚寒者，可配温中健脾药；脾胃素虚，运化无力，食积内停者，可配健脾益气药，以标本兼顾，使消积而不伤正，不可单用消食药。

细目二 具体药物

◎ 要点

1. 山楂
【性能】酸、甘,微温。归脾、胃、肝经。
【功效】消食健胃,行气散瘀,化浊降脂。
【应用】
(1) 肉食积滞。本品能治各种饮食积滞,尤为消化油腻肉食积滞之要药。
(2) 泻痢腹痛,疝气痛。本品炒用能止泻止痢。
(3) 产后瘀阻腹痛、痛经。可与川芎、桃仁、红花等同用。
(4) 高脂血症。
【使用注意】脾胃虚弱而无积滞者或胃酸分泌过多者均慎用。
【药理】本品有促进脂肪消化、调整胃肠功能、扩张冠脉、降血压、抗心律失常、抗血小板聚集、降血脂等作用。

2. 神曲
【功效】消食和胃。
【主治病证】饮食积滞。丸剂中有金石药时加入本品以助消化吸收。

3. 麦芽
【性能】甘,平。归脾、胃、肝经。
【功效】行气消食,健脾开胃,回乳消胀。
【应用】米面薯蓣食滞;断乳、乳房胀痛;肝气郁滞或肝胃不和之胁痛、脘腹痛。
【用法】煎服。消食健胃用生麦芽;回乳消胀用炒麦芽。
【使用注意】哺乳期妇女不宜使用。

4. 稻芽
【功效】消食和中,健脾开胃。

5. 莱菔子
【性能】辛、甘,平。归肺、脾、胃经。
【功效】消食除胀,降气化痰。
【应用】
(1) 食积气滞证。本品尤善消食、行气除胀。常与山楂、神曲、陈皮等同用,如保和丸;兼脾虚者,可加白术等,如大安丸。
(2) 喘咳痰多,胸闷食少。本品降气消痰,常与芥子、苏子同用,如三子养亲汤。
此外,古方中生用研服以涌吐风痰。
【使用注意】本品辛散耗气,故气虚及无食积、痰滞者慎用。传统认为不宜与人参同用。
【配伍意义】莱菔子配紫苏子、芥子:莱菔子性平,善消食除胀、降气化痰;紫苏子性温,善止咳平喘、降气化痰、润肠通便;芥子性温,善温肺化痰、利气散结。三药合用,既温肺化痰,降气止咳平喘,又消食除胀通便。适用于痰壅气逆食滞证、寒痰喘咳、食积便秘。

6. 鸡内金
【性能】甘,平。归脾、胃、小肠、膀胱经。
【功效】消食健胃,固精止遗,通淋化石。
【应用】
(1) 饮食积滞,小儿疳积。本品有较强的消食化积作用,并能健运脾胃。故广泛用于米面薯蓣乳肉等各种食积证。单用研末服,或入复方。
(2) 肾虚遗精、遗尿。配入复方运用。
(3) 砂石淋证,胆结石。多与金钱草同用。
【用法】煎服;研末服。研末服效果比煎剂好。

第十五单元　驱虫药

细目一　概　述

◎ 要点一　驱虫药的配伍方法

应根据寄生虫的种类及病人体质强弱、证情缓急，选择适宜的驱虫药物，并视病人的不同进行相须用药及恰当配伍。兼有积滞者，可配伍消积导滞药物；脾胃虚弱者，又当配伍健脾和胃药；体质虚弱者，须先补后攻或攻补兼施。使用肠道驱虫药时，无论有无便秘，多与泻下药同用，以利虫体排出。

◎ 要点二　驱虫药的使用注意事项

本类药物对人体正气多有损伤，故要控制剂量，防止用量过大中毒或损伤正气；孕妇、年老体弱者，更当慎用；驱虫药一般应在空腹时服用，使药物充分作用于虫体而保证疗效。对发热或腹痛剧烈者，暂时不宜驱虫，待症状缓解后，再行施用驱虫药物。

细目二　具体药物

◎ 要点

1. 使君子

【功效】杀虫消积。

【主治病证】蛔虫病，蛲虫病；小儿疳积。

【用法用量】煎服，9~12g，捣碎；取仁炒香嚼服，6~9g。小儿每岁1~1.5粒，1日总量不超过20粒。空腹服用，每日1次，连用3日。

【使用注意】大量服用可引起呃逆、眩晕、呕吐、腹泻等反应；若与热茶同服，可引起呃逆、腹泻，故服用时忌饮茶。

2. 苦楝皮

【功效】杀虫，疗癣。

【主治病证】蛔虫病，蛲虫病，钩虫病；疥癣，湿疮。

【用法用量】煎服，3~6g；文火久煎。外用适量。

【使用注意】本品有毒，不宜过量或持久服用。孕妇及肝功能不全者慎服。

3. 槟榔

【性能】苦、辛，温。归胃、大肠经。

【功效】杀虫，消积，行气，利水，截疟。

【应用】

（1）肠道寄生虫病。本品能杀绦虫、蛔虫、蛲虫、钩虫、姜片虫等肠道寄生虫，并有泻下之功，有助于驱除虫体。对绦虫疗效最佳。

（2）食积气滞，泻痢后重。善行胃肠之气，消积导滞。常与木香、大黄等同用，如木香槟榔丸。

（3）水肿，脚气肿痛。治水肿实证，如疏凿饮子；治寒湿脚气肿痛，如鸡鸣散。

（4）疟疾。常与常山、草果等同用，如截疟七宝饮。

【用法用量】煎服，3~10g。驱杀绦虫、姜片虫30~60g。生用力佳，炒用力缓；焦槟榔有消食化滞作用，用治食滞不消、泄痢后重。

【使用注意】脾虚便溏或气虚下陷者忌用；孕妇慎用。

4. 雷丸

【功效】杀虫消积。

【用法用量】入丸、散剂，每次5~7g，饭后温开水调服，每日3次，连服3日。

5. 榧子

【功效】杀虫消积，润肠通便，润肺止咳。

第十六单元 止血药

细目一 概述

◎ 要点一 各类止血药的选择使用、配伍方法

止血药有凉血止血、收敛止血、化瘀止血、温经止血等不同作用，本类药物适用于各种原因引起的内外出血证。止血药应用，应根据出血的不同病因和具体证候选择适当的药物，并进行必要的配伍，以期标本兼顾。如血热妄行出血者，应选用凉血止血药，并配清热泻火、清热凉血药；阴虚火旺、阴虚阳亢出血者，宜配伍滋阴降火、滋阴潜阳药；瘀血内阻，血不循经出血者，应选择化瘀止血药，并配伍行气活血药；虚寒性出血者，应选用温经止血药或收敛止血药，并配伍益气健脾、温阳药；气虚引起的出血，应选择收敛止血药，并配伍补气药；出血过多，气随血脱者，则须急投大补元气之药以益气固脱。此外，据前贤"下血必升举，吐衄必降气"的用药经验，对于便血、崩漏等下部出血病证，应适当配伍升举之品；而对于衄血、吐血等上部出血病证，可适当配伍降气之品。

◎ 要点二 止血药的使用注意事项

"止血不留瘀"，这是运用止血药必须始终注意的问题。而凉血止血药与收敛止血药，易凉遏敛邪，有止血留瘀之弊，故出血兼有瘀滞者不宜单独使用。若出血过多，气随血脱者，当急投大补元气之药，以挽救气脱危候。

细目二 凉血止血药

◎ 要点

1. 小蓟

【性能】甘、苦，凉。归心、肝经。

【功效】凉血止血，散瘀解毒消痈。

【应用】

（1）血热出血。对血热妄行的咯血、衄血、吐血、尿血及崩漏，外伤出血，皆可应用本品。因本品兼能利尿通淋，故尤善治尿血、血淋。

（2）热毒痈肿。可单用内服，也可取鲜品捣烂外敷。

2. 大蓟

【功效】凉血止血，散瘀解毒消痈。

【主治病证】血热出血；热毒痈肿。

【鉴别用药】大蓟与小蓟：二药均能凉血止血，散瘀解毒消痈，可用治血热出血证以及热毒痈肿，常相须为用。但大蓟解毒散瘀消肿作用较强，多用于治疗吐血、咯血及崩漏；小蓟解毒散瘀消肿作用弱于大蓟，但兼能利尿，故治疗尿血、血淋为优。

3. 地榆

【性能】苦、酸、涩，微寒。归肝、大肠经。

【功效】凉血止血，解毒敛疮。

【应用】

（1）血热出血。本品性凉，有凉血止血之功，因其味苦主降，尤宜下焦血热的便血、痔血、血痢、崩漏等。常与槐角、防风等同用，如槐角丸。

（2）烫伤、湿疹、疮疡痈肿。本品能泻火解毒敛疮，为治烫伤之要药。可单味麻油调敷，或配黄连、冰片同用。

【使用注意】本品性寒酸涩，凡虚寒性便血、下痢、崩漏及出血有瘀者慎用。对于大面积烧伤病人，不宜使用地榆制剂外涂，以防其所含鞣质被大量吸收而引起中毒性肝炎。

4. 槐花

【功效】凉血止血，清肝泻火。

【主治病证】血热出血，以治便血、痔血见

长；肝热目赤，头痛眩晕。

【用法】煎服。外用适量。止血多炒炭用，清热泻火宜生用。

5. 侧柏叶

【功效】凉血止血，化痰止咳，生发乌发。

【主治病证】血热出血；肺热咳嗽；血热脱发，须发早白。

6. 白茅根

【功效】凉血止血，清热利尿。

【主治病证】血热出血；水肿，热淋，黄疸；胃热呕吐，肺热咳嗽。

【鉴别用药】白茅根与芦根：二药均能清肺胃热而利尿，治疗肺热咳嗽、胃热呕吐和小便淋痛，且常相须为用。然白茅根偏入血分，以凉血止血见长；而芦根偏入气分，以清热生津功效为优。

细目三　化瘀止血药

◎ 要点

1. 三七

【性能】甘、微苦，温。归肝、胃经。

【功效】散瘀止血，消肿定痛。

【应用】

（1）出血。本品功善止血，又能化瘀生新，有止血而不留瘀、化瘀而不伤正之特点。对人体内外各种出血，无论有无瘀滞，均可应用。可研末单用，或配白及等应用。对创伤出血，可研末外敷。

（2）跌打损伤，瘀滞肿痛。本品能活血化瘀而消肿定痛，为伤科要药。可单味内服或外敷，或配其他活血止痛药同用。

此外，本品有补虚强壮的作用，民间用治虚损劳伤。

【用法用量】多研末吞服，每次1～3g；煎服，3～9g。外用适量。

【使用注意】孕妇慎用。

【配伍意义】三七配白及：三七化瘀止血，为治体内外出血之佳品；白及收敛止血，为治肺胃出血之要药。两药配伍，一散一收，祛瘀生新，止血作用增强，可用于各种出血，尤多用于咳血、吐血等肺胃出血证。

【药理】本品有促凝血和抗凝血的双向作用，有抗血栓形成、抗脑缺血、抗心肌损伤、抗疲劳、调节免疫等作用。

2. 茜草

【性能】苦，寒。归肝经。

【功效】凉血，祛瘀，止血，通经。

【应用】

（1）出血。本品既能凉血止血，又能活血行血，故可用于血热妄行或血瘀脉络之出血证，对血热夹瘀的各种出血证，尤为适宜。

（2）血瘀经闭，跌打损伤，风湿痹痛。本品活血祛瘀，通经络，行瘀滞，故可用于上述病证，尤为妇科调经要药。

3. 蒲黄

【功效】止血，化瘀，通淋。

【主治病证】出血；瘀血痛证，常与五灵脂相须为用，如失笑散；血淋尿血。

【用法用量】煎服，5～10g，包煎。外用适量。止血多炒用，化瘀、利尿多生用。

【使用注意】孕妇慎用。

【鉴别用药】三七、茜草与蒲黄三药均能止血，又能化瘀，具有止血而不留瘀的特点，可用治瘀血阻滞之多种出血。其中三七作用较优，不仅止血力强，化瘀力也强，为止血要药，可广泛用于内外各种出血证，同时也长于活血定痛，又为伤科要药，可用于跌打损伤和各种瘀血肿痛；茜草则能凉血化瘀止血，尤宜于血热夹瘀出血证，并能活血通经，可用于血滞经闭、跌打损伤和风湿痹痛等证；蒲黄化瘀止血并能利尿通淋，能治瘀血阻滞之心腹疼痛、痛经、产后瘀阻腹痛以及血淋涩痛等证。

生蒲黄性滑，偏于行血化瘀、利尿通淋，多用于跌打损伤、痛经、产后疼痛、心腹疼痛等瘀血作痛者。蒲黄炭性涩，止血作用显著，可用于吐血、衄血、咯血、崩漏、外伤出血等体内外多种出血。

【配伍意义】蒲黄配五灵脂：两药均能化瘀止血，活血止痛，常相须为用于瘀血内阻，血不归经之出血及胸腹、脘腹疼痛如刺之血瘀诸痛。

4. 降香

【功效】化瘀止血，理气止痛。

【用法用量】煎服，9～15g，后下。外用适量，研末外敷。

细目四　收敛止血药

◎ 要点

1. 白及

【性能】苦、甘、涩，微寒。归肺、肝、胃经。

【功效】收敛止血，消肿生肌。

【应用】

（1）出血。本品味涩质黏，为收敛止血之要药，可治疗体内外诸出血证。临床尤多用于肺、胃出血证。

（2）痈肿疮疡，皮肤皲裂，水火烫伤。治痈肿疮疡初起，本品能消散痈疮，对痈肿已溃，久不收口者，本品可生肌敛疮。

【使用注意】不宜与乌头类药物同用。

2. 仙鹤草

【功效】收敛止血，截疟，止痢，解毒，补虚。

【主治病证】出血证；腹泻、痢疾；疟疾；痈肿疮毒、阴痒带下；脱力劳伤。

3. 棕榈炭

【功效】收敛止血。

【主治病证】出血证。

4. 血余炭

【功效】收敛止血，化瘀，利尿。

【主治病证】出血证；小便不利。

细目五　温经止血药

◎ 要点

1. 艾叶

【性能】辛、苦，温；有小毒。归肝、脾、肾经。

【功效】温经止血，散寒调经；外用祛湿止痒。

【应用】

（1）出血。本品能温经止血暖宫，适用于虚寒性出血，尤宜于崩漏。常与阿胶、芍药等配伍，如胶艾四物汤。若配入大队凉血止血药中，也可用于血热出血，如四生丸。

（2）少腹冷痛，经寒不调，宫冷不孕。本品温经脉，逐寒湿，止冷痛，尤善于调经，为妇科下焦虚寒或寒客胞宫之要药。每与吴茱萸、肉桂等同用，如艾附暖宫丸。

（3）皮肤瘙痒。多煎水熏洗。

此外，将本品捣绒，制成艾条、艾炷等，用以熏灸体表穴位，能温煦气血、透达经络。

【配伍意义】艾叶配阿胶：艾叶辛温，温经止血，散寒暖宫，且调经安胎；阿胶甘平，善补血、止血、滋阴。两药合用，养血止血，散寒调经而安胎。适用于下焦虚寒所致的月经过多、崩漏、胎漏。

2. 炮姜

【功效】温经止血，温中止痛。

第十七单元 活血化瘀药

细目一 概述

◎ 要点一 活血化瘀药的性能特点、功效、主治病证

活血化瘀药性味多为辛、苦、温，部分动物类药味咸，主入肝、心二经。味辛能散、能行，味苦则通泄，入血分，能行血活血，使血脉通畅，瘀滞消散。活血化瘀药通过活血化瘀作用产生多种不同的功效，包括活血止痛、活血调经、活血消肿、活血疗伤、活血消痈、破血消癥等。适用于一切瘀血阻滞证。如内科的胸、胁、脘、腹、头诸痛，痛如针刺，痛有定处；体内的癥瘕积聚；中风后半身不遂，肢体麻木及关节痹痛日久；伤科的跌仆损伤，瘀肿疼痛；外科的疮疡肿痛；妇科的月经不调、经闭、痛经、产后腹痛等。

◎ 要点二 活血化瘀药的配伍方法

应用本类药物，除根据各类药物的不同效用特点而随证选用外，尚需针对形成瘀血的原因加以配伍，以标本兼顾。如寒凝血脉者，配温里散寒药、温通经脉药；热灼营血，瘀热互结者，配清热凉血、泻火解毒药；兼里实积滞者，配泻下药；痰湿阻滞，血行不畅者，配化痰除湿药；风湿痹阻，经脉不通者，当与祛风除湿通络药合用；久瘀体虚或因虚而瘀者，配补益药；癥瘕积聚者，配软坚散结药；由于气血关系密切，在使用活血化瘀药时，常配伍行气药，以提高活血祛瘀之效。

◎ 要点三 活血化瘀药的使用注意事项

本类药物行散力强，易耗血动血，月经过多及其他出血无瘀者忌用；孕妇慎用或禁用。

细目二 活血止痛药

◎ 要点

1. 川芎

【性能】辛，温。归肝、胆、心包经。

【功效】活血行气，祛风止痛。

【应用】

（1）血瘀气滞痛证。本品既能活血，又能行气，为"血中气药"；是治疗血瘀气滞之要药。常用于治疗气滞血瘀胸胁、腹部诸痛。如胸痹心痛、经闭痛经、产后瘀阻腹痛、跌仆伤痛等。

（2）头痛，风湿痹痛。本品能"上行头目"，为治头痛要药，前人有"头痛不离川芎"之说。治头痛，无论风寒、风热、风湿、血虚、血瘀均可随证配伍用之。本品辛散温通，能祛风通络止痛，可用治风湿痹痛。

【药理】本品有扩张冠状动脉、降低心肌耗氧量、改善微循环、抑制血小板凝集等作用。

2. 延胡索

【性能】辛、苦，温。归肝、脾经。

【功效】活血，行气，止痛。

【应用】气血瘀滞诸痛证。本品辛散温通，能"行血中气滞，气中血滞，故专治一身上下诸痛"。为活血化瘀止痛良药，无论何种痛证，均可配伍应用。其活血化瘀止痛作用卓著，且药力持久。治头痛，常配川芎、白芷等；治胸痛，常配丹参、瓜蒌等。治脘腹疼痛，常配木香、高良姜等；治胁肋痛，常配柴胡、川楝子等；治痛经，常配白芍、红花等。

【用法】煎服；研粉吞服。

3. 郁金

【性能】辛、苦，寒。归肝、肺、心经。

【功效】活血止痛，行气解郁，清心凉血，利胆退黄。

【应用】

（1）气滞血瘀痛证。本品既能活血，又能行气，故治气血瘀滞之痛证。治胸胁疼痛，常配伍丹参、柴胡等同用；治月经不调、痛经等，常配伍香附同用。

（2）热病神昏，癫痫，癫狂。本品辛散苦泄，能解郁开窍，又能清心火，故可用于痰浊蒙蔽心窍，热陷心包之神昏，常配石菖蒲、栀子等，如菖蒲郁金汤；治癫痫痰闭，可配白矾同用，如白金丸。

（3）血热出血证。本品性寒，能清热凉血止血。

（4）肝胆湿热黄疸、胆石症。

【使用注意】不宜与丁香、母丁香同用。

【配伍意义】郁金配石菖蒲：郁金辛苦而寒，善活血行气解郁，清心凉血；石菖蒲辛苦而温，开窍醒神，化湿豁痰。两药合用，既化湿豁痰，又清心开窍。适用于痰火或湿热蒙蔽清窍之神昏、癫狂、癫痫。

4. 姜黄

【功效】破血行气，通经止痛。

【主治病证】气滞血瘀痛证；风湿痹痛。

【鉴别用药】郁金与姜黄：二药均能活血散瘀、行气止痛，用于气滞血瘀之证。但姜黄性温行散，祛瘀力强，以治寒凝气滞血瘀之证为佳，并用于风寒湿痹；郁金苦寒降泄，行气力强，且凉血，治血热瘀滞之证，又能利胆退黄，清心解郁，用于湿热黄疸、热病神昏等证。

5. 乳香

【功效】活血定痛，消肿生肌。

【主治病证】跌打损伤，疮疡痈肿，痹证瘀核；气滞血瘀诸痛证。

【使用注意】胃弱者及孕妇慎用。

6. 没药

【功效】散瘀定痛，消肿生肌。

【使用注意】同乳香。

7. 五灵脂

【功效】活血止痛，化瘀止血。

【用法】煎服，宜包煎。

【使用注意】血虚无瘀及孕妇慎用。人参畏五灵脂。

细目三 活血调经药

◎ 要点

1. 丹参

【性能】苦，微寒。归心、肝经。

【功效】活血祛瘀，通经止痛，清心除烦，凉血消痈。

【应用】

（1）月经不调，闭经痛经，产后瘀滞腹痛。本品善活血祛瘀，能祛瘀生新而不伤正，善调经水，为妇科调经常用药。临床广泛用于治疗多种瘀血证，对于血热瘀滞之证尤为相宜。

（2）血瘀心痛，脘腹疼痛，癥瘕积聚，跌打损伤，风湿痹证。本品善能通行血脉，祛瘀止痛，广泛用于各种血瘀证。如治血脉瘀阻之胸痹心痛、脘腹疼痛，可配伍砂仁、檀香，如丹参饮；跌打损伤，可配伍当归、乳香等，如活络效灵丹。

（3）热病烦躁神昏，心悸失眠。本品能清心安神，常与酸枣仁、柏子仁等同用，如天王补心丹。

（4）疮痈肿毒。本品能凉血活血，又能清热消痈。与清热解毒药同用，可治疗热毒瘀阻引起的疮痈肿毒。

【使用注意】不宜与藜芦同用。

【鉴别用药】川芎与丹参：二药均有活血祛瘀功效，常用于各种瘀血病证。但川芎辛温气香，为血中气药，故适用于血瘀气滞之诸痛证；还能祛风止痛，为治头痛和风湿痹痛之良药。丹参以活血化瘀为主，药性寒凉，故适用于血热瘀滞之证；兼能除烦安神，凉血消痈，对热扰心神之心烦失眠及疮痈肿毒有良效。

【药理】本品有改善心肌缺血、提高耐缺氧能力、改善微循环、镇痛、降血压、调节血脂等作用。

2. 红花

【性能】辛，温。归心、肝经。

【功效】活血通经，散瘀止痛。

【应用】

（1）血滞经闭、痛经，产后瘀滞腹痛。本品为活血祛瘀、通经止痛之要药，是妇产科血瘀病证的常用药，常与当归、川芎、桃仁配伍，如桃红四物汤。

（2）癥瘕积聚。本品能活血通经、祛瘀消癥，可治疗癥瘕积聚，常与三棱、莪术等药同用。

（3）胸痹心痛、血瘀腹痛、胁痛。本品能活血通经、祛瘀止痛，善治瘀阻心腹胁痛。

（4）跌打损伤、瘀滞肿痛。本品善通利血脉、消肿止痛，为治疗跌打损伤、瘀滞肿痛之要药，常配木香、苏木等用。

（5）瘀滞斑疹色暗。用于瘀热郁滞之斑疹色暗，常与当归、紫草配伍。

3. 桃仁

【性能】苦、甘，平。归心、肝、大肠经。

【功效】活血祛瘀，润肠通便，止咳平喘。

【应用】

（1）瘀血阻滞诸证。本品善行血滞，祛瘀力强，为治疗多种瘀血阻滞病证的常用药。如治血瘀经闭、痛经，常与红花相须为用，如桃红四物汤；治产后瘀滞腹痛，常与炮姜、川芎配伍，如生化汤；治癥瘕积聚，常配桂枝、牡丹皮等药用，如桂枝茯苓丸。

（2）肺痈，肠痈。本品活血祛瘀以消痈，配清热解毒药，常用治肺痈、肠痈，如大黄牡丹皮汤。

（3）肠燥便秘。本品为种仁，富含油脂，能润燥滑肠，常配入复方用，如润肠丸。

（4）咳嗽气喘。本品能降肺气，有止咳平喘之功。

【鉴别用药】桃仁与红花：二药均能活血祛瘀，常相须为用治疗血瘀经闭、痛经、产后瘀血腹痛等。但桃仁活血作用较强，适用于下焦瘀血，且寒热均可；兼有润肠通便、止咳平喘之功，可治肠燥便秘、咳嗽气喘。红花祛瘀力稍弱，长于通利血脉，故常用于血脉瘀滞之证，又有活血化滞消斑作用，用治瘀滞斑疹色暗等。

4. 益母草

【性能】苦、辛，微寒。归心包、肝、膀胱经。

【功效】活血调经，利尿消肿，清热解毒。

【应用】

（1）血滞经闭、痛经、经行不畅、产后恶露不尽、瘀滞腹痛。本品苦泄辛散，主入血分，善于活血祛瘀调经，且作用平和，为妇产科要药，可单味熬膏内服，或配入复方。

（2）水肿，小便不利。本品能利尿消肿，尤宜治疗水瘀互阻的水肿，可单味煎服，也可与白茅根合用。

（3）跌打损伤，疮痈肿毒，皮肤瘾疹。

5. 牛膝

【性能】苦、甘、酸，平。归肝、肾经。

【功效】逐瘀通经，补肝肾，强筋骨，利水通淋，引火（血）下行。

【应用】

（1）瘀血阻滞的经闭、痛经、经行腹痛、胞衣不下、跌打伤痛。本品活血祛瘀力较强，性善下行，长于活血通经，为治疗经产病之要药，常与桃仁、红花配伍。

（2）腰膝酸痛，下肢痿软。本品能补肝肾，强筋骨。治肝肾不足，腰膝酸软，常配杜仲、续断等；若痹证日久腰膝酸痛者，常配桑寄生、独活等，如独活寄生汤；本品还可用治湿热成痿，足膝痿软，多与苍术、黄柏同用。

（3）淋证，水肿，小便不利。本品性善下行，能利水通淋，又能活血祛瘀。治淋证，常配滑石、石韦等；治水肿，常配车前子、泽泻等。

（4）上部火热证。本品苦泄下行，能引火（血）下行，以降上亢之阳和上炎之火。治肝阳上亢的眩晕、头痛，常配赭石、牡蛎等，如镇肝熄风汤；治胃火上炎的齿痛、口疮，常配石膏、知母等。

【用法】煎服。活血通经、利水通淋、引火（血）下行宜生用；补肝肾、强筋骨宜酒炙用。

【配伍意义】牛膝配苍术、黄柏：牛膝性平，善活血通经，利尿通淋，引药下行；苍术苦温，燥湿健脾，祛风除湿；黄柏苦寒，清热泻火燥湿，善除下焦湿热。三药相合，善走下焦，燥湿清热力强，用治下焦湿热之足膝肿痛、痿软无力及湿疹、湿疮等。

6. 鸡血藤

【功效】活血补血，调经止痛，舒筋活络。

【主治病证】月经不调，痛经，闭经；风湿痹痛，手足麻木，肢体瘫痪，血虚萎黄。

7. 王不留行

【功效】活血通经，下乳消痈，利尿通淋。

8. 泽兰

【功效】活血调经，祛瘀消痈，利水消肿。

细目四　活血疗伤药

◎ 要点

1. 土鳖虫

【性能】咸，寒。有小毒。归肝经。

【功效】破血逐瘀，续筋接骨。

【应用】

（1）跌打损伤，筋伤骨折，瘀肿疼痛。

（2）血瘀经闭，产后瘀滞腹痛，积聚痞块。

2. 苏木

【功效】活血祛瘀，消肿止痛。

3. 自然铜

【功效】散瘀止痛，续筋接骨。

4. 骨碎补

【功效】活血止痛，补肾强骨；外用消风祛斑。

5. 血竭

【功效】活血定痛，化瘀止血，生肌敛疮。

【用法用量】内服：多入丸、散，研末服，每次1~2g；外用适量，研末外敷。

细目五　破血消癥药

◎ 要点

1. 莪术

【功效】破血行气，消积止痛。

【主治病证】癥瘕积聚，经闭，心腹瘀痛；食积脘腹胀痛；跌打损伤，瘀肿疼痛。

【使用注意】孕妇禁用。

2. 三棱

【功效】破血行气，消积止痛。

【使用注意】孕妇禁用。不宜与芒硝、玄明粉同用。

3. 水蛭

【功效】破血通经，逐瘀消癥。

【主治病证】血瘀经闭，癥瘕积聚；跌打损伤，心腹疼痛。

4. 穿山甲

【功效】活血消癥，通经下乳，消肿排脓，搜风通络。

第十八单元 化痰止咳平喘药

细目一 概述

◎ 要点一 化痰止咳平喘药的性能特点、功效、主治病证

化痰药主治痰证。痰，既是病理产物，又是致病因子，它"随气升降，无处不到"，所以痰的病证甚多：如痰阻于肺之咳喘痰多；痰蒙心窍之昏厥、癫痫；痰蒙清阳之眩晕；痰扰心神之睡眠不安；肝风夹痰之中风、惊厥；痰阻经络之肢体麻木，半身不遂，口眼㖞斜；痰火（气）互结之瘰疬、瘿瘤；痰凝肌肉、流注骨节之阴疽流注等，皆可用化痰药治之。止咳平喘药用于外感、内伤所致各种咳嗽和喘息。

◎ 要点二 化痰止咳平喘药的配伍方法

使用本类药物，除根据病证的不同，有针对性地选择相应的化痰药及止咳平喘药外，还应根据痰证和咳喘的不同病因和病性进行配伍，以治病求于本，标本兼顾。如外感所致者，当配解表散邪药；火热而致者，应配清热泻火药；兼里寒者，配温里散寒药；如属虚劳者，配补虚药。此外，如癫痫、惊厥、眩晕、昏迷者，则当配平肝息风、开窍、安神药；属痰核、瘰疬、瘿瘤者，配软坚散结之品；阴疽流注者，配温阳通滞散结之品。治痰证除分清不同痰证而选用不同的化痰药外，应据成痰之因，审因论治。"脾为生痰之源"，故常配健脾燥湿药同用，以标本兼顾。又因痰易阻滞气机，"气滞则痰凝，气行则痰消"，故常配理气药同用，以加强化痰之功。

◎ 要点三 化痰止咳平喘药的使用注意事项

某些温燥之性强烈的刺激性化痰药，凡痰中带血或有出血倾向者，应慎用；麻疹初起有表邪之咳嗽，不宜单投止咳药，当以疏解清宣为主，以免恋邪而致久喘不已及影响麻疹之透发，对收敛性及温燥之药尤为所忌。

细目二 温化寒痰药

◎ 要点

1. 半夏

【性能】辛，温。有毒。归脾、胃、肺经。

【功效】燥湿化痰，降逆止呕，消痞散结；外用消肿止痛。

【应用】

（1）湿痰，寒痰证。本品为燥湿化痰、温化寒痰要药。尤善治脏腑之湿痰，常与陈皮相须为用，如二陈汤；适当配伍可用治寒痰与热痰诸证。

（2）呕吐。本品为止呕要药。各种原因的呕吐，皆可随证配伍用之，尤对痰饮或胃寒呕吐用之为宜，也可配伍用于胃热呕吐、胃阴虚呕吐以及妊娠呕吐等。

（3）心下痞，胸痹，梅核气。本品辛开散结，化痰消痞，善治心下痞满之证。常配伍黄连、瓜蒌，如小陷胸汤。治梅核气，常配伍厚朴、苏叶等，如半夏厚朴汤。

（4）瘿瘤，痰核，痈疽肿毒，毒蛇咬伤。本品内服能消痰散结，外用能消肿止痛。治瘿瘤、痰核，常配海藻、昆布等；治痈疽肿毒，毒蛇咬伤，常以生品研末调敷。

【用法用量】煎服，3~9g，一般宜制用。炮制品有姜半夏、法半夏等。

【使用注意】不宜与乌头类药物同用。阴亏燥咳、血证慎用。

【鉴别用药】清半夏辛温燥烈之性较缓，长于燥湿化痰，适用于湿痰咳嗽、胃脘痞满。法半夏温性较弱，功能燥湿化痰，适用于痰多咳嗽、

痰饮眩悸、风痰眩晕、痰厥头痛。姜半夏温中化痰，长于降逆止呕，适用于痰饮呕吐、痞满。竹沥半夏药性变凉，功能清化热痰，适用于胃热呕吐、肺热咳嗽，以及痰热内闭、中风不语等。半夏曲燥湿健脾，化痰消食止泻，适用于脾胃虚弱，痰食互结，宿食不化，腹痛泄泻，大便不畅，呕恶苔腻。生半夏毒性较大，偏于解毒散结，多外用治痈肿痰核。

【配伍意义】半夏配生姜：半夏、生姜皆味辛性温，均善止呕、和胃。半夏为燥湿化痰要药；生姜为呕家圣药，温胃散饮，又制半夏之毒。两药配伍，协同为用，止呕作用明显增强，又可减缓毒副作用。适用于痰饮呕吐。

2. 天南星

【功效】燥湿化痰，祛风止痉；外用散结消肿。

【主治病证】顽痰咳嗽，湿痰寒痰证；风痰眩晕，中风，癫痫，破伤风；痈疽肿痛，痰核瘰疬，蛇虫咬伤。

【用法用量】煎服，3~9g，内服多制用。外用适量。

【使用注意】孕妇慎用。

【鉴别用药】半夏与天南星：二药均辛温有毒，均能燥湿化痰、温化寒痰，主治湿痰、寒痰证，炮制后又能治疗热痰、风痰；外用均能消肿止痛，用治疮疡肿毒以及毒蛇咬伤。但半夏善治脏腑湿痰，并能降逆止呕、消痞散结，常用于多种痰湿证、呕吐，以及痞证、结胸等病证；天南星则善治经络之风痰，并能祛风止痉，多用治风痰眩晕、中风、癫痫以及破伤风等病证。

3. 芥子

【功效】温肺豁痰，利气散结，通络止痛。

【主治病证】寒痰喘咳，悬饮；阴疽流注，肢体麻木，关节肿痛；治寒凝痰滞之阴疽肿毒，常与鹿角胶、肉桂、熟地黄同用，如阳和汤。

【用法用量】煎服，3~9g。外用适量。

【使用注意】本品辛温走散，耗气伤阴，久咳肺虚及阴虚火旺者忌用；消化道溃疡、出血者

及皮肤过敏者忌用。

4. 旋覆花

【性能】苦、辛、咸，微温。归肺、脾、胃、大肠经。

【功效】降气，消痰，行水，止呕。

【应用】咳嗽痰多，痰饮蓄结，胸膈痞满；噫气，呕吐，常配赭石、半夏等以增强降逆化痰作用，如旋覆代赭汤。

【用法用量】煎服，3~9g，包煎。

【使用注意】阴虚劳嗽，津伤燥咳者忌用。

【配伍意义】旋覆花配赭石：旋覆花苦降微温，善降逆止呕、下气消痰；赭石质重性寒，降肺胃逆气。二药合用，降气化痰、止呃、止逆之力增强。适用于肺气上逆喘息及胃气上逆之呕吐、噫气、呃逆等。

5. 白前

【功效】降气，消痰，止咳。

细目三 清化热痰药

◎ 要点

1. 川贝母

【性能】苦、甘，微寒。归肺、心经。

【功效】润肺止咳，清热化痰，散结消痈。

【应用】

（1）虚劳咳嗽，肺热燥咳。本品苦寒能清热化痰，又味甘质润能润肺止咳，尤宜于内伤久咳、燥痰、热痰之证。为治疗热痰及燥痰咳嗽之常用药物，常与瓜蒌等配伍，如贝母瓜蒌散；治疗肺虚劳嗽，常配沙参、麦冬等；治肺燥干咳，常配知母，如二母丸。

（2）瘰疬，乳痈，肺痈，疮痈。治痰火郁结之瘰疬，常配玄参、牡蛎等，如消瘰丸；治热毒壅结之乳痈、肺痈，则常配蒲公英、鱼腥草等。

【使用注意】不宜与乌头类药物同用。

2. 浙贝母

【性能】苦，寒。归肺、心经。

【功效】清热化痰止咳，解毒散结消痈。
【应用】
（1）风热、痰热咳嗽。本品功似川贝母而偏于苦泄，归肺经，长于清肺，为治疗肺热咳嗽之常用药物，多与黄芩等配伍；若治风热咳嗽，则常配伍桑叶、前胡等。
（2）瘰疬，瘿瘤，乳痈疮毒，肺痈。本品苦泄，长于消肿散结。治瘰疬，常配玄参、牡蛎等；治瘿瘤，常配海藻、昆布等；治疮毒乳痈，常配蒲公英、连翘等；治疗肺痈，常配伍鱼腥草、芦根、桃仁等。
【使用注意】同川贝母。
【鉴别用药】川贝母与浙贝母：二药均能清热化痰止咳、散结，用于治疗热痰以及瘰疬、瘿瘤等。但川贝母微寒，味甘质润，长于润肺，故多用于治疗燥痰，咳嗽痰少以及肺燥干咳和肺虚久咳；浙贝母苦寒，长于清热，性偏于泄，故多用于治疗热痰之咳嗽痰黄黏稠，以及肺热咳嗽、风热咳嗽。清热散结之功，二者均有，但以浙贝母为胜。

3. 瓜蒌
【性能】甘、微苦，寒。归肺、胃、大肠经。
【功效】清热涤痰，宽胸散结，润燥滑肠。
【应用】
（1）痰热咳嗽。本品善于清肺润燥，常用治肺热咳嗽或燥热伤肺之干咳无痰或痰少难咳。
（2）胸痹、结胸。本品能利气散结宽胸。治胸痹，常与薤白、半夏等同用，如瓜蒌薤白半夏汤；治痰热结胸，与半夏、黄连同用，如小陷胸汤。
（3）肺痈，肠痈，乳痈。常配伍清热解毒药以治疗痈证。
（4）肠燥便秘。瓜蒌仁能润肠通便，可与火麻仁、郁李仁等同用。
【使用注意】本品甘寒而滑，脾虚便溏者忌用。不宜与乌头类药物同用。
【鉴别用药】瓜蒌皮与瓜蒌仁：二药均能清热化痰、宽胸散结。瓜蒌皮长于清热化痰，利气宽胸散结；而瓜蒌仁则长于润肺化痰，润肠通便。故瓜蒌皮多用于治疗痰热壅肺之咳嗽痰黄黏稠及痰浊阻胸之胸痹证，而瓜蒌仁则多用于治疗肺燥之咳嗽痰少及肠燥便秘。

4. 竹茹
【功效】清热化痰，除烦，止呕。
【主治病证】肺热咳嗽，痰热心烦不寐；胃热呕吐，妊娠恶阻。

5. 竹沥
【功效】清热豁痰，定惊利窍。
【主治病证】痰热咳喘；中风痰迷，惊痫癫狂。
【用法用量】内服 15～30mL，冲服。

6. 天竺黄
【功效】清热豁痰，凉心定惊。

7. 前胡
【功效】降气化痰，散风清热。

8. 桔梗
【性能】苦、辛，平。归肺经。
【功效】宣肺，祛痰，利咽，排脓。
【应用】
（1）咳嗽痰多，胸闷不畅。本品辛散苦泄，专入肺经，化痰并能开宣肺气。因其性平，故咳嗽无论属寒、属热，有痰、无痰均可应用。属寒者常配紫苏、杏仁，如杏苏散；属热者，常配桑叶、菊花，如桑菊饮；痰多者，宜配化痰药。
（2）咽喉肿痛，音哑失音。本品性善上行，能宣肺利咽开音。常配牛蒡子、甘草等，如桔梗汤。
（3）肺痈吐脓。本品能宣肺化痰，以排壅肺之脓痰，为治疗肺痈之常用药物。多与鱼腥草、冬瓜仁等配伍。
【使用注意】本品性升散，凡气机上逆，呕吐、呛咳、眩晕、阴虚火旺咯血等不宜用。用量过大易致恶心呕吐。
【配伍意义】桔梗配甘草：桔梗苦辛平，善宣通肺气、利咽祛痰排脓；生甘草性平，祛痰止咳，清热解毒，并能缓急止痛。二药合用，宣肺祛痰、解毒利咽、消肿排脓之功增强。适用于肺失宣降，咳嗽有痰，咽喉肿痛，肺痈吐脓，胸胁满痛。

【药理】本品有祛痰、镇咳、平喘、抗炎、抑菌、降血压、降血糖、镇静、镇痛等作用。

9. 海藻

【功效】消痰软坚散结，利水消肿。

【使用注意】不宜与甘草同用。

10. 昆布

【功效】消痰软坚散结，利水消肿。

11. 海蛤壳

【功效】清热化痰，软坚散结，制酸止痛；外用收湿敛疮。

细目四　止咳平喘药

◎ 要点

1. 苦杏仁

【性能】苦，微温。有小毒。归肺、大肠经。

【功效】降气止咳平喘，润肠通便。

【应用】

（1）咳嗽气喘。本品降肺气之中兼有宣肺之功，为治咳喘要药。随证配伍，可用于多种咳喘病证。

（2）肠燥便秘。常与柏子仁、郁李仁等同用，如五仁丸。

【用法】煎服。宜打碎入煎。生品入煎剂宜后下。

【使用注意】阴虚咳喘及大便溏泄者忌用。内服不宜过量，婴儿慎用。

【鉴别用药】苦杏仁与桃仁：二药均能止咳平喘、润肠通便，用于治疗肺气不宣之咳嗽气喘，以及肠燥便秘。苦杏仁止咳平喘和润肠通便作用均较强。桃仁具有较强的活血化瘀功效，可用于瘀血诸痛及妇女经闭等证。

2. 紫苏子

【性能】辛，温。归肺、大肠经。

【功效】降气化痰，止咳平喘，润肠通便。

【应用】

（1）咳喘痰多。本品止咳平喘，并可降气化痰，痰消气降则咳喘自愈。常配白芥子、莱菔子，即三子养亲汤；若痰涎滞肺兼见肾阳不足，即上实下虚者，则配伍肉桂、当归等，如苏子降气汤。

（2）肠燥便秘。本品有润肠通便之效。常配火麻仁、瓜蒌仁等同用。

【鉴别用药】苦杏仁与紫苏子：二药均有止咳平喘、润肠通便的作用，可用于治疗咳嗽气喘，以及肠燥便秘。但苦杏仁长于宣肺，多用于肺气不宣之咳嗽气喘；紫苏子润降，长于降气兼能化痰，故适用于痰壅气逆之咳嗽气喘。

3. 百部

【性能】甘、苦，微温。归肺经。

【功效】润肺下气止咳，杀虫灭虱。

【应用】

（1）新久咳嗽，顿咳，肺痨咳嗽。本品功专润肺止咳，无论外感、内伤、暴咳、久嗽，均可用之。单用或配伍应用均可。治外感咳嗽，常配白前、桔梗等，如止嗽散；治内伤咳嗽，常配沙参、麦冬等，如百部汤。

（2）蛲虫，阴痒，头虱及疥癣。

【用法】煎服，3～9g。外用适量。久咳虚嗽宜蜜炙用。

【使用注意】本品易伤胃滑肠，脾虚食少便溏者忌用。

4. 紫菀

【功效】润肺下气，化痰止咳。

【主治病证】咳嗽痰多。

5. 款冬花

【功效】润肺下气，止咳化痰。

【主治病证】咳嗽气喘。

6. 枇杷叶

【功效】清肺止咳，降逆止呕。

【主治病证】肺热咳嗽，气逆喘急；胃热呕

吐，哕逆，烦热口渴。

【用法】煎服。止咳宜炙用，止呕宜生用。

7. 桑白皮

【性能】甘，寒。归肺经。

【功效】泻肺平喘，利水消肿。

【应用】

（1）肺热咳喘。本品性寒，专入肺经，长于清肺平喘。为治疗肺热咳喘的常用药物。常配地骨皮、甘草等药用，如泻白散。

（2）水肿。本品有利水消肿的功效，常配茯苓皮、大腹皮等药用，如五皮散。

8. 葶苈子

【性能】辛、苦，大寒。归肺、膀胱经。

【功效】泻肺平喘，行水消肿。

【应用】

（1）痰涎壅盛，喘息不得平卧。本品苦降辛散，性寒清热，有消痰泻肺平喘作用。常佐大枣以缓其性，如葶苈大枣泻肺汤。或配桑白皮、杏仁等。

（2）水肿，胸腹积水，小便不利。本品能泻肺气之壅闭而通调水道，有利水消肿的功效。治水肿，常与防己、椒目、大黄配伍，即已椒苈黄丸；治胸腹积水，常配杏仁、大黄，如大陷胸丸。

【鉴别用药】桑白皮与葶苈子：二药均有泻肺平喘和利水消肿作用，治疗肺热咳喘及水肿、小便不利等常相须为用。桑白皮甘寒，药性较缓，长于清肺热，降肺火，多用于肺热咳喘痰黄及皮肤水肿；葶苈子力峻，重在泻肺中水气、痰涎，邪盛喘满不得卧者尤宜。其利水作用较强，可兼治鼓胀、胸腹积水等证。

9. 白果

【功效】敛肺定喘，止带缩尿。

【主治病证】哮喘痰嗽；带下，白浊，尿频遗尿。

【使用注意】本品有毒，忌生食，不宜多用，小儿尤当注意。其性收敛，咳喘痰稠、咳吐不爽者慎用。

第十九单元　安神药

细目一　概述

◎ 要点一　安神药的配伍方法

使用安神药时，应针对导致心神不宁的病因、病机的不同，选用适宜的安神药物治疗，并进行必要的配伍。如属实证的心神不安，应选用重镇安神药，如因火热所致者，则配清泻心火、清肝泻火药物；因痰所致者，则配祛痰、开窍药物；气滞所致者，当配疏肝理气药；因血瘀所致者，则配活血化瘀药；属肝阳上扰者，当配伍平肝潜阳药物；癫狂、惊风等证，应以化痰开窍或平肝息风药为主，本类药物多作为辅药应用。虚证心神不安，应选用养心安神药物，若属血虚阴亏者，应配伍补血、养阴药；心脾两虚者，则与补益心脾药配伍；心肾不交者，又与滋阴降火、交通心肾之品配伍。

◎ 要点二　安神药的使用注意事项

矿石类安神药及有毒药物，只宜暂用，不可久服，中病即止。矿石类安神药，如作丸、散服，易伤脾胃，不宜长期服用，并须酌情配伍养胃健脾之品。入煎剂应打碎先煎、久煎。部分药物具有毒性，须慎用。

细目二　重镇安神药

◎ 要点

1. 朱砂

【性能】甘，微寒。有毒。归心经。

【功效】清心镇惊，安神，明目，解毒。

【应用】

（1）心悸易惊，失眠多梦。朱砂甘寒质重，专入心经，寒能降火，重能镇怯。所以朱砂既可重镇安神，又能清心安神，最适合心火亢盛之心神不宁、烦躁不眠，每与黄连、莲子心等合用，以增强清心安神作用。若心血虚者，可与当归、生地黄等配伍；阴血虚者，又常与酸枣仁、柏子仁、当归等养心安神药配伍。

（2）惊风，狂乱，癫痫。常与牛黄、麝香等开窍、息风药物同用，如安宫牛黄丸；治疗小儿惊风，多与牛黄、全蝎、钩藤等配伍，如牛黄散；用治癫痫猝昏抽搐，每与磁石同用，如磁朱丸。

（3）疮疡肿毒，喉痹，口疮。不论内服、外用，均有清热解毒作用。

此外，朱砂还有一定明目作用，可治心肾不交之视物昏花、耳鸣失眠等。

【用法用量】内服，只宜入丸、散服，每次0.1~0.5g；不入煎剂。外用适量。

【使用注意】本品有毒，内服不可过量或持续服用。孕妇及肝肾功能不全者禁服。忌火煅。

2. 磁石

【性能】咸，寒。归心、肝、肾经。

【功效】镇惊安神，平肝潜阳，聪耳明目，纳气平喘。

【应用】

（1）心神不宁，惊悸失眠，癫痫。本品质重沉降，入心，而有镇惊安神之功；味咸入肾，又有益肾之效。能护真阴，镇浮阳，安心神。常与朱砂、神曲同用，如磁朱丸。

（2）肝阳上亢，头晕目眩。本品入肝、肾经，既能平潜肝阳，又能益肾阴而敛浮阳。常与石决明、牡蛎、白芍等平肝潜阳药物同用。

（3）耳鸣耳聋，视物昏花。

（4）肾虚气喘。对肾气不足，摄纳无权之虚喘，常与五味子、胡桃肉、蛤蚧等同用，共奏纳气平喘之效。

【用法用量】煎服，9~30g，先煎。

【使用注意】因吞服后不易消化，如入丸散，不可多服。脾胃虚弱者慎用。

【鉴别用药】朱砂与磁石：二药均为重镇安神的常用药，质重性寒入心经，均能镇惊安神，治疗心悸失眠、怔忡恐怖、惊风癫狂；均能明目，治肝肾亏虚之目暗不明。然朱砂有毒，镇心、清心而安神，善治疗心火亢盛之心神不安；又能清热解毒，治疗热毒疮肿、咽喉肿痛、口舌生疮。磁石无毒，益肾阴、潜肝阳，主治肾虚肝旺、肝火扰心之心神不宁；又能平肝潜阳、聪耳明目、纳气平喘，用治肝阳上亢之头晕目眩，肾虚耳鸣、耳聋，肝肾不足之目暗不明，肾虚喘促。

【配伍意义】磁石配朱砂：磁石咸寒入心、肾经，善益阴潜阳、镇惊安神、聪耳明目；朱砂甘寒，入心经，镇心安神力优，并明目。二药合用，长于潜阳明目、交通心肾。适用于肾阴不足，心阳偏亢，心肾不交之失眠心悸、耳鸣耳聋、视物昏花。

3. 龙骨

【性能】甘、涩，平。归心、肝、肾经。

【功效】镇惊安神，平肝潜阳，收敛固涩，收湿敛疮。

【应用】

（1）心神不宁，心悸失眠，惊痫癫狂。龙骨质重，可用治多种神志失常之患。如治疗心神不宁、心悸失眠、健忘多梦等证，常与朱砂、酸枣仁、柏子仁等安神之品配伍；治疗惊痫抽搐，癫狂发作者，须与牛黄、胆南星、礞石等化痰、止痉之品配伍。

（2）肝阳上亢，头晕目眩。本品有较强的平肝潜阳作用，常与牡蛎、赭石、牛膝等配伍。

（3）滑脱诸证。如遗精、滑精、尿频、遗尿、崩漏、带下、自汗、盗汗等多种正虚滑脱之证，皆可用之。

（4）湿疮痒疹，疮疡久溃不敛。煅后外用。

【用法用量】煎服，15~30g，先煎。外用适量。镇静安神,平肝潜阳宜生用。收敛固涩、收湿敛疮宜煅用。

4. 琥珀

【功效】镇惊安神,活血散瘀,利尿通淋。

【用法用量】研末冲服,或入丸、散,每次1.5~3g。不入煎剂。外用适量。

细目三 养心安神药

◎ 要点

1. 酸枣仁

【性能】甘、酸,平。归肝、胆、心经。

【功效】养心益肝,宁心安神,敛汗,生津。

【应用】

(1) 虚烦不眠,惊悸多梦。本品能养心阴,益心、肝之血而有安神之效。用于阴血虚,心失所养之心悸、怔忡、失眠、健忘等症,常与当归、何首乌、龙眼肉等配伍;肝虚有热,虚烦不得眠,可与茯苓、知母、甘草等配伍。

(2) 体虚多汗。常与五味子、山茱萸、黄芪等同用。

此外,有收敛生津止渴之功效,还可用治伤津口渴咽干。

2. 柏子仁

【功效】养心安神,润肠通便,止汗。

【主治病证】心悸失眠健忘;肠燥便秘;阴虚盗汗。

【使用注意】便溏及痰多者慎用。

【鉴别用药】酸枣仁与柏子仁:二药均为养心安神止汗之品,常相须为用,治疗阴血不足,心神失养的心神不宁及阴虚盗汗。但酸枣仁长于益肝血,更宜于心肝血虚的心神不宁证;柏子仁长于治疗心阴虚及心肾不交的心神不宁证,并能润肠通便,可治肠燥便秘。

3. 合欢皮

【功效】解郁安神,活血消肿。

4. 远志

【功效】安神益智,交通心肾,祛痰,消肿。

【主治病证】失眠多梦,心悸怔忡、健忘;咳嗽痰多,咳痰不爽;痈疽疮毒,乳房肿痛。

【使用注意】凡实热或痰火内盛者,以及有胃溃疡及胃炎者慎用。

5. 首乌藤

【功效】养血安神,祛风通络。

第二十单元 平肝息风药

细目一 概 述

◎ 要点一 平肝息风药的功效、主治病证

本类药物具有平肝潜阳、息风止痉的功效,治疗肝阳上亢、肝风内动证。部分药兼有镇静安神、清肝明目、降逆、凉血等作用,某些息风止痉药物兼有祛风通络作用。又可用治心神不宁、目赤肿痛、呕吐、呃逆、喘息、血热出血,以及风中经络之口眼㖞斜、痹痛等证。

◎ 要点二 平肝息风药的配伍方法

须根据病因、病机及兼证的不同,进行相应的配伍。如属阴虚阳亢者,多配伍滋养肾阴药物;肝火上炎者,多配伍清泻肝火药物;兼心神不安、失眠多梦者,当配伍安神药物;肝阳化风,肝风内动者,应将息风止痉与平肝潜阳药并用;热极生风,肝风内动者,当配伍清热泻火解毒药物;阴血亏虚,肝风内动者,当配滋补阴血药物;脾虚慢惊风,当配伍补气健脾药物;兼窍闭神昏者,当配伍开窍药物;兼痰邪者,当配伍祛痰药物。

◎ 要点三　平肝息风药的使用注意事项

本类药物有性偏寒凉或性偏温燥之不同，故当区别使用。若脾虚慢惊者，不宜用寒凉之品；阴虚血亏者，当忌温燥之品。

细目二　平抑肝阳药

◎ 要点

1. 石决明

【性能】咸，寒。归肝经。

【功效】平肝潜阳，清肝明目。

【应用】

（1）肝阳上亢，头痛眩晕。为凉肝、镇肝之要药。若肝肾阴虚、肝阳上亢者，须配伍养阴平肝药，如生地黄、白芍、牡蛎等；肝阳上亢伴肝火亢盛者，宜配伍清热平肝药，如夏枯草、菊花、钩藤等。

（2）目赤翳障，视物昏花。有清肝火、明目退翳作用。若肝火上炎，目赤肿痛者，可与夏枯草、决明子等配伍；风热目疾，翳膜遮睛，可与密蒙花、谷精草等配伍；肝虚血少日久目昏者，可与熟地黄、枸杞子等配伍。

【用法】煎服，打碎先煎。平肝、清肝宜生用，外用点眼宜煅用、水飞。

【鉴别用药】石决明与决明子：二药均有清肝明目之功效，皆可用于治疗目赤肿痛、翳障等偏于肝热者。然石决明咸寒质重，凉肝镇肝，滋养肝阴，故无论实证、虚证之目疾均可应用，多用于血虚肝热之羞明、目暗、雀盲等；决明子苦寒，功偏清泻肝火而明目，多用于肝经实火之目赤肿痛。石决明平肝潜阳作用显著，用治肝阳上亢，头晕目眩。决明子又有润肠通便之功，用治肠燥便秘。

2. 珍珠母

【功效】平肝潜阳，安神定惊，明目退翳。

【用法】煎服，先煎。或入丸、散剂。外用适量。

3. 牡蛎

【性能】咸，微寒。归肝、胆、肾经。

【功效】潜阳补阴，重镇安神，软坚散结，收敛固涩，制酸止痛。

【应用】

（1）肝阳上亢，头晕目眩。入肝经，有平肝潜阳、益阴之功。若阴虚阳亢，眩晕耳鸣者，常与龙骨、龟甲、牛膝等同用，如镇肝熄风汤；热病日久，灼烁真阴，虚风内动，四肢抽搐者，每与龟甲、鳖甲、生地黄等同用，如大定风珠。

（2）心神不安，惊悸失眠。常与龙骨相须为用，如桂枝甘草龙骨牡蛎汤。

（3）痰核，瘰疬，癥瘕积聚。本品味咸，软坚散结。治痰火郁结之痰核、瘰疬，常与浙贝母、玄参等配伍，如消瘰丸；用治血瘀气结之癥瘕痞块，多与鳖甲、丹参等配伍。

（4）滑脱诸证。本品煅后有与龙骨相似的收敛固涩作用。治疗遗精、滑精、遗尿、尿频、崩漏、带下、自汗、盗汗等多种正虚不固、滑脱之证，并配伍相应的补虚药物同用。

此外，煅牡蛎有收敛制酸作用，可治胃痛泛酸。

【用法】煎服，先煎。外用适量。收敛固涩、制酸止痛宜煅用，其他宜生用。

【鉴别用药】牡蛎与龙骨：二药均能重镇安神，平肝潜阳，收敛固涩，常相须为用，治疗心神不安，惊悸失眠，肝阳上亢，头晕目眩以及滑脱不禁诸证。牡蛎主入肝经，平肝潜阳功效较优，还能软坚散结及制酸，可治痰核瘰疬、胃酸过多等证；龙骨主入心经，镇惊安神、收敛固涩作用较优，外用能收湿敛疮，可治湿疹、湿疮等病证。

4. 赭石

【性能】苦，寒。归肝、心、肺、胃经。

【功效】平肝潜阳，重镇降逆，凉血止血。

【应用】

（1）肝阳上亢，头晕目眩。本品质重沉降，长于镇潜肝阳，善清降肝火，若肝火亢盛者，常与石决明、夏枯草、牛膝等同用；肝肾阴虚，肝阳上亢者，与龟甲、牡蛎、白芍等滋阴潜阳药配伍。

（2）呕吐，呃逆，噫气。为重镇降逆要药。尤善降上逆之胃气而具止呕、止呃、止噫之效。治胃气上逆之证，常与旋覆花等配伍，如旋覆代赭汤。

（3）气逆喘息。能降上逆之肺气而平喘。用治哮喘有声、卧睡不得者，可单用本品研末，米醋调服取效；治气逆喘息，每与党参、山茱萸等配伍，如参赭镇气汤。

（4）血热吐衄，崩漏。尤适宜于气火上逆，迫血妄行之出血证。吐血衄血者可与白芍、竹茹、牛蒡子等同用，崩漏者可与禹余粮、赤石脂、五灵脂配伍。

【用法】煎服，先煎。降逆、平肝宜生用，止血宜煅用。

【使用注意】虚寒证及孕妇慎用。含微量砷，不宜长期服用。

5. 蒺藜

【功效】平肝解郁，活血祛风，明目，止痒。

6. 罗布麻叶

【功效】平肝安神，清热，利水。

细目三 息风止痉药

◎ 要点

1. 羚羊角

【性能】咸，寒。归肝、心经。

【功效】平肝息风，清肝明目，散血解毒。

【应用】

（1）肝风内动，惊痫抽搐。善清泄肝热，平肝息风，镇惊解痉。为治疗肝风内动、惊痫抽搐之要药，尤宜于热极生风，可与钩藤等配伍，如羚角钩藤汤。

（2）肝阳上亢，头晕目眩。可与菊花、石决明等配伍。

（3）肝火上炎，目赤头痛。本品善清泻肝火而明目。可与决明子、黄芩、龙胆草等同用，如羚羊角散。

（4）温热病壮热神昏，热毒发斑。本品入心、肝二经，有清热泻火解毒之功。可与石膏、水牛角等制成丸散应用，如紫雪丹。

此外，本品有清肺、解毒之效，可用于肺热咳喘、疮痈热毒炽盛等。

【用法用量】煎服，1～3g；单煎2小时以上。磨汁或研粉服，0.3～0.6g。

【配伍意义】羚羊角配钩藤：羚羊角、钩藤均能平肝息风，清热定惊。二药相须为用，相得益彰，清热息风定惊力胜。适用于温热病壮热神昏、手足抽搐及小儿急惊风等。

2. 牛黄

【性能】苦、凉。归心、肝经。

【功效】凉肝息风，清心豁痰，开窍醒神，清热解毒。

【应用】

（1）惊风、癫痫。本品入心、肝二经，有清心、凉肝、息风止痉之功。治疗小儿急惊风之壮热神昏、惊厥抽搐等证，常与朱砂、全蝎、钩藤等清热息风药配伍，如牛黄散。

（2）热病神昏，口噤，痰鸣。本品入心经，能清心、祛痰、开窍醒神，用于治疗温热病热入心包及中风、惊风、癫痫等痰热阻闭心窍诸证，如安宫牛黄丸。

（3）口舌生疮，咽喉肿痛，痈疽疔毒。本品为清热解毒的良药，可与黄芩、大黄等配伍，如牛黄解毒丸。

【用法用量】入丸、散剂，0.15～0.35g。外用适量，研末敷患处。

【使用注意】非实热证不宜使用，孕妇慎用。

【鉴别用药】羚羊角与牛黄：二药均归心、肝经，均具有清肝热、息风止痉功效，用治温热病壮热神昏及肝风惊厥抽搐。羚羊角性寒，又可平肝潜阳、明目、散血、解毒。常用治肝阳上亢之头晕目眩，肝火目赤头痛及热毒发斑、肺热咳喘等证。牛黄性凉，又可豁痰开窍，清热解毒。常用治热入心包或痰蒙清窍之癫痫和口舌生疮、咽喉肿痛、痈疽疔毒等证。

3. 珍珠

【功效】安神定惊，明目消翳，解毒生肌，润肤祛斑。

【用法用量】内服，多入丸、散用。0.1～0.3g。外用适量。

4. 钩藤

【性能】甘，凉。归肝、心包经。

【功效】息风定惊，清热平肝。

【应用】

（1）肝风内动、惊痫抽搐。钩藤甘而微寒，入肝经，有和缓的息风止痉作用，为治疗肝风内动、惊痫抽搐之常用药，亦多用于小儿，如钩藤饮。

（2）肝阳上亢，头痛，眩晕。本品既清肝热，又平肝阳，故可用治肝火上攻或肝阳上亢之头痛、眩晕，如天麻钩藤饮。

此外，本品有轻清疏泄之性，能清热透邪，可用于外感风热、头痛目赤。

【用法用量】煎服，3～12g，后下。

【药理】本品有降血压、提高心肌兴奋性、抗癫痫、保护神经、抗血小板聚集、抗血栓等作用。

5. 天麻

【性能】甘，平。归肝经。

【功效】息风止痉，平抑肝阳，祛风通络。

【应用】

（1）肝风内动，惊痫抽搐。本品味甘质润，药性平和。故可用治各种病因之肝风内动，惊痫抽搐，不论寒热虚实，皆可配伍应用。如用治小儿急惊风，可与羚羊角、钩藤、全蝎等药配伍，如钩藤饮子；用治破伤风，可与天南星、白附子、防风等药配伍，如玉真散。

（2）眩晕，头痛。为治眩晕、头痛之要药。常与钩藤同用，如天麻钩藤饮；本药还可治风痰上扰的头晕目眩，如半夏白术天麻汤；也可治偏正头痛，配川芎等，如天麻丸。

（3）肢体麻木，中风手足不遂，风湿痹痛。多与秦艽、羌活、牛膝等同用。

【鉴别用药】钩藤与天麻：二药均能息风止痉、平肝潜阳，常用治肝风内动、惊痫抽搐，以及肝阳上亢的头痛、头晕、目眩等证。但钩藤能清热，尤宜于热极动风与肝经阳热病证；天麻性平，无论寒热虚实皆可应用，并能祛风湿，止痹痛，可用治风湿痹痛以及肢体麻木、手足不遂等证。

【配伍意义】天麻配钩藤：天麻甘平，善平抑肝阳，息风止痉；钩藤甘凉，息风定惊，清热平肝。二药相须配伍，增强平肝定惊、清热息风之效。适用于肝阳偏亢，肝风上扰证。

6. 地龙

【功效】清热定惊，通络，平喘，利尿。

【主治病证】高热惊痫，癫狂；中风半身不遂；风湿痹证；肺热哮喘；小便不利，尿闭不通。

7. 全蝎

【功效】息风镇痉，攻毒散结，通络止痛。

【主治病证】痉挛抽搐；疮疡肿毒，瘰疬结核；风湿顽痹；偏正头痛。

【用法用量】煎服，3～6g。外用适量。

【使用注意】本品有毒，用量不宜过大。孕妇禁用。

【配伍意义】全蝎配蜈蚣：全蝎、蜈蚣均有息风镇痉、通络止痛、攻毒散结之功。二药配伍，相须增效，适用于肝风内动之痉挛抽搐、疮疡肿毒、瘰疬、风湿痹证等以抽搐、疼痛为主的病证。

8. 蜈蚣

【功效】息风镇痉，攻毒散结，通络止痛。

【主治病证】痉挛抽搐；疮疡肿毒，瘰疬痰核；风湿顽痹；顽固性头痛。

【用法用量】煎服，3～5g。外用适量。

【使用注意】本品有毒，用量不宜过大。孕妇禁用。

【鉴别用药】蜈蚣与全蝎：二药皆有息风镇痉、解毒散结、通络止痛之功效，二药常相须为用。然全蝎性平，息风镇痉、攻毒散结之力不及蜈蚣；蜈蚣力猛性燥，善走窜通达，息风镇痉功效较强，又攻毒疗疮，通痹止痛效佳。

9. 僵蚕

【功效】息风止痉，祛风止痛，化痰散结。

【主治病证】惊痫抽搐；风中经络，口眼㖞斜；风热头痛，目赤，咽痛，风疹瘙痒；痰核，瘰疬。

第二十一单元　开窍药

细目一　概　述

◎ 要点一　开窍药的性能特点、功效、主治病证

本类药味辛，其气芳香，善于走窜，皆入心经。具有通关开窍、启闭回苏、醒脑复神的功效，主要用于温病热陷心包、痰浊蒙蔽清窍之神昏谵语，以及惊风、癫痫、中风等猝然昏厥、痉挛抽搐等证。其中闭证兼见面红、身热、苔黄、脉数者为热闭，闭证兼见面青、身凉、苔白、脉迟者为寒闭，均可用开窍药急救之。

◎ 要点二　开窍药的配伍方法

使用开窍药，须辨寒闭、热闭。寒闭当温开，热闭当凉开。此外，还须根据疾病性质进行必要配伍，凉开宜选用辛凉的开窍药，并配清热泻火解毒药；温开宜选辛温的开窍药，并配伍温里祛寒药。若兼有惊厥抽搐者，还须配平肝息风止痉药物；兼见烦躁不安者，须配伍安神药物；若痰浊壅盛者，须配伍化痰、祛湿药物。

◎ 要点三　开窍药的使用注意事项

本类药物辛香走窜，为救急、治标之品，且能耗伤正气，只宜暂服，不可久用；开窍药只用于闭证。脱证治当补虚固脱，忌用开窍药，因本类药物辛香，其有效成分易于挥发，内服多不宜入煎剂，宜入丸、散，孕妇慎用或忌用。

细目二　具体药物

◎ 要点

1. 麝香

【性能】辛，温。归心、脾经。

【功效】开窍醒神，活血通经，消肿止痛。

【应用】

(1) 闭证神昏。本品辛温，气极香，走窜之性甚烈，有极强的开窍通闭醒神作用，为醒神回苏之要药，无论寒闭、热闭，用之皆有效。常配伍牛黄、冰片，组成凉开之剂，如安宫牛黄丸、至宝丹；配伍苏合香，组成温开之剂，如苏合香丸。

(2) 血瘀经闭，癥瘕积聚，心腹暴痛，头痛，跌打损伤，风寒湿痹。本品开通走窜，可行血中之瘀滞，开经络之壅遏，以通经散结止痛。

(3) 痈肿瘰疬，咽喉肿痛。本品辛香行散，有良好的活血散结、消肿止痛作用，内服、外用均有良效。可与牛黄、蟾酥配伍，如六神丸。

此外，本品活血通经，有催生下胎之效，古代用于难产、死胎、胞衣不下。

【用法用量】入丸、散，每次 $0.03 \sim 0.1$ g。不宜入煎剂。外用适量。

【使用注意】孕妇禁用。

【配伍意义】麝香配冰片：二药都有开窍醒神作用，常相须为用。适用于温热病邪陷心包、中风痰厥、痰热蒙闭心窍所致的高热烦躁、神昏谵语及中暑、热邪闭窍、神志昏迷等热闭神昏。

【药理】麝香对中枢神经系统呈双向影响，小剂量兴奋中枢，大剂量抑制中枢。有强心、抗炎、抗肿瘤、抑制血小板聚集、改善血液循环和免疫调节作用。有促胃溃疡愈合及雄性激素样作用。

2. 冰片

【功效】开窍醒神，清热止痛。

【主治病证】热闭神昏，惊厥，中风痰厥；胸痹心痛，目赤口疮，咽喉肿痛，耳道流脓。

【用法用量】入丸散，每次0.15～0.3g。不宜入煎剂。外用适量，研粉点敷患处。

【使用注意】孕妇慎用。

【鉴别用药】麝香与冰片：二药均为辛香之品，都能开窍醒神，配用可治闭证。但麝香性温，开窍醒神作用极强，为开窍醒神要药，热闭、寒闭均可运用；而冰片开窍醒神之力不及麝香，且药性微寒，宜用于热闭。麝香还具有活血通经、消肿止痛的功效，可用治血瘀经闭、癥瘕、跌打损伤、痹证疼痛、疮疡肿毒、咽喉肿痛等证；冰片味苦、性微寒，还具有清热解毒止痛之效，用于治疗目赤口疮、咽喉肿痛、耳道流脓等。

3. 苏合香

【功效】开窍，辟秽，止痛。

【用法用量】入丸、散，0.3～1g。外用适量。不入煎剂。

4. 石菖蒲

【性能】辛、苦，温。归心、胃经。

【功效】开窍豁痰，醒神益智，化湿开胃。

【应用】

（1）痰迷心窍，神昏，癫痫。本品辛开苦燥温通，芳香走窜，不但有开窍宁心安神之功，且兼具化湿、豁痰、辟秽之效。因痰湿者，可配伍天南星；因痰热者，可与郁金配伍，如菖蒲郁金汤。

（2）健忘，失眠，耳鸣，耳聋。本品入心经，醒神益智、聪耳明目，故可用于上述诸证。

（3）脘痞不饥，噤口下痢。本品化湿开胃，用治湿浊中阻，脘痞不饥；亦治湿热毒盛，下痢呕逆，食不得入的噤口痢。

第二十二单元　补虚药

细目一　概　述

◎ 要点一　各类补虚药的功效、主治病证

补虚药具有补虚作用，主治人体正气虚弱、精微物质亏耗引起的精神萎靡、体倦乏力、面色淡白或萎黄、心悸气短、脉象虚弱等。按功效分类，补虚药分为补气、补阳、补血、补阴四类，分别主治气虚、阳虚、血虚、阴虚证。

◎ 要点二　补虚药的配伍方法

首先应因证选药，必须根据气虚、阳虚、血虚与阴虚的证候不同，选择相应的对证的药物。补气药和补阳药，补血药和补阴药，往往相辅而用；气血两虚，阴阳两虚者应气血双补或阴阳兼顾。对正虚邪实者，须配祛邪药以扶正祛邪。补虚药还常配理气健脾药，以更好发挥疗效。

◎ 要点三　补虚药的使用注意事项

补虚药原为虚证而设，凡身体健康，并无虚弱表现者，不宜滥用，以免导致阴阳平衡失调；实邪方盛，正气未虚者，以祛邪为要，亦不宜使用，以免"闭门留寇"。补气药性多壅滞，易致中满，湿盛中满者忌用。补阳药性多温燥，易助火伤阴，阴虚火旺者不宜使用。补血药多滋腻黏滞，妨碍运化，凡湿滞脾胃、脘腹胀满、食少便溏者慎用。补阴药多甘寒滋腻，凡脾胃虚弱、痰湿内阻、腹满便溏者不宜使用。补虚药使用时应注意顾护脾胃，适当配伍健脾消食药，以促进运化，使补虚药能充分发挥作用；补虚药若需久服，宜作蜜丸、煎膏（膏滋）、片剂、口服液、颗粒剂或酒剂等，以便保存和服用，若作汤剂，宜文火久煎，使药味尽出。个别挽救虚脱的补虚药，宜制成注射剂，以备急用。

细目二　补气药

◎ 要点

1. 人参

【性能】甘、微苦，微温。归脾、肺、心、肾经。

【功效】大补元气，复脉固脱，补脾益肺，生津养血，安神益智。

【应用】

（1）元气虚极欲脱证。本品为拯危救脱的要药。适用于因大汗、大泻、大失血，或大病、久病所致元气虚极欲脱，脉微欲绝的危重证候。可单用本品大量浓煎服，如独参汤。若见四肢逆冷、阳气衰微者，可配附子以益气回阳，如参附汤。若汗多口渴、气阴两伤者，可配麦冬、五味子以益气敛阴，即生脉散。

（2）脾虚食少，肺虚喘咳，阳痿，宫冷。为补肺的要药，也为补脾要药。用于肺气虚弱的短气喘促、懒言声微、脉虚自汗等，常与黄芪、五味子等同用；用于脾气不足的倦怠乏力、食少便溏等，常配伍白术、茯苓、甘草，如四君子汤等。补益肾气，不仅用于肾不纳气的短气虚喘，还可用于肾虚阳痿宫冷。

（3）热病气虚津伤口渴及消渴证。本品既能补气，又能生津。热病气津两伤者，常配伍石膏、知母等；消渴常配伍天花粉、生地黄等。

（4）气血亏虚，久病虚赢。本品能益气，使气盛自能生血，故有气血双补作用，治气血双虚，久病虚赢者。

（5）惊悸失眠。本品入心经，补心气，益心智，用于失眠惊悸、健忘，常配远志、龙眼等。

此外，与解表药、攻下药等祛邪药配伍，有扶正祛邪之效。

【用法用量】煎服，3~9g；挽救虚脱可用15~30g。宜文火另煎分次兑服。野山参研末吞服，每次2g，日服2次。

【使用注意】不宜与藜芦、五灵脂同用。

【鉴别用药】生晒参、红参：二药均味甘微苦，归脾、肺、心经，具大补元气、复脉固脱、补脾益肺、生津止渴、安神增智之功，用于气虚欲脱、肢冷、脉微、脾虚食少、肺虚喘咳、津伤口渴、消渴、惊悸健忘，气虚血少等。生晒参味甘性平，偏重于补气生津、安神，适用于气阴不足之肺虚喘咳、津伤口渴、内热消渴。红参性温，偏于补阳，多用于元气衰弱，兼阳气虚之脉微肢冷、阳痿宫冷者。

【配伍意义】

（1）人参配附子：人参甘温，能大补元气、复脉固脱。附子辛甘大热，长于回阳救逆、补火助阳。两者合用补气固脱与回阳救逆并举。适用于治疗四肢厥逆、冷汗淋漓、脉微欲绝之阳气暴脱证。

（2）人参配麦冬、五味子：人参甘温，益元气，补肺气，生津液；麦冬甘寒，养阴，润肺，生津；五味子酸温，敛肺止汗，生津止渴。三药合用，一补一润一敛，益气养阴，生津止渴，敛阴止汗，使气复津生、汗止阴存、气充脉复。适用于气阴两虚或气虚亡阴证。

【药理】人参有增强免疫作用，有促进食欲和蛋白质合成、性激素作用及促进造血，降血糖，提高记忆，延缓衰老，抗骨质疏松、抗肿瘤作用。

2. 西洋参

【功效】补气养阴，清热生津。

【主治病证】气虚阴亏，虚热烦倦，咳喘痰血；内热消渴，口燥咽干。

【用法用量】另煎兑服，3~6g。

【使用注意】据《中国药典》记载，不宜与藜芦同用。

3. 党参

【性能】甘，平。归脾、肺经。

【功效】健脾益肺，养血生津。

【应用】

（1）脾肺气虚证，食少倦怠，咳嗽虚喘。主归脾肺二经，以补脾肺气为主要作用。用于中气不足的体虚倦怠、食少倦怠等，常与黄芪、白术等同用；用于肺气亏虚的咳嗽虚喘等，可与蛤蚧、五味子等同用。

（2）气血不足，面色萎黄，心悸气短。本品补气生血。常配伍黄芪、当归、白术等。

（3）津伤口渴，内热消渴。本品有补气生津的作用。症见气短口渴，及内热消渴，常配伍麦冬、五味子等生津药。

此外，可与解表药或攻里药同用，用于气虚外感及正虚邪实之证，以扶正祛邪。

【使用注意】据《中国药典》记载，不宜与藜芦同用。

【鉴别用药】人参与党参：二药均能补脾气、补肺气、益气生津、益气生血和扶正祛邪，常用于肺脾气虚证、气津两伤证，以及正虚邪实病证。但人参补气力强，并能大补元气，可用治气虚欲脱的危重病证，还能安神益智、益气壮阳，可治气血不足的心神不安以及阳痿证等；党参补气力弱，但能补气生血，可用于血虚证等。

4. 太子参

【功效】益气健脾，生津润肺。

【主治病证】脾虚体倦，食欲不振，病后虚弱，气阴不足，自汗口渴，肺燥干咳。

5. 黄芪

【性能】甘，微温。归脾、肺经。

【功效】补气升阳，固表止汗，利水消肿，托疮生肌。

【应用】

（1）脾虚气陷证。本品甘温，为补中益气要药。气虚乏力，食少便溏，可配白术、党参等；中气下陷，久泻脱肛，便血崩漏，常配人参、升麻、柴胡等，如补中益气汤；气虚水肿，常配茯苓、白术，健脾利水。

（2）肺气虚证。入肺又能补益肺气。肺虚喘咳，常与紫菀、五味子同用。

（3）气虚自汗。表虚自汗常与白术、防风同用，如玉屏风散。

（4）内热消渴，血虚萎黄。本品生津养血，内热消渴，常配天花粉、葛根。血虚萎黄，常配当归。

（5）半身不遂，痹痛麻木。本品可行滞通痹，常配当归、桂枝等同用。

（6）气血亏虚，疮疡难溃难腐，或溃久不敛。疮疡难溃难腐者配穿山甲、皂角刺等排脓药；溃久难敛者配人参、当归、肉桂等，如十全大补汤。

【用法用量】煎服，9～30g。蜜炙可增强其补中益气作用。

【鉴别用药】人参与黄芪：二药可补气、生津、生血。同用可增强补气之效。但人参能大补元气，复脉固脱，并能补心、脾、肺气，以及能安神增智，为治内伤气虚第一要药；黄芪则以补脾、肺之气为主，并有补气升阳、益卫固表、托毒生肌、利尿消肿等作用，可用于相应气虚的多种病证。

生黄芪偏于走表，托疮，利水，多用于自汗、疮疡后期、水肿。炙黄芪偏于走里，补中益气升阳，多用于脾胃虚弱，气血不足，中气下陷。

【配伍意义】

（1）黄芪配茯苓：黄芪甘温，长于补气升阳、健脾利水消肿；茯苓甘淡，具有健脾利水渗湿之功。二药配用，使健脾益气、利水消肿之力增强。适用于脾胃气虚之食少、体倦、便溏，脾虚所致的水肿、白浊、白带增多者。

（2）黄芪配柴胡、升麻：三者均能升阳，但黄芪补中益气，升阳举陷，通达内外；升麻入肺、脾、胃三经而升阳；柴胡引少阳清气上行。三药配伍，补泻共施，升清阳而降阴火，顺应脏腑升降之势。适用于中气下陷所致的久痢、脱肛、子宫脱垂。

【药理】黄芪有提高免疫功能，促进胃肠运动，利尿和抗肾损伤，促进造血，延缓衰老，抗肝损伤、降血糖、降血脂、降血压作用。

6. 白术

【性能】甘、苦，温。归脾、胃经。

【功效】健脾益气，燥湿利水，止汗，安胎。

【应用】

(1) 脾气虚证。本品为补气健脾要药，被前人誉为"脾脏补气健脾第一要药"。脾虚食少，胀满泄泻等证，常与人参、茯苓等同用，如四君子汤；脾虚水停而为痰饮眩晕，常配桂枝、茯苓等，如苓桂术甘汤；治水肿，小便不利，常配茯苓、泽泻等，如四苓汤。

(2) 气虚自汗。善治脾虚气弱，卫气不固，表虚自汗。用于脾虚气弱，肌表不固而汗多，常配黄芪、防风等，如玉屏风散。

(3) 脾虚胎动不安。常与砂仁同用。

【用法用量】煎服，6～12g。炒用可增强补气健脾止泻作用。

【使用注意】本品性偏温燥，热病伤津及阴虚燥渴者不宜。

【鉴别用药】

(1) 黄芪与白术：二药均能补气、利水、止汗，但二药作用有所不同：黄芪补脾肺之气，而白术主要补脾气；黄芪补中气而升阳，长于治疗中气不足、气虚下陷诸证，而白术补中气，长于治疗脾虚失运、水湿痰饮内停诸证；黄芪补气利水，白术补气燥湿；黄芪补气固表之力强于白术。此外，黄芪还能生津养血，行滞通痹，托毒排脓，敛疮生肌，而白术则能补气安胎等。

(2) 白术与苍术：二药均能健脾燥湿，可治脾失健运，湿浊中阻证。但白术能补气健脾，并能固表止汗、益气安胎，可用治气虚自汗、气虚胎动不安等；苍术则燥湿力强，无补益作用，尤宜于湿盛不虚者，还能祛风湿、发汗解表、明目，可治风湿痹痛、外感风寒湿表证，以及夜盲症等。

7. 山药

【功效】补脾养胃，生津益肺，补肾涩精。

【主治病证】脾虚食少，便溏；肺虚喘咳；肾虚遗精，带下尿频；虚热消渴。

【鉴别用药】白术与山药：二药均味甘，归脾经，功效补益脾胃。但白术味苦性温，可燥湿利水、止汗、安胎。山药可生津益肺、补肾涩精。

8. 白扁豆

【功效】健脾化湿，和中消暑，解毒。

9. 甘草

【性能】甘，平。归心、肺、脾、胃经。

【功效】补脾益气，祛痰止咳，缓急止痛，清热解毒，调和诸药。

【应用】

(1) 脾胃虚弱，倦怠乏力。本品入中焦，有补益脾气的作用。配党参、白术等同用，如四君子汤。

(2) 心悸气短。有补益心气、益气复脉之功，常配伍人参、阿胶、桂枝等，如炙甘草汤。

(3) 咳嗽痰多。本品能止咳，兼能祛痰，可因寒热虚实不同，分别配伍用药。

(4) 脘腹、四肢挛急疼痛。常配伍桂枝、白芍、饴糖等，如小建中汤。

(5) 热毒疮疡，咽喉肿痛，药食中毒。本品长于解毒。治疗咽喉肿痛可配伍桔梗，如桔梗汤；治疗痈肿疮毒，可配伍金银花、蒲公英。

(6) 缓解药物毒性、烈性。用于药性峻猛的方剂中，能缓和烈性或减轻毒副作用，又可调和脾胃。

【用法用量】煎服，2～10g。生用性偏微寒，可清热解毒；蜜炙药性偏微温，可增强补益心脾之气和润肺止咳作用。

【使用注意】不宜与京大戟、芫花、甘遂、海藻同用。本品有助湿壅气之弊，湿盛胀满、水肿者不宜用。大剂量久服可致水钠潴留，引起浮肿。

【配伍意义】白芍配甘草：白芍酸寒，养血

敛阴，柔肝止痛；甘草甘平，健脾益气，缓急止痛。两药伍用，有酸甘化阴、柔肝止痛之功。适用于肝脾不和，筋脉失濡所致的脘腹、四肢挛急作痛。

10. 大枣

【功效】补中益气，养血安神。

11. 蜂蜜

【功效】补中，润燥，止痛，解毒；外用生肌敛疮。

细目三 补阳药

◎ 要点

1. 鹿茸

【性能】甘、咸，温。归肾、肝经。

【功效】壮肾阳，益精血，强筋骨，调冲任，托疮毒。

【应用】

（1）肾阳不足，精血亏虚，阳痿早泄，宫寒不孕，眩晕，耳鸣耳聋。本品为温肾壮阳、补督脉、益精血的要药。阳痿早泄、宫寒不孕、尿频不禁、头晕耳鸣、腰膝酸痛、肢冷神疲等证，可单服，亦可配伍人参、巴戟天等为丸服。

（2）腰脊冷痛，筋骨痿软。常配伍山茱萸、熟地黄等，如加味地黄丸。

（3）冲任虚寒，崩漏带下。崩漏不止，可与当归、阿胶、蒲黄等同用；带下清稀，可与狗脊、山药等同用。

（4）阴疽不敛。本品补阳气、益精血而达到温补内托的目的。可与黄芪、当归、肉桂等药配伍应用，如阳和汤。

【用法用量】1～2g，研末吞服；或入丸、散。

【使用注意】服用本品宜从小量开始，缓缓增加，不可骤用大量，以免阳升风动，头晕目赤，或伤阴动血。凡发热者均当忌服。

2. 紫河车

【功效】温肾补精，益气养血。

【主治病证】虚劳羸瘦，阳痿遗精，不孕少乳，久咳虚喘，骨蒸劳嗽，面色萎黄，食少气短。

3. 淫羊藿

【性能】辛、甘，温。肝经、归肾。

【功效】补肾阳，强筋骨，祛风湿。

【应用】

（1）肾阳虚衰，阳痿遗精，筋骨痿软。本品长于补肾壮阳。可单味浸酒服，也可配入复方。配伍肉苁蓉、巴戟天、杜仲等同用，如填精补髓丹。

（2）风湿痹痛，麻木拘挛。肝肾不足的筋骨痹痛、风湿拘挛麻木等证，可与威灵仙、川芎、肉桂等同用，如仙灵脾散。

4. 巴戟天

【功效】补肾阳，强筋骨，祛风湿。

【主治病证】阳痿遗精，宫冷不孕，月经不调，少腹冷痛；风湿痹痛，筋骨痿软。

【鉴别用药】淫羊藿与巴戟天：二药均能补肾阳，强筋骨，祛风湿，均可用治肾阳虚之阳痿遗精及肝肾不足之筋骨痿软、风湿久痹等证。然淫羊藿药性燥散，补肾阳之力较强，尤宜于肾阳虚衰之精少不育。巴戟天其性温润不燥，补阳、祛风湿之力不及淫羊藿，多用于肾阳亏虚、精血不足之月经不调，宫冷不孕证。

5. 仙茅

【功效】补肾阳，强筋骨，祛寒湿。

6. 杜仲

【性能】甘，温。归肝、肾经。

【功效】补肝肾，强筋骨，安胎。

【应用】

（1）肝肾不足，腰膝酸痛，筋骨无力，头晕目眩。本品善治肾虚腰痛。常与补骨脂、胡桃肉同用，治疗肾虚腰痛或足膝痿弱，如青娥丸；治疗风湿日久，腰膝冷痛，如独活寄生汤；与当归、川芎、芍药同用，治疗肝肾不足，头晕目眩。

（2）肝肾亏虚，妊娠漏血，胎动不安。单用本品研末，枣肉为丸服；治胎动不安，腹痛如坠，可配伍续断、山药等。

【鉴别用药】杜仲与桑寄生：二药均具补肝肾、强筋骨、安胎的功效。用治肾虚腰痛或足膝痿弱，肝肾亏虚之胎动不安。然杜仲又可温补肾阳，常用治肾虚阳痿，精冷不固，小便频数，风湿腰痛冷重；而桑寄生善祛风湿，常用治痹证日久，伤及肝肾，腰膝酸软，筋骨无力者。

7. 续断

【性能】苦、辛，微温。归肝、肾经。

【功效】补肝肾，强筋骨，续折伤，止崩漏。

【应用】

（1）腰膝酸软，风湿痹痛。治疗肝肾不足之风湿痹痛，如续断丸或续断丹。

（2）肝肾亏虚，崩漏，胎漏，胎动不安。可与续断、桑寄生、菟丝子、阿胶等同用，如寿胎丸。

（3）跌仆损伤，筋伤骨折。善活血祛瘀，又能壮骨强筋，而有续伤接骨、疗伤止痛之能。治跌仆损伤、骨折、金疮，可配伍骨碎补、自然铜、土鳖虫等。

【鉴别用药】杜仲与续断：二药均归肝、肾经，药性偏温，均能补肝肾、强筋骨，安胎，治肾虚腰痛脚弱、筋骨无力、胎动不安常相须为用。然杜仲补益作用较好，且可安胎、降压，故肾虚腰酸、胎动不安常用；续断，补肝肾、强腰膝、安胎作用虽不及杜仲，但能行血通脉、续折伤，为补而不滞之品，又为妇科崩漏、伤科跌打损伤所常用。

8. 肉苁蓉

【功效】补肾阳，益精血，润肠通便。

9. 补骨脂

【功效】温肾助阳，纳气平喘，温脾止泻；外用消风祛斑。

【主治病证】肾阳不足，阳痿遗精，遗尿尿频，腰膝冷痛；脾肾阳虚，虚喘，五更泄泻；外用治白癜风，斑秃。

10. 益智

【功效】暖肾固精缩尿，温脾止泻摄唾。

11. 菟丝子

【性能】辛、甘，平。归肝、肾、脾经。

【功效】补益肝肾，固精缩尿，安胎，明目，止泻；外用消风祛斑。

【应用】

（1）肝肾不足，腰膝酸软，阳痿遗精，遗尿尿频。本品辛甘平，为平补阴阳之品。治腰膝酸痛，可与杜仲等份，山药糊丸服；治阳痿遗精，可配伍枸杞子、覆盆子、五味子等；治遗尿尿频，可配伍鹿茸、桑螵蛸、五味子等；治遗精、白浊或尿有余沥，可配伍茯苓、石莲子。

（2）肾虚胎漏，胎动不安。治肝肾不足，胎元不固之胎动不安、滑胎，可配伍续断、桑寄生、阿胶等安胎，如寿胎丸。

（3）肝肾不足，目暗耳鸣。常配熟地黄、菟丝子等，如驻景丸。

（4）脾肾虚泻。入脾经，能温补脾肾，疗虚寒泄泻，常配人参、白术、补骨脂等同用。

本品外用可治白癜风。

12. 沙苑子

【功效】补肾助阳，固精缩尿，养肝明目。

13. 蛤蚧

【功效】补肺益肾，纳气定喘，助阳益精。

【用法用量】入丸散或酒剂，3~6g。

【配伍意义】人参配蛤蚧：人参大补元气、益肺气，长于补气；蛤蚧补肾纳气、平喘，长于摄纳。二药配伍，肺肾之气双补，肾气纳，肺气降，共奏益气补肾定喘之功，适用于肺肾两虚之喘咳。

14. 冬虫夏草

【功效】补肾益肺，止血化痰。

【主治病证】肾虚精亏，阳痿遗精，腰膝酸痛；久咳虚喘，劳嗽痰血。

【用法用量】煎服，3~9g。也可入丸、散。

15. 锁阳

【功效】补肾阳,益精血,润肠通便。

细目四 补血药

要点

1. 当归

【性能】甘、辛,温。归肝、心、脾经。

【功效】补血活血,调经止痛,润肠通便。

【应用】

(1) 血虚萎黄,眩晕心悸。本品为补血圣药。常与黄芪等补气药同用,如当归补血汤等。治血虚心失所养之心悸失眠,可与酸枣仁、柏子仁、远志等配伍,如天王补心丹。治血虚肝失所养的眩晕、耳鸣,配熟地黄、白芍、酸枣仁等,如补肝汤。

(2) 月经不调,经闭,痛经。本品既能补血、活血,又能调经,为妇科补血调经的要药。

(3) 虚寒腹痛,跌打损伤,痈疽疮疡,风湿痹痛。本品辛行温通,为活血行气之要药。既能补血活血,又能散寒止痛,可随证配伍应用。

(4) 血虚肠燥便秘。本品养血润肠通便,常配火麻仁、肉苁蓉等同用。

【用法】煎服,6~12g。一般生用,为加强活血效果则酒炒用。

【使用注意】湿盛中满、大便泄泻者忌服。

【配伍意义】当归配黄芪:当归养心肝之血,以补血和营;黄芪补脾肺之气,以益生血之源。两药配伍,可增强益气生血的作用。适用于血虚面色萎黄、心悸、眩晕及劳倦内伤、肌热面赤、烦渴、脉虚大乏力、疮疡、血虚发热、诸气血不足等。

【药理】当归有改善冠脉循环,抗血栓,刺激骨髓造血,增强免疫力,抗肿瘤、抗辐射、平喘的作用。

2. 熟地黄

【性能】甘,微温。归肝、肾经。

【功效】补血滋阴,益精填髓。

【应用】

(1) 血虚诸证。为养血补虚之要药。用于血虚萎黄、心悸怔忡、月经不调、崩漏下血等证,常与当归、白芍同用,如四物汤。治气血两虚证常与人参、当归、白芍等同用,以气血双补,如八珍汤。

(2) 肝肾阴虚诸证。为补肾阴之要药。用于肝肾不足之腰膝酸软、盗汗、遗精、耳鸣耳聋、内热消渴等,常与山茱萸、山药等同用,如六味地黄丸;虚火上炎,骨蒸潮热,颧红盗汗,耳鸣,常与知母、黄柏、山茱萸等同用,如知柏地黄丸。

(3) 精血不足证。补血益精填髓,治肝肾不足,精血亏虚之眩晕耳鸣、须发早白、筋骨痿软。

【使用注意】本品性质黏腻,较生地黄更甚,有碍消化,凡气滞痰多、脘腹胀痛、食少便溏者忌服。重用久服宜与陈皮、砂仁等同用,以免黏腻碍胃。

【鉴别用药】

(1) 当归与熟地黄:二药均能补血,常相须为用以治血虚诸证。但当归补血行血,调经止痛,为妇科调经要药,可用于血虚血寒诸证,以及风湿痹痛、痈疽疮疡,且能润肠通便,可用于血虚肠燥便秘证;熟地黄功专补血滋阴,益精填髓,为补益肝肾精血要药,可治肝肾精血亏虚诸证。

(2) 生地黄与熟地黄:二药均能滋阴,可用治阴虚证。但生地黄性寒,能清热凉血,养阴生津,长于治疗热入营血、热病伤阴、阴虚发热诸证,其滋阴力不及熟地黄;熟地黄性温,功专补血滋阴,益精髓,长于治疗血虚证以及肝肾亏虚诸证。

3. 白芍

【性能】苦、酸,微寒。归肝、脾经。

【功效】养血调经,敛阴止汗,柔肝止痛,平抑肝阳。

【应用】

(1) 血虚萎黄,月经不调,崩漏下血。常与当归、熟地黄、川芎同用，如四物汤。

（2）自汗，盗汗。本品敛阴止汗，配桂枝可调和营卫，治外感风寒，营卫不和之汗出恶风；气虚自汗，配黄芪、白术等补气固表；治阴虚盗汗，可与龙骨、牡蛎、浮小麦同用。

（3）肝脾不和，胸胁脘腹疼痛，四肢挛急疼痛。本品养血敛阴，柔肝缓急止痛，常用治血虚肝郁胁肋疼痛、肝脾失和的脘腹挛急疼痛、四肢拘挛作痛，如芍药甘草汤；还可治肝郁脾虚泄泻腹痛、下痢腹痛等，如痛泻要方。

（4）肝阳上亢，头痛眩晕。本品养血敛阴，平抑肝阳。常与生地黄、牛膝等同用，如建瓴汤。

【使用注意】阳衰虚寒之证不宜用。反藜芦。

【鉴别用药】白芍与赤芍：二药虽同出一物性微寒，但前人谓"白补赤泻，白收赤散"，白芍长于养血调经，敛阴止汗，平抑肝阳；赤芍则长于清热凉血，活血散瘀，清泻肝火。在应用方面，白芍主治血虚阴亏，肝阳偏亢诸证；赤芍主治血热、血瘀、肝火所致诸证。又白芍、赤芍皆能止痛，均可用于治疗疼痛病证。但白芍长于养血柔肝，缓急止痛，主治肝阴不足，血虚肝旺，肝气不疏所致的胁肋疼痛、脘腹四肢拘挛疼痛；赤芍长于活血祛瘀止痛，主治血滞诸痛证，因能清热凉血，故血热瘀滞者尤为适宜。

4. 阿胶

【性能】甘，平。归肺、肝、肾经。

【功效】补血滋阴，润燥，止血。

【应用】

（1）血虚萎黄，眩晕，心悸，肌痿无力。本品为血肉有情之品，甘平质润，为补血要药。尤善治出血而致血虚者。常与熟地黄、当归、芍药等同用，如阿胶四物汤。

（2）热病伤阴，心烦失眠，阴虚风动，手足瘛疭。用于阴虚心烦、失眠等证，可配伍黄连、白芍、鸡子黄，如黄连阿胶汤；治虚风内动，可配龟甲、鳖甲等，如大、小定风珠。

（3）肺燥咳嗽。治燥热伤肺，干咳无痰、气喘、心烦口渴、鼻燥咽干等，可配伍杏仁、桑叶、麦冬，如清燥救肺汤。

（4）劳嗽咯血，吐血尿血，便血崩漏，妊娠胎漏。本品为止血要药，对出血而兼见阴虚、血虚证者，尤为适宜。治吐血不止，配蒲黄、生地黄；治吐血、衄血、便血、血崩，可与灶心土、生地黄、白术等同用。

【用法】3~9g，入汤剂宜烊化兑服。

【使用注意】本品黏腻，有碍消化，故脾胃虚弱者慎用。

5. 何首乌

【性能】苦、甘、涩，微温。归肝、肾经。

【功效】制用：补肝肾，益精血，乌须发，强筋骨，化浊降脂。生用：解毒，消痈，截疟，润肠通便。

【应用】

（1）精血亏虚，头晕眼花，须发早白，腰膝酸软。制首乌补肝肾、益精血。兼能收敛，不寒、不燥、不腻，为滋补良药。常与当归、枸杞子、菟丝子等同用，如七宝美髯丹。

（2）疮痈，风疹瘙痒，瘰疬，久疟，肠燥便秘。生首乌有截疟、解毒、润肠通便之效。

（3）久疟体虚。多用生品，与人参、当归等配伍，如何人饮。

此外，制首乌能降浊降脂，可用治高脂血症。

【鉴别用药】生首乌与制首乌：二药药性相近，但功用相异，生首乌解毒、消痈、截疟、润肠通便，用于疮痈、风疹、瘰疬、久疟、肠燥便秘。制首乌补肝肾、益精血、乌须发、强筋骨、化浊降脂，用于血虚萎黄、眩晕耳鸣、须发早白、腰膝酸软、肢体麻木、崩漏带下、高脂血症。

6. 龙眼肉

【功效】补益心脾，养血安神。

【主治病证】气血不足，心悸怔忡，失眠健忘，血虚萎黄。

细目五 补阴药

◎ 要点

1. 北沙参

【性能】甘、微苦，微寒。归肺、胃经。

【功效】养阴清肺，益胃生津。

【应用】

（1）肺热燥咳，劳嗽痰血。本品补肺阴，兼能清肺热。用于肺热阴虚引起的燥咳或劳嗽咯血。治燥热伤阴，干咳少痰、咽干口渴，可配伍麦冬、玉竹、桑叶等。痰血者，还可配伍知母、贝母、鳖甲等。

（2）胃阴不足，热病津伤，咽干口渴。本品补胃阴，兼能清胃热。用于胃阴虚有热之口干多饮，饥不欲食，大便干结，舌苔光剥或舌红少津，常与石斛、玉竹、乌梅等同用。

【使用注意】《本草从新》谓北沙参"反藜芦"，《中华人民共和国药典》（2015年版）亦认为北沙参"不宜与藜芦同用"。

2. 南沙参

【功效】养阴清肺，益胃生津，化痰，益气。

【使用注意】反藜芦。

【鉴别用药】南沙参与北沙参：二药科属不同，均具有清肺养阴、益胃生津的作用，用于肺热阴虚引起的燥咳或劳嗽咳血，及热病伤津、舌干口渴、食欲不振。南沙参兼有化痰及益气作用。北沙参养阴、清热、生津之力优于南沙参。

3. 百合

【功效】养阴润肺，清心安神。

【主治病证】阴虚燥咳，劳嗽咯血；阴虚有热之虚烦惊悸、失眠多梦、精神恍惚及百合病心肺阴虚内热证。

4. 麦冬

【性能】甘、微苦，微寒。归心、肺、胃经。

【功效】养阴生津，润肺清心。

【应用】

（1）津伤口渴，内热消渴，肠燥便秘。本品长于滋养胃阴，生津止渴，兼清胃热。用于胃阴不足，舌干口渴，常配伍沙参、生地黄、玉竹等。治消渴，配天花粉、乌梅等。治肠燥便秘，常与生地黄、玄参配伍，如增液汤。

（2）肺燥干咳，阴虚劳嗽，喉痹咽痛。本品善养肺阴，清肺热。可配伍桑叶、阿胶、生石膏等，如清燥救肺汤。

（3）心烦失眠。本品养心阴，清心热，略具除烦安神作用。治邪热入心，身热烦躁，配生地黄、玄参、黄连等，如清营汤。治阴虚有热，心烦失眠，配酸枣仁、生地黄等，如天王补心丹。

5. 天冬

【功效】养阴润燥，清肺生津。

【主治病证】肺燥干咳，劳嗽，腰膝酸痛，骨蒸潮热，内热消渴，热病津伤，咽干口渴，肠燥便秘。

【鉴别用药】麦冬与天冬：二药均为清热润燥，滋阴生津之品，同具养肺阴、润肠通便之功，用于燥咳痰黏、劳嗽咯血、内热消渴及阴亏肠燥便秘，常相须为用。然天冬甘苦性寒，归肺、肾经，清热润燥之功强于麦冬，且可滋肾阴，长于滋肾阴而降虚火，作用部位偏下。麦冬甘、微苦，微寒，归心肺胃经，滋阴润燥清热力弱于天冬，而滋腻性较小为其所长。且能养胃生津、清心除烦，又治胃阴不足之舌干口渴，阴虚火旺之心烦不眠及心神不安等证。凡心肺胃三经阴伤有火热之证，皆可用之，作用部位偏上。

6. 石斛

【功效】益胃生津，滋阴清热。

【主治病证】热病津伤，口干烦渴，胃阴不足，食少干呕，病后虚热不退，阴虚火旺，骨蒸劳热，目暗不明，筋骨痿软。

7. 玉竹

【功效】养阴润燥，生津止渴。

【主治病证】肺胃阴伤，燥热咳嗽，咽干口渴，内热消渴。

8. 黄精

【功效】补气养阴，健脾，润肺，益肾。

9. 枸杞子

【功效】滋补肝肾，益精明目。

【主治病证】精血亏虚，腰膝酸痛，眩晕耳鸣，阳痿遗精，内热消渴，血虚萎黄，目昏不明。

10. 墨旱莲

【功效】滋补肝肾，凉血止血。

11. 女贞子

【功效】滋补肝肾，明目乌发。

【主治病证】肝肾阴虚，眩晕耳鸣，腰膝酸软，须发早白，目暗不明，内热消渴，骨蒸潮热。

【用法】煎服。黄酒拌后蒸，可增强滋补肝肾作用，且可减滑肠之弊。

【配伍意义】女贞子配墨旱莲：女贞子甘苦凉，墨旱莲甘酸寒，均能滋补肝肾。相须配伍，可增强滋补肝肾的作用。适用于肝肾阴虚所致的头晕目眩、视物昏花。

12. 龟甲

【性能】咸、甘，微寒。归肾、肝、心经。

【功效】滋阴潜阳，益肾强骨，养血补心，固经止崩。

【应用】

（1）阴虚潮热，骨蒸盗汗，头晕目眩，虚风内动。本品长于滋补肾阴，兼能滋养肝阴。用于阴虚阳亢之头目眩晕，常与天冬、白芍、牡蛎等同用，如镇肝熄风汤；治疗阴虚内热，骨蒸潮热，盗汗遗精等，配熟地黄、知母、黄柏等，如大补阴丸；阴虚风动，配鳖甲、阿胶、生地黄等，如大定风珠。

（2）肾虚筋骨痿弱。常配熟地黄、锁阳、虎骨等同用，如虎潜丸。

（3）阴虚血亏之惊悸、失眠、健忘。本品入心肾，又可养血补心，安神定志。用于心血虚惊悸、失眠、健忘，常与龙骨、远志等配伍，如孔圣枕中丹。

（4）崩漏经多。本品还能止血。可用于阴虚血热，冲任不固之崩漏、月经过多。

【用法】煎服，9~24g，宜先煎。本品经砂炒醋淬后，更容易煎出有效成分，并除去腥气，便于制剂。

13. 鳖甲

【性能】咸，寒。归肝、肾经。

【功效】滋阴潜阳，退热除蒸，软坚散结。

【应用】

（1）阴虚发热，骨蒸劳热，阴虚阳亢，头晕目眩，虚风内动，手足瘛疭。本品长于退虚热、除骨蒸。用于治热病后期，阴伤虚风内动，脉细数、手指瘛疭，可配伍牡蛎、生地、阿胶；用于阴虚阳亢，头晕目眩，可配伍牡蛎、菊花；治骨蒸劳热，可配伍银柴胡、地骨皮、青蒿、知母等。

（2）癥瘕，久疟疟母。本品味咸，还长于软坚散结。可配伍柴胡、土鳖虫、丹皮等。

【用法】煎服，9~24g，宜打碎先煎。本品经砂炒醋淬后，有效成分更容易煎出；并可除去其腥气，易于粉碎，方便制剂。

【鉴别用药】龟甲与鳖甲：二药均能滋阴清热，潜阳息风，常相须为用，治疗阴虚发热、阴虚阳亢、阴虚风动等证。但龟甲滋阴之力较强，并能益肾健骨、养血补心，可用于肾虚骨弱、心血不足以及阴虚有热的崩漏等证；鳖甲滋补力较逊，长于清虚热，并善于软坚散结，常用于阴虚发热、癥瘕、疟母等证。

14. 楮实子

【功效】补肾清肝，明目，利尿。

第二十三单元 收涩药

细目一 概述

◎ 要点一 收涩药的功效、主治病证

本类药大多性味酸涩，分别具有固表止汗、敛肺止咳、涩肠止泻、固精缩尿、收敛止血、止带等功效，适用于久病体虚、正气不固、脏腑功能衰退所致的自汗、盗汗、久咳虚喘、久泻、久痢、遗精、滑精、遗尿、尿频、崩带不止等滑脱不禁的病证。

◎ 要点二 收涩药的配伍方法

收涩药偏于治病之标，因此临床应用本类药时，须与相应的补益药配伍同用，以标本兼顾。如气虚自汗、阴虚盗汗者，应分别与补气药、滋阴降火药同用；脾肾阳虚久泻、久痢者，当配伍温补脾肾药；肾虚遗精、滑精、遗尿、尿频者，当配伍补肾药；冲任不固，崩漏下血者，当配伍补肝肾、固冲任药；肺肾虚损，久咳虚喘者，当配伍补肺益肾、纳气平喘药等。

◎ 要点三 收涩药的使用注意事项

本类药物味酸涩收敛，故凡表邪未解，实邪正盛的咳嗽、汗出、泻痢、带下、血热出血，以及郁热未清者，均不宜用。误用有"闭门留寇"之弊。但某些收敛药除收涩作用之外，兼有清湿热、解毒等功效，则又当分别对待。

细目二 固表止汗药

◎ 要点

1. 麻黄根

【功效】固表止汗。

2. 浮小麦

【功效】固表止汗，益气，除热。

细目三 敛肺涩肠药

◎ 要点

1. 五味子

【性能】酸、甘，温。归肺、心、肾经。

【功效】收敛固涩，益气生津，补肾宁心。

【应用】

（1）久咳虚喘。本品酸能收敛，性温而润，上能敛补肺气，下能滋养肾阴，为治疗久咳虚喘之要药。用治肺虚久咳，如五味子丸；用于肺肾两虚喘咳，如都气丸；还可配伍麻黄治疗寒饮咳喘，如小青龙汤。

（2）自汗，盗汗。本品善能敛肺止汗，治盗汗、自汗者，配麻黄根、牡蛎等。

（3）梦遗滑精，遗尿尿频。治梦遗虚脱，可单用本品。治精滑不固，配伍桑螵蛸、龙骨等，如桑螵蛸丸。

（4）久泻不止。治脾肾虚寒，五更泄泻，可配伍补骨脂、吴茱萸、肉豆蔻等，如四神丸。

（5）津伤口渴，消渴。本品益气生津止渴，并能敛汗。常用治热伤气阴，汗多口渴，如生脉散；治疗阴虚内热之消渴证，如玉液汤。

（6）心悸、失眠、多梦。本品既能补益心肾，又能宁心安神。治心肾阴血亏损所致的虚烦心悸、失眠多梦，可配伍生地黄、麦冬、丹参、酸枣仁等。

【药理】五味子具有保肝，抗氧化，抗衰老，免疫促进，镇静催眠，抗疲劳，抗癌，抗菌，降血脂等作用。

2. 乌梅

【性能】酸、涩，平。归肝、脾、肺、大肠经。

【功效】敛肺，涩肠，生津，安蛔。

【应用】

（1）肺虚久咳。本品入肺经能敛肺气，止咳嗽。可配伍罂粟壳、杏仁等。

（2）久泻，久痢。本品酸涩，入大肠经，有良好的涩肠止泻作用。可配伍肉豆蔻、诃子、罂粟壳等。

（3）虚热消渴。本品善能生津液，止烦渴。治虚热烦渴，可配伍天花粉、麦冬、葛根等，如玉泉散。

（4）蛔厥腹痛，呕吐。蛔虫得酸则静，本品极酸，能安蛔止痛，和胃，可与细辛、黄连、川椒同用，如乌梅丸。

此外，本品炒炭后，能固冲止漏，可用于崩漏不止，便血；外敷能消疮毒，并治胬肉外突、头疮等。

【鉴别用药】五味子与乌梅：二药均有敛肺止咳、涩肠止泻、生津止渴作用，均可用于肺虚久咳、久泻及津伤口渴之证。但五味子又能滋肾、固精、敛汗及宁心安神，用于治疗遗精、滑精、自汗盗汗、心悸、失眠、多梦等证；而乌梅又具安蛔止痛、止血及消疮毒之功，用于治疗蛔厥腹痛呕吐、崩漏下血、胬肉外突等。

3. 五倍子

【功效】敛肺降火，涩肠止泻，敛汗，止血，固精止遗，收湿敛疮。

4. 诃子

【功效】涩肠止泻，敛肺止咳，降火利咽。

【主治病证】久泻久痢，便血脱肛，肺虚喘咳，久嗽不止，咽痛音哑。

【用法】煎服。涩肠止泻宜煨用，敛肺清热、利咽开音宜生用。

5. 肉豆蔻

【功效】温中行气，涩肠止泻。

【主治病证】虚寒，泻痢，脘腹胀痛，食少呕吐。

【用法】煎服，入丸、散服。内服须煨熟去油用。

【鉴别用药】肉豆蔻与豆蔻：二药均能温中散寒、行气消胀、开胃，可治寒湿中阻及脾胃气滞的脘腹胀满，不思饮食以及呕吐等。但肉豆蔻长于涩肠止泻，多用于脾胃虚寒之久泻久痢；豆蔻长于芳香化湿，多用于湿浊中阻的脘腹胀满，有呕吐者更宜。

6. 赤石脂

【功效】涩肠，止血，生肌敛疮。

【使用注意】湿热积滞泻痢者忌服。孕妇慎用。畏官桂。

细目四 固精缩尿止带药

◎ 要点

1. 山茱萸

【性能】酸、涩，微温。归肝、肾经。

【功效】补益肝肾，收敛固脱。

【应用】

（1）腰膝酸软，眩晕耳鸣，阳痿。山茱萸酸微温质润，其性温而不燥、补而不峻，既能补肾益精，又能温肾助阳，为平补阴阳之要药。常与熟地黄、山药等配伍，如六味地黄丸；与熟地黄、肉桂、附子同用，如肾气丸。

（2）遗精滑精，遗尿尿频。为固精止遗的要药。可配伍熟地黄、山药；或配伍覆盆子、金樱子、沙苑子等。

（3）崩漏带下，月经过多。能补肝肾、固冲任以止血。治崩漏下血及月经过多之证，可配伍黄芪、龙骨、五味子等同用。

（4）大汗不止、体虚欲脱。能收敛止汗，固涩滑脱，为防止元气虚脱之要药。可配伍人参、附子、龙骨等药用。

此外，本品亦治内热消渴，多与生地黄、天花粉等同用。

【药理】山茱萸有免疫调节，降血糖，抗心律失常，抗氧化，抗肿瘤，改善认知能力，防治骨质疏松，治疗局灶性脑缺血的作用。

2. 桑螵蛸

【功效】固精缩尿，补肾助阳。

【主治病证】遗精滑精,遗尿尿频,小便白浊;阳痿。

【使用注意】本品助阳固涩,故阴虚多火,内有湿热之遗精、膀胱湿热而小便频数者忌用。

3. 金樱子

【功效】固精缩尿,固崩止带,涩肠止泻。

4. 海螵蛸

【功效】收敛止血,涩精止带,制酸止痛,收湿敛疮。

【主治病证】崩漏便血,吐血衄血,遗精滑精,赤白带下,胃痛吞酸;外用治损伤出血、湿疮,湿疹,溃疡不敛。

5. 莲子

【性能】甘、涩,平。归脾、肾、心经。

【功效】补脾止泻,止带,益肾固精,养心安神。

【应用】

（1）脾虚泄泻。本品甘可补脾,涩能止泻。治疗脾虚泄泻,食欲不振者,常与党参、白术、茯苓等同用,如参苓白术散。

（2）带下。本品为治疗脾虚、肾虚带下常用药,常与茯苓、白术等同用。

（3）遗精滑精。本品味甘而涩,入肾经能益肾固精。常与芡实、龙骨等同用,如金锁固精丸。

（4）心悸、失眠。本品养心益肾而交通心肾,治疗心肾不交之虚烦、心悸、失眠者,常与酸枣仁、茯神、远志等同用。

6. 芡实

【功效】益肾固精,补脾止泻,除湿止带。

【主治病证】遗精滑精,遗尿尿频,脾虚久泻,白浊带下。

【鉴别用药】莲子与芡实:二药均补中有涩,能益肾固精,补脾止泻,止带,常用治肾虚遗精、遗尿,脾虚泄泻,脾肾虚带下等证。但莲子兼能养心,可治虚烦、心悸、失眠等证;芡实能除湿止带,为治虚、实带下的常用药。

7. 椿皮

【功效】清热燥湿,收涩止带,止泻,止血。

第二十四单元 攻毒杀虫止痒药

细目一 概 述

◎ 要点 攻毒杀虫止痒药的使用注意事项

本类药物多具有不同程度的毒性,无论外用或内服,均应严格掌握剂量及用法,不宜过量或持续使用,以防发生毒副反应。制剂时应严格遵守炮制和制剂法度,以减低毒性而确保用药安全。内服宜制成丸、散应用。

细目二 具体药物

◎ 要点

1. 雄黄

【功效】解毒杀虫,燥湿祛痰,截疟。

【主治病证】痈肿疔疮,蛇虫咬伤;虫积腹痛,癫痫,疟疾。

【用法用量】内服0.05~0.1g,入丸、散用。外用适量,熏涂患处。

【使用注意】内服宜慎,不可久服。外用不宜大面积涂擦及长期持续使用。孕妇禁用。忌火煅，烧煅后有剧毒。

2. 硫黄

【功效】外用解毒杀虫疗疮，内服补火助阳通便。

【主治病证】外用治疥癣，湿疹，阴疽恶疮；内服治阳痿足冷，虚喘冷哮，虚寒便秘。

3. 白矾

【功效】外用解毒杀虫，燥湿止痒；内服止血止泻，祛除风痰。

4. 蛇床子

【功效】燥湿祛风，杀虫止痒，温肾壮阳。

【主治病证】阴痒带下，湿疹瘙痒，疥癣，湿痹腰痛，肾虚阳痿，宫冷不孕，寒湿带下。

5. 蟾酥

【功效】解毒，止痛，开窍醒神。

【用法用量】内服0.015~0.03g，研细，多入丸、散用。外用适量。

【使用注意】本品有毒，内服慎勿过量。外用不可入目。孕妇忌用。

6. 蜂房

【功效】攻毒杀虫，祛风止痛。

第二十五单元　拔毒化腐生肌药

细目一　概　述

◎ 要点　拔毒化腐生肌药的使用注意事项

本类药物多为矿石重金属类，或经过加工炼制而成。多具有剧烈毒性或强大刺激性，使用时应控制剂量和用法。外用也不可过量或过久应用，有些药不宜在头面及黏膜上使用，以防发生毒副反应。含有砷、汞、铅等的药物毒副反应甚大，更应严加注意，以确保用药安全。

细目二　具体药物

◎ 要点

1. 升药

【功效】拔毒，去腐。

【主治病证】痈疽恶疮，脓出不畅，腐肉不去，新肉难生；湿疮、黄水疮、顽癣及梅毒等。

【用法用量】外用适量。本品只供外用，不能内服。且不用纯品，多配煅石膏外用。用时，研极细粉末，干掺或调敷，或以药捻沾药粉使用。

【使用注意】本品有大毒，外用不可过量或持续使用。外疡腐肉已去或脓水已尽者，不宜用。

2. 砒石

【功效】外用攻毒杀虫，蚀疮去腐；内服祛痰平喘，截疟。

【用法用量】外用适量，研末撒敷，宜作复方散剂或入膏药、药捻用。内服一次0.002~0.004g，入丸、散，不宜入汤剂。

【使用注意】本品有剧毒，内服宜慎；外用也应注意，以防局部吸收中毒。孕妇忌服。不可作酒剂服用。忌火煅。不宜与水银配伍（十九畏）。

3. 炉甘石

【功效】解毒，明目退翳，收湿止痒敛疮。

【使用注意】宜炮制后使用，专供外用，不作内服。

4. 硼砂

【功效】外用清热解毒，内服清肺化痰。

【用法用量】外用适量。研极细末干撒或调敷患处；或化水含漱。内服，1.5~3g，入丸、散用。

方 剂 学

第一单元 总 论

细目一 方剂与治法

1. 方剂与治法的关系 治法是在长期临床积累了方药运用经验的基础上，在对人体辨证等理论认识不断丰富、完善过程中逐步总结而成，是后于方药形成的一种理论。但是，当治法由经验上升为理论之后，就成为遣药组方和运用成方的指导原则。治法是指导遣药组方的原则，方剂则是体现治法的主要手段，故云"方从法出，法随证立"。方剂与治法之间的关系是相互为用，密不可分的，具体表现为"以法组方""以法遣方""以法类方""以法释方"等四方面，而这四方面又可以简单概括为"以法统方"。

2. 常用治法 常用治法主要是指清代医家程钟龄在《医学心悟·医门八法》中概括总结的汗、吐、下、和、温、清、消、补八法。

（1）汗法 汗法是通过开泄腠理、调畅营卫、宣发肺气等方法，使在表的外感六淫之邪随汗而解的一类治法。汗法主要治疗外感六淫之邪所致的表证。此外，凡腠理闭塞，营卫郁滞的寒热无汗；或腠理疏松，虽有汗但寒热不解的病证，皆可使用汗法治疗。由于病情有寒热，邪气有兼夹，体质有强弱，故汗法又可分为辛温发汗、辛凉发汗，或与补法、下法、消法等配合使用。

（2）吐法 吐法是通过涌吐的方法，使停留在咽喉、胸膈、胃脘的痰涎、宿食或毒物从口中吐出的一类治法。吐法适用于中风痰壅，宿食壅阻胃脘，毒物尚在胃中；或痰涎壅盛之癫狂、喉痹，以及干霍乱吐泻不得等属于病位居上、病势急暴、内蓄实邪、体质壮实者。因吐法易伤胃气，故体虚气弱、妇人新产、孕妇等均应慎用。

（3）下法 下法是通过泻下、荡涤、攻逐等方法，使停留于胃肠的宿食、燥屎、冷积、瘀血、结痰、停水等从下窍而出，以祛邪除病的一类治法。凡邪在肠胃而致大便不通、燥屎内结，或热结旁流，以及停痰留饮、瘀血积水等形证俱实之证，均可使用。由于病情有寒热，正气有虚实，病邪有兼夹，所以下法又有寒下、温下、润下、逐水、攻补兼施之别，并可与其他治法配合运用。

（4）和法 和法是通过和解或调和的方法，使半表半里之邪，或脏腑、阴阳、表里失和之证得以解除的一类治法。和法既能祛除病邪，又能调整脏腑功能，且无明显寒热补泻之偏，性质平和，全面兼顾，适用于邪犯少阳、肝脾不和、肠胃不和、气血营卫失和等证。和法的分类较多，其中主要有和解少阳、调和肝脾、调和寒热等。

（5）温法 温法是通过温里祛寒的方法，以治疗里寒证的一类治法。里寒证有部位浅深、程度轻重的差别，故温法又有温中祛寒、回阳救逆和温经散寒的区别。

(6) 清法 清法是通过清热、泻火、解毒、凉血等方法，以清除里热之邪的一类治法。适用于里热证、火证、热毒证，以及虚热证等。由于里热证有热在气分、营分、血分、热壅脏腑以及虚热之分，故清法之中又有清气分热、清营凉血、清热解毒、清脏腑热、清虚热等不同。

(7) 消法 消法是通过消食导滞、行气活血、化痰利水、驱虫等方法，使气、血、痰、食、水、虫等有形之邪渐消缓散的一类治法。适用于饮食停滞、气滞血瘀、癥瘕积聚、水湿内停、痰饮不化、疳积虫积，以及疮疡痈肿等病证。

(8) 补法 补法是通过补益人体气血阴阳，以治疗各种虚弱证候的一类治法。补法的目的，在于通过药物的补益作用，使人体气血阴阳虚弱或脏腑之间的失调状态得到纠正，复归于协调平衡。此外，在正虚不能祛邪外出时，也可使用补法以扶助正气，并配合其他治法，达到扶正祛邪的目的。补法又可进一步分为补气、补血、补阴、补阳等，在这些治法中又包括分补五脏之法。

上述八种治法分别适用于表里、寒热、虚实等不同的证候。但是，对于多数疾病而言，病情往往是复杂的，单一治法是难以满足治疗需要的，常需数种治法配合运用，方能治无遗邪，照顾全面。所以，虽为八法，但配合运用之后则变化多端。

细目二 方剂的组成与变化

1. 方剂的组成原则 方剂不是药物的随意堆砌，它是依据辨证与治法的需要，将药物有原则、有目的地配合在一起，方剂的组成方法有君臣佐使配伍、气味配伍、升降开阖配伍等。其中，君臣佐使配伍的方法是：

(1) 君药 即针对主病或主证起主要治疗作用的药物，是方中不可或缺，且药力居首的药物。

(2) 臣药 有两种意义。①辅助君药加强治疗主病或主证的药物。②针对重要的兼病或兼证起主要治疗作用的药物。

(3) 佐药 有三种意义。①佐助药，即协助君、臣药以加强治疗作用，或直接治疗次要兼证的药物。②佐制药，即用以消除或减弱君、臣药物的毒性，或能制约君、臣药物峻烈之性的药物。③反佐药，即病重邪甚，可能拒药时，配伍与君药性味相反而又能在治疗中起相成作用的药物。

(4) 使药 有两种意义。①引经药，即能引方中诸药至病所的药物。②调和药，即具有调和方中诸药作用的药物。

必须指出，方剂中药物的君、臣、佐、使，主要是以药物在方中所起作用的主次地位为依据。除君药外，臣、佐、使药都具有两种或两种以上的意义。在遣药组方时并没有固定的形式，既不是每一种意义的臣、佐、使药都必须具备，也不是每味药只任一职。每一方剂的具体药味多少，以及君、臣、佐、使是否齐备，全视具体病情及治疗要求的不同，以及所选药物的功能来决定。但在任何方剂组成中，君药不可缺少。一般来说，君药的药味较少，而且不论何药在作为君药时，其用量比作为臣、佐、使药应用时要大。

2. 方剂的变化形式

(1) 药味增减的变化 药物是决定方剂功用的主要因素。当方剂中的药物增加或减少时，必然要使方剂组成的配伍关系发生变化，并由此导致方剂功用的改变。这种变化主要用于临床选用成方，其目的是使之更加适合变化了的病情需要。针对某一具体成方之药味加减的变化，是指在君药不变的前提下，加减方中其他药物，以适应一些次要兼证的需要。一般有两种情况：一是佐使药的加减，二是臣药的加减。

(2) 药量增减的变化 药物的用量直接决定药力的大小。当方剂的药物组成相同，而用量不相同时，会发生药力变化，其结果可以是单纯的方剂药力大小的改变，也可以导致药物配伍关系及君臣佐使的相应变化，从而改变方剂的功用和主治证候。

（3）剂型更换的变化　方剂的剂型较多，不同剂型各有特点。同一方剂，尽管用药及其剂量完全相同，但剂型不同，其作用亦有异，但这种差异往往只是表现在药力大小和峻缓的区别上，在主治病证上也多有轻重缓急之分别。

以上药味、药量、剂型的变化形式可以单独应用，也可以配合使用，使之更加适合临床病证的需要。

细目三　剂　型

1. 汤剂的特点　汤剂是将药物饮片加水或酒浸泡，再煎煮一定时间后，去渣取汁而制成的液体剂型。汤剂是目前中医临床最为传统与常用的剂型。汤剂可以内服或外用，大部分汤剂为内服，而外用汤剂多用于洗浴、熏蒸及含漱等。汤剂吸收快，能迅速发挥药效；而且可以根据病情需要进行加减，能照顾每个患者或具体病变的不同阶段，因而多适用于病证较重或病情不稳定的患者。但汤剂也有不足之处，如服用量大、某些药物的有效成分不易煎出或易挥发散失、不适宜大规模生产、不利于患者携带。

2. 丸剂的特点　丸剂是将药物研成细粉或用其提取物，并加入适宜的黏合剂而制成球形的固体剂型。丸剂吸收较慢，药效持久，节省药材，便于患者服用与携带。一般说来，丸剂适用于慢性、虚弱性疾病。但也有丸剂药性比较峻猛者，多为芳香类药物与剧毒药物，不宜作汤剂煎服，如安宫牛黄丸、舟车丸等。常用的丸剂有蜜丸、水丸、糊丸、浓缩丸等。

（1）蜜丸　蜜丸是将药物细粉用炼制的蜂蜜为黏合剂而制成的丸剂。蜜丸性质柔润，作用缓和持久，并有补益和矫味作用，常用于治疗慢性虚弱性疾病，需要长期服用。

（2）水丸　水丸也称水泛丸，是将药物细粉用水（冷开水或蒸馏水）或酒、醋、蜜水、药汁等为黏合剂制成的小丸。水丸易于崩解，溶散快，吸收起效快，易于吞服，适用于多种疾病。

（3）糊丸　糊丸是将药物细粉用米糊、面糊、曲糊等为黏合剂而制成的小丸。糊丸黏合力强，质地坚硬，崩解与溶散迟缓，内服可延长药效、减轻剧毒药的不良反应和对胃肠道的刺激。

（4）浓缩丸　浓缩丸是将药物或方中部分药物煎汁浓缩成膏，并与其他药物细粉混合干燥粉碎后，再用水或蜂蜜或药汁制成丸剂。浓缩丸体积小，有效成分高，服用剂量小，可用于治疗多种疾病。

3. 散剂的特点　散剂是将药物粉碎，混合均匀后所制成粉末状的制剂。散剂制作简便，吸收较快，节省药材，便于服用及携带。散剂有内服和外用两类。

（1）内服散剂　又可以分为两种：①研成细粉，以温开水冲服，量小者亦可直接吞服。这类散剂吸收快，便于携带与服用。②制成粗末，以水煎取汁服用，称为煮散，这类散剂实际类似汤剂。

（2）外用散剂　为极细粉末，直接作用于病变部位，对创面刺激小，可外敷、掺撒疮面或患病部位。亦有作点眼、吹喉等使用。

4. 膏剂的特点　膏剂是将药物用水或植物油煎熬去渣而制成的剂型，有内服和外用两种。内服膏剂有流浸膏、浸膏、煎膏三种；外用膏剂分软膏、硬膏两种。其中内服膏剂中的流浸膏与浸膏多数用于调配其他制剂，如合剂、糖浆剂、冲剂、片剂等，这里只介绍煎膏。

（1）煎膏　又称膏滋，是将药物加水反复煎煮，去渣浓缩后，加炼蜜或炼糖制成的半液体剂型。煎膏体积小、含量高、便于服用、口味甜美、有滋润补益作用，一般多用于慢性虚弱性疾病的患者，有利于较长时间服用。

（2）软膏　又称药膏，是将药物细粉与适宜的基质制成具有适当黏稠度的半固体外用制剂。其中用乳剂型基质的，亦称乳膏剂，多用于皮肤、黏膜或疮面。软膏具有一定的黏稠性，外涂后渐渐软化或熔化，因而药物可慢慢吸收，持久发挥疗效，适用于外科疮疡疖肿、烧烫伤等患者。

（3）硬膏　又称膏药，古称薄贴。硬膏是以植物油将药物煎至一定程度后去渣，再煎至滴水成珠，加入黄丹等搅匀、冷却而成。用时加温摊涂在布或纸上，软化后贴于患处或穴位上，可用于治疗局部疾病和全身性疾病，如疮疡肿毒、跌打损伤、风湿痹证，以及腰痛、腹痛等。

第二单元　解表剂

细目一　概　述

1. 解表剂的适用范围　解表剂主要适用于表证。凡风寒初起或温病初起，以及麻疹、疮疡、水肿、痢疾等病初起之时，见恶寒、发热、身痛、无汗或有汗、苔薄白、脉浮等表证者，均可使用解表剂治疗。

2. 解表剂的应用注意事项

（1）由于表证有寒热之异，患者体质有强弱之别，故应酌情选用不同类型的解表剂。如表证属风寒者，当用辛温解表剂；表证属风热者，当用辛凉解表剂；若兼见气、血、阴、阳等不足者，还须结合补益法使用，以扶正祛邪。

（2）解表剂多以辛散轻扬药物为主组方，不宜久煎，以免药性耗散，作用减弱。

（3）解表剂一般宜温服，服后应避风寒，或增衣被，或辅之以粥，以助汗出。取汗程度，以遍身持续微微汗出为佳。若汗出不彻则病邪不解，而汗出太过则耗气伤津。汗出病瘥，即当停服，不必尽剂。

（4）饮食方面，应注意禁食生冷油腻，以免影响药物的吸收和药效的发挥。

（5）表里同病者，一般应先解表，后治里；若表里并重，则当表里双解；若外邪已入于里，或麻疹已透，或疮疡已溃等，则不宜继续使用解表剂。

细目二　辛温解表

麻　黄　汤

《伤寒论》

组成：麻黄三两　桂枝二两　杏仁七十个　炙甘草一两

功用：发汗解表，宣肺平喘。

主治：外感风寒表实证。恶寒发热，头身疼痛，无汗而喘，舌苔薄白，脉浮紧。

配伍意义：本方证为外感风寒，营卫郁滞，肺气失宣所致。治当发汗解表，宣肺平喘。故方中以苦辛性温之麻黄为君，开腠发汗，祛在表之风寒；宣肺平喘，开郁闭之肺气。卫郁营滞，单用麻黄发汗只能解卫气之闭郁，所以又配伍透营达卫的桂枝为臣药，解肌发表，通达营卫。桂枝既能助麻黄解表，使发汗之力倍增；又能畅行营阴。麻黄、桂枝两药相须为用，是辛温发汗的常用组合。佐以杏仁降利肺气，以止咳喘。杏仁与麻黄相伍，一宣一降，以恢复肺气之宣降，加强宣肺平喘之功，为宣降肺气的常用组合。炙甘草调和药性，既能助麻、杏之宣降，又能缓麻、桂之峻烈，使汗出不至过猛而耗伤正气，是使药而兼佐药之用。四药配伍，表寒得散，营卫得通，肺气得宣，诸症可愈。

全方配伍特点：麻桂相须，开腠畅营；麻杏相使，宣降相宜。

运用：

（1）辨证要点　本方是治疗外感风寒表实证的基础方。临床应用以恶寒发热，无汗而喘，脉浮紧为辨证要点。

（2）加减变化　若喘急胸闷、咳嗽痰多、表证不甚者，去桂枝，加苏子、半夏以化痰止咳平喘；若鼻塞流涕重者，加苍耳子、辛夷以宣通鼻窍；若夹湿邪而兼见骨节酸痛者，加苍术、薏苡仁以祛风除湿；兼里热之烦躁、口干，酌加石膏、黄芩以清泻郁热。

（3）使用注意　本方为辛温发汗之峻剂，故《伤寒论》对"疮家""淋家""衄家""亡血家"，以及外感表虚自汗、血虚而脉兼"尺中迟"、误下而见"身重心悸"等，虽有表寒证，亦皆禁用。麻黄汤药味虽少，但发汗力强，不可过服，否则汗出过多必伤人正气。正如柯琴指出："此乃纯阳之剂，过于发散，如单刀直入之将，投之恰当，一战成功，不当则不戢而召祸。故用之发表，可一而不可再。"

桂 枝 汤
《伤寒论》

组成：桂枝三两　芍药三两　炙甘草二两　生姜三两　大枣十二枚

功用：解肌发表，调和营卫。

主治：外感风寒表虚证。恶风发热，汗出头痛，鼻鸣干呕，苔白不渴，脉浮缓或浮弱。

配伍意义：本方证是因表虚，腠理不固，外感风寒，营卫失和所致。治当以解肌发表，调和营卫，祛邪扶正兼顾为宜。故方中以辛甘温之桂枝为君，助卫阳，通经络，解肌发表，祛在表之风邪。以酸收之芍药为臣，益阴敛营，敛固外泄之营阴。桂枝与芍药用量相等（1∶1），寓意有三：一为针对营卫失调病机，体现营卫同治，祛邪扶正，邪正兼顾之意；二为相辅相成，桂枝得芍药相助则汗出有源，芍药得桂枝相助则滋而能化；三为相制相成，散中有收，汗中寓补。桂枝与芍药配伍是本方外可解肌发表，内可调和营卫、调和阴阳的基本结构。佐以辛温之生姜，既助桂枝辛散表邪，又兼和胃止呕；甘平之大枣，既能益气补中，又可滋脾生津。生姜、大枣相配，也是补脾和胃，调和营卫的常用组合。炙甘草调和药性，合桂枝辛甘化阳以实卫，合芍药酸甘化阴以和营，功兼佐使之用。药后配合"啜热稀粥"，是借水谷之气以充养胃气，资生汗源，不但酿汗，更可使外邪速去而不致复感。

全方配伍特点：辛散与酸收相配，散中有收，汗不伤正；助阳与益阴同用，阴阳兼顾，营卫并调。

运用：

（1）辨证要点　本方为治疗外感风寒表虚证的基础方，又是调和营卫、调和阴阳治法的代表方。临床应用以恶风，发热，汗出，脉浮缓为辨证要点。

（2）加减变化　恶风寒较甚者，宜加防风、荆芥、淡豆豉疏散风寒；体质素虚者，可加黄芪益气，以扶正祛邪；兼见咳喘者，宜加杏仁、苏子、桔梗宣肺止咳平喘。

（3）使用注意　凡外感风寒表实无汗者禁用。服药期间禁食生冷、黏腻、酒肉、臭恶等物。

小青龙汤
《伤寒论》

组成：麻黄三两　芍药三两　细辛三两　干姜三两　炙甘草三两　桂枝三两　五味子半升　半夏半升

功用：解表散寒，温肺化饮。

主治：外寒里饮证。恶寒发热，头身疼痛，无汗，喘咳，痰涎清稀量多，胸痞，或干呕，或痰饮喘咳不得平卧，或身体疼重，或头面四肢浮肿，舌苔白滑，脉浮。

配伍意义：本方主治外感风寒，寒饮内停之证。对此外寒内饮之证，若不疏表而仅治里饮则表邪难解，若不化饮而专解表邪则水饮不除，此时应解表与化饮合法。故方中以麻黄、桂枝配伍，相须为君，发汗散寒以解表邪，且麻黄又能宣发肺气而平喘咳，桂枝又能化气行水以利于里饮之化。以干姜、细辛为臣药，温肺化饮，兼助麻黄、桂枝以解表祛邪。患者素有痰饮，脾肺本虚，若纯用辛温发散，恐更耗伤肺气，故佐以五味子敛肺止咳、芍药和营养血，此二药与辛散之品相配伍，散收并用，既可增强止咳平喘之功，又可制约诸药辛散温燥太过之弊。更佐以半夏燥湿化痰，和胃降逆。炙甘草是为佐使之药，既可益气和中，又能调和辛散酸收之品。以上八药相配，共奏解表散寒、温肺化饮之功。

全方配伍特点：辛散与酸收相配，散中有收；温化与敛肺相伍，开中有合。

运用：

（1）辨证要点 本方是治疗外感风寒，寒饮内停喘咳的常用方。临床应用以恶寒发热，无汗，喘咳，痰多而稀，舌苔白滑，脉浮为辨证要点。

（2）加减变化 表寒轻者，可去桂枝，麻黄改用炙麻黄；兼有热象而出现烦躁者，加生石膏、黄芩以清郁热；兼喉中痰鸣者，加杏仁、射干、款冬花以化痰降气平喘；若鼻塞，清涕多者，加辛夷、苍耳子以宣通鼻窍；兼水肿者，加茯苓、猪苓以利水消肿。

（3）使用注意 本方辛散温化之力较强，应以确属水寒相搏于肺者方可使用，且视病人体质强弱酌定剂量。

大青龙汤

《伤寒论》

组成：麻黄六两 桂枝二两 炙甘草二两 杏仁四十枚 石膏如鸡子大 生姜三两 大枣十二枚

功用：发汗解表，兼清里热。

主治：外感风寒，兼有郁热证。恶寒发热，头身疼痛，无汗，烦躁，口渴，脉浮紧。

配伍意义：本方病证是因外感寒邪郁闭肌腠，卫阳郁滞不得宣泄，郁而生热所致。治疗当辛温发汗以解表实，兼以清泄郁热。大青龙汤是麻黄汤倍用麻黄、炙甘草，减杏仁量，加石膏、生姜、大枣而成。方中以麻黄为君药，因其用量是麻黄汤的一倍，所以辛温发汗解表，开卫表郁闭之力甚强，为发汗峻剂，同时兼有宣肺平喘之功。桂枝为臣，助麻黄发汗解表，温通经脉。石膏亦为臣，其性虽辛寒，但用量较小，既可助麻黄解肌开阳郁，又可清阳郁之烦躁。麻黄与石膏相配，用量上，重麻黄而轻石膏，辛温发汗解表为主，清泄郁热为辅。佐以杏仁肃降肺气，与麻黄相配，宣降肺气以助解表。佐以生姜，助麻、桂解散表寒。炙甘草、大枣为使药，炙甘草用量较麻黄汤为重，二者相配，一是和中气以滋汗源，二是缓解麻、桂峻烈之性，三是调和麻、杏宣降之性，四是调和麻、石寒温之性。诸药合用，辛温解表散寒为主，清宣郁热为辅。

九味羌活汤

张元素方，录自《此事难知》

组成：羌活 防风 苍术 细辛 川芎 白芷 生地黄 黄芩 甘草（原著本方无用量）

功用：发汗祛湿，兼清里热。

主治：外感风寒湿邪，内有蕴热证。恶寒发热，无汗，头痛项强，肢体酸楚疼痛，口苦微渴，舌苔白或微黄，脉浮。

配伍意义：本方证由外感风寒湿邪，内有蕴热所致。治当发散风寒湿邪为主，兼清里热为辅。故方中以辛苦性温、治疗太阳风寒湿邪在表之要药羌活为君，散表寒，祛风湿，利关节，止痹痛。臣以防风、苍术，其中防风辛甘性温，为风药中之润剂，祛风除湿，散寒止痛；苍术辛苦而温，发汗祛湿，为祛太阴寒湿的主要药物。两药相合，协助羌活祛风散寒，除湿止痛。佐以细辛、白芷、川芎祛风散寒，宣痹止痛。其中细辛善止少阴头痛，白芷善解阳明头痛，川芎长于止少阳、厥阴头痛，此三味与羌活、苍术合用，为本方"分经论治"的基本结构。再佐以生地、黄芩清泄里热，并防诸辛温燥烈之品伤津。甘草调和诸药为使。九味配伍，既能统治风寒湿邪，又能兼顾协调表里，共成发汗祛湿、兼清里热之剂。表寒较重者，服本方之后，还需配合啜热粥，目的是资助胃气以酿汗，加强发汗祛邪之功。表证较轻者，微发其汗即可，故药后不必啜热粥。

止 嗽 散

《医学心悟》

组成：桔梗 荆芥 紫菀 百部 白前各二斤 甘草十二两 陈皮一斤

功用：宣利肺气，疏风止咳。

主治：风邪犯肺之咳嗽证。咳嗽咽痒，咯痰不爽，或微有恶风发热，舌苔薄白，脉浮缓。

配伍意义：本方证为外感风邪表证，经服解表宣肺药后，外邪已十去八九，但肺气仍失宣降，咳嗽不止。治法重在理肺止咳，微加疏表之品。故方中以紫菀、百部二药为君，味甘苦而温，入肺经，止咳化痰。桔梗为臣，苦辛性平，善于开宣肺气；白前亦为臣药，辛甘性平，长于降气化痰。两者相伍，一宣一降，以复肺气之宣降，增强君药止咳化痰之力。佐以荆芥，辛而微温，疏风解表，以祛在表之余邪；陈皮理气化痰。佐使甘草调和诸药，合桔梗又有利咽止咳之功。全方药量轻微，温润和平，不寒不热，共奏宣利肺气、疏风止咳之效。

细目三 辛凉解表

银 翘 散

《温病条辨》

组成：连翘一两 银花一两 苦桔梗六钱 薄荷六钱 竹叶四钱 生甘草五钱 芥穗四钱 淡豆豉五钱 牛蒡子六钱 鲜苇根

功用：辛凉透表，清热解毒。

主治：温病初起。发热，微恶风寒，无汗或有汗不畅，头痛口渴，咳嗽咽痛，舌尖红，苔薄白或薄黄，脉浮数。

配伍意义：本方所治温病初起之风热表证是因外感风热，邪在卫分，卫气被郁，开阖失司，肺气失宣所致。治疗当辛凉透表，清热解毒为主。故方中重用银花、连翘为君，气味芳香，既能疏散风热，清热解毒，又可辟秽化浊，在透散卫分表邪的同时，兼顾了温热病邪易蕴而成毒及多夹秽浊之气的特点。臣以薄荷、牛蒡子，味辛性凉，疏散风热，清利头目，且可解毒利咽；荆芥穗、淡豆豉，辛而微温，解表散邪，此两者虽属辛温，但辛而不烈，温而不燥，配入辛凉解表方中，增强辛散透表之力。芦根、竹叶清热生津；桔梗开宣肺气而止咳利咽，同为佐药。生甘草既可调和药性，护胃安中，又合桔梗利咽止咳，是属佐使之用。本方所用药物均系轻清之品，用法强调"香气大出，即取服，勿过煮"，体现了吴氏"治上焦如羽，非轻不举"的用药原则。

全方配伍特点：辛凉与辛温相伍，主以辛凉；疏散与清解相配，疏清兼顾。

运用：

（1）辨证要点 《温病条辨》称本方为"辛凉平剂"，是治疗外感风热表证的常用方。临床应用以发热，微恶寒，咽痛，口渴，脉浮数为辨证要点。

（2）加减变化 渴为伤津较甚者，加天花粉生津止渴；项肿咽痛系热毒较甚者，加马勃、玄参清热解毒，利咽消肿；衄由热伤血络所致者，去荆芥穗、淡豆豉之辛温，加白茅根、侧柏炭、栀子炭凉血止血；咳者，是肺气不利，加杏仁苦降肃肺以加强止咳之功；胸膈闷者，乃夹湿邪秽浊之气，加藿香、郁金芳香化湿，辟秽祛浊。

（3）使用注意 凡外感风寒及湿热病初起者禁用。方中药物多为芳香轻宣之品，不宜久煎。

桑 菊 饮

《温病条辨》

组成：桑叶二钱五分 菊花一钱 杏仁二钱

连翘一钱五分　薄荷八分　苦桔梗二钱　生甘草八分　苇根二钱

功用：疏风清热，宣肺止咳。

主治：风温初起，邪客肺络证。但咳，身热不甚，口微渴，脉浮数。

配伍意义：本方证为温热病邪从口鼻而入，邪犯肺络，肺失清肃所致。治当疏风清热，宣肺止咳。方中桑叶甘苦性凉，疏散上焦风热，且善走肺络，能清宣肺热而止咳嗽；菊花辛甘性寒，疏散风热，清利头目而肃肺。二药轻清灵动，直走上焦，协同为用，以疏散肺中风热见长，共为君药。薄荷辛凉，疏散风热，以助君药解表之力；杏仁苦降，肃降肺气；桔梗辛散，开宣肺气，与杏仁相合，一宣一降，以复肺脏宣降而能止咳，是宣降肺气的常用组合，三者共为臣药。连翘透邪解毒；芦根清热生津，为佐药。甘草调和诸药为使。诸药相伍，使上焦风热得以疏散，肺气得以宣降，则表证解、咳嗽止。

麻黄杏仁甘草石膏汤

《伤寒论》

组成：麻黄四两　杏仁五十个　炙甘草二两　石膏半斤

功用：辛凉疏表，清肺平喘。

主治：外感风邪，邪热壅肺证。身热不解，咳逆气急，甚则鼻扇，口渴，有汗或无汗，舌苔薄白或黄，脉浮而数。

配伍意义：本方证是风寒表邪不解，郁而化热入里；或风热袭表，表邪不解入里所致。治当辛凉透邪，清热平喘。故方中以麻黄、石膏为君。麻黄辛温，开宣肺气以平喘，开腠解表以散邪；石膏辛甘大寒，清泄肺热以生津，辛散解肌以透邪。麻黄与石膏相配，一辛温，一辛寒，一以宣肺为主，一以清肺为主，俱能透邪于外，合用则相反之中寓有相辅之意，调理肺的宣发功能；且麻黄得石膏则宣肺平喘而不助热，石膏得麻黄则清解肺热而不凉遏，又是相制为用。由于本方石膏用量倍于麻黄，仍不失为辛凉之剂。以杏仁为臣药，味苦，降利肺气，平喘咳；杏仁与麻黄相配则宣降相因，与石膏相伍则清肃协同。佐使炙甘草益气和中，与石膏相配又能生津止渴，并能调和于寒热宣降之间。四药合用，解表与清肺并用，以清为主；宣肺与降气并用，以宣为主。共奏辛凉疏表、清肺平喘之功。

柴葛解肌汤

《伤寒六书》

组成：柴胡　干葛　甘草　黄芩　羌活　白芷　芍药　桔梗（生姜三片　大枣二枚　石膏一钱）

功用：解肌清热。

主治：外感风寒，郁而化热证。恶寒渐轻，身热增盛，无汗头痛，目疼鼻干，心烦不眠，咽干耳聋，眼眶痛，舌苔薄黄，脉浮微洪。

细目四　扶正解表

败毒散

《太平惠民和剂局方》

组成：柴胡　前胡　川芎　枳壳　羌活　独活　茯苓　桔梗　人参　甘草各三十两（生姜、薄荷少许）

功用：散寒祛湿，益气解表。

主治：气虚外感风寒湿证。憎寒壮热，头项强痛，肢体酸痛，无汗，鼻塞声重，咳嗽有痰，胸膈痞满，舌淡苔白，脉浮而按之无力。

配伍意义：本方证是因患者正气素虚，复感风寒湿邪，卫阳被遏，肺气不宣所致。治当散寒祛湿，益气解表。故方中以羌活、独活为君，发散风寒，散湿止痛。其中羌活长于祛上部风寒湿邪并止痛，独活长于祛下部风寒湿邪并止痛，合而用之，为通治一身风寒湿邪的常用组合。臣以川芎行气活血，并能祛风；柴胡解肌透邪,并能行气。二药既可助君药解表逐邪,又可行气活血以加强宣痹止痛之力。佐以桔梗宣肺利膈,枳壳理气宽中,二药相配,一升一降,是宣降肺气、畅通气机、宽胸利膈的常用组合;前胡化痰止咳,茯苓渗湿消痰。生姜、薄荷为引以助解表之力;甘草调和药性,兼以益气和中,共为佐使之药。此外,方中人参亦属佐药,用以益气扶正,一则助正气以鼓邪外出,并寓防邪入里之义;二则令全方散中有补,不致耗伤真元。综观全方,邪正兼顾,祛邪为主,共奏散寒祛湿、益气解表之功。

参苏饮
《太平惠民和剂局方》

组成:人参　紫苏叶　干葛　半夏　前胡　茯苓各三分　枳壳　桔梗　木香　陈皮　炙甘草各半两　(生姜七片　枣一个)

功用:益气解表,理气化痰。

主治:气虚外感风寒,内有痰湿证。恶寒发热,无汗,头痛,鼻塞,咳嗽痰白,胸脘满闷,倦怠无力,气短懒言,苔白脉弱。

第三单元　泻下剂

细目一　概　述

1. 泻下剂的适用范围　泻下剂主要适用于里实证。里实证有因热而结实者,有因寒而结实者,有因燥而结实者,有因水而结实者,均可使用泻下剂。此外,邪实而正虚者,也可使用泻下剂,但当使用泻下剂中的攻补兼施剂为宜。

2. 泻下剂的应用注意事项

(1)临证首当辨别里实证的性质及患者体质的虚实,分别选用相应治法方剂。热结者,宜寒下;寒结者,宜温下;燥结者,宜润下;水结者,宜逐水;邪实而正虚者,又当攻补兼施。

(2)泻下剂是为里实证而设,用于表证已解,里实已成之时。若患者表证未解,里实虽成,亦不可纯用泻下剂,以防表邪随泻下内陷而变生他证,应权衡表里证之轻重缓急,或先解表后攻里,或表里双解。

(3)里实证若兼瘀血、虫积、痰浊等,应酌情将泻下剂与活血祛瘀、驱虫、化痰等治法方剂配合使用。

(4)年老体弱、孕妇、产后或正值经期、病后伤津或亡血者,均应慎用或禁用泻下剂。必需使用时,也宜配伍补益扶正之品。

(5)泻下剂易伤胃气,得效即止,慎勿过剂。服药期间应注意调理饮食,少食或忌食油腻或不易消化的食物,以免重伤胃气。

细目二　寒　下

大承气汤
《伤寒论》

组成:大黄四两　厚朴半斤　枳实五枚　芒硝三合

功用:峻下热结。

主治:

(1)阳明腑实证。大便不通,频转矢气,脘腹痞满,腹痛拒按,按之则硬,甚或潮热谵语,手足濈然汗出,舌苔黄燥起刺,或焦黑燥裂,脉沉实。

(2)热结旁流证。下利清水,色纯青,其气臭秽，脐腹疼痛，按之坚硬有块，口舌干燥，脉滑实。

（3）里热实证之热厥、痉病或发狂等。

配伍意义：本方证乃伤寒之邪内传阳明之腑，入里化热，或温病邪入胃肠，热盛灼津，燥屎乃成，邪热与肠中燥屎互结成实之阳明腑实证。前人将阳明腑实证的特点归纳为"痞、满、燥、实"四字。所谓"痞"即自觉胸脘闷塞不通，有压重感；"满"是脘腹胀满，按之有抵抗感；"燥"是肠中燥屎干结不下；"实"是实热内结，腹痛拒按，大便不通，或下利清水而腹痛不减，以及潮热谵语，脉实等。"热结旁流证"乃燥屎坚结于里，胃肠欲排不能，逼迫津液从燥屎之旁流下所致。热厥、痉病、发狂等皆因实热内结，或气机阻滞，阳气受遏，不能外达于四肢；或热盛伤津劫液，筋脉失养而挛急；或胃肠浊热上扰心神，神明昏乱等造成。证候表现虽然各异，然其病机相同，皆为里热结实之重证。治法当峻下热结，急下存阴，釜底抽薪。故方中以苦寒通降之生大黄为君，泻热通便，荡涤胃肠实热积滞。以咸寒润降之芒硝为臣，泻热通便，软坚润燥，以除燥坚。大黄、芒硝配合，相须为用，泻下热结之力益峻。君以厚朴下气除满，臣以枳实行气消痞，二药合而用之，既能消痞除满，又能通降下行胃肠气机，以助泻下通便。以上四药相合，共奏峻下热结之功。本方煎服方法为：先煎枳实、厚朴，后下大黄，再溶服芒硝。大黄之所以生用、后下，是取其泻下之力峻猛。若大黄久煎，则泻下之力缓，达不到峻下热结之功效。

此外，热结旁流治以大承气汤，是因"旁流"为现象，燥屎坚结才是本质，故用峻下，使热结得去，"旁流"可止，乃属"通因通用"之法。

热厥治以大承气汤，是因四肢厥冷为假象，里实热结是本质，所谓"热深者，厥亦深"，四肢虽厥寒，但必见大便秘结、腹痛拒按、口干舌燥、脉滑实等实热证候，故用寒下使热结得下，

气机宣畅，阳气敷布外达而厥逆可回。这种用寒下之法治厥冷之证，亦称为"寒因寒用"。

全方配伍特点：苦辛通降与咸寒合法，泻下与行气并重，相辅相成。

运用：

（1）辨证要点　本方为治疗阳明腑实证的基础方，又是寒下法的代表方。临床应用以痞、满、燥、实及舌红苔黄，脉沉实为辨证要点。

（2）加减变化　若兼气虚者，宜加人参以补气，以防泻下气脱；兼阴津不足者，宜加玄参、生地等以滋阴润燥。

（3）使用注意　本方为泻下峻剂，凡气虚阴亏、燥结不甚者，以及年老、体弱等均应慎用，孕妇禁用；注意中病即止，以免耗损正气。

大陷胸汤

《伤寒论》

组成：大黄六两　芒硝一升　甘遂一钱匕

功用：泻热逐水。

主治：水热互结之结胸证。心下疼痛，拒按，按之硬，或从心下至少腹硬满疼痛，手不可近；伴见短气烦躁，大便秘结，舌上燥而渴，日晡小有潮热，舌红，苔黄腻或兼水滑，脉沉紧或沉迟有力。

配伍意义：本方证是表证未解而误下，或因误下而邪气内陷，热邪与水饮搏结于胸腹所致的大结胸证。治当泻热逐水。故方中以苦寒之甘遂为君，善攻逐水饮，泻热破结。以大黄、芒硝为臣佐，相须为用，荡涤肠胃，泻结泄热，润燥软坚。三味峻药相伍，泻热与逐水并施，使水热之邪从大便而去。本方药简量大，力专效宏，为泻热逐水之峻剂。

细目三　温下

温脾汤

《备急千金要方》卷十三

组成：大黄五两　当归　干姜各三两　附子

人参 芒硝 甘草各二两

功用：攻下寒积，温补脾阳。

主治：阳虚冷积证。腹痛便秘，脐下绞结，绕脐不止，手足不温，苔白不渴，脉沉弦而迟。

配伍意义：本方证因脾阳不足，阴寒内盛，寒积中阻所致。其中脾阳不足为致病之本，而寒积停滞则为其标。治疗若纯用攻下则更伤中阳，若单用温补则寒积难去，惟攻逐寒积与温补脾阳并用，方为两全之策。方中以附子配大黄为君药，用附子大辛大热之性，温壮脾阳，解散寒凝；以大黄泻下已成之冷积。臣以芒硝润肠软坚，助大黄泻下攻积；干姜温中助阳，助附子温中散寒。佐以人参、当归益气养血，使下不伤正。佐使甘草既助人参益气，又可调和诸药。本方由温补脾阳药与寒下攻积药配伍组成，温通、泻下、补益三法兼备，温阳以祛寒、攻下不伤正，共奏攻下寒积、温补脾阳之功。

细目四 润 下

麻子仁丸（又名脾约丸）
《伤寒论》

组成：麻子仁二升 芍药半斤 枳实半斤 大黄一斤 厚朴一尺 杏仁一升 蜜

功用：润肠泄热，行气通便。

主治：脾约证。大便干结，小便频数，脘腹胀满，舌红苔黄，脉数。

配伍意义：本方证乃因肠胃燥热，脾津不足，肠道失于濡润所致，《伤寒论》称之为"脾约"。治疗当润肠泻热，行气通便。故方中以性味甘平质润多脂之麻子仁为君药，润肠道，通大便。大黄泻热通便，攻下积滞；杏仁上肃肺气，下润大肠；白芍养血敛阴，缓急止痛，共为臣药。枳实、厚朴行气破结消滞，共为佐药。佐使甘缓之蜂蜜，既助麻子仁润肠通便，又可缓和小承气汤攻下之力。方中虽用小承气汤泄热通便，但大黄、厚朴用量从轻；更取质润多脂之麻仁、杏仁、芍药、白蜜等，一则益阴增液以润肠通便，二则甘润可减缓小承气攻下之力。本方润肠药与攻下药并用，攻润相合，下不伤正。本方为丸剂，初服10小丸、依次渐加也意在缓下，润肠通便。

济川煎
《景岳全书》

组成：当归三至五钱 牛膝二钱 肉苁蓉二至三钱 泽泻一钱半 升麻五分至七分或一钱 枳壳一钱

功用：温肾益精，润肠通便。

主治：肾虚便秘。大便秘结，小便清长，腰膝酸软，头目眩晕，舌淡苔白，脉沉迟。

配伍意义：本方证因肾虚开阖失司，气化无力，津液不布，肠失所养所致。治当温肾益精，润肠通便。方中肉苁蓉味甘咸性温，功能温肾益精，暖腰润肠，为君药。当归补血润燥，润肠通便；牛膝补益肝肾，壮腰膝，性善下行，共为臣药。枳壳下气宽肠而助通便；泽泻渗利小便而泄肾浊；用升麻以升清阳，清阳升则浊阴自降，相反相成，以助通便之效，以上共为佐药。诸药合用，既可温肾益精治其本，又能润肠通便以治标，用药灵巧，补中有泻，降中有升，寓通于补之中，寄升于降之内。

细目五 逐 水

十枣汤
《伤寒论》

组成：芫花 甘遂 大戟各等分 大枣十枚

功用：攻逐水饮。

主治：

（1）悬饮。咳唾胸胁引痛，心下痞硬，干呕短气，头痛目眩，胸背掣痛不得息，舌苔滑，脉沉弦。

（2）水肿。一身悉肿，尤以身半以下肿甚，腹胀喘满，二便不利。

用法要点：

（1）三味等分为散末，或装入胶囊，以大枣10枚煎汤送服。

（2）清晨空腹服用，从小量开始，以免量大下多伤正。若服后下少，次日加量。

（3）服药得快下利后，宜食米粥以保养脾胃。

（4）若泻后精神、胃纳俱好，而水饮未尽者，可再投本方；若泻后精神疲乏，食欲减退，则宜暂停攻逐；若患者体虚邪实，又非攻不可者，可用本方与健脾补益剂交替使用，或先攻后补，或先补后攻。

（5）年老体弱慎用，孕妇忌服。

（6）本方作用峻猛，只可暂用，不可久服。

细目六 攻补兼施

黄龙汤
《伤寒六书》

组成：大黄 芒硝 枳实 厚朴 当归 人参 甘草 桔梗 （生姜三片 大枣二枚）

功用：攻下热结，益气养血。

主治：阳明腑实，气血不足证。下利清水，色纯青，或大便秘结，脘腹胀满，腹痛拒按，身热口渴，神疲少气，谵语，甚则循衣摸床，撮空理线，神昏肢厥，舌苔焦黄或焦黑，脉虚。

第四单元 和解剂

细目一 概述

1. **和解剂的适用范围** 和解剂主要适用于邪在少阳、肝脾不和、寒热错杂之证。和解剂原为治疗伤寒邪入少阳而设，因少阳属胆，位于表里之间，既不宜发汗，又不宜吐下，惟有和解一法最为适当。然而，胆附于肝，与肝互为表里，胆经发病可影响及肝，肝经发病也可影响及胆，且肝胆疾病又可累及脾胃，导致肝脾不和；若中气虚弱，寒热互结，又可导致肠胃不和。因此，肝脾不和证、肠胃不和证也是和解剂的适用范围。

2. **和解剂的应用注意事项**

（1）临床依据病证不同，应分别选用和解少阳、调和肝脾、调和肠胃的治法与方剂。

（2）和解剂组方配伍较为独特，既祛邪又扶正，既透表又清里，既疏肝又治脾，无明显寒热补泻之偏，性质平和，作用和缓，照顾全面，所以应用范围较广，主治病证较为复杂。然而，该法毕竟以祛邪为主，纯虚证不宜使用。

（3）凡外邪在表，未入少阳者；或邪已入里，阳明热盛者，均不宜使用和解剂。

细目二 和解少阳

小柴胡汤
《伤寒论》

组成：柴胡半斤 黄芩三两 人参三两 炙甘草三两 半夏半升 生姜三两 大枣十二枚

功用：和解少阳。

主治：

（1）伤寒少阳证。往来寒热，胸胁苦满，默默不欲饮食，心烦喜呕，口苦，咽干，目眩，舌苔薄白，脉弦者。

（2）妇人中风，热入血室证。经水适断，寒热发作有时。

(3) 黄疸、疟疾，以及内伤杂病而见少阳证者。

配伍意义：本方证为伤寒邪入少阳，正邪交争于半表半里之间，少阳经气不利，胆热犯胃，胃失和降所致。邪在表者当从汗解，邪入里者则当吐下，今邪既不在表，又不在里，而在表里之间，则非汗吐下所宜，故治疗当以和解之法。方中以苦平之柴胡为君，入肝胆经，透泄少阳半表之邪，疏泄气机之郁滞，使少阳半表之邪得以疏散，气机得以条畅。黄芩苦寒，清泄少阳半里之热，为臣药。柴胡升散，黄芩清泄，两者配伍，一散一清恰入少阳，以解少阳之邪。胆气犯胃，胃失和降，佐以半夏、生姜和胃降逆止呕。邪从太阳传入少阳，缘于正气本虚，故又佐以人参、大枣益气健脾，一者取其扶正以祛邪，一者取其益气以御邪内传，俾正气旺盛，则邪无内向之机。炙甘草助人参、大枣扶正，且能调和诸药，为使药。诸药合用，使邪气得解，枢机得利，胃气调和，诸症自除。原方"去滓再煎"，使药性更为醇和，药汤之量更少。

全方配伍特点：透散清泄以和解，升清降浊兼扶正。

运用：

(1) 辨证要点　本方为治疗伤寒少阳证的基础方，又是和解少阳法的代表方。临床应用以往来寒热，胸胁苦满，默默不欲饮食，心烦喜呕，口苦，咽干，苔白，脉弦为辨证要点。临床上只要抓住前四者中的一二主症，便可用本方治疗，不必待其证候悉具。正如《伤寒论》所说："伤寒中风，有柴胡证，但见一证便是，不必悉具。"

(2) 加减变化　若胸中烦而不呕，为热聚于胸，去半夏、人参，加瓜蒌清热理气宽胸；渴者，是热伤津液，去半夏，加天花粉止渴生津；腹中痛，是肝气乘脾，宜去黄芩，加芍药柔肝缓急止痛；胁下痞硬，是气滞痰郁，去大枣，加牡蛎软坚散结；心下悸，小便不利，是水气凌心，宜去黄芩，加茯苓利水宁心；不渴，外有微热，是表邪仍在，宜去人参，加桂枝解表；咳者，是素有肺寒留饮，宜去人参、大枣、生姜，加五味子、干姜温肺止咳。

蒿芩清胆汤
《重订通俗伤寒论》

组成：青蒿脑钱半至二钱　淡竹茹三钱　仙半夏钱半　赤茯苓三钱　青子芩钱半至三钱　生枳壳钱半　陈广皮钱半　碧玉散（滑石、甘草、青黛）三钱

功用：清胆利湿，和胃化痰。

主治：少阳湿热痰浊证。寒热如疟，寒轻热重，口苦膈闷，吐酸苦水，或呕黄涎而黏，甚则干呕呃逆，胸胁胀疼，小便黄少，舌红苔白腻，间现杂色，脉数而右滑左弦者。

配伍意义：本方病证因少阳胆热偏重，兼有湿热痰浊内阻所致。治当清胆利湿，和胃化痰。故方中以苦寒芳香之青蒿，清透少阳邪热；以苦寒之黄芩，清泄胆热，并能燥湿。两药相合，既可内清少阳湿热，又能透邪外出，共为君药。竹茹善清胆胃之热，化痰止呕；枳壳下气宽中，除痰消痞；半夏燥湿化痰，和胃降逆；陈皮理气化痰，宽胸畅膈。四药相伍，使热清湿化痰除，共为臣药。赤茯苓、碧玉散清热利湿，导邪从小便而去，为佐使药。诸药合用，可使胆热清，痰湿化，气机畅，胃气和，诸症得解。

细目三　调和肝脾

四　逆　散
《伤寒论》

组成：炙甘草　枳实　柴胡　芍药各十分

功用：透邪解郁，疏肝理脾。

主治：

(1) 阳郁厥逆证。手足不温，或腹痛，或泄利下重，脉弦。

（2）肝脾不和证。胁肋胀闷，脘腹疼痛，脉弦。

配伍意义：本方病证是因外邪传经入里，气机为之郁遏不疏，阳气内郁，不能达于四末所致。治宜透邪解郁，调畅气机为法。方中以柴胡为君，入肝胆经，升发阳气，疏肝解郁，透邪外出。以白芍为臣，敛阴养血柔肝。柴胡与白芍配伍，补养肝血，条达肝气，使柴胡升散而无耗伤阴血之弊。以枳实为佐，理气解郁，泄热破结。柴胡与枳实配伍，一升一降，舒畅气机，升清降浊；白芍与枳实配伍，理气和血，调和气血。炙甘草为使药，调和诸药，益脾和中。四药合用，透邪解郁，疏肝理脾，能使邪去郁解，气血调畅，清阳得伸，四逆自愈。原方配合白饮（米汤）和服，是借谷物之气以助胃气，取中气和则阴阳之气自相顺接之意。由于本方有疏肝理脾之功，也可治疗肝脾气郁所致胁肋脘腹疼痛诸症。

逍遥散
《太平惠民和剂局方》

组成：炙甘草半两　当归　茯苓　芍药　白术　柴胡各一两　（烧生姜一块　薄荷少许）

功用：疏肝解郁，养血健脾。

主治：肝郁血虚脾弱证。两胁作痛，头痛目眩，口燥咽干，神疲食少，或月经不调，乳房胀痛，脉弦而虚。

配伍意义：本方所治病证因肝郁不畅，营血不足，脾气虚弱所致。治宜疏肝解郁，养血健脾之法。故方中以柴胡为君，疏肝解郁，条达肝气。臣以当归、白芍，其中当归甘辛苦温，养血和血；白芍酸苦微寒，养血敛阴，柔肝缓急。当归、白芍与柴胡配伍，补肝之体，助肝之用，使血和则肝和，血充则肝柔。木郁不达而致脾虚不运，故佐以白术、茯苓、炙甘草健脾益气，实土以御木乘，且使营血生化有源。少许薄荷，疏散肝经郁遏之气，透达肝经郁遏之热；烧生姜温运和中，辛散达郁，亦为佐药。炙甘草亦为使药，调和诸药。诸药合用，共奏疏肝解郁、养血健脾之功。

全方配伍特点：疏柔合法，肝脾同调，气血兼顾。

运用：

（1）辨证要点　本方为治疗肝郁血虚脾弱证之基础方，又是妇科调经的常用方。临床应用以两胁作痛，神疲食少，月经不调，脉弦而虚为辨证要点。

（2）加减变化　肝郁气滞较甚，加香附、郁金、陈皮以疏肝解郁；血虚甚者，加熟地以养血；肝郁化火者，加丹皮、栀子以清热凉血。

痛泻要方
《丹溪心法》

组成：炒白术三两　炒白芍药二两　炒陈皮一两五钱　防风一两

功用：补脾柔肝，祛湿止泻。

主治：脾虚肝郁之痛泻。肠鸣腹痛，大便泄泻，泻必腹痛，泻后痛缓，舌苔薄白，脉两关不调，左弦而右缓者。

细目四　调和肠胃

半夏泻心汤
《伤寒论》

组成：半夏半升　黄芩　干姜　人参各三两　黄连一两　大枣十二枚　炙甘草三两

功用：寒热平调，散结除痞。

主治：寒热互结之痞证。心下痞，但满而不痛，或呕吐，肠鸣下利，舌苔腻而微黄。

配伍意义：此方所治原系小柴胡汤证误行泻下，损伤中阳，少阳邪热乘虚内陷，以致寒热错杂之心下痞证。本方证病机较为复杂，既有寒热错杂，又有虚实相兼，导致中焦失和，升降失常。治当调其寒热，益气和胃，散结除痞。方中以辛温之半夏为君，散结除痞，又善降逆止呕。臣以辛热之干姜温中散寒，苦寒之黄芩、黄连泄热开痞。以上四药相伍，具有寒热平调，辛开苦降之用。然寒热错杂，又缘于中虚失运，故又佐以甘温之人参、大枣益气补脾。佐使炙甘草补脾和中，调和诸药。诸药合用，可使寒去热清，中虚得补，升降复常，痞满可除，呕利自愈。

全方配伍特点：寒热平调以和阴阳，辛开苦降以调气机，补泻兼施以顾虚实。

运用：

（1）辨证要点　本方为治疗中气虚弱，寒热错杂，升降失常而致痞证之基础方；又是体现调和寒热，辛开苦降治法的代表方。临床应用以心下痞满，呕吐泻利，苔腻微黄为辨证要点。

（2）加减变化　湿热蕴积中焦，呕甚而痞，中气不虚，或舌苔厚腻者，可去人参、甘草、大枣、干姜，加枳实、生姜以下气消痞止呕。

第五单元　清热剂

细目一　概　述

1. 清热剂的适用范围　清热剂适用于里热证。一般是在表证已解，热已入里，或里热已盛而尚未结实的情况下使用。

2. 清热剂的应用注意事项

（1）辨明里热所在部位。邪热在气则清气，入营血则清营凉血，热盛于脏腑则需结合脏腑所在的部位选择方药。若热在气而治血，则将引邪深入；若热在血而治气，则无济于事。

（2）辨明热证真假，勿被假象所迷惑。如为真寒假热之证，不可误投清热剂。

（3）辨明热证的虚实。应注意屡用清热泻火之剂而热仍不退者，当改用甘寒滋阴壮水之法，阴复则其热自退。

（4）权衡轻重，量证投药。热盛而药轻，无异于杯水车薪；热微而药重，势必热去寒生；对于平素阳气不足，脾胃虚弱，外感之邪虽已入里化热，亦应慎用，必要时配伍护中醒脾和胃之品，以免伤阳碍胃。

（5）对于热邪炽盛，服清热剂入口即吐者，可于清热剂中少佐温热之品，或采用凉药热服的反佐法。

细目二　清气分热

白　虎　汤

《伤寒论》

组成：石膏一斤　知母六两　炙甘草二两　粳米六合

功用：清热生津。

主治：气分热盛证。壮热面赤，烦渴引饮，汗出恶热，脉洪大有力。

配伍意义：本方原为治阳明经证的主方，后世温病学家以此为治气分热盛的代表方剂。凡伤寒化热，内传阳明之经，或温邪由卫及气，皆能出现本证。本方证虽气分热盛，但未致阳明腑实，故不宜攻下；热盛津伤，又不能苦寒直折，唯以清热生津法最为恰当。方中以入肺胃二经、辛甘大寒之生石膏为君药，功善清解，透热出表，以除阳明气分之热。苦寒质润之知母为臣药，既助石膏清肺胃之热，又可滋阴润燥，救已伤之阴津。石膏与知母相须为用，清热生津，除烦止渴之功益强。粳米、炙甘草共为佐药，益胃生津，并可防止大寒伤中之弊。炙甘草兼以为使，调和诸药。四药相配，共成清热生津之功，使其热清津复，诸症自解。

竹叶石膏汤
《伤寒论》

组成：竹叶二把　石膏一斤　半夏半升　麦门冬一升　人参二两　炙甘草二两　粳米半升

功用：清热生津，益气和胃。

主治：伤寒、温病、暑病余热未清，气阴两伤证。身热多汗，心胸烦闷，气逆欲呕，口干喜饮，虚羸少气，或虚烦不寐，舌红苔少，脉虚数。

细目三　清营凉血

清营汤
《温病条辨》

组成：犀角（也可用水牛角代）三钱　生地黄五钱　玄参三钱　竹叶心一钱　麦冬三钱　丹参二钱　黄连一钱五分　银花三钱　连翘二钱

功用：清营解毒，透热养阴。

主治：热入营分证。身热夜甚，神烦少寐，时有谵语，目常喜开或喜闭，口渴或不渴，斑疹隐隐，脉细数，舌绛而干。

配伍意义：本方证乃邪热内传营分，耗伤营阴所致。治以咸寒清营解毒为主，辅以透热养阴之法。方用苦咸寒之犀角（也可用水牛角代）清解营分之热毒，为君药。热伤营阴，又以生地黄凉血滋阴，麦冬清热养阴生津，玄参滋阴降火解毒，三药共用，既可甘寒养阴保津，又可助君药清营凉血解毒，共为臣药。君臣相配，咸寒与甘寒并用，清营热而滋营阴，祛邪扶正兼顾。温邪初入营分，故用银花、连翘清热解毒，轻清透泄，使营分热邪有外达之机，促其透出气分而解，此即"入营犹可透热转气"之具体应用；竹叶清心除烦；黄连清心解毒；丹参清热凉血，并能活血散瘀，可防热与血结，上述五味均为佐药。诸药为伍，共奏清营解毒、透热养阴之功。

全方配伍特点：辛苦甘寒以滋养清解，透热转气以入营清散。

运用：

（1）辨证要点　本方为治疗热邪初入营分证的常用方。临床应用以身热夜甚，神烦少寐，斑疹隐隐，舌绛而干，脉数为辨证要点。

（2）加减变化　若寸脉大，舌干较甚者，可去黄连，以免苦燥伤阴；若热陷心包而窍闭神昏者，可与安宫牛黄丸或至宝丹合用以清心开窍；若营热动风而见痉厥抽搐者，可配用紫雪，或酌加羚羊角、钩藤、地龙以息风止痉；若兼热痰，可加竹沥、天竺黄、川贝母之属清热涤痰；营热多系气分传入，如气分热邪尤盛，可重用银花、连翘、黄连，或更加石膏、知母及大青叶、板蓝根、贯众之属，以增强清热解毒之力。

（3）使用注意　使用本方应注意舌诊，原著说："舌白滑者，不可与也。"并在该条自注中说"舌白滑，不惟热重，湿亦重矣，湿重忌柔润药"，以防滋腻而助湿留邪。

犀角地黄汤
《外台秘要》

组成：犀角（也可用水牛角代）一两　地黄半斤　芍药三分　丹皮一两

功用：清热解毒，凉血散瘀。

主治：热入血分证。身热谵语，斑色紫黑，或吐血、衄血、便血、尿血，舌深绛起刺，脉数；或喜忘如狂，或漱水不欲咽，或大便色黑易解。

配伍意义：本方证由热毒炽盛于血分，动血耗血所致。此时不清其热则血不宁，不散其血则瘀不去，不滋其阴则火不息，正如叶天士所谓"入血就恐耗血动血，直须凉血散血"，治当以清热解毒，凉血散瘀为法。方用苦咸寒之犀角（也可用水牛角代）为君药，凉血清心而解热毒，使火平热降，毒解血宁。以甘苦寒之生地为臣药，清热凉血滋阴，一以助犀角（也可用水牛角代）清热凉血；一以复已失之阴血。用苦微寒之赤芍与辛苦微寒之丹皮共为佐药，清热凉血，活血散瘀，可收化斑之功。四药相配，清热之中兼以养阴，使热清血宁而无耗血之虑；凉血之中兼以散瘀，使血止而无留瘀之弊。四药相配共成清热解毒、凉血散瘀之剂。

细目四　清热解毒

黄连解毒汤

《外台秘要》

组成：黄连三两　黄芩　黄柏各二两　栀子十四枚

功用：泻火解毒。

主治：三焦火毒热盛证。大热烦躁，口燥咽干，错语不眠；或热病吐血、衄血；或热甚发斑，或身热下痢，或湿热黄疸；或外科痈疡疔毒。小便黄赤，舌红苔黄，脉数有力。

配伍意义：本方证乃火毒炽盛充斥三焦所致。治宜泻火解毒。方中以大苦大寒之黄连泻心火为君药，并且兼泻中焦之火。黄芩清肺火，泻上焦之火热，黄柏泻下焦之火，共为臣药。栀子通泻三焦之火，导热下行，引邪热从小便而出，为佐药。四药合用，苦寒直折，可使三焦之火邪祛而热毒解，诸症可愈。

全方配伍特点：苦寒直折，泻火解毒，三焦并清。

运用：

（1）辨证要点　本方为"苦寒直折"法之代表方，清热解毒的基础方。临床应用以大热烦躁，口燥咽干，舌红苔黄，脉数有力为辨证要点。

（2）加减变化　便秘者，加大黄以泻下焦实热；吐血、衄血、发斑者，酌加玄参、生地、丹皮以清热凉血；发黄者，加茵陈、大黄以清热祛湿退黄；疔疮肿毒者，加蒲公英、银花、连翘以增强清热解毒之力。

（3）使用注意　本方为大苦大寒之剂，久服或过量服用易伤脾胃，非火盛者不宜使用。

凉膈散

《太平惠民和剂局方》

组成：川大黄　朴硝　炙甘草各二十两　山栀子仁　薄荷叶　黄芩各十两　连翘二斤半　竹叶七片　蜜

功用：泻火通便，清上泄下。

主治：上中二焦火热证。烦躁口渴，面赤唇焦，胸膈烦热，口舌生疮，睡卧不宁，谵语狂妄，或咽痛吐衄，便秘溲赤，或大便不畅，舌红苔黄，脉滑数。

配伍意义：本方证由脏腑积热，聚于胸膈所致，故以上、中二焦见证为主。上焦无形火热炽盛，中焦燥热内结，此时治疗但清上则中焦燥结不得去，独泻下则上焦邪热不得解，唯有清泻兼施，方能切中病情。治宜泻火通便，清上泄下为法。方中连翘轻清透散，长于清热解毒，透散上焦无形之热，重用为君。大黄、芒硝泻火通便，荡涤中焦燥热内结，共为臣药。配黄芩清胸膈郁热；山栀通泻三焦，引火下行；薄荷清头目，利咽喉；竹叶清上焦之热，共为佐药。甘草、白蜜合而为佐使药，既能缓和硝、黄峻泻之力，又能生津润燥，还可调和诸药。全方配伍，清上与泻下并行，泻下是为清泄胸膈郁热而设，即所谓"以泻代清"。本方虽有通腑之功，但治疗目标在于胸膈烦热，而不在于热结便秘。因此，对于上、中二焦邪郁生热而无便秘者亦可使用。

普济消毒饮

《东垣试效方》

组成：黄芩　黄连各半两　人参三钱　橘红　生甘草　玄参　柴胡　桔梗各二钱　连翘　板蓝根　马勃　鼠黏子各一钱　白僵蚕　升麻各七分

功用：清热解毒，疏风散邪。

主治：大头瘟。恶寒发热，头面红肿焮痛，目不能开，咽喉不利，舌燥口渴，舌红苔白兼黄，脉浮数有力。

配伍意义：本方主治大头瘟（原书称大头天行），乃感受风热疫毒之邪，壅于上焦，发于头面所致。疫毒宜清解，风热宜疏散，病位在上宜因势利导。故治当疏散上焦之风热，清解上焦之疫毒，解毒散邪兼施，而以清热解毒为主。方中重用黄连、黄芩清热泻火，祛上焦头面热毒为君。升麻、柴胡疏散风热，并引诸药上达头面，且寓"火郁发之"之意，共为臣药。以牛蒡子、连翘、僵蚕辛凉疏散头面风热；玄参、马勃、板蓝根有加强清热解毒之功；配甘草、桔梗以清利咽喉；陈皮理气疏壅，以散邪热郁结，人参补气，扶正以祛邪，共为佐药。诸药配伍，共收清热解毒、疏风散邪之功。

细目五 清脏腑热

导赤散
《小儿药证直诀》

组成：生地黄　木通　生甘草梢各等分　竹叶适量

功用：清心利水养阴。

主治：心经火热证。心胸烦热，口渴面赤，意欲饮冷，以及口舌生疮；或心热移于小肠，小便赤涩刺痛，舌红，脉数。

配伍意义：本方证乃心经热盛或心火下移于小肠所致。心火上炎而又阴液不足，治法不宜苦寒直折，而宜清心与养阴兼顾，利水以导热下行，使蕴热从小便而泄。方中选用甘寒质润，入心肾二经的生地，凉血滋阴以制心火；木通苦寒，入心与小肠经，上清心经之火，下导小肠之热，两药相配，滋阴制火而不恋邪，利水通淋而不损阴，共为君药。竹叶甘淡，清心除烦，淡渗利窍，导心火下行，为臣药。生甘草清热解毒，并能调和诸药，还可防木通、生地之寒凉伤胃，用"梢"尚可直达茎中而止淋痛，为佐使药。四药合用，甘寒与苦寒相合，滋阴利水为主，滋阴而不恋邪，利水而不伤阴，泻火而不伐胃，共收清热利水养阴之效。本方选药配伍，与小儿稚阴稚阳、易寒易热、易虚易实、疾病变化迅速的特点和治实宜防其虚、治虚宜防其实的治则要求十分吻合，《医宗金鉴》以"水虚火不实"五字概括本方证之病机较为贴切。

龙胆泻肝汤
《医方集解》

组成：龙胆草　黄芩　栀子　泽泻　木通　当归　生地黄　柴胡　生甘草　车前子（原著本方无用量）

功用：清泻肝胆实火，清利肝经湿热。

主治：

（1）肝胆实火上炎证。头痛目赤，胁痛，口苦，耳聋，耳肿，舌红苔黄，脉弦数有力。

（2）肝经湿热下注证。阴肿，阴痒，筋痿，阴汗，小便淋浊，或妇女带下黄臭等，舌红苔黄腻，脉弦数有力。

配伍意义：本方证由肝胆实火上炎或肝胆湿热循经下注所致。治宜清泻肝胆实火，清利下焦湿热为法。方中选用大苦大寒的龙胆草，既能泻肝胆实火，又能利肝胆湿热，泻火除湿，两擅其功，切中病机，故为君药；黄芩、栀子苦寒泻火，燥湿清热，共为臣药。君臣配伍，增强泻火除湿之力。湿热之邪的主要出路，是利导下行，从膀胱渗泄，故又配渗湿泄热之泽泻、木通、车前子，导湿热从水道而去；肝乃藏血之脏，若为实火所伤，阴血亦随之消耗；且方中诸药以苦燥渗利伤阴之品居多，故用当归、生地养血滋阴，使邪去而阴血不伤。肝体阴用阳，性喜疏泄条达，火邪内郁，肝胆之气不疏，骤用大剂苦寒降泄之品，既恐肝胆之气被抑，又虑折伤肝胆升发之机，故用柴胡疏畅肝胆之气，并能引诸药归于肝胆之经。以上皆为佐药。甘草调和诸药，护胃安中，为佐使药。诸药合用，使火降热清，湿浊得利，循经所发诸症皆可相应而愈。

全方配伍特点：苦寒清利，泻中寓补，降中寓升，以适肝性。

运用：

（1）辨证要点　本方为治肝胆实火上炎，湿热下注的常用方。临床应用以口苦溺赤，舌红苔黄，脉弦数有力为辨证要点。

（2）加减变化　若肝胆实火较盛，可去木通、车前子，加黄连以助泻火之力；若湿盛热轻者，可去黄芩、生地，加滑石、薏苡仁以增强利湿之功；若玉茎生疮，或便毒悬痈，以及阴囊肿痛，红热甚者，可去柴胡，加连翘、黄连、大黄以泻火解毒。

（3）使用注意　方中药多苦寒，易伤脾胃，故对脾胃虚寒和阴虚阳亢之证皆非所宜。

左 金 丸
《丹溪心法》

组成：黄连六两　吴茱萸一两

功用：清泻肝火，降逆止呕。

主治：肝火犯胃证。胁肋疼痛，嘈杂吞酸，呕吐口苦，舌红苔黄，脉弦数。

配伍意义：本方证是由肝郁化火，横逆犯胃，肝胃不和所致。火热当清，气逆当降，治宜清泻肝火为主，兼以降逆止呕。方中重用黄连为君，一清泻肝火，使肝火得清，自不横逆犯胃；二清泻胃热，胃火降则其气自和；三泻心火，寓"实则泻其子"之意。然气郁化火之证，纯用大苦大寒既恐郁结不开，又虑折伤中阳，故又少佐辛热之吴茱萸。一者疏肝解郁，以使肝气条达，郁结得开；二者反佐以制黄连之寒，使泻火而无凉遏之弊；三者取其下气之用，以和胃降逆；四者可引领黄连入肝经。如此一味而功兼四用，以为佐使。二药合用，共收清泻肝火，降逆止呕之效。

全方配伍特点：辛开苦降，肝胃同治；寒热并用，主以苦寒。

运用：

（1）辨证要点　本方是治疗肝火犯胃，肝胃不和证的常用方。临床应用以呕吐吞酸，胁痛口苦，舌红苔黄，脉弦数为辨证要点。

（2）加减变化　黄连与吴茱萸用量比例为6∶1。吞酸重者，加乌贼骨、煅瓦楞以制酸止痛；胁肋痛甚者，可合四逆散以加强疏肝和胃之功。

泻 白 散
《小儿药证直诀》

组成：地骨皮　桑白皮各一两　炙甘草一钱　粳米一撮

功用：清泻肺热，止咳平喘。

主治：肺热喘咳证。气喘咳嗽，皮肤蒸热，日晡尤甚，舌红苔黄，脉细数。

配伍意义：本方主治肺有伏火郁热之证。治宜清泻肺中郁热，止咳平喘。方中桑白皮甘寒性降，专入肺经，清泻肺热，平喘止咳，故以为君。地骨皮甘寒入肺，可助君药清降肺中伏火，为臣药。君臣相合，清泻肺热，以使金清气肃。炙甘草、粳米养胃和中以扶肺气，共为佐使。四药合用，共奏清泻肺热、止咳平喘之功。

清 胃 散
《脾胃论》

组成：生地黄　当归身各三分　牡丹皮半钱　黄连六分，夏月倍之，大抵黄连临时增减无定　升麻一钱

功用：清胃凉血。

主治：胃火牙痛。牙痛牵引头疼，面颊发热，其齿喜冷恶热，或牙宣出血，或牙龈红肿溃烂，或唇舌腮颊肿痛，口气热臭，口干舌燥，舌红苔黄，脉滑数。

配伍意义：本方证由胃有积热，循经上攻所致。治宜清胃凉血。方用苦寒泻火之黄连为

君，直折胃腑之热。臣以甘辛微寒之升麻，一取其清热解毒，以治胃火牙痛；一取其轻清升散透发，可宣达郁遏之伏火，有"火郁发之"之意。二药相伍，黄连得升麻，降中寓升，则泻火而无凉遏之弊；升麻得黄连，升中有降，则散火而无升焰之虞。胃热盛已侵及血分，进而伤耗阴血，臣以丹皮凉血清热。生地凉血滋阴，当归养血活血，以助消肿止痛，为佐药。升麻兼以引经为使。诸药合用，共奏清胃凉血之效，以使上炎之火得降，血分之热得除，热毒内彻而解。《医方集解》载本方有石膏，其清胃之力更强。

玉女煎
《景岳全书》

组成：石膏三至五钱　熟地三至五钱或一两　麦冬二钱　知母　牛膝各一钱半

功用：清胃热，滋肾阴。

主治：胃热阴虚证。头痛，牙痛，齿松牙衄，烦热干渴，舌红苔黄而干。亦治消渴，消谷善饥等。

芍药汤
《素问病机气宜保命集》

组成：芍药一两　当归　黄连各半两　槟榔　木香　炙甘草各二钱　大黄三钱　黄芩半两　官桂二钱半

功用：清热燥湿，调气和血。

主治：湿热痢疾。腹痛，便脓血，赤白相兼，里急后重，肛门灼热，小便短赤，舌苔黄腻，脉弦数。

配伍意义：本方证由湿热壅滞肠中，气血失调所致。治宜清热燥湿，调和气血。方中黄芩、黄连性味苦寒，入大肠经，功擅清热燥湿解毒，以除致病之因，为君药。重用芍药养血和营，缓急止痛，配以当归养血活血，体现"行血则便脓自愈"之义，且可兼顾湿热邪毒熏灼肠络，耗伤阴血之虑；木香、槟榔行气导滞，体现"调气则后重自除"之义。四药相配，调气和血，共为臣药。大黄苦寒沉降，合芩、连则清热燥湿之功著，合归、芍则活血行气之力彰，其泻下通腑作用可通导湿热积滞从大便而去，体现"通因通用"之法。配以少量肉桂，既可助归、芍行血和营，又能制约芩、连苦寒之性，共为佐药。炙甘草和中调药，与芍药相配，缓急止痛，用为佐使。诸药合用，湿去热清，气血调和，故下痢可愈。

全方配伍特点：主以苦燥，辅以甘柔，佐温于寒，气血同调，通因通用。

运用：

（1）辨证要点　本方为治疗湿热痢疾的常用方。临床应用以痢下赤白，腹痛里急，苔腻微黄为辨证要点。

（2）加减变化　原方后有"如血痢则渐加大黄，汗后脏毒加黄柏半两"，可资临床参考。本方在运用时，如苔黄而干，热甚伤津者，可去肉桂，加乌梅，避温就凉；如苔腻脉滑，兼有食积，加山楂、神曲以消导；如热毒重者，加白头翁、银花以增强解毒之力；如痢下赤多白少，或纯下血痢，加丹皮、地榆凉血止血。

（3）使用注意　痢疾初起有表证者忌用。

白头翁汤
《伤寒论》

组成：白头翁二两　黄柏三两　黄连三两　秦皮三两

功用：清热解毒，凉血止痢。

主治：热毒痢疾。腹痛，里急后重，肛门灼热，下痢脓血，赤多白少，渴欲饮水，舌红苔黄，脉弦数。

配伍意义：本方证是因热毒深陷血分，下迫大肠所致。治宜清热解毒，凉血止痢。故方用苦寒而入血分的白头翁为君，清热解毒，凉血止痢。黄连苦寒，泻火解毒，燥湿厚肠，为治痢要药；黄柏清下焦湿热。两药共助君药清热解毒，燥湿止痢，共为臣药。秦皮苦涩而寒，清热解毒而兼以收涩止痢，为佐使药。四药合用，共奏清热解毒、凉血止痢之功。

细目六　清虚热

青蒿鳖甲汤
《温病条辨》

组成：青蒿二钱　鳖甲五钱　细生地四钱　知母二钱　丹皮三钱

功用：养阴透热。

主治：温病后期，邪伏阴分证。夜热早凉，热退无汗，舌红苔少，脉细数。

配伍意义：本方所治病证为温病后期，阴液已伤，余邪深伏阴分所致。此阴虚邪伏之证，若纯用滋阴，则有滋腻恋邪之虑；若单用苦寒，则恐化燥伤阴之弊。故治以养阴与透邪并进。方中鳖甲咸寒，直入阴分，滋阴退热；青蒿苦辛而寒，其气芳香，清中有透散之力，清热透络，引邪外出。两药相配，滋阴清热，内清外透，使阴分伏热有外达之机，共为君药。即如吴瑭自释："此方有先入后出之妙，青蒿不能直入阴分，有鳖甲领之入也；鳖甲不能独出阳分，有青蒿领之出也。"生地甘凉，滋阴凉血；知母苦寒质润，滋阴降火。二药共助鳖甲以养阴退虚热，为臣药。丹皮辛苦性凉，泄血中伏火，以助青蒿清透阴分伏热，为佐药。诸药合用，滋清兼备，标本兼顾，清中有透，养阴而不恋邪，祛邪而不伤正，共奏养阴透热之功。

当归六黄汤
《兰室秘藏》

组成：当归　生地黄　黄芩　黄柏　黄连　熟地黄各等分　黄芪加一倍

功用：滋阴泻火，固表止汗。

主治：阴虚火旺盗汗。发热盗汗，面赤心烦，口干唇燥，大便干结，小便黄赤，舌红苔黄，脉数。

配伍意义：本方用治阴虚火旺所致盗汗。治宜滋阴泻火，固表止汗。方中当归养血，生地、熟地入肝肾而滋肾阴，三药合用，滋阴养血，使阴血充则水能制火，共为君药。盗汗因于水火不济，火热熏蒸，故臣以黄连清泻心火；合以黄芩、黄柏泻火以除烦，清热以坚阴。君臣相合，热清则火不内扰，阴坚则汗不外泄。汗出过多，导致卫虚不固，故倍用黄芪为佐，一以益气实卫以固表，一以固未定之阴，且可合当归、熟地益气养血。诸药合用，共奏滋阴泻火、固表止汗之功。

第六单元　祛暑剂

细目一　概　述

1. 祛暑剂的适用范围　祛暑剂适用于夏月暑热证。暑为阳邪，其性炎热，故暑病多表现为身热、面赤、心烦、小便短赤、舌红脉数或洪大等一系列阳热证候。此外，暑病常有多种兼证：暑性升散，最易伤津耗气，又往往出现口渴喜饮、体倦少气等症；夏月天暑下迫，地湿上蒸，人处湿热交蒸之中，故暑病多夹湿邪，常兼胸闷、泛恶、苔白腻等湿阻气机证；夏令贪凉露卧，不避风寒，加之腠理疏松，阳气外泄，为病易兼夹表寒。

2. 祛暑剂的应用注意事项

（1）运用祛暑剂，应注意辨别暑病的本证、兼证及主次轻重。暑病病情各异，兼证不同，治法用方差异甚大。

（2）暑多夹湿，祛暑剂中每多配伍祛湿之品，是为常法，但须注意暑湿主次轻重。如暑重湿轻，则湿易从热化，祛湿之品不宜过于温燥，以免灼伤津液；如湿重暑轻，则暑为湿遏，祛暑又不宜过用甘寒凉润之品，以免阴柔助湿。

细目二　祛暑解表

香薷散
《太平惠民和剂局方》

组成：香薷一斤　白扁豆　厚朴各半斤　酒一分

功用：祛暑解表，化湿和中。

主治：阴暑。恶寒发热，头疼身痛，无汗，腹痛吐泻，胸脘痞闷，舌苔白腻，脉浮。

配伍意义：本方证由夏月乘凉饮冷，感受风寒，内伤于湿所致。治宜外散肌表之风寒，内化脾胃之湿滞。方中香薷辛温芳香，解表散寒，祛暑化湿，是夏月解表祛暑之要药，为君药。厚朴辛香温燥，行气除满，燥湿运脾，为臣药。白扁豆甘平，健脾和中，兼能渗湿消暑，为佐药。入酒少许同煎为使，温散以助药力。诸药合用，共奏祛暑解表、化湿和中之效。

细目三　祛暑利湿

六 一 散
《黄帝素问宣明论方》

组成：滑石六两　甘草一两

功用：清暑利湿。

主治：暑湿证。身热烦渴，小便不利，或泄泻。

细目四　祛暑益气

清暑益气汤
《温热经纬》

组成：西洋参　石斛　麦冬　黄连　竹叶　荷梗　知母　甘草　粳米　西瓜翠衣（原著本方无用量）

功用：清暑益气，养阴生津。

主治：暑热气津两伤证。身热汗多，口渴心烦，小便短赤，体倦少气，精神不振，脉虚数。

配伍意义：本方证为暑热内侵，耗伤气津所致。治宜清热祛暑，益气生津。方中西瓜翠衣清热解暑；西洋参益气生津，养阴清热，共为君药。荷梗助西瓜翠衣清热解暑；石斛、麦冬助西洋参养阴生津清热，共为臣药。黄连苦寒泻火，助清热祛暑之力；知母苦寒质润，泻火滋阴；竹叶甘淡，清热除烦，共为佐药。甘草、粳米益胃和中，为使药。诸药合用，共奏清暑益气、养阴生津之效。

第七单元　温里剂

细目一　概　述

1. 温里剂的适用范围　温里剂适用于里寒证。凡因素体阳虚，寒从中生；或因外寒直中三阴，深入脏腑；或因过服寒冷，损伤阳气，症见畏寒肢凉、喜温蜷卧、面色苍白、口淡不渴、小便清长、舌淡苔白、脉沉迟或缓等里寒证者，均可使用温里剂治疗。

2. 温里剂的应用注意事项

（1）辨清寒证所在的部位，有针对性地选择方剂。

（2）辨清寒热的真假，真热假寒证不可误用。

（3）阴寒太盛，服药入口即吐者，可于本类方剂之中反佐少许寒凉之品，或采用热药冷服的方法，避免寒热格拒。

（4）素体阴虚或失血之人应慎用温里剂，以免温燥药物重伤阴血。

（5）寒为阴邪，易伤阳气，故本类方剂多配伍补气药物，以使阳气得复。

细目二 温中祛寒

理中丸
《伤寒论》

组成：人参 干姜 炙甘草 白术各三两

功用：温中祛寒，补气健脾。

主治：

（1）脾胃虚寒证。脘腹疼痛，喜温喜按，呕吐便溏，脘痞食少，畏寒肢冷，口淡不渴，舌淡苔白润，脉沉细或沉迟无力。

（2）阳虚失血证。便血、吐血、衄血或崩漏等，血色暗淡，质清稀，面色㿠白，气短神疲，脉沉细或虚大无力。

（3）中阳不足，阴寒上乘所致的胸痹，或脾气虚寒，不能摄津之病后多涎唾，或中阳虚损，土不荣木之小儿慢惊或清浊相干，升降失常之霍乱等。

配伍意义：本方所治诸证皆由中焦脾胃虚寒所致。治宜温中祛寒，补气健脾。方中以干姜为君，大辛大热，温脾阳，祛寒邪。以人参为臣，性味甘温，补气健脾。君臣相配，温补并用，温中健脾。脾为湿土，虚则易生湿浊，故用甘温苦燥之白术为佐，健脾燥湿。炙甘草与诸药等量，其意有三：一为合参、术以助益气健脾；二为缓急止痛；三为调和药性，是佐药而兼使药之用。

全方配伍特点：辛热甘苦合方，温补并用，补中寓燥。

运用：

（1）辨证要点 本方是治疗中焦脾胃虚寒证的基础方。临床应用以脘腹疼痛，喜温喜按，呕吐便溏，脘痞食少，畏寒肢冷，舌淡，苔白，脉沉细为辨证要点。

（2）加减变化 若虚寒甚者，可加附子、肉桂以增强温阳祛寒之力；呕吐甚者，可加生姜、半夏降逆和胃止呕；下利甚者，可加茯苓、白扁豆健脾渗湿止泻；阳虚失血者，可将干姜易为炮姜，加艾叶、灶心土温涩止血；胸痹，可加薤白、桂枝、枳实振奋胸阳，舒畅气机。

（3）使用注意 湿热内蕴中焦或脾胃阴虚者禁用。

小建中汤
《伤寒论》

组成：桂枝三两 炙甘草二两 大枣十二枚 芍药六两 生姜三两 胶饴一升

功用：温中补虚，和里缓急。

主治：中焦虚寒，肝脾失调，阴阳不和证。腹中拘急疼痛，时发时止，喜温喜按，或心中悸动，虚烦不宁，面色无华；兼见手足烦热，咽干口燥等，舌淡苔白，脉细弦。

配伍意义：本方病证因中焦虚寒，肝脾失调，阴阳不和所致。治当温中补虚，兼以调和肝脾，滋阴和阳。本方由桂枝汤倍芍药加饴糖而成。方中饴糖甘温质润，重用为君，温补中焦，缓急止痛。桂枝辛温，温阳气，祛寒邪；白芍酸苦，养营阴，缓肝急，止腹痛，共为臣药。生姜温胃散寒，大枣补脾益气，均为佐药。炙甘草益气和中，调和诸药，是为佐使之用。其中饴糖配桂枝，辛甘化阳，温中焦而补脾虚；芍药配甘草，酸甘化阴，缓肝急而止腹痛。六药合用，温中补虚缓急之中，蕴有柔肝理脾、益阴和阳之意，用之可使中气强健，阴阳气血生化有源。

大建中汤
《金匮要略》

组成：蜀椒二合　干姜四两　人参二两　胶饴一升

功用：温中补虚，缓急止痛。

主治：中阳衰弱，阴寒内盛之脘腹疼痛。心胸中大寒痛，呕不能食，腹中寒，上冲皮起，出见有头足，上下痛而不可触近，舌苔白滑，脉细沉紧，甚则肢厥脉伏。

吴茱萸汤
《伤寒论》

组成：吴茱萸一升　人参三两　生姜六两　大枣十二枚

功用：温中补虚，降逆止呕。

主治：

1. 胃寒呕吐证。食谷欲呕，或兼胃脘疼痛，吞酸嘈杂，舌淡，脉沉弦而迟。

2. 肝寒上逆证。干呕吐涎沫，头痛，颠顶痛甚，舌淡，脉沉弦。

3. 肾寒上逆证。呕吐下利，手足厥冷，烦躁欲死，舌淡，脉沉细。

配伍意义：本方证乃肝胃肾三经虚寒，浊阴上逆所致。治宜温中补虚，降逆止呕。方中吴茱萸味辛苦而性热，归肝、脾、胃、肾经，上可温胃散寒，不可温暖肝肾，又能降逆止呕，一药而三经并治，是为君药。重用生姜温胃散寒，降逆止呕，用为臣药。吴茱萸与生姜相配，温降之力甚强。人参甘温，益气健脾，为佐药。大枣甘平，合人参以益脾气，合生姜以调脾胃，并能调和诸药，是佐使之药。四药配伍，温中与降逆并施，寓补益于温降之中，共奏温中补虚、降逆止呕之功。

细目三　回阳救逆

四逆汤
《伤寒论》

组成：炙甘草二两　干姜一两半　生附子一枚

功用：回阳救逆。

主治：少阴病，心肾阳衰寒厥证。四肢厥逆，恶寒蜷卧，神衰欲寐，面色苍白，腹痛下利，呕吐不渴，舌苔白滑，脉微细。以及太阳病误汗亡阳者。

配伍意义：本方证乃因心肾阳衰，阴寒内盛所致。此阳衰寒盛之证，非纯阳大辛大热之品不足以破阴寒，回阳气，救厥逆。故方中以大辛大热之生附子为君，入心、脾、肾经，温壮元阳，破散阴寒，回阳救逆。附子生用，则能迅达内外以温阳逐寒。臣以辛热之干姜，入心、脾、肺经，温中散寒，助阳通脉。附子与干姜相须为用，相得益彰，温里回阳，其性尤峻，是回阳救逆的常用组合。炙甘草用意有三：一则益气补中，使全方温补结合，以治虚寒之本；二则甘缓姜、附峻烈之性，使其破阴回阳而无暴散之虑；三则调和药性，并使药力作用持久，是为佐药而兼使药之用。本方药仅三味，大辛大热，力专效宏，脾肾之阳同建，共奏回阳救逆之功。

全方配伍特点：大辛大热以速挽元阳；少佐甘缓防虚阳复耗。

运用：

（1）辨证要点　本方是回阳救逆的基础方。临床应用以四肢厥逆，神衰欲寐，面色苍白，脉微细为辨证要点。

（2）使用注意　若服药后出现呕吐拒药者，可将药液置凉后服用。本方纯用辛热之品，中病手足温和即止，不可久服。真热假寒者忌用。

细目四 温经散寒

当归四逆汤
《伤寒论》

组成：当归三两 桂枝三两 芍药三两 细辛三两 炙甘草二两 通草二两 大枣二十五枚

功用：温经散寒，养血通脉。

主治：血虚寒厥证。手足厥寒，或腰、股、腿、足、肩臂疼痛，口不渴，舌淡苔白，脉沉细或细而欲绝。

配伍意义：本方证由营血虚弱，寒凝经脉，血行不利所致。治当温经散寒，养血通脉。本方以桂枝汤去生姜，倍大枣，加当归、通草、细辛组成。方中当归甘温，养血和血；桂枝辛温，温经散寒，温通血脉，共为君药。细辛温经散寒，以助桂枝温通之力；白芍养血和营，以助当归补益营血，又配桂枝以和阴阳，共为臣药。通草通行经脉，以畅血行；大枣、炙甘草益气健脾养血，共为佐药。方中重用大枣，合当归、白芍以补营血，又防桂枝、细辛燥烈太过，伤及阴血。炙甘草兼调药性，又为使药。全方温阳与散寒并用，养血与通脉兼施，温而不燥，补而不滞，可使营血充，寒邪除，阳气振，经脉通，则手足自温，其脉可复，腰、股、腿、足、肩臂疼痛亦除。

暖肝煎
《景岳全书》

组成：当归二三钱 枸杞子三钱 小茴香二钱 肉桂一二钱 乌药二钱 沉香或（木香亦可）一钱 茯苓二钱 （生姜三五片）

功用：温补肝肾，行气止痛。

主治：肝肾不足，寒滞肝脉证。睾丸冷痛，或小腹疼痛，疝气痛，畏寒喜暖，舌淡苔白，脉沉迟。

配伍意义：本方证系由肝肾不足，寒客肝脉，气机郁滞所致。法当补肝肾，散寒凝，行气滞。方中肉桂辛甘性热，温肾暖肝，祛寒止痛；小茴香味辛性温，暖肝散寒，理气止痛。二药合用，温肾暖肝散寒，共为君药。当归辛甘性温，养血补肝；枸杞子味甘性平，补肝益肾，二药补肝肾之不足治其本；乌药、沉香辛温散寒，行气止痛，以去阴寒冷痛之标，同为臣药。茯苓甘淡渗湿健脾；生姜辛温散寒和胃，扶脾暖胃，顾护后天，皆为佐药。综观全方，使下元虚寒得温，寒凝气滞得散，则睾丸冷痛、少腹疼痛、疝气痛诸症可愈。

第八单元 表里双解剂

细目一 概述

1. 表里双解剂的适用范围 表里双解剂适用于表证未除，里证又见之表里同病的病证。表里同病证的临床表现比较复杂，从八纲来分，凡表实里虚、表虚里实、表寒里热、表热里寒，以及表里俱热、表里俱寒、表里俱虚、表里俱实等证，均可用表里双解剂治疗。

2. 表里双解剂的应用注意事项

（1）必须既有表证，又有里证者，方可应用，否则即不相宜。

（2）辨别表证与里证的寒、热、虚、实，然后针对病情选择适当的方剂。

（3）分清表证与里证的轻重主次，而后权衡表药与里药的比例，以免太过或不及之弊。

细目二 解表清里

葛根黄芩黄连汤
《伤寒论》

组成：葛根半斤　炙甘草二两　黄芩三两　黄连三两

功用：解表清里。

主治：表证未解，邪热入里证。身热，下利臭秽，胸脘烦热，口干作渴，或喘而汗出，舌红苔黄，脉数或促。

配伍意义：本方证是因伤寒表证未解，邪陷阳明所致。此时表证未解，里热已炽，治宜外解肌表之邪，内清肠胃之热。方中重用葛根为君，甘辛而凉，入阳明经，既能解表退热，又能升发脾胃清阳之气而治下利。以苦寒之黄连、黄芩为臣，清热燥湿，厚肠止利。甘草甘缓和中，调和诸药，为本方佐使。四药合用，外疏内清，表里同治，使表解里和，热利自愈。原方先煮葛根，后纳诸药，可使"解肌之力优而清中之气锐"（《伤寒来苏集》）。

细目三 解表攻里

大柴胡汤
《金匮要略》

组成：柴胡半斤　黄芩三两　芍药三两　半夏半升　生姜五两　枳实四枚　大枣十二枚　大黄二两

功用：和解少阳，内泻热结。

主治：少阳阳明合病。往来寒热，胸胁苦满，呕不止，郁郁微烦，心下痞硬，或心下急痛，大便不解或协热下利，舌苔黄，脉弦数有力。

配伍意义：本方主治少阳阳明合病。病在少阳，本应禁用下法，但在邪热内结，胃家已实的情况下，又必须表里兼顾。治当和解少阳，内泻热结。方中重用柴胡为君药，疏解少阳之邪。黄芩和解清热，以除少阳之邪；轻用大黄，配伍枳实以内泻阳明热结，行气消痞，三味共为臣药。芍药柔肝缓急止痛，与大黄相配可治腹中实痛，与枳实相伍可以理气和血，以除心下满痛；半夏与大量生姜配伍，和胃降逆，是为佐药。大枣与生姜相配，和营卫而行津液，并调和脾胃，调和诸药，是为佐使。全方配伍，和解少阳，内泻热结，使少阳与阳明之邪得以双解，可谓一举两得。本方系小柴胡汤去人参、甘草，加大黄、枳实、芍药而成，亦是小柴胡汤与小承气汤两方加减合成，是和解为主兼以泻下阳明的方剂。小柴胡汤为治疗伤寒少阳病的主方，因兼阳明胃家实，故去补益胃气之人参、甘草，加大黄、枳实、芍药以治疗阳明热结。

全方配伍特点：和下并用，主以和解少阳，辅以内泻热结，佐以缓急降逆。

运用：

（1）辨证要点　本方为治疗少阳阳明合病的常用方。临床应用以往来寒热，胸胁苦满，心下满痛，呕吐，便秘，苔黄，脉弦数为辨证要点。

（2）加减变化　兼黄疸者，可加茵陈、栀子以清热利湿退黄；胁痛剧烈者，可加川楝子、延胡索以行气活血止痛；胆结石者，可加金钱草、海金沙、郁金、鸡内金以化石。

防风通圣散
《黄帝素问宣明论方》

组成：防风　连翘　麻黄　薄荷叶　川芎　当归　芍药　大黄　芒硝各半两　石膏　黄芩　桔梗各一两　甘草二两　滑石三两　生姜三片　荆芥　白术　栀子各一分

功用：疏风解表，泻热通便。

主治：风热壅盛，表里俱实证。憎寒壮热，头目昏眩，目赤睛痛，口苦口干，咽喉不利，胸膈痞闷，咳呕喘满，涕唾稠黏，大便秘结，小便赤涩，舌苔黄腻，脉数有力。亦用治疮疡肿毒，肠风痔漏，鼻赤，瘾疹等。

第九单元 补益剂

细目一 概述

1. 补益剂的适用范围 补益剂主要适用于虚证。凡是由于正气不足,气、血、阴、阳虚损所导致的病证,均可使用补益剂治疗。

2. 补益剂的应用注意事项

(1) 要辨清病证的虚实真假。"大实有羸状,至虚有盛候",真虚假实证可以使用补益剂;若为真实假虚证,误用补益之剂,则实者更实,且贻误病情。

(2) 要辨清虚证的实质和具体的病位。虚证有气血阴阳虚损的不同,并有心肝脾肺肾等脏腑部位的区别,临证区分清楚,给予合适的补益剂。

(3) 注意脾胃功能。补益药性多滋腻,容易壅中滞气,故在补益剂中适当配伍理气醒脾之品,以资运化,使之补而不滞。

(4) 补益药大多味厚滋腻,故宜慢火久煎,以使药力尽出。

(5) 补益剂多以空腹或饭前服用为佳,有利于药物的吸收。

细目二 补气

四君子汤
《太平惠民和剂局方》

组成:人参 白术 茯苓 炙甘草各等分
功用:益气健脾。
主治:脾胃气虚证。面色萎白,语声低微,气短乏力,食少便溏,舌淡苔白,脉虚缓。
配伍意义:本方证为脾胃气虚,运化乏力所致,治当益气健脾。方中以甘温之人参为君,大补脾胃之气,脾气健旺则运化复常,气血化生充足。脾胃虚弱,运化乏力,易致湿浊内阻,故以苦温之白术为臣,健脾燥湿。白术与人参配伍,益气健脾之功显著。佐以甘淡之茯苓,健脾渗湿。茯苓、白术相配,健脾祛湿之功增强。以炙甘草益气和中,调和诸药。四药配伍,共奏益气健脾之功。

参苓白术散
《太平惠民和剂局方》

组成:莲子肉一斤 薏苡仁一斤 砂仁一斤 桔梗一斤 白扁豆一斤半 茯苓二斤 人参二斤 炒甘草二斤 白术二斤 山药二斤
功用:益气健脾,渗湿止泻。
主治:脾虚湿盛证。饮食不化,胸脘痞闷,肠鸣泄泻,四肢乏力,形体消瘦,面色萎黄,舌淡苔白腻,脉虚缓。亦可用治肺脾气虚,痰湿咳嗽。
配伍意义:本方证为脾胃气虚,运化失司,湿浊内盛所致。治当益气健脾,渗湿止泻。故方中配伍四君子汤(人参、白术、茯苓、甘草)益气健脾以补虚。山药甘平,健脾止泻;莲子肉甘平而涩,补脾厚肠,涩肠止泻。二药协助四君子汤以健脾益气,并有止泻之功。白扁豆甘平,健脾化湿;薏苡仁甘淡微寒,健脾渗湿。二药助白术、茯苓健脾祛湿以止泻。脾胃气虚,运化功能不及,而补气之品又易于碍胃,故配伍砂仁芳香醒脾,行气导滞,化湿和胃,寓行气于补气之中,使全方补而不滞。桔梗宣利肺气,通调水道,又载药上行,与诸补脾药合用,有"培土生金"之意。炙甘草、大枣补脾和中,调和诸药。诸药配伍,补中焦之虚损,助脾气之运化,渗停聚之湿浊,行气机之阻滞,恢复脾胃受纳与健运之功,则诸症自除。

补中益气汤

《内外伤辨惑论》

组成：黄芪五分，病甚、劳役热甚者一钱　炙甘草五分　人参三分　当归二分　橘皮二分或三分　升麻二分或三分　柴胡二分或三分　白术三分

功用：补中益气，升阳举陷。

主治：

(1) 脾胃气虚证。饮食减少，体倦肢软，少气懒言，面色萎黄，大便稀溏，脉虚软。

(2) 气虚下陷证。脱肛、子宫脱垂、久泻、久痢、崩漏等，伴气短乏力，舌淡，脉虚。

(3) 气虚发热证。身热自汗，渴喜热饮，气短乏力，舌淡，脉虚大无力。

配伍意义：本方证是因饮食劳倦，损伤脾胃，以致脾胃气虚，清阳下陷所致。治当补中益气，升阳举陷为宜。故方中重用黄芪，味甘微温，入脾肺经，补中益气，升阳固表，为君药。配伍人参、炙甘草，甘温补中，补气健脾之功更著，为臣药。白术补气健脾，助脾运化；血为气之母，气虚日久，营血亦亏，故用当归甘辛温，养血和营；脾胃为中焦气机升降的枢纽，清阳不升，则浊阴难降，气机失调，故以陈皮调理气机以复升降，并理气和胃，使诸药补而不滞。三者共为佐药。并以少量升麻、柴胡轻清升散，协助诸益气药以升提下陷之中气，为佐使药。《本草纲目》谓："升麻引阳明清气上升，柴胡引少阳清气上行，此乃禀赋虚弱，元气虚馁及劳役饥饱，生冷内伤，脾胃引经最要药也。"炙甘草调和诸药，亦为使药。诸药合用，使气虚得补，气陷得升，元气内充，诸症自愈。气虚发热者，亦借甘温益气之法而除之。

《脾胃论》云："惟当以甘温之剂，补其中而升其阳，甘寒以泻其火则愈。"即因烦劳则虚而生热，采用甘温之品以补元气，而虚热自退，为"甘温除热"法，补中益气汤为"甘温除热"法的代表方剂。

全方配伍特点：主以甘温，补中寓升，少佐以行，共成虚则补之、陷者升之、甘温除热之剂。

运用：

(1) 辨证要点　本方为补气升阳，甘温除热的代表方。临床应用以体倦乏力，少气懒言，面色㿠白、舌淡，脉虚软无力为辨证要点。

(2) 加减变化　若兼腹中痛者，加白芍以柔肝止痛；头痛者，加蔓荆子、川芎、藁本、细辛以疏风止痛；咳嗽者，加五味子、麦冬以敛肺止咳；兼气滞者，加木香、枳壳以理气解郁。本方亦可用于虚人感冒，加苏叶少许以增辛散之力。

(3) 使用注意　阴虚发热及内热炽盛者忌用。

生脉散

《医学启源》

组成：人参　麦冬　五味子（原著本方无用量）

功用：益气生津，敛阴止汗。

主治：

(1) 温热、暑热，耗气伤阴证。汗多神疲，体倦乏力，气短懒言，咽干口渴，舌干红少苔，脉虚数。

(2) 久咳伤肺，气阴两虚证。干咳少痰，短气自汗，口干舌燥，脉虚细。

配伍意义：本方证乃因外感暑热，或久咳伤肺而致气阴两伤。治当益气生津，敛阴止汗。故方中配伍甘温之人参，大补元气，益肺生津，是为君药。麦门冬甘寒，养阴清热，润肺生津，既可补充因多汗而耗损的津液，又可解除咽干口渴之症，且能润肺止咳而治干咳少痰，与人参配伍，气阴双补，用以为臣。五味子酸温，敛肺止汗，生津止渴，既固气津之外泄，又收敛耗散之肺气，为佐药。三药合用，一补一润一敛，共奏益气养阴、生津止渴、敛阴止汗之效，使气复津生，汗止阴存，气充脉生，故名"生脉"。

玉屏风散

《究原方》，录自《医方类聚》

组成：防风一两　炙黄芪　白术各二两（大枣一枚）

功用：益气固表止汗。

主治：表虚自汗。汗出恶风，面色㿠白，舌淡苔薄白，脉浮虚。亦治虚人腠理不固，易感风邪。

细目三　补　血

四物汤

《仙授理伤续断秘方》

组成：当归　川芎　白芍药　熟地黄各等分

功用：补血调血。

主治：营血虚滞证。头晕目眩，心悸失眠，面色无华，或妇人月经不调，量少或经闭不行，脐腹作痛，舌淡，脉细弦或细涩。

配伍意义：本方证为营血亏虚，冲任虚损，血行不畅所致。治宜补血调血。方中熟地黄甘温味厚滋腻，主入肝肾经，长于滋养阴血，补肾填精，为补血要药，故为君药。当归甘辛温，归肝心脾经，为补血调经之良药，兼具活血作用，既助熟地增强养血之功，又防熟地滋腻碍胃，用为臣药。佐以白芍酸微寒，养血敛阴，与熟地、当归相伍，滋阴养血之功显著，并柔肝缓急止痛；川芎辛温，入血分，理血中之气，调畅气血，与当归配伍则行气活血之力益彰。四药配伍，共奏补血调血之功。

全方配伍特点：阴柔辛甘相伍，补中寓行，补血不滞血，行血不伤血。

运用：

（1）辨证要点　本方是补血调经的基础方。临床应用以面色无华，唇甲色淡，舌淡，脉细为辨证要点。

（2）加减变化　若兼气虚者，加人参、黄芪，以补气生血；以血滞为主者，加桃仁、红花，白芍易为赤芍，以加强活血祛瘀之力；血虚有寒者，加肉桂、炮姜、吴萸，以温通血脉；血虚有热者，加黄芩、丹皮，熟地易为生地，以清热凉血；妊娠胎漏者，加阿胶、艾叶，以止血安胎。

当归补血汤

《内外伤辨惑论》

组成：黄芪一两　当归二钱

功用：补气生血。

主治：血虚发热证。肌热面赤，烦渴欲饮，脉洪大而虚，重按无力；亦治妇人经期、产后血虚发热头痛；或疮疡溃后，久不愈合者。

配伍意义：本方证为劳倦内伤，血虚气弱，阳气浮越所致。治当补气生血。故方中重用黄芪为君药，黄芪的用量是当归的五倍，其意有二：一是本方治证乃因阴血极度亏虚，以致不能涵阳，阳气欲浮越散亡，若治疗不及时，则阳气外亡，故重用黄芪，量大力宏，急固欲散亡之阳气，即"有形之血不能速生，无形之气所当急固"；二是有形之血生于无形之气，故用黄芪大补脾肺之气，以资化源，使气旺血生。配以少量当归养血和营，补虚治本。二药配伍，使阴血渐充，阳气潜藏，则浮阳秘敛，阳生阴长，气旺血生，而虚热自退。

妇人经期、产后血虚，发热头痛，取其益气养血而退热。对于疮疡溃后因气血不足而久不愈合者，亦可用本方补气养血以助生肌收口。

归脾汤

《济生方》

组成：白术　茯神　黄芪　龙眼肉　炒酸枣仁各一两　人参　木香各半两　当归　蜜远志各一钱（当归、远志从《内科摘要》补）　炙甘草二钱半　生姜　大枣

功用：益气补血，健脾养心。

主治：

（1）心脾气血两虚证。心悸怔忡，健忘失眠，盗汗虚热，体倦食少，面色萎黄，舌淡，苔

薄白，脉细弱。

（2）脾不统血证。便血，皮下紫癜，妇女崩漏，月经超前，量多色淡，或淋漓不止，舌淡，脉细弱。

配伍意义：本方证为思虑过度，劳伤心脾，气血亏虚所致。治宜益气补血，健脾养心。故方中以参、芪、术、草大队甘温之品益气健脾，使气旺而血生，气足则能摄血，血自归经。当归、龙眼肉甘温补血养心，神、酸枣仁、远志宁心安神，诸药配伍，使血足则神有所舍，血旺则气有所依。配伍大量益气补血药易致滋腻碍胃滞气，故用辛香而散之木香，理气醒脾，使补而不滞，滋而不腻；与大量益气健脾药配伍，又复中焦运化之功。煎煮时加入少量姜、枣调和脾胃，以资化源。全方共奏益气补血、健脾养心之功。

本方配伍特点：心脾同治，重在补脾；气血并补，重在补气。

运用：

（1）辨证要点　本方是治疗心脾气血两虚证的常用方。临床应用以气短乏力，心悸失眠，或便血崩漏，舌淡，脉细弱为辨证要点。

（2）加减变化　崩漏下血偏寒者，可加艾叶炭、炮姜炭，以温经止血；偏热者，加生地炭、地榆炭、小蓟炭，以清热止血。

细目四　气血双补

八　珍　汤

《瑞竹堂经验方》

组成：人参　白术　茯苓　当归　川芎　白芍药　熟地黄　炙甘草各一两　生姜五片　大枣一枚

功用：益气补血。

主治：气血两虚证。面色萎白或无华，头晕目眩，四肢倦怠，气短懒言，心悸怔忡，饮食减少，舌淡苔薄白，脉细弱或虚大无力。

配伍意义：本方证多因久病失治，或病后失调，或失血过多所致。治当益气补血。方中人参、熟地黄配伍，益气养血，共为君药。白术、茯苓健脾渗湿，助人参益气健脾；当归、白芍养血和营，助熟地滋阴养血，均为臣药。川芎为佐，活血行气，使熟地黄、当归、白芍补而不滞。炙甘草为使，益气和中，调和诸药。煎煮时，加入生姜、大枣调和脾胃，以资气血生化之源，亦为佐使。

炙甘草汤

《伤寒论》

组成：炙甘草四两　生姜三两　桂枝三两　人参二两　生地黄一斤　阿胶二两　麦门冬半升　麻仁半升　大枣三十枚　清酒

功用：滋阴养血，益气温阳，复脉定悸。

主治：

（1）阴血不足，阳气虚弱证。脉结代，心动悸，虚羸少气，舌光少苔，或质干而瘦小者。

（2）虚劳肺痿。干咳无痰，或咳吐涎沫，量少，形瘦短气，虚烦不眠，自汗盗汗，咽干舌燥，大便干结，脉虚数。

配伍意义：本方证为伤寒汗、吐、下或失血后，或杂病阴血不足，阳气不振所致。治当补养气血阴阳之法。故方中重用生地黄为君，滋阴养血，充脉养心。臣以炙甘草，补气健脾，复脉益心。二药配伍，益气养血以复脉之本。配伍人参、大枣，益心气，补脾气，以资气血生化之源；阿胶、麦冬、麻仁滋心阴，养心血，充血脉；桂枝、生姜辛行温通，温心阳，通血脉，使气血流畅以助脉气续接，并防诸厚味滋补之品滋腻太过，共为佐药。用法中加清酒煎服，因清酒辛热，温通血脉，以行药力，为使药。诸药合用，滋而不腻，温而不燥，使气血充足，阴阳调和，则脉复悸止。

细目五 补阴

六味地黄丸
《小儿药证直诀》

组成：熟地黄八钱　山萸肉四钱　干山药四钱　泽泻三钱　牡丹皮三钱　茯苓三钱

功用：填精滋阴补肾。

主治：肾阴精不足证。腰膝酸软，头晕目眩，视物昏花，耳鸣耳聋，盗汗，遗精，消渴，骨蒸潮热，手足心热，口燥咽干，牙齿动摇，足跟作痛，小便淋沥，以及小儿囟门不合，舌红少苔，脉沉细数。

配伍意义：本方证为肾阴精不足所致，治宜滋补肾之阴精。方中重用熟地黄，性温味甘，主入肾经，滋阴补肾，填精益髓，为君药。山萸萸酸温，主入肝肾经，补养肝肾，并能涩精，取"肝肾同源"之意；山药甘平，主入脾经，补益脾阴，补后天而充先天，亦能固肾止遗，共为臣药。三药配合为"三补"，肾肝脾三阴并补，以补肾阴为主。肾为水脏，肾元虚弱多致湿浊内停，故佐以泽泻甘寒，利湿而泄肾浊，防熟地黄之滋腻恋邪；丹皮辛凉，清泄相火，并制约山萸肉之温涩；茯苓甘淡平，淡渗脾湿，并助山药健运脾胃，与泽泻相伍又助泄肾浊，使真阴得复其位。三药相合，一者渗湿浊，清虚热；二者使全方补而不滞，滋而不腻，此为"三泻"。

全方配伍特点："三补"与"三泻"相伍，以补为主；肾、肝、脾三脏兼顾，以滋肾精为主。

运用：

（1）辨证要点　本方为补肾填精之基础方。临床应用以腰膝酸软，头晕目眩，口燥咽干，舌红少苔，脉沉细为辨证要点。

（2）加减变化　若虚火明显者，加知母、玄参、黄柏等以加强清热降火之功；兼脾虚气滞者，加白术、砂仁、陈皮等以健脾和胃。

（3）使用注意　脾虚泄泻者慎用。

左归丸
《景岳全书》

组成：怀熟地八两　炒山药四两　枸杞四两　山茱萸肉四两　川牛膝三两　鹿角胶四两　龟板胶四两　菟丝子四两

功用：滋阴补肾，填精益髓。

主治：真阴不足证。头晕目眩，腰酸腿软，遗精滑泄，自汗盗汗，口燥舌干，舌红少苔，脉细。

配伍意义：本方证为真阴不足，精髓亏损所致。治宜滋阴补肾，填精益髓。故方中重用熟地黄大补真阴，填精益髓，为君药。山茱萸滋养肝肾，涩精敛汗；山药补脾益阴，滋肾固精；龟甲胶、鹿角胶均为血肉有情之品，峻补精髓，龟甲胶偏于补阴，鹿角胶偏于补阳，在补阴之中配伍补阳药，取"阳中求阴"之义，均为臣药。枸杞补肾益精，养肝明目；菟丝子、川牛膝补肝肾，强腰膝，健筋骨，俱为佐药。诸药合用，共奏滋阴补肾、填精益髓之效。

大补阴丸
《丹溪心法》

组成：熟地黄　龟板各六两　黄柏　知母各四两　猪脊髓　（蜂蜜）

功用：滋阴降火。

主治：阴虚火旺证。骨蒸潮热，盗汗遗精，咳嗽咯血，心烦易怒，足膝疼热或痿软，舌红少苔，尺脉数而有力。

配伍意义：本方证为真阴不足，相火亢盛所致。治宜滋阴降火。故方中重用熟地黄大补真阴，填精益髓；龟甲补精血，滋真阴，潜浮阳；阴足则阳潜，水升则火降，即壮水制火以培其本，共为君药。黄柏苦寒，泻相火以坚阴；知母苦寒而润，上能清润肺金，下能滋清肾水，与黄柏相须为用，清热降火，保存阴液，平抑亢阳，清其源而治其标，均为臣药。猪脊髓、蜂蜜为丸，此均血肉甘润之品，既助熟地黄、龟甲以滋阴填精益髓，又制约黄柏苦燥伤阴之弊，俱为佐药。诸药合用，滋阴精而降相火，培其本而清其源，使阴复阳潜，虚火降，诸症愈。

一贯煎
《续名医类案》

组成：北沙参　麦冬　当归身　生地黄　枸杞子　川楝子（原著本方无用量）

功用：滋阴疏肝。

主治：肝肾阴虚，肝气郁滞证。胸脘胁痛，吞酸吐苦，咽干口燥，舌红少津，脉细弱或虚弦。亦治疝气瘕聚。

配伍意义：本方证由肝肾阴虚，肝体失养，肝气郁滞，横逆犯胃，肝胃失和所致。治宜滋阴疏肝。故方中重用生地黄滋阴养血，补益肝肾为君，因肝藏血，肾藏精，乙癸同源，精血互生，故内寓滋水涵木之意。当归、枸杞养血滋阴柔肝，并借当归辛散之性，使诸补药滋而不滞；北沙参、麦冬滋养肺胃，养阴生津，意在佐金平木，扶土制木，四药共为臣药。肝体阴而用阳，喜条达而恶抑郁，故佐以少量川楝子，疏肝泄热，理气止痛，复其条达之性。该药性虽苦寒，但与大量甘寒滋阴养血药相配伍，则无苦燥伤阴之弊。诸药合用，使阴虚得除，肝体得养，肝气得舒，则诸症可解。

细目六　补　阳

肾气丸
《金匮要略》

组成：干地黄八两　山茱肉四两　山药四两　泽泻三两　牡丹皮三两　茯苓三两　桂枝一两　炮附子一两

功用：补肾助阳，化生肾气。

主治：肾阳气不足证。腰痛脚软，身半以下常有冷感，少腹拘急，小便不利，或小便反多，入夜尤甚，阳痿早泄，舌淡而胖，脉虚弱，尺部沉细；以及痰饮，水肿，消渴，脚气，转胞等。

配伍意义：本方证为肾阳不足所致，治宜补肾助阳。方用干地黄为君，滋补肾阴，益精填髓。臣以山茱萸，补肝肾，涩精气；山药健脾气，固肾精。二药与地黄相配，补肾填精，谓之"三补"。臣以附子、桂枝，温肾助阳，生发少火，鼓舞肾气。佐以茯苓健脾益肾，泽泻、丹皮降相火而制虚阳浮动，且茯苓、泽泻均有渗湿泄浊、通调水道之功。三者配伍，与"三补"相对而言，谓之"三泻"，即补中有泻，泻清中之浊以纯清中之清，而益肾精，且补而不滞。诸药相合，非峻补元阳，乃阴中求阳，微微生火，鼓舞肾气，即"少火生气"之意。

全方配伍特点：重用"三补三泻"，以益精泻浊；少佐温热助阳，以"少火生气"。

运用：

（1）辨证要点　本方为补肾助阳的常用方。临床应用以腰痛脚软，腰以下冷，小便不利或反多，舌淡而胖，脉虚弱而尺部沉细为辨证要点。

（2）加减变化　方中干地黄现多用熟地，桂枝改用肉桂，如此效果更好。若夜尿多者，宜肾气丸加五味子；小便数多，色白体羸，为真阳亏虚，宜加补骨脂、鹿茸等，以加强温阳之力；若用于阳痿，证属命门火衰者，酌加淫羊藿、补骨脂、巴戟天等以助壮阳起痿之力。

（3）使用注意　若咽干口燥、舌红少苔属肾阴不足，虚火上炎者，不宜使用。此外，肾阳虚而小便正常者，为纯虚无邪，不宜使用本方。吴仪洛称："此亦为虚中夹邪滞而设尔。若纯虚之证，而兼以渗利，未免减去药力，当用右归丸或右归饮。"（《成方切用》）

右归丸
《景岳全书》

组成：熟地黄八两　山药四两　山茱萸三两　枸杞子四两　菟丝子四两　鹿角胶四两　杜仲四两　肉桂二两　当归三两　制附子二两

功用：温补肾阳，填精益髓。

主治：肾阳不足，命门火衰证。年老或久病气衰神疲，畏寒肢冷，腰膝软弱，阳痿遗精，或阳衰无子，或饮食减少，大便不实，或小便自遗，舌淡苔白，脉沉而迟。

配伍意义：本方证由肾阳虚弱，命门火衰所致。治宜温补肾阳，填精益髓。方中附子、肉桂、鹿角胶三药并用，培补肾中元阳，温里祛寒，是为君药。熟地黄、山萸肉、枸杞子、山药滋阴益肾，养肝补脾，填精补髓，取"阴中求阳"之义，是为臣药。菟丝子、杜仲补肝肾、强腰膝，配以当归养血和血，共补肝肾精血，是为佐药。诸药合用，以温肾阳为主，并能阴阳兼顾、肝脾肾并补。

细目七 阴阳双补

地黄饮子
《黄帝素问宣明论方》

组成：熟干地黄 巴戟天 山茱萸 石斛 肉苁蓉 炮附子 五味子 官桂 白茯苓 麦门冬 菖蒲 远志各等分 生姜五片 大枣一枚 薄荷

功用：滋肾阴，补肾阳，开窍化痰。

主治：喑痱证。舌强不能言，足废不能用，口干不欲饮，足冷面赤，脉沉细弱。

配伍意义：本方证由下元虚衰，阴阳两亏，虚阳随之上浮，痰浊上泛，堵塞窍道所致。治宜滋肾阴，补肾阳，开窍化痰。方中以熟地黄、山茱萸滋补肾阴，填精益髓；肉苁蓉、巴戟天温壮肾阳。以上四味，共为君药。附子、肉桂辛热，助肉苁蓉、巴戟天温养下元，肉桂还可摄纳浮阳，引火归原；石斛、麦冬、五味子滋养肺肾，金水相生，壮水以济火，均为臣药。石菖蒲、远志、茯苓三药合用，化痰开窍，以治痰浊阻窍，并可交通心肾，亦是开窍化痰、交通心肾的常用组合，均为佐药。生姜、大枣和中调药，薄荷以助解郁开窍之力，功兼佐使。诸药合用，补养下元，摄纳浮阳，水火既济，痰化窍开，喑痱自愈。

第十单元 固涩剂

细目一 概 述

1. 固涩剂的适用范围 固涩剂主要适用于气、血、精、津耗散滑脱之证。凡是气、血、精、津滑脱不禁，散失不收，表现为自汗、盗汗、久咳不止、久泻久痢、遗精滑泄、小便失禁、崩漏、带下等均可使用固涩剂治疗。

2. 固涩剂的应用注意事项

（1）固涩剂治疗耗散滑脱之证，皆因正气亏虚而致，临证应酌情配伍相应的补益药，使之标本兼顾。

（2）若为元气大虚，亡阳欲脱所致的大汗淋漓、小便失禁或崩中不止者，急需使用大剂参附之类回阳固脱，而非单纯固涩剂所能治疗。

（3）固涩剂为正虚无邪者而设，故凡外邪未去，误用固涩，则有"闭门留寇"之弊。此外，对于热病多汗、痰饮咳嗽、火扰遗泄、热痢初起、伤食泄泻、实热崩带等，均非本类方剂所适用。

细目二 固表止汗

牡 蛎 散
《太平惠民和剂局方》

组成：黄芪一两 麻黄根一两 煅牡蛎一两 小麦百余粒

功用：敛阴止汗，益气固表。

主治：自汗、盗汗证。常自汗出，夜卧更甚，心悸惊惕，短气烦倦，舌淡红，脉细弱。

配伍意义：本方证乃由卫气不固，阴液外泄，心阴不足，阳不潜藏，心气耗伤所致。治宜敛阴止汗，益气固表。方中煅牡蛎质重咸涩微寒，重可镇心，咸以潜阳，涩能敛汗，敛阴潜阳，固涩止汗，为君药；生黄芪味甘微温，益气实卫，固表止汗，为臣药。君臣相配，是益气固表、敛阴潜阳的常用组合。麻黄根甘平，功专收敛止汗，"能引诸药外至卫分而固腠理"，为佐药。小麦甘凉，专入心经，益心气，养心阴，清心除烦，为佐使药。全方配伍，益气固表，敛阴潜阳，涩补共用，则腠理得固，气阴得养，心阳内潜，汗出止而神魂定，气阴充而正气复。

细目三 敛肺止咳

九仙散
《卫生宝鉴》

组成：人参一两 款冬花一两 桑白皮一两 桔梗一两 五味子一两 阿胶一两 乌梅一两 贝母半两 罂粟壳八两

功用：敛肺止咳，益气养阴。

主治：久咳伤肺，气阴两伤证。久咳不已，咳甚则气喘自汗，痰少而黏，脉虚数。

细目四 涩肠固脱

真人养脏汤
《太平惠民和剂局方》

组成：人参六钱 当归六钱 白术六钱 肉豆蔻半两 肉桂八钱 炙甘草八钱 白芍药一两六钱 木香一两四钱 诃子一两二钱 罂粟壳三两六钱

功用：涩肠固脱，温补脾肾。

主治：久泻久痢，脾肾虚寒证。泻利无度，滑脱不禁，甚至脱肛坠下，脐腹疼痛，喜温喜按，倦怠食少，舌淡苔白，脉沉迟细。

配伍意义：本方所治久泻久痢乃由脾肾虚寒，肠失固涩所致。病证虽以脾肾虚寒为本，但已至滑脱失禁，非固涩则泻痢不能止，治当涩肠固脱治标为主，温补脾肾治本为辅。方中重用罂粟壳涩肠止泻，为君药。臣以肉豆蔻温中涩肠；诃子苦酸温涩，功专涩肠止泻。君臣相须为用，体现"急则治标""滑者涩之"之法。然固涩之品仅能治标塞流，不能治本，故佐以肉桂温肾暖脾，人参、白术补气健脾，三药合用温补脾肾以治本。泻痢日久，每伤阴血，甘温固涩之品，易壅滞气机，故又佐以当归、白芍养血和血，木香调气醒脾，共奏调气和血之功，既治下痢腹痛后重，又使全方涩补不滞。甘草益气和中，调和诸药，且合参、术补中益气，合芍药缓急止痛，为佐使药。综观全方，具有标本兼治，重在治标；脾肾兼顾，补脾为主；涩中寓通，补而不滞等配伍特点，诚为治疗虚寒泻痢、滑脱不禁之良方，故费伯雄言其"于久病正虚者尤宜"。

四神丸
《证治准绳》

组成：肉豆蔻二两 补骨脂四两 五味子二两 吴茱萸一两 生姜八两 红枣一百枚

功用：温肾暖脾，固肠止泻。

主治：脾肾阳虚之肾泄证。五更泄泻，不思饮食，食不消化，或久泻不愈，腹痛喜温，腰酸肢冷，神疲乏力，舌淡，苔薄白，脉沉迟无力。

配伍意义：本方证因命门火衰，火不暖土，脾失健运所致。治宜温肾暖脾，固肠止泻。故方中重用补骨脂辛苦大温，补命门之火以温养脾土，为治肾虚泄泻，壮火益土之要药，是为君药。臣以辛温之肉豆蔻温脾暖胃，涩肠止泻。肉豆蔻配合补骨脂是为温肾暖脾，固涩止泻的常用组合，亦即《普济本事方》之二神丸，主治"脾肾虚弱，全不进食"。吴茱萸辛苦大热，温暖肝脾肾以散阴寒；五味子酸温，固肾涩肠，益气生津，既助君、臣药温涩止泻之力，又防止诸温阳药温燥伤阴之弊。二药配伍，亦即《普济本事方》之五味子散，专治"肾泄"，俱为佐药。用法中姜、枣同煮，枣肉为丸，生姜温胃散寒，大枣补脾养胃，二药合用温补脾胃，鼓舞运化共为佐使药。诸药合用，俾火旺土强，肾泄自愈，正如《绛雪园古方选注》所言："四种之药，治肾泄有神功也。"

细目五　涩精止遗

桑螵蛸散
《本草衍义》

组成：桑螵蛸一两　远志一两　菖蒲一两　龙骨一两　人参一两　茯神一两　当归一两　炙龟甲一两　（人参汤调下）

功用：调补心肾，固精止遗。

主治：心肾两虚之尿频或遗尿、遗精证。小便频数，或尿如米泔色，或遗尿，或遗精，心神恍惚，健忘，舌淡苔白，脉细弱。

配伍意义：本方证由心肾两虚，水火失济所致。治宜调补心肾，涩精止遗。方中桑螵蛸甘咸入肾，补肾助阳，固精缩尿，标本兼顾，是为君药。臣以龙骨固涩止遗，且镇心安神；龟甲滋养肾阴，补心安神。桑螵蛸得龙骨则固涩止遗之力增，得龟甲则补肾益精之功著。臣佐以人参，又以人参汤调服，说明人参用量独大，有两方面的作用：一为益心气安心神，一为补元气以摄津液。茯神合人参益心气，宁心神；当归补心血，与人参合用，能补益气血；石菖蒲善开心窍，宁心安神；远志安神强志，通肾气上达于心，合石菖蒲则交通心肾，益肾宁神之力增强；石菖蒲与远志配伍意在补肾涩精，宁心安神的同时，促进心肾相交，亦为佐药。诸药相合，共奏调补心肾、交通上下、补养气血、涩精止遗之功。

细目六　固崩止带

固冲汤
《医学衷中参西录》

组成：炒白术一两　生黄芪六钱　煅龙骨八钱　煅牡蛎八钱　萸肉八钱　生杭芍四钱　海螵蛸四钱　茜草三钱　棕边炭二钱　五倍子五分

功用：固冲摄血，益气健脾。

主治：脾肾亏虚，冲脉不固证。血崩或月经过多，或漏下不止，色淡质稀，头晕肢冷，心悸气短，神疲乏力，腰膝酸软，舌淡，脉微弱。

配伍意义：本方证由肾虚不固，脾虚不摄，冲脉滑脱所致。治宜固冲摄血，益气健脾。方中重用白术，与黄芪相伍，补气健脾，使气旺摄血，共为君药。肝肾足即冲任固，故配以山茱萸、白芍补益肝肾以调冲任，并能养血敛阴，共为臣药。煅龙骨、煅牡蛎、棕榈炭、五倍子功专收敛固涩，以增止血之力；海螵蛸、茜草化瘀止血，使血止而不留瘀，共为佐药。综合全方，补涩相合，以涩为主；脾肾同调，主补脾气；寄行于收，止不留瘀。

固经丸
《丹溪心法》

组成：炒黄芩一两　白芍一两　炙龟板一两　炒黄柏三钱　椿树根皮七钱半　香附二钱半

功用：滋阴清热，固经止血。

主治：阴虚血热之崩漏。月经过多，或崩中漏下，血色深红或紫黑稠黏，手足心热，腰膝酸软，舌红，脉弦数。

配伍意义：本方所治月经过多或崩中漏下，系由肝肾阴虚，相火炽盛，损伤冲任，迫血妄行所致。治宜滋阴清热，固经止血。方中重用龟甲咸甘性平，益肾滋阴而降火；白芍苦酸微寒，敛阴益血以养肝，二药共为君药。黄芩苦寒，清热止血；黄柏苦寒泻火坚阴，既助黄芩以清热，又助龟甲以降火，共为臣药。椿根皮苦涩而凉，固经止血，为佐药。又恐寒凉太过而止血留瘀，故用少量香附辛苦微温，调气活血，亦为佐药。诸药合用，使阴血得养，火热得清，气血调畅，则诸症自愈。

易黄汤

《傅青主女科》

组成：炒山药一两　炒芡实一两　黄柏二钱　车前子一钱　白果十枚

功用：补益脾肾，清热祛湿，收涩止带。

主治：脾肾虚弱，湿热带下。带下黏稠量多，色黄如浓茶汁，其气腥秽，舌红，苔黄腻。

配伍意义：本方所治带下乃肾虚兼湿热内蕴所致。治宜固肾清热，祛湿止带。方中重用炒山药、炒芡实补脾益肾，固涩止带，共为君药。白果收涩止带，兼除湿热，为臣药。用少量黄柏苦寒入肾，清热燥湿；车前子甘寒，清热利湿，均为佐药。诸药合用，重在补涩，辅以清利，使肾虚得复，热清湿祛，则带下自愈。

第十一单元　安神剂

细目一　概　述

1. 安神剂的适用范围　安神剂适用于神志不安的病证。其证多与心、肝、肾三脏之阴阳偏盛偏衰，或其相互间功能失调有关，表现为心悸怔忡、失眠健忘、烦躁惊狂等，均可使用安神剂治疗。

2. 安神剂的应用注意事项

（1）神志不安病证一般按虚实论治，但病机常虚实夹杂，且互为因果，故组方配伍时常重镇与滋养药物配合运用，标本兼顾。

（2）重镇安神剂多由金石、贝壳类药物组方，容易伤损胃气，不宜久服。脾胃虚弱者，应适当配伍健脾和胃之品。

（3）某些安神药，如朱砂等有毒，久服会引起慢性中毒，亦应注意。

（4）神志不安病证多与精神因素有关，药物治疗配合必要的思想开导，才能疗效显著。

（5）神志不安病证还有因热、因痰、因瘀、因阳明腑实、因虚损为主所致者，又当分别应用清热、祛痰、活血、攻下、补益等治法，与有关章节互参，以求全面掌握，使方证互宜，不致以偏概全。

细目二　重镇安神

朱砂安神丸

《内外伤辨惑论》

组成：朱砂五钱　黄连六钱　炙甘草五钱半　生地黄一钱半　当归二钱半

功用：镇心安神，清热养血。

主治：心火亢盛，阴血不足证。失眠多梦，惊悸怔忡，心烦神乱，或胸中懊憹，舌尖红，脉细数。

配伍意义：本方证由心火亢盛，灼伤阴血所致。治当泻其亢盛之火，补其虚损之阴血而安神。方中朱砂甘寒质重，专入心经，寒能清热，重可镇怯，既重镇安神，又清心火，治标之中兼能治本，用为君药。黄连苦寒，入心经，清心泻火，以除烦热，为臣药。君臣相伍，重镇以安神，清心以除烦，共收泻火安神之功。佐以甘苦寒之生地黄，滋阴补心；辛甘温润之当归，滋阴养血，合生地黄补阴血以养心。使以炙甘草调和诸药，益胃和中，且防黄连之苦寒、朱砂之质重碍胃。诸药配伍，标本兼治，清中有养，使心火得清，阴血得充，心神得养，则神志自安。

细目三　滋养安神

天王补心丹

《校注妇人良方》

组成：人参　茯苓　玄参　丹参　桔梗　远志各五钱　当归　五味　麦门冬　天门冬　柏子仁　炒酸枣仁各一两　生地黄四两　朱砂　竹叶各适量

功用：滋阴养血，补心安神。

主治：阴虚血少，神志不安证。心悸怔忡，虚烦失眠，神疲健忘，或梦遗，手足心热，口舌生疮，大便干结，舌红少苔，脉细数。

配伍意义：本方证多由忧愁思虑太过，暗耗阴血，使心肾两亏，阴虚血少，虚火内扰所致。治当滋阴养血，补心安神。方中重用甘寒之生地黄，入心养血，入肾滋阴，滋阴养血，壮水以制虚火，是为君药。天门冬、麦门冬滋阴清热；酸枣仁、柏子仁养心安神；当归补血润燥，共助生地黄滋阴补血，养心安神，俱为臣药。玄参滋阴降火；茯苓、远志养心安神；人参补气以生血，并能安神益智；五味子之酸以敛心气，安心神；丹参清心活血，合补血药使补而不滞，则心血易生；朱砂镇心安神，以治其标，以上共为佐药。桔梗为舟楫，载药上行；竹叶清泄虚火，共为使药。诸药配伍，共奏滋阴养血、补心安神之功。

全方配伍特点：重用甘寒，补中寓清；心肾并治，重在养心。

运用：

（1）辨证要点　本方为治疗心肾阴血亏虚所致神志不安的常用方。临床应用以心悸失眠，手足心热，舌红少苔，脉细数为辨证要点。

（2）加减变化　失眠重者，可酌加龙骨、磁石以重镇安神；心悸怔忡甚者，可酌加龙眼肉、夜交藤以增强养心安神之功；遗精者，可酌加金樱子、煅牡蛎以固肾涩精。

（3）使用注意　本方滋阴之品较多，脾胃虚弱、纳食欠佳、大便不实者，不宜长期服用。

酸枣仁汤

《金匮要略》

组成：炒酸枣仁二升　甘草一两　知母二两　茯苓二两　川芎二两

功用：养血安神，清热除烦。

主治：肝血不足、虚热内扰之虚烦不眠证。虚烦失眠，心悸不安，头目眩晕，咽干口燥，舌红，脉弦细。

配伍意义：本方证由肝血不足，阴虚内热而致。治宜养血安神，清热除烦。方中重用甘酸质润之酸枣仁为君，入心肝之经，养血补肝，宁心安神。茯苓甘淡性平，益心脾而宁心神；知母苦寒质润，滋阴润燥，清热除烦，共为臣药。君臣合用，养阴血，清虚热，安神除烦。佐以辛散之川芎，调肝血而疏肝气；川芎与大量酸枣仁配伍，辛散与酸收并用，补血与行血结合，具有养血调肝之妙。甘草和中缓急，调和诸药为使。诸药相伍，标本兼治，养中兼清，补中有行，共奏养血安神、清热除烦之效。

第十二单元　开窍剂

细目一　概　述

1. 开窍剂的适用范围　开窍剂适用于窍闭神昏证。窍闭神昏证，也简称闭证，多由邪气壅盛，蒙蔽心窍所致。其中因温热邪毒内陷心包，痰热蒙蔽心窍所致者，称之为热闭；因寒湿痰浊之邪或秽浊之气蒙闭心窍所致者，称之为寒闭，均是开窍剂的适用范围。

2. 开窍剂的应用注意事项

（1）应用开窍剂时，应首先辨别闭证和脱证。凡邪盛气实而见神志昏迷、口噤不开、两手握固、二便不通、脉实有力的闭证，可以使用开窍剂治疗。对正气衰竭之汗出肢冷、呼吸气微、手撒遗尿、口开目合、神识不清、脉象虚弱无力或脉微欲绝的脱证，不得使用开窍剂。

（2）辨别闭证之属热属寒，热闭者治以凉开，寒闭者治以温开。

（3）对于阳明腑实证而见神昏谵语者，只宜寒下，不宜用开窍剂。至于阳明腑实而兼有邪陷心包之证，则应该根据病情缓急，或先予开窍，或先投寒下，或开窍与寒下并用。

（4）开窍剂大多为芳香药物，善于辛散走窜，只宜暂用，不宜久服，久服则易伤元气，故临床多用于急救，中病即止，待患者神志清醒后，应根据不同表现进行辨证施治。

（5）开窍剂中的麝香等药有碍胎元，孕妇慎用。

（6）本类方剂多制成丸、散剂或注射剂。丸剂、散剂使用时，宜温开水化服或鼻饲，不宜加热煎煮，以免药性挥发，影响疗效。

细目二 凉 开

安宫牛黄丸（牛黄丸）
《温病条辨》

功用：清热解毒，豁痰开窍。

主治：邪热内陷心包证。高热烦躁，神昏谵语，舌謇肢厥，舌红或绛，脉数有力。亦治中风昏迷，小儿惊厥属邪热内闭者。

紫 雪
《外台秘要》

功用：清热开窍，息风止痉。

主治：温热病，热闭心包及热盛动风证。高热烦躁，神昏谵语，痉厥，口渴唇焦，尿赤便秘，舌质红绛，苔黄燥，脉数有力或弦数；以及小儿热盛惊厥。

至 宝 丹
《灵苑方》引郑感方，录自《苏沈良方》

功用：清热开窍，化浊解毒。

主治：痰热内闭心包证。神昏谵语，身热烦躁，痰盛气粗，舌绛苔黄垢腻，脉滑数。亦治中风、中暑、小儿惊厥属于痰热内闭者。

细目三 温 开

苏合香丸（吃力伽丸）
《外台秘要》

功用：温通开窍，行气止痛。

主治：寒闭证。突然昏倒，牙关紧闭，不省人事，苔白，脉迟。亦治心腹卒痛，甚则昏厥，属寒凝气滞者。

第十三单元 理气剂

细目一 概 述

1. 理气剂的适用范围 理气剂主要适用于气滞或气逆病证。凡是肝气郁滞或脾胃气滞而见脘腹、胸胁胀痛，嗳气吞酸，呕恶食少，大便失常等症；或是胃气上逆或肺气上逆而见咳喘，呕吐，噫气，呃逆等症者，均可用理气剂治疗。

2. 理气剂的应用注意事项

（1）要辨清气病之虚实，勿犯虚虚实实之戒。若气滞实证，当须行气，误用补气，则使气滞愈甚；若气虚之证，当补其虚，误用行气，则使其气更虚。

（2）要辨兼夹病证，若气机郁滞与气逆不降相兼为病，则分清主次，行气与降气配合使用；若兼气虚者，则需配伍适量补气之品。

（3）理气药多属芳香辛燥之品，容易伤津耗气，易动血或动胎，应适可而止，勿使过剂；对于年老体弱、阴虚火旺、孕妇或素有崩漏吐衄者，均应慎用。

细目二 行 气

越 鞠 丸
《丹溪心法》

组成：香附 川芎 苍术 栀子 神曲各等分

功用：行气解郁。

主治：六郁证。胸膈痞闷，脘腹胀痛，嗳腐吞酸，恶心呕吐，饮食不消。

配伍意义：本方治证乃因喜怒无常，忧思过度，或饮食失节，寒温不适所致。气、血、痰、火、湿、食六者相因而郁，称之为六郁。六郁之中以气郁为主，故治宜行气解郁为主，使气行则血行，气行则痰、火、湿、食诸郁自解。方中香附辛香，主入肝经，行气解郁，为君药，以治气郁。川芎辛温，主入肝胆经，为血中之气药，既可活血祛瘀，以治血郁，又可助香附行气解郁；栀子苦寒清热泻火，以治火郁；苍术辛苦性温，燥湿运脾，以治湿郁；神曲味甘性温，主入脾胃经，消食导滞健脾，以治食郁，共为臣佐之药。因痰郁多因气滞湿聚而成，若气行湿化，则痰郁亦随之而解，故方中不另加治痰之品，此亦治病求本之意。

全方配伍特点：五药治六郁，诸法并举，重在调理气机。

运用：

（1）辨证要点 本方是主治气血痰火湿食"六郁"的代表方。临床应用以胸膈痞闷，脘腹胀痛，饮食不消等为辨证要点。

（2）加减变化 若气郁偏重者，可重用香附，酌加木香、枳壳、厚朴等以助行气解郁；血郁偏重者，重用川芎，酌加桃仁、赤芍、红花等以助活血祛瘀；湿郁偏重者，重用苍术，酌加茯苓、泽泻以助利湿；食郁偏重者，重用神曲，酌加山楂、麦芽以助消食；火郁偏重者，重用山栀，酌加黄芩、黄连以助清热泻火；痰郁偏重者，酌加半夏、瓜蒌以助祛痰。

柴胡疏肝散
《证治准绳》

组成：柴胡二钱 陈皮二钱 川芎一钱半 香附一钱半 芍药一钱半 枳壳一钱半 炙甘草五分

功用：疏肝解郁，行气止痛。

主治：肝气郁滞证。胁肋疼痛，胸闷喜太息，情、志、抑郁或易怒，或嗳气，脘腹胀满，脉弦。

瓜蒌薤白白酒汤
《金匮要略》

组成：瓜蒌实一枚 薤白半升 白酒七升

功用：通阳散结，行气祛痰。

主治：胸痹，胸阳不振，痰气互结证。胸部满痛，甚至胸痛彻背，喘息咳唾，短气，舌苔白腻，脉沉弦或紧。

配伍意义：本方病证由胸阳不振，痰气互结于胸中所致。治当通阳散结，行气祛痰。方中以瓜蒌为君药，甘寒入肺，善于涤痰散结，理气宽胸；以薤白为臣药，温通滑利，通阳散结，行气止痛。二药相配，散胸中阴寒，化上焦痰浊，宣胸中气机，共为治胸痹的要药。佐以辛通温散之白酒，以增行气通阳之力。药仅三味，配伍精当，共奏通阳散结、行气祛痰之功,使胸中阳气宣通,痰浊消散,气机宣畅,则胸痹诸症可除。

半夏厚朴汤
《金匮要略》

组成:半夏一升 厚朴三两 茯苓四两 生姜五两 苏叶二两

功用:行气散结,降逆化痰。

主治:梅核气。咽中如有物阻,咯吐不出,吞咽不下,胸膈满闷,或咳或呕,舌苔白润或白滑,脉弦缓或弦滑。

配伍意义:本方证乃由情志不遂,肝气郁结,肺胃失于宣降,津液不布,聚而为痰,痰气郁结于咽喉所致。治宜行气散结,降逆化痰。方中半夏辛温,主入肺胃经,化痰散结,降逆和胃,是为君药。厚朴苦辛性温,下气除满,助半夏散结降逆,是为臣药;二者配伍,半夏散痰结,厚朴行气结,主治痰气互结之证。茯苓甘淡渗湿健脾,以助半夏化痰,符合"治痰不理脾胃非其治也"之说。生姜辛温散结,和胃止呕,且可以制半夏毒性。本病因痰气互结于咽喉,故又以苏叶芳香行气,理肺疏肝,助厚朴行气宽胸,宣通郁结之气,共为佐药。全方辛苦合用,辛以行气散结,苦以燥湿降逆,使郁气得疏,痰涎得化,梅核气自除。

厚朴温中汤
《内外伤辨惑论》

组成:厚朴一两 陈皮一两 炙甘草五钱 茯苓五钱 草豆蔻仁五钱 木香五钱 干姜七分 生姜三片

功用:行气除满,温中燥湿。

主治:脾胃寒湿气滞证。脘腹胀满或疼痛,不思饮食,四肢倦怠,舌苔白腻,脉沉弦。

配伍意义:本方证由脾胃伤于寒湿,气机壅滞所致。寒不温不去,湿不燥不除,气不行不畅,故当行其气、温其中、祛其寒、燥其湿。方中厚朴辛苦温燥,行气消胀,燥湿除满,为君药。草豆蔻辛温芳香,温中散寒,燥湿运脾,为臣药。陈皮、木香行气宽中,助厚朴消胀除满;干姜、生姜温脾暖胃,助草豆蔻散寒止痛;茯苓渗湿健脾,均为佐药。甘草益气和中,调和诸药,功兼佐使。诸药合用,共成行气除满、温中燥湿之功,使寒湿得除,气机调畅,脾胃复健,则痛胀自解。

天台乌药散
《圣济总录》

组成:天台乌药半两 木香半两 小茴香半两 青皮半两 高良姜半两 槟榔二个 川楝子十个 巴豆七十粒(巴豆麸炒川楝子,去巴豆及麸,仅川楝子入药) 酒适量

功用:行气疏肝,散寒止痛。

主治:气滞寒凝证。小肠疝气,少腹控引睾丸而痛,偏坠肿胀,或少腹疼痛,苔白,脉沉弦。

配伍意义:本方证由寒凝肝脉,气机阻滞所致。治以行气疏肝,散寒止痛。方中乌药辛温,行气疏肝,散寒止痛,为君药。配入青皮疏肝理气、小茴香暖肝散寒、高良姜散寒止痛、木香行气止痛,四药配伍,共奏行气散结,祛寒止痛之功,均为臣药。又以槟榔直达下焦,行气化滞而破坚;取苦寒之川楝子与辛热之巴豆同炒,去巴豆而用川楝子,既可减川楝子之寒,又能增强其行气散结之效;用酒温经散寒,共为佐使药。诸药合用,使寒凝得散,气滞得疏,肝经得调,则疝痛、腹痛可愈。

细目三 降 气

苏子降气汤
《太平惠民和剂局方》

组成:紫苏子二两半 半夏二两半 川当归一两半 炙甘草二两 前胡一两 厚朴一两 肉桂一两半 生姜二片 枣子一个 苏叶五叶

功用:降气平喘,祛痰止咳。

主治:上实下虚喘咳证。痰涎壅盛,胸膈满

闷，喘咳短气，呼多吸少，或腰疼脚弱，肢体倦怠，或肢体浮肿，舌苔白滑或白腻，脉弦滑。

配伍意义：本方证由痰涎壅盛在肺，肾阳不足所致。具有上实下虚，以上实为主之病机特点。治宜降气平喘，祛痰止咳为主，兼以温养下元。方中紫苏子辛温而润，性主降，降气平喘，祛痰止咳，是为君药。半夏辛温，燥湿化痰降逆；厚朴辛温苦降，下气宽胸除满；前胡辛苦微寒，下气祛痰止咳共为臣药。肉桂辛甘大热，温补下元，纳气平喘，以治下虚；当归辛苦温润，治咳逆上气，养血补肝，还可制诸药之燥，同肉桂并用以增强温补下虚之效，共为佐药。略加生姜、苏叶散寒宣肺；甘草、大枣和中调药，是为使药。诸药合用，重在降气平喘、祛痰止咳，兼以温养下元。

全方配伍特点：降以平上实，温以助下虚，肺肾兼顾，主以治上。

运用：

（1）辨证要点　本方为治疗痰涎壅盛，上实下虚之喘咳的常用方。临床应用以胸膈满闷，痰多稀白，苔白滑或白腻为辨证要点。

（2）加减变化　若痰涎壅盛，喘咳气逆难卧者，可酌加沉香以加强其降气平喘之功；兼表证者，可酌加麻黄、杏仁以宣肺平喘，疏散外邪；兼气虚者，可酌加人参等益气。

（3）使用注意　本方药性偏温燥，以降气祛痰为主。对于肺肾阴虚的喘咳，以及肺热咳喘之证，均不宜使用。

定喘汤
《摄生众妙方》

组成：白果二十一枚　麻黄三钱　苏子二钱　甘草一钱　款冬花三钱　杏仁一钱五分　桑白皮三钱　炒黄芩一钱五分　半夏三钱

功用：宣降肺气，清热化痰。

主治：风寒外束，痰热内蕴证。咳喘痰多气急，质稠色黄，或微恶风寒，舌苔黄腻，脉滑数。

配伍意义：本方证乃由素体多痰，又感风寒，肺气壅闭，不得宣降，郁而化热所致。治宜宣降肺气，清热化痰。方中麻黄辛温，既解表散邪，又宣肺止咳平喘；白果甘苦涩平，收敛肺气，祛痰定喘。二药一散一收，既可加强止咳平喘之功，又可宣肺而不耗散肺气，敛肺而不留邪，共为君药。桑白皮、黄芩清泄肺热，止咳平喘，共为臣药。苏子、杏仁、半夏、款冬花降气平喘，止咳祛痰，共为佐药。甘草调和诸药，且生用止咳，为佐使药。诸药合用，可使肺气宣降，痰热得清，风寒得解，喘咳痰多诸症自除。

旋覆代赭汤
《伤寒论》

组成：旋覆花三两　人参二两　生姜五两　代赭石一两　炙甘草三两　半夏半升　大枣十二枚

功用：降逆化痰，益气和胃。

主治：胃虚痰阻气逆证。胃脘痞闷或胀满，按之不痛，频频嗳气；或见纳差、呃逆、恶心，甚或呕吐，舌苔白腻，脉缓或滑。

配伍意义：本方证乃由胃气虚弱，痰浊内阻，气逆不降所致。治宜降逆化痰，益气和胃。方中旋覆花苦辛咸温，性主沉降，下气消痰，降逆止噫，为君药。代赭石质重而沉降，善镇冲逆，但质重碍胃，本身已有胃气虚弱，故用量宜稍小，为臣药。生姜味辛性温，温胃化饮消痰，降逆和中止呕，并可制约代赭石的寒凉之性；半夏味辛性温，祛痰散结，降逆和胃；人参、大枣、炙甘草益脾胃，补气虚，扶助已伤之中气，俱为佐药。炙草调和药性，兼作使药。诸药配合，可使痰涎得消，逆气得平，中虚得复，心下之痞硬除而噫气、呕呃得止。

第十四单元 理血剂

细目一 概述

1. 理血剂的适用范围 理血剂主要适用于瘀血或出血病证。凡是瘀血阻滞，或是血溢脉外，离经妄行者，均可用理血剂治疗。

2. 理血剂的应用注意事项

（1）必须辨清造成瘀血或出血的原因，分清标本缓急，做到急则治其标，缓则治其本，或标本兼顾。

（2）逐瘀过猛，或是久用逐瘀之品，均易耗血伤正，因而只能暂用，不可久服，中病即止，勿使过剂。此外，在使用活血祛瘀剂时，常辅以养血益气之品，以使祛瘀而不伤正。

（3）止血之剂多有滞血留瘀之弊，故临证用方时多在止血剂中辅以适当的活血祛瘀之品，或选用兼有活血祛瘀作用的止血药，使血止而不留瘀。至于出血本因瘀血内阻，血不循经所致者，治当祛瘀为先，因瘀血不去则出血不止。

（4）活血祛瘀药性多破泄，易于动血、伤胎，故凡妇女经期，月经过多及孕妇均应慎用或忌用。

（5）对于出血病人，应嘱其卧床静养为宜。

细目二 活血祛瘀

桃核承气汤

《伤寒论》

组成：桃仁五十个　大黄四两　桂枝二两　炙甘草二两　芒硝二两

功用：逐瘀泻热。

主治：下焦蓄血证。少腹急结，小便自利，甚则烦躁谵语，神志如狂，至夜发热；以及血瘀经闭，痛经，脉沉实而涩者。

配伍意义：本方证乃邪在太阳不解，随经入腑化热，与血相搏结于下焦所致。治宜破血下瘀，兼以泄热。方中桃仁苦甘平，活血破瘀；大黄苦寒，荡涤邪热，活血下瘀。二者合用，瘀热并治，共为君药。芒硝咸苦寒，泻热软坚，软化瘀结之邪热，与大黄配伍使邪热瘀结从大便而出；桂枝辛甘温，通行血脉，既助桃仁活血祛瘀，又防芒硝、大黄寒凉凝血之弊，共为臣药。桂枝与硝、黄同用，且硝、黄用量大于桂枝，相反相成，桂枝得硝、黄则温通而不助热，硝、黄得桂枝则寒下又不凉遏。炙甘草护胃安中，缓和诸药的峻烈之性，为佐使药。全方配伍，使蓄血除，瘀热清，邪有出路，诸症自平。

血府逐瘀汤

《医林改错》

组成：桃仁四钱　红花三钱　当归三钱　生地黄三钱　川芎一钱半　赤芍二钱　牛膝三钱　桔梗一钱半　柴胡一钱　枳壳二钱　甘草二钱

功用：活血化瘀，行气止痛。

主治：胸中血瘀证。胸痛，头痛，日久不愈，痛如针刺而有定处，或呃逆日久不止，或饮水即呛，干呕，或内热瞀闷，或心悸怔忡，失眠多梦，急躁易怒，入暮潮热，唇暗或两目暗黑，舌质暗红，或舌有瘀斑或瘀点，脉涩或弦紧。

配伍意义：本方证为瘀血内阻胸部，气机郁滞所致。治宜活血化瘀，行气止痛。方中桃仁破血行滞而润燥，红花活血祛瘀以止痛，共为君药。赤芍、川芎助君药活血祛瘀；牛膝活血通经，祛瘀止痛，引血下行，共为臣药。生地、当归养血益阴，清热活血；桔梗、枳壳，一升一降，宽胸行气，桔梗并能载药上行；柴胡疏肝解郁，升达清阳，与桔梗、枳壳同用，尤善理气行滞，使气行则血行，以上均为佐药。甘草调和诸药,为使药。

全方配伍特点:活血与行气相伍,祛瘀与养血同施,升降兼顾,气血同调。

运用:

(1) 辨证要点　本方广泛用于因胸中瘀血而引起的多种病证。临床应用以胸痛,头痛,痛有定处,舌暗红或有瘀斑,脉涩或弦紧为辨证要点。

(2) 加减变化　若瘀痛入络,可加全蝎、穿山甲、地龙、三棱、莪术等以破血通络止痛;气机郁滞较重,加川楝子、香附、青皮等以疏肝理气止痛;血瘀经闭、痛经者,可用本方去桔梗,加香附、益母草、泽兰等以活血调经止痛;胁下有痞块,属血瘀者,可酌加丹参、郁金、䗪虫、水蛭等以活血破瘀,消癥化滞。

(3) 使用注意　由于方中活血祛瘀药较多,故孕妇忌用。

补阳还五汤
《医林改错》

组成:生黄芪四两　当归尾二钱　赤芍一钱半　地龙一钱　川芎一钱　红花一钱　桃仁一钱

功用:补气,活血,通络。

主治:中风之气虚血瘀证。半身不遂,口眼㖞斜,语言謇涩,口角流涎,小便频数或遗尿失禁,舌暗淡,苔白,脉缓无力。

配伍意义:本方证为中风之后,正气亏虚,气虚血滞,脉络瘀阻所致。治宜补气,活血,通络。方中重用生黄芪,大补脾胃之气以资化源,意在气旺则血行,瘀去则络通,为君药。当归尾活血通络而不伤血,为臣药。赤芍、川芎、桃仁、红花四味,协同当归尾以活血祛瘀,为佐药;地龙通经活络,力专善走,周行全身,配合诸药以行药力,为佐使药。全方配伍,则气旺、瘀消、络通,诸症自愈。

全方配伍特点:重在补气,佐以活血,气旺血行,补而不滞。

运用:

(1) 辨证要点　本方既是益气活血法的代表方,又是治疗中风后遗症的常用方。临床应用以半身不遂,口眼㖞斜,舌暗淡,苔白,脉缓无力为辨证要点。

(2) 加减变化　本方生黄芪用量独重,但开始可先用小量(一般从 30~60g 开始),效果不明显时,再逐渐增加。原方活血祛瘀药用量较轻,使用时可根据病情适当加大。若半身不遂以上肢为主者,可加桑枝、桂枝以引药上行,温经通络;下肢为主者,加牛膝、杜仲以引药下行,补益肝肾;日久效果不显著者,加水蛭、虻虫以破瘀通络;语言不利者,加石菖蒲、郁金、远志等以化痰开窍;口眼㖞斜者,可合用牵正散以化痰通络;痰多者,加制半夏、天竺黄以化痰;偏寒者,加熟附子以温阳散寒;脾胃虚弱者,加党参、白术以补气健脾。

(3) 使用注意　使用本方需久服才能有效,愈后还应继续服用,以巩固疗效,防止复发。王氏谓:"服此方愈后,药不可断,或隔三五日吃一副,或七八日吃一副。"但若中风后半身不遂属阴虚阳亢,痰阻血瘀而见舌红苔黄、脉洪大有力者,非本方所宜。

复元活血汤
《医学发明》

组成:柴胡半两　栝楼根三钱　当归三钱　红花二钱　甘草二钱　穿山甲二钱　酒大黄一两　酒桃仁五十个

功用:活血祛瘀,疏肝通络。

主治:跌打损伤,瘀血阻滞证。胁肋瘀肿,痛不可忍。

配伍意义:本方证因跌打损伤,瘀血滞留胁肋,气机阻滞所致。治当活血祛瘀,兼以疏肝行气通络。方中重用酒制大黄,荡涤凝瘀败血,导瘀下行,推陈致新;柴胡疏肝行气,并可引诸药入肝经。两药合用,一升一降,以攻散胁下之瘀滞,共为君药。桃仁、红花活血祛瘀,消肿止痛;穿山甲破瘀通络,消肿散结,共为臣药。当归补血活血;栝楼根"续绝伤"(《神农本草经》),"消仆损瘀血"(《日华子本草》),既能入血分助诸药而消瘀散结,又可清热润燥,共为佐药。甘草缓急止痛,调和诸药,是为使药。大黄、桃仁酒制及原方加酒煎服,乃增强活血通络之意。诸药配伍,升降同施,以调畅气血;活中寓养,则活血破瘀而不耗伤阴血。瘀祛新生,气行络通,胁痛自平。

温经汤
《金匮要略》

组成:吴茱萸三两 当归二两 芍药二两 川芎二两 人参二两 桂枝二两 阿胶二两 牡丹皮二两 生姜二两 甘草二两 半夏半升 麦冬一升

功用:温经散寒,养血祛瘀。

主治:冲任虚寒,瘀血阻滞证。漏下不止,或血色暗而有块,淋沥不畅,或月经超前或延后,或逾期不止,或一月再行,或经停不至,而见少腹里急,腹满,傍晚发热,手心烦热,唇口干燥。舌质暗红,脉细而涩。亦治妇人宫冷,久不受孕。

配伍意义:本方病证瘀、寒、虚、热错杂,但以冲任虚寒,瘀血阻滞为主。治宜温经散寒,祛瘀养血,兼清虚热之法。方中吴茱萸辛苦而热,辛能行气以止痛,热可温经而散寒;桂枝辛甘而温,温经散寒,长于温通血脉,二者共为君药。当归辛甘温,补血活血,并善于止痛,为妇科调经的要药;川芎辛温,活血祛瘀以调经,行气开郁而止痛;白芍酸苦微寒,养血敛阴,柔肝止痛;共为臣药。丹皮苦辛微寒,既助诸药活血散瘀,又能清血分虚热;阿胶甘平,养血止血、滋阴润燥;麦冬甘苦微寒,养阴清热。三药合用,滋阴润燥,且清虚热,并可制约吴茱萸、桂枝之温燥。人参、甘草益气健脾,以资生化之源,阳生阴长,气旺血充;半夏辛开以通降胃气,不仅和胃安中、散结,而且与参、草相伍,健脾和胃,以助祛瘀调经;生姜既温胃气以助生化,又助吴茱萸、桂枝以温经散寒,以上均为佐药。甘草尚能调和诸药,兼为使药。诸药并用,共奏温经散寒、祛瘀养血、清泄虚热之功。

生 化 汤
《傅青主女科》

组成:全当归八钱 川芎三钱 桃仁十四枚 炮干姜五分 炙甘草五分 黄酒 童便

功用:养血祛瘀,温经止痛。

主治:血虚寒凝,瘀血阻滞证。产后恶露不行,小腹冷痛。

配伍意义:本方证多由产后血虚寒凝,瘀血内阻所致。治宜活血养血,温经止痛。方中重用全当归补血活血,化瘀生新,行滞止痛,为君药。川芎活血行气,桃仁活血祛瘀,均为臣药。炮姜入血散寒,温经止痛;黄酒温通血脉以助药力,共为佐药。炙甘草和中缓急,调和诸药,用以为使。童便同煎者,乃取其益阴化瘀,引败血下行之意。全方配伍得当,寓生新于化瘀之内,使瘀血化,新血生,诸症向愈。正如唐宗海所云"血瘀可化之,则所以生之,产后多用",故名"生化"。

失 笑 散
《太平惠民和剂局方》

组成:五灵脂 炒蒲黄各等分

功用:活血祛瘀,散结止痛。

主治:瘀血疼痛证。心腹刺痛,或产后恶露不行,或月经不调,少腹急痛等。

桂枝茯苓丸
《金匮要略》

组成:桂枝 茯苓 丹皮 桃仁 芍药各等分 白蜜适量

功用:活血化瘀,缓消癥块。

主治:瘀阻胞宫证。妇人素有癥块,妊娠漏下不止,或胎动不安,血色紫黑晦暗,腹痛拒按,或经闭腹痛,或产后恶露不尽而腹痛拒按者,舌质紫暗或有瘀点,脉沉涩。

配伍意义:本方原治妇人素有癥块,致妊娠胎动不安或漏下不止之证。证由瘀阻胞宫所致。治宜活血化瘀,缓消癥块。方中桂枝辛甘而温,温通血脉，以行瘀滞，为君药。桃仁、丹皮活血破瘀，散结消癥；丹皮又能凉血以消瘀久所化之热，共为臣药。芍药养血和血，使破瘀而不伤正，并能缓急止痛；茯苓甘淡平，渗湿祛痰，以助消癥之功，健脾益胃，扶助正气，均为佐药。丸以白蜜，甘缓而润，以缓诸药破泄之力，是以为使。诸药合用，共奏活血化瘀、缓消癥块之功，使瘀化癥消，诸症皆愈。本方既用桂枝以温通血脉，又伍丹皮、芍药以凉血散瘀，寒温并用，则无耗伤阴血之弊。本方治漏下之症，采用行血之法，又体现"通因通用"，使癥块得消，血行常道，则出血得止。

细目三 止 血

十灰散
《十药神书》

组成：大蓟 小蓟 荷叶 侧柏叶 茅根 茜根 山栀 大黄 牡丹皮 棕榈皮各等分（白藕汁 萝卜汁 京墨）

功用：凉血止血。

主治：血热妄行之上部出血证。呕血、吐血、咯血、嗽血、衄血等，血色鲜红，来势急暴，舌红，脉数。

咳血方
《丹溪心法》

组成：青黛 瓜蒌仁 海粉 炒山栀子 诃子（原著本方无用量）（蜜 姜汁）

功用：清肝宁肺，凉血止血。

主治：肝火犯肺之咳血证。咳嗽痰稠带血，咯吐不爽，心烦易怒，胸胁作痛，咽干口苦，颊赤便秘，舌红苔黄，脉弦数。

配伍意义：本方证系肝火犯肺，灼伤肺络所致。病位虽在肺，但病本则在肝，按治病求本的原则，治当清肝泻火，使火清气降，肺金自宁。方中青黛咸寒，入肝、肺二经，清肝泻火，凉血止血；山栀子苦寒，入心、肝、肺经，清热凉血，泻火除烦，炒黑可入血分而止血。两药合用，澄本清源，共为君药。火热灼津成痰，痰不清则咳不止，咳不止则血难宁，故用瓜蒌仁甘寒入肺，清热化痰，润肺止咳；海粉（现多用海浮石）清肺降火，软坚化痰，共为臣药。诃子苦涩性平，入肺与大肠经，清降敛肺，化痰止咳，用以为佐。以蜜同姜汁为丸，蜜可润肺，姜汁辛温可制约诸寒凉药，使其无凉遏之弊，为佐使药。诸药合用，共奏清肝宁肺之功，使木不刑金，肺复宣降，痰化咳平，其血自止。

全方配伍特点：肝肺同治，主以清肝，于清泻之中求止血之功。

运用：

（1）辨证要点　本方为治疗肝火犯肺之咳血证的常用方。临床应用以咳痰带血，胸胁作痛，舌红苔黄，脉弦数为辨证要点。

（2）加减变化　火热伤阴者，可酌加沙参、麦冬等以清肺养阴；若咳甚痰多者，可加川贝、天竺黄、枇杷叶等以清肺化痰止咳。本方去诃子、海浮石，加青蒿、丹皮，治疗鼻衄，亦有较好疗效。

（3）使用注意　因本方属寒凉降泄之剂，故肺肾阴虚及脾虚便溏者，不宜使用。

小蓟饮子
《玉机微义》

组成：生地黄 小蓟 滑石 木通 蒲黄 藕节 淡竹叶 当归 山栀子 甘草各等分

功用：凉血止血，利水通淋。

主治：热结下焦之血淋、尿血。尿中带血，小便频数，赤涩热痛，舌红，脉数。

配伍意义：本方证乃下焦瘀热，损伤膀胱血络，气化失司所致。治宜凉血止血，利水通淋。方中小蓟甘凉入血分，功擅清热凉血止血，又可利尿通淋，尤宜于治疗尿血、血淋之症，是为君药。生地黄甘苦性寒，凉血止血，养阴清热；蒲黄、藕节助君药凉血止血，并能消瘀，共为臣药。君臣相配，使血止而不留瘀。热在下焦，宜因势利导，故以滑石、竹叶、木通清热利水通淋；栀子清泄三焦之火，导热从小便而出；当归养血活血，引血归经，并可防诸药寒凉滞血、渗利伤阴之弊，俱为佐药。使以甘草缓急止痛，和中调药。诸药合用，共成凉血止血为主，利水通淋为辅之方。

槐花散
《普济本事方》

组成：槐花　柏叶　荆芥穗　枳壳各等分

功用：清肠止血，疏风行气。

主治：风热湿毒，壅遏肠道，损伤血络便血证。肠风、脏毒，或便前出血，或便后出血，或粪中带血，以及痔疮出血，血色鲜红或晦暗，舌红苔黄，脉数。

黄土汤
《金匮要略》

组成：甘草三两　干地黄三两　白术三两　炮附子三两　阿胶三两　黄芩三两　灶心黄土半斤

功用：温阳健脾，养血止血。

主治：脾阳不足，脾不统血证。大便下血，先便后血，以及吐血、衄血、妇人崩漏，血色暗淡，四肢不温，面色萎黄，舌淡苔白，脉沉细无力。

配伍意义：本方证乃脾阳不足，统摄无权所致。治宜温阳健脾，养血止血。方中灶心黄土（即伏龙肝），辛温而涩，温中收敛止血，为君药。证因脾阳不足，血失统摄所致，单纯收涩止血，很难奏效，故以白术、附子温阳健脾，助君药以复脾土统血之权，共为臣药。然辛温之白术、附子易耗血动血，且出血者，阴血多亦亏耗，故佐以生地、阿胶滋阴养血止血；更佐以苦寒之黄芩制约白术、附子过于温燥之性。生地、阿胶得白术、附子，则滋阴养血而不碍阳气，滋而不腻。甘草调药和中为使。诸药合用，为温阳健脾、养血止血之良剂。

第十五单元　治风剂

细目一　概　述

1. 治风剂的适用范围　治风剂主要适用于外风或内风证。风证，分为外风证与内风证。外风证是风从外袭所引起的病证，以头痛、骨节疼痛、筋脉抽搐、口眼㖞斜、皮肤瘙痒等为主；内风证是风从内生所引起的病证，以头晕目眩、手足抽搐、言语不利等为主，均可使用治风剂治疗。

2. 治风剂的应用注意事项

（1）辨清病变属性，热者当清，寒者当温，虚者当补。

（2）辨治风证，外风治宜疏散，酌情配伍平息内风药；内风治宜平息，酌情配伍疏散外风药。

（3）内风外风夹杂者，治宜相互兼顾，分清主次。

细目二　疏散外风

川芎茶调散
《太平惠民和剂局方》

组成：川芎　荆芥各四两　白芷　羌活　炙甘草各二两　细辛一两　防风一两半　薄荷叶八两　清茶

功用：疏风止痛。

主治：外感风邪头痛。偏正头痛，或颠顶作痛，目眩鼻塞，或恶风发热，舌苔薄白，脉浮。

配伍意义：本方所治之证乃风邪外袭，循经上扰清窍所致。治当疏风止痛。方中以川芎为君，血中气药，上行头目，善于活血祛风止头痛，为治疗诸经头痛之要药，尤长于治疗少阳、厥阴经头痛。薄荷、荆芥辛散上行，助君药疏风止痛。其中薄荷用量甚重，兼能清利头目，监制诸风药之温燥及风邪易于化热之特点，共为臣药。羌活、白芷、细辛、防风疏风止痛，共为佐药。其中羌活偏治太阳经头痛；白芷偏治阳明经头痛；细辛偏治少阴经头痛；防风疏散风寒，使风寒向外透散。茶叶既能清利头目，又能监防辛温药耗散伤正，也为佐药。甘草益气，调和药性，为佐使药。诸药配伍，共奏疏风止痛之效。

全方配伍特点：辛散疏风于上，诸经兼顾；佐入苦凉之品，寓降于升。

运用：

（1）**辨证要点** 本方是治疗外感风邪头痛之常用方。临床应用以头痛，鼻塞，舌苔薄白，脉浮为辨证要点。

（2）**加减变化** 风为百病之长，外感风邪，多有兼夹。若属外感风寒头痛，宜减薄荷用量，酌加苏叶、生姜以加强祛风散寒之功；外感风热头痛，加菊花、僵蚕、蔓荆子以疏散风热；外感风湿头痛，加苍术、藁本以散风祛湿；头风头痛，宜重用川芎，并酌加桃仁、红花、全蝎、地龙等以活血祛瘀、搜风通络。

（3）**使用注意** 导致头痛的原因很多，有外感与内伤的不同，对于气虚、血虚及肝肾阴虚、肝阳上亢、肝风内动等引起的头痛，均不宜使用。

消 风 散
《外科正宗》

组成：荆芥 防风 牛蒡子 蝉蜕 苍术 苦参 石膏 知母 当归 胡麻 生地各一钱 木通 甘草各五分

功用：疏风除湿，清热养血。

主治：风疹，湿疹。皮肤瘙痒，疹出色红，或遍身云片斑点，抓破后渗出津水，苔白或黄，脉浮数。

配伍意义：本方所治之证乃风热或风湿病邪侵袭人体，浸淫血脉，不得向内外疏泄透达，郁于肌肤腠理所致。治当疏风除湿，清热养血。方中荆芥、防风、蝉蜕、牛蒡子疏风散邪，疏风止痒，使风邪从肌肤外透，共为君药。湿热浸淫，以苦参清热燥湿，苍术祛风燥湿，木通渗利湿热，共为臣药。"治风必治血，血行风自灭"，以当归、胡麻仁、生地黄补血活血，凉血止痒，石膏、知母清热泻火，共为佐药。甘草清热解毒，调和药性，为佐使药。诸药配伍，共奏疏风除湿、清热养血之效。

牵 正 散
《杨氏家藏方》

组成：白附子 白僵蚕 全蝎去毒，各等分 热酒

功用：祛风化痰，通络止痉。

主治：风中头面经络。口眼㖞斜，或面肌抽动，舌淡红，苔白。

配伍意义：足阳明之脉夹口环唇，布于头面；足太阳之脉起于目内眦。本方证乃阳明内蓄痰浊，太阳外中于风，风邪引动内蓄之痰浊，风痰阻于头面经络所致。治宜祛风化痰，通络止痉。方中白附子辛温燥烈，入阳明经而走头面，以祛风化痰，尤其善散头面之风是为君药。全蝎、僵蚕均能祛风止痉，其中全蝎长于通络，僵蚕且能化痰，合用既助君药祛风化痰之力，又能通络止痉，共为臣药。用热酒调服，以助宣通血脉，并能引药入络，直达病所，以为佐使。药虽三味，合而用之，力专而效著。风邪得散，痰浊得化，经络通畅，则㖞斜之口眼得以复正。

大秦艽汤

《素问病机气宜保命集》

组成：秦艽三两　川芎　川独活　当归　白芍药　石膏　甘草各二两　川羌活　防风　吴白芷　黄芩　白术　白茯苓　生地黄　熟地黄各一两　细辛半两

功用：祛风清热，养血活血。

主治：风邪初中经络证。口眼㖞斜，舌强不能言语，手足不能运动，或恶寒发热，苔白或黄，脉浮数或弦细。

小活络丹（活络丹）

《太平惠民和剂局方》

组成：川乌　草乌　地龙　天南星各六两　乳香　没药各二两二钱　（冷酒或荆芥汤送服）

功用：祛风除湿，化痰通络，活血止痛。

主治：风寒湿痹。肢体筋脉疼痛，麻木拘挛，关节屈伸不利，疼痛游走不定，舌淡紫，苔白，脉沉弦或涩。亦治中风手足不仁，日久不愈，经络中有湿痰瘀血，而见腰腿沉重或腿臂间作痛。

细目三　平息内风

羚角钩藤汤

《通俗伤寒论》

组成：羚角片（先煎）一钱半　霜桑叶二钱　京川贝四钱　鲜生地五钱　双钩藤（后入）三钱　滁菊花三钱　茯神木三钱　生白芍三钱　生甘草八分　淡竹茹五钱

功用：凉肝息风，增液舒筋。

主治：肝热生风证。高热不退，烦闷躁扰，手足抽搐，发为痉厥，甚则神昏，舌绛而干，或舌焦起刺，脉弦而数。

配伍意义：本方所治之证乃温病热邪炽盛，传入厥阴，肝经热盛，热极动风所致。治以凉肝息风，增液舒筋。方中羚羊角清热解痉；钩藤平肝息风，助羚羊角息风止痉，共为君药。风盛于内，桑叶、菊花既能清热平肝，又兼疏散风热，使肝热从外疏散，共为臣药。热伤阴津，以生地黄凉血养阴，滋养筋脉；筋脉挛急，以白芍养阴补血，助生地黄生津养筋舒筋；痰阻经脉，以贝母、竹茹清热化痰通经；热扰心神，以茯神益气安神，共为佐药。甘草益气，助白芍缓急柔筋，并调和药性，为佐使药。诸药配伍，共奏凉肝息风、增液舒筋之效。

全方配伍特点：咸寒而甘与辛凉合方，清息之中寓辛疏酸甘之意，共成"凉肝息风"之法。

运用：

（1）辨证要点　本方是治疗肝经热盛动风的常用方。临床应用以高热烦躁，手足抽搐，舌绛而干，脉弦数为辨证要点。

（2）加减变化　若邪热内闭，神昏谵语者，宜配合紫雪或安宫牛黄丸以清热开窍；抽搐甚者，可配合止痉散以加强息风止痉之效；便秘者，加大黄、芒硝通腑泻热。本方清热凉血解毒之力不足，运用时可酌加水牛角、丹皮等。

（3）使用注意　若温病后期，热势已衰，阴液大亏，虚风内动者，不宜应用。

镇肝熄风汤

《医学衷中参西录》

组成：怀牛膝一两　生赭石一两　生龙骨五钱　生牡蛎五钱　生龟板五钱　生杭芍五钱　玄参五钱　天冬五钱　川楝子二钱　生麦芽二钱　茵陈二钱　甘草一钱半

功用：镇肝息风，滋阴潜阳。

主治：类中风。头目眩晕，目胀耳鸣，脑部热痛，面色如醉，心中烦热；或时常噫气，或肢体渐觉不利，口眼渐形㖞斜，甚或眩晕颠扑，昏不知人，移时始醒，或醒后不能复元，脉弦长有力。

配伍意义：本方所治之证乃肝肾阴虚，肝阳化风，肝风内动所致。治当滋阴潜阳，镇肝息风。方中重用怀牛膝引血下行，补益肝肾，用为君药。配伍质重沉降之代赭石，镇肝降逆，合牛膝以引气血下行，体现急则治标之意；龟板、龙骨、牡蛎滋阴潜阳，使阳能入阴；白芍补血敛阴，泻肝柔筋，共为臣药。玄参、天冬下入肾经，滋阴清热，可助白芍、龟甲以滋水涵木，滋阴柔肝；茵陈利湿，降泄肝气上逆；生麦芽、川楝子清泻肝热，疏利肝气，兼防滋阴潜阳药伤胃气，并能助消化，共为佐药。甘草调和诸药，兼防石类药、介类药妨碍胃气，是为使药。诸药配伍，共奏滋阴潜阳、镇肝息风之效。

全方配伍特点：镇降下行，重在治标，滋潜清疏，以适肝性。

运用：

（1）辨证要点　本方是治疗类中风之常用方。无论是中风之前，还是中风之时，抑或中风之后，皆可运用。临床应用以头目眩晕，脑部热痛，面色如醉，脉弦长有力为辨证要点。

（2）加减变化　心中烦热甚者，加石膏、栀子以清热除烦；痰多者，加胆南星、竹沥水以清热化痰；尺脉重按虚者，加熟地黄、山茱萸以补肝肾；中风后遗有半身不遂、口眼㖞斜等不能复元者，可加桃仁、红花、丹参、地龙等活血通络。

（3）使用注意　若属气虚血瘀之中风，则不宜使用本方。

天麻钩藤饮
《中医内科杂病证治新义》

组成：天麻　钩藤　生决明　山栀　黄芩　川牛膝　杜仲　益母草　桑寄生　夜交藤　朱茯神（原著本方无用量）

功用：平肝息风，清热活血，补益肝肾。

主治：肝阳偏亢，肝风上扰证。头痛，眩晕，失眠多梦，或口苦面红，舌红苔黄，脉弦数。

配伍意义：本方所治之证乃肝肾不足，肝阳上亢，肝风上扰所致。治当平肝息风，清热活血，补益肝肾。方中天麻、钩藤清热平肝息风，共为君药。热化为风，以石决明平肝潜阳，除热明目，助天麻、钩藤平肝息风；血逆于上，以川牛膝引血下行，兼能活血利水，共为臣药。热盛于内，以栀子、黄芩清泻肝热；血行不利，以益母草活血利水；肝肾不足，以杜仲、桑寄生补益肝肾；心神不安，以夜交藤、朱茯神安神定志，共为佐药。诸药配伍，共奏平肝息风、清热活血、补益肝肾之效。

大定风珠
《温病条辨》

组成：生白芍六钱　阿胶三钱　生龟板四钱　干地黄六钱　麻仁二钱　五味子二钱　生牡蛎四钱　麦冬六钱　炙甘草四钱　生鸡子黄二枚　生鳖甲四钱

功用：滋阴息风。

主治：阴虚风动证。温病后期手足瘛疭，形瘦神倦，舌绛少苔，脉气虚弱，时时欲脱者。

配伍意义：本方证乃温病后期，邪热久羁，灼伤真阴；或因误汗、妄攻，重伤阴液所致，故治当滋阴养液，以填补欲竭之真阴，平息内动之虚风。方中鸡子黄、阿胶为血肉有情之品，滋阴养液以息风，共为君药。重用生白芍、干地黄、麦冬壮水涵木，滋阴柔肝，为臣药。阴虚则阳浮，故以龟甲、鳖甲、牡蛎介类潜镇之品，以滋阴潜阳，重镇息风；麻仁养阴润燥；五味子酸收，与滋阴药相伍，而能收敛真阴；与生白芍、甘草相配，又具酸甘化阴之功。以上诸药，协助君、臣药加强滋阴息风之效，均为佐药。炙甘草调和诸药，为使药。

全方配伍特点：血肉有情之品与滋养潜镇之药合方，寓息风于滋养之中，共成"酸甘咸法"。

运用：

（1）辨证要点　本方是治疗温病后期，真阴大亏，虚风内动之常用方。临床应用以神倦瘛疭，舌绛苔少，脉虚弱为辨证要点。

（2）加减变化　若兼气虚喘急，加人参补气定喘；气虚自汗，加人参、龙骨、小麦补气敛汗；气虚心悸，加人参、小麦、茯神补气宁神定悸；若低热不退，加地骨皮、白薇以退虚热。

（3）使用注意　若阴液虽亏而邪热尤盛者，则非本方所宜。正如吴鞠通在《温病条辨》所说："壮火尚盛者，不得用定风珠、复脉。"

第十六单元　治燥剂

细目一　概　述

1. 治燥剂的适用范围　治燥剂主要适用于燥证。燥证，分外燥证与内燥证。外燥证是燥邪外袭所产生的病证，以咳嗽、头痛、鼻塞咽干等为主；内燥证是燥从内生所产生的病证，以咽喉干痛、干咳少痰或无痰、舌红少苔等为主。

2. 治燥剂的应用注意事项

（1）应辨清外燥内燥，外燥宜疏散，内燥宜滋润。

（2）疏散外燥药易伤津，药量宜轻；滋润内燥药易壅滞，应酌情配伍理气药。

（3）燥证夹湿者，治宜相互兼顾，用药应有主次之分。

细目二　轻宣外燥

杏苏散

《温病条辨》

组成：苏叶　半夏　茯苓　前胡　苦桔梗　枳壳　甘草　生姜　大枣　杏仁　橘皮（原著本方无用量）

功用：轻宣凉燥，理肺化痰。

主治：外感凉燥证。恶寒无汗，头微痛，咳嗽痰稀，鼻塞咽干，苔白，脉弦。

配伍意义：本方所治之证乃凉燥伤肺，营卫受邪所致。治当轻宣凉燥，理肺化痰。方中苏叶发表散邪，宣发肺气，使燥邪从外而散；肺气上逆，以杏仁降肺止咳化痰，与苏叶相配，一宣一降，调理肺气，宣降气机，共为君药。前胡疏散风寒，降气化痰；桔梗宣利肺气止咳，枳壳宽胸理气，二药相配，一升一降，助君药理肺化痰。以上三药共为臣药。半夏燥湿化痰降逆，橘皮理气化痰燥湿，茯苓健脾渗湿以杜绝生痰之源，生姜、大枣调和营卫，滋脾行津以助润燥，共为佐药。甘草调和药性，合桔梗宣肺利咽，为佐使之用。诸药配伍，共奏轻宣凉燥、理肺化痰之效。

清燥救肺汤

《医门法律》

组成：霜桑叶三钱　煅石膏二钱五分　甘草一钱　人参七分　胡麻仁一钱　阿胶八分　麦门冬一钱二分　杏仁七分　枇杷叶一片

功用：清肺润燥，益气养阴。

主治：温燥伤肺证。干咳无痰，气逆而喘，头痛身热，咽喉干燥，鼻燥，胸满胁痛，心烦口渴，舌干少苔，脉虚大而数。

配伍意义：本方所治之证乃温燥伤肺，气阴两伤所致。治当清肺润燥，益气养阴。方中重用桑叶质轻气寒，清透肺中燥热之邪，用为君药。温热侵肺，故臣以石膏辛甘而寒，甘寒润肺滋燥，辛寒清泄肺热；麦冬甘寒清热，养阴润肺。石膏用量轻于桑叶，则不碍君药之轻宣；麦冬凉润，但用量不及桑叶之半，不碍君药外散。君臣相配，体现清宣润之法，是清宣润肺的常用组合。热伤肺气，故以人参补益肺脾，生化津液；麻仁养阴润肺滋燥；血可化阴，以阿胶补血养阴润肺；杏仁苦润，苦降肺气，兼以润肺；枇杷叶清降肺气止咳，共为佐药。甘草益脾胃，补肺气，调和诸药为佐使。诸药合用，共奏清肺润燥、益气养阴之效。

桑杏汤
《温病条辨》

组成：桑叶一钱　杏仁一钱五分　沙参二钱　象贝一钱　香豉一钱　栀皮一钱　梨皮一钱

功用：清宣温燥，润肺止咳。

主治：外感温燥证。头痛，身热不甚，微恶风寒，口渴，咽干鼻燥，干咳无痰或痰少而黏，舌红，苔薄白而干，脉浮数而右脉大者。

细目三　滋阴润燥

麦门冬汤
《金匮要略》

组成：麦门冬七升　半夏一升　人参三两　甘草二两　粳米三合　大枣十二枚

功用：滋养肺胃，降逆下气。

主治：

（1）虚热肺痿。咳嗽气喘，咽喉不利，咯痰不爽，或咳唾涎沫，口干咽燥，手足心热，舌红少苔，脉虚数。

（2）胃阴不足证。气逆呕吐，口渴咽干，舌红少苔，脉虚数。

配伍意义：本方所治之证乃肺胃阴虚，气火上逆所致。治当滋养肺胃，降逆下气。方中重用麦门冬，滋养肺胃阴津，清肺胃虚热，是为君药。臣以半夏降逆下气、化痰和胃。一则降逆以止咳喘，二则开胃行津以润肺，三则防大量麦冬之滋腻壅滞，二药相反相成。人参补脾益气，甘草、粳米、大枣甘润性平，合人参和中滋液，培土生金，以上俱为佐药。甘草调和药性，兼作使药。诸药相合，可使肺胃阴复，逆气得降，中土健运，诸症自愈。

全方配伍特点：重用甘寒清润，少佐辛温降逆，滋而不腻，温而不燥，培土生金，肺胃并治。

运用：

（1）辨证要点　本方为治疗肺胃阴虚，气机上逆所致咳嗽或呕吐之常用方。临床应用以咳唾涎沫，短气喘促，或口干呕逆，舌干红少苔，脉虚数为辨证要点。

（2）加减变化　若津伤甚者，可加沙参、玉竹以养阴液；若阴虚胃痛、脘腹灼热者，可加石斛、白芍以增加养阴益胃止痛之功。

玉液汤
《医学衷中参西录》

组成：山药一两　生黄芪五钱　知母六钱　生鸡内金二钱　葛根钱半　五味子三钱　天花粉三钱

功用：益气养阴，固肾止渴。

主治：消渴之气阴两虚证。口常干渴，饮水不解，小便频数量多，或小便浑浊，困倦气短，舌嫩红而干，脉虚细无力。

配伍意义：本方所治之消渴系由元气不升，真阴不足，脾肾两虚所致。治宜益气滋阴，固肾止渴。方中生山药、生黄芪益气养阴，补脾固肾，共为君药。阴虚生内热，故以苦甘性寒之知母、天花粉为臣药，滋阴清热，润燥止渴。佐以葛根升阳生津，助脾气上升以散精达肺；鸡内金助脾健运，化水谷为津液；五味子酸收而固肾生津，使津液不下流。诸药配伍，共奏益气滋阴、固肾止渴之效。

增液汤
《温病条辨》

组成：玄参一两　麦冬八钱　细生地八钱

功用：增液润燥。

主治：阳明温病，津亏肠燥便秘证。大便秘结，口渴，舌干红，脉细数或沉而无力。

百合固金汤

《慎斋遗书》

组成：熟地　生地　当归身各三钱　白芍　甘草各一钱　桔梗　玄参各八分　贝母　麦冬　百合各一钱半

功用：滋润肺肾，止咳化痰。

主治：肺肾阴亏，虚火上炎证。咳嗽气喘，痰中带血，咽喉燥痛，头晕目眩，午后潮热，舌红少苔，脉细数。

配伍意义：本方证因肺肾阴虚，虚火上炎。治宜滋养肺肾之阴，止咳化痰。方中生地、熟地并用，既能滋阴养血以金水相生，又能清热凉血以止血，共为君药。百合甘苦微寒，滋阴清热，润肺止咳；麦冬甘寒，助百合以滋阴清热，润肺止咳；玄参咸寒，助二地滋阴凉血，以清虚火，并可清利咽喉，共为臣药。当归治咳逆上气，伍白芍以养血和血；贝母清热润肺，化痰止咳，俱为佐药。桔梗伍甘草以宣肺利咽，化痰散结，并可载药上行；生甘草清热泻火，并调和诸药，共为佐使药。合而用之，滋肾保肺，金水并调，使阴血渐充，虚火自清，痰化咳止，肺气自固。

第十七单元　祛湿剂

细目一　概　述

1. 祛湿剂的适用范围　祛湿剂主要适用于湿病。湿证分外湿证与内湿证。外湿证是湿邪外袭所引起的病证，以肢体沉重、头胀身困、筋脉不利等为主；内湿证是湿邪从内生所引起的病证，以腹胀腹泻、恶心呕吐、水肿淋浊、黄疸、痿痹等为主。

2. 祛湿剂的应用注意事项

（1）应辨清病变寒热，夹寒者宜温，夹热者宜清。

（2）辨清病变虚实，实证当以渗利，虚者当以温化。

（3）祛湿药多伤津，所以辨治应当兼顾阴津。

细目二　燥湿和胃

平胃散

《简要济众方》

组成：苍术四两　厚朴三两　陈橘皮二两　炙甘草一两　生姜二片　大枣二枚

功用：燥湿运脾，行气和胃。

主治：湿滞脾胃证。脘腹胀满，不思饮食，口淡无味，恶心呕吐，嗳气吞酸，肢体沉重，怠惰嗜卧，常多自利，舌苔白腻而厚，脉缓。

配伍意义：本方病证乃湿邪困阻脾胃，气机壅滞所致。治当燥湿运脾为主，兼以行气和胃。方中以辛香苦温之苍术为君药，燥湿健脾，使湿祛而脾运有权，脾健则湿邪得化。湿邪阻碍气机，且气行则湿化，故臣以芳化苦燥之厚朴行气除满，且可化湿。厚朴与苍术相伍，行气以除湿，燥湿以运脾，使滞气得行，湿浊得去。佐以陈皮理气和胃，燥湿醒脾，以助苍术、厚朴之力。甘草为使，调和诸药，且能益气健脾和中。煎加生姜、大枣，生姜温散水湿，且和胃降逆，大枣补脾益气以助甘草培土制水之功，姜、枣合用尚能调和脾胃。诸药配伍共奏燥湿运脾、行气和胃之效。

藿香正气散

《太平惠民和剂局方》

组成：大腹皮　白芷　紫苏　茯苓各一两　半夏曲　白术　陈皮　厚朴　苦桔梗各二两　藿香三两　炙甘草二两半　姜三片　枣一枚

功用：解表化湿，理气和中。

主治：外感风寒，内伤湿滞证。霍乱吐泻，恶寒发热，头痛，胸膈满闷，脘腹疼痛，舌苔白腻，脉浮或濡缓以及山岚瘴疟等。

配伍意义：本方所治之证乃风寒侵袭营卫，寒湿侵扰脾胃所致。治当解表化湿，理气和中。方中藿香解表散寒，芳香化湿，辟秽和中，升清降浊，为君药。半夏曲、陈皮理气燥湿，和胃降逆以止呕；白术、茯苓健脾助运，除湿和中以止泻，同为臣药。紫苏、白芷辛温发散，助藿香外散风寒，燥湿化浊；大腹皮、厚朴行气化湿，畅中行滞；桔梗宣肺利膈；煎加姜、枣，内调脾胃，外和营卫，俱为佐药。甘草调和药性，并协姜、枣以和中，用为使药。诸药配伍，使风寒外散，湿浊内化，气机通畅，脾胃调和，清升降浊。

全方配伍特点：表里同治，以除湿治里为主；脾胃同调，以升清降浊为要。

运用：

（1）辨证要点　藿香正气散主治外感风寒，内伤湿滞证。临床应用以恶寒发热，上吐下泻，舌苔白腻为辨证要点。

（2）加减变化　若表邪偏重，寒热无汗者，可加香薷以助解表；兼气滞脘腹胀痛者，可加木香、延胡索以行气止痛。

（3）使用注意　本方重在化湿和胃，解表散寒之力较弱，故服后宜温覆以助解表。湿热霍乱之吐泻，则非本方所宜。

细目三　清热祛湿

茵陈蒿汤

《伤寒论》

组成：茵陈六两　栀子十四枚　大黄二两

功用：清热，利湿，退黄。

主治：黄疸阳黄证。一身面目俱黄，黄色鲜明，发热，无汗或但头汗出，口渴欲饮，恶心呕吐，腹微满，小便短赤，大便不爽或秘结，舌红苔黄腻，脉沉数或滑数有力。

配伍意义：本方所治之证乃湿热蕴结，浸淫内外所致。治当清热利湿退黄。方中重用茵陈，清利湿热，疏利肝胆，降泄浊逆，乃治黄之要药，为君药。湿热蕴结，故臣以栀子清热降火，通利三焦，助茵陈使湿热从小便而去。佐以大黄逐瘀泻热，通导大便，推陈致新，导湿热从大便而去。诸药配伍，共奏清利湿热、退黄导热下行之效。

全方配伍特点：主以苦寒清利，佐以通腑泻热，分消退黄，药简效宏。

运用：

（1）辨证要点　本方为治疗湿热黄疸之常用方，其证属湿热并重。临床应用以一身面目俱黄，黄色鲜明，舌苔黄腻，脉沉数或滑数有力为辨证要点。

（2）加减变化　若湿重于热者，可加茯苓、泽泻、猪苓以利水渗湿；热重于湿者，可加黄柏、龙胆草以清热祛湿；胁痛明显者，可加柴胡、川楝子以疏肝理气。

三仁汤

《温病条辨》

组成：杏仁五钱　飞滑石六钱　白通草二钱　白蔻仁二钱　竹叶二钱　厚朴二钱　生薏苡仁六钱　半夏五钱

功用：宣畅气机，清利湿热。

主治：湿温初起及暑温夹湿之湿重于热证。头痛恶寒，身重疼痛，肢体倦怠，面色淡黄，胸闷不饥，午后身热，苔白不渴，脉弦细而濡。

配伍意义：本方所治之证乃湿温初起，邪在气分，湿重于热所致。治当清利湿热，宣畅气机。方中以滑石为君，清热利湿而解暑。以薏苡仁、杏仁、白蔻仁为臣，薏苡仁淡渗利湿以健脾，使湿热从下焦而去；白蔻仁芳香化湿，利气宽胸，畅中焦之脾气以助祛湿；杏仁宣利上焦肺气。佐以通草、竹叶甘寒淡渗，助君药利湿清热之效；半夏、厚朴行气除满，化湿和胃。诸药配伍，共奏宣畅气机、清利湿热之效。

全方配伍特点：宣上、畅中、渗下，从三焦分消湿热病邪。

运用：

（1）辨证要点　本方主治属湿温初起，湿重于热之证。临床应用以头痛恶寒，身重疼痛，午后身热，苔白不渴为辨证要点。

（2）加减变化　若湿温初起，卫分症状较明显者，可加藿香、香薷以解表化湿；若寒热往来者，可加青蒿、草果以和解化湿。

（3）使用注意　舌苔黄腻，热重于湿者则不宜使用。

八正散
《太平惠民和剂局方》

组成：车前子　瞿麦　萹蓄　滑石　山栀子仁　炙甘草　木通　大黄各一斤　灯心适量

功用：清热泻火，利水通淋。

主治：热淋。尿频尿急，溺时涩痛，淋沥不畅，尿色混赤，甚则癃闭不通，小腹急满，口燥咽干，舌苔黄腻，脉滑数。

配伍意义：本方所治之证乃湿热下注，膀胱气化功能失调所致。治当清热泻火，利水通淋。方中木通、滑石清热利湿，利水通淋，共为君药。车前子、瞿麦、萹蓄助木通、滑石清热利水通淋，共为臣药。大黄泻热祛湿，使湿热从大便而去；栀子泻热利湿，使湿热从小便而去，共为佐药。甘草调和诸药，清热解毒，缓急止痛，为佐使药。煎加灯心增利水通淋之功。诸药配伍，共奏清热泻火、利水通淋之效。

甘露消毒丹
《医效秘传》

组成：飞滑石十五两　淡黄芩十两　绵茵陈十一两　石菖蒲六两　川贝母　木通各五两　藿香　连翘　白蔻仁　薄荷　射干各四两

功用：利湿化浊，清热解毒。

主治：湿温时疫，湿热并重证。发热倦怠，胸闷腹胀，肢酸咽痛，身目发黄，颐肿口渴，小便短赤，泄泻淋浊；舌苔白或厚腻或干黄，脉濡数或滑数。

配伍意义：本方主治湿温、时疫，邪留气分，湿热并重之证。治宜利湿化浊，清热解毒。方中重用滑石、茵陈、黄芩，其中滑石利水渗湿，清热解暑，两擅其功；茵陈善清利湿热而退黄；黄芩清热燥湿，泻火解毒。三药相合，正合湿热并重之病机，共为君药。湿热留滞，易阻气机，故臣以石菖蒲、藿香、白豆蔻行气化湿，悦脾和中，令气畅湿行。木通清热利湿通淋，导湿热从小便而去，以益其清热利湿之力；热毒上攻，颐肿咽痛，故以连翘、射干、贝母、薄荷，合以清热解毒，散结消肿而利咽止痛，俱为佐药。纵观全方，利湿清热，两相兼顾，且以芳香行气悦脾，寓气行则湿化之义；佐以解毒利咽，令湿热疫毒俱去，诸症自除。

连朴饮
《霍乱论》

组成：制厚朴二钱　川连（姜汁炒）　石菖蒲　制半夏各一钱　香豉　焦栀各三钱　芦根二两

功用：清热化湿，理气和中。

主治：湿热霍乱。上吐下泻，胸脘痞闷，心烦躁扰，小便短赤，舌苔黄腻，脉濡数。

当归拈痛汤（拈痛汤）
《医学启源》

组成：羌活半两　防风三钱　升麻一钱　葛根二钱　白术一钱　苍术三钱　当归身三钱　人参二钱　甘草五钱　苦参二钱　黄芩一钱　知母三钱　茵陈五钱　猪苓三钱　泽泻三钱

功用：利湿清热，疏风止痛。

主治：湿热相搏，外受风邪证。遍身肢节烦痛，或肩背沉重，或脚气肿痛，脚膝生疮，舌苔白腻微黄，脉弦数。

二 妙 散
《丹溪心法》

组成：黄柏　苍术　姜汁（原著本方无用量）

功用：清热燥湿。

主治：湿热下注证。筋骨疼痛，或两足痿软，或足膝红肿疼痛，或湿热带下，或下部湿疮、湿疹，小便短赤，舌苔黄腻者。

配伍意义：本方所治诸症皆由湿热注于下焦所致。法当清热燥湿。方中黄柏寒凉苦燥，其性沉降，擅清下焦湿热，为君药。苍术辛苦而温，其性燥烈，一则健脾助运以治生湿之本，一则芳化苦燥以除湿阻之标，为臣药。"苍术妙于燥湿，黄柏妙于去热"（《医方考》），且二药互制其苦寒或温燥之性，以防败胃伤津之虞。再入姜汁少许调药，既可藉其辛散以助祛湿，亦可防黄柏苦寒伤中。

全方配伍特点：苦燥辛芳，寒温相制，长于下焦，药简效专。

运用：

（1）辨证要点　本方为治疗湿热下注之痿痹、脚气、带下、湿疮等病证之基础方。以足膝肿痛，小便短赤，舌苔黄腻为辨证要点。

（2）加减变化　临床本方常需加味或与其他方剂相合。若湿重者，重用苍术，或与五苓散相合以助健脾渗湿之功；热重者，重用黄柏，或加虎杖、栀子等以增清热之效；若为湿热痿证，可加木瓜、萆薢等祛湿热，强筋骨；若为湿热脚气，宜加薏苡仁、木瓜、槟榔等渗湿降浊；若为下部湿疮，可加赤小豆、土茯苓、苦参等清湿热，解疮毒。

（3）使用注意　不宜长期、大量服用，以防败胃伤津及苦寒伤中。寒湿痹证不宜使用。

细目四　利水渗湿

五 苓 散
《伤寒论》

组成：猪苓十八铢　泽泻一两六铢　白术十八铢　茯苓十八铢　桂枝半两

功用：利水渗湿，温阳化气。

主治：

1. 蓄水证。小便不利，头痛微热，烦渴欲饮，甚则水入即吐，舌苔白，脉浮。

2. 痰饮。脐下动悸，吐涎沫而头眩，或短气而咳。

3. 水湿内停证。水肿，泄泻，小便不利，以及霍乱吐泻等。

配伍意义：本方所治之证乃水湿内盛，膀胱气化不利所致。治当利水渗湿，温阳化气，兼以解表。方中重用泽泻为君，直达下焦，利水渗湿。臣以淡渗之茯苓、猪苓，利水渗湿，与君药相须为用。脾能化湿，以白术健脾燥湿制水，用为佐药。阳能化水，又佐以桂枝温阳化气以助利水，病兼表证则解表散邪。诸药配伍，共奏利水渗湿、温阳化气、兼以解表之效。

猪 苓 汤
《伤寒论》

组成：猪苓　茯苓　泽泻　阿胶　滑石各一两

功用：利水渗湿，养阴清热。

主治：水热互结伤阴证。小便不利，发热，口渴欲饮，或心烦不寐，或兼有咳嗽、呕恶、下利，舌红苔白或微黄，脉细数。又治热淋，血淋。

配伍意义：本方证因伤寒之邪传入于里，化而为热，与水相搏，水热互结，热伤阴津所致。治宜利水清热养阴。方中以猪苓为君，取其归肾、膀胱经，专以淡渗利水。臣以泽泻、茯苓之甘淡，以增猪苓利水渗湿之力，且泽泻性寒兼可泄热，茯苓尚可健脾以助运湿。佐入滑石之甘寒，利水、清热两彰其功；阿胶滋阴润燥，既益已伤之阴，又防诸药渗利重伤阴血。五药合方，利水渗湿为主，清热养阴为辅，体现了利水而不伤阴、滋阴而不碍湿的配伍特点。水湿去，邪热清，阴津复，诸症自除。血淋而小便不利者，亦可用本方利水通淋、清热止血。

防己黄芪汤
《金匮要略》

组成：防己一两　甘草半两　白术七钱半　黄芪一两一分　生姜四片　大枣一枚

功用：益气祛风，健脾利水。

主治：表虚之风水或风湿证。汗出恶风，身重或肿，或肢节疼痛，小便不利，舌淡苔白，脉浮。

配伍意义：本方所治风水或风湿，乃因表虚卫气不固，风湿之邪伤于肌表，水湿郁于肌腠所致。风湿在表，当从汗解，表气不足，又不可单行解表除湿，只宜益气固表与祛风行水并施。方中以防己、黄芪共为君药，防己祛风行水，黄芪益气固表，兼可利水，两者相合，祛风除湿而不伤正，益气固表而不恋邪，使风湿俱去，表虚得固。臣以白术补气健脾祛湿，既助防己祛湿行水之功，又增黄芪益气固表之力。佐入姜、枣调和营卫。甘草和中，兼可调和诸药，是为佐使之用。诸药相伍，祛风除湿与益气固表并用，扶正与祛邪兼顾，使风湿俱去，诸症自除。

细目五　温化寒湿

苓桂术甘汤
《金匮要略》

组成：茯苓四两　桂枝三两　白术三两　炙甘草二两

功用：温阳化饮，健脾利水。

主治：中阳不足之痰饮。胸胁支满，目眩心悸，短气而咳，舌苔白滑，脉弦滑或沉紧。

配伍意义：本方所治痰饮乃中阳素虚，脾失健运，气化不利，水湿内停所致。仲景云："病痰饮者，当以温药和之。"（《金匮要略》）故治当温阳化饮，健脾利水。本方重用甘淡之茯苓为君，健脾利水，渗湿化饮，既能消除已聚之痰饮，又善平饮邪之上逆。桂枝为臣，功能温阳化气，平冲降逆。苓、桂相合为温阳化气，利水平冲之常用组合。白术为佐，功能健脾燥湿，苓、术相须，为健脾祛湿的常用组合，在此体现了治生痰之源以治本之意；桂、术同用，也是温阳健脾的常用组合。炙甘草用于本方，其意有三：一可合桂枝以辛甘化阳，以襄助温补中阳之力；二可合白术益气健脾，崇土以利制水；三可调和诸药，功兼佐使之用。四药合用，温阳健脾以助化饮，淡渗利湿以平冲逆。全方温而不燥，利而不峻，标本兼顾，配伍严谨，为治疗痰饮病之和剂。

此方服后，当小便增多，是饮从小便而去之征，故原方用法之后有"小便则利"之说。此亦即《金匮要略》"夫短气有微饮者，当从小便去之"之意。

真武汤
《伤寒论》

组成：茯苓三两　芍药三两　生姜三两　白术二两　炮附子一枚

功用：温阳利水。

主治：

1. 阳虚水泛证。小便不利，四肢沉重疼痛，浮肿，腰以下为甚，畏寒肢冷，腹痛，下利，或咳，或呕，舌淡胖，苔白滑，脉沉细。

2. 太阳病发汗太过，阳虚水泛证。汗出不解，其人仍发热，心下悸，头眩，身瞤动，振振欲擗地。

配伍意义：本方所治之证乃脾肾阳气虚弱，水气泛溢所致。治当温阳利水。方中附子温壮肾阳，以化气行水；兼暖脾土，以温运水湿，为君药。脾主制水，以白术健脾燥湿，使水有所制；

茯苓淡渗利湿，使水湿从小便而去，并助白术健脾，共为臣药。水溢肌肤，故佐以生姜温散，既助附子温阳散寒，又合茯苓、白术宣散水湿；佐以芍药，一者利小便以行水，二者柔肝缓急以止腹痛，三者敛阴舒筋以治筋肉瞤动，四者防止温燥药物伤耗阴津，以利久服缓治。诸药配伍，以奏温阳利水之效。

配伍特点：辛热渗利合法，纳酸柔于温利之中，脾肾兼顾，重在温肾。

运用：

（1）辨证要点　本方为温阳利水之基础方。以小便不利、肢体沉重或浮肿，舌质淡胖，苔白，脉沉为辨证要点。

（2）加减变化　若水寒射肺而咳者，加干姜、细辛以温肺化饮，五味子以敛肺止咳；若阴盛阳衰而下利甚者，可去芍药之阴柔，加干姜以助温里散寒；若水寒犯胃而呕者，加重生姜用量以和胃降逆，或再加吴茱萸、半夏以助温胃止呕。

（3）使用注意　凡肝肾阴虚、肺胃阴虚、心阴虚等阴虚津液亏损证者，虽小便不利、心悸头眩，亦应忌用本方。

实 脾 散
《重订严氏济生方》

组成：厚朴　白术　木瓜　木香　草果仁　大腹子　炮附子　白茯苓　炮干姜各一两　炙甘草半两　生姜五片　大枣一枚

功用：温阳健脾，行气利水。

主治：脾肾阳虚，水气内停之阴水。身半以下肿甚，手足不温，口中不渴，胸腹胀满，大便溏薄，舌苔白腻，脉沉弦而迟者。

配伍意义：本方所治之水肿，亦谓阴水，乃由脾肾阳虚，阳不化水，水气内停所致。治以温阳健脾，行气利水。方中附子、干姜为君，温肾暖脾，扶阳抑阴。茯苓、白术为臣，渗湿健脾，使水湿从小便去。木瓜除湿醒脾和中；厚朴、木香、大腹子（槟榔）、草果行气导滞，使气化则湿化，气顺则胀消；草果、厚朴兼可燥湿；槟榔兼能利水；木瓜除湿和中，共为佐药。甘草、生姜、大枣益脾和中；生姜兼能温散水气；甘草调和诸药，共为佐使药。诸药相伍，共奏温阳健脾、行气利水之效。

全方配伍特点：辛热与淡渗合法，纳行气于温利之中，脾肾兼顾，主以实脾。

运用：

（1）辨证要点　本方为治疗脾肾阳虚水肿之常用方。临床应用以身半以下肿甚，胸腹胀满，舌淡苔腻，脉沉迟为辨证要点。

（2）加减变化　若气短乏力，倦惰懒言者，可加黄芪补气以助行水；小便不利，水肿甚者，可加猪苓、泽泻以增利水消肿之功；大便秘结者，可加牵牛子通利二便。

细目六　祛湿化浊

完 带 汤
《傅青主女科》

组成：白术一两　苍术三钱　山药一两　人参二钱　白芍五钱　车前子三钱　甘草一钱　陈皮五分　黑穗芥五分　柴胡六分

功用：补脾疏肝，化湿止带。

主治：脾虚肝郁，湿浊带下。带下色白，清稀如涕，面色㿠白，倦怠便溏，舌淡苔白，脉缓或濡弱。

配伍意义：本方所治之证因脾虚肝郁，带脉失约，湿浊下注所致。治宜补脾益气，疏肝解郁，化湿止带。方中重用白术、山药为君，补脾祛湿，使脾气健运，湿浊得消；山药兼能固肾止带。人参补中益气，助君药补脾之力；苍术燥湿运脾，以增祛湿化浊之力；白芍柔肝理脾，肝木达而脾土自强；车前子渗利水湿，使湿浊从小便分利，共为臣药。陈皮理气燥湿；柴胡、黑荆芥，得白术则升发脾胃清阳，配白芍则疏肝解郁，共为佐药。甘草调药和中，用为使药。诸药相配，共奏补脾疏肝、化湿止带功效。

全方配伍特点：扶土抑木，补中寓散，升清除湿，肝脾同治，重在治脾。

运用：

（1）辨证要点　本方为治脾虚肝郁，湿浊下注带下之常用方。临床应用以带下清稀色白，舌淡苔白，脉濡缓为辨证要点。

（2）加减变化　若兼湿热，带下兼黄色者，加黄柏、龙胆草以清热燥湿；兼有寒湿，小腹疼痛者，加炮姜、盐茴香以温中散寒；腰膝酸软者，加杜仲、续断以补益肝肾；日久病滑脱者，加龙骨、牡蛎以固涩止带。

萆薢分清饮
《杨氏家藏方》

组成：益智仁　川萆薢　石菖蒲　乌药各等分　盐

功用：温肾利湿，分清化浊。

主治：下焦虚寒之膏淋、白浊。小便频数，浑浊不清，白如米泔，凝如膏糊，舌淡苔白，脉沉。

细目七　祛风胜湿

羌活胜湿汤
《内外伤辨惑论》

组成：羌活　独活各一钱　藁本　防风　炙甘草各五分　川芎二分　蔓荆子三分

功用：祛风胜湿止痛。

主治：风湿犯表之痹证。肩背痛不可回顾，头痛身重，或腰脊疼痛，难以转侧，苔白，脉浮。

配伍意义：本方主治为汗出当风，或久居湿地，风湿之邪侵袭肌表之证。风湿在表，宜从汗解，故以祛风胜湿为法。方中羌活、独活共为君药，二者皆为辛苦温燥之品，其辛散祛风，味苦燥湿，性温散寒，故皆可祛风除湿、通利关节。其中羌活善祛上部风湿，独活善祛下部风湿，两药相合，能散一身上下之风湿，通利关节而止痹痛。臣以防风，祛风胜湿，且善止头痛。川芎活血行气，祛风止痛，用为臣药。蔓荆子祛风止痛，藁本疏散太阳经之风寒湿邪，且善达巅顶止头痛，俱为佐药。使以甘草调和诸药。综合全方，以辛苦温散之品为主组方，共奏祛风胜湿之效，使客于肌表之风湿随汗而解。

独活寄生汤
《备急千金要方》

组成：独活三两　桑寄生　杜仲　牛膝　细辛　秦艽　茯苓　肉桂心　防风　川芎　人参　甘草　当归　芍药　干地黄各二两

功用：祛风湿，止痹痛，益肝肾，补气血。

主治：痹证日久，肝肾两虚，气血不足证。腰膝疼痛、痿软，肢节屈伸不利，或麻木不仁，畏寒喜温，心悸气短，舌淡苔白，脉细弱。

配伍意义：本方所治之证乃风寒湿日久不愈，肝肾不足，气血虚弱所致。治当祛风湿，止痹痛，益气血，补肝肾。方中重用独活为君，性善下行，治伏风，除久痹，以祛下焦与筋骨间的风寒湿邪。以细辛、防风、秦艽、桂心为臣，其中细辛长于入少阴肾经，搜剔阴经之风寒湿邪，除经络留湿；秦艽祛风湿，舒筋络，利关节；桂心温经散寒，通利血脉；防风祛一身之风湿。君臣相伍，祛风寒湿邪，止痹痛。佐以桑寄生、杜仲、牛膝，补益肝肾，强壮筋骨，且桑寄生兼可祛风湿，牛膝兼能活血通筋脉；当归、川芎、地黄、白芍养血和血；人参、茯苓、甘草健脾益气。诸药合用，补肝肾，益气血。其中白芍与甘草相合，尚能柔肝缓急，以助舒筋止痛；当归、川芎、牛膝、桂心活血，寓"治风先治血，血行风自灭"之意。甘草调和诸药，兼使药之用。诸药配伍，共奏祛风湿、止痹痛、益气血、补肝肾之效。

全方配伍特点：辛温行散与甘温滋柔合法，纳益肝肾、补气血于祛邪蠲痹之中，邪正兼顾。

运用：

（1）辨证要点　本方为治疗久痹而致肝肾两虚，气血不足证之常用方。临床应用以腰膝冷痛，肢节屈伸不利，心悸气短，脉细弱为辨证要点。

（2）加减变化　痹证疼痛较剧者，可酌加制川乌、制草乌、白花蛇等以助搜风通络，活血止痛；寒邪偏盛者，酌加附子、干姜以温阳散寒；湿邪偏盛者，去地黄，酌加防己、薏苡仁、苍术以祛湿消肿；正虚不甚者，可减地黄、人参。

第十八单元　祛痰剂

细目一　概　述

1. 祛痰剂的适用范围　祛痰剂主要适用于痰病。痰有广义与狭义之分：狭义之痰是专指有形之痰；而广义之痰是泛指诸多符合痰的病证表现与病理变化，病变部位比较广泛，如《医方集解》曰："在肺则咳，在胃则呕，在头则眩，在心则悸，在背则冷，在胁则胀，其变不可胜穷也。"痰病见有咳嗽、气喘、呕吐、中风、头晕目眩、头痛、胸痹、癫、狂、痫、瘰疬等症，均可使用祛痰剂治疗。

2. 祛痰剂的应用注意事项

（1）应辨清病变属性，热痰宜清，寒痰宜温，风痰宜息等。

（2）辨治痰病，治痰必治脾，治脾以绝生痰之源。

（3）治痰药多伤津，治痰应当兼顾阴津，以免化痰伤津。

（4）治热宜清，但治痰必用温，必须酌情配伍温药，即"病痰饮者，当以温药和之"。

细目二　燥湿化痰

二陈汤
《太平惠民和剂局方》

组成：半夏　橘红各五两　白茯苓三两　炙甘草一两半　生姜七片　乌梅一个

功用：燥湿化痰，理气和中。

主治：湿痰证。咳嗽痰多，色白易咯，恶心呕吐，胸膈痞闷，肢体困重，或头眩心悸，舌苔白滑或腻，脉滑。

配伍意义：本方证因脾失健运，湿无以化，湿聚成痰所致。治宜燥湿化痰，理气和中。方中以辛温性燥之半夏为君，燥湿化痰，和胃降逆。橘红为臣，理气行滞，燥湿化痰。君臣相配，其意有二：一是等量合用，相辅相成，以增强燥湿化痰之力，并体现治痰先理气，气顺则痰消之意；二是半夏、橘红皆以陈久者良，而无过燥之弊，故方名"二陈"，半夏、橘红为本方燥湿化痰的基本结构。佐以茯苓健脾渗湿；生姜监制半夏之毒，又助半夏化痰降逆、和胃止呕；少佐乌梅收敛肺气，与半夏、橘红相伍，散中兼收，防其燥散伤正。且有"欲劫之而先聚之"之意甘草为佐使，健脾和中，调和诸药。诸药合用，共奏燥湿化痰、理气和中之效。

温胆汤
《三因极一病证方论》

组成：半夏　竹茹　枳实各二两　陈皮三两　炙甘草一两　茯苓一两半　姜五片　枣一枚

功用：理气化痰，清胆和胃。

主治：胆胃不和，痰热内扰证。胆怯易惊，头眩心悸，心烦不眠，夜多易梦；或呕恶呃逆，眩晕，癫痫。苔白腻，脉弦滑。

配伍意义：本方证是因胆胃不和，痰热内扰所致。治宜理气化痰，清胆和胃。方中以辛温之半夏为君，燥湿化痰，和胃止呕。臣以甘而微寒之竹茹，清热化痰，除烦止呕；半夏与竹茹相伍，一温一凉，化痰和胃，止呕除烦。辛苦温之陈皮，理气行滞，燥湿化痰；辛苦微寒之枳实，降气导滞，消痰除痞；陈皮与枳实相合，亦一温一凉，理气化痰；茯苓，健脾渗湿；生姜、大枣调和脾胃，生姜兼制半夏毒性，以上共为佐药。甘草为使，调和诸药。本方诸药配伍，温凉兼进，不寒不燥，共奏理气化痰、清胆和胃之效。

细目三　清热化痰

清气化痰丸
《医方考》

组成：陈皮　杏仁　枳实　黄芩　瓜蒌仁　茯苓各一两　胆南星　制半夏各一两半　姜汁

功用：清热化痰，理气止咳。

主治：痰热咳嗽。咳嗽气喘，咳痰黄稠，胸膈痞闷，甚则气急呕恶，烦躁不宁，舌质红，苔黄腻，脉滑数。

配伍意义：本方所治痰热多由外邪不解，入里化热，热灼肺津而成痰。治当清热化痰，理气止咳。方中胆南星味苦性凉，清热化痰，善治痰热为君；瓜蒌仁甘寒，清热化痰，且能导痰热从大便而下，半夏燥湿化痰，黄芩清降肺热，二者相配，相辅相成，又相制相成，共为臣药。治痰当须顺气，故以枳实破气化痰以宽胸，杏仁肃降肺气以宣上，陈皮理气化痰以畅中，茯苓益气健脾渗湿以杜绝生痰之源，共为佐药。姜汁化痰开结，为佐使药。诸药配伍，以使肺热得清，痰热得化，气机得畅，诸症悉平。

小陷胸汤
《伤寒论》

组成：黄连一两　半夏半升　瓜蒌实大者一枚

功用：清热化痰，宽胸散结。

主治：痰热互结之小结胸证。胸脘痞闷，按之则痛，或心胸闷痛，或咳痰黄稠，舌红苔黄腻，脉滑数。

配伍意义：本方原治伤寒表证误下，邪热内陷，与痰浊结于心下的小结胸病。治宜清热涤痰，宽胸散结。方中全瓜蒌甘寒，清热涤痰，宽胸散结，是为君药。用时先煮，意在"以缓治上"，而通胸膈之痹。臣以黄连苦寒泄热除痞，佐以半夏辛温化痰散结。两者合用，一苦一辛，体现辛开苦降之法；与瓜蒌相伍，润燥相得，是为清热化痰，散结开痞的常用组合。本方证为痰热互结心下，病位局限，病情相对较轻，病势较缓，仅见胸脘痞闷、按之始痛、脉象浮滑，故用瓜蒌与黄连、半夏相伍，清热涤痰散结。

细目四　润燥化痰

贝母瓜蒌散
《医学心悟》

组成：贝母一钱五分　瓜蒌一钱　天花粉　茯苓　橘红　桔梗各八分

功用：润肺清热，理气化痰。

主治：燥痰咳嗽。咳嗽痰少，咯痰不爽，涩而难出，咽喉干燥，苔白而干。

配伍意义：本方证因燥热伤肺，灼津成痰所致。治宜润肺清热，理气化痰。方中以贝母润肺清热，化痰止咳，为君药。瓜蒌清肺润燥，开结涤痰，为臣药。佐以天花粉，清降肺热，生津润燥。痰因湿聚，湿自脾来，痰又易阻滞气机，故佐以橘红理气化痰、茯苓健脾渗湿，但因橘红温燥、茯苓渗利，故用量较轻。桔梗宣肺化痰，且引诸药入肺经，亦为佐药。诸药配伍，清润宣化并用，肺脾同调，以润肺化痰为主，润肺不留痰，化痰不伤津，共奏润肺清热、理气化痰之效。

细目五　温化寒痰

苓甘五味姜辛汤
《金匮要略》

组成：茯苓四两　甘草三两　干姜三两　细

辛三两　五味子半升

功用：温肺化饮。

主治：寒饮咳嗽。咳嗽痰多，清稀色白，或喜唾涎沫，胸满不舒，舌苔白滑，脉弦滑。

三子养亲汤
《韩氏医通》

组成：紫苏子　白芥子　莱菔子（原著本方无用量）

功用：温肺化痰，降气消食。

主治：痰壅气逆食滞证。咳嗽喘逆，痰多胸痞，食少难消，舌苔白腻，脉滑。

细目六　化痰息风

半夏白术天麻汤
《医学心悟》

组成：半夏一钱五分　天麻　茯苓　橘红各一钱　白术三钱　甘草五分　生姜一片　大枣二枚

功用：化痰息风，健脾祛湿。

主治：风痰上扰证。眩晕，头痛，胸膈痞闷，恶心呕吐，舌苔白腻，脉弦滑。

配伍意义：本方证因脾湿生痰，湿痰壅遏，引动肝风，风痰上扰清空所致。治宜化痰息风，健脾祛湿。方中半夏燥湿化痰，降逆止呕；天麻平肝息风，止眩晕。两者配伍为治风痰眩晕头痛之要药，共为君药。李东垣《脾胃论》云："足太阴痰厥头痛，非半夏不能疗；眼黑头眩，风虚内作，非天麻不能除。"臣以白术、茯苓健脾祛湿，以治生痰之源。佐以橘红理气化痰，使气顺则痰消。佐使甘草和中调药；生姜、大枣调和脾胃，生姜兼能制约半夏毒性。诸药配伍，风痰并治，标本兼顾，以化痰息风治标为主，健脾祛湿治本为辅，共奏化痰息风、健脾祛湿之效。本方是在二陈汤燥湿化痰的基础上，加入健脾燥湿之白术、平肝息风之天麻而组成。

第十九单元　消食剂

细目一　概　述

1. 消食剂的适用范围　消食剂主要适用于饮食积滞。消食剂适应证比较缓、病情比较轻，治疗取"渐消缓散"之意，以缓缓消除饮食积滞为主。

2. 消食剂的应用注意事项

（1）应辨清病变属性，实证以消食为主，虚证以消补为主。

（2）应用消食剂，不宜长期服用，避免损伤脾胃之气。

细目二　消食化滞

保 和 丸
《丹溪心法》

组成：山楂六两　神曲二两　半夏　茯苓各三两　陈皮　连翘　莱菔子各一两

功用：消食化滞，理气和胃。

主治：食积证。脘腹痞满胀痛，嗳腐吞酸，恶食呕逆，或大便泄泻，舌苔厚腻，脉滑。

配伍意义：本方所治之证乃饮食不节，暴

饮暴食所致。治当消食化滞，理气和胃。方中重用山楂，能消一切饮食积滞，善于消肉食之积，为君药。神曲消食健脾，善于化酒食陈腐油腻之积；莱菔子下气消食除胀，善于消谷面之积，共为臣药。三药并用，以消各种饮食积滞。半夏、陈皮理气化湿，和胃止呕；茯苓健脾和中，利湿止泻；连翘清热散结，共为佐药。诸药配伍，共奏消食和胃、清热祛湿之效，使食积得消，湿祛热清，胃气因和，诸症悉除。

枳实导滞丸
《内外伤辨惑论》

组成：大黄一两　枳实　神曲各五钱　茯苓　黄芩　黄连　白术各三钱　泽泻二钱

功用：消食导滞，清热祛湿。

主治：湿热食积证。脘腹胀痛，下痢泄泻，或大便秘结，小便短赤，舌苔黄腻，脉沉有力。

配伍意义：本方证因湿热食积，内阻胃肠所致。治宜消积导滞，清热利湿。

细目三　健脾消食

健脾丸
《证治准绳》

组成：白术二两半　木香　酒炒黄连　甘草各七钱半　白茯苓二两　人参一两五钱　神曲　陈皮　砂仁　炒麦芽　山楂　山药　肉豆蔻以上各一两

功用：健脾和胃，消食止泻。

主治：脾虚食积证。食少难消，脘腹痞闷，大便溏薄，倦怠乏力，苔腻微黄，脉虚弱。

配伍意义：本方证因脾虚胃弱，运化失常，食积停滞，郁而生热所致。治当健脾与消食并举。人参、白术、茯苓为君，重在补气健脾运湿止泻。臣以山楂、神曲、麦芽消食和胃，除已停之积。再佐肉蔻、山药健脾止泻；木香、砂仁、陈皮理气开胃，醒脾化湿；黄连清热燥湿，以除食积所生之热。甘草补中和药，是为佐使之用。诸药合用，使脾健、食消、气畅、热清、湿化。

全方配伍特点：消补兼施，补重于消，补而不滞，消中寓清。

运用：

（1）辨证要点　本方为治疗脾虚食滞之常用方。临床应用以脘腹痞闷，食少难消，大便溏薄，苔腻微黄，脉虚弱为辨证要点。

（2）加减变化　湿甚者加车前子、泽泻以利水渗湿；兼寒者去黄连，加干姜以温中祛寒。本方为消补兼施之剂，但补益之药多壅滞，消克之品易伤脾，临床应用时应权衡轻重，配伍适宜。

第二十单元　驱虫剂

乌梅丸
《伤寒论》

组成：乌梅三百枚　细辛六两　干姜十两　黄连十六两　当归四两　炮附子六两　蜀椒四两　桂枝六两　人参六两　黄柏六两　蜜

功用：温脏安蛔。

主治：蛔厥证。脘腹阵痛，烦闷呕吐，时发时止，得食则吐，甚则吐蛔，手足厥冷，或久泻久痢。

配伍意义：蛔厥之证是因患者素有蛔虫，

复由肠道虚寒,蛔虫上扰所致。本证既有虚寒的一面,又有虫扰气逆化热的一面,针对寒热错杂、蛔虫上扰的病机,治宜寒热并调、温脏安蛔之法。柯琴说"蛔得酸则静,得辛则伏,得苦则下",因此方中重用味酸之乌梅,取其酸能安蛔,使静则痛止,为君药。蛔虫躁动因于肠寒,蜀椒、细辛,药性辛温,辛可伏蛔,温可祛寒;黄连、黄柏性味苦寒,苦能下蛔,寒能清解因蛔虫上扰、气机逆乱所生之热,共为臣药。附子、桂枝、干姜皆为辛热之品,既可增强温脏祛寒之功,亦有辛可制蛔之力;当归、人参补养气血,且合桂枝以养血通脉,以解四肢厥冷,均为佐药。以蜜为丸,甘缓和中为使药。诸药合用,共奏温脏安蛔之功。

本方所治的久泻久痢,实属脾胃虚寒,肠滑失禁,气血不足而湿热积滞未去之寒热虚实错杂证候。方中重用乌梅,酸收涩肠;人参、当归、桂枝、附子、干姜、细辛、蜀椒温阳散寒,补虚扶正;黄连、黄柏清热燥湿。诸药合用,切中病机,故可奏效。

全方配伍特点:酸苦辛并进,使蛔虫静伏而下;寒热佐甘温,则和肠胃扶正。

运用:

(1) **辨证要点** 本方为治疗脏寒蛔厥证的常用方。临床应用以腹痛时作,烦闷呕吐,常自吐蛔,手足厥冷为辨证要点。

(2) **加减变化** 本方以安蛔为主,杀虫之力较弱,临床运用时可酌加使君子、苦楝根皮、榧子、槟榔等以增强驱虫作用。若热重者,可去附子、干姜;寒重者,可减黄连、黄柏;口苦,心下疼热甚者,重用乌梅、黄连,并加川楝子、白芍;无虚者,可去人参、当归;呕吐者,可加吴茱萸、半夏;大便不通者,可加大黄、槟榔。

第二十一单元 治痈疡剂

细目一 概述

1. 治痈疡剂的适用范围

治痈疡剂主要适用于痈疽疮疡证。治疗多以散结消痈、托里透脓、补虚敛疮为法。

2. 治痈疡剂的应用注意事项

(1) 应辨别病证的阴阳表里虚实。

(2) 痈疡脓已成,不宜固执内消一法,应促其速溃,不致疮毒内攻;若毒邪炽盛,则需侧重清热解毒以增祛邪之力;若脓成难溃,又应配透脓溃坚之品。

(3) 痈疡后期,疮疡虽溃,毒邪未尽时,切勿过早应用补法,以免留邪为患。

细目二 散结消痈

大黄牡丹汤

《金匮要略》

组成:大黄四两 牡丹皮一两 桃仁五十个 冬瓜仁半升 芒硝三合

功用:泻热破瘀,散结消肿。

主治:肠痈初起,湿热瘀滞证。右少腹疼痛拒按,按之其痛如淋,甚则局部肿痞,或右足屈而不伸,伸则痛剧,小便自调,或时时发热,自汗恶寒,舌苔薄腻而黄,脉滑数。

配伍意义:本方所治之肠痈是因肠中湿热郁蒸,气血凝聚所致。治法当泻热祛湿,破瘀消痈。

故方中以苦寒攻下之大黄为君，泻热逐瘀，涤荡肠中湿热瘀毒；丹皮亦为君药，清热凉血，活血散瘀。两药合用，泻热破瘀。臣以咸寒之芒硝，泻热导滞，软坚散结，助大黄荡涤湿热，使之速下；桃仁活血破瘀，配合丹皮以散瘀消肿。佐以甘寒滑利之冬瓜仁，为治内痈之要药，清肠利湿，导湿热从小便而去，并能排脓消痈。本方泻下、清利、破瘀诸法并用，共奏泻热破瘀、散结消肿之功，是治疗湿热瘀滞之肠痈初起的常用方剂。

仙方活命饮
《校注妇人良方》

组成：白芷　贝母　防风　赤芍药　当归尾　甘草　皂角刺　穿山甲　天花粉　乳香　没药各一钱　金银花　陈皮各三钱　酒

功用：清热解毒，消肿溃坚，活血止痛。

主治：痈疡肿毒初起。局部红肿焮痛，或身热凛寒，苔薄白或黄，脉数有力。

配伍意义：本方主治疮疡肿毒初起之证。多为热毒壅聚，气滞血瘀痰结而成。阳证痈疮初起，治宜清热解毒为主，配合理气活血、化痰散结、消肿溃坚。方中金银花性味甘寒，最善清热解毒疗疮，前人称之"疮疡圣药"，故重用为君。然单用清热解毒，则气滞血瘀难消，肿结不散，又以当归尾、赤芍、乳香、没药、陈皮行气活血通络，消肿止痛，共为臣药。白芷、防风疏风散表，以助散结消肿；气机阻滞每可导致液聚成痰，故配用贝母、花粉清热化痰排脓，可使未成之脓即消；山甲、皂刺通行经络，透脓溃坚，可使已成之脓即溃，均为佐药。甘草清热解毒，并调和诸药；煎药加酒者，借其通行周身，助药力直达病所，共为使药。诸药合用，共奏清热解毒、消肿溃坚、活血止痛之功。

前人称本方为"疮疡之圣药，外科之首方"，适用于阳证而体实的各类疮疡肿毒。若用之得当，则"脓未成者即消，已成者即溃"。

全方配伍特点：消清并举，清解之中寓活血祛瘀之法，佐辛透散结之品消未成之脓，以消坚之物溃已成之脓。

运用：

（1）辨证要点　以红肿焮痛，或身热凛寒，苔薄白或黄，脉数有力为辨证要点。

（2）加减变化　根据疮疡肿毒所在不同部位，适当加入引经药，以使药力直达病所。本方除煎煮取汁内服外，其药渣可捣烂外敷。

（3）使用注意　本方用于痈肿未溃之前，若已溃者不宜；且性偏寒凉，阴证疮疡忌用。

苇茎汤
《外台秘要》引《古今录验方》

组成：苇茎一升　薏苡仁半升　瓜瓣半升　桃仁五十枚

功用：清肺化痰，逐瘀排脓。

主治：肺痈，热毒壅滞，痰瘀互结证。身有微热，咳嗽痰多，甚则咳吐腥臭脓血，胸中隐隐作痛，舌红苔黄腻，脉滑数。

阳和汤
《外科证治全生集》

组成：熟地黄一两　麻黄五分　鹿角胶三钱　白芥子二钱　肉桂一钱　生甘草一钱　炮姜炭五分

功用：温阳补血，散寒通滞。

主治：阴疽。如贴骨疽、脱疽、流注、痰核、鹤膝风等，患处漫肿无头，皮色不变，酸痛无热，口中不渴，舌淡苔白，脉沉细或迟细。

配伍意义：阴疽多由素体阳虚，营血不足，寒凝痰滞，痹阻于肌肉、筋骨、血脉而成。治宜温阳补血，散寒通滞。方中重用熟地黄温补营血，填精补髓；鹿角胶温肾阳，益精血。二药合用，温阳补血，共为君药。肉桂、炮姜炭药性辛热，均入血分，温阳散寒，温通血脉，共为臣药。白芥子辛温，温化寒痰，通络散结，且善达皮里膜外；少量麻黄，辛温达卫，宣通毛窍，开肌腠，散寒凝，共为佐药。方中熟地黄、鹿角胶得麻、芥、姜、桂之宣通，则补而不滞；麻、芥、姜、桂得熟地黄、鹿角胶之滋补，则温散而不伤正。生甘草为使，解毒而调诸药。本方诸药合用，温阳与补血并用，祛痰与通络相伍，可使阳虚得补，营血得充，寒凝痰滞得除。

全方配伍特点：滋补之中寓温散之法，补而不滞。

运用：

（1）辨证要点　本方是治疗阴疽的常用方。以患处漫肿无头，皮色不变，酸痛无热者为辨证要点。

（2）加减变化　本方熟地黄用量宜重，麻黄用量宜轻。若气虚明显者，可加党参、黄芪甘温补气；阴寒重者，可加附子温阳散寒；肉桂亦可改为桂枝，加强温通血脉、和营通滞作用。

（3）使用注意　凡阳证疮疡红肿热痛，或阴虚有热，或疽已溃破者，皆不宜使用本方。马培之云："此方治阴证，无出其右，用之得当，应手而愈。乳岩万不可用，阴虚有热及破溃日久者，不可沾唇。"（《重校外科证治全生集》）

中医经典

第一单元 内 经

细目一 素问·上古天真论

◎ 要点 "上古之人,其知道者……度百岁乃去。"

【原文】昔在黄帝,生[1]而神灵,弱而能言,幼而徇齐[2],长而敦敏[3],成而登天。乃问于天师曰:余闻上古之人,春秋皆度百岁,而动作不衰;今时之人,年半百而动作皆衰者,时世异耶?人将失之耶[4]?岐伯对曰:上古之人,其知道者,法于阴阳[5],和于术数[6],食饮有节,起居有常,不妄作劳[7],故能形与神俱[8],而尽终其天年[9],度百岁乃去。今时之人不然也,以酒为浆[10],以妄为常[11],醉以入房,以欲竭其精,以耗[12]散其真,不知持满[13],不时御神[14],务快其心,逆于生乐,起居无节,故半百而衰也。

【注释】

[1] 生:与下文的弱、幼、长、成,均指人体生长发育的不同阶段。生,生命之始,即出生之时。

[2] 徇齐:指思维敏捷,反应迅速。

[3] 敦敏:敦厚敏捷。

[4] 人将失之耶:或是人自身违背养生之道的过失呢?

[5] 法于阴阳:效法自然界寒暑往来的阴阳变化规律。

[6] 和于术数:适当运用各种修身养性的方法。和,调和。术数,如呼吸、吐纳、气功、导引、按跷等调摄精神及锻炼身体的方法。张介宾注:"修身养性之法。"

[7] 不妄作劳:不过度劳作。妄,乱。作劳,劳作。

[8] 形与神俱:身形与神气协调共存。俱,共存,协调。姚止庵注:"形者神所依,神者形所根,神形相离,行尸而已。故惟知道者,为能形与神俱。"

[9] 天年:天赋的寿数,即人的自然寿限。

[10] 以酒为浆:把酒当作一般水饮来饮用,指嗜酒无度。浆,指各种水饮。

[11] 以妄为常:把不正常的生活方式当成正常习惯。

[12] 耗:通"好"。嗜好。

[13] 不知持满:不懂得保持精气盈满。王冰注:"言爱精保神如持盈满之器,不慎而动,则倾竭天真。"

[14] 不时御神:不善于调摄精神。胡澍注:"时,善也。'不时御神'谓'不善御神'也。"御,用。

【导学】

本段通过古今寿夭对比,论述了养生的原则和方法,指出了早衰的原因,提出了"形与神俱"的形神协调统一医学健康观,指出人的自然寿命当超过百岁。

1. 养生的原则和方法

养生的原则包括两个方面:一要顺应外界四时气候的阴阳变化规律,二要养成良好的生活习惯和作息规律。具体方法包括五个方面:一是法于阴阳,顺应四时,调养身心;二是和于术数,锻炼身体,保精养神;三是食饮有节,五味和调,滋养气血,日常饮食有节制、有规律;四是起居有常,按时作息,睡眠充足,怡养神气;五是不妄作劳,劳逸结合,保养形气。如此则保全精神,达到祛病延年,健康长寿的养生目的。

2. 失于调摄是引起人体早衰的根本原因

"今时之人"早衰的原因是不懂得养生之道,"以酒为浆",损脾胃而伤气血生化之源;"醉以入房",损肾精而伤人体精气之本;"以妄为常""起居无节",把不健康的生活方式当成常规的生活习惯,完全不懂得保持精气盈满,总是贪图一时的享乐,以致精气耗竭,真气匮乏,所以,年过半百就出现衰老的表现。上古之人能够顺应自然界四时阴阳的变化规律,实行各种养生方法,使形神协调,故能度百岁乃去。由此可见,人的寿命长短不是因为时代不同所导致的差异,而是由于人们失于调养、违背养生之道的缘故。

3. 形神统一的医学健康观

文中"形与神俱"的形神协调统一医学健康观,指出了形体与神气协调统一是人体健康长寿的基本保证。形为神之宅,神乃形之主,形与神两者相辅相成,不可分离。形壮则神旺,形为精所成,积精可以全神;神旺则形壮,神能驭气,炼气可使体健。形神关系用于诊法上,强调形神并察,得神者生,失神者死。

4. 人的自然寿命

《内经》认为,人的自然寿命应当超过百岁。如本篇"上古之人,春秋皆度百岁而动作不衰",《灵枢·天年》的"人之寿百岁而死",《尚书·洪范》也提出人之寿命为"百二十岁",可知人类的自然寿数是一百二十岁。《内经》认为只要掌握并正确运用养生之道,人就可以活到自然寿数而身体健康无病。

细目二 素问·四气调神大论

◎ 要点一 "治未病"养生防病原则

【原文】是故圣人不治已病治未病[1],不治已乱治未乱,此之谓也。夫病已成而后药之,乱已成而后治之,譬犹渴而穿井,斗而铸锥[2],不亦晚乎!

【注释】

[1] 治未病:包括两个方面含义,即未病先防、已病防变。

[2] 锥:一作兵。指兵器而言。

【导学】

本段提出了"不治已病治未病"的养生防病原则。

"不治已病治未病",反映了《内经》以预防为主的医学思想,说明了顺应四时养生对预防疾病,延年益寿的重要性,对后世中医学的发展产生了深远的影响。《内经》预防为主、早期诊断、早期治疗的医学思想贯穿于全书始终,体现了《内经》重视生命生存质量的学术思想。"治未病"意义有二:一是未病先防,强调养生,以预防疾病的发生。二是已病防变,强调早期诊断和早期治疗,及时控制疾病的发展传变。

◎ 要点二 "春夏养阳,秋冬养阴"的养生原则及其意义

【原文】所以圣人春夏养阳,秋冬养阴[1]。

【注释】

[1] 春夏养阳,秋冬养阴:即春夏顺应生长之气以养护阳气,秋冬顺应收藏之气以养护阴气。春夏养阳,即养生、养长。秋冬养阴,即养收、养藏。

【导学】

"春夏养阳,秋冬养阴"的养生原则。

"春夏养阳,秋冬养阴"是《内经》重要养生思想之一。春夏养阳,即养生、养长;秋冬养阴,即养收、养藏。春夏阳气生长,养生应蓄养阳气;秋冬阳气收藏,阴气渐盛,养生应蓄养阴气。

后世医家对"春夏养阳,秋冬养阴"养生原则有所发挥和运用。如王冰从阴阳互根制约角度阐述,注云:"春食凉,夏食寒,以养于阳;秋食温,冬食热,以养于阴。"张介宾以阴阳依存互用论述,注云:"夫阴根于阳,阳根于阴,阴以阳生,阳以阴长,所以圣人春夏则养阳,以为秋冬之地;秋冬则养阴,以为春夏之地,皆所以从其根也。"张志聪以阴阳盛虚论述,注云:"春夏之时,阳盛于外而虚于内;秋冬之时,阴盛于外而虚于内。故圣人春夏养阳,秋冬养阴,以从其根而培养也。"李时珍据此提出了顺应四时用

药方法，云："升降浮沉则顺之，寒热温凉则逆之。故春月宜加辛温之药，薄荷、荆芥之类，以顺春升之气；夏月宜加辛热之药，香薷、生姜之类，以顺夏浮之气……秋月宜加酸温之药，芍药、乌梅之类，以顺秋降之气；冬月宜加苦寒之药，黄芩、知母之类，以顺冬沉之气，所谓顺时气而养天和地。"

◎ 要点三　"夫四时阴阳者，万物之根本也……坏其真矣。"

【原文】夫四时阴阳者，万物之根本也。所以圣人春夏养阳，秋冬养阴，以从其根，故与万物沉浮[1]于生长之门。逆其根，则伐其本，坏其真矣。

【注释】

[1] 沉浮：即升降。

【导学】

本段提出了"四时五脏阴阳"的整体观。

原文以"四时阴阳者，万物之根本"为理论依据，论述了顺应四时阴阳变化来养生的重要性，如果违背四时养生原则，就会导致疾病的发生。

细目三　素问·阴阳应象大论

◎ 要点一　"治病必求于本"的临床价值

【原文】治病必求于本[1]。

【注释】

[1] 本：此指阴阳。吴崑注："天地万物变化生杀而神明者，皆本乎阴阳，则阴阳为病之本可知。故治病必求其本，或本于阴，或本于阳，必求其故而施治也。"

【导学】

治病必求于本的临床诊治原则。

本，指阴阳，"治病必求于本"意为诊治疾病必须要推求阴阳的盛衰。其道理：①人有脏腑经络气血，又分表里上下内外，这些皆统属于阴阳范畴而有阴阳之分。②在病因上，外感六淫、内伤七情也有阴阳之别，即使是六淫，由于四时寒热温凉的不同，也有阴阳之异。③在诊断上，中医的四诊八纲首先辨别阴阳。④在病机上，人体疾病的形成不外乎阴阳的偏盛偏衰。⑤在治疗上，药物的升降气味、用针的补泻等，皆不出阴阳之理。

由此可见，阴阳可以概括疾病的两种性质，疾病发生的实质就是人体阴阳失去了相对协调的关系，因此，在治疗上也必须从阴阳入手，针对阴阳的盛衰不同来进行治疗。

"治病必求于本"说明了疾病发生的本质，指出了调治阴阳是治病的根本大法，此句是中医临床诊治的基本原则，对临床具有深刻的指导意义。

◎ 要点二　"阴味出下窍，阳气出上窍……壮火散气，少火生气。"

【原文】阴味出下窍，阳气出上窍。味厚者为阴，薄为阴之阳。气厚者为阳，薄为阳之阴。味厚则泄，薄则通[1]。气薄则发泄，厚则发热[2]。壮火之气衰，少火之气壮[3]。壮火食气，气食少火[4]。壮火散气，少火生气。

【注释】

[1] 味厚则泄，薄则通：味为阴，味厚为阴中之阴，有泻下作用，如大黄、芒硝之属；味薄为阴中之阳，有通利作用，如木通、泽泻之属。

[2] 气薄则发泄，厚则发热：气为阳，气薄为阳中之阴，有发汗解表作用，如麻黄、桂枝之属；气厚为阳中之阳，有助阳发热作用，如附子、干姜之属。

[3] 壮火之气衰，少火之气壮：药食气味纯阳之品，可使人体正气虚衰；药食气味温和之品，可使人体正气壮盛。气，指人体正气。药食气味纯阳者为壮火，药食气味温和者为少火。后世对《内经》这一含义有所发挥，将壮火、少火引申为人体的病理之火和生理之火。

[4] 壮火食气，气食少火：药食气味纯阳之品，能消蚀耗散人体正气；人体正气则依赖药食气味温和之品的不断补给以资助。食，前指消

蚀、消耗，后指饲养。

【导学】

本段论述了药食气味厚薄的阴阳属性及其作用，指出了壮火、少火对人体的影响。

1. 药食气味厚薄的阴阳属性及其作用

原文中指出药食气味有厚薄之别，又可以进一步用阴阳分类，即阴阳之中再分阴阳。药食气味厚薄不同，阴阳属性各异，药性不同，故进入人体后的走向及作用各不相同。原文指出味为阴，味厚者为阴中之阴，作用于人体有泻下的作用，如大黄、芒硝等；味薄者为阴中之阳，作用于人体有淡渗通利的作用，如茯苓、泽泻等；气为阳，气厚者为阳中之阳，作用于人体有助阳增热的作用，如附子、干姜等；气薄者为阳中之阴，作用于人体有发散解表的作用，如麻黄、桂枝等。

2. 壮火、少火对人体的影响

"壮火""少火"，本指药食气味的阴阳性能而言，药食气味纯阳者为壮火，药食气味温和者为少火。"壮火之气衰，少火之气壮；壮火食气，气食少火；壮火散气，少火生气"，意为药食气味纯阳之品，服之则耗散人体的正气；药食气味温和之品作用平和，食之则能使人体正气充盛。其本义不仅阐述药物气味的峻烈和温和对人体正气的不同作用，而且表明了人体"火"与"气"之间的关系，即亢盛的阳气能消耗人体的正气，而温和的阳气能滋养人体的正气。

壮火、少火与人体正气的关系对后世医家认识火热证的病机及治疗具有影响。如马莳注："气味太厚者，火之壮也。用壮火之品，则吾人之气不能当之而反衰矣，如用乌、附之类，而吾人之气不能胜之，故发热。气味之温者，火之少也。用少火之品，则吾人之气渐尔生旺，而益壮矣，如用参、归之类，而气血渐旺者是也。"后世医家拓展了壮火、少火的含义，将少火引申为生理之火，即人体正常的阳气；将壮火引申为病理之火，即亢盛的阳气。如张介宾注云："火，天地之阳气也。天非此火，不能生物；人非此火，不能有生。故万物之生，皆由阳气。但阳和之火则生物，亢烈之火反害物，故火太过则气反衰，火和平则气乃壮。壮火散气，故云食气，犹言火食此气也；少火生气，故云食火，犹言气食此火也。此虽承气味而言，然造化之道，少则壮，壮则衰，自是如此，不特专言气味者。"李东垣所言"相火元气之贼"之"相火"，朱丹溪的"气有余便是火"之火，均指壮火而言。

◎ **要点三 "善诊者，察色按脉，先别阴阳……而知病所生，以治无过，以诊则不失矣。"**

【原文】善诊者，察色按脉，先别阴阳；审清浊[1]，而知部分[2]；视喘息，听音声，而知所苦[3]；观权衡规矩[4]，而知病所主。按尺寸[5]，观浮沉滑涩，而知病所生。以治无过，以诊则不失矣。

【注释】

[1] 清浊：指色泽的明润与晦暗。

[2] 部分：指面部五色的分部。

[3] 苦：指病苦。

[4] 权衡规矩：指四时正常脉象，即春脉弦如规，夏脉洪如矩，秋脉浮如衡，冬脉沉如权。

[5] 尺寸：指尺肤部与寸口脉。丹波元简注："谓按尺肤而观滑涩，按寸口而观浮沉也。"

【导学】

基于阴阳理论指导中医诊法。

本段原文指出"善诊者，察色按脉，先别阴阳"，以阴阳作为临床诊治疾病之纲领，因此，在诊察疾病时，通过察色、按脉、问所苦、视喘息、听音声等，对疾病属性作出判断。以阴阳为纲诊断疾病，既可执简驭繁地把握病情，又抓住了疾病的本质。这种以阴阳为纲的四诊合参诊察方法对中医临床辨证产生了深远影响，后世据此将阴阳作为八纲辨证的总纲，对错综复杂的疾病用阴阳加以归纳。

◎ **要点四 "病之始起也，可刺而已；其盛，可待衰而已。故因其轻而扬之，因其重而减之，因其衰而彰之……气虚宜掣引之。"**

【原文】故曰：病之始起也，可刺而已；其盛，可待衰而已[1]。故因其轻而扬之[2]，因其重而减之[3]，因其衰而彰之[4]。形不足者，温之以气；精不足者，补之以味[5]。其高者，因而越之[6]；其下者，引而竭之[7]；中满者，泻之于内[8]；其有邪者，渍形以为汗[9]；其在皮者，汗而发之[10]；其慓悍者，按而收之[11]；其实者，散而泻之[12]。审其阴阳，以别柔刚[13]，阳病治阴，阴病治阳[14]，定其血气，各守其乡[15]，血实宜决之[16]，气虚宜掣引之[17]。

【注释】

[1] 其盛，可待衰而已：邪气正盛之时，不宜针刺直接攻邪，应待病邪稍衰之后针刺治之。

[2] 因其轻而扬之：指病邪轻浅，可采用轻扬宣散之法驱邪外出。张介宾注："轻者浮于表，故宜扬之。扬者，散也。"

[3] 因其重而减之：指病邪深重，难以速去，宜逐步攻减邪气。张介宾注："重者实于内，故宜减之。减者，泻也。"

[4] 因其衰而彰之：指阴阳气血虚衰之病证，宜用补益之法。彰，显扬之意，此指补益法。张介宾注："衰者气血虚，故宜彰之。彰者，补之益之，而使气血复彰也。"

[5] 形不足者，温之以气；精不足者，补之以味：指形体虚弱者，宜用气厚之品温补阳气。阴精虚损者，宜用厚味之品滋补阴精。张介宾注："以形精言，则形为阳，精为阴；以气味言，则气为阳，味为阴。阳者卫外而为固也，阴者藏精而起亟也。故形不足者，阳之衰也，非气不足以达表而温之；精不足者，阴之衰也，非味不足以实中而补之。阳性缓，故曰温；阴性静，故曰补。"

[6] 其高者，因而越之：指病邪在上焦，宜用涌吐之法使邪从上出。高者，谓病邪在上焦。越之，此指涌吐法。

[7] 其下者，引而竭之：指病邪在下焦，宜用疏导泻利之法使邪从下出。下者，谓病邪在下焦。引而竭之，或利其小便，或通其大便，使邪尽出而不留。吴崑注："下，脐之下也。或利其小便，或通其大便，皆是引而竭之。竭，尽也。"

[8] 中满者，泻之于内：指中焦痞满，宜用消导之法，以祛除积滞。中满，谓中焦痞满。泻之于内，从内部消散病邪，指消导之法。吴崑注："此不在高，不在下，故不可越，亦不可竭，但当泻之于内，消其坚满是也。"

[9] 其有邪者，渍形以为汗：指邪在表者，可用药液或熏蒸之法浸浴身体以发汗散邪。渍形，指浸浴身体。张志聪注："渍，浸也。古者用汤液浸渍取汗，以去其邪，此言邪之在表也。"

[10] 其在皮者，汗而发之：指邪在皮表，当取汗而发散之。

[11] 其慓悍者，按而收之：指病势急猛的病证，应审清病情，及时遏制病势之发展。慓悍，指病势急猛；按，审察；收，收敛，制伏。张介宾注："慓，急也。悍，猛利也。按，察也，此兼表里而言。凡邪气之急利者，按得其状，则可收而制之矣。"

[12] 其实者，散而泻之：指实证分表里，表实宜散，里实宜泻。吴崑注："表实则散，里实则泻。"

[13] 柔刚：代指阴阳。柔为阴，刚为阳。张介宾注："形证有柔刚，脉色有柔刚，气味尤有柔刚。柔者属阴，刚者属阳，知柔刚之化者，知阴阳之妙用矣，故必审而知之。"

[14] 阳病治阴，阴病治阳：张介宾注："阳胜者阴必病，阴胜者阳必病。如《至真要大论》曰：诸寒之而热者取之阴，热之而寒者取之阳。启玄子曰：壮水之主，以制阳光；益火之源，以消阴翳。皆阳病治阴，阴病治阳之道也。"

[15] 定其血气，各守其乡：安定气血，各守其位。乡，指部位。

[16] 血实宜决之：指血分瘀滞之实证，用活血化瘀或针刺泻血之法治疗。决之，逐瘀之法。

[17] 气虚宜掣引之：指气虚下陷之证，用升提补气之法。掣引，此指升提补气之法。张介宾注："上气虚者，升而举之；下气虚者，纳而归之；中气虚者，温而补之，是皆掣引之意。"

【导学】

中医"因势利导"的治疗原则。

本段原文以阴阳理论为纲，论述了"因势利导"的中医治则。"因势利导"的治则包括三个方面：其一，根据病变之势择时治疗：例如其盛，可待衰而已，指对于疟疾等某些周期性发作的疾病，在其未发病之前邪气较弱的时候进行治疗。其二，根据病位之势顺势治疗：例如其高者，因而越之；其下者，引而竭之；中满者，泻之于内；其有邪者，渍形以为汗；其在皮者，汗而发之。其三，根据虚实之势扶正祛邪：例如因其轻而扬之，因其重而减之，因其衰而彰之；形不足者，温之以气；精不足者，补之以味；其实者，散而泻之；血实宜决之；气虚宜掣引之。本段基于"因势利导"的治疗思路，提出了补虚、泻实等治疗原则，以及发汗、涌吐、攻下、逐瘀、消导等相应治法，内容丰富。本段为后世汗、吐、下、和、温、清、消、补八法的形成奠定了基础，对后世中医治则治法的发展和临床实践产生了重要影响。本段具体内容按虚实两纲归纳如下。见下图。

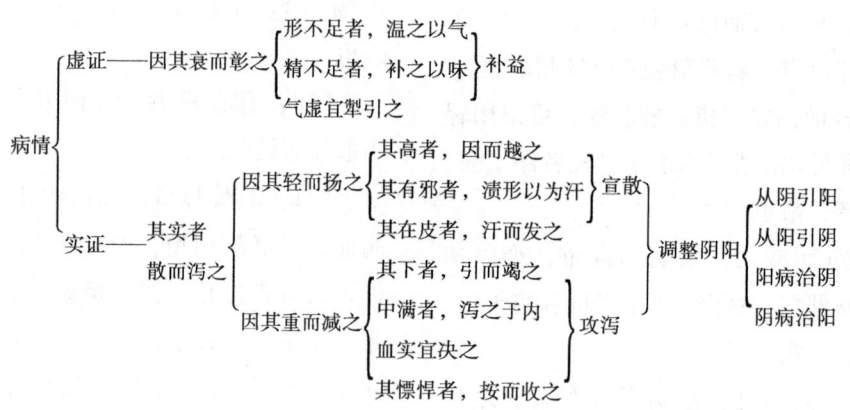

因势利导治疗原则示意图

细目四　素问·经脉别论

◎ 要点一　"勇者气行则已，怯者则着而为病"和"生病起于过用"的理论观点

【原文】勇者气行则已，怯者则着而为病[1]也。

【注释】

[1] 勇者气行则已，怯者则着而为病：张志聪注："言此数者，皆伤五脏之气，勇者逆气已过，正气复顺，怯者则留着为病。"勇怯，指性格刚勇与怯懦。

【导学】

体质与发病的关系。

"勇者气行则已，怯者则着而为病"，强调体质是决定疾病是否发生的根本因素。勇者性格刚勇，逆气已过，正气重新恢复，怯懦之人，逆气则留着为病。勇怯指人的体质有强弱之异，体质强者不易发病，而体质弱者则易感邪发病。《内经》体质强弱与发病关系的理论，已成为中医体质学说的理论基础，对指导中医体质学说的运用与发展都具有重要的指导意义。

【原文】生病起于过用[1]。

【注释】

[1] 生病起于过用：张介宾注："五脏受气，强弱各有常度，若勉强过用，必损其真，则病之所由起也。"过用，使用过度。泛指六淫、七情、劳逸、饮食等太过。

【导学】

"生病起于过用"的发病学观点。

文中提出了"生病起于过用"的发病观。认为疾病的发生是因"过用"，即超越了常度。本段的"过用"，虽然针对饮食过量、七情过激、劳作过度致"汗"而言，但是它概括了疾病发生的普遍规律。概而言之，"生病起于过用"，包括四时之气太过、精神情志过用、饮食五味过用、劳逸过用及药物过用等。"生病起于过用"的发病观是对临床发病病因的高度概括，对于临床诊治疾病及预防疾病具有普遍的指导意义。

◎ 要点二 "食气入胃，散精于肝……揆度以为常也。"

【原文】食气入胃，散精于肝，淫气于筋[1]。食气入胃，浊气[2]归心，淫精于脉[3]。脉气流经，经气归于肺[4]，肺朝百脉[5]，输精于皮毛[6]。毛脉合精[7]，行气于府[8]，府精神明，留于四藏[9]，气归于权衡[10]。权衡以平，气口成寸，以决死生[11]。饮入于胃，游溢精气[12]，上输于脾，脾气散精，上归于肺，通调水道，下输膀胱[13]。水精四布，五经并行[14]。合于四时五藏阴阳[15]，揆度以为常也[16]。

【注释】

[1] 淫气于筋：意为谷食之精气充盈于肝而濡养于筋。淫，浸淫，此指滋养濡润。

[2] 浊气：指水谷精微中稠厚的部分。张介宾注："浊言食气之厚者也。"

[3] 淫精于脉：指水谷精微中稠厚的部分渗入脉内，化生为营血，沿经脉运行全身。

[4] 脉气流经，经气归于肺：意为经气沿经脉输布运行，首先到肺。因肺经为十二经脉之始，起于中焦，下络大肠，还循胃口，故经气首先归于肺。"脉气""经气"为同义互词。

[5] 肺朝百脉：肺主气，为十二经之首，周身经脉之气血皆朝会于肺，经肺气的宣发肃降又运行于百脉之中。朝，朝向、朝会之意。

[6] 输精于皮毛：肺主皮毛，肺气的宣发肃降作用将精气输送于皮毛。

[7] 毛脉合精：肺主气，外合皮毛，心主血脉。毛脉合精，即气血相合。张志聪注："夫皮肤主气，经脉主血，毛脉合精者，血气相合也。"

[8] 行气于府：指毛脉所合的精气运行于经脉之中。府，指经脉而言。《素问·脉要精微论》云："夫脉者，血之府也。"王冰注："府，聚也，言血之多少，皆聚见于经脉之中也。"

[9] 府精神明，留于四脏：经脉中的精气运行正常而不乱，输布于心、肝、脾、肾四脏。留，通"流"。姚止庵注："脏本五而此言四者，盖指心肝脾肾言。以肺为诸脏之盖，经气归肺，肺朝百脉，而行气于心肝脾肾，故云留于四脏也。"

[10] 气归于权衡：言精气化为气血入于血脉，其输布保持平衡协调。权衡，即平衡之意。

[11] 气口成寸，以决死生：肺朝百脉，诸脏之气的变化皆显现于气口，故切按气口可以诊察脏腑经脉气血盛衰及其预后善恶。

[12] 游溢精气：指精气浮游满溢。

[13] 通调水道，下输膀胱：肺主气，肺气的宣发肃降作用，既能将脾升清上输的水液布散于全身，又可将浊液借三焦之通道下输膀胱排出体外。

[14] 水精四布，五经并行：水精四布于周身，通灌于五脏之经脉。水精，指水饮之精微。五经，指五脏之经脉。张志聪注："水精四布者，气化则水行，故四布于皮毛。五经并行者，通灌于五脏之经脉也。"

[15] 合于四时五脏阴阳：言饮食精微的生成与输布，与四时阴阳及人体五脏阴阳变化相适应。合，应也。

[16] 揆度以为常也：谨慎地观察，如果水

液的运行与四时五脏阴阳相应,则表明是正常的。揆度,揣度,诊察。常,指常规。

【导学】

本段讨论了谷食和水饮在人体的转输过程,指出了诊气口决死生的原理,提出了"四时五脏阴阳"整体观,强调了人与自然息息相应的整体性。

1. 谷食的转输过程

文中指出谷食入胃后,其所化生的一部分精微物质输散到肝,滋养全身之筋膜。另一部分浓稠的精微物质,注入于心,流注于经脉,经脉气血在肺的作用下输送到全身血脉和皮毛,汇聚于经脉的气血流注于心、肝、脾、肾四脏。在精气输布过程中,气血要保持平衡协调状态。文中突出了经脉在精气输布过程中的作用及肝、脾、肺的重要作用,尤其肺朝百脉的理论,突出了肺在水谷精微输布中的重要作用。

2. 水饮的转输过程

水饮入于胃,汲取精微,精气浮游满溢,上输于脾,再由脾的运化,将精气输布到肺,经肺的宣发肃降,以三焦为通道,布达全身,其清者输布于全身脏腑、四肢百骸、肌肉皮毛;其浊者下达膀胱,如此将水精布散全身,流于五脏六腑。在水液代谢过程中,肺之宣降、脾之运化转输、肾之气化作用是关键。同时,水液代谢还要与四时阴阳变化及五脏功能特性相适应。

3. "四时五脏阴阳"整体观

人与自然息息相应,自然界四时寒暑迁移,人体五脏阴阳会随之发生相应变化。因此,本段原文提出了"合于四时五藏阴阳,揆度以为常也"的整体医学观念,即结合四时五脏阴阳的变化,综合分析水谷精微的生成输布和代谢是诊治水液代谢障碍所致疾病的基本原则。人与自然阴阳相应的整体观成为中医学分析和认识人体生命规律的基本方法。

4. 诊寸口脉的重要性

文中"权衡以平,气口成寸,以决死生",指出了诊寸口脉的重要性,与《素问·五脏别论》"五味入口,藏于胃,以养五藏气,气口亦太阴也,是以五脏六腑之气味,皆出于胃,变见于气口"的精神相一致,可互参。

细目五 素问·太阴阳明论

◎ 要点一 "脾病而四肢不用"的机理及临床意义

【原文】帝曰:脾病而四支不用[1],何也?岐伯曰:四支皆禀气于胃,而不得至经[2],必因于脾,乃得禀也。今脾病不能为胃行其津液[3],四支不得禀水谷气,气日以衰,脉道不利,筋骨肌肉,皆无气以生,故不用焉。

【注释】

[1] 四支不用:四肢痿软不能随意活动。支,同"肢"。

[2] 至经:杨上善《黄帝内经太素》作"径至"。径,径直,直接。张介宾注:"四肢之举动,必须赖胃气以为用,然胃气不能自至于诸经,必因脾气之运行,则胃中水谷之气,化为精微,乃得及于四肢也。"

[3] 津液:此指水谷精气。

【导学】

本段论述了脾病而四肢不用的道理。

由于脾主升胃主降,经脉互为表里,两者关系密切,故脾胃在病理上相互影响,原文阐述了"脾病而四肢不用"的道理。脾病,指脾的运化功能失常,不能为胃行其津液,不能将胃腐熟消化而产生的水谷精气转输至四肢,以致四肢失于充养,日久痿而不用。该理论可指导临床运用健运脾胃的方法治疗四肢痿废不用的病证。例如"治痿独取阳明"(《素问·痿论》)的治则,即是在此基础上提出的又一重要观点。

◎ 要点二 "脾者土也,治中央……不得独主于时也。"

【原文】脾者土也,治中央[1],常以四时长[2]四藏,各十八日寄治,不得独主于时也[3]。

【注释】

［1］治中央：脾属土，土在五方居于中央，故曰"治中央"。治，主宰，掌管。

［2］长：通"掌"。马莳注："长、掌同，主也。"

［3］各十八日寄治，不得独主于时也：指脾土之气主四季之末的十八日，不单独主一个时令。张志聪注："春、夏、秋、冬，肝、心、肺、肾之所主也。土位中央，灌溉于四藏，是惟四季月中，各旺十八日。是四时之中皆有土气，而不独主于时也。五藏之气，各主七十二日，以成一岁。"

【导学】

本句提出了"脾不主时"的观点。

"脾不主时"，但却无时不主，四时皆有脾气，指一年四时中各脏腑都与脾有关，即四季末的后十八天均由脾所主，只是不单独主某一时。旨在强调，脾脏属土，为万物之母、五脏之本。人体脏腑、经脉、形体、官窍在各时令中，都不能离开脾胃化生的水谷精气的滋养。脾胃精气充盛，则五脏安和；脾胃受损，则五脏不安。因此，临证时，应正确处理脾胃与其他脏腑的关系。如张景岳在《景岳全书·杂证谟》中云："脾胃有病，自宜治脾，然脾为土脏，灌溉四旁，是以五脏中皆有脾气，而脾胃中亦有五脏之气，此其互为相使，有可分而不可分者在焉。故善治脾者，能调五脏，即所以治脾胃也，能治脾胃，而使食进胃强，即所以安五脏也。"李杲在《内经》重视脾胃理论的基础上，结合临床实践进一步发挥了《内经》经旨，形成了脾胃学说，对中医学的发展产生了深远的影响。

《内经》中关于脾与时令的关系还有一重要观点，即"脾主长夏"（见《素问·藏气法时论》《素问·阴阳应象大论》《素问·金匮真言论》等篇）。两种观点的角度不同，但其基本精神相一致，均在强调脾与时令的关系，强调脾对维持全身脏腑功能活动以及生命健康的重要性。两个观点同样重要，当相互参见。

细目六 灵枢·本神

◎ 要点一 由心"任物"到智"处物"的思维过程

【原文】所以任物者谓之心[1]，心有所忆谓之意[2]，意之所存谓之志[3]，因志而存变谓之思[4]，因思而远慕谓之虑[5]，因虑而处物谓之智[6]。

【注释】

［1］所以任物者谓之心：指心具有主管认识事物和处理事物的能力。任，担任、主管。

［2］心有所忆谓之意：指心有意念，但尚未决定之时的思维。张介宾注："谓一念之生，心有所向而未定者，曰意。"

［3］意之所存谓之志：意念不断积累形成的认识，称为志。存，积累。杨上善注："志亦神之用也，所忆之意，有所专存，谓之志也。"

［4］因志而存变谓之思：对形成的认识又反复思考的思维活动，称为思。存变，反复思量。

［5］因思而远慕谓之虑：在反复思考的基础上，又多方论证与推理的思维过程称为虑。远慕，即深谋远虑。张介宾注："深思远慕，必生忧疑，故曰虑。"

［6］因虑而处物谓之智：在深思熟虑的基础上，对事物作出正确的判断和处理，称之智。张介宾注："疑虑即生，而处得其善者，曰智。"李中梓注："虑而后动，处事灵巧者，智也。"

【导学】

本段指出了人的认知思维形成的过程。

文中对人身之神的作用，人的认知思维过程的描述极为精致。由任物到处物的过程，包含了由感觉→知觉→记忆→比较→分析→综合→判断的由感性到理性、由刺激到反应、由认识事物到正确处理事物的意识思维过程。该理论对临床诊治心理疾病，以及中医心理学研究具有重要指导价值。

要点二 "生之来谓之精……并精而出入者谓之魄。"

【原文】生之来谓之精，两精相搏[1]谓之神，随神往来者谓之魂[2]，并精而出入者谓之魄[3]。

【注释】

[1] 两精相搏：男女两性生殖之精相结合。杨上善注："雌雄两精相搏，共成一形，先我身生，故为之精也。"张介宾注："两精者，阴阳之精也。搏者，交结也。"

[2] 随神往来者谓之魂：魂是神支配下的意识活动。魂属神志活动之一，依附神而存在，故属阳。如果魂离开了神的支配，则出现梦话、梦游、梦幻等无意识的感觉和动作。张介宾注："盖神之为德，如光明爽朗、聪慧灵通之类皆是也。魂之为言，如梦寐恍惚、变幻游行之境皆是也。神藏于心，故心静则神清；魂随乎神，故神昏则魂荡。"

[3] 并精而出入者谓之魄：魄是以精为物质基础的生理本能。魄，神志活动之一，依附有形之精而存在，故属阴。本能的感觉及动作都是魄的表现，如视觉、听觉、触觉、婴儿吸吮、眨眼等。张介宾注："盖精之为物，重浊有质，形体因之而成也。魄之为用，能动能作，痛痒由之而觉也。精生于气，故气聚由精盈；魄并于精，故形强则魄壮。"

【导学】

本段强调了精神魂魄四者并存并用。

精神魂魄，并存并用。人体生命源于父母之精，两精相合形成新生命时，即产生神，所谓"形具而神生"。魂，指在神的支配下、随神往来的非本能性的较高级的精神意识思维活动，如人的情感、思维等；魂若离开神的支配，则出现幻觉、梦游等。魄，指与生俱来的、本能的精神意识活动，主要指人体本能的感觉和动作，如新生儿的啼哭、吸吮、非条件反射的四肢运动及触觉、痛觉、温觉、视觉等均属魄的范畴。张介宾对此有精辟阐述，指出："精对神而言，则神为阳而精为阴；魄对魂而言，则魂为阳而魄为阴。

故魂则随神往来，魄则并精出入。"可见，精神魂魄四者并存并用，才能称之为形神俱备的健康生命体。

细目七 素问·生气通天论

要点："阴者，藏精而起亟也；阳者，卫外而为固也。"

【原文】阴者，藏精而起亟[1]也；阳者，卫外而为固[2]也。

【注释】

[1] 起亟：指阴精在内，不断地给予阳气之所需，说明阴为阳之基。亟，频数，屡次。汪机注："起者，起而应也。外有所召，则内数起而应之也。"

[2] 为固：阳气为阴精固密于外，说明阳为阴之用。

【导学】

本句论述了阴阳互根互制的关系。

阴精和阳气的作用分别是"藏精"和"卫外"。阴藏精于内，不断地为阳气的功能活动提供物质基础；阳主卫外，固护并推动阴精的气化，此与"阴在内，阳之守也；阳在外，阴之使也"（《素问·阴阳应象大论》）相观点一致。阴阳互用才能保持阴阳协调，维持正常生命活动，"无阴则阳无以生，无阳则阴无以化"（《素问·四气调神大论》王冰注）。若阴阳互根互用关系失调，就会出现阴损及阳、阳损及阴的病变，甚者阴阳两虚或离决。本句对指导中医病机分析及临床治疗具有重要指导意义。

细目八 素问·举痛论

要点："余知百病生于气也……思则气结。"

【原文】余知百病生于气[1]也，怒则气上，喜则气缓，悲则气消，恐则气下，寒则气收，炅则气泄，惊则气乱，劳则气耗，思则气结。

【注释】

[1] 百病生于气：许多疾病的发生都是各种因素导致气机失调所致。气，气机失调，此指病机。张介宾注："气之在人，和则为正气，不和则为邪气，凡表里虚实，逆顺缓急，无不因气而至，故百病皆生于气。"

【导学】

本段提出了"百病生于气"的观点。

"百病生于气"的观点，认为多种疾病的发生都是由于各种内外致病因素使气机失调所致。如因精神因素引起的气上、气缓、气消、气下、气乱、气结等；因气候因素引起的气收、气泄等；因生活起居引起的气耗等。此观点对临床诊治情志疾病、重视调理脏腑气机具有重要指导意义。

细目九　素问·至真要大论

◎ 要点一　"诸风掉眩，皆属于肝……诸呕吐酸，暴注下迫，皆属于热。"

【原文】诸风掉眩[1]，皆属于肝。诸寒收引[2]，皆属于肾。诸气膹郁[3]，皆属于肺。诸湿肿满[4]，皆属于脾。诸热瞀瘛[5]，皆属于火。诸痛痒[6]疮，皆属于心[7]。诸厥[8]固泄[9]，皆属于下。诸痿喘呕，皆属于上。诸禁鼓栗[10]，如丧神守[11]，皆属于火。诸痉项强[12]，皆属于湿。诸逆冲上[13]，皆属于火。诸胀腹大[14]，皆属于热。诸躁狂越[15]，皆属于火；诸暴强直，皆属于风；诸病有声，鼓之如鼓[16]，皆属于热。诸病胕肿[17]，疼酸惊骇，皆属于火。诸转反戾[18]，水液[19]浑浊，皆属于热。诸病水液，澄澈清冷[20]，皆属于寒。诸呕吐酸，暴注下迫[21]，皆属于热。

【注释】

[1] 掉眩：肢体抽搐震颤、头目眩晕。掉，摇。眩，眩晕。

[2] 收引：此指身体蜷缩、筋脉拘急、关节屈伸不利的病证。收，收缩。引，拘急。

[3] 膹郁：指胸部胀闷。膹，王冰注："谓膹满"。郁，张介宾注："否闷也"。

[4] 肿满：指肌肤肿胀，胸腹胀满。

[5] 瞀（mào）瘛（chì）：神志昏糊、手足抽搐。瞀，昏糊。瘛，抽搐。

[6] 痒：《说文》："疡也"。即疮疡。

[7] 心：《素问直解》改作"火"。

[8] 厥：此指阳气衰于下的寒厥和阴气衰于下的热厥。

[9] 固泄：固，指二便癃秘不通；泄，指二便泻利不禁。

[10] 禁鼓栗：禁，同"噤"，口噤不开。鼓栗，鼓颔战栗。

[11] 如丧神守：指鼓颔战栗而自身不能控制。

[12] 痉项强：痉，病名，症见牙关紧急、项背强急、角弓反张。项强，颈项强直，转动不灵活。

[13] 逆冲上：指气机急促上逆所致的病证，如急性呕吐、吐血、噫气、呃逆等。

[14] 胀腹大：指腹部胀满膨隆。

[15] 躁狂越：躁动不安，神志狂乱，言行举止失常。

[16] 鼓之如鼓：腹胀严重，叩之如鼓音。前一"鼓"字，动词，叩打；后一"鼓"字，名词。

[17] 胕肿：即皮肉肿胀溃烂。胕，通"腐"。

[18] 转反戾：指筋脉拘急所致的身体拘急扭转、角弓反张等各种症状。张介宾注："转反戾，转筋拘挛也。"

[19] 水液：指人体代谢排出的体液，如汗、尿、痰、涕、涎及白带等。

[20] 澄澈清冷：指人体代谢水液清稀透明而呈寒冷之象。

[21] 暴注下迫：暴注，突然剧烈的腹泻。下迫，里急后重。

【导学】

本段论述了病机的概念，以及掌握病机的重

要性，提出了病机十九条，阐明了审察病机的原则与方法。

1. 病机的概念及其重要性

病机，病之机要，即疾病变化的关键。病机，能够揭示疾病发生、发展、传变的主要矛盾，能够揭示疾病预后和变化的趋势，它是辨证论治的基石，也是确立治则治法的依据。因此，掌握病机对于指导临床诊治疾病至关重要。正如王冰指出："得其机要，则动小而功大，用浅而功深也。"

2. 提出了病机十九条

兹将文中病机十九条按五脏、上下、六淫归类并分析如下。

（1）五脏病机：①诸风掉眩，皆属于肝：肝属风木，主藏血，主身之筋膜，开窍于目。肝血虚，肝木化风则见肢体震颤、动摇、头晕目眩、视物昏花等。常见的肝阳上亢化风、热极生风、血虚生风等与肝之病变相关。②诸寒收引，皆属于肾：肾属寒水，主温煦气化。肾阳虚衰，寒气内生，气血凝敛，筋脉失养，故见肢体蜷缩、拘急痉挛、关节屈伸不利等证。③诸气膹郁，皆属于肺：肺主气、司呼吸。气之为病，首责于肺。各种内外因素作用于肺，致使肺失宣发肃降，肺气上逆，则见呼吸困难、气喘、胸膈胀满、痞塞不通等证。④诸湿肿满，皆属于脾：脾主运化水湿，主四肢。脾虚运化失司，津液输布失常，湿阻中焦，则见腹大腹胀；泛滥肌肤则见四肢浮肿；湿气通于脾，外湿困脾，致使脾运失职，湿阻气滞，发生腹胀腹满等证。⑤诸痛痒疮，皆属于心：心为阳脏，五行属火，心藏神，主血脉。火热炽盛，深入肌肤血脉，火热蕴结，火毒炽盛，逆于肉理，局部肉腐血败，则发痈肿疮疡、红肿热痛。

（2）上下病机：①诸痿喘呕，皆属于上：肺为五脏六腑之华盖，主宣降，敷布精血津液。若肺气热，气血不能敷布全身四肢，肢体失去气血濡养则发生痿证；肺失肃降，其气上逆则为喘；胃气以降为顺，胃失和降，其气上逆，则见呕吐等。②诸厥固泄，皆属于下：厥逆之证与肾相关。肾阳衰于下，则为寒厥；肾阴衰于下，则为热厥。肾主二阴司二便，主气化，二便不通或二便泻利不禁，均与肾气之盛衰密切相关。

（3）六淫病机：①诸热瞀瘈，皆属于火：火为阳邪，火扰心神，蒙蔽心窍，则见高热，神志不清，或神志昏迷；火灼血脉，筋脉失养则肢体抽掣，或拘急等。②诸禁鼓栗，如丧神守，皆属于火：火热郁闭，不得外达，阳盛格阴，火极似水，上扰神明，故见口噤、鼓颌、战栗、甚至昏迷不醒人事等。此为火热内攻的真热假寒之象。③诸逆冲上，皆属于火：火性炎上，易扰气机，常令脏腑气机向上冲逆。肺气上逆，则产生咳嗽、气喘等；肝火上逆犯肺，则见咳血、咯血、衄血；胃火上逆，则出现呕吐、呕血、呃逆等。④诸躁狂越，皆属于火：火性主动，火热伤人，扰及心神，神失内守，则见神志错乱、狂言骂詈、烦躁不宁、殴人毁物、逾垣上屋等。⑤诸病胕肿，疼酸惊骇，皆属于火：火热伤于肌表，壅滞于皮肉血脉，血热肉腐，局部肿胀、溃烂、发热、疼痛、酸楚；火毒内迫脏腑，扰乱神志，则见惊恐不安、惊骇不宁等。⑥诸胀腹大，皆属于热：热邪传里，壅结肠胃，气机升降失常，导致腑气不通，热结腑实，则见腹胀、腹大、疼痛拒按、大便不通等。⑦诸病有声，鼓之如鼓，皆属于热：热邪深入，扰及肠胃，气机不畅，传化失司，故见肠鸣有声、叩之鼓音。⑧诸转反戾，水液浑浊，皆属于热：热邪炽盛，伤津耗血，筋脉失养，即出现肢体拘急、转筋、屈曲不伸、角弓反张；热盛煎熬津液，则见涕、唾、痰、尿、汗液等排泄物浑浊、黄赤等。⑨诸呕吐酸，暴注下迫，皆属于热：邪热犯胃，或食积化热，致使胃失和降，气机上逆，故见恶心、呕吐、泛酸；邪热盛于大肠，传导失职，则突然剧泻，或呈喷射状的重度腹泻、湿热互结，热急湿缓，则里急后重、粪便秽臭或大便不爽等。⑩诸暴强直，皆属于风：风性主动，善行数变，风气通于肝。风邪内袭，伤肝及筋，则出现突然肢体关节强直、屈伸受限，或颈项强直、肢体拘急、全身痉挛等。

⑪诸颈项强，皆属于湿：湿为阴邪，其性黏滞，最易阻遏阳气。筋脉失于温煦，或湿邪壅阻脉络，气血运行不畅，常致全身强直、肢体挛急、项强不舒、屈颈困难或角弓反张等。⑫诸病水液，澄澈清冷，皆属于寒：寒为阴邪，易伤阳气。阳气虚损，不能温化津液，气化失司，常见痰涎清稀、小便清长、大便稀薄，或伴有畏寒、形寒肢冷等。

3. 审察病机的原则与方法

（1）谨守病机，各司其属：谨慎分析病机，抓住病机的关键，根据病位、病性进行病机归属与分类。如肢体动摇震颤、头晕目眩的病证，大都归属于肝的病变；气机突然上逆所致的急性呕吐、呃逆、吐血、喘促等，其病机大都与火有关等。

（2）有者求之，无者求之：有此症应当探究其机理，无彼症也应探求其原因。病机十九条仅是病机分析举例，临床应用时，应注意运用此分析病机的思路与方法，方能举一反三，用之不殆。

（3）盛者责之，虚者责之：对于邪气盛的，要分析为什么会邪气偏盛；对于正气不足的，也应深入分析正气不足涉及的脏腑，还应分析正气与邪气的辨证关系。

（4）审察病机，无失气宜：审察病机时，要与自然气候变化相结合。病机变化与自然气候变化关系密切，其变化与转归常受气候寒温影响。因此，文中指出分析病机时要"无失气宜""必先五胜"。

4. 病机十九条的启示

启示有三：一是利用相同的病机分析不同的症状，如属火的病机条文，虽病状表现不同，但机理相同，因而临床治疗应"异病同治"。二是取相似的症状推求不同的病机。如"诸风掉眩，皆属于肝""诸暴强直，皆属于风""诸转反戾，水液混浊，皆属于热"等条文中，均有筋脉拘急、抽搐的症状表现，但病机却不同，因而临床治疗应"同病异治"。三是以六淫五脏上下部位为纲，把错综复杂的病证进行分析归类，体现了审因论治，治病求本的辨证思想，如五脏病机、六淫病机、上下病机等。

◎ 要点二 "逆者正治，从者反治……必伏其所主，而先其所因。"

【原文】逆者正治，从者反治，从少从多，观其事也。帝曰：反治何谓？岐伯曰：热因热用[1]，寒因寒用[2]；塞因塞用[3]，通因通用[4]。必伏其所主，而先其所因[5]；其始则同，其终则异[6]；可使破积，可使溃坚，可使气和，可使必已。

【注释】

[1] 热因热用：指以热性药物治疗真寒假热之证，如用通脉四逆汤治疗脉微欲绝，其人面色赤之假热证。

[2] 寒因寒用：指以寒性药物治疗真热假寒之证，如用白虎汤治脉滑而厥之里热证。

[3] 塞因塞用：指用补益之法治疗正虚所致的胀满闭塞不通之证。前一"塞"字，指闭塞不通之证；后一"塞"字，指补益法。

[4] 通因通用：指用通利攻下之法治疗邪实于内的下利之证。前一"通"字，指邪实于内的泻利证；后一"通"字，指下法。

[5] 必伏其所主，而先其所因：若要抓住疾病的本质，必先求其病因。张介宾注："必伏其所主，制病之本也；先其所因者，求病之由也。"伏，降伏。主，本质、核心。

[6] 其始则同，其终则异：反治法的初始阶段，药性与假象相同。如以热药治假热，以寒药治假寒。治疗过程中，假象逐渐消失，真象显露，最终仍是药性与病性相反的治法。

【导学】

本段论述了正治法和反治法。

1. 正治法

正治法，又称逆治法。指逆疾病征象而治的方法，所用药物的药性与病性相反。适合于病邪轻浅、表里证候一致、病情单纯无假象的疾病，所谓"微者逆之"。如文中的寒者热之，热者寒之，坚者削之，客者除之，劳者温之，结者散之，留者攻之，燥者濡之，急者缓之，散者收之，损者温之，逸者行之，惊者平之等均属于正治法。运用时应把握"适事为故"、中病即止的原则。

2. 反治法

反治法，又称从治法。指顺从疾病假象而治，所用药物的药性与疾病假象相一致。适合于病邪较重、病情复杂并出现假象的疾病，所谓"甚者从之"。如文中的热因热用、寒因寒用、塞因塞用、通因通用等均属于反治法。反治法所用药物的药性与疾病的病机本质是相反的，因此，仍然是针对疾病本质而治的治法。运用时要把握疾病本质及药量多少，即"必伏其所主，而先其所因""从多从少，观其事也"。

细目十 灵枢·百病始生

◎ 要点 "风雨寒热不得虚，邪不能独伤人……参以虚实，大病乃成。"

【原文】风雨寒热不得虚，邪不能独伤人。卒然逢疾风暴雨而不病者，盖无虚，故邪不能独伤人。此必因虚邪之风[1]，与其身形，两虚相得[2]，乃客其形，两实相逢[3]，众人肉坚。其中于虚邪也，因于天时，与其身形，参以虚实，大病乃成。

【注释】

[1]虚邪之风：泛指四时不正之气及乘体虚而侵犯人体的外邪。马莳注："此言邪气淫泆，始于虚以感之。"

[2]两虚相得：两虚，指天时之虚与人体正气虚弱。马莳注："人之中于虚邪，由于天时之虚与身形之虚，故参与虚实之法，则知大病之所由成也。"相得，相逢、相合。

[3]两实相逢：两实，指自然界的正常气候与人体正气充实。相逢，相遇。

【导学】

本段指出了外感病发病机理，强调了人体正气在发病过程中的重要作用。

1. 风雨寒热不得虚，邪不能独伤人

意为风雨寒热等外邪，不遇到机体正气虚弱，是不能单独侵犯人体使人生病的。本句强调了人体正气强弱是发病与否的关键，突出了人体正气在发病过程中的主导作用。这是《内经》发病学的一贯思想。人体正气充足，抗病能力就强，虽有致病因素存在也未必发病。

2. 外感病发病机理

文中指出"两虚相得，乃客其形""两实相逢，众人肉坚"，阐明了外感病发病的机理。认为人体正气强弱是发病与否的关键。疾病的发生必须具备两个条件：一是内有人体正气虚弱，一是外有邪气侵袭。《灵枢·百病始生》认为虽有邪气侵袭，如果人体正气不虚，也不会使人生病，即"风雨寒热不得虚，邪不能独伤人"。当人体正气虚弱之时，又受邪气侵袭，则可使人发病，即文中所说："必因虚邪之风，与其身形，两虚相得，乃客其形；两实相逢，众人肉坚"。

由此可见，本篇把邪气的侵袭看作是发病的条件，而正气虚弱才是发病的决定性因素。原文突出了人体正气在发病中的主导作用，为后世中医发病观中重视正邪关系奠定了理论基础，对后世扶正祛邪治疗原则的运用产生了深远的影响，也提示人们必须注重摄生、保养正气，避免邪气侵袭，以防止疾病的发生。

细目十一 素问·热论

◎ 要点 "治之各通其藏脉……可泄而已。"

【原文】治之各通其藏脉[1]，病日衰已矣。其未满三日者，可汗而已；其满三日者，可泄而已[2]。

【注释】

[1]各通其藏脉：疏通各脏腑经脉。杨上善注："量其热病在何脏之脉，知其所在，即于脉

以行补泻之法，病衰矣。"

[2] 其未满三日者，可汗而已；其满三日者，可泄而已：张介宾注："凡传经络之邪，未满三日者，其邪在表，故可以汗已。满三日者，其邪传里，故可以下已。然此言表里之大体耳。"

【导学】

本段指出了外感热病的治疗原则。

外感热病，未满三日者，其邪尚在表，可用发汗的方法，祛除邪气，使病痊愈。已满三日者，其邪气已传入里，故可用泄法。该原则对针刺选穴治疗热病具有重要指导作用。

细目十二　素问·评热病论

◎ 要点　"劳风法在肺下……伤肺则死也。"

【原文】劳风法在肺下[1]，其为病也，使人强上冥视[2]，唾出若涕，恶风而振寒，此为劳风之病。帝曰：治之奈何？岐伯曰：以救俯仰[3]。巨阳引[4]。精者三日，中年者五日，不精者七日[5]。咳出青黄涕，其状如脓，大如弹丸，从口中若鼻中出，不出则伤肺，伤肺则死也。

【注释】

[1] 肺下：指肺部。

[2] 强上冥视：颈项强直，视物不清。王冰注："膀胱气不能上荣，故使人头项强而视不明也。"

[3] 以救俯仰：尤在泾云："肺主气而司呼吸。风热在肺，其液必结，其气必壅，是以俯仰皆不顺利，故曰当救俯仰也。救俯仰者，即利肺气、散邪气之谓乎。"

[4] 巨阳引：应取足太阳经的穴位以引动经气。

[5] 精者三日，中年者五日，不精者七日：精者，谓精气旺盛之人。此谓年轻力壮，精气充沛者，病易愈；中年及老年人精气渐衰，治愈的日数较长。三、五、七乃指病情缓解时间的先后。

【导学】

本段论述了劳风的病因病机、症状、治疗及预后。

1. 劳风的病因病机

劳风的病因为因劳而虚，因虚而受风，邪气化热壅肺；病机为太阳受风，卫阳郁遏，肺失清肃，痰热壅积。

2. 劳风的症状

劳风的主要症状为恶风振寒，强上冥视，唾出若涕，甚则咳出青黄痰块。

3. 劳风的治疗及预后

劳风的治疗宜利肺散邪以救俯仰，排出痰液以通气道；治则为针刺太阳以引经气。因势利导的排痰祛邪之法对于劳风的治疗至关重要。"不出则伤肺，伤肺则死也"，说明痰液阻塞、气道不通可导致窒息而死的危险。提示痰浊壅盛之证，要及时排痰祛邪，以使邪有出路，以免损伤脏气。劳风的预后转归与精气盛衰、年龄、体质强弱密切相关，少壮之人气血充足，病程较短，预后良好；老年人体质虚弱，病程较长。劳风病与《金匮要略》之"肺痈"相似，张仲景治疗肺痈以清热泻肺排脓为原则，如葶苈大枣汤、桔梗汤、千金苇茎汤等，丰富并发展了《内经》对于劳风的辨治方法。

细目十三　素问·咳论

◎ 要点一　"五藏六府皆令人咳"的理论及其临床意义

◎ 要点二　"肺之令人咳，何也？……乘冬则肾先受之。"

【原文】黄帝问曰：肺之令人咳，何也？岐伯对曰：五藏六府皆令人咳，非独肺也。帝曰：愿闻其状。岐伯曰：皮毛者，肺之合也，皮毛先受邪气，邪气以从其合也。其寒饮食入胃，从肺脉上至于肺[1]，则肺寒，肺寒则外内合邪，因而客之，则为肺咳。五藏各以其时受病[2]，非其时，各传以与之[3]。人与天地相参，故五藏各以治时[4]，感于寒则受病，微则为咳，甚者为泄为痛[5]。乘[6]秋则肺先受邪，乘春则肝先受之，乘夏则心先受之，乘至阴[7]则脾先受之，乘冬则肾先受之。

【注释】

[1] 其寒饮食入胃，从肺脉上至于肺：杨上善注："人肺脉手太阴，起于中焦，下络大肠，还循胃口，上膈属肺。寒饮寒食入胃，寒气循肺脉上入肺中。"

[2] 五藏各以其时受病：指五脏在其所主的时令感邪受病。

[3] 非其时各传以与之：若不在肺所主之时令受病，是他脏传至于肺。非其时，指非肺所主的秋季。之，指肺。

[4] 治时：指五脏所主的时令。

[5] 微则为咳，甚者为泄为痛：咳为肺之症状，咳兼痛为五脏受邪的症状，咳兼泄为六腑受邪的症状。张介宾注："邪微者浅而在表，故为咳。甚者深而入里，故为泄为痛。"

[6] 乘：趁。此指当……之时。

[7] 至阴：此指长夏。

【导学】

本段提出了"五藏六府皆令人咳，非独肺也"的观点，论述了咳嗽的病因病机及其与季节的关系。

1. "五藏六府皆令人咳，非独肺也"的发病学观点

本句从整体观出发，揭示了咳虽为肺的病变，但其他脏腑功能失常，也可影响到肺而发生咳嗽。因为肺主气，受百脉朝会，故五脏六腑功能失调均可影响到肺，致肺失宣降，肺气上逆而发生咳嗽。如脾虚生痰，痰湿上犯于肺；肝火上冲，气逆犯肺；肾虚水泛，寒水射肺等。本句说明了咳不离乎肺，然不止于肺。后世医家据此创立了诸多治咳的经典理论及方剂。

本句启示临床上对咳嗽的论治不只是治肺，还要考虑五脏六腑对肺的影响，从调理五脏六腑的角度调治咳证。如肝火犯肺之咳，出现咳嗽、胁痛、不可转侧等症状，可用小柴胡汤、黛蛤散、当归龙荟丸等清肝泻火；肾阳虚衰，水饮射肺之咳，出现咳嗽喘息，咳唾大量泡沫状清稀痰涎等症状，可用真武汤温阳散寒，化气行水。

2. 咳的病因病机

文中指出咳的病因病机主要有两个方面：①外有风寒所伤：因肺与皮毛相合，故风寒之邪袭表，从其合而内传于肺，使肺失宣降而致咳。②内有寒饮停聚：手太阴肺经起于中焦，还循胃口，上膈属肺。寒凉饮食入胃，导致中焦寒，寒气循手太阴肺经上入于肺中，导致肺寒，肺为娇脏，不耐寒热，外内寒邪并聚于肺，则肺失宣降，肺气上逆发生咳嗽。

3. 咳与季节气候的关系

五脏各以治时感邪发病，这是《内经》四时五脏阴阳发病的基本观点。五脏各有其所主的时令，当其时令邪气侵入人体时，邪气首先侵犯与当令之气相应之脏，使该脏受邪传之于肺，发生咳嗽，即非肺所主的时令之咳，乃他脏感受当令邪气传至于肺所致。本篇从"人与天地相参"的整体观出发，提出了"五藏各以其时受病，非其时各传以与之"的发病学观点。说明了五脏对各自时令之邪的易感性及五脏之间的相互关系。

4. 后世医家根据《内经》不同时令之咳提出的治咳之法

例如：清代医家林佩琴在《类证治裁》中指出："以四时论之，春季咳，木气升也，治宜兼降，前胡、杏仁、海浮石、瓜蒌仁之属；夏季咳，火气炎也，治宜兼凉，沙参、花粉、麦冬、知母、玄参之属；秋季咳，燥气乘金也，治宜清润，玉竹、贝母、杏仁、阿胶、百合、枇杷膏之属；冬季咳，风寒侵肺也，治宜温散，苏叶、川芎、桂枝、麻黄之属。"

细目十四　素问·痹论

◎ **要点**："凡痹之客五藏者……涩于小便，上为清涕。"

【原文】 凡痹之客五藏者，肺痹者，烦满，喘而呕。心痹者，脉不通，烦则心下鼓[1]，暴上气而喘，嗌干，善噫[2]，厥气上则恐。肝痹者，夜卧则惊，多饮，数小便，上为引如怀[3]。肾痹者，善胀，尻以代踵，脊以代头[4]。脾痹者，四支解堕[5]，发咳，呕汁，上为大塞[6]。肠痹者，数饮而出不得，中气喘争[7]，时发飧泄。胞痹[8]者，少腹膀胱按之内痛，若沃以汤[9]，涩于小便，上为清涕。

【注释】

[1] 心下鼓：即心悸。

[2] 嗌（yì）干，善噫：指咽干、嗳气。

[3] 上为引如怀：形容腹部胀大，状如怀孕。

[4] 尻以代踵，脊以代头：足不能行，以尻代之；背驼甚，脊高于头，头俯不能仰。尻，尾骶部。踵，足后跟。

[5] 四支解堕：指四肢懈怠，无力。解，同"懈"。

[6] 大塞：痞塞。大，"不"字之形误。"不"与"否"古通。"否"，通"痞"。

[7] 中气喘争：腹中有气攻冲，而致肠鸣。喘，转也。争，甚也。

[8] 胞痹：此指膀胱痹。胞，通"脬"，膀胱。

[9] 若沃以汤：如用热水浇灌。沃，浇灌。汤，热水。

【导学】

本段阐述了五脏痹的症状特点。

文中指出五脏痹的症状与五脏各脏功能及各脏经气失调有关。例如，肺痹症状为烦闷、喘促、呃逆；心痹表现为心烦、心悸，阵发咳喘，咽干，嗳气频作，时觉气逆恐惧；肝痹症状为夜卧惊惕不安，多饮小便频，腹部胀满如妊娠状；肾痹症状为腹胀满，身体佝偻不伸；脾痹症状为四肢懈怠无力，咳而呕清水，且脘腹痞塞。

清代林佩琴在《类证治裁》中指出，经病入脏，邪胜正虚，发为五脏痹。治疗用五痹汤为主。肾痹，加独活、肉桂、杜仲、牛膝、黄芪、萆薢；心痹，加远志、茯神、麦冬、犀角；脾痹，加厚朴、枳实、砂仁、神曲；肺痹，加半夏、杏仁、麻黄、紫菀。认为，痹证初起，骤用参、芪、归、地，则气郁滞，邪不散，只以行湿流气为主；久而不愈，宜峻补真阴，使血气流行，则病邪随去。

细目十五　素问·痿论

◎ **要点**　"阳明者，五藏六府之海……故足痿不用也。"

【原文】 阳明者，五藏六府之海，主润宗筋[1]，宗筋主束骨而利机关[2]也。冲脉者，经脉之海也，主渗灌溪谷[3]，与阳明合于宗筋，阴阳揔宗筋之会[4]，会于气街[5]，而阳明为之长[6]，皆属于带脉，而络于督脉。故阳明虚，则宗筋纵，带脉不引，故足痿不用也。

【注释】

[1] 宗筋：众筋，泛指全身筋膜。于鬯《香草续校书》曰："宗，当训众。"

[2] 主束骨而利机关：约束骨骼，滑利关节。

[3] 溪谷：指肌肉分腠。《素问·气穴论》云："肉之大会为谷，肉之小会为溪。"

[4] 阴阳揔宗筋之会：指阴阳经脉汇聚于宗筋。阴阳，指阴经、阳经。揔，同"总"。张介宾注："宗筋聚于前阴，前阴者，足三阴、阳明、少阳及冲、任、督、蹻九脉之所会也。九者之中，则阳明为五脏六腑之海，冲脉为经脉之海，此一阴一阳，总乎其间，故曰阴阳总宗筋之会也。"

[5] 气街：穴名，又名气冲，位于横骨两端

鼠蹊上一寸，属足阳明经。即脐下五寸，旁开二寸处。

[6] 阳明为之长：指阳明经主润众筋的主导作用。

【导学】

本段论述了痿证的治疗原则，提出了"治痿独取阳明"的重要观点。

治痿独取阳明，突出了调治脾胃在痿证治疗中的重要性。治痿独取阳明的道理概之有三：一是痿证的主要病机为五脏气热导致津液气血亏少，以致筋脉痿废不用；而足阳明胃是五脏六腑之海，气血生化之源，若要筋骨皮肉恢复其正常的功能，就必须有充足的气血营养，所以从阳明调治。二是人身阴阳诸经及冲脉皆会合于足阳明经之气街穴，并连属于带脉，故阳明为"十二经之长"；如果阳明虚则宗筋弛纵，带脉不能收引，故足痿不用，所以治疗阳明经，则阴阳诸经皆得以调治。三是阳明"主润宗筋，宗筋主束骨而利机关"，阳明气血充盛，诸筋得以濡养，则关节滑利，运动自如；若阳明虚，则宗筋不能束骨而滑利关节，发生肢体痿废不用的痿证。由此可见，调治阳明是治疗痿证的关键。清代高世栻指出："阳明者，胃也，受盛水谷，故为五脏六腑之海，皮、肉、筋、脉、骨，皆资于水谷之精，故阳明主润宗筋……痿则机关不利，筋骨不和，皆由阳明不能濡润，所以治痿独取阳明也。"

"独取阳明"是强调痿证的治疗应重视阳明，并非仅取阳明。原文还提出了"补其荥而通其俞"的针刺治则，即针对有关脏腑经络，补其荥穴，通其俞穴，调补虚实，疏通气血；还要配以"各以其时受月"的针刺治则。"补其荥而通其俞"及"各以其时受月"的治则体现了因时制宜，辨证论治的思想。后世医家在"独取阳明"治疗痿证原则的指导下，创立了诸多治疗痿证的方剂。

细目十六　素问·异法方宜论

◎ 要点　"医之治病也，一病而治各不同，皆愈，何也？……地势使然也。"

【原文】黄帝问曰：医之治病也，一病而治各不同，皆愈，何也？岐伯对曰：地势使然也。

【导学】

本段论述了不同地域疾病治法各异。

不同地域气候引起的疾病各异，治疗方法亦异，这体现了"因地制宜"的治疗思想。本篇指出，根据东南中西北方位不同，可分别采取砭石、毒药、灸焫、微针、导引、按蹻等不同治疗方法。以"地势使然"，回答了"一病而治各不同"的道理，提示医生临床诊治必须结合自然环境、地域及体质差异等，灵活地运用因地制宜、因人制宜的原则。

细目十七　素问·汤液醪醴论

◎ 要点一　"神不使"的含义及其临床意义

【原文】帝曰：形弊血尽而功不立者何？岐伯曰：神不使[1]也。

【注释】

[1] 神不使：神机丧失，针药难以发挥作用。张介宾注："凡治病之道，攻邪在乎针药，行药在乎神气。故治施于外，则神应于中，使之升则升，使之降则降，是其神之可使也。若以药剂治其内而脏气不应，针艾治其外而经气不应，此其神气已去而无可使矣。虽竭力治之，终成虚废已尔，是所谓不使也。"

【导学】

"神不使"的含义及其临床意义。

神不使，指若神机丧失，则针药难以发挥作用。

"神不使"强调了病人的神气在治疗中的重要作用，本篇指出疗效不明显，其原因就是"神不使"，即病人神气丧失，不能对治疗作出反应，无法使针药发挥作用。提示临床诊治疾病当以神气为本，神气是治疗能否取效的关键。正如《灵枢·本神》所云："凡刺之法，先必本于神。"

◎ 要点二　"平治于权衡……五阳已布，疏涤五藏。"

【原文】平治于权衡[1]，去宛陈莝[2]，微动四极[3]，温衣[4]，缪刺[5]其处，以复其形。开鬼门，洁净府[6]，精以时服[7]，五阳已布，疏涤五藏[8]。

【注释】

[1] 平治于权衡：平调阴阳的偏盛偏衰。吴崑注："平治之法，当如权衡，阴阳各得其平，勿令有轻重低昂也。"

[2] 去宛陈莝：祛除郁积陈久的水邪与瘀血。宛，通"郁"，郁积也。陈，陈腐，《辞源》谓"陈"为"腐臭""积甚"。莝，《辞源》谓"莝"为"切碎的草"，有杂乱堆积之意。

[3] 微动四极：四极，即四肢。张介宾注："微动之，欲其流动而气易行也。"

[4] 温衣：张介宾注："温衣，欲助其肌表之阳而阴凝易散也。"

[5] 缪刺：病在左而刺右、病在右而刺左的刺络法。张介宾注："然后缪刺之，以左取右，以右取左，而去其大络之留滞也。"

[6] 开鬼门，洁净府：此指发汗、利小便。张介宾注："鬼门，汗空也。肺主皮毛，其藏魄，阴之属也，故曰鬼门。净府，膀胱也。上无入孔而下有出窍，滓秽所不能入，故曰净府。邪在表者散之，在里者化之，故曰开鬼门、洁净府也。"

[7] 精以时服：王冰注："脉和，则五精之气以时宾服于肾脏也。"

[8] 五阳已布，疏涤五脏：五脏阳气得以布散宣达，涤除五脏水湿邪气。张介宾注："阴邪除则五阳布。"

【导学】

本段指出了水肿的治则及治法。

水肿的治则是"平治于权衡""去宛陈莝"，即平调阴阳，祛除水邪瘀血，体现了扶正祛邪的治疗原则。水肿的具体治法有四：一为"开鬼门，洁净府"，即发汗、利小便之法，以祛除水邪。二为"缪刺其处"，即用针刺之法使经络疏通以祛除水邪。三为"微动四极"，即轻微活动四肢，以疏通气血，振奋阳气。四为"温衣"，即添衣保暖，以保护阳气，有利于消散水饮之邪。四种方法也体现了扶正祛邪的思想，综合并用，有助于水邪消散。

"开鬼门，洁净府"治疗水肿的方法对后世影响深远。张仲景在《金匮要略》中提出"诸有水者，腰以下肿，当利小便；腰以上肿，当发汗乃愈"即渊源于此。《医宗金鉴》之"治水之病，当知表里上下分消之法。腰以上肿者，水在外，当发其汗乃愈，越婢、青龙汤证也。腰以下肿者，水在下，当利小便乃愈，五苓、猪苓等汤证也。"也是《内经》"开鬼门，洁净府"理论的具体运用。

细目十八　素问·标本病传

◎ 要点　"小大不利治其标；小大利治其本。"

【原文】小大不利治其标，小大利治其本。

【导学】

本段提出了标本治则。

小大不利治其标，小大利治其本，意指凡病见大小便不通利者，当先治其标，即先通利大小便；大小便通利者，则可以治其本。体现了《内经》急则治标，缓则治本的治疗原则。张介宾对此注解云："无论客气、同气之为病，即先有他病，而后为小大不利者，亦先治其标。诸皆治本，此独治标，盖二便不通，乃危急之候，虽为标病，必先治之，此所谓急则治其标也。"

细目十九　灵枢·决气

◎ **要点一　"余闻人有精气津液血脉，余意以为一气耳……壅遏营气，令无所避？是谓脉。"**

【原文】余闻人有精、气、津、液、血、脉，余意以为一气耳，今乃辨为六名，余不知其所以然。岐伯曰：两神相搏[1]，合而成形，常先身生[2]，是谓精。何谓气？岐伯曰：上焦开发，宣五谷味[3]，熏[4]肤，充身，泽毛，若雾露之溉，是谓气。何谓津？岐伯曰：腠理发泄，汗出溱溱[5]，是谓津。何谓液？岐伯曰：谷入气满，淖泽[6]注于骨，骨属屈伸，泄泽[7]补益脑髓，皮肤润泽，是谓液。何谓血？岐伯曰：中焦受气取汁[8]，变化而赤，是谓血。何谓脉？岐伯曰：壅遏[9]营气，令无所避，是谓脉。

【注释】

[1] 两神相搏：指男女媾合。搏，交也。马莳注："男女媾精，万物化生，盖当男女相媾之时，两神相合而成人，生男女之形。"

[2] 常先身生：张介宾注："凡阴阳合而万形成，无不先从精始，故曰常先身生是谓精。"

[3] 宣五谷味：指上焦肺宣发布散水谷精微的作用。

[4] 熏：温煦之意。

[5] 汗出溱（zhēn）溱：形容汗出很多的样子。溱溱，众盛貌。

[6] 淖（nào）泽：水谷精微中滑腻而浓稠的部分。淖，《说文》："泥也。"引申为浓稠。

[7] 泄泽：指水谷精微中渗出的汁液。泄，渗出之意。

[8] 受气取汁：受气，接受水谷精气。取汁，吸取水谷精微中的精汁。

[9] 壅遏：约束、限制。

【导学】

本段阐述了六气的概念、生成及作用。

六气源于先天，又赖后天水谷精微不断充养。由于六气的性质及分布不同，故其作用及名称亦不相同。精，禀受于父母，是构成生命的原始物质，是生殖功能的物质基础。气，是通过上焦的宣发布散至全身的精微物质，具有充养形体、温煦肌肤和润养毛腠的作用。津，是水谷精微中的清稀部分，具有滋润肌肤，化生汗液的作用。液，是水谷精微中的浓稠部分，流入骨，具有充养骨髓、补益脑髓、利滑关节、润泽肌肤等作用。血，是饮食水谷精微通过脾胃的运化和心肺的共同气化，变化而成的赤色液体，具有营养全身的作用。脉，是营血运行的道路，能约束营血运行于脉中。

六气源于先天，又依赖后天水谷精微不断滋养。六气同源异名、相互作用的整体观点，对临床辨治气血津液失常的病证具有重要意义。

◎ **要点二　"精脱者，耳聋……其脉空虚，此其候也。"**

【原文】精脱[1]者，耳聋；气脱者，目不明；津脱者，腠理开，汗大泄；液脱者，骨属屈伸不利，色夭，脑髓消，胫酸，耳数鸣；血脱者，色白，夭然不泽，其脉空虚[2]，此其候也。

【注释】

[1] 脱：夺失、耗散。有急骤散失之意。

[2] 其脉空虚：此文前应据《甲乙经》补"脉脱者"三字。丹波元简注："本经脱'脉脱者'三字，当补。若不然则六脱之候不备。"

【导学】

本段指出了六气耗脱的证候特点。

精脱者，耳鸣。肾藏精，开窍于耳。《灵枢·脉度》云："肾气通于耳，肾和则耳能闻五音矣"，故肾精充足则耳的听觉灵敏。如果肾精不足，耳失所养，就会出现耳鸣、耳聋等症，临床治疗宜补肾填精，如六味地黄丸、左归丸等。

气脱者，目不明。人之视觉功能有赖于五脏六腑精气的滋养，故《灵枢·大惑论》云："五藏六府之精气，皆上注于目而为之精。"如果气伤不足，眼睛失去精气的奉养，则会出现视物不清等，临床治疗气虚之目不明宜补气升阳，如补中益气汤、益气聪明汤等。

津脱者，腠理开，汗大泄；液脱者，骨属屈伸不利，色夭，脑髓消，胫酸，耳数鸣。津液是人体内有滋润营养作用的正常水液，津清质稀，流行于表，滋润肌肤；液浓质稠，流注于里，充养空窍、滑润关节、补益脑髓。两者在理论上有所区别，但是在临床上津伤者必见液亏，液脱者必有津亡，两者很难截然区分。津液脱失主要表现为机体失于濡润，可见皮肤干燥、窍道干涩不利、关节屈伸不利、腿胫酸软，治宜滋养阴液，如增液汤、麦门冬汤等。

血脱者，色白，夭然不泽。血主营养，脉为"血之府"，血脱则肌肤无以滋养，则皮肤淡白、枯槁无华；血液脱失，不能充盈脉管，则脉道空虚，治宜补血、生血，药如当归、白芍、熟地等。

由此可见，六气耗脱多为虚证，六气各有所主之脏，故临床治疗六气耗脱的病证，当以调补六气所主之脏为主，相关之脏为辅。

第二单元　伤寒论

细目一　辨太阳病脉证并治

◎ 要点一　"太阳之为病，脉浮，头项强痛而恶寒。（1条）"

【原文】太阳之为病，脉浮，头项强痛而恶寒。（1条）

【注释】

[1] 头项强痛：头痛项强。项，颈之后部。强，音僵（jiang），项强为颈项拘紧。

[2] 恶寒：怕冷、畏寒。

【原文阐述】

本条为太阳病辨证纲要。太阳主表，统营卫。外邪侵袭太阳，卫阳抗邪于外，脉象应之而浮。邪气侵犯太阳，致太阳经气不利，故头项强痛。风寒袭表，卫阳被遏导致恶风寒。因脉浮与恶寒代表卫阳抗邪于外，营卫失调的基本病理改变，故作为太阳病的提纲证，太阳病以主脉主证为提纲。

【考点】

1. "太阳"的涵义：六经的名称源于《内经》。《素问·热论》三阴三阳是《伤寒论》六经之由来。《内经》明确指出三阴三阳的划分，是以"阴阳之气，各有多少，故曰三阴三阳也。"太阳又称巨阳，是阳气隆盛之意，其经脉走向最长，其气布于周身，故谓之太阳。

2. 太阳经证的性质是：表证。太阳主皮毛而统营卫，太阳之气行于体表起卫外作用。因感邪不同和体质差异，太阳表证有寒热虚实之别，可分为表寒证，表热证，寒热夹杂证。

3. 太阳病提纲条文为什么只提恶寒，不提发热：外感病初起，在风寒袭表之时，卫阳被遏失于温煦即见恶寒，卫阳奋起抗邪，正邪相争才有发热。恶寒的症状起病即有，而发热往往出现较迟，因卫阳被风寒所闭郁，未能及时达表抗邪，只有卫阳能达表抗邪才见发热，因此，提纲条文未将发热列为太阳病的基本症候，正是为了突出太阳病初起之时的症状。

4. "有一分恶寒，就有一分表证"：太阳主表，提纲条文又强调恶寒，恶寒是太阳表证出现最早和贯穿始终的症状。有一分恶寒，是否就有一分表证，必须建立在太阳病的前提下。舍此条件，则恶寒的存在，未必就是表证。如三阴病证，阳气虚衰不能温煦肌表亦见恶寒，这种恶寒就不是表证。一般而言，三阳恶寒为寒郁阳气，三阴恶寒为寒伤阳气。就三阳寒郁阳气恶寒而论，也仅太阳表证恶寒属表证，具有表证不解，恶寒不除的特点。阳明、少阳两经恶寒无此规律可循。

◎ 要点二 "太阳中风，阳浮而阴弱，……桂枝汤主之。"（12条）

【原文】 太阳中风，阳浮而阴弱，阳浮者热自发，阴弱者汗自出，啬啬恶寒，淅淅恶风，翕翕发热，鼻鸣干呕者，桂枝汤主之。（12条）

【注释】

[1] 阳浮而阴弱：以脉象示病机。脉轻取为阳，沉取为阴。轻取见浮脉，示卫气浮盛于表，与邪抗争；沉取见弱脉，意为营阴不足。从病机言则卫阳浮盛，营阴不足。

[2] 啬啬恶寒：畏缩怕冷，形容恶寒的程度比较严重。

[3] 淅淅恶风：形容恶风如冷雨浸淋肌肤的感觉。

[4] 翕翕发热：如羽毛覆盖在身上一样温温发热，热势不甚。

[5] 鼻鸣：指鼻塞呼吸气粗而似鸣。

【原文阐述】

本条论述太阳中风证的病机、证候特点及其治法方药。阳浮而阴弱，既言脉象，又代表营卫不和的病机。"阳浮"，是卫阳与风寒之邪抗争于表而见发热，脉浮等卫阳浮盛于表。"阴弱"，是因阳浮于外，营阴不能自守而外泄，营阴相对不足。阳浮而阴弱亦揭示营卫不和的病理机制。太阳经受邪，卫阳与邪抗争则发热，风寒袭表，卫阳被遏导致恶风寒。肺外应皮毛，邪客于表，肺气不利则鼻鸣，影响胃失和降则干呕。

【考点】

1. "阳浮而阴弱"：阳浮而阴弱既指脉象又指病机。阳指浮取，阴指沉取，意为轻取见浮脉，沉取则弱脉。从病机言则卫阳浮盛，营阴不足。这里"而"字，卫强而阴弱，卫受邪，卫不固表致营阴不足，有因果转属之意。

2. 桂枝汤证不等于中风表虚证：在《伤寒论》中桂枝汤可以用于治疗中风表虚证，除具有头痛、发热、恶风寒等表证症状外，审证要点是自汗出，脉浮弱；桂枝汤还可以用来治疗杂病中常自汗出，或时发热自汗出。其与中风表虚证尽管有外感内伤之异，但病机都属于营卫不和，故都用桂枝汤以调和营卫。

3. 桂枝汤中桂枝与芍药配伍比例是1:1的剂量。发汗之中寓于敛营，桂枝辛温，发散卫分之邪，芍药酸苦微寒，敛阴和营。

4. 服桂枝汤必须遵守煎药与调护方法：①药后啜粥，一剂药一次煎好，分三次温服。服药后须喝热粥；②温覆微汗，使全身微汗湿润为佳，不可过汗；③中病即止，服第一次药，汗出病愈即可停服；④不效继进，如服后不出汗可服第二剂，还不出汗，则可缩短服药的间隔时间，在半天左右时间服完三次药，病重者甚至可昼夜服药至二、三剂，并加强观察和护理；⑤服药禁忌，禁忌生冷和一切不易消化，有刺激性及油腻的食物。

5. 营卫不和汗出与气虚汗出鉴别：桂枝汤治疗的汗证是由于营卫不和，卫气不固，开合失权所致，其自汗出呈阵发，表现为"常自汗出"，与纯属卫气虚而肌表不固的玉屏风散所治疗的自汗出而不止迥异，且没有明显的气虚症状。

6. 桂枝汤证的辨治要点

症：恶风寒，发热汗出，头项强痛，鼻塞或见干呕，脉浮缓。

理：营卫不和，卫强营弱。

法：解肌祛风，调和营卫（邪气较重者，先刺风池、风府）。

方：桂枝汤。

药：桂枝汤药用五味。方中桂枝解肌祛风，芍药敛阴和营，两者相伍，调和营卫。生姜辛散止呕，大枣甘平补中，炙甘草配桂枝辛甘化阳，配芍药酸甘化阴，调和诸药。

◎ 要点三 "太阳病，桂枝证，医反下之……葛根黄芩黄连汤主之。"（34条）

【原文】 太阳病，桂枝证，医反下之，利遂不止，脉促者，表未解也，喘而汗出者，葛根黄

芩黄连汤主之。(34条)

【原文阐述】

本条为太阳病误下，表邪不解，邪气内迫阳明大肠导致热利的证治。太阳病桂枝证，不发汗反误下，表邪不解，化热内迫大肠。脉促者，指脉来急促，代表误治之后，正阳未伤，抗邪有力，且表证仍在。治疗用葛根黄芩黄连汤清热止利，兼以解表。

【考点】

1. 利遂不止：误用攻下，引邪内迫大肠，因而肠热下利不止。

2. 脉促：表邪陷而未尽，正气仍趋表抗邪。脉促是脉来急促或短促，是正气抗邪之象。"脉促者，表未解也，"可见与数中一止的促脉迥异。

3. 喘而汗出：大肠有热，上蒸于肺，迫津外泄。

4. 三表七里证：原文34条为太阳表证误下，邪气内迫阳明大肠导致热利的证治。为表里同病。本证邪陷于里十之七，邪留在表十之三，又称三表七里证。用葛根黄芩黄连汤清热止利，兼以解表。

5. 葛根黄芩黄连汤与葛根汤的证治异同：两方均治疗表里同病的下利。不同：葛根黄芩黄连汤治疗里热为主的热利，葛根汤治疗表寒为主的寒利。葛根汤证以发热恶寒、头痛、无汗为主证，兼见下利。病机是太阳表邪不解，内迫阳明大肠，治以发汗解表，升津止利，解表为其主法；药用葛根、麻黄、桂枝、生姜、甘草、芍药、大枣。葛根芩连汤证以下利臭秽灼肛为主证，伴见喘而汗出，或兼表证发热，病机是-邪热内迫大肠，大肠传导失职。治以清热止利，兼解表邪，治里为其主法；药用葛根、黄芩、黄连、炙甘草。

6. 葛根黄芩黄连汤证的辨治要点

症：身热不恶寒或微恶寒，利下黄色稀水势急臭秽，灼肛，心烦，口渴，喘而汗出，尿赤，苔黄，脉滑数。

理：太阳邪热内迫阳明下利。

法：轻清解肌，清肠止利。

方：葛根芩连汤。

药：葛根黄芩黄连汤药用四味，方中葛根升津止利，辛凉透表，黄芩、黄连苦寒清热，坚阴止利，炙甘草甘缓和中，调和诸药。

◎ 要点四 "太阳病，头痛发热，……无汗而喘者，麻黄汤主之。"(35条)

【原文】太阳病，头痛发热，身疼腰痛，骨节疼痛，恶风，无汗而喘者，麻黄汤主之。(35条)

【原文阐述】

本条论述太阳伤寒证证治。本条应与1、3条原文合参。应有恶寒，发热，无汗，身疼痛，脉浮紧等症。由于风寒外束，太阳经气郁滞，气血运行不畅，故头痛，身疼，腰痛，骨节疼痛，以紧束痛为特点。卫阳郁遏，故恶寒，卫阳与外邪抗争则发热，肺合皮毛，肌表闭塞，则肺气不宣，故无汗而喘。治疗用麻黄汤辛温峻汗解表，宣肺平喘。本方麻黄配桂枝，发汗力强，杏仁宣肺，助麻黄开腠解表，且能止咳平喘。炙甘草补中益气，调和诸药。麻黄汤适用于腠理闭塞，无汗出的伤寒表实证。

【考点】

1. 无汗而喘：本条明确指出无汗是太阳伤寒证的审证要点，以资与太阳中风证相区别。无汗而喘，是两个相互关联的症状，无汗而喘有三层意义：①说明病机：风寒外束，皮毛敛缩闭塞，故病人无汗出。肺合皮毛，皮毛闭塞，肺气不宣，则肃降失权，上逆故喘。肺主气，肺气上逆可影响胃失和降导致呕逆。②提示治疗：既然是寒邪闭遏无汗，导致肺失肃降而作喘，那么提示在发汗后，肺的宣降恢复，则喘可平，故治疗重在"解表发汗"。③鉴别症状：63条麻杏甘石汤证是汗出而喘；34条葛根芩连汤证是喘而汗出；本条麻黄汤证是无汗而喘。

2. 桂枝汤证与麻黄汤证的证治异同：两方证均有发热，恶风寒，头痛，脉浮的症状。均为风寒袭表，营卫受病，正气抗邪，正邪相争于表。

治疗皆用辛温解表之法，都用桂枝、炙甘草以宣通卫阳。不同之处：桂枝汤证以自汗出、脉浮缓为特征，恶风寒相对较轻，是风寒外袭，卫强营弱所致，治疗桂枝芍药相配，解表发汗调和营卫，生姜发表，大枣和营；麻黄汤证以无汗，脉浮紧为特征，可有咳喘，身疼痛，乃风寒外束，卫遏营郁所致，并有肺气失宣的病理改变，治疗以麻黄配桂枝，发汗解表力强，麻黄、杏仁宣降肺气而平喘。

3. 卫遏营郁：伤寒表实证以外感风寒为病，以寒邪为主，寒主收引凝敛，遏阻卫阳，闭郁营阴，致身疼痛，无汗出。

4. 麻黄汤证主脉为脉浮紧，为什么浮数之脉亦可用麻黄汤：麻黄汤功效为发汗解表，宣肺平喘，适用于表寒实证。临证时，应知常达变，主脉是浮紧，设若病人发热，可因体温升高则出现浮数之脉，或仅见浮脉，均可用麻黄汤治疗。

5. 麻黄汤中杏仁的作用：麻黄汤中配伍杏仁，取其降气平喘的作用，且麻黄与杏仁相伍，宣发与肃降配合，有利于肺的宣降功能恢复正常。故太阳伤寒证无论有无喘咳症状，均可用杏仁调节肺的宣发肃降功能，以利于解表。

6. 麻黄汤的辨治要点

症：恶寒发热，头项强痛，身疼腰痛，骨节疼痛，呕逆，喘咳，无汗，口不渴，舌淡苔白而润，脉浮紧有力。

理：风寒外束，卫闭营郁。

法：峻汗解表，宣肺平喘。

方：麻黄汤。

药：麻黄汤药用麻黄、桂枝、杏仁、炙甘草四味。方中麻、桂相伍，发卫气之闭以开腠理，透营分之郁以畅营阴，则发汗解表之功较强，为发汗之峻剂；而麻、杏相配，宣降相因，则对肺气的宣发和肃降有双向调节作用；炙甘草甘缓和中，调和诸药。

◎ 要点五　"伤寒表不解，心下有水气，……或喘者，小青龙汤主之。"（40）

【原文】伤寒表不解，心下有水气，干呕，发热而咳，或渴，或利，或噎，或小便不利，少腹满，或喘者，小青龙汤主之。（40）

【注释】

[1] 心下有水气：心下即胃脘部。水气，即水饮之邪。

[2] 噎：指咽喉部有气逆梗阻感。

[3] 少腹满：指小腹或下腹部胀满。

[4] 熬：干煎也。与烘烤意相近。

【原文阐述】

本条论述外感风寒，内兼水饮的证治。恶寒发热，头痛无汗为风寒外束之表实证，病人素有水饮内停，又外感风寒，寒邪犯肺，肺失清肃，则咳嗽喘息，咯痰色白清稀。水饮之邪变动不居，可随三焦气机升降出入，故可见或然之症。水饮犯胃则干呕，下趋肠道则下利，蓄于下焦，气化失权则小便不利，少腹满；壅塞于上，阻碍气机则有噎塞感。水气犯肺则喘。水饮证一般口不渴，但如果饮阻气机，气不化津，亦可见口渴。如服药后口渴，则是温阳化饮，寒去欲解之兆。

【考点】

1. 小青龙汤证的审证要点：咳吐白色清稀痰涎。小青龙汤证病机是表寒里饮，乃因风寒外束，内有水饮停蓄心下胃脘所致。临床以咳吐白色清稀痰涎为审证要点，治以小青龙汤发汗解表，温化水饮。

2. 小青龙汤证"不渴"、"或渴"、"服汤已，渴者"的机理：小青龙汤证的病机为外感风寒，内有寒饮，饮为阴邪，故一般口不渴。口不渴表明津液未有损伤。此为小青龙汤证主要症状。或渴是因饮阻气机，津不化气，不为人体所用，其渴喜热饮且不多饮。在服用小青龙汤之后，在温燥药物的作用下，水饮初化，津液一时性匮乏，可出现短暂的口渴现象，此非津液损伤，乃津液一时不足，无须治疗，等津液自和，必自愈。故为水饮初化，邪气欲解之兆。

3. 大青龙汤证与小青龙汤证的鉴别：大青龙汤证属表寒里热，证见脉浮紧，发热恶寒，身疼痛，不汗出而烦躁。治疗外散风寒，内清郁热。药用麻黄、桂枝、杏仁、甘草、石膏、生姜、大枣。小青龙汤证属表寒里饮。证见干呕，发热而咳，或渴，或利，或噎，或小便不利，少腹满，或喘。治疗外散风寒，内蠲水饮。药用麻黄、桂枝、芍药、甘草、干姜、细辛、五味子、半夏。

4. 小青龙汤加减法的意义：渴去半夏加花粉以避燥、生津；微利者去麻黄加芫花以下其水气；噎者去麻黄加附子以温阳散寒；小便不利，少腹满去麻黄加茯苓以淡渗利水；喘去麻黄加杏仁以宣降肺气。关于去麻黄的问题：原方后在或然证中有去麻黄一说，是因为寒饮内停之人，胃阳多虚，而麻黄能发越阳气，故去麻黄，以免阳气更伤。然麻黄本身就有主治咳喘的作用，是方中主药，岂可去而不用。故去不去麻黄，当根据病人的实际情况灵活掌握。一般阳虚不甚，可以不去，但阳虚较严重者当去。

5. 如何辨证论治太阳病的喘证：太阳病篇有麻黄汤证、小青龙汤证、桂枝加厚朴杏子汤证、麻杏甘石汤证、葛根芩连汤证等五个方证，都能治疗发热而喘的证候。麻黄汤证的特点是无汗而喘，乃风寒束表，肺气闭郁所致。故治以辛温解表，宣肺平喘的麻黄汤；小青龙汤证以咳而微喘，咳吐白色清稀痰涎为特征，为风寒外束，饮停心下所致，故治以辛温解表，温阳化饮的小青龙汤；桂枝加厚朴杏子汤证之喘以宿喘被风寒之邪诱发为特点，是营卫不和，肺寒气逆导致的喘证，故治以解肌和营，降气平喘的桂枝加厚朴杏子汤；麻杏石甘汤证以汗出而喘，咳吐黄稠痰为临床特点，是热邪壅肺，肺热气逆所致，治以清宣肺热而平喘的麻黄杏仁甘草石膏汤；葛根芩连汤以"喘而汗出"，下利臭秽，灼肛为临床特征，乃太阳表寒化热，下迫阳明大肠，里热气逆而致喘，治以苦寒清热，坚阴止利的葛根黄芩黄连汤。

6. 小青龙汤证的辨治要点

症：发热恶寒，无汗，呕恶，咳喘，痰白清稀，或渴、或利、或噎、或小便不利、少腹满，

脉浮紧，苔白滑。

理：风寒外束，水饮内停。

法：解表化饮。

方：小青龙汤。

药：小青龙汤由麻黄、桂枝、芍药、炙甘草、干姜、细辛、五味子、半夏八味药组成。方中麻黄发汗、平喘、利水；桂枝解表、通阳、散寒；细辛、干姜散寒化饮；五味子敛肺止咳，且能防麻黄、细辛、干姜辛散太过；半夏化痰降逆止呕；炙甘草甘缓和中，调和诸药。

◎ 要点六 "太阳病，发汗后，大汗出，胃中干……五苓散主之。"（71）

【原文】太阳病，发汗后，大汗出，胃中干，烦躁不得眠，欲得饮水者，少少与饮之，令胃气和则愈；若脉浮，小便不利，微热消渴者，五苓散主之。（71）

【注释】

[1] 胃中干：病机概念。指胃中津液不足。

[2] 消渴：渴欲饮水，饮不解渴的症状。不是内科杂病中的消渴病。

[3] 白饮：指米汤。

[4] 方寸匕：是古代量药的器具，呈正方形，有柄，因其边长一寸（为古汉时），故名方寸匕，用其量药，以不落为度，容量约合今5毫升。

【原文阐述】

本条论述太阳之腑膀胱受邪，气化不利的证治。太阳病发汗太过，损伤津液，如果表证已解，只是大汗伤津致口渴，必伴胃津不足之烦躁，失眠，治疗只需少量多次饮水，使津复胃和自愈；如表证不解，表邪内传膀胱，致膀胱气化不利，水津不布，津不上承之口渴，必伴见小便不利，脉浮发热等症，治以五苓散化气利水，兼以解表。

【考点】

1. 太阳蓄水证的"消渴"、"烦渴"与阳明热证"烦渴"的鉴别：太阳蓄水证是由于表邪循经入腑，导致膀胱气化不利所致。由于膀胱气化

不利，水液潴留，津液不为人体所用，故在下表现为小便不利，在上表现为口干咽燥，渴欲饮水，且水蓄较重时，得水即吐。由于气化不利，故虽饮而不解渴，此谓之"烦渴"、"消渴"，此时多饮必导致蓄水加重。阳明热证是因为燥热之邪损伤津液，导致津液大量丧失，邪热扰心故致大烦，口渴是病人饮水以补充津液，此时必然大渴引饮，得饮为快。

2. 五苓散证与小青龙汤证的证治异同：五苓散证与小青龙汤证均属外有表寒、内有水饮为病的表里同病之证。均有口渴或不渴，均可见小便不利，治疗均用表里双解之法。但两证水停部位不同，小青龙汤证，水饮停在上焦，以喘咳，咯吐白色清稀痰涎为主症，治以温肺化饮，而五苓散证，水蓄下焦，以小便不利，少腹满为主症，治以通阳化气利水。

3. 膀胱蓄水与胃虚水停证的证治异同：茯苓甘草汤与五苓散均治水饮内停之证。因其病位不同，故临床证候不同。茯苓甘草汤证因水停胃脘，故见心下悸，四肢厥冷，小便自利，口不渴，治疗重用生姜温胃散水，用桂枝配茯苓化气蠲饮。五苓散证因水停下焦，气化不利，故见口渴，发热，小便不利，少腹里急。治疗用桂枝化气行水，用二苓、泽泻、白术导水下行。五苓散和茯苓甘草汤的鉴别，还表现在调脾与和胃这两个鉴别点上，前者脾不能为胃行其津液，病变虽然亦涉及胃，但是重点在脾；后者脾尚能为胃行其津液，病变重点在胃。

4. 五苓散证与猪苓汤证的证治异同：两者均属水气内停证，均有小便不利，脉浮，发热，口渴的证候，均用利水之法，均用茯苓、猪苓、泽泻利水渗湿。但五苓散之水气内停是太阳病，膀胱气化不利所致，其脉浮，发热是太阳表证，其口渴是膀胱气化不利，津不上承所致，其与猪苓汤的鉴别要点是舌质淡，苔薄白而润。治疗用桂枝配茯苓、白术，重在通阳化气解表；猪苓汤证水气内停是因阴液亏虚，阴虚化热，阴虚水热互结。其脉浮、发热、渴欲饮水是津液受伤，小便不利是水气内停之征，故当用猪苓汤育阴清热利水。其与五苓散证的鉴别要点在于舌质红，苔薄黄，故治疗用阿胶育阴清热，加滑石利水泄热。

5. 五苓散证的辨治要点

症：发热恶风，汗出，口渴，小便不利，少腹胀满，或烦，甚者渴欲引饮。水入即吐，或小便多舌苔白滑，脉浮或浮数。

理：表邪未解，膀胱气化不利。

法：化气利水，兼解表邪。

方：五苓散。

药：五苓散由桂枝、茯苓、白术、猪苓、泽泻五味药组成。方中桂枝配茯苓、猪苓、泽泻，重在通阳化气利水，白术健脾利湿，桂枝通阳化气，兼解表散寒。

◎ 要点七 "伤寒五六日，中风，往来寒热……身有微热，或咳者，小柴胡汤主之。"（96）

【原文】伤寒五六日，中风，往来寒热，胸胁苦满，嘿嘿不欲饮食，心烦喜呕，或胸中烦而不呕，或渴，或腹中痛，或胁下痞硬，或心下悸，小便不利，或不渴，身有微热，或咳者，小柴胡汤主之。（96）

【注释】

［1］往来寒热：发热与恶寒交替出现。

［2］胸胁苦满：苦，作动词用；满，意义同闷。胸胁苦满，即病人苦于胸胁满闷。

［3］嘿嘿：表情沉默，不欲言语。

［4］喜呕：喜作善解。喜呕，时时作呕。

【原文阐述】

本条论述少阳病，邪在半表半里的证治。本条小柴胡汤证是由太阳传变而来。由于邪正分争在半表半里，正胜则热，邪盛则寒，所以发热恶寒交替出现；邪郁少阳，经气壅滞，故胸胁苦满；邪热郁阻胸中，气机不畅，影响于胃，故嘿嘿不欲饮食；热郁则烦，胃逆则呕，故心烦喜呕。此为小柴胡汤证的四个主症，简称柴胡四症。邪犯少阳，枢机不利，可见多个或然症：或胸中烦而不呕，渴，腹中痛，胁下痞硬，心下悸、小便不利，不渴、身有微热，咳，皆由少阳枢机不利，波及其他脏腑所致，应以小柴胡汤随证加减。

【考点】

1. 柴胡四症：即往来寒热，胸胁苦满，嘿嘿不欲饮食，心烦喜呕。乃因邪入少阳，枢机不利，胆火上炎，正邪分争于半表半里，影响脾胃功能而致。

2. 寒热往来，休作有时：邪犯少阳，正邪分争，消长变化，互有胜负。正胜则热，邪盛则寒，因而表现为寒热交替，休作有时。

3. 或然证加减法的意义：小柴胡汤方后针对或然证的加减法，包含仲景用药经验，随证治之的辨证思想，有临床指导意义。胸中烦是痰热结聚于胸，故加栝蒌以清化痰热，去人参以免留邪，不呕故不用半夏；渴为热邪伤津，故去温燥的半夏，加重人参用量以加强益气生津，加天花粉以生津止渴；腹中痛为肝胆气郁，横逆犯脾，故去苦寒之黄芩，加柔肝缓急止痛的芍药；胁下痞硬为少阳气机壅滞较甚，水饮结聚于胸胁，故去甘缓之大枣，加软坚利水之牡蛎；心下悸，小便不利为三焦失职，水道不利，影响及心，故去苦寒之黄芩，加茯苓以利水宁心；不渴，外有微热为表邪未尽，故去人参以免留邪，加桂枝解肌以祛表邪；咳为寒饮伤肺，肺寒气逆，故以干姜易生姜，以温阳化饮，加五味子收肺气之逆以治咳，若有肺热则不宜加此二味，重在祛邪故不用人参。

4. 少阳病柴胡证出现呕吐的机制："脏腑相连"是谓肝胆相连，脾胃相关，其气互通，既能互相制约，亦能互相传变。邪入胁下，气郁不畅，乘伐中焦脾胃，从而导致胃气上逆呕吐。"邪高痛下"言胆邪犯胃，病本在胆，病标在胃，以解释为何少阳病而出现阳明胃脘的症状。这里"高"、"下"指部位而言，胆位胁下，比腹位置高，胆经受邪，为邪高，其腹痛在胆位之下，故曰"痛下"，可见本证胆经受邪为本，呕吐、腹痛为标。

5. 小柴胡汤煎服法的意义：小柴胡汤方后有"去渣，再煎"的要求，其目的在于使药性和合，气味醇和，以利于调畅气机，更好地发挥和解功效，同时，去渣再煎，可浓缩药汁，使病人不至于喝太多的药汁，以免呕吐。对于"喜呕"症状者，还可少量多次给药。这种煎药方法，在《伤寒论》中还有半夏泻心汤、生姜泻心汤、甘草泻心汤、旋复代赭汤，其目的同样是为了和解病邪，避免呕逆。

6. 小柴胡汤证的辨治要点

症：口苦、咽干、目眩、往来寒热、胸胁苦满、嘿嘿不欲饮食、心烦喜呕。脉弦细。

理：邪犯少阳，胆火上炎，枢机不利。

法：和解少阳，调达枢机。

方：小柴胡汤。

药：小柴胡汤。药物组成为柴胡、黄芩、生姜、半夏、人参、大枣、炙甘草。方中柴胡配黄芩重在清解少阳邪热，为本方主药；人参、炙甘草和大枣，扶助正气，助正达邪；半夏、生姜和胃止呕。诸药配合共奏和解少阳，扶正达邪之功。

◎ 要点八 "伤寒二三日，心中悸而烦者，小建中汤主之。"（102）

【原文】伤寒二三日，心中悸而烦者，小建中汤主之。（102）

【原文阐述】

本条论述里虚伤寒，心悸而烦的证治。伤寒二三日，起病之初，即见心悸而烦证候，说明病人心脾不足，气血双亏兼有外感。因气血不足，心神失养故心悸；营血亏虚，心神不敛则心烦。因气血内虚，无发汗解表之汗源，故只能用小建中汤先建中焦，补脾胃以生气血。

【考点】

1. 如何理解"伤寒二三日，心中悸而烦者"："伤寒二三日"，病程短且未经误治，即出现"心中悸而烦者"，无疑是素体虚弱所致。因素体气血不足，心失所养故心悸；营血亏虚，神无所附则心烦。

2. 体虚之人外感风寒先建中焦的意义：体虚之人，大多中焦脾胃不足，气血生化无源。外感风寒之证，需辛温发汗解表。而体质亏虚，没有汗源，勉强发汗，会劫伤阴津，有表邪内陷之变。故需先建中焦脾胃，以扶正祛邪。伤寒挟虚证，用小建中汤既能健脾以补气血，又能调和营卫以抗邪，服药后可能里气壮而表自解，若表不解者再议解表法。故曰"强人伤寒发其汗，虚人伤寒建其中。"

3. 小建中汤治疗外感病所体现的中医治疗原则：代表中医培土生金的治疗原则。

4. 《伤寒论》与《金匮要略》中的小建中汤之不同：本条与原文100条，都冠以"伤寒"二字，说明本证是外感引发，与内伤杂病有别。因《金匮要略·虚劳病篇》中小建中汤条，冠以"虚劳"二字，证属阴阳两虚、寒热错杂（偏于阳虚），通过本方建立中气，以调和阴阳寒热，与伤寒论中小建中汤证的条文有外感、内伤之别。

5. 小建中汤证的辨治要点

症：心悸不安，易惊，不耐劳，劳则心惊、气喘、汗多，疲倦思睡而夜寐不安、不得眠，纳呆，腹中急痛，喜温喜按，面色淡黄，唇舌淡红，舌苔薄白，脉细或弱。

理：脾虚伤寒（虚人外感）。

法：建中补虚，调养气血。

方：小建中汤。

药：小建中汤是桂枝汤倍用芍药加饴糖而成。方中用饴糖甘温补中，配大枣、炙甘草补益中焦；倍用芍药敛阴和营；桂枝配生姜温中散寒，辛散止呕；炙甘草配桂枝辛甘化阳，配芍药酸甘化阴；炙甘草调和诸药。全方共奏建中益气，培土生金之效。

◎ **要点九 "小结胸病，正在心下，按之则痛，脉浮滑者，小陷胸汤主之。"（138）**

【原文】小结胸病，正在心下，按之则痛，脉浮滑者，小陷胸汤主之。（138）

【原文阐述】

本条论述小结胸证的证治，小结胸证的病位较小，正在心下，且病势较缓，病情较轻，按之则痛，与按之石硬的大结胸不同。脉象浮滑，是痰与热结较浅，用小陷胸汤清热开结化痰。

【考点】

1. 大、小陷胸汤治疗热实结胸的鉴别：二者邪结性质不同，药物组成和功效有别。结胸证根据病变范围，有大小结胸之分。大陷胸汤证水热骤结，病势急重，触痛反跳痛突出，痛处范围大，可上及胸膈、下连少腹；小陷胸汤证，痰热渐聚，病势轻缓，心下痞塞为主，痛处范围局限，正（仅）在脘腹。伴症方面：大陷胸汤证，影响面大，多伴身热、烦躁气短、汤水不能下，舌苔厚，脉紧弦；小陷胸汤证，牵涉面窄，身热不显，但见心胸烦闷，嘈杂不食，舌苔滑腻，脉滑。大陷胸汤用大黄泻热破结以荡除实邪，小陷胸证是痰热互结，病相对较轻，则用黄连苦寒以清邪热；大陷胸汤用甘遂峻逐水饮，小陷胸用半夏化痰散结；大陷胸汤用芒硝软坚散结，小陷胸用黄连、瓜蒌实清热涤痰。大陷胸汤有泻热逐水破结之功；小陷胸汤有清热化痰开结之效。

2. 小陷胸汤证的证辨治要点

症：心下硬满，按之疼痛，舌苔黄滑腻，脉浮滑。

理：痰热互结心下。

法：清热涤痰开结。

方：小陷胸汤。

药：小陷胸由黄连、半夏、瓜蒌实三味组成。小陷胸方中用黄连苦寒泄热、瓜蒌实宽胸清热涤痰，半夏化痰消痞散结。全方辛开苦降，宽胸散结。

◎ **要点十 "伤寒汗出解之后，胃中不和……生姜泻心汤主之。"（157）**

【原文】伤寒汗出解之后，胃中不和，心下痞硬，干噫食臭，胁下有水气，腹中雷鸣，下利者，生姜泻心汤主之。（157）

【注释】

[1] 干噫食臭：干噫：嗳气。食臭：食物的气味。干噫食臭即嗳气带有食物的馊腐气味。

[2] 腹中雷鸣：肠鸣音亢进。腹中肠鸣漉漉作响。

【原文阐述】

本条论述胃虚不化，水气致痞的证治。伤寒解后，因汗不得法，损伤脾胃之气，致邪气内陷，寒热错杂中焦，气机痞塞，升降失司，致心下痞硬。脾胃气虚不运，水气流于胁下，故谓其病机为胁下有水气。脾胃气虚，不能运化，食物内停，则干噫食臭，水渗肠间，中虚气逆则肠鸣有声，下利。治以生姜泻心汤以散水止利，和胃消痞。

【考点】

1. 生姜泻心汤证的审证要点：心下痞硬，干噫食臭。

2. 寒热错杂三泻心汤证的证治异同：三泻心汤证均以心下痞，呕逆，下利，肠鸣为主症，其病机均有中虚寒热错杂，胃气壅滞，其治疗均用辛开苦降，甘温益气之法，选药以半夏泻心汤为基础方。不同之处：半夏泻心汤证主症呕逆明显，病机重心在升降失常，故治疗重在和胃降逆，以半夏为君药；生姜泻心汤证主症有干噫食臭，其病机兼有水食停滞，治疗兼以和胃散水，在半夏泻心汤基础上加生姜四两为君，减干姜为一两，重在宣散水气，和胃降逆；甘草泻心汤证主症为痞利俱甚，干呕心烦不安的症状明显，病机以胃气重虚为主，中气不足尤为明显，治疗重在益胃缓中，故在半夏泻心汤的基础上增炙甘草为四两为君，加强补虚和中。

3. 生姜泻心汤证、干姜黄芩黄连人参汤证、黄连汤证的证治异同：生姜泻心汤、干姜黄芩黄连人参汤、黄连汤三方均用辛开苦降之法，均用人参、黄连，病位均在胃肠，见症均有呕吐，下利；不同：生姜泻心汤证为寒热错杂于中焦，水食停滞，临床以心下痞硬，干噫食臭为主症，治疗重在和中消痞，其用药寒温较为均衡；黄连汤证与干姜黄芩黄连人参汤证均属上热下寒，胃热脾寒，黄连汤以下寒为主，临床以腹痛为主症，治疗去黄芩之苦寒，加桂枝温通阳气，全方药性偏温；干姜黄芩黄连人参汤证，偏于上热，临床以呕吐为主症，故治疗重用芩连以清上热，全方药性偏于寒。

4. 生姜泻心汤证的辨治要点

症：心下痞硬，干噫食臭，腹中雷鸣，下利。舌苔厚腻。

理：寒热错杂，水食停滞。

法：辛开苦降，消食和中，散水消痞。

方：生姜泻心汤。

药：生姜泻心汤由生姜、半夏、黄连、黄芩、干姜、大枣、人参、炙甘草组成。方中生姜四两为君，宣散水气，和胃降逆；半夏降逆止呕开结；干姜温中散寒；黄连、黄芩泄热消痞；大枣、人参、炙甘草补益脾胃。本方在半夏泻心汤基础上加生姜四两为君减干姜为一两，重在宣散水气，和胃降逆。

◎ 要点十一 "伤寒发汗，若吐若下，解后心下痞硬，噫气不除者，旋覆代赭汤主之。"（161）

【原文】伤寒发汗，若吐若下，解后心下痞硬，噫气不除者，旋覆代赭汤主之。（161）

【注释】

噫气不除：噫气即嗳气，指气从胃中上逆，冒出有声。噫气不除乃胃虚气逆，嗳气始终不断，而心下痞硬不减。或作呃逆不止。

【原文阐述】

本条论述胃虚痰阻气逆致痞的证治。伤寒发汗，若吐若下，解后，脾胃之气已伤，中虚不运，痰气交阻，升降失常则心下痞硬。痰阻气滞，胃失和降，嗳气频作。此噫气不除，是指时时嗳气，而心下痞硬不除，故治以旋覆代赭汤和胃降逆。

【考点】

1. 何谓"噫气不除"："噫气不除"指嗳气连绵不绝。乃由误治脾胃气伤。以致脾胃运化腐熟功能失常，而痰饮内聚，停于中焦，土虚木乘，胃虚气逆所致；且嗳气时时而作，心下痞硬症不解。

2. 旋覆代赭汤证与生姜泻心汤证的鉴别：两者均有心下痞硬、噫气。但旋覆代赭汤证与生姜泻心汤证病机，证治均不相同。旋覆代赭汤证噫气不带食臭，无下利症候，是胃虚痰聚，虚气上逆所致，治疗重在降逆化痰，和胃镇肝；生姜泻心汤证以干噫食臭，肠鸣下利为主症，是胃虚食滞，水气不利所至，治疗重在和胃消痞，辛散水气。

3. 旋覆代赭汤证的辨治要点

症：心下痞硬，嗳气连绵，或呕吐，或反胃，或呃逆。

理：胃虚痰阻气逆。

法：降气化痰，益气和胃。

方：旋覆代赭汤。

药：旋覆代赭汤由旋覆花、代赭石、人参、半夏、生姜、大枣、炙甘草七味药组成。方中旋覆花下气消痰，代赭石重镇降逆；半夏、生姜和胃化痰；人参、大枣、炙甘草补中益气。

◎ 要点十二 "伤寒若吐若下后，七八日不解……欲饮水数升者，白虎加人参汤主之。"（168）

【原文】伤寒若吐若下后，七八日不解，热结在里，表里俱热，时时恶风，大渴，舌上干燥而烦，欲饮水数升者，白虎加人参汤主之。（168）

【原文阐述】

本条论述阳明邪热炽盛，津气两伤证证治。伤寒病在表，误吐误下后，津液被夺，七八日后化热入里，转为热聚于阳明气分证。热盛于里，向外蒸腾所以表里俱热；热邪迫津外泄，故见汗出；汗出津伤，胃中干燥，故见大渴，舌上干燥而烦；欲饮水数升，可见热邪伤津已达极点。此为阳明热盛津气两伤证，治疗用白虎加人参汤清泄里热，兼益气津。

【考点】

1. 白虎汤证与白虎加参汤证的鉴别：白虎汤证与白虎加参汤证的鉴别关键在脉象，白虎汤证脉洪大有力，白虎加人参汤证脉大而芤。因为白虎汤与白虎加人参汤都用于治疗阳明经热证。其病机均有阳明燥热炽盛，邪热弥漫内外。证候皆有身热，汗出，烦躁，口渴，脉洪大，治疗均用辛寒清热之法，均用生石膏、知母、炙甘草、粳米四味药。所不同的是津气损伤的程度有轻重，白虎汤证属里热炽盛，津气耗伤程度尚轻，因此渴饮程度不是太甚，脉洪大有力，且无时时恶风，背微恶寒等阳气不达于背症状，治法单纯清热祛邪，不必益气津以扶正，故不用人参；而白虎加人参汤证耗气伤津程度与里热炽盛并重，渴饮程度尤甚，已是口大渴，欲饮水数升，脉洪大而芤，治疗必须攻补兼施，故在清热同时用人参益气生津，以扶正祛邪。

2. 白虎加人参汤证"无大热"的机理：白虎加人参汤证无大热，乃热炽于里而肌表反不甚热，这是因为里热炽盛，津液外泄，大量汗出，外达之热有所外散，使肌表之热不能留存之故。

2. 白虎加人参汤证"背微恶寒"的机理：白虎加人参汤证的背恶寒，是热伤气津所致正气损伤，不能充养肌肤而时时恶风，肺所主之气不能自充肺俞。故背微恶寒。

3. 白虎加人参汤证"时时恶风"的机理：本证时时恶风是热盛大汗，导致汗出肌疏，气阴两伤，不胜风寒。微恶风寒，只是在发热之时偶然出现，往往不被察觉，与太阳病恶风寒始终瑟缩畏怯，寒重热重不同。故本证恶风寒特点为：时间在热、渴、汗之后，范围不及全身，程度一般较轻，不能自罢。

4. 白虎加人参汤证口舌干燥，大渴欲饮水的机理：大渴，舌上干燥是热盛津伤所致，而口干舌燥乃胃燥津伤，津不上承。如果阳明胃热初炽，津液尚未大伤，同时胃为水谷之海，能暂时得到代偿性补充，所以在白虎汤阶段有口渴，但并无明显的口干舌燥及大量饮水，只有在里热迫汗，汗大出，或太阳病阶段即大汗出，因过汗，才出现口干舌燥，这就成了津气两伤的证候。

5. 白虎加人参汤加人参的意义：扶正驱邪，宁心除烦，补益气津，大补元气以防厥脱，反佐，以免白虎汤寒凉太过。

6. 白虎加人参汤证的辨治要点

症：高热不退，汗出不止，烦渴不解，时时恶风或微恶寒，气短神疲，甚则微喘鼻煽，舌苔黄燥，脉浮芤或洪大无力，甚则散大。

理：阳明邪热亢盛，气津两伤。

方：白虎加人参汤。

药：白虎加人参汤由人参、生石膏、知母、炙甘草、粳米五味药组成。方中白虎汤辛寒清热，人参益气生津。

◎ 要点十三 "伤寒脉结代，心动悸，炙甘草汤主之。"（177）

【原文】伤寒脉结代，心动悸，炙甘草汤主之。（177）

【注释】

[1] 脉结代：结脉和代脉并称。结代脉均为间歇脉。止无定数，无规律的为结脉；止有定数，有规律的为代脉。

[2] 心动悸：心跳动得厉害。

[3] 清酒：清酒，祭祀之酒。指清纯上好的米酒。

【原文阐述】

本条论述心阴阳两虚证证治。首言伤寒，是说表证导致心阴阳两亏，而表邪已解。心阴虚则心失所养，心阳虚则鼓动无力，心阴阳两虚，心失所养则病人自觉心动悸。心主血脉，心阴阳两虚，脉气不得接续则脉结代。治疗用炙甘草汤滋阴养血，通阳益气复脉。

【考点】

1. 何为结代脉：结代脉常错综出现，故并称。结代脉以脉搏搏动中有间歇为主要特征。若脉来缓中一止，止后复来，更来小数，止无定数为结脉，多因气血凝滞，脉道不利所致。若脉来动而中止，不能自还，良久方至，止有定数者为代脉，多因气血虚衰，无力鼓动脉搏所致。

2. 炙甘草汤以炙甘草为君的机理：重用炙甘

草，补中益气，补益气血生化之源。

3. 炙甘草汤用清酒的机理：本方要求用清酒的目的在于通阳以利血脉，补益气血，使心脏气血恢复而脉搏正常。本方用药关键是阴药与阳药配伍，阳药必重于阴药、且大枣用量独重，因阴药赖阳药以动，清酒有促进血液运行，推动阴药发挥补益作用之功能，故必须用酒浸润一宿而效始显。

4. 炙甘草汤证的辨治要点

症：心动悸，少气乏力，头晕，面色少华，舌质淡红或嫩红，脉结代。

理：心阴阳两虚。

法：通阳复脉，养血滋阴。

方：炙甘草汤。

药：炙甘草汤由炙甘草、人参、大枣、生地、阿胶、麦冬、麻仁、桂枝、生姜、清酒十味药组成。方中炙甘草、人参补中益气，以资脉之本源；大枣补气滋液益脾养心；生地、阿胶、麦冬、麻仁养血滋阴；桂枝、生姜宣通阳气，温通血脉；清酒益气血，通经络，利血脉。

细目二 辨阳明病脉证并治

◎ 要点一 "阳明之为病，胃家实是也。"（180）

【原文】阳明之为病，胃家实是也。（180）

【原文阐述】

本条为阳明病辨证纲要。阳明病以病机为提纲。胃家实是阳明病的病机。胃家包括胃与大小肠。胃为水谷之海，邪热入胃，如果是无形燥热之邪，弥漫全身，可表现为高热、大渴的阳明经热证；若燥热之邪入胃与糟粕结于肠间，致肠道有形燥屎阻结，则成不大便的阳明腑实证。不论阳明经证，还是阳明腑证，均符合阳明胃肠邪热炽盛，正阳亢旺这一基本病机，故阳明病以病机为提纲。

【考点】

1. 阳明病以病机为提纲的原因：因为阳明热

证表现为里热向外熏蒸，而阳明实证燥热之邪向里聚积，两者表现繁杂，很难用精炼的语言加以概括，而阳明胃肠邪热炽盛，正阳亢旺这一基本病机一致，故阳明病以病机为提纲。

2. 胃家实：胃家指胃与大肠、小肠；实指邪气炽盛，正阳亢旺。胃家实是阳明病胃肠燥热炽盛，正气抗邪有力的病理概括。

3. "实"是不是指邪热炽盛：实当包括邪热炽盛，正气旺盛（精气夺则虚）两个方面。就阳明胃肠而言，病邪侵入阳明，多从燥化，故以燥热实盛为特征。胃家实揭示阳明病邪热燥实，正阳亢旺的病理特征，包括阳明无形燥热内盛和有形糟粕结实两种证候类型。

4. 阳明病以"胃家实"为辨证提纲，如何理解阳明中风、阳明中寒证：阳明多气多血，正阳亢旺，以燥为本，在外感病演变中，多从热实之化，故阳明病辨证纲要只是从胃家实的病机角度揭示阳明病的特征，是概括阳明病的基本病理改变。但阳明病亦有虚寒证，多由胃气素虚或寒邪太盛损伤胃阳所致。在阳明病燥热证之外，设阳明虚寒证，正是示人当辨证论治。

◎ 要点二　"阳明病，发热汗出者……身必发黄，茵陈蒿汤主之。"（236）

【原文】阳明病，发热汗出者，此为热越，不能发黄也。但头汗出，身无汗，剂颈而还，小便不利，渴引水浆者，此为瘀热在里，身必发黄，茵陈蒿汤主之。（236）

【注释】
[1] 热越：热邪向外发散。
[2] 水浆：泛指多种饮品。如水、果汁等。
[3] 瘀热：湿热郁滞在里。

【原文阐述】
此条论述阳明湿热黄疸，兼腑气壅滞证发黄机理及证治。阳明病发热汗出，此为热越（热随汗泄），不能发黄。但如果仅见头汗出，至颈而止，则是热郁于里而熏蒸于上，小便不利，湿邪内郁不得下泄，湿热熏蒸肝胆，胆汁外溢身必发黄，热盛津伤则渴饮水浆，益助其湿，可用茵陈蒿汤治疗。

【考点】
1. 阳明湿热发黄证的机理：阳明湿热发黄是阳明汗出不畅，热邪不能向外发散。如头汗出，身无汗，齐颈而还，乃热郁于里，熏蒸于上，热与湿相合，导致湿热内郁；同时湿无出路，可因汗出不畅，小便不利所致。故阳明湿热发黄证的基本病机是湿热内郁，不能外泄，熏蒸肝胆，致胆汁疏泄失常，胆汁外溢而身、目、小便俱黄。

2. 茵陈蒿汤证的辨证要点：身黄如橘子色，腹微满，大便不畅或秘结，头汗出，至颈而止，小便不利。

3. 茵陈蒿汤治法用药的特色：本证病机为湿热郁蒸，里气壅滞，故治法为泻热利湿退黄。方用茵陈蒿汤，方中茵陈清利湿热，为退黄要药，栀子清泄三焦而通利水道，大黄泄热活血而退黄。

4. 阳明湿热发黄三汤证的证治异同：三者均因湿热内郁肝胆疏泄失常，胆汁外溢所致，均属阳黄，均有身黄，目黄，小便黄，黄色鲜明，汗出不畅，小便不利等主症。治疗均用清热利湿之法。所不同的是茵陈蒿汤证兼有腑气壅滞，病势偏里，症见腹微满，大便不畅或秘结，故治疗用大黄，攻逐瘀滞，用茵陈、栀子清利湿热；栀子柏皮汤证既不偏表，亦不偏里，以湿热弥漫三焦，热盛为主，故症见心中懊憹，发热，舌红较明显，治疗重在苦寒清热，故用栀子配黄柏、炙甘草，加强清泄湿热之功；麻黄连翘赤小豆汤证外兼表邪郁遏，病势偏表，症见发热恶寒，身痒等，治疗用麻黄、杏仁、连翘、生姜等药宣散表邪，用赤小豆、生梓白皮、甘草等清利湿热。

5. 阳明湿热发黄与寒湿发黄证治鉴别：湿热发黄多因湿热郁遏于中，病属阳明。证见黄色鲜明如桔子色，伴见汗出不彻，或但头汗出，发热，口渴，心烦，大便秘结或粘滞不畅，小便黄赤不利，舌红苔黄者，可选茵陈蒿汤、栀子柏皮汤、或麻黄连翘赤小豆汤治疗。寒湿发黄称阴黄，多因脾寒湿滞所致，病属太阴。证见黄色晦暗，身无热，恶寒，口不渴或渴喜热饮，大便稀溏，舌淡苔白腻，脉多沉迟或缓。治疗当温中散寒，除湿退黄，可选用茵陈四逆汤、茵陈五苓散。

6. 茵陈蒿汤证的辨治要点

症：身黄，黄色鲜明如桔子色，伴见汗出不彻，或但头汗出，发热，口渴，心烦，大便秘结或粘滞不畅，小便黄赤不利，舌红苔黄。

理：湿热郁蒸，腑气壅滞。

法：泻热利湿退黄。

方：茵陈蒿汤。

药：茵陈蒿汤由茵陈、栀子、大黄组成。茵陈清利湿热，为退黄要药，栀子清泄三焦而通利水道，大黄导热下行，泻热退黄。

◎ 要点三 "三阳合病，腹满身重，难以转侧……白虎汤主之。"（219）

【原文】三阳合病，腹满身重，难以转侧，口不仁，面垢，谵语遗尿。发汗则谵语，下之则额上生汗，手足逆冷。若自汗出者，白虎汤主之。（219）

【注释】

[1] 口不仁：胃热致口中感觉异常。言语不利，食不知味。

[2] 面垢：面部如蒙油垢。因阳明热浊之气上熏于面部所致。

【原文阐述】

本条论述白虎汤证重证的证治及治禁。其起病即太阳、阳明、少阳三经病的证候同时出现。随之病邪入里化热，而成阳明里热独盛之证。由于邪热内盛，热郁气滞，故腹满，热盛耗气则身重，难以转侧；胃热炽盛，灼伤津液，故口不仁，面垢；热扰神明，故谵语；热迫膀胱，故遗尿；此热邪充斥上下内外，逼迫津液外泄而见自汗。应独清阳明之热，用辛凉清热重剂白虎汤治疗。若妄行发汗，则津液外泄，里热愈炽，谵语愈甚；若误下之，则阴竭而阳无所附，故额上汗出，手足逆冷。

【考点】

1. 本条三阳合病为何独清阳明：虽曰"三阳合病"，但其病机重心在阳明。阳明经无形邪热炽盛，气滞于腹而腹满，热灼津液则口不仁，热邪循经上蒸则面垢，热扰神明则谵语，热迫津泄则自汗出，热甚则神昏遗尿，可见以阳明经证候为主，波及太阳、少阳，是由于无形燥热弥漫内外所致，太阳、少阳之热已转入阳明，故不必三阳同治，只清阳明即可。

2. 白虎汤在《伤寒论》中治疗病证及原因：白虎汤在《伤寒论》中主要用于治疗阳明热证和厥阴热厥。其方证的基本病机都是里热炽盛，故都可用白虎汤辛寒清热。

3. 阳明热证的治疗禁忌及误用所致变证：① 禁发汗：表邪已经化热入里，故忌辛温发汗。如果误用则津液被劫，里热愈炽，可导致烦躁，心愦愦和谵语等变证。② 禁温针：三阳病都禁用温针，尤其是阳明热证，如用温针，是以火助热，津血耗伤，会导致火逆变证。③ 禁攻下：阳明经证，肠腑尚未结实，不可攻之过早，如果经腑同病，亦不当单纯攻下，误攻损伤胃气，使邪热内陷胸膈可导致虚烦证。④ 禁利小便：阳明病汗出多而渴，热盛伤津，胃中干燥，因此禁用淡渗利小便之法，否则津液势必更加耗竭，有亡阳脱液的危险。

4. 阳明病中主要谵语证：《伤寒论》中多次提到邪犯神明的谵语证，但病因病机各有不同。如阳明病中就有阳明经证谵语，因阳明热盛，充斥内外，热扰神明而谵语，治疗用白虎汤辛寒清热；阳明腑证，因燥热阻结胃肠，肠腑浊热攻冲，心神被扰谵语，可用三承气汤泻热通腑；阳明血热证，热入血室，血热上扰心神而谵语，可刺期门以泻肝经实邪。

5. 白虎汤证的辨治要点

症：高热，大汗，大渴引饮，渴喜冷饮，心烦，张目不眠，甚则神昏谵语，手足厥冷，面红，唇舌均红，苔厚或黄或白；脉洪大，或滑数有力。

理：阳明热盛，充斥内外。

法：辛寒清热。

方：白虎汤。

药：白虎汤由生石膏、知母、炙甘草、粳米四味药组成。方中生石膏辛寒清热，知母配石膏，清热润燥，粳米养胃阴，补胃气，炙甘草防寒凉伤中，调和诸药。全方共奏辛寒清热之功。

◎ 要点四 "陽明病，脈遲，雖汗出不惡寒者，其身必重……微和胃氣，勿令至大泄下。"（208）

【原文】陽明病，脈遲，雖汗出不惡寒者，其身必重，短氣，腹滿而喘，有潮熱者，此外欲解，可攻裏也。手足濈然汗出者，此大便已鞕也，大承氣湯主之；若汗多，微發熱惡寒者，外未解也，其熱不潮，未可與承氣湯；若腹大滿不通者，可與小承氣湯，微和胃氣，勿令至大泄下。（208）

【原文阐述】

本条论述阳明病可攻与不可攻及大、小承气汤的证治与用法，阳明病脉迟，是由于燥热与有形糟粕互结，腑气不通，气血运行受阻，脉道不利。其证汗出不恶寒说明外邪已解；身重，短气，腹满而喘，有潮热，手足濈然汗出，均为大承气汤证，说明里热炽盛，腑气不通，燥屎已成，治当用大承气汤攻下里实；若汗多，有发热恶寒的表证，更无潮热，则知腑实未成，不可攻下；若表证已解，腹胀满显著者，说明腑气壅滞而有实邪，但未至燥坚的程度，故宜用小承气汤破滞除满通便。

【考点】

1. 阳明腑实证病机为燥热与有形糟粕相结，属里热实证，为何脉不数反迟：一般而言，脉迟主寒，此为常例。但阳明腑实证，乃有形之邪阻滞肠道，腑气不通，使气血运行不畅，脉道不利亦可出现迟脉。208条所谓阳明病脉迟，就是指热邪与燥屎阻结胃肠，经脉受阻，气血运行不畅而导致的迟脉，此迟脉必兼沉实有力之象。

2. 三承气汤证的鉴别：三承气汤证均属阳明腑实证。不同：①调胃承气汤见于太阳变证和阳明腑实证；其病机特点是：燥热初结于胃肠，痞满不甚。此时邪热尚能由里透表，故可见蒸蒸发热，汗出，口渴，心烦，甚则谵语，腹胀满，不大便，舌红苔黄燥，脉滑数或沉实。②小承气汤见于治疗阳明腑实证和厥阴热利；其病机特点是痞满较甚，而燥热实邪结聚较轻，症状以腹胀为主，大便硬结不通，小便次数增加，舌红，苔黄厚而干，脉滑数或数等。③大承气汤见于阳明腑实证和少阴水竭土燥证；其病机特点是阳明燥热实邪阻滞严重，痞满亦甚，腑气不通，症状表现有潮热，谵语，手足濈然汗出，心烦不解，甚或谵妄，喘不得卧，目中不了了，睛不和，循衣摸床，惕而不安，大便燥结或热结旁流，腹胀满痛或绕脐痛，舌红，苔老黄焦燥起刺，脉沉实有力。

3. 何谓"微和胃气"：承气汤之所以谓之"承气"，承顺胃气也。即重在恢复胃肠"以降为顺"的生理功能。小承气汤与大承气汤比较而言，小承气汤证，以痞满为主，燥实次之，故少量用枳实、厚朴，用大黄不用芒硝，重在破滞除满通便，且泻下之力较大承气汤缓和，故谓"微和胃气"。大承气汤证，以痞满燥实具备，故枳实、厚朴剂量大、芒硝、大黄同用，重在峻下热结，其泻下之力较小承气汤峻猛，故谓峻下剂。

4. 承气证、脾约证、润导法证的鉴别：承气汤证乃燥热之邪与肠道宿滞互结，腑气不通所致，临床证候主要有：大便秘结，腹满硬痛，或热结旁流，或潮热谵语等，治疗用苦寒泻下，攻下腑实之方，选用承气汤类方治疗；脾约证乃阳明有热，胃热约束脾的转输功能，导致津伤便秘，临床特征为大便秘结，然"不更衣十日，无所苦也"，治疗采用滋燥润肠、缓通大便法，方选麻子仁丸治疗；润导法证乃津枯肠燥，大便失润，传导失权所致，临床辨证要点为病人欲解不得，硬屎迫近肛门，便意频频，治疗采取润燥清热，利窍滑便法，可选蜜煎导方或大猪胆汁方。

5. 阳明病手足濈然汗出的鉴别：阳明热实燥结与阳明中寒证均可出现手足濈然汗出。阳明腑实证手足濈然汗出,是里热炽盛,逼津外泄,而热伤津液,津液不足,故仅见阳明所主之手足汗出,必俱备潮热,大便秘结,腹胀满痛,谵语,舌红苔黄,脉沉实等一系列热实证候,阳明中寒证手足濈然汗出是因中阳亏虚,四肢禀气于脾胃,四肢阳虚不能固外,津液从四肢外泄,故手足汗出,必具备不能食,小便不利,大便初硬后溏,苔白,脉弱等虚寒见症。

6. 大承气汤证的辨治要点

症:腹满硬痛或绕脐疼痛,不大便,潮热,不恶寒,反恶热;面目俱赤,烦躁谵语;手足濈然汗出;苔黄燥或焦裂起刺,脉沉滑实有力。

理:燥热与有形糟粕相结,津伤热伏,腑气不通。

法:峻下热实,荡涤燥结。

方:大承气汤。

药:大承气汤的药物组成枳实、厚朴、大黄、芒硝四味药。本方枳实行气消痞,厚朴宽中除满,芒硝软坚润燥,大黄泻热荡实,全方重在峻下热结。

细目三 辨少阳病脉证并治

◎ 要点 "少阳之为病,口苦,咽干,目眩也。"(263)

【原文】少阳之为病,口苦,咽干,目眩也。(263)

【原文阐述】

本条为少阳病辨证纲要。病入少阳,邪在半表半里,导致少阳枢机不利,胆主枢机内寓相火,胆火内郁,热必上炎,故口苦,灼伤津液,走窜空窍,故见咽干。足少阳之脉起于目锐眦,肝胆相合,肝开窍于目,胆火上炎,清窍不利,故头昏目眩。

【考点】

1. 何谓少阳病:外邪侵犯少阳,气机郁滞,导致胆火上炎,出现口苦,咽干,目眩等症。若邪入而正邪分争,枢机不利,进而影响脾胃功能,出现往来寒热,胸胁苦满,默默不欲饮食,心烦喜呕,脉弦细者,称为少阳病。

2. 何谓半表半里:少阳居于太阳、阳明之间,因病邪既不在太阳之表,又未达于阳明之里,故少阳病病位在半表半里,亦即表里之间,不表不里也。

3. 如何理解少阳病的提纲证:263条作为少阳病提纲证不够全面。因其仅列举了胆火上炎的口苦,咽干,目眩症状,仅反映少阳病病机的一个方面,没有表现出少阳枢机不利,木邪乘土,脾胃功能失常的症状。少阳病小柴胡汤证的往来寒热,胸胁苦满,嘿嘿不欲饮食,心烦喜呕均没有列入,且口苦,咽干,目眩三症不是少阳病所独有,见到此三症不一定就是少阳病,且不能反映出"邪正分争,互有进退"这一少阳病的基本病机,故少阳病的主证应包括小柴胡汤的主证在内。此条虽为提纲条文,与96条小柴胡汤互为补充更为全面,应与96条原文合看。

细目四 辨太阴病脉证并治

◎ 要点一 "太阴之为病,腹满而吐……若下之,必胸下结硬。"(273)

【原文】太阴之为病,腹满而吐,食不下,自利益甚,时腹自痛。若下之,必胸下结硬。(273)

【注释】

胸下结硬:胸下即胃脘部。指胃脘部痞结胀硬。

【原文阐述】

本条为太阴病辨证纲要。太阴病主要病机是脾阳亏虚,寒湿内盛。脾主运化,脾虚邪入,则运化无权,故太阴病多见腹满,内经有"诸湿肿满,皆属于脾",腹满是太阴受邪必见的主症;脾胃互为表里,脾不升清,胃气上逆则呕吐,脾失健运,故食不下。脾主大腹,由于太阴虚寒,寒湿下注必自下利,下利进一步损伤脾阳,致脾虚气陷,寒湿下渗日益严重,故自利益甚。腹满时痛是脾虚不运，寒湿凝滞，阳气不通所致。因其脾阳有自复之时，故腹满、腹痛时作时止，这是太阴病的特征。故其治法，当以温阳健脾为主。若误用下法，则中焦愈虚，寒湿不化，结于胸下必胃脘部痞结胀硬。

【考点】

1. 太阴病的病因病机：太阴病的成因有二：其一是脾阳素虚，或内有寒湿，复感外邪，致脾虚不运，寒湿困脾；其二是三阳病误治，伤及脾阳，致脾虚不运，寒湿内停或邪陷脾络，脾络不通。所以太阴病的病机是脾阳亏虚，寒湿内盛。

2. 太阴病吐利的特点及病机：太阴病吐利属虚寒性质，故其吐利之物澄彻清冷，伴有肢体不温、恶寒、神疲乏力、少气懒言、口淡纳少、腹胀满、不知饥、脉沉迟、舌淡苔薄白等。其病机为脾胃阳虚，寒湿中阻。寒湿上泛，致胃气上逆则呕，寒湿下趋于肠则利。

3. 太阴理中汤证腹满与厚朴生姜半夏甘草人参汤证腹满的鉴别：两者均属脾虚气滞腹胀满。但理中汤证以脾虚为主，其腹满，属太阴脾虚，寒湿内阻，气滞腹满，一般伴有腹泻便溏，时腹自痛，手足不温，口不渴，脉沉缓而弱，苔薄白，治疗重在温脾祛寒，燥湿除满；而厚朴生姜半夏甘草人参汤证以气滞为主，其腹满因发汗太过损伤脾阳，或素有脾虚，以致运化失职，气滞于腹，壅而作满，伴有噫气或肠鸣，或嗳气胀痞等症，属虚少实多之证，治疗重在行气导滞消胀满，兼补脾气。

4. 太阴腹满与阳明腹满的鉴别：太阴腹满属虚寒性腹满，乃脾虚寒湿内停，气机壅滞所致，因阳气有自复之时，故其腹满或腹痛时有减轻，伴有舌淡，口不渴，下利稀溏，形寒肢冷等症状；阳明腹胀满乃里热炽盛，腑气壅滞，燥屎内结所致，故其腹满持续存在，所谓"腹满不减，减不足言。"同时伴有舌红苔厚黄干，口渴，发热，不大便等里热证。

◎ 要点二 "自利不渴者，属太阴，以其藏有寒故也，当温之，宜服四逆辈。"（277）

【原文】自利不渴者，属太阴，以其藏有寒故也，当温之，宜服四逆辈。（277）

【注释】

[1] 藏有寒：藏同脏，指脾脏虚寒。

[2] 四逆辈：四逆汤、理中汤一类的方剂。

【原文阐述】

本条论述太阴虚寒下利的主证、病机及治则。本条既属太阴，当包括273条提纲条文的证候：腹满而吐，食不下，时腹自痛等。自利不渴，是脾阳亏虚，寒湿内盛所致。故曰"属太阴"，治疗当用理中、四逆汤一类的方温补为主。

【考点】

1. 不用"理中汤主之"而用"四逆辈"的机理：太阴下利之阳虚湿盛，程度有轻重不同，宜服四逆辈"提示要温补阳气，温散寒湿，而不提具体方药，是示人用药宜灵活变化。

2. 太阴病主证：腹满而吐，食不下，时腹自痛，下利不渴，舌苔白腻，脉沉迟而弱。

3. 太阴虚寒与阳明中寒证的证治异同：太阴虚寒与阳明中寒证均属中焦虚寒证。太阴虚寒，乃脾阳亏虚，寒湿内盛。脾主运化，脾虚邪入，则运化无权，故太阴病多见腹满而吐，食不下，时腹自痛，下利不渴，舌苔白腻，脉沉迟而弱等证候。治疗当温脾祛寒，燥湿除满。方用理中汤；阳明中寒证乃胃阳亏虚，寒邪内盛，不能受纳水谷，故临床表现为不能食，食谷欲呕，小便不利，大便初硬后溏，手足濈然汗出。治疗温中和胃，降逆止呕，方用吴茱萸汤。

细目五　辨少阴病脉证并治

◎ 要点一 "少阴之为病，脉微细，但欲寐也。"（281）

【原文】少阴之为病，脉微细，但欲寐也。（281）

【注释】

但欲寐：精神萎靡，呈似睡而非睡状态。

【原文阐述】

本条为少阴病辨证纲要。少阴包括心肾两

脏。少阴为病，心肾亏虚，全身阴阳气血不足。脉微是阳气虚鼓动无力，脉细是阴血虚不能充盈脉道。故脉微细提示阴阳两虚，心肾不足。心阴阳亏虚，神衰不振则精神萎靡，肾阴阳亏虚则体力疲惫，致似睡而非睡状态。但欲寐反映心肾俱虚，神衰不振，以阳虚为重。本条脉微细，但欲寐，反映了少阴病全身阴阳气血不足的本质，见此两个症状，便可诊断为少阴病，故作为少阴病证的辨证纲要。

【考点】

1. 本条能否作为少阴病提纲及其原因：少阴主心肾两脏。少阴之气是心肾两脏功能的综合体现。在正常情况下，它既主持人体脏腑功能、气血运行，又主持神志活动。故少阴心肾虚衰时可见精神萎靡不振的主症和气血两虚的主脉。病人少阴，心肾虚衰，阴阳气血俱虚，故出现脉微细，但欲寐之症候，以此为辨证提纲，旨在提示心肾虚衰之征兆，反映了少阴病全身阴阳气血不足的本质，故作为少阴病证的辨证纲要。

2. 但欲寐与嗜卧的鉴别："但欲寐"指少阴病过程中，病人精神萎靡，似睡而非睡状态，与脉微细同时出现，是心肾正气衰竭，病情危重的征兆；而37条"嗜卧"多出现在太阳病后，邪气已去，正气未复，病人安静睡眠以恢复机体的正气，与脉浮细同时出现，是太阳病初愈，精神疲乏的表现；231条阳明中风的"嗜卧"是热盛神昏所致，病人有潮热、短气、腹都满、胁下及心痛，鼻干不得汗，小便难，一身及目悉黄，脉弦浮大等，乃邪热炽盛之证。

3. 本条涵盖少阴寒化证及少阴热化证：少阴病本证有寒化证和热化证之分。少阴心肾阳虚，阴寒内盛，可以表现出脉微细，但欲寐、吐利、心烦、四肢厥逆等阳虚症状，且以自利而渴为其特征，乃阳虚不能化气生津所致。少阴心肾阴亏，阴虚生内热，可出现心烦、不寐，口渴等证候，无论寒化还是热化，其全身阴阳气血不足本质一致，故281条作为少阴病提纲证，能够涵盖少阴寒化证及少阴热化证。

◎ 要点二 "少阴病，始得之……麻黄细辛附子汤主之。"（301）

【原文】少阴病，始得之，反发热，脉沉者，麻黄细辛附子汤主之。（301）

【原文阐述】

本条论述少阴阳虚兼太阳表证的证治。本证的形成，是素体肾阳亏虚，感受风寒，致太阳，少阴同病。病人发热，恶寒，头痛，无汗属表实证，本应脉象浮，现脉反沉，有肢冷畏寒感，是少阴阳气亏虚，无力浮出于表所致。因无下利清谷，知少阴阳虚不甚，故用麻黄附子细辛汤温阳发汗，表里双解。

【考点】

1. 少阴病，为何"反发热"：少阴里虚寒证，应无热恶寒，脉微细，但欲寐。现反发热，且发热恶寒并见，可见发热乃太阳受邪，正气与外邪抗争所致。但病在少阴，虽有发热，但阳气亏虚，脉不能应之而浮，故此为少阴太阳表里同病，不是单纯少阴病。

2. 有表证的发热，为何"脉沉"：少阴病，心肾阳亏，感受寒邪以后，正阳无力浮出于表，虽有发热，脉仍"沉"伏在里。

3. 本条属不属太阳表证：301条麻黄附子细辛汤证与302条麻黄附子甘草汤证俱是风寒直接引起少阴发病所表现出的表里同病之证。平素心肾阳气较虚之人，感受风寒之邪所表现的少阴太阳同病症状。此由寒邪乘虚直犯少阴所致，故病在少阴而兼见太阳表证，不属单纯的太阳表证，而属太少两感之证。

4. 少阴禁用汗下法而又用麻黄附子细辛汤发汗的机理：少阴病无论寒化还是热化，其全身阴阳气血不足本质一致，故都禁用汗下法。少阴表里同病时，里虚不急、不重，如本条，病人无下利清谷的症状，可以采用表里同治，温经发汗之法。若里虚较急，较重，有下利清谷不止，即使有表证发热恶寒，身疼痛，不可发汗，当先救其里，后治其表。如91条："伤寒，医下之，续得下利清谷不止，身疼痛者，急当救里，后身疼痛，清便自调者，急当救表。救里，宜四逆汤，救表，宜桂枝汤。"从方药比较来看，麻黄附子细辛汤中用炮附子，而四逆汤则附子生用，使回阳救逆之功更胜一筹。

5. 麻黄附子细辛汤与麻黄附子甘草汤的鉴别：麻黄附子细辛汤证为"始得之，反发热，脉沉"，可见相对而言，其病势急，病程短，病情重，表证更显著，故用附子温肾阳，麻黄散表寒，细辛既助附子以温阳，又佐麻黄以解表，合为表里双解之剂；而麻黄附子甘草汤证，病已久，病势缓，病情轻，正气较虚，故治疗重在温经微汗解表，不用细辛以防发汗太过，损伤正气，用甘草扶正，为微汗之剂。

6. 麻黄附子细辛汤证的辨治要点

症：恶寒较甚，发热或微热，头痛无汗，舌淡苔薄白，脉沉。

理：少阴阳虚兼太阳外感。

法：温经解表。

方：麻黄附子细辛汤。

药：麻黄附子细辛汤由麻黄、附子、细辛组成。方中麻黄解表散寒，附子温经扶阳，细辛助麻黄辛散寒邪解表，助附子温阳发汗，炙甘草补中蠲和，调和诸药。全方共奏温经发汗，助阳解表之功。

◎ 要点三 "少阴病，得之二三日以上……黄连阿胶汤主之。"（303）

【原文】少阴病，得之二三日以上，心中烦，不得卧，黄连阿胶汤主之。（303）

【原文阐述】

本条论心肾不交失眠的证治。素体阴虚之人，感受外邪，二三日后邪气因阴亏化热，阴虚火旺，形成少阴热化证。肾阴不足，不能上济心阴，心火亢盛于上，故见心中烦、不得卧等证，治疗用黄连阿胶汤，滋阴清火，交通心肾。

【考点】

1. 黄连阿胶汤证是以肾阴虚还是以心火亢旺为主：黄连阿胶汤证既有肾阴亏虚又有心火亢旺。本虚标实，然以心火亢旺为主。因其用药黄连、黄芩直折心火，以除炎上之热；芍药配芩连，酸苦涌泄而清火，故有"邪少虚多者不得用黄连阿胶汤"之说。

2. 少阴病有寒化、热化之分的原因：主要由于体质的不同，少阴寒化还是热化取决于体质阳虚还是阴亏。邪犯少阴如素体阳虚，则外邪从阴化寒而形成少阴寒化证；素体阴虚，则外邪从阳化热而形成少阴热化证。少阴寒化证以"脉微细，但欲寐"为典型脉证，本条"得之二三日以上，心中烦，不得卧"则是少阴热化证的脉证代表。然而少阴热化证的形成，既可是邪从热化，即寒邪化热，也可是由阳明热邪灼伤真阴而成，还可由因感受温热之邪内灼真阴所致。

3. 黄连阿胶汤证、猪苓汤证、栀子豉汤证证治异同：三方主症都有心中烦，不得眠，且都有热象。但其病机、证候各不相同。黄连阿胶汤证由心火亢旺，肾水不足所致，故其心烦、失眠伴有舌红少苔，脉细数等阴虚内热之证，此证属虚实夹杂，虚指阴虚，实指心火，以心火亢旺为主，故可用芩连苦寒直折；猪苓汤证属阴虚水热互结之证，其心烦失眠，是阴虚内热扰乱心神，伴有呕、渴、下利等水气内停证候，治疗用猪苓汤育阴利水清热；栀子豉汤证是无形邪热内扰胸膈所引起，故除心烦不眠一症外，还有头汗出，甚至胸中窒，心中结痛等症，治宜清宣郁热而除烦，因非实火乃郁热所致，故不用芩连苦寒直折，而用栀子、豆豉甘凉辛散，宣透郁热。

4. 黄连阿胶汤的煎服法：本方黄连、黄芩、芍药先浓煎1次；阿胶溶入煎好的药汁中；待药小冷，搅入鸡子黄，分3次服用。

5. 何谓泻南补北法：黄连阿胶汤方中黄连、黄芩清心火、除烦热，即所谓泻南；芍药、阿胶滋肾阴、填精血，即所谓补北；鸡子黄养血润燥。诸药共用实乃泻心火、滋肾水，交通心肾之剂，故又被称作泻南补北之法。

6. 黄连阿胶汤证的辨治要点

症：心烦不得卧，口燥咽干，舌红少苔，脉细数。

理：肾阴亏虚，心火亢旺。

法：滋补肾阴，清泄心火。

方：黄连阿胶汤。

药：黄连阿胶汤是滋阴降火的代表方。方中黄连、黄芩直折心火，以除炎上之热；阿胶、鸡子黄滋补肾阴而养营血。芍药配芩连，酸苦涌泄而清火；芍药配阿胶、鸡子黄，酸甘化液以滋阴。诸药合用，滋肾水而降心火，心肾交泰，水火既济而心烦不得卧诸证自除。

◎ 要点四 "少阴病，二三日不已……或呕者，真武汤主之。"

【原文】少阴病，二三日不已，至四五日，腹痛，小便不利，四肢沉重疼痛，自下利者，此为有水气。其人或咳，或小便利，或下利，或呕者，真武汤主之。(316)

【原文阐述】

本条论述少阴病阳虚水停的证治。少阴病二三日不愈，至四五日邪已入里，阳虚寒凝而见腹痛；肾阳虚不能化气利水则小便不利；水气浸渍外溢，则四肢沉重疼痛；水气下注于肠则自下利。此为肾阳衰微，致水寒之气浸淫内外，此皆由阳虚不能化气所致。由于水饮之邪变动不居，故上逆犯肺则咳，犯胃则呕吐，水气下趋则下利，下焦虚寒不能制水则小便清长等，可用真武汤温阳化气利水。

【考点】

1. 本条与82条真武汤证的鉴别：82条为汗后阳虚水气泛滥的证治。太阳病误汗而致阳虚，阳虚不能制水，导致水气泛滥。水气上泛则心悸，清阳不升则头眩，水气内停，郁遏阳气则发热。阳气者，精则养神，柔则养筋，筋肉失其煦养，经脉失其主持，故见筋肉跳动，全身颤抖而站立不稳。故治以真武汤温阳利水。316条为少阴病阳虚水停，故没有水停郁遏阳气发热的症状。

2. 真武汤证与附子汤证的证治异同：两者均属少阴阳虚，水湿为病，均有恶寒，四肢沉重，脉沉。治疗均用熟附子、白术、芍药、茯苓温肾阳，散水气。不同之处在于真武汤证由少阴阳虚，不能制水，水气泛滥而成，以头眩，心下悸，身瞤动，振振欲擗地，下利，小便不利为主，治疗重在温阳化气利水，其重用生姜辛散水气，不用人参滋补；附子汤由少阴阳衰阴盛，寒湿阻滞筋脉骨节所致，症状以身体骨节疼痛为主，治疗重在温补元阳，故倍用白术、附子加人参，不用生姜，以加强其燥湿止痛，温补元阳之效。

3. 真武汤与茯苓桂枝白术甘草汤治疗水气病症的异同：两证均以水气为患，药用茯苓、白术利水。但苓桂术甘汤证病位在脾，为脾虚失运，水气内停，病情较轻，证见头眩，心下逆满，气上冲胸，小便不利，方以茯苓为主药，重在培土运脾，并伍用桂枝、甘草，辛甘通阳，化气利水；真武汤证病位在肾，为肾阳虚衰，水气泛滥全身，病情较重，除水气内停外，尚见水肿，振振欲擗地，四肢沉重疼痛之水气浸渍肌肉、筋脉之证。真武汤方重在温补肾阳，化气行水，故伍用附子、芍药、生姜。

4. 或然症加减的意义：若咳者，加干姜、细辛温散水寒，五味子收敛肺气；呕加生姜，和胃止呕，辛散水邪；下利加干姜以温阳散寒，去芍药之酸寒，免有碍救阳，小便利不需利水，去茯苓，免淡渗利水太多。（原方去附子，因其为主药，不可去之）。

5. 真武汤证辨治要点

症：心下悸，发热，头眩，身瞤动，振振欲擗地，腹痛，小便不利，四肢沉重疼痛，甚则四肢水肿，或咳，或呕，或小便利，舌质淡，苔白滑，脉沉。

理：肾阳虚衰，水气泛滥。

法：温阳化气行水。

方：真武汤。

药：真武汤方用炮附子、茯苓、白术、芍药、生姜五味药。方中炮附子温阳散寒，茯苓淡渗利水，白术健脾燥湿，生姜通阳散水，芍药活血利水，益阴和营，佐制附子之刚燥之性。全方共奏通阳化气利水之功。

◎ 要点五 "少阴病，下利清谷……通脉四逆汤主之。"（317）

【原文】少阴病，下利清谷，里寒外热，手足厥逆，脉微欲绝，身反不恶寒，其人面色赤，或腹痛，或干呕，或咽痛，或利止脉不出者，通脉四逆汤主之。（317）

【原文阐述】

本条论述少阴阳衰阴盛，虚阳外越证治。少阴病下利清谷，手足厥逆，脉微欲绝是脾肾阳衰，不能运化水谷。其人面色赤是阴寒内盛，格阳于上，身反不恶寒，为在内之阴寒，逼迫虚阳外越，导致外有假热之象，已成阴阳格拒之势，阳衰阴盛，鼓动无力则脉微欲绝。阳衰阴盛可见许多或然症：肾阳亏虚，寒凝气滞则腹痛，阴寒上逆则干呕，虚阳上越则咽痛，阴阳衰竭，气血大亏，下无可下则利止脉不出。病机为阴盛于内，格阳于外，治疗用通脉四逆汤破阴回阳，通达内外。

【考点】

1. 何谓格阳证：阴寒内盛，格阳于外，出现"里寒外热"（内有真寒,外有假热）证者，称为格阳证。临床以身热反不恶寒为主要特征。

2. 通脉四逆汤证与四逆汤证的证治异同：两者均属少阴阴盛阳衰证，均可见脉微细，但欲寐，下利清谷，手足厥逆的症状，均采用回阳救逆之法，均用干姜、附子、炙甘草治疗。但四逆汤证以阳衰阴盛为主，可有轻度假热症状，治疗用四逆汤原方，证较通脉四逆汤证为轻；通脉四逆汤证为阳衰阴盛重证，病人虚阳外越，阴阳格拒，有明显假热证候，如身反不恶寒，面赤，咽痛，脉微欲绝，治疗在四逆汤的基础上重用干姜、附子，使之兼能通达内外之阳气。

3. 白通汤证与通脉四逆汤证的证治异同：两者均属少阴阳衰阴盛，阴阳格拒证，均可见真寒假热症状，均有下利，脉微，手足厥冷，治疗均用干姜、附子破阴回阳救逆。不同：白通汤证属戴阳证，是阴盛于内，格阳于上，以面部娇嫩红赤为主，治疗重在破阴回阳，宣通上下阳气，用葱白宣通阳气，不用炙甘草，恐留恋中焦，不利于上下阳气交通；通脉四逆汤证是格阳证，以阴寒内盛格阳于外为主，临床以身反不恶寒为主症，治疗重用干姜、附子破阴回阳，宣通内外阳气，并用炙甘草补中益气。

4. 本证面色赤与阳明病面色赤鉴别：本证面色赤，为在内之阴寒，逼迫虚阳外越所致，必以两颧红为特点，红而娇嫩，游移不定，其身热久按则减，伴见其他里寒证候，而阳明里热证的面色赤，必满面通红，不游移，伴见大热，大烦，大渴，大汗出，身热久按不退，伴见其他里热证候。

5. 或然症加减法的意义：如阴盛戴阳面色赤则加葱白，宣通上下；肾阳亏虚，寒凝气滞腹痛则加芍药，缓急止痛；阴寒上逆干呕则加生姜，温胃散寒，降逆止呕；虚阳上越咽痛则加桔梗，利咽开结；阴阳衰竭，气血大亏，下无可下，致利止脉不出者加人参，益气养阴复脉。

6. 通脉四逆汤证证辨治要点

症：四肢厥逆，下利清谷，汗出，身热反不恶寒，或面赤，或腹痛，或干呕，或咽痛，或四肢拘急不解，苔白滑或黑滑，脉微欲绝。

理：阴盛于内，格阳于外。

法：破阴回阳，通达内外。

方：通脉四逆汤。

药：通脉四逆汤药用生附子大者一枚，干姜三两，炙甘草二两。方中重用生附子、干姜，破阴回阳，通达内外，炙甘草健脾益气，培中固本。

◎ 要点六 "少阴病，四逆……或泄利下重者，四逆散主之。"（318）

【原文】少阴病，四逆，其人或咳，或悸，或小便不利，或腹中痛，或泄利下重者，四逆散主之。（318）

【注释】

[1] 泄利下重：下利重坠不爽感。

[2] 坼（che，音彻）：破裂。

【原文阐述】

本条论述阳郁致厥证治。少阴病四逆，大多是阳虚所致，而318条所述为气机阻滞，阳气郁遏于里，不能透达四肢导致手足冷。因人体气机升降出入失常，可致许多或然症候。如心胸阳气失于宣通则咳，或悸；气郁水道失于通调则小便不利；气机不畅，木横乘土则腹中痛；肝气郁结，气机不畅则泄利下重。本病病机关键在于气滞阳郁，故用四逆散舒畅气机，透达郁阳。

【考点】

1. 四逆散证主证和临床症候：主证是泄利下重。临床表现为手足厥冷或手足不温（轻），脘腹胸胁胀闷疼痛，泄利下重，或兼咳嗽，心悸，小便不利，舌苔薄，脉弦。

2. 四逆汤证与四逆散证的证治异同：均可见四逆。四逆汤证以阳衰阴盛为主，四逆乃阳气衰微不温四末，可见脉微细，但欲寐，下利清谷，手足厥逆的症状，用回阳救逆之法，药用干姜、附子、炙甘草治疗。四逆散证因阳气郁遏于里，不能透达四肢导致手足冷。临床表现为手足厥冷程度轻，脘腹胸胁胀闷疼痛，泄利下重，或兼咳嗽，心悸，小便不利，舌苔少或薄而不腻，脉弦。用舒畅气机，透达郁阳之法。药用柴胡、枳实、芍药、炙甘草治疗。

3. 四逆散证为何属于少阴病：本条首冠"少阴病，四逆"，明确指出本证为少阴病，并以四逆为主症。然少阴病四逆者，以阳虚阴盛居多，应伴见恶寒蜷卧，下利清谷，脉微细等全身虚寒的证候，治以四逆汤。本证四肢厥逆，并无上述典型的虚寒证，且主以四逆散治疗，故其主要病机当为少阴枢机不利，阳气郁遏在里，不能透达于四末。因阳郁而致四逆，所以一般程度较轻，仅表现为手足不温或指头微寒，治以四逆散疏畅气机，透达郁阳，使阳气疏通，达于四末，则四逆可除。因少阴四逆汤类证均有四逆的临床症状，四逆散也以四逆为主要临床表现，为将两者鉴别，故在少阴病中讨论。

4. 或然症加减法的意义：若咳者加五味子、干姜以温敛肺气止咳；若兼有寒气上逆凌心的心悸，加桂枝温通心阳；若水气不化而见小便不利，加茯苓淡渗利水；兼阳虚中寒腹中痛，加附子温阳暖土散寒止痛；气机阻滞见泄利下重，加薤白通阳行气。

5. 四逆散证的辨证要点

症：手足厥冷或手足不温（轻），脘腹胸胁胀闷疼痛，泄利下重，或兼咳嗽，心悸，小便不利，舌苔少或薄而不腻，脉弦。

理：阳气郁滞，不达四末。

法：疏畅气机，透达郁阳。

方：四逆散。

药：四逆散药用四味，柴胡解郁行气，和畅气机，透达郁阳；枳实行气散结；芍药和血利阴；甘草缓急和中。合而成方，使气机调畅，郁阳得伸而四逆可除。

细目六 辨厥阴病脉证并治

◎ 要点一 "厥阴之为病，消渴……下之利不止。"（326）

【原文】厥阴之为病，消渴，气上撞心，心中疼热，饥而不欲食，食则吐蛔，下之利不止。（326）

【注释】

[1] 气上撞心：心：泛指心胸及胃脘部。气上撞心即病人自觉有气上冲心胸部位。

[2] 心中疼热：自觉胃脘部疼痛，伴有灼热感。

【原文阐述】

本条为厥阴病的辨证纲要。邪入厥阴，木郁化火犯胃则上热，肝木乘脾土虚为下寒。"消渴"指口渴饮水不能解渴，非消渴病。乃厥阴风木之气化火，风火相煽，消灼胃津所致。因肝脉挟冲脉上行，脉连心包故气上撞心，心中疼热。胃中有热则消谷易饥；肝邪乘脾，脾虚不运，故虽饥却不欲食；脾虚肠寒，蛔虫上窜，则吐蛔。以上诸证，总为寒热夹杂，治疗当清上温下，寒温并用。厥阴正气已虚，一般不可单纯攻下，否则脾阳更伤，虚寒益甚，出现下利不止等症。

【考点】

1. 厥阴病多寒热兼夹的原因：厥阴病属伤寒六经病变的最后阶段。其病机特点是阴尽阳生，虚实相因，寒热兼夹。因而一方面有肾阴不足，肝火妄动，向上冲逆，邪热上盛的证候，又有脾肾阳虚，阴寒内生，中虚失运，胃肠功能失权，表现为不欲食，腹痛，下利，蛔虫窜扰的虚寒症候。故厥阴病多见寒热虚实兼夹，以消渴，烦热，饥不欲食和吐蛔作为厥阴病的辨证提纲，反映厥阴病寒热阴阳兼夹的病机特点。

2. 如何理解厥阴病的提纲：对厥阴病的提纲条文，历来有争议，焦点集中在326条能否作为提纲条文上。有人认为326条作为提纲条文不全面，不能概括厥阴病所有病证。其实，厥阴病提纲条文和其他五经提纲条文一样，不能包罗本经所有病证。但它所描述的"消渴，气上撞心，心中疼热，饥而不欲食，食则吐蛔，下之利不止"，既不同于少阴寒化证的心肾阳虚证，亦有别于太阴的脾虚寒证。326条提出的寒热兼夹的临床表现，体现了厥阴病的基本病机，是厥阴病的基本证候，只有在厥阴才有可能出现这些证候，它为辨别病变部位是否在厥阴提供了依据，因此将其作为厥阴病提纲有一定临床意义。

3. 厥阴提纲的病机和寒热属性：消渴，气上撞心，心中疼热为肝热上逆（实）证，而饥而不欲食属虚实寒热兼夹之候，食则吐蛔属脾肠有寒（虚）。故本提纲体现厥阴上热下寒，虚实兼夹的病机特点。

4. 厥阴病厥证的治禁及其原因：厥阴病厥证一般禁用下法。因为厥逆证从病性上可分为寒厥、热厥。寒厥，属阳气虚衰，自然不可攻下。而厥阴热厥，亦不可下。因为厥阴热厥，相火内闭，阳气不能外达，虽然热厥，但属无形之火邪，非有形之热结，故只宜清透，不可下之。"虚家亦然"，是进一步强调，凡正气内虚的厥逆，均不可妄用攻下法。此为厥阴病厥证的一般禁例。但确属有形之邪内结，致阳郁不达者，仍宜攻下，通过峻下燥结，来宣达阳气，故335条有"厥应下之"之说。

5. 厥阴提纲证的治疗用方：乌梅丸辛甘助阳、酸苦坚阴之配伍，正与厥阴提纲之寒热阴阳错杂相应，实为厥阴之主方。厥阴为病不仅是上热下寒并见，还肝气横逆，在上则引动相火，风火相煽，中消津液，则胃津干燥，必欲引水自救，而口渴多饮。风挟相火循冲脉上冲心包，则气上撞心而自觉心悸，胃络通心而为隐痛烦热。在下则引动寒水，肝气乘脾及肾，而现下利不止，甚者肢厥。是此上热实为心肝风火，用药必以乌梅合黄连之类，酸收苦泄，敛肝熄风，清降亢火；此下寒乃脾肾虚寒，用药必以乌梅配干姜附子之类，酸收止泻，辛热温中。

◎ 要点二 "手足厥寒，脉细欲绝者，当归四逆汤主之。"(351)

【原文】手足厥寒，脉细欲绝者，当归四逆汤主之。(351)

【原文阐述】

本条论述血虚寒凝致厥的证治。素体血虚，复因寒凝肝脉，阳气不达四肢致手足厥寒，脉为血之府，血虚脉道不充则脉细，寒凝经脉则脉涩不利故脉细欲绝。此证辨证要点为脉细欲绝。病机关键为血虚寒凝经脉。治疗用当归四逆汤养血通经，温经散寒。

【考点】

1. 当归四逆汤证的诊断要点：脉细欲绝。由于患者血虚寒凝的部位不同，常有不同的临床表现。如寒滞经络，留着关节，则四肢关节疼痛，或身痛腰痛，或指（趾）尖、鼻尖、耳朵边青紫；若寒凝胞宫，则月经衍期，血少色暗，痛经等；如寒凝腹中，则脘腹冷痛等。症状虽异，病机则一，皆可选用当归四逆汤为主治疗。

2. 寒厥与血虚寒厥的鉴别：寒厥是脉微欲绝，血虚寒厥是脉细欲绝。两者仅一字之差，但病机有别：寒厥是少阴阳衰阴盛，故四肢厥冷而脉象微弱无力，时隐时现，治宜通阳散寒复脉，可用通脉四逆汤；血虚寒厥是血虚寒凝，经脉失养，故手足虽寒而不过肘膝，脉细欲绝。治疗用当归四逆汤温经散寒，养血复脉，其厥冷有轻重之别，脉在微细之间，不可不辨。

3. 当归四逆汤与当归四逆汤加吴茱萸生姜汤证治异同：325条"若其人内有久寒者，宜当归四逆加吴茱萸生姜汤。"寒凝厥阴经脉基础上见肝脏虚寒者，气机不利可见腹痛；寒邪上逆可见呕吐；寒凝胞宫可致月经不调等。即当归四逆汤证辨证要点为脉细欲绝。治疗用当归四逆汤养血通经，温经散寒。当归四逆汤加吴茱萸生姜汤证为寒邪在肝胃，症见腹痛，呕吐，月经不调，则加吴茱萸、生姜以温中降逆，加清酒以活血散寒。

4. "血虚寒凝"为何不用附子、干姜：附子，干姜、性温燥，以温肾补火为主。而肝主藏血，体阴而用阳，肝血亏虚之时温燥药当慎用，以免燥热劫伤肝阴，故不用干姜姜和附子。如：乌梅丸中虽用干姜、附子、但其以乌梅为主，量大至三百枚，酸收敛护肝阴。

5. 《伤寒论》中的厥证证治：①热厥以四肢虽厥，胸腹灼热为特点，治疗用白虎汤或承气汤；②寒厥，以下利清谷，厥逆，脉微欲绝为特点，治疗用四逆汤；③痰厥，以气上冲喉咽不得息为特点，治疗用瓜蒂散；④水厥，以厥而心下悸为特点，治疗用茯苓甘草汤；⑤血厥，以手足厥寒，脉细欲绝为特点，治疗用当归四逆汤；⑥蛔厥，以时烦时静，有吐蛔史为特点，治疗用乌梅丸；⑦气厥，以指头寒，下利后重为特点，治疗用四逆散；⑧下焦冷结致厥，以腹满，按之痛为特点，治疗可以灸关元穴，口服当归四逆加吴茱萸生姜汤。

6. 当归四逆汤证的辨证要点

症：手足厥寒，脉细欲绝。或四肢关节疼痛，或身痛腰痛，或指（趾）、鼻尖、耳朵边青紫。舌淡苔白。

理：厥阴血虚，寒凝经脉。

法：养血散寒，温通经脉。

方：当归四逆汤。

药：当归四逆汤由当归、桂枝、芍药、细辛、炙甘草、通草、大枣组成。方中当归养血活血，配芍药养血和营，桂枝、细辛温经散寒通脉，通草通行血脉，炙甘草、大枣补中益气以生血。全方共奏养血散寒，温通经脉之效。

◎ 要点三 "热利下重者，白头翁汤主之。"（371）

【原文】热利下重者，白头翁汤主之。（371）

【原文阐述】

本条论述厥阴热利的证治。热利指热性痢疾和腹泻而言。汉·唐之前泻泄、下痢、统称下利。下重指里急后重，大便解出窘迫，有排之不尽之感。不同于"热泻"的暴注下迫。厥阴热盛，热灼津伤，渴喜冷饮。热毒内迫大肠，下利脓血，里急后重，臭秽灼肛，小便黄赤短少，苔黄腻。病机为厥阴肝经湿热下迫大肠。治疗用白头翁汤清热燥湿，凉血解毒。

【考点】

1. 何谓热利下重：热性痢疾有里急后重之感。热利既指病证又指病性，"下重"即里急后重，表现为腹痛急迫欲下，而肛门重坠难出。证见下利脓血，红多白少，肛门灼热，腹痛急迫，重坠不爽等。古称"滞下"。此由肝热下迫大肠，湿热内蕴，气滞壅塞，秽浊郁滞，欲下不得所致。由于湿热之邪郁遏不解，损伤肠道络脉，化腐成脓，故便中常夹有红白粘液或脓血。这种热利多属痢疾，包括现代医学的细菌性痢疾和阿米巴痢疾等。因属肝经湿热下迫大肠所致，故常伴有身热、口渴、舌红苔黄腻等热象。

2. 《伤寒论》中热利三方证的证治异同：《伤寒论》热利三方证指白头翁汤证、黄芩汤证、葛根芩连汤证，病性均属热利，均有发热，口渴，下利臭秽，灼肛，小便黄赤，舌红，苔黄，脉数证候。白头翁汤证因厥阴肝热下迫大肠所致，故其下利便脓血，腹痛，里急后重明显，治疗用清热燥湿，凉肝解毒法；黄芩汤证由少阳胆热下迫大肠所致，故可见少腹绞痛，下利口苦咽干，目眩等，治疗用清热止利法；葛根芩连汤证由太阳表热下迫大肠所致，兼有太阳发热恶寒，汗出而喘症状，治疗采用清热止利，兼以解表之法。

3. 热结旁流与热利的鉴别：热结旁流乃阳明燥热内结，逼迫津液旁流而下，便次虽多而粪量甚少，腹痛持续不减，腹部胀满，治疗用承气汤通因通用，泻下热结；热利多为暴注下迫，腹痛阵作，得泻稍缓，本条热利含热痢，因厥阴肝热下迫大肠所致，故其下利便脓血，腹痛，里急后重明显，治疗用清热燥湿，凉肝解毒法。

4. 白头翁汤证的辨证要点

症：发热，口渴欲饮水，下痢脓血，腹痛，里急后重，肛门灼热，小便短赤，舌红苔黄，脉滑数。

理：厥阴肝经湿热下迫大肠。

法：清热凉肝，凉血解毒。

方：白头翁汤。

药：白头翁汤由白头翁、黄连、黄柏、秦皮四味药组成。方中白头翁清热凉肝，凉血解毒，黄连、黄柏清热解毒，苦寒坚阴止利，秦皮清热解毒，涩肠止利。全方共奏清热燥湿，凉血解毒之功。

第三单元　金匮要略

细目一　脏腑经络先后病脉证第一

◎ 要点一　"问曰：上工治未病……是其义也。余脏准此。"

【原文】问曰：上工[1]治未病，何也？师曰：夫治未病[2]者，见肝之病，知肝传脾，当先实脾[3]。四季脾王[4]不受邪，即勿补之。中工[5]不晓相传，见肝之病，不解实脾，惟治肝也。

夫肝之病，补用酸，助用焦苦，益用甘味之药调之。酸入肝，焦苦入心，甘入脾。脾能伤肾[6]，肾气微弱[7]，则水不行，水不行，则心火气盛，则伤肺；肺被伤，则金气不行，金气不行，则肝气盛。故实脾，则肝自愈。此治肝补脾之要妙也。肝虚则用此法，实则不在用之。

经曰：虚虚实实[8]，补不足，损有余，是其义也。余脏准此。（1）

【注释】

[1] 上工：高明的医生。

[2] 治未病：此指治疗未病的脏腑。

[3] 实脾：即调补脾脏之意。

[4] 四季脾王：四季之末，即农历三、六、九、十二月之末十八天，为脾土当令之时。这里可以理解为一年四季脾气都健旺之意。王，通"旺"。

[5] 中工：医术一般的医生。

[6] 脾能伤肾：指脾有制约、抑制肾之邪气亢害的意思。伤，有制约、抑制之意。

[7] 肾气微弱：指肾的阴寒水气不亢而为害。这里的"肾气"是指肾的邪气。

[8] 虚虚实实：意谓不要虚证用泻法，实证用补法。

【原文阐释】

本条论述已病防传和虚实异治的治疗原则，重点阐述治未病的意义。

第一段指出上工通晓脏腑之间病变相互传变的规律，并列举肝实脾虚的例子，强调肝病先治不旺之脾，防止肝病传脾；中工则不明其中之理，只知见肝治肝，致使一脏之病累及他脏。

"治未病"，即预防疾病从已病脏腑传变到未病脏腑，也叫已病防传，或既病防变。即除治疗已病脏腑之外，须注意调护其他未病脏腑，尤其顾护被"克"脏腑的正气，使其有力抗邪，从而防止疾病传变。高明的医生熟悉《素问·五运行大论》"气有余，则制己所胜，而侮所不胜"的理论，在治疗肝病时，知晓肝病实证易于传脾的传变规律，则先调补脾脏正气，防止肝病蔓延。根据实际情况，若脾气素来充盛，不易感受邪气，则无需补之。说明治未病也要明辨虚实，不能胶柱鼓瑟。技术一般的医生不晓得肝病实证传脾之理，只知道见肝病治肝，即"头痛医头"之谓，结果肝病未愈，脾病又起，肝脾俱病，这是缺乏整体观思维和治法的反映，临床上就难以获得满意的疗效。

第二段和第三段论述肝虚之病的具体治法及虚实异治原则。治疗肝虚病证，"补用酸"，"本味补本脏"，酸入肝，故用酸味的药物如白芍、五味子、山茱萸等来调补肝脏；"助用焦苦"，苦入心，心为肝之子，"子能令母实"，故用焦苦的药物如炒栀子、炒黄连等辅助治疗；"益用甘味之药调之"，甘入脾，能调益中气，且甘味的药物如炙甘草、大枣、小麦等可缓解肝之急，正如《难经·十四难》所言："损其肝者缓其中。"总之，肝虚病证，治宜补肝脏，兼扶心脾，具体用酸甘焦苦之药以治之。但这种治疗肝虚证的方法不适用于肝实证的治疗。

本条最后引用经文，强调虚证当用补法，补其不足；实证当用泻法，损其有余，即虚者补之，实者泻之，才是治疗虚实疾病的正治原则。不仅肝病当如上述虚实异治之原则，其余脏腑也应遵循此法。

【经义索隐】

本条以肝病实脾为例，是对已病防传治未病的示范，同时指出不仅治疗已病要辨虚实，治疗未病也应分清虚实，强调熟悉五脏相关、五行生克制化理论和治未病思想的重要性，对临床具有重要指导意义。

◎ 要点二 "夫人禀五常，因风气而生长……是皮肤脏腑之文理也。"

【原文】夫人禀五常[1]，因风气而生长，风气[2]虽能生万物，亦能害万物，如水能浮舟，亦能覆舟。若五脏元真[3]通畅，人即安和，客气邪风[4]，中人多死。千般疢[5]难，不越三条：一者，经络受邪，入脏腑，为内所因也；二者，四肢九窍，血脉相传，壅塞不通，为外皮肤所中也；三者，房室、金刃、虫兽所伤。以此详之，病由都尽。

若人能养慎，不令邪风干忤[6]经络，适中经络，未流传脏腑，即医治之；四肢才觉重滞，即导引、吐纳[7]、针灸、膏摩[8]，勿令九窍闭塞；更能无犯王法[9]、禽兽灾伤，房室勿令竭乏，服食节其冷热苦酸辛甘，不遗形体有衰，病则无由入其腠理。腠者，是三焦通会元真之处，为血气所注；理者，是皮肤脏腑之文理也。(2)

【注释】

[1] 人禀五常：禀，受的意思。五常，即五行。

[2] 风气：此指自然界之气候。

[3] 元真：指元气或真气。

[4] 客气邪风：外至曰客，不正曰邪；泛指外来的致病因素。

[5] 疢（chèn）难：泛指疾病。

[6] 干忤：此指侵犯。干，《说文》："犯也"；忤，违逆，抵触之意。

[7] 导引、吐纳：导引，指自我按摩；吐纳，为一种调整呼吸的方法。两者均为古代养生却病的方法。

[8] 膏摩：用药膏熨摩体表一定部位的一种外治方法。

[9] 无犯王法：王法，指国家法令。无犯王法，即遵守国法免受刑伤之意。

【原文阐释】

本条论述了天人合一的整体观念、发病原因及未病先防、既病防变的防治原则。

人与自然的关系密切。首先指出正常的自然气候能够生养万物，不正常的气候可以伤害万物，其对人体亦不例外。正所谓"水能浮舟，亦能覆舟"，若自然界气候正常，则为人的生长发育提供有利条件；若气候反常，则产生相应的致病因素，导致人体疾病的发生。同时又指出，人对自然界也不是无能为力的，疾病是可以预防的，只要人的五脏正气充盈，气血流畅，功能正常，则能抗御病邪，人即安和；若正气虚弱，气血不畅，功能失调，则客气邪风易侵入人体，甚者可导致死亡。

疾病的发生虽有多种原因，但归纳起来不外乎三种情况：一是正气内虚，经络所受之邪传入脏腑，此为邪气乘虚入内；二是正气不虚，体表部位所受之邪停留在四肢、九窍、血脉等，使血脉九窍壅塞不通，其病在外；三是房劳、金刃、虫兽等致病因素损伤人体，此与上述发病形式和传变方式不同。可见，张仲景指出外感六淫之邪和房劳、金刃、虫兽所伤为主要病因，正气的虚实决定了病位的浅深。

未病先防，既病防变。未病之时当内养正气，外慎邪气。其具体的措施包括：避免外邪、虫兽及意外灾害；节制房事，防止耗竭肾之精气；饮食有节，杜绝偏嗜。不让身体有虚弱之处，则病邪无法侵袭人体。人体既已患病，应及早治疗，防止传变。病初邪气尚在经络，未传入脏腑，应及时医治。如果见到四肢才觉重滞，便应用导引、吐纳、针灸、膏摩等方法治疗，勿使邪气深入，导致九窍闭塞不通。如果平素注意调节饮食、起居和房室等各方面，又能防备虫兽和意外伤害，使正气充盈、身体强健，则一切致病因素自然无从侵袭腠理。腠理是人体的一种组织，即肌肉和皮肤的纹理，腠理与三焦相通，和脏腑、卫气在生理、病理上有着密切的关系。它既是元真相会之处，又是气血流注的地方。当脏腑功能失调，卫外功能失司，腠理疏松之时，则人体抵御外邪的能力减退，腠理就成了外邪入侵之门户。

【经义索隐】

本条从人与自然相关的整体观念出发，论述发病与摄生的重要关系，以及未病先防，已病早治的原则。要预防疾病的发生，既重视内因——五脏元真通畅，又不忽视外因——客气邪风中人。故养生防病，需内养正气，外避邪气。同时强调人体发病后，为防止疾病由浅入深，由轻转重，应及时予以治疗。

◎ 要点三 "夫病痼疾，加以卒病，当先治其卒病，后乃治其痼疾也。"

【原文】夫病痼疾[1]，加以卒病，当先治其卒病[2]，后乃治其痼疾也。（15）

【注释】

[1] 痼疾：指难治的慢性久病。

[2] 卒病：指新近发生的疾病。

【原文阐释】

本条论述新久同病时的先后缓急治则。

一般来说，痼疾日久势缓，变化较少，且病情较深较重，根深蒂固，证候复杂，难以速愈；而卒病新起势急，邪气尚浅，易于传变入里与痼疾相合，病情较轻，易于痊愈。因此，既患有痼疾，又发有新病之时，当先治新病，后治痼疾，新病的治愈亦有利于痼疾的恢复。且先治新病，还能避免新邪深入，与痼疾相合而加重病情。当然，在新病和痼疾互相影响的情况下，治疗新病时应当兼顾到痼疾。如《伤寒论》"喘家作，桂枝加厚朴、杏子佳"，就是一个治疗新感兼顾久病的典型例子。

【经义索隐】

在疾病发生发展的过程中不乏痼疾兼见新病的情况，一般应当遵循先后缓急的治疗原则，先治新病卒病，后治久病痼疾，或者两者兼顾。否则，不仅新病难以速愈，而且还可能加重痼疾，致生他变。对临床很有启发和指导意义。

细目二 痉湿暍病脉证治第二

◎ 要点一 "太阳病关节疼痛而烦……但当利其小便。"

【原文】太阳病，关节疼痛而烦，脉沉而细者，此名湿痹。湿痹[1]之候，小便不利，大便反快，但[2]当利其小便。（14）

【注释】

[1] 湿痹：痹，即闭。湿痹，指湿邪流注关节，闭阻筋脉气血，导致关节疼痛的病证。

[2] 但：只，仅。

【原文阐释】

本条论述湿痹的证候及治法。

湿邪初起多侵袭太阳之表，故见发热、身疼；湿邪流注关节，闭阻筋脉气血，故关节烦疼。"脉沉而细"，沉为在里，细脉主湿，说明湿邪不仅侵犯太阳之表，流注关节筋脉，且内趋于里，形成内外合邪之证。里湿影响膀胱气化功能，则见小便不利；湿结于脾胃，则见大便反快。本证为表里兼证，内湿不除，阳气郁遏于里，外湿难祛，故当利小便。小便利，里湿除，阳气通，则内外兼治。

【经义索隐】

本条大便溏因湿引起，正所谓"利小便所以实大便也"，小便利，湿邪除，大便即可恢复正常。不可一见大便溏就用止泻药。

内湿的基本治法是利小便。内湿外湿同时相兼者，若内湿较重，则先利小便，兼以发汗；若外湿较重，则先发汗，兼以利小便。利小便既可单独使用，也可与发汗法兼用。

◎ 要点二　"风湿，脉浮，身重，汗出，恶风者，防己黄芪汤主之。"

【原文】风湿，脉浮，身重，汗出，恶风者，防己黄芪汤主之。（22）

防己一两　甘草半两（炒）　白术七钱半　黄芪一两一分（去芦）

上锉麻豆大，每抄五钱匕，生姜四片，大枣一枚，水盏半，煎八分，去滓温服，良久再服。喘者加麻黄半两；胃中不和[1]者加芍药三分；气上冲者加桂枝三分；下有陈寒[2]者加细辛三分。服后当如虫行皮中[3]，从腰下如冰[4]，后坐被上，又以一被绕腰以下，温令微汗，差[5]。

【注释】

[1] 胃中不和：此处指湿困脾胃，血脉不畅所致的脘腹疼痛。

[2] 下有陈寒：指患者下焦有寒已久。

[3] 虫行皮中：指患者服药后皮肤出现虫爬行样的感觉。

[4] 从腰下如冰：指湿邪下趋，卫阳尚无力驱邪所致腰部以下畏寒之感。

[5] 差：通"瘥"，病愈。

【原文阐释】

本条论述了素体气虚，外感风湿的证治。

患者素体卫表气虚，加之外感风湿邪气，卫表不固，即出现脉浮、汗出、恶风等表虚外感的证候。湿邪黏腻，其性重浊，流注肌表关节，故而出现身重。该证属气虚外感，不可用麻黄、桂枝一类辛温之药，恐发汗太过，气随汗脱，而用防己黄芪汤益气固表，祛风化湿。

方中防己祛风除湿，黄芪、白术益气固表，甘草、生姜、大枣调和营卫，亦有助正气驱邪之功。服药后，卫阳振奋，驱风湿邪气外达，故皮肤出现虫爬行样的感觉；湿性下行，卫阳尚无力驱邪，故从腰下如冰，此时应坐被上，并加被以围腰中，助阳令其温暖以出汗，则湿去病愈。

若喘，则加麻黄以宣肺平喘；若脘腹疼痛，则加芍药以缓急止痛；若气上冲，则加桂枝以平冲降逆；若下焦有寒日久，则加细辛以祛风散寒。

【经义索隐】

本证的辨证要点是身重、脉浮、汗出、恶风，方用防己与黄芪，一补一泻，益气利水，是治疗素体气虚，风湿在表的绝妙配伍。方后特别注明，若出现"如虫行皮中"，则表示是药物得效的标志；若出现"从腰下如冰"，则"以一被绕腰以下"，取其微汗之意。注重服药反应和调护是仲景治疗疾病的一大特色，对后世临床具有重要意义。方后药物的加减，更是体现了仲景重视随症治疗的学术思想，也反映了其用药经验，对临床随症加减具有重要临床价值。

细目三　百合狐惑阴阳毒病脉证治第三

◎ 要点一　"论曰：百合病者……各随证治之。"

【原文】论曰：百合病者，百脉一宗[1]，悉致其病[2]也。意欲食复不能食，常默默[3]，欲卧不能卧，欲行不能行，饮食或有美时，或有不用闻食臭[4]时，如寒无寒，如热无热，口苦，小便赤，诸药不能治，得药则剧吐利，如有神灵者，身形如和[5]，其脉微数。

每溺[6]时头痛者，六十日乃愈；若溺时头不痛，淅然[7]者，四十日愈；若溺快然[8]，但头眩者，二十日愈。其证或未病而预见，或病四五日而出，或病二十日，或一月微见者，各随证治之。（1）

【注释】

[1] 百脉一宗：脉，血脉也；宗，本源也。这里可以理解为，心主血脉，肺朝百脉，人体一身血脉由心肺所主。

[2] 悉致其病：悉，尽也。此处意为百合病累及全身血脉。

[3] 默默：默，静也，寂也。指精神不振，寂然不语。

[4] 臭：通"嗅"，气味也。

[5] 身形如和：和，和顺、安和之意，引申为无病。此处指患者看上去似无明显病态。

[6] 溺：通"尿"，小便也。此处作动词用，即解小便。

[7] 淅然：形容怕风、寒栗之状。

[8] 快然：指无任何不适。

【原文阐释】

第一段论述了百合病的病因病机、脉症。百合病是一种心肺阴虚内热而致的疾病。中医理论认为，"肺朝百脉""心主血脉"，体现了人体一身血脉由心肺所主，若心肺功能正常，则气血顺畅，百脉调和，若心肺阴虚内热，则百脉失于濡养，症状百出。故而"百脉一宗，悉致其病也"是对其病因病机的高度概括。百合病的表现是如寒无寒、如热无热，看似难以辨别阴阳寒热，但后文中"口苦、小便赤、其脉微数"皆提示了阴虚内热之象。

第二段论述了百合病的预后转归。仲景根据小便时所出现的不适来判断患者体内阴液亏损情况。若小便时有头痛，则提示阴津伤极，脑络失养，病情重，预后时间长；若小便时自觉恶风，无头痛不适，则提示阴津尚存，阳气受损，考虑"有形之血不能速生，无形之气所当急固"，故而预后较前者好；若小便时无任何不适，平时自觉头晕、目眩，则提示虽有阴伤但不重，病情尚轻，预后可。文中六十、四十、二十等日数，只是说明病程长短的约略之数，不必拘泥。

【经义索隐】

百合病的临床表现主要为两方面：一为变幻不定之征，如"欲食复不能食、欲卧不能卧、欲行不能行、似寒非寒、似热非热、身形如和"等；二为客观可凭之征，如阴虚内热所致"口苦、小便赤、其脉微数"。但百合病的症状非其独有，多病可见，故亦须重视与其类似病证的鉴别，如脏躁、不寐、郁证、癫证、病后虚弱等病。

◎ 要点二　"百合病，不经吐、下、发汗……百合地黄汤主之。"

【原文】百合病，不经吐、下、发汗，病形如初[1]者，百合地黄汤主之。（5）

百合七枚（擘）　生地黄汁一升

上以水洗百合，渍[2]一宿，当白沫出，出其水，更以泉水二升，煎取一升，去滓，内地黄汁，煎取一升五合，分温再服。中病[3]，勿更服[4]。大便当如漆[5]。

【注释】

[1] 病形如初：病形，病状也。指病状如第1条所述。

[2] 渍：药物炮制方法之一，指将药物浸入水中。

[3] 中病：指治疗方法切合病情，服药后病情明显好转。

[4] 勿更服：不必再服。

[5] 大便当如漆：漆，黑色也。指大便色黑，如黑漆一样。

【原文阐释】

本条论述了百合病的正治法。百合病如果没有经过催吐、泻下、发汗等误治而发生变证，仍有第1条所述症状者，可用百合地黄汤养心润肺、滋阴清热。

【经义索隐】

本方具有清、轻、平、润的特点，能滋津血、益元气，使五脏通畅、内热外泄，失调之机能恢复正常。原文提到"中病，勿更取"，旨在告诫医者中病即止，因生地黄汁甘寒而润，多服可致泻利，且方中生地黄汁用量较大，故取效后当避免用药过量。又云："大便当如漆"，此因服地黄汁后，大便色黑，停药可恢复正常，这种现象当在服药前告知患者，以免增加患者心理负担。

细目四　中风历节病脉证并治第五

◎ 要点一　"寸口脉浮而紧……舌即难言，口吐涎。"

【原文】寸口[1]脉浮而紧，紧则为寒，浮则为虚，寒虚相搏，邪在皮肤；浮者血虚，络脉空虚；贼邪不泻[2]，或左或右；邪气反缓[3]，正气即急，正气引邪，喎僻不遂[4]。

邪在于络，肌肤不仁[5]；邪在于经，即重不胜[6]；邪入于腑，即不识人[7]；邪入于脏，舌即难言，口吐涎。（2）

【注释】

[1] 寸口：指左右两手的寸脉，寸口主表主营卫。

[2] 贼邪不泻：贼邪，虚邪贼风之意，统指外邪；泻，外出之意。指外邪侵入人体后留滞不出。

[3] 邪气反缓，正气即急：指受邪的一侧经脉肌肉松弛，无病的一侧经脉肌肉紧张。

[4] 喎僻不遂：指口眼㖞斜，不能随意运动。

[5] 肌肤不仁：指肌肤表面感觉减退，自觉麻木不仁。

[6] 重不胜：指肢体重滞不易举动。

[7] 不识人：指意识不清。

【原文阐释】

本条论述了中风的病因病机、脉症及分类。寸口脉浮而紧，浮则正气不足，紧则外感风寒，揭示了"本虚标实"是中风的病机。气血不足，血脉空虚，风寒邪气侵袭，邪正交争，正虚邪胜，不能鼓邪外出，致使邪气随虚处停留。患侧气血本虚，邪气停留阻滞经脉，循经肢体肌肉失于濡养，萎废无力，呈弛缓状态，即"邪气反缓"；健侧气血运行通畅，肢体肌肉收放自如，呈相对紧张状态，即"正气即急"；健侧牵引患侧肌肉，即出现口眼㖞斜的症状。

根据邪气停留部位不同，将中风分为四类：中络、中经、中腑、中脏。邪中于络脉，部位表浅，病情轻浅，而见肌肤麻木不仁；邪中于经脉，肢体经脉气血阻滞，而见肢体沉重不易举动；邪中于腑，邪蒙清窍，而见昏不识人；邪中于脏，蒙蔽心窍，而见言语不利、口角流涎。

【经义索隐】

中风之病，首先是辨清病位，尤以意识的清醒与否来区别中经络与中脏腑，病位的浅深与病情轻重、疾病预后密切相关，对临床的辨证治疗起着至关重要的作用。此外，因临床上往往难以区分中脏与中腑，常以闭证与脱证来辨治。《金匮》首提出中风病名，认为其病因病机是"内虚邪中"，后世医家在此基础上多有发展，总结中风的病因病机离不开"风、火、痰、虚、瘀"五端。

◎ 要点二　"诸肢节疼痛，身体尪羸……桂枝芍药知母汤主之。"

【原文】诸肢节疼痛，身体尪羸[1]，脚肿如

脱[2]，头眩短气，温温[3]欲吐，桂枝芍药知母汤主之。（8）

桂枝四两　芍药三两　甘草二两　麻黄二两　生姜五两

白术五两　知母四两　防风四两　附子二枚（炮）

上九味，以水七升，煮取二升，温服七合，日三服。

【注释】

[1] 身体魁羸：形容关节肿大，身体瘦弱。

[2] 脚肿如脱：形容两脚肿胀，且麻木不仁，似乎要与身体脱离一样。

[3] 温温：作"蕴蕴"解，形容心中郁郁不舒。

【原文阐释】

本条论述了风湿历节的证治。风湿历节是由于肝肾不足，风湿内侵，浸淫关节筋骨而出现周身肢体关节肿胀疼痛的疾病。风湿日久，气血不畅，郁久化热，消津烁液，则身体消瘦；湿性重浊，向下流注足部筋骨关节，则足部关节肿大、麻木不仁；风夹湿邪上蒙清窍，则头晕目眩、胸闷短气；湿阻中焦，胃失和降，则呕恶。仲景治以桂枝芍药知母汤祛风除湿、温经散寒，佐以滋阴清热。本方乃麻黄汤、桂枝汤、甘草附子汤三方加减而成，方中桂枝、附子宣阳通痹、温经散寒，麻黄、防风祛风除表湿，白术、附子助阳化里湿，知母、芍药滋阴清热，生姜、甘草和胃调中。诸药相伍，以祛邪为首务，兼顾养阴，俾风湿去，则痹宣经通，热去阴复，诸证可愈。

【经义索隐】

本证的辨证要点在于关节的肿大变形、身体消瘦。方中麻黄、桂枝、白术合用，取其微汗通阳之功，是治疗风湿的主要方法，可参照上文中的"麻黄加术汤"。白术、附子合用，对风湿病所致肌肉、关节疼痛有较好的疗效。本病一般病程日久，本虚标实，证候复杂，临床应根据具体情况，或扶正祛邪同用，或寒温药物并投。

细目五　血痹虚劳病脉证并治第六

◎ 要点一　"血痹阴阳俱微……黄芪桂枝五物汤主之。"

【原文】血痹阴阳俱微[1]，寸口关上微，尺中小紧，外证身体不仁[2]，如风痹[3]状，黄芪桂枝五物汤主之。（2）

黄芪三两　芍药三两　桂枝三两　生姜六两　大枣十二枚

上五味，以水六升，煮取二升，温服七合，日三服（一方有人参）。

【注释】

[1] 阴阳俱微：阴阳，指营卫气血；微，指虚弱。此处指的是营卫气血皆不足。

[2] 不仁：肌肤麻木或感觉迟钝。

[3] 风痹：指顽麻疼痛皆有，但以疼痛为主的病证。

【原文阐释】

本条论述了血痹的证治。血痹是由于素体气血不足，血行涩滞致使身体肌肤失于濡养，而出现身体麻木不仁，甚则或有疼痛，类似风痹的症状。"寸口关上微，尺中小紧"提示了阳气不足，阴血涩滞之象。方用黄芪桂枝五物汤以益气通经，和营行痹。本方以黄芪益气固表为君，桂枝通阳行痹为臣，佐以生姜助桂通阳行痹，芍药敛阴和营兼除血痹，姜枣调和营卫，共为使药。

【经义索隐】

本条提出了血痹的辨证要点是肢体局部肌肤麻木不仁、脉涩，但需与风痹相鉴别，风痹是以肌肤疼痛为主。方用黄芪桂枝五物汤，即桂枝汤去甘草，倍生姜，加黄芪组成。方中倍生姜，是为助芪桂振奋卫阳、辛散表邪，同时用芍药以敛阴和营，使营阴充足，血脉通畅，取其"治风先治血，血行风自灭"之意。

◎ 要点二　"夫失精家少腹弦急……桂枝龙骨牡蛎汤主之。"

【原文】夫失精家[1]，少腹弦急，阴头寒[2]，目眩（一作目眶痛）发落，脉极虚芤迟，为清谷、亡血、失精。脉得诸芤动微紧，男子失精，女子梦交[3]，桂枝龙骨牡蛎汤主之。(8)

桂枝　芍药　生姜各三两　甘草二两　大枣十二枚　龙骨　牡蛎各三两

上七味，以水七升，煮取三升，分温三服。

【注释】

[1] 失精家：指经常梦遗、滑精的人。

[2] 阴头寒：指前阴寒冷。

[3] 梦交：指夜梦性交。

【原文阐释】

本条论述了阴损及阳的虚劳病证治。"失精家"指的是经常梦遗、滑精的人。长期遗精，阴精损耗难复，头面失于濡养，故目眩、头发脱落；日久阴损及阳，虚寒内生，故少腹弦急、前阴寒冷。此外，"脉极虚芤迟""脉芤动微紧"均为阴阳两虚之脉，可见于男子遗精、女子梦交。方用桂枝汤调和阴阳，加龙骨、牡蛎潜镇固涩。

【经义索隐】

本条论述了虚劳失精的证候，属阴阳两虚之证，致使虚阳上浮，阴精下泄。故而用桂枝汤既能调和营卫以固表，还能调和阴阳以补虚，加龙骨、牡蛎潜镇固涩、潜阳入阴，阴阳相济，使虚阳不致上浮，阴精不致下泄。临床上，此方不仅可用于虚劳失精，还可以用于自汗、盗汗、遗尿、早泄等辨证属阴阳俱虚，不能阳固阴守者。

细目六　肺痿肺痈咳嗽上气病脉证治第七

◎ 要点一　"大逆上气，咽喉不利，止逆下气者，麦门冬汤主之。"

【原文】大逆[1]上气，咽喉不利，止逆下气者，麦门冬汤主之。(10)

麦门冬七升　半夏一升　人参二两　甘草二两　粳米三合　大枣十二枚

上六味，以水一斗二升，煮取六升，温服一升，日三夜一服。

【注释】

[1] 大逆：《金匮要略论注》《金匮悬解》等均作"火逆"，宜从。

【原文阐释】

本条论述了虚热肺痿的证治。肺胃阴虚，气机运行失司，故咳逆上气；虚火上炎，熏灼喉咙，致使咽喉不利。方中重用麦冬为君，滋养肺胃，使阴复而火降，辅以少量半夏降逆下气、化痰开结，同时两药相配，使半夏不致温燥伤阴，麦冬不致滋腻碍胃。同时以人参、甘草、粳米、大枣养胃益气生津，助麦冬生阴。

【经义索隐】

本条麦冬与半夏用药比例为 $7:1$，是仲景的配伍特点和临床用药经验，应予以重视。

◎ 要点二　"肺胀，咳而上气……小青龙加石膏汤主之。"

【原文】肺胀，咳而上气，烦躁而喘，脉浮者，心下有水，小青龙加石膏汤主之。(14)

小青龙加石膏汤方（《千金》证治同，外更加胁下痛引缺盆）：

麻黄　芍药　桂枝　细辛　甘草　干姜各三两　五味子　半夏各半升　石膏二两

上九味，以水一斗，先煮麻黄，去上沫，内诸药，煮取三升。强人服一升，羸者减之，日三服，小儿服四合。

【原文阐释】

本条论述了外寒内饮，郁久化热的肺胀证治。患者素有伏饮于肺，复外感风寒，引动伏饮，阻塞气道，肺气上逆而生咳喘；风寒、水饮日久郁而化热，热扰心神而见烦躁；脉浮、心下有水提示了外寒内饮。治以小青龙加石膏汤解表散寒、温肺化饮，辅以清热除烦。方中麻黄、桂枝解表散寒、宣肺平喘，细辛、干姜、半夏降逆下气、温肺化饮，石膏清郁热、除烦渴，佐以五味子、芍药收敛肺气，以防辛散太过，甘草调和诸药。

【经义索隐】

本条是外寒内饮，郁久化热所致肺胀，可见

肺气胀满、喘咳、烦躁、脉浮等症，需与射干麻黄汤、厚朴麻黄汤、越婢加半夏汤进行鉴别。方后注："强人服一升，羸者减之，小儿服四合"，故其服药剂量宜因体质强弱、年龄大小而异。

细目七　胸痹心痛短气病脉证治第九

◎ 要点一　师曰：夫脉当取太过不及……以其阴弦故也。"

【原文】师曰：夫脉当取[1]太过不及[2]，阳微阴弦[3]，即胸痹而痛，所以然者，责其极虚[4]也。今阳虚知在上焦，所以胸痹、心痛者，以其阴弦故也。（1）

【注释】

[1] 取：拿，此处引申为诊得。

[2] 太过不及：指脉象改变。盛过于正常的为太过，主邪盛；脉象不足于正常的为不及，主正虚。《脉经》《千金》作"太过与不及"。

[3] 阳微阴弦：关前为阳，关后为阴。阳微，指寸脉微；阴弦，指尺脉弦。

[4] 极虚：《方言》："极，疲也。"此处指阳气虚弱不足。"极虚"下，《千金》有"故"字。

【原文阐释】

本条论述了胸痹的病机。仲景高度概括胸痹的病机是"阳微阴弦"。"阳微"指心阳虚衰，上焦阳气不足，"阴弦"指阴寒、痰饮、瘀血等邪气，邪气趁虚停滞心胸，而发为胸痹。后进一步从正虚和邪盛两方面阐述了胸痹的发生，揭示了胸痹是本虚标实之证。

关于"阳微阴弦"的认识，注家意见不一，归纳起来有四种：①以阴阳为诊脉浮沉者，脉浮为阳，脉沉为阴；②以阴阳为诊脉部位而言，寸脉为阳，尺脉为阴；③有不拘具体脉象，从病机立论者，阳微为正气不足，阴弦为邪实太过；④以阴阳为左右手诊脉者，右手为阳，左手为阴。根据本篇脉象描述，似以第二种意见为妥，此处可供参考。

【经义索隐】

本条主要从脉象论胸痹，切脉当辨"太过不及"，此诊脉之要诀也。由此条原文可知，胸痹基本病机为本虚标实，虚实夹杂，治疗原则是扶正祛邪，兼顾同治，但需注意发作期以祛邪为主，缓解期以扶正为主。

◎ 要点二　"胸痹之病……栝蒌薤白白酒汤主之。"

【原文】胸痹之病，喘息咳唾，胸背痛，短气，寸口脉沉而迟，关上小紧数[1]，栝蒌薤白白酒汤主之。（3）

栝蒌实一枚（捣）　薤白半斤　白酒七升

上三味，同煮，取二升，分温再服。

【注释】

[1] 关上小紧数：《外台》"上"作"脉"字。指脉体细小而紧急，为第1条"阴弦"的互辞。

【原文阐释】

本条论述了胸痹的证候、治法。由于心胸阳气不振，水饮邪气上乘，闭阻气道、血脉，则见胸背痛、喘息咳唾、短气。"寸口脉沉而迟，关上小紧数"体现了上焦阳气虚衰，中焦水饮内盛，上乘心胸，发为胸痹，与上文"阳微阴弦"同理。治以栝蒌薤白白酒汤通阳宣痹。方中栝蒌实苦寒滑利、豁痰开胸为君，薤白辛温通阳散结为臣，辅以白酒温通心脉，使痹阻得通，心阳得宣，诸症可除。

【经义索隐】

本条胸痹病的主症为"喘息咳唾、胸背痛、短气"，其诊断关键是"胸背痛、短气"。此外，栝蒌薤白白酒汤中白酒的作用不可忽视，白酒温通血脉，可缓解栝蒌寒凉攻泻之力。目前多用黄酒或各种白酒代之，亦有用米醋代之者。

细目八　腹满寒疝宿食病脉证治第十

◎ 要点一　"病腹满，发热十日……厚朴七物汤主之。"

【原文】病腹满，发热十日，脉浮而数，饮

食如故[1]，厚朴七物汤主之。(9)

厚朴半斤　甘草三两　大黄三两　大枣十枚
枳实五枚　桂枝二两　生姜五两

上七味，以水一升，煮取四升，温服八合，日三服。呕者加半夏五合，下利去大黄，寒多者加生姜至半斤。

【注释】

[1] 饮食如故：此处指的是饮食同前，食欲食量可。

【原文阐释】

本条论述了腑实兼表证的证治。患者病腹满，发热十日，可见腹满出现在发热之后，即先有表证，邪气入里化热，形成腑实证。其脉浮而数，也提示了表证未解，入里化热之象。饮食如故，提示了患者胃气未伤，饮食尚可运化，腹满是因肠中腑气不通而导致的。治以厚朴七物汤通腑泄热、祛风解表。本方是厚朴三物汤合桂枝汤去芍药而成，用厚朴三物汤行气除满、泻下实热，桂枝汤解肌发表，因无腹痛，去芍药之酸敛，以免邪气留恋。

【经义索隐】

本证的辨证要点是腹胀满，兼有发热、脉浮数等表证，可见是表里同病之证，宜表里双解，不可单纯解表或攻里。方后临证有加减，呕吐加半夏降逆止呕，泄泻去大黄，寒多重用生姜，同样体现了仲景随症加减的用药经验，值得参考。

细目九　五脏风寒积聚病脉证并治第十一

◎ 要点一　"肾着之病，其人身体重……甘姜苓术汤主之。"

【原文】肾着[1]之病，其人身体重，腰中冷，如坐水中，形如水状，反不渴，小便自利，饮食如故，病属下焦。身劳汗出，衣（一作表）里冷湿，久久得之，腰以下冷痛，腹重如带五千钱，甘姜苓术汤主之。(16)

甘草二两　白术二两　干姜四两　茯苓四两

上四味，以水五升，煮取三升，分温三服，腰中即温。

【注释】

[1] 肾着：着，留滞附着之意。寒湿痹着腰部，腰为肾之府，故名肾着。

【原文阐释】

本条论述了肾着的病因病机、证治。此病属下焦，多因劳动汗出，衣服冷湿，寒湿侵袭腰部，致使其经脉气血不畅，则腰部冷痛、腹重。"口不渴、小便自利、饮食如故"，提示了寒湿没有深入脏腑，仅仅停留在肌肉筋膜之间。治以甘姜苓术汤散寒除湿。方中干姜、甘草温中散寒，茯苓、白术健脾祛湿，使寒湿得祛，阳气温行，腰中即温，肾着自愈。

【经义索隐】

治疗肾着病的要领是在应用健脾祛湿的药物基础上，加用散寒化湿的干姜，故姜、苓、术的配伍是关键。仲景还用这种配伍治疗阳虚水泛证，如真武汤，可供后世临床参考。

细目十　痰饮咳嗽病脉证并治第十二

◎ 要点一　"问曰：四饮何以为异？……短气不得卧，其形如肿，谓之支饮。"

【原文】问曰：四饮何以为异？师曰：其人素盛今瘦[1]，水走肠间，沥沥有声[2]，谓之痰饮；饮后水流在胁下，咳唾引痛[3]，谓之悬饮；饮水流行，归于四肢，当汗出而不汗出，身体疼重，谓之溢饮；咳逆倚息[4]，短气不得卧，其形如肿[5]，谓之支饮。(2)

【注释】

[1] 素盛今瘦：指痰饮病人未病之前，身体丰满，既病之后，身体消瘦。

[2] 沥沥有声：指水饮在肠间流动时发出的声音。

[3] 咳唾引痛：咳嗽时牵引胁下隐痛。

[4] 咳逆倚息：咳嗽气逆，无法平卧，须倚床呼吸。

[5] 其形如肿：此处有两种解释。一指外形浮肿，为气逆水溢之象；一指形如肿而实非真肿，为气逆外浮之征。

【原文阐释】

本条论述了痰饮的分类和主症，为全篇的提纲。仲景根据痰饮所在部位不同，分为四类：痰饮、悬饮、溢饮、支饮。

痰饮是水饮停留于胃肠间，脾胃运化失常，气血生化失源，症见身体消瘦、肠间常发出声响。

悬饮是水饮停于两胁下，肝络失和，循肝经上犯于肺，症见咳嗽，并牵引两胁作痛。

溢饮是水饮停于四肢肌表，肌肤腠理开阖失常，症见当汗出而不汗出，湿性重浊，留滞于四肢，阻滞气血，症见身体疼重。

支饮是水饮停于胸膈之间，影响心肺，肺失宣降，肺气上逆，症见咳嗽、短气不得卧；肺主通调水道功能失常，津液输布障碍，症见身体水肿。

【经义索隐】

上述痰饮病四证，不仅饮停部位不同，病变脏腑有别，而且还有病情久暂与虚实之分。其中悬饮、溢饮以邪实为主，病程较短，病情较急。痰饮、支饮多为虚实夹杂，病程较长，病情相对较缓，但二者症状变化多端，临床不可拘泥于原文主症。

◎ **要点二 "心下有痰饮，胸胁支满，目眩，苓桂术甘汤主之。"**

【原文】心下有痰饮，胸胁支满[1]，目眩，苓桂术甘汤主之。(16)

茯苓四两　桂枝三两　白术三两　甘草二两

上四味，以水六升，煮取三升，分温三服，小便则利。

【注释】

[1] 胸胁支满：指胸胁部有支撑胀满感。

【原文阐释】

本条论述了脾虚失运，饮停心下的痰饮病证治。心下，当属中焦脾胃所在之处，故知病位在脾胃。脾胃阳虚，水液运化失常，停于心下，阻碍气机，则胸胁部满闷不适；气机升降失常，清阳不升，痰饮随气上蒙清窍，则头晕目眩。治以苓桂术甘汤温阳化饮，健脾利水。方中茯苓淡渗利水，以祛饮邪，桂枝辛温通阳，配炙甘草、白术之温药，可振奋中阳以温化水饮，白术、茯苓相合健脾燥湿，固护中土以制水。

【经义索隐】

本方有桂枝、白术之温药，有茯苓之利水，有甘草之和中，使全方温中有消，温而不燥，是温阳化饮的主要方剂，亦是"温药和之"的具体体现，临床应用广泛。

细目十一　消渴小便不利淋病脉证并治第十三

◎ **要点一　"男子消渴……肾气丸主之。"**

【原文】男子消渴，小便反多，以饮一斗，小便一斗[1]，肾气丸主之。(3)

【注释】

[1] 以饮一斗，小便一斗：形容饮水多，小便亦多。

【原文阐释】

本条论述了消渴肾虚的证治。此条文虽言男子，实则男女皆可有此病。患者肾气虚弱，开阖固摄失权，则水谷精微直趋下泄，随小便而排出体外，故小便反多；肾阳虚衰，不能蒸腾气化水液于口，故口渴多饮。治以肾气丸温补肾阳。

【经义索隐】

肾气丸在《血痹虚劳病脉证并治》和《痰饮咳嗽病脉证并治》两篇中均用于治疗肾阳不足，膀胱气化不利所致的小便不利，而此处则用于治疗小便过多，虽表现不同，但病机一致，故用同方，体现了中医辨证论治的思想。

细目十二　水气病脉证并治第十四

◎ **要点一　"师曰：病有风水、有皮水……久不愈，必致痈脓。"**

【原文】师曰：病有风水、有皮水、有正水、有石水、有黄汗。风水，其脉自浮，外证骨节疼痛，恶风；皮水，其脉亦浮，外证胕肿[1]，按之没指，不恶风，其腹如鼓，不渴，当发其汗；正水，其脉沉迟，外证自喘；石水，其脉自沉，外证腹满不喘；黄汗，其脉沉迟，身发热，胸满，四肢头面肿，久不愈，必致痈脓。(1)

【注释】

[1] 胕肿：胕与跗通，其意有二：皮肤；足背。此从前者。胕肿即指皮肤浮肿，如《黄帝素问直解·卷二》曰："肿者，皮肤胀满，水气不行，故聚水而生病也"。

【原文阐释】

本条论述的是四水及黄汗的临证表现及皮水的治疗。风水，关之于肺。因风邪袭表，肺主皮毛，卫外不固，故脉浮恶风；肺失宣降，水湿停滞，流注于关节，故骨节疼痛。皮水，关之肺脾，此时正虚为主不兼风邪，因肺气虚失于通调水道，脾气虚运化失司，故水湿内停，泛溢肌肤则一身浮肿，腹胀如鼓，不口渴，水停仍于上中焦，故应因势利导，发汗为宜。正水，关乎于肾，肾阳虚不能蒸化水湿，故水湿停滞，泛溢肌肤则浮肿；水湿上逆犯肺则喘；肾阳虚弱，失于温养，则可表现为腰膝酸冷，脉迟。石水，是皮水进一步加重所致，其病机为肾阳衰微，水湿不能蒸化，凝聚下焦，则小腹结满，小便不利，腰膝酸冷；不能上逆于肺，则不喘。黄汗，水湿郁表，继而湿郁化热，故身热，四肢头面浮肿；湿热不解，进一步侵入营分，邪热郁蒸，则汗出色黄；若久不愈，则易生痈脓。

【经义索隐】

风水与皮水关乎于肺脾，属上焦；正水与石水关乎于肾，属下焦，且此四者病机中皆责之水湿停滞，故由此可知均当施以祛除水湿之法。皮水亦可视为风水的进一步发展所致，起初责之于肺，后关乎于脾。而石水也应当是正水进一步演变致肾阳衰微所致。

◎ **要点二　"师曰：诸有水者……当发汗乃愈。"**

【原文】 师曰：诸有水者，腰以下肿，当利小便；腰以上肿，当发汗乃愈。(18)

【原文阐释】

本条论述水气病的两大治疗方法——开鬼门，洁净府。水气病者，腰以下肿甚，病位多在下焦，多因阳气虚弱，不能化气利水，水湿停滞于下，故应当因势利导，通利小便以除湿邪；腰以上肿甚，病位多在中上二焦，因邪气袭表，肺失宣降，水湿泛溢，故应当发汗解表利水。

【经义索隐】

水气病病机均为水湿泛溢，总以因势利导的方法，将有形之水排出体外。不论是在上在表用汗法，还是在下在里用利小便法均体现了这种思想。利小便与发汗都有祛除水湿，宣通气机的作用，临床上认为二者合用，可起到相辅相成的效果。

◎ **要点三　"风水恶风，一身悉肿……越婢汤主之。"**

【原文】 风水恶风，一身悉肿，脉浮不渴，续自汗出，无大热，越婢汤主之。(23)

【原文阐释】

本条论述风水夹热证的证治。临证表现为恶风，身热，汗出，不口渴，全身浮肿，治以越婢汤。病机为：风邪袭表，肺合皮毛则恶风；肺失宣降，水湿泛溢肌肤，则全身浮肿；湿郁而化热则身热。越婢汤可发越水气，清解郁热，治疗风水夹热水肿。麻黄配石膏辛凉宣泄，发散水气，解肌表郁热；配生姜解表宣散，祛肌表水湿；甘草与大枣同用补脾和中；大枣配生姜温脾暖胃，且防石膏之寒伤胃。

【经义索隐】

越婢汤具有发汗散水清解郁热之效。在临床上应用当有头面部及上半身浮肿，并常伴有恶寒、发热、身痛、咳喘、胸闷、咽痛、口渴、尿少色黄，苔薄白或黄白相间而润，脉浮数等兼症。

细目十三　黄疸病脉证并治第十五

◎ 要点一　"寸口脉浮而缓……脾色必黄，瘀热以行。"

【原文】寸口脉浮而缓，浮则为风，缓则为痹，痹非中风，四肢苦烦[1]，脾色必黄，瘀热以行。(1)

【注释】

[1] 苦烦：重滞不舒之意。

【原文阐释】

本条论述黄疸病的病机。寸口脉浮，多因风邪袭表，正邪交争于表；寸口脉缓，责之为湿邪痹阻，而此处所致痹证虽非中风，也应当与太阳中风相区别；因脾失健运，湿邪郁里化热，继而陷入营分，故瘀热以行，四肢苦烦；而黄疸与脾关系密切，临床表现最为突出的便是湿热泛溢肌肤所致的皮色黄，目黄；瘀热以行，可以理解为湿热郁滞于血和脾，久而成瘀。后世医家治疗黄疸多宗"脾色必黄，瘀热以行"之旨，常从湿、热、瘀着手，以治脾为要。

【经义索隐】

黄疸发病常责于血分，因此黄疸病证注重活血化瘀法，正如原文"脾色必黄，瘀热以行"意为湿热郁闭于脾，影响血分并行于周身故发黄可见之。

细目十四　呕吐哕下利病脉证治第十七

◎ 要点一　"呕而肠鸣，心下痞者，半夏泻心汤主之。"

【原文】呕而肠鸣，心下痞者，半夏泻心汤主之。(10)

【原文阐释】

本条为寒热错杂致呕的证治。因心下痞为主症，故其病位主在中焦，邪气内陷，寒热错杂于中焦，故心下痞满，中焦气机不畅，则脾胃升降失司，胃气上逆为呕，脾气不升为肠鸣泄泻。半夏泻心汤可辛开苦降，散结除痞，和胃降逆。方中黄芩、黄连苦寒直折，干姜、半夏辛以开之，苦辛同用，降逆开痞；参、枣、草养中气，复胃阳，诸药合用使中州枢机得畅，升降有权，上下交通则痞结开散，呕逆肠鸣得解。

【经义索隐】

中焦为上下之枢，故本证虽上下齐病却只治其中，遂临床诊病也常以"心下痞"作为要点，此方用之甚广，凡呕而肠鸣或呕而下利，伴见心下痞闷者用之多效。

细目十五　妇人妊娠病脉证并治第二十

◎ 要点一　"妇人宿有癥病，经断未及三月……桂枝茯苓丸主之。"

【原文】妇人宿有癥病[1]，经断未及三月，而得漏下不止，胎动在脐上者，为癥痼害。妊娠六月动者，前三月经水利时，胎也。下血者，后断三月，衃[2]也。所以血不止者，其癥不去故也。当下其癥，桂枝茯苓丸主之。(2)

【注释】

[1] 癥病：瘀血痞块。

[2] 衃：指瘀血内结。《说文》："凝血也。"

【原文阐释】

本条论述癥病与妊娠的鉴别及癥病的治法。妇人平素有瘀血痞块类的病证，停经不到三个月，复又行经不止，此时胎动在上腹部，这是癥瘕造成的。妊娠正常应该六月胎动，且在脐下，而瘀血痞块所致三月则胎动，且在脐上。故病机是由于瘀血阻滞，不应止血而应下血，瘀血下，则癥病除，血乃止。方用桂枝茯苓丸以行血祛瘀，平冲下气。方中桂枝温通血脉，茯苓补正和中，芍药和营，桃仁、丹皮活血化瘀。蜜调和诸药，本方具有活血化瘀祛癥之功。

【经义索隐】

本方以丸缓之，其用量小，故可达到祛瘀而

正不伤之效，且亦体现了治血兼治水的思想。

◎ **要点二** "妇人怀妊，腹中疠痛，当归芍药散主之。"

【原文】妇人怀妊，腹中疠痛[1]，当归芍药散主之。(5)

【注释】

[1] 疠痛：指腹中急痛；亦可指绵绵作痛。

【原文阐释】

本条论述肝脾不和的妊娠腹痛治法。妇人妊娠，小腹拘急，绵绵作痛，临床还可见急躁易怒，身体浮肿，胃纳欠佳。主要因妊娠妇人血虚肝郁，脾虚湿停，所致肝脾不和之妊娠腹痛。胎为孕妇气血所养，若孕妇素体气血不足，常因血养胎不藏于肝则肝气不舒，气养胎而使脾不运则湿浊内生，肝脾不和，血虚湿生，则气血运行不畅。故治以当归芍药散养血柔肝，补脾利湿，最终达到调和肝脾的目的。当归芍药散组成：当归、芍药、川芎、茯苓、白术、泽泻。

【经义索隐】

临床诊治无关乎腹痛的性质，主要在于其肝脾失调，气滞血瘀湿阻的病机。而当归芍药散临床主治：一是肝虚血少；二是脾虚湿阻。本方中川芎为血中气药，因此治疗妊娠病虽效用佳，但用量须小。方中其他药物疗效正如《金匮方歌括》所言"凡怀妊腹痛，多属血虚，而血生自中气。中者，土也，土过燥不生物，故以芎、归、芍药滋润之；土过湿亦不生物，故以苓、术、泽泻渗之。燥湿得宜，则中气治而血盛，痛则自止"。

细目十六 妇人产后病脉证治第二十一

◎ **要点一** "问曰：新产妇人有三病，一者病痉，二者病郁冒，三者大便难……亡津液，胃燥，故大便难。"

【原文】问曰：新产妇人有三病，一者病痉，二者病郁冒[1]，三者大便难，何谓也？师曰：新产血虚，多出汗，喜中风，故令病痉；亡血复汗，寒多，故令郁冒；亡津液，胃燥[2]，故大便难。(1)

【注释】

[1] 郁冒：头昏眼花，郁闷不舒。郁，郁闷不舒；冒，头昏目不明，如有物冒蔽。

[2] 胃燥："胃"泛指胃与肠。由于津液耗伤，胃肠失于濡润致燥结成实。

【原文阐释】

本条论述新产妇人三大病证及病机。新产妇人好发三大病：痉病、郁冒、大便难。因新产妇人本就耗血伤津，气血不足，复感风邪，化燥伤阴，筋脉失于濡养，易中风，好发痉病。而产后血虚多汗，腠理开泄，自体阳气虚故感寒，寒邪闭表，阳郁上冲，胃失和降则郁冒，临床表现为：郁闷不舒，但头汗出，呕而不能食，脉微弱。血虚津亏，肠道失于濡养则大便干燥，难以排出。

【经义索隐】

产后痉病、郁冒、大便难虽临床表现各不相同，但其追本溯源，病机均为血虚津亏。因此治疗上都应养血护津。且临床上应注意区别郁冒与产后血晕的关系。

细目十七 妇人杂病脉证并治第二十二

◎ **要点一** "妇人咽中如有炙脔，半夏厚朴汤主之。"

【原文】妇人咽中如有炙脔[1]，半夏厚朴汤主之。(5)

【注释】

[1] 炙脔：炙，烤；脔，肉切成块。炙脔即烤肉块。

【原文阐释】

本条论述妇人情志疾病梅核气的证治。妇人因情志不舒，郁而化火，炼液成痰，阻于咽喉，故自觉咽喉中有异物，不影响饮食，且因其病机临床可伴有脘腹胀闷，食少纳呆，脾气暴躁等症状。以半夏厚朴汤理气解郁，化痰散结的功效治之。方中半夏、厚朴俱能化痰开结，下气降逆，用做主药；辅以茯苓渗利以祛痰，生姜降逆气化痰结；更用芳香轻畅的干苏叶利气解郁。诸药同用，使气郁得解，痰结得开，则咽中舒畅。

【经义索隐】

梅核气表现为以咽中异物梗塞感，咯之不出，吞之不下为主症，但饮食及吞咽正常。临床上本病患者常伴随精神抑郁等精神类症状。且以情志不畅，气滞痰凝为主要病机表现。

◎ 要点二 "妇人脏躁，喜悲伤欲哭……甘麦大枣汤主之。"

【原文】妇人脏躁[1]，喜悲伤欲哭，象如神灵所作，数欠伸，甘麦大枣汤主之。(6)

【注释】

[1]脏躁：妇人情志性病证，临床表现为哭笑无常，急躁易怒，心烦失眠，呵欠连连，胡言乱语等。

【原文阐释】

本条论述脏躁的证治。脏躁是由于七情郁而化火，火耗气伤血，肝体阴而用阳，进而肝血虚则不藏魂，心血虚则不养神。宜以甘麦大枣汤甘润缓急，养血安神。方中用小麦能养心健脾益肝，兼以安神定志，甘草、大枣味甘健脾补土，并能缓急止燥。三药合用，共奏补益心脾，缓急安神之功。

【经义索隐】

脏躁以情志不宁、悲伤欲哭为主症，身体疲乏为兼症。甘润"滋脏气而止其燥也"，故治疗脏躁当用甘润之品。临床上该方可用于治疗女性更年期综合征或精神情志类疾病。

第四单元 温病学

细目一 温热论

◎ 要点一 "温邪上受，首先犯肺……若论治法则与伤寒大异也。"

【原文】温邪上受[1]，首先犯肺，逆传心包[2]。肺主气属卫，心主血属营，辨营卫气血虽与伤寒同，若论治法则与伤寒大异也。(1)

【注释】

[1]上受：口鼻居于人体上部，温邪从口鼻而入侵犯人体，故称"上受"。

[2]逆传心包：出自叶天士《温热论》。指温病传变的另一规律。一般温病的传变规律是由卫传气，由营到血，如果感邪较重，或者病人心营素虚等，温邪传变迅速，可不按次序传变，由卫分（肺）直接内陷心包（营分），出现神昏谵语等临床表现，称为逆传心包。

【原文阐释】

本条文阐述了温病的致病因素、感邪途径、首发病位以及传变趋势，并说明温病与伤寒治法的区别。

"温邪"指出了温病的致病因素；"上受"是指温邪从口鼻而入侵犯人体；"首先犯肺"是指温病的首发病位为肺卫。因肺居上焦，开窍于鼻，外合皮毛，与卫气相通，故温邪初犯首先表现肺卫表热证候。

卫气营血是反映温病表里浅深的标志。温邪由肺卫传至气分，由浅入深，称为"顺传"，此时病情较轻。如温邪不由浅至深顺传，而由肺卫直接内陷心包，称为"逆传"，此时病情较重，病势凶险。"肺主气属卫"是指肺主一身之气，与卫气相通，故卫气分病变主要与肺相关；"心主血属营"是指营血由心所主，周行全身以营养机体，故营血分病变主要与心相关。这种按卫气营血来分析温病病变的浅深和发展阶段的方法，成为温病的辨证纲领之一。

温病与伤寒虽同属外感热病，均有由表入里、由浅入深的传变规律，但两者的具体治法有很大差异。温病以卫气营血辨证，伤寒以六经辨证。温病之温邪易耗伤阴液，故温病用药重视养阴生津；伤寒之寒邪易损伤阳气，故用药重视顾护阳气。

【经义索隐】

叶天士在本条文中明确提出了温病的致病因素为"温邪"，并根据《内经》中关于卫气营血生成的先后、部位的浅深、病理生理特点等理论，引申发挥创立了反映温病病变浅深轻重的卫气营血辨证方法，形成了一套完整的有别于伤寒的辨证理论体系。

◎ 要点二 "盖伤寒之邪留恋在表……势必孤矣。"

【原文】盖伤寒之邪留恋在表，然后化热入里，温邪则热变最速，未传心包，邪尚在肺，肺主气，其合皮毛，故云在表。在表初用辛凉轻剂。挟风则加入薄荷、牛蒡之属，挟湿加芦根、滑石之流。或透风于热外[1]，或渗湿于热下[2]，不与热相搏，势必孤矣。(2)

【注释】

[1] 透风于热外：指治疗温邪在表夹风的方法，在辛凉剂中加薄荷、牛蒡等辛凉散风之药，使风邪透表而解。

[2] 渗湿于热下：指治疗温邪在表夹湿的方法，在辛凉剂中加芦根、滑石等淡渗利湿之药，使湿邪从下而泄。

【原文阐释】

本条阐述了伤寒与温病传变特点的差异，并提出温邪在表的治法，及其夹风、夹湿的不同用药特点。

伤寒是由于寒邪侵袭人体，寒为阴邪，易伤阳气，初起呈表寒证候，然后化热入里，传变速度较慢；温病是由于温邪侵袭人体，温热为阳邪，易伤阴津，初起即见表热证候，传变迅速。

温邪侵犯肺卫，此时温邪在表，宜用辛凉轻剂治疗。如温邪在表夹有风邪，可在辛凉轻剂中加薄荷、牛蒡等辛凉散风之药，使风从外解，即所谓"透风于热外"，风不与热相搏，则热易解；如温邪在表夹有湿邪，可在辛凉轻剂中加芦根、滑石等淡渗利湿之药，使湿从下泄，即所谓"渗湿于热下"，湿不与热相搏，则热易清。

【经义索隐】

本条文指出了伤寒与温病传变特点的区别。一般而言，伤寒容易"留恋在表"，温邪容易"热变最速"，但应注意的是临床上不可一概而论。伤寒也能传变迅速而直中三阴，而温邪如夹湿也可留恋气分而传变缓慢。

◎ 要点三 "不尔，风挟温热而燥生……以此为辨。"

【原文】不尔，风挟温热而燥生，清窍[1]必干，为水主之气[2]不能上荣，两阳[3]相劫也。湿与温合，蒸郁而蒙蔽于上，清窍为之壅塞，浊邪[4]害清也。其病有类伤寒，其验之之法，伤寒多有变证，温热[5]虽久，在一经不移，以此为辨。(3)

【注释】

[1] 清窍：指口、鼻、目、耳等面部诸窍。

[2] 水主之气：泛指人体的津液。

[3] 两阳：风与热皆属阳邪，故称"两阳"。

[4] 浊邪：湿与热相互搏结称为"浊邪"。

[5] 温热：此处指温热夹湿之证。

【原文阐释】

本条阐述了温热夹风和夹湿的不同病机和证候特点，以及温热夹湿与伤寒的鉴别。

温热夹风时，温热和风皆属阳邪，两阳相合，耗劫津液而不能上荣清窍，故称"两阳相劫"，可见口鼻咽等清窍干燥症状。湿与温热相互搏结谓之"浊邪"，蒸灼上焦，蒙蔽清窍，故称"浊邪害清"，可见鼻塞、耳聋、头昏目胀，甚至昏聩等清窍壅塞的症状。

温热夹湿与伤寒初起证候相似，但可根据两者不同的传变特点加以鉴别。伤寒初起寒邪留恋在表，然后化热入里，经六经传变，随着传变过程其证候性质也随之改变，故称"伤寒多有变证"。因湿性黏腻，温热与湿邪缠绵交蒸于中焦，上蒙下流，弥漫三焦，相对而言传变较慢，故称"在一经不移"。

【经义索隐】

本条文中叶天士将温热夹风的病机特点概括为"两阳相劫"，证候特点概括为"清窍必干"，实际上阴液耗损也是温病重要的共性病机。温热夹湿的病机特点为"浊邪害清"，证候特点为"清窍壅塞"，叶天士以"清窍"的"干"和"塞"来区分温热夹风与夹湿。但临床上应注意的是，清窍干燥的原因不仅限于阴液耗损，如水湿内停、阳气衰微、瘀血内阻等均可导致津液不能上荣而致燥。另外，出现"清窍壅塞"也不仅限于湿邪为患，温邪犯肺也可导致鼻窍闭塞。温热所致者多伴燥咳、口渴、脉数等症；湿热所致者多伴胸闷、呕恶、不渴或渴不多饮、苔腻、脉濡等症。

◎ 要点四 "前言辛凉散风……急急透斑为要。"

【原文】前言辛凉散风，甘淡驱湿，若病仍不解，是渐欲入营也。营分受热，则血液[1]受劫，心神不安，夜甚无寐，或斑点隐隐，即撤去气药。如从风热陷入者，用犀角、竹叶之属；如从湿热陷入者，犀角、花露[2]之品，参入凉血清热方中。若加烦躁，大便不通，金汁[3]亦可加入，老年或平素有寒者，以人中黄[4]代之，急急透斑为要。(4)

【注释】

[1] 血液：指营阴。

[2] 花露：指菊花露、金银花露等。

[3] 金汁：即粪清，具有清热凉血解毒之功。

[4] 人中黄：将甘草末放在竹筒内，于人粪坑中浸渍2~3个月后的制成品，具有清热凉血解毒之功。

【原文阐释】

本条主要阐述温邪内传营血分的证治。

温邪在表时，夹风则辛凉散风，夹湿则甘淡驱湿，如病情没得到缓解，可能表明温邪将要内传营血分。心主血属营，热入营分必会耗劫营阴，营热内扰，故见"心神不安，夜甚无寐"。营血同行脉中，营分受热，热窜血络，故见"斑点隐隐"。此时治宜清热凉血透邪为主，不能再按邪在卫气分时的治法，只用透风渗湿之类药物。从风热陷入者，宜用犀角、竹叶等药物清营凉血透热；从湿热陷入者，宜凉血清热方配犀角、花露等药物清泄芳化。若热毒壅盛内结，可见烦躁、大便不通，宜凉血清热方中加入金汁以加强清热凉血解毒之功。对于老年人或素体虚寒者，可用人中黄取代金汁。邪热入营但见斑点隐隐，表明邪热有外透之势，可用清热凉血透邪之法使营热随斑点外透，即所谓"急急透斑为要"。

【经义索隐】

关于热入营分的治法，应灵活理解叶天士所提出的"撤去气药"。此处并非指完全不能用治疗气分证的药物，因后文所列竹叶、花露等皆属气分药，而是强调应该将治疗的重心转到清营泄热透邪方面。叶天士所说"透斑"是指用清热解毒、凉血透邪之法透达热邪，促使营热随斑外透，而不是用升散提透之法。

◎ 要点五 "若斑出热不解者，胃津亡也……恐其陷入易易耳。"

【原文】若斑出热不解者，胃津亡也，主以甘寒，重则如玉女煎，轻则如梨皮、蔗浆之类。或其人肾水素亏，虽未及下焦，先自彷徨矣，必验之于舌，如甘寒之中加入咸寒，务在先安未受邪之地[1]，恐其陷入易易[2]耳。(5)

【注释】

[1] 先安未受邪之地：指在治疗已病脏腑之时，根据传变的趋势，预先扶助未病的脏腑，以防传变。

[2] 易易：前一易字意为容易，后一易字意为变化，即容易发生传变之意。

【原文阐释】

本条阐述了斑出热不解的证治。

温病发斑多为阳明热毒内陷营血所致，因邪热有外泄之势，热随斑出之后，热势应渐解。若斑出而邪热仍不解者，表明邪热已消灼胃津，津伤则水不能济火，即所谓"胃津亡"，治疗主要以甘寒之剂清热生津。热盛伤津较重者，可用玉女煎加减清气凉营，泄热生津；热盛伤津较轻者，可用梨皮、蔗浆之类滋养胃津；若肾水素虚，则邪热易乘虚而传入下焦，劫烁肾阴而加重病情。此时应根据舌象加以鉴别，若见舌质干绛等表现，虽未出现肾阴亏虚的症状，也应于甘寒中加入咸寒之药以补益肾阴，即所谓"先安未受邪之地"，从而达到防病的目的。

【经义索隐】

叶天士所说"胃津亡"，不能理解为仅局限于胃津衰亡，在"胃津亡"的同时必然也存在胃热亢盛，否则不会出现斑出而热不退的表现。在强调胃热、津伤的同时，尚需考虑到邪热炽盛、正气亏虚等深层次原因。

◎ 要点六 "若其邪始终在气分流连者……不可不知。"

【原文】若其邪始终在气分流连者，可冀其战汗[1]透邪，法宜益胃[2]，令邪与汗并[3]，热达腠开，邪从汗出。解后胃气空虚，当肤冷一昼夜，待气还自温暖如常矣。盖战汗而解，邪退正虚，阳从汗泄，故渐肤冷，未必即成脱证。此时宜令病者，安舒静卧，以养阳气来复，旁人切勿惊惶，频频呼唤，扰其元神，使其烦躁。但诊其脉，若虚软和缓，虽倦卧不语，汗出肤冷，却非脱证；若脉急疾，躁扰不卧，肤冷汗出，便为气脱之证矣。更有邪盛正虚，不能一战而解，停一二日再战汗而愈者，不可不知。(6)

【注释】

[1] 战汗：指温病过程中，突然出现全身战栗，肢冷脉伏，继而全身大汗的表现，是正气未衰，驱邪外出的现象。

[2] 益胃：此处指温邪留恋气分时的治法，即以轻清宣透之品，宣通气机，清气生津，补足津液，使正气得以振奋，邪热随汗而解。

[3] 邪与汗并：指温邪入侵，正气奋起抗邪，蒸腾汗液，使邪气并入汗液，从皮肤外泄而解。

【原文阐释】

本条阐述温邪流连于气分的治法，以及战汗的机理、临床表现、转归和处理原则。

温病邪气流连于气分，既不从外解，也未内传营分，始终在气分流连，说明正气未虚，邪正力量相持于气分，可通过战汗使气分邪热外透而解。促进战汗可用"益胃"之法，运用轻清宣透之品，宣通气机，清气生津，灌溉肠液，使正气振奋，腠理得开，邪热随汗而解。

战汗是邪正交争的表现，大汗之后常因胃气亏乏，阳气外泄，而出现肌肤失温的短暂现象，一般待正气恢复后肌肤可复温。战栗后汗出热退，此时应让患者安卧休息，待阳气来复。战汗后出现肤冷，同时应留意患者脉象和神志的表现。若脉虚软和缓，倦卧不语，为邪去正气亦虚的表现，并非脱证；若脉象急疾，烦躁不能安卧，则是正气外脱的表现。如邪气盛而正气相对不足，也会出现一次战汗不能完全驱邪外出的情况，须停一两天再通过战汗而痊愈。

【经义索隐】

温病中出现战汗是正气驱邪外出的表现，临床上可见全身战栗，甚或肢冷爪青，脉沉伏，而后全身大汗淋漓。战汗后如见热势减退，脉静身凉，甚至肌肤冰冷，倦卧少语，但神情安详，病痛大减，非气脱之证，而是病情好转的现象。战汗之后也可能发生脱证，鉴别关键在于脉象和神志的表现。若脉静，神清安卧，为邪去正虚的表现；若脉急疾，且神志不清，烦躁不安，则是正气外脱的表现。

◎ 要点七 "再论气病有不传血分……转疟之机括。"

【原文】再论气病有不传血分，而邪留三焦，亦如伤寒中少阳病也。彼则和解表里之半，此则分消上下之势，随证变法，如近时杏、朴、苓等类，或如温胆汤之走泄。因其仍在气分，犹可望

其战汗之门户[1]，转疟之机括[2]。(7)

【注释】

[1] 门户：此处指出路。

[2] 机括：此处指机会。

【原文阐释】

本条阐述了邪留三焦的治法及转归。

三焦为人体气机升降出入之枢纽，主通调水道。如温邪久居气分，易留于三焦，导致气机不宣，水道不通，水湿内停，可出现类似伤寒少阳病的证候。此时湿热阻遏三焦，宜以分消走泄之法宣通上、中、下三焦气机，即所谓"分消上下之势"。应根据证候的特点选方用药，如以杏仁开上，厚朴宣中，茯苓导下，或以温胆汤宣气化痰利湿。邪留三焦仍在气分，如治疗得法，使气机通达，痰湿得化，则仍有机会通过战汗驱邪外出。

【经义索隐】

温病邪留三焦与伤寒少阳病均属半表半里证，但两者的临床表现和治法均有不同。伤寒少阳病为邪郁少阳导致枢机不利，症见寒热往来，胸胁苦满，心烦喜呕，默默不欲食，口苦咽干，目眩等，治宜小柴胡汤和解表里；温病邪留三焦为湿热阻遏三焦，气化失司，痰湿内阻，症见寒热起伏，胸满腹胀，小便短少，苔腻等，治宜分消走泄，宣通三焦，用杏、朴、苓等类或温胆汤化痰利湿、宣展气机。但若患者热象较重，则须以清气泄热为主，过用辛温反会导致化燥伤津。

◎ 要点八 "大凡看法，卫之后方言气……反致慌张矣。"

【原文】大凡看法，卫之后方言气，营之后方言血。在卫汗之可也，到气才可清气，入营犹可透热转气，如犀角、玄参、羚羊角等物，入血就恐耗血动血，直须凉血散血，如生地、丹皮、阿胶、赤芍等物。否则，前后不循缓急之法，虑其动手便错，反致慌张矣。(8)

【原文阐释】

本条为全篇论温病的纲领，阐述了温病按照卫、气、营、血次序传变的规律，以及卫气营血不同阶段相应的治疗大法和方药。

卫分证是温邪从口鼻而入侵犯肺卫，属表证，病情轻浅。继而表邪传入气分，病情加重。若病邪进一步深入营分，则病变更深。最后邪入血分，病情最为严重。一般来说，卫气分病情较轻，以功能失调为主；营血分病情较重，病变以实质损害为主，伴严重的功能失调。

温病在卫、气、营、血不同阶段有相应的治法。"在卫汗之可也"是指温邪侵犯卫分而出现表证，宜用辛凉透汗之法，使邪热随汗外透而解。忌用辛温，以免助热伤阴，又忌过用寒凉，以免遏邪而不利外透。"到气才可清气"是指卫分表邪已解，邪热真正到了气分才可清气泄热，但不宜过早使用清气之药。因清气药多为清凉苦寒之品，过早使用会阻遏气机，反而不利于透邪外出。初入气分者多用轻清透邪之药，热毒深重者多用苦寒清降之药。"入营犹可透热转气"是指温邪入营，但未见动血耗血之象，此时可用犀角、玄参、羚羊角等药清营热、滋营阴，同时佐以清气分热之药，引营分邪热透出气分而解。"入血就恐耗血动血，直须凉血散血"是指温邪已深入血分，邪热耗伤血液，窜扰血脉，迫血妄行，可见出血及瘀血等症，宜用"凉血散血"之法，如生地、丹皮、阿胶、赤芍等药。通过卫气营血辨证确定病变阶段及病情的轻重缓急，进而选方用药，才不会"动手便错，反致慌张"。

【经义索隐】

新感温病一般按照卫气营血的顺序传变，但是伏气温病可初起即发于气分，甚至营血分。卫气营血四个阶段只是反映了温病演变的大致程度，每个阶段还有具体的证候类型。如卫分证还有风热、湿热、暑热、燥热等感邪性质之分；气分证有在肺、脾、胃、胆、肠、膜原、胸膈等病变部位之分；营分证可分为营热炽盛和营阴耗损；血分证可分为瘀热阻于下焦、瘀热交结于胸和热入血室。此外，临床上可见同时表现为不同阶段的证型，如卫气同病、卫营同病、气营血同病等。

◎ 要点九 "且吾吴湿邪害人最广……然较之杂证，则有不同也。"

【原文】且吾吴[1]湿邪害人最广，如面色白者，须要顾其阳气，湿胜则阳微也，法应清凉，然到十分之六七，即不可过于寒凉，恐成功反弃，何以故耶？湿热一去，阳亦衰微也；面色苍者，须要顾其津液，清凉到十分之六七，往往热减身寒者，不可就云虚寒，而投补剂，恐炉烟虽熄，灰中有火也，须细察精详，方少少与之，慎不可直率而往也。又有酒客[2]里湿素盛，外邪入里，里湿为合。在阳旺之躯，胃湿[3]恒多；在阴盛之体，脾湿[4]亦不少，然其化热则一。热病救阴犹易，通阳最难，救阴不在血，而在津与汗；通阳不在温，而在利小便，然较之杂证，则有不同也。(9)

【注释】

[1] 吴：指江苏吴县，现苏州一带，此处泛指江南地区。

[2] 酒客：指嗜酒之人。

[3] 胃湿：指湿热偏重于胃，热重于湿。

[4] 脾湿：指湿热偏重于脾，湿重于热。

【原文阐释】

本条阐述了湿邪致病的特点以及治疗方面的注意事项。

湿邪致病具有地域性的特点。如江南地区气候炎热潮湿，湿热弥漫，故此地区的人易生湿热病。湿邪伤人又有"外邪入里，里湿为合"的特点，嗜酒之人因脾胃受损，导致水湿不运，成为里湿，再感受外湿，必然内外相合而为病。

湿为阴邪，既能化燥伤阴，亦可损伤阳气。患者感受湿邪，阳气被遏，湿胜阳微，会出现面色㿠白等阳气虚的症状，治疗应顾护阳气。若湿渐化热，需用清凉，也只能用至十分之六七，以免重伤阳气。若素体阴虚而感受湿热邪气，出现面色苍白者，应宜清热化湿兼顾津液，但亦不可过于寒凉。若用药后出现热减身寒者，不可误以为虚寒而随意投温补之剂，补则余火复炽，反而加重病情。

湿邪致病的演变与患者不同的体质有关。素体阳盛者，湿邪多从热化而归于阳明胃，病见热重于湿之证；素体阴盛者，湿热多从湿化而归于太阴脾，病见湿重于热之证。虽不同体质患者感受湿热时病机各有偏重，但发展过程中均可化热化燥，故称"然其化热则一"。

因温热阳邪易化燥伤阴，故治疗温热病的过程中多使用清热滋阴之法，滋阴药又多甘凉养阴救津，属正治法，容易掌握，故称"热病救阴犹易"。湿邪又易困遏清阳，阻滞气机，治疗既要分解湿热，又要宣通气机。但化湿药多芳香苦燥而助热，清热药多苦寒凉遏而助湿，宣通药多温燥而助热。因此，要掌握好清热、祛湿、宣通之药的合理配伍较难，故称"通阳最难"。

治疗温病时"救阴""通阳"的目的与治疗杂病时不同。温病治疗中救阴的目的不在于滋养阴血，而在于顾护津液，防止过汗伤津；而通阳的目的不在于以温药温补阳气，而在于宣通气机，化气利湿通小便，强调淡渗利湿法在祛湿中的重要性。

【经义索隐】

本条中"湿胜则阳微"与"湿热一去，阳亦衰微"两者的意义不完全相同。前者指湿邪为患阻遏阳气，会出现面色㿠白等阳气虚的症状。后者强调湿热已经伤阳，因此用药时不可过于寒冷，以免进一步损伤阳气。治疗湿热性温病既要化湿清热，又要宣通气机。但化湿之品多温燥，可助热势；清热之品多苦寒，可伤阳气。因此，临证时需要把握好化湿、清热、宣通之药的合理配伍，才可达到祛邪而不伤正的效果。

◎ 要点十 "再论三焦不得从外解……以粪燥为无湿矣。"

【原文】再论三焦不得从外解，必致成里结。里结于何？在阳明胃与肠也。亦须用下法，不可以气血之分，就不可下也。但伤寒邪热在里，劫烁津液，下之宜猛；此多湿邪内搏，下之宜轻。伤寒大便溏为邪已尽，不可再下；湿温病大便溏

为邪未尽，必大便硬，慎不可再攻也，以粪燥为无湿矣。(10)

【原文阐释】

本条阐述了湿热里结的病位、病机、治法，及其与伤寒阳明腑实证运用下法的区别。

湿热不能分消走泄、透邪外解，而留于三焦者，可胶结于阳明胃和肠，形成里结证。本证与伤寒阳明腑实证均可用攻下之法，但两者下法有所区别。伤寒里结是邪热炽盛，津液受劫，燥屎结于肠腑而成阳明腑实证，故下法宜峻，以期急下存阴；而湿热里结多因湿热与积滞相互胶结于肠腑，并非燥屎，故下法宜轻宜缓，以期祛湿导滞。

伤寒与湿温病运用下法后出现大便溏的意义有所不同。伤寒里结用下法后见大便溏，表明燥结已除，邪气已去，不可再下；湿温里结轻法频下后大便溏乃湿邪未尽，须下至大便成形才表明湿邪已尽，即所谓"粪燥为无湿矣"，此时不可再下。

【经义索隐】

本条文所述伤寒与湿温运用下法的区别，不可简单理解为伤寒与温病运用下法时有绝对的区别，应作全面理解。临床上若湿邪已化燥，也可与肠垢互结形成腑实证而需用峻下之法，此时不可拘泥于轻下之法而延误治疗。

细目二 湿热病篇

◎ 要点一 "湿热证，始恶寒……舌白，口渴不引饮。"

【原文】湿热证，始恶寒，后但热不寒，汗出胸痞，舌白[1]，口渴不引饮。(1)

【注释】

[1] 舌白：指舌苔色白。

【原文阐释】

本条为湿热病的辨证提纲，列举了湿热病初起的典型症状。

湿热病初起，湿邪伤表，湿为阴邪，阻遏卫阳，故见恶寒；湿邪逐渐化热入里，湿热郁蒸，故发热而不恶寒；热盛于阳明，故见汗出；湿为阴浊之邪，易阻遏气机，故见胸痞之症；湿邪内盛则舌苔色白；邪热内盛，耗伤津液，故感口渴；水湿停于内，故虽口渴而不欲饮。

【经义索隐】

薛生白认为湿热病表证为太阴和阳明之表，病理性质为湿邪困阻，气机不畅，故可见四肢倦怠、肌肉烦疼和胸痞等脾胃病变。而伤寒表证为太阳表寒证，虽也可见恶寒、发热，但病理性质为寒邪束表，经气郁滞，腠理闭塞，故头痛、身疼、无汗、脉浮紧等症状较为明显。

◎ 要点二 "湿热证，恶寒无汗……头不痛者，去羌活。"

【原文】湿热证，恶寒无汗，身重头痛，湿在表分。宜藿香、香薷、羌活、苍术皮、薄荷、牛蒡子等味。头不痛者，去羌活。(2)

【原文阐释】

本条主要阐述了"阴湿"伤表的证治。

湿为阴邪，湿邪伤表，卫阳被遏，故见恶寒无汗；湿性重着，气机为湿所困，蒙蔽清阳，故见身重头痛。因湿邪尚未化热，病位在表，治宜芳香辛散，宣化湿邪。用藿香、香薷、苍术皮以芳香化湿，配以薄荷、牛蒡子以宣透卫表。头痛多夹风邪，羌活可祛风胜湿，头不痛者，说明夹风之象不明显，故去羌活。

【经义索隐】

薛生白在自注中说本证为"阴湿伤表之候"，此时湿邪在表，尚未化热，里湿不显著，故宜用芳香辛散、透表化湿之法治疗。

◎ 要点三 "湿热证，恶寒发热……不恶寒者，去苍术皮。"

【原文】湿热证，恶寒发热，身重，关节疼痛，湿在肌肉，不为汗解。宜滑石、大豆黄卷、茯苓皮、苍术皮、藿香叶、鲜荷叶、白通草、桔梗等味，不恶寒者，去苍术皮。(3)

【原文阐释】

本条主要阐述了"阳湿"伤表的证治。

湿邪在表，阻遏卫阳，故有恶寒；湿邪已经化热，湿热蕴滞肌表，故见发热，且热象较为明显；湿性重着，湿热留滞肌肉关节，故身重、关节疼痛；湿性黏滞，湿热相结，故难以随汗而解。治宜宣化湿邪的同时，配以泄热之药。可用滑石、大豆黄卷、茯苓皮、苍术皮、藿香叶、鲜荷叶、白通草、桔梗等药。因苍术皮性温，故如不恶寒者去苍术皮。

【经义索隐】

薛生白在自注中说本证为"阳湿伤表之候"，是与上条"阴湿伤表之候"相对而言。此时湿邪伤表，且湿已化热，宜用利湿泄热、芳香化湿透表之法治疗。薛氏在自注中又谓"此条外候与上条同，惟汗出独异"，可见汗之有无是区别阴湿和阳湿的关键，一般认为阴湿者无汗，阳湿者有汗。

◎ 要点四 "湿热证，寒热如疟……干菖蒲、六一散等味。"

【原文】 湿热证，寒热如疟[1]，湿热阻遏膜原。宜柴胡、厚朴、槟榔、草果、藿香、苍术、半夏、干菖蒲、六一散等味。(8)

【注释】

[1] 疟：指疟疾，主要表现为寒热往复、汗出、身凉，发有定时。

【原文阐释】

本条主要阐述了"湿热阻遏膜原"的证治。

膜原为三焦之门户，一身之半表半里，湿热之邪阻于膜原，营卫之气相争，可见寒热往来如疟状，治宜宣透膜原、辟秽化浊，故用柴胡以透达膜原，厚朴、半夏、槟榔、草果、苍术以理脾燥湿、开达膜原，藿香、菖蒲以芳香化浊，六一散以清利湿热。

【经义索隐】

薛生白在自注中云"膜原为阳明之半表半里"，意在说明本证既非阳明里证，又与伤寒少阳之半表半里证不同。本证病位偏于足少阳，兼有湿热秽浊阻遏脾胃，但并不在阳明，表现为寒热如疟，但不像疟疾发有定时，而是寒热交替或起伏，可见舌苔白腻或满布垢浊，苔如积粉，脘腹满闷等湿浊内盛之证。

◎ 要点五 "湿热证，数日后脘中微闷……芦尖、冬瓜仁等味。"

【原文】 湿热证，数日后脘[1]中微闷，知饥不食，湿邪蒙绕三焦。宜藿香叶、薄荷叶、鲜荷叶、枇杷叶、佩兰叶、芦尖、冬瓜仁等味。(9)

【注释】

[1] 脘：主要指胃脘，也涉及胸腹部。

【原文阐释】

本条主要阐述了湿热病后期余湿未尽，胃气未醒的证治。

湿热病后期，湿热大势已解但余邪未清，余湿困脾，胃气未醒，湿邪蒙绕三焦，气机不畅，故见脘中微闷，虽能知饥但不欲食。可用藿香叶、薄荷叶、鲜荷叶、枇杷叶、佩兰叶"五叶"轻清宣化，再配以芦尖、冬瓜仁以淡渗利湿，使气机畅通，余湿得除，诸证自愈。

【经义索隐】

本条所说"湿邪蒙绕三焦"，实际上偏重于中、上二焦，宜用轻清之品宣通气机。此时不可过用攻伐或滋补，妄用攻伐之剂会损伤正气，滥用滋补之品可致恋邪不解。

◎ 要点六 "湿热证，初起发热……佩兰叶、六一散等味。"

【原文】 湿热证，初起发热，汗出胸痞，口渴舌白，湿伏中焦。宜藿梗、蔻仁、杏仁、枳壳、桔梗、郁金、苍术、厚朴、草果、半夏、干菖蒲、佩兰叶、六一散等味。(10)

【原文阐释】

本条主要阐述了湿热阻于中焦，湿重于热的证治。

本证虽见发热、汗出，但无恶寒，表明湿邪已不在表，而是内伏中焦。湿热阻遏气机，肺气失宣而出现胸痞；湿邪内阻，津液不能上升则口渴，多为口渴而不欲引饮；湿重于热，故舌苔色白。用苍术、厚朴、草果、半夏以辛苦燥湿；藿香、佩兰、蔻仁、郁金、菖蒲以芳香化湿；杏仁、桔梗、枳壳以开宣肺气，行气化湿；六一散以清热淡渗利湿。

【经义索隐】

本证为湿伏中焦，始见化热，湿重于热，故治疗以辛开化湿为主，佐以清热。本证口渴是由于湿邪内阻所致津不上升，渴而不欲饮，非胃液不足之渴，故治疗以化湿为主，湿化则津液上升，口渴自解。本条文用药集中了燥湿、化湿、宣湿、渗湿四种方法，体现了薛氏治湿的基本大法。

◎ 要点七　"湿热证，舌根白……绿豆衣、六一散等味。"

【原文】湿热证，舌根白，舌尖红，湿渐化热，余湿犹滞。宜辛泄佐清热，如蔻仁、半夏、干菖蒲、大豆黄卷、连翘、绿豆衣、六一散等味。（13）

【原文阐释】

本条主要阐述了"湿渐化热，余湿犹滞"的证治。

舌根部苔白为湿邪之象；舌尖红表明湿渐化热。虽湿渐化热，但余湿仍在，治宜化湿与清热并施，用蔻仁、半夏、菖蒲以辛散燥湿，大豆黄卷、连翘、绿豆衣、六一散以清热利湿，使湿热两解。

【经义索隐】

本条文虽薛生白自注为"湿热参半之证"，但热势尚不重，实际上仍属湿重热轻之证。除了舌根白，舌尖红，还可见胸痞、恶心、呕吐、身热汗不解、脉濡数等症。湿渐化热，易伤津液，若妄投滋润有助湿之弊，故燥湿中佐以清热，以保存阴液。

细目三　温病条辨

◎ 要点一　"温病者：有风温、有温热……有冬温、有温疟。"（上焦1条）

【原文】温病者：有风温、有温热、有温疫、有温毒、有暑温、有湿温、有秋燥、有冬温、有温疟。（上焦1条）

【原文阐释】

本条列举了九种温病的名称，说明了温病的概念及范围。

本条明确提出温病是多种外感热病的总称。吴鞠通根据发病的气候特点，病邪特点或临床表现，归纳为风温、温热、温疫、温毒、暑温、湿温、秋燥、冬温和温疟等九种温病，为温病的辨证、分类和治疗提供了依据。

【经义索隐】

九种温病中，风温、暑温、秋燥、冬温是根据季节和主气来命名的。风温为初春时节感受风热病邪风热病邪而发的一种温病；暑温是在盛夏之时感受暑热病邪而发的一种温病；秋燥是在秋季感受燥热病邪而发的一种温病；冬温是冬季感受冬令反常之温气风热病邪而发的一种温病。除此之外，也有根据不同病邪或临床特点来命名的。如温毒是感受了温热时毒病邪，既有热性病的常见症状，又有局部肿毒表现的一种温病；温热多是春季感受温热病邪，以里热证为主的一种温病；湿温是在夏末秋初的长夏季节，因感受湿热病邪而发的一种温病；温疟是内有阴气先伤，夏季复感暑热，阴伤而阳热亢盛而发的一种疟疾；温疫是感受疠气秽浊而发，具有强烈流行性和传染性的一种温病。

◎ 要点二　"太阴风温、温热……湿温、温疟，不在此例。"（上焦4条）

【原文】太阴风温、温热、温疫、冬温，初起恶风寒者，桂枝汤主之；但热不恶寒而渴者，辛凉平剂银翘散主之。温毒、暑温、湿温、温疟，不在此例。（上焦4条）

【原文阐释】

本条阐述了温邪初犯卫分的证治及治疗禁忌。

风温、温热、温疫、冬温初起，如恶风寒较明显，表明表邪偏盛，可以辛温法解表治疗，代表方为桂枝汤，但应慎用麻桂等辛温峻汗之剂，以免助热化燥。如热象较重，不恶寒而渴者（相对而言），宜以辛凉法治疗，代表方为辛凉平剂银翘散。而温毒、暑温、湿温、温疟等温病由于初起邪犯部位不一，所以治法不同，故"不在此例",但也不能一概而论。

【经义索隐】

本条中,吴鞠通以"恶风寒"和"不恶寒"作为选用辛温法和辛凉法的重要依据,但临证时应结合其他临床表现判断。辛凉平剂银翘散是治疗温病上焦证的首方,取自《内经》"风淫于内,治以辛凉,佐以苦甘"的法则,用药以辛凉为主,稍佐以辛温、芳香之品,药性平正不偏,开创了辛凉透邪之法治疗表证,有别于《伤寒论》治疗表证之法,为吴氏的一大贡献。

◎ **要点三 "太阴温病,血从上溢者……可用清络育阴法。"(上焦 11 条)**

【原文】太阴温病,血从上溢者,犀角地黄汤合银翘散主之。有中焦病者,以中焦法治之。若吐粉红血水者,死不治;血从上溢,脉七、八至以上,面反黑者,死不治;可用清络育阴法。(上焦 11 条)

【原文阐释】

本条阐述了手太阴温病血分证的证治以及危重症的表现。

温邪从手太阴传入血分,伤及血络,可逼血上溢从口鼻而出。病属上焦,肺络受伤,故以治疗温病上焦肺卫表证的银翘散宣散肺热;病属血分,热迫血行,故加上凉血散血的犀角地黄汤合而治之。若温邪传入中焦,则以中焦法治疗,如白虎汤、承气汤等。若出现吐粉红色血水,或血从上溢,口鼻出血,脉七八至以上,颜面晦暗无泽的情况,均为死不治的危重症。此时可用凉血清络、甘寒养阴之法治疗。

【经义索隐】

若出现下面两种危重情况,均为死不治:一为吐粉红色血水,吴氏在自注中认为"粉红水非血非液,实血与液交迫而出,有燎原之势,化源速绝";二为血从上溢,口鼻出血,脉七八至以上,颜面反而晦暗无泽,吴氏在自注中称之为"火极而似水",此时下焦阴液严重亏虚,不能上济心火,心火与温邪相合,形成燎原之势,劫灼肺阴,病情十分凶险。吴氏提出用凉血清络、甘寒养阴之法治疗,可用犀角地黄汤合黄连阿胶汤加减。

◎ **要点四 "太阴温病,寸脉大……清营汤去黄连主之。"(上焦 15 条)**

【原文】太阴温病,寸脉大,舌绛而干,法当渴,今反不渴者,热在营中也,清营汤去黄连主之。(上焦 15 条)

【原文阐释】

本条阐述了手太阴温病营分证的证治。

温病始于上焦手太阴,两寸脉为肺心脉,寸脉大,可知心肺上焦有热,此为上焦温病常见脉。舌绛而干,舌绛红为热入营分之征象,温病热邪伤阴本渴,今反而不渴,此为热入营分,热邪蒸腾营气上注口咽,故令人不渴。邪入营分,治宜清营泄热,代表方为清营汤。舌绛红而干提示邪热耗伤营阴较甚,故用清营汤去黄连。因黄连味苦性燥,且性质沉降,不去恐更伤营阴及引邪深入。

【经义索隐】

本条阐述了上焦温病邪热入营的证治。辨别热邪在营分与否,除上述症状,还可见身热夜甚、斑疹、谵语、脉细数等症。在治疗上除了辨别热邪是否在营分之外,亦可辨别患者伤阴与否,若阴伤不甚,则可不去黄连,治疗上不必拘泥。

◎ **要点五 "邪入心包,舌謇肢厥,牛黄丸主之,紫雪丹亦主之。"(上焦 17 条)**

【原文】邪入心包,舌謇[1]肢厥,牛黄丸主之,紫雪丹亦主之。(上焦 17 条)

【注释】

[1] 舌謇:指舌体不能灵活转动,言语謇涩的表现。

【原文阐释】

本条阐述了邪入心包的证治及厥证产生的机理治法。

邪入心包,气血运行郁滞,阴阳之气不相顺接,故四肢厥冷。因舌为心之苗,邪入心包,闭阻机窍,可见舌体转动不灵。治宜清心化痰开窍,可用牛黄丸或紫雪丹治疗。

【经义索隐】

寒厥和热厥皆能因阳气不能外达而出现四肢逆冷、脉沉伏,而两者鉴别要点为舌象等。寒厥者,舌多见色淡而胖嫩、有齿印,苔白、灰或黑润;热厥者,舌多见色绛红,苔黄而焦干。上述之寒厥热厥只谓相对而言,伤寒也会出现邪气内郁热化成热厥者,温病也不乏阳脱而成寒厥者,临证时不必拘泥,应详细判断。

要点六 "头痛恶寒,身重疼痛……长夏深秋冬日同法,三仁汤主之。"(上焦43条)

【原文】 头痛恶寒,身重疼痛,舌白不渴,脉弦细而濡,面色淡黄,胸闷不饥,午后身热,状若阴虚,病难速已,名曰湿温。汗之则神昏耳聋,甚则目瞑不欲言;下之则洞泄[1];润之则病深不解。长夏深秋冬日同法,三仁汤主之。(上焦43条)

【注释】

[1] 洞泄:原指食后腹泻,完谷不化,此处指泻下无度。

【原文阐释】

本条阐述了湿温初起的证治及治疗禁忌。

湿温病多发于夏秋之际,有起病缓,传变慢,病情缠绵难愈的特点。湿温初期可见头痛恶寒,身重疼痛,面色淡黄,胸闷不饥,午后身热较重,舌苔白腻,口不渴,脉弦细而濡等症状。

治疗湿温初起,首先要与伤寒表证、阳明腑实证和阴虚证相鉴别,有三大禁忌。一为禁汗:不可见头痛发热,身体疼痛就误以为是伤寒而使用汗法;二为禁下:不可见中满不饥就误以为是腑实停滞而使用下法;三为禁润:不可见午后身热就以为是阴虚而使用滋阴之法。如误用汗法,则耗损心阳,湿邪随发汗药之升散之性而上扰心窍、清窍,心窍被湿邪所蒙而见神昏,清窍被湿邪所蒙而见耳聋、目瞑、不欲言等症;如误用下法,则耗损阴津,或损伤脾阳,下后脾阳受损,脾气不升而下陷,湿邪则趁虚内犯而成洞泄;如误用滋阴之法,滋阴药物多滋腻黏滞,必与阴湿之邪胶结,使湿邪更为胶固难解,使病情加重。

湿温病的治疗上,吴氏认为"惟以三仁汤轻开上焦肺气,盖肺主一身之气,气化则湿亦化也。"治疗湿温病用药宜刚不宜柔,纵观三仁汤配伍,杏仁配竹叶除上焦湿邪,降肺气以通调水道;蔻仁、厚朴、半夏芳香化浊,降胃消滞燥湿;生薏仁、滑石、通草淡渗利湿清热。三仁配伍,而非单宣肺气,达到通治上、中、下三焦黏滞之湿邪,成为治疗湿温常用方之一。

【经义索隐】

治疗湿温病,当详细辨析湿热两邪之偏重,临床用药时不必拘泥原方,按照湿热两邪孰轻孰重,灵活用药。湿邪重浊有向下发展的趋势,故湿邪在上焦较为少见,或湿邪停留在上焦时间较短,多见于停留中焦脾胃。治疗时应详细把湿温跟伤寒、食滞、阴虚相辨别。湿温病治疗原则是分利湿热,湿热同治,湿去则热自清。若只以温药治湿则助其热,若只以寒药治热则助其湿,故湿热同治,三仁汤为代表方之一。

要点七 "面目俱赤,语声重浊……湿温、温疟,不在此例。"(中焦1条)

【原文】 面目俱赤,语声重浊,呼吸俱粗,大便闭,小便涩,舌苔老黄,甚则黑有芒刺,但恶热,不恶寒,日晡[1]益甚者,传至中焦,阳明温病也。脉浮洪躁甚者,白虎汤主之;脉沉数有力,甚则脉体反小而实者,大承气汤主之。暑温、湿温、温疟,不在此例。(中焦1条)

【注释】

[1] 日晡:指申时,下午3~5点。

【原文阐释】

本条为阳明温病提纲,阐述了阳明温病的证治,包括阳明温病的主要临床表现及产生机理,以及区分阳明经证和腑证的证治。

阳明温病分为经证和腑证,两者有相同的症状,也有相异的脉证。两者均因热邪循阳明经脉上蒸而面目俱赤,舌苔老黄;热邪袭肺,肺失宣降而语声重浊,呼吸俱粗;邪热阻结膀胱,气化不利,且邪热伤津,故小便短赤不畅;里热炽盛，故但恶热，不恶寒，日晡益甚。而相异的脉证是经证脉为脉浮洪躁，腑证脉为脉沉数有力，甚则脉体反小而实，这种小脉反映的是邪结于内，而非虚脉。阳明经证治宜辛寒清热透邪，代表方为白虎汤；阳明腑证治宜苦寒攻下，代表方为大承气汤。

【经义索隐】

临床上也可通过腹部触诊及观察大便情况鉴别经证和腑证。如腹软无压痛，大便不秘者，多属经证；腹部胀满疼痛，便秘或热结旁流，则属腑证。吴氏在本条自注中提出大承气汤不可轻用，强调"舌苔老黄，甚则黑有芒刺，脉体沉实系燥结痞满，方可用之"。又如《伤寒论》中提及痞满燥实坚都具备方可使用大承气。但临床上未必等到上述症状都出现才使用，因上述症状出现代表病情严重，故确定是阳明腑实，再结合腹部触诊，就能使用大承气汤，把握攻下时机。

◎ 要点八 "阳明温病，下之不通……再不下者，增液承气汤主之。"（中焦17条）

【原文】阳明温病，下之不通，其证有五：应下失下，正虚不能运药，不运药者死，新加黄龙汤主之。喘促不宁，痰涎壅滞，右寸实大，肺气不降者，宣白承气汤主之。左尺牢坚，小便赤痛，时烦渴甚，导赤承气汤主之。邪闭心包，神昏舌短，内窍不通，饮不解渴者，牛黄承气汤主之。津液不足，无水舟停者，间服增液，再不下者，增液承气汤主之。（中焦17条）

【原文阐释】

本条阐述了阳明腑实兼证的证治。

阳明温病腑实证者，应用下法攻之，唯临证有使用攻下法后而大便依然不通者，其原因和临床表现可分为五个方面：

（1）腑实兼有正虚，当予扶正祛邪，方用新加黄龙汤。因邪盛正虚，不可再予承气汤攻下再伤正气，又不能予以补益，闭门留寇，助热固邪，当以人参扶正，大黄、芒硝攻下，姜汁和胃，元参、生地、麦冬养阴，当归和血，海参滋液，甘草调和，共起补益气阴，攻下腑实之效。

（2）腑实兼有肺热，肺失宣降，而出现喘促不宁，坐卧不安，痰热壅盛及右寸脉实大的一派肺热炽盛的表现。治疗上予以宣白承气汤表里合治，吴氏称此法为"脏腑合治法"。

（3）腑实兼有小肠热盛，表现为尿色黄赤，尿道涩痛，烦渴，左尺脉牢坚不移（左尺候肾与小肠也）。所以治疗上既要泻大肠热结，又要清利小肠火热，以导赤承气汤治疗，吴氏称此法为"二肠同治法"。

（4）腑实兼有闭窍，出现神志昏迷，舌短难伸，口渴而饮不解等症状，此为热邪内陷，热闭心包的表现。治疗上除了泻下阳明腑实外，亦要清心开窍，方予牛黄承气汤，吴氏称此法为"两少阴合治法"。

（5）阳明热盛伤津，津液枯耗，致大便闭结不通，无水舟停。治疗可先用增液汤以滋养阴液，增水行舟，使大便通行。如果服用后大便不下者，再在增液汤基础上加大黄、芒硝，通腑泻下，既养阴，又荡结，故吴氏称此法为"气血合治法"。

【经义索隐】

吴氏结合阳明温病的不同特点，针对各证的病因、病机及证候，创立了五个承气方。这些发挥无疑是对《伤寒论》攻下法治疗腑实证的补充和发展。临床治疗便秘时，除了腑实证以外，亦要考虑虚证所引起的便秘，例如老年性便秘，多因功能性便秘或年老阴虚，治疗上则不能以攻下为法，要考虑鼓动腑气，增液通便等治疗方法。

◎ 要点九 "阳明温病，无汗，实证未剧……冬地三黄汤主之。"（中焦29条）

【原文】阳明温病，无汗，实证未剧[1]，不可下。小便不利者，甘苦合化[2]，冬地三黄汤主之。（中焦29条）

【注释】

[1] 实证未剧：指阳明腑实证尚不显著。

[2] 甘苦合化：甘味药能缓补滋养，苦味药能燥湿清热，合用则能滋润清热。

【原文阐释】

本条阐述了阳明温病无汗禁下及小便不利的证治。

阳明温病，无汗出表示非阳明无形热盛，即非阳明经证。实证未剧，即阳明腑实证尚不明显，故不能以下法治疗。温病出现小便不利原因有三：一是小肠热盛，火腑不通，分清泌浊功能失调；二是热邪袭肺，肺失宣降，通调水道功能失调；三是温热之邪伤及津液。故治疗予以冬地三黄汤，"甘苦合化"以泄热益阴。

【经义索隐】

吴氏在《中焦篇》30条中提及"温病小便不利者，淡渗不可与也，忌五苓、八正辈"。热邪本已伤阴，再行淡渗利湿，强行利尿之法恐再伤阴。临床上热邪、脾虚、伤寒太阳病蓄水皆可引起小便不利，故临床应仔细辨别原因，予相应方药，忌一见小便不利即用淡渗利湿之方药。

◎ 要点十　"风温、温热、温疫……加减复脉汤主之。"（下焦1条）

【原文】风温、温热、温疫、温毒、冬温，邪在阳明久羁，或已下，或未下，身热面赤，口干舌燥，甚则齿黑唇裂，脉沉实者，仍可下之；脉虚大，手足心热甚于手足背者，加减复脉汤主之。（下焦1条）

【原文阐释】

本条阐述了温病后期真阴耗伤的证治。

温热之邪久留阳明，热势炽盛，或热邪伤及少阴，使真阴受灼，均会出现身热面红，口干舌燥，甚则齿黑唇裂等症状。吴鞠通以脉证辨析病位所在，如脉沉实有力而出现上述症状及阳明温病的汗出、便秘、舌红苔老黄等，可用下法治疗，如承气汤之类；如出现脉虚大无根，手足心热甚于手足背，午后热甚，舌红光滑无苔，腹中无燥屎，则邪热少虚热多，如再下之则竭其真阴，使病情加重。治疗上应予加减复脉汤以滋养真阴，以防阴衰阳脱。

【经义索隐】

吴氏认为，温病热邪已经深入下焦，伤及肝肾之阴，同时存在腑实证，也应使用承气汤急下存阴。参考《伤寒论》阳明病篇三急下中"伤寒六七日，目中不了了，睛不和，无表里证，大便难，身微热者，此为实也，急下之，宜大承气汤"。此伤寒条文跟下焦1条有异曲同工之妙。目中不了了，睛不和，是因肝肾阴伤不能濡养双目；而口干舌燥，甚则齿黑唇裂，也是肝肾阴伤的表现。故两条文能起互补作用，提示临床即使下焦肝肾阴伤，只要有腑实证，均以大承气汤下之，以急下存阴。另外，除了阳明热盛不解耗伤肾阴之外，邪入营血，内陷厥阴少阴也能引发本证，使用复脉辈时，也应对下焦阴虚证有明确判断，如有夹湿温病，湿邪未化燥，则不能使用。

◎ 要点十一　"少阴温病，真阴欲竭，壮火复炽……黄连阿胶汤主之。"（下焦11条）

【原文】少阴温病，真阴欲竭，壮火[1]复炽，心中烦，不得卧者，黄连阿胶汤主之。（下焦11条）

【注释】

[1] 壮火：指邪热之火。

【原文阐释】

本条阐述少阴温病阴虚火盛的证治。

少阴温病，即下焦温病，温热之邪久留体内必定伤及少阴肾之真阴，肝肾同源，肝阴亦同时受温热之邪所灼，消耗殆尽，此谓"真阴欲竭"。"壮火复炽"中壮火为温热之邪，壮火复炽即邪火内盛。下焦温病为温病的后期，真阴欲竭，正气亏虚，邪热愈加猖狂，则使真阴更加枯竭，故见心中烦，不得卧，此乃心肾不交之症状。如治疗不当，则令阴阳离绝，步入死亡。治疗上吴氏借用治疗伤寒少阴热化证的黄连阿胶汤以泻心火，养真阴，起到交通心肾的作用，使阴阳不致离绝。

【经义索隐】

黄连阿胶汤临床上应用甚广，使用时应把握住病机为心肾不交，肾阴虚的情况下，有心火亢盛，阴虚火旺的基本病机。若只有肾阴虚，不考虑用黄连阿胶汤。

◎ 要点十二 "夜热早凉，热退无汗，热自阴来者，青蒿鳖甲汤主之。"（下焦12条）

【原文】 夜热早凉，热退无汗，热自阴来者，青蒿鳖甲汤主之。（下焦12条）

【原文阐释】

本条阐述了温病后期邪留阴分的证治。

本证常见于温病后期阴虚发热，能食消瘦，舌红苔少，脉沉细数。注意其发热为"夜热早凉，热退无汗"，此乃阴虚发热的特点，即所谓"热自阴来"。温病后期，真阴亏损而余邪留伏阴分，病情缠绵，久久不愈，病虽不重，但余邪逐渐耗伤阴血。治疗上不能单纯以滋阴为法，恐闭门留寇，亦不能单用苦燥之品泻火，故以青蒿鳖甲汤滋阴透热外出。

【经义索隐】

青蒿鳖甲汤用途甚广，不但适用于温病后期，其他阴虚发热之疾病亦可奏效。方中青蒿、鳖甲配伍，青蒿不能直入阴分，由鳖甲引之；鳖甲不能独出阳分，由青蒿引之，使两者合用能透阴分之伏邪外出。

◎ 要点十三 "治外感如将……治下焦如权（非重不沉）。"（杂说）

【原文】 治外感如将（兵贵神速，机圆法活，去邪务尽，善后务细，盖早平一日，则人少受一日之害）；治内伤如相（坐镇从容，神机默运，无功可言，无德可见，而人登寿域）。治上焦如羽[1]（非轻不举）；治中焦如衡[2]（非平不安）；治下焦如权[3]（非重不沉）。

【注释】

[1] 羽：指羽毛。

[2] 衡：指秤杆。

[3] 权：指秤砣。

【原文阐释】

本条阐述了外感与内伤治则的区别及三焦的治疗大法。

治疗外感疾病时，用药如用兵。如将军带兵外出打仗般，用兵贵在速度，胜利通常只在一瞬间，所以用药治外感同样贵在神速，用药亦要了解每味药的特长，灵活运用不同药来应付不同的外感病，主动出击，彻底击溃病邪。治病后亦要顾及善后，早日祛除外感病邪，使患者少受一天病痛之苦。而治疗内伤杂病时则要如同宰相治国一样，要从容不迫，运筹帷幄，不能急功近利，治疗内伤病的最大目的是令病人长寿。此乃吴氏对治疗经验的概括，临证时应结合患者情况而论治。

此外，吴氏指出三焦分证在治疗上的主要特点，用"羽""衡""权"三字概括了治疗上、中、下焦温病的基本大法。治上焦之药物要轻如羽毛，因轻药才能到达上焦，治疗在上的病位，此外药量要轻，煎煮时间亦不能过长，也是令药能升浮到上焦病位的要诀。而治中焦要如同秤杆那样保持平衡，中焦为脾胃之府，脾胃一升一降，如平衡打破则疾病生也，故脾胃不平则人不安，治疗上要以保持脾升胃降为主要原则；治疗下焦则如同秤砣一样，用性质沉重，重镇滋潜味厚的药物才能直达下焦之病所，如滋补真阴，潜阳息风之药。

【经义索隐】

本条文中吴鞠通对外感病和内伤病在治疗上的特点作了高度概括，用"将"和"相"来论述治疗外感病和内伤病时的侧重点之不同，但并不能完全反映两者治疗的差异，在临证时需要详加分析。

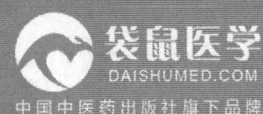

国家中医药管理局直属单位——中国中医药出版社旗下医学培训品牌

专业权威　　顶级师资　　科学教研　　贴心服务

医考关键节点班型推荐——科学规划，省心省力

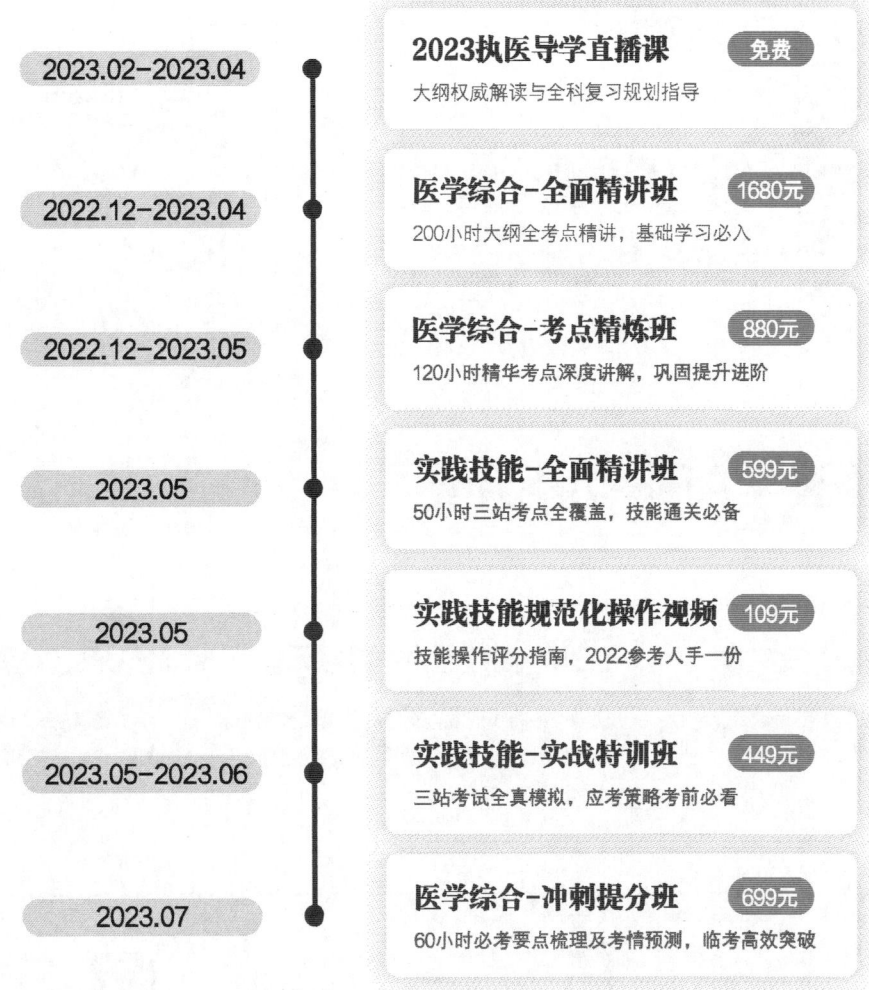

时间	班型	价格	说明
2023.02-2023.04	2023执医导学直播课	免费	大纲权威解读与全科复习规划指导
2022.12-2023.04	医学综合-全面精讲班	1680元	200小时大纲全考点精讲，基础学习必入
2022.12-2023.05	医学综合-考点精炼班	880元	120小时精华考点深度讲解，巩固提升进阶
2023.05	实践技能-全面精讲班	599元	50小时三站考点全覆盖，技能通关必备
2023.05	实践技能规范化操作视频	109元	技能操作评分指南，2022参考人手一份
2023.05-2023.06	实践技能-实战特训班	449元	三站考试全真模拟，应考策略考前必看
2023.07	医学综合-冲刺提分班	699元	60小时必要要点梳理及考情预测，临考高效突破

专业讲师团队，顶级师资配置

袋鼠医学课程主讲老师均来自北京中医药大学、南京中医药大学等知名院校，其中90%以上为博士，且多年深耕医师资格考试培训领域，能够精准把握医考动态，紧扣最新大纲、高效授课。

更多医考资讯获取请前往
袋鼠医学APP

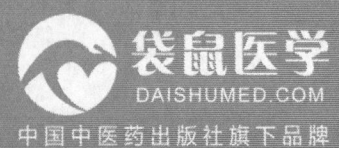

中国中医药出版社旗下品牌

执医考试、中医考研、权威题库、大咖直播、大家私塾等海量资源，尽在袋鼠医学APP

下载"袋鼠医学APP"

体验学习的乐趣

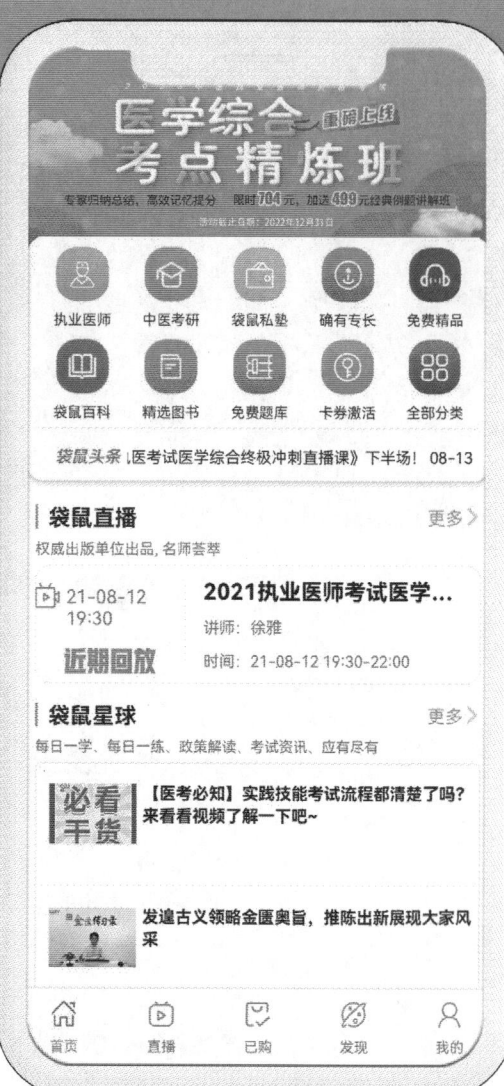

袋鼠医学APP功能介绍

 袋鼠星球 干货文章

万级流量执医笔记、医考政策解读、精准医考资讯、权威备考干货，一键获取

 离线看课 学习无忧

视频支持离线下载，支持不同清晰度和多倍速播放，方便多场景学习；课程更新、学习进度实时获取

 直播课堂 面授体验

手机看直播，与名师面对面答疑解惑；直播预约、直播回放，精彩内容不错过

 专业题库 权威解析

全科题库、匹配大纲考点，多情境、多模式、多功能，满足各阶段复习需求

 电子讲义 方便快捷

电子资料随时查看，关键词查找，信息获取快人一步

 课程购买 一步到位

限时福利、免费试看、课程详情，课程轻松购

中西医结合执业医师资格考试医学综合指导用书

（中册）

国家中医药管理局中医师资格认证中心
中医类别医师资格考试专家委员会 编写

中国中医药出版社
·北京·

图书在版编目（CIP）数据

中西医结合执业医师资格考试医学综合指导用书：全三册/国家中医药管理局中医师资格认证中心中医类别医师资格考试专家委员会编写．—北京：中国中医药出版社，2022.12
ISBN 978-7-5132-7897-3

Ⅰ.①中… Ⅱ.①国… Ⅲ.①中西医结合-资格考试-自学参考资料 Ⅳ.①R2-031

中国版本图书馆 CIP 数据核字（2022）第 207529 号

中国中医药出版社出版
北京经济技术开发区科创十三街 31 号院二区 8 号楼
邮政编码　100176
传真　010-64405721
河北品睿印刷有限公司印刷
各地新华书店经销

开本 889×1194　1/16　印张 95.5　字数 2432 千字
2022 年 12 月第 1 版　2022 年 12 月第 1 次印刷
书号　ISBN 978-7-5132-7897-3
定价　478.00 元（上、中、下册）
网址　www.cptcm.com

服 务 热 线　010-64405510
购 书 热 线　010-89535836
维 权 打 假　010-64405753

微信服务号　zgzyycbs
微商城网址　https://kdt.im/LIdUGr
官 方 微 博　http://e.weibo.com/cptcm
天猫旗舰店网址　https://zgzyycbs.tmall.com

如有印装质量问题请与本社出版部联系（010-64405510）
版权专有　侵权必究

目　录
（中册）

中西医结合临床

中西医结合内科学

第一单元	呼吸系统疾病 …… 383	细目一	急性胃炎 …… 488
细目一	急性上呼吸道感染 …… 383	细目二	慢性胃炎 …… 489
细目二	急性支气管炎 …… 385	细目三	消化性溃疡 …… 492
细目三	慢性支气管炎 …… 387	细目四	胃癌 …… 495
细目四	慢性阻塞性肺疾病 …… 391	细目五	肝硬化 …… 498
细目五	支气管哮喘 …… 396	细目六	原发性肝癌 …… 503
细目六	肺炎 …… 403	细目七	溃疡性结肠炎 …… 505
细目七	原发性支气管肺癌 …… 411	细目八	上消化道出血 …… 509
细目八	慢性肺源性心脏病 …… 415	第四单元	泌尿系统疾病 …… 511
细目九	呼吸衰竭 …… 420	细目一	慢性肾小球肾炎 …… 511
第二单元	循环系统疾病 …… 427	细目二	肾病综合征 …… 515
细目一	心力衰竭 …… 427	细目三	尿路感染 …… 519
细目二	急性心力衰竭 …… 429	细目四	急性肾损伤 …… 522
细目三	慢性心力衰竭 …… 434	细目五	慢性肾衰竭 …… 525
细目四	心律失常 …… 442	第五单元	血液及造血系统疾病 …… 530
细目五	快速性心律失常 …… 442	细目一	缺铁性贫血 …… 530
细目六	缓慢性心律失常 …… 448	细目二	再生障碍性贫血 …… 533
细目七	心脏性猝死 …… 450	细目三	白细胞减少症与粒细胞缺乏症 … 537
细目八	原发性高血压 …… 453	细目四	白血病 …… 539
细目九	冠状动脉粥样硬化性心脏病 …… 462	细目五	急性白血病 …… 540
细目十	心绞痛 …… 462	细目六	慢性髓细胞性白血病 …… 543
细目十一	急性心肌梗死 …… 466	细目七	原发免疫性血小板减少症 …… 545
细目十二	心脏瓣膜病 …… 472	细目八	骨髓增生异常综合征 …… 548
细目十三	病毒性心肌炎 …… 481	第六单元	内分泌与代谢疾病 …… 550
细目十四	扩张型心肌病 …… 485	细目一	甲状腺功能亢进症 …… 550
第三单元	消化系统疾病 …… 488	细目二	甲状腺功能减退症 …… 553

细目三	亚急性甲状腺炎 …… 556	第十一单元	肺系病证 …… 643
细目四	慢性淋巴细胞性甲状腺炎 …… 557	细目	喘证 …… 643
细目五	糖尿病 …… 558	第十二单元	心系病证 …… 645
细目六	血脂异常 …… 567	细目	不寐 …… 645
细目七	水、电解质代谢和酸碱平衡失调 …… 571	第十三单元	脾系病证 …… 648
		细目一	胃痞 …… 648
		细目二	腹痛 …… 649
细目八	高尿酸血症与痛风 …… 579	细目三	泄泻 …… 651
第七单元	风湿性疾病 …… 583	细目四	便秘 …… 653
细目一	类风湿关节炎 …… 583	第十四单元	肝胆病证 …… 655
细目二	系统性红斑狼疮 …… 587	细目一	胁痛 …… 655
第八单元	神经系统疾病 …… 591	细目二	黄疸 …… 656
细目一	癫痫 …… 591	细目三	积证 …… 658
细目二	脑血管疾病 …… 597	细目四	聚证 …… 659
细目三	短暂性脑缺血发作 …… 599	细目五	鼓胀 …… 661
细目四	动脉硬化性脑梗死 …… 602	细目六	眩晕 …… 663
细目五	脑栓塞 …… 609	第十五单元	肾系病证 …… 665
细目六	腔隙性梗死 …… 610	细目	水肿 …… 665
细目七	脑出血 …… 612	第十六单元	气血津液病证 …… 667
细目八	蛛网膜下腔出血 …… 615	细目一	郁证 …… 667
细目九	血管性痴呆 …… 618	细目二	血证 …… 670
细目十	Alzheimer 病 …… 620	细目三	痰饮 …… 677
细目十一	帕金森病 …… 622	细目四	汗证 …… 679
第九单元	理化因素所致疾病 …… 626	细目五	内伤发热 …… 682
细目一	急性中毒总论 …… 626	细目六	虚劳 …… 684
细目二	急性一氧化碳中毒 …… 628	细目七	厥证 …… 686
细目三	有机磷杀虫药中毒 …… 630	第十七单元	肢体经络病证 …… 688
细目四	急性镇静催眠药中毒 …… 633	细目一	痿证 …… 688
第十单元	内科常见危重症 …… 636	细目二	腰痛 …… 690
细目一	休克 …… 636		
细目二	中暑 …… 641		

中西医结合外科学

第一单元	中医外科证治概要 …… 692	细目一	概述 …… 698
细目一	中医外科疾病命名与专业术语 …… 692	细目二	手术器械、物品、敷料的消毒与灭菌 …… 699
细目二	病因病机 …… 693		
细目三	诊法与辨证 …… 694	细目三	手术人员和病人手术区域的准备 …… 699
细目四	治法 …… 696		
第二单元	无菌术 …… 698	第三单元	麻醉 …… 700

细目一	概述	700	第十二单元 损伤	734
细目二	麻醉前准备与用药	701	细目一 颅脑损伤	734
细目三	局部麻醉	702	细目二 胸部损伤	736
细目四	椎管内麻醉	703	细目三 腹部损伤	738
细目五	全身麻醉	704	细目四 泌尿系损伤	740
细目六	气管内插管与拔管术	704	细目五 烧伤	742
第四单元	体液与营养代谢	705	细目六 冷伤	744
细目一	体液代谢的失调	705	细目七 咬螫伤	745
细目二	酸碱平衡失调	708	第十三单元 常见体表肿物	747
细目三	肠外营养和肠内营养	710	细目一 脂肪瘤	747
第五单元	输血	711	细目二 纤维瘤	747
细目一	输血的适应证和禁忌证	711	细目三 神经纤维瘤	748
细目二	输血不良反应及并发症	711	细目四 皮脂腺囊肿	748
细目三	自体输血	712	细目五 血管瘤	748
细目四	成分输血	713	第十四单元 甲状腺疾病	749
第六单元	休克	713	细目一 单纯性甲状腺肿	749
细目一	休克的治疗	713	细目二 慢性淋巴细胞性甲状腺炎	749
细目二	外科常见休克	715	细目三 甲状腺功能亢进症的外科治疗	750
第七单元	围术期处理	717	细目四 甲状腺肿瘤	751
细目一	术前准备	717	第十五单元 胸部疾病	752
细目二	术后处理	718	细目一 原发性支气管肺癌	752
细目三	术后并发症的防治与切口处理	718	细目二 食管癌	753
第八单元	重症救治	720	第十六单元 乳房疾病	754
细目一	心肺脑复苏	720	细目一 急性乳腺炎	754
细目二	多器官功能障碍综合征	722	细目二 乳腺增生病	755
第九单元	疼痛与治疗	724	细目三 乳房纤维腺瘤	756
细目一	概述	724	细目四 乳腺癌	757
细目二	慢性疼痛的治疗	725	第十七单元 胃与十二指肠疾病	758
细目三	手术后的镇痛	725	细目一 胃及十二指肠溃疡急性穿孔	758
细目四	癌症疼痛与治疗	726	细目二 胃及十二指肠溃疡大出血	759
第十单元	内镜与腔镜技术	726	细目三 胃及十二指肠溃疡瘢痕性幽门梗阻	760
细目一	内镜外科技术	726	细目四 胃癌	761
细目二	腔镜外科技术	727	第十八单元 原发性肝癌	762
第十一单元	外科感染	727	第十九单元 门静脉高压症	763
细目一	浅部组织的化脓性感染	727	第二十单元 急腹症	766
细目二	手部急性化脓性感染	730	细目一 急性阑尾炎	766
细目三	全身性感染	731	细目二 肠梗阻	767
细目四	特异性感染	732		

| 细目三 胆道感染与胆石症 …………… 770
| 细目四 急性胰腺炎 ………………… 772
第二十一单元 腹外疝 ………………… 774
   细目一 概述 …………………………… 774
   细目二 腹股沟斜疝 …………………… 775
   细目三 腹股沟直疝 …………………… 777
   细目四 股疝 …………………………… 777
第二十二单元 肛肠疾病 ………………… 778
   细目一 概述 …………………………… 778
   细目二 痔 ……………………………… 779
   细目三 肛周脓肿 ……………………… 781
   细目四 大肠癌 ………………………… 783
第二十三单元 泌尿与男性生殖系统疾病 … 785
   细目一 泌尿系结石 …………………… 785
   细目二 睾丸炎与附睾炎 ……………… 787
   细目三 前列腺炎 ……………………… 788
   细目四 前列腺增生症 ………………… 790

第二十四单元 周围血管疾病 …………… 792
   细目一 血栓闭塞性脉管炎 …………… 792
   细目二 动脉硬化性闭塞症 …………… 794
   细目三 下肢深静脉血栓形成 ………… 795
   细目四 单纯性下肢静脉曲张 ………… 797
第二十五单元 皮肤及性传播疾病 ……… 798
   细目一 带状疱疹 ……………………… 798
   细目二 癣 ……………………………… 799
   细目三 湿疹 …………………………… 801
   细目四 荨麻疹 ………………………… 803
   细目五 皮肤瘙痒症 …………………… 804
   细目六 银屑病 ………………………… 805
   细目七 白癜风 ………………………… 806
   细目八 淋病 …………………………… 807
   细目九 梅毒 …………………………… 808
   细目十 尖锐湿疣 ……………………… 809

中西医结合妇产科学

第一单元 女性生殖系统解剖 …………… 811
   细目一 骨盆 …………………………… 811
   细目二 内、外生殖器 ………………… 811
   细目三 邻近器官 ……………………… 813
   细目四 骨盆底 ………………………… 813
   细目五 血管、淋巴及神经 …………… 814
第二单元 女性生殖系统生理 …………… 814
   细目一 妇女一生各生理阶段分期 …… 814
   细目二 月经及月经期的临床表现…… 815
   细目三 卵巢功能及其周期性变化…… 815
   细目四 子宫内膜及其他生殖器的周期性
         变化 ………………………… 816
   细目五 月经周期的调节 ……………… 817
   细目六 中医对月经、带下及其产生机理
         的认识 ……………………… 817
第三单元 妊娠生理 ……………………… 818
   细目一 妊娠 …………………………… 818
   细目二 受精与受精卵发育、输送及着床
         ………………………………… 818

   细目三 胎儿附属物的形成及其功能…… 819
   细目四 妊娠期母体的变化 …………… 820
   细目五 中医对妊娠生理的认识 ……… 823
   细目六 妊娠诊断 ……………………… 823
第四单元 产前保健 ……………………… 825
   细目一 围生医学 ……………………… 825
   细目二 孕妇监护 ……………………… 825
   细目三 评估胎儿健康的技术 ………… 826
   细目四 孕期用药 ……………………… 827
第五单元 正常分娩 ……………………… 827
   细目一 决定分娩的四因素 …………… 827
   细目二 枕先露的分娩机制 …………… 829
   细目三 先兆临产及临产的诊断 ……… 829
   细目四 分娩的临床经过及处理 ……… 830
第六单元 正常产褥 ……………………… 832
   细目一 产褥期 ………………………… 832
   细目二 产褥期母体的变化 …………… 832
   细目三 产褥期临床表现 ……………… 833
   细目四 产褥期处理及保健 …………… 833

目 录

第七单元　妇产科疾病的病因与发病机制 … 834
　　细目一　病因 …………………………… 834
　　细目二　发病机制 ……………………… 836
第八单元　妇产科疾病的中医诊断与辨证
　　　　　要点 …………………………… 838
第九单元　治法概要 ……………………… 840
　　细目一　内治法 ………………………… 840
　　细目二　外治法 ………………………… 842
第十单元　妊娠病 ………………………… 843
　　细目一　中医对妊娠病的认识 ………… 843
　　细目二　妊娠剧吐 ……………………… 843
　　细目三　流产 …………………………… 845
　　细目四　异位妊娠 ……………………… 847
　　细目五　妊娠期高血压疾病 …………… 850
　　细目六　胎儿生长受限 ………………… 852
　　细目七　前置胎盘 ……………………… 853
　　细目八　胎盘早剥 ……………………… 854
　　细目九　羊水过多 ……………………… 855
　　细目十　母胎血型不合 ………………… 857
第十一单元　妊娠合并疾病 ……………… 858
　　细目一　心脏病 ………………………… 858
　　细目二　病毒性肝炎 …………………… 860
　　细目三　糖尿病 ………………………… 861
　　细目四　尿路感染 ……………………… 863
第十二单元　异常分娩 …………………… 864
　　细目一　产力异常 ……………………… 864
　　细目二　产道异常 ……………………… 865
　　细目三　胎位异常 ……………………… 867
第十三单元　胎儿窘迫与胎膜早破 ……… 868
　　细目一　胎儿窘迫 ……………………… 868
　　细目二　胎膜早破 ……………………… 869
第十四单元　分娩期并发症 ……………… 870
　　细目一　产后出血 ……………………… 870
　　细目二　子宫破裂 ……………………… 871
　　细目三　羊水栓塞 ……………………… 872
　　细目四　脐带异常 ……………………… 872
第十五单元　产后病 ……………………… 873
　　细目一　中医对产后病的认识 ………… 873
　　细目二　晚期产后出血 ………………… 873
　　细目三　产褥感染 ……………………… 874
　　细目四　产褥中暑 ……………………… 876
　　细目五　产褥期抑郁症 ………………… 876
　　细目六　产后缺乳 ……………………… 876
　　细目七　产后关节痛 …………………… 877
　　细目八　产后排尿异常 ………………… 877
第十六单元　外阴色素减退性疾病 ……… 878
　　细目一　外阴慢性单纯性苔藓 ………… 878
　　细目二　外阴硬化性苔藓 ……………… 878
第十七单元　女性生殖系统炎症 ………… 879
　　细目一　女性生殖道的自然防御功能 … 879
　　细目二　外阴炎 ………………………… 879
　　细目三　前庭大腺炎症 ………………… 880
　　细目四　阴道炎症 ……………………… 881
　　细目五　子宫颈炎症 …………………… 882
　　细目六　盆腔炎性疾病 ………………… 883
第十八单元　月经病 ……………………… 885
　　细目一　中医对月经病的认识 ………… 885
　　细目二　排卵障碍性异常子宫出血 …… 886
　　细目三　闭经 …………………………… 889
　　细目四　痛经 …………………………… 892
　　细目五　多囊卵巢综合征 ……………… 893
　　细目六　经前期综合征 ………………… 894
　　细目七　绝经综合征 …………………… 895
第十九单元　女性生殖器官肿瘤 ………… 897
　　细目一　宫颈癌 ………………………… 897
　　细目二　子宫肌瘤 ……………………… 898
　　细目三　卵巢肿瘤 ……………………… 900
　　细目四　子宫内膜癌 …………………… 901
第二十单元　妊娠滋养细胞疾病 ………… 903
　　细目一　葡萄胎 ………………………… 903
　　细目二　妊娠滋养细胞肿瘤 …………… 904
第二十一单元　子宫内膜异位症及子宫腺
　　　　　　　肌病 ……………………… 905
　　细目一　子宫内膜异位症 ……………… 905
　　细目二　子宫腺肌病 …………………… 908
第二十二单元　子宫脱垂 ………………… 909

第二十三单元 不孕症 …………… 910
第二十四单元 计划生育 ………… 912
  细目一 避孕 …………………… 912
  细目二 人工流产 ……………… 912
  细目三 节育措施常见不良反应的
     中医药治疗 …………… 913
  细目四 输卵管绝育术 ………… 914
  细目五 计划生育措施的选择 …… 914

中西医结合临床

中西医结合内科学

第一单元 呼吸系统疾病

细目一 急性上呼吸道感染

急性上呼吸道感染（acute upper respiratory tract infection）是指鼻腔和咽喉部呼吸道黏膜的急性炎症的总称。70%~80%由病毒引起，少数为细菌所致。急性上呼吸道感染的临床表现不一，从单纯的鼻黏膜炎到广泛的上呼吸道炎症轻重不等。本病全年皆可发生，以冬春季节多发，一般病势较轻，病程较短，预后较好。

本病与中医学的"感冒"相类似，又称"伤风""冒风""冒寒""重伤风"等。

◎ 要点一 西医病因与发病机制

急性上呼吸道感染的主要病原体为鼻病毒、流感病毒（甲、乙、丙）、副流感病毒、呼吸道合胞病毒、冠状病毒、腺病毒及柯萨奇病毒等。细菌感染可单纯发生或继发于病毒感染之后，以溶血性链球菌为多见，其次为流感嗜血杆菌、肺炎链球菌和葡萄球菌等。人体在受凉、淋雨或过度疲劳等因素影响下，呼吸道局部防御功能处于低下状态，导致原有的病毒或细菌迅速繁殖。病毒和细菌等也可通过飞沫传播，或由接触鼻、咽、眼结膜表面的分泌物而经手传播。发病与年龄、体质及环境密切相关，尤其是老幼体弱或有慢性呼吸道疾病者更易罹患。

◎ 要点二 中医病因病机

急性上呼吸道感染是人体感受六淫之邪、时行毒邪所致，主要是风邪致病。感邪之后是否发病与正气盛衰有关。

1. 卫外功能减弱，外邪乘机袭入 包括生活起居不当，寒温失调；过度劳累，耗伤体力；气候突变，六淫之邪肆虐；素体虚弱，卫外不固；以致外邪侵袭而发病。

2. 病邪犯肺，卫表不和 肺主皮毛，职司卫外，外邪从口鼻、皮毛而入，卫表被郁，邪正相争，而见恶寒、发热、头痛、身痛等；肺气失宣而见鼻塞、流涕、咳嗽等。

3. 病邪少有传变，病情轻重有别 病邪一般只犯肺卫，很少有传变，病程短而易愈。但亦有少数感邪深重，或老幼体弱，或原有某些慢性疾病者，病邪从表入里，迅速传变，可引起某些合并症或继发病。

综上所述，本病病位在肺卫，其病因病机主要是外邪乘虚而入，以致卫表被郁，肺失宣肃，一般病情轻浅。因四时六气各异，或体质强弱、阴阳偏盛之不同，临床表现虚实寒热各异。

◎ 要点三 临床表现

（一）普通感冒

普通感冒为病毒感染引起，潜伏期短，起病较急。临床表现差异很大，以鼻部症状为主。

1. 主要症状 早期有咽部干燥，继而出现鼻塞、喷嚏、低热、咳嗽，鼻流清涕，以后变稠，呈黄脓样。病变向下发展可出现声嘶、咳嗽加剧，或有少量黏液痰，1~2周消失。全身症状短暂，可出现全身酸痛、头痛、乏力、食欲下降、腹胀、腹痛、便秘或腹泻等，部分患者可伴发单纯性疱疹。

2. 体征 鼻腔黏膜充血、水肿，有分泌物，偶有眼结膜充血，可有体温升高。

（二）急性病毒性咽炎和喉炎

病原体多为鼻病毒、腺病毒、流感病毒、副流感病毒以及肠病毒、呼吸道合胞病毒等。

1. 主要症状 急性病毒性咽炎咽部发痒或有灼热感，咽痛不明显，咳嗽少见。急性喉炎多表现为声音嘶哑，说话困难，咳嗽时疼痛，常有发热、咽痛或咳嗽。

2. 体征 咽喉部水肿、充血，局部淋巴结轻度肿大，有触痛，有时可闻及喉部喘息声。

（三）急性咽-扁桃体炎

病原体多为溶血性链球菌，其次为流感嗜血杆菌、肺炎链球菌、葡萄球菌等。

1. 主要症状 起病急，咽痛明显，发热，畏寒，体温可达39℃以上。

2. 体征 咽部充血明显，扁桃体肿大、充血，表面有黄色点状渗出物，颌下淋巴结肿大压痛。

（四）急性疱疹性咽峡炎

急性疱疹性咽峡炎多由柯萨奇病毒A引起，多见于儿童，成人偶见，夏季较易流行，起病急，病程约1周。

1. 主要症状 明显咽痛、发热。

2. 体征 咽部、软腭、悬雍垂和扁桃体上有灰白色小丘疹，以后形成疱疹和浅表溃疡，周围黏膜有红晕。

（五）急性咽结膜炎

急性咽结膜炎主要由腺病毒、柯萨奇病毒、埃可病毒等引起，起病急，病程一般4~6日。夏季多发，儿童多见，由游泳传播。

1. 主要症状 发热、咽痛、流泪、畏光。

2. 体征 咽部及结膜充血，可有颈淋巴结肿大，或有角膜炎。

急性上呼吸道感染少数可并发急性鼻窦炎、中耳炎、急性气管-支气管炎、肺炎，也可引起急性心肌炎、风湿热、急性肾小球肾炎。

◎ 要点四 实验室检查及其他检查

1. 血常规检查 白细胞计数一般正常或偏低，分类淋巴细胞比例相对增高。伴有细菌感染时，白细胞计数及中性粒细胞增高，或有核左移现象。

2. 病毒分离 收集病人的咽漱液、鼻洗液、咽拭子等标本接种于鸡胚羊膜腔内，可分离出病毒，有助于确诊。

3. 免疫荧光技术检测 取病人鼻洗液中的鼻黏膜上皮细胞涂片，或用咽漱液接种于细胞培养管内，用免疫荧光技术检测，阳性者有助于早期诊断。

4. 血清学检查 取病人急性期与恢复期血清进行补体结合试验、中和试验和血凝抑制试验。双份血清抗体效价递增4倍或4倍以上者有助于早期诊断。

◎ 要点五 诊断与鉴别诊断

（一）诊断

主要根据病史、临床症状及体征，结合周围血象，并排除其他疾病如过敏性鼻炎，急性传染性疾病如麻疹、脑炎、流行性脑脊髓膜炎、脊髓灰质炎、伤寒等，可作出临床诊断。病毒分离、免疫荧光技术及细菌培养对明确病因诊断有帮助。

（二）鉴别诊断

1. 过敏性鼻炎 主要表现为喷嚏频作，鼻涕多，呈清水样，鼻腔水肿、苍白，分泌物中有较多嗜酸性粒细胞。发作常与外界刺激有关，常伴有其他过敏性疾病，如荨麻疹等。

2. 急性传染病前驱期 麻疹、脊髓灰质炎、流行性脑脊髓膜炎、流行性乙型脑炎、伤寒、斑疹伤寒、白喉等，在患病初期可伴有上呼吸道症状，但有明确的流行病学史，并有其特定的症状特点可资鉴别。

3. 流行性感冒 流感的潜伏期很短，一般1~3天，常有明显的流行性。起病急骤，以全身中毒症状为主，出现畏寒、高热、头痛、头晕、全身酸痛、乏力等。呼吸道症状轻微或不明显，可有咽痛、流涕、流泪、咳嗽等。少数患者有食欲减退，伴有腹痛、腹胀及腹泻等消化道症状。病毒分离和血清学诊断可供鉴别。

◎ 要点六　西医治疗

1. 对症治疗 发热、头痛、肢体酸痛者，可给予解热镇痛药，如复方阿司匹林片0.5~1g，口服，每日3次；鼻塞流涕者，可用抗过敏药，如扑尔敏4mg，口服，每日3次，或用1%的麻黄碱滴鼻。

2. 抗感染治疗 如有继发细菌感染者，可选择抗菌药物治疗。经验用药常选：①头孢氨苄0.25~0.5g，口服，每日4次。②罗红霉素150mg，口服，每日2次。③阿莫西林0.5g，口服，每日3~4次。

3. 抗病毒治疗 对无发热、免疫功能正常、发病不超过2天的病人一般无需应用抗病毒药物。对于免疫缺陷病人，可早期常规使用。奥司他韦和利巴韦林有较广的抗病毒谱，对流感病毒、副流感病毒和呼吸道合胞病毒等有较强的抑制作用，可缩短病程。

◎ 要点七　中医辨证论治

1. 风寒束表证

证候：恶寒重，发热轻，无汗，头痛，肢体酸痛，鼻塞声重，喷嚏，时流清涕，咽痒，咳嗽，口不渴或喜热饮，舌苔薄白而润，脉浮或浮紧。

治法：辛温解表。

方药：荆防败毒散加减。若风寒重者，加麻黄、桂枝以增强辛温散寒之力；若风寒夹湿兼见身热不扬，头重胀如裹，肢节酸重疼痛，舌苔白腻，脉濡者，加羌活、独活祛风除湿，或用羌活胜湿汤加减治疗。

2. 风热犯表证

证候：身热较著，微恶风寒，汗出不畅，头胀痛，目胀，鼻塞，流浊涕，口干而渴，咳嗽，痰黄黏稠，咽燥，或咽喉肿痛，舌苔薄白微黄，边尖红，脉浮数。

治法：辛凉解表。

方药：银翘散或葱豉桔梗汤加减。若痰湿壅盛，咳嗽痰多者，加杏仁、浙贝母、瓜蒌皮。

3. 暑湿伤表证

证候：身热，微恶风，汗少，肢体酸重或疼痛，头昏重胀痛，咳嗽痰黏，鼻流浊涕，心烦口渴，渴不多饮，口中黏腻，胸脘痞闷，泛恶，小便短赤，舌苔薄黄而腻，脉濡数。

治法：清暑祛湿解表。

方药：新加香薷饮加减。暑热偏盛者，可加黄连、山栀子或黄芩、青蒿清暑泄热；若湿困卫表，可加藿香、佩兰等芳香化湿，清宣卫表；若里湿偏重，加苍术、白蔻仁、法半夏、陈皮等化湿和中；若里热盛而小便短赤者，加六一散、赤茯苓清热利湿。

细目二　急性支气管炎

急性支气管炎（acute bronchitis）是由生物、物理、化学刺激或过敏等因素引起的支气管黏膜的急性炎症。临床主要表现为咳嗽和咳痰，常见于气候急骤变化或上呼吸道防御功能下降时，也可由急性上呼吸道感染迁延不愈所致。

本病属中医学"咳嗽""暴咳"等范畴。

◎ 要点一　西医病因

1. 病原微生物 病毒是引起本病最常见的微生物，常见病毒为腺病毒、流感病毒（甲、乙）、冠状病毒、鼻病毒、单纯疱疹病毒、呼吸道合胞病毒和副流感病毒。常见细菌为流感嗜血杆菌、肺炎链球菌等。近年来衣原体和支原体感染明显增加。在病毒感染的基础上继发细菌感染也较多见。

2. 理化因素 冷空气、粉尘、刺激性气体或烟雾（如二氧化硫、二氧化氮、氨气、氯气等）的吸入，可以引起气管-支气管黏膜的急性损伤和炎症反应。

3. 过敏反应 急性支气管炎与气道的高反应性有关。常见的吸入致敏原包括花粉、有机粉尘、真菌孢子、动物皮毛及排泄物，或对细菌蛋白质的过敏。钩虫、蛔虫的幼虫在肺内的移行均可引起支气管急性炎症反应。

◎ **要点二 中医病因病机**

中医认为本病的发生和发展，主要是外感所致，而脏腑功能失调，肺的卫外功能减弱是引发本病的重要病因。天气冷暖失常、气候突变，人体未能适应，卫外功能失调，六淫外邪或从口鼻而入，或从皮毛而侵，侵犯肺系，引发本病。风为六淫之首，其他外邪多随风邪侵袭人体，所以本病的发病常以风为先导，夹有寒、热、燥、湿等邪。

本病病变部位主要在肺，因肺主气，司呼吸，上连喉咙，开窍于鼻，外合皮毛，为五脏之华盖；又因肺为娇脏，不耐寒热。肺卫受邪，使肺气壅遏不宣，清肃失司，气机不利，肺气上逆引起咳嗽。肺卫之邪若不能及时疏散外达，则可发生演变转化，如风寒久郁而化热，风热灼津而化燥，肺热蒸液而成痰。

同时，如迁延失治，伤及正气，或年老体弱，正气不足，卫外不固，更易受邪以致疾病反复发作。

◎ **要点三 临床表现**

1. 主要症状 起病较急，通常全身症状较轻，可有发热。初为干咳或有少量黏液痰，随后痰量增多，咳嗽加剧，偶伴血痰。咳嗽、咳痰可延续2~3周，如迁延不愈，可演变成慢性支气管炎。伴支气管痉挛时，可出现程度不等的胸闷气促。

2. 体征 查体可无明显阳性表现。也可以在两肺闻及散在干、湿啰音，或伴哮鸣音，部位不固定，咳嗽后可减少或消失。

◎ **要点四 实验室及其他检查**

1. 血常规检查 白细胞计数和分类多无明显改变。细菌感染时白细胞升高，或伴有中性粒细胞比例增加，血沉加快。

2. 痰培养 痰涂片或培养可发现致病菌。

3. X线检查 可见正常或肺纹理增粗。

◎ **要点五 诊断与鉴别诊断**

（一）诊断

根据病史、咳嗽和咳痰等呼吸道症状，两肺散在干、湿啰音等体征，结合血象和X线胸片，可作出临床诊断。病毒和细菌检查有助于病因诊断。

（二）鉴别诊断

1. 流行性感冒 流感有流行病学史，急骤起病，高热和全身肌肉酸痛等全身中毒症状明显，病毒分离和血清学检查有助于鉴别。

2. 急性上呼吸道感染 鼻咽部症状明显，咳嗽轻微，一般无痰。肺部无异常体征。胸部X线正常。

3. 其他呼吸系统疾患 如肺结核、肺脓肿、支原体肺炎、麻疹、百日咳和肺癌等，以上疾病初发时常伴有急性支气管炎症状，但均表现各自的特点，可资鉴别。

◎ **要点六 西医治疗**

1. 一般治疗 适当休息，注意保暖，多饮水，避免诱发因素和吸入变应原。

2. 对症治疗 发热、头痛时可应用解热镇痛药如复方阿司匹林等；咳嗽有痰且不易咳出时选用祛痰剂，如氯化铵合剂、盐酸氨溴索、溴己新；咳嗽剧烈且无痰时选用右美沙芬、喷托维林、可待因等；支气管痉挛时选用平喘药，如茶碱类和β2受体激动剂等。

3. 抗菌药物 一般不主张应用抗生素治疗本病，但有细菌感染证据时应及时使用。根据病原体和药敏试验选择抗菌药。一般开始治疗时缺乏病原菌检查结果，可选用大环内酯类、青霉素类、头孢菌素类、氟喹诺酮类等。用药途径依病情而定，轻者口服即可，重症者可肌注或静脉给药。

◎ **要点七 中医辨证论治**

1. 风寒袭肺证

证候：咳嗽初起，声重气急，咽痒，痰稀色

白，多伴有头痛鼻塞，流清涕，骨节酸痛，恶寒，或有发热，无汗等表证，舌苔薄白，脉浮或浮紧。

治法：疏风散寒，宣肺止咳。

方药：三拗汤合止嗽散加减。若夹痰湿，咳而痰黏，胸闷，加半夏、厚朴、茯苓以燥湿化痰；若风寒外束，肺热内郁，加生石膏、桑白皮、黄芩以解表清里。

2. 风热犯肺证

证候：咳嗽新起，咳声粗亢，或咳声嘎哑，咳痰黏稠或稠黄，咳时汗出，常伴鼻流黄涕，头痛口渴，喉燥咽痛，或有发热，微恶风寒等表证，舌苔薄黄，脉浮数或浮滑。

治法：疏风清热，宣肺止咳。

方药：桑菊饮加减。肺热内盛，身热较著，恶风不显，口渴喜饮者，加黄芩、知母清肺泄热；热邪上壅，咽痛者，加射干、山豆根、锦灯笼、赤芍清热利咽；夏令夹暑加六一散、鲜荷叶清解暑热。

3. 燥热伤肺证

证候：咳嗽新起，咳声嘶哑，干咳无痰或痰少黏稠难出，或黏连成丝，或咳引胸痛，多伴有鼻燥咽干，恶风发热，头痛等表证，舌尖红，苔薄黄而干，脉浮数或小数。

治法：疏风清肺，润燥止咳。

方药：桑杏汤加减。燥热证重者，加瓜蒌、麦冬、苇茎等清肺润燥；咳甚咽痒肺卫证重者，加前胡、蝉蜕、桔梗、甘草以宣肺利咽。

4. 凉燥伤肺证

证候：干咳，痰少或无痰，咽干鼻燥，兼有头痛，恶寒，发热，无汗，苔薄白而干，脉浮紧。

治法：轻宣凉燥，润肺止咳。

方药：杏苏散加减。干咳明显者，加百部、紫菀以润肺止咳。

细目三　慢性支气管炎

慢性支气管炎（chronic bronchitis）是指气管、支气管黏膜及其周围组织的慢性非特异性炎症。临床上以咳嗽、咳痰或伴有喘息等反复发作为特征，常并发阻塞性肺气肿、慢性阻塞性肺病（COPD），甚至肺源性心脏病。

本病可归属于中医学"咳嗽""喘证"等病证范畴。

◎ 要点一　西医病因与发病机制

慢性支气管炎的病因较为复杂，往往是多种因素长期相互作用的结果。

1. **吸烟**　吸烟是最重要的环境发病因素。烟草中的焦油、尼古丁和氢氰酸等化学物质具有多种损伤效应，可使气道净化能力下降，黏液分泌增多，气道阻力增加；使氧自由基产生增多，破坏肺弹力纤维，诱发肺气肿形成等。

2. **感染因素**　感染是慢性支气管炎发生发展的重要因素，主要为病毒和细菌感染。病毒感染以流感病毒、鼻病毒、腺病毒和呼吸道合胞病毒为常见。细菌感染常继发于病毒感染，常见的病原体有奈瑟球菌、肺炎链球菌及流感嗜血杆菌等。

3. **职业粉尘和化学物质接触**　职业粉尘及化学物质，如烟雾、变应原、工业废气及室内空气污染等，浓度过高或时间过长，均可能促进慢性支气管炎的发病。

4. **空气污染**　大气污染中有害气体如二氧化硫、二氧化氮、氯气、臭氧等可损伤气道黏膜上皮，使纤毛清除功能下降，黏液分泌增加，为细菌感染增加条件。

5. **其他因素**　如自主神经功能紊乱，呼吸道副交感神经反应增高，交感神经功能低下，支气管分泌亢进；全身或呼吸道局部的防御及免疫功能减弱；维生素C、维生素A的缺乏，使支气管黏膜上皮修复受影响；遗传。

◎ 要点二　中医病因病机

中医学认为，慢性支气管炎的发生和发展，多因外邪侵袭、内脏亏损，导致肺失宣降。

1. **外邪侵袭**　六淫之邪侵袭肌表，或从口鼻而入，或从皮毛而侵，内合于肺，肺失肃降，肺气不宣，痰浊滋生，阻塞气道，故可引起咳喘、咳痰。

2. 肺脏虚弱 久咳伤肺，肺气不足，易受外邪侵袭，清肃失职而发病。肺气不足，气失所主，清肃无权，气不化津，积液成痰，痰湿阻肺，致使咳喘缠绵不愈。

3. 脾虚生痰 "脾为生痰之源，肺为贮痰之器。"久病不愈，耗伤脾气，脾阳不足，脾失健运，水谷无以化生精微，聚湿生痰。痰浊上渍于肺，壅塞气道，肺失宣降，而致咳嗽痰多。

4. 肾气虚衰 肾主纳气，助肺以行其呼吸。肾气虚弱，吸入之气不能经肺下纳于肾，气失归藏，则肺气上逆而表现为咳嗽喘促，动则愈甚。久病不愈，必伤于阴，肾阴亏耗，津液不能上润肺金，或虚火上扰，灼伤肺阴，肺失滋润，而致咳喘。

总之，本病常因暴咳迁延未愈，邪恋伤肺，使肺脏虚弱，气阴耗伤，肺气不得宣降，故长期咳嗽、咳痰不愈，日久累及脾肾。病情多为虚实夹杂，正虚多以气虚为主或兼阴虚，邪实多为痰饮停聚，或偏寒，或偏热，久则夹瘀。其病位在肺，涉及脾、肾。

◎ 要点三 临床表现与并发症

常有长期吸烟或经常吸入刺激性气体及反复上呼吸道感染病史。本病进展缓慢，症状逐渐加重，以咳嗽、咯痰或伴有喘息长期反复发作为特点，每年发病持续3月以上，并连续2年或2年以上，并排除具有咳嗽、咯痰、喘息症状的其他疾病。

（一）临床表现

1. 症状

（1）咳嗽 早期咳声有力，白天多于夜间，随病情发展，咳声变重浊，痰量增多。继发肺气肿时，常伴气喘，咳嗽夜间多于白天，尤以临睡或清晨起床时更甚。

（2）咳痰 多数为白色黏液痰和浆液性泡沫痰，清晨及夜间较多，在病情加重或合并感染时痰量增多变稠或变黄。老年人咳嗽反射低下，痰不易咳出。

（3）喘息 由支气管痉挛引起，感染及劳力后明显，合并肺气肿后喘息加重。

2. 体征 慢性支气管炎早期常无明显体征。急性发作时在肺底部可闻及湿性和（或）干性啰音，喘息性支气管炎在咳嗽或深吸气后可听到哮鸣音，发作时可闻及广泛的湿啰音和哮鸣音。长期反复发作，可见肺气肿的体征。

（二）主要并发症

1. 阻塞性肺气肿 为慢性支气管炎最常见的并发症。因终末细支气管狭窄阻塞，肺泡壁破裂，相互融合所致。症见气急，活动后加重，伴有肺气肿的体征，如桶状胸，肺部叩诊呈过清音，X线检查示肺野透亮度增加。

2. 支气管扩张症 慢性支气管炎反复发作，支气管黏膜充血、水肿，形成溃疡，管壁纤维增生，管腔变形、扩张或狭窄，扩张部分呈柱状改变，形成支气管扩张，症见咳嗽、痰多或咯血。

3. 支气管肺炎 慢性支气管炎蔓延至周围肺组织中导致感染，患者有寒战、发热、咳嗽增剧，痰量增加且呈脓性。白细胞总数及中性粒细胞增多。X线检查两下肺野有沿支气管分布的斑点状或小片状阴影。

◎ 要点四 实验室检查及其他检查

1. 血常规检查 细菌感染时可出现白细胞总数和（或）中性粒细胞增高。

2. 痰液检查 涂片可发现革兰阳性球菌或革兰阴性杆菌，痰培养可发现致病菌。

3. X线检查 早期可无异常，随着病情发展，可见肺纹理增多、变粗、扭曲，呈网状或条索状阴影，向肺野周围延伸，以两肺中下野明显。

4. 肺功能检查 本病早期病变多在小气道，大气道通气功能尚在正常范围内，常规肺功检查可无异常发现，但闭合气量检测可见增大，最大呼气流速-容量曲线图形异常，最大呼气中段流速（MMEF）降低。以后发展至气道狭窄或有阻塞时，出现阻塞性通气功能障碍，表现为第1秒用力呼气容积（FEV_1）下降，合并肺气肿时，肺残气量明显增高，肺总量（TLC）也增大。

◎ 要点五　诊断与鉴别诊断

（一）诊断

1. **诊断要点**　临床上以咳嗽、咳痰为主要症状或伴有喘息，每年发病持续3个月，并连续2年或以上。除外具有咳嗽、咳痰、喘息症状的其他疾病，如支气管哮喘、支气管扩张、肺结核、尘肺、肺脓肿、心功能不全等。

2. **分型**

（1）单纯型　主要表现为咳嗽、咳痰。

（2）喘息型　除咳嗽、咳痰外，尚伴有喘息、哮鸣音。

3. **分期**

（1）急性加重期　指在1周内出现脓性或黏液脓性痰，痰量明显增加，或伴有发热等炎症表现；或在1周内"咳""痰"或"喘"等症状中任何一项明显加剧。

（2）慢性迁延期　指有不同程度的"咳""痰""喘"症状，迁延1个月以上。

（3）临床缓解期　指症状明显缓解或基本消失保持2个月以上。

（二）鉴别诊断

1. **支气管扩张症**　本病以慢性咳嗽、咳痰为主症，常表现为大量脓性痰或反复咯血，胸部X线检查见支气管管壁增厚，呈串珠状改变，或多发性蜂窝状影像，支气管碘油造影可以确诊。

2. **支气管哮喘**　喘息型慢性支气管炎需与支气管哮喘鉴别。喘息型慢性支气管炎一般多见于中老年，咳嗽、咳痰症状较为突出，多因咳嗽反复发作、迁延不愈而伴有喘息。支气管哮喘患者常有个人或家族过敏性病史，多数自幼得病，早期以哮喘症状为主，突发突止，应用解痉药症状可明显缓解，间歇期一般无症状。支气管哮喘反复发作多年后并发慢性支气管炎，二者不易鉴别，应全面详细分析病史，以明确诊断。

3. **肺结核**　活动性肺结核常伴有低热、乏力、盗汗、咯血等典型症状，老年性肺结核上述症状多不显著，易与慢性支气管炎相混淆，应特别引起注意。及时进行胸部X线检查、结核菌素试验和痰结核菌检查可帮助诊断。

4. **支气管肺癌**　多见于40岁以上长期吸烟者，咳嗽性质发生改变，出现刺激性干咳，持续性痰中带血，胸部X线检查肺部有块影或阻塞性肺炎，经正规抗菌治疗未能完全消散，应考虑肺癌的可能。痰脱落细胞、CT或纤维支气管镜检查一般可以明确诊断。

5. **尘肺**　尘肺患者多合并慢性支气管炎，症状难与慢性支气管炎鉴别，应根据粉尘接触史，与X线胸片予以鉴别。早期矽肺与煤矽肺的胸片也有肺纹理增多与网织阴影，鉴别要点是对小点状阴影的仔细分析，矽结节密度深而边缘较清楚，有时需用放大摄片或随访复查加以鉴别。

6. **特发性肺纤维化**　以干咳为主症，气短并呈进行性加重。听诊双肺下后侧可闻爆裂音（Velcro啰音）。血气分析显示，动脉血氧分压降低，而二氧化碳分压可不升高。胸部X线及CT示双肺呈磨玻璃状、网格状或蜂窝状改变。

◎ 要点六　西医治疗

（一）急性加重期和慢性迁延期

1. **控制感染**　抗生素使用原则为及时、有效，感染控制后即予停用，以免产生耐药和二重感染。控制感染多依据患者所在地常见病原菌经验性地选择抗生素，同时积极行病原菌培养及药敏试验。常用抗生素可选用β内酰胺类、大环内酯类、喹诺酮类等。如阿莫西林0.5g，口服，每日3~4次；罗红霉素0.3g，口服，每日2次；左氧氟沙星0.2g，口服，每日2次；感染严重者可用同类药品静脉滴注，每日2次，疗程5~7天。

2. **祛痰、镇咳**　除少数刺激性干咳外，一般不宜单用镇咳药物，因痰不易咳出，反而加重病情。使用祛痰止咳剂，促进痰液引流，有利于感染的控制。常用的药物有：复方甘草合剂10ml，口服，每日3次；盐酸氨溴索30mg，口服，每日2次；盐酸溴己新16mg，口服，每日2~3次；氯化铵棕色合剂10mL，口服，每日2~3次。

3. 解痉平喘 适用于喘息型患者急性发作，或合并肺气肿者。常用药物有：氨茶碱0.1~0.2g，口服，每日3次，或用茶碱缓释剂；特布他林2.5mg，口服，每日3次。也可应用吸入型支气管扩张剂，如硫酸特布他林气雾剂或溴化异丙托品。

（二）缓解期

缓解期主要是加强体质的锻炼，提高自身抗病能力；同时戒烟，避免有害气体和其他有害颗粒的吸入；也可使用免疫调节剂，如卡介苗，每次1支，预防感冒，肌肉注射，每周2~3次。

◎ 要点七 中医辨证论治

1. 实证

（1）风寒犯肺证

证候：咳喘气急，胸部胀闷，痰白量多，伴有恶寒或发热，无汗，口不渴，舌苔薄白而滑，脉浮紧。

治法：宣肺散寒，化痰止咳。

方药：三拗汤合止嗽散加减。若表解而喘不平，可用桂枝加厚朴杏子汤以顺气解表。

（2）风热犯肺证

证候：咳嗽频剧，气粗或咳声嘶哑，痰黄黏稠难出，胸痛烦闷，伴有鼻流黄涕，身热汗出，口渴，便秘，尿黄，舌苔薄黄，脉浮或滑数。

治法：清热解表，止咳平喘。

方药：桑菊饮加减。表寒重加桂枝解表散寒；痰热重，痰黄黏稠量多，加瓜蒌、贝母清化痰热；痰鸣息涌加葶苈子、射干泻肺消痰。

（3）痰湿蕴肺证

证候：咳嗽，咳声重浊，痰多色白而黏，胸满窒闷，纳呆，口黏不渴，甚或呕恶，舌苔白腻，脉滑。

治法：燥湿化痰，降气止咳。

方药：二陈汤合三子养亲汤加减。脾虚湿盛，纳少神疲者，加党参、白术以健脾燥湿。

（4）痰热郁肺证

证候：咳嗽，喘息气促，胸中烦闷胀痛，痰多色黄黏稠，咯吐不爽，或痰中带血，渴喜冷饮，面红咽干，尿赤便秘，苔黄腻，脉滑数。

治法：清热化痰，宣肺止咳

方药：清金化痰汤加减。肺热甚者，加石膏以清肺热；痰热胶结者，加海蛤壳或黛蛤散以清热化痰散结；肺气上逆，腑气不通者，加葶苈子、大黄、芒硝泻肺平喘。

（5）寒饮伏肺证

证候：咳嗽，喘逆不得卧，咳吐清稀白沫痰，量多，遇冷空气刺激加重，甚至面浮肢肿，常兼恶寒肢冷，微热，小便不利，舌苔白滑或白腻，脉弦紧。

治法：温肺化饮，散寒止咳。

方药：小青龙汤加减。若饮多寒少，外无表证，喘咳饮盛者，可加葶苈子、白术、茯苓以健脾逐饮；痰壅气阻者，配白芥子、莱菔子豁痰降气。

2. 虚证

（1）肺气虚证

证候：咳嗽气短，痰涎清稀，反复易感，倦怠懒言，声低气怯，面色㿠白，自汗畏风，舌淡苔白，脉细弱。

治法：补肺益气，化痰止咳。

方药：玉屏风散加减。若咳痰稀薄，畏寒肢冷，为肺虚有寒，可加干姜、细辛温中散寒。

（2）肺脾气虚证

证候：咳嗽气短，倦怠乏力，咳痰量多易出，面色㿠白，食后腹胀，便溏或食后即便，舌体胖边有齿痕，舌苔薄白或薄白腻，脉细弱。

治法：补肺健脾，止咳化痰。

方药：补肺汤加减。若中焦阳虚，气不化水，湿聚成饮而见咳嗽反复发作，痰涎清稀者，治宜温阳化饮，配合苓桂术甘汤。

(3) 肺肾气阴两虚证

证候：咳喘气促，动则尤甚，痰黏量少难咯，伴口咽发干，潮热盗汗，面赤心烦，手足心热，腰酸耳鸣，舌红，苔薄黄，脉细数。

治法：滋阴补肾，润肺止咳。

方药：沙参麦冬汤合六味地黄丸加减。肺气不敛，喘而气促，加五味子、诃子以敛肺气；若倦怠乏力、少气懒言，加党参、五味子。

细目四 慢性阻塞性肺疾病

慢性阻塞性肺疾病（chronic obstructive pulmonary disease，COPD）是一种具有气流受限特征的疾病，气流受限不完全可逆，呈进行性发展，与肺部对有害气体或有害颗粒的异常炎症反应有关。当慢性支气管炎、肺气肿患者肺功能检查出现持续气流受限时，则能诊断为COPD；如患者只有慢性支气管炎和（或）肺气肿，而无持续气流受限，则不能诊断为COPD。COPD主要累及肺部，也可导致肺外多器官损害，其急性加重和并发症影响疾病的进程，随着病情恶化可导致劳动力丧失、生活质量下降，最终发展为呼吸衰竭和肺源性心脏病。

本病可归属于中医学"肺胀""喘证""咳嗽"等范畴。

◎ 要点一 西医病因、发病机制与病理

（一）病因和发病机制

1. **吸烟** 是引起COPD最常见的危险因素，化学物质可损伤气道上皮细胞和纤毛运动，使黏液腺黏液分泌增多，气道净化能力下降，诱导中性粒细胞释放蛋白酶，肺弹力纤维破坏，肺气肿形成。吸烟者烟龄越长，吸烟量越大，COPD患病率亦越高。

2. **理化因素** 大气中的有害气体，使纤毛清除功能下降，黏液分泌增加；粉尘及化学物质可能产生与吸烟类似的COPD。吸入有害气体、有害物质可以导致蛋白酶产生增多或活性增强，而抗蛋白酶产生减少或灭活加快。蛋白酶增多或抗蛋白酶不足均可导致组织结构破坏，产生肺气肿。

3. **感染因素** 与慢性支气管炎类似，感染亦是COPD发生与进展的重要因素之一。

4. **氧化应激及炎症机制** 许多研究表明COPD患者的氧化应激增加；中性粒细胞、巨噬细胞、T淋巴细胞等炎症细胞也参与了COPD发病过程。慢性炎症是COPD的特征性改变，中性粒细胞的活化和聚集是COPD炎症过程的一个重要环节，通过释放中性粒细胞弹性蛋白酶、中性粒细胞组织蛋白酶G、中性粒细胞蛋白酶3和基质金属蛋白酶引起慢性黏液高分泌状态并破坏肺实质。

5. **其他** 自主神经功能失调、营养不良、气温变化、低体重指数等都有可能参与COPD的发生、发展。

（二）病理

COPD的病理改变主要表现为慢性支气管炎及肺气肿的病理变化。支气管黏膜上皮细胞变性、坏死、增生，黏膜及黏膜下层炎症细胞浸润。

急性发作期可见到大量中性粒细胞，严重者为化脓性炎症，黏膜充血、水肿、变性坏死和溃疡形成，基底部肉芽组织和机化纤维组织增生导致管腔狭窄；纤毛倒伏、变短、不齐、粘连，部分脱落。

缓解期黏膜上皮修复、增生、鳞状上皮化生和肉芽肿形成。杯状细胞数目增多肥大，分泌亢进，腔内分泌物潴留。基底膜变厚坏死。支气管腺体增生肥大，腺体肥厚，与支气管壁厚度比值常大于0.55~0.79。炎症导致气管壁的损伤-修复过程反复发生，进而引起气管结构重构、胶原含量增加及瘢痕形成，这些病理改变是COPD气流受限的主要病理基础之一。

肺气肿的病理改变可见肺脏容积过度膨大，可达正常的2倍，弹性减退。镜检见肺泡壁变薄、肺泡腔扩大、破裂或形成大泡，血液供应减少，弹力纤维网破坏。按累及肺小叶的部位，可将阻塞性肺气肿分为小叶中央型、全小叶型及兼有两种病变的混合型三类，其中以小叶中央型为多见。小叶中央型特点是囊状扩张的呼吸性细支气管位于二级小叶的中央区。全小叶型特点是气肿囊腔较小，遍布于肺小叶内。混合型肺气肿是指以上两型同时存在，多在小叶中央型基础上，并发小叶周边区肺组织膨胀。

◎ **要点二　中医病因病机**

本病多由慢性咳喘病证逐渐加重演变而成，发病缓慢。久病正虚或老年体弱者，更易感受外邪，致使病情加重，病因涉及内因、外因两方面。

1. **脏腑功能失调**　主要与肺、脾、肾关系尤为密切。由于咳嗽、咳痰经久不愈，气喘反复发作，致使肺脏虚损，肺虚则气失所主，以致气短、喘促加重。子盗母气，脾脏受累，运化失职，以致痰饮内生，病久及肾而使肾虚，肾不纳气。肾虚则根本不固，摄纳无权，吸入之气不能摄纳于肾，则气逆于肺，呼多吸少，气不得续，气短不足以息，动则喘促尤甚。

2. **六淫邪气侵袭**　卫外不固，外感六淫之邪更易侵袭肺卫，导致宣降失和，肺气不利，引动伏痰，则易发生咳嗽、喘促等症。

综上所述，本病病位在肺，累及脾肾。平时以本虚为主，复感外邪则虚中夹实。病程日久，肺、脾、肾虚损更趋严重，终致喘脱。

◎ **要点三　临床表现与并发症**

COPD起病缓慢，病程较长，患者多有慢性支气管炎病史，每因外邪侵袭而诱发。

(一) 临床表现

1. **症状**

(1) 慢性咳嗽、咳痰　随病程发展终身不愈。常晨间咳嗽、咯痰明显，夜间有阵咳或排痰。一般为白色黏液或浆液性泡沫样痰，偶可带血丝。急性发作期痰量增多，可有脓性痰。

(2) 气短、喘息或呼吸困难　早期劳力时出现，后逐渐加重，是COPD的标志性症状。部分患者特别是重度患者或急性加重时可出现喘息胸闷。

(3) 其他　晚期患者可有体重下降，食欲减退等。

2. **体征**　早期体征不明显，随疾病进展，胸廓前后径增大，肋间隙增宽，剑突下胸骨下角增宽，呈桶状胸；呼吸动度减弱，触诊双侧语颤减弱或消失；叩诊肺部呈过清音，心浊音界缩小，肺下界和肝浊音界下降；听诊两肺呼吸音减弱，呼气延长，部分患者可闻及湿性啰音和（或）干性啰音，心率增快，心音遥远，肺动脉瓣第二心音亢进，如剑突下出现收缩期心脏搏动及其心音较心尖部明显增强时，提示并发早期肺心病。

(二) 并发症

1. **自发性气胸**　多为肺大泡破裂而成。如有突然加重的呼吸困难，并伴有明显的发绀，患侧肺部叩诊为鼓音，听诊呼吸音减弱或消失，应考虑并发自发性气胸，通过X线检查可以确诊。肺气肿时肺野透亮度增高，气胸体征不够典型，应注意鉴别。

2. **慢性呼吸衰竭**　常在COPD急性加重时因症状明显加重被发现，可见低氧血症和（或）高碳酸血症，可具有缺氧和二氧化碳潴留临床表现。

3. **慢性肺源性心脏病**　COPD引起肺血管床减少及缺氧致肺动脉痉挛、血管重构，导致肺动脉高压、右心室肥厚扩大，最终发生右心功能不全。

◎ **要点四　实验室检查及其他检查**

1. **肺功能检查**　肺功能检查是判断气流受限的主要客观指标，对COPD诊断、严重程度评价、疾病进展、预后及治疗反应有重要意义。

(1) 第1秒用力呼气容积占用力肺活量百分比（FEV_1/FVC）是评价气流受限的一项敏感指标。第1秒用力呼气容积占预计值百分比（FEV_1%预计值）是评估COPD严重程度的良好指标，其变异性小，易于操作。吸入支气管舒张药后$FEV_1/FVC<70\%$及$FEV_1<80\%$预计值者，可

确定为不完全可逆性气流受限。但同时必须注意，采用这样的固定比值来定义气流受限，对于老年人可能会导致过度诊断，而对于年龄<45岁的人群，尤其是轻度COPD患者，则可能导致漏诊。

（2）肺总量（TLC）、功能残气量（FRC）和残气量（RV）增高，肺活量（VC）减低，表明肺过度充气，有参考价值。由于TLC增加不及RV增高程度明显，故RV/TLC增高。

（3）一氧化碳弥散量（DL_{CO}）及DL_{CO}与肺泡通气量（VA）比值（DL_{CO}/VA）下降，该项指标对诊断有参考价值。

2. 影像学检查 COPD早期胸片可无变化，以后可出现肺纹理增粗、紊乱等非特异性改变，也可出现肺气肿改变。X线胸片改变对COPD诊断特异性不高，主要作为确定肺部并发症及与其他肺疾病鉴别之用。高分辨率CT，对有疑问病例的鉴别诊断有一定意义。

3. 血气分析 血气分析对判断酸碱平衡失调及呼吸衰竭的类型有重要价值。

4. 其他 COPD合并细菌感染时，外周血白细胞及中性粒细胞增高，核左移。痰培养可能查出病原菌，常见病原菌为肺炎链球菌、流感嗜血杆菌、卡他莫拉菌、肺炎克雷伯杆菌等。

◎ 要点五　诊断与鉴别诊断

（一）诊断

1. 诊断要点 主要根据吸烟等高危因素史、临床症状、体征及肺功能检查等综合分析而确定。不完全可逆性气流受限是COPD诊断的必备条件。不完全可逆性气流受限依据吸入支气管舒张药后FEV_1/FVC<70%可确定。少数无咳嗽、咳痰症状患者，只要肺功能检查时FEV_1/FVC<70%，除外其他疾病后，亦可诊断为COPD。

2. 严重程度分级 根据FEV_1/FVC、FEV_1%预计值和症状可对COPD的严重程度做出分级，见表1-1。

表1-1　慢性阻塞性肺疾病的严重程度分级

分级	分级标准
Ⅰ级：轻度	FEV_1/FVC<70%
	FEV_1≥80%预计值
	有或无慢性咳嗽、咳痰症状
Ⅱ级：中度	FEV_1/FVC<70%
	50%≤FEV_1<80%预计值
	有或无慢性咳嗽、咳痰症状
Ⅲ级：重度	FEV_1/FVC<70%
	30%≤FEV_1<50%预计值
	有或无慢性咳嗽、咳痰症状
Ⅳ级：极重度	FEV_1/FVC<70%
	FEV_1<30%预计值
	或FEV_1<50%预计值，伴慢性呼吸衰竭

3. 病程分期 急性加重期指在疾病过程中，短期内咳嗽、咳痰、气短和（或）喘息加重，痰量增多，呈脓性或黏液脓性，伴发热等症状。稳定期指患者咳嗽、咳痰、气短等症状稳定或症状较轻。

4. 严重程度的评估 为了降低未来不良健康事件的发生风险，应重视COPD给患者造成的长期和短期影响。必须对COPD患者的严重程度进行评估。临床上建议结合患者肺功能、症状评分及急性加重风险综合评估。评估的目标在于确定疾病的严重程度，包括气流受限程度、对患者健康状况的影响、未来不良事件的风险（如急性加重，住院或死亡），从而指导治疗。

（二）鉴别诊断

1. 支气管扩张症 以反复发作咳嗽、咳痰为特点，常表现为咯大量脓性痰或反复咯血。查体常有肺部固定性湿性啰音。部分胸部X片显示肺纹理粗乱或呈卷发状或多发蜂窝状影像，高分辨率CT可见支气管扩张改变。

2. 支气管哮喘 多在儿童或青少年期起病，常有家族或个人过敏史，以发作性喘息为特征，突发突止，发作时两肺满布哮鸣音，应用解痉药症状可明显缓解，也可自行缓解。哮喘的气流受限多为可逆性，其支气管舒张试验阳性。慢性支气管炎合并支气管哮喘时，表现为气流受限不完全可逆，应全面详细分析病史，以明确诊断。

3. 肺结核 活动性肺结核可有午后低热、乏力、盗汗等结核中毒症状，痰检可发现抗酸杆菌，胸部X线片检查可发现病灶。

4. 支气管肺癌 多数患者有长期吸烟病史，近期出现顽固的刺激性咳嗽、咳痰，可有痰中带血，或原有慢性咳嗽性质发生改变，胸部X线片及CT可发现占位病变。痰细胞学检查、纤维支气管镜检查以及肺活检，有利于明确诊断。

5. 弥漫性泛细支气管炎 主要见于亚裔患者，多数患者为男性和非吸烟者，几乎所有患者合并慢性鼻窦炎，胸片和CT可见弥漫性小叶中央结节影，伴充气过度征。

6. 闭塞性细支气管炎 起病年龄较轻。非吸烟者，可有风湿性关节炎病史或急性烟雾暴露。发生于肺或骨髓移植后，胸部CT呼气相可见低密度影。

◎ 要点六 西医治疗

(一) 急性加重期

1. 支气管舒张药 包括短期按需应用以暂时缓解症状和长期规则应用以减轻症状。

(1) $β_2$受体激动剂 主要有沙丁胺醇气雾剂，每次100~200μg（1~2喷），定量吸入，疗效持续4~5小时，每24小时不超过8~12喷。特布他林气雾剂亦有同样作用，可缓解症状。尚有沙美特罗、福莫特罗等长效$β_2$受体激动剂，每日仅需吸入2次。

(2) 抗胆碱能药 是治疗COPD常用的药物。主要品种为异丙托溴铵气雾剂，定量吸入，起效较沙丁胺醇慢，持续6~8小时，每次40~80μg，每天3~4次。长效抗胆碱药有噻托溴铵，选择性作用于M_1、M_3受体，每次吸入18μg，每天1次。

(3) 茶碱类 茶碱缓释或控释片，0.2g，口服，每12小时1次；氨茶碱，0.1g，口服，每日3次。

有严重喘息症状者可给予较大剂量雾化吸入治疗，如应用沙丁胺醇500μg，或异丙托溴铵500μg，或沙丁胺醇1000μg加异丙托溴铵250~500μg，通过小型雾化器给患者吸入治疗以缓解症状。

2. 持续低流量吸氧 发生低氧血症者可鼻导管吸氧，或通过文丘里（Venturi）面罩吸氧。鼻导管给氧时，吸入的氧浓度与给氧流量有关，估算公式为吸入氧浓度（%）= 21+4×氧流量（L/min）。一般吸入氧浓度为28%~30%，应避免吸入氧浓度过高，抑制呼吸中枢而引起二氧化碳潴留。

3. 控制感染 抗生素选择，应依据患者所在地常见病原菌类型及药物敏感情况。如给予β内酰胺类/β内酰胺酶抑制剂、第二代头孢菌素、大环内酯类或喹诺酮类。门诊可用阿莫西林克拉维酸1~2片，每12小时1次；头孢唑肟0.25g，口服，每日3次；头孢呋辛0.5g，口服，每日2次；左氧氟沙星0.2g，口服，每日2次；莫西沙星或加替沙星0.4g，口服，每日1次。较重者可应用第三代头孢菌素，如头孢曲松钠2g加于0.9%氯化钠注射液中静脉滴注，每天1次。住院患者当根据疾病严重程度和细菌培养及药敏试验结果选择抗生素，给药一般采取静脉滴注。

4. 糖皮质激素 对需住院治疗的急性加重期患者可考虑口服泼尼松龙30~40mg/d，也可静脉给予甲泼尼龙40~80mg，每日1次，连续5~7天。

5. 祛痰剂 溴己新8~16mg，口服，每日3次，或盐酸氨溴索30mg，口服，每日3次，酌情选用。

如患者有呼吸衰竭、肺源性心脏病、心力衰竭，具体治疗方法可参阅有关章节治疗内容。

（二）稳定期治疗

COPD稳定期初始药物治疗（2019年慢性阻塞性肺疾病全球倡议，GOLD）

≥2次中度急性加重或≥1次导致住院的急性加重	C组 长效抗胆碱能药物（LAMA）	D组 LAMA或LAMA+长效β₂受体激动剂（LABA）* 或吸入糖皮质激素（ICS）+LABA**
0或1次中度急性加重（未导致住院）	A组 一种长效支气管扩张剂	B组 LABA或LAMA
	改良版英国医学研究会呼吸问卷（mMRC）评分0~1分，慢阻肺评估测试（CAT）评分<10分	mMRC评分≥2分，CAT评分≥10分

注：*临床症状明显，CAT评分>20分；**若嗜酸性粒细胞（EOS）≥300/μL。

1. 支气管舒张药 药物同急性加重期。

2. 祛痰药 对痰不易咳出者可应用。常用药物有盐酸氨溴索（ambroxol）30mg，口服，每日3次；N-乙酰半胱氨酸（N-acetylcysteine）0.2g，口服，每日3次；或羧甲司坦（carbocisteine）0.5g，口服，每日3次；稀化黏素0.3g，口服，每日3次。

3. 糖皮质激素 有研究显示长期吸入糖皮质激素与长效β₂受体激动剂联合制剂，可增加运动耐量，减少急性加重发作频率，提高生活质量，改善肺功能。目前常用剂型有沙美特罗加氟替卡松、福莫特罗加布地奈德。适于D组患者。

4. 长期家庭氧疗（LTOT） 对COPD并发慢性呼吸衰竭者可提高生活质量和生存率。LTOT指征：①PaO_2≤55mmHg或SaO_2≤88%，有或没有高碳酸血症。②PaO_2 55~60mmHg，或SaO_2<89%，并有肺动脉高压、心力衰竭水肿或红细胞增多症（血细胞比容>0.55）。一般用鼻导管吸氧，氧流量为1.0~2.0L/min，吸氧时间10~15h/d。目的是使患者在静息状态下，达到PaO_2≥60mmHg和（或）使SaO_2升至90%。

◎ 要点七 中医辨证论治

1. 外寒内饮证

证候：咳逆喘息不得卧，痰多稀薄，恶寒发热，背冷无汗，渴不多饮，或渴喜热饮，面色青晦，舌苔白滑，脉弦紧。

治法：温肺散寒，解表化饮。

方药：小青龙汤加减。若见咳而上气，喉中水鸡声，表寒不著者，可用射干麻黄汤；若饮郁化热，烦躁而喘，脉浮，用小青龙加石膏汤。

2. 痰热郁肺证

证候：咳逆喘息气粗，烦躁胸满，痰黄或白，黏稠难咯，或身热微恶寒，有汗不多，溲黄便干，口渴，舌红，苔黄或黄腻，脉数或滑数。

治法：清肺化痰，降逆平喘。

方药：越婢加半夏汤或桑白皮汤加减。如身热重，可加石膏辛寒清气；如喘甚痰多，黏稠色黄，可加葶苈子、海蛤壳、鱼腥草、冬瓜仁、薏苡仁，清热泻肺，化痰泄浊；腑气不通，痰涌便秘，加瓜蒌仁、大黄或风化硝，通腑清肺泻壅。

3. 痰浊壅肺证

证候：咳喘痰多，色白黏腻，短气喘息，稍劳即著，脘痞腹胀，倦怠乏力，舌质偏淡，苔薄腻或浊腻，脉滑。

治法：健脾化痰，降气平喘。

方药：三子养亲汤合二陈汤加减。痰从寒化，色白清稀，畏寒，加干姜、细辛；痰浊郁而化热，按痰热郁肺证治疗；若平素脾胃虚弱者，可服用六君子汤调理。

4. 肺脾气虚证

证候：咳喘日久，气短，痰多稀白，胸闷腹胀，倦怠懒言，面色㿠白，食少便溏，舌淡白，脉细弱。

治法：补肺健脾，益气平喘。

方药：补肺汤合四君子汤加减。表虚自汗，加炙黄芪、浮小麦、大枣，或用玉屏风散；怕冷，畏风，易感冒，可加桂枝、白芍、制附片，痰多者加前胡、杏仁。

5. 肺肾气虚证

证候：呼吸浅短难续，动则喘促更甚，声低气怯，咳嗽，痰白如沫，咯吐不利，胸闷，心悸，形寒汗出，或腰膝酸软，小便清长、或尿有余沥，舌质淡或紫暗，苔白润，脉沉细无力或结代。

治法：补肺益肾，降气平喘。

方药：平喘固本汤合补肺汤加减。肺虚有寒，怕冷，舌质淡，加肉桂、干姜、钟乳石温肺散寒；兼有阴伤，低热，舌红苔少，加麦冬、玉竹、生地黄养阴清热；气虚瘀阻，颈脉动甚，面唇紫绀明显，加当归、丹参、苏木活血通脉；如见喘脱危象者，急用参附汤送服蛤蚧粉或黑锡丹补气纳肾，回阳固脱；病情稳定阶段可常服皱肺丸。

6. 阳虚水泛

证候：胸部膨满，喘咳不能平卧，咳痰清稀，心悸，面浮，下肢浮肿，甚则一身悉肿，腹部胀满有水，脘痞，纳差，尿少，怕冷，面唇青紫，舌苔白滑，舌体胖质暗，脉沉细或结代。

治法：温肾健脾，化饮利水。

方药：真武汤合五苓散加减。若水肿势剧，上凌心肺，心悸喘满，倚息不得卧者，加沉香、黑白丑、川椒目、葶苈子、万年青根行气逐水；血瘀甚，紫绀明显，加泽兰、红花、丹参、益母草、北五加皮化瘀行水。待水饮消除后，可参照肺肾气虚证论治。

细目五 支气管哮喘

支气管哮喘是由多种细胞（如嗜酸性粒细胞、肥大细胞、T淋巴细胞、中性粒细胞、气道上皮细胞等）和细胞组分参与的气道慢性炎症性疾病。这种慢性炎症与气道高反应性相关，通常出现广泛多变的可逆性气流受限，并引起反复发作性的喘息、气急、胸闷或咳嗽等症状，常在夜间和（或）清晨发作、加剧，多数患者可自行缓解或经治疗后缓解。支气管哮喘如诊治不及时，随病程的延长可产生气道不可逆性缩窄和气道重塑。

本病归属于中医学"哮病"范畴。

◎ 要点一 西医病因与发病机制

（一）病因

1. 遗传因素（宿主因素） 本病大多认为与多基因遗传有关。研究表明，其发病与气道高反应性、IgE调节基因和特异性反应相关的基因有关，这些基因共同在哮喘的发病中起着重要的作用。

2. 激发因素（环境因素） ①吸入物包括特异性和非特异性两类：前者如花粉、尘螨、动物毛屑、真菌等，后者包括硫酸、氨气、氯气、工业粉尘、油烟、甲醛、甲酸、煤气、二氧化硫等。②细菌、病毒、支原体、寄生虫、原虫等感染。③鱼、虾、奶、蛋类等食物。④药物如阿司匹林、普萘洛尔等。⑤其他如剧烈运动、气候骤然变化、妊娠、月经、精神因素等。

（二）发病机制

哮喘的发病机制可概括为免疫-炎症反应、气道高反应性及神经机制等因素相互作用。其中气道炎症是目前公认的最重要的发病机制，被认为是哮喘的本质，是导致气道高反应性的重要机制之一。体液介导和细胞介导的免疫反应则参与了哮喘的发病。气道高反应性是哮喘发生发展的另一个重要因素。患者发病的另一个重要因素是神经因素，神经因素主要表现为胆碱能神经功能亢进。

◎ 要点二 中医病因病机

本病多有宿痰内伏于肺，由于复感外邪、饮食、情志、劳倦等，诱动内伏之宿痰，致痰阻气道，痰因气升，气因痰阻，壅塞气道，壅遏肺气，肺气上逆而发病。

1. 宿痰内伏 禀赋痰盛之体，痰浊恋肺；肺失宣肃，痰浊内生或肺虚气不布津，津阻为痰，内伏于肺；脏腑功能失调，气机升降出入异常，脾胃运化不及，聚湿生痰，痰浊上干于肺；长期吸烟熏灼气道，灼液为痰。

2. 诱因触发

（1）外邪侵袭　邪气内蕴于肺，外邪引动伏痰而发病。

（2）饮食不当　寒饮内生，脾阳受困，积聚痰液；或精微过多，输布不及，停积体内，化生痰浊，引动宿痰而发病。

（3）情志内伤　肝气郁结，疏泄失职；或郁怒伤肝，肝气横逆侮脾，而致脾失健运，饮食不化，聚湿生痰，上干于肺，壅阻肺气而发病。

（4）过劳或病后体虚　肺气虚损，肺不布津，宣肃失司，气机阻滞，引动宿痰而发病。

本病病位在肺，与脾、肾、肝、心密切相关。其病性属本虚标实，病理因素以痰为主。痰主要由于肺不布津，脾失转输，肝不散精，肾失蒸腾气化，以致津液凝聚成痰，伏藏于肺，成为发病的"夙根"，遇各种诱因而引发。哮病反复发作，寒痰伤及脾肾之阳，痰热耗灼肺肾之阴，从实转虚，严重者因肺不能主治节调理心血的运行，及致命门之火不能上济于心，而使心阳同时受累，则发生"喘脱"之危候。

◎ 要点三　临床表现

1. 症状　①发作时伴有哮鸣音的呼气性呼吸困难或发作性胸闷和咳嗽；严重者被迫采取坐位或呈端坐呼吸，甚至出现发绀、汗出、干咳等，缓解前常咳大量白色泡沫痰。②哮喘症状可在数分钟内发作，经数小时至数天，经用支气管舒张剂治疗或自行缓解，某些患者在缓解数小时后可再次发作。③有时顽固性咳嗽可为唯一的症状（咳嗽变异性哮喘）；有些青少年，其哮喘症状表现为运动时出现胸闷、咳嗽和呼吸困难（运动性哮喘）。④在夜间及凌晨发作和加重常是哮喘的特征之一。⑤发作前有鼻痒、喷嚏、流涕、胸闷。

2. 体征　发作时胸部呈过度充气状态，哮喘严重发作时有"三凹征"，肺部有广泛的哮鸣音，呼气音延长；但在轻度哮喘或有些严重哮喘发作时，哮鸣音可不出现。心率增快、奇脉、胸腹反常运动和发绀常出现在严重哮喘患者中。

◎ 要点四　实验室检查及其他检查

1. 痰液检查　痰液涂片在显微镜下可见较多嗜酸性粒细胞。

2. 呼吸功能检查

（1）通气功能检测　哮喘发作时1秒钟用力呼气量（FEV_1）、1秒钟用力呼气量与肺活量比值（$FEV_1/FVC\%$）、最大呼气中期流速（MMEF）以及呼气峰值流速（PEF）等均降低。肺活量减少，残气量、功能残气量和肺总量增加，残气量与肺总量比值增大。

（2）支气管激发试验（BPT）　激发试验适用于FEV_1在预计值70%以上的患者。吸入激发剂（如组胺、乙酰甲胆碱）后通气功能下降，气道阻力增加。FEV_1下降≥20%（指在设定的激发剂量范围内），为激发试验阳性。

（3）支气管舒张试验（BDT）　常用吸入型支气管舒张剂如沙丁胺醇、特布他林及异丙托溴铵等。舒张试验阳性诊断标准：FEV_1增加>12%且FEV_1绝对值增加>200mL。

（4）PEF及其变异率的测定　哮喘发作时PEF下降。若PEF平均每日昼夜变异率>10%（每日昼夜变异率=连续7天每日PEF昼夜变异率/7）；或PEF周变异率>20%可以考虑诊断为支气管哮喘。

3. 动脉血气分析　哮喘发作严重时可有缺氧，动脉血氧分压（PaO_2）降低，二氧化碳分压（$PaCO_2$）下降，pH上升而呈呼吸性碱中毒。哮喘持续状态，气道严重阻塞，不仅缺氧，动脉氧分压下降，还可伴二氧化碳潴留，出现呼吸性酸中毒。如缺氧明显，可合并代谢性酸中毒。

4. 胸部X线检查　早期发作时可见两肺透亮度增加，缓解期多无明显异常，反复发作或并发呼吸道感染，可见肺纹理增加及炎性浸润阴影，可并发肺不张、气胸或纵隔气肿。

5. 特异性变应原的检测　目前多使用皮肤

变应原测试。

◎ 要点五 诊断与鉴别诊断

(一) 诊断标准

1. **典型哮喘的临床症状和体征**

(1) 反复发作喘息、气急，胸闷或咳嗽，夜间及晨间多发，常与接触变应原、冷空气、理化刺激以及病毒性上呼吸道感染、运动等有关。

(2) 发作时双肺可闻及散在或弥漫性哮鸣音，呼气相延长。

(3) 上述症状和体征可经治疗缓解或自行缓解。

2. **可变气流受限的客观检查** ①支气管舒张试验阳性；②支气管激发试验阳性；③平均每日PEF昼夜变异率>10%或PEF周变异率>20%。

符合上述症状和体征，同时具备气流受限客观检查中的任一条，并除外其他疾病所引起的喘息、气急、胸闷和咳嗽，可以诊断为哮喘。

咳嗽变异性哮喘：指咳嗽作为唯一或主要症状，无喘息、气急等典型哮喘症状，同时具备可变气流受限客观检查中的任一条，除外其他疾病所引起的咳嗽。

(二) 分期

哮喘可分为急性发作期、慢性持续期和临床缓解期。

1. **急性发作期** 指喘息、气急、胸闷或咳嗽等症状突然发生或症状加重，伴有呼气流量降低，常因接触变应原等刺激物或治疗不当所致。哮喘急性发作时其程度轻重不一，病情加重可在数小时或数天内出现，偶尔可在数分钟内即危及生命，故应对病情作出正确评估并及时治疗。急性发作时严重程度可分为轻度、中度、重度和危重4级。

轻度：步行或上楼时气短，可有焦虑，呼吸频率轻度增加，闻及散在哮鸣音，肺通气功能和血气检查正常。

中度：稍事活动感气短，讲话常有中断，时有焦虑，呼吸频率增加，可有三凹征，闻及响亮、弥漫的哮鸣音，心率增快，可出现奇脉，使用支气管舒张剂后PEF占预计值的60%~80%，SaO_2 91%~95%。

重度：休息时感气短，端坐呼吸，只能发单字表达，常有焦虑和烦躁，大汗淋漓，呼吸频率>30次/分，常有三凹征，闻及响亮、弥漫的哮鸣音，心率增快常>120次/分，奇脉，使用支气管舒张剂后PEF占预计值<60%，或绝对值<100/min或作用时间<2小时，PaO_2<60mmHg，$PaCO_2$>45mmHg，SaO_2≤90%，pH可降低。

危重：病人不能讲话，嗜睡或意识模糊，胸腹矛盾运动，哮鸣音减弱甚至消失，脉率变慢或不规则，严重低氧血症和高二氧化碳血症，pH降低。

2. **慢性持续期** 指病人虽然没有哮喘急性发作，但在相当长的时间内仍有不同频度和不同程度的喘息、咳嗽、胸闷等症状，可伴有肺通气功能下降。

3. **临床缓解期** 指病人无喘息、气急、胸闷、咳嗽等症状，并维持1年以上。

(三) 鉴别诊断

1. **心源性哮喘** 左心衰时可出现心源性哮喘，发作时症状与哮喘相似，但心源性哮喘多有高血压、冠状动脉粥样硬化性心脏病、风湿性心瓣膜病和二尖瓣狭窄等病史和体征。阵发性咳嗽，常咳出粉红色泡沫痰，两肺可闻及广泛的湿啰音和哮鸣音，左心界扩大，心率增快，心尖部可闻及奔马律。胸部X线检查可见心脏增大，肺淤血征，有助于鉴别。若一时难以鉴别，忌用肾上腺素或吗啡，以免造成危险。血浆脑钠肽(BNP)水平检测可用于心源性或肺源性呼吸困难的快速鉴别。

2. **慢性阻塞性肺疾病(COPD)** 多见于中老年人，有慢性咳嗽史，喘息长年存在，有加重期。患者多有长期吸烟或接触有害气体的病史。有肺气肿体征，两肺或可闻及湿啰音。但有时临床上难以严格区分COPD和哮喘，用支气管舒张剂和口服或吸入激素做治疗性试验可能有所帮助。COPD也可与哮喘同时存在。

3. 上气道阻塞 可见于中央型支气管肺癌、气管支气管结核、复发性多软骨炎等气道疾病或气管异物吸入，导致支气管狭窄或伴发感染，可出现喘鸣或类似哮喘样呼吸困难，肺部可闻及哮鸣音。但根据临床病史，特别是出现吸气性呼吸困难，以及痰液细胞学或细菌学检查、胸部X线、CT或MRI检查或支气管镜检查等，常可明确诊断。

4. 变态反应性肺浸润 可见于热带嗜酸性粒细胞增多症、肺嗜酸性粒细胞增多性浸润、多源性变态反应性肺泡炎等。致病原为寄生虫、原虫、花粉、化学药品、职业粉尘等，多有接触史，症状较轻，患者常有发热，胸部X线检查可见多发性、此起彼伏的淡薄斑片浸润阴影，可自行消失或再发。肺组织活检也有助于鉴别。

要点六 西医治疗与控制水平分级

虽然目前哮喘不能根治，但长期规范化治疗可使大多数病人达到良好或完全的临床控制。哮喘治疗的目标是长期控制症状、预防未来风险的发生，即使用最小有效剂量药物或不用药物，能使病人与正常人一样生活、学习和工作。

（一）确定并减少危险因素接触

部分病人能找到引起哮喘发作的变应原或其他非特异刺激因素，使病人脱离并长期避免接触这些危险因素是防治哮喘最有效的方法。

（二）常用药物

哮喘治疗药物分为控制性药物和缓解性药物。前者指需要长期使用的药物，主要用于治疗气道慢性炎症使哮喘维持临床控制，亦称抗炎药。后者指按需使用的药物，通过迅速解除支气管痉挛从而缓解哮喘症状，亦称解痉平喘药。

1. 激素 是控制气道炎症最有效的药物。给药途径包括吸入、口服和静脉应用等。吸入为首选途径。

（1）吸入给药 是长期治疗哮喘的首选药物。局部抗炎作用强，通过吸气过程给药，药物直接作用于呼吸道，所需剂量较小。严重哮喘患者可长期大剂量吸入激素。但全身不良反应包括皮肤瘀斑、肾上腺功能抑制和骨密度降低等。

①气雾剂给药：临床上常用的吸入激素有4种（见下表）。使用干粉吸入装置比普通定量气雾剂方便，且吸入至下呼吸道的药物量较多。

②溶液给药：布地奈德溶液经以压缩空气为动力的射流装置雾化吸入，对患者吸气配合的要求不高，起效较快，适用于轻、中度哮喘急性发作时的治疗。

（2）口服给药 泼尼松龙30~50mg/d，5~10天。适用于中度哮喘发作、慢性持续哮喘而大剂量吸入激素联合治疗无效的患者和作为静脉应用激素治疗后的序贯治疗。

（3）静脉给药 严重急性哮喘发作时，琥珀酸氢化可的松（400~1000mg/d）或甲泼尼龙（80~160mg/d）静脉注射，3~5天内停药；有激素依赖倾向者应延长给药时间，控制哮喘症状后改为口服给药，并逐步减少激素用量。

2. β_2 受体激动剂 通过对气道平滑肌和肥大细胞等细胞膜表面的 β_2 受体的作用，舒张气道平滑肌、减少肥大细胞和嗜碱性粒细胞脱颗粒和介质的释放、降低微血管的通透性、增加气道上皮纤毛的摆动等，缓解哮喘症状。可分为短效（作用维持4~6小时）和长效（维持12小时）β_2 受体激动剂。根据起效时间又可分为速效（数分钟起效）和缓慢起效（30分钟起效）两种。

β₂ 受体激动剂的分类

起效时间	作用维持时间	
	短效	长效
速效	沙丁胺醇吸入剂	福莫特罗吸入剂
	特布他林吸入剂	
	非诺特罗吸入剂	
慢效	沙丁胺醇口服剂	沙美特罗吸入剂
	特布他林口服剂	

(1) 短效 β₂ 受体激动剂（简称 SABA）常用的药物如沙丁胺醇和特布他林等。

1) 吸入给药：包括气雾剂、干粉剂和溶液等。这类药物松弛气道平滑肌作用强，通常在数分钟内起效，疗效可维持数小时，是缓解轻至中度急性哮喘症状的首选药物，也可用于运动性哮喘。压力型定量手控气雾剂（pMDI）和干粉吸入装置吸入短效 β₂ 受体激动剂不适用于重度哮喘发作；其溶液（如沙丁胺醇、特布他林、非诺特罗及其复方制剂）经雾化泵吸入适用于轻至重度哮喘发作。

2) 口服给药：沙丁胺醇、特布他林、丙卡特罗片等，通常在服药后 15~30 分钟起效，疗效维持 4~6 小时。长期、单一应用 β₂ 受体激动剂可造成细胞膜 β₂ 受体的向下调节，表现为临床耐药现象，故应予避免。

3) 贴剂给药：为透皮吸收剂型。妥洛特罗分为 0.5mg、1mg、2mg 三种剂量。

(2) 长效 β₂ 受体激动剂（简称 LABA）如沙美特罗、福莫特罗。这类 β₂ 受体激动剂的分子结构中具有较长的侧链，舒张支气管平滑肌的作用可维持 12 小时以上，联合吸入激素和 LABA 治疗哮喘，两者具有协同的抗炎和平喘作用，其作用相当于（或优于）应用加倍剂量吸入激素时的疗效，可减少较大剂量吸入激素引起的不良反应，尤其适合于中至重度持续哮喘患者的长期治疗。

3. **白三烯受体拮抗剂** 如扎鲁司特、孟鲁司特，是除吸入激素外唯一可单独应用的长效控制药，可作为轻度哮喘的替代治疗药物和中重度哮喘的联合治疗用药。

4. **茶碱类** 具有舒张支气管平滑肌的作用，并具有强心、利尿、扩张冠状动脉、兴奋呼吸中枢和呼吸肌等作用。

(1) 口服给药 包括氨茶碱和控（缓）释型茶碱。用于轻至中度哮喘发作和维持治疗。口服控（缓）释型茶碱后昼夜血药浓度平稳，平喘作用可维持 12~24 小时，尤适用于夜间哮喘症状的控制。

(2) 静脉给药 氨茶碱加入葡萄糖溶液中，缓慢静脉注射，注射速度不宜超过 0.25mg/(kg·min) 或静脉滴注，适用于哮喘急性发作且近 24 小时内未用过茶碱类药物的患者。负荷剂量为 4~6mg/kg，维持剂量为 0.6~0.8mg/(kg·min)。

5. **抗胆碱药物的应用** 可阻断节后迷走神经传出支，通过降低迷走神经张力而舒张支气管。溴化异丙托品溶液的常用剂量为 50~125μg，每天 3~4 次（经雾化泵吸入）或 20~40μg，每天 3~4 次（经 pMDI 吸入）。

6. **抗 IgE 治疗** 抗 IgE 单克隆抗体可应用于血清 IgE 水平增高的哮喘患者。目前它主要用于经过吸入糖皮质激素和 LABA 联合治疗后症状仍未控制的严重哮喘患者。

7. **变应原特异性免疫疗法（SIT）** 通过皮下给予常见吸入变应原提取液（如尘螨、猫毛、豚草等），可减轻哮喘症状和降低气道高反应性，适用于变应原明确但难以避免的哮喘患者。

8. **其他治疗哮喘药物**

(1) **抗组胺药物** 口服第二代抗组胺药物

（H_1受体拮抗剂），如酮替芬、氯雷他定、阿司咪唑、特非那丁等具有抗变态反应作用，在哮喘治疗中的作用较弱，可用于伴有变应性鼻炎哮喘患者的治疗。

（2）其他口服抗变态反应药物　应用于轻至中度哮喘的治疗，如曲尼司特、瑞吡司特等。

（3）可能减少口服糖皮质激素剂量的药物　包括口服免疫调节剂（甲氨蝶呤、环孢素、金制剂等）、某些大环内酯类抗生素和静脉应用免疫球蛋白等。

（三）治疗

1. 急性发作期的治疗

急性发作期的治疗目标是尽快缓解气道痉挛，纠正低氧血症，恢复肺功能，预防进一步恶化或再次发作，防治并发症。

轻度：经MDI吸入SABA，在第1小时内每20分钟吸入1~2喷。随后轻度急性发作时可调整为第3~4小时吸入1~2喷。效果不佳时可加缓释茶碱片，或加用短效抗胆碱药气雾剂吸入。

中度：吸入SABA（常用雾化吸入），第1小时内可持续雾化吸入。联合雾化吸入短效抗胆碱药、激素混悬液，也可联合静脉注射茶碱类。如果治疗效果欠佳，尤其是在控制性药物治疗的基础上发生的急性发作，应尽早口服激素，同时吸氧。

重度至危重度：持续雾化吸入SABA，联合雾化吸入短效抗胆碱药、激素混悬液以及静脉茶碱类药物，吸氧。尽早静脉应用激素，待病情得到控制和缓解后改为口服给药。注意维持水、电解质平衡，纠正酸碱失衡，当pH<7.20且合并代谢性酸中毒时，应适当补碱。经过上述治疗，临床症状和肺功能无改善甚至继续恶化，应及时给予机械通气治疗，其指征主要包括：呼吸肌疲劳、$PaCO_2 \geq 45mmHg$、意识改变（需进行有创机械通气）。此外，应预防呼吸道感染等。

对所有急性发作的病人都要制订个体化的长期治疗方案。

2. 慢性持续期的治疗

慢性持续期的治疗应在评估和监测病人哮喘控制水平的基础上，定期根据长期治疗分级方案作出调整，以维持病人的控制水平。

对哮喘病人进行健康教育、有效控制环境、避免诱发因素，要贯穿于整个哮喘治疗过程中。对大多数未经治疗的持续性哮喘病人，初始治疗应从第2级方案开始，如果初始评估提示哮喘处于严重未控制，治疗应从第3级方案开始。从第2级到第5级的治疗方案中都有不同的哮喘控制药物可供选择。而在每一级中缓解药物都应按需使用，以迅速缓解哮喘症状。

如果使用该级治疗方案不能够使哮喘得到控制，治疗方案应该升级直至哮喘控制为止。当控制哮喘之后并能维持至少3个月以上，且肺功能恢复并维持平衡状态，可考虑降级治疗。建议减量方案如下：①单独使用中至高剂量ICS的病人，将剂量减少50%；②单独使用低剂量ICS的病人可改为每日1次用药；③联合吸入ICS/LABA的病人，先将ICS剂量减少50%，继续使用联合治疗。当达到低剂量联合治疗时，可选择改为每日1次联合用药或停用LABA，单用ICS治疗。若病人使用最低剂量控制药物达到控制哮喘1年，并且哮喘症状不再发作，可考虑停用药物治疗。以上方案为基本原则，临床中必须个体化，以最小量、最简单的联合，不良反应最少，达到最佳哮喘控制为原则。

3. 免疫疗法

包括特异性和非特异性两种，前者又称脱敏疗法。脱敏疗法即采用特异性变应原（如花粉、螨、猫毛等）做定期反复皮下注射，剂量由低到高，以产生免疫耐受性，使患者脱敏。脱敏治疗可产生局部反应（皮肤红肿、瘙痒、皮疹等）、全身反应（包括荨麻疹、喉头水肿、支气管痉挛以至过敏性休克），因此，脱敏疗法应在具有抢救措施的医院进行。非特异性免疫疗法，如注射转移因子、卡介苗、疫苗等生物制品，以抑制变应原反应的过程，有一定的疗效。

支气管哮喘长期治疗阶梯式治疗方案（2018年支气管哮喘基层诊疗指南）

治疗方案	第1级	第2级	第3级	第4级	第5级
首选控制药物	不需使用药物	低剂量ICS	低剂量ICS/LABA	中/高剂量ICS/LABA	添加治疗，如噻托溴铵、口服激素、IgE单克隆抗体、抗IL-5药物
其他可选控制药物	低剂量ICS	LTRA 低剂量茶碱	中/高剂量ICS 低剂量ICS/LTRA（或加茶碱）	加用噻托溴铵 中/高剂量ICS/LTRA（或加茶碱）	—
缓解药物	按需使用SABA或ICS/福莫特罗复合制剂	按需使用SABA或ICS/福莫特罗复合制剂	按需使用SABA或ICS/福莫特罗复合制剂	按需使用SABA或ICS/福莫特罗复合制剂	按需使用SABA或ICS/福莫特罗复合制剂

注：该推荐适用于成人、青少年和≥6岁儿童；茶碱不推荐用于<12岁儿童；6~11岁儿童第3级治疗首选中等剂量ICS；噻托溴铵软雾吸入剂用于有哮喘急性发作史患者的附加治疗，但不适用于<12岁儿童；ICS 吸入性糖皮质激素；LTRA 白三烯调节剂；LABA 长效 $β_2$ 受体激动剂；SABA 短效 $β_2$ 受体激动剂；-无

（四）控制水平的分级

目前应用最为广泛的慢性持续期哮喘严重性评估方法为哮喘控制水平分级，这种评估方法包括目前临床控制评估和未来风险评估，临床控制又可分为良好控制、部分控制和未控制3个等级。

哮喘控制水平分级

A：哮喘症状控制		哮喘症状控制水平		
		良好控制	部分控制	未控制
过去四周，病人存在：		无	存在1-2项	存在3-4项
日间哮喘症状>2次/周	是□ 否□			
夜间因哮喘憋醒	是□ 否□			
使用缓解药物次数>2次/周	是□ 否□			
哮喘引起的活动受限	是□ 否□			

B：未来风险评估（急性发作风险，病情不稳定，肺功能迅速下降，药物不良反应）

与未来不良事件风险增加的相关因素包括：

临床控制不佳；过去一年频繁急性发作；曾因严重哮喘而住院治疗；FEV_1低；烟草暴露；高剂药物治疗

◎ 要点七 中医辨证论治

（一）发作期

1. 寒哮证

证候：呼吸急促，喉中哮鸣有声，胸膈满闷如窒，咳不甚，咳吐不爽，痰稀薄色白，面色晦滞，口不渴或渴喜热饮，天冷或受寒易发，形寒畏冷，初起多兼恶寒、发热、头痛等表证，舌质淡，舌苔白滑，脉弦紧或浮紧。

治法：温肺散寒，化痰平喘。

方药：射干麻黄汤加减。痰涌喘逆不得卧，加葶苈子泻肺涤痰；表寒内饮，可用小青龙汤，加苏子、白前、杏仁、橘皮等化痰利气；哮久阳虚，发作频繁，发时喉中痰鸣如鼾，气短不足以息，咳痰清稀，面色苍白，汗出肢冷，舌淡苔白，脉沉细者，当温阳补虚，降气化痰，用苏子降气汤，加黄芪、山茱萸、紫石英、诃子、沉香之类；阳虚甚者，加用附子、补骨脂等温补肾阳。

2. 热哮证

证候：气粗息涌，咳呛阵作，喉中哮鸣，胸高胁胀，烦闷不安，汗出，口渴喜饮，面赤口

苦，咳痰色黄或色白，黏浊稠厚，咳吐不利，舌质红，苔黄腻，脉滑数或弦滑。

治法：清热宣肺，化痰定喘。

方药：定喘汤或越婢加半夏汤加减。肺热内盛，寒邪外束，加石膏配麻黄清热解肌；表寒重，加桂枝、生姜解表；若痰鸣息涌，加葶苈子、地龙泻肺平喘；舌苔黄燥，加大黄、芒硝通腑以利肺；痰黄稠而黏伤津者，酌配海蛤粉、射干、知母、鱼腥草等加强清热化痰之力。

3. 寒包热哮证

证候：喉中哮鸣有声，胸膈烦闷，呼吸急促，喘咳气逆，咳痰不爽，痰黏色黄或黄白相兼，烦躁，发热，恶寒，无汗，身痛，口干欲饮，大便偏干，舌苔白腻，舌尖边红，脉弦紧。

治法：解表散寒，清化痰热。

方药：小青龙加石膏汤或厚朴麻黄汤加减。表寒重者，加桂枝、细辛；喘哮，痰鸣气逆者，加射干、葶苈子、苏子祛痰降气平喘；痰吐稠黄胶黏者，加黄芩、前胡、瓜蒌皮等清化痰热。

4. 风痰哮证

证候：喉中痰涎壅盛，声如拽锯，或鸣声如吹哨笛，喘急胸满，但坐不得卧，咳痰黏腻难出，或为白色泡沫痰液，无明显寒热倾向，面色青暗，起病多急，常倏忽来去，发前自觉鼻、咽、眼、耳发痒，喷嚏，鼻塞，流涕，胸部憋塞，随之迅即发作，舌苔厚浊，脉滑实。

治法：祛风涤痰，降气平喘。

方药：三子养亲汤加味。痰壅喘急，不能平卧，加用葶苈子、猪牙皂泻肺涤痰，必要时可暂予控涎丹泻肺祛痰；若感受风邪而发作者，加苏叶、防风、苍耳草、蝉蜕、地龙等祛风化痰。

（二）缓解期

1. 肺虚证

证候：喘促气短，语声低微，面色㿠白，自汗畏风，咳痰清稀色白，多因气候变化而诱发，发前喷嚏频作，鼻塞流清涕，舌淡苔白，脉细弱或虚大。

治法：补肺固表。

方药：玉屏风散加减。明显恶风畏冷者，加白芍、桂枝、生姜、红枣调和营卫；若气阴两虚，咳呛，痰少黏稠，口咽干，舌质红者，可用生脉散加北沙参、玉竹、川贝母、石斛以养阴清热化痰；阳虚甚者，加附子以助黄芪温阳益气；若肺脾两虚，食少便溏，可用补中益气汤补益肺脾，升提中气。

2. 脾虚证

证候：倦怠无力，食少便溏，面色萎黄无华，痰多而黏，咳吐不爽，胸脘满闷，纳呆，或食油腻易腹泻，每因饮食不当而诱发，舌质淡，苔白滑或薄腻，脉细弱。

治法：健脾化痰。

方药：六君子汤加减。如脾阳不振，形寒肢冷，可加附子、干姜以振奋脾阳；若痰多气促者，合三子养亲汤化痰降气定喘。

3. 肾虚证

证候：平素息促气短，呼多吸少，动则为甚，形瘦神疲，心悸，腰酸腿软，劳累后哮喘易发，或面色苍白，畏寒肢冷，自汗，舌淡苔白，质胖嫩，脉沉细；或颧红，烦热，汗出黏手，舌质淡胖嫩，苔白或舌红少苔，脉细数或沉细。

治法：补肾纳气。

方药：金匮肾气丸或七味都气丸加减。阳虚甚者，加补骨脂、淫羊藿、鹿角片以温肾阳；若肾虚不纳气者，可用蛤蚧散、胡桃肉、五味子以补肾纳气，并可常服紫河车以补肾元，养精血；若久病正虚，发病时邪少虚多，肺肾两亏，痰浊壅盛，出现张口抬肩、鼻扇气促、面青汗出、肢冷、脉浮大无根等喘脱危候者，急宜扶阳固脱，镇摄肾气，可予参附汤送服黑锡丹、蛤蚧粉，亦可参照"肺炎阴竭阳脱证"论治。

细目六 肺 炎

◎ 要点一 概述

肺炎是由细菌、病毒、真菌、支原体、衣原

体、立克次体、寄生虫等病原微生物或放射线、化学、免疫损伤、过敏及药物等引起的终末气道、肺泡腔及肺间质的炎症。主要表现为咳嗽、咳痰，或原有呼吸道症状加重，并出现脓性痰或血痰，伴或不伴胸痛。

流行病学研究表明，不同途径感染获得方式以及不同宿主的肺炎在病原学上具有不同的分布规律和临床特点。近年来关于肺炎分类倾向于按发病场所和宿主状态进行划分，可将肺炎分为社区获得性肺炎与医院获得性肺炎。其中，前者指在医院外社区环境中罹患的感染性肺实质（包括肺间质）的炎症，包括在社区有明确潜伏期的感染而发生肺炎；后者指的是患者入院时不存在也不处于潜伏期，而于入院48小时后在医院内发生的肺炎，多见于老年人、各种原发疾病的危重患者、手术后、器械检查及治疗（如使用呼吸机）者，常为混合性感染，耐药菌株多，病死率高。有感染高危因素患者常见致病菌为铜绿假单胞菌、肠杆菌属等革兰阴性杆菌，在医院感染中常居第一位和第二位。

本病归属于中医学"咳嗽""喘证""支饮"等范畴。

◎ 要点二　西医病因、发病机制与病理

（一）病因、发病机制

1. 细菌

（1）肺炎链球菌　当受寒、疲劳、醉酒或病毒感染后，由于呼吸道防御功能受损，大量肺炎链球菌被吸入下呼吸道，并在肺泡内繁殖而导致肺炎。

（2）葡萄球菌　有金黄色葡萄球菌（简称金葡菌）和表皮葡萄球菌两类。通过呼吸道感染引起肺炎，也可经血行播散感染。毒素与酶是其主要致病物质，具有溶血、坏死、杀伤白细胞及致血管痉挛的作用。金黄色葡萄球菌是化脓性感染的主要原因。

（3）肺炎克雷伯杆菌　可引起社区获得性肺炎，亦为医院获得性肺炎的病原体，常与吸入有关。口咽部、肠道、感染的泌尿道是该细菌最重要的贮存场所。在医院获得性肺炎中，医务人员的手则是最常见的传播途径。

（4）其他　甲型溶血性链球菌、流感嗜血杆菌、铜绿假单胞菌等。

2. 非典型病原体

（1）军团菌　军团菌存在于水及土壤中，多经空气传播，由呼吸道吸入而产生炎症反应，进入血液循环则可引起全身感染。

（2）支原体和衣原体　由口、鼻分泌物在空气中传播引起呼吸道感染。感染以儿童及青年人居多，传染性不强，平均潜伏期2~4周，痊愈后带菌时间长，流行表现为间歇性发病，流行可持续数月至1~2年。病原体通常潜伏在纤毛上皮之间，不侵入肺实质。

3. 病毒　如冠状病毒、腺病毒、呼吸道合胞病毒、流感病毒、麻疹病毒、巨细胞病毒、单纯疱疹病毒等。这些病毒主要通过飞沫与直接接触传播，且传播迅速、传播面广，可两种以上病毒同时感染，常继发细菌感染，可累及肺间质及肺泡，也可经血行播散感染。

4. 真菌　如白念珠菌、曲霉菌、隐球菌、肺孢子菌等都可能被吸入肺部引起肺真菌感染。当机体免疫力下降时，有些口腔寄生真菌可经呼吸道吸入引起肺部感染。另外，颈部、膈下病灶中的真菌感染亦可直接蔓延，或循淋巴、血液系统到达肺部引起肺炎。

5. 其他病原体　如立克次体、弓形虫、寄生虫等。

6. 理化因素　放射性损伤、胃酸吸入，或吸入内源性脂类物质等。

（二）病理

1. 细菌性肺炎

（1）肺炎链球菌肺炎　多呈大叶性或肺段性分布。病理变化可分为四期：早期为充血期，表现为肺组织充血、扩张、水肿和浆液性渗出；继而为红色肝变期，肺泡内有大量中性粒细胞、吞噬细胞及红细胞的渗出；进而为灰色肝变期，大量白细胞纤维蛋白渗出；最后为消散期，纤维蛋

白性渗出物溶解、吸收，肺泡重新充气。病变消散后肺组织可完全恢复正常，极个别患者肺泡内纤维蛋白吸收不完全而形成机化性肺炎。

（2）葡萄球菌肺炎　常呈大叶性分布，肺组织可有肺叶或肺段化脓性炎症或多发性脓肿，炎症和脓肿消散后，可形成肺大疱或囊状气肿，气肿破溃可形成气胸或脓气胸。

（3）克雷伯杆菌肺炎　原发性克雷伯杆菌肺炎常呈大叶性分布，以右上叶多见，继发性者多呈小叶性分布。细菌在肺泡内生长繁殖，破坏细胞壁，引起肺组织坏死、液化，形成脓腔、空洞。病变累及胸膜、心包时，可有渗出性和脓性积液，易于机化，导致胸膜粘连、增厚。

（4）军团菌肺炎　主要侵犯肺泡和细支气管，发生化脓性支气管炎，也可形成融合性大叶实变。呈多灶性，渗出物中含有大量纤维蛋白，肺泡间隙炎性细胞渗出，以中性多核细胞与巨噬细胞为主，损伤肺泡，可致肺纤维化。少数有空洞形成。

2. **病毒性肺炎**　病毒侵入细支气管上皮引起细支气管炎，侵入肺间质、肺泡引起肺炎。多表现为间质性肺炎，肺泡间隔有大量单核细胞浸润，肺泡水肿，内含纤维蛋白。病毒性肺炎多为局灶性或广泛弥漫性，偶成肺实变，病变吸收后可留有纤维化，甚至结节性钙化。

3. **支原体肺炎**　肺部病变表现为细支气管炎、支气管肺炎或间质性肺炎，常累及呼吸道黏膜。肺泡壁与间隔有中性粒细胞、单核细胞及浆细胞浸润，支气管黏膜充血，上皮细胞肿胀，形成胞浆空泡，有坏死和脱落。胸腔可有纤维蛋白渗出和少量渗液，并可发生灶性肺不张。

4. **肺炎衣原体肺炎**　一种化脓性细支气管炎，继而发生支气管肺炎或间质性肺炎。

5. **真菌性肺炎**　凝固性坏死、细胞浸润和化脓。肺部可有过敏反应、化脓性炎症反应或形成慢性肉芽肿。

6. **非感染性肺炎**

（1）放射性肺炎　为肺血管特别是毛细血管损伤、充血、水肿及细胞浸润，淋巴管扩张和透明膜形成。

（2）吸入性肺炎　吸入物刺激引起支气管痉挛，随后产生急性炎症反应和周围炎性物质浸润。由于肺泡毛细血管膜的破坏，形成间质性肺水肿，进而可遗留肺纤维化。

◎ **要点三　中医病因病机**

本病的病因包括劳倦过度，或寒温失调，起居不慎，卫外功能减弱，暴感外邪犯肺等。

1. **邪犯肺卫**　邪犯肺卫，邪正相争则发热、恶寒；肺失宣肃则咳嗽、咳痰。

2. **痰热壅肺**　热邪炽盛，灼津炼液成痰，痰热壅肺，肺络受损，清肃失司，则咳痰黄稠，或带锈色。

3. **热闭心神**　热毒炽盛，内扰心神，则烦躁不安；热闭心神，则神昏谵语，或昏愦不知。

4. **阴竭阳脱**　邪热内闭，阳郁不达；或因阳旺邪盛，邪正剧争，正气溃败，骤然外脱，则阴津失其内守，阳气不能外固，终成阴阳离决、阴竭阳脱之危候。

5. **正虚邪恋**　邪气稽留，耗伤气血阴阳。气虚则温煦推动无力，故咳嗽声低，气短神疲；阴虚火旺，则身热，手足心热，自汗或盗汗；阳虚则胸阳不振，故心胸烦闷。

本病属外感病，病位在肺，与心、肝、肾关系密切。病分虚、实两类，以实者居多。外邪内侵，邪郁于肺，化热、生痰、酿毒，三者互结于肺，发为本病。外邪或入里化热，或痰热壅盛，或热闭心神。治疗得当，邪退正复，可见热病恢复期阴虚内扰之低热、手足心热或口干舌燥之证候。若风温热邪，久羁不解，易深入下焦，下竭肝肾，导致真阴欲竭，气阴两伤。

◎ **要点四　临床表现**

（一）细菌性肺炎

1. **肺炎链球菌肺炎**

（1）症状　发病前常有受凉、淋雨、疲劳、醉酒、病毒感染史，多有上呼吸道感染的前驱症状。起病急骤，高热、寒战，全身肌肉酸痛，体温在数小时内升至39～40℃，高峰在下午或傍晚，或呈稽留热，脉率随之增速。可有患侧胸部疼痛，放射到肩部或腹部，咳嗽或深呼吸时加剧。痰少，可带血或呈铁锈色。

（2）体征　①早期肺部无明显异常体征，仅有呼吸幅度减小、叩诊轻度浊音、听诊呼吸音减低和胸膜摩擦音。②肺实变时有叩诊呈浊音、听诊语颤增强和支气管呼吸音等典型体征。消散期可闻及湿啰音。③病变累及胸膜时可有胸膜摩擦音。

2. 葡萄球菌肺炎

（1）症状　①院外感染起病较急，寒战、高热、胸痛、咳嗽、咳脓痰、痰带血丝或呈粉红色乳状，常有进行性呼吸困难、发绀。②院内感染起病稍缓慢，亦有高热、脓痰，老年人症状多不典型。

（2）体征　早期可无体征；病情发展可出现两肺散在湿啰音；病变较大或融合时可有肺实变体征。

3. 克雷伯杆菌肺炎

（1）症状　起病突然，部分患者发病前有上呼吸道感染症状，临床表现类似重症肺炎链球菌肺炎。痰液常呈砖红色胶冻状或灰绿色，为此类肺炎的特征性改变。

（2）体征　急性病容，发热，多数病人体温波动于39℃上下，常有呼吸困难甚至发绀。可有典型的肺实变体征。

4. 军团菌肺炎

（1）症状　轻者仅有全身不适、肌痛、头痛、多汗、倦怠、无力等流感样症状，可自愈。也有的病人流感症状未消失前即出现高热，体温可达39℃以上，稽留热型，寒战。咳嗽，少量黏痰，或脓痰、血痰。

（2）体征　急性病容，呼吸急促，重者发绀。体温上升与脉搏不呈比例，心率相对缓慢。发病2～3天后，大部分病人肺内出现干湿性啰音，有肺内实变体征，肝、脾及淋巴结可肿大。

（二）病毒性肺炎

1. **症状**　多发于病毒性疾病流行季节。临床症状较轻，但起病较急，初起见上呼吸道感染症状，随即出现咳嗽，多为阵发性干咳，或有少量白色黏痰，伴胸痛、气喘、持续发热等。小儿或老年患者好发重症病毒性肺炎，表现为呼吸困难、发绀、嗜睡、精神萎靡等。

2. **体征**　一般不明显，或有病变部位叩诊浊音，呼吸音减弱，散在干湿性啰音。

（三）肺炎支原体肺炎

1. **症状**　持久的阵发性刺激性呛咳为本病的突出症状，无痰或偶有少量黏痰或少量脓性痰，可有痰中带血丝。常于秋季发病。多伴有咽炎、支气管炎等呼吸道感染，起病较缓。

2. **体征**　咽部充血，耳鼓膜充血，有时颈淋巴结肿大，肺部一般无明显异常体征，呼吸音可减弱，偶可闻及干性或湿性啰音，有时全病程可无任何阳性体征。

（四）肺炎衣原体肺炎

1. **症状**　起病隐袭，临床症状较轻或无症状，与肺炎支原体肺炎相似。

2. **体征**　阳性体征少或无，也可听到受累肺叶啰音，随病情加重肺部啰音可变得明显。

3. **其他肺外表现**　鼻窦炎、中耳炎、关节炎、脑炎、甲状腺炎等。

（五）真菌性肺炎

1. 肺放线菌病

（1）症状　起病缓慢，早期可有低热或不规则发热，咳嗽较轻，黏液或脓性痰，有时带血，痰中有时可找到由菌丝缠结成的"硫黄颗粒"。

（2）体征　查体可见贫血、消瘦，偶有杵状指（趾）。

2. 肺念珠菌病

（1）症状　①支气管炎型有类似慢性支气管炎症状，全身状况良好，一般无发热，阵发性刺激性咳嗽、咳多量似白色泡沫稀痰，口腔、咽部及支气管黏膜上被覆散在点状白膜。②肺炎型类似急性细菌性肺炎，临床表现较重，可有高热、畏寒、咳嗽、憋气、咯血、乏力、胸痛。典型者咳白色粥样痰，也可呈乳酪块状，痰液有酵母臭味或口腔及痰中有甜酒样芳香味为其特征性表现。

（2）体征　支气管炎型除偶闻及肺部啰音外，可无特殊体征。肺炎型可闻及湿啰音。

（六）非感染性肺炎

1. 放射性肺炎

（1）症状　常见症状为刺激性干咳、气急和胸痛，呈进行性加重。严重者可因广泛肺纤维化而出现进行性呼吸困难、发绀，甚至呼吸衰竭。

（2）体征　放射部位皮肤萎缩和硬结，出现色素沉着。继发感染时肺部可闻及干、湿啰音和胸膜摩擦音。重症者可见端坐呼吸，发绀，呼吸音减低，亦可闻及爆裂音。

2. 吸入性肺炎

（1）症状　患者常有吸入诱因史，初期有呛咳、气急，逐渐出现呼吸困难、发绀、咳淡红色浆液性泡沫状痰，并发细菌感染时咳大量脓性痰。

（2）体征　急性期双肺可闻及较多湿啰音，伴哮鸣音，有时可见局限性肺实变体征。

◎ 要点五　实验室检查及其他检查

1. 周围血象检查

（1）大多数细菌性肺炎，血中白细胞总数可增高，以中性粒细胞增加为主，通常有核左移或细胞内出现毒性颗粒。军团菌、葡萄球菌肺炎可有贫血表现。

（2）病毒性肺炎白细胞计数可正常、稍高或偏低，淋巴细胞增多，血沉通常正常。合并细菌性感染时白细胞计数、中性粒细胞增多。

（3）肺炎支原体感染时，周围血白细胞总数正常或稍高，细胞分类正常。血沉常增快，常伴轻度贫血、网织红细胞增多。

（4）霉菌性肺炎可有中性粒细胞偏高。

2. 病原体检查

（1）痰涂片　在抗菌药物使用前具有临床意义。

（2）培养　可做痰、呼吸道分泌物及血培养，以鉴别和分离出致病菌株。

3. X线检查

（1）肺炎链球菌肺炎　早期仅见肺纹理增粗或受累的肺段、肺叶稍模糊，随病情进展可见大片炎症浸润阴影或实变影，沿大叶、肺段或亚肺段分布，实变阴影中可见支气管充气征。肋膈角可有少量胸腔积液。消散期可见散在的大小不一的片状阴影，继而变成条索状阴影，最后完全消散。

（2）葡萄球菌肺炎　X线表现具有特征性，其一为肺段或肺叶实变，其内有空洞，或小叶状浸润中出现单个或多发的液气囊腔。另一特征为X线阴影的易变性，表现为某处炎性阴影消失而在另一部位出现新的病灶，或单一病灶融合成大片阴影。痊愈后肺部阴影几乎完全消散，少数遗留条索状或肺纹理增粗、增多等。

（3）克雷伯杆菌肺炎　X线表现多种多样，肺大叶实变好发于右肺上叶、双肺下叶，有多发性蜂窝状肺脓肿形成、叶间裂弧形下坠等。

（4）军团菌肺炎　早期为单侧斑片状肺泡内浸润，继而有肺叶实变，可迅速发展至多肺叶段，以下叶多见，单侧或双侧，可伴少量胸腔积液。

（5）病毒性肺炎　X线检查可见肺纹理增多，小片状或广泛浸润，病情严重者可见双肺下叶弥漫性密度均匀的小结节状浸润影，边缘模糊，大叶实变及胸腔积液少见。

（6）支原体肺炎　肺部多种形态的浸润影，呈节段性分布，多见于肺下野，近肺门较深，逐渐向外带伸展。经3~4周病变基本可自行消散。

（7）真菌性肺炎　X线表现多种多样，除曲菌球外均缺少特征性。

（8）肺炎衣原体肺炎　X线表现以单侧下叶肺泡渗出为主，双侧病变可表现为间质性肺炎与肺泡渗出同时存在。相对症状、体征而言，X线表现异常明显。

（9）非感染性肺炎　放射性肺炎急性期在照射的肺叶上出现弥漫性模糊阴影，边缘模糊，类似支气管炎或肺水肿。后期发展为纤维化，病变呈条索状或团块状收缩或局限性肺不张。吸入性肺炎X线检查见两肺散在不规则片状模糊影，以右肺多见。

◎ 要点六　诊断与鉴别诊断

（一）诊断要点

根据病史、症状和体征，结合X线检查和痰液、血液检查，不难做出明确诊断。病原菌检测是确诊各型肺炎的主要依据。

（二）鉴别诊断

肺炎的鉴别诊断包括不同病原菌引起的肺炎之间的鉴别诊断和肺炎与其他肺部疾病的鉴别诊断。

1. 各型肺炎　革兰阳性球菌引起的肺炎多发生于青壮年，以院外感染多见。革兰阴性杆菌引起的肺炎常发生于体弱、患慢性病及免疫缺陷患者，以院内感染较多见，多起病急骤，症状较重。病毒、支原体等引起的肺炎，临床表现较轻，白细胞计数增高不显著。痰液病原体分离和血清免疫学试验有助于鉴别诊断。

2. 肺结核　其临床表现与肺炎链球菌肺炎相似，但肺结核有潮热、盗汗、消瘦、乏力等结核中毒症状，痰中可找到结核杆菌。X线见病灶多在肺尖或锁骨上下，密度不均匀，久不消散，可形成空洞和肺内播散。一般抗炎治疗无效。而肺炎链球菌肺炎经抗感染药物治疗后，体温多能很快恢复正常，肺内炎症吸收较快。

3. 急性肺脓肿　早期临床表现与肺炎链球菌肺炎相似。随病程进展，以咳出大量脓臭痰为特征。X线可见脓腔及气液平，不难鉴别。

4. 肺癌　少数周围型肺癌的X线影像与肺炎相似，但肺癌通常无显著急性感染中毒症状，周围血中白细胞计数不高，若痰中发现癌细胞则可确诊。当肺癌伴发阻塞性肺炎时，经抗生素治疗炎症虽可消退，但肿瘤阴影反而明显，或可见肺门淋巴结肿大、肺不张。如某一肺段反复发生炎症且不易消散，要警惕肺癌的发生。X线检查、CT检查、纤维支气管镜、反复痰脱落细胞学检查等有辅助意义。

5. 其他　肺炎伴剧烈胸痛时，应与渗出性胸膜炎、肺动脉栓塞相鉴别。肺动脉栓塞常有下肢深静脉血栓形成的基础，发病前无上呼吸道感染史，以咯血较多见，甚者晕厥，呼吸困难明显。相关的体征和X线影像有助于诊断。

另外，下叶肺炎可能出现腹部症状，应注意与急性胆囊炎、膈下脓肿、阑尾炎等相鉴别。

◎ 要点七　西医治疗

（一）一般治疗

注意休息，保持室内空气流通，注意隔离消毒，预防交叉感染。要保证病人有足够蛋白质、热量和维生素的摄入。鼓励饮水，轻症患者不需常规静脉输液。重症患者要积极治疗，监测神志、体温、呼吸、心率、血压及尿量等，防止可能发生的休克。

（二）病因治疗

尽早应用抗生素是治疗感染性肺炎的首选治疗手段。一经诊断，留取痰标本后，即应予抗生素治疗，不必等待细菌培养结果。疗程通常为5~7天，或在退热后3天停药，或由静脉用药改为口服，持续数日。

1. 细菌性肺炎

（1）肺炎链球菌肺炎　首选青霉素G。对青霉素过敏者，可用喹诺酮类药物口服或静脉滴注。对耐药或重症患者可改用头孢噻肟钠、头孢曲松等头孢菌素类。对多重耐药菌株感染者可用万古霉素。

（2）葡萄球菌肺炎　由于金黄色葡萄球菌对青霉素G耐药菌株的增多，现多选用耐青霉素酶的半合成青霉素或头孢菌素，常用药物有头孢呋辛、苯唑西林钠、氯唑西林等。如联合氨基糖苷类有更好疗效。严重病例或甲氧西林耐药菌株 MRSA 者，可选用万古霉素、替考拉宁等。疗程不定，金葡萄球菌肺炎无并发症者，疗程至少 10~14 天，有空洞病灶和脓胸的治疗 4~6 周。

（3）克雷伯杆菌肺炎　常选二、三代头孢菌素类与氨基糖苷类联合用药，如头孢噻肟钠或头孢他啶联合妥布霉素或阿米卡星。但要注意耳、肾毒性。

（4）军团菌肺炎　首选红霉素，但要注意消化系统的副作用。亦可与利福平联合应用，以减少细菌耐药。

2. 病毒性肺炎　主要是针对各种病毒选用有效化学药物来抑制，临床常用的如利巴韦林、阿昔洛韦、更昔洛韦、阿糖腺苷（阿糖腺嘌呤）、奥司他韦、金刚烷胺（金刚胺）等。

3. 肺炎支原体肺炎　本病具有自限性，多数患者不经治疗可自愈。病程早期可通过适当的抗生素治疗减轻症状，缩短病程。大环内酯类是治疗肺炎支原体感染的首选药物。

4. 肺炎衣原体肺炎　治疗与支原体肺炎相似，首选红霉素。

5. 真菌性肺炎　轻症患者通过消除诱因（如广谱抗生素、糖皮质激素、免疫抑制剂及体内留置导管），病情常能逐渐好转，病情严重者则应及时应用抗真菌药物，如氟康唑、两性霉素 B 等。

6. 非感染性肺炎

（1）放射性肺炎　一旦确诊，要立刻停止放射治疗。急性期可应用泼尼松口服，继发细菌性感染时应用抗生素。

（2）吸入性肺炎　首先要弄清并去除病因。继发感染时，要根据病原菌选择合适的抗生素。

（三）支持疗法

1. 咳嗽、咳痰　咳嗽剧烈时，可适当用止咳化痰药物，必要时可酌情给予小剂量可待因镇咳，但次数不宜过多。伴喘憋严重者，可用异丙肾上腺素及 α-糜蛋白酶雾化吸入，亦可用舒喘灵口服或雾化吸入，或口服氨茶碱，重者还可静滴氢化可的松。肺炎咳嗽有痰者，一般祛痰剂即可达到减轻咳嗽的作用，而不用镇咳剂。咳嗽无痰，特别是因咳嗽引起呕吐或严重影响睡眠者可服用中枢性镇咳剂。

2. 发热　尽量少用阿司匹林或其他解热药，以免过度出汗、脱水及干扰热型观察。高热不退者可用物理降温，或服用阿司匹林、扑热息痛等解热镇痛药。鼓励患者多饮水，轻症患者不需常规静脉输液。确有失液者，如因发热使水分及盐类缺失较多，可适当输注糖盐水。

3. 其他　剧烈胸痛者，可酌用少量镇痛药，如可待因。中等或重症患者（$PaO_2<60mmHg$ 或有发绀）应给氧。腹胀、鼓肠可用腹部热敷及肛管排气。若有明显麻痹性肠梗阻或胃扩张，应暂时禁食、禁饮，予以胃肠减压，直至肠蠕动恢复。烦躁不安、谵妄、严重失眠者酌用地西泮（安定）5mg 或水合氯醛 1~1.5g 等镇静剂，禁用抑制呼吸的镇静药。

（四）感染性休克的治疗

1. 控制感染　感染是休克的直接原因，只有有效地控制感染，才有可能逆转休克。抗生素使用要注意早期、足量、联合用药，最好按药物敏感试验结果选择抗生素。诊断明确者，可加大抗生素剂量或缩短给药时间。对病因不明的严重感染，首先选用广谱的强力抗菌药物，足量、联合用药，待病原菌明确以后再适当调整。

2. 补充血容量　扩容治疗是抗休克的基本方法。一般先给低分子右旋糖酐 500~1000mL/d 和生理盐水、葡萄糖盐水等以维持有效血容量。

3. 纠正酸中毒　休克时常伴有代谢性酸中毒，使心肌收缩力减弱，心输出量下降，毛细血管通透性增加而促使液体外渗，加重有效循环量的不足，同时降低机体对血管活性药物的效应，需要及时纠正。轻症常选用 5% 碳酸氢钠 100~250mL 静滴。

4. 血管活性药物的应用　在输液的同时，加用诸如多巴胺、异丙肾上腺素、间羟胺（阿拉明）等血管活性药物，能够帮助恢复血压，使收缩压维持在 90~100mmHg，以保证重要器官的血液供应。血管活性药物必须在补充血容量的情况下应用，以避免因小血管强烈收缩引起组织灌流减少。

5. **糖皮质激素的应用** 对病情危重、全身毒血症严重的患者，在强大的抗生素的支持下，可短期（3~5天）静脉滴注氢化可的松100~200mg或地塞米松 5~10mg，以促使休克好转。

6. **纠正水、电解质和酸碱紊乱** 休克状态下患者容易出现钾、钠、氯紊乱以及酸、碱中毒，需要及时纠正。

（五）局部治疗

1. **雾化吸入** 将抗菌药物和液体混合，通过超声雾化器吸入雾化微粒，直接到达气管-支气管-肺泡，以控制炎症和感染。

2. **局部灌洗** 通常采用支气管肺泡灌洗术（BAL）治疗难治性肺炎、重症肺炎合并呼吸衰竭的患者。

◎ 要点八 中医辨证论治

1. **邪犯肺卫证**

证候：发病初起，咳嗽，咳痰不爽，痰色白或黏稠色黄，发热重，恶寒轻，无汗或少汗，口微渴，头痛，鼻塞，舌边尖红，苔薄白或微黄，脉浮数。

治法：疏风清热，宣肺止咳。

方药：三拗汤或桑菊饮加减。前者辛温解表，用于风寒束肺；后者则用于风热壅肺。头痛剧烈，加野菊花、蔓荆子清利头目；痰热甚而咳痰浓稠者，加黄芩、鱼腥草清肺泄热；咽喉红肿热痛，加玄参、板蓝根以清热利咽；气分热盛，发热甚，气粗似喘，加金银花、石膏、知母；邪热伤津，口渴咽干，加沙参、天花粉以生津止渴。

2. **痰热壅肺证**

证候：咳嗽，咳痰黄稠或咳铁锈色痰，呼吸气促，高热不退，胸膈痞满，按之疼痛，口渴烦躁，小便黄赤，大便干燥，舌红苔黄，脉洪数或滑数。

治法：清热化痰，宽胸止咳。

方药：麻杏石甘汤合《千金》苇茎汤加减。若痰热盛者，可加鱼腥草、瓜蒌、黄芩等清肺化痰；痰热灼伤肺络，咯痰带血者，加白茅根、侧柏叶凉血止血。

3. **热陷心包证**

证候：神昏谵语，咳嗽气促，痰鸣肢厥，烦躁，高热不退，甚则四肢厥冷，舌红绛，苔黄而干，脉细滑数。

治法：清热解毒，化痰开窍。

方药：清营汤合菖蒲郁金汤加减。若见舌绛者加丹皮；舌干者，加石斛；神昏者，可加服安宫牛黄丸或至宝丹以清心开窍；肝风内动抽搐者，加钩藤、全蝎、地龙息风止痉。

4. **阴竭阳脱证**

证候：高热骤降，大汗淋漓，颜面苍白，呼吸急迫，四肢厥冷，唇甲青紫，神志恍惚，舌淡青紫，脉微欲绝。

治法：益气养阴，回阳固脱。

方药：生脉散合四逆汤加减。阴竭者，生脉散加味，药用西洋参、麦冬、五味子、山茱萸、煅龙骨、煅牡蛎浓煎频服。阳脱者，参附汤加味，药用人参、附子、麦冬、五味子、煅龙骨、煅牡蛎，浓煎频服。

5. **正虚邪恋证**

证候：干咳少痰，咳嗽声低，气短神疲，身热，手足心热，自汗或盗汗，心胸烦闷，口渴欲饮或虚烦不眠，舌红，苔薄黄，脉细数。

治法：益气养阴，润肺化痰。

方药：竹叶石膏汤加减。若余热未退，可用西洋参易人参，或加玄参、生地黄、地骨皮以增强养阴清虚热之功；若肺热盛咳嗽咯痰，加杏仁、桑白皮、瓜蒌皮以化痰止咳。

细目七 原发性支气管肺癌

原发性支气管肺癌简称肺癌，是最常见的肺部原发性恶性肿瘤，绝大多数起源于支气管黏膜或腺体，常有淋巴结和血行转移。肺癌早期多表现为刺激性干咳、咳痰、痰中带血等呼吸道症状，随病情进展，瘤体在胸腔内蔓延，侵犯周围组织、器官，可出现胸痛、呼吸困难、声音嘶哑、上腔静脉阻塞综合征等局部压迫症状，还可通过淋巴道、血道远处转移，晚期出现恶病质。

本病归属于中医学"肺癌""肺积""息贲"等范畴。

◎ 要点一 西医病因病理

（一）病因

吸烟、空气污染、职业危害、电离辐射、遗传因素、营养状况，其他如肺结核、慢性支气管炎、间质性肺纤维化等疾病及免疫功能低下、内分泌功能失调可能与肺癌的发生有一定关系。

（二）病理

1. 按解剖学分类

（1）中央型肺癌 发生在段支气管至主支气管的癌肿称为中央型肺癌，约占3/4，以鳞状上皮细胞癌和小细胞未分化癌较为多见。

（2）周围型肺癌 发生在段支气管以下的癌肿称为周围型肺癌，约占1/4，以腺癌较为多见。

2. 按组织学分类

（1）小细胞肺癌（SCLC） 又称小细胞未分化癌。恶性程度最高，较早出现肺外转移，对放疗和化疗较敏感。患者年龄较轻，多有吸烟史。多发生于肺门附近的大支气管，常侵犯管外肺实质，易与肺门、纵隔淋巴结融合成团块。癌细胞体积小，生长快，侵袭力强，远处转移早。确诊时多有血管受侵或转移，常转移至淋巴结、脑、肝、骨和肾上腺等。

（2）非小细胞肺癌（NSCLC）

1）鳞状上皮细胞癌（简称鳞癌）：为最常见的类型，多见于老年男性，多有吸烟史，以中央型肺癌多见。一般生长缓慢，转移晚，手术切除机会较多，5年生存率较高，癌组织易变性、坏死，形成空洞或脓肿，但对放疗和化疗的敏感性不如小细胞癌。

2）腺癌：女性多见，与吸烟关系不大，主要与肺组织炎性瘢痕关系密切。本型多表现为周围型。腺癌富含血管，故局部浸润和血行转移较鳞癌早。早期即可侵犯血管和淋巴管引起肝、脑、骨等远处转移，更易累及胸膜出现胸腔积液。

3）大细胞未分化癌（简称大细胞癌）：高度恶性的上皮肿瘤，可发生在肺门附近或肺边缘的亚段支气管，常有大片出血、坏死和空洞形成；较小细胞癌转移晚，手术切除机会较大。

4）其他：鳞腺癌、支气管腺体癌等。

◎ 要点二 中医病因病机

本病的中医病因包括正气虚损、痰浊聚肺、情志失调、烟毒内蕴、邪毒侵肺等。在这些病因的作用和影响下，肺气失宣，郁滞不行，气不布津，聚液生痰或血瘀于内，毒聚、痰湿、血瘀、气郁交结于肺，日久成积。

1. 气滞血瘀 肺气虚弱，或他脏失调，累及肺脏；邪侵久居，留滞不去，气机不畅，致气滞血瘀，久积成癥。

2. 痰湿毒蕴 水液失运，聚湿生痰，留于肺脏；或损伤脾胃，水湿痰浊内聚，贮于肺络，痰浊久居成毒，与外邪凝结，形成肿块。

3. 阴虚毒热 阴虚内热，虚火灼津，炼液成痰，血行不畅成瘀，终致痰凝、毒瘀互结于肺。

4. 气阴两虚 肺气不足，通调失职，气不布津；肺阴不足，虚火内炽，肺络受损。

总之，肺癌病位在肺，其发生发展关乎五脏，晚期更致五脏受累，气血阴阳失调。其基本病机是由于正气虚弱，毒恋肺脏瘀阻络脉，久成癥积。后期以正虚为根本，因虚致实。其虚以阴虚、气阴两虚多见，实则不外乎气滞、血瘀、痰凝、毒聚。

◎ 要点三 临床表现

1. 原发肿瘤引起的症状 咳嗽、咳痰为肺癌早期的常见症状，多为刺激性干咳或有少量黏液痰；如肿瘤导致远端支气管狭窄，表现持续性咳嗽，呈高音调金属音，为特征性阻塞性咳嗽；如继发感染时，则咳脓性痰。癌组织血管丰富，痰内常间断或持续带血，如侵及大血管可导致大咯血。如肿瘤引起支气管部分阻塞，可引起局限性喘鸣，并可有胸闷、气急等。体重下降、发热等为常见的全身症状。

2. 肿瘤局部扩展引起的症状 肿瘤侵犯胸膜或纵隔，可产生不规则钝痛；侵入胸壁、肋骨或压迫肋间神经时可致胸痛剧烈，且有定点或局部压痛，呼吸、咳嗽则加重。如肿瘤压迫大气道，可出现吸气性呼吸困难。如侵及食管可表现咽下困难，尚可引起支气管-食管瘘。如癌肿或转移性淋巴结压迫喉返神经（左侧多见），则发生声音嘶哑。如侵犯纵隔，压迫阻滞上腔静脉回流，导致上腔静脉压迫综合征，则表现头、颈、前胸部及上肢水肿淤血等。肺上沟癌（pancoast tumor）压迫颈部交感神经引起同侧霍纳（Horner）综合征（眼睑下垂、眼球内陷、瞳孔缩小、额部少汗等），或引起同侧臂丛神经压迫征。

3. 肿瘤远处转移引起的症状 如肺癌转移至脑、肝、骨、肾上腺、皮肤等组织，这些组织可出现相应的表现。右锁骨上淋巴结是肺癌常见的转移部位，可毫无症状，多位于前斜角肌区，无痛感，固定而坚硬，逐渐增大、增多并融合。

4. 肺癌的胸外表现

指肺癌非转移性的胸外表现，可出现在发现肺癌的前、后，称之为副癌综合征（paraneoplastic syndrome）。副癌综合征以 SCLC 多见，可以表现为先发症状或复发的首发征象。某些情况下其病理生理学是清楚的，如激素分泌异常，而大多数是不知道的，如厌食、恶病质、体重减轻、发热和免疫抑制。

（1）内分泌综合征（endocrine syndromes）

约12%的肺癌病人可出现内分泌综合征。内分泌综合征系指肿瘤细胞分泌一些具有生物活性的多肽和胺类物质，如促肾上腺皮质激素（ACTH）、甲状旁腺激素（PTH）、抗利尿激素（ADH）和促性腺激素等，出现相应的临床表现。

1）抗利尿激素分泌异常综合征（SIADH）：表现为低钠血症和低渗透压血症，出现厌食、恶心、呕吐等水中毒症状，还可伴有逐渐加重的嗜睡、易激动、定向障碍、癫痫样发作或昏迷等神经系统症状。低钠血症还可以由于异位心钠肽（ANP）分泌增多引起。大多数病人的症状可在初始化疗后1~4周内缓解。

2）异位 ACTH 综合征：表现为库欣综合征（Cushing syndrome），如色素沉着、水肿、肌萎缩、低钾血症代谢性碱中毒、高血糖或高血压等，但表现多不典型，向心性肥胖和紫纹罕见。由 SCLC 或类癌引起。

3）高钙血症：轻症者表现口渴和多尿；重症者可有恶心、呕吐、腹痛、便秘，甚或嗜睡、昏迷，是恶性肿瘤最常见的威胁生命的代谢并发症。切除肿瘤后血钙水平可恢复正常。常见于鳞癌病人。

4）其他：异位分泌促性腺激素主要表现为男性轻度乳房发育，常伴有肥大性肺性骨关节病，多见于大细胞癌。因 5-羟色胺等分泌过多引起的类癌综合征，表现为喘息、皮肤潮红、水样腹泻、阵发性心动过速等，多见于 SCLC 和腺癌。

（2）骨骼-结缔组织综合征（skeletal-connective tissue syndromes）

1）原发性肥大性骨关节病（hypertrophic primary osteoarthropathy）：30%病人有杵状指（趾），多为 NSCLC。受累骨骼可发生骨膜炎，表现疼痛、压痛、肿胀，多在上、下肢长骨远端。X 线显示骨膜增厚、新骨形成，γ-骨显像病变部位有核素浓聚。

2）神经-肌病综合征（neurologic-myopathic syndromes）：原因不明，可能与自身免疫反应或肿瘤产生的体液物质有关。

①肌无力样综合征（Eaton-Lambert syndrome）：类似肌无力的症状，即随意肌力减退。早期骨盆带肌群及下肢近端肌群无力，反复活动后肌力可得到暂时性改善。体检腱反射减弱。有些病人化疗后症状可以改善。70%以上病例对新斯的明试验反应欠佳，低频反复刺激显示动作电位波幅递减，高频刺激则引起波幅暂时性升高，可与重症肌无力鉴别。多见于 SCLC。

②其他：多发性周围神经炎、亚急性小脑变性、皮质变性和多发性肌炎可由各型肺癌引起；而副癌脑脊髓炎、感觉神经病变、小脑变性、边缘叶脑炎和脑干脑炎由小细胞肺癌引起，常伴有各种抗神经元抗体的出现，如抗 Hu 抗体、抗 CRMP5 和 ANNA-3 抗体。

（3）血液学异常及其他 1%~8%病人有凝血、血栓或其他血液学异常，包括游走性血栓性静脉炎（Trousseau syndrome）、伴心房血栓的非细菌性血栓性心内膜炎、弥散性血管内凝血伴出血、贫血、粒细胞增多和红白血病（leukoerythroblastosis）。肺癌伴发血栓性疾病的预后较差。其他还有皮肌炎、黑棘皮症，发生率约 1%；肾病综合征和肾小球肾炎发生率≤1%。

◎ 要点四　实验室检查及其他检查

1. 胸部 X 线检查　是发现肺癌的最基本方法。

（1）中央型肺癌　多为一侧肺门类圆形阴影，边缘毛糙，可有分叶或切迹。肿块与肺不张、阻塞性肺炎并存时，可呈现"S"形 X 线征象。局限性肺气肿、肺不张、阻塞性肺炎和继发性肺脓肿等则是支气管完全或部分阻塞而形成的间接征象。

（2）周围型肺癌　早期常有局限性小斑片状阴影，肿块周边可有毛刺、切迹和分叶，可见偏心性癌性空洞。

（3）细支气管-肺泡癌　有结节型和弥漫型两种表现。

2. 电子计算机体层扫描（CT）　可发现普通 X 线难以发现的病变，还能辨认有无肺门和纵隔淋巴结肿大，以及是否侵犯邻近器官。高分辨 CT 或螺旋 CT 可发现大于 3mm 的病灶。

肺癌胸部 CT 表现为：①中央型肺癌多表现为一侧边缘毛糙的肺门类圆形阴影，或单侧性不规则的肺门肿块等。②周围型肺癌早期表现为边缘不清的局限性小斑片状阴影，如动态观察可呈密度增高且边缘清楚的圆形或类圆形影。③细支气管-肺泡细胞癌有结节型和弥漫型两种类型。

3. 磁共振（MRI）　在明确肿瘤与大血管之间关系，以及分辨肺门淋巴结或血管阴影方面优于 CT，但它对肺门病灶分辨率不如 CT 高，也不容易发现较小的病灶。

4. 痰脱落细胞检查　是诊断肺癌的重要方法之一。

5. 纤维支气管镜检查　是诊断肺癌的主要方法，对确定病变性质、范围，明确手术指征与方式有一定帮助。

6. 病理学检查　取得病变部位组织，进行病理学检查，对肺癌的诊断具有决定性意义。

7. 放射性核素扫描检查　利用肿瘤细胞摄取放射性核素的数量与正常组织之间的差异，对肿瘤进行定位、定性诊断。

8. 开胸手术探查　若经上述多项检查仍未能明确诊断，而又高度怀疑肺癌时，可考虑行开胸手术探查。

9. 其他　肿瘤标志物检测和基因诊断，后者有助于早期诊断肺癌。

◎ 要点五　诊断与鉴别诊断

（一）诊断

对于下列情况之一的人群（特别是 40 岁以上男性长期或重度吸烟者）应提高警惕，及时进行排癌检查。

1. 刺激性咳嗽 2~3 周而抗感染、镇咳治疗无效。

2. 原有慢性呼吸道疾病，近来咳嗽性质改变者。

3. 近2~3个月持续痰中带血而无其他原因可以解释者。

4. 同一部位、反复发作的肺炎。

5. 原因不明的肺脓肿，无毒性症状，无大量脓痰，无异物吸入史，且抗感染治疗疗效不佳者。

6. 原因不明的四肢关节疼痛及杵状指（趾）。

7. X线显示局限性肺气肿或段、叶性肺不张。

8. 肺部孤立性圆形病灶和单侧性肺门阴影增大者。

9. 原有肺结核病灶已稳定，而其他部位又出现新增大的病灶者。

10. 无中毒症状的、血性、进行性增多的胸腔积液者。

（二）鉴别诊断

1. 肺结核

（1）结核球　需与周围型肺癌相鉴别。结核球多见于年轻患者，可有反复血痰史，病灶多位于上叶后段和下叶背段的结核好发部位。边界清楚，边缘光滑无毛刺，偶见分叶，可有包膜，密度高，可有钙化点，周围有结核病灶。如有空洞形成，多为中心性薄壁空洞，洞壁规则，直径很少超过3cm。

（2）肺门淋巴结结核　易与中央型肺癌相混淆。肺门淋巴结结核多见于儿童或老年，有结核中毒症状，结核菌素试验多呈强阳性，抗结核治疗有效。影像学检查有助于鉴别诊断。

（3）急性粟粒型肺结核　应与弥漫性细支气管-肺泡癌相鉴别。粟粒型肺结核表现为病灶大小相等、分布均匀的粟粒样结节，常伴有全身中毒症状，抗结核治疗有效。而肺泡癌多为大小不等、分布不均的结节状播散病灶，一般无发热，可从痰中查找癌细胞。也可以做结核菌素试验加以鉴别。

2. 肺炎　肺癌阻塞性肺炎表现常与肺炎相似。肺炎起病急骤，先有寒战、高热等毒血症状，然后出现呼吸道症状，X线为云絮影，不呈段叶分布，无支气管阻塞，少见肺不张，经抗感染治疗病灶吸收迅速而完全。而癌性阻塞性肺炎呈段或叶分布，常有肺不张，吸收缓慢，炎症吸收后可见块状影。可通过纤维支气管镜检查和痰脱落细胞学等检查加以鉴别。

3. 肺脓肿　应与癌性空洞继发感染相鉴别。原发性肺脓肿起病急，伴高热，咳大量脓痰，中毒症状明显，胸片上表现为薄壁空洞，内有液平，周围有炎症改变。癌性空洞常先有咳嗽、咯血等肿瘤症状，后出现咳脓痰、发热等继发感染症状。胸片可见癌肿块影有偏心空洞，壁厚，内壁凸凹不平。

4. 炎性假瘤　本病一般认为是肺部炎症吸收不全而遗留下的圆形病灶。多有呼吸道感染史，也可有痰中带血。X线呈单发圆形、椭圆形或哑铃形，轮廓不清，密度淡而均匀，边无分叶，有长毛样改变。

◎ 要点六　西医治疗

1. 手术　对非小细胞肺癌Ⅰ期和Ⅱ期患者应行以治愈为目标的手术切除治疗。对以同侧纵隔淋巴结受累为特征的Ⅲ期患者行原发病灶及受累淋巴结手术切除治疗。小细胞肺癌90%以上在就诊时已有胸内或远处转移，尚有潜在性血道、淋巴道转移。因此，国内主张化疗后手术，可提高患者5年生存率。

2. 化疗　小细胞肺癌对于化疗非常敏感，很多化疗药物可提高小细胞肺癌的缓解率。较大病灶经化疗后缩小，以利手术治疗及放疗。非小细胞癌对化疗反应不敏感，主张对Ⅰ、Ⅱ期病人手术后进行化疗，以防术后局部复发或远处转移。ⅢA期病人应于术前、术后进行全身化疗，ⅢB期及Ⅳ期病人已不宜手术或放疗，可通过化疗延长生存期。

3. 放疗　常规放疗适用于Ⅰ期病人年老体弱，有伴发病，已不宜手术或拒绝手术者。还常用于$N_{1~2}$的手术病人，或手术切除边缘残存肿瘤细胞。术前放疗还能缩小病灶，以便全部切除肿瘤，减少复发。放射线对癌细胞有杀伤作用，可分为根治性和姑息性两种。

4. 其他治疗方法 如支气管动脉灌注化疗（BAI）；经纤维支气管镜介导或经皮肺穿刺，将抗癌药物直接注入肿瘤及腔内放疗；激光切除等。

5. 生物缓解调节剂 如干扰素、白细胞介素-2、肿瘤坏死因子、集落刺激因子等。

6. 分子靶向治疗 为21世纪治疗恶性肿瘤的热点和方向。治疗肺癌如易瑞沙（吉非替尼，Iressa）、厄勒替尼（Tarceva）、贝伐单抗（Avastin）等药物。

◎ 要点七 中医辨证论治

中医治疗在防止复发转移、增效解毒、提高生活质量、延长生存期等方面发挥重要作用。在"谨察阴阳所在而调之，以平为期"的思想指导下，通过整体调节、双向调节及功能调节使患者精神、体质达到理想状态，恢复和增加自身的抗病和修复能力。处理好"扶正"与"祛邪"的辨证关系，根据具体情况，参考病程阶段和西医治疗反应辨证论治，不仅能使西医的一些治疗措施"减毒""增效"，而且会充分发挥中药抗癌效应，取得更好的疗效。

1. 气滞血瘀

证候：咳嗽、咳痰，或痰血暗红，胸闷胀痛或刺痛，面青唇暗，肺中积块，舌质暗紫或有瘀斑、瘀点，脉弦或涩。

治法：化瘀散结，行气止痛。

方药：血府逐瘀汤加减。脾气虚见食少、乏力、气短者，加黄芪、党参、白术；瘀滞化热，损伤气津，见口干、口舌糜烂者，加沙参、天花粉、生地黄、知母；肿块明显者，可加鳖甲、海藻、浙贝母、土鳖虫；疼痛明显者，加郁金、延胡索、五灵脂、石见穿。

2. 痰湿蕴肺证

证候：咳嗽痰多，胸闷气短，肺中积块，可见胸胁疼痛，纳差便溏，神疲乏力，舌质暗或有瘀斑，苔厚腻，脉弦滑。

治法：祛湿化痰。

方药：二陈汤合栝蒌薤白半夏汤加减。可酌加山慈菇、猫爪草、夏枯草等化痰散结；若胸闷、咳喘较甚者，可用葶苈大枣泻肺汤以泻肺行水；痰热甚而痰黄黏稠难咯者，加海蛤壳、鱼腥草、黄芩、半枝莲、白花蛇舌草清热化痰；血瘀而胸痛甚者，加郁金、乳香、延胡索行瘀止痛；脾虚纳呆食少者，加鸡内金、炒谷麦芽等健脾开胃。

3. 阴虚毒热证

证候：咳嗽，无痰或少痰，或有痰中带血，甚则咯血不止，肺中积块，心烦，少寐，手足心热，或低热盗汗，或邪热炽盛，羁留不退，口渴，大便秘结，舌质红，苔薄黄，脉细数或数大。

治法：养阴清热，解毒散结。

方药：沙参麦冬汤合五味消毒饮。可酌加龙葵、藤梨根、白花蛇舌草、干蟾皮解毒；阴虚肠燥而大便干结者，加瓜蒌、火麻仁润肠通便。

4. 气阴两虚证

证候：咳嗽无力，有痰或无痰，痰中带血，肺中积块，神疲乏力，时有心悸，汗出气短，口干，发热或午后潮热，手足心热，纳呆脘胀，便干或稀，舌质红苔薄，或舌质胖嫩有齿痕，脉细数无力。

治法：益气养阴，化痰散结。

方药：生脉散合沙参麦冬汤加减。可酌加仙鹤草补虚止血；纳呆食少者，可加砂仁、薏苡仁、山楂、神曲、炒谷麦芽；腰酸膝冷者，加补骨脂、肉豆蔻、吴茱萸、五味子。

细目八 慢性肺源性心脏病

慢性肺源性心脏病（chronic pulmonary heart disease）简称慢性肺心病，是指由支气管-肺组织、胸廓或肺血管的慢性病变引起的肺循环阻力增高，导致肺动脉高压和右心室肥大，甚至发生右心功能衰竭的心脏病。临床上除原发胸、肺疾患各种症状外，主要为呼吸及心脏功能衰竭和其他脏器受累的表现，如呼吸困难、唇甲紫绀、水肿、肝脾肿大及颈静脉怒张等。

本病归属于中医学"心悸""肺胀""喘证""水肿"等范畴。

◎ 要点一 西医病因与发病机制

（一）病因

1. 支气管、肺疾病 慢性阻塞性肺疾病（COPD）最为多见，占80%~90%，其次为支气管哮喘、支气管扩张症、重症肺结核、肺尘埃沉着症、结节病、间质性肺炎、过敏性肺泡炎、嗜酸性肉芽肿、药物相关性肺疾病等。

2. 胸廓运动障碍性疾病 较少见，严重的脊椎后凸或侧凸、脊椎结核、类风湿关节炎、胸膜广泛粘连及胸廓成形术后造成的严重胸廓或脊椎畸形，以及神经肌肉疾患如脊髓灰质炎，均可引起胸廓活动受限、肺受压、支气管扭曲或变形，导致肺功能受损。气道引流不畅，肺部反复感染，并发肺气肿或纤维化。

3. 肺血管疾病 慢性血栓栓塞性肺动脉高压、肺小动脉炎、累及肺动脉的过敏性肉芽肿病，以及原发性肺动脉高压，均可使肺动脉狭窄、阻塞，引起肺血管阻力增加、肺动脉高压和右心室负荷加重，发展成肺心病。

4. 其他 原发性肺泡通气不足及先天性口咽畸形、睡眠呼吸暂停低通气综合征等均可产生低氧血症，引起肺血管收缩，导致肺动脉高压，发展成慢性肺心病。

（二）发病机制

引起右心室扩大、肥厚的因素很多，但先决条件是肺功能和结构的不可逆性改变，发生反复的气道感染和低氧血症，导致一系列体液因子和肺血管的变化，使血管阻力增加，肺动脉血管的结构重塑，产生肺动脉高压。

1. 肺动脉高压的形成

（1）肺血管阻力增加的功能性因素 缺氧、高碳酸血症和呼吸性酸中毒使肺血管收缩、痉挛，其中缺氧是肺动脉高压形成最重要的因素。

（2）肺血管阻力增加的解剖学因素 解剖学因素系指肺血管解剖结构的变化，形成肺循环血流动力学障碍。

（3）血液黏稠度增加和血容量增多 慢性缺氧产生继发性红细胞增多，血液黏稠度增加。缺氧可使醛固酮增加，使水、钠潴留；缺氧使肾小动脉收缩，肾血流减少也加重水、钠潴留，使血容量增多。血液黏稠度增加和血容量增多，更使肺动脉压升高。

此外，肺血管性疾病、肺间质疾病、神经肌肉疾病等皆可引起肺血管的病理改变，使血管腔狭窄、闭塞，肺血管阻力增加，发展成肺动脉高压。

在慢性肺心病肺动脉高压的发生机制中，功能性因素较解剖学因素更为重要。在急性加重期经过治疗，缺氧和高碳酸血症得到纠正后，肺动脉压可明显降低，部分患者甚至可恢复到正常范围。

2. 心脏病变和心力衰竭 肺循环阻力增加时，右心发挥代偿功能，以克服肺动脉压升高带来的压力负荷增加而发生右心室肥厚。肺动脉高压早期，右心室舒张末期压仍可维持正常。随着病情的进展，特别是急性加重期，肺动脉压持续升高，超过右心室的代偿能力，右心失代偿，右心排出量下降，右心室收缩末期残留血量增加，舒张末压增高，导致右心室扩大和右心室功能衰竭。

慢性肺心病除右心室改变外，也有部分患者可发生左心室肥厚。由于缺氧、高碳酸血症、酸中毒、相对血流量增多等因素，使左心受损，可发生左心室肥厚，甚至导致左心衰竭。

3. 其他重要器官的损害 缺氧和高碳酸血症除影响心脏外，尚可导致其他重要器官如脑、肝、肾、胃肠及内分泌系统、血液系统等发生病理改变，引起多器官的功能损害。

◎ 要点二 中医病因病机

本病多因慢性咳喘反复发作，迁延不愈逐渐发展而成。发病缓慢，病程长，其病因有脏腑虚损和外感时邪两种。病因病机可概括为如下三个方面：

1. 肺脾肾虚 多是由于肺系疾患反复发作，日久不愈，损伤肺气而致。肺气虚衰，子盗母气，病久由肺及脾，累及于肾，致使肺、脾、肾三脏俱虚，是发生的主要原因。

2. 外邪侵袭 肺主气，外合皮毛，肺气既伤，表虚卫阳不固，外邪更易乘虚入侵，以致反复发作，迁延不愈，是本病发生、发展的重要因素。

3. 痰瘀互结 肺系疾患日久不愈，正气虚衰，气虚则血运无力而瘀滞，气化无权而津液停滞，成痰成饮。痰瘀互结，阻滞肺络，累及于心，是贯穿本病始终的核心病机。

总之，本病病位在肺、脾、肾、心，属本虚标实之证。早期表现为肺、脾、肾三脏气虚，后期则心肾阳虚；外邪侵袭，热毒、痰浊、瘀血、水停为标。急性发作期以邪实为主，虚实错杂；缓解期以脏腑虚损为主。

◎ **要点三 临床表现与并发症**

（一）临床表现

本病除原有肺、胸疾病的各种症状和体征外，主要是肺、心功能不全以及其他器官受累的征象，往往表现为急性发作期（肺、心功能失代偿期）与缓解期（肺、心功能代偿期）的交替出现。

1. 肺、心功能代偿期（缓解期）

（1）症状 咳嗽、咳痰、气促，活动后可有心悸、呼吸困难、乏力和劳动耐力下降。少有胸痛或咯血。

（2）体征 可有不同程度的发绀和肺气肿体征。偶有干、湿性啰音，心音遥远，三尖瓣区收缩期杂音或剑突下心脏搏动增强（提示右心室肥厚）。

2. 肺、心功能失代偿期（急性发作期）

（1）呼吸衰竭

1）症状 呼吸困难加重，夜间为甚，常有头痛、失眠、食欲下降，但白天嗜睡，甚至出现表情淡漠、神志恍惚、谵妄等肺性脑病的表现。

2）体征 明显发绀，球结膜充血、水肿，严重时可有视网膜血管扩张、视乳头水肿等颅内压升高的表现。腱反射减弱或消失，出现病理反射；因高碳酸血症出现周围血管扩张的表现，如皮肤潮红、多汗。

（2）右心衰竭

1）症状 心悸、食欲不振、腹胀、恶心等。

2）体征 周围性发绀，颈静脉怒张，心率增快，可出现心律失常，可闻及三尖瓣区舒张期杂音。肝大且有压痛，肝-颈静脉反流征阳性，下肢水肿，重者可有腹水。少数患者可出现肺水肿及全心衰竭的体征。

（二）并发症

1. 肺性脑病 本病是慢性肺、胸疾病伴有呼吸功能衰竭，出现缺氧、二氧化碳潴留而引起精神障碍、神经症状的一种综合征，为肺源性心脏病死亡的首要原因。

2. 酸碱平衡失调及电解质紊乱 呼吸衰竭时，由于动脉血二氧化碳分压升高，普遍存在呼吸性酸中毒。然而，常因体内代偿情况的不同或并存其他疾病的影响，还可出现各种不同类型的酸碱平衡失调及电解质紊乱，如慢性肺心病急性加重期，治疗前往往是呼吸酸中毒并发代谢性酸中毒及高钾血症，治疗后又易迅速转为呼吸性酸中毒并发代谢性碱中毒及低钾、低氯血症而加重神经系统症状。

3. 心律失常 心律失常多表现为房性早搏及阵发性室上性心动过速，也可有心房扑动及心房颤动。少数病例由于急性严重心肌缺氧，可出现心室颤动甚至心脏骤停。

4. 休克 休克是慢性肺心病较常见的严重并发症及致死原因之一。其发生原因有：①由于严重呼吸道-肺感染、细菌毒素所致微循环障碍引起中毒性休克。②由于严重心力衰竭、心律失常或心肌缺氧性损伤所致心排血量锐减引起心源性休克。③由于上消化道出血引起失血性休克。

5. **消化道出血** 是慢性肺心病心肺功能衰竭的晚期并发症之一，死亡率较高。其主要是无溃疡症状，常有厌食、恶心、上腹闷胀疼痛，出血时呕吐物多为咖啡色，且有柏油样便，大量出血可诱发休克。

6. **其他** 功能性肾衰竭、弥散性血管内凝血（DIC）、深静脉血栓形成等。

◎ 要点四 实验室检查及其他检查

1. **血液检查** 红细胞计数和血红蛋白常增高，红细胞压积正常或偏高。可有肝肾功能异常。电解质可有改变。细胞免疫功能如玫瑰花环试验、外周血淋巴母细胞转化试验、植物血凝素皮肤试验阳性率一般低于正常。血清中IgA、IgG常增高，血清总补体（CH_{50}、C_3、C_4）含量低于正常。

2. **X线检查** 除肺、胸基础疾病的特征外，尚可有肺动脉高压征，如肺动脉段弧突出或其高度≥3mm；右下肺动脉增宽（其横径≥15mm，横径与气管横径比值≥1.07）；肺动脉"残根征"（中央动脉扩张，外周血管纤细）；右心室增大，心脏呈垂直位（心力衰竭时可见全心扩大，但在心力衰竭控制后，心脏可恢复原来大小）。

3. **心电图检查** 慢性肺心病的心电图阳性率约为60.1%~88.2%，可呈现右房、右室增大的变化：P波高尖或"肺型P波"、电轴右偏、极度顺钟向转位、$R_{V_1}+S_{V_5}≥1.05mV$；有时在V_1、V_2甚至延至V_3，可出现酷似陈旧性心肌梗死的QS波（乃膈肌降低及心脏极度顺钟向转位所致），应注意鉴别。

4. **动脉血气分析** 代偿期可有低氧血症（$PaO_2<60mmHg$），失代偿期可出现低氧血症合并高碳酸血症（$PaCO_2>50mmHg$），提示Ⅱ型呼衰。

5. **超声心动图检查** 可显示右肺动脉内径增大，右心室流出道内径增宽（≥30mm），右心室内径增大（≥20mm），右心室前壁及室间隔厚度增加，搏动幅度增强，左、右心室内径比<2.0。二维扇形超声心动图示肺总动脉舒张期内径明显增大。多普勒超声心动图中有时出现三尖瓣反流及右室收缩压增高。

6. **右心导管检查** 经静脉送入漂浮导管至肺动脉，直接测定肺动脉和右心室压力，必要时可做慢性肺心病的早期诊断。

7. **其他** 肺功能检查对早期或缓解期慢性肺心病患者有意义。痰细菌学检查结果对急性加重期抗生素选用具有重要参考价值。

◎ 要点五 诊断与鉴别诊断

（一）诊断

1. 有慢性阻塞性肺疾病或慢性支气管炎、肺气肿病史，或其他胸肺疾病病史（原发于肺血管的疾病如特发性肺动脉高压、栓塞性肺动脉高压等可无相应病史）。

2. 存在活动后呼吸困难、乏力和劳动耐力下降。

3. 体检发现肺动脉压增高、右心室增大或右心功能不全的征象，如颈静脉怒张、$P_2>A_2$、剑突下心脏搏动增强、肝大压痛、肝颈静脉回流征阳性、下肢水肿等。

4. 心电图、X线胸片有提示肺心病的征象。

5. 超声心动图有肺动脉增宽和右心增大、肥厚的征象。

符合1~4条中的任一条加上第5条，并除外其他疾病所致右心改变（如风湿性心脏病、心肌病、先天性心脏病），即可诊断为慢性肺心病。

（二）鉴别诊断

主要应与冠状动脉粥样硬化性心脏病（冠心病）、风湿性心脏病、原发性扩张型心肌病、缩窄性心包炎等进行鉴别。

1. **冠心病** 慢性肺心病无典型心绞痛或心肌梗死的临床表现，多有胸、肺疾病史，心电图中ST-T改变多不明显，类似陈旧性心肌梗死的图形多出现于慢性肺心病急性发作期和明显右心衰竭时，随着病情好转，异常程度可减轻；或加做第1、2肋的相关导联心电图，可发现异常Q波变小或消失；心向量图有助于鉴别。

2. **风湿性心脏病** 慢性肺心病患者在三尖

瓣区可闻及吹风样SM，有时可传到心尖部，有时出现肺动脉瓣关闭不全的DM，加上右心室肥大、肺动脉高压等表现，易与风湿性心脏瓣膜病相混淆。一般通过详细询问有关慢性肺、胸疾病史，有肺气肿和右心室肥大的体征，尤其超声心动图发现瓣膜器质性狭窄或关闭不全是最重要的鉴别依据；此外，X线片、心电图、动脉血氧饱和度、二氧化碳分压等均可资鉴别。

3. 原发性扩张型心肌病、缩窄性心包炎 ①原发性扩张型心肌病多见于中青年，无明显慢性呼吸道感染史及显著肺气肿体征，无突出的肺动脉高压征，心脏增大常呈球形，常伴心力衰竭、房室瓣膜相对关闭不全所致杂音，心电图无明显顺钟向转位及电轴右偏，心脏超声常提示心腔扩大，整体收缩活动减弱，左室射血分数（LVEF）降低。②缩窄性心包炎有心悸、气促、紫绀、颈静脉怒张、肝大、腹水、浮肿及心电图低电压等，需与慢性肺心病鉴别，相关病史和典型的心室舒张受限等表现以及X线胸片（侧位常可发现心包钙化征象）可资鉴别。

◎ **要点六 西医治疗**

（一）急性加重期

1. 控制感染 根据痰菌培养及药敏试验结果选择抗生素；如痰菌检验报告未至，可根据感染的环境、痰涂片革兰染色以及临床经验选用抗生素。

2. 氧疗 通畅呼吸道，鼻导管吸氧或面罩给氧，以纠正缺氧和二氧化碳潴留。

3. 控制心力衰竭 慢性肺心病心力衰竭的治疗与其他心脏病心力衰竭的治疗有其不同之处，因为慢性肺心病患者一般在积极控制感染、改善呼吸功能后心力衰竭便能得到改善。但对部分重症患者，仍需要予以相应抗心衰治疗（如利尿药、正性肌力药或扩血管药物）。

（1）利尿药 原则上宜选用作用轻的利尿药，小剂量、短疗程、间歇给药、联合使用排钾和保钾利尿剂（如氢氯噻嗪和螺内酯合用）。严重水钠潴留而需迅速减轻容量负荷者可用呋塞米。

使用时应注意：①应用利尿药后可出现低钾、低氯性碱中毒，痰液黏稠不易排痰和血液浓缩，应注意预防。②长期大剂量使用利尿剂会出现水、电解质紊乱和容量不足（如体位性低血压）等，应引起重视并予以避免。

（2）正性肌力药 原则是选用小剂量（一般约为常规剂量的1/2或2/3量）、作用快、排泄快、静脉使用的洋地黄类药物（如西地兰）。应用指征：①感染已被控制、呼吸功能已改善、用利尿剂后仍有反复水肿的心力衰竭患者。②以右心衰竭为主要表现而无明显感染的患者。③合并急性左心衰竭的患者。

使用时应注意：①用药前应注意纠正缺氧，防治低钾血症，以免发生药物毒性反应。②不宜以心率作为衡量洋地黄类药物的应用和疗效考核指征，因低氧血症、感染等均可使心率增快。

（3）血管扩张药 血管扩张药在扩张肺动脉的同时也扩张体循环动脉，往往造成体循环血压下降，反射性产生心率增快、氧分压下降、二氧化碳分压上升等不良反应，因而限制了血管扩张药在慢性肺心病的临床应用。钙拮抗剂、一氧化氮（NO）、川芎嗪等有一定的降低肺动脉压效果，可考虑酌情使用。

4. 控制心律失常 慢性肺心病一般经过治疗，感染控制、缺氧纠正后，心律失常可自行消失。如果持续存在可根据心律失常的类型选用药物，但应避免使用β受体阻滞剂，以免引起支气管痉挛。

5. 抗凝治疗 应用普通肝素或低分子肝素，防止肺微小动脉原位血栓形成；并降低黏稠度，有利于减轻肺动脉高压。

6. 其他并发症治疗 ①肺性脑病除上述治疗措施外，还应注意纠正酸碱平衡失调和电解质紊乱；发现脑水肿时，可快速静脉滴注20%甘露醇，常用量为每千克体重1~2g，必要时6~8小时重复一次；肺性脑病出现兴奋、躁动时慎用镇静剂。②消化道出血、休克、肾衰竭、弥散性血管内凝血等应给予对症治疗。

（二）缓解期

1. 呼吸锻炼。
2. 增强机体抵抗力，预防呼吸道感染。
3. 家庭氧疗。
4. 积极治疗和改善基础支气管、肺疾病，延缓基础疾病进展。
5. 去除急性加重的诱因。

◎ 要点七　中医辨证论治

1. 急性加重期

（1）痰浊壅肺证

证候：咳嗽痰多，色白黏腻或呈泡沫样，短气喘息，稍劳即著，脘痞纳少，倦怠乏力，舌质偏淡，苔薄腻或浊腻，脉滑。

治法：健脾益肺，化痰降气。

方药：苏子降气汤加减。胸满喘促不能平卧，加葶苈子、茯苓以泻肺利水；兼气虚而见气短乏力、自汗，加白术、党参以健脾益气；血瘀明显者，加赤芍、桃仁以活血化瘀。

（2）痰热郁肺证

证候：喘息气粗，烦躁，胸满，咳嗽，痰黄或白，黏稠难咳，或身热，微恶寒，有汗不多，溲黄便干，口渴，舌红，舌苔黄或黄腻，边尖红，脉数或滑数。

治法：清肺化痰，降逆平喘。

方药：越婢加半夏汤加减。痰热内盛，不易咯吐者，加鱼腥草、瓜蒌皮、浙贝母以清肺豁痰；痰热伤津，口干舌燥，加天花粉、知母、芦根以清热生津；痰鸣喘息，不得平卧，加射干、葶苈子泻肺平喘；血瘀明显者，加赤芍、桃仁以活血化瘀。

（3）痰蒙神窍证

证候：神志恍惚，谵语，烦躁不安，撮空理线，表情淡漠，嗜睡，昏迷，或肢体瞤动，抽搐，咳逆，喘促，咳痰不爽，苔白腻或淡黄腻，舌质暗红或淡紫，脉细滑数。

治法：涤痰开窍，息风止痉。

方药：涤痰汤加减，另服安宫牛黄丸或至宝丹。肝风内动抽搐者，加钩藤、全蝎、羚羊角粉以平肝息风。

（4）阳虚水泛证

证候：面浮，下肢肿，甚则一身悉肿，腹部胀满有水，心悸，咳喘，咳痰清稀，脘痞，纳差，尿少，怕冷，面唇青紫，舌胖质暗，苔白滑，脉沉细。

治法：温肾健脾，化饮利水。

方药：真武汤合五苓散加减。发绀明显者，加泽兰、红花、北五加皮以活血利水；水肿较剧，上凌心肺者，加汉防己、川椒目、葶苈子以泻肺逐水。

2. 缓解期

（1）肺肾气虚证

证候：呼吸浅短难续，声低气怯，甚则张口抬肩，倚息不能平卧，咳嗽，痰白清稀如沫，胸闷，心慌形寒，汗出，舌淡或暗紫，脉沉细微无力，或结代。

治法：补肺纳肾，降气平喘。

方药：补肺汤加减。肾不纳气者，加胡桃肉、沉香以纳气定喘；肺虚有寒，怕冷，舌质淡者，加肉桂、干姜、细辛以温肺散寒；如见喘脱危象者，急用参附汤送服蛤蚧粉或黑锡丹补气纳肾，回阳固脱。

（2）气虚血瘀证

证候：喘咳无力，气短难续，痰吐不爽，心悸，胸闷，口干，面色晦暗，唇甲紫绀，神疲乏力，舌淡暗，脉细涩无力。

治法：益气活血，止咳化痰。

方药：生脉散合血府逐瘀汤加减。若痰多咯吐不利者，加紫菀、款冬花、贝母以化痰止咳；若阴虚肺热，面红者，加沙参、百合、玉竹以滋阴清热。

细目九　呼吸衰竭

呼吸衰竭是指各种原因引起的肺通气和（或）换气功能严重障碍，以致在静息状态下亦不能维持足够的气体交换，导致低氧血症伴（或不伴）高碳酸血症，从而引起一系列生理功能和代谢紊乱的临床综合征。临床表现为呼吸困难、发绀等。确诊需做动脉血气分析，在海平面正常大气压、静息状态、呼吸空气、无异常血液分流的情况下，动脉血氧分压（PaO_2）<60mmHg，伴或不伴二氧化碳分压（$PaCO_2$）>50 mmHg，并排除心内解剖分流和原发于心排血量降低等致低氧因素，即称为呼吸衰竭，简称"呼衰"。

急性呼吸衰竭是指原呼吸功能正常，由于各种肺组织病变、呼吸道阻塞性疾病、肺血管病变、胸廓及胸膜病变、神经中枢及神经肌肉等疾病的迅速发展，或突发原因如溺水、电击、创伤、颈椎外伤、吸入毒气及严重感染、休克、有机磷中毒等，导致呼吸抑制，在短时间内引起严重气体交换障碍，造成缺氧或合并二氧化碳潴留。由于病情迅速发展，机体来不及很好地代偿，若抢救不及时，会危及患者的生命。

慢性呼吸衰竭是指某些慢性疾病，包括呼吸和神经肌肉系统疾病等，导致呼吸功能损害逐渐加重，经过较长时间才发展为呼吸衰竭。慢性呼吸衰竭虽有缺氧或伴二氧化碳潴留，但可通过机体代偿适应，生理功能障碍和代谢紊乱较轻。最常见的病因是慢性阻塞性肺疾病。

根据本病临床表现，可归属于中医学"喘证""喘脱""厥证"等范畴。

◎ 要点一　西医病因与发病机制

（一）病因

1. **气道阻塞性疾病**　气管-支气管的炎症、痉挛、肿瘤、异物、纤维化瘢痕等引起气道阻塞和肺通气不足，或通气/血流比例失调，导致缺氧和CO_2潴留，发生呼吸衰竭。

2. **肺组织病变**　各种累及肺泡和（或）肺间质的病变，如肺炎、肺气肿、严重肺结核、弥漫性肺纤维化、肺水肿、矽肺等，均可致参与呼吸的肺泡减少、有效弥散面积减少、肺顺应性减低，使通气/血流比例失调，导致缺氧或合并CO_2潴留，引起呼吸衰竭。

3. **肺血管疾病**　肺血管炎、肺栓塞等可引起通气/血流比例失调，或部分静脉血未经过氧合直接流入肺静脉，发生低氧血症，导致呼吸衰竭。

4. **胸廓及胸膜疾病**　强直性脊柱炎、类风湿性脊柱炎、脊柱畸形、胸部外伤造成连枷胸、严重的自发性或外伤性气胸、大量胸腔积液或伴有胸膜肥厚与粘连等，均可影响胸廓活动和肺脏扩张，造成通气减少及吸入气体分布不均，导致肺通气和换气功能障碍，引起呼吸衰竭。

5. **神经肌肉病变**　颅脑外伤、脑血管疾病、脑炎以及镇静催眠剂中毒，可直接或间接抑制呼吸中枢。脊髓灰质炎、重症肌无力、有机磷中毒、脊髓颈段或高位胸段损伤（肿瘤或外伤）、多发性神经炎、破伤风以及严重的钾代谢紊乱，均可累及呼吸肌，造成呼吸肌无力、疲劳、麻痹，导致呼吸动力下降而引起肺通气不足。

（二）发病机制

发生缺氧和二氧化碳潴留的主要机制有通气不足、弥散障碍、通气/血流比例失调及氧耗量增加。

1. **通气不足**　正常成人在静息状态下有效肺泡通气量约为4L/min，才能维持正常的肺泡氧分压（PaO_2）和二氧化碳分压（$PaCO_2$）。肺泡通气量减少会引起PaO_2下降和$PaCO_2$上升，从而引起缺氧和CO_2潴留。

2. **弥散障碍**　气体通过肺泡膜进行交换的物理弥散过程发生障碍。气体弥散的速度取决于肺泡膜两侧气体分压差，气体弥散系数，肺泡膜的弥散面积、厚度和通透性，同时气体弥散量还受血液与肺泡接触时间以及心排出量、血红蛋白含量、通气/血流比例的影响。静息状态时，流经肺泡壁毛细血管的血液与肺泡接触的时间约为0.72秒，而O_2完成气体交换的时间为0.25~0.3秒，CO_2则只需0.13秒，并且O_2的弥散能力仅为CO_2的1/20，故在弥散障碍时，通常以低氧血症为主。

3. **通气/血流比例失调**　正常通气/血流比

例为0.8，若大于正常，如肺栓塞，进入肺泡的部分气体不能与血流进行充分换气，造成无效通气，徒然增加呼吸功能和氧耗，引起缺氧。若小于正常，如气道阻塞、肺不张，由于通气减少，流经肺泡周围的静脉血就不能充分取得氧和排除二氧化碳而进入动脉，造成生理性静-动脉分流。不论是无效通气还是静-动脉分流，都影响气体交换，其表现往往以缺氧为主。

4. 肺内动-静脉解剖分流增加 肺动脉内的静脉血未经氧合直接流入肺静脉，导致PaO_2降低，是通气/血流比例失调的特例，常见于肺动-静脉瘘。这种情况下，提高吸氧浓度并不能提高分流静脉血的血氧分压。分流量越大，吸氧后提高动脉血氧分压的效果越差，若分流量超过30%，吸氧并不能明显提高PaO_2。肺部病变如肺泡萎缩、肺不张、肺水肿和肺炎实变等均可引起肺动-静脉样分流增加。

5. 氧耗量增加 氧耗量增加是呼吸功能不足时加重缺氧的原因之一。发热、寒战、呼吸困难和抽搐等都能增加氧耗量。

◎ 要点二 中医病因病机

本病是由于肺气虚衰、感受邪毒所致。肺失主气之功，一则不能贯心脉以助行血，行气血上助心脉；二则肺气壅塞失降，肝气难升，则脏腑气机升降失调。病久损及脾、肾、心诸脏，肺失通调，脾失运化，肾失开合，则三焦决渎失司，水饮泛溢肌肤，凌心射肺，最终可致阳微欲脱。

1. 痰浊阻肺 素有痰疾，兼感风寒，肺失宣肃；或因脾阳不足，聚湿成痰，上干于肺。痰浊阻肺，肺失宣降，肺气上逆，则呼吸急促，痰涎黏稠，不易咳出；痰气搏结，上涌气道，则喉中痰鸣；痰浊或寒饮凝闭于肺，肺气不利，则胸中窒闷。

2. 肺肾气虚 久病咳喘，耗伤肺气，病久及肾；或劳伤太过，先天不足，老年体弱，肾气亏虚，纳气无权。肺气虚，呼吸失司，则咳嗽痰白、咳吐不利；卫表不固，则形寒汗出；肾气虚，纳气无权，气不归原，则呼吸短浅难续，甚则张口抬肩，不能平卧。

3. 脾肾阳虚 咳久伤肺，损及脾肾阳气，虚寒内生，温化无权，水谷不化，则咳喘、心悸、腹胀；脾肾阳虚，则浮肿、尿少、肢冷。

4. 痰蒙神窍 湿浊酿痰，阻遏气机；或痰浊内盛，夹肝风内扰，致痰浊蒙闭心神。痰浊内阻，清阳不升，浊阴不降，气血不畅，则呼吸急促，或伴痰鸣；痰浊上蒙心神，神明失司，则神志恍惚，谵语，烦躁不安，嗜睡。

5. 阳微欲脱 在阳气由虚而衰基础上的进一步发展，亦可因阴寒之邪极盛而致阳气暴伤，或瘀痰阻心等使阳气暴脱，则喘逆剧甚，张口抬肩，鼻翼扇动，面色苍白，冷汗淋漓，四肢厥冷。

本病病位在肺，发生发展与脾、肾、心密切相关。病机总属本虚标实，本虚为肺、脾、肾、心虚，标实为痰浊、瘀血、水饮。肺、脾、肾、心虚损为本病发生的主要内因，感受外邪是本病的主要诱因，痰浊壅肺、血瘀水阻是产生变证的主要根源。

◎ 要点三 临床表现

（一）急性呼吸衰竭的临床表现

急性呼吸衰竭的临床表现主要是低氧血症所致的呼吸困难和多器官功能障碍。

1. 呼吸困难 为呼吸衰竭最早出现的症状，可表现为频率、节律和幅度的改变。较早表现为呼吸频率增快，病情加重时出现呼吸困难，辅助呼吸肌活动加强，出现三凹征。呼吸节律的改变出现在中枢性疾病或中枢神经抑制性药物所致的呼吸衰竭，表现为潮式呼吸、比奥呼吸等。

2. 发绀 是缺氧的典型表现。当动脉血氧饱和度低于90%时，可在血流量较大的口唇、指甲出现发绀。另应注意，因发绀的程度与还原型血红蛋白含量相关，所以红细胞增多者发绀更明显，贫血者则发绀不明显或不出现，故发绀与缺氧并不等同。严重休克等原因引起末梢循环障碍的患者，即使动脉血氧分压尚正常，也可出现发绀，称作周围性发绀；而真正由于动脉血氧饱和度降低引起的发绀,称作中央性发绀。发绀还受皮肤色素及心功能的影响。

3. 精神神经症状 精神神经症状不仅与缺氧和二氧化碳潴留有关,而且与人体适应性与代偿性有关。急性呼吸衰竭的精神神经症状明显,急性缺氧时可出现精神错乱、躁狂、昏迷、抽搐等症状。如合并急性二氧化碳潴留,可出现嗜睡、淡漠、扑翼样震颤,以至呼吸骤停。

4. 循环系统表现 多数患者有心动过速。严重低氧血症、酸中毒可引起心肌损害。亦可引起周围循环衰竭、血压下降、心律失常、心搏停止。

5. 消化和泌尿系统表现 严重呼吸衰竭可导致肝功能损伤,部分病例可出现丙氨酸氨基转移酶升高;同时,严重呼衰还可影响肾功能,出现血浆尿素氮升高,甚至个别病例可出现尿蛋白、红细胞和管型。严重呼衰还可损伤胃肠道黏膜屏障功能,导致胃肠道黏膜充血、水肿、糜烂、渗血或应激性溃疡,甚至引起上消化道出血。

(二)慢性呼吸衰竭的临床表现

除导致慢性呼吸衰竭原发疾病的症状体征外,主要临床表现是缺氧和二氧化碳潴留所致的呼吸困难和多脏器功能紊乱。

1. 呼吸困难 大多数患者最早出现的临床表现为慢性呼吸困难,由呼吸器官引起的周围性呼吸衰竭(如COPD),表现为呼吸费力,严重时呼吸浅快,辅助呼吸肌活动加强,呈点头和抬肩呼吸。并发二氧化碳潴留,可出现缓慢呼吸和潮式呼吸,如发生二氧化碳麻醉时,无明显呼吸困难。中枢性呼吸衰竭的患者可无气促主诉,如中枢神经抑制、药物中毒则表现为呼吸匀缓,昏睡,严重者呈潮式呼吸、间歇性或抽泣样呼吸。

2. 神经精神症状 慢性呼吸衰竭的缺氧多表现智力或定向功能障碍。伴二氧化碳潴留时常表现为先兴奋(如失眠、烦躁、躁动、夜间失眠而白天嗜睡等)后抑制。兴奋症状出现时,切忌用镇静剂或安眠药,以免加重二氧化碳潴留,导致肺性脑病。肺性脑病表现为神志淡漠、肌肉震颤或扑翼样震颤、间歇抽搐、昏睡甚至昏迷。

3. 血液循环系统 长期缺氧、二氧化碳潴留引起肺动脉高压,发生右心衰,表现为全身体循环淤血征,如全身浮肿、肝脏肿大、颈静脉怒张等。严重缺氧可致心律失常,血压升高,心率加快;严重缺氧致酸中毒时可引起心肌损害、周围循环衰竭、血压下降、心律失常、心脏停搏。二氧化碳潴留还可引起脑血管扩张,产生搏动性头痛。

◎ 要点四 实验室检查及其他检查

1. 动脉血气分析(ABG)

(1) 氧分压(PaO_2)和二氧化碳分压($PaCO_2$) Ⅰ型呼吸衰竭的血气特点为PaO_2<60mmHg,$PaCO_2$≤50mmHg。Ⅱ型呼吸衰竭的血气特点为PaO_2<60mmHg,$PaCO_2$>50mmHg。

(2) 二氧化碳分压($PaCO_2$) 当$PaCO_2$升高、pH正常时,称为代偿性呼吸性酸中毒;若$PaCO_2$升高,pH<7.35,则称为失代偿性呼吸性酸中毒。

(3) pH值和H^+的测定 正常动脉血H^+浓度为(40±5)mmol/L,pH低于正常或H^+高于正常范围为酸血症,pH高于正常或H^+低于正常值范围为碱血症。

(4) 标准碳酸氢盐(SB)和实际碳酸氢盐(AB) SB是在标准条件下测得的HCO_3^-含量(正常值为22~26mmol/L,平均24mmol/L)。AB是在实际条件下所测得的HCO_3^-含量(正常人SB=AB)。SB增高可能是代谢性碱中毒或代偿的呼吸性碱中毒,AB与SB之差值反映呼吸对酸碱影响的程度,如AB>SB表示二氧化碳潴留,为呼吸性酸中毒,AB<SB表示二氧化碳排出量增多,可能为代偿的代谢性酸中毒或代偿的呼吸性碱中毒,也可为代谢性酸中毒和呼吸性碱中毒并存。而AB>SB则可能为代偿的代谢性碱中毒或代偿的呼吸性酸中毒,也可为代谢性碱中毒合并呼吸性碱中毒。

(5) 剩余碱(BE)和碱缺乏(BD) BE表示代谢性碱中毒,BD表示代谢性酸中毒。代谢性酸中毒时，BE 负值增大；代谢性碱中毒时，BE 正值增大。原发性代谢性碱中毒或继发性酸中毒时，BE>3mmol/L；原发性酸中毒或继发性碱中毒时，BE<3mmol/L。

2. 其他辅助检查 根据原发疾病作相应的辅助检查，如 X 线胸片，脑或肺 CT，痰培养，肝、肾功能检查及血电解质测定等。

要点五 诊断

呼吸衰竭除原发疾病和低氧血症及二氧化碳潴留导致的临床表现外，其诊断主要依靠血气分析，而结合肺功能、胸部影像学和纤维支气管镜等检查对于明确呼吸衰竭的原因至为重要。

1. 动脉血气分析 对于判断呼吸衰竭、病情的严重程度，指导氧疗、机械通气、纠正酸碱失衡及电解质紊乱等治疗具有重要意义。呼吸衰竭的诊断标准为在海平面、标准大气压、静息状态、呼吸空气条件下，PaO_2<60mmHg，伴或不伴有 $PaCO_2$>50mmHg。仅有 PaO_2<60mmHg 为 Ⅰ 型呼吸衰竭；若伴有 $PaCO_2$>50mmHg 者，则为 Ⅱ 型呼吸衰竭。pH 可反映机体的代偿状况，有助于急性或慢性呼吸衰竭的鉴别：当 $PaCO_2$ 升高、pH 正常时，称为代偿性呼吸性酸中毒；若 $PaCO_2$ 升高，pH<7.35，则称为失代偿性呼吸性酸中毒。同时，临上还要结合患者年龄、海拔高度、氧疗等多种因素具体分析。

2. 肺功能检测 通过肺功能的检测，能判断通气功能障碍的性质（阻塞性、限制性或混合性）及是否合并有换气功能障碍，并对其严重程度进行判断。而呼吸肌功能测试能够提示呼吸肌无力的原因和严重程度。但对于某些重症患者，肺功能检测受到一定限制。通常的肺功能检测包括肺活量（VC）、用力肺活量（FVC）、第 1 秒用力呼气量（FEV_1）和呼气峰流速（PEF）等。

3. 胸部影像学检查 包括 X 线胸片、胸部 CT 和放射性核素肺通气/灌注扫描、肺血管造影等，有助于呼吸衰竭原因的分析。

4. 纤维支气管镜检查 对于明确大气道情况和取得病理学证据具有重要意义。

要点六 西医治疗

1. 保持呼吸道通畅 对于任何类型的呼吸衰竭，保持气道通畅是最基本、最重要的治疗措施。气道不畅使呼吸阻力增加，呼吸功消耗增多，会加重呼吸肌疲劳；气道阻塞致分泌物排出困难将加重感染，同时也可能发生肺不张，使气体交换面积减少。气道如发生急性完全性阻塞，患者会因窒息而在短时间内死亡。

（1）昏迷患者应使其处于仰卧位，头后仰，托起下颌并将口打开。

（2）清除气道内分泌物及异物可用多孔导管将口腔、鼻腔、咽喉部的分泌物和胃内反流物吸出。对痰多不易咯出者，可用 0.9%氯化钠注射液加 α-糜蛋白酶、庆大霉素做超声雾化吸入等。咳痰无力的患者，可采用翻身、拍背、体位引流的措施帮助排痰，对有气道痉挛的患者，雾化吸入支气管扩张剂（如 0.1%～0.2%的沙丁胺醇，或氨茶碱），以协助痰液排出。咽喉部和气管内痰液，可用吸痰器抽吸。痰液干结，有脱水表现者，应适当补液，稀释痰液，以利排痰。

（3）必要时建立人工气道（一般包括简便人工气道、气管插管及气管切开）。气管插管和气管切开是重建呼吸通道最可靠的方法。在病情危重不具备插管条件时可应用简便人工气道临时替代，主要有口咽通气道、鼻咽通气道和喉罩。

2. 氧疗 纠正缺氧是保护重要器官和抢救成功的关键，通过增加吸入氧浓度来纠正患者缺氧状态的治疗方法即为氧疗。

（1）吸氧浓度 确定吸氧浓度的原则是保证 PaO_2 迅速提高到 60mmHg 或脉搏容积血氧饱和度（SpO_2）达 90%以上的前提下，尽量减低吸氧浓度，避免长时间高浓度给氧而导致急性氧中毒。Ⅰ 型呼吸衰竭的主要问题为氧合功能障碍而通气功能基本正常，较高浓度（>35%）给氧可以迅速缓解低氧血症而不会引起二氧化碳潴留；对于伴有二氧化碳潴留的 Ⅱ 型呼吸衰竭，往往需要低浓度给氧，以免吸入氧浓度过高致血氧浓度迅速提高而抑制呼吸，加重二氧化碳潴留。

（2）吸氧装置　鼻导管或鼻塞的优点为简单、方便，不影响患者咳痰、进食。缺点为氧浓度不恒定，易受患者呼吸的影响；因高流量时对局部黏膜有刺激，故氧流量不能大于7L/min。吸入氧浓度与氧流量的关系：吸入氧浓度（%）= 21+4×氧流量（L/min）。面罩主要包括简单面罩、带储气囊无重复呼吸面罩和文丘里面罩，其优点为吸氧浓度相对稳定，可按需调节，对鼻黏膜刺激小，缺点为在一定程度上影响患者咳痰、进食。

3. 控制感染　呼吸道或肺部感染是诱发呼吸衰竭急性加重的最常见诱因，控制感染对改善通气和换气功能、减轻心脏负担意义重大。

（1）根据痰培养和药物敏感试验结果，结合病史和临床综合分析有助于明确致病菌和选用敏感有效的抗生素。

（2）慢性呼吸衰竭患者病原菌大多为革兰阴性杆菌、耐甲氧西林金黄色葡萄球菌（MRSA）和厌氧菌，并且细菌的耐药性明显增高。参照《临床抗菌药物应用指导原则》经验选药，可首选喹诺酮类或氨基糖苷类联合下列药物之一：①抗假单胞菌β内酰胺类，如头孢他啶、哌拉西林等。②广谱β内酰胺类/β内酰胺酶抑制剂，如哌拉西林/他唑巴坦。③碳青霉烯类，如亚胺培南。④如为MRSA感染，可联合使用万古霉素。⑤真菌感染时，选用有效的抗真菌药物。

4. 增加通气量，减少二氧化碳潴留

（1）呼吸兴奋剂的应用　呼吸兴奋剂可刺激呼吸中枢或主动脉体、颈动脉窦化学感受器，在气道通畅的前提下提高通气量，从而纠正缺氧并促进二氧化碳的排出，临床应用根据患者具体情况而定。患者低通气以呼吸中枢抑制为主者，呼吸兴奋剂效较好；若低通气是因呼吸肌疲劳或中枢反应低下引起者，呼吸兴奋剂不能真正提高通气量；肺炎、肺水肿和肺广泛间质纤维化等引起的换气功能障碍者，应用呼吸奋剂则有弊无益。

呼吸兴奋剂的使用原则：必须保持气道通畅，否则会促发呼吸肌疲劳，并进而加重二氧化碳潴留；脑缺氧、水肿未纠正前而出现频繁抽搐者慎用；若患者的呼吸肌功能基本恢复正常，不可突然停药。常用的药物有尼可刹米和洛贝林，用量过大可引起不良反应。近年来这两种药物在西方国家几乎已被淘汰，取而代之的有多沙普仑，该药对于镇静催眠药过量引起的呼吸抑制和COPD并发急性呼吸衰竭有显著的呼吸兴奋效果。

（2）机械辅助通气　当机体出现严重的通气和（或）换气功能障碍时，以人工辅助通气装置（呼吸机）来改善通气和（或）换气功能，即为机械通气。呼吸衰竭时应用机械通气能维持必要的肺泡通气量，降低$PaCO_2$，改善肺的气体交换效能，使呼吸肌得以休息，有利于恢复呼吸肌功能。机械通气是治疗急性呼吸衰竭和慢性呼吸衰竭急性加重期的最有效的治疗方法，能够十分有效地解决患者缺氧和二氧化碳潴留的问题，并为原发性肺部疾病的治疗赢得时间，应根据病情选用无创或有创机械通气。

急性呼吸衰竭患者昏迷逐渐加深，呼吸不规则或出现暂停，呼吸道分泌物增多，咳嗽和吞咽反射明显减弱或消失时，应行气管插管使用机械通气，根据血气分析和临床资料来调整呼吸参数。在COPD急性加重早期给予无创机械通气可防止呼吸功能不全加重，减少后期气管插管率，改善预后。

5. 纠正酸碱平衡失调和电解质紊乱

（1）呼吸性酸中毒　积极改善肺泡通气，排出体内潴留的二氧化碳。

（2）呼吸性酸中毒合并代谢性酸中毒　除充分供氧及改善通气外，应适当给予补碱治疗，如补充5%碳酸氢钠，使pH值升至7.25左右即可，不宜急于将pH值调至正常范围，否则有可能加重二氧化碳潴留。

（3）呼吸性酸中毒合并代谢性碱中毒　由于利尿剂应用不当和患者进食减少、慢性呼吸性酸中毒机械通气不当，使二氧化碳排出过多或碱性药物补充过量，可产生代谢性碱中毒，应适当补钾补氯。如pH>7.45而$PaCO_2$不高（<60mmHg）

时，可用醋氮酰胺，促进肾脏排除 HCO_3^-。

6. 防治消化道出血 严重缺氧和二氧化碳潴留患者，应常规给予西咪替丁或雷尼替丁口服，预防消化道出血，出血时采用静脉注入。若出现大量呕血或柏油样便，应输新鲜血。防治消化道出血的关键在于纠正缺氧和二氧化碳潴留。

7. 防治休克 应针对病因（酸碱平衡失调和电解质紊乱、血容量不足、严重感染、消化道出血、心力衰竭以及机械通气使用压力过高等）采取相应措施；经治疗未见好转，应给予升压药如多巴胺、间羟胺等以维持血压。

8. 其他

（1）精神症状明显时，可给予小剂量地西泮肌肉注射，或水合氯醛保留灌肠。禁用对呼吸中枢有抑制作用的吗啡、哌替啶、巴比妥类、氯丙嗪等药物。

（2）心力衰竭和水肿者，可酌情使用利尿剂和强心剂，以及营养支持疗法。

◎ **要点七　中医辨证论治**

1. 痰浊阻肺证

证候：呼吸急促，喉中痰鸣，痰涎黏稠，不易咳出，胸中窒闷，苔白或白腻，脉滑数。

治法：化痰降气，宣肺平喘。

方药：二陈汤合三子养亲汤加减。痰浊化热，咳痰黄稠，加苦参、贝母、鱼腥草清化痰热；兼有血瘀，见面色暗红或青紫，唇舌紫暗，加当归、丹参、桃仁活血化瘀。

2. 肺肾气虚证

证候：呼吸短浅难续，甚则张口抬肩，胸满气短，咳嗽，痰白如沫，咳吐不利，形寒汗出，舌淡或暗紫，苔白润，脉沉细无力或结代。

治法：补益肺肾，纳气平喘。

方药：补肺汤合参蛤散加减。若阳气虚衰，见形寒怕冷，加肉桂、细辛温阳散寒；气虚血瘀，面唇发绀，可加当归、丹参、赤芍活血化瘀；兼阴伤低热，舌红少苔，加玉竹、麦冬、知母、生地黄养阴清热。

3. 脾肾阳虚证

证候：咳喘，动则尤甚，腹部胀满，浮肿，肢冷尿少，面青唇绀，舌胖紫暗，苔白滑，脉沉细或结代。

治法：温肾健脾，化湿利水。

方药：真武汤合五苓散加减。血瘀可加红花、赤芍、泽兰、北五加皮行瘀利水；若阳虚不化，水肿势剧，心悸喘满，则加沉香、椒目、葶苈子行水逐水。

4. 痰蒙神窍证

证候：呼吸急促，伴痰鸣，神志恍惚，或谵语，或烦躁不安，或嗜睡，甚则抽搐、昏迷，面紫绀，舌暗紫，苔白腻，脉滑数。

治法：涤痰开窍，息风止痉。

方药：涤痰汤送服安宫牛黄丸、至宝丹。若痰热内盛，身热，烦躁，谵语，神昏，苔黄舌红者，加菖蒲、郁金、葶苈子、天竺黄、竹沥、桑白皮以清热化痰开窍；肝风内动，抽搐，加钩藤、全蝎、羚羊角粉凉肝息风；血瘀明显，唇甲紫绀，加丹参、红花、桃仁活血通脉；如皮肤黏膜出血，咯血，便血色鲜者，配清热凉血止血药，如水牛角、生地黄、牡丹皮、紫草等。

5. 阳微欲脱证

证候：喘逆剧甚，张口抬肩，鼻翼扇动，面色苍白，冷汗淋漓，四肢厥冷，烦躁不安，面色紫暗，舌紫暗，脉沉细无力或脉微欲绝。

治法：益气温阳，固脱救逆。

方药：独参汤灌服，同时可用参附注射液静脉滴注。

第二单元 循环系统疾病

细目一 心力衰竭

◎ 要点一 基本病因与诱因

（一）基本病因

1. 原发性心肌损害

（1）缺血性心肌损害 冠心病心肌缺血和（或）心肌梗死是引起心力衰竭的最常见原因之一。

（2）心肌炎和心肌病 各种类型的心肌炎及心肌病均可导致心力衰竭，以病毒性心肌炎和原发性扩张型心肌病最为常见。

（3）心肌代谢障碍性疾病 以糖尿病心肌病最为常见，其他如继发于甲状腺功能亢进或减低的心肌病、心肌淀粉样变性等。

2. 心脏负荷过重

（1）压力负荷（后负荷）过重 见于高血压、主动脉瓣狭窄、肺动脉高压、肺动脉瓣狭窄等左、右心室收缩期射血阻力增加的疾病。

（2）容量负荷（前负荷）过重 见于以下两种情况：①心脏瓣膜关闭不全，血液反流，如主动脉瓣关闭不全、二尖瓣关闭不全等。②左、右心或动静脉分流性先天性心血管疾病如间隔缺损、动脉导管未闭等。

（二）诱因

有基础心脏病的患者，其心力衰竭症状往往由一些增加心脏负荷的因素所诱发。常见诱发心力衰竭的原因有：①感染：呼吸道感染是最常见、最重要的诱因。感染性心内膜炎作为心力衰竭的诱因也不少见，常因其发病隐袭而易漏诊。②心律失常：各种类型的快速性心律失常以及严重的缓慢性心律失常，其中房颤是诱发心力衰竭最重要的因素。③过度劳累与情绪激动。④血容量增加：如摄入过多的钠盐，静脉输液过多、过快等。⑤应用心肌抑制药物：不恰当地使用心肌抑制药物如 β 受体阻滞剂、钙离子拮抗剂、奎尼丁、普鲁卡因酰胺等。⑥其他：如洋地黄类药物用量不足或过量、高热、严重贫血等。

◎ 要点二 病理生理

心力衰竭始于心肌损伤，导致病理性重塑，从而出现左心室扩大和（或）肥大。起初，以肾素-血管紧张素醛固系统（renin-angiotensin-aldosterone system，RAAS）、抗利尿激素激活和交感神经兴奋为主的代偿机制尚能通过水钠潴留、外周血管收缩及增强心肌收缩等维持正常的心脏输出；但这些神经液机制最终将导致直接细胞毒性，引起心肌纤维化，致心律失常以及泵衰竭。

（一）Frank-starling 机制

增加心脏前负荷，回心血量增多，心室舒张末期容积增加，从而增加心排血量及心脏作功量，但同时也导致心室舒张末压力增高，心房压、静脉压随之升高，达到一定程度可出现肺循环和（或）体循环静脉淤血。

（二）神经体液机制

当心脏排血量不足，心腔压力升高时，机体全面启动神经体液机制进行代偿，包括：

1. 交感神经兴奋性增强 心力衰竭病人血中去甲肾上腺素水平升高，作用于心肌 β1 肾上腺素能受体，增强心肌收缩力并提高心率，从而提高心排血量。但同时周围血管收缩，心脏后负荷增加及心率加快，均使心肌耗氧量增加。去甲肾上腺素还对心肌细胞有直接毒性作用，促使心肌细胞凋亡，参与心室重塑的病理过程。此外，交感神经兴奋还可使心肌应激性增强而有促心律失常作用。

2. RAAS 激活 心排血量降低致肾血流量减

低，RAAS激活，心肌收缩力增强，周围血管收缩维持血压，调节血液再分配，保证心、脑等重要脏器的血供，并促进醛固酮分泌，水、钠潴留，增加体液量及心脏前负荷，起到代偿作用。但同时RAAS激活促进心脏和血管重塑，加重心肌损伤和心功能恶化。

3. 其他体液因子的改变 心力衰竭时除了上述两个主要神经内分泌系统的代偿机制外，另有众多体液调节因子参与心血管系统调节，并在心肌和血管重塑中起重要作用。

（1）精氨酸加压素（arginine vasopicssm，AVP）：由垂体释放，具有抗利尿和促周围血管收缩作用。其释放受心房牵张感受器（atrial stretch receptors）调控，心力衰竭时心房牵张感受器敏感性下降，不能抑制AVP释放而使血浆AVP水平升高。AVP通过V_1受体引起全身血管收缩，通过V_2受体减少游离水清除，致水潴留增加，同时增加心脏前、后负荷。心衰早期，AVP的效应有一定的代偿作用，而长期的AVP增加将使心衰进一步恶化。

（2）利钠肽类：人类有三种利钠肽类：心钠肽（atrial natriuretic peptide，ANP）、脑钠肽（brain nati uretic peptide，BNP）和C型利钠肽（C-type natriuretic peptide，CNP）。ANP主要由心房分泌，心室肌也有少量表达，心房压力增高时释放，其生理作用为扩张血管和利尿排钠，对抗肾上腺素、肾素血管紧张素和AVP系统的水、钠潴留效应。BNP主要由心室肌细胞分泌，生理作用与ANP相似但较弱，BNP水平随心室壁张力而变化并对心室充盈压具有负反馈调节作用。CNP主要位于血管系统内，生理作用尚不明确，可能参与或协同RAAS的调节作用。心力衰竭时心室壁张力增加，BNP及ANP分泌明显增加，其增高的程度与心衰的严重程度呈正相关，可作为评定心衰进程和判断预后的指标。

另外，内皮素、一氢化氮、缓激肽以及一些细胞因子、炎症介质等均参与慢性心力衰竭的病理生理过程。

（三）心室重塑

在心脏功能受损，心腔扩大、心肌肥厚的代偿过程中，心肌细胞、胞外基质、胶原纤维网等均发生相应变化，即心室重塑（ventricular remodeling），是心力衰竭发生发展的基本病理机制。除了因为代偿能力有限代偿机制的负面影响外，心肌细胞的能量供应不足及利用障碍导致心肌细胞坏死、纤维化也是失代偿发生的一个重要因素。心肌细胞减少使心肌整体收缩力下降；纤维化的增加又便心室顺应性下降，重塑更趋明显，心肌收缩力不能发挥其应有的射血效应，形成恶性循环，最终导致不可逆转的终末阶段。

◎ 要点三　临床分类

1. 根据心力衰竭发生的缓急 分为急性心力衰竭和慢性心力衰竭。

2. 根据心力衰竭的发生部位 分为左心衰竭、右心衰竭和全心衰竭。

3. 根据心室舒缩功能障碍 分为收缩性心力衰竭和舒张性心力衰竭。

◎ 要点四　心力衰竭分期及心功能分级

NYHA分级是按诱发心力衰竭症状的活动程度将心功能的受损状况分为四级。这一分级方案于1928年由美国纽约心脏病学会（NYHA）提出。

Ⅰ级：患者患有心脏病，但日常活动量不受限制，一般活动不引起疲乏、心悸、呼吸困难或心绞痛。

Ⅱ级：心脏病患者的体力活动受到轻度的限制，休息时无自觉症状，但平时一般活动下可出现疲乏、心悸、呼吸困难或心绞痛。

Ⅲ级：心脏病患者体力活动明显受限，小于平时一般活动即引起上述症状。

Ⅳ级：心脏病患者不能从事任何体力活动。休息状态下也出现心衰的症状，体力活动后加重。

细目二　急性心力衰竭

急性心力衰竭（acute heart failure，AHF）指急性的心脏病变引起心肌收缩力明显降低，或心室负荷急性加重而导致心排量显著、急剧降低，体循环、肺循环压力突然增高，导致组织灌注不足和/或急性体、肺循环淤血的临床综合征。临床上以急性左心衰竭最为常见，急性右心衰竭则较少见。

急性左心衰竭发作时心肌收缩力明显降低、心脏负荷加重，造成心排血量骤降、肺循环压力突然升高，周围循环阻力增加，引起肺循环充血而出现急性肺淤血、肺水肿，并可伴组织器官灌注不足和心源性休克的临床综合征。

急性右心衰竭即急性肺源性心脏病，是指某些原因（如大面积右室梗死、大块肺梗死、大量快速静脉输血或输液）使右室心肌损害，或右室后负荷增高和右室前负荷增高，从而引起以体循环淤血为主要表现的临床综合征。

本病属中医学"喘脱""心水""水肿""亡阳""厥脱"等范畴。

◎ 要点一　西医病因与发病机制

急性心衰可以突然起病或在原有慢性心衰基础上急性加重，大多数表现为收缩性心衰，也可表现为舒张性心衰；发病前患者多数合并有器质性心血管疾病。

（一）病因

1. 慢性心衰急性加重。
2. 急性心肌坏死和/或损伤。
3. 急性血流动力学障碍。

（二）发病机制

1. **急性弥漫性心肌损害**　缺血时部分心肌处在顿抑和冬眠状态，以及心肌坏死，使心脏的收缩单位减少。缺血性心脏病合并急性心衰主要有下列3种情况：①急性心肌梗死（acute myocardial infarction，AMI）：主要见于大面积的心肌梗死（myocardial infarction，MI），部分老年患者和糖尿病患者可以急性左心衰竭为AMI首发症状；右心室AMI所致的右心室充盈压和右心房压升高；右心室排血量减少导致左心室舒张末期容量下降，产生心源性低排。②急性心肌缺血：缺血面积大、缺血严重也可诱发急性心衰。③缺血性心脏病慢性心功能不全基础上因缺血发作或其他诱因可出现急性心衰。

2. **急性机械性阻塞**　如严重的瓣膜狭窄、心室流出道梗阻、心房内球瓣样血栓或黏液瘤嵌顿二尖瓣口、肺动脉总干或大分支栓塞等。

3. **心脏负荷突然加重**　①急性心肌梗死或感染性心内膜炎引起的瓣膜穿孔、腱索断裂所致的瓣膜性急性反流，室间隔破裂穿孔而使心室容量负荷突然剧增。②另外有输液、输血过多或过快等，使心脏容量负荷突然加重。③高血压心脏病因血压急剧升高使左心室后负荷急剧增加。

4. **神经内分泌激活**　交感神经系统和RAAS的过度兴奋是机体在急性心衰时的一种保护性代偿机制，但长期过度兴奋则会产生不良影响，使多种内源性神经内分泌与细胞因子激活，加重心肌损伤、心功能下降和血流动力学紊乱，从而又反过来刺激交感神经系统和RAAS的兴奋，形成恶性循环。

5. **心肾综合征**　心衰和肾功能衰竭常并存，并互为因果。分为5型，其中3型是原发、急速的肾功能恶化导致急性心功能不全，可造成急性心衰。

6. **慢性心衰的急性失代偿**　稳定的慢性心衰可以在短时间内急剧恶化，心功能失代偿，表现为急性心衰。其促发因素中较多见为药物治疗缺乏依从性、严重心肌缺血、重症感染、严重的影响血流动力学的各种心律失常、肺栓塞以及肾功能损伤等。主要的病理生理基础为心脏收缩力突然严重减弱，心排血量急剧减少，左室舒张末压迅速升高，肺静脉回流受阻，肺静脉压快速升高，肺毛细血管压随之升高，使血管内液体渗入肺间质和肺泡内，形成急性肺水肿。

◎ 要点二 临床表现

（一）早期表现

原来心功能正常的患者出现原因不明的疲乏或运动耐力明显减低以及心率增加 15~20 次/分，可能是左心功能降低的最早期征兆。继续发展可出现劳力性呼吸困难、夜间阵发性呼吸困难、睡觉需用枕头抬高头部等；检查可发现左心室增大、闻及舒张早期或中期奔马律、P_2 亢进、两肺尤其肺底部有湿啰音，提示已有左心功能障碍。

（二）急性肺水肿

起病急骤，病情可迅速发展至危重状态。

1. 突发的严重呼吸困难、端坐呼吸、喘息不止、烦躁不安并有恐惧感，呼吸频率可达 30~50 次/分；频繁咳嗽并可咳出大量粉红色泡沫样血痰；极重者可因脑缺氧而神志模糊。

2. 急性肺水肿早期可因交感神经激活，血压一过性升高；随病情持续，血管反应减弱，血压下降。急性肺水肿如不能及时纠正，严重者可出现心源性休克。

3. 体征表现为心率增快，心尖区第一心音减弱，心尖部常可闻及舒张早期奔马律，肺动脉瓣区第二心音亢进，两肺满布湿性啰音和哮鸣音。

（三）心源性休克

1. **持续低血压**　收缩压降至 90mmHg 以下，或高血压患者收缩压降低 60mmHg，且持续 30 分钟以上。

2. **组织低灌注状态**　①皮肤湿冷、苍白和紫绀，出现紫色条纹。②心动过速（HR>110 次/分）。③尿量显著减少（<20mL/h），甚至无尿。④意识障碍，常有烦躁不安、激动焦虑、恐惧和濒死感；收缩压<70mmHg，可出现抑制症状如神志恍惚、表情淡漠、反应迟钝，逐渐发展至意识模糊甚至昏迷。

3. **血流动力学障碍**　PCWP≥18mmHg，心脏排血指数（CI）≤36.7mL/s·m²（≤2.2L/min·m²）。

4. **低氧血症和代谢性酸中毒。**

（四）其他

1. **昏厥**　心脏排血功能减退，心排血量减少引起脑部缺血，发生短暂的意识丧失，称为心源性昏厥（阿-斯综合征）。发作持续数秒时可有四肢抽搐、呼吸暂停、发绀等表现，主要见于急性心排血量受阻或严重心律失常患者。

2. **心脏骤停**　为严重心功能不全的表现，临床表现为突然意识丧失、颈动脉搏动消失、瞳孔散大、发绀、抽搐、呼吸停止等。

◎ 要点三　诊断与鉴别诊断

根据基础心血管疾病、诱因、典型临床表现（病史、症状和体征）以及各种检查（心电图、胸部X线检查、超声心动图和BNP/NT-proBNP）做出急性心衰的诊断，并做临床评估，包括病情的分级、严重程度和预后等。

（一）急性心衰诊断

1. **急性左心衰竭**　常见临床表现是急性左心衰竭所致的呼吸困难，系由肺淤血所致，严重患者可出现急性肺水肿和心源性休克。BNP/NT-proBNP作为心衰的生物标志物，对急性左心衰竭诊断和鉴别诊断有肯定价值，对患者的危险分层和预后评估有一定的临床价值。

2. **急性右心衰竭**　主要常见病因为右心室梗死和急性大块肺栓塞。根据病史及临床表现如突发的呼吸困难、低血压、颈静脉怒张等，结合心电图和超声心动图以及D-二聚体、动脉血气等检查，可以做出诊断。

（二）急性心衰诊断和评估要点（中华医学会心血管分会：中国心力衰竭诊断和治疗指南，2018）

1. 应根据基础心血管疾病、诱因、临床表现（病史、症状和体征）以及各种检查（心电图、胸部X线检查、超声心动图和BNP/NT-proBNP）做出急性心衰的诊断，并做临床评估，包括病情的分级、严重程度和预后。

2. 常见的临床表现是急性左心衰竭所致的呼吸困难，系由肺淤血所致，严重患者可出现急性肺水肿和心源性休克。

3. BNP/NT-proBNP 作为心衰的生物标志物，对急性左心衰竭诊断和鉴别诊断有肯定的价值，对患者的危险分层和预后评估有一定的临床价值。

4. 超声心动图和肺部超声：对血流动力学不稳定的急性心衰患者，推荐立即进行超声心动图检查；对心脏结构和功能不明或临床怀疑自既往检查以来可能有变化的患者，推荐在48h内进行超声心动图检查。

5. 动脉血气分析：血气分析视临床情况而定，不能通过指脉氧仪监测氧合情况、需要明确酸碱状态和动脉CO_2分压（$PaCO_2$）情况时可进行检测，尤其是伴有急性肺水肿或有COPD者。

6. 急性心衰患者需严密监测血压、心率、心律、呼吸频率、SpO_2，监测出入量及每日体重，每日评估心衰症状和体征变化。

（三）鉴别诊断

1. **支气管哮喘** 心源性哮喘有心脏病史，多见于老年人，发作时强迫端坐位，两肺湿罗音为主，可伴有干啰音，甚至咳粉红色泡沫痰；而支气管哮喘多见于青少年，有过敏史，咳白色黏痰，肺部听诊以哮鸣音为主，支气管扩张剂有效。胸片和BNP/NT-proBNP测定有助于两者鉴别。

2. **心包积液、缩窄性心包炎、肝硬化等引起的水肿和腹水** 心包积液、缩窄性心包炎可引起颈静脉充盈，静脉压增高，肝大，腹水，但心尖搏动弱，心音低，并有奇脉，超声心动图有助于诊断。腹水也可由肝硬化引起，但肝硬化无颈静脉充盈和肝-颈静脉反流征阳性。

◎ 要点四 西医治疗

急性左心衰是急危重症，应积极迅速抢救，主要治疗急性肺水肿。

（一）治疗原则和治疗目标

1. **治疗原则** 降低左房压和（或）左室充盈压；增加左室心搏量；减少循环血量；减少肺泡内液体渗入，保证气体交换。

2. **治疗目标**

（1）控制基础病因和矫治引起心衰的诱因：控制高血压，控制感染；积极治疗各种影响血流动力学的心律失常；改善心肌缺血；有效控制血糖水平，并防止低血糖；纠正严重贫血。

（2）缓解各种严重症状：低氧血症和呼吸困难（不同方式吸氧）；胸痛和焦虑（吗啡）；呼吸道痉挛（支气管解痉药物）；肺循环淤血症状（利尿剂）。

（3）稳定血流动力学状态：维持收缩压90mmHg，纠正和防止低血压；选择血管扩张药物控制血压过高。

（4）纠正水、电解质紊乱和维持酸碱平衡。

（5）保护重要脏器如肺、肾、肝和大脑，防止功能损害。

（6）降低死亡危险，改善近期和远期预后。

（二）急性左心衰竭的一般处理

1. **体位** 静息时明显呼吸困难者应端坐位，双腿下垂以减少回心血量，降低心脏前负荷。

2. **四肢交换加压** 以降低前负荷，减轻肺淤血和肺水肿。四肢轮流绑扎止血带或血压计袖带，通常同一时间只绑扎三肢，每隔15~20分钟，轮流放松一肢（血压计袖带的充气压力应较舒张压低10mmHg，使动脉血流仍可顺利通过，而静脉血回流受阻）。

3. **吸氧** 适用于低氧血症和呼吸困难明显（尤其指端SaO_2<90%）的患者。应尽早采用，使患者SaO_2达95%（伴COPD者SaO_2>90%）。可采用不同的方式：

（1）鼻导管吸氧 低氧流量（1~2L/min）开始，如仅为低氧血症，动脉血气分析未见CO_2潴留，可采用高流量给氧（6~8L/min）。肺水肿患者用酒精吸氧（在氧气通过的湿化瓶中加50%~70%酒精或有机硅消泡剂）。

（2）面罩吸氧 适用于伴呼吸性碱中毒患者。必要时还可采用无创性或气管插管呼吸机辅助通气治疗。

4. **做好救治的准备工作** 至少开放两根静脉通道，并保持通畅。必要时可采用深静脉穿刺置管。

5. 饮食 进易消化食物，在总量控制下，可少量多餐（6~8次/日）。应用袢利尿剂情况下不要过分限制钠盐摄入量，以避免低钠血症，导致低血压。

6. 出入量管理 肺淤血、体循环淤血及水肿明显者应严格限制饮水量和静脉输液速度，无明显低血容量因素（大出血、严重脱水、大汗淋漓等）者的每天液体摄入量一般宜在1500mL以内，不要超过2000mL。保持每天水出入量负平衡约500mL，以减少水钠潴留和缓解症状。3~5天后，如淤血、水肿明显消退，应减少水负平衡，逐渐过渡到出入水量平衡。

（三）急性左心衰竭的药物治疗

1. 利尿剂

有液体潴留证据的急性心衰患者均应使用利尿剂。首选静脉袢利尿剂，如呋塞米、托拉塞米、布美他尼，应及早应用。既往没有接受过利尿剂治疗的患者，宜先静脉注射呋塞米20~40mg（或等剂量其他袢利尿剂）。如果平时使用过袢利尿剂治疗，最初静脉剂量应等于或超过长期每日所用剂量。需监测患者症状、尿量、肾功能和电解质。

利尿剂反应不佳或抵抗的处理：①增加袢利尿剂剂量；②静脉推注联合持续静脉滴注，静脉持续和多次应用可避免因为袢利尿剂浓度下降引起的钠水重吸收；③2种及以上利尿剂联合使用，如在袢利尿剂基础上加噻嗪类利尿剂，也可加用血管加压素V2受体拮抗剂；④应用增加肾血流的药物，如小剂量多巴胺或重组人利钠肽，改善利尿效果和肾功能、提高肾灌注，但益处不明确；⑤纠正低血压、低氧血症、代谢性酸中毒、低钠血症、低蛋白血症、感染等，尤其注意纠正低血容量；⑥超滤治疗。

2. 血管扩张药物

（1）应用指征 此类药可应用于急性心衰早期阶段。收缩压水平是评估此类药是否适宜的重要指标。收缩压>110mmHg的急性心衰患者通常可以安全使用；收缩压在90~110mmHg之间的患者应谨慎使用；而收缩压<90mmHg的患者则禁忌使用。

（2）药物种类和用法 主要有硝酸酯类、硝普钠、重组人BNP（rhBNP）、乌拉地尔、酚妥拉明，但钙拮抗剂不推荐用于急性心衰的治疗。①硝酸酯类药物：急性心衰时此类药在减少每搏心输出量和不增加心肌氧耗情况下能减轻肺淤血，特别适用于急性冠状动脉综合征伴心衰的患者。静脉应用硝酸酯类药物应十分小心滴定剂量。②硝普钠：适用于严重心衰、原有后负荷增加以及伴心源性休克患者。临时应用宜从小剂量10μg/min开始，可酌情逐渐增加剂量至50~250μg/min，静脉滴注，疗程不要超过72h。停药应逐渐减量，并加用口服血管扩张剂，以避免反跳现象。③rhBNP：属内源性激素物质，与人体内产生的BNP完全相同，推荐应用于急性失代偿心衰。

3. 正性肌力药物

（1）应用指征和作用机制 此类药物适用于低心排血量综合征，如伴症状性低血压或CO降低伴有循环淤血的患者，血压较低和对血管扩张药物及利尿剂不耐受或反应不佳的患者尤其有效。

（2）药物种类和用法 ①洋地黄类—毛花甙C 0.2~0.4mg缓慢静脉注射，2~4小时后可以再用0.2mg，伴快速心室率的房颤患者可酌情适当增加剂量；②多巴胺：一般从小剂量开始，逐渐增加剂量，短期应用；③多巴酚丁胺：短期应用可以缓解症状；④磷酸二酯酶抑制剂：米力农、氨力农；⑤左西孟旦：钙增敏剂。

4. 血管收缩药

对外周动脉有显著缩血管作用的药物，如去甲肾上腺素、肾上腺素等，适用于应用正性肌力药物后仍出现心源性休克或合并明显低血压状态的患者，升高血压，维持重要脏器的灌注。

血管收缩药可能导致心律失常、心肌缺血和其他器官损害，用药过程中应密切监测血压、心律、心率、血流动力学和临床状态变化，当器官灌注恢复和/或循环淤血减轻时应尽快停用。

5. 洋地黄类药物 可轻度增加心输出量、

降低左心室充盈压和改善症状。主要适应证是房颤伴快速心室率（>110次/min）的急性心衰患者。使用剂量为西地兰0.2~0.4mg缓慢静脉注射，2~4小时后可再用0.2mg。急性心肌梗死后24h内应尽量避免使用。

6. 抗凝治疗　抗凝治疗（如低分子肝素）建议用于深静脉血栓和肺栓塞发生风险较高且无抗凝治疗禁忌证的患者。

（四）急性右心衰竭的治疗

1. 右心室梗死伴急性右心衰竭

（1）扩容治疗　如存在心源性休克，在检测中心静脉压的基础上首要治疗是大量补液，可应用"706代血浆"、低分子右旋糖酐或生理盐水20mL/min静脉滴注，直至PCWP上升至15~18mmHg，血压回升和低灌注症状改善。

（2）禁忌　禁用利尿剂、吗啡和硝酸甘油等血管扩张剂，以避免进一步降低右心室充盈压。

（3）其它　如右心室梗死同时合并广泛左心室梗死，则不宜盲目扩容，以防止造成急性肺水肿。如存在严重左心室功能障碍和PCWP升高，不宜使用硝普钠，应考虑主动脉内球囊反搏（IABP）治疗。

2. 急性大块肺栓塞所致急性右心衰竭

（1）止痛　吗啡或哌替啶。

（2）吸氧　鼻导管或面罩给氧（6~8L/min）。

（3）溶栓治疗　常用尿激酶或人重组组织型纤溶酶原激活剂（rt-PA）。停药后应继续肝素治疗，后续改用华法林口服数月。

（4）其他　经内科治疗无效的危重患者（如休克），介入治疗，必要时可紧急肺动脉取栓。

（五）非药物治疗

1. 主动脉内球囊反搏（IABP）　有效改善心肌灌注，同时又降低心肌耗氧量和增加心输出量（CO）的治疗手段。

（1）适应证　①急性心肌梗死或严重心肌缺血并发心源性休克，且不能由药物治疗纠正。②伴血流动力学障碍的严重冠心病（如急性心肌梗死伴机械并发症）。③心肌缺血伴顽固性肺水肿。

（2）禁忌证　①存在严重的外周血管疾病。②主动脉瘤。③主动脉瓣关闭不全。④活动性出血或其他抗凝禁忌证。⑤严重血小板缺乏。

（3）撤除指征　急性心衰患者的血流动力学稳定后：①心脏指数（CI）>2.5L/min·m²。②尿量>1mL/kg·h。③血管活性药物用量逐渐减少，同时血压恢复较好。④呼吸稳定，动脉血气分析各项指标正常。⑤降低反搏频率时，血流动力学参数仍然稳定。

2. 机械通气

（1）急性心衰患者行机械通气的指征　①出现心跳呼吸骤停而进行心肺复苏时。②合并Ⅰ型或Ⅱ型呼吸衰竭。

（2）机械通气的方式　①无创呼吸机辅助通气：适用于Ⅰ型或Ⅱ型呼吸衰竭患者经常规吸氧和药物治疗仍不能纠正时，应及早应用。②气管插管和人工机械通气（BiPAP）：应用指征为心肺复苏时、严重呼吸衰竭经常规治疗不能改善者，尤其是出现明显呼吸性和代谢性酸中毒并影响意识状态的患者。

3. 肾脏替代治疗

高容量负荷，如肺水肿或严重外周水肿，且存在利尿剂抵抗的患者可考虑超滤治疗。难治性容量负荷过重合并以下情况时可考虑肾脏替代治疗：液体复苏后仍然少尿；血钾>6.5mmol/L；pH值<7.2；血尿素氮>25mmol/L，血肌酐>300mmol/L。肾脏替代治疗可能造成与体外循环相关的不良反应，如生物不相容、出血、凝血、血管通路相关并发症、感染、机械相关并发症等。应避免造成新的内环境紊乱。

4. 其他

（1）血液净化治疗：本法对急性心衰有益，但并非常规应用的手段。出现下列情况之一可以考虑采用：①高容量负荷如肺水肿或严重的外周组织水肿，且对襻利尿剂和噻嗪类利尿剂抵抗。②低钠血症（血钠<110mmol/L）且有相应的临床症状如神志障碍、肌张力减退、腱反射减弱或

消失、呕吐以及肺水肿等，上述两种情况应用单纯血液滤过即可。③肾功能进行性减退，血肌酐>500μmol/L 或符合急性血液透析指征的其他情况。

（2）心室机械辅助装置、ECMO、外科手术等（略）。

（六）急性心衰处理要点（中华医学会心血管分会：急性心力衰竭诊断和治疗指南，2018）

1. 确诊后即应采用规范的处理流程。先进行初始治疗，继以进一步治疗。

2. 初始治疗包括经鼻导管或面罩吸氧，静脉给予吗啡、襻利尿剂（如呋塞米）、毛花苷 C、氨茶碱（或二羟丙茶碱）等。

3. 初始治疗仍不能缓解病情的严重患者应做进一步治疗，可根据收缩压和肺淤血状况选择应用血管活性药物包括正性肌力药、血管扩张药和收缩血管药。

4. 病情严重或有血压持续降低（<90mmHg）甚至心源性休克者，应在血流动力学监测下进行治疗，并酌情采用各种非药物治疗方法，包括 IABP、机械通气支持、血液净化、心室机械辅助装置以及外科手术。

5. BNP/NT-proBNP 的动态测定有助于指导急性心衰的治疗，其水平在治疗后仍高居不下者，提示预后差，需进一步加强治疗；治疗后其水平降低且降幅>30%，提示治疗有效，预后较好。

6. 要及时矫正基础心血管疾病，控制和消除各种诱因。

◎ **要点五　中医辨证论治**

1. 心肺气虚证

证候：心悸，气短，肢倦乏力，动则加剧，咳喘，不能平卧，面色苍白，舌淡或边有齿痕，脉沉细或虚数。

治法：补益心肺。

方药：养心汤合补肺汤加减。若寒痰内盛，可加款冬花、苏子温化寒痰；肺阴虚较重，可加沙参、玉竹、百合养阴润肺等。

2. 心脾阳虚证

证候：心悸，喘息不能卧，颜面及肢体浮肿，脘痞腹胀，食少纳呆，形寒肢冷，大便溏泄，小便短少，舌淡胖或暗淡，苔白滑，脉沉细无力或结、代。

治法：益气健脾，温阳利水。

方药：真武汤加减。如喘促明显，加参蛤散。

3. 心阳欲脱证

证候：心悸，喘息不能卧，面色苍白，四肢厥冷，舌质淡润，脉微细。

治法：回阳固脱。

方药：独参汤或四味回阳饮加减。

细目三　慢性心力衰竭

慢性心力衰竭（chronic heart failure，CHF）是由于任何原因的初始心肌损伤（如心肌梗死、心肌病、血流动力学负荷过重、炎症等），引起心肌结构和功能的变化，导致心室泵血和（或）充盈功能低下的临床综合征。主要表现是呼吸困难和疲乏引起的活动耐力降低和（或）液体潴留导致的肺淤血与外周性水肿。CHF 是一种症状性疾病，它的特点是病史中有特殊的症状（呼吸困难和疲乏），体检有特殊体征（水肿和肺部啰音）。CHF 是一种进展性病变，呈慢性病程，即使是在没有新的损害的情况下疾病自身仍然不断发展和恶化。

本病在中医学中主要归于"心悸""怔忡""喘证""水肿""心水"等范畴；部分左心衰有咳嗽和咯血，右心衰出现淤血性肝硬化和胸、腹腔积液则当分属中医学"咳嗽""血证""积聚""悬饮""支饮""鼓胀"等范畴。

◎ **要点一　西医病因病理**

心力衰竭始于心肌损伤，导致病理性重塑，从而出现左心室扩大和（或）肥大。起初，以肾素-血管紧张素醛固酮系统（renin-angiotensin-aldosterone system，RAAS）、抗利尿激素激活和交感神经兴奋为主的代偿机制尚能通过水钠潴留、外周血管收缩及增强心肌收缩力等维持正常的心脏输出；但这些神经体液机制最终将导致直接细胞毒性，引起心肌纤维化，致心律失常以及泵衰竭。

（一）Frank-starling 机制

增加心脏前负荷，回心血量增多，心室舒张末期容积增加，从而增加心排血量及心脏作功量，但同时也导致心室舒张末压力增高，心房压、静脉压随之升高，达到一定程度可出现肺循环和（或）体循环静脉淤血。

（二）神经体液机制

当心脏排血量不足，心腔压力升高时，机体全面启动神经体液机制进行代偿，包括：

1. 交感神经兴奋性增强 心力衰竭病人血中去甲肾上腺素水平升高，作用于心肌 β1 肾上腺素能受体，增强心肌收缩力并提高心率，从而提高心排血量。但同时周围血管收缩，心脏后负荷增加及心率加快，均使心肌耗氧量增加。去甲肾上腺素还对心肌细胞有直接毒性作用，促使心肌细胞凋亡，参与心室重塑的病理过程。此外，交感神经兴奋还可使心肌应激性增强而有促心律失常作用。

2. RAAS 激活 心排血量降低致肾血流量减低，RAAS 激活，心肌收缩力增强，周围血管收缩维持血压，调节血液再分配，保证心、脑等重要脏器的血供，并促进醛固酮分泌，水、钠潴留，增加体液量及心脏前负荷，起到代偿作用。但同时 RAAS 激活促进心脏和血管重塑，加重心肌损伤和心功能恶化。

3. 其他体液因子的改变 心力衰竭时除了上述两个主要神经内分泌系统的代偿机制外，另有众多体液调节因子参与心血管系统调节，并在心肌和血管重塑中起重要作用。

（1）精氨酸加压素（arginine vasopicssm，AVP）：由垂体释放，具有抗利尿和促周围血管收缩作用。其释放受心房牵张感受器（atrial stretch receptors）调控，心力衰竭时心房牵张感受器敏感性下降，不能抑制 AVP 释放而使血浆 AVP 水平升高。AVP 通过 V_1 受体引起全身血管收缩，通过 V_2 受体减少游离水清除，致水潴留增加，同时增加心脏前、后负荷。心衰早期，AVP 的效应有一定的代偿作用，而长期的 AVP 增加将使心衰进一步恶化。

（2）利钠肽类：人类有三种利钠肽类：心钠肽（atrial natriuretic peptide，ANP）、脑钠肽（brain nati uretic peptide，BNP）和 C 型利钠肽（C-type natriuretic peptide，CNP）。ANP 主要由心房分泌，心室肌也有少量表达，心房压力增高时释放，其生理作用为扩张血管和利尿排钠，对抗肾上腺素、肾素血管紧张素和 AVP 系统的水、钠潴留效应。BNP 主要由心室肌细胞分泌，生理作用与 ANP 相似但较弱，BNP 水平随心室壁张力而变化并对心室充盈压具有负反馈调节作用。CNP 主要位于血管系统内，生理作用尚不明确，可能参与或协同 RAAS 的调节作用。心力衰竭时心室壁张力增加，BNP 及 ANP 分泌明显增加，其增高的程度与心衰的严重程度呈正相关，可作为评定心衰进程和判断预后的指标。

另外，内皮素、一氧化氮、缓激肽以及一些细胞因子、炎症介质等均参与慢性心力衰竭的病理生理过程。

（三）心室重塑

在心脏功能受损，心腔扩大、心肌肥厚的代偿过程中，心肌细胞、胞外基质、胶原纤维网等均发生相应变化，即心室重塑（ventricular remodeling），是心力衰竭发生发展的基本病理机制。除了因为代偿能力有限代偿机制的负面影响外，心肌细胞的能量供应不足及利用障碍导致心肌细胞坏死、纤维化也是失代偿发生的一个重要因素。心肌细胞减少使心肌整体收缩力下降；纤维化的增加又使心室顺应性下降，重塑更趋明显，心肌收缩力不能发挥其应有的射血效应，形成恶性循环，最终导致不可逆转的终末阶段。

◎ **要点二 中医病因病机**

心衰的病因外有风、寒、湿、热以及疫毒之邪，内舍于心；内因有情志失调、饮食不节、劳逸失度和脏腑病变。因心阳式微，不能藏归、温养于肾，致肾阳失助，主水无权，饮邪内停，外溢肌肤，上凌心肺，而肿、喘、悸三证并见；另一方面，肾阳虚则无以温煦心阳，使之鼓动无力而加重血行瘀滞和瘀血内积，并进一步导致"血不利则为水"而加重饮邪内停。

1. **外邪侵袭，内舍于心** 外邪上受，内舍于心，痹阻心脉，阻遏心阳，使心脏气血阴阳受损而发为心衰。

2. **心肺气虚，瘀血内阻** 心肺气虚则心主血脉、肺朝百脉功能失常，血行失畅，瘀阻肺络，内积胁下；血不利为水则水停心下，饮瘀交阻而发为心衰。

3. **心肾阳虚，饮邪内停** 心阳亏虚，不能藏归、温养于肾，致肾阳失助，主水无权，饮邪内停，外溢肌肤，上凌心肺，而肿、喘、悸三证并见。

4. **痰饮阻肺，通调失职** 痰浊壅肺，肺失宣肃，通调水道无能则水停饮聚，宗气难以灌心脉而心气鼓动无力，血脉不畅，渐致心衰。

5. **脏腑病传，五脏虚损** 他脏疾病传变累及心脏而致心衰。

心衰病位在心，但其发生发展与肾、肺、脾、肝密切相关。根本病机是心气不足，心阳亏虚。在心衰的发病中，心气虚是基础，心阳虚是病情发展的标志，而瘀、水内停等则是心衰病程中的病理产物，并因之而进一步阻碍心肾阳气互资。在心衰病机发展中，气虚阳衰、瘀血与水停三者是密不可分的。

◎ 要点三 临床表现

（一）左心衰竭

以肺淤血及心排血量降低致器官组织低灌注表现为主。

1. 症状

（1）呼吸困难 劳力性呼吸困难是左心衰竭最早出现的症状。患者卧位呼吸困难加重，坐位减轻。夜间阵发性呼吸困难时患者常在熟睡后突然憋醒，可伴阵咳，呼吸急促，咳泡沫样痰或呈哮喘状态，又称为"心源性哮喘"（轻者坐起数分钟即缓解，重者发生急性肺水肿）；其发生机制包括睡眠平卧回心血量增加、膈肌上升致肺活量减少、夜间迷走神经张力增加而致气管易痉挛影响呼吸等有关。

（2）咳嗽、咳痰、咯血 因肺泡和支气管黏膜淤血和/或支气管黏膜下扩张的血管破裂所致，痰常呈白色浆液性泡沫样，有时痰中带血丝，重症出现大咯血。

（3）其他 因心排血量减少，器官、组织灌注不足，可见乏力、疲倦、头昏、心慌等症状。

2. 体征

（1）肺部体征 两肺底湿性啰音与体位变化有关；心源性哮喘时两肺可闻及哮鸣音；胸腔积液时有相应体征。

（2）心脏体征 除原有心脏病体征外，一般均心脏扩大、心率加快，并有肺动脉瓣区第二音（P_2）亢进、心尖区舒张期奔马律和/或收缩期杂音、交替脉等。

（二）右心衰竭

以体循环静脉淤血的表现为主。

1. 症状 由于内脏淤血可有腹胀、食欲不振、恶心、呕吐、肝区胀痛、少尿等。

2. 体征

（1）静脉淤血体征 颈静脉怒张和/或肝-颈静脉反流征阳性；黄疸、肝大伴压痛；周围性紫绀；下垂部位凹陷性水肿；胸水和/或腹水。

（2）心脏体征 除原有心脏病体征外，右心室显著扩大，有三尖瓣收缩期杂音。

（三）全心衰竭

左、右心衰竭均存在，但常以一侧心衰为主，有肺淤血、心排血量降低和体循环淤血的相关症状和体征。当由左心衰发展为全心衰时，因右心排血量减少，呼吸困难可因肺淤血改善而有不同程度的减轻。

◎ 要点四 实验室检查及其他检查

1. 心电图

（1）心肌肥厚、心房扩大（肺型 P 波、二尖瓣 P 波、$ptfV_1 \leq -0.04mm \cdot s$ 等）、心室扩大、束支传导阻滞、心律失常等（如房颤、房扑伴快速性心室率，室速、QT 间期延长等）。

（2）心率、心脏节律、传导等状况可作为某些病因依据（如心肌缺血性改变、ST 段抬高或非 ST 段抬高心肌梗死、陈旧性心肌梗死病理性 Q 波等）。

2. X 线胸片

（1）心脏增大、肺淤血、肺水肿及原有肺部疾病；肺淤血程度和肺水肿、上肺血管影增强；肺间质水肿时可见 Kerley B 线；肺动脉高压时，肺动脉影增宽，部分可见胸腔积液；肺泡性肺水肿时，出现肺门血管影模糊、肺门影呈蝴蝶状等，甚至弥漫性肺内大片阴影等。

（2）可根据心影增大及其形态改变，评估基础的或伴发的心脏和/或肺部疾病以及气胸等。

3. 超声心动图 通过超声心动图可了解心脏结构和功能、心瓣膜状况、是否存在心包病变、AMI 的机械并发症以及室壁运动失调；测定左室射血分数（LVEF），正常 EF 值>50%，运动时至少增加 5%。

4. 常用生化检查

（1）血浆脑钠肽（BNP） 当室壁张力增加时，血浆 BNP>400pg/mL，NT-proBNP>2000pg/mL；室壁张力正常则血浆 BNP<100pg/mL，NT-proBNP<400pg/mL。①BNP：有助于 CHF 诊断和预后判断。症状性和无症状性左室功能障碍患者血浆 BNP 水平均升高；大多数因心衰（HF）而呼吸困难的患者 BNP>400pg/mL，BNP<100pg/mL 时不支持 HF 诊断，BNP 在100～400pg/mL 之间还应考虑其他原因，如肺栓塞、慢性阻塞性肺部疾病（COPD）、HF 代偿期等。②NT-proBNP：是 BNP 激素原分裂后没有活性的 N-末端片段，与 BNP 相比，半衰期更长、更稳定。其浓度可反映短暂时间内新合成的而不是贮存的 BNP 释放，故更能反映 BNP 通路的激活（有研究表明，50 岁以下的成人血浆 NT-proBNP 浓度≥450pg/mL 诊断 AHF 的敏感性和特异性分别为 93% 和 95%；50 岁以上的人血浆浓度≥900pg/mL 诊断 CHF 的敏感性和特异性分别为 91% 和 80%；NT-proBNP<300pg/mL 为正常，可排除 CHF，其阴性预测值为 99%；CHF 治疗后 NT-proBNP<200pg/mL 提示预后良好）。

（2）电解质 因利尿剂使用等可产生低钠血症（钠<135mmol/L）、低钾血症（钾<3.5mmol/L）；因使用血管紧张素转换酶抑制剂（ACEI）、血管紧张素受体拮抗剂（ARB）等抗 RAAS 治疗可产生高钾血症（钾>5.5mmol/L）等。

（3）肝、肾功能 长期右心衰或心衰急性加重，因肝淤血可产生转氨酶和胆红素升高；因伴有肾功能损伤，使用 ACEI、ARB 或醛固酮拮抗剂等可导致血肌酐（Cr）升高（Cr>150μmol/L）；高尿酸血症（尿酸>500μmol/L）则常因 CHF 时使用利尿剂、肾功能受损等而发生。

（4）血浆白蛋白 由于肾淤血和/或低灌而发生蛋白丢失，以及营养不良可导致低白蛋白血症（白蛋白<30g/L）；严重右心衰时极高的静脉压偶可导致"失蛋白肠病"（可见于未能及时手术纠治的法洛征），出现难以纠正的严重低蛋白血症；"高白蛋白血症"（白蛋白>45g/L）则可见于因过度利尿导致血液浓缩时。

◎ 要点五 诊断与鉴别诊断

（一）诊断标准

1. Framingham 标准（1971）

（1）主要标准 阵发性夜间呼吸困难、颈静脉怒张、肺部啰音、心脏扩大、急性肺水肿、第三心音奔马律、肝-颈静脉反流征阳性等。

（2）次要标准 踝部水肿、夜间咳嗽、活动后呼吸困难、肝大、胸腔积液、肺活量降低至最大肺活量的 1/3、心动过速>120 次/分等。

同时存在两个主项或 1 个主项加两个次项即

可诊断。

2. ESC 心力衰竭的定义（2008）

（1）CHF 的症状　静息或活动时气急和/或乏力。

（2）水液潴留的体征　包括肺底湿啰音、胸腔积液、颈静脉怒张、踝部水肿、肝脏肿大等。

（3）静息时心脏结构或功能异常的客观证据　包括心脏增大、第三心音、心脏杂音、超声心动图异常、BNP 增高等。

3. 射血分数降低，射血分数中间值，射血分数保留的心力衰竭的诊断（中国心力衰竭诊断和治疗指南 2018）

心力衰竭的分类和诊断标准

诊断标准	HFrEF	HFmrEF	HFpEF
1	症状和/或体征	症状和/或体征	症状和/或体征
2	LVEF<40%	LVEF40%~49%	LVEF≥50%
3	—	利钠肽升高，并符合以下至少1条： （1）左心室肥厚和/或左心房扩大； （2）心脏舒张功能异常	利钠肽升高，并符合以下至少1条： （1）左心室肥厚和/或左心房扩大； （2）心脏舒张功能异常

注：HFrEF 为射血分数降低的心力衰竭，HFmrEF 为射血分数中间值的心力衰竭，HFpEF 为射血分数保留的心力衰竭，LVEF 为左心室射血分数；利钠肽升高为 B 型利钠肽（BNP）>35 ng/L 和/或 N 末端 B 型利钠肽原（NT-proBNP）>125 ng/L。

（二）液体潴留及其严重程度判断

短时间内体重增加是液体潴留的可靠指标。主要根据体重、颈静脉充盈程度、肝-颈静脉反流征、肺和肝淤血的程度（肺部啰音，肝脏肿大）、下肢和骶部水肿、腹部移动性浊音等来判断液体潴留及其严重程度。

（三）心力衰竭的发展阶段（AHA，2013）

这是一种新的心衰分级方法，该方法同时强调心衰的发生与进展，将心衰综合征的发生发展分为 4 个阶段：

1. 阶段 A（前心力衰竭阶段）　患者为心力衰竭的高危人群，无心脏结构或功能异常，无心力衰竭症状和/或体征。包括高血压、冠心病、糖尿病、肥胖、代谢综合征、使用心脏毒性药物史、风湿热史、心肌病家族史等。

2. 阶段 B（前临床心力衰竭阶段）　患者已发展成器质性心脏病，但从无心力衰竭的症状和/或体征。如左心室肥厚、陈旧性心肌梗死、无症状的心脏瓣膜病等。

3. 阶段 C（临床心力衰竭阶段）　患者有器质性心脏病，既往或目前有心力衰竭的症状和/或体征。器质性心脏病患者伴运动耐量下降（呼吸困难、疲乏）和液体潴留。

4. 阶段 D（难治性终末期心力衰竭阶段）　患者有器质性心脏病不断进展，虽经积极的内科治疗，休息时仍有症状，且需要特殊干预。包括因心力衰竭反复住院，且不能安全出院者；需要长期静脉用药者；等待心脏移植者；使用心脏机械辅助装置者。

NYHA 心功能分级主要是对该分级中阶段 C 与 D 患者症状严重性的分级。多年来已经认识到 NYHA 心功能分级反映的是医生的主观判断，短时间内可以有很大变化，而且 NYHA 心功能分级不同级别的病情治疗差异不大。因此，需要一种阶段划分系统来客观地、可靠地评估患者的病情进展情况，针对不同阶段进行相应的、适当的治疗。根据新的分阶段方法，患者的病情可能不进展或只能向更高一级进展，除非疾病可通过治疗减慢或停止进展，但一般不会发生自发的逆转。

（四）心衰的预后（中华医学会心血管病学分会：慢性心力衰竭诊断治疗指南，2018）

下列参数与心衰患者的不良预后有关：LVEF 下降、利钠肽持续升高、NYHA 分级恶化、低钠血症的程度、运动峰耗氧量减少、血球压容积降低、QRS增宽、慢性低血压、静息心动过速、肾功能不全、不能耐受常规治疗，以及难治性容量超负荷等。

（五）左心衰鉴别诊断

主要针对呼吸困难和咳嗽、咯血进行病因鉴别。

1. 呼吸困难

（1）肺源性呼吸困难　呼吸困难因左心衰者多有左心功能受损的基础疾病（如高血压、慢性心瓣膜病、冠心病或心肌病等），肺源性呼吸困难则多有肺、支气管等基础病变；左心衰呼吸困难常因体位抬高而改善，而大部分肺源性呼吸困难常因静卧而减轻。

（2）支气管哮喘　除基础疾病不同外，支气管哮喘多见于青少年，有过敏史，气道阻力反应性增高；心源性哮喘者发作时必须被迫坐起，重症者肺部有干湿啰音，甚至咳粉红色泡沫痰，而后者发作时双肺可闻及典型哮鸣音，咳出白色黏痰后呼吸困难常可缓解；测定血浆BNP水平对鉴别心源性和支气管性哮喘有较重要的参考价值。

（3）急性肺源性心脏病（肺动脉栓塞）急性大块肺栓塞表现为突发呼吸困难、剧烈胸痛、有濒死感，还有咳嗽、咯血痰、明显发绀、皮肤湿冷、休克和晕厥，伴颈静脉怒张、肝大、肺梗死区呼吸音减弱、肺动脉瓣区杂音等，血气分析、D-二聚体、胸部增强CT等检查有助于鉴别。

2. 咳嗽、咯血　主要与肺结核、肺癌、支气管扩张等慢性咳嗽、咯血性疾病进行鉴别，鉴别点包括基础疾病、体征和相关实验室检查。

（六）右心衰鉴别诊断

主要针对水肿、肝大等进行病因鉴别诊断。

1. 水肿　水肿可见于心脏病、肾脏病、肝脏病及营养不良等多种疾病。除基础病因不同外，水肿也各有特点：心源性水肿常始于身体的低垂部位，称为"下垂性水肿"，并伴有颈静脉怒张、肝-颈静脉反流征阳性等上腔静脉回流受阻的体征；肾性水肿则首先出现于皮下的疏松组织如眼睑等处；肝病性水肿突出的表现为腹水；营养不良性水肿则常伴有低白蛋白血症等。

2. 肝大/硬化

（1）肝脏本身病变引起的肝大　后者主要见于胆汁淤积、血吸虫肝病、肝癌等（而肝炎后肝硬化常伴有肝脏缩小），均有相应病史和相关体征，并且无肝-颈静脉反流征阳性。

（2）肝病性肝硬化　除基础心脏病病史和体征有助于鉴别外，非心源性肝硬化不会出现颈静脉怒张等上腔静脉回流受阻的体征。

（3）心包积液、缩窄性心包炎　由于上腔静脉回流受阻同样可以引起静脉怒张、肝大、下肢水肿等表现，应根据病史、心脏及其他心血管体征进行鉴别；超声心动图检查可助鉴别。

◎ 要点六　西医治疗

CHF的治疗目标是改善症状，提高生活质量，改变衰竭心脏的生物学性质（防止或延缓心肌重塑的发展），降低心力衰竭的住院率和死亡率。

（一）一般治疗

去除或缓解基本病因；去除诱发因素；改善生活方式；干预心血管损害的危险因素；密切观察病情演变及定期随访。

（二）药物治疗

1. 抑制神经内分泌激活

（1）血管紧张素转换酶抑制剂（ACEI）

适应证：所有慢性收缩性心衰患者（LVEF<40%）。

禁忌证：对ACEI曾有致命性不良反应（绝对禁用）。

慎用：双侧肾动脉狭窄、血肌酐>265.2μmol/L、血钾>5.5mmol/L、症状性低血压（SP<90mmHg）、左室流出道梗阻的患者。

使用方法：小剂量开始，个体化，达到最大耐受量后长期应用。

不良反应：低血压、肾功能恶化、钾潴留、咳嗽和血管性水肿。

（2）β受体阻滞剂

适应证：所有慢性收缩性心衰，包括NYHA Ⅱ、Ⅲ级病情稳定患者，无症状性心力衰竭或NYHA Ⅰ级的患者（LVEF<40%），均应尽早开始使用（除非有禁忌证或不能耐受）；NYHA Ⅳ级CHF患者需待病情稳定后，在严密监护下由专科医师指导应用。

禁忌证：支气管痉挛性疾病、心动过缓（心率<60次/分）、二度及以上房室传导阻滞（除非已安装起搏器）；明显液体潴留，需大量利尿剂的CHF患者。

使用方法：①目标剂量确定：心率（HR）是国际公认的β受体有效阻滞的指标（清晨静息HR 55~60次/分，不低于55次/分，即为达到目标剂量或最大耐受量）。②起始和维持：体重恒定（干体重）状况下，小剂量开始，如能耐受则每隔2~4周将剂量加倍，达目标剂量则长期使用。

不良反应：低血压、液体潴留和CHF恶化、心动过缓和房室传导阻滞等。

2. 改善血流动力学

（1）利尿剂

适应证：所有CHF患者有液体潴留的证据或原先有过液体潴留者，均应给予利尿剂，且应在出现水钠潴留的早期应用。

使用方法：从小剂量开始；襻利尿剂应作为首选（噻嗪类仅适用于轻度液体潴留、伴高血压和肾功能正常的CHF患者）；利尿剂应与ACEI和β受体阻滞剂联合应用；一旦病情控制即以最小有效量长期维持，并应根据液体潴留情况随时调整剂量；在利尿剂治疗的同时，应适当限制钠盐的摄入量。

不良反应：长期服用利尿剂可发生电解质紊乱、症状性低血压以及肾功能不全，特别是在服用剂量大和联合用药时。

（2）地高辛

适应证：已在应用ACEI（或ARB）、β受体阻滞剂和利尿剂治疗，而仍持续有症状的慢性收缩性CHF患者；有房颤伴快速心室率的CHF患者。

禁忌或慎用：伴窦房传导阻滞、二度或高度房室传导阻滞患者（除非已安置永久性心脏起搏器）、急性心肌梗死（AMI）患者；与抑制窦房结或房室结功能的药物合用时必须谨慎。不推荐用于HFpEF患者缓解症状。

使用方法：多用维持量疗法（0.125~0.25mg/d）。

不良反应：心律失常、胃肠道症状、神经精神症状（视觉异常、定向力障碍等）；特别是在低血钾、低血镁、甲状腺功能低下时易发生。

3. 其他药物

（1）醛固酮受体拮抗剂 有独立于AngⅡ和相加于AngⅡ的对心肌重构的不良作用，特别是对心肌细胞外基质；衰竭心脏中心室醛固酮生成及活化增加与CHF严重程度呈正比，以及长期应用ACEI或ARB可出现"醛固酮逃逸现象"，均是CHF治疗中使用醛固酮受体拮抗剂的理论依据。

适应证：中、重度CHF，NYHA Ⅲ、Ⅳ级患者；AMI后并发HF，且LVEF<40%的患者。

禁忌或慎用：高钾血症和肾功能异常列为禁忌；有发生这两种状况潜在危险的应慎用。

（2）血管紧张素Ⅱ受体拮抗剂（ARB） 阻断AngⅡ与AT_1结合，从而阻断或改善因AT_1过度兴奋导致的诸多不良作用；一般不引起咳嗽，但也不能通过提高血清缓激肽浓度发挥可能的有利作用。

适应证：合并高血压伴有心肌肥厚的CHF患者、LVEF下降不能耐受ACEI的CHF患者、常规治疗后CHF症状持续存在且LVEF低下者。

（3）环腺苷酸（cAMP）依赖性正性肌力药 包括β肾上腺素能激动剂，如多巴胺、多巴酚丁胺，以及磷酸二酯酶抑制剂如米力农等。

应用建议：对CHF患者即使在进行性加重阶段，也不主张长期间歇静脉滴注正性肌力药；对难治性终末期CHF患者，可作为姑息疗法应用；

对心脏移植前终末期 HF、心脏手术后心肌抑制所致的急性心衰，可短期应用 3~5 天。

（三）非药物治疗

1. 心脏再同步化治疗（CRT）

适应证：CHF 患者符合以下条件（除非有禁忌证）均应该接受 CRT：①LVEF≤35%，窦性节律，左心室舒张末期内径（LVEDD）≥55mm。②尽管使用了优化药物治疗，NHYA 心功能仍为Ⅲ级或Ⅳ级，心脏收缩不同步（QRS>120ms）。

2. 埋藏式心律转复除颤器（ICD）

适应证：①CHF 伴低 LVEF 者、曾有心脏停搏/心室颤动（VF）或伴有血流动力学不稳定的室性心动过速（VT）。②缺血性心脏病患者，AMI 后至少 40 天，LVEF≤30%，长期优化药物治疗后 NYHA 心功能Ⅱ或Ⅲ级，合理预期生存期超过 1 年且功能良好。③非缺血性心肌病患者，LVEF≤30%，长期最佳药物治疗后 NYHA 心功能Ⅱ或Ⅲ级，合理预期生存期超过 1 年且功能良好；NYHAⅢ~Ⅳ级、LVEF≤35% 且 QRS>120ms 的症状性心衰。

3. 手术治疗

（1）外科手术　因瓣膜病变、室壁瘤等致 HF 的患者需及时进行瓣膜置换术、心肌成形术等。

（2）心脏移植　可作为终末期心衰的一种治疗方式，主要适用于无其他可选治疗方法的重度心衰患者。

◎ 要点七　中医辨证论治

（一）治疗原则

本病病机为本虚标实，应重在补虚，在补虚的基础上兼以活血化瘀、利水蠲饮，绝不可专事攻逐，更伤其正。心衰是心肾阳气俱损的病证，心主血脉和肾主水液的功能严重受损，在整个病程中均有血瘀、水停发生，从而形成 CHF"因虚致实，实而益虚"的恶性病机演变，故在不同阶段、不同证型 CHF 的治疗中均需不同程度给予活血利水方药。CHF 发展过程中，常见心与肺、心与脾、心与肝、心与肾二脏或数脏同病，气、血、水交互为患现象，治疗上当标本兼治，以心为主，并调他脏。

（二）辨证论治

1. 气虚血瘀证

证候：心悸怔忡，胸闷气短，甚则喘咳，动则尤甚，神疲乏力，面白或暗淡，自汗，口唇青紫，甚者胁痛积块，颈动脉怒张，舌质紫暗或有瘀斑，脉虚涩或结代。

治法：补益心肺，活血化瘀。

方药：保元汤合血府逐瘀汤加减。若饮停喘咳者，合用葶苈大枣泻肺汤。

2. 气阴两虚证

证候：心悸气短，身疲乏力，心烦不寐，口咽干燥，小便短赤，甚则五心烦热，潮热盗汗，眩晕耳鸣，肢肿形瘦，唇甲稍暗，舌质暗红，少苔或无苔，脉细数或促或结。

治法：益气养阴，活血化瘀。

方药：生脉饮合血府逐瘀汤加减。若兼肝肾阴虚，五心烦热，潮热盗汗，眩晕耳鸣者，合用六味地黄丸；若心动悸，脉结代者，合用炙甘草汤。

3. 阳虚水泛证

证候：心悸怔忡，气短喘促，动则尤甚，或端坐而不得卧，精神萎靡，乏力懒动，腰膝酸软，形寒肢冷，面色苍白或晦暗，肢体浮肿，下肢尤甚，甚则腹胀脐突，尿少，舌淡苔白，脉沉弱或迟。

治法：益气温阳，化瘀利水。

方药：真武汤合葶苈大枣泻肺汤加减。若心肾阳虚突出，而水肿轻微者，合用金匮肾气丸。

4. 痰饮阻肺证

证候：喘咳气急，张口抬肩，不能平卧，痰多色白或黄稠，心悸烦躁，胸闷脘痞，面青汗出，口唇青紫，舌质紫暗，舌苔厚腻或白或黄，脉弦滑而数。

治法：温化痰饮，泻肺逐水。

方药：苓桂术甘汤合丹参饮加减。若痰郁化

热，喘急痰黄难咯，舌红苔黄者，可用苇茎汤合温胆汤。

细目四 心律失常

心律失常（cardiac arrhythmia）是指心脏激动的频率、节律、起源部位、传导速度与激动次序的异常。引起心律失常的病因有冠状动脉粥样硬化性心脏病、心肌病、心肌炎和风湿性心脏病等。另外，还包括植物神经功能失调、电解质紊乱、内分泌失调、麻醉、低温、药物及中枢神经疾病等。

本病归属于中医学"心悸""怔忡"等范畴；有时表现为胸闷、胸痛、气短、喘息、头晕、昏厥等，故还可归于中医学的"胸痹""喘证""眩晕""厥证"等范畴。

◎ 要点一 发生机制

心律失常发生有多种不同机制，主要包括激动形成异常、激动传导异常或二者兼有之。

1. 激动形成异常 包括自律性增高、异常自律性与触发活动致冲动形成异常。①自律性异常：源自窦房结、结间束、冠状窦口附近、房室结的远端和希氏束-浦肯野系统等处具有自律性的心肌细胞；原来无自律性的心肌细胞，如心房、心室肌细胞，亦可在病理状态下出现异常自律性。②触发活动：心房、心室与希氏束-浦肯野组织在动作电位后产生的除极活动，又称为后除极。若后除极的振幅增高并达到阈值，便可引起一次激动，持续的反复激动即形成快速型心律失常。

2. 激动传导异常 包括折返激动、传导阻滞和异常传导等。折返是所有快速性心律失常中最常见的发生机制。形成折返的基本条件是：①必须具备两条或多条传导性与不应期各不相同，或者解剖上相互分离的传导径路，作为折返回路的顺传支和逆传支，相互连接形成一个闭合环。②其中一条通道必须发生单向传导阻滞。③另一通道传导缓慢，使原先发生阻滞的通道有足够时间脱离不应期，并使原先已兴奋过的通道再次激动，从而完成一次折返激动。如激动在环内反复循环不已，则产生持续快速性心律失常。

◎ 要点二 心律失常的分类

（一）按心律失常发生机制分类

1. 激动形成异常

（1）窦房结心律失常 窦性心动过缓、窦性心动过速、窦性停搏、窦性心律不齐。

（2）异位心律 ①主动性异位心律：期前收缩、阵发性心动过速、心房扑动、心房颤动、心室扑动、心室颤动。②被动性异位心律：逸搏、逸搏心律。

2. 激动传导异常

（1）生理性：干扰及干扰性房室分离。

（2）病理性：①传导阻滞（窦房传导阻滞、房内传导阻滞、房室传导阻滞、室内传导阻滞）。②房室间传导途径异常（预激综合征）。③折返性心律（阵发性心动过速）。

（二）按心律失常发生时心率快慢分类

1. 快速性心律失常 主要包括过早搏动、心动过速、扑动和颤动等。

2. 缓慢性心律失常 常见的有窦性心动过缓、窦房传导阻滞、窦性停搏、房室传导阻滞、病态窦房结综合征等。

（三）按心律失常发生部位分类

1. 室上性心律失常 包括窦性、房性、房室交界性。

2. 室性心律失常。

细目五 快速性心律失常

快速性心律失常是临床上常见的心血管病证，包括一组临床表现、起源部位、传导径路、电生理和预后意义很不相同的心律失常，临床上主要包括各种原因引起的过早搏动、心动过速、扑动和颤动等。除窦性心动过速外，激动均起源于异位起搏点。

◎ 要点一　西医病因

快速性心律失常可见于无器质性心脏病者（如室上性心动过速、早搏），但更多见于各种器质性心脏病，如室性心动过速（扩张型心肌病、冠心病心肌梗死、梗死后心功能不全）、房颤和房扑（心瓣膜病、冠心病、高血压心脏病、心肌病、肺心病、甲状腺功能亢进）等。

室上性心动过速较多见于无器质性心脏病者，如房室结内折返性心动过速和房室折返性心动过速。各种器质性心脏病如风湿性心脏瓣膜病、冠心病、高血压性心脏病、心肌病、慢性肺源性心脏病，各种先天性心脏病和甲状腺功能亢进性心脏病等可致心房异常负荷或病变而引起房性心动过速。室上性心动过速的主要发生机理为折返，折返可发生在窦房结与邻近的心房肌间、心房内、房室结或房室间旁道。室性心动过速时，折返环大多位于心室，束支折返较少见。

过早搏动是指起源于窦房结以外的异位起搏点发生的激动引起的提早心脏搏动，又称期前收缩或期外收缩，简称早搏，是临床上最常见的心律失常之一。早搏发生的机制为折返激动、触发活动，或异位起搏点的兴奋性增高，见于某些生理情况，如剧烈活动、过量饮酒、茶、咖啡等，也可由病理情况引起，如高血压、冠心病、心肌炎、心肌病、甲状腺功能亢进、败血症和低血钾等。

室性心动过速绝大多数见于器质性心脏病患者，如扩张型心肌病、冠心病心肌梗死或梗死后心功能不全，偶见于无器质性心脏病者，如原发性QT间期延长综合征、洋地黄中毒、低血钾症等。

房颤和房扑大多数患者有器质性心脏病基础，心瓣膜病、冠心病、高血压性心脏病最为常见，甲状腺功能亢进、心肌病、肺心病亦可引起本病。偶见于无任何病因的健康人，发生可能与情绪激动或运动有关。

◎ 要点二　中医病因病机

引起快速性心律失常的中医病因，主要包括感受外邪、情志失调、饮食不节、劳欲过度、久病失养、药物影响等。

1. **感受外邪**　感受外邪，内舍于心，邪阻于脉，心血运行受阻；或风寒湿热等外邪，内侵于心，耗伤心气或心阴，心神失养，引起心悸之证。温病、疫病日久，邪毒灼伤营阴，心神失养，或邪毒传心扰神，亦可引起心悸。

2. **情志失调**　恼怒伤肝，肝气郁滞，日久化火，气火扰心则心悸；气滞不解，久则血瘀，心脉瘀阻，亦可心悸；忧思伤脾，阴血亏耗，心失所养则心悸；大怒伤肝，大恐伤肾，怒则气逆，恐则精却，阴虚于下，火逆于上，亦可撼动心神而心悸。

3. **饮食不节**　嗜食肥甘，饮酒过度，损伤脾胃，运化失司，湿聚成痰，日久痰浊阻滞心脉，或痰浊郁而化火，痰火上扰心神而发心悸；脾失健运，气血生化乏源，心失所养，而致心悸。

4. **劳欲过度**　房劳过度，肾精亏耗，心失所养；劳伤心脾，心气受损，亦可诱发心悸。

5. **久病失养**　水肿日久，水饮内停，继则水气凌心而心悸；咳喘日久，心肺气虚，诱发心悸；长期慢性失血致心血亏虚，心失所养而心悸。

本病病位在心，与肝、脾、肾、肺四脏密切相关。病理性质主要有虚实两个方面。虚为气、血、阴、阳不足，心失所养而心悸；实为气滞血瘀、痰浊水饮、痰火扰心引起。

◎ 要点三　临床表现

1. **阵发性室上性心动过速**　呈阵发性，心率在160次/分以上，感心悸、胸闷、头晕、乏力、胸痛或紧压感。持续时间长者，可发生血流动力学障碍，表现为面色苍白、四肢厥冷、血压降低，偶可晕厥等。也可使原有器质性心脏病者病情加重，如患者原有冠心病，可加重心肌缺血诱发心绞痛，甚至心肌梗死；原有脑动脉硬化者，可加重脑缺血，引起一过性失语、偏瘫，甚至脑血栓形成。

2. **过早搏动**　可有心悸、胸闷、头晕、乏力等症状，也可无症状。听诊有心脏提前搏动。

3. 心房纤颤 阵发性房颤或房颤心室率快者有心悸、胸闷、头晕、乏力等。听诊第一心音强弱不等、心律绝对不规则、脉搏短绌。也可发生血流动力学障碍，使原有器质性心脏病患者病情加重。

4. 室性心动过速 室速的临床症状轻重视发作时心室率、持续时间、基础心脏病变和心功能状况不同而异。非持续性室速（发作时间短于30秒，能自行终止）的患者通常无症状。持续性室速（发作时间超过30秒，需药物或电复律始能终止）常伴有明显血流动力学障碍与心肌缺血。临床症状包括低血压、少尿、晕厥、气促、心绞痛等。

◎ **要点四 心电图诊断**

1. 室上性心动过速 ①心率快而规则，阵发性室上性心动过速心率多在160~220次/分（bpm），非阵发性室上性心动过速心率在70~130bpm。②P波形态与窦性不同，出现在QRS波群之后则为房室交界性心动过速；当心率过快时，P波往往与前面的T波重叠，无法辨认，故统称为室上性心动过速。③QRS波群形态通常为室上性，亦可增宽、畸形（室内差异性传导、束支阻滞或预激综合征）。④ST-T波无变化，发作中也可以倒置（频率过快而引起的相对性心肌供血不足）。

2. 过早搏动

（1）房性早搏 ①提早出现的P'波，形态与窦性P波不同。②R-P'>0.12秒。③QRS形态正常，亦可增宽（室内差异性传导）或未下传。④代偿间歇不完全。

（2）房室交界性早搏 ①提前出现的QRS波群，而其前无相关P波，如有逆行P波，可出现在QRS之前（P'-R<0.12秒）、之中或之后（P'-R<0.20秒）。②QRS形态正常，也可因发生差异性传导而增宽。③代偿间歇多完全。

（3）室性早搏 ①QRS波群提早出现，宽大、畸形或有切迹，时间≥0.12秒，前无窦性P波。②T波亦宽大，其方向与QRS主波方向相反。③代偿间歇完全。

3. 室性心动过速 ①3个或以上的室早连发。②常无P波或P波与QRS无固定关系，且P波频率比QRS波频率缓慢。③频率多数为每分钟140~220次，室律略有不齐。④偶有心室夺获或室性融合波。

4. 房颤与房扑

（1）房颤 ①P波消失，代之以大小不等、形态不同、间隔不等的f波，频率为350~600次/分。②QRS波形态通常正常，但当心室率过快，QRS可增宽畸形（室内差异传导）。③心室率快而不规则，多在每分钟160~180次之间。④当心室率极快而无法辨别f波时，主要根据心室率完全不规则及QRS与T波形状变异诊断。

（2）房扑 ①P波消失，代之以连续性锯齿样f波（各波大小、形态相同，频率规则，为250~350次/分）。②QRS波群及T波均呈正常形态，但偶尔可因室内差异性传导、合并预激综合征，或伴束支传导阻滞，使其增宽并畸形。③大多不能全都下传，常以固定房室比例（2:1或3:1~5:1）下传，心室率不规则。

◎ **要点五 西医治疗**

心律失常的治疗方法主要有抗心律失常药物、射频消融、起搏及植入式自动复律除颤器（ICD）、手术治疗等。

（一）心律失常的药物治疗

1. 窦性心动过速 ①寻找并去除引起窦性心动过速的原因（心力衰竭、贫血、甲亢等）。②首选β受体阻滞剂。③不能使用β受体阻滞剂时，可选用维拉帕米或地尔硫䓬。④如上述药物无效或不能耐受，可选用窦房结内向电流If抑制剂伊伐布雷定。⑤药物无效而症状显著者可考虑导管消融改良窦房结功能。

2. 房性期前收缩 ①对于无器质性心脏病且单纯房性期前收缩者，一般不需治疗。②症状十分明显者可考虑使用β受体阻滞剂。③由心力衰竭引起的房性期前收缩，适量洋地黄可达治疗目的。④对于可诱发诸如室上速、房颤的房性期前收缩应给予维拉帕米、普罗帕酮以及胺碘酮等治疗。

3. 阵发性室上性心动过速

（1）急性发作的处理 如患者心功能、血压正常，可先尝试刺激迷走神经，如颈动脉窦按摩、Valsalva 动作、诱导恶心、压迫眼球法等。终止发作药物治疗可选以下药物：①首选腺苷，起效迅速，副作用为胸部压迫感、呼吸困难、面部潮红、窦性心动过缓、房室传导阻滞等，但其半衰期短于6秒，副作用即使发生亦很快消失。②腺苷无效时可改用静注维拉帕米，这两类药物有效率达90%以上。③如合并心力衰竭、低血压或为宽QRS波心动过速，尚未明确室上性心动过速的诊断时，不应选用钙拮抗剂，宜选用腺苷静注。④其他可选用的药物包括β受体阻滞剂、洋地黄、普罗帕酮和某些升压药物（如去氧肾上腺素、间羟胺或甲氧明），其中β受体阻滞剂以短效制剂为宜，伴心功能不全者可选洋地黄类药物，升压药物通过反射性兴奋迷走神经终止心动过速，适用于合并低血压者，但忌用于老年人、高血压和急性心肌梗死病人。另外，食道心房调搏术常能有效中止发作。当患者出现血流动力学不稳定时，立即电复律。急性发作以上治疗无效亦可施行电复律，但已应用洋地黄者不应接受电复律治疗。

（2）防止发作 发作频繁者，应首选经导管射频消融术以根除治疗；药物有普罗帕酮，必要时给以阿替洛尔或美托洛尔；发作不频繁者不必长年服药。

4. 房颤及房扑

（1）房颤的治疗 按房颤的发作频率和持续时间一般将房颤分为4种类型：阵发性房颤，持续性房颤，长程持续性房颤，永久性房颤。

1）抗凝治疗：房颤病人的栓塞发生率较高，因此，抗凝治疗是房颤治疗的重要内容。对于合并瓣膜病患者，需应用华法林抗凝。对于非瓣膜病病人，需使用 $CHADS_2$ 或 $CHA_2DS_2-VAS_C$ 评分系统进行血栓栓塞的危险分层。$CHADS_2$ 评分简单易行，但对脑卒中低危病人的评估不够准确。故临床上多采用 $CHA_2DS_2-VAS_C$ 评分系统。$CHA_2DS_2-VAS_C$ 评分≥2分者，需抗凝治疗；评分1分者根据获益与风险权衡，优选抗凝治疗；评分为0分者，无需抗凝治疗。房颤病人抗凝治疗前需同时进行出血风险评估，临床上常用 HAS-BLED 评分系统。HAS-BLED 评分≥3分为高出血风险。但应当注意，对于高出血风险病人应积极纠正可逆的出血因素，不应将 HAS-BLED 评分增高视为抗凝治疗的禁忌证。

华法林是房颤抗凝治疗的有效药物。口服华法林，使凝血酶原时间国际标准化比值（INR）维持在 2.0~3.0，能安全而有效地预防脑卒中发生。房颤持续不超过24小时，复律前无需作抗凝治疗。否则应在复律前接受华法林有效抗凝治疗3周，待成功复律后继续治疗3~4周；或行食管超声心动图除外心房血栓后再行复律，复律成功后仍需华法林有效抗凝治疗4周。紧急复律治疗可选用静注肝素或皮下注射低分子量肝素抗凝。新型口服抗凝药物（$NOAC_S$）如达比加群酯、利伐沙班、阿哌沙班等，目前主要用于非瓣膜性房颤的抗凝治疗。$NOAC_S$ 的特点是不需常规凝血指标监测，较少受食物或药物的影响，安全性较好。

2）控制心室率：永久性房颤一般需用药物控制心室率，β受体阻滞剂可作为所有房颤患者控制心室率的一线治疗药物。常用药物包括β受体阻滞剂、非二氢吡啶类钙离子拮抗剂、洋地黄制剂（地高辛）及某些抗心律失常药物（如胺碘酮），必要时可以联合应用。对房颤伴快速心室率、药物治疗无效者，可施行射频消融改良房室结并同时安置心室按需或双腔起搏器。对于心室率较慢，最长间歇大于5秒，可考虑植入起搏器治疗。

3）心律转复及窦性心律维持：房颤心律转复有自动复律、药物复律、电复律及导管消融治疗。电复律见效快、成功率高，对于伴有严重血流动力学障碍的房颤是首选方法。药物转复常用Ic及Ⅲ类抗心律失常药，包括胺碘酮、普罗帕酮等，它们分别通过减慢传导速度和延长有效不应期终止折返激动而达到房颤复律的目的。有器质性心脏病的患者应根据基础病的程度选用药物，伴中等程度器质性心脏病患者可以选择伊布利特、维纳卡兰，上述方法无效可选用胺碘酮，伴有严重器质性心脏病、心衰患者以及缺血性心脏病患者应选择胺碘酮。对于无器质性心脏病患者可静脉应用氟卡尼、普罗帕酮、伊布利特、维纳卡兰复律，上述药物无效或出现不良作用时可选择静脉应用胺碘酮。对于症状明显、药物治疗无效的阵发性房颤，导管消融可作为一线治疗。此外，外科迷宫手术也可用于维持窦性心律，且具有较高成功率。

4) 左心耳封堵：经皮左心耳封堵术是预防脑卒中和体循环栓塞事件的策略之一，主要有两种方法：植入装置封堵左心耳及缝合结扎左心耳。对于 $CHA_2DS_2\text{-}VAS_C$ 评分 ≥2 的非瓣膜性房颤，且不适合长期抗凝治疗或长期规范抗凝治疗基础上仍发生卒中或栓塞事件、HAS-BLED 评分 ≥3 分的病人，可考虑行经皮左心耳封堵术。

(2) 房扑的治疗 药物治疗原则与房颤相同。

5. 室性期前收缩

(1) 无器质性心脏病亦无明显症状的室性期前收缩，不必使用抗心律失常药物治疗。

(2) 无器质性心脏病，但室性期前收缩频发引起明显心悸症状影响工作及生活，可酌情选用美西律、普罗帕酮。心率偏快、血压偏高者可用 β 受体阻滞剂，如阿替洛尔或美托洛尔。

(3) 以下情况均需治疗：急性心肌梗死发病早期出现频发室性期前收缩、室性期前收缩落在前一个心搏的 T 波上（R-on-T）、多源性室性期前收缩、成对的室性期前收缩均宜静脉使用利多卡因（利多卡因无效者，可用普鲁卡因酰胺或胺碘酮）；急性肺水肿或严重心力衰竭并发室性期前收缩，治疗应针对改善血流动力学障碍。慢性心脏病患者并发室性期前收缩，尽管药物能有效减少室性早搏，但总死亡率和猝死的风险反而增高。

(4) β 受体阻滞剂虽对室性期前收缩疗效不显著，但能降低心肌梗死后猝死发生率。

6. 室性心动过速 有器质性心脏病或有明确诱因应首先给以针对性治疗；无器质性心脏病患者发生非持续性短暂室速，如无症状或血流动力学影响，处理的原则与室性期前收缩相同；持续性室速发作，无论有无器质性心脏病，应给予治疗。

(1) 终止室速发作 持续性室性心动过速出现血流动力学不稳定的患者推荐直流电心脏复律；血流动力学可耐受的持续性室性心动过速患者，无结构性心脏病（如特发性右室流出道室速），可以考虑静脉使用氟卡胺或传统的 β 受体阻滞剂、维拉帕米或胺碘酮。

持续性室性心动过速患者应依据症状和心律失常的耐受性给予治疗。单形性室速出现血流动力学不稳定（伴晕厥室速）应进行直流电除颤。低血压但意识还清楚的患者，进行复律前应立即给予镇静剂。宽 QRS 心动过速而血流动力学稳定的患者，电复律应该是一线治疗方法。无严重心力衰竭或急性心肌梗死患者，可以考虑静脉使用普鲁卡因胺或氟卡胺。心力衰竭或疑似缺血的患者可以考虑静脉使用胺碘酮。单形性室性心动过速的患者静脉使用利多卡因仅仅具有中等效果。

(2) 预防复发 ①药物预防，可选用终止发作有效的相同药物预防复发；②导管消融预防复发；③抗心律失常手术预防复发；④埋藏式心脏复律除颤器（ICD）预防复发。

（二）心律失常的非药物治疗

1. 心脏电复律 急性快速异位心律失常及持续性心房颤动或心房扑动如药物无效，应早进行同步电复律。阵发性室上性心动过速经药物治疗无效时可用同步电复律。

2. 埋藏式心脏复律除颤器（ICD） ICD 的明确适应证包括：①非一过性或可逆性原因引起的室性心动过速或心室颤动所致的心脏骤停，自发的持续性室速。②原因不明的晕厥，在电生理检查时能诱发有血流动力学显著临床表现的持续性室速或室颤，药物治疗无效、不能耐受或不可取。③心肌梗死所致 LVEF<35%，NYHA 心功能 Ⅱ 或 Ⅲ 级，或心肌梗死所致 LVEF<30%，NYHA 心功能 Ⅰ 级，且梗死后 40 天以上。④心肌梗死后非持续室速，LVEF<40%，

且心电生理检查能诱发出室颤或持续室速。⑤NYHA 心功能 Ⅱ 或 Ⅲ 级，LVEF≤35% 的非缺血性心肌病病人。⑥有心脏性猝死危险因素的肥厚型心肌病、扩张型心肌病及右室发育不良型心肌病。⑦有晕厥或室速记录的遗传性心脏病，且 β 受体阻滞剂无效，如长 QT 间期综合征、Brugada 综合征及儿茶酚胺敏感性室速等。

3. 导管射频消融术（RFCA） 根据我国RFCA 治疗快速性心律失常指南，RFCA 的明确适应证为：①症状性局灶性房速。②发作频繁、心室率不易控制的房扑。③发作频繁、症状明显的房颤。④预激综合征合并阵发性心房颤动和快速心室率。⑤房室结折返及房室折返性心动过速。⑥症状明显或药物治疗效果不佳或不明原因左室功能障碍的频发室性期前收缩（>10000 次/24 小时）。⑦无器质性心脏病证据的室速（特发性室速）呈反复发作或合并有心动过速心肌病或血流动力学不稳定。⑧发作频繁和（或）症状重、药物预防发作效果差的心肌梗死后室速。

4. 外科治疗 外科治疗快速性心律失常的目的在于切除、隔置、离断参与心动过速生成、维持与传播的组织，保存或改善心脏功能。外科治疗方法包括直接针对心律失常本身以及各种间接的手术方法，后者包括室壁瘤切除术、冠状动脉旁路移植术、矫正瓣膜关闭不全或狭窄术和左颈胸交感神经切断术等。

◎ 要点六　中医辨证论治

1. 心虚胆怯证

证候：心悸不宁，善惊易恐，坐卧不安，失眠多梦，恶闻声响，舌苔薄白，脉虚数或结、代。

治法：镇惊定志，养心安神。

方药：安神定志丸加减。可加酸枣仁、合欢皮养心安神；心气虚，加炙甘草、党参益气养心。

2. 心血不足证

证候：心悸气短，活动尤甚，眩晕乏力，面色无华，食少纳呆，舌质淡，苔薄白，脉细弱。

治法：补血养心，益气安神。

方药：归脾汤加减。气虚血少，血不养心，宜用炙甘草汤益气养血，滋阴复脉。

3. 阴虚火旺证

证候：心悸不宁，心烦少寐，头晕目眩，手足心热，耳鸣，舌质红，少苔，脉细数。

治法：滋阴清火，养心安神。

方药：天王补心丹加减。心悸不安者，加生龙骨、生牡蛎、珍珠母以镇心安神；心火旺盛，心烦易怒，口苦，口舌生疮者，加连翘、莲子心、山栀子以清泻心火；兼五心烦热，梦遗腰酸者，可合用知柏地黄丸养阴清热。

4. 气阴两虚证

证候：心悸气短，头晕乏力，胸痛胸闷，少气懒言，五心烦热，失眠多梦，舌质红，少苔，脉虚数。

治法：益气养阴，养心安神。

方药：生脉散加减。心阴亏虚，心烦失眠，加生地黄、连翘、莲子心清心除烦；兼肾阴不足，腰膝酸软，耳鸣目眩者，加首乌、枸杞子、龟甲滋肾养阴；兼心脉瘀阻，加丹参、三七活血化瘀。

5. 痰火扰心证

证候：心悸时发时止，胸闷烦躁，失眠多梦，口干口苦，大便秘结，小便黄赤，舌质红，舌苔黄腻，脉弦滑。

治法：清热化痰，宁心安神。

方药：黄连温胆汤加减。热象明显，加黄芩、山栀子清心泻火；惊悸不安者，加珍珠母、生龙齿、生牡蛎镇心安神；火郁伤阴，加生地黄、麦冬、玉竹养阴清热。

6. 瘀阻心脉证

证候：心悸不安，胸闷不舒，心痛时作，或见唇甲青紫，舌质紫暗或有瘀斑，脉涩或结、代。

治法：活血化瘀，理气通络。

方药：桃仁红花煎加减。可加入桂枝、甘草以通心阳，龙骨、牡蛎以镇心神。

7. 心阳不振证

证候：心悸不安，胸闷气短，神疲乏力，面色苍白，形寒肢冷，舌质淡白，脉虚弱。

治法：温补心阳，安神定悸。

方药：参附汤合桂枝甘草龙骨牡蛎汤加减。兼有伤阴者，加麦冬、玉竹、五味子养阴生津。如病情严重，汗出肢冷，面青唇紫，喘不得卧者，重用人参、附子加服黑锡丹以回阳救逆。

细目六　缓慢性心律失常

缓慢性心律失常是指有效心搏每分钟低于60次的各种心律失常。常见有窦性心动过缓、窦房传导阻滞、窦性停搏、房室传导阻滞、病态窦房结综合征等。其发生多与迷走神经张力过高、心肌病变、某些药物影响、高血钾等有关。缓慢性心律失常主要表现为心悸、疲劳虚弱、体力活动后气短胸闷等，严重者可引起昏厥、抽搐，甚至危及生命。

本病归属于中医学"心悸""眩晕""胸痹""厥证"等范畴。

◎ 要点一　西医病因

1. **缓慢性窦性心律失常**　①生理状况：迷走神经张力增高（健康人、老年人、睡眠状态）。②病理状况：器质性心脏病、甲状腺功能减退、血钾过高，应用洋地黄、β受体阻滞剂等药物。

2. **房室传导阻滞**　心肌炎、急性下壁及前壁心肌梗死、原因不明的希-浦系统纤维化、冠心病、高血钾、应用洋地黄以及缺氧等。

3. **病态窦房结综合征**　冠心病、原发性心肌病、风湿性心脏病、高血压心脏病、心肌炎、先天性心脏病。

◎ 要点二　中医病因病机

引起缓慢性心律失常的中医病因主要包括饮食失宜、七情内伤、劳倦内伤、久病失养、感受外邪、药物影响等。

1. **饮食失宜**　饮食不节，饥饱失常，或过食肥甘厚味，饮酒过度，均可损伤脾胃，致脾失健运，气血生化之源不足，心脉失养。脾气虚弱，运化功能减弱，津液不布，水湿不化，聚而为痰，痰浊上扰心神则心神不宁，痹阻胸阳则心悸、胸闷。

2. **七情内伤**　忧郁思虑，暗耗心血；或气机郁结，脉络瘀滞，气血运行不畅，心失所养。

3. **劳倦内伤**　劳伤心脾，心气受损而心悸；房劳过度，伤及肾阳，温煦无力，心阳不振而致心悸。

4. **久病失养**　久病体虚，或失血过多，或思虑过度，劳伤心脾，渐至气血亏虚，心失所养而心悸；大病久病之后，阳气虚衰，不能温养心肺，故心悸不安；久病入络，心脉瘀阻，心神失养。

5. **感受外邪**　风寒湿邪搏于血脉，内犯于心，以致心脉痹阻，营血运行不畅，引起心悸怔忡；温病、疫病日久，邪毒灼伤营阴，心神失养，引起心悸。

本病病位在心，病机特点是本虚标实，本虚是气、血、阴、阳亏虚，以气阳不足为多，标实是痰浊、瘀血、气滞、水饮。

◎ 要点三　临床表现

1. **窦性心动过缓**　如心率不低于50次/分，一般无症状；心室率<50次/分，患者可出现头晕、乏力。窦房传导阻滞或房室传导阻滞时，部分患者可出现心悸、停搏感，严重者可出现胸闷、胸痛；阻滞次数多、间歇长者，可有黑矇、晕厥等严重症状。

2. **房室传导阻滞**　一度房室传导阻滞病人多无自觉症状；二度Ⅰ型房室传导阻滞偶可出现心悸、乏力，听诊时第一心音逐渐减弱并有心搏脱漏；二度Ⅱ型房室传导阻滞，如被阻滞的心房波所占比例较大时，特别是高度房室阻滞时，可出现头晕、乏力、胸闷、气短、晕厥及心功能下降等症状，听诊时亦有间歇性心搏脱漏，但第一心音强度恒定。三度房室传导阻滞的症状较明显，希氏束分叉以上部位的三度房室传导阻滞由于逸搏点位置高，逸搏频率较快，而且心室除极顺序也正常，病人可出现乏力、活动时头晕等症状，但多不发生晕厥；发生于希氏束分叉以下的低位的Ⅲ度房室传导阻滞，病人可出现晕厥，甚至猝死。听诊时第一心音经常变化，第二心音可呈正常或反常分裂，间或听到响亮亢进的第一心音。

3. 病窦综合征 早期可无症状或间歇出现症状，临床表现不典型，诊断困难；当窦性心动过缓比较严重，或有窦性停搏时，则病人可有眩晕、乏力等症状，严重者发生晕厥、猝死。如有心动过速发作，则可出现心悸、心绞痛等症状。心脏听诊及心电图检查，发现心律的变化很大，出现窦性心动过缓、窦房传导阻滞、阵发性室上性心动过速、心房扑动、心房纤颤，上述心律可交替出现，形成心动过缓-心动过速综合征。

◎ **要点四 心电图诊断**

1. 窦性心动过缓 ①窦性心律。②心率小于60次/分。③常伴有窦性心律不齐，严重过缓时可产生逸搏。

2. 房室传导阻滞

（1）一度房室传导阻滞 ①窦性P波，每个P波后都有相应的QRS波群。②P-R间期延长至0.20秒以上（老人P-R间期>0.22秒）。

（2）二度房室传导阻滞 ①二度Ⅰ型：又称莫氏Ⅰ型，P波规律出现，P-R间隔期逐渐延长；R-R间隔相应的逐渐缩短，直到P波后无QRS波群出现，如此周而复始。②二度Ⅱ型：又称莫氏Ⅱ型，P-R间期固定（正常或延长）；P波突然不能下传而QRS波脱漏。

（3）三度房室传导阻滞 ①窦性P波，P-P间隔一般规则；P波与QRS波群无固定关系。②心房速率快于心室率。③出现交界性逸搏心率（QRS形态正常，频率一般为40~60次/分较多见）或室性逸搏心率（QRS波宽大畸形，频率一般为20~40次/分）。心室率由交界区或心室自主起搏点维持。

3. 病态窦房结综合征 ①持续、严重、有时是突发的窦性心动过缓，心率<50次/分，且不易用阿托品等药物纠正。②发作时可见窦房阻滞或窦性停搏。③心动过缓与心动过速交替出现，又称慢-快综合征。心动过速可以是阵发性室上速、阵发性房颤与房扑。

◎ **要点五 西医治疗**

1. 药物治疗

（1）窦性心动过缓 如心率不低于50次/分，一般不需治疗。如心率低于每分钟40次，引起心绞痛、心功能不全或中枢神经系统功能障碍时，应针对病因治疗，药物用阿托品、异丙肾上腺素、麻黄碱、沙丁胺醇等提高心室率。

（2）房室传导阻滞 ①一度房室传导阻滞与二度Ⅰ型房室传导阻滞心室率不太慢者，无需接受治疗。②二度Ⅱ型与三度房室传导阻滞如心室率显著缓慢，伴有血流动力学障碍，甚至阿-斯综合征发作，应给予治疗：阿托品0.5~1mg静脉注射，适合阻滞部位位于房室结的患者；异丙肾上腺素1~4μg/min静脉点滴，适用于任何部位的房室传导阻滞，将心室率控制在50~70次/分。急性心肌梗死时应慎重。对于症状明显、心室率缓慢者，应及早给予临时性或永久性心脏起搏治疗。

（3）病态窦房结综合征 酌情应用阿托品、麻黄素或异丙肾上腺素以提高心率。

2. 人工心脏起搏

人工心脏起搏是用人为的脉冲电流刺激心脏，以带动心搏的治疗方法。主要用于治疗缓慢性心律失常，也用于快速性心律失常治疗和诊断。严重缓慢性心律失常，永久心脏起搏是唯一有效而可靠的治疗方法。

适应证：①伴有临床症状的任何水平的完全或高度房室传导阻滞。②束支-分支水平传导阻滞，间歇发生二度Ⅱ型房室传导阻滞，有症状者；在观察过程中虽无症状，但阻滞程度进展、H-V间期>100ms者。③病窦综合征或房室传导阻滞，心室率经常低于50次/分，有明确的临床症状，或间歇发生心室率<40次/分；或虽无症状，但有长达3秒的R-R间隔。④由于颈动脉窦过敏引起的心率减慢，心率或R-R间隔达到上述标准，伴有明确症状者。⑤有窦房结功能障碍和/或房室传导阻滞的患者，因其他情况必须采

用具有减慢心率作用的药物治疗时，为保证适当的心室率，应植入起搏器。

◎ 要点六　中医辨证论治

1. 心阳不足证

证候：心悸气短，动则加剧，或突然晕倒，汗出倦怠，面色苍白，形寒肢冷，舌淡苔白，脉虚弱或沉细而迟。

治法：温补心阳，通脉定悸。

方药：人参四逆汤合桂枝甘草龙骨牡蛎汤加减。有瘀血者，加丹参、赤芍、红花活血化瘀；兼水肿者，加泽泻、车前子、益母草活血利水；气虚者，加黄芪益气健脾。

2. 心肾阳虚证

证候：心悸气短，动则加剧，面色苍白，形寒肢冷，腰膝酸软，小便清长，下肢浮肿，舌质淡胖，脉沉迟。

治法：温补心肾，温阳利水。

方药：参附汤合真武汤加减。心血瘀阻者，加丹参、红花、益母草活血化瘀；气虚者，加黄芪、山药益气；阳虚为主，无水肿者，亦可合用右归丸温补肾阳。

3. 气阴两虚证

证候：心悸气短，乏力，失眠多梦，自汗盗汗，五心烦热，舌质淡红少津，脉虚弱或结、代。

治法：益气养阴，养心通脉。

方药：炙甘草汤加减。阴虚明显，加天门冬、黄精养阴生津；兼有痰湿，加瓜蒌、半夏、竹茹、胆南星化痰除湿。

4. 痰浊阻滞证

证候：心悸气短，心胸痞闷胀满，痰多，食少腹胀，或有恶心，舌苔白腻或滑腻，脉弦滑。

治法：理气化痰，宁心通脉。

方药：涤痰汤加减。兼瘀血，加丹参、红花、水蛭活血化瘀；痰浊化热者，改用黄连温胆汤清热化痰。

5. 心脉痹阻证

证候：心悸，胸闷憋气，心痛时作，舌质暗或有瘀点、瘀斑，脉结、代或虚。

治法：活血化瘀，理气通络。

方药：血府逐瘀汤加减。气滞明显加郁金、降香、枳实理气宽胸。

细目七　心脏性猝死

◎ 要点一　定义与病因

（一）定义

心脏性猝死（sudden cardiac death，SCD）是指由于心脏原因引起的无法预料的自然死亡，常在急性症状出现后1小时内（亦有规定为24小时内）发生，但某些心脏骤停后存活者可超过此时限，以突然意识丧失为表现，死亡出乎意料。

本病可归属于中医学"厥证""厥脱""喘脱"等范畴。

（二）病因

80%由冠心病及其并发症引起，此外为心肌病（肥厚型、扩张型）、心瓣膜病、先天性心血管疾病、急性心包填塞、心力衰竭、电解质紊乱、Q-T间期延长综合征、神经内分泌等因素所致的电不稳定性等。左室射血分数低于30%是猝死（sudden death，SD）的最强预测因素，心肌梗死后出现频发性与复杂性室性期前收缩亦预示猝死高危。

◎ 要点二　临床表现

心脏性猝死的临床过程常分为4期：前驱期、发病期、心脏骤停期和生物学死亡期。

1. **前驱期**　许多病人在发生心脏骤停前数天、数周或数月，出现新的心血管症状或原有症状加重，如心绞痛、呼吸困难或疲乏无力。但前驱期症状一般缺乏特异性。

2. **终末事件期**　一般是导致心脏骤停前的急性心血管改变时期，通常不超过1小时。特异性症状是持续胸痛或突然心悸，呼吸困难，头晕，软弱无力。

3. **心跳骤停期**　心跳骤停的特征是由于脑

血流量不足而致意识突然丧失、呼吸停止和脉搏消失。如不立即进行抢救，一般在1分钟内进入死亡期。罕见自发逆转者。

4. 生物学死亡期 心室颤动或心室停搏，如在前4~6分钟内未予心肺复苏，脑组织发生不可逆损害后数分钟则进入生物学死亡期。如在前8分钟未予复苏，除非在低温等特殊条件下，一般不能存活。

◎ 要点三 心电图检查

临床常见3种心电图表现：①心室颤动：最多见，心电图上出现心室颤动或扑动波，复苏成功率较高。②心室停顿：心室完全丧失电活动而处于静止状态，心电图上出现直线。③无脉性电活动：心电图上具有宽而畸形、频率较慢、较为完整的QRS波群，但不产生有效的心肌机械性收缩，亦称电-机械分离。

◎ 要点四 诊断

诊断要点：①意识突然丧失；②无呼吸，或仅是喘息；③大动脉（颈动脉或股动脉）搏动消失。

具有上述两点即可做出临床诊断，检查患者有无反应，无呼吸或仅是喘息，不能在10秒内明确感觉到大动脉搏动，应立即进行心肺复苏。由于心音常因受到抢救时外界环境影响，故听诊不如摸大动脉可靠。

◎ 要点五 西医治疗

1. 基础生命支持 主要措施包括人工胸外挤压、开放气道和人工呼吸，简称CAB（circulation, airway, breathing）。

（1）胸外按压 是建立人工循环的主要方法。胸外按压时，病人应置于水平位。头部不应高于心脏水平。患者应仰卧于硬板床或地上。术者宜跪在病人身旁或站在床旁的椅凳上，按压其胸骨体中下1/3处（儿童及成年男性可直接取两侧乳头连线的中点处）。一只手的手掌放置在胸骨下部，另一只手的手掌根部放在该手的手背上，按压时术者双臂应伸直、双肩在患者胸骨上方正中，垂直向下用力按压，利用髋关节为支点，以肩臂部力量向下按压，按压深度为5~6cm，按压频率为每分钟100~120次，按压应规律地、均匀地、不间断地进行；如有特殊操作（建立人工气道或者进行除颤等），间断尽量不超过10秒钟。下压与放松的时间比为1:1。放松时定位的手掌根不要离开胸骨定位点，仅使胸骨不受任何压力。在整个CPR过程中，胸外按压应>60%。心脏体外电除颤是利用除颤仪在瞬间释放高压电流经胸壁到心脏，使心肌细胞瞬间同时除极，终止导致心律失常的异常折返或异位兴奋灶，从而恢复窦性心律。CPR的关键起始措施是胸外按压和早期除颤。

（2）开放气道 保持呼吸道通畅是成功复苏的重要一步，可采用仰头抬颏法开放气道。方法是：术者将一手置于患者前额用力加压，使头后仰，另一手的示、中两指抬起下颏，使下颌尖、耳垂的连线与地面呈垂直状态，以通畅气道。应清除患者口中的异物和呕吐物，患者义齿松动应取下。

（3）人工呼吸 人工呼吸一般选择口对口，若病人牙关紧闭，则可改为口对鼻呼吸。在口对口人工呼吸时，在保持呼吸道畅通和患者口部张开情况下，用按于前额一手的拇指、示指捏闭患者鼻孔，术者深吸一口气后，将自己的口唇贴紧患者口唇做深而快的用力吹气，直至患者胸部上抬。每次吹入气量700~1000mL，吹气量大于1200mL可造成胃充气。如果一个人进行心肺复苏，则在连续胸部按压30次后，吹气两口，即30:2；如果两人进行复苏，每6秒进行1次人工呼吸，同时持续胸外按压。口对口人工呼吸只是临时性紧急措施，应马上争取气管内插管，以人工气囊挤压或人工呼吸机进行辅助呼吸与输氧，纠正低氧血症。

2. 高级生命支持 是在基础生命支持的基础上，应用辅助设备、特殊技术等建立更为有效的通气和血运循环。主要指施包括气管插管建立通气，除颤转复心律成为血流动力学稳定的心律，建立静脉通路并应用必要的药物维持已恢复的循环。心电图、血压、脉搏血氧饱和度、呼气末二氧化碳分压测定等必须持续监测，必要时还需要进行有创血流动力学监测。

(1) 通气与氧供　如果病人自主呼吸没有恢复，应尽早行气管插管，充分通气的目的是纠正低氧血症。院外病人通常用面罩、简易球囊维持通气，医院内病人在呼吸机可用之前，使用球囊-面罩通气，挤压1L容量成人球囊1/2~2/3或2L容量成人球囊1/3量即可，气管插管后，通气频率统一为每5秒一次（每分钟10次）。呼吸机可用后，需要根据血气分析结果进行呼吸机参数调整。

(2) 电除颤、复律与起搏治疗　心脏骤停时最常见的心律失常是室颤。及时的胸外按压和人工呼吸虽可部分维持心脑功能，但极少能将室颤转为正常心律，而迅速恢复有效的心律是复苏成功至关重要的一步。终止室颤最有效的方法是电除颤，时间是治疗室颤的关健，每延迟除颤1分钟，复苏成功率下降7%~10%，故尽早除颤可显著提高复苏成功率。心脏停博与无脉电活动时电除颤均无益。如采用双相波电除颤，首次能量选择可根据除颤仪的品牌或型号推荐，一般为120J或150J，如使用单相波电除颤，首次能量应选择360J。第二次及后续的除颤能量应相当，而且可考虑提高能量。一次除颤后立即实施胸外按压和人工通气，5个周期的CPR后（约2分钟），再评估病人自主循环是否恢复或有无明显循环恢复征象（如咳嗽、讲话、肢体明显的自主运动等），必要时再次除颤。电除颤虽然列为高级复苏的手段，但如有条件应越早进行越好，并不拘泥于复苏的阶段。起搏治疗对心搏停止病人不推荐使用起搏治疗，而对有症状的心动过缓病人则考虑起搏治疗。如果病人出现严重症状，尤其是当高度房室传导阻发生在希氏束以下时，则应该立即施行起搏治疗。

3. 建立复苏用药途径及复苏药物治疗　心脏骤停患者在进行心肺复苏时应尽早开通静脉通道。周围静脉通常选用肘前静脉或颈外静脉。中心静脉可选用颈内静脉、锁骨下静脉和股静脉。

(1) 肾上腺素　是CPR的首选药物。可用于电击无效的室颤及无脉室速、心脏停博或无脉性电生理活动。常规给药方法是静脉推注1mg，每3~5分钟重复1次，可逐渐增加剂量至5mg。

(2) 胺碘酮　仍不能成功除颤，可给予胺碘酮治疗。胺碘酮首次150mg，静脉注射，如无效，可重复给药总量达500mg。

(3) 利多卡因　给予2~3次除颤加CPR及肾上腺素之后仍然是室颤/无脉室速，给予利多卡因，1~1.5mg/kg静脉注射。如无效可每3~5分钟重复1次，总剂量可达到3mg/kg。

(4) 阿托品　缓慢性心律失常或心搏停顿、无脉搏性电活动的常用药物为阿托品；如有条件，应争取临时人工心脏起搏。

(5) 碳酸氢钠　对于心脏骤停引起严重酸中毒者，除了给氧外，应适量静脉注射碳酸氢钠，特别是电除颤难以复律的患者，一般碳酸氢钠的首剂量为1mmol/kg。在心肺复苏中，每10~15分钟重复使用半量。但应注意碳酸氢钠过量可致碱中毒、高钠血症和高渗状态等。

4. 复苏后处理

(1) 心脏复苏后处理原则和措施包括：①维持有效的循环和呼吸功能。②预防再次心脏骤停。③维持水电解质和酸碱平衡。④防治脑水肿、急性肾衰竭和继发感染等措施。

(2) 脑复苏是心肺复苏最后成败的关键，主要措施包括：①降温（物理降温或加用冬眠药物）。②脱水（20%甘露醇和速尿）。

(3) 防治急性肾功能衰竭。

◎ 要点六　中医辨证论治

1. 气阴两脱证

证候：神萎倦怠，气短，四肢厥冷，心烦胸闷，尿少，舌深红或淡，少苔，脉虚数或微。

治法：益气救阴。

方药：生脉散加减。兼瘀血者，加丹参、红花、当归养血活血。

2. 痰蒙神窍证

证候：神志恍惚，气粗息涌，喉间痰鸣，口唇、爪甲暗红，舌质暗，苔厚腻或白或黄，脉沉实。

治法：豁痰活血，开窍醒神。

方药：菖蒲郁金汤加减。苔厚腻加涤痰汤。

3. 元阳暴脱证

证候：神志恍惚，或昏愦不语，面色苍白，四肢厥冷，舌质淡润，脉微细欲绝。

治法：回阳固脱。

方药：独参汤或四味回阳饮加减。

◎ 要点七　预防

心脏骤停的预防，关键是识别高危人群。鉴于大多数心脏性猝死发生于冠心病患者，减轻心肌缺血、预防心肌梗死或缩小梗死范围等措施应能减少心脏性猝死的发生率。β受体阻滞剂能明显减少急性心肌梗死、心梗后及充血性心力衰竭患者心脏性猝死的发生。对扩张型心肌病、长Q-T综合征、儿茶酚胺依赖性多形性室速及心肌桥患者，β受体阻滞剂亦有预防心脏性猝死的作用。血管紧张素转换酶抑制剂对减少充血性心力衰竭猝死的发生可能有作用。

目前用作检测心脏性猝死危险性的方法有左室功能测定、动态心电图、信号平均心电图、心率变异性、Q-T间期离散度与侵入性电生理试验等。单项试验阳性可预测15%～30%的患者，多项试验阳性可预测30%～40%的患者。预防致命性心律失常的方法包括药物治疗、植入性装置及外科手术。近年的研究已证明，埋藏式心脏复律除颤器（implantable cardioverter defibrillator, ICD）能改善一些有高度猝死危险患者的预后。伴无症状性非持续性室速的陈旧性心肌梗死患者，及非一过性或可逆性原因引起的室颤或室速所致心脏骤停的存活者、持续性室速及明确为快速性心律失常引起的晕厥患者，ICD较其他方法能更好地预防心脏性猝死的发生。

细目八　原发性高血压

原发性高血压（primary hypertension）是以血压升高为主要临床表现伴或不伴有多种心血管危险因素的综合征，通常简称为高血压。高血压是以体循环动脉压增高为主要表现的临床综合征。高血压是多种心、脑血管疾病的重要病因和危险因素，影响重要脏器，如心、脑、肾的结构与功能，最终导致这些器官的功能衰竭，迄今仍是心血管疾病死亡的主要原因之一。

高血压根据相关临床症状亦可归属于"眩晕""头痛""中风"等范畴。

◎ 要点一　西医病因与发病机制

（一）病因

1. 遗传因素　高血压具有明显的家族聚集性。父母均有高血压，子女发病概率高达46%。约60%高血压病人有高血压家族史。高血压的遗传可能存在主要基因显性遗传和多基因并联遗传两种方式。在遗传表型上，不仅高血压发生率体现遗传性，而且在血压水平、并发症发生以及其他有如肥胖等也有遗传性。近年来有关高血压的基因研究报道很多，但尚无突破性进展。关于高血压的基因定位，在全世界进行的二十多个高血压全基因组扫描研究中，共有三十多个可能有关的染色体区段。

2. 环境因素

（1）饮食：不同地区人群血压水平和高血压患病率与钠盐平均摄入量显著正相关，但同一地区人群中个体间血压水平与摄盐量并不相关，摄盐过多导致血压升高主要见于对盐敏感人群。钾摄入量与血压呈负相关。高蛋白质摄入属于升压因素。饮食中饱和脂肪酸或饱和脂肪酸/不饱和脂肪酸比值较高也属于升压因素。饮酒量与血压水平线性相关，尤其与收缩压相关性更强。

（2）精神应激：城市脑力劳动者高血压患病率超过体力劳动者，从事精神紧张度高的职业者发生高血压的可能性较大，长期生活在噪声环境中听力敏感性减退者患高血压也较多。此类高血压病经休息后症状和血压可获得一定改善。

（3）吸烟：可使交感神经末梢释放去甲肾上腺素增加而使血压增高，同时可以通过氧化应激损害一氧化氮（NO）介导的血管舒张，引起血压增高。

3. 其他因素

（1）体重：体重增加是血压升高的重要危险因素。肥胖的类型与高血压发生关系密切，腹型肥胖者容易发生高血压。

（2）药物：服避孕药妇女血压升高发生率及程度与服药时间长短有关。口服避孕药引起的高血压一般为轻度，并且可逆转，在终止服药后3~6个月血压常恢复正常。其他如麻黄碱、肾上腺皮质激素、非甾体类抗炎药（NSAIDs）、甘草等也可使血压增高。

（3）睡眠呼吸暂停低通气综合征（sleep apnea hypopnea syndrome，SAHS）：SAHS是指睡眠期间反复发作性呼吸暂停。有中枢性和阻塞性之分。SAHS病人50%有高血压，血压升高程度与SAHS病程和严重程度有关。

（二）发病机制

1. 神经机制 各种原因使大脑皮质下神经中枢功能发生变化，各种神经递质浓度与活性异常，包括去甲肾上腺素、肾上腺素、多巴胺、神经肽Y、5-羟色胺、血管加压素、脑啡肽、脑钠肽和中枢肾素血管紧张素系统，最终使交感神经系统活性亢进，血浆儿茶酚胺浓度升高，阻力小动脉收缩增强而导致血压增高。

2. 肾脏机制 各种原因引起肾性水、钠潴留，增加心排血量，通过全身血流自身调节使外周血管阻力和血压升高，启动压力-利尿钠（pressure-natriuresis）机制再将潴留的水、钠排泄出去。也可能通过排钠激素分泌释放增加，例如内源性类洋地黄物质，在排泄水、钠的同时使外周血管阻力增高而使血压增高。这个学说的理论意义在于将血压升高作为维持体内水、钠平衡的一种代偿方式。现代高盐饮食的生活方式加上遗传性或获得性肾脏排钠能力的下降是许多高血压病人的基本病理生理异常机制。有较多因素可引起肾性水、钠潴留，例如亢进的交感活性使肾血管阻力增加；肾小球有微小结构病变；肾脏排钠激素（前列腺素、激肽酶、肾髓质素）分泌减少，肾外排钠激素（内源性类洋地黄物质、心房肽）分泌异常，或者潴钠激素（18-羟去氧皮质酮、醛固酮）释放增多。低出生体重儿也可以通过肾脏机制导致高血压。

3. 激素机制 肾素血管紧张素-醛固酮系统（RAAS）激活。经典的RAAS包括：肾小球入球动脉的球旁细胞分泌肾素，激活从肝脏产生的血管紧张素原（AGT），生成血管紧张素Ⅰ（ATⅠ），然后经肺循环的转换酶（ACE）生成血管紧张素Ⅱ（ATⅡ）。ATⅡ是RAAS的主要效应物质，作用于血管紧张素Ⅱ受体1（AT1），使小动脉平滑肌收缩，刺激肾上腺皮质球状带分泌醛固酮，通过交感神经末梢突触前膜的正反馈使去甲肾上腺素分泌增加，这些作用均可使血压升高。近年来发现很多组织，例如血管壁、心脏、中枢神经、肾脏及肾上腺，也有RAAS各种组成成分。RAAS对心脏、血管的功能和结构所起的作用，可能在高血压发生和维持中有更大影响。另有研究表明AT和ATⅡ可以通过多条途径产生血管紧张素1~7（A1~7），A1~7通过与G蛋白偶联的MAS受体发挥扩血管以及抑制血管平滑肌细胞增殖作用，使人们更全面理解RAAS的心血管作用。

4. 血管机制 大动脉和小动脉结构与功能的变化，也就是血管重构在高血压发病中发挥着重要作用。覆盖在血管壁内表面的内皮细胞能生成、激活和释放各种血管活性物质调节心血管功能，例如一氧化氮（NO）、前列环素（PGI2）、内皮素（ET-1）、内皮依赖性血管收缩因子（EDCF）等。年龄增长以及各种心血管危险因素（例如血脂异常、血糖升高、吸烟、高同型半胱氨酸血症等）导致血管内皮细胞功能异常，使氧自由基产生增加，NO灭活增强，血管炎症、氧化应激（oxidative stress）反应等影响动脉的弹性功能和结构。由于大动脉弹性减退，脉搏波传导速度增快，反射波抵达中心大动脉的时相从舒张期提前到收缩期，出现收缩期延迟压力波峰，可以导致收缩压升高、舒张压降低、脉压增大。阻力小动脉结构（血管数目稀少或壁/腔比值增加）

和功能（弹性减退和阻力增大）改变，影响外周压力反射点的位置或反射波强度，也对脉压增大起重要作用。

5. 胰岛素抵抗　胰岛素抵抗（insulin resistance，IR）是指必须以高于正常的血胰岛素释放水平才能维持正常的糖耐量，表示机体组织对胰岛素处理葡萄糖的能力减退。约50%原发性高血压病人存在不同程度的IR，在肥胖、血甘油三酯升高、高血压及糖耐量减退同时并存的四联症病人中最为明显。近年来认为IR是2型糖尿病和高血压发生的共同病理生理基础，但IR是如何导致血压升高，尚未获得肯定解释。多数认为是IR造成继发性高胰岛素血症引起的，继发性高胰岛素血症使肾脏水钠重吸收增强，交感神经系统活性亢进，动脉弹性减退，从而使血压升高。在一定意义上，胰岛素抵抗所致交感活性亢进使机体产热增加，是对肥胖的一种负反馈调节，这种调节以血压升高和血脂代谢障碍为代价。

◎ **要点二　中医病因病机**

本病形成的主要原因有情志失调、饮食不节、久病过劳及先天禀赋不足等。

1. 肝阳上亢　素体阳盛，肝阳偏亢，日久化火生风，风阳升动，上扰清窍，则发眩晕。长期忧郁恼怒，肝气郁结，气郁化火，肝阴暗耗，阴虚阳亢，风阳升动，上扰清窍，发为眩晕。

2. 痰湿中阻　若嗜酒肥甘，饥饱无常，或思虑劳倦，伤及于脾，脾失健运，水谷不能化生精微，聚湿生痰，痰浊上扰，蒙闭清窍，发为眩晕。

3. 瘀血阻络　久病入络，随着病情的迁延不愈，日久殃及血分，血行不畅，瘀血内停，滞于脑窍，清窍失养，发为眩晕。

4. 肝肾阴虚　肝阴不足可导致肾阴不足，肾阴不足亦可引起肝阴亏乏。水不涵木，阳亢于上，清窍被扰而作眩晕。

5. 阴阳两虚　久病体虚，累及肾阳，肾阳受损或阴虚日久，阴损及阳，导致阴阳两虚，髓海失于涵养，而见眩晕等。

综上所述，高血压病发病主要与肝、脾、肾等脏腑关系密切；病因为情志失调、饮食不节、久病劳伤、先天禀赋不足等；主要病机环节为风、火、痰、瘀、虚；病机性质为本虚标实，肝肾阴虚为本，肝阳上亢、痰浊内蕴为标。

◎ **要点三　临床表现**

1. 一般症状、体征　大多数起病缓慢、渐进，一般缺乏特殊的临床表现。约1/5患者无症状。一般症状有头晕、头痛、颈项板紧、疲劳、心悸，也可出现视物模糊、鼻出血等较重症状。典型的高血压头痛在血压下降后即可消失。

体检时可有下列体征：主动脉瓣区第二心音亢进，主动脉瓣收缩期杂音。长期持续高血压可见心尖搏动向左下移位、心界向左下扩大等左心室肥大体征，还可闻及第四心音。

有些体征常提示继发性高血压可能，例如腰部肿块提示多囊肾或嗜铬细胞瘤；股动脉搏动延迟出现或缺如，并且下肢血压明显低于上肢，提示主动脉缩窄；向心性肥胖、紫纹与多毛，提示皮质醇增多症。

2. 并发症　血压持续升高，可有心、脑、肾等靶器官损害。

（1）心　血压持续升高致左心室肥厚、扩大形成高血压性心脏病，最终可导致充血性心力衰竭。高血压是冠状动脉粥样硬化的重要危险因素之一。

（2）脑　长期高血压，由于小动脉、微动脉瘤形成及脑动脉粥样硬化，可并发急性脑血管病，包括脑出血、短暂性脑缺血发作、脑血栓形成等。

（3）肾　高血压会并发肾动脉硬化等肾脏病变。病情发展可出现肾功能损害。

（4）主动脉夹层　长期高血压，导致主动脉血管壁结构异常，血液通过主动脉内膜裂口，进入主动脉壁，造成正常主动脉壁层间的分离，可形成主动脉夹层。

3. 高血压危重症

（1）恶性高血压　多见于中青年。临床表现为发病急骤，血压显著升高，舒张压持续≥130mmHg，头痛，视力减退，视网膜出血、渗出和视神经乳头水肿。肾功能损害明显，出现蛋白尿、血尿、管型尿，迅速发生肾功能不全。如不及时治疗，可因肾功能衰竭、心力衰竭或急性脑血管病而死亡。

（2）高血压危象 由于交感神经活动亢进，在高血压病程中可发生短暂收缩压急剧升高（可达260mmHg），也可伴舒张压升高（120mmHg以上），同时出现剧烈头痛、心悸、气急、烦躁、恶心、呕吐、面色苍白或潮红、视力模糊等。控制血压后可迅速好转，但易复发。

（3）高血压脑病 多发生在重症高血压患者，多见严重头痛、呕吐、意识障碍，轻者仅有烦躁、意识模糊，或者一过性失明、失语、偏瘫等，严重者发生抽搐、昏迷。可能因为血压升高，超过脑血管调节极限，脑血管波动性扩张，脑灌注过多，血管内液体渗入脑组织，引起脑水肿及颅内压升高而致。

◎ 要点四 实验室检查及其他检查

1. **基本项目** ①血生化（钠、钾、空腹血糖、血清总胆固醇、甘油三酯、高密度脂蛋白胆固醇、低密度脂蛋白胆固醇和尿酸、肌酐）。②全血细胞计数、血红蛋白和血细胞比容。③尿液分析（尿蛋白、糖和尿沉渣镜检）。④心电图。

2. **推荐项目** 24小时动态血压监测（ABPM）、超声心动图、颈动脉超声、餐后2小时血糖（当空腹血糖≥6.1mmol时测定）、尿白蛋白定量（糖尿病患者必查项目）、尿蛋白定量（用于尿常规检查蛋白阳性者）、眼底检查、胸部X线、脉搏波传导速度（PWV）以及踝臂血压指数（ABI）等。

◎ 要点五 诊断（血压分级与危险分层）

1. **按血压水平分类和分级**

血压水平分类、分级

分 类	收缩压（mmHg）		舒张压（mmHg）
正常血压	<120	和	<80
正常高值	120~139	和/或	80~89
高血压	≥140	和/或	≥90
1级高血压（轻度）	140~159	和/或	90~99
2级高血压（中度）	160~179	和/或	100~109
3级高血压（重度）	≥180	和/或	≥110
单纯收缩期高血压	≥140	和	<90

高血压定义为：在未使用降压药物的情况下，非同日3次测量血压，收缩压均≥140mmHg和/或舒张压≥90mmHg（每次不少于3次读数，取平均值）。收缩压≥140mmHg和舒张压<90mmHg为单纯性收缩期高血压。患者既往有高血压史，目前正在使用降压药物，血压虽然低于140/90mmHg，也诊断为高血压。根据血压升高水平，又进一步将高血压分为1级、2级和3级。当收缩压和舒张压分属于不同级别时，以较高的分级为准。单纯收缩期高血压也可按照收缩压分为1、2、3级。

2. **按心血管风险分层** 心血管风险分层根据血压水平、心血管危险因素、靶器官损害、临床并发症和糖尿病，分为低危、中危、高危和很高危四个层次。3级高血压伴1项及以上危险因素，合并糖尿病，或有心、脑血管病或慢性肾脏疾病等并发症，皆属于心血管风险很高危患者。

高血压患者心血管风险水平分层

其他心血管危险因素和疾病史	血压（mmHg）			
	SBP130-139 和（或）DBP85-89	SBP140-159 和（或）DBP90-99	SBP160-179 和（或）DBP100-109	SBP≥180 和（或）DBP≥110
无	/	低危	中危	高危
1-2 个其他危险因素	低危	中危	中/高危	很高危
≥3 个其他危险因素，靶器官损害，或 CKD3 期，无并发症的糖尿病	中/高危	高危	高危	很高危
临床并发症，或 CKD≥4 期，有并发症的糖尿病	高/很高危	很高危	很高危	很高危

注：CKD：慢性肾脏疾病

要点六　鉴别诊断

1. 肾实质病变

（1）急性肾小球肾炎　起病急骤，发病前1~3周多有链球菌感染史，有发热、水肿、血尿等表现。尿常规检查可见蛋白、红细胞和管型，血压为一过性升高。青少年多见。

（2）慢性肾小球肾炎　由急性肾小球肾炎转变而来，或无明显急性肾炎史，而有反复浮肿、明显贫血、血浆蛋白低、氮质血症，蛋白尿出现早而持久，血压持续升高。

2. 肾动脉狭窄
有类似恶性高血压的表现，药物治疗无效。一般可见舒张压中、重度升高，可在上腹部或背部肋脊角处闻及血管杂音。肾盂造影、放射性核素肾图及B超有助于诊断。肾动脉造影可明确诊断。

3. 嗜铬细胞瘤
可出现阵发性或持续性血压升高，阵发性血压升高时还可伴心动过速、出汗、头痛、面色苍白等症状，历时数分钟或数天，一般降压药无效，发作间隙血压正常。血压升高时测血或尿中儿茶酚胺及其代谢产物香草基杏仁酸（VMA）有助于诊断，超声、放射性核素及CT、MRI对肾脏部位检查可显示肿瘤部位而确诊。

4. 原发性醛固酮增多症
女性多见。以长期高血压伴顽固性低血钾为特征，可有多饮、多尿、肌无力、周期性麻痹等。实验室检查有低血钾、高血钠、代谢性酸中毒、血浆肾素活性降低、血及尿醛固酮增多、尿钾增多。安体舒通试验阳性具有诊断价值。超声检查、放射性核素、CT、MRI可确定肿瘤部位。

5. 库欣综合征
又称皮质醇增多症。患者除有高血压之外还有满月脸、水牛背、向心性肥胖、毛发增多、血糖升高等，诊断一般不难。24小时尿中17-羟类固醇、17-酮类固醇增多，地塞米松抑制试验或肾上腺素兴奋试验有助于诊断。颅内蝶鞍X线检查、肾上腺CT扫描及放射性碘化胆固醇肾上腺素扫描可定位诊断。

6. 主动脉缩窄
多数先天性，临床表现为上臂血压增高，而下肢血压不高或降低。在肩胛区、胸骨旁、腋部有侧支循环的动脉搏动和杂音，腹部听诊有血管杂音。主动脉造影可确定诊断。

要点七　西医治疗

（一）治疗原则

1. 治疗性生活方式干预　适用于所有高血压病人。①减轻体重：尽可能将体重指数（BMI）控制在<24kg/m²。②减少钠盐摄入：每人每日食盐量以不超过6g为宜。③补充钾盐。④减少脂肪摄入：减少食用油摄入，少吃或不吃肥肉和动物内脏，膳食中脂肪量应控制在总热量的25%以下。⑤戒烟、限制饮酒：饮酒量每日不可超过相当于50mL酒精的量。⑥增加运动：运动有利于减轻体重和改善胰岛素抵抗，提高心血管调节适应能力，稳定血压水平。⑦减轻精神压力，保持心态平衡。⑧必要时补充叶酸制剂。

2. 降压药物治疗对象　①高血压2级或以上病人。②高血压合并糖尿病，或者已经有心、脑、肾靶器官损害或并发症病人。③凡血压持续升高，改善生活方式后血压仍未获得有效控制者。高危和很高危病人必须使用降压药物强化治疗。

3. 血压控制目标值　目前一般主张血压控制目标值应<140/90mmHg。糖尿病、慢性肾脏病、心力衰竭或病情稳定的冠心病合并高血压病人，血压控制目标值<130/80mmHg。对于老年收缩期高血压病人，收缩压控制于150mmHg以下，如果能够耐受可降至140mmHg以下。舒张压低于60mmHg的冠心病者，应在密切监测血压情况下逐渐实现降压目标。应尽早将血压降至低到上述目标血压水平，但并非越快越好。大多数高血压病人应在数周至数个月内将血压逐渐降至目标水平。年轻、病情较短的高血压病人可较快达标。但老年人、病程较长或已有靶器官损害或并发症的病人降压速度宜适度缓慢。

4. 多重心血管危险因素协同控制。

（二）降压药物的应用

1. 降压药物种类及作用特点　目前常用降压药物可归纳为五大类，即利尿剂、β受体阻滞剂、钙通道阻滞剂（CCB）、血管紧张素转换酶抑制剂（ACEI）和血管紧张素Ⅱ受体阻滞剂（ARB）。2014年高血压指南将ACEI、ARB、CCB和噻嗪类利尿剂作为一线用药，但我国指南认为噻嗪类利尿剂、ACEI、ARB以及CCB和β受体阻滞剂均为一线用药。

（1）**利尿剂**　有噻嗪类、袢利尿剂和保钾利尿剂三类。各种利尿剂的降压疗效相仿，噻嗪类使用最多，常用的有氢氯噻嗪、氯噻酮、苄氟噻嗪和吲达帕胺。

适应证：适用于轻、中度高血压，对单纯收缩期高血压、盐敏感性高血压、更年期女性、合并心力衰竭和老年人高血压有较强降压效应。利尿剂可增强其他降压药的疗效。

不良反应：噻嗪类利尿剂可引起低血钾。痛风者禁用。高尿酸血症以及明显肾功能不全者慎用。保钾利尿剂可引起高血钾，不宜与ACEI、ARB合用，肾功能不全者禁用。袢利尿剂主要用于肾功能不全时。

（2）**钙通道阻滞剂**　钙拮抗剂分为二氢吡啶类和非二氢吡啶类，前者以硝苯地平为代表，后者有维拉帕米和地尔硫䓬。根据药物作用持续时间，钙拮抗剂又可分为短效和长效。长效钙拮抗剂包括长半衰期药物，例如氨氯地平、左旋氨氯地平；脂溶性膜控型药物，例如拉西地平和乐卡地平；缓释或控释制剂，例如非洛地平缓释片、硝苯地平控释片。

适应证：适用于各种不同程度高血压，尤其适用于老年高血压、单纯收缩期高血压，合并糖尿病、冠心病和外周血管病的患者。

不良反应：开始治疗阶段有反射性交感活性增强，引起心率增快、面部潮红、头痛、下肢水肿等，尤其是使用短效制剂时。非二氢吡啶类抑制心肌收缩和传导功能，不宜在心力衰竭、窦房结功能低下或心脏传导阻滞患者中应用。

（3）**血管紧张素转换酶抑制剂**　常用的有卡托普利、依那普利、贝那普利、赖诺普利、西拉普利、培哚普利、雷米普利和福辛普利等。

适应证：尤其适用于伴有心力衰竭、心肌梗死、蛋白尿、糖耐量减退或糖尿病肾病的高血压病人。

不良反应：主要是刺激性干咳和血管性水肿。高血钾症、妊娠妇女和双侧肾动脉狭窄患者禁用。血肌酐超过265μmol/L患者使用时需谨慎。

（4）**血管紧张素Ⅱ受体拮抗剂**　常用的有氯沙坦、缬沙坦、厄贝沙坦、依普罗沙坦、伊贝沙坦、替米沙坦、坎地沙坦和奥美沙坦。

适应证：尤其适用于伴左室肥厚、心力衰竭、心房颤动预防、糖尿病肾病、代谢综合征、微量白蛋白尿或蛋白尿患者，以及不能耐受ACEI的患者。

不良反应：偶有腹泻，长期应用可升高血钾，应注意监测血钾及肌酐水平变化。双侧肾动脉狭窄、妊娠妇女、高钾血症者禁用。

（5）**β受体阻滞剂**　有选择性（β_1）、非选择性（β_1与β_2）和兼有α受体阻滞三类。常用的有美托洛尔、阿替洛尔、比索洛尔、卡维地洛、拉贝洛尔。

适应证：适用于各种不同严重程度高血压，

尤其是心率较快的中、青年患者或合并心绞痛和慢性心力衰竭患者，对老年高血压疗效相对较差。

不良反应：主要有心动过缓、乏力、四肢发冷。β受体阻滞剂对心肌收缩力、窦房结和房室结功能均有抑制作用，并可增加气道阻力。急性心力衰竭、支气管哮喘、病态窦房结综合征、房室传导阻滞和外周血管病患者禁用。

（6）α受体阻滞剂　不作为一般高血压治疗的首选药，适用于高血压伴前列腺增生患者，也用于难治性高血压患者的治疗，开始用药应在入睡前，以防体位性低血压发生，使用中注意测量坐、立位血压，最好使用控释制剂。体位性低血压者禁用。心力衰竭者慎用。

2. **降压药的联合应用**　联合应用降压药物已成为降压治疗的基本方法。若高血压患者基线收缩压>160mmHg或舒张压>100mmHg，或患者血压超过目标血压20/10mmHg，可直接启动两种药物联合治疗。联合用药方案见下表。

联合治疗方案推荐参考

优先推荐	一般推荐	不常规推荐
D-CCB+ARB	噻嗪类利尿剂+β受体阻滞剂	ACEI+β受体阻滞剂
D-CCB+ACEI	α受体阻滞剂+β受体阻滞剂	ARB+β受体阻滞剂
ARB+噻嗪类利尿剂	D-CCB+保钾利尿剂	ACEI+ARB
ACEI+噻嗪类利尿剂	噻嗪类利尿剂+保钾利尿剂	中枢作用药+β受体阻滞剂
D-CCB+噻嗪类利尿剂		
D-CCB+β受体阻滞剂		

注：D-CCB：二氢吡啶类钙通道阻滞剂；ACEI：血管紧张素转换酶抑制剂；ARB：血管紧张素受体拮抗剂。

（1）ACEI或ARB加噻嗪类利尿剂　ACEI和ARB可使血钾水平略有上升，能拮抗噻嗪类利尿剂长期应用所致的低血钾等不良反应。ACEI或ARB加噻嗪类利尿剂合用有协同作用，有利于改善降压效果。

（2）二氢吡啶类钙通道阻滞剂（D-CCB）加ACEI或ARB　前者具有直接扩张动脉的作用，后者通过阻断RAAS，既扩张动脉，又扩张静脉，故两药有协同降压作用。二氢吡啶类钙通道阻滞剂常致踝部水肿，可被ACEI或ARB减轻或消除。此外，ACEI或ARB也可部分阻断钙通道阻滞剂所致反射性交感神经张力增加和心率加快的不良反应。

（3）钙通道阻滞剂加噻嗪类利尿剂　我国FEVER研究证实，二氢吡啶类钙通道阻滞剂加噻嗪类利尿剂治疗，可降低高血压患者脑卒中发生风险。

（4）二氢吡啶类钙通道阻滞剂加β受体阻滞剂　前者具有的扩张血管和轻度增加心率的作用，正好抵消β受体阻滞剂的缩血管及减慢心率的作用。两药联合可使不良反应减轻。

（三）有并发症的降压治疗

1. **脑血管病**　降压过程应该缓慢、平稳，最好不减少脑血流量。可选择ARB、长效钙拮抗剂、ACEI或利尿剂。注意从单种药物小剂量开始，再缓慢递增剂量或联合治疗。

2. **冠心病**　高血压合并稳定性心绞痛的降压治疗，应选择β受体阻滞剂、血管紧张素转换酶抑制剂和长效钙拮抗剂；发生过心肌梗死患者应选择ACEI和β受体阻滞剂，预防心室重构。

3. **心力衰竭**　高血压合并无症状左心室功能不全的降压治疗，应选择ACEI和β受体阻滞剂，注意从小剂量开始；有心力衰竭症状的患者，应采用利尿剂、ACEI或ARB和β受体阻滞剂联合治疗。

4. **慢性肾衰竭**　常选用ACEI或ARB。要注意在低血容量或病情晚期（肌酐清除率<30mL/min或血肌酐超过265μmol/L，即3.0mg/dl）有可能使肾功能恶化。

5. **糖尿病**　ARB或ACEI、长效钙拮抗剂是较合理的选择。ACEI或ARB能有效减轻和延缓糖尿病肾病的进展，改善血糖控制。

（四）顽固性高血压治疗

约10%高血压患者，尽管使用了3种以上合适剂量降压药联合治疗，血压仍未能达到目标水平，称为顽固性高血压或难治性高血压。使用4种或4种以上降压药物血压达标也应考虑为顽固性高血压。对顽固性高血压的处理，首先要寻找原因，然后针对具体原因进行治疗，常见有以下一些原因：

1. 假性难治性高血压 由于血压测量错误、"白大衣现象"或治疗依从性差等导致。

2. 生活方式未获得有效改善 比如体重、食盐摄入未得到有效控制，过量饮酒未戒烟等导致血压难以控制。

3. 降压治疗方案不合理 在多种降压药的联合治疗方案中无利尿剂（包括醛固酮拮抗剂）。

4. 其他药物干扰降压作用 同时服用干扰降压作用的药物是血压难以控制的一个较隐蔽的原因。

5. 容量超负荷 饮食钠摄入过多抵消降压药作用。肥胖、糖尿病、肾脏损害和慢性肾功能不全时通常有容量超负荷。

6. 胰岛素抵抗 胰岛素抵抗是肥胖和糖尿病患者发生顽固性高血压的主要原因。在降压药治疗基础上联合使用胰岛素增敏剂，可以明显改善血压控制。肥胖者减轻体重5kg就能显著降低血压或减少所用的降压药数量。

（五）高血压急症的处理

在高血压发展过程的任何阶段和其他疾病急症时，可以出现严重危及生命的血压升高，需要作紧急处理。高血压急症是指短时期内（数小时或数天）血压重度升高，舒张压>130mmHg和/或收缩压>200mmHg，伴有重要器官组织如心脏、脑、肾脏、眼底、大动脉的严重功能障碍或不可逆性损害。

1. 治疗原则

（1）及时降低血压 选择适宜有效的降压药物，放置静脉输液管，静脉滴注给药，同时应经常不断测量血压或无创性血压监测。静脉滴注给药的优点是便于调整给药的剂量。如果情况允许，尽早开始口服降压药治疗。

（2）控制性降压 高血压急症时短时间内血压急剧下降，有可能使重要器官的血流灌注明显减少，应逐步控制性降压。一般情况下，初始阶段（数分钟到1小时内）血压控制的目标为平均动脉压的降低幅度不超过治疗前水平的25%；在随后的2~6小时内将血压降至较安全水平，一般为160/100mmHg左右；如果可耐受，临床情况稳定，在随后的24~48小时逐步降至正常水平。如果降压后发现有重要器官的缺血表现，血压降低幅度应更小些。在随后的1~2周内，再将血压逐步降到正常水平。

（3）合理选择降压药 高血压急症处理对降压药的选择，要求起效迅速，短时间内达到最大作用；作用持续时间短，停药后作用消失较快；不良反应较小。另外，在降压过程中不明显影响心率、心输出量和脑血流量。

2. 降压药选择与应用

（1）硝普钠 能同时直接扩张动脉和静脉，降低前、后负荷。开始以10μg/min静滴，逐渐增加剂量以达到降压作用，一般临床上常用最大剂量为200μg/min。使用硝普钠必须密切观察血压，根据血压水平仔细调节滴注速率，稍有改变就可引起血压较大波动。停止滴注后，作用仅维持3~5分钟。硝普钠可用于各种高血压急症。在通常剂量下不良反应轻微，有恶心、呕吐、肌肉颤动。滴注部位如药物外渗可引起局部皮肤和组织反应。硝普钠在体内红细胞中代谢产生氰化物，长期或大剂量使用应注意可能发生硫氰酸中毒，尤其是肾功能损害者。

（2）硝酸甘油 扩张静脉和选择性扩张冠状动脉与大动脉。降低动脉压作用不及硝普钠，降压起效迅速，停药后数分钟作用消失。开始时以每分钟5~10μg速率静滴，可用至每分钟100~200μg。硝酸甘油主要用于急性心力衰竭或急性冠脉综合征时高血压急症。不良反应有心动过速、面部潮红、头痛和呕吐等。

（3）尼卡地平　二氢吡啶类钙通道阻滞剂，作用迅速，持续时间较短，降压同时改善脑血流量。开始时从 0.5μg/（kg·min）静脉滴注，逐步增加剂量到 10μg/（kg·min）。尼卡地平主要用于高血压急症合并急性脑血管病和其他高血压急症。不良作用有心动过速、面部潮红等。

（4）拉贝洛尔　兼有 α 受体阻滞作用的 β 受体阻滞剂，起效较迅速（5～10分钟），且持续时间较长（3～6小时）。开始时缓慢静脉注射 20～100mg，以后可以每隔 15 分钟重复注射，总剂量不超过 300mg，也可以每分钟 0.5～2mg 速率静脉滴注。拉贝洛尔主要用于妊娠或肾衰竭时高血压急症。不良反应有头晕、体位性低血压、心脏传导阻滞等。

◎ 要点八　中医辨证论治

1. 肝阳上亢证

证候：头晕头痛，口干口苦，面红目赤，烦躁易怒，大便秘结，小便黄赤，舌红苔黄，脉弦。

治法：平肝潜阳。

方药：天麻钩藤饮加减。阳亢化风者，加羚羊角粉、珍珠母以镇肝息风；若大便秘结，小便黄赤者可加山栀子、大黄。

2. 痰湿内盛证

证候：头晕头痛，头重如裹，困倦乏力，胸闷，腹胀痞满，少食多寐，呕吐痰涎，肢体沉重，舌胖苔腻，脉濡滑。

治法：祛痰降浊。

方药：半夏白术天麻汤加减。痰热蕴结者，加天竺黄、黄连以清热化痰；脾虚湿困者，加砂仁、藿香、焦神曲以健脾化湿。

3. 瘀血阻窍证

证候：头痛经久不愈，固定不移，头晕阵作，偏身麻木，胸闷，时有心前区痛，口唇发绀，舌紫，脉弦细涩。

治法：活血化瘀。

方药：通窍活血汤加减。气虚明显者，加黄芪、党参以补气活血；阳虚明显者，加仙茅以温阳化瘀；阴虚火旺者，加龟板、鳖甲以养阴清火。

4. 肝肾阴虚证

证候：头晕耳鸣，目涩，咽干，五心烦热，盗汗，不寐多梦，腰膝酸软，大便干涩，小便热赤，舌质红少苔，脉细数或弦细。

治法：滋补肝肾，平潜肝阳。

方药：杞菊地黄丸加减。心肾不交者，加阿胶、鸡子黄、酸枣仁、柏子仁等交通心肾，养心安神。

5. 肾阳虚衰证

证候：头晕眼花，头痛耳鸣，形寒肢冷，腰膝酸软，夜尿频多，大便溏薄，舌淡胖，脉沉弱。

治法：温补肾阳。

方药：济生肾气丸加减。心悸、耳鸣者加煅龙牡平肝息风。

◎ 要点九　预防

高血压及其引起的心脑血管疾病是居于目前疾病死亡原因的首位，因此必须及早发现、及时治疗、坚持服药，尽量防止及逆转靶器官的损害，减少其严重后果。

根据不同的情况进行针对性预防。高血压的预防一般分为三级：一级预防是针对高危人群和整个人群，以社区为主，注重使高血压易感人群通过减轻体重、改善饮食结构、戒烟、限酒、增加体育活动等预防高血压病的发生；二级预防是针对高血压患者，包括一切预防内容，并采用简便、有效、安全、价廉的药物进行治疗；三级预防是针对高血压重症的抢救，预防其并发症的产生和死亡。

做好健康教育，保持健康的生活方式。注意劳逸结合，精神乐观，睡眠充足，保持大便通畅，多吃低热量、高营养的食物，少盐、少糖、少油。

细目九　冠状动脉粥样硬化性心脏病

冠状动脉粥样硬化性心脏病是指冠状动脉粥样硬化使管腔狭窄、阻塞或（和）冠状动脉痉挛导致心肌缺血、缺氧或坏死而引起的心脏病，它与冠状动脉痉挛一起，统称为冠状动脉性心脏病，简称冠心病，亦称缺血性心脏病。

◎ 要点一　危险因素

冠心病的病因是冠状动脉粥样硬化，与下列因素有关：①血脂异常。②高血压。③吸烟。④糖尿病或糖耐量异常。⑤性别。⑥年龄。⑦肥胖。⑧家族史等。

◎ 要点二　西医分型

1. 急性冠脉综合征　①不稳定型心绞痛。②非 ST 段抬高性心梗。③ST 段抬高性心梗。

2. 慢性冠脉病变　①稳定型心绞痛。②缺血性心肌病。③隐匿性冠心病。

◎ 要点三　冠心病一级与二级预防

1. 一级预防　防控冠心病危险因素，预防冠状动脉粥样硬化及冠心病。

2. 二级预防　已有冠心病病史者，应预防降低严重心血管事件的发生。二级预防措施包括非药物干预（即治疗性生活方式改善）与药物治疗以及心血管危险因素的综合防控。为便于记忆归纳为 A、B、C、D、E 五个方面。

A. aspirin 阿司匹林；antiplatelet aggregation 抗血小板聚集（氯吡格雷，替格瑞洛）；anti-anginals 抗心绞痛，硝酸酯类制剂。

B. beta-blocker β受体阻滞剂，预防心律失常，减轻心脏负荷等；blood-pressure control 控制好血压。

C. cholesterol lowering 控制血脂水平；cigarettes quiting 戒烟；chinese medicine 中医药防治。

D. diet control 控制饮食；diabetes treatment 治疗糖尿病。

E. education 普及有关冠心病的教育，包括患者及家属；exercise 鼓励有计划的、适当的运动锻炼。

细目十　心绞痛

心绞痛是冠状动脉供血不足，心肌急剧的、暂时的缺血与缺氧所致的临床综合征。

本病与中医学"胸痹""心痛"相类似，也可归属于"卒心痛""厥心痛"等范畴。

◎ 要点一　西医病因病理与发病机制

（一）病因与发病机制

任何原因引起冠状动脉的供血与心肌的需血之间发生矛盾，冠状动脉血流量不能满足心肌代谢的需要，引起心肌急剧的、暂时的缺血缺氧时，即可发生心绞痛。

（二）病理

至少一支冠状动脉主支管腔显著狭窄达横切面的75%以上，有侧支循环形成的患者，冠状动脉的主支有更严重的狭窄或阻塞时才会发生心绞痛。另外，冠状动脉造影发现约15%的心绞痛患者，其冠状动脉的主支并无明显病变，提示可能是冠状动脉痉挛、冠状循环的小动脉或微血管病变、交感神经过度活动或心肌代谢异常等所致。冠脉内不稳定的粥样斑块继发病理改变（斑块内出血、斑块纤维帽破裂、血小板聚集形成血栓及/或刺激冠状动脉痉挛），使局部心肌血流量明显下降，导致缺血性心绞痛，虽然也可因劳力负荷诱发，但劳力负荷终止后胸痛并不能缓解，见于不稳定型心绞痛。

◎ 要点二　中医病因病机

本病中医病因主要为寒邪内侵、饮食失调、情志失节、劳倦内伤、年迈体虚等，在这些病因的作用和影响下，发生脏腑功能失常，心脉痹阻而发胸痹。

1. 心血瘀阻　情志内伤，气郁化火，灼津成痰，气滞痰阻，血行不畅，心脉痹阻。

2. 痰浊内阻　脾虚气结，津液不得输布，聚成痰浊，阻滞气机而发病。

3. **阴寒凝滞** 素体阳虚，胸阳不足，阴寒内盛，痹阻心脉而发病。

4. **气虚血瘀** 素体虚弱或年老久病，气虚无以行血，血脉痹阻，不通而痛。

5. **气阴两虚** 年老久病，肾气不足，肾阴亏虚，气阴两虚，心脉失于濡养。

6. **心肾阳虚** 年老久病，肾阳虚衰，不能鼓舞五脏之阳，致心气不足或心阳不振而发病。

本病病位在心，涉及肝、肺、脾、肾等脏。本病是以气虚、气阴两虚及阳气虚衰为本，血瘀、寒凝、痰浊、气滞为标的本虚标实病证，若病情进一步发展，可发为真心痛；若心肾阳虚，水邪泛滥，饮凌心肺，可出现喘咳、水肿、心悸。

◎ **要点三　临床表现**

（一）症状

心绞痛以发作性胸痛为主要临床表现，典型心绞痛的五大症状特点如下：

1. **部位**　主要在胸骨体中段或上段之后，可波及心前区，常放射至左肩、左臂内侧达无名指和小指，或至颈、咽或下颌部。

2. **性质**　阵发性的胸痛常为压榨性、闷胀性或窒息性，也可有烧灼感。

3. **诱因**　发作常由体力劳动或情绪激动（如愤怒、焦急、过度兴奋等）所诱发，饱食、寒冷、吸烟、心动过速、休克等亦可诱发。

4. **持续时间**　疼痛出现后常逐步加重，然后在3~5分钟内渐消失，很少超过15分钟。

5. **缓解方式**　一般在停止诱发症状的活动后即可缓解，舌下含服硝酸甘油能在几分钟内缓解。

（二）体征

平时一般无异常体征。心绞痛发作时常见心率增快、血压升高、表情焦虑、皮肤冷或出汗，有时出现第四或第三心音奔马律。可有暂时性心尖部收缩期杂音、第二心音逆分裂或交替脉。

◎ **要点四　实验室检查及其他检查**

（一）心电图

可发现心肌缺血，是诊断心绞痛最常用的检查方法。

1. **静息时心电图**　约半数心绞痛患者在正常范围，部分患者可有ST段下移及T波倒置，可有陈旧性心肌梗死的改变，也可出现各种心律失常。

2. **心绞痛发作时心电图**　大多数患者可出现典型的缺血性改变，即以R波为主的导联中，出现ST段水平或下斜型压低≥0.1mV，有时出现T波倒置，发作缓解后恢复。平时有T波持续倒置的患者，发作时可变为直立，即所谓"假性正常化"。变异型心绞痛发作时可见相关导联ST段抬高，缓解后恢复。

3. **心电图运动负荷试验**　运动方式主要为分级平板运动或踏车。运动中出现典型心绞痛，心电图改变主要以ST段水平型或下斜型压低≥0.1mV（J点后60~80毫秒）持续2分钟为运动试验阳性标准。

4. **心电图连续动态监测**　胸痛发作时相应时间的缺血性ST-T改变有助于心绞痛的诊断。

（二）多层螺旋CT冠状动脉成像（CTA）

为显示冠状动脉病变及形态的无创检查方法，有较高阴性预测价值。若CT冠状动脉造影未见狭窄病变，一般可不进行有创检查。

（三）冠状动脉造影

对冠心病具有确诊价值。主要指征为：①可疑心绞痛而无创检查不能确诊者。②积极药物治疗时心绞痛仍较重。③中危、高危组的不稳定型心绞痛拟行血管重建治疗者。

一般认为，管腔直径减少70%~75%以上会严重影响血供，50%~70%者也具有诊断意义。

（四）超声

可显示心绞痛发作时有节段性室壁收缩活动减弱。

（五）放射性核素检查

1. **放射性核素心肌显像**　心肌摄取显像剂的量在一定条件下与冠状动脉血流成正比，静脉注射核素后，进行心肌显像，可见到可逆性的灌注缺损，提示相关心肌缺血，而心肌梗死则表现为缺损持续存在。运动负荷或者药物负荷试验（常用双嘧达莫、腺苷或多巴酚丁胺）有助于检出静息时无缺血表现的患者。

2. 放射性核素心腔造影 应用^{99m}锝（^{99m}Tc）进行体内红细胞标记，使心腔内血池显影，可测定左心室射血分数及显示室壁局部运动障碍。

3. 正电子发射断层心肌显像（PET） 利用发射正电子的核素示踪剂如^{18}F、^{11}C、^{13}N等进行心肌显像，具有更高的分辨率和探测效率，可准确定量评估心肌存活及功能。

◎ 要点五　诊断与鉴别诊断

（一）诊断

1. 诊断要点 根据典型缺血性胸痛的发作特点和体征，结合存在的冠心病危险因素，除外其他原因所致的心绞痛，一般即可确立诊断。

2. 分型

（1）稳定型心绞痛（稳定型劳力性心绞痛）。

（2）不稳定型心绞痛。主要包括：

①初发劳力型心绞痛：病程在两个月内新发生的心绞痛（从无心绞痛或有心绞痛病史但在近半年内未发作过心绞痛）。

②恶化劳力型心绞痛：病情突然加重，表现为胸痛发作次数增加，持续时间延长，诱发心绞痛的活动阈值明显减低，硝酸甘油缓解症状的作用减弱，病程在两个月之内。

③静息心绞痛：心绞痛发生在休息或安静状态，发作持续时间相对较长，含硝酸甘油效果欠佳，病程在1个月内。

④梗死后心绞痛：指AMI发病24小时后至1个月内发生的心绞痛。

⑤变异型心绞痛：休息或一般活动时发生的心绞痛，发作时心电图显示ST段暂时性抬高。

目前倾向于把稳定型劳力性心绞痛以外的缺血性胸痛统称为不稳定型心绞痛，包括冠状动脉成形术后心绞痛、冠状动脉旁路术后心绞痛等新近提出的心绞痛类型。

3. 心绞痛严重程度的分级

（1）根据加拿大心血管病学会分类（CCS），劳力性心绞痛分为四级。

Ⅰ级：一般体力活动（如步行和登楼）不受限，仅在强、快或长时间劳力时发生心绞痛。

Ⅱ级：一般体力活动轻度受限，快步、饭后、寒冷或刮风中、精神应激或醒后数小时内步行或登楼（步行200m以上、登楼一层以上）和爬山，均引起心绞痛。

Ⅲ级：一般体力活动明显受限，步行200m、登楼一层引起心绞痛。

Ⅳ级：一切体力活动都引起不适，静息时可发生心绞痛。

（2）不稳定型心绞痛可分为低危组、中危组和高危组。

低危组：指新发的或原有劳力性心绞痛恶化加重，发作时ST段下移≤0.1mV，持续时间<20分钟，心肌钙蛋白正常。

中危组：就诊前1个月内发作一次或数次（但48小时内未发），静息心绞痛及梗死后心绞痛，发作时ST段下移>0.1mV，持续时间<20分钟，心肌钙蛋白正常或轻度升高。

高危组：就诊前48小时内反复发作，静息心绞痛ST段下移>0.05mV，持续时间>20分钟，心肌钙蛋白升高。

（二）鉴别诊断

1. 急性心肌梗死 疼痛部位与心绞痛相仿，但性质更剧烈，持续时间多超过30分钟，可长达数小时，可伴有心律失常、心力衰竭和/或休克，含用硝酸甘油多不能使之缓解。心电图中面向梗死部位的导联ST段抬高，和/或同时有异常Q波（非ST段抬高性心肌梗死则多表现为ST段下移和/或T波改变）。实验室检查示血清心肌酶、肌红蛋白、肌钙蛋白Ⅰ或T等增高。

2. 心脏神经症 本病患者常主诉胸痛，但多为短暂（几秒钟）的刺痛或持久（几小时）的隐痛，常喜欢不时地深吸气或做叹息性呼吸。胸痛部位多在左胸乳房下心尖部附近，或经常变动。症状多在疲劳之后出现，而不在疲劳的当时，做轻度体力活动反觉舒适，有时可耐受较重的体力活动而不出现症状。含服硝酸甘油无效或在十多分钟后才缓解，常伴有心悸、疲乏及其他神经衰弱的症状。

3. 肋间神经痛和肋软骨炎 常累及1~2个肋间，为刺痛或灼痛，多为持续性而非发作性，体位改变或牵扯可加重疼痛，肋软骨或沿神经走向有压痛。

4. 不典型疼痛 本病还需与食管疾病、膈疝、消化性溃疡、肠道疾病、颈椎病等相鉴别。

5. 其他疾病引起的心绞痛 严重的主动脉瓣狭窄或关闭不全、风湿性冠状动脉炎、梅毒性主动脉炎引起冠状动脉口狭窄或闭塞、肥厚型心肌病、X综合征等均可引起心绞痛，可根据其他临床表现进行鉴别。其中X综合征（冠状动脉微血管性心绞痛）多见于女性，心电图负荷试验常阳性，但冠状动脉造影呈阴性且无冠状动脉痉挛，预后良好，被认为是冠状动脉系统微循环功能不良所致。

◎ **要点六　西医治疗**

（一）发作时的治疗

1. 休息 发作时立刻休息，一般患者在停止活动后症状即可消除。

2. 药物治疗 较重的发作，可使用作用较快的硝酸酯制剂。

（1）硝酸甘油　可用0.5mg，置于舌下含化，迅速为唾液所溶解而吸收，1~2分钟即开始起作用，约半小时后作用消失。延迟见效或完全无效时提示病人并非患冠心病或为严重的冠心病。

（2）硝酸异山梨酯　可用5~10mg，舌下含化，2~5分钟见效，作用维持2~3小时。还有供喷雾吸入用的制剂。

（二）缓解期的治疗

使用作用持久的抗心绞痛药物，以防心绞痛发作，可单独选用、交替应用或联合应用下列药物。

（1）β受体阻滞剂　目前常用对心脏有选择性的制剂美托洛尔、比索洛尔，或选用兼有α受体阻滞作用的卡维地洛。

本药使用注意：①本药与硝酸酯类合用有协同作用，因而用量应偏小，开始剂量尤其要注意减小，以免引起直立性低血压等副作用。②停用本药时应逐步减量，如突然停用有诱发心肌梗死的可能。③低血压、支气管哮喘及心动过缓、二度或以上房室传导阻滞者不宜应用。

（2）硝酸酯制剂　①硝酸异山梨酯。②5-单硝酸异山梨酯：是长效硝酸酯类药物，无肝脏首过效应，生物利用度几乎100%。

（3）钙通道阻滞剂　常用维拉帕米、硝苯地平、地尔硫䓬。治疗变异性心绞痛首选钙通道阻滞剂。

（4）其他药物　主要用于β受体阻滞剂或者钙离子拮抗剂有禁忌或者不耐受，或者不能控制症状的情况下。①曲美他嗪（20~60mg，每日3次）通过抑制脂肪酸氧化和增加葡萄糖代谢，提高氧利用率而治疗心肌缺血；②尼可地尔（5mg，每日3次）是一种钾通道开放剂，与硝酸酯类制剂具有相似药理特性，对稳定型心绞痛治疗有效；③盐酸伊伐布雷定是窦房结电流选择特异性抑制剂，其单纯减慢心率的作用可用于治疗稳定型心绞痛。

（三）不稳定型心绞痛的处理

1. 一般处理：急性期卧床休息1~3天；吸氧、持续心电监测。烦躁不安、剧烈疼痛者可给予吗啡5~10mg，皮下注射。如有必要应重复检测心肌坏死标志物。

2. 抗血小板药（阿司匹林、氯吡格雷）和抗凝药（低分子肝素）。

3. 缓解症状：硝酸酯类、β受体阻滞剂、钙通道阻滞剂（严重的不稳定型心绞痛患者常需三联用药）。

4. 介入和外科手术治疗。

◎ **要点七　中医辨证论治**

1. 心血瘀阻证

证候：胸痛较剧，如刺如绞，痛有定处，入夜加重，伴有胸闷，日久不愈，或因暴怒而致心胸剧痛，舌质紫暗，或有瘀斑，脉弦涩。

治法：活血化瘀，通脉止痛。

方药：血府逐瘀汤加减。若瘀血痹阻较重，胸痛剧烈者，可加乳香、没药、丹参、郁金等活血理气；若气滞血瘀并重，胸闷憋气，因情志不畅诱发或加重者，加香附、延胡索、檀香等理气止痛；若出现舌苔白腻，为痰瘀互结，加涤痰汤以涤痰化瘀；若阳虚寒凝血瘀，见形寒肢冷者，加附子、桂枝、高良姜、薤白温阳散寒；若兼气虚，见气短乏力，自汗者，加人参、黄芪等益气活血。

2. 痰浊内阻证

证候：胸闷痛如窒，气短痰多，肢体沉重，形体肥胖，纳呆恶心，舌苔浊腻，脉滑。

治法：通阳泄浊，豁痰宣痹。

方药：瓜蒌薤白半夏汤合涤痰汤。若痰郁化热，舌质红，苔黄腻，脉滑数者，可去薤白，加黄连、天竺黄以清热除痰；若痰瘀互结，舌紫暗，苔白腻者，加桃仁、红花、丹参、三七等活血化瘀。

3. 阴寒凝滞证

证候：猝然胸痛如绞，天冷易发，感寒痛甚，形寒，甚则四肢不温，冷汗自出，心悸短气，舌质淡红，苔白，脉沉细或沉紧。

治法：辛温通阳，散寒止痛。

方药：枳实薤白桂枝汤合当归四逆汤加减。若心痛彻背，背痛彻心，时发绞痛，身寒肢冷，喘息不得卧，为阴寒极盛之心痛重证，宜用乌头赤石脂丸改汤剂送服苏合香丸，芳香宣痹，温通止痛。

4. 气虚血瘀证

证候：胸痛隐隐，时轻时重，遇劳则发，神疲乏力，气短懒言，心悸自汗，舌质淡暗，舌体胖有齿痕，苔薄白，脉缓弱无力或结、代。

治法：益气活血，通脉止痛。

方药：补阳还五汤加减。兼痰浊者，加瓜蒌、半夏、石菖蒲等化痰泄浊。

5. 气阴两虚证

证候：胸闷隐痛，时作时止，心悸气短，倦怠懒言，头晕目眩，心烦多梦，或手足心热，舌红少津，脉细弱或结、代。

治法：益气养阴，活血通脉。

方药：生脉散合炙甘草汤加减。若兼血瘀，胸痛甚者，合丹参饮以活血止痛；若痰热互结者，合温胆汤以清化痰热；若心血虚，见面色无华、唇舌淡者，加当归、白芍、阿胶、龙眼肉等补益心血；若心脾两虚，见纳呆、失眠者，以生脉散合归脾汤补益心脾。

6. 心肾阴虚证

证候：胸闷痛或灼痛，心悸盗汗，虚烦不寐，腰膝酸软，头晕耳鸣，舌红少苔，脉沉细数。

治法：滋阴清热，养心和络。

方药：左归丸加减。若阴虚阳亢，见头晕目眩、舌麻肢麻、面部潮热者，可加制首乌、钩藤、生石决明、生牡蛎、鳖甲等滋阴潜阳。

7. 心肾阳虚证

证候：心悸而痛，胸闷气短，甚则胸痛彻背，心悸汗出，畏寒，肢冷，下肢浮肿，腰酸无力，面色苍白，唇甲青紫，舌淡或紫暗，脉沉细。

治法：温补阳气，振奋心阳。

方药：参附汤合右归丸加减。若兼有瘀血者，加丹参、三七、郁金等行气活血止痛；若伴有寒凝者，加薤白、桂枝、细辛通阳散寒，或用苏合香丸；若阳虚水泛，见水肿、少尿者，加茯苓、猪苓以利水消肿；若心肾阳虚重症，水饮凌心射肺者，可用真武汤加桂枝、防己、葶苈子、车前子以温阳利水。

细目十一 急性心肌梗死

心肌梗死（AMI）是在冠状动脉病变的基础上，发生冠状动脉血供急剧减少或中断，使相应的心肌严重而持久地急性缺血导致心肌坏死。

本病可归属于"真心痛"范畴，常合并"心悸""心衰""脱证"等。

◎ 要点一 西医病因、发病机制与病理

（一）病因和发病机制

基本病因为冠状动脉粥样硬化（偶为冠状动脉栓塞、炎症、先天性畸形、痉挛和冠状动脉口阻塞所致），造成一支或多支血管管腔狭窄和心肌血供不足，而侧支循环未充分建立。在此基础上，一旦血供急剧减少或中断，使心肌严重而持久地急性缺血达20~30分钟以上，即可发生AMI。

（二）病理

1. 冠状动脉病变

（1）**左冠状动脉前降支闭塞** 引起左心室前壁、心尖部、下侧壁、前间隔和二尖瓣前乳头肌梗死。

（2）**右冠状动脉闭塞** 引起左心室膈面（右冠状动脉占优势时）、后间隔和右心室梗死，并可累及窦房结和房室结。

（3）**左冠状动脉回旋支闭塞** 引起左心室高侧壁、膈面（左冠状动脉占优势时）和左心房梗死，可能累及房室结。

（4）**左冠状动脉主干闭塞** 引起左心室广泛梗死。

右心室和左、右心房梗死较少见。

2. 心肌病变 冠状动脉闭塞后20~30分钟，受其供血的心肌即有少数坏死，开始了AMI的病理过程。1~2小时之间绝大部分心肌呈凝固性坏死，心肌间质充血、水肿，伴大量炎症细胞浸润。之后，坏死的心肌纤维逐渐溶解，形成肌溶灶，随后渐有肉芽组织形成。大块的梗死累及心室壁的全层或大部分者常见。

◎ 要点二 中医病因病机

本病的病因与年老体衰、情志内伤、饮食不节、寒邪内侵等因素有关。

1. **气滞血瘀** 情志内伤，气郁化火，灼津成痰，气滞痰阻，血行不畅，心脉痹阻。

2. **寒凝心脉** 素体阳虚，胸阳不足，阴寒内盛，痹阻心脉而发病。

3. **痰瘀互结** 脾虚气结，津液不布，聚成痰浊，阻滞气机，血行不畅，痰瘀交阻。

4. **气虚血瘀** 素体虚弱或年老久病，气虚无以行血，血脉痹阻，不通则痛。

5. **气阴两虚** 年老久病，肾气不足，肾阴亏虚，气阴两虚，心脉失于濡养。

6. **阳虚水泛** 年老久病，脾肾阳虚，水湿不得运化，上凌心胸，泛溢肌肤。

7. **心阳欲脱** 年老久病，肾阳虚衰，可致心气不足或心阳不振，病久心阳衰微甚成欲脱之势。

基本病机为心脉痹阻不通，心失所养。病性本虚标实，本虚是气虚、阳虚、阴虚，以心气虚为主；标实为寒凝、气滞、血瘀、痰阻，以血瘀为主。疼痛剧烈者，多以实证为主，疼痛不典型或疼痛缓解后则多以虚证为主。病位在心，且与肝、脾、肾相关。本病病情凶险，易生他证。若心气心阳耗损至极，可出现心阳暴脱、阴阳离决之危证。

◎ 要点三 临床表现与并发症

（一）先兆

50%~81.2%的病人在发病前数日有乏力，胸部不适，活动时心悸、气急、烦躁、心绞痛等前驱症状，其中以新发生心绞痛（初发型心绞痛）或原有心绞痛加重（恶化型心绞痛）为最突出。心绞痛发作较以往频繁、程度较剧、持续较久、硝酸甘油疗效差、诱发因素不明显。

（二）症状

1. **疼痛** 是最先出现的症状，多发生于清晨，疼痛部位和性质与心绞痛相同，但诱因多不明显，且常发生于安静时，程度较重，持续时间较长，可达数小时或更长，休息和含用硝酸甘油片多不能缓解。少数患者无疼痛，一开始即表现为休克或急性心力衰竭。

2. **全身症状** 有发热、心动过速、白细胞计数增高和红细胞沉降率增快等，由坏死物质被吸收所引起。

3. **胃肠道症状** 疼痛剧烈时常伴有频繁的恶心、呕吐和上腹胀痛，重症者可发生呃逆。

4. **心律失常** 以24小时内最多见，以室性

心律失常最多，尤其是室性期前收缩。室颤是AMI早期，特别是入院前主要的死因。

5. 低血压和休克 主要是心源性，为心肌广泛（40%以上）坏死，心排血量急剧下降所致，神经反射引起的周围血管扩张属次要，有些患者尚有血容量不足的因素参与。

6. 心力衰竭 主要是急性左心衰竭，为梗死后心脏舒缩力显著减弱或不协调所致。

AMI引起的心力衰竭按Killip分级法可分为：Ⅰ级为出现尚不明显的心力衰竭；Ⅱ级为出现左心衰竭，肺部啰音<50%肺野；Ⅲ级为出现急性水肿；Ⅳ级为出现心源性休克。

（三）体征

部分患者可出现心脏浊音界轻度至中度增大，心尖区第一心音减弱，可出现第四心音（心房性）奔马律，少数有第三心音（心室性）奔马律；可有与心律失常、休克或心力衰竭相关的其他体征。

（四）并发症

1. 乳头肌功能不全或断裂 发生率达50%，不同程度的二尖瓣脱垂并关闭不全，心尖区出现收缩中、晚期喀喇音和吹风样收缩期杂音，不同程度心力衰竭。

2. 心脏破裂 少见，常在起病1周内出现，因急性心包填塞而猝死。

3. 栓塞 发生率1%~6%，见于起病后1~2周。

4. 心室壁瘤 心电图ST段持续抬高，影像学见局部心缘突出、搏动减弱或有反常搏动。

5. 心肌梗死后综合征 发生率约10%。于AMI后数周至数月内出现，可反复发生，表现为心包炎、胸膜炎或肺炎，有发热、胸痛等症状，可能为机体对坏死物质的过敏反应。

◎ 要点四 实验室检查及其他检查

（一）心电图

1. 特征性改变

（1）ST段抬高性AMI 其心电图表现特点为：

①ST段抬高呈弓背向上型，在面向坏死区周围心肌损伤区的导联上出现。

②T波倒置，在面向损伤区周围心肌缺血区的导联上出现。

③宽而深的Q波（病理性Q波），在面向透壁心肌坏死区的导联上出现。

（2）非ST段抬高性AMI 心电图有两种类型：

①无病理性Q波，有普遍性ST段压低≥0.1mV，但aVR导联（有时还有V_1导联）ST段抬高，或有对称性T波倒置。

②无病理性Q波，也无ST段变化，仅有T波倒置改变。

2. 动态性改变 ST段抬高性AMI：①超急性期：起病数小时内，可无异常，或出现异常高大的T波。②急性期：数小时后，ST段弓背向上型抬高，与直立的T波连接，形成单相曲线。数小时至2日内出现病理性Q波，同时R波减低，Q波在3~4天内稳定不变。③亚急性期：ST段抬高持续数日至2周左右，逐渐回到基线水平。T波则变为平坦或逐渐倒置。Q波留存。④慢性期：数周至数月后，T波倒置呈两肢对称型，可永久存在，也可在数月至数年内逐渐恢复。多数患者Q波永久存在。若ST段持续抬高半年以上者，应考虑心室壁瘤。

3. 定位和定范围 ST段抬高性AMI的定位和定范围可根据出现特征性改变的导联数来判断。

心肌梗死心电图定位诊断

部　位	特征性心电图改变导联
前间壁	$V_1 \sim V_3$
前壁	$V_3 \sim V_5$
广泛前壁	$V_1 \sim V_6$
下壁	Ⅱ、Ⅲ、aVF
高侧壁	Ⅰ、aVL
正后壁	$V_7 \sim V_8$
右心室	$V_3R \sim V_5R$

（二）血清心肌坏死标志物

肌红蛋白测定有助于早期诊断。肌钙蛋白I（cTnI）或T（cTnT）是诊断心肌坏死最特异和敏感的首选标志物。肌酸激酶同工酶（CK-MB）其增高的程度能较准确地反映梗死的范围，其高峰出现时间是否提前有助于判断溶栓治疗是否成功。

（三）超声心动图

有助于了解心室壁的运动和左心室功能，诊断室壁瘤和乳头肌功能失调等。

（四）冠状动脉造影

冠状动脉造影是诊断的金标准。当心肌标记物与临床表现、心电图符合急性心肌梗死的临床诊断条件，或者高度疑似患者，应紧急进行此项检查。

（五）放射性核素检查

静脉注射锝（^{99m}Tc）焦磷酸盐，因其可与坏死心肌细胞中的钙离子结合，可进行"热点"成像，有助于急性期的定位诊断。用^{201}Tl或^{99m}Tc-MIBI可进行"冷点"扫描，适用于慢性期陈旧性心肌梗死的诊断。用放射性核素心腔造影可观察心室壁的运动和左心室的射血分数，有助于判断心室功能、诊断室壁运动失调和心室壁瘤。用正电子发射计算机断层显像（PET）可观察心肌的代谢变化，多用于判断存活心肌。

◎ 要点五　诊断与鉴别诊断

（一）诊断

具备下列3条标准中2条：①缺血性胸痛的临床病史。②心电图的动态演变。③血清心肌坏死标记物浓度的动态改变。

（二）鉴别诊断

1. 心绞痛　发作持续时间一般在15分钟以内，不伴恶心、呕吐、休克、心衰和严重心律失常，不伴血清酶增高，心电图无变化或有ST段暂时性压低或抬高。

2. 急性肺动脉栓塞　可发生胸痛、咯血、呼吸困难和休克。心电图示Ⅰ导联S波加深，Ⅲ导联Q波显著T波倒置。肺动脉造影可确诊。

3. 急腹症　急性胰腺炎、消化性溃疡穿孔、急性胆囊炎、胆石症等，均有上腹部疼痛，可能伴休克。仔细询问病史、体格检查、心电图检查、血清心肌酶和肌钙蛋白测定可协助鉴别。

4. 急性心包炎　可有较剧烈而持久的心前区疼痛。但心包炎的疼痛与发热同时出现，呼吸和咳嗽时加重，早期即有心包摩擦音，后者和疼痛在心包腔出现渗液时均消失；心电图除aVR外，其余导联均有ST段弓背向下的抬高，T波倒置，无异常Q波出现。

5. 主动脉夹层　呈撕裂样剧痛，胸痛一开始即达到高峰，常放射到背、胁、腹、腰和下肢，两上肢的血压和脉搏不对称，可有下肢暂时性瘫痪、偏瘫等表现，但无心肌坏死标志物升高。超声心动图检查、X线胸片可初步筛查，CT增强扫描有助于鉴别。

◎ 要点六　西医治疗

（一）监护和一般治疗

1. 卧床休息　对血流动力学稳定且无并发症的患者一般要求绝对卧床休息1~3天，对病情不稳定及高危患者卧床时间应适当延长。

2. 监测　持续心电、血压和血氧饱和度监测，及时发现和处理心律失常、血流动力学异常和低氧血症。

3. 建立静脉通道　保持给药途径畅通。

4. 镇痛　应迅速给予有效镇痛剂。可予吗啡3~5mg静脉注射，必要时每1~2小时后重复1次，以后每4~6小时可重复应用，但要注意防止其对呼吸功能的抑制。

5. 吸氧　给予鼻导管吸氧。在严重左心衰竭、肺水肿和合并有机械并发症的患者，多伴有严重低氧血症，需面罩加压给氧或气管插管并机械通气。

6. 抗血小板　所有患者只要无禁忌证，均应立即嚼服肠溶阿司匹林300mg和硫酸氯吡格雷片300~600mg。

7. 纠正水、电解质及酸碱平衡失调

8. 饮食和通便　患者需禁食至胸痛消失，然后给予流质、半流质饮食，逐步过渡到普通饮食。所有患者均应使用缓泻剂，以防止便秘时排便用力导致心脏破裂或引起心律失常、心力衰竭。

(二) 心肌再灌注治疗

1. 溶栓疗法

(1) 溶栓疗法的适应证和禁忌证

溶栓疗法的适应证和禁忌证

适应证	禁忌证
1. 两个或两个以上相邻导联ST段抬高（胸导联≥0.2mV，肢导联≥0.1mV），或病史提示AMI伴左束支传导阻滞，起病时间<12小时，病人年龄<75岁	1. 既往发生过出血性脑卒中，6个月内发生过缺血性脑卒中或脑血管事件
2. ST段显著抬高的MI病人年龄>75岁，经慎重权衡利弊仍可考虑	2. 中枢神经系统受损、颅内肿瘤或畸形
3. STEMI，发病时间已达12~24小时，但如仍有进行性缺血性胸痛、广泛ST段抬高者也可考虑	3. 近期（2~4周）有活动性内脏出血
	4. 未排除主动脉夹层
	5. 入院时严重且未控制的高血压（>180/110mmHg）或慢性严重高血压病史
	6. 目前正在使用治疗剂量的抗凝药或已知有出血倾向
	7. 近期（2~4周）创伤史，包括头部外伤、创伤性心肺复苏或较长时间（>10分钟）的心肺复苏
	8. 近期（<3周）外科大手术
	9. 近期（<2周）曾有在不能压迫部位的大血管行穿刺术

(2) 溶栓药物 尿激酶（UK）、链激酶（SK）、重组组织型纤维蛋白溶酶原激活剂（rt-PA）、瑞替普酶。

(3) 冠状动脉再通的判断指标

冠状动脉再通的判断指标

直接指标	间接指标
冠状动脉造影显示再通	1. 心电图抬高的ST段于两小时内回降>50%
	2. 胸痛两小时内基本消失
	3. 两小时内出现再灌注性心律失常
	4. 血清CK-MB峰值提前出现（14小时内）

2. 介入治疗（PCI） 介入治疗直接再灌注心肌，取得良好的再通效果。

(1) 直接PCI 适应证为：①症状发作12小时以内并且有持续新发的ST段抬高或新发左束支传导阻滞的病人；②12~48小时内若病人仍有心肌缺血证据（仍然有胸痛和ECG变化），亦可尽早接受介入治疗。

(2) 补救性PCI 溶栓治疗后仍有明显胸痛，抬高的ST段无明显降低者，应尽快进行冠状动脉造影，如显示TMI血流0~Ⅱ级，说明相关动脉未再通，宜立即施行补救性PCI。

(3) 溶栓治疗再通者的PCI 溶栓成功后有指征实施急诊血管造影，必要时进行梗死相关动脉血运重建治疗，可缓解重度残余狭窄导致的心肌缺血，降低再梗死的发生；溶栓成功后稳定的病人，实施血管造影的最佳时机是2~24小时。

3. 消除心律失常 ①室性早搏或室性心动过速：利多卡因、胺碘酮，情况稳定后改口服美西律或普罗帕酮，室速药物疗效不满意时应及早同步电复律。②室颤：电复律。③缓慢心律失常：阿托品肌内或静脉注射。④二、三度房室传导阻滞伴有血流动力学障碍：人工心脏起搏器做临时起搏治疗，待阻滞消失后撤除。⑤室上性快速心律失常：应用药物无效时可考虑电复律或起搏治疗。

4. 控制休克 ①补充血容量。②升压药：多巴胺、间羟胺、去甲肾上腺素静脉滴注。③血管扩张剂：硝普钠、硝酸甘油、酚妥拉明。

5. 治疗心力衰竭 ①主要是治疗急性左心衰竭，以应用吗啡（或哌替啶）和利尿剂为主。②在梗死发生24小时内宜尽量避免使用洋地黄制剂。③有右心室梗死者慎用利尿剂。

6. 其他 ①β受体阻滞剂、钙拮抗剂和ACEI的应用。②极化液疗法。③抗血小板：目前推荐氯吡格雷加阿司匹林联合应用。④抗凝疗法：目前多采用低分子肝素皮下应用。

7. 非ST段抬高心肌梗死处理 不宜溶栓治疗，以积极抗凝、抗血小板治疗和PCI为主。

◎ 要点七 中医辨证论治

1. 气滞血瘀证

证候：胸中痛甚，胸闷气促，烦躁易怒，心悸不宁，脘腹胀满，唇甲青暗，舌质紫暗或有瘀斑，脉沉弦涩或结、代。

治法：活血化瘀，通络止痛。

方药：血府逐瘀汤加减。肝郁化火者，可酌加丹皮、山栀子清热疏肝。

2. 寒凝心脉证

证候：胸痛彻背，心痛如绞，胸闷憋气，形寒畏冷，四肢不温，冷汗自出，心悸短气，舌质紫暗，苔薄白，脉沉细或沉紧。

治法：散寒宣痹，芳香温通。

方药：当归四逆汤合苏合香丸加减。若血瘀明显者，可加川芎、三七、红花、丹参活血化瘀。

3. 痰瘀互结证

证候：胸痛剧烈，如割如刺，胸闷如窒，气短痰多，心悸不宁，腹胀纳呆，恶心呕吐，舌苔浊腻，脉滑。

治法：豁痰活血，理气止痛。

方药：瓜蒌薤白半夏汤合桃红四物汤加减。若痰瘀化热，见心烦、口渴、便秘、舌苔黄腻、脉滑数者，加黄芩、竹茹、胆南星、酒大黄清热化痰通便。

4. 气虚血瘀证

证候：胸闷心痛，动则加重，神疲乏力，气短懒言，心悸自汗，舌体胖大有齿痕，舌质暗淡，苔薄白，脉细弱无力或结、代。

治法：益气活血，祛瘀止痛。

方药：补阳还五汤加减。

5. 气阴两虚证

证候：胸闷心痛，心悸不宁，气短乏力，心烦少寐，自汗盗汗，口干耳鸣，腰膝酸软，舌红，苔少或剥脱，脉细数或结、代。

治法：益气滋阴，通脉止痛。

方药：生脉散合左归饮加减。

6. 阳虚水泛证

证候：胸痛胸闷，喘促心悸，气短乏力，畏寒肢冷，腰部、下肢浮肿，面色苍白，唇甲淡白或青紫，舌淡胖或紫暗，苔滑，脉沉细。

治法：温阳利水，通脉止痛。

方药：真武汤合葶苈大枣泻肺汤加减。

7. 心阳欲脱证

证候：胸闷憋气，心痛频发，四肢厥逆，大汗淋漓，面色苍白，口唇发绀，手足青至节，虚烦不安，甚至神志淡漠或突然昏厥，舌质青紫，脉微欲绝。

治法：回阳救逆，益气固脱。

方药：参附龙牡汤加减。若兼阴竭欲脱，烦躁、汗出如油者，加麦冬、五味子滋阴收敛；兼心脉瘀阻，唇色紫暗、脉细涩者，可加丹参、三七、桂枝活血通脉。

◎ 要点八 预防

已有冠心病及心肌梗死病史者应预防再次梗死及其他心血管事件，为冠心病二级预防。二级预防应全面综合考虑，抗血小板聚集应用阿司匹林或氯吡格雷；控制好血压、血脂、血糖水平；普及有关冠心病的教育，鼓励有计划的、适当的运动锻炼。急性期1周以内应卧床休息，并心电、血压监护，保持心情平静，开始一般应进流质食物，保持大便通畅；病情平稳后可引导患者循序渐进地进行运动；病后应戒烟酒，调节饮食，避免膏粱厚味。近年提倡急性心肌梗死恢复后，进行康复治疗，逐步做适当的体育锻炼。2～4个月后，酌情恢复部分或轻工作，部分患者可恢复全天工作，但应避免过重体力劳动或精神过度紧张。

细目十二　心脏瓣膜病

心脏瓣膜病（valvular heart disease）是由于炎症、黏液样变性、退行性改变、先天性畸形、缺血性坏死、创伤等原因引起的单个或多个瓣膜（包括瓣叶、瓣环、腱索或乳头肌）的功能或结构异常，导致瓣口狭窄和（或）关闭不全。心室和主、肺动脉根部严重扩张也可产生相应房室瓣和半月瓣的相对性关闭不全。二尖瓣最常受累，其次为主动脉瓣。

风湿性心脏病简称风心病，是风湿性炎症过程所致瓣膜损害，主要累及40岁以下人群。瓣膜黏液样变性和老年人的瓣膜钙化在我国日益增多。

本病可归属于中医学"心悸""咳嗽""喘证""水肿"和"胸痹"等范畴。

◎ 要点一　西医病因病理

（一）病因

1. 二尖瓣狭窄　最常见病因为风湿热。先天性畸形或结缔组织病，如系统性红斑狼疮心内膜炎为二尖瓣狭窄的罕见病因。

2. 二尖瓣关闭不全

（1）瓣叶病变　①风湿性损害最为常见（占二尖瓣关闭不全的1/3）。②二尖瓣脱垂（原发性黏液性变、Marfan综合征）。③感染性心内膜炎破坏瓣叶。④肥厚型心肌病（收缩期二尖瓣前叶向前运动致二尖瓣关闭不全）。⑤先天性心脏病，心内膜垫缺损常合并二尖瓣前叶裂，导致关闭不全。

（2）瓣环扩大　①左室增大或伴左心衰竭造成二尖瓣环扩大而致二尖瓣关闭不全。②二尖瓣环退行性变和瓣环钙化。

（3）腱索病变　先天性或获得性的腱索病变，如腱索过长、断裂、缩短和融合。

（4）乳头肌病变　①乳头肌缺血或坏死（冠心病），乳头肌坏死是心肌梗死的常见并发症，可致永久性二尖瓣关闭不全，乳头肌完全断裂可发生严重致命的急性二尖瓣关闭不全。②先天性乳头肌畸形（降落伞二尖瓣综合征），乳头肌脓肿、肉芽肿、淀粉样变和结节病等非常少见。

3. 主动脉瓣狭窄

（1）风湿性　风湿性炎症导致瓣膜交界处粘连融合，瓣叶纤维化、僵硬、钙化和挛缩畸形，因而瓣口狭窄。

（2）先天性畸形　①先天性主动脉瓣二叶瓣畸形（成人孤立性主动脉瓣狭窄的常见原因）。②其他先天性主动脉瓣畸形（如先天性单叶瓣、先天性三瓣叶狭窄，中年以后瓣叶逐渐纤维化和钙化等）。

（3）退行性老年钙化性主动脉瓣狭窄　为65岁以上老年人单纯性主动脉瓣狭窄的常见原因，常伴有二尖瓣环钙化。

4. 主动脉瓣关闭不全　由于主动脉瓣和（或）主动脉根部疾病所致。

（1）急性病变　①感染性心内膜炎致主动脉瓣瓣膜穿孔或瓣周脓肿。②创伤。③主动脉夹层。④人工瓣撕裂。

（2）慢性病变　①风心病是最常见的病因（占2/3）；感染性心内膜炎为单纯性主动脉瓣关闭不全的常见病因；主动脉瓣先天性畸形；室间隔缺损；主动脉瓣黏液样变性；强直性脊柱炎。②梅毒性主动脉炎（主动脉根部扩张）、Marfan综合征（升主动脉呈梭形瘤样扩张）、强直性脊柱炎（升主动脉弥漫性扩张）；特发性升主动脉扩张；严重高血压和/或动脉粥样硬化导致升主动脉瘤。

（二）病理

1. 病理改变

（1）**风湿性病变** 使瓣膜僵硬、变性、纤维化、钙化，瓣缘卷缩，连接处融合以及腱索融合、增厚、挛缩和粘连缩短；瓣叶钙化沉积有时可延展累及瓣环，使瓣环显著增厚。正常人的二尖瓣口面积为 $4\sim6cm^2$，瓣口面积缩小，在 $1.5cm^2$ 以上为轻度，$1\sim1.5cm^2$ 为中度，小于 $1cm^2$ 为重度狭窄。

（2）**先天性瓣膜病变** 原发性黏液性变使瓣叶宽松膨大或伴腱索过长、断裂、缩短和融合。

（3）**缺血和坏死** 化脓性感染瓣叶溃破，乳头肌缺血、坏死、断裂。

2. 病理生理变化

（1）**二尖瓣狭窄** 舒张期左心房的血液进入左心室发生障碍，导致左心室的充盈量减少，左心房过度充盈、房内压增高，左心房代偿性扩张与肥厚。左心房压升高又可使肺静脉及肺毛细血管发生扩张和淤血，由于肺循环阻力增加与后期的肺小动脉硬化导致肺动脉高压。肺动脉高压导致右心室负荷加重而发生代偿性肥厚与扩张，最终导致右心功能不全。

（2）**二尖瓣关闭不全** 在左心室收缩过程中，部分血液经关闭不全的二尖瓣口反流入左心房，使其充盈度及压力增加而发生代偿性扩张与肥厚。左心室在舒张期除接受正常由左心房流入的血液外，还需容纳由左心室在收缩期中反流入左心房的血液，左心室的容量负荷加重，因而引起代偿性扩张及肥大。

（3）**主动脉瓣狭窄** 心室收缩时自左心室射入主动脉的血流受阻，一方面引起左心室肥厚和扩张，另一方面左心室搏出量减少，致收缩压降低、脉压变小。

（4）**主动脉瓣关闭不全** 在心室舒张期左心室同时接受来自左心房和从主动脉反流而来的血液，使其舒张期容量负荷增大，引起左心室代偿性扩张和肥厚，并可产生相对性二尖瓣关闭不全：由主动脉反流至左心室的血液可将二尖瓣前叶冲起，阻止其开放，从而可产生相对性二尖瓣狭窄。心搏出量增加使收缩压升高，舒张期主动脉内血液反流入左心室致舒张压降低，结果脉压增大。

（5）**联合瓣膜病变** 联合瓣膜病是指两个或两个以上瓣膜病变同时存在。联合瓣膜病变总的血流动力学异常较各瓣膜单独损害者严重，常以某一瓣膜病变表现为突出，且相互影响。两个体征轻的瓣膜损害可产生明显的症状。各瓣膜损害不等时，严重者常掩盖轻的损害。各瓣膜损害大致相等时，近端（上游）瓣膜损害较远端者显著。二尖瓣狭窄合并主动脉瓣狭窄时，病情加重，易致左心房衰竭或左心室衰竭。二尖瓣关闭不全合并主动脉瓣关闭不全时，左心室舒张期容量大大加重，左心室极易扩大和发生衰竭，收缩期反流入左心房的血流量加大，易致左心房失代偿。二尖瓣关闭不全合并主动脉瓣狭窄时，可加重二尖瓣反流，并使左心室向主动脉的搏出量减少更为明显，使左心房失代偿及肺淤血提早发生。总之，联合瓣膜病血流动力学异常和临床表现取决于损害瓣膜的组合形式和各瓣膜损害的相对严重程度。

◎ **要点二　中医病因病机**

中医认为，本病常因机体正气虚衰，风寒湿热之邪入侵，内舍于心而成心痹。病机发展与瘀血、水饮、痰浊有密切关系。

1. 心肺瘀阻 本证多由于感受风寒湿之邪，引起气血运行不畅，经络阻滞。心在体合脉，主脉行血，若痹证久迁不愈，反复感受外邪，则邪气可通过经络内舍于心，发为心痹。由于肺主气、朝百脉，心痹日久影响及肺，则心肺瘀阻，而表现心悸气短，胸痛憋闷，两颧紫红，甚者面色瘀暗、唇紫。

2. 气血亏虚 本证多由于先天禀赋不足，素体亏虚，或后天失养，或年老体虚，以致正气不足，气血亏虚，腠理疏松，卫外不固，外邪易于侵袭，或感邪之后难以驱邪外出，导致外邪深入，累及于心；或因思虑日久劳伤心脾，气血化源不足，心神失养而发为心痹。

3. **气阴两虚** 本证由于外邪入侵，内舍于心，邪耗正气，或素体正气虚弱，日久心气衰弱，气虚致气化机能障碍，使阴液生成减少，或素体阴虚，损及心阴，致气阴两虚。

4. **气虚血瘀** 血液的正常运行全赖心气推动。心气不足，鼓动无力，则血行不畅形成瘀血，导致气虚血瘀。

5. **心肾阳虚** 久病之后，阳气虚弱，不能温养心脉，心阳虚衰，累及肾阳，肾不能气化水湿而生水饮，饮邪上犯凌心则心悸，射肺则咳喘，泛溢肌肤则水肿。

总之，本病病位在心，常涉及肾、脾、肺三脏。基本病机为正虚邪入、痹阻心脉。正虚主要为心肺气虚，渐损心阳。邪实初起多为风寒湿热外侵，以邪痹肌腠、筋脉及骨节为主；继则内舍于心，邪痹心脉，多心血瘀滞与心肺气虚并存；日久不愈，则痰、瘀、饮内生，凌心射肺，阳虚及瘀、饮、痰并见。本病严重时可见心气、心阳暴脱及阴盛格阳之危候。

◎ 要点三 临床表现与并发症

（一）临床表现

1. 二尖瓣狭窄

（1）症状 二尖瓣中度狭窄（瓣口面积<$1.5cm^2$）时有明显症状。

1）呼吸困难：为最常见的早期症状。多先有劳力性呼吸困难，随狭窄加重，出现静息时呼吸困难、端坐呼吸和阵发性夜间呼吸困难，甚至发生急性肺水肿。

2）咯血：咳嗽时有血性痰或痰中带血丝。突然咯大量鲜血，通常见于严重二尖瓣狭窄，可为首发症状。

3）咳嗽：可能与支气管黏膜淤血水肿易患支气管炎，或左心房增大压迫左主支气管有关。

4）声音嘶哑：较少见，由于扩大的左心房和肺动脉压迫左喉返神经所致。

5）右心力衰竭：出现体循环淤血症状，纳差，腹胀，尿少，水肿，夜尿增多，肝区胀痛甚至出现黄疸等。右心衰出现后，肺淤血减轻，原有的呼吸困难及咯血可以减轻。

6）血栓栓塞：为二尖瓣狭窄的严重并发症，约20%的患者在病程中发生血栓栓塞，其中的15%~20%由此导致死亡，发生栓塞者约80%有心房颤动，故合并房颤的患者需予预防性抗凝治疗。

7）其他症状：扩大的左心房压迫食道可引起吞咽困难。

（2）体征

1）重度二尖瓣狭窄常有"二尖瓣面容"，双颧绀红，口唇发绀。

2）二尖瓣狭窄的心脏体征：①心尖区可闻及第一心音（S_1）亢进和开瓣音（提示前叶尚较柔软、活动度好，如瓣叶钙化僵硬，则 S_1 减弱，开瓣音消失）。②心尖区有低调的隆隆样舒张中晚期杂音，左侧卧位较响，局限，不传导，常可触及舒张期震颤。

3）肺动脉高压和右心室扩大的心脏体征：①心尖搏动弥散（右心室扩大）。②肺动脉瓣区第二心音（P_2）亢进或伴分裂（肺动脉高压）。③胸骨左缘第2肋间闻及 Graham Steell 杂音，是因肺动脉扩张引起相对性肺动脉瓣关闭不全所致的肺动脉瓣舒张早期吹风样杂音（diastolic murmur, DM）。④三尖瓣区闻及全收缩期吹风样杂音（systolic murmur, SM），吸气时增强（右心室扩大伴相对性三尖瓣关闭不全）。

2. 二尖瓣关闭不全

（1）症状 轻度二尖瓣关闭不全可终身无症状；严重反流有心排出量减少，首先出现的突出症状是疲乏无力，肺淤血的症状如呼吸困难出现较晚。咯血少见。后期出现右心衰及体循环淤血症状。

（2）体征

1）视诊：心尖搏动向左下移位。

2）触诊：心尖搏动向左下移位，常呈抬

举性。

3）叩诊：心浊音界向左下扩大，后期亦可向右扩大。

4）听诊：心尖部第一心音减弱；心尖部较粗糙的吹风样全收缩期杂音、范围广泛，常向左腋下及左肩胛下角传导，并可掩盖第一心音；肺动脉瓣区第二心音亢进、分裂；心尖区可闻及第三心音。

3. 主动脉瓣狭窄

（1）症状　出现较晚。呼吸困难、心绞痛和晕厥为典型主动脉瓣狭窄常见的"三联征"。

1）呼吸困难：劳力性呼吸困难为常见首发症状（肺淤血引起，见于90%的有症状患者）；进而可发生阵发性夜间呼吸困难、端坐呼吸和急性肺水肿。

2）心绞痛：见于60%的有症状患者，常由运动诱发，休息后缓解（心肌缺血所致，极少数可由瓣膜的钙质栓塞冠状动脉引起，部分同时患冠心病）。

3）晕厥或近似晕厥：见于1/3的有症状患者，多发生于直立、运动中或运动后即刻，少数在休息时发生（由于脑缺血引起）。其机制为：①运动时周围血管扩张，而狭窄的主动脉瓣口限制心排出量的相应增加。②运动致心肌缺血加重，使左心室收缩功能降低，心排出量（CO）减少。③运动时左心室收缩压急剧上升，过度激活室内压力感受器通过迷走神经传入纤维兴奋血管减压反应，导致外周血管阻力降低。④运动后即刻发生者，为突然体循环静脉回流减少，影响心室充盈，使左心室心搏量（stroke volume，SV）进一步减少。⑤休息时晕厥可由于心律失常（心房颤动、房室传导阻滞或心室颤动）导致CO骤减所致。以上均引起体循环动脉压下降，脑循环灌注压降低，发生脑缺血。

（2）体征

1）视诊：心尖搏动向左下移位。

2）触诊：心尖搏动向左下移位，呈抬举性；主动脉瓣区可出现收缩期震颤。

3）叩诊：心浊音界向左下扩大。

4）听诊：心尖部第一心音正常；主动脉瓣区第二心音减弱或消失，可听到高调、粗糙的递增-递减型收缩期杂音，向颈部传导，可有收缩早期喷射音，甚至因左室射血时间延长可出现第二心音逆分裂。

5）其他体征：重度狭窄可有收缩压降低，脉压减小，脉搏细弱。后期可有心衰体征。

4. 主动脉瓣关闭不全

（1）症状　可多年无症状，甚至可耐受运动；最先的主诉常为心悸、心前区不适、头部强烈搏动感等（与心搏量增多有关）；晚期始出现左心室衰竭表现；心绞痛较主动脉瓣狭窄时少见；常有体位性头昏，晕厥罕见。

（2）体征

1）视诊：颜面较苍白，颈动脉搏动明显，心尖搏动向左下移位且范围较广，可见点头运动及毛细血管搏动。

2）触诊：心尖搏动向左下移位并呈抬举性，有水冲脉。

3）叩诊：心浊音界向左下扩大，心腰明显，呈靴形。

4）听诊：心尖部第一心音减弱；主动脉瓣区第二心音减弱或消失；主动脉瓣第二听诊区可闻及叹气样递减型舒张期杂音，可向心尖部传导，前倾位和深吸气更易听到；心尖部可有柔和的吹风样收缩期杂音；重度关闭不全，尚可在心尖区闻及舒张中期柔和低调隆隆样杂音，系反流血液冲击二尖瓣前叶所致。可有动脉枪击音及杜氏双重杂音。

5）联合瓣膜病变　多个瓣膜损害时，总的血流动力学异常较各瓣膜单独损害者严重，两个体征轻的瓣膜损害可出现较明显的症状。但联合瓣膜病的联合存在常使单个瓣膜病变的典型体征改变，从而给诊断带来困难。如二尖瓣狭窄伴主动脉瓣关闭不全时可使二尖瓣狭窄的舒张晚期杂音减弱或消失，主动脉瓣关闭不全的周围血管征不明显。二尖瓣狭窄合并主动脉瓣狭窄时主动脉瓣区收缩期杂音减弱，第四心音减弱或消失，同时心尖区舒张期杂音亦可减弱。临床诊断时须仔细分析，超声心动图检查对心脏瓣膜病具有特别的诊断价值。

（二）并发症

1. **心力衰竭** 是风心病最常见的并发症和致死原因，约发生于70%的患者。呼吸道感染是最常见诱因，其次为心律失常、剧烈体力活动、情绪激动、妊娠等。严重左心衰竭及重度二尖瓣狭窄时，常在上述诱因下发生急性肺水肿，表现为严重呼吸困难，不能平卧，濒死感，发绀，咳粉红色泡沫痰，满肺干湿啰音，甚至昏迷死亡。

2. **心律失常** 以心房颤动最常见，房颤占风心病患者的30%~40%，尤其是二尖瓣狭窄和左房明显扩大者。房性早搏为房颤的前奏，开始为阵发性心房扑动和颤动，以后转为慢性心房颤动。房颤形成后可诱发或加重心衰，又可形成心房内血栓，引起动脉栓塞。

3. **栓塞** 最常见于二尖瓣狭窄伴房颤病人。左房扩张和淤血有利于左房血栓形成，脱落后可引起动脉栓塞，其中以脑栓塞最多见。心房颤动和右心衰竭时，在周围静脉、右房可形成血栓，脱落后造成肺动脉栓塞。

4. **感染性心内膜炎** 多见于风心病早期，尤其是二尖瓣关闭不全和主动脉瓣关闭不全患者。

5. **肺部感染** 常见，并诱发或加重心力衰竭。

◎ 要点四 实验室检查及其他检查

（一）X线检查

1. **二尖瓣狭窄** 梨形心。左心房增大，后前位见左心缘变直，右心缘有双心房影，左前斜位可见左心房使左主支气管上抬，右前斜位可见增大的左房压迫食管下段使之后移。其他X线征象包括右心室增大、主动脉结缩小、肺动脉干和次级肺动脉扩张、肺淤血、间质性肺水肿（如Kerley B线）和含铁血黄素沉着等征象。

2. **二尖瓣关闭不全** 急性者心影正常或左心房轻度增大伴明显肺淤血，甚至肺水肿征；慢性重度反流常见左心房、左心室增大，左心室衰竭时可见肺淤血和间质性肺水肿征。二尖瓣环钙化为致密而粗的C形阴影，在左侧位或右前斜位可见。

3. **主动脉瓣狭窄** 心影正常或左心室轻度增大，左心房可能轻度增大，升主动脉根部常见狭窄后扩张；在侧位透视下可见主动脉瓣钙化；晚期可有肺淤血征象。

4. **主动脉瓣关闭不全** 左心室增大，可有左心房增大；升主动脉继发性扩张（主动脉瓣狭窄时明显），并可累及整个主动脉弓；严重的瘤样扩张提示为Marfan综合征或中层囊性坏死；左心衰竭时有肺淤血征。

（二）心电图

1. **二尖瓣狭窄** 重度二尖瓣狭窄可有"二尖瓣型P波"（P波宽度>0.12秒，伴切迹，P_{V_1}终末负性向量即6PtfV$_1$增大）。QRS波群示电轴右偏和右心室肥厚表现。心房颤动常见。

2. **二尖瓣关闭不全** 急性者窦性心动过速常见；慢性重度二尖瓣关闭不全左心房增大，部分有左心室肥厚和非特异性ST-T改变，心房颤动常见。

3. **主动脉瓣狭窄** 重度狭窄者有左心室肥厚伴ST-T继发性改变和左心房大。可有房室传导阻滞、室内传导阻滞（左束支传导阻滞或左前分支传导阻滞）、心房颤动或室性心律失常。

4. **主动脉瓣关闭不全** 常见左心室肥厚劳损。

（三）超声心动图

1. **二尖瓣狭窄** M型示二尖瓣城墙样改变，后叶向前移动及瓣叶增厚；二维超声心动图可显示狭窄瓣膜的形态和活动度，测绘二尖瓣口面积；典型者为舒张期前叶呈圆拱状，后叶活动度减少，交界处粘连融合，瓣叶增厚和瓣口面积缩小；经食管超声有利于左心耳及左心房附壁血栓的检出。

2. **二尖瓣关闭不全** 多普勒超声和彩色多普勒血流显像可于二尖瓣心房侧和左心房内探及

收缩期反流束，诊断二尖瓣关闭不全的敏感性几乎达100%，且可半定量反流程度：左心房内最大反流束面积<4cm²为轻度，4~8cm²为中度，>8cm²为重度反流；二维超声可显示二尖瓣的形态特征。

3. **主动脉瓣狭窄** 为明确诊断和判定狭窄程度的重要方法。二维超声心动图探测有助于显示瓣口大小、形状及瓣环大小等瓣膜结构，以确定狭窄病因，但不能准确定量狭窄程度；连续多普勒测定通过主动脉瓣的最大血流速度，可计算出平均和峰跨膜压差以及瓣口面积。

4. **主动脉瓣关闭不全** M型显示舒张期二尖瓣前叶或室间隔纤细扑动，为主动脉瓣关闭不全的可靠诊断征象（但敏感性低）；脉冲式多普勒和彩色多普勒血流显像在主动脉瓣的心室侧可探及全舒张期反流束，为最敏感的确定主动脉瓣反流方法，并可判断其严重程度；二维超声可显示瓣膜和主动脉根部的形态改变，有助于确定病因。

超声心动图还可为房室大小、室壁厚度和运动、左室肥厚、心室功能、肺动脉压、其他瓣膜异常和（或）合并其他瓣膜损害、先天性畸形等方面提供信息。

（四）放射性核素心室造影

1. **二尖瓣关闭不全** 经注射造影剂行左心室造影，观察收缩期造影剂反流入左心房的量，为半定量反流程度的"金标准"。

2. **主动脉瓣关闭不全** 可测定左心室收缩、舒张末容量和静息、运动的射血分数，判断左心室功能。根据左心室和右心室心搏量比值估测反流程度。

（五）左心室造影/心导管检查

1. **二尖瓣关闭不全** 可测定左心室收缩、舒张末容量和静息、运动时射血分数，以判断左心室收缩功能。通过左心室与右心室心搏量之比值评估反流程度，该比值>2.5提示严重反流。

2. **主动脉瓣狭窄** 当超声心动图不能确定狭窄程度并考虑人工瓣膜置换时，应行心导管检查。最常用的方法是通过左心双腔导管同步测定左心室和主动脉压，根据所得压差可计算出瓣口面积：>1.0cm²为轻度狭窄，0.75~1.0cm²为中度狭窄，<0.75cm²为重度狭窄。如以压差判断，平均压差>50mmHg或峰压差达70mmHg为重度狭窄。

3. **主动脉瓣关闭不全** 当无创技术不能确定反流程度，并考虑外科治疗时，可行选择性主动脉造影，半定量反流程度。

◎ **要点五 诊断与鉴别诊断**

（一）诊断

1. **二尖瓣狭窄** 根据劳力性呼吸困难、咳嗽（咯血）、声音嘶哑等症状，以及二尖瓣面容，心尖区隆隆样DM，拍击性S_1、P_2亢进，二尖瓣开瓣音等可支持临床诊断；超声心动图检查结果是可靠的诊断依据。

2. **二尖瓣关闭不全** 心尖区出现收缩期杂音，伴左心房室增大，诊断可以成立，确诊有赖超声心动图。

3. **主动脉瓣狭窄** 主动脉瓣区喷射性收缩期杂音，向颈部传导。典型主动脉瓣狭窄杂音时，较易诊断。如合并关闭不全和二尖瓣损害，多为风心病。

4. **主动脉瓣关闭不全** 有典型主动脉瓣关闭不全的舒张期杂音伴周围血管征，可诊断为主动脉瓣关闭不全。急性重度反流者早期出现左心室衰竭，X线心影正常而肺淤血明显。慢性如合并主动脉瓣或二尖瓣狭窄，支持风心病诊断。超声心动图可助确诊。

（二）鉴别诊断

1. **二尖瓣狭窄** 心尖区舒张期隆隆样杂音尚见于以下情况，应注意鉴别：

（1）经二尖瓣口的血流增加 严重二尖瓣反流、大量左至右分流的先天性心脏病（如室间隔缺损、动脉导管未闭）和高动力循环（如甲状腺功能亢进症、贫血）时，心尖区可有短促的隆样舒张中期杂音，常紧随于增强的S_3后，为相对性二尖瓣狭窄。

（2）Austin-Flint杂音 见于严重主动脉瓣

关闭不全。

（3）左房黏液瘤　瘤体阻塞二尖瓣口，产生随体位改变的DM，其前有肿瘤扑落音。瘤体常致二尖瓣关闭不全。其他临床表现有发热、关节痛、贫血，以及血沉增快和体循环栓塞。

2. 二尖瓣关闭不全　心尖区收缩期吹风样杂音尚见于以下情况，应注意鉴别：

（1）三尖瓣关闭不全　为全收缩期杂音，在胸骨左缘第4、5肋间最清楚，右心室显著扩大时可传导至心尖区，但不向左腋下传导。杂音在吸气时增强，常伴颈静脉收缩期搏动和肝收缩期搏动。

（2）室间隔缺损　为全收缩期杂音，在胸骨左缘第4肋间最清楚，不向腋下传导，常伴胸骨旁收缩期震颤。

（3）胸骨左缘收缩期喷射性杂音　血流通过左心室或右心室流出道时产生。多见于左或右心室流出道梗阻（如主动脉瓣狭窄、肺动脉瓣狭窄）：主动脉瓣狭窄的杂音位于胸骨右缘第2肋间；肺动脉瓣狭窄的杂音位于胸骨左缘第2肋间；梗阻性肥厚型心肌病的杂音位于胸骨左缘第3、4肋间。以上情况均有赖超声心动图确诊。

3. 主动脉瓣狭窄

（1）梗阻性肥厚型心肌病　产生收缩中或晚期喷射样杂音，胸骨左缘最响，不向颈部传导；有快速上升的重搏脉；A_2正常。超声心动图检查显示左室壁不对称性肥厚，室间隔明显肥厚，左室流出道狭窄。

（2）主动脉扩张　可因高血压、梅毒等所致。在胸骨右缘第2肋间可闻及短促的SM，A_2正常或亢进，无S_2分裂。超声心动图可明确诊断。

（3）肺动脉瓣狭窄　在胸骨左缘第2肋间可闻及粗糙响亮的SM，常伴收缩期喷射音；P_2减弱并分裂，A_2正常；右心室肥厚增大，肺动脉主干呈狭窄后扩张。

4. 主动脉瓣关闭不全　主动脉瓣DM于胸骨左缘明显时，应与Graham-Steell杂音鉴别。后者见于严重肺动脉高压伴肺动脉扩张所致相对性肺动脉瓣关闭不全，常有肺动脉高压体征，如胸骨左缘抬举样搏动、P_2增强等。

◎ 要点六　西医治疗

（一）二尖瓣狭窄

1. 一般治疗

（1）应限制体力劳动或适当卧床休息，减轻心脏负荷。

（2）有心功能不全者，应低钠饮食。合理应用利尿剂、ACEI、β受体阻滞剂、洋地黄等药物。

（3）风心病防止风湿热复发，积极防治猩红热、急性扁桃体炎、咽炎等链球菌感染。

2. 并发症的处理

（1）大量咯血　应取坐位，用镇静剂，静脉注射利尿剂，以降低肺静脉压。

（2）急性肺水肿　处理原则与急性左心衰竭所致的肺水肿相似。但应注意：①避免使用以扩张小动脉为主、减轻心脏后负荷的血管扩张药物，应选用以扩张静脉系统、减轻心脏前负荷为主的硝酸酯类药物。②正性肌力药物对二尖瓣狭窄的肺水肿无益，仅在心房颤动伴快速心室率时可静注毛花苷C（西地兰），以减慢心室率。

（3）心房颤动　治疗目的为满意控制心室率，争取恢复和保持窦律，预防血栓栓塞。

1）急性发作伴快速心室率：①如血流动力学稳定，可先静注毛花苷C，以减慢心室率。该药起效较慢，且常不能满意控制心室率，此时应联合经静脉使用β受体阻滞剂、地尔硫䓬、维拉帕米。②如血流动力学不稳定，出现肺水肿、休克、心绞痛或晕厥时，应立即电复律，如复律失败，应尽快用药减慢心室率。

2）慢性心房颤动：①如心房颤动病程<1年，左心房直径<60mm，无高度或完全性房室传导阻滞和病态窦房结综合征，可行电复律或药物转复，成功恢复窦性心律后需长期口服抗心律失

常药物，预防或减少复发；复律之前3周和成功复律之后4周需服抗凝药物（华法林），预防栓塞。②如患者不宜复律，或复律失败，或复律后不能维持窦性心律且心室率快，则可口服β受体阻滞剂，控制静息时的心室率在70次/分左右、日常活动时的心率在90次/分左右；如心室率控制不满意，可加用地高辛，每日0.125～0.25mg。③如无禁忌证，应长期服用华法林或达比加群、利伐沙班等，预防血栓栓塞。

（4）预防栓塞　参考"第八单元细目四"。

（5）右心衰竭　限制钠盐摄入，应用利尿剂等。

3. 介入和手术治疗　为治疗本病的有效方法。当二尖瓣口有效面积<1.5cm²，伴有症状，尤其症状进行性加重时，应用介入或手术方法扩大瓣口面积，减轻狭窄；如肺动脉高压明显，即使症状轻，也应及早干预。

（1）经皮球囊二尖瓣成形术　为缓解单纯二尖瓣狭窄的首选方法。

适应证：①瓣叶（尤其是前叶）活动度好，无明显钙化，瓣下结构无明显增厚的患者。②高龄。③伴有严重冠心病。④因其他严重的肺、肾、肿瘤等疾病不宜手术或拒绝手术。⑤妊娠伴严重呼吸困难。⑥外科分离术后再狭窄的患者。

术前可用经食管超声探查有无左心房血栓，对于有血栓或慢性心房颤动的患者应在术前充分用华法林抗凝。

（2）闭式分离术　目前临床已很少使用。

（3）直视分离术　较闭式分离术解除瓣口狭窄的程度大，因而血流动力学改善更好。

适应证：瓣叶严重钙化、病变累及腱索和乳头肌、左房内有血栓的二尖瓣狭窄的患者。

（4）人工瓣膜置换术

适应证：①严重瓣叶和瓣下结构钙化、畸形，不宜做分离术者。②二尖瓣狭窄合并明显二尖瓣关闭不全者。人工瓣膜置换术手术死亡率和术后并发症均高于分离术。术后存活者，心功能恢复较好。

（二）二尖瓣关闭不全

1. 内科治疗　①伴风湿活动者需抗风湿治疗，并预防风湿热复发。②预防感染性心内膜炎。③无症状、心功能正常者无需特殊治疗，但应定期随访。④心房颤动的处理同二尖瓣狭窄，但维持窦性心律不如在二尖瓣狭窄时重要（除因房颤导致心功能显著恶化的少数情况需恢复窦性心律外，多数只需满意控制心室率），慢性心房颤动有体循环栓塞史、超声检查见左心房血栓者，应长期抗凝治疗。⑤心力衰竭者，应限制钠盐摄入，使用利尿剂、血管紧张素转换酶抑制剂、β受体阻滞剂和洋地黄。

2. 外科治疗　为恢复瓣膜关闭完整性的根本措施，应在发生不可逆的左心室功能不全之前施行，否则术后预后不佳。

适应证：①重度二尖瓣关闭不全伴心功能NYHA Ⅲ或Ⅳ级。②心功能NYHA Ⅱ级伴心脏大，左室收缩末期容量指数（LVESVI）>30mL/m²。③重度二尖瓣关闭不全，左室射血分数（LVEF）减低，左室收缩及舒张末期内径增大，LVESVI高达60mL/m²，虽无症状也应考虑手术治疗。

手术方法：①瓣膜修补术：如瓣膜损坏较轻，瓣叶无钙化，瓣环有扩大，但瓣下腱索无严重增厚者可行瓣膜修复成形术；但LVEF≤0.15～0.20时为禁忌。②人工瓣膜置换术：瓣叶钙化，瓣下结构病变严重，感染性心内膜炎或合并二尖瓣狭窄者必须置换人工瓣；严重左心室功能不全（LVEF≤0.30～0.35）或左心室重度扩张（左心室舒张末内径LVEDD≥80mm，左心室舒张末容量指数LVEDVI≥300mL/m²），已不宜换瓣。

（三）主动脉瓣狭窄

1. 内科治疗

（1）目的　确定狭窄程度，观察狭窄进展情况，为有手术指征的患者选择合理手术时间。

（2）治疗措施　①预防感染性心内膜炎和风湿热。②无症状的轻度狭窄患者每两年复查1

次；中和重度狭窄的患者应避免剧烈体力活动，每6~12个月复查1次。③如有频发房性期前收缩，应予抗心律失常药物，预防心房颤动；主动脉瓣狭窄患者不能耐受心房颤动，一旦出现，应及时转复为窦性心律（其他可导致症状或血流动力学后果的心律失常也应积极治疗）。④心绞痛可试用硝酸酯类药物。⑤心力衰竭者应限制钠盐摄入，可用洋地黄类药物和小心应用利尿剂（过度利尿可因低血容量致左心室舒张末压降低和心排血量减少，发生直立性低血压）。⑥不可使用作用于小动脉的血管扩张剂，以防血压过低。

2. 外科治疗 人工瓣膜置换术：为治疗成人主动脉瓣狭窄的主要方法。无症状的轻、中度狭窄患者无手术指征。

适应证：①重度狭窄（瓣口面积<0.75cm²或平均跨瓣压差>50mmHg）伴心绞痛、晕厥或心力衰竭症状为手术的主要指征。②无症状的重度狭窄患者，如伴有进行性心脏增大和/或明显左心室功能不全，也应考虑手术。

严重左心室功能不全、高龄、合并主动脉瓣关闭不全或冠心病，增加手术和术后晚期死亡风险，但不是手术禁忌证。

3. 经皮球囊主动脉瓣成形术 中期结果令人失望；临床应用范围局限。

适应证：①由于严重主动脉瓣狭窄的心源性休克者。②严重主动脉瓣狭窄需急诊非心脏手术治疗，因有心力衰竭而具极高手术危险者，作为以后人工瓣膜置换的过渡。③严重主动脉瓣狭窄的妊娠妇女。④严重主动脉瓣狭窄，拒绝手术治疗的患者。

（四）主动脉瓣关闭不全

1. 内科治疗 ①预防感染性心内膜炎，如为风心病有风湿活动应预防风湿热。②梅毒性主动脉炎应予1疗程青霉素治疗。③舒张压>90mmHg者应用降压药。④无症状的轻或中度反流者，应限制重体力活动，并每1~2年随访1次；有严重主动脉瓣关闭不全和左心室扩张，即使无症状，亦应使用血管紧张素转换酶抑制剂，以延长无症状和心功能正常时期，推迟手术时间。⑤左室收缩功能不全出现心力衰竭时应用血管紧张素转换酶抑制剂和利尿剂，必要时可加用洋地黄类药物。⑥心绞痛可用硝酸酯类药物。⑦积极纠正心房颤动和治疗心律失常，主动脉瓣关闭不全患者耐受这些心律失常的能力极差。⑧如有感染应及早积极控制。

2. 外科治疗 人工瓣膜置换术为严重主动脉瓣关闭不全的主要治疗方法，应在不可逆的左心室功能不全发生之前进行。

无症状（呼吸困难或心绞痛）和左心室功能正常的严重反流不需手术，但需密切随访。

下列情况的严重关闭不全应手术治疗：①有症状和左心室功能不全者。②无症状伴左心室功能不全者，经系列无创检查（超声心动图、放射性核素心室造影等）显示持续或进行性左心室收缩末容量增加或静息射血分数降低者应手术；如左心室功能测定为临界值或不恒定的异常，应密切随访。③有症状而左心室功能正常者，先试用内科治疗，如无改善，不宜拖延手术时间。

手术禁忌证：LVEF≤0.15~0.20，LVEDD≥80mm或LVEDVI≥300mL/m²。

（五）联合瓣膜病变

1. 内科治疗 与单瓣膜损害者相同。

2. 手术治疗 为其主要方法。因多瓣膜人工瓣膜置换术有较大的危险性，死亡率高，所以术前确诊及明确损害的相对程度对治疗决策至关重要。如明显二尖瓣狭窄可掩盖并存的主动脉瓣疾病，手术仅纠正前者的梗阻，将导致左室负荷骤增，引起急性肺水肿，增加手术死亡率。左心人工瓣膜置换术时，如未对明显损害的三尖瓣给予相应的手术，术后改善则欠佳。继发于主动脉瓣反流的二尖瓣关闭不全，轻者于主动脉瓣置换术后可缓解，重者需做瓣环成形术。因此术前应进行左、右心导管术和心血管造影以确定诊断和治疗方法。

要点七　中医辨证论治

1. 心肺瘀阻证

证候：心悸气短，胸痛憋闷，或咳痰咯血，两颧紫红，甚者面色瘀暗、唇紫，舌质瘀暗或有瘀点，脉细数或结、代。

治法：行气活血化瘀。

方药：血府逐瘀汤加减。若兼心阳不足者，加桂枝甘草汤；若兼气阴不足者，合用生脉散。

2. 气血亏虚证

证候：心悸气短，动则尤甚，头晕目眩，身困乏力，面色无华，纳少失眠，舌淡苔薄白，脉细弱。

治法：益气养血，宁心安神。

方药：归脾汤加减。

3. 气阴两虚证

证候：心悸气短，倦怠乏力，头晕目眩，面色无华，动则汗出，自汗或盗汗，夜寐不宁，口干，舌质红或淡红，苔薄白，脉细数无力或促、结、代。

治法：益气养阴，宁心复脉。

方药：炙甘草汤加味。

4. 气虚血瘀证

证候：心悸气短，头晕乏力，面白或暗，口唇青紫，自汗，甚者颈脉怒张，胁下痞块，舌有紫斑、瘀点，脉细涩或结代。

治法：益气养心，活血通脉。

方药：独参汤合桃仁红花煎加减。若夹有痰浊，胸满闷痛，苔浊腻者，合用瓜蒌薤白半夏汤。

5. 心肾阳虚证

证候：心悸，喘息不能平卧，颜面及肢体浮肿，或伴胸水、腹水，脘痞腹胀，形寒肢冷，大便溏泻，小便短少，舌体胖大，质淡，苔薄白，脉沉细无力或结代。

治法：温补心肾，化气行水。

方药：参附汤合五苓散加减。若亡阳欲脱者，急用参附汤回阳固脱。

细目十三　病毒性心肌炎

病毒性心肌炎（viral myocarditis）是指病毒感染引起的以心肌非特异性炎症为主要病变的心肌疾病，有时可累及心包、心内膜等。病情轻重不一，轻者临床表现较少，重者可发生严重心律失常、心力衰竭、心源性休克，甚至猝死。初期临床表现有发热、咽痛、腹泻、全身酸痛等，以后则感心悸心慌、胸闷胸痛、倦怠乏力等。

本病可归属于中医学"心悸""胸痹"等范畴。

要点一　西医病因与发病机制

1. 病因　多种病毒均可能引起心肌炎，其中以肠道病毒包括柯萨奇 A、B 组病毒，孤儿（ECHO）病毒，脊髓灰质炎病毒等为常见，尤其是柯萨奇 B 组病毒（coxsackie virus B，CVB）占 30%~50%。此外，人类腺病毒、流感病毒、风疹病毒、单纯疱疹病毒、脑炎病毒、肝炎（A、B、C 型）病毒及 HIV 等都能引起心肌炎。

2. 发病机制　目前认为，病毒对心肌的直接损伤和继发性免疫损伤是主要的发病机制。第一阶段为病毒复制期，以病毒直接对心肌的损伤为主；第二阶段为免疫变态反应期，以免疫反应对心肌的损伤为主。

要点二　中医病因病机

中医学认为，本病的发生是由于体质虚弱、正气不足，复感温热病邪，湿毒之邪侵入，内舍于心，损伤心脏所致。

1. 热毒侵心　素体虚弱，肺卫不固，外感时邪热毒，内舍于心，损伤心脏，使主血脉、主神明功能受损。

2. 湿毒犯心　湿毒之邪循经注入心中，心脏体用俱损而发为心痹，胸闷如窒，心悸不安。

3. 心阴虚损　素体虚弱，或久病体虚，或邪热耗伤心阴，心阴受损，虚火内扰发为本病。

4. 气阴两虚　外感时邪热毒耗气伤阴，或湿毒伤脾，运化无权，生化乏源，心脏失荣而发本病。

5. 阴阳两虚 禀赋不足、素体虚弱或久病体虚，感受时邪热毒，损伤气阴，继伤心阳，而成阴阳两虚，心失所养而心悸。

总之，本病病位在心，与肺、脾关系密切；正气不足、邪毒侵心是发病的关键。心、肺、脾虚为本，热毒、湿毒、饮、瘀为标；邪毒先伤肺、脾，继损心、肾，而成本虚标实、虚实夹杂之证。

◎ 要点三　临床表现

1. 症状

（1）病毒感染表现　多数患者发病前1~3周内有呼吸道或消化道感染的病史。表现为发热、咽痛、咳嗽、全身不适、乏力等"感冒"样症状，或恶心、呕吐、腹泻等胃肠道症状。

（2）心脏受累表现　病毒感染1~3周后，患者出现心悸、气短、心前区不适或隐痛，重者呼吸困难、浮肿等。大部分患者以心律失常为主诉或首发症状；少数患者无明显症状；还有极少数患者发生阿-斯综合征、心力衰竭、心源性休克或猝死。

2. 体征

（1）心率增快　心率增快与发热不平衡，休息及睡眠时亦快；或心率异常缓慢，均为心肌炎的可疑征象。

（2）心脏扩大　轻者可无扩大，一般为暂时性扩大。

（3）心音改变　重症心肌炎听诊心尖区可有第一心音减弱，和/或闻及病理性第三心音，或呈钟摆联律或胎心律。

（4）心脏杂音和心包摩擦音　心室扩大者有相对性二尖瓣关闭不全，在心尖区可闻及收缩期杂音；心包受累时可闻及心包摩擦音。

3. 并发症

（1）心律失常　各种心律失常极常见，以早搏和房室传导阻滞最多见；恶性室性心律失常或严重心脏传导阻滞是导致本病患者猝死的主要原因。

（2）心力衰竭　可有颈静脉怒张、肺部啰音、肝大、舒张期奔马律，重者可出现心源性休克。

◎ 要点四　实验室检查及其他检查

1. 血液检查

（1）病程早期白细胞计数可升高；常有血沉增快。

（2）心肌酶学和肌钙蛋白：①急性期或慢性心肌炎活动期可有肌酸磷酸激酶（CK）、肌酸激酶同工酶（CK-MB）等心肌酶学检查指标增高。②血清肌钙蛋白I（TNI）和肌钙蛋白T（TNT）对心肌损伤的诊断有较高的特异性和敏感性。

2. 病毒学检查

（1）咽拭子或粪便中分离出病毒。

（2）心内膜下心肌活检可检测出病毒、病毒基因片段或特异性病毒蛋白抗原。

（3）病理学检查可见心肌炎性细胞浸润伴心肌细胞变性或坏死，对本病的诊断和预后判断有决定意义。

3. 心电图

（1）心律失常　①早搏最常见。②其次为房室传导阻滞，以一度房室传导阻滞多见；还可有束支传导阻滞、阵发性心动过速等。③窦性心动过速。

（2）ST-T改变　ST段压低、T波低平或倒置，合并心包炎可有ST段抬高。

4. X线　弥漫性心肌炎或合并心包炎者，心影增大，搏动减弱。

5. 超声心动图　可有左室收缩或舒张功能异常，节段性及区域性室壁运动异常，室壁厚度增加，心肌回声反射增强或不均匀；右室扩张及运动异常等。

6. 核素检查　可见左室射血分数减低，心肌显像可了解有无心肌损伤或坏死及其范围。

要点五 诊断

(一) 诊断要点

1999年全国心肌炎心肌病专题研讨会提出的成人急性心肌炎诊断参考标准如下:

1. 病史与体征 在上呼吸道感染、腹泻等病毒感染后3周内出现与心脏相关的表现,如不能用一般原因解释的感染后严重乏力、胸闷头晕(心排血量降低)、心尖第一心音明显减弱、舒张期奔马律、心包摩擦音、心脏扩大、充血性心力衰竭或阿-斯综合征等。

2. 心律失常或心电图改变 上述感染后3周内出现下列心律失常或心电图改变:

(1) 窦性心动过速、房室传导阻滞、窦房传导阻滞或束支传导阻滞。

(2) 多源、成对室性期前收缩,自主性房性或交界性心动过速,阵发性或非阵发性室性心动过速,心房或心室扑动或颤动。

(3) 两个以上导联 ST 段呈水平形或下斜形下移≥0.05mV 或 ST 段异常抬高或出现异常Q波。

3. 心肌损伤的参考指标

(1) 病程中血清 TNI 或肌 TNT (强调定量测定)、CK-MB 明显增高。

(2) 超声心动图示心腔扩大或室壁活动异常和/或核素心功能检查证实左室收缩或舒张功能减弱。

4. 病原学依据

(1) 测出病毒、病毒基因片段或病毒蛋白抗原 在急性期从心内膜、心肌、心包或心包穿刺液中检测出病毒、病毒基因片段或病毒蛋白抗原。

(2) 病毒抗体阳性 第二份血清中同型病毒抗体(如柯萨奇B组病毒中和抗体或流行性感冒病毒血凝抑制抗体等)滴度较第一份血清升高4倍(两份血清应相隔两周以上)或一次抗体效价≥640,320者为可疑(可根据不同实验室标准决定,如以1∶32为基础者则宜以≥256为阳性,128为可疑阳性)。

(3) 病毒特异性 IgM 阳性 以≥1∶320者为阳性(严格质控条件下可按各实验室诊断标准)。如同时有血中肠道病毒核酸阳性者更支持有近期病毒感染。

注:同时具有上述1、2(三项中任何一项)、3中任何两项。在排除其他原因心肌疾病后临床上可诊断急性病毒性心肌炎。如具有4中的第一项者可从病原学上确诊急性病毒性心肌炎;如仅具有4中第二、三项者,在病原学上只能拟诊为急性病毒性心肌炎。

如患者有阿-斯综合征发作、充血性心力衰竭伴或不伴心肌梗死样心电图改变、心源性休克、急性肾衰竭、持续性室性心动过速伴低血压发作或心肌心包炎等在内的一项或多项表现,可诊断为重症病毒性心肌炎;如仅在病毒感染后3周内出现少数期前收缩或轻度 T 波改变,不宜轻易诊断为急性病毒性心肌炎。

(二) 临床分期、分型与临床表现

1. 临床分期

(1) 急性期 新发病,临床症状明显而多变,病程多在3个月以内。

(2) 恢复期 临床症状和心电图改变等逐渐好转,但尚未痊愈,病程3个月~1年。

(3) 慢性期 临床症状反复出现,心电图和X线改变无改善,实验室检查有病情活动的表现,病程在1年以上。

2. 临床分型及临床表现

(1) 轻型 一般无明显症状,心界不大,心脏听诊正常,但有心电图变化,病程一般数周至数月,预后较好。

(2) 中等型 多有胸闷、心前区不适、心悸、乏力等症状,心率增快,心音低钝并有奔马律,心脏轻度或中度扩大,部分患者可发生急性心力衰竭,多有明显的心电图改变。

(3) 重型 起病急,发病迅速,多出现急性心衰或心源性休克、严重心律失常或晕厥等,病情危重且急剧恶化,可在数小时或数日内死亡,预后较差。重型及暴发病例患者少数可出现急性

期后持续心脏扩大和（或）心功能不全，临床表现与扩张型心肌病类同，被称为"亚急性或慢性心肌炎""扩张性心肌病综合征"等。

要点六 西医治疗

（一）治疗原则

病毒性心肌炎急性期应注意休息，酌情采用抗病毒治疗，必要时使用抗生素；改善心肌代谢，调节机体免疫功能，防治并发症；重症患者可考虑短期使用糖皮质激素。

（二）治疗措施

1. 一般治疗

（1）休息 急性期卧床休息，直到症状消失、心电图正常：①有心肌坏死、心绞痛、心衰、心律失常，应卧床休息3~6个月。②心脏增大、严重心律失常、重症心衰，应卧床休息半年至1年，直至心脏缩小、心衰控制。

（2）饮食 进食易消化，富含维生素、蛋白质的食物。保持大便通畅。

2. 抗感染治疗 抗病毒药物的疗效尚难以肯定。

（1）一般主张流感病毒致心肌炎可试用吗啉胍（ABOB）、金刚胺等。

（2）疱疹病毒性心肌炎可试用阿糖腺苷、三氮唑核苷等。

（3）病毒感染（尤其是流感病毒、柯萨奇病毒及腮腺炎病毒）常继发细菌感染，或以细菌感染为条件因子，一般多主张使用广谱抗生素及时处理。

3. 调节细胞免疫功能药物 α-干扰素，也可酌情选用胸腺素、转移因子等。

4. 肾上腺糖皮质激素 一般患者不必应用，特别是最初发病10天内。对合并难治性心力衰竭、严重心律失常（如高度房室传导阻滞）、严重毒血症状，重症患者或自身免疫反应强烈的患者可使用，一般疗程不宜超过两周。常用药物有波尼松、氢化可的松、地塞米松等。

5. 改善心肌细胞营养与代谢药物 ①可选用三磷酸腺苷（ATP）或三磷酸胞苷（CTP）、辅酶A、肌苷、牛磺酸等。②极化液疗法。③大剂量维生素C。④1，6-二磷酸果糖。

6. 并发症的治疗

（1）心律失常原则上按一般心律失常处理。①如早搏频繁或快速性心律失常，可选用抗心律失常药物治疗，如胺碘酮、普罗帕酮（心律平）等。②室性心动过速、室扑或室颤，应尽早直流电复律，亦可用利多卡因、胺碘酮静脉注射。③心动过缓者，可用阿托品或山莨菪碱（654-2），必要时加用肾上腺糖皮质激素治疗。④如并发高度房室传导阻滞、窦房结损害而引起晕厥或低血压者，则需要电起搏，安放临时人工心脏起搏器帮助患者渡过急性期。

（2）心力衰竭应绝对卧床休息、吸氧、限制钠盐。应用洋地黄类药物必须谨慎，宜从小剂量开始，以避免毒性反应。根据病情可选用扩血管药、血管紧张素转换酶抑制剂和利尿剂。

（3）心源性休克者应及时进行抗休克治疗。

要点七 中医辨证论治

1. 热毒侵心证

证候：发热微恶寒，头身疼痛，鼻塞流涕，咽痛口渴，口干口苦，小便黄赤，心悸气短，胸闷或隐痛，舌红苔薄黄，脉浮数或结、代。

治法：清热解毒，宁心安神。

方药：银翘散加减。气滞血瘀者，酌加乳香、没药、瓜蒌、丹参、桃仁行气活血通络；痰热壅盛者，加浙贝母、天竺黄等清热化痰；气阴两虚，加西洋参、芦根、麦冬等益气养阴。

2. 湿毒犯心证

证候：发热微恶寒，恶心欲呕，腹胀腹痛，大便稀溏，困倦乏力，口渴，心悸，胸闷或隐痛，舌红苔黄腻，脉濡数或促、结、代。

治法：解毒化湿，宁心安神。

方药：葛根芩连汤合甘露消毒丹加减。若胃气上逆者，加半夏、竹茹、苏叶等和胃降逆止呕。

3. 心阴虚损证

证候：心悸胸闷，口干心烦，失眠多梦，或有低热盗汗，手足心热，舌红，无苔或少苔，脉细数或促、结、代。

治法：滋阴清热，养心安神。

方药：天王补心丹加减。若阴虚内热者，加银柴胡、白薇、牡丹皮清虚热；余邪未尽，酌加金银花、连翘、蒲公英、板蓝根等清热解毒；夹痰浊者，加浙贝母、胆南星、天竺黄清热化痰。

4. 气阴两虚证

证候：心悸怔忡，胸闷或痛，气短乏力，失眠多梦，自汗盗汗，舌质红，苔薄或少苔，脉细数无力或促、结、代。

治法：益气养阴，宁心安神。

方药：炙甘草汤合生脉散加减。如肝阳上亢，内扰心神而致心神不宁者，酌加龙齿、煅牡蛎、珍珠母、远志、酸枣仁等重镇宁心安神；若气阴虚甚者，加黄芪、黄精以补气养阴；瘀血蒙蔽心窍者，加丹参、赤芍、桃仁、水蛭、郁金、石菖蒲等活血化瘀，开达心窍。

5. 阴阳两虚证

证候：心悸气短，胸闷或痛，面色晦暗，口唇发绀，肢冷畏寒，甚则喘促不能平卧，咳嗽，咳吐痰涎，夜难入寐，浮肿，大便稀溏，舌淡红，苔白，脉沉细无力或促、结、代。

治法：益气温阳，滋阴通脉。

方药：参附养荣汤加味。若阳虚浮肿者，加车前子、猪苓、茯苓等利水消肿；瘀血阻络者，加丹参、桃仁、水蛭、地龙以化瘀通络；痰饮壅盛，痹阻胸阳，加瓜蒌、薤白通阳蠲痹。

细目十四 扩张型心肌病

扩张型心肌病指伴有心功能障碍的心肌疾病。1995年世界卫生组织和国际心脏病学会（WHO/ISFC）将心肌病分为扩张型心肌病、肥厚型心肌病、限制型心肌病、致心律失常型右室心肌病四型。

扩张型心肌病是一种异质性心肌病，以心室扩大和心肌收缩功能降低为特征，发病时除外高血压、心脏瓣膜病、先天性心脏病或缺血性心脏病等。临床表现为心脏逐渐扩大、心室收缩功能降低、心衰、室性和室上性心律失常、传导系统异常、血栓栓塞和猝死等。

◎ 要点一 西医病因病理

（一）病因

扩张型心肌病病因尚不明确。病毒感染被认为是主要的原因。动物实验中柯萨奇病毒不仅可引起病毒性心肌炎，亦可导致类似扩张型心肌病病变。病毒对心肌的直接损伤，或体液、细胞免疫反应所致心肌炎可导致和诱发扩张型心肌病。此外，家族遗传、基因异常、围生期、抗肿瘤药物、酒精中毒、代谢异常和神经激素受体异常等多因素亦可引起本病。

（二）病理

扩张型心肌病主要特征是一侧或双侧心腔扩大，有收缩功能障碍，产生充血性心力衰竭。以心腔扩张为主，肉眼可见各心腔扩大，室壁变薄，纤维瘢痕形成，常有附壁血栓。瓣膜、冠状动脉多无病变。组织学上可见非特异性心肌纤维肥大，细胞核固缩、变性或消失，胞浆内有空泡形成，特别是不同程度的纤维化等病变混合存在。

◎ 要点二 中医病因病机

中医认为本病是由于先天不足，正气虚弱，感受毒邪，内舍于心，气滞血瘀，心失所养所致。

1. **感受邪毒** 多从口鼻而受，肺主气属卫，开窍于鼻，朝百脉；心主血脉属营。邪犯肺卫，未获疏解则浸淫血脉，流注入心；或邪毒由口内犯胃肠，沿循"胃之支脉"而逆犯于心。

2. **正气虚弱** 先天不足，素体虚弱，或过度劳倦，起居失常，饮食失调，情志不节，或久病体弱等，易使正气内虚，卫外不固，营气失守,为六淫邪毒侵袭提供可乘之机。"邪之所凑,其气必虚。"

总之,本病病位在心,与肺、脾、肾关系密切。虚实夹杂,本虚标实,以心气虚弱、心脾肾阳虚为本,毒邪、瘀血、水饮、痰浊为标。病情严重者可发展为心阳暴脱,甚至阴阳离绝而猝死。

◎ 要点三 临床表现

1. **主要症状** 本病起病缓慢,多在临床症状明显时才就诊,主要表现为充血性心力衰竭,一般先有左心衰,以后出现右心衰。初时活动或活动后出现气促,以后休息时也有气促,或有端坐呼吸及阵发性夜间呼吸困难,继之出现水肿等。可有各种心律失常,部分病人可发生栓塞或猝死,病死率较高。

2. **主要体征** 为心脏扩大,多数病人可听到第三心音或第四心音呈奔马律,可有相对二尖瓣或三尖瓣关闭不全所致的收缩期吹风样杂音,常有多种心律失常。左心衰可有交替脉、肺部啰音;右心衰有颈静脉怒张、肝肿大、浮肿等体征。

◎ 要点四 实验室检查及其他检查

1. **胸部X线检查**

心影向左侧或双侧扩大,常伴有肺淤血、肺水肿、肺动脉高压或胸腔积液等表现。

2. **心电图**

(1) 各种心律失常如各类期前收缩、心房颤动、传导阻滞等。

(2) ST-T改变、低电压、R波递增不良等心肌损害的表现。

(3) 少数患者可有病理性Q波,多为心肌广泛纤维化的结果,需与心肌梗死相鉴别。

3. **超声心动图**

(1) 心脏扩大 早期左心室扩大,后期各心腔均扩大,常合并有二尖瓣和三尖瓣反流,肺动脉高压等。

(2) 左室壁运动减弱 绝大多数左室壁运动弥漫性减弱、室壁相对变薄,可合并右室壁运动减弱。

(3) 左室收缩功能下降 左室射血分数(LVEF)<45%,左室短轴缩短率(LVFS)<25%。M型超声心动图上二尖瓣曲线呈低矮菱形的"钻石样"改变,E峰与室间隔距离增大,常大于15mm。附壁血栓多发生在左室心尖部。

4. **心脏核素检查**

扩张型心肌病可见舒张末期和收缩末期左心室容积增大,心搏量降低;心肌显影表现为灶性散在性放射性减低。

5. **心导管检查和心血管造影**

扩张型心肌病可见左室舒张末压、左房压和毛细血管楔嵌压增高;有心力衰竭时心搏量、心脏指数减低。心室造影示左室扩大,弥漫性室壁运动减弱,心室射血分数低下。冠状动脉造影多数正常,可与冠心病相鉴别。

6. **心肌和心内膜活检**

扩张型心肌病无特异性,可见心肌细胞肥大、变性、间质纤维化等,有时可用于病变的程度及预后评价的参考。肥厚型心肌病可见心肌细胞畸形肥大,排列紊乱。限制型心肌病可见心内膜增厚和心内膜下心肌纤维化。致心律失常型右室心肌病因心室壁菲薄,不宜做此项检查。

7. **血液检查**

扩张型心肌病患者常有血沉增快,偶有血清心肌酶活性增加,肝淤血时可有球蛋白异常。限制型心肌病可见白细胞特别是嗜酸性粒细胞增多。

◎ 要点五 诊断

扩张型心肌病凡临床上有心脏扩大、心律失常及心力衰竭的患者;超声心动图证实有全心扩大,以左心室扩大为主,心室腔大,室壁不厚,大心腔小瓣膜,室壁运动幅度普遍降低,左室射血分数<0.4者,应考虑本病的诊断。通过问诊、体格检查及影像学检查等方法排除急性病毒性心肌炎、风湿性心瓣膜疾病、冠心病、高心病、肺心病、先天性心血管疾病及各种继发性心肌病等后可确定诊断。

◎ 要点六 西医治疗

1. 非药物治疗 休息、禁烟、戒酒，限制体力劳动和低盐饮食，以防止病情恶化。

2. 药物疗法 治疗原则主要是针对心力衰竭和各种心律失常。因本病较易发生洋地黄中毒，故强心剂的应用宜小剂量。近几年合理应用血管紧张素转换酶抑制剂、β受体阻滞剂、钙通道阻滞剂等能使心力衰竭症状得到控制并能延长生存时间，从小剂量开始，视症状、体征调整用量，长期口服。对于晚期患者，植入全自动（DDD）型起搏器有助于改善血流动力学。

室性心律失常引起明显血流动力学障碍时需电复律。预防栓塞性并发症可用口服抗凝药或抗血小板聚集药。改变心肌细胞代谢的药物辅酶Q_{10}、牛磺酸、ATP、维生素、极化液等可作为辅助治疗。还应防治病毒感染、高血压、糖尿病、饮酒、营养障碍等病情恶化的因素。

3. 手术治疗 对顽固性心力衰竭，内科治疗无效者应考虑心脏移植。

◎ 要点七 中医辨证论治

1. 邪毒犯心证

证候：身热微恶寒，咽痛身痛，心悸，胸闷或痛，气短乏力，心烦少寐，舌尖红苔薄黄，脉浮数或促、结代。

治法：清热解毒，宁心安神。

方药：银翘散加减。胸闷痛者，酌加乳香、没药、瓜蒌、丹参、桃仁行气活血通络；若咳嗽，吐黏痰，加浙贝母、天竺黄等清热化痰；若神疲气短，舌红苔少，加生黄芪、西洋参、芦根、麦冬等益气养阴；脉结代者，加苦参、丹参、玄参、人参宁心复脉。

2. 气虚血瘀证

证候：心悸气短，神疲乏力，动则较著，或有自汗，夜寐梦扰，舌暗淡或有瘀点，脉弱、涩或促、结代。

治法：补益心气，活血化瘀。

方药：圣愈汤合桃红四物汤加减。若阳虚，加附子、桂枝温通心阳；兼阴虚者，人参改西洋参，加麦冬、五味子补心阴；胸闷气喘，夜间阵发性呼吸困难者，加葶苈子、炙麻黄、杏仁宣肺平喘；尿少，下肢浮肿者，去生地黄，加桂枝、白术、茯苓、泽泻、猪苓、泽兰温阳利水；脉象叁伍不调者，加桂枝、炙甘草、苦参、水蛭宁心复脉；痰多胸闷，痰浊痹阻者，加瓜蒌、薤白、法半夏豁痰宽胸，通阳散结；胸痛有定处酌加乳香、没药、沉香、郁金行气活血止痛或选血府逐瘀汤治疗。

3. 气阴两虚证

证候：心悸气短，活动后症状加重，头晕乏力，颧红，自汗或盗汗，失眠，口干，舌质红或淡红，苔薄白，脉细数无力或结代。

治法：益气养阴，养心安神。

方药：炙甘草汤合天王补心丹。若面色苍白，汗出甚者，加人参、黄芪大补元气，固摄止汗；面色潮红，舌红少苔者加熟地黄滋养心阴。亦可选用生脉注射液50～100ml加入5%葡萄糖注射液100ml静脉滴注，或静脉注射，以增强益气养阴之功。

4. 阳虚水泛证

证候：心悸自汗，形寒肢冷，神疲尿少，下肢水肿，咳喘难以平卧，唇甲青紫，舌质淡暗或紫暗，苔白滑，脉沉细。

治法：温阳利水。

方药：真武汤加味。唇舌紫暗者，加丹参、三七、红花等活血化瘀；痰多气壅者加葶苈子、牵牛子、大枣降逆定喘。亦可选用参附注射液30～50ml加入5%葡萄糖注射液100ml静脉滴注，温补心阳。

5. 心阳虚脱证

证候：心悸喘促，不能平卧，大汗淋漓，精神萎靡，唇甲青紫，四肢厥冷，舌质淡，苔白，脉细微欲绝。

治法：回阳固脱。

方药：四逆汤合参附龙牡汤加味。此证宜汤剂、静脉给药同时使用。参附注射液30～50ml或参附芪注射液20～40ml加入10%葡萄糖注射液40ml静脉注射。

第三单元 消化系统疾病

细目一 急性胃炎

急性胃炎是指由不同病因引起的急性胃黏膜炎症。主要表现为腹胀、腹痛等上腹部症状。

本病与中医学的"胃痛"相类似,可归属于"胃痛""血证""呕吐"等范畴。

◎ 要点一 西医病因病理

1. 病因

(1) 急性应激 是最主要病因。包括严重创伤、大手术、严重感染、大面积烧伤、脑血管意外、休克和过度紧张等。

(2) 化学性损伤 最常见的药物主要是非甾体类抗炎药,可通过抑制环氧合酶导致前列腺素的产生减少而削弱其对胃黏膜的保护作用。

(3) 细菌感染 包括幽门螺杆菌、沙门菌、大肠杆菌等,因进食细菌或毒素污染的食物所致。

2. 病理 急性胃炎的病理变化为胃黏膜固有层炎症,以中性粒细胞浸润为主。

◎ 要点二 中医病因病机

本病中医病因主要为饮食伤胃、七情内伤以及寒邪犯胃等,这些病因均能引起胃受纳腐熟之功能失常,中焦气机不利,脾胃升降失职。若胃热过盛,热迫血行,或瘀血阻滞,血不循经,而出现呕血之症,或脾胃虚寒,脾虚不能统血,而见便血之症。

1. 寒邪客胃 寒凝胃脘,阳气被遏,气机阻滞,不通则痛。

2. 脾胃湿热 肝气郁结,日久化热,邪热犯胃,熏蒸湿土,故胃脘灼热胀痛,肝热可夹胆火上乘而见口苦口干。

3. 食积气滞 饮食不节,损伤脾胃,胃气壅滞,致胃失和降,不通则痛。

4. 肝气犯胃 情志不舒,肝气郁结不得疏泄,横逆犯胃而作痛。

5. 胃络瘀阻 气滞日久,导致血瘀内停,脉络壅滞,不通而痛。

6. 脾胃虚寒 饥饱失常,或劳倦过度,或久病脾胃受伤等,引起脾阳不足,中焦虚寒而发生胃脘疼痛。

7. 胃阴不足 胃痛日久,郁热伤阴,胃失濡养,故见胃痛隐隐。阴虚液耗津少,无以上承下溉,则口燥咽干、大便干结。

本病病位在胃,与肝、脾关系密切。病机是胃失和降,胃络受损。病理性质多属实证。

◎ 要点三 临床表现

1. 临床特点 多数急性起病,症状轻重不一。

2. 症状 上腹饱胀、隐痛、食欲减退、恶心、呕吐、嗳气,重者可有呕血和黑便,细菌感染者常伴有腹泻。

3. 体征 上腹压痛。

◎ 要点四 实验室检查及其他检查

内镜检查可见胃黏膜弥漫性充血、水肿、渗出、出血和糜烂(腐蚀性胃炎急性期禁行内镜检查)。

◎ 要点五 诊断与鉴别诊断

(一) 诊断

确诊有赖于内镜检查(内镜检查宜在出血发生后24~48小时内进行)。有近期服用NSAID史、严重疾病状态或大量饮酒患者,如发生呕血或黑便,应考虑急性糜烂出血性胃炎的可能。

(二) 鉴别诊断

1. 胆囊炎 突发右上腹阵发性绞痛,常在饱餐、进油腻食物后或夜间发作，右上腹压痛、反跳痛及肌紧张、Murphy征阳性，轻度白细胞升高，血清转氨酶、胆红素等升高。

2. **胰腺炎** 剧烈而持续的上腹痛、恶心、呕吐，腹部压痛，肌紧张，肠鸣音减弱或消失，血清淀粉酶活性增高。

◎ 要点六 西医治疗

1. 治疗原则是祛除病因，保护胃黏膜和对症处理。

2. 对严重疾病有可能引起胃黏膜损伤者，在积极治疗原发病的同时，可预防性使用 H_2 受体拮抗剂或质子泵抑制剂或胃黏膜保护剂。

3. 以呕吐、恶心或腹痛为主者可对症使用胃复安、东莨菪碱。

4. 脱水者补充水和纠正电解质紊乱。

5. 细菌感染引起者可根据病情选用敏感的抗生素。

◎ 要点七 中医辨证论治

1. 寒邪客胃证

证候：胃脘暴痛，遇冷痛剧，得热痛减，喜热饮食，脘腹胀满，舌淡苔白，脉弦紧迟。

治法：温中散寒，和胃止痛。

方药：香苏散合良附丸加减。如兼有纳呆、身重、恶心欲吐、苔白腻等寒湿症状，可用厚朴温中汤温中燥湿；若兼见胸脘痞闷，胃纳呆滞，嗳气或呕吐者，属寒夹食滞，可加枳实、神曲、鸡内金、制半夏、生姜等以消食导滞，降逆止呕。

2. 湿热中阻证

证候：胃痛灼热，胸腹痞满，头身重着，口苦口黏，纳呆，肛门灼热，大便不爽，舌苔厚腻，脉弦滑。

治法：清化湿热，理气止痛。

方药：清中汤加减。

3. 饮食伤胃证

证候：伤食胃痛，饱胀拒按，嗳腐酸臭，厌恶饮食，恶心欲吐，吐后症轻，舌苔厚腻，脉弦滑。

治法：消食导滞，调理气机。

方药：保和丸加减。若脘腹胀甚者，可加枳实、砂仁、槟榔等以行气消滞；若胃脘胀痛而便闭者，可合小承气汤或改用枳实导滞丸以通腑行气；胃痛急剧而拒按，伴见苔黄燥、便秘者，为食积化热成燥，则合用大承气汤以泻热解燥，通腑荡积。

4. 肝气犯胃证

证候：胃脘痞闷，胃部胀痛，痛窜胁背，气怒痛重，嗳气呕吐，嘈杂吐酸，舌苔薄白，脉弦。

治法：疏肝和胃，理气止痛。

方药：柴胡疏肝散加减。如胃痛较甚者，可加川楝子、延胡索以加强理气止痛。

5. 胃络瘀阻证

证候：胃脘疼痛如针刺，痛有定处，拒按，入夜尤甚，舌暗红或有瘀斑，脉弦涩。

治法：活血通络，理气止痛。

方药：失笑散合丹参饮加减。

6. 脾胃虚寒证

证候：胃脘隐痛，喜按喜暖，纳少便溏，倦怠乏力，遇冷痛重，得暖痛减，口淡流涎，舌淡苔白，脉细弦紧。

治法：温补脾胃，散寒止痛。

方药：黄芪建中汤。

7. 胃阴不足证

证候：胃热隐痛，口舌干燥，五心烦热，渴欲含漱，嘈杂干呕，大便干燥，舌红无苔，舌裂纹少津，脉细数。

治法：养阴益胃，和中止痛。

方药：一贯煎合芍药甘草汤加减。

细目二 慢性胃炎

慢性胃炎是指由各种病因引起的胃黏膜慢性炎症。主要表现为上腹痛或不适、上腹胀、早饱、嗳气、恶心等消化不良症状。

本病可归属于中医学"胃痛""痞满""嘈杂"等范畴。

◎ 要点一　西医病因病理

1. 病因

（1）幽门螺杆菌（Hp）感染　最主要病因。

（2）自身免疫　以富含壁细胞的胃体黏膜萎缩为主。胃酸分泌降低，内因子减少，影响维生素 B_{12} 吸收，导致恶性贫血。可伴有其他自身免疫病。

（3）其他　幽门括约肌功能不全、酗酒、非甾体抗炎药、高盐、刺激性食物等。

2. 病理　慢性胃炎病理变化是胃黏膜损伤与修复的慢性过程，主要病理学特征是炎症、萎缩和肠化生。

（1）炎症：是一种慢性非特异性炎症，表现以黏膜固有层淋巴细胞和浆细胞浸润为主，可有少数嗜酸性粒细胞存在。较多的中性粒细胞浸润在表层上皮和小凹皮细胞之间，提示活动性炎症存在。

（2）萎缩：固有腺体数目减少，黏膜层变薄，胃镜下黏膜血管网显露，常伴有化生和纤维组织、淋巴滤泡等的增生。

（3）化生：胃黏膜产生了不完全性再生，包括肠化生和假幽门腺化生。

（4）细胞异型性和腺体结构的紊乱为异常增生，是胃癌的癌前病变。

◎ 要点二　中医病因病机

本病中医病因主要为寒邪客胃、饮食伤胃、肝气犯胃以及脾胃虚弱等。这些病因均能引起胃受纳腐熟之功能失常，中焦气机不利，脾胃升降失职。

1. 肝胃不和　情志不舒，肝气郁结不得疏泄，横逆犯胃而作痛。

2. 脾胃虚弱　饥饱失常，或劳倦过度，或久病脾胃受伤等，引起脾阳不足，中焦虚寒而发生胃脘疼痛。

3. 脾胃湿热　肝气郁结，日久化热，邪热犯胃，熏蒸湿土，故胃脘灼热胀痛。肝热可夹胆火上乘而见口苦口干。

4. 胃阴不足　胃痛日久，郁热伤阴，胃失濡养，故见胃痛隐隐。阴虚液耗津少，无以上承下溉，则口燥咽干，大便干结。

5. 胃络瘀阻　气滞日久，导致血瘀内停，脉络壅滞，不通而痛。

本病病位在胃，与肝、脾关系密切。病机有"不通则痛"和"不荣则痛"之分。初起多实，久病以虚为主，或虚实相兼，寒热错杂。

◎ 要点三　临床表现

1. 临床特点　起病隐匿，病程迁延，慢性病程；大多没有明显症状，无特异性；症状与病理改变分级无明显相关。

2. 症状　幽门螺杆菌引起的慢性胃炎多数病人常无任何症状，部分病人表现为上腹胀满不适、隐痛、嗳气、反酸、食欲不佳等消化不良症状；自身免疫性胃炎患者可伴有贫血和维生素 B_{12} 缺乏。

3. 体征　多不明显，有时上腹部可出现轻度压痛。

◎ 要点四　实验室检查及其他检查

1. 胃镜及组织学检查　胃镜及组织学检查是慢性胃炎诊断的最可靠方法。

浅表性胃炎（非萎缩性胃炎）胃镜下可见黏膜充血、色泽较红、边缘模糊，多为局限性，水肿与充血区共存，形成红白相间征象，黏膜粗糙不平，有出血点，可有小的糜烂。

萎缩性胃炎则见黏膜失去正常颜色，呈淡红、灰色，呈弥散性，黏膜变薄，皱襞变细平坦，黏膜血管暴露，有上皮细胞增生或明显的肠化生。

组织学检查非萎缩性胃炎以慢性炎症改变为主，萎缩性胃炎则在此基础上有不同程度的萎缩与化生，常用取材部位为胃窦小弯、大弯、胃角及胃体下部小弯。

2. 幽门螺杆菌检测　见消化性溃疡。

3. 自身免疫性胃炎的相关检查　疑为自身

免疫性胃炎者，应检测血 PCA 和 IFA，伴恶性贫血时，IFA 多呈阳性。血清维生素 B_{12} 浓度测定及维生素 B_{12} 吸收实验有助于恶性贫血的诊断。

4. 胃液分析和血清胃泌素测定 判断萎缩是否存在及分布部位和程度。胃体萎缩性胃炎胃酸降低，胃泌素明显升高；胃窦萎缩性胃炎胃酸正常或降低，胃泌素水平下降。

◎ **要点五 诊断与鉴别诊断**

（一）诊断

确诊必须依靠胃镜检查及胃黏膜活组织病理学检查。幽门螺杆菌检测有助于病因诊断。怀疑自身免疫性胃炎应检测相关自身抗体及血清胃泌素。

（二）鉴别诊断

1. 消化性溃疡 一般表现为发作性上腹疼痛，有周期性和节律性，好发于秋冬和冬春之交。钡餐造影可发现龛影或间接征象。胃镜检查可见黏膜溃疡。

2. 慢性胆囊炎 表现为反复发作右上腹隐痛，进食油脂食物常加重。B超可见胆囊炎性改变，静脉胆道造影时胆囊显影淡薄或不显影，多合并胆囊结石。

3. 功能性消化不良 表现多样，可有上腹胀满、疼痛、食欲不佳等。胃镜检查无明显胃黏膜病变或仅有轻度炎症，吞钡试验可见胃排空减慢。

4. 胃神经症 多见于年轻妇女，常伴有神经官能症的全身症状。上腹胀痛症状使用一般对症药物多不能缓解，予以心理治疗或服用镇静剂有时可获疗效。胃镜检查多无阳性发现。

◎ **要点六 西医治疗**

1. 根除幽门螺杆菌 可改善胃黏膜组织学、预防消化性溃疡及可能降低胃癌发生的危险性及消化不良症状。特别适用于：①伴有胃黏膜糜烂、萎缩及肠化生、异常增生。②有明显症状，常规治疗疗效差。③有胃癌家族史。方法见消化性溃疡。

2. 不良症状的治疗 ①饱胀为主要症状者予胃动力药，如胃复安、吗丁啉、西沙必利。②有恶性贫血时，给予维生素 B_{12} 肌注。③胃痛明显可用抑酸分泌药物（H_2 受体拮抗剂，H_2-RA；质子泵抑制剂，PPI）或碱性抗酸药（氢氧化铝等）。

3. 胃黏膜保护药 适用于有胃黏膜糜烂、出血或症状明显者。药物有胶体次枸橼酸铋、硫糖铝等。

4. 异型增生的治疗 定期随访，预防性手术（内镜下胃黏膜切除术）。

◎ **要点七 中医辨证论治**

1. **肝胃不和证**

证候：胃脘胀痛或痛窜两胁，每因情志不舒而病情加重，得嗳气或矢气后稍缓，嗳气频频，嘈杂泛酸，舌质淡红，苔薄白，脉弦。

治法：疏肝理气，和胃止痛。

方药：柴胡疏肝散加减。气郁甚者，可加延胡索、川楝子理气止痛。

2. **脾胃虚弱证**

证候：胃脘隐痛，喜温喜按，食后胀满痞闷，纳呆，便溏，神疲乏力，舌质淡红，苔薄白，脉沉细。

治法：健脾益气，温中和胃。

方药：四君子汤加减。气虚甚者，加黄芪；虚寒甚者，可合用理中丸。

3. **脾胃湿热证**

证候：胃脘灼热胀痛，嘈杂，脘腹痞闷，口干口苦，渴不欲饮，身重肢倦，尿黄，舌质红，苔黄腻，脉滑。

治法：清利湿热，醒脾化浊。

方药：三仁汤加减。湿重者，加藿香、佩兰芳香化浊；热甚者加黄连、栀子清热。

4. **胃阴不足证**

证候：胃脘隐隐作痛，嘈杂，口干咽燥，五心烦热，大便干结，舌红少津，脉细。

治法：养阴益胃，和中止痛。

方药：益胃汤加减。阴亏明显者，加生地

黄、白芍、石斛以养胃阴。

5. 胃络瘀阻证

证候：胃脘疼痛如针刺，痛有定处，拒按，入夜尤甚，或有便血，舌暗红或紫暗，脉弦涩。

治法：化瘀通络，和胃止痛。

方药：失笑散合丹参饮加减。兼有便血者，加用白及、三七活血止血。

细目三 消化性溃疡

消化性溃疡是指胃肠道黏膜被胃酸和胃蛋白酶消化为基本因素的慢性溃疡。溃疡的黏膜坏死缺损超过黏膜肌层而有别于糜烂，分为胃溃疡（GU）与十二指肠溃疡（DU）两大类。主要表现为节律性上腹痛，周期性发作，伴有中上腹饱胀、嗳气、反酸等。

本病可归属于中医学"胃脘痛""反酸"等范畴。

◎ 要点一 西医病因病理

1. 病因 幽门螺杆菌（HP）感染和服用非甾体抗炎药是最常见的病因。

（1）幽门螺杆菌 ①消化性溃疡患者中HP感染率高。②根除HP可促进溃疡愈合和显著降低溃疡复发率。③HP感染改变黏膜侵袭因素与防御因素之间的平衡。

（2）非甾体抗炎药 削弱黏膜的防御和修复功能。

（3）胃酸和胃蛋白酶 胃酸/胃蛋白酶对黏膜自身消化，胃酸是溃疡形成的直接原因。

（4）其他因素 ①吸烟影响溃疡愈合和促进溃疡复发。②遗传。③急性应激可引起急性应激性溃疡，使已有溃疡发作或加重。④胃、十二指肠运动异常可加重对黏膜的损害。

2. 病理 DU多发生于十二指肠球部，前壁较常见，偶有发于球部以下者，称为球后溃疡；GU以胃角和胃窦小弯常见。溃疡一般为单发，也可多发，在胃或十二指肠发生两个或两个以上溃疡称为多发性溃疡。溃疡直径一般小于10mm，GU稍大于DU，偶可见到>20mm的巨大溃疡。

溃疡典型形状呈圆形或椭圆形，边缘光整，底部洁净，覆有灰白色或灰黄色纤维渗出物。活动性溃疡周围黏膜常有炎症水肿。溃疡浅者累及黏膜肌层，深者达肌层甚至穿透浆膜层而引起穿孔，血管溃破时引起出血。愈合时炎症水肿消退，边缘上皮细胞增生，其下肉芽组织纤维化，形成瘢痕，收缩使周围黏膜皱襞向其集中而引起局部畸形。显微镜下慢性溃疡基底部可分急性炎性渗出物、嗜酸性坏死层、肉芽组织和瘢痕组织4层。

◎ 要点二 中医病因病机

本病中医病因为外邪犯胃、饮食伤胃、情志不畅以及脾胃素虚等，在这些病因的作用和影响下，发生胃受纳腐熟之功能失常，以致和降失司，胃气郁滞，不通则痛。

1. 肝胃不和 情志不舒，肝气郁结不得疏泄，横逆犯胃而作痛。

2. 脾胃虚寒 饥饱失常，或劳倦过度，或久病脾胃受伤等引起脾阳不足，中焦虚寒，或胃阴受损，失其濡养而发生疼痛。

3. 胃阴不足 胃痛日久，郁热伤阴，胃失濡润而脘痛绵绵不已。

4. 肝胃郁热 肝气郁结，日久化热，邪热犯胃而痛。肝热可夹胆火上乘，故口苦口干。

5. 胃络瘀阻 气滞日久，导致血瘀内停，脉络壅滞，不通则痛。

本病病位在胃，与肝、脾关系密切，是以脾胃虚弱为本，气滞、寒凝、热郁、湿阻、血瘀为标的虚实夹杂之证。基本病机为胃气阻滞，胃失和降，不通则痛。

◎ 要点三 临床表现与并发症

（一）临床表现

典型消化性溃疡的临床特点：慢性反复发作过程、周期性发作和节律性发作。

1. 症状 周期性、节律性上腹痛为主要症状。

（1）性质 多为灼痛，或钝痛、胀痛、剧痛和/或饥饿样不适感。

（2）部位　多位于上腹，可偏左或偏右。

（3）典型节律性　DU空腹痛和/或午夜痛，腹痛多于进食或服用抗酸药后缓解；GU患者也可发生规律性疼痛，但多为餐后痛，偶有夜间痛。

2. **体征**　溃疡活动时上腹部可有局限性压痛，缓解期无明显体征。

3. **特殊类型的消化性溃疡**

（1）复合性溃疡　指胃和十二指肠同时发生的溃疡。

（2）幽门管溃疡　常伴胃酸过多，缺乏典型溃疡的周期性和节律性疼痛，餐后即出现剧烈疼痛，制酸剂疗效差，易出现呕吐或幽门梗阻，易穿孔或出血。

（3）球后溃疡　多发于十二指肠乳头的近端。夜间疼痛和背部放射痛更为多见，内科治疗效果差，易并发出血。

（4）巨大溃疡　直径大于2cm的溃疡。对药物治疗反应较差、愈合时间较慢，易发生慢性穿孔。需要与恶性病变鉴别。

（5）老年人消化性溃疡　多表现为无症状性溃疡，或症状不典型，如食欲不振、贫血、体重减轻较突出。溃疡多发生于胃体上部，以巨大溃疡多见，需与胃癌相鉴别。由于NSAIDS在老年人使用广泛，老年人溃疡的发病有增加的趋势。

（6）无症状性溃疡　15%～30%消化性溃疡患者无任何症状，一般因其他疾病作胃镜或X线钡餐造影或并发穿孔、出血时发现，多见于老年人。

（二）并发症

1. **出血**　出血是消化性溃疡最常见的并发症，DU较GU更多并发出血，尤以十二指肠球部后壁和球后溃疡更多见；出血常因溃疡侵蚀周围血管所致，是上消化道大出血最常见的病因。临床表现取决于出血量的多少，轻者只表现为黑便，重者出现呕血和循环衰竭表现，如休克等。出血前常有上腹疼痛加重现象，出血后疼痛反减轻；少数病人（尤其是老年病人）并发出血前可无症状。

2. **穿孔**　溃疡病灶向深部发展穿透浆膜层即为穿孔。临床可分为急性、亚急性和慢性穿孔三类，以急性常见。

（1）游离壁穿孔　溃疡常位于十二指肠前壁或胃前壁，胃肠内容物漏入腹腔引起急性腹膜炎，可见突发剧烈腹痛，持续加剧，先出现于上腹，逐步延及全腹，查体见急腹症、气腹征。

（2）后壁穿孔　又称为穿透性溃疡，也称为慢性穿孔。腹痛规律改变，顽固而持续，疼痛常放射至背部，血清淀粉酶升高。

3. **幽门梗阻**

（1）原因　DU或幽门管溃疡引起。炎症水肿和幽门平滑肌痉挛导致暂时性梗阻；瘢痕收缩导致持久性梗阻。

（2）症状　①胃排空延迟，上腹胀满，餐后加重。②恶心、呕吐宿食，吐后缓解；③严重呕吐可导致失水和低氯低钾性碱中毒。④营养不良和体重减轻。

（3）查体　胃蠕动波，空腹检查胃内有震水声。

4. **癌变**　少数GU发生癌变（DU一般不发生癌变），发生于溃疡边缘，癌变率在1%左右。长期慢性GU病史、年龄大于45岁，溃疡顽固不愈者应提高警惕。

◎ **要点四　实验室检查及其他检查**

1. **胃镜检查**　内镜检查是消化性溃疡最直接的诊断方法。可观察溃疡部位、大小、数目与形态，还可取材做病理学和幽门螺杆菌检查，对良性与恶性溃疡的鉴别诊断有很高价值。

溃疡镜下所见通常呈圆形、椭圆形或线形，边缘光整，底部覆有灰黄色或灰白色渗出物，周围黏膜充血、水肿，可见皱襞向溃疡集中。根据镜下所见分为活动期、愈合期和瘢痕期。

2. **X线钡餐检查**　X线发现龛影是消化性溃疡的直接征象，有确诊价值；局部压痛、十二指肠球部激惹和畸形、胃大弯侧痉挛性切迹是溃疡的间接征象，仅提示可能有溃疡。

3. **幽门螺杆菌检测**　常规检查项目，决定治疗方案的选择。方法分为侵入性和非侵入性。前者需通过胃镜取材，包括快速尿素酶试验、组织学检查和幽门螺杆菌培养；后者有^{13}C或^{14}C尿素呼气试验，粪便幽门螺杆菌抗原检测及血清检查。快速尿素酶试验操作简单，费用低，为首选方法。^{13}C或^{14}C尿素呼气试验敏感且特异性高，无需胃镜检查，可用于根除治疗后复查的首选。

4. **胃液分析和血清胃泌素测定**　有助于胃泌素瘤的鉴别诊断。

◎ 要点五　诊断与鉴别诊断

（一）诊断要点

1. 长期反复发生的周期性、节律性、慢性上腹部疼痛，应用制酸药物可缓解。
2. 上腹部可有局限深压痛。
3. X线钡餐造影见溃疡龛影，有确诊价值。
4. 内镜检查可见到活动期溃疡，可确诊。

（二）鉴别诊断

1. **胃癌**　一般多为持续疼痛，制酸药效果不佳；大便隐血试验持续阳性。X线、内镜和病理组织学检查对鉴别意义大。

2. **胃泌素瘤**　其特点为多发性溃疡、不典型部位溃疡、难治、易穿孔和/或出血。血清胃泌素常>500pg/mL；超声、CT等检查有助于病位诊断。

3. **功能性消化不良**　多发于年轻女性。X线和胃镜检查正常或只有轻度胃炎；胃排空试验可见胃蠕动下降。

4. **慢性胆囊炎和胆石症**　疼痛位于右上腹，多在进食油腻后加重，并放射至背部，可伴发热、黄疸、莫菲征阳性。胆囊B超和逆行胆道造影有助于鉴别。

◎ 要点六　西医治疗

1. **一般治疗**　生活有规律，避免过度劳累，精神放松，定时定量进餐，忌辛辣食物，戒烟，避免服用对胃肠黏膜有损害药物。

2. **根除幽门螺杆菌**　多主张联合用药，目前推荐方案有三联疗法和四联疗法。四联疗法为质子泵抑制剂与铋剂合用，再加上任两种抗生素。

根除幽门螺杆菌的常用三联疗法

PPI 或胶体铋剂（选择一种）	抗菌药物（选择两种）
奥美拉唑 40mg/d	克拉霉素 1000mg/d
兰索拉唑 60mg/d	阿莫西林 2000mg/d
枸橼酸铋钾（胶体次枸橼酸铋）480mg/d	甲硝唑 800mg/d
上述剂量分2次服，疗程7天	

3. **抗酸药物治疗**

（1）H_2受体拮抗剂　西咪替丁、雷尼替丁、法莫替丁等。常用剂量分别为400mg，日2次；150mg，日2次；20mg，日2次。

（2）质子泵抑制剂　是治疗消化性溃疡的首选药物。奥美拉唑、兰索拉唑、潘托拉唑等，常用剂量分为20mg、30mg、40mg，日1次。

4. **保护胃黏膜**　硫糖铝、胶体次枸橼酸铋和前列腺素类药物，其抗溃疡效能与H_2受体拮抗剂相当。铋剂服药后常见舌苔和粪便变黑，由于肾脏为铋的主要排泌器官，故肾功能不良者应忌用铋剂。

5. **非甾体类抗炎药相关溃疡**　暂停或减少非甾体类抗炎药的剂量，然后按上述方案治疗。若病情需要继续服用非甾体类抗炎药，尽可能选用对胃肠黏膜损害较少的药物，或合用质子泵抑制剂或米索前列醇，有较好防治效果。

6. **治疗方案及疗程**　抑酸药物的疗程通常为4～6周，DU为4周，GU为6～8周。根除幽门螺杆菌所需的1～2周，可重叠在疗程内，也可结束后进行。

7. 外科手术指征 ①大出血经药物、胃镜、血管介入治疗无效；②急性穿孔，慢性穿透性溃疡；③器质性幽门梗阻；④GU疑有癌变。

◎ 要点七　中医辨证论治

1. 肝胃不和证

证候：胃脘胀痛，痛引两胁，情志不遂而诱发或加重，嗳气，泛酸，口苦，舌淡红，苔薄白，脉弦。

治法：疏肝理气，健脾和胃。

方药：柴胡疏肝散合五磨饮子加减。

2. 脾胃虚寒证

证候：胃痛隐隐，喜温喜按，畏寒肢冷，泛吐清水，腹胀便溏，舌淡胖边有齿痕，苔白，脉迟缓。

治法：温中散寒，健脾和胃。

方药：黄芪建中汤加减。泛吐清水较多，宜加干姜、制半夏、陈皮、茯苓以温胃化饮；泛酸，可去饴糖，加黄连、吴茱萸、乌贼骨、煅瓦楞子等以制酸和胃；胃脘冷痛，里寒较甚，呕吐、肢冷，加理中丸以温中散寒；若兼有形寒肢冷，腰膝酸软，可用附子理中汤温肾暖脾，和胃止痛。

3. 胃阴不足证

证候：胃脘隐痛，似饥而不欲食，口干而不欲饮，纳差，干呕，手足心热，大便干，舌红少津少苔，脉细数。

治法：健脾养阴，益胃止痛。

方药：益胃汤加味。若胃中嘈杂，或有吞酸者，可加左金丸制酸和胃；胃酸明显减少者，可酌加乌梅、鸡内金等以增强酸甘化阴之力。

4. 肝胃郁热证

证候：胃脘灼热疼痛，胸胁胀满，泛酸，口苦口干，烦躁易怒，大便秘结，舌红，苔黄，脉弦数。

治法：清胃泄热，疏肝理气。

方药：化肝煎合左金丸加减。大便秘结不通者，加大黄通下导滞；气滞腹胀者，加厚朴、枳实理气消胀；纳呆食少者，加神曲、谷芽、麦芽消食导滞。

5. 瘀血停胃证

证候：胃痛如刺，痛处固定，肢冷，汗出，有呕血或黑便，舌质紫暗，或有瘀斑，脉涩。

治法：活血化瘀，通络和胃。

方药：失笑散合丹参饮加减。若胃痛甚者，可加延胡索、郁金、木香、枳壳以加强活血行气止痛之功。

细目四　胃　癌

胃癌或胃腺癌，是指发生于胃黏膜上皮的恶性肿瘤。早期无特异性症状，进展期胃癌最早出现的症状是上腹痛，可伴有早饱、胃纳差和体重减轻。

本病归属于中医学"胃痛""反胃""积聚"等范畴。

◎ 要点一　西医病因病理与转移途径

1. 病因　目前认为胃癌的病因是幽门螺杆菌感染、环境因素和遗传因素协同作用的结果。

（1）幽门螺杆菌感染　HP感染是人类胃癌发病的重要因素。

（2）环境和饮食因素　本病与环境因素有关，其中最主要的是饮食因素。多吃新鲜蔬菜、水果可降低胃癌的发生，经常食用霉变食品、咸菜、腌制烟熏食品，以及过多食盐，可以增加危险性。

（3）遗传因素　遗传素质使易感者更易受致癌物质的影响。

（4）癌前期变化　癌前病变是指易转变成癌组织的病理组织学变化，即异形增生。癌前状态是指发生胃癌相关的临床状况，包括：①慢性萎缩性胃炎。②慢性胃溃疡。③胃息肉。④残胃炎。⑤巨大黏膜皱襞症。

2. 病理

（1）胃癌的发生部位　胃癌可发生于胃的任何部位，半数以上发生于胃窦部、胃小弯及前后壁，其次在贲门部，胃体区相对较少。

(2) 大体形态分型 早期胃癌指病灶局限且深度不超过黏膜下层的胃癌，而不论有无淋巴结转移。进展期胃癌指胃癌深度超过黏膜下层，侵及肌层者称中期胃癌，侵及浆膜或浆膜外者称晚期胃癌。

(3) 组织学分型 根据分化程度可分为高分化、中分化、低分化3种，根据腺体的形成及黏液分泌能力可分为管状腺癌、黏液腺癌、髓样癌和弥散型癌4种。胃癌以腺癌为主。

3. 转移途径 癌细胞主要通过4种转移途径，其中以淋巴结转移最常见。

(1) 直接蔓延 直接蔓延至食道、肝、脾、胰等相邻器官。

(2) 淋巴结转移 是最早、最常见的转移方式，通过淋巴管转移到局部（胃旁）及远处淋巴结，如转移至左锁骨上时称为Virchow淋巴结。

(3) 血行转移 最常转移到肝脏，其次是肺、腹膜及肾上腺，也可转移到肾、脑、骨髓等。

(4) 腹腔内种植 侵及浆膜层脱落入腹腔，种植于肠壁和盆腔，如种植于卵巢，称为Krukenberg瘤；也可在直肠周围形成一明显的结节状板样肿块。

◎ 要点二 中医病因病机

中医学认为，本病的发生多因饮食不节、情志失调、素体亏虚而致痰凝、气阻、血瘀于胃而发为本病。

1. 痰气交阻 忧思伤脾，脾伤气结，气结则津液不得输布，聚而为痰，痰气交阻于胸膈胃脘或食道而发病。

2. 肝胃不和 情志不舒，肝气郁结不得疏泄，横逆犯胃，胃失和降。

3. 脾胃虚寒 中焦虚寒，不能消化谷食，宿食停留不化。

4. 胃热伤阴 胃阴不足，热郁于胃，胃失和降。

5. 瘀毒内阻 郁怒伤肝，肝郁而气滞血瘀，或久病气虚，运血无力而血脉瘀滞。

6. 痰湿阻胃 脾胃损伤，纳运无力，食滞内停，痰湿中阻，气机不利。

本病发病一般较缓，病位在胃，与肝、脾、肾等脏关系密切，病机总属本虚标实。本虚以胃阴亏虚、脾胃虚寒和脾肾阳虚为主，标实为痰瘀互结；初期为痰气瘀滞互结为患，以标实为主，久则本虚标实，或以本虚为主。

◎ 要点三 临床表现

1. 症状

(1) 早期胃癌多无症状或有非特异性消化不良症状。1/3患者可扪及上腹部肿块，质坚而不规则，可有压痛。能否发现腹块，与癌肿的部位、小大及患者腹壁厚度有关。胃窦部癌可扪及腹块者较多。

(2) 进展期胃癌最早出现的症状是上腹痛，可伴早饱、纳差、腹胀、体重下降等。

(3) 发生并发症或转移时可出现下咽困难、幽门梗阻、上消化道出血、转移受累器官症状（肝、肺）等。

2. 体征

(1) 早期胃癌可无任何体征，中晚期癌的体征中以上腹压痛最为常见。

(2) 胃癌晚期或转移可有以下体征，如肝脏肿大、质坚、表面不规则，黄疸，腹水，左锁骨上淋巴结肿大。

(3) 胃癌的伴癌综合征包括血栓性静脉炎、黑棘病和皮肌炎等。

3. 并发症

(1) 出血 约5%的患者可发生大出血，表现为呕血和/或黑便，偶为首发症状。

(2) 梗阻 多见于起源于幽门和贲门的胃癌。

(3) 穿孔 比良性溃疡少见，多发生于幽门前区的溃疡型癌。

◎ 要点四 实验室检查及其他检查

1. X线钡餐检查 局部胃壁僵硬、皱襞中断，蠕动波消失，凸入胃腔内的充盈缺损，恶性溃疡直径多大于2.5cm，边缘不整齐，可示半月征、环堤征。

2. **内镜检查** 胃镜结合黏膜活检是诊断胃癌最可靠的手段。

（1）早期胃癌 内镜分类法包括：①Ⅰ型（息肉样型）。②Ⅱ型（浅表型）：本型最常见，又分三个亚型，包括Ⅱa型（浅表隆起型）、Ⅱb型（浅表平坦型）、Ⅱc型（浅表凹陷型）。③Ⅲ型（溃疡型）：黏膜糜烂比Ⅱc型深，但不超过黏膜下层。

（2）进展期胃癌 仍用Bormann分型法：①隆起型（Ⅰ型）。②溃疡型（Ⅱ型）。③溃疡浸润型（Ⅲ型）：最常见。④弥漫浸润型（Ⅳ型）。如累及全胃，则胃变成一固定而不能扩张的小胃，称为皮革胃。

要点五 诊断与鉴别诊断

（一）诊断

凡有下列情况者，应高度警惕，并及时进行胃肠钡餐X线检查、胃镜和活组织病理检查，以明确诊断。

1. 40岁以后开始出现中上腹不适或疼痛，无明显节律性并伴明显食欲不振和消瘦者。

2. 胃溃疡患者，经严格内科治疗而症状仍无好转者。

3. 慢性萎缩性胃炎伴有肠上皮化生及轻度不典型增生，经内科治疗无效者。

4. X线检查显示胃息肉>2cm者。

5. 中年以上患者，出现不明原因贫血、消瘦和粪便隐血持续阳性者。

6. 胃大部切除术后10年以上者。

（二）鉴别诊断

1. **胃溃疡** 长期反复发生的周期性、节律性慢性上腹部疼痛，应用制酸药物可缓解。X线钡餐造影见溃疡龛影，胃镜和活组织病理检查可鉴别。

2. **慢性萎缩性胃炎** 患者有上腹饱胀不适、恶心、食欲不振等消化不良症状，但腹部无肿块，无淋巴结肿大，大便隐血试验阴性，依靠X线钡餐造影、胃镜和活组织病理检查可鉴别。

要点六 西医治疗

1. **手术治疗** 手术治疗是目前能达到治愈的主要治疗方法。对不能做根治性切除的也应根据患者具体情况争取做原发灶的姑息切除术。

2. **内镜治疗** 早期胃癌患者如有全身性疾病不宜做手术可采用内镜治疗术，此外通过内镜应用激光、微波及注射无水酒精等亦可取得根治效果。不能手术的贲门癌或幽门区癌所致的贲门或幽门梗阻，可行扩张术，放置内支架，解除梗阻，暂时改善生活质量。

3. **化学治疗**

（1）目的 ①使病灶局限，以提高手术切除率。②减少术中肿瘤癌细胞播散、种植的机会。③根治术后辅助化疗，以消灭可能存在的残留病灶，防治转移和复发。④姑息性手术治疗后，可控制病情发展，延长生存期。

（2）常用药物 氟尿嘧啶（5-FU）是胃癌化学治疗的基础药物，其通过改进型的衍生物使药效倍增，如卡培他滨、优福啶（UFT）等。联合化疗疗效优于单药，化疗方案依据患者一般情况治疗的耐受性等而决定。注意这些抗癌药物的毒性作用主要为消化道反应与造血系统抑制，还有肝脏损害、脱发与皮肤反应。

要点七 中医辨证论治

1. **痰气交阻证**

证候：胸膈或胃脘满闷作胀或痛，胃纳减退，厌食肉食，或有吞咽哽噎不顺，呕吐痰涎，苔白腻，脉弦滑。

治法：理气化痰，消食散结。

方药：启膈散加减。嗳气呕吐明显者，酌加旋覆花、代赭石，以增降逆和胃之力；泛吐痰涎甚多者，加半夏、陈皮以加强化痰之功。

2. **肝胃不和证**

证候：胃脘痞满，时时作痛，窜及两胁，嗳

气频繁或进食发噎，舌质红，苔薄白或薄黄，脉弦。

治法：疏肝和胃，降逆止痛。

方药：柴胡疏肝散加减。

3. 脾胃虚寒证

证候：胃脘隐痛，绵绵不断，喜按喜暖，食生冷痛剧，进热食则舒，时呕清水，大便溏薄，或朝食暮吐，暮食朝吐，面色无华，神疲肢冷，舌淡而胖，有齿痕，苔白滑润，脉沉细或沉缓。

治法：温中散寒，健脾益气。

方药：理中汤合四君子汤加减。

4. 胃热伤阴证

证候：胃脘嘈杂灼热，痞满吞酸，食后痛胀，口干喜冷饮，五心烦热，便结尿赤，舌质红绛，舌苔黄糙或剥苔、无苔，脉细数。

治法：清热和胃，养阴润燥。

方药：玉女煎加减。

5. 瘀毒内阻证

证候：脘痛剧烈或向后背放射，痛处固定、拒按，上腹肿块，肌肤甲错，眼眶呈暗黑，舌质紫暗或瘀斑，舌下脉络紫胀，脉弦涩。

治法：理气活血，软坚消积。

方药：膈下逐瘀汤加减。瘀阻显著者，酌加三棱、莪术、炙穿山甲同煎服，增强其破结消癥之力；呕吐较甚，痰涎较多者，加海蛤粉、法半夏、瓜蒌等以化痰止呕。

6. 痰湿阻胃证

证候：脘膈痞闷，呕吐痰涎，进食发噎不利，口淡纳呆，大便时结时溏，舌体胖大有齿痕，苔白厚腻，脉滑。

治法：燥湿健脾，消痰和胃。

方药：开郁二陈汤加减。

7. 气血两虚证

证候：神疲乏力，面色无华，少气懒言，动则气促，自汗，消瘦，舌苔薄白，舌质淡白，舌边有齿痕，脉沉细无力或虚大无力。

治法：益气养血，健脾和营。

方药：八珍汤加减。

细目五 肝硬化

肝硬化是一种由多种病因引起的慢性肝病，以肝细胞广泛变性坏死，纤维组织弥漫性增生，再生结节形成导致肝小叶结构破坏和假小叶形成为特征的疾病。

本病与中医学中的"水臌"相类似，可归属于中医学"单腹胀""鼓胀"等范畴。

◎ 要点一 西医病因与发病机制

1. 病因 我国以病毒性肝炎所致的肝硬化为主，西方国家以慢性酒精中毒多见。

（1）病毒性肝炎 主要为乙型肝炎病毒感染，通常经过慢性肝炎阶段演变为肝硬化，丙型、丁型也可发生。甲型和戊型病毒性肝炎除重症外，一般不发展为肝硬化。

（2）慢性酒精中毒 长期大量饮酒（一般为每日摄取酒精80g达10年以上），乙醇及其中间代谢产物乙醛的毒性作用，引起慢性酒精性肝炎，发展为酒精性肝硬化。

（3）非酒精性脂肪性肝炎 约20%的非酒精性脂肪性肝炎可发展为肝硬化。

（4）胆汁淤积 慢性持续性肝内胆汁淤滞或肝外胆管阻塞，高浓度、高压力的胆酸和胆红素刺激，可引起肝细胞变性、坏死和肝纤维组织增生，形成肝硬化。

（5）肝脏淤血 慢性充血性心力衰竭、缩窄性心包炎、肝静脉阻塞综合征等，致肝脏长期淤血缺氧，肝细胞坏死和结缔组织增生，形成淤血性（心源性）肝硬化。

（6）其他 遗传代谢性疾病，工业毒物或药物中毒性、自身免疫性慢性肝炎致肝硬化，血吸虫病性肝硬化，隐源性肝硬化。

2. 发病机制 不论引起肝硬化的病因如何，其病理变化和演变过程基本相同，主要包括以下4个方面：

（1）肝细胞广泛变性、坏死，肝小叶纤维支架塌陷。

（2）残存肝细胞无序性排列再生，形成不规则结节状肝细胞团即再生结节。

（3）在炎症的刺激下，自汇管区和肝包膜有大量纤维结缔组织增生，形成纤维束，从汇管区向另一汇管区或向肝小叶中央静脉延伸扩展，形成纤维间隔，包绕再生结节或将残存肝小叶重新改建分割成假小叶。一旦假小叶形成，标志病变已进展至肝硬化。

（4）由于上述病理变化反复进行，假小叶越来越多，造成肝脏内血循环的紊乱，表现为血管床缩小、闭塞或扭曲，血管受再生结节的挤压；肝内门静脉小支、肝静脉小支和肝动脉小支三者之间失去正常关系，并相互之间出现交通吻合支等。这些严重的肝血循环障碍，不仅是造成门静脉高压的病理基础，而且更加重肝细胞的营养障碍，最终发展至晚期肝硬化。

◎ 要点二　中医病因病机

中医学认为，本病的形成多由酒食不节、情志失调、感染血吸虫、黄疸积聚等病迁延日久，引起肝、脾、肾亏损，气滞、血瘀、湿阻腹中所致。

1. **气滞湿阻**　由于情志不畅，肝气郁结，横逆乘脾，脾运不健，湿阻中焦，浊气充塞。

2. **寒湿困脾**　过食生冷，寒湿停滞中焦；或冒雨涉水，久居潮湿，寒湿内侵伤中，脾阳不振，寒湿停聚，水蓄不行。

3. **湿热蕴脾**　感受湿热之邪；或过食辛辣肥甘；或嗜酒无度，酿成湿热，内蕴脾胃，湿热互结，浊水停聚。

4. **肝脾血瘀**　肝气郁结，日久气滞血瘀，或湿热、寒湿停聚中焦，久则肝脾俱伤，气血凝滞。瘀血阻于肝脾脉络，血不利为水则致水气内聚。

5. **脾肾阳虚**　脾肾久病，耗气伤阳，阳气不运，水寒之气不行。

6. **肝肾阴虚**　久病失调，阴液亏虚；或情志内伤，阳亢耗阴；或房事不节，肾精耗损。肝肾阴虚，津液不能输布，水液停聚中焦，血瘀不行。

本病病变脏腑在肝，与脾、肾密切相关；初起在肝、脾，久则及肾。基本病机为肝、脾、肾三脏功能失调，气滞、血瘀、水停腹中；病机特点为本虚标实。本病晚期水湿郁而化热蒙闭心神，引动肝风，迫血妄行，出现神昏、痉厥、出血等危象。

◎ 要点三　临床表现与并发症

（一）肝功能代偿期

临床症状较轻，且缺乏特异性，体征多不明显，可有肝大及质地改变，部分有脾肿大、肝掌和蜘蛛痣。肝功能正常或有轻度异常。

（二）肝功能失代偿期

1. 肝功能减退的临床表现

（1）全身症状　一般情况与营养状况较差，消瘦乏力，精神不振，严重者卧床不起，皮肤粗糙，面色晦暗、黝黑呈肝病面容，部分有不规则低热和黄疸。

（2）消化道症状　常见食欲减退，厌食，勉强进食后上腹饱胀不适，恶心呕吐，腹泻等。上述症状的产生与胃肠道淤血、水肿、炎症，消化吸收障碍和肠道菌群失调有关。

（3）出血倾向及贫血　出血是由于肝功能减退合成凝血因子减少，脾功能亢进和毛细血管脆性增加等原因造成。2/3 患者有轻到中度贫血，系营养缺乏、肠道吸收障碍、胃肠道出血和脾功能亢进等因素引起。

（4）内分泌紊乱　肝功能减退时，对内分泌激素灭活作用减弱，主要有雌激素、醛固酮及抗利尿激素增多。由于雄、雌激素平衡失调，男性患者常有性欲减退、睾丸萎缩、毛发脱落及乳房发育等；女性患者有月经不调、闭经、不孕等。蜘蛛痣及肝掌的出现一般认为与雌激素增多有关。醛固酮增多使远端肾小管对钠重吸收增加，抗利尿激素增多使集合管对水分吸收增加，钠、水潴留使尿量减少和浮肿，对腹水的形成和加重也起重要促进作用。糖皮质激素减少，可引起皮肤色素沉着，尤其是面部黝黑。

2. 门静脉高压症的临床表现

（1）脾肿大　主要由于门静脉压增高后脾脏慢性淤血，脾索纤维组织增生所致。

（2）侧支循环的建立和开放　临床上三大重要的侧支开放为食管下段与胃底静脉曲张、腹壁静脉曲张、痔静脉曲张。

（3）腹水　是肝硬化代偿功能减退最突出的体征。提示已属失代偿期。其发生机制比较复杂，最基本因素是门静脉高压、肝功能障碍、血浆胶体渗透压降低等。

（三）并发症

1. 上消化道出血　是肝硬化最常见的并发症。多由食管下端、胃底静脉曲张破裂所致，多为突发的大量呕血或黑便，常引起失血性休克或诱发肝性脑病。

2. 肝性脑病　是肝硬化最严重的并发症，亦是最常见的死亡原因。主要临床表现为性格行为异常、意识障碍、昏迷。慢性肝性脑病以低蛋白血症及高血氨为主要特征。正常人空腹静脉血氨为 18~72μmol/L。

3. 感染　自发性腹膜炎是常见且严重的并发症。肝硬化失代偿期由于免疫功能低下，以及门体静脉间侧支循环的建立，增加了病原微生物进入人体的机会，故易并发细菌感染。自发性腹膜炎多为革兰氏阴性杆菌引起，表现为发热、腹痛、腹部压痛和反跳痛，腹水迅速增长，严重者可引发脓毒性休克。

4. 原发性肝癌　肝硬化易并发肝癌，10%~25%的肝癌是在肝硬化基础上发生的。当患者出现肝区疼痛、肝大、血性腹水、无法解释的发热时要考虑此病。

5. 肝肾综合征　指发生在严重肝病基础上的肾衰竭，但肾脏本身并无器质性损害，又称功能性肾衰竭。主要见于合并顽固腹水的晚期肝硬化或急性肝功能衰竭的患者。其临床特征为自发性少尿或无尿、氮质血症、稀释性低钠血症和低尿钠。此时，肾脏无器质性病变，故亦称为功能性肾功能衰竭。

6. 电解质和酸碱平衡紊乱　常见的电解质紊乱有低钠血症、低钾低氯血症与代谢性碱中毒。

◎ **要点四　实验室检查及其他检查**

1. 血常规　在代偿期多正常，失代偿期有不同程度的贫血。脾功能亢进时，白细胞及血小板计数均见减少，后者减少尤为明显。

2. 尿常规　代偿期一般无明显变化，失代偿期有时可有蛋白、管型和血尿。有黄疸时可出现胆红素，并有尿胆原增加。

3. 肝功能试验

（1）血清酶学　转氨酶升高与肝脏炎症、坏死相关。GGT及ALP也可有轻至中度升高。

（2）蛋白质代谢　肝功能受损时，白蛋白与球蛋白比值（A/G）降低或倒置。

（3）凝血酶原时间　肝功能代偿期多正常，失代偿期则有不同程度延长。

（4）胆红素代谢　失代偿期血清胆红素半数以上增高，有活动性肝炎或胆管阻塞时，直接胆红素可以增高。

4. 腹水检查　腹水呈淡黄色漏出液，外观透明。如并发腹膜炎时，其透明度降低，比重增高，利凡他试验阳性，白细胞数增多，腹水培养可有细菌生长。腹水呈血性应高度怀疑癌变，应做细胞学检查。

5. 影像学检查

（1）X线检查　食管静脉曲张时，呈现虫蚀状或蚯蚓状充盈缺损，以及纵行黏膜皱襞增宽。胃底静脉曲张时，可见菊花样缺损。

（2）CT和MRI检查　早期肝大，晚期缩小，肝左、右叶比例失调，右叶萎缩，左叶代偿性增大，肝表面不规则，脾肿大，腹水等。

（3）超声检查　B型超声检查可显示肝大小、外形改变和脾肿大，门静脉高压时门静脉主干内径增宽，有腹水时可在腹腔内见到液性暗区。彩色多普勒可显示肝内血流动力学改变。

6. 内镜检查 纤维胃镜可直接观察食管及胃底静脉曲张的程度与范围，其准确率较X线高。在并发上消化道出血时，急诊胃镜可查明出血部位，并进行治疗。

7. 腹腔镜检查 可直接观察肝脏表面、色泽、边缘及脾脏情况，并可在直视下进行有选择性的穿刺活检。

8. 肝活组织检查 有确诊价值，尤其适用于代偿期肝硬化的早期诊断、肝硬化结节与小肝癌鉴别及鉴别诊断有困难的其他情况者。

◎ **要点五 诊断与鉴别诊断**

（一）肝硬化诊断依据

1. 主要指征 ①内镜或食道吞钡X线检查发现食管静脉曲张。②B超提示肝回声明显增强、不均、光点粗大；或肝表面欠光滑，凹凸不平或呈锯齿状；或门静脉内径>13mm；或脾脏增大，脾静脉内径>8mm。③腹水伴腹壁静脉怒张。④CT显示肝外缘结节状隆起，肝裂扩大，尾叶/右叶比例>0.05，脾大。⑤腹腔镜或肝穿刺活组织检查诊为肝硬化。以上除⑤外，其他任何一项结合次要指征，可以确诊。

2. 次要指征 ①化验：一般肝功能异常（A/G倒置、蛋白电泳A降低、γ-G升高、血清胆红素升高、凝血酶原时间延长等），或HA、PⅢP、MAO、ADA、LN增高。②体征：肝病面容（脸色晦暗无华），可见多个蜘蛛痣、色暗，肝掌，黄疸，下肢水肿，肝脏质地偏硬，脾大，男性乳房发育。以上化验及本征所列，不必悉具。

（二）病因诊断依据

1. 肝炎后肝硬化 病毒肝炎标志物有助于鉴别诊断，或有明确重症肝炎史。

2. 酒精性肝硬化 需有长期大量嗜酒史（每天80g，10年以上）。

3. 血吸虫性肝纤维化 需有慢性血吸虫史。

4. 其他病因引起的肝硬化 需有相应的病史及诊断，如长期右心衰或下腔静脉阻塞、长期使用损肝药物、自身免疫性疾病、代谢障碍性疾病等。

对代偿期患者的诊断常不容易，因临床表现不明显，对怀疑者应定期追踪观察，必要时进行肝穿刺活组织病理检测才能确诊。

（三）鉴别诊断

1. 肝、脾肿大的鉴别 与血液病、代谢性疾病的肝、脾肿大相鉴别，必要时做肝活检。

2. 腹腔积液的鉴别 如结核性腹膜炎、慢性肾小球肾炎、缩窄性心包炎、腹内肿瘤、卵巢癌等。肝硬化腹腔积液为漏出液，合并自发性腹膜炎为渗出液，以中性粒细胞增多为主；结核性腹膜炎为渗出液，腺苷脱氨酶（ADA）增高；肿瘤性腹腔积液比重介于渗出液和漏出液之间，腹腔积液LDH/血液LDH>1，可找到肿瘤细胞。腹腔积液检查不能明确诊断时，可行腹腔镜检查，常有助于鉴别。

3. 肝硬化并发症的鉴别诊断 如上消化道出血、自发性腹膜炎、肝性脑病、肝肾综合征等。

◎ **要点六 西医治疗**

1. 一般治疗

（1）休息：代偿期宜适当减少活动，可参加轻体力工作；失代偿期应卧床休息。

（2）饮食：食用高热量、高蛋白、富含维生素、易消化食物，禁酒，避免食用粗糙、坚硬食物；肝功严重损坏或有肝性脑病先兆者应限制或禁食蛋白；慎用巴比妥类镇静药，禁用损害肝脏药物；腹水者应少盐或无盐。

（3）支持治疗。

2. 药物治疗

（1）保护肝细胞的药物：水飞蓟素等。

（2）维生素类药物。

（3）慎用损伤肝脏药物，避免不必要，疗效不明确的药物，减轻肝脏负担。

（4）肝硬化应酌情抗病毒治疗。

3. 腹水的治疗

（1）限制钠、水的摄入。

（2）利尿剂：临床常用醛固酮拮抗剂螺内酯

与呋塞米联合应用。两者用药比例为100mg：40mg，宜从小剂量开始。利尿剂使用以体重每天下降不超过0.5kg为宜。

（3）提高血浆胶体渗透压：每周定期、少量、多次静脉输注白蛋白、血浆或新鲜血液。

（4）放腹水同时补充白蛋白：对于难治性腹水患者，可采用放腹水加输注白蛋白疗法。

（5）腹水浓缩回输：适用于难治性腹水，特别适用于肝硬化腹水伴肾功能不全者。

（6）手术治疗：腹腔-颈静脉引流，经颈静脉肝内门体分流术、脾切除等。

4. 并发症的治疗

（1）上消化道出血　参见上消化道出血。

（2）肝性脑病　主要是减少氨的来源，减少氨产生，增加排出如使用导泻、降氨药，调节水电解质平衡，应避免使用镇静剂等。

（3）肝肾综合征　①早期预防和消除诱发肝肾衰竭的因素。②避免使用损害肾脏的药物。③静脉输入右旋糖酐、白蛋白或浓缩腹水回输，提高有效循环血容量，改善肾血流。④使用血管活性药物，能改善血流量，增加肾小球滤过率，降低肾小管阻力。

（4）自发性腹膜炎　一旦诊断成立，应早期、联合、足量的抗感染药物治疗。应优先选用针对革兰阴性杆菌并兼顾革兰阳性球菌的抗感染药物，并根据细菌培养结果调整药物。抗菌治疗要早期、联合、足量使用。

◎ 要点七　中医辨证论治

1. 气滞湿阻证

证候：腹大胀满，按之软而不坚，胁下胀痛，饮食减少，食后胀甚，得嗳气或矢气稍减，小便短少，舌苔薄白腻，脉弦。

治法：疏肝理气，健脾利湿。

方药：柴胡疏肝散合胃苓汤加减。胸脘痞闷、腹胀、嗳气为快，气滞偏甚者可酌加佛手、沉香、木香调畅气机；如尿少、腹胀、苔腻者加砂仁、大腹皮、泽泻、车前子以增强运脾利湿作用；如兼胁下刺痛、舌紫、脉涩者可加延胡索、莪术、丹参等活血化瘀药物。

2. 寒湿困脾证

证候：腹大胀满，按之如囊裹水，甚则颜面微浮，下肢浮肿，怯寒懒动，精神困倦，脘腹痞胀，得热则舒，食少便溏，小便短少，舌苔白滑或白腻，脉缓或沉迟。

治法：温中散寒，行气利水。

方药：实脾饮加减。若浮肿较甚，尿少者，加猪苓、肉桂、泽泻行水利尿。

3. 湿热蕴脾证

证候：腹大坚满，脘腹撑急，烦热口苦，渴不欲饮，或有面目肌肤发黄，小便短黄，大便秘结或溏滞不爽，舌红，苔黄腻或灰黑，脉弦滑数。

治法：清热利湿，攻下逐水。

方药：中满分消丸合茵陈蒿汤加减。

4. 肝脾血瘀证

证候：腹大胀满，脉络怒张，胁腹刺痛，面色晦暗黧黑，胁下癥块，面颈胸壁等处可见红点赤缕，手掌赤痕，口干不欲饮，或大便色黑，舌质紫暗，或有瘀斑，脉细涩。

治法：活血化瘀，化气行水。

方药：调营饮加减。胁下癥积肿大明显，可选加穿山甲、地鳖虫、牡蛎或配合鳖甲煎丸内服，以化瘀消癥；如病久体虚，气血不足，或攻逐之后，正气受损，宜用八珍汤或人参养荣丸等补养气血。

5. 脾肾阳虚证

证候：腹大胀满，形如蛙腹，朝宽暮急，神疲怯寒，面色苍黄或白，脘闷纳呆，下肢浮肿，小便短少不利，舌淡胖，苔白滑，脉沉迟无力。

治法：温肾补脾，化气利水。

方药：附子理中汤合五苓散加减。肾阳虚衰较甚者，可改用济生肾气丸。

6. 肝肾阴虚证

证候：腹大胀满，甚或青筋暴露，面色晦滞，口干舌燥，心烦失眠，牙龈出血，时或鼻㿉,小便短少,舌红绛少津,少苔或无苔,脉弦细数。

治法:滋养肝肾,化气利水。

方药:一贯煎合膈下逐瘀汤加减。

细目六 原发性肝癌

原发性肝癌指肝细胞或肝内胆管细胞发生的癌肿,是我国常见的恶性肿瘤之一,其死亡率在消化系统恶性肿瘤中列第三位,仅次于胃癌和食管癌。

本病归属于中医学"肝积""肥气""鼓胀""癖黄"等范畴。

◎ 要点一 西医病因病理

(一)病因

1. **病毒性肝炎** 在我国,慢性病毒性肝炎是原发性肝癌最主要的病因。原发性肝癌患者中约1/3有慢性肝炎史。

2. **肝硬化** 原发性肝癌合并肝硬化者占50%~90%。

3. **黄曲霉素** 粮油、食品受黄曲霉素B_1污染严重的地区,肝癌的发病率较高。

4. **饮用水污染** 蓝绿藻产生藻类毒素污染水源,与肝癌发病可能有关。

5. **遗传因素** 肝癌的家族聚集现象是否与遗传有关,还待进一步研究。

6. **其他** 如接触化学致癌物、华支睾肝吸虫感染等。

(二)病理

1. **大体形态分型** ①块状型:最多见。②结节型。③弥漫型:此型最少见。④小癌型。

2. **细胞分型** ①肝细胞型。②胆管细胞型。③混合型。

3. **转移途径**

(1)肝内转移 肝癌最早在肝内发生转移。

(2)肝外转移 ①血行转移:最常见的转移部位是肺。②淋巴转移:最常转移到肝门淋巴结。③种植转移少见。

◎ 要点二 中医病因病机

中医学认为,本病主要由情志郁结、饮食所伤、病后体虚、黄疸等经久不愈,以致肝脾受损,脏腑失和,气机阻滞,瘀血内停,凝聚日久,积而成块。

1. **气滞血瘀** 情志不畅,肝气失于条达,阻于胁络,肝郁日久,气滞血瘀,脉络不和,积而成块。

2. **湿热瘀毒** 外感湿热疫毒,或酒食所伤,湿热内生,蕴结肝胆,阻滞气机,气滞血瘀,积块乃成。

3. **肝肾阴虚** 久病失调,阴液亏虚,或情志内伤,阳亢阴耗。肝肾阴虚,津液不能输布,水液停聚中焦,血瘀不行,积而成块。

本病病位主要在肝,易损及脾土。基本病机为正气亏虚,邪毒凝结于内。本病初起,气滞血瘀,邪气壅实,正气未虚,病理性质多属实;日久病势渐深,正气耗伤,可转为虚实夹杂之证;病至后期,气血衰少,体质羸弱,则往往转以正虚为主。

◎ 要点三 临床表现

1. **肝区疼痛** 是肝癌最常见的症状,多呈持续性胀痛或钝痛。

2. **肝大** 肝呈进行性增大,质地坚硬,表面凹凸不平,有大小不等的结节或巨块,边缘钝而不整齐,常有不同程度压痛。

3. **黄疸** 一般出现在晚期,可因肝细胞损害而引起,也可因癌块压迫或侵犯肝门附近的胆管,或癌组织和血块脱落引起胆道梗阻所致。

4. **肝硬化征象** 可有脾大、腹水、门静脉侧支循环形成等表现。

5. **全身表现** 有进行性消瘦、发热、食欲不振、乏力、营养不良和恶病质等。

6. **转移灶症状** 胸腔转移以右侧多见,可有胸水征;骨骼或脊柱转移,可有局部压痛或神经受压症状;颅内转移癌可有神经定位体征。

7. 并发症

（1）肝性脑病　是最严重的并发症，见于肝癌终末期，约1/3的肝癌患者因此而死亡。

（2）上消化道出血　由肝癌并发肝硬化引起，有15%的肝癌患者因此而死亡。

（3）肝癌结节破裂出血　约有10%的肝癌患者因此而致死。

（4）继发性感染　因长期消耗或因放射、化学治疗而致白细胞减少，抵抗力下降，加之长期卧床等因素，易并发各种感染，如肺炎、败血症、肠道感染等。

◎ 要点四　实验室检查及其他检查

1. **肿瘤标记物检测**　甲胎蛋白（AFP）目前仍是原发性肝癌特异性的标记物和主要诊断指标，现已广泛用于肝细胞癌的普查、诊断、疗效判断和预测复发。

2. **超声显像**　B型超声显像是目前肝癌筛查的首选检查方法。

3. **电子计算机X线体层显像（CT）**　是肝癌诊断的重要手段。可显示直径2cm以上的肿瘤，如结合肝动脉造影（CTA）或造影时肝动脉内注射碘油对1cm以下肿瘤的检出率可达80%以上，因此是目前诊断小肝癌和微小肝癌的最佳方法。

4. **磁共振显像（MRI）**　能清楚显示肝细胞癌内部结构特征，对显示子瘤和瘤栓有价值。

5. **肝动脉造影**　常用于诊断小肝癌，有一定创伤性，不列为首选。

6. **肝穿刺活检**　在超声或CT引导下用细针穿刺病变部位，吸取病变组织进行病理学检查，阳性者即可确诊。

◎ 要点五　诊断与鉴别诊断

（一）诊断依据

1. 非侵入性诊断标准

（1）影像学标准　两种影像学检查均显示有>2cm的肝癌特征性占位病变。

（2）影像学结合AFP标准　一种影像学检查显示有>2cm的肝癌特征性占位病变，同时伴有AFP≥400μg/L（排除活动性肝炎、妊娠、生殖系胚胎源性肿瘤及转移性肝癌）。

2. **组织学诊断标准**　肝组织学检查证实原发性肝癌。对影像学尚不能确定诊断的≤2cm的肝内结节应通过肝穿刺活检证实原发性肝癌的组织学特征。

（二）鉴别诊断

1. **继发性肝癌**　肝外癌灶转移至肝者，一般病情发展较缓慢，症状较轻，AFP检测除少数原发癌在消化道的病例可呈阳性外，一般为阴性。但确诊的关键仍在于病理检查和找到肝外原发癌的证据。

2. **肝硬化**　若肝硬化病例有明显的肝大、质硬的大结节，或肝萎缩变形而影像学检查又发现占位性病变，肝癌的可能性很大。

3. **活动性肝病**　肝病（急、慢性肝炎）活动时血清AFP往往呈短期升高，应定期多次测定血清AFP和ALT进行分析。

4. **肝脓肿**　一般有明显的炎症表现，肿大的肝脏表面平滑无结节，触痛明显，白细胞计数升高，超声检查可探得肝内液性暗区。

5. **肝非癌性占位性病变**　肝血管瘤、多囊肝、包虫病等可用CT、放射性核素血池扫描、MRI、超声等检查帮助诊断。

◎ 要点六　西医治疗

肝癌早期以手术切除为主，中晚期宜采用包括手术、化疗、介入、中医药、生物免疫调节等综合疗法。在确定治疗方案前，必须对疾病分期、个体差异、手术范围等进行综合评价。

1. **外科治疗**　外科治疗手段主要是肝切除和肝移植手术。一般认为，对于局限性肝癌，如果患者不伴有肝硬化，则应首选肝切除术；如果合并肝硬化，肝功能失代偿（Child-Pugh C级），且符合移植条件，应该首选肝移植术。尽管外科手术是首选治疗方法，但由于确诊时大部分患者已达中晚期，多数失去手术机会。据统计，仅约20%的肝癌患者适合手术。

2. 介入治疗 介入治疗是肝癌的主要治疗方法，经导管动脉灌注化学治疗和栓塞治疗是应用最多的介入治疗方法。目前认为，早、中期肝癌患者应列为介入治疗的主要对象，待介入治疗后可酌情行外科手术切除。

3. 局部消融治疗 指在影像技术引导下局部直接杀灭肿瘤的一类治疗手段，目前以射频、微波消融和无水酒精注射最为常用。通常适用于单发肿瘤，最大直径≤5cm；或肿瘤数目≤3个，且最大直径≤3mm；无血管、胆管和邻近器官侵犯，以及远处转移；肝功能分级为Child-Pugh A或B级，或经内科保肝治疗达到该标准。

4. 靶向治疗 近年来，分子靶向药物的临床应用为肝癌的治疗带来了新突破。索拉非尼是一种口服的多靶点、多激酶抑制剂，既可通过抑制血管内皮生长因子受体（VEGFR）和血小板衍生生化因子受体（PDGFR）阻断肿瘤血管生成，又可通过阻断Raf/MEK/ERK信号传导通路，抑制肿瘤细胞增殖，发挥双重抑制、多靶点阻断的抗HCC作用。

◎ **要点七 中医辨证论治**

1. **气滞血瘀证**

证候：两胁胀痛，腹部结块，推之不移，脘腹胀闷，纳呆乏力，嗳气泛酸，大便不实，舌质红或暗红，有瘀斑，苔薄白或薄黄，脉弦或涩。

治法：疏肝理气，活血化瘀。

方药：逍遥散合桃红四物汤加减。脾气不足者，加黄芪、党参；纳呆者，加山楂、麦芽、鸡内金。

2. **湿热瘀毒证**

证候：胁下结块坚实，痛如锥刺，脘腹胀满，目肤黄染，日渐加深，面色晦暗，肌肤甲错，或高热烦渴，口苦咽干，小便黄赤，大便干黑，舌质红有瘀斑，苔黄腻，脉弦数或涩。

治法：清利湿热，化瘀解毒。

方药：茵陈蒿汤合鳖甲煎丸加减。肝区剧痛者，加乳香、没药、元胡、郁金等；腹水明显者，加牵牛子、泽兰、大腹皮等。

3. **肝肾阴虚证**

证候：腹大胀满，积块膨隆，形体羸瘦，潮热盗汗，头晕耳鸣，腰膝酸软，两胁隐隐作痛，小便短赤，大便干结，舌红少苔或光剥有裂纹，脉弦细或细数。

治法：养阴柔肝，软坚散结。

方药：滋水清肝饮合鳖甲煎丸加减。兼气虚者，加黄芪；低热者，加青蒿、银柴胡、地骨皮等。

细目七 溃疡性结肠炎

溃疡性结肠炎是一种直肠和结肠慢性非特异性炎症性疾病，病变主要累及大肠黏膜和黏膜下层。主要表现为腹泻、腹痛和黏液脓血便。

本病与中医学中的"大瘕泄"相似，归属于中医学"泄泻""肠风"等范畴。

◎ **要点一 西医病因病理**

1. **病因** 尚未完全明确，大多数学者认为本病的发病既有自身免疫机制的参与，又有遗传因素作为背景，感染和精神因素是诱发因素。

2. **病理**

（1）病变主要位于直肠和乙状结肠，一般局限于大肠黏膜和黏膜下层。

（2）病变特点：弥漫性、连续性。

（3）镜检：可见黏膜及黏膜下层有淋巴细胞、浆细胞、嗜酸及中性粒细胞浸润。

◎ **要点二 中医病因病机**

本病中医病因主要为先天禀赋不足、素体脾胃虚弱、饮食不节、情志失调以及感受外邪等，在这些病因的作用和影响下，发生脏腑功能失常，气机紊乱，湿热内蕴，肠络受损，久而由脾及肾，气滞血瘀，寒热错杂。

1. **湿热内蕴** 饮食不节，湿热内生，壅滞肠中，气机不畅，传导失常；或湿热熏灼肠道，脂络受伤，气血瘀滞，化为脓血。

2. **脾胃虚弱** 脾胃运化不健，乃致水反成湿，谷反成滞，湿滞不去，清浊不分，混杂而下，遂成泄泻。

3. **脾肾阳虚** 先天禀赋不足，或年老体弱，命门火衰，或病久脾虚中寒，损及肾阳，致脾土失于温煦，运化失司，寒湿留滞。

4. **肝郁脾虚** 七情内伤，肝失条达，横逆侮脾，失其健运。

5. **阴血亏虚** 素体阴虚，感邪而病，病久伤阴，阴血不足，阴虚火旺。

6. **气滞血瘀** 情志不畅，日久气机郁滞不通，肝气犯脾，气滞而致血瘀。

本病是以脾胃虚弱为本，以湿热蕴结、瘀血阻滞、痰湿停滞为标的本虚标实病证。病初与脾、胃、肠有关，后期涉及肾脏。

◎ 要点三 临床表现

（一）症状

1. **消化系统表现**

（1）腹泻和黏液脓血便 腹泻主要与炎症导致大肠黏膜对水钠吸收障碍以及结肠运动功能失常有关；黏液脓血便是本病活动期的重要表现；大便次数及便血的程度反映病情轻重，粪质亦与病情轻重有关。

（2）腹痛 有"疼痛→便意→便后缓解"的规律，可伴腹胀、食欲不振、恶心及呕吐。若并发中毒性巨结肠或炎症波及腹膜，有持续性剧烈腹痛。

2. **全身症状** 中、重型患者活动期常有低度至中度发热，高热多提示有合并症或为急性暴发型，重症或病情持续活动可出现衰弱、消瘦、贫血、低蛋白血症、水与电解质平衡紊乱等表现。

3. **肠外表现**

（1）外周关节炎、结节性红斑、坏疽性脓皮病、巩膜外层炎、前葡萄膜炎、口腔复发性溃疡等，在结肠炎控制或结肠切除后可以缓解或恢复。

（2）强直性脊柱炎、原发性硬化性胆管炎及少见的淀粉样变性等，与溃疡性结肠炎共存，但与溃疡性结肠炎病情变化无关。

（二）体征

（1）轻、中型 左下腹有轻压痛，部分病人可触及痉挛或肠壁增厚的乙状结肠或降结肠。

（2）重型和暴发型 可有明显鼓肠、腹肌紧张、腹部压痛及反跳痛。

（3）急性期或急性发作期 常有低度或中度发热，重者可有高热及心动过速。

（4）其他 可有关节、皮肤、眼、口及肝、胆等肠外表现。

（三）临床分型

按病程、程度、范围及病期进行综合分型。

1. **据病程经过分型**

①初发型：指无既往史的首次发作。

②慢性复发型：最多见，发作期与缓解期交替。

③慢性持续型：症状持续，间以加重的急性发作。

④急性暴发型：起病急，病情重，毒血症明显，可伴中毒性结肠扩张、肠穿孔、败血症等。

2. **据病情程度分型**

①轻型：腹泻每日 4 次以下，便血轻或无，无发热，脉快，贫血无或轻，血沉正常。

②中型：介于轻型与重型之间，腹泻每日 4 次或以上，仅有轻微全身表现。

③重型：腹泻每日 6 次以上，有明显黏液血便，体温>37.7℃持续 2 天以上，脉搏>90 次/分；血红蛋白≤75g/L，血沉>30mm/h，血清白蛋白<30g/L；体重短期内明显减轻。

3. **据病变范围分型** 分为直肠炎、直肠乙状结肠炎、左半结肠炎（结肠脾曲以远）、广泛性结肠炎或全结肠炎（扩展至结肠脾曲以近或全结肠）。

4. **据病期分型** 分为活动期和缓解期。

◎ 要点四 实验室检查及其他检查

1. **血液检查** 可有轻、中度贫血。重症患者白细胞计数增高，红细胞沉降率加速。严重者血清白蛋白及钠、钾、氯降低。缓解期如有血清

α_2球蛋白增加、γ球蛋白降低常是病情复发的先兆。

2. **粪便检查** 活动期有黏液脓血便，反复检查包括常规、培养、孵化等均无特异病原体发现，如阿米巴包囊、血吸虫卵等。

3. **纤维结肠镜检查** 是最有价值的诊断方法，通过结肠黏膜活检，可明确病变的性质。病变多从直肠开始，呈连续性、弥漫性分布，表现为：①黏膜血管纹理模糊、紊乱，黏膜充血、水肿、易脆、出血及有脓性分泌物附着，亦常见黏膜粗糙，呈细颗粒状。②病变明显处可见弥漫性多发糜烂或溃疡。③慢性病变者可见结肠袋囊变浅、变钝或消失，假息肉及桥形黏膜等。

4. **钡剂灌肠检查** 为重要的诊断方法。主要改变为：①黏膜粗乱和（或）颗粒样改变。②肠管边缘呈锯齿状或毛刺样，肠壁有多发性小充盈缺损。③肠管短缩，袋囊消失呈铅管样。重型或暴发型病例一般不宜做本检查，以免加重病情或诱发中毒性巨结肠。

5. **黏膜组织学检查** 有活动期和缓解期的不同表现。

（1）活动期 ①固有膜内有弥漫性、慢性炎症细胞及中性粒细胞、嗜酸性粒细胞浸润。②隐窝有急性炎症细胞浸润，尤其是上皮细胞间有中性粒细胞浸润，及隐窝炎，甚至形成隐窝脓肿，可有脓肿溃入固有膜。③隐窝上皮增生，杯状细胞减少。④可见黏膜表层糜烂、溃疡形成和肉芽组织增生。

（2）缓解期 ①中性粒细胞消失，慢性炎症细胞减少。②隐窝大小、形态不规则，排列紊乱。③腺上皮与黏膜肌层间隙增大。④潘氏细胞化生。

6. **免疫学检查** IgG、IgM可稍有增加，抗结肠黏膜抗体阳性，T淋巴细胞与B淋巴细胞比率降低，血清总补体活性增高。

◎ **要点五 诊断与鉴别诊断**

（一）诊断标准

符合以下3条，可诊断为溃疡性结肠炎：

1. 具有持续或反复发作腹泻和黏液血便、腹痛，伴有（或不伴）不同程度全身症状。

2. 排除细菌性痢疾、阿米巴痢疾、慢性血吸虫病、肠结核等感染性肠炎及克罗恩病、缺血性肠炎、放射性肠炎等。

3. 具有结肠镜检查特征性改变中至少1项及黏膜活检或具有X线钡剂灌肠检查征象中至少1项：

（1）结肠镜检查特征 ①黏膜血管纹理模糊、紊乱或消失，黏膜充血、水肿、易脆、出血和有脓性分泌物附着，亦常见黏膜粗糙，呈细颗粒状。②病变明显处可见弥漫性、多发性糜烂或溃疡。③缓解期患者可见结肠袋囊变浅、变钝或消失以及假息肉和桥形黏膜等。

（2）钡剂灌肠检查征象 ①黏膜粗乱和/或颗粒样改变。②肠管边缘呈锯齿状或毛刺样，肠壁有多发性小充盈缺损。③肠管短缩，袋囊消失呈铅管样。

（二）鉴别诊断

1. **慢性细菌性痢疾** 有急性菌痢病史，粪便分离出痢疾杆菌，结肠镜检查取黏液脓性分泌物培养的阳性率较高，抗菌药物治疗有效。

2. **阿米巴肠炎** 主要侵及右侧结肠，也可累及左侧。结肠溃疡较深，边缘潜行，溃疡间结肠黏膜正常。粪便或结肠镜溃疡处取活检，可发现阿米巴的包囊或滋养体。抗阿米巴治疗有效。

3. **大肠癌** 多见于中年之后，肛门指检可触及包块，纤维结肠镜检、X线钡剂灌肠检查对鉴别有价值。

4. **克罗恩病** 与溃疡性结肠炎同属炎症性肠病，为一种慢性肉芽肿性炎症。病变可累及胃肠道各部位，而以末段回肠及其邻近结肠为主，多呈节段性、非对称性分布。临床主要表现为腹痛、腹泻、瘘管、肛门病变和不同程度的全身症状。结肠镜检查可见非连续性的纵行溃疡，溃疡周围黏膜正常或呈鹅卵石样改变，活检病变肠壁可见黏膜固有层非干酪性肉芽肿及大量淋巴细胞聚集。

5. 血吸虫病 有疫水接触史，常有肝脾大，粪便检查可发现血吸虫卵，孵化毛蚴阳性。直肠镜检查在急性期可见黏膜黄褐色颗粒，活检黏膜压片或组织病理检查发现血吸虫卵。

6. 肠易激综合征 粪便可有大量黏液，但无脓血。X线钡剂灌肠及结肠镜检查无器质性病变。常伴有神经官能症。

◎ 要点六　西医治疗

（一）一般治疗

1. 休息 以减轻肠蠕动和症状，减少体力消耗。

2. 饮食和营养 给予流质或半流饮食，待病情好转后改为富营养少渣饮食；病情严重应禁食，并予完全胃肠外营养治疗。避免食用可疑不耐受食物（如鱼、虾、牛奶、花生等）；忌食辣椒、冰冻或生冷食品；戒除烟酒嗜好。

3. 心理治疗 对长期反复发作或持续不稳定的病人应给予心理治疗，使其保持心情舒畅安静，以减轻患者情绪变动对病情的影响。

（二）药物治疗

1. 活动期处理

（1）轻型UC　可选用柳氮磺胺吡啶制剂（简称SASP），或用相当剂量的5-氨基水杨酸制剂。

（2）中型UC　可用上述剂量水杨酸类制剂治疗，反应不佳者适当加量或改服糖皮质激素，常用泼尼松。

（3）重型UC　①激素：如患者尚未用过口服类固醇激素，可口服泼尼龙；已使用类固醇激素者，应静脉滴注氢化可的松或甲泼尼龙；未用过类固醇激素者亦可使用促肾上腺皮质激素静脉滴注。②抗生素：肠外应用广谱抗生素控制肠道继发感染，如氨苄青霉素、硝基咪唑及喹诺酮类制剂。③静脉类固醇激素使用7～10天后无效者，可考虑环孢素静脉滴注。④便血量大、Hb<90g/L和持续出血不止者应考虑输血。⑤应使患者卧床休息，适当输液，补充电解质，以防水及电解质平衡紊乱。

2. 缓解期处理 症状缓解后，应继续应用氨基水杨酸制剂维持治疗，一般至少3年。

（三）手术治疗

主要针对并发症，如完全性肠梗阻、瘘管与脓肿形成、急性穿孔或不能控制的大量出血等。

◎ 要点七　中医辨证论治

1. 湿热内蕴证

证候：腹泻，脓血便，里急后重，腹痛灼热，发热，肛门灼热，溲赤，舌红苔黄腻，脉滑数或濡数。

治法：清热利湿。

方药：白头翁汤加味。

2. 脾胃虚弱证

证候：大便时溏时泻，迁延反复，粪便带有黏液或脓血，食少，腹胀，肢体倦怠，神疲懒言，舌质淡胖或边有齿痕，苔薄白，脉细弱或濡缓。

治法：健脾渗湿。

方药：参苓白术散加减。兼有脱肛者，可用补中益气汤以健脾止泻，升阳举陷。

3. 脾肾阳虚证

证候：腹泻迁延日久，腹痛喜温喜按，腹胀，腰酸膝软，食少，形寒肢冷，神疲懒言，舌质淡或有齿痕，苔白润，脉沉细或尺弱。

治法：健脾温肾止泻。

方药：理中汤合四神丸加味。

4. 肝郁脾虚证

证候：腹泻前有情绪紧张或抑郁恼怒等诱因，腹痛即泻，泻后痛减，食少，胸胁胀痛，嗳气，神疲懒言，舌质淡，苔白，脉弦或弦细。

治法：疏肝健脾。

方药：痛泻要方加味。兼湿热者，加白头翁、黄连、马齿苋。

5. 阴血亏虚证

证候：大便秘结或少量脓血便，腹痛隐隐，

午后发热，盗汗，五心烦热，头晕眼花，舌红少苔，脉细数。

治法：滋阴养血，清热化湿。

方药：驻车丸。热重者，酌加知母，熟大黄以清热通下。

6. 气滞血瘀证

证候：腹痛，腹泻，泻下不爽，便血色紫暗，胸胁胀满，腹内包块，面色晦暗，肌肤甲错，舌紫或有瘀点，脉弦涩。

治法：化瘀通络。

方药：膈下逐瘀汤加减。

细目八 上消化道出血

上消化道出血是指屈氏韧带以上的食管、胃、十二指肠和胰胆等病变引起的出血，以及胃-肠吻合术和空肠病变引起的出血。在短时间内失血超过1000mL或循环血容量的20%称为大出血，主要表现为急性大量出血，呕血、黑粪、血便等并伴有血容量减少引起的急性周围循环障碍。

本病可归属于中医学"呕血""黑便""便血"等范畴。

◎ 要点一　西医病因

1. 上消化道疾病，如食管疾病、胃及十二指肠疾病等。消化性溃疡是上消化道出血主要原因。

2. 门脉高压引起食管胃底静脉曲张破裂或门脉高压性胃病。

3. 上消化道邻近器官或组织的疾病：①胆道出血。②胰腺疾病累及十二指肠。③主动脉瘤破入食管、胃、十二指肠。④纵隔肿瘤或脓肿破入食管。

4. 全身性疾病：①血管性疾病。②血液病。③尿毒症。④结缔组织病。

5. 应激相关胃黏膜损伤：各种严重疾病引起的应激状态下产生的急性糜烂出血性胃炎乃至溃疡形成。

◎ 要点二　中医病因病机

本病病因主要为饮食不节、情志内伤、素体脾虚等，在这些病因的作用和影响下，发生热伤胃络或气不统血而血溢胃肠。

1. **胃中积热**　平素嗜食辛辣之品，燥热蕴结，胃热内盛，热伤胃络，迫血妄行而吐血。

2. **肝火犯胃**　情志内伤，肝气郁而化火，肝火横逆犯胃，胃络损伤则吐血。

3. **脾不统血**　脾气亏虚，统摄无能，血液外溢而吐血。

4. **气随血脱**　大量失血，气随血去，中气亏虚，气不摄血，血溢胃肠而吐血。

本病病位在胃，与大肠、肝、脾关系密切。本病是以瘀热互结为标，以脾胃虚弱、气血两虚为本的本虚标实病证。初起多由火热之邪作祟，以标实为主。若呕血、便血不止，气随血脱可致亡阴、亡阳之"脱证"。

◎ 要点三　临床表现

上消化道出血的临床表现取决于出血量与速度。

1. **呕血与黑便**　呕血与黑便是上消化道出血的特征性表现。

2. **失血性周围循环衰竭**　表现为头昏、心悸、乏力，突然起立时发生晕厥，肢体冷感，心率加快，血压偏低等，严重者呈休克状态。

3. **贫血和血象变化**　贫血程度除取决于失血量外，还与出血前有无贫血基础、出血后液体平衡状况等因素有关。急性出血患者为正细胞正色素性贫血，可暂时出现大细胞性贫血；慢性失血则呈小细胞低色素性贫血。骨髓象有明显代偿性增生。

4. **发热**　出血24小时内出现低热，多在38.5℃以下，持续3~5天后恢复正常。

5. **氮质血症**　大量血液蛋白质的消化产物在肠道被吸收，血中尿素氮浓度可暂时升高，称为肠源性氮质血症。

◎ 要点四　实验室检查及其他检查

1. **血常规**　出血早期血象无明显改变，3~4

小时后可出现不同程度的正细胞正色素性贫血，白细胞计数轻至中度升高。

2. **肾功能** 氮质血症，一次性出血后可引起BUN开始上升，24小时左右达高峰，4天左右恢复正常。

3. **胃镜检查** 为目前诊断上消化道出血病因的首选方法。一般主张在出血后24~48小时内检查，称为急诊胃镜检查。

4. **其他检查** 选择性腹腔动脉造影、放射性核素检查、胶囊内镜及小肠镜检查适用于不明原因的小肠出血和不适宜胃镜检查的大出血。

◎ 要点五　诊断与鉴别诊断

1. **上消化道出血诊断的确立** 根据呕血、黑便和失血性周围循环衰竭的典型临床表现，呕吐物或黑粪隐血试验呈强阳性，血红蛋白浓度、红细胞计数及血细胞比容下降的实验室证据，排除消化道以外的出血因素，即可确立诊断。单纯便血者要判断是上消化道还是下消化道出血。

2. **出血严重程度的估计和周围循环状态的判断** 成人每日消化道出血>5mL即可出现粪便隐血试验阳性，每日出血量50~100mL可出现黑便，胃内蓄积血量在250~300mL可引起呕血。一次出血量<400mL时，一般不出现全身症状；出血量达400~500mL，可出现乏力、心慌等全身症状；短时间内出血量超过1000mL，可出现周围循环衰竭表现。

3. **出血是否停止的判断** 临床上出现下列情况应考虑继续出血或再出血：①反复呕血，或黑便次数增多，粪质稀薄，伴肠鸣音亢进。②周围循环衰竭表现经充分补液输血而未见明显改善，或暂时好转而又恶化。③血红蛋白浓度、红细胞计数与血细胞比容持续下降，网织红细胞计数持续升高。④补液与尿量足够的情况下，血尿素氮持续或再次升高。

4. **出血病因鉴别诊断** ①慢性、周期性、节律性上腹痛多提示消化性溃疡，特别是出血前疼痛加重，出血后减轻或缓解。②服用非甾体抗炎药等损伤胃黏膜的药物或应激状态，可能为急性糜烂出血性胃炎。③有病毒性肝炎、血吸虫病或酗酒病史，并有肝病与门静脉高压的临床表现者，可能是食管胃底静脉曲张破裂出血。④中年以上患者近期出现上腹痛，伴有厌食、消瘦者，警惕胃癌。⑤肝功能试验结果异常、血常规白细胞及血小板减少等有助于肝硬化的诊断。

◎ 要点六　西医治疗

1. **一般急救措施** 卧床休息，保持呼吸道通畅，必要时给氧。活动性出血期间禁食。

2. **积极补充血容量** 改善急性失血性周围循环衰竭的关键是输血，一般输浓缩红细胞，严重活动性大出血考虑输全血。输血量以使血红蛋白达到70g/L左右为宜。

紧急输血指征：①当改变体位时出现晕厥、血压下降和心率加快，或心率大于120次/分或收缩压低于90mmHg，或较基础血压下降25%。②失血性休克。③血红蛋白低于70g/L或血细胞比容低于25%。

3. **止血措施**

（1）食管胃底静脉曲张破裂出血　出血量大，再出血率高，死亡率高。①药物止血：血管加压素静脉注射，奥曲肽对本病具有肯定止血疗效，且副作用少。②气囊压迫止血：三腔二囊管。③内镜治疗：可止血且有效防止早期再出血，是目前治疗食管胃底静脉曲张破裂出血的重要手段。④外科手术或经颈静脉肝内门体静脉分流术。

（2）非曲张静脉上消化道大出血　①抑制胃酸分泌：常静脉用H_2受体拮抗剂和质子泵抑制剂，以质子泵抑制剂效果好。②内镜治疗。③手术治疗。④介入治疗。

◎ 要点七　中医辨证论治

1. **胃中积热证**

证候：吐血紫暗或咖啡色，甚则鲜红，常混有食物残渣，大便黑如漆，口干喜冷饮，胃脘胀闷灼痛，舌红苔黄，脉滑数。

治法：清胃泻火，化瘀止血。

方药：泻心汤合十灰散加减。

2. 肝火犯胃证

证候：吐血鲜红或紫暗，口苦目赤，胸胁胀痛，心烦易怒，或有黄疸，舌红苔黄，脉弦数。

治法：泻肝清胃，降逆止血。

方药：龙胆泻肝汤加减。

3. 脾不统血证

证候：吐血暗淡，大便漆黑稀溏，面色苍白，头晕心悸，神疲乏力，纳少，舌淡红，苔薄白，脉细弱。

治法：益气健脾，养血止血。

方药：归脾汤加减。

4. 气随血脱证

证候：吐血倾盆盈碗，大便溏黑甚则紫暗，面色苍白，大汗淋漓，四肢厥冷，眩晕心悸，烦躁口干，神志恍惚，昏迷，舌淡红，脉细数无力或脉微细。

治法：益气摄血，回阳固脱。

方药：独参汤或四味回阳饮加减。

第四单元　泌尿系统疾病

细目一　慢性肾小球肾炎

慢性肾小球肾炎是由多种原因引起的、不同病理类型组成的原发于肾小球的一组疾病。该组疾病起病方式各异、病情迁延、病变进展缓慢、病程绵长，并以蛋白尿、血尿、水肿及高血压为其基本临床表现，常伴有不同程度的肾功能损害。本病可发生于不同年龄、性别，但以青壮年男性居多。

本病与中医学的"石水"相似，可归属于"水肿""虚劳""腰痛""尿血"等范畴。

◎ 要点一　西医病因病理

1. **病因**　急性链球菌感染后肾炎迁延不愈，病程超过1年以上者可转为慢性肾炎，但仅占15%~20%。大部分慢性肾炎并非由急性肾炎迁延所致。其他细菌及病毒（如乙型肝炎病毒等）感染亦可引起慢性肾炎。

2. **病理**　慢性肾炎病理改变是双肾一致性的肾小球改变。常见的病理类型有系膜增生性肾小球肾炎（包括IgA和非IgA系膜增生性肾小球肾炎）、膜增生性肾小球肾炎、膜性肾病及局灶性节段性肾小球硬化。

◎ 要点二　中医病因病机

慢性肾炎主因先天禀赋不足或劳倦过度、饮食不节、情志不遂等引起肺、脾、肾虚损，气血阴阳不足所致，又常因外感风、寒、湿、热之邪而发病。

1. **脾肾亏虚**　水湿内侵，脾气受困或肾虚封藏失职，精微下泄，日久成劳。脾肾阳虚，命门不固，开合失司，水液内停，泛溢肌肤而发病。

2. **肺肾气虚**　肺气虚不能通调水道，上源失调，肾气虚不能气化，下源失和，水液内聚为患。

3. **肝肾阴虚**　肝肾阴亏则风阳上亢，阴虚内热则灼伤络脉而发病。

4. **气阴两虚**　久病气阴两伤，气虚则津液不布，清气不升，气化失司，水液内停；阴亏则虚热内生，灼伤络脉。

5. **湿邪内蕴**　脾气虚，不能运化水湿，湿浊内停，或肺不布津，泛于肌肤，水湿、瘀血日久化浊，或阻于脾胃，或上犯清窍，或下迫二窍，湿从热化，变生多证。

6. **瘀血内阻**　肝失疏泄，气机失畅，日久引起血瘀水停，或久病入络，络脉瘀阻，脉络不通而发病。

本病病位在肾，与肺、脾相关，其病理基础在于脏腑的虚损。为本虚标实之证，本虚常见肺肾脾气虚、脾肾阳虚、肝肾阴虚和气阴两虚；标实则以湿、瘀、浊为多。正气亏虚为内因，常因外感风、寒、湿、热之邪而诱发。由此内外互因，以致气血运行失常，三焦水道受阻，继而形成瘀血、湿热、水湿、湿浊等内生之邪，其内生之邪（尤其是湿热和瘀血）又成为重要的致病因素，损及脏腑，使病情缠绵难愈。

◎ 要点三　临床表现

慢性肾炎多数起病隐匿，进展缓慢，病程较长。其临床表现呈多样性，但以蛋白尿、血尿、高血压、水肿为基本临床表现，可有不同程度的肾功能减退。病情时轻时重、迁延难愈，渐进性发展为慢性肾衰竭。

1. 症状　早期患者可有疲倦乏力、腰部酸痛、食欲不振等，多数患者有水肿，一般不严重，有的患者无明显临床症状。

2. 体征

（1）水肿　轻者仅有面部、眼睑等组织松弛部位水肿，晨起比较明显，进而可发展至足踝、下肢，重者则全身水肿，甚至有胸（腹）水。尿量变化与水肿和肾功能情况有关，水肿期间尿量减少，部分肾功能明显减退，浓缩功能障碍者常有夜尿增多或多尿。

（2）高血压　血压可正常或轻度升高，大多数慢性肾炎患者迟早会发生高血压。患者可有眼底出血、渗出，甚至视神经乳头水肿。持续高血压的程度与预后密切相关，易导致心、肾功能不全。

（3）贫血　水肿明显时，有轻度贫血。若肾功能损害，可呈中度以上贫血。

◎ 要点四　实验室检查及其他检查

1. 尿液检查　尿蛋白一般在 1~3g/d，尿沉渣可见颗粒管型和透明管型。血尿一般较轻或完全没有，但在急性发作期，可出现镜下血尿甚至肉眼血尿。

2. 肾功能检查　肾功能不全时，主要表现为肾小球滤过率（GFR）下降，肌酐清除率（Ccr）降低。

◎ 要点五　诊断与鉴别诊断

（一）诊断

1. 起病缓慢，病情迁延，临床表现可轻可重，或时轻时重。随着病情发展，可有肾功能减退、贫血、电解质紊乱等情况的出现。

2. 有水肿、高血压、蛋白尿、血尿及管型尿等表现中的一种（如血尿或蛋白尿）或数种。临床表现多种多样，有时可伴有肾病综合征或重度高血压。

3. 病程中可有肾炎急性发作，常因感染（如呼吸道感染）诱发，发作时有类似急性肾炎的表现。可自动缓解或病情加重。

（二）鉴别诊断

1. 原发性高血压肾损害　多见于中老年患者，高血压病在先，继而出现蛋白尿，且为微量至轻度蛋白尿，镜下可见少量红细胞及管型，肾小管功能损害（尿浓缩功能减退，夜尿增多）早于肾小球功能损害，常伴有高血压的心脑并发症。肾穿刺有助于鉴别。

2. 慢性肾盂肾炎　多见于女性患者，有反复尿路感染病史，多次尿沉渣或尿细菌培养阳性，肾功能损害以肾小管为主，影像学检查可见双肾非对称性损害，呈肾间质性损害影像学征象。

3. Alport 综合征（遗传性肾炎）　常起病于青少年（多在 10 岁以前），患者有肾（血尿、轻至中度蛋白尿及进行性肾功能损害）、眼（球形晶状体等）、耳（神经性耳聋）异常，并有阳性家族史（多为性连锁显性遗传）。

4. 急性肾小球肾炎　有前驱感染并以急性发作起病的慢性肾炎需与此病相鉴别。慢性肾炎急性发作病情多在短期内（数日）急骤恶化，血清 C_3 一般无动态变化。

5. 继发性肾病　狼疮性肾炎、紫癜性肾炎、糖尿病肾病等继发性肾病均可表现为水肿、蛋白尿等症状，与慢性肾炎表现类似。但继发性肾病通常均存在原发性疾病的临床特征及实验室检查结果，如狼疮性肾炎多见于女性，常有发热、关节痛、皮疹、抗核抗体阳性等；紫癜性肾炎常有皮肤紫癜、关节痛、腹痛等症状；糖尿病肾病则有长期糖尿病病史、血糖升高，肾脏组织病理检查有助于鉴别。

◎ 要点六　西医治疗

1. 积极控制高血压和减少尿蛋白

（1）治疗原则　①力争把血压控制在理想水平，即蛋白尿≥1g/d，血压控制在125/75mmHg以下；蛋白尿<1g/d，血压控制可放宽到130/80mmHg以下。②选择具有延缓肾功能恶化、保护肾功能作用的降血压药物。

（2）降压药物选择　①有钠水潴留容量依赖性高血压患者可选用噻嗪类利尿药（如氢氯噻嗪）或醛固酮受体阻断剂（可选用螺内脂、依普利酮）。②对肾素依赖性高血压应首选血管紧张素转换酶抑制剂（ACEI），如贝那普利。或用血管紧张素Ⅱ受体拮抗剂（ARB），如氯沙坦或缬沙坦。③心率较快的中、青年患者或合并心绞痛患者，可选用β受体阻滞剂，如阿替洛尔或美托洛尔。④老年患者，以及合并糖尿病、冠心病患者，选用钙离子拮抗剂，如氨氯地平或硝苯地平控释片。⑤若高血压难以控制可以选用不同类型降压药联合应用。

近年来研究证实，ACEI在降低全身性高血压的同时，可降低肾小球内压，减少尿蛋白，减轻肾小球硬化，延缓肾功能衰竭，因此ACEI可作为慢性肾炎患者控制高血压的首选药物。近年来的临床研究显示，ARB/CCB单片复方制剂对慢性肾病微量蛋白尿亦有较好的效果。但肾功能不全的患者在应用ACEI及ARB时应注意防止高钾血症，血肌酐>350μmol/L的非透析治疗患者不宜使用。少数患者应用此类药物有持续性干咳的不良反应。ARB具有与ACEI相似的作用，但不引起持续干咳。CCB及醛固酮受体阻断剂均有减少尿蛋白排泄的作用。CCB在降低全身血压的同时，降低肾小球内压力。醛固酮受体阻断剂减少尿蛋白排泄的机制尚不明确，可能与抗炎作用有关。

2. 限制蛋白及磷的摄入量　低蛋白及低磷饮食可减轻肾小球内高压、高灌注及高滤过状态，延缓肾小球硬化。对无肾功能减退者蛋白质的摄入量以0.8g/（kg·d）为宜。肾功能不全氮质血症时蛋白质摄入量应限制在0.5~0.8g/（kg·d），其中高生物效价的动物蛋白应占1/3或更多，如鸡蛋、牛奶、瘦肉等。在低蛋白饮食时，可适当增加糖类含量，同时适当辅以必需氨基酸，以补充体内必需氨基酸的不足，防止负氮平衡。另外，对于高血压患者应限制盐的摄入量（<3g/d）。

3. 血小板解聚药　对系膜毛细血管性肾小球肾炎有一定的降尿蛋白作用。如大剂量双嘧达莫（300~400mg/d）或小剂量阿司匹林（40~80mg/d）。

4. 避免对肾有害的因素　劳累、感染、妊娠和应用肾毒性药物（如氨基糖苷类抗生素等）均可能引起肾损伤，导致肾功能下降或进一步恶化，应尽量予以避免。

◎ 要点七　中医辨证论治

1. 本证

（1）脾肾气虚证

证候：腰脊酸痛，神疲乏力，或浮肿，纳呆或脘胀，大便溏薄，尿频或夜尿多，舌质淡，有齿痕，苔薄白，脉细。

治法：补气健脾益肾。

方药：异功散加味。临床使用时酌加杜仲、川断、菟丝子以补肾强腰；若脾虚湿困，纳呆脘胀者，可加制苍术、藿香、佩兰、陈皮化湿健脾；脾虚便溏，加炒扁豆、炒芡实健脾助运；水肿明显者，加车前子、猪苓利水消肿。

（2）肺肾气虚证

证候：颜面浮肿或肢体肿胀，疲倦乏力，少语懒言，自汗出，易感冒，腰脊酸痛，面色萎黄，舌淡，苔白，脉细弱。

治法：补益肺肾。

方药：玉屏风散合金匮肾气丸加减。兼有外感表证者，宜先解表，兼风寒者可用麻黄汤加减，兼风热者可用银翘散加减；若头面肿甚，咽干痛者，可用麻黄连翘赤小豆汤加减；若水气壅滞，遍及三焦，水肿甚，尿少，大便干结者，可用己椒苈黄丸合五苓散加减；尿蛋白多者，可加芡实、金樱子以固涩精微；尿中红细胞多者加墨旱莲、白茅根、茜草以养血止血。

(3) 脾肾阳虚证

证候：全身浮肿，面色苍白，畏寒肢冷，腰脊冷痛，神疲，纳少，便溏，遗精，阳痿，早泄，或月经失调，舌质嫩淡胖，边有齿痕，脉沉细或沉迟无力。

治法：温补脾肾。

方药：附子理中丸或济生肾气丸加减。若肾阳虚甚，形寒肢冷，大便溏薄明显者，加仙灵脾、补骨脂以助温补肾阳之力；水肿明显者，可用实脾饮合真武汤以温阳利水；伴有胸水而咳逆上气，不能平卧者，加用葶苈大枣泻肺汤，泻肺行水，下气平喘；若伴腹水者，加用五皮饮以利其水。

(4) 肝肾阴虚证

证候：目睛干涩或视物模糊，头晕耳鸣，五心烦热或手足心热，口干咽燥，腰膝酸痛，遗精，或月经失调，舌红少苔，脉弦细或细数。

治法：滋养肝肾。

方药：杞菊地黄丸加减。肝阴虚甚者，可加当归、白芍以加强养肝之力；兼心阴虚者，可加柏子仁、炒枣仁、五味子以养心安神；兼肺阴虚者，可加天门冬、麦门冬、五味子以滋养肺阴；兼有肝阳上亢者，可加天麻、钩藤、僵蚕以平肝潜阳；兼有下焦湿热者，可加知母、黄柏、石韦以清热利湿；伴血尿者，可去熟地黄，加生地黄、大蓟、小蓟、白茅根以清热凉血止血；若大便干结者，可加生大黄以泻热通便。

(5) 气阴两虚证

证候：面色无华，少气乏力，或易感冒，午后低热，或手足心热，腰酸痛，或见浮肿，口干咽燥或咽部暗红，咽痛，舌质红，少苔，脉细或弱。

治法：益气养阴。

方药：参芪地黄汤加减。若大便干者，可加玄参、柏子仁、生大黄以清热润肠通便；若咽痛日久，咽喉暗红者，可加沙参、麦冬、桃仁、赤芍以活血养阴；若兼见纳呆腹胀者，可加砂仁、木香以理气和胃；若肾气虚甚者，可加菟丝子、覆盆子以养肾气；若口干咽燥，干咳少痰，小便短赤，大便干者，可改用人参固本丸加减。

2. 标证

(1) 水湿证

证候：颜面或肢体浮肿，舌苔白或白腻，脉缓或沉缓。

治法：利水消肿。

方药：五苓散合五皮饮加减。若腰以上肿甚兼风邪者，当加防风、羌活以散风除湿；腰以下肿甚为水湿下注者，加汉防己、薏苡仁以利水消肿；兼寒者，酌加制附子、干姜以温阳行水；兼热者，酌加通草、滑石以利湿清热。

(2) 湿热证

证候：面浮肢肿，身热汗出，口干不欲饮，胸脘痞闷，腹部胀满，纳差，尿黄短少，便溏，舌红，苔黄腻，脉滑数。

治法：清热利湿。

方药：三仁汤加减。湿热蕴积上焦，见咯吐黄痰者，可加用杏仁滑石汤加减；湿热中阻，以痞满腹胀为主者，可加用黄连温胆汤加减；湿热蕴结下焦者，可用八正散加减；热结咽喉，咽喉肿痛明显者，可用银翘散加减。

(3) 血瘀证

证候：面色黧黑或晦暗，腰痛固定或呈刺痛，肌肤甲错，肢体麻木，舌质紫暗或有瘀斑，脉细涩。

治法：活血化瘀。

方药：血府逐瘀汤加减。病人虚实皆重，可按正虚辨证，加入丹参、赤芍、泽兰、红花活血化瘀；若兼气虚、阳虚者，可改用桂枝茯苓丸加味，以益气活血。

（4）湿浊证

证候：纳呆，恶心或呕吐，口中黏腻，脘胀或腹胀，身重困倦，浮肿尿少，精神萎靡，舌苔腻，脉沉细或沉缓。

治法：健脾化湿泄浊。

方药：胃苓汤加减。若恶心呕吐较甚者，可加生姜、竹茹以和胃降逆；若便秘，可加大黄、六月雪以化湿泄浊，或配合生大黄、蒲公英、六月雪、煅牡蛎保留灌肠。

细目二　肾病综合征

肾病综合征（nephrotic syndrome，NS）为一组常见于肾小球疾病的临床证候群。临床特征为：①大量蛋白尿（≥3.5g/24h）。②低白蛋白血症（≤30g/L）。③水肿。④高脂血症。其中"大量蛋白尿"和"低蛋白血症"为NS的最基本的特征。

本病与中医学中的"肾水"相似，可归属于"水肿""腰痛""虚劳"等范畴。

◎ **要点一　西医病因与病理生理**

（一）病因

根据病因可分为原发性和继发性两大类。

1. **原发性NS**　以微小病变型肾病、系膜增生性肾炎、膜性肾病、系膜毛细血管性肾炎及肾小球局灶节段性硬化5种临床病理类型最为常见；原发性肾小球疾病中的急性肾炎、急进性肾炎、慢性肾炎等均可在疾病过程中出现NS。

2. **继发性NS**　病因很多，常见有糖尿病肾病、肾淀粉样变性、系统性红斑狼疮肾炎、新生物（实体瘤、白血病及淋巴瘤）、药物及感染等。

（二）病理生理

1. **蛋白尿**　NS时蛋白尿产生的基本原因包括电荷屏障和孔径屏障的变化，特别是电荷屏障受损时，肾小球滤过膜对血浆蛋白（多以白蛋白为主）的通透性增加，致使原尿中蛋白含量增多，当远超过近曲小管回吸收量时，则形成大量蛋白尿。

2. **低蛋白血症**　NS时尿丢失大量蛋白，原尿中部分白蛋白在近曲小管上皮细胞中被分解（每日可达10g），胃肠道水肿时，蛋白质的摄入及吸收能力下降，同时肝脏合成白蛋白的增加程度常不足以代偿尿蛋白的丢失而导致低蛋白血症。

3. **水肿**　NS时血浆蛋白浓度及胶体渗透压降低，血管内的水分和电解质进入组织间隙，导致水肿的形成。

4. **高脂血症**　NS患者血浆胆固醇（TC）、甘油三酯（TG）、低和极低密度脂蛋白（LDL和VLDL）浓度增加，其发生与肝脏合成脂蛋白增加及脂蛋白分解和利用减少有关。

◎ **要点二　中医病因病机**

本病以水肿为特征，是全身气化功能障碍的一种表现，由于外感风寒或风热之邪内舍于肺，或痈疡疮毒内犯，或久居湿地，或素体脾虚及烦劳过度等导致脏腑功能失调，特别是导致肺失通调，脾失转输，肾失开合，终致膀胱气化无权，三焦水道失畅，水液停聚而成本病。日久可致湿热、瘀血兼夹为病。

1. **风水相搏**　肺失宣降，水液不能敷布，以致风遏水阻，风水相搏，泛溢肌肤而成本病。

2. **疮毒浸淫**　疮毒内归脾肺，脾失运化，肺失宣降，三焦水道失畅，水液溢于肌肤而成本病。

3. **水湿浸渍**　湿邪内侵，脾为湿困，运化失司，水湿不运，泛于肌肤而成本病。

4. **湿热内蕴**　湿热内蕴，充斥内外，影响水液代谢而发病。

5. **脾虚湿困**　脾失健运，不能运化水湿，泛溢于肌肤而发病。

6. **阳虚水泛**　肾阳虚衰，不能化气行水，致水湿上泛而成本病。

本病的发病是由脏腑功能失调、水液代谢失常所致。主要表现为肺、脾、肾三脏功能失调，以阴阳气血不足特别是阳气不足为病变之本，以水湿、湿热、风邪、疮毒、瘀血等为病变之标，为虚实夹杂之证。病位在肺、脾、肾，以肾为本。因外邪而致水肿者，病变部位多责之于肺；因内伤而致水肿或感受外邪日久不愈者，病变多责之于脾、肾。阳水以标实为主，阴水以本虚为主；早期多为实证，日久则虚实夹杂。若病势迅猛或日久不愈可见浊毒内留，出现侮肝、犯肺、攻心、上脑等危重证候。

◎ 要点三　临床表现与并发症

原发性NS常无明显病史，部分病人有上呼吸道感染等病史；继发性NS常有明显的原发病史。临床常见"三高一低"（高度水肿、大量蛋白尿、高脂血症、低蛋白血症）经典的NS症状，但也有非经典的NS患者，仅有大量蛋白尿、低蛋白血症，而无明显水肿，常伴高血压。此类患者病情较重，预后较差。

1. 主要症状　水肿，纳差，乏力，肢节酸重，腰痛，甚至胸闷气喘、腹胀膨隆等。

2. 体征

（1）水肿　患者水肿常渐起，最初多见于踝部，呈凹陷性，晨起时眼睑、面部可见水肿。随病情进展，水肿发展至全身，可出现胸腔、腹腔、阴囊甚至心包腔的大量积液。

（2）高血压　20%~40%成年NS病人有高血压，水肿明显者约半数有高血压。部分病人为容量依赖型，随水肿消退而血压恢复正常；肾素依赖型高血压主要与肾脏基础病变有关。

（3）低蛋白血症与营养不良　长期持续性大量蛋白尿导致血浆蛋白降低，白蛋白下降尤为明显。病人出现毛发稀疏干枯、皮肤苍白、肌肉萎缩等营养不良表现。

3. 并发症

（1）感染　与蛋白质营养不良、免疫功能紊乱及应用糖皮质激素治疗有关。常见感染好发部位的顺序为呼吸道→泌尿道→皮肤。

（2）血栓、栓塞性并发症　与血液浓缩（有效血容量减少）、高黏状态、抗凝和纤溶系统失衡，以及血小板功能亢进、应用利尿剂和糖皮质激素等有关。其中以肾静脉血栓最为常见。此外，肺血管血栓、栓塞，下肢静脉、下腔静脉、冠状血管血栓和脑血管血栓也不少见。

（3）急性肾衰竭　有效血容量不足而致肾血流量下降，诱发肾前性氮质血症，可呈少尿、尿钠减少伴血容量不足的临床表现，经扩容、利尿后可得到恢复。另有急性肾实质性肾衰竭，常见于50岁以上患者，表现为少尿甚或无尿，扩容、利尿无效。

（4）脂肪代谢紊乱　高脂血症可促进血栓、栓塞并发症的发生，还将增加心血管系统并发症，并可促进肾小球硬化和肾小管-间质病变的发生，促进肾脏病变的慢性进展。

（5）蛋白质营养不良　长期低蛋白血症可以导致严重的负氮平衡和蛋白质-热量营养不良，主要表现为肌肉萎缩、儿童生长发育障碍；金属结合蛋白丢失可使微量元素缺乏、钙磷代谢障碍，内分泌素结合蛋白不足可诱发内分泌紊乱；药物结合蛋白减少可影响某些药物的药代动力学（使血浆游离药物浓度增加、排泄加速），影响药物疗效。

◎ 要点四　实验室检查及其他检查

1. 尿常规及24小时尿蛋白定量　尿蛋白定性多为+++~++++，定量>3.5g/24h。

2. 血清蛋白测定　呈现低蛋白血症（≤30g/L）。

3. 血脂测定　血清胆固醇（TC）、甘油三酯（TG）、低和极低密度脂蛋白（LDL和VLDL）浓度增加，高密度脂蛋白（HDL）可以增加、正常或减少。

4. 肾功能测定　肾功能多数正常（肾前性氮质血症者例外）或肾小球滤过功能减退。

5. 肾B超、双肾ECT　此项理化检查有助于本病的诊断。

6. 肾活检　是确定肾组织病理类型的唯一手段。

◎ 要点五　诊断与鉴别诊断

（一）诊断

原发性NS的诊断主要依靠排除继发性NS。

诊断要点包括：①大量蛋白尿（>3.5g/24h）。②低蛋白血症（血浆白蛋白≤30g/L）。③明显水肿。④高脂血症。其中，"大量蛋白尿"和"低蛋白血症"为诊断NS的必备条件。

（二）鉴别诊断

1. 系统性红斑狼疮性肾炎 好发于青、中年女性，伴有发热、皮疹及关节痛，尤其是面部蝶形红斑最具诊断价值。免疫学检查可检测出多种自身抗体。

2. 过敏性紫癜性肾炎 好发于青少年，有典型的皮肤紫癜，可伴有关节痛、腹痛及黑便，多在皮疹出现后1~4周出现血尿和/或蛋白尿。

3. 糖尿病肾病 多发生于糖尿病10年以上的病人，早期可发现尿微量白蛋白排出增加，以后逐渐发展成大量蛋白尿、NS。眼底检查可见微动脉瘤。

4. 乙型肝炎病毒相关性肾炎 应有乙型肝炎病毒抗原阳性，肾活检证实乙型肝炎病毒或其抗原沉积才能确诊。

◎ 要点六 西医治疗

（一）治疗原则

最好能根据病理类型施治。治疗时不应仅以减少或消除尿蛋白为目的，还应重视保护肾功能，减缓肾功能恶化的趋势与程度，预防并发症的发生。

（二）一般治疗

1. 休息。
2. 饮食治疗。应给予正常量0.8~1.0g/（kg·d）的优质蛋白饮食；脂肪的摄入，宜少进富含饱和脂肪酸（动物油脂）的饮食，多食富含多聚不饱和脂肪酸（如植物油、鱼油）及富含可溶性纤维（如燕麦、米糠及豆类）的饮食，减轻高脂血症；水肿时应低盐（<3g/d）饮食。

（三）对症治疗

1. 利尿消肿 对NS患者利尿治疗的原则是不宜过快、过猛，以免造成有效血容量不足，加重血液高黏倾向，诱发血栓、栓塞并发症。常用药物有：

（1）噻嗪类利尿剂 常用氢氯噻嗪。长期服用应防止低钾、低钠血症。

（2）潴钾利尿剂 可与噻嗪类利尿剂合用，常用氨苯蝶啶或醛固酮拮抗剂螺内酯。长期服用需防止高钾血症，肾功能不全者慎用。

（3）袢利尿剂 常用呋塞米（速尿），或布美他尼（丁尿胺），口服或静脉注射。在渗透性利尿剂治疗之后应用效果更好，谨防低钠血症及低钾、低氯血症性碱中毒的发生。

（4）渗透性利尿剂 常应用不含钠的右旋糖酐40（低分子右旋糖酐）或淀粉代血浆（706代血浆）。对少尿患者（尿量<400mL/d）慎用，可引起管型，形成阻塞肾小管，并可诱发"渗透性肾病"，导致急性肾衰。

（5）提高血浆胶体渗透压 采用血浆或血浆白蛋白等静脉输注，如接着用呋塞米加于葡萄糖溶液中缓慢静脉滴注，效果更佳。对严重低蛋白血症、高度浮肿而又少尿的患者和伴有心脏病的患者慎用。

2. 减少尿蛋白 血管紧张素转换酶抑制剂（如卡托普利）、血管紧张素Ⅱ受体拮抗剂（如氯沙坦）、长效二氢吡啶类钙拮抗药（如氨氯地平）等，均可通过其有效地控制高血压而显示出不同程度的减少尿蛋白的作用。此外，血管紧张素转换酶抑制剂、血管紧张素Ⅱ受体拮抗剂、醛固酮受体阻断剂可有不依赖于降低全身血压的减少尿蛋白作用。

（四）免疫调节治疗

1. 糖皮质激素

（1）使用原则和方案：①起始足量：常用药物为泼尼松1mg/（kg·d），口服8周，必要时可延长至12周。②缓慢减药：足量治疗后每1~2周减原用量的10%，当减至20mg/d左右时症状易反复，应更加缓慢减量。③长期维持：最后以最小有效剂量（10mg/d）作为维持量，再服半年至1年或更长。激素可采取全日量顿服或在维持用药期间两日量隔日一次顿服，以减轻激素的副作用。

（2）根据患者对糖皮质激素的治疗反应，可将其分为"激素敏感型"（用药8～12周NS缓解）、"激素依赖型"（激素减药到一定程度即复发）和"激素抵抗型"（激素治疗无效）。

2. 细胞毒药物　这类药物可用于"激素依赖型"或"激素抵抗型"的患者，协同激素治疗。若无激素禁忌，一般不作为首选或单独治疗用药。

（1）环磷酰胺　国内外最常用的细胞毒药物。应用剂量为每日每千克体重2mg，分1～2次口服；或200mg加入生理盐水注射液20mL内，隔日静脉注射。累计量达6～8g后停药。主要副作用为骨髓抑制及中毒性肝损害，并可出现性腺抑制（尤其男性）、脱发、胃肠道反应及出血性膀胱炎。

（2）环孢素　能选择性抑制T辅助细胞及T细胞毒效应细胞，作为二线药物用于治疗激素及细胞毒药物无效的难治性NS。因有肝、肾毒性，并可致高血压、高尿酸血症、多毛、牙龈增生等不良反应和停药后易复发等，限制其临床广泛使用。

（3）他克莫司　抑制T细胞活化以及T辅助细胞依赖B细胞的增生作用。用于难治性NS。

（4）麦考酚吗乙酯　选择性抑制T、B淋巴细胞增殖及抗体形成。广泛用于肾移植后排异反应，不良反应相对小。

◎ 要点七　中医辨证论治

1. 风水相搏证

证候：起始眼睑浮肿，继则四肢、全身亦肿，皮肤光泽，按之凹陷易回复，伴发热、咽痛、咳嗽、小便不利等症，舌苔薄白，脉浮。

治法：疏风解表，宣肺利水。

方药：越婢加术汤加减。偏于风热者，加板蓝根、桔梗、金银花、连翘，以疏解风热；偏于风寒者，去石膏，加苏叶、桂枝、防风，以助麻黄辛温解表；水肿重者加白茅根、浮萍、泽泻、茯苓，以助宣肺利水消肿。

2. 湿毒浸淫证

证候：眼睑浮肿，延及全身，身发痈疡，恶风发热，小便不利，舌质红，苔薄黄，脉浮数或滑数。

治法：宣肺解毒，利湿消肿。

方药：麻黄连翘赤小豆汤合五味消毒饮。湿盛者加苦参、土茯苓；瘙痒者加白鲜皮、地肤子；红肿者加牡丹皮、赤芍。

3. 水湿浸渍证

证候：全身水肿，按之没指，伴有胸闷腹胀，身重困倦，纳呆，泛恶，小便短少，舌苔白腻，脉濡缓。

治法：健脾化湿，通阳利水。

方药：五皮饮合胃苓汤。若肿甚而喘，加麻黄、杏仁、葶苈子、大枣宣肺泄水而平喘。

4. 湿热内蕴证

证候：浮肿明显，肌肤绷急，腹大胀满，胸闷烦热，口苦，口干，大便干结，小便短赤，舌红苔黄腻，脉沉数或濡数。

治法：清热利湿，利水消肿。

方药：疏凿饮子加减。若气粗喘满，倚息不得卧，肿势严重，可用四苓散、五皮饮等方合葶苈大枣泻肺汤；若湿热久留，化燥伤阴，可用猪苓汤；若伴血尿，可加白茅根、茜草、大小蓟以清热利湿，凉血止血。

5. 脾虚湿困证

证候：浮肿，按之凹陷不易回复，腹胀纳少，面色萎黄，神疲乏力，尿少色清，大便或溏，舌质淡，苔白腻或白滑，脉沉缓或沉弱。

治法：温运脾阳，利水消肿。

方药：实脾饮加减。若小便短少，可加桂枝、泽泻，以助膀胱化气行水。气虚甚可加党参、黄芪以健脾补气。

6. 肾阳衰微证

证候：面浮身肿，按之凹陷不起，心悸，气促，腰部冷痛酸重，小便量少或增多，形寒神疲，面色灰滞，舌质淡胖，苔白，脉沉细或沉迟无力。

治法：温肾助阳，化气行水。

方药：济生肾气丸合真武汤。若心悸，唇绀，脉虚数或结代加桂枝、炙甘草、丹参以温阳化瘀；喘促，汗出，脉虚浮而数，加人参、蛤蚧、五味子、山茱萸补肾纳气。

细目三 尿路感染

尿路感染是由各种病原体入侵泌尿系统引起的尿路炎症。细菌是尿路感染中最多见的病原体（多指大肠杆菌），其他如病毒、支原体、霉菌及寄生虫等也可以引起尿路感染。根据感染部位，可将本病分为上尿路感染（肾盂肾炎）和下尿路感染（膀胱炎）。上尿路感染又按肾小管功能受损害及组织解剖变化的情况分为急性和慢性。本病可发生于所有人群，女性患者约为男性的10倍，尤其以育龄期妇女最为常见。

本病归属于中医学"淋证"（热淋、劳淋等）、"腰痛""虚劳"等范畴。

◎ 要点一 西医病因与发病机制

1. 病原体 革兰阴性菌属引起的泌尿系感染约占75%，阳性菌属约占25%。革兰阴性菌属中以大肠杆菌最为常见，约占80%；革兰阳性菌属中以葡萄球菌最为常见。尿路感染可由一种也可由多种细菌引起，偶可由真菌、病毒引起。

2. 易感因素 ①尿路梗阻。②尿路损伤。③尿路畸形。④女性尿路解剖生理特点：尿道口与肛门接近，尿道直而宽；女性在月经期或发生妇科疾病时，阴道、尿道黏膜改变而利于致病菌侵入。⑤机体抵抗力下降：全身性疾病使机体抵抗力下降，尿路感染的发病率较高。⑥遗传因素。

细菌进入膀胱后并非都引起尿路感染。当尿路通畅时，尿液可将绝大部分细菌冲走；男性在排尿终末时排泄于后尿道的前列腺液对细菌有杀灭作用；尿路黏膜可通过其分泌有机酸和IgG、IgA及吞噬细胞的作用，起到杀菌效果；尿液pH值低，含有高浓度尿素和有机酸，尿过于低张或高张，都不利于细菌生长。

3. 感染途径 ①上行感染：为尿路感染的主要途径，约占尿路感染的95%，常见的病原菌为大肠杆菌。②血行感染：体内局部感染灶的细菌入血而引发，较少见，不足3%，常见的病原菌有金黄色葡萄球菌、沙门菌属等。③直接感染：细菌从邻近器官的病灶直接入侵肾脏导致的感染。④淋巴道感染：盆腔和下腹部的器官感染时，细菌从淋巴道感染泌尿系统，极为罕见。

◎ 要点二 中医病因病机

尿路感染主要与湿热毒邪蕴结膀胱及脏腑功能失调有关。外阴不洁，秽浊之邪入侵膀胱；饮食不节，损伤脾胃，蕴湿生热；情志不遂，气郁化火或气滞血瘀；年老体弱、禀赋不足、房事不节及久淋不愈引起脾肾亏虚等，均可导致本病的发生。

1. 膀胱湿热 湿热蕴结膀胱，邪气壅塞，气化失司，水道不利，故发为淋证。热伤血络则见尿血，发为血淋。

2. 肝胆郁热 肝失条达，气机郁结化火，疏泄不利，水道通调受阻，膀胱气化失司；或气郁化火，气火郁于下焦，均可引起小便滞涩，余沥不尽，发为淋证。

3. 脾肾亏虚，湿热屡犯 脾肾亏虚，复感微邪，即可发病，或遇劳即发，而成劳淋。

4. 肾阴不足，湿热留恋 湿热久稽，肾阴受损，膀胱气化不利，而呈虚实夹杂之肾虚膀胱湿热之候。

本病病位在肾与膀胱，与肝、脾密切相关。病机为湿热蕴结下焦，肾与膀胱气化不利。本病以肾虚为本，膀胱湿热为标，早期以实为主，表现为膀胱湿热或肝胆郁热，日久则虚实夹杂，湿热与脾肾亏虚并见，迁延日久可进展为癃闭、关格。

◎ 要点三 临床表现

（一）膀胱炎

占尿路感染的60%以上。主要表现为尿频、尿急、尿痛、排尿困难、下腹部疼痛等，部分患者迅速出现排尿困难。一般无全身症状，少数患者可有腰痛、发热，体温多在38℃以下。多见于中青年妇女。

（二）肾盂肾炎

1. **急性肾盂肾炎** 本病可见于任何年龄，育龄期妇女最多见，起病急骤。

（1）全身症状 高热、寒战、头痛、周身酸痛、恶心、呕吐，体温多在38℃以上，热型多呈弛张热，亦可呈间歇热或稽留热。

（2）泌尿系统症状 尿频、尿急、尿痛、排尿困难、下腹疼痛、腰痛等患者多有腰酸痛或钝痛，少数还有剧烈的腹部阵发性绞痛，沿输尿管向膀胱方向放射。

（3）体格检查 体检时在肋腰点（腰大肌外缘与第12肋交叉点）有压痛，肾区叩击痛。

2. **慢性肾盂肾炎** 泌尿系统及全身表现均不太典型，半数以上患者有急性肾盂肾炎病史，可间断出现尿频、排尿不适、腰酸痛等，部分患者有不同程度的低热以及肾小管功能受损表现（夜尿增多、低比重尿等）。病情持续可进展为慢性肾衰竭。感染严重时可呈急性肾盂肾炎表现。

（三）无症状性菌尿

患者无尿路感染的症状，尿常规可无明显异常，但尿培养有真性细菌。

（四）并发症

1. **肾乳头坏死** 肾盂肾炎的严重并发症之一，多于严重的肾盂肾炎伴有糖尿病或尿路梗阻时发生，可并发革兰阴性杆菌败血症，或导致急性肾衰。其主要临床表现为高热、剧烈腰痛和血尿等，可有坏死组织脱落从尿中排出，发生肾绞痛。

2. **肾周围脓肿** 多因严重肾盂肾炎直接扩展而来，其致病菌多为革兰阴性杆菌，患者多有糖尿病、尿路结石等易感因素。除原有肾盂肾炎症状加剧外，多有明显的单侧腰痛，向健侧弯腰时疼痛加重。

◎ 要点四 实验室检查及其他检查

1. **尿常规检查** 可有白细胞尿、血尿、蛋白尿。尿沉渣镜检白细胞>5个/HP称为白细胞尿。

2. **尿白细胞排泄率** 准确留取3小时尿液，立即进行尿白细胞计数，所得白细胞数按每小时折算，正常人白细胞计数$<2\times10^5$/h，白细胞计数$>3\times10^5$/h为阳性，介于$(2\sim3)\times10^5$/h为可疑。

3. **尿涂片细菌检查** 清洁中段尿沉渣涂片，用高倍镜检查，若每个视野下可见1个或更多细菌，提示尿路感染。检出率达80%~90%。

4. **尿细菌培养** 可采用清洁中段尿、导尿及膀胱穿刺尿做细菌培养，其中膀胱穿刺尿培养结果最可靠。中段尿细菌定量培养$\geq10^5$/mL，称为真性菌尿，可确诊尿路感染；尿细菌定量培养$10^4\sim10^5$/mL，为可疑阳性，需复查；如$<10^4$/mL，可能为污染。耻骨上膀胱穿刺尿细菌定性培养有细菌生长，即为真性菌尿。

5. **亚硝酸盐还原试验** 此法诊断尿路感染的敏感性在70%以上，特异性在90%以上。

6. **血常规** 急性肾盂肾炎时血白细胞常升高，中性粒细胞增多，核左移。

7. **肾功能** 慢性肾盂肾炎肾功能受损时可出现肾小球滤过率（GFR）下降，血肌酐（Cr）升高等。

8. **影像学检查** 如B超、X线腹平片、静脉肾盂造影（IVP）、排尿期膀胱输尿管反流造影、逆行性肾盂造影等，目的是了解尿路情况，及时发现有无尿路结石、梗阻、反流、畸形等导致尿路感染反复发作的因素。尿路感染急性期不宜做静脉肾盂造影，可做B超检查。

◎ 要点五 诊断与鉴别诊断

（一）尿路感染的诊断

典型的尿路感染有尿路刺激征、感染中毒症状、腰部不适等，结合尿液改变和尿液细菌学检查，诊断不难。实验室诊断标准如下：

①正规清洁中段尿（要求尿停留在膀胱中4~6小时以上）细菌定量培养，菌落数$\geq$

$10^5/mL$。

②清洁离心中段尿沉渣白细胞数>10/HP，有尿路感染症状。

具备以上①、②两项可以确诊。如无②项，则应再做尿菌计数复查，如仍≥$10^5/mL$，且两次的细菌相同者，可以确诊。

③做膀胱穿刺尿培养，细菌阳性（不论菌数多少）。

④做尿菌培养计数有困难者，可用治疗前清晨清洁中段尿（尿停留于膀胱4~6小时以上）正规方法的离心尿沉渣革兰染色找细菌，细菌>1/油镜视野，有尿路感染症状。

具备③、④任一项均可确诊。

⑤尿细菌数在10^4~$10^5/mL$之间者应复查，如仍为10^4~$10^5/mL$，需结合临床表现来诊断或做膀胱穿刺尿培养来确诊。

（二）尿路感染的定位诊断

1. 根据临床表现定位 上尿路感染（急性肾盂肾炎）常有发热、寒战，甚至出现毒血症症状，伴明显腰痛、输尿管点和/或肋脊点压痛、肾区叩击痛等；下尿路感染（膀胱炎）则常以膀胱刺激征为突出表现，一般少有发热、腰痛等。

2. 根据实验室检查定位 出现下列情况提示上尿路感染：

（1）膀胱冲洗后尿细菌培养阳性。

（2）尿沉渣镜检有白细胞管型，并排除间质性肾炎、狼疮性肾炎等疾病。

（3）尿 NAG 升高、尿 $β_2$-MG 升高。

（4）尿渗透压降低。

3. 慢性肾盂肾炎的诊断 反复发作的尿频、尿急、尿痛1年以上，多次尿细菌培养为阳性，影像学检查见肾外形不规则或肾盂肾盏变形，并有持续性肾小管功能损害。

（三）尿路感染的鉴别诊断

1. 急性发热性疾病 伤寒病、流感等均有寒战、高热等，容易与急性肾盂肾炎混淆。通过肾区压痛和叩击痛的症状以及尿常规和尿细菌学检查，多可鉴别。

2. 肾结核 鉴别要点在于尿细菌学检查。若尿路感染经积极合理的抗菌治疗后，其症状及小便变化不能消除者，应考虑为结核。肾结核多并发生殖道结核或有其他器官结核病史，血尿多与尿路刺激征同时发生，而膀胱炎时，血尿常为终末血尿且抗菌药物治疗有效。尿结核菌阳性，或结核菌素试验和静脉肾盂造影等有助于诊断。

3. 肾小球肾炎 肾盂肾炎尿蛋白量<2g/24h，若尿蛋白量>3g/24h多为肾小球病变。此外，仔细询问病史，若病人有尿路刺激症状及有间歇脓尿或菌尿史、小管功能受损先于小球功能受损等，也有助于肾盂肾炎的诊断。肾活体组织检查有助于确诊。

4. 尿道综合征 有明显的排尿困难、尿频，但无发热等全身症状，血常规检查白细胞不增高，亦无真性细菌尿。

◎ 要点六 西医治疗

（一）一般治疗

休息，多饮水，勤排尿。

（二）抗感染治疗

1. 急性膀胱炎

（1）单剂量疗法 常用羟氨苄青霉素3.0g，环丙沙星0.75g，氧氟沙星0.4g，复方新诺明5片（每片含SMZ 0.4g，TMP 0.08g），阿莫西林3.0g，一次顿服。

（2）3日疗法 可选用磺胺类、喹诺酮类、半合成青霉素或头孢类等抗生素，任选一种药物，连用3天，约90%的患者可治愈。目前更推荐此法，与单剂量疗法相比，3日疗法更有效；耐药性并无增高；可减少复发，增加治愈率。

2. 肾盂肾炎

（1）病情较轻者 可在门诊以口服药物治疗，疗程10~14天。常用药物有喹诺酮类如氧氟沙星、环丙沙星，半合成青霉素类如阿莫西林，头孢菌素类如头孢呋辛等。治疗14天后，通常90%可治愈。如尿菌仍阳性，应参考药敏试验选用有效抗生素继续治疗4~6周。

（2）严重感染全身中毒症状明显者 需住院治疗，应静脉给药。常用药物如氨苄西林、头孢噻肟钠、头孢曲松钠、左氧氟沙星等，必要时联合用药。氨基糖苷类抗生素肾毒性大，应慎用。

3. 无症状性菌尿 是否治疗目前有争议，一般认为有下述情况者应予治疗：①妊娠期无症状性菌尿。②学龄前儿童。③曾出现有症状感染者。④肾移植、尿路梗阻及其他尿路有复杂情况者。根据药敏结果选择有效抗生素，主张短疗程用药，如治疗后复发，可选长程低剂量抑菌疗法。

◎ 要点七 中医辨证论治

1. 膀胱湿热证

证候：小便频数，灼热刺痛，色黄赤，小腹拘急胀痛，或腰痛拒按，或见恶寒发热，或见口苦，大便秘结，舌质红，苔薄黄腻，脉滑数。

治法：清热利湿通淋。

方药：八正散加减。兼有腑实者，加枳实并重用大黄；小便红赤者，加茜草、小蓟、地榆炭；小腹坠胀者，加乌药、川楝子。

2. 肝胆郁热证

证候：小便不畅，少腹胀满疼痛，小便灼热刺痛，有时可见血尿，烦躁易怒，口苦口黏，或寒热往来，胸胁苦满，舌质暗红，可见瘀点，脉弦或弦细。

治法：疏肝理气，清热通淋。

方药：丹栀逍遥散合石苇散加减。若少腹胀满疼痛难忍者，可加川楝子、枳实；若尿血者，加小蓟、白茅根；若气虚体弱，尿频色清，滞涩不甚，余沥难尽者，可加补中益气汤。

3. 脾肾亏虚，湿热屡犯证

证候：小便淋沥不已，时作时止，每于劳累后发作或加重，尿热，或有尿痛，面色无华，神疲乏力，少气懒言，腰膝酸软，食欲不振，口干不欲饮水，舌质淡，苔薄白，脉沉细。

治法：健脾补肾。

方药：无比山药丸加减。脾虚气陷，肛门下坠，少气懒言者可加人参、黄芪、白术、甘草、升麻、柴胡等；面色苍白无华，四肢不温，腰酸乏力，舌质淡，苔白而润，脉沉细数者，可加附子、肉桂等。

4. 肾阴不足，湿热留恋证

证候：小便频数，滞涩疼痛，尿黄赤混浊，腰膝酸软，手足心热，头晕耳鸣，四肢乏力，口干口渴，舌质红少苔，脉细数。

治法：滋阴益肾，清热通淋。

方药：知柏地黄丸加减。若小便灼热刺痛，可加扁蓄、瞿麦、滑石；若见骨蒸潮热者，可加青蒿、鳖甲；气阴两虚，气短乏力者，加人参、白术。

细目四 急性肾损伤

急性肾损伤（ARF）是由于各种原因使肾脏排泄功能在短期内（数小时或数天）迅速减退，氮质废物堆积，水、电解质、酸碱平衡失调，血肌酐和血尿素氮呈进行性升高的一种临床综合征。广义的ARF可分为肾前性、肾性和肾后性三类。狭义的ARF是指急性肾小管坏死（ATN）。

本病归属于中医学"癃闭""关格"等范畴。

◎ 要点一 西医病因与发病机制

（一）病因

1. 肾前性急性肾损伤 血容量减少（如各种原因的液体丢失和出血）、有效动脉血容量减少和肾内血流动力学改变等。

2. 肾性急性肾损伤 肾实质损伤，常见的是肾缺血或肾毒性物质（包括外源性毒素，如生物毒素、化学毒素、抗菌药物、造影剂等和内源性毒素，如血红蛋白、肌红蛋白等）损伤肾小管上皮细胞。

3. 肾后性急性肾损伤 特征是急性尿路梗阻。

（二）发病机制

1. 肾小管损伤 当肾小管急性严重损伤时，

以肾小管阻塞和肾小管基底膜断裂引起的肾小管内液反漏入间质，从而引起急性肾小管上皮细胞变性、坏死，肾间质水肿，肾小管阻塞，肾小球有效滤过压降低。

2. **肾小管上皮细胞代谢障碍** 肾小管上皮细胞的损伤及代谢障碍，导致肾小管上皮细胞死亡。

3. **肾血流动力学变化** 肾缺血和肾毒素的作用致使肾素-血管紧张素系统、前列腺素、内皮素等血管活性物质释放，导致肾血液灌注量减少，肾小球滤过率下降而致急性肾损伤。

4. **缺血再灌注损伤** 实验证实，肾缺血再灌注损伤主要为氧自由基及细胞内钙超负荷，使肾小管上皮细胞内膜脂质过氧化增强，导致细胞功能紊乱，以致细胞死亡。

5. **表皮生长因子** 急性肾损伤时由于肾脏受损，导致表皮生长因子降低。

6. **炎症因子的参与** 炎症介质（IL-6、IL-18、TNFα、TGFβ、MCP-1、RANTES）等使内皮细胞受损，导致肾组织进一步损伤，GFR下降。

◎ **要点二 中医病因病机**

本病发生多与外感六淫疫毒、饮食不当、意外伤害、失血失液、中毒虫咬、药毒伤肾等因素有关，形成火热、湿毒、瘀浊之邪，壅塞三焦，决渎失司，膀胱和三焦气化不利而致本病的发生。

1. **热毒炽盛** 热毒入气入血，损伤肾络，气化失司，而见少尿、血尿或衄血。

2. **火毒瘀滞** 热入营血，闭窍扰神，迫血妄行，热阻于肾，气化失司而少尿。

3. **湿热蕴结** 湿毒中阻，气机升降失常，内犯于肾，经络气血瘀阻，气化不行，而见少尿或尿闭。

4. **气脱津伤** 失血伤液，或热毒耗液，致精亏血少，肾府空虚，使肾元衰竭而发病。

本病病位在肾，涉及肺、脾（胃）、三焦、膀胱。病机主要为肾失气化，水湿浊瘀不能排出体外。初期主要为火热、湿毒、瘀浊之邪壅滞三焦，水道不利，以实热居多，后期以脏腑虚损为主。

◎ **要点三 临床表现**

临床病程典型，可分为3期。

（一）少尿期

在短时间内尿量明显减少，可出现恶心呕吐、腹胀腹泻、消化道出血、高血压、心力衰竭、意识障碍、抽搐昏迷、严重的酸中毒和电解质异常。此期一般持续7~14天，典型的为7~14天，但也可短至几天，长至4~6周。许多患者可出现少尿（<400mL/d）。但也有些患者可没有少尿，尿量在400mL/d以上，称为非少尿型ARF。其病情大多较轻，预后较好。

（二）多尿期

急性肾衰损伤病人尿量超过400mL时，则由少尿期进入多尿期，此期通常持续1~3周。

（三）恢复期

肾小管细胞再生、修复，肾小管完整性恢复。肾小球滤过率逐渐恢复正常或接近正常范围。与肾小球滤过率相比，肾小管上皮细胞功能（溶质和水的重吸收）的恢复相对延迟，常需数月后才能恢复。少数患者可最终遗留不同程度的肾脏结构和功能缺陷。

◎ **要点四 实验室检查及其他检查**

1. **肾功能** 急骤发生并与日俱增的氮质血症。①血尿素氮：进行性升高，每日可上升3.6~10.7mmol/L。血肌酐每日上升44.2~176.8μmol/L。②电解质紊乱：少尿期可出现高钾血症，血钾可超过6.5mmol/L，并可伴低钠血症和高磷血症。多尿期可出现低血钾、低血钠等电解质紊乱。③酸碱平衡紊乱：可出现酸中毒、二氧化碳结合力下降。

2. **尿常规** 尿呈等张（比重1.010~1.016），蛋白尿（常为+~++），尿沉渣常有颗粒管型、上皮细胞碎片、红细胞和白细胞。

3. **尿渗透浓度** 尿渗透浓度<350mOsm/L。

4. **滤过钠排泄分数（FE_{Na}）** 急性肾小管坏死及肾后性急性肾损伤时多>1%；肾前性急性

肾损伤、急性肾小球肾炎和血管炎时<1%。

5. **肾衰指数（RFI）** 用于鉴别肾前性急性肾损伤和急性肾小管坏死，一般认为肾前性急性肾损伤<1；急性肾小管坏死时多见>1。

6. **影像学检查** 双肾超声显像可用于与慢性肾衰竭相鉴别。怀疑尿路梗阻时，尿路超声显像、腹部平片、必要时CT检查有助于诊断。判断肾血管堵塞等疾患时，X线、放射性核素检查、血管造影等对诊断有帮助，但需注意造影剂对肾脏的毒性作用。

7. **肾穿刺活检** 为明确肾实质性急性肾损伤的病因，可进行肾穿刺活检，并可判断治疗的有效性。但需严格掌握适应证，注意病情严重、有出血倾向时不宜做此检查。

◎ **要点五　诊断与鉴别诊断**

（一）诊断

符合以下情况之一者即可诊断为AKI：①48小时内Scr升高超过$26.5\mu mol/L$（0.3mg/dL）；②Scr升高超过基线1.5倍——确认或推测7天内发生；③尿量<0.5ml/（kg·h），且持续6小时以上。单用尿量改变作为判断标准时，需要除外尿路梗阻及其它导致尿量减少的原因。

（二）鉴别诊断

1. **慢性肾衰竭** 慢性肾衰竭可从存在双侧肾缩小、贫血、尿毒症面容、肾性骨病和神经病变等得到提示。其次应除外肾前性和肾后性原因。

2. **肾前性少尿鉴别** 发病前有容量不足、体液丢失等病史，体检发现皮肤和黏膜干燥、低血压、颈静脉充盈不明显者，应首先考虑肾前性少尿。

3. **肾后性尿路梗阻** 有结石、肿瘤或前列腺肥大病史患者，突发完全无尿或间歇性无尿。肾绞痛，胁腹或下腹部疼痛；肾区叩击痛阳性；如膀胱出口处梗阻，则膀胱区因积尿而膨胀，叩诊呈浊音均提示存在尿路梗阻的可能。超声显像和X线检查等可帮助确诊。

4. **其他肾性ARF** 肾性ARF可见于急进性肾小球肾炎、急性间质性肾炎等，以及全身性疾病的肾损害如狼疮肾炎、过敏性紫癜性肾炎等。肾病综合征有时亦可引起ARF。此外，系统性血管炎、血栓性微血管病如溶血尿毒症综合征、恶性高血压及产后ARF等也会引起。ARF通常根据各种疾病所具有的特殊病史、临床表现、化验异常及对药物治疗的反应可做出鉴别诊断。肾活检常可帮助鉴别。

◎ **要点六　西医治疗**

1. **纠正可逆因素** 对于引起急性肾损伤的原发可逆因素，如严重外伤、心力衰竭、急性大出血等应积极治疗，处理好感染、休克、血容量不足等。避免使用或停用肾毒性药物。

2. **营养支持** 保证每日足够的热量供给。一般需要量为每日105~126kJ（25~30kcal/kg）。

3. **积极控制感染** 根据细菌培养和药敏试验，选择对肾无毒性或毒性小的药物。

4. **维持水、电解质和酸碱平衡** 少尿期应严格记录体液24小时出入量，量出为入，纠正高血钾及酸中毒。多尿期则须防止脱水及低血钾。

5. **特殊药物** ①利尿剂：呋塞米（速尿），注意利尿药只应用于急性肾损伤少尿期，进入多尿期后应停用。②钙拮抗药：对缺血性急性肾损伤有防治作用，应用于缺血性急性肾损伤的早期，可减少钙离子细胞内流，还能扩张肾血管，增加肾血流。硝苯地平口服。注意有降低血压作用，故禁用于低血压及休克期患者。

6. **透析疗法** 对保守治疗无效，出现下列指征的急性肾损伤患者，应考虑进行急诊透析：①少尿或无尿2天。②尿毒症症状明显。③肌酐清除率较正常下降超过50%，或血尿素氮升高达21mmol/L，血肌酐升高达$442\mu mol/L$。④血钾超过6.5mmol/L。⑤代谢性酸中毒，$CO_2-CP\leq$13mmol/L。⑥脑水肿、肺水肿或充血性心力衰竭。透析疗法包括血液透析、腹膜透析，以及肾替代疗法（CRRT）等。

细目五 慢性肾衰竭

慢性肾衰竭（CRF）是常见的临床综合征。它发生在各种原发或继发性慢性肾脏病的基础上，缓慢地出现肾功能减退而致衰竭。临床以代谢产物和毒素潴留，水、电解质和酸碱平衡紊乱以及某些内分泌功能异常等表现为特征。

本病归属于中医学"癃闭""关格""溺毒""肾劳"等范畴。

◎ 要点一 西医病因与发病机制

（一）病因

慢性肾衰的病因主要有糖尿病肾病、高血压肾小动脉硬化、原发性与继发性肾小球肾炎、肾小管间质病变（慢性肾盂肾炎、慢性尿酸性肾病、梗阻性肾病、药物性肾病等）、肾血管病变、遗传性肾病（如多囊肾、遗传性肾炎）等。在发达国家，糖尿病肾病、高血压肾小动脉硬化、原发性肾小球肾炎是导致慢性肾衰的前三位病因；发展中国家的病因排序是原发性肾小球肾炎、糖尿病肾病、高血压肾小动脉硬化。

（二）发病机制

1. 慢性肾衰进展的发病机制 ①肾单位高滤过。②肾单位高代谢。③肾组织上皮细胞表型转化。④血管紧张素Ⅱ（AngⅡ）促进血压升高并诱导细胞增生等。⑤细胞因子-生长因子促进细胞外基质增多。⑥蛋白尿可引起肾小管损害、间质炎症及纤维化。⑦细胞凋亡，肾脏固有细胞减少。

2. 尿毒症症状的发生机制 ①尿毒症毒素的作用：小分子（MW<500）毒性物质以尿素的量最多，占"非蛋白氮"的80%或更多，其他如胍类（甲基胍、琥珀胍酸等）、各种胺类、酚类等也占有其重要地位。中分子（MW500~5000）物质主要与尿毒症脑病、某些内分泌紊乱、细胞免疫低下等可能有关。甲状旁腺激素（PTH）属于中分子物质一类，可引起肾性骨营养不良、软组织钙化等。大分子（MW>5000）物质如核糖核酸酶（RNase）、β_2-微球蛋白（主要是糖基化β_2-MG）、维生素A等也具有某些毒性。②体液因子如红细胞生成素（EPO）、骨化三醇的缺乏，可分别引起肾性贫血和肾性骨病。③营养素如蛋白质和某些氨基酸的缺乏等可引起营养不良、消化道症状、免疫功能降低等。

◎ 要点二 中医病因病机

由于感受外邪、饮食不当、劳倦过度、药毒伤肾、劳伤久病等导致肾元虚衰，湿浊内蕴而发病。脾肾亏虚为本，湿浊内蕴为标，脾虚则运化无权，肾虚则开合失司，日久气损及阳，阳损及阴，最后导致肾气衰败，不能分清泌浊，浊毒内停壅滞、瘀血阻滞。

1. 脾肾两虚 脾虚运化无力，则水湿内聚或外溢；肾虚气化失司，或失于固摄，则小便量少或频数，或精微下泄。若素体阳虚，或久病脾肾俱损，或过用苦寒，导致脾肾阳虚，脾失制水，肾不主水，而水停饮溢，形寒肢冷，小便不利。

2. 气阴两虚 气阴俱亏，则面色无华，神疲乏力；虚火内扰，潮热盗汗，烦热，或灼伤络脉而见尿血。

3. 肝肾阴虚 肝肾阴亏，水不涵木，肝阳上亢，阳化风动，肝风内扰，则头晕目眩，耳鸣健忘；阴虚生内热，则五心烦热、盗汗。

4. 阴阳两虚 阳虚则不能温养，不能运化水湿，水液内停，湿浊中阻，而成肾劳、关格之证。

5. 湿浊内蕴 湿热内阻，升降失司，清阳不升，浊阴不降，则恶心呕吐或小便不利。

6. 水气泛溢 肺脾肾亏虚，气化功能不足，开合升降失司，则水液内停，泛溢肌肤而为肿，行于胸腹之间，而成胸水、腹水。

7. 瘀血阻络 久病入络，或气虚血瘀，或湿阻致瘀，而见水瘀互结，或络脉瘀阻。

本病病位主要在肾，涉及肺、脾（胃）、肝等脏腑。其基本病机是肾元虚衰，湿浊内蕴，为本虚标实之证。本虚以肾元亏虚为主；标实见水气、湿浊、湿热、血瘀、肝风之证。发病初起脾肾亏虚及湿浊并见，日久累及多脏。如水湿、浊毒之邪凌心射肺，则见胸闷、心悸、气促，甚则不能平卧；如肾病及肝，肝肾阴虚，虚风内生，则见手足搐动，甚则抽搐；若肾病及心，邪陷心包，则见神志不清；若正不胜邪，则见阴盛阳衰，阴阳离决等危证。

◎ 要点三 临床表现

在慢性肾衰竭的不同阶段，其临床表现也各不相同。在 CRF 的代偿期和失代偿早期，患者可以无任何症状，或仅有乏力、腰酸、夜尿增多等轻度不适；少数患者可有食欲减退、代谢性酸中毒及轻度贫血。CRF 中期以后，上述症状更趋明显。在晚期尿毒症时，可出现急性心衰、严重高钾血症、消化道出血、中枢神经系统障碍等，甚至有生命危险。

（一）水、电解质代谢紊乱

1. 代谢性酸中毒 食欲不振、呕吐、虚弱无力、呼吸深长等。

2. 水钠代谢紊乱 水钠潴留可表现为不同程度的皮下水肿和/或体腔积液，易出现血压升高、左心功能不全和脑水肿。低血容量主要表现为低血压和脱水。

3. 钾代谢紊乱 高钾血症或低钾血症。严重高钾血症（血清钾>6.5mmol/L）需及时治疗抢救。

4. 钙磷代谢紊乱 主要表现为钙缺乏和磷过多。

（二）蛋白质、糖类、脂肪和维生素的代谢紊乱

CRF 患者蛋白质代谢紊乱一般表现为蛋白质代谢产物蓄积（氮质血症），糖代谢异常主要表现为糖耐量减低和低血糖症两种情况。慢性肾衰患者中高脂血症相当常见，其中多数患者表现为轻到中度高甘油三酯血症。维生素代谢紊乱相当常见，如血清维生素 A 水平增高、维生素 B_6 及叶酸缺失等。

（三）心血管系统表现

心血管病变是慢性肾衰竭患者的主要并发症之一和最常见的死因。尤其是进入终末期肾病阶段，则死亡率进一步增高（占尿毒症死因的 45%~60%）。

1. 高血压和左心室肥厚。
2. 心力衰竭，是尿毒症患者最常见死亡原因。
3. 尿毒症性心肌病。
4. 心包病变。
5. 血管钙化和动脉粥样硬化。

（四）呼吸系统症状

体液过多或酸中毒时均可出现气短、气促，严重酸中毒可致呼吸深长。体液过多、心功能不全可引起肺水肿或胸腔积液。由尿毒症毒素诱发的肺泡毛细血管渗透性增加、肺充血可引起"尿毒症肺水肿"，此时肺部 X 线检查可出现"蝴蝶翼"征，及时利尿或透析可迅速改善上述症状。

（五）胃肠道症状

主要表现有食欲不振、恶心、呕吐、口腔有尿味。消化道出血也较常见，其发生率比正常人明显增高，多是由于胃黏膜糜烂或消化性溃疡，尤以前者为最常见。

（六）血液系统表现

CRF 患者血液系统异常主要表现为肾性贫血和出血倾向。大多数患者一般均有轻、中度贫血，其原因主要是红细胞生成素缺乏，故称为肾性贫血。

（七）神经肌肉系统症状

早期症状可有疲乏、失眠、注意力不集中等。其后会出现性格改变、抑郁、记忆力减退、判断力降低。尿毒症时常有反应淡漠、谵妄、惊厥、幻觉、昏迷、精神异常等。

（八）内分泌功能紊乱

①肾脏本身内分泌功能紊乱：如 1,25-$(OH)_2$ 维生素 D_3、红细胞生成素不足和肾内肾素-血管紧张素Ⅱ过多。②外周内分泌腺功能紊乱：大多数患者均有继发性甲旁亢（血 PTH 升高），部分患者（大约 1/4）有轻度甲状腺素水平降低；其

他如胰岛素受体障碍、性腺功能减退等也相当常见。

（九）骨骼病变

肾性骨营养不良（即肾性骨病）相当常见，包括纤维囊性骨炎（高转化性骨病）、骨生成不良、骨软化症（低转化性骨病）及骨质疏松症。

◎ 要点四 实验室检查及其他检查

1. **肾功能检查** 血尿素氮（BUN）、血肌酐（Scr）上升，Scr>133μmol/L，内生肌酐清除率（Ccr）<80mL/min，二氧化碳结合力下降，血尿酸升高。

2. **尿常规检查** 蛋白尿、血尿、管型尿或低比重尿。

3. **血常规检查** 不同程度的贫血。

4. **电解质检查** 高钾、高磷、低钙等。

5. **B超检查** 多数可见双肾明显缩小、结构模糊。

◎ 要点五 诊断与CKD分期

（一）诊断要点

慢性肾衰竭的诊断是Ccr<80mL/min，Scr>133μmol/L，有慢性原发或继发性肾脏疾病病史。

（二）CKD分期：

分期	特征	GFR（ml/min·1.73m^2）
1	GFR正常或升高	≥90
2	GFR轻度降低	60～89
3a	GFR轻到中度降低	45～59
3b	GFR中到重度降低	30～44
4	GFR重度降低	15～29
5	ESRD（终末期肾病）	<15或透析

◎ 要点六 西医治疗

（一）早、中期慢性肾衰竭的防治对策和措施

1. **及时、有效地控制高血压** 透析前CRF（GFR≤10mL/min）患者的血压，一般应当控制在120～130mmHg/75～80mmHg或以下。

2. **ACEI和ARB的独特作用** 血管紧张素转换酶抑制剂（ACEI）和血管紧张素Ⅱ受体Ⅰ拮抗剂（ARB）具有良好降压作用，还有其独特的减低高滤过、减轻蛋白尿的作用。

3. **严格控制血糖** 严格控制血糖，使糖尿病患者空腹血糖控制在5.0～7.2mmol/L（睡前6.1～8.3mmol/L），糖化血红蛋白（HbA1c）<7%，可延缓患者CRF进展。

4. **控制蛋白尿** 将患者蛋白尿控制在<0.5g/24h，或明显减轻微量白蛋白尿。

5. **饮食治疗** 应用低蛋白、低磷饮食，单用或加用必需氨基酸或α-酮酸（EAA/α-KA），可能具有减轻肾小球硬化和肾间质纤维化的作用。

6. **其他** 积极纠正贫血、减少尿毒症毒素蓄积、应用他汀类降脂药、戒烟等。

（二）CRF的营养治疗

1. **饮食治疗**

（1）**限制蛋白饮食** 蛋白质的摄入量宜根据GFR作适当调整。GFR为10～20mL/min者，每日蛋白质限制在0.6g/kg，GFR大于20mL/min者，可加5g。一般认为GFR降至50mL/min以下时，需进行蛋白质限制，其中50%～60%必须是富含必需氨基酸的蛋白质（即高生物价优质蛋白），如鸡蛋、鱼、瘦肉、牛奶等。

（2）**高热量摄入** 热量每日至少需要125.6kJ/kg（30kcal/kg），消瘦或肥胖者酌情加减。可多食入植物油和食糖，觉饥饿可食甜薯、芋头、马铃薯等。食物应富含B族维生素、维生素C和叶酸等。

（3）**其他** 给予低磷饮食，每日不超过

600mg。此外，除有水肿、高血压和少尿者要限制食盐，有尿少、水肿、心力衰竭者应严格控制进水量，尿量每日少于1000mL者要限制钾的摄入，其他一般不需特别限制。

2. 必需氨基酸（EAA）的应用 如果GFR≤10mL/min时，必须加用EAA或EAA及其α-酮酸混合制剂。α-酮酸在体内与氨结合成相应的EAA，EAA在合成蛋白质过程中可以结合一部分尿素，故可减少血中尿素氮的水平。

（三）CRF的药物治疗

1. 纠正酸中毒和水、电解质紊乱

（1）纠正代谢性中毒 代谢性酸中毒的处理，主要为口服碳酸氢钠（$NaHCO_3$），轻者1.5~3.0g/d即可，中、重度患者3~15g/d，必要时可静脉输入。

（2）水钠紊乱的防治 一般NaCl摄入应6~8g/d。有明显水肿、高血压者，钠摄入量一般为2~3g/d，个别严重病例可限制为1~2g/d。也可根据需要应用襻利尿剂（呋塞米、布美他尼等）。噻嗪类利尿剂及潴钾利尿剂对CRF患者（Scr>220μmol/L）不宜应用，因此时疗效甚差。对严重肺水肿急性左心衰竭者，常需及时给予血液透析或持续性血液滤过，以免延误治疗时机。

（3）高钾血症的防治

1）积极预防高钾血症的发生：①当GFR<25mL/min（或Scr>309.4~353.6μmol/L）时，即应适当限制钾的摄入。②当GFR<10mL/min或血清钾水平>5.5mmol/L时，则应更严格地限制钾摄入。③对已有高钾血症的患者，还应采取更积极的措施：积极纠正酸中毒，除口服碳酸氢钠外，必要时（血钾>6mmol/L）可静脉给予（静滴或静注）碳酸氢钠10~25g，根据病情需要4~6小时后还可重复给予。

2）襻利尿剂：最好静脉或肌内注射呋塞米40~80mg，必要时将剂量增至100~200mg/次，静脉注射。

3）葡萄糖-胰岛素溶液输入（葡萄糖4~6g中，加胰岛素1U）。

4）降钾树脂：增加肠道钾排出，其中以聚苯乙烯磺酸钙更为适用。

5）对严重高钾血症（血钾>6.5mmol/L），且伴有少尿、利尿效果欠佳者，应及时给予血液透析治疗。

2. 高血压的治疗。血管紧张素转化酶抑制剂（ACEI）、血管紧张素Ⅱ受体拮抗剂（ARB）、Ca^{2+}通道拮抗剂、襻利尿剂、β受体阻滞剂、血管扩张剂等均可应用，以ACEI、ARB、Ca^{2+}拮抗剂的应用较为广泛。ACEI及ARB有使钾升高及一过性血肌酐升高的作用，在选用和应用过程中，应注意检测相关指标。透析前慢性肾衰患者的血压应<130/80mmHg，但维持透析患者血压一般不超过140/90mmHg即可。

3. 贫血的治疗和rHuEPO的应用。Hb<100~110g/L或Hct<30%~33%，即可开始应用rHuEPO治疗。影响rHuEPO疗效的主要原因是功能性缺铁。因此，在应用rHuEPO时，应同时重视补充铁剂。口服肾性贫血药物罗沙司他（受瑞卓）已经用于临床。

4. 低钙血症、高磷血症和肾性骨病的治疗。当GFR<30mL/min时，除限制磷摄入外，可应用磷结合剂口服，以碳酸钙较好。对明显低钙血症患者，可口服骨化三醇。

5. 防治感染。

6. 高脂血症的治疗。

7. 口服吸附疗法和导泻疗法。口服氧化淀粉或活性炭制剂、口服大黄制剂或甘露醇（导泻疗法）等，均是应用胃肠道途径增加尿毒症毒素的排出。这些疗法主要应用于透析前慢性肾衰患者，对减轻患者氮质血症起到一定辅助作用，但不能依赖这些疗法作为治疗主要手段。

（四）尿毒症的替代治疗

当慢性肾衰患者GFR为6~10mL/min（Scr>707μmol/L）并有明显尿毒症临床表现，经治疗不能缓解时，则应进行透析治疗。对糖尿病肾病，可适当提前（GFR 10~15mL/min）安排透析。血液透析（简称血透）和腹膜透析（简称腹透）的疗效相近，但各有其优缺点，在临床应用上可互为补充。透析疗法仅可部分替代肾的排泄功能（对小分子溶质的清除仅相当于正常肾脏的10%~15%），而不能代替其内分泌和代谢功能。患者通常应先做一个时期透析，待病情稳定并符合有关条件后，可考虑进行肾移植术。

1. 血液透析 血透治疗一般每周做3次，每次4~6小时。

2. 腹膜透析 持续性不卧床腹膜透析疗法（CAPD），每日将透析液输入腹腔，并交换4次（6小时一次），每次约2L。CAPD是持续地进行透析，使尿毒症毒素持续地被清除，血容量不会出现明显波动，故患者也感觉较舒服。CAPD在保存残存肾功能方面优于血透，费用也较血透低。CAPD尤其适用于老人、心血管功能不稳定者、糖尿病患者、小儿患者或做动静脉内瘘有困难者。

3. 肾移植 成功的肾移植会恢复正常的肾功能（包括内分泌和代谢功能），可使患者几乎完全康复。要在ABO血型配型和HLA配型合适的基础上，选择供肾者。肾移植需长期使用免疫抑制剂，以防排斥反应，常用的药物为糖皮质激素、环孢素、麦考酚吗乙酯等。

◎ 要点七　中医辨证论治

1. 本虚证

（1）脾肾气虚证

证候：倦怠乏力，气短懒言，纳呆腹胀，腰酸膝软，大便溏薄，口淡不渴，舌淡有齿痕，苔白，脉沉细。

治法：补气健脾益肾。

方药：六君子汤加减。肾气虚一般加仙灵脾、菟丝子、杜仲、寄生；若属脾虚湿困者，可加制苍术、藿香、佩兰、薏苡仁化湿健脾；脾虚便溏加炒扁豆、炒芡实、生槐花健脾助运；便干者加制大黄通腑泄浊；水肿明显者加车前子、泽泻、猪苓利水消肿。

（2）脾肾阳虚证

证候：面色萎黄或黧黑晦暗，下肢浮肿，按之凹陷难复，神疲乏力，纳差便溏或五更泄泻，口黏淡不渴，腰膝酸痛或腰部冷痛，畏寒肢冷，夜尿频多清长，舌淡胖嫩，齿痕明显，脉沉弱。

治法：温补脾肾。

方药：济生肾气丸加减。若中阳不振，脾胃虚寒，脘腹冷痛或便溏者，加干姜、炒白术、桂枝温运中阳；若阳虚水泛，水肿较甚者，加猪苓、玉米须、桑白皮、泽兰利水消肿。

（3）气阴两虚证

证候：面色少华，神疲乏力，腰膝酸软，口干唇燥，饮水不多，或手足心热，大便干燥或稀，夜尿清长，舌淡有齿痕，脉沉细。

治法：益气养阴，健脾补肾。

方药：参芪地黄汤加减。若心气阴不足，心慌气短者，可加麦门冬、五味子、丹参、炙甘草益气养心；大便干结者，可加火麻仁或制大黄通腑泄浊。

（4）肝肾阴虚证

证候：头晕头痛，耳鸣眼花，两目干涩或视物模糊，口干咽燥，渴而喜饮或饮水不多，腰膝酸软，大便易干，尿少色黄，舌淡红少津，苔薄白或少苔，脉弦或弦细。

治法：滋肾平肝。

方药：杞菊地黄汤加减。若头晕头痛明显，耳鸣眩晕，可加钩藤、夏枯草、生牡蛎以平肝潜阳。

（5）阴阳两虚证

证候：浑身乏力，畏寒肢冷，或手足心热，口干欲饮，腰膝酸软，或腰部酸痛，大便稀溏或五更泄泻，小便黄赤或清长，舌胖润有齿痕，舌苔白，脉沉细。

治法：温扶元阳，补益真阴。

方药：金匮肾气丸或全鹿丸加减。恶心呕吐，纳少腹胀者则先予调补脾胃，健脾助运，可选炒山药、茯苓、薏苡仁、炒白术、姜半夏、陈皮、川黄连、苏叶。

2. 标实证

（1）湿浊证

证候：恶心呕吐，胸闷纳呆，或口淡黏腻，

口有尿味。

治法：和中降逆，化湿泄浊。

方药：小半夏加茯苓汤加减。湿浊较重，舌苔白腻，加制苍术、砂仁、白蔻仁、生薏苡仁运脾燥湿；小便量少者加泽泻、车前子、玉米须利水泄浊。

（2）湿热证

证候：中焦湿郁化热，常见口干口苦，甚则口臭，恶心频频，舌苔黄腻。下焦湿热可见小溲黄赤或溲解不畅，尿频、尿急、尿痛等。

治法：中焦湿热宜清化和中；下焦湿热宜清利湿热。

方药：中焦湿热以黄连温胆汤加减；下焦湿热以四妙丸加减。恶心明显者，加苏叶、赭石；尿频，尿急者，加蒲公英、车前草、扁蓄、土茯苓。

（3）水气证

证候：面、肢浮肿或全身浮肿，甚则有胸水、腹水。

治法：利水消肿。

方药：五皮饮或五苓散加减。若气虚水湿内停者，用防己黄芪汤补气健脾利水；肾阳不足用济生肾气丸、真武汤加减；肝肾阴虚，气阴两虚证加淡渗利水不伤阴液之品，如连皮茯苓、生薏苡仁、猪苓以扶正行水，少用或不用攻泻逐水之品。此外水气证日久或伴血瘀者，常在各种辨证的基础上加用活血化瘀利水之品，如益母草、泽兰等。

（4）血瘀证

证候：面色晦暗或黧黑或口唇紫暗，腰痛固定或肢体麻木，舌紫暗或有瘀点瘀斑，脉涩或细涩。

治法：活血化瘀。

方药：桃红四物汤加减。通常在本虚证治疗的基础上加用活血化瘀之品。若气虚血瘀者，加用生黄芪益气活血；久病瘀滞，难以起效者，可加重活血化瘀药药量，或加水蛭、大黄䗪虫丸等。

（5）肝风证

证候：头痛头晕，手足蠕动，筋惕肉瞤，抽搐痉厥。

治法：镇肝息风。

方药：天麻钩藤饮加减。若肝肾阴虚者，加用枸杞子、山茱萸、首乌、白芍、鳖甲等滋补肝肾，养阴息风。

第五单元　血液及造血系统疾病

细目一　缺铁性贫血

缺铁性贫血（iron deficiency anemia，IDA）是指体内贮存铁缺乏，影响血红蛋白合成所引起的一种小细胞低色素性贫血。其特点是骨髓、肝、脾等器官组织中缺乏可染色性铁，血清铁浓度、运铁蛋白饱和度和血清铁蛋白降低。本病为贫血中最常见的类型，也是最常见的营养素缺乏症。

本病可归属于中医学"血劳""萎黄""黄胖""虚劳"等范畴。

◎ **要点一　西医病因与发病机制**

（一）病因

任何原因使铁的损耗超过体内所能供给的量时，即可引起缺铁性贫血。

1. 损失过多　慢性失血是引起缺铁性贫血的主要原因。如慢性胃肠道失血、食管裂孔疝、食管或胃底静脉曲张破裂、胃及十二指肠溃疡、消化道息肉、消化道肿瘤、寄生虫感染和痔疮等；咯血和肺泡出血，如肺结核、支气管扩张和肺癌等；月经过多，如宫内放置节育环、子宫肌瘤及月经失调等；血红蛋白尿，如阵发性睡眠性血红蛋白尿、冷抗体型自身免疫性溶血、人工心脏瓣膜、行军性血红蛋白尿等；其他如反复血液透析、多次献血等。

2. **摄入不足** 生长期婴幼儿、青少年和月经期、妊娠期或哺乳期妇女需铁量增加，一般食物中铁含量不能满足机体需要而缺铁；饮食中缺乏足够的铁或食物结构不合理，导致铁吸收和利用减低，亦可发生缺铁。

3. **吸收不良** 游离铁主要在十二指肠及小肠上段黏膜吸收，吸收不良可导致缺铁性贫血。如胃大部切除术及胃空肠吻合术后，由于食物不经过十二指肠，影响了正常铁的吸收；萎缩性胃炎因长期缺乏胃酸，导致铁的吸收不良；长期腹泻不但影响铁吸收，且随着大量肠上皮细胞脱落而失铁。

（二）发病机制

1. **缺铁对铁代谢的影响** 当体内贮铁减少到不足以补偿功能状态铁时，铁蛋白、含铁血黄素、血清铁和转铁蛋白饱和度减低，总铁结合力和未结合铁的转铁蛋白升高，组织缺铁，红细胞内缺铁。转铁蛋白受体表达于红系造血细胞膜表面，当红细胞内铁缺乏时，转铁蛋白受体脱落进入血液，血清可溶性转铁蛋白受体升高。

2. **红细胞内缺铁对造血系统的影响** 血红素合成障碍，大量原卟啉不能与铁结合成为血红素，以游离原卟啉（FEP）的形式积累在红细胞内或与锌原子结合成为锌原卟啉（ZPP），血红蛋白生成减少，红细胞胞浆少、体积小，发生小细胞低色素性贫血；严重时粒细胞、血小板的生成也受影响。

3. **组织缺铁对组织细胞代谢的影响** 细胞中含铁酶和铁依赖酶的活性降低，进而影响患者的精神、行为、体力、免疫功能及患儿的生长发育和智力；缺铁可引起黏膜组织病变和外胚叶组织营养障碍。

◎ **要点二 中医病因病机**

中医学认为，本病的形成多由先天禀赋不足、饮食失调、长期失血、劳倦过度、妊娠失养、病久虚损、虫积等引起脾胃虚弱、血少气衰所致。

1. **饮食失调** 饮食失调，脾胃功能减退，影响水谷精微吸收，使化血无源而见气血亏虚。

2. **心脾两虚** 长期失血，治不及时，或崩漏，或妊娠失养、产后失血，调护不当等慢性失血，均可导致血少气衰，心神失养。

3. **脾胃虚弱** 久病体虚或先天禀赋不足，脾胃虚弱而生化乏源。久劳损及肾脏，精血同源，肾虚精亏，无以化生血液而致血虚。

4. **虫积日久** 脾胃受损，同时又大量吸收人体精微，导致生化乏源，引起贫血。

缺铁性贫血病位在脾胃，与肝、肾相关。脾胃虚弱，运化失常，虫积及失血导致气血生化不足，是本病发生的基本病机。本病多属虚证，但也有虚实夹杂之证。

◎ **要点三 临床表现**

多数起病缓慢，临床表现分为两类：一类为贫血本身的表现；另一类为组织中含铁酶类减少，引起细胞功能紊乱而产生的症状和体征。

1. **贫血本身的表现** 一般症状为皮肤和黏膜苍白，疲乏无力，头晕耳鸣，眼花，记忆力减退；严重者可出现眩晕或晕厥，活动后心悸、气短，甚至心绞痛、心力衰竭。尚有恶心呕吐、食欲减退、腹胀、腹泻等消化道症状。

2. **组织缺铁症状**

（1）精神和行为改变 如疲乏、烦躁和头痛在缺铁的妇女中较多见；缺铁可引起患儿发育迟缓和行为改变，如烦躁、易激惹、注意力不集中等。

（2）消化道黏膜病变 如口腔炎、舌炎、唇炎、胃酸分泌缺乏及萎缩性胃炎。常见食欲减退、腹胀、嗳气、便秘等。部分患者有异食癖。

（3）外胚叶组织病变 皮肤干燥，毛发干枯脱落，指甲缺乏光泽、脆薄易裂甚至反甲等。

◎ **要点四 实验室检查及其他检查**

1. **血象** 呈小细胞低色素性贫血。平均红细胞体积（MCV）<80fl，平均红细胞血红蛋白量（MCH）<27pg，平均红细胞血红蛋白浓度（MCHC）<32%。血片中可见红细胞体积小、中央淡染区扩大。网织红细胞计数正常或轻度增高。

2. **骨髓象** 增生活跃或明显活跃；以红系增生为主，粒系、巨核系无明显异常；红系中以中、晚幼红细胞为主，其体积小、核染色质致密、胞浆少偏蓝色、边缘不整齐，血红蛋白形成不良，呈"核老浆幼"现象。

3. **血清铁、总铁结合力及铁蛋白** 血清铁<8.95μmol/L，总铁结合力升高（>64.44μmol/L）；转铁蛋白饱和度降低（<15%）。血清铁蛋白<20μg/L表示贮铁减少，<12μg/L为贮铁耗尽。

4. **红细胞内卟啉代谢** FEP>0.9μmol/L（全血），ZPP>0.96μmol/L（全血），FEP/Hb>4.5μg/gHb。

◎ 要点五 诊断与鉴别诊断

（一）诊断

IDA诊断包括以下3方面：

1. 贫血为小细胞低色素性：男性Hb<120g/L，女性Hb<110g/L，孕妇Hb<100g/L；MCV<80fl，MCH<27pg，MCHC<32%。

2. 有缺铁的依据：符合贮铁耗尽（ID）或缺铁性红细胞生成（IDE）的诊断。

ID：符合下列任一项即可诊断。①血清铁蛋白<12μg/L。②骨髓铁染色显示骨髓小粒可染铁消失，铁粒幼红细胞<15%。

IDE：①符合ID诊断标准。②血清铁<8.95μmol/L，总铁结合力升高>64.44μmol/L，转铁蛋白饱和度<15%。③FEP/Hb>4.5μg/gHb。

3. 存在铁缺乏的病因，铁剂治疗有效。

（二）鉴别诊断

应与下列小细胞性贫血鉴别。

1. **铁粒幼细胞性贫血** 遗传或不明原因导致的红细胞铁利用障碍性贫血。无缺铁的表现：血清铁蛋白浓度增高，骨髓小粒含铁血黄素颗粒增多，铁粒幼细胞增多，并出现环形铁粒幼细胞。血清铁和转铁蛋白饱和度增高，总铁结合力不低。

2. **地中海贫血** 有家族史，有慢性溶血表现。血片中可见多量靶形红细胞，并有珠蛋白肽链合成数量异常的证据，如HbF和HbA₂增高，出现血红蛋白H包涵体等。血清铁蛋白、骨髓可染铁、血清铁和转铁蛋白饱和度不低且常增高。

3. **慢性病性贫血** 慢性炎症、感染或肿瘤等引起的铁代谢异常性贫血。血清铁蛋白和骨髓铁增多。血清铁、血清转铁蛋白饱和度、总铁结合力减低。

4. **转铁蛋白缺乏症** 系常染色体隐性遗传所致或严重肝病、肿瘤继发。血清铁、总铁结合力、血清铁蛋白及骨髓含铁血黄素均明显降低。先天性者幼儿时发病，伴发育不良和多脏器功能受累。获得性者有原发病的表现。

◎ 要点六 西医治疗

1. **病因治疗** IDA的病因诊断是治疗IDA的前提，如婴幼儿、青少年和妊娠妇女营养不足引起的IDA，应改善饮食；胃、十二指肠溃疡伴慢性失血或胃癌术后残胃癌所致的IDA，应多次检查大便潜血，做胃肠道X线或内镜检查，必要时手术根治；月经过多引起的IDA应调理月经；寄生虫感染者应驱虫治疗等。

2. **铁剂治疗**

（1）**口服铁剂** 是治疗IDA的首选。如琥珀酸亚铁0.1~0.2g，每日3次。餐后服用胃肠道反应小且易耐受。应注意进食谷类、乳类和茶等会抑制铁剂的吸收；鱼、肉类、维生素C可加强铁剂的吸收。口服铁剂后，先是外周血网织红细胞增多，高峰在开始服药后5~10天，2周后血红蛋白浓度上升，一般2个月左右恢复正常。铁剂治疗在血红蛋白恢复正常后至少持续4~6个月，待铁蛋白正常后停药。

（2）**注射铁剂** 适用于口服铁剂消化道反应严重，不能耐受者；口服铁剂不能奏效者；需要迅速纠正缺铁者等。常用的有右旋糖酐铁，每周

2~3次。将100~200mg右旋糖酐铁加入100mL 0.9%的生理盐水或5%的葡萄糖注射液中静脉滴注，30min左右。首次治疗前，应小剂量测试，成人0.5mL或1mL（25mg）铁，如给药1小时后无不良反应，再予余下药液。

注射用铁的总需量（mg）=（需达到的血红蛋白浓度-患者的血红蛋白浓度）×0.33×患者体重（kg）。

3. 辅助治疗

（1）输血或输入红细胞　仅适用于严重病例，血红蛋白在60g/L以下，症状明显者。

（2）加用维生素E　可用于铁剂疗效不显著者。

（3）饮食调理　适当补充高蛋白及含铁丰富的饮食，促进康复。

◎ 要点七　中医辨证论治

脾虚是本病的主要病机，故健脾益气生血是主要治法。

1. 脾胃虚弱证

证候：面色萎黄，口唇色淡，爪甲无泽，神疲乏力，食少便溏，恶心呕吐，舌质淡，苔薄腻，脉细弱。

治法：健脾和胃，益气养血。

方药：香砂六君子汤合当归补血汤加减。若气虚及阳，脾阳虚弱，畏寒怕冷者，可加附子、干姜、吴茱萸温中健脾；若腹满纳差者加神曲、麦芽消食助运；若病程日久，气虚血瘀，面色黧黑，舌质紫暗，可加莪术、乳香、没药以活血化瘀。

2. 心脾两虚证

证候：面色苍白，倦怠乏力，头晕目眩，心悸失眠，少气懒言，食欲不振，毛发干脱，爪甲裂脆，舌淡胖，苔薄，脉濡细。

治法：益气补血，养心安神。

方药：归脾汤或八珍汤加减。若脾失健运，水谷不化者，加砂仁、麦芽以增强健脾和胃之功；若脾阳不足，症见形寒肢冷，腹中隐痛，加桂枝、干姜以温中助阳；若血虚甚者，加阿胶、紫河车，并重用参芪以增强补益气血之力。

3. 脾肾阳虚证

证候：面色苍白，形寒肢冷，腰膝酸软，神倦耳鸣，唇甲淡白，或周身浮肿，甚则腹水，大便溏薄，小便清长，男子阳痿，女子经闭，舌质淡或有齿痕，苔白腻脉沉细。

治法：温补脾肾。

方药：八珍汤合无比山药丸加减。若畏寒甚者加肉桂、鹿角片、狗脊以温补肾阳；若浮肿甚者可加猪苓、薏苡仁以利水消肿。

4. 虫积证

证候：面色萎黄少华，腹胀，善食易饥，恶心呕吐，或有便溏，嗜食生米、泥土、茶叶等，神疲肢软，气短头晕，舌质淡，苔白，脉虚弱。

治法：杀虫消积，补益气血。

方药：化虫丸合八珍汤加减。若脾胃气虚较重而神疲乏力甚者，可加党参、山药补益脾气；若心悸失眠加酸枣仁、柏子仁养心安神；若腹胀满者，可加使君子杀虫消积，加木香行气消胀。

细目二　再生障碍性贫血

再生障碍性贫血简称再障（aplastic anemia，AA），是由多种病因引起的骨髓造血功能衰竭，而出现以全血细胞减少为主要表现的一组病证。根据患者的病情、血象、骨髓象及预后，可分为重型（SAA）和非重型（NSAA）。主要表现为骨髓造血功能低下、全血细胞减少、贫血、出血和感染等。

再障与中医的"髓劳"相似，可归属于"虚劳""血虚""血证"等范畴。

◎ 要点一　西医病因与发病机制

（一）病因

再障有先天性和后天性两种。先天性再障是常染色体遗传性疾病，最常见的是范科尼贫血，伴有先天性畸形。后天性再障有半数以上原因不明，称为原发性再障；能查明原因者称为继发性再障，其发病与下列因素有关：

1. **药物因素** 是最常见的发病因素，占首位。药物性再障有两种类型：①与剂量有关，系药物毒性作用，达到一定剂量就会引起骨髓抑制，一般是可逆的，停药后骨髓造血功能可以恢复。这类药物有各种抗肿瘤药和抗甲状腺素药，如甲基硫脲嘧啶等。②与和剂量关系不大，多系药物的过敏性反应，常导致持续性再障，难以逆转。其中药物性再障最常见的是由氯霉素引起的，磺胺类药物也可引起。

2. **化学毒物** 苯及其衍生物最多见。杀虫剂、农药、染发剂等可引起再障。长期与苯接触比一次大剂量接触苯更具危险性。

3. **电离辐射** 长期超允许量放射线照射，如放射源事故、放疗等可致再障。

4. **病毒感染** 病毒性肝炎患者再障发病率显著高于一般人群。

5. **免疫因素** 胸腺瘤、系统性红斑狼疮和类风湿性关节炎等与免疫有关的疾病可继发再障。

6. **其他因素** 阵发性睡眠性血红蛋白尿（PNH）与再障关系相当密切，称为再障-阵发性睡眠性血红蛋白尿综合征（AA-PNH综合征）。此外，再障可发生在妊娠期，亦可继发于慢性肾功能衰竭等。

（二）发病机制

1. **造血干细胞缺陷** 包括量和质的异常。AA患者骨髓具有自我更新及分化的"类原始细胞"，细胞较正常人明显减少，减少程度与病情相关。

2. **骨髓造血微环境异常** AA患者骨髓活检除发现造血细胞减少外，还有骨髓"脂肪化"、静脉窦壁水肿、出血、毛细血管坏死。

3. **免疫机制** AA患者外周血及骨髓淋巴细胞比例增高，T细胞亚群失衡，T细胞分泌的造血负调控因子（IFN-γ、TNF）明显增多，髓系细胞凋亡亢进。

◎ 要点二 中医病因病机

中医学认为，再障的发生主要因先天不足，七情妄动，外感六淫，饮食不节，邪毒外侵，或大病久病之后伤及脏腑气血，元气亏损，精血虚少，气血生化不足而致。

1. **先天不足，肾精亏虚** 由于先天禀赋薄弱，肾精不足，精不化血，而见一系列"髓劳"证候。

2. **七情妄动，伤及五脏** 情志内伤，五脏受损，阴精气血亏虚，气血生化不足，而发为本病。

3. **饮食不节，伤及脾胃** 饥饱失常，饮食不节，脾胃受损，气血生化无乏源，遂成本病。

4. **外感六淫，伤及肝脾肾** 外邪侵袭机体，体虚之人则易直中三阴，损伤肝、脾、肾三脏，精血生化乏源，发为本病。

5. **邪毒外侵，入血伤髓** 邪毒入血伤髓，发为髓劳。

6. **病久不愈，瘀血阻滞** 大病久病失于调理，久虚不复，致气血不畅，瘀血阻滞，新血不生，则发为本病。

本病多为虚证，也可见虚中夹实。阴阳虚损为本病的基本病机，病变部位在骨髓，发病脏腑为心、肝、脾、肾，肾为根本，是由于精气内夺而引起。虚劳损及于肾，必影响多脏腑阴阳，涉及肝之阴血、脾肾之阳气，而致肝肾阴虚或脾肾阳虚。

◎ 要点三 临床表现

再障主要表现为贫血、感染和出血。贫血多呈进行性；出血以皮肤黏膜多见，严重者有内脏出血；容易感染，引起发热。体检时均有贫血面容，眼结膜、甲床及黏膜苍白，皮肤可见出血点及紫癜。贫血重者，可有心率加快，心尖部收缩期吹风样杂音，一般无肝脾肿大。

（一）重型再障（SAA）

起病急，进展快，病情重；少数可由非重型AA进展而来。

1. **贫血** 苍白、乏力、头昏、心悸和气短等症状进行性加重。

2. **感染** 多数患者有发热，体温在39℃以上，个别患者自发病到死亡均处于难以控制的高热之中。以呼吸道感染最常见，其次有消化道、泌尿生殖道及皮肤、黏膜感染等。感染菌种以革兰阴性杆菌、金黄色葡萄球菌和真菌为主，常合并败血症。

3. **出血** 皮肤可有出血点或大片瘀斑，口腔黏膜有血疱，有鼻出血、牙龈出血、眼结膜出血等。深部脏器出血时可见呕血、咯血、便血、血尿、阴道出血、眼底出血和颅内出血，后者常危及患者的生命。

（二）非重型再障（NSAA）

起病和进展较缓慢，贫血、感染和出血的程度较重型轻，也较易控制。久治无效者可发生颅内出血。

◎ 要点四　实验室检查及其他检查

1. **血象** 多呈全血细胞减少，发病早期可仅有一系或二系减少。贫血呈正细胞正色素型。重型再障血象降低程度更为严重。

2. **骨髓象** 多部位骨髓增生减低，粒、红系及巨核细胞明显减少且形态大致正常，淋巴细胞、网状细胞及浆细胞等非造血细胞比例明显增高。骨髓小粒无造血细胞，呈空虚状，NSAA多部位骨髓增生减低，可见较多脂肪滴。

3. **骨髓活检** 再障患者红骨髓显著减少，被脂肪组织所代替，并可见非造血细胞分布在间质中；三系细胞均减少，巨核细胞多有变性。

4. **发病机制相关检查** ①$CD4^+$细胞：$CD8^+$细胞比值减低，Th1细胞：Th2细胞比值增高，$CD8^+T$抑制细胞、$CD25^+T$细胞和$\gamma\delta TCR^+T$细胞比例增高，血清IFN-γ、TNF水平增高。②骨髓细胞染色体核型正常，骨髓铁染色示贮铁增多，中性粒细胞碱性磷酸酶染色强阳性。③溶血检查均阴性。

◎ 要点五　诊断与鉴别诊断

（一）诊断

1. 全血细胞减少，网织红细胞百分数<0.01，淋巴细胞比例增高。

2. 一般无脾肿大。

3. 骨髓检查显示至少一部位增生减低（<正常的50%）或重度减低（<正常的25%），如增生活跃，巨核细胞应明显减少，骨髓小粒成分中见非造血细胞增多。

4. 能除外其他引起全血细胞减少的疾病，如阵发性睡眠性血红蛋白尿（PNH）、骨髓增生异常综合征（MDS）中的难治性贫血、急性造血功能停滞、骨髓纤维化、急性白血病、恶性组织细胞病等。

5. 一般抗贫血药物治疗无效。

（二）再障分型标准

1. **重型再障（SAA）**

（1）**临床表现**　发病急，贫血呈进行性加剧，常伴严重感染及内脏出血。

（2）**血象**　具备下述三项中两项：①网织红细胞绝对值<15×10^9/L。②中性粒细胞<0.5×10^9/L。③血小板<20×10^9/L。

（3）**骨髓象**　骨髓增生广泛重度减低。

2. **非重型再障（NSAA）**　指达不到SAA诊断标准的AA。

（三）鉴别诊断

1. **阵发性睡眠性血红蛋白尿（PNH）**　典型患者有血红蛋白尿发作，易鉴别。不典型者无血红蛋白尿发作，有全血细胞减少，骨髓增生减低，但出血和感染较少见，脾脏可能肿大；网织红细胞高于正常，酸溶血试验（Ham试验）、糖水试验及尿含铁血黄素试验均为阳性。再障与本病有时可同时存在或互相转化。

2. **骨髓增生异常综合征（MDS）**　常有慢性贫血，可有全血细胞减少，但本病骨髓增生活跃或明显活跃。血象和骨髓象三系中均可见到病态造血。早期髓系细胞相关抗原（CD_{34}）表达增多，可有染色体核型异常。

3. **低增生性白血病**　多见于老年人，常有贫血、出血和发热，血象有全血细胞减少，骨髓增生减低，肝脾一般不肿大，血象中可有幼稚细胞，但骨髓象有原始或幼稚细胞增多，原始细胞的增多达到白血病诊断标准。

4. 其他疾病 如血小板减少性紫癜、粒细胞缺乏症、脾功能亢进等，经仔细检查及骨髓检查一般不难鉴别。

◎ **要点六 西医治疗**

主要是促进骨髓造血功能的恢复，对重型再障应尽早使用免疫抑制剂及骨髓移植等，骨髓移植是根治再障的最佳方法。非重型再障以雄激素治疗为主，辅以免疫抑制剂及改善骨髓造血微环境药物。

（一）一般治疗

防止与任何对骨髓造血有毒性的物质接触；禁用对骨髓有抑制作用的药物；休息，避免过劳；防止交叉感染，注意皮肤及口腔卫生。

（二）支持疗法

1. 控制感染 及早应用强有力的广谱抗生素治疗，并尽可能查明致病微生物。

2. 止血 可用酚磺乙胺、氨基己酸（泌尿生殖系统出血患者禁用）。女性子宫出血可肌注丙酸睾酮。输浓缩血小板对血小板减少引起的严重出血有效。肝脏疾病如有凝血因子缺乏时应予纠正。

3. 输血 严重贫血，血红蛋白<60g/L 患者，可输注红细胞，尽量少用全血。反复输血者应用去铁酰胺排铁。

4. 护肝治疗 AA 常合并肝功能损害，应酌情选用护肝药。

（三）针对发病机制的治疗

1. 免疫抑制治疗

（1）**抗淋巴/胸腺细胞球蛋白（ALG/ATG）** 主要用于 SAA，用药前需做过敏实验，用药过程中用糖皮质激素可防止过敏。静脉滴注 ATG 不宜过快，每日剂量应维持点滴 12~16 小时。可与环孢素（CsA）组成强化免疫抑制方案。

（2）**环孢素** 3~5mg/（kg·d）左右，疗程一般长于 1 年。应参照患者的血药浓度、造血功能、T 细胞免疫恢复情况、药物不良反应（如肝、肾功能损害，牙龈增生及消化道反应）等调整用药剂量和疗程。

（3）**其他** 使用 CD3 单克隆抗体、麦考酚吗乙酯（MMF，骁悉）、环磷酰胺、甲泼尼龙等治疗 SAA。

2. 促造血治疗

（1）**雄激素** ①司坦唑醇（康力龙）。②十一酸睾酮（安雄）。③达那唑。④丙酸睾酮。

（2）**造血生长因子** 特别适用于 SAA。有重组人粒系集落刺激因子（G-CSF）和重组人红细胞生成素（EPO）。一般在免疫抑制治疗 SAA 后使用，剂量可酌减，维持 3 个月以上为宜。

3. 造血干细胞移植 对 40 岁以下、无感染及其他并发症、有合适供体的 SAA 患者，可考虑造血干细胞移植。

◎ **要点七 中医辨证论治**

补肾法是治疗非重型再障的基本方法，以滋肾阴、温肾阳或阴阳双补为主，兼顾健脾、活血化瘀；治疗重型再障多以清热凉血解毒法施治。

1. 肾阴虚证

证候：面色苍白，唇甲色淡，心悸乏力，颧红盗汗，手足心热，口渴思饮，腰膝酸软，出血明显，便结，舌质淡，舌苔薄，或舌红少苔，脉细数。

治法：滋阴补肾，益气养血。

方药：左归丸合当归补血汤加减。

2. 肾阳亏虚证

证候：形寒肢冷，气短懒言，面色苍白，唇甲色淡，大便稀溏，面浮肢肿，出血不明显，舌体胖嫩，舌质淡，苔薄白，脉细无力。

治法：补肾助阳，益气养血。

方药：右归丸合当归补血汤加减。

3. 肾阴阳两虚证

证候：面色苍白，倦怠乏力，头晕心悸，手足心热，腰膝酸软，畏寒肢冷，齿鼻衄血或紫斑，舌质淡，苔白，脉细无力。

治法：滋阴助阳，益气补血。

方药：左归丸、右归丸合当归补血汤加减。

4. 肾虚血瘀证

证候：心悸气短，周身乏力，面色晦暗，头晕耳鸣，腰膝酸软，皮肤紫斑，肌肤甲错，胁痛，出血不明显，舌质紫暗，有瘀点或瘀斑，苔薄，脉细或涩。

治法：补肾活血。

方药：六味地黄丸或金匮肾气丸合桃红四物汤加减。

5. 气血两虚证

证候：面白无华，唇淡，头晕心悸，气短乏力，动则加剧，舌淡，苔薄白，脉细弱。

治法：补益气血。

方药：八珍汤加减。

6. 热毒壅盛证

证候：壮热，口渴，咽痛，鼻衄，齿衄，皮下紫癜、瘀斑，心悸，舌红而干，苔黄，脉洪数。

治法：清热凉血，解毒养阴。

方药：清瘟败毒饮加减。

细目三 白细胞减少症与粒细胞缺乏症

外周血白细胞数持续低于正常值（成人 $4.0 \times 10^9/L$）时称为白细胞减少（leukopenia）。当中性粒细胞绝对数在成人低于 $2.0 \times 10^9/L$，在儿童≥10岁低于 $1.8 \times 10^9/L$ 或<10岁低于 $1.5 \times 10^9/L$ 时称为粒细胞减少症（neutropenia）；低于 $0.5 \times 10^9/L$ 时称为粒细胞缺乏症（agranulocytosis）。中性粒细胞数减少的程度常与感染的危险性明显相关：中性粒细胞在 $(1.0 \sim 2.0) \times 10^9/L$ 时，容易感染；低于 $0.5 \times 10^9/L$ 时具有很大的感染危险性。

本病可归属中医"虚劳""虚损"或"温病"等范畴。

◎ 要点一 西医病因与发病机制

结合中性粒细胞的细胞动力学，根据病因和发病机制可大致分为三类：中性粒细胞生成缺陷、破坏或消耗过多、分布异常。

1. 中性粒细胞生成缺陷

（1）生成减少 ①细胞毒性药物、化学毒物、电离辐射是引起中性粒细胞减少的最常见原因，可直接作用于干细胞池和分裂池，破坏、损伤或抑制造血干/祖细胞及早期分裂细胞。②影响造血干细胞的疾病如再生障碍性贫血，骨髓造血组织被白血病、骨髓瘤及转移瘤细胞浸润等，由于中性粒细胞生成障碍而引起减少。③异常免疫和感染致中性粒细胞减少是通过综合性机制起作用，异常免疫因素（如抗造血前体细胞自身抗体）及感染时产生的负性造血调控因子的作用是其中重要的机制。

（2）成熟障碍 维生素 B_{12} 或叶酸缺乏或代谢障碍，急性白血病、骨髓增生异常综合征等由于粒细胞分化成熟障碍，造血细胞阻滞于干细胞池或分裂池，且可以在骨髓原位或释放入血后不久被破坏，出现无效造血。

2. 中性粒细胞破坏或消耗过多

（1）免疫性因素 中性粒细胞与抗粒细胞抗体或抗原抗体复合物结合而被免疫细胞或免疫器官破坏，见于自身免疫性粒细胞减少、各种自身免疫性疾病（如系统性红斑狼疮、类风湿关节炎、Felty综合征）及免疫性新生儿中性粒细胞减少。

（2）非免疫性因素 病毒感染或败血症时，中性粒细胞在血液或炎症部位消耗增多；脾肿大导致脾功能亢进，中性粒细胞在脾内滞留、破坏增多。

3. 中性粒细胞分布异常

（1）中性粒细胞转移至边缘池，导致循环池的粒细胞相对减少，但粒细胞总数并不减少，故多称为假性粒细胞减少。可见于异体蛋白反应、内毒素血症。

（2）粒细胞滞留循环池其他部位，如血液透析开始后 2~15 分钟滞留于肺血管内；脾肿大，滞留于脾脏。

◎ 要点二 中医病因病机

中医学认为，本病的发生与禀赋不足、劳伤过度、饮食不节、邪毒内侵（含药物毒邪）等相关，伤及脏腑，气血阴阳亏虚，则成诸虚不足之症。

1. 先天不足 婴儿脏腑不健，肾精亏虚，生机不旺，损及五脏而罹患此病。

2. 烦劳或房劳过度 伤及脾肾，脾肾不足，精血亏虚，气血生化之源匮乏。

3. 饮食不节 脾胃功能失调，不能化生精微，气血生化乏源而气血不足。

4. 毒物损伤 用药不当、物理或化学毒物内侵，损及气血或伤及脾肾，致使肾精亏虚，无以化血；或脾虚土亏，生化乏源。

5. 久病失治 正气虚损，加之失于调理，遂影响气血生成。

总之，本病病机多以肝、脾、肾及气血亏虚为本。病位在脾、肾和骨髓，病性以虚损为主。急性者则可表现为正虚邪犯之虚实夹杂证。

◎ 要点三 临床表现

根据中性粒细胞减少的程度可分为轻度（≥$1.0×10^9$/L）、中度［($0.5\sim1.0$)×10^9/L］和重度（<$0.5×10^9$/L），重度减少者即为粒细胞缺乏症。

1. 粒细胞缺乏症 起病多急骤，可突然畏寒、高热、头痛、乏力、出汗、周身不适。2~3天后临床上缓解，仅有极度疲乏感，易被忽视。6~7天后粒细胞已极度低下，出现严重感染，再度骤然发热，可出现急性咽峡炎。此外，口腔、鼻腔、食管、肠道、肛门、阴道等处黏膜可出现坏死性溃疡。严重的肺部感染、败血症、脓毒血症等往往导致患者死亡。

2. 白细胞减少症 起病较缓慢，少数患者可无症状，检查血象时才被发现。多数患者可有头晕、乏力疲困、食欲减退及低热等表现。

◎ 要点四 诊断与鉴别诊断

（一）诊断

外周血白细胞计数<$4.0×10^9$/L为白细胞减少症，外周血中性粒细胞绝对值<$0.5×10^9$/L为粒细胞缺乏症。必须反复定期查血象方能确定有无白细胞减少症。应详细询问病史，特别是服药史、化学品或放射线接触史、感染史等。阳性体征的发现（如肿瘤、感染和肝脾大等）有助于寻找病因。骨髓检查可观察粒细胞增生程度，也可除外其他血液病。

（二）鉴别诊断

应与白细胞不增多型白血病、急性再生障碍性贫血相鉴别。后二者常伴有贫血及血小板减少，骨髓检查最具有鉴别价值。

1. 白细胞不增多型白血病 多伴有贫血、血小板减少及不同部位出血；浓缩外周血涂片可找到幼稚细胞，骨髓检查原始细胞和其他幼稚细胞增多，可资鉴别。

2. 急性再生障碍性贫血 急性起病，多有出血且贫血显著，白细胞减少，尤以中性粒细胞减少明显，同时伴有血小板及网织红细胞明显减少，骨髓象呈现三系细胞减少。

◎ 要点五 西医治疗

在及早查清引起白细胞减少或粒细胞缺乏的病因的基础上，及时停止与损伤因素的接触；应积极治疗原发病，控制感染，同时使用提高白细胞的药物。

1. 病因治疗 若病因已明确，如药物引起者立即停药，感染引起者积极控制感染。继发于其他疾病者，积极治疗原发病。

2. 粒细胞缺乏症

（1）防治感染 严密消毒隔离，以防交叉感染。发生感染时应进行胸部X线检查，反复做咽拭子，血、尿、大便等培养及药物敏感试验，以便明确感染的性质和部位。即使病因未明亦应以足量的广谱抗菌药物做经验性治疗，待病原体及药物敏感明确后再调整抗菌药物。

（2）升粒细胞 重组人粒系集落刺激因子（G-CSF）或粒-单系集落刺激因子（GM-CSF），治疗粒缺患者疗效明确，可缩短粒缺的病理过程，促进中性粒细胞增生和释放，并增强其吞噬杀菌及趋化功能。

(3) 其他 浓缩白细胞输注，严重者可予大剂量静脉注射丙种球蛋白和输新鲜全血等支持治疗。

3. 白细胞减少症

(1) 一般治疗 原因不明的白细胞减少症，有反复感染者应及时控制感染，并注意预防感染。定期随诊。

(2) 升粒细胞 有碳酸锂、维生素 B_4、鲨肝醇、利血生等。

4. 免疫抑制剂 自身免疫性粒细胞减少和免疫介导机制所致的粒细胞缺乏可用糖皮质激素等免疫抑制剂治疗。其他原因引起的粒细胞减少，则不宜采用。

◎ 要点六 中医辨证论治

1. 气血两虚证

证候：面色萎黄，头晕目眩，倦怠乏力，少寐多梦，心悸怔忡，纳呆食少，腹胀便溏，舌质淡，苔薄白，脉细弱。

治法：益气养血。

方药：归脾汤加减。

2. 脾肾亏虚证

证候：神疲乏力，腰膝酸软，纳少便溏，面色㿠白，畏寒肢冷，大便溏薄，小便清长，舌质淡，舌体胖大或有齿痕，苔白，脉沉细或沉迟。

治法：温补脾肾。

方药：黄芪建中汤合右归丸加减。

3. 气阴两虚证

证候：面色少华，疲倦乏力，头昏目眩，五心烦热，失眠盗汗或自汗，舌红，苔剥，脉细弱。

治法：益气养阴。

方药：生脉散加减。

4. 肝肾阴虚证

证候：腰膝酸软，头晕耳鸣，五心烦热，失眠多梦，遗精，低热，口干咽燥，舌红少苔，脉细数。

治法：滋补肝肾。

方药：六味地黄丸加减。

5. 外感温热证

证候：发热不退，口渴欲饮，面赤咽痛，头晕乏力，舌质红绛，苔黄，脉滑数或细数。

治法：清热解毒，滋阴凉血。

方药：犀角地黄汤合玉女煎加减。

◎ 要点七 预防

避免各种可能引起粒细胞减少的药物，如必须使用，应定期观察血象。若白细胞有下降的趋势，应停药并密切观察。

对密切接触放射线或苯等有害理化因素者，应加强劳动保护，定期做预防性体格检查及血象检查。

细目四 白血病

白血病（leukemia）是一类造血干细胞的克隆性恶性疾病。克隆中的白血病细胞增殖失控、分化障碍、凋亡受阻而停滞在细胞发育的不同阶段，在骨髓或其他造血组织中白血病细胞大量增生聚集，并浸润其他器官和组织，而正常造血受到抑制。临床以发热、贫血、出血为主要表现，并伴有不同程度的肝、脾和淋巴结肿大。

◎ 要点一 西医病因与发病机制

人类白血病的病因及发病机制尚未阐明。其发病可能与生物、物理、化学等因素有关。

1. 生物因素 主要是病毒和免疫功能异常。成人T细胞白血病/淋巴瘤（ATL）是由人类T淋巴细胞病毒Ⅰ型（HTLV-Ⅰ）所致。

2. 物理因素 包括X射线、γ射线等电离辐射。

3. 化学因素 苯、抗肿瘤药中的烷化剂可致白血病。

4. 遗传因素 家族性白血病占白血病的0.7%。Downs综合征（唐氏综合征）、先天性再生障碍性贫血（Fanconi贫血）、Bloom综合征及先天性免疫球蛋白缺乏症等白血病发病率均较高，表明白血病与遗传因素有关。

5. **其他血液病** 某些血液病最终可能发展为白血病，如骨髓增生异常综合征、淋巴瘤、多发性骨髓瘤、阵发性睡眠性血红蛋白尿等。

◎ 要点二 中医病因病机

中医学对白血病病因的认识包括热毒和正虚两方面，病因病机主要有：

1. **热毒久蕴，精髓被扰** 外来邪毒如湿毒、火毒等，及脏腑功能失调产生的内生热毒，导致气血阴阳失衡，精髓亏虚。

2. **正气虚衰** 人体正气衰弱，五脏虚损是白血病发病的内在因素。

3. **浊邪内结，瘀血内阻** 由于邪毒内蕴，与气血互结，导致气滞血瘀，或痰瘀互结，渐成癥积等症。

中医学认为，白血病的主要病因为热毒和正虚，病性为本虚标实。正气亏虚为本，温热毒邪为标，多以标实为主。病位在骨髓，表现在营血，与肾、肝、脾有关。白血病的成因与正气不足，邪毒内陷血脉，阻碍气血生化；或有害物质伤及营血、肾精，累及骨髓，气血生化失常等有关。以发热、出血、血亏、骨痛、肿块等为临床特征；病性多属虚实夹杂，病情危重，预后差。

细目五 急性白血病

急性白血病（acute leukemia，AL）是造血干细胞的恶性克隆性疾病，发病时骨髓中异常的原始细胞（白血病细胞）大量增殖并浸润各种器官、组织，使正常造血受抑制。主要表现为肝脾和淋巴结肿大、贫血、出血及继发感染等。

国际上常用的法美英 FAB 分类法将急性白血病分为急性淋巴细胞白血病（acute lymphocytic leukemia，ALL）和急性髓细胞白血病（acute myelogenous leukemia，AML）两大类。这两类还可分成多种亚型。

◎ 要点一 临床表现

起病急缓不一。发病急者可以是突然高热，类似"感冒"，也可以是严重的出血。缓慢者常因面色苍白、皮肤紫癜、月经过多或拔牙后出血难止而就医才发现。

1. **正常骨髓造血功能受抑制表现**

（1）贫血 部分患者病程短，可不出现贫血。半数患者就诊时已有重度贫血，尤其是继发于 MDS 者。

（2）发热 为早期表现。可低热，亦可高达 39℃～40℃以上，伴有畏寒、出汗等。虽然白血病本身可以发热，但高热往往提示有继发感染。

（3）出血 以出血为早期表现者近 40%。可发生在全身各部，以皮肤瘀点、瘀斑、鼻出血、牙龈出血、月经过多为多见。眼底出血可致视力障碍。有资料表明，急性白血病死于出血者占 62.24%，其中 87% 为颅内出血。

2. **白血病细胞增殖浸润表现**

（1）淋巴结和肝脾肿大。

（2）骨骼和关节疼痛 常有胸骨下端局部压痛。可出现关节、骨骼疼痛，尤以儿童多见。发生骨髓坏死时，可引起骨骼剧痛。

（3）眼部 部分 AML 可伴粒细胞肉瘤，可引起眼球突出、复视或失明。

（4）口腔和皮肤 由于白血病细胞浸润，可使牙龈增生、肿胀；可出现蓝灰色斑丘疹或皮肤粒细胞肉瘤，局部皮肤隆起、变硬，呈紫蓝色皮肤结节。

（5）中枢神经系统白血病（CNSL） 是白血病最常见的髓外浸润部位。常发生在缓解期，以急淋白血病最常见，儿童患者尤甚。临床上轻者表现为头痛、头晕；重者有呕吐、颈项强直，甚至抽搐、昏迷。

（6）睾丸浸润 睾丸出现无痛性肿大。睾丸白血病多见于急淋白血病化疗缓解后的男性幼儿或青年，是仅次于 CNSL 的白血病髓外复发的根源。

此外，白血病可浸润其他组织器官，肺、心、消化道、泌尿生殖系统等均可受累。

◎ 要点二 实验室检查及其他检查

1. **血象** 贫血程度轻重不等,但呈进行性加重,晚期一般有严重贫血,多为正常细胞性贫血。大多数患者白细胞增多,超过 $10\times10^9/L$ 以上者称为白细胞增多性白血病。低者可 $<1.0\times10^9/L$,称为白细胞不增多性白血病。血涂片分类检查可见数量不等的原始和幼稚细胞,约50%的患者血小板低于 $60\times10^9/L$,晚期血小板往往极度减少。

2. **骨髓象** 具有决定性诊断价值。WHO分类将骨髓原始细胞≥20%定为AL的诊断标准,并提出原始细胞比例<20%但伴有 t(15;17)、t(8;21) 或 inv(16)/t(16;16) 者亦应诊断为AML。多数病例骨髓象有核细胞显著增生,以原始细胞为主,而较成熟中间阶段细胞缺如,并残留少量成熟粒细胞,形成所谓"裂孔"现象。Auer 小体仅见于 AML,有独立诊断意义。

3. **细胞化学** 主要用于协助形态学鉴别各类白血病。

常见 AL 的细胞化学鉴别

染色方法	急淋	急粒白血病	急单白血病
髓过氧化物酶(MPO)	(-)	分化差的原始细胞 (-) ~ (+) 分化好的原始细胞 (+) ~ (+++)	(-) ~ (+)
糖原染色(PAS)	(+) 成块或粗颗粒	(-) 或 (+) 弥漫性淡红色或细颗粒状	(-) 或 (+),弥漫性淡红色或细颗粒状
非特异性脂酶(NSE)	(-)	(-) ~ (+) NaF 抑制<50%	(+),NaF 抑制≥50%

4. **免疫学检查** 根据白血病细胞表达的系列相关抗原,确定其系列来源。

5. **染色体和基因改变** 白血病常伴有特异的染色体和基因改变。

6. **血液生化改变** 特别是在化疗期间,血清尿酸浓度增高。尿中尿酸排泄量增加,甚至出现尿酸结晶。患者发生 DIC 时可出现凝血机制障碍,血清乳酸脱氢酶(LDH)可增高。出现中枢神经系统白血病时,脑脊液压力增高,白细胞数增多,蛋白质增多,而糖定量减少。涂片中可找到白血病细胞。

◎ 要点三 诊断与鉴别诊断

(一)诊断

根据临床表现、血象和骨髓象特点,诊断一般不难。由于白血病类型不同,治疗方案及预后亦不尽相同,因此诊断成立后,应进一步分型。

(二)鉴别诊断

1. **骨髓增生异常综合征(MDS)** 该病除病态造血外,外周血中有原始和幼稚细胞,全血细胞减少和染色体异常,易与白血病相混淆。但骨髓中原始细胞少于20%。

2. **某些感染引起的白细胞异常** 如传染性单核细胞增多症,血象中出现异形淋巴细胞,但形态与原始细胞不同,血清中嗜异性抗体效价逐步上升,病程短,可自愈。百日咳、传染性淋巴细胞增多症、风疹等病毒感染时,血象中淋巴细胞增多,但淋巴细胞形态正常,预后较好,多可自愈。

3. **巨幼细胞贫血** 巨幼细胞贫血有时可与红白血病混淆。但前者骨髓中原始细胞不增多,幼红细胞 PAS 反应常为阴性,予以叶酸、$VitB_{12}$ 治疗有效。

4. **急性粒细胞缺乏症恢复期** 在药物或某些感染引起的粒细胞缺乏症的恢复期,骨髓中原、幼粒细胞明显增加。但该症多有明确病因,血小板正常,原、幼粒细胞中无 Auer 小体及染色体异常。短期内骨髓成熟粒细胞恢复正常。

要点四 西医治疗

（一）一般治疗

1. 高白细胞血症紧急处理 当循环血液中白细胞$>100\times10^9$/L时，患者可产生白细胞淤滞症，表现为呼吸困难，甚至呼吸窘迫、低氧血症、反应迟钝、颅内出血等，可增加死亡率和髓外白血病的复发率。因此，当白细胞$>100\times10^9$/L时，应立即使用血细胞分离机清除过高白细胞；同时予以化疗和水化，预防并发症。

2. 防治感染 白血病患者常伴有粒细胞减少或缺乏，特别在化疗、放疗后，粒细胞缺乏将持续相当长时间，此时患者需常住层流病房或消毒隔离病房。

3. 成分输血支持 严重贫血可输浓缩红细胞，维持Hb>80g/L，但白细胞淤滞时不宜马上输红细胞以免进一步增加血黏度。血小板计数过低会引起出血，需输注单采血小板悬液。

4. 防治高尿酸血症肾病 由于白血病细胞大量破坏，血清和尿中尿酸浓度增高，积聚在肾小管，引起高尿酸血症肾病。在化疗时可给予别嘌醇每次100mg，每日3次，以抑制尿酸合成。

5. 维持营养 应注意营养，维持水、电解质平衡，给患者高蛋白、高热量、易消化食物，必要时经静脉补充营养。

（二）抗白血病治疗

第一阶段为诱导缓解治疗，化学治疗是此阶段白血病治疗的主要方法。目的是达到完全缓解（CR）并延长生存期。所谓完全缓解，即：①白血病的症状和体征消失；②血象Hb≥100g/L（男）或90g/L（妇女及儿童），中性粒细胞绝对值$\geq1.0\times10^9$/L，血小板$\geq100\times10^9$/L，外周血白细胞分类中无白血病细胞；③骨髓象：原粒细胞+早幼粒细胞（原单核+幼单核细胞或原淋巴+幼淋巴细胞）$\leq5\%$，无Auer小体，红细胞及巨核细胞系列正常，无髓外白血病。理想的CR为初诊时免疫学、细胞遗传学和分子生物学异常标志消失。

第二阶段是达到CR后进入缓解后治疗。主要方法是化疗和造血干细胞移植（HSCT）。

要点五 中医辨证论治

在诱导缓解期，中医药治疗可减少化疗的毒副作用，增强机体对化疗的耐受性，促进造血功能的恢复和减轻胃肠道反应；完全缓解或在骨髓移植后应以中药扶正培本为主，注意益气养阴，扶正减毒，使化疗对机体的损伤得到恢复，增强机体的免疫功能，清除体内残留白血病细胞，提高白血病缓解率和无病生存率。

1. 热毒炽盛证

证候：壮热，口渴多汗，烦躁，头痛面赤，身痛，口舌生疮，咽喉肿痛，面颊肿胀疼痛，或咳嗽，咳黄痰，皮肤、肛门疖肿，便秘尿赤，或见吐血、衄血、便血、尿血、斑疹，或神昏谵语，舌质红绛，苔黄，脉大。

治法：清热解毒，凉血止血。

方药：黄连解毒汤合清营汤加减。

2. 痰热瘀阻证

证候：腹部积块，颌下、腋下、颈部有痰核单个或成串，痰多，胸闷，头重，纳呆，发热，肢体困倦，心烦口苦，目眩，骨痛，胸部刺痛，口渴而不欲饮，舌质紫暗，或有瘀点、瘀斑，舌苔黄腻，脉滑数或沉细而涩。

治法：清热化痰，活血散结。

方药：温胆汤合桃红四物汤加减。

3. 阴虚火旺证

证候：皮肤瘀斑，鼻衄，齿龈出血，发热或五心烦热，口苦口干，盗汗，乏力，体倦，面色晦滞，舌质红，苔黄，脉细数。

治法：滋阴降火，凉血解毒。

方药：知柏地黄丸合二至丸加减。

4. 气阴两虚证

证候：低热，自汗，盗汗，气短，乏力，面色不华，头晕，腰膝酸软，手足心热，皮肤瘀点、瘀斑，鼻衄、齿衄，舌淡有齿痕，脉沉细。

治法：益气养阴，清热解毒。

方药：五阴煎加味。

5. 湿热内蕴证

证候：发热，有汗而热不解，头身困重，腹胀纳呆，关节酸痛，大便不爽或下利不止，肛门灼热，小便黄赤而不利，舌红，苔黄腻，脉滑数。

治法：清热解毒，利湿化浊。

方药：葛根芩连汤加味。

细目六　慢性髓细胞性白血病

慢性髓细胞白血病（chronic myelogenous leukemia，CML）是一种发生在多能造血干细胞上的恶性骨髓增生性疾病（获得性造血干细胞恶性克隆性疾病），主要涉及髓系。其临床特点是外周血粒细胞显著增多并有不成熟性，在受累的细胞系中可找到Ph染色体和BCR-ABL融合基因。病程较缓慢，脾脏肿大。由慢性期（chronic phase，CP）、加速期（accelerated phase，AP），最终发展为急变期（blastic phase or blast crisis，BP/BC）。

要点一　临床表现

CML国内比较多见，可发生于任何年龄，但以中年居多，男性多于女性。起病缓慢，早期可无自觉症状，往往在偶然情况下发现血象异常或脾肿大而被确诊。

（一）慢性期（CP）

CP一般持续1~4年。患者有乏力、低热、多汗或盗汗、体重减轻等代谢亢进表现。由于脾大而自觉左上腹坠胀感，常以脾脏肿大为最显著体征。往往就医时脾脏已达脐平面上下。质地坚实，表面光滑，无压痛，脾梗死时可有明显压痛，并有摩擦音。肝脏明显肿大较少见。部分患者胸骨中下段压痛。当白细胞显著增高时，可有眼底充血及出血。白细胞极度增高时，可发生白细胞淤滞症。

（二）加速期（AP）

常有发热、虚弱、进行性体重下降、骨骼疼痛，逐渐出现贫血和出血。脾持续或进行性肿大。对原来治疗有效的药物无效。AP可持续几个月到数年。

（三）急变期（BP/BC）

为CML的终末期，临床与AL类似。多数急粒变，少数为急淋变或急单变，偶有巨核细胞及红细胞等类型的急性变。急性变预后极差，往往在数月内死亡。

要点二　实验室检查及其他检查

（一）慢性期（CP）

1. **血象**　白细胞数明显增高，常超过$20×10^9/L$，可达$100×10^9/L$以上。血片中粒细胞显著增多，可见各阶段粒细胞，以中性中幼、晚幼和杆状核粒细胞居多，原始（Ⅰ+Ⅱ）细胞<10%；嗜酸性及嗜碱性粒细胞增多，后者有助于诊断。血小板多在正常水平，部分患者增多；晚期血小板渐减少，并出现贫血。

2. **中性粒细胞碱性磷酸酶（NAP）测定**　活性减低或呈阴性反应。治疗有效时NAP活性可以恢复，疾病复发时又下降，合并细菌性感染时可略升高。

3. **骨髓**　骨髓增生明显至极度活跃，以粒细胞为主，粒：红比例明显增高，其中中性中幼、晚幼及杆状核粒细胞明显增多，原始细胞少于10%。嗜酸性和嗜碱性粒细胞增多。红细胞相对减少。巨核细胞增多或正常，后期减少。

4. **细胞遗传学及分子生物学改变**　95%以上CML细胞出现Ph染色体（小的22号染色体），显带分析为t（9；22）（q34；q11）。9号染色体长臂上的C-ABL原癌基因易位到22号染色体长臂的断裂点簇集区（BCR）形成BCR-ABL融合基因。其编码的蛋白主要为P_{210}。P_{210}具有酪氨酸激酶活性，导致CML发生。Ph染色体可见于粒、红、单核、巨核及淋巴细胞中。

5. **血液生化**　血清及尿中尿酸浓度增高。血清乳酸脱氢酶增高。

（二）加速期（AP）

外周血或骨髓原始细胞≥10%，外周血嗜碱性粒细胞>20%，不明原因的血小板进行性减少或增加。除 Ph 染色体以外又出现其他染色体异常。骨髓活检显示胶原纤维显著增生。

（三）急变期（BP/BC）

外周血中原粒+早幼粒细胞>30%。骨髓中原始细胞或原淋+幼淋或原单+幼单>20%，原粒+早幼粒细胞>50%，出现髓外原始细胞浸润。

◎ 要点三　诊断与鉴别诊断

（一）诊断

凡有不明原因的持续性白细胞数增高，根据典型的血象、骨髓象改变，脾肿大，Ph 染色体阳性，BCR-ABL 融合基因阳性即可做出诊断。Ph 染色体尚可见于 1% AML、5% 儿童 ALL 及 25% 成人 ALL，应注意鉴别。

（二）鉴别诊断

1. 其他原因引起的脾大　血吸虫病、慢性疟疾、黑热病、肝硬化、脾功能亢进等均有脾大。但各病均有各自原发病的临床特点，并且血象及骨髓象无 CML 的典型改变。Ph 染色体及 BCR-ABL 融合基因均阴性。

2. 骨髓纤维化　原发性骨髓纤维化脾大显著，血象中白细胞增多，并出现幼粒细胞等，易与 CML 混淆。但骨髓纤维化外周血白细胞数一般比 CML 少，多不超过 $30\times10^9/L$，且波动不大。NAP 阳性。此外幼红细胞持续出现于外周血中，红细胞形态异常，特别是泪滴状红细胞易见。Ph 染色体及 BCR-ABL 融合基因阴性。多次多部位骨髓穿刺干抽。骨髓活检网状纤维染色阳性。

3. 类白血病反应　常并发于严重感染、恶性肿瘤等基础疾病，并有相应原发病的临床表现。白细胞数可达 $50\times10^9/L$，粒细胞胞浆中常有中毒颗粒和空泡。嗜酸性粒细胞和嗜碱性粒细胞不增多。NAP 反应强阳性，Ph 染色体及 BCR-ABL 融合基因阴性。血小板和血红蛋白大多正常。原发病控制后，白细胞恢复正常。

◎ 要点四　西医治疗

CML 治疗应着重于慢性期早期，避免疾病转化，力争细胞遗传学和分子生物学水平的缓解，一旦进入加速期或急变期则预后很差。

（一）细胞淤滞症紧急处理

见急性白血病，需并用羟基脲和别嘌醇。对于白细胞计数极高或有淤滞综合征表现的 CP 患者，可以行治疗性白细胞单采。明确诊断后，首选伊马替尼。

（二）化学治疗

化疗虽可使大多数 CML 患者血象和异常体征得到控制，但中位生存期（40 个月左右）并未延长。化疗时宜保持每日尿量在 2500mL 以上和尿液碱化，加用别嘌醇 100mg，每 6 小时一次，防止高尿酸血症肾病，至白细胞数正常后停药。

1. 羟基脲（hydroxyurea, HU）　为细胞周期特异性抑制 DNA 合成的药物，起效快，但持续时间短，为当前首选化疗药物。

2. 白消安（busulfan, BU, 马利兰）　是一种烷化剂，作用于早期祖细胞，起效慢且后作用长，剂量不易掌握。用药过量往往造成严重骨髓抑制，且恢复较慢。个别患者即使剂量不大也可出现骨髓抑制，应提高警惕。长期用药可出现皮肤色素沉着、精液缺乏及停经、肺纤维化等，现已较少使用。

3. 其他药物　Ara-C、高三尖杉酯碱（homoharringtonine, HHT）、靛玉红（indirubin）、异靛甲、二溴卫茅醇、6-MP、美法仑、6TG、环磷酰胺、砷剂及其他联合化疗亦有效，但多在上述药物无效时才考虑使用。

（三）其他治疗

1. 干扰素-α（interferon-α, IFN-α）　300 万～500 万 U/（m²·d）皮下或肌内注射，每周 3～7 次，持续用数月至数年不等。IFN-α 起效较慢，对白细胞显著增多者，宜在第 1～2 周并用羟基脲或小剂量 Ara-C。

2. 甲磺酸伊马替尼（imatinib mesylate, IM）　分子靶向治疗，为 2-苯胺嘧啶衍生物，能特异性阻断 ATP 在 abl 激酶上的结合位置，使酪氨酸残基不能磷酸化，从而抑制 BCR-ABL 阳性细胞的增殖。8年无事件生存率达81%，总生存率（overall survival，OS）可达85%。

3. **异基因造血干细胞移植（Allo-SCT）** 是目前认为根治CML的标准治疗。骨髓移植应在CML慢性期待血象及体征控制后尽早进行。常规移植患者年龄以45岁以下为宜。

（四）CML晚期的治疗

晚期患者对药物耐受性差，缓解率低，且缓解期很短。

◎ 要点五　中医辨证论治

1. **阴虚内热证**

证候：低热，多汗或盗汗，头晕目眩，虚烦，面部潮红，口干口苦，消瘦，手足心热，皮肤瘀斑或鼻衄、齿衄，舌质光红，苔少，脉细数。

治法：滋阴清热，解毒祛瘀。

方药：青蒿鳖甲汤加减。

2. **瘀血内阻证**

证候：形体消瘦，面色晦暗，胸骨按痛，胁下积块按之坚硬、刺痛，皮肤瘀斑，鼻衄、齿衄，尿血或便血，舌质紫暗，苔薄，脉细涩。

治法：活血化瘀。

方药：膈下逐瘀汤加减。

3. **气血两虚证**

证候：面色萎黄或苍白，头晕眼花，心悸，疲乏无力，气短懒言，自汗，食欲减退，舌质淡，苔薄白，脉细弱。

治法：补益气血。

方药：八珍汤加减。

4. **热毒壅盛证**

证候：发热甚或壮热，汗出，口渴喜冷饮，衄血发斑或便血、尿血，身疼骨痛，左胁下积块进行性增大、硬痛不移，倦怠神疲，消瘦，舌红，苔黄，脉数。

治法：清热解毒为主，佐以扶正祛邪。

方药：清营汤合犀角地黄汤加减。

细目七　原发免疫性血小板减少症

原发免疫性血小板减少症（immune thrombocytopenia，ITP）是一组免疫介导的血小板过度破坏所致的出血性疾病。以广泛皮肤黏膜及内脏出血、血小板减少、骨髓巨核细胞发育成熟障碍、血小板生存时间缩短及血小板膜糖蛋白特异性自身抗体出现等为特征。临床可分为急性型和慢性型。

本病属中医"血证""阴阳毒""发斑""肌衄""葡萄疫""紫癜""紫斑"等范畴，部分严重病例并发脑出血者可归属"中风"范畴。

◎ 要点一　西医病因

1. **感染**　细菌或病毒感染与ITP发病有密切关系。急性ITP患者，在发病前两周左右有上呼吸道感染史；慢性ITP患者，常因感染而致病情加重。

2. **免疫因素**　将ITP患者血浆输给健康受试者可造成后者一过性血小板减少。50%~70%的ITP患者血浆和血小板表面可检测到血小板膜糖蛋白特异性自身抗体。目前认为，自身抗体致敏的血小板被单核-巨噬细胞系统过度吞噬破坏是ITP发病的主要机制。

3. **脾的作用**　脾是自身抗体产生的主要部位，也是血小板破坏的重要场所。

4. **其他因素**　鉴于ITP在女性多见，推测本病发病可能与雌激素有关，雌激素可能有抑制血小板生成和/或增强单核-巨噬细胞系统对与抗体结合之血小板的吞噬作用。

◎ 要点二　中医病因病机

本病病因多为外感热毒之邪内伤脏腑、气血阴阳失调，导致血不循经，溢于脉外。

1. **热盛迫血**　火热内盛，致血脉受火热熏灼，血热妄行而溢于脉外。

2. **阴虚火旺**　虚火内炽，灼伤血脉，迫血妄行而发为紫癜病。

3. **气不摄血**　气虚不能统摄血液，血溢肌肤而为紫癜。

4. 瘀血阻滞 瘀血阻滞，血行不畅，致血不循经，溢于脉外而为紫斑或便血、尿血等。

本病的病因病机有血热伤络、阴虚火旺、气不摄血及瘀血阻滞之不同。病位在血脉，与心、肝、脾、肾关系密切。病理性质有虚实之分，热盛迫血为实；阴虚火旺，气不摄血为虚。若病久不愈，导致瘀血阻滞者，则表现为虚实夹杂。

◎ 要点三 临床表现

1. 急性型 常见于2~6岁的儿童，男女发病率相近。有上呼吸道感染史，特别是病毒感染史。起病急骤，部分患者可有畏寒、寒战、发热。全身皮肤出现瘀点、瘀斑，可有血疱及血肿形成。鼻出血、牙龈出血、口腔黏膜及舌出血常见。当血小板低于$20×10^9/L$时，可有内脏出血；颅内出血（含蛛网膜下腔出血）可致剧烈头痛、意识障碍、瘫痪及抽搐，是致死的主要原因。出血量过大或范围过于广泛者，可出现程度不等的贫血、血压降低甚至失血性休克。

2. 慢性型 主要见于青年和中年女性，男女比例为1：(3~4)。起病隐匿，一般无前驱症状，多为皮肤、黏膜出血，如瘀点、瘀斑，外伤后出血不止等，鼻出血、牙龈出血亦常见。严重内脏出血较少见，月经过多常见，在部分患者可为唯一临床症状。患者病情可因感染等而骤然加重，出现广泛、严重的皮肤黏膜及内脏出血。病程在半年以上者，部分可出现轻度脾肿大。

◎ 要点四 实验室检查及其他检查

1. 血小板 ①急性型血小板多在$20×10^9/L$以下，慢性型常在$50×10^9/L$左右。②血小板平均体积偏大，易见大型血小板。③出血时间延长，血块收缩不良。④血小板功能一般正常。

2. 骨髓象 ①急性型骨髓巨核细胞数量轻度增加或正常，慢性型骨髓巨核细胞数量显著增加。②巨核细胞发育成熟障碍，急性型者尤甚，表现为巨核细胞体积变小，胞浆内颗粒减少，幼稚巨核细胞增加。③血小板生成型巨核细胞显著减少（<30%）。④红系及粒、单核系正常。

3. 血小板生存时间 90%以上的患者血小板生存时间明显缩短。

4. 其他 可有程度不等的正常细胞或小细胞低色素性贫血，少数可发现自身免疫性溶血证据（Evans综合征）。

◎ 要点五 诊断与鉴别诊断

（一）诊断

本病的诊断要点如下：

1. 广泛出血累及皮肤、黏膜及内脏。
2. 至少2次检查血小板计数减少。
3. 脾不大。
4. 骨髓巨核细胞增多或正常，有成熟障碍。
5. 排除其他继发性血小板减少症。

（二）鉴别诊断

本病确诊需排除继发性血小板减少症，如再生障碍性贫血、脾功能亢进、MDS、白血病、系统性红斑狼疮、药物性免疫性血小板减少等。本病与过敏性紫癜不难鉴别。

◎ 要点六 西医治疗

本病的治疗应考虑急性与慢性的区别，急性ITP有自愈倾向，主要是休息及防止出血。慢性ITP则可采用糖皮质激素等抑制免疫功能治疗为主，可减轻临床症状，多较难治愈。

1. 一般治疗 出血严重者应注意休息。血小板低于$20×10^9/L$者，应严格卧床，避免外伤。注意止血药的应用及局部止血。

2. 糖皮质激素 是治疗本病的首选药物。其作用机制为：①减少自身抗体生成及减轻抗原抗体反应；②抑制单核-吞噬细胞系统对血小板的吞噬破坏；③改善毛细血管通透性；④刺激骨髓造血及血小板向外周血的释放。近期有效率约为80%。常用泼尼松口服，常用剂量为1mg/(kg·d)，分次或顿服，待血小板升至正常或接近正常后，1个月内快速减至最小维持量5~10mg/d，无效者4周后停药。病情严重者用等效量地塞米松或甲泼尼龙静脉滴注，好转后改口服。

3. 脾切除 是治疗本病的有效方法之一。其机制是减少血小板抗体的产生，消除血小板的破坏产所。

适应证：①正规糖皮质激素治疗3~6个月无效；②泼尼松维持量每日需大于30mg；③有糖皮质激素使用禁忌证；④51Cr扫描脾区放射指数增高。以脾动脉栓塞替代脾切除，亦有良效。

禁忌证：①年龄小于2岁；②妊娠期；③因其他疾病不能耐受手术。脾切除治疗的近期有效率约为70%~90%，长期有效率40%~50%。无效者对糖皮质激素的需要量亦可减少。

4. 免疫抑制剂治疗 不宜首选。免疫抑制剂可抑制细胞和体液免疫反应，增加血小板生成。

适应证：①糖皮质激素或切脾疗效不佳者。②有使用糖皮质激素或切脾禁忌证者。③与糖皮质激素合用以提高疗效及减少糖皮质激素的用量。

常用药物：长春新碱、环磷酰胺、硫唑嘌呤、环孢素、霉酚酸酯（MMF）、利妥昔单克隆抗体（rituximab）。

5. 其他治疗 有达那唑（为合成雄性激素）、氨肽素等。

6. 急症处理

常用方法：①血小板悬液输注。②静脉注射丙种球蛋白。③血浆置换。④大剂量甲泼尼龙。

适用于：①血小板低于$10×10^9/L$者。②出血严重、广泛者。③疑有或已发生颅内出血者。④近期将实施手术或分娩者。

◎ 要点七 中医辨证论治

1. 血热妄行证

证候：皮肤紫癜，色泽新鲜，起病急骤，紫斑以下肢最为多见，形状不一，大小不等，有的甚至互相融合成片，发热，口渴，便秘，尿黄，常伴有鼻衄、齿衄，或有腹痛，甚则尿血、便血，舌质红，苔薄黄，脉弦数或滑数。

治法：清热凉血。

方药：犀角地黄汤加减。若发热口渴，烦躁不安，紫斑密集成片，可加生石膏、龙胆草，并冲服紫雪丹以增强清热泻火解毒之效；若热壅肠胃兼见气滞血瘀而腹痛，可加五灵脂、香附理气活血，以缓解腹痛；若热伤肠络而见便血者，可加槐实、地榆炭以凉血止血。

2. 阴虚火旺证

证候：紫斑较多、颜色紫红、下肢尤甚，时发时止，头晕目眩，耳鸣，低热颧红，心烦盗汗，齿衄鼻衄，月经量多，舌红少津，苔薄或少，脉细数。

治法：滋阴降火，清热止血。

方药：茜根散或玉女煎加减。若阴虚甚者，可加玄参、龟板、女贞子、墨旱莲等育阴清热之品；潮热者，可加地骨皮、鳖甲、秦艽、白薇等清退虚热之药；盗汗者，加五味子、煅龙骨、煅牡蛎等以收敛止汗。

3. 气不摄血证

证候：斑色暗淡，多散在出现，时起时消，反复发作，过劳则加重，可伴神情倦怠，心悸，气短，头晕目眩，食欲不振，面色苍白或萎黄，舌质淡，苔白，脉弱。

治法：益气摄血，健脾养血。

方药：归脾汤加减。临证可加仙鹤草、棕榈炭、血余炭、蒲黄炭、紫草等增强止血消斑的作用；若脾虚及肾，兼见肾气不足，出现腰膝酸冷，大便不实，小便频数清长，可加菟丝子、补骨脂、川续断以补益肾气。

4. 瘀血内阻证

证候：肌衄，斑色青紫，鼻衄，吐血，便血，血色紫暗，月经有血块，毛发枯黄无泽，面色黧黑，下睑色青，舌质紫暗或有瘀斑、瘀点，苔薄，脉细涩或弦。

治法：活血化瘀止血。

方药：桃红四物汤加减。若因气虚血瘀而兼神疲乏力，加人参、黄芪等补气生血；若因阳虚血瘀兼形寒肢冷，加附子、桂枝、生姜；瘀滞重，白芍易为赤芍。

细目八 骨髓增生异常综合征

骨髓增生异常综合征（myelodysplastic syndromes，MDS）是一组起源于造血干细胞，以血细胞病态造血，高风险向急性髓系白血病（AML）转化为特征的难治性血细胞质、量异常的异质性疾病。任何年龄的男、女均可发病，约80%患者大于60岁。

本病属于中医"虚劳""血证""内伤发热"等范畴，部分患者临床见有肝、脾、淋巴结肿大，可归属于中医"积聚""痰核"范畴。

◎ 要点一 西医病因

MDS分为原发性和继发性两种，原发性MDS的病因尚不明确，继发性MDS见于烷化剂、放射线、有机毒物等密切接触者。

◎ 要点二 中医病因病机

本病发病主要与先天不足、后天失调、饮食所伤、药毒中伤等因素相关。

1. **先天不足** 常因母体虚弱、胎中失养、孕育不足等，因虚致病，日久不复，气血亏损，渐至阴阳，连及五脏。

2. **后天失养** 大病久病或久治不愈均会导致脏腑虚衰，虚损日久，可因虚致瘀，停留脏腑，加重脏腑虚衰或血瘀阻滞骨髓，影响气血生化。

3. **饮食所伤** 饮食不节，损伤脾胃，气血生化乏源，气血两虚，百脉失养，气血瘀滞，累及阴阳，导致气血阴阳俱虚，五脏亏损。

4. **药毒中伤** 药物直接损伤气血，导致气血亏虚，也可中伤脾胃，气血生化无源，致气血两虚；还可损伤骨髓，致使精髓空虚，精血生化无源。

◎ 要点三 临床表现

FAB协作组主要根据MDS患者外周血、骨髓中的原始细胞比例、形态学改变及单核细胞数量，将MDS分为5型：难治性贫血（RA）、环形铁粒幼细胞难治性贫血（RAS）、难治性贫血伴原始细胞增多（RAEB）、难治性贫血伴原始细胞增多转变型（RAEB-t）、慢性粒-单核细胞性白血病（CMML）。

MDS 的 FAB 分型

FAB 类型	外周血	骨髓
RA	原始细胞<1%	原始细胞<5%
RAS	原始细胞<1%	原始细胞<5%，环形铁幼粒细胞>有核红细胞15%
RAEB	原始细胞<5%	原始细胞 5%~20%
RAEB-t	原始细胞≥5%	原始细胞>20%而<30%；或幼粒细胞出现 Auer 小体
CMML	原始细胞<5%，单核细胞绝对值>1×10^9/L	原始细胞 5%~20%

几乎所有的MDS患者都有贫血症状，如乏力、疲倦。约60%的MDS患者有中性粒细胞减少，使得MDS患者容易发生感染，约20%的MDS患者死于感染。40%~60%的MDS患者有血小板减少，随着疾病进展可出现进行性血小板减少。

RA和RARS患者多以贫血为主，临床进展缓慢，中位生存期3~6年，白血病转化率约5%~15%。RAEB和RAEB-t多以全血细胞减少为主，贫血、出血及感染易见，可伴有脾大，病情进展快，中位生存时间分别为12个月和5个月。RAEB的白血病转化率高达40%以上。CMML以贫血为主，可有感染和（或）出血，脾大常见，中位生存期约20个月，约30%转变为AML。

◎ 要点四 实验室检查及其他检查

1. **血象和骨髓象** 持续性（≥6个月）一系或多系血细胞减少：血红蛋白<100g/L、中性粒细胞<1.8×10^9/L、血小板<100×10^9/L。骨髓增

生度在活跃以上,少部分呈增生减低。

2. **细胞遗传学改变** 40%~70%的MDS有克隆性染色体核型异常,多为缺失性改变,以+8、$-5/5q^-$、$-7/7q^-$、$20q^-$常见。

3. **病理检查** 正常人原粒和早幼粒细胞沿骨小梁内膜分布,MDS患者在骨小梁旁区和间区出现3~5个或更多的呈簇状分布的原粒和早幼粒细胞,称为不成熟前体细胞异常定位。

4. **造血祖细胞体外集落培养** MDS患者的体外集落培养常出现集落"流产",形成的集落少或不能形成集落。粒-单核祖细胞培养出现集落减少而集簇增多,集簇/集落比值增高。

◎ 要点五 诊断与鉴别诊断

(一)诊断

根据患者血细胞减少和相应的症状及病态造血、细胞遗传学异常、病理学改变,MDS的诊断不难确立。参照维也纳诊断标准,MDS诊断需要满足2个必要条件和1个确定标准。

必要条件:①持续(≥6个月)一系或多系血细胞减少。红细胞(HGB<110g/L)、中性粒细胞(ANC<1.5×10^9/L)、血小板(PLT<100×10^9/L);②排除其他可导致血细胞减少或发育异常的造血系统及非造血系统疾患。

确定标准:①骨髓涂片中红细胞系、中性粒细胞系、巨核细胞系中任一系至少10%有发育异常;②环状铁幼粒红细胞占有核红细胞比例≥15%;③骨髓涂片中原始细胞达5%~19%;④染色体异常,特殊的MDS相关的核型,如del(5q),del(20q),+8或-7/del(7q)。

(二)鉴别诊断

1. **慢性再生障碍性贫血(CAA)** 难治性贫血(RA)的网织红细胞可正常或升高,外周血可见到有核红细胞,骨髓发育异常明显,早期细胞比例不低或增加,染色体异常,而CAA无上述异常。

2. **阵发性睡眠性血红蛋白尿症(PNH)** 也可出现全血细胞减少和病态造血,但PNH检测可发现$CD55^+$、$CD59^+$细胞减少,Ham实验阳性及血管内溶血的改变。

3. **慢性粒细胞性白血病(CML)** CML的Ph染色体、BCR-ABL融合基因检测为阳性,而CMML则无。

◎ 要点六 西医治疗

对于低危MDS治疗主要是改善生活质量,采用支持治疗、促造血、去甲基化药物和生物反应调节剂等治疗,而中高危MDS主要是改善自然病程,采用去甲基化、化疗和造血干细胞移植。

1. **支持治疗** 严重贫血和有出血症状者可输注红细胞和血小板。粒细胞减少和缺乏者应注意防治感染。长期输血致铁超负荷应行除铁治疗。

2. **促造血治疗** 可使用雄激素,如司坦唑醇、十一酸睾酮等;造血生长因子,如粒细胞集落刺激因子(G-CSF)、促红细胞生成素(EPO)等,能改善部分患者的造血功能。

3. **诱导分化治疗** 可使用全反式维A酸和$1,25-(OH)_2D_3$,少部分患者会出现血象的改善。也有以造血生长因子(如G-CSF联合EPO)作为诱导分化剂使用。

4. **生物反应调节剂** 沙利度胺及来那度胺对$5q^-$综合征有较好疗效。免疫抑制剂可用于部分低危组MDS。

5. **去甲基化药物** 5-氮杂-2'-脱氧胞苷能逆转MDS抑癌基因启动子DNA甲基化,改变基因表达,从而减少输血量,提高生活质量,延迟向AML转化。

6. **联合化疗** 对于脏器功能良好的MDS患者可考虑使用联合化疗,如蒽环类抗生素联合阿糖胞苷、预激化疗,部分患者能获一段缓解期。MDS化疗后骨髓抑制期长,要注意加强支持治疗和隔离保护。

7. **异基因造血干细胞移植** 是目前唯一可能治愈MDS的疗法。IPSS中、高危者第一步考虑是否适合移植,尤其是年轻、原始细胞增多和伴有预后不良染色体核型者。低危患者伴严重输血依赖，应在脏器功能受损前及早移植。

◎ 要点七 中医辨证论治

病机关键在于"虚""毒""瘀"，治疗上应补益虚损、解毒祛瘀。

1. 气血两虚证

证候：面色萎黄，唇甲色淡，头晕目眩，失眠多梦，耳鸣眼花，气短懒言，疲乏无力，胸闷心悸，动则尤甚，胁下癥积，舌体胖大，舌质淡红，舌苔薄白，脉虚无力。

治法：益气补血。

方药：八珍汤加减。若脾虚食滞者，可加焦三仙、鸡内金消食导滞；若心悸失眠者，可加夜交藤、合欢皮养心安神；若兼瘀血者，可加丹参活血化瘀。

2. 气阴两虚证

证候：面色淡红，唇甲淡白，气短懒言，疲乏无力，口干舌燥，五心烦热，潮热盗汗，失眠多梦，胁下癥积，舌体胖大或瘦小，舌质淡红，舌苔少或无苔，脉象细数。

治法：益气养阴。

方药：大补元煎加减。若心中烦热，可加竹叶、灯心草清热除烦；若大便干燥者，加肉苁蓉、火麻仁润肠通便；若阴虚内热而口干舌燥者，可加生地黄、玄参、沙参清热生津；气虚甚者，可加黄芪、人参。

3. 阴虚内热证

证候：颜面潮红，五心烦热，虚烦不眠，午后低热，夜间盗汗，口干咽燥，腰膝酸软，大便干结，小便黄赤，舌体瘦小，舌质紫红或绛红，舌苔薄少，脉象细数。

治法：滋阴清热。

处方：清骨散加减。若阴虚较甚，内热不甚，去胡黄连，加生地黄以助滋阴；若腰膝酸软可加熟地黄、菟丝子、山茱萸等；若小便黄赤涩痛，可加竹叶、芦根；若火灼肺金，干咳多嗽，可加阿胶、麦冬、五味子以养阴润肺止咳。

4. 阴阳两虚证

证候：面色潮红，畏寒肢冷，腰膝酸软，口干舌燥，午后低热，自汗盗汗，失眠多梦，舌体胖大或瘦小，舌质淡红或淡白，舌苔少或薄白，脉沉细。

治法：阴阳双补。

方药：右归丸合左归丸加减。若气衰神疲较甚，可加人参大补元气；阳虚精滑或带下，加补骨脂、金樱子、芡实以补肾固精；腰膝冷痛，加仙茅补肾阳、强筋骨；若阴虚甚者而骨蒸潮热，加女贞子、麦冬以养阴清热；肠道失濡，大便燥结，加肉苁蓉以润肠通便。

5. 瘀毒内阻证

证候：面色淡暗，肌肤甲错，皮肤瘀斑，胁下癥积，周身疼痛，胸胁苦满，午后潮热，夜间低热，大便干结，舌质紫暗，舌有瘀斑、瘀点，舌苔薄白，脉象细涩。

治法：化瘀解毒。

方药：桃仁红花煎加减。若因气滞而血瘀兼胸胁苦满者，可加柴胡、枳壳、郁金；若阴虚而午后潮热，夜间低热，可加生地黄、当归；若血瘀生热兼口干舌燥，加栀子、生地黄。

第六单元 内分泌与代谢疾病

细目一 甲状腺功能亢进症

甲状腺功能亢进症（简称甲亢）是指甲状腺体本身产生甲状腺激素过多，引起甲状腺毒症，以 Graves 病最为常见。Graves 病是一种自身免疫性疾病，主要临床表现有高代谢症候群、弥漫性甲状腺肿、眼征和胫前黏液性水肿。

本病与中医学的"瘿气"相似,可归属于"瘿病""心悸""瘿瘤"等范畴。

◎ 要点一　西医病因与发病机制

Graves病（GD）的病因和发病机制尚未完全阐明。

一般认为,本病主要是在遗传的基础上,因精神刺激、感染等应激因素而诱发的器官特异性自身免疫疾病。由于遗传基因的缺陷,受某些因素的诱发,特异性抑制性T淋巴细胞功能降低,导致辅助性T淋巴细胞和B淋巴细胞功能增强,产生针对甲状腺的自身抗体。

◎ 要点二　中医病因病机

本病中医病因主要为情志失调和体质因素,体质因素是内因,情志失调是发病的主要诱因。二者相合引起肝郁气滞,疏泄失常,气滞痰凝,壅于颈前,气郁化火,耗气伤阴。

1. 气滞痰凝　情志内伤,肝郁气滞,脾虚酿生痰湿,痰浊壅阻,凝结颈前。

2. 肝火旺盛　肝郁气滞,脾虚生痰,痰气交阻,郁而化火,壅结颈前。

3. 阴虚火旺　痰气郁滞,易于化火,病久火热内盛,耗伤阴津,虚火上炎。

4. 气阴两虚　痰气交阻,郁而化火,久之耗气伤阴,终致气阴两虚。

本病基本病机为气滞痰凝,气郁化火,耗气伤阴。本病初起多属实,以气滞痰凝、肝火旺盛为主;病久阴损气耗,多以虚为主,表现为气阴两虚之证;亦可致气血运行不畅、血脉瘀滞之实证。病位在颈前,与肝、肾、心、胃等脏腑关系密切。

◎ 要点三　临床表现

1. 临床特点　女性的患病率显著高于男性,以20~40岁的中青年多见,起病缓慢,仅少数急性起病。

2. 症状

（1）高代谢综合征　怕热多汗,皮肤温暖湿润,体重锐减,疲乏无力。

（2）精神神经系统　神经过敏,时有幻觉,甚而发生亚躁狂症。也有部分患者表现为寡言、抑郁。舌、手伸出时可有细震颤,腱反射亢进。

（3）心血管系统　心悸,胸闷,气促,稍活动后更加剧,严重者可导致甲亢性心脏病。

（4）消化系统　食欲亢进,易饥多食,大便次数增多,甚至可出现慢性腹泻。

（5）肌肉骨骼系统　肌肉软弱无力,可伴有周期性麻痹。

（6）生殖系统　常见月经减少,甚至闭经;男性患者则常出现阳痿,偶见乳房发育。

3. 体征

（1）甲状腺肿　甲状腺一般呈弥漫性肿大,双侧对称,质地不等,可随吞咽运动上下移动。甲状腺左右叶上下极可有震颤并伴有血管杂音。

（2）眼征　非浸润性突眼和浸润性突眼。

（3）皮肤及肢端表现　胫前黏液性水肿。

（4）心脏　心律失常以早搏最为常见,阵发性或持续性心房纤颤或心房扑动、房室传导阻滞等也可发生。收缩压上升,舒张压降低,脉压差增大。

4. 特殊的临床表现及类型

（1）甲状腺危象　常见诱因有感染、手术、创伤、精神刺激等。临床表现为高热、大汗、心动过速（140次/分以上）、烦躁、焦虑不安、谵妄、恶心、呕吐、腹泻,严重者可有心衰、休克即昏迷等。

（2）甲状腺毒症性心脏病　表现为心脏扩大、心律失常或心力衰竭。甲亢控制后心脏可恢复正常。

（3）淡漠型甲亢　主要表现为明显消瘦、心悸、乏力、震颤、头晕、昏厥、神经质或神志淡漠、腹泻、厌食,可伴有心房颤动和肌病等。

（4）亚临床甲亢　其特点是血T_3、T_4正常,TSH降低。本症可能是本病早期或经药物、手术或放射碘治疗控制后的暂时性临床表现,但也可持续存在。

（5）其他　①T_3甲状腺毒症。②妊娠期甲状腺功能亢进症。③胫前黏液性水肿。④Greaves眼病。

◎ 要点四　实验室检查及其他检查

1. **血清甲状腺激素的测定**　血清游离甲状腺素（FT_4）和游离三碘甲状腺原氨酸（FT_3）：直接且准确地反映甲状腺功能状态，敏感性和特异性明显优于TT_4、TT_3。

2. **血清TSH测定**　较T_3、T_4灵敏度高，是反映甲状腺功能最有价值的指标，对亚临床型甲亢和亚临床型甲减的诊断及治疗监测均有重要意义。

3. **甲状腺摄^{131}I率测定**　正常值：3小时为5%~25%，24小时为20%~45%，高峰在24小时出现。甲亢时甲状腺摄^{131}I率增高，3小时大于25%，24小时大于45%，且高峰前移。

4. **甲状腺抗体检查**　TRAb已成为诊断GD的第一线指标，对随访疗效、判断能否停药及治疗后复发的可能性等有一定的指导意义。GD患者甲状腺球蛋白抗体（TgAb）、甲状腺过氧化酶抗体（TPOAb）等测定均可呈阳性，但滴度不如桥本甲状腺炎高，如长期持续阳性且滴度较高提示有进展为自身免疫性甲减的可能。

5. **影像学检查**　超声、CT、放射性核素检查有一定的诊断价值。

◎ 要点五　诊断与鉴别诊断

（一）诊断

临床表现为怕热、多汗、易激动、易饥多食、消瘦、手颤、腹泻、心动过速及眼征、甲状腺肿大等，在甲状腺部位听到血管杂音和触到震颤具有诊断意义。对一些轻症或临床表现不典型的病例，常需借助实验室检查，才能明确诊断。在确诊甲亢的基础上，排除其他原因所致的甲亢，结合患者眼征、弥漫性甲状腺肿、TRAb或TSAb阳性，即可诊断为GD。

（二）鉴别诊断

1. **亚急性甲状腺炎**　发病与病毒感染有关。甲状腺肿大、触痛。白细胞正常或升高，血沉增高，TGAb、TPOAb正常或轻度升高。

2. **慢性淋巴细胞性甲状腺炎**　该病发病与自身免疫有关，多见于中年女性，甲状腺弥漫性肿大，峡部明显，质地较坚实。TGAb、TPOAb阳性且滴度较高。本病常可逐渐发展成甲减。

3. **多结节性毒性甲状腺肿、甲状腺腺瘤及恶性肿瘤**　鉴别的主要手段是甲状腺B超和甲状腺放射性核素扫描，高分辨力的超声对甲状腺结节诊断，尤其是结节良恶性的鉴别有较大的诊断价值。

4. **单纯性甲状腺肿**　除甲状腺肿大外，无甲亢的症状和体征，血清T_3、T_4水平正常。

5. **神经官能症**　神经官能症的患者由于植物神经调节紊乱，也可出现心悸、气短、易激动、手颤、乏力、多汗等症状，但无突眼，甲状腺不肿大，血清T_3、T_4水平正常。

6. **其他部分不典型患者**　常以心脏症状为主，如早搏、心房纤颤或充血性心力衰竭等，易被误诊为心脏疾病；以低热、多汗为主要表现者，需与结核病鉴别；老年甲亢的临床表现多不典型，常有淡漠、厌食等症，且消瘦明显，应与癌症相鉴别；甲亢伴有肌病时，应与家族性周期性麻痹和重症肌无力鉴别。

◎ 要点六　西医治疗

1. 一般治疗。休息，解除精神压力，避免精神刺激和劳累过度。加强支持疗法，忌食辛辣及含碘丰富的食物，少喝浓茶、咖啡。

2. 抗甲状腺药物治疗。分为硫脲类和咪唑类，药物有丙基硫氧嘧啶（PTU）、甲基硫氧嘧啶（MTU）、甲巯咪唑（他巴唑）、卡比马唑（甲亢平）。其作用机理主要为抑制甲状腺激素的合成，其中丙基硫氧嘧啶还有抑制T_4在周围组织中转化为T_3的作用。主要不良反应是白细胞减少。

3. 辅助药物治疗。β受体阻滞剂能改善交感神经兴奋性增高的表现。碘化物可抑制甲状腺激素的释放。仅用于抢救甲亢危象和甲亢的术前准备等。

4. ^{131}I 放射性治疗。甲减为主要并发症。

5. 手术治疗。外科手术是治疗甲状腺功能亢进症的有效手段之一，手术的方式主要是甲状腺次全切除术。主要并发症是手术损伤导致甲状旁腺功能减退和喉返神经损伤，还有伤口出血、感染等。

6. 甲状腺危象的治疗。首先针对诱因治疗，如控制感染等；抑制甲状腺素的合成与释放，常首选丙基硫氧嘧啶600mg口服，以后每6小时给予200mg，待症状缓解后逐步减至一般治疗量；还可联合使用碘剂。使用普萘洛尔以减轻交感神经兴奋症状和抑制T_4转化为T_3；氢化可的松50~100mg，加入5%~10%葡萄糖中静滴，6~8小时1次；予以物理降温。

◎ 要点七　中医辨证论治

1. **气滞痰凝证**

证候：颈前肿胀，烦躁易怒，胸闷，两胁胀满，善太息，失眠，月经不调，腹胀便溏，舌质淡红，舌苔白腻，脉弦或弦滑。

治法：疏肝理气，化痰散结。

方药：逍遥散合二陈汤加减。痰浊内盛者，加竹茹、生姜。

2. **肝火旺盛证**

证候：颈前肿胀，眼突，烦躁易怒，易饥多食，手指颤抖，恶热多汗，面红烘热，心悸失眠，头晕目眩，口苦咽干，大便秘结，月经不调，舌质红，舌苔黄，脉弦数。

治法：清肝泻火，消瘿散结。

方药：龙胆泻肝汤加减。肝阳上亢者，加白蒺藜、菊花、钩藤。

3. **阴虚火旺证**

证候：颈前肿大，眼突，心悸汗多，手颤，易饥多食，消瘦，口干咽燥，五心烦热，急躁易怒，失眠多梦，月经不调，舌质红，舌苔少，脉细数。

治法：滋阴降火，消瘿散结。

方药：天王补心丹加减。肝阴不定者，加枸杞子、沙参、龟板。

4. **气阴两虚证**

证候：颈前肿大，眼突，心悸失眠，手颤，消瘦，神疲乏力，气短汗多，口干咽燥，手足心热，纳差，大便溏薄，舌质红或淡红，舌苔少，脉细或细数无力。

治法：益气养阴，消瘿散结。

方药：生脉散加味。阴虚燥热者，加玄参、女贞子、龟板、地骨皮滋阴清热。

细目二　甲状腺功能减退症

甲状腺功能减退症（简称甲减）是由多种原因导致甲状腺激素（TH）合成、分泌或生物效应不足所引起的代谢率减低的全身性疾病。临床特点有易疲劳、怕冷、反应迟钝、抑郁、心动过缓、厌食等全身性低代谢表现。其病理特征是黏多糖在组织和皮肤堆积，严重时表现为黏液性水肿。临床甲减的患病率为1%左右，女性较男性多见。

本病与中医学"瘿劳"相类似，可归属于"瘿病"等范畴。

◎ 要点一　西医病因与发病机制

病因及发病机制病因复杂，90%以上为原发性，垂体性和下丘脑性约占10%，其他少见。发病机制随病因和类型不同而异。成人甲减的主要病因有：

1. **自身免疫损伤**　为最常见的原因，多见于自身免疫性甲状腺炎，包括桥本甲状腺炎、萎缩性甲状腺炎、产后甲状腺炎等。

2. **甲状腺破坏**　如^{131}I治疗、甲状腺大部或全部切除后等。

3. **慢性碘过量**　少数高碘地区也可发生甲状腺肿和甲减，自身免疫性甲状腺炎的发病率也明显上升。亦可由服用含碘药物引起，如胺碘酮等。

4. **抗甲状腺药物应用**　如硫脲类、咪唑类等。

◎ 要点二 中医病因病机

本病多由于先天不足，久病伤肾，情志内伤，饮食不节等，致正气内伤，阴阳失衡，脏腑功能失调而发病。

1. 先天不足，禀赋薄弱 肾为先天之本，主骨生髓。先天禀赋不足，则肾精亏虚，致五脏形体失养，脑髓失充，故见形体发育迟缓，智力发育迟滞，严重者可出现"五迟""五软"的表现。

2. 饮食不节，脾失健运 忧愁思虑、饮食不节，损伤脾土，或外感邪气，耗伤中气，以致脾失健运，水湿内停，而出现纳呆腹胀、面浮肢肿。气血生化乏源，则倦怠乏力、少气懒言、语声低微等。

3. 久病伤肾，肾气衰微 久病伤肾，或素体虚弱，致肾精亏损，肾气虚衰，肾阳不足，致形体失温，脑髓失充，见神疲短气、畏寒肢冷、智能下降等。肾阳不足，可致心阳亏虚，心失所养，可见心慌心悸、胸闷气短。病久渐至阳气衰竭，而见嗜睡、神昏等危重情况。

本病乃由先天不足，后天久病失调，脏气亏虚，正虚邪留而致。本虚是本病的基本病机，气血阴阳皆虚，尤以气虚、阳虚为甚，病变日久，正虚留邪，可出现虚实夹杂之证。病位在颈前，与肾、脾、心、肝相关。

◎ 要点三 临床表现

甲状腺功能减退症的临床表现取决于起病年龄。成年型甲减主要影响代谢及脏器功能，发生于胎儿或婴幼儿时，大脑和骨髓的生长发育受阻，患儿身材矮小、智力低下。成年型甲状腺功能减退症中年女性多见，男女之比为1：(5～10)。多数起病隐匿，进展缓慢。

1. 一般表现 易疲劳，怕冷，少汗，动作缓慢，食欲减退而体重增加，记忆力减退，智力低下，反应迟钝，嗜睡，精神抑郁。典型黏液性水肿的临床表现为表情淡漠，面色苍白，眼睑浮肿，唇厚舌大，全身皮肤干燥增厚、粗糙多脱屑，毛发脱落，指甲增厚变脆、多裂纹，踝部可出现非凹陷性浮肿。

2. 肌肉与骨关节 肌肉无力，肌强直、痉挛、疼痛，肌肉进行性萎缩。关节也常疼痛，偶有关节腔积液。

3. 心血管系统 心肌收缩力降低，心动过缓，心输出量下降。左室扩大，心包积液，致心浊音界扩大、心音减弱。本病易并发冠心病，但因心肌耗氧量减少，心绞痛在甲减时减轻。

4. 消化系统 厌食、腹胀、便秘常见，甚则发生麻痹性肠梗阻或黏液水肿性巨结肠。

5. 血液系统 由于甲状腺激素缺乏和肠道吸收障碍，可致各种类型贫血。

6. 内分泌系统 性欲减退，男性阳痿，女性多有月经过多或闭经、不孕、溢乳等。

7. 黏液性水肿昏迷 老年人多见，死亡率高，诱因为严重躯体疾病、中断TH替代治疗、寒冷、感染、手术和使用麻醉、镇静药等。临床表现为嗜睡，低温（<35℃），呼吸徐缓，心动过缓，血压下降，四肢肌肉松弛，反射减弱或消失，甚至昏迷、休克，心肾功能不全而危及生命。

◎ 要点四 实验室检查及其他检查

1. 甲状腺功能检查 血清TSH增高、FT_4降低是诊断原发性甲减的必备指标；TT_3和FT_3可在正常范围，严重甲减时降低；只有TSH升高而T_3、T_4正常，为亚临床甲减。

2. 甲状腺自身抗体 如甲状腺微粒体抗体、甲状腺球蛋白抗体等增高，表明甲减由自身免疫性甲状腺炎所致。

3. 其他检查 患者可有轻、中度贫血，血清总胆固醇升高，血清心肌酶CK、LDH可升高。心电图可见低电压，心脏彩超可见心包积液。

◎ 要点五 诊断与鉴别诊断

（一）诊断

本病可有甲状腺手术、放射治疗或抗甲状腺药物应用史，有自身免疫性甲状腺炎或垂体疾患。诊断的主要依据是甲状腺功能检查，如FT_4

降低，TSH 明显升高为原发性甲减；亚临床期仅 TSH 升高；FT_4 降低，TSH 正常，考虑为继发性甲减。TRH 兴奋试验可助鉴别。

（二）鉴别诊断

1. **水肿** 主要与特发性水肿相鉴别，甲状腺功能测定有助鉴别。

2. **贫血** 与其他疾病引起的贫血相鉴别。

3. **低 T_3 综合征** 常见于慢性肝、肾疾病伴血浆蛋白低下者，主要表现血清 TT_3、FT_3 水平减低，血清 T_4、TSH 水平正常。

4. **蝶鞍增大** 应排除垂体瘤引起的垂体性甲减，有高泌乳素血症者应除外催乳素瘤。垂体瘤症候群与功能试验和 X 线检查等常有助于鉴别。

◎ 要点六 西医治疗

1. **甲状腺激素补充或替代** 不论何种甲减均需要，永久性者需终身服用。

左甲状腺素（$L-T_4$）为首选药。该药半衰期 7 天，作用时间较长而稳定。起始量 25～50μg/d，每 1～2 周增加 25μg/d，直到达到最佳疗效，长期替代治疗维持量一般为 50～200μg/d，每日晨间服药 1 次。患缺血性心脏病者起始量宜小，调整剂量宜慢，防止诱发和加重心脏病。

补充甲状腺激素，重建下丘脑-垂体-甲状腺轴的平衡，一般需要 4～6 周。治疗初期为 4～6 周测定激素指标。治疗达标后，每 6～12 个月复查甲状腺激素指标。同时监测体重、心脏各项参数，避免药物过量加重绝经期后骨质疏松，增加中老年人心房纤颤的风险。

2. **亚临床甲减的处理** 亚临床甲减引起的血脂异常，可以促进动脉粥样硬化的发生发展。部分亚临床甲减可发展为临床甲减。目前认为，高胆固醇血症患者，血清 TSH>10mU/L，需要给予 $L-T_4$ 治疗。

3. **对症治疗** 有贫血者补充铁剂、维生素 B_{12}、叶酸等。胃酸不足者给予稀盐酸。但所有对症治疗的措施都必须在替代疗法的基础上进行，才可获效。

4. **黏液性水肿昏迷的治疗**

（1）即刻补充 TH，首选左三碘甲腺原氨酸（$L-T_3$）静脉注射，首次 40～120μg，以后每 6 小时 5～15μg，至病人清醒后改为口服；或首次静注 $L-T_4$300μg，以后每日注射 50μg，病人清醒后改口服。如无注射剂可以 T_3 片剂 20～30μg/次，每 4～6 小时 1 次，或 T_4 片剂（量同前），经胃管给药，清醒后口服。有心脏病者，起始量为一般用量的 1/5～1/4。

（2）氢化可的松，每天 200～300mg，静脉滴注，病人清醒及血压稳定后减量。

（3）保温，供氧，保持呼吸道通畅，必要时行气管切开。

（4）根据需要补液，但补液量不宜过多。

（5）控制感染，防治休克，治疗原发病。

◎ 要点七 中医辨证论治

1. **脾肾气虚证**

证候：神疲乏力，少气懒言，反应迟钝，纳呆腹胀，面色萎黄，腰膝酸软，小便频数，大便溏，舌质淡，脉沉弱。

治法：益气健脾补肾。

方药：四君子汤合大补元煎加减。伴阳虚者，加肉桂、炮姜通阳散寒；伴心血虚者，加茯神、远志、当归养血安神；若夹瘀者，加丹参、牛膝活血化瘀。

2. **脾肾阳虚证**

证候：神疲乏力，少气懒言，畏寒肢冷，腰膝酸软，性欲淡漠，男子阳痿，女子闭经或不孕，舌质淡暗，苔白，脉沉细而缓。

治法：温补脾肾。

方药：以脾阳虚为主者，附子理中丸加减；肾阳虚为主者，右归丸为主。

3. **心肾阳虚证**

证候：形寒肢冷，面浮肢肿，心悸胸闷，腰膝酸软，阳痿闭经，舌质淡暗，苔白，脉迟缓。

治法：温补心肾，利水消肿。

方药：真武汤合苓桂术甘汤加减。畏寒肢冷较著者，加仙茅、鹿茸温阳散寒；心血瘀阻者，加川芎、丹参、三七。

4. 阳气衰微证

证候：嗜睡、昏睡，甚至昏迷，肢软体凉，呼吸微弱，舌质淡，脉迟微弱，甚至脉微欲绝。

治法：益气回阳救逆。

方药：四逆加人参汤。可同时应用大剂量参附注射液。

细目三 亚急性甲状腺炎

亚急性甲状腺炎是指由病毒感染引起的自限性甲状腺炎症，主要表现为甲状腺肿大、结节、疼痛，常伴有全身症状。

本病与中医学的"瘿痈"相似，可归属于"瘿病""瘿肿""瘿瘤"等范畴。

◎ 要点一 西医病因

病毒感染：起病前1~3周常有上呼吸道感染或病毒性腮腺炎。最常见的为柯萨奇病毒，其次是腮腺炎病毒、流感病毒及腺病毒等。

◎ 要点二 中医病因病机

本病中医病因为内伤七情或外感六淫邪毒，均可引起气血不畅，痰凝血瘀，壅结于颈前。

1. **肝胆郁热** 情志内伤，肝郁气滞，肝胆失于疏泄，久而化火。

2. **阴虚火旺** 情志内伤，肝郁气滞，脾虚酿生痰湿，痰气郁滞，易于化火，耗伤阴津，以致虚火上炎。

3. **痰瘀互结** 肝郁气滞，脾虚酿生痰湿，痰浊壅阻，血行不畅，而成痰结血瘀之候。

4. **脾阳不振** 素体脾虚，阳气不足，运化无权，痰浊内生，阻滞气机。

本病病位在颈前，与肝、胆、肺、脾关系密切。病机是痰、热、气、瘀壅结。早期病性多属实，久病则为虚实夹杂。

◎ 要点三 临床表现

1. **临床特点** 多发于20~50岁的成人，男女之比为1：(3~4)。起病急骤，初起常有发热、畏寒、全身不适等症状。

2. **症状** 特征性的甲状腺部位疼痛，常向下颌、耳部及枕骨放射，少数可无疼痛；一过性甲状腺毒症表现。甲状腺肿痛持续4~6周，炎症消失后可出现一过性甲减。

3. **体征** 甲状腺轻度结节性肿大，质地中等，压痛明显，常位于一侧，或一侧消失后又在另一侧出现。

◎ 要点四 实验室检查及其他检查

1. **血沉** 早期明显增快，可达100mm/h以上。

2. **甲状腺功能检查** 甲状腺腺泡破坏阶段，血清T_3、T_4水平一过性增高，甲状腺摄^{131}I率显著降低，呈特征性分离现象。甲状腺滤泡内激素减少后，T_3、T_4下降，TSH增高。

◎ 要点五 诊断与鉴别诊断

(一) 诊断

甲状腺肿大、结节、疼痛、压痛，伴有全身症状，甲状腺摄^{131}I率和血清T_3、T_4呈分离现象，诊断即可成立。

(二) 鉴别诊断

1. **急性化脓性甲状腺炎** 甲状腺局部和邻近组织红、肿、热、痛，全身显著严重反应，有时可找到邻近或远处感染灶；白细胞明显增高，核左移；甲状腺功能及131I摄碘率多数正常。

2. **慢性淋巴细胞性甲状腺炎** 非典型病例应与慢性淋巴性甲状腺炎相鉴别，后者少数病例可有甲状腺疼痛、触痛，活动期血沉可轻度增快，并可出现短暂甲状腺毒症和131I摄碘率降低，但是无全身症状，血清TgAb、TPOAb滴度增高。

◎ 要点六 西医治疗

1. 轻症患者，可予非甾体抗炎药，如阿司匹林或吲哚美辛，疗程两周左右。

2. 症状较重者，给予泼尼松10~15mg，每日3~4次，症状及血沉改善后可逐渐减量，维持4~6周。停药后如有复发，再予泼尼松治疗仍有效。

3. 若伴一过性甲状腺毒症，可给予普萘洛尔。

4. 伴一过性甲减可适当补充甲状腺制剂。

◎ 要点七　中医辨证论治

1. 肝胆郁热证

证候：颈前肿胀疼痛，发热，口苦咽干，或心悸易怒，多汗口渴，颜面潮红，小便短赤，大便秘结，舌质红，苔薄黄，脉浮数或弦数。

治法：清肝泻胆，消肿止痛。

方药：龙胆泻肝汤加减。兼有风热表证者，加金银花、连翘。

2. 阴虚火旺证

证候：颈前肿块或大或小，质韧，疼痛，口燥咽干，潮热盗汗，心悸，失眠多梦，舌质红，苔少或无苔，脉细数。

治法：滋阴清热，软坚散结。

方药：清骨散加减。热扰心神者，加酸枣仁、麦门冬；瘀血阻络者，加延胡索、赤芍。

3. 痰瘀互结证

证候：颈前肿块坚硬，疼痛不移，入夜尤甚，情绪不畅，口干不欲饮，舌质紫暗，或有瘀点瘀斑，脉细涩。

治法：理气活血，化痰消瘿。

方药：海藻玉壶汤加减。瘀血阻络者，加延胡索、赤芍；肝郁气滞者，加香附、郁金。

4. 脾阳不振证

证候：颈前肿块，疼痛不甚，面色无华，疲乏无力，头晕多梦，畏寒肢冷，纳呆，腹胀便溏，舌质淡，苔白腻，脉沉细。

治法：温阳健脾，化气行水。

方药：实脾饮加减。痰浊阻滞者，加海藻、夏枯草。

细目四　慢性淋巴细胞性甲状腺炎

慢性淋巴细胞性甲状腺炎又称自身免疫性甲状腺炎，是以自身甲状腺组织为抗原的自身免疫性疾病。包括桥本甲状腺炎（Hashimoto thyroiditis，HT）及萎缩性甲状腺炎（atrophic thyroiditis，AT）等，本病多见于30~50岁的中年妇女，且呈不断上升的趋势。

本病可归属于中医学"瘿病""瘿瘤"等范畴。

◎ 要点一　西医病因

目前认为本病是一种自身免疫性疾病，受遗传与环境因素共同影响所致。HT与$HLA-B_8$相关，AT与$HLA-DR_3$相关。两者血清中存在高滴度的甲状腺过氧化物酶抗体（TPOAb）及甲状腺球蛋白抗体（TgAb）。碘的摄入量增加，可显著增加HT与AT的患病率，是影响其发病的重要环境因素。

◎ 要点二　中医病因病机

本病的发生，乃因先天禀赋不足，复因情志内伤及饮食水土失宜以致气滞痰凝，血行瘀滞，壅聚于颈前而成。

1. 痰瘀凝结　先天禀赋不足，复因饮食不节或水土失宜，一则损伤脾胃，脾失健运，津聚成痰；二则影响气血的正常运行，气滞血瘀，痰气瘀交阻，凝结于结颈前，瘿肿乃成。

2. 肝郁脾虚　本病发生与情志的关系极为密切，如《诸病源候论》载："瘿者，由忧恚气结所生。"怒伤肝，思伤脾，致肝郁气滞，脾虚痰凝；气行则血行，气滞则血瘀，气滞血瘀痰凝互结颈前而发为本病。

3. 肝肾阴虚或脾肾阳虚　肝肾之阴不足或脾肾阳气不足，痰湿瘀血内生，聚于颈前，病情缠绵

气、痰、瘀壅结颈前，是本病发生的主要因素。病位在颈前，与肝、脾、肾等脏相关。病初以实为主，病久由实致虚，尤以阳虚、气虚为主，遂成本虚标实之证。以心肝阴虚及脾肾阳虚为本，气滞、痰凝、血瘀为标。

◎ 要点三　临床表现

本病多见于中年妇女，起病缓慢，病初大部分无症状。HT患者双侧甲状腺弥漫性对称性肿

大，质韧如橡皮，表面光滑，无触痛，常可扪及锥体叶，约半数伴甲减，部分患者可出现一过性甲亢表现。AT患者的首发症状为甲减表现。

◎ 要点四 实验室检查及其他检查

1. **甲状腺抗体测定** 血清中TPOAb及TgAb常明显增高，是诊断本病最有意义的指标。

2. **T_3、T_4、TSH测定** 早期血清T_3、T_4正常或降低，但TSH增高，后期T_3、T_4常低于正常。

3. **甲状腺^{131}I摄取率** 早期可正常或增高，但可被T_3抑制，可与Graves病相鉴别；后期常降低。

4. **甲状腺扫描** 可呈均匀弥漫性摄碘功能减低，但也可显示"冷结节"或分布不均。

5. **甲状腺细针穿刺细胞学检查** 可见浸润的淋巴细胞是诊断本病的最可靠依据。

◎ 要点五 诊断与鉴别诊断

（一）诊断

1. **桥本甲状腺炎** 凡中年妇女，出现甲状腺弥漫性对称性肿大，特别是伴锥体叶肿大者，质地较坚实，无论甲状腺功能是否正常，均应疑为本病；如血清中TPOAb及TgAb明显增高，确诊可成立。

2. **萎缩性甲状腺炎** 中年妇女，有甲状腺萎缩伴甲减。TPOAb及TgAb明显增高，可诊断为AT。

（二）鉴别诊断

甲状腺癌 HT患者出现质硬结节性肿大者，易与甲状腺癌混淆，但后者TPOAb及TgAb常阴性，必要时做组织活检可以帮助鉴别。

◎ 要点六 西医治疗

1. **药物治疗** 仅有甲状腺肿者一般不需要治疗，发生临床甲减或亚临床甲减给予甲状腺制剂治疗。若甲状腺迅速肿大伴疼痛、压迫症状，给予泼尼松10mg，每日3~4次，症状缓解后逐渐减量。出现甲亢表现，予抗甲状腺药治疗，但剂量宜小，否则可能出现甲减。

2. **手术治疗** 可能加速甲减的发生，故一般不采用，只有当甲状腺明显肿大，产生压迫症状，经甲状腺制剂等药物治疗无效或不能除外甲状腺癌时，才可考虑手术治疗。

◎ 要点七 中医辨证论治

1. **痰瘀凝结证**

证候：甲状腺肿大，质地较硬，或有疼痛，疲倦乏力，纳呆欲吐，舌质暗，或有瘀斑瘀点，苔白腻，脉细涩。

治法：行气化痰，活血消瘿。

方药：二陈汤合桃红四物汤加减。

2. **肝郁脾虚证**

证候：甲状腺肿大或萎缩，胸胁苦闷，善太息，纳差便溏，舌质淡暗，苔白腻，脉弦滑。

治法：疏肝健脾，行气化痰。

方药：逍遥散加减。

3. **肝肾阴虚证**

证候：颜面潮红，口苦咽干，神疲乏力，伴心悸失眠，腰膝酸软，头晕目眩，舌质红，苔少，脉细数。

治法：滋补肝肾，软坚消瘿。

方药：杞菊地黄丸加减。伴气虚，加党参、黄芪健脾益气；甲状腺肿大，加玄参、生牡蛎软坚散结。

4. **脾肾阳虚证**

证候：面色白，神疲嗜睡，纳呆便溏，畏寒肢冷，肢体浮肿，腰膝酸软，男子阳痿，女子闭经，舌质淡，舌体胖大，苔白腻，脉沉弱或沉迟。

治法：温补脾肾，化气行水。

方药：四逆汤合五苓散加减。阳痿，加鹿茸、山茱萸温肾壮阳；闭经，加当归、川续断养血调经。

细目五 糖尿病

糖尿病是由于胰岛素缺乏和（或）胰岛素生物作用障碍导致的一组以长期高血糖为主要特征的代谢性疾病。临床特征为多尿、多饮、多食及消瘦，同时伴有脂肪、蛋白质、水和电解质等代谢障碍，且可以并发眼、肾、神经、心脑血管等多脏器和组织的慢性损害，引起其功能障碍及衰竭。病情严重或应激时可发生急性代谢紊乱，如糖尿病酮症酸中毒、高渗高血糖综合征而危及生命。

本病可归属于中医学"消渴病"，并发症可归于"虚劳""胸痹""中风""雀目""疮痈"和"脱疽"等范畴。

◎ 要点一　西医病因与发病机制

（一）西医病因

1. 1型糖尿病（type 1 diabetesmellitus，T_1DM）　绝大多数T_1DM是自身免疫性疾病，遗传因素和环境因素（病毒感染、化学毒性物质和饮食因素等）共同参与其发病过程。某些外界因素作用于有遗传易感性的个体，激活T淋巴细胞介导的一系列自身免疫反应，引起选择性胰岛B细胞破坏和功能衰竭，体内胰岛素分泌不足进行性加重，导致糖尿病。

2. 2型糖尿病（type 2 diabetesmellitus，T_2DM）　T_2DM也是复杂的遗传因素和环境因素（增龄、现代生活方式、营养过剩、体力活动不足、子宫内环境以及应激、化学毒物等）共同作用的结果。在遗传因素和上述环境因素共同作用下所引起的肥胖，特别是中心性肥胖，与胰岛素抵抗和T_2DM的发生有密切关系。

3. 特殊类型糖尿病　不同的单基因缺陷导致胰岛B细胞功能缺陷等。

4. 妊娠期糖尿病（gestational diabetes mellitus，GDM）　个体素质及内外环境因素的影响。

（二）发病机制

1. 1型糖尿病　是以胰岛B细胞破坏、胰岛素分泌缺乏为特征的自身免疫性疾病。目前认为，其发生发展可分为6个阶段：①遗传学易感性。②启动自身免疫反应。③免疫学异常。④进行性胰岛B细胞功能丧失。⑤临床糖尿病。⑥发病后数年，胰岛B细胞完全破坏。

2. 2型糖尿病　其发病与胰岛素抵抗和胰岛素分泌的相对性缺乏有关，两者皆呈不均一性。其发生发展可分为4个阶段：①遗传易感性。②高胰岛素血症和/或胰岛素抵抗。③糖耐量减低（impaired glucose tolerance，IGT）。④临床糖尿病。

◎ 要点二　中医病因病机

病因主要包括禀赋不足、饮食失节、情志失调、劳欲过度或外感热邪等。

1. 阴虚燥热　肺阴不足，肺热炽盛，耗液伤津而口干舌燥，烦渴多饮；治节失职，津液失布则尿频量多。胃热炽盛，则多食易饥，大便干燥；耗伤津血，肌肉失养，则形体消瘦。禀赋不足，阴精亏虚，或肝郁化火，下竭肾精，肾失开合固摄，水谷精微直趋下泄，尿多味甜。

2. 气阴两虚　燥热伤津耗气，而致气阴两虚。

3. 阴阳两虚　肾阴日损，肾阳亦衰，肾失固摄，肾气独沉，故小便频数，浑浊如膏；下元衰惫，约束无权，而饮一溲一；水谷之精微随尿下注，无以充养周身肌肤，则身体羸瘦；肾失气化，津不上承，故口渴饮少；肾中精气亏虚，耳轮焦干，腰膝酸软，面色黧黑；命门火衰，宗筋弛缓，则形寒肢冷，阳痿不举。

4. 痰瘀互结　肝郁脾虚，失于健运，痰湿内生。痰湿内阻，阻滞气机，血行瘀滞，痰瘀互结。痰瘀阻滞气机，则胸闷、脘痞、腹胀；痰瘀痹阻形体肌肉、四肢筋脉，则肢体酸胀、沉重或刺痛。

5. 脉络瘀阻　久病入络，致脉络瘀阻，血行郁滞，则面色晦暗，唇紫，舌有瘀斑，舌下青筋紫暗；血瘀胸中，不通则痛，则胸中闷痛；瘀阻形体四肢，则肢体麻木或刺痛，甚则趾节枯干焦黑而成脱疽。

消渴病的主要病位在肺、胃、肾，而以肾为关键。如肺燥阴虚，津液失于输布，则胃失濡润；胃热偏盛，则上灼肺津，下耗肾阴；肾阴不足，阴虚火旺，上炎肺胃，终致肺燥、胃热、肾虚三焦同病，多饮、多食、多尿三者并见。

本病基本病机为阴津亏损、燥热偏胜；以阴虚为本，燥热为标，两者互为因果，阴虚燥热，可变证百出。如因肺失滋养并发肺痨；肝肾精血不能上承于耳目，则并发白内障、雀目、耳聋；燥热内结，营阴被灼，脉络瘀阻，蕴毒成脓，则发为疮疖痈疽；阴虚燥热，炼液成痰，痰瘀阻络，或血溢脉外，发为中风偏瘫；阴损及阳，脾肾衰败，水湿潴留，饮溢肌肤，则发为水肿等。病情迁延日久可致气阴两虚，阴阳俱虚；亦可因阴虚津亏，血液黏滞或气虚无力运血而致脉络瘀阻。

要点三 临床表现与并发症

（一）临床表现

1. 代谢紊乱症状群："三多一少"，即多尿、多饮、多食和体重减轻。可有皮肤瘙痒，尤其外阴瘙痒。血糖升高较快时可致视力模糊。

2. 反应性低血糖及昏迷：因进食后胰岛素分泌高峰延迟，餐后3~5小时血浆胰岛素水平不适当地升高而引起低血糖。

3. 急、慢性并发症或伴发病。

（二）分类

1. 1型糖尿病

（1）自身免疫性 T_1DM（1A型） 可以是轻度非特异性症状、典型"三多一少"症状或昏迷，取决于病情发展阶段。

①起病：多数青少年患者起病较急，症状较明显；可出现糖尿病酮症酸中毒（diabetic ketoacidosis，DKA），危及生命；某些成年患者，起病缓慢，早期临床表现不明显，可经历一段或长或短的糖尿病不需胰岛素治疗的阶段（有称"成人隐匿性自身免疫性糖尿病"）。一般很快进展到糖尿病需用胰岛素控制血糖或维持生命。

②特点：这类患者很少肥胖，但肥胖不排除本病可能性；血浆基础胰岛素水平低于正常，葡萄糖刺激后胰岛素分泌曲线低平；胰岛B细胞自身抗体检查可以阳性。

（2）特发性 T_1DM（1B型）

①起病：通常急性起病。

②特点：临床上表现为糖尿病酮症甚至酸中毒；胰岛B细胞功能明显减退甚至衰竭；胰岛B细胞自身抗体检查阴性；病因和发病机制有异质性，诊断时需排除单基因突变糖尿病和其他类型糖尿病。

2. 2型糖尿病
本病为一组异质性疾病，包含许多不同病因者；常有家族史。

①起病：可发生在任何年龄，但多见于成人，常在40岁以后起病；多数发病缓慢，症状相对较轻。

②特点：很少自发性发生DKA，但在感染等应激情况下也可发生DKA；T_2DM的葡萄糖调节受损（impaired glucose regulation，IGR）和糖尿病早期不需胰岛素治疗的阶段一般较长；临床上大都有"代谢综合征"（肥胖症、血脂异常、脂肪肝、高血压、冠心病、IGT或T_2DM等疾病常同时或先后发生，并伴有高胰岛素血症）；有的早期患者以"反应性低血糖"为首发临床表现。

3. 某些特殊类型糖尿病

（1）青年人中的成年发病型糖尿病（maturity-onset diabetes of the young，MODY） 是一组高度异质性的单基因遗传病。主要临床特征：①有三代或以上家族发病史，且符合常染色体显性遗传规律。②发病年龄小于25岁。③无酮症倾向，至少5年内不需用胰岛素治疗。

（2）线粒体基因突变糖尿病 最早发现的是线粒体tRNA亮氨酸基因3243位点发生A→G点突变，引起胰岛B细胞氧化磷酸化障碍，抑制胰岛素分泌。其临床特点为：①母系遗传。②发病早，B细胞功能逐渐减退，自身抗体阴性。③身材多消瘦（BMI<24）。④常伴神经性耳聋或其他神经肌肉表现。

4. 妊娠期糖尿病（GDM）
妊娠过程中初次发现的任何程度的糖耐量异常，均可认为是GDM。GDM不包括妊娠前已知的糖尿病患者，后者称为"糖尿病合并妊娠"。GDM妇女分娩后血糖可恢复正常，但有若干年后发生T_2DM的高度危险性。此外，GDM患者中可能存在各种类型糖尿病，因此，应在产后6周复查，确认其归属及分型，并长期追踪观察。

（三）并发症

1. 急性并发症

（1）糖尿病酮症酸中毒（DKA） 是因各种诱因使体内胰岛素缺乏引起糖、脂肪、蛋白质代谢紊乱，出现以高血糖、高酮血症、代谢性酸中毒为主要表现的临床综合征。表现为烦渴、尿多、乏力、恶心呕吐、精神萎靡或烦躁、神志恍惚、嗜睡、昏迷，严重酸中毒时出现深大呼吸，呼吸有烂苹果味。

（2）高渗高血糖综合征 是因高血糖引起的血浆渗透压增高，以严重脱水和进行性意识障碍为特征的临床综合征。表现为烦渴、多尿，严重者出现脱水症状群，如皮肤干燥、口干、脉速、血压下降、休克、神志障碍、昏迷等。实验室检查血糖明显升高（>33.3mmol/L），血浆渗透压明显升高，血酮、尿酮正常。

2. 感染性并发症

（1）皮肤化脓性感染 糖尿病患者常发生疖、痈等皮肤化脓性感染，可反复发生，有时可引起败血症或脓毒血症。

（2）真菌感染 皮肤真菌感染如股癣、体癣常见；真菌性阴道炎和巴氏腺炎是女性患者常见并发症，多为白色念珠菌感染所致。

（3）肺结核 糖尿病合并肺结核的发生率较非糖尿病高。

（4）泌尿道感染 肾盂肾炎和膀胱炎多见于女性患者，反复发作可转为慢性。

3. 慢性并发症

（1）大血管病变 主要侵犯主动脉、冠状动脉、脑动脉、肾动脉、肢体外周动脉等。

1）糖尿病性冠心病：发病率是非糖尿病人的2~3倍。

2）糖尿病性脑血管病：其中脑出血少见，脑梗死居多，以多发性病灶和中、小脑梗死为特点，少数呈现短暂性脑缺血发作。

3）糖尿病下肢动脉硬化闭塞症：早期仅感下肢困倦、无力、感觉异常、麻木、膝以下发凉，继之出现间歇性跛行、静息痛，严重时发生下肢溃疡、坏疽。

（2）微血管病变

1）糖尿病肾病：是糖尿病肾衰竭的主要原因，是 T_1DM 的主要死因。在 T_2DM，其严重性仅次于心、脑血管疾病。美国糖尿病协会（ADA）推荐筛查和诊断微量白蛋白尿采用测定即时尿标本的白蛋白/肌酐比率（2012年），<30μg/mg、30~299μg/mg 和 ≥300μg/mg 分别为正常、微量白蛋白尿和大量白蛋白尿。糖尿病肾损害的发生、发展可分为5期：Ⅰ期为糖尿病初期，肾体积增大，肾小球入球小动脉扩张，肾血浆流量增加，肾小球内压增加，肾小球滤过率（GFR）明显升高。Ⅱ期肾小球毛细血管基底膜增厚，尿白蛋白排泄率（UAER）多数正常，可间歇性增高（如运动后、应激状态），GFR 轻度增高。Ⅲ期为早期肾病，出现微量白蛋白尿，即 UAER 持续在 20~200μg/min（正常<10μg/min），GFR 仍高于正常或正常。Ⅳ期为临床肾病，尿蛋白逐渐增多，UAER>200μg/min，即尿白蛋白排出量>300mg/24h，相当于尿蛋白总量>0.5g/24h，GFR 下降，可伴有水肿和高血压，肾功能逐渐减退。Ⅴ期为尿毒症，多数肾单位闭锁，UAER 降低，血肌酐升高，血压升高。

2）糖尿病性视网膜病变：视网膜改变可分为6期，分属两大类：①背景性视网膜病变：Ⅰ期见微血管瘤、小出血点；Ⅱ期出现硬性渗出；Ⅲ期出现棉絮状软性渗出。②增殖性视网膜病变：Ⅳ期见新生血管形成、玻璃体积血；Ⅴ期出现纤维血管增殖、玻璃体机化；Ⅵ期出现牵拉性视网膜脱离、失明。当出现增殖性视网膜病变时，常伴有糖尿病肾病及神经病变。

3）糖尿病心肌病：心脏微血管病变和心肌代谢紊乱可引起心肌广泛灶性坏死，诱发心力衰竭、心律失常、心源性休克和猝死。

(3) 神经系统并发症

1) 周围神经病变：通常为对称性，下肢较上肢严重，病情缓慢。临床表现为肢端感觉异常，分布如袜子或手套状，伴麻木、针刺、热灼、疼痛，后期可出现运动神经受累，肌力减弱甚至肌肉萎缩和瘫痪。

2) 自主神经病变：临床表现为瞳孔改变（缩小且不规则、光反射消失、调节反射存在），排汗异常（无汗、少汗或多汗），胃排空延迟（胃轻瘫）、腹泻（饭后或午夜）、便秘、直立性低血压、持续心动过速、心搏间距延长，以及残尿量增加、尿失禁、尿潴留、阳痿等。

3) 中枢神经系统并发症：神志改变；缺血性脑卒中；脑老化加速及老年性痴呆危险性增高等。

(4) 糖尿病足 又称糖尿病性肢端坏疽。表现为下肢疼痛、感觉异常和间歇性跛行，皮肤溃疡、肢端坏疽。

(5) 其他 糖尿病还可引起视网膜黄斑病、白内障、青光眼等其他眼部并发症；皮肤病也很常见。

◎ 要点四 实验室检查及其他检查

(一) 糖代谢异常严重程度或控制程度的检查

1. 尿糖 尿糖阳性只是提示血糖值超过肾糖阈（大约 10mmol/L），因而尿糖阴性不能排除糖尿病可能；并发肾脏病变时，肾糖阈升高，虽然血糖升高，但尿糖阴性；妊娠期肾糖阈降低时，虽然血糖正常，尿糖可阳性。

2. 血糖 是诊断糖尿病的主要依据。

3. 葡萄糖耐量（OGTT） 当血糖高于正常范围而又未达到诊断糖尿病标准时，须进行OGTT。OGTT 应在清晨空腹进行，成人口服 75g 无水葡萄糖或 82.5g 含一分子水的葡萄糖，溶于 250~300mL 水中，5~10 分钟内饮完，空腹及开始饮葡萄糖水后 2 小时测静脉血浆葡萄糖。儿童服糖量按每千克体重 1.75g 计算，总量不超过 75g。

4. 糖化血红蛋白（GHbA1）和糖化血浆白蛋白 GHbA1 是葡萄糖或其他糖与血红蛋白的氨基发生非酶催化反应（一种不可逆的蛋白糖化反应）的产物，其量与血糖浓度呈正相关。GHbA1 有 a、b、c 三种，以 GHbA1c（A1c）最为主要。由于红细胞在血循环中的寿命约为 120 天，因此 A1c 反映患者近 8~12 周总的血糖水平，为糖尿病控制情况的主要监测指标之一。血浆蛋白（主要为白蛋白）同样也可与葡萄糖发生非酶催化的糖化反应而形成果糖胺，其形成的量与血糖浓度相关，正常值为 1.7~2.8mmol/L。由于白蛋白在血中浓度稳定，其半衰期为 19 天，故果糖胺反映患者近 2~3 周内总的血糖水平，为糖尿病患者近期病情监测的指标。

(二) 胰岛 B 细胞功能检查

1. 血浆胰岛素和 C-肽测定

(1) 血浆胰岛素 血浆胰岛素正常参考值：早晨空腹基础水平为 35~145pmol/L（5~20mU/L），餐后 30~60 分钟胰岛素水平上升至高峰，为基础值的 5~10 倍，3~4 小时恢复到基础水平。T_1DM 病人胰岛素分泌绝对减少，空腹及餐后胰岛素值均低于正常，进餐后胰岛素分泌无增加；T_2DM 病人胰岛素测定可以正常或呈高胰岛素血症结果。

(2) C-肽水平 与血浆胰岛素测定意义相同，且不受外源胰岛素影响，故能较准确反映胰岛 B 细胞功能，特别是糖尿病病人接受胰岛素治疗时更能够精确判断细胞分泌胰岛素的能力。

2. 其他检测 B 细胞功能的方法

(1) 葡萄糖-胰岛素释放试验 可了解胰岛素释放第一时相。

(2) 胰升糖素-C 肽刺激试验 反映 B 细胞储备功能等，可根据患者的具体情况和检查目的而选用。

(三) 并发症检查

根据病情需要选用血脂、肝肾功能等常规检查，急性严重代谢紊乱时的酮体、电解质、酸碱平衡检查，心、肝、肾、脑、眼科以及神经系统的各项辅助检查等。

（四）有关病因和发病机制的检查

GADA、ICA 及 IA-2 抗体的联合检测；胰岛素敏感性检查；1 型糖尿病自身抗体多阳性。

◎ 要点五　诊断与鉴别诊断

（一）诊断

1. 糖尿病诊断以静脉血浆血糖异常作为依据，应注意单纯空腹血糖正常不能排除糖尿病，应加验餐后血糖，必要时进行 OGTT。目前我国采用 1999 年 WHO 糖尿病标准。

2. 空腹血糖（FPG）≥7.0mmol/L。空腹的定义是至少 8 小时未摄入热量。

3. OGTT 2 小时血糖≥11.1mmol/L。试验应按照世界卫生组织（WHO）的标准进行，用 75g 无水葡萄糖溶于水作为糖负荷。

4. 有高血糖的典型症状或高血糖危象，随机血糖≥11.1mmol/L。

5. 如无明确的高血糖症状，结果应重复检测确认。

（二）鉴别诊断

1. 与其他原因所致的尿糖阳性鉴别

（1）肾性糖尿　因肾糖阈降低所致，尿糖阳性，但血糖及 OGTT 正常。

（2）甲状腺功能亢进症、胃空肠吻合术后　因糖类在肠道吸收快，可引起进食后 0.5~1 小时血糖过高，出现糖尿，但 FPG 和 2 小时 PG 正常。

（3）弥漫性肝病　葡萄糖转化为肝糖原功能减弱，肝糖原贮存减少，进食后 0.5~1 小时血糖过高，出现糖尿，但 FPG 偏低，餐后 2~3 小时血糖正常或低于正常。

（4）急性应激状态　急性应激状态下胰岛素拮抗激素（如肾上腺素、促肾上腺皮质激素、肾上腺皮质激素和生长激素）分泌增加，可使糖耐量减低，出现一过性血糖升高、尿糖阳性，应激过后可恢复正常。

（5）药物对糖耐量的影响　有服用噻嗪类利尿药、呋塞米、糖皮质激素、口服避孕药、阿司匹林、吲哚美辛、三环类抗抑郁药等药物史。停药后可恢复。

2. 继发性糖尿病

（1）胰腺炎、胰腺癌、肢端肥大症（或巨人症）、皮质醇增多症、嗜铬细胞瘤　可分别引起继发性糖尿病或糖耐量异常，但均有相应疾病的症状和体征。

（2）长期服用大量肾上腺皮质激素　可引起类固醇糖尿病，服药史可资鉴别。

◎ 要点六　西医治疗

（一）糖尿病教育

对糖尿病患者来说，应通过教育达到下列目的：①认识自己所患糖尿病的类型及其并发症；②正确掌握饮食治疗和调整食谱的基本技能；③认识控制不良的严重后果及控制的重要性；④能自行观察病情，自我监测血糖、血压，并能初步调整饮食和药物；⑤能自己注射胰岛素，并初步调整剂量；⑥能识别、预防和及时处理低血糖；⑦能主动与医护人员配合，定期复查。

（二）饮食治疗

1. 总热量的制订

（1）计算标准体重　标准体重（kg）= 身高（cm）-105。

（2）计算每日所需总热量　①成人休息状态下每千克标准体重 105~125kJ（25~30kcal）。②轻体力劳动 125.5~146kJ（30~35kcal）。③中度体力劳动 146~167kJ（35~40kcal）。④重体力劳动 167kJ（40kcal）。儿童、孕妇、乳母、营养不良和消瘦，以及伴有消耗性疾病者酌情增加；肥胖者酌减，使病人恢复至标准体重的±5%左右。

2. 合理分配三大营养物质　糖尿病病人每日饮食中三大营养物质占全日总热量的比例：糖类含量占 50%~60%，蛋白质占 15%，脂肪约占 30%。糖尿病肾病患者蛋白量酌减；儿童、孕妇、营养不良或伴有消耗性疾病者蛋白量酌增。

三餐分配：1/5、2/5、2/5 或 1/3、1/3、1/3；也可分四餐：1/7、2/7、2/7、2/7。

提倡食用粗制米、面和一定量杂粮，严格限制或避免蔗糖、葡萄糖、蜜糖及其制品。限制食物的脂肪量，少食动物脂肪，尽量用植物油代替。

3. **补充治疗** 没有明确的证据显示糖尿病人群维生素或矿物质的补充是有益的。不建议常规补充抗氧化剂，如维生素 E、维生素 C 和胡萝卜素，因为缺乏有效性和安全性的证据。

4. **酒精** 成年糖尿病患者，如果想饮酒，每日饮酒量应适度。

（三）体育锻炼

应进行有规律的合适运动。T_1DM 病人餐后运动量不宜过大，时间不宜过长。

①应鼓励糖尿病或糖尿病前期的所有儿童每天至少 60 分钟的体力活动。②成年糖尿病患者应该每周至少进行 150 分钟中等强度有氧运动（最大心率的 50%~70%），每周至少 3 天，不能连续超过两天不运动。③鼓励无禁忌证的 2 型糖尿病患者每周进行至少两次耐力锻炼。

（四）自我监测血糖

成人的血糖目标：①已有证据显示，AIC 降低到 7% 左右或以下可减少糖尿病微血管并发症。如果在诊断糖尿病后立即良好控制血糖，可以减少远期大血管疾病。多数非妊娠成人合理的 AIC 控制目标是<7%。②部分无明显低血糖或其他治疗副作用的患者，建议更严格的 AIC 目标（如<6.5%）或许也是合理的。这些患者或许包括那些糖尿病病程较短、预期寿命较长和无明显心血管疾病的患者。③对于有严重低血糖病史、预期寿命有限、有晚期微血管或大血管病并发症、有较多的伴发病以及尽管实施了糖尿病自我管理教育（DSME）、适当的血糖监测、应用了包括胰岛素在内的多种有效剂量的降糖药物，而血糖仍难达标者的病程较长的糖尿病患者，较宽松的 AIC 目标是合理的。

每 2~3 个月定期查糖化血红蛋白，了解血糖总体控制情况，调整治疗。每年 1~2 次全面复查，了解血脂以及心、肾、神经和眼底情况。

（五）口服药治疗

1. **磺脲类** 主要作用机理为促进胰岛素释放，增强靶组织细胞对胰岛素的敏感性，抑制血小板凝集，减轻血液黏稠度。

（1）适应证 T_2DM 经饮食及运动治疗后不能使病情获得良好控制的病人。

（2）禁忌证 T_1DM、T_2DM 合并严重感染、DKA、高渗性昏迷、进行大手术、肝肾功能不全，以及合并妊娠的病人。

（3）使用方法 极小剂量开始，于餐前 30 分钟口服，老年人尽量用短、中效药物，以免发生低血糖。代表药为格列喹酮、格列美脲。

（4）不良反应 低血糖，恶心、呕吐、消化不良，胆汁淤积性黄疸，肝功能损害，贫血，皮肤过敏，体重增加，心血管系统疾患等。

2. **双胍类** 主要作用机理为增加周围组织对葡萄糖的利用，抑制葡萄糖从肠道吸收，增加肌肉内葡萄糖的无氧酵解，抑制糖原的异生，增加靶组织对胰岛素的敏感性。

（1）适应证 如果没有禁忌证，且能够耐受，二甲双胍是 2 型糖尿病起始治疗的首选药物。尤其是无明显消瘦的患者以及伴血脂异常、高血压或高胰岛素血症的患者，作为一线用药，可单用或联合其他药物。T_1DM 与胰岛素联合应用可能减少胰岛素用量和血糖波动。

（2）禁忌证 肝、肾、心、肺功能减低以及高热患者；慢性胃肠病、慢性营养不良、消瘦者不宜使用；T_1DM 不宜单独使用；T_2DM 合并急性代谢紊乱、严重感染、外伤、大手术者，及孕妇、哺乳期妇女等；对药物过敏或严重不良反应者；酗酒者；肌酐清除率<60mL/min 时，不宜使用。

（3）使用方法 二甲双胍每次 250~500mg，每天 2~3 次，最大剂量不超过 2g/d。餐中服用可减少不良反应。

（4）不良反应 胃肠道反应、皮肤过敏反

应、乳酸性酸中毒。

3. α-糖苷酶抑制剂 主要作用机理为延缓小肠葡萄糖吸收，降低餐后血糖。

（1）适应证 空腹血糖正常而餐后血糖高者。

（2）禁忌证 胃肠道功能障碍，严重肝肾功能不全，儿童，孕妇，哺乳期妇女。

（3）使用方法 小剂量开始，于餐中第一口服。代表药为阿卡波糖、伏格列波糖。

（4）不良反应 胃肠道反应。

4. 噻唑烷二酮 主要作用机理为增强靶组织对胰岛素的敏感性，减少胰岛素抵抗。

（1）适应证 使用其他降糖药物效果不佳的T_2DM患者，特别是胰岛素抵抗患者。

（2）禁忌证 T_1DM，儿童，孕妇，哺乳期妇女，有心脏病、心力衰竭倾向或肝脏病。

（3）使用方法 小剂量开始，每日1次或2次。代表药为罗格列酮和吡格列酮。

（4）不良反应 水肿、体重增加。

5. 格列奈类 非磺脲类胰岛素促泌剂主要作用机理为改善早相胰岛素分泌。

（1）适应证 T_2DM早期餐后高血糖阶段，或以餐后高血糖为主的老年患者。

（2）禁忌证 同磺脲类。

（3）使用方法 小剂量开始，于餐前或进餐时口服。代表药为瑞格列奈，那格列奈和米格列奈。

（4）不良反应 同磺脲类。

（六）胰岛素治疗

1. 适应证 ①T_1DM替代治疗。②T_2DM患者经饮食及口服降糖药治疗未获得良好控制。③T_2DM糖尿病无明显诱因出现体重显著下降者，应该尽早使用胰岛素治疗。④新诊断的T_2DM，GHbA1c>9%或空腹血糖>11.1mmol/L，首选胰岛素。⑤糖尿病酮症酸中毒、高血糖高渗压综合征和乳酸性酸中毒伴高血糖者。⑥各种严重的糖尿病其他急性或慢性并发症。⑦糖尿病手术、妊娠和分娩。⑧某些特殊类型糖尿病。

2. 常用类型 ①根据来源不同：动物胰岛素、人胰岛素、人胰岛素类似物。②根据作用时间：短效胰岛素、中效胰岛素、长效胰岛素和预混胰岛素。

3. 使用原则及方法 ①胰岛素治疗应在综合治疗基础上进行。②胰岛素剂量取决于血糖水平、B细胞功能缺陷程度、胰岛素抵抗程度、饮食和运动状况等，一般从小剂量开始，根据血糖情况逐渐调整。③力求模拟生理性胰岛素分泌模式（持续性基础分泌和进餐后胰岛素分泌迅速增加）。④强化治疗后空腹血糖仍较高，其原因有：黎明现象，指夜间血糖控制良好，黎明出现血糖升高，可能与清晨皮质醇等激素分泌不平衡有关；Somogyi现象，指夜间有低血糖未被察觉，导致体内胰岛素拮抗激素增加，继发晨起血糖升高。故夜间多次测定血糖，有助于鉴别早晨高血糖原因。

4. 不良反应 主要不良反应是低血糖反应，其他包括过敏反应、胰岛素性水肿、屈光不正、注射部位脂肪营养不良等。

（七）其他

DPP-IV抑制剂、$SGLT_2$抑制剂、GLP-1受体激动剂越来越受到临床关注。胰岛移植和胰岛细胞移植多用于T_1DM患者。

（八）并发症的治疗

1. 急性并发症

（1）糖尿病酮症酸中毒

1）补液：恢复血容量为首要的治疗措施，必须立即进行。在治疗开始应快速补充生理盐水，具体用量及速度因人而异。如无心功能不全，在前2小时输入1000~2000mL液体，以后根据血压、心率、尿量及末梢循环情况，决定补液量和速度。一般每4~6小时补液1000mL。第1个24小时补液4000~5000mL，如严重脱水者应达6000~8000mL，但高龄、心功能不全者，则应减慢补液速度或在中心静脉压监护下调整滴速。

2）胰岛素治疗：采用小剂量胰岛素治疗方案，即0.1U/（kg·h）持续滴注（应另建输液途径）。每1~2小时查血糖1次，当血糖降至13.9mmol/L，改用5%葡萄糖液，并按每2~4g葡萄糖加1单位短效胰岛素滴注，使血糖水平稳定在较安全范围后过渡到常规皮下注射。

3）纠正酸碱平衡失调：中等度以下的酸中毒不必补碱，因使用胰岛素后，抑制酮体产生，酸中毒即可逐渐纠正。严重的酸中毒可抑制呼吸中枢，降低胰岛素的敏感性，应适当补碱。当二氧化碳结合力降至4.5~6.7mmol/L，给予5%碳酸氢钠100~125mL直接推注或稀释成等渗溶液静脉滴注。

4）补钾：本症患者均有不同程度缺钾（因呕吐、多尿等）。但治疗前因血液浓缩、酸中毒时，钾从细胞内转移至细胞外，故血钾可正常，甚至明显增高。治疗后因补充血容量、注射胰岛素、纠正酸中毒，血钾可迅速下降。如不注意及时补钾，可引起心律失常，甚至心跳骤停。因此，必需定时监测血钾、心电图和尿量，及时调整补钾量和速度。

5）去除诱因和处理并发症：如感染、休克、心功能不全、肾功能不全、脑水肿等应积极处理，严密观察病情变化。

（2）高血糖高渗综合征：治疗与酮症酸中毒相似，补液、小剂量胰岛素滴注、补钾等。

2. 慢性并发症

（1）糖尿病患者血压应控制在130/80mmHg以下；如尿蛋白排泄量达到1g/24h，血压应控制低于125/75mmHg，首选血管紧张素转换酶抑制剂（ACEI）或血管紧张素Ⅱ受体阻滞剂（ARB），常需多种降压药物联合应用。

（2）调脂治疗的首要目标是LDL-C<2.6mmol/L，首选他汀类药物；TG>4.5mmol/L，应首选贝特类药物，以减少急性胰腺炎的风险。阿司匹林可用于冠心病二级预防。

（3）早期糖尿病肾病应用ACEI或ARB除可降低血压外，还可减轻微量白蛋白尿；减少蛋白质摄入量对早期肾病及肾功能不全的防治均有利，临床肾病（Ⅳ期）要以优质蛋白为主，GFR下降后进一步加用复方α-酮酸。尽早给予促红细胞生成素（EPO）纠正贫血，治疗维生素D-钙磷失衡。尽早进行透析治疗，注意残余肾功能的保存。

（4）糖尿病视网膜病变可使用羟苯磺酸钙，应由专科医生对糖尿病视网膜病变定期进行检查，必要时尽早应用激光光凝治疗，争取保存视力。

（5）周围神经病变通常在综合治疗的基础上，采用甲钴胺、前列腺素类似物、醛糖还原酶抑制剂、肌醇以及对症治疗等可改善症状。

（6）糖尿病足强调注意预防，防止外伤、感染，积极治疗血管病变和末梢神经病变。

◎ **要点七　中医辨证论治**

1. 阴虚燥热证

（1）上消（肺热伤津证）

证候：烦渴多饮，口干舌燥，尿频量多，多汗，舌边尖红，苔薄黄，脉洪数。

治法：清热润肺，生津止渴。

方药：消渴方加减。可酌加葛根、麦冬以加强生津止渴作用。

（2）中消（胃热炽盛证）

证候：多食易饥，口渴多尿，形体消瘦，大便干燥，苔黄，脉滑实有力。

治法：清胃泻火，养阴增液。

方药：玉女煎加减。大便秘结不行，可用增液承气汤润燥通腑，"增水行舟"，待大便通后再转上方治疗。

（3）下消（肾阴亏虚证）

证候：尿频量多，浑浊如脂膏，或尿有甜味，腰膝酸软，乏力，头晕耳鸣，口干唇燥，皮肤干燥，瘙痒，舌红少苔，脉细数。

治法：滋阴固肾。

方药：六味地黄丸加减。若尿量多而混浊者，加益智仁、桑螵蛸、五味子等。

2. 气阴两虚证

证候：口渴引饮，能食与便溏并见，或饮食减少，精神不振，四肢乏力，体瘦，舌质淡红，苔白而干，脉弱。

治法：益气健脾，生津止渴。

方药：七味白术散加减。肺有燥热加地骨皮、知母、黄芩清肺；口渴明显加天花粉、生地养阴生津；气短汗多加五味子、山萸肉敛气生津；食少腹胀加砂仁、鸡内金健脾助运。

3. 阴阳两虚证

证候：小便频数，浑浊如膏，甚则饮一溲一，面色黧黑，耳轮焦干，腰膝酸软，形寒畏冷，阳痿不举，舌淡苔白，脉沉细无力。

治法：滋阴温阳，补肾固涩。

方药：金匮肾气丸加减。尿量多而混浊者，加益智仁、桑螵蛸、覆盆子、金樱子等益肾收摄；身体困倦，气短乏力者，可加党参、黄芪、黄精补益正气；阳痿加巴戟天、淫羊藿、肉苁蓉。

4. 痰瘀互结证

证候："三多"症状不明显，形体肥胖，胸脘腹胀，肌肉酸胀，四肢沉重或刺痛，舌暗或有瘀斑，苔厚腻，脉滑。

治法：活血化瘀祛痰。

方药：平胃散合桃红四物汤加减。

5. 脉络瘀阻证

证候：面色晦暗，消瘦乏力，胸中闷痛，肢体麻木或刺痛，夜间加重，唇紫，舌暗或有瘀斑，或舌下青筋紫暗怒张，苔薄白或少苔，脉弦或沉涩。

治法：活血通络。

方药：血府逐瘀汤加减。胸闷痛甚加檀香、砂仁、薤白；肢痛甚加全蝎、乌梢蛇搜风通络止痛。

6. 并发症

（1）疮痈

证候：消渴易并发疮疡痈疽，反复发作或日久难愈，甚则高热神昏，舌红，苔黄，脉数。

治法：清热解毒。

方药：五味消毒饮合黄芪六一散加减。

（2）白内障、雀目、耳聋

证候：初期视物模糊，渐至昏蒙，直至失明；或夜间不能视物，白昼基本正常；也可出现暴盲。或见耳鸣、耳聋，逐渐加重。

治法：滋补肝肾，益精养血。

方药：杞菊地黄丸、羊肝丸、磁朱丸加减。

◎ **要点八 预防**

预防工作分为三级：一级预防是避免糖尿病发病；二级预防是及早检出并有效治疗糖尿病；三级预防是延缓和/或防治糖尿病的发病。提倡合理饮食，经常运动，防治肥胖。

细目六 血脂异常

血脂异常通常指血清中胆固醇（TC）、甘油三酯（TG）、低密度脂蛋白胆固醇（LDL-C）水平升高，高密度脂蛋白胆固醇（HDL-C）水平降低。血脂必须与蛋白质结合以脂蛋白形式存在，才能在血液循环中运转，故血脂异常表现为脂蛋白异常血症。临床上常见形体肥胖、肢体沉重、乏力、消化不良甚至眩晕、心慌及胸闷等。

本病可归属于中医学"脂浊"范畴。

◎ **要点一 西医病因**

人体内血浆脂蛋白代谢可分为外源性和内源性代谢途径。外源性代谢途径是指饮食摄入的胆固醇（TC）和甘油三酯（TG）在小肠中合成乳糜微粒（CM）及其代谢过程；内源性代谢途径是指由肝脏合成极低密度脂蛋白（VLDL），然后转变为中密度脂蛋白和低密度脂蛋白（LDL），低密度脂蛋白被肝脏或其他器官代谢的过程。此外，还有一个胆固醇逆转运途径，即高密度脂蛋白（HDL）将胆固醇从周围组织转运到肝脏进行代谢再循环。从发病方式来看，血脂异常可分为两类：原发性血脂异常和继发性血脂异常。

1. 原发性血脂异常

其发病机制尚未明确，通常认为与脂代谢相关基因缺陷和获得性因素有关。

（1）部分由先天性基因缺陷所致，表现为家族性高胆固醇血症。

（2）获得性因素：高脂肪、高胆固醇、高脂肪酸饮食；体重增加；增龄；不良的生活习惯（高糖膳食、吸烟等）。

2. 继发性血脂异常

由于某些全身性疾病或药物所引起的血浆 TC 或 TG 升高，伴或不伴血浆高密度脂蛋白-胆固醇（HDL-C）浓度降低。

（1）全身系统性疾病：糖尿病、甲状腺功能减退、肾病。肝胆系统疾病如胆道结石、胆汁性肝硬化等。

（2）药物：如糖皮质激素、噻嗪类利尿剂、β受体阻滞剂等。

（3）雌激素缺乏等。

◎ **要点二 中医病因病机**

中医认为，本病病因多为素体肥胖，加之饮食不节，恣食肥甘，过逸少动，情志不畅或年老体衰，先天禀赋不足等，致脾胃虚弱，脾气亏虚则水谷精微运化转输无力，水谷精微失于输布，化为膏脂和水湿，湿浊日久又能滋生湿热，酝酿生痰；或素体肝肾亏虚，脾病及肾，肾阳虚衰，水液失于蒸腾气化，水湿内停，泛于肌肤，阻滞经络；或土壅木郁，肝失疏泄，气滞血瘀等，痰浊、湿热、瘀血等结成膏脂，聚集体内。痰浊膏脂瘀积，致血脂升高而发为此病。

本病病位在脾、肾、肝；多为本虚标实。本虚指脏腑亏虚，标实是痰浊瘀血，病变多延及全身脏腑经脉。其主要病机是肝脾肾亏虚，痰浊瘀血，阻滞经脉，而致膏脂布化失度。

◎ **要点三 临床表现**

血脂异常可见于不同年龄、性别的人群，某些家族性血脂异常可发生于婴幼儿。血脂异常的临床表现主要包括：

1. 黄色瘤、早发性角膜环和脂血症眼底病变 由于脂质局部沉积所引起，其中以黄色瘤较为多见。黄色瘤是一种异常的局限性皮肤隆起，颜色可为黄色、橘黄色或棕红色，多成结节、斑块或丘疹形状，质地一般柔软，最常见的是眼睑周围扁平黄色瘤。早发性角膜环可出现于40岁以下，多伴有血脂异常。严重的高甘油三酯血症可产生脂血症眼底病变。

2. 动脉粥样硬化 脂质在血管内皮沉积引起动脉粥样硬化，引起早发性和进展迅速的心脑血管和周围血管病变。某些家族性血脂异常可见于青春期前发生冠心病，甚至心肌梗死。

◎ **要点四 实验室检查**

无论有无临床表现，血脂异常主要依据患者血脂水平做出诊断。根据《中国成人血脂异常防治指南（2016修订版）》可进行如下检查。

1. 血脂 血清 TC 或 TG 水平增高。

（1）血清胆固醇 TC＜5.20mmol/L 为合适范围；TC 5.2～6.19mmol/L 为边缘升高；TC≥6.2mmol/L 为升高。

（2）甘油三酯 TG≥2.3mmol/L 为升高。

2. 脂蛋白 LDL-C 水平升高，HDL-C 水平降低。

（1）低密度脂蛋白-胆固醇 LDL-C 3.4～4.09mmol/L 为边缘升高；≥4.1mmol/L 为升高。

（2）高密度脂蛋白-胆固醇 HDL-C＜1.0mmol/L 为降低。

◎ **要点五 诊断**

1. 病史 原发性血脂异常者部分有家族史。继发性血脂异常者常有糖尿病、肾病、肝胆系统疾病史或不良饮食习惯及引起高脂血症的药物应用史。

2. 体征 ①形体肥胖。②出现黄斑瘤、腱黄瘤、皮下结节状黄色瘤。③高脂血症性眼底病变、角膜环。

3. 辅助检查 无论有无临床表现，血脂异常主要依据患者血脂水平做出诊断。（具体标准见要点四）

◎ **要点六 西医治疗**

（一）治疗原则

临床上对继发性血脂代谢异常的治疗，主要是治疗基础疾病，基础疾病得到控制或治愈，继发的血脂代谢异常，也会得到控制和治愈。原发性血脂代谢异常的治疗，首先包括饮食控制、增加运动、戒烟限酒等，疗效不明显者，可应用药物或其他治疗。

（二）控制目标

根据ASCVD危险程度决定干预措施是防治血脂异常的核心策略。LDL-C升高是导致ASCVD发病的关键因素，将降低LDL-C作为首要干预靶点。符合下列任意条件者，可直接列为高危或极高危人群。极高危：ASCAD患者。高危：LDL-C≥4.9mmol/L或TC≥6.2mmol/L；糖尿病患者1.8mmol/L≤LDL-C<4.9 mmol/L或3.1 mmol/L≤TC<7.2mmol/L。

目标值：1. 极高危者LDL-C<1.8 mmol/L；2. 高危者LDL-C<2.6 mmol/L；3. 中危和低危者LDL-C<3.4 mmol/L。4. LDL-C基线值较高不能达目标值者，LDL-C至少降低50%。极高危患者LDL-C基线在目标值以内者，LDL-C仍应降低30%左右。

（三）生活方式干预

血脂异常明显受饮食及生活方式的影响，饮食治疗和戒烟、限酒、控制体重等是治疗血脂异常的基础措施。

1. 饮食治疗 建议每日摄入胆固醇小于300 mg，脂肪摄入应优先选择富含多不饱和脂肪酸的食物（如深海鱼、鱼油、植物油）。选择使用富含膳食纤维和低升糖指数的碳水化合物替代饱和脂肪酸，其中添加糖摄入不应超过总能量的10%。

2. 增加运动 建议每周5~7天、每次30 min中等强度代谢运动。对于ASCVD患者应先进行运动负荷试验，充分评估其安全性后，再进行身体活动。

（四）药物治疗

他汀类药物能显著降低心血管事件风险，他汀类药物是血脂异常药物治疗的基石。一般高TC血症首选他汀类。高TG血症首选贝特类。混合性高脂血症。如果以TC和LDL-C增高为主，首选他汀类。以TG增高为主，首选贝特类。单药效果不佳时可考虑联合用药。

1. HMG-CoA还原酶抑制剂（他汀类） 能够抑制胆固醇合成限速酶HMG-CoA还原酶，减少胆固醇合成，继而上调细胞表面LDL受体，加速血清LDL分解代谢。他汀类药物适用于高胆固醇血症、混合性高脂血症和ASCVD患者。起始宜应用中等强度他汀类药物，根据个体调脂疗效和耐受情况，适当调整剂量，若胆固醇水平不能达标，与其他调脂药物联合使用。中等强度他汀类药物（每日剂量可降低LDL-C 25%~50%）：阿托伐他汀（10~20mg）、瑞舒伐他汀（5~10mg）、普伐他汀（40mg）、辛伐他汀（20~40mg）。高强度他汀类药物（每日剂量可降低LDL-C≥50%）：阿托伐他汀（40~80mg）、瑞舒伐他汀（20mg）。

他汀类药物多晚上一次服用，取得预期疗效后应继续长期应用。主要不良反应为肝功能异常转氨酶升高，升高达正常值上限3倍以上及合并总胆红素升高患者，应减量或停药。少数患者出现肌痛、肌炎和横纹肌溶解，患者有肌肉不适乏力，且连续检测肌酸激酶呈进行性升高时，应减少他汀类剂量或停药。

2. 贝特类 通过激活过氧化物酶体增殖物激活受体增强脂蛋白脂酶的作用，而降低血清TG水平和升高HDL-C水平。常用的贝特类药物有：非诺贝特片每次0.1g，每日3次；苯扎贝特每次0.2g，每日3次。常见不良反应与他汀类药物类似，包括肝脏、肌肉和肾毒性等

3. 胆固醇吸收抑制剂 与小肠壁上特异的转运蛋白结合，选择性地强效抑制小肠胆固醇和植物甾醇的吸收，与他汀类联合应用，可有效降低LDL-C水平。常用药物：依折麦布10mg，每日一次。安全性和耐受性良好，其不良反应轻微且多为一过性，主要表现为头疼和消化道症状，与他汀类联用也可发生转氨酶增高和肌痛等副作用。禁用于妊娠期和哺乳期。

4. 普罗布考 通过进入LDL颗粒核心中，影响脂蛋白代谢使LDL易通过非受体途径被清

除。普罗布考常用剂量为每次0.5g，每日2次。主要适用于高胆固醇血症，尤其是黄色瘤患者，有减轻皮肤黄色瘤的作用。常见不良反应为胃肠道反应，也可引起头晕、头痛、失眠、皮疹等。

5. 胆酸螯合剂 胆酸螯合剂为碱性阴离子交换树脂，可阻断肠道内胆汁酸中胆固醇的重吸收。常用药物：考来烯胺每次5g，每日3次；考来替泊每次5g，每日3次；与他汀类联用，可明显提高调脂疗效。常见不良反应有胃肠道不适、便秘和影响某些药物的吸收。

6. 烟酸类 烟酸也称作维生素B3，属人体必需维生素。大剂量时具有降低TC、LDL-C和TG以及升高HDL-C的作用。缓释片常用量为每次1~2g，每日1次。从小剂量0.375~0.5g/d开始，睡前服用；4周后逐渐加量至最大常用剂量。最常见的不良反应是颜面潮红，其他有肝脏损害、高尿酸血症、高血糖、棘皮症和消化道不适等。

7. 高纯度鱼油制剂 鱼油主要成份为n-3脂肪酸即ω-3酸脂肪酸。常用剂量为每次0.5~1.0g，每日3次，主要用于治疗高TG血症。不良反应少见。

◎ 要点七 中医辨证论治

1. 胃热滞脾证

证候：多食，消谷善饥，形体壮实，脘腹胀满，面色红润，心烦头晕，口干口苦，胃脘灼痛、嘈杂、得食则缓，舌红，苔黄腻，脉弦滑。

治法：清胃泄热。

方药：保和丸合小承气汤加减。胃热腹胀甚者，加石膏、枳壳；若脘腹胀满，大便秘结者，加黄芩、黄连、知母滋阴清热，润肠通便。

2. 气滞血瘀证

证候：胸部憋气或胸部刺痛，固定不移，动则尤甚，舌质紫暗，或有瘀斑，舌苔薄白，脉弦。

治法：活血祛瘀，行气止痛。

方药：血府逐瘀汤合失笑散加减。若胸部憋痛甚者，加丹参、郁金；若伴有大便秘结者，可酌加大黄。

3. 痰浊中阻证

证候：形体肥胖，肢体困重，食少纳呆，腹胀纳呆，胸腹满闷，头晕神疲，大便溏薄，舌体胖，边有齿痕，苔白腻，脉滑。

治法：健脾化痰降浊。

方药：导痰汤加减。可酌加白术、泽泻、决明子等健脾利湿通便之品。胸腹满闷，伴恶心呕吐等，痰湿较重者，加藿香、竹茹；咳嗽痰多者，加瓜蒌、胆南星、竹茹。

4. 肝肾阴虚证

证候：头目胀痛，视物昏眩，耳鸣健忘，口苦咽干，五心烦热，腰膝酸软，颧红盗汗，舌红，苔少，脉细数。

治法：滋养肝肾。

方药：杞菊地黄汤加减。若五心烦热，尿黄赤，舌红等，阴虚燥热较重者，加知母、黄柏清热；若大便秘结，加何首乌。

5. 脾肾阳虚证

证候：畏寒肢冷，腰膝腿软，面色淡白，大便溏薄，腹胀纳呆，耳鸣眼花，腹胀不舒，舌淡胖，苔白滑，脉沉细。

治法：温补脾肾。

方药：附子理中汤加减。畏寒肢冷重者，加补骨脂、仙茅、益智仁等；腹胀便溏者，加厚朴、陈皮、莱菔子、苍术等；若气短、自汗者，加黄芪。

6. 肝郁脾虚证

证候：精神抑郁或心烦易怒，肢体倦怠乏力，口干口苦，胸胁闷痛，脘腹胀满吐酸，纳食不香，月经不调，舌红，苔白，脉弦细。

治法：疏肝解郁，健脾和胃。

方药：逍遥散加减。胸胁闷痛较甚者，加郁金、延胡索、枳壳；若脘腹胀满吐酸，纳呆较重者，加藿香、海螵蛸、蒲公英等；伴有疲乏者，可加黄芪；眩晕者，可加菊花、代赭石。

细目七 水、电解质代谢和酸碱平衡失调

◎ 要点一 水、钠代谢失常

(一) 失水

失水是指体液丢失所造成的体液容量不足。根据水和电解质（主要是钠离子）丢失的比例和性质，临床上将失水分为高渗性失水、等渗性失水和低渗性失水三种。

1. 西医病因与发病机制

(1) 高渗性失水 水的丢失大于电解质的丢失，细胞外液容量减少而渗透压增高，抗利尿激素、醛固酮分泌增加。主要见于：

水摄入不足：①昏迷、创伤、拒食、饮水减少等水供应不足。②脑外伤、脑卒中等致渴感中枢迟钝或渗透压感受器不敏感。

水丢失过多：①经肾丢失：中枢性或肾性尿崩症，非溶质性利尿剂应用；各种脱水剂治疗，或因未控制好的糖尿病、糖尿病酮症酸中毒等致大量水分从尿中排出；或长期鼻饲高蛋白饮食，致渗透性利尿引起失水。②肾外丢失：高温、高热、剧烈运动等大量出汗；哮喘、过度换气、气管切开等使肺中水分呼出较多；烧伤开放性治疗丢失大量低渗液。③水向细胞内转移。

(2) 等渗性失水 水和电解质以血浆正常比例丢失，有效循环容量减少。

胃肠道丢失：呕吐、腹泻、胃肠梗阻等。

经皮肤丢失：如大面积烧伤的早期等渗出性皮肤病变。

组织间液贮积：胸腹腔炎性渗出液的引流，大量放胸、腹水等。

(3) 低渗性失水 电解质的丢失大于水的丢失，细胞外液渗透压降低至280mmol/L以下，水向细胞内转移，导致细胞内液低渗，细胞水肿。

补充水分过多：高渗或等渗性失水时，补充过多的水分。

肾丢失：①过量使用噻嗪类、呋塞米等排钠性利尿剂。②肾小管内存在大量不被吸收的溶质，抑制水和钠的重吸收。③急性肾衰竭、肾小管性酸中毒、糖尿病酮症酸中毒等。④肾上腺皮质功能减退。

2. 临床表现

(1) 高渗性失水 失水多于失钠，细胞外液容量不足，渗透压升高。

①轻度失水：当失水量相当于体重的2%～3%时，出现口渴、尿量减少、尿比重增高。

②中度失水：当失水量相当于体重的4%～6%时，出现口渴严重、声音嘶哑、咽下困难，有效血容量不足，代偿性心率增快，血压下降，出汗减少，皮肤干燥、弹性下降，烦躁等。

③重度失水：当失水量相当于体重的7%～14%时，出现神经系统异常症状如躁狂、谵妄、幻觉、晕厥；体温中枢神经细胞脱水，出现脱水热；当失水量超过15%时，可出现高渗性昏迷、低血容量性休克，严重者可出现急性肾衰竭。

(2) 等渗性失水 有效血容量和肾血流量减少而出现口渴、尿少、乏力、恶心、厌食，严重者血压下降，但渗透压基本正常。

(3) 低渗性失水 无口渴感是低渗性失水的特征。早期即发生有效血容量不足和尿量减少，严重者可致细胞内低渗和细胞水肿。临床上，依据缺钠的程度可分为：

①轻度失水：每千克体重缺钠8.5mmol时（血浆钠在130mmol/L左右），血压可在100mmHg以上，患者临床表现不明显，可出现疲乏无力、头晕等。尿钠极低或测不出。

②中度失水：每千克体重缺钠8.5～12.0mmol时（血浆钠在120mmol/L左右），血压可在100mmHg以下，患者出现恶心、呕吐、肌肉挛痛（以腓肠肌明显）、四肢麻木及体位性低血压。尿钠测不出。

③重度失水：每千克体重缺钠12.8～21.0mmol时（血浆钠在110mmol/L左右），血压可在80mmHg以上，以神经精神症状如神志淡漠、昏厥、木僵以至昏迷为突出，伴有四肢发

凉、体温低、脉细弱等。

3. 诊断及治疗

（1）诊断

①有引起失水的病史。

②有失水的临床表现，如口渴、尿少、皮肤黏膜干燥、血压下降等。

③实验室检查结果可辨别失水的性质。

（2）治疗　应注意每日出入水量，监测电解质指标变化。积极治疗原发病，避免不适当的脱水、利尿、鼻饲高蛋白饮食等。已发生失水时，应根据失水的类型、程度和机体的情况，决定补液量、种类、途径和速度。

1）补液总量：应包括已丢失的液体量和目前继续丢失液体量（如呕吐物、肠道引流液等）两部分。

已丢失的液体量可按以下4种方法计算：

①依据失水程度计算：以轻、中、重度失水的程度计算。如体重为60kg的成人，轻度失水（失水量占体重的2%）需补液1200mL；中度失水（3%~6%）需补液1800~3600mL；重度失水需补3600mL以上。

②依据体重及血钠浓度计算：适用于高渗性失水状态。

依据患者现有体重和血清钠浓度计算：所需补液量（mL）=K×现有体重（kg）×［实测血清钠值-正常血清钠值（mmol/L）］，其中公式中的系数，男性$K=4$，女性$K=3$。

依据病人原有体重和血清钠浓度计算：适用于高渗性失水状态。所丢失的液体量=病人原有体重（kg）×0.6×［1－（142÷实测血清钠值）］。

③依据体重减少量计算：与原体重比较，如体重下降2.5kg，则所需补液量为2500mL。

④依据红细胞压积计算：适用于低渗性失水状态。所缺失的液体量=（所测红细胞压积-正常红细胞压积）÷正常红细胞压积×体重（kg）×200。其中正常红细胞压积男性48%，女性42%。

继续丢失量：就诊后发生的继续丢失量。包括生理需求量（约1500mL/d）和继续发生的病理丢失量（如大量出汗、肺呼出、呕吐等）。

2）补液种类：轻度失水一般补充生理盐水或复方生理盐水，中度以上失水则应按失水类型补液。高渗性失水补液中含钠液体约占1/3，等渗性失水补液中含钠液体约占1/2，低渗性失水补液中含钠液体约占2/3。

①高渗性失水：以补水为主，补钠为辅。经口、鼻饲者，可直接补充水分。经静脉者，初期给予5%葡萄糖溶液，待血钠回降，尿比重降低，可给予5%葡萄糖生理盐水。渗透压升高明显或血钠>150mmol/L者，初时可使用0.45%氯化钠低渗溶液，以血钠每小时下降0.50mmol/L为宜，血钠降至140mmol/L为目的。有酸中毒者酌加5%碳酸氢钠溶液。但需注意监测病情，避免发生溶血。

②等渗性失水：以补充等渗溶液为主。首选0.9%氯化钠溶液，但长期使用可引起高氯性酸中毒。可选用0.9%氯化钠溶液1000mL+5%葡萄糖溶液500mL+5%碳酸氢钠溶液100mL配成溶液使用。

③低渗性失水：以补充高渗性溶液为主。可在上述等渗性失水所配的溶液中，用10%葡萄糖溶液250mL替换5%葡萄糖溶液500mL。如缺钠明显（Na$^+$<120mmol/L），为避免水分过多使心脏负担过重，在心肾功能允许的条件下，可小心静脉缓慢滴注3%~5%氯化钠溶液。

补钠量可参照以下公式计算：补钠量（mmol）=［142-所测血清钠值（mmol/L）］×体重（kg）×0.2。

或补钠量（mmol）=［125-所测血清钠值（mmol/L）］×体重（kg）×0.6。根据所需补钠量，按1g氯化钠含Na$^+$17mmol计算，即得所需氯化钠量，再换算为含Na$^+$溶液，如生理盐水、高渗盐水等。

3）补液的途径和速度：轻度失水一般可口服或鼻饲，中、重度失水或伴明显呕吐、腹泻以及急需扩容者可静脉补给。补液速度，原则是先快后慢。中、重度失水，一般在开始4~8小时内输入补液总量的1/2~1/3，其余1/2~2/3在24~48小时内补足，具体患者补液速度要考虑年龄，并根据病情及心肺肾功能予以调整。补液过程中，密切监测血压、脉搏、呼吸、皮肤弹性、尿量、血及尿的实验室检查结果作为衡量疗效的指标。补液过快可引起短暂的水中毒和抽搐，在重度失水时更应注意。急需大量快速补液时，需鼻饲补液，若经静脉补液时宜监测中心静脉压（<120mmH$_2$O为宜）。尿量增多至30~40mL/h以上，要注意预防低钾血症的发生，补钾一般浓度为6g/L，日补钾量可达10~12g。

（二）水过多和水中毒

水过多是水在体内过多潴留的一种病理状态，若过多的水进入细胞内，导致细胞内水过多则称为水中毒。水过多和水中毒是稀释性低钠血症的病理表现。

1. 西医病因与发病机制　临床上多因水调节机制障碍，而又未限制饮水或不恰当补液引起。

（1）抗利尿激素（ADH）代偿性分泌增多　其特征是毛细血管静水压升高和/或胶体渗透压下降，总容量过多，有效循环容量减少，体液积聚在组织间隙。常见于右心衰竭、缩窄性心包炎、下腔静脉阻塞、门静脉阻塞、肾病综合征、低蛋白血症、肝硬化等。

（2）抗利尿激素分泌失调综合征　内源性抗利尿激素（即精氨酸加压素，简称AVP）持续性分泌，使水排泄发生障碍，当水摄入过多时，可引起低钠血症和有关临床表现。

（3）肾排水功能障碍　肾血流量及肾小球滤过率降低，而摄入水分未加限制。水、钠滤过率低而肾脏近曲小管重吸收增加，水、钠进入肾脏远曲小管减少。其特征是有效循环血量大致正常。

（4）肾上腺皮质功能减退症　盐皮质激素和糖皮质激素分泌不足使肾小球滤过率降低。

（5）渗透阈重建　肾排泄水的功能正常，但能兴奋ADH分泌的渗透阈降低（如孕妇）。

（6）抗利尿激素用量过多　治疗中枢性尿崩症时，应用过量。

2. 临床表现

（1）急性水过多及水中毒　起病急骤，病人有头痛、视力模糊、嗜睡、凝视失语、定向失常、共济失调、肌肉抽搐、意识障碍或精神失常等神经精神症状，重者惊厥、昏迷。

（2）慢性水过多及水中毒　当血浆渗透压低于260mOsm/L（血钠125mmol/L）时，有疲倦、表情淡漠、恶心、食欲减退等表现和皮下组织肿胀。当血浆渗透压下降至240~250mOsm/L（血钠115~120mmol/L）时，出现头痛、嗜睡、神志错乱、谵妄等神经精神症状。当血浆渗透压下降至230mOsm/L（血钠110mmol/L）时，可发生抽搐、昏迷。血钠在48小时内迅速降低至108mmol/L以下，可致神经系统永久性损伤或死亡。

3. 诊断及治疗

（1）诊断

1）有引起水过多和水中毒的病因和程度（体重变化、出入水量、血钠浓度等）。

2）水过多和水中毒的临床表现。

3）辅助检查：血浆渗透压降低、血钠降低、MCV增大。

（2）治疗

1）轻症水过多和水中毒：限制进水量，使进水量少于尿量，形成水的负平衡状态，每日可失水约1500mL，多可自行恢复水平衡；如有心、肝、肾慢性病者应适当限制钠盐，并适量给予襻利尿剂。

2）急重症水过多和水中毒

①高容量综合征：以脱水为主，减轻心脏负荷。严禁摄入水分；首选呋塞米、依他尼酸等襻利尿剂。如出现有效血容量不足者要补充有效血容量。

②低渗血症：除利水、利尿外，应慎用高渗溶液。严密观察心肺功能的变化，调节剂量和低

速。脑水肿时应配合地塞米松。此外,应注意补钾、纠酸及抗惊厥。

③肾功能衰竭者或难以处理的急性水中毒:可采用腹膜透析或血液透析治疗。

(三) 低钠血症

低钠血症指血清钠<135mmol/L,仅反映在血浆中的浓度降低,并不一定表示体内总钠量的丢失,总体钠可正常或者稍有增加。

1. 西医病因与发病机制

(1) 缺钠性低钠血症 即低渗性失水,主要由于体液丢失时失钠多于失水,体内的总钠量和细胞内的钠减少。

(2) 稀释性低钠血症 即水过多,主要指水过多使血清钠被稀释所致,可由于慢性心力衰竭、肝硬化腹水、肾病综合征等引起。

(3) 转移性低钠血症 少见,机体缺钠时,钠从细胞外转移至细胞内。总体钠正常,细胞内液钠增多,血清钠减少。

(4) 特发性低钠血症 多见于恶性肿瘤、肝硬化晚期、营养不良、年老体衰及其他慢性消耗性疾病晚期,故又称消耗性低钠血症。

2. 临床表现 取决于血钠降低的程度和速度。缺钠性低钠血症和稀释性低钠血症的临床表现可参见低渗性失水,出现多系统表现,神经系统的表现如精神疲乏、表情淡漠,甚则精神错乱、谵语、昏迷;泌尿系统的表现如尿少,甚则发生急性肾功能衰竭;心血管系统的表现如心动过速、体位性低血压,甚则血压下降、休克;皮肤弹性消失,重则口舌干燥、眼眶下陷等。特发性低钠血症低钠程度较轻,病人可有原发病的表现,一般无因血钠降低引起的症状。

3. 诊断及治疗

(1) 诊断

①缺钠性低钠血症:临床表现为无力、恶心、呕吐、眩晕,血容量不足,循环衰竭综合征,血压低脉压小。辅助检查血钠低于正常,血钾增高,血浆白蛋白、血红细胞压积、血尿素氮及尿比重增高,尿钠、尿量、尿氯化物减少。

②稀释性低钠血症:临床表现为无力、恶心、呕吐、肌痉挛,精神神经症,脑水肿,颅内高压综合征;血压正常或升高。辅助检查血钠明显低于正常,血钾正常或减低,血浆白蛋白、血红细胞压积、血尿素氮一般正常,尿比重低,尿钠及尿氯化物增高。

③消耗性低钠血症:多表现为原发病的症状及体征。

(2) 治疗 缺钠性低钠血症和稀释性低钠血症的治疗参见"低渗性失水"和"水过多"节。治疗消耗性低钠血症的关键是治疗原发病,但临床上低钠血症常是复合性的,很少单一存在,应统筹考虑。

(四) 高钠血症

高钠血症是指血清钠>150mmol/L,可因机体钠的增加或水分减少而引起。此时机体总钠量可增加、正常或减少。

1. 西医病因与发病机制

(1) 浓缩性高钠血症 见于各种原因引起的高渗性失水。

(2) 潴钠性高钠血症 比较少见,主要因肾排钠减少和/或摄入钠过多所致。

(3) 特发性高钠血症 本症是由于释放抗利尿激素的"渗透压阈值"升高所致。

2. 临床表现 浓缩性高钠血症的临床表现参阅高渗性失水。潴钠性高钠血症以神经精神症状为主要临床表现,症状轻重与血钠升高的速度和程度有关。急性高钠血症的临床表现比缓慢发展的高钠血症明显,初期症状不明显,病情发展则表现为神志恍惚,易激动,烦躁不安,或表情淡漠,嗜睡,肌张力增高,腱反射亢进,抽搐,癫痫样发作,昏迷以至死亡。特发性高钠血症临床表现一般较轻,甚至可无症状。

3. 诊断及治疗

(1) 诊断 血清钠浓度>150mmol/L即可诊断。

①浓缩性高钠血症:即高渗性失水,失水多

于失钠，细胞外液容量不足，渗透压升高。出现口渴严重、声音嘶哑、咽下困难，有效血容量不足，代偿性心率增快，血压下降，出汗减少，皮肤干燥、弹性下降，烦躁等。严重者出现神经系统异常症状。

②潴钠性高钠血症：多因某些原发病如右心衰竭、肾病综合征、肝硬化腹水、急慢性肾衰竭、颅脑外伤、原发性醛固酮增多症等引起肾排泄钠减少所致。

（2）治疗　浓缩性高钠血症的治疗主要为补充水分，但在纠正高渗状态时不宜过急，以免引起脑水肿（参阅高渗性失水的治疗）。潴钠性高钠血症主要是治疗原发疾病，限制钠盐摄入，使用排钠利尿剂。特发性高钠血症给予氢氯噻嗪可使症状改善。

◎ 要点二　钾代谢失常

（一）钾缺乏和低钾血症

低钾血症是指血清钾<3.5mmol/L 的一种病理生理状态。造成低钾血症的主要原因是体内总钾量的丢失，称为钾缺乏症。临床上体内总钾量不缺乏，也可因稀释或转移到细胞内而导致血清钾降低。

1. 西医病因与发病机制

（1）缺钾性低钾血症　机体总钾量，细胞内、血清钾浓度均减少。

1）钾的摄入不足：常见于禁食、偏食、厌食、长期不能进食的病人，每日钾的摄入小于3g，并持续两周以上。

2）钾的排出量增加：常见于胃肠或肾丢失过多的钾。① 胃肠失钾：因消化液丢失而失钾，见于长期大量的呕吐、腹泻、胃肠引流等。② 肾脏失钾：肾脏疾病如急性肾衰竭、肾小管性酸中毒、梗阻后利尿等；内分泌疾病如原发性或继发性醛固酮增多症；应用某些药物如排钾利尿剂、渗透性利尿剂或某些抗生素；补钠过多致肾小管钠-钾交换增加，钾排除增多。

3）其他原因：如大面积烧伤、放腹水、腹腔引流、腹膜透析等。

（2）转移性低钾血症　机体总钾量正常，细胞内钾增多，血清钾浓度降低。常见于代谢性或呼吸性碱中毒或酸中毒的恢复期；注射大量葡萄糖（特别是同时给予胰岛素时）；使用叶酸和维生素 B_{12} 治疗贫血；急性应激状态和周期性瘫痪；反复输入冷藏的红细胞等。

（3）稀释性低钾血症　血清或细胞外液水潴留时，血钾浓度相对降低，但机体总钾量正常，细胞内钾正常，只是血清钾降低。

2. 临床表现

（1）缺钾性低钾血症　取决于低钾的程度，但又不呈平行关系。一般血清钾<3.0mmol/L 时出现症状。

①骨骼肌表现：一般血清钾<3.0mmol/L 时，表现为活动困难、疲乏、软弱。严重者血清钾<2.5mmol/L 时，可发生软瘫、全身肌无力、腱反射迟钝或消失，甚至膈肌、呼吸肌麻痹，呼吸困难、吞咽困难。病程长者伴有肌纤维溶解、坏死、萎缩和神经退变等。

②中枢神经系统表现：症状轻者表现为萎靡不振，重者反应迟钝，定向力障碍，嗜睡，以至意识障碍、昏迷。

③消化系统表现：口苦、恶心、呕吐、厌食、腹胀、便秘、肠蠕动减弱或消失、肠麻痹等，严重者肠黏膜下组织水肿。

④循环系统表现：早期由于心肌应激性增强，心动过速，可发生各种心律失常，严重者呈低钾性心肌病，肌纤维横纹消失，心肌坏死、纤维化。血管平滑肌麻痹可引起血压下降、休克。更严重者因心室扑动、心室颤动、心脏骤停或休克而死亡。

⑤泌尿系统表现：长期失钾可导致肾小管上皮细胞变性坏死，尿浓缩功能下降而出现大量低比重尿，口渴多饮、夜尿多、蛋白尿、管型尿等。

⑥代谢紊乱表现：代谢性碱中毒、细胞内酸中毒、反常酸性尿。

（2）转移性低钾血症　亦称为周期性瘫痪。

常在半夜或凌晨突然起病,主要表现为发作性软瘫或肢体软弱乏力,多数以双下肢为主,少数累及上肢;严重者累及颈部以上部位和膈肌;1~2小时达到高峰,一般持续数小时,个别达数日。

(3) 稀释性低钾血症 主要见于水过多或水中毒时。

3. 诊断及治疗

(1) 诊断 一般需详细询问病史,了解有无丢失钾的病因,结合血清钾测定才可做出诊断,特异性的心电图有助于诊断。反复发作性的周期性瘫痪是转移性低钾血症的重要特点,但其他类型的低钾血症均缺乏特异性的症状和体征。

(2) 治疗

1) 积极治疗原发病。

2) 给予富含钾的食物。

3) 补钾。

①补钾量:临床上主要参照血清钾水平。

轻度缺钾:血清钾在3.0~3.5mmol/L水平,需补充钾盐100mmol(相当于氯化钾8.0g)。

中度缺钾:血清钾在2.5~3.0mmol/L水平,需补充钾盐300mmol(相当于氯化钾24g)。

重度缺钾:血清钾在2.0~2.5mmol/L水平,需补充钾盐500mmol(相当于氯化钾40g)。

②药物补钾及方法:轻度缺钾可鼓励进食含钾食物或口服补钾,以氯化钾为首选。

重度缺钾需静脉补钾:10%氯化钾15~30mL加入5%~10%葡萄糖溶液1000mL(钾浓度相当于20~40mmol/L)内,静脉滴注。a. 静脉补钾时,钾浓度不宜超过40mmol/L(即<0.3%)。b. 如因缺钾发生严重心律失常、呼吸肌麻痹危及生命时,补钾量可增大,速度可加快,但禁用10%氯化钾直接静脉注射(因可引起心律严重紊乱而猝死)。c. 钾缺乏且合并酸中毒或不伴低氯血症者,可用31.5%谷氨酸钾溶液20mL加入5%葡萄糖溶液500mL中静脉滴注。d. 对需要限制补液量及不能口服补钾的患者,可采用精确的静脉微量输注泵以匀速输注。

4) 注意事项

①在静脉补钾过程中,为预防高血钾,可将氯化钾加入5%~10%葡萄糖溶液中。

②补钾时必须检查肾功能和尿量,每日尿量>700mL或每小时尿量在30mL以上补钾较为安全。

③钾进入细胞内较为缓慢,完全纠正缺钾最少也要4日,故静脉滴注1~2日后能口服者宜改为口服。

④对难治性低钾血症应注意是否合并碱中毒或低镁血症。

⑤低钾血症与低钙血症并存时,应补充钙剂。

⑥对输注较高浓度的钾溶液患者,应进行持续心电监护和每小时测定血钾,避免高钾血症和心脏停搏。

(二) 高钾血症

高钾血症是指血清钾浓度>5.5mmol/L的一种病理生理状态,此时体内钾总量可增多、正常或减少。

1. 西医病因与发病机制

(1) 钾过多性高钾血症 主要由于摄入钾过多,和/或肾排钾减少。肾排钾减少主要见于肾小球滤过率下降、肾小管排钾减少所致。

(2) 转移性高钾血症 主要是细胞内钾释放或转移到细胞外。

①组织破坏:如溶血、烧伤、组织创伤、炎症坏死、肿瘤化疗时肿瘤细胞破坏、横纹肌溶解等。

②细胞膜转运功能障碍:代谢性酸中毒时钾离子转移到细胞外,氢离子转移到细胞内;严重失水、休克致组织缺氧等;剧烈运动、癫痫持续等,均可使钾从细胞内释放或转移到细胞外致高钾血症。

(3) 浓缩性高钾血症 严重失水、失血、休克等。但多同时伴有肾前性少尿,排钾减少。

2. 临床表现

(1) 病史 有原发病的病人可见引起高钾血症原发病的表现。

（2）症状体征 神经肌肉系统疲乏无力，四肢松弛性瘫痪，手足、口唇麻木，腱反射消失，也可出现中枢神经症状。心血管系统主要表现为对心肌的抑制作用，心肌收缩功能低下，心音低钝，可使心脏停搏于舒张期；各种心律失常。血压早期升高，晚期降低，出现血管收缩的类缺血症：皮肤苍白、湿冷、麻木、酸痛等。消化系统有恶心、呕吐、腹胀与肠麻痹表现。

3. 诊断及治疗

（1）诊断 有导致血钾增高，特别是肾排钾减少的基础病，血清钾>5.5mmol/L可确诊。心电图所见可作为诊断、判定程度和观察疗效的重要指标。血钾水平与体内总钾含量不一定呈平行关系。钾过多时可因细胞外液水过多或碱中毒使血钾不高；反之，钾缺乏时，可因血液浓缩或酸中毒使血钾升高。

（2）治疗

1）积极治疗原发病。

2）紧急处理：血钾>6.0mmol/L或心电图有典型高钾表现者，需紧急处理。治疗原则是保护心脏，降低血钾。

①对抗钾的心脏抑制作用：a. 促进钾进入细胞内，碱化细胞外液。b. 利用钙对钾的拮抗作用。

②促进排钾：a. 肠道排钾：降钾树脂（环钠树脂）口服。b. 肾排钾：高钠饮食，应用排钾利尿剂、盐皮质激素等。c. 透析疗法。

◎ **要点三 酸碱平衡失调**

（一）西医病因与发病机制

1. 代谢性酸中毒 代谢性酸中毒是指细胞外液的H^+相对过多，或者是HCO_3^-丧失过多而引起的一种酸碱平衡紊乱。可分为阴离子间隙（AG）增大和阴离子间隙正常两类。

（1）阴离子间隙增大的代谢性酸中毒 体内酸性物质产生过多、排泄障碍，摄入酸性物质过多等。

（2）阴离子间隙正常的代谢性酸中毒 碱性物质丢失过多，如因剧烈腹泻、呕吐及胆、胰、肠道引流，肾小管性酸中毒、排H^+障碍。

2. 代谢性碱中毒 代谢性碱中毒是指体内酸性物质经胃肠、肾脏丢失过多，或从体外进入体内的碱过多而导致的原发性血HCO_3^-升高和pH值升高的一种酸碱平衡紊乱。

（1）对氯化物反应性代谢性碱中毒 丢失过多，如严重呕吐、胃肠减压、先天性高氯性腹泻、原发性及继发性醛固酮增多症。不吸收性阴离子进入体内过多主要见于大量口服及输入碱性药物如碳酸氢钠。

（2）对氯化物耐受性代谢性碱中毒 各种原因所致的盐皮质激素过多，促进H^+和K^+的分泌，HCO_3^-产生过多。

3. 呼吸性酸中毒 呼吸功能障碍，使CO_2产生过多。常因呼吸中枢受抑制或呼吸肌麻痹、周围性肺通气或换气障碍而引起。

4. 呼吸性碱中毒 呼吸性碱中毒是指因CO_2从肺部排除过多所致。

（1）呼吸中枢兴奋，换气过度。

（2）肺功能异常。

（二）临床表现

1. 代谢性酸中毒 代偿阶段可无症状，只有化验值改变。失代偿后，除原发病表现外，轻者可仅感头痛、乏力、心率增快、呼吸加深、胃纳不佳。呼吸增强是代谢性酸中毒的重要临床表现。重者可出现呼吸深而快（Kussmaul呼吸）、心律失常、烦躁、嗜睡、感觉迟钝，甚则引起呼吸衰竭、血压下降、昏迷，以至心力衰竭、呼吸停止。

2. 代谢性碱中毒 代谢性碱中毒可以抑制呼吸中枢，表现为呼吸浅慢；组织中的乳酸生成明显增多，游离钙下降，常出现神经肌肉兴奋性增高，如面部及手足搐搦，口周及手足麻木；伴低血钾时，可有软瘫、腹胀；脑缺氧可导致烦躁不安、头昏、嗜睡，严重者可引起昏迷；有时伴室上性及室性心律失常或低血压。

3. 呼吸性酸中毒 呼吸性酸中毒除原发病特点外，多伴有低氧血症（发绀）及意识障碍。按起病缓急，可分为急性呼吸性酸中毒和慢性呼吸性酸中毒两种。

（1）急性呼吸性酸中毒　病人因急性缺氧和 CO_2 潴留，表现为发绀、气促、躁动不安，呼吸常不规则或呈潮式呼吸，可因脑水肿而呼吸骤停。酸中毒和高钾血症可引起心律失常，甚则心室纤颤或心脏骤停。

（2）慢性呼吸性酸中毒　临床表现每为原发性疾病所掩盖。病人感到倦怠、头痛、兴奋、失眠。若 $PaCO_2>75mmHg$ 时，出现 CO_2 麻醉，病人嗜睡、半昏迷或昏迷；可伴视神经乳头水肿、震颤、抽搐、瘫痪。

4. 呼吸性碱中毒　呼吸性碱中毒主要表现为呼吸加快和换气过度。急性呼吸性碱中毒时，血钙总量虽属正常，但血浆中游离钙含量减少，神经肌肉兴奋性亢进，可出现低钙血症表现。严重者往往伴有呼吸困难、眩晕、视力模糊及意识改变，但发绀可不明显。慢性呼吸性碱中毒时，常见持续性低氧血症。

（三）诊断及治疗

1. 诊断

（1）代谢性酸中毒

1）存在有饥饿性酮症酸中毒、乙醇中毒性酮症酸中毒、乳酸中毒、肾功能衰竭、腹泻等常见病因者。

2）血气分析：血 pH 及 HCO_3^-、AB、SB 下降，BE 负值增加是代谢性酸中毒的典型表现。CO_2CP 降低，$AG>16mmol/L$，在排除呼吸因素后，可诊断代谢性酸中毒。

（2）代谢性碱中毒　HCO_3^-、AB、SB、BB、BE 增加即可考虑；如能除外呼吸因素的影响，CO_2CP 升高有助于诊断。失代偿期血 pH 值>7.45，H^+ 浓度<35nmol/L；缺钾性碱中毒者血清钾降低，尿呈酸性；低氯性者血清氯降低，尿 $Cl^->10mmol/L$。

（3）呼吸性酸中毒　急性呼吸性酸中毒常伴有明确的原发病，呼吸加深加快，心率增快；慢性呼吸性酸中毒多存在慢性阻塞性肺疾病。结合辅助检查：血 pH 值<7.35，急性呼吸性酸中毒时，pH 值可在数分钟内降低至 7.0；慢性呼吸性酸中毒时，血 pH 值可接近正常。$PaCO_2>48mmHg$，SB 及 AB 升高，AB>SB，血清钾升高，血清氯降低。

（4）呼吸性碱中毒　特点是换气过度。确诊依赖于实验室检查：血 pH 值>7.45；血 $PaCO_2<35mmHg$；SB 降低，AB>SB；CO_2 结合力<22mmol/L，除外代谢因素。

（5）混合性酸碱平衡紊乱

1）互相加重型混合性酸碱平衡紊乱

代谢性酸中毒并发呼吸性酸中毒

a. 病因：存在如糖尿病或肾病患者合并肺部广泛性感染或伴发阻塞性肺气肿等病史。

b. 辅助检查：血 pH 值明显降低，表示重症酸中毒；缓冲碱降低，碱剩余负值增大，表示代谢性酸中毒；血 $PaCO_2$ 高于正常，表示呼吸性酸中毒。

2）呼吸性碱中毒并发代谢性碱中毒

a. 病因：肾病患者长期使用噻嗪类利尿剂，发生低血钾、低氯性代谢性碱中毒，同时可并发癔病性过度换气，或者因心力衰竭、低盐饮食，又并发过度换气而合并呼吸性碱中毒。

b. 辅助检查：血 pH 值极度升高，表示重症碱中毒；PCO_3^- 缓冲碱增加，碱剩余正值增大，表示代谢性碱中毒；血 $PaCO_2$ 偏低，表示呼吸性碱中毒。

3）互相抵消型混合性酸碱平衡紊乱

①代谢性酸中毒并发呼吸性碱中毒

a. 病因：糖尿病酮症酸中毒或肾功能不全患者，原有代谢性酸中毒合并感染、高热、换气过度。

b. 辅助检查：血液 pH 值可正常，缓冲碱降低，碱剩余负值增大，$PaCO_2$ 明显降低。

②代谢性碱中毒合并呼吸性酸中毒

a. 病因：肺源性心脏病患者原发呼吸性酸中毒，其血液 pH 值下降，但因频繁应用利尿剂而发生代谢性碱中毒，以致 pH 又升高。

b. 辅助检查：血 pH 值基本正常，缓冲碱偏高，碱剩余正值增大，$PaCO_2$ 明显升高，CO_2 结合力增高，SB 增高，血钾、血氯降低。

③代谢性酸中毒合并代谢性碱中毒

a. 病因：肾功能衰竭或糖尿病患者严重呕吐或补碱过多可引起。

b. 辅助检查：血 pH 值可在正常范围、偏低、偏高，缓冲碱、CO_2 结合力、$PaCO_2$ 可互相抵消。

2. 治疗

（1）代谢性酸中毒　矫正水与电解质紊乱及纠正酸碱失衡，同时治疗原发病。具体用药如下：

1）碳酸氢钠：用量计算方法有以下几种：

所需补碱量（mmol）＝[欲达目标的 CO_2CP －实测 CO_2CP（mmol/L）]×0.3 体重（kg）。

所需补碱量（mmol）＝碱丢失（mmol/L）× 0.3 体重（kg）。因不受呼吸因素影响，较上法准确。

说明：①"欲达目标的 CO_2CP"一般认为达到 20mmol/L 即可。② 0.3 即 20% 细胞外液加上 10% 细胞内液，因部分钠要进入细胞内。

估算法：欲提高血浆 CO_2CP 1mmol/L，可给 5% 碳酸氢钠约 0.5mL/kg。

2）乳酸钠：需在有氧条件下经肝转化为 HCO_3^- 起作用。已不作为一线补碱药，主要用于伴高钾血症、心脏骤停及药物性心律失常的酸中毒患者；严重缺氧、肝肾功能不全及乳酸性酸中毒时不宜使用。

3）氨丁三醇（THAM，三羟甲基氨基甲烷）：可用于代谢性和呼吸性酸中毒特别是需限钠的患者，因迅速透过细胞膜，故更有利于纠正细胞内酸中毒。使用时勿过量、过快，否则易导致呼吸抑制、低血糖、低血压、低血钙伴高血钾；并注意勿漏至血管外，否则可致组织坏死。

注意事项：轻症病人可口服碳酸氢钠 1.2g，每日 3 次。纠正酸中毒后，钾离子则进入细胞内，故要注意发生低血钾的可能。

（2）代谢性碱中毒　对氯有反应的碱中毒，只需补给足够的生理盐水即可使肾排出 HCO_3^- 而得以纠正；血钾低者，则需补充氯化钾，补钾量参阅"低钾血症"节。

（3）呼吸性酸中毒

1）急性呼吸性酸中毒：去除病因，清理呼吸道，保持其通畅，必要时气管插管或切开，建立人工气道，面罩加压给氧，神经肌肉病变可选用非侵入性机械通气。

2）慢性呼吸性酸中毒可采用吸氧（氧浓度 30%～40%，使 PaO_2>60mmHg）、排出 CO_2（抗感染、祛痰、扩张支气管、补充有效血容量、改善循环）等治疗。必要时可使用呼吸兴奋剂，机械辅助呼吸。一般不主张使用碱性药物。

（4）呼吸性碱中毒　对器质性心脏病、神经系统疾病、热病等所致者，除治疗原发疾病外，可试用吸入含 5%二氧化碳的氧气。严重者可用药物阻断自主呼吸，然后气管插管进行辅助呼吸，但须对血 pH 值及血 $PaCO_2$ 进行严密监测。

（5）混合性酸碱平衡紊乱　混合性酸碱平衡紊乱的治疗，必须抓住其主要矛盾先行处理，即先处理其中一种较严重而主要的酸碱平衡紊乱，同时还要注意及时处理原发病。此外，要注意处理伴发的水、电解质失调。

细目八　高尿酸血症与痛风

痛风（gout）是由多种原因引起的嘌呤代谢紊乱和（或）尿酸排泄障碍所导致的一种晶体性关节炎。临床表现为高尿酸血症，特征性急、慢性关节炎反复发作，痛风石，间质性肾炎，尿酸性尿路结石等，严重者可出肾功能不全。本病以中年人为最多见，40～50 岁是发病的高峰，男性发病率多于女性。

本病可归属于中医学"痹证"范畴。

◎ **要点一　西医病因与发病机制**

（一）西医病因

痛风分为原发性和继发性两大类。

1. 原发性痛风　有一定的家族遗传性。与肥胖、糖尿病、胰岛素抵抗、血脂异常、动脉硬化和冠心病等关系密切。

2. 继发性痛风 发生于其他疾病过程中，如肾脏病、血液病，或由于服用某些药物、肿瘤放化疗等多种原因引起尿酸生成增多，或排出减少所致。

（二）发病机制

高尿酸血症及痛风的发生主要是尿酸排泄减少或生成增多，有时两种机制同时存在。体液中的尿酸处于过饱和状态，可导致尿酸盐结晶、沉积，而引起反应性关节炎等痛风的组织学改变，并可形成痛风石疾病。

◎ 要点二 中医病因病机

内因为先天不足，正气亏虚，腠理不密，卫外失固；外因为风、寒、湿、热之邪，乘虚侵袭人体经络、肌肉、筋脉，致气血运行不畅，不通则痛。此外还有诱因，常为受寒劳累，或饮食不节、酗酒厚味，或遭受外伤等。

1. 风寒湿阻 风寒湿热，侵袭人体，以致风、寒、湿邪侵袭人体，留注肌肉、筋骨、关节、经络，气血运行不畅，不通则痛而发为本病。

2. 风湿热郁 风热之邪与湿相并，郁而化热，均可导致风、寒、湿、热之邪痹阻肌肉、筋骨、关节、经络而发病。

3. 痰瘀痹阻 病久耗伤气血，损伤阴液，气虚血瘀，津聚痰凝，痰瘀互结，经络痹阻，出现关节肿大，强直畸形，屈伸不利。

4. 肝肾亏虚 正气亏虚，卫外失固，风、寒、湿、热之邪内侵肌肉、筋骨、关节，邪气留恋，气血凝滞，脉络痹阻而成。

本病病位在四肢关节，与肝、脾、肾相关。基本病机为正气不足，外邪侵袭机体，经脉痹阻，不通则痛。早期病性多属实，常见湿热蕴结；久病不愈则脉络瘀阻，津液凝聚，痰浊瘀血闭阻经络；邪留日久则脏腑受损，出现虚实夹杂之证。本病的急性期多为湿热蕴结，恢复期则多为寒湿阻络。后期可内损脏腑，并发有关脏腑病证，尤以肾气受损多见。肾元受损，气化失司，则水湿内停，外溢肌肤，而成水肿。湿浊内停，郁久化热，湿热煎熬，可成石淋。若肾气衰竭，水毒潴留，可为肾劳之证。

◎ 要点三 临床表现

痛风患者中95%为男性，初次发作年龄一般为40岁以后，但近年来有年轻化趋势；女性患者大多出现在绝经期后。部分有痛风家族史，多有漫长的高尿酸血症史。按照痛风的自然病程可分为无症状期、急性期、间歇期、慢性期。

1. 无症状期 仅有持续性或波动性高尿酸血症而无临床症状。

2. 急性关节炎期 通常是首发症状。多于春秋季节发病，典型发作起病急骤，凌晨关节疼痛惊醒、进行性加重、剧痛如刀割样或咬噬样，疼痛于24~48小时达到高峰。踇趾及第一跖趾关节最易受累，其次依次为踝、足跟、膝、腕、指、肘等关节。首次发作多为单关节炎，偶有双侧同时或先后受累；60%~70%首发于第一跖趾关节。局部红、肿、热、痛，功能受限，触痛明显。可伴有发热、头痛、恶心、心悸、寒战、不适及白细胞升高、血沉增快等全身表现。

3. 痛风石及慢性关节炎期 痛风石（tophi）是痛风的特征性临床表现，常见于耳轮、跖趾、指间和掌指关节，常为多关节受累，且多见于关节远端，表现为关节肿胀、僵硬、畸形及周围组织的纤维化和变性。

4. 肾脏病变

（1）痛风性肾病 是由尿酸盐结晶沉积于肾组织引起的慢性间质性炎症。早期可出现间歇性蛋白尿，随着病程进展，出现持续性蛋白尿，夜尿增多、等渗尿，晚期可出现高血压、氮质血症等肾功能不全表现；大量尿酸结晶沉积于肾小管、集合管、肾盂、输尿管，造成广泛严重的尿路阻塞，表现为少尿、无尿、急性肾功能衰竭，尿中可见大量尿酸结晶和红细胞。

（2）尿酸性尿路结石 较小者呈沙砾状随尿排出，可无感觉。较大者梗阻尿路，引起肾绞痛、血尿、肾盂肾炎、肾盂积水等。纯尿酸结石，X线常不显影，少部分与草酸钙、磷酸钙等混合可显示结石阴影。

◎ 要点四　实验室检查及其他检查

1. **血尿酸测定**　正常男性 150～380μmol/L（2.6～6.4mg/dL）；女性 100～300μmol/L（1.6～5.0mg/dL）。

2. **尿尿酸测定**　低嘌呤饮食5天后，24小时尿尿酸＞3.6mmol（600mg），为尿酸生成过多；如＜3.6mmol 而血尿酸≥416μmol/L，为尿酸排泄减少。

3. **滑囊液检查**　急性关节炎期，行关节穿刺抽取滑液，在偏振光显微镜下，滑液中或白细胞内有负性双折光针状尿酸盐结晶，阳性率约为90%。穿刺或活检痛风石内容物，可发现同样形态的尿酸盐结晶。本项检查具有确诊意义，为痛风诊断的"金标准"。

4. **X线检查**　急性期可见软组织肿胀；慢性期可见关节间隙狭窄、关节面不规则、痛风石沉积，典型者骨质呈类圆形穿凿样或虫噬样缺损、边缘呈尖锐的增生钙化，为尿酸盐侵蚀骨质所致。严重者出现脱位、骨折。

5. **超声检查**　X线检查对尿酸性结石不能显影，但超声检查对尿酸性结石及混合性结石均能显影。

◎ 要点五　诊断与鉴别诊断

（一）诊断标准

1. 男性和绝经后女性血尿酸＞420μmol/L（7.0mg/dL）、绝经前女性＞350μmol/L（5.8mg/dL）可诊断为高尿酸血症。

2. 中老年男性如出现特征性关节炎表现、尿路结石或肾绞痛发作，伴有高尿酸血症应考虑痛风。关节液穿刺或痛风石活检证实为尿酸盐结晶可做出诊断。X线检查、CT或MRI扫描对明确诊断具有一定的价值。急性关节炎期诊断有困难者，秋水仙碱试验性治疗有诊断意义。

（二）鉴别诊断

1. **继发性高尿酸血症或痛风**　具有以下特点：

（1）儿童、青少年、女性和老年人更多见。

（2）高尿酸血症程度较重。

（3）40%的患者24小时尿尿酸排出增多。

（4）肾脏受累多见，痛风肾、尿酸结石发生率较高，甚至发生急性肾衰竭。

（5）痛风性关节炎症状往往较轻或不典型。

（6）有明确的相关用药史。

2. **关节炎**

（1）类风湿关节炎　青、中年女性多见，四肢近端小关节常呈对称性梭形肿胀畸形，晨僵明显。血尿酸不高，类风湿因子阳性，X线片出现凿孔样缺损少见。

（2）化脓性关节炎与创伤性关节炎　前者关节囊液可培养出细菌；后者有外伤史。两者血尿酸水平不高，关节囊液无尿酸盐结晶。

（3）假性痛风　系关节软骨钙化所致，多见于老年人，膝关节最常受累。血尿酸正常，关节滑囊液检查可发现有焦磷酸钙结晶或磷灰石，X线可见软骨呈线状钙化或关节旁钙化。

3. **肾结石**　高尿酸血症或不典型痛风可以肾结石为最先表现，继发性高尿酸血症者尿路结石的发生率更高。纯尿酸结石能被X线透过而不显影，所以对尿路平片阴性而B超阳性的肾结石患者应常规检查血尿酸并分析结石的性质。

◎ 要点六　西医治疗

（一）一般治疗

1. **控制饮食**　应避免高嘌呤食物。严格戒饮各种酒，每日饮水应在2000mL以上。

2. **避免诱因**　避免暴食酗酒、受凉受潮、过度疲劳、精神紧张，穿鞋要舒适，防止关节损伤，慎用影响尿酸排泄的药物等。

3. **防治伴发疾病**　同时治疗伴发的血脂异常、糖尿病、高血压病、冠心病、脑血管病等。

（二）急性期治疗

急性发作时应卧床休息，抬高患肢，避免关

节负重，并立即给予抗炎药物治疗。

1. **秋水仙碱** 为治疗痛风急性发作的特效药，可抑制炎性细胞趋化，对制止炎症、止痛有特效。静脉给药可产生严重的不良反应，如骨髓抑制、肾衰竭、弥散性血管内溶血、肝坏死、癫痫样发作甚至死亡，国内极少静脉给药。肾功能不全者应慎用。

2. **非甾体抗炎药（NSAID）** 包括吲哚美辛、萘普生、布洛芬、保泰松等。最常见的副作用是胃肠道症状，可能加重肾功能不全，影响血小板功能等。活动性消化性溃疡者禁用。

3. **糖皮质激素** 主要用于秋水仙碱和非甾体抗炎药无效或不能耐受者。

（三）发作间歇期和慢性期治疗

应从小剂量开始，逐渐加至治疗量，起效后改为维持量。

1. **促进尿酸排泄药** 本类药主要抑制肾小管对尿酸盐的重吸收，从而促进尿酸排泄。常用的药物有丙磺舒、磺吡酮及苯溴马隆等。服药期间宜大量饮水，保持尿量在 2000mL 以上，并服用碳酸氢钠每日 3~6g，碱化尿液。

2. **抑制尿酸合成药** 主要有别嘌醇。副作用主要是：胃肠道反应、皮疹、药物热、骨髓抑制、肝肾功能损害等。肾功能不全者，应减量使用。

3. **其他治疗** 关节活动障碍者，可进行理疗或体疗。

（四）肾脏病变的治疗

在积极控制血尿酸水平的基础上，碱化尿液，多饮多尿。对于痛风性肾病，在使用利尿剂时，应避免运用影响尿酸排泄的噻嗪类利尿剂如速尿、利尿酸等，可选择螺内酯（安体舒通）等。或选用碳酸酐酶抑制剂乙酰唑胺，既利尿又可碱化尿液。降压可用血管紧张素转化酶抑制剂，避免使用减少肾脏血流量的β受体阻滞剂和钙拮抗剂。

要点七 中医辨证论治

1. **风寒湿阻证**

证候：肢体关节疼痛，屈伸不利，或呈游走性疼痛，或疼痛剧烈，痛处不移，或肢体关节重着、肿胀疼痛，肌肤麻木，阴雨天加重，舌苔薄白，脉弦紧或濡缓。

治法：祛风散寒，除湿通络。

方药：蠲痹汤加减。若风邪盛者，用防己汤加减；若寒邪盛者，用乌头汤加减；若湿邪盛者，用薏苡仁汤加减。

2. **风湿热郁证**

证候：关节红肿热痛，痛不可触，遇热痛甚，得冷则舒，病势较急，兼发热，口渴，心烦，汗出不解，舌质红，苔黄或黄腻，脉滑数。

治法：清热除湿，祛风通络。

方药：白虎加桂枝汤加减。如热毒炽盛，化火伤津，深入骨节，见关节红肿，触之灼热，疼痛剧烈如刀割，筋脉拘急抽挛，入夜尤甚，壮热烦渴，舌红少津，脉弦数，宜清热解毒，凉血止痛，可选用五味消毒饮合犀黄丸。

3. **痰瘀痹阻证**

证候：关节肿痛，反复发作，时轻时重，甚至关节肿大，僵直畸形，屈伸不利，或皮下结节，破溃流浊，舌质紫暗或有瘀点、瘀斑，苔白腻或厚腻，脉细涩。

治法：化痰祛瘀，通络止痛。

方药：桃红饮加减。痛风石可加海金沙、鸡内金；久病体虚者可加人参、黄芪。

4. **肝肾亏虚证**

证候：关节肿痛，反复发作，缠绵不愈，或关节呈游走性疼痛，或酸楚重着，麻木不仁，甚则僵直畸形，屈伸不利，腰膝酸痛，神疲乏力，舌质淡，苔白，脉细或细弱。

治法：补益肝肾，祛风通络。

方药：独活寄生汤加减。

要点八 预防与调护

1. 参加体育锻炼，减轻体重，增强体质，增加抗病能力。

2. 避免过度劳累、紧张，穿鞋要舒适，勿使关节损伤。

3. 改善居住环境，避免湿冷。

4. 患者应多饮水，使每日尿量不小于2000mL，以有利于体内尿酸的排泄。

5. 控制饮食，避免暴饮暴食及辛辣的食物。米、面、水果、多数蔬菜、奶、蛋均属低嘌呤食物，可作为主要食品，而动物内脏、鱼子、鱼、海米、蟹黄、肉类、花生米、扁豆、豌豆、菠菜、芹菜、菜花等食品含嘌呤及嘌呤前体较多，应加以限制。严格禁止饮酒。

第七单元　风湿性疾病

细目一　类风湿关节炎

类风湿关节炎是一种以侵蚀性关节炎为主要表现的全身性自身免疫性疾病。

本病与中医学的"痹症"相似，属于"痛痹""痛风""历节""历节病""白虎历节病"等范畴。

◎ 要点一　西医病因病理

（一）病因

类风湿关节炎是一种抗原驱动、T 细胞介导及遗传相关的自身免疫病。感染和自身免疫反应是类风湿关节炎的中心环节，而遗传、神经内分泌和环境因素增加了患者的易感性。

1. **感染因素**　已经证明，一些病毒和细菌微生物可通过其体内的抗原性蛋白或多肽片段介导患者的自身免疫反应。

2. **遗传因素**　本病有一定遗传倾向，分子生物学检测发现，RA 病人中的 HLA-DR4 阳性率明显高于正常人群，且其表达量与病情严重程度呈正比。

3. **其他因素**　内分泌、寒冷、潮湿、疲劳、外伤、吸烟及精神刺激均可能诱导易感个体发生类风湿关节炎。

（二）病理

类风湿关节炎的基本病理改变为滑膜炎。滑膜与软骨连接处，滑膜细胞增生显著，新生血管尤为丰富，形成许多绒毛突入关节腔内，覆于软骨表面，称为血管翳。它可阻断软骨从关节腔滑液中吸取营养，并释放金属蛋白酶类，是造成关节骨质破坏的病理学基础。血管炎可以发生在关节外的任何组织，类风湿结节是血管炎的一种表现，常见于关节伸侧受压部位的皮下组织，但也可见于肺。

◎ 要点二　中医病因病机

正气虚弱是本病发病的内在因素，凡禀赋不足、劳逸失度、情志失调、饮食所伤等均易受外邪侵袭；感受风寒湿热之邪，是本病发病的外在因素，疾病日久不愈，邪气内陷脏腑，可导致肝肾不足、气血亏损等正虚邪恋之候。

1. **禀赋不足，肾精亏虚**　先天不足，骨失所养，外邪乘虚而入；或房劳过度，肾精不足；或病久阴血暗耗，阴虚血少，成为发病的内在基础。

2. **湿热痹阻**　湿热内蕴，痰瘀阻滞，湿热痰瘀相互蕴结，阻于经脉，气血瘀滞，阻遏气机，终致湿热痰瘀痹阻经络，流注骨节，出现骨节强直，身体屈曲，甚至畸形等表现。

3. **阴虚内热**　湿热伤阴，阴虚血热湿热内生，蕴结为毒，攻注骨节，热与血结，或邪热灼伤血脉，或热伤阴津，血脉干涩，均可导致血瘀。

4. **寒热错杂**　由于居住潮湿、涉水冒雨、冷热交错等原因，风寒湿邪乘虚侵入，痹阻经络，流于关节。风寒湿邪，留恋不去，郁闭阳气日久，可郁而化热化火，变生热毒，阻滞血脉，流注关节而发病。

5. **痰瘀互结，经脉痹阻** 邪痹经脉，络道阻滞，影响气血津液运行输布，血滞为瘀，津停为痰，致痰瘀互结，流注关节，经脉痹阻。

6. **肝肾亏损，邪痹筋骨** 痹病日久，耗伤气血，损及肝肾，肝主筋，肾主骨，肝肾亏虚，筋骨失荣。

本病多因禀赋不足、感受外邪引起关节、经络的痹阻，不通而痛。病位在关节、经络，与肝、肾有关。急性期以标实为主，多为寒湿、湿热、痰浊、瘀血内阻，缓解期以肝肾不足为主，或虚实夹杂。

◎ **要点三　临床表现**

（一）临床特点

多以缓慢、隐袭方式发病。受累关节以腕关节、掌指关节和近端指间关节最常见，其次为足、膝、踝、肘、肩、颈、颞颌及髋关节。80%于35~50岁发病，60岁以上的发病率明显高于30岁以下者，女性患者约三倍于男性。

（二）关节表现

1. **晨僵** 经夜间休息后，晨起时受累关节出现较长时间的僵硬、胶黏着样感觉，一般持续1小时以上。其持续时间长短反映滑膜炎症的严重程度。

2. **疼痛与压痛** 疼痛及压痛往往是出现最早的表现。最常出现的部位为腕、掌指关节、近端指间关节，其次是趾、膝、踝、肘、肩等关节。多呈对称性、持续性，但时轻时重。疼痛的关节往往伴有压痛。

3. **肿胀** 呈对称性，以腕、掌指关节、近端指间关节、膝关节最常受累。关节肿胀是RA活动期的主要临床体征。关节畸形、关节功能障碍多见于较晚期患者。

4. **关节畸形** 多见于较晚期患者，可为关节骨质破坏造成的纤维性强直或骨性强直，也可为关节周围肌腱、韧带受损，肌肉痉挛或萎缩，致使关节不能保持正常位置，而出现关节脱位或半脱位。常见的有手指关节的尺侧偏斜、鹅颈样畸形、纽扣花畸形等。

5. **关节功能障碍** 美国风湿病学会将其分为4级：①Ⅰ级：能照常进行日常生活和工作。②Ⅱ级：能生活自理，并参加一定工作，但活动受限。③Ⅲ级：仅能生活自理，不能参加工作和其他活动。④Ⅳ级：生活不能自理。

（三）关节外表现

1. **类风湿结节** 是本病较特异的皮肤表现，多在关节的隆突部位及皮肤的受压部位，常提示疾病处于活动阶段。

2. **类风湿血管炎** 重症患者可见出血性皮疹，或指（趾）端坏疽、皮肤溃疡、巩膜炎等。但本病的血管炎很少累及肾脏。

3. **肺** 多伴有咳嗽、气短症状，并有X线片异常改变。

4. **心脏** 可伴发心包炎、心肌炎和心内膜炎。通过超声心动图检查可发现约30%患者有心包积液，但多无临床症状。极少数患者出现心包填塞。

5. **神经系统** 除因类风湿血管炎和类风湿结节造成脑脊髓实质及周围神经病变外，还可因颈椎脱位造成脊髓、脊神经根以及椎动脉受压，引发相应的临床症状、体征，故神经系统表现复杂多样。

6. **其他** 30%~40%的患者可出现干燥综合征；小细胞低色素性贫血；Felly综合征是类风湿关节炎者伴脾大、中性粒细胞减少，有的甚至贫血和血小板减少。

◎ **要点四　实验室检查及其他检查**

（一）辅助检查

1. **血象** 有轻度至中度贫血。活动期血小板可增高，白细胞总数及分类大多正常。

2. **炎性标志物** 血沉和C反应蛋白（CRP）常升高，并且与疾病的活动度相关。

3. **自身抗体** 检测自身抗体有利于RA与其他炎性关节炎如银屑病关节炎、反应性关节炎和退行性关节炎的鉴别。

（1）类风湿因子（RF）　70%患者IgM型

RF 阳性，其滴度一般与本病的活动性和严重性呈比例。

（2）抗瓜氨酸化蛋白抗体（ACPA） 是一类针对含有瓜氨酸化表位自身抗原的抗体统称，包括抗核周因子（APF）、抗角蛋白抗体（AKA）、抗聚角蛋白微丝蛋白抗体（AFA）、抗环瓜氨酸肽抗体（抗 CCP）等。其中抗 CCP 抗体敏感性和特异性较高，对早期诊断有一定意义，尤其是血清 RF 阴性、临床症状不典型的患者。

4. 关节滑液 正常人关节腔内滑液不超过 3.5mL，类风湿关节炎时滑液增多，微混浊，黏稠度降低，呈炎性特点，滑液中白细胞升高。

5. 关节影像学检查

（1）X 线平片 对 RA 诊断、关节病变分期、病变演变的监测均很重要。初诊至少应摄手指及腕关节的 X 线片，早期可见关节周围软组织肿胀影、关节端骨质疏松（Ⅰ期）；进而关节间隙变窄（Ⅱ期）；关节面出现虫蚀样改变（Ⅲ期）。晚期可见关节半脱位和关节破坏后的纤维性和骨性强直（Ⅳ期）。

（2）CT 及 MRI 它们对诊断早期 RA 有帮助。

◎ 要点五　诊断与鉴别诊断

（一）诊断

典型病例按美国风湿病学会 1987 年修订的分类标准，共 7 项：①晨僵持续至少 1 小时（≥6 周）。② 3 个或 3 个以上关节肿胀（≥6 周）。③腕关节或掌指关节或近端指间关节肿胀（≥6 周）。④对称性关节肿胀（≥6 周）。⑤类风湿皮下结节。⑥手和腕关节的 X 线片有关节端骨质疏松和关节间隙狭窄。⑦类风湿因子阳性（该滴度在正常的阳性率<5%）。

上述 7 项中，符合 4 项即可诊断为类风湿关节炎。

（二）鉴别诊断

1. 骨关节炎 本病特点：①发病年龄多在 50 岁以上。②主要累及膝、髋等负重关节和手指远端指间关节。③关节活动后疼痛加重，经休息后明显减轻。④血沉轻度增快，RF 阴性。⑤ X 线显示关节边缘呈唇样骨质增生或骨疣形成。

2. 痛风性关节炎 本病特点：①患者多为中年男性。②关节炎的好发部位为第一跖趾关节。③高尿酸血症。④关节附近或皮下可见痛风结节。⑤血清自身抗体阴性。

3. 强直性脊柱炎 本病特点：①青年男性多见，起病缓慢。②主要侵犯骶髂关节及脊柱，或伴有下肢大关节的非对称性肿胀和疼痛。③ X 线片可见骶髂关节侵蚀、破坏或融合。④ 90%~95% 患者 HLA-B27 阳性而 RF 为阴性。⑤有家族发病倾向。

4. 系统性红斑狼疮 早期出现手部关节炎时，须与 RA 相鉴别。本病特点：① X 线检查无关节骨质改变。②多为女性。③常伴有面部红斑等皮肤损害。④多数有肾损害或多脏器损害。⑤血清抗核抗体和抗双链 DNA 抗体显著增高。

◎ 要点六　西医治疗

（一）一般治疗

强调患者教育及整体和规范治疗的理念。包括营养支持、适度休息、急性期关节制动、恢复期关节功能锻炼、配合适当物理治疗等。

（二）药物治疗

主要包括非甾体抗炎药（NSAIDs）、改善病情的抗风湿药（DMARDs）、糖皮质激素、植物药制剂和生物制剂。

1. 非甾体抗炎药（NSAIDs） 此类药物主要是抑制环氧化酶（COX）活性，减少前列腺素合成而具抗炎、止痛、退热及减轻关节肿胀的作用，是临床最常用的 RA 治疗药物，能有效缓解症状，但不能控制病情进展，不应单独使用。常用 NSAIDs 类药物有：①布洛芬。②萘普生。③双氯芬酸：50mg，2 次/日。

近年的研究发现，环氧化酶有两种异构体，即 COX-1 和 COX-2。选择性 COX-2 抑制剂与传统 NSAIDs 类药物相比，胃肠道不良反应明显减少，但可能增加心血管事件的发生率。常用药物：①塞来昔布：100mg，2次/日。②依托考昔：120mg，1次/日。

用药应遵循个体化原则，一种药物服用两周以上，疗效仍不明显者，可改用另外一种 NSAIDs 类药物，不宜联合应用。由于同时抑制胃黏膜合成生理性前列腺素，所以常有胃肠道不良反应如腹痛，严重者可致出血、穿孔，故临床使用时宜合用保护胃黏膜药物。活动性溃疡禁用，心血管病、肝病、肾病慎用。经治疗关节肿痛及晨僵消失后，可停用非甾体抗炎药物。

2. 改善病情的抗风湿药（DMARDs）及免疫抑制剂 改善病情的抗风湿药（DMARDs）及免疫抑制剂一般起效缓慢，对疼痛的缓解作用较差，但能延缓或阻止关节的侵蚀及破坏。

（1）甲氨蝶呤（MTX） 常用剂量7.5~20mg，每周1次，一次口服、肌内注射或静脉注射。疗程至少半年。因为该药疗效肯定，费用低，所以是目前治疗 RA 的首选药之一。主要不良反应为骨髓抑制，用药期间应定期做血常规检查。

（2）柳氮磺吡啶（SSZ） 常用剂量每日1.5~3.0g，分两次服用。宜从小剂量每日500mg开始。不良反应有恶心、食欲下降、皮疹。对磺胺过敏者禁用。

（3）来氟米特（LEF） 常用剂量10~20mg，1次/日。不良反应有腹泻、肝酶增高、皮疹、白细胞下降等。服药期间应定期查血常规和肝功能。

（4）抗疟药（antimalarials） 氯喹250mg，1次/日；羟氯喹200mg，1~2次/日。长期服用可引起视网膜病变，严重者可致失明，服药半年左右应查眼底。

（5）青霉胺（DP） 开始剂量125mg，2~3次/日，如无不良反应，每2~4周剂量加倍，每日剂量可达250~500mg。用药过程中如症状有改善，可改用小量维持，疗程约1年。该药毒副作用较多，大剂量时尤需密切观察。

（6）金制剂（gold salt） 口服制剂为金诺芬，每日剂量6mg，分两次服，3个月后起效，常见的不良反应有腹泻、瘙痒等。适于早期或轻型患者。

（7）环孢素 A（cyclosporin A，CysA） CysA 的主要优点为很少有骨髓抑制，可用于病情较重或病程长及有预后不良因素的 RA 患者。常用剂量1~3mg/（kg·d）。主要不良反应有高血压、肝肾毒性、胃肠道反应、齿龈增生及多毛等。不良反应的严重程度、持续时间与剂量和血药浓度有关。服药期间应查血常规、血肌酐和血压等。

3. 糖皮质激素 糖皮质激素（简称激素）能迅速改善关节肿痛和全身症状。在重症 RA 伴有心、肺或神经系统等受累的患者，可给予短效激素，其剂量依病情严重程度而定。针对关节病变，如需使用，通常为小剂量激素（泼尼松≤7.5mg/d），仅适用于少数 RA 患者。激素可用于以下几种情况：①伴有血管炎等关节外表现的重症 RA。②不能耐受 NSAIDs 的 RA 患者作为"桥梁"治疗。③其他治疗方法效果不佳的 RA 患者。④伴局部激素治疗指征（如关节腔内注射）。激素治疗 RA 的原则是小剂量、短疗程。使用激素必须同时应用 DMARDs。在激素治疗过程中，应补充钙剂和维生素 D。

关节腔注射激素有利于减轻关节炎症状，但过频的关节腔穿刺可能增加感染风险，并可发生类固醇晶体性关节炎。

4. 植物药制剂

（1）雷公藤总苷 对缓解关节肿痛有效，是否减缓关节破坏尚乏研究。每日剂量30~60mg，分3次服。病情缓解后逐步减量。本药长期使用对性腺有一定毒性。对未婚未育患者慎用。

（2）白芍总苷 常用剂量为600mg，每日2~3次。对减轻关节肿痛有效。其不良反应较少，主要有腹痛、腹泻、纳差等。

（3）青藤碱 常用剂量20~60mg，每日3

次。可减轻关节肿痛，常见不良反应有皮肤瘙痒、皮疹和白细胞减少等。

5. 生物制剂 可治疗 RA 的生物制剂主要包括肿瘤坏死因子（TNF）-α 拮抗剂、白细胞介素（IL）1 和 IL-6 拮抗剂、抗 CD20 单抗以及 T 细胞共刺激信号抑制剂等。

（三）外科治疗

急性期采用滑膜切除术，可使病情得到一定缓解，但容易复发，必须同时应用 DMARDs 药物治疗。晚期患者关节畸形、失去功能者，可采用关节成形术或关节置换术，改善关节功能，有利于提高患者生活质量。

◎ 要点七　中医辨证论治

1. 活动期

（1）湿热痹阻证

证候：发热，口苦，饮食无味，纳呆或有恶心，泛泛欲吐，关节肿痛以下肢为重，全身困乏无力，下肢沉重酸胀，浮肿或有关节积液，舌苔黄腻，脉滑数。

治法：清热利湿，祛风通络。

方药：四妙丸加减。若湿邪偏重见下肢重者，可加独活祛风除湿；若关节红肿热痛明显或浑身壮热者，加金银花、蒲公英、板蓝根、虎杖等。

（2）阴虚内热证

证候：午后或夜间发热，盗汗或兼自汗，口干咽燥，手足心热，关节肿胀疼痛，小便赤涩，大便秘结，舌质干红，少苔，脉细数。

治法：养阴清热，祛风通络。

方药：丁氏清络饮加减。若兼湿热者，当合以三妙散清热祛湿。

（3）寒热错杂证

证候：低热，关节灼热疼痛，或有红肿，形寒肢凉，阴雨天疼痛加重，得温则舒，舌质红，苔白，脉弦细或数。

治法：祛风散寒，清热化湿。

方药：桂枝芍药知母汤加减。

2. 缓解期

（1）痰瘀互结

证候：关节肿痛且变形，屈伸受限，或肌肉刺痛，痛处不移，皮肤失去弹性，按之稍硬，肌肤紫暗，面色黧黑，或有皮下结节，肢体顽麻，舌质暗红或有瘀点、瘀斑，苔薄白，脉弦涩。

治法：活血化瘀，祛痰通络。

方药：身痛逐瘀汤合指迷茯苓丸加减。伴见血管炎、脉管炎者，合用四妙勇安汤以清热解毒，活血养阴；痛剧者，加乳香、延胡索、地鳖虫等。

（2）肝肾亏损

证候：形体消瘦，关节变形，肌肉萎缩，骨节烦疼、僵硬，活动受限，筋脉拘急，或筋惕肉瞤，腰膝酸软无力，眩晕，心悸气短，指甲淡白，舌淡苔薄，脉细弱。

治法：益肝肾，补气血，祛风湿，通经络。

方药：独活寄生汤加减。若头晕耳鸣，失眠多梦，盗汗，烦热，颧红，可加左归丸；若面色白，浮肿，畏寒喜暖，手足不温，加右归丸。

细目二　系统性红斑狼疮

系统性红斑狼疮（SLE）是自身免疫介导的、以免疫性炎症为突出表现的弥漫性结缔组织病，是一种累及多系统、多器官，临床表现复杂，病程迁延反复的自身免疫性疾病。

本病与中医学的"蝶疮流注"相似，可归属于"阴阳毒""虚劳"等范畴。

◎ 要点一　西医病因病理与发病机制

（一）病因

1. 遗传素质　SLE 存在遗传的易感性。

2. 环境因素

①阳光：紫外线使皮肤上皮细胞出现凋亡，新抗原暴露而成为自身抗原。②药物、化学试剂、微生物病原体等：某些化学药品（如肼苯哒嗪、青霉胺、磺胺类等）、某些食物成分（如苜蓿芽）等都可能诱发 SLE。

3. 雌激素 SLE以女性占绝对多数，男：女为1：(8~10)；育龄期、妊娠期发病率明显增加。

（二）病理

坏死性血管炎是造成多系统损害的病理学基础。

1. 受损器官的特征性改变是：

（1）苏木紫小体（细胞核受抗体作用变性为嗜酸性团块）。

（2）洋葱皮样病变，即小动脉周围有显著向心性纤维增生，明显表现于脾中央动脉，以及心瓣膜的结缔组织反复发生纤维蛋白样变性，而形成赘生物。

2. 本病患者几乎都有肾组织病变。WHO将狼疮肾炎分型如下：①正常或轻微病变型。②系膜病变型。③局灶增殖型。④弥漫增殖型。⑤膜性病变型。⑥肾小球硬化型。

（三）发病机制

免疫系统紊乱贯穿SLE的整个发病过程，自身抗体可以与循环中的自身抗原形成免疫复合物而致病。免疫复合物的形成和沉积是SLE发病的主要机制。

◎ **要点二　中医病因病机**

本病因先天禀赋不足，肝肾阴亏，精血不足，加之情志内伤，劳倦过度，六淫侵袭，阳光曝晒，瘀血阻络，血脉不通，皮肤受损，渐及关节、筋骨、脏腑而致。

1. 先天不足　肾阴亏耗，外邪乘虚而入，"邪入于阴则痹"，血脉闭阻不通。病久阴血暗耗，阴损及阳，阴阳两虚致病情加重。

2. 六淫外伤　六淫之中，风、寒、暑、湿、燥、火，外能伤肤损络，内及营血、脏腑。

3. 瘀血阻络　真阴不足，水亏火旺，复受外感，郁而化热，血热则瘀，阻塞脉络。

本病病位在经络、血脉，与心、脾、肾密切相关，可累及肝、肺、脑、皮肤、肌肉、关节等。其性质是本虚标实，心脾肾阳虚、血虚为本，郁热、火旺、瘀滞、积饮为标。基本病机是素体虚弱，真阴不足，热毒内盛，瘀阻脉络，内侵脏腑。

◎ **要点三　临床表现**

1. 全身症状　活动期患者常伴有发热，以长期低、中度热多见。合并感染时可见持续高热。同时多伴有疲乏、不适等症状。

2. 皮肤与黏膜　鼻梁和双颧颊部呈蝶形分布的红斑是SLE特征性改变；SLE口或鼻黏膜溃疡常见。

3. 关节和肌肉　患者常有对称性多关节疼痛、肿胀，通常不引起骨质破坏。激素治疗中的SLE病人出现髋关节区域或膝关节隐痛不适，需考虑激素引发的缺血性股骨头坏死。SLE可出现肌痛和肌无力，少数可有肌酶谱的增高。

4. 肾　狼疮肾炎是SLE最常见和严重的临床表现，可为无症状性蛋白尿和/或血尿、高血压，甚至肾病综合征、急进性肾炎综合征等，病情可逐渐进展，晚期发生尿毒症，个别患者首诊即为慢性肾衰竭。肾衰竭是SLE死亡的常见原因。

5. 心血管　常出现心包炎、心肌炎、心律失常，重症SLE可伴有心功能不全，提示预后不良。

6. 肺　约35%的患者有胸腔积液，多为中小量、双侧性。患者可发生狼疮肺炎、肺间质性病变。

7. 神经系统　轻者仅有偏头痛、性格改变、记忆力减退或轻度认知障碍；重者可表现为脑血管意外、昏迷、癫痫持续状态等。

8. 消化系统　患者有不同程度的食欲减退、恶心、呕吐、腹痛腹泻、便血等症状。活动期SLE可出现肠系膜血管炎，其表现类似急腹症，易被误诊。血清转氨酶常升高，仅少数出现严重肝损害和黄疸。

9. 血液系统　活动期约半数患者有贫血，以及白细胞减少和（或）血小板减少，短期内出现重度贫血常是自身免疫性溶血所致。血小板减少常引起女性患者月经过多，低于$20×10^9$/L时，易出现皮肤黏膜及内脏出血。

10. **其他** 眼部受累包括结膜炎、葡萄膜炎、眼底改变、视神经病变等。SLE 患者妊娠会使病情加重或复发。抗磷脂抗体阳性者可出现异常妊娠，如流产、早产等。

◎ **要点四 实验室检查及其他检查**

1. **一般检查** 血沉增高；活动期 SLE 的血细胞一系或多系减少；尿中可见蛋白、红细胞、白细胞、管型等。

2. **自身抗体** ①抗核抗体（ANA）敏感性为 95%，但特异性差。②抗双链 DNA（dsDNA）抗体特异性高达 95%，敏感性仅 70%，对确诊 SLE 和判断狼疮的活动性参考价值大，本抗体滴度高者常有肾损害。③抗 Sm 抗体特异性高，但敏感性较低。

3. **补体** CH_{50}、C_3、C_4 降低，有助于 SLE 的诊断，提示疾病处于进展期，常伴有严重的系统损害。

4. **免疫病理检查** ①狼疮带试验（LBT）：皮肤狼疮带试验对 SLE 的特异性较高。②肾活检：主要对狼疮肾炎的诊断、治疗和预后判断有价值。

5. **影像学检查** 头颅 MRI、CT 对发现患者脑部的梗死性或出血性病灶可提供帮助；高分辨率 CT 有助于早期肺间质性病变的发现。超声心动图对心包积液，心肌、心瓣膜病变，肺动脉高压等有较高敏感性。

◎ **要点五 诊断与鉴别诊断**

（一）诊断

普遍采用美国风湿病学会（ACR）1997 年推荐的 SLE 分类标准。①颧部红斑。②盘状红斑。③光过敏。④口腔溃疡。⑤关节炎。⑥浆膜炎。⑦肾脏病变。⑧神经系统病变，癫痫发作或精神症状。⑨血液系统异常：溶血性贫血或血白细胞减少或淋巴细胞绝对值减少或血小板减少。⑩免疫学异常：狼疮细胞阳性，或抗 dsDNA 或抗 Sm 抗体阳性，或梅毒血清试验假阳性。⑪抗核抗体阳性。

上述 11 项中，符合 4 项或 4 项以上者，在除外感染、肿瘤和其他结缔组织病后，即可诊断为 SLE。其敏感性和特异性分别为 95% 和 85%。上述标准中，免疫学异常和高滴度抗核抗体更具有诊断意义。

（二）鉴别诊断

1. **类风湿关节炎** SLE 合并关节病变的关节疼痛、肿胀、晨僵等均较类风湿关节炎轻且持续时间短，少有骨质侵蚀，不遗留关节畸形，且多伴有特征性的皮疹，以及肾脏、血液、中枢神经等多系统的损害，脏器受累多且重，一般无类风湿结节。

2. **肾小球肾炎与肾病综合征** SLE 除肾脏损害外，往往具有多系统和多脏器受累的表现，且抗核抗体、抗双链 DNA 抗体、抗 Sm 抗体、LE 细胞和 LBT 试验等均呈阳性。必要时可进行肾活检鉴别。

3. **原发性血小板减少性紫癜** 多有骨髓巨核细胞增多或正常，血小板生存时间缩短，PAIg、PAC_3 阳性，对脾切除治疗有效，而抗核抗体、抗双链 DNA 抗体、抗 Sm 抗体等均为阴性，与 SLE 不难鉴别。

4. **药物性狼疮** 由于长期应用某些药物所致，可引起类似 SLE 表现，其特点为：①发病年龄较大。②肺、胸膜、心包受累较多，皮肤、肾、神经系统受累少。③抗 dsDNA 或抗 Sm 抗体多为阴性，血清补体大多正常。④相关药物停用后病情可自行缓解。

◎ **要点六 西医治疗**

（一）一般治疗

急性活动期卧床休息，缓解期病情稳定患者可适当工作，但要避免过劳；避免日晒或其他紫外线照射；预防感染，及时发现和治疗感染；注意避免可能诱发狼疮的药物或食物；正确认识疾病，调节不良情绪。

（二）药物治疗

1. **轻型 SLE 的治疗** 轻型 SLE 患者是指轻度活动性，但症状轻微，如疲倦、关节痛、肌肉痛、皮疹等，而无重要脏器损伤者。对症治疗无效时，及早服用小剂量糖皮质激素治疗。

2. 重型 SLE 的治疗 重型 SLE 活动程度较高，病情较严重，患者每有发热、乏力、多汗等全身症状，实验室检查有明显异常。

（1）糖皮质激素 对病情不甚严重者，可用强的松或强的松龙每日 1mg/kg，晨起顿服。继续服至 6~8 周，病情改善和稳定后，逐渐减量，每 1~2 周减原用量 10%，要求是足量缓减。如未见效，宜及早加用细胞毒药物。

激素冲击疗法：用于急性暴发性危重 SLE，如急进性肾衰竭、NP-SLE 的癫痫发作或明显精神症状、严重溶血性贫血等。

（2）免疫抑制剂 活动程度较严重的 SLE，应同时给予大剂量激素和免疫抑制剂，后者常用的是环磷酰胺（CTX）或硫唑嘌呤。加用免疫抑制剂有利于更好地控制 SLE 活动，减少 SLE 暴发，以及减少激素的需要量。目前普遍采用标准环磷酰胺冲击疗法。不良反应为白细胞减少、胃肠反应、脱发、肝损害及出血性膀胱炎等。

3. 狼疮危象 通常需要大剂量甲泼尼龙冲击治疗，针对受累脏器的对症治疗和支持治疗，以帮助患者渡过危象。后续的治疗可按照重型 SLE 的原则，继续诱导缓解和维持巩固治疗。

4. 妊娠生育 患者无重要脏器损害、病情稳定 1 年以上，细胞毒免疫抑制剂（环磷酰胺、甲氨蝶呤等）停用半年以上，泼尼松维持量＜10mg/d，可以妊娠。有习惯性流产史或抗磷脂抗体阳性者，应加服低剂量阿司匹林 50~100mg/d。

◎ **要点七　中医辨证论治**

1. 气营热盛证

证候：高热，满面红赤，皮肤红斑，咽干，口渴喜冷饮，尿赤而少，关节疼痛，舌红绛，苔黄，脉滑数或洪数。

治法：清热解毒，凉血化斑。

方药：清瘟败毒饮加减。

2. 阴虚内热证

证候：长期低热，手足心热，面色潮红而有暗紫斑片，口干咽痛，渴喜冷饮，目赤齿衄，关节肿痛，烦躁不寐，舌质红少苔或苔薄黄，脉细数。

治法：养阴清热。

方药：玉女煎合增液汤加减。

3. 热郁积饮证

证候：胸闷胸痛，心悸怔忡，时有微热，咽干口渴，烦热不安，红斑皮疹，舌红苔厚腻，脉滑数，濡数，偶有结代。

治法：清热蠲饮。

方药：葶苈大枣泻肺汤合泻白散加减。

4. 瘀热痹阻证

证候：手足瘀点累累，斑疹斑块暗红，两手白紫相继，两腿青斑如网，脱发，口糜、口疮，鼻衄，肌衄，关节肿痛疼痛，小便短赤，有蛋白尿、血尿，低热，烦躁多怒，苔薄舌红，舌光红刺或边有瘀斑，脉细弦或涩数。

治法：清热凉血，活血散瘀。

方药：犀角地黄汤加减。

5. 脾肾两虚证

证候：神疲乏力，畏寒肢冷，时而午后烘热，口干，小便短少，两腿浮肿，进而腰股俱肿，腹大如鼓，舌胖、舌偏红或偏淡均有，苔薄白或薄腻，脉弦细或细弱。

治法：滋肾填精，健脾利水。

方药：济生肾气丸加减。

6. 气血两亏证

证候：心悸怔忡，健忘失眠，多梦，面色不华，肢体麻木，舌质淡，苔薄白，脉细缓。

治法：益气养血。

方药：八珍汤加减。

7. 脑虚瘀热证

证候：身灼热，肢厥，神昏谵语，或昏愦不语，或痰壅气粗，舌謇，舌鲜绛，脉细数。

治法：清心开窍。

方药：清宫汤送服或鼻饲安宫牛黄丸或至宝丹。

8. 瘀热伤肝证

证候：低热绵绵，口苦纳呆，两胁胀痛，月经提前，经血暗紫带块，烦躁易怒，或黄疸、肝脾肿大，皮肤红斑、瘀斑，舌质紫暗或有瘀斑，脉弦。

治法：疏肝清热，凉血活血。

方药：茵陈蒿汤合柴胡疏肝散加减。

◎ 要点八　预防

1. 及时有效地控制感染，阻断引起不正常的免疫反应。

2. 慎用某些诱发药物，以避免本病的发作。

3. 疾病未得到控制时，不宜妊娠。妊娠期患者症状一般较平时有所减轻，激素只需减至最低有效剂量，但需密切注意分娩后病情突然恶化。

4. 避免日光曝晒及紫外线照射。

5. 内热重的患者，宜食凉性食物。忌吃温性食物，以免诱发或加重病情。

第八单元　神经系统疾病

细目一　癫痫

癫痫（epilepsy）是慢性反复发作性短暂脑功能失调综合征，以脑神经元异常过度放电引起突发的短暂的中枢神经系统功能失常、反复痫性发作为特征，是发作性意识丧失的常见原因。由于异常放电神经元的位置不同，放电和扩散的范围不等，患者发作可表现为感觉、运动、意识、精神、行为、自主神经功能障碍或兼而有之。

本病属中医学"痫证""羊痫风"等范畴。

◎ 要点一　西医病因与发病机制

（一）病因

1. 遗传　家系调查结果显示，特发性癫痫近亲中患病率为2%～6%，明显高于一般人群的0.5%～1%。特发性癫痫具有不同的遗传方式，如儿童期失神癫痫为常染色体显性遗传，婴儿痉挛症为常染色体隐性遗传。

2. 先天性疾病　①皮质发育障碍如灰质异位、巨脑畸形等。②脑穿通畸形。③脑积水。④脑性瘫痪。⑤脑面部血管瘤病等均可引起癫痫。⑥结节性硬化症常以癫痫为主要临床症状。

3. 遗传代谢性疾病　如苯丙酮尿酸症、神经节苷脂沉积症、线粒体脑病等。

4. 中枢神经系统感染　包括细菌性、病毒性、寄生虫性颅内感染。

5. 脑血管疾病　如出血性脑卒中、脑栓塞等。

6. 其他颅脑疾病　颅脑外伤、脑脱髓鞘疾病、脑肿瘤及围生期损伤。

7. 全身性疾病　心血管疾病（高血压脑病等）、急性肾功能衰竭、慢性肾功能衰竭、肺性脑病、代谢及内分泌障碍（胰岛细胞瘤致低血糖等）、电解质紊乱（低血钙等）、缺氧（一氧化碳中毒等）及中毒等。

（二）影响发作的因素

1. 年龄　60%～80%的癫痫首次发作出现在20岁之前。各年龄组癫痫常见病因不同。多种特发性癫痫外显率与年龄有密切关系，如婴儿痉挛症多在1岁内起病，儿童失神癫痫多在6～7岁起病，肌阵挛癫痫多在青少年期起病。

2. 内分泌　内环境变化、电解质失调及代谢改变可影响癫痫阈值，如妊娠早期发作（妊娠性癫痫）。

3. 睡眠　癫痫发作与睡眠-觉醒周期有密切关系，如GTCS常在晨醒时发作，婴儿痉挛症多在醒后和睡前发作。

4. 脑功能状态 正常大脑在不同功能状态下致痫敏感性不同，如提高警觉性和注意力可防止惊吓性癫痫发作。

5. 其他 疲劳、缺觉、饥饿、便秘、饮酒、闪光和感情冲动等都可诱发。

（三）发病机制

癫痫的发病机制非常复杂，至今尚未能完全了解其全部机制，但发病的一些重要环节已被探知。

1. 痫性放电的起始 神经元异常放电是癫痫发病的电生理基础。神经元异常放电可能由于各种病因导致离子通道蛋白和神经递质或调质异常，出现离子通道结构和功能改变，引起离子异常跨膜运动所致。在癫痫发病机制中，关于神经元异常放电起源需区分两个概念：①癫痫病理灶（lesion）：是癫痫发作的病理基础，指脑组织形态或结构异常直接或间接导致痫性放电或癫痫发作，CT或MRI通常可显示病理灶，有的需要在显微镜下才能发现；②致痫灶（seizure focus）：是脑电图出现一个或数个最明显的痫性放电部位，痫性放电可因病理灶挤压、局部缺血等导致局部皮质神经元减少和胶质增生所致。研究表明直接导致癫痫发作并非癫痫病理灶而是致痫灶。单个病理灶（如肿瘤、血管畸形等）的致痫灶多位于病理灶边缘，广泛癫痫病理灶（如颞叶内侧硬化及外伤性瘢痕等）的致痫灶常包含在病理灶内，有时可在远离癫痫病理灶的同侧或对侧脑区。

2. 痫性放电的传播 异常高频放电反复通过突触联系和强直后易化作用诱发周边及远处的神经元同步放电，从而引起异常电位的连续传播。异常放电局限于大脑皮质的某一区域时，表现为部分发作；若异常放电在局部反馈回路中长期传导，表现为部分性发作持续状态；若异常放电通过电场效应和传导通路，向同侧其他区域甚至一侧半球扩散，表现为Jackson发作；若异常放电不仅波及同侧半球同时扩散到对侧大脑半球，表现为继发性全面性发作；若异常放电的起始部分在丘脑和上脑干，并仅扩及脑干网状结构上行激活系统时，表现为失神发作；若异常放电广泛投射至两侧大脑皮质并当网状脊髓束受到抑制时则表现为全身强直-阵挛性发作。

3. 痫性放电的终止 目前机制尚未完全明了，可能机制为脑内各层结构的主动抑制作用，即癫痫发作时，癫痫灶内产生巨大突触后电位，后者激活负反馈机制，使细胞膜长时间处于过度去极化状态，抑制异常放电扩散，同时减少癫痫灶的传入性冲动，促使发作放电的终止。

◎ **要点二 中医病因病机**

痫病的发生，大多由于七情失调，先天因素，脑部外伤，饮食不节，劳累过度，或患他病之后，造成脏腑失调，痰浊阻滞，气机逆乱，风阳内动，而尤以痰邪作祟最为重要。

1. 风痰闭阻 惊恐伤肾，气机逆乱，脏腑受损，易致阴不敛阳而化热生风；脾气受损，运化失常，则痰浊内聚，痰浊随气逆或风动上窜，蒙闭清窍，则可突然昏仆。

2. 痰火扰神 肝火偏旺，火动生风，风动痰升，闭阻脑窍，则猝倒叫吼，不省人事。

3. 瘀阻脑络 产伤、跌仆撞击、中风等因素损伤脑络，瘀血内停，气血不畅，脑神失养，则神明遂失，突然昏仆，神识昏蒙。

4. 心脾两虚 饮食不节，思虑、劳倦过度，或患他病之后，造成脏腑失调，气血两亏，脑失所养；脾虚不能运化，聚湿生痰，痰浊蒙闭脑窍，则可突然昏仆，神不守舍。

5. 心肾亏虚 先天不足，肾精亏虚，后天失养，脾失运化，脏腑功能失调，精血亏耗，心脑失养，聚湿生痰，蒙闭清窍，则可发为痫证。

本病的基本病机为脏腑失调，痰浊阻滞，气机逆乱，风痰内动，蒙蔽清窍。病理因素主要有风、火、痰、瘀，又以痰为重要。本病的病位在脑，涉及肝、脾、心、肾诸脏，其中肝、脾、肾的损伤是痫病发生的主要病理基础。病理性质属于本虚标实，本虚为脏腑受损，标实为风、火、痰、瘀，四者并非孤立致病，多是互相结合、互相影响而发病。风阳夹痰，痰瘀郁而化热，风热痰瘀上蒙清窍，流窜经络等，而使本病变化更为错综复杂。此外，由于痫病昏仆、抽搐发作，特别容易耗气伤神，故长期反复发作者，常容易出现神志淡漠、面色少华、健忘等心脾两虚、心神失养的症状，并且使痫病更易反复。

◎ 要点三　临床表现

（一）部分性发作

临床和脑电图的起始改变提示神经元激活限于一侧大脑半球某一部分。

1. 单纯部分性发作　发作时程较短，持续数秒至数分钟，发作起始与结束均较突然，意识不丧失。以下运动性和感觉性单纯部分性发作相当于通常所称的局限性癫痫。

（1）部分性运动性发作　一侧口角、眼睑、手指或足趾、足部肌肉的发作性抽搐，由对侧运动皮质相应区神经元异常放电所引起。抽搐可局限于起始的部位，也可从初始部位很快地扩延至同侧肢体的邻接部位或肢体远端，称为杰克逊（Jackson）癫痫。一次严重的发作后可出现抽动肢体的暂时性瘫痪或无力，称 Todd 瘫痪。局限运动性发作连续数小时或数天，称为部分性癫痫持续状态（epilepsia partialis continua）。

（2）感觉性发作　发作放电发生在与感觉有关的皮质区可引起对侧身体局限部位的感觉异常，多为针刺感、麻木感、触电感等，有的表现为发作性眩晕或简单视幻觉、听幻觉或嗅幻觉。

（3）自主神经症状的发作　如烦渴、欲排尿、出汗、面部及全身皮肤发红、呕吐、腹痛等，很少单独出现，病灶在杏仁核、岛回或扣带回。

（4）精神症状的发作　表现为各种类型遗忘症、情感异常、错觉。精神症状可单独发作，但常为复杂部分性发作或全面性强直-阵挛发作的先兆。

2. 复杂部分性发作　占成人癫痫发作的50%以上，以往称精神运动性发作或颞叶发作，以意识障碍与精神症状为突出表现。患者在发作时突然与外界失去接触，进行一些无意识的动作，称发作期自动症。如咂嘴、咀嚼、吞咽、舔舌、流涎、抚摸衣扣或身体某个部位，或机械地继续其发作前正在进行的活动，如行走、骑车或进餐等，有的突然外出、无理吵闹、唱歌、脱衣裸体、爬墙跳楼等。每次发作持续达数分钟或更长时间后，神志逐渐清醒；清醒后对发作经过无记忆。部分患者发作开始时可能先出现简单部分性发作的嗅幻觉或精神症状，使患者意识到自己又将发作。EEG 示一侧或两侧颞区慢波，杂有棘波或尖波。

3. 部分性发作继发全面性发作　部分性发作都可转为全身性发作，病人意识丧失，全身强直-阵挛，症状与原发性全身性发作相同。病人常有发作后记忆丧失而忘却先出现的部分性发作症状。若观察到发作时单侧肢体抽搐、双眼向一侧偏斜、失语或发作后的局灶体征（Todd 瘫痪）等，提示病人的发作为部分性发作开始。可表现强直-阵挛发作，强直性发作或阵挛性发作，脑电图迅速扩展为全面性异常。

（二）全面性发作

意识障碍常为最早表现，临床症状及脑电图均示大脑半球开始即为双侧受累，抽搐为双侧性的，脑电图变化双侧同步。

1. 全面性强直-阵挛发作（GTCS）　即大发作，为最常见的发作类型之一，以意识丧失和全身对称性抽搐为特征。

（1）强直期　病人突然意识丧失，跌倒在地，全身肌肉强直性收缩；喉部痉挛，发出叫声；强直期持续10~20秒后，在肢端出现细微的震颤。

（2）阵挛期　震颤幅度增大并延及全身成为间歇性痉挛，即进入阵挛期。本期持续30秒钟至1分钟，最后一次强烈阵挛后，抽搐突然终止，所有肌肉松弛。在以上两期中，可见心率加快，血压增高，汗液、唾液和支气管分泌物增多，瞳孔散大、对光反射消失等自主神经征象；呼吸暂时中断，深、浅反射消失，病理反射征阳性。

（3）惊厥后期　呼吸首先恢复，心率、血压、瞳孔等恢复正常，肌张力松弛，意识恢复。自发作开始到意识恢复历时5~10分钟；清醒后常感到头昏、头痛、全身乏力和无力，对抽搐全无记忆；不少患者发作后进入昏睡。

2. **失神发作**　以意识障碍为主。单纯型仅有意识丧失，复合型则伴有简短的强直、阵挛或自动症、自主神经症状。

（1）典型失神发作　通常称小发作，见于5~14岁的儿童。表现为意识短暂丧失，失去对周围的知觉，但无惊厥。病人突然终止原来的活动或中断谈话，面色变白，双目凝视，手中所持物件可能失握跌落，有时眼睑、口角或上肢出现不易觉察的颤动，无先兆和局部症状；一般持续3~15秒，事后对发作全无记忆。发作终止立即清醒。发作EEG呈双侧对称3Hz棘-慢综合波。

（2）不典型失神发作　意识障碍发生及休止缓慢，但肌张力改变较明显；EEG示较慢而不规则的棘-慢波或尖-慢波。

3. **强直性发作**　突然发生的肢体或躯干强直收缩，其后不出现阵挛期，时间较GTCS短。EEG示低电位10Hz多棘波，振幅逐渐增高。

4. **肌阵挛发作**　见于任何年龄，突然、短暂和快速的某一肌肉或肌肉群收缩，表现为身体一部分或全身肌肉突然、短暂的单次或重复跳动。EEG为多棘-慢波。

5. **失张力发作**　表现为部分或全身肌肉张力的突然丧失而跌倒在地上，但不发生肌肉的强直性收缩，持续数秒至1分钟，并很快恢复正常，可有短暂意识丧失。EEG示多棘-慢波或低电位快活动。

（三）癫痫持续状态

癫痫持续发作或癫痫状态，传统定义认为"癫痫连续发作之间意识尚未完全恢复又频繁再发，总时间超过30分钟，或癫痫发作持续30分钟以上未自行停止"。目前观点认为，如果患者出现强直阵挛性发作持续5分钟以上即有可能发生神经元损伤，对于GTCS的患者若发生持续时间超过5分钟就该考虑癫痫持续状态的诊断，并须用抗癫痫药物紧急处理。癫痫持续状态是神经内科的常见急症。

病人始终处于昏迷状态，随反复发作而间歇期越来越短，体温升高，昏迷加深。如不及时采取紧急措施终止发作，病人将因衰竭而死亡。突然停用抗癫痫药物和全身感染是引起持续状态的重要原因，继发性癫痫的持续状态较原发性者为多。

◎ **要点四　实验室检查及其他检查**

1. **脑电图（EEG）检查**　脑电图上出现棘波、尖波、棘-慢复合波等痫性发作波形对癫痫的诊断具有重要参考价值。然而其更重要的意义是区分发作的类型：局限性发作为局限部位的痫性波形；GTCS强直期呈低电压快活动，10Hz以上，逐渐转为较慢、较高的尖波；阵挛期为与节律性肌收缩相应的爆发尖波和与停止肌收缩相应的慢波；失神发作可见各导程同步发生短暂3Hz的棘-慢波放电，背景电活动正常。

由于病人做脑电图检查时一般已无发作，上述典型波形已不显示，仅部分呈现短促、零落的痫性电活动，此时可采用诱发方法，如过度换气、闪光刺激、剥脱睡眠、使用药物等，则痫性电活动发生率可提高80%左右。此外，24小时动态脑电图连续描记能更进一步获得脑电图异常放电的资料。

2. **影像学检查**　磁共振波谱检查能较好地诊断癫痫。包括CT和MRI，可确定脑结构异常或病变，对癫痫及癫痫综合征诊断和分类有帮助，有时可做出病因诊断，如颅内肿瘤、灰质异位等。MRI较敏感，特别是冠状位Flair相能较好地显示海马病变。其他如SPECT、PET通过测定脑组织内放射性核素的聚集或摄取量来显示病灶，有较好的敏感性。

◎ **要点五　诊断与鉴别诊断**

（一）诊断

1. **癫痫的临床诊断**　主要根据癫痫患者的

发作病史，特别是可靠目击者所提供的详细的发作过程和表现，辅以脑电图痫性放电即可诊断。

2. **脑电图** 脑电图是诊断癫痫最常用的一种辅助检查方法，40%～50%癫痫病人在发作间歇期的首次 EEG 检查可见棘波、尖波或棘-慢波、尖-慢波等痫性放电波形。癫痫发作患者出现局限性痫样放电提示局限性癫痫，普遍性痫样放电提示全身性癫痫，但是少数病人可多次检查 EEG 始终正常。

3. **神经影像学检查** 可确定脑结构性异常或损害，脑磁图、SPECT、PET 等可帮助确定癫痫灶的定位。

（二）鉴别诊断

1. **晕厥** 为脑血流灌注短暂全面下降，缺血缺氧所致意识瞬时丧失和跌倒，多有见血、直立、疼痛刺激等诱因，起病和恢复都较缓慢，发病前常先有头晕、胸闷、心慌、黑蒙等症状，清醒后常有肢体发冷、乏力等，平卧后可逐渐恢复。

2. **基底动脉型偏头痛** 因意识障碍应与失神发作鉴别，但其发生缓慢，程度较轻，意识丧失前常有梦样感觉；偏头痛为双侧，多伴有眩晕、共济失调、双眼视物模糊或眼球运动障碍，脑电图可有枕区棘波，EEG 正常。

3. **假性癫痫发作** 又称癔病性发作，多在情绪波动后发作，症状有戏剧性，表现为双眼上翻、手足抽搐和过度换气，一般不会发生自伤或尿失禁。强烈的自我表现，精神刺激后发作，发作中哭叫、出汗和闭眼等为其特点，暗示治疗可终止发作。脑电图系统监测对其鉴别很有意义。

4. **低血糖症** 血糖水平<2mmol/L 可产生局部癫痫样抽动或四肢强直发作，伴意识丧失，常见于胰岛 β 细胞瘤或长期服降糖药的 2 型糖尿病患者，病史有助于诊断。

◎ 要点六 西医治疗

（一）药物治疗

在没有诱因情况下半年内出现 2 次癫痫发作的病人，必须给予正规抗痫药物治疗。单次发作的病人是否应开始长期药物治疗，要根据病人具体情况如发作类型、年龄、诱因、既往病史、家族史、有否阳性体征、EEG、有否脑结构性改变、突然意识丧失可能招致的危险等资料进行全面考虑后作出决定。

1. **抗癫痫药物的选择** 根据癫痫发作类型选择用药。

（1）GTCS 首选药物为苯妥英钠、卡马西平，次选丙戊酸钠。

（2）典型失神发作及肌阵挛发作首选丙戊酸钠，次选乙琥胺、氯硝西泮；非典型失神发作首选乙琥胺或丙戊酸钠，次选氯硝西泮。

（3）部分性发作和继发全面性发作首选卡马西平，其次为苯妥英钠、丙戊酸钠或苯巴比妥。

（4）儿童肌阵挛发作首选丙戊酸钠，其次为乙琥胺或氯硝西泮。

2. **传统抗癫痫药物的临床使用** ①苯妥英钠起始 200mg/d，维持 300～500mg/d。②苯巴比妥起始剂量 30mg/d，维持剂量 60～90mg/d。③卡马西平起始 200mg/d，维持 600～1200mg/d。④乙琥胺起始 500mg/d，维持 750～1500mg/d。⑤丙戊酸钠起始 200mg/d，维持 600～1800mg/d。⑥氯硝西泮 1mg/d，逐渐加量。

3. **新型抗癫痫药物的临床使用** ①托吡酯起始 25mg/d，维持 200～400mg/d。②拉莫三嗪起始 25mg/d，维持 100～300mg/d。③加巴喷丁起始 300mg/d，维持 1200～3600mg/d。④菲氨酯起始 400mg/d，维持 1800～3600mg/d。⑤氨己烯酸起始 250mg/d，维持 500～3000mg/d。

4. **用药原则** ①根据发作类型选择有效、安全、易购和价廉的药物。②口服药量均自常量低限开始，逐渐调整至能控制发作而又不出现严重毒、副作用为宜。③单药治疗是癫痫用药的重要原则，单个药物治疗数周，血清药浓度已达到该药"治疗范围"浓度而无效或发生病人不能耐受的副作用，应考虑更换药物或与他药合并治疗。但需注意更换新药时不可骤停原药。④癫痫是一种需长期治疗的疾病，患者应树立信心。特发性癫痫在控制发作1~2年后，非特发性癫痫在控制发作3~5年后才减量或停药，部分患者终身服药。停药应根据癫痫类型、发作控制情况综合考虑，通常在1~2年逐渐减量，直至停用。

（二）神经外科治疗

1. 手术治疗的适应证

（1）难治性癫痫：患病时间较长，并经正规抗痫药治疗两年以上无效或痫性发作严重而频繁。

（2）癫痫灶不在脑的主要功能区，且手术易于到达；术后不会遗留严重神经功能障碍。

（3）脑器质性病变所致的癫痫，可经手术切除病变者。

2. 常用方法 前颞叶切除术，选择性杏仁核、海马切除术，癫痫病灶切除术，大脑半球切除术等。脑立体定向毁损术等方法对难治性癫痫有一定的疗效。

3. 手术治疗的禁忌证

（1）相对禁忌证 内科或神经系统进行性疾病、严重行为障碍影响术后康复、增加手术病残或死亡率、活动性精神病（与发作无关）、智商小于70仅可做局部切除。

（2）绝对禁忌证 特发性全面性癫痫和不影响生活的轻微发作患者。

（三）癫痫持续状态的处理

1. 治疗原则 从速控制发作是治疗的关键。

（1）选用速效抗癫痫药物静脉给药，首次用药必须足量，发作控制不良时应重复给药。

（2）顽固性病例应多种药物联合应用。

（3）控制发作后给予足够维持量，清醒后改用口服药，并进一步查明病因。

2. 药物治疗

（1）地西泮：为首选药物。常用10mg缓慢静脉注射，每分钟不超过2mg，但作用持续时间短，需5~10分钟重复应用。或用地西泮静脉点滴维持，将50~100mg地西泮加入5%葡萄糖氯化钠注射液500mL中静脉滴注，以每小时50~100mL速度为宜。因安定对呼吸有抑制作用，甚至引起呼吸停顿，故使用时应密切观察呼吸和血压，并准备抢救呼吸的手段。

（2）苯妥英钠：为长作用抗痫药，用于地西泮控制发作后防止复发。可引起血压急剧下降及心律失常，应密切观察血压和心电图，心功能不全、心律失常、冠心病及高龄患者慎用或不用。

（3）苯巴比妥钠：肌注对大部分病人有效，一般用量为8~9mg/kg。该药一般不静注，因其对呼吸中枢抑制作用较强。该药作用慢，持续时间长，与地西泮并用效果较好。

（4）异戊巴比妥钠：0.5g溶于注射用水10~20mL中缓慢静注。该药对呼吸中枢的抑制作用较苯巴比妥钠为轻，对有明显肝肾功能不全者两药均应慎用。

（5）氯硝西泮：药效是地西泮的5倍，首次剂量3mg静脉注射后数分钟奏效，对各型癫痫状态均有效。需注意对呼吸及心脏抑制作用较强。

（6）10%水合氯醛25~30mL加等量植物油保留灌肠，适用于肝功能不全或不宜使用苯巴比妥类患者。

3. 全身麻醉 发作难以控制者，必要时在心电和呼吸监护下行全身麻醉，达到惊厥和痫性电活动都消失的程度。

4. 支持和对症治疗 吸氧、吸痰，保持呼吸道通畅，必要时行气管切开及辅助人工呼吸；做好舌咬伤、摔伤和骨折的防护；预防脑水肿和继发感染；高热可物理降温，维持水、电解质平衡等。

5. 维持用药 癫痫持续状态完全控制后，应定时定量维持用药。一般肌注苯巴比妥钠0.1~0.2g，根据用药情况可6~8小时1次，连续3~4天；病人清醒后改口服抗痫药。

◎ 要点七 中医辨证论治

本病是一种反复发作性病证，其病情的轻重与病程的长短、正气的盛衰、病邪的深浅有关，故辨证时必须辨清邪之深浅、正气之盛衰。初发者，正气未衰，病邪不盛，故发作持续时间短，休止期长。反复发作者，正气渐衰，痰瘀愈结愈深，其病愈发愈频，更耗正气，互为因果，其病愈加深重。所以在治疗方面首先应辨明标本虚实。发作期以邪实为主，治疗应重在豁痰息风、开窍定痫；间歇期则多见本虚或虚实夹杂，当以调和脏腑阴阳、平顺气机为主，常用健脾化痰、补益肝肾、育阴息风、活血通络等法，以标本同治，杜其生痰动风之源。

发作期

1. 阳痫

证候：突然仆倒，不省人事，面色潮红，牙关紧闭，两目上视，四肢抽搐，口吐涎沫；或喉中痰鸣或发怪叫，移时苏醒如常人，发病前常有眩晕、头昏、胸闷、乏力，舌质红，苔黄腻，脉弦数或弦滑。

治法：急以开窍醒神，继以泻热涤痰息风。

方药：黄连解毒汤合定痫丸加减。发作时急以针刺人中、十宣、合谷等醒神开窍，继以灌服汤药。若风邪偏盛，加羚羊角粉（冲服）、白芍粉（冲服）；痰邪偏盛，加瓜蒌。

2. 阴痫

证候：突然昏仆，不省人事，面色暗晦萎黄，手足清冷，双眼半开半闭，僵卧拘急，或颤动，抽搐时发，口吐涎沫，一般口不啼叫，或声音小，平素常有神疲乏力，恶心泛呕，胸闷纳差，舌质淡，苔白而厚腻，脉沉细或沉迟。

治法：温阳除痰，顺气定痫。

方药：五生丸合二陈汤加减。昏仆者，急以针刺人中、十宣等醒神开窍，继以灌服汤药。若恶心欲吐者，加生姜、竹茹；胸闷痰多，加瓜蒌、枳实。

休止期

1. 肝火痰热证

证候：平素性情急躁，心烦失眠，口苦咽干，时吐痰涎，大便秘结，发作则昏仆抽搐，口吐涎沫，舌红，苔黄，脉弦滑数。

治法：清肝泻火，化痰息风。

方药：龙胆泻肝汤合涤痰汤加减。若热盛动风，加天麻、钩藤、地龙、羚羊角粉（冲服）；痰热壅盛，加竹沥。

2. 脾虚痰湿证

证候：痫病日久，神疲乏力，眩晕时作，面色不华，胸闷痰多，或恶心欲呕，纳少便溏，舌淡胖，苔白腻，脉濡弱。

治法：健脾和胃，化痰息风。

方药：醒脾汤加减。若痰湿重者，加竹茹、旋覆花；脾不健运，加麦芽、山楂、神曲、枳壳、大腹皮。

3. 肝肾阴虚证

证候：痫病日久，头晕目眩，两目干涩，心烦失眠，腰膝酸软，舌质红少苔，脉细数。

治法：补益肝肾，育阴息风。

方药：左归丸加减。方中可加白芍、鳖甲、牡蛎、生龙齿等。肾虚明显，加杜仲、川断、桑寄生；肾精不足，加生牡蛎、柏子仁、磁石；兼痰热，加天竺黄、竹茹；心肾不交，心火亢盛，加莲子心、山栀子。

4. 瘀阻清窍证

证候：发则猝然昏仆，抽搐，或单见口角、眼角、肢体抽搐，颜面口唇青紫，舌质紫暗或有瘀斑，脉涩或沉弦。

治法：活血化瘀，通络息风。

方药：通窍活血汤加减。方中可加天麻、全蝎、地龙、丹参等。痰瘀互结，加制半夏、竹茹；兼气虚，加黄芪、太子参。

细目二 脑血管疾病

脑血管疾病（cerebral vascular disease，CVD）是由于各种病因使脑血管发生病变，引起脑部疾病的总称。临床上可分为急性脑血管病和慢性脑血管病两种。急性脑血管病又称脑卒中（stroke），是指急性起病，迅速出现局限性或弥漫性脑功能缺失征象的脑血管性临床事件。急性脑血管病按其病理性质可分为缺血性和出血性两大类，前者常见的疾病包括脑梗死（脑血栓形成、脑栓塞、腔隙性梗死等）、短暂性脑缺血发作等；后者多见的有脑出血、蛛网膜下腔出血等。慢性脑血管疾病发病隐匿，逐渐进展，如脑动脉硬化症、血管性疾病。本节只讨论急性脑血管病。

急性脑血管病主要归属于中医学"中风病"的范畴，另有少数可归属于中医学"头痛""眩晕""厥证"等范畴。

◎ **要点一 常见病因**

引起脑血管病的病因可以是单一的，但常为多种病因联合致病。

1. 血管壁病变 最常见的是动脉硬化，包括动脉粥样硬化和高血压动脉硬化两种。此外，还有动脉炎、先天血管异常、血管损伤、恶性肿瘤、药物等所致的血管病损。

2. 心脏病及血流动力学改变 如高血压、低血压或血压的急骤波动、各种心脏疾患所致心功能障碍、心房纤颤、传导阻滞等。

3. 血液成分改变及血液流变学异常 ①血液黏稠度增高（如高黏血症、脱水、红细胞增多症、高纤维蛋白原血症等）。②凝血机制异常（如血小板减少性紫癜、血友病、弥漫性血管内凝血、妊娠、产后、手术后、恶性肿瘤、应用抗凝剂及避孕药等均可造成高凝状态）。

4. 其他血管外因素 ①主要是大血管附近病变（如颈椎病、肿瘤等压迫致脑供血不足）。②颅外形成的各种栓子（如脂肪栓子、空气栓子等）。

◎ **要点二 危险因素**

许多因素与脑卒中的发生及发展有密切关系，但又无直接因果关系，故不能确定为病因，可归为危险因素，包括：高血压和低血压、心脏病、糖尿病、短暂性脑缺血发作（TIA）、脑卒中史、吸烟、高脂血症。其他相关因素如体力活动减少、超重、饮食习惯（高摄盐量及肉类、动物油的高摄入等）、感染等都与脑卒中的发生呈正相关，控制和有效干预这些因素，即可降低脑卒中的发病率和死亡率。无法干预的危险因素有年龄、性别、种族、气候、脑卒中家族史等。

1. 高血压 高血压是脑出血和脑梗死最重要的危险因素。脑卒中发病率、死亡率的上升与血压升高有着十分密切的关系。控制高血压可明显减少脑卒中，同时也有助于预防或减少其他靶器官损害，包括心力衰竭。

2. 心脏病 心房纤颤是脑卒中的一个非常重要的危险因素。非瓣膜病性房颤患者每年发生脑卒中的危险性为3%~5%，大约占血栓栓塞性卒中的50%。其他类型心脏病包括扩张型心肌病、瓣膜性心脏病（如二尖瓣脱垂、心内膜炎和人工瓣膜）、先天性心脏病（如卵圆孔未闭、房间隔缺损、房间隔动脉瘤）等也对血栓栓塞性卒中增加一定危险。

3. 糖尿病 糖尿病是脑血管病重要的危险因素。脑血管病的病情轻重和预后与糖尿病患者的血糖水平以及病情控制程度有关，因此，应重视对糖尿病的预防和控制。

4. 血脂异常 大量研究已经证实，血清总胆固醇（TC）、低密度脂蛋白（LDL）升高，高密度脂蛋白（HDL）降低与心血管病有密切关系。应用他汀类等降脂药物可降低脑卒中的发病率和死亡率。

5. 吸烟 经常吸烟是公认的缺血性脑卒中的危险因素。其对机体产生的病理生理作用是多方面的，主要影响全身血管和血液系统，如加速动脉硬化、升高纤维蛋白原水平、促使血小板聚集、降低高密度脂蛋白水平等。

6. 饮酒 酒精可能通过多种机制导致卒中增加，包括升高血压、导致高凝状态、心律失常、减少脑血流量等。

7. 肥胖 肥胖人群易患心脑血管病已有不少研究证据。这与肥胖导致高血压、高血脂、高血糖是分不开的。

8. 其他危险因素

（1）高同型半胱氨酸血症 根据美国第三次全国营养调查和Framingham病例-对照研究的数据分析结果，高同型半胱氨酸血症与脑卒中发病有相关关系。

（2）代谢综合征（WHO，1999） 其特征性因素包括腹型肥胖、血脂异常、血压升高、胰岛素抵抗（伴或不伴糖耐量异常）等。胰岛素抵抗是其主要的病理基础，故又被称为胰岛素抵抗综合征。由于该综合征聚集了多种心脑血管病的危险因素，并与新近发现的一些危险因素相互关联，因此，对其诊断、评估以及适当的干预有重要的临床价值。

（3）缺乏体育活动 规律的体育锻炼对减少心脑血管病大有益处。研究证明，适当的体育活动可以改善心脏功能，增加脑血流量，改善微循环；也可通过降低升高的血压、控制血糖水平和降低体重等控制卒中主要危险因素的作用来起到保护性效应。

（4）饮食营养不合理 脂肪和胆固醇的过多摄入可加速动脉硬化的形成，继而影响心脑血管的正常功能，易导致脑卒中。另外，食盐量过多可使血压升高，并促进动脉硬化形成。

细目三 短暂性脑缺血发作

短暂性脑缺血发作（transient ischemic attack，TIA）是指历时短暂且经常反复发作的脑局部供血障碍，以相应供血区局限性和短暂性神经功能缺失为特点的一种脑血管病。每次发作历时短暂，持续数分钟至 1 小时，在 24 小时内即完全恢复，约占同期缺血性脑血管病的 7%~45%。

本病属于中医学的"中风""眩晕""厥证"等范畴。

◎ 要点一 西医病因与发病机制

TIA 的病因目前尚不十分确定，其发病机制有多种学说。主要与高血压、动脉粥样硬化、动脉狭窄、心脏病、血液成分改变及血流动力学变化等病因有关。

1. 微栓子 主要来源于颈内动脉系统动脉硬化性狭窄处的附壁血栓和动脉粥样硬化斑块的脱落、血小板聚集物、胆固醇结晶等，微栓子随血流阻塞小动脉后出现缺血症状，当栓子破碎或溶解移向远端时，血流恢复，症状消失。

2. 脑血管痉挛 脑动脉硬化后使血管腔狭窄可形成血流漩涡，刺激血管壁发生血管痉挛，而出现 TIA 的症状，当漩涡减弱时症状就消失。在持续高血压、局部损伤和微栓子的刺激下，也可引起脑动脉痉挛而致 TIA 发作。

3. 血液成分、血流动力学改变 某些血液系统疾病（如真性红细胞增多症、血小板增多症等）所致的高凝状态，以及低血压和心律失常等变化，造成脑灌注代偿失调，也可引起 TIA。

4. 颈部动脉受压学说 多属椎-基底动脉系统缺血。因动脉硬化或先天性迂曲等，当头颈过伸或向一侧转动时，椎动脉可在颈椎横突孔处受压，这种情况在伴有颈椎骨质增生时更易发生。

5. 其他 脑实质内的血管炎、血管壁发育异常或小灶出血、脑外盗血综合征及系统性红斑狼疮（SLE）等也可引起 TIA。

以上各种学说，可能是不同个体病例的发病机制，或同一个体可因多种促发因素相互组合而发病。

◎ 要点二 中医病因病机

1. 肝阳偏亢 患者素体阴虚，水不涵木，复因情志所伤，肝阳偏亢，上扰于头目则为眩晕；或夹痰夹瘀，横窜经络，出现偏瘫、语言不利。

2. 痰浊内生 嗜酒肥甘，饥饱劳倦，伤于脾胃，以致水谷不化为精微，反而聚湿生痰，致使清阳不升，浊阴不降，发为本病。

3. 瘀血停滞 患者素体气血亏虚，运行不畅，以致瘀血停滞；或脉络空虚，风邪乘虚入中经络，气血痹阻，肌肉筋脉失于濡养，故发生本病。

本病位于经络，其主要病机是气虚血瘀，气虚为本，血瘀为标。血瘀是 TIA 发生发展的核心，更有痰浊与瘀血互结而致病者，肝阳亦有夹痰、夹瘀而上扰者。

◎ 要点三 临床表现

TIA 好发于 50~70 岁，男性多于女性。发病突然，迅速出现局限性神经功能或视网膜功能障碍，多于5分钟左右达到高峰，症状和体征大多在24小时内完全消失；可反复发作；根据受累血管不同，临床上可分为颈内动脉系统TIA和椎-基底动脉系统TIA。

1. 颈内动脉系统TIA 较多见，持续时间较短，易进展为完全性卒中。常见症状为发作性单肢无力或轻偏瘫及对侧面部轻瘫，当主侧半球受累时可见失语症，也可有失读、失写症等。本病的特征性改变是伴有病变侧单眼一过性黑蒙或失明或病变侧Horner征；部分视野缺损常见，偏盲则较少见。

2. 椎-基底动脉系统TIA 较少见。由于椎-基底动脉复杂的结构，故缺血所致的症状复杂多样，脑干前庭系缺血表现为眩晕、平衡失调，多不伴有耳鸣；内听动脉缺血致内耳受累可伴耳鸣。

本病的特征性症状：

①跌倒发作：患者转头或仰头时，下肢突然失去张力而跌倒，无意识丧失，常可很快自行站起，系下部脑干网状结构缺血，肌张力降低所致。

②短暂性全面性遗忘症：发作时出现短时间记忆丧失，病人对此有自知力，持续数分钟至数十分钟，发作时对时间、地点定向障碍，但谈话、书写和计算能力保持，是大脑后动脉颞支缺血，累及边缘系统的颞叶海马、海马旁回和穹隆所致。

③双眼视力障碍发作：可有复视、偏盲或双目失明。另外临床可能出现的症状还有吞咽障碍，构音不清，共济失调，意识障碍伴或不伴瞳孔缩小；一侧或双侧面、口周麻木或交叉性感觉障碍；交叉性瘫痪是一侧脑干缺血的典型表现，可因脑干缺血的部位不同而出现不同的综合征，表现为一侧动眼神经、外展神经和/或面神经麻痹，对侧肢体瘫痪。

◎ **要点四　实验室检查及其他检查**

TIA无特定的实验室阳性指标，临床为明确其病因，常结合以下检查：

1. EEG、头颅CT或MRI检查大多正常，部分病例可见脑内有小梗死灶或缺血灶。CT（10%~20%患者）、MRI（约20%患者）可见腔隙性梗死灶。SPECT可有局部血流量下降，PET可见局限性氧与糖代谢障碍。

2. DSA/MRA或彩色经颅多普勒（TCD）可见血管狭窄、动脉粥样硬化斑。TCD微栓子监测适合发作频繁的TIA患者。

3. 心脏B超、心电图及超声心动图可以发现动脉硬化、心脏瓣膜病变及心肌病变。

4. 血常规、血脂及血液流变学检查可以确定TIA的发生与血液成分及流变学的关系。

5. 颈椎X线、CT或MRI检查可以明确是否存在颈椎病变对椎动脉的影响。

◎ **要点五　诊断与鉴别诊断**

（一）诊断

由于TIA呈发作性，且每次发作临床症状持续时间较短，绝大多数TIA患者就诊时症状已消失，其诊断主要依靠病史。有典型临床表现而又能排除其他疾病时，诊断即可确立，但要进一步明确病因。其诊断要点有：多数在50岁以上发病；有高血压、高脂血症、糖尿病、心脏病病史及吸烟等不良嗜好；突然发生的局灶性神经功能缺失，持续数分钟，或可达数小时，但在24小时内完全恢复正常；不同患者的局灶性神经功能障碍症状常按一定的血管支配区刻板地反复出现；发作间歇期无神经系统定位体征。

近来TIA临床诊断有不同程度的扩大化倾向，已引起国内外的关注。美国国立神经疾病与卒中研究所《脑血管病分类》（第3版）中提出：TIA的临床表现最常见的是运动障碍，对只出现肢体一部分或一侧面部感觉障碍、视觉丧失或失语发作病例，诊断TIA必须慎重。有些症状如麻木、头晕很常见，但不一定是TIA。并明确提出不属TIA特征的症状有：①不伴后循环（椎-基底动脉系）障碍其他体征的意识丧失；②强直性及/或阵挛性痉挛；③躯体多处持续、进展性症状；④闪光暗点。不考虑TIA症状有：①进展性感觉障碍；②单纯性眩晕；③单纯性头晕眼花；④单纯性吞咽障碍；⑤单纯的构音障碍；⑥单纯的复视；⑦大小便失禁；⑧伴有意识障碍的视觉丧失；⑨伴有头痛的局灶症状；⑩单纯的精神错乱；⑪单纯的遗忘症；⑫单纯的猝倒发作。

目前有关TIA发作持续时间多公认<1小时，且TIA概念的实质由单纯的时间概念向组织学损害演变。

（二）鉴别诊断

1. 局灶性癫痫 特别是单纯部分发作，常表现为持续数秒至数分钟的肢体抽搐，从躯体的一处开始，并向周围扩展，尤其是无张力性癫痫发作与TIA猝倒发作相似。较可靠的鉴别方法是进行24小时脑电图监测，如有局限性癫痫放电则可确诊为癫痫。CT或MRI检查可发现脑内局灶性病变。

2. 梅尼埃病（Meniere disease） 发作性眩晕、恶心、呕吐与椎-基底动脉TIA相似，但每次发作持续时间往往超过24小时，可达3～4天，伴有耳鸣、耳阻塞感、听力减退等症状，除眼球震颤外，无其他神经系统定位体征。发病年龄多在50岁以下。

3. 心脏疾病 阿-斯（Adams-Stokes）综合征，严重心律失常如室上性心动过速、室性心动过速、心房扑动、多源性室性早搏、病态窦房结综合征等，可因阵发性全脑供血不足，出现头昏、晕倒和意识丧失，但常无神经系统局灶性症状和体征，心电图、超声心动图和X线检查常有异常发现。

4. 发作性睡病 可突然发生猝倒，但多见于年轻人，有明显的不可抗拒的睡眠发作，而罕见局限性神经功能缺失，易于鉴别。

5. 其他 颅内肿瘤、脓肿、慢性硬膜下血肿、脑内寄生虫等亦可出现类TIA发作症状，原发或继发性自主神经功能不全亦可因血压或心律的急剧变化出现短暂性全脑供血不足，出现发作性意识障碍，应注意排除。

◎ **要点六 西医治疗**

部分TIA发作可自行缓解，其治疗目的在于消除病因，中止发作，预防再发，保护脑组织，防治TIA后的再灌注损伤。对于TIA无论何种因素所致，都应视为是脑梗死的重要危险因素，尤其是短时间内反复多次发作者。积极应用抗血小板聚集药和血管扩张药的同时，针对病因及危险因素治疗，如调整血压、降血脂、控制糖尿病、抗心律失常等。中医药辨证论治对本病有一定的疗效，如活血化瘀药物能降低血黏度，改善脑供血，部分药物能抗动脉粥样硬化，具有对因治疗的作用，远期疗效较好，可配合使用。

1. 病因治疗 针对TIA的病因和诱发因素进行治疗，消除微栓子来源和血流动力学障碍。如高血压病人应控制血压，有效地控制糖尿病、高脂血症、血液系统疾病、心律失常等。对颈动脉有明显动脉粥样硬化斑、狭窄>70%或血栓形成，影响脑内供血并有反复TIA者，可行颈动脉内膜剥离术、血栓内膜切除术、颅内外动脉吻合术或血管内介入治疗等。

2. 药物治疗

（1）抗血小板聚集剂 减少微栓子发生，减少TIA复发。阿司匹林每日50～300mg，晚餐后服用；氯吡格雷每日75mg。

（2）抗凝药物 对频繁发作的TIA，特别是颈内动脉系统TIA较抗血小板药物效果好；对渐进性、反复发作、持续时间较长和一过性黑矇的TIA可起预防卒中的作用。可用肝素、低分子肝素，也可选择华法林；抗凝疗法的确切疗效还待进一步评估，应注意抗凝治疗禁忌证。

（3）血管扩张药和扩容药物 早期用血管扩张药物，可使微栓子向远端移动，从而缩小缺血范围，同时血管扩张药物可促进侧支循环的建立。

（4）脑保护治疗 频繁发作的TIA，神经影像学检查显示有缺血或脑梗死病灶者，可给予钙拮抗剂，保护脑组织。目前临床常用的有尼莫通、尼达尔、西比灵和奥力保克等。

（5）其他 对于高纤维蛋白原血症患者，可选用降纤酶、蚓激酶治疗。

◎ 要点七　中医辨证论治

1. 肝肾阴虚、风阳上扰证

证候：头晕目眩，甚则欲仆，目胀耳鸣，心中烦热，多梦健忘，肢体麻木，或猝然半身不遂，语言謇涩，但瞬时即过，舌质红，苔薄白或少苔，脉弦或细数。

治法：平肝息风，育阴潜阳。

方药：镇肝熄风汤加减。

2. 气虚血瘀、脉络瘀阻证

证候：头晕目眩，动则加剧，语言謇涩，或一侧肢体软弱无力，渐觉不遂，偶有肢体掣动，口角流涎，舌质暗淡，或有瘀点，苔白，脉沉细无力或涩。

治法：补气养血，活血通络。

方药：补阳还五汤加减。

3. 痰瘀互结、阻滞脉络证

证候：头晕目眩，头重如蒙，肢体麻木，胸脘痞闷，或猝然半身不遂，移时恢复如常，舌质暗，苔白腻或黄厚腻，脉滑数或涩。

治法：豁痰化瘀，通经活络。

方药：黄连温胆汤合桃红四物汤加减。

细目四　动脉硬化性脑梗死

脑梗死是指各种原因所致脑部血液供应障碍，导致脑组织缺血、缺氧性坏死，出现相应神经功能缺损。脑梗死的临床常见类型有脑血栓形成、脑栓塞和腔隙性梗死等。脑梗死约占全部脑卒中的80%，以半身不遂、口眼喎斜、语言不利为临床特征。

脑血栓形成（cerebral thrombosis，CT）是脑梗死中最常见的类型，通常指脑动脉的主干或其皮层支因动脉粥样硬化及各类动脉炎等血管病变，导致血管的管腔狭窄或闭塞，并进而发生血栓形成，造成脑局部供血区血流中断，脑组织缺血、缺氧，软化坏死，出现相应的神经系统症状和体征。

本病属于中医学的"中风""眩晕""头痛""厥证"等范畴。

◎ 要点一　西医病因病理

（一）病因

1. **动脉管腔狭窄和血栓形成**　最常见的是动脉粥样硬化斑导致管腔狭窄和血栓形成。主要发生在管径>500μm的供血动脉，以脑部的大动脉、中动脉的分叉处以及弯曲处多见，管腔狭窄达80%以上才能影响脑血流量。

2. **血管痉挛**　常见于蛛网膜下腔出血、偏头痛、子痫和颅外伤等病人。尚有一些病因不明的脑梗死，部分病例有高水平的抗磷脂抗体等伴发的高凝状态。

（二）病理

闭塞血管内可见血栓形成或栓子、动脉粥样硬化或血管炎等改变。病理分期为：

1. **超早期（1~6小时）**　病变区脑组织常无明显改变，可见部分血管内皮细胞、神经细胞和星形胶质细胞肿胀，线粒体肿胀空化，属可逆性。

2. **急性期（6~24小时）**　缺血区脑组织苍白，轻度肿胀，神经细胞、星形胶质细胞和血管内皮细胞呈明显缺血性改变。

3. **坏死期（24~48小时）**　可见大量神经细胞消失，胶质细胞坏死，中性粒细胞、单核细胞、巨噬细胞浸润，脑组织明显水肿；如病变范围大可向对侧移位，甚至形成脑疝。

4. **软化期（3天~3周）**　病变区液化变软。

5. **恢复期（3~4周后）**　液化坏死的脑组织被吞噬、清除，胶质细胞增生，毛细血管增多，小病灶形成胶质瘢痕，大病灶形成中风囊，此期可持续数月至两年。

◎ 要点二　中医病因病机

多因年老正衰，劳倦内伤，或饮食不节，损伤脾胃，或情志不遂，以致脏腑功能失调，气血逆乱，风夹痰瘀，扰于脑窍，窜犯经络发为中风。

1. 肝阳暴亢，风火上扰 平素肝旺易怒，或肝肾阴虚，肝阳偏亢，复因情志相激，肝失条达，气机不畅，气郁化火，风火相扇，冲逆犯脑。

2. 风痰瘀血，痹阻脉络 年老体衰或劳倦内伤，脏腑功能失调，内生痰浊瘀血，适逢肝风上窜之势，或外风引动内风，皆使风夹痰瘀，窜犯经络。

3. 痰热腑实，风痰上扰 饮食不节，嗜好膏粱厚味及烟酒之类，脾胃受伤，运化失司，痰热互结，腑气壅结，痰热夹风阳之邪，上扰清窍，神机失灵。

4. 气虚血瘀，脉络不畅 平素体弱，或久病伤正，正气亏虚，无力行血，血行不畅，瘀滞脑络。

本病的病位在脑，与心、肾、肝、脾密切相关。其病机归纳起来不外虚（阴虚、气虚）、火（肝火、心火）、风（肝风、外风）、痰（风痰、湿痰）、气（气逆）、血（血瘀）六端，其中以肝肾阴虚、气血衰少为致病之本，风、火、痰、气、瘀为发病之标，且两者常互为因果，或兼见同病。本病系本虚标实、上盛下虚之证，其基本病机为阴阳失调，气血逆乱，上犯于脑。

◎ 要点三 临床表现

（一）一般特点

动脉粥样硬化所致者以中、老年人多见；动脉炎所致者以中青年多见。常在安静或休息状态下发病。神经系统局灶性症状及体征多在发病后10余小时或1~2天内达到高峰。神经系统定位体征因脑血管闭塞部位及梗死范围不同而表现各异。

（二）临床类型

1. 根据症状和体征的演进过程分类

（1）完全性卒中 发病后神经功能缺失症状较重较完全，常于数小时内（<6小时）达到高峰。病情一般较严重。多为颈内动脉或大脑中动脉主干等较大动脉闭塞所致，约占30%。

（2）进展性卒中 指发病后神经功能缺失症状在48小时内逐渐进展或呈阶梯式加重，直至病人完全偏瘫或意识障碍。

（3）缓慢进展性卒中 起病后1~2周症状仍逐渐加重，常与全身或局部因素所致的脑灌流减少、侧支循环代偿不良、血栓向近心端逐渐扩展等有关。

（4）可逆性缺血性神经功能缺失 指发病后神经缺失症状较轻，持续24小时以上，但可于3周内恢复，不留后遗症。多数发生于大脑半球卵圆中心。

2. 根据梗死的特点分类

（1）大面积脑梗死 通常是颈内动脉主干、大脑中动脉主干或皮层支的完全性卒中，患者表现为病灶对侧完全性偏瘫、偏身感觉障碍及向病灶对侧的凝视麻痹，可有头痛和意识障碍，并呈进行性加重。

（2）分水岭脑梗死 是指相邻血管供血区之间分水岭区或边缘带（border zone）的局部缺血。一般认为，分水岭梗死多由于血流动力学障碍所致；典型者发生于颈内动脉严重狭窄或闭塞伴全身血压降低时。临床常呈卒中样发病，多无意识障碍，症状较轻，恢复较快。

（3）出血性脑梗死 是由于脑梗死供血区内动脉坏死后血液漏出继发出血，常发生于大面积脑梗死之后。

（4）多发性脑梗死 是指两个或两个以上不同的供血系统脑血管闭塞引起的梗死，多为反复发作脑梗死的后果。

（三）不同动脉闭塞的症状和体征

1. 颈内动脉闭塞 可出现病灶侧单眼一过性黑矇，偶可为永久性视力障碍（因眼动脉缺血），或病灶侧Horner征这一特征性病变；常见症状有对侧偏瘫、偏身感觉障碍和偏盲等（大脑中动脉或大脑中、前动脉缺血）；主侧半球受累可有失语症。

2. 大脑中动脉闭塞 是血栓性梗死的主要血管,发病率最高,占脑血栓性梗死的70%~80%。

(1) 主干闭塞 "三偏征"为特征,即病灶对侧中枢性面舌瘫及偏瘫,偏身感觉障碍和同向偏盲或象限盲。上下肢瘫痪程度基本相等;可有不同程度的意识障碍;主侧半球受累可出现失语症,非主侧半球受累可见体象障碍。

(2) 皮层支闭塞 上分支闭塞时可出现病灶对侧偏瘫和感觉缺失,面部及上肢重于下肢,Broca失语(主侧半球)和体象障碍(非主侧半球);下分支闭塞时常出现Wernicke失语、命名性失语和行为障碍等,而无偏瘫。

(3) 深穿支闭塞 对侧中枢性上下肢均等性偏瘫,可伴有面舌瘫;对侧偏身感觉障碍,有时可伴有对侧同向性偏盲;主侧半球病变可出现皮质下失语。

3. 大脑前动脉闭塞

(1) 主干闭塞 发生于前交通动脉之前可无任何症状;发生于前交通动脉之后可有对侧中枢性面舌瘫及偏瘫,以面舌瘫及下肢瘫为重,伴轻度感觉障碍;旁中央小叶受损有尿潴留或尿急;额极与胼胝体受累有精神障碍如淡漠、反应迟钝、欣快、始动障碍和缄默等,额叶病变常有强握与吮吸反射;主侧半球病变可见上肢失用,Broca失语少见。

(2) 皮层支闭塞 以对侧下肢远端为主的中枢性瘫,可伴感觉障碍;对侧肢体短暂性共济失调、强握反射及精神症状。

(3) 深穿支闭塞 对侧中枢性面舌瘫及上肢近端轻瘫。

4. 大脑后动脉闭塞 此型在临床上比较少见。闭塞部位在发出交通动脉以前不出现症状。丘脑膝状动脉闭塞见丘脑综合征,表现为对侧感觉障碍,以深感觉为主,有自发性疼痛、感觉过度、轻偏瘫、共济失调和不自主运动,可有舞蹈、手足徐动症和震颤等锥体外系症状;大脑后动脉阻塞引起枕叶梗死可出现对侧同向偏盲,瞳孔反应保持,视神经无萎缩;优势半球胼胝体部的损害可引起失读症。

5. 椎-基底动脉闭塞 基底动脉主干闭塞常引起广泛的脑桥梗死,可突发眩晕、呕吐、共济失调,迅速出现昏迷、面部与四肢瘫痪、去脑强直、眼球固定、瞳孔缩小、高热、肺水肿、消化道出血,甚至呼吸及循环衰竭而死亡。椎-基底动脉的分支闭塞,可导致脑干或小脑不同水平的梗死,表现为各种病名的综合征。体征的共同特点是下列之一:①交叉性瘫痪。②双侧运动和/或感觉功能缺失。③眼的协同运动障碍。④小脑功能的缺失不伴同侧长束征。⑤孤立的偏盲或同侧盲。另可伴失语、失认、构音障碍等。常见的综合征有:

(1) 基底动脉尖综合征 出现以中脑病损为主要表现的一组临床综合征,临床表现包括:①眼球运动及瞳孔异常,一侧或双侧动眼神经部分或完全麻痹,眼球上视不能(上丘受累)及一个半综合征,瞳孔光反应迟钝而调节反应存在,类似Argyll-Robertson瞳孔(顶盖前区病损)。②意识障碍,一过性或持续数天,或反复发作(中脑和/或丘脑网状激活系统受累)。③对侧偏盲或皮质盲。④严重记忆障碍(颞叶内侧受累)。

有卒中危险因素的中老年人,突然发生意识障碍又较快恢复,无明显运动、感觉障碍,但有瞳孔改变、动眼神经麻痹、垂直注视障碍,应想到该综合征;如有皮质盲或偏盲、严重记忆障碍则更支持;CT及MRI见中脑、双侧丘脑、枕叶、颞叶病灶即可确诊。

中脑支闭塞出现Weber综合征、Benedit综合征;脑桥支闭塞出现Millard-Gubler综合征(外展、面神经麻痹,对侧肢体瘫痪)、Foville综合征(同侧凝视麻痹、周围性面瘫,对侧偏瘫)。

(2) 小脑后下动脉或椎动脉闭塞综合征 或称延髓背外侧综合征(Wallenberg综合征),是脑干梗死中最常见的类型。主要表现:①眩晕、呕吐、眼球震颤(前庭神经核)。②交叉性感觉障碍(三叉神经脊束核及对侧交叉的脊髓丘脑束受损)。③同侧Horner征(交感神经下行纤维受损）。④吞咽困难和声音嘶哑（舌咽、迷走神经受损）。⑤同侧小脑性共济失调（绳状体或小脑受损）。

（3）闭锁综合征 双侧脑桥基底部梗死，病人意识清楚，四肢瘫痪，不能讲话和吞咽，仅能以目示意。

6. **小脑梗死** 常有眩晕、恶心、呕吐、眼球震颤、共济失调、站立不稳和肌张力降低等，可有脑干受压及颅内压增高症状。

◎ 要点四 实验室检查及其他检查

1. **颅脑 CT** 多数于发病后 24 小时内 CT 不显示密度变化，24~48 小时后逐渐显示与闭塞血管供血区一致的低密度梗死灶，如梗死灶体积较大则可有占位效应。

2. **颅 MRI** 与 CT 相比，MRI 具有显示病灶早的特点，能早期发现大面积脑梗死，清晰显示小病灶及后颅凹的梗死灶，病灶检出率 95%。功能性 MRI 如弥散加权 MRI 可于缺血早期发现病变，发病后半小时即可显示梗死灶。

3. **血管造影** DSA 或 MRA 可显示血管狭窄和闭塞的部位，可显示动脉炎、Moyamoya 病、动脉瘤和血管畸形等。

4. **脑脊液检查** 通常 CSF 压力、常规及生化检查正常，大面积脑梗死压力可增高，出血性脑梗死 CSF 可见红细胞。

5. **其他检查**
①彩色多普勒超声（TCD）：可发现颈动脉及颈内动脉的狭窄、动脉粥样硬化斑或血栓形成。
②SPECT：能早期显示脑梗死的部位、程度和局部脑血流改变，PET 能显示脑梗死灶局部脑血流、氧代谢及葡萄糖代谢，并监测缺血半暗带及对远隔部位代谢的影响。

◎ 要点五 诊断与鉴别诊断

（一）诊断依据

1. 起病较急，多于安静状态下发病。
2. 多见于有动脉硬化、高血压病、糖尿病及心脏病病史的中老年人。
3. 有颈内动脉系统和/或椎-基底动脉系统体征和症状，如偏瘫、偏身感觉障碍、失语、共济失调等，部分可有头痛、呕吐、昏迷等全脑症状，并在发病后数小时至几天内逐渐加重。
4. 头颅 CT、MRI 发现梗死灶，或排除脑出血、瘤卒中和炎症性疾病等。

（二）临床分型（OCSP 分型）

牛津郡社区卒中研究分型（OCSP）不依赖影像学结果，常规 CT、MRI 尚未能发现病灶时就可根据临床表现迅速分型，并提示闭塞血管和梗死灶的大小和部位，临床简单易行，对指导治疗、评估预后有重要价值。OCSP 临床分型标准如下：

1. **完全前循环梗死（TACI）** 多为 MCA 近段主干，少数为颈内动脉虹吸段闭塞引起的大片脑梗死，表现为三联征：

（1）完全大脑中动脉（MCA）综合征表现：大脑较高级神经活动障碍（意识障碍、失语、失算、空间定向力障碍等）。

（2）同向偏盲。

（3）对侧三个部位（面、上肢与下肢）较严重的运动和/或感觉障碍。

2. **部分前循环梗死（PACI）** 是 MCA 远段主干、各级分支或 ACA 及分支闭塞引起的中、小梗死，有以上三联征中的两个，或只有高级神经活动障碍，或感觉运动缺损较 TACI 局限。

3. **后循环梗死（POCI）** 为椎-基底动脉及分支闭塞引起的大小不等的脑干、小脑梗死，表现为各种不同程度的椎-基底动脉综合征：①同侧脑神经瘫痪及对侧感觉运动障碍。②双侧感觉运动障碍。③双眼协同活动及小脑功能障碍，无长束征或视野缺损等。

4. **腔隙性梗死（LACI）** 大多是基底节或脑桥小穿通支病变引起的小腔隙灶，表现为腔隙综合征，如纯运动性轻偏瘫、纯感觉性脑卒中、共济失调性轻偏瘫、手笨拙-构音不良综合征等。

（三）鉴别诊断

1. **脑出血** 比较而言，脑出血起病更急，常有头痛、呕吐、打哈欠等颅内压增高症及不同程度的意识障碍，血压增高明显，典型者不难鉴别。但大面积梗死与脑出血、一般脑梗死与轻型脑出血临床症状相似，鉴别困难，往往需要做CT 等检查才能鉴别。

2. **脑栓塞** 起病急骤，一般临床症状常较重，常有心脏病史，特别是有心房纤颤、感染性心内膜炎、心肌梗死或有其他易产生栓子的疾病时应考虑脑栓塞。

3. **颅内占位病变** 某些硬膜下血肿、颅内肿瘤、脑脓肿等发病也较快，出现偏瘫等症状，类似梗死临床表现，应注意有无高颅内压的症状及体征，CT 及 MRI 检查则可鉴别。

◎ 要点六 西医治疗

脑血栓形成具有起病急、病变进展快、神经病损重的特点，急性期及早实施正确的治疗，可显著提高临床疗效。目前多采用中西医结合综合治疗，具体的治疗原则应考虑以下几点：①超早期治疗，尽早发现，及时就诊，迅速处理，力争超早期溶栓治疗。②基于脑梗死后的缺血及再灌注损伤的病理改变进行综合脑保护治疗。③采取个体化的综合治疗方案，即要考虑个体因素。中医的辨证论治在体现个体化治疗方面显示了一定优势，故应采用中西医结合药物治疗与其他疗法并举的多元化治疗措施。有条件者可组建由多学科医师参与的"卒中单元"，将急救、治疗和康复融为一体，使个体治疗更具特点。④整体化观念。治疗脑血栓要考虑脑与心脏及其他器官功能的相互影响，如脑心综合征、多脏器衰竭等，重症病例要积极防治并发症，采取对症支持疗法。⑤对卒中的危险因素及时给予预防性干预措施，最终达到挽救生命、降低病残率及预防复发的目的。⑥中医药综合治疗如针刺、按摩等康复方法显示了很大优势，积极应用有助于神经功能恢复。

（一）一般治疗

包括维持生命功能、处理并发症等基础治疗。

1. 卧床休息，监测生命体征，加强皮肤、口腔、呼吸道及排便的护理，起病 24~48 小时仍不能进食者，应予鼻饲饮食。

2. 吸氧与呼吸支持：合并低氧血症患者（血氧饱和度<92%或血气分析提示缺氧）应给予吸氧，气道功能严重障碍者应给予气道支持（气管插管或切开）及辅助呼吸。

3. 心脏监测与心脏病变处理：脑梗死后 24 小时内应常规进行心电图检查，必要时进行心电监护。

4. 体温控制：对体温升高的患者应明确发热原因，如存在感染应给予抗生素治疗。对体温>38℃的患者应给予退热措施。

5. 血压控制：发病后 24 小时内血压持续升高，收缩压≥200mmHg 或舒张压≥110mmHg，或伴有严重心功能不全、主动脉夹层、高血压脑病，可予谨慎降压治疗，并严密观察血压变化，必要时可静脉使用短效药物（如拉贝洛尔、尼卡地平等），最好应用微量输液泵，避免血压降得过低。准备溶栓者，应使收缩压<180mmHg、舒张压<100mmHg。

6. 血糖控制：约 40%的患者存在脑卒中后高血糖，对预后不利。目前公认应对脑卒中后高血糖进行控制。如超过 11.1mmol/L，宜给予胰岛素治疗。血糖低于 2.8mmol/L 时给予 10%~20%葡萄糖口服或注射治疗。

7. 脑水肿高峰期为发病后 2~5 天，可根据临床表现或颅内压监测，给予 20% 甘露醇 250mL，6~8 小时 1 次，静脉滴注；亦可用速尿 40mg 或 10%白蛋白 50mL，静脉注射。

（二）溶栓治疗

以迅速恢复梗死区血流灌注，减轻神经元损伤。溶栓应在起病 6 小时内的治疗时间窗内进行才有可能挽救缺血半暗带。

1. **常用溶栓药物及其使用** 常用尿激酶（UK）、重组的组织型纤溶酶原激活剂（rt-PA）。①尿激酶常用量 100 万~150 万 U，加入 5%葡萄糖或 0.9%生理盐水中静脉滴注，30 分钟滴完，剂量应根据病人的具体情况来确定；也可采用

DSA监视下超选择性介入动脉溶栓。②rt-PA每次用量为0.9mg/kg，总量≤90mg，先静脉推注10%（1分钟），其余剂量连续静滴，60分钟滴完。

2. 适应证 ①年龄18~80岁。②发病4.5小时以内（rt-PA）或6小时内（尿激酶）。③脑功能损害的体征持续存在超过1小时，且比较严重。④CT排除颅内出血，且无早期大面积脑梗死影像学改变。

3. 禁忌证 ①既往有颅内出血，包括可疑蛛网膜下腔出血；近3个月有头颅外伤史；近3周内有胃肠或泌尿系统出血。近两周内进行过大的外科手术；近1周内有不可压迫部位的动脉穿刺。②近3个月有脑梗死或心肌梗死史，但陈旧小腔隙未遗留神经功能体征者除外。③严重心、肾、肝功能不全或严重糖尿病者。④体检发现有活动性出血或外伤（如骨折）的证据。⑤已口服抗凝药，且INR>1.5；48小时内接受过肝素治疗（APTT超出正常范围）。⑥血小板计数<100×10^9/L，血糖<2.7mmol/L（50mg）。⑦血压：收缩压>180mmHg，或舒张压>100mmHg。⑧妊娠。⑨不合作。

4. 溶栓治疗时的注意事项

（1）将患者收入ICU或者卒中单元进行监测。

（2）定期进行神经功能评估，第1小时内30分钟1次，以后每小时1次，直至24小时。

（3）患者出现严重的头痛、急性血压增高、恶心或呕吐，应立即停用溶栓药物，紧急进行头颅CT检查。

（4）血压的监测：溶栓的最初2小时内15分钟1次，随后6小时内为30分钟1次，以后每小时1次，直至24小时。如果收缩压≥180mmHg或舒张压≥100mmHg，应增加血压监测次数，并给予降压药物。

（5）给予抗凝药、抗血小板药物前应复查颅脑CT。

（6）鼻饲管、导尿管及动脉内测压管应延迟安置。

5. 溶栓并发症 ①脑梗死病灶继发出血：UK有诱发出血的潜在危险，应监测凝血时间及凝血酶原时间。②致命的再灌注损伤及脑组织水肿。③再闭塞，可达10%~20%。

（三）抗凝治疗

1. 常用药物 ①肝素100mg，溶于5%葡萄糖溶液或生理盐水500mL中，静脉滴注，每分钟20滴，8~12小时1次，共3天。②低分子肝素4000U，脐周或臂深部皮下注射，每日1次，不影响凝血机制，较安全，可用于进展性卒中的最初1~2天，溶栓治疗后短期应用防止再闭塞。

2. 抗凝治疗注意事项 抗凝治疗剂量宜个体化，治疗期间应监测凝血时间和凝血酶原时间，备有维生素K、鱼精蛋白等拮抗剂，以便处理可能的出血并发症。抗凝治疗应以脑出血、活动性内脏出血以及亚急性心内膜炎为绝对禁忌证，舒张压大于100mmHg的高血压患者应慎用。

（四）脑保护治疗

包括采用钙离子通道阻滞剂、镁离子、抗兴奋性氨基酸递质、自由基清除剂（过氧化物歧化酶、维生素E和C、甘露醇、激素如21-氨基类固醇、巴比妥盐类、谷胱甘肽等）、酶的抑制剂、抑制内源性毒性产物（金钠多、可拉瑞啶）、神经营养因子、神经节苷脂、腺苷与纳洛酮和亚低温治疗等。

（五）降纤治疗

药物有降纤酶（Defibrase）、巴曲酶、安克洛酶和蚓激酶等；发病后3小时内给予安克洛酶可改善病人预后。

（六）抗血小板聚集治疗

发病后48小时内给予阿司匹林每日100~300mg，可降低死亡率和复发率，进行溶栓及抗凝治疗时不要同时应用，以免增加出血的风险。

（七）其他

1. 血管扩张剂 可导致脑内盗血及加重脑水肿，宜慎用或不用。

2. 神经细胞营养剂 选择适当的神经细胞营养剂，临床常用的神经细胞营养剂包括三类：影响能量代谢如 ATP、细胞色素 C、胞磷胆碱、辅酶 A、辅酶 Q_{10} 等；影响氨基酸及多肽类如 γ-氨基丁酸、脑活素、爱维治等；影响神经递质及受体如溴隐亭、麦角溴烟酯等。最新的临床及实验研究证明，脑卒中急性期不宜使用影响能量代谢的药物，这类药物可使本已缺血缺氧的脑细胞耗氧增加，加重脑缺氧及脑水肿，应在脑卒中亚急性期（病后 2~4 周）使用。

（八）手术治疗和介入治疗

如颈动脉内膜切除术、颅内外动脉吻合术、开颅减压术、脑室引流术等对急性脑梗死病人有一定疗效（大面积脑梗死和小脑梗死而有脑疝征象者，宜行开颅减压治疗）。

（九）高压氧治疗

可增加脑组织供氧，清除自由基水平，提高脑组织氧张力，并具有抗脑水肿、提高红细胞变形能力、控制血小板聚集率、降低血黏度和减弱脑血栓形成等作用。

（十）康复治疗

其原则是在一般和特殊疗法的基础上，对病人进行体能和技能训练，以降低致残率，增进神经功能恢复，提高生活质量，在病人生命体征平稳后即尽早进行。

（十一）预防性治疗

尽早干预。抗血小板聚集剂阿司匹林、氯吡格雷用于防治缺血性脑血管病已受到全球普遍关注，并在临床广泛应用，有肯定的预防作用。国内临床试验证实，阿司匹林的适宜剂量为每日 70~150mg，氯吡格雷为每日 75mg。注意适应证的选择，有胃病及出血倾向者慎用。

◎ 要点七 中医辨证论治

1. 肝阳暴亢，风火上扰证

证候：平素头晕头痛，耳鸣目眩，突然发生口眼㖞斜，舌强语謇，或手足重滞，甚则半身不遂，或伴麻木等症，舌质红，苔黄，脉弦。

治法：平肝潜阳，活血通络。

方药：天麻钩藤饮加减。

2. 风痰瘀血，痹阻脉络证

证候：肌肤不仁，手足麻木，突然口眼㖞斜，语言不利，口角流涎，舌强语謇，甚则半身不遂；或兼见手足拘挛，关节酸痛，恶寒发热；舌苔薄白，脉浮数。

治法：祛风化痰通络。

方药：真方白丸子加减。

3. 痰热腑实，风痰上扰证

证候：半身不遂，舌强语謇或不语，口眼㖞斜，偏身麻木，口黏痰多，腹胀便秘，头晕目眩，舌红，苔黄腻或黄厚燥，脉弦滑。

治法：通腑泄热，化痰理气。

方药：星蒌承气汤加减。

4. 气虚血瘀证

证候：肢体不遂，软弱无力，形体肥胖，气短声低，面色萎黄，舌质淡暗或有瘀斑，苔薄厚，脉细弱或沉弱。

治法：益气养血，化瘀通络。

方药：补阳还五汤加减。

5. 阴虚风动证

证候：突然发生口眼㖞斜，舌强语謇，半身不遂；平素头晕头痛，耳鸣目眩，膝酸腿软，舌红，苔黄，脉弦细而数或弦滑。

治法：滋阴潜阳，镇肝息风。

方药：镇肝熄风汤加减。

6. 脉络空虚，风邪入中证

证候：手足麻木，肌肤不仁或突然口眼㖞斜，语言不利，口角流涎，甚则半身不遂；或兼见恶寒发热，肌体拘急，关节酸痛，舌苔薄白，脉浮弦或弦细。

治法：祛风通络，养血和营。

方药：大秦艽汤加减。

7. 痰热内闭清窍证

证候：突然昏仆，口噤目张，气粗息高，或两手握固，或躁扰不宁，口眼㖞斜，半身不遂，昏不知人，颜面潮红，大便干结，舌红，苔黄腻，脉弦滑数。

治法：清热化痰，醒神开窍。

方药：首先灌服（或鼻饲）至宝丹或安宫牛黄丸以辛凉开窍，继以羚羊角汤加减。

8. 痰湿壅闭心神证

证候：突然昏仆，不省人事，牙关紧闭，口噤不开，痰涎壅盛，静而不烦，四肢欠温，舌淡，苔白滑而腻，脉沉。

治法：辛温开窍，豁痰息风。

方药：涤痰汤加减。

9. 元气败脱，心神涣散证

证候：突然昏仆，不省人事，目合口开，鼻鼾息微，手撒肢冷，汗多不止，二便自遗，肢体软瘫，舌痿，脉微欲绝。

治法：益气回阳，救阴固脱。

方药：立即用大剂参附汤合生脉散加减。

细目五 脑栓塞

脑栓塞（cerebral embolism）是指各种栓子随血流进入颅内动脉系统，使血管腔急性闭塞引起相应供血区脑组织缺血、坏死及脑功能障碍。由栓塞造成的脑梗死也称为栓塞性脑梗死（embolic infarction），约占脑梗死的15%，在青年人脑梗死中高达30%。

本病属于中医学的"中风""眩晕""头痛""厥证"等范畴。

◎ 要点一 西医病因

脑栓塞依据栓子的来源分为三类。

1. 心源性 最常见，占脑栓塞的60%~75%，最多见的直接原因是慢性心房纤颤，造成心房附壁血栓脱落，约占心源性栓子的半数以上。在青年人中，风湿性心脏病仍是并发脑栓塞的重要原因；感染性心内膜炎时瓣膜上的炎性赘生物脱落，心肌梗死或心肌病的附壁血栓等亦常引起。

2. 非心源性 主动脉弓及其发出的大血管的动脉粥样硬化斑块和附着物脱落是较常见的原因。其他较少见的有：肺静脉血栓或血凝块、肺部感染、败血症可引起脑栓塞，长骨骨折或手术时脂肪栓和气栓、血管内诊断治疗时的血凝块或血栓脱落、癌性栓子、寄生虫虫卵栓子、异物栓子、肾病综合征高凝状态亦可引起脑栓塞。

3. 来源不明 约30%脑栓塞不能确定原因。

◎ 要点二 临床表现

取决于栓子的性质和数量、栓塞的部位、侧支循环的状况、栓子的变化过程、心脏功能与其他并发症等因素。

（一）病史

任何年龄均可发病，但以青壮年多见。多在活动中突然发病（也可于安静时发病，约1/3发生于睡眠中），常无前驱表现，症状多在数秒至数分钟内发展到高峰，是发病最急的脑卒中，且多表现为完全性卒中。

（二）症状和体征

（1）意识障碍：50%~60%患者起病时有意识障碍，但持续时间短，颈内动脉或大脑中动脉主干的大面积脑栓塞可发生严重脑水肿、颅内压增高、昏迷及抽搐发作；椎-基底动脉系统栓塞也可迅速发生昏迷。

（2）局限性神经缺失症状：与栓塞动脉供血区的功能相对应。约4/5脑栓塞累及大脑中动脉主干及其分支，出现失语、偏瘫、单瘫、偏身感觉障碍和局限性癫痫发作等，偏瘫多以面部和上肢为重，下肢较轻；约1/5发生在椎-基底动脉系统，表现为眩晕、复视、共济失调、交叉瘫、四肢瘫、发音及吞咽困难等；较大栓子偶可栓塞在基底动脉主干，造成突然昏迷、四肢瘫或基底动脉尖综合征。

（3）原发疾病表现：如风湿性心脏病、冠心病和严重心律失常、心内膜炎等；部分病例有心脏手术史、长骨骨折、血管内治疗史等。

（4）脑外多处栓塞证据，如皮肤、球结膜、肺、肾、脾、肠系膜等栓塞和相应的临床症状和体征。

◎ 要点三 实验室检查及其他检查

1. **头颅 CT 及 MRI** 可显示梗死灶呈多发，见于两侧，或病灶大，呈以皮质为底的楔形，绝大多数位于大脑中动脉支配区，且同一大脑中动脉支配区常见多个、同一时期梗死灶，可有缺血性梗死和出血性梗死的改变，出现出血性梗死更支持脑栓塞的诊断。一般于 24~48 小时后可见低密度梗死区，故应定期复查。MRI 可发现颈动脉及主动脉狭窄，判断程度，显示栓塞血管的部位。

2. **脑脊液** 压力正常，大面积栓塞时可增高；出血性梗死者脑脊液可呈血性或镜下可见红细胞；亚急性细菌性心内膜炎等感染性脑栓塞脑脊液白细胞增高，一般可达 $200\times10^6/L$，早期以中性粒细胞为主，晚期以淋巴细胞为主；脂肪栓塞者脑脊液可见脂肪球。

3. **其他检查** ①应常规作心电图检查，可发现心肌梗死、风心病、心律失常病变的证据。②超声心动图检查可证实心源性栓子的存在。③颈动脉超声检查可评价颈动脉管腔狭窄、血流及颈动脉斑块，对颈动脉源性脑栓塞有提示意义。④血管造影时能见到栓塞性动脉闭塞有自发性消失趋势。

◎ 要点四 诊断

诊断要点：

1. 无前驱症状，突然发病，病情进展迅速且多在几分钟内达高峰。

2. 局灶性脑缺血症状明显，伴有周围皮肤、黏膜和/或内脏和肢体栓塞症状。

3. 明显的原发疾病和栓子来源。

4. 脑 CT 和 MRI 能明确脑栓塞的部位、范围、数目及性质（出血性与缺血性）。

◎ 要点五 西医治疗

1. 大面积脑栓塞，以及小脑梗死可发生严重的脑水肿，或继发脑疝，应积极进行脱水、降颅压治疗，若颅内高压难以控制或有脑疝形成，需进行大颅瓣切除减压。

2. 大脑中动脉主干栓塞者，若在发病的 3~6 小时时间窗内，可争取溶栓治疗（参见脑血栓形成），也可立即施行栓子摘除术。气栓应采取头低位、左侧卧位。如系减压病应立即行高压氧治疗，可使气栓减少，脑含氧量增加，气栓常引起癫痫发作，应严密观察，及时进行抗癫痫治疗。脂肪栓可用扩容剂、血管扩张剂、5%碳酸氢钠注射液 250mL 静脉滴注，每日 2 次。感染性栓塞需选用有效足量的抗生素抗感染治疗。

3. 防止栓塞复发，房颤病人尽可能恢复正常心律，如不能则应采取预防性抗凝治疗以预防形成新的血栓再栓塞，防止栓塞的部位继发性血栓扩散，促使血栓溶解。可选用华法林或抗血小板聚集药物阿司匹林、氯吡格雷等，治疗中要定期监测凝血功能，并随时调整剂量，防止并发颅内或身体其他部位的出血。

4. 部分心源性脑栓塞患者发病后 2~3 小时内，用较强的血管扩张剂如罂粟碱静滴可收到意想不到的满意疗效；亦有用烟胺羟丙茶碱（脉栓通、烟酸占替诺）治疗发病 1 周内的轻、中度脑梗死病例收到较满意疗效者。

◎ 要点六 中医辨证论治

参见本单元"细目四"。

◎ 要点七 预防

主要是预防各种原发病的发生，如已发生原发病，应尽早积极治疗，以杜绝栓子的产生。

细目六 腔隙性梗死

腔隙性梗死（lacunar infarct）是指因脑深穿动脉暂时或永久性闭塞导致大脑半球深部白质及脑干的缺血性微梗死，因脑组织缺血、坏死、液化并由吞噬细胞移除而形成腔隙，故称为腔隙性梗死。约占急性缺血性脑卒中的 20%，是脑梗死的一种常见类型。

本病属于中医学的"中风""眩晕""头痛"等范畴。

◎ 要点一 西医病因病理

1. **高血压** 高血压可导致小动脉及微小动

脉壁脂质透明变性，引起管腔闭塞而产生腔隙性病变。

2. 动脉粥样硬化 使小动脉管腔狭窄，血栓形成或栓子脱落后阻塞了深穿支动脉的起始部，引起其供血区的梗死，尤其是颈动脉系统颈外段、大脑中动脉及基底动脉的粥样硬化。

3. 血流动力学异常与血液成分异常 如各种原因使血压突然下降或血液黏稠度增高，均可使已严重狭窄的动脉远端血流明显减少而发病。

4. 各种类型小栓子 小栓子的可能来源有红细胞、纤维蛋白、胆固醇、空气、心脏病及霉菌性动脉瘤等，随血流直接阻塞小动脉则引起发病。

◎ **要点二 临床表现**

1. 本病多发生于40~60岁及以上中老年人，男性多于女性，常有多年高血压史。

2. 发病常较突然，多为急性发病，部分为渐进性或亚急性起病，多在白天活动中发病；20%以下表现为TIA样起病。

3. 临床表现多样，其特点是症状较轻、体征单一，多可完全恢复，预后较好，但可反复发作，无头痛和意识障碍等全脑症状。各例的临床表现主要取决于腔隙的独特位置，由此可归纳为21种临床综合征，临床较为典型的有以下6种腔隙综合征：

（1）**纯运动性轻偏瘫（PMH）** 是临床中最典型、最常见的腔隙综合征，约占60%。有一侧面部和上下肢无力，无感觉障碍、视野缺损及皮层功能缺失如失语；脑干病变的PMH无眩晕、耳鸣、眼震、复视及小脑性共济失调。PMH有7种少见的变异型：①合并运动性失语。②无面瘫的PMH。③合并水平凝视麻痹。④合并动眼神经交叉瘫（Weber综合征）。⑤合并外展神经交叉瘫。⑥伴有急性发作的精神错乱，注意力、记忆力障碍。⑦闭锁综合征。

（2）**纯感觉性卒中（PSS）** 较常见。对侧偏身或局部感觉障碍，多为主观感觉体验，但亦有感觉缺失者。感觉障碍严格沿人体中轴分隔，是丘脑性感觉障碍的特点。感觉异常仅位于面口部和手部者称口手综合征。

（3）**共济失调性轻偏瘫（AH）** 病变对侧PMH伴小脑型共济失调，下肢重，足、踝尤为明显；上肢轻，面部最轻。指鼻试验、跟膝胫试验、轮替动作、Romberg征均为阳性。幕上病变引起者有肢体麻痛；幕下病变引起者有眼球震颤、构音障碍等症。

（4）**构音障碍-手笨拙综合征（DCHS）** 起病突然，发病后症状即达高峰，有严重构音障碍、吞咽困难，病变对侧中枢性面舌瘫，同侧手轻度无力及精细动作笨拙，指鼻试验不准，轻度平衡障碍，但无感觉障碍。

（5）**感觉运动性卒中（SMS）** 以偏身感觉障碍起病，再出现轻偏瘫，可为PSS合并PMH。

（6）**腔隙状态** 多发性腔隙累及双侧锥体束，出现严重精神障碍、痴呆、假性球麻痹、双侧锥体束征、类帕金森综合征和尿便失禁等；但并非所有多发性腔隙性梗死都是腔隙状态。

◎ **要点三 实验室检查及其他检查**

1. CT 可见深穿支供血区单个或多个直径2~15mm病灶，呈圆形、卵圆形、长方形或楔形腔隙性阴影，边界清晰，无占位效应，增强时可见轻度斑片状强化，阳性率为60%~96%。

2. MRI 可清晰显示脑干病灶、对病灶进行准确定位，并能区分陈旧性腔隙系由于腔隙性梗死抑或颅内小出血所致，是最有效的检查手段。

3. 其他检查 脑电图、脑脊液及脑血管造影无肯定的阳性发现。PET和SPECT通常在早期即可发现脑组织缺血变化。颈动脉Doppler可发现颈动脉粥样硬化斑块。

◎ **要点四 诊断**

目前国内外尚无统一的诊断标准，以下标准可资参考：①中年以后发病，有长期高血压病史。②临床表现符合腔隙综合征之一。③CT或MRI影像学检查可证实存在与神经功能缺失一致的病灶。④EEG、腰椎穿刺或DSA等均无肯定的阳性发现。⑤预后良好，多数患者可在短期内恢复。

◎ **要点五 西医治疗**

由于腔隙性梗死大都为终末支阻塞,没有侧支循环,故治疗主要是预防疾病的复发,可针对病因及症状作相应处理。

1. 有效控制高血压病及防治各种类型脑动脉硬化是预防本病的关键。腔隙性梗死急性期将血压逐渐降至接近病人年龄的正常水平,不宜使血压大幅度下降,否则会加重病情。

2. 应用抑制血小板聚集药物(阿司匹林等),预防血栓形成,减少复发。

3. 急性期可适当应用扩血管药物,促进神经功能恢复。

4. 钙离子拮抗剂(尼莫地平、氟桂利嗪等)可减少血管痉挛,改善脑血液循环,降低腔隙性梗死复发率。

5. 控制其他可干预危险因素如吸烟、糖尿病、高脂血症等。

◎ **要点六 中医辨证论治**

参见本单元"细目四"。

细目七 脑出血

脑出血(intracerebral hemorrhage,ICH)是指原发性非外伤性脑实质内出血,又称原发性或自发性脑出血。常形成大小不等的脑内血肿,有时穿破脑实质形成继发性脑室内出血和/或蛛网膜下腔出血。起病急骤,主要临床表现为头痛、呕吐、意识障碍、偏瘫、偏身感觉障碍和偏盲等。

本病属于中医学的"中风""眩晕""头痛"和"厥证"等范畴。

◎ **要点一 西医病因病理**

(一)病因

1. 高血压合并小动脉硬化,是脑出血最常见病因。

2. 脑动脉粥样硬化。

3. 继发于脑梗死的出血。

4. 先天性脑血管畸形或动脉瘤。

5. 血液病(如白血病、再生障碍性贫血、血小板减少性紫癜和血友病等)。

6. 抗凝或溶血栓治疗。

7. 其他:如脑动脉炎、淀粉样血管病或肿瘤侵袭血管壁破裂出血、原因不明的特发性出血等。

(二)病理

脑出血80%位于大脑半球,主要发生在基底节区(大脑中动脉的深穿支-豆纹动脉破裂),其次是脑叶的白质、脑桥及小脑。出血灶一般在2~8cm,绝大多数为单灶,仅18%~27%为多灶。基底节区的出血按其与内囊的关系可分为:①外侧型,出血位于壳核、带状核和外囊附近。②内侧型,出血位于内囊内侧和丘脑附近。③混合型,为外侧型和内侧型扩延的结果。脑桥出血多发生于被盖部与基底部交接处,小脑出血好发于小脑半球。

病理检查可见出血侧半球肿胀、充血,血液可流入蛛网膜下腔或破入脑室系统;出血灶呈大而不规则空腔,中心充满血液或血块,周围是坏死组织,有瘀点状出血性软化带;血肿周围组织受压,水肿明显,血肿较大时引起颅内压增高,可使脑组织和脑室移位、变形,甚至形成脑疝。脑疝是各类脑出血最常见的直接致死原因,主要有小脑幕疝、中心疝、枕骨大孔疝。急性期过后,血块溶解,含铁血黄素被巨噬细胞清除,被破坏的脑组织渐被吸收,胶质纤维增生。出血灶小者形成瘢痕,大者形成中风囊。

◎ **要点二 中医病因病机**

与动脉硬化性脑梗死形成相似,可参考本单元"细目四"。

◎ **要点三 临床表现**

1. **病史** 发病年龄常在50~70岁,多数有高血压史。起病常突然而无预兆。多在活动或情绪激动时发病,症状常在数小时内发展至高峰。

2. 症状体征 急性期常见的主要表现有头痛、头晕、呕吐、意识障碍、肢体瘫痪、失语、大小便失禁等。发病时常有显著的血压升高，一般在180/110mmHg以上，体温升高（发病后即刻高热为丘脑体温调节中枢受损所致，体温逐渐升高并呈弛张型者，多为合并感染，低热则为吸收热），尤其是脑桥出血常引起高热。可因出血部位及出血量不同而临床症状不一，常见的有以下几类：

（1）基底节区（内囊区）出血 占全部脑出血的70%，其中以壳核出血最为常见，占全部的50%~60%，丘脑出血占全部的20%。临床常见以下几类：

①壳核出血：表现为突发病灶对侧偏瘫、偏身感觉障碍和同向偏盲，双眼球向病灶对侧同向凝视不能，主侧半球可有失语、失用。

②丘脑出血：突发对侧偏瘫、偏身感觉障碍和同向偏盲（表现为上视障碍，或凝视鼻尖），但其上下肢瘫痪为均等，深浅感觉障碍以深感觉障碍明显；意识障碍多见且较重，出血波及下丘脑或破入第三脑室可出现昏迷加深，瞳孔缩小，去皮质强直等；累及丘脑中间腹侧核可出现运动性震颤、帕金森综合征；累及优势侧丘脑可有丘脑性失语；可伴有情感改变（欣快、淡漠或无欲状），视听幻觉及定向、记忆障碍。

③尾状核头出血：较少见，与蛛网膜下腔出血相似，仅有脑膜刺激征而无明显瘫痪，可有对侧中枢性面舌瘫。

（2）脑叶出血 占5%~10%。

①额叶出血：前额痛、呕吐、痫性发作较多见；对侧偏瘫、共同偏视、精神障碍；优势半球出血时可出现运动性失语。

②顶叶出血：偏瘫较轻，而偏侧感觉障碍显著；对侧下象限盲；优势半球出血时可出现混合性失语。

③颞叶出血：表现为对侧中枢性面舌瘫及以上肢为主的瘫痪；对侧上象限盲；优势半球出血时可出现感觉性失语或混合性失语；可有颞叶癫痫、幻嗅、幻视。

④枕叶出血：对侧同向性偏盲，并有黄斑回避现象，可有一过性黑蒙和视物变形；多无肢体瘫痪。

（3）脑桥出血 占脑出血的8%~10%。轻症或早期检查时可发现单侧脑桥损害的体征，如出血侧的面神经和外展神经麻痹及对侧肢体弛缓性偏瘫（交叉性瘫痪），头和双眼凝视瘫痪侧。重症脑桥出血多很快波及对侧，患者迅速出现昏迷、四肢瘫痪，大多呈弛缓性，少数呈去大脑强直，双侧病理征阳性，双侧瞳孔极度缩小呈针尖样，但对光反应存在；持续高热，明显呼吸障碍，眼球浮动，呕吐咖啡样胃内容物等。病情迅速恶化，多数在24~48小时内死亡。

（4）小脑出血 约占脑出血的10%。多数表现为突发眩晕，频繁呕吐，枕部头痛，一侧肢体共济失调而无明显瘫痪，可有眼球震颤，一侧周围性面瘫，但无肢体瘫痪为其常见的临床特点。重症大量出血者呈进行性颅内压迅速增高，发病时或发病后12~24小时内出现昏迷及脑干受压症状，多在48小时内因急性枕骨大孔疝而死亡。

（5）脑室出血 分原发性与继发性。继发性系指脑实质出血破入脑室者，如壳核出血常侵入内囊和破入侧脑室，丘脑出血常破入第三脑室或侧脑室，脑桥或小脑出血则可直接破入蛛网膜下腔或第四脑室。原发性者少见，占脑出血的3%~5%。小量出血者表现为头痛、呕吐、脑膜刺激征；大量出血者表现为突然昏迷，出现脑膜刺激征、四肢弛缓性瘫痪，可见阵发性强直性痉挛或去大脑强直状态，自主神经功能紊乱较突出，面部充血多汗，预后极差。

◎ **要点四　实验室检查及其他检查**

1. CT检查 是诊断脑出血安全有效的方法，为临床上脑出血疑诊病例的首选检查；可显示血肿的部位、大小，是否有占位效应，是否破入脑室、蛛网膜下腔，周围脑组织受损情况，及有无梗阻性脑积水等，故对脑出血确诊和指导治疗均有肯定意义。

2. **MRI 检查** 急性期对幕上及小脑出血的诊断价值不如 CT，但对脑干出血优于 CT。

3. **数字减影脑血管造影（DSA）** 脑血管造影只在考虑手术清除血肿或需排除其他疾病时方才进行。

4. **脑脊液检查** 压力一般均增高，多呈洗肉水样均匀血性。有明显颅内压增高者，腰穿因有诱发脑疝的危险，仅在不能进行头颅 CT 检查且临床无明显颅内压增高表现时进行；怀疑小脑出血禁行腰穿。

5. **出血量的估算** 临床可采用简便易行的多田公式，根据 CT 影像估算出血量。方法如下：出血量=0.5×最大面积长轴（cm）×最大面积短轴（cm）×层面数。

◎ 要点五　诊断

典型脑出血的诊断要点：

1. 50 岁以上，多有高血压病史，在体力活动或情绪激动时突然起病，发病迅速。

2. 早期有意识障碍及头痛、呕吐等颅内压增高症状，并有脑膜刺激征及偏瘫、失语等局灶症状。

3. 头颅 CT 示高密度阴影。

◎ 要点六　西医治疗

急性期的治疗原则：保持安静，防止继续出血；积极抗脑水肿，降低颅压；调整血压，改善循环；加强护理，防治并发症。

（一）内科治疗

1. **一般治疗**

（1）卧床休息　一般应卧床休息 2~4 周，避免情绪激动及血压升高。

（2）保持呼吸道通畅　昏迷患者应将头歪向一侧，以利于口腔分泌物及呕吐物流出，并可防止舌根后坠阻塞呼吸道，随时吸出口腔内的分泌物和呕吐物，必要时行气管切开。

（3）吸氧　有意识障碍、血氧饱和度下降或有缺氧现象（$PO_2<60mmHg$ 或 $PCO_2>50mmHg$）的患者应给予吸氧。

（4）鼻饲　昏迷或有吞咽困难者在发病第 2~3 天即应鼻饲。

（5）对症治疗　过度烦躁不安的患者可适量用镇静药；便秘者可选用缓泻剂。于头部和颈部大血管处放置冰帽、冰袋或冰毯以降低脑部温度和新陈代谢，有利于减轻脑水肿和降低颅内压等。

2. **维持水电解质平衡和加强营养**　维持中心静脉压 5~12mmHg（或肺楔压在 10~14mmHg）水平。注意防止低钠血症，以免加重脑水肿。每日补钠 50~70mmol/L，补钾 40~50mmol/L，糖类 13.5~18g。

3. **控制脑水肿**　降低颅内压，应立即使用脱水剂，可快速静脉滴注 20% 甘露醇 125~250mL，每 6~8 小时 1 次，疗程 7~10 天。利尿剂常用呋塞米每次 40mg，每日 2~4 次，静脉注射，常与甘露醇合用。亦可使用甘油、10% 血清白蛋白等。

4. **控制高血压**　根据患者年龄、病前血压水平、病后血压情况及颅内压高低，确定最适当的血压水平。血压≥200/110mmHg 时，在降颅压的同时可慎重平稳降血压治疗，使血压维持在略高于发病前水平或 180/105mmHg 左右；收缩压在 170~200mmHg 或舒张压在 100~110mmHg，暂时尚可不必使用降压药，先脱水降颅压，并严密观察血压情况，必要时再用降压药。血压降低幅度不宜过大，一般主张维持在 150~160/90~100mmHg 为宜，否则可能造成脑低灌注。收缩压<165mmHg 或舒张压<95mmHg，不需降血压治疗。

5. **止血药和凝血药**　对脑出血并无效果，但如合并消化道出血或有凝血障碍时，仍可使用。常用的有 6-氨基己酸、抗血纤溶芳酸、凝血酶、仙鹤草素等。

6. **并发症的防治**

（1）感染　合并意识障碍的老年患者易并发

肺部感染，或因尿潴留或导尿等易合并尿路感染，可给予预防性抗生素治疗。

（2）应激性溃疡　预防可用 H_2 受体阻滞剂或质子泵抑制剂，并可用氢氧化铝凝胶；一旦出血应按上消化道出血的常规进行治疗。

（3）抗利尿激素分泌异常综合征（又称稀释性低钠血症）　可发生于约10%的脑出血病人。每日水摄入量应限制在800~1000mL，每日补钠9~12g；低钠血症宜缓慢纠正，否则可导致脑桥中央髓鞘溶解症。

（4）痫性发作　以全面性发作为主，频繁发作者可静脉缓慢推注安定10~20mg，或苯妥英钠15~20mg/kg控制发作。

（5）中枢性高热　宜先行物理降温，效果不佳者可用多巴胺能受体激动剂如溴隐亭，也可用硝苯呋海因。

（6）下肢深静脉血栓形成　勤翻身、被动活动或抬高瘫痪肢体可预防，一旦发生，应进行肢体静脉血流图检查，并给予普通肝素。

（二）手术治疗

手术治疗目的在于清除血肿，解除脑疝，挽救生命和争取神经功能的恢复。符合以下情况者，可做手术治疗：

1. 昏迷不深，瞳孔等大，偏瘫，经内科治疗后病情进一步恶化，颅内压继续增高伴脑干受压的体征，如心率徐缓、血压升高、呼吸节律变慢、意识水平下降或出现出血侧瞳孔扩大者。

2. 脑叶出血血肿超过40mL，有中线移位或明显颅内压增高者。

3. 小脑出血血肿超过15mL或直径超过3cm，蚓部血肿>6mL，有脑干或第四脑室受压，第三脑室及侧脑室扩大，或出血破入第四脑室者。

4. 脑室出血致梗阻性脑积水，应尽早手术治疗（发病后6~24小时内）。

对已出现双侧瞳孔散大、去大脑强直或有明显生命体征改变者或脑桥出血者不宜手术。

◎ 要点七　中医辨证论治

参见本单元"细目四"。

细目八　蛛网膜下腔出血

原发性蛛网膜下腔出血（subarachnoid hemorrhage，SAH）是指脑表面血管破裂后，血液流入蛛网膜下腔而言。常见病因为颅内动脉瘤，其次为脑血管畸形，还有高血压性动脉硬化，也可见于动脉炎、抗凝治疗并发症等。

本病属于中医学的"头痛""中风""眩晕""厥证"等范畴。

◎ 要点一　西医病因与发病机制

（一）病因

先天性动脉瘤常见，约占50%以上，其次是脑血管畸形和高血压动脉硬化性动脉瘤。还可见于颅底异常血管网（Moyamoya）、各种感染引起的动脉炎、肿瘤破坏血管、血液病、抗凝治疗的并发症。

（二）发病机制

1. **先天性动脉瘤**　好发于脑底动脉环的前部，由于Willis环动脉壁发育异常，随年龄增长，在血流涡流冲击下，动脉壁弹性减弱，管壁薄弱处向外膨出形成动脉瘤。动脉瘤仅由内膜和外膜组成，易突破出血。

2. **脑血管畸形**　畸形的血管壁常先天性发育不全，极为薄弱，当激动时或由于其他原因可导致破裂出血。

3. **其他**　如动脉炎、颅内炎症、转移癌均可直接损伤血管壁而造成出血。

◎ 要点二　中医病因病机

与脑血栓形成相似，可参考本单元"细目四"。

◎ 要点三　临床表现

1. **病史与发病**　脑血管畸形破裂多发生在青少年，先天性颅内动脉瘤破裂则多发于青年以后，老年以动脉硬化而致出血者为多。绝大多数病例为突然起病，可有用力、情绪激动等诱因。

2. 症状体征 起病时最常见的症状是突然剧烈头痛、恶心、呕吐。可有局限性或全身性抽搐、短暂意识不清甚至昏迷。体征方面最主要的是脑膜刺激征，颅神经中以一侧动眼神经麻痹最常见。少数患者早期有某一肢体轻瘫或感觉障碍等局灶性神经体征。数日后出现的偏瘫等体征则往往是继发的脑动脉痉挛所致。眼底检查可见视网膜片状出血、视乳头水肿。

60岁以上的老年患者临床表现常不典型，头痛、呕吐、脑膜刺激征均可不明显，而其意识障碍则较重。个别极重型的出血患者可很快进入深昏迷，出现去大脑强直，因脑疝形成而迅速死亡。

3. 临床分级 一般采用Hunt和Hess分级法对动脉瘤性SAH的临床状态进行分级，以选择手术时机和判断预后。

Hunt和Hess分级法

分级	标准
0级	未破裂动脉瘤
Ⅰ级	无症状或轻微头痛
Ⅱ级	中至重度头痛、脑膜刺激征、颅神经麻痹
Ⅲ级	嗜睡、意识混浊、轻度局灶神经体征
Ⅳ级	昏迷、中或重度偏瘫、有早期去大脑强直或自主神经功能紊乱
Ⅴ级	深昏迷、去大脑强直、濒死状态

4. 常见并发症 包括再出血、脑血管痉挛、急性非交通性脑积水和正常颅压脑积水等。

（1）再出血 以5~11天为高峰，81%发生在1个月内。颅内动脉瘤初次出血后24小时内再出血率最高，约为4.1%，至第14天时累计为19%。临床表现：在经治疗病情稳定好转的情况下，突然发生剧烈头痛、恶心呕吐、意识障碍加重、原有局灶症状和体征重新出现等。

（2）脑血管痉挛 通常发生在出血后第1~2周，表现为病情稳定后再出现神经系统定位体征和意识障碍，因脑血管痉挛所致缺血性脑梗死引起，腰穿或头颅CT检查无再出血表现。

（3）急性非交通性脑积水 指SAH后1周内发生的急性或亚急性脑室扩大所致的脑积水，机制主要为脑室内积血，临床表现主要为剧烈头痛、呕吐、脑膜刺激征、意识障碍等，复查头颅CT可以诊断。

（4）正常颅压脑积水 出现于SAH的晚期，表现为精神障碍、步态异常和尿失禁。

◎ **要点四　实验室检查及其他检查**

1. 颅脑CT 是确诊蛛网膜下腔出血的首选诊断方法。根据CT结果可以初步判断或提示颅内动脉瘤的位置：如位于颈内动脉段常是鞍上池不对称积血；大脑中动脉段多见外侧裂积血；前交通动脉段则是前间裂基底部积血；而出血在脚间池和环池，一般无动脉瘤。

2. 腰脊穿刺 脑脊液检查是诊断SAH的重要依据。腰脊穿刺有诱发重症病例形成脑疝的危险，只有在无条件做CT检查而病情允许的情况下，或CT检查无阳性发现而临床又高度怀疑SAH时才考虑进行。

3. 其他检查

（1）脑血管造影或数字减影血管造影（DSA） 是诊断颅内动脉瘤最有价值的方法，阳性率达95%。因血管造影可加重神经功能损害，如脑缺血、动脉瘤再次破裂出血等，造影时宜避开脑血管痉挛和再出血的高峰期（即出血3天内或3周后进行为宜），最好过了绝对卧床期（4~6周）。

（2）CT血管成像（CTA）和MR血管成像（MRA） 是无创性的脑血管显影方法，主要用于有动脉瘤家族史或破裂先兆者的筛查、动脉瘤患者的随访以及急性期不能耐受DSA检查的患者。

◎ 要点五 诊断与鉴别诊断

（一）诊断

诊断依据：突然剧烈头痛、呕吐、脑膜刺激征阳性即高度提示本病，如眼底检查发现玻璃体膜下出血，脑脊液检查呈均匀血性，压力增高，则可临床确诊。

CT检查证实临床诊断，进一步明确SAH的原因。

（二）鉴别诊断

1. **颅内感染** 各种类型的脑膜炎虽有头痛、恶心呕吐，脑膜刺激征阳性，但常先有发热，腰脊穿刺不是血性脑脊液，而是呈炎性改变。

2. **脑出血** 高血压脑出血病人腰脊穿刺脑脊液检查也可呈血性，但病人长期以来有高血压病史，发病后有内囊等脑实质出血的定位体征，头颅CT扫描为脑实质出血。

3. **偏头痛** 本病也是突然起病的剧烈头痛、恶心呕吐，但偏头痛病人过去常有类似发作史，无脑膜刺激征，脑脊液检查正常可资鉴别。

◎ 要点六 西医治疗

本病的治疗原则是制止继续出血，防治继发性血管痉挛，去除引起出血的病因和预防复发。

1. 一般处理及对症治疗

（1）保持生命体征稳定 SAH确诊后有条件者应争取监护治疗，密切监测生命体征和神经系统体征的变化；保持气道通畅，维持稳定的呼吸、循环系统功能。

（2）降低颅内压 临床上主要是用脱水剂，常用的有甘露醇、速尿、甘油果糖、白蛋白等。若伴发的脑内血肿体积较大时，应尽早手术清除血肿，降低颅内压以抢救生命。

（3）纠正水、电解质平衡紊乱 注意液体出入量平衡。适当补液补钠、调整饮食和静脉补液中晶体胶体的比例可以有效预防低钠血症。低钾血症也较常见，及时纠正可以避免引起或加重心律失常。

（4）对症治疗 烦躁者予镇静药，头痛予镇痛药，痫性发作时可以短期采用抗癫痫药物如安定、卡马西平或者丙戊酸钠。

（5）加强护理 就地诊治，卧床休息，避免声光刺激，保持尿便通畅。意识障碍者可予鼻胃管，小心鼻饲慎防窒息和吸入性肺炎。尿潴留者留置导尿，注意预防尿路感染。采取勤翻身、肢体被动活动、气垫床等措施预防褥疮、肺不张和深静脉血栓形成等并发症。

2. 防治再出血

（1）安静休息 绝对卧床4~6周，镇静、镇痛，避免用力和情绪刺激。

（2）调控血压 去除疼痛等诱因后，如果平均动脉压>125mmHg或收缩压>180mmHg，可在血压监测下使用短效降压药物使血压下降，保持血压稳定在正常或者起病前水平。可选用钙离子通道阻滞剂、β受体阻滞剂或ACEI类等。

（3）抗纤溶药物 为了防止动脉瘤周围的血块溶解引起再度出血，可用抗纤维蛋白溶解剂，以抑制纤维蛋白溶解原的形成。常用6-氨基己酸（EACA），也可用止血芳酸（PAMBA）或止血环酸（氨甲环酸）。抗纤溶治疗可以降低再出血的发生率，但同时也可增加脑血管痉挛（cerebrovascular spasm，CVS）和脑梗死的发生率，建议与钙离子通道阻滞剂同时使用。

（4）外科手术 动脉瘤性SAH，Hunt和Hess分级≤Ⅲ级时，多早期行手术夹闭动脉瘤或者介入栓塞。

3. 防治脑动脉痉挛及脑缺血

（1）维持正常血压和血容量 血压偏高给予降压治疗；在动脉瘤处理后，血压偏低者，首先应去除诱因，如减或停脱水和降压药物；予胶体溶液（白蛋白、血浆等）扩容升压；必要时使用升压药物，如多巴胺静滴。

（2）早期使用尼莫地平 常用剂量10~20mg/d，静脉滴注1mg/h，共10~14天，注意其低血压的副作用。

4. 病变血管的处理

（1）血管内介入治疗 介入治疗无需开颅和

全身麻醉,对循环影响小,近年来已经被广泛应用于颅内动脉瘤治疗。术前须控制血压,使用尼莫地平预防血管痉挛,行DSA检查确定动脉瘤部位及大小形态,选择栓塞材料行瘤体栓塞或者载瘤动脉的闭塞术。颅内动静脉畸形(arterial-venous malformation,AVM)有适应证者也可以采用介入治疗闭塞病变动脉。

（2）外科手术 需要综合考虑动脉瘤的复杂性、手术难易程度、患者临床情况的分级等以决定手术时机。动脉瘤性SAH倾向于早期手术（3天内）夹闭动脉瘤；一般Hunt和Hess分级≤Ⅲ级时多主张早期手术。Ⅳ、Ⅴ级患者经药物保守治疗情况好转后可行延迟性手术（10～14天）。对AVM反复出血者、年轻患者、病变范围局限和曾有出血史的患者首选显微手术切除。

（3）立体定向放射治疗（γ刀治疗） 主要用于小型AVM以及栓塞或手术治疗后残余病灶的治疗。

◎ 要点七　中医辨证论治

参见本单元"细目四"。

细目九　血管性痴呆

血管性痴呆（vascular dementia,VD）是指由于脑血管和心血管疾病引发的缺血性、低灌注性和出血性脑损害而导致的智力及认知功能障碍的临床综合征,以记忆、认知功能缺损为主,可伴有语言、运动、视空间能力障碍以及人格、行为、情感等异常。发病年龄50~70岁,男女发病率接近。按病因可分为多发梗死性痴呆、特殊部位单发性梗死、动脉硬化性皮层下白质脑病等,其中多发梗死性痴呆是主要类型。

根据血管性痴呆的临床症状,该病属于中医学的"痴呆""善忘""呆病""癫病"的范畴。

◎ 要点一　西医病因与发病机制

（一）病因

一般认为,卒中是血管性痴呆（VD）发生的直接原因。目前认为VD发生与卒中的部位、数目和大小相关,尤以部位明显；脑血流下降也是引起VD的重要因素。多发梗死性痴呆是VD的最常见类型,是在多次脑缺血基础上变化而来,年龄、文化层次、高血压、高血脂、动脉硬化、心脏病、糖尿病等是其危险因素,目前认为VD也与基因有关。

（二）发病机制

VD的发病机制非常复杂,是多种脑血管疾病的结果。当供应于大脑特定部位如额叶、颞叶、边缘系统的血管发生梗死,一方面可引起该区域的供血不足,另一方面还可因细小梗死致神经元缺血,导致该部位受损而产生痴呆。

◎ 要点二　中医病因病机

本病多因年老体虚、精气不足,久病耗损,七情内伤致气、血、痰、瘀诸邪为患。或邪阻脑络,或髓海失充,致神机失用而发为痴呆。

1. **髓海不足**　年迈体衰,肾精亏虚,无以充养脑髓,髓海渐空,脑髓缩小,神明失用而发病。

2. **脾肾两虚**　久病或年迈,脾肾两亏,气血化生无源,脑髓失养,神机失用而发病。

3. **肝肾阴虚**　年迈久病,肝肾阴虚,清窍失养,神机失用而发病。

4. **痰浊阻窍**　年老脾衰,若饮食不节或情志不遂,均可致脾失健运,不能运化水谷之精微,水液不归正化,聚而成痰,上蒙清窍,神机失用而发病。

5. **瘀血内阻**　七情内伤,气血不畅,或气虚则无以帅血,或久病瘀阻脑窍,元神被扰,神机失用而发病。

脑为元神之府,灵机出于此,故痴呆病位在脑,与心、肝、脾、肾功能失调有关。肾主髓,通于脑,肾亏则脑空,与肾关系尤为密切。其基本病机为髓海不足,神机失用,以肾精亏虚为本,痰浊瘀血内阻为标,虚实夹杂。

◎ 要点三　临床表现

1. **起病**　多数起病突然,亲属一般能说出病人患病具体时间,病情加重常常与反复患脑血管病有关。

2. 认知功能下降 多为局限性皮质性认知功能障碍，如失语、失用、失认和空间定位障碍，记忆力、计算力减退。

3. 性格改变和情感障碍 患者主动性减少，可有表情淡漠、焦虑、穿错衣裤等。常呈阶段性进展。

4. 行为障碍 生活懒散，不讲个人卫生等。

5. 具有神经功能缺损症状和体征 如偏瘫、偏盲、偏身感觉障碍，肌张力增高，锥体束征。

6. 病史 患者多有缺血性脑血管病史，多发梗死性痴呆患者多有两次或两次以上的脑卒中病史。

◎ **要点四　实验室检查及其他检查**

1. 神经影像学 CT可见脑白质内低密度灶；MRI可显示脑内多发大小不等或单发的长T_1、长T_2信号，病灶周围脑组织可见萎缩。

2. 神经电生理检查 VD患者可有脑电图（EGG）局灶性异常，视觉和听觉诱发电位可有异常。

3. 脑功能和代谢检查 PET观察VD患者，大脑深部灰质、小脑、颞中回、扣带回前部等部位代谢降低。

4. 神经生理学量表检查

（1）床旁认知功能评价量表　简易精神状态检查量表（MMSE）、长谷川痴呆评定量表（HDS-R）。

（2）综合认知功能评价量表　Mattis痴呆评定量表（DRS）、Alzheimer病评估量表和Hachinski缺血量表（HIS）等。

◎ **要点五　诊断与鉴别诊断**

（一）诊断要点

诊断分很可能为VD和可能为VD两种，确诊有赖于病理组织学检查。

1. 临床很可能为VD

（1）痴呆符合DSM-I-R的诊断标准，主要表现为认识功能明显下降以及两个以上认识功能障碍，其严重程度已干扰日常生活，并经神经心理学测试证实。

（2）临床检查有局灶性神经系统症状和体征，符合CT、MRI相应病灶，可有或无卒中史。

（3）痴呆与脑血管病密切相关，痴呆发生于卒中后3个月，并持续6个月以上；或认识功能障碍突然加重，或波动，或呈阶梯样逐渐发展。

2. 支持VD诊断

（1）认知功能损害不均匀性。

（2）人格相对完善。

（3）病程波动，多次脑卒中史。

（4）可呈现步态障碍、假性球麻痹等体征。

（5）存在脑血管病的危险因素。

（二）鉴别诊断

1. Alzheimer病（AD） 两者均存在认识功能障碍，以下几方面有助于鉴别。

（1）AD呈持续性进行性智能减退，VD则呈阶梯性加重。

（2）AD以神经心理障碍为主，神经功能缺失轻；VD有明显的神经功能缺失症状和体征。

（3）影像学检查AD有脑萎缩，无局灶性病变；VD有局灶性病变。

（4）Hachinski评分AD<4分，VD>7分。

2. Binswanger病（BD） 又称皮质下动脉硬化性脑病（SAE）。BD为一种脑血管性老年人大脑半球白质脱髓鞘性疾病。

（1）BD表现为进展性痴呆，步态不稳和小便失禁，无失用和失认；VD则呈阶梯性加重，有明显的神经功能缺失症状和体征。

（2）BD的CT显示较对称的脑室周围白质广泛融合的大片状低密度影，且边界欠清；脑室周围白质明显萎缩及双侧脑室不同程度扩大。VD的CT可见脑白质内低密度灶。

（3）BD的MRI侧脑室前角、后角及体部周围均显示对称性月晕状大片长T_1、长T_2异常信号，较CT显示更清楚，白质异常面积更大，脑室周围白质明显萎缩及双侧脑室不同程度扩大；VD的MRI可显示脑内多发大小不等或单发的长

长 T_1、长 T_2 信号，病灶周围脑组织可见萎缩。

◎ 要点六 西医治疗

1. 一般治疗 积极调整血压使之维持适当水平，伴发高血压者，收缩压以 135～150mmHg 为宜。去除危险因素，如戒烟、控制血糖等。

2. 改善脑循环 增加脑血流量，提高脑细胞的氧供给量，改善脑功能。常用的有钙离子拮抗剂，如氟桂利嗪、尼莫地平；抗血小板聚集药物，如噻氯匹定。

3. 营养和保护脑细胞 ①脑代谢活化剂，能促进脑细胞对氨基酸、葡萄糖的利用，增强记忆，常用的有吡拉西坦、双氢麦角碱（喜得镇），对记忆、智能恢复有一定疗效，同时具有稳定情绪，治疗头痛、头晕等作用，亦可增强适应能力及生活能力。②维生素 E。

4. 康复治疗 康复治疗对 VD 有较好疗效，包括日常生活能力和语言能力的训练，鼓励病人多与外界接触，参加社交活动。

◎ 要点七 中医辨证论治

1. 髓海不足证

证候：智力下降，神情呆滞，记忆力和计算力下降，懈怠思卧，齿枯发焦，腰酸腿软，头晕耳鸣，舌瘦质淡红，脉沉细弱。

治法：补精填髓养神。

方药：七福饮加减。可酌加紫河车、鹿角胶等填髓益智。

2. 脾肾两虚证

证候：表情呆滞，行动迟缓，记忆力减退，失认失算，口齿不清，腰膝酸软，食少纳呆，少气懒言，流涎，舌淡体胖，苔白，脉沉弱。

治法：温补脾肾。

方药：还少丹加减。脾肾阳虚明显者，可用金匮肾气丸、右归丸。

3. 痰浊蒙窍证

证候：表情呆痴，智力减退，或哭笑无常，或默默不语，不思饮食，头晕重，脘腹胀满，口多痰涎，气短乏力，舌质淡，苔腻，脉滑或濡。

治法：健脾益气，豁痰开窍。

方药：涤痰汤加减。脾虚明显者，加党参、茯苓；痰浊内盛者，加胆南星、全瓜蒌，重用法半夏、陈皮；郁而化热者，可加黄芩、竹茹。

4. 瘀血内阻证

证候：表情迟钝，言语不利，或思维异常，行为古怪，善忘，易惊恐，肌肤甲错，口干不欲饮，舌质暗或有瘀斑，脉细涩。

治法：活血化瘀，开窍醒神。

方药：通窍活血汤加减。伴有阴血不足者，加制首乌、当归、枸杞子；兼气虚者，加黄芪、白术。

5. 心肝火旺证

证候：急躁易怒，善忘，判断错误，言行颠倒，伴眩晕头痛，面红目赤，心烦不寐，多疑善虑，心悸不安，咽干口燥，口臭生疮，尿赤便干，舌质红，苔黄，脉弦数。

治法：清热泻火，安神定志。

方药：黄连解毒汤加减。若心火偏旺者用牛黄清心丸；便秘，加大黄、火麻仁；眩晕头痛，加天麻、钩藤。

6. 肝肾阴虚证

证候：平素沉默寡言，呆钝愚痴，头晕目眩，耳鸣，腰膝酸软，五心烦热，口干，舌红少苔，脉细数。

治法：补益肝肾。

方药：知柏地黄丸加减。

细目十 Alzheimer 病

Alzheimer 病（AD）是老年人最常见的一种渐进性神经变性疾病。临床表现为进行性近记忆力障碍，认知功能障碍，行为异常和社交障碍，病情呈进行性加重，逐渐丧失独立生活能力。AD 发病率随年龄增高而增加；经年龄校正后男性与女性患病率相近。

本病属于中医学"痴呆""善忘""呆病""癫病"等范畴。

要点一　西医病因

Alzheimer病（Alzheimer disease，AD）的病因尚未明确，一般认为可能包括遗传和环境等因素。

1. **遗传因素**　分子遗传学和分子生物学研究表明，至少有4个基因与老年性痴呆有关。

2. **环境因素**　AD的主要危险因素有：①年龄：每增大10岁，患病率增加5%。②性别：老年性痴呆患者女性多于男性。③文化程度：文化越低发生老年性痴呆的危险性越高。④孤独：离异独居老人患病率高。⑤性格：性格内向型老人发病率高。

要点二　中医病因病机

病因以内因为主，先天不足，或年迈体虚，肝肾虚损，精亏髓减；或久病迁延，心脾受损，气虚血少，导致髓海空虚，神志失养，渐成痴呆；或因痰瘀阻络，脑络壅塞，脑气与脏气不相连接，神机失用而成痴呆。

1. **髓海不足**　先天禀赋不足（往往有明显家族史），元气匮乏，及至年老而肾气日衰，髓海失充，神志失养，渐成痴呆之病。

2. **脾肾亏虚**　年老或久病，致脾肾亏损，气血生化不足，神志失养，而成痴呆。本病起病缓慢，以虚多见，虚在肝肾者以脑髓不足为主，虚在脾胃者以气血不足为主。

3. **痰瘀痹阻**　七情所伤，肝郁气滞，血涩不行，神志失养而成痴呆。

4. **心肝火旺**　七情所伤，肝郁化火，心神受扰，神志失养而成痴呆。

本病病位在脑，与心、肝、脾、肾功能失调有关。肾主髓，通于脑，肾亏则脑空，与肾关系尤为密切。其基本病机为髓海不足，神机失用，以肾精亏虚为本，痰浊、瘀血内阻或肝火扰心为标，虚实夹杂。

要点三　临床表现

1. **病史与症状**　AD起病隐匿，表现为逐渐进行性恶化的病程，主要症状如下：

（1）**记忆力障碍**　呈隐匿起病，逐渐发生记忆障碍，以近记忆力受损为主，随后累及远记忆力受损。

（2）**认知障碍**　为AD特征性表现，表现为掌握新知识能力、社交能力下降，逐渐出现计算能力、定向能力和语言能力障碍。

（3）**人格改变**　伴随思维、心境、行为等改变，出现抑郁或欣快感，注意力涣散，妄想、幻觉等。

（4）**失语**　表现为自发言语时出现找词困难、理解力受损和失语性失写。

（5）**视空间功能障碍**　如不能准确判断物品的位置，在熟悉的环境中迷路。

（6）**失认和失用**　失认表现为不能从镜中辨认自己的面容；失用可表现为观念性失用、意想运动型失用、步行失用及失用性失写。

2. **体格检查**　患者表现为注意力不集中，坐立不安，无锥体束征和感觉障碍，视力、视野基本正常。

要点四　实验室检查及其他检查

1. **脑脊液中生物学标志检查**　脑脊液中的总Tau蛋白（t-Tau）、Tau蛋白过度磷酸化可导致神经元纤维缠结，是其主要病理特点之一。

2. **脑电图**　主要有广泛性慢波，无特异性改变。

3. **CT和MRI检查**　可见侧脑室扩大和脑沟增加，以额颞叶明显。

4. **神经心理学检查**　神经心理学量表对痴呆的诊断与鉴别具有重要作用，常用的有：

（1）**床旁认知功能评价量表**　①简易精神状态检查量表（MMSE）。②长谷川痴呆评定量表（HDS-R）。

（2）**综合认知功能评价量表**　①Mattis痴呆评定量表（DRS）。②Alzheimer病评估量表。③Hachinski缺血量表（HIS）等。

要点五　诊断与鉴别诊断

（一）诊断

目前尚缺乏特异性强的诊断指标，根据患者的病史、临床资料，结合量表及有关辅助检查可初步诊断，确诊有赖于病理诊断。依据美国NINCDS-ADRDA标准，很可能是AD的标准为：

1. 临床检查确认痴呆，神经心理测试支持。
2. 有两个或两个以上认识功能障碍。
3. 进行性加重的记忆和其他智能障碍。
4. 无意识障碍，可伴有精神和行为改变。
5. 发病多在60岁以上。
6. 排除其他导致进行性记忆和认识功能障碍的疾病。

（二）鉴别诊断

1. **血管性痴呆** 两者均存在认知功能障碍，以下几方面有助于鉴别：

（1）AD呈持续性、进行性智能减退，VD则呈阶梯性加重。

（2）AD以神经心理障碍为主，神经功能缺失轻；VD有明显的神经功能缺失症状和体征。

（3）影像学检查AD有脑萎缩，无局灶性病变；VD有局灶性病变。

（4）Hachinski评分AD<4分，VD>7分。

2. **抑郁症** 表现为抑郁心境，精神、运动迟缓，对各种事情缺乏兴趣，睡眠障碍，易疲劳或无力，记忆障碍及认知功能减退；突出特点是抑郁心境，自罪、自愧和自我否定。无失语、失认和失用，抗抑郁药治疗有效。

3. **皮克病** 早期以人格改变为主；自知力差、社会行为衰退、遗忘出现较晚，空间定向及认知障碍也出现较晚，CT示额叶和（或）颞叶萎缩。

◎ 要点六　西医治疗

目前尚无特效治疗，主要是对症治疗。

1. **改善认识功能** 主要用乙酰胆碱前体及其酶抑制剂来增加乙酰胆碱水平，疗效目前尚不肯定，如他克林。

2. **促代谢药物** 能够促进细胞对葡萄糖的利用，增加神经元代谢，起到增加神经信息传导、改善智能的治疗作用，如脑复康、脑复新。

3. **保护神经元** 主要有：①抗氧化剂，如维生素E。②雌激素：能降低更年期妇女患病可能性，改善认识功能。③神经生长因子：具有促进胆碱能神经元的存活和分化作用，可挽救AD变性的神经元，保护残存的胆碱能神经元。④非甾体类抗炎药物：可延缓AD组织破坏的进程或预防疾病的发生。

4. **康复治疗** 对AD患者相当重要，鼓励参加各种社会日常活动，维持生活能力。

◎ 要点七　中医辨证论治

（一）治疗原则

凡禀赋不足，或见脾肾两虚之证，治宜补肾填精，健脾益气，重在培补先、后天之本，以使脑髓得充，化源充足。气滞宜行，痰滞当消，故此病治疗中又应注意开郁逐痰，或健脾化痰，或清心涤痰，或泻火祛痰，或痰瘀同治。

（二）辨证论治

参照本单元"细目九"。

细目十一　帕金森病

帕金森病（Parkinson disease，PD）又称震颤麻痹（paralysis agitans），由英国医生James Parkinson（1817）首先描述。PD是发生在中老年人锥体外系的进行性变性疾病，主要病变是中脑黑质，特别是致密部多巴胺（DA）能神经元变性。

本病属中医学"颤证""颤病""震颤""振掉""痉病"和"肝风"等范畴。

◎ 要点一　西医病因与发病机制

（一）病因

本病的病因迄今未明，故称原发性帕金森病，发病机制十分复杂，可能与下列因素有关：

1. **遗传因素** 10%PD患者有家族史，呈不完全外显率的常染色体显性遗传或隐性遗传。迄今已有13个位点（PARK1-13）的基因突变被证实与常染色体显性和隐性遗传性帕金森病有关。

2. **年龄因素** 流行病学调查显示，PD的发病与年龄有明显的关系。PD主要见于中老年人，

40岁前发病少见。

3. 环境因素 流行病学调查显示，长期接触杀虫剂、除草剂或某些工业化学品等可能是PD发病的危险因素。

（二）发病机制

含色素的神经元变性、缺失，尤以黑质致密部DA能神经元为著。类似改变也可见于蓝斑、中缝核、迷走神经背核等部位，但程度较轻。

◎ 要点二 中医病因病机

1. 年老体弱 帕金森病多发于老年人，"年四十而阴气自半"，兼加劳顿、色欲之消耗，而致阴精虚少，形体衰败，致使筋脉失濡，肌肉拘挛，发为震颤、僵直。

2. 五志过极 五志过极皆能化火，火热内盛，耗伤阴精，阳亢风动而为本病；思虑太过，损伤脾胃，运化失司，气血生化乏源而致肢体失养，或化生痰浊，阻于筋脉。

3. 饮食不节 嗜食肥甘厚味，损伤脾胃，痰浊内生，痰阻经脉；或喜食辛辣之品，化热伤阴，阴虚阳亢，虚风内动而发本病。

4. 先天禀赋不足 禀赋不足，肾精亏虚，髓海失充，筋脉失荣而发为本病。

本病的基本病机为肝风内动，筋脉失养。其病位在筋脉，与肝、肾、脾等脏关系密切。病理因素为风、火、痰、瘀。病理性质总属本虚标实。本为气血阴阳亏虚，其中以阴津精血亏虚为主，标为风、火、痰、瘀为患。标本之间密切联系。病久则虚实寒热转化不定，而成寒热错杂、虚实夹杂之证。风以阴虚生风为主，也有阳亢风动或痰热化风者。痰或因脾虚不能运化水湿而成，或热邪煎熬津液所致。痰邪多与肝风或热邪兼夹为患，闭阻气机，致使肌肉筋脉失养，或化热生风致颤。火有实火、虚火之分。虚火为阴虚生热化火，实火为五志过极化火，火热耗灼阴津，扰动筋脉不宁。

◎ 要点三 临床表现

大部分PD患者在60岁以后发病，起病隐袭，缓慢发展，逐渐加剧。初发症状以震颤最多，其次为步行障碍、肌强直和运动迟缓。症状常自一侧上肢开始，逐渐波及同侧下肢、对侧上肢及下肢，常成"N"字形进展，亦有自一侧下肢开始者。症状出现先后因人而异。

1. 临床特征

（1）**震颤** 典型表现是静止性震颤，常为首发症状，多由一侧上肢远端开始，拇指与屈曲的食指间呈"搓丸样"（pill-rolling）动作，安静或休息时出现或明显，随意运动时减轻或停止，紧张时加剧，入睡后消失。

（2）**肌强直** 表现为屈肌和伸肌张力同时增高，被动运动时关节始终保持增高的阻力，类似弯曲软铅管的感觉，故称"铅管样强直"；部分患者因伴有震颤，检查时可感到在均匀的阻力中出现断续停顿，如同转动齿轮感，称为"齿轮样强直"。

（3）**运动迟缓** 主要表现为随意动作减少，如起床、翻身、步行、方向变换等运动迟缓；面部表情肌活动减少，常常双眼凝视，瞬目减少，呈现"面具脸"；手指做精细动作如扣纽扣、系鞋带等困难；书写时字越写越小，呈现"小写征"。

（4）**姿势步态异常** 四肢、躯干、颈部肌强直可使患者出现特殊的屈曲体姿，表现为头部前倾，躯干俯屈，上肢肘关节屈曲，腕关节伸直，前臂内收，下肢之髋及膝关节均略为弯曲。早期走路时下肢拖曳，随病情进展呈小步态，步伐逐渐变小变慢，启动困难，行走时上肢的前后摆动减少或完全消失；站立时呈屈曲体姿，步态障碍甚为突出。转弯时，平衡障碍特别明显。晚期患者自坐位、卧位起立困难，慌张步态。

2. 其他症状

（1）Myerson征：反复叩击眉弓上缘产生持续眨眼反应。

（2）眼睑阵挛（闭合眼睑轻度颤动）或眼睑痉挛（眼睑不自主闭合）。

（3）口、咽和腭肌运动障碍致讲话缓慢、发音弱、流涎，严重时吞咽困难。

（4）脂颜和多汗。

（5）消化道蠕动障碍致顽固性便秘。

（6）部分患者晚期出现轻度认知功能减退和视幻觉，通常不严重。抑郁症常见。

◎ 要点四　实验室检查及其他检查

1. 血常规、脑脊液检查、尿常规及血液生化等检查均无异常。

2. CT、MRI 检查无特征性所见。

3. 脑电图的基础波形稍呈慢波化。

4. 尿中多巴胺的代谢产物高香草酸（HVA）减少。

5. 基因检测 DNA 印迹技术、PCR、DNA 序列分析等在少数家族性 PD 患者可能会发现基因突变。

6. 正电子发射断层扫描（PET）或单光子发射计算机断层（SPECT）可发现 PD 患者脑内多巴胺转运载体（DAT）功能显著降低，且疾病早期即可发现，故对 PD 的早期诊断、鉴别诊断及病情进展监测均有一定的价值。

◎ 要点五　诊断与鉴别诊断

（一）诊断

1. 中老年发病，缓慢进行性病程。

2. 四项主症（静止性震颤、肌强直、运动迟缓、姿势步态异常）中至少具备两项，前两项至少具备其中之一；症状不对称。

3. 左旋多巴治疗有效。

4. 患者无眼外肌麻痹、小脑体征、直立性低血压、锥体系损害和肌萎缩等。

PD 临床诊断与死后病理证实符合率为 75%~80%。

（二）鉴别诊断

1. **继发性 PD**　有明确病因可寻，如感染、药物、中毒、动脉硬化和外伤。如脑炎后帕金森综合征、药物或中毒性帕金森综合征、动脉硬化性帕金森综合征。

2. **抑郁症**　不具有 PD 的肌强直和震颤，抗抑郁剂治疗有效，可资鉴别。

3. **特发性震颤**　震颤以姿势性或运动性为特征，发病年龄早，饮酒或用心得安后震颤可显著减轻，无肌强直和运动迟缓，1/3 患者有家族史。

4. **肝豆状核变性**　发病年龄小，有肝损害和角膜 K-F 环，血清铜、铜蓝蛋白、铜氧化酶活性降低，尿铜增加。

◎ 要点六　西医治疗

疾病早期无需特殊治疗，可鼓励患者进行适度活动和体育锻炼，若疾病影响患者日常生活和工作能力则需要治疗。本病以药物治疗为主，恢复纹状体 DA 与 Ach 递质的平衡。但只能改善症状，不能阻止病情发展，需终生服药。

（一）药物治疗

1. **治疗原则**　治疗方案个体化；从小剂量开始，缓慢递增；尽量以较小剂量取得较满意疗效。

2. **常用药物**

（1）抗胆碱能药物　对震颤和强直有效，但对运动迟缓疗效较差，适用于年龄较轻震颤突出的患者。常用药物有苯海索（安坦）、丙环定（开马君）、苯托品及环戊丙醇等。前列腺肥大、青光眼患者禁用；老年人慎用，可影响记忆功能。

（2）金刚烷胺　可促进神经末梢释放 DA 和减少 DA 再摄取，轻度改善 PD 症状，如运动减少、强直和震颤等，早期轻症患者可单独或与苯海索（安坦）合用。肾功能不全、癫痫、严重胃溃疡和肝病患者慎用，哺乳期妇女禁用。

（3）左旋多巴及复方左旋多巴　是治疗 PD 最基本、最有效的药物。作为 DA 合成前体可透过血脑屏障，被脑 DA 能神经元摄取，脱羧转变成 DA，改善 PD 的临床症状，对运动减少有特殊疗效。临床上使用的复方 L-Dopa 有标准剂、控释剂和水溶剂等不同剂型。L-Dopa 类禁忌证：闭角型青光眼，精神病，活动性消化道溃疡应慎用。

(4) DA 受体激动剂

①非麦角类 DA 受体激动剂：无麦角副作用，用于早期或进展期帕金森病，症状波动和运动障碍发生率低，但意识模糊、幻觉及直立性低血压发生率较高，年轻患者早期可单用，中晚期患者与复方 L-Dopa 合用。常用药物为普拉克索、罗匹尼罗等。

②麦角类 DA 受体激动剂：副作用与左旋多巴类似，常见错觉和幻觉，可出现胸膜肺纤维化、多瓣膜心脏病及缩窄性心包炎等严重副作用，应定期监测心肺功能。禁忌证：精神病史患者。近期心肌梗死、严重周围血管病和活动性消化性溃疡慎用。常用的麦角类 DA 受体激动剂有溴隐亭、培高利特（培高利特已被 FDA 禁用）。

(5) 单胺氧化酶 B 抑制剂　抑制神经元内 DA 分解代谢，增加脑内 DA 含量，与复方 L-Dopa 合用有协同作用，减少约 1/4 的 L-Dopa 用量，延缓开关现象出现。常用药物为思吉宁，宜在早、中午服用，不宜傍晚后应用，以免引起失眠。有胃溃疡者慎用。

(6) 儿茶酚-邻位-甲基转移酶抑制剂　抑制 L-Dopa 在外周代谢，维持 L-Dopa 血浆浓度稳定，加速通过血脑屏障，阻止神经胶质内 DA 降解，增加脑内 DA 含量。与美多巴合用可增强疗效，减少症状波动反应，单独使用无效。应注意肝脏毒副作用。常用药物为恩托可朋、答是美等。

(二) 外科治疗

近年来利用微电极记录和分析细胞放电的特征，可以精确定位引致震颤和肌强直的神经元，达到细胞功能定位的水平，使手术治疗的疗效和安全性大为提高。目前常用的手术方法如下：

1. 苍白球、丘脑底核毁损或切除术　丘脑手术对震颤有效，苍白球手术对运动迟缓有效。弥漫性脑血管病为手术禁忌证。

2. 脑深部电刺激 (DBS)　刺激靶点主要是苍白球和丘脑底核，原理是纠正基底节过高的抑制性输出以改善症状。适应证是药物治疗失效、不能耐受或出现运动障碍（异动症）的患者，对年龄较轻，症状以震颤、强直为主且偏于一侧者效果较好，但术后仍需应用药物治疗。

(三) 细胞移植及基因治疗

这是有较好前景的治疗方法，但存在一些问题。技术还不成熟，不能应用于临床。

(四) 康复治疗

康复治疗作为辅助手段对改善症状也可起到一定作用。

要点七　中医辨证论治

(一) 治疗原则

本病的初期，本虚之象并不明显，常见风火相煽、痰热壅阻之标实证，治疗当以清热、化痰、息风为主；病程较长，年老体弱，其肝肾亏虚、气血不足等本虚之象逐渐突出，治疗当滋补肝肾、益气养血、调补阴阳为主，兼以息风通络。由于本病多发于中老年人，多在本虚的基础上导致标实，因此治疗更应重视补益肝肾，治病求本。

(二) 辨证论治

1. 风阳内动

证候：肢体颤动粗大，程度较重，不能自制，头晕耳鸣，面赤烦躁，易激动，心情紧张时颤动加重，伴有肢体麻木，口苦而干，语言迟缓不清，流涎，尿赤，大便干，舌质红，苔黄，脉弦。

治法：镇肝息风，舒筋止颤。

方药：天麻钩藤饮合镇肝熄风汤加减。若肝火偏盛、焦虑心烦，加龙胆草、夏枯草；痰多者，加竹沥、天竺黄；眩晕耳鸣者，加知母、黄柏、牡丹皮；心烦失眠，加炒枣仁、柏子仁、丹参；颤动不止，加僵蚕、全蝎。

2. 痰热风动

证候：头摇不止，肢麻震颤，重则手不能持

物，头晕目眩，胸脘痞闷，口苦口黏，甚则口吐痰涎，舌体胖大，有齿痕，舌质红，舌苔黄腻，脉弦滑数。

治法：清热化痰，平肝息风。

方药：导痰汤合羚角钩藤汤加减。若痰湿内聚，胸闷恶心、咯吐痰涎、苔厚腻、脉滑者，加煨皂角、白芥子；震颤较重，加珍珠母、生石决明、全蝎；心烦易怒者，加天竺黄、牡丹皮、郁金；胸闷脘痞，加瓜蒌皮、厚朴、苍术；肌肤麻木不仁，加地龙、丝瓜络、竹沥；神识呆滞，加石菖蒲、远志。

3. 气血亏虚

证候：头摇肢颤，面色白，表情淡漠，神疲乏力，动则气短，心悸健忘，眩晕，纳呆，舌体胖大，舌质淡红，舌苔薄白滑，脉沉濡无力或沉细弱。

治法：益气养血，濡养筋脉。

方药：人参养荣汤加减。若血虚心神失养，心悸、失眠、健忘，加炒枣仁、柏子仁；肢体颤抖、疼痛麻木，加鸡血藤、丹参、桃仁、红花。

4. 髓海不足

证候：头摇肢颤，持物不稳，腰膝酸软，失眠心烦，头晕，耳鸣，善忘，老年患者常兼有神呆、痴傻，舌质红，舌苔薄白，或红绛无苔，脉象细数。

治法：填精补髓，育阴息风。

方药：龟鹿二仙膏加减。若肢体颤抖、眩晕较著，加天麻、全蝎、石决明；若阴虚火旺，兼见五心烦热、躁动失眠、便秘溲赤，加黄柏、知母、丹皮、玄参；若肢体麻木、拘急强直，加木瓜、僵蚕、地龙，重用白芍、甘草。

5. 阳气虚衰

证候：头摇肢颤，筋脉拘挛，畏寒肢冷，四肢麻木，心悸懒言，动则气短，自汗，小便清长或自遗，大便溏，舌质淡，舌苔薄白，脉沉迟无力。

治法：补肾助阳，温煦筋脉。

方药：地黄饮子加减。若大便稀溏者，加干姜、肉豆蔻；若心悸者，加远志、柏子仁。

第九单元 理化因素所致疾病

细目一 急性中毒总论

有毒化学物质进入人体，在效应部位积累到一定量而产生损害的全身性疾病称为中毒（poisoning）。中毒可分为急性和慢性两大类，主要由接触毒物的毒性、剂量和时间决定。短时间内接触大量毒物可引起急性中毒（acute poisoning）。急性中毒发病急骤，症状严重，变化迅速，如不积极治疗，可能危及生命，因此，诊断要准确而及时，治疗要迅速而恰当。长时间接触较小量毒物可引起慢性中毒（chronic poisoning）。慢性中毒起病较缓，病程较长，很多中毒都缺乏特异性诊断指标，容易误诊、漏诊。

本病在中医学中亦称"中毒"。

◎ 要点一 西医病因与发病机制

（一）病因

引起中毒的化学物质称毒物（poison）。根据毒物来源和用途分为工业性毒物、药物、农药，以及有毒动、植物。

1. 职业性中毒 在生产过程中，接触有毒的原料、中间产物或成品，如果不注意劳动保护，即可发生中毒。在保管、使用和运输方面，如不遵守安全防护制度，也会发生中毒。

2. 生活性中毒 在误食、意外接触毒物、用药过量、自杀或谋害等情况下，过量毒物进入人体都可引起中毒。

（二）发病机制

1. 局部刺激、腐蚀作用。
2. 缺氧。
3. 麻醉作用。
4. 抑制酶的活力。
5. 干扰细胞或细胞器的生理功能。
6. 竞争相关受体。

◎ 要点二　临床表现

不同化学物质急性中毒表现不完全相同，严重中毒时共同表现有发绀、昏迷、惊厥、呼吸困难、休克和少尿等。

1. 皮肤黏膜表现

（1）皮肤及口腔黏膜灼伤。

（2）发绀。

（3）黄疸。

2. 眼部表现

（1）瞳孔扩大。

（2）瞳孔缩小。

（3）视神经炎。

3. 神经系统表现

（1）昏迷。

（2）谵妄。

（3）肌纤维颤动。

（4）惊厥。

（5）瘫痪。

（6）精神失常。

4. 呼吸系统表现

（1）呼出特殊气味（如蒜臭味：有机磷农药；苦杏仁味：氰化物）。

（2）呼吸加快。

（3）呼吸减慢。

（4）肺水肿。

5. 循环系统表现

（1）心律失常。

（2）心脏骤停：①心肌毒性作用。②缺氧。③严重低钾血症。

（3）休克。

6. 泌尿系统表现

（1）肾小管堵塞。

（2）肾缺血。

（3）肾小管坏死。

最终导致急性肾衰竭，出现少尿或无尿。

7. 血液系统表现

（1）溶血性贫血。

（2）出血。

（3）白细胞减少和再生障碍性贫血。

（4）血液凝固障碍。

8. 发热

◎ 要点三　诊断

急性中毒诊断主要依据毒物接触史和中毒临床表现。可通过环境调查了解毒物存在，并检测剩余毒物或含毒标本进行毒物鉴定，通过体检及实验室检查了解毒物对机体的影响，最后通过鉴别诊断作出病因诊断。同时应尽早掌握中毒的时间、毒物的种类、中毒的途径，初步估计毒物的剂量以及病人中毒前后的情况。

（一）毒物接触史

毒物接触史是诊断中毒的重要依据。

（二）临床表现

1. 熟悉中毒的临床表现，系统细致的体检，均有助于中毒的诊断及判断毒物种类。

2. 有如下情况应考虑中毒的可能：

（1）不明原因的昏迷。

（2）难以解释的精神改变。

（3）年轻患者不明原因的心律失常。

（4）不明原因的心脏骤停。

（5）不明原因的无尿、少尿。

（6）不明原因的发绀。

（7）难以解释的外伤。

（8）不明原因的出血、溶血、贫血。

（9）不明原因的多系统损害。

（三）实验室检查

急性中毒时，应常规留取剩余的毒物或可能含毒的标本，如呕吐物、胃内容物、尿、粪和血标本等。必要时进行毒物分析或细菌培养。不能以一项检查，尤其是一次的测定结果作为诊断的唯一依据，否则易导致误诊。

（四）毒物对机体的影响

重要脏器的功能、酶学及某些特异检查，如碳氧血红蛋白、胆碱酯酶活力等。

毒物分析虽然重要，但为尽早救治，常无需等待检验结果；而且目前许多毒物的分析手段仍然有限。

（五）现场调查

有明确的中毒史、特征性中毒表现或有家属在中毒现场者无需现场调查；中毒史不明确、临床表现不典型者，或集体中毒原因不明者，或有谋杀嫌疑者要进行现场调查，一般要立即报告公安、卫生防疫、环保等部门协同进行现场调查。

◎ 要点四 西医治疗原则

根据毒物的种类、进入途径和临床表现进行治疗。可分除毒、解毒和对症三步急救：

①立即脱离中毒现场，清除进入人体内已被吸收或尚未吸收的毒物。

②如有可能，选用特效解毒药。

③对症治疗。对不明原因中毒，除暂不能选用特效解毒药，亦应按上述原则急救处理；中毒情况危重时，应首先采取措施，稳定呼吸、循环和生命体征。

1. 立即停止毒物接触

（1）清除皮肤毒物。

（2）清除眼内毒物。

（3）吸入毒物的急救：应立即将病人脱离中毒现场，搬至空气新鲜的地方，同时可吸入氧气。

2. 清除体内尚未吸收的毒物 清除胃肠道毒物常用催吐、洗胃、导泻和灌肠，进行越早效果越明显。

（1）催吐。

（2）洗胃：原则为先出后进、快出快进、出入相当。

（3）导泻及灌肠。

3. 促进已吸收毒物的排出

（1）利尿。

（2）吸氧。

（3）血液净化：①血液透析。②血液灌流。③血浆置换。

4. 特殊解毒药物的应用

5. 对症处理 许多中毒无特效解毒药，需要依靠强有力的对症治疗渡过难关，包括保护重要脏器的功能、维持生命体征稳定、预防并控制感染、营养支持、维持水和电解质平衡等，以及呼吸、循环、消化道、肾脏等功能的维护等。注意防治肺水肿或脑水肿。

加强危重病人的护理、注意保温、防止压疮。当中毒原因不明时普查和监测重要脏器功能，注意中毒的3个临床阶段，即急性全身反应阶段、临床缓解阶段、靶器官损害阶段，特别是在临床缓解阶段不要掉以轻心。

细目二 急性一氧化碳中毒

急性一氧化碳中毒是机体在短时间内吸入过量一氧化碳（CO），导致脑组织缺氧，临床上主要表现为意识障碍，严重者可引起死亡。本病在冬季是急诊常见的危重病之一。

◎ 要点一 病因与发病机制

（一）病因

CO是一种无色、无臭、无味的剧毒气体，在生产过程中接触CO（如炼铁、炼焦、矿井放炮、煤矿瓦斯爆炸及内燃机排出的废气等），如防护不周或通风不良时，可发生CO中毒；家庭用煤炉排烟不畅、煤气泄漏，在通风不良的浴室内用燃气加热淋浴等，则是生活性CO中毒最常见的原因。

（二）发病机制

CO中毒主要引起组织缺氧。CO经呼吸道吸入后，由肺泡迅速弥散入血，进入血液的CO约85%与血液中红细胞的血红蛋白结合，形成稳定的碳氧血红蛋白（COHb）。吸入较低浓度CO即可产生大量COHb。COHb不能携带氧，且不易解离；COHb存在还能使血红蛋白氧解离曲线左移，血氧不易释放给组织而造成细胞缺氧。

吸入高浓度CO时，CO与肌球蛋白结合，影响细胞内氧弥散，而损害线粒体功能。CO与还原型细胞色素氧化酶二价铁结合，抑制细胞色素氧化酶活性，并抑制细胞呼吸，导致细胞内缺氧而影响氧化过程，阻碍氧的利用。

◎ 要点二　临床表现

（一）急性中毒

急性CO中毒的症状与血液中COHb百分比有密切关系，而血液中COHb百分比又与空气中CO浓度和接触时间有关，按中毒程度可分为3级。

1. 轻度中毒　血COHb浓度达20%~30%。有不同程度的头痛、头晕、恶心、呕吐、心悸、四肢无力、嗜睡等。原有冠心病的患者可出现心绞痛。及时脱离中毒现场，吸入新鲜空气或氧疗，症状很快消失。

2. 中度中毒　血COHb浓度高于30%~40%。表现为昏睡或浅昏迷状态，面色潮红，口唇可呈樱桃红色，呼吸、血压和脉搏可有改变。及时脱离中毒现场，经治疗可恢复，一般无并症发生。

3. 重度中毒　血COHb浓度高于50%。呈深昏迷状态，各种反射消失。部分患者表现为去大脑皮质状态（睁眼昏迷）。体温升高，呼吸频数，严重时呼吸衰竭，脉搏快而弱，血压下降。如空气中CO浓度很高，患者可在几次深呼吸后立即突然发生昏迷、惊厥、呼吸困难以致呼吸麻痹，称为"闪电样中毒"。重度中毒常出现吸入性肺炎、肺水肿、心律失常、心肌梗死、皮肤水疱、急性肾衰竭、脑局灶损害、上消化道出血等并发症。

（二）急性CO中毒迟发性脑病

部分急性CO中毒患者抢救苏醒后，经过2~60天的"假愈期"，可出现迟发性脑病的症状：

1. 精神意识障碍　呈现痴呆状态、谵妄状态或去大脑皮层状态。

2. 锥体外系神经障碍　出现震颤麻痹综合征（面具面容、四肢肌张力增强、静止性震颤、慌张步态等）。

3. 锥体系神经损害　如偏瘫、病理反射阳性或小便失禁等。

4. 大脑皮质局灶性功能障碍　如失语、失明等，或出现继发性癫痫。

5. 脑神经及周围神经损害　如视神经萎缩、听神经损害及周围神经病变等。

◎ 要点三　实验室检查及其他检查

1. 血液COHb测定

①加碱法：加碱后血液仍保持淡红色不变（正常血液加碱后则呈绿色），提示COHb浓度高达50%以上。

②分光镜检查法：监测血中COHb浓度，不仅能明确诊断，而且有助于分型和估计预后（应在脱离中毒现场8小时以内尽早抽取静脉血标本）。

2. 脑电图检查　可见弥漫性低波幅慢波，与缺氧性脑病进展相平行。

3. 头部CT检查　脑水肿时可见脑部有病理性密度减低区。

4. 血气分析　血氧分压降低。

5. 心电图检查　可见ST段和T波改变、传导阻滞等。

◎ 要点四　诊断与鉴别诊断

（一）诊断

1. 病史：有CO接触史。

2. 皮肤黏膜呈樱桃红色为其特征性体征，但仅见于20%的患者。

3. 血中COHb测定有确定诊断价值，停止接触CO超过8小时多已降至正常。

4. 除外其他引起昏迷的疾病。

5. 迟发脑病：根据急性CO中毒病史、意识障碍恢复后的假愈期和临床表现，迟发脑病诊断一般不难。

（二）鉴别诊断

既往史、体检、实验室检查有助于鉴别诊断。血液COHb测定是有价值的诊断指标。

1. 急性脑血管疾病 临床也可见头痛、呕吐、意识障碍等表现，但以突然发生的剧烈头痛、意识障碍和"三偏"症状（病变对侧偏瘫、偏身感觉障碍和同向偏盲）为特征性临床表现，中老年人多见，可与急性CO中毒鉴别。

2. 流行性脑脊髓膜炎 冬春季节发病，儿童多见。以突起高热、头痛呕吐、皮肤瘀点、脑膜刺激征阳性为临床特点。

3. 糖尿病酮症酸中毒 可有恶心呕吐、意识障碍等，其特点为：既往糖尿病史，因感染、停用或减用胰岛素、饮食失调、应激状态等诱发，临床常见食欲减退、恶心呕吐、尿量增多、呼吸深快、呼气有烂苹果味、意识障碍，尿糖及尿酮呈强阳性。

◎ 要点五　西医治疗

治疗原则：迅速将病人搬离中毒现场，积极纠正缺氧，防治脑水肿，促进脑细胞恢复，对症治疗。

1. 纠正缺氧 吸入氧气可促使COHb解离，纠正机体缺氧；高压氧下，可加速COHb解离，既可迅速纠正组织缺氧，又可加速CO的清除。高压氧治疗CO中毒可缩短病程，降低病死率；且可减少迟发性脑病的发生。因此，对中、重度CO中毒，如有条件应尽早采取高压氧治疗；对危重病人可考虑换血疗法。

2. 防治脑水肿 严重中毒后2~4小时即可发生脑水肿，24~48小时达高峰，因而脱水疗法非常重要。目前常采取以下方法：①20%甘露醇250mL快速静脉滴注，6~8小时1次。②呋塞米20~40mg，稀释后静脉注射。③地塞米松10~30mg或氢化可的松200~300mg，静脉滴注，可与甘露醇合用。④对昏迷时间长、伴有高热的患者给予头部物理降温或冬眠药物。⑤对于频繁抽搐者，可用地西泮10~20mg静脉注射，也可用水合氯醛灌肠。

3. 促进脑细胞恢复 可选用ATP、辅酶A、细胞色素C、大剂量维生素C、胞磷胆碱等。

4. 对症治疗 昏迷期间加强护理，保持呼吸道通畅，必要时进行气管切开，防治肺部感染、压疮等并发症发生。

5. 迟发脑病治疗 可给予高压氧、糖皮质激素、血管扩张剂、神经细胞营养药、抗帕金森病药物以及其他对症和支持治疗。

细目三　有机磷杀虫药中毒

有机磷杀虫药（OPI）主要通过抑制体内胆碱酯酶（cholinesterase，ChE）活性，失去分解乙酰胆碱（acetylcholine，ACh）能力，使体内生理效应部位ACh大量蓄积，使胆碱能神经持续过度兴奋，引起毒蕈碱样、烟碱样和中枢神经系统等中毒症状和体征。严重者，常死于呼吸衰竭。

◎ 要点一　病因与发病机制

（一）病因

OPI中毒的常见原因为生产和使用中违反操作规程造成毒物泄露、滥用或防护不当而发生急、慢性中毒；或者由于误服、自服而发生中毒。

（二）发病机制

OPI可迅速从消化道、呼吸道或皮肤黏膜进入人体。OPI中毒机制，主要是在人体内迅速与ChE结合，形成磷酰化胆碱酯酶，磷酰化胆碱酯酶不能水解ACh，引起ACh蓄积，出现相应的临床表现。由于OPI与ChE是稳定的结合，早期尚可部分水解恢复ChE活性，但随着中毒时间的延长，最终形成老化的磷酰化胆碱酯酶，结构更加稳定，需要新的ChE再生后，ChE活性才会恢复，故其毒性作用较重，症状恢复较慢。

要点二 临床表现

可有接触部位的局部损害，如皮肤黏膜的炎症、水疱、剥脱等。典型症状按发生先后分别有胆碱能兴奋或危象、中间型综合征、迟发性多发性神经病。

（一）胆碱能兴奋或危象

发生的时间与毒物种类、剂量、吸收途径和患者的状态（如空腹、饭后、酒后等）等有关。口服中毒多在 10 分钟至 2 小时发病；呼吸道吸入约 30 分钟内发病；皮肤吸收中毒，一般在接触 2~6 小时后出现症状。表现为：

1. 毒蕈碱样症状 又称 M 样症状。主要由于堆积的乙酰胆碱使副交感神经末梢过度兴奋，引起平滑肌舒缩失常和腺体分泌亢进等。

临床表现可有：

（1）腺体分泌增加　表现为大汗、多泪和流涎。

（2）平滑肌痉挛　表现为瞳孔缩小、胸闷、气短、呼吸困难，恶心、呕吐、腹痛、腹泻。

（3）括约肌松弛　表现为大小便失禁。

（4）气道分泌物明显增多　表现为咳嗽、气促，双肺有干性或湿性啰音，严重者发生肺水肿。

2. 烟碱样症状 又称 N 样症状。

（1）由于乙酰胆碱堆积在横纹肌神经-肌肉接头处，可出现肌纤维颤动，全身紧缩或压迫感，甚至全身骨骼肌强直性痉挛；骨骼肌过度兴奋后就会出现抑制，发生肌力减退甚至呼吸肌麻痹引起呼吸停止。

（2）乙酰胆碱还可刺激交感神经节和肾上腺髓质，出现血压升高和心律失常。

3. 中枢神经系统症状 由于乙酰胆碱在脑内蓄积，可出现头晕、头痛、倦怠、烦躁不安、语言不清、不同程度的意识障碍。重者可发生脑水肿，甚至呼吸中枢麻痹。

有些急性 OPI 中毒者，经积极抢救临床症状明显好转，稳定数天或至 1 周后，病情突然急剧恶化，再次出现胆碱能危象，甚至肺水肿、昏迷，或死亡，此称为反跳。这种现象多发生在乐果和马拉硫磷口服中毒者。

（二）迟发性多发性神经病（delayed polyneuropathy）

为急性重度、中度中毒后 2~3 周，胆碱能症状消失后出现的感觉、运动型多发性神经病。先出现腓肠肌酸痛及压痛，数日后出现下肢无力，远端最明显，逐渐影响下肢近端和上肢，多伴有肢体远端手、袜套式感觉减退。神经-肌电图检查提示神经源性损害。胆碱酯酶活力可正常。

（三）中间型综合征（intermeediate syndrome）

为急性中毒后 24~96 小时，胆碱能危象基本消失且意识清晰，以屈颈肌和四肢近端肌肉，第 Ⅲ、Ⅶ、Ⅸ、Ⅹ 对脑神经支配的肌肉、呼吸肌无力为主要临床表现。可见抬头困难、肩外展及髋屈曲困难；眼外展及眼球活动受限，眼睑下垂，睁眼困难，可有复视；颜面肌或咀嚼肌无力、声音嘶哑和吞咽困难；呼吸肌麻痹则有呼吸困难、频率减慢、胸廓运动幅度逐渐变浅，进行性缺氧致意识障碍、昏迷以致死亡。因其发生时间介于中毒急性期之后和迟发性多发性神经病之前，故称为中间综合征。胆碱酯酶活力多在 30% 以下。多见于含二甲氧基的化合物中毒，如倍硫磷、乐果、氧乐果等。

要点三　实验室检查及其他检查

ChE 活力是诊断 OPI 中毒的特异性实验指标，对判断中毒程度、疗效和预后极为重要，但并不呈完全平行关系。以正常人血 ChE 活力均值作为 100%，急性 OPI 中毒时，ChE 活力值在 70%~50% 为轻度中毒，50%~30% 为中度中毒，30% 以下为重度中毒。对长期 OPI 接触者，血 ChE 活力值测定可作为生化监测指标。

呕吐物、清洗液、尿液或血液中测到相应毒物或其代谢产物可以明确有机磷农药的具体名称甚至浓度，有助于诊断和治疗。

◎ 要点四　诊断与鉴别诊断

(一) 诊断

根据患者 OPI 接触史、呼出气体或呕吐物或皮肤等部位有特异性的大蒜味，有胆碱能兴奋或危象的临床表现，特别是流涎、多汗、瞳孔缩小、肌纤维颤动和意识障碍等，结合及时测定的实验室检查结果，一般不难诊断。毒物接触史不明确的，实验室检查对诊断就更加重要。

急性中毒分级：以临床表现为主要依据，血液胆碱酯酶活性可作参考指标。

1. 轻度中毒　以 M 样症状为主，没有肌纤维颤动等 N 样症状，ChE 活力为 50%~70%。

2. 中度中毒　M 样症状加重，出现肌纤维颤动等 N 样症状，ChE 活力为 30%~50%。

3. 重度中毒　除有 M、N 样症状外，具有肺水肿、呼吸衰竭、脑水肿、昏迷四项中任一表现，全血或红细胞 ChE 活力<30%。

(二) 鉴别诊断

需要进行鉴别诊断的疾病主要有中暑、食物中毒、急性胃肠炎、脑炎、脑干出血或梗死以及其他农药中毒等。根据有无 OPI 接触史、临床特征性表现和实验室检查、头 CT 或 MRI，一般不难作出鉴别。

需要特别提出的是与氨基甲酸酯类农药中毒的鉴别，二者临床表现相似，血胆碱酯酶活力均降低，但后者无大蒜味、血胆碱酯酶活力在数小时内可自行恢复。

◎ 要点五　西医治疗

(一) 急性中毒

1. 清除毒物

(1) 迅速离开有毒现场，脱去污染衣物，用肥皂和微温清水清洗污染的皮肤、毛发和指甲，再用流动微温清水冲洗。

(2) 口服中毒者，用 2% 碳酸氢钠溶液（美曲膦酯忌用）或 1：5000 高锰酸钾溶液（对硫磷、乐果忌用）洗胃，毒物品种不清的也可用温清水洗胃，直到洗出液清亮无大蒜味为止，最好保留胃管，间隔 2 小时左右可多次重复洗胃，当然洗胃液量要比第一次少得多。洗胃后用硫酸镁或甘露醇导泻；静脉输液增加尿量，促进毒物排出。中毒严重者可在彻底洗胃的前提下进行血液净化，以进一步清除血中毒物。

2. 解毒药　在清除毒物过程中，应该同时应用胆碱受体阻断药和胆碱酯酶复能药。用药原则为早期、足量、联合和重复应用解毒药。

(1) *胆碱受体阻断药*　阿托品为代表药物，主要作用于外周 M 胆碱能受体，缓解 M 样症状，根据中毒轻重、用药后 M 样症状缓解程度，决定剂量、用药途径和间隔时间，尽早使患者达到并维持"阿托品化"（表现为用阿托品后，瞳孔较前扩大、口干、皮肤干燥、心率增快和肺湿啰音消失）。其他胆碱受体阻断药还有山莨菪碱（作用与阿托品类似）、东莨菪碱（对中枢 M 和 N 受体阻断作用强于对外周 M 受体作用）和长托宁（即盐酸戊乙奎醚，对中枢 M、N 受体和外周 M 受体均有阻断作用，但选择性作用于 M_1、M_3 受体亚型，对 M_2 受体作用极弱，对心率无明显影响）。切忌盲目大量用药，尤其是轻度中毒患者，谨防阿托品中毒（出现瞳孔明显扩大、神志模糊、烦躁不安、谵妄、惊厥、昏迷及尿潴留等情况）。

(2) *胆碱酯酶复能药*　为肟类化合物，含季胺基和肟基。季胺基带正电荷，能被磷酰化胆碱酯酶的阴离子部位吸引；肟基与磷酰化胆碱酯酶中的磷有较强亲和力，可使其与 ChE 酯解部位分离，恢复 ChE 活性。

ChE 复能药尚能对抗外周 N_2 受体，控制肌纤维颤动等 N 样症状。

ChE 复能药不良反应有头晕、视力模糊、复视、血压升高等。

临床应用的胆碱酯酶复能药有氯解磷定、碘解磷定、双复磷等。氯磷定是目前临床上首选的 ChE 复能药，其复能作用强，毒副作用小，静脉注射或肌内注射均可，起效快。由于 ChE 复能药不能活化老化的胆碱酯酶，故要早期用药，并且用量要足。

以上两类解毒药对有机磷中毒患者来说是双刃剑，既有治疗作用又有毒副作用。阿托品本身就是毒性很强的药物；过量应用 ChE 复能药反而抑制胆碱酯酶活力甚至引起癫痫样发作。因此，既要坚持用早、用足、用全（两类解毒药合用）、重复应用的用药原则，又要密切观察病情变化，防止解毒药过量，尤其要避免阿托品中毒。

3. 对症治疗

（1）监护生命体征，保持呼吸道通畅。

（2）防治上消化道出血。

（3）营养、保护心肌。

（4）其他：有脑水肿时，可用甘露醇、呋塞米等脱水；维持水、电解质及酸碱平衡；注意预防肺炎、压疮等并发症并及时处理；合理营养支持。中度和重度中毒患者避免过早活动，防止病情突变。

4. 中间型综合征治疗
在治疗急性中毒的基础上，再加用氯解磷定肌内注射；主要给予对症和支持治疗。重度呼吸困难者，及时建立人工气道，进行机械通气。

5. 迟发性多发性神经病治疗
可给予维生素 B_1、维生素 B_{12} 等营养神经药物治疗，以及运动功能的康复锻炼。

细目四　急性镇静催眠药中毒

镇静催眠药是中枢神经系统抑制药，具有镇静、催眠和抗惊厥等作用。一般来说，服用小剂量时可产生镇静作用，使患者安静，减轻或消除激动、焦虑不安等；中等剂量时，引起近似生理性催眠；大剂量时则产生抗惊厥等作用。过多剂量可麻醉全身，包括延髓中枢，一次服用大剂量可导致急性镇静催眠药中毒（acute sedative-hypnotic poisoning），长期滥用可引起耐药性和依赖性而导致慢性中毒，突然停药或减量则可引起戒断综合征。

◎ 要点一　病因与中毒机制

（一）病因

导致急性镇静催眠药中毒的主要原因是误服、自杀以及临床上一次应用剂量过大，慢性中毒则主要因长期滥用所致。镇静催眠药包括苯二氮䓬类、巴比妥类、非巴比妥非苯二氮䓬类和吩噻嗪类。急性中毒最常见的类型为苯二氮䓬类中毒。

（二）中毒机制

镇静催眠药均具有不同程度的脂溶性，脂溶性强的药物易通过血-脑屏障，快速作用于中枢神经系统而对其产生不同程度的抑制作用。

1. 巴比妥类药物　对中枢神经系统的作用范围较为广泛，主要通过抑制丙酮酸氧化酶系统，阻断脑干网状结构上行激活系统的传导，使整个大脑皮质发生弥漫性抑制，导致昏迷和反射功能消失。作用机制主要包括：

（1）促进 γ-氨基丁酸（gamma-aminobutyric acid，GABA）与其受体在突触后膜的结合，延长氯离子通道开放时间，增加氯离子内流，引起神经细胞超极化而抑制神经传导。

（2）影响 α-氨基羟甲基噁唑丙酸（alpha-amino-3-hydroxy-5-methyl-4-isoxazolepro- pionic acid，AMPA）的功能，使钠离子及电压依赖的钾离子的神经兴奋作用受抑制。

（3）巴比妥类药物还可通过抑制周围神经的烟碱受体而影响神经-肌肉传递以及血压水平。

（4）大剂量摄入后可直接抑制延髓呼吸中枢导致呼吸衰竭，抑制血管运动中枢引起休克及肾衰竭，抑制体温调节中枢导致低体温。

（5）长期应用巴比妥类药物可影响细胞色素 P450 氧化还原酶而导致肝损害。一般摄入催眠量的 5 倍即可中毒。

致死量：苯巴比妥 5~10g；异戊巴比妥、戊巴比妥和司可巴比妥 2~3g。

2. 苯二氮䓬类药物　是一种特异性苯二氮䓬类受体激动药，其抑制中枢神经系统的机制与巴比妥类相似，但前者主要通过增加 GABA 介导的氯离子通道开放频率而增加氯离子内流，且作用范围较小，主要选择性作用于边缘系统。大剂量使用后除可抑制中枢神经系统外，还可抑制心血管系统。一次误服大量或长期内服较大剂量可引起毒性反应。同时摄入乙醇、中枢抑制药或其他类镇静催眠药等可使其毒性增强。

3. **酚噻嗪类药物** 具有多种受体阻滞作用，除了阻滞与情绪思维有关的边缘系统、基底神经节及下丘脑多巴胺受体产生抗精神病作用外，还可阻滞 M-胆碱能受体、α-肾上腺素受体、组胺受体及5-羟色胺受体，抑制突触部位交感神经介质再摄取，从而对皮质、皮质下中枢产生广泛的抑制作用。此外本组药物能降低癫痫阈值，对心肌细胞具有奎尼丁样膜抑制作用。

◎ 要点二 临床表现

1. **急性巴比妥类中毒** 一次服用大剂量巴比妥类药物引起中枢神经系统抑制的症状与剂量有关。

（1）轻度中毒 发生于2~5倍催眠剂量，表现为嗜睡、情绪不稳定、入睡后推动可以叫醒、反应迟钝、语言不清、有判断及定向力障碍、眼球有震颤。

（2）中度中毒 发生于5~10倍催眠剂量，沉睡或昏迷，呼吸抑制。

（3）重度中毒 发生于误服10~20倍催眠剂量，表现为进行性中枢神经系统抑制，由嗜睡到深昏迷，呼吸抑制，可出现腱反射亢进、强直、阵挛及Babinski征阳性。

2. **急性苯二氮䓬类中毒**

（1）轻度中毒 主要表现为中枢神经系统受抑制，症状常较轻，主要有嗜睡、头晕、语言含糊不清、眼球震颤、意识模糊、共济失调，偶有中枢兴奋、锥体外系障碍及一时性精神错乱；呼吸及循环系统症状常不明显，偶见肝功能异常、粒细胞减少及剥脱性皮炎，年老体弱者易发生晕厥。

（2）重度中毒 可出现昏迷、血压下降及呼吸抑制等。

单一的苯二氮䓬类药物中毒很少出现严重症状，而同服乙醇或其他镇静催眠药物则易出现长时间深度昏迷和呼吸抑制等。

3. **急性非巴比妥、非苯二氮䓬类中毒** 症状与巴比妥类中毒相似，但各有特点。

（1）水合氯醛中毒 常可出现心律失常和肝肾功能损害等。

（2）格鲁米特中毒 可出现抗胆碱能神经症状，且意识障碍呈周期性波动。

（3）甲喹酮中毒 可有明显的呼吸抑制，出现锥体束体征，如肌张力增强、腱反射亢进等。

（4）甲丙氨酯中毒 常有血压下降。

4. **急性吩噻嗪类中毒** 误服后轻者仅有头晕、困倦、注意力不集中、表情淡漠等症状，重者可出现神经、心血管及抗胆碱毒性症状。

（1）神经系统症状 最常见的为锥体外系反应。临床表现为震颤麻痹综合征、静坐不能和急性肌张力障碍反应。此外还可出现意识障碍、嗜睡、昏迷、体温调节紊乱及癫痫发作等。

（2）心血管症状 主要表现为四肢发冷、直立性低血压，严重者甚至发生休克。由于此类药物具有奎尼丁样膜稳定及心肌抑制作用，中毒患者可出现心律失常。

（3）抗胆碱能毒性症状 主要表现为心动过速、视物模糊、口干、便秘及尿潴留等。

此外有些患者中毒后表现为一些消化道症状如恶心、呕吐、腹痛等，而对此类药物过敏者有致剥脱性皮炎、粒细胞缺乏症及胆汁性肝炎等危险。

◎ 要点三 诊断

1. **毒物接触史** 有误服或自服大量镇静催眠药物史，或现场查出有残留的该类药物。

2. **临床表现特点** 急性中毒可出现意识障碍和呼吸抑制及血压下降等。

3. **辅助检查** 血液、呕吐物、洗胃液及尿液中药物测定有助于确立诊断。

◎ 要点四 西医治疗

（一）清除毒物

1. **洗胃** 对服药后 12 小时内或更长时间者均应进行洗胃。可用大量温生理盐水或 1∶5000 高锰酸钾溶液作为洗胃液。同时可给予 10~15g 硫酸钠导泻（忌用硫酸镁，因镁离子有可能被部分吸收而加重中枢神经系统的抑制），也可给予活性炭混悬液促进毒物的吸附。对于单一的 γ-羟基丁酸盐或小剂量苯二氮䓬类则不推荐活性炭吸附。

对深昏迷者在洗胃前应行气管插管保护气道。水合氯醛对胃黏膜具有腐蚀作用，故洗胃时要特别注意防止消化道穿孔。

2. **加速毒物排泄**

（1）利尿剂的应用及补液 可加速药物排出。成年人一般每天可补液约 3000mL（生理盐水及葡萄糖液各 50%），呋塞米 40~80mg，静脉注射，尿量在 250mL/h 以上时，注意补钾、补钙。休克病人、肾功能不全者禁用。

（2）碱化尿液 4%~5% 碳酸氢钠液 100~125mL，静脉滴注，有利于一些镇静催眠药物由周围组织释放并经肾脏排泄，可使长效类的肾排泄量提高 5~10 倍，但对中、短效类及吩噻嗪类中毒无效。

（3）血液净化疗法 对原有肝肾功能损害或血药浓度达到致死水平或上述治疗无效者，应尽早采用体外方法加速毒物清除。血液透析能有效地增加长效巴比妥类药物的清除，但对中短效类、苯二氮䓬类及吩噻嗪类中毒效果欠佳，而以血液灌流为宜。

（二）特效解毒药

镇静催眠药物中毒普遍无特效解毒药。氟马西尼是苯二氮䓬类拮抗药，能通过竞争抑制苯二氮䓬受体而阻断苯二氮䓬类药物的中枢神经系统作用。

剂量：0.2~0.3mg 缓慢静脉注射，必要时可给予 0.2mg/min 重复静脉注射直至有反应，总量可达 2mg。因本药半衰期短（0.7~1.3 小时），故对有效者每小时应重复给药 0.1~0.4mg，以防症状复发。禁用于已合用可致癫痫发作的药物，特别是三环类抗抑郁药，此外有癫痫病史的患者给予氟马西尼后可诱发出难以控制的癫痫发作，长期服用苯二氮䓬类的患者给予氟马西尼后可能出现戒断综合征。

（三）一般治疗

1. 昏迷患者应注意保温，定时翻身、拍背，防止压疮及坠积性肺炎。

2. 吸氧，保持呼吸道通畅，及时清除口腔及咽部分泌物，深昏迷且呼吸受抑制患者给予气管插管及人工辅助呼吸。

3. 密切监护生命体征。

4. 维持水、电解质及酸碱平衡。

（四）对症治疗

1. 如出现心律失常，给予抗心律失常药物。

2. 急性中毒出现低血压多由于血管扩张所致，应输液补充血容量，如血压仍低则应加用升压药，主张用去甲肾上腺素、重酒石酸间羟胺及盐酸去氧肾上腺素等 α 受体激动药，具有 β 受体激动药作用的肾上腺素、异丙肾上腺素及多巴胺等即便使用小剂量也应慎重，有可能加重低血压（对周围 β 受体激动药有血管扩张作用）。

3. 其他如中枢神经系统抑制较重时可用苯丙胺、安钠咖等；如进入昏迷状态，可用盐酸哌甲酯 40~100mg 肌内注射，必要时可重复给药直至苏醒。此外，纳洛酮在很多临床报道中显示了较好的促进患者呼吸及意识恢复的疗效，士的宁、印防己毒素等中枢兴奋药易引起全身性惊厥而应禁用；如有震颤麻痹综合征可选用盐酸苯海索、氢溴酸东莨菪碱等；若有肌肉痉挛及张力障碍可用苯海拉明口服或肌内注射。

（五）并发症的治疗

1. **肺部感染** 针对病原菌给予抗生素治疗，如长期使用抗生素需注意并发真菌感染的可能。

2. **急性肾衰竭** 多因休克所致，应注意及时抗休克，并保持水、电解质平衡，避免使用损害肾脏的药物，必要时给予利尿及血液透析治疗。

第十单元　内科常见危重症

细目一　休　克

休克（shock）是由于各种致病因素引起有效循环血容量突然下降使全身各组织和重要器官灌注不足，从而导致一系列代谢紊乱、细胞受损及脏器功能障碍。如果不及时纠正可引起多脏器功能不全综合征（MODS），最终导致死亡。

本病属中医学"厥脱"范畴。

◎ 要点一　西医病因病理与发病机制

（一）病因

1. 失血与失液。
2. 烧伤。
3. 创伤。
4. 感染。
5. 过敏。
6. 急性心力衰竭。
7. 强烈的神经刺激。

（二）病理和发病机制

1. **氧和能量代谢**　在血红蛋白经过肺毛细血管时，与氧分子结合，动脉血氧饱和度（SaO_2）为100％。然后通过心脏的泵功能，将氧供给全身组织（氧供）。如果氧供不足，机体首先通过增加心排血量来改善氧供，若增加心排血量仍不能满足组织氧耗，就增加氧摄取（从血红蛋白摄取氧），$SmvO_2$（混合静脉血氧饱和度）下降。因此与SaO_2比较，$SmvO_2$能更好地反映组织供氧与氧耗的平衡。

在以上代偿机制不能纠正组织供氧与氧耗的平衡时，组织开始无氧代谢，代谢产物乳酸生成增加，乳酸可迅速被缓冲，形成可测定的乳酸盐，因此血中乳酸盐水平的升高可作为急诊科危重病近期预后指标。

较长时间的氧供不足导致细胞内三磷腺苷（ATP）耗竭，细胞膜离子泵功能障碍，钾离子外流，细胞膜静息电位降低，同时钠离子内流导致细胞内钠离子浓度升高引起细胞水肿。随着休克的进展，溶酶体酶释放到细胞中，使细胞膜水解，细胞完整性丧失，细胞内环境稳态崩解，细胞凋亡。这些病理过程导致机体代谢异常，在临床上表现为血液浓缩、高钾血症、低钠血症、肾前性氮质血症、血糖水平异常（升高或降低）和乳酸酸中毒。

2. **机体代偿机制**　休克的血流动力学异常一旦出现，机体即启动一系列代偿机制以期望维持有效的组织灌注。机体在接受压力感受器和化学感受器传出的异常冲动后，通过自主神经兴奋和应激激素释放来调动代偿反应以维持内环境稳态。这些代偿反应包括维持平均循环压力、维持心功能、保证重要脏器的灌注和氧供。机体代偿机制的幅度取决于血流动力学和组织代谢失衡的严重程度。机体的代偿机制包括以下几种：

（1）小动脉血管收缩导致皮肤、骨骼肌和脏器血流再分布。

（2）增加心率和心肌收缩力，增加心排血量。

（3）静脉容量血管收缩，增加静脉回流。

（4）血管活性激素释放，以增加小动脉和静脉的张力。

（5）抗利尿激素释放，同时激活肾素-血管紧张素轴，增加水钠潴留，维持血容量。

◎ 要点二　休克分类

休克可根据血流动力学状态改变的特点分为

4种，即低血容量性休克、心源性休克、分布性休克和梗阻性休克。

1. 低血容量性休克 由于血液、体液或两者同时丢失，导致有效循环血容量减少，心室舒张末期充盈压下降，其结果是心排血量不足、低血压。

2. 心源性休克 因为心肌损伤或心脏结构异常导致心功能严重下降，心排血量和血压均下降。

3. 分布性休克 是心排血量的分配异常。周围血管扩张是该型休克的特点，血管阻力下降，心排血量正常或轻度升高，但血压降低。

4. 梗阻性休克 因为心外血管回路的血流受阻和/或心排血通路梗阻，导致心室舒张末期充盈不足或因为后负荷增加导致收缩功能下降，进一步引起心排血量和血压下降，如缩窄性心包炎、心脏压塞、肺栓塞等。

其他分类方法还包括病因学分类，可分为低血容量性休克、创伤性休克、感染性休克、心源性休克、过敏性休克及神经源性休克等。但在休克的治疗过程中，了解导致休克的血流动力学改变是非常重要的。

◎ **要点三 中医病因病机**

厥脱是多种疾病的危重并发症，可见于外感热病过程中，亦可见于多种内科杂病的危重阶段。

1. 气阴耗伤 温热邪毒或久病耗损，致气阴两伤，阴液大耗，血行不畅，正气不足，无力鼓脉，而致厥脱。

2. 真阴衰竭 过汗过下，或暴吐暴泄，或各种原因所致的失血过多，致真阴耗竭，无以恋阳，而致厥脱。

3. 阳气暴脱 气阴耗伤加剧，或寒邪直中入里，致脏器内伤，阳气虚极，无以温煦，而致厥脱。

4. 热毒炽盛 热毒内炽，闭阻气机，阻碍升降，气机逆乱，发为厥脱。

5. 气滞血瘀 气阴耗伤，气虚无力行血，津亏则血脉不充，气滞血瘀，五脏失养，发为厥脱。

6. 心气不足 或由内科疾患，或因外科创伤，引起剧痛不止，则心气大耗，脏腑失主，五脏气乱，而致厥脱。

厥脱，不外邪气闭阻和正气耗脱两方面。正气耗脱则必致气血不畅；邪气闭阻，亦可耗损气阴，所以本证实为虚实兼夹、以虚为主之候。

◎ **要点四 临床表现**

休克程度不同，其临床表现不同，主要取决于导致休克的起始病因和机体的代偿应答。

1. MODS MODS是休克的主要死因之一。

2. 中枢神经系统 轻者可表现为意识模糊，严重者昏迷。

3. 心血管系统 心率增快是休克最敏感的指标。

4. 肺部 休克是导致急性肺损伤（ALI）或急性呼吸窘迫综合征（ARDS）的高危因素之一。常表现为喘憋、呼吸窘迫，病情进展往往需要机械通气治疗。

5. 肾 急性肾衰竭是休克的主要并发症，当出现不易纠正的肾功能损害后，死亡率明显升高。

6. 消化系统 休克可引起急性胃黏膜损害、麻痹性肠梗阻，以及肠道黏膜屏障完整性受损，导致肠道细菌移位，细菌和毒素进入血液。肝功能损伤主要表现为转氨酶和乳酸脱氢酶轻度增加，如果低灌注加重则肝广泛受损，转氨酶明显升高，同时还可出现凝血因子和血清白蛋白下降。休克时胆红素明显升高。此外，休克还可引起急性胰腺炎和胆囊炎等。

7. 血液系统 失血性休克可见血红蛋白和血细胞比容明显降低，尤其是在液体复苏治疗后。许多休克患者血小板也减少，除了扩容后稀释性血小板减少外，脓毒血症休克还可出现免疫性血小板破坏，出现弥散性血管内凝血（DIC）时血小板也因消耗而减少。在各种休克的晚期，都会出现DIC，死亡率增加。

8. 免疫系统 在休克过程中存在广泛的免疫功能不全，尤其是在低血容量性休克时。免疫功能不全可表现为吞噬细胞、T淋巴细胞、B淋巴细胞和中性粒细胞功能不全，这些细胞功能异常在短期内并不对机体造成相应影响，但常常会引起并加重感染，导致休克晚期死亡率明显增高。

9. 代谢 在休克早期，因为机体代偿性反应使交感-肾上腺素系统兴奋，糖皮质激素、胰升糖素和儿茶酚胺分泌增加，胰岛素分泌下降，导致糖原分解和糖异生增加，引起血糖水平升高（应激性高血糖），也可伴有高三酰甘油血症。在休克晚期，因为肝糖原耗竭或葡萄糖合成障碍可出现低血糖，随后因蛋白分解增加导致负氮平衡。这种蛋白质分解增加引起的负氮平衡是晚期死亡率增高的重要因素，加强营养支持治疗可改善休克患者的预后。

◎ **要点五　诊断与鉴别诊断**

休克是一种危及生命的急症，必须及时诊断，及时正确处理，才能改善患者的预后。

（一）诊断

1. 有诱发休克的病因。
2. 意识异常。
3. 脉搏细速，超过100次/分或者不能触及。
4. 四肢湿冷，胸骨部位皮肤指压痕阳性（指压后再充盈时间>2秒），皮肤花纹、黏膜苍白或发绀，尿量<30mL/h或无尿。
5. 收缩压<80mmHg。
6. 脉压<20mmHg。
7. 原有高血压者收缩压较原收缩压下降30%以上。

符合1、2、3、4中的2项，或者5、6、7中1项者，可以诊断为休克。

心率和血压通常是临床上观察是否存在休克的首选指标。心率增快常为休克的第一体征，但受到患者年龄、平时基础心率和药物等因素影响，也可能在失血过量、低氧血症或低血糖等情况下出现心率下降的情况。在休克早期，有的患者因为血管阻力升高，血压可能有所升高，但重要脏器在这个时候其实已经发生低灌注了。有人认为利用休克指数（心率/收缩压）更有利于判断是否存在休克状态，如果休克指数持续超过1.0，往往提示预后不良。

尿量是代表内脏灌注的敏感指标，如果尿量在1.0mL/（kg·h）以上，提示内脏灌注正常；如果尿量在0.5~1.0mL/（kg·h），提示内脏灌注减少；如果尿量<0.5mL/（kg·h），则提示内脏灌注明显减少。对尿量的观察必须有一个时间段，至少30分钟，是临床上一个简单可行的办法。

由于组织低灌注常常发生于血压下降之前，所以血气分析可以发现血清乳酸浓度升高（>4mmol/L）和碱剩余降低（<-4mmol/L）。

休克按严重程度可分为轻、中、重三度。

轻度休克表现为非生命器官血流减少，如皮肤、骨骼肌等，这些组织对缺氧耐受性高，在短期内不至于造成不可逆改变；患者意识状态常正常，尿量正常或稍下降，不伴有或仅有轻度代谢性酸中毒。

中度休克时心脑以外的器官均存在不同程度的血流下降，如肝、肠或肾等器官，这些组织对缺氧的耐受性较低，临床表现为少尿，即<0.5mL/（kg·h），酸中毒，但无明显意识障碍。

重度休克患者出现心脑灌注不足，表现为意识障碍、严重少尿或者无尿、酸中毒和心肌损伤（表现为心电图异常、心排血量减少）。

（二）鉴别诊断

低血压与休克的鉴别　低血压是休克的重要临床表现之一，但低血压的患者并非都是休克。一般认为，正常人肱动脉血压<90/60mmHg为低血压。低血压是一种没有休克病理变化的良性生理状态，与休克有着本质的区别。

◎ **要点六　西医治疗**

从休克的临床表现可以看出，休克可导致全身各个器官系统的缺血缺氧性损害，所以对休克的治疗要采取综合性措施，即在纠正休克状态的同时要针对病因进行有效的治疗。主要包括支持生命器官的微循环灌注、改善代谢和保护器官功能等。

（一）一般处理

1. 监测血压、心率、呼吸、血氧饱和度、神志和尿量等。

2. 开放静脉通路，通常需要开放两条静脉通路，以利于补液和药物治疗。

3. 休克患者均需要吸氧，以改善组织缺氧，可以使用鼻导管或面罩吸氧，必要时可以使用呼吸机辅助呼吸。

（二）针对病因的治疗

积极处理导致休克的病因是整个治疗的关键，与纠正休克状态的治疗应该是同步的。纠治病因可以避免休克进一步加重，纠正休克状态可以减少生命器官的损害，两者缺一不可。

（三）液体复苏治疗

液体复苏是各类休克的基本治疗（心源性休克要慎重）。休克液体复苏的基本原则如下：

1. **液体种类和性质**　复苏所用的液体分为晶体液和胶体液。需要注意的是，休克时慎用葡萄糖溶液，因为输入后不能扩容，并且进入机体后葡萄糖转化为水，大量水分进入细胞内，可引起细胞水肿。同时在急性应激状态时血糖常常升高，葡萄糖耐量下降，如果大量输入外源性葡萄糖，可使高血糖不易控制，并加重代谢紊乱。

2. **晶体液和胶体液的选择**　目前认为，选择胶体液或晶体液扩容同样有效，尚无优劣之分。重要的是，液体量要达到足够的充盈压以改善组织的灌注程度。

3. **输液推荐意见**　最初1小时的补液量按10~20mL/kg输入，补液总量应视患者的具体情况及其心肾功能状况而定，在补液初期因补液量大、速度快，应严密观察患者血压、心率情况以避免发生心力衰竭。有条件时应行中心静脉压（CVP）或肺毛细血管楔压（PCWP）的监测，以避免在大量补液时发生肺水肿。

（四）纠正酸碱平衡和电解质紊乱

在休克时，由于组织低灌注导致无氧代谢引起乳酸生成增加，酸中毒时可使血管平滑肌对儿茶酚胺等血管活性药物敏感性降低。应该通过定期监测血气分析了解患者酸中毒情况，并适当补充碱性液体，以改善酸中毒。

（五）血管活性药物的使用

使用血管活性药物目的是收缩血管，增加血管阻力，以升高血压，保证重要器官的血液灌注；扩张微血管，以解除休克时的微循环痉挛。

使用血管活性药物前，应该充分补充血容量，尤其是使用升压药物时，需要通过扩容将血管腔隙"灌满"。

进行液体复苏时，如果血压很低，应该尽早给予升压药物，以防止长时间低血压引起致命性的并发症。使用升压药物在提高大血管灌注压的同时，也常使某些组织的毛细血管血流下降，尤其是肠道血管，所以升压药不要长时间使用，应尽早撤掉。

血管活性药物均应从小剂量开始，根据患者血压水平逐渐调整药物剂量，使平均动脉压保持在70mmHg以上，并注意要在扩容的同时纠正酸碱平衡紊乱和电解质紊乱。

1. **多巴胺**　多巴胺是肾上腺素的前体物质，其作用具有剂量依赖性。

小剂量即<5μg/（kg·h）时激活多巴胺能受体，具有扩张肾、肠系膜和冠状动脉的作用，增加肾小球滤过率和肾血流，增加尿钠排出量。

中剂量即5~10μg/（kg·h）时以激活β受体为主，增加心肌收缩力和心率。

大剂量即>10μg/（kg·h）时以激活α受体为主，使动脉收缩，血压升高。

2. **去甲肾上腺素**　是一种强α受体激动药，并对β受体也有一定作用。主要作用是收缩血管，增加全身血管阻力，升高血压，但几乎不影响心率和心排血量。在经过积极补液和多巴胺治疗后效果不佳的低血压患者使用去甲肾上腺素具有较好的升压效果。使用去甲肾上腺素时，可以将起始剂量调整为 10～20μg/min，监测患者血压，在患者平均动脉压维持在 70mmHg 左右时逐渐减量。

3. **肾上腺素** 为 α 和 β 肾上腺素能受体激动药，可以使心率增快，血压升高，心指数和每搏量增大。但肾上腺素可使内脏血流进一步减少，全身和局部乳酸浓度升高。因此，目前肾上腺素主要用于过敏性休克，但对其他类型的休克，如果患者对其他升压药物无反应时可试用肾上腺素。

4. **抗胆碱能药物** 包括山莨菪碱、阿托品和戊乙奎醚（长托宁），具有周围抗胆碱能作用，能解除由乙酰胆碱分泌引起的平滑肌痉挛，尤其是能解除微循环痉挛，改善微循环；同时还具有兴奋呼吸中枢、解除支气管痉挛、抑制血小板和中性粒细胞聚集等作用。山莨菪碱和戊乙奎醚还有明显的保护细胞膜的功效，且因副作用较阿托品小，尤其是戊乙奎醚半衰期长、不影响心率且使用方便，两者均为临床首选药物。

（六）糖皮质激素的使用

糖皮质激素具有减轻炎症反应和在一定程度上稳定细胞膜及溶酶体膜的作用。目前还认为大剂量使用糖皮质激素具有更广泛的功能。

1. 增加心排血量，降低周围阻力，扩张微血管，改善组织血液灌注。

2. 维护细胞膜和溶酶体膜的完整性，降低毛细血管通透性，抑制炎症渗出反应。

3. 稳定补体系统，从而抑制毒素反应、白细胞趋化黏附和溶酶体酶的释放。

4. 抑制花生四烯酸代谢，控制脂氧化酶和环氧化酶产物的形成。

5. 抑制垂体 β 内啡肽的分泌。

6. 维持肝线粒体正常氧化磷酸化过程。

（七）防治 MODS

上面所述的主要是针对纠正休克状态的治疗方案。但是休克是一种累及多器官的病理生理性改变，所以在积极纠正休克的同时，应该通过一系列指标的监测判断患者各个脏器功能状态。尤其应该注意的是，在临床工作中对 MODS 的预防意义远大于治疗。

◎ 要点七　中医辨证论治

1. **气阴耗伤**

证候：精神萎靡，面色苍白，气短息促，心烦口渴，汗出热黏或汗出肢冷，甚则大汗淋漓，喘喝，神昏，舌红或淡红，脉细数无力，或见脉散大。

治法：益气固脱，敛阴生脉。

方药：生脉散。

2. **真阴衰竭**

证候：神志恍惚，心悸或慌乱，面色潮红，汗出如油，口渴欲饮，饮不解渴，或见身热心烦，四肢温暖，舌光干枯无苔，脉虚数或结、代。

治法：育阴潜阳，复脉救逆。

方药：三甲复脉汤加减。

3. **阳气暴脱**

证候：神志淡漠或神志不清，面色苍白或青灰，冷汗淋漓，四肢厥冷，息促气微，体温不升，舌淡，脉微欲绝或不能触及。

治法：回阳救逆。

方药：四逆汤加味。

4. **热毒炽盛**

证候：兼见壮热，口渴，烦躁，舌红苔黄燥，脉沉细而数或沉数。

治法：清里泄热解毒。

方药：黄连解毒汤。

5. **气滞血瘀**

证候：兼见口唇青紫，皮肤瘀斑，腹胀，胸闷，气促，舌暗紫，脉沉细涩或结、代。

治法：理气开闭，活血通脉。

方药：四逆散合血府逐瘀汤加减。

6. **心气不足**

证候：兼见怔忡不安，气短而促，舌淡，脉细而促或结、代。

治法：补养心气。

方药：炙甘草汤加减。

细目二　中　暑

中暑（heat illness）是指在暑热天气、湿度大和无风的高温环境下，由于体温调节中枢功能障碍、汗腺功能衰竭和水、电解质丧失过多而引起的以中枢神经和/或心血管功能障碍为主要表现的急性疾病。一般所指的中暑主要是热痉挛、热衰竭和热射病3种类型。

热射病是因高温引起体温调节中枢功能障碍，热平衡失调使体内热蓄积，临床上以高热（体温通常高于41℃）、无汗、昏迷为主要症状。热射病可分为劳力性热射病和非劳力性热射病。

热痉挛是由于失水、失盐引起肌肉痉挛。

热衰竭主要因周围循环不足，引起虚脱或短暂晕厥。

◎ 要点一　病因

在高温（室温>35℃）或在强热辐射下从事长时间劳动，如无足够防暑降温措施，可发生中暑；在气温不太高而湿度较高和通风不良的环境下从事重体力劳动也可中暑。

年老、体弱、营养不良、疲劳、肥胖、饮酒、饥饿、失水失盐、最近有过发热、穿紧身不透风衣裤、水土不服，以及甲亢、糖尿病、心血管病、广泛皮肤损害、先天性汗腺缺乏症、震颤麻痹、智能低下、应用阿托品等常为中暑诱因。此外，长期大剂量服用氯丙嗪的精神病患者在高温季节易中暑。

◎ 要点二　发病机制

机体由于种种原因产热大于散热或散热受阻，则体内有过量热蓄积，引起器官功能紊乱和组织损害。

1. 热射病　由于人体受外界环境中热原作用和体内热量不能通过正常生理性散热达到热平衡，导致体内热蓄积，引起体温升高。起初，可通过下丘脑体温调节中枢以增加心排血量和呼吸频率、扩张皮肤血管等加快散热；如果体内热进一步蓄积，导致体温调节中枢失控，心功能减退，心排血量减少，中心静脉压升高，汗腺衰竭，体温骤升，则引起以高热、无汗、意识障碍为临床特征的热射病。

2. 热痉挛　在高温环境中，由于大量出汗，使水和盐丢失过多，如仅补充大量水而补盐不足造成低钠、低氯血症，则可导致肌肉痉挛，并可引起疼痛。

3. 热衰竭　可因过多出汗，导致失盐失水均较严重；也可由于人体对热环境不适应，从而引起周围血管过度扩张，循环血量不足，发生虚脱、休克症状。

◎ 要点三　临床表现

（一）热痉挛

常发生在高温强体力劳动后。患者常先大量出汗后突然出现阵发性四肢及腹壁肌肉，甚至肠平滑肌痉挛和疼痛。有低钠、低氯血症和肌酸尿症。

（二）热衰竭

常发生在未适应高温作业的新工人和体弱者。常无高热。患者先有头痛、头晕、恶心，继有口渴、胸闷、脸色苍白、冷汗淋漓、脉搏细弱、血压偏低。可有晕厥、抽搐。重者出现循环衰竭。可有低钠、低钾血症。

（三）热射病

分为劳力性热射病和非劳力性热射病。

1. 非劳力性热射病　常发生在小孩、老年人和有基础疾病的人群，由于机体体温调节机制衰竭导致。

2. 劳力性热射病　主要发生在年轻人，由于机体产热过多，多于散热的能力而引起。

热射病典型表现为高热、无汗、昏迷。严重患者可出现休克、心力衰竭、肺水肿、脑水肿、肝肾衰竭、弥散性血管内凝血。白细胞总数和中性粒细胞比例增多，出现蛋白尿和管型尿，血尿素氮、丙氨酸转氨酶、天冬氨酸转氨酶、乳酸脱氢酶、磷酸肌酸激酶增高，血pH降低。可有各种心律失常，ST段压低及T波改变。太阳辐射引起的热射病称日射病。

◎ 要点四 诊断与鉴别诊断

（一）诊断

依据《职业性中暑的诊断》（2019），中暑的诊断原则为：根据高温作业的职业史，出现以体温升高、肌痉挛、晕厥、低血压、少尿、意识障碍为主的临床表现，结合辅助检查结果，参考工作场所职业卫生学调查资料，综合分析，排除其他原因引起的类似疾病，方可诊断。

（1）中暑先兆 在高温作业环境下工作一定时间后，出现头晕、头痛、乏力、口渴、多汗、心悸、注意力不集中、动作不协调等症状，体温正常或略有升高但低于38.0℃，可伴有面色潮红、皮肤灼热等，短时间休息后症状即可消失。

（2）热痉挛 在高温作业环境下从事体力劳动或体力活动，大量出汗后出现短暂、间歇发作的肌痉挛，伴有收缩痛，多见于四肢肌肉、咀嚼肌及腹肌，尤以腓肠肌为著，呈对称性；体温一般正常。

（3）热衰竭 在高温作业环境下从事体力劳动或体力活动，出现以血容量不足为特征的一组临床综合征，如多汗、皮肤湿冷、面色苍白、恶心、头晕、心率明显增加、低血压、少尿，体温常升高但不超过40℃，可伴有眩晕、晕厥，部分患者早期仅出现体温升高。实验室检查可见血细胞比容增高、高钠血症、氮质血症。

（4）热射病（包括日射病） 在高温作业环境下从事体力劳动或体力活动，出现以体温明显增高及意识障碍为主的临床表现，表现为皮肤干热，无汗，体温高达40℃及以上，谵妄、昏迷等；可伴有全身性癫痫样发作、横纹肌溶解、多器官功能障碍综合征。

（二）鉴别诊断

1. 老年性肺炎 常与中暑并存，其临床表现多种多样，甚至缺乏呼吸道症状，如无咳嗽、咳痰等，更缺乏典型的肺炎体征。发热，体温多在39℃以下，个别可无发热，仅表现为多汗。也可表现为食欲缺乏、意识障碍或精神异常，有些表现为心悸、胸闷、心动过速、心律失常（房性期前收缩、室性期前收缩）等。易合并水、电解质紊乱和酸碱平衡失调、休克、心律失常及呼吸衰竭、心力衰竭。X线检查可明确诊断。

2. 脑出血 常与中暑并存，本病起病急骤，表现有头痛、呕吐、进行性言语不清和昏迷、鼾声大作、小便失禁，可有抽搐。丘脑出血累及丘脑下部、脑桥出血者表现为高热、昏迷。头颅CT可明确诊断。

3. 糖尿病酮症酸中毒及高渗性昏迷 本病的诱发因素中以感染占首位，发热即成为主要症状之一，感染以肺部感染为多见。中暑亦是诱发因素之一。常以昏迷、失水、休克而就诊。非酮症高渗性昏迷多数见于老年人，50%无糖尿病史。实验室检查能明确诊断。

此外，热射病需要与甲状腺危象、脑炎、有机磷农药中毒、中毒性肺炎、菌痢、疟疾相鉴别；热衰竭应与消化道出血或宫外孕、低血糖等相鉴别；热痉挛伴腹痛者应与各种急腹症相鉴别。

◎ 要点五 治疗

（一）先兆中暑与轻症中暑

立即将病人转移到阴凉通风处或电扇下，最好移至空调室，以增加辐射散热。给予清凉含盐饮料。体温高者给予冷敷。必要时可静脉滴注5%葡萄糖氯化钠注射液1000～2000mL。

（二）重症中暑

生命支持，包括呼吸、循环支持，必要时给予机械通气。及时采取降温措施。通风、应用电风扇以及冰敷，可选择颈部和腋窝以及腹股沟。

1. 热痉挛 应及时补充液体，在补足体液情况下，仍有四肢肌肉抽搐和痉挛性疼痛，可缓慢静脉注射10%葡萄糖酸钙10mL加维生素C 0.5g。

2. 热衰竭 应该脱离热环境，纠正脱水和电解质紊乱，监测生命体征，计出入量。可物理降温。轻症者口服0.1%等渗氯化钠溶液即可。严重病例则需快速静脉滴注含5%葡萄糖氯化钠注射液 2000~3000mL。如血压仍未回升，可适当加用多巴胺等升压药。液体丢失应该缓慢纠正，3~6 小时内输注 1/2，剩余的 1/2 在接下来的 6~9 小时内输完。热衰竭应该尽量在 2~3 小时内纠正。

3. 热射病 预后严重，病死率高。现场可采取以下急救措施：去除衣物，保证气道通畅，给氧，静脉补充晶体液，维持呼吸和循环稳定。积极降温，从而减少器官损伤。

（1）物理降温 理想降温为 0.2℃/min，每隔 15 分钟测肛温 1 次，目标肛温降至 38℃时停止降温，转移到空调室观察。

（2）药物降温 氯丙嗪 25~50mg 加入 500mL 溶液，静脉滴注 1~2 小时，观察血压。

（3）纳洛酮治疗 纳洛酮 0.8mg 加 25% 葡萄糖液 20mL 静脉注射，30~90 分钟重复。

（4）对症及支持治疗 ①控制惊厥和癫痫，可应用苯二氮䓬类、苯妥英钠。②不主张过度液体复苏。③休克者应监测血压、心率和尿量，有条件者可测量中心静脉压、肺动脉楔压、心排血量以及体循环阻力指数等。④横纹肌溶解，需充分补液、利尿、碱化尿液，甚至透析治疗。⑤对于肝衰竭、肺水肿以及肾衰竭的患者给予相应的支持治疗。

第十一单元 肺系病证

细目 喘证

◎ 要点一 概述

喘即气喘、喘息。喘证是以呼吸困难、甚至张口抬肩、鼻翼扇动、不能平卧为临床特征的病证。

喘证的症状轻重不一，轻者仅表现为呼吸困难，不能平卧；重者稍动则喘息不已，甚则张口抬肩，鼻翼扇动；严重者，喘促持续不解，烦躁不安，面青唇紫，肢冷，汗出如珠，脉浮大无根，甚则发为喘脱。

◎ 要点二 病因病机

常因外邪侵袭于肺，过食生冷、肥甘，或因嗜酒伤中，情志不遂，忧思气结，慢性咳嗽、肺痨等肺系病证迁延未愈所致。

1. 外邪侵袭 外邪外闭皮毛，内遏肺气，肺卫为邪所伤，上逆作喘。若表邪未解，内已化热，或肺热素盛，寒邪外束，热不得泄，亦气逆作喘。或因风热外袭，内犯于肺，肺气壅实，清肃失司；或热蒸液聚成痰，痰热壅阻肺气，升降失常，发为喘逆。

2. 饮食不当 脾运失健，水谷不归正化，反而聚湿生痰，壅阻肺气，升降不利，发为喘促。如复加外感诱发，可见痰浊与风寒、邪热等内外合邪的错杂证候。若痰湿久郁化热，或肺火素盛，痰受热蒸，则痰火交阻于肺，痰壅火迫，肺气不降，上逆为喘。若湿痰转从寒化，可见寒饮伏肺，常因外邪袭表犯肺，引动伏饮，壅阻气道，发为喘促。

3. 情志所伤 肝气上逆于肺，肺气不得肃降，升多降少，气逆而喘。

4. 劳欲久病 久病肺虚，气失所主，气阴亏耗，不能下荫于肾，肾元亏虚，肾不纳气而短气喘促。或劳欲伤肾，精气内夺，肾之真元伤损，根本不固，不能助肺纳气，气失摄纳，上出于肺，出多入少，逆气上奔为喘。若肾阳衰弱，肾不主水，水邪泛滥，凌心犯肺，肺气上逆，心阳不振，亦可致喘，表现为虚中夹实之候。此外，如中气虚弱，肺气失于充养，亦可因气虚而喘。

喘证的发病机理主要在肺和肾，涉及肝脾。

外邪侵袭，或他脏病气上犯，皆可使肺失宣降，肺气胀满，呼吸不利而致喘。如肺虚气失所主，亦可少气不足以息而为喘。肾为气之根，与肺同司气体之出纳，故肾元不固，摄纳失常则气不归原，阴阳不相接续，气逆于肺而为喘。另外，如脾经痰浊上干，以及中气虚弱，土不生金，肺气不足；或肝气上逆乘肺，升多降少，均可致肺气上逆而为喘。

喘证的病理性质有虚实之分。实喘在肺，为外邪、痰浊、肝郁气逆、邪壅肺气、宣降不利所致；虚喘责之肺、肾两脏，尤以气虚为主。实喘病久伤正，由肺及肾；或虚喘复感外邪，或夹痰浊，则病情虚实错杂，每多表现为邪气壅阻于上、肾气亏虚于下的上盛下虚证候。

喘证的严重阶段，不但肺肾俱虚，在孤阳欲脱之时，每多影响到心。心肾相互既济，心阳根于命门之火，心脏阳气的盛衰与先天肾气及后天呼吸之气皆有密切关系。故肺肾俱虚，亦可导致心气、心阳衰惫，鼓动血脉无力，血行瘀滞，面色、唇舌、指甲青紫，甚至出现喘汗致脱，亡阴、亡阳的危重局面。

◎ 要点三　诊断与病证鉴别

（一）诊断

1. 以喘促短气、呼吸困难、甚至张口抬肩、鼻翼扇动、不能平卧、口唇发绀为特征。

2. 多有慢性咳嗽、哮病、肺胀、心悸等病史，每遇外感及劳累而诱发。

（二）病证鉴别

1. 喘证与气短　两者同为呼吸异常。喘证呼吸困难，张口抬肩，摇身撷肚，实证气粗声高，虚证气弱声低；短气亦即少气，主要表现呼吸浅促，或短气不足以息，似喘而无声，亦不抬肩撷肚。气短不若喘证呼吸困难之甚，但气短进一步加重，亦可呈虚喘表现。

2. 喘证与哮病　喘指气息而言，为呼吸气促困难，甚则张口抬肩，摇身撷肚。哮指声响而言，必见喉中哮鸣有声，亦伴呼吸困难。喘未必兼哮，而哮必兼喘。

◎ 要点四　辨证论治

实喘者呼吸深长有余，呼出为快，气粗声高，伴有痰鸣咳嗽，脉数有力，病势多急；虚喘者呼吸短促难续，深吸为快，气怯声低，少有痰鸣咳嗽，脉象微弱或浮大中空，病势徐缓，时轻时重，遇劳则甚。

实喘又当辨外感内伤。外感起病急，病程短，多有表证；内伤病程久，反复发作，无表证。虚喘应辨病变脏器。肺虚者劳作后气短不足以息，喘息较轻，常伴有面色㿠白，自汗，易感冒；肾虚者静息时亦有气喘，动则更甚，伴有面色苍白，颧红，怯冷，腰酸膝软；心气、心阳衰弱时，喘息持续不已，伴有紫绀，心悸，浮肿，脉结代。

喘证的治疗应分清虚实邪正。实喘治肺，以祛邪利气为主，区别寒、热、痰、气的不同，分别采用温化宣肺、清化肃肺、化痰理气的方法。虚喘以培补摄纳为主，或补肺，或健脾，或补肾，阳虚则温补，阴虚则滋养。至于虚实夹杂、寒热互见者，又当根据具体情况分清主次，权衡标本，辨证选方用药。此外，由于喘证多继发于各种急慢性疾病中，所以还应当注意积极地治疗原发病，不能见喘治喘。

1. 实喘

（1）风寒壅肺证

证候：喘息咳逆，呼吸急促，胸部胀闷，痰多稀薄而带泡沫，色白质黏，常有头痛，恶寒，或有发热，口不渴，无汗，苔薄白而滑，脉浮紧。

治法：宣肺散寒。

方药：麻黄汤合华盖散加减。

（2）表寒肺热证

证候：喘逆上气，胸胀或痛，息粗，鼻扇，咳而不爽，吐痰稠黏，伴形寒，身热，烦闷，身痛，有汗或无汗，口渴，苔薄白微黄，舌边红，脉浮数或滑。

治法：解表清里，化痰平喘。

方药：麻杏石甘汤加减。

（3）痰热郁肺证

证候：喘咳气涌，胸部胀痛，痰多质黏色

黄，或夹有血色，伴胸中烦闷，身热，有汗，口渴而喜冷饮，面赤，咽干，小便赤涩，大便或秘，舌质红，舌苔薄黄或腻，脉滑数。

治法：清热化痰，宣肺平喘。

方药：桑白皮汤加减。

（4）痰浊阻肺证

证候：喘而胸满窒闷，甚则胸盈仰息，咳嗽，痰多黏腻色白，咳吐不利，兼有呕恶，食少，口黏不渴，舌苔白腻，脉滑或濡。

治法：祛痰降逆，宣肺平喘。

方药：二陈汤合三子养亲汤加减。

（5）肺气郁痹证

证候：每遇情志刺激而诱发，发时突然呼吸短促，息粗气憋，胸闷胸痛，咽中如窒，但喉中痰鸣不著，或无痰声。平素常多忧思抑郁，失眠，心悸，苔薄，脉弦。

治法：开郁降气平喘。

方药：五磨饮子加减。

2. 虚喘

（1）肺气虚耗证

证候：喘促短气，气怯声低，喉有鼾声，咳声低弱，痰吐稀薄，自汗畏风，或见咳呛，痰少质黏，烦热而渴，咽喉不利，面颧潮红，舌质淡红或有剥苔，脉细数。

治法：补肺益气养阴。

方药：生脉散合补肺汤加减。

（2）肾虚不纳证

证候：喘促日久，动则喘甚，呼多吸少，气不得续，形瘦神惫，跗肿，汗出肢冷，面青唇紫，舌淡苔白或黑而润滑，脉微细或沉弱；或见喘咳，面红烦躁，口咽干燥，足冷，汗出如油，舌红少津，脉细数。

治法：补肾纳气。

方药：金匮肾气丸合参蛤散加减。

（3）正虚喘脱证

证候：喘逆剧甚，张口抬肩，鼻扇气促，端坐不能平卧，稍动则咳喘欲绝，或有痰鸣，心慌动悸，烦躁不安，面青唇紫，汗出如珠，肢冷，脉浮大无根，或见歇止，或模糊不清。

治法：扶阳固脱，镇摄肾气。

方药：参附汤送服黑锡丹。

第十二单元　心系病证

细目　不寐

◎ 要点一　概述

不寐亦称失眠，是以经常不能获得正常睡眠为特征的一类病证，主要表现为睡眠时间、深度的不足，轻者入睡困难，或寐而不酣，时寐时醒，或醒后不能再寐，重则彻夜不寐，常影响人们的正常工作、生活、学习和健康。

西医学的神经官能症、更年期综合征、慢性消化不良、贫血、动脉粥样硬化症等以不寐为主要临床表现时，可参考本节内容辨证论治。

◎ 要点二　病因病机

每因饮食不节，情志失常，劳倦、思虑过度及病后、年迈体虚等因素，导致心神不安，或心神失养，神不守舍，不能由动转静而致不寐病证。

（一）病因

1. **饮食不节**　暴饮暴食，宿食停滞，脾胃受损，酿生痰热，壅遏于中，痰热上扰，胃气失和，而不得安寐。此即"胃不和则卧不安"之理。此外，浓茶、咖啡、酒之类饮料也是造成不寐的因素。

2. **情志失常**　喜怒哀乐等情志过极均可导

致脏腑功能的失调，而发生不寐病证。或由情志不遂，暴怒伤肝，肝气郁结，肝郁化火，郁火扰动心神，神志不宁而不寐；或由五志过极，心火内炽，扰动心神而不寐；或由喜笑无度，心神激动，神魂不安而不寐；或由突受惊恐，导致心虚胆怯，神魂不安，夜不能寐。

3. 劳逸失调 劳倦太过则伤脾，过逸少动亦致脾虚气弱，运化不健，气血生化乏源，不能上奉于心，以致心神失养而失眠。或因思虑过度，伤及心脾，心伤则阴血暗耗，神不守舍；脾伤则食少，纳呆，生化之源不足，营血亏虚，不能上奉于心，而致心神不安。

4. 病后体虚 久病血虚，年迈血少，引起心血不足，心失所养，心神不安而不寐。亦可因年迈体虚，阴阳亏虚而致不寐。若素体阴虚，兼因房劳过度，肾阴耗伤，阴衰于下，不能上奉于心，水火不济，心火独亢，火盛神动，心肾失交而神志不宁。

（二）病机

不寐的病因虽多，但其病理变化总属阳盛阴衰，阴阳失交。一为阴虚不能纳阳，一为阳盛不得入于阴。其病位主要在心，与肝、脾、肾密切相关。因心主神明，神安则寐，神不安则不寐。而阴阳气血之来源，由水谷之精微所化，上奉于心，则心神得养；受藏于肝，则肝体柔和；统摄于脾，则生化不息；调节有度，化而为精，内藏于肾，肾精上承于心，心气下交于肾，则神志安宁。若肝郁化火，或痰热内扰，神不安宅者以实证为主。心脾两虚，气血不足，或由心胆气虚，或由心肾不交，水火不济，心神失养，神不安宁，多属虚证，但久病可表现为虚实兼夹，或为瘀血所致。

◎ 要点三 诊断与病证鉴别

（一）诊断

1. 轻者入寐困难或寐而易醒，醒后不寐，连续三周以上，重者彻夜难眠。

2. 常伴有头痛、头昏、心悸、健忘、神疲乏力、心神不宁、多梦等症。

3. 本病证常有饮食不节，情志失常，劳倦、思虑过度，病后，体虚等病史。

（二）病证鉴别

不寐应与一时性失眠、生理性少寐、他病痛苦引起的失眠相区别。不寐是指单纯以失眠为主症，表现为持续的、严重的睡眠困难。若因一时性情志影响或生活环境改变引起暂时性失眠不属病态。至于老年人少寐早醒而无明显痛苦，亦多属生理状态。若因其他疾病痛苦引起失眠者，则应以祛除有关病因为首要。

◎ 要点四 辨证论治

（一）辨证要点

本病辨证首分虚实。虚证多属阴血不足，心失所养，临床特点为体质瘦弱，面色无华，神疲懒言，心悸健忘。实证为邪热扰心，临床特点为心烦易怒，口苦咽干，便秘溲赤。实证为邪热扰心。次辨病位，病位主要在心，由于心神的失养或不安，神不守舍而不寐，且与肝、胆、脾、胃、肾相关。如急躁易怒而不寐，多为肝火内扰；脘闷苔腻而不寐，多为胃腑宿食、痰热内盛；心烦心悸，头晕健忘而不寐，多为阴虚火旺、心肾不交；面色少华，肢倦神疲而不寐，多属脾虚不运、心神失养；心烦不寐，触事易惊，多属心胆气虚等。

（二）治疗原则

本病辨证首分虚实。虚证，多属阴血不足，心失所养。实证为邪热扰心。次辨病位，病位主要在心。由于心神失养而不安，神不守舍而不寐，且与肝、胆、脾、胃、肾相关。

治疗当以补虚泻实，调整脏腑阴阳为原则。实证泻其有余，如疏肝泻火，清化痰热，消导和中。虚证补其不足，如益气养血，健脾补肝益肾。在此基础上辨证选用安神定志之品，如养血安神、镇惊安神、清心安神、育阴安神、益气安神等。

（三）证实分类

1. 肝火扰心证

证候：不寐多梦，甚则彻夜不眠，急躁易怒，伴头晕头胀，目赤耳鸣，口干而苦，不思饮食，便秘溲赤，舌红苔黄，脉弦而数。

治法：疏肝泻火，镇心安神。

方药：龙胆泻肝汤加减。本方有泻肝胆实火，清下焦湿热之功效，适用于肝郁化火上炎所致的不寐多梦，头晕头胀，目赤耳鸣，口干便秘之症。

若胸闷胁胀，善太息者，加香附、郁金、佛手、绿萼梅以疏肝解郁；若头晕目眩，头痛欲裂，不寐躁怒，大便秘结者，可用当归龙荟丸。

2. 痰热扰心证

证候：心烦不寐，胸闷脘痞，泛恶嗳气，伴口苦，头重，目眩，舌偏红，苔黄腻，脉滑数。

治法：清化痰热，和中安神。

方药：黄连温胆汤加减。本方清心降火，化痰安中，适用于痰热扰心，见虚烦不宁、不寐多梦等症状者。

若不寐伴胸闷嗳气，脘腹胀满，大便不爽，苔腻脉滑，加用半夏秫米汤和胃健脾，交通阴阳；若饮食停滞，胃中不和，嗳腐吞酸，脘腹胀痛，再加神曲、焦山楂、莱菔子以消导和中。

3. 心脾两虚证

证候：不易入睡，多梦易醒，心悸健忘，神疲食少，伴头晕目眩，四肢倦怠，腹胀便溏，面色少华，舌淡苔薄，脉细无力。

治法：补益心脾，养血安神。

方药：归脾汤加减。本方益气补血，健脾养心，适用于不寐健忘，心悸怔忡，面黄食少等心脾两虚证。

心血不足较甚者，加熟地黄、芍药、阿胶以养心血；不寐较重者，加五味子、夜交藤、合欢皮、柏子仁养心安神，或加生龙骨、生牡蛎、琥珀以镇静安神；若兼见脘闷纳呆，苔腻，重用白术，加苍术、半夏、陈皮、茯苓、厚朴以健脾燥湿，理气化痰。若产后虚烦不寐，或老人夜寐早醒而无虚烦者，多属气血不足，亦可用本方。

4. 心肾不交证

证候：心烦不寐，入睡困难，心悸多梦，伴头晕耳鸣，腰膝酸软，潮热盗汗，五心烦热，咽干少津，男子遗精，女子月经不调，舌红少苔，脉细数。

治法：滋阴降火，交通心肾。

方药：六味地黄汤合黄连阿胶汤。心阴不足为主者，可用天王补心丹以滋阴养血，补心安神；心烦不寐，彻夜不眠者，加朱砂、磁石、龙骨、龙齿重镇安神。

5. 心胆气虚证

证候：虚烦不寐，触事易惊，终日惕惕，胆怯心悸，伴气短自汗，倦怠乏力，舌淡，脉弦细。

治法：益气镇惊，安神定志。

方药：安神定志丸合酸枣仁汤加减。前方重于镇惊安神，用于心烦不寐，气短自汗，倦怠乏力之症；后方偏于养血清热除烦，用于虚烦不寐，终日惕惕，触事易惊之症。

心肝血虚，惊悸汗出者，重用人参，加白芍、当归、黄芪以益气养血；木不疏土，胸闷，善太息，纳呆腹胀者，加柴胡、陈皮、山药、白术以疏肝健脾；心悸甚，惊惕不安者，加生龙骨、生牡蛎、朱砂以重镇安神。

第十三单元 脾系病证

细目一 胃痞

◎ 要点一 概述

胃痞是指以自觉心下痞塞、胸膈胀满、触之无形、按之柔软、压之无痛为主要症状的病证。按部位胃痞可分为胸痞、心下痞等。心下痞即胃脘部。本节主要讨论以胃脘部出现上述症状的胃痞，又可称胃痞。

◎ 要点二 病因病机

脾胃同居中焦，脾主运化，胃主受纳，共司饮食水谷的消化、吸收与输布。脾主升清，胃主降浊，清升浊降则气机调畅。肝主疏泄，调节脾胃气机。肝气条达，则脾升胃降，气机顺畅。上述病因均可影响到胃，并涉及脾、肝，使中焦气机不利，脾胃升降失职，而发胃痞。

1. **感受外邪** 外感六淫，表邪入里，或误下伤中，邪气乘虚内陷，结于胃脘，阻塞中焦气机，升降失司，遂成胃痞。

2. **内伤饮食** 暴饮暴食，或恣食生冷，或过食肥甘，或嗜酒无度，损伤脾胃，纳运无力，食滞内停，痰湿阻中，气机被阻，而生胃痞。

3. **情志失调** 抑郁恼怒，情志不遂，肝气郁滞，失于疏泄，横逆乘脾犯胃，脾胃升降失常，或忧思伤脾，脾气受损，运化不力，胃腑失和，气机不畅，发为胃痞。

4. **药物所伤** 误用、滥用药物，或因他病长期大量应用大寒大热或有毒药物，损伤脾胃，中焦气机升降失司，遂成胃痞。

胃痞的基本病位在胃，与肝、脾的关系密切。中焦气机不利，脾胃升降失职为导致本病发生的病机关键。病理性质不外虚实两端，实即实邪内阻（食积、痰湿、外邪、气滞等），虚为脾胃虚弱（气虚或阴虚），虚实夹杂则两者兼而有之。邪实多与中虚不运、升降无力有关，中焦转运无力最易招致病邪的内阻。

◎ 要点三 诊断与病证鉴别

（一）胃痞的诊断

1. 临床以胃脘痞塞、满闷不舒为主症，并有按之柔软、压之不痛、望无胀形的特点。

2. 发病缓慢，时轻时重，反复发作，病程漫长。

3. 多由饮食、情志、起居、寒温等因素诱发。

（二）病证鉴别

1. **胃痞与胃痛** 两者病位同在胃脘部，且常相兼出现。然胃痛以疼痛为主，胃痞以满闷不适为患，可累及胸膈。胃痛病势多急，压之可痛；胃痞起病较缓，压无痛感，两者差别显著。

2. **胃痞与鼓胀** 两者均为自觉腹部胀满的病证，但鼓胀以腹部胀大如鼓、皮色苍黄、脉络暴露为主症；胃痞以自觉满闷不舒、外无胀形为特征。鼓胀发于大腹，胃痞则在胃脘。鼓胀按之腹皮绷急，胃痞按之柔软。

3. **胃痞与胸痹** 胸痹是胸中痞塞不通，而致胸膺内外疼痛之证，以胸闷、胸痛、短气为主症，偶兼脘腹不舒。胃痞以脘腹满闷不舒为主症，多兼饮食纳运无力，偶有胸膈不适，并无胸痛等表现。

4. **胃痞与结胸** 两者病位皆在脘部，然结胸以心下至小腹硬满而痛、拒按为特征；胃痞在心下胃脘，以满而不痛、手可按压、触之无形为特点。

◎ 要点四 辨证论治

胃痞的基本病机是中焦气机不利，脾胃升降失宜。治疗总以调理脾胃升降、行气除痞消满为基本法则。根据其虚、实分治，实者泻之，虚者补之，虚实夹杂者补消并用。扶正重在健脾益胃，补中益气，或养阴益胃。祛邪则视具体证候，分别施以消食导滞、除湿化痰、理气解郁、清热祛湿等法。

（一）实痞

1. 饮食内停证

证候：脘腹痞闷而胀，进食尤甚，拒按，嗳腐吞酸，恶食呕吐，或大便不调，矢气频作，味臭如败卵，舌苔厚腻，脉滑。

治法：消食和胃，行气消痞。

方药：保和丸加减。若食积较重者，可加鸡内金、谷芽、麦芽以消食；脘腹胀满者，加枳实、厚朴、槟榔理气除满，食积化热；大便秘结者，加大黄、枳实通腑消胀，或用枳实导滞丸荡涤积滞，清利湿热。

2. 痰湿中阻证

证候：脘腹痞塞不舒，胸膈满闷，头晕目眩，身重困倦，呕恶纳呆，口淡不渴，小便不利，舌苔白厚腻，脉沉滑。

治法：除湿化痰，理气和中。

方药：二陈平胃汤加减。若痰湿盛而胀满甚者，可加枳实、紫苏梗、桔梗等，或合用半夏厚朴汤以加强化痰理气作用；痰湿郁久化热而口苦，舌苔黄腻者，改用黄连温胆汤。

3. 湿热阻胃证

证候：脘腹痞闷，或嘈杂不舒，恶心呕吐，口干不欲饮，口苦，纳少，舌红苔黄腻，脉滑数。

治法：清热化湿，和胃消痞。

方药：泻心汤合连朴饮加减。若恶心呕吐明显者，加竹茹、生姜、旋覆花以止呕；纳呆不食者，加鸡内金、谷芽、麦芽以开胃导滞；嘈杂不舒者，可合用左金丸。

4. 肝胃不和证

证候：脘腹痞闷，胸胁胀满，心烦易怒，善太息，呕恶嗳气，或吐苦水，大便不爽，舌质淡红，苔薄白，脉弦。

治法：疏肝解郁，和胃消痞。

方药：越鞠丸合枳术丸加减。若气郁明显，胀满较甚者，加柴胡、郁金、厚朴，或可改用五磨饮子加减，以理气导滞消胀；郁而化火，口苦而干者，可加黄连、黄芩泻火解郁。

（二）虚痞

1. 脾胃虚弱证

证候：脘腹满闷，时轻时重，喜温喜按，纳呆便溏，神疲乏力，少气懒言，语声低微，舌质淡，苔薄白，脉细弱。

治法：补气健脾，升清降浊。

方药：补中益气汤加减。四肢不温，阳虚明显者，加制附子、干姜温胃助阳，或合理中丸以温胃健脾；纳呆厌食者，加砂仁、神曲理气开胃；舌苔厚腻，湿浊内蕴者，加制半夏、茯苓，或改用香砂六君子汤加减以健脾祛湿，理气除胀。

2. 胃阴不足证

证候：脘腹痞闷，嘈杂，饥不欲食，恶心嗳气，口燥咽干，大便秘结，舌红少苔，脉细数。

治法：养阴益胃，调中消痞。

方药：益胃汤加减。若津伤较重者，可加石斛、花粉等以加强生津；腹胀较著者，加枳壳、厚朴花理气消胀。

细目二　腹　痛

◎ 要点一　概述

腹痛是指以胃脘以下、耻骨毛际以上部位发生疼痛为主症的病证。

◎ 要点二　病因病机

感受外邪、饮食所伤、情志失调及素体阳虚等，均可导致气机阻滞、脉络痹阻或经脉失养而发生腹痛。

1. 外感时邪　外感风、寒、暑、热、湿邪，侵入腹中，均可引起腹痛。风寒之邪直中经脉则寒凝气滞，经脉受阻，不通则痛。若伤于暑热，或寒邪不解，郁而化热，或湿热壅滞，可致气机阻滞，腑气不通而见腹痛。

2. 饮食不节　暴饮暴食，饮食停滞，纳运无力；过食肥甘厚腻或辛辣，酿生湿热，蕴蓄胃肠；或恣食生冷，寒湿内停，中阳受损，均可损伤脾胃，腑气通降不利而发生腹痛。其他如饮食不洁，肠虫滋生，攻动窜扰，腑气不通则痛。

3. **情志失调** 情志不遂，则肝失条达，气机不畅，气机阻滞而痛作。

4. **阳气素虚** 素体脾阳亏虚，虚寒中生，渐致气血生成不足，脾阳虚弱而不能温养，出现腹痛，甚至病久肾阳不足，相火失于温煦，脏腑虚寒，腹痛日久不愈。

此外，跌仆损伤，络脉瘀阻；或腹部术后，血络受损，亦可形成腹中血瘀，中焦气机升降不利，不通则痛。

总之，本病的基本病机为脏腑气机阻滞，气血运行不畅，经脉痹阻，"不通则痛"，或脏腑经脉失养，不荣而痛。若急性暴痛，治不及时，或治不得当，气血逆乱，可致厥脱之证；若湿热蕴结肠胃，蛔虫内扰，或术后气滞血瘀，可造成腑气不通，气滞血瘀日久，可变生积聚。

◎ 要点三 诊断与病证鉴别

（一）诊断

1. 凡是以胃脘以下、耻骨毛际以上部位的疼痛为主要表现者，即为腹痛。

其疼痛性质各异，若病因外感，突然剧痛，伴发症状明显者，属于急性腹痛；病因内伤，起病缓慢，痛势缠绵者，则为慢性腹痛。

2. 有与腹痛相关的病因，与脏腑经络相关的症状。

如涉及肠腑，可伴有腹泻或便秘；寒凝肝脉痛在少腹，常牵引睾丸疼痛；膀胱湿热可见腹痛牵引前阴，小便淋沥，尿道灼痛；蛔虫作痛多伴嘈杂吐涎，时作时止；瘀血腹痛常有外伤或手术史；少阳表里同病腹痛可见痛连腰背，伴恶寒发热，恶心呕吐。

3. 注意鉴别受病脏腑。

根据性别、年龄、婚况，与饮食、情志、受凉等关系，起病经过，其他伴发症状，以资鉴别何脏何腑受病，明确病理性质。

（二）病证鉴别

1. **腹痛与胃痛** 胃处腹中，与肠相连，腹痛常伴有胃痛的症状，胃痛亦时有腹痛的表现，常需鉴别。胃痛部位在心下胃脘之处，常伴有恶心、嗳气等胃病见症，腹痛部位在胃脘以下，上述症状在腹痛中较少见。

2. **腹痛与其他内科疾病中的腹痛症状** 许多内科疾病常见腹痛的表现，此时的腹痛只是该病的症状。如痢疾之腹痛，伴有里急后重，下利赤白脓血；积聚之腹痛，以腹中包块为特征等。腹痛病证，当以腹部疼痛为主要表现。

3. **腹痛与外科、妇科腹痛** 内科腹痛常先发热后腹痛，疼痛一般不剧烈，痛无定处，压痛不显。外科腹痛多后发热，疼痛剧烈，痛有定处，压痛明显，见腹痛拒按、腹肌紧张等。妇科腹痛多在小腹，与经、带、胎、产有关，如痛经、先兆流产、宫外孕、输卵管破裂等，应及时进行妇科检查，以明确诊断。

◎ 要点四 辨证论治

腹痛的辨证应辨明腹痛性质和部位。治疗腹痛多以"通"字立法，应根据辨证的虚实寒热、在气在血，确立相应治法。在通法的基础上，结合审证求因，标本兼治。属实证者，重在祛邪疏导；对虚痛，应温中补虚，益气养血，不可滥施攻下。对于久痛入络、绵绵不愈之腹痛，可采取辛润活血通络之法。

1. **寒邪内阻证**

证候：腹痛拘急，遇寒痛甚，得温痛减，口淡不渴，形寒肢冷，小便清长，大便清稀或秘结，舌质淡，苔白腻，脉沉紧。

治法：散寒温里，理气止痛。

方药：良附丸合正气天香散加减。若腹中雷鸣切痛，胸胁逆满，呕吐，为寒气上逆，用附子粳米汤温中降逆；若腹中冷痛，身体疼痛，内外皆寒者，用乌头桂枝汤温里散寒；若少腹拘急冷痛，寒滞肝脉者，用暖肝煎温肝散寒；若腹痛拘急，大便不通，寒实积聚者，用大黄附子汤以泻寒积。

2. 湿热壅滞证

证候：腹痛拒按，烦渴引饮，大便秘结，或溏泄不爽，潮热汗出，小便短黄，舌质红，苔黄燥或黄腻，脉滑数。

治法：泄热通腑，行气导滞。

方药：大承气汤加减。若燥结不甚，湿热较重，大便不爽者，可去芒硝，加栀子、黄芩、厚朴、枳实破气导滞，消痞除满；若痛引两胁，可加柴胡、白芍、川楝子、郁金以疏肝止痛。

3. 饮食积滞证

证候：脘腹胀满，疼痛拒按，嗳腐吞酸，厌食呕恶，痛而欲泻，泻后痛减，或大便秘结，舌苔厚腻，脉滑。

治法：消食导滞，理气止痛。

方药：枳实导滞丸加减。如食滞不重，腹痛较轻者，用保和丸；若兼下利后重者，可用木香槟榔丸消食导滞，清热利湿；如兼有蛔虫以致腹痛时作，可用乌梅丸。

4. 肝郁气滞证

证候：腹痛胀闷，痛无定处，痛引少腹，或兼痛窜两胁，时作时止，得嗳气或矢气则舒，遇忧思恼怒则剧，舌质红，苔薄白，脉弦。

治法：疏肝解郁，理气止痛。

方药：柴胡疏肝散加减。若气滞较重，胸胁胀痛者，加川楝子、郁金；若腹痛肠鸣，气滞腹泻者，可用痛泻要方；肝郁日久化热者，加丹皮、山栀子清肝泄热。

5. 瘀血内停证

证候：腹痛较剧，痛如针刺，痛处固定，经久不愈，舌质紫暗，脉细涩。

治法：活血化瘀，和络止痛。

方药：少腹逐瘀汤加减。若瘀血日久发热，可加丹参、丹皮、王不留行凉血化瘀；若兼有寒象，腹痛喜温，可加小茴香、干姜、肉桂温经止痛；胁下积块，疼痛拒按，可用膈下逐瘀汤。

6. 中虚脏寒证

证候：腹痛绵绵，时作时止，喜温喜按，形寒肢冷，神疲乏力，气短懒言，胃纳不佳，面色无华，大便溏薄，舌质淡，苔薄白，脉沉细。

治法：温中补虚，缓急止痛。

方药：小建中汤加减。若腹中大寒，呕吐肢冷，可用大建中汤温中散寒；若腹痛下利，脉微肢冷，脾肾阳虚者，可用附子理中汤；若大肠虚寒，积冷便秘者，可用温脾汤；若中气大虚，少气懒言，可用补中益气汤。

细目三 泄 泻

◎ 要点一 概述

泄泻是以排便次数增多、粪质稀溏或完谷不化，甚至泻出如水样为主症的病证。古有将大便溏薄而势缓者称为泄，大便清稀如水而势急者称为泻，现临床一般统称泄泻。

泄泻可见于多种疾病，凡属消化器官发生功能或器质性病变导致的腹泻，如急性肠炎、炎症性肠病、肠易激综合征、吸收不良综合征、肠道肿瘤、肠结核等，或其他脏器病变影响消化吸收功能以泄泻为主症者，均可参照本节进行辨证论治。

◎ 要点二 病因病机

泄泻的病因有感受外邪、饮食所伤、情志失调、禀赋不足和病后体虚等，主要病机是脾病湿盛，脾胃运化功能失调，肠道分清泌浊、传导功能失司。

1. **感受外邪** 外感寒湿暑热之邪均可引起泄泻，其中以湿邪最为多见。湿邪易困脾土，寒邪和暑热之邪，既可侵袭皮毛肺卫，从表入里，使脾胃升降失司，亦能夹湿邪为患，直接损伤脾胃，导致运化失常，清浊不分，引起泄泻。

2. **饮食所伤** 误食馊腐不洁之物，使脾胃受伤，或饮食过量，停滞不化，或恣食肥甘辛辣，致湿热内蕴，或恣啖生冷，寒气伤中，均能化生寒、湿、热、食滞之邪，使脾运失职，升降失调，清浊不分，发生泄泻。

3. **情志失调** 忧郁恼怒，精神紧张，易致肝气郁结，木郁不达，横逆犯脾；忧思伤脾，土虚木乘，均可使脾失健运，气机升降失常，遂致本病。

4. 病后体虚 久病失治，脾胃受损，日久伤肾，脾失温煦，运化失职，水谷不化，积谷为滞，湿滞内生，遂成泄泻。

5. 禀赋不足 由于先天不足，禀赋虚弱，或素体脾胃虚弱，不能受纳运化某些食物，易致泄泻。

泄泻基本病机为脾病与湿盛，致肠道功能失司而发生泄泻。病位在肠，主病之脏属脾，同时与肝、肾密切相关。病理因素主要是湿，湿为阴邪，易困脾阳。但可夹寒、夹热、夹滞。脾主运化，喜燥恶湿，大小肠司泌浊、传导。若脾运失职，小肠无以分清泌浊，则发生泄泻。

病理性质有虚实之分。一般来说，暴泻以湿盛为主，多因湿盛伤脾，或食滞生湿，壅滞中焦，脾为湿困所致，病属实证。久泻多偏于虚证，由脾虚不运而生湿，或他脏及脾，如肝木克脾，或肾虚火不暖脾，水谷不化所致。而湿邪与脾病，往往相互影响，互为因果，湿盛可困遏脾运，脾虚又可生湿。虚实之间又可相互转化夹杂。

急性泄泻经及时治疗，绝大多数可短期内痊愈，有少数病人暴泄不止，损气伤津耗液，可成痉、厥、闭、脱等危证，特别是伴有高热、呕吐、热毒甚者尤然。急性泄泻因失治或误治，可迁延日久，由实转虚，转为慢性泄泻。日久脾病及肾，肾阳亏虚，脾失温煦，不能腐熟水谷，可成命门火衰之五更泄泻。

◎ 要点三 诊断与病证鉴别

（一）诊断

1. 以大便粪质稀溏为诊断的主要依据，或完谷不化，或粪如水样，大便次数增多，每日三五次以至十数次。

2. 常兼有腹胀、腹痛、肠鸣、纳呆。

3. 起病或急或缓。暴泻者多有暴饮暴食或误食不洁之物的病史。迁延日久，时发时止者，常由外邪、饮食或情志等因素诱发。

（二）病证鉴别

1. 泄泻与痢疾 两者均为大便次数增多、粪质稀薄的病证。泄泻以大便次数增加、粪质稀溏、甚则如水样、或完谷不化为主症，大便不带脓血，也无里急后重，或无腹痛。痢疾以腹痛、里急后重、便下赤白脓血为特征。

2. 泄泻与霍乱 霍乱是一种上吐下泻并作的病证，发病特点是来势急骤，变化迅速，病情凶险，起病时先突然腹痛，继则吐泻交作，所吐之物均为未消化之食物，气味酸腐热臭，所泻之物多为黄色粪水，或吐下如米泔水，常伴恶寒、发热，部分病人在吐泻之后津液耗伤，迅速消瘦，或发生转筋，腹中绞痛。若吐泻剧烈，可致面色苍白，目眶凹陷，汗出肢冷等津竭阳衰之危候。泄泻则以大便稀溏、次数增多为特征，一般预后良好。

◎ 要点四 辨证论治

泄泻的治疗大法为运脾化湿。急性泄泻多以湿盛为主，重在化湿，佐以分利，再根据寒湿和湿热的不同，分别采用温化寒湿与清化湿热之法。夹有表邪者，佐以疏解；夹有暑邪者，佐以清暑；兼有伤食者，佐以消导。久泻以脾虚为主，当以健脾。因肝气乘脾者，宜抑肝扶脾。因肾阳虚衰者，宜温肾健脾。中气下陷者，宜升提。久泄不止者，宜固涩。暴泻不可骤用补涩，以免关门留寇；久泻不可分利太过，以防劫其阴液。若病情处于虚实寒热兼夹或互相转化时，当随证而施治。

1. 寒湿内盛证

证候：泄泻清稀，甚则如水样，脘闷食少，腹痛肠鸣，或兼外感风寒，则恶寒、发热，头痛，肢体酸痛，舌苔白或白腻，脉濡缓。

治法：芳香化湿，解表散寒。

方药：藿香正气散加减。若表寒重者，可加荆芥、防风疏风散寒；若湿邪偏重，腹满肠鸣，小便不利，可改用胃苓汤健脾行气祛湿。

2. 湿热伤中证

证候：泄泻腹痛，泻下急迫，或泻而不爽，

粪色黄褐，气味臭秽，肛门灼热，烦热口渴，小便短黄，舌质红，苔黄腻，脉滑数或濡数。

治法：清热利湿，分利止泻。

方药：葛根芩连汤加减。若见大便欠爽，腹中痞满作痛甚者，可加木香、大腹皮、枳壳等以宽肠理气；若湿邪偏重，胸腹满闷，口不渴或渴不欲饮，舌苔微黄厚腻者，加藿香、厚朴、茯苓、猪苓、泽泻健脾祛湿，或合平胃散。

3. 食滞肠胃证

证候：腹痛肠鸣，泻下粪便臭如败卵，泻后痛减，脘腹胀满，嗳腐酸臭，不思饮食，舌苔垢浊或厚腻，脉滑。

治法：消食导滞，和中止泻。

方药：保和丸加减。若食积化热可加黄连清热燥湿止泻；兼脾虚可加白术、扁豆健脾祛湿。

4. 脾胃虚弱证

证候：大便时溏时泻，迁延反复，食少，食后脘闷不舒，稍进油腻食物，则大便次数增加，面色萎黄，神疲倦怠，舌质淡，苔白，脉细弱。

治法：健脾益气，化湿止泻。

方药：参苓白术散加减。若脾阳虚衰，阴寒内盛，可用理中丸以温中散寒；若久泻不止，中气下陷，或兼有脱肛者，可用补中益气汤以益气健脾，升阳止泻；若兼有湿盛者，可用升阳除湿汤加减。

5. 肾阳虚衰证

证候：黎明前脐腹作痛，肠鸣即泻，完谷不化，腹部喜暖，泻后则安，形寒肢冷，腰膝酸软，舌淡苔白，脉沉细。

治法：温肾健脾，固涩止泻。

方药：四神丸加减。若中气下陷，可加黄芪、党参、白术、升麻益气升阳。

6. 肝气乘脾证

证候：泄泻肠鸣，腹痛攻窜，矢气频作，伴有胸胁胀闷，嗳气食少，每因抑郁恼怒，或情绪紧张而发，舌淡红，脉弦。

治法：抑肝扶脾。

方药：痛泻要方加减。若胸胁、脘腹胀满疼痛，嗳气者，可加柴胡、木香、郁金、香附疏肝理气止痛；若兼神疲乏力，纳呆，脾虚甚者，加党参、茯苓、扁豆、鸡内金等益气健脾开胃。

细目四 便秘

◎ 要点一 概述

便秘是指粪便在肠内滞留过久，秘结不通，排便周期延长；或周期不长，但粪质干结，排出艰难；或粪质不硬，虽有便意，但便而不畅的病证。

本节所论是以便秘为主要症状的辨证论治，类似于西医学的功能性便秘，同时肠道易激综合征、肠炎恢复期肠蠕动减弱所致便秘，直肠及肛门疾患引起的便秘，药物性便秘，内分泌及代谢性疾病所致便秘，以及肌力减退所致的排便困难等，可参照本节内容，并结合辨病处理。

◎ 要点二 病因病机

便秘发病的原因归纳起来有饮食不节、情志失调、感受外邪、年老体虚等。病机主要是热结、气滞、寒凝、气血阴阳亏虚引起肠道传导失司所致。

1. 饮食不节 素体阳盛，或饮酒过多，或过食辛辣厚味，或误服温燥之药而致热毒内盛；或热病之后，余热留恋；或肺燥肺热下移于大肠，导致肠胃积热，耗伤津液，以致肠道干涩燥结，形成热结。

2. 情志失调 忧愁思虑过度，或久坐少动，每致气机郁滞，不能宣达，于是通降失常，传导失职，糟粕内停，不得下行，而致大便秘结。

3. 年老体虚 病后、产后及年老体弱之人，气血亏虚；或过用汗、利、燥热之剂，损伤阴液，或劳役过度，出汗过多；或房事劳倦损伤气血津液；或素患消渴，阴精亏耗，气虚则大肠传导无力，阴虚血亏则肠道干涩，导致大便干结，排出困难。

4. 感受外邪 外感寒邪可导致阴寒内盛，温煦无权，不能蒸化津液，使阴寒内结，糟粕不行，凝结肠道而成冷秘。

便秘的病性可概括为寒、热、虚、实四个方面。四者之中，又以虚实为纲，热秘、气秘、冷秘属实，阴阳气血不足的便秘属虚。寒、热、虚、实之间，常又相互兼夹或相互转化。如热秘久延不愈，津液渐耗，可致阴津亏虚，肠失濡润，病情由实转虚。气机郁滞，久而化火，则气滞与热结并存。气血不足者，如受饮食所伤或情志刺激，则虚实相兼。阳气虚衰与阴寒凝结可以互为因果，而见阴阳俱虚之证。

关于本病的预后，单纯性便秘只需用心调治，其愈较易，预后较佳。若属他病兼便秘者，需察病情的新久轻重。若热病之后，余热未清，伤津耗液而大便秘结者，调治得法，热去津复，预后易佳。噎膈重症，常兼便秘，甚则粪质坚硬如羊屎，预后甚差。此外，老年性便秘和产后便秘多属虚证。因气血不复，阳气不通，阴寒不散，则便秘难出，因而治疗难求速效。

◎ 要点三　诊断与病证鉴别

（一）诊断

1. 排便间隔时间超过自己的习惯1天以上，或两次排便时间间隔3天以上。
2. 大便粪质干结，排出艰难，或欲大便而艰涩不畅。
3. 常伴腹胀、腹痛、口臭、纳差及神疲乏力、头眩心悸等症。
4. 本病常有饮食不节、情志内伤、劳倦过度等病史。

（二）病证鉴别

便秘与肠结：两者皆为大便秘结不通。肠结多为急病，因大肠通降受阻所致，表现为腹部疼痛拒按，大便完全不通，且无矢气和肠鸣音，严重者可吐出粪便。便秘多为慢性久病，因大肠传导失常所致，表现为腹部胀满，大便干结艰行，可有矢气和肠鸣音，或有恶心欲吐，食纳减少。

◎ 要点四　辨证论治

便秘的治疗应以通下为主，但绝不可单纯用泻下药，应针对不同的病因采取相应的治法。实秘为邪滞肠胃，壅塞不通所致，以祛邪为主，给予泻热、温散、通导之法，使邪去便通。虚秘为肠失润养、推动无力而致，以扶正为先，给予益气温阳、滋阴养血之法，使正盛便通。

（一）实秘

1. 热秘

证候：大便干结，腹胀腹痛，口干口臭，面红心烦，或有身热，小便短赤，舌红，苔黄燥，脉滑数。

治法：泻热导滞，润肠通便。

方药：麻子仁丸加减。若肺热气逆，咳喘便秘者，可加瓜蒌仁、苏子、黄芩清肺降气以通便；若兼郁怒伤肝，易怒目赤者，加服更衣丸以清肝通便；若热势较盛，痞满燥实坚者，可用大承气汤急下存阴。

2. 气秘

证候：大便干结，或不甚干结，欲便不得出，或便而不爽，肠鸣矢气，腹中胀痛，嗳气频作，纳食减少，胸胁痞满，舌苔薄腻，脉弦。

治法：顺气导滞。

方药：六磨汤加减。若便秘腹痛，舌红苔黄，气郁化火，可加黄芩、栀子、龙胆草清肝泻火；若气逆呕吐者，可加半夏、陈皮、代赭石；若七情郁结，忧郁寡言者，加白芍、柴胡、合欢皮疏肝解郁。

3. 冷秘

证候：大便艰涩，腹痛拘急，胀满拒按，胁下偏痛，手足不温，呃逆呕吐，舌苔白腻，脉弦紧。

治法：温里散寒，通便止痛。

方药：温脾汤加减。若便秘腹痛，可加枳实、厚朴、木香助泻下之力；若腹部冷痛，手足不温，加高良姜、小茴香增散寒之功。

（二）虚秘

1. 气虚秘

证候：大便并不干硬，虽有便意，但排便困难，用力努挣则汗出短气，便后乏力，面白神疲，肢倦懒言，舌淡苔白，脉弱。

治法：益气润肠。

方药：黄芪汤加减。若乏力汗出者，可加白术、党参助补中益气；若排便困难，腹部坠胀者，可合用补中益气汤升提阳气；若脘腹痞满，舌苔白腻者，可加白扁豆、生薏苡仁健脾祛湿。

2. 血虚秘

证候：大便干结，面色无华，头晕目眩，心悸气短，健忘，口唇色淡，舌淡苔白，脉细。

治法：养血润燥。

方药：润肠丸加减。若手足心热，午后潮热，可加知母、胡黄连等清热；若阴血已复，便仍干燥，可用五仁丸润滑肠道。

3. 阴虚秘

证候：大便干结，如羊屎状，形体消瘦，头晕耳鸣，两颧红赤，心烦少眠，潮热盗汗，腰膝酸软，舌红少苔，脉细数。

治法：滋阴通便。

方药：增液汤加减。若口干面红，心烦盗汗者，可加芍药、玉竹助养阴之力；便秘干结如羊屎状，加火麻仁、柏子仁、瓜蒌仁增润肠之效；若肾阴不足，腰膝酸软者，可用六味地黄丸。

4. 阳虚秘

证候：大便干或不干，排出困难，小便清长，面色㿠白，四肢不温，腹中冷痛，或腰膝酸冷，舌淡苔白，脉沉迟。

治法：温阳通便。

方药：济川煎加减。若寒凝气滞，腹痛较甚，加肉桂、木香温中行气止痛；胃气不和，恶心呕吐，可加半夏、砂仁和胃降逆。

第十四单元　肝胆病证

细目一　胁　痛

◎ **要点一　概述**

胁痛是指以一侧或两侧胁肋部疼痛为主要表现的病证，是临床上比较多见的一种自觉症状。胁，指侧胸部，为腋以下至第十二肋骨部的总称。

◎ **要点二　病因病机**

胁痛的病因主要有情志不遂、饮食不节、跌仆损伤、久病体虚等多种因素。

1. 情志不遂　因情志所伤，可使肝失条达，疏泄不利，气阻络痹，可发为肝郁胁痛。若气郁日久，血行不畅，瘀血渐生，阻于胁络，不通则痛，亦致瘀血胁痛。

2. 跌仆损伤　胁络受伤，瘀血停留，阻塞胁络，亦发为胁痛。

3. 饮食所伤　脾胃受损，湿热内生，郁于肝胆，肝胆失于疏泄，可发为胁痛。

4. 外感湿热　湿热之邪外袭，郁结少阳，枢机不利，肝胆经气失于疏泄，可以导致胁痛。

5. 劳欲久病　久病耗伤，劳欲过度，使精血亏虚，肝阴不足，血不养肝，脉络失养，拘急而痛。

胁痛的基本病机为肝络失和，其病理变化可归结为"不通则痛"与"不荣则痛"两类。其病理因素不外气滞、血瘀、湿热三者。因肝郁气滞、瘀血停着、湿热蕴结所导致的胁痛多属实证，是为"不通则痛"。而因阴血不足，肝络失养所导致的胁痛则为虚证，属"不荣则痛"。

一般说来，胁痛初病在气。气为血帅，气行则血行，故气滞日久，其病变由气滞转为血瘀，或气滞血瘀并见。气滞日久，易于化火伤阴；肝胆湿热所致之胁痛，日久亦可耗伤阴津，皆可致肝阴耗伤，脉络失养，而转为虚证或虚实夹杂证。

胁痛的病变脏腑主要在于肝胆，又与脾胃及

肾有关。胁痛病证有虚有实，而以实证多见。实证中以气滞、血瘀、湿热为主，三者又以气滞为先。虚证多属阴血亏损，肝失所养。虚实之间可以相互转化，故临床常见虚实夹杂之证。

◎ 要点三 诊断与病证鉴别

（一）诊断

1. 以一侧或两侧胁肋部疼痛为主要表现者，可以诊断为胁痛。胁痛的性质可以表现为刺痛、胀痛、灼痛、隐痛、钝痛等不同特点。

2. 部分病人可伴见胸闷、腹胀、嗳气、呃逆、急躁易怒、口苦、纳呆、厌食、恶心等症。

3. 常有饮食不节、情志内伤、感受湿邪、跌仆闪挫或劳欲久病等病史。

（二）病证鉴别

胁痛与悬饮 悬饮亦可见胁肋疼痛，但其表现为饮留胁下，胸胁胀痛，持续不已，伴见咳嗽、咳痰、咳嗽、呼吸时疼痛加重，常喜向病侧睡卧，患侧肋间饱满，叩呈浊音，或兼见发热，一般不难鉴别。

◎ 要点四 辨证论治

胁痛之治疗原则当根据"通则不痛"的理论，以疏肝和络止痛为基本治则，结合肝胆的生理特点，灵活运用。实证之胁痛，宜用理气、活血、清利湿热之法；虚证之胁痛，宜补中寓通，采用滋阴、养血、柔肝之法。

1. 肝郁气滞证

证候：胁肋胀痛，走窜不定，甚则引及胸背肩臂，疼痛每因情志变化而增减，胸闷腹胀，嗳气频作，得嗳气而胀痛稍舒，纳呆，口苦，舌苔薄白，脉弦。

治法：疏肝理气。

方药：柴胡疏肝散加减。若气郁化火，症见胁肋掣痛，口干口苦，烦躁易怒，溲黄便秘，舌红苔黄者，可去川芎，加山栀、丹皮、黄芩、夏枯草；若气滞兼见血瘀者，可酌加赤芍、当归尾、川楝子、延胡索、郁金等。

2. 肝胆湿热证

证候：胁肋胀痛或灼热疼痛，口苦口黏，胸闷纳呆，恶心呕吐，小便黄赤，大便不爽，或兼有身热恶寒，身目发黄，舌红苔黄腻，脉弦滑数。

治法：清热利湿。

方药：龙胆泻肝汤加减。若兼见发热、黄疸者，加茵陈、黄柏以清热利湿退黄；若肠胃积热，大便不通，腹胀腹满者，加大黄、芒硝。

3. 瘀血阻络证

证候：胁肋刺痛，痛有定处，痛处拒按，入夜痛甚，胁肋下或见有癥块，舌质紫暗，脉沉涩。

治法：祛瘀通络。

方药：血府逐瘀汤或复元活血汤加减。若因跌打损伤而致胁痛，局部可见积瘀肿痛者，可酌加穿山甲、大黄、瓜蒌根破瘀散结，通络止痛；若胁肋刺痛较重，可酌加当归尾、延胡索等活血调气，化瘀止痛。

4. 肝络失养证

证候：胁肋隐痛不休，遇劳加重，口干咽燥，心中烦热，头晕目眩，舌红少苔，脉细弦而数。

治法：养阴柔肝。

方药：一贯煎加减。若阴亏过甚，舌红而干，可酌加石斛、玄参、天冬；若心神不宁，见心烦不寐者，可酌配酸枣仁、炒栀子、合欢皮；若阴虚火旺，可酌配黄柏、知母、地骨皮等。

细目二 黄 疸

◎ 要点一 概述

黄疸是指以身黄、目黄、小便发黄为特征的病证，其中目睛黄染尤为本病的重要特征。

◎ 要点二 病因病机

黄疸的发生，因外感湿热、疫毒、内伤酒食，或脾虚湿困，血瘀气滞等所致。

1. 外感湿热疫毒 时邪疫毒，蕴结于中焦，脾胃运化失常，湿热熏蒸于肝胆，致使肝失疏泄，胆汁不循常道，随血泛溢，外溢肌肤，上注眼目，下流膀胱，使身目小便俱黄，而成黄疸。若疫毒较重者，则可伤及营血，内陷心包，发为急黄。

2. 饮食不节 饥饱失常或嗜酒过度，损伤脾胃，以致运化功能失职，湿浊内生，郁而化热，熏蒸肝胆，胆汁外溢，乃发黄疸。

3. 脾胃虚弱 素体脾胃虚弱，运化失司，气血亏损，久之肝失所养，疏泄失职，胆汁外溢而发黄疸；或病后脾阳虚损，湿从寒化，寒湿阻滞中焦，肝胆气机不利而发黄。

黄疸的病位在肝、胆、脾、胃，基本病机是脾胃运化失健，肝胆疏泄不利，胆汁不循常道，或溢于肌肤，或上蒸清窍，或下注膀胱。病理因素主要为湿邪，病理性质有阴阳之分。阳黄多因湿热熏蒸，或疫毒伤血，发黄迅速而色鲜明；阴黄多因寒湿阻遏，脾阳不振，发黄持久而色晦暗。

要点三 诊断与病证鉴别

（一）诊断

1. 以目黄、身黄、小便黄，其中目睛黄染为本病的重要特征。

2. 常伴食欲减退，恶心呕吐，胁痛，腹胀等症状。

3. 常有外感湿热瘟毒，内伤酒食不节，或有胁痛、癥积等病史。

（二）病证鉴别

1. 黄疸与萎黄 黄疸的病因为外感湿热、疫毒、内伤酒食，或脾虚湿困，血瘀气滞等；其病机为湿滞脾胃，肝胆失疏，胆汁外溢；其主症为身黄、目黄、小便黄。萎黄的病因与饥饱劳倦、食滞虫积或病后失血有关；其病机为脾胃虚弱，血气不足，肌肤失养；其主症为肌肤萎黄不泽、目睛及小便不黄，常伴头昏倦怠、心悸少寐、纳少便溏等症状。

2. 阳黄与阴黄 临证应根据黄疸的色泽，并结合症状、病史予以鉴别。阳黄黄色鲜明，发病急，病程短，常伴身热、口干苦、舌苔黄腻、脉象弦数。急黄为阳黄之重症，病情急骤，疸色如金，兼见神昏、发斑、出血等危象。阴黄黄色晦暗，病程长，病势缓，常伴纳少、乏力、舌淡、脉沉迟或细缓。

要点四 辨证论治

黄疸的辨证，应以阴阳为纲，分清阳黄与阴黄。由于黄疸是湿邪为患，故化湿邪、利小便是其重要治则。阳黄应配以清热解毒，必要时还应通利腑气；阴黄应配以健脾温化；急黄则当以清热解毒、凉营开窍为主。

（一）阳黄

1. 热重于湿证

证候：身目俱黄，色泽鲜明，发热口渴，或见心中懊侬，腹部胀满，口干，口苦，恶心呕吐，胁胀痛而拒按，小便赤黄、短少，大便秘结，舌红，苔黄腻，脉弦滑或滑数。

治法：清热利湿。

方药：茵陈蒿汤加减。如胁痛较甚，可加柴胡、郁金、川楝子、延胡索等疏肝理气止痛；如热毒内盛，心烦懊侬，可加黄连、龙胆草，以增强清热解毒作用。

2. 湿重于热证

证候：身目俱黄，其色不甚鲜明，无发热或身热不扬，头重身困，胸脘痞满，食欲减退，恶心呕吐，厌食油腻，腹胀，便溏，小便短黄，舌苔厚腻微黄，脉濡缓或弦滑。

治法：利湿化浊。

方药：茵陈四苓散加减。如湿阻气机，胸腹痞胀，呕恶纳差等症较著，可加入苍术、厚朴，以健脾燥湿，行气和胃。

3. 胆腑郁热证

证候：身目黄染，右胁疼痛，牵引肩背，发热或寒热往来，口苦口渴，恶心呕吐，大便秘结，小便黄赤短少，舌红苔黄腻，脉弦数。

治法：清泄胆热。

方药：大柴胡汤加减。若砂石阻滞，可加金钱草、海金沙、玄明粉利胆化石；若恶心呕逆明显，加厚朴、竹茹、陈皮和胃降逆。

4. 热毒炽盛证（急黄）

证候：起病急骤，黄疸迅速加深，其色金黄鲜明，高热烦渴，呕吐频作，胁痛腹满，神昏谵语，或见衄血、便血，或肌肤出现瘀斑，尿少便结，舌质红绛，苔黄而燥，脉弦数或细数。

治法：清热解毒。

方药：犀角散加减。神昏，配服紫雪丹或安宫牛黄丸；衄血、便血，加侧柏叶、白茅根、紫草。

（二）阴黄

1. 寒湿困脾证

证候：身目俱黄，黄色晦暗，或如烟熏，头重身困，恶心纳少，脘痞腹胀，大便不实，神疲畏寒，舌质淡，苔白腻，脉濡缓。

治法：温中散寒，健脾渗湿。

方药：茵陈术附汤加减。若脘腹胀满、胸闷、呕恶显著，可加苍术、厚朴、半夏、陈皮，以健脾燥湿，行气和胃；若胁腹疼痛作胀，肝脾同病者，当酌加柴胡、香附以疏肝理气。

2. 脾虚血亏证

证候：面色萎黄，身体虚弱，肌肤不荣，面容憔悴，神疲乏力，气短懒言，纳食日少，大便溏薄，舌淡瘦小或灰暗，脉虚。

治法：健脾益气。

方药：黄芪建中汤加减。如气虚乏力明显者，应重用黄芪，并加党参，以增强补气作用；畏寒、肢冷、舌淡者，宜加附子温阳祛寒；心悸不宁，脉细而弱者，加熟地、首乌、酸枣仁等补血养心。

细目三 积 证

◎ 要点一 概述

积证是以腹内结块，或胀或痛，结块固定不移，痛有定处为主要临床特征的一类病证。积证在历代医籍中亦称为"癥积""痃癖""癖块""伏梁""肥气"等。西医学中多种原因引起腹腔肿瘤、肝脾肿大、增生型肠结核等，多属"积"之范畴。

◎ 要点二 病因病机

积证主要是由情志失调、饮食伤脾、感受外邪、病后体虚，或黄疸、疟疾等经久不愈，肝脾受损，脏腑失和，以致气滞、血瘀、痰凝于腹内，日久结为积块，而为积证。

1. **情志失调** 情志不畅，肝郁气滞，气滞不能帅血畅行，以致瘀血内停，脉络受阻，结成块者，则成积证。

2. **饮食内伤** 饮食不节，损伤脾胃，津液不布，湿浊内停，凝结成痰，痰阻气滞，血脉壅塞，痰浊与气血相搏，气滞血瘀，脉络阻滞，而成积证。

3. **感受外邪** 外邪侵袭人体，稽留不去，致脏腑失和，气血运行不畅，痰浊内生，气滞血瘀痰凝，日久结为积块，而为积证；或风寒痰湿与气血相搏结，使瘀血留滞，脉络壅塞成块，而成积证。

4. **他病续发** 黄疸、胁痛病久，余邪留恋，络脉不畅，瘀血内阻；或久疟不愈，气血凝滞，结为疟母；或感染虫毒，虫阻血络，气血运行不畅，血络瘀阻；或虚劳日久，气滞血瘀结而成块，以致成积。

5. **正气亏虚** 先天禀赋不足或久病体虚致脾胃功能虚弱，气机运化无力，气、血、津液失于输布，导致痰湿内生，气血运行涩滞，以致气滞、血瘀、痰凝而成积证。

本病的病机主要是气机阻滞，瘀血内结。病理因素主要有寒邪、湿浊、痰浊、食滞、虫积等，但主要是气滞血瘀，以血瘀为主。本病病位主要在于肝、脾、胃、肠。因肝主疏泄，司藏血；脾主运化，司统血。如因情志、饮食、外邪、久病等原因，引起肝气不畅，脾运失职，肝脾不调，胃肠失和，气血涩滞，壅塞不通，形成腹内结块，导致积证。

积证日久，瘀阻伤正，脾失健运，生化乏源，可致气血亏虚，甚或阴阳并损；正气愈亏，气虚血涩，则积块愈加不易消散，甚则逐渐增大，病势进一步发展，还可以出现一些严重变证。如积久肝脾两伤，肝不藏血，脾不统血，或瘀热灼伤血络，血不循经，可导致出血；肝脾失调，气血瘀滞，日久及肾，肝、脾、肾三脏受损，气、血、水停积腹内，则可转为鼓胀；若肝胆疏泄失常，胆汁外溢，转为黄疸；气血瘀阻，水湿泛滥，亦可出现腹满肢肿等症。

◎ 要点三 诊断与病证鉴别

（一）诊断

1. 腹内结块，或胀或痛为本病的主要症状。
2. 以腹内积块，触之有形，固定不移，以痛为主，痛有定处为临床特征。
3. 常有情志抑郁，饮食不节，外邪侵袭，或黄疸、胁痛、虫毒、久疟、久泻、久痢、虚劳等病史。

积证多为肝脾肿大、腹腔肿瘤、增生性肠结核等，必须结合 B 超、CT、MRI、X 片、结肠镜、病理组织活检及有关血液检查以明确诊断。

（二）病证鉴别

1. **积证与腹痛** 两者皆可由气滞血瘀、瘀血内结、脉络不通引起腹部疼痛，痛处固定不移，甚则出现腹部包块等症。积证之腹痛，或胀或痛，疼痛不甚，但以腹中包块为主要特征；腹痛之瘀血阻滞型，可出现少腹疼痛，部位固定不移，痛势较剧，痛如针刺，甚则腹部包块等症，腹痛病证以腹部疼痛为主要表现。

2. **积证与鼓胀** 积证与鼓胀均有情志抑郁、酒食所伤、感染虫毒等致气滞血瘀的相同病机，其病变部位可同在肝脾，皆有胀满、包块等临床表现。积证以腹内结块，或胀或痛为主症，但鼓胀以腹部胀大、脉络暴露为临床特征，疼痛不显，以胀为主，病机可有水饮内停，因而腹中有无水液停聚是积证与鼓胀鉴别之关键所在。

◎ 要点四 辨证论治

积证可于临床上分为初、中、末三期。初期正气尚盛，邪气虽实而不盛，表现为积块形小，按之不坚，应予消散；中期正气已虚，邪气渐甚，表现为积块增大，按之较硬，予消补兼施；末期正气大伤，邪盛已极，表现为积块明显，按之坚硬，予养正除积。辨积证初、中、末三期，以知正邪之盛衰，从而选择攻补之法。

1. 气滞血阻证

证候：腹部积块质软不坚，固定不移，胁肋疼痛，脘腹痞满，舌暗，苔薄白，脉弦。

治法：理气活血，通络消积。

方药：大七气汤加减。若兼烦热口干，舌红，脉细弦者，加牡丹皮、栀子、赤芍、黄芩等凉血清热；如腹中冷痛，畏寒喜温，舌苔白，脉缓，可加肉桂、吴茱萸、当归等温经祛寒散结。

2. 瘀血内结证

证候：腹部积块明显，质地较硬，固定不移，隐痛或刺痛，时有寒热，形体消瘦，纳谷减少，面色晦暗黧黑，面颈胸臂或有血痣赤缕，女子可见月事不下，舌质紫或有瘀斑瘀点，脉细涩。

治法：祛瘀软坚，佐以扶正健脾。

方药：膈下逐瘀汤合六君子汤加减。如积块疼痛，加五灵脂、延胡索、佛手活血行气止痛；如痰瘀互结，舌苔白腻者，可加白芥子、半夏、苍术等化痰散结药物。

3. 正虚瘀结证

证候：久病体弱，积块坚硬，疼痛逐渐加剧，饮食大减，肌肉瘦削，神倦乏力，面色萎黄或黧黑，甚则面肢浮肿，或呕血、便血、衄血，舌质淡紫，舌光无苔，脉细数或弦细。

治法：补益气血，活血化瘀。

方药：八珍汤合化积丸加减。若阴伤较甚，头晕目眩，舌光无苔，脉象细数者，可加生地黄、北沙参、枸杞子、石斛；如牙龈出血，鼻衄，酌加栀子、牡丹皮、白茅根、茜草、三七等凉血化瘀止血。

细目四 聚 证

◎ 要点一 概述

聚证是以腹中结块，或痛或胀，聚散无常，痛无定处为主要临床特征的一类病证。聚证在历代医籍中又称"瘕""痃气""癖块""痞块"

等。西医学中多种原因引起胃肠功能紊乱、不完全性肠梗阻等所致的腹部包块，则与"聚"关系密切，可参照本节辨证论治。

◎ **要点二 病因病机**

聚证主要是由情志失调、食滞痰阻等因素，致肝脾受损、脏腑失和、气机阻滞、气聚成结而成。

1. 情志失调 情志抑郁，所愿不遂，肝气不畅，脏腑失和，使气机阻滞或逆乱，聚而不散，则致聚证。

2. 食滞痰阻 酒食不节，或恣食肥厚生冷，损伤脾胃，脾失健运，不能输布水谷之精微，聚生痰湿，或食滞、虫积与痰气交阻，气机壅结，则成聚证，亦有饮食不调，因食遇气，食气交阻，气机不畅而成聚证。

聚证主要病机以气机逆乱为主，大凡以肝郁气滞，痰气交阻，食滞痰阻等以气滞为主因者，多成聚证。病理因素有寒湿、食滞、虫积、痰浊等，病位主要在于肝脾。肝以血为体，以气为用，主疏泄，司藏血，若肝失疏泄，气机不畅，以致气滞而成聚证；脾为气机升降之枢纽，主运化，司统血，脾运失职，肝脾不调，气机升降失常，痰湿凝聚，壅塞不通，而成聚证。

少数聚证日久不愈，或因虚极，或因燥热，或因痰浊，或因瘀阻而加重病情，进而由气入血转化成伏梁、痞气、肥气等积证。病久伤及脉道，络瘀脉损，血脉不通，瘀血留滞心脉，心脉痹阻，出现胸痹、心痛、心悸等症；留滞脑窍，则见中风偏瘫、眩晕口僻，甚至昏迷不醒；肾络瘀阻，浊邪留积，壅塞三焦，开阖不利，则出现腰痛、水肿、关格等。

◎ **要点三 诊断与病证鉴别**

（一）诊断

以腹内结块，聚散无常，或痛或胀，以胀为主，痛无定处，时作时止为临床特征。

聚证多属胃肠道的炎症、痉挛、梗阻等病变，可结合X片、B超及钡剂造影等检查明确诊断。

（二）病证鉴别

1. 聚证与气鼓 两者皆可由情志失调引起的肝郁气滞所致，病位皆在肝脾，均具有脘腹满闷、胀痛等表现。鼓胀之气鼓以腹部膨隆，腹部按之空空然，叩之如鼓为主症，以腹部胀满膨隆为主要特征；聚证以腹中气聚，局部可见结块，望之有形，按之柔软，聚散无常，或胀或痛，痛无定处为主症，以腹部局部包块为主要特征。

2. 聚证与胃痞 两者均可因情志失调而致气滞痰阻，出现脘腹满闷之症。胃痞临床表现为满闷不适，系自觉症状，而外无形征可见，更无包块可扪及；聚证以腹中气聚、攻窜胀满、时作时止为临床特征，其发作时，腹中气聚胀满，腹内结块望之有形，但按之无块，缓解时气聚胀满的现象消失，腹内结块消散，脘腹胀闷缓解。

◎ **要点四 积与聚主症特点与病机异同**

积证望之有形，但触之必见结块，且固定不移，痛有定处；病多在血分，多属于脏，病机以痰凝血结为主。

聚证望之有形，但按之无块，聚散无常，痛无定处；病多在气分，多属于腑，病机以气机逆乱为主。

◎ **要点五 辨证论治**

聚证的形成多以气滞、食积、痰阻、燥屎等内结所致。若症状以腹部胀痛为主，嗳气得舒，症状随情绪变化而起伏，则以气滞为主；若症状以脘腹胀痛，伴有嗳腐吞酸、厌食呕吐等症状，则以食积为主；若症状以脘腹痞闷，呕恶苔腻等为主，则以痰湿为主；若出现大便秘结，或排便困难，腹痛拒按等症，则以燥屎内结为主。聚证病在气分，以疏肝理气、行气消聚为基本原则。

1. 肝郁气滞证

证候：腹中气聚，攻窜胀痛，时聚时散，脘胁之间不适，常随情绪波动而起伏，舌淡红，苔薄，脉弦。

治法：疏肝解郁，行气散结。

方药：逍遥散加减。如胀痛甚者，加川楝子、延胡索、木香理气止痛；如兼瘀象者，加延胡索、莪术活血化瘀；如寒湿中阻，腹胀，舌苔白腻者，可加木香顺气散结。

2. 食滞痰阻证

证候：腹胀或痛，腹部时有条索状物聚起，按之胀痛更甚，便秘，纳呆，舌苔腻，脉弦滑。

治法：导滞散结，理气化痰。

方药：六磨汤加减。若因蛔虫结聚，阻于肠道所致者，可加入鹤虱、雷丸、使君子等驱蛔药物；若痰湿较重，兼有食滞，腑气虽通，苔腻不化者，可用平胃散加山楂、神曲。

细目五　鼓　胀

◎ 要点一　概述

鼓胀是指腹部胀大如鼓的一类病证，临床以腹大胀满、绷急如鼓、皮色苍黄、脉络显露为特征，故名鼓胀。

◎ 要点二　病因病机

鼓胀的发生来势缓慢，病因虽与酒食不节、情志所伤、血吸虫感染等有关，但它的直接原因当责之于黄疸、胁痛、积聚等病迁延日久，使肝、脾、肾三脏功能失调，气、血、水瘀积于腹内，以致腹部日渐胀大，而成鼓胀。

1. 黄疸、胁痛、积聚迁延不愈　黄疸总由湿热或寒湿阻滞中焦，气机升降失常，湿浊阻滞不化，土壅木郁，肝气亦不能条达，致肝脾受损。迁延日久，使肝、脾、肾三脏功能失调，气、血、水瘀积于腹内，以致腹部日渐胀大，而成鼓胀。

2. 情志不遂　肝为藏血之脏，性喜条达。若忧思恼怒，肝失条达，气机不利，则血液运行不畅，气阻络痹而致胁痛；肝伤气滞日久，则致血脉瘀阻，日积月累，气血凝滞，肝脾俱损，而成积聚。胁痛、积聚迁延日久而成鼓胀。

3. 酒食不节　饮酒太过，或嗜食肥甘厚味，使脾胃受损，运化失职，湿浊内生，湿邪阻滞中焦，土壅木郁，影响肝胆疏泄，病由脾及肝，或胆汁被阻，不循常道，浸淫肌肤而发黄疸。此外，湿浊内生，凝结成痰，痰阻气机，气血失和，气、血、痰互相搏结，阻于腹中，结成积聚。黄疸、积聚迁延日久可成鼓胀。

4. 血吸虫感染　在血吸虫流行区接触疫水，遭受血吸虫感染，未能及时治疗，虫阻络道，内伤肝脾，肝脾气血失和，脉络瘀阻，脾运失健而致痰浊内生，日久气滞、血瘀、痰凝相互影响、胶结不化、搏结腹部而成积聚，积聚日久可诱发鼓胀。

鼓胀形成，肝、脾、肾功能失调是关键。肝气郁结、气滞血瘀是形成鼓胀的基本条件；其次是脾脏功能受损，运化失职，遂致水湿停聚；肾脏的气化功能障碍，不能蒸化水液而加重水湿停滞，也是形成鼓胀的重要因素。其中，气滞、血瘀、水停互为因果，是邪实的主要内容。正虚是气滞、血瘀、水停发展的必然趋势，所涉及的脏腑主要是肝、脾、肾。其病变的性质是本虚标实，或实中夹虚，或虚中有实，或虚实夹杂。

◎ 要点三　诊断与病证鉴别

（一）诊断

1. 初起脘腹作胀，食后尤甚，继而腹部胀大如鼓，重者腹壁青筋显露，脐孔凸起。

2. 常伴乏力、纳差、尿少及齿衄、鼻衄、皮肤紫斑等出血现象，可见面色萎黄、黄疸、手掌殷红、面颈及胸部红丝赤缕、血痣及蟹爪纹。

3. 本病常有酒食不节、情志内伤、虫毒感染或黄疸、胁痛、癥积等病史。

（二）病证鉴别

1. 鼓胀与水肿　鼓胀主要为肝、脾、肾受损，气、血、水互结于腹中，以腹部胀大为主，四肢肿不甚明显。晚期方伴肢体浮肿，每兼见面色青晦，面颈及胸部有血痣赤缕，胁下癥积坚硬，腹皮青筋显露等。水肿主要为肺、脾、肾功能失调，水湿泛溢肌肤。其浮肿多从眼睑开始，继则延及头面及肢体，或下肢先肿，后及全身，每见面色㿠白，腰酸倦怠等，水肿较甚者亦可伴见腹水。

2. 气臌、水臌与血臌　腹部膨隆，嗳气或矢气则舒，腹部按之空空然，叩之如鼓，是为"气臌"，多属肝郁气滞。腹部胀满膨大，或状如蛙腹，按之如囊裹水，常伴下肢浮肿，是为"水臌"，多属阳气不振，水湿内停。脘腹坚满，青筋显露，腹内积块痛如针刺，面颈部赤丝血缕，是为"血臌"，多属肝脾血瘀水停。临床上气、血、水三者常相兼为患，但各有侧重，掌握上述特点，有助于辨证。

◎ 要点四 辨证论治

本病多属本虚标实之证。临床首先应辨其虚实标本的主次，标实者当辨气滞、血瘀、水湿的偏盛，本虚者当辨阴虚与阳虚的不同。

标实为主者，当根据气、血、水的偏盛，分别采用行气、活血、祛湿利水或暂用攻逐之法，同时配以疏肝健脾。本虚为主者，当根据阴阳的不同，分别采取温补脾肾或滋养肝肾法，同时配合行气活血利水。由于本病总属本虚标实错杂，故治当攻补兼施，补虚不忘实，泻实不忘虚。

1. 气滞湿阻证

证候：腹胀按之不坚，胁下胀满或疼痛，饮食减少，食后胀甚，得嗳气、矢气稍减，小便短少，舌苔薄白腻，脉弦。

治法：疏肝理气，运脾利湿。

方药：柴胡疏肝散合胃苓汤加减。若胸脘痞闷，腹胀，嗳气为快，气滞偏甚者，可酌加佛手、沉香、木香调畅气机；如尿少，腹胀，苔腻者，加砂仁、大腹皮、泽泻、车前子以加强运脾利湿作用。

2. 水湿困脾证

证候：腹大胀满，按之如囊裹水，甚则颜面微浮，下肢浮肿，脘腹痞胀，得热则舒，精神困倦，怯寒懒动，小便少，大便溏，舌苔白腻，脉缓。

治法：温中健脾，行气利水。

方药：实脾饮加减。若浮肿较甚，小便短少，可加肉桂、猪苓、车前子温阳化气，利水消肿；如兼胸闷咳喘，可加葶苈子、苏子、半夏等泻肺行水，止咳平喘；如胁腹痛胀，可加郁金、香附、青皮、砂仁等理气和络。

3. 水热蕴结证

证候：腹大坚满，脘腹胀急，烦热口苦，渴不欲饮，或有面、目、皮肤发黄，小便赤涩，大便秘结或溏垢，舌边尖红，苔黄腻或兼灰黑，脉弦数。

治法：清热利湿，攻下逐水。

方药：中满分消丸合茵陈蒿汤加减。若鼓胀患者病程较短，正气尚未过度消耗，而腹胀殊甚，腹水不退，尿少便秘，脉实有力者，可酌情使用逐水之法，以缓其苦急，主要适用于水热蕴结和水湿困脾证。

4. 瘀结水留证

证候：脘腹坚满，青筋显露，胁下癥结痛如针刺，面色晦暗黧黑，或见赤丝血缕，面、颈、胸、臂出现血痣或蟹爪纹，口干不欲饮水，或见大便色黑，舌质紫暗或有紫斑，脉细涩。

治法：活血化瘀，行气利水。

方药：调营饮加减。若胁下癥积肿大明显，可选加穿山甲、地鳖虫、牡蛎，或配合鳖甲煎丸内服，以化瘀消癥；如病久体虚，气血不足，或攻逐之后，正气受损，宜用八珍汤或人参养荣丸等补养气血；如大便色黑，可加三七、茜草、侧柏叶等化瘀止血。

5. 阳虚水盛证

证候：腹大胀满，形似蛙腹，朝宽暮急，面色苍黄，或呈㿠白，脘闷纳呆，神倦怯寒，肢冷浮肿，小便短少不利，舌体胖，质紫，苔淡白，脉沉细无力。

治法：温补脾肾，化气利水。

方药：附子理苓汤或济生肾气丸加减。偏于脾阳虚弱，神疲乏力，少气懒言，纳少，便溏者，可加黄芪、山药、薏苡仁、扁豆益气健脾；偏于肾阳虚衰，面色苍白，怯寒肢冷，腰膝酸冷疼痛者，酌加肉桂、仙茅、仙灵脾等，以温补肾阳。

6. 阴虚水停证

证候：腹大胀满，或见青筋暴露，面色晦滞，唇紫，口干而燥，心烦失眠，时或鼻衄，牙龈出血，小便短少，舌质红绛少津，苔少或光剥，脉弦细数。

治法：滋肾柔肝，养阴利水。

方药：六味地黄丸合一贯煎加减。若津伤口干明显，可酌加石斛、玄参、芦根等养阴生津；如青筋显露，唇舌紫暗，小便短少，可加丹参、益母草、泽兰、马鞭草等化瘀利水；兼有潮热，烦躁，酌加地骨皮、白薇、栀子以清虚热；如阴虚阳浮，症见耳鸣，面赤，颧红，宜加龟甲、鳖甲、牡蛎等滋阴潜阳。

附：变证

鼓胀病后期，肝、脾、肾受损，水湿瘀热互结，正虚邪盛，危机四伏。若药食不当，或复感外邪，病情可迅速恶化，导致大量出血、昏迷、虚脱等多种危重证候。

1. **鼓胀出血** 骤然大量呕血，血色鲜红；大便下血，暗红或油黑。多属瘀热互结，热迫血溢，治宜清热凉血，活血止血，方用犀角地黄汤加三七、仙鹤草、地榆炭、血余炭、大黄炭等。若大出血之后，气随血脱，阳气衰微，汗出如油，四肢厥冷，呼吸低弱，脉细微欲绝，治宜扶正固脱，益气摄血，方用大剂独参汤加山茱萸，并可与"血证"节互参。

2. **鼓胀神昏** 痰热内扰，蒙闭心窍，症见神识昏迷，烦躁不安，甚则怒目狂叫，四肢抽搐颤动，口臭便秘，溲赤尿少，舌红苔黄，脉弦滑数，治当清热豁痰，开窍息风，方用安宫牛黄丸合龙胆泻肝汤加减，亦可用醒脑静注射液静脉滴注。若痰浊壅盛，蒙闭心窍，症见静卧嗜睡，语无伦次，神情淡漠，舌苔厚腻，治当化痰泄浊开窍，方用苏合香丸合菖蒲郁金汤。煎剂中酌选石菖蒲、郁金、远志、茯神、天竺黄、陈胆星、竹沥、半夏等豁痰开闭。热甚加黄芩、黄连、龙胆草、山栀；动风抽搐加石决明、钩藤；腑实便闭加大黄、芒硝；津伤，舌质干红，加麦冬、石斛、生地。病情继续恶化，昏迷加深，汗出肢冷，气促，撮空，两手抖动，脉细微弱者，为气阴耗竭，正气衰败，急予生脉散、参附龙牡汤以敛阴回阳固脱。

细目六 眩 晕

◎ 要点一 概述

眩晕是目眩与头晕的总称。目眩即眼花或眼前发黑，视物模糊；头晕即感觉自身或外界景物旋转，站立不稳。二者常同时并见，故统称为"眩晕"。其轻者闭目可止，重者如坐车船，旋转不定，不能站立，或伴有恶心、呕吐、汗出、面色苍白等症状。严重者可突然仆倒。

◎ 要点二 病因病机

本病的发生属于虚者居多，阴虚、血少、精亏均可致眩晕。痰浊上干清窍，亦可形成眩晕。

1. **肝阳上亢** 素体阳盛之人，肝阳上亢，发为眩晕；或忧郁、恼怒太过，肝气郁结，气郁化火伤阴，肝阴耗伤，风阳易动，上扰头目，发为眩晕；或肾阴素亏，不能养肝，水不涵木，肝阳上亢，肝风内动，发为眩晕。

2. **气血亏虚** 忧思劳倦或饮食失节，损伤脾胃；或先天禀赋不足；或年老阳气虚衰，脾胃虚弱，不能化生气血；或久病不愈，耗伤气血；或失血之后，气随血耗，气虚则清阳不振，清气不升，血虚则脑失所养，皆能发生眩晕。

3. **肾精不足** 肾为先天之本，主藏精生髓，髓聚而成脑。若先天不足，肾阴不充，或年老肾亏，或久病伤肾，或房劳过度，导致肾精亏耗，不能生髓，而脑为髓之海，髓海不足，上下俱虚，则发生眩晕。

4. **痰湿中阻** 饮食不节，肥甘厚味太过，或忧思、劳倦损伤脾胃，健运失司，水湿内停，聚湿成痰；或肾虚不能化气行水，水泛为痰，痰湿中阻，清阳不升，清窍失养，故头目眩晕。

眩晕病位在清窍，与肝、脾、肾三脏密切相关。眩晕的病性为本虚标实，气血不足，肝肾阴虚为病之本，风、火、痰为病之标。眩晕的发病过程中，各种病因病机可以相互影响，相互转化，形成虚实夹杂；或阴损及阳，阴阳两虚；或肝风痰火上蒙清窍，阻滞经络，形成中风；或突发气机逆乱，清窍暂闭；或失养而引起晕厥。

◎ 要点三 诊断与病证鉴别

（一）诊断

1. 头晕目眩，视物旋转，轻者闭目即止，重者如坐车船，甚则仆倒。
2. 严重者可伴有头痛、项强、恶心呕吐、眼球震颤、耳鸣耳聋、汗出、面色苍白等表现。
3. 多有情志不遂、年高体虚、饮食不节、跌仆损伤等病史。

（二）病证鉴别

1. **眩晕与中风** 中风以猝然昏仆，不省人事，口舌㖞斜，半身不遂，失语，或不经昏仆，仅以㖞僻不遂为特征。中风昏仆与眩晕之甚者相似，眩晕之甚者亦可仆倒，但无半身不遂、不省人事、口舌㖞斜诸症。也有部分中风病人，以眩晕、头痛为其先兆表现，故临证当注意中风与眩晕的区别与联系。

2. **眩晕与厥证** 厥证以突然昏仆、不省人事、四肢厥冷为特征，发作后可在短时间内苏醒，严重者可一厥不复而死亡。眩晕严重者也有欲仆或晕旋仆倒的表现，但眩晕病人无昏迷、不省人事的表现。

◎ 要点四 辨证论治

眩晕的治疗原则是补虚泻实，调整阴阳。补虚以滋肾养肝、益气补血、健脾和胃为主，泻实以燥湿祛痰、清镇潜降、清肝泻火为主。本证多属本虚标实之证，所以一般常须标本兼顾，或者在标证缓解后，即须考虑治本。

1. **肝阳上亢证**

证候：眩晕耳鸣，头胀痛，急躁易怒，失眠多梦，脉弦，或兼面红，目赤，口苦，便秘尿赤，舌红苔黄，脉弦数，或兼腰膝酸软，健忘，遗精，舌红少苔，脉弦细而数，甚或眩晕欲仆，泛泛欲呕，头痛如掣，肢麻震颤，语言不利，步履不正。

治法：平肝潜阳，清热息风。

方药：天麻钩藤饮或羚羊角汤加减。若肝火上炎，口苦目赤，烦躁易怒者，酌加龙胆草、丹皮、夏枯草；若肝肾阴虚较甚，目涩耳鸣，腰酸膝软，舌红少苔，脉弦细数者，可酌加枸杞子、首乌、生地、麦冬、玄参；若眩晕剧烈，兼见手足麻木或震颤者，加羚羊角、石决明、生龙骨、生牡蛎、全蝎、蜈蚣等镇肝息风，清热止痉。

2. **气血亏虚证**

证候：眩晕，动则加剧，劳累即发，神疲懒言，气短声低，面白少华，心悸失眠，纳减，或兼食后腹胀，大便溏薄，或兼畏寒肢冷，唇甲淡白，或兼诸失血症，舌质淡胖嫩，边有齿印，苔少或厚，脉细或虚大。

治法：补益气血，健运脾胃。

方药：八珍汤加减。若中气不足，清阳不升，兼见气短乏力，纳少神疲，便溏下坠，脉象无力者，可合用补中益气汤；若自汗时出，易于感冒，当重用黄芪，加防风、浮小麦益气固表敛汗；若兼见心悸怔忡，少寐健忘者，可加柏子仁、合欢皮、夜交藤养心安神。

3. **肾精不足证**

证候：眩晕，精神萎靡，腰膝酸软，或遗精，滑泄，耳鸣，发落，齿摇，少寐多梦，健忘，舌瘦嫩或嫩红，少苔或无苔，脉弦细或弱或细数。

治法：补益肾精，充养脑髓。

方药：河车大造丸加减。若阴虚火旺，症见五心烦热，潮热颧红，舌红少苔，脉细数者，可选加鳖甲、龟甲、知母、黄柏、丹皮、地骨皮等；若肾失封藏固摄，遗精滑泄者，可酌加芡实、莲须、桑螵蛸等。

4. **痰浊内蕴证**

证候：眩晕，倦怠或头重如蒙，胸闷恶心，呕吐痰涎，少食多寐，舌胖，苔白腻，脉弦滑。

治法：燥湿祛痰，健脾和胃。

方药：半夏白术天麻汤加减。若兼见耳鸣重听，可酌加郁金、菖蒲、葱白以通阳开窍；若痰郁化火，头痛头胀，心烦口苦，渴不欲饮，舌红苔黄腻，脉弦滑者，宜用黄连温胆汤清化痰热。

5. 瘀血阻窍证

证候：眩晕，头痛，兼见健忘，失眠，心悸，精神不振，耳聋耳鸣，面唇紫暗，舌暗有瘀斑，脉涩。

治法：祛瘀生新，活血通窍。

方药：通窍活血汤加减。若兼见神疲乏力，少气自汗等症，加入黄芪、党参益气行血；若兼畏寒肢冷，感寒加重，可加附子、桂枝温经活血。

第十五单元　肾系病证

细目　水　肿

◎ 要点一　概述

水肿是指由外邪、饮食、劳倦等病因，引起肺失通调、脾失转输、肾失开合、膀胱气化不利，导致津液输布失常，水液潴留，泛溢肌肤，以眼睑、头面、四肢、腹背，甚至全身浮肿为主要临床表现的一类病证。严重者还可伴有胸水、腹水。

◎ 要点二　病因病机

水液的正常运行依赖肺气的通调、脾气的转输、肾气的开合，三焦气化畅行，小便通利。若外邪侵袭、饮食不节、禀赋不足、久病劳倦，导致肺、脾、肾三脏功能失调，气化不利，水液停聚，泛溢肌肤，而成水肿。

1. 风邪外袭　风为六淫之首，每夹寒夹热，风寒或风热之邪侵袭肺卫，肺失通调，风水相搏，发为水肿。

2. 疮毒内犯　肌肤疮毒，或咽喉肿烂，火热内攻，损伤肺、脾、肾，致津液气化失常，发为水肿。

3. 外感水湿　久居湿地，冒雨涉水，湿衣裹身时间过久，水湿内侵，困遏脾阳，脾胃失其升清降浊之能，水无所制，发为水肿。

4. 饮食不节　过食肥甘，嗜食辛辣，久则湿热中阻，损伤脾胃；或因生活饥饿，荣养不足，脾气失养，以致脾运不健，脾失转输，水湿停滞，发为水肿。

5. 禀赋不足，久病不愈　先天禀赋薄弱，肾气亏虚，膀胱开合不利，气化失常，水泛肌肤，发为水肿。或因劳倦久病，脾肾亏虚，津液转输及气化失常，发为水肿。

水肿发病的机理主要在于肺失通调，脾失转输，肾失开合，三焦气化不利。其病位在肺、脾、肾，而关键在肾。在发病过程中三脏又是相互联系，相互影响的。肺、脾、肾三脏与水肿之发病是以肾为本、以肺为标，而以脾为制水之脏，实为水肿发病的关键所在。

◎ 要点三　诊断与病证鉴别

（一）诊断

1. 水肿特点　水肿先从眼睑或下肢开始，继及四肢、全身。轻者仅眼睑或足胫浮肿，重者全身皆肿；甚则腹大胀满，气喘不能平卧。

2. 其他症状　尿闭或尿少，恶心呕吐，口有秽味，鼻衄牙宣，头痛，或有抽搐、神昏谵语等危象。

3. 病史　可有乳蛾、心悸、疮毒、紫癜以及久病体虚病史。

（二）病证鉴别

水肿与鼓胀：鼓胀是以腹部胀大、皮色苍黄、脉络暴露为主要临床表现的一类病证，四肢多不肿，反见瘦削，后期可伴见轻度肢体浮肿。水肿则以头面或下肢先肿，继及全身，一般皮色不变，肿甚者可见腹大胀满，腹壁无青筋暴露。鼓胀是由于肝、脾、肾功能失调，导致气滞、血瘀、水聚腹中。水肿乃肺、脾、肾三脏功能失调，气化不利，而导致水液泛溢肌肤。

◎ 要点四 辨证论治

水肿的辨证以阴阳为纲，首辨阳水、阴水，区分其病理属性。阳水多因风邪、疮毒、水湿所致。发病较急，每成于数日之间，肿多由面目开始，自上而下，继及全身，肿处皮肤绷急光亮，按之凹陷即起，兼有发热恶寒等表证；或烦热口渴，小便赤涩，大便秘结，皮肤疮疡等毒热证，属表证、实证，一般病程较短。阴水病因多为饮食劳倦、先天或后天因素所致脾肾亏损，发病缓慢，或反复发作，或由阳水转化而来。肿多由足踝开始，自下而上，继及全身，肿处皮肤松弛，按之凹陷不易恢复，甚则按之如泥，兼见神疲乏力，纳呆便溏，腰酸冷痛，恶寒肢冷等脾肾两虚之证。属里、属虚或虚实夹杂，病程较长。

水肿的治疗，《素问·汤液醪醴论》提出"开鬼门""洁净府""去菀陈莝"三条基本原则。阳水以祛邪为主，应予发汗、利水或攻逐，同时配合清热解毒、理气化湿等法。阴水当以扶正为主，健脾、温肾，同时配以利水、养阴、活血、祛瘀等法。对于虚实夹杂者，则当兼顾，或先攻后补，或攻补兼施。

（一）阳水

1. 风水泛溢证

证候：眼睑浮肿，继则四肢全身皆肿，来势迅速，多有恶风发热、肢节酸楚、小便不利等症。偏于风热者，伴咽喉红肿疼痛，舌质红，脉浮滑数。偏于风寒者，兼恶寒，咳喘，舌苔薄白，脉浮滑或浮紧。如水肿较甚，亦可见沉脉。

治法：散风清热，宣肺行水。

方药：越婢加术汤加减。如见汗出恶风，卫阳已虚，则用防己黄芪汤加减，以益气行水；若表证渐解，身重而水肿不退者，可按水湿浸渍证论治。

2. 湿毒浸淫证

证候：眼睑头面浮肿，延及全身，皮肤光亮，尿少色赤，身发疮痍，甚者溃烂，恶风发热，舌质红，苔薄黄，脉浮数或滑数。

治法：宣肺解毒，利湿消肿。

方药：麻黄连翘赤小豆汤合五味消毒饮加减。脓毒甚者，当重用蒲公英、紫花地丁清热解毒；湿盛糜烂者，加苦参、土茯苓；风盛者，加白鲜皮、地肤子；血热而红肿，加丹皮、赤芍；大便不通，加大黄、芒硝；症见尿痛、尿血，乃湿热之邪下注膀胱，伤及血络，可酌加凉血止血之品，如石韦、大蓟、荠菜花等。

3. 水湿浸渍证

证候：全身水肿，按之没指，小便短少，身体困重，胸闷，纳呆，泛恶，腹胀，苔白腻，脉沉缓，起病缓慢，病程较长。

治法：健脾化湿，通阳利水。

方药：五皮饮合胃苓汤加减。若肿甚而喘，可加麻黄、杏仁、苏子、葶苈子宣肺泻水而平喘；若湿困中焦，脘腹胀满者，可加椒目、大腹皮、干姜温脾化湿。

4. 湿热壅盛证

证候：遍体浮肿，皮肤绷急光亮，胸脘痞闷，烦热口渴，小便短赤，或大便干结，舌红，苔黄腻，脉沉数或濡数。

治法：分利湿热。

方药：疏凿饮子加减。若肿势严重，兼见喘促不得平卧者，加葶苈子、桑白皮泻肺利水；若湿热久羁，亦可化燥伤阴，症见口燥咽干，可加白茅根、芦根，不宜过用苦温燥湿、攻逐伤阴之品。

（二）阴水

1. 脾阳虚衰证

证候：水肿日久，腰以下为甚，按之凹陷不易恢复，脘腹胀闷，纳呆便溏，面色萎黄，神疲乏力，四肢倦怠，小便短少，舌质淡，苔白腻或白滑，脉沉缓或沉弱。

治法：温运脾阳，以利水湿。

方药：实脾饮加减。气虚甚，症见气短声弱

者，可加人参、黄芪以健脾益气；若小便短少，可加桂枝、泽泻，以助膀胱气化而行水。

2. 肾阳衰微证

证候：水肿反复消长不已，面浮身肿，腰以下肿甚，按之凹陷不起，腰部冷痛酸重，尿量减少，四肢厥冷，怯寒神疲，面色灰滞或㿠白，甚者心悸胸闷，喘促难卧，腹大胀满，舌质淡胖，苔白，脉沉细或沉迟无力。

治法：温肾助阳，化气行水。

方药：济生肾气丸合真武汤加减。小便清长量多，去泽泻、车前子，加菟丝子、补骨脂以温固下元；若症见面部浮肿为主，表情淡漠，动作迟缓，形寒肢冷，治以温补肾阳为主，方用右归丸加减。

3. 瘀水互结证

证候：水肿延久不退，肿势轻重不一，四肢或全身浮肿，以下肢为主，皮肤瘀斑，腰部刺痛，或伴血尿，舌质紫暗或有瘀斑，苔白，脉沉细涩。

治法：活血祛瘀，化气行水。

方药：桃红四物汤合五苓散加减。全身肿甚，气喘烦闷，小便不利，此为血瘀水盛，肺气上逆，可加葶苈子、川椒目、泽兰以逐瘀泻肺；如见腰膝酸软，神疲乏力，乃为脾肾亏虚之象，可合用济生肾气丸以温补脾肾，利水肿；对气阳虚者，可配黄芪、附子益气温阳以助化瘀行水之功。

第十六单元　气血津液病证

细目一　郁　证

◎ 要点一　概述

郁证是由于情志不舒、气机郁滞所致，以心情抑郁、情绪不宁、胸部满闷、胁肋胀痛，或易怒喜哭，或咽中如有异物梗塞等症为主要临床表现的一类病证。

郁有广义、狭义之分。广义的郁包括外邪、情志等因素所致的郁在内。狭义的郁即单指情志不舒为病因的郁。明代以后的医籍中记载的郁证多单指情志之郁而言。

◎ 要点二　病因病机

郁证的病因总属情志所伤，肝失疏泄，脾失健运，心失所养，脏腑阴阳气血失调所致。是郁证的主要病机。郁证的病因总属情志所伤，使肝气郁结，心气不舒，从而逐渐引起五脏气机不和所致，但主要是肝、脾、心三脏受累以及气血失调而成。其病机主要为气机郁滞，脏腑功能失调。

（一）病因

1. 情志失调

七情过极，刺激过于持久，超过机体的调节能力，导致情志失调，尤以悲忧恼怒最易致病。若恼怒伤肝，肝失条达，气失疏泄，而致肝气郁结。气郁日久化火，则为火郁；气滞血瘀则为血郁；谋虑不遂或忧思过度，久郁伤脾，脾失健运，食滞不消而蕴湿、生痰、化热等，则又可成为食郁、湿郁、痰郁、热郁。

2. 体质因素　原本肝旺，或体质素弱，复加情志刺激，肝郁抑脾，饮食渐减，生化乏源，日久必气血不足，心脾失养，或郁火暗耗营血，阴虚火旺，心病及肾，而致心肾阴虚。

（二）病机

郁证成因主要为七情所伤，情志不遂，或郁怒伤肝，导致肝气郁结而为病，故病位主要在肝，但可涉及心、脾、肾。肝喜条达而主疏泄，长期肝郁不解，情怀不畅，肝失疏泄，可引起五脏气血失调。肝气郁结，横逆乘土，则出现肝脾失和之证。肝郁化火，可致心火偏亢。忧思伤脾，思则气结，既可导致气郁生痰，又可因生化无源，气血不足，而形成心脾两虚或心神失养之证。更有甚者，肝郁化火，火郁伤阴，心失所养，肾阴被耗，还可出现阴虚火旺或心肾阴虚之证。

由于本病始于肝失条达，疏泄失常，故以气机郁滞不畅为先。气郁则湿不化，湿郁则生痰，而致痰气郁结；气郁日久，由气及血而致血郁，又可进而化火等，但均以气机郁滞为病理基础。

病理性质初起多实，日久转虚或虚实夹杂。本病虽以气、血、湿、痰、火、食六郁邪实为主，但病延日久则易由实转虚，或因火郁伤阴而导致阴虚火旺、心肾阴虚之证；或因脾伤气血生化不足，心神失养，而导致心脾两虚之证。如《类证治裁·郁证》说："七情内起之郁，始而伤气，继必及血，终乃成劳。"

本病虽然预后一般良好，但必须重视情志调护，避免精神刺激，防其病情反复波动，迁延难愈。

郁证的发生有内外两个方面，外因为情志所伤，内因为脏气易郁。其病机主要为气机郁滞，脏腑功能失调。郁病初起以气滞为主，气郁日久，则可引起血瘀、化火、痰结、食滞、湿停等病机变化，病机属实；日久则易由实转虚，随其影响的脏腑及耗损气血阴阳的不同而形成心、脾、肝、肾亏虚的不同病变。临床上虚实夹杂以及初起即因耗伤脏腑的气血阴阳而表现为虚证者，亦较多见。

针对具体情况解除情志致病的原因，郁证预后通常良好。但由于郁证各证候之间关系较密切，实证可兼见虚证，虚实中又相互转化，如经久不愈，由实转虚可形成五脏亏虚之证。受到精神刺激，常使病情反复或波动；疾病迁延难愈，久可致虚劳；妇女气郁血滞，冲任失养，久则发为闭经、癥积；精神刺激不能解除，病情可进行性加重，进而可演化成癫狂。

◎ 要点三　诊断与病证鉴别

（一）诊断

1. 以忧郁不畅、情绪不宁、胸胁胀满疼痛为主要临床表现，或有易怒易哭，或有咽中如有炙脔，吞之不下、咯之不出的特殊症状。

2. 患者大多数有忧愁、焦虑、悲哀、恐惧等情志内伤的病史，并且郁证病情的反复常与情志因素密切相关。

3. 多发于青中年女性。无其他病证的症状及体征。

（二）病证鉴别

1. **郁证之梅核气与虚火喉痹**　梅核气多见于青中年女性，因情志抑郁而起病，自觉咽中有物梗塞，但无咽痛及吞咽困难，咽中梗塞的感觉与情绪波动有关，在心情愉快、工作繁忙时，症状可减轻或消失，而当心情抑郁或注意力集中于咽部时，则梗塞感觉加重。虚火喉痹则以青中年男性发病较多，多因感冒，长期吸烟、饮酒及嗜食辛辣食物而引发，咽部除有异物感外，尚觉咽干、灼热、咽痒，咽部症状与情绪无关，但过度辛劳或感受外邪则易加剧。

2. **郁证之梅核气与噎膈**　梅核气应当与噎膈相鉴别。梅核气的诊断要点如上所述。噎膈多见于中老年人，男性居多，梗塞的感觉主要在胸骨后部位，吞咽困难的程度日渐加重。

◎ 要点四　辨证论治

（一）辨证要点

1. **辨明受病脏腑与六郁**

郁证的发生主要为肝失疏泄，脾失健运，心失所养，应依据临床症状，辨明其受病脏腑侧重之差异。郁证以气郁为主要病变，但在治疗时应辨清六郁。一般说来，气郁、血郁、火郁主要关系于肝；食郁、湿郁、痰郁主要关系于脾；而虚证则与心的关系最为密切。

2. **辨别证候虚实**

实证病程较短，表现精神抑郁，胸胁胀痛，咽中梗塞，时欲太息，脉弦或滑；虚证则病已久延，症见精神不振，心神不宁，心慌，虚烦不寐，悲忧善哭，脉细或细数等。

（二）治疗原则

理气开郁、调畅气机、怡情易性是治疗郁病

的基本原则。对于实证，首当理气开郁，并应根据是否兼有血瘀、火郁、痰结、湿滞、食积等而分别采用活血、降火、祛痰、化湿、消食等法。虚证则应根据损及的脏腑及气血阴精亏虚的不同情况而补之，或养心安神，或补益心脾，或滋养肝肾。对于虚实夹杂者，则又当视虚实的偏重而虚实兼顾。

（三）证治分类

1. 肝气郁结证

证候：精神抑郁，情绪不宁，胸部满闷，胁肋胀痛，痛无定处，脘闷嗳气，不思饮食，大便不调，苔薄腻，脉弦。

治法：疏肝解郁，理气畅中。

方药：柴胡疏肝散加减。酌情选加旋覆花、郁金、青皮、佛手、绿萼梅等，以助解郁；兼有血瘀而见胸胁刺痛、舌质有瘀点、瘀斑，可加当归、丹参、郁金、红花、延胡索活血化瘀止痛。

2. 气郁化火证

证候：性情急躁易怒，胸胁胀满，口苦而干，或头痛，目赤，耳鸣，或嘈杂吞酸，大便秘结，舌质红，苔黄，脉弦数。

治法：疏肝解郁，清肝泻火。

方药：丹栀逍遥散加减。热势较甚，口苦，大便秘结者，可加龙胆草、大黄泻热通腑；肝火犯胃而见胁肋疼痛，口苦，嘈杂吞酸，嗳气，呕吐者，可加黄连、吴茱萸（即左金丸）清肝泻火，降逆止呕；肝火上炎而见头痛，目赤，耳鸣者，加菊花、钩藤、刺蒺藜清热平肝；热盛伤阴，而见舌红少苔，脉细数者，可去原方中当归、白术、生姜之温燥，酌加生地黄、麦冬、山药滋阴健脾，或改用滋水清肝饮养阴清火。

3. 痰气郁结证

证候：精神抑郁，胸部窒闷，胁肋胀满，咽中如有物梗塞，吞之不下，咯之不出，苔白腻，脉弦滑。本证亦即《金匮要略·妇人杂病脉证并治》所说"妇人咽中如有炙脔，半夏厚朴汤主之"之症。《医宗金鉴·诸气治法》将本证称为

"梅核气"。

治法：行气开郁，化痰散结。

方药：半夏厚朴汤加减。本方行气开郁，降逆化痰，自《金匮要略》以来，即将本方作为治疗本证的主要方剂。气郁甚，可酌配逍遥丸；痰郁为主者，可加海蛤壳、紫菀、贝母、陈皮；郁而化热见烦躁、舌红苔黄者，加竹茹、瓜蒌、黄芩、黄连；病久入络而有瘀血征象，胸胁刺痛，舌质紫暗或有瘀点瘀斑，脉涩者，加郁金、丹参、降香、姜黄活血化瘀。若是痰、气、湿、热、血互郁，以越鞠丸加减。湿郁重，加白术、茯苓；热郁明显，加青黛、黄连；痰郁甚，加半夏、海浮石；食郁甚，加枳实、山楂；血郁甚，加桃仁、肉桂；气郁甚，加木香、砂仁。

4. 心神失养证

证候：精神恍惚，心神不宁，多疑易惊，悲忧善哭，喜怒无常，或时时欠伸，舌质淡，脉弦。此种证候多见于女性，常因精神刺激而诱发。临床表现多种多样，但同一患者每次发作多为同样几种症状的重复。《金匮要略·妇人杂病脉证并治》将此种证候称为"脏躁"。

治法：甘润缓急，养心安神。

方药：甘麦大枣汤加减。本方养心安神，和中缓急，自《金匮要略》以来，即将本方作为治疗本证的主要方剂。常加酸枣仁、柏子仁、茯神、龙齿、牡蛎、当归、白芍等。血虚生风而见手足蠕动或抽搐者，加当归、生地黄、珍珠母、钩藤养血息风；躁扰失眠者，加酸枣仁、柏子仁、茯神、制首乌等养心安神；喘促气逆者，可合五磨饮子开郁散结，理气降逆；见心悸失眠，坐卧不宁，可用人参琥珀丸。

5. 心脾两虚证

证候：多思善疑，头晕神疲，心悸胆怯，失眠健忘，纳差，面色不华，舌质淡，苔薄白，脉细。

治法：健脾养心，补益气血。

方药：归脾汤加减。本方补气生血，健脾养心，是治心脾两虚证的首选方剂。心胸郁闷，情志不舒者，加郁金、佛手理气开郁；以气血两虚

为主要表现，可选用八珍汤或人参养荣汤。

6. 心阴亏虚证

证候：心悸，健忘，失眠，多梦，五心烦热，盗汗，口咽干燥，舌红少津，脉细数。

治法：滋阴养血，补心安神。

方药：天王补心丹加减。若心阴亏虚，心火偏旺，可用二阴煎；必要时可兼服朱砂安神丸，以加强镇心安神、养阴清热的作用，但因方中朱砂有一定的毒性，故不宜多服或久服。

7. 气滞血瘀证

证候：精神抑郁，性情急躁，头痛，失眠，健忘，或胸胁疼痛，或身体某部位有发冷或发热感，舌质紫暗，或有瘀点、瘀斑，脉弦或涩。

治法：活血化瘀，理气解郁。

方药：血府逐瘀汤加减。若血行郁滞而略显寒象者，可用通瘀煎；若血瘀证象明显，胸胁刺痛，且胃纳较差，脉象弦涩者，可用血郁汤。

8. 肝肾阴虚证

证候：眩晕，耳鸣，目干畏光，视物昏花，或头痛且胀，面红目赤，急躁易怒，或肢体麻木，筋惕肉瞤，舌干红，脉弦细或数。

治法：滋养阴精，补益肝肾。

方药：杞菊地黄丸加减。虚火较甚，表现低热，手足心热者，可加银柴胡、白薇、麦门冬以清虚热；月经不调者，加香附、泽兰、益母草理气开郁，活血调经；肝阴不足，肝阳偏亢，肝风上扰，加刺蒺藜、草决明、钩藤平肝潜阳，柔润息风；若肝阴不足又有肝郁化火之象，可用滋水清肝饮。

细目二 血 证

◎ 要点一 概述

凡因人体的阴阳平衡失调，血液不循常道，或上溢于口鼻诸窍，或下泄于前后二阴，或渗出于肌肤所形成的一类出血性疾患，统称为血证。在古代医籍中，亦称为血病或失血。

血证的范围相当广泛，凡以出血为主要临床表现的内科病证均属本证的范围。本节涉及内科常见的鼻衄、齿衄、咳血、吐血、便血、尿血、紫斑等血证。

西医学中多种急慢性疾病所引起的出血，包括多系统疾病有出血症状者，以及造血系统病变所引起的出血性疾病，均可参考本节辨证论治。

◎ 要点二 病因病机

血证可由感受外邪、情志过极、饮食不节、劳倦过度、久病或热病等多种原因所导致。而其病机可以归结为火热熏灼、迫血妄行及气虚不摄、血溢脉外两类。

（一）病因

1. 感受外邪 外邪侵袭，或因热病损伤脉络而引起出血，其中以热邪及湿热所致者为多。如风、热、燥邪损伤上部脉络，则引起衄血、咳血、吐血；热邪或湿热损伤下部脉络，则引起尿血、便血。

2. 情志过极 情志不遂，恼怒过度，肝气郁结化火，肝火上逆犯肺则引起衄血、咳血，肝火横逆犯胃则引起吐血。

3. 饮食不节 饮酒过多，过食辛辣厚味，滋生湿热，热伤脉络，引起衄血、吐血、便血；或损伤脾胃，脾胃虚衰，血失统摄，而引起吐血、便血。

4. 劳欲体虚 神劳伤心，体劳伤脾，房劳伤肾，劳欲过度，或久病体虚，导致心、脾、肾气阴的损伤。若损伤于气，则气虚不能摄血，以致血液外溢而形成衄血、吐血、便血、紫斑；若损伤于阴，则阴虚火旺，迫血妄行而致衄血、尿血、紫斑。

5. 久病之后 久病导致血证的机理主要有三个方面：久病使阴精耗伤，以致阴虚火旺，迫血妄行而致出血；久病使正气亏损，气虚不摄，血溢脉外而致出血；久病入络，使血脉瘀阻，血行不畅，血不循经而致出血。

（二）病机

当各种原因导致脉络损伤或血液妄行时，就会引起血液溢出脉外而形成血证。

各种原因导致出血，其共同的病机可以归结

为火热熏灼、迫血妄行和气虚不摄、血溢脉外两类。在火热之中，又有实火和虚火之分，外感风热燥火、湿热内蕴、肝郁化火等，均属实火，阴虚火旺之火则属虚火。气虚之中又有仅见气虚和气损及阳、阳气亦虚之别。

从证候的虚实来说，由气火亢盛所致者属于实证；由阴虚火旺及气虚不摄所致者，则属于虚证。实证和虚证虽各有其不同的病因病机，但在疾病发展变化的过程中，又常发生实证向虚证的转化。如开始为火盛气逆，迫血妄行，但在反复出血之后，则会导致阴血亏损，虚火内生；或因出血过多，血去气伤，以致气虚阳衰，不能摄血。因此，在有的情况下，阴虚火旺及气虚不摄，既是引起出血的病理因素，又是出血所导致的结果。

此外，出血之后，已离经脉而未排出体外的血液，留积体内，蓄结而为瘀血，瘀血又会妨碍新血的生长及气血的正常运行，使出血反复难止。

血证的预后，主要与下述三个因素有关：一是引起血证的原因。一般来说，外感易治，内伤难愈；新病易治，久病难疗。二是与出血量的多少有关。出血量少者病轻，出血量多者病重，甚至形成气随血脱的危急重症。三是与兼见症状有关。出血而伴有发热、咳喘、脉数等症者，一般病情较重。

◎ 要点三 诊断与病证鉴别

（一）诊断依据

血证具有明显的证候特征，即表现血液或从口、鼻，或从尿道、肛门，或从肌肤而外溢。出血是一个常见的重要主症，辨治的中心，患者及家属一般均对此高度重视，快速求医诊疗。

1. **鼻衄** 凡血自鼻道外溢而非因外伤、倒经所致者，均可诊断为鼻衄。

2. **齿衄** 血自齿龈或齿缝外溢，且排除外伤所致者，即可诊断为齿衄。

3. **咳血** 血由肺、气道而来，经咳嗽而出，或觉喉痒胸闷，一咯即出，血色鲜红，或夹泡沫，或痰血相兼，痰中带血。多有慢性咳嗽、痰喘、肺痨等病史。

4. **吐血** 发病急骤，吐血前多有恶心、胃脘不适、头晕等症。血随呕吐而出，常伴有食物残渣等胃内容物，血色多为咖啡色或紫暗色，也可为鲜红色，大便色黑如漆，或呈暗红色。有胃痛、胁痛、黄疸、癥积等病史。

5. **便血** 大便色鲜红、暗红或紫暗，甚至黑如柏油样，次数增多。有胃肠或肝病病史。

6. **尿血** 小便中混有血液或夹有血丝，排尿时无疼痛。

7. **紫斑** 肌肤出现青紫斑点，小如针尖，大者融合成片，压之不退色。紫斑好发于四肢，尤以下肢为甚，常反复发作。重者可伴有鼻衄、齿衄、尿血、便血及崩漏。小儿及成人皆可患此病，但以女性为多见。

（二）病证鉴别

1. **鼻衄**

（1）内科鼻衄与外伤鼻衄

因碰伤、挖鼻等引起血管破裂而致鼻衄者，出血多在损伤的一侧，且经局部止血治疗不再出血，没有全身症状，与内科所论鼻衄有别。

（2）内科鼻衄与经行衄血

经行衄血又名倒经、逆经，其发生与月经周期有密切关系，多于经行前期或经期出现，与内科所论鼻衄机理不同。

2. **齿衄**

齿衄与舌衄：齿衄为血自齿缝、牙龈溢出；舌衄为血出自舌面，舌面上常有如针眼样出血点，与齿衄不难鉴别。

3. **咳血**

（1）咳血与吐血

咳血与吐血血液均经口出，但两者截然不同。咳血是血由肺来，经气道随咳嗽而出，血色多为鲜红，常混有痰液，咳血之前多有咳嗽、胸闷、喉痒等症状，大量咳血后，可见痰中带血数天，大便一般不呈黑色。吐血是血自胃而来，经呕吐而出，血色紫暗，常夹有食物残渣，吐血之前多有胃脘不适或胃痛、恶心等症状，吐血之后无痰中带血，但大便多呈黑色。

(2) 咳血与口腔出血

鼻咽部、齿龈及口腔其他部位出血的患者，常为纯血或随唾液而出，血量少，并有口腔、鼻咽部病变的相应症状可寻，可与咳血相区别。

4. 吐血

吐血与鼻腔、口腔及咽喉出血：吐血经呕吐而出，血色紫暗，夹有食物残渣，常有胃病史。鼻腔、口腔及咽喉出血，血色鲜红，不夹食物残渣，在五官科作有关检查即可明确具体部位。

5. 便血

(1) 便血与痢疾

痢疾初起有发热、恶寒等症，其便血为脓血相兼，且有腹痛、里急后重、肛门灼热等症。便血无里急后重，无脓血相兼，与痢疾不同。

(2) 便血与痔疮

痔疮属外科疾病，其大便下血特点为便时或便后出血，常伴有肛门异物感或疼痛，作肛门直肠检查时，可发现内痔或外痔，与内科所论之便血不难鉴别。

(3) 远血与近血

便血之远近是指出血部位距肛门的远近而言。远血其病位在胃、小肠（上消化道），血与粪便相混，血色如黑漆色或暗紫色。近血来自乙状结肠、直肠、肛门（下消化道），血便分开，或是便外裹血，血色多鲜红或暗红。

(4) 肠风与脏毒

两者均属便血。肠风血色鲜泽清稀，其下如溅，属风热为患。脏毒血色暗浊黏稠，点滴不畅，因湿热（毒）所致。

6. 尿血

(1) 尿血与血淋

血淋与尿血均表现为血由尿道而出，两者以小便时痛与不痛为其鉴别要点，不痛者为尿血，痛（滴沥刺痛）者为血淋。

(2) 尿血与石淋

两者均有血随尿出。但石淋尿中时有砂石夹杂，小便涩滞不畅，时有小便中断，或伴腰腹绞痛等症，若砂石从小便排出则痛止，此与尿血不同。

7. 紫斑

(1) 紫斑与出疹

紫斑与出疹均有局部肤色的改变，紫斑呈点状者需与出疹的疹点区别。紫斑隐于皮内，压之不退色，触之不碍手；疹高出于皮肤，压之退色，摸之碍手。且二者成因、病位均有不同。

(2) 紫斑与温病发斑

紫斑与温病发斑在皮肤表现的斑块方面，有时虽可类似，但两者病情、病势、预后迥然有别。温病发斑发病急骤，常伴有高热烦躁、头痛如劈、昏狂谵语、四肢抽搐、鼻衄、齿衄、便血、尿血、舌质红绛等，病情险恶多变。杂病发斑（紫斑）一般不如温病发斑急骤，常有反复发作史，也有突然发生者，虽时有热毒亢盛表现，但一般舌不红绛，不具有温病传变急速的特点。

(3) 紫斑与丹毒

丹毒属外科皮肤病，以皮肤色红如丹得名，轻者压之退色，重者压之不退色，但其局部皮肤灼热肿痛，与紫斑有别。

8. 血证主要类证的鉴别

血证以出血为突出表现，随其病因、病位的不同，原有疾病的不同，症状及体征有火热亢盛、阴虚火旺及气虚不摄之分，所以掌握这三种证候的特征，对于血证的辨证论治具有重要意义。

(1) 热盛迫血证

多发生在血证的初期，大多起病较急，出血的同时，伴有发热，烦躁，口渴欲饮，便秘，尿黄，舌质红，苔黄少津，脉弦数或滑数等症。

(2) 阴虚火旺证

一般起病较缓，或由热盛迫血证迁延转化而成。表现为反复出血，伴有口干咽燥，颧红，潮热盗汗，头晕耳鸣，腰膝酸软，舌质红，苔少，脉细数等症。

(3) 气虚不摄证

多见于病程较长，久病不愈的出血患者。表现为起病较缓，反复出血，伴有神情倦怠，心悸，气短懒言，头晕目眩，食欲不振，面色苍白或萎黄，舌质淡，脉弱等症。

◎ 要点四　辨证论治

（一）辨证要点

1. 辨病证的不同

血证具有明确而突出的临床表现——出血，一般不易混淆。但由于引起出血的原因以及出血部位的不同，应注意辨清不同的病证。如从口中吐出的血液，有吐血与咳血之分；小便出血有尿血与血淋之别；大便下血则有便血、痔疮之异。应根据临床表现：病史等加以鉴别。

2. 辨脏腑病变之异

同一血证，可以由不同的脏腑病变而引起。例如同属鼻衄，但病变脏腑有在肺、在胃、在肝的不同；吐血有病在胃及病在肝之别；齿衄有病在胃及在肾之分；尿血则有病在膀胱、肾或脾的不同。

3. 辨证候之虚实

一般初病多实，久病多虚；由火热迫血所致者属实，由阴虚火旺，气虚不摄，甚至阳气虚衰所致者属虚。

（二）治疗原则

治疗血证，应针对各种血证的病因病机及损伤脏腑的不同，结合证候虚实及病情轻重而辨证论治。概而言之，对血证的治疗可归纳为治火、治气、治血三个原则。

1. 治火

火热熏灼，损伤脉络，是血证最常见的病机，应根据证候虚实的不同，实火当清热泻火，虚火当滋阴降火，并应结合受病脏腑的不同，分别选用适当的方药。

2. 治气

气为血帅，气能统血，血与气休戚相关，故《医贯·血证论》说："血随乎气，治血必先理气。"对实证当清气降气，虚证当补气益气。

3. 治血

要达到治血的目的，最主要的是根据各种证候的病因病机进行辨证论治，其中包括适当地选用凉血止血、收敛止血或祛瘀止血的方药。

（三）分证论治

以下分别叙述鼻衄、齿衄、咳血、吐血、便血、尿血、紫斑七个血证的辨证论治。

1. 鼻衄

鼻腔出血，称为鼻衄，它是血证中最常见的一种。鼻衄多由火热迫血妄行所致，其中以肺热、胃热、肝火为常见，但也可因阴虚火旺所致。另有少数病人，可由正气亏虚，血失统摄引起。

鼻衄可因鼻腔局部疾病及全身疾病而引起。内科范围的鼻衄主要见于某些传染病、发热性疾病、血液病、风湿热、高血压、维生素缺乏症、化学药品及药物中毒等引起的鼻出血。至于鼻腔局部病变引起的鼻衄，一般属于五官科的范畴。

（1）热邪犯肺证

证候：鼻燥衄血，口干咽燥，或兼有身热，恶风，头痛，咳嗽，痰少等症，舌质红，苔薄，脉数。

治法：清泄肺热，凉血止血。

方药：桑菊饮加减。本方疏散风热，宣肺止咳，适用于热邪犯肺的鼻衄，恶风发热，咳嗽等症。

肺热盛而无表证者，去薄荷、桔梗，加黄芩、栀子清泄肺热；阴伤较甚，口、鼻、咽干燥显著者，加玄参、麦冬、生地养阴润肺。

（2）胃热炽盛证

证候：鼻衄，或兼齿衄，血色鲜红，口渴欲饮，鼻干，口干臭秽，烦躁，便秘，舌红，苔黄，脉数。

治法：清胃泻火，凉血止血。

方药：玉女煎加减。热势甚者，加山栀子、牡丹皮、黄芩清热泻火；大便秘结，加生大黄通腑泄热；阴伤较甚，口渴，舌红苔少，脉细数者，加天花粉、石斛、玉竹养胃生津。

（3）肝火上炎证

证候：鼻衄，头痛，目眩，耳鸣，烦躁易怒，两目红赤，口苦，舌红，脉弦数。

治法：清肝泻火，凉血止血。

方药：龙胆泻肝汤加减。若阴液亏耗，口鼻

干燥，舌红少津，脉细数者，可去车前子、泽泻、当归，酌加玄参、麦冬、女贞子、墨旱莲滋阴凉血止血；阴虚内热，手足心热，加玄参、龟甲、地骨皮、知母滋阴清热。

（4）气血亏虚证

证候：鼻衄，或兼齿衄、肌衄，神疲乏力，面色无华，头晕，耳鸣，心悸，夜寐不宁，舌质淡，脉细无力。

治法：补气摄血。

方药：归脾汤加减。出血量多者，可加侧柏叶、蒲黄炭收敛止血；血虚甚者，可加阿胶、桑椹补血生血。

对以上各种证候的鼻衄，除内服汤药治疗外，鼻衄当时，应结合局部用药治疗，以期及时止血。可选用：①局部用云南白药止血；②用棉花蘸青黛粉塞入鼻腔止血；③用湿棉条蘸塞鼻散（百草霜15克，龙骨15克，枯矾6克，共研极细末）塞鼻等。

2. 齿衄

齿龈出血称为齿衄，又称为牙衄、牙宣。以阳明经脉入于齿龈，齿为骨之余，故齿衄主要与胃肠及肾的病变有关。

齿衄可由齿龈局部病变或全身疾病所引起。内科范围的齿衄，多由血液病、维生素缺乏症及肝硬化等疾病所引起。至于齿龈局部病变引起的齿衄，一般属于口腔科范围。

（1）胃火炽盛证

证候：齿衄，血色鲜红，齿龈红肿疼痛，头痛，口臭，舌红，苔黄，脉洪数。

治法：清胃泻火，凉血止血。

方药：加味清胃散合泻心汤加减。前方清胃凉血，后方泻火解毒，二方合用，有较强的清胃泻火、凉血止血的作用。

烦热、口渴者，加石膏、知母清热除烦。

（2）阴虚火旺证

证候：齿衄，血色淡红，起病较缓，常因受热及烦劳而诱发，齿摇不坚，舌质红，苔少，脉细数。

治法：滋阴降火，凉血止血。

方药：六味地黄丸合茜根散加减。前方滋阴补肾，后方养阴清热、凉血止血，合用于阴虚火旺的血证。

可酌加白茅根、仙鹤草、藕节以加强凉血止血的作用。虚火较甚而见低热、手足心热者，加地骨皮、白薇、知母清退虚热。

3. 咳血

血由肺及气管外溢，经口而咳出，表现为痰中带血，或痰血相兼，或纯血鲜红，间夹泡沫，均称为咳血，亦称为嗽血或咯血。

咳血见于多种疾病，许多杂病及温热病都会引起咳血。内科范围的咳血，主要见于呼吸系统的疾病，如支气管扩张症、急性气管-支气管炎、慢性支气管炎、肺炎、肺结核、肺癌等。其中由肺结核、肺癌所致者，尚需参阅本书的肺痨及肺癌两节。温热病中的风温、暑温都会导致咳血，详见《温病学》有关内容。

（1）燥热伤肺证

证候：喉痒咳嗽，痰中带血，口干鼻燥，或有身热，舌质红，少津，苔薄黄，脉数。

治法：清热润肺，宁络止血。

方药：桑杏汤加减。热势较甚，咳血较多者，加连翘、黄芩、白茅根、芦根，冲服三七粉。外感风热，发热头痛，咳嗽咽痛者，加金银花、连翘、牛蒡子辛凉解表，清热利咽；燥伤津液，口干鼻燥，咳痰不爽者，加麦门冬、天门冬、石斛养阴润燥。

（2）肝火犯肺证

证候：咳嗽阵作，痰中带血或纯血鲜红，胸胁胀痛，烦躁易怒，口苦，舌质红，苔薄黄，脉弦数。

治法：清肝泻火，凉血止血。

方药：泻白散合黛蛤散加减。前方清泻肺热，后方泻肝化痰，合用并加止血药适用于肝火犯肺的咳血。

肝火较甚，头晕目赤，心烦易怒者，加牡丹皮、栀子清肝泻火。若咳血量较多，纯血鲜红，可用犀角地黄汤加三七粉冲服，以清热泻火，凉血止血。

（3）阴虚肺热证

证候：咳嗽痰少，痰中带血，或反复咳血，血色鲜红，口干咽燥，颧红，潮热盗汗，舌质红，脉细数。

治法：滋阴润肺，宁络止血。

方药：百合固金汤加减。本方养阴润肺止咳，适用于阴虚肺热的咳嗽痰少，痰中带血，口燥咽干，潮热，颧红等。

本证可合用十灰散凉血止血。反复及咳血量多者，加阿胶、三七养血止血；潮热，颧红者，加青蒿、鳖甲、地骨皮、白薇等清退虚热；盗汗加糯稻根、浮小麦、五味子、牡蛎等收敛固涩。

4. 吐血

血由胃来，经呕吐而出，血色红或紫暗，常夹有食物残渣，称为吐血，亦称为呕血。

古代曾将吐血之有声者称为呕血，无声者称为吐血。

吐血主要见于上消化道出血，其中以消化性溃疡出血及肝硬化所致的食管、胃底静脉曲张破裂最多见，其次见于食管炎，急、慢性胃炎，胃黏膜脱垂症等，以及某些全身性疾病（如血液病、尿毒症、应激性溃疡）引起的出血。

（1）胃热壅盛证

证候：脘腹胀闷，嘈杂不适，甚则作痛，吐血色红或紫暗，常夹有食物残渣，口臭，便秘，大便色黑，舌质红，苔黄腻，脉滑数。

治法：清胃泻火，化瘀止血。

方药：泻心汤合十灰散加减。前方清胃泻火；后方清热凉血，收涩止血，为治疗血证的常用方剂。两方合用适于胃热壅盛的吐血。

胃气上逆而见恶心呕吐者，可加代赭石、竹茹、旋覆花和胃降逆；热伤胃阴而表现口渴、舌红而干、脉象细数者，加麦冬、石斛、天花粉养胃生津。

（2）肝火犯胃证

证候：吐血色红或紫暗，口苦胁痛，心烦易怒，寐少梦多，舌质红绛，脉弦数。

治法：泻肝清胃，凉血止血。

方药：龙胆泻肝汤加减。胁痛甚者，加郁金、香附理气活络定痛；血热妄行，吐血量多，加犀角、赤芍清热凉血止血。

（3）气虚血溢证

证候：吐血缠绵不止，时轻时重，血色暗淡，神疲乏力，心悸气短，面色苍白，舌质淡，脉细弱。

治法：健脾益气摄血。

方药：归脾汤加减。若气损及阳，脾胃虚寒，症见肤冷、畏寒、便溏者，治宜温经摄血，可改用柏叶汤。方中以侧柏叶凉血止血，艾叶、炮姜炭温经止血，童便化瘀止血，共奏温经止血之效。

应高度重视吐血预后的严重性。上述三种证候的吐血，若出血过多，导致气随血脱，表现面色苍白、四肢厥冷、汗出、脉微等症者，急当用独参汤等益气固脱，并结合西医方法积极救治。

5. 便血

便血系胃肠脉络受损，出现血液随大便而下，或大便呈柏油样为主要临床表现的病证。

便血均由胃肠之脉络受损所致。内科杂病的便血主要见于胃肠道的炎症、溃疡、肿瘤、息肉、憩室炎等。

（1）肠道湿热证

证候：便血色红黏稠，大便不畅或稀溏，或有腹痛，口苦，舌质红，苔黄腻，脉濡数。

治法：清化湿热，凉血止血。

方药：地榆散合槐角丸加减。两方均能清热化湿，凉血止血，但两方比较，地榆散清化湿热之力较强，而槐角丸则兼能理气活血，可根据临床需要酌情选用或合用。

若便血日久，湿热未尽而营阴已亏，应清热除湿与补益阴血双管齐下，虚实兼顾，扶正祛邪，可酌情选用清脏汤或脏连丸。

（2）气虚不摄证

证候：便血色红或紫暗，食少，体倦，面色

萎黄，心悸，少寐，舌质淡，脉细。

治法：益气摄血。

方药：归脾汤加减。中气下陷，神疲气短，肛坠，加柴胡、升麻、黄芪益气升陷。

（3）脾胃虚寒证

证候：便血紫暗，甚则黑色，腹部隐痛，喜热饮，面色不华，神倦懒言，便溏，舌质淡，脉细。

治法：健脾温中，养血止血。

方药：黄土汤加减。阳虚较甚，畏寒肢冷者，去黄芩、地黄之苦寒滋润，加鹿角霜、炮姜、艾叶等温阳止血。

轻症便血应注意休息，重症者则应卧床。可根据病情进食流质、半流质或无渣饮食。应注意观察便血的颜色、性状及次数。若出现头昏、心慌、烦躁不安、面色苍白、脉细数等症状，常为大出血的征兆，应积极救治。

6. 尿血

小便中混有血液，甚或伴有血块的病证，称为尿血。随出血量多少的不同，而使小便呈淡红色、鲜红色，或茶褐色。

以往所谓尿血，一般均指肉眼血尿而言。但随着检测手段的发展，出血量微少，用肉眼不易观察到而仅在显微镜下才能发现红细胞的"镜下血尿"，现在也应包括在尿血之中。

尿血是一种比较常见的病证。西医学所称的尿路感染、肾结核、肾小球肾炎、泌尿系肿瘤，以及全身性疾病，如血液病、结缔组织疾病等出现的血尿，均可参考本节辨证论治。

（1）下焦湿热证

证候：小便黄赤灼热，尿血鲜红，心烦口渴，面赤，夜寐不安，舌质红，苔黄腻，脉数。

治法：清热利湿，凉血止血。

方药：小蓟饮子加减。热盛而心烦口渴者，加黄芩、天花粉清热生津；尿血较甚者，加槐花、白茅根凉血止血；尿中夹有血块者，加桃仁、红花、牛膝活血化瘀；大便秘结，酌加大黄通腑泄热。

（2）肾虚火旺证

证候：小便短赤带血，头晕耳鸣，神疲，颧红潮热，腰膝酸软，舌质红，脉细数。

治法：滋阴降火，凉血止血。

方药：知柏地黄丸加减。本方滋阴降火，适用于肾虚火旺的尿血，骨蒸潮热，盗汗梦遗，腰膝酸软。

颧红潮热者，加地骨皮、白薇清退虚热。

（3）脾不统血证

证候：久病尿血，甚或兼见齿衄、肌衄，食少，体倦乏力，气短声低，面色不华，舌质淡，脉细弱。

治法：补中健脾，益气摄血。

方药：归脾汤加减。本方补气生血，健脾养心，适用于脾不统血的尿血。

气虚下陷而且少腹坠胀者，可加升麻、柴胡，配合原方中的党参、黄芪、白术，以起到益气升阳的作用。

（4）肾气不固证

证候：久病尿血，血色淡红，头晕耳鸣，精神困惫，腰膝酸软，舌质淡，脉沉弱。

治法：补益肾气，固摄止血。

方药：无比山药丸加减。本方补肾固摄，适用于肾气不固所致的尿血，腰膝酸软，头晕耳鸣。

尿血较重者，可再加牡蛎、金樱子、补骨脂等固涩止血；腰脊酸痛，畏寒神怯者，加鹿角片、狗脊温补督脉。

7. 紫斑

血液溢出于肌肤之间，皮肤表现青紫斑点或斑块的病证，称为紫斑，亦有称为肌衄者。外感温毒所致的则称葡萄疫。

多种外感及内伤的原因都会引起紫斑。外感温热病热入营血所出现的发斑，可参阅《温病学》有关内容。本节主要讨论内科杂病范围的紫斑。

内科杂病的紫斑，常见于西医学的原发性血小板减少性紫癜及过敏性紫癜。此外，药物、化学和物理因素等引起的继发性血小板减少性紫癜，亦可参考本节辨证论治。

(1) 血热妄行证

证候：皮肤出现青紫斑点或斑块，或伴有鼻衄、齿衄、便血、尿血，或有发热，口渴，便秘，舌质红，苔黄，脉弦数。

治法：清热解毒，凉血止血。

方药：十灰散加减。热毒炽盛，发热，出血广泛者，加生石膏、龙胆草、紫草，冲服紫雪丹；热壅胃肠，气血郁滞，症见腹痛、便血者，加白芍、甘草、地榆、槐花，缓急止痛，凉血止血；邪热阻滞经络，兼见关节肿痛者，酌加秦艽、木瓜、桑枝等舒筋通络。

(2) 阴虚火旺证

证候：皮肤出现青紫斑点或斑块，时发时止，常伴鼻衄、齿衄或月经过多，颧红，心烦，口渴，手足心热，或有潮热，盗汗，舌质红，苔少，脉细数。

治法：滋阴降火，宁络止血。

方药：茜根散加减。阴虚较甚者，可加玄参、龟板、女贞子、墨旱莲养阴清热止血；潮热可加地骨皮、白薇、秦艽清退虚热。

若表现肾阴亏虚而火热不甚，症见腰膝酸软，头晕乏力，手足心热，舌红少苔，脉细数者，可改用六味地黄丸滋阴补肾，酌加茜草根、大蓟、槐花、紫草等凉血止血，化瘀消斑。

(3) 气不摄血证

证候：反复发生肌衄，久病不愈，神疲乏力，头晕目眩，面色苍白或萎黄，食欲不振，舌质淡，脉细弱。

治法：补气摄血。

方药：归脾汤加减。本方补气生血，健脾养心，适用于气不摄血引起的紫斑。上述各种证候的紫斑，兼有齿衄且较甚者，可合用漱口药：生石膏30克，黄柏15克，五倍子15克，儿茶6克，浓煎漱口，每次5~10分钟。

细目三 痰 饮

◎ 要点一 概述

痰饮是指体内水液输布、运化失常，停积于某些部位的一类病证。痰，古通"淡"，是指水一类的可以"淡荡流动"的物质。饮也是指水液，作为致病因素，则是指病理性质的液体。为此，古代所称的"淡饮""流饮"，实均指痰饮而言。

广义痰饮包括痰饮、悬饮、溢饮、支饮四类，是诸饮的总称。其中狭义的痰饮，则是指饮停胃肠之证。

◎ 要点二 分类

痰饮包括痰饮、悬饮、溢饮、支饮四类。饮停胃肠之证，为痰饮；饮水后水流在胁下，咳唾引痛，谓之悬饮；水饮流行，归于四肢，当汗出而不汗出，身体疼痛，谓之溢饮；咳逆倚息，短气不得卧，其形如肿，谓之支饮。

◎ 要点三 病因病机

痰饮的成因为外感寒湿、饮食不当或劳欲所伤，以致肺、脾、肾三脏功能失调，水谷不得化为精微输布全身，津液停积为患。

1. 外感寒湿 因气候湿冷，或冒雨涉水，坐卧湿地，寒湿之邪侵袭肌表，困遏卫阳，致使肺不能宣布水津，脾无以运化水湿，水津停滞，积而成饮。

2. 饮食不当 凡暴饮过量，恣饮冷水，进食生冷；或炎夏受热以及饮酒后，因热伤冷，冷热交结，中阳被遏，脾失健运，湿从内生，水液停积而为痰饮。

3. 劳欲体虚 劳倦、纵欲太过，或久病体虚，伤及脾肾之阳，水液失于输化，亦可停而成饮。若体虚气弱，或劳倦太过之人，一旦伤于水湿，更易停蓄为病。

痰饮之生成则与肺、脾、肾功能失调有关。肺居上焦，主气，肺气有宣发肃降、通调水道的作用。若因肺气失宣，通调失司，津液失于布散，则聚为痰饮。脾居中州，主运化，有运输水谷精微之功能。若因湿邪困脾，或脾虚不运，均可使水谷精微不归正化，聚为痰湿。肾为水脏，处下焦，主水液的气化，有蒸化水液、分清泌浊的职责。若肾气肾阳不足，蒸化失司，水湿泛滥，亦可导致痰饮内生。三脏之中,脾运失司,首当其冲。因脾阳虚,则上不能输精以养肺,水谷不归正化,反为痰饮而干肺;下不能助肾以制水,水寒之气反伤肾阳,由此必致水液内停中焦,流溢各处,波及五脏。本病的病理性质,则总属阳虚阴盛,输化失调,因虚致实,水饮停积为患。

◎ 要点四 诊断与病证鉴别

(一) 诊断

应根据四饮的不同临床特征确定诊断。

1. **痰饮** 心下满闷,呕吐清水痰涎,胃肠沥沥有声,体形昔肥今瘦,属饮停胃肠。

2. **悬饮** 胸胁胀满,咳唾引痛,喘促不能平卧,属饮流胁下。

3. **溢饮** 身体疼痛而沉重,甚则肢体浮肿,当汗出而不汗出,属饮溢肢体。

4. **支饮** 咳逆倚息,短气不得平卧,其形如肿,属饮邪支撑胸肺。

(二) 病证鉴别

1. **悬饮与胸痹** 两者均有胸痛。但胸痹为胸膺部或心前区闷痛,且可引及左侧肩背或左臂内侧,常于劳累、饱餐、受寒、情绪激动后突然发作,历时较短,休息或用药后得以缓解;悬饮为胸胁胀痛,持续不解,多伴咳唾、转侧、呼吸时疼痛加重,肋间胀满,并有咳嗽、咳痰等肺系证候。

2. **溢饮与风水证** 水肿之风水相搏证,可分为表实、表虚两个类型。表实者,水肿而无汗,身体疼重,与水泛肌表之溢饮基本相同。如见肢体浮肿而汗出恶风,则属表虚,与溢饮有异。

◎ 要点五 辨证论治

应掌握阳虚阴盛、本虚标实的特点。本虚为阳气不足,标实指水饮留聚。无论病之新久,都要根据症状辨别二者主次。痰饮虽为阴邪,寒证居多,但亦有郁久化热者;初起若有寒热见症,为夹表邪;饮积不化,气机升降受阻,常兼气滞。

痰饮的治疗以温化为原则。同时还当根据表里虚实的不同,采取相应的处理。水饮壅盛者,应祛饮以治标;阳微气虚者,宜温阳以治本;在表者,当温散发汗;在里者,应温化利水;正虚者补之;邪实者攻之;如属邪实正虚,则当消补兼施;饮热相杂者,又当温清并用。

1. 痰饮

(1) 脾阳虚弱证

证候:胸胁支满,心下痞闷,胃中有振水音,脘腹喜温畏冷,泛吐清水痰涎,饮入易吐,口渴不欲饮水,头晕目眩,心悸气短,食少,大便或溏,舌苔白滑,脉弦细而滑。

治法:温脾化饮。

方药:苓桂术甘汤合小半夏加茯苓汤加减。水饮内阻,清气不升而见眩冒、小便不利者,加泽泻、猪苓;脘腹冷痛,吐涎沫,为寒凝气滞,饮邪上逆,酌配干姜、吴茱萸、川椒目、肉桂;心下胀满者,加枳实以开痞。

(2) 饮留胃肠证

证候:心下坚满或痛,自利,利后反快,虽利,心下续坚满,或水走肠间,沥沥有声,腹满,便秘,口舌干燥,舌苔腻,色白或黄,脉沉弦或伏。

治法:攻下逐饮。

方药:甘遂半夏汤或己椒苈黄丸加减。饮邪上逆,胸满者,加枳实、厚朴以泄满,但不能图快一时,攻逐太过,损伤正气。

2. 悬饮

(1) 邪犯胸肺证

证候:寒热往来,身热起伏,汗少,或发热不恶寒,有汗而热不解,咳嗽,痰少,气急,胸胁刺痛,呼吸、转侧疼痛加重,心下痞硬,干呕,口苦,咽干,舌苔薄白或黄,脉弦数。

治法:和解宣利。

方药:柴枳半夏汤加减。痰饮内结,肺气失肃,见咳逆气急,加白芥子、桑白皮;胁痛甚者,加郁金、桃仁、延胡索以通络止痛;心下痞硬,口苦,干呕,加黄连,与半夏、瓜蒌合伍以苦辛开痞散结。

(2) 饮停胸胁证

证候：胸胁疼痛，咳唾引痛，痛势较前减轻，而呼吸困难加重，咳逆气喘，息促不能平卧，或仅能偏卧于停饮的一侧，病侧肋间胀满，甚则可见病侧胸廓隆起，舌苔白，脉沉弦或弦滑。

治法：泻肺祛饮。

方药：椒目瓜蒌汤合十枣汤加减。痰浊偏盛，胸部满闷，舌苔浊腻者，加薤白、杏仁；如水饮久停难去，胸胁支满，体弱，食少者，加桂枝、白术、甘草等通阳健脾化饮，不宜再予峻攻；若见络气不和之候，可同时配合理气和络之剂，以冀气行水行。

(3) 络气不和证

证候：胸胁疼痛，如灼如刺，胸闷不舒，呼吸不畅，或有闷咳，甚则迁延，经久不已，阴雨更甚，可见病侧胸廓变形，舌苔薄，质暗，脉弦。

治法：理气和络。

方药：香附旋覆花汤加减。痰气郁阻，胸闷苔腻者，加瓜蒌、枳壳豁痰开痹；久痛入络，痛势如刺者，加桃仁、红花、乳香、没药以行气活血和络；饮留不净者，胁痛迁延，经久不已，可加通草、路路通、冬瓜皮等以祛饮通络。

(4) 阴虚内热证

证候：咳呛时作，咳吐少量黏痰，口干咽燥，或午后潮热，颧红，心烦，手足心热，盗汗，或伴胸胁闷痛，病久不复，形体消瘦，舌质偏红，少苔，脉细数。

治法：滋阴清热。

方药：沙参麦冬汤合泻白散加减。阴虚内热，潮热显著，可加鳖甲、功劳叶以清虚热；虚热灼津为痰，肺失宣肃而见咳嗽，可加百部、川贝母。

3. 溢饮

证候：身体沉重而疼痛，甚则肢体浮肿，恶寒，无汗，或有咳喘，痰多白沫，胸闷，干呕，口不渴，苔白，脉弦紧。

治法：发表化饮。

方药：小青龙汤加减。表寒外束，内有郁热，伴有发热，烦躁，苔白而兼黄，加石膏以清泄内热；若表寒之象已不著者，改用大青龙汤以发表清里；水饮内聚而见肢体浮肿明显，尿少者，可配茯苓、猪苓、泽泻；饮邪犯肺，喘息痰鸣不得卧者，加杏仁、射干、葶苈子。

4. 支饮

(1) 寒饮伏肺证

证候：咳逆喘满不得卧，痰吐白沫量多，经久不愈，天冷受寒加重，甚至引起面浮跗肿。或平素伏而不作，遇寒即发，发则寒热，背痛，腰痛，目泣自出，身体振振瞤动。舌苔白滑或白腻，脉弦紧。

治法：宣肺化饮。

方药：小青龙汤加减。无寒热、身痛等表证，见动则喘甚，易汗，为肺气已虚，可改用苓甘五味姜辛汤，不宜再用麻黄、桂枝表散；若饮多寒少，外无表证，喘咳痰稀或不得息，胸满气逆，可用葶苈大枣泻肺汤加白芥子、莱菔子以泻肺祛饮。

(2) 脾肾阳虚证

证候：喘促动则为甚，心悸，气短，或咳而气怯，痰多，食少，胸闷，怯寒肢冷，神疲，少腹拘急不仁，脐下动悸，小便不利，足跗浮肿，或吐涎沫而头目昏眩，舌体胖大，质淡，苔白润或腻，脉沉细而滑。

治法：温脾补肾。

方药：金匮肾气丸合苓桂术甘汤加减。水湿偏盛，足肿，小便不利，四肢沉重疼痛，可加茯苓、泽泻以利水湿；脐下悸，吐涎沫，头目昏眩，是饮邪上逆，虚中夹实之候，可用五苓散化气行水。

细目四　汗　证

◎ 要点一　概述

汗证是指人体阴阳失调，营卫不和，腠理不固引起汗液外泄失常的一类病证。根据汗出的临床表现，可分为自汗、盗汗、脱汗、战汗、黄汗五种。时时汗出，动则益甚者为自汗；寐则汗出，醒来则止者为盗汗；在病情危重时全身大汗淋漓，或汗出如油者为脱汗；外感热病中，全身战栗而汗出者为战汗；汗出色黄，染衣着色者为黄汗。

◎ **要点二　病因病机**

本病病因病机复杂，多由邪客表虚，营卫不和，或肺气亏虚、卫表不固，或阳气虚衰、津液失摄，或阴虚火旺、虚火烁津，或热邪郁蒸、迫津外泄等所致。

1. **营卫不和**　阴阳偏盛、偏衰之体，或表虚之人，卒感风邪，可使营卫不和，卫强营弱，卫外失司，营阴不能内守而汗出。

2. **肺气亏虚**　素体虚弱，病后体虚，或久患咳喘之人，肺气不足，肌表疏松，腠理不固而汗自出。

3. **阳气虚衰**　久病重病，脏气不足，阳气过耗，不能敛阴，卫外不固而汗液外泄，甚则发生大汗亡阳之变。

4. **虚火扰津**　烦劳过度，精神过用，伤血失精，致血虚精亏，或邪热伤阴，阴液不足，虚火内生，心液被扰，不能自藏而外泄作汗。

5. **心血不足**　劳心过度，或久病血虚，致心血不足，心失所养，心液不藏而外泄则盗汗。

6. **热邪郁蒸**　风寒入里化热或感受风热、暑热之邪，热淫于内，迫津外泄则大汗出；或因饮食不节，湿热蕴结，熏蒸肝胆，胆汁随汗液外泄，见汗出色黄等。

综上所述，汗证的病位在卫表肌腠，其发生与肺、心、肾密切相关。病理性质有虚、实两端。由热邪郁蒸，迫津外泄者属实；由肺气亏虚、阳气虚衰、阴虚火旺所致者属虚。气属阳，血属阴，故总由阴阳失衡所导致。或为阴血不足，虚火内生，津液被扰而汗出；或为阳气不足，固摄无权，心液外泄而汗出；至于邪客表虚，营卫不和则为本虚标实之证。古有自汗多阳气虚，盗汗多阴血虚之说，此为常理，但临证每见兼夹错杂，需详加鉴别。

◎ **要点三　诊断与病证鉴别**

（一）**诊断**

1. 不因外界环境影响，出现头面、颈胸、四肢或全身出汗超出正常者为诊断的主要依据。

2. 昼日汗出溱溱，动则益甚者为自汗；寐中汗出津津，醒后自止者为盗汗；在外感热病中，全身战栗而汗出为战汗；在病情危重时全身大汗淋漓，汗出如油者为脱汗；汗出色黄，染衣色者为黄汗。

（二）**病证鉴别**

1. **生理性汗出与病理性汗出**　出汗为人体的生理现象，因外界气候、运动、饮食等生活环境等因素影响，稍有出汗，其人并无不适，此属正常现象，应与病理性汗出鉴别。

2. **自汗、盗汗与脱汗**　脱汗表现为大汗淋漓，汗出如珠，常同时出现声低息微，精神疲惫，四肢厥冷，脉微欲绝或散大无力，多在疾病危重时出现，为病势危急的征象，故脱汗又称为绝汗。其汗出的情况及病情的程度均较自汗、盗汗为重。

3. **自汗、盗汗与战汗**　战汗主要出现于急性热病过程中，表现为突然恶寒战栗，全身汗出，发热，口渴，烦躁不安，为邪正交争的征象。若汗出之后，热退脉静，气息调畅，为正气拒邪，病趋好转。与阴阳失调、营卫不和之自汗、盗汗迥然有别。

4. **自汗、盗汗与黄汗**　黄汗汗出色黄，染衣着色，常伴见口中黏苦，渴不欲饮，小便不利，苔黄腻，脉弦滑等湿热内郁之症。黄汗可见于自汗、盗汗中的邪热郁蒸型，但汗出色黄的程度较重。

◎ **要点四　辨证论治**

黄汗的辨证应着重辨明阴阳虚实。虚证当根据证候的不同而治以益气、养阴、补血、调和营卫；实证当清肝泄热，化湿和营；虚实夹杂者，则根据虚实的主次而适当兼顾。此外，由于自汗、盗汗均以腠理不固、津液外泄为共同病变，故可酌加麻黄根、浮小麦、糯稻根、五味子、瘪桃干、牡蛎等固涩敛汗之品，以增强止汗的功能。

（一）自汗

1. 营卫不和

证候：汗出恶风，周身酸楚，或兼微发热，头痛，苔薄白，脉浮或缓。

治法：调和营卫。

方药：桂枝汤加减。气虚者，加黄芪益气固表；失眠，多梦，心悸者，加龙骨、牡蛎安神止汗。

2. 肺气虚弱

证候：汗出恶风，动则益甚，或因久病体虚，平时不耐风寒，易于感冒，体倦乏力，苔薄白，脉细弱。

治法：益气固表。

方药：玉屏风散加减。汗多者加麻黄根、浮小麦、五味子、煅牡蛎以止汗敛阴；病久脾胃虚弱者，合用四君子汤培土生金；兼中气虚陷者，加补中益气汤补中益气。

3. 心肾亏虚

证候：动则心悸汗出，或身寒汗冷，或兼胸闷气短，腰酸腿软，面白唇淡，小便频数而色清，夜尿多，舌质淡，舌体胖润，有齿痕，苔白，脉沉细。

治法：益气温阳。

方药：芪附汤加减。汗多者，加白芍、麦冬、五味子养阴敛汗；心中烦乱，睡眠不安者，合甘麦大枣汤心安神，和中缓急。

4. 热郁于内

证候：蒸蒸汗出，或但头汗出，或手足汗出，或兼面赤，发热，气粗口渴，口苦，喜冷饮，胸腹胀，烦躁不安，大便干结，或见胁肋胀痛，身目发黄，小便短赤，舌质红，苔黄厚，脉洪大或滑数。

治法：清泄里热。

方药：竹叶石膏汤加减。宿食在胃者，可用枳实导滞丸消导和胃，兼以泄热；如大便秘结，潮热汗出，脉沉实者，可用增液承气汤，不应，改大承气汤攻下热结；肝胆湿热者，可用龙胆泻肝汤清热利湿。

（二）盗汗

1. 心血不足

证候：睡则汗出，醒则自止，心悸怔忡，失眠多梦，或兼眩晕健忘，气短神疲，面色少华或萎黄，口唇色淡，舌质淡，苔薄，脉虚或细。

治法：补血养心。

方药：归脾汤加减。若心悸甚者，加龙骨、琥珀粉、朱砂以镇惊安神；不寐，加柏子仁、合欢皮以养心安神；气虚甚者加生黄芪、浮小麦以固表敛汗。

2. 阴虚火旺

证候：寐则汗出，虚烦少寐，五心烦热，或久咳虚喘，形体消瘦，两颧发红，午后潮热，女子月经不调，男子梦遗，舌质红少津，少苔，脉细数。

治法：滋阴降火。

方药：当归六黄汤加减。可加龙骨、牡蛎、糯稻根以敛汗；骨蒸潮热重者，可合青蒿鳖甲汤滋阴退热；阴虚相火妄动者，可合知柏地黄丸加减应用。

（三）脱汗

证候：多在病情危重之时，出现大汗淋漓，汗出如油，或兼精神疲惫，四肢厥冷，气短息微，舌萎少津，脉微欲绝，或脉大无力。

治法：益气回阳固脱。

方药：参附汤加味。若在热病中所见，可加麦冬、五味子敛阴止汗；汗多时可加煅龙骨、煅牡蛎、麻黄根等敛汗之品

（四）战汗

证候：多在急性热病中，突然全身恶寒、战栗，而后汗出，或兼发热口渴，躁扰不宁，舌质红，苔薄黄，脉细数。

治法：扶正祛邪。

方药：主要针对原发病辨证论治。战栗恶寒而汗出顺利者，一般不需特殊治疗，可适当进食热汤、稀粥之品，予以调养。若恶寒战栗而无汗

者，此属正气亏虚，用人参、生姜煎汤服之以扶正祛邪；若汗出过多，见精神疲惫，四肢厥冷者，治宜益气回阳固脱，用参附汤、生脉散煎频服；若战汗之后，汗出不解，再战再汗病情反复者，若已无表证，里热内结，可用滋阴增液，通便泄热之法，以增液承气汤加减治之；若表证未尽，腑气热结，应表里同治，以凉膈散加减治之。

（五）黄汗

证候：汗出色黄，染衣着色。或兼身目黄染，胁肋胀痛，小便短赤；或有发热，口渴不欲饮，或身体浮肿。舌质红，苔黄腻，脉弦滑或滑数。

治法：清热化湿。

方药：龙胆泻肝汤。里热较甚，小便短赤者，加茵陈清解郁热。

细目五　内伤发热

◎ 要点一　概述

内伤发热是指以内伤为病因，脏腑功能失调，气、血、阴、阳失衡为基本病机，以发热为主要临床表现的病证。一般起病较缓，病程较长，热势轻重不一，但以低热为多，或自觉发热而体温并不升高。

◎ 要点二　病因病机

引起内伤发热的病因主要是久病体虚、饮食劳倦、情志失调及外伤出血。其病机主要为气、血、阴、阳亏虚和气、血、痰、湿郁结壅遏而致发热两类。

1. 久病体虚　由于久病或素体虚弱失于调养，以致机体的气、血、阴、阳亏虚，阴阳失衡而引起发热。若中气不足，阴火内生，可引起气虚发热；久病心肝血虚，或脾虚不能生血，或长期慢性失血，以致血虚阴伤，无以敛阳，导致血虚发热；素体阴虚，或热病日久，耗伤阴液，或治病过程中误用、过用温燥药物，致阴精亏虚，阴衰则阳盛，水不制火，而导致阴虚发热；寒证日久，或久病气虚，气损及阳，脾肾阳气亏虚，虚阳外浮，导致阳虚发热。

2. 饮食劳倦　由于饮食失调，劳倦过度，使脾胃受损，水谷精气不充，以致中气不足，阴火内生，或脾虚不能化生阴血，而引起发热；若脾胃受损，运化失职，以致痰湿内生，郁而化热，进而引起湿郁发热。

3. 情志失调　情志抑郁，肝气不能条达，气郁化火，或恼怒过度，肝火内盛，导致气郁发热。情志失调亦是导致瘀血发热的原因之一。每在气机郁滞的基础上，日久不愈，则使血行瘀滞而导致血瘀发热。

4. 外伤出血　外伤以及出血等原因导致发热主要有两个方面：一是外伤以及出血使血循不畅，瘀血阻滞经络，气血壅遏不通，因而引起瘀血发热。二是外伤以及血证时出血过多，或长期慢性失血，以致阴血不足，无以敛阳而引起血虚发热。

引起内伤发热的病机，大体可归纳为虚、实两类。由气郁化火、瘀血阻滞及痰湿停聚所致者属实，其基本病机为气、血、痰、湿等郁结，壅遏化热而引起发热。由中气不足、血虚失养、阴精亏虚及阳气虚衰所致者属虚，其基本病机是气、血、阴、阳亏虚，或因阴血不足，阴不配阳，水不济火，阳气亢盛而发热，或因阳气虚衰，阴火内生，阳气外浮而发热。总属脏腑功能失调、阴阳失衡所导致。本病病机比较复杂，可由一种也可由多种病因同时引起发热，如气郁血瘀、气阴两虚、气血两虚等。久病往往由实转虚，由轻转重，其中以瘀血病久，损及气、血、阴、阳，分别兼见气虚、血虚、阴虚或阳虚，而成为虚实兼夹之证的情况较为多见。其他如气郁发热日久伤阴，则转化为气郁阴虚之发热；气虚发热日久，病损及阳，阳气虚衰，则发展为阳虚发热。

◎ 要点三　诊断与病证鉴别

（一）诊断

1. 内伤发热起病缓慢，病程较长，多为低热，或自觉发热，而体温并不升高，表现为高热者较少。不恶寒，或虽有怯冷，但得衣被则温。常兼见头晕、神疲、自汗、盗汗、脉弱等症。

2. 一般有气、血、阴、阳亏虚或气郁、血瘀、湿阻的病史，或有反复发热史。

3. 无感受外邪所致的头身疼痛、鼻塞、流涕、脉浮等症。

（二）病证鉴别

内伤发热应与外感发热相鉴别。内伤发热起病缓慢，病程较长，或有反复发作的病史。多为低热，或自觉发热，而体温并不升高，表现为高热的较少。不恶寒，或虽有怯冷，但得衣被则减。常兼见手足心热、头晕、神疲、自汗、盗汗、脉弱等症。外感发热则因感受外邪而起，起病较急，病程较短，发热的热度大多较高，发热的类型随病种的不同而有所差异，一般外邪不除则发热不退。发热初期大多伴有恶寒，其恶寒得衣被而不减，常兼有头身疼痛、鼻塞、流涕、咳嗽、脉浮等表证。外感发热由感受外邪、正邪相争所致，属实证者居多。

◎ 要点四 辨证论治

内伤发热的辨证最重要的是要辨清证候的虚实，由气郁、血瘀、痰湿所致的内伤发热属实，由气虚、血虚、阴虚、阳虚所致的内伤发热属虚。若邪实伤正或阴虚致实，表现为虚实夹杂的证候，应分析其主次。属实者，治宜解郁、活血、除湿为主，适当配伍清热。属虚者，则应益气、养血、滋阴、温阳，除阴虚发热可适当配伍清退虚热的药物外，其余均应以补为主。对虚实夹杂者，则宜兼顾之。

1. 阴虚发热证

证候：午后潮热，或夜间发热，不欲近衣，手足心热，烦躁，少寐多梦，盗汗，口干咽燥，舌质红，或有裂纹，苔少甚至无苔，脉细数。

治法：滋阴清热。

方药：清骨散或知柏地黄丸加减。兼有气虚见头晕气短、体倦乏力者，加太子参、麦冬、五味子益气养阴。

2. 血虚发热证

证候：发热，热势多为低热，头晕眼花，体倦乏力，心悸不宁，面白少华，唇甲色淡，舌质淡，脉细弱。

治法：益气养血。

方药：归脾汤加减。血虚甚者，加熟地、枸杞子、制首乌补益精血；发热较甚者，可加银柴胡、白薇清退虚热。

3. 气虚发热证

证候：发热，热势或低或高，常在劳累后发作或加剧，倦怠乏力，气短懒言，自汗，易于感冒，食少便溏，舌质淡，苔薄白，脉细弱。

治法：益气健脾，甘温除热。

方药：补中益气汤加减。自汗较多者，加牡蛎、浮小麦固表敛汗；时冷时热，汗出恶风者，加桂枝、白芍调和营卫。

4. 阳虚发热证

证候：发热而欲近衣，形寒怯冷，四肢不温，少气懒言，头晕嗜卧，腰膝酸软，纳少便溏，面色㿠白，舌质淡胖，或有齿痕，苔白润，脉沉细无力。

治法：温补阳气，引火归原。

方药：金匮肾气丸加减。短气甚者，加人参补益元气；阳虚甚者，加仙茅、仙灵脾温肾助阳。

5. 气郁发热证

证候：发热多为低热或潮热，热势常随情绪波动而起伏，精神抑郁，胁肋胀满，烦躁易怒，口干而苦，纳食减少，舌红，苔黄，脉弦数。

治法：疏肝理气，解郁泄热。

方药：丹栀逍遥散加减。气郁甚者，加郁金、香附、青皮理气解郁；热甚见舌红口干者，加龙胆草、黄芩清肝泻火。

6. 痰湿郁热证

证候：低热，午后热甚，心内烦热，胸闷脘痞，不思饮食，渴不欲饮，呕恶，大便稀薄或黏滞不爽，舌苔白腻或黄腻，脉濡数。

治法：燥湿化痰，清热和中。

方药：黄连温胆汤合中和汤加减。胸闷苔腻加郁金、佩兰芳化湿邪；若寒热如疟，寒轻热重，口苦呕逆者，加青蒿、黄芩清解少阳。

7. 血瘀发热证

证候：午后或夜晚发热，或自觉身体某些部位发热，口燥咽干，但不多饮，肢体或躯干有固定痛处或肿块，面色萎黄或晦暗，舌质青紫或有瘀点、瘀斑，脉弦或涩。

治法：活血化瘀。

方药：血府逐瘀汤加减。肢体肿痛者，加丹参、郁金、延胡索活血散肿止痛。

细目六 虚 劳

◎ 要点一 概述

虚劳又称虚损，是以脏腑亏虚、气血阴阳虚衰、久虚不复成劳为主要病机，以五脏虚证为主要临床表现的多种慢性虚弱证候的总称。

◎ 要点二 病因病机

虚劳的病因主要有先天、后天两大因素，具体包括体质、生活与疾病因素引起脏腑气血阴阳的亏虚，日久不复，均可成为虚劳。其基本病机变化不外乎气、血、阴、阳亏虚。

1. **禀赋薄弱，因虚致病** 先天不足，体质薄弱，或胎中失养、临产受损，致使形气不充、脏腑不荣、生机不旺之人易因虚致病而成虚劳；罹患疾病，因病致虚，久虚不复，致使脏腑气血阴阳亏虚日甚，亦可成为虚劳。

2. **饮食不节，损伤脾胃** 饥饱不调、嗜食偏食、营养不良、饮酒过度等均会导致脾胃损伤，不能化生水谷精微，气血来源不充，脏腑经络失于濡养，日久形成虚劳。

3. **烦劳过度，损伤五脏** 忧郁思虑，积思不解，所欲未遂等劳伤心神，易使心失所养，脾失健运，心脾损伤，气血亏虚成劳；恣情纵欲，房劳过度，耗损真元，致肾精亏虚，肾气不足，亦可形成虚劳。

4. **大病久病，失于调理** 大病耗伤气血阴阳，正气短时难以恢复，加之病后失于调养，每易发展成劳；久病迁延失治，日久不愈，损耗人体的气血阴阳，或产后失于调理，正虚难复，均可演变为虚劳；误治失治，以致精气损伤，从而导致虚劳。

虚劳虽有因虚致病、因病成劳，或因病致虚、久虚不复成劳的不同，但其病理性质主要为气、血、阴、阳的亏虚，病损主要在五脏，尤以脾肾两脏更为重要。由于虚损的病因不一，往往首先导致某一脏气、血、阴、阳的亏损，但由于五脏相关，气血同源，阴阳互根，所以在病变过程中常互相影响。一脏受病，累及他脏，气虚不能生血，血虚无以生气；气虚者，日久阳也渐衰；血虚者，日久阴也不足；阳损日久，累及于阴；阴虚日久，累及于阳，以致病势日渐发展，而病情趋于复杂。虚劳病变涉及五脏，由于五脏在生理、病理方面有各自的特殊性，因此，五脏阴阳气血的损伤也各有不同的重点。一般来说，气虚以肺、脾为主，但病重者每可影响心、肾；血虚以心、肝为主，并与脾之化源不足有关；阴虚以肾、肝、肺为主，涉及心、胃；阳虚以脾、肾为主，重者每易影响到心。

虚劳一般病程较长，多为久病痼疾，症状逐渐加重，短期不易康复。其转归及预后与体质的强弱，脾肾的盛衰，能否解除致病原因，以及是否得到及时、正确的治疗、护理等因素有密切关系。脾肾未衰，元气未败，形气未脱，饮食尚可，无大热，或虽有热而治之能解，无喘息不续，能受补益等为虚劳的顺证表现，其预后较好。反之，形神衰惫，肉脱骨痿，不思饮食，泄泻不止，喘急气促，发热难解，声哑息微，或内有实邪而不任攻，或诸虚并集而不受补，舌质淡胖无华或光红如镜，脉急促细弦或浮大无根为虚劳的逆证表现，其预后不良。

◎ 要点三 诊断与病证鉴别

（一）诊断

1. 多见形神衰败，身体羸瘦，大肉尽脱，食少厌食，心悸气短，自汗盗汗，面容憔悴，或五心烦热，或畏寒肢冷，脉虚无力等症。若病程较长，久虚不复，症状可呈进行性加重。

2. 具有引起虚劳的致病因素及较长的病史。

3. 排除类似病证。应着重排除其他病证中的虚证。

(二) 病证鉴别

虚劳应与肺痨相鉴别。肺痨系正气不足而被痨虫侵袭所致，其主要病位在肺，具有传染性，以阴虚火旺为病理特点，以咳嗽、咳痰、咯血、潮热、盗汗、消瘦为主要临床症状。虚劳则由多种原因所导致，久虚不复，病程较长，无传染性，以脏腑气、血、阴、阳亏虚为基本病机，可分别出现五脏气、血、阴、阳亏虚的多种症状。

◎ 要点四 辨证论治

虚劳的证候虽多，但总不离乎五脏，而五脏之伤又不外乎气、血、阴、阳，故对虚劳的辨证应以气、血、阴、阳为纲，五脏虚候为目。根据"虚则补之"的理论，虚劳的治疗当以补益为基本原则。

(一) 气虚

1. 肺气虚证

证候：咳嗽无力，痰液清稀，短气自汗，声音低怯，时寒时热，平素易于感冒，面白，舌淡，脉细软弱。

治法：补益肺气。

方药：补肺汤加减。自汗较多者，加牡蛎、麻黄根；若气阴两虚兼见潮热、盗汗者，加鳖甲、地骨皮、秦艽。

2. 心气虚证

证候：心悸，气短，劳则尤甚，神疲体倦，自汗，舌质淡，脉弱。

治法：益气养心。

方药：七福饮加减。自汗多者，加黄芪、五味子；饮食少者，加砂仁、茯苓。

3. 脾气虚证

证候：饮食减少，食后胃脘不舒，倦怠乏力，大便溏薄，面色萎黄，舌淡苔薄，脉弱。

治法：健脾益气。

方药：加味四君子汤加减。若中气下陷见脘腹坠胀，气短，脱肛者，用补中益气汤加减。

4. 肾气虚证

证候：神疲乏力，腰膝酸软，小便频数而清，或白带清稀，舌质淡，脉弱。

治法：益气补肾。

方药：大补元煎加减。尿频较甚及小便失禁者，加菟丝子、五味子、益智仁补肾固摄。

在气、血、阴、阳的亏虚中，气虚是临床最常见的一类，其中尤以肺、脾气虚为多见，而心、肾气虚亦不少。肝病而出现神疲乏力、食少便溏、舌质淡、脉弱等气虚症状时多在治肝的基础上结合脾气亏虚论治。

(二) 血虚

1. 心血虚证

证候：心悸怔忡，健忘，失眠，多梦，面色不华，舌淡，脉细或结、代。

治法：养血宁心。

方药：养心汤加减。失眠多梦，加合欢花、夜交藤养心安神。

2. 肝血虚证

证候：头晕，目眩，胁痛，肢体麻木，筋脉拘急，或惊惕肉瞤，妇女月经不调甚则闭经，面色不华，舌质淡，脉弦细或细涩。

治法：补血养肝。

方药：四物汤加减。血虚甚者，加制首乌、枸杞子、鸡血藤补血养肝；目失所养，视物模糊，加枸杞子、决明子养肝明目。

(三) 阴虚

1. 肺阴虚证

证候：干咳，咽燥，甚或失音，咯血，潮热，盗汗，面色潮红，舌红少津，脉细数。

治法：养阴润肺。

方药：沙参麦冬汤加减。若咯血加白及、仙鹤草、小蓟凉血止血；潮热加地骨皮、银柴胡、秦艽、鳖甲养阴清热。

2. 心阴虚证

证候：心悸，失眠，烦躁，潮热，盗汗，或

口舌生疮，面色潮红，舌红少津，脉细数。

治法：滋阴养心。

方药：天王补心丹加减。口舌生疮加黄连、淡竹叶清心泻火；盗汗加牡蛎、浮小麦敛汗止汗。

3. 胃阴虚证

证候：口干唇燥，不思饮食，大便燥结，甚则干呕，呃逆，面色潮红，舌干，苔少或无苔，脉细数。

治法：养阴和胃。

方药：益胃汤加减。口干唇燥，津亏较甚者，加石斛、花粉滋养胃阴；不思饮食者，加麦芽、扁豆、山药益胃健脾。

4. 肝阴虚证

证候：头痛，眩晕，耳鸣，目干畏光，视物不明，急躁易怒，或肢体麻木，筋惕肉瞤，面潮红，舌红少津，脉弦细数。

治法：滋养肝阴。

方药：补肝汤加减。风阳内盛见头痛、眩晕、耳鸣者，加石决明、菊花、钩藤；肝火亢盛见急躁易怒，尿赤便秘，加夏枯草、丹皮、栀子。

5. 肾阴虚证

证候：腰酸，遗精，两足软弱，眩晕，耳鸣，甚则耳聋，口干，咽痛，颧红，舌红少津，脉沉细。

治法：滋补肾阴。

方药：左归丸加减。遗精，加牡蛎、金樱子、芡实、莲须固肾涩精。

五脏的阴虚在临床上均较常见，而以肾、肝、肺为主，且以肝肾为根本。

（四）阳虚

1. 心阳虚证

证候：心悸，自汗，神倦嗜卧，心胸憋闷疼痛，形寒肢冷，面色苍白，舌质淡，脉细弱或沉迟。

治法：益气温阳。

方药：保元汤加减。心痛甚者，加郁金、川芎、丹参、三七活血定痛。

2. 脾阳虚证

证候：面色萎黄，食少，形寒，神倦乏力，少气懒言，大便溏薄，肠鸣腹痛，每因受寒或饮食不慎而加剧，舌淡苔薄，脉弱。

治法：温中健脾。

方药：附子理中汤加减。腹中冷痛甚者，加高良姜、香附、吴茱萸散寒止痛。

3. 肾阳虚证

证候：腰背酸痛，遗精，阳痿，多尿或不禁，面色苍白，畏寒肢冷，下利清谷或五更泄泻，舌质淡胖，有齿痕，脉沉迟。

治法：温补肾阳。

方药：右归丸加减。五更泻者，合四神丸温脾暖肾，固肠止泻；阳虚水泛，见浮肿者，合五苓散利水消肿。

阳虚常由气虚进一步发展而成，阳虚则阴盛，症状比气虚重，并出现寒证。阳虚之中，以心、脾、肾的阳虚为多见。由于肾阳为人身之元阳，所以心脾之阳虚日久亦必病及于肾，而出现心肾阳虚或脾肾阳虚的病变。

细目七 厥 证

◎ 要点一 概述

厥证是指由于气机逆乱，气血运行失常所引起的以突然昏倒，不省人事，或伴有四肢厥冷为主要特征的内科急症。发作时多无抽搐表现，醒后无肢体不遂、语言蹇涩的症状。

◎ 要点二 病因病机

厥证的发生多有明显的病因可寻，常因外邪侵袭、情志异常、劳倦饥饿太过，导致气机逆乱，升降失常，阴阳之气不相顺接。

1. 外邪侵袭 外感六淫或秽浊之邪，内犯脏腑，郁闭气机，使气机逆乱，阴阳之气不相顺接，发为昏厥。六淫之邪，以暑邪为多。暑为阳邪，内侵人体，传入心包，扰动心神；且暑多夹湿，湿阻气机，合二而为厥。

2. **七情内伤** 忧思恼怒，大喜大惊，致使气机逆乱，当升不升，当降不降，气机郁闭而为昏厥，此为厥证的主要原因。如大怒则肝阳暴亢，气血随之上逆，扰动神明而为昏厥。

3. **素体虚弱** 脾胃虚弱，水谷精微不能输布而为痰，偶遇刺激，痰随气逆，蒙闭心窍；或素体阴亏，水不涵木，肝阳偏亢，又因暴怒伤肝，肝气上逆，气血逆乱于上；或素体亏虚，又遇劳倦太过，过度饥饿或房劳过度，致元气涣散，均可为昏厥。

可见，厥证的病因虽多，主要是气机突然逆乱，阴阳失调，气血运行失常所致，虽涉及五脏六腑，但与肝关系密切。病性不外虚、实两端，实为气机郁闭，虚为气血暴脱。

◎ 要点三　诊断与病证鉴别

（一）诊断依据

1. 临床表现为突然昏仆，不省人事，或伴四肢逆冷。

2. 患者在发病之前，常有先兆症状，如头晕、视物模糊、面色苍白、出汗等，而后突然发生昏仆，不知人事，移时苏醒。发病时常伴有恶心、汗出，或伴有四肢逆冷，醒后感头晕、疲乏、口干，但无失语、瘫痪等后遗症。

3. 应了解既往有无类似病证发生，查发病原因。病前有无明显的精神刺激、情绪波动的因素，或有大失血病史，或有暴饮暴食史，或有痰盛宿疾。

（二）病证鉴别

1. **厥证与眩晕** 眩晕有头晕目眩，视物旋转不定，甚则不能站立，耳鸣，无神志异常的表现。与厥证突然昏倒，不省人事，迥然有别。

2. **厥证与中风** 中风以中老年人为多见，常有素体肝阳亢盛。其中脏腑者，突然昏仆，并伴有口眼㖞斜、偏瘫等症，神昏时间较长，苏醒后有偏瘫、口眼㖞斜及失语等后遗症。厥证可发生于任何年龄，昏倒时间较短，醒后无后遗症。但血厥之实证重者可发展为中风。

3. **厥证与痫病** 痫病常有先天因素，以青少年为多见。病情重者，虽亦为突然昏仆，不省人事，但发作时间短暂，且发作时常伴有号叫、抽搐、口吐涎沫、两目上视、小便失禁等。常反复发作，每次症状均类似，苏醒缓解后可如常人。厥证之昏倒，仅表现为四肢厥冷，无吼叫、吐沫、抽搐等症。可作脑电图检查，以资鉴别。

4. **厥证与昏迷** 昏迷为多种疾病发展到一定阶段所出现的危重证候。一般来说发生较为缓慢，有一个昏迷前的临床过程，先轻后重，由烦躁、嗜睡、谵语渐次发展，一旦昏迷后，持续时间一般较长，恢复较难，苏醒后原发病仍然存在。厥证常为突然发生，昏倒时间较短，常因情志刺激、饮食不节、劳倦过度、亡血失津等导致发病。

◎ 要点四　辨证论治

厥证首当辨虚实。虚者为气血亏虚，多表现为面色苍白，呼吸低微，自汗肢冷，脉细；实证为气滞、血瘀、痰阻、暑闭，多见呼吸急促，口噤不开，两手紧握，喉中痰鸣或面红身热，脉实有力。次当分病因，如血厥虚证多见于大失血，实证多与精神刺激有关，痰厥多见素有咳喘宿痰，或恣食肥甘，多湿多痰之人，暑厥则多发于暑热夏季或高温环境。

厥证以气机突然逆乱，阴阳失调，升降失常为主要病机，治以调和阴阳，调畅气机为主。发作时急宜回厥醒神，实证宜芳香开窍，虚证宜补虚固脱；缓解后调治气血以增强体质。

1. **气厥**

（1）实证

证候：多因精神刺激所诱发，突然昏倒，不省人事，或四肢厥冷，呼吸急促，口噤不开，舌淡红，苔薄白，脉沉弦。

治法：顺气解郁，开窍醒神。

方药：先用通关散吹鼻醒神，继用五磨饮子加减。兼有痰热见喉中痰鸣者，加胆南星、贝母、橘红、竹沥涤痰清热。

（2）虚证

证候：平素身体虚弱，发作前有明显的精神

紧张，劳倦、饥饿太过，眩晕昏仆，面色苍白，汗出肢冷，气息低微，舌淡，苔薄，脉沉弱。

治法：益气回阳固脱。

方药：独参汤或四味回阳饮加减。汗出多者，加黄芪、白术、煅龙骨、煅牡蛎以益气固涩；心悸不宁，加远志、柏子仁、酸枣仁养心安神。

2. 血厥

（1）实证

证候：多因急躁恼怒诱发，突然昏倒，不省人事，牙关紧闭，面红目赤，舌暗红，脉弦有力。

治法：开窍活血，顺气降逆。

方药：通瘀煎或羚角钩藤汤加减。肝阴不足见眩晕头痛者，加生地、枸杞、珍珠母。

（2）虚证

证候：多见于吐衄、便血或崩漏之后，突然昏厥，面色苍白，呼吸低微，口唇无华，四肢震颤，自汗肢冷，舌质淡，脉芤或细数无力。

治法：补益气血。

方药：先服独参汤以固脱，继服人参养荣汤或当归补血汤加减。自汗肢冷，呼吸微弱者，加附子、干姜温阳；口干少津者，加麦冬、玉竹、沙参养阴。

3. 痰厥

证候：素有咳喘宿痰，或恣食肥甘，多湿多痰，复因恼怒，暴咳，突然昏仆，喉中痰鸣或呕吐涎沫，呼吸气粗，舌苔白腻，脉沉滑。

治法：行气豁痰。

方药：导痰汤加减。若痰热甚见口干便秘，舌苔黄腻，脉滑数者，加黄芩、栀子、瓜蒌仁清热降火。

4. 暑厥

证候：多发于暑热夏季或高温环境，突然昏倒，甚则谵妄，面红身热，头晕头痛，汗出，舌红干，脉洪数。

治法：清暑益气，开窍醒神。

方药：先用紫雪丹醒神开窍，继用白虎加人参汤加减。

第十七单元　肢体经络病证

细目一　痿　证

◎ 要点一　概述

痿证是指肢体筋脉弛缓、软弱无力、日久不能随意运动而致肌肉萎缩的一种病证。

◎ 要点二　病因病机

痿证是以肢体痿软不能随意运动为主要症状的一种疾病。导致肢体痿软的原因十分繁杂，不论内伤情志、外感湿热、劳倦色欲都能损伤内脏精气，导致筋脉失养，产生痿证。

1. 脏腑内热，外感邪毒　素体阴虚阳盛，或脏腑内有蕴热，热毒之邪侵扰肌肤，内舍脾肺，肺热叶焦，中焦郁热，燔灼津液，阴亏血燥，筋脉肌肤失于濡养，发为痿证。

2. 肺热伤津，津伤不布　感受温热毒邪，高热不退，或病后余热燔灼，伤津耗气，皆令"肺热叶焦"不能布送津液以润泽五脏，遂致四肢筋脉失养，痿弱不用。

3. 湿热浸淫，气血不运　久处湿地，或冒雨露，浸淫经脉，使营卫运行受阻，郁遏生热，久则气血运行不利，筋脉肌肉失却濡养而弛纵不收，成为痿证；也有因饮食不节，如过食肥甘辛辣，或嗜酒无度，损伤脾胃，内生湿热，阻碍运化，导致脾运不输，筋脉肌肉失养，而产生痿证。同时阳明湿热不清，易灼肺金，加重痿证。

4. 脾胃亏虚，精微不输　脾胃为后天之本，素体脾胃虚弱，或久病成虚，中气受损，则受纳、运化、输布的功能失常，气血津液生化乏源，无以濡养五脏，运行气血，以致筋骨失养，关节不利，肌肉瘦削，而导致肢体痿弱不用。

5. 肝肾亏损，髓枯筋痿 素体肾虚，或因房事太过，乘醉入房，精损难复，或因劳役太过，罢极本伤，阴精亏损，导致肾水亏虚，筋脉失其荣养，而产生痿证；或因五志失调，火起于内，肾水虚不能制火，以致火烁肺金，肺失治节，不能通调津液以溉五脏，脏气伤则肢体失养，导致痿躄。

此外，脾虚湿热不化，流注于下，久则亦能损伤肝肾，导致筋骨失养。

本病的病机要点为热毒炽盛、肺热津伤、湿热浸淫、脾胃虚弱、肝肾髓枯等五种，亦有夹痰、夹瘀、夹积等。病位在筋脉肌肉，与肝、肾、肺、胃关系最为密切，病久可涉及五脏。

◎ 要点三　诊断与病证鉴别

（一）诊断

1. 肢体筋脉弛缓不收，下肢或上肢、一侧或双侧软弱无力，甚则瘫痪，部分病人伴有肌肉萎缩。

2. 由于肌肉痿软无力，可有睑废、视歧、声嘶低喑、抬头无力等症状，甚则影响呼吸、吞咽。

3. 部分病人发病前有感冒、腹泻病史，有的病人有神经毒性药物接触史或家族遗传史。

（二）病证鉴别

1. **痿证与偏枯**　偏枯亦称半身不遂，是中风症状，病见一侧上下肢偏废不用，常伴有语言謇涩、口眼㖞斜，久则患肢肌肉枯瘦，其瘫痪是由于中风而致，二者临床不难鉴别。

2. **痿证与痹证**　痹证后期，由于肢体关节疼痛，不能运动，肢体长期废用，亦有类似痿证之瘦削枯萎者。但痿证肢体关节一般不痛，痹证则均有疼痛，其病因病机、治法也不相同，应予鉴别。

◎ 要点四　辨证论治

痿证辨证，重在辨脏腑病位，审标本虚实。痿证初起症见发热、咳嗽、咽痛，或在热病之后出现肢体软弱不用者，病位多在肺；凡见四肢痿软，食少便溏，面浮，下肢微肿，纳呆腹胀，病位多在脾胃；凡以下肢痿软无力明显，甚则不能站立，腰脊酸软，头晕耳鸣，遗精阳痿，月经不调，咽干目眩，病位多在肝肾。

痿证以虚为本，或本虚标实。因感受温热毒邪或湿热浸淫者，多急性发病，病程发展较快，属实证。热邪最易耗津伤正，故疾病早期就常见虚实错杂。内伤积损，久病不愈，主要为肝肾阴虚或脾胃虚弱，多属虚证，但又常兼夹郁热、湿热、痰浊、瘀血，而虚中有实。

治疗上，《素问·痿论篇》所言"治痿者独取阳明"，是指补脾胃、清胃火、去湿热。另一方面朱丹溪用"泻南方、补北方"，是从清内热、滋肾阴方面，达到金水相生、滋润五脏的另一种方法。总的治法正如《医学心悟·痿》所云："不外补中祛湿、养阴清热而已。"

1. **热毒炽盛，气血两燔证**

证候：四肢痿软无力，伴颜面红斑赤肿，或者皮肤瘙痒，伴壮热，烦躁不宁，口渴，四肢痿软无力，咽痛，饮食呛咳，尿黄或赤，大便干，舌质红绛，苔黄燥，脉洪数。

治法：清热解毒，凉血活血。

方药：清瘟败毒饮加减。壮热者，重用石膏并加大青叶、板蓝根以清热泻火解毒；颜面红斑赤肿者，加紫草、生地榆以清热凉血解毒。

2. **肺热津伤，筋失濡润证**

证候：病起发热，或热病后突然出现肢体软弱无力，皮肤枯燥，心烦口渴，咳呛少痰，咽干不利，小便黄少，大便干燥，舌质红，苔黄，脉细数。

治法：清热润燥，养肺生津。

方药：清燥救肺汤加减。身热未退，高热，口渴汗出，重用石膏，加金银花、连翘、知母。

3. **湿热浸淫，气血不运证**

证候：四肢痿软，身体困重，或麻木、微肿，尤以下肢多见，或足胫热气上腾，或有发热，胸痞脘闷，小便短赤涩痛，苔黄腻，脉细数。

治法：清热利湿，通利筋脉。

方药：加味二妙散加减。湿邪偏盛，胸脘痞闷，肢重且肿，加厚朴、茯苓、枳壳、陈皮以理气化湿。

4. 脾胃亏虚，精微不运证

证候：肢体痿软无力，逐渐加重，食少，便溏，腹胀，面浮不华，气短，神疲乏力，苔薄白，脉细。

治法：补脾益气，健运升清。

方药：参苓白术散合补中益气汤加减。兼有血瘀者，加丹参、川芎、川牛膝。

5. 肝肾亏损，髓枯筋痿证

证候：起病缓慢，下肢痿软无力，腰脊酸软，不能久立，或伴目眩发落，咽干耳鸣，遗精或遗尿，或妇女月经不调，甚至步履全废，腿胫大肉消脱，舌红少苔，脉细数。

治法：补益肝肾，滋阴清热。

方药：大补阴煎加减。阴阳两虚可服用鹿角胶丸。

细目二 腰痛

◎ 要点一 概述

腰痛是因感受外邪，或跌仆闪挫，或肾虚引起的腰部气血运行不畅，或失于濡养，以腰部一侧或两侧疼痛为主要症状的一类病证。

◎ 要点二 病因病机

腰痛的致病原因可概括为外感、内伤两个方面。外感以感受风寒湿邪或湿热之邪为主；内伤多属肾虚。另外，由于外伤，损伤经脉，气滞血瘀亦能发生腰痛。

1. 感受寒湿 多由居处潮湿，或冒雨涉水，或劳汗当风，衣着湿冷，腰府失护，寒湿之邪乘虚而入，寒为阴邪，其性凝滞收引，既伤卫阳，又损营阴，以致腰府经脉阻遏，络脉绌急；湿邪黏腻、重着，留着筋骨肌肉，闭阻气血，寒与湿相合，致腰府经脉受阻，气血运行不畅而发腰痛。

2. 感受湿热 岁气湿热当令，或长夏之际，湿热交蒸，或湿蕴生热，湿与热合，滞于腰府，壅遏经脉引起腰痛。

3. 气滞血瘀 跌仆外伤，暴力扭转，或体位不正，腰部用力不当，或因久病导致腰部经络气血运行不畅，气血阻滞不通，瘀血留着而发生疼痛。

4. 肾亏体虚 先天禀赋不足，加之劳累太过，或久病体虚，或年老体衰，或房事不节，以致肾精亏损，腰府失养而发生腰痛。

腰为肾之府，为肾之精气所濡养。肾与膀胱相表里，足太阳经夹脊入腰中。此外，任、督、冲、带诸脉亦布其间，故内伤则不外乎肾虚。而外感风寒湿热诸邪，以湿性黏滞，最易痹着腰部，所以外感总离不开湿邪为患。内外二因，相互影响，肾虚是发病关键所在，风寒湿热之痹阻不行，常因肾虚而客，否则虽感外邪，亦不会出现腰痛。至于劳力扭伤，与血瘀有关，临床上亦不少见。

◎ 要点三 诊断和病证鉴别

（一）诊断

1. 急性腰痛，病程较短，轻微活动即可引起一侧或两侧腰部疼痛加重，脊柱两旁常有明显的按压痛。

2. 慢性腰痛，病程较长，缠绵难愈，腰部多隐痛或酸痛。常因体位不当、劳累过度、天气变化等因素而加重。

3. 本病常有居处潮湿阴冷、涉水冒雨、跌仆闪挫或劳损等相关病史。

（二）病证鉴别

本证在临床上需与腰软、肾痹相鉴别。腰软是指腰部软弱无力，一般无腰部酸痛的感觉，多见于青少年，兼见发育迟缓，表现为头项软弱，手足瘫痿，甚则鸡胸龟背等。肾痹是指腰背强直弯曲，不能屈伸，行动困难而言，多由骨痹日久发展而成。腰痛则以腰部疼痛为主。

◎ 要点四 辨证论治

腰痛的辨证首先要辨别外感与内伤，以明确

表里虚实的不同属性。若因感受外邪所致者,多起病较急,腰痛明显,伴有外感症状,其证属表属实,治疗以祛邪通络为主,并应根据寒湿、湿热的不同分别予以温散或清利;若由肾虚内伤所致者,起病较慢,腰部酸痛,多反复发作,伴有脏腑虚损的症状,其证属里属虚,治疗以补肾壮腰为主,兼以调养气血;虚实兼见者,宜辨主次轻重,标本兼顾;外伤所致者,起病急,疼痛部位固定,瘀血症状明显,其证属实,治宜活血化瘀,通络止痛。

1. 寒湿腰痛证

证候:腰部冷痛重着,转侧不利,逐渐加重,虽静卧而痛不减,遇阴雨天或腰部感寒后加重,舌质淡,苔白腻,脉沉而迟缓。

治法:散寒行湿,温经通络。

方药:甘姜苓术汤加味。寒邪甚可用制附子、细辛;温邪甚加苍术、薏苡仁。

2. 湿热腰痛证

证候:腰部弛痛,痛处伴有热感,暑湿阴雨天加重,活动后或可减轻,小便短赤,苔黄腻,脉濡数或弦数。

治法:清热利湿,舒筋止痛。

方药:四妙丸加减。小便短赤不利,舌红脉数,加栀子、萆薢、泽泻、木通以清利湿热。

3. 瘀血腰痛证

证候:腰痛如刺,痛有定处,痛处拒按,昼轻夜重,轻者俯仰不便,重者不能转侧,舌质暗紫,或有瘀斑,脉涩。部分病人有外伤、劳损史。

治法:活血化瘀,理气止痛。

方药:身痛逐瘀汤加减。兼有风湿见阴雨天加重者,加独活、秦艽;有跌仆、扭伤病史,加乳香、青皮。

4. 肾虚腰痛证

证候:腰痛隐隐,酸软为主,喜揉喜按,腿膝无力,遇劳更甚,卧则减轻,常反复发作。偏阳虚者,则少腹拘急,面色㿠白,肢寒畏冷,少气乏力,舌淡,脉沉细;偏阴虚者,则心烦失眠,口燥咽干,面色潮红,手足心热,舌红少苔,脉弦细数。

治法:偏阳虚者,宜温补肾阳;偏阴虚者,宜滋补肾阴。

方药:偏阳虚者,以右归丸为主方;偏阴虚者,以左归丸为主方。如腰痛日久不愈,无明显的阴阳偏虚者,可服用青娥丸补肾治腰痛。

中西医结合外科学

第一单元 中医外科证治概要

细目一 中医外科疾病命名与专业术语

◎ 要点一 疾病的命名原则

中医外科学多是以疾病的某一特征对外科疾病加以命名。一般是依据其发病部位、穴位、脏腑、病因、形态、颜色、特征、范围、病程、传染性等来进行。

◎ 要点二 专业术语

1. **疡** 又名外疡，是一切外科疾病的总称。疡科即外科。

2. **疮疡** 有广义和狭义之分。广义者指一切体表外科疾患；狭义者是指发于体表的化脓性疾病。

3. **肿疡** 指体表外科疾病尚未溃破的肿块。

4. **溃疡** 指一切外科疾病已溃破的疮面。

5. **胬肉** 指疮疡溃破后过度生长，高突于疮面或暴翻于疮口之外的肉芽组织。

6. **痈** 指气血被邪毒壅聚而发生的化脓性疾病。一般分为外痈和内痈两大类。外痈是指生于体表皮肉之间的化脓性疾患；内痈是生于脏腑的化脓性疾患。

7. **疽** 指气血被毒邪阻滞而发于皮肉筋骨的疾病。常见的有有头疽和无头疽两类。有头疽是发生在肌肤间的急性化脓性疾病；无头疽是指多发于骨骼或关节间等深部组织的化脓性疾病。

8. **根盘** 指肿疡基底部周围之坚硬区，边缘清楚。

9. **根脚** 指肿疡之基底根部。

10. **应指** 患处已化脓，或有其他液体，用手按压时有波动感。

11. **护场** 指在疮疡的正邪交争过程中，正气能够约束邪气，使之不至于深陷或扩散所形成的局部肿胀范围。有护场提示正气充足，疾病易愈；无护场提示正气不足，预后较差。

12. **袋脓** 溃疡疮口缩小或切口位置不当，致空腔如袋，脓液不易排出而蓄积于内，即为袋脓。

13. **痔** 痔有峙突之意，古代将生于肛门、耳道、鼻孔等九窍中的突起小肉称为痔，如鼻痔（鼻息肉）、耳痔（耳道息肉）等。由于痔的发病以肛门部最多见，故归属于肛门疾病类。

14. **漏** 指溃疡疮口处脓水淋漓不止，久不收口，犹如滴漏，包括瘘管和窦道两种不同性质的病理改变。瘘管是指体表与脏腑之间有内、外口的病理性管道，或指溃口与溃口相通的病理性管道；窦道是指深部组织通向体表的病理性盲管，一般只有外口而无内口。

15. **痰** 指发于皮里膜外、筋肉骨节之间的或软或硬、按之有囊性感的包块，属有形之征，多为阴证。

16. **结核** 即结聚成核之意，既是症状，又是病名。泛指一切皮里膜外浅表部位的病理性肿块。

17. **岩** 指病变部位的肿块坚硬如石，高低不平，固定不移，形似岩石，破溃后疮面中间凹陷较深，状如岩穴。

18. **瘤** 凡瘀血、痰饮、浊气停留于人体组织之中，聚而成形所结成的块状物，称为瘤。

19. **五善** "善"是好的征象。在病程中出现善的症状表示预后较好。"五善"包括心善、肝善、脾善、肺善、肾善。

20. **七恶** "恶"是坏的征象。在病程中出现恶的症状表示预后较差。"七恶"包括心恶、肝恶、脾恶、肺恶、肾恶、脏腑败坏、气血衰竭（脱证）。

21. **顺证** 外科疾病在其发展过程中，按顺序出现应有的症状者，称为"顺证"。

22. **逆证** 外科疾病在其发展过程中，不以顺序而出现不良的症状者，称为"逆证"。

细目二 病因病机

◎ **要点一 致病因素**

（一）外感六淫

1. **风** 风为阳邪，善行而数变，故发病迅速，多为阳证；风性燥烈，风性上行，多侵犯人体上部，如颈痈、头面丹毒等病。致病特点是：其肿宣浮，患部皮色红或不变，痛无定处，走注甚速。

2. **寒** 寒为阴邪，常侵袭人体的筋骨关节。患部特点是：多为色紫青暗，不红不热，肿势散漫，痛有定处，得暖则减，化脓迟缓。

3. **暑** 暑为阳邪，具有热微则痒、热甚则痛、热胜肉腐等特征。致病特点是：多为阳证，患部焮红、肿胀、灼热、糜烂流脓或伴滋水，或痒或痛，其痛遇冷则减。

4. **湿** 湿性趋下，重浊黏腻。冒雨涉水或居地潮湿等均可感受湿邪。在外科疾病中，湿热相兼尤为多见。外科疾病发于身体下部者多与湿邪有关。

5. **燥** 燥有凉燥与温燥之分。在外科疾病的发病过程中以温燥者居多。燥邪易伤人体阴液，侵犯皮肤，致患部干燥、枯槁、皲裂、脱屑等。

6. **火** 火为阳邪，其病一般多为阳证。患部特点是：多为发病迅速，来势迅猛，焮红灼热，肿处皮薄光亮，疼痛剧烈，容易化脓腐烂，或有皮下瘀斑。

（二）感受特殊之毒

特殊之毒包括虫毒、蛇毒、疯犬毒、药毒、食物毒、疫毒。由毒致病的特点是：一般发病迅速，有的具有传染性。

（三）外来伤害

凡跌仆损伤、沸水、火焰、寒冷及金刃竹木创伤等理化因素都可直接伤害人体，引起局部气血凝滞，郁久化热，热胜肉腐等。

（四）情志内伤

喜、怒、忧、思、悲、恐、惊等情志活动超过了人体生理活动所能调节的范围，可使体内的气血、经络、脏腑功能失调而发生外科疾病。由情志内伤所致的外科疾病常发生在肝胆经循行部位，有夹郁夹痰的临床表现。

（五）饮食不节

恣食膏粱厚味、醇酒炙煿或辛辣刺激之品，可使脾胃功能失调，湿热火毒内生，同时感受外邪则易发生痈、有头疽、疔疮等疾病。

（六）劳伤虚损

主要是指过度劳力、劳神、房事过度等因素导致脏腑气血受损，阴阳失和，使正气亏损而发生疾病。

（七）痰饮、瘀血

痰饮、瘀血都是脏腑功能失调的病理产物，在一定的条件下，又能作用于某些器官导致新的病理变化，产生继发病证。临床上痰与瘀常相兼致病，互为因果。

◎ **要点二 发病机理**

局部的气血凝滞，营气不从，经络阻塞，以

致脏腑功能失和等，是外科疾病总的发病机理。

1. **气血凝滞** 指气血生化不及或运行障碍而致其功能失常的病理变化。当致病因素造成了局部气血凝滞之后，可出现疼痛、肿胀、结节、肿块、出血、皮肤增厚、瘀斑等。

2. **经络阻塞** 局部经络阻塞是外科疾病总的发病机理之一；同时，身体经络的局部虚弱也能成为外科疾病发病的条件。

3. **脏腑失和** 人体是一个完整统一的有机体，外科疾病虽然绝大多数发于体表的皮、肉、脉、筋、骨的某一部位，但与脏腑有着一定的联系。

细目三 诊法与辨证

◎ 要点一 诊法

外科疾病的诊法同其他各科疾病的诊法一样，通过运用望、闻、问、切四诊的方法，取得临床第一手资料，对这些资料综合分析，进行辨病和辨证。

◎ 要点二 辨证

（一）阴阳辨证

阴阳辨证既是八纲辨证的总纲，又是外科疾病辨证的总纲。

1. **发病缓急** 急性发作的病属阳；慢性发作的病属阴。

2. **病位深浅** 病发于皮肉的属阳；病发于筋骨的属阴。

3. **皮肤颜色** 红活焮赤的属阳；紫暗或皮色不变的属阴。

4. **皮肤温度** 灼热的属阳；不热或微热的属阴。

5. **肿形高度** 肿胀形势高起的属阳；平塌下陷的属阴。

6. **肿胀范围** 肿胀局限，根脚收束的属阳；肿胀范围不局限，根脚散漫的属阴。

7. **肿块硬度** 肿块软硬适度，溃后渐消的属阳；坚硬如石或柔软如棉的属阴。

8. **疼痛感觉** 疼痛比较剧烈的属阳；不痛、隐痛或抽痛的属阴。

9. **脓液稀薄** 溃后脓液稠厚的属阳；稀薄或纯血水的属阴。

10. **病程长短** 阳证的病程比较短；阴证的病程比较长。

11. **全身症状** 阳证初起常伴有形寒发热、口渴、纳呆、大便秘结、小便短赤，溃后症状渐次消失；阴证初起一般无明显症状，酿脓期常有骨蒸潮热、颧红，或面白、神疲、自汗、盗汗等症状，溃后尤甚。

12. **预后顺逆** 阳证易消、易溃、易敛，预后多顺（良好）；阴证难消、难溃、难敛，预后多逆（不良）。

（二）辨肿

肿是由各种致病因素导致经络阻塞、气血凝滞而形成的体表症状。肿势的缓急、集散程度常作为判断病情虚实、轻重的依据。

1. **热肿** 肿而色红，皮薄光泽，焮热疼痛，肿势急剧。常见于阳证疮疡，如疖疔初期、丹毒等。

2. **寒肿** 肿而不硬，皮色不泽，苍白或紫暗，皮肤清冷，常伴有酸痛，得暖则舒。常见于冻疮、脱疽等。

3. **风肿** 发病急骤，漫肿宣浮，或游走不定，不红微热，或轻微疼痛。常见于痄腮、大头瘟等。

4. **湿肿** 皮肉重垂胀急，深按凹陷，如烂棉不起，浅则光亮如水疱，破流黄水，浸淫皮肤。常见于股肿、湿疮。

5. **痰肿** 肿势软如棉，或硬如馒，大小不一，形态各异，无处不生，不红不热，皮色不变。常见于瘰疬、脂瘤等。

6. **气肿** 皮紧内软，按之凹陷，放手复原，不红不热，或随喜怒消长。常见于气瘿、乳癖等。

7. **瘀血肿** 肿而胀急，病程较快，色初暗褐，后转青紫，逐渐变黄至消退，也有血肿染毒、化脓而肿。常见于皮下血肿等。

8. **郁结肿** 肿势坚硬如石，表面不平，状如岩突，推之不动，界限不清，不红不热。常见于乳岩、失荣、肾岩等。

9. **实肿** 肿势高突，根盘收束，常见于正盛邪实之疮疡。

10. **虚肿** 肿势平坦，根盘散漫，常见于正虚不能托毒之疮疡。

（三）辨肿块

肿块是指体内比较大的或体表显而易见的肿物。

1. **大小** 以厘米为单位测量肿块大小，观察肿势变化及治疗效果。

2. **形态** 常见的肿块形态特征有扁平、扁圆、圆球、卵圆、索条状、分叶状及不规则形态等。

3. **质地** 从肿块质地的软硬可判断其不同性质。

4. **活动度** 根据肿块活动度一般可确定肿块的位置。

5. **位置** 有些肿块特别需要确定其生长的位置，以决定其性质和选择不同的治疗方法。

6. **界限** 指肿块与周围组织间的关系。

7. **疼痛** 一般肿块多无疼痛，恶性肿块初期也很少疼痛。

8. **内容物** 由于肿块来源及形成或组织结构的区别，肿块内有着不同的内容物。

（四）辨结节

结节是相对肿块而言，大者为肿块，小者为结节。

（五）辨痛

痛是气血凝滞、阻塞不通的反应。通则不痛，不通则痛。

1. **疼痛原因**

（1）热痛 皮色焮红，灼热疼痛，遇冷则痛减。见于阳证疮疡。

（2）寒痛 皮色不红、不热，酸痛，得温则痛缓。见于脱疽、寒痹等。

（3）风痛 痛无定处，忽彼忽此，走注甚速，遇风则剧。见于行痹等。

（4）气痛 攻痛无常，时感抽掣，喜缓怒甚。见于乳癖等。

（5）湿痛 痛而酸胀，肢体沉重，按之出现凹陷性水肿或见糜烂流滋。见于臁疮、股肿等。

（6）痰痛 疼痛轻微，或隐隐作痛，皮色不变，压之酸痛。见于脂瘤、肉瘤。

（7）化脓痛 痛势急胀，痛无止时，如同鸡啄，按之中软应指。多见于疮疡成脓期。

（8）瘀血痛 初起隐痛、胀痛，皮色不变或皮色暗褐，或见皮色青紫瘀斑。见于创伤或创伤性皮下出血。

2. **疼痛类别**

（1）卒痛 突然发作，病势急剧，多见于急性疾患。

（2）阵发痛 时重时轻，发作无常，忽痛忽止。多见于胃肠道寄生虫病、石淋等疾患。

（3）持续痛 痛无休止，持续不减，连续不断。常见于疮疡初起与成脓时或脱疽等。

3. **疼痛性质**

（1）刺痛 痛如针刺，病变多在皮肤，如蛇串疮。

（2）灼痛 痛如烧灼，病变多在肌肤，如疖、颜面疔、烧伤等。

（3）裂痛 痛如撕裂，病变多在皮肉，如肛裂、手足皲裂较深者。

（4）钝痛 疼痛迟钝，病变多在骨与关节间，如流痰等。

（5）酸痛 痛而酸楚，病变多在关节间，如鹤膝痰等。

（6）胀痛 痛而紧张，胀满不适，如血肿、癃闭等。

（7）绞痛 痛如刀割，发病急骤，病变多在脏腑，如胆石症、石淋等。

（8）啄痛 痛如鸡啄，并伴有节律性痛，病变多在肌肉，常见于阳证疮疡化脓阶段。

（9）抽掣痛 痛时扩散，除抽掣外，并伴有放射痛，如乳岩、石瘿之晚期。

（六）辨痛与肿关系

先肿而后痛者，其病浅在肌肤，如颈痈；先痛而后肿者，其病深在筋骨，如附骨疽；痛发数处，同时肿胀并起，或先后相继者，如流注；肿势蔓延而痛在一处者，是毒已渐聚；肿势散漫而无处不痛者，是毒邪四散，其势鸱张。

（七）辨痒的原因

痒是皮肤上的一种不适感，是皮肤病主要的自觉症状，且多有不同程度的局部表现，如皮肤脱屑、潮红、丘疹、水疱、风团块等。

1. 风胜　走窜不定，遍体作痒，抓破血溢，随破随收，不致化腐，多为干性，如牛皮癣、白疕、瘾疹等。

2. 湿胜　浸淫四窜，黄水淋漓，最易沿表皮蚀烂，越腐越痒，多为湿性，如急性湿疮；或有传染性，如脓疱疮。

3. 热胜　皮肤隐疹，焮红灼热作痒，或只发于裸露部位，或遍布全身。甚则糜烂滋水淋漓，结痂成片，常不传染，如接触性皮炎。

4. 虫淫　浸淫蔓延，黄水频流，状如虫行皮中，其痒尤甚，最易传染，如手足癣、疥疮等。

5. 血虚　皮肤变厚、干燥、脱屑，很少糜烂流滋水，如牛皮癣、慢性湿疮。

（八）辨脓

脓是因皮肉之间热胜肉腐，蒸酿而成。若疮疡早期不能消散，中期常会化腐成脓。

1. 成脓的特点

（1）疼痛　阳证脓疡因正邪交争剧烈，脓液积聚，脓腔张力不断增高，压迫周围组织而疼痛剧烈。局部按之灼热痛甚，拒按明显；老年、体弱者反应迟钝，痛势缓和。阴证脓疡则痛热不甚，而酸胀明显。

（2）肿胀　皮肤肿胀，皮薄光亮为有脓。深部脓肿的皮肤变化不明显，但胀感较甚。

（3）温度　若为阳证脓疡，则局部温度增高。

（4）硬度　肿块已软为脓已成。

2. 确认成脓的方法

（1）按触法　若应指明显者为有脓。

（2）透光法　适用于指、趾部皮下及甲下的辨脓。

（3）点压法　适用于病灶处脓液很少。

（4）穿刺法　适用于脓液不多且位于组织深部。

（5）B超

3. 辨脓的部位深浅

（1）浅部脓疡　如阳证脓疡，肿块高突坚硬，中有软陷，皮薄焮红灼热，轻按即痛且应指。

（2）深部脓疡　肿块散漫坚硬，按之隐隐软陷，皮厚不热或微热，不红或微红，重按方痛。

4. 辨脓的形质、色泽和气味

（1）脓的形质　如脓稠厚者为元气充盛；淡薄者为元气较弱。

（2）脓的色泽　如黄白质稠，色泽鲜明，为气血充足，最是佳象；如黄浊质稠，色泽不净，为气火有余，尚属顺证；如黄白质稀，色泽洁净，气血虽虚，未为败象；如脓色绿黑稀薄，为蓄毒日久，有损筋伤骨之可能；如脓中夹有块者，为血络损伤。

（3）脓的气味　一般略带腥味，其质必稠，大多是顺证；脓液腥秽恶臭者，其质必薄，大多是逆证。

细目四　治　法

◎ 要点一　内治法

1. 消法　是运用不同的治疗方法和方药，使初起的肿疡邪毒不致结聚成脓，而得到消散的治法，是一切肿疡初起的治法总则。此法适用于尚未成脓的初期肿疡和非化脓性肿块性疾病以及各种皮肤疾病。

2. 托法　是用补益气血和透脓的药物，扶助正气，托毒外出，以免毒邪扩散和内陷的治疗法则。托法适用于外疡中期，即成脓期，分为补托和透托两种方法。补托法用于正虚毒盛，正气不能托毒外达，疮形平塌、根脚散漫不收、难溃难腐的虚证；透托法用于毒气虽盛而正气未衰者。

3. **补法** 是用补养的药物恢复其正气，助养其新生，使疮口早日愈合的治疗法则。此法则适用于溃疡后期，毒势已去，精神衰疲，血气虚弱，脓水清稀，肉芽灰白不实，疮口难敛。

◎ 要点二 外治法

（一）药物疗法

1. 膏药

适应证：一切外科疾病初起、成脓、溃后各个阶段。

用法：太乙膏、千捶膏均可用于红肿热痛明显之阳证疮疡，为肿疡、溃疡的通用方。

2. 油膏

适应证：适用于肿疡、溃疡、皮肤病糜烂结痂渗液不多者，以及肛门病等。

用法：肿疡期用金黄膏、玉露膏清热解毒、消肿止痛、散瘀化痰，适用于疮疡阳证。冲和膏有活血止痛、疏风祛寒、消肿软坚的作用，适用于半阴半阳证。回阳玉龙膏有温经散寒、活血化瘀的作用，适用于阴证。溃疡期可选用生肌玉红膏、红油膏、生肌白玉膏等。

3. 箍围药

适应证：凡外疡不论初起、成脓或溃后，肿势散漫不聚而无集中之硬块者。

用法：金黄散、玉露散可用于红肿热痛明显的阳证疮疡；疮形肿而不高，痛而不甚，微红微热，属半阴半阳证者，可用冲和散；疮形不红不热、漫肿无头，属阴证者，可用回阳玉龙散。

4. 草药

适应证：一切外科疾病之阳证，具有红肿热痛者；创伤浅表出血；皮肤病的止痒；毒蛇咬伤等。

用法：蒲公英、紫花地丁、马齿苋、芙蓉花叶、七叶一枝花、丝瓜叶等，有清热解毒消肿之功，适用于阳证肿疡。旱莲草、白茅花、丝瓜叶等有止血之功，适用于浅表创伤之止血。徐长卿、蛇床子、地肤子、泽漆、羊蹄根等有止痒作用，适用于急、慢性皮肤病。半边莲捣汁内服，药渣外敷伤口周围，治毒蛇咬伤等。

5. 掺药

（1）消散药 适用于肿疡初起而肿势局限尚未成脓者。阳证用阳毒内消散、红灵丹；阴证用阴毒内消散、桂麝散。

（2）提脓祛腐药 适用于溃疡初期，脓栓未溶，腐肉未脱，或脓水不净，新肉未生的阶段。提脓祛腐的主药是升丹，因药性太猛，须加赋形药使用，常用的有九一丹、八二丹、七三丹、五五丹、九黄丹等。

（3）腐蚀药与平胬药 适用于肿疡脓未溃时，痔疮、瘰疬、赘疣、息肉等病。常用药物如白降丹，适用于溃疡疮口太小、脓腐难去者。枯痔散一般用于痔疮。腐蚀药一般含有汞、砒成分，腐蚀力较大，在应用时必须谨慎。

（4）祛腐生肌药 适用于溃疡日久，腐肉难脱，新肉不生；或腐肉已脱，新肉不长，久不收口者。回阳玉龙散用于溃疡阴证；月白珍珠散、拔毒生肌散用于溃疡阳证；黄芪六一散、回阳生肌散用于溃疡虚证。

（5）生肌收口药 用于疮疡溃后，脓水将尽，或腐肉已脱、新肉不生，收口较慢者。常用的生肌收口药有生肌散、八宝丹等。

（6）止血药 适用于溃疡或创伤小而出血者。溃疡出血用桃花散，创伤性出血用如圣金刀散，云南白药既可用于溃疡出血，也可用于创伤性出血。

（7）清热收涩药 适用于一切皮肤病急性发作或亚急性皮炎而渗液不多者。常用的有青黛散、三石散等。

6. 酊剂 适用于疮疡未溃及皮肤病等。红灵酒有活血、消肿、止痛之功，用于冻疮、脱疽未溃之时；10%土槿皮酊、复方土槿皮酊有杀虫、止痒之功，适用于鹅掌风、灰指甲、脚湿气等；白屑风酊有祛风、杀虫、止痒之功，适用于面游风。

7. **洗剂** 适用于急性、过敏性皮肤病，如酒齄鼻和粉刺等。三黄洗剂有清热止痒之功，用于一切急性皮肤病，如湿疮、接触性皮炎等；颠倒散洗剂有清热散瘀之功，用于酒齄鼻、粉刺。

（二）手术疗法

1. **切开法** 适用于一切外疡，不论阴证、阳证，确已成脓者。

2. **火针烙法** 适用于甲下瘀血、四肢深部脓疡、疖、痈、赘疣、息肉以及创伤出血等。

3. **砭镰法** 适用于急性阳证疮疡，如下肢丹毒、红丝疔、疖疮痈肿初起、外伤瘀血肿痛、痔疮肿痛等。

4. **挑治疗法** 适用于内痔出血、肛裂、脱肛、肛门瘙痒、颈部多发性疖肿等。

5. **挂线法** 适用于疮疡溃后脓水不净，经内服、外敷等治疗无效而形成瘘管或窦道者；或疮口过深，或生于血络丛处，而不宜采用切开手术者。

6. **结扎法** 适用于瘤、赘疣、痔、脱疽等病，以及脉络断裂引起的出血之症。

（三）其他疗法

1. **引流法** 包括药线引流、导管引流和扩创引流等。

2. **垫棉法** 适用于溃疡脓出不畅有袋脓者，或疮孔窦道形成、脓水不易排尽者，或溃疡脓腐已尽、新肉已生，但皮肉一时不能黏合者。

3. **药筒拔法** 适用于有头疽坚硬散漫不收，脓毒不得外出；或脓疡已溃，疮口狭小，脓稠难出，有袋脓者；或毒蛇咬伤，肿势迅速蔓延，毒水不出者；或反复发作的流火等。

4. **针灸法** 针法适用于瘰疬、乳痈、乳癖、湿疮、瘾疹、蛇串疮、脱疽、内痔术后疼痛、排尿困难等。灸法适用于肿疡初起坚肿，特别是阴寒毒邪凝滞筋骨而正气虚弱，难以起发，不能托毒外达者；或溃疡久不愈合，脓水稀薄，肌肉僵化，新肉生长迟缓者。

5. **熏法** 适用于肿疡、溃疡。

6. **熨法** 适用于风寒湿痰凝滞筋骨肌肉等证，以及乳痈的初起或回乳。

7. **热烘疗法** 适用于鹅掌风、慢性湿疮、牛皮癣等皮肤干燥、瘙痒之症。

8. **溻渍法** 适用于阳证疮疡初起和溃后、半阴半阳证及阴证疮疡。

9. **冷冻疗法** 适用于瘤、赘疣、痔核、痣、早期皮肤癌等。

10. **激光疗法** 二氧化碳激光适用于瘤、赘疣、痔核、痣、部分皮肤良、恶性疾病等。氦氖激光适用于疮疡初起及僵块、溃疡久不愈合、皮肤瘙痒症、蛇串疮后遗症、油风等。

第二单元　无菌术

细目一　概　述

◎ 要点一　无菌术、灭菌、消毒定义

无菌术是为了预防伤口的感染，针对感染来源所采取的一系列预防措施，由灭菌法、抗菌法和一定的操作规则及管理制度所组成。

灭菌是指杀灭一切活的微生物。

消毒是指杀灭病原微生物和其他有害微生物，并不要求清除或杀灭所有微生物（如芽孢等）。

◎ 要点二　灭菌与消毒的方法

1. **机械的方法** 包括手术区域的准备等。虽然达不到灭菌的目的，但为随后采用的具体措施提供必备的条件，如手术区域皮肤的准备。

2. **物理的方法** 有高温、紫外线、红外线、电离辐射、真空及微波等。其中，医院常用的是高温灭菌法。

3. **化学的方法** 利用化学药品杀灭微生物。用于消毒灭菌的化学药品称为消毒剂。消毒剂在低浓度下虽不能杀灭微生物，但可抑制微生物的生长繁殖，起到防腐作用，此时也称作防腐剂。由于两者吸收后对人体有害，所以一般仅用于环境消毒或外用。

细目二 手术器械、物品、敷料的消毒与灭菌

◎ 要点一 化学消毒法

1. **药物浸泡消毒法**

（1）2%中性戊二醛水溶液 常用于刀片、剪刀、缝针及显微器械的消毒，还须加入0.5%亚硝酸钠防锈。

（2）70%~75%酒精 用途与戊二醛水溶液相同，目前较多用于已消毒过的物品浸泡，以维持消毒状态。

（3）10%甲醛溶液 适用于输尿管导管、塑料类、有机玻璃的消毒。

（4）0.1%苯扎溴铵（新洁尔灭）溶液 消毒效果不及戊二醛水溶液，目前常用于已消毒过的持物钳的浸泡。

（5）0.1%氯己定（洗必泰）溶液 抗菌作用较新洁尔灭强。

注意：浸泡时间均为30分钟。0.1%新洁尔灭或洗必泰每1000mL中应加入亚硝酸钠5g，可以防止金属生锈。

2. **甲醛气体熏蒸法** 适用于不宜浸泡且不耐高温的器械和物品的消毒。如丝线、纤维内窥镜、精密仪器、手术照明灯、电线等。熏蒸1小时以上才可达到消毒目的。灭菌时间为6~12小时。

3. **环氧乙烷（过氧乙酸）熏蒸法** 适用于各种导管、仪器及器械的消毒。目前使用的环氧乙烷灭菌箱，维持6小时即可达灭菌效果。

◎ 要点二 物理灭菌法

1. **高压蒸汽灭菌法** 是目前应用最普遍且效果可靠的灭菌方法。一般当蒸汽压力达到102.97~137.2kPa（1.05~1.40kg/cm^2）时，温度能提高到121~126℃，持续30分钟，即可杀死包括细菌芽孢在内的一切细菌，达到灭菌目的。

本法适用于能耐受高温的物品，如金属器械、玻璃、搪瓷器皿、敷料、橡胶、药液等的灭菌。灭菌后的物品一般可保存2周，若过期须重新灭菌。

2. **煮沸灭菌法** 是一种较简便、可靠的常用灭菌方法。采用煮沸灭菌器，或铝锅洗净去脂污后，可作煮沸灭菌用。适用于金属器械、玻璃、橡胶类物品。在正常压力下，在水中煮沸至100℃，持续15~20分钟能杀灭一般细菌，持续煮沸1小时以上，可杀灭带芽孢的细菌。

3. **干热灭菌法** 是利用酒精火焰或使用干热灭菌器的热力灭菌方法。可用于金属器械的灭菌，但有损于器械的质量，易使锐利器械变钝，不宜常用。

细目三 手术人员和病人手术区域的准备

◎ 要点一 手术人员的准备

1. **一般准备** 进手术室前，在更衣室更换手术室准备的清洁鞋、衣、裤。戴好口罩，帽子要遮住全部头发，口罩遮盖口、鼻，剪短指甲。脱去袜子，穿无袖内衣。手臂皮肤有破损或化脓性感染者，不能参加手术。

2. **手臂消毒法** 肥皂刷手法是经典的手臂消毒方法，但目前逐渐被应用新型灭菌剂的刷手法所代替，包括碘尔康刷手法、聚烯吡酮碘手臂消毒法、灭菌王刷手法、紧急手术简易洗手法。

3. **穿无菌手术衣和戴无菌手套的方法** 穿无菌手术衣：取手术衣，双手抓住衣领两端内

面，提起轻轻抖开，使有腰带的面朝外，将手术衣向上轻掷起，顺势将两手向前伸入衣袖内，让台下人员从身后协助拉好，使双手露出袖口，然后双臂交叉，稍弯腰使腰带悬空，提起腰带直身向后递带，仍由别人在身后将腰带及背部衣带系好。

戴无菌干手套：先穿无菌手术衣，用手套袋内的无菌滑石粉包轻轻敷擦双手，使之光滑。用左手自手套袋内捏住两只手套的翻折部提出手套，使两只手套拇指相对。先将右手插入右手手套内，再将戴好手套的右手2~5指插入左手套的翻折部内，让左手插入左手套中，然后将手套翻折部翻回，套压住手术衣袖口。

◎ 要点二 病人手术区域的准备

1. **手术前皮肤准备** 目的是尽可能消灭或减少切口处及其周围皮肤上的细菌。择期手术，于术前1日洗澡或床上擦澡，更换清洁的衣裤。手术区皮肤的毛发应剃除。皮肤上若有较多油脂或胶布粘贴的残迹，可先用汽油或松节油拭去。

2. **手术区皮肤消毒** 用消毒液由手术区中心部向周围涂擦，进行皮肤消毒2遍。目前常用的消毒液是0.5%碘伏溶液。对碘过敏者，可以改用0.1%新洁尔灭溶液。消毒范围应包括手术切口周围15cm的区域。消毒步骤为自上而下，自切口中心向外周，涂擦时应稍用力，方向应一致，不可遗漏空白或自外周返回中心部位。对感染伤口或肛门等处手术，则应自手术区外周逐渐涂向感染伤口或会阴肛门处。

3. **手术区铺无菌巾** 皮肤消毒后，为隔离其他部位，仅显露手术切口必需的皮肤区，减少切口污染机会，应铺置无菌巾单。小手术只覆盖一块中央部为两层的洞巾即可。对较大的手术，应根据手术部位及性质而定。原则上是除手术野外，至少要有2层无菌布单遮盖。如腹部手术，用4块无菌巾，每块在长方形巾的长边双折1/4~1/3宽，铺时靠切口侧。通常应先铺操作者对侧，或先铺相对不洁区，如靠近会阴部的下侧，这两块铺巾顺序有时允许颠倒，然后铺切口上侧，最后铺靠近操作者的一侧。因操作者此时尚未穿无菌手术衣，应避免自身触碰所铺的无菌巾，再用巾钳夹住无菌巾的各交角处，以防止移动。无菌巾铺置时，操作者的手切勿触碰病人皮肤，且不得任意移动无菌巾，如位置不准确，只允许由手术区向外移，而不应向内移。然后根据手术需要，再铺中单、大孔单等。大孔单的头端应盖过麻醉架，两侧和足端部位下垂超过手术床边缘30cm以上。第一助手消毒、铺单后，重新泡手，然后穿无菌手术衣和戴无菌手套参加手术。

第三单元 麻 醉

细目一 概 述

◎ 要点一 麻醉方法的分类

1. **全身麻醉**

（1）吸入麻醉 麻醉药经口鼻进入，通过呼吸道到达肺泡内，再进入血液循环，最终使中枢神经系统受到抑制而产生麻醉作用。

（2）非吸入性麻醉 麻醉药由静脉、肌内注射或直肠灌注等方法进入体内，从而使中枢神经系统受到抑制。目前临床上主要采用静脉麻醉。

2. **局部麻醉** 利用阻滞神经传导的药物，使麻醉作用局限于躯体某一局部，局部的痛觉消失，同时运动神经被阻滞，产生肌肉运动减弱或完全松弛。局部麻醉可分为表面麻醉、局部浸润麻醉、区域阻滞麻醉、神经阻滞麻醉。

3. **椎管内麻醉** 将局部麻醉药注入椎管内，使部分脊神经被阻滞，从而使脊神经所支配的相应区域产生麻醉。根据注射间隙不同，可分为蛛网膜下腔阻滞麻醉和硬脊膜外腔阻滞麻醉。

4. **针刺镇痛与辅助麻醉** 是根据中医针刺腧穴止痛的经验而发展起来的一种方法。目前最常用的是体针和耳针麻醉。

5. **复合麻醉** 同时使用多种麻醉药物和麻醉方法，使其互相配合，从而取得较单一麻醉方法更好的效果，称为复合麻醉。

◎ 要点二　麻醉方法的选择

麻醉方法选择的原则有以下四点：

1. 充分估计病人的病情和一般情况

（1）对病情重、一般情况差的病人，应选择对全身影响小、并发症少的麻醉方法，如针刺麻醉、局部麻醉等。

（2）对精神紧张、不能自控的病人，最好采用全身麻醉或在基础麻醉下行局部或部位麻醉。

（3）对老年、小儿、孕产妇，因有生理性改变，麻醉方法选择应与一般病人有所不同。

（4）对合并慢性疾病者，选择麻醉时，应根据具体情况酌情选定。

2. 根据手术需要

（1）根据手术部位选择麻醉方法。

（2）根据手术是否需要肌肉松弛进行选择。

（3）根据手术创伤或刺激大小以及出血的多少进行选择。

（4）根据手术时间的长短合理选择。

（5）根据病人的体位是否影响呼吸和循环进行具体选择。

（6）根据手术可能发生的意外进行对应选择。

3. 按麻醉药和麻醉方法本身的特点进行选择 各种麻醉药和麻醉方法都有各自的特点和适应证、禁忌证，原则上简单的手术不宜采用复杂的麻醉方法。

4. 麻醉者的技术和经验 原则上应先采用安全性较大的和比较容易操作的麻醉方法。

细目二　麻醉前准备与用药

◎ 要点一　麻醉前准备

1. 麻醉前1~2天应访视病人，目的在于获得有关病史、体检和精神状态的资料；让病人了解有关的麻醉问题，解除病人的焦虑心理。

2. 对病人耐受麻醉手术的程度作出客观判断，并运用国际通用ASA分级，确定麻醉前的病情分级。

ASA病情分级标准

分级	标准
Ⅰ	体格健康，发育营养良好，各器官功能正常
Ⅱ	除外科疾病外，有轻度并存疾病，功能代偿健全
Ⅲ	并存疾病较严重，体力活动受限，但尚能应付日常活动
Ⅳ	并存病严重，丧失日常活动能力，经常面临生命威胁
Ⅴ	无论手术与否，生命难以维持24小时的濒死病人
Ⅵ	确诊为脑死亡，其器官拟用于器官移植手术供体

注：急症手术病例，在相应的级数后加注"急"或"E"字样。

◎ 要点二　麻醉前用药

1. 麻醉前用药目的

（1）解除精神紧张和心理恐惧，达到术前安睡或嗜睡状态。

（2）控制不良反应，降低基础代谢，减少氧耗量，减少呼吸道腺体分泌，利于麻醉顺利诱导。

（3）提高痛阈，增强麻醉效果，减少麻醉药用量，利于麻醉维持。

（4）对抗麻醉药的不良反应，降低麻醉药的毒性。

2. 麻醉前用药

（1）**催眠药** 主要抑制大脑皮层，起镇静催眠、对抗局麻药毒性反应和降低局麻药过量惊厥发生率等作用。常用的药物为巴比妥类药。

（2）**麻醉性镇痛药** 具有提高痛阈，增强麻醉镇痛效果，缓解术前各种疼痛，以及稳定情绪，减轻恐惧和镇静入睡等功效。常用药有吗啡、哌替啶、芬太尼和镇痛新等。

（3）镇静安定药　具有抗焦虑和控制情绪紧张等功效，可增强催眠药、麻醉药和镇痛药的作用，降低基础代谢，预防术中恶心、呕吐以及中枢性肌肉松弛等作用。常用的药物有苯二氮䓬类，如地西泮、咪达唑仑等；丁酰胺苯类，如氟哌利多、氟哌啶醇等；吩噻嗪类，如氯丙嗪、异丙嗪等。

（4）抗胆碱类药　具有抑制呼吸道腺体分泌，保持呼吸道通畅，削弱迷走神经不良反应和维持呼吸、循环正常功能等功效。此外还有对抗吗啡类药产生的抑制呼吸和恶心、呕吐副效应的作用。常用药有阿托品和东莨菪碱等。

（5）特殊药物　根据术前不同的病情需要使用相应的药物，如合并支气管哮喘者，或有过敏史者，可加用抗组胺药；合并糖尿病者，应用胰岛素；高热者用解热药等。

细目三　局部麻醉

◎ 要点一　常用局麻药

1. 常用酯类局麻药有普鲁卡因、丁卡因等，酰胺类局麻药有利多卡因、布比卡因、罗哌卡因等。

2. 临床上常依据局麻药的作用时间长短分为短效、中效和长效局麻药。短效者有普鲁卡因等，中效者有利多卡因等，长效者有丁卡因、罗哌卡因和布比卡因等。

◎ 要点二　局部麻醉方法和临床应用

（一）黏膜表面麻醉

用渗透性强的局麻药与黏膜接触，产生黏膜痛觉消失的方法，称为黏膜表面麻醉，亦称为黏膜麻醉。常用于眼、鼻腔、咽喉、气管及尿道等部位的表浅手术或内镜检查术。常用的表面麻醉药有0.5%~2%丁卡因、2%~4%利多卡因。

（二）局部浸润麻醉

沿手术切口线分层注射局麻药，以阻滞组织中的神经末梢，称局部浸润麻醉。局部浸润麻醉适用于各类中小型手术，亦适用于各种封闭治疗和特殊穿刺的局部止痛。常用于浸润麻醉的局麻药为普鲁卡因、利多卡因，一般用0.5%~2%的溶液。

（三）区域阻滞麻醉

在手术部位的周围和基底部浸润局麻药，以阻滞进入手术区域的神经支和神经末梢，称区域阻滞麻醉。本法最适用于皮下小囊肿摘除，浅表小肿块活检，舌、阴茎或带蒂肿块等手术和乳腺手术。常用局麻药与浸润麻醉相同。

（四）神经阻滞麻醉

将局麻药注射于神经干的周围，使该神经干所支配的区域产生麻醉，称神经阻滞麻醉。

1. 颈丛神经阻滞　适合于颈部甲状腺次全切除术、甲状腺腺瘤摘除和气管、喉等手术。

2. 臂丛神经阻滞　常用方法有3种：

（1）肌间沟径路穿刺法　本法的阻滞范围广，可阻滞肩关节到手，但可能出现尺侧阻滞不全。

（2）锁骨上径路穿刺法　本法的阻滞范围主要在上臂、前臂和手。

（3）腋窝径路穿刺法

◎ 要点三　局麻药的不良反应与防治

（一）中毒反应

1. 临床表现　主要发生在中枢神经系统和心血管系统。局麻药对中枢神经系统呈下行性抑制，临床上常首先出现过度兴奋状态，如恐惧不安、躁狂、语无伦次、头晕目眩、视力模糊、恶心呕吐、寒战及惊厥等。而后则迅速进入严重抑制阶段，出现昏迷甚至呼吸停止。局麻药对心血管的抑制表现为心肌收缩无力，心排血量减少，动脉血压下降，房室传导阻滞，甚至出现心房颤动或心搏停止。

2. 预防

（1）麻醉前给巴比妥类药，有减少局麻药中毒的功效。

（2）严格控制局麻药剂量，不得超过一次使用最大量。

（3）使用最低有效浓度的局麻药。

（4）局麻药中加用1∶20万的肾上腺素。

（5）采取边注射边回抽的用药方法，严防注入血管。

（6）全身情况不良或在血运丰富区注药，应酌情减量。

3. 治疗

（1）出现中枢兴奋或惊厥时，用苯巴比妥钠0.1g肌内注射，或安定10mg静注，或用2.5%硫喷妥钠3~5mL缓慢注射，可重复注射直到惊厥解除。必要时考虑用肌松剂以控制惊厥，同时施行气管内插管。

（2）呼吸抑制者，用面罩吸高浓度氧或气管内插管行人工呼吸供氧。

（3）心血管功能抑制者，应用血管活性药和静脉补液维持有效循环，加强血压、脉搏、心电图监测，作好心、肺、脑复苏的准备工作，一旦呼吸心跳骤停，需及时抢救。

（二）过敏反应

1. 临床表现　皮肤黏膜出现皮疹或荨麻疹，并有结合膜充血和脸面浮肿等；血管神经性水肿，表现在喉头、支气管的黏膜水肿和痉挛，可出现支气管哮喘和呼吸困难；严重时可出现过敏性休克。

2. 预防

（1）术前要明确病人有无局麻药应用史和过敏史。

（2）采用酯类局麻药时，术前应常规做普鲁卡因皮试。

3. 治疗

（1）病情急剧者，先用肾上腺素0.5~1mg皮下或肌注。

（2）应用肾上腺皮质激素，以改善血管通透性。

（3）支气管哮喘发作时，应用氨茶碱250~300mg静脉缓注。

（4）喉头水肿时，应及时吸氧；呼吸困难时，应及时行气管切开。

（5）过敏性休克时，应紧急综合治疗。

（三）特异质反应

当用小剂量局麻药而出现严重中毒征象时，称特异质反应，亦称高敏反应。一旦发生，应按中毒反应处理。

细目四　椎管内麻醉

◎ 要点一　蛛网膜下腔麻醉

（一）适应证与禁忌证

1. 适应证

（1）下腹部及盆腔手术。

（2）下肢手术。

（3）肛门及会阴部手术。

2. 禁忌证

（1）中枢神经系统进行性疾病，如多发性脊髓硬化症、脑膜炎、进行性脊髓前角灰白质炎、脊髓转移癌等。

（2）全身严重性感染或穿刺部位有炎症感染，为防止将炎症导入蛛网膜下腔引起急性脑脊髓膜炎而应禁用。

（3）老年人、消瘦、体弱、高血压、严重贫血等，因循环代偿功能显著减弱，容易出现血压急剧下降，应慎用或禁用。

（4）低血容量休克，在血容量未补足的情况下，应禁用。

（5）妊娠、腹部巨大肿瘤、严重腹水等，因腹腔内压增高及腹腔内血管扩张，容易出现循环骤变，且阻滞平面难以有效控制者，应禁用。

（6）脊柱畸形或严重腰背痛者应禁用。

（二）并发症及处理

1. 术后头痛　为常见并发症，原因尚不完全清楚。一旦发生头痛，要绝对平卧，以降低脑脊液压力，减少脑脊液外渗。头痛者可针刺治疗，并服用止痛药。

2. **腰背痛** 一旦出现腰背痛，可行红外线照射物理治疗，再配以推拿和药物治疗。

3. **尿潴留** 解除病人顾虑，消除紧张情绪，鼓励自行排尿；针刺中极、关元、气海、三阴交等穴；1%普鲁卡因长强穴封闭；严重者可行导尿术。

4. **下肢瘫痪** 一旦发生，要积极治疗，如使用 B 族维生素药物、针灸、推拿等。

◎ 要点二　硬膜外麻醉

（一）适应证与禁忌证

1. **适应证** 适用于胸壁、上肢、下肢、腹部和肛门会阴区各部位的手术，亦适用于颈椎病、腰背痛及腿痛等急、慢性疼痛的治疗。

2. **禁忌证**

（1）严重休克或出血未能纠正者。

（2）穿刺部位有感染或全身严重感染者。

（3）中枢神经系统疾病。

（4）凝血机制障碍性疾病。

（5）低血压或严重高血压。

（6）慢性腰背痛或术前有头痛史。

（7）脊柱畸形或脊柱类风湿关节炎。

（8）精神病而不能合作者。

（二）并发症及处理

1. **术中并发症** 全脊髓麻醉、局麻药的毒性反应、血压下降、呼吸抑制、恶心呕吐等。

2. **术后并发症** 神经损伤、硬膜外血肿、硬膜外脓肿、脊髓前动脉综合征等。

细目五　全身麻醉

◎ 要点一　分类

根据全麻药进入人体的途径不同，全麻可分为吸入麻醉和非吸入麻醉两大类。非吸入麻醉中包括静脉麻醉、肌内注射麻醉和直肠灌注麻醉等，临床上主要施用静脉麻醉。

◎ 要点二　并发症及处理

1. **喉痉挛** 用面罩加压吸氧，必要时行环甲膜穿刺吸氧，严重时可静注琥珀酰胆碱 50~100mg 后施行气管内插管。

2. **呼吸停止** 用麻醉机面罩给氧人工呼吸，若呼吸仍不恢复，应施行紧急气管内插管。一旦继发心跳停止，立即心肺复苏。

3. **血压下降** 吸氧，保持呼吸通畅，在此基础上用麻黄素 15~30mg 静注或肌注升压，或 50%葡萄糖 80~100mL 静注，并适当加快输液。

细目六　气管内插管与拔管术

◎ 要点一　气管内插管适应证

1. 颌面、颈部、五官等需全麻大手术。

2. 开胸手术，需要肌肉松弛而使用肌肉松弛剂的上腹部或其他部位手术。

3. 急性消化道梗阻或急症饱食病人的手术。

4. 颅脑外科全麻手术。

5. 异常体位的全麻手术。

6. 颈部巨大包块，纵隔肿瘤或极度肥胖病人的手术。

7. 手术区位于或接近上呼吸道的全麻手术。

8. 低温或控制性低血压手术。

9. 急救与复苏。

◎ 要点二　拔管术指征

1. 病人完全清醒，呼之有明确反应。

2. 呼吸道通气量正常，肌张力完全恢复。

3. 吞咽反射、咳嗽反射恢复。

4. 循环功能良好，血氧饱和度正常。

第四单元 体液与营养代谢

细目一 体液代谢的失调

◎ 要点一 水和钠的代谢紊乱

正常人的血清钠浓度为136~145mmol/L。细胞外液中,钠是最主要的电解质,其平衡规律是"多进多排,少进少排,不进不排"。

(一)等渗性缺水

等渗性缺水又称急性缺水或混合性缺水,是指血钠浓度正常而细胞外液容量减少的一种缺水。其特点是水和钠按其在血液中的正常比例一同丢失,无钠盐浓度及渗透压的明显改变,以细胞外液(包括循环血量)迅速减少为突出表现。

1. 病因

(1)消化液的急性丢失,如大量呕吐、腹泻、肠瘘等。

(2)体液在所谓"第三间隙"中积聚,如肠梗阻、急性弥漫性腹膜炎、腹膜后感染等病变时,大量体液聚积于肠腔、腹腔或软组织间隙。

(3)大面积烧伤,早期大量渗液。

2. 临床表现 根据缺水缺钠程度,将等渗性缺水分为三度。

(1)轻度 缺水症状为口渴、少尿;缺钠症状有厌食、恶心、肢体软弱无力。体液丧失占体重的2%~4%。

(2)中度 当体液大量迅速丧失达体重的4%~6%(相当于细胞外液的25%)时,可呈现血容量不足征象,表现为脉搏细快,肢端湿冷,"三陷一低"即眼窝下陷、浅表静脉瘪陷、皮肤干陷(弹性差),血压降低或不稳。

(3)重度 当体液继续丢失达体重的6%~7%(相当于细胞外液的30%~35%)时,即可出现休克。常伴有代谢性酸中毒。

3. 治疗

(1)积极治疗原发病,以减少水和钠的继续丧失。

(2)补液补钠。

按临床表现估计:例如患者体重60kg,有脉搏细速、血压下降等症状,表示细胞外液的丧失量约占体重的5%,则补液量为3000mL,可输等渗盐水或平衡液。

按红细胞比容计算:补等渗盐水量(mL)=红细胞比容上升值/红细胞比容正常值×体重(kg)×0.25(细胞外液占体重的20%)

补液补钠方法:一般临床上先补给计算量的1/2~2/3,再加上每日NaCl需要量4.5g及水2000mL。

(二)高渗性缺水

高渗性缺水又称原发性缺水,是指细胞外液减少并呈现高钠血症的一种缺水。其特点是水、钠同时损失,但失水多于失钠;细胞外液减少但渗透压升高,细胞内液缺水程度超过细胞外缺水。临床以口渴为特征性表现。

1. 病因

(1)水摄入不足 如口腔、咽、食管疾病伴吞咽困难、危重以及昏迷病人给水不足。

(2)水分丢失过多 高热或高温环境大量出汗,或烧伤暴露疗法等。

(3)输入过多高渗溶液 鼻饲要素饮食、静脉高营养等。

2. 临床表现 根据失水程度,临床上将高渗性缺水分为三度:

(1)轻度缺水 失水量占体重的2%~4%。除口渴外,无其他症状。

(2)中度缺水 失水量占体重的4%~6%。极度口渴,乏力,眼窝明显凹陷,唇舌干燥,皮肤弹性差,心率加速,尿少,尿比重增高。

（3）重度缺水　失水量占体重的6%以上。除有上述症状外，可出现烦躁、谵妄、昏迷等脑功能障碍症状，血压下降乃至休克，少尿乃至无尿及氮质血症等。

3. 治疗

（1）积极治疗原发病，尽早解除缺水或失液的原因。

（2）补液量根据失水程度，可按体重百分比的丧失量来估计，成人每丧失体重的1%补液400~500mL；也可根据血钠浓度计算：

补液量（mL）=［血钠测定值（mmol/L）-142］×体重（kg）×4（女性为3，儿童为5）

（三）低渗性缺水

低渗性缺水又称慢性缺水或继发性缺水，是指细胞外液减少的低钠血症。其特点是水、钠同时丧失，但失钠多于失水。主要是细胞外液的减少。

1. 病因

（1）胃肠道消化液长时间持续丧失，如反复呕吐、腹泻、胆胰瘘、胃肠道长期负压吸引或慢性肠梗阻，钠随消化液大量丧失，补液不足或仅补充水分。

（2）大创面慢性渗液。

（3）大量应用排钠性利尿剂（如噻嗪类、依他尼酸等）时，未注意适量补充钠盐。

（4）急性肾功能衰竭多尿期、失盐性肾炎、肾小管性酸中毒、Addison病等肾脏排钠增多，又补充了水分。

2. 临床表现　根据缺钠程度，临床上可把低渗性缺水分为三度：

（1）轻度缺钠　每千克体重缺钠相当于氯化钠0.5g，血清钠<135mmol/L。患者感觉乏力、头昏、手足麻木，但无口渴感，尿量正常或稍多，尿钠、氯减少，尿比重低。

（2）中度缺钠　每千克体重缺钠相当于氯化钠0.5~0.75g，血钠<130mmol/L，病人除上述症状外，尚有厌食、恶心、呕吐，脉搏细速，血压不稳定或下降，脉压变小，浅静脉萎陷，视力模糊，站立性晕倒。尿少，尿中几乎不含钠和氯。

（3）重度缺钠　每千克体重缺钠相当于氯化钠0.75~1.25g，血钠<120mmol/L。除有上述中度缺钠症状外，还有肌痉挛性抽痛、腱反射减弱或消失，病人神志不清、木僵乃至昏迷。常伴有严重休克、少尿或无尿。尿素氮升高。

3. 治疗

（1）积极处理致病原因。

（2）补液量估算方法：

根据临床缺钠程度估算：例如体重60kg病人，判断为中度缺钠，估计每千克体重丧失氯化钠0.5g，则应补氯化钠30g。

根据血钠浓度计算：补钠（NaCl）量（g）=［142-血钠测定值（mmol/L）］÷17×体重（kg）×0.6（女性为0.5）

按钠盐1g=17mmol Na^+ 计算氯化钠的量。

（3）补液补钠的方法。一般临床上先补给计算量的一半，再加上每日氯化钠需要量4.5g，其余一半的钠可在次日补给。之后根据计算所得的补钠量再给予调整，结合病情决定是否需要继续补充高渗盐水或改用等渗盐水。

◎ **要点二　钾的异常**

血清钾正常值为3.5~5.5mmol/L。钾是细胞内液中的主要阳离子，体内总钾量的98%存在于细胞内。钾的平衡规律是"多进多排，少进少排，不进也排"。

（一）低钾血症

血清钾<3.5mmol/L为低钾血症。

1. 病因

（1）钾摄入不足　长期禁食而未予以补钾或补钾不够。

（2）钾丢失过多　呕吐、腹泻、长期胃肠引流或消化道外瘘等造成钾的大量丢失；使用排钾性利尿剂、失钾性肾病（急性肾衰多尿期、肾小管酸中毒等）；原发性或继发性醛固酮增多症和皮质醇增多症等使尿钾排出过多。

（3）钾在体内分布异常　体内总钾量并未减少，而是血清钾向细胞内转移，见于家族性低钾性周期性麻痹、应用大剂量胰岛素及葡萄糖静脉滴注、急性碱中毒、棉酚中毒等。

2. 临床表现 轻度低钾可无明显症状；当血清钾<3mmol/L时，即可出现症状。

（1）神经肌肉症状 表情淡漠、倦怠嗜睡或烦躁不安；肌肉软弱无力，腱反射迟钝或消失，眼睑下垂，后延及躯干四肢；当血清钾<2.5mmol/L时，可出现软瘫、呼吸无力、吞咽困难。

（2）消化系统症状 表现为食欲不振、纳差、口苦、恶心、呕吐、腹胀等，重者可出现肠麻痹。

（3）循环系统症状 低钾可引起心肌兴奋性、自律性增高，传导性降低。表现为心悸、心动过速、心律失常、传导阻滞，严重时出现室颤，心跳停止于收缩状态。

（4）泌尿系统症状 慢性失钾可影响肾小管功能，使之对抗利尿激素不敏感，导致肾脏浓缩功能障碍，出现多饮、多尿、夜尿增多，严重时出现蛋白尿和颗粒管型。可因膀胱收缩无力而出现排尿困难。

（5）对酸碱平衡的影响 低钾时，细胞内K^+移至细胞外，细胞外H^+移入细胞内，细胞内液H^+浓度增加，而细胞外H^+浓度降低，出现细胞内酸中毒和细胞外碱中毒并存。此外，因肾小管上皮细胞内缺钾，故排K^+减少而排H^+增多，出现代谢性碱中毒，同时排出反常性酸性尿。

（6）心电图 早期T波低平、双相倒置，继之S-T段下降、Q-T间期延长和U波出现，或T、U波融合。

3. 治疗

（1）治疗原发疾病，以终止和减轻钾的继续丢失。

（2）重在预防，对长期禁食、慢性消耗和体液丧失较多者应注意补钾，每日预防性补钾40~50mmol（氯化钾3~4g）。

（3）补钾原则与方法。

尿多补钾：休克、脱水、缺氧、酸中毒、肾功能衰竭等未纠正前，尿量<40mL/h，或24小时尿量少于500mL，暂不补钾。尽量口服。

低浓度、慢速度：静脉补钾应均匀分配。

分阶段补给：正常情况下，注射后的钾约15小时后才能与细胞中钾平衡，全身缺钾状况需较长时间才能纠正，一般需要4~6天或更长时间。

（二）高钾血症

血清钾浓度>5.5mmol/L称高钾血症。

1. 病因

（1）钾摄入过多 补钾过量、输大量库存血、应用大量含钾药物等。

（2）肾脏排钾减少 急、慢性肾功能衰竭伴少尿或无尿，是临床最常见且最重要的原因；长期应用保钾利尿剂及血管紧张素转换酶抑制剂；某些导致盐皮质激素减少而使钾潴留于血清内的疾病，如肾上腺皮质机能减退症、双侧肾上腺切除等。

（3）细胞内钾释出或外移 见于重症溶血、大面积烧伤、创伤、中毒性感染、缺氧、休克、急性酸中毒、高钾性周期性麻痹、输注精氨酸等。

2. 临床表现

（1）神经肌肉传导障碍 血钾轻度增高时，仅有四肢乏力、手足感觉异常（麻木）、肌肉酸痛。当血清钾>7.0mmol/L时，可出现软瘫：先累及躯干，后波及四肢，最后累及呼吸肌，出现呼吸困难。

（2）心血管症状 有心肌应激性降低的表现，如血压波动（早期增高、后期下降），心率缓慢，心音遥远而弱，重者心跳骤停于舒张期，其症状常与肾功能衰竭症状同时存在。

（3）心电图检查 早期改变为T波高尖，基底变窄；当血清钾>8.0mmol/L时，P波消失，QRS波增宽，Q-T间期延长。严重时出现房室传导阻滞，心室颤动。

3. 治疗

高钾血症是临床上的危急情况，应进行紧急处理。

(1) 停止摄入钾　立即停止钾（包括药物和食物）摄入，积极治疗原发病，切断钾的来源。

(2) 对抗心律失常　应用钙剂拮抗钾对心肌的抑制作用。立即静脉推注葡萄糖酸钙 1~2g，半小时后可重复使用一次，以后用10%葡萄糖溶液500mL加葡萄糖酸钙2~4g静滴维持。

(3) 降低血钾浓度　使K^+暂时转入细胞内。可静脉注射5%碳酸氢钠溶液60~100mL，再继续静脉滴注100~200mL，以提高血钠浓度并扩容，促进Na^+-K^+交换，使K^+转入细胞内，使血清K^+浓度得以稀释或从尿中排出；使用高渗糖溶液加胰岛素静脉滴注，当葡萄糖转化为糖原时，将K^+带入细胞内，暂时降低血K^+浓度，用25%~50%葡萄糖溶液100~200mL或10%葡萄糖溶液500mL，按每4~5g葡萄糖加1U胰岛素比例静脉滴注，3~4小时后可重复用药。

(4) 促进排钾　阳离子交换树脂15~20g，饭前口服，3~4次/日；或加入温水或25%山梨醇溶液100mL中，保留灌肠0.5~1小时，每日3~6次；给予高钠饮食及排钾利尿剂；病情严重且血钾进行性增高，尤其肾功能不全者，予腹膜透析或血液透析。

细目二　酸碱平衡失调

◎ 要点一　代谢性酸中毒（代酸）

代谢性酸中毒是由于非挥发性酸生成过多和排出障碍，或因体内失碱过多，使血浆HCO_3^-原发性减少所致。

（一）诊断

1. 有严重腹泻、肠瘘等病史。

2. 呼吸深而快，呼吸频率有时可达40~50次/分。呼出气带有酮味。

3. 血气分析pH值、[HCO_3^-]明显下降，PCO_2在正常范围或有所降低，AB、SB、BB均降低，BE负值增大。

4. 酸中毒程度的估计可比照CO_2CP。轻度酸中毒CO_2CP为15~22mmol/L；中度酸中毒CO_2 CP为8~15mmol/L；重度酸中毒CO_2 CP < 8mmol/L。

（二）治疗原则

去除病因，纠正缺水，恢复肾、肺功能，输入碱性药。

1. **轻度**　病因治疗应放在首位。机体可通过加大肺部通气量以排出更多CO_2，纠正脱水和电解质（Na^+）紊乱，恢复肾功能，排出H^+，保留Na^+和HCO_3^-等自行矫正。一般不需用碱剂治疗，尿量增多即可恢复。

2. **重度**　应立即静脉给予碱性溶液，常用碱性药有：

(1) 碳酸氢钠（$NaHCO_3$）：效果迅速、直接、确切，临床上最为常用。

(2) 乳酸钠：在肝功能不全、婴幼儿酸中毒、休克组织缺氧等情况，尤其是乳酸性酸中毒时不可采用。

(3) 三羟甲基氨基甲烷（THAM）。

◎ 要点二　代谢性碱中毒（代碱）

代谢性碱中毒是由于酸丢失过多或碱摄入过多，使血浆HCO_3^-相对或绝对增高所致。

（一）诊断

1. 有胃液丢失过多、缺钾、碱性物质摄入过多的病史。

2. 某些利尿剂的作用，如速尿和利尿酸。

3. 某些疾病，如甲状腺机能减退、原发性醛固酮增多症、肾素瘤等。

4. 有呼吸浅慢，口周、手足麻木，面部及四肢肌肉小抽动，出现嗜睡、烦躁、精神错乱和谵妄等精神症状。

5. 血气分析pH值及HCO_3^-明显增高；$PaCO_2$正常；SB、BB增大，BE值增大，CO_2CP增高。

6. 血Na^+增高，K^+、Cl^-减少；尿Cl^-减少，呈碱性，但低钾性碱中毒时可出现反常酸性尿。

（二）治疗原则

1. 积极治疗原发病。

2. 代谢性碱中毒几乎都有低钾血症，需同时补充氯化钾。

3. 重症可以补充酸溶液。

需补酸量（mmol/L）= [测得 HCO_3^-（mmol/L）- 希望达到的 HCO_3^-（mmol/L）] × 体重（kg）× 0.4

4. 碱中毒合并低钙血症而出现手足抽搐者可予钙剂。

5. 纠正碱中毒不宜过速，一般也不要求完全纠正。

要点三　呼吸性酸中毒（呼酸）

呼吸性酸中毒是由于肺通气、弥散及肺循环功能障碍，不能充分排出体内生成的 CO_2，使血液 $PaCO_2$ 增加而形成高碳酸血症。

（一）诊断

1. 有呼吸功能受损的病史。

2. 有呼吸困难、躁动不安、发绀等临床表现。

3. 动脉血气分析。急性呼吸性酸中毒 pH 值明显降低，可低于 7.0。PCO_2 增高，大于 6.0kPa。血浆 HCO_3^- 正常。慢性呼吸性酸中毒 pH 值下降不明显，PCO_2 增高，常大于 6.0kPa。血浆 HCO_3^- 有所增加，AB>SB。

（二）治疗原则

1. **急性呼吸性酸中毒**　尽快去除病因，保持呼吸道通畅，改善通气功能，必要时行气管插管或气管切开，或使用呼吸机。

2. **慢性呼吸性酸中毒**　关键在于积极治疗原发病，包括控制感染、扩张小支气管、促进咯痰等措施，改善肺泡的通气功能。

要点四　呼吸性碱中毒（呼碱）

呼吸性碱中毒是由于肺通气过度，排出过多的 CO_2，使血液 PCO_2 下降而导致低碳酸血症。

（一）诊断

1. 多见于高温下劳动、癔病、颅脑损伤等中枢神经系统疾病，或人工辅助呼吸持续时间过长致呼吸过频、过深。

2. 有头晕、胸闷、呼吸快而深，后转浅而短促，间有叹息样呼吸等临床表现。

3. 血 pH 值增高，$PaCO_2$ 低于 4.67kPa。CO_2 CP 降低，HCO_3^- 降低（高氯性代谢性酸中毒虽也有 HCO_3^- 轻度下降和高氯血症，但血 pH 值 < 7.4，可资区别），SB>AB。

（二）治疗原则

1. 轻度的呼吸性碱中毒，常见于手术后病人，一般无需治疗。

2. 严重的要处理原发病因，可用纸袋罩住口鼻以增加呼吸道死腔，减少 CO_2 的呼出，或吸入含 5% CO_2 的氧气，以提高血 $PaCO_2$。

3. 有手足抽搐者可注射钙剂。

4. 严重者（pH 值 > 7.65）可行气管插管和控制呼吸，使 pH 值迅速下降。

要点五　复合的酸碱失衡

临床上除上述 4 种单纯型酸碱失衡外，还存在 2 种甚至 2 种以上的混合型酸碱失衡，称为混合性酸碱平衡失调。当确定了原发性酸碱平衡失调类型之后，血中 HCO_3^- 或 $PaCO_2$ 的实测值超过了代偿预计值时，即表明有混合型酸碱平衡失调存在。

（一）诊断

1. 相加性酸碱平衡紊乱

（1）混合型酸中毒　既有缺氧所致代谢性酸中毒，又有 CO_2 在体内潴留所致的呼吸性酸中毒。最典型的例子见于不同原因引起的心跳骤停，此时细胞产生的乳酸不能继续氧化，[HCO_3^-] 被消耗而减少，又因呼吸停止不能排出 CO_2，$PaCO_2$ 升高。

（2）混合型碱中毒　既有固定碱大量丧失的代谢性碱中毒，又有过度换气所致 CO_2 减少、$PaCO_2$ 降低的呼吸性碱中毒。例如幽门梗阻的病人持续呕吐导致 H^+ 大量丧失，[HCO_3^-] 增多，如果同时发生感染性休克、高热，可致呼吸加深、加快，而排出大量 CO_2，导致 $PaCO_2$ 下降，pH 值显著增高。

2. 相消性酸碱平衡紊乱

（1）代谢性碱中毒合并呼吸性酸中毒　外科临床可见于幽门梗阻合并肺源性疾病如肺心病、肺炎或肺不张的患者，前者因固定酸大量丧失发生碱中毒，后者因 CO_2 在肺排出受阻而导致呼吸性酸中毒。

（2）代谢性酸中毒合并呼吸性碱中毒 已经存在代谢性酸中毒的病人在手术麻醉过程中采用人工呼吸机辅助呼吸，因管理不当，造成呼吸过快、过深，CO_2丢失过多而致呼吸性碱中毒。

3. 三重性混合型酸碱平衡紊乱 呼吸性酸中毒合并代谢性碱中毒及代谢性酸中毒等。

（二）治疗原则

混合型酸碱平衡失调治疗的关键是治疗原发病，其次是正确处理原发性酸碱平衡失调，并注意防止因治疗措施失当造成的医源性混合型酸碱平衡失调。

细目三 肠外营养和肠内营养

◎ 要点一 肠外营养

肠外营养（PN）也称人工胃肠，指通过静脉途径提供患者所需的全部营养要素的营养支持方式，包括热量（碳水化合物）、必需和非必需氨基酸（蛋白质）、脂肪、电解质、维生素和微量元素，使病人在不进食的情况下维持良好营养状态的一种治疗方法。

（一）适应证

1. 胃肠道疾病，如胃肠道瘘、短肠综合征、结肠手术和肠道准备以及其他胃肠道需要休息的疾病。
2. 高代谢状态，有重大应激的高分解代谢的严重创伤、大面积烧伤、严重感染和复杂大手术后等。急性胰腺炎（特别是坏死性胰腺炎）。
3. 营养不良，经口摄食不能满足营养需要者。
4. 肝、肾功能衰竭伴胃肠功能不佳者。
5. 肿瘤病人的辅助治疗。
6. 大手术围手术期营养。

（二）并发症及处理

1. 技术性并发症

（1）插管的并发症

肺与胸膜的损伤：插管后常规胸部X线检查，可及时发现处理。

动脉与静脉损伤：锁骨下动脉损伤及锁骨下静脉撕裂伤可致穿刺局部出血，应立即拔出导针或导管，局部加压5~15分钟。

神经损伤、胸导管损伤、纵隔损伤：均应立即退出导针或导管。

栓塞：一般需在透视定位下由带金属圈的专用器械取出导管栓子。

导管位置异常：应在透视下重新调整，如不能纠正，应予拔出。

心脏并发症：应避免导管插入过深。

（2）导管留置期并发症

静脉血栓形成和空气栓塞：一旦出现，应立即拔出导管并行溶栓治疗。

导管堵塞：常常需要换管，应在营养液输注后，用肝素稀释液冲洗导管。

2. 感染性并发症 遇到病人突然发热而又无明确原因者，应首先考虑到插管感染的可能。应立即更换输液器和营养液，并分别抽血或取营养液作细菌培养。

3. 与代谢有关的并发症

（1）糖代谢紊乱

高血糖与低血糖：预防在于调节好输注速度，进行临床及实验室检查，如血糖、尿糖的监测等。

高渗性非酮性昏迷：一旦发生，应立即停用葡萄糖液，用0.45%低渗盐水以250mL/h的速度输入，降低血渗透压，并输入胰岛素10~12U/h以降低血糖水平。伴有低钾血症者应同时纠正。

肝脂肪变性：易发生于长期输入葡萄糖而又缺乏脂肪酸时。宜用双能源，以脂肪乳剂替代部分能源，减少葡萄糖的用量。

（2）氨基酸性并发症

高血氨、高氯性代谢性酸中毒：目前采用氨基酸的醋酸盐和含游离氨低的氨基酸溶液后，这种并发症已较少发生。

肝酶谱升高：这些异常改变通常是可逆的，PN减量或停用可使肝功能恢复。

脑病：肝功能异常的患者若输入色氨酸含量

高的溶液，会改变血浆氨基酸谱而引起脑病，对这种患者应输支链氨基酸含量高的溶液。

（3）营养物质缺乏 血清电解质紊乱。微量元素缺乏。必需脂肪酸缺乏。

（4）其他并发症 胆汁淤积。肠屏障功能受损。

◎ 要点二 肠内营养

（一）适应证

肠内营养（EN）是将营养物质经胃肠道途径供给病人的营养支持方式。当肠功能存在（完好或部分功能）且能安全使用时，就应尽量选用经胃肠营养支持。

（二）注意事项

1. 年龄小于3个月的婴儿，不能耐受高张力膳的喂养，宜采用等张的婴儿膳。使用时要注意可能产生的电解质紊乱，并补充足够的水分。

2. 小肠广泛切除后，宜采用PN 4~6周，以后才能采取逐步增量的EN。

3. 胃部分切除后，不能耐受高渗糖的膳食，易产生倾倒综合征，有些病人仅能耐受缓慢的滴注。

4. 空肠瘘的病人，不论在瘘的上端或下端喂养均有困难。因为缺少足够的小肠吸收面积，不能贸然进行管饲，以免加重病情。

5. 处于严重应激状态，如麻痹性肠梗阻、上消化道出血、顽固性呕吐、腹膜炎或腹泻的急性期，均不宜肠内营养。

6. 严重吸收不良综合征和衰弱的病人，在EN以前应予一段时间PN，以改善小肠酶的活力及黏膜细胞的状态。

7. 症状明显的糖尿病、接受大剂量类固醇药物治疗及糖代谢异常的病人，都不耐受膳食的高糖负荷。

8. 先天性氨基酸代谢缺陷病的儿童，不能采用一般的EN膳。

第五单元 输 血

细目一 输血的适应证和禁忌证

◎ 要点一 适应证

1. **急性出血** 失血量达总血容量的10%~20%（500~1000mL）时。

2. **贫血或低蛋白血症** 慢性失血、红细胞破坏增加或蛋白合成不足。

3. **凝血异常** 根据引起凝血异常的原因，选用相关的血液成分加以矫治。

4. **重症感染** 可考虑输注浓缩粒细胞以帮助控制感染。

◎ 要点二 禁忌证

严格地讲，输血并无绝对禁忌证，患者需要输血时则可输血。但如有以下情况出现，则输血应慎重：脑溢血、恶性高血压、充血性心力衰竭、急性肾衰伴明显氮质血症、急性肺水肿、肺栓塞、肝功能衰竭及各种黄疸。

细目二 输血不良反应及并发症

◎ 要点一 发热反应

1. 原因

（1）免疫反应。多发生在反复输血的患者或经产妇中，因多次输血后可在患者血清中逐渐产生白细胞抗体或血小板抗体，再次输血时对输入的白细胞或血小板（抗原）即可发生抗原抗体反应而引起发热。

（2）细菌污染和溶血。

（3）致热原。多为细菌的代谢产物，存在于不洁的制剂如抗凝剂、保存液或采血及输血的用品中。

2. **临床表现** 一般表现为畏寒或寒战,高热,体温可达39℃~41℃,出汗。可伴有恶心、呕吐、皮肤潮红、心悸、心动过速、头痛。反应持续30分钟至2小时后逐渐缓解。

3. **处理** 停止输血;保持静脉通路畅通;对症处理,保暖,给予退热剂、镇静剂。伴寒战者,可肌注异丙嗪25mg或哌替啶25~50mg。高热者,予以物理降温或针刺等。

◎ **要点二 过敏反应**

1. **原因**

(1) 过敏体质 对血中蛋白类物质过敏,或过敏体质的供血者,随血将其体内的某种抗体转移给病人,当病人再次接触该过敏原时,即可触发过敏反应。此类反应的抗体常为IgE型。

(2) 多次受血者 体内产生多种抗血清免疫球蛋白抗体,以IgA抗体为主。

2. **临床表现** 症状轻者,仅有皮肤局限性或全身性瘙痒、皮肤红斑、荨麻疹。严重者,只输入几毫升血制品即可出现支气管痉挛、血管神经性水肿、会厌水肿,表现为咳嗽、喘鸣、呼吸困难,以及腹痛、腹泻、喉头水肿,甚至窒息、过敏性休克、昏迷、死亡。

3. **处理** 轻症者,可用抗组胺药或糖皮质激素。重者,立即停止输血,立即皮下或肌注1:1000肾上腺素0.5~1mL和(或)氢化可的松100mg加入500mL葡萄糖盐水中静脉滴注,酌情使用镇静剂以及升压药等。如喉头水肿严重,应行气管插管或气管切开,以防窒息。

◎ **要点三 溶血反应**

1. **原因** 绝大多数是因为误输ABO血型不合的血液引起,A亚型不合或Rh系统血型不合时也可发生。

2. **临床表现** 急性溶血反应常在输血10余毫升后即可发生。病人突然感到头痛、腰背痛、心前区紧迫感、呼吸急促、小便颜色酱油样(血红蛋白尿),严重时伴寒战、高热、黄疸、黏膜及皮下出血、少尿或无尿、休克等。检查可见:面色潮红、皮肤湿冷、沿输血静脉红肿疼痛、脉搏细弱、血压下降等。麻醉中的病人呈现不明原因的低血压或心动过速、手术区渗血突然增加等。延迟性溶血反应发生在输血后7~14天,症状是不明原因的发热和贫血,也可见黄疸、血红蛋白尿等,一般并不严重。

3. **处理**

(1) 抗休克。

(2) 保护肾功能。

(3) 若DIC明显,则使用肝素。

(4) 必要时行血浆交换治疗。

(5) 若血压低,则使用多巴胺、间羟胺升压。

◎ **要点四 循环超负荷**

1. **原因** 输血速度过快或输血量过多,则可引起循环超负荷。

2. **临床表现** 输血中或输血后,突发心率加快、呼吸急促、发绀或咳吐血性泡沫痰。静脉压升高,颈静脉怒张,肺部可闻及大量湿啰音。胸片有肺水肿表现。

3. **处理** 立即停止输液、输血,取半卧位,吸氧,使用速效毛地黄制剂及利尿剂,四肢轮流上止血带,减少回心血量。

◎ **要点五 细菌污染反应**

1. **原因** 可能与采血、贮血及输血等环节的无菌技术出现漏洞有关。以革兰染色阴性杆菌为常见。

2. **临床表现** 轻者可仅有发热,重者可出现败血症和中毒性休克。出现寒战高热、面红、结膜充血、呼吸困难、紫绀、呕吐、腹泻、脉搏细数、血压下降,甚至发生休克。血常规化验见白细胞明显升高。

3. **处理** 采取有效地抗休克、抗感染治疗。

细目三 自体输血

◎ **要点一 适应证**

1. 有大出血的手术和创伤,如胸部创伤、脾破裂，异位妊娠破裂及神经外科、骨科、心血管外科、胸腹部手术等。

2. 估计出血量在 1000mL 以上的择期手术，如主动脉瘤切除、肝叶切除等。

3. 血型特殊者（无相应供血者，输血困难）。

4. 体外循环或低温下的心内直视手术，以及其他较大的择期手术与急诊手术，可考虑采用血液稀释法。

◎ 要点二　禁忌证

1. 血液受胃肠道内容物或尿液等污染，如消化道穿孔者。

2. 血液可能有癌细胞的污染，如恶性肿瘤患者。

3. 心、肺、肝、肾功能不全者。

4. 贫血或凝血因子缺乏者。

5. 血液内可能有感染者。

6. 胸腹开放性损伤超过 4 小时以上者。

细目四　成分输血

◎ 要点一　优点

1. 提高疗效。
2. 减少反应。
3. 合理使用。
4. 经济。

◎ 要点二　主要血液成分制品

1. **少浆全血**　用 250mL 新鲜全血，其中含 50mL ACD 保养液，于 4℃ 条件下进行每分钟 2500 转离心，18 分钟后在无菌条件下分离出 100mL 血浆，其余部分即为少浆全血。

2. **红细胞成分**

（1）浓缩红细胞（CRBC）　由全血经离心或沉淀后去除血浆而成。

（2）添加剂（液）红细胞　是一种从全血中尽量移除血浆后的高浓缩红细胞，其红细胞压积可高达 90%。

（3）少白细胞的红细胞　由浓缩红细胞去除粒细胞、单核细胞和大部分血小板后制成。

（4）洗涤红细胞　由浓缩红细胞加生理盐水洗涤 3~6 次而成。

（5）冰冻红细胞　亦即低温保存的红细胞液。红细胞液内加入冰冻保护剂（甘油），在低温（-196℃ ~ -80℃）下可以保存多年（3~10 年）。

3. **浓缩白（粒）细胞**　利用离心、过滤、沉降等方法将血液中的白细胞提取并浓缩而成。

4. **浓缩血小板**　有手工和机制两种制剂。一份制备好的血小板浓集悬液可浓集全血中 60% 的血小板。

第六单元　休　克

细目一　休克的治疗

◎ 要点一　西医治疗

（一）一般紧急治疗

包括积极处理引起休克的原发伤、病。采取头和躯干抬高 20°~30°、下肢抬高 15°~20° 体位，以增加回心血量。及早建立静脉通路，并用药维持血压。早期予以鼻管或面罩吸氧。注意保温。

（二）补充血容量

是纠正休克引起的组织低灌注和缺氧的关键。

（三）积极处理原发病

应在尽快恢复有效循环血量后，及时施行手

术处理原发病变，才能有效地治疗休克。有时应在积极抗休克的同时进行手术。

（四）纠正酸碱平衡失调

不主张早期使用碱性药物，酸性环境有利于氧与血红蛋白解离，从而增加组织供氧。但重度休克合并酸中毒经扩容治疗不满意时，仍需使用碱性药物，同时需保证呼吸功能正常，以免引起CO_2潴留和继发呼吸性酸中毒。给药后应按血气分析的结果调整剂量。

（五）血管活性药物的应用

1. 血管收缩剂

（1）去甲肾上腺素 是以兴奋α受体为主、轻度兴奋β受体的血管收缩剂。常用量为0.5～2mg加入5%葡萄糖溶液100mL内静脉滴注。

（2）间羟胺（阿拉明） 间接兴奋α、β受体，对心脏和血管的作用同去甲肾上腺素，但作用弱，维持时间约30分钟。常用量2～10mg肌注或2～5mg静脉注射；也可用10～20mg加入5%葡萄糖溶液100mL内静脉滴注。

（3）多巴胺 是最常用的血管收缩剂，具有兴奋α、$β_1$和多巴胺受体作用，其药理作用与剂量有关。小剂量〔<10μg/（min·kg）〕时，主要是$β_1$和多巴胺受体作用，增强心肌收缩力和增加心排出量（CO），并扩张肾和胃肠道等内脏器官血管；大剂量〔>15μg/（min·kg）〕时则为α受体作用，增加外周血管阻力。抗休克时主要取其强心和扩张内脏血管的作用，宜采取小剂量。为提升血压，可将小剂量多巴胺与其他缩血管药物合用，而不增加多巴胺的剂量。

（4）多巴酚丁胺 对心肌的正性肌力作用较多巴胺强，能增加CO，降低PCWP，改善心泵功能。常用量为2.5～10μg/（kg·min）。小剂量有轻度缩血管作用。

（5）异丙肾上腺素 是能增强心肌收缩力和提高心率的β受体兴奋剂，0.1～0.2mg溶于100mL输液中。因对心肌有强大收缩作用和容易发生心律紊乱，不能用于心源性休克。

2. 血管扩张剂

（1）α受体阻滞剂 包括酚妥拉明、酚苄明等，能解除去甲肾上腺素所引起的小血管收缩和微循环淤滞，并增强左心室收缩力。其中酚妥拉明作用快，持续时间短，剂量为0.1～0.5mg/kg加于100mL静脉输液中。酚苄明是一种α受体阻滞剂，兼有间接反射性兴奋β受体的作用。作用可维持3～4天。用量为0.5～1.0mg/kg，加入5%葡萄糖溶液或0.9%氯化钠溶液内，1～2小时滴完。

（2）抗胆碱能药 包括阿托品、山莨菪碱和东莨菪碱。临床上较多用于休克治疗的是山莨菪碱（人工合成品为654-2），可对抗乙酰胆碱所致平滑肌痉挛而使血管舒张，从而改善微循环。用法是每次10mg，每15分钟一次，静注，或者40～80mg/h持续泵入，直到临床症状改善。

（3）硝普钠 也是一种血管扩张剂，作用于血管平滑肌，能同时扩张小动脉和小静脉，但对心脏无直接作用。静脉用药后可降低前负荷。剂量为100mL液体中加入5～10mg静脉滴注。滴速应控制在20～100μg/min。用药超过3天者，应每日检测血硫氰酸盐浓度，超过12mg/dL时即应停药，以免引起神经系统的不良反应。

3. 强心药 包括兴奋α和β肾上腺素能受体兼有强心功能的药物，如多巴胺和多巴酚丁胺等，其他还有强心苷如西地兰，可增强心肌收缩力，减慢心率。当在中心静脉压监测下，输液量已充分但动脉压仍低而其中心静脉压显示已达15cmH_2O以上时，可经静脉注射西地兰行快速洋地黄化（0.8mg/d），首次剂量0.4mg缓慢静脉注射，有效时可再给维持量。

为了兼顾各重要脏器的灌注水平，常将血管收缩剂与扩张剂联合应用。例如：去甲肾上腺素0.1～0.5μg/（kg·min）和硝普钠1.0～10μg/（kg·min）联合静脉滴注，可增加心脏指数30%，减少外周阻力45%，使血压提高到10.7kPa（80mmHg）以上，尿量维持在40mL/h以上。

（六）治疗DIC，改善微循环

对诊断明确的DIC，可用肝素抗凝，一般

1.0mg/kg，6小时一次，成人首次可用10000U（1mg相当于125U左右）。有时还使用抗纤溶药如氨甲苯酸、氨基己酸，抗血小板黏附和聚集的阿司匹林、潘生丁和低分子右旋糖酐。

（七）皮质类固醇和其他药物的应用

皮质类固醇可用于感染性休克和其他较严重的休克。一般主张应用大剂量静脉滴注，一次滴完。为了防止多用皮质类固醇后可能产生的副作用，一般只用1~2次。

其他类药物包括：①钙通道阻断剂：如维拉帕米、硝苯地平等。②吗啡类拮抗剂：如纳络酮。③氧自由基清除剂：如超氧化物歧化酶（SOD）。④调节体内前列腺素（PGS）的药物：如输注前列环素（PGI_2）以改善微循环。

◎ 要点二　中医辨证治疗

1. 热伤气阴证

证候：神志淡漠，反应迟钝，身热汗出，口干喜饮，四肢逆冷，小便短赤，大便秘结；舌质红，苔黄少津，脉细数。

治法：益气固脱，清热解毒养阴。

方药：生脉饮加清热解毒养阴之品。

2. 热伤营血证

证候：精神恍惚，语声低微，唇甲紫绀，四肢厥冷，发斑出血；舌质暗紫有瘀点，脉数。

治法：气血两清，益气补阴。

方药：清营汤加减。

3. 阴厥证

证候：烦躁不安，汗出，唇舌干燥，口渴欲饮，唇甲灰白或紫暗，皮肤干皱，软弱无力，尿少或无尿；舌红少津，脉细无力。

治法：益气固脱，养血育阴。

方药：人参养营汤加减。

4. 寒厥证

证候：精神萎靡，反应迟钝，大汗淋漓，身冷畏寒，口淡不渴，心悸胸闷，四肢厥冷，尿少或无尿；舌淡苔白，脉微欲绝。

治法：回阳救逆。

方药：四味回阳饮加减。

5. 厥逆证

证候：面色灰白，精神恍惚或神昏，汗出身冷，口燥咽干，肌肤干皱，四肢厥冷，尿少或无尿；舌淡光滑无苔，脉微欲绝。

治法：益气固脱，阴阳双补。

方药：保元汤合固阳汤加减。

6. 阴脱证

证候：大汗淋漓，烦躁不安，口燥咽干，皮肤干燥，静脉萎陷，尿少或无尿；舌质红而干，脉微细数。

治法：益气固脱，养血育阴。

方药：独参汤合四逆汤加减。

7. 阳脱证

证候：神志模糊，语声低微，冷汗大出，身凉畏冷，四肢不温，尿少或无尿；舌质淡白或淡暗，脉微欲绝。

治法：益气固脱。

方药：独参汤合四逆汤频服。

细目二　外科常见休克

◎ 要点一　低血容量性休克

多见于大血管破裂，腹部损伤引起的肝、脾破裂，胃、十二指肠出血，门静脉高压症所致食管、胃底静脉曲张破裂出血等。通常在迅速失血超过全身总血量的20%时，即出现休克。严重的体液丢失可造成大量的细胞外液和血浆的丧失，以致有效循环血量减少，也能引起休克。

（一）西医治疗

1. 补充血容量

（1）失血量的估计：①轻度休克：脉搏在100次/分以下，收缩压在正常范围，脉压差略小，尿量接近正常，估计失血量占全身血容量的20%（800mL）。②中度休克：脉搏在100~120次/分，收缩压9.33~12kPa（70~90mmHg），脉压差小，尿少，估计失血量占全身血容量的20%~40%（800~1600mL）。③重度休克：脉搏120次/分以上，细而弱或难以触及，收缩压低于9.33kPa

（70mmHg）或测不到，尿量更少或无尿，估计失血量占全身血容量的40%（1600mL）以上。

（2）立即快速输注平衡液或等渗盐水，可在45分钟内输入1000~2000mL。

（3）对烧伤、腹膜炎等以血浆丧失为主的休克，应以血浆来代替部分全血的输入。

2. 止血

（1）迅速控制明显的外出血。待休克初步纠正后再进行根治性的止血。

（2）对肝、脾破裂及大血管损伤等所致的内出血，应一面补充血容量，一面尽快手术止血。

（3）对消化道大出血，应针对病因采取紧急止血措施，包括药物、非手术及手术治疗。

（4）对已处于休克状态下的患者，应在快速输液、输血补充血容量的同时，作好手术准备，尽早施行手术止血，决不能因病人血压过低、情况不好而犹豫不决，以致失去救治机会。

（二）中医辨证治疗

1. 阴厥型

证候：烦躁不安，汗出咽干，口渴欲饮，唇甲紫暗，皮肤皱瘪，四肢乏力，尿少或无尿；舌红少津，脉细无力。

治法：益气固脱，养血生津。

方药：人参养营汤加减。

2. 寒厥型

证候：精神萎靡，反应迟钝，大汗淋漓，身冷畏寒，口淡不渴，心悸胸闷，四肢厥冷，尿少或无；舌淡苔白，脉微欲绝。

治法：回阳救逆。

方药：四味回阳汤加减。

3. 厥逆型

证候：面色灰白，精神恍惚，汗出身冷，口燥咽干，肌肤干皱，四肢厥冷，尿少或无；舌淡无苔，脉细欲绝。

治法：阴阳双补，救逆固脱。

方药：保元饮合固阴煎加减。

◎ 要点二 感染性休克

感染性休克多见于腹腔内感染、烧伤脓毒血症、泌尿系统感染等并发的毒血症或败血症；有时由污染手术、导管置入或输液等引起。病原菌2/3为革兰阴性菌，1/3为革兰阳性菌。

（一）西医治疗

1. 控制感染

（1）处理原发病灶。有手术指征者应紧急手术，如急性梗阻化脓性胆管炎的胆道减压引流，腹腔内坏死组织（肠坏死、胰腺坏死）及积脓的清除、引流，深部脓肿的切开引流等。

（2）应用抗生素。一般可先按可能感染的细菌种类选择抗生素，严重者可经验性选用广谱抗生素。一旦获得细菌培养及药敏试验结果，立即换用有效抗生素。

（3）加强支持、营养治疗。

2. 抗休克

（1）补充血容量　一般可先输低分子右旋糖酐500mL及平衡液1000mL，先快后慢。

（2）纠正酸中毒　感染性休克中，代谢性酸中毒发生早而重。可在补充血容量的同时，经另一静脉通路输注5%碳酸氢钠溶液200mL，以后再根据血气分析结果补充。

（3）血管活性药物的应用　对于冷休克，在补足血容量、纠正酸中毒的基础上，适当选用山莨菪碱或东莨菪碱、阿托品等对感染性休克的微循环改善更为安全有效。山莨菪碱0.01~0.03mg/kg，每10~30分钟注射1次，直至病情好转，一般用6~8次。多巴胺或多巴酚丁胺20~40mg加入250mL输液中静脉滴注，能增加心排出量及降低外周血管阻力。

（4）维护心功能　既要保持冠状动脉血管灌流，又应注意心肌的负荷及氧耗。心功能有损害者，可用葡萄糖-胰岛素-钾盐（G-I-K）液缓慢滴注或应用西地兰治疗。心脏负荷过重者，则用利尿剂。

（5）皮质激素的应用　皮质类固醇能保护细胞膜和线粒体，稳定溶酶体，减轻毒素对脏器的损害。在有效抗生素控制感染的情况下使用，剂量宜大，疗程宜短。可用氢化可的松200~300mg

或地塞米松30~40mg加入5%葡萄糖液中静滴，为首剂，以后4~6小时取半量滴注，3~4次已足。

（二）中医辨证治疗

1. 热伤气阴型

证候：神志淡漠，反应迟钝，身热汗出，口干喜饮，四肢厥冷，唇甲紫绀，小便短赤，大便秘结，舌红苔黄，脉细而沉。

治法：益气养阴，清热固脱。

方药：生脉饮加清热解毒之品。

2. 热伤营血型

证候：精神恍惚，语声低微，唇甲紫绀，四肢厥冷，发斑出血；舌暗紫有瘀点，脉细数。

治法：气血两清，益气养阴。

方药：清营汤加减。

第七单元　围术期处理

细目一　术前准备

◎ 要点一　一般准备

1. 心理准备

2. 生理准备

（1）适应性训练　术前进行卧床排尿、排便的训练；行颈部手术病人，术前应做颈后仰的训练；咳嗽训练；术前2周应停止吸烟。

（2）输血补液　改善全身营养及体液状态。

（3）预防感染　对因感染性疾病而行手术者，或术前有轻度感染的病人，术前与术中可给予适当的抗生素。对于切口接近感染区的手术、预计手术时间长的大手术以及血管手术，术前与术中均提倡预防性应用抗生素。

（4）肠道准备　一般手术，手术前晚8时起禁食、禁水；对于胃肠道手术病人，则在术前3天开始作肠道准备，包括进半流质、服用肠道吸收抗生素及服用轻泻剂、术前晚及手术当日晨作清洁灌肠或结肠灌洗。

（5）皮肤准备　一般在术前1天，病人应洗澡、理发、修剪指甲、更换内衣，手术区皮肤剃毛，剃毛后要用消毒药液清洗皮肤。对于骨科手术或整形手术，则应在术前3天开始皮肤准备。

◎ 要点二　特殊准备

1. 高血压　病人血压应维持在160/100mmHg以下。

2. 心脏病

（1）耐受力良好　非紫绀性先天性心脏病和风湿性心脏病。

（2）耐受力较差　冠心病、房室传导阻滞。

（3）耐受力极差　急性心肌炎、急性心肌梗死、心力衰竭者，除非急症抢救，均应推迟手术。

3. 糖尿病　施行大手术者，血糖稳定在正常或轻度升高水平（5.6~11.2mmol/L）较为适宜。

4. 呼吸功能障碍　呼吸功能不全的主要表现是：稍作运动即发生呼吸困难，哮喘和肺气肿最常见。呼吸功能不足者，术前都应进行血气分析和肺功能检查。凡肺功能不全同时并发感染者，必须控制感染，改善肺功能，方可手术。

5. 肝脏疾病　常见的是肝炎和肝硬化。肝轻度损害者，不影响手术耐受力；肝损害较严重或濒于失代偿者，手术耐受力显著下降，需经长时间严格准备，方可行择期手术；重度肝损害者，表现有明显营养不良、腹水或黄疸，一般不宜行任何手术。急性肝炎病人，除抢救手术外，不宜施行手术。

6. 肾脏疾病　对轻、中度肾功损害者，经过适当内科处理，都能较好地耐受手术；对重度损害者，经过有效的透析疗法处理后，仍然能比较安全地耐受手术。

7. 肾上腺皮质功能不全 除慢性肾上腺皮质功能不全者外，凡是以往6~12个月内，曾经应用激素治疗超过1~2周或正在接受激素治疗者，肾上腺皮质功能就可能受到不同程度的抑制，被视作肾上腺皮质功能不全。可从术前2天开始给予适量的激素，以提高对手术的耐受力。

细目二 术后处理

◎ 要点一 术后监护与处理

（一）病情监护

1. 心电监测。
2. 动、静脉压监测。
3. 呼吸功能监测。
4. 肾功能监测。
5. 体温监测。

（二）常规处理

1. **卧位** 手术后，应根据麻醉的方法及病人的全身情况、手术的方式和疾病的性质等来选择适宜的体位。

2. **导管及引流物的处理** 术后要经常检查导管及引流物有无阻塞、扭曲和脱出等，及时换药并检查、记录引流量和颜色的变化。烟卷引流多在术后3日内拔除。乳胶片引流一般术后1~2日拔除。胃肠减压管一般待肠道功能恢复、肛门排气后，方可拔除。

3. **活动** 手术后若无禁忌，原则上应鼓励及早活动，并力争在短时间内下床活动。

4. **饮食** 一般在麻醉反应消失，或胃肠功能恢复后，即可进食。

◎ 要点二 术后不适的处理

1. **恶心呕吐** 予以持续胃肠减压，并可辅以止吐药。

2. **腹胀** 持续胃肠减压，放置肛管，高渗液低压灌肠等；有时尚需手术。

3. **呃逆** 术后早期发生呃逆，可采用压迫眶上缘，针刺内关、足三里、天突、鸠尾等穴位。对顽固性呃逆可采用颈部膈神经封闭。

细目三 术后并发症的防治与切口处理

◎ 要点一 术后常见并发症的防治

（一）术后出血

1. **诊断**

（1）有引流者，引流出的血液每小时超过100mL，持续数小时。

（2）腹胀或呼吸困难进行性加重，在手术部位严重肿胀的同时，出现不明原因的急性贫血。

（3）术后早期出现失血性休克的临床表现，每小时尿量少于25mL，经治疗后仍有休克或少尿的征象。

2. **治疗原则** 以预防为主。改善病人凝血功能，术中严格止血，关闭切口前，确保手术野无任何出血点。一旦确诊，应积极治疗，必要时可再次手术止血。

（二）肺不张和肺部感染

1. **诊断** 术后早期发热、呼吸急促、心率加快、频繁咳嗽、痰液不易咳出。病侧叩诊呈实音或浊音，听诊有局限性湿啰音、呼吸音减弱或消失。继发感染时，体温明显升高，血细胞和中性粒细胞计数增加。胸部X线平片和血气分析有助于诊断。

2. **治疗原则** 鼓励并协助患者咳嗽排痰，同时使用足量、有效的抗生素。严重痰液阻塞时，可采用支气管镜吸痰，必要时考虑行气管切开术。

（三）应激性溃疡

1. **诊断** 本病最突出的症状是无痛性上消化道出血，表现为呕血和黑便。胃镜检查不但可明确诊断，而且可查明出血的部位和范围。

2. **治疗原则** 大部分病人适合非手术治疗。

（1）消除病因，输血补液、补充血容量、使用止血药物，控制感染。

（2）安置胃管，以冰盐水加去甲肾上腺素液灌注或局部灌注止血药。

（3）全身或局部应用抗酸剂，质子泵抑制剂，H^+抑制剂。

（4）胃镜检查或经胃镜治疗。

（5）手术治疗，有10%~20%的病人需要手术治疗，手术方式应根据出血部位等情况而定。

（四）切口并发症

1. **切口裂开**

（1）诊断 多发生在术后5~7天。往往在突然用力时，感觉切口疼痛和骤然松开，随即有淡红色液体自切口溢出或（和）脏器脱出。

（2）治疗原则 对部分裂开者可以采用敷料及绷带包扎、胶布固定等方法。对于全层裂开者要立即用无菌敷料包括无菌容器覆盖伤口，并即刻送手术室，在无菌条件下全层间断缝合。

2. **切口感染**

（1）诊断 手术后3~4日，切口疼痛加重，或减轻后又再度加重，伴有发热、脉速、体温或（和）白细胞计数升高。切口周围红、肿、热、压痛。

（2）治疗原则 切口感染早期，可使用抗生素和局部理疗，遏制脓肿形成。对于切口深部的感染，适时扩大切口，清除坏死组织及异物，敞开引流。

◎ 要点二 切口处理

1. **切口的分类**

（1）清洁切口（Ⅰ类切口） 指缝合的无菌切口，如甲状腺次全切除术、疝修补术等。

（2）可能污染切口（Ⅱ类切口） 指手术时可能带有污染的缝合切口，如单纯性阑尾炎切除术、胃大部分切除术等；6~8小时以内创伤，经清创处理缝合的切口等。

（3）污染切口（Ⅲ类切口） 即在邻近感染区或直接暴露于感染区的切口，如胃溃疡穿孔、阑尾穿孔手术、肠梗阻坏死的手术等。

2. **切口愈合分级**

（1）甲级 愈合优良，无不良反应，用"甲"字表示。

（2）乙级 愈合欠佳，切口愈合处有炎症反应，如红肿、血肿、硬结和积液等，但未化脓，用"乙"字表示。

（3）丙级 切口化脓，需要行切开引流等处理，用"丙"字表示。

3. **缝线拆除时间** 可根据切口部位、病人的年龄和局部血供情况、营养状况来决定。一般头、面、颈部切口术后4~5天拆线；下腹、会阴部手术6~7天拆线；胸部、上腹、背、臀部切口术后7~9天拆线；四肢术后10~12天拆线，近关节处可适当延长；减张缝线术后14日拆线。青少年患者可缩短拆线时间，年老、营养不良患者可延迟拆线时间，有时可采用间隔拆线。

4. **切口愈合记录** 按照上述切口的分类和分级方法，拆线时应判断切口愈合情况并作出记录，如单纯性疝修补术、甲状腺次全切除术、乳腺包块切除术等切口愈合良好，记录为Ⅰ/甲。胃次全切除切口发生积液，记录为Ⅱ/乙（积液）。甲状腺腺瘤切除术切口化脓记录为Ⅰ/丙（化脓）。胃穿孔修补术后愈合良好，记录为Ⅲ/甲。

第八单元 重症救治

细目一 心肺脑复苏

要点一 概述

心跳骤停（也称心脏停搏）是指心脏的有效收缩和排血功能突然衰竭，全身血液循环停止，血液供应中断，并伴有呼吸停顿，从而导致组织缺血、缺氧和代谢障碍，表现为临床死亡状态。心肺脑复苏成功的关键是时间，在心脏停搏后 4 分钟内开始初期复苏、8 分钟内开始后期复苏者，恢复出院率最高。

（一）心跳骤停的诊断

根据以下征象：①意识突然消失，呼之不应。②大动脉搏动消失，颈动脉或股动脉搏动摸不到，血压测不到，心音听不到。③自主呼吸在挣扎一两次后停止。④瞳孔散大，对光反射消失。⑤突然出现皮肤、黏膜苍白，手术视野血色变暗发紫。

（二）心肺脑复苏的基本过程

概括分为 3 个阶段共 9 个步骤：

1. 基础生命支持阶段 亦称初期复苏，是呼吸、心跳骤停时的现场急救措施，主要任务是建立人工呼吸和循环，以迅速有效地恢复生命器官（特别是心脏和脑）血液灌流和供氧。措施为：A（airway）指保持呼吸道通畅，B（breathing）指进行有效的人工呼吸，C（circulation）指建立有效的人工循环。

2. 进一步生命支持 又称后续复苏，是初期复苏的延续，其目的是通过更为有效的呼吸和循环支持，争取心脏恢复搏动，自主呼吸恢复，保持循环和呼吸功能稳定，为脑功能的恢复创造基础。采取的步骤为：D（drugs）药物治疗，E（ECG）心电监测及其他监测，F（fibrillation）处理心室颤动。

3. 延续生命支持 也称复苏后处理，步骤包括：G（gauge）病情判断，H（human mentation）神志恢复，I（intensive care）重症监护治疗。

要点二 心肺复苏

（一）初期复苏

1. 开放气道 施行人工通气的前提条件是开放呼吸通道并维持其通畅。

（1）清除呼吸道异物或分泌物 方法包括：①手指取异物。②背部拍击法。③推压法。④器械取物。

（2）处理舌后坠 ①仰头托下颌。②仰头抬颏。

（3）维持呼吸道通畅 应尽可能使用口咽导气管、喉罩、气管内插管等特殊的器械保持气道通畅。

2. 人工通气 人工通气法大致可分两类：一类是无需借助器械或仪器的徒手人工呼吸法，其中以口对口（鼻）人工呼吸最适合于现场复苏。另一类是利用器械或特殊呼吸装置的机械通气法，主要用于医院内和后期复苏。

（1）口对口人工呼吸。

（2）口对鼻吹气。

（3）简易人工呼吸器。

3. 建立人工循环 人工循环建立的迟早与效果，对患者预后有重要影响。主要方法是：按压心脏，维持心脏的充盈和搏动，有效时可诱发心脏的自律搏动。

（1）胸外心脏按压（ECC） 方法：患者仰卧在硬板上或将患者移至地面；按压部位位于胸骨中下 1/3 处（儿童及成年男性可直接取两侧乳头连接的中点处），手掌与患者胸骨纵轴平行，以避免直接按压肋骨，另一手平行按在该手背上；垂直下压的力使胸骨下降 5~6cm，然后放松，使胸骨自行回复原位，按压与放松的时间比为1:1，按压频率一般成人为100~120次/分。正确的胸外按压可产生相当可靠的效果，可以防止脑细胞的不可逆性损害。

注意与人工呼吸配合。"标准CPR"为：①单人CPR：每按压30次，行口对口人工呼吸2次（30:2），频率为100~120次/分。②双人CPR：一人行胸外按压，另一人行口对口（鼻）人工呼吸并监测颈动脉搏动，胸外按压与人工呼吸的次数比为30:2。

胸外按压有效的指征：①能触摸到颈动脉及其他大动脉搏动。②可测到血压。③皮肤、口唇颜色转为红润。④自主呼吸恢复。⑤瞳孔逐渐缩小。⑥眼睑反射恢复。⑦下颌、四肢肌张力恢复。

胸外按压常见的并发症：①肋骨骨折、胸骨骨折以及由此损伤内脏致肝破裂、脾破裂、气胸、心包积血等。②胃内容物反流和误吸。

还可采用心前区叩击法，此法简便易行快捷，在现场可首先试用。

（2）胸内按压术（OCC） 指开胸后直接用手挤压心脏，重建血液循环。主要适于以下情况：①胸廓严重畸形或伴心脏移位者。②胸外伤引起的肋骨骨折、胸部穿透伤、胸部挤压伤、张力性气胸、心包填塞等。③ECC持续10分钟而CPR效果不佳。④术中发生心跳骤停，特别是已开胸者。

（二）后续复苏

后续复苏（ALS）是初期复苏的延续。

1. 进一步呼吸支持

（1）确保气道通畅

1）气管插管：能真正做到长时间呼吸支持及防止反流误吸。其作用还有：①建立开放的通气道。②预防误吸，并可行气管内吸引。③可给予高浓度氧。④可长时间实施人工通气。⑤提供给药途径。⑥气管内导管留置的时间不宜超过48~72小时。

2）气管切开：是创伤性开放气道的方法，在上呼吸道阻塞无法解除，或气管内插管已达72小时，以及气管内、支气管内分泌物不能排出时，可考虑采用。

（2）机械通气和氧疗 应尽早使用机械通气以提高通气效率，改善缺氧和二氧化碳蓄积，同时吸入高浓度氧。常用方法为：

1）简易呼吸器：可用于无氧情况的现场救护，也可接上输氧管给高浓度氧。

2）呼吸机：适用于较长时间的人工呼吸。

3）吸氧：以纯氧进行通气。可以提高动脉血的氧张力和血红蛋白的氧饱和度，改善组织的缺氧，是CPR后续复苏过程中必不可少的治疗方法。

2. 药物治疗

（1）给药途径 CPR过程中给药途径有3种，即静脉通路、气管内给药和心内注射。

（2）常用药物 借助药物治疗以激发心脏复跳，增加心肌收缩力；提高血压，增加心脏和脑血流量；降低除颤阈值，抑制心室异位节律，防止室颤复发；纠正酸碱、电解质失衡；防治脑水肿及减轻脑细胞损害。药物主要有：①肾上腺素。②多巴胺。③阿托品。④利多卡因。⑤钙剂。⑥碳酸氢钠。⑦肾上腺皮质激素。⑧其他。

3. 监测 最基本的监测项目包括触摸大动脉、观察皮肤黏膜色泽、毛细血管充盈时间、瞳孔大小、对光反应、脉率、血压、ECG、心音、呼吸音、CVP、Swan-Ganz漂浮导管、留置导尿等。

4. 电除颤 心室颤动可分为细颤和粗颤。细颤时电击除颤鲜有成功者，必须设法将细颤转变为粗颤，一般情况下注射肾上腺素多能使细颤转为粗颤。电除颤可分为直流电除颤和交流电除颤两种。

（1）胸外直流电除颤 在心电图监视下突发的心室颤动应在30秒至2分钟内行胸外电除颤。心室颤动宜先行CPR中的A、B、C步骤至少2分钟，使心肌氧合良好后再行电除颤。

（2）胸内直流电除颤 已开胸的患者可直接

行胸内电除颤。

（3）影响电除颤的因素　直流电除颤成功与否与其他影响心肌状态的因素密切相关。①心室颤动时间。②心肌状况。③电解质。④药物。⑤电极板的位置。

5. **人工心脏起搏**　以人工电刺激去激发心肌收缩，是治疗严重心动过缓、房室传导阻滞的重要手段。仅用于已知患者既往存在完全性房室传导阻滞，或复苏后心跳已恢复但难以维持心率者。

（三）复苏后处理

1. 维护循环功能

（1）纠正低血压。

（2）处理高血压。

（3）处理心律失常。

（4）留置导尿管观察尿量，尿液分析。

2. 维持呼吸功能

（1）保持呼吸道通畅。

（2）呼吸恢复延迟的处理。

（3）处理呼吸系统并发症。

（4）机械通气。

3. 保护肾功能

4. 防治多器官功能衰竭

◎ 要点三　脑复苏

1. **低温-脱水疗法**　其实施要点为：①及早降温，6小时内逐渐降至预定水平。②足够降温，使头温逐渐降至28℃，其他部位温度降至28℃~30℃。③降温到底，以恢复听觉为"底"。④及早进行脱水疗法，使脑脊液压力降低至正常水平以下。

2. **高压氧治疗**　可使PaO_2、血氧含量和氧弥散力明显升高，同时也使脑血管收缩、脑积液容积和脑血流量减少，从而减轻脑水肿。

3. **巴比妥类药物治疗**　抑制脑代谢，控制抽搐，防止颅内压增高，目前仅用于抗惊厥。

4. **钙离子拮抗药治疗**　针对Ca^{2+}超载在再灌注损伤中的致病影响，可选尼莫地平、利多氟嗪作为综合治疗。

5. **其他药物治疗**　皮质激素、自由基清除剂、催醒药、脑细胞营养药。

细目二　多器官功能障碍综合征

◎ 要点一　MODS时各器官病理生理特点

多器官功能障碍综合征（multiple organ dysfunction syndrome，MODS）是指急性疾病过程中2个或2个以上的重要器官或系统的急性功能障碍综合征。

1. **肺**　是在MODS进展中最容易受到损害的器官，常是MODS早期的表现，症状明显，肺功能障碍可严重地影响全身功能，因而会加速MODS的发展。①当毒素或失血等因素引起休克时，可导致肺循环障碍，出现出血、缺氧及酸中毒，并导致肺泡细胞代谢障碍，肺泡表面活性物质减少或缺乏，从而出现肺泡塌陷，肺不张，造成气体交换障碍。②缺氧、酸中毒及细菌内毒素的刺激可使组织释放血管活性物质，中性粒细胞被激活，产生大量氧自由基和介质，使肺毛细血管通透性增加，血浆蛋白及血液有形成分外漏，导致肺间质水肿、肺泡水肿及透明膜形成，进一步损害肺泡气体交换功能。③微循环缺血期间可出现凝血机制障碍及血管内小血栓形成，致使肺广泛性的微血栓栓塞而造成肺动脉高压，出现压力性肺间质水肿。由于肺水肿和肺不张，使得肺通气障碍和动静脉分流增加，出现低氧血症性呼吸功能衰竭。

2. **肾**　是在MODS进展过程中最早受到影响的重要器官，是由于肾血流灌注不足以及毒素与活化的炎性细胞和介质所直接引起的组织损伤。①各种因素引起的有效循环血量不足，使肾脏处于低灌流状态，交感神经系统兴奋，使肾素-血管紧张素分泌增加，肾血管收缩（肾小球输入小动脉收缩、输出小动脉舒张），从而使肾小球毛细血管静水压降低，肾小球滤过率明显降低，尿量减少。②肾灌流不足，导致肾小管上皮细胞损伤，使滤过液在肾小管内回吸收增加，尿量减少。

3. **肝** 是在MODS中容易忽略的器官，也是易受到损害的器官，发生率较高。肝脏不仅在代谢方面占有重要的地位，而且也是重要的免疫器官，一旦肝脏受到损害，必然累及其他器官。如临床上所说的"肝肺综合征""肝肾综合征"等。①细菌毒素、代谢产物、有害物质由肠道进入门静脉时，肝脏即出现病理性损伤。②肝库普弗细胞（Kupffer cell）过度激活，对内毒素、细菌和毒性产物的摄取和消除产生障碍，并影响肝细胞对炎性介质的清除，从而使肝细胞受到损伤。③肝细胞缺血缺氧和代谢障碍，其分泌、合成、转化功能降低，导致胆汁淤积，转氨酶升高，血浆氨基酸谱改变。随着肝功能障碍的逐渐加重，临床上可发生肝性脑病。

4. **胃肠道** 既是MODS的原发部位，也是主要的靶器官之一。①休克、应激反应、内毒素均可导致胃肠黏膜血流量降低和通透性增加，肠黏膜上皮缺血、脱落，出现片状坏死，形成肠壁多发性浅表溃疡。②小肠绒毛缩短、锐减，使得吸收区减小，选择性吸收和防御屏障功能发生障碍，可出现肠麻痹、消化道出血。③肠道内菌群紊乱，外源性致病菌在肠道内繁殖，并由肝门静脉和肠系膜淋巴结扩散到体循环，释放细菌及毒素，使得病情加重。临床上常表现为不能进食、腹胀、肠麻痹和消化道出血等。

5. **心** 心脏功能障碍多发生于MODS的终末阶段，实际上早期即已出现损伤。患者多可在24小时之内出现心脏指数升高，或者心动过速，经5~10天后心功能可恢复正常。造成心功能障碍的主要因素有以下几方面：①心脏做功增加，处于持续高动力状态，使得新陈代谢加快。②感染、创伤和缺血等使冠状动脉阻力增加，造成心肌供血不足。③心肌细胞线粒体肿胀致使心肌细胞结构破坏。④由于心肌缺血缺氧，心肌抑制因子增加，释放出大量的组胺，心肌细胞内Na^+和K^+分布失调，胞浆网摄入Ca^{2+}减少，使酶的活性降低，碱性磷酸酶减少，导致心肌收缩力降低，心输出量减少，心肌传导性发生障碍。

◎ 要点二　治疗措施

1. **控制感染**　积极有效地控制感染对于制止MODS的发生和发展是至关重要的。

2. **维持氧的供需平衡**　其方法主要是选用合适的血管活性药物，常用的有多巴胺、多巴酚丁胺等；为降低心脏后负荷，可适当使用扩张血管药如硝普钠等，防止组织灌流不足；对严重低氧血症、ARDS和急性肺损伤等患者应及时进行机械性通气，以充分供氧，并有利于CO_2排出。

3. **保护肝肾功能**　治疗中应保持器官血流的充分供应，避免使用对肝肾功能有害的药物，为肝脏提供必要的能量、维生素和氨基酸等。

4. **免疫学治疗**　肿瘤坏死因子（TNF）被认为是炎症反应的关键性传递物质，可能是败血症和MODS的主要病源之一。用内毒素抗体及TNF抗体治疗败血症可能有一定作用。

5. **营养**　创伤及感染后患者的代谢增高，应特别注意营养补充，尤其是蛋白质和氨基酸的补充。最好经肠道补充，可以避免静脉高营养产生的并发症，更重要的是，肠道营养可预防肠黏膜萎缩。

6. **其他**　①中和氧自由基药物，主要的有过氧化氢酶（CAT）、超氧化物歧化酶（SOD）、谷胱甘肽过氧化物酶（GSH-PX）、核酸、维生素C、胡萝卜素酶、维生素E等。②抗溶蛋白酶的药物。③抑制炎性反应的药物，如激素、非激素类抗炎药、前列腺素等。

第九单元 疼痛与治疗

细目一 概 述

要点一 疼痛的分类

1. 按疼痛的程度分类

（1）轻度疼痛 程度很轻或仅有隐痛。

（2）中度疼痛 较剧烈，如切割痛或烧灼感。

（3）剧烈疼痛 难以忍受，如绞痛。

2. 按疼痛的病程长短分类

（1）急性疼痛 如创伤、手术、急性炎症、脏器穿孔等时发生的即刻疼痛。

（2）慢性疼痛 如慢性腰腿痛、晚期癌症痛等。

3. 按疼痛的深浅部位分类

（1）浅表痛 位于体表皮肤或黏膜，性质多为锐痛，比较局限，定位明确。

（2）深部痛 内脏、肌腱、关节、韧带、骨膜等部位的疼痛，性质一般为钝痛，不局限，病人常只能笼统地说明疼痛部位。

4. 按疼痛在躯体的解剖部位分类 分为头痛、颌面痛、颈项痛、肩周痛、上肢痛、胸痛、腹痛、腰背痛、盆腔痛、下肢痛、肛门痛、会阴痛等。

要点二 疼痛的测定与评估

疼痛的程度很难找到客观指标来衡量，基本上是靠患者的主观感觉认识来决定，所以，病人善于描述自身疼痛的前后对比，医生却很难掌握个体间疼痛程度的差别。疼痛受多种因素的影响，同一个病人在一天之中疼痛的程度也会经常发生变化，所以准确的疼痛分级是不可能的，临床常采用强度量表来进行评估。

1. 视觉模拟评分法 在纸上画一长10cm的直线，每厘米注明标号顺序，两端分别表示"无痛"（0）和"想像中剧烈疼痛"（10）。被测者根据其感受程度，在直线上相应部位作记号，"无痛"端至记号之间的距离即为痛觉评分分数。0为无痛，4以下为轻度疼痛，4~7为中度疼痛，大于7为重度疼痛，10为最痛或极度疼痛。此法简便易行，直观且易掌握，具有粗略的量化含意，是目前临床最常用的疼痛定量方法，也是比较敏感和可靠的方法。

2. 主诉分级法 病人描述自我感受的疼痛状态，一般分为无痛、轻微疼痛、中度疼痛、重度疼痛、极重度疼痛（不可忍受的痛），每级1分，分为以下五级表述：

0级：无痛。

1级：轻度疼痛。虽有痛感但是仍然可以忍受，能正常生活及睡眠。

2级：中度疼痛。疼痛不能耐受，需要用止痛剂，睡眠受干扰。

3级：重度疼痛。疼痛剧烈，伴有植物神经功能紊乱，严重干扰睡眠，被动体位，必须依靠止痛治疗。

4级：极重度疼痛。为不可忍受的疼痛。

3. 数字分级法 是将疼痛程度用0到10这11个数字表示。0表示无痛，10表示最痛，被测者根据个人疼痛感受，在其中一个数作记号，表达如下：

0度：无痛。

Ⅰ度（轻度）：间歇痛，可不用药。

Ⅱ度（中度）：持续痛，影响休息。

Ⅲ度（重度）：持续剧痛，必须用药才能缓解。

Ⅳ度（严重疼痛）：持续剧痛并伴有出汗、心率加快等植物神经症状。

4. 程度积分法

（1）疼痛程度积分法

1分：轻痛，不影响睡眠及食欲

2.5分：困扰痛，疼痛反复发作，有痛苦表情，痛时中断工作，并影响食欲睡眠。

5分：疲惫痛，持续疼痛，表情痛苦。

7.5分：难忍痛，疼痛明显，勉强坚持，有显著的痛苦表情。

10分：剧烈痛，剧痛难忍，伴情绪、体位的变化，呻吟或喊叫，脉搏或呼吸加快，面色苍白，多汗，血压下降。

总分=疼痛分×疼痛小时／日。

（2）疗效评定

显效：总分下降50%以上。

有效：总分下降50%或以下。

无效：总分无下降。

细目二　慢性疼痛的治疗

◎ 要点一　药物治疗

1. 麻醉性镇痛药　常用的有吗啡、哌替啶、芬太尼、二氢埃托啡、可待因等。

2. 解热镇痛抗炎药　常用药有阿司匹林、吲哚美辛、布洛芬、芬必得、双氯芬酸钠、保泰松等。

3. 催眠镇静药　以苯二氮䓬类最常用，如地西泮、硝基安定和艾司唑仑等。巴比妥类药物多用苯巴比妥、异戊巴比妥、戊巴比妥等。

4. 抗癫痫药　苯妥英钠和卡马西平治疗三叉神经痛有效。

5. 抗忧郁药　常用的有丙米嗪、阿米替林、多塞平（多虑平）等。

◎ 要点二　神经阻滞

神经阻滞是指在末梢的脑脊髓神经、脑脊髓神经节、交感神经节等神经内或附近注入局麻药，从而阻断神经传导功能，通过神经阻滞达到解除疼痛、改善血液循环、治疗疼痛性疾病的目的。

常用的交感神经阻滞法有星状神经节阻滞和腰神经节阻滞。

◎ 要点三　椎管内注药

1. 蛛网膜下腔注药　常用无水乙醇或酚甘油注入蛛网膜下腔，破坏后根神经，使之产生脱髓鞘作用而达到止痛目的。

2. 硬脊膜外腔注药　硬脊膜外腔阻滞疗法是以止痛及血管扩张为目的，常用药物是低浓度少量局麻药加入糖皮质激素等。

◎ 要点四　痛点注射

在明显的压痛点注射1%利多卡因或0.25%布比卡因 1~4mL，加泼尼松龙 0.5mL（12.5μg），每周1~2次，3~5次为1个疗程，可取得良好效果。

细目三　手术后的镇痛

◎ 要点一　镇痛药物

术后镇痛最常用的药物是阿片类药如吗啡、哌替啶和芬太尼等。

局麻药常选用布比卡因，用于硬膜外镇痛，其作用时间较长，如浓度在0.2%以下不会阻滞运动神经，比较安全。

◎ 要点二　镇痛方法

1. 口服给药　习惯上一般采用全身给药，然后酌情经口服追加。

2. 椎管内镇痛

（1）蛛网膜下腔镇痛　单次蛛网膜下腔注射阿片类镇痛药，可提供长时间的镇痛作用，但易引起并发症，包括呼吸抑制、皮肤瘙痒、恶心呕吐、尿潴留等，故目前临床少用。

（2）硬膜外腔镇痛　经硬膜外腔给药镇痛的优点是：副作用少，作用确切。最常用的药物是吗啡。常见的不良反应有恶心、呕吐、皮肤瘙痒、尿潴留和呼吸抑制。

3. 胃肠外给药

（1）肌内注射　许多阿片类镇痛药可以通过肌内注射给药。

（2）静脉注射　单次间断静脉注射镇痛药物

时，血浆药物浓度易于维持恒定，起效迅速。

（3）其他途径　近年来新的给药途径有经皮贴剂给药，如芬太尼、可乐定、东莨菪碱等。经口腔黏膜吸收用药的镇痛药和苯二氮䓬类口含制剂也已用于镇痛治疗。

4. **病人自控镇痛（PCA）**　可经静脉途径给药，即病人自控静脉镇痛（PCIA）；也可通过硬膜外腔途径给药，即病人自控硬膜外镇痛（PCEA）；还可经皮下给药，即病人自控皮下镇痛（PCSA）。

细目四　癌症疼痛与治疗

◎ **要点一　按阶梯口服用药**

1. **第一阶梯用药**　为解热镇痛药，如阿司匹林，替代药物有消炎痛、扑热息痛、布洛芬、双氯芬酸、萘普生等。适用于轻度疼痛。

2. **第二阶梯用药**　为弱阿片类镇痛药，如可待因，替代药物有强痛定、羟考酮、曲马多、右丙氧芬等。适用于中度疼痛。

3. **第三阶梯用药**　为强效阿片类镇痛药，如吗啡，替代药物有氢吗啡酮、羟吗啡酮、左马喃、美沙酮、芬太尼贴剂和丁丙诺啡等。适用于重度疼痛。

◎ **要点二　其他用药方法**

1. **椎管内注药**

（1）硬膜外腔注入吗啡。

（2）蛛网膜下腔内注入神经破坏药物。

2. **放疗、化疗和激素疗法**

3. **神经外科手术镇痛**

第十单元　内镜与腔镜技术

细目一　内镜外科技术

◎ **要点一　基本操作技术**

1. 注射术。
2. 钳夹术。
3. 切除术。
4. 导线置入和扩张术。
5. 支架置放术。
6. 氩气刀凝切术。
7. 超声内镜穿刺术。

◎ **要点二　内镜在临床上的应用**

（一）纤维胃镜

通常所说的胃镜检查包括食管、胃、十二指肠内镜检查。

1. **适应证**

（1）凡有上腹部不适，疑有食管、胃、十二指肠疾病者，用胃镜明确诊断。

（2）X线检查发现食管、胃、十二指肠病变，但性质未明者，需病理诊断。

（3）食管、胃、十二指肠疾病治疗或手术后的随访。

（4）治疗某些食管、胃、十二指肠疾病，如上消化道出血的止血、异物取出、息肉切除、狭窄的扩张等。

（5）晚期胃肠道肿瘤的治疗。

2. **并发症**　穿孔、出血、心肺意外、药物反应和感染。

（二）纤维胆道镜

1. **适应证**

（1）胆总管切开后胆汁混浊或呈泥沙样胆汁，或有不明原因的肝内胆管出血。

（2）肝胆管内触及结石或硬结。

（3）需对胆管内病变组织进行活检。

（4）胆道取石前后检查结石的位置以及结石

是否取尽。

2. **并发症** 出血、胰腺炎、胆管炎、感染等。

细目二 腔镜外科技术

◎ 要点一 基本操作技术

1. 建立气腹，闭合法、开放法。
2. 腹腔镜下止血。
3. 腔镜下组织分离与切开。
4. 腔镜下缝合。
5. 标本取出。

◎ 要点二 手术并发症

1. **CO_2气腹相关的并发症与不良反应** 皮下气肿、气胸、心包积气、气体栓塞、高碳酸血症与酸中毒、心律紊乱、下肢静脉淤血和血栓形成、腹腔内缺血、体温下降等。
2. **血管损伤**
3. **内脏损伤** ①空腔脏器损伤：包括肝外胆管、小肠、结肠、胃、输尿管和膀胱等。②实质性脏器损伤：包括肝、脾、膈肌、肾、子宫等。
4. **腹壁并发症** 戳孔出血与腹壁血肿、戳孔感染、腹壁坏死性筋膜炎和戳孔疝等。

第十一单元 外科感染

细目一 浅部组织的化脓性感染

◎ 要点一 疖和疖病

（一）临床表现

1. **局部症状** 初起毛囊处有红、肿、热、痛的小结节，逐渐肿大并隆起，数天后中央部组织坏死，出现脓栓，红、肿、热、痛随之加重，中心部位变软，随后脓栓脱落，脓液排出，炎症随之消退而愈。

2. **全身症状** 一般无全身症状；可出现全身不适、畏寒、发热、头痛、厌食等。面部"危险三角区"的疖，沿眼内眦静脉和眼静脉感染到颅内，引起化脓性海绵状静脉窦炎，出现波及眼部周围的红肿、硬块、疼痛，并有全身寒战高热、头痛、昏迷，甚至死亡。

（二）西医治疗

以局部治疗为主。初起可热敷、理疗、药物外敷，促其吸收消散。如成脓有波动感变软时，可切开引流。面部疖应避免切开、挤压。面部疖和有全身症状的疖和疖病应给予抗生素治疗，并增加营养。患有糖尿病者，应同时治疗糖尿病。

（三）中医辨证治疗

1. **暑疖**

证候：初起局部皮肤潮红，次日发生肿痛，根角很浅，范围局限，直径多在3cm左右。舌苔黄，脉数。

治法：清热利湿解毒。

方药：清暑汤加减。

2. **蝼蛄疖**

证候：多生于小儿头皮部，疮形肿势虽小，但根脚坚硬，未破如蟮拱头。

治法：补益气血，托毒生肌。

方药：托里消毒散加减。

3. **疖病**

证候：好发于项后、背部、臀部等处，疖数个到数十个，反复发作，缠绵经年不愈。阴虚者兼有口渴唇燥，舌红，苔薄，脉细数；脾虚者兼有面色萎黄，纳少便溏；舌淡或有齿痕，苔薄，脉濡。

治法：祛风清热利湿。

方药：防风通圣散加减。

要点二 痈

（一）临床表现

1. 局部症状 早期在局部呈片状稍隆起的紫红色浸润区，质地坚韧，界限不清。随后中央形成多个脓栓，破溃后呈蜂窝眼状。常有局部淋巴结肿大、疼痛。

2. 全身症状 大多数病人有畏寒发热、食欲不振、白细胞计数增高等全身表现。

（二）西医治疗

1. 全身治疗 应注意休息，加强营养支持，镇静止痛，静脉使用抗生素。糖尿病患者应控制血糖。

2. 局部治疗 初起可用热敷、理疗、药物外敷。成脓后切开引流。切开时行"十"字或双"十"字切口才能使引流通畅彻底。

（三）中医辨证治疗

1. 热毒蕴结证

证候：初起局部起一肿块，上有粟粒状脓头，肿块渐向周围扩大，脓头增多，色红灼热疼痛；可有恶寒，发热，纳呆；舌红，苔黄，脉滑数。

治法：和营托毒，清热利湿。

方药：仙方活命饮加减。

2. 阴虚火盛证

证候：局部疮形平塌、根盘散漫，疮色紫滞，不易化脓腐脱，溃出脓水稀少或带血水，疼痛剧烈；伴有高热，唇燥咽干，纳呆，大便秘结，小便短赤；舌红，苔黄，脉细数。

治法：滋阴生津，清热托毒。

方药：竹叶黄芪汤加减。

3. 气血两虚证

证候：局部疮形平塌散漫，疮色晦暗，化脓迟缓，腐肉难脱，脓水清稀，闷肿胀痛，疮口易成空壳；兼有发热，精神不振，面色苍白；舌淡，苔白腻，脉数无力。

治法：调补气血。

方药：十全大补汤加减。

要点三 急性蜂窝织炎

（一）临床表现

由溶血性链球菌引起的急性蜂窝织炎，因链激酶和透明质酸酶的作用，病变扩展迅速，不易局限，有时引起脓毒血症；由金黄色葡萄球菌感染引起的急性蜂窝织炎，则易局限形成脓肿；由厌氧菌感染引起的急性蜂窝织炎，可出现捻发音，常见于被肠道、泌尿道内容物污染的会阴部、腹部伤口，脓液恶臭，全身症状重。

发生部位浅者，红、肿、热、痛等局部症状明显，范围扩大迅速，进而中心坏死、化脓，出现波动感。部位深者，局部红肿不明显，但局部水肿、压痛明显，并伴有全身症状。发生于口底、颌下、颈部的急性蜂窝织炎，可因炎症水肿扩展引起喉头水肿，出现呼吸困难，有发生窒息的危险。

（二）西医治疗

1. 局部治疗 初起应休息，局部理疗，药物外敷。一旦脓肿形成，应及时切开引流。位于口底、颌下的急性蜂窝织炎，应早期切开减压引流。

2. 全身治疗 应加强营养支持、止痛，应用抗生素治疗。

（三）中医辨证治疗

1. 锁喉痈

证候：小儿多见，感染起源于口腔或面部。初起喉结处红肿绕喉，根脚散漫，坚硬灼热疼痛；伴有壮热口渴，头痛项强，大便燥结，小便短赤；舌红绛，苔黄腻，脉弦滑数或洪数。

治法：散风清热，化痰解毒。

方药：普济消毒饮加减。

2. 臀痈

证候：臀部肌内注射染毒或患疮疖挤压等引起。臀部一侧初起疼痛，肿胀焮红，皮肤红肿以中心最为明显，而四周较淡，边缘不清，红肿逐渐扩大而有硬结。伴恶寒发热，头痛骨楚，食欲不振。舌质红，苔黄或黄腻，脉滑数。

治法：清热解毒，和营利湿。

方药：黄连解毒汤合仙方活命饮加减。

3. 足发背

证候：多因足癣感染引起。初起足背红肿灼热疼痛，肿势弥漫，边界不清，活动受限；伴寒战高热，食欲不振；舌质红，苔黄腻，脉滑数。

治法：清热解毒，和营利湿。

方药：五神汤加减。

◎ 要点四 丹毒

（一）临床表现

好发部位为下肢和头面部。起病急，病人常有头痛、畏寒、发热等全身症状。局部表现呈片状红疹，颜色鲜红，中间较淡，边缘清楚，略为隆起。手指轻压可使红色消退，松压后很快又恢复鲜红色。红肿向四周扩展时，中央红色逐渐消退、脱屑，转为棕黄色。红肿区有时有水疱形成，局部有烧灼样疼痛。常伴有附近淋巴结肿大、疼痛。病人常有头痛、畏寒、发热等全身症状。

（二）西医治疗

注意休息，抬高患肢。局部湿热敷。全身应用青霉素或磺胺药。应积极治疗足癣，减少丹毒复发。

（三）中医辨证治疗

1. 风热毒蕴证

证候：发于头面部，皮肤焮红灼热，肿胀疼痛，甚则发生水疱，眼胞肿胀难睁；伴恶寒、发热、头痛；舌质红，苔薄黄，脉浮数。

治法：疏风清热解毒。

方药：普济消毒饮。

2. 肝脾湿火证

证候：发于腰胯胁下，大片鲜红，红肿蔓延，摸之灼手，肿胀触痛；舌红，苔黄腻，脉弦滑数。

治法：清肝泻热利湿。

方药：龙胆泻肝汤或柴胡清肝汤加减。

3. 湿热毒蕴证

证候：下肢小腿处灼热肿胀，痛如火燎，表面光亮；舌红，苔黄腻，脉滑数。反复发作可形成大脚风。

治法：利湿清热解毒。

方药：五神汤合萆薢渗湿汤加减。

4. 胎火蕴毒证

证候：多发生于初生儿。脐腹部开始皮肤鲜红，压之皮肤红色减退，放手又显，表面紧张光亮，摸之灼手，肿胀触痛，向外游走遍体；兼有发热；舌红，苔黄，脉数。

治法：凉血清热解毒。

方药：犀角地黄汤加减。

◎ 要点五 浅部急性淋巴管炎与淋巴结炎

（一）临床表现

急性淋巴管炎分为网状淋巴管炎（丹毒）和管状淋巴管炎。管状淋巴管炎常见于四肢，尤以下肢多见，常合并有手足癣感染。分为深、浅两种。浅部淋巴管受累时，常在伤口或感染灶肢体近侧出现一条或数条"红线"，硬且明显压痛。深部淋巴管炎看不到红线，但肢体明显肿胀和压痛，特别是淋巴管走行部位压痛更明显。伴有全身不适、畏寒发热、头痛、乏力、食欲不振等。

急性淋巴结炎早期，有局部淋巴结肿大、疼痛和压痛；病情发展，则有局部红肿热痛加剧。炎症继续向淋巴结周围蔓延，可扩展成肿块，出现发热、头痛、乏力等全身症状，也可发展形成脓肿，呈外痈表现。

（二）西医治疗

及时处理原发病灶，如损伤、手足癣、感染灶等。抬高患肢，局部休息。形成脓肿应切开引流。早期应全身使用抗生素。

（三）中医辨证治疗

1. 红丝疔

证候：多发于下肢；红丝较细，红肿疼痛，全身症状较轻；重者属火毒入营，可见红丝粗肿明显，迅速向近端蔓延，伴畏寒、发热、头痛等；舌红，苔薄黄，脉数。

治法：清热解毒。

方药：五味消毒饮加减。火毒入营者，合犀角地黄汤、黄连解毒汤。

2. 颈痈

证候：初起结块形如鸡卵，皮色不变，肿胀、灼热、疼痛；逐渐漫肿坚实，灼热疼痛；伴寒热、头痛、项强；舌红，苔黄腻，脉滑数。

治法：散风清热，化痰消肿。

方药：牛蒡解肌汤加减。

3. 腋痈

证候：初起腋下可触及肿块，皮色不变，灼热疼痛；伴恶寒发热，纳呆；舌红，苔薄白，脉滑数。

治法：清肝解郁，消肿化毒。

方药：柴胡清肝汤加减。

4. 胯腹痈

证候：初起腹股沟部结块，形如鸡卵，肿胀发热，皮色不变，疼痛明显；伴畏寒发热；舌红，苔黄腻，脉滑数。

治法：清热利湿解毒。

方药：五神汤合萆薢渗湿汤加减。

5. 委中毒

证候：腘窝部木硬肿胀，焮红疼痛，小腿屈曲难伸；伴恶寒发热，口苦且干，纳呆；舌红，苔黄腻，脉滑数。

治法：和营祛瘀，清热利湿。

方药：活血散瘀汤加减。

◎ 要点六 脓肿

（一）临床表现

浅表脓肿可见局部隆起，红肿热痛明显，压之剧痛，有波动感。深部脓肿则红肿和波动感不明显，但局部疼痛、水肿、有压痛，患处可发生功能障碍。在压痛或水肿最明显处用粗针穿刺，抽得脓液即可确诊。大的或深部脓肿常有明显的全身症状。

（二）西医治疗

有全身症状者，应用敏感抗生素治疗，并对症处理。脓肿已经形成，一经诊断，即应切开引流。

（三）中医辨证治疗

1. 余毒流注证

证候：发病前有疖、疔、痈等病史；局部漫肿疼痛；伴壮热、口渴，甚则神昏谵语；舌红，苔黄腻，脉洪数。

治法：清热解毒，凉血通络。

方药：黄连解毒汤合犀角地黄汤加减。

2. 火毒结聚证

证候：多见于体表感染，患部肿势高突，焮热灼痛，有波动感；舌红，苔黄，脉数。

治法：清火解毒透脓。

方药：五味消毒饮合透脓散加减。

3. 瘀血流注证

证候：劳伤筋脉诱发者，多发于四肢内侧；跌打损伤诱发者，多发于伤处；患部漫肿疼痛，皮色微红，或呈青紫，溃后脓液中夹有瘀血块；舌红或边有瘀点，或色紫，苔薄黄或黄腻，脉数或涩。

治法：和营祛瘀，清热化湿。

方药：活血散瘀汤加减。

4. 暑湿流注证

证候：夏秋季节多见；局部漫肿疼痛；初起恶寒，发热，头胀，胸闷，呕恶；舌红，苔白腻，脉滑数。

治法：清热解毒化湿。

方药：清暑汤加减。

细目二 手部急性化脓性感染

◎ 要点一 脓性指头炎

（一）临床表现

初起时指端有针刺样疼痛，随组织肿胀，压力增高，产生剧痛。当指动脉被压时，转为搏动性疼痛。指头红肿并不明显，或反呈黄白色，轻触指头即产生剧烈疼痛。多伴有发热，全身不适，白细胞计数增高等。晚期大部分组织因缺血坏死、神经末梢受压和营养障碍而麻痹，疼痛反而减轻。因指骨缺血坏死，可形成慢性骨髓炎。

（二）西医治疗

初起可采用热敷，并酌情使用抗生素或内服中药治疗。出现跳痛，指头张力增高时，即应切开减压、引流。在患指末节侧面作纵切口，不可超过指关节。如脓腔较大，亦可作对口引流。

（三）中医辨证治疗

1. 火毒结聚证

证候：指端隐痛，继而刺痛，灼热肿胀，发红不明显，指末节呈蛇头状；舌红，苔黄，脉数。

治法：清热解毒。

方药：五味消毒饮加减。

2. 热盛肉腐证

证候：指端剧烈跳痛，触之痛甚；兼有畏寒、发热、头痛，全身不适，纳呆、失眠；舌红，苔黄，脉数。

治法：清热解毒，透脓止痛。

方药：黄连解毒汤合五味消毒饮加减。

◎ 要点二 急性化脓性腱鞘炎和化脓性滑囊炎

（一）临床表现

病情发展迅速，24小时左右即可出现剧烈疼痛和明显炎症，伴有发热、头痛、全身不适等症状。

1. 急性化脓性腱鞘炎 除手指末节外，患指呈明显均匀肿胀，皮肤高度紧张。轻度屈曲使腱鞘处于松弛位，以减轻疼痛。任何轻微的被动伸指动作均能引起剧烈疼痛。化脓后若不及时切开减压引流，腱鞘内脓液积聚，压力迅速增高，可致肌腱坏死而丧失患指功能。感染亦可向近侧蔓延到手掌深部间隙，或经滑液囊扩散到腕部和前臂。

2. 化脓性滑囊炎 小指腱鞘炎可蔓延到尺侧滑液囊；拇指腱鞘炎可蔓延到桡侧滑液囊，而引起滑囊炎。同时还有小鱼际或大鱼际处的剧烈肿胀、疼痛和压痛。

（二）西医治疗

早期治疗与脓性指头炎相同。如治疗无好转，应及早切开减压引流，以防止肌腱受压坏死。腱鞘炎切口应选在手指侧面，切口不能超过指关节，不能损伤指神经、血管。滑液囊感染的切口，分别选择在小鱼际和大鱼际处。

（三）中医辨证治疗

参照"脓性指头炎"。

◎ 要点三 掌深部间隙感染

（一）临床表现

手掌深部间隙感染时，掌心凹陷消失，隆起，皮肤紧张发白，压痛明显。中指、无名指、小指半屈位。手背肿胀严重。伴有高热、头痛、脉快等全身症状。

鱼际间隙感染时，大鱼际处和拇指指蹼肿胀，压痛显著。掌中凹陷存在，食指半屈位，拇指半屈并外展，活动受限，不能对掌。同时伴有全身症状。

（二）西医治疗

早期行理疗、外敷药物，并使用大剂量抗生素。短期内无好转时，应及早切开引流。掌中间隙感染切口在掌横纹中1/3处，行横形切口，或在中指、无名指指蹼间行纵切口，长1~1.5cm；鱼际间隙感染时，在大鱼际偏尺侧波动感最明显处，或在拇指、食指指蹼虎口处行切口。

（三）中医辨证治疗

参照"脓性指头炎"。

细目三 全身性感染

◎ 要点一 临床表现

1. 脓毒症的主要表现 骤起寒战，继以高热，可达40~41℃；或低温，起病急，病情重，发展迅速；头痛、头晕、恶心、呕吐、腹胀、面色苍白或潮红、出冷汗；神志淡漠或烦躁、谵妄和昏迷；心率加快，脉搏细速，呼吸急促或困难；肝、脾可肿大，严重者出现黄疸或皮下出血瘀斑等。

2. 感染致病菌的临床特点 脓毒症的临床表现尚因感染致病菌种的不同而存在某些差别，根据临床上常见的致病菌，可分为三大类型：

（1）革兰染色阳性细菌脓毒症 特点是：可有或无寒战，发热呈稽留热或弛张热。病人面色潮红，四肢温暖、干燥，多呈谵妄和昏迷。常有皮疹、腹泻、呕吐，可出现转移性脓肿，易并发心肌炎。发生休克的时间较晚，血压下降也较缓慢。

（2）革兰染色阴性杆菌脓毒症 特点是：一般以突然寒战开始，发热可呈间歇热，严重时体温不升或低于正常。病人四肢厥冷、发绀、少尿或无尿。有时白细胞计数增加不明显或反见减少。休克发生早，持续时间长。

（3）真菌性脓毒症 临床表现酷似革兰染色阴性杆菌脓毒症。病人突然发生寒战、高热（39.5~40℃），一般情况迅速恶化，出现神志淡漠、嗜睡、血压下降和休克，少数病人尚有消化道出血。周围血象常可呈白血病样反应，出现晚幼粒细胞和中幼粒细胞，白细胞计数可达 $25×10^9/L$。

◎ 要点二　西医治疗

（1）原发感染灶的处理。

（2）抗菌药物的应用。对真菌性脓毒症应尽量停用广谱抗生素，改用对原来感染有效的窄谱抗生素，并全身应用抗真菌药物。

（3）支持疗法。

（4）对症治疗。

（5）减轻中毒症状和防治休克。联合使用抗生素和肾上腺皮质激素，减轻全身炎性反应和中毒症状，防治休克及重要器官功能衰竭。

◎ 要点三　中医辨证治疗

1. 疗疮走黄证

证候：在原发病灶的基础上，突然疮顶陷黑无脓，肿势软漫，迅速向周围扩散，皮色暗红；伴寒战高热，头痛，烦躁不安；舌质红绛，苔多黄燥，脉多洪数。

治法：凉血清热解毒。

方药：五味消毒饮合黄连解毒汤加减。

2. 火陷证

证候：多见于有头疽1~2周的毒盛期。局部疮顶不高，根盘散漫，疮色紫滞，疮口干枯无脓，灼热疼痛；伴壮热口渴，便秘溲赤，烦躁不安，甚者神昏谵语、发痉；舌质红绛，苔黄燥或黄腻，脉洪数或滑数、弦数。

治法：凉血解毒，泄热养阴，清心开窍。

方药：清营汤加减。

3. 干陷证

证候：多见于有头疽2~3周的溃脓期。局部脓腐不透，疮口中央糜烂，脓少而薄，疮色灰暗，肿势平塌，散漫不聚，胀闷或微痛不甚；伴发热或恶寒，神疲纳少，自汗，胁痛，神昏谵语，气息短促；舌质淡红，脉象虚数；或体温反而不高，肢冷，大便溏薄，小便频数；舌质淡，苔灰腻，脉沉细。

治法：补养气血，托毒透邪，佐以清心安神。

方药：托里消毒散加减。

4. 虚陷证

证候：多见于有头疽第4周的收口期。局部肿势已退，疮口腐肉已尽，而脓水稀薄色灰，或偶带绿色，新肉不生，状如镜面，光白板亮，不知疼痛；伴虚热不退，形神委顿，纳食日减，或有腹痛腹泻，自汗肢冷，气息短促；舌淡，苔薄白或无苔，脉沉细或虚大无力。

治法：温补脾肾。

方药：附子理中汤加减。

细目四　特异性感染

◎ 要点一　破伤风

（一）临床表现

1. 潜伏期 长短不一，潜伏期越短，症状越重,死亡率越高。

2. **前驱症状** 有头昏头痛、失眠、乏力、烦躁不安,伤口局部疼痛,附近肌肉有牵拉感,咀嚼肌酸胀,反射亢进。一般持续10~24小时。

3. **典型症状**

(1) 肌肉持续性收缩。全身肌肉呈持续性强烈收缩,先是咀嚼肌,以后顺序为面肌、颈肌、背腹肌,最后是膈肌和肋间肌。逐渐咀嚼不便、张口困难、牙关紧闭、苦笑面容、颈项强直、角弓反张、呼吸困难。

(2) 肌肉阵发性痉挛和抽搐,伴面色紫绀,呼吸急促,口吐白沫,全身大汗,四肢抽搐不止,发作间歇期肌肉仍不能完全松弛。

4. **并发症** ① 呼吸困难、窒息是破伤风病人死亡的主要原因。② 肺部感染。③ 水、电解质紊乱和酸中毒。④ 肌肉撕裂、骨折。

(二) 西医治疗

1. 消除毒素来源,扩创引流。
2. 中和游离毒素,使用破伤风抗毒素。
3. 控制和解除痉挛,减轻病人痛苦,降低体能消耗,防止窒息和并发症发生(①保持环境安静。②镇静、解痉)。
4. 应用抗生素抑制破伤风杆菌生长,防止其他细菌感染。
5. 支持治疗。
6. 保持呼吸道通畅。

(三) 中医辨证治疗

1. **风毒在表证**

证候:轻度张口及吞咽困难,全身肌肉痉挛,或只限于破伤部位局部肌肉痉挛,抽搐较轻,痉挛期短,间歇期长;舌苔白腻,脉弦数。

治法:驱风镇痉。

方药:玉真散合五虎追风散加减。

2. **风毒入里证**

证候:发作频繁,间歇期短,全身肌肉痉挛,发热汗多,牙关紧闭,角弓反张,抽搐频作,呼吸急促,痰涎壅盛,大便秘结,小便短赤;舌质红,苔黄糙,脉弦数。

治法:祛风镇痉,清热解毒。

方药:木萸散加减。

3. **阴虚邪留证**

证候:疾病后期,抽搐停止,倦怠乏力,头晕,心悸,口渴,面色无华,牙关不适,偶有痉挛或屈伸不利;舌淡红,苔少,脉细数无力。

治法:益胃养阴,疏风通络。

方药:沙参麦冬汤加减。

◎ 要点二 气性坏疽

(一) 临床表现

1. **全身表现** 创伤后并发此症的时间,最早为伤后8~10小时,最迟为5~6日,通常在伤后1~4日。临床特点是:病情突然恶化,烦躁不安,有恐惧或欣快感;皮肤、口唇变白,大量出汗,脉搏快速,体温逐步上升。随着病情的发展,可发生溶血性贫血、黄疸、血红蛋白尿、酸中毒,全身情况可在12~24小时内全面迅速恶化。

2. **局部表现** 伤肢沉重或疼痛,持续加重,犹如胀裂,止痛剂不能奏效;局部肿胀与创伤所能引起的程度不成比例,并迅速向上、下蔓延。伤口中有大量浆液性或浆液血性渗出物,可浸湿厚层敷料,有时可见气泡从伤口中冒出。皮下由于气、水混杂,可触及捻发音。局部张力大,皮肤受压而发白,浅部静脉回流发生障碍,故皮肤表面可出现如大理石样斑纹。伤口可有恶臭。

(二) 西医治疗

1. 急症清创。
2. 应用抗生素,首选青霉素。
3. 高压氧治疗。
4. 全身支持疗法。

(三) 中医辨证治疗

1. **湿热火盛,燔灼营血证**

证候:起病急骤,患肢沉重、灼热、肿胀、剧痛,皮色暗红,按之凹陷,良久不起;皮肤可见水疱,中央皮肉大部分腐烂,四周皮肤转为紫黑色,迅速腐烂,范围甚大,疮形略带凹陷,溃后流出脓液稀薄如水、恶臭,并混以气泡,轻压周围组织有捻发音；伴高热、烦渴、纳差、呕恶、神昏、溲赤；舌红绛，苔黄燥，脉洪数。

治法：清火利湿，凉血解毒。

方药：黄连解毒汤、犀角地黄汤合三妙丸加减。

2. 气血不足，心脾两虚证

证候：腐肉大片脱落，疮口日见扩大，疮面色淡，收口缓慢；伴神疲乏力，纳差；舌淡脉细。

治法：益气补血，养心健脾。

方药：八珍汤合归脾汤。

第十二单元 损 伤

细目一 颅脑损伤

◎ 要点一 脑震荡

（一）临床表现

1. **一过性昏迷** 受伤后立即出现短暂的昏迷，常为数分钟，一般不超过半小时。

2. **逆行性遗忘** 清醒后不能回忆受伤之时或受伤前后的情况，但对往事却能清楚回忆，故又称"近事遗忘症"。

3. **较重者** 在昏迷期间可有皮肤苍白、出汗、血压下降、心动徐缓、呼吸浅慢等表现，但随着意识的恢复很快趋于正常。清醒后可有头痛、头晕、恶心、呕吐等症状。

4. **神经系统检查** 无阳性体征。

（二）西医治疗

对症治疗，输液、吸氧，适量给予镇静止痛剂和调节血管药物。如恶心呕吐较重者，服用小剂量的冬眠灵、灭吐灵等，并静脉应用脱水药。

（三）中医辨证治疗

1. 昏迷期

证候：脑部受外力震击后昏迷不醒，持续时间一般不超过30分钟；或心神恍惚，无抽筋；舌质淡红，苔薄，脉弦滑。

治法：通窍开闭。

方药：苏合香丸或至宝丹急灌服。

2. 苏醒期

证候：苏醒后出现眩晕头痛、恶心、时有呕吐、夜寐不宁等症状；舌暗，苔白腻，脉弦滑。

治法：祛瘀止痛，和胃止呕。

方药：柴胡细辛汤加减。

3. 恢复期

证候：7~10天以后仍感头晕头痛，肢倦乏力，精神不振；舌质淡，苔薄白，脉细弱。

治法：益气补肾，养血健脑。

方药：可保立苏汤加减。

◎ 要点二 脑挫裂伤

（一）临床表现

1. 昏迷

2. **局灶症状和体征** 随脑受损的部位、范围和程度不同而异，对诊断和判定脑伤的部位很有意义。若大脑功能区受损，可立即呈现相应的神经功能障碍或体征，如运动区损伤出现锥体束征、肢体抽搐或偏瘫；语言中枢损伤出现失语等。发生于"哑区"的损伤则无局灶症状或体征出现。

3. **颅内压增高与脑疝** 为继发脑水肿或颅内血肿所致，使昏迷或瘫痪程度加重，或意识好转，清醒后又变为模糊。同时有血压升高、心率减慢、呼吸加深、瞳孔不等大及锥体束征等表现。

4. **其他表现** 常合并蛛网膜下腔出血，因而出现脑膜刺激征，如颈项强直、克氏征阳性，并有血性脑脊液；若合并颅底骨折，则引起附近软组织出血征象和脑脊液漏。

（二）西医治疗

1. 脱水疗法是防治脑水肿、降低颅内压的有效措施。一般用渗透性脱水剂或利尿脱水剂。

2. 肾上腺皮质激素的运用。

3. 神经营养剂和促醒药物。

4. 高压氧疗法。

5. 低温疗法。

6. 防治并发症，积极防治消化道出血、肺炎、癫痫等。

（三）中医辨证治疗

1. 昏愦期

证候：昏愦深着，两手握固，牙关紧闭；脉沉迟。

治法：辛香开窍，通闭醒神。

方药：苏合香丸或黎洞丸1粒（研末），胃管灌服。若伴高热、神昏窍闭、抽搐等症者，改用安宫牛黄丸研末灌服，以清心开窍；若痰热阻窍所致昏迷，用至宝丹清热豁痰开窍。

2. 苏醒期

证候：神志恍惚不清，头痛头晕，呕吐恶心，夜寐不宁，或醒后不省人事，昏沉嗜卧；脉细无力。

治法：镇心安神，升清降浊。

方药：琥珀安神汤加减。若眩晕不止，或夜寐烦躁不宁甚者，用天麻钩藤饮加减以平肝息风、升清降浊；若痰气上逆，神志迷蒙，不能自主者，改用癫狂梦醒汤加减以祛瘀开窍、化痰醒神。

3. 恢复期

证候：神情痴呆，或失语，或语言謇涩，或错语健忘，或半身不遂，四肢麻木；舌干红无苔，脉弦细数。

治法：益气养阴，祛瘀开窍。

方药：补阳还五汤合救呆至神汤加减。

◎ 要点三　颅内血肿

（一）临床表现

1. 意识障碍的变化　意识障碍有嗜睡、朦胧、浅昏迷、深昏迷几个级别。

（1）昏迷-清醒-再昏迷　常是颅内血肿，尤其是硬膜外血肿的典型症状。

（2）持续昏迷并呈进行性加重　伤情严重，颅内压增高较快，易发生脑疝。

（3）清醒-昏迷　伤后无原发性昏迷若干时间后，出现昏迷并进行性加重，多见于小儿颅内血肿。

2. 瞳孔改变　瞳孔改变多发生在患侧，可先缩小，对光反应迟钝，继之瞳孔进行性扩大，对光反应消失，提示已发生小脑幕切迹疝。

3. 锥体束征　早期出现的一侧肢体肌力减退，如无进行性加重表现，可能是脑挫裂伤的局灶体征；如果是稍晚出现或早期出现而有进行性加重，则应考虑为血肿引起脑疝或血肿压迫运动区所致；去大脑强直为脑疝晚期表现。

4. 生命体征　常为进行性的血压升高、心率减慢和呼吸深慢（"两慢一高"）。由于颞区的血肿大都先经历小脑幕切迹疝，然后合并枕骨大孔疝，故严重的呼吸循环障碍常在经过一段时间的意识障碍和瞳孔改变后才会发生；额区或枕区的血肿则可不经历小脑幕切迹疝而直接发生枕骨大孔疝，可表现为一旦有了意识障碍，瞳孔变化和呼吸骤停几乎是同时发生。

（二）西医治疗

颅内血肿的诊断一经确立，即应争分夺秒立即进行手术抢救，力求在脑疝形成前施行急诊手术，切忌进行不必要的辅助检查。

1. 颅内血肿的手术指征

（1）意识障碍程度逐渐加深。

（2）颅内压的监测压力在2.7kPa（270mmH$_2$O）以上，并呈进行性升高表现。

（3）有局灶性脑损害体征。

（4）CT检查血肿较大（幕上者>40mL，幕下者>10mL），或血肿虽不大但中线结构移位明显（移位>1cm）、脑室或脑池受压明显。

（5）在非手术治疗过程中病情恶化。

2. 术前准备　快速为伤员剃光头，备血和留置导尿。已发生脑疝者快速静滴脱水剂。

3. 常用的手术方式 开颅血肿清除术；钻孔探查术；脑室引流术；钻孔引流术；去骨瓣减压术。

细目二 胸部损伤

◎ 要点一 肋骨骨折

（一）临床表现

1. 有明确的外伤史

2. 局部疼痛 尤其在深呼吸、咳嗽或转动体位时加剧。尚可出现不同程度的呼吸困难和循环障碍。

3. 体格检查 受伤的局部胸壁有时肿胀，按之有压痛，甚至可有骨摩擦感。多根多处肋骨骨折时伤侧胸壁可有反常呼吸运动，受伤的胸壁部分脱离胸廓整体，失去支持形成浮（动）胸壁，也称连枷胸。

（二）西医治疗

1. 闭合性单处肋骨骨折 治疗的重点是止痛、固定胸廓和防治并发症。

2. 闭合性多根多处肋骨骨折 若胸壁软化范围较小，除止痛外，尚需局部压迫包扎。大块胸壁软化或两侧胸壁有多根多处肋骨骨折时，因反常呼吸运动、呼吸道分泌物增多或血痰阻塞气道，病情危笃，需采取紧急措施，清除呼吸道分泌物，以保证呼吸道通畅；对咳嗽无力、不能有效排痰或呼吸衰竭者，要行气管插管或气管切开。

3. 胸壁反常呼吸运动的局部处理 包扎固定法；牵引固定法；内固定法。

4. 开放性肋骨骨折 需彻底清创。如胸膜已穿破，尚需行胸膜腔引流术。多根多处肋骨骨折者，于清创后用不锈钢丝做内固定术。手术后应用抗生素。

（三）中医辨证治疗

1. 气滞血瘀证

证候：伤后胁肋刺痛，痛处固定，局部可见瘀斑瘀点，呼吸及咳嗽时疼痛加重；舌质紫暗，脉沉涩。

治法：活血化瘀，理气止痛。

方药：复元活血汤加减。

2. 肺络损伤证

证候：伤后胁肋刺痛，痛处固定，伴见咳嗽、咯血或痰中带血，甚则呼吸短促，胸部胀闷；舌质紫，脉沉涩。

治法：宁络止血，止咳平喘。

方药：十灰散合止嗽散加减。

3. 筋骨不续证

证候：伤处肿痛减轻，骨折处尚未愈合；舌质暗红，脉弦。

治法：续筋接骨，理气活血。

方药：接骨紫金丹加减。

4. 肝肾不足证

证候：损伤后期，症见胁肋隐痛，悠悠不休，口干咽燥，心中烦热，头晕目眩，腰膝酸软，遗精；舌红少苔，脉弦细。

治法：调补肝肾，强筋壮骨。

方药：六味地黄丸加减。

5. 气血亏虚证

证候：伤后症见少气乏力，失眠多梦，心悸怔忡，纳食减少；舌质淡，苔薄白，脉沉细。

治法：益气养血。

方药：八珍汤加减。

◎ 要点二 气胸与血胸

（一）西医病因病理

胸部损伤后，引起胸膜腔内积气称为气胸，胸膜腔积血者，称血胸。二者常合并存在，称为血气胸。

气胸的形成多由于肺组织、支气管破裂，空气逸入胸膜腔；或因胸壁伤口穿破胸膜，胸膜腔与外界沟通，外界空气进入所致。一般分为闭合性、开放性和张力性气胸三类。

1. 闭合性气胸 多见于一般闭合性胸部损伤。小量气胸，肺萎陷在30%以下者，多无明显症状。大量气胸时，病人有胸闷、胸痛和气促症状，气管向健侧移位，伤侧胸部叩诊呈鼓音，听诊呼吸音减弱或消失。胸部X线检查显示不同程度的肺萎陷和胸膜腔积气。

2. 开放性气胸　胸壁伤口成为胸膜腔与外界相连的通道，以致空气可随呼吸而自由出入胸膜腔内，形成开放性气胸。

（1）伤侧胸膜腔负压消失　肺被压缩而萎陷，两侧胸膜腔压力不等而使纵隔移位，健侧肺扩张因而受限。

（2）纵隔扑动与胸膜肺休克　吸气时健侧胸膜腔负压升高，与伤侧压力差增大，纵隔向健侧进一步移位；呼气时两侧胸膜腔压力差减小，纵隔移回伤侧，这种反常运动称为纵隔扑动。纵隔扑动能影响静脉血流回心脏，引起循环功能严重障碍；纵隔的左右摆动会刺激纵隔和肺门神经，引发休克。

（3）临床表现　病人出现气促、呼吸困难和发绀、循环障碍以至休克。胸壁伤口开放者，呼吸时能听到空气出入胸膜腔的吸吮样声音。伤侧胸部叩诊呈鼓音，听诊呼吸音减弱或消失，气管、心脏明显向健侧移位。胸部X线检查示伤侧肺明显萎陷、胸膜腔积气、气管和心脏等纵隔器官偏移。

3. 张力性气胸　又称高压性气胸，常见于肺大泡破裂、较大支气管破裂、较深的肺裂伤或胸壁穿透伤，其裂口形成活瓣。吸气时空气可从裂口进入胸膜腔内，而呼气时活瓣关闭，气体不能排出，只进不出，使胸膜腔内积气不断增多，压力不断升高，压迫伤侧肺，使之逐渐萎陷，并将纵隔推向健侧，挤压健侧肺，产生呼吸和循环功能的严重障碍。

病人极度呼吸困难，烦躁，意识障碍，大汗淋漓，发绀，可有脉细速，血压降低等休克表现。体格检查可见伤侧胸部饱满，肋间隙增宽，呼吸幅度减低，颈部、胸部可见皮下气肿。叩诊呈高度鼓音，听诊呼吸音消失。胸部X线检查显示胸膜腔大量积气，肺完全萎陷，气管和心脏向健侧移位。

4. 血胸　胸部损伤后引起胸膜腔积血者，称为损伤性血胸。有明确的胸部外伤史，小量出血的血胸，其胸内积血少于500mL者，可无明显症状。胸部X线检查可见肋膈角消失。中等量以上出血的血胸，短期内胸腔积血达1000mL以上时，多可出现面色苍白、脉搏细速、呼吸急促、血压下降等休克征象和胸腔积液的体征。胸部X线检查可见伤侧胸膜腔内有大片积液阴影，纵隔向健侧移位。胸腔穿刺抽出血液即可确诊。

下列征象提示进行性出血：

（1）脉搏逐渐增快，血压持续下降。

（2）经输血补液后血压不回升或升高后又迅速下降。

（3）血红蛋白、红细胞计数和红细胞比容等重复测定持续降低。

（4）胸膜腔穿刺因血凝固抽不出血液，但连续胸部X线检查显示胸膜腔阴影继续增大。

（5）闭式胸膜腔引流后，引流血量连续3小时每小时超过200mL。

（二）西医治疗

1. 闭合性气胸　小量气胸无需治疗，可于1~2周内自行吸收。大量气胸需进行胸膜腔穿刺，抽尽积气，或行胸膜腔引流术，应用抗生素。

2. 开放性气胸　急救处理：用无菌敷料如凡士林纱布加棉垫封盖伤口，再用胶布或绷带包扎固定，使开放性气胸转变为闭合性气胸，然后穿刺胸膜腔，抽气减压。进一步的处理是：给氧和输血补液，纠正休克，清创、缝合胸壁伤口，并行闭式胸膜腔引流术。如疑有胸腔内脏器损伤或活动性出血，则需剖胸探查。术后应用抗生素；鼓励病人咳嗽排痰和早期活动。

闭式胸膜腔引流术的适应证：气胸、血胸或脓胸需要持续排气、排血或排脓者；切开胸膜腔者。

闭式胸膜腔引流的穿刺部位：液体一般选在腋中线和腋后线之间的第6~8肋间插管引流。气体常选锁骨中线第2肋间。

3. 张力性气胸　张力性气胸的急救处理：

立即排气，降低胸腔内压力。进一步处理是：胸腔闭式引流，同时应用抗生素。如胸膜腔插管后漏气仍严重，病人呼吸困难未见好转，往往提示肺、支气管的裂伤较大或断裂，应及早剖胸探查，修补裂口，或做肺段、肺叶切除术。

4. **血胸** 小量血胸可自然吸收，不需穿刺抽吸。若积血量较多，应早期进行胸膜腔穿刺。进行性血胸，首先输入足量血液，以防治低血容量性休克。须及时剖胸探查，寻找出血部位。凝固性血胸，在出血停止、伤员情况稳定后，剖胸清除积血和血块，以防感染或机化。

（三）中医辨证治疗

1. **气滞证**

证候：呼吸急促，甚则不能平卧，胸部胀闷；舌质淡红，脉弦。

治法：开胸顺气。

方药：理气止痛汤加减。

2. **气脱证**

证候：呼吸困难，呼吸音低微，紫绀，大汗淋漓，四肢厥冷；舌淡苔白，脉微弱。

治法：益气固脱。

方药：参附汤加味。

3. **血瘀气滞证**

证候：呼吸气短，胸胁胀痛或刺痛，固定不移，面青；舌紫暗，脉沉涩。

治法：理气活血，逐瘀通络。

方药：复元活血汤加减。

4. **血虚气脱证**

证候：呼吸表浅，面色苍白，甚则大汗淋漓，四肢厥冷；脉微欲绝。

治法：益气养血固脱。

方药：四君子汤合生脉散加减。

细目三 腹部损伤

◎ 要点一 脾破裂

（一）临床表现

真性脾破裂表现为急性失血性休克和血性腹膜炎的症状。首先患者出现口渴、尿少、心慌、烦躁不安，进一步发展到面色苍白，身出冷汗，四肢不温，心慌心悸，神志模糊，脉搏微弱，血压较低或测不到。查体：心率较快，听诊心音低钝较弱；全腹有压痛、反跳痛，腹肌轻度抵抗感，叩诊有振水感。腹穿有血性液体。

中央型和包膜下脾破裂由于受包膜的限制，出血局限，所以临床表现不明显，早期诊断不易。如果血肿继续增大，可发生"延迟性脾破裂"。

（二）西医治疗

一般需积极手术治疗。轻度损伤可用黏合剂止血。对于不可修补的损伤脾脏，可行脾切除术。对于5岁以下儿童不宜行全脾切除术，应保留副脾或脾组织自体移植。

（三）中医辨证治疗

分型论治可参见"肝破裂"内容。

◎ 要点二 肝破裂

（一）临床表现

肝破裂的临床表现，取决于损伤的程度与病理类型。大多数肝破裂为真性破裂，主要表现是腹腔内出血引起的腹膜刺激征，常引起出血性休克，右肩部放射性疼痛。腹部有腹膜刺激征，出现移动性浊音。指检在直肠膀胱陷凹内有饱满隆起的感觉。胆囊及胆总管损伤者可出现陶土样便、黄疸、胆红素尿、皮肤发痒。

中心型肝裂伤与包膜下血肿可无腹膜刺激征，仅右季肋部有疼痛与压痛。严重的中心型肝裂伤可因肝细胞坏死而出现肝细胞性黄疸、创伤性胆道出血，或继发感染，形成脓肿。胆管创伤后胆汁外溢，可造成胆瘘及胆汁性腹膜炎。

（二）西医治疗

迅速建立2条以上静脉输液通道，快速静脉输注平衡液，积极配血，尽快输入全血，以纠正休克。应注意防止肺水肿、输血反应、低血浆蛋白血症及凝血机制障碍的发生，并做好急诊手术的各项准备。

肝破裂原则上均应手术治疗，确切止血、防

止胆瘘、彻底清创、清除失活的肝组织、充分引流和处理其他合并伤。

（三）中医辨证治疗

1. 气滞血瘀证

证候：跌打损伤，血积胁下，右胁肋部肿痛剧烈，压痛明显；脉弦。

治法：疏肝理气，活血逐瘀。

方药：复元活血汤加减。

2. 气随血脱证

证候：伤后出血过多，突然出现面色爪甲苍白，大汗淋漓，四肢厥冷，口渴，气急烦躁，或倦卧气微，二便失禁；舌淡，唇干或青紫，脉芤或细数。

治法：益气生血，回阳固脱。

方药：当归补血汤合参附汤。

3. 气血两虚证

证候：损伤后期，面色㿠白，头晕目眩，视物不清，短气无力，纳少；舌淡，脉细无力。

治法：补气养血。

方药：八珍汤加减。

4. 肝郁气滞证

证候：损伤后期，胁肋隐痛不适，咳吐、大便等屏气时疼痛加剧；胸闷，喜太息，情志抑郁易怒，纳少；舌苔薄白，脉弦。

治法：疏肝解郁，理气止痛。

方药：柴胡疏肝散加减。

◎ 要点三 胰腺损伤

（一）临床表现

轻症的临床症状常不典型。较重的胰腺损伤表现为上腹部剧烈疼痛及弥漫性腹膜炎体征；刺激膈肌而出现肩背部疼痛，伴恶心、呕吐、腹胀；可因疼痛与大量体液丢失而出现休克。脐周皮肤可呈青紫色。

（二）西医治疗

1. 治疗原则 减少一切可能的胰腺刺激，抑制胰酶分泌，防治胰酶对机体的损伤，抗感染，防治多器官功能不全综合征。

2. 治疗措施 控制饮食和胃肠减压；支持治疗；抗感染；抗休克；抗胰酶疗法；对症治疗。

3. 手术治疗 原则是彻底清创，完全止血，充分引流胰腺创面及处理合并伤。如发生胰瘘，除加强引流外，应禁食并给予全肠外营养支持。

（三）中医辨证治疗

1. 气郁血瘀证

证候：上腹部疼痛，向腰背部放射，腹胀，恶心呕吐，上腹部压痛较剧；舌质红，苔黄，脉弦紧。

治法：行气止痛，活血祛瘀。

方药：越鞠丸合复元活血汤加减。

2. 热毒内蕴证

证候：持续性腹部剧痛，腹胀拒按，局部或全腹压痛、反跳痛，腹肌紧张，肠鸣音减弱或消失；伴发热，恶心呕吐，大便秘结，小便短赤；舌质红，苔黄腻或黄糙，脉洪数。

治法：清热解毒，顺气通腑。

方药：黄连解毒汤合大承气汤加减。

3. 气血瘀结证

证候：伤后数周或数年，上腹部出现包块，隐痛不适，或出现肩背部放射痛，俯仰转侧则疼痛加重；纳呆便秘，低热；舌偏红，苔黄干，脉细数或弦涩。

治法：行气活血，化瘀散结。

方药：膈下逐瘀汤加减。

4. 热厥证

证候：腹部膨胀，全腹压痛、反跳痛，腹肌紧张明显；精神萎靡或烦躁不安，神昏谵语，口干唇燥，手足不温，甚则四肢厥冷，呼吸浅促，或斑疹衄血，呕血便血，少尿或无尿；舌质红绛，苔黄干而厚，脉沉细而数或微细欲绝。

治法：清营泄热，解毒养阴。

方药：清营汤加减。

◎ 要点四 十二指肠及小肠损伤

（一）临床表现

主要表现为腹痛、腹胀、恶心呕吐、腹部压

痛及反跳痛、腹肌紧张、肠鸣音减弱或消失、移动性浊音、肝浊音界缩小或消失等腹膜刺激症状与体征。如损害严重或出血过多，患者可出现休克。

（二）西医治疗

1. 术前注射破伤风抗毒素。
2. 输血补液，纠正水、电解质及酸碱平衡紊乱。
3. 禁食，持续胃肠减压。禁食期间给予全静脉营养。
4. 使用广谱抗生素防治腹腔内感染。
5. 手术治疗。对十二指肠损伤可做单纯缝合修补加高位空肠造瘘术；如修补困难或不可靠，应考虑行改道术。小肠单纯穿孔者行修补术；小肠部分断裂或完全离断者行清创缝合术；对于不宜单纯缝合、小肠某段广泛性挫伤、血液循环不良、大范围肠系膜横向断裂、沿肠管纵轴方向较长的纵裂伤者，宜行小肠部分切除吻合术。

◎ 要点五　结肠与直肠损伤

（一）临床表现

主要表现为细菌性腹膜炎。开放性损伤引起的结肠损伤，一般在探查时可以确诊。闭合性结肠损伤，由于肠内容物呈半流体甚至呈固体形态，流动性小，化学刺激性也小，因而症状体征发展缓慢，为早期诊断带来一定困难。

（二）西医治疗

一经确诊，均应立即手术治疗，对诊断尚未明确而高度怀疑的病例，亦应施行手术探查。

手术方法：结肠损伤均宜行拉出式结肠造口术；盲肠、升结肠及横结肠的单纯性损伤，如裂口小且其他条件好，可考虑做一期修补。直肠损伤视损伤部位高低，可分别经腹剪开腹膜返折或经尾骨旁进入直肠后间隙修补，乙状结肠转流造口及直肠旁充分引流是创伤修复的必要条件。

细目四　泌尿系损伤

◎ 要点一　肾损伤

（一）临床表现

1. 主要症状

（1）休克。呈创伤出血性休克表现，多见于粉碎肾或肾蒂伤病人。

（2）血尿。绝大多数肾损伤病人均可出现血尿，轻者为镜下血尿，重者出现肉眼血尿，可伴有条状血凝块和肾绞痛。血尿与损伤程度不一定成比例，肾蒂伤或血块、肾组织碎片阻塞输尿管时，血尿可不明显或无血尿。

（3）疼痛。

（4）发热。血肿和尿外渗可继发感染，甚至出现全身中毒症状。

2. 主要体征　腰腹部肿块和触痛。肾周围血肿和尿外渗使局部形成肿块，腰部可有压痛和叩击痛，严重时腰肌紧张和强直。合并腹腔脏器损伤时，可出现腹膜刺激征。

（二）西医治疗

1. 急救治疗　对大出血而休克的病人应采取抗休克、复苏等急救措施，严密观察生命体征变化，同时明确有无合并伤，并积极做好手术探查准备。

2. 非手术治疗　绝对卧床休息2~4周；镇静、止痛及止血药的应用；应用抗生素防治感染；加强支持疗法，保持足够尿量；动态检测血红蛋白和血细胞比容；定时监测生命指征及局部体征的变化。

3. 手术治疗　一旦确定为严重肾裂伤、粉碎肾或肾蒂伤，应立即手术探查。如保守治疗发现下列情况时应施行手术：经积极抗休克治疗后症状不见改善，提示有内出血者；血尿加重，血红蛋白和血细胞比容继续下降；腰腹部肿块明显增大并怀疑有腹腔脏器损伤。手术时可根据肾损伤的程度和范围，选择肾周围引流、肾修补或肾部分切除、肾切除、肾血管修复等术式。

(三) 中医辨证治疗

1. 肾络损伤证

证候：多属肾挫伤和肾挫裂伤的初期。外伤后腰痛，活动时加重，肾区叩痛，镜下血尿或肉眼血尿，面色苍白；舌质淡紫或有瘀斑，苔薄白，脉弦细数。

治法：止血益肾，通络止痛。

方药：小蓟饮子加减。

2. 瘀血内阻证

证候：多属肾挫伤或肾挫裂伤的中期。腰痛，活动不利，或可触到腰部或腹部肿块，血尿或夹有血块，小便涩痛不爽，面色无华；舌紫或有瘀斑，脉弦涩。

治法：活血祛瘀止痛。

方药：桃红四物汤加减。

3. 气阴两虚证

证候：多属肾挫伤，或肾挫裂伤后期，或严重肾损伤术后。肿痛减轻，仍有尿血，神疲乏力，腰酸软，食少纳呆，或自汗、盗汗；舌淡苔薄，脉细弱。

治法：益气养阴。

方药：补中益气汤合知柏地黄丸加减。如为严重肾损伤术后，可合八珍汤加减。

◎ 要点二 膀胱损伤

(一) 临床表现

轻微的膀胱挫伤，仅有下腹部的疼痛和少量终末血尿或镜下血尿，短期可愈合。膀胱破裂可因损伤的程度不同而产生休克、腹痛、排尿困难和血尿等。

1. 主要症状

(1) 休克　多为创伤和出血所致。

(2) 腹痛　多表现为下腹和耻骨后的疼痛，有骨盆骨折时症状会更加明显，并可放射至会阴、直肠及下肢。尿液进入腹腔可出现全腹痛。

(3) 排尿困难和血尿　可有尿急和排尿感，但仅排出少量的血尿。如有血块堵塞，尿液外渗至膀胱周围或腹腔，尿道可无尿液排出。开放性损伤可有体表伤口漏尿；如与直肠、阴道相通可经肛门、阴道漏尿。

2. 主要体征　耻骨上区有压痛，直肠指诊触到直肠前壁有饱满感，提示腹膜外膀胱破裂；全腹压痛、反跳痛、肌紧张，并有移动性浊音，提示腹膜内膀胱破裂。

3. 导尿试验　膀胱破裂时导尿管可顺利插入膀胱，可流出少量血尿。从导尿管注入灭菌生理盐水200mL，片刻后吸出。液体外漏时吸出量会减少，腹腔液体回流时吸出量会增多。若液体进出量差异很大，提示膀胱破裂。

(二) 西医治疗

1. 非手术治疗　膀胱挫伤一般不需要特殊的处理，只需卧床休息、多饮水。必要时予以止血、预防感染等治疗。

2. 手术治疗　膀胱破裂出现休克时应行抗休克治疗，尽早使用广谱抗生素，同时手术探查膀胱，直视下止血。

(三) 中医辨证治疗

1. 络伤血瘀证

证候：下腹部疼痛，或剧痛难忍，或放射至会阴及下肢，膀胱区压痛明显，小便窘迫，或有血尿；舌淡或紫，苔薄白，脉弦细。

治法：活血祛瘀。

方药：小蓟饮子加减。

2. 气阴两虚证

证候：损伤后期腹痛明显减轻，但神疲乏力，少气懒言，或潮热盗汗，面赤咽干，心烦少寐，小便无力，或尿频，面色无华；舌淡苔薄或少苔，脉细数无力。

治法：补气养阴。

方药：补中益气汤合知柏地黄汤加减。

◎ 要点三 尿道损伤

(一) 临床表现

1. 主要症状　严重损伤时，如骨盆骨折所致后尿道损伤，常合并大出血，引起损伤失血性休克；可见肉眼血尿，尿道完全断离时可无血液流出；前尿道损伤有会阴部疼痛，并可放射至尿道外口；后尿道损伤可出现下腹部疼痛。常因疼痛而出现排尿困难，尿道完全断裂可出现尿潴留。

2. 主要体征 尿道骑跨伤时，常发生会阴部、阴囊处瘀斑、肿胀。尿道球部损伤时，尿外渗使会阴、阴囊、阴茎肿胀，有时可向上蔓延至腹壁。后尿道损伤时，尿外渗在尿生殖膈以上，直肠指诊可发现前方有波动感及压痛，有时还可能触到浮动的前列腺尖端。

（二）西医治疗

治疗原则：①防治休克和感染。②恢复尿道连续性。③引流膀胱尿液（暂时尿流改道）。④彻底引流尿外渗。⑤防治并发症，如尿道狭窄、尿瘘。⑥注意合并伤的处理。

1. 紧急处理 尿道球海绵体严重出血或骨盆骨折可致休克，应尽早采取抗休克措施。前者应积极采取手术止血，后者勿随意搬动，以防加重出血和损伤。尿潴留未能立即手术者，可进行耻骨上膀胱穿刺造瘘引流尿液。尿道损伤或轻度裂伤者排尿有困难时，予以保留导尿1周，并用抗生素预防感染。

2. 手术治疗

（1）前尿道横断或严重撕裂 经会阴切口，有血肿时应予清除，再行尿道断端吻合术，留置导尿2~3周，同时行引流和耻骨上膀胱造瘘术。

（2）后尿道损伤 早期行耻骨上高位膀胱造瘘。如为尿道不完全撕裂，一般在3周内愈合并恢复排尿。早期部分病人可行尿道会师复位术。尿道复位术后留置导尿管3~4周，若经过顺利，排尿通畅，可避免第二期尿道吻合术。

（3）并发症处理

1）尿外渗：应切开引流，防止感染。阴茎、会阴、下腹壁等表浅尿外渗区宜行多个切口引流。膀胱及腹后壁深部的尿外渗需在耻骨上充分引流或行负压吸引。尿道狭窄应定期施行尿道扩张术，无效者可用尿道镜行狭窄尿道切开或于伤后3个月切除尿道瘢痕组织及行尿道端端吻合术。合并直肠损伤时应早期立即修补，并行暂时性结肠造瘘术。尿道直肠瘘时一般3~6个月后再施行修补手术。

2）尿道狭窄：定期行尿道扩张术，以扩大并保持尿道通畅。严重者可行腔内经尿道狭窄部瘢痕组织切开术，或行延期尿道瘢痕切除端端吻合术；也可先行会阴部造口术、二期尿道成形术。

（三）中医辨证治疗

1. 络伤溢血证

证候：尿道疼痛，尿道滴血，颜色鲜红，为损伤早期表现，或小便困难，排出不畅；舌淡苔白，脉弦。

治法：止血镇痛。

方药：活血止痛散加减。

2. 瘀血阻窍证

证候：尿道疼痛，尿道出血，带有血块，损伤部位皮肤青紫、肿胀，排尿不畅；舌淡紫或有瘀斑，脉弦涩。

治法：活血化瘀。

方药：活血散瘀汤加减。

细目五 烧伤

◎ 要点一 临床表现

（一）全身表现

1. 生命体征变化 脉搏和心率加快，呼吸动度加深、频率加快等。最初血压可稍有升高，而严重烧伤者，常因渗出增多而出现血压下降，甚至发生休克。

2. 发热 体温多在38℃左右，若体温过高，应考虑有并发感染的可能。

3. 其他 口渴、尿少、纳差、便秘等，后期可出现营养不良表现。

（二）局部表现

疼痛，红斑，水疱，渗出，焦痂。

（三）并发症

1. 休克 主要表现为心率增快，脉搏细弱，心音低弱；早期脉压差变小，随后血压下降；呼吸浅、快；尿量减少。

2. **全身性感染**　并发全身性感染时，临床常有一些骤然变化的迹象，如病人性格的改变，初始有些兴奋、多语、定向力障碍，继而出现幻觉、迫害妄想，甚至大喊大叫，或对周围反应淡漠；体温骤升或骤降，波动幅度在1℃~2℃；体温骤升者起病时常伴有寒战，体温不升者常提示为革兰阴性杆菌感染；心率加快（成人常在140次/分以上）；呼吸急促；创面表现骤变，如一夜之间出现创面萎陷、色泽转暗、肉芽组织水肿糜烂、出现出血斑点等。

3. **应激性溃疡**　临床上多有腹痛、饱胀、嗳气、呕血、黑便等。大出血者常发生出血性休克。

4. **肝功能衰竭**　主要诱因为重度休克、脓毒症、全身侵袭性感染或败血症。

5. **心力衰竭**　主要病因为休克期补液过量，内毒素对心肌的直接损害；严重吸入性损伤，或诱发了ARDS，进一步促使心肌缺血缺氧；并发严重脓毒症或感染性休克。

6. **急性肾功能不全**

7. **成人呼吸窘迫综合征**

8. **多系统器官功能障碍综合征**　伤情越重并发MODS的机会愈多。

要点二　诊断

（一）烧伤面积的估计

1. **中国新九分法**　按体表面积划分为11个9%的等份，另加1%，构成100%的体表面积。即头、面、颈部为9%，双上肢为2×9%=18%，躯干前后包括外阴为3×9%=27%，双下肢包括臀部为（5×9%）+1%=46%。

2. **手掌法**　病人并指的掌面约占体表面积的1%。

（二）烧伤深度的鉴别

三度四分法　一般认为Ⅰ°、浅Ⅱ°烧伤属于浅度烧伤；深Ⅱ°和Ⅲ°烧伤属于深度烧伤。

Ⅰ°烧伤　仅伤及表皮浅层，生发层健在，再生能力强。表面呈红斑状，干燥无渗出，有烧灼感，3~7天痊愈，短期内可有色素沉着，又称红斑性烧伤。

浅Ⅱ°烧伤　伤及表皮的生发层、真皮乳头层。局部红肿明显，有薄壁大水疱形成，内含淡黄色澄清液体，水疱皮如被剥脱，创面红润、潮湿，疼痛明显。上皮再生靠残存的表皮生发层和皮肤附件（汗腺、毛囊）的上皮增生，如不发生感染，1~2周内愈合，一般不留瘢痕，多数有色素沉着，又称水疱性烧伤。

深Ⅱ°烧伤　伤及皮肤的真皮层，介于浅Ⅱ°和Ⅲ°之间，深浅不尽一致，也可有水疱，但去疱皮后创面微湿，红白相间，痛觉较迟钝。

Ⅲ°烧伤　为全层皮肤烧伤，甚至达到皮下、肌肉或骨骼。创面无水疱，呈蜡白或焦黄色，甚至炭化，痛觉消失，局部温度低，皮层凝固性坏死后形成焦痂，触之如皮革，痂下可见树枝状栓塞的血管，又称焦痂性烧伤。

（三）烧伤严重程度的判断

1. **轻度烧伤**　Ⅱ°烧伤面积在9%以下。

2. **中度烧伤**　Ⅱ°烧伤面积在10%~29%，或Ⅲ°烧伤面积不足10%。

3. **重度烧伤**　Ⅱ°以上烧伤总面积在30%~49%；或Ⅲ°烧伤面积10%~19%；或虽总面积、Ⅲ°烧伤面积不到上述标准，但为呼吸道烧伤、化学烧伤、已有休克等并发症或合并有其他严重创伤者。

4. **特重度烧伤**　烧伤总面积达50%以上，或Ⅲ°烧伤超过20%。

要点三　西医治疗

（一）治疗原则

1. 保护烧伤创面，防止和清除外源性污染。
2. 早期及时补液，保持呼吸道通畅，强心、护肾、纠正低血容量性休克。
3. 预防局部和全身性感染。
4. 非手术和手术方法，尽量减少瘢痕增生所造成的功能障碍和畸形。

（二）现场急救

尽快消除致伤因素，脱离现场，积极实施危

及生命损伤的救治，保护受伤部位。

（三）休克的防治

严重烧伤多在烧伤后 6~12 小时发生休克，特重度烧伤在伤后 2 小时即可发生。因烧伤早期发生的休克基本上是低血容量性休克，故处理原则是尽快恢复血容量。

（四）全身性感染的防治

1. 及时而积极地纠正休克，维持机体的防御功能，保护肠黏膜的组织屏障。

2. 正确处理创面。深度烧伤的处理多沿用早期切痂植皮方法，规范地采用烧伤湿性医疗技术。

3. 合理选择抗生素。

4. 营养的支持、水与电解质紊乱的纠正、脏器功能的维护等综合措施。

◎ 要点四　中医辨证治疗

1. 火毒伤津证

证候：壮热烦躁，口干喜饮，便秘尿赤；舌红绛而干，苔黄或黄糙，或舌光无苔，脉洪数或弦细数。

治法：清热解毒，益气养阴。

方药：白虎加人参汤加减。

2. 火毒内陷证

证候：壮热不退，口干唇燥，躁动不安，大便秘结，小便短赤；舌红绛而干，苔黄或黄糙或焦干起刺，脉弦数等；若火毒传心，可见烦躁不安，神昏谵语；火毒传肺，可见呼吸气粗，鼻翼扇动，咳嗽痰鸣，痰中带血；火毒传肝，可见黄疸，双目上视，痉挛抽搐；若火毒传脾，可见腹胀便结，便溏黏臭，恶心呕吐，不思饮食，或有呕血、便血；火毒传肾，可见浮肿，尿血或尿闭。

治法：清营凉血解毒。

方药：清营汤或犀角地黄汤加减。神昏谵语者加服安宫牛黄丸或紫雪丹；气粗咳喘加生石膏、知母、贝母、桔梗、鱼腥草、桑白皮、鲜芦根；抽搐加羚羊角粉（冲）、钩藤、石决明；腹胀便秘、恶心呕吐加大黄、玄明粉、枳实、厚朴、大腹皮、木香；呕血、便血加地榆炭、侧柏炭、槐花炭、白及、三七、藕节炭；尿少或尿闭加白茅根、车前子、淡竹叶、泽泻；血尿加生地、大小蓟、黄柏炭、琥珀等。

3. 阴伤阳脱证

证候：神疲倦卧，面色苍白，呼吸气微，表情淡漠，嗜睡，自汗肢冷，体温不升反低，尿少；全身或局部水肿，创面大量液体渗出；舌淡暗，苔灰黑，或舌淡嫩无苔，脉微欲绝或虚大无力等。

治法：回阳救逆，益气护阴。

方药：四逆汤、参附汤合生脉散加味。

4. 脾虚阴伤证

证候：疾病后期，火毒已退，脾胃虚弱，阴津耗损；面色萎黄，纳呆食少，腹胀便溏，口干少津，或口舌生糜；舌暗红而干，苔花剥或光滑无苔，脉细数。

治法：补气健脾，益胃养阴。

方药：益胃汤合参苓白术散加减。

5. 气血两虚证

证候：疾病后期，火毒渐退，低热或不发热，精神疲倦，气短懒言，形体消瘦，面色无华，食欲不振，自汗，盗汗；创面肉芽色淡，愈合迟缓；舌淡，苔薄白或薄黄，脉细弱。

治法：补气养血，兼清余毒。

方药：托里消毒散加减。

细目六　冷　伤

◎ 要点一　临床表现

1. **非冻结性冷伤**　冻疮常不自觉地发病，受冻局部出现红斑、水肿、硬结，温暖后灼痒、胀痛或感觉异常，有时出现水疱，水疱下创面潮红，有浆液渗出，继发感染可形成溃疡。

2. **冻结性冷伤**

（1）局部冻结性冷伤　按其损伤程度可分为四度，在冻结融解前不易区分其深度，复温后，不同深度的冻伤各有不同的表现：

Ⅰ°冻伤　伤及表皮层。局部红肿，有发热、痒、刺痛的感觉，数日后表皮干脱而愈，不留瘢痕。

Ⅱ°冻伤 损伤达真皮层。局部红肿较明显且有水疱形成，疱内为血清状液或稍带血栓，自觉疼痛，知觉迟钝。如无感染，局部可成痂，经2~3周痂脱而愈，很少有瘢痕。若并发感染，则创面形成溃疡，愈合后有瘢痕。

Ⅲ°冻伤 损伤皮肤全层或深至皮下组织。创面由白色变为黑褐色，试验知觉消失，其周围红肿疼痛，可出现血疱。若无感染，坏死组织干燥成痂，然后逐渐脱痂和形成肉芽创面，愈合甚慢而留有瘢痕。

Ⅳ°冻伤 损伤深达肌肉、骨骼等组织。局部表现类似Ⅲ°冻伤，即伤处发生坏死，其周围有炎症反应，常需在处理中确定其深度。容易并发感染而成湿性坏疽，治愈后可有功能障碍或致残。

（2）全身冻结性冷伤 开始时有寒战、苍白、发绀、疲乏无力等表现，随后出现肢体僵硬、幻觉、意识模糊甚至昏迷，心律失常，呼吸抑制，终至心跳呼吸骤停。

◎ 要点二 西医治疗

1. 急救和复温 迅速使病人脱离低温环境和冰冻物体，立即施行局部或全身的快速复温。

2. 局部冻结伤的治疗

Ⅰ°冻伤创面一般不需特殊处理，保持创面干燥和清洁即可。

Ⅱ°创面在复温解冻消毒后，应注意保护水疱，用软干纱布包扎，让其痂下愈合。如有感染，先敷以抗菌湿纱布，以后再敷冻疮膏。

Ⅲ°、Ⅳ°冻伤采用暴露疗法，保持创面清洁干燥，待坏死组织边缘或分界线清楚、周围炎症减轻或消散、感染控制后，将坏死组织切除（包括坏死的指、趾）。

3. 一般的全身治疗 Ⅲ°以上局部冻伤，常需全身治疗：①注射破伤风抗毒素。②选用改善血液循环的药物。常用的有小分子右旋糖酐、托拉苏林、罂粟碱等。③使用抗生素。④Ⅲ°、Ⅳ°冻伤病人需要高价营养，包括高热量、高蛋白和多种维生素等。

4. 全身性冻伤的治疗 复温后，首先要防治休克和维护呼吸功能。全身性冻伤常合并局部冻伤，故不可忽视创面处理。

◎ 要点三 中医辨证治疗

1. 寒盛阳衰证

证候：四肢厥逆，恶寒蜷卧，极度疲乏，昏昏欲睡，呼吸微弱；苔白，脉沉微细。

治法：回阳救逆，温通血脉。

方药：四逆加人参汤加减。

2. 寒凝血虚证

证候：形寒肢冷，局部疼痛喜暖；舌淡而暗，苔白，脉沉细。

治法：补养气血，温经通脉。

方药：当归四逆汤或桂枝加当归汤加减。

3. 气血两虚证

证候：头晕目眩，少气懒言，四肢倦怠，面色苍白或萎黄，疮口不收；舌淡，苔白，脉沉细弱或虚大无力。

治法：益气养血，祛瘀通脉。

方药：人参养荣汤加减。

4. 瘀滞化热证

证候：发热口干，患处暗红微肿，局部疼痛喜冷；或患处红肿灼热，溃烂腐臭，脓水淋漓，筋骨暴露；舌暗红，苔黄，脉数。

治法：清热解毒，活血止痛。

方药：四妙勇安汤加味。

细目七 咬螫伤

◎ 要点一 毒蛇咬伤

（一）病因病理

1. 神经毒 主要是阻断神经肌肉的接头，引起弛缓型麻痹，产生肌肉运动障碍。终致周围性呼吸衰竭，引起缺氧性脑病、肺部感染及循环衰竭，若抢救不及时可导致死亡。

2. 血液毒 具有强烈的溶组织、溶血和抗凝作用，对心血管和血液系统产生多方面的毒性作用。

3. 酶的作用

（1）蛋白质水解酶　由于溶解肌肉组织和损害血管壁，从而增加管壁的通透性，因而可导致蛇伤局部肌肉坏死、出血、水肿，甚至深部组织溃烂。

（2）磷酯酶A　其毒性作用是间接溶血作用，可引起极为严重的溶血症；还可使毛细血管通透性增加而引起出血，间接干扰心血管系统及神经系统的功能。

（3）透明质酸酶　能溶解细胞与纤维间质，破坏结缔组织的完整性，促使蛇毒从咬伤局部向其周围迅速扩散、吸收。

（4）三磷酸腺苷酶　可以破坏三磷酸腺苷而减少体内能量供给，影响体内神经介质、蛋白质的合成，导致各系统的生理功能障碍。

（二）临床表现

1. 局部症状　被毒蛇咬伤后，患部一般都有较粗大而深的毒牙痕，而无毒蛇咬伤的牙痕则小而排列整齐。神经毒毒蛇咬伤后局部症状不显著，疼痛较轻或没有疼痛，仅感局部麻木或蚁行感，伤口出血很少或不出血，周围不红肿。血液毒毒蛇咬伤后局部疼痛剧烈，肿胀明显，且迅速向肢体近心端发展，伤口有血性液体渗出，或出血不止，伤口周围皮肤青紫、瘀斑或血疱，有的伤口组织坏死形成溃疡，所属淋巴结、淋巴管红肿疼痛。混合毒毒蛇咬伤后伤口疼痛逐渐加重，并有麻木感，伤口周围皮肤迅速红肿，并有水疱、血疱，重者伤口坏死溃烂，区域淋巴结肿大压痛。

2. 全身症状　随毒蛇种类而异。神经毒毒蛇咬伤者潜伏期较长，多在伤后1~6小时出现症状，表现为头昏头痛、胸闷恶心、四肢乏力麻木、眼睑下垂，重者声音嘶哑、语言不利、呼吸困难、瞳孔散大、全身瘫痪、惊厥抽搐，终致呼吸麻痹而死亡。血液毒毒蛇咬伤者在短期内即出现全身中毒症状，恶寒发热、烦躁、口干、全身关节肌肉酸痛、腹痛、腹泻或大便秘结，重者可有广泛的皮下出血或瘀斑，以及内脏出血，如咯血、呕血、便血、尿血等，最终因循环衰竭、休克而死亡。混合毒毒蛇咬伤者兼见上述两种表现，混合毒造成死亡的主要原因仍为神经毒。

（三）西医治疗

1. 一般治疗　补充足够的营养物质和维生素，维持水、电解质平衡，防治脑水肿和心功能衰竭。毒蛇咬伤后，常规进行破伤风抗毒素的治疗。咬伤数日内病情较重者，按危重病症抢救处理。

2. 抗蛇毒血清的应用　一般多用蝮蛇抗毒血清，使用前必须先做过敏试验，过敏试验阳性者可按脱敏疗法注射。同时可配合使用糖皮质激素。

3. 危重病症的抢救　防治多种器官的功能不全，如呼吸肌麻痹、休克、急性肾衰、广泛出血等的处理。

（四）中医辨证治疗

1. 风毒（神经毒）证

证候：局部伤口无红肿，疼痛轻微，感觉麻木；全身症状有头昏、眼花、嗜睡、气急，严重者呼吸困难，四肢麻痹，张口困难，口角流涎，双目直视，眼睑下垂，复视，表情肌麻痹，神志模糊，甚至昏迷；舌质红，苔薄白，脉弦数或迟弱。

治法：活血通络，驱风解毒。

方药：活血驱风解毒汤（经验方）加减。

2. 火毒（血液毒）证

证候：局部肿痛严重，常有水疱、血疱或瘀斑，严重者出现局部组织坏死；全身症状可见恶寒发热，烦躁，咽干口渴，胸闷心悸，肋胀胁痛，大便干结，小便短赤或尿血；或五官、内脏出血，斑疹隐隐；舌质红，苔黄，脉滑数或结代。

治法：泻火解毒，凉血活血。

方药：龙胆泻肝汤合五味消毒饮加减。

3. 风火毒证

证候：局部红肿较重，一般多有创口剧痛，或有水疱、血疱、瘀斑或伤处溃烂；全身症状有头晕头痛，眼花，寒战发热，胸闷心悸，大便秘结，小便短赤，严重者烦躁抽搐，甚至神志昏愦；舌质红，苔白黄相兼，脉弦数。

治法：清热解毒，凉血息风。

方药：黄连解毒汤合五虎追风散加减。

4. 蛇毒内陷证

证候：毒蛇咬伤后失治、误治，出现高热、躁狂不安、痉厥抽搐或神昏谵语；局部伤口由红肿突然变为紫暗或紫黑，肿势反而消减；舌质红绛，脉细数。

治法：清营凉血解毒。

方药：清营汤加减。

◎ 要点二　兽咬伤

（一）临床表现

有伤口感染后相应的局部或全身症状，或狂犬病毒引起的恐水症等症状，如微热，头痛，乏力，畏光，恐惧不安，喉间梗塞，伤口痛痒麻木；甚则急躁骚动，恐惧不安，发热口渴而不敢饮水，对光、色、声很敏感，可引起抽搐，或作犬吠声，常有吞咽和呼吸困难。

（二）治疗

1. 咬伤后，应立即处理伤口。先用等渗盐水反复冲洗，用干纱布蘸干净伤口，以70%酒精或碘伏消毒周围皮肤。较深的伤口，需用3%过氧化氢冲洗，必要时稍扩大伤口，不予缝合，以利引流。

2. 免疫治疗。注射抗狂犬病免疫血清，于伤后3日内进行，预防剂量为每千克体重40U，一般成人用量为10~20mL。可于伤口周围注射5~10mL，其余进行肌内注射。用前常规行过敏试验。免疫血清只延长潜伏期而不能预防狂犬病的发生。亦可采用人狂犬病免疫蛋白20U/kg，半量注射于伤口，余下进行肌内注射。

3. 应用破伤风抗毒素、镇静剂、抗生素。

4. 患者应予隔离，安置于清静的单人病房内，由专人重点护理，避免各种外界刺激。

5. 全身支持疗法，包括呼吸支持、心脑功能维护、营养支持等。

6. 中医辨证治疗

（1）前驱期　治宜祛风解毒，方用人参败毒散加减。

（2）毒发期　治宜解毒开窍，方选玉真散加减。

（3）麻痹期　治宜益气回阳、解毒固脱，方用生脉饮合人参四逆汤加减。

第十三单元　常见体表肿物

细目一　脂肪瘤

◎ 要点一　临床表现

单发或多发。好发于肩、背、臀部。位于皮下的脂肪瘤大小不等，呈圆形、扁圆形或分叶状，边界清楚，基部较广泛，质软，有假性波动感，与周围组织无粘连，基底部可移动，但活动度不大。一般无自觉症状，发展缓慢，极少恶变。

◎ 要点二　西医治疗

一般无需处理，较大者可手术切除。

细目二　纤维瘤

◎ 要点一　临床表现

纤维瘤可分为软、硬两种。软者又称皮赘，通常有蒂，大小不等，柔软无弹性，多见于面、颈及胸背部。硬者具有包膜，是由增生纤维组织构成的硬性结节，切除后不易复发，不发生转移。其生长缓慢，大小不定，可由针尖至鸡蛋大小或更大，实性，圆形，质硬，光滑，界清，无粘连，活动度大，无压痛，很少引起压迫和功能障碍。

◎ **要点二 西医治疗**

宜早期切除。由于临床上与早期低恶性的纤维肉瘤不易鉴别，术后须进行病理检查。腹壁硬性纤维瘤有浸润性且易恶性变，应早期进行广泛切除。

细目三 神经纤维瘤

◎ **要点一 临床表现**

可单发或多发，以单发者常见，多发者又称为神经纤维瘤病。本病有如下特点：①呈多发性，数目不定，几个甚至上千个不等。肿物大小不一，米粒至拳头大小，多凸出于皮肤表面，质地或软或硬，有的可下垂或有蒂，大者可达十数千克。②肿瘤沿神经干走向生长，多呈念珠状，或呈蚯蚓结节状。③皮肤出现咖啡斑，大小不定，可为雀斑小点状，或为大片状，其分布与神经瘤分布无关，是诊断本病的重要依据。

◎ **要点二 西医治疗**

可行手术切除。目前对神经纤维瘤病尚无有效根治方法，手术仅限于引起疼痛，影响功能与外貌，或疑有恶变者。

细目四 皮脂腺囊肿

◎ **要点一 临床表现**

囊肿可单发或多发。多呈圆形，直径多在1~3cm，略隆起。质软，界清，表面与皮肤粘连，稍可移动，肿物中央皮肤表面可见一小孔，此为腺体导管开口处，有时可见有一黑色粉样小栓，其内容物为灰白色、豆腐渣样物质，有臭味。一般无自觉症状，合并感染时，局部可出现红肿、疼痛、触痛、化脓甚至破溃。

◎ **要点二 西医治疗**

可手术摘除。并发感染时应先控制感染，波动感明显者可行切开引流术，待炎症消退或伤口愈合，再行手术摘除。

细目五 血管瘤

◎ **要点一 临床表现**

1. **毛细血管瘤** 好发于婴幼儿头、面、颈部或成人的胸腹部，单发或多发，色鲜红或暗红，呈边缘不规则、不高出皮肤的斑片状，或高出皮肤，分叶，似草莓样。大小不一，界限清楚，柔软可压缩，压之可退色。

2. **海绵状血管瘤** 常见于头部、颈部，也可发生于其他部位及内脏。瘤体呈紫红或暗红色，柔软如海绵，大小不等，边界清楚，位于皮下或黏膜下组织内者可境界不清。指压柔软，有波动感，偶有少数呈柔韧或坚实感，无波动和杂音。

3. **蔓状血管瘤** 多发于头皮，瘤体外观常见蚯蚓状蜿蜒迂曲的血管，有压缩性和膨胀性，紫红色，有搏动、震颤及血管杂音，局部温度稍高。肿瘤周围有交通的小动脉，如将其压迫，则搏动消失。有时血管瘤会突然破溃，可引起危及生命的大出血。

◎ **要点二 西医治疗**

1. **手术治疗** 适用于各种类型的血管瘤。对较大或无法确定范围的血管瘤，术前应行X线血管造影。

2. **放射疗法** 婴儿和儿童的毛细血管瘤对放射线很敏感，但有一定副作用，应慎用。

3. **硬化剂注射** 适用于中小型海绵状血管瘤，也可作为术前治疗的一种措施。

4. **冷冻、激光、电烙等** 可用于表浅的面积小的血管瘤。对婴幼儿肢体巨大血管瘤无法进行其他治疗时，可用弹力绷带加压包扎。

第十四单元　甲状腺疾病

细目一　单纯性甲状腺肿

◎ 要点一　临床表现

甲状腺不同程度的肿大和肿大结节对周围器官引起的压迫症状，是本病主要的临床表现。

1. **甲状腺肿大**　病程早期，甲状腺呈对称、弥漫性肿大，腺体表面光滑，质地柔软，随吞咽上下移动。后期在肿大腺体的一侧或两侧可扪及单个或多个结节。当结节发生囊肿样变并发囊内出血时，可引起结节迅速增大，可伴有疼痛。

2. **压迫症状**　单纯性甲状腺肿体积较大时可压迫气管、食管和喉返神经，出现气管弯曲、移位和气道狭窄，受压过久还可使气管软骨变性、软化，影响呼吸或引起呼吸困难；压迫喉返神经引起声嘶；压迫食管引起吞咽不适感，但不会引起梗阻症状；胸骨后甲状腺肿尚可压迫上腔静脉造成颜面部青紫色浮肿，颈部和胸部表浅静脉扩张。

◎ 要点二　西医治疗

1. **药物治疗**　常用制剂有干甲状腺制剂、左旋甲状腺素。

2. **手术治疗**　有下列情况之一者，可考虑手术切除治疗：①巨大甲状腺肿影响生活和工作者。②甲状腺肿大引起压迫症状者。③胸骨后甲状腺肿。④结节性甲状腺肿继发功能亢进者。⑤结节性甲状腺肿疑有恶变者。为防止术后残留甲状腺组织再形成腺肿及甲状腺功能低下，宜长期服用甲状腺激素制剂。

◎ 要点三　中医辨证治疗

1. **肝郁脾虚证**

证候：颈部弥漫性肿大，伴四肢困乏，气短，纳呆，体瘦；苔薄，脉弱无力。

治法：疏肝解郁，健脾益气。

方药：四海舒郁丸加减。

2. **肝郁肾虚证**

证候：颈部肿块皮宽质软，伴有神情呆滞，倦怠畏寒，行动迟缓，肢冷，性欲下降；舌淡，脉沉细。

治法：疏肝补肾，调摄冲任。

方药：四海舒郁丸合右归丸加减。

细目二　慢性淋巴细胞性甲状腺炎

◎ 要点一　临床表现

本病起病缓慢，呈无痛性弥漫性甲状腺肿，初期甲状腺多呈轻中度弥漫性肿大，以峡部为显著；肿大两侧多对称，一侧肿大明显者少见；肿块质硬，表面光滑，病程较长者可扪及结节；多伴甲状腺功能减退，早期可有甲亢表现，但不久便会减轻或消失；较大的甲状腺肿可有压迫症状。

◎ 要点二　西医治疗

1. 甲状腺激素替代疗法。
2. 免疫抑制治疗。
3. 手术治疗。甲状腺肿大有明显压迫症状者及合并恶性病变者，应手术治疗。行甲状腺峡部切除、甲状腺大部切除及根治性切除。手术后大多继发甲低，需长期服用甲状腺制剂。

◎ 要点三　中医辨证治疗

1. **气滞痰凝证**

证候：肿块坚实，轻度作胀，重按才感疼痛，其痛牵引耳后枕部，或有喉间梗塞感，痰多，一般无全身症状；苔黄腻，脉弦滑。

治法：疏肝理气，化痰散结。

方药：海藻玉壶汤加减。

2. **肝郁胃热证**

证候：颈前肿痛，胸闷不适，口苦咽干，急躁易怒，心悸多汗；苔薄黄，脉弦数。

治法：清肝泄胃，解毒消肿。

方药：普济消毒饮合丹栀逍遥散加减。

3. 脾肾阳虚证

症状：颈下瘿肿，面色苍白，形寒肢冷，腰膝酸软，头目晕眩，或面浮肢肿；舌质淡，苔白滑或腻，脉沉细。

治法：温补脾肾，化痰散结。

方药：阳和汤加减。

细目三 甲状腺功能亢进症的外科治疗

◎ 要点一 手术治疗指征

1. 中度以上的原发性甲亢。
2. 继发性甲亢，或高功能甲状腺腺瘤。
3. 胸骨后甲状腺肿并发甲亢；腺体较大伴有压迫症状的甲亢。
4. 抗甲状腺药物或 ^{131}I 治疗后复发，或不适宜药物及 ^{131}I 治疗的甲亢。
5. 妊娠早、中期的甲亢患者又符合上述适应证者。

◎ 要点二 手术禁忌证

1. 青少年患者。
2. 症状较轻者。
3. 老年病人或有严重器质性疾病不能耐受手术者。

◎ 要点三 常见手术并发症及其防治原则

1. 术后呼吸困难和窒息 多发生在术后48小时内，是术后最危急的并发症。常见原因：血肿压迫气管、喉头水肿、气管塌陷、双侧喉返神经损伤。因此，术后应常规在病人床旁放置无菌的气管切开包和手套，以备急用。若系喉头水肿，则快速滴注20%甘露醇250mL、氢化可的松100~200mg，以减轻水肿。气管软化者，应在术中行气管悬吊或气管切开。

2. 喉返神经损伤 大多数是因手术处理甲状腺下极时不慎将喉返神经切断、缝扎或挫夹、牵拉，造成永久性或暂时性损伤所致。少数也可由血肿或瘢痕组织压迫或牵拉而发生。由挫夹、牵拉、血肿压迫所致者，多为暂时性，经理疗等及时处理后，一般可能在3~6个月内逐渐恢复。

3. 喉上神经损伤 多发生于处理甲状腺上极时离腺体太远，分离不仔细，将神经与周围组织一同大束结扎所引起。若损伤外支会使环甲肌瘫痪，引起声带松弛，音调降低，说话费力。内支损伤则喉部黏膜感觉丧失，进食特别是饮水时容易误咽发生呛咳。若非双侧切断，一般经理疗、针灸治疗多可自行恢复。故结扎、切断甲状腺上动、静脉时，应紧贴甲状腺上极，以避免损伤喉上神经。

4. 手足抽搐 抽搐发作时立即静脉注射10%葡萄糖酸钙或氯化钙。

5. 甲状腺危象 是甲亢的严重合并症，若不及时处理，可迅速发展至昏迷、虚脱、休克甚至死亡，死亡率20%~30%。治疗包括：① 肾上腺素能阻滞剂。② 碘剂。③ 氢化可的松。④ 镇静剂。⑤ 降温。⑥ 静脉输注大量葡萄糖溶液补充能量。⑦ 有心力衰竭者加用洋地黄制剂。⑧ 吸氧。

6. 甲状腺功能减退 发生甲状腺功能减退时应给予甲状腺素制剂。

◎ 要点四 中医辨证治疗

1. 肝郁痰结证

证候：颈部瘿肿，质软不硬，喉感堵塞，胸闷不舒，性急易怒，忧郁怔忡，心悸失眠，眼突舌颤，倦怠乏力，大便溏薄，月经不调；舌红，苔薄腻，脉弦滑。

治法：疏肝理气，软坚散结。

方药：柴胡疏肝散合海藻玉壶汤加减。

2. 肝火旺盛证

证候：颈部肿大，眼突肢颤，心烦心悸，急躁易怒，面红目赤，口干口苦，坐卧不宁，怕热多汗，消谷善饥，形渐消瘦；舌红苔黄，脉弦数有力。

治法：清肝泻火，解郁散结。

方药：龙胆泻肝汤合藻药散加减。

3. 胃火炽盛证

证候：多食善饥，形体消瘦，口干而渴，喜喝冷饮，好动怕热，汗出心悸，急躁易怒，眼突颈粗，小便黄赤，大便干燥；舌暗红，苔薄黄或黄燥，脉数。

治法：清胃泻火，生津止渴。

方药：白虎加人参汤合养血泻火汤加减。

4. 阴虚火旺证

证候：头晕眼花，目赤干涩，羞明刺痛，心悸烦躁，少寐失眠，咽干口燥，眼突肢颤，手足心热，食多消瘦，月经不调，颈大有结；舌红少苔或苔剥，脉细而数。

治法：滋阴清热，化痰软坚。

方药：知柏地黄汤合当归六黄汤加减。

5. 气阴两虚证

证候：神疲乏力，气促汗多，口咽干燥，五心烦热，面白唇淡，眼突手颤，颈肿胸闷，抑郁善忧，夜寐不安，心悸喜忘，食多便溏，腹胀泄泻，形体消瘦；舌红少苔，脉细数无力。

治法：益气养阴，泻火化痰。

方药：生脉散合补中益气汤加减。

细目四　甲状腺肿瘤

◎ 要点一　甲状腺腺瘤

（一）临床表现

多以颈前无痛性肿块为首发症状，常偶然发现。颈部出现圆形或椭圆形结节，质韧有弹性，表面光滑，边界清楚，无压痛，多为单发，随吞咽上下移动。有时可压迫气管移位，但很少造成呼吸困难，罕见喉返神经受压表现。可引起甲亢及发生恶性变。

（二）西医治疗

原则上应早期切除，行包括腺瘤的患侧甲状腺大部或部分切除。切除标本必须立即行冰冻切片检查，以判定有无恶变。

（三）中医辨证治疗

1. 肝郁气滞证

证候：颈部肿块不红、不热、不痛；伴烦躁易怒，胸胁胀满；舌苔白，脉弦。

治法：疏肝解郁，软坚化痰。

方药：逍遥散合海藻玉壶汤加减。

2. 痰凝血瘀证

证候：颈部肿物疼痛，坚硬；气急气短，吞咽不利；舌质暗红有瘀斑，脉细涩。

治法：活血化瘀，软坚化痰。

方药：海藻玉壶汤合神效瓜蒌散加减。

3. 肝肾亏虚证

证候：颈部肿块柔韧；常伴性情急躁，易怒，口苦，心悸，失眠，多梦，手颤，月经不调；舌红，苔薄，脉弦。

治法：养阴清火，软坚散结。

方药：知柏地黄丸加减。

◎ 要点二　甲状腺癌

（一）西医病因病理

甲状腺癌的病因尚未明了，其发生与多种因素有关，如放射性损害（X线外照射）、致甲状腺肿物质、TSH的刺激、遗传等。甲状腺癌的病理类型可分为髓样癌、滤泡状腺癌、未分化癌、乳头状癌。除髓样癌外，绝大部分甲状腺癌起源于滤泡上皮细胞。

（二）临床表现与检查

1. 临床表现

（1）甲状腺肿块。

（2）压迫症状。

（3）转移及扩散。

（4）髓样癌常有家族史，癌肿可产生5-羟色胺和降钙素，临床上可出现腹泻、心悸、脸面潮红和血钙降低等症状。

2. 检查

（1）放射免疫测定血浆降钙素，对髓样癌有诊断价值。

（2）放射性同位素检查。

（3）影像学检查

1）X线检查：检查对诊断颈部有无转移及气管、血管有无受累有帮助。

2）B型超声波检查：可检测甲状腺肿块的形态、大小、数目，可确定其为囊性还是实性。

(4) 穿刺细胞学检查与病理切片。

(三) 西医治疗

1. **手术治疗** 可根据肿瘤临床特点来选择手术切除范围。

2. **内分泌治疗** 甲状腺乳头状癌和滤泡癌术后应常规给予甲状腺素，对预防复发及转移灶的治疗均有一定疗效，但对未分化癌和髓样癌无效。

3. **外放射治疗** 主要用于未分化型甲状腺癌。

4. **放射性核素治疗**

5. **化学治疗** 分化型甲状腺癌对化疗多不敏感，临床主要应用于失去手术机会或有转移的未分化腺癌。

(四) 中医辨证治疗

1. **气郁痰凝证**

证候：颈前肿块无痛，坚硬如石，生长较快，表面高低不平，肤色不变；伴性情急躁或郁闷不舒，胸胁胀满，口苦咽干，纳呆食少；舌质淡暗，苔白或腻，脉弦滑。

治法：理气开郁，化痰消坚。

方药：海藻玉壶汤合逍遥散加减。

2. **气血瘀滞证**

证候：肿块增长快，坚硬如石，表面不光滑，活动度差或消失，疼痛，或有皮肤青筋暴露；伴形体渐瘦，神疲乏力，或有音哑；舌质红，有瘀斑，苔黄，脉弦数。

治法：理气化痰，活血散结。

方药：桃红四物汤合海藻玉壶汤加减。

3. **瘀热伤阴证**

证候：肿块坚硬如石，推之不移，局部僵硬；形体消瘦，皮肤枯槁，声音嘶哑，腰酸无力；舌质红，少苔，脉细沉数。

治法：养阴和营，化痰散结。

方药：通窍活血汤合养阴清肺汤加减。

第十五单元 胸部疾病

细目一 原发性支气管肺癌

◎ 要点一 临床表现与检查

(一) 临床表现

1. **主要症状**

(1) 咳嗽为肺癌最常见的症状，早期多为刺激性干咳。

(2) 血痰。痰中带血也是肺癌的首发症状之一，癌细胞检出率高。

(3) 胸痛。如果出现难以控制的持续性剧痛，提示有广泛的胸膜或局部胸壁侵犯。

(4) 发热。

(5) 气短及胸闷。

2. **主要体征**

(1) 肿瘤引起的肺部体征 肿瘤位于胸膜附近时易产生不规则的钝痛，肋骨、脊柱受侵时可有持续性胸痛及定点压痛。

(2) 纵隔受累的体征 压迫喉返神经时，喉镜检查可见患侧声带麻痹。压迫膈神经可引起同侧横膈麻痹和上升，X线透视可见病侧横膈运动迟缓。压迫上腔静脉、奇静脉可致上腔静脉综合征，出现头部和上肢静脉回流受阻，产生头面部、前胸部淤血，静脉曲张和水肿。侵犯迷走神经可使心率加快。心肌和心包受到侵犯时可出现心包填塞症状及体征。侵犯下颈交感神经链则产生 Horners 综合征。

(3) 肿瘤转移引起的体征 最常见的为锁骨上淋巴结，也可见腋下淋巴结肿大。肺癌转移到中枢神经系统可引起相应的病理体征。肺癌可引起异位激素综合征。

(二) 检查

1. **影像学诊断** 胸部 X 线摄片检查、

CT、MRI。

2. **组织细胞学诊断**

（1）痰细胞学检查是肺癌普查和诊断的一种简便有效方法。

（2）支气管镜检查是诊断肺癌的一个重要手段。

（3）纵隔镜检查，主要用于判明中央型肺癌侵犯纵隔的范围。

（4）经胸壁肺穿刺活检。

（5）转移病灶活组织检查。

◎ 要点二　外科治疗

外科手术治疗是将带肿瘤的病肺连同肺门淋巴结彻底切除，达到根治的目的。中央型肺癌常须施行全肺切除，有些中央型肺癌也可施行袖式肺叶切除术，以保证健康的肺组织和肺功能。对周围型肺癌，肺叶切除已被公认为合理的手术。肺切除术的疗效与肿瘤的病理类型、恶性程度、范围、位置和有无淋巴结转移有关。

手术方式有全肺切除术、肺叶切除术、袖状肺叶切除术、胸腔镜下肺段或肺叶切除术。

下列情况为外科手术的禁忌证：①远处有转移，如肝、脑、骨骼系统及锁骨上和腋下淋巴结转移。②广泛肺门和纵隔淋巴结转移，如临床上发生上腔静脉受压、喉返神经麻痹、膈神经麻痹等。③胸膜受到侵犯引起血性胸腔积液，并找到癌细胞，或癌肿侵入胸壁组织。④病人一般情况差，心、肺、肝、肾功能不佳，难以耐受手术者。

◎ 要点三　中医辨证治疗

1. **气滞血瘀证**

证候：咳嗽，血痰，气促，胸胁胀痛或刺痛，大便干结；舌质紫暗或有瘀斑，苔薄黄，脉弦或涩。

治法：行气化瘀，软坚散结。

方药：血府逐瘀汤加减。

2. **脾虚痰湿证**

证候：咳嗽痰多，胸闷纳呆，神疲乏力，面色苍白，大便溏薄；舌质淡胖，苔白腻，脉濡缓或濡滑。

治法：健脾除湿，化痰散结。

方药：六君子汤合海藻玉壶汤加减。

3. **阴虚内热证**

证候：咳嗽，无痰或少痰或有泡沫痰，或痰黄难咯，痰中带血，胸痛气短，心烦失眠，口干便秘，发热；舌质红，苔花剥或光剥无苔，脉细数。

治法：养阴清热，软坚散结。

方药：百合固金汤加减。

4. **热毒炽盛证**

证候：高热，气促，咳嗽，痰黄稠或有血痰，胸痛，口苦，口渴欲饮，便秘，尿短赤；舌质红，苔黄而干，脉大而数。

治法：清热泻火，解毒散肿。

方药：白虎承气汤加减。

5. **气阴两虚证**

证候：胸背部隐隐作痛，咳声低弱，神疲乏力，五心烦热，自汗盗汗；舌质红，苔少，脉沉细数。

治法：益气养阴，清肺解毒。

方药：沙参麦冬汤加减，或四君子汤合清燥救肺汤化裁。放疗时加养阴及活血药天冬、黄精、丹参、赤芍；化疗时加健脾和胃降逆药法半夏、扁豆。

细目二　食管癌

◎ 要点一　临床表现与检查

（一）临床表现

1. **早期症状**　吞咽食物梗噎感；胸骨后疼痛；食管内异物感；咽喉部干燥与紧缩感；食物吞咽缓慢并有滞留感。

2. **中晚期症状**

（1）吞咽困难是食管癌的典型症状。

（2）梗阻症状，严重者常伴有反流，持续吐黏液。

（3）疼痛，胸骨后或背部肩胛区持续性绞痛，常提示食管癌已有外侵。

(4) 出血，呕血或黑便。

(5) 声音嘶哑，是喉返神经受到肿瘤直接侵犯或转移淋巴结压迫所引起的早期临床症状。

(6) 体重减轻和厌食。

（二）检查

1. 食管拉网细胞学检查是诊断早期食管癌比较有效的方法。

2. 食管镜检查可以在直视下观察肿瘤大小、形态和部位。

3. X线钡餐检查。

4. CT检查。

◎ 要点二　外科治疗

手术是治疗食管癌的首选方法。对全身情况良好，有较好的心肺功能储备，无明显远处转移征象者，可考虑手术治疗。

手术禁忌证：全身情况差，已呈现恶病质；有严重心、肺或肝、肾功能不全者；X线造影及其他影像学检查发现病变侵犯范围大，已有明显外侵现象及穿孔征象或侵及邻近重要脏器者；已有远处转移者。

◎ 要点三　中医辨证治疗

1. 痰气交阻证

证候：有轻微的食管不适，或吞咽时稍有梗阻感，胸膈满闷，两胁胀痛，嗳气，口干；舌质偏红，苔薄腻，脉弦滑。

治法：开郁，化痰，润燥。

方药：启膈散合逍遥散加减。

2. 痰湿内蕴证

证候：吞咽困难，或食入即吐，呕吐痰涎，或如豆汁，胸脘痞闷，大便溏薄，小便不利，头身困重；舌苔白腻或灰腻，脉象弦细而滑。

治法：除湿化痰，降逆止呕。

方药：二陈汤合旋覆代赭汤加减。

3. 瘀毒内结证

证候：吞咽困难，疼痛难忍，食饮难下，呕吐赤汁，食管中疼痛，痛及颈背；烦躁不安，面色晦暗，口渴咽干，大便干结，小便赤；舌质紫黑有瘀点，苔黄或粗糙无光泽，脉涩。

治法：活血化瘀，解毒祛邪。

方药：桃仁四物汤合犀角地黄汤加减。

4. 津亏热结证

证候：吞咽梗涩而痛，饮能入而食难下；形体逐渐消瘦，五心烦热，口干咽燥，大便干结；舌质红干或有裂纹，脉弦细。

治法：清热养阴。

方药：五汁安中饮加味。

5. 阴枯阳衰证

证候：长期饮食困难，近于梗阻；呕恶气逆，形体枯羸，目不识人，气短乏力，语声低微，面色晦暗或苍白，大便难下；舌质暗绛，舌体瘦小，少苔乏津或无苔，脉细数或沉细无力。

治法：滋阴壮阳，益气养血。

方药：大补元煎加减。

第十六单元　乳房疾病

细目一　急性乳腺炎

◎ 要点一　西医病因病理

发病原因主要有乳汁淤积和细菌入侵两个方面。致病菌以金黄色葡萄球菌为主，少数可为链球菌感染。大多数发生在产后哺乳期的最初3~4周内，尤其以初产妇为多见。

◎ 要点二　临床表现与检查

（一）临床表现

1. 症状

(1) 乳房肿胀疼痛。

（2）发热。

（3）其他症状。初起时可出现骨节酸痛、胸闷、呕吐、恶心等症状。化脓时可有口渴、纳差、小便黄、大便干结等症状。

2. 体征　初起时患部压痛，结块或有或无，皮色微红或不红。化脓时患部肿块逐渐增大，结块明显，皮肤红热水肿，触痛显著，拒按。脓已成时肿块变软，按之有波动感。

（二）检查

1. 血常规检查。
2. 患部穿刺抽脓。
3. B 型超声波检查。

◎ **要点三　西医治疗**

1. 本病早期宜用含有 100 万 U 青霉素的等渗盐水 20mL 注射在炎性结块四周，必要时每 4～6 小时重复 1 次，能促使早期炎症灶消散。

2. 应用足量广谱抗菌药物。可选用青霉素、红霉素、头孢类抗生素等。

3. 脓肿形成后宜及时切开排脓。切开引流时应注意以下各点：①为避免手术损伤乳管而形成乳瘘，应以乳头为中心循乳管方向行放射状切口，至乳晕处为止。深部或乳房后脓肿可沿乳房下缘行弧形切口，经乳房后间隙引流，既有利于引流排脓，又可避免损伤乳管。乳晕下脓肿应沿乳晕边缘行弧形切口。②若炎症明显而波动感不明显者，应在压痛最明显处进行穿刺，及早发现深部脓肿。③切开后应以手指探入脓腔，轻轻分离多房脓肿的房间隔膜，以利引流。④为有利于引流通畅，可在探查脓腔时找到脓腔的最低部位，另作切口行对口引流。

4. 感染非常严重或脓肿切开引流损伤乳管者，可终止乳汁分泌。

◎ **要点四　中医辨证治疗**

1. 肝胃郁热证

证候：乳房肿胀疼痛，皮肤微红或不红，结块或有或无，乳汁排泄不畅，患部微热触痛；可伴有畏寒发热、头痛、胸闷不舒、骨节酸痛、口渴等；舌质淡红或红，苔薄黄，脉弦或浮数。

治法：疏肝清胃，通乳散结。

方药：瓜蒌牛蒡汤加减。

2. 热毒炽盛证

证候：肿块逐渐增大，皮肤焮红灼热，疼痛剧烈，呈持续性搏动性疼痛，壮热不退，口渴喜饮，患部拒按，若肿块中央变软，按之应指，为脓已成；或见局部漫肿痛甚，发热，穿刺抽得脓液；或溃后脓出不畅，红肿疼痛不消，发热不退，有袋脓现象或传囊之变；同侧腋窝淋巴结肿痛。舌质红，苔黄腻，脉弦数或滑数。

治法：清热解毒，托里透脓。

方药：五味消毒饮合透脓散加减。

3. 正虚毒恋证

证候：溃后乳房肿痛逐渐减轻，但疮口脓水不断，收口迟缓，或乳汁从疮口流出，形成乳漏；伴有面色少华、易疲劳、饮食欠佳、低热不退等；舌质淡，苔薄，脉细。

治法：益气和营，托毒生肌。

方药：托里消毒散加减。

4. 气血凝滞证

证候：大量使用抗生素或过用寒凉中药后，乳房结块，质硬不消，微痛不热，皮色不变或暗红，日久不消，无明显全身症状；舌质瘀紫，苔薄白，脉弦涩。

治法：疏肝活血，温阳散结。

方药：四逆散加味。

细目二　乳腺增生病

◎ **要点一　临床表现与检查**

（一）临床表现

1. 症状

（1）**乳房内肿块**　肿块常为多发性，呈结节状，形态不规则，大小不等，质韧而不硬，与皮肤和深部组织之间无粘连，推之能移，但与周围组织分界并不清楚。

（2）**乳房胀痛**　胀痛的特点是具有周期性，它常发生或加重于月经前期。

（3）乳头溢液　若病变与大导管相通，或导管内有多发性乳头状增生及乳头状瘤病，常可出现乳头溢液，多呈黄绿色、棕色或血性，偶为无色浆液。

（4）其他症状　常可伴有胸闷不舒、心烦易怒，失眠多梦，疲乏无力，腰膝酸软，经期紊乱，经量偏少等表现。

2. **体征**　乳房内可扪及多个形态不规则的肿块，多呈片块状、条索状或颗粒状结节，也可各种形态混合存在。各种形态的肿块边界都不甚清楚，与皮肤及深部组织无粘连，推之能活动，多有压痛。

（二）检查

1. X线钼靶摄片为边缘模糊不清的阴影或有条索状组织穿越其间。

2. B超为不均匀的低回声区以及无回声囊肿。

3. 切除（或切取）活检是最确切的诊断。

◎ 要点二　西医治疗

（一）药物治疗

1. **维生素类药物**　可每次口服维生素 B_6 与维生素 E，或口服维生素 A。

2. **激素类药物**　可选用黄体酮、达那唑、丙酸睾丸酮等。

（二）手术治疗

对可疑病人应及时进行活体组织切片检查，如发现有癌变，应及时行乳癌根治手术。若病人有乳癌家族史，或切片检查发现上皮细胞增生活跃，宜及时施行单纯乳房切除手术。

◎ 要点三　中医辨证治疗

1. **肝郁气滞证**

证候：乳房胀痛或有肿块，一般月经来潮前乳痛加重和肿块稍肿大，行经后好转；常伴有情绪抑郁、心烦易怒，失眠多梦，胸胁胀满等；舌质淡红，苔薄白，脉细涩。

治法：疏肝理气，散结止痛。

方药：逍遥散加减。

2. **痰瘀凝结证**

证候：乳中结块，多为片块状，边界不清，质地较韧，乳房刺痛或胀痛。舌边有瘀斑，苔薄白或薄而微黄，脉弦或细涩。

治法：活血化瘀，软坚祛痰。

方药：失笑散合开郁散加减。

3. **气滞血瘀证**

证候：乳房疼痛及肿块没有随月经周期变化的规律性，乳房疼痛以刺痛为主，痛处固定，肿块坚韧；伴有经行不畅，经血量少，色暗红，夹有血块，少腹疼痛；舌质淡红，边有瘀点或瘀斑，脉涩。

治法：行气活血，散瘀止痛。

方药：桃红四物汤合失笑散加减。

4. **冲任失调证**

证候：乳房肿块表现突出，结节感明显，经期前稍有增大变硬，经后可稍有缩小变软，乳房胀痛较轻微，或有乳头溢液；伴月经紊乱，量少色淡，腰酸乏力。舌质淡红，苔薄白，脉弦细或沉细。

治法：调理冲任，温阳化痰，活血散结。

方药：二仙汤加减。

细目三　乳房纤维腺瘤

◎ 要点一　临床表现与检查

（一）临床表现

1. **症状**

（1）乳房肿块多发生于乳房外上象限，圆形，光滑，大小不等，个别的直径可超过10cm，称为巨大纤维瘤。

（2）乳房轻微疼痛。

（3）其他症状。可有情志抑郁、心烦易怒、失眠多梦等症状。

2. **体征**　乳房内可扪及单个或多个圆形或卵圆形肿块，质地坚韧，表面光滑，边缘清楚，无粘连，极易推动。患乳外观无异常，腋窝淋巴结不肿大。

(二) 检查

1. 钼靶 X 线乳房摄片 显示肿瘤阴影为圆形或卵圆形，形态规则，边缘整齐光滑，密度较周围组织略高且均匀。

2. B 型超声波检查 显示肿块为实质性，边界清楚。

3. 活体组织病理切片检查 将乳腺肿块全部切除后，取活体组织行病理切片检查，以进一步明确诊断。

◎ 要点二 西医治疗

本病一般发展缓慢，虽属良性，但也有发生恶变的可能。一旦发现，应积极治疗。根治本病的方法是手术切除。

◎ 要点三 中医辨证治疗

1. 肝气郁结证

证候：肿块较小，发展缓慢，不红不热，不觉疼痛，推之可移，伴胸闷叹息；舌质正常，苔薄白，脉弦。

治法：疏肝解郁，化痰散结。

方药：逍遥散加减。

2. 血瘀痰凝证

证候：肿块较大，坚硬木实，重坠不适，伴胸闷牵痛，烦闷急躁，或月经不调、痛经；舌质暗红，苔薄腻，脉弦滑或弦细。

治法：疏肝活血，化痰散结。

方药：逍遥散合桃红四物汤加减。月经不调兼以调摄冲任。

细目四 乳腺癌

◎ 要点一 西医病因病理

乳腺癌的病因和其他恶性肿瘤一样，尚不完全明确，但已被证明雌性激素的活性与乳腺癌的发生有密切的关系。乳腺癌病理的分期目前使用的方法多采用世界卫生组织 FOOTE-STEWART 分类法，是根据肿瘤的始发部位，结合其生物特性分为浸润和非浸润型（原发癌）。

临床上比较常用的分型方法：根据肿瘤分化程度分为两大类，即低分化乳腺癌和高分化乳腺癌。同时，根据乳腺癌的发展进程有原发性和转移性之分。

◎ 要点二 临床表现与检查

(一) 临床表现

1. 症状

（1）乳房内包块 往往以无疼痛、单发包块，质地硬、表面不光滑、与周围组织粘连、界限不清、不易推动、无自觉症状为特点。

（2）局部皮肤改变 包块皮肤表面出现明显的凹陷性酒窝征，是乳癌早期的常见局部体征。到了晚期，肿块表面局部皮肤因皮下淋巴管被阻塞，引起淋巴性水肿，皮肤呈橘皮样改变。

（3）乳头部的变化 使乳头及整个乳房明显抬高或可使乳头内陷。

（4）特殊类型乳腺癌的症状 炎性乳癌多半发生于年轻女性，特别是妊娠期和哺乳期女性。这种乳癌发展非常快，状如急性炎症表现，整个乳房高度肿胀，质地坚硬，无明显的局限性包块。

2. 体征

（1）视诊 要注意乳房体积的变化，乳头有无内陷及抬高。

（2）触诊 一般应在月经期后进行，乳房触诊检查的顺序是：内上、外上、外下、内下四个象限及乳晕区域。在触诊过程中一定要注意手法的轻重，并注意乳头是否有溢液，最后检查腋窝、锁骨上及锁骨下是否有肿大的淋巴结。

(二) 检查

运用 X 线检查、B 超、针刺活检、细胞学等检查方法，提高了术前诊断率。

◎ 要点三 西医治疗

1. 手术治疗 自 1894 年 Halsted 倡导乳癌根治术以来至今，是治疗 I、II 期乳癌的常规手段。

2. 放射治疗 是综合治疗乳癌的一种方法，

可以提高5年生存率，减少切口与局部的复发率。

3. 化学药物治疗 术前、术中、术后都要使用化疗，以达到对微小扩散转移灶的根治性治疗。

4. 内分泌疗法 近年来根据雌激素受体的检查结果，选择内分泌治疗方案。ER、PR阳性，应选用内分泌疗法。Her-2过度表达者，可根据情况在化疗或内分泌治疗的基础上联合曲妥珠单抗靶向治疗，或靶向治疗单独使用。

◎ 要点四 中医辨证治疗

1. 肝郁气滞证

证候：两胁胀痛，易怒易躁，乳房结块如石；舌苔薄黄或薄白，舌红有瘀点，脉弦有力。

治法：疏肝解郁，理气化痰。

方药：逍遥散加减。

2. 冲任失调证

证候：乳中结块，皮核相连，坚硬如石，推之不移；伴有腰膝酸软，女子月经不调，男子遗精阳痿，五心烦热；舌淡无苔，脉沉无力。

治法：调摄冲任，理气散结。

方药：二仙汤合开郁散加减。

3. 毒热蕴结证

证候：身微热，乳房结块增大快，已破溃，状如山岩，形似莲蓬，乳头内陷；舌红绛，苔中剥，脉濡数。

治法：清热解毒，活血化瘀。

方药：清瘟败毒饮合桃红四物汤加减。

4. 气血两虚证

证候：乳房结块溃烂，色紫暗，时流污水，臭气难闻；头晕耳鸣，肢体消瘦，五心烦热，面色苍白，夜寐不安；舌淡苔白，脉沉细。

治法：调理肝脾，益气养血。

方药：人参养荣汤加减。

第十七单元 胃与十二指肠疾病

细目一 胃及十二指肠溃疡急性穿孔

◎ 要点一 临床表现与检查

（一）临床表现

1. 症状

（1）剧烈腹痛。

（2）休克症状。

（3）恶心呕吐。

（4）全身情况。穿孔早期体温多正常，病人蜷曲静卧而不敢动，面色苍白，脉搏细速。6~12小时后体温开始明显上升，常伴有脱水、感染、麻痹性肠梗阻、休克症状。

2. 体征

（1）腹部压痛及腹肌强直。

（2）腹腔内积气积液。

（二）检查

1. **实验室检查** 白细胞总数及中性粒细胞比例增高。

2. **X线检查** 在立位腹部透视或摄片时可见半月形的膈下游离气体影，对诊断有重要意义。

3. **超声波检查** 可帮助判断腹腔渗液量的多少，有无局限性积液及脓肿形成，作为穿刺引流的定位等。

4. **腹腔穿刺** 可疑病例可行腹腔穿刺，阳性者有助于诊断，并可推断腹腔渗液的多少及腹腔污染的轻重，对选择治疗方法也有参考价值。

要点二 诊断与鉴别诊断

（一）诊断

1. 多数病人有溃疡病史，且近期有溃疡病活动症状。
2. 突然发生的持续性上腹部剧烈疼痛，迅速发展到全腹，并常伴有轻度休克症状。
3. 检查时有明显的腹膜刺激征，并多有肝浊音界缩小或消失。

如 X 线检查发现膈下有游离气体，应能确诊。必要时可行腹腔穿刺检查。

（二）鉴别诊断

1. **急性胰腺炎**　本病也可出现上腹部突然剧烈疼痛，伴有呕吐及早期腹膜刺激征，但其发病不如溃疡病穿孔急骤，腹痛开始时有由轻而重的过程，疼痛位于上腹部偏左，常向腰背部放射，早期腹膜刺激征不如溃疡病穿孔明显，无气腹征，血、尿淀粉酶升高，腹腔穿刺液可为血性。

2. **急性阑尾炎穿孔**　胃、十二指肠溃疡急性穿孔时，漏出物可沿升结肠外侧沟流至右下腹，引起右下腹疼痛和压痛，易与急性阑尾炎的"转移性右下腹痛"相混淆。但急性阑尾炎起病不是很突然，腹痛是逐渐加重的，疼痛程度也不如溃疡病穿孔剧烈，体征以右下腹为甚，无气腹征。

3. **急性胆囊炎**　重症胆囊炎伴腹膜炎者体征与溃疡病穿孔相似。但急性胆囊炎一般炎症反应较重，体征主要集中在右上腹，有时可触及肿大的胆囊，墨菲征阳性。X 线腹部透视膈下无游离气体，B 超检查即可作出鉴别。

4. **胃癌穿孔**　其急性穿孔引起的腹内病理变化与溃疡病穿孔相同，因而症状和体征也相似，术前难以鉴别，有的甚至术中也难以确认溃疡是否已有癌变，或根本就是胃癌穿孔。

要点三 非手术疗法适应证

1. 穿孔小或空腹穿孔，就诊比较早，腹腔积液少，无腹胀，一般情况好，感染中毒症状不明显，不伴有休克及重要脏器严重病变者。
2. 单纯性溃疡穿孔，无合并出血、梗阻、癌变或再穿孔等溃疡病的严重并发症。
3. 年龄较轻，溃疡病史不长，非顽固性溃疡。
4. 就诊时腹腔炎症已有局限趋势者。

要点四 手术疗法适应证

1. 不适合非手术治疗的患者。
2. 经过非手术治疗 6~12 小时，症状体征不见缓解者。

细目二　胃及十二指肠溃疡大出血

要点一 临床表现与检查

（一）临床表现

1. **症状**　最常见的表现是呕血和黑便。
2. **体征**　腹部体检一般仅有上腹部压痛，部分病人有胃脘部胀满感。肠鸣音活跃，通常并不亢进，约半数病人体温轻度增高。

（二）检查

1. **实验室检查**　应定期作红细胞计数、血红蛋白及血球压积的测定，进行性的下降提示出血随之增多。
2. **纤维胃镜检查**　上消化道出血时可行急诊胃镜检查，可直接观察溃疡的部位、大小、深度，并可发现明显的出血部位，并可在镜下行电凝止血或局部用止血药止血。

要点二 诊断与鉴别诊断

（一）诊断

有典型溃疡病发作史或过去检查曾证明有溃疡病的患者，如果发生胃肠道出血，最大的可能为溃疡出血，绝大多数诊断可确立，结合纤维胃镜检查及实验室检查，可以明确诊断。

（二）鉴别诊断

1. **胃癌出血**　近年来，胃癌的发生率上升较快，胃癌伴出血者逐年增加，当发生上消化道大出血时应予警惕。纤维胃镜检查可见典型的恶性溃疡表现，活检可明确诊断，癌肿标志物检查明显升高提示癌肿存在。

2. **食管与胃底静脉破裂出血** 有慢性肝炎、肝硬化病史的患者，突然发生出血且伴有腹痛，提示出血来势凶猛，常以呕血为主，并很快出现失血性休克。

3. **干呕或呕吐后突然发生出血** 须警惕食管-贲门黏膜撕裂综合征（Mallory-Weiss tear），食管裂孔疝亦可引起大出血。

4. **急性胃黏膜出血** 出血前有烧伤、损伤或严重感染等病史，或者长期服用激素者，应高度怀疑急性胃黏膜出血。

5. **胆道出血** 有胆道疾病史者可出现周期性反复出血，呕血、便血均可发生，但以便血为主，大多发生在胆绞痛缓解后，间歇期约为1周。

◎ 要点三 西医治疗

（一）内科紧急处理

1. 建立输液通道，快速补充循环血容量。
2. 应用止血药物。
3. 抗酸抗溃疡治疗。
4. 经胃管注入冰的生理盐水。
5. 经选择性动脉造影栓塞止血。
6. 纤维胃镜下应用激光、电凝止血。

（二）外科治疗

1. **急诊手术的适应证**

（1）急性大出血，短期内出现休克征象者。

（2）反复多次出血，尤其近期反复大出血者。

（3）出血后经6~8小时内输血600~1000mL，休克症状无明显好转或虽一度好转，但很快又重新出现休克症状者。

（4）在内科严格治疗期间出现大出血者。

（5）大出血合并有梗阻、穿孔，或者曾有梗阻、穿孔病史者。

（6）患者年龄偏大（50岁以上），有高血压、动脉硬化及肝肾疾病，估计出血难以自愈者。

（7）近期胃镜或钡餐检查证实，溃疡位于胃小弯侧及十二指肠球部后壁，或检查发现溃疡基底部出血呈喷射状者。

2. **手术方式的选择**

（1）若病人耐受力良好，则可考虑行根治性手术，即胃大部切除术，除了切除出血部位外，连同溃疡病灶一并切除，可达到根治目的。

（2）若病人情况很差，估计较难忍受长时间手术者，则尽量采用简单有效的方法，如切开胃前壁，对出血部位的血管行"8"字缝合，确定不再出血后再将前壁缝合。

（3）若病人耐受力尚可，但估计难以承受胃大部切除术者，可以选择溃疡局部切除术，也可施行迷走神经切断加幽门成形，或胃空肠吻合及溃疡出血点缝扎术。

细目三 胃及十二指肠溃疡瘢痕性幽门梗阻

◎ 要点一 临床表现与检查

（一）临床表现

1. **症状** 患者有长期溃疡病反复发作史，近来有发作征象。梗阻早期可以是不完全性的，逐渐出现食欲减退、恶心、上腹部饱胀及沉重感。当出现完全性梗阻时，呕吐频繁，呕吐量大且多含积存的宿食，有酸臭味，呕吐物中不含胆汁，呕吐后上腹饱胀感减轻，腹痛消失，过一段时间又可出现类似呕吐，且全身情况逐渐恶化，消瘦及脱水明显。

2. **体征** 由于患者长期不能进食，明显消瘦，伴有严重脱水，故有严重营养不良。

（二）检查

1. 实验室检查。呈血液浓缩状，血清钾、氯化物和血浆蛋白均低于正常，二氧化碳结合力和非蛋白氮增高，尿比重升高，偶可见尿酮。

2. X线钡餐检查。

3. 纤维胃镜检查。

要点二 诊断与鉴别诊断

（一）诊断

根据长时期溃疡病史及典型的胃潴留症状，配合实验室检查和X线钡餐检查等辅助检查，一般诊断溃疡所致瘢痕性幽门梗阻并无困难。

（二）鉴别诊断

1. 痉挛性和水肿性幽门梗阻 这种梗阻常为间歇性，有溃疡病的疼痛发作，虽有呕吐但不剧烈，亦无胃扩张，呕吐物中很少有宿食，常为当日所摄食物。

2. 胃癌所致幽门梗阻 胃幽门部肿瘤可以引起幽门梗阻，若为癌肿晚期所引起的幽门梗阻，可有恶性肿瘤的全身症状及癌胚抗原等标志物的异常，通过钡餐和胃镜检查、活组织检查等，往往都能获得确诊。

3. 十二指肠球部以下梗阻性病变 如胰头壶腹部肿瘤压迫十二指肠所致梗阻，往往有阻塞性黄疸出现，CT等检查可见该部位的占位及浸润；十二指肠肿瘤所致梗阻常有血便表现；肠系膜上动脉压迫综合征者可有呕吐，但一般不为宿食，呕吐物中有胆汁。钡餐检查可确定梗阻的部位。这类病人在餐后俯卧15～30分钟可使食物通过而使症状缓解。

要点三 西医治疗

手术治疗

1. 手术前处理 处理的初期包括胃肠减压，洗胃，纠正血容量及水、电解质和代谢紊乱，降低胃酸分泌，并开始肠外营养支持。

2. 手术方式 国内目前仍以胃大部切除术为主，也可采用迷走神经干切断加胃窦部切除术。

对全身情况极差的患者和老年患者，可以行胃空肠吻合术以解除梗阻，也可加做迷走神经干切断术以减少胃酸的分泌。

要点四 中医辨证治疗

1. 脾胃虚寒证

证候：上腹饱胀，食后较甚，朝食暮吐，暮食朝吐，吐出物为宿食残渣及清稀黏液，吐后则舒服，畏寒喜热，神疲乏力，大便溏少；舌质淡红，苔白或白滑，脉沉弱。

治法：温中健脾，和胃降逆。

方药：丁香透膈散加减。

2. 痰湿阻胃证

证候：脘腹胀满，进食后加重，胸膈痞闷，呕吐频繁，吐出物为食物残渣及痰涎白沫；伴有眩晕、心悸；舌质淡红，苔白厚腻或白滑，脉弦滑。

治法：涤痰化浊，和胃降逆。

方药：导痰汤加减。

3. 胃中积热证

证候：脘腹胀满，餐后加重，朝食暮吐，暮食朝吐，吐出物为食物残渣及秽浊酸臭之黏液；心烦口渴，欲进冷饮，小便黄少，大便干结；舌质红少津，苔黄燥或黄腻，脉滑数。

治法：清泄胃热，和中降逆。

方药：大黄黄连泻心汤加减。

4. 气阴两虚证

证候：病程日久，反复呕吐，形体消瘦，神疲乏力，唇干口燥，小便短少，大便干结；舌红少津，脉细数。

治法：益气生津，降逆止呕。

方药：麦门冬汤加减。

细目四 胃癌

要点一 临床表现与检查

（一）临床表现

1. 症状

（1）胃部痛是胃癌最常见也最易被忽视的症状。

（2）食欲减退、消瘦、乏力。

（3）恶心、呕吐。

（4）出血和黑便。

2. 体征 一般胃癌尤其是早期胃癌常无明显的体征。晚期胃癌可出现上腹部肿块、直肠前触及肿物、脐部肿块、锁骨上淋巴结肿大等体征。

（二）检查

1. X线钡餐检查。
2. 内窥镜检查。
3. 实验室检查对胃癌诊断无特异性，胃液及大便隐血试验可以为发现胃癌提供线索。
4. 超声波检查。

◎ 要点二　西医治疗

1. **手术治疗**　是治疗胃癌的主要手段。胃癌根治术应遵循以下三点要求：①充分切除原发癌灶。②彻底廓清胃周围淋巴结。③完全消灭腹腔游离癌细胞和微小转移灶。
2. **化学治疗**
3. **放射治疗**

◎ 要点三　中医辨证治疗

1. **肝胃不和证**

证候：多见于早、中期胃癌及胃癌术后患者。胃脘胀满疼痛，痛引两胁，情志不舒，善怒，喜太息；嗳腐吞酸，呃逆呕吐，吞咽不畅；脉弦。

治法：疏肝和胃，降逆止痛。

方药：逍遥散合旋覆代赭汤加减。

2. **脾胃虚寒证**

证候：见于中、晚期胃癌。胃脘隐痛，喜温喜按，大便溏薄，呕吐清稀；神疲乏力，食少腹胀，朝食暮吐；舌淡胖边有齿痕，脉沉缓无力。

治法：温中散寒，健脾和胃。

方药：附子理中汤加减。

3. **胃热伤阴证**

证候：多见于早、中期胃癌及放疗的患者。胃脘灼热、疼痛，食后痛剧，尿黄便秘；饥不欲食，胃中嘈杂，心烦口渴；舌干红绛，少苔或无苔，脉细数。

治法：养阴清热，和胃止痛。

方药：竹叶石膏汤合玉女煎加减。

4. **气血双亏证**

证候：晚期胃癌多见。心悸头晕，形瘦无华，疲乏气短；自汗盗汗，纳呆食少，虚烦不眠，胃脘隐痛；舌淡有齿痕或有瘀斑，脉虚细无力。

治法：补气养血，健脾补肾。

方药：十全大补汤加减。

5. **脾虚痰湿证**

证候：多见于中、晚期胃癌合并贲门或幽门梗阻者。头晕身重，呕吐痰涎，胃脘痞满疼痛；口淡少食，腹胀便溏；舌淡胖苔浊，脉濡滑。

治法：健脾化湿，软坚散结。

方药：参苓白术散合二陈汤加减。

6. **瘀毒内阻证**

证候：多见于进展期胃癌。胃脘刺痛拒按，呕血腥秽，或心下痞块坚硬，呕吐食少，大便黑干；舌紫或有瘀斑，苔浊腻，脉沉涩。

治法：活血祛瘀，解毒养阴。

方药：失笑散合膈下逐瘀汤加减。

第十八单元　原发性肝癌

◎ 要点一　临床表现与检查

（一）临床表现

1. **症状**　早期无明显症状。常见症状为肝区疼痛、腹胀、消瘦乏力、纳差、上腹肿块。

2. **体征**

（1）肝肿大。

（2）黄疸。

（3）腹水。

3. 临床分型

（1）单纯型　临床和化验无明显肝硬化表现者。

（2）硬化型　有明显肝硬化的临床表现和血液学改变者。

（3）炎症型　病情发展快，伴有持续性高热或谷丙转氨酶持续增高在1倍以上者。

4. 并发症

（1）上消化道出血。

（2）肝昏迷。

（3）肝癌结节破裂。

（二）检查

1. **甲胎蛋白（AFP）检测**　对原发性肝癌的诊断价值很大，特异性较高。

2. **肝功能及酶学检查**　晚期肝癌或合并肝硬化者可有肝功能损害。大多有血清碱性磷酸酶、γ-GT增高。

3. **超声检查**　是肝癌诊断中最常用而有效的方法。

4. **X线检查**　肝右叶的癌肿可发现右膈肌抬高，运动受限或局限隆起。肝左叶或巨大肝癌在行胃肠钡餐造影时可见胃及结肠肝曲被推压现象。

5. **CT**　可以明确病灶的数目、位置、大小及与重要血管的关系。

6. **核磁共振显像（MRI）**

7. **肝血管造影**

8. **肝穿刺活组织检查**

◎ 要点二　西医治疗

1. **手术治疗**　肝区段切除术，左、右半肝切除术，肝中叶切除术，左、右肝三叶切除术等。

2. **介入治疗**　肝动脉灌注TAI+TAE、无水酒精瘤内注射、经皮射频治疗。

3. **生物治疗**

4. **放射治疗**

◎ 要点三　中医辨证治疗

1. 气滞血瘀证

证候：相当于单纯型Ⅱ期。症见两胁胀痛，腹部结块，推之不移，胸闷腹胀，纳呆乏力；舌淡红，苔薄白或薄黄，脉弦。

治法：疏肝理气，活血化瘀。

方药：小柴胡汤合大黄䗪虫丸加减。

2. 脾虚湿困证

证候：相当于单纯型Ⅱ期或硬化型Ⅱ期伴有腹水。症见脘腹胀满，胁痛肢楚，神疲乏力，纳呆便溏，四肢肿胀；舌淡胖，苔白或腻，脉弦而滑。

治法：益气健脾，化湿祛痰。

方药：四君子汤合逍遥散加减。

3. 肝胆湿热证

证候：相当于炎症型Ⅲ期。症见胁下积块，腹大如鼓，黄疸日深，纳呆乏力，小便短赤，腹水肢肿；舌红或绛，苔黄或糙，脉弦滑数。

治法：清利湿热，活血化瘀。

方药：茵陈蒿汤合鳖甲煎丸加减。

4. 肝肾阴虚证

证候：相当于硬化型Ⅲ期。症见口干，低热盗汗，形体消瘦，腰痛酸软，小便短赤；舌红少苔，脉细数。

治法：养阴散结，凉血解毒。

方药：青蒿鳖甲汤合一贯煎加减。

第十九单元　门静脉高压症

◎ 要点一　解剖概要

门静脉与其他部位静脉相比有三个特点

（1）门静脉主干的两端均为毛细血管，一端为胃肠道、脾、胰腺、胆道等的毛细血管，另一端为肝小叶内的毛细血管网（肝窦）。

（2）门静脉主干中少有静脉瓣存在。

（3）门静脉与腔静脉系统之间存在多处交通支。主要有：①胃底、食管下段交通支。②直肠下端肛管交通支。③前腹壁交通支。④腹膜后交通支。

◎ 要点二 临床表现与检查

（一）临床表现

1. **症状** 脾肿大、脾功能亢进、呕血或柏油样黑便、腹水及非特异性全身症状（如乏力、嗜睡、厌食、腹胀等）。

2. **体征** 查体可触及脾肿大，肿大可达脐下。

（二）检查

1. **血象** 脾功能亢进时，白细胞记数减少至 $3×10^9/L$ 以下；血小板计数减少至 $(70～80)×10^9/L$ 以下。

2. **肝功能** 肝功能储备可用 Child 肝功能分级方法评价。

3. **X线检查** 上消化道造影显示食管及胃底静脉曲张，表现为食管、胃底黏膜紊乱，呈蚯蚓状或蚕食样。

4. **内镜检查** 最好在出血24小时内进行，阳性率高。

5. **B超检查及多普勒测定** 是目前最方便的测定方法。

6. **特殊检查**
（1）肝活检。
（2）免疫学检查。
（3）脾静脉造影。

7. **门静脉压力的测定** 术前及术中测定门静脉压力对诊断、选择手术方法及其预后判断均有帮助。

（1）手术前后测定方法 ①经皮脾穿刺脾髓测压（SP）。②经皮肝穿刺肝内门静脉分支测压（PVP）。③肝静脉插管测压。

（2）术中测压方法 ①门脉压：直接穿刺门静脉主干（FPP）或门静脉分支，如大网膜静脉。②术中暂时钳夹门静脉，测得压力为肝侧门静脉闭锁压（HOPP），正常为 0.49～0.98kPa（50～100mmH$_2$O）；在阻断脏侧门静脉测得的压力为脏侧门静脉闭锁压（SOPP），正常值为 3.92～5.58kPa（400～600mmH$_2$O）。SOPP 与 HOPP 的压力差相当于门静脉入肝血流的最大灌注压（MPP），反映门静脉入肝的血流量。

◎ 要点三 诊断与鉴别诊断

1. **出血的鉴别** 凡有急性大量消化道出血者，首先要考虑到胃及十二指肠溃疡、食管胃底曲张静脉破裂出血和胃癌这三个最常见的原因，其次为胃黏膜的急性炎症病变等。

（1）溃疡病大出血 有典型的溃疡病史，出血前往往有突然加重或失去原来的疼痛规律；胃溃疡以呕血为主，最终会出现柏油样便。而十二指肠溃疡以柏油样便为主，往往有大量呕血，呕吐的血多为咖啡色，出血量大时便血呈紫红色，出血后上腹部的疼痛可以缓解或减轻。病人的肝功能应为正常，很少有腹水；钡餐造影和胃镜检查可以明确诊断。

（2）胃癌出血 一般病史较长，有类似溃疡病史，食欲减退、消瘦、贫血、上腹部隐痛可逐渐加重。早期持续小量出血，粪便隐血试验持续阳性，侵犯大血管时可发生呕血、便血及休克。胃镜下可见到典型的恶性溃疡和肿瘤表现，活检可以明确诊断。胃癌病人出血后，原来的症状持续存在或进一步加重。

（3）胆道出血 有肝胆疾病或外伤史，可有黄疸，但一般很少有肝硬化。胆道造影可以明确病变的部位及出血的原因。B超与CT检查对诊断有很大的帮助。

（4）急性胃黏膜病变 一般有重症感染、损伤、烧伤等病史。可有呕血或血便，但以呕血为主，反复出现，间歇期可达数日。

（5）Mallory-Weiss 综合征 Mallory-Weiss 综合征简称为 M-W 综合征，在消化道出血中所占的比例有上升的趋势。其在临床上典型的表现为酗酒呕吐后，随之而来的呕血。多为食管内压力急剧上升，食管与胃连接部的黏膜撕裂伤所致。所有遇到胃内有积血而又无原发病灶时，就应考虑到本病的可能。

2. 脾肿大和脾功能亢进的鉴别 可分为原发性和继发性两大类。原发性有原发性血小板减少性紫癜、先天性溶血性贫血、原发性白细胞减少症和全血性血细胞减少症。一般先有某些血细胞减少，继而脾肿大，但骨髓涂片则有相应的血细胞增生过盛现象。继发性脾功能亢进一般均有某些前驱疾病，如血吸虫病、疟疾、黑热病、白血病等引起脾肿大后，因脾功能亢进而有不同的血细胞减少现象，无肝病，肝功能正常。如果不能确诊为肝硬化的早期表现或肝后型门脉高压症，有时需要行肝活检和门脉压力测定。

3. 腹水的鉴别

（1）心源性腹水 如风湿性心脏病所致二尖瓣狭窄、缩窄性心包炎等心脏病，在发生心力衰竭时，往往出现腹水，易与肝硬化腹水相混淆；但若详细地询问病史，细致地进行心脏听诊，再结合心电图及X线检查，一般进行鉴别并不太困难。

（2）肾源性腹水 慢性肾炎很容易发生腹水而被误诊为肝硬化。但慢性肾炎合并有全身浮肿、血尿、高血压、尿中有大量蛋白及管型，结合病史，诊断并不困难。

（3）腹腔内肿瘤 腹腔内肿瘤可以压迫门静脉，或癌栓在门静脉内形成栓塞，而使血液回流受阻，致使门静脉出现高压及腹水。此时大部分已属肿瘤晚期，可有血液及淋巴远处转移，也可有腹腔内大量种植。要详细询问病史及查体，钡餐造影、B超、CT检查有鉴别价值。同时进行腹水内查找癌细胞更有助于诊断。

◎ **要点四 西医治疗**

（一）非手术治疗

食管胃底曲张静脉破裂出血，尤其是肝功能储备Child C级病人，尽可能采用非手术治疗。

1. 补充血容量。
2. 应用血管活性药物。①血管加压素。②生长抑素。
3. 内镜治疗。①经纤维内镜注射硬化剂。②经内镜食管曲张静脉套扎术。
4. 三腔管压迫止血。
5. 经颈静脉门体分流术。

（二）手术疗法

1. 分流术。
2. 断流术。
3. 转流术。

◎ **要点五 中医辨证治疗**

1. 瘀血内结证

证候：腹部积块明显，硬痛不移，面暗消瘦，纳减乏力，时有寒热，女子或见月事不下；舌边暗紫或见瘀点，苔薄，脉弦涩。

治法：祛瘀软坚，兼调脾胃。

方药：膈下逐瘀汤加减。

2. 寒湿困脾证

证候：腹大胀满，按之如囊裹水，甚则颜面浮肿，脘腹痞满，得热稍舒，精神困倦，怯寒懒动，小便少，大便溏，或身目发黄，面色晦暗；舌苔白腻，脉缓。

治法：温中健脾，行气利水。

方药：实脾饮加茵陈。

3. 气随血脱证

证候：患者突然大量吐血及便血后，出现面色苍白，四肢厥冷，汗出；舌淡，苔白，脉微。

治法：益气固脱。

方药：独参汤。

第二十单元 急腹症

细目一 急性阑尾炎

要点一 西医病因病理

1. **病因** 其发病有三种学说：阑尾腔梗阻学说、细菌感染学说、神经反射学说。上述三种因素在急性阑尾炎的发病过程中可相继出现，且互相影响，互为因果。

2. **病理**

（1）急性单纯性阑尾炎 炎症局限于阑尾黏膜及黏膜下层，逐渐扩展至肌层、浆膜层。阑尾轻度肿胀，浆膜充血，有少量纤维素性渗出物。

（2）化脓性阑尾炎 炎症发展到阑尾壁全层，阑尾显著肿胀，浆膜充血严重，附着纤维素渗出物，并与周围组织或大网膜粘连，腹腔内有脓性渗出物。

（3）坏疽或穿孔性阑尾炎 阑尾壁出现全层坏死，局部呈暗紫色或黑色，可局限在一部分或累及整个阑尾，极易破溃穿孔。穿孔后感染扩散可引起弥漫性腹膜炎或门静脉炎、败血症等。

（4）阑尾周围脓肿 化脓或坏疽的阑尾被大网膜或周围肠管粘连包裹，脓液局限于右下腹而形成阑尾周围脓肿或炎性肿块。

要点二 临床表现与检查

（一）临床表现

1. **主要症状**

（1）转移性右下腹疼痛。

（2）胃肠道症状。

（3）全身症状。可有头晕、头痛、乏力、汗出、口干、尿黄、脉数等症状。少数坏疽性阑尾炎或导致门静脉炎时，可有寒战高热。

2. **主要体征**

（1）压痛：右下腹局限性显著压痛是阑尾炎最重要的特征。

（2）反跳痛。

（3）腹肌紧张。

（4）右下腹包块，若阑尾周围脓肿形成，右下腹可扪及痛性包块，边界不清且固定。

（二）检查

下列检查方法可协助阑尾炎的定性、定位诊断。

1. **结肠充气试验（Rovsing征）** 如出现右下腹疼痛为阳性，可提示阑尾炎的存在。

2. **腰大肌试验（Psoas征）** 阳性提示炎性阑尾贴近腰大肌，多见于盲肠后位阑尾炎。

3. **闭孔内肌试验（Obturator征）** 阳性提示炎性阑尾位置较低，贴近闭孔内肌，为盆腔位阑尾炎。

4. **直肠指诊** 直肠右侧前上方有触痛，提示炎性阑尾位置较低。

5. **经穴触诊** 阑尾穴有压痛，尤以右侧明显而多见。

要点三 诊断与鉴别诊断

（一）诊断

根据转移性右下腹疼痛的病史和右下腹局限性压痛的典型阑尾炎特点，一般即可作出诊断。

（二）鉴别诊断

1. **胃十二指肠溃疡穿孔** 多有上消化道溃疡病史，突然出现上腹部剧烈疼痛并迅速波及全腹。腹膜刺激征明显，多有肝浊音界消失，肠鸣音消失，可出现休克，X线检查常可发现膈下游离气体。

2. **急性胃肠炎** 多有饮食不洁史，肠鸣音亢进，一般无腹膜刺激征，大便检查可有脓细胞及未消化食物。

3. **急性肠系膜淋巴结炎** 腹痛常与上呼吸道感染并发，早期即可有高热、白细胞数增高，但腹痛、压痛相对较轻且较广泛，在肠系膜区域内有时可触及肿大淋巴结。

4. 右肺下叶大叶性肺炎或右侧胸膜炎 常有右侧胸痛及呼吸道症状，腹部无固定性显著压痛点。胸部X线检查有鉴别意义。

5. 急性胆囊炎、胆石症 右上腹持续性疼痛，阵发性加剧，可伴有右肩部放射痛，腹膜刺激征以右上腹为甚，墨菲（Murphy）征阳性。

6. 右侧输尿管结石 常突然出现剧烈绞痛，向会阴部及大腿内侧放射，但腹部体征不明显，有肾区叩击痛，可伴有尿频、尿急、尿痛或肉眼血尿等症状，一般无发热。X线摄片常可发现阳性结石。

7. 异位妊娠破裂 常有急性失血症状和下腹疼痛症状，有停经史，妇科检查阴道内有血液，阴道后穹隆穿刺有血等。

◎ **要点四　西医治疗**

尽早采用手术疗法，尤其是老年人、小儿、妊娠期急性阑尾炎。其主要方法是阑尾切除术。对腹腔渗液严重，或腹腔已有脓液的急性化脓性或坏疽性阑尾炎，应同时行腹腔引流；对阑尾周围脓肿，如有扩散趋势，可行脓肿切开引流。

◎ **要点五　中医辨证治疗**

1. 瘀滞证

证候：转移性右下腹痛，呈持续性、进行性加剧，右下腹局限性压痛或拒按；伴恶心纳差，可有轻度发热；苔白腻，脉弦滑或弦紧。

治法：行气活血，通腑泄热。

方药：大黄牡丹汤合红藤煎剂加减。气滞重者加青皮、枳实、厚朴；瘀血重者加丹参、赤芍；恶心加法夏、竹茹。

2. 湿热证

证候：腹痛加剧，右下腹或全腹压痛、反跳痛，腹皮挛急，右下腹可摸及包块；壮热，恶心纳差，便秘或腹泻；舌红，苔黄腻，脉弦数或滑数。

治法：通腑泄热，利湿解毒。

方药：复方大柴胡汤加减。湿重者加藿香、佩兰、苡仁；热甚者加黄连、黄芩、生石膏；右下腹包块加炮山甲、皂刺。

3. 热毒证

证候：腹痛剧烈，全腹压痛、反跳痛，腹皮挛急；高热不退或恶寒发热，恶心纳差，便秘或腹泻；舌红绛，苔黄厚，脉洪数或细数。

治法：通腑排毒，养阴清热。

方药：大黄牡丹汤合透脓散加减。若持续性高热或寒热往来，热在气分者加白虎汤，热在血分者加犀角地黄汤；腹胀加青皮、厚朴；腹痛剧烈者加元胡、广木香；口干舌燥加生地、玄参、天花粉；大便秘结加甘遂末1g，冲服。

细目二　肠梗阻

◎ **要点一　分类**

1. 按发病的基本原因分类

（1）机械性肠梗阻。

（2）动力性肠梗阻。①麻痹性肠梗阻。②痉挛性肠梗阻。

（3）血运性肠梗阻。

2. 按肠壁有无血运障碍分类

（1）单纯性肠梗阻，只有肠内容物通过受阻而无肠管血运障碍者。

（2）绞窄性肠梗阻，肠梗阻的同时伴有肠壁血运障碍者。

3. 按梗阻部位不同分类 可分为高位小肠梗阻、低位小肠梗阻或结肠梗阻。

4. 按梗阻程度分类 可分为完全性肠梗阻和不完全性肠梗阻。

5. 按梗阻进展速度分类 可分为急性肠梗阻和慢性肠梗阻。

◎ **要点二　西医病因病理**

（一）局部病理生理改变

1. 肠蠕动变化 机械性肠梗阻表现为梗阻上段肠管的蠕动增强，麻痹性肠梗阻则肠蠕动减弱或消失。

2. 肠腔膨胀、积气积液
3. 肠壁充血水肿、通透性增加
4. 肠壁坏死穿孔

（二）全身病理生理改变

1. 体液丧失 可迅速导致严重缺水、血容量减少和血液浓缩，甚至出现休克。

2. 电解质紊乱和酸碱平衡失调

3. 感染和中毒

◎ 要点三 临床表现与检查

（一）临床表现

1. 症状

（1）腹痛。单纯性机械性肠梗阻一般呈阵发性剧烈腹痛；绞窄性肠梗阻往往出现剧烈的持续性腹痛伴有阵发性加重；麻痹性肠梗阻多呈持续性胀痛。

（2）呕吐。

（3）腹胀。

（4）停止排气排便。

2. 体征

（1）全身情况 单纯性肠梗阻的早期一般无明显变化；梗阻晚期有脱水表现。绞窄性肠梗阻可出现休克表现。

（2）腹部体征

1）望诊：腹部膨胀，高位梗阻多在上腹部；低位小肠梗阻多在中腹部。麻痹性肠梗阻多呈全腹均匀膨胀；闭袢性肠梗阻可出现不对称膨胀。机械性肠梗阻多可见肠型及肠蠕动波。

2）触诊：单纯性肠梗阻可有不定位的轻压痛；绞窄性肠梗阻则出现压痛、反跳痛、肌紧张等腹膜刺激征。

3）叩诊：肠胀气时一般呈鼓音。当绞窄性肠梗阻时腹腔有渗液，可出现移动性浊音。

4）听诊：肠鸣音亢进，呈高调金属音或气过水声；麻痹性肠梗阻时，则肠鸣音减弱或消失。

（3）直肠指检 应作为常规检查，不能忽视。直肠肿瘤引起肠梗阻时，可触及直肠内肿物；肠套叠、绞窄性肠梗阻时，指套可染有血迹。

（二）检查

1. 实验室检查

（1）血液 严重失水，血液浓缩时，血红蛋白及红细胞压积升高；肠绞窄伴腹膜炎时，白细胞总数及中性粒细胞比例升高。血钾、钠、氯离子及二氧化碳结合力、血气分析等测定能判断电解质、酸碱平衡紊乱情况。

（2）尿液 脱水时尿量减少，尿比重升高。

（3）呕吐物及粪便检查 如有大量红细胞或隐血试验阳性，多表示肠管有血运障碍或出血性的病变。

2. X 线检查 肠管的气液平面是肠梗阻特有的 X 线表现。

◎ 要点四 诊断与鉴别诊断

（一）诊断

典型的肠梗阻具有痛、呕、胀、闭四大症状，腹部可见肠型及肠蠕动波，肠鸣音亢进，可出现全身脱水等体征；结合腹部 X 线检查，明确诊断并不困难。

（二）鉴别诊断

1. 机械性与动力性肠梗阻的鉴别 机械性肠梗阻，早期腹胀不明显。麻痹性肠梗阻则腹胀显著，多无阵发性腹部绞痛，肠鸣音减弱或消失，X 线检查可显示大、小肠全部均匀胀气。

2. 单纯性与绞窄性肠梗阻的鉴别 当肠梗阻有下列临床表现时，应考虑到绞窄性肠梗阻的可能。

（1）腹痛发作急骤，剧烈，呈持续性并有阵发性加重。

（2）呕吐出现早而频繁，呕吐物为血性或肛门排出血性液体，或腹穿抽出血性液体。

（3）早期出现脉率加快，体温升高，白细胞增高，甚至出现休克。

（4）腹膜刺激征明显且固定，肠鸣音由亢进变为减弱，甚至消失。

（5）腹胀不对称，有局部隆起或可触及孤立胀大的肠袢。

（6）X线检查可见孤立胀大的肠袢，位置固定，不随时间而改变，或肠间隙增宽，提示有腹腔积液。

（7）经积极非手术治疗后症状体征无明显改善。

3. 高位肠梗阻与低位肠梗阻的鉴别 高位小肠梗阻呕吐发生早而频繁，腹胀不明显；低位小肠梗阻腹胀明显，呕吐出现晚而次数少，并可吐出粪样物。

4. 完全性肠梗阻与不完全性肠梗阻的鉴别 完全性肠梗阻呕吐频繁，如为低位梗阻则腹胀明显，完全停止排气排便。不完全性肠梗阻呕吐与腹胀都较轻或无呕吐，尚有少量排气排便。

5. 肠梗阻病因的鉴别 新生婴儿以肠道先天性畸形最多见，2岁以下小儿则肠套叠多见，3岁以上儿童以蛔虫团堵塞所致的肠梗阻居多，老年人则以肿瘤及粪块堵塞常见。临床上最为常见的是粘连性肠梗阻。

◎ 要点五　西医治疗

（一）非手术治疗

1. 适应证

（1）单纯性粘连性肠梗阻。

（2）动力性肠梗阻。

（3）蛔虫团、粪便或食物团堵塞所致的肠梗阻。

（4）肠结核等炎症引起的不完全性肠梗阻、肠套叠早期。

2. 方法

（1）禁食与胃肠减压。

（2）纠正水、电解质和酸碱平衡紊乱。

（3）防治感染和毒血症。

（4）灌肠疗法。

（5）颠簸疗法。

（6）其他，如穴位注射阿托品，嵌顿疝的手法复位回纳，腹部推拿按摩等。

（二）手术治疗

1. 适应证

（1）绞窄性肠梗阻。

（2）有腹膜刺激征或弥漫性腹膜炎征象的各型肠梗阻。

（3）应用非手术疗法后经6~8小时观察，病情不见好转。

（4）肿瘤及先天性肠道畸形等不可逆转的器质性病变引起的肠梗阻。

2. 方法

（1）解除梗阻病因。

（2）切除病变肠管行肠吻合术。

（3）短路手术。

（4）肠造口术或肠外置术。

◎ 要点六　中医辨证治疗

1. 气滞血瘀证

证候：腹痛阵作，胀满拒按，恶心呕吐，无排气排便；舌质淡红，苔薄白，脉弦或涩。

治法：行气活血，通腑攻下。

方药：桃核承气汤加减。

2. 肠腑热结证

证候：腹痛腹胀，痞满拒按，恶心呕吐，无排气排便；发热，口渴，小便黄赤，甚者神昏谵语；舌质红，苔黄燥，脉洪数。

治法：活血清热，通里攻下。

方药：复方大承气汤加减。

3. 肠腑寒凝证

证候：起病急骤，腹痛剧烈，遇冷加重，得热稍减，腹部胀满，恶心呕吐，无排气排便；脘腹怕冷，四肢畏寒；舌质淡红，苔薄白，脉弦紧。

治法：温中散寒，通里攻下。

方药：温脾汤加减。

4. 水结湿阻证

证候：腹痛阵阵加剧，肠鸣辘辘有声，腹胀拒按，恶心呕吐，口渴不欲饮，无排气排便，尿少；舌质淡红，苔白腻，脉弦缓。

治法：理气通下，攻逐水饮。

方药：甘遂通结汤加减。

5. 虫积阻滞证

证候：腹痛绕脐阵作，腹胀不甚，腹部有条索状团块，恶心呕吐，呕吐蛔虫，或有便秘；舌质淡红，苔薄白，脉弦。

治法：消导积滞，驱蛔杀虫。

方药：驱蛔承气汤加减。

细目三 胆道感染与胆石症

◎ 要点一 急性胆道感染

（一）西医病因病理

1. 病因

（1）梗阻因素 胆石症和胆管狭窄是造成胆道梗阻，引起胆道感染的重要原因。胆石症、胆管狭窄和胆道感染常同时并存，互为因果，互相影响。

（2）感染因素 包括寄生虫感染、细菌感染和病毒感染等。

（3）局部供血障碍 胆道局部供血障碍是胆道感染或炎症的另一重要原因。

（4）其他 胆道畸形、胆道创伤和胆道运动功能障碍也可致急性胆道感染。

2. 病理 根据胆囊壁的病变程度和范围常分为以下几种类型：

（1）急性单纯性胆囊炎 一般为急性胆囊炎的早期表现。

（2）急性化脓性胆囊炎 急性单纯性胆囊炎继续发展，梗阻因素未能解除或继发严重的感染。

（3）急性坏疽性胆囊炎 为急性胆囊炎的晚期表现，常同时伴有胆囊壁内脓肿破溃而出现胆囊穿孔、胆汁性腹膜炎。

（4）急性梗阻性化脓性胆管炎 是由于胆管梗阻和细菌感染，胆管内压升高，肝脏胆血屏障受损，大量细菌和毒素进入血循环，造成以肝胆系统病损为主，合并多器官损害的全身严重感染性疾病，是急性胆囊炎的严重形式。

（二）临床表现与检查

1. 临床表现

（1）急性胆囊炎 突发右上腹阵发性绞痛，常在饱餐、进油腻食物后或在夜间发作。疼痛常放射至右肩部、肩胛部和背部。伴恶心呕吐、厌食等。右上腹可有不同程度、不同范围的压痛、反跳痛及肌紧张，Murphy征阳性。

（2）急性梗阻性化脓性胆管炎 本病发病急骤，病情进展快，除具有一般胆道感染的Charcot三联征（腹痛、寒战高热、黄疸）外，还可出现休克、中枢神经系统受抑制表现，即Reynolds五联征。

2. 检查

（1）急性胆囊炎 化验室检查：有轻度白细胞升高；血清转氨酶轻度升高，AKP升高。影像学检查：B超检查可显示胆囊增大、囊壁增厚甚至有"双边"征，以及胆囊内结石光团。此外，如^{99m}Tc-EHI-DA检查，由于胆囊管梗阻胆囊不显影，其敏感性几乎达100%。

（2）急性梗阻性化脓性胆管炎 实验室检查：白细胞计数升高，中性粒细胞升高，血小板计数降低。凝血酶原时间延长，肝功能有不同程度的受损。影像学检查：以B超最为实用，能及时了解胆道梗阻的部位、病变性质、肝内外胆管扩张等情况。

（三）西医治疗

1. 一般治疗 包括禁食，输液，纠正水、电解质及酸碱代谢失衡，全身支持疗法；选用针对革兰阴性、阳性细菌及厌氧菌均有作用的广谱抗生素或联合用药。使用维生素K、解痉止痛药等对症处理。对于急性重症胆管炎，要重视恢复血容量，改善和保证组织器官的良好灌流和氧供。

2. 手术治疗 急诊手术适用于：①发病在48~72小时以内者。②经非手术治疗无效且病情恶化者。③怀疑有胆囊穿孔、弥漫性腹膜炎、急性化脓性胆管炎、急性坏死性胰腺炎等并发症者。手术方法包括：胆囊造口术、胆囊切除术、胆总管探查、T型管引流术。

3. **非手术方法置管引流** 包括胆囊穿刺置管术、经皮肝穿刺胆道置管引流术和经内镜鼻胆管引流术。

(四) 中医辨证治疗

1. 蕴热证（肝胆蕴热）

证候：胁腹隐痛，胸闷不适，肩背窜痛，口苦咽干，腹胀纳呆，大便干结，有时低热；舌红苔腻，脉平或弦。

治法：疏肝清热，通下利胆。

方药：金铃子散合大柴胡汤加减。

2. 湿热证（肝胆湿热）

证候：发热恶寒，口苦咽干，胁腹疼痛难忍，皮肤黄染，不思饮食，便秘尿赤；舌红苔黄，脉弦数滑。

治法：清胆利湿，通气通腑。

方药：茵陈蒿汤合大柴胡汤加减。

3. 毒热证（肝胆脓毒）

证候：胁腹剧痛，痛引肩背，腹拘强直，压痛拒按，高热寒战，上腹饱满，口干舌燥，不能进食，大便干燥，小便黄赤，甚者谵语，肤黄有瘀斑，四肢厥冷，鼻衄齿衄；舌绛有瘀斑，苔黄开裂，脉微欲绝。

治法：泻火解毒，通腑救逆。

方药：黄连解毒汤合茵陈蒿汤加减。

◎ 要点二 胆石症

(一) 临床表现与检查

1. 临床表现

(1) 胆囊结石 阵发性绞痛，可向右肩胛部放射，称为胆绞痛，常伴有恶心呕吐。高脂肪餐、暴饮暴食、过度疲劳可诱发胆绞痛。右上腹部有程度不同的压痛。

(2) 肝外胆管结石 发作期间可表现Charcot 三联征，即腹痛、寒战高热和黄疸。上腹部及右上腹有压痛。

(3) 肝内胆管结石 急性发作时肝区疼痛，寒战发热，体温为弛张热型，可有轻度黄疸，肝脏可有不对称增大，肝区有叩击痛。在不发作期间症状不典型，常表现有上腹隐痛、恶心、嗳气、反酸、食欲不振等，也可无任何症状。

2. 检查

(1) 血常规 急性发作期白细胞增高，中性粒细胞比例增高，多数病人白细胞增高的程度与合并感染的轻重相并行。

(2) 肝功能 胆石症反复发作可引起轻重不同的肝脏损害，肝功能试验可发现异常，例如血清谷丙转氨酶（SGPT）、谷胺酰转酞酶（γ-GT）增高，血清胆红素增高。

(3) 影像学检查 胆道造影、B超、CT或MRI检查可见到胆囊或（和）胆管扩张和结石影像。其中B超方便易行，价格低廉，为首选检查。

(二) 西医治疗

1. 排石疗法 适应证为：①胆管结石直径<1cm，胆管下端无狭窄。②胆管或肝管多发小结石。③手术后胆管残余结石。④较小的胆囊结石，胆囊舒缩功能较好者。

2. 电针排石 电针除了能消炎止痛，使胆道感染的症状得以控制外，也可促使排出胆石。

3. 溶石疗法 口服溶石药物：鹅去氧胆酸和熊去氧胆酸。

4. 碎石疗法 适应证：①症状性胆囊结石。②口服胆囊造影检查显示胆囊功能正常。③阴性胆结石。④胆囊内直径0.5~2cm的单颗结石，或直径0.5~1cm的多发结石，但不得超过5颗结石。⑤单发胆管阴性结石且定位准确。

5. 取石疗法 经皮肝穿刺胆道（PTCS）以及经十二指肠镜 Oddi 括约肌切开取石（EST）等。

6. 外科手术 手术方法与胆道感染大致相同，根据结石部位的不同，分别采用胆囊切除、胆总管切开取石、T 管引流术及胆肠内引流术等，部分肝胆管结石病人须行肝叶切除术。近年来随着外科微创技术的发展，对于胆囊和胆总管结石的择期治疗，主张首选联合电子内镜（胆道镜、十二指肠镜和腹腔镜）下的微创外科手术。

(三) 中医辨证治疗

1. 肝郁气滞证

证候：右上腹间歇性绞痛或闷痛，有时可向右肩背部放射，右上腹有局限性压痛；伴低热，口苦，食欲减退；舌质淡红，苔薄白或薄黄，脉弦紧。

治法：疏肝利胆，理气开郁。

方药：金铃子散合大柴胡汤加减。

2. 肝胆湿热证

证候：右上腹持续性胀痛，多向右肩背部放射，右上腹肌紧张，有压痛，有时可摸到肿大的胆囊；伴高热、恶寒、口苦咽干、恶心呕吐、不思饮食，部分病人出现身目发黄；舌质红，苔黄腻，脉弦滑或弦数。

治法：疏肝利胆，清热利湿。

方药：茵陈蒿汤合大柴胡汤加减。

3. 肝胆脓毒证

证候：右上腹硬满灼痛，痛而拒按，或可触及肿大的胆囊，黄疸日深，壮热不止；舌质红绛，苔黄燥，脉弦数。严重者，四肢厥冷，脉细数。

治法：泻火解毒，养阴利胆。

方药：茵陈蒿汤合黄连解毒汤加味。

4. 肝阴不足证

证候：胁肋隐痛，绵绵不已，可向右肩背部放射，遇劳加重，口干咽燥，心中烦热，两目干涩，头晕目眩；舌红少苔，脉弦细。

治法：滋阴柔肝，养血通络。

方药：一贯煎加减。

细目四　急性胰腺炎

◎ 要点一　西医病因病理

1. 病因

（1）梗阻因素。最常见的梗阻原因是胆结石。胆胰共同通路的梗阻导致胆汁反流进入胰管，造成胆汁诱发的胰实质损伤。

（2）过量饮酒。

（3）暴饮暴食。

（4）其他。高脂血症、高钙血症、创伤、胰腺缺血、病毒感染及某些药物（如雌激素、口服避孕药等）也可能诱发。

2. 病理

程度不同的水肿、出血和坏死是急性胰腺炎的基本病理改变。

（1）急性水肿性胰腺炎　病变多局限于胰体尾部。病变的胰腺肿大变硬，被膜紧张。镜下见间质充血水肿并有中性粒细胞及单核细胞浸润。有时可发生局限性脂肪坏死，但无出血。

（2）急性出血坏死性胰腺炎　病变以广泛的胰腺坏死、出血为特征，伴轻微炎症反应。病变胰腺肿大，质软，出血呈暗红色，严重者整个胰腺变黑，分叶结构模糊。胰腺周围组织可见散在的黄白色皂化斑或小块状的脂肪坏死灶。镜下胰腺组织呈大片凝固坏死，间质小血管壁也有坏死。坏死胰腺以局部纤维化而痊愈或转变为慢性胰腺炎。晚期坏死胰腺组织合并感染，形成胰腺脓肿。过度的炎症反应所引起的循环、代谢、免疫等方面的改变，导致多器官功能不全综合征（MODS），并进而发展成 MSOF。

◎ 要点二　临床表现与检查

(一) 临床表现

1. 症状

（1）腹痛是主要临床症状。腹痛剧烈，起始于中上腹，也可偏重于右上腹或左上腹，放射至背部；累及全胰则呈腰带状向腰背部放射痛。

（2）恶心、呕吐。

（3）腹胀。

2. 体征

（1）发热。初期常呈中度发热，合并胆管炎者，可伴寒战、高热。胰腺坏死伴感染时，高热为主要症状之一。

（2）黄疸仅见于少数病例。

（3）腹膜炎体征，坏死性胰腺炎压痛明显，并有肌紧张和反跳痛，范围较广或延及全腹。

（4）休克。

（5）皮肤瘀斑。脐周、腰部可出现青紫色的不规则斑块。少数重症胰腺炎可于左腰部有青紫色斑（Grey-Turner 征），在脐周也可有青紫色斑（Cullen 征）。

（6）手足搐搦。

（7）呼吸窘迫综合征和多器官功能衰竭。

（二）检查

1. 血清、尿淀粉酶测定 血清淀粉酶测定是被最广泛应用的诊断方法。血清淀粉酶在发病2小时后开始升高，24小时达高峰，4~5天后逐渐下降；尿淀粉酶于发病后24小时开始升高，48小时达到高峰，持续1~2周才缓慢下降。

2. 腹部 B 超 能发现胰腺水肿和胰周液体的积聚，还可探查胆囊增大、胆管扩张或结石影。

3. 增强 CT 扫描 弥漫性或局灶性胰腺增大、水肿、坏死液化，胰腺周围组织变模糊，增厚，并可见积液，还可发现急性胰腺炎的并发症，如胰腺脓肿、假囊肿或坏死。

◎ 要点三 临床分型

1. 轻型急性胰腺炎 临床上表现为急性、持续性腹痛（偶无腹痛），血清淀粉酶活性增高≥正常值上限3倍，影像学提示胰腺有或无形态改变，排除其他疾病者。可有或无其他器官功能障碍。少数病例血清淀粉酶活性正常或轻度增高。

2. 重症急性胰腺炎 急性胰腺炎伴有脏器功能障碍，或出现坏死、脓肿或假性囊肿等局部并发症者，或两者兼有。常见腹部体征有上腹部明显的压痛、反跳痛、肌紧张、腹胀、肠鸣音减弱或消失等。可以有腹部包块，偶见腰胁部皮下瘀斑征和脐周皮下瘀斑征。可以并发一个或多个脏器功能障碍，也可伴有严重的代谢功能紊乱，包括低钙血症（血钙<1.87mmol/L）。增强 CT 为诊断胰腺坏死的最有效方法，B 超及腹腔穿刺对诊断有一定帮助。APACHE Ⅱ 评分 ≥ 8 分。Balthazar CT 分级系统 ≥ Ⅱ 级。

在重症急性胰腺炎患者中，凡在起病72小时内经正规非手术治疗（包括充分液体复苏）仍出现脏器功能障碍者，可诊断为暴发性急性胰腺炎。暴发性急性胰腺炎病情凶险，非手术治疗常不能奏效，常继发腹腔间隔室综合征。

◎ 要点四 诊断与鉴别诊断

（一）诊断

突发上腹剧痛、恶心、呕吐、腹胀并伴有腹膜刺激征，经检查可除外胃肠穿孔、绞窄性肠梗阻等其他急腹症，并具备下列4项中2项者即可诊断为重症急性胰腺炎：① 血、尿淀粉酶增高，或突然下降到正常，但病情恶化。② 血性腹水，其淀粉酶增高。③ 难治性休克。④ B 超或 CT 检查示胰腺肿大，质不均，胰外有浸润。

（二）鉴别诊断

1. 消化道溃疡穿孔 有溃疡病史，初起即为持续性剧痛，腹肌紧张呈板状腹，肝浊音界缩小或消失，腹部 X 线片示有膈下游离气体。

2. 急性胆囊炎 疼痛多在右上腹，呈绞痛样发作，向右肩背部放射，呕吐后腹痛稍有减轻，伴寒战发热，右上腹压痛、肌紧张。

3. 急性肠梗阻 多有手术或腹膜炎病史，腹痛为痉挛性，时缓时急，逐渐加重，多位于脐周，伴有呕吐、不排便、不排气。肠鸣音亢进，可闻及气过水声或金属音，腹部可见到肠型及蠕动波，腹部透视有肠内气液平面、闭袢影像等。

4. 急性肾绞痛 阵发性绞痛，腰部重于腹部，并放射至腹股沟部与阴囊。如有血尿、尿频或尿急，更有助于鉴别。

◎ 要点五 西医治疗

（一）非手术治疗

（1）禁食。

（2）胃肠减压。

（3）补充血容量。

（4）抑制胰腺分泌和抑制胰酶活性。

（5）支持治疗。

（6）防治感染。

（7）腹腔灌洗。

（8）脏器支持治疗。

(二)手术治疗

1. 适应证 ①胰腺坏死并发感染形成脓肿或出现败血症。②并发腹腔出血或出现假性囊肿破裂并发症。③系明确外科原因引起的胰腺炎，如胆石症、输入袢综合征等，旨在去除病因。④非手术治疗临床无效的病例。

2. 手术方式 引流术、坏死组织清除术和规则性胰腺切除术。

◎ 要点六 中医辨证治疗

1. 肝郁气滞证

证候：上腹或近两胁处胀痛、窜痛持续不断，阵阵加剧，按之痛重，恶心呕吐，大便不畅，发热，口苦纳呆，舌质淡红或暗红，苔薄，脉弦。

治法：疏肝利胆，行气止痛。

方药：柴胡疏肝散合清胰汤加减。

2. 肝胆湿热证

证候：上腹疼痛，绞痛、窜痛或牵引肩背，脘腹胀满拒按，常有口苦口干，恶心呕吐，不欲进食，身目发黄，尿色黄，大便秘结或不畅。舌质红润或红暗，苔黄腻，脉弦滑或弦数。

治法：清热化湿，疏肝利胆。

方药：清胰汤合龙胆泻肝汤加减。

3. 热毒内结证

证候：高热不退，神志昏迷，或谵妄狂躁。腹痛拒按，持续不解，腹肌强直，口干唇燥，面目红赤，或全身深黄，皮肤瘀斑，齿龈出血，大便秘结，小便黄赤，舌红，苔燥黄或灰黑，脉细数。

治法：清热泻火解毒。

方药：黄连解毒汤加减。

第二十一单元 腹外疝

细目一 概 述

◎ 要点一 西医病因病理

（一）病因

1. 腹壁强度降低 潜在的腹壁强度降低最常见于某些组织穿过腹壁的部位，如精索或子宫圆韧带穿过腹股沟管、股动脉穿过的股管、脐血管穿过的脐环等处，其他像腹白线因发育不良也可成为腹壁的薄弱点。此外，手术切口愈合不良、外伤、感染、腹壁神经损伤、老年、久病、肥胖所致肌肉萎缩等也是腹壁强度降低的原因。

2. 腹内压力增高 常见的原因有：慢性咳嗽、慢性便秘、排尿困难（如包茎、膀胱结石、前列腺增生）、腹水、妊娠、举重、婴儿经常啼哭等。正常人虽然时有腹内压增高的情况，如果腹壁完整而维持一定的强度，则不会发生疝。

（二）病理解剖

典型的腹外疝由疝环、疝囊、疝内容物和疝外被盖组成。

1. 疝环 也称疝门，是疝突向体表的门户，亦即腹壁薄弱点或缺损所在。各种疝通常以疝环所在部位作为命名依据，如腹股沟疝、股疝、脐疝、切口疝等。

2. 疝囊 是壁层腹膜经疝环向外突出形成的囊袋。可分为疝囊颈、体和底三部分。疝囊颈是疝囊体与腹腔之间通道的狭窄部分，其位置相当于疝环。疝囊体是疝囊扩大部分，疝囊底为其最低部分。

3. 疝内容物 是进入疝囊的腹腔内脏器或组织，以小肠最为多见，大网膜次之。此外，如盲肠、阑尾、乙状结肠、横结肠、膀胱等均可进入疝囊，但较少见。

4. 疝外被盖 是指疝囊以外的各层组织。

要点二 临床类型

腹外疝有易复性、难复性、嵌顿性、绞窄性等类型。

1. **易复性疝**　一般腹外疝病人在站立、行走、劳动或腹内压骤增时突出，在平卧、休息或用手向腹腔推送时又可回纳腹腔内，则称为易复性疝。

2. **难复性疝**　有些腹外疝的内容物反复突出，致疝囊颈受摩擦而损伤，并产生粘连，使内容物不能完全回纳，称为难复性疝。

少数病程较长的疝，因内容物不断进入疝囊时产生的下坠力量，将疝囊颈上方的腹膜逐渐推向疝囊，尤其是髂窝区后腹膜与后腹壁结合得极为松弛，更易被推移，以致盲肠（包括阑尾）、乙状结肠或膀胱随之下移而形成疝囊壁的一部分，这种疝称为滑动性疝。因其内容物不能完全还纳，也属难复性疝。

3. **嵌顿性疝**　疝环较小而腹内压突然增高时，疝内容物可强行扩张囊颈而进入疝囊，随后因囊颈的弹性收缩，又将内容物卡住，使其不能回纳，这种疝称为嵌顿性疝。肠管嵌顿后，疝囊内的肠壁及其系膜渐增厚，颜色由正常的淡红逐渐转为深红，囊内可有淡黄色积液，此时肠系膜内动脉搏动尚能扪到。嵌顿如能及时解除，上述病变可恢复正常。

4. **绞窄性疝**　嵌顿疝如不及时解除，肠管及其系膜受压情况不断加重可使动脉血流减少，以至完全阻断。此时肠系膜动脉搏动消失，肠壁逐渐失去光泽、弹性和蠕动能力，最终变黑坏死。疝囊内积液转为紫红色血水，甚至成脓性。

5. **其他**　肠管受压或绞窄时，临床上还可同时伴有急性机械性肠梗阻。有时嵌顿的内容物仅为部分肠壁，系膜侧肠壁及其系膜并未进入疝囊，肠腔并未完全梗阻，这种疝称为肠管壁疝或Richter疝。如嵌顿的是小肠憩室（常为Meckel憩室）则称Litter疝。

细目二　腹股沟斜疝

要点一　腹股沟管解剖

腹股沟管并非呈管形，而是腹股沟区肌层间一个潜在的裂隙，位于腹股沟韧带中点上方2cm处，与韧带平行。成人腹股沟管长4~5cm，内有精索或子宫圆韧带通过。有内、外两口及前、后、上、下四壁。内口即内环（腹环），外口即外环（皮下环），其大小一般可容一指尖。前壁为皮肤、皮下组织、腹外斜肌腱膜，外侧1/3部分尚有腹内斜肌；后壁为腹膜与腹横筋膜，内侧的1/3尚有联合腱；上壁为腹内斜肌和腹横肌下缘；下壁为腹股沟韧带和腔隙韧带。在腹外斜肌与腹内斜肌之间有髂腹下神经和髂腹股沟神经通过。

要点二　临床表现

1. **易复性斜疝**　此型斜疝用手轻按疝囊，嘱患者咳嗽，可扪及膨胀性冲击感。病人平卧或用手法将包块向腹环处推挤，包块可回纳消失。再以手指尖经阴囊皮肤伸入外环，可发现外环扩大，局部腹壁软弱；此时需嘱患者咳嗽，指尖有冲击感。包块消失后，用手指紧压腹股沟管腹环处，让患者咳嗽、站立或鼓腹，包块不再出现。若疝内容物为小肠，则包块柔软、光滑、有弹性，叩诊呈鼓音，听诊可闻及肠鸣音，当包块回纳进入腹腔时，可听到"咕噜"声；若内容物为大网膜，则包块坚韧、无弹性，叩诊呈浊音，听诊无肠鸣音，回纳不伴"咕噜"声。

2. **难复性斜疝**　此型斜疝除坠胀感、牵引痛稍重外，其主要表现为包块不能完全回纳，尚有消化不良和便秘等症状。

滑动性斜疝也属难复性疝，多见于青壮年男性，右多于左，其比例约为6∶1。虽不多见，但滑入疝囊内的盲肠或乙状结肠，在疝手术时容易误当疝囊切开，应予注意。

3. **嵌顿性和绞窄性斜疝**　此型斜疝常发生在高强度劳动，或剧烈咳嗽及严重便秘等腹内压骤增时。主要表现为包块突然增大,伴有明显疼痛,包块变硬无弹性,触痛明显,不能回纳;如疝内容物为肠管,可出现急性肠梗阻或绞窄性肠梗阻症状,如腹部绞痛、恶心、呕吐、便秘、腹胀等;若疝内容物为大网膜,局部触痛常较轻。

疝一旦嵌顿则自行回纳的机会很少。在临床上,嵌顿和绞窄是不能完全分开的两个发展阶段。一般认为,嵌顿疝超过24~48小时,出现毒血症及严重水、电解质紊乱与酸碱失衡表现,有包块皮肤水肿、发红等症状者,应考虑为绞窄性疝。当然,临床上也有绞窄性疝在肠袢坏死穿孔时,疼痛可因疝囊内压力骤降而暂时缓解的,所以疼痛减轻而包块仍存在者,不应认为是病情好转。绞窄时间越长者,其疝内容物越易发生感染。感染侵及周围组织,可引起疝外被盖组织的急性炎症,严重者可发生脓毒血症。

◎ 要点三 西医治疗

(一)非手术疗法

1岁以内的婴儿,因其腹肌可随身体发育逐渐强壮,疝有消失的可能,故暂不手术。可用棉线束带或绷带压住腹股沟管内环,这样可防止疝块突出,给发育中的腹肌以加强腹壁的机会。

老年体弱或因故不适于手术者,可用疝带治疗。但长期使用可以刺激致疝颈肥厚、硬韧;疝内容物与疝壁粘连,容易造成嵌顿或绞窄。发生嵌顿如时间较短(不超过2~4小时),且局部压痛不明显,腹部无压痛及腹肌紧张等腹膜刺激症状,估计无肠管绞窄坏死时,可以试行手法复位,手法切忌粗暴;复位后观察24~48小时,注意有无腹膜炎出现,以及肠梗阻是否解除。

(二)手术疗法

手术疗法效果确切,但对合并慢性咳嗽、便秘、排尿困难、腹水、妊娠等有腹内压增高者,务必先行处理,以免术后复发。手术方法可归纳为传统的疝修补术、无张力疝修补术和经腹腔镜疝修补术等。

腹股沟疝的手术方法很多,其手术目的是切除疝囊和加强腹股沟管薄弱部分,通常有三类。

1. **疝高位结扎** 指在疝颈部结扎疝囊。可视疝囊大小,对其远端疝囊给予切除或留在原位,这样就堵住了腹内脏器或组织进入疝囊内的通道。结扎应尽量在高的水平进行,如结扎偏低,那只是把一个较大的疝囊转化成一个较小的疝囊,给疝复发造成了条件。单纯的疝囊高位结扎术只有在腹股沟管薄弱部于发育过程中能够逐渐加强时,疗效才确切,所以该术式多用于婴幼儿。对其他年龄段及绞窄性斜疝患者,如因局部有严重感染,修补易失败时亦可应用。

2. **疝修补术** 适用于腹股沟管缺损不大,附近肌腱比较完整的成年患者。其方法是在疝高位结扎的基础上,视薄弱或缺损部位而决定内环修补和腹股沟管壁修补。

(1)内环修补 适用于内环扩大的病例。如内环仅轻度扩大,将内环的下缘间断缝合数针,能容小指尖通过即可。

(2)腹股沟管壁修补 其方法很多,通常可分为加强腹股沟管前壁或后壁两类。

弗格森法:是加强腹股沟管前壁最常用的方法。高位结扎疝颈后,不游离精索;将腹内斜肌下缘和联合腱在精索浅面缝于腹股沟韧带上,以消灭弓状下缘与腹股沟韧带之间的空隙。此方法适用于腹股沟管后壁发育尚健全的儿童和青年人较小的斜疝。

巴西尼法:是修补腹股沟管后壁的方法。在高位疝囊颈结扎后,将精索游离提起,在精索深面,将腹内斜肌下缘和联合腱缝于腹股沟韧带上,精索位于腹内斜肌与腹外斜肌腱膜之间。适用于成人斜疝和腹壁一般性薄弱者。

麦可威法:是修补腹股沟管后壁的方法。在巴西尼法的基础上,在精索深面将腹内斜肌下缘和联合腱缝于耻骨梳韧带上,可同时加强腹股沟三角和间接封闭股环。多用于腹壁重度薄弱的较大斜疝和复发性疝。

(3)无张力疝修补术 分离出疝囊后,如疝囊较小,无需高位结扎或切除,将其内翻送入腹腔。然后将用人工材料制成一个圆形花瓣形的充填物填充在疝的内环处以填补缺损，再将一个合成纤维网片缝合于腹股沟管后壁，而替代传统的张力缝合。

3. **疝成形术** 巨型疝或复发性疝、腹股沟管后壁严重缺损等无法利用局部组织进行修补者，应施行疝成形术。基本术式按巴西尼法进行。传统上是将同侧腹直肌前鞘瓣向外下翻转，在精索深面缝至腹股沟韧带上，或用自体阔筋膜移到腹股沟管后壁。近年来人工材料涤纶网、四氟乙烯网、尼龙网等的出现，为在无张力状态下进行疝修补创造了条件，主要用于修复腹股沟区的腹横筋膜缺损。手术要点是：切除软弱损坏的腹横筋膜及腹膜外组织，将合成纤维网固定于缺损的腹横筋膜边缘深面及腹股沟韧带上。这种方法克服了传统术式张力大、术后局部牵扯感、疼痛较重和组织间愈合差等缺点。

除以上方法外，尚可利用腹腔镜等设备进行手术。

细目三 腹股沟直疝

◎ 要点一 局部解剖

腹股沟三角：其外侧边是腹壁下动脉，内侧边为腹直肌外侧缘，底边为腹股沟韧带。此区内无腹肌覆盖，腹横筋膜又比其他部位薄弱，易发生疝，故又称直疝三角。

◎ 要点二 临床表现

多见于老年男性体弱者，其基本表现与斜疝相似，但其包块位于腹股沟内侧和耻骨结节的外上方，多呈半球状，从不进入阴囊，不伴有疼痛及其他症状。起立时出现，平卧时消失。因其基底部较宽，容易还纳，极少发生嵌顿。还纳后指压内环不能阻止其出现。如以食指经外环插入腹股沟管内，可触及后壁明显缺损。疝内容物常为小肠或大网膜，膀胱有时可进入疝囊，成为滑动性直疝；如发生粘连，膀胱即成为疝囊的一部分，手术时应注意。

◎ 要点三 西医治疗

早期可试用疝带治疗，但手术加强腹股沟三角仍是最有效的治疗手段。常用手术方法是：在精索深面将腹内斜肌下缘和联合腱缝合至耻骨梳韧带上。如疝囊颈偏小者，也可采取高位结扎；巨大的疝囊则须连续缝合，以关闭腹腔，然后决定是否应用人工材料进行修补。

细目四 股 疝

◎ 要点一 股管解剖

股管是腹股沟韧带下内侧一个漏斗形的间隙，长1~1.5cm，直径1.5cm，有上、下两口。上口为股环，有股环隔膜覆盖；下口为卵圆窝，是股部阔筋膜上的一个薄弱部分，其浅面有筛状板覆盖，大隐静脉在此处穿过筛状板进入股静脉。股管前壁是腹股沟韧带，后壁是耻骨梳韧带，内侧是陷窝韧带，外侧是股静脉。股管内被脂肪、疏松结缔组织充填。

◎ 要点二 临床表现

常在腹股沟韧带下方卵圆窝处出现一半球形肿块，一般约核桃大小，除部分病人在久站或咳嗽时感到患处胀痛外，无明显其他症状，尤其肥胖病人易被忽视。由于股环狭小，同时疝内容物进入股管呈垂直而下，突出卵圆窝后向前转折，构成锐角，因此极容易发生嵌顿和绞窄，这时可出现剧烈疼痛和急性肠梗阻症状。由于局部表现不明显，易被误诊为腹内原因所致的急腹症。但在肠壁性绞窄性股疝时，可无肠梗阻表现，待肠壁坏死、穿孔，局部形成脓肿或蜂窝织炎时，常被切开引流而形成肠瘘。

◎ 要点三 西医治疗

股疝不能自愈，容易嵌顿，一旦嵌顿可迅速发展为绞窄性，因此股疝确诊后应及时给予手术治疗。对嵌顿或绞窄性股疝更应施行急诊手术。常用的方法有两类，即腹股沟上修补法和腹股沟下修补法。

1. 腹股沟上修补法 基本手术是 Mcvay 修补法，在切开腹股沟管后壁腹横筋膜后，用纱布推开腹膜外脂肪，找出股静脉，并在其内侧分离疝囊颈部，边分离边向上提出疝囊，必要时在卵圆窝处向上推压，有助于疝囊的完全游离。将疝囊高位结扎切断，将耻骨韧带、陷窝韧带及腹股沟韧带缝合在一起，借以关闭股环；也可采用人工合成材料及腹腔镜修补术。本法适用于较大股疝或嵌顿性股疝。

2. 腹股沟下修补法 在卵圆窝处行 6~7cm 直切口或斜切口。切开皮下层及筛状板后，在股静脉内侧显露出疝囊；其外常有一层脂肪，有时不容易分离，易损伤外侧的股静脉和大隐静脉。切开疝囊、回纳内容物后，疝囊颈部行高位结扎；然后将腹股沟韧带与耻骨梳韧带间断缝合，封闭股环。缝合内侧时应包括陷窝韧带，缝合外侧时勿损伤压迫股静脉。此法适用于较小股疝或老年体弱者。

第二十二单元 肛肠疾病

细目一 概 述

◎ 要点 齿线及周围组织

齿线，又名齿状线，是由直肠柱与肛瓣的游离缘联合而成，是皮肤与黏膜的交界处，是内外胚层的移行区。齿线上下两方的上皮、血管、淋巴及神经的来源完全不同，其上、下的主要区别见下表：

齿线上、下的解剖差异

部 位	齿线以上	齿线以下
组织结构	黏膜	皮肤
动脉供应	直肠上、下动脉	肛管动脉
静脉回流	直肠上静脉丛回流入门静脉	直肠下静脉丛回流入下腔静脉
淋巴回流	腹主动脉旁淋巴结	腹股沟淋巴结
神经支配	植物神经系统，无痛觉	躯体神经支配，痛感敏锐

（一）齿线上区

1. 直肠柱 或称肛柱，为肠腔内壁垂直的黏膜皱襞。直肠柱上皮对触觉和温觉刺激的感受比齿线下部的肛管更敏感。

2. 肛瓣 两个直肠柱下端之间有半月形黏膜皱襞，称为肛瓣。

3. 肛隐窝 或称肛窦，是肛瓣与直肠柱之间的肠壁黏膜形成向上开口的袋状间隙。肛窦口向上，深 3~5mm，底部有肛腺的导管开口，此处常存积粪屑杂质，易致损伤及感染而引发肛隐窝炎及各种肛肠疾病。

4. 肛腺 是连接肛隐窝内下方的腺体，与肛隐窝相通。肛腺分泌的液体存在肛窦内，排便时可起到润滑大便的作用。

5. 肛垫 位于直肠、肛管结合处，亦称直肠肛管移行区（痔区）。该区为环状的海绵状组织带，富含血管、结缔组织、弹性纤维及与平滑肌相混合的纤维肌性组织（Treitz 肌）。肛垫像一胶垫，协助括约肌封闭肛门。

（二）齿线下区

1. 肛乳头 直肠柱下端的三角形小隆起，沿齿线排列，称为肛乳头，由纤维结缔组织组成，含有血管和毛细淋巴管，表面覆以皮肤。

2. 括约肌间沟 又称肛门白线，是内、外两括约肌之间的括约肌间沟，直肠指检时能触到明显的环形沟。

3. 栉膜 是齿线与括约肌间沟之间的肛管上皮，是皮肤与黏膜的过渡区，皮薄而致密，色苍白而光滑。栉膜区是肛管的最狭窄地带。

细目二 痔

◎ 要点一 痔的分类与病理

（一）分类

临床上根据痔发生部位的不同，主要分为内痔、外痔和混合痔三种。

1. 内痔 内痔是发生于齿线上，由直肠上静脉丛淤血、扩张、屈曲所形成的柔软静脉团。内痔是肛门直肠疾病中最常见的一种疾病，以便血、坠胀、肿块脱出为主要临床表现。常见并发症有下血、嵌顿、贫血。内痔表面为直肠黏膜所覆盖，好发于肛门右前、右后和左侧正中部位（即膀胱截石位3、7、11点处）。

内痔分期：

Ⅰ期内痔：无明显自觉症状，痔核小，便时粪便带血，或滴血，量少，无痔核脱出，镜检痔核小，质软，色红。

Ⅱ期内痔：周期性、无痛性便血，呈滴血或射血状，量较多，痔核较大，便时痔核能脱出肛外，便后能自行还纳。

Ⅲ期内痔：便血少或无便血，痔核大，呈灰白色，便时痔核经常脱出肛外，甚至行走、咳嗽、喷嚏、站立时也会脱出肛门，不能自行还纳，须用手托、平卧休息或热敷后方能复位。

Ⅳ期内痔（嵌顿性内痔）：平时或腹压稍大时痔核即脱出肛外，手托亦常不能复位，痔核经常位于肛外，易感染，形成水肿、糜烂和坏死，疼痛剧烈。指诊肛门括约肌松弛，肛内可触及较大、质硬的痔核。镜检见痔核表面纤维组织增生变厚呈灰白色。长期便血者可引起贫血。

2. 外痔 外痔是发生于齿线下，由痔外静脉丛扩大、曲张，或痔外静脉丛破裂，或反复发炎，纤维增生所形成的疾病。以自觉坠胀、疼痛和有异物感为主要临床表现。外痔表面为肛管皮肤所覆盖，不能送入肛门，不易出血。常见外痔有结缔组织性外痔、静脉曲张性外痔、血栓性外痔等。

（1）结缔组织性外痔（皮痔） 因肛门裂伤、内痔反复脱出，或产育、便秘、溲难努责，导致邪毒外侵、湿热下注和局部气血运行不畅，筋脉阻滞，瘀结不散，或慢性炎症刺激，反复发炎、肿胀、肥大、增生，致使肛门周围结缔组织增生所形成的赘皮。当肛门皱襞受损、感染，以致皱襞皮肤充血、肿胀而成为炎性外痔。

（2）静脉曲张性外痔（血痔） 下蹲排便时，腹内压增高，致使齿线下肛门缘周围的皮下静脉曲张而形成的静脉团淤血。多呈圆形或不规则突起，恢复正常体位后则又可消失。

（3）血栓性外痔（葡萄痔） 因便秘或排便时用力努挣，致使肛门静脉丛破裂，血液漏出血管外所形成的静脉血栓。

3. 混合痔 混合痔是直肠上、下静脉丛淤血、扩张、屈曲、相互沟通吻合而形成的静脉团。其位于齿线上下，表面同时为直肠黏膜和肛管皮肤所覆盖。内痔发展到二期以上时多形成混合痔，故又被称为"带有外痔成分的内痔"。混合痔逐步发展，周围组织被破坏和发生萎缩，肥大的肛垫逐渐增大、下移、脱出至肛门外。当脱出痔块在肛周呈梅花状时，称为"环形痔"。脱出痔若被痉挛的括约肌嵌顿，可发生水肿、淤血甚至坏死，临床上称为嵌顿性痔或绞窄性痔。

（二）病理

痔是肥大、移位的肛垫，而不是曲张的直肠上静脉末支，这一观点已被认同。肛垫内正常纤维弹力结构的破坏、伴有肛垫内静脉的曲张和慢性炎症纤维化，肛垫出现病理性肥大且向远侧移位后而形成痔。

长期饮酒和恣嗜辛辣等刺激性食物可使局部充血；肛周感染可引起静脉周围炎使肛垫肥厚；营养不良可使局部组织萎缩无力。久坐久立或便秘、妊娠、前列腺增生等使腹内压升高而影响痔静脉回流的因素均可诱发痔。

◎ 要点二　临床表现与检查

（一）临床表现

1. 症状

（1）便血　无痛性间歇性便血是内痔最常见的早期症状。多表现为便后肛门出血，血色鲜红，不与粪便相混或便上带血，或血染手纸，或滴血，或呈喷射状出血，便后出血自行停止。内痔出血多为间歇性，粪便干燥、疲劳、饮酒、过食刺激性食物常为出血诱因。少数患者因长期反复出血，导致严重贫血。

（2）脱出　内痔痔核增大，排便时受粪便挤压，与肌层分离而脱出肛外。早期表现为便时脱出，便后能自行还纳；后期经常脱出而不能自行还纳，须用手托复位，或长时间卧床休息方能复位；甚者于用力、行走、咳嗽、喷嚏、下蹲时均可脱出。脱出的痔核易感染而发炎、水肿、嵌顿、剧烈疼痛，以致复位困难。

（3）疼痛　单纯性内痔无疼痛，少数患者仅感肛门坠胀或排便困难。当痔核发炎肿胀或痔内血栓形成时，则可出现疼痛，且疼痛常伴随大便不尽感。当痔核脱出嵌顿、感染而出现水肿、坏死时，局部疼痛剧烈，且在排便、坐立、行走、咳嗽等情况时疼痛加剧。

（4）肿胀　多见于炎性外痔和血栓性外痔。肛门缘赘皮呈椭圆形或不规则肿胀，表面色稍暗，并感肛门坠胀。

（5）异物感　多见于结缔组织性外痔。肛门边缘赘生皮瓣，便后肛门不易擦净，平素自觉肛门有异物感。

（6）黏液外溢　直肠黏膜长期受痔核刺激，产生炎症性渗出，使分泌物增多。肛门括约肌松弛时可随时流出，使肛门皮肤经常受刺激而发生湿疹、瘙痒。轻者便时流出，重者在不排便时也自然流出，污染内裤，病人极不方便。痔核脱出时分泌物更多。

（7）瘙痒　因分泌物或脱出痔核刺激，致使肛门周围潮湿不洁而发生湿疹和瘙痒，病人极为难受。

（8）便秘　患者常因便时恐惧出血而人为地控制大便，造成习惯性便秘，导到大便干燥，极易擦破痔核黏膜引起出血，从而形成恶性循环。

2. 体征　血栓性外痔可见肛门缘周围有暗紫色椭圆形肿块突起，表面水肿。结缔组织性外痔可见肛门缘有不规则赘皮突起。内痔或混合痔一般不能见之于外，当痔核发生脱出时，可见脱出痔块呈暗紫色，时有活动性出血点。

（二）检查

1. 指诊　内痔可触及颗粒状、柔软肿块。血栓性外痔触之质硬，剧痛，不能活动。

2. 肛门镜检查　无痔核脱出者，可用肛门镜检查。内痔可见直肠下端齿线上黏膜呈大小不等的圆形或椭圆形肿块，质软，色红；或黏膜变厚，肿块表面糜烂、渗出或粗糙，呈紫红色或暗红色，并有少量分泌物；有时肿块表面可见活动性出血点。

◎ 要点三　西医治疗

（一）一般治疗

在痔的初期或无症状静止期的痔，需多摄入纤维性食物、养成良好的大便习惯、保持大便通畅、热水坐浴等。血栓性外痔经局部坐浴、热敷、外敷消炎止痛药，疼痛可缓解而不需要手术。嵌顿性痔初期可用手法复位，使脱出的痔块还纳肛门内，并阻止其再脱出。

（二）外治

1. 熏洗法　适用于各期内痔及内痔脱出或外痔肿胀明显或脱肛者。常用花椒盐水，或苦参汤、五倍子汤、祛毒汤煎水，或 1∶5000 高锰酸钾液、洁尔阴、日舒安药液等熏洗热敷，以活血消肿止痛、收敛止痒。

2. 外敷法　适用于各期内痔、外痔感染发炎及手术后换药。常用消痔散、五倍子散等药物外敷患处，以清热消肿止痛、收敛止血。

3. 塞药法　适用于Ⅰ、Ⅱ期内痔。常用痔疮锭、九华栓等塞入肛门内，以清热消肿、止痛止血。

4. 枯痔法 适用于Ⅱ、Ⅲ期内痔。常用枯痔散、灰皂散等外敷于痔核表面，以腐蚀痔核，促使痔核干枯、坏死、脱落。

（三）其他疗法

1. 冷冻疗法 通过冷冻而使痔核坏死、脱落，达到痊愈的目的。适用于各期内痔，混合痔的内痔部分。

2. 激光治疗 激光具有热、光、机械压力和电磁场四种效应，利用激光的效应可使痔核组织发生凝结、烧灼而碳化或气化，达到切割痔核组织和凝固血管而治愈痔的目的。适用于各期内痔、混合痔及外痔。

3. 胶圈套扎疗法 通过器械将小乳胶圈套在痔核根部，利用胶圈的弹性阻断血液循环，使痔核缺血、坏死、脱落而达到痊愈的目的。适用于Ⅱ、Ⅲ期内痔；混合痔的内痔部分。

4. 结扎术 在痔核深部用粗线贯穿结扎，使痔核缺血坏死而脱落，以达到痊愈的目的。适用于Ⅱ～Ⅲ期内痔，特别是纤维型内痔。

禁忌证：肛门周围脓肿或湿疮者；内痔伴有痢疾或腹泻者；因腹腔肿瘤引起的内痔；内痔伴有严重肺结核、高血压，以及肝、肾疾病和血液病患者；临产期孕妇。

（四）手术治疗

1. 痔切除术 适用于结缔组织性外痔和静脉曲张性外痔。

2. 血栓性外痔剥离术 适用于血栓性外痔，痔核较大，血栓不易吸收，炎症局限者。

3. 外痔剥离内痔结扎术 适用于混合痔。

4. 外切内注结扎术 适用于混合痔。

5. 吻合器痔上黏膜环切术 适用于Ⅱ～Ⅲ期内痔、环状痔和部分Ⅳ期内痔。

◎ 要点四 中医辨证治疗

1. 风伤肠络证

证候：大便带血，滴血或呈喷射状出血，血色鲜红，或有肛门瘙痒；舌红，苔薄白或薄黄，脉浮数。

治法：清热凉血祛风。

方药：凉血地黄汤加减。

2. 湿热下注证

证候：便血鲜红，量多，肛内肿物脱出，可自行还纳，肛门灼热；舌红，苔薄黄腻，脉弦数。

治法：清热渗湿止血。

方药：脏连丸加减。

3. 气滞血瘀证

证候：肛内肿物脱出，甚或嵌顿，肛门紧缩，坠胀疼痛，甚则肛门缘有血栓，形成水肿，触之疼痛明显；舌暗红，苔白或黄，脉弦或涩。

治法：清热利湿，祛风活血。

方药：止痛如神汤加减。

4. 脾虚气陷证

证候：肛门坠胀，痔核脱出，需用手托方能复位，便血鲜红或淡红；面色无华，神疲乏力，少气懒言，纳呆便溏；舌淡胖，边有齿痕，苔薄白，脉弱。

治法：补气升提。

方药：补中益气汤加减。

细目三 肛周脓肿

◎ 要点一 西医病因病理

直肠肛管周围脓肿的常见致病菌有大肠杆菌、金黄色葡萄球菌、链球菌和绿脓杆菌，偶有厌氧菌和结核杆菌，常是多种病菌混合感染。直肠肛管周围脓肿的成因主要与肛窦感染有关。

因肛窦开口向上，腹泻、便秘时粪便易损伤或嵌入肛窦；或分泌物阻塞肛窦，引起水肿、感染而延及肛腺，形成肛腺脓肿，然后再向上下蔓延或穿过肠壁、肛管括约肌而至直肠肛管周围间隙，形成直肠肛管周围脓肿。

外伤、炎性病变或注射药物时消毒不严，注射剂量、药物浓度、注射深浅、部位等不恰当，引起局部坏死、感染而形成脓肿，或经淋巴引流扩散到直肠肛管周围间隙而引起直肠肛管周围脓肿。

直肠肛管周围脓肿的病理改变大致可分为四期：

（1）感染物进入肛窦，形成炎症反应，导致肛窦炎。

（2）感染沿肛腺继续扩散，肛腺管水肿、阻塞，致使肛腺发炎，炎症扩散至直肠肛管周围形成肛周炎，为脓肿的前驱期。

（3）炎症继续发展，由腺组织经血管、淋巴管侵入周围组织，沿括约肌肌间隔蔓延，形成脓肿。

（4）脓肿自行向皮肤或黏膜穿破，脓腔逐渐机化缩小，形成瘘道。

◎ 要点二　临床表现与检查

（一）临床表现

1. 症状　主要表现为肛门周围突发肿块，继则剧烈疼痛，局部红肿灼热，坠胀不适，伴有不同程度的全身症状，易肿，易脓，易溃，但不易敛，溃后易形成肛瘘。因脓肿部位不同而症状各异，一般而言，位于提肛肌以上的脓肿位置深隐，局部症状轻，全身症状重；位于提肛肌以下的脓肿部位浅而局部红肿热痛明显，全身症状较轻。

（1）肛门周围皮下脓肿　肛门周围皮下脓肿是最常见的一种脓肿，多由肛腺感染向下蔓延，在肛管内、外括约肌之间突出至皮下，一般不大。主要症状是：初起时局部发硬，继之红肿灼热或有压痛，或呈持续性跳痛，排便、受压及咳嗽时加重，行动不便，坐卧不安，全身感染症状不明显。

（2）坐骨直肠窝脓肿（坐骨直肠间隙脓肿）　肛腺脓肿突破肛门外括约肌而进入坐骨直肠间隙，形成坐骨直肠间隙脓肿。初起即有发热、乏力、食欲不振、寒战、恶心等全身感染症状，随后局部症状加重，肛门灼热，红肿疼痛，疼痛呈持续性胀痛或跳痛，有明显深压痛，可有排尿困难，里急后重，便时疼痛加重。如不及时切开，脓肿可向下穿入肛管周围间隙，再由皮肤穿出，形成肛瘘。

（3）骨盆直肠间窝脓肿（骨盆直肠间隙脓肿）　肛腺脓肿向上突破直肠纵肌进入提肛肌上骨盆直肠间隙形成脓肿，与肛门周围皮下脓肿相比，坐骨直肠间隙脓肿少见。发病缓慢，有持续性高热、头痛、恶心等全身症状，初起仅感会阴、直肠坠胀，便时尤为不适，便意不尽，时有排尿困难，常无定位症状，肛周无异常表现。

（4）直肠后间隙脓肿　坐骨直肠窝脓肿或肛门后脓肿引流不及时，脓液向上穿透提肛肌形成脓肿。肛门外观正常，但直肠内有明显的坠胀感，骶尾部可产生钝痛，向臀部及下肢放射，在尾骨与肛门之间有明显的深部压痛，并可出现发热、周身不适等全身中毒症状。

（5）直肠黏膜下脓肿

1）直肠骨盆部直肠黏膜下脓肿：局部肿痛等症状不明显，全身发热等症状显著。

2）直肠肛管部肛管黏膜下脓肿：局部疼痛、肿胀、压痛等症状显著，全身症状不明显。

2. 体征　浅部脓肿肛门周围可见肿块，局部皮肤发红，有压痛，成脓后可触及波动感；深部脓肿则局部无明显体征，红肿不明显，有压痛，不易触及波动感，穿刺可抽出脓液。

概言之，脓肿位置浅在者局部症状重，全身症状轻；脓肿位置深隐者局部症状轻，全身症状重。

（二）检查

1. 直肠镜检查　直肠黏膜下脓肿：可见直肠黏膜有明显的局限性肿胀、发红。

2. B超、CT检查　深部脓肿穿刺未发现脓腔时，行B超或CT检查可发现脓腔。

◎ 要点三　西医治疗

（一）非手术治疗

1. 抗感染　可联合选用2~3种对革兰染色阴性杆菌有效的抗生素。

2. 温水坐浴或局部理疗　改善局部微循环，促进炎症吸收和消散，且减轻疼痛。

3. 口服泻剂或石蜡油　可以减轻排便疼痛。

（二）手术治疗

1. **切开引流术** 适用于肛门周围皮下脓肿、肛管后脓肿和直肠黏膜下脓肿。

2. **切开挂线疗法** 适用于坐骨直肠窝脓肿、肌间脓肿、骨盆直肠间隙脓肿和脓腔通过肛管直肠环者。

3. **分次手术** 适用于体弱者之深部脓肿或脓肿无切开挂线条件的患者。

◎ 要点四 中医辨证治疗

1. **热毒蕴结证**

证候：肛门周围突然肿痛，持续加剧；伴有恶寒发热，大便秘结，小便短赤；局部红、肿、热、痛明显，皮肤焮热；舌红，苔薄黄，脉数。

治法：清热解毒，消肿止痛。

方药：仙方活命饮或黄连解毒汤加减。若有舌苔黄腻、脉滑数等湿热之象，可合用萆薢渗湿汤。

2. **火毒炽盛证**

证候：肛周疼痛剧烈，持续数日，痛如鸡啄，眠寐不能；伴恶寒发热，口干便秘，溲赤而难；肛周红肿，按之有波动感或穿刺有脓，或脓出黄稠而带粪臭味；舌红，苔黄，脉弦滑数。

治法：清热解毒透脓。

方药：透脓散加减。

3. **阴虚毒恋证**

证候：肛周肿痛，皮肤暗红，成脓时间长，溃后脓出色白稀薄，疮口难敛；伴有全身倦怠无力，心烦，潮热，盗汗；舌红，苔少，脉细数。

治法：养阴清热，祛湿解毒。

方药：青蒿鳖甲汤合三妙丸加减。肺虚者加麦冬、沙参、马兜铃；脾虚者加白术、山药、白扁豆；肾虚者生地改熟地，加龟甲、玄参。

细目四 大肠癌

◎ 要点一 结肠癌

（一）临床表现与检查

1. **临床表现** 早期无特异性表现。中期以后的主要症状有：排便习惯或粪便形状改变，腹痛，腹部肿块，肠梗阻及全身慢性中毒症状。

（1）右半结肠癌 主要表现为贫血，腹部肿块，腹痛。

（2）左半结肠癌 主要表现为便血，黏液便，肠梗阻。

2. **检查**

（1）X线气钡双重对比造影 可发现肠腔狭窄或钡影残缺及肿瘤数目等。

（2）纤维结肠镜或电子肠镜 不仅可以看到肠内病变的形态和范围，更重要的是取活组织病理检查以确诊。

（3）血清癌胚抗原（CEA）检查 60%的结肠癌患者 CEA 升高，尤其是动态观察 CEA 对判定术后预后和复发有重要价值。

（二）西医治疗

1. **结肠癌根治术** 手术方式和范围应根据肿瘤部位、浸润深度和转移范围以及是否伴有肠梗阻而定。病变范围小或局限者应行彻底根治术，广泛浸润或有转移者只宜行减症或减量（姑息性）手术，以缓解病情、改善症状，为综合治疗创造条件。

2. **化学治疗** 化疗是手术后辅助治疗，有提高5年生存率的可能。化疗时机、剂量依人而定，常用方案为5-FU联合铂类药物为主。

（三）中医辨证治疗

1. **气滞血瘀证**

证候：触及腹部肿块、结节；腹痛，腹胀，嗳气，恶心，呕吐，便血；舌紫暗或有瘀斑，脉弦涩或弦滑。

治法：祛瘀散结，理气降逆。

方药：桃红四物汤加减。

2. **湿热下注证**

证候：便下脓血，里急后重，腹部灼痛，大便黏滞恶臭；舌质红，苔黄腻，津少，脉洪大或滑数。

治法：清热，解毒，利湿。

方药：槐角地榆汤加味。

3. 正虚邪实证

证候：腹痛胀满，大便秘结不畅，时流臭水；消瘦，乏力，自汗，脓血便，扪及腹块；舌质淡，苔黄燥，脉细。

治法：补益气血，理气通腑。

方药：八珍汤合麻仁滋脾丸加减。

4. 脾肾两虚证

证候：腹胀，腹泻，腰膝酸软，不思饮食，四肢无力，失眠倦怠，尿少；舌淡，脉细无力。

治法：健脾益肾，扶正固本。

方药：益气固本解毒汤加减。

◎ 要点二 直肠癌

（一）临床表现与检查

1. 临床表现

（1）排便习惯改变是常见早期症状。

（2）出血。

（3）脓血便。

（4）大便变细或变形。当出现肠管部分内容物通过障碍时，则有腹痛、腹胀、肠鸣音亢进等不全性肠梗阻表现。

（5）转移征象。当肿瘤侵犯膀胱、前列腺时，可有尿频、尿痛、血尿等表现。骶前神经受侵犯，可出现骶尾部持续性剧烈疼痛。直肠癌晚期或有肝转移时可出现肝大、黄疸、腹水、贫血、消瘦、浮肿及恶病质等。

2. 检查

（1）大便隐血检查。

（2）内镜检查。除可肉眼作出诊断外，还可取组织作病理学检查。

（3）直肠指诊是诊断直肠癌的最重要方法。

（4）影像学检查。腹部或盆腔B超检查、CT检查主要针对直肠癌的分期进行评估，检出癌肿浸润肠壁的深度及有无邻近器官受累情况，有无肝转移，为手术方案提供依据。

（5）肿瘤标记物。癌胚抗原（CEA）主要用于预测直肠癌的预后和监测复发。

（二）西医治疗

1. 手术治疗
无手术禁忌证、可以切除的直肠癌应尽可能早期实施根治术。切除范围应包括肿瘤病变、足够的肠管、被侵犯的邻近器官、四周可能被浸润的组织、全直肠系膜淋巴结。不能实施根治术者亦应行缓解症状的姑息性切除。

2. 放射治疗
可在术前施行。作为提高疗效的辅助疗法，术前放疗可提高手术切除率。术后放疗用于手术不能达到目的、术后局部复发或晚期的病人。

3. 化疗
是手术后辅助治疗，有提高5年生存率的可能。化疗时机、剂量依人而定，常用方案为5-FU联合铂类药物为主。

（三）中医辨证治疗

1. 脾虚湿热证

证候：腹胀，气短，乏力，食欲不振，腹痛拒按，面黄，便稀溏，或便下脓血，里急后重；舌胖嫩，苔黄腻，脉细数或滑数。

治法：清热利湿，理气健脾。

方药：四妙散合白头翁汤加减。

2. 湿热瘀毒证

证候：腹胀，腹痛或窜痛，拒按，矢气胀减，腹内包块，便下黏液脓血或里急后重，排便困难；舌质红有瘀斑，苔黄，脉弦数。

治法：清热解毒，通腑化瘀，攻积祛湿。

方药：木香分气丸加减。

3. 脾肾寒湿证

证候：黏液血便，形体消瘦，面色㿠白，肠鸣腹泻，泻后痛减，腹痛喜热，形寒肢冷；舌淡、苔白，脉细冷。

治法：祛寒胜湿，健脾温肾。

方药：参苓白术散合吴茱萸汤加减。

4. 肾阳不固，痰湿凝聚证

证候：腹痛，腹胀，腹部包块，纳呆，气短乏力，痰多，形体消瘦，腰膝酸软，四肢沉重，脓血黏液便，甚至脱肛；舌淡胖，苔白滑腻，脉细濡。

治法：益肺补肾，祛湿化痰。

方药：导痰汤加减。

第二十三单元　泌尿与男性生殖系统疾病

细目一　泌尿系结石

◎ 要点一　西医病因病理

一般认为，尿中晶体过多（超饱和状态、草酸盐、尿酸盐、磷酸盐等）或晶体聚合抑制物质（焦磷酸盐、黏多糖、多肽、尿素等）减少，以及成核基质的存在，是形成结石的三个主要因素。

1. 全身性因素

（1）代谢紊乱　高血钙、高尿钙（甲状旁腺机能亢进者）可使尿酸钙增加；痛风者尿酸增高，损害肾小管，使尿中基质增多，盐类析出，皆易形成结石。

（2）饮食结构　儿童因动物蛋白质、维生素 A 摄入不足而易形成膀胱结石。饮食中动物蛋白、精制糖摄入过多，纤维素摄入减少，可促成上尿路结石。

（3）药物因素　磺胺类药物易在酸性尿中析出结晶引起尿结石；维生素 D 摄入过多可引起上尿路结石；大量摄入维生素 C 会使尿中草酸含量明显增加而引起草酸钙结石。

（4）遗传因素　与遗传有关的如先天性胱氨酸代谢紊乱所致的胱氨酸结石。

（5）生活环境　气候，水源，长期进食含钙量高的饮食或药物，与结石发生有一定关系。

2. 尿液因素

（1）尿中形成结石物质排出过多　如钙、草酸、尿酸排出量增加。长期卧床，骨质脱钙，尿钙升高，尿流不畅，并发感染，易成结石。

（2）尿 pH 值改变　尿液过酸易产生尿酸结石、胱氨酸结石；磷酸镁铵及磷酸钙结石易在碱性尿中形成。

（3）尿中抑制晶体形成的物质减少　枸橼酸、焦磷盐酸、酸性黏多糖、镁减少易产生结石。

（4）尿量减少　尿液浓缩使尿内成石物质浓度增高。

3. 局部因素

（1）尿液淤滞　泌尿道解剖结构异常致尿路梗阻、尿流障碍，易使尿中晶体沉淀，形成结石。

（2）尿路感染　脓球、坏死组织、菌落可成为结石核心，有的细菌（葡萄球菌、链球菌、变形杆菌）能分解尿素产生氨，使尿 pH 值升高（碱性），易形成磷酸钙和碳酸钙结石。

（3）尿路异物　尿中结晶易附于异物形成结石。

4. 结石的成分与性质

（1）草酸盐（钙）结石　含钙多，棕褐色，坚硬，粗糙不规则，呈桑椹状，X 线片上显影佳，多在上尿路发生。

（2）磷酸盐结石（钙、镁、铵）　灰白色、黄色或棕色，质脆，表面粗糙，多形成鹿角状，X 线片上显分层影。

（3）尿酸盐结石　黄色或红棕色，质硬，表面光滑，X 线片上不显影，多在肾、输尿管发生。

（4）胱氨酸结石　淡黄或黄棕色，X 线片上不易显影。

（5）尿酸盐结石和胱氨酸结石　B 超下可见强光团。

5. 结石所在的部位

（1）肾结石　原发，位于肾盏或肾盂，单个或多个，可呈鹿角状（铸状）。

（2）输尿管结石　多来源于肾脏，可滞留于输尿管任何一段，以三个生理狭窄部为多见。

（3）膀胱结石　小儿及老人多为原发，其余多来自上尿路，逐渐增大，可形成尿路中最大的结石。

(4) 尿道结石　多来源于膀胱。

6. 结石引起的损害

(1) 直接损害　结石较大而表面粗糙，易使黏膜损伤，形成溃疡，黏膜受到结石长期刺激可生成息肉，甚至癌变。

(2) 梗阻　结石以上的输尿管、肾积水，被动地代偿性扩张、变性，乃至肾功能损害。

(3) 感染　尿路被结石梗阻，尿液滞留，易继发感染，如肾盂肾炎、脓肾、肾周围炎、膀胱炎等。

◎ 要点二　临床表现与检查

(一) 临床表现

1. 上尿路结石　包括肾脏结石和输尿管结石。①疼痛，肾绞痛、腰腹部钝痛、放射痛。②血尿。③梗阻。

2. 下尿路结石　包括膀胱结石和尿道结石。

(1) 膀胱结石　典型症状为排尿突然中断，并感疼痛，可放射至阴茎头部和远端尿道，改变体位后可缓解症状。

(2) 尿道结石　表现为突发性尿线变细、排尿费力、呈点滴状、尿流中断，甚至出现排尿障碍而发生急性尿潴留。

(二) 检查

1. 实验室检查

(1) 尿常规　可见红细胞；pH 值对判断结石成分有积极意义。

(2) 尿培养　在合并感染时，可确定致病菌，并通过药敏试验指导用药。

(3) 血、尿生化　测定血与尿中的钙、磷、尿素氮及肌酐清除率等，如有异常时，有助于分析结石形成的原因，并了解结石对肾功能的影响。

(4) 结石成分分析　将已排出或取出的结石进行成分分析，确定其类型，可为以后的防治提供参考。

2. 影像学检查

(1) 腹部平片（KUB）　显示结石大小、个数、外形及透光程度，必要时可摄侧位片或断层片，以助确诊。

(2) 静脉尿路造影（IVP）　观察肾功能，确定有无梗阻及结石与尿路的关系。

(3) B 型超声波检查（BUS）　有助于阴性结石的诊断，同时可了解结石个数、大小及肾脏积水程度。

(4) 放射性核素检查　可显示有无梗阻，梗阻的部位、程度及肾功能受损情况。

(5) 逆行性肾盂造影　对于 IVP 不显影或显影不佳时，可选择此检查。有助于了解尿路是否通畅、是否有阴性结石存在，同时也有助于肿瘤的鉴别。

(6) CT 检查　怀疑阴性结石或肿瘤时，作为 BUS 的补充。

◎ 要点三　西医治疗

(一) 一般治疗

1. 大量饮水　保持每天尿量在 2000mL 以上，有利于减少晶体形成和促进结石的排出，是预防结石形成和增大的最有效方法。

2. 调节饮食与尿 pH 值　含钙结石应限制含钙、草酸成分丰富的食物，如牛奶、奶制品、豆制品、巧克力、坚果含钙量高，浓茶、番茄、菠菜、芦笋等含草酸量高。尿酸结石不宜服用动物内脏等高嘌呤食物，避免高动物蛋白、高动物脂肪和高糖食物，宜食用含纤维素丰富的食物。对尿酸和胱氨酸结石者可口服枸橼酸钾、重碳酸钠，以碱化尿液。感染性结石者可口服氯化铵酸化尿液，有预防作用。

3. 控制感染　结石梗阻时易继发感染，应进行尿液细菌学检查，并选择敏感抗生素抗炎治疗。

(二) 肾绞痛的治疗

结石性肾绞痛疼痛剧烈，应及时处理。可选择下列方法：①消炎痛栓 1 粒，塞肛。②阿托品 0.5mg，肌注。③哌替啶 50mg，肌注。④黄体酮 20mg，肌注。⑤针刺肾俞、足三里、三阴交、京门等。

（三）体外冲击波碎石（ESWL）

适用于直径≤2.5cm的上尿路结石。远端尿路梗阻、妊娠、出血性疾病、严重心脑血管病、安置心脏起搏器、血肌酐≥265μmol/L、急性尿路感染、育龄妇女下段输尿管结石等不宜使用。

（四）手术治疗

1. 腔镜手术 有输尿管镜取石或碎石术、经皮肾镜取石或碎石术。

较小的膀胱结石可经膀胱镜碎石钳机械碎石。尿道结石原则上将结石推入膀胱，然后按膀胱结石处理。

2. 开放手术 常用的方法有肾盂、肾窦、肾实质切开取石术以及肾部分切除术、肾切除术、输尿管切开取石术、膀胱切开取石术。

另外，双侧输尿管结石应先处理梗阻严重侧；一侧输尿管结石、另一侧肾结石时应先处理输尿管结石；双侧肾结石应先处理易于取出而安全的一侧；鹿角形结石应采取综合性治疗措施。

◎ 要点四　中医辨证治疗

1. 湿热蕴结证

证候：腰痛，少腹急满，小便频数短赤，溺时涩痛难忍，淋沥不爽，口干欲饮；舌红，苔黄腻，脉弦细。

治法：清热利湿，通淋排石。

方药：八正散加减。

2. 气滞血瘀证

证候：腰腹酸胀或隐痛，时而绞痛，局部有压痛或叩击痛；舌暗或有瘀斑，苔薄白或微黄，脉弦紧。

治法：行气活血，通淋排石。

方药：金铃子散合石韦散加减。

3. 肾气不足证

证候：腰酸坠胀，疲乏无力，病程日久，时作时止，尿频或小便不利，夜尿多，面色无华或面部轻度浮肿；舌淡，苔薄白，脉细无力。

治法：补肾益气，通淋排石。

方药：济生肾气丸加减。

细目二　睾丸炎与附睾炎

◎ 要点一　临床表现

1. 急性非特异性睾丸炎 多发于单侧。睾丸肿痛，程度由轻微不适到剧烈疼痛不等，向腹股沟放射，阴囊皮肤发红、肿胀。

2. 腮腺炎性睾丸炎 临床表现与非特异性睾丸炎类似，症状较轻。常在腮腺炎后4~7天发病，可由单侧累及双侧。

3. 急性附睾炎 突发性阴囊疼痛，坠胀不适，患侧阴囊肿胀，阴囊皮肤发红、发热、疼痛，沿精索放射至腹股沟，甚至放射至腰部，疼痛剧烈。附睾肿大发硬，触痛明显，附睾、睾丸界限不清，形成脓肿时可有波动感，脓溃则有瘘管。

4. 慢性附睾炎 阴囊轻度坠胀不适或疼痛，可放射至下腹部及同侧大腿内侧，休息后好转。患侧附睾局限性增厚、肿大，精索及输精管增粗，与睾丸界限清楚。

◎ 要点二　西医治疗

1. 一般治疗 急性期应卧床休息，托起阴囊，口服止痛退热药物，避免性生活与体力活动；慢性期合并前列腺炎的患者，可配合采用热水坐浴等疗法。注意保持会阴部清洁，避免睾丸损伤。

2. 药物治疗 根据细菌培养及药敏试验，选择有效抗生素，足量应用，以控制感染。常用抗生素有青霉素、氨苄青霉素等。高热伴中毒症状明显者应加用激素治疗。腮腺炎性睾丸炎，抗生素治疗无效，以对症治疗为主，必要时用退热止痛药。

3. 外治法 早期可用冰袋敷于阴囊，以防止肿胀；后期用热敷，可加速炎症消退。附睾疼痛严重的患者可用0.5%利多卡因行精索封闭。

◎ 要点三　中医辨证治疗

1. 湿热下注证

证候：一侧或双侧睾丸、附睾肿胀疼痛，阴

囊皮肤红肿疼痛，痛引小腹；伴恶寒发热，头痛，口渴；舌红苔黄腻，脉滑数。

治法：清热利湿，解毒消肿。

方药：龙胆泻肝汤加减。

2. 火毒炽盛证

证候：睾丸肿痛剧烈，阴囊红肿灼热，若脓成则按之应指；高热，口渴，小便黄赤短少；舌红苔黄腻，脉洪数。

治法：清火解毒，活血透脓。

方药：仙方活命饮加减。

3. 脓出毒泄证

证候：脓液溃出，色黄质稠，睾丸肿痛减轻，热退或仍微热；或脓液清稀，创口不收，身困乏力；舌红苔白，脉细或细数。

治法：益气养阴，清热除湿。

方药：滋阴除湿汤加减。

4. 寒湿凝滞证

证候：睾丸坠胀隐痛，遇寒加重，自觉阴部发凉；可伴腰酸、遗精；舌淡苔白润，脉弦紧或沉弦。

治法：温经散寒止痛。

方药：暖肝煎加减。

细目三　前列腺炎

◎ 要点一　临床表现与检查

（一）临床表现

1. 急性细菌性前列腺炎

（1）全身症状　起病突然，发热，寒战，乏力，虚弱，厌食，恶心呕吐。血液检查白细胞计数明显增高。

（2）局部症状　腰骶部、会阴或耻骨上、腹股沟处坠胀、疼痛，排便或久坐后加重，可向腰背、下腹部、大腿放射。

（3）尿路症状　尿频、尿急、尿痛、尿滴沥、排尿不净及尿道脓性分泌物，排尿时尿道灼热感，尿线变细或中断，甚至出现尿潴留。可出现初血尿、终末血尿或全程血尿，多为镜下血尿。

（4）直肠症状　直肠胀满，里急后重，用力排便时肛门疼痛，尿道口溢出白色黏液。

（5）性功能障碍　性欲减退，阳痿，血精，性交痛。

（6）前列腺触诊　可触及肿大前列腺，触痛明显，整个或部分腺体坚韧。按摩前列腺可自尿道口引出前列腺液，其中有大量白细胞或脓细胞以及含脂肪的巨噬细胞，培养可有细菌生长。为避免败血症和泌尿系上行感染，急性期不宜行前列腺按摩。

2. 慢性前列腺炎

（1）疼痛　程度较轻，多为胀痛、抽痛，主要在会阴及腹股沟部，可放射至阴茎、睾丸、耻骨上和腰骶部，有时射精后疼痛和不适是突出特征。

（2）尿路症状　轻度尿频、尿急、尿痛，夜尿多，排尿时尿道内有异常感觉，如发痒、灼热、排尿不净。

（3）尿道口滴白　多在尿末或大便时，尿道口溢出白色黏液，还可于早起及运动后发生。

（4）性功能障碍　阳痿，早泄，血精，性欲减退，性交痛，不育。

（5）神经衰弱症状　头晕耳鸣，失眠多梦，神疲乏力，健忘，精神抑郁，自信心减弱。

（6）其他症状　虹膜炎、关节炎、神经炎等。

（7）前列腺触诊　腺体大小多正常或稍大，两侧叶不对称，表面软硬不均，中央沟存在。严重时前列腺压痛明显，腺体硬度增加或腺体缩小。

（二）检查

1. 一般检查

（1）尿三杯试验　将一次排出的尿液分成3份，最初10~15mL尿为第一杯，中间为第二杯，最后10mL为第三杯。离心，取各自沉淀作显微镜检查。前列腺炎患者第一杯尿有碎屑和脓尿；第二杯较清晰；第三杯混浊，其中细菌和白细胞增多。

（2）前列腺液检查　直肠指检按摩前列腺取得前列腺液，于显微镜下检查，每高倍视野白细胞10个以上或少于10个，伴有成堆脓球，卵磷脂小体减少。

（3）前列腺液培养　取前列腺液进行细菌培养，可以鉴别细菌性和非细菌性前列腺炎。

（4）前列腺液pH值测定　正常前列腺液的pH值为6~7，呈弱酸性。慢性前列腺炎时pH值明显升高。

2. 特殊检查

（1）免疫学检查　急性前列腺炎患者前列腺液IgA和IgG水平增高，慢性患者的前列腺液IgA增加最明显，其次为IgG。

（2）细菌学检查　细菌性前列腺炎患者ESP和VB3的细菌计数高于VB1和VB2；非细菌性前列腺炎患者的四种标本均无细菌。

◎ 要点二　西医治疗

（一）一般治疗

合理安排生活起居，加强身体锻炼，增强体质，性生活有规律。注意饮食，不吃刺激性食物，禁酒戒烟，适量多饮水，保持大便通畅。避免久坐、久骑，注意休息。

（二）抗生素治疗

急性细菌性前列腺炎患者对抗生素反应较好。首选复方新诺明（TMP-SMZ），该药能在前列腺液中保持较高浓度，抗菌效果显著。喹诺酮类抗生素治疗慢性前列腺炎效果较好，此类药物抗菌谱广，前列腺内浓度比血清高。

（三）心理治疗

解释病情，增强患者信心，消除其顾虑，必要时应用镇静剂。

（四）外治法

1. 前列腺按摩

（1）急性前列腺炎禁忌采用。

（2）慢性前列腺炎时，按摩可改善局部血运，排出腺体内炎性分泌物。每周1次，动作宜轻柔，切忌暴力挤压。

2. 熏洗坐浴疗法　对充血性前列腺炎疗效肯定。温水坐浴和药物可促进盆腔的血运，改善局部微循环，促使炎症吸收。用42℃~46℃温水坐浴，每天2次，每次20分钟，20日为1个疗程。

3. 药物离子透入疗法　选择高敏、广谱抗生素或中药制剂，经直肠内或耻骨联合上直流电药物导入，治疗慢性前列腺炎，疗效满意。

4. 其他疗法　如针灸、敷贴疗法、直肠内给药法和物理疗法等。

◎ 要点三　中医辨证治疗

1. 湿热下注证

证候：尿频、尿急、尿痛，尿道灼热感，排尿不利，尿末或大便时滴白，会阴、少腹、睾丸、腰骶坠胀疼痛；伴发热、恶寒、头身痛楚等；舌红，苔黄腻，脉弦滑或数。

治法：清热利湿。

方药：八正散或龙胆泻肝汤加减。

2. 气滞血瘀证

证候：病程长，少腹、会阴、睾丸坠胀疼痛，感觉排尿不净；指诊前列腺压痛明显，质地不均匀，可触及结节；舌质暗或有瘀斑，苔薄白，脉弦滑。

治法：活血化瘀，行气止痛。

方药：前列腺汤加减。

3. 阴虚火旺证

证候：腰膝酸软，头晕目眩，失眠多梦，五心烦热，遗精或血精，排尿或大便时有白浊，尿道不适；舌红少苔，脉细数。

治法：滋阴降火。

方药：知柏地黄汤加减。

4. 肾阳虚衰证

证候：腰膝酸软，手足不温，小便频数，淋沥不尽，阳痿早泄；舌淡胖，苔白，脉沉细。

治法：温补肾阳。

方药：济生肾气丸加减。

细目四　前列腺增生症

◎ 要点一　临床表现与检查

（一）临床表现

1. 症状

（1）尿频　患者早期表现为尿频，尤其夜尿次数明显增多（每夜2次以上）。

（2）排尿困难　进行性排尿困难是前列腺增生最重要的症状。增生的腺体压迫尿道，使尿道延长、变窄、弯曲，尿道阻力增加。当后尿道阻力超过逼尿肌的张力时，逼尿肌不能长时间维持收缩，无法排空膀胱，出现残余尿。轻度梗阻表现为排尿等待、中断、尿后滴沥不尽；梗阻加重则出现排尿费力、尿流变细、射程缩短，最终呈滴沥状排尿。

（3）血尿　前列腺增大使腺体黏膜表面小血管和毛细血管充血、张力增大，当膀胱收缩或扩张时，血管张力改变，可发生镜下血尿或肉眼血尿，如黏膜血管扩张破裂，可出现大出血，血块阻塞尿道或充满膀胱；膀胱颈部充血或并发炎症、结石时，也可出现血尿。

（4）尿潴留　常由气候变化、饮酒或劳累等诱因，使前列腺和膀胱颈部充血、水肿，导致排尿困难加重，尿液突然完全不能排出，发生急性尿潴留，表现为下腹部疼痛、膀胱区膨胀。如残余尿随梗阻加重而增多，过多的残余尿使膀胱失去收缩能力，逐渐发生尿潴留，为慢性尿潴留。此时可并发充溢性尿失禁，即膀胱过度充盈，使少量尿液从尿道口溢出。尿潴留常损害肾功能，严重者可导致肾功能衰竭。

（5）其他症状　膀胱出口梗阻可导致膀胱结石、膀胱炎。排尿不畅，长期靠增加腹压排尿可引发痔疮、便血、脱肛等，还可形成腹外疝。

2. 体征

（1）直肠指检　可于直肠前壁触及增生的前列腺。正常前列腺表面光滑、柔软、界限清楚，中央可触及纵向浅沟，横径4cm，纵径3cm，前后径2cm，重约20g。临床按前列腺增生情况分为三度。Ⅰ度：前列腺大小为正常的1.5~2倍，质地中等，中央沟变浅，重量为20~25g。Ⅱ度：前列腺大小为正常的2~3倍，质地中等，中央沟极浅，重量为25~50g。Ⅲ度：前列腺大小为正常的3~4倍，质地硬韧，中央沟消失，重量为50~70g。

（2）触诊　严重尿潴留时，耻骨上可触及肿大包块。梗阻引起严重肾积水时，上腹部两侧可触及肿大肾脏。

（二）检查

1. 尿流率检查　可检查下尿路有无梗阻和梗阻的程度。尿流动力学检查可鉴别逼尿肌、尿道括约肌失调和不稳定膀胱逼尿肌引起的排尿困难，还有助于确定手术适应证及判断手术后的疗效。

2. 血清前列腺特异抗原（PSA）测定　当前列腺体积较大，质地较硬，或有结节时，应测定血清PSA，以排除前列腺肿瘤。正常PSA<4ng/mL，如异常增高，应考虑癌肿。

3. B超检查　经腹B超可观察前列腺形态、结构、大小、突入腔内的情况，测定膀胱内残余尿量，有助于了解有无肾积水以及积水程度。经直肠B超可显示前列腺的断面像、前列腺病变发展程度及形态变化。

4. 膀胱镜检查　可直接观察后尿道、膀胱颈形态、腔内前列腺增生情况，有助于了解后尿路梗阻程度，发现膀胱内有无占位性病变及结石，对临床出现无痛性血尿的患者尤为必要。

5. 泌尿系X线检查

（1）静脉尿路造影　可了解下尿路梗阻以及肾盂、输尿管扩张的程度。造影剂充满膀胱时，显示充盈缺损，说明前列腺中叶或侧叶明显突出于膀胱内。排尿后摄片可观察残余尿是否存在及程度。

（2）前列腺造影　经会阴或直肠黏膜穿刺，分别将造影剂注入腺体的左右叶，注射后拍摄正侧位片，可清楚观察前列腺包膜轮廓，进而了解前列腺形态、大小、密度及病变性质。

6. CT及MRI检查 二者均以形态、密度来判断前列腺大小、性质以及前列腺周围的关系。有助于了解腺体与周围组织之间的关系，对外科手术治疗的选择有重要意义。

◎ **要点二　西医治疗**

1. **一般治疗** 注意气候变化，防止受凉，预防感染，戒烟禁酒，不吃辛辣刺激性食物，保持平和心态，适当多饮水，不憋尿。

2. **药物治疗** 治疗前列腺增生的药物包括激素类药物、α受体阻滞剂及植物药等。

3. **手术治疗** 前列腺增生患者出现严重梗阻时应考虑手术治疗。开放性手术包括经耻骨上前列腺摘除术、耻骨后前列腺摘除术、经会阴前列腺摘除术，特点是疗效好，治疗彻底，但创伤较大。经尿道前列腺电切术（TURP）、等离子双级切除术等是非开放性腔内手术，其特点是创伤小、痛苦少、恢复快，对年老体弱、增生不太大的患者尤为适用。

4. **其他疗法**

（1）激光治疗　激光导光束经膀胱镜置入，接触式或非接触式直接作用于前列腺，通过切割、气化、消融等手段达到治疗增生的目的。

（2）经尿道气囊高压扩张术　经尿道插入带气囊的导管，利用气囊压力撑开前列腺，达到扩张尿道的目的。

（3）前列腺尿道支架置入术　利用记忆合金制成的网状支架撑起前列腺尿道部，改善梗阻症状。

（4）电磁波疗法　包括微波和射频治疗，原理都是局部热疗。治疗时应注意调节温度，避免灼伤尿道。

（5）高强度聚集超声治疗　通过超声传递能量，"热消融"治疗前列腺增生。

◎ **要点三　中医辨证治疗**

1. **湿热下注证**

证候：小便频数，排尿不畅，甚或点滴而下，尿黄而热，尿道灼热或涩痛；小腹拘急胀痛，口苦而黏，或渴不欲饮；舌红，苔黄腻，脉弦数或滑数。

治法：清热利湿，通闭利尿。

方药：八正散加减。

2. **气滞血瘀证**

证候：小便不畅，尿线变细或尿液点滴而下，或尿道闭塞不通，小腹拘急胀痛；舌质紫暗或有瘀斑，脉弦或涩。

治法：行气活血，通窍利尿。

方药：沉香散加减。

3. **脾肾气虚证**

证候：尿频不爽，排尿无力，尿线变细，滴沥不畅，甚者夜间遗尿；倦怠乏力，气短懒言，食欲不振，面色无华，或气坠脱肛；舌淡，苔白，脉细弱无力。

治法：健脾温肾，益气利尿。

方药：补中益气汤加减。

4. **肾阳衰微证**

证候：小便频数，夜间尤甚，排尿无力，滴沥不爽或闭塞不通；神疲倦怠，畏寒肢冷，面色㿠白；舌淡，苔薄白，脉沉细。

治法：温补肾阳，行气化水。

方药：济生肾气丸加减。

5. **肾阴亏虚证**

证候：小便频数不爽，淋沥不尽，尿少热赤；神疲乏力，头晕耳鸣，五心烦热，腰膝酸软，咽干口燥；舌红，苔少或薄黄，脉细数。

治法：滋补肾阴，清利小便。

方药：知柏地黄丸加减。

第二十四单元　周围血管疾病

细目一　血栓闭塞性脉管炎

◎ 要点一　西医病因病理

（一）病因

关于病因有以下学说：烟草致敏学说、寒冻学说、免疫学说、激素学说等。总之，凡是能使周围血管长久地处于痉挛状态的因素都可能是血栓闭塞性脉管炎（TAO）发病的原因。

（二）病理

1. 早期多侵犯中小动、静脉，病情进展可波及腘、股、髂动脉和肱动脉，侵犯腹主动脉及内脏血管者罕见。

2. 病变呈节段性分布，两段之间血管比较正常。

3. 可分为急性期和慢性期，在急性期为急性动、静脉炎和其周围炎，并可波及伴随神经。血管全层有广泛的内皮细胞和成纤维细胞增生，并有淋巴细胞浸润，中性粒细胞浸润较少，还可见巨细胞、血管内皮增生和血栓形成。慢性期管腔内血栓机化，内有新生细小血管再通，含有大量成纤维细胞，并与增生的血管内膜融合粘连。动脉内弹力层显著增厚，动脉各层有广泛的成纤维细胞增生。动脉周围显著纤维化，呈炎症性粘连，使动脉、静脉、神经包裹在一起，形成坚硬的索条。呈周期性发作，故具有急、慢性变化。

4. 当血管闭塞时会有侧支循环建立，如果代偿不足，或侧支血管痉挛，即可引起肢体循环障碍而出现发凉、麻木、疼痛、溃疡和坏疽。

◎ 要点二　临床表现与检查

（一）临床表现

1. 症状

（1）疼痛　疼痛是TAO病人最突出的症状，大约有1/10的患者在开始患病时就有疼痛。当病情进一步发展为动脉闭塞时，则产生更为严重的缺血性疼痛。早期患肢伴随发凉、麻木和足底弓疼痛，病人行走一段路程后，小腿部及足弓部肌肉发生胀痛或抽痛，如继续行走时疼痛加重，最后被迫止步，休息后症状缓解，再行走后症状又出现，即所谓"间歇性跛行"。如病情继续加重，则动脉缺血更为严重，甚至肢体处于休息状态时疼痛仍不缓解，且以夜间尤甚。病人常抱膝而坐，彻夜不眠；或将肢体下垂，此时即所谓TAO病人的静息痛，其疼痛常会因为情绪刺激及局部受冷而加重。

（2）发凉　患肢发凉、肢冷，自觉凉感，往往在夏季也要加穿袜、鞋，即使这样亦感发凉。

（3）感觉异常　患肢（趾、指）可出现发痒、胼胝感、针刺、麻木、灼热、酸胀感等，甚或在足部或小腿有部分感觉丧失区。

2. 体征

（1）皮肤颜色改变　初发病时患肢因缺血而皮肤苍白，当抬高患肢时此苍白变得更为明显，进一步可呈紫绀色，接近坏疽或坏疽时呈暗紫色。

（2）游走性血栓性浅静脉炎　约有半数病人早期或整个病程中反复出现此症。具体表现为浅静脉区皮肤沿静脉走行处可见发硬、红肿的硬结或索条，伴有压痛及灼热感，以足部及小腿处多见，大腿偶可出现。病变呈迁移性发作，可单处亦可数处同时发病。每次发作时局部病变长度为数毫米至数十毫米，时间1~3周，消退后往往残留色素沉着痕迹。

（3）营养障碍　由于病变部位缺血、营养不良而致皮肤干燥、皲裂、脱屑、少汗或无汗，趾背、足背及小腿汗毛脱落，趾（指）甲变厚、变形、生长缓慢，小腿肌肉萎缩等。

(4) **动脉搏动减弱或消失** 足背动脉及胫后动脉搏动通常触不到或减弱，腘动脉及股动脉搏动常减弱或消失，有时可累及上肢的桡、尺动脉，其搏动不能触及。

(5) **雷诺现象（Raynaud 现象）** TAO 病人早期受情绪或寒冷刺激呈现指（趾）由苍白、潮红继而紫绀的颜色变化。

(6) **坏疽和溃疡** 当肢体脉管阻塞，依靠其侧支循环亦难以维持局部营养，或因加温、药物刺激或损伤等，均可诱发局部坏疽或溃疡。溃疡部位可位于甲旁、趾间或足的侧面，或趾（指）关节，并可波及整个趾（指）甚或整个足（手）部。大多发生干性坏疽，待部分组织坏死后脱落即形成溃疡，此时如继发感染即变为湿性坏疽。根据坏疽或溃疡的范围，可将其分为三级：

Ⅰ级——坏疽、溃疡只限于趾部。

Ⅱ级——坏疽、溃疡延及跖趾（掌指）关节或跖（掌）部。

Ⅲ级——坏疽、溃疡延及全足背（掌背）或侵及跟踝（腕）关节或腿部。

(二) **检查**

1. **多普勒（Doppler）肢体血流超声检查** 可显示动脉缺血样改变或闭塞样改变。往往描记足背及胫后动脉时可出现直线波形；显示动脉搏动波形降低，往往只有主峰，缺乏次峰和第三峰，监听器中搏动声消失或减弱，并有踝压指数等灵敏数据的改变。新型超声可直接显示血管的闭塞程度和管径大小及血流速度等相关指标。

2. **皮肤温度测定** 在室温下（15℃~25℃）患者的皮肤温度低于正常体温 2℃时，则表示血液供应不足，TAO 病人患肢皮温降低。

3. **肢体光电容积描记（PPG）** 可出现缺血样波形改变。

4. **阻抗血流图（IPG）** 可反映血管功能状态及血流状况，TAO 病人血流量减少，并有趾（指）动脉压力等数据的改变。显示峰值幅度降低，提示血流速度减慢；降支下降速度减慢提示血液流出阻力增加。

5. **红外热像仪测定** 可明确肢体缺血的"冷区"，提示缺血范围。

6. **血液流变学检查** 可有全血黏度增高、红细胞压积增高等改变。

7. **甲皱微循环测定** 可有甲皱毛细血管袢轮廓不清，排列紊乱，管袢变短、变细、扩张淤血及畸形表现。

8. **血液凝固学检测** 可有血小板黏附和聚集、纤维蛋白原增高等血液高凝表现。另外，还可测定凝血酶原Ⅲ（AT-Ⅲ）、纤维蛋白原（Fibrinogen）、α_2-巨球蛋白（α_2-Macroglobulin）等，可更好地了解血液是否存在高凝状态。

9. **免疫球蛋白检测** 免疫球蛋白及其复合物，以及 T 细胞亚群检测均可出现增高或阳性表现。

10. **动脉造影** 可进一步判定阻塞部位及情况，侧支循环情况等，为手术提供资料。现在有条件的医院可在数字减影血管造影（DSA）下进行。

11. **足背动脉血氧饱和度测定** 肢体末梢动脉血多缺氧而致足背动脉血氧饱和度降低。

◎ **要点三 西医治疗**

(一) **药物治疗**

1. **扩血管药物** 妥拉苏林；罂粟碱；烟酸。

2. **抗血小板聚集药** 阿司匹林；潘生丁。

3. **改善微循环药物** 前列腺素 E_1；己酮可可碱。

4. **止痛剂** 可选用非甾体类的抗炎止痛作用药物和新型麻醉剂、止痛剂等。

5. **抗生素** 合并坏疽、溃疡时可适当选用。

(二) **手术治疗**

1. 腰交感神经节切除术。

2. 血管重建术。

3. 大网膜移植术。

4. 截肢（趾、指）术。

5. 神经压榨术。

(三) 高压氧疗法

目前有条件的医院进行此疗法，取得一定疗效。

◎ 要点四　中医辨证治疗

1. 寒湿证

证候：面色暗淡无华，喜暖怕冷，患肢沉重、酸痛、麻木感，小腿抽痛感。常伴有间歇性跛行，趺阳脉搏动减弱或消失，局部皮色苍白，触之冰凉、干燥；舌淡，苔白腻，脉沉细而迟。其他症状并不显著，或伴有迁移性静脉炎。

治法：温阳通脉，祛寒化湿。

方药：阳和汤加减。疼痛甚者加元胡、忍冬藤；湿重者加萆薢、云苓。

2. 血瘀证

证候：患肢暗红、紫红或青紫，下垂时更甚，抬高则见苍白，足趾毳毛脱落，皮肤、肌肉萎缩，趾甲变厚，并可有粟粒样黄褐色瘀点反复出现，趺阳脉搏动消失，患肢持久性静息痛，以夜间痛甚，患者往往抱膝而坐，或患肢悬垂在床边，不能入睡；舌质红或紫暗，苔薄白，脉沉细而涩。

治法：活血化瘀，通络止痛。

方药：桃红四物汤加减。夹有寒湿者加肉桂、白芥子。睡眠不佳者加远志、酸枣仁。

3. 热毒证

证候：患肢皮肤暗红而肿，趺阳脉搏动消失，患肢如煮熟之红枣，皮肤上起黄疱，渐变为紫黑色，呈浸润性蔓延，甚则五趾相传，波及足背，肉枯筋萎，色黑而干枯，溃破腐烂，疮面肉色不鲜，疼痛异常，如汤泼火烧样，彻夜不得安眠，常须弯膝抱足按摩而坐，并伴有发热、口干、食欲减退、便秘、尿黄赤、舌质红、苔黄腻、脉洪数或细数等症状。

治法：清热解毒，化瘀止痛。

方药：四妙勇安汤加减。本证多兼有血瘀，可加川芎、桃仁、红花等。若发热重可加犀角（可用水牛角代）、生地、蒲公英等。

4. 气血两虚证

证候：面容憔悴，萎黄消瘦，神情倦怠，心悸气短，畏寒自汗；患肢肌肉萎缩，皮肤干燥脱屑，趾甲干燥肥厚；坏死组织脱落后，疮面生长缓慢，经久不愈，肉芽暗红或淡而不鲜；舌质淡，脉沉细而弱。

治法：补气养血，益气通络。

方药：十全大补丸加减。可适当加赤芍、王不留行等活血药；同时加玄参、金银花等清热解毒药。

5. 肾虚证

证候：大多见于寒湿证、血瘀证和热毒证之久病后，兼见精神萎靡不振，面色晦暗无华，上半身热而下半身寒，口淡不渴，头晕腰痛，筋骨萎软，大便不爽，脉沉细无力等。

治法：肾阳虚者温补肾阳；肾阴虚者滋补肾阴。

方药：肾阳虚者桂附八味丸加减；肾阴虚者六味地黄丸加减。

细目二　动脉硬化性闭塞症

◎ 要点一　西医病因病理

目前本病的病因和发病机制尚未完全清楚，但是高血压、高脂血症、吸烟、糖尿病、肥胖等是其高危因素。其发病机制目前有如下三种学说：血管内膜损伤及平滑肌细胞增殖学说、脂质浸润学说、血流动力学说。

◎ 要点二　临床表现与检查

(一) 临床表现

1. 症状　早期的症状主要为肢体发凉、间歇性跛行，可有肢体麻木、沉重无力、酸痛、刺痛及烧灼感，继而出现静息痛。

如病变在髂动脉者，其闭塞位置较高，可引起双下肢、双臀、髂、大腿后侧或小腿腓肠肌部位症状，有时伴阳痿；如病变在股-腘段动脉时，可有小腿肌群的症状；如果病变闭塞部位在胫前、胫后则可表现以足部或小腿为主的症状。

2. 体征

(1) 皮肤温度下降　根据病变闭塞部位的不同，其皮肤温度由大腿股部至足部均可降低，但通常在远端足趾处其皮温明显下降。

（2）皮肤颜色变化　有闭塞的动脉血供不足时，根据其病程的长短，侧支循环情况，可有皮肤苍白、潮红、青紫、发绀等改变。初期一般呈苍白，如时间久者可出现潮红、青紫等。

（3）肢体失养　主要表现为肌萎缩、皮肤萎缩变薄、骨质疏松、发脱落、趾甲增厚变形、坏疽或溃疡。坏疽以足趾远端为最常见。溃疡多发生于缺血局部压迫后或外伤后，如踝关节突出处等。

（4）动脉搏动减弱或消失　根据闭塞部位，可扪及胫后动脉、足背动脉及腘动脉、股动脉搏动减弱或消失。

（二）检查

1. **一般检查**　包括心电图、心功能及眼底检查、血脂、血糖检查。通过一般检查可判定患者的动脉硬化和高脂血症的情况，以及是否患有糖尿病等。

2. **无创伤性血管检查**　包括超声多普勒（Doppler）肢体血流检查及电阻抗或光电容积血流描记（PPG）的检查。踝压/肱压值称为踝肱压指数，即踝压（踝部胫前或胫后动脉收缩压）与同侧肱压相比，正常值>1.0，如>0.5而<1则视为缺血，如<0.5则为严重缺血。

3. **血液流变学检查**　可以反映患者血液黏度等数项指标，提示血液流变性改变。

◎ 要点三　西医治疗

（一）非手术治疗

降血脂；扩血管；抗凝祛聚；去纤溶栓；其他，如抗生素应用、体液补充等。

（二）手术疗法

1. 经皮腔内血管成形术。
2. 动脉旁路转流术。
3. 动脉内膜剥脱术。
4. 截肢术。

◎ 要点四　中医辨证治疗

1. **寒凝血脉证**

证候：肢体肢端发凉、冰冷，肤色苍白，肢体疼痛；舌质淡苔白，脉沉迟或弦细。

治法：温经散寒，活血化瘀。

方药：阳和汤加减。若有血瘀之象可加桃仁、红花；若疼痛可加元胡、白芷。发于上肢加桂枝，发于下肢加牛膝。

2. **血瘀脉络证**

证候：肢体发凉麻木、刺痛，夜间静息疼痛，病位有瘀点或瘀斑，皮色潮红或紫红色；舌有瘀点、瘀斑，或舌质红绛、紫暗，脉弦涩或沉细。

治法：活血化瘀，通络止痛。

方药：桃红四物汤加减。若兼有气虚者加黄芪、党参，若疼痛明显者加元胡、白芷。

3. **热毒蕴结证**

证候：肢体坏疽或呈干性或伴脓出，局部红肿疼痛，或伴瘀点瘀斑，可有发热，恶寒，严重者神志失常；舌质红绛，舌苔初白腻、黄腻，久之黄燥或黑苔，脉滑数、弦数或洪数。

治法：清热解毒，利湿通络。

方药：四妙勇安汤加减。湿热盛者加茯苓、泽泻；血瘀者加鸡血藤、炒地龙；发热者加公英、地丁、板蓝根。

4. **脾肾阳虚证**

证候：年老体弱，全身怕冷，肢体发凉，肌肉枯萎，神疲乏力，足跟及腰疼痛，阳痿，性欲减退，食少纳呆；舌质淡，苔白，脉沉细。

治法：补肾健脾，益气活血。

方药：八珍汤合右归丸加减。

细目三　下肢深静脉血栓形成

◎ 要点一　临床表现与检查

（一）临床表现

1. **中央型**　发生于髂-股静脉部位的血栓形成。

（1）症状　患肢沉重、胀痛或酸痛，可有股三角区疼痛。

（2）体征　起病急，全下肢肿胀明显，患侧髂窝股三角区有疼痛和压痛；胫前可有压陷痕，患侧浅静脉怒张，可伴发热，肢体皮肤温度可升高。左侧多于右侧。

2. 周围型 股-腘静脉以及小腿端深静脉处血栓形成。

（1）症状 大腿或小腿肿痛、沉重、酸胀，发生在小腿深静脉者疼痛明显，不能踏平行走。

（2）体征 股静脉为主的大腿肿胀，程度不是很重，皮温一般升高不明显，皮肤颜色正常或稍红。局限于小腿深静脉者，小腿剧痛，不能行走，行走则疼痛加重，往往呈跛行，腓肠肌压痛明显，Homans征阳性（即仰卧时双下肢伸直，将踝关节过度背屈，会引发腓肠肌紧张性疼痛）。

3. 混合型 全下肢深静脉血栓形成。

（1）症状 全下肢沉重、酸胀、疼痛，股三角及腘窝和小腿肌肉疼痛。

（2）体征 下肢肿胀，股三角、腘窝、腓肠肌处压痛明显。如果体温升高和脉率加速不明显、皮肤颜色变化不显著者，称股白肿。如果病情严重，肢体肿胀明显，影响了动脉供血时，则足背及胫后动脉搏动减弱或消失，肢体皮肤青紫，皮温升高，称股青肿。后者可发生肢体坏疽。

4. 并发症及后遗症

（1）并发症 下肢深静脉血栓形成可向其远、近端蔓延，进一步加重回流障碍。如血栓波及下腔静脉则可引发双侧下肢回流障碍。血栓脱落，随血流回流至肺动脉处，可引发肺栓塞，肺栓塞可致死。

（2）后遗症 下肢静脉血栓形成后，可破坏静脉瓣膜，遗留下深静脉瓣膜功能不全综合征。本病早期管腔闭塞；而中期可出现部分再通；后期可全部再通，也可再次形成血栓。

（二）检查

1. 超声多普勒（Doppler）检查 双功彩色多普勒超声可从影像、声音来对下肢深静脉血栓形成进行诊断，可看到管腔内血栓回声、管径大小、形态、血流情况、静脉最大流出率等，是无创检查中较理想的方法。

2. 放射性核素检查 其原理是放射性物质被新鲜血栓所大量摄取，比较正常血流即可判断有无血栓形成。

3. 数字减影血管造影（DSA）检查 这是一种有创检查方法，可分为逆行和顺行静脉造影。本法可直接看到静脉的中断、充盈缺损和侧支循环或再通的情况。临床多采用顺行造影。

4. 凝血系列指标检查 包括出凝血时间、凝血酶原时间及纤维蛋白原等测定。在溶栓治疗期间，应注意凝血指标的测定。

◎ 要点二 西医治疗

（一）非手术疗法

1. 一般处理 卧床，抬高患肢，适当活动，离床活动应用弹力袜或弹力绷带保护患肢。

2. 溶栓疗法 病程不超过72小时的患者，可给予尿激酶（UK）静脉滴注。此外，还可用链激酶（SK）等溶栓药物。

3. 抗凝疗法 是治疗本病的一种重要方法。常用药物有肝素和华法令（香豆素衍生物类）。

4. 祛聚疗法 常用的药物有阿司匹林、双嘧达莫（潘生丁）等。

5. 祛纤疗法 目的在于祛纤、降低血黏度。

（二）手术疗法

主要采取Fogarty导管取栓术。髂-股静脉血栓形成，病程不超过48小时者，或出现股青肿时，应选择手术疗法。其方法为将Fogarty导管由一侧大隐静脉分支插入至下腔静脉后，充气囊阻断静脉回流，由患肢股静脉再插入另一Fogarty导管达血栓近侧后充盈第二导管气囊，缓缓回拉带出血栓，再拉出第一根导管，使血流恢复。术后要辅用抗凝、祛聚疗法。

◎ 要点三 中医辨证治疗

1. 湿热蕴阻，气滞血瘀证

证候：患肢肿胀，皮色苍白或紫绀，扪之灼热，腿胯部或小腿部疼痛，固定不移，发热；舌质紫暗或略红，或有瘀斑，苔腻，脉数。

治法：理气活血，清热利湿。

方药：桃红四物汤和萆薢渗湿汤加减。血瘀重者可加入水蛭、地龙；湿重者加土茯苓。

2. 气虚血瘀，寒湿凝滞证

证候：患肢肿胀久不消退，沉重麻木，皮色发紫，或皮色苍白，青筋露出，按之不硬，无明显凹陷；舌淡有齿痕，苔薄白，脉沉涩。

治法：益气活血，通阳利水。

方药：补阳还五汤和阳和汤加减。伴肢冷麻木者，加桂枝；腰酸腿软者，加菟丝子、川断；疼痛者加元胡。

细目四 单纯性下肢静脉曲张

◎ 要点一 临床表现

1. 症状

（1）患肢浅静脉隆起、扩张、迂曲，状如蚯蚓，甚者呈大团块，站立时明显，少数人在卧位时由于静脉倒流不明显，曲张静脉空虚亦不明显；严重者可于静脉迂曲处触及"静脉结石"。

（2）患肢沉重感，酸胀感，时有疼痛。尤其当患者久行时由于血液倒流而致静脉淤积加重，回流受影响而出现诸症状。

2. 体征

（1）患肢小腿下段、足踝部或足背部肿胀，并可有压陷痕。

（2）皮肤营养变化，可出现皮肤变薄、色素沉着（多在足靴区），湿疹样皮炎和溃疡形成。

（3）血栓性浅静脉炎。由于血液淤积，血流缓慢，在曲张静脉处形成血栓而出现局部索条状红肿处，并有压痛。

（4）出血。由于外伤或小静脉自发破裂而继发出血。

（5）下肢静脉功能试验。①深静脉通畅试验。②大隐静脉瓣膜功能试验。③交通静脉瓣膜功能试验。

◎ 要点二 诊断

1. 家族史或长期站立、寒冷刺激等病史。

2. 肢体有曲张的或呈团块样静脉。

3. 足靴区可出现营养不良情况，如色素沉着、溃疡等。

4. 大隐静脉瓣膜功能试验，深静脉通畅试验及深浅静脉交通支试验提示：大隐静脉或小隐静脉瓣膜功能不全，并可有交通支瓣膜功能不全。

◎ 要点三 西医治疗

1. 一般措施 防止腹内压增加，加穿弹力袜外部加压，以减轻对浅静脉血管的压力，同时保护浅静脉过度伸张。

2. 手术治疗 术式选择大隐静脉高位结扎加剥脱术。

3. 硬化剂注射和压迫疗法 本方法适用于少量、局限的病变以及手术的辅助治疗，处理残留的曲张静脉。

4. 并发症处理

（1）血栓性浅静脉炎 可给予局部外用肝素钠乳膏或局部热敷治疗，抗生素对感染性静脉炎有效。

（2）溃疡形成 局部湿敷利凡诺等外用药物，如面积大也可考虑清创后植皮。

（3）曲张静脉破裂出血 抬高患肢和加压包扎后即可止血，无需特殊用药。

◎ 要点四 中医辨证治疗

1. 气血瘀滞证

证候：患肢小腿沉重，遇寒湿加重，酸痛或胀痛，久立久坐后加重；患肢显见脉道迂曲或扭曲成团，或局部硬结；小腿下部皮肤颜色紫褐灰暗；可伴烦躁易怒或神情抑郁，叹息脘闷；舌质淡紫或有瘀斑瘀点，苔白，脉弦细或沉涩。

治法：行气活血，祛瘀除滞。

方药：柴胡疏肝散加减。疼痛加忍冬藤、地龙；扭曲块明显加三棱、莪术；患肢畏寒、麻木加附子、桂枝。

2. 湿热瘀阻证

证候：患肢瘀肿，色灰紫暗，漫及小腿全部，青筋隐现，有紫红色索条或肿硬区；小腿溢出污液或附有糜苔，小腿前或侧方瘀肿溃烂，疮口色暗，肉腐失新；伴烦躁不安，发热口渴，尿赤，便干；舌质暗红或紫，伴瘀斑瘀点，苔黄或白，脉滑数或弦数。

治法：清热利湿，活血祛瘀。

方药：萆薢渗湿汤合大黄䗪虫丸加减。伴疼痛者加元胡、白芷；气血虚者加黄芪、白术。

第二十五单元　皮肤及性传播疾病

细目一　带状疱疹

◎ 要点一　临床表现

本病好发于春秋季节。发病前患部皮肤常有感觉过敏，皮肤灼热刺痛，伴全身不适、疲乏无力、食欲不振、轻度发热等前驱症状。2~5天后局部出现皮损，但亦有无前驱症状即发疹者。皮损先为在一定神经分布区域发生不规则红斑，继而出现簇集性丘疱疹，水疱内容物透明澄清，或呈黄色、浅黄色半透明，数日后疱液混浊或呈血性。疱壁较厚不易破溃，5~10天疱疹干瘪结痂而自愈。

皮疹多沿某一周围神经分布，排列呈带状，发于身体一侧，不超过正中线。好发部位为肋间神经、颈部神经、三叉神经及腰骶神经支配区。神经痛为本病的特征之一，一般在有神经痛的同时或稍后即出现皮损，但亦有在神经痛4~5天后才发生皮损者。神经疼痛程度不一，约有50%的50岁以上患者，可持续数月甚至更长时间。

临床可有多种类型，如局部仅出现潮红、淡红斑或丘疹，无典型水疱者，称不完全型或顿挫型带状疱疹；若皮损为大疱，直径超过1cm者称大疱型带状疱疹；若疱内容物为血性者，称出血性带状疱疹；老年或营养不良者，水疱基底部组织坏死，结黑褐色痂皮，愈后遗留瘢痕，称坏疽性带状疱疹；若局部发疹后数日内，全身发生类似于水痘样皮疹，常伴高热，可并发肺、脑等脏器损害者，称为泛发性带状疱疹；若病毒侵犯三叉神经眼支，疼痛剧烈，可累及眼角膜，形成角膜溃疡，愈后形成瘢痕而失明，严重者发生全眼球炎、脑炎，甚至死亡，称为眼带状疱疹；若病毒侵犯面神经及听神经，可出现外耳道或鼓膜疱疹，或出现患侧面瘫及轻重不等的耳鸣、耳聋等听觉症状。当膝状神经节受累，影响面神经的运动和感觉纤维，可产生面瘫及轻重不等的耳鸣、耳痛及外耳道疱疹，称之为Ramsay-Hunt综合征；若病毒侵犯脊神经后根神经节引起交感和副交感神经受累，使其支配的内脏区域发疹，引起胃肠炎及泌尿系症状等，称之为内脏带状疱疹。

◎ 要点二　诊断与鉴别诊断

（一）诊断

春秋季节常见，以皮疹为簇集性、呈带状排列、单侧分布及神经痛为特点。病程2~3周，愈后极少复发。

（二）鉴别诊断

1. **单纯疱疹**　好发于皮肤黏膜交界处，不沿神经呈带状分布。自觉症状轻微，水疱较小易破。多见于发热性疾病患者，有复发倾向。

2. **接触性皮炎**　有明显的接触史，皮损与神经分布无关，自觉烧灼、剧痒感，无神经痛。

◎ 要点三　西医治疗

1. **全身治疗**

（1）抗病毒药物。

（2）止痛药物。

（3）维生素药物。

（4）免疫调节剂。

(5) 皮质类固醇激素。

2. 局部治疗

(1) 2%龙胆紫溶液，或阿昔洛韦软膏、3%~5%无环鸟苷霜、3%阿糖胞苷霜等外涂。眼带状疱疹可用0.5%阿昔洛韦溶液、3%无环鸟苷软膏、0.5%~1%疱疹净溶液点眼。

(2) 有感染者可用0.5%雷佛奴尔溶液、0.1%新霉素溶液湿敷。

(3) 神经痛明显者可用1%达可罗宁紫草地榆油膏、5%苯唑卡因代马妥油膏或泥膏外涂。

◎ 要点四　中医辨证治疗

1. 肝经郁热证

证候：皮疹潮红，疱壁紧张，灼热刺痛；伴口苦咽干，心烦易怒，大便干，小便黄；舌质红，苔黄腻，脉滑数。

治法：清泻肝火，解毒止痛。

方药：龙胆泻肝汤加减。发于头面部加牛蒡子、野菊花；发于眼部加石决明、谷精草；发于胸胁加郁金、川楝子；发于下肢者加黄柏、苍术；疼痛明显加制乳香、没药。

2. 脾虚湿蕴证

证候：皮损色淡，疱壁松弛，破后糜烂、渗出，疼痛轻；口不渴，食少腹胀，大便时溏；舌质淡，苔白或白腻，脉沉缓或滑。

治法：健脾利湿，清热解毒。

方药：除湿胃苓汤加减。发于下肢者加怀牛膝、黄柏；水疱大而多者加土茯苓、萆薢、车前草；热毒重者加金银花、白花蛇舌草。

3. 气滞血瘀证

证候：皮疹大部分消退，但疼痛不止或隐痛绵绵；坐卧不安，夜寐不宁；舌质紫暗，苔白，脉弦细或涩。

治法：理气活血，通络止痛。

方药：柴胡疏肝散合桃红四物汤加减。心烦眠差者加珍珠母、牡蛎、山栀子、酸枣仁；疼痛剧烈者加延胡索、制乳香、制没药等。

细目二　癣

◎ 要点一　临床表现

(一) 头癣

1. 黄癣　初起毛发根部红色丘疹或脓疱，干后形成黄痂，逐渐增厚扩大，形成碟形黄癣痂，边缘翘起，中心微凹，上有毛发贯穿。剥去痂皮，其下为鲜红湿润的糜烂面或浅表溃疡，有特殊的鼠尿臭味。病发失去光泽，易于脱落，但不折断，若不及时治疗，毛囊受到破坏而形成萎缩性瘢痕，遗留永久性脱发，严重时只在头皮的边缘保留残余的头发。患者自觉瘙痒剧烈，有继发感染时可伴发热，局部淋巴结肿大。黄癣菌也可侵犯头皮外的光滑皮肤及甲部，偶见侵犯内脏器官。

2. 白癣　好发于头顶中间，也可在额顶部或枕部。开始时为大小不一灰白色鳞屑性斑片，圆形或椭圆形，时有瘙痒，其上头发失去光泽，白色斑片日久蔓延扩大，形成大片。患部头发一般距头皮2~4mm处折断，根部有一白色菌鞘围绕，为真菌孢子寄生于发外形成，断发极易拔除，患部皮肤无炎症反应。病程缠绵，迁延数年不愈，但至青春期，大多自愈，新发再生，不留瘢痕。若患处发生感染化脓时，则该处头发永不再生而留有瘢痕。

3. 黑点癣　发病初起为散在性、局限性点状红斑，以后发展为大小不等的圆形或不规则形灰白色鳞屑斑，边缘清楚。病发长出头皮后即折断，远望形如黑点，自觉瘙痒。本病进展缓慢，可经年累月不愈，因毛囊被破坏而形成瘢痕。黑头癣除发生于头皮外，亦可侵犯光滑的皮肤及指（趾）甲。

(二) 手足癣

1. 足癣

(1) 水疱型　多发生在趾间、足跖及其侧缘。皮损为聚集或散在的深在性皮下水疱，壁厚发亮，感觉瘙痒。数天后干燥脱屑或融合成多房性水疱，撕去疱壁可露出蜂窝状基底及鲜红色糜烂面。

（2）浸渍糜烂型 发生于趾缝间，尤以4、5趾间多见。表现为趾间潮湿，皮肤浸渍发白，如将白皮剥去，基底呈鲜红色，可有少量淋巴液，瘙痒剧烈。此型易继发感染，并发急性淋巴管炎、淋巴结炎及丹毒。

（3）鳞屑角化型 以足跟、足跖及其侧缘多见。角质层增厚、粗糙、脱屑、干燥。冬季易发生皲裂，疼痛明显。本型多见于病程长、年龄大的患者。

2. 手癣 皮损初起为掌心或指缝水疱或掌部皮肤角化脱屑、水疱。水疱破后干涸，叠起白屑，中心向愈，四周继发水疱，并可延及手背、腕部。自觉瘙痒，反复发作手掌皮肤肥厚、皲裂疼痛。损害若侵及指甲，可使甲板增厚或萎缩翘起，色灰白而成甲癣（灰指甲）。

3. 体癣 好发于夏季，冬季常好转。皮疹好发于颜面及颈部，亦可发生于躯干、四肢等处。损害为圆形或钱币形红斑，数目不定，病灶中央常自愈，周边稍隆起，呈活动性，有炎性丘疹、小疱、痂皮、鳞屑等。可形成环形，有时亦可互相融合成多环形或损害中央发生新皮疹而形成同心环状。自觉瘙痒，可反复发作。

股癣多发生于男性成年人，主要发生在腹股沟内侧与阴囊相接触的大腿根部及臀部。皮疹与体癣相似，两侧对称发生，病人自觉剧痒。患处由于搔抓或磨擦，潮湿糜烂，呈湿疹样改变，慢性阶段皮损可以出现苔藓化。胖人多汗者病情较为严重。

◎ 要点二 诊断与鉴别诊断

（一）诊断

头癣

（1）黄癣 皮损为以毛发为中心的黄癣痂，伴鼠尿臭味，发展缓慢，毛发脱落，形成永久性脱发。直接镜检为发内菌丝孢子，滤过紫外线检查显示暗绿色荧光，培养为许兰毛癣菌。

（2）白癣 皮损为白色鳞屑斑，断发有白色菌鞘，愈后不留瘢痕，青春期可自愈。镜检发外密集小孢子，滤过紫外线检查显示亮绿色荧光，培养为大小孢子菌或铁锈色小孢子菌或羊毛状小孢子菌。

（3）黑点癣 皮损为小片白色鳞屑斑，低位断发，形如黑点，进展缓慢，有的至青春期可自愈，病久可形成瘢痕。镜检可见发内呈链状排列稍大的小孢子，培养为堇色毛菌和断发毛癣菌。

（二）鉴别诊断

1. 头癣

（1）头皮脂溢性皮炎 好发于青年人；皮损为白色鳞屑堆叠，搔抓脱落，脱发而不断发；无传染性；真菌检查阴性。

（2）银屑病 头部皮损为大小不一略高起的银白色鳞屑性斑块，边界清楚，刮去鳞屑可见出血点，无断发及白色菌鞘；真菌镜检阴性。

（3）头部湿疹 头部皮损有丘疱疹、糜烂、渗出、结痂等多形损害，瘙痒，一般不脱发；真菌镜检阴性。

2. 手足癣

（1）手足部湿疹 常对称发生，皮疹为多形性，边界不清，瘙痒剧烈，反复发作；真菌检查阴性。

（2）汗疱疹 多发生于手足多汗患者，对称发生深在性小水疱，瘙痒及烧灼感；好发于春秋季，常每年定期反复发作；真菌检查阴性。

3. 体癣

（1）玫瑰糠疹 好发于躯干及四肢近心端；皮疹呈椭圆形，皮疹长轴与皮纹一致，常先出现母斑；查真菌阴性。

（2）银屑病 皮疹有时呈环形，基底为淡红色浸润性斑块，上覆以多层银白色鳞屑，刮去银屑后有薄膜现象和点状出血；好发于头部、躯干和四肢；一般冬重夏轻；真菌检查阴性。

◎ 要点三 西医治疗

（一）头癣

1. 抗菌疗法 常用药物有灰黄霉素和酮康唑，以灰黄霉素为首选。服药期间应避免服用抑制胃液分泌的药物，定期检查肝功能。其他抗真菌药物如伊曲康唑、疗霉舒等亦可酌情采用。

2. 局部治疗 常用药物有2.5%～5%碘酊、10%硫黄软膏、复方苯甲酸软膏、硝酸咪康唑霜剂及洗剂等。上述药物可选一种，或数种交替外用，擦药时擦遍全头，一般用药5～7周，直到临床症状消失后2周为止，不得中途间断。黄癣患者若菌痂很厚时，应先以油剂除去菌痂，再外擦药物。

（二）手足癣

1. 全身治疗 适用于病情较重及反复发作患者，可选用酮康唑、伊曲康唑、特比萘芬或氟康唑等抗真菌药物口服。

2. 局部治疗

水疱型：选用1%～3%益康唑、克霉唑、联苯苄唑霜及复方苯甲酸搽剂、复方雷锁辛搽剂等外用。

浸渍糜烂型：选用高锰酸钾溶液（1:6000～1:4000）热浸或醋酸铅液（1:2000）湿敷。外搽作用比较温和的制剂如复方雷锁辛搽剂、2%咪康唑霜等。

鳞屑角化型：先用角质剥脱剂，如10%水杨酸软膏、30%～40%尿素软膏，待角化减轻后，再用咪唑类抗真菌药物。

不论用那种外用药，均需坚持连续治疗1～2个月。如伴发感染，可外用抗炎药物。

（三）体癣

1. 全身治疗 全身泛发性癣可选用伊曲康唑、特比萘芬、酮康唑、氟康唑等抗真菌药内服。

2. 局部治疗 酌情外搽复方苯甲酸搽剂或软膏（怀氏搽剂或软膏）、复方雷锁辛搽剂（卡氏搽剂）、3%咪康唑霜、1%～2%克霉唑霜、酮康唑霜、联苯苄唑霜、特比萘芬软膏等。

◎ **要点四 中医辨证治疗**

1. 头癣

虫毒湿聚证

证候：皮损泛发，蔓延浸淫，或大部分头皮毛发受累，患处皮肤红肿，痂厚；舌质红，苔黄腻，脉滑数。

治法：祛风除湿，杀虫止痒。

方药：苦参汤加减。

2. 手足癣

（1）湿热蕴结证

证候：皮疹以水疱、丘疱疹、糜烂为主，局部红赤肿痛；舌质红，苔黄腻，脉滑数。

治法：清热利湿，解毒消肿。

方药：萆薢化毒汤合五神汤加减。

（2）血虚风燥证

证候：皮疹以角质层肥厚、干燥、脱屑、皲裂为主，自觉疼痛；舌质淡红，苔薄白，脉细。

治法：养血祛风。

方药：当归饮子加减。

3. 体癣

证候：皮疹泛发，瘙痒剧烈，股癣潮湿糜烂，呈湿疹样改变；舌质红，苔黄腻，脉滑数。

治法：清热利湿，祛风止痒。

方药：龙胆泻肝汤加减。

细目三 湿 疹

◎ **要点一 临床表现**

1. 急性湿疹 急性发病，皮损为多密集的粟粒大小的丘疹、丘疱疹，基底潮红，由于搔抓，丘疹、丘疱疹或水疱顶端抓破后流滋、糜烂及结痂，皮损中心较重，外周有散在丘疹、红斑、丘疱疹。病变常为片状或弥漫性，无明显边界。皮损呈多形性，常有红斑、潮红、丘疹、丘疱疹、水疱、脓疱、流滋、结痂等数种皮损共存。可发生在身体的任何部位，亦可泛发全身，但常发于头面、耳后、手足、阴囊、外阴、肛门等，多呈对称分布。急性湿疹经过治疗，1～2个月脱去痂皮而愈。因搔抓继发感染，可形成糜烂、渗液、化脓，并可并发毛囊炎、局部淋巴结炎等。

2. 亚急性湿疹 常由于急性湿疹未能及时

治疗，或处理不当，致病程迁延所致。皮损较急性湿疹轻，以丘疹、结痂、鳞屑为主，仅有少量水疱及轻度糜烂。

3. **慢性湿疹** 急性和亚急性湿疹长期不愈或反复发作而成。部分病人一开始即表现为慢性湿疹的症状。皮损表现为皮肤肥厚粗糙、浸润，色暗红或紫褐色，有不同程度的苔藓样变。皮损表面常附有鳞屑伴抓痕、血痂、色素沉着，部分皮损可出现新的丘疹或水疱，抓破后有少量流滋。皮损多局限于某一部位，如小腿、手足、肘窝、腘窝、外阴、肛门等处。发生于手足及关节部位者，常易出现皲裂，自觉疼痛，影响活动。患者自觉瘙痒，呈阵发性，夜间或精神紧张、饮酒、食辛辣发物时瘙痒加剧。病程较长，反复发作，时轻时重。

◎ **要点二 诊断与鉴别诊断**

（一）诊断

1. **急性湿疹** 本病起病较快。皮损呈多形性，对称分布，以头、面、四肢远端、阴囊等处多见，可泛发全身。自觉灼热、剧烈瘙痒。可发展成亚急性或慢性湿疹。

2. **亚急性湿疹** 常由急性湿疹病程迁延所致。皮损渗出较少，以丘疹、丘疱疹、结痂、鳞屑为主。有轻度糜烂，颜色较暗红。自觉瘙痒剧烈。

3. **慢性湿疹** 常由急性湿疹或亚急性湿疹长期不愈转化而来。皮损多局限于某一部位，境界清楚，有明显的肥厚浸润，表面粗糙，或呈苔藓样变，颜色褐红或褐色，常伴有丘疱疹、痂皮、抓痕。常反复发作，时轻时重，有阵发性瘙痒。

（二）鉴别诊断

1. **接触性皮炎** 与急性湿疹相鉴别。本病有接触过敏物病史；常见于暴露部位或接触部位；皮损以红斑、水疱或大疱为主，边界清楚；去除病因后很快痊愈，不复发。

2. **药物性皮炎** 与急性湿疹相鉴别。发病突然，皮损广泛而多样。一般发病前有明确的服药史。

3. **神经性皮炎** 与慢性湿疹相鉴别。本病多发于颈、肘、骶尾部，常不对称。有典型的苔藓样变，无多形性皮损，无渗出。

◎ **要点三 西医治疗**

1. **全身治疗**

（1）抗组胺类药物。

（2）镇静剂。

（3）非特异性脱敏疗法。急性或亚急性泛发性湿疹时，可静脉注射10%葡萄糖酸钙或10%硫代硫酸钠、维生素C。

（4）普鲁卡因静脉注射。

（5）皮质类固醇激素。

（6）抗生素应用。

2. **局部治疗**

（1）急性湿疹 急性红肿，有大量浆液或脓液，或多或少痂皮的糜烂面和溃破面，宜用湿敷，如醋酸铅、3%硼酸溶液、高锰酸钾溶液等；急性红肿，有丘疹水疱，甚至脓疱疹，但无糜烂面或溢液，则采用干燥疗法，如炉甘石洗剂或粉剂外搽。

（2）亚急性湿疹 炎症不显著或稍有溢液，宜用糊剂，如3%～5%糠馏油糊剂或含有2%～5%的硫黄煤焦油糊剂，3%黑豆馏油等。

（3）慢性湿疹 以止痒、抑制表皮细胞增生、促进真皮炎症浸润吸收为原则。常用药物有5%～10%复方松馏油软膏、10%～20%黑豆馏油软膏、皮质类固醇激素乳剂等。

◎ **要点四 中医辨证治疗**

1. **湿热浸淫证**

证候：发病急，皮损潮红灼热，瘙痒无休，抓破渗液流脂水；伴身热，心烦，口渴，大便干，尿短赤；舌质红，苔黄或黄腻，脉滑或数。

治法：清热利湿。

方药：萆薢渗湿汤合三妙丸加减。发于上部者去黄柏，加菊花、蝉衣、防风等；发于中部者加龙胆草、山栀、黄芩；发于下部者加车前子、泽泻；瘙痒甚加地肤子、白鲜皮；皮疹鲜红灼热者加赤芍、地骨皮。

2. 脾虚湿蕴证

证候：发病缓慢，皮损潮红，瘙痒，抓后糜烂渗出，可见鳞屑；伴有纳少，腹胀便溏；舌淡胖，苔白或腻，脉弦缓。

治法：健脾利湿。

方药：除湿胃苓汤加减。若滋水过多，加滑石、苦参；瘙痒剧烈加地肤子、白鲜皮、蝉衣；大便溏薄者加马齿苋、黄连。

3. 血虚风燥证

证候：病程久，皮损色暗或色素沉着，剧痒，或皮损粗糙肥厚；伴口干不欲饮、纳差、腹胀；舌质淡，苔白，脉弦细。

治法：养血润肤，祛风止痒。

方药：当归饮子加减。若瘙痒失眠者，加珍珠母、牡蛎、夜交藤、酸枣仁；皮肤粗糙、肥厚严重者，加丹参、鸡血藤、地龙或乌梢蛇。

细目四 荨麻疹

◎ 要点一 临床表现

本病可以发生于任何年龄和季节。发病突然，在皮肤上出现大小形态不一的鲜红或白色的风团，少数患者也可仅有水肿性红斑。可因搔抓刺激，风团互相融合成片，有时在风团表面出现水疱。消退迅速，不留痕迹，以后又不断成批发生，时隐时现，可泛发全身。自觉灼热，瘙痒剧烈。部分患者可有怕冷、发热等症状。如侵犯消化道黏膜，可伴有恶心呕吐、腹痛腹泻等症状；发生于咽喉者，可引起喉头水肿和呼吸困难，甚至可以发生晕厥。荨麻疹型血管炎患者的皮损可发生于任何部位，但以面、上肢和躯干部最多见，反复发作风团，有时为多形红斑样皮损，其上可见微细紫癜，皮损消退后遗留紫癜、鳞屑或色素沉着。

根据病程长短，可分为急性和慢性两种。急性者，骤发速愈，一般经1周左右可以痊愈；慢性者，病程在1~2个月以上，反复发作，迁延数月，甚至数年。

◎ 要点二 诊断与鉴别诊断

（一）诊断

突然发作，皮损为大小不等、形状不一的风团及水肿性斑块。皮疹时隐时现，发无定处，剧烈瘙痒，消退后不留痕迹。部分病人可有腹痛、腹泻、发热、关节痛等症状。严重者可有呼吸困难，甚至窒息。结合各项检查有助于病因诊断。

（二）鉴别诊断

1. **接触性皮炎** 有明确接触史；皮损多局限于接触部位；有红斑、肿胀、丘疹、水疱、糜烂、渗出等，但以单一皮损为主；如不接触致敏物，一般不再复发。

2. **多形性红斑** 损害多在手足背、颜面、耳等处；为红斑、水疱，呈环形；时轻时重，不易消退。

◎ 要点三 西医治疗

1. **全身治疗**

（1）抗组胺类药物。

（2）肾上腺皮质激素。

（3）拟交感神经药。

（4）维生素类。

（5）其他，组胺球蛋白及肽酶治疗慢性荨麻疹。

2. **局部治疗** 外搽止痒洗剂，如荷酚液、1%麝香草酚、2%碳酸等。

◎ 要点四 中医辨证治疗

1. **风寒束表证**

证候：皮疹色白，遇风寒加重，得暖则减；恶寒怕冷，口不渴；舌质淡红，苔薄白，脉浮紧。

治法：疏风散寒，调和营卫。

方药：麻黄桂枝各半汤加减。恶寒怕冷者加炙黄芪、炒白术、防风。

2. **风热犯表证**

证候：风团鲜红，灼热剧痒，遇热加重，得冷则减；伴有发热，恶寒，肿痛；舌质红，苔薄白或薄黄，脉浮数。

治法：疏风清热，解表止痒。

方药：消风散加减。风团鲜红灼热者加丹皮、赤芍；瘙痒剧烈者加刺蒺藜、珍珠母。

3. 胃肠湿热证

证候：皮疹色红片大，瘙痒剧烈；伴腹痛，恶心呕吐，神疲纳呆，大便秘结或泄泻；舌质红，苔黄腻，脉弦滑数。

治法：疏风解表，通腑泄热。

方药：防风通圣散加减。恶心呕吐者加半夏、茯苓、竹茹；大便稀去大黄，加苡仁。

4. 血虚风燥证

证候：反复发作，迁延日久，午后或夜间加重；心烦易怒，口干，手足心热；舌质淡红少津，苔薄白，脉沉细。

治法：养血祛风，润燥止痒。

方药：当归饮子加减。心烦失眠者加炒枣仁、夜交藤；瘙痒较重者加首乌、刺蒺藜。

细目五 皮肤瘙痒症

◎ 要点一 临床表现

1. **全身性瘙痒症** 最初瘙痒仅局限于一处，进而逐渐扩展至身体之大部或全身。瘙痒常为阵发性，以夜间为重。饮酒之后、情绪变化、被褥温暖及搔抓摩擦，甚至某些暗示，都可促使瘙痒发作或加重。瘙痒的程度因人而异，有的轻微，时间也较短暂；有的剧烈，难以忍受，常不断搔抓，直至皮破血流有疼痛感觉时为止。老年人因皮肤腺体功能减退，皮肤萎缩、干燥、粗糙，易泛发全身性瘙痒，称为老年瘙痒症。与季节关系明显者，如每逢冬季即泛发全身瘙痒，春暖缓解，或逢夏季瘙痒，秋凉自愈的，均称为季节性瘙痒症。

2. **局限性瘙痒症** 好发于肛门、阴囊、女阴和小腿等部位。

（1）肛门瘙痒症 一般瘙痒仅局限于肛门及其周围的皮肤，但有时亦可蔓延至会阴、女阴或阴囊的皮肤，因经常搔抓，肛门皱襞肥厚，亦可有辐射状皲裂、浸渍、苔藓样变或湿疹样变等继发性损害。

（2）阴囊瘙痒症 瘙痒大都局限于阴囊，亦可波及阴茎、会阴及肛门。由于经常搔抓，亦会出现苔藓样变、湿疹样变或感染等继发性损害。

（3）女阴瘙痒症 部位主要在大阴唇和小阴唇，但阴阜、阴蒂及阴道黏膜亦常有瘙痒感。因不断搔抓，阴唇部常有皮肤肥厚及浸渍，阴蒂及阴道黏膜可有红肿及糜烂。

◎ 要点二 诊断与鉴别诊断

（一）诊断

全身性或局限性皮肤瘙痒，仅有继发改变而无原发性皮肤损害。诊断皮肤瘙痒症时，应详问病史，进行必要的全面检查，尽可能寻找病因及原发病。

（二）鉴别诊断

1. **荨麻疹** 突然发生，出现大小不等的风团，色红或苍白，迅速出现，迅速消退，消退后不留任何痕迹。

2. **虫咬皮炎** 皮疹多见于头面、颈项、手足等暴露部位；有小出血点、丘疹、疱疹、风团、肿胀。

3. **药物性皮炎** 有用药史；皮损表现不一，形态各异；停止用药后皮损可消失。

4. **疥疮** 皮损发生在手指缝、会阴部及皱褶部位；有丘疹、血痂，开始有条索状隧道；可找到疥虫；在集体或家庭中有类似病史者。

5. **神经性皮炎** 好发于颈、小腿、踝、耳后等部位；皮肤苔藓样变明显且出现较早。

◎ 要点三 西医治疗

1. 全身治疗

（1）抗组胺类药。

（2）普鲁卡因静脉封闭、钙剂或硫代硫酸钠静脉注射、组织胺蛋白皮下注射对全身性瘙痒可能有效。

（3）老年患者可用性激素治疗。

2. 局部治疗
外用药物治疗根据病情选用含止痒剂的炉甘石洗剂、达克罗宁洗剂或乳剂、薄荷脑软膏、苯唑卡因软膏、糠馏油、黑豆馏油霜、皮质类固醇激素软膏或霜剂等进行治疗。

3. **物理疗法** 可选紫外线照射、皮下输氧、淀粉浴、糠浴或矿泉浴等。

◎ **要点四 中医辨证治疗**

1. **风热血热证**

证候：皮肤瘙痒剧烈，遇热更甚，皮肤抓破后有血痂；伴心烦，口渴，尿黄，便秘；舌质红，苔薄黄，脉浮数。

治法：疏风清热，凉血止痒。

方药：消风散合四物汤加减。风盛者加全蝎、防风；夜间痒甚者加蝉衣、牡蛎、珍珠母。

2. **湿热蕴结证**

证候：瘙痒不止，抓破后脂水淋漓；伴口干口苦，胸胁闷胀，小便黄赤，大便秘结；舌红，苔黄腻，脉滑数。

治法：清热利湿止痒。

方药：龙胆泻肝汤加减。

3. **血虚肝旺证**

证候：老年人为多见，病程较长，皮肤干燥，抓破后血痕累累；伴头晕眼花，失眠多梦；舌红苔薄，脉细数或弦数。

治法：养血润燥，祛风止痒。

方药：当归饮子加减。年老体弱者重用黄芪、党参；瘙痒甚者加全蝎、地骨皮；皮肤肥厚脱屑者加阿胶、丹参。

细目六 银屑病

◎ **要点一 临床表现**

1. **寻常型银屑病** 临床最多见，大多急性发病。初起一般为粟粒至绿豆大炎性红色丘疹，以后可逐渐扩大或融合成为棕红色斑块，边界清楚，周围有炎性红晕，基底浸润明显，表面覆盖多层干燥的银白色鳞屑，轻轻刮除表面鳞屑，则渐露出一层淡红发亮的半透明薄膜，这是表皮内棘细胞层，称薄膜现象。再刮除薄膜，即到达真皮乳头层的顶部，此处的毛细血管被刮破，则出现小出血点，称点状出血现象。白色鳞屑、发亮薄膜和点状出血是本病的临床特征。

2. **脓疱型银屑病**

（1）泛发性脓疱型银屑病 大多急性发病，常伴高热、关节肿痛、全身不适及白细胞增高等全身症状，并在银屑病的基本损害上出现密集的针头至粟粒大小的、浅在性无菌性小脓疱，在表面覆盖着不典型的银屑病鳞屑，脓疱和红斑常融合成大片疱壁灰白色、周围潮红的脓湖，迅速扩大。全身各处均可发疹。

（2）跖脓疱型银屑病 皮损只限于手足部，多发生于掌跖，也可扩展到指（趾）背侧，常对称发生。皮损为成批出现许多淡黄色针头至粟粒大小的脓疱，基底潮红，疱壁不易破裂，经1~2周后即可自行干涸结痂，形成脱屑。剥除鳞屑后可出现小出血点，以后又可在鳞屑下出现成群的新脓疱，以致在同一斑块上可见脓疱和结痂。皮损有疼痛和瘙痒。

3. **关节病型银屑病** 又名银屑病性关节炎。其关节症状往往与皮肤症状同时加重或减轻。

4. **红皮病型银屑病** 又名银屑病性剥脱性皮炎。本病的临床表现为剥脱性皮炎。

◎ **要点二 诊断与鉴别诊断**

（一）诊断

1. **寻常型银屑病** 根据好发部位、层层银白色鳞屑、薄膜现象、点状出血等易诊断。

2. **脓疱型银屑病** 主要是在寻常型银屑病基础上出现多数小脓疱，且反复发生。

3. **关节病型银屑病** 与寻常型银屑病或脓疱型银屑病同时发生，大、小关节可以同时发病，特别是指关节易发病。关节症状的轻重随皮损的轻重而变化。具有上述临床症状和血清类风湿因子检查阴性，而在皮肤上伴有银屑病皮损为诊断本病的主要依据。

4. **红皮病型银屑病** 皮肤弥漫性发红、干燥，覆以薄鳞屑，有正常皮岛，有银屑病史，易诊断。

（二）鉴别诊断

1. **慢性湿疹** 多发生于肢体的屈侧；剧烈瘙痒，鳞屑少，且不呈银白色，皮肤肥厚，苔藓样变及色素沉着等同时存在。

2. **脂溢性皮炎** 与头皮银屑病鉴别。损害边缘不十分鲜明，基底部浸润较轻，鳞屑少而薄，呈油腻带黄色，刮除后无点状出血，无束状发；常合并有脱发；好发于头皮、胸、背、颈及面等部位。

3. **玫瑰糠疹** 好发于躯干及四肢近端；皮损为多数椭圆形小斑片，其长轴沿皮纹方向排列，鳞屑细小而薄；病程仅数周，消退后不易复发。

4. **扁平苔藓** 皮疹为紫红色的多角形扁平丘疹，密集成片状或带状，表面有蜡样光泽；可见网状纹理（Wickham 纹），鳞屑薄不易刮除；常有剧烈瘙痒。

◎ 要点三 西医治疗

1. **全身治疗**
（1）维生素类药。
（2）抗肿瘤药。
（3）免疫疗法。
（4）皮质激素。
（5）封闭疗法。
（6）抗生素。

2. **局部治疗** 煤焦油制剂、5%～10%硫黄、5%水杨酸、0.1%～0.4%蒽林、皮质类固醇霜剂、维甲酸软膏等。

3. **物理疗法** 包括紫外线照射、光化学疗法（PUVA）、沐浴疗法等。

◎ 要点四 中医辨证治疗

1. **风热血燥证**

证候：皮损鲜红，皮疹不断出现，红斑增多，刮去鳞屑可见发亮薄膜、点状出血，有同形反应，伴瘙痒；心烦，口渴，大便干，尿黄；舌红，苔黄或腻，脉弦滑或数。

治法：清热凉血，祛风润燥。

方药：凉血地黄汤加减。

2. **血虚风燥证**

证候：皮损色淡，部分消退，鳞屑较多，皮肤干燥；伴头晕眼花，面色㿠白，口干，便干；舌淡红，苔薄白，脉细缓。

治法：养血和血，祛风润燥。

方药：当归饮子加减。

3. **瘀滞肌肤证**

证候：一般病程较长，反复发作，多年不愈，皮损肥厚浸润，颜色暗红，鳞屑较厚，有的呈蛎壳状；或伴关节活动不利；舌紫暗或有瘀斑、瘀点，脉涩或细缓。

治法：活血化瘀，祛风润燥。

方药：桃红四物汤加减。

4. **湿热蕴阻证**

证候：多发在腋窝、腹股沟等屈侧部位，红斑糜烂，瘙痒，或掌跖部有脓疱，或阴雨季节加重；伴有胸闷纳呆，神疲乏力；苔薄黄腻，脉濡滑。

治法：清热利湿，和营通络。

方药：萆薢渗湿汤加减。

5. **火毒炽盛证**

证候：多属红皮病型或脓疱病型。全身皮肤发红，或呈暗红色，甚则稍有肿胀，鳞屑不多，皮肤灼热，或弥布散在小脓疱；伴壮热口渴，便干溲赤；舌质红绛，苔薄，脉弦滑数。

治法：凉血清热解毒。

方药：清营汤加减。

细目七 白癜风

◎ 要点一 临床表现

皮损为局部色素脱失斑，呈乳白色斑点或斑片，境界清楚，边缘褐色，皮损区内毛发可变白，但无皮肤萎缩、硬化及脱屑等变化，无自觉症状。患处曝晒日光后，特别是浅色肤种病人易产生潮红、疼痛，甚至起水疱。在进行期，皮损可逐渐扩大，境界欠清，有时机械性刺激如压力、摩擦或过紧的腰带亦可促使白斑出现（同形反应)。在稳定期,皮损停止发展,边缘色素增加,或中央出现岛状褐色斑点。皮损可发于任何部位,但多见于面、颈、手背、躯干、外生殖器等部位。

◎ 要点二 诊断与鉴别诊断

(一) 诊断

根据脱色斑为后天性,呈乳白色,周边有色素沉着带,无自觉症状,可诊断本病。

(二) 鉴别诊断

1. 贫血痣 本病为先天性白斑,多在出生时即已存在;摩擦局部,周围皮肤充血发红而白斑处不发红,因而白斑更为明显。

2. 花斑癣 损害发生于颈、躯干、上肢;为淡白色圆形或椭圆形,表面往往有细鳞屑;损害中容易找到真菌。

3. 单纯糠疹 皮损淡白色或灰白,其上覆着少量灰白色糠状鳞屑;多发于面部,其他部位很少累及。

◎ 要点三 西医治疗

1. 补骨脂素及其衍生物。
2. 皮质类固醇激素。
3. 自体表皮移植。

◎ 要点四 中医辨证治疗

1. 气血不和证

证候:发病时期长短不一,多在半年至3年左右,皮损白斑光亮,好发于头面、颈及四肢或泛发全身,起病快,发展亦快,常扩散为一片,皮损无自觉症状或微痒;舌质淡红,苔薄白,脉细滑。

治法:调和气血,消风通络。

方药:柴胡疏肝散加减。

2. 肝肾不足证

证候:发病时间长,或有家族史,皮损呈乳白色,局限或泛发;舌质淡或有齿痕,苔白,脉细无力。

治法:滋补肝肾,养血祛风。

方药:六味地黄汤加减。

细目八 淋 病

◎ 要点一 临床表现

有不洁性交或间接接触传染史。潜伏期一般为2~10天,平均3~5天。

(一) 男性淋病

1. 急性淋病 尿道口红肿发痒及轻度刺痛,继而有稀薄黏液流出,引起排尿不适,24小时后症状加剧。排尿开始时,尿道外口刺痛或灼热痛,排尿后疼痛减轻。尿道口溢脓,开始为浆液性分泌物,以后逐渐出现黄色黏稠的脓性分泌物。

2. 慢性淋病 表现为尿痛轻微,排尿时仅感尿道灼热或轻度刺痛,常可见终末血尿。尿道外口不见排脓,挤压阴茎根部或用手指压迫会阴部,尿道外口仅见少量稀薄浆液性分泌物。

(二) 女性淋病

1. 急性淋病 主要类型有:

(1) 淋菌性宫颈炎。

(2) 淋菌性尿道炎。

(3) 淋菌性前庭大腺炎。

2. 慢性淋病 常见下列情况:

(1) 幼女淋菌性外阴阴道炎。

(2) 女性淋病若炎症波及盆腔等处,则易并发盆腔炎、输卵管炎、子宫内膜炎等。

(3) 播散性淋病。

(4) 其他部位的淋病。

◎ 要点二 诊断与鉴别诊断

(一) 诊断

1. 临床表现 本病需根据病史、临床表现和实验室检查结果综合分析、慎重诊断。

(1) **感染史** 有与淋病患者性交或不洁性交,以及共同生活史,慢性期患者曾有淋病病史。

(2) **典型症状体征** 主要表现为尿道炎、阴道炎等,出现急性、慢性尿道炎症及局部红、肿、热、痛,有分泌物或呈脓性。部分病例可无临床症状。

2. **实验室及特殊检查** 以尿道、阴道等处分泌物及局部刮片、挤压液和抽取液涂片或培养，淋球菌呈阳性，血清学检查可作诊断参考。

（二）鉴别诊断

1. **非淋菌性尿道炎** 主要由沙眼衣原体和解脲支原体感染所引起。其潜伏期较长；尿道炎症较轻，尿道分泌物少；分泌物查不到淋球菌，有条件的可作衣原体、支原体检测。

2. **念珠菌性尿道炎** 病史较长，多有反复感染史。尿道口、龟头、包皮潮红，可有白色垢物，瘙痒明显；实验室检查可见念珠菌丝。

◎ 要点三 西医治疗

1. 青霉素类。
2. 壮观霉素。
3. 喹诺酮类。

◎ 要点四 中医辨证治疗

1. **湿热毒蕴证（急性淋病）**

证候：尿道口红肿，尿液混浊如脂，尿道口溢脓，尿急、尿频、尿痛，淋沥不止，严重者尿道黏膜水肿，附近淋巴结肿痛，女性宫颈充血、触痛，并有脓性分泌物，可有前庭大腺红肿热痛等；可伴有发热等全身症状；舌红，苔黄腻，脉滑数。

治法：清热利湿，解毒化浊。

方药：龙胆泻肝汤酌加土茯苓、红藤、萆薢等。热毒入络者合清营汤加减。

2. **阴虚毒恋证（慢性淋病）**

证候：小便不畅、短涩，淋沥不尽，女性带下多，或尿道口见少许黏液，酒后或疲劳易复发；腰酸腿软，五心烦热，食少纳差；舌红，苔少，脉细数。

治法：滋阴降火，利湿祛浊。

方药：知柏地黄丸酌加土茯苓、萆薢等。

细目九　梅　毒

◎ 要点一 临床表现

1. **一期梅毒** 主要表现为疳疮（硬下疳），发生于不洁性交后2~4周，常发生在外生殖器部位，少数发生在唇、咽、宫颈等处，男性多发生在阴茎的包皮、冠状沟、系带或龟头上。

2. **二期梅毒** 主要表现为杨梅疮，一般发生在感染后7~10周或硬下疳出现后6~8周。早期症状有流感样综合征，表现为头痛，恶寒，低热，食欲差，乏力，肌肉及骨关节疼痛，全身淋巴结肿大，继而出现皮肤黏膜损害、骨损害、眼梅毒、神经梅毒等。

3. **三期梅毒** 亦称晚期梅毒。此期特点为病程长，易复发，除皮肤黏膜损害外，常侵犯多个脏器。

4. **潜伏梅毒（隐性梅毒）** 梅毒未经治疗或用药剂量不足，无临床症状，血清反应阳性，排除其他可引起血清反应阳性的疾病，脑脊液正常，称为潜伏梅毒。

5. **胎传梅毒（先天梅毒）** 是母体内的梅毒螺旋体由血液通过胎盘传到胎儿血液中，导致胎儿感染的梅毒。

◎ 要点二 诊断与鉴别诊断

（一）诊断

1. 临床表现

（1）病史 ①多有不洁性交史，或有与梅毒病人密切接触史，或有与梅毒病人共用物品史。②曾有性病史，或有硬下疳，二期或三期梅毒表现的病史。

（2）症状体征 皮肤、黏膜、阴部、肛门、口腔等处有梅毒性表现，感染期较长者有内脏受损症状体征。

2. **实验室及特殊检查** 梅毒螺旋体检查和梅毒血清试验阳性。

（二）鉴别诊断

1. **硬下疳与软下疳** 病原菌为杜克雷嗜血杆菌，潜伏期短，发病急，炎症明显，基底柔软，溃疡较深，表面有脓性分泌物，疼痛剧烈，常多发。

2. **梅毒玫瑰疹与风热疮（玫瑰糠疹）** 皮损为椭圆形，红色或紫红色斑，其长轴与皮纹平行，附有糠状鳞屑，常可见较大母斑，自觉瘙痒，淋巴结无肿大。梅毒血清反应阴性。

3. 梅毒扁平湿疣与尖锐湿疣 疣状赘生物呈菜花状或乳头状隆起，基底较细，呈淡红色。梅毒血清反应阴性。

◎ 要点三　西医治疗

抗生素治疗，首选青霉素类药物。

◎ 要点四　中医辨证治疗

1. 肝经湿热证

证候：多见于一期梅毒。外生殖器疳疮质硬而润，或伴有横痃，杨梅疮多在下肢、腹部、阴部；兼见口苦口干，小便黄赤，大便秘结；舌质红，苔黄腻，脉弦滑。

治法：清热利湿，解毒驱梅。

方药：龙胆泻肝汤加减。

2. 血热蕴毒证

证候：多见于二期梅毒。周身起杨梅疮，色如玫瑰，不痛不痒，或见丘疹、脓疱、鳞屑；兼见口干咽燥，口舌生疮，大便秘结；舌质红绛，苔薄黄或少苔，脉细滑或细数。

治法：凉血解毒，泄热散瘀。

方药：清营汤合桃红四物汤加减。

3. 毒结筋骨证

证候：见于杨梅结毒。患病日久，在四肢、头面、鼻咽部出现树胶肿，伴关节、骨骼作痛，行走不便，肌肉消瘦，疼痛夜甚；舌质暗，苔薄白或灰或黄，脉沉细涩。

治法：活血解毒，通络止痛。

方药：五虎汤加减。

4. 肝肾亏损证

证候：见于三期梅毒脊髓痨者。患病可达数十年之久，逐渐两足瘫痪或痿弱不行，肌肤麻木或虫行作痒，筋骨窜痛；腰膝酸软，小便困难；舌质淡，苔薄白，脉沉细弱。

治法：滋补肝肾，填髓息风。

方药：地黄饮子加减。

5. 心肾亏虚证

证候：见于心血管梅毒患者。症见心慌气短，神疲乏力，下肢浮肿，唇甲青紫，腰膝酸软，动则气喘；舌质淡有齿痕，苔薄白而润，脉沉弱或结代。

治法：养心补肾，祛瘀通阳。

方药：苓桂术甘汤加减。

细目十　尖锐湿疣

◎ 要点一　临床表现

有与尖锐湿疣患者不洁性交或生活接触史。潜伏期1~12个月，平均3个月。

基本损害为淡红色或暗红褐色、柔软的表皮赘生物。赘生物大小不一，单个或群集分布，表面分叶或呈棘刺状，湿润，基底较窄或有蒂，但在阴茎体部可现基底较宽的"无蒂疣"。由于皮损排列分布不同，外观上常表现为点状、线状、重叠状、乳头瘤状、鸡冠状、菜花状、蕈状等不同形态。

◎ 要点二　诊断与鉴别诊断

（一）诊断

临床表现

（1）性接触史　患者多有不洁性接触史或夫妇同病。

（2）好发部位　男性好发于阴茎龟头、冠状沟、系带；同性恋发生于肛门、直肠；女性好发于外阴、阴蒂、宫颈、阴道和肛门。

（3）皮损特点　初起为淡红色丘疹，逐渐增大，融合成乳头状、菜花状或鸡冠状增生突起，表面湿润，根部有蒂，易出血。

（4）醋酸白试验　用3%~5%的醋酸液涂擦或湿敷3~10分钟，阳性者局部变白，病灶稍隆起，在放大镜下观察更明显。

（二）鉴别诊断

1. 假性湿疣 多发生于20~30岁的女性外阴，特别是小阴唇内侧和阴道前庭；皮损为直径1~2mm大小的白色或淡红色小丘疹，表面光滑，群集分布，无自觉症状。

2. **扁平湿疣** 为梅毒常见的皮肤损害，皮损为扁平而湿润的丘疹，表面光滑，成片或成簇分布，皮损内可找到梅毒螺旋体。梅毒血清反应强阳性。

3. **阴茎珍珠状丘疹** 多见于青壮年。皮损为冠状沟部珍珠样半透明小丘疹，呈半球状、圆锥状或不规则状，色白或淡黄、淡红，沿冠状沟排列成一行或数行，或包绕一周，无自觉症状。

◎ 要点三 西医治疗

1. 口服或注射可选用无环鸟苷、病毒唑、聚肌胞、干扰素等抗病毒药物和免疫增强剂。

2. 外涂可根据病情选用足叶草脂素（疣脱欣）、1%~5% 5-氟尿嘧啶、30%~50%三氯醋酸或3%~5%酞丁胺等涂敷于疣体表面。注意保护正常皮肤黏膜。

3. 使用激光、冷冻、电灼疗法时注意不要过度治疗，避免损害正常皮肤黏膜和瘢痕形成，预防感染。

4. 疣体较大者可手术切除。

◎ 要点四 中医辨证治疗

1. **湿毒下注证**

证候：外生殖器或肛门等处出现疣状赘生物，色灰或褐或淡红，质软，表面秽浊潮湿，触之易出血，恶臭；伴小便黄或不畅；苔黄腻，脉滑或弦数。

治法：利湿化浊，清热解毒。

方药：萆薢化毒汤加黄柏、土茯苓、大青叶。

2. **湿热毒蕴证**

证候：外生殖器或肛门等处出现疣状赘生物，色淡红，易出血，表面有大量秽浊分泌物，色淡黄，恶臭，瘙痒，疼痛；伴小便色黄量少，口渴欲饮，大便干燥；舌红，苔黄腻，脉滑数。

治法：清热解毒，化浊利湿。

方药：黄连解毒汤加苦参、萆薢、土茯苓、大青叶、马齿苋等。

中西医结合妇产科学

第一单元 女性生殖系统解剖

细目一 骨盆

◎ 要点一 骨盆的组成

1. **骨盆的骨骼** 包括骶骨、尾骨及左右两块髋骨。骶骨由5~6块骶椎合成；尾骨由4~5块尾椎合成；每块髋骨又包括髂骨、坐骨及耻骨。

2. **骨盆的关节** 包括耻骨联合、骶髂关节和骶尾关节。

3. **骨盆的韧带** 有骶结节韧带，骶棘韧带。骶棘韧带宽度即坐骨切迹宽度，是判断中骨盆是否狭窄的重要标志。

◎ 要点二 骨盆的分界

以耻骨联合上缘、髂耻缘和骶岬上缘的连线为界，将骨盆分为假骨盆和真骨盆。

1. **假骨盆** 位于骨盆分界线之上，又称大骨盆。与产道无直接关系，但其某些径线的长短可作为了解真骨盆大小的参考。

2. **真骨盆** 真骨盆又称小骨盆，包括骨盆入口、骨盆腔和骨盆出口。骨盆腔前壁为耻骨联合、耻骨支，后壁为骶骨与尾骨，两侧壁为坐骨、坐骨棘、骶棘韧带。

◎ 要点三 骨盆的类型

1. **女型** 骨盆入口呈横椭圆形，最多见。
2. **男型** 亦称为漏斗型骨盆。最少见。
3. **类人猿型** 骨盆前部较窄而后部较宽。
4. **扁平型** 骨盆浅。

细目二 内、外生殖器

◎ 要点一 外阴的范围和组成

外阴是指生殖器官的外露部分，为两股内侧从耻骨联合至会阴之间的区域。包括以下部分：

（一）阴阜

为耻骨联合前面隆起的脂肪垫。青春期该部皮肤开始生长阴毛，分布呈倒置的三角形。

（二）大阴唇

为两股内侧隆起的一对皮肤皱襞，前接阴阜，后连会阴。大阴唇外侧面为皮肤，有阴毛及色素沉着，内含皮脂腺和汗腺；内侧面湿润似黏膜。皮下为疏松结缔组织和脂肪组织，含丰富的血管、淋巴管和神经，外伤后易形成血肿。未产妇女两侧大阴唇自然合拢，经产妇向两侧分开，绝经后大阴唇萎缩，阴毛稀少。

（三）小阴唇

位于大阴唇内侧的一对薄皮肤皱襞。表面湿润，色褐，无毛，富含神经末梢。两侧小阴唇前端融合，并分为前后两叶包绕阴蒂，前叶形成阴蒂包皮，后叶形成阴唇系带。

（四）阴蒂

位于两侧小阴唇顶端下方，可勃起。阴蒂的前端为阴蒂头，富含神经末梢，是性反应器官；中为阴蒂体；后为附着于耻骨支上的两个阴蒂脚。

（五）阴道前庭

指两侧小阴唇之间的菱形区，前为阴蒂，后为阴唇系带。此区前方有尿道外口，后方有阴道口，阴道口与阴唇系带之间有一浅窝，称舟状窝，又称阴道前庭窝。菱形区内尚有以下结构：

1. 前庭球 又称球海绵体，位于前庭两侧，前部与阴蒂相连，后部与前庭大腺相邻，表面被球海绵体肌覆盖。

2. 前庭大腺 又称巴氏腺，位于阴道口的两侧，大阴唇后部，被球海绵体肌覆盖。如黄豆大，左右各一。腺管细长，1~2cm，开口于前庭后方小阴唇与处女膜之间的沟内，性兴奋时分泌黏液，起润滑作用。正常情况下不能触及此腺，若腺管口闭塞，易形成脓肿或囊肿。

3. 尿道外口 位于阴蒂头后下方，其后壁有一对并列的腺体，称尿道旁腺。尿道旁腺开口小，容易有细菌潜伏。

4. 阴道口和处女膜 阴道口位于尿道口后方的前庭后部，其周缘覆有一层较薄的黏膜皱襞称处女膜。膜中央有孔，孔的形状和大小因人而异，处女膜可因性交或剧烈运动而破裂，并受分娩影响，产后仅残留处女膜痕。

◎ 要点二　内生殖器及其功能

女性内生殖器位于真骨盆内，包括阴道、子宫、输卵管及卵巢，后两者常被称为子宫附件。

（一）阴道

为性交器官，也是月经血排出及胎儿娩出的通道。位于真骨盆下部中央，呈上宽下窄的管道。上端包绕宫颈，下端开口于阴道前庭后部。前壁长7~9cm，与膀胱和尿道邻接，后壁长10~12cm，与直肠贴近。环绕宫颈周围的部分称阴道穹隆，分为前、后、左、右四部分，其中后穹隆最深，与盆腔最低部分的直肠子宫陷凹紧密相邻，临床上可经此处穿刺或引流。

阴道壁由黏膜、肌层和纤维组织膜构成。阴道壁有很多横纹皱襞及弹力纤维，有较大的伸展性；又富有静脉丛，局部受伤易出血或形成血肿。阴道黏膜由复层鳞状上皮覆盖，无腺体，受性激素的影响有周期性变化。肌层由内环、外纵两层平滑肌构成。

（二）子宫

1. 位置形态 子宫位于骨盆腔中央，前方为膀胱，后方为直肠，呈倒置的梨形，为空腔器官，重50~70g，长7~8cm，宽4~5cm，厚2~3cm，容量约有5mL。子宫上部较宽，称宫体，其顶部称宫底，宫底两侧为宫角，与输卵管相通。子宫下部较窄呈圆柱状，称宫颈。宫体与宫颈的比例，儿童期为1：2，成人期为2：1，老年期为1：1。

宫腔为上宽下窄的三角形。在宫体与宫颈之间形成最狭窄的部分称为子宫峡部，在非孕时约长1cm，其上端为解剖学内口，下端为组织学内口。妊娠期子宫峡部逐渐伸展变长，于妊娠末期可达7~10cm，形成子宫下段，成为软产道的一部分。宫颈内腔呈梭形，称宫颈管，成年妇女约长3cm，其下端为宫颈外口，连接阴道。宫颈以阴道为界，分为宫颈阴道上部和宫颈阴道部。未产妇的宫颈外口呈圆形；已产妇因分娩影响形成横裂而分为上下两唇。

2. 组织结构 宫体和宫颈的组织结构不同。

（1）宫体　宫体壁由外向内分为浆膜层（即脏层腹膜）、肌层和子宫内膜层。

1）子宫内膜层：从青春期开始，子宫内膜受卵巢激素的影响，其表面2/3发生周期性变化，称为功能层，余下1/3即靠近肌层的内膜无变化称为基底层。

2）子宫肌层：由平滑肌及弹力纤维组成，非孕时约厚0.8cm。可分为三层：外层纵形，内层环形，中层交叉排列。子宫收缩时压迫血管可止血。

3）子宫浆膜层：为覆盖于宫体底部及前后面的脏层腹膜。在子宫前面近峡部处，形成膀胱子宫陷凹。在子宫后方形成直肠子宫陷凹，又称道格拉斯陷凹。

（2）宫颈　主要由结缔组织构成，亦含有平滑肌纤维、血管及弹力纤维。宫颈管黏膜上皮细胞为高柱状，内有腺体分泌碱性黏液，形成黏液栓，将其与外界隔开，黏液栓成分及性状受性激素的影响有周期性变化。宫颈阴道部为鳞状上皮覆盖，表面光滑。宫颈外口柱状上皮与鳞状上皮交界处是宫颈癌的好发部位。

3. 子宫韧带 有圆韧带、阔韧带、主韧带和宫骶韧带4对韧带，其作用是与骨盆底肌及筋膜共同维持子宫的正常位置。

（三）输卵管

输卵管为一对细长而弯曲的管状器官，内侧与宫角相连，外端游离，长8～14cm。可分为间质部、峡部、壶腹部、伞部4部分。为卵子与精子相遇的场所，受精卵由输卵管向宫腔运行。输卵管伞部有"拾卵"作用。

输卵管壁由浆膜层、平滑肌层和黏膜层组成。平滑肌收缩时，能引起输卵管由远端向近端的蠕动，以协助受精卵向宫腔运行。黏膜层上皮细胞分为纤毛细胞、无纤毛细胞、楔状细胞及未分化细胞四种。纤毛细胞的纤毛自外端向子宫方向摆动，有利于卵子的运送；无纤毛细胞有分泌作用；楔状细胞可能为无纤毛细胞的前身，二者随月经周期变化；未分化细胞为上皮的储备细胞。

（四）卵巢

1. 位置和形态 卵巢为一对性腺，呈扁椭圆形，外侧以骨盆漏斗韧带与盆壁相连，内侧以卵巢固有韧带与子宫相连。卵巢前缘中部有卵巢门，卵巢血管与神经由此出入。成年妇女卵巢大小约为4cm×3cm×1cm，重5～6g，呈灰白色，绝经后萎缩变硬。

2. 组织结构 卵巢表面无腹膜，由单层立方上皮覆盖称生发上皮，其内有一层纤维组织，称卵巢白膜。再向内为卵巢实质，可分为皮质和髓质两部分。外层为皮质，是卵巢的主体，由各级发育卵泡、黄体和它们退化形成的残余结构及间质组织组成。髓质由疏松结缔组织、丰富的血管、神经、淋巴管及少量与卵巢悬韧带相连续的平滑肌纤维组成。

◎ **要点三　中医对女性生殖器的认识**

中医古籍中将外阴称之为阴户，又名四边、产户；将阴毛称为毛际；将阴道口和处女膜称为玉门（未嫁）、龙门（未产）、胞门（已产）。中医认为，阴户、玉门是生育胎儿，排出月经、带下、恶露的关口，也是合阴阳的出入口。

阴道又称子肠、产道，宫颈外口被称为子门、子户。中医认为，阴道是娩出胎儿，排出月经、带下、恶露的通道，是合阴阳禁闭子精、防御外邪的处所。子门是排出月经和娩出胎儿的关口。

子宫又称为女子胞、胞宫、胞脏、子脏、子处、血室。中医认为，子宫具有主行月经、孕育胎儿的功能。子宫形态中空及在月经期、分娩期"泻而不藏"似腑，在两次月经之间及妊娠期"藏而不泻"似脏，即子宫亦藏亦泻，藏泻有时，行经、蓄经、育胎、分娩，藏泻分明，又无表里相配，故称为"奇恒之府"。

细目三　邻近器官

◎ **要点　女性生殖器的邻近器官**

女性生殖器的邻近器官主要有尿道、膀胱、输尿管、直肠、阑尾。

细目四　骨盆底

◎ **要点一　骨盆底的解剖结构**

骨盆底由多层肌肉和筋膜组成，封闭骨盆出口，盆腔脏器赖以承载并保持其正常位置。若骨盆底的结构与功能异常，可影响盆腔脏器的位置和功能，甚至引起分娩障碍；而分娩处理不当，亦可损伤骨盆底。骨盆底可分为三层：

1. 外层 在外生殖器、会阴皮肤及皮下组织的下面，包括会阴浅筋膜及其深面的球海绵体肌、坐骨海绵体肌、会阴浅横肌三对肌肉和肛门外括约肌，此层肌肉的肌腱会合于阴道外口和肛门之间，形成中心腱。

2. **中层** 为泌尿生殖膈。由上下两层坚韧的筋膜及一薄层肌肉组成，覆盖于骨盆出口平面的前三角形平面上，故亦称三角韧带。其上有尿道及阴道从中穿过。两层筋膜间有一对由两侧坐骨结节到中心腱的会阴深横肌和尿道周围的尿道括约肌。

3. **内层** 为盆膈，是骨盆底最里面、最坚韧的一层，由肛提肌及其筋膜组成，有尿道、阴道和直肠穿过。肛提肌是位于骨盆底的成对扁阔肌，向下、向内合成漏斗形，每侧肛提肌从前内向后外由耻尾肌、髂尾肌、坐尾肌三部分组成。肛提肌有上提和增强盆底托力的作用，又因部分肌纤维在阴道及直肠周围密切交织，还有加强肛门和阴道括约肌的作用。

◎ **要点二 会阴**

会阴有广义和狭义之分。广义的会阴是指封闭骨盆出口的所有软组织。狭义的会阴是指阴道口与肛门之间的软组织，厚3～4cm，又称会阴体。会阴的伸展性大，妊娠后组织变松软，有利于分娩。但亦可对胎先露形成阻碍，故在分娩时应注意保护会阴并视情况适时切开。

细目五 血管、淋巴及神经

◎ **要点一 血管**

1. **动脉** 女性内、外生殖器官的血液供应主要来自卵巢动脉、子宫动脉、阴道动脉和阴部内动脉。

2. **静脉** 盆腔静脉在相应器官及其周围形成静脉丛，互相吻合，故盆腔静脉感染易于蔓延。卵巢静脉与同名动脉伴行，右侧汇入下腔静脉，左侧汇入左肾静脉，故左侧盆腔静脉曲张较多见。

◎ **要点二 淋巴**

主要包括外生殖器淋巴与盆腔淋巴两组。

1. **盆腔淋巴** ①髂淋巴组：收集来自阴道上部、宫颈、子宫及膀胱的淋巴。②腰淋巴组：收集宫体、宫底、输卵管及卵巢的淋巴。③骶前淋巴组：收集来自直肠、阴道后壁及子宫等的淋巴。

2. **外生殖器淋巴** 分深、浅两部分，均汇入髂淋巴组。①腹股沟浅淋巴结：分上、下两组。上组收集外生殖器、阴道下段、会阴及肛门等部的淋巴；下组收纳会阴及下肢的淋巴，其输出管大部分注入腹股沟深淋巴结，少部分注入髂外淋巴结。②腹股沟深淋巴结：主要收纳阴蒂、腹股沟浅淋巴，汇入闭孔及髂内等淋巴结。

◎ **要点三 神经**

女性内、外生殖器官由躯体神经和自主神经共同支配。外生殖器官主要由阴部神经支配，内生殖器官主要由交感神经与副交感神经支配。子宫平滑肌有自律活动，完全切断其神经仍能有节律地收缩，还能完成分娩活动。临床上可见低位截瘫的产妇仍能自然分娩。

第二单元 女性生殖系统生理

细目一 妇女一生各生理阶段分期

女性一生分为胎儿期、新生儿期（出生后4周内）、儿童期（出生4周到12岁左右）、青春期（自乳房发育等第二性征至生殖器官发育成熟，获得性生殖能力）、性成熟期（一般自18岁左右开始，历时30年左右）、绝经过渡期（指从开始出现绝经趋势直至最后一次月经的时期）、绝经后期（指绝经后的生命时期）。

细目二 月经及月经期的临床表现

◎ 要点一 月经的概念

月经是伴随卵巢周期性变化而出现的子宫内膜周期性脱落及出血。规律月经的出现是生殖功能成熟的标志之一。月经第一次来潮称月经初潮。初潮年龄多在13~14岁，可早在11岁或迟至15岁。

◎ 要点二 正常月经的临床表现

正常月经具有周期性和自限性。出血的第1日为月经周期的开始，两次月经第1日的间隔时间为一个月经周期，一般是21~35日，平均28日。每次月经持续天数称经期，一般为2~8日，多为4~6日。经量是指一次月经的总失血量，正常为20~60mL，若超过80mL为月经过多。月经血一般呈暗红色，不凝，出血量多时可有血凝块。一般月经期无特殊症状，有些妇女出现下腹及腰骶部下坠不适或子宫收缩痛等症状，少数有头痛及轻度神经系统不稳定症状。

细目三 卵巢功能及其周期性变化

◎ 要点一 卵巢的功能

卵巢具有产生卵子并排卵的生殖功能和产生女性激素的内分泌功能。

◎ 要点二 卵巢的周期性变化

从青春期开始至绝经前，卵巢在形态和功能上发生周期性变化，称为卵巢周期。主要有以下变化：

1. 卵泡的发育及成熟 卵巢的基本生殖单位是始基卵泡。性成熟期每月发育一批卵泡，一般只有一个优势卵泡可达完全成熟并排出卵子，其余的卵泡在发育不同阶段闭锁。妇女一生中一般只有400~500个卵泡发育成熟并排卵。根据卵泡的形态、大小、生长速度和组织学特征，其生长主要经历始基卵泡、窦前卵泡、窦状卵泡、排卵前卵泡（即成熟卵泡）四个阶段。成熟卵泡直径可达18~23mm，其结构自外向内依次是卵泡外膜、卵泡内膜、颗粒细胞、卵泡腔、卵丘、放射冠、透明带。

2. 排卵 卵细胞被排出的过程称排卵。排卵时随卵细胞同时排出的有透明带、放射冠及少量卵丘内的颗粒细胞。排卵多发生在下次月经来潮前14日左右。

3. 黄体形成及退化 排卵后形成黄体。卵泡颗粒细胞和卵泡内膜细胞在黄体生成素（LH）排卵峰作用下进一步黄素化，分别形成颗粒黄体细胞及卵泡膜黄体细胞。排卵后7~8日黄体体积和功能达到高峰，直径1~2cm，外观呈黄色。若卵子未受精，黄体在排卵后9~10日开始退化，黄体功能限于14日。黄体退化后形成白体。黄体衰退后月经来潮，卵巢中又有新的卵泡发育，开始新的周期。

◎ 要点三 卵巢激素及其生理作用

（一）卵巢激素

卵巢合成及分泌的性激素主要有雌激素、孕激素和少量雄激素，均为甾体激素。

1. 雌激素 卵泡开始发育时，雌激素分泌量很少，月经第7日卵泡分泌雌激素量迅速增加，排卵前达高峰。排卵后1~2日，黄体开始分泌雌激素使循环中的雌激素又逐渐上升，约在排卵后7~8日黄体成熟时循环中雌激素形成第二个高峰，峰值低于排卵前高峰。其后黄体萎缩，雌激素水平急剧下降，月经期达最低水平。

2. 孕激素 卵泡早期不合成孕酮，排卵前成熟卵泡的颗粒细胞在LH排卵峰的作用下黄素化，开始分泌少量孕酮。排卵后黄体分泌孕酮逐渐增加，至排卵后7~8日黄体成熟时分泌量达最高峰，以后逐渐下降，到月经来潮时降到卵泡期水平。

3. 雄激素 主要来自肾上腺，卵巢也能分泌部分雄激素，卵巢内泡膜主要合成雄烯二酮，间质细胞和门细胞主要合成睾酮。排卵前循环中雄激素升高，可促进非优势卵泡闭锁并提高性欲。

（二）卵巢性激素的生理作用

1. 雌激素的生理作用

（1）促进子宫肌细胞增生和肥大；增进血运，促使和维持子宫发育；增加子宫平滑肌对缩宫素的敏感性。

（2）使子宫内膜腺体及间质增生、修复。

（3）使宫颈口松弛、扩张，宫颈黏液分泌增加，性状变稀薄，富有弹性易拉成丝状。

（4）促进输卵管肌层发育及上皮分泌活动，并可加强输卵管平滑肌节律性收缩振幅。

（5）使阴道上皮细胞增生和角化，黏膜变厚，增加细胞内糖原含量，使阴道维持酸性环境。

（6）使阴唇发育丰满，色素加深。

（7）促使乳腺管增生，乳头、乳晕着色，促进其他第二性征的发育。

（8）协同 FSH 促进卵泡发育。

（9）通过对下丘脑和垂体的正负反馈调节，控制 Gn 的分泌。

（10）促进水钠潴留；促进肝脏高密度脂蛋白合成，抑制低密度脂蛋白合成，降低循环中胆固醇水平；维持和促进骨基质代谢。

2. 孕激素的生理作用
孕激素通常在雌激素作用的基础上发挥效应。

（1）降低子宫平滑肌兴奋性及其对缩宫素的敏感性，抑制子宫收缩，有利于胚胎及胎儿宫内生长发育。

（2）使增生期子宫内膜转化为分泌期内膜，为受精卵着床做准备。

（3）使宫颈口闭合，黏液分泌减少，性状变黏稠。

（4）抑制输卵管平滑肌节律性收缩的振幅。

（5）加快阴道上皮细胞脱落。

（6）促进乳腺腺泡发育。

（7）孕激素在月经中期具有增强雌激素对垂体 LH 排卵峰释放的正反馈作用；在黄体期对下丘脑、垂体有负反馈作用，抑制促性腺激素分泌。

（8）兴奋下丘脑体温调节中枢，使基础体温在排卵后升高 0.3~0.5℃。临床上据此作为判定排卵日期的标志之一。

（9）促进水钠排泄。

3. 孕激素与雌激素的协同和拮抗作用
孕激素在雌激素作用的基础上，进一步促使女性生殖器和乳房的发育，为妊娠准备条件，二者有协同作用；雌激素和孕激素又有拮抗作用，雌激素促进子宫内膜增生及修复，孕激素则限制子宫内膜增生，并使增生期内膜转化为分泌期。其他拮抗作用表现在子宫收缩、输卵管蠕动、宫颈黏液变化、阴道上皮细胞角化和脱落以及水钠代谢等方面。

4. 雄激素的生理作用

（1）对女性生殖系统的影响　从青春期开始，雄激素分泌增加，促使阴蒂、阴唇和阴阜发育，促进阴毛、腋毛生长。但雄激素过多容易对雌激素产生拮抗，可减缓子宫及其内膜的生长、增殖，抑制阴道上皮的增生和角化，还与性欲有关。

（2）对机体代谢功能的影响　雄激素能促进蛋白合成，促进肌肉生长，刺激骨髓中红细胞的增生。在性成熟期前，促使长骨骨基质生长和钙的保留；性成熟后可导致骨骺关闭，使生长停止。可促进肾远曲小管对水、钠的重吸收并保留钙。

细目四　子宫内膜及其他生殖器的周期性变化

◎ 要点一　子宫内膜周期性变化

子宫内膜分为基底层和功能层。功能层是胚胎植入的部位。功能层由基底层再生而来，受卵巢性激素的影响呈现周期性变化，若未受孕功能层则坏死脱落形成月经。正常一个月经周期以 28 日为例，其组织形态的周期性变化分为增生期、分泌期和月经期 3 期。

◎ 要点二　其他生殖器的周期性变化

1. **宫颈黏液**　在卵巢性激素影响下，宫颈黏液的理化性质及其分泌量均有明显的周期性改变。卵泡期随着雌激素水平不断提高，宫颈黏液分泌量不断增加，至排卵期黏液变稀薄、透明，拉丝度可达10cm以上。黏液涂片检查，可见羊齿植物叶状结晶，一般月经周期第6~7日开始出现，到排卵期最典型。排卵后受孕激素影响，黏液分泌量逐渐减少，质地变黏稠而浑浊，拉丝度差，易断裂。涂片检查时结晶逐渐模糊，至月经周期第22日左右完全消失，出现排列成行的椭圆体。临床上可检查宫颈黏液，以了解卵巢功能。

2. **阴道黏膜** 排卵前，在雌激素作用下，阴道黏膜底层细胞增生，逐渐演变为中层细胞与表层细胞，使阴道上皮增厚，表层细胞角化，其程度在排卵期最明显，细胞内富含糖原，经乳杆菌分解为乳酸，使阴道内保持一定酸度，可防止致病菌的繁殖。排卵后，在孕激素的作用下，表层细胞脱落。阴道上段黏膜对性激素最敏感，临床上常借助阴道上1/3段脱落细胞的变化，了解体内雌激素水平和有无排卵。

3. **输卵管** 输卵管黏膜由非纤毛和纤毛细胞组成。在雌激素作用下，输卵管黏膜纤毛细胞生长，体积增大；非纤毛细胞分泌增加，为卵子提供运输和种植前的营养物质。雌激素还促进输卵管发育及输卵管肌层的节律性收缩。孕激素能抑制输卵管节律性收缩振幅，抑制输卵管黏膜纤毛细胞的生长，减低分泌细胞分泌黏液的功能。雌、孕激素的协同作用，保证受精卵在输卵管内正常运行。

4. **乳房** 雌激素促进乳腺管增生，孕激素促进乳腺小叶及腺泡生长。由于乳腺管的扩张、充血及乳房间质水肿，某些女性在经前有乳房肿胀和疼痛，月经来潮后这些症状大多消退。

细目五　月经周期的调节

◎ 要点一　下丘脑促性腺激素释放激素

下丘脑弓状核神经细胞分泌的促性腺激素释放激素（GnRH），直接通过垂体门脉系统输送到腺垂体，调节垂体促性腺激素（Gn）的合成和分泌。GnRH分泌呈脉冲式，脉冲间隔为60~120分钟。

下丘脑是HPOA的启动中心，GnRH的分泌受垂体Gn和卵巢性激素的反馈调节，包括起促进作用的正反馈调节和起抑制作用的负反馈调节。反馈调节包括长反馈、短反馈和超短反馈。长反馈是指卵巢分泌到循环中的性激素对下丘脑垂体的反馈作用；短反馈是指垂体激素对下丘脑GnRH分泌的负反馈；超短反馈是指GnRH对其本身合成、分泌的抑制。

◎ 要点二　腺垂体对卵巢功能的调节

腺垂体的促性腺激素细胞分泌Gn，包括卵泡刺激素（FSH）和黄体生成素（LH），对GnRH的脉冲式刺激起反应，亦呈脉冲式分泌。FSH是卵泡发育必需的激素，其主要生理作用是：①直接促进窦前卵泡及窦状卵泡的生长发育。②激活颗粒细胞芳香化酶，促进雌二醇的合成与分泌。③在前一周期的黄体晚期及卵泡早期，促使卵巢内窦卵泡群的募集。④调节优势卵泡的选择和非优势卵泡的闭锁。⑤在卵泡期晚期与雌激素协同，诱导颗粒细胞生成LH受体，为排卵及黄素化作准备。LH的主要生理作用是在卵泡期刺激卵泡膜细胞合成雄激素，为雌二醇的合成提供底物；排卵前促使卵母细胞进一步成熟及排卵；在黄体期维持黄体功能，促进孕激素、E_2和抑制素A的合成与分泌。

◎ 要点三　卵巢性激素的反馈作用

卵巢性激素对下丘脑和垂体具有反馈调节作用。

1. **雌激素** 卵泡早期，低雌激素负反馈作用于下丘脑，抑制GnRH释放，降低垂体对GnRH的反应性，抑制垂体Gn分泌。卵泡晚期，雌激素达到阈值并≥48小时，刺激LH分泌高峰。黄体期协同孕激素对下丘脑有负反馈作用。

2. **孕激素** 排卵前，低水平孕激素可增强雌激素对促性腺激素的正反馈作用，在黄体期，高水平的孕激素对促性腺激素的脉冲分泌产生负反馈抑制作用。

细目六　中医对月经、带下及其产生机理的认识

◎ 要点一　中医有关月经的概念和认识

月经是指女性在一定年龄阶段内有规律、周

期性的子宫出血。又称为"月事""月信""月汛""月水""经水"。

1. 月经的生理现象　健康女子一般到14岁左右月经第一次来潮，称为初潮。月经的规律性和周期性表现为月经有正常周期、经期、经量、经色和经质。妇女一般到49岁左右绝经。在绝经前后的一段时间称为"经断前后"或"绝经前后"，部分妇女可出现面红潮热、烘热汗出、心悸、失眠和情绪不稳等症状，轻者通过心理调适可自愈，重者称为绝经前后诸证，需治疗。生育年龄的妇女妊娠期间月经停闭，多数哺乳期妇女亦无月经来潮，属生理性停经。

2. 特殊的月经现象　个别妇女身体无特殊不适而定期两个月来潮一次者，称为"并月"；三个月一潮者称为"居经"，亦名"季经"；一年一行者称为"避年"；终生不潮而能受孕者称为"暗经"。妊娠早期仍按月有少量阴道流血，但无损于胎儿者，称为"激经"，亦称"盛胎"或"垢胎"。这些特殊月经生理现象，临床应以生育能力是否正常判断其属于生理或病理。

◎ 要点二　月经产生的机理

月经是肾气、天癸、冲任、气血协调作用于胞宫，并在其他脏腑、经络的协同作用下，使胞宫定期藏泻而产生的生理现象，是女性生殖功能正常的反映。

◎ 要点三　中医对月经周期调节的认识

在月经周期中，肾阴阳消长、气血盈亏具有周期性的消长变化，形成胞宫定期藏泻的节律，并以每月一次的月经来潮为标志。通常将一个月经周期划分为4个阶段，即月经期、经后期、经间期和经前期。如此循环往复，目的是种子育胎。

◎ 要点四　带下的生理现象及其产生机理

（一）带下的生理现象

生理性带下是润泽于阴户和阴道的无色透明、黏而不稠、无特殊气味的液体。有时略呈白色，也称白带。健康女子在月经初潮后开始有较明显的带下分泌，其量不多，不致外渗，每逢月经前、经间期和妊娠期其量稍有增加，绝经后明显减少。生理性带下对阴道和阴户起濡润和充养的作用，并能抵御病邪的入侵。

（二）带下产生及调节的机理

肾气旺盛，并化生天癸，在天癸作用下，任脉广聚脏腑所化水谷之精津，使任脉所司的阴精、津液旺盛充沛，下注于胞中，流于阴股，生成生理性带下，此过程又得到督脉的温化和带脉的约束。

第三单元　妊娠生理

细目一　妊　娠

◎ 要点　妊娠的概念

妊娠是胚胎和胎儿在母体内发育成长的过程。成熟卵子受精是妊娠的开始，胎儿及其附属物自母体排出是妊娠的终止。

细目二　受精与受精卵发育、输送及着床

◎ 要点一　受精卵发育、输送及着床的相关概念

精子和次级卵母细胞结合形成受精卵的过程称为受精。受精后的卵子称为受精卵或孕卵。

精液进入阴道后，精子离开精液，经宫颈管进入宫腔及输卵管腔，精子表面的糖蛋白被生殖道分泌物中的α与β淀粉酶降解，同时顶体膜结构中胆固醇与磷脂比率和膜电位发生变化，降低顶体膜稳定性，此过程称为精子获能。

当精子与卵子相遇，精子头部顶体外膜与精细胞膜顶端破裂，形成小孔释放出顶体酶，可溶解卵子外围的放射冠和透明带，这一过程称为顶体反应。

在受精后72小时受精卵分裂成由16个细胞组成的实心细胞团，称为桑椹胚。

约在受精后第6~7日，晚期胚泡透明带消失，逐渐侵入子宫内膜，称为受精卵着床，也称受精卵植入。

◎ **要点二 受精与受精卵发育、输送及着床的机理**

卵子从卵巢排出后进入腹腔，经输卵管伞端的"拾卵"作用，进入输卵管壶腹部与峡部联接处等待受精。受精发生在排卵后12小时内，整个受精过程约需24小时。当获能的精子与卵子相遇，发生顶体反应，借助顶体酶的作用，精子穿过放射冠及透明带与卵子融合。当精子头部与卵子表面接触，便开始了受精过程，其他精子不再能进入。获能的精子穿过次级卵母细胞透明带为受精的开始，卵原核与精原核融合为受精的完成，形成二倍体的受精卵。

受精后30小时，受精卵借助输卵管蠕动和输卵管上皮纤毛推动向宫腔方向移动，并开始进行有丝分裂，称为卵裂。约在受精后72小时形成桑椹胚，随后早期胚泡形成，约在受精后第4日，早期胚泡进入宫腔，在子宫腔内继续分裂发育成晚期胚泡。约在受精后第6~7日受精卵着床。

着床需经过定位、黏附和穿透3个阶段。着床必须具备：①透明带消失。②囊胚细胞滋养细胞分化出合体滋养细胞。③胚泡和子宫内膜同步发育且功能协调。④孕妇体内有足够数量的孕酮，子宫有一极短的窗口期允许受精卵着床。

受精卵着床后，子宫内膜迅速发生蜕膜变，此时的子宫内膜称蜕膜。按蜕膜与囊胚的部位关系，将蜕膜分为底蜕膜、包蜕膜和真蜕膜。

细目三 胎儿附属物的形成及其功能

◎ **要点一 胎儿附属物的形成**

胎儿附属物是指胎儿以外的组织，包括胎盘、胎膜、脐带和羊水。

1. **胎盘** 胎盘是维持胎儿生长发育的重要器官，由羊膜、叶状绒毛膜和底蜕膜组成。妊娠足月胎盘呈圆形或椭圆形，重450~650g，直径16~20cm，厚1~3cm，中央厚，边缘薄，分为胎儿面和母体面。胎儿面表面覆盖着一层灰蓝色、光滑半透明的羊膜。母体面表面呈暗红色，蜕膜间隔形成若干浅沟分成母体叶。

2. **胎膜** 胎膜由绒毛膜和羊膜组成。胎膜外层是平滑绒毛膜，内层为羊膜。

3. **脐带** 脐带是连接胎儿与胎盘的条索状组织，一端连于胎儿腹壁脐轮，另一端附着于胎盘胎儿面。妊娠足月的脐带长30~100cm，平均55cm，表面覆盖羊膜，呈灰白色。脐带断面中央有一条管壁较薄、管腔较大的脐静脉，两侧有两条管壁较厚、管腔较小的脐动脉。血管周围为胚胎结缔组织，可保护脐血管。

4. **羊水** 羊膜腔内的液体称为羊水，胚胎在羊水中生长发育。

（1）羊水的来源 妊娠早期的羊水主要是母体血清经胎膜进入羊膜腔的透析液。妊娠中期的羊水主要来自胎儿尿液。妊娠晚期胎肺参与羊水的生成。

（2）羊水的吸收 ①50%靠胎膜完成。②胎儿吞咽羊水。③脐带每小时可吸收羊水40~50mL。④胎儿角化前皮肤也有吸收羊水的功能，但量很少。

（3）羊水量、性状及成分 羊水量逐渐增加，妊娠38周约为1000mL，以后逐渐减少，足月妊娠时羊水量约为800mL。过期妊娠羊水量明显减少，可减少至300mL以下。

羊水的成分随妊娠时间不同而有所差别。妊娠早期羊水为无色透明液体。妊娠足月时羊水略混浊，不透明，可见悬浮的小片状物，包括胎脂、胎儿脱落的上皮细胞、毳毛、毛发、少量白细胞、白蛋白、尿酸盐及多种激素和酶。

◎ 要点二　胎儿附属物的功能

（一）胎盘的功能

胎盘具有气体交换、营养物质供应、排除胎儿代谢产物、防御和合成功能。

合成功能主要合成激素和酶，激素包括蛋白激素和甾体激素两类。蛋白激素有人绒毛膜促性腺激素（HCG）、人胎盘生乳素（HPL）等，甾体激素有雌激素、孕激素等。酶包括缩宫素酶、耐热性碱性磷酸酶等。

人绒毛膜促性腺激素（HCG）　是由合体滋养细胞产生的糖蛋白激素，受精后第6日开始分泌，妊娠8~10周血清中HCG浓度达高峰，以后迅速下降，产后2周内消失。在受精后7日可用放免法（RIA）自母体血清中测出，为诊断早孕的最敏感方法。HCG的功能：①维持月经黄体寿命，使黄体增大成为妊娠黄体，增加甾体激素的分泌，以维持妊娠。②刺激孕酮形成，促进雄激素转化为雌激素。③抑制植物血凝素对淋巴细胞的刺激作用，以免胚胎滋养层被母体淋巴细胞攻击。④刺激胎儿睾丸分泌睾酮，促进男性性分化。⑤与母体甲状腺细胞TSH受体结合，刺激甲状腺活性。

（二）胎膜的功能

胎膜的重要作用是维持羊膜腔的完整性，并保护胎儿。胎膜在分娩发动上有一定作用。

（三）脐带的功能

脐带是胎儿和母体之间进行物质交换的重要通道，脐带受压使血流受阻造成缺氧，可导致胎儿窘迫，甚至危及胎儿生命。

（四）羊水的功能

1. **保护胎儿**　恒温适量的羊水防止胎儿及胎体与羊膜粘连而发生畸形；缓冲外界打击和震动对胎儿造成的损伤；避免子宫肌壁或胎儿对脐带的直接压迫所致的胎儿窘迫；在子宫收缩时，尤其第一产程初期，羊水可使压力均匀分布，避免直接作用于胎儿。

2. **保护母体**　羊水可减轻胎动所致的不适感；临产后羊水囊扩张子宫颈口及阴道；破膜后羊水冲洗阴道减少感染机会。

细目四　妊娠期母体的变化

◎ 要点　妊娠期各系统变化特点

一、生殖系统的变化

（一）子宫

1. **宫体**　逐渐增大变软。妊娠早期，子宫略呈球形且不对称，受精卵着床部位的子宫壁突出明显。孕12周后增大子宫渐匀称并超出盆腔，于耻骨联合上方可触及。妊娠晚期子宫右旋，与乙状结肠占据盆腔左侧有关。子宫增大主要是肌细胞肥大，细胞质内的肌动蛋白和肌球蛋白含量大增，为临产后子宫阵缩提供物质基础。子宫肌壁厚度非孕时期约有1.0cm，孕中期逐渐增厚达2.0~2.5cm，于孕末期又变薄为1.0~1.5cm。

2. **子宫峡部**　非孕时约长1cm，孕12周以后，峡部逐渐伸展、拉长、变薄，扩展成宫腔一部分，形成子宫下段。临产后伸展至7~10cm，成为软产道的一部分。

3. **宫颈**　妊娠早期宫颈肥大、变软，呈紫蓝色。宫颈管内腺体肥大、宫颈黏液增多，形成黏稠的黏液栓，有防止病原体入侵宫腔的作用。接近临产时，宫颈管变短并出现轻度扩张。

（二）卵巢

妊娠期略增大，排卵和新卵泡发育均停止。一般于一侧卵巢中可见妊娠黄体，妊娠6~7周前分泌雌、孕激素维持妊娠。黄体功能于妊娠10周后被胎盘取代，黄体开始萎缩。

（三）输卵管

妊娠期输卵管伸长，但肌层并不增厚。黏膜

上皮细胞变扁平,基质中可出现蜕膜细胞。有时黏膜呈蜕膜样改变。

(四)阴道

妊娠期黏膜变软并呈紫蓝色,皱襞增多,伸展性增加。阴道上皮细胞糖原积聚,乳酸含量增多,阴道pH值降低,有利于防止感染。

(五)外阴

妊娠期外阴部充血,皮肤增厚,大小阴唇色素沉着,大阴唇内血管增多,结缔组织变软,伸展性增加。小阴唇皮脂腺分泌增多。

二、乳房的变化

妊娠早期开始增大,孕妇常感乳房发胀或触痛及刺痛。乳头增大变黑,更易勃起。乳晕变黑,其外围的皮脂腺肥大形成散在的结节状小隆起,称为蒙氏结节。

胎盘分泌大量雌激素和孕激素,刺激乳腺腺管及腺泡发育。乳腺发育完善还需垂体催乳激素、人胎盘生乳素以及胰岛素、皮质醇、甲状腺激素的共同作用。妊娠期间虽有多种大量的激素参与乳腺发育,做好泌乳准备,但妊娠期间并无乳汁分泌,与大量雌、孕激素抑制乳汁生成有关。于妊娠末期挤压乳头时,可有少许淡黄色稀薄液体流出,称为初乳。

三、血液循环系统的变化

(一)血液

1. **血容量** 从妊娠6~8周血容量开始增加,孕32~34周达高峰,增加40%~45%。血浆约增加1000mL,红细胞约增加450mL,故血液呈稀释状态。

2. **血液成分**

(1)红细胞 妊娠期网织红细胞轻度增多。由于血液稀释,足月妊娠时红细胞计数由非孕时的$4.2\times10^{12}/L$下降为$3.6\times10^{12}/L$左右,血红蛋白由非孕时的130g/L下降为110g/L左右,血细胞比容由0.38~0.47下降到0.31~0.34。孕妇约储备铁0.5g,妊娠中晚期应注意补充铁剂。

(2)白细胞 妊娠7~8周开始轻度增加,30周达高峰,为$(5\sim12)\times10^9/L$,主要为中性粒白细胞增加。

(3)凝血因子 妊娠期间凝血因子Ⅱ、Ⅴ、Ⅶ、Ⅷ、Ⅸ、Ⅹ增加,血液处于高凝状态。妊娠晚期,凝血酶原时间及活化部分凝血活酶时间轻度缩短。血浆纤维蛋白原含量比非孕妇女增加50%,红细胞沉降率加快。纤溶酶原显著增加,优球蛋白溶解时间延长,表明纤溶活性降低。

(4)血浆蛋白 由于血液稀释,血浆蛋白从孕早期开始降低,至妊娠中期后为60~65g/L,主要是白蛋白减少。

(二)心血管的变化

1. **心脏** 妊娠后期心脏向左、上、前移位,心尖搏动左移1.0~2.0cm,心浊音界稍扩大。多数孕妇心尖区可听到Ⅰ~Ⅱ级柔和吹风样收缩期杂音。至妊娠末期心脏容量增加10%,心率每分钟增加10~15次。心电图因心脏左移出现电轴左偏约15°。

2. **心排出量** 自妊娠10周开始增加,妊娠32~34周达高峰,左侧卧位测量心排出量比非孕时增加30%,持续到分娩。临产后在第二产程心排出量显著增加。

3. **血压** 妊娠早、中期血压偏低,晚期轻度升高。收缩压一般不受影响,脉压增大。孕妇体位影响血压,坐位稍高于仰卧位。

4. **静脉压** 下肢静脉压于孕晚期升高,孕妇易发生下肢、外阴静脉曲张和痔。孕妇若长时间处于仰卧位姿势,可引起仰卧位低血压综合征。

四、泌尿系统的变化

妊娠期间肾脏略增大。孕早期肾小球滤过率(GFR)及肾血浆流量(RPF)开始增加,孕中期分别约增加50%、35%。由于GFR增加,而肾小管对葡萄糖再吸收能力不能相应增加,约有15%孕妇餐后可出现生理性糖尿。GFR和RPF均受体位影响,仰卧位时尿量及钠的排泄与侧卧位相比减少一半，GFR 及 RPF 也相应减少。因此孕妇做肾功能试验时应注明左侧卧位。妊娠期间孕激素使泌尿系统平滑肌张力减弱。孕中期易患急性肾盂肾炎，以右侧多见。

五、消化系统的变化

受大量雌激素影响，妊娠期间牙龈充血、水肿，牙龈易出血。受孕激素影响，孕妇易出现"烧心感"、上腹部饱胀、便秘，常引起痔疮或使原有痔疮加重。妊娠期易诱发胆囊炎及胆石病。

六、呼吸系统的变化

妊娠期胸廓改变包括肋骨展平，肋膈角增宽。胸廓横径、前后径及周径增大。妊娠晚期以胸式呼吸为主，呼吸次数变化不大，但呼吸较深。妊娠中期耗氧量增加 10%~20%，肺通气量约增加 40%，有过度通气现象，使动脉血 PO_2 增高达 92mmHg，PCO_2 降至 32mmHg，有利于给孕妇及胎儿供氧，并通过胎盘排出胎儿血中的二氧化碳。

妊娠期肺功能的变化有：①肺活量无明显改变。②通气量每分钟约增加 40%，潮气量约增加 39%。③残气量约减少 20%。④肺泡换气量约增加 65%。⑤上呼吸道（鼻、咽、气管）黏膜增厚，轻度充血、水肿，易发生上呼吸道感染。

七、内分泌系统的变化

（一）垂体

妊娠期垂体稍增大，妊娠末期腺垂体增大明显。嗜酸细胞肥大增多，形成"妊娠细胞"。

1. 促性腺激素 妊娠早期大量雌、孕激素对下丘脑及腺垂体的负反馈作用使 Gn 分泌减少，卵巢内的卵泡不再发育成熟，即无排卵。

2. 催乳激素（PRL） 妊娠 7 周开始增多，分娩前达峰值约 150μg/L，为非孕妇女的 10 倍。PRL 可促进乳房发育，为产后泌乳做准备。不哺乳者，于产后 3 周内降到非孕时水平，哺乳者约在产后 80 日以后降至孕前水平。

（二）肾上腺皮质

1. 皮质醇 妊娠期间皮质醇增加 3 倍，但仅有 10% 的游离皮质醇起作用，故孕妇并无肾上腺皮质功能亢进表现。

2. 醛固酮 妊娠期间醛固酮水平增多 4 倍。但仅有 30%~40% 为有活性作用的游离醛固酮，不致引起过多的水钠潴留。

3. 睾酮 内层网状带分泌睾酮略有增加，孕妇阴毛及腋毛增多、增粗。

（三）甲状腺

妊娠期间甲状腺呈中度增大。甲状腺素结合球蛋白（TBG）增加 2~3 倍，血中甲状腺激素虽增多，但游离甲状腺激素并无增多，故孕妇无甲亢表现。孕妇及胎儿体内的促甲状腺激素均不能通过胎盘，各自负责自身甲状腺功能的调节。

（四）甲状旁腺

妊娠早期孕妇血清中甲状旁腺素水平降低。随妊娠进展，孕妇钙浓度缓慢降低，致使甲状旁腺素在妊娠中晚期逐渐升高。

八、新陈代谢的变化

（一）体重

自孕 13 周起平均每周体重增加不超过 350g，直至孕足月时体重约增加 12.5kg。

（二）糖类代谢

妊娠期间血中胰岛素增加，致使孕妇空腹血糖稍低于非孕妇，糖耐量试验血糖增高幅度大且恢复延迟。妊娠期间注射胰岛素后，降血糖效果不如非孕妇女，故妊娠期间胰岛素需要量增多。

（三）脂肪代谢

妊娠期间血脂增高，脂肪储备较多。孕期遇能量消耗过多时，体内动用大量脂肪，使血中酮体增加，易发生酮血症。孕妇尿中出现酮体多见于妊娠剧吐，或产妇因产程过长、能量过度消耗而糖原储备量相对减少时。

（四）蛋白质代谢

妊娠期孕妇处于正氮平衡状态，对蛋白质的

需要量增加。母体储备的蛋白质,除供给胎儿生长发育及子宫、乳房增大的需要外,还为分娩期消耗做准备。

(五)水代谢

妊娠期间母体水分增加平均约为7.5L,水钠潴留和排泄形成适当比例,故不引起水肿。但至妊娠末期组织间液可增加1~2L而致水肿。

(六)矿物质代谢

胎儿生长发育需要大量的钙、磷、铁。妊娠中、晚期应注意多补充钙剂,以提高血钙值。需补充铁剂,以防止发生缺铁性贫血。

(七)基础代谢率

于妊娠早期稍下降,妊娠中晚期逐渐增高,至妊娠晚期可增高15%~20%。

九、皮肤及其他

1. **色素沉着** 孕妇皮肤色素沉着,如面颊、乳头、乳晕、腹白线及外阴等处。在面颊可见黄褐斑,分娩后可渐减退。

2. **妊娠纹** 妊娠期孕妇腹部皮肤可出现不规则平行裂纹,呈淡红色或紫褐色,称为妊娠纹,见于初产妇。产后逐渐退变呈银白色,持久不消退。

3. **骨骼、关节及韧带的变化** 骨质一般无改变,仅在妊娠次数过多、过密又不注意补充钙质及维生素D时引起骨质疏松。妊娠后期部分孕妇自觉腰骶部及肢体疼痛不适。妊娠晚期孕妇重心前移,为保持身体平衡,孕妇头部与肩部向后仰,形成典型的孕妇姿势。

细目五 中医对妊娠生理的认识

中医称妊娠为"重身""怀子"或"怀孕"。

(一)妊娠机制

中医学认为,受孕机理在于肾气充盛,天癸成熟,冲任二脉以及胞宫功能正常,男女两精相合,即可构成胎孕。另外,受孕须有一定时机,即"氤氲之时""的候",相当于排卵期。

(二)妊娠生理现象

1. **生理特点** 妊娠期间胞宫行使藏而不泻功能,月经停闭。脏腑、经络之血下注冲任胞宫以养胎元,因此,孕妇机体出现"血感不足,气易偏盛"的生理特点。

2. **临床表现** 妊娠初期,由于血聚于下,冲脉气盛,易夹胃气及肝气上逆,出现饮食偏嗜,恶心作呕,晨起头晕等现象。孕妇可自觉乳房胀大,乳头、乳晕颜色加深,妊娠中期白带稍增多。4~5个月后,孕妇可自觉胎动,小腹逐渐膨隆。妊娠6个月后,胎儿增大,易阻滞气机,水道不利,出现轻度肿胀。妊娠末期,由于胎儿先露部压迫膀胱与直肠,可见小便频数、大便秘结等现象。

3. **脉象** 妊娠2~3个月后,六脉平和滑利,按之不绝,尺脉尤甚。

细目六 妊娠诊断

◎ **要点一 早期妊娠的诊断**

(一)临床表现

1. **停经** 生育年龄妇女,平素月经周期规律,一旦月经过期10天或以上,应考虑早期妊娠。哺乳期妇女的月经虽未恢复,但仍有再次妊娠的可能。

2. **早孕反应** 约半数左右的妇女,在停经6周左右出现晨起恶心、呕吐、食欲减退、喜食酸物或偏食,称早孕反应。一般于妊娠12周左右消失。

3. **尿频** 妊娠早期因增大的子宫压迫膀胱所致。

(二)检查与体征

1. **乳房** 自妊娠8周起,乳房逐渐增大。孕妇自觉乳房轻度胀痛、乳头刺痛,乳头及周围乳晕着色,可见深褐色蒙氏结节。

2. **生殖器官** 妊娠6~8周时,阴道黏膜及子宫颈充血,呈紫蓝色。子宫增大变软,子宫峡部极软,子宫体与子宫颈似不相连,称黑加征。孕后最初是子宫前后径变宽略饱满，妊娠5~6周宫体呈球形，至妊娠8周宫体约为非妊娠子宫的2倍，妊娠12周时子宫约为非妊娠子宫的3倍。当宫底超出骨盆腔时在耻骨联合上方可触及。

（三）辅助检查

1. 妊娠试验 用免疫学方法（多用试纸法）检测，若为阳性，表明受检者尿中含HCG，也可抽血查HCG协助诊断早期妊娠。

2. 超声检查 妊娠早期超声检查的主要目的是确定宫内妊娠，排除异位妊娠、滋养细胞疾病、盆腔肿块等，并确定胎数。估计孕龄。停经35日时，宫内可见妊娠囊；妊娠6周时，可见胚芽及原始心管搏动。妊娠11~13^{+6}周测胎儿头臀长度，准确估计孕周，校正预产期，同时检测胎儿颈项透明带厚度和胎儿鼻骨等，可作为早孕期染色体疾病筛查的指标。妊娠9~13^{+6}周超声检查可排除严重的胎儿畸形。

◎ 要点二 中、晚期妊娠的诊断

（一）临床表现

1. 子宫增大 随着妊娠进展，子宫逐渐增大。手测子宫底高度或尺测耻上子宫长度，可以估计胎儿大小及孕周。增长过速或过缓均可能为异常。一般来讲，妊娠满12周，手测子宫底高度在耻骨联合上2~3横指，满16周脐耻之间，满20周脐下1横指，满24周脐上1横指，满28周脐上3横指，满32周脐与剑突之间，满36周剑突下2横指，满40周脐与剑突之间或略高。

2. 胎动 胎儿的躯体活动称胎动。一般妊娠20周左右开始自觉有胎动。妊娠周数越多，胎动越活跃，但至妊娠末期胎动逐渐减少。

3. 胎心音 妊娠18~20周，用听诊器即可在孕妇腹壁上听到胎心音，呈双音，如钟表的"滴答"声，110~160次/分，超声多普勒听诊效果更好。妊娠24周以前，胎心音多在脐下正中或稍偏左或右听到；妊娠24周以后，胎心音多在胎儿背侧听得最清楚。

4. 胎体 妊娠20周以后，经腹壁可以触及子宫内的胎体，妊娠24周以后，运用四步触诊法可以区分胎头、胎臀、胎背及胎儿四肢，查清胎儿在子宫内的位置。

（二）辅助检查

1. 超声检查 B型超声显像法不仅能显示胎儿数目、胎方位、胎心搏动和胎盘位置，及其与子宫颈内口的关系，测羊水量、评估胎儿体重，且能测胎头双顶径、股骨长等多条径线，了解胎儿生长发育情况。

2. 彩色多普勒超声 可检测子宫动脉、脐动脉和胎儿动脉的血流速度和波形。子宫动脉（妊娠中期）血流舒张期早期切迹可评估子痫前期风险，妊娠晚期脐动脉搏动指数和阻力指数可评估胎盘血流。

◎ 要点三 胎产式、胎先露、胎方位

胎儿在子宫内的姿势，称为胎姿势。

（一）胎产式

胎体纵轴与母体纵轴的关系称胎产式。两纵轴平行者称纵产式，占妊娠足月分娩总数的99.75%。两纵轴垂直者称横产式，仅占妊娠足月分娩总数的0.25%。两纵轴交叉成角度者称斜产式，在分娩过程中多转为纵产式，偶尔转为横产式。

（二）胎先露

最先进入骨盆入口的胎儿部分称为胎先露。纵产式有头先露、臀先露，横产式有肩先露。头先露又可因胎头屈伸程度不同分为枕先露、前囟先露、额先露、面先露。臀先露又可因入盆先露不同分为混合臀先露、单臀先露和足先露。偶见头先露或臀先露与胎手或胎足同时入盆，称之为复合先露。

（三）胎方位

胎儿先露部的指示点与母体骨盆的关系称胎方位，简称胎位。枕先露以枕骨，面先露以颏骨，臀先露以骶骨，肩先露以肩胛骨为指示点。根据指示点与母体骨盆前、后、左、右、横的关系而有不同的胎位。如：枕先露时，胎头枕骨位于母体骨盆的左前方，应为枕左前位，余类推。

第四单元　产前保健

细目一　围生医学

要点一　围生医学的概念

围生医学又称围产医学，是研究在围生期内加强对围生儿及孕产妇的卫生保健的一门科学。

要点二　围生期的概念

围生期是指产前、产时和产后的一段时期。围生期的规定有4种：①围生期Ⅰ：从妊娠满28周至产后1周。②围生期Ⅱ：从妊娠满20周至产后4周。③围生期Ⅲ：从妊娠满28周至产后4周。④围生期Ⅳ：从胚胎形成至产后1周。此期间的胎儿及新生儿称为围生儿。我国采用围生期Ⅰ计算围生期相关的统计指标。

细目二　孕妇监护

要点一　产前检查时间

首次产前检查的时间从确诊为早孕时开始。根据我国《孕前和孕期保健指南》，目前推荐的检查孕周分别是：妊娠 $6\sim13^{+6}$ 周，$14\sim19^{+6}$ 周，$20\sim24$ 周，$25\sim28$ 周，$29\sim32$ 周，$33\sim36$ 周，$37\sim41$ 周（每周1次）。有高危因素者，可酌情增加次数。

要点二　预产期推算

从末次月经第一日算起，月份减3或加9，日数加7（农历日数加14）。若孕妇记不清末次月经时间，应采用超声检查来协助推算预产期。若根据末次月经推算的孕周与妊娠早期超声检查推算的孕周时间间隔≥5天，应根据超声结果校正预产期。妊娠早期超声检测胎儿头臀长是估计孕周最准确指标。

要点三　产前检查的步骤及方法

1. 腹部检查

（1）望诊　注意腹形及大小，有无妊娠纹、手术瘢痕及水肿等。

（2）触诊　首先，用软尺测耻上子宫长度及腹围值。然后用四步触诊法检查子宫大小、胎产式、胎先露、胎方位及先露部是否衔接。在做前三步手法时，检查者面向孕妇，做第四步手法时，检查者面向孕妇足端。

第一步手法：检查者两手置于子宫底部，触摸宫底高度，估计胎儿大小与妊娠周数是否相符，以两手指腹相对交替轻推，判断宫底部的胎儿部分，若为胎头则硬而圆且有浮球感，若为胎臀则软而宽且形状略不规则。

第二步手法：检查者两手分别置于腹部两侧，一手固定，另手轻轻深按，两手交替，仔细分辨胎背及胎儿四肢的位置，以间接判断胎方位。触到宽阔平坦饱满部分为胎背，可变形的高低不平部分是胎儿肢体。

第三步手法：检查者右手拇指与其余四指分开，置于耻骨联合上方握住胎先露部，进一步查清是胎头或胎臀，左右推动确定是否衔接。

第四步手法：检查者左右手分别置于胎先露部的两侧，向骨盆入口方向深按，进一步确诊胎先露及其入盆程度。

（3）听诊　在靠近胎背上方的腹壁听胎心音最清楚。枕先露时，胎心音在脐右（左）下方；臀先露时，胎心音在脐右（左）上方；肩先露时，胎心音在靠近脐部下方听得最清楚。

2. 产道检查　包括骨产道和软产道检查。

（1）骨产道检查　包括骨盆外测量及内测量，首次产检应做骨盆外测量。

1）骨盆外测量：①髂棘间径：孕妇取伸腿仰卧位，测量两髂前上棘外缘的距离。正常值为23～26cm。②髂嵴间径：孕妇取伸腿仰卧位，测量两髂嵴外缘最宽的距离。正常值为25～28cm。③骶耻外径：孕妇取左侧卧位，右腿伸直，左腿屈曲，测量第5腰椎棘突下至耻骨联合上缘中点的距离。正常值为18～20cm。④坐骨结节间径或称出口横径：孕妇取仰卧位，两腿弯曲，双手抱膝，测量两坐骨结节内侧缘的距离。正常值为8.5～9.5cm。若此径<8cm，应加测出口后矢状径。⑤出口后矢状径：坐骨结节间径中点至骶骨尖端的长度。正常值为8～9cm。出口后矢状径与坐骨结节间径之和大于15cm时，表示骨盆出口无明显狭窄。⑥耻骨弓角度：用左右手拇指指尖斜着对拢，放置在耻骨联合下缘，左右两拇指平放在耻骨降支的上面，测量两拇指间的角度，为耻骨弓角度。正常值为90°，若<80°为异常。此角度可反映骨盆出口横径的宽度。

2) 骨盆内测量：妊娠24～36周时测量。①对角径：为耻骨联合下缘至骶岬上缘中点的距离，正常值为12.5～13cm。此值减去1.5～2cm为骨盆入口前后径长度，称真结合径，正常值约为11cm。②坐骨棘间径：即两坐骨棘间的距离，正常值为10cm。③坐骨切迹宽度：指坐骨棘与骶骨下部间的距离，即骶棘韧带宽度。将阴道内的食指置于韧带上移动。正常情况能容纳三横指（5.5～6cm），否则为中骨盆狭窄。

(2) 软产道检查（即阴道检查） 软产道包括子宫下段、宫颈、阴道、盆底软组织。妊娠早期初诊时检查，以了解软产道有无阴道隔膜、囊肿、赘生物等异常。

3. **肛门指诊检查** 可了解胎先露部、骶骨前面弯曲度、坐骨棘间径、坐骨切迹宽度及骶尾关节活动度，并测量出口后矢状径。

细目三 评估胎儿健康的技术

◎ 要点一 胎儿宫内情况监护

（一）确定是否为高危儿

高危儿包括：①孕龄<37周或≥42周。②出生体重<2500g。③小于孕龄儿或大于孕龄儿。④生后1分钟内Apgar评分0～3分。⑤产时感染。⑥高危妊娠产妇的新生儿。⑦手术产儿。⑧新生儿的兄姐有严重的新生儿病史或新生儿期死亡等。

（二）胎儿宫内状况的监测

1. **妊娠早期** 妇科检查确定子宫大小及是否与妊娠周数相符。超声检查最早在妊娠第6周即可见妊娠囊和原始心管搏动。有条件时，妊娠11～13^{+6}周超声测量胎儿颈项透明层厚度和胎儿发育情况。

2. **妊娠中期** 每次产前检查测量宫底高度和听取胎心率。超声检查胎儿生长状况并筛查胎儿结构有无异常。

3. **妊娠晚期**

(1) 每次产前检查测量宫底高度并听取胎心率。超声检查判断胎儿生长状况，且能判定胎位、胎盘位置、羊水量和胎盘成熟度。

(2) 胎动监测是孕妇自我评价胎儿宫内状况的方法。一般妊娠20周开始自觉胎动，胎动夜间和下午较为活跃。胎动常在胎儿睡眠周期消失，持续20～40分钟。妊娠28周以后，胎动计数<10次/2小时或减少50%者提示有胎儿缺氧可能。

(3) 电子胎心监护的优点是能连续观察并记录胎心率的动态变化，同时描记子宫收缩和胎动情况，反映三者间的关系。其中基线变异是最重要的评价指标。

(4) 预测胎儿宫内储备能力：①无应激试验：是指在无宫缩、无外界负荷刺激情况下，对胎儿进行胎心率宫缩图的观察和记录。本试验是通过观察胎动时胎心率的变化，以了解胎儿的储备能力。用于产前监护。②缩宫素激惹试验（OCT）：又称宫缩应激试验（CST），其原理是诱发宫缩并用胎儿监护仪记录胎心的变化。本方法是了解胎盘于宫缩时一过性缺氧的负荷试验，以测定胎儿的储备能力。

(5) 胎儿生物物理相（BPP）评分。利用胎儿电子监护仪和 B 型超声联合监测判断胎儿有无急慢性缺氧的一种监护方法。

◎ 要点二　胎肺成熟度的监测

1. 妊娠满 34 周胎儿肺发育基本成熟。
2. 卵磷脂/鞘磷脂比值。若羊水 L/S≥2，提示胎儿肺成熟。可用羊水振荡试验（泡沫试验）间接估计 L/S 值。
3. 磷脂酰甘油（PG）阳性，提示胎肺成熟。

细目四　孕期用药

◎ 要点一　西医孕期用药原则

①用药必须有明确指征，避免不必要的用药。②根据病情选用有效且对胎儿相对安全的药物。③选择单一用药，避免联合用药。④应选用结论比较肯定的药物，避免使用较新且未肯定对胎儿是否有不良影响的药物。⑤严格掌握剂量和用药持续时间，注意及时停药。⑥妊娠早期若病情允许，尽量推迟到中晚期再用药。

◎ 要点二　中医孕期用药原则

妊娠期间，凡峻下、滑利、祛瘀、破血、耗气、散气以及一切有毒药品，都应慎用或禁用。但在病情需要的情况下，也可适当选用，所谓"有故无殒，亦无殒也"。但须严格掌握剂量，并"衰其大半而止"，以免动胎、伤胎。

第五单元　正常分娩

细目一　决定分娩的四因素

◎ 要点一　产力

产力是指将胎儿及其附属物从子宫内逼出的力量。包括子宫收缩力（简称宫缩）、腹肌和膈肌收缩力（统称腹压）以及肛提肌收缩力。

（一）子宫收缩力

是临产后的主要产力，贯穿于分娩全过程。临产后的子宫收缩力能使子宫颈管缩短消失、宫口扩张、先露下降、胎儿和胎盘娩出。其特点有节律性、对称性和极性及缩复作用。

（二）腹肌及膈肌收缩力

是第二产程娩出胎儿的重要辅助力量。腹压在第三产程还可促使胎盘娩出。

（三）肛提肌收缩力

肛提肌收缩力有协助胎先露部在盆腔进行内旋转的作用。当胎头枕部露于耻骨弓下时，能协助胎头仰伸及娩出；当胎盘降至阴道时有助于胎盘娩出。

◎ 要点二　产道

产道是指胎儿娩出的通道，分为骨产道和软产道两部分。

（一）骨产道

指真骨盆，是产道的重要部分，其大小、形状与分娩关系密切。

1. 骨盆平面及径线

（1）**骨盆入口平面**　呈横椭圆形，前方为耻骨联合上缘，两侧为髂耻缘，后方为骶岬前缘，有 4 条径线。

1）入口前后径：又称真结合径，指耻骨联合上缘中点至骶岬前缘正中间的距离，平均值为 11cm。

2）入口横径：左右髂耻缘之间的最大距离，平均值为 13cm。

3）入口斜径：左右各一。左骶髂关节至右髂耻隆突间的距离为左斜径，右骶髂关节至左髂耻隆突间的距离为右斜径，平均值为 12.75cm。

(2) 中骨盆平面　呈前后径长的椭圆形，是骨盆最小平面，最狭窄。前方为耻骨联合下缘，两侧为坐骨棘，后方为骶骨下端，有两条径线。

1) 中骨盆前后径：耻骨联合下缘中点通过两侧坐骨棘连线中点至骶骨下端间的距离，平均值为11.5cm。

2) 中骨盆横径：即坐骨棘间径，平均值为10cm。

(3) 骨盆出口平面　由两个不同平面的三角形组成，其共同的底边是坐骨结节间径。前三角的顶端为耻骨联合下缘，两侧为耻骨降支；后三角的顶端为骶尾关节，两侧为骶结节韧带。有四条径线。

1) 出口前后径：耻骨联合下缘至骶尾关节的距离，平均值为11.5cm。

2) 出口横径：又称坐骨结节间径，平均值为9cm。

3) 出口前矢状径：耻骨联合下缘中点至坐骨结节间径中点间的距离，平均值为6cm。

4) 出口后矢状径：骶尾关节至坐骨结节间径中间点的距离，平均值为8.5cm。若出口横径稍短，而出口后矢状径略长，两径之和≥15cm时，正常大小的胎头可通过后三角区经阴道娩出。

2. 骨盆轴与骨盆倾斜度

(1) 骨盆轴　连接骨盆各平面中点的假想曲线称为骨盆轴。此轴上段向下向后，中段向下，下段向下向前。分娩时胎儿沿此轴完成分娩机制。

(2) 骨盆倾斜度　指妇女站立时骨盆入口平面与地平面所形成的角度，一般为60°。如骨盆倾斜度过大，影响胎头衔接和娩出。

(二) 软产道

是由子宫下段、子宫颈、阴道及骨盆底软组织构成的弯曲通道。

1. 子宫下段的形成　由非孕时约1cm的子宫峡部伸展形成。妊娠12周后峡部已扩展成宫腔的一部分，妊娠末期被渐拉长形成子宫下段。临产后拉长达7~10cm。由于子宫肌纤维的缩复作用，子宫上下段的肌壁厚薄不同，在两者之间子宫内面形成一环状隆起，称生理性缩复环。

2. 宫颈的变化及宫颈管的消失　临产前的子宫颈管长2~3cm。临产后的规律宫缩及胎先露部支撑前羊水囊呈楔状，致使宫颈内口向上向外扩张，形成漏斗状宫颈管，随后宫颈管逐渐变短消失。初产妇多是宫颈管先消失，宫口后扩张。经产妇多是宫颈管短缩消失与宫口扩张同时进行。

3. 骨盆底、阴道及会阴的变化　软产道下端形成一个向前弯的长筒，阴道黏膜皱襞展开，阴道扩张，使腔道加宽。会阴体由5cm变薄为2~4mm。

◎ 要点三　胎儿

(一) 胎儿大小

胎儿大小是决定分娩难易的重要因素之一。胎头是胎体的最大部分，胎儿过大致胎头径线过大，尽管骨盆大小正常，也可引起相对性头盆不称造成难产。

1. 胎头颅骨　由两块顶骨、额骨、颞骨及一块枕骨组成。颅骨间的缝隙称颅缝。两颅缝交汇处空隙较大者称为囟门，位于胎头前方的菱形称大囟门（前囟），位于胎头后方的三角形称小囟门（后囟）。在分娩过程中，颅骨轻度移位重叠使头颅变形缩小，有利于胎儿娩出。

2. 胎头径线　①双顶径（BPD）：两顶骨隆突间的距离，为胎头最大横径，足月胎儿的平均值为9.3cm。②枕额径：由鼻根上方至枕骨隆突间的距离，足月胎儿平均值约11.3cm，胎头以此径衔接。③枕下前囟径：又称小斜径，前囟门中央至枕骨隆突下方的距离，是胎头的最小径线，足月胎儿平均值约9.5cm，胎头俯屈后以此径线通过产道。④枕颏径：又称大斜径，颏骨下方中央至后囟顶部之间的距离，是胎头最大径线，足月胎儿平均值约13.3cm。

(二) 胎位

产道为一纵行管道，如为纵产式（头位或臀

位），胎体纵轴与骨盆轴相一致，胎儿容易通过产道。头先露时，胎头先通过产道，较臀位易娩出。臀先露时，因胎臀较胎头周径小且软，阴道不能充分扩张，胎头无变形机会，使胎头娩出困难。肩先露时，胎体纵轴与骨盆轴垂直，足月活胎不能通过产道，对母儿威胁较大。

（三）胎儿畸形

如脑积水、联体胎儿等，由于胎头或胎体过大，难以通过产道。

◎ 要点四 精神心理因素

分娩对产妇是一种持久而强烈的应激源。相当数量的初产妇恐惧分娩、怕疼痛、怕出血、怕难产、担心胎儿畸形、怕有生命危险等，致使情绪紧张，处于焦虑、不安和恐惧的精神心理状态，可影响机体内部的平衡适应力和健康，进而影响产力，影响产程进展。

细目二 枕先露的分娩机制

分娩机制是指胎儿先露部随骨盆各平面的不同形态，被动进行一系列适应性转动，以其最小径线通过产道的全过程。以枕左前位为例说明。

1. **衔接** 胎头双顶径进入骨盆入口平面，胎头颅骨最低点接近或达到坐骨棘水平，称为衔接。部分初产妇在预产期前1~2周内胎头衔接，经产妇多在分娩开始后胎头衔接。

2. **下降** 胎头沿骨盆轴前进的动作称下降。下降动作贯穿于分娩全过程。临床上以胎头下降的程度作为判断产程进展的重要标志。

3. **俯屈** 当胎头下降至骨盆底时，处于半俯屈状态的胎头枕部遇肛提肌阻力进一步俯屈，使胎头衔接时的枕额径变为最小的枕下前囟径，有利于胎头进一步下降。

4. **内旋转** 胎头围绕骨盆纵轴旋转，使其矢状缝与中骨盆及出口前后径相一致的动作称内旋转。胎头在第一产程末完成内旋转动作。

5. **仰伸** 胎头下降达阴道外口时，宫缩和腹压继续迫使胎头下降，肛提肌收缩力又将胎头向前推进，两者共同作用使胎头向下向前，枕骨下部达耻骨联合下缘时，以耻骨弓为支点使胎头逐渐仰伸，胎头娩出。

6. **复位及外旋转** 胎头娩出后，为使胎头与胎肩恢复正常关系，胎头枕部向左旋转45°称复位。胎肩在盆腔内继续下降，前（右）肩向前向中线旋转45°时，胎儿双肩径转成与骨盆出口前后径相一致的方向，胎头枕部需在外继续向左旋转45°以保持胎头与胎肩的垂直关系，称为外旋转。

7. **胎肩及胎儿娩出** 胎头完成外旋转后，前（右）肩在耻骨弓下先娩出，继之后（左）肩在会阴前缘娩出，随后胎体及其下肢娩出。

细目三 先兆临产及临产的诊断

◎ 要点一 先兆临产

出现预示不久将临产的症状，称为先兆临产。

1. **假临产** 分娩发动之前，孕妇常出现不规则子宫收缩，称为"假临产"。其特点是宫缩持续时间短而不恒定，宫缩强度并不逐渐增强，间歇时间长而不规律；宫颈管不缩短，宫口不扩张；常在夜间出现清晨消失；镇静剂能抑制假临产。

2. **胎儿下降感** 胎先露下降进入骨盆入口后，子宫底下降，产妇多有轻松感，呼吸较前轻快，进食量增多。

3. **见红** 在临产前24~48小时，因宫颈内口附近的胎膜与该处的子宫壁分离，毛细血管破裂经阴道排出少许血液，与宫颈黏液相混排出，称见红，是分娩即将开始比较可靠的征象。

◎ 要点二 临产的诊断

临产开始的主要标志是有规律而逐渐增强的子宫收缩，持续30秒及以上，间歇5~6分钟，并伴有进行性宫颈管消失、宫口扩张和胎先露部下降。

细目四 分娩的临床经过及处理

◎ 要点一 总产程及产程分期

总产程即分娩全过程，是从开始出现规律宫缩至胎儿胎盘娩出，分为3个产程。

1. **第一产程（宫颈扩张期）** 从规律宫缩到宫口开全。初产妇潜伏期不超过20小时，经产妇不超过14小时。

2. **第二产程（胎儿娩出期）** 从宫口开全到胎儿娩出。初产妇不超过3小时，经产妇不应超过2小时。

3. **第三产程（胎盘娩出期）** 从胎儿娩出后到胎盘胎膜娩出。需5~15分钟，不超过30分钟。

◎ 要点二 各产程的临床经过及处理

一、第一产程的临床表现及处理

（一）临床表现

1. **规律宫缩** 产程开始时，宫缩持续时间短（约30秒）且弱，间歇时间长（5~6分钟），随着产程进展，持续时间渐长且增强，间歇期缩短。当宫口近开全时，宫缩持续时间可达1分钟及以上，间歇期仅1~2分钟。

2. **宫口扩张** 随宫缩渐频且增强时，子宫颈管逐渐缩短，直至消失，宫口逐渐扩张至开全（10cm）。

3. **胎先露下降程度** 是决定能否经阴道分娩的重要观察指标。

4. **胎膜破裂** 简称破膜，多发生在宫口近开全时。

（二）观察产程及处理

1. **子宫收缩** 包括宫缩频率、强度、持续时间、间歇时间、子宫放松情况。常用观察子宫收缩的方法包括腹部触诊及仪器监测。腹部触诊：助产人员将手掌放于产妇的腹壁上，宫缩时可感到宫体部隆起变硬、间歇期松弛变软。仪器监护最常用的是外监护。

2. **宫口扩张及胎先露下降** 经阴道指诊检查宫口扩张和胎先露下降情况。消毒外阴，通过食指和中指直接触摸了解骨盆、产道情况，了解宫颈管消退和宫口扩张情况、胎先露高低、确定胎方位及胎先露下方有无脐带，并进行Bishop宫颈成熟度评分。

胎头下降情况有两种评估方法：①腹部触诊：在骨盆入口平面上方可触及的剩余胎头部分，以国际五分法表示，用于初步判断。②胎儿颅骨最低点与坐骨棘平面的关系：阴道检查可触及坐骨棘，胎头颅骨最低点平坐骨棘时，以"0"表示；在坐骨棘平面上1cm时，以"-1"表示；在坐骨棘平面下1cm时，以"+1"表示。以此类推。

3. **胎膜破裂** 一旦胎膜破裂，应立即监测胎心，并观察羊水性状，破膜后应每2小时测量产妇体温，注意排查绒毛膜羊膜炎。

（三）胎心和母体观察及处理

1. **胎心监测** 胎心应在宫缩间歇期听诊，随产程进展适当增加听诊次数。高危妊娠或怀疑胎儿受累、羊水异常时建议连续电子胎心监护评估，密切监测胎儿宫内情况。

2. **母体观察及处理**

（1）生命体征 测量产妇生命体征并记录。

（2）阴道流血 观察有无异常阴道流血，警惕前置胎盘、胎盘早剥、前置血管破裂出血等情况。

（3）饮食 产妇宜少量多次摄入无渣饮食，既保证充沛的体力，又利于在需要急诊剖宫产时的麻醉安全。

（4）活动与休息 宫缩不强且未破膜，产妇可在室内适当活动。

（5）排尿 鼓励产妇每2~4小时排尿一次，避免膀胱充盈影响宫缩及胎头下降，必要时导尿。

（6）精神支持

二、第二产程的临床经过及处理

（一）临床表现

宫口开全或近开全后，胎膜多会自然破裂，若未破膜者给予人工破膜。当胎头降至骨盆出口压迫骨盆底组织时，产妇有排便感，不自主向下屏气，会阴渐膨隆并变薄，肛门括约肌松弛。宫缩时胎头露出于阴道口，露出部分不断增大，在宫缩间歇期胎头又缩回阴道内，称胎头拨露。胎头双顶径越过骨盆出口，宫缩间歇时胎头不再回缩，称胎头着冠。此时会阴极度扩展，胎头娩出、复位和外旋转，随之胎肩、胎体很快娩出。

（二）观察产程及处理

1. **密切监测胎心** 每次宫缩过后或每 5 分钟监测一次，听诊胎心应在宫缩间歇期且至少听诊 30~60 秒，必要时用胎心监护仪监测。发现胎心异常应立即阴道检查，迅速结束分娩。

2. **指导产妇屏气** 宫口开全后应指导产妇运用腹压。让产妇宫缩时屏气增加腹压，宫缩间歇期呼气并使全身肌肉放松安静休息。

3. **接生准备** 初产妇宫口开全、经产妇宫口扩张 6cm 且宫缩规律有力时，应将产妇送至产房做好接生准备工作。消毒后铺巾准备接生。

4. **接产** 当胎头拨露使会阴后联合紧张时开始保护会阴。当胎头枕部在耻骨弓下露出时，左手应按分娩机制协助胎头仰伸。此时如宫缩强应嘱产妇张口哈气，让产妇在宫缩间歇时稍向下屏气，使胎头缓慢娩出。胎头娩出后，右手仍保护会阴，左手自鼻根向下颌挤压，挤出口鼻内的黏液和羊水，然后协助胎头复位和外旋转。左手将胎儿颈部向下轻压，使前肩自耻骨弓下先娩出，继之再托胎颈向上，使后肩娩出。双肩娩出后，右手方可放松，双手握住胎儿的腋部向外牵引，胎体及下肢即可顺利娩出。在距脐轮 10~15cm 处，用两把止血钳夹，在两钳间剪断脐带。

三、第三产程的临床表现及处理

（一）临床表现

胎儿娩出后子宫迅速收缩，宫底降至脐平，宫缩暂停几分钟后又重新出现，胎盘与子宫壁发生错位而剥离，形成胎盘后血肿，剥离面不断增加，最终胎盘完全从子宫壁剥离而娩出。胎盘剥离征象有：①子宫体变硬呈球形，宫底上升达脐上。②阴道口外露的一段脐带自行延长。③阴道少量流血。④经耻骨联合上方轻压子宫下段时，宫体上升而外露的脐带不再回缩。胎盘娩出方式包括胎儿面娩出式（多见）和母体面娩出式（少见，胎盘娩出前先有较多量阴道流血）。

（二）处理

1. **新生儿处理** ①清理呼吸道。②脐带处理。③新生儿阿普加（Apgar）评分及脐动脉血气 pH 测定的意义。Apgar 评分是用于快速评估新生儿一般状况的方法，包括心率、呼吸、肌张力、喉反射及皮肤颜色。1 分钟 Apgar 评分评估出生时状况，反映宫内的情况；5 分钟 Apgar 评分反映复苏效果，与近期和远期预后关系密切。脐动脉血气代表新生儿在产程中血气变化的结局，提示有无缺氧、酸中毒及其严重程度，反映窒息的病理生理本质，较 Apgar 评分客观、特异性强。

我国新生儿窒息标准：①5 分钟 Apgar 评分 ≤7 分，仍未建立有效呼吸。②脐动脉血气 pH<7.15。③排除其他引起 Apgar 评分低的病因。④产前具有可能导致窒息的高危因素。以上①~③为必要条件，④为参考条件。

2. **协助胎盘娩出**

3. **检查胎盘胎膜**

4. **检查软产道** 若有裂伤应立即缝合。

5. **预防产后出血** 为减少产后出血量，应用缩宫素等缩宫剂结合按摩子宫加强子宫收缩，注意观察并精准测量出血量。

6. **产后观察** 产后应在产房观察 2 小时，严密观察血压、脉搏、子宫收缩、宫底高度、膀胱充盈、阴道流血量、会阴阴道有无血肿等情况。

◎ 要点三　中医关于分娩的认识

1. 预产期的计算方法　中医学有明确的记载。《妇婴新说》指出："分娩之期，或早或迟……大约自受胎之日计算，应以二百八十日为准，每与第十次经期暗合也。"与西医学计算为280天基本一致。

2. 分娩先兆　孕妇分娩，又称临产，分娩前多有征兆，如胎位下移，小腹坠胀，有便意感，或阴道有少量血水排出，又称"见红"等。古人还观察到有些孕妇在妊娠末期出现一些无规律的腹痛等假临产现象，如试胎（试月）、弄胎。《医宗金鉴·妇科心法要诀》说："妊娠八九个月时，或腹中痛，痛定仍然如常者，此名试胎……若月数已足，腹痛或作或止，腰不痛者，此名弄胎。"二者均不是真正临产，应予区别。

3. 正产现象　在临产时出现腹部阵阵作痛，小腹重坠，逐渐加重至产门开全，阴户窘迫，胎儿、胞衣依次娩出，分娩结束。

4. 临产调护　《达生编》提出了"睡、忍痛、慢临盆"的临产调护六字要诀，对分娩的调护具有重要的指导意义。

第六单元　正常产褥

细目一　产褥期

◎ 要点　产褥期的概念

产妇全身器官除乳腺外，从胎盘娩出至恢复或接近正常未孕状态所需的一段时期称为产褥期，一般为6周。

细目二　产褥期母体的变化

◎ 要点一　生殖系统

（一）子宫复旧

妊娠子宫从胎盘娩出逐渐恢复至未孕状态的过程称为子宫复旧。子宫体的复旧主要是宫体肌纤维缩复和子宫内膜再生。子宫复旧不是肌细胞数目的减少，而是肌细胞的缩小。产后1周子宫体缩小至妊娠12周大小，产后10天在腹部扪不到子宫底，产后6周恢复到孕前大小。子宫重量分娩后约为1000g，产后1周约为500g，直至产后6周时为50~70g。胎盘排出后子宫胎盘附着面立即缩小一半，开放的螺旋小动脉和静脉窦压缩变窄和血栓形成，出血逐渐减少和停止。子宫内膜基底层逐渐再生新的功能层，约需3周。胎盘附着部位内膜完成修复需至产后6周。

（二）子宫颈

产后1周，子宫颈管及子宫颈内口恢复至未孕状态。产后4周，子宫颈完全恢复至未孕状态。由于分娩时子宫颈外口3点、9点处易形成轻度裂伤，使初产妇的子宫颈外口由产前的圆形（未产型）变为产后的"一"字形横裂（已产型）。

（三）阴道与外阴

产褥期阴道腔逐渐缩小，阴道壁肌张力逐渐恢复，黏膜皱襞约于产后3周重新出现，但阴道于产褥期结束时尚不能完全恢复至未孕时的紧张度。

外阴水肿2~3日自行消退，轻度撕裂或会阴伤口缝合术后的伤口均在3~4日内愈合。处女膜因在分娩时撕裂形成痕迹，称处女膜痕。

（四）盆底组织

盆底肌及其筋膜在分娩时过度扩张致弹性减弱，且常伴有肌纤维部分断裂而致盆底松弛。如产妇能坚持康复运动，盆底肌有可能恢复至接近未孕状态。如盆底肌及其筋膜发生严重撕裂，产褥期过早参加体力劳动可导致阴道壁膨出，甚至子宫脱垂。

◎ 要点二　乳房

产褥期乳房的变化主要是泌乳。随着胎盘的排出，胎盘生乳系、孕激素、雌激素水平急剧下降，乳汁开始分泌。以后的乳汁分泌则依赖于哺乳时的吸吮刺激。吸吮动作还反射性引起神经垂体释放缩宫素，发生射乳。不断的排空乳房也是维持乳汁分泌的重要条件。乳汁分泌还与产妇营养、睡眠、情绪和健康状况密切相关。

◎ 要点三　循环系统与血液系统

（一）心血管系统

循环血容量于产后2~3周恢复至未孕状态。在产后72小时内，体循环血容量增加15%~25%，应注意预防心衰的发生。

（二）血液系统

产褥早期，产妇血液仍处于高凝状态。纤维蛋白原、凝血酶、凝血酶原于产后2~4周内降至正常。产后红细胞计数和血红蛋白值增高。白细胞总数于产褥早期仍较高，可达$(15~30)\times 10^9/L$，其中中性粒细胞增多。血小板数也增多。血沉于产后3~4周降至正常。

细目三　产褥期临床表现

◎ 要点一　生命体征

产后体温多在正常范围内，若产程延长致过度疲劳时，体温可在产后24小时内略升高，一般不超过38℃。产后3~4天可有泌乳热，持续4~16小时下降，不属病态。产后脉搏略缓慢，每分钟60~70次，产后1周恢复正常。产后由妊娠期的胸式呼吸变为深慢的胸腹式呼吸，每分钟14~16次。血压于产褥期平稳，妊娠期高血压产妇的血压于产后明显降低。

◎ 要点二　子宫复旧

胎盘娩出后，子宫底在脐下一指。产后第1日宫底稍上升至脐平，以后每日下降1~2cm，在产后10日子宫下降入骨盆腔内。

◎ 要点三　产后宫缩痛

产褥期由于子宫阵发性收缩引起下腹部剧烈痛称产后宫缩痛。产后1~2日出现，持续2~3天疼痛自然消失。

◎ 要点四　恶露

产后随子宫蜕膜的脱落，含有血液、坏死蜕膜等组织经阴道排出，称恶露。分为：①血性恶露：持续3~4日。②白色恶露：约持续3周干净。正常恶露有血腥味，但无臭味，持续4~6周。总量250~500mL。

◎ 要点五　褥汗

产后一周内皮肤排泄功能旺盛，排出大量汗液，以夜间睡眠和初醒时更明显，不属病态。

细目四　产褥期处理及保健

◎ 要点一　产褥期处理

1. **产后2小时的处理**　产后2小时内极易发生产后出血、子痫、产后心力衰竭等严重并发症，故应严密观察产妇血压、脉搏、子宫收缩情况、阴道流血量及膀胱充盈等。若发现子宫收缩乏力，应按摩子宫并肌注子宫收缩剂。若阴道流血量不多，但宫底上升者，提示宫腔积血，应挤压宫底排出积血，并给予子宫收缩剂。

2. **饮食**　产后1小时可让产妇进流食或清淡半流食，食物应富有营养、足够热量和水分。若哺乳应多进蛋白质和汤汁食物，适当补充维生素和铁剂。

3. **排尿与排便**　产后4小时应让产妇排尿，若排尿困难，可用热水熏洗外阴，用温开水冲洗尿道口诱导排尿，按摩膀胱，或针刺关元、气海、三阴交、阴陵泉等，或用穴位封闭新斯的明0.5mg。采用上述方法无效时应予以导尿，并预防感染。产妇应多吃蔬菜及早日下床活动，以防止便秘。若发生便秘，口服缓泻剂，或用开塞露塞肛或温肥皂水灌肠。

4. 脉搏、呼吸、血压 产后应每日测量体温、脉搏、呼吸、血压。若体温持续升高提示体内有感染灶，应仔细检查确定病因。

5. 子宫复旧与恶露 每日应在同一时间手测宫高以了解子宫复旧过程，观察恶露量、颜色、气味，若子宫复旧不全，恶露量多、色红，持续时间延长，应给予缩宫剂；若合并感染，恶露有腐臭味且有子宫压痛，应给予抗生素控制感染。

6. 乳房护理 产后半小时内开始哺乳，提倡按需哺乳。乳胀者于哺乳前调节饮食，保持心情舒畅，或用中药治疗。乳头皲裂者，除哺乳前湿热敷外，还可挤少许乳汁涂在乳头和乳晕上，也可用麻油或蛋黄油涂之，或用10%复方安息香酸酊。皲裂严重者应停止哺乳，用吸乳器吸出乳汁喂养新生儿。哺乳期以10个月至1年为宜。需退奶者，可用炒麦芽60g，煎汤频服，或用中药免怀散（《济阴纲目》：红花、赤芍药、当归尾、川牛膝）水煎服，连服3剂，或芒硝250g分装两纱布袋中敷于两乳房，湿硬时更换。目前不推荐用雌激素或溴隐亭退奶。

7. 会阴处理 每日用0.05%聚维酮碘液擦洗会阴2~3次。保持会阴清洁和干燥。会阴部有伤口者，应每日检查伤口周围有无红肿、硬结、分泌物及愈合情况，产后24小时可用红外线照射外阴。有缝线者产后3~5日拆线，若伤口感染时，应提前拆线引流或扩创处理，50%硫酸镁湿热敷可减轻会阴缝合肿胀疼痛，若疼痛严重或伴有大便坠胀要怀疑有血肿的可能。

◎ **要点二 产褥期保健**

产褥期保健的目的是防止产后出血、感染等并发症的发生，促使产后恢复。

1. **产后活动** 尽早适当活动及做产后康复运动。经阴道分娩的产后6~12小时可起床轻微活动，第2天可在室内随意走动，产后康复锻炼的运动量应循序渐进。

2. **避孕** 产褥期原则上应禁止性生活。产后42日起应采取避孕措施，首选工具避孕，如男用避孕套。若不哺乳者则可选用药物避孕。

3. **产后检查** 包括产后访视和产后健康检查。访视内容包括产妇饮食、睡眠、大小便、恶露、哺乳及心理状况等，检查两侧乳房、会阴切口、剖宫产腹部切口等。产后6周到医院常规随诊，包括一般检查，如测血压、查血尿常规等；妇科检查了解子宫复旧情况，给予计划生育及性生活指导。同时给婴儿做一次全面检查。

◎ **要点三 母乳喂养**

母乳喂养对母婴健康均有益。对婴儿可提供满足其发育所需营养，提高免疫力，促进其牙齿及颜面部发育，增加母婴感情。对母亲可促进子宫复旧，推迟月经复潮及排卵时间，降低其患乳腺癌、卵巢癌的风险等。

第七单元 妇产科疾病的病因与发病机制

细目一 病 因

◎ **要点一 西医病因**

1. **生物因素** 各种病原体感染人体后可引起妇产科内、外生殖器炎症性疾病。

2. **精神因素** 长期的精神紧张、焦虑，过度的忧郁、悲伤、恐惧，强烈的精神刺激，均可导致神经-内分泌功能失调、紊乱而发生妇产科疾病。

3. **营养因素** 严重的营养不良可引发闭经；脂肪缺乏影响脂溶性维生素E、K的吸收和利用，维生素K缺乏引起月经量增加；维生素E缺乏，可引起子宫发育不良、不孕、流产等；营养过剩常引起内分泌功能紊乱导致月经失调、闭经。

4. 理化因素 妇产科手术创伤、化学药物、放射线对子宫、卵巢等器官的破坏及生殖内分泌调节系统影响可引起月经量减少、继发性闭经。

5. 免疫因素 免疫功能主要表现在生理防御、自身稳定和免疫监视三个方面，具有抵御外邪入侵，促进疾病自愈和促使机体恢复健康的作用，免疫功能异常可引起妇产科病。

6. 先天及遗传因素 各种先天或遗传因素常导致生殖器官发育异常、原发性闭经；染色体异常或基因异常可直接引起遗传性疾病；基因突变及其相关的遗传因素是多种妇科恶性肿瘤发生的相关因素。

◎ 要点二　中医常见病因

（一）淫邪致病

淫邪因素主要指风、寒、暑、湿、燥、火六种致病邪气，六淫皆能导致妇产科疾病，但妇女"以血为本"，寒、热、湿邪更易与血相搏结而引发妇产科疾病。

1. 寒邪 寒为阴邪，易伤阳气；寒主收引、凝滞，易使气血运行不畅。寒邪从来源上有内寒、外寒之分；从性质上有虚寒、实寒之别。外寒者，如外感寒邪、冒雨涉水；内寒者，如素体阳气不足，寒自内生，或过食生冷、过服寒凉泻火之品，损伤阳气，阴寒内生。阳气受损，失其温煦、推动与气化的功能，可致脏腑、经络、气血的功能减退；血为寒凝，血行不畅，可致冲任、胞宫、胞脉阻滞而发生多种妇产科疾病。

2. 热邪 热为阳邪，其性亢奋炎上，易耗气伤津，迫血妄行。热邪有外热、内热之分，实热、虚热之别。实热者，如素体阳盛、感受热邪、过食辛辣、过服辛热药品、六淫遏而化火、五志过极化火；虚热者，如素体阴虚，或失血伤阴，或吐泻伤阴，或温燥伤阴，或利湿伤阴，阴虚生内热。热邪可扰动冲任，使血海不宁，迫血妄行；可煎熬津血，使血行不畅；热盛蕴毒，热极生风均可引起多种妇产科疾病。

3. 湿邪 湿为阴邪，其性黏滞重着，易困阻气机，滞碍阳气，滞涩血行。湿有外湿、内湿之分。外湿者，多因久居湿地，或经期冒雨涉水，外感湿邪；内湿者，多因脾失健运，水湿不化，湿浊内盛，或肾阳不足，蒸腾气化功能失常，水湿内停。湿聚成痰，则为痰湿，湿邪可从阳化而为湿热，也可从寒化而为寒湿。水湿、湿热、痰湿壅塞胞宫，阻滞冲任，或浸淫任带，或湿溢肌肤，均可引起多种妇产科疾病。湿邪常与热邪、毒邪、寒邪合并致病。

（二）情志因素

情志因素是指喜、怒、忧、思、悲、恐、惊七种情志变化，正常情况下是人的心理对外界环境和情感刺激的不同反应，情志过激则成为致病因素，主要引起气分病变，继而累及血分，导致妇女气血、脏腑、冲任功能失调而发生妇产科病证。妇科常见情志致病因素为怒、思、恐。怒使气郁、气逆，进而引起血分病变，可致月经后期、闭经、痛经、经行吐衄、不孕、癥瘕等；忧思气结、伤脾，可致月经失调、闭经、胎动不安等；惊恐伤肾，每使气下、气乱，可致月经过多、崩漏、胎动不安、堕胎、小产等，甚或闭经。

（三）生活失调

1. 房劳多产 房劳指房事不节，即淫欲过度、早婚及经期产后阴阳交合；多产指产育过众。淫欲过度、早婚易耗精伤肾；经期产后阴阳交合则易致瘀血停滞，或外邪乘虚而入，与胞宫之血相结；产育过众则耗气伤血，均可成为经、带、胎、产诸疾病因。

2. 饮食不节 包括饥饱失常、饮食偏嗜、寒温失宜等。饮食不足，气血生化乏源，易致月经过少、闭经、胎动不安、胎萎不长等；暴饮暴食，过食肥甘厚味，痰湿内生，阻滞冲任，可引起月经后期、月经过少、闭经、不孕症、癥瘕等；过食辛热、饮酒无度，常致冲任蕴热，出现月经先期、月经过多、崩漏等；过食寒凉，内伤阳气，气血凝滞，可引起痛经、闭经、带下过多、不孕。

3. 劳逸失度 妇女在月经期、妊娠期、产褥期应特别注意劳逸结合。劳则气耗，易致月经过多、经期延长、崩漏、胎漏、胎动不安、堕胎、小产、早产、恶露不绝、阴挺等；逸则气滞，常可引起痛经、胎位不正、难产等。

4. 跌仆损伤 经期、孕期跌仆闪挫，可致气血不和，冲任不固，发生月经不调、崩漏、堕胎、小产、早产等；妇产科手术不当，损伤胞宫胞脉，可引起月经过少、闭经、子宫穿孔等。

5. 药误虫蚀 日常生活中摄生不慎，局部感染病虫，虫蚀外阴、阴中，可引起阴痒、带下过多。孕期用药不当，药物毒性可直接损伤冲任、胎元，使胎元不固，导致堕胎、小产、胎死腹中或胎儿畸形。

（四）体质因素

体质因素直接决定着机体的抗病能力，是疾病产生的内在因素，而且决定着导致疾病的种类、程度、转归和预后。在妇产科疾病的发生中，往往素体阴虚者易出现月经先期、经期延长、漏下、胎漏等病；素体阳虚者易出现月经后期、痛经、不孕症诸疾；偏脾虚者易见月经过多、经行泄泻、妊娠恶阻、子肿；偏肝郁者常见月经先后无定期、经行情志异常、缺乳、癥瘕。同样感受湿邪，由于体质的不同，有从热化，形成湿热，从寒化，形成寒湿之别。体质强健者，往往病轻、易愈，体质虚弱者常常病重、难愈。

细目二 发病机制

◎ 要点一 妇产科疾病的病理生理特点

包括自稳调节功能紊乱、损伤与抗损伤反应、疾病过程中的因果转化、疾病过程中局部与全身的关系。

◎ 要点二 中医对妇产科疾病发病机理的认识

（一）脏腑功能失常

脏腑生理功能的紊乱和脏腑气血阴阳的失调，均可导致妇产科疾病，其中关系最密切的是肾、肝、脾。

1. 肾的功能失常

（1）肾气虚 肾气的盛衰直接影响天癸的至与竭，从而影响月经与胎孕，故肾气虚常致闭经、不孕。肾气不足，封藏失职，冲任不固，可致月经先期、月经过多、崩漏；胎失所系，胎元不固，可致胎漏、胎动不安、滑胎、子宫脱垂。

（2）肾阴虚 肾阴亏虚，精亏血少，冲任不足，血海不能按时满盈，出现月经后期、月经过少、闭经；冲任亏虚，不能摄精成孕，出现不孕；虚热内生，热扰冲任，血海不宁，迫血妄行，可致月经先期、经间期出血、崩漏等。

（3）肾阳虚 肾阳虚弱，不能温煦胞宫，可致妊娠腹痛、胎萎不长、不孕等；肾阳不足，封藏失职，冲任不固，可致崩漏；肾阳亏虚，蒸腾气化失职，不能温化水湿，可致带下过多、经行浮肿、子肿、经行泄泻。

（4）肾阴阳俱虚 肾为水火之宅，肾阴肾阳相互依存，相互制约，阴损可以及阳，阳损可以及阴，病久可致肾阴阳俱虚，常见于绝经前后诸证。

2. 肝的功能失常

（1）肝气郁结 若情志内伤，肝气郁结，冲任不畅，可致痛经、月经后期、闭经、经行乳房胀痛、妊娠腹痛、不孕；冲任血海蓄溢失常，可致月经先后无定期。

（2）肝郁化火 肝气郁结，郁而化热，热伤冲任，血海不宁，迫血妄行，可致月经先期、月经过多、崩漏、经行吐衄、胎漏、产后恶露不绝等。

（3）肝血不足 肝血损耗，肝阴不足，血海不盈，可致月经过少、闭经、不孕；肝阴不足，经期、孕期阴血下注血海，肝阴益虚，血虚生风化燥，发生经行风疹块、妊娠身痒。

（4）肝阳上亢 肝阴不足，肝阳偏亢，经前或孕后阴血下聚冲任，肝阳上亢，引起经行眩晕、经行头痛、子晕；阴虚阳亢，肝风内动，发为子痫。

（5）肝经湿热　肝气犯脾，肝郁化热，脾虚生湿，肝经湿热蕴结，下注冲任，浸淫任带，可致带下过多、阴痒等；湿热蕴结胞中，阻滞冲任，发生不孕、带下病、癥瘕。

3. 脾的功能失常

（1）脾气虚弱　脾为中土主运化，司中气而统血，与胃同为后天之本，气血生化之源。脾气虚弱，血失统摄，冲任不固，可致月经先期、月经过多、崩漏；胎失气载，可致胎漏、胎动不安、堕胎、小产；脾虚气陷，升举无力，可致子宫脱垂。

（2）脾虚血少　脾失健运，化源不足，冲任血虚，血海不能按时满溢，可致月经后期、月经过少、闭经；胎失血养，可致胎动不安、胎漏、堕胎、小产、胎萎不长等。

（3）脾阳虚损　脾阳不足，运化失职，水湿内停，水湿泛溢肌肤，可致妊娠水肿；湿浊下注，浸淫任带，使任脉不固、带脉失约，可致带下病；湿浊内停，夹痰饮上逆，可致妊娠呕吐。

（二）气血失调

气血失调是妇产科疾病的重要机理。妇女经、孕、产、乳均以血为本，又常耗血，故使机体处于血常不足，气相对有余的生理状态。气为血帅，血为气母，气以行血，血以载气。气血之间相互依存、相互资生。气病可以及血，血病可以及气。

1. 气分病机

（1）气虚　素体虚弱，或劳倦过度，或大病久病，均可引起气虚为患。气虚冲任不固，可致月经先期、月经过多、崩漏、产后恶露不绝等；气虚摄纳无权，乳汁自出；气虚卫外不固，可出现经行感冒、产后自汗。

（2）气陷　气虚升举无力而下陷，无力载胎系胞，可致胎漏、胎动不安、子宫脱垂、妊娠及产后小便不通。

（3）气滞　肝气郁结，气机阻滞，冲任胞脉不畅，可致月经后期、痛经、闭经、经行乳房胀痛；气行不畅，津液停滞，水湿不布，可见经行浮肿、子肿；气滞引起血瘀，冲任胞脉不通，可致癥瘕、不孕。

（4）气逆　怒则气上，经行冲气旺盛，夹肝气上逆，损伤阳络可致经行吐衄；孕后冲气偏盛，冲气夹胃气肺气上逆，胃失和降，引起恶阻，肺失肃降，可致子嗽。

2. 血分病机

（1）血虚　大病、久病之后，或经、产耗血失血过多；劳神思虑太过伤脾，或素体脾胃虚弱，化源不足。血虚血海不盈，冲任亏虚，可致月经后期、月经过少、痛经、闭经、妊娠腹痛、胎萎不长、产后身痛、缺乳、不孕等。

（2）血瘀　气滞、寒凝、热灼、气虚、外伤等均可引起瘀血，瘀血阻滞胞脉、胞络、冲任，使经隧不通，可致月经后期、月经过少、痛经、闭经、产后腹痛、不孕等；瘀血阻滞，旧血不去，新血难安，血不归经，可致月经过多、崩漏、恶露不绝等；瘀血与痰饮、湿浊相互胶结于下腹部胞中，可形成癥瘕包块。

（3）血热　外感热邪，或过服辛辣温燥之品导致阳盛血热；或素体阴虚内热。热邪与血相互搏结，热扰冲任，血海不宁，迫血妄行，可致月经先期、月经过多、崩漏、胎漏、胎动不安、产后恶露不绝等。

（4）血寒　外感寒邪，或过服寒凉药物、食物，损伤人体阳气；或素体阳虚阴盛，寒邪与血相互搏结，血为寒凝，冲任、胞脉阻滞，可致月经后期、月经过少、痛经、闭经、妊娠腹痛、产后腹痛、产后身痛、不孕等。

（三）冲、任、督、带损伤

各种病因及脏腑功能失常、气血失调，均可引起机体发生病变，但只有引起冲、任、督、带损伤，进而导致胞宫、胞脉、胞络受损，才会导致妇产科证的发生。冲、任、督、带损伤和胞宫、胞脉、胞络受损，是妇产科疾病的基本病机和最终病位，是妇产科疾病与其他科疾病相区别的重要病机。

1. 冲任损伤 冲任二脉皆起于胞中，"冲为血海""为十二经脉之海"，能调节十二经的气血；"任主胞胎"，为阴脉之海，与足三阴经均有交汇，对人体的阴经有调节作用；任通冲盛才能使天癸发挥对人体生长发育和生殖的影响，维持正常的生殖功能。因此，冲任损伤，必然会导致妇产科各种疾病的发生。冲任损伤的主要病机有冲任不足、冲任不固、冲任失调、冲任阻滞、寒凝冲任、热蕴冲任等。

2. 督脉虚损 督脉亦起于胞中，"贯脊属肾"，与足太阳相通，为"阳脉之海"，总督诸阳。任督二脉，同起于胞中，交会于龈交穴，其经气循环往复，调节人体阴阳平衡，维持胞宫的生理功能，督脉虚损，可致阴阳失调，出现闭经、崩漏、绝经前后诸证、不孕等。

3. 带脉失约 带脉束腰一周，与冲、任、督脉间接相通，起着约束诸经、提摄子宫的作用。带脉失约可致带下过多、胎动不安、滑胎、子宫脱垂等。

（四）胞宫、胞脉、胞络受损

胞宫借经络与脏腑相连，与胞脉、胞络协调完成其主月经、主胎孕的生理功能。除脏腑功能失常、气血失调、冲任督带损伤可间接影响胞宫的功能外，也可由跌仆闪挫、外伤、经期不节房事等直接损伤胞宫，使冲任失调，引起胎漏、胎动不安、堕胎、小产、带下病等。或由于子宫发育异常影响其生理功能，引发妇产科疾病。

第八单元　妇产科疾病的中医诊断与辨证要点

◎ 要点一　月经病的诊断与辨证要点

（一）月经病的诊断

主要是以月经周期、经期和经量的情况，以及伴随行经或绝经前后出现的症状为依据。但应注意月经后期、闭经等与妊娠停经相鉴别；痛经、经期延长、月经过少、月经过多、崩漏等与胎、产病症及妇科肿瘤等相鉴别。

（二）月经病的辨证要点

主要以月经的期、量、色、质、气味及伴随月经周期性出现突出症状的特点，结合全身证候与舌脉征象进行辨证。

1. 以期而论 一般周期提前，多为血热或气虚；周期推后，多为血虚、肾虚或血寒、气滞、痰湿；周期先后无定期，多为肝郁或肾虚；经期延长，多为气虚、血热和血瘀。

2. 以量而论 量多者，以血热、气虚和血瘀为常见；量少者，以血虚、肾虚血寒、血瘀为常见；量或多或少者，以肝郁、肾虚为多见。

3. 以色而论 色鲜红或紫红者属热，暗红者属寒，淡红者为虚，暗淡者为虚寒。

4. 以质地和气味而论 黏稠者多属热属实，清稀者多属寒属虚，有血块者属血瘀。若兼气味臭秽者多属热（毒），气味血腥者多属寒，恶臭难闻者多属瘀血败浊成毒为患。

5. 以经期伴随症状而论 在经前或行经之初出现者，多属实证；在经后或行经末期出现者，多属虚证；平时持续存在，经期加重者，多属湿热蕴结或气滞血瘀。

◎ 要点二　带下病的诊断与辨证要点

（一）带下病的诊断

主要以带下的量、色、质、气味异常，或伴全身或局部症状为依据，临床应借助妇科检查和实验室及辅助检查进一步明确引起带下异常的原发疾病的病因和病位。

（二）带下病的辨证要点

根据带下的量、色、质、气味异常的特点，结合全身与局部症状的临床特点来分析。一般正常带下无色、无臭，其量不多。若带下量多，色白者多属虚属寒，病变涉及脾、肾；色白质稠，如唾如涕，绵绵不断，多属脾虚；量多质薄，清稀如水，兼腰膝酸软，多属肾虚；量多质稠，色黄或黄白相兼有臭味，多属湿热；兼阴中瘙痒，属湿热蕴结酿虫生风；若带下黄绿如脓，为湿热成毒；带下量多，色黄如脓，臭秽难闻，多属湿毒重证，为热毒内炽之象。带下色赤为肝火炽盛；赤白相兼者，多属湿热或虚热为患。湿热者，多有少腹坠胀，阴户瘙痒；虚热者，多伴五心烦热，或兼潮热盗汗等。若带下腥味多属寒证；若酸秽腐臭，则为热证。

◎ 要点三 妊娠病的诊断与辨证要点

（一）妊娠病的诊断

诊断妊娠病首先要确定妊娠，古称"候胎"。诊断时要注意分清是母病动胎还是胎元本身有缺陷，是病理性妊娠本身的疾病还是妊娠期合并发生的内、外科病证，除根据孕妇出现的与妊娠有关的临床主证诊断妊娠病外，还需借助实验室及辅助检查；同时还要分辨妊娠疾病与孕期的关系。

（二）妊娠病的辨证要点

主要根据妊娠病不同临床主症的特点，结合全身兼证和舌脉征象，运用脏腑、气血、八纲辨证的方法进行综合分析和证候归纳。辨明是胎病或为母病。辨清胎可安或不可安。如妊娠恶阻应根据主症呕吐的特点，即呕吐物的颜色、气味、性状进行分析，一般呕吐清涎，色浅，味淡，多属脾虚；呕吐物夹有痰涎，伴中脘痞满，舌苔厚腻，为脾虚夹痰；呕吐物酸苦，伴口干、舌苔黄腻，多属肝胃郁热。又如妊娠肿胀应根据肿胀发生的部位、范围、程度等特点辨其性质与证型，首先分清属于水肿还是气肿。一般肿胀延及大腿、外阴和胸腹部，程度较重，皮薄而光亮，按之凹陷，即时难起，为水肿，属脾虚、肾虚或脾肾阳虚；肿胀部位不定，程度不重，皮厚而色不变，按之无明显凹陷，随按随起，为气肿，属气滞湿阻。

◎ 要点四 产后病的诊断与辨证要点

（一）产后病的诊断

产后病是分娩结束后至产褥期中发生的与分娩和产褥有关的疾病。产后病的诊断主要依据近期有分娩史，全面了解患者产前有无妊娠合并症及其治疗效果，产时有无异常，是否顺产、滞产、手法或器械助产、剖宫产，出血多少、有无创伤等，并把握好时限以及与分娩和产褥有关等要点。东汉《伤寒杂病论·妇人产后病脉证并治》中根据产后阴血亏虚、元气虚弱的特点提出了"新产三病"，即"痉""郁冒""大便难"。《张氏医通》又提出产后败血上冲有"冲心""冲肺""冲胃"三种危重症；产后发生呕吐、盗汗、泄泻三种伤津耗液的病证称为"产后三急"，告诫人们应引起高度重视。而现代产科所强调的产科急重病症，则主要指产后出血、羊水栓塞、子宫破裂、产后感染等危及孕产妇生命的并发症。

（二）产后病的辨证要点

产后病的辨证应注重"产后三审"，即一审小腹痛与不痛，以辨恶露有无停滞；二审大便通与不通，以验津液之盛衰；三审乳汁与饮食多少，以察胃气的强弱。除此之外，亦应抓住产后病不同临床主症的特点，结合全身兼证和舌脉征象，运用脏腑、气血、八纲辨证的方法进行综合分析和证候归纳。即主要以恶露的量、色、质和气味，乳汁多少，饮食、二便、腹痛状况等为辨证的依据。如恶露量多或少，色紫暗，有血块，腹痛拒按，多属血瘀；恶露量多，色红，有臭气，多属血热；恶露量多，色淡质稀，神疲乏力，多属气虚。大便干涩难下，多属津血不足。产后小便不通，多为气虚或肾虚。乳汁甚少、稀薄，乳房柔软，多属气血虚弱；乳汁少、质稠，乳房胀硬，多属肝郁气滞。

◎ 要点五 杂病的诊断与辨证要点

（一）妇科杂病的诊断

凡不属经、带、胎、产疾病范畴，而又与女性生殖器官解剖和生理病理特点有密切关系的一类疾病，称为妇科杂病。如癥瘕（包括女性生殖器肿瘤、子宫内膜异位症、盆腔炎性肿块等）、不孕症、脏躁、子宫脱垂、阴痒、阴疮、外阴色素减退疾病、盆腔淤血综合征等，诊断主要依据各具体疾病特有的临床表现结合辅助检查进行，但应注意与内、外科疾病相鉴别。

（二）妇科杂病的辨证要点

主要是根据各病症不同临床主证的证候特点，结合全身兼证和舌脉征象，运用脏腑、气血、八纲辨证的方法进行综合分析和证候归纳。

第九单元 治法概要

细目一 内治法

◎ 要点一 内分泌治疗

目的是为了调整、恢复女性的生殖内分泌节律及功能，改善女性的精神、心理、内分泌、代谢和机体功能状态。包括：促性腺激素释放激素类药物、促性腺激素类药物、性激素类药物（雌激素类药物、孕激素类药物、雄激素类药物）、抗催乳素类药物、抗雌激素类药物、抗孕激素类药物、抗雄激素类药物、前列腺素。

◎ 要点二 中医内治法

（一）滋肾补肾

1. 补益肾气 适用于肾气不足引起的月经失调、崩漏、闭经、胎动不安、滑胎、子宫脱垂等。代表方如寿胎丸、补肾固冲丸、大补元煎。

2. 滋肾益阴（滋肾填精） 适用于肾阴不足或肾精亏损所致的月经失调、绝经综合征、先兆流产、不孕症等。代表方剂如六味地黄丸、左归丸、养精种玉汤等。

若阴不敛阳，阳失潜藏，阴虚阳亢，可致妊娠期高血压疾病等，治宜滋阴潜阳。若肾水不能上济，心肾不交，心火偏亢可致经行口糜、经行失眠、妊娠心烦、绝经前后诸证等，治宜滋阴降火，交通心肾，代表方如黄连阿胶汤。若肾水不足，虚火上炎，肺失宣润可致经行吐衄、妊娠咳嗽、妊娠失音等，治宜滋肾润肺。代表方如顺经汤、百合固金汤等。

若肾水不能涵养肝木，使肝肾不足，冲任损伤，可致崩漏、闭经、痛经、月经不调、滑胎、胎萎不长、不孕、阴痒等，治宜滋肾养肝。可于滋肾药中加养肝之品。代表方有调肝汤、一贯煎等。

3. 温肾助阳 若肾阳不足，命门火衰可致月经后期、月经过少、痛经、闭经、崩漏、经行浮肿、经行泄泻、绝经前后诸证、带下病、妊娠腹痛、胎漏、胎动不安、堕胎、小产、妊娠肿胀、妊娠小便不通、不孕症等，治宜温肾助阳。代表方如肾气丸、右归丸、内补丸等。

若肾阳不足，脾阳失煦可致月经后期、闭经、胎萎不长、带下病、妊娠肿胀、不孕症等，治宜温肾培脾。可于温肾药中加温脾之药，代表方如健固汤、真武汤。

4. 阴阳双补 若肾阴阳俱虚可致崩漏、闭经、绝经前后诸证、滑胎、不孕症等，治宜阴阳双补。代表方如归肾丸、二仙汤等。

（二）疏肝养肝

1. 疏肝解郁 适用于肝郁气滞，疏泄失常导致的月经不调、痛经、闭经、经行乳房胀痛、妊娠腹痛、妊娠期高血压疾病、缺乳、不孕症等。代表方如逍遥散、柴胡疏肝散、下乳涌泉散。

若肝郁脾虚可致月经不调、崩漏、经行泄泻、妊娠肿胀等，治宜舒肝实脾。代表方剂如逍遥散、痛泻要方。

2. 疏肝清热 若肝郁化火，热扰冲任可致月经不调、崩漏、胎漏等。治宜疏肝清热。代表方剂如丹栀逍遥散。若肝经湿热，肝胆火盛，还可致经期延长、经间期出血、痛经、带下病、产后发热、产后恶露不绝、阴痒、阴疮等，治宜清肝泻热。代表方剂如龙胆泻肝汤、清肝止淋汤。

3. 养血柔肝 适用于肝阴不足，肝血衰少引起的月经不调、闭经、绝经前后诸证等。代表方剂如杞菊地黄丸、一贯煎、二至丸、调肝汤、四物汤。

凡肝血不足，肝阳上亢，甚至肝风内动而致妊娠眩晕、妊娠痫证、经行头痛、绝经前后诸证等，治宜平肝潜阳，或镇肝息风。代表方剂如天麻钩藤饮、镇肝熄风汤。

（三）健脾和胃

1. 健脾益气 适用于脾胃虚弱，化源不足，血海不盈所致的月经后期、月经过少、闭经、胎漏、胎动不安、胎萎不长、缺乳等。代表方剂如四君子汤等。

若脾虚中气下陷，甚或统摄无权，可致月经过多、崩漏、经期延长、胎动不安、产后乳汁自出、子宫脱垂等，治宜补中益气，升阳举陷。代表方剂如补中益气汤、举元煎、固冲汤。若中阳不振，脾失健运，水湿泛溢，可致经行浮肿、经行泄泻、带下病、妊娠水肿、胎水肿满等，宜温补脾胃，升阳除湿。代表方剂如理中丸、白术散、完带汤。

2. 健脾和胃 适用于脾胃素弱，胃失和降，或肝旺伐胃，冲气上逆引起的妊娠恶阻。代表方剂如香砂六君子汤、苏叶黄连汤。因热而上逆者，宜清热降逆。代表方剂如加味温胆汤。因寒而上逆者，宜温中降逆。代表方剂如小半夏加茯苓汤、干姜人参半夏汤。

（四）调理气血

1. 理气 因气虚、气陷导致的月经先期、月经过多、经期延长、崩漏、胎漏、胎动不安、滑胎、胎死不下、难产、胞衣不下、产后排尿异常、恶露不绝、子宫脱垂等，治宜健脾益气，或补脾升陷。代表方剂如四君子汤、补中益气汤、举元煎。因气郁、气逆可致月经后期、月经先后无定期、月经过少、闭经、痛经、月经前后诸证、妊娠腹痛、胎气上逆、妊娠恶阻、妊娠肿胀、缺乳、癥瘕、不孕症等，治宜理气行滞或顺气降逆。代表方剂如加味乌药汤、天仙藤散、柴胡疏肝散；常用顺气降逆之品同前治胃失和降药。

2. 调血 因血虚引起的月经过少、闭经、妊娠腹痛、胎漏、胎动不安、胎萎不长、产后腹痛、产后痉证、产后发热、产后身痛等，治宜补血养血。代表方剂如当归补血汤、四物汤、人参养营汤、人参滋血汤、胶艾汤。因血瘀冲任，可致月经不调、闭经、崩漏、痛经、异位妊娠、妊娠腹痛、胎死不下、产后血晕、产后腹痛、产后恶露不绝、癥瘕等。治宜活血化瘀，代表方剂如桃红四物汤、生化汤、少腹逐瘀汤、血府逐瘀汤，以及宫外孕Ⅰ、Ⅱ号方。

实寒或虚寒使经脉凝滞，冲任受阻可致月经后期、月经过少、闭经、痛经、妊娠腹痛、产后腹痛、恶露不下等，治宜温经活血。代表方剂如温经汤、艾附暖宫丸。

实热或虚热伏于冲任，血海不宁可致月经先期、月经过多、经期延长、崩漏、经间期出血、胎漏、妊娠心烦、妊娠小便淋痛、产后发热、产后恶露不绝等，治宜清热凉血或养阴清热。代表方剂如清经散以清实热为主；两地汤、知柏地黄汤、加减一阴煎以滋阴清热为主；清热固经汤、保阴煎，以清实热为主，亦可清虚热。

气血两虚所致的闭经、痛经、胎漏、胎动不安、堕胎、小产、胎萎不长、胎死不下、难产、产后血晕、缺乳、乳汁自出，治宜气血双补。代表方剂如八珍汤、十全大补丸、人参养荣汤、当归补血汤、通乳丹。若气阴两虚所致的崩漏、妊娠恶阻等，治宜益气养阴。代表方剂如生脉散。若气滞血瘀所致的痛经、闭经、崩漏、癥瘕等，治宜行气活血或破瘀散结。代表方剂如血府逐瘀汤、少腹逐瘀汤、膈下逐瘀汤、失笑散等。

（五）清热解毒

适用于热毒内盛所致的崩漏、经期延长、带

下病、阴痒、阴疮、盆腔炎性疾病、阴道炎、不孕症等。代表方如五味消毒饮、银翘红酱解毒汤、银甲丸等。

（六）利湿除痰

若脾虚失运，水湿停滞，阻遏阳气，可致经行泄泻、经行浮肿、妊娠肿胀、带下病、胎水肿满等，治宜健脾益气，升阳除湿。代表方如完带汤、参苓白术散、健固汤、茯苓导水汤、全生白术散等。若肾阳衰微，不能温化水湿，上述症状进一步加重，治宜温肾化湿或温阳行水。代表方剂如四神丸、真武汤。若湿蕴化热者，治宜清热利湿。代表方剂如龙胆泻肝汤、萆薢渗湿汤、止带方。若脾失健运，痰湿停聚，可致经闭、癥瘕、不孕症、带下病等，治宜祛痰化湿。代表方剂如苍附导痰丸、涤痰汤、启宫丸。若脾肾同病而致痰湿停聚，或痰浊阻碍气血，形成痰瘀互结之重证，治疗宜温肾健脾、温阳行水，或理气化痰、破瘀消癥中兼顾扶理脾肾。

（七）调理奇经

目前多以入肝脾肾经药物或调理气血药物来调治奇经。若冲任不足，胞脉失养可致月经后期、月经过少、闭经、胎漏、胎动不安、缺乳、不孕等，治宜调补冲任。代表方剂如寿胎丸、内补丸、毓麟珠。若气虚冲任不固，不能制约，可致月经量多、经期延长、崩漏、带下过多、胎漏、胎动不安、滑胎、堕胎、小产、子宫脱垂等。治宜固冲任。代表方剂如补肾固冲丸、安冲汤、固冲汤。凡冲任气血失调所致的月经失调，或冲气上逆所致的妊娠恶阻、经行吐衄、经行头痛等，治宜调理冲任。代表方剂如加味乌药汤、苏叶黄连汤。若寒侵冲任，血行不畅，胞脉受阻，可致月经后期、月经过少、闭经、痛经、妊娠腹痛、产后腹痛、恶露不下、不孕症、癥瘕等，治宜温冲任。代表方剂如温经汤、艾附暖宫丸。若热伏冲任，血海不宁，迫血妄行所致的月经先期、月经过多、崩漏、经间期出血、胎漏、胎动不安、妊娠心烦、妊娠小便淋痛、产后发热、产后恶露不绝等，或湿热扰于冲任所致的带下病，治宜清冲任。代表方剂如清经散、两地汤、保阴煎、止带方。

（八）调节肾-天癸-冲任-胞宫生殖轴

1. 中药人工周期疗法 是按照中医妇科学的基础理论，结合月经周期中在经后期、经间期、经前期、行经期不同时期的阴阳转化、消长节律，采取周期性用药的治疗方法。用药思路在于月经（或阴道出血）后血海空虚，治法上以滋肾益阴养血为主；经间期为重阴转化期，主以活血化瘀以疏通冲任血气，并配合激发兴奋肾阳，使之施泻而促排卵；经前期又为阳长期，治宜阴中求阳，温肾暖宫辅以滋肾益阴之药；行经期为重阳转化期，血海满盈而溢下，治宜活血调经，冀其推动气血运行，子宫排经得以通畅。

2. 针刺调治促进排卵 是通过针刺、电针或激光针等方法刺激某些穴位，引起排卵的一种方法。20世纪60年代之后，已有较多针刺关元、中极、子宫、三阴交、血海、大赫各穴以促排卵的临床与实验研究报道，并认为针刺在一定条件下可能通过调节中枢β内啡肽水平而促进GnRH分泌引起排卵。基于有关月经产生及调节机理的理论，西医妇产科学的丘脑下部-垂体-卵巢-子宫轴与中医妇产科学的肾-天癸-冲任-子宫轴两者之间有着甚为相近的前提，既然针刺可能通过对生殖轴的作用而引起排卵，从中医妇科学的角度而言，也可以认为针刺促排卵具有一定的调整肾-天癸-冲任-胞宫轴的作用。

细目二 外治法

◎ 要点一 药物治疗

1. 熏洗、坐浴法 将药物煮沸20~30分钟，煎汤至1000~2000mL，趁热熏蒸或熏洗患部，先熏后洗，待药水温度适中后改为坐浴，将阴部直接坐泡在温度适中的药液中20分钟左右，达到患部清热、消肿、止痛、止痒，改善局部循环等目的。外阴破损者不宜应用，经期停用，孕期禁用。

2. 冲洗法 用药液直按冲洗外阴、阴道，起到迅速清除菌虫的作用，适用于阴道炎、宫颈炎和阴式手术前的准备。经期停用，孕期禁用。

3. 纳药法 将药物置于阴道穹隆内或子宫颈表面，达到止痒、清热、除湿、杀虫、拔毒、化腐生肌等目的。常用于各种阴道炎、子宫颈炎等。禁忌证同冲洗法。

4. 敷贴法 将药物制成膏剂、散剂、糊剂等，直接敷贴于患处，起到解毒、消肿、止痛或拔脓生肌等作用。常用于外阴肿痛、盆腔炎性疾病以及回乳等。经期停用，孕期禁用。

5. 保留灌肠 将药物浓煎至 100～150mL，通过肛管注入直肠内（深 10～15cm），药物经过直肠黏膜吸收达到治疗目的。常用于盆腔炎性疾病、盆腔瘀血综合征、陈旧性宫外孕等。药温 37℃左右，每日 1 次，在排空大便后进行，灌肠后药液须保留 30 分钟以上。经期停用，孕期禁用。

6. 宫腔注药法 将药液经导管注入宫腔及输卵管腔内。适用于子宫内膜炎、输卵管炎、输卵管阻塞等。可根据病情选用抗生素类、透明质酸酶、地塞米松或中药注射剂等，达到消炎、促使组织粘连松解和改善局部血液循环等目的。在月经干净 3～7 天内进行。有阴道流血或急性炎症者禁用。

◎ **要点二　物理疗法**

物理疗法是一种利用自然界以及人工的物理能作用于机体以防治疾病的方法。常用的物理疗法有：电疗法、光线疗法、热疗法、冷冻疗法、激光疗法。

第十单元　妊娠病

细目一　中医对妊娠病的认识

◎ **要点一　妊娠病的概念**

妊娠期间，发生与妊娠有关的疾病，称妊娠病，亦称胎前病。妊娠病不但影响孕妇的健康，妨碍妊娠的继续和胎儿的正常发育，甚则威胁生命，因此必须重视妊娠病的预防和治疗。

◎ **要点二　妊娠病的发病机理**

常见的发病机理包括：①阴血亏虚：阴血素虚，孕后血聚胞宫以养胎元，阴血益虚，可致阴虚阳亢而发病。②气机阻滞：素多忧郁，气机不畅，胎体渐长，易致气机升降失常，气滞则血瘀、水停而致病。③脾肾虚损：肾虚则精亏血少，胎失所养；或肾气虚弱，胎失所系，胎元不固。脾虚则气血乏源，胎失所养；或脾虚湿聚，泛溢肌肤或水停胞中为患。④冲气上逆：孕后经血不泻，下聚冲任、胞宫以养胎元，冲脉气盛，冲气易夹胃气或肝气上逆而发病。

◎ **要点三　妊娠病的治疗原则**

妊娠病的治疗原则，以胎元正常与否为前提。①胎元正常者，治病与安胎并举。②胎元不正，胎堕难留，或胎死不下，或孕妇有病不宜继续妊娠者，宜从速下胎以益母。诊治过程中需注意：①首先确定妊娠，并根据症状及检查所见，确定为何种妊娠病。②辨明母病胎病：如因母病而致胎不安者，当重在治疗母病，母病去则胎自安；若因胎不安而致母病者，应重在安胎，胎安则母病自愈。③选方用药须时刻顾护胎元。

细目二　妊娠剧吐

◎ **要点一　概念**

妊娠早期，少数孕妇早孕反应严重，恶心呕吐频繁，不能进食，以致出现体液失衡及新陈代谢障碍，甚至危及生命者，称妊娠剧吐。本病属中医"妊娠恶阻"范畴，亦称"恶阻""阻病""子病""病儿"等。

◎ 要点二　中医发病机理

本病主要发病机理是冲气上逆，胃失和降。孕后血聚养胎，冲气偏盛而上逆，循经犯胃引起恶心呕吐。常见病因病机有脾胃虚弱、肝胃不和、痰滞。若频繁呕吐，饮食难进，可致气阴两虚。

◎ 要点三　临床表现

1. **症状**　多见于年轻初孕妇，于停经6周左右出现恶心呕吐频繁，食入即吐，呕吐物中可有胆汁或咖啡样物，晨起较重，或伴头晕、倦怠乏力等症状。严重时可出现嗜睡、意识模糊、谵妄，甚至昏迷、死亡，或因维生素B_1缺乏引发Wernicke脑病。

2. **体征**　明显消瘦，精神萎靡，面色苍白，皮肤干燥，眼球凹陷，脉搏加快，体温可轻度升高，严重者可见黄疸、昏迷等。妇科检查可见妊娠子宫大小与停经月份相符。

◎ 要点四　诊断与鉴别诊断

1. **诊断**　根据停经6周左右出现频繁呕吐不能进食的临床表现，结合以下实验室检查明确诊断：①妊娠试验阳性。②尿液检查：测定尿量、尿比重、尿酮体、尿蛋白及管型。尿酮体是诊断妊娠剧吐引起代谢性酸中毒的重要指标。③血液检查：测定血常规及红细胞压积、血钾、钠、氯及二氧化碳结合力，检查血胆红素、转氨酶、尿素氮、肌酐等，以判断有无血液浓缩、水电解质紊乱及酸碱失衡，肝肾功能是否受损及受损程度。④必要时进行心电图检查、眼底检查及神经系统检查。

2. **鉴别诊断**　需与葡萄胎、妊娠合并病毒性肝炎、妊娠合并急性胆囊炎、妊娠合并急性胰腺炎、胃肠道疾患等相鉴别。

◎ 要点五　西医治疗

1. **止呕**　口服维生素B_6或维生素B_6-多西拉敏复合制剂、甲氧氯普胺等。

2. **纠正脱水、电解质紊乱及酸碱失衡**　重症患者需住院治疗，禁食，每日补液量不少于3000mL，尿量维持在1000mL以上。输液中加入氯化钾、维生素C、维生素B_6，同时肌注维生素B_1。合并酸中毒者，应根据二氧化碳结合力水平，静脉补充碳酸氢钠溶液。一般经上述治疗2~3日后，病情多迅速好转。

若经上述治疗无好转，体温持续高于38℃，心率每分钟超过120次，出现持续黄疸或持续蛋白尿，或伴发Wernicke综合征时，则应终止妊娠。

◎ 要点六　中医辨证论治

以调气和中，降逆止呕为大法。用药时需照顾胎元，如有胎元不固，酌加安胎之品。

1. **脾胃虚弱证**

证候：妊娠早期，恶心呕吐，甚则食入即吐，口淡，吐出物为清水或食物，头晕，神疲倦怠，嗜睡；舌淡，苔白，脉缓滑无力。

治法：健脾和胃，降逆止呕。

方药：香砂六君子汤。

2. **肝胃不和证**

证候：妊娠早期，恶心呕吐，甚则食入即吐，呕吐酸水或苦水，口苦咽干，头晕而胀，胸胁胀痛；舌质红，苔薄黄或黄，脉弦滑数。

治法：清肝和胃，降逆止呕。

方药：橘皮竹茹汤加黄连或黄连温胆汤合左金丸。

3. **痰滞证**

证候：妊娠早期，呕吐痰涎，胸膈满闷，不思饮食，口中淡腻，头晕目眩，心悸气短；舌淡胖，苔白腻，脉滑。

治法：化痰除湿，降逆止呕。

方药：青竹茹汤。

上述三证都可因呕吐不止，不能进食，导致阴液亏损，精气耗散，出现精神萎靡，形体消瘦，眼球凹陷，双目无神，四肢无力，呕吐带血样物，发热口渴，尿少便秘，唇舌干燥，舌红少津，苔薄黄或光剥，脉细滑数无力等气阴两亏的严重证候。治宜益气养阴，和胃止呕。方用生脉散合益胃汤。

细目三 流 产

◎ 要点一 概念

妊娠不足28周，胎儿体重少于1000g而终止者称流产。其中发生在妊娠12周前者称早期流产；发生于妊娠12~28周者称晚期流产。流产分为自然流产和人工流产。

◎ 要点二 中医有关流产的概念（胎漏、胎动不安、堕胎、小产、滑胎）

妊娠期阴道少量流血，时下时止，或淋沥不断，而无腰酸腹痛者，称为"胎漏"，或"胞漏""漏胎"等。妊娠期出现腰酸腹痛，小腹下坠，或阴道少量流血者，称为"胎动不安"，或"胎气不安"。若腹痛加剧，阴道流血增多或有流液，腰酸下坠，势有难留者，称"胎动欲堕"。妊娠12周内胚胎自然殒堕者，称"堕胎"。妊娠12~28周内胎儿已成形而自然殒堕者，称为"小产"，或"半产"。凡堕胎或小产连续发生3次或3次以上者，称为"滑胎"，亦称"屡孕屡堕"或"数堕胎"。

◎ 要点三 西医病因

1. **胚胎因素** 早期流产染色体异常者占50%~60%，包括数目异常或结构异常。除遗传因素外，感染、药物等因素也可引起染色体异常。染色体异常的胚胎多数会发生流产，即使极少数妊娠至足月，出生后会发生某些功能缺陷或畸形。

2. **母体因素** 包括全身性疾病、内分泌失调、生殖器官疾病、创伤刺激及免疫功能异常等。

3. **父亲因素** 精子染色体异常可导致流产。

4. **环境因素** 砷、铅、甲醛、苯、氯丁二烯、氧化乙烯等化学和放射性物质过多接触。

◎ 要点四 临床类型与临床表现

1. **先兆流产** 指妊娠28周前出现少量阴道流血，下腹痛或腰背痛。妇科检查：子宫颈口未开，胎膜未破，子宫大小与停经周数相符。经治疗及休息后症状消失，可继续妊娠。中医称"胎漏""胎动不安"。若阴道流血量增多或下腹痛加剧，可发展为难免流产。

2. **难免流产** 一般由先兆流产发展而来，阴道流血增多，阵发性腹痛加重，或胎膜破裂出现阴道流水。妇科检查：子宫颈口已扩张，有时宫颈口可见胚胎组织或羊膜囊堵塞，子宫与妊娠周数相符或略小。中医称"胎动欲堕"。

3. **不全流产** 由难免流产发展而来，部分妊娠物已排出体外，尚有部分残留在宫腔内或嵌顿于宫颈口处，影响子宫收缩，出血量多，甚至发生失血性休克。妇科检查：宫颈口已扩张，宫颈口有妊娠组织堵塞及持续性血液流出，一般子宫小于停经周数。中医称"堕胎""小产"。

4. **完全流产** 妊娠物已全部排出宫腔，阴道流血逐渐停止，腹痛逐渐消失。妇科检查：子宫颈口关闭，子宫接近正常大小。属中医"堕胎""小产"或"暗产"范畴。

5. **稽留流产** 指胚胎或胎儿已死亡，滞留在宫腔内未及时自然排出，又称过期流产。胚胎或胎儿死亡后子宫不再增大反而缩小，早孕反应消失，如至妊娠中期，孕妇腹部不见增大，胎动消失。妇科检查：子宫颈口闭，子宫明显小于停经周数，质地不软，未闻及胎心音。中医称"胎死不下"。

6. **复发性流产** 与同一性伴侣连续发生3次或3次以上自然流产者称为复发性流产。每次流产往往发生于同一妊娠月份，其流产过程与一般流产相同，中医称"滑胎"。

7. **流产合并感染** 流产过程中，若阴道流血时间长，有组织残留于宫腔内或非法堕胎等，有可能引起宫腔感染，严重时感染可扩展到盆腔、腹腔甚至全身，并发盆腔炎、腹膜炎、败血症及感染性休克等。

要点五　诊断与鉴别诊断

（一）诊断

1. 病史　应询问患者有无停经史和反复流产史，有无早孕反应、阴道流血，以及阴道流血的量及持续时间，有无腹痛及腹痛部位、性质、程度，有无阴道排液及妊娠物排出。

2. 体格检查　观察患者全身状况，有无贫血及感染征象，测量体温、血压、脉搏等。消毒后进行妇科检查，注意是否有宫颈口扩张、羊膜囊膨出、妊娠物堵塞于宫颈口及子宫大小是否与停经周数符合。

3. 辅助检查

（1）B型超声检查　了解宫内有无妊娠囊，观察有无胎动和胎心搏动等。

（2）妊娠试验

（3）激素测定　早孕时测定血孕酮、β-hCG水平，协助判断先兆流产的预后。

（4）其他检查　对于复发性流产者可行染色体、免疫因素、宫颈机能、甲状腺功能检查。

（二）鉴别诊断

注意各种类型流产的鉴别诊断。早期流产应与异位妊娠、葡萄胎、异常子宫出血及子宫肌瘤等鉴别。

要点六　西医治疗

（一）先兆流产

卧床休息，禁性生活。黄体功能不足者可给予黄体酮和维生素E。甲状腺机能减退者给予甲状腺素片。经治疗2周，若阴道流血停止，B型超声提示胚胎存活，可继续妊娠。若临床症状加重，B型超声发现胚胎发育不良，血β-hCG持续不升或下降，表明流产不可避免，应终止妊娠。

（二）难免流产

一旦确诊，应尽早使胚胎、胎盘组织完全排出。早期流产应行清宫术，妊娠物送病理检查。晚期流产时因子宫较大，可用缩宫素促使子宫收缩，当胎儿和胎盘组织排出后需检查是否完全，必要时清宫。

（三）不全流产

及时行刮宫术或钳刮术，以清除宫腔内残留组织，必要时补液、输血，给予抗生素预防感染。

（四）完全流产

症状消失，B型超声检查宫腔内无残留物，如无感染征象不需处理。

（五）稽留流产

确诊后应尽早清宫。术前应检查血常规、凝血功能，并做好输血准备。若凝血功能正常，则先给3~5天雌激素以提高子宫肌对缩宫素的敏感性。若子宫小于12孕周，应采用刮宫术，术前备血，术时注射缩宫素加强子宫收缩，减少出血。一次不能刮净，可于5~7日后再次刮宫。如子宫大于12孕周者，可静滴缩宫素或使用米非司酮加米索前列醇，促使胎儿、胎盘自然排出。若凝血功能异常，尽早使用肝素、纤维蛋白原、输新鲜血或新鲜冰冻血浆，待凝血功能改善后再行引产或刮宫。

（六）复发性流产

孕前需进行卵巢功能、夫妇双方染色体、血型鉴定及丈夫的精液检查，女方生殖道检查，包括子宫输卵管造影及宫腔镜检查等必要的检查以查出引起复发性流产的原因。宫颈机能不全应在孕12~14周行宫颈环扎术，术后定期随诊，提前住院，待分娩发动前拆除缝线，以免造成宫颈撕裂。子宫畸形应在孕前行矫治术。黄体功能不全者，应给予黄体酮制剂，用药到孕12周时即可停药。甲状腺功能低下者应在孕前及整个孕期补充甲状腺素。抗磷脂抗体阳性患者可在确定妊娠以后使用小剂量阿司匹林和（或）低分子肝素。补充维生素E及给予心理治疗。怀疑同种免疫性流产者，可行淋巴细胞主动免疫治疗或静脉免疫球蛋白治疗，但仍有争议。

（七）流产合并感染

治疗原则是控制感染的同时尽快清除宫内残

留物。

要点七 胎漏、胎动不安、滑胎的中医病因病机与辨证论治

（一）中医病因病机

主要发病机制是冲任损伤，胎元不固。引起胎漏、胎动不安的常见病因病机有肾虚、气血虚弱、血热和血瘀，若病势进一步发展，可引起堕胎、小产。导致滑胎的病因病机主要有肾虚和气血虚弱。

（二）胎漏、胎动不安、滑胎的辨证论治

1. 胎漏、胎动不安的辨证论治 辨证应根据阴道流血的量、色、质，腰腹疼痛的性质、程度，以及兼证、舌脉，进行综合分析，辨其虚、热、瘀及转归。治疗以补肾安胎为大法，根据不同证型辅以益气养血、清热等。

（1）肾虚证

证候：妊娠期阴道少量流血，色淡暗，腰酸，腹坠痛，头晕耳鸣，两膝酸软，小便频数，夜尿多，或曾屡次堕胎；舌淡，苔白，脉沉细滑尺弱。

治法：补肾益气，固冲安胎。

方药：寿胎丸加党参、白术。

（2）气血虚弱证

证候：妊娠期阴道少量流血，色淡红，质稀薄，或腰腹胀痛，小腹下坠，神疲肢倦，面色㿠白，头晕眼花，心悸气短；舌质淡，苔薄白，脉细滑。

治法：补气养血，固肾安胎。

方药：胎元饮。

（3）血热证

证候：妊娠期阴道下血，色深红或鲜红，质稠，或腰腹坠胀作痛，心烦少寐，口干口渴，溲赤便结；舌质红，苔黄，脉滑数。

治法：清热凉血，固冲安胎。

方药：保阴煎或当归散。

（4）血瘀证

证候：宿有癥疾，或孕后阴道下血，色暗红或红，甚则腰酸腹痛下坠；舌暗或边有瘀点，脉弦滑或沉弦。

治法：活血消癥，补肾安胎。

方药：桂枝茯苓丸合寿胎丸。

2. 滑胎的辨证论治 滑胎多为虚证，"虚则补之"为治疗原则。治疗时以预防为主，防治结合，即孕前培补其损，孕后保胎治疗。

（1）肾气亏损证

证候：屡孕屡堕，甚或如期而堕，月经初潮迟，月经周期推后或时前时后，经量较少，色淡暗，头晕耳鸣，腰膝酸软，夜尿频多，眼眶暗黑，或面有暗斑；舌质淡或淡暗，脉沉弱。

治法：补肾益气，调固冲任。

方药：补肾固冲丸。

（2）气血虚弱证

证候：屡孕屡堕，月经量少，或月经周期延后，或闭经，面色白或萎黄，头晕心悸，神疲乏力；舌质淡，苔薄，脉细弱。

治法：益气养血，调固冲任。

方药：泰山磐石散。

细目四 异位妊娠

要点一 概念

凡受精卵在子宫体腔以外着床发育称为异位妊娠，习称宫外孕。

要点二 西医病因病理

（一）病因

主要有输卵管炎症、输卵管手术史、输卵管发育不良或功能异常、辅助生殖技术、宫内节育器及盆腔内肿瘤压迫、子宫内膜异位症形成的粘连、受精卵游走等。其中输卵管炎症是输卵管妊娠最主要的病因。

（二）病理

1. 输卵管妊娠流产 多见于输卵管壶腹部妊娠，一般发生在8~12周。输卵管妊娠完全流产，一般出血量较少；输卵管妊娠不全流产，因残存绒毛仍保持活力，继续侵蚀输卵管组织引起反复出血，又因管壁肌层薄弱收缩力差，血管开

放，出血较多。

2. 输卵管妊娠破裂 多见于峡部妊娠，一般发生在6~8周。由于管腔狭窄，孕卵绒毛侵蚀并穿透管壁而破裂，发生大量出血，严重时可引起休克。

3. 继发腹腔妊娠 当输卵管妊娠流产或破裂后，胚胎排入腹腔，如果绒毛组织仍然附着于管壁或从破损处向外生长，胚胎继续生存，可形成继发性腹腔妊娠。

4. 陈旧性宫外孕 输卵管妊娠破裂或流产后，如反复少量出血形成血肿，被大网膜及肠管所包裹，日久血肿机化变硬并与周围组织粘连而形成盆腔包块，称为陈旧性宫外孕。

5. 子宫的变化 输卵管妊娠时，受妊娠期内分泌影响，子宫增大变软，但小于停经月份。子宫内膜呈蜕膜变化，但无绒毛，异位孕卵死亡后脱落蜕膜常呈整块片状或三角形，称蜕膜管型，有时呈细小碎片脱落。

◎ 要点三　中医病因病机

本病的基本病机是少腹血瘀实证。常见病因病机有胎阻胞络、气虚血瘀、气滞血瘀、气陷血脱、瘀结成癥。

◎ 要点四　临床表现

1. 症状

（1）停经　多有6~8周的停经史。

（2）腹痛　输卵管妊娠未破裂时，患者下腹一侧隐痛或胀痛。输卵管妊娠破裂时，患者突感下腹一侧有撕裂样剧痛，常伴恶心呕吐。疼痛范围与内出血量有关，可波及下腹或全腹，甚至可引起肩胛部放射性疼痛。当血液积聚在子宫直肠窝时，可引起肛门坠胀和排便感。

（3）阴道流血　常为少量不规则流血，色暗红或深褐，一般不超过月经量。少数可见流血较多，可伴有子宫蜕膜管型或碎片排出。

（4）晕厥与休克　腹腔内大量出血及剧烈腹痛可导致晕厥与休克，其程度与内出血的速度及量有关，但与阴道流血量不成正比。

2. 体征

（1）一般情况　腹腔内出血较多时，患者呈贫血貌，可有面色苍白、脉快而细弱、血压下降等休克表现。

（2）腹部检查　下腹部明显压痛和反跳痛，尤以病侧为甚，但腹肌紧张常较轻。内出血多时，叩诊有移动性浊音。陈旧性宫外孕包块较大或位置较高者腹部可扪及。

（3）妇科检查　阴道内可见来自宫腔的少量血液，后穹隆常饱满，有触痛。子宫颈摇举痛。子宫稍大变软，但小于停经月份。内出血多时，子宫可有漂浮感。子宫一侧可触及肿块，有触痛。陈旧性宫外孕时，可在子宫直肠窝处触及半实质性压痛包块，边界清楚，不易与子宫分开，日久血肿包块机化变硬。

◎ 要点五　诊断与鉴别诊断

（一）诊断

1. 病史 包括停经史及盆腔炎性疾病史、长期痛经史、盆腔或宫腔手术和人工流产史等。

2. 临床表现 下腹一侧疼痛、阴道不规则流血、晕厥和休克。患侧下腹压痛及反跳痛，叩诊有移动性浊音。后穹隆饱满，宫颈举痛或摇摆痛，子宫有漂浮感等。

3. 实验室及其他检查

（1）血 β-hCG 测定　是早期诊断异位妊娠的重要方法。血 β-hCG 的动态变化也是宫外孕保守治疗的重要评价指标。

（2）B 型超声检查　主要了解宫腔内有无孕囊，附件部位有无包块及盆腹腔内有无积液，若能在宫旁低回声区内探及胚芽及原始心管搏动，即可确诊。

（3）阴道后穹隆穿刺　适用于疑有腹腔内出血或 B 型超声检查显示有盆腔积液的患者。如经后穹隆穿刺抽出暗红色不凝血，说明有血腹症存在，可协助诊断异位妊娠。

（4）诊断性刮宫　仅适用于阴道流血较多者，刮出物送病理检查，目的在于排除宫内妊娠流产。

(5) 腹腔镜检查 不再是诊断异位妊娠的"金标准"，目前很少将其作为检查手段，更多作为手术治疗。

(二) 鉴别诊断

输卵管妊娠应与宫内妊娠流产、急性输卵管炎、急性阑尾炎、黄体破裂及卵巢囊肿蒂扭转等鉴别。

◎ 要点六 西医治疗

1. 药物治疗 主要适用于早期输卵管妊娠、要求保留生育能力的年轻患者。可采用化学药物治疗、中医中药治疗。必须符合下列条件：①输卵管妊娠未发生破裂或流产。②输卵管妊娠包块直径<4cm。③血 β-hCG<2000U/L。④无明显内出血。⑤肝肾功能及血常规检查正常。

药物治疗期间应动态监测血 β-hCG、B 型超声、肝肾功能和血常规，并注意患者病情变化及药物的毒副作用。若用药后 14 日血 β-hCG 下降并连续 3 次阴性，腹痛缓解或消失，阴道流血减少或停止为显效。若药物治疗后病情无改善甚至加重，应改用手术治疗。

2. 手术治疗

适用于：①生命体征不稳定或有腹腔内出血征象者。②病情有进展者（如血 hCG>3000U/L 或持续升高、有胎心搏动、附件区大包块等）。③随诊不可靠者。④药物治疗禁忌证或无效者。⑤持续性异位妊娠者。

◎ 要点七 中医辨证论治

中医治疗以活血化瘀、杀胚消癥为主，根据疾病发展阶段和临床类型不同辨证论治，已破损期配合西医方法。遣方用药应注意峻猛药不可过用，中病即止，或配以补气摄血药物，以免造成再次大出血。

1. 未破损期——胎阻胞络证

证候：短暂停经后下腹一侧隐痛，或伴呕恶，妊娠试验阳性或弱阳性，血 β-hCG 升高；B 型超声证实输卵管妊娠但未破损；舌暗红或正常，苔薄白，脉弦滑。

治法：活血祛瘀，杀胚消癥。

方药：宫外孕 II 号方加紫草、蜈蚣、水蛭、天花粉。

2. 已破损期 指输卵管妊娠流产或破裂者。

(1) 不稳定型——胎元阻络、气虚血瘀证（多见于输卵管妊娠流产）

证候：停经后下腹一侧腹痛拒按，阴道不规则少量流血，头晕神疲，血 β-hCG 动态监测呈升高趋势；舌淡暗，苔薄白，脉细滑。

治法：益气化瘀，消癥杀胚。

方药：宫外孕 I 号方加党参、黄芪、紫草、蜈蚣、天花粉。

因本型患者可反复内出血，应配合西医化学药物杀胚，动态监测血 β-hCG 和 B 型超声，做好抢救休克的准备。

(2) 休克型——气陷血脱证（多见于输卵管妊娠破裂）

证候：停经后突发下腹一侧撕裂样剧痛，阴道不规则少量流血，面色苍白，四肢厥冷，冷汗淋漓，烦躁不安，甚或昏厥；妊娠试验阳性或弱阳性；B 型超声或后穹隆穿刺提示腹腔内出血；舌淡，苔薄白，脉细数无力或芤。

治法：回阳救逆，益气固脱。

方药：参附汤合生脉散加黄芪、柴胡、炒白术。

休克型患者应以中西医结合抢救为主，立即吸氧、输液、输血，补足血容量，维持血压和酸碱平衡。在纠正休克的同时应立即手术治疗。

(3) 包块型——瘀结成癥证（指陈旧性宫外孕）

证候：输卵管妊娠破损日久，腹痛减轻或消失，盆腔有局限性包块；血 β-hCG 持续下降或阴性；舌质暗，苔薄白，脉弦细或涩。

治法：活血化瘀，消癥散结。

方药：理冲汤加土鳖虫、水蛭、炙鳖甲。

3. 外治法 在内治法基础上可配合外敷中药及中药保留灌肠以内外同治。适用于未破损型或陈旧性宫外孕。

细目五 妊娠期高血压疾病

◎ 要点一 病理生理变化

全身小血管痉挛、内皮损伤及局部缺血是子痫-子痫前期的基本病理生理变化。由于小动脉广泛性痉挛，造成管腔狭窄，周围循环阻力增大，血管壁及内皮细胞损伤，通透性增加，体液和蛋白质渗漏，出现血压升高、蛋白尿、水肿、全身各脏器灌流减少，造成脑、肾、肝、心血管等重要器官功能受到损害，出现相应的临床症状，甚至导致母儿死亡。子宫胎盘灌注不足，出现胎儿生长受限、胎儿窘迫、胎盘早剥，对母儿造成危害。

◎ 要点二 中医病因病机

本病可由脾肾两虚，水湿内停，或气机阻滞，津液不布发为子肿；阴虚阳亢，上扰清窍，或痰浊上扰，引起子晕；若子肿、子晕进一步发展，肝阳上亢，肝风内动，或痰火上扰，蒙蔽清窍，出现抽搐昏迷者，即发为子痫。常见病因病机有脾肾两虚、气滞湿阻、阴虚肝旺、脾虚肝旺、肝风内动和痰火上扰。

◎ 要点三 分类与临床表现

1. **妊娠期高血压** 妊娠20周后出现BP≥140/90mmHg，于产后12周内恢复正常；尿蛋白（-），少数患者可伴有上腹部不适或血小板减少，产后方可确诊。

2. **子痫前期** ①轻度：妊娠20周后出现BP≥140/90mmHg；尿蛋白≥0.3g/24h或随机尿蛋白（+）；可伴上腹不适、头痛等症状。②重度：BP≥160/110mmHg；尿蛋白≥5.0g/24h或随机尿蛋白（+++）；血肌酐>106μmol/L；血小板<100×10^9/L；微血管病性溶血（血LDH升高）；血清ALT或AST升高；持续性头痛或其他脑神经症状或视觉障碍；持续性上腹部疼痛。

3. **子痫** 子痫前期孕妇抽搐而不能用其他原因解释。

4. **慢性高血压并发子痫前期** 高血压孕妇妊娠前无尿蛋白，妊娠20周后出现尿蛋白≥0.3g/24h；或孕后突然尿蛋白增加，或血压进一步升高或血小板<100×10^9/L，或出现其他肝功能损害，肝水肿、神经系统异常或视觉障碍等表现。

5. **妊娠合并慢性高血压** 孕20周前收缩压≥140mmHg和（或）舒张压≥90mmHg（除外滋养细胞疾病），但妊娠期无明显加重；或孕20周后首次诊断高血压并持续到产后12周后。

◎ 要点四 诊断与鉴别诊断

（一）诊断

1. **病史** 患者有本病的高危因素、临床表现，特别应注意有无头痛、视力改变、上腹不适等。

2. **高血压** 收缩压≥140mmHg或舒张压≥90mmHg，血压升高至少出现两次以上，间隔≥4小时。慢性高血压并发子痫前期常在妊娠20周后血压持续上升。其中特别注意舒张压的变化。注意血压较基础血压升高30/15mmHg，但低于140/90mmHg时，不作为诊断依据，须严密观察。

3. **尿蛋白** 应取中段尿进行检查，每24小时内尿液中的蛋白含量≥0.3g或在至少相隔6小时的两次随机尿液检查中尿蛋白浓度为30mg/L（定性+）。避免阴道分泌物污染尿液。

4. **水肿** 孕妇出现水肿的特点是自踝部逐渐向上延伸的凹陷性水肿，休息后不缓解。水肿局限于膝以下为"+"，延至大腿为"++"，涉及腹壁及外阴为"+++"，全身水肿，或伴有腹水为"++++"。因正常妊娠、贫血及低蛋白血症均可发生水肿，故本病之水肿无特异性，不能作为妊娠期高血压疾病的诊断标准及分类依据。

5. **辅助检查**

（1）尿液检查 应测尿比重、尿常规、24小时蛋白定量等。重度子痫前期患者应每日检查1次尿蛋白。

(2) 血液检查 可有血液浓缩（红细胞压积≥35%），血浆及全血黏度增加；凝血障碍时，主要为血小板减少，抗凝血酶Ⅲ下降。

(3) 肝肾功能检查 肝细胞功能受损，可致AST、ALT升高；低蛋白血症，白/球蛋白比值倒置；总胆红素和碱性磷酸酶水平升高。肾功能受损时，血清尿素氮、肌酐、尿酸增加；尿酸增高可用于与慢性高血压的鉴别诊断；重度子痫前期与子痫应测定二氧化碳结合力及电解质，及时发现酸中毒。

(4) 眼底检查 眼底视网膜小动脉可以反映全身小动脉痉挛的程度及本病严重程度，眼底检查可见视网膜小动脉痉挛，动静脉管径比例由正常的2∶3变为1∶2甚至1∶4，亦可发展为视网膜水肿、渗出或出血，严重时发生视网膜剥离。

6. **其他** 心电图、超声心动图、胎盘功能、胎儿成熟度检查、脑血流图检查等。

（二）鉴别诊断

子痫前期应与妊娠合并慢性肾炎相鉴别，子痫应与癫痫、脑炎、脑肿瘤、脑血管畸形破裂出血、糖尿病高渗性昏迷、低血糖昏迷等相鉴别。

◎ 要点五 子痫前期及子痫的西医治疗原则

（一）子痫前期的西医治疗原则

休息、镇静、解痉、降压、合理扩容、必要时利尿、密切监测母胎状态、适时终止妊娠。

（二）子痫的西医治疗原则

一旦发生子痫，立即左侧卧位以减少误吸，开放呼吸道，建立静脉通道，留置尿管监测尿量，密切观察生命体征，避免声、光等刺激。预防坠地外伤、唇舌咬伤。治疗原则：控制抽搐，纠正缺氧和酸中毒，降低颅压，控制血压，抽搐控制后终止妊娠。

◎ 要点六 子肿、子晕、子痫的概念及辨证论治

（一）子肿、子晕、子痫的概念

1. **子肿** 妊娠中晚期，孕妇出现肢体面目肿胀者称"子肿"。亦称"妊娠肿胀"。

2. **子晕** 妊娠期出现以头晕目眩，状若眩冒为主证，甚或眩晕欲厥，称"子晕"，亦称"妊娠眩晕"。

3. **子痫** 妊娠晚期或临产前及新产后，突然发生眩晕倒仆，昏不知人，两目上视，牙关紧闭，四肢抽搐，全身强直，须臾醒，醒复发，甚至昏迷不醒者，称为"子痫"，又称"子冒""妊娠痫证"。

（二）子肿、子晕、子痫的辨证论治

1. **脾肾两虚证**

证候：妊娠中晚期，面目及下肢浮肿，甚或遍及全身，肤色淡黄或白，皮薄而光亮，按之凹陷，即时难起，倦怠无力，气短懒言，食欲不振，下肢逆冷，腰酸膝软，小便短少，或大便溏薄；舌淡胖边有齿痕，苔白滑或薄腻，脉沉滑无力。

治法：健脾温肾，行水消肿。

方药：白术散合五苓散。

2. **气滞湿阻证**

证候：妊娠中晚期，先由脚肿，渐及于腿，皮色不变，随按随起，头晕胀痛，胸闷胁胀，或脘胀，纳少；苔薄腻，脉弦滑。

治法：理气行滞，除湿消肿。

方药：天仙藤散。

3. **阴虚肝旺证**

证候：妊娠中晚期，头晕目眩，头痛耳鸣，视物模糊，颜面潮红，心烦失眠，口干咽燥；舌红或绛，少苔，脉弦细滑数。

治法：滋阴养血，平肝潜阳。

方药：杞菊地黄丸加天麻、钩藤、石决明。

4. **脾虚肝旺证**

证候：妊娠中晚期，面浮肢肿逐渐加重，头昏头重如眩冒状，胸闷心烦，呕逆泛恶，神疲肢软，纳少嗜卧；舌淡胖有齿痕，苔腻，脉弦滑而缓。

治法：健脾利湿，平肝潜阳。

方药：半夏白术天麻汤。

5. 肝风内动证

证候：妊娠晚期、产时或新产后，头痛眩晕，视物不清，突发四肢抽搐，两目直视，牙关紧闭，角弓反张，甚至昏不知人，颜面潮红，心悸烦躁；舌红苔薄黄，脉细弦滑或弦滑数。

治法：滋阴清热，平肝息风。

方药：羚角钩藤汤。

6. 痰火上扰证

证候：妊娠晚期，或正值分娩时或新产后，头晕头重，胸闷烦躁泛恶，面浮肢肿，猝然昏不知人，面部口角及四肢抽搐，气粗痰鸣；舌红，苔黄腻，脉弦滑数。

治法：清热豁痰，息风开窍。

方药：牛黄清心丸。

◎ **要点七 预防**

定期产前检查，早期发现，早期治疗；孕期注意休息和睡眠，适度锻炼；保持心情舒畅，切勿情绪激动；应进食富含蛋白质、维生素及多种微量元素的食物及新鲜果蔬，不推荐严格限制盐的摄入及肥胖孕妇限制热量摄入；补钙有预防妊娠期高血压疾病的作用。高凝倾向孕妇孕前或孕后每日睡前可口服低剂量阿司匹林直至分娩。

细目六 胎儿生长受限

◎ **要点一 概念**

胎儿生长受限（FGR）是由于病理原因造成胎儿的生长未能达到其潜在应有的生长速率，出生体重低于同孕龄同性别胎儿平均体重的两个标准差或第10百分位数，或足月胎儿出生体重小于2500g。中医称为"胎萎不长"，亦称"妊娠胎萎燥""胎弱症"或"妊娠胎不长"。

◎ **要点二 西医病因**

1. 母体因素 主要有营养因素（最常见）、妊娠合并症和并发症以及孕妇年龄、身高、体重、子宫发育畸形、宫内感染、接触放射线或有毒物质、不良的生活习惯如吸烟、酗酒和吸毒等。

2. 胎儿因素 主要有染色体异常和内分泌异常。

3. 胎盘脐带因素 胎盘病变或脐带因素如过长、过细、扭转、打结等。

◎ **要点三 中医病因病机**

主要发病机制是父母禀赋虚弱，生殖之精不健，或孕后调养失宜，脏虚胞损，气血不足，胎失所养而生长受限。常见病因病机有肾气亏虚、气血虚弱、阴虚血热和胞宫虚寒。

◎ **要点四 诊断**

1. 病史 必须准确确定胎龄。有引起FGR的高危因素，有过出生缺陷儿、FGR、死胎的不良分娩史。吸烟、吸毒与酗酒等不良嗜好。

2. 临床指标 测量子宫长度、腹围，推测胎儿大小，可用于低危人群的筛查。

（1）子宫长度、腹围值连续3周测量均在第10百分位数以下者，为筛选FGR指标。

（2）胎儿发育指数在-3和+3之间为正常，小于-3提示可能为FGR。

（3）妊娠晚期孕妇每周增加体重0.5kg。若体重增长停滞或增长缓慢时，可能为FGR。

3. 辅助检查

（1）B型超声 是判断FGR的关键步骤。①胎头双顶径测量（BPD）：妊娠晚期双顶径增长值每周增加<1.7mm。②头围、腹围的比值（HC/AC）：<正常同孕周平均值的第10百分位数。

（2）多普勒超声 测定子宫动脉、脐动脉及胎儿大脑中动脉S/D比值和阻力指数（RI），若妊娠晚期脐动脉S/D比值升高提示FGR。

（3）抗心磷脂抗体测定 ACA与部分FGR的发生有关。

◎ **要点五 西医治疗**

1. 一般治疗 均衡膳食，吸氧，卧床休息。左侧卧位可改善子宫胎盘血液循环，促进胎儿发育。

2. **母体静脉营养** 理论上可通过静脉营养给予母体补充氨基酸、能量合剂及葡萄糖，但尚未证实。

3. **药物治疗** β肾上腺素激动剂能改善子宫胎盘血流，促进胎儿生长发育，硫酸镁能恢复胎盘正常的血液灌注。丹参能促进细胞代谢、改善微循环、降低毛细血管通透性，有利于维持胎盘功能。低分子肝素、阿司匹林用于抗磷脂综合征的治疗。

4. **胎儿健康状况监测** 无应激试验（NST）、胎儿生物物理评分（BPP）、胎儿血流监测等。胎儿监护应遵循循序渐进的流程。

5. **产科处理**

（1）继续妊娠指征 胎儿状况良好，胎盘功能正常，妊娠未足月、孕妇无合并症及并发症者，可在密切监护下妊娠至38~39周，但不应超过预产期。

（2）终止妊娠指征 综合考虑病因、监测指标异常情况、孕周和新生儿重症监护的技术水平。

若出现单次胎儿多普勒血流异常应严密随访，不宜立即终止妊娠。若出现脐动脉舒张末期血流消失，可期待至≥34周终止妊娠；出现脐动脉舒张末期血流倒置，则考虑期待至≥32周终止妊娠。若32周前出现脐动脉舒张末期血流缺失或倒置，合并静脉导管血流异常，综合考虑孕周、新生儿重症监护水平，完成促胎肺成熟后，可考虑终止妊娠。

孕周未达32周者，应使用硫酸镁保护胎儿神经系统。若孕周未达35周者，应促胎肺成熟后再终止妊娠，如果新生儿重症监护技术水平不足，应鼓励宫内转运。

（3）分娩方式选择 适当放宽剖宫产指征。①阴道分娩：自然临产后，应尽快入院，加强胎心监护。排除阴道分娩禁忌证，根据胎儿情况、宫颈成熟度及羊水量，决定是否引产及引产方式。②剖宫产：单纯的FGR并非剖宫产指征。胎儿病情危重，产道条件欠佳，或有其他剖宫产指征，应行剖宫产结束分娩。

◎ **要点六 中医辨证论治**

1. **肾气亏虚证**

证候：妊娠中晚期腹形小于妊娠月份，胎儿存活，头晕耳鸣，腰膝酸软，或形寒肢冷，倦怠无力；舌淡，苔白，脉沉细。

治法：补肾益气，填精养胎。

方药：寿胎丸。

2. **气血虚弱证**

证候：妊娠中晚期腹形明显小于妊娠月份，胎儿存活，面色㿠白或萎黄，神疲懒言，气短乏力，头晕心悸；舌淡，苔少，脉细弱。

治法：益气养血，滋养胎元。

方药：胎元饮。

3. **阴虚内热证**

证候：妊娠中晚期腹形小于妊娠月份，胎儿存活，颧赤唇红，手足心热，烦躁不安，口干喜饮；舌质红，少苔，脉细数。

治法：滋阴清热，养血育胎。

方药：保阴煎。

4. **胞宫虚寒证**

证候：妊娠腹形明显小于妊娠月份，胎儿存活，形寒怕冷，腰腹冷痛，四肢不温；舌淡苔白，脉沉迟。

治法：温肾扶阳，养血育胎。

方药：长胎白术散。

细目七 前置胎盘

◎ **要点一 概念**

前置胎盘是指妊娠28周后，胎盘附着于子宫下段，甚至胎盘下缘达到或覆盖宫颈内口，其位置低于胎先露部。是妊娠期严重的并发症，是妊娠晚期阴道流血的主要原因。

◎ **要点二 西医病因**

目前尚不清楚，可能与子宫内膜病变及损伤、胎盘异常、受精卵滋养层发育迟缓及辅助生殖技术相关。

要点三　分类

根据胎盘下缘与宫颈内口的关系，前置胎盘分为4类：①完全性前置胎盘：宫颈内口全被胎盘覆盖。又称为中央性前置胎盘。②部分性前置胎盘：宫颈内口部分被胎盘覆盖。③边缘性前置胎盘：胎盘下缘附着于子宫下段，胎盘边缘达宫颈内口，但未超越宫颈内口。④低置胎盘：胎盘附着于子宫下段，边缘距宫颈内口<2cm。

要点四　临床表现

1. **症状**　妊娠晚期或临产时，发生无诱因、无痛性反复阴道流血。阴道流血发生时间、发生次数、出血量多少与前置胎盘类型有关。

2. **体征**　患者一般情况与出血量有关，大量出血时面色苍白、脉搏增快微弱、血压下降甚至休克。腹部检查：子宫软，无压痛，子宫大小与停经月份相符；由于子宫下段有胎盘占据，故胎先露高浮，约有15%并发胎位异常；出血不多时胎心正常，出血多时胎儿因缺氧而导致窘迫，严重时胎死宫内。

要点五　诊断

1. **病史**　以往有多次刮宫、产褥感染、剖宫产等病史；或高龄产妇或双胎妊娠史；孕妇不良生活习惯。

2. **临床表现**　有上述临床症状和体征，可对前置胎盘的类型作出初步判断。

3. **辅助检查**　①血常规可了解贫血情况。②B型超声可确定前置胎盘类型。③磁共振（MRI）检查有利于对病变进行综合评价，对凶险性前置胎盘的诊断更有帮助。

要点六　对母儿的影响

1. **产时、产后出血**　附着于子宫前壁的前置胎盘行剖宫产时，如子宫切口无法避开胎盘，则出血明显增多。胎儿分娩后，子宫下段肌肉收缩力较差，附着的胎盘不易剥离。即使剥离后因开放的血窦不易关闭而常发生产后出血。

2. **植入性胎盘**　偶可发生。由于子宫下段蜕膜发育不良，胎盘绒毛可植入子宫下段肌层，使胎盘剥离不全而发生大出血。有时需切除子宫而挽救产妇生命。

3. **产褥感染**　产妇出血，贫血而体弱，加上胎盘剥离面又靠近宫颈内口，容易发生感染。

4. **围生儿预后不良**　出血量多可致胎儿缺氧或宫内窘迫。有时因大出血而需提前终止妊娠，新生儿死亡率高。

要点七　西医治疗原则

治疗原则是在保证孕妇安全的前提下达到或更接近足月妊娠，从而提高胎儿的成活率。具体措施有：卧床休息、抑制宫缩、止血、间断吸氧、纠正贫血和预防感染，适时终止妊娠。终止妊娠指征：反复大量流血甚至休克者，无论胎儿成熟与否，应及时终止妊娠；胎龄达36周以上；胎儿成熟度检查提示胎儿肺成熟；胎龄未达36周，出现胎儿窘迫征象，或胎儿电子监护发现胎心异常者；出血量多，危及胎儿；胎儿已死亡或出现难以存活的畸形。

细目八　胎盘早剥

要点一　概念

胎盘早剥是指妊娠20周后正常位置的胎盘在胎儿娩出前部分或全部从子宫壁剥离。本病是妊娠晚期严重的并发症。具有起病急、发病快的特点，如处理不及时可危及母儿生命。

要点二　西医病因病理

（一）病因

尚不清楚，可能与孕妇血管病变、机械因素、宫腔压力骤减及其他高危因素（如高龄产妇、吸烟、滥用可卡因、孕妇代谢异常、孕妇有血栓形成倾向、子宫肌瘤等）有关。

（二）病理

主要病理变化是底蜕膜出血形成胎盘后血肿，使胎盘自附着处剥离。按照病理类型胎盘早剥分为显性剥离、隐性剥离及混合性剥离3种。

胎盘早剥发生内出血时，血液积聚在胎盘与子宫壁之间，随着胎盘后血肿压力的增加，血液浸入子宫肌层，引起肌纤维分离、断裂甚至变性，当血液浸至子宫浆膜层时，子宫表面呈蓝紫色瘀斑，称为子宫胎盘卒中。

严重的胎盘早剥可引发弥散性血管内凝血（DIC）、脏器缺血和功能障碍、继发性纤溶亢进、凝血功能障碍等一系列病理生理改变。

◎ 要点三　临床表现与分类

典型临床表现是阴道流血、腹痛，可伴有子宫张力增高和子宫压痛，尤以胎盘剥离处最明显。阴道流血特征为陈旧不凝血，但出血量往往与疼痛程度、胎盘剥离程度不一定符合，尤其是后壁胎盘的隐性剥离。早期表现通常以胎心率异常为首发变化，宫缩间歇期子宫呈高张状态，胎位触诊不清。严重时子宫呈板状，压痛明显，胎心率改变或消失，甚至出现恶心、呕吐、出汗、面色苍白、脉搏细弱、血压下降等休克征象。出现胎儿宫内死亡的患者胎盘剥离面积常超过50%；接近30%的胎盘早剥会出现凝血功能障碍。

在临床上推荐按照胎盘早剥的Page分级标准评估病情的严重程度，0级：分娩后回顾性产后诊断；Ⅰ级：外出血，子宫软，无胎儿窘迫；Ⅱ级：胎儿宫内窘迫或胎死宫内；Ⅲ级：产妇出现休克症状，伴或不伴弥散性血管内凝血。

◎ 要点四　诊断与鉴别诊断

（一）诊断

1. **病史**　有慢性高血压病、妊娠期高血压疾病，或腹部直接撞击史，或有羊水过多骤然流出等病史。

2. **临床表现**　妊娠20周后或者分娩期胎儿娩出前阴道流血，量或多或少。腹痛、贫血，或伴休克表现。腹部检查：子宫体压痛明显，硬如板状，或宫底高，胎位不清，胎心不规律或消失。

3. **辅助检查**　①全血细胞计数及凝血功能检查：Ⅱ、Ⅲ度患者应检测肾功能及二氧化碳结合力，若并发DIC，应行DIC筛选试验（血小板计数、凝血酶原时间、血纤维蛋白原测定）。结果可疑者，进一步做纤溶确诊试验。情况紧急时，可抽取肘静脉血2mL于一试管中，轻叩管壁，7～10分钟后观察是否有血块形成，若无血块或血块质量差，说明有凝血障碍。②B型超声检查：可显示胎盘与子宫壁之间有无剥离出血及其程度，还可了解胎儿宫内情况。

（二）鉴别诊断

胎盘早剥需与前置胎盘、先兆子宫破裂相鉴别。

◎ 要点五　并发症

主要有胎儿宫内死亡，弥散性血管内凝血（DIC），产后出血，急性肾衰竭，羊水栓塞。

◎ 要点六　西医治疗原则

治疗原则为早期识别、积极处理休克、及时终止妊娠、控制DIC、减少并发症。

一旦确诊Ⅱ、Ⅲ级胎盘早剥应及时终止妊娠。根据孕妇病情轻重、胎儿宫内状况、产程进展、胎产式等，决定终止妊娠的方式。

阴道分娩：适用于0～Ⅰ级患者，一般情况良好，病情较轻，以外出血为主，宫口已扩张，估计短时间内可结束分娩。

对20～34^{+6}周合并Ⅰ级胎盘早剥的产妇，尽可能保守治疗延长孕周，孕35周前应用糖皮质激素促进胎肺成熟，注意密切监测胎盘早剥情况，一旦出现明显阴道流血、子宫张力高、凝血功能障碍及胎儿窘迫时应立即终止妊娠。

剖宫产术：①Ⅰ级胎盘早剥，出现胎儿窘迫征象者。②Ⅱ级胎盘早剥，不能在短时间内结束分娩者。③Ⅲ级胎盘早剥，产妇病情恶化，胎儿已死，不能立即分娩者。④破膜后产程无进展者。⑤产妇病情急剧加重危及生命时，不论胎儿是否存活，均应立即行剖宫产。

细目九　羊水过多

◎ 要点一　概念

妊娠期间羊水量超过2000mL为羊水过多，

可分为慢性羊水过多和急性羊水过多。

◎ 要点二 西医病因与对母儿的影响

1. 西医病因 羊水过多的发生可能与胎儿畸形、多胎妊娠及巨大儿、胎盘及脐带病变、胎儿水肿、妊娠期合并症、特发性羊水过多等有关。

2. 对母儿的影响 羊水过多时孕妇易并发妊娠期高血压疾病、胎膜早破、早产、胎盘早剥；亦可造成宫缩乏力、产程延长及产后大出血等。胎儿易发生胎位异常、脐带脱垂、胎儿窘迫，常合并胎儿畸形，早产增多，同时围生儿死亡率明显升高。

◎ 要点三 中医病因病机

多由水气、水湿浸渍胞胎所致，常见的病因病机有脾气虚弱、气滞湿郁、肾阳亏虚。

◎ 要点四 诊断

1. 临床表现 妊娠20~32周腹部胀大迅速、子宫明显大于妊娠月份并伴有压迫症状和胎位不清、胎心音遥远等体征。

2. 实验室及其他检查

（1）B型超声检查 羊水指数≥25cm或羊水池最大深度（AFV）≥8cm可诊断为羊水过多。同时B型超声检查还可了解胎儿情况，如无脑儿、脊柱裂、胎儿水肿及双胎等。

（2）实验室检查

1）羊水检查：羊水甲胎蛋白（AFP）较同期正常妊娠平均值高出3个标准差以上。

2）血糖检查：尤其慢性羊水过多者，应排除糖尿病。

3）血型检查：胎儿水肿者应排除母胎血型不合。

4）胎儿染色体检查：了解染色体数目及结构有无异常。

◎ 要点五 西医治疗

症状轻、胎儿无畸形、孕期不足37周、胎肺不成熟者应尽可能延长孕周，予以保守治疗。若胎儿畸形，则及时终止妊娠。

1. 胎儿正常

（1）一般治疗 低盐饮食、减少孕妇饮水量。左侧卧位，每周复查羊水指数及胎儿生长情况。

（2）羊膜穿刺 对压迫症状严重、孕周小、胎肺不成熟者，可在B型超声监测下行经腹羊膜穿刺放出适量羊水，以缓解症状。

（3）前列腺素合成酶抑制剂 吲哚美辛可抑制胎儿排尿、减少羊水量，但可致动脉导管狭窄，故不宜长期使用。

（4）病因治疗 积极治疗妊娠期糖尿病或糖尿病合并妊娠；母胎血型不合而B型超声检查提示胎儿水肿。

（5）分娩期处理 应警惕脐带脱垂和胎盘早剥的发生。若破膜后宫缩乏力，可静脉滴注缩宫素增强宫缩，密切观察产程进展。胎儿娩出后及时应用宫缩剂，预防产后出血。

2. 胎儿异常 一旦确诊胎儿畸形、染色体异常，应及时终止妊娠。终止妊娠的方法根据具体情况选择人工破膜引产或依沙吖啶引产。

◎ 要点六 中医治疗

1. 脾气虚弱证

证候：妊娠五六月，腹大异常，腹皮绷急光亮，胸膈满闷，阴部水肿，严重时全身浮肿，神疲肢软。舌淡胖，脉沉滑无力。

治法：健脾渗湿，养血安胎。

方药：鲤鱼汤加陈皮、大腹皮、桑寄生、续断。

2. 气滞湿郁证

证候：孕期胎水过多，腹大异常，胸膈胀满，甚则喘不得卧，肢体肿胀，皮色不变，按之压痕不显。舌淡苔薄腻，脉弦滑。

治法：理气行滞，利水除湿。

方药：茯苓导水汤去槟榔、加防己。

3. 肾阳亏虚证

证候：妊娠中后期，腹部增大异常，胸闷气短，甚则不能平卧，伴腰酸、下肢水肿、逆冷，小便不利。舌淡苔白润，脉沉迟。

治法：补肾温阳，化气行水安胎。

方药：真武汤加减。

细目十 母胎血型不合

◎ 要点一 概念

母胎血型不合系孕妇与胎儿之间因血型不合而发生的同种免疫疾病，可使胎儿红细胞凝集破坏，引起胎儿或新生儿溶血症。此病胎儿死亡率高，即使幸存也会影响患儿智力发育。在妊娠期亦可导致流产、胎死腹中。中医学无此病名，根据其疾病特征和临床表现多属"胎黄""胎疸""滑胎""死胎"等病证范围。

◎ 要点二 西医病因

1. ABO 血型不合 此病多发生于孕妇血型为 O 型而胎儿血型为 A 型或 B 型，孕妇对胎儿的 A 或 B 抗原致敏而产生抗体，抗体与抗原结合，发生胎儿、新生儿溶血。虽然母儿 ABO 血型不合发生率很高，但真正发生溶血病例不多，即使发生溶血，症状较轻，表现为轻、中度的贫血和黄疸，极少发生核黄疸和水肿。

2. Rh 血型不合 发生于孕妇为 Rh 阴性，胎儿为 Rh 阳性者。胎儿的 Rh 血型抗原经胎盘到母体，刺激母体产生相应的抗 Rh 抗体，此抗体经过胎盘循环，再回到胎儿而发生溶血。

◎ 要点三 危害

母胎血型不合可出现胎儿或新生儿溶血，造成流产、死胎、胎儿水肿、新生儿黄疸，存活者也可能留下后遗症而智力低下、痴呆或运动障碍，甚至死亡。

◎ 要点四 中医病因病机

常见病因病机有湿热内蕴、热毒内结、瘀热互结、阴虚血热。

◎ 要点五 诊断与鉴别诊断

（一）诊断要点

1. 病史 曾有分娩过黄疸或水肿新生儿史，母亲有流产、早产、胎死宫内史；母亲曾接受过输血。

2. 实验室及其他检查

（1）血型检查 孕妇血型为 O 型或 Rh 阴性，需要检查配偶血型。

（2）血型抗体的测定 在 ABO 血型不合中，如果免疫抗 A 抗体或免疫抗 B 抗体滴度达到 1∶64，可疑胎儿溶血；如果达到 1∶512 高度怀疑胎儿溶血。但孕妇抗体滴度的高低并非都与胎儿溶血程度成正比，需要结合其他检测方法综合判断。Rh 血型不合中，抗 D 抗体滴度自 1∶2 起即有意义。抗 D 滴度达到 1∶16，胎儿溶血情况加重。其抗体滴度与胎儿溶血程度成正比。

（3）B 型超声检查 通过观察胎儿、胎盘及羊水情况，可判断胎儿溶血严重程度。

（4）羊水检查 当胎儿溶血后羊水变黄，溶血程度愈重，羊水愈黄。

（5）电子胎心监护 孕 32 周起进行 NST 检查，出现正弦波形，提示胎儿贫血缺氧。

（6）脐带血管穿刺 有一定风险。一般在进行脐血管换血或输血的同时取样，检查胎儿血型、Rh 因子、血红蛋白、胆红素，监测溶血度和检查治疗效果，以指导进一步治疗。

（二）鉴别诊断

ABO 血型不合需与 Rh 血型不合相鉴别；新生儿黄疸者应与新生儿生理性黄疸相鉴别；母儿血型不合与先天性胆管闭锁鉴别；新生儿水肿者应与先天性心脏病，多囊肾或其他肾先天畸形等相鉴别。

◎ 要点六 中医辨证论治

1. 湿热内蕴证

证候：有流产、死胎或新生儿溶血病史，化验提示 ABO 血型不合；孕后腹胀纳差，皮肤瘙痒，带下量多，色黄质稠，小便黄，大便不爽；舌质红，苔黄腻，脉弦滑。

治法：清热利湿，固冲安胎。

方药：茵陈二黄汤。

2. 热毒内结证

证候：有流产、死胎或新生儿溶血病史，化

验提示 ABO 血型不合；孕后面红口干，渴喜冷饮，心烦易怒，腰酸腹痛，四肢肿胀不适，小便黄，大便秘结；舌红，苔黄燥，脉弦滑数。

治法：清热解毒，利湿安胎。

方药：黄连解毒汤加茵陈、苎麻根、甘草。

3. 瘀热互结证

证候：有流产、死胎或新生儿溶血病史，化验提示 ABO 血型不合；孕后腹部刺痛，或胀痛不适，口干喜饮，溲赤便结；舌暗红，苔黄，脉弦涩。

治法：清热凉血，化瘀安胎。

方药：二丹茜草汤。

4. 阴虚血热证

证候：有流产、死胎或新生儿溶血病史，化验提示 ABO 血型不合，伴有口燥咽干，面赤心烦，手足心热，腰酸腿软；舌红少苔，脉细滑数。

治法：滋阴清热，养血安胎。

方药：知柏地黄丸加茵陈、桑寄生、菟丝子。

第十一单元　妊娠合并疾病

细目一　心脏病

◎ 要点一　妊娠与心脏病的相互影响

（一）妊娠对心脏病的影响

1. **妊娠期**　为适应母儿的需要，妊娠期血容量增加、心排出量加大、心率加快，心脏负担加重，至妊娠 32～34 周达到高峰；妊娠晚期子宫增大，膈肌上升，心脏位置改变，大血管扭曲，也导致心脏负担加重。故妊娠易致心脏病加重，甚至发生心衰。

2. **分娩期**　心脏负担最重的时期。子宫收缩时，子宫血液被挤入体循环，回心血量增加，外周阻力增加；第二产程时，除宫缩外，产妇屏气用力，腹壁肌和骨骼肌同时收缩，使周围循环、肺循环阻力加大，心脏负担进一步加重；第三产程时，因胎儿娩出腹压骤减，血液流向内脏，回心血量减少。均易使心脏功能不良者发生心衰。

3. **产褥期**　产后 3 日内心脏负担仍较重，胎盘循环停止，子宫内血液大量涌入体循环，回心血量增加；孕期组织间潴留液体也开始回到体循环，血容量暂时性增加，心脏病者仍有可能发生心衰。

（二）妊娠合并心脏病对胎儿的影响

妊娠合并心脏病患者，流产、早产、死胎、胎儿生长受限、胎儿窘迫、新生儿窒息的发生率均明显增高。围生儿死亡率是正常妊娠的 2～3 倍。治疗心脏病的某些药物对胎儿也有潜在的毒性反应。

◎ 要点二　诊断

（一）病史

妊娠前有心悸、气急或心力衰竭史，或体检曾被诊断有器质性心脏病，或曾有风湿热病史。

（二）临床表现

1. **症状**　有劳力性呼吸困难、经常性夜间端坐呼吸、咯血、经常性胸闷、胸痛等心功能异常的症状。

2. **体征**　可有紫绀、杵状指、持续性颈静脉怒张。心脏听诊有 2 级以上舒张期杂音或粗糙的 3 级以上全收缩期杂音。

妊娠合并心脏病的孕妇，若出现下述症状与体征，应考虑早期心衰：①轻微活动后即出现胸闷、心悸、气短。②休息时心率大于 110 次/分，呼吸大于 20 次/分。③夜间常因胸闷而坐起，或到窗口呼吸新鲜空气。④肺底部出现少量持续性湿啰音，咳嗽后不消失。

3. 辅助检查

（1）心电图 提示严重心律失常或心肌损害。

（2）X线或超声心动检查 提示心界显著扩大、心脏结构异常。

◎ 要点三 常见并发症

包括心力衰竭（易发生在妊娠32～34周、分娩期及产褥早期）；感染性心内膜炎；缺氧和发绀；静脉栓塞及肺栓塞（是孕产妇重要死因之一）及恶性心律失常。

◎ 要点四 西医治疗原则

（一）防治心力衰竭

保证充分休息，避免过劳及情绪激动。保证合理的高蛋白、高维生素和铁剂的补充，以整个妊娠期体重增长不超过12kg为宜。每日食盐量不超过4～5g。预防和积极治疗引起心力衰竭的诱因。动态观察心脏功能。一旦发生急性心衰，需多学科合作抢救。根据孕周、疾病的严重程度及母儿情况综合考虑终止妊娠的时机和方法。急性左心衰的处理与未妊娠者基本相同。但应用强心药时应注意，同样剂量药物在孕妇血中浓度相对偏低。孕妇对洋地黄类药物耐受性较差，需注意其毒性反应。不主张预防性应用洋地黄，早期心力衰竭者，可给予作用和排泄较快的制剂，产褥期可根据临床效果减量。不主张用饱和量，病情好转停药。妊娠晚期原则上待心力衰竭控制后再行产科处理。若为严重的心力衰竭，也可控制心力衰竭的同时紧急剖宫产以减轻心脏负担。

（二）妊娠期处理

1. 终止妊娠 凡不宜妊娠者，应于孕12周前行人工流产术，妊娠12周以上者在严密监护下行钳刮术或中期引产术。积极防治心衰，如已发生心衰，应先控制心衰，再终止妊娠。孕28周以上者，不宜施行引产术；顽固性心衰，为减轻心脏负担，在内科医生的严格监护下行剖宫产术。

2. 预防心衰 定期检查，孕20周前每2周检查1次，孕20后每周检查1次，及早发现心衰的早期征象，住院治疗；注意休息及饮食调控；纠正和预防并发症。

（三）分娩期处理

1. 分娩方式的选择 应提前决定分娩方式。妊娠合并心脏病应适当放宽剖宫产指征。

2. 产程处理 严密观察第一产程，尽可能缩短第二产程，正确处理第三产程。产后出血过多时，及时输血、输液，注意输液速度不可过快。禁用麦角新碱，以防静脉压增高。

（四）产褥期处理

产后3日内，尤其产后24小时内，密切监测生命体征，充分休息，广谱抗生素预防感染。心功能在Ⅲ级以上者，不宜哺乳。不宜再妊娠者，可于产后1周行绝育术。

（五）心脏手术的指征

一般不主张在妊娠期手术，尽可能在幼年、孕前、分娩后行心脏手术。妊娠期必须手术且手术操作不复杂者，宜在孕12周前进行，手术前后注意保胎及预防感染。

◎ 要点五 中医辨证论治

1. 心气虚证

证候：妊娠期间，心悸怔忡，面色㿠白或青白，气短喘促自汗，动则加剧，肢倦乏力；舌质淡，苔薄白，脉沉弱或结代。

治法：益气养血，宁心安胎。

方药：养心汤去肉桂、半夏，加麦冬。

2. 心血虚证

证候：妊娠期间，心悸怔忡，面色少华，唇甲色淡，头晕目眩，眠差多梦；舌质淡，脉细弱。

治法：养血益气，宁心安胎。

方药：归脾汤。

3. 阳虚水泛证

证候：妊娠后心悸气短，喘不得卧，咯白色泡沫痰，畏寒肢冷，倦怠懒言，腰痛肢肿，尿少便溏；舌质淡，苔白润，脉沉滑弱或结代。

治法：温阳化气，行水安胎。

方药：真武汤合五苓散去猪苓，加桑寄生、菟丝子。

4. 气虚血瘀证

证候：妊娠期间，心悸怔忡，气短胸闷，胸胁作痛，咳嗽气喘，口唇发绀；舌质紫暗，脉弦涩或结代。

治法：益气化瘀，通阳安胎。

方药：补阳还五汤合瓜蒌薤白半夏汤去红花、桃仁、半夏、地龙，加桑寄生、杜仲。

细目二 病毒性肝炎

◎ 要点一 妊娠与病毒性肝炎的相互影响

（一）妊娠对病毒性肝炎的影响

妊娠后孕妇营养物质需要量增加，基础代谢增加，胎儿的代谢、解毒需母体肝脏完成，大量雌激素需肝脏灭活，致使肝脏负担加重；妊娠期高血压疾病时易使肝脏受损；分娩时消耗、缺氧等加重肝损害。因此，孕妇易被病毒感染而患急性病毒性肝炎，原有肝炎患者病情也会加重，重症肝炎及肝性脑病发生率较非孕期高37~65倍。

（二）病毒性肝炎对妊娠的影响

1. 对母体的影响 妊娠早期，使早孕反应加重。妊娠晚期、妊娠期高血压疾病发生率增加，分娩时易发生产后出血，重症肝炎常并发DIC。

2. 对胎儿的影响 妊娠早期患病毒性肝炎，流产、早产、死胎、死产的发生率明显增高，新生儿患病率及死亡率也增高。由于染色体畸变，胎儿畸形率约高2倍，近年研究与唐氏综合征的发病密切相关。

◎ 要点二 诊断与鉴别诊断

（一）诊断

1. 病史 与肝炎患者有密切接触史，半年内有输血、注射血液制品史。

2. 临床表现 妊娠期出现不能用早孕反应或其他原因解释的消化道症状，如食欲不振、恶心、呕吐、腹胀、肝区疼痛、乏力、畏寒、发热，部分患者皮肤巩膜黄染、尿黄。腹部检查肝区叩击痛、肝肿大，妊娠晚期因子宫增大极少被触及。

3. 实验室检查 血清ALT增高、持续时间长。黄疸型肝炎血清总胆红素升高，达17μmol/L以上。黄疸型肝炎尿胆红素阳性。病原学检查出相应肝炎病毒血清抗原、抗体阳性，聚合酶链反应（PCR）检测相应病毒DNA或RNA阳性，据此可确定分型。

4. 妊娠合并急性重症肝炎的诊断 发病急骤，病情发展迅速，需考虑急性重症肝炎：①消化道症状严重，无食欲，频繁呕吐，极度乏力，出现腹水、腹胀。②黄疸进行性加重，血清总胆红素>171μmol/L。③迅速出现烦躁不安、嗜睡、昏迷等肝性脑病症状。④有肝臭气，肝进行性缩小，肝功明显异常，酶胆分离，白/球蛋白倒置。⑤凝血功能障碍，全身出血倾向。⑥肝肾综合征引起急性肾衰竭。

（二）鉴别诊断

需与妊娠剧吐及妊娠期高血压疾病引起的肝损害、妊娠期肝内胆汁淤积症、妊娠期急性脂肪肝、药物性肝损伤相鉴别。

◎ 要点三 西医治疗原则

保护肝脏，预防治疗肝性脑病，预防及治疗DIC，治疗肾衰竭。

◎ 要点四 中医辨证论治

1. 湿热蕴结证

证候：妊娠期间身目俱黄，色鲜明如橘子色，右胁胀痛，恶心厌食，口苦咽干，胸胁痞满，倦怠乏力，尿黄便坚；舌质红，苔黄腻，脉弦滑或濡数。

治法：清热利湿，佐以安胎。

方药：茵陈蒿汤加金钱草、虎杖、寄生、

续断。

2. 湿邪困脾证

证候：妊娠期面目周身发黄，其色晦暗，呕恶纳少，脘腹胀满，体倦便溏；舌质淡，苔白腻，脉濡。

治法：健脾化湿，养血安胎。

方药：胃苓汤去桂枝、泽泻，加寄生、菟丝子。

3. 肝郁脾虚证

证候：孕妇两胁胀痛，胸闷腹胀，食欲不振，情绪抑郁，时时叹息，乏力便溏；舌淡红，苔薄白，脉弦滑。

治法：疏肝理气，健脾安胎。

方药：逍遥散加寄生、菟丝子。

4. 热毒内陷证

证候：妊娠期间突然出现身目发黄，极度乏力，口有肝臭味，或伴高热，神昏谵语，衄血，心烦口渴，脘腹胀满，溲赤便结；舌质红绛，苔黄干燥，脉弦数或弦大。

治法：清热解毒，凉血救阴。

方药：犀角地黄汤合黄连解毒汤加茵陈、大青叶。

细目三　糖尿病

◎ 要点一　妊娠与糖尿病的相互影响

（一）妊娠对糖尿病的影响

妊娠可使隐性糖尿病显性化，导致糖尿病病情加重。使既往无糖尿病的孕妇发生妊娠期糖尿病（GDM）。应用胰岛素治疗的孕妇在孕早期因空腹血糖低，易致低血糖，随妊娠进展和抗胰岛素样物质的增加，胰岛素用量将不断增加；分娩期体力消耗较大，进食量少，若不及时减少胰岛素用量易发生低血糖。产后因胎盘分泌的抗胰岛素物质迅速消失，应立即减少胰岛素用量。由于孕期糖代谢的复杂变化，治疗时应及时调整胰岛素用量，否则部分患者可出现血糖过低或过高，甚至导致低血糖昏迷及酮症酸中毒。

（二）糖尿病对妊娠的影响

1. 对孕妇的影响　①高血糖可使胚胎发育异常甚至死亡，流产发生率增高。②糖尿病孕妇妊娠期高血压疾病的发生率是非糖尿病孕妇的2~4倍。糖尿病合并肾脏病时，其发病率高达50%以上。③糖尿病孕妇易并发感染，如外阴阴道假丝酵母菌病、肾盂肾炎、无症状菌尿症、产褥感染及乳腺炎等，甚至出现败血症。④易并发羊水过多。⑤因巨大儿发生率明显增高，难产、产道损伤、手术率增高，产程延长易致产后出血。⑥易发生糖尿病酮症酸中毒，孕早期可致胎儿畸形，中晚期易致胎儿窘迫及胎死宫内。⑦GDM孕妇再次妊娠时，复发率高达33%~69%。17%~63%的患者可发展为2型糖尿病。

2. 对胎儿的影响　巨大儿增多，胎儿畸形率增高（常见心血管畸形和神经系统畸形），胎儿生长受限、流产和早产发生率增高，妊娠中晚期的糖尿病酮症酸中毒可引起胎儿窘迫和胎死宫内。

3. 对新生儿的影响　使新生儿呼吸窘迫综合征发生率增高，并易发生低血糖。

◎ 要点二　诊断

1. 病史　可有糖尿病家族史，既往有PCOS、GDM病史，年龄>30岁，肥胖，原因不明的流产、早产、死胎、死产、巨大儿、羊水过多、畸形儿、新生儿死亡等不良孕产史。

2. 临床表现　孕期出现多饮、多食、多尿或外阴阴道假丝酵母菌病反复发作。孕妇体重过高，或伴有羊水过多、巨大儿。

3. 实验室检查

（1）空腹血浆葡萄糖（FPG）测定。妊娠期首次检查 FPG≥5.1mmol/L 者，可直接诊断为GDM。

（2）葡萄糖耐量试验（OGTT）。在妊娠24~28周以及28周后才来产检者，行OGTT。空腹及服糖后1小时、2小时的血糖值分别为5.1mmol/

L，10.0mmol/L、8.5mmol/L。任何一点血糖值达到或超过上述标准即诊断为 GDM。

（3）孕妇具有 GDM 高危因素或者医疗资源缺乏的地区，建议妊娠 24~28 周首先检查 FPG。FPG ≥ 5.1mmol/L 者，可直接诊断为 GDM。4.4mmol/L ≤ FPG < 5.1mmol/L 者，应尽早行 OGTT 试验。FPG<4.4mmol/L 者，孕妇发生 GDM 的机会小，可暂时不进行 OGTT 检查。

（4）孕妇具有 GDM 高危因素，首次 OGTT 结果正常者，必要时在孕晚期重复 OGTT。

（5）未定期产前检查者，如果首次就诊时间在孕 28 周以后，建议初次就诊时即行 OGTT 或 FPG。

◎ 要点三　西医治疗原则

（一）一般治疗

注意合理饮食控制和适当运动治疗，保证热量和营养的正常需求，孕中期以后，每周热量增加 3%~8%，控制餐后 1 小时血糖值在 8mmol/L 以下，使胎儿正常生长发育。为避免孕妇饥饿性酮症及胎儿生长受限，不宜过分控制饮食。

（二）药物治疗

1. 胰岛素　妊娠不同时期机体对胰岛素需求不同，应加强监护。孕前应用胰岛素控制血糖的患者，孕早期因早孕反应进食量减少，需据血糖监测情况及时减少胰岛素用量，建议每日 7 次监测血糖：三餐前半小时，三餐后 2 小时，夜间血糖。随妊娠进展，抗胰岛素激素分泌渐增，约妊娠 20 周时胰岛素需要量开始增加，故需及时调整用量，定期测定肾功能、糖化血红蛋白，并进行眼底检查。妊娠 26~34 周胰岛素用量达到高峰，以后稍有下降，可在加强胎儿成熟度、胎盘功能的监测下继续妊娠，必要时提早住院。

2. 妊娠期糖尿病酮症酸中毒的治疗　在严密观察血气、血糖、电解质的同时予小剂量常规胰岛素 0.1U/（kg·h）静滴。每 1~2 小时监测血糖一次。血糖>13.9mmol/L 时，将胰岛素加入 0.9% 氯化钠注射液静滴；血糖 ≤ 13.9mmol/L，可将胰岛素加入 5% 葡萄糖氯化钠注射液中静滴，酮体转阴后可改为皮下注射。

（三）产科处理

1. 分娩期处理

（1）分娩时机　原则应尽量推迟终止妊娠的时间。血糖控制良好，孕晚期无合并症，胎儿宫内状况良好，应等待至妊娠 39 周终止妊娠。血糖控制不满意，有下列情况者立即终止妊娠：①血管病变。②合并重度子痫前期。③胎儿生长受限。④严重感染。⑤胎儿窘迫。终止妊娠前予地塞米松促进胎肺成熟。

（2）分娩方式　有下列情况者，应选择剖宫产或放宽剖宫产指征：①胎盘功能不良。②巨大儿、胎位异常、胎儿窘迫等。③糖尿病病程>10 年，伴有视网膜病变及肾功能损害、重度子痫前期。④有死胎、死产史的孕妇。

（3）产时处理　注意休息、镇静，给予适当饮食，严密监测血糖、尿糖、尿酮体变化，将血糖控制在接近正常水平，加强胎儿监护。

2. 新生儿处理

按高危新生儿处理，注意保温、吸氧，加强血糖、胰岛素、胆红素、血红蛋白、钙、磷等的监测，预防低血糖、低血钙、高胆红素血症的发生，出生 30 分钟开奶同时滴服 25% 葡萄糖液，必要时静脉滴注。

◎ 要点四　中医辨证论治

1. 肺热津伤证

证候：妊娠期间，烦渴多饮，口干舌燥，尿频量多；舌边尖红，苔薄黄或少苔，脉滑数。

治法：清热润肺，生津止渴。

方药：消渴方去天花粉，加葛根、麦冬、石斛、黄芩、菟丝子。

2. 胃热炽盛证

证候：妊娠期间，多食易饥，形体消瘦，口干多饮，大便秘结，小便频数；苔黄燥，脉滑实有力。

治法：清胃泻火，养阴生津。

方药：玉女煎去牛膝，加玄参、芦根、黄

连、黄芩。

3. 肾阴亏虚证

证候：妊娠期间，尿频量多，尿浊如膏脂，或尿甜，口干舌燥，头晕耳鸣，皮肤干燥，腰膝酸软；舌红，少苔，脉细数。

治法：滋补肝肾，养阴清热。

方药：六味地黄丸合生地黄饮子去丹皮、茯苓，加菟丝子。

4. 阴阳两虚证

证候：妊娠期间口渴思饮，小便频多，混浊如膏，甚则饮一溲二，面色黧黑，腰膝酸软，形寒肢冷；舌淡，苔少，脉沉细无力。

治法：滋阴助阳。

方药：金匮肾气丸去泽泻、丹皮、附子，加仙灵脾、菟丝子、益智仁。

细目四 尿路感染

◎ 要点一 概念

尿路感染又称泌尿系感染，是妊娠常见的合并症，可造成早产、败血症，甚至诱发急性肾功能衰竭。其中以急性肾盂肾炎最常见。本病属中医"子淋"范畴。

◎ 要点二 中医病因病机

常见病因病机为阴虚火旺，心火偏亢，湿热下注膀胱，致膀胱气化失司，水道不利，而出现小便异常改变。

◎ 要点三 诊断

（一）病史

孕前或有尿频、尿急、尿痛病史。

（二）临床表现

1. 症状 无症状菌尿症仅出现菌尿。急性膀胱炎表现为膀胱刺激征（尿频、尿急、尿痛），下腹部不适，偶有血尿。急性肾盂肾炎起病急骤，常突然出现寒战、发热（39℃~40℃）、头痛、周身酸痛、恶心、呕吐及腰痛和膀胱刺激征，排尿时伴有下腹疼痛。慢性肾盂肾炎表现为反复发作的泌尿道刺激症状或仅有菌尿症，可有慢性肾功能不全的表现。

2. 体征 急性肾盂肾炎肋腰点（腰大肌外缘与第12肋骨交叉处）有压痛，右肾区或双肾区叩击痛。

（三）实验室检查

主要进行中段清洁尿常规、中段尿细菌培养及12小时尿沉渣计数检查。急性肾盂肾炎外周血白细胞增高。

◎ 要点四 中医辨证论治

治疗以清润为主，勿过用苦寒通利药物，以免重耗阴液，伤动胎元。

1. 阴虚火旺证

证候：妊娠期间，小便频数，淋沥涩痛，量少深黄，腰膝酸软，五心烦热，午后潮热，心烦不寐，大便干结；舌红，苔少或薄黄，脉细滑数。

治法：养阴泻火通淋。

方药：知柏地黄丸去丹皮，加麦冬、五味子、车前草。

2. 心火偏亢证

证候：妊娠期间，小便频数，尿道口灼热疼痛，尿短赤，小腹拘急，发热面赤，心烦易怒，口干苦或口舌生疮；舌尖红，苔黄而干，脉细滑数。

治法：清心泻火通淋。

方药：导赤散去木通，加黄连、玄参、车前草。

3. 湿热下注证

证候：妊娠期间，小便频而急，尿短黄赤，面色垢黄，腰痛，口苦咽干，渴不欲饮或喜热饮，胸闷食少；舌红，苔黄腻，脉滑数。

治法：清热利湿通淋。

方药：五淋散加车前子。

第十二单元 异常分娩

细目一 产力异常

◎ 要点一 概念与分类

产力是分娩的动力,包括子宫收缩力、腹肌与膈肌收缩力及肛提肌收缩力。产力以子宫收缩力为主,贯穿于分娩全过程,通常将子宫收缩节律性、对称性及极性不正常,或强度、频率的改变称子宫收缩力异常,简称产力异常。临床上分为子宫收缩乏力和子宫收缩过强两类,每类又分为协调性和不协调性。

◎ 要点二 西医病因

常见病因有头盆不称或胎位异常、子宫因素、精神因素、内分泌失调和药物影响。

◎ 要点三 临床表现与诊断

一、子宫收缩乏力

（一）症状及体征

1. **协调性宫缩乏力** 子宫收缩节律性、对称性、极性正常,但收缩功能低下,收缩强度弱,宫腔内压力低（<15mmHg）,宫缩持续时间短、间歇时间长且无规律（<2次/10分钟）。

2. **不协调性宫缩乏力** 子宫收缩极性倒置,宫缩兴奋点不始自两侧子宫角部,而来自子宫下段一处或多处,子宫收缩波由下向上扩散,失去正常对称性、节律性和极性,宫缩时宫底部收缩不强,而是子宫下段强,间歇时子宫不能完全放松,宫口扩张及胎先露下降缓慢或停滞,呈无效宫缩。

（二）产程异常

1. **潜伏期延长** 从临产规律宫缩开始至活跃期起点（4~6cm）称为潜伏期。初产妇>20小时、经产妇>14小时称为潜伏期延长。

2. **活跃期延长** 从活跃期起点（4~6cm）至宫颈口开全称为活跃期。活跃期宫颈口扩张速度<0.5cm/h 称为活跃期延长。

3. **活跃期停滞** 当破膜且宫颈口扩张≥6cm后,若宫缩正常,宫颈口停止扩张≥4小时,或宫缩欠佳,宫颈口停止扩张≥6小时称为活跃期停滞。

4. **第二产程延长** 初产妇>3小时,经产妇>2小时（硬膜外麻醉镇痛分娩时,初产妇>4小时,经产妇>3小时）,产程无进展（胎头下降和旋转）,称为第二产程延长。

5. **滞产** 总产程超过24小时为滞产。

二、子宫收缩过强

（一）协调性子宫收缩过强

产道无阻力时,宫口开全迅速,短时间分娩结束。若总产程<3h结束分娩,称急产。若伴头盆不称,胎位异常,可见病理性缩复环,或发生子宫破裂。

（二）不协调性子宫收缩过强

1. **强直性子宫收缩** 主要指外界因素等致子宫颈内口以上子宫肌层强烈的痉挛性收缩,宫缩间歇期短或无间歇。产妇持续性腹痛,烦躁不安,拒按,胎位、胎心不清,有时有肉眼血尿、病理缩复环等先兆子宫破裂征象。

2. **子宫痉挛性狭窄环** 指子宫壁局部肌肉呈痉挛性不协调性收缩形成的环状狭窄,持续不放松。狭窄环可出现在子宫颈、子宫体的任何部位,多在子宫上下段交界处,也可在胎体某一狭窄部,以胎颈、胎腰处常见。产妇持续性腹痛,烦躁不安,宫颈扩张缓慢,胎先露下降停滞,胎心时快时慢。

◎ 要点四 对母儿的影响

一、子宫收缩乏力

（一）对产妇影响

1. **水、电解质紊乱、酸中毒** 产程延长,使产妇休息不好，进食少，体力消耗大，疲乏，排尿困难，严重时脱水，甚至出现酸中毒、低钾血症。

2. **泌尿生殖道瘘** 因产程延长，膀胱被压迫于耻骨联合与胎先露之间，引起组织缺血、坏死，而发生膀胱阴道瘘或尿道阴道瘘。

3. **产后出血** 子宫收缩乏力影响胎盘剥离、娩出及子宫血窦关闭，从而引起产后出血。

4. **产褥感染** 胎膜早破，或产程延长，多次肛查或阴道检查，增加感染的机会。

（二）对胎儿影响

产程延长，影响胎盘血液循环，致胎儿宫内缺氧，易发生胎儿宫内窘迫。

二、子宫收缩过强

1. **对产妇影响** 急产可致软产道撕裂伤甚至子宫破裂，因接产时来不及消毒可致产褥感染。胎儿娩出后子宫肌纤维缩复不良导致胎盘滞留或产后出血。

2. **对胎儿及新生儿影响** 宫缩过强、过频，易发生胎儿窘迫、新生儿窒息甚至死亡。胎儿娩出过快，可致新生儿颅内出血。急产易致新生儿感染及坠地骨折等。

◎ 要点五　西医处理原则

1. **协调性宫缩乏力** 寻找原因，检查有无头盆不称及胎位异常，了解宫颈扩张及先露部下降情况。估计不能经阴道分娩者，应及时行剖宫产术；若无头盆不称或胎位异常，估计能从阴道分娩，则采取中西医结合疗法加强宫缩。

2. **不协调性宫缩乏力** 治疗原则是调节子宫收缩，恢复正常节律性和极性。可用哌替啶、吗啡或地西泮使产妇充分休息，不协调性多能恢复为协调性宫缩。若经上述处理，宫缩仍不能给予纠正，产程无进展，宜行剖宫产术。不协调性宫缩乏力在宫缩未恢复为协调性之前，严禁使用宫缩剂。

3. **子宫收缩过强** 停止粗暴的宫腔操作及阴道检查，及时给予宫缩抑制剂，如哌替啶、硫酸沙丁胺醇、硫酸镁。子宫痉挛性狭窄环经处理后不缓解，见胎儿窘迫，则实施剖宫产术结束分娩。如为梗阻性原因，立即行剖宫产术。做好接产及抢救新生儿窒息的准备，对急产来不及消毒，或新生儿直接坠地者，给予抗生素预防感染，肌注维生素 K_1 预防颅内出血。产后仔细检查宫颈、阴道、外阴等，若有撕裂，应及时缝合。如胎死宫内，宫口开全，可用乙醚麻醉经阴道分娩。

细目二　产道异常

◎ 要点一　分类

产道异常包括骨产道异常及软产道（子宫下段、宫颈、阴道、外阴）异常。

◎ 要点二　诊断

一、骨产道异常

（一）临床表现

1. **骨盆入口平面狭窄** ①胎头衔接受阻：初产妇在预产期前1~2周胎头已衔接，临产后胎头仍迟迟不入盆，腹部检查胎头跨耻征阳性。胎位异常如臀先露、面先露或肩先露发生率显著增高。②骨盆入口临界狭窄：临产后如胎位、胎儿大小、产力均正常，胎头常以矢状缝在骨盆入口横径衔接，即后顶骨入盆。临床表现为潜伏期及活跃早期延长，活跃后期产程进展顺利。③骨盆入口绝对性狭窄：胎位、胎儿大小、产力均正常，胎头仍不能入盆，常导致分娩梗阻性难产。

2. **中骨盆及出口平面狭窄** ①胎头衔接正常：胎头顺利入盆，表现为潜伏期及活跃早期产程进展顺利。胎头到达中骨盆因狭窄导致内旋转受阻，出现持续性枕横位或枕后位。产程进展受阻出现继发性宫缩乏力，第二产程延长或停滞。②胎头受阻于中骨盆：在宫缩的压力下胎头变形，颅骨重叠，软组织水肿，脑组织损伤，颅内出血及胎儿宫内窘迫，可发生先兆子宫破裂及子宫破裂。

3. **单纯骨盆出口平面狭窄** 第一产程进展顺利，胎头到达盆底受阻，不能通过出口横径，出现第二产程停滞，继发性宫缩乏力。

（二）体格检查

1. **一般检查** 注意观察孕妇身高、体型、步态。身高<145cm应注意均小骨盆。注意脊柱有无畸形、侧弯，米氏菱形窝是否对称等。

2. **腹部检查** 观察是否有尖腹、悬垂腹等，部分初产妇在预产期前1~2周、经产妇在临产后胎头应入盆衔接，如尚未入盆，则需充分估计头盆关系。具体方法如下：嘱孕妇排空膀胱，仰卧位，两腿伸直。检查者手指轻轻向骨盆腔方向推压胎头，若胎头低于耻骨联合平面，表示胎头可以入盆，头盆相称，称胎头跨耻征阴性；若胎头与耻骨联合在同一平面，提示可疑头盆不称，跨耻征可疑阳性；若胎头高于耻骨联合，提示头盆不称，称胎头跨耻征阳性。对跨耻征阳性的孕妇，应取两腿屈曲半卧位，再次检查跨耻征，如转为阴性，考虑为骨盆倾斜度异常，而非头盆不称。

（三）骨盆测量

1. **骨盆外测量** ①骨盆外测量各径线均较正常值小2cm或更多者，提示均小骨盆。②骶耻外径<18cm，常为扁平骨盆。③坐骨结节间径<8cm，耻骨弓角度<90°，为漏斗骨盆。④米氏菱形窝不对称，各边不等长者，可能为偏斜骨盆。

2. **骨盆内测量** 骨盆外测量异常，应进行骨盆内测量。①对角径<11.5cm，属扁平骨盆。②坐骨棘明显突出，棘间径估计<10cm，坐骨切迹底部<2横指，考虑为中骨盆平面狭窄。坐骨结节间径加后矢状径<15cm，提示骨盆出口平面狭窄。

二、软产道异常

软产道包括盆底软组织、阴道、宫颈、子宫。

（一）外阴异常

包括会阴坚韧、外阴水肿和外阴瘢痕。

（二）阴道异常

包括阴道横隔、阴道纵隔和阴道囊肿或肿瘤。

（三）宫颈异常

包括宫颈瘢痕、宫颈水肿、宫颈坚韧、宫颈肿瘤。

（四）子宫异常

包括子宫畸形、瘢痕子宫。

◎ **要点三 对母儿的影响**

（一）对产妇影响

1. **骨盆入口平面狭窄** 胎先露不能衔接于骨盆入口平面，引起继发性宫缩乏力，产程延长，甚至停滞。

2. **中骨盆、出口平面狭窄** 胎先露内旋转受阻，形成持续性枕横位或枕后位。长时间压迫局部软组织，引起组织缺血、缺氧、坏死，导致生殖道瘘；产程延长易致宫内感染。

（二）对胎儿、新生儿影响

易发生脐带脱垂、胎儿宫内窘迫、胎膜早破、胎儿宫内感染；胎头受压致胎儿颅内出血；因难产增加手术助产，易发生新生儿产伤及感染。

◎ **要点四 西医处理原则**

（一）一般处理

分娩过程中，安慰产妇，使其精神舒畅，并保证充足的休息及丰富的营养。同时监测宫缩、胎心、胎先露部下降及宫口扩张情况。

（二）骨盆入口平面狭窄处理

1. 绝对性骨盆狭窄，足月活胎不能入盆，临产后剖宫产结束分娩。

2. 相对性骨盆狭窄，足月活胎体重<3000g，胎心率及产力正常，应在严密监护下试产。试产过程中宫缩乏力，静脉滴注缩宫素加强宫缩，试产4~6小时，胎头仍不入盆，宫口扩张缓慢，或伴见胎儿窘迫，应及时行剖宫产术。

（三）中骨盆及骨盆出口平面狭窄处理

中骨盆狭窄使胎头俯屈及内旋转受阻，形成持续性枕横位或枕后位。如宫口开全胎头双顶径达坐骨棘水平或以下，可经阴道徒手旋转胎头为枕前位，待其自然分娩，或行产钳或胎头吸引术助产。胎头双顶径未达坐骨棘水平，出现胎儿宫内窘迫，需行剖宫产。骨盆出口狭窄，不能试产。出口横径加后矢状径<15cm，足月胎儿不能经阴道分娩，需行剖宫产。

（四）骨盆三个平面狭窄处理

主要指均小骨盆。如胎儿较小，宫缩好，胎位正常，可以试产。如胎儿较大，头盆不称，应尽早行剖宫产术。

（五）畸形骨盆

根据畸形种类、程度、胎儿大小、产力等具体分析。若畸形严重，及时行剖宫产术。

细目三 胎位异常

◎ 要点一 分类

胎位异常包括：胎头位置异常，臀先露，肩先露，复合先露。

◎ 要点二 诊断

（一）持续性枕后位、枕横位

1. **临床表现** 胎头枕骨持续位于骨盆后方，直接压迫直肠，在宫口未开全时过早出现排便感及肛门坠胀，产妇不自主向下屏气，过早使用腹压，常致继发性宫缩乏力及宫颈水肿。导致第二产程延长、宫颈扩张延缓或停滞。

2. **腹部检查** 宫底部触及胎儿臀部，胎背偏向母体侧方或后方，对侧可触及胎儿肢体，胎心音在脐下一侧偏外方听及最响亮。

3. **肛门检查或阴道检查** 在宫口开全或近开全时肛查感到直肠后部较空虚，则为枕后位。矢状缝在骨盆横径上形成枕左横位或枕右横位。囟门触不清时，做阴道检查，通过触摸耳郭位置及方向确定胎方位。

4. **B型超声检查** 根据胎头面部眼眶、口、鼻、枕部等的位置，确定胎方位。

（二）胎头高直位

1. **临床表现** 临产后胎头入盆困难，下降缓慢或停滞，宫口扩张缓慢甚至停滞，并感到耻骨联合部位疼痛。处理不及时易发生滞产、先兆子宫破裂或子宫破裂。

2. **腹部检查** 高直前位时胎背占据产妇腹前壁，触不到胎儿肢体，胎心在腹中线稍高处听诊最清楚。高直后位产妇腹部被胎儿肢体占据，下腹部左右两侧均可听到胎心音，有时在耻骨上方触及胎儿下颏。

3. **阴道检查** 胎头矢状缝与骨盆入口前后径相一致，前囟在骶岬前，后囟在耻骨联合后，为胎头高直前位，反之为胎头高直后位。

（三）面先露

1. **临床表现** 潜伏期延长，可合并活跃期延长，胎头迟迟不易入盆。

2. **腹部检查** 颏前位时，在腹前壁下可触及胎儿肢体，胎心在胎儿肢体侧的下腹部听得清楚。颏后位时胎儿枕部与胎背接触，于耻骨联合上方可触及枕骨隆突与胎背之间有明显的凹沟，胎心较遥远且弱。

3. **肛查及阴道检查** 肛查可触及高低不平、软硬不均的面部，宫口开大3cm以上阴道内诊可扪及胎儿口、鼻、眼等。

4. **B型超声检查** 可以确诊面先露并能确定胎方位。

（四）臀先露

1. **临床表现** 孕妇常感肋下有圆而硬的胎头，先露胎臀不能紧贴子宫下段，常致宫缩乏力，宫口扩张延缓，产程延长。

2. **腹部检查** 子宫轮廓呈纵椭圆形，子宫底部可触及圆而硬的胎头，按时有浮球感，耻骨联合上可触及宽而软形状不规则的胎臀，胎心听诊在脐上最清楚。

3. **肛门检查及阴道检查** 肛查可触到软而不规则的胎臀或胎足，肛查先露位置较高。

4. **B型超声检查** 能确诊臀位的类型。

(五) 肩先露

1. **临床表现** 肩先露不能紧贴子宫颈，缺乏直接刺激，易发生宫缩乏力。胎肩对宫颈压力不均，易致胎膜早破。破膜后胎儿上肢、脐带顺着羊水一起脱出，导致胎儿窘迫，甚至胎死宫内。

2. **腹部检查** 子宫呈横椭圆形，腹部一侧触及胎头，另一侧触及胎臀，宫底低于相应孕周，耻骨联合上方空虚，胎心在脐周听诊最清楚。

3. **阴道检查** 若宫口扩张，胎膜已破可触及胎儿肩胛骨、肩峰、腋窝及肋骨。

4. **B型超声检查** 能准确探清肩先露并能确定胎方位。

(六) 复合先露

阴道检查触及胎先露旁有小肢体可确诊。

◎ 要点三　西医处理原则

(一) 持续性枕横位、枕后位

骨盆正常，胎儿不大，具有有效宫缩时，可试产经阴道分娩。

(二) 胎头高直前位

骨盆正常，胎儿不大，产力正常，可试从阴道分娩。若经阴道分娩难度大，需剖宫产分娩。

(三) 面先露

如无头盆不称，宫缩好，胎儿不大，可经阴道自然娩出。有头盆不称或胎儿窘迫，应行剖宫产分娩。

(四) 臀先露

1. **妊娠期** 妊娠30周前，臀先露多可自然回转成头位。妊娠30周后仍为臀位，用膝胸卧位或艾灸、激光照射至阴穴纠正胎位。

2. **分娩期** 若骨盆正常，胎儿不大，产力正常，可从阴道分娩。但臀先露应适当放宽剖产手术指征。

(五) 肩先露

1. **妊娠期** 妊娠后期发现肩先露，可采用膝胸卧位，或艾灸、激光照射至阴穴及时纠正。

2. **分娩期** 宫口开大5cm以上，破膜不久，在乙醚深麻下行内转胎位术，转成臀先露。出现先兆子宫破裂或已有子宫破裂征象，无论胎儿是否存活，均应立即行剖宫产术。胎儿死亡，宫口已开全，无先兆子宫破裂，应全麻下行断头术或碎胎术。

(六) 复合先露

无头盆不称，胎头与脱出肢体已入盆，在宫口开全后上推肢体，压胎头下降，产钳助产。若头盆不称，应行剖宫产。

第十三单元　胎儿窘迫与胎膜早破

细目一　胎儿窘迫

◎ 要点一　西医病因

胎儿窘迫指胎儿在子宫内因急性或慢性缺氧危及其健康和生命的综合症状。

(一) 胎儿急性缺氧

因母胎间血氧运输及交换障碍或脐带血循环障碍所致。常见因素有：①前置胎盘、胎盘早剥。②脐带异常，如脐带绕颈、脐带扭转、脐带真结、脐带脱垂、脐带过长或过短等。③各种原因导致休克。④缩宫素使用不当，造成过强及不协调宫缩。⑤孕妇应用麻醉药及镇静剂过量，呼吸抑制。

（二）胎儿慢性缺氧

①母体血液氧含量不足。②子宫胎盘血管硬化、狭窄、梗死，使绒毛间隙血液灌注不足。③胎儿自身因素，如胎儿严重的心血管疾病、胎儿畸形、颅内出血及颅脑损伤等。

◎ 要点二　临床表现

（一）急性胎儿窘迫

主要发生在分娩期，多因脐带异常、胎盘早剥、宫缩过强、产程延长及休克等引起。

1. 产时胎心率异常　产时胎心率变化是急性胎儿窘迫的重要征象。缺氧早期，胎儿电子监护可出现胎心基线代偿性加快、晚期减速或重度变异减速；随产程进展，尤其在较强宫缩刺激下胎心基线可下降到＜110bpm，当胎心基线＜100bpm，基线变异＜5bpm，伴频繁晚期减速或重度变异减速时提示胎儿缺氧严重，胎儿常结局不良，可随时胎死宫内。

2. 羊水胎粪污染　胎儿可在宫内排出胎粪，影响胎粪排出量主要的是孕周。10%～20%的分娩中会出现羊水胎粪污染，羊水中胎粪污染不是胎儿窘迫的征象。出现羊水胎粪污染时，如果胎心监护正常，不需要特殊处理；如果胎心监护异常，存在宫内缺氧情况，会引起胎粪吸入综合征（MAS），造成胎儿不良结局。

3. 胎动异常　初期胎动频繁，继而减弱及次数减少，甚至消失。

4. 酸中毒　采集胎儿头皮血进行血气分析，血pH＜7.20，PO_2＜10mmHg，PCO_2＞60mmHg可诊断为胎儿酸中毒。

（二）慢性胎儿窘迫

1. 胎动减少或消失　胎动＜10次/12h为胎动减少，是胎儿缺氧的重要表现。胎动消失24小时后胎心消失。

2. 胎儿电子监护　缺氧时胎心率可出现以下异常：①NST无反应型。②在无胎动与宫缩时，胎心率＞180bmp或＜110bmp持续10分钟以上。③基线变异频率＜5bmp。④OCT可见频繁重度变异减速或晚期减速。

3. 胎盘功能低下　尿雌三醇（E_3）＜10mg/24h，或连续测定下降＞30%、尿中雌激素/肌酐比值＜10、血清胎盘生乳素＜4mg/L、妊娠特异β1糖蛋白（SP1）＜100mg/L，均提示胎盘功能不良。

4. B型超声监测　根据B型超声监测脐动脉血流信号、胎动、胎儿呼吸运动、胎儿肌张力、羊水量，加之胎儿电子监护NST结果综合评分≤4分提示胎儿窘迫，5~6分胎儿可疑缺氧。

◎ 要点三　诊断

根据病史、临床表现、辅助检查做出诊断。

◎ 要点四　西医处理

1. 急性胎儿窘迫　左侧卧位，吸氧，纠正脱水、酸中毒及电解质紊乱。宫口开全或近开全，尽快经阴道助产分娩。宫口未开全，短时间不能经阴道分娩者，剖宫产分娩。胎儿娩出后，应做好新生儿窒息抢救准备。

2. 慢性胎儿窘迫　卧床休息，左侧卧位。定时间断吸氧。积极治疗妊娠合并症及并发症。孕周小，估计胎儿娩出后存活可能性小，应尽量延长孕周，同时促胎肺成熟。妊娠近足月，行剖宫产术终止妊娠。

细目二　胎膜早破

◎ 要点一　概念

胎膜早破是指在临产前胎膜破裂。胎膜早破易导致早产、脐带脱垂及母儿感染等。中医称为"胎衣先破"。

◎ 要点二　西医病因

常见病因有生殖道感染、羊膜腔压力增高、胎膜受力不均、创伤、营养因素等。

◎ 要点三　诊断

1. 临床表现　孕妇主诉阴道流液或外阴湿润等。

2. 阴道酸碱度检查　pH≥6.5，提示胎膜早破。

3. 阴道液涂片检查　阴道液涂片见到羊齿

植物叶状结晶。

4. 超声检查 羊水量减少可协助诊断。

5. 羊膜腔感染检测 羊水细菌培养可协助诊断。

6. 胰岛素样生长因子结合蛋白-1（IGFBP-1）、可溶性细胞间黏附分子-1（sICAM-1）、胎盘α微球蛋白-1（PAMG-1）检测 特异性强，不受血液、精液、尿液和宫颈黏液等影响。

7. 羊膜镜检查 看不到前羊膜囊，可直视胎儿先露部。

◎ **要点四 对母儿的影响**

1. 对母体影响 宫内感染机会增加，破膜超过24小时，感染率增加5~10倍；羊膜腔感染易发生产后出血；若突然破膜，有时可引起胎盘早剥。

2. 对胎儿影响 常诱发早产、脐带脱垂、胎儿窘迫及新生儿感染性疾病。

◎ **要点五 西医处理**

1. 期待疗法 适用于妊娠28~35周、胎膜早破不伴感染，羊水平段≥3cm者。

（1）一般处理 绝对卧床，保持外阴部清洁，避免不必要的肛诊及阴道检查，密切观察产妇体温、心率、宫缩、阴道流液性状及血白细胞计数。

（2）预防感染 破膜超过12h者，应给予抗生素预防感染。

（3）抑制子宫收缩 有宫缩者，静脉滴注硫酸镁等。

（4）促胎肺成熟 妊娠35周前给予地塞米松。

2. 终止妊娠

（1）经阴道分娩 妊娠35周后，胎肺成熟，宫颈成熟，无禁忌证可引产。

（2）剖宫产 胎头高浮，胎位异常，宫颈不成熟，胎肺成熟，明显羊膜腔感染，伴有胎儿窘迫，抗感染同时行剖宫产术终止妊娠，做好新生儿复苏准备。

第十四单元 分娩期并发症

细目一 产后出血

◎ **要点一 概念**

产后出血指胎儿娩出后24小时内失血量≥500mL，剖宫产时≥1000mL。居我国孕产妇死亡原因的首位。属于中医"产后血崩""产后血晕""胞衣不下"范畴。

◎ **要点二 西医病因**

常见病因有子宫收缩乏力、胎盘因素、软产道裂伤和凝血功能障碍。其中子宫收缩乏力是最常见的原因。

◎ **要点三 中医病因病机**

本病的主要发病机理是气虚失摄，冲任不固；或瘀阻冲任，血不循经而妄行。常见病因病机为气虚和血瘀。

◎ **要点四 诊断**

1. 病史 可有多胎妊娠、巨大胎儿、羊水过多、产程延长、急产、前置胎盘、胎盘早剥、妊娠期高血压疾病、宫腔感染史等。

2. 临床表现 主要为胎儿娩出后阴道大量出血，24小时出血量≥500mL，继发休克。检查可见宫底升高、轮廓不清，胎盘、胎膜缺损，阴道、会阴、宫颈裂伤等。

3. 实验室检查 血常规及血小板计数、纤维蛋白原、凝血酶原时间等凝血功能检测可协助诊断。

◎ **要点五 西医治疗**

1. 子宫收缩乏力 导尿排空膀胱后可采用以下方法加强宫缩：①按摩子宫：经腹壁按摩

子宫或腹部-阴道，双手按摩子宫，直至宫缩恢复正常。②应用宫缩剂：可采用缩宫素、麦角新碱、米索前列醇等。③可采用宫腔纱条填塞法压迫止血、结扎盆腔血管或行髂内动脉或子宫动脉栓塞，必要时行子宫次全切除或子宫全切除术。

2. **胎盘因素** 如有胎盘滞留时应立即取出或徒手剥离胎盘后取出。胎盘和胎膜残留可行钳刮术或刮宫术。

3. **软产道损伤** 宫颈裂伤>1cm 且有活动性出血应缝合。若裂伤累及子宫下段可经腹行裂伤修补术。

4. **凝血功能障碍** 尽快输新鲜全血，补充血小板、纤维蛋白原或凝血酶原复合物、凝血因子等。

◎ 要点六　中医辨证论治

1. **气虚证**

证候：新产后，突然阴道大量出血，血色鲜红，头晕目花，心悸怔忡，气短懒言，肢冷汗出，面色苍白；舌淡，脉虚细。

治法：补气固冲，摄血止崩。

方药：升举大补汤去黄连，加地榆炭、乌贼骨。

2. **血瘀证**

证候：新产后，突然阴道大量下血，色黯红，夹有血块，小腹疼痛拒按，血块下后腹痛减轻；舌紫暗，或有瘀点瘀斑，脉沉涩。

治法：活血化瘀，理血归经。

方药：化瘀止崩汤。

◎ 要点七　预防

1. 做好孕前及孕期保健，对不宜继续妊娠者，应在早孕时及时终止。积极治疗各种妊娠合并症，防止产后出血的发生。

2. 正确处理各产程，防止产程延长，避免手术创伤，胎盘娩出后仔细检查胎盘、胎膜及软产道，产程中发现异常出血，及时检查和处理。

3. 产后产妇留在产房继续观察2小时，严密观察生命体征、子宫收缩及阴道流血情况，鼓励产妇排空膀胱和及早哺乳。

细目二　子宫破裂

◎ 要点一　西医病因

包括梗阻性难产、瘢痕子宫、宫缩剂使用不当和产科手术损伤。

◎ 要点二　分类

按发生原因分为自然破裂和损伤性破裂，按破裂程度分为完全性破裂和不完全性破裂，按发生部位分为子宫体部破裂和子宫下段破裂。

◎ 要点三　诊断与鉴别诊断

（一）诊断

1. **先兆子宫破裂**

（1）病史　多见于阻塞性难产，如骨盆狭窄、胎位不正、胎儿过大等，临产后常有产程停滞或延长，或不适当使用宫缩剂。

（2）临床表现　病理缩复环、下腹部压痛、胎心率的变化及血尿是先兆子宫破裂的四个重要症状。由于产程停滞延长，孕妇可有水、电解质紊乱。

2. **子宫破裂**

（1）病史　可有瘢痕子宫等。

（2）临床表现　在先兆子宫破裂的基础上突然发生剧烈腹痛，有休克及明显的腹部体征。

（3）B型超声检查　能确定破口部位及胎儿与子宫的关系。

（二）鉴别诊断

子宫破裂需与胎盘早剥、难产并发腹腔感染相鉴别。

◎ 要点四　西医治疗

1. **先兆子宫破裂**　立即抑制子宫收缩：肌注哌替啶100mg，或静脉全身麻醉。立即行剖宫产术。

2. 子宫破裂 在输液、输血、吸氧、抗休克的同时，无论胎儿是否存活，均应迅速手术。

◎ 要点五 预防

做好产前检查，及时发现胎位、骨盆、胎儿的异常。密切观察产程进展，严格掌握试产的适应证，特别对有剖宫产史准备试产者。严格掌握宫缩剂使用的适应证、禁忌证。应用缩宫素催产时需专人监护。规范手术操作，手法应轻柔，忌粗暴。

细目三 羊水栓塞

◎ 要点一 概念

羊水栓塞是指在分娩过程中羊水突然进入母体血循环引起急性肺栓塞、过敏性休克、弥漫性血管内凝血（DIC）、肾衰竭或猝死的严重分娩并发症。本病属中医"产后血晕"范畴。

◎ 要点二 西医病因

一般认为由污染羊水中的有形物质（胎儿毳毛、角化上皮、胎脂、胎粪）进入母体血循环引起。羊膜腔内压力增高、胎膜破裂和宫颈或宫体损伤处有开放的静脉或血窦是导致羊水栓塞发生的基本条件。诱发因素为高龄初产妇和多产妇、自发或人为的过强宫缩、急产、胎膜早破、前置胎盘、胎盘早剥、子宫不完全破裂、剖宫产术、羊膜腔穿刺、大月份钳刮术等。

◎ 要点三 诊断

1. **病史** 分娩过程中宫缩过强、胎膜早破、宫颈裂伤、急产等，或存在某些病理性妊娠因素如胎盘早剥、前置胎盘等。

2. **临床表现** 胎膜破裂后、胎儿娩出后或手术中产妇突然出现寒战、呛咳、气急、烦躁不安、尖叫、发绀、呼吸困难、抽搐、出血、不明原因休克等临床表现。

3. **实验室及其他检查**

（1）实验室检查 血涂片查找羊水有形物质：采集下腔静脉血，镜检见到羊水成分可以确诊。血小板计数、纤维蛋白原定量、凝血酶原时间测定等可协助诊断DIC。

（2）辅助检查 胸部X线摄片见双肺弥漫性点片状浸润阴影，沿肺门周围分布，伴右心扩大。心电图或心脏彩色多普勒超声检查可见右心房、右心室扩大，ST段下降。

◎ 要点四 西医治疗原则

一旦发生羊水栓塞，应立即抢救。早期阶段以抗过敏，纠正呼吸循环功能衰竭和改善低氧血症、抗休克为主；DIC阶段早期抗凝治疗，晚期抗纤溶治疗；少尿无尿阶段，应及时使用利尿剂，预防肾衰竭发生。

◎ 要点五 预防

人工破膜应在宫缩间歇时进行。中期妊娠钳刮时，应先破膜，羊水流尽再钳刮。合理使用宫缩剂，防止宫缩过强，避免急产、子宫破裂、子宫颈裂伤等诱发因素。

细目四 脐带异常

◎ 要点一 类型

脐带异常的类型有脐带先露与脐带脱垂、脐带缠绕、脐带长度异常、脐带打结、脐带扭转及脐带附着异常等。

◎ 要点二 脐带先露与脐带脱垂的西医处理

1. **脐带先露** 经产妇、胎膜未破、宫缩良好者，取头低臀高位，密切观察胎心率，等待胎头衔接，宫口渐扩张，胎心持续良好者，可经阴道分娩。初产妇、足先露或肩先露者，应行剖宫产术。

2. **脐带脱垂** 胎心尚好，胎儿存活者，应争取尽快娩出胎儿。

◎ 要点三 预防

加强妊娠晚期及临产后监护，尽早发现脐带先露。对临产后胎先露部未入盆者，尽量不做或少做肛查或阴道检查。行人工破膜应采取高位破膜，使羊水缓慢流出，以免脐带脱出。

第十五单元 产后病

细目一 中医对产后病的认识

◎ 要点一 产后病的概念

产妇在产褥期内发生与分娩或产褥有关的疾病，称为"产后病"。

◎ 要点二 产后"三冲""三病""三急"

产后"三病""三冲""三急"为古代医家对产后常见病和危重症的概括。产后三冲是指产后败血上冲，冲心、冲胃、冲肺。产后三急指产后呕吐、盗汗、泄泻，三者并见必危。产后三病指产后病痉、病郁冒、大便难。

◎ 要点三 产后病的病因病机

产后病的病因病机主要有亡血伤津、元气受损、瘀血内阻、外感六淫或饮食房劳所伤。

◎ 要点四 产后"三审"

产后病的诊断除以四诊八纲为基本方法外，尤其要注意"三审"：先审小腹痛与不痛，以辨有无恶露停滞；次审大便通与不通，以验津液之盛衰；再审乳汁的行与不行及饮食多少，以察胃气之强弱。

◎ 要点五 产后病的治疗原则

对产后病的治疗，应根据亡血伤津、元气受损、瘀血内阻、多虚多瘀的病机特点，本着"勿拘于产后，亦勿忘于产后"的原则，结合病情进行辨证论治。

◎ 要点六 产后用药"三禁"

产后用药"三禁"，即禁大汗，以防亡阳；禁峻下，以防亡阴；禁通利小便，以防亡津液。

◎ 要点七 产后病的预防与调摄

产后病应注重调护。居室宜温度适宜，空气流通；衣着宜适寒温以防感受风寒或暑热之邪；饮食宜清淡富含营养易消化；劳逸结合，勿过劳伤气；保持情志舒畅；产后百日内禁房事；保持外阴清洁，以防病邪乘虚入侵。

细目二 晚期产后出血

◎ 要点一 概念

晚期产后出血是指分娩 24 小时后，在产褥期内发生的子宫大量出血。以产后 1~2 周发病最常见，亦有产后 2 月余发病者。本病属中医"产后恶露不绝""产后血崩"范畴。

◎ 要点二 西医病因

晚期产后出血常见病因有胎盘胎膜残留、蜕膜残留、子宫胎盘附着面感染或复旧不全、剖宫产术后子宫伤口裂开或产后子宫滋养细胞肿瘤、子宫黏膜下肌瘤等。

◎ 要点三 中医病因病机

本病的主要发病机制为冲任不固，气血运行失常。常见病因病机有气虚、血热和血瘀。

◎ 要点四 临床表现

（一）症状

1. **阴道流血** 以阴道反复流血或突然大量出血为特征。

2. **腹痛和发热** 反复出血并发感染者，可出现腹痛和发热。

3. **全身症状** 出血多时有头晕、心悸，甚至休克表现。

（二）体征

1. **体格检查** 贫血貌，同时有不同程度的心率加快，血压降低，脉压缩小，呼吸增快。

2. **妇科检查** 子宫复旧不佳可扪及子宫增大、变软，宫口松弛，有时可触及残留组织和血块；伴有感染者，子宫有压痛；剖宫产切口裂开，宫颈内有血块，宫颈外口松，有时可触及子宫下段明显变软，切口部位有凹陷或突起；滋养细胞肿瘤患者，有时可于产道内发现转移结节。

◎ **要点五　西医治疗**

1. **一般治疗**　如有休克立即纠正休克，并给予支持疗法。

2. **止血、抗感染**　应给予广谱抗生素、子宫收缩剂。

3. **清除宫内残留物**　在输液、备血及准备开腹手术的条件下刮宫，刮出物送病理检查。

4. **剖宫产术后出血**　超声除外胎盘残留者，绝对卧床，大量广谱抗生素和缩宫素静滴。若反复多量阴道流血，可行剖腹探查，行清创缝合及髂内动脉、子宫动脉结扎止血或行髂内动脉栓塞术；必要时采用低位子宫次全切除术或子宫全切除术。如疑有胎盘残留，应在手术室输血、输液并做好手术准备的条件下刮宫；肿瘤引起的阴道流血应做相应处置。

◎ **要点六　中医辨证论治**

1. **气虚证**

证候：产后恶露量多，或血性恶露持续10日不止，色淡红，质稀，无臭气，面色㿠白，神疲懒言，四肢无力，小腹空坠；舌淡，苔薄白，脉细弱。

治法：补脾益气，固冲摄血。

方药：补中益气汤加艾叶炭、鹿角胶。

2. **血热证**

证候：产后恶露过期不止，量较多，色鲜红或紫红，质黏稠，有臭气，面色潮红，口燥咽干；舌红，苔少，脉细数。

治法：清热凉血，安冲止血。

方药：保阴煎加七叶一枝花、贯众、炒地榆、煅牡蛎。

3. **血瘀证**

证候：产后血性恶露持续10日不止，量时多时少，色紫暗，有血块，小腹疼痛拒按，块下痛减；舌紫暗或边尖有瘀斑、瘀点，脉沉涩。

治法：活血化瘀，调冲止血。

方药：生化汤合失笑散加益母草、茜草。

细目三　产褥感染

◎ **要点一　概念**

产褥感染是指分娩及产褥期生殖道受病原体侵袭而引起局部或全身的感染。是导致孕产妇死亡的四大原因（产褥感染、产科出血、妊娠合并心脏病、子痫）之一。产褥感染属中医"产后发热"范畴。

◎ **要点二　西医病因病理**

（一）**病因**

1. **诱因**　产妇体质虚弱、孕期贫血、营养不良、妊娠晚期性交、慢性疾病、胎膜早破、羊膜腔感染、产科手术操作、产程延长、产前产后出血过多等。

2. **病原体种类**　①外源性如衣原体、支原体以及淋病奈瑟菌等。②内源性为孕期及产褥期生殖道寄生大量需氧菌、厌氧菌、假丝酵母菌及支原体等，以厌氧菌为主。

3. **感染途径**　①外源性感染多由被污染的衣物、用具、各种手术器械及临产前性生活等途径侵入机体。②内源性感染为正常孕妇生殖道寄生的病原体，当抵抗力降低等感染诱因出现时致病。

（二）**病理**

1. 急性外阴、阴道、宫颈炎，甚至阴道旁结缔组织炎或盆腔结缔组织炎。

2. 急性子宫内膜炎、子宫肌炎、子宫内膜充血、坏死，严重者形成肌壁间脓肿。

3. 急性盆腔结缔组织炎、急性输卵管炎、局部充血、水肿致盆腔脓肿，甚至"冰冻骨盆"。

4. 急性盆腔腹膜炎及弥漫性腹膜炎，引起肠粘连或形成直肠子宫陷凹局限性脓肿。

5. 血栓静脉炎，病变单侧居多，病变多在股静脉、腘静脉及大隐静脉。

6. 脓毒血症及败血症，可发生感染性休克和迁徙性肺脓肿、左肾脓肿或败血症。

◎ 要点三　中医病因病机

主要为产后体虚，感染邪毒，正邪交争所致。如热毒不解，极易传入营血或内陷心包。常见病因病机有感染邪毒、热入营血和热陷心包。

◎ 要点四　临床表现

1. 症状

（1）发热　一般出现在产后3~7天。

（2）腹痛　多从下腹部开始，逐渐波及全腹。

（3）恶露异常　恶露明显增多，混浊，或呈脓性，有臭味。

（4）下肢血栓静脉炎　可见下肢持续性疼痛、肿胀，站立时加重，行走困难。如形成脓毒血症、败血症，则可出现持续高热、寒战、谵妄、昏迷、休克，甚至死亡。

2. 体征

（1）体温升高，脉搏增快，下腹部可有压痛，炎症波及腹膜时，可出现腹肌紧张及反跳痛。下肢血栓静脉炎患者局部静脉压痛，或触及硬索状，下肢水肿，皮肤发白，习称"股白肿"。

（2）妇科检查。外阴感染时，会阴切口或裂伤处可见红肿、触痛，或切口化脓、裂开。阴道与宫颈感染时黏膜充血、溃疡，脓性分泌物增多。如为宫体或盆腔感染，双合诊检查子宫有明显触痛，大而软，宫旁组织明显触痛、增厚或触及包块，有脓肿形成时，肿块可有波动感。

◎ 要点五　诊断与鉴别诊断

1. 诊断

（1）病史　多有难产、产程过长、手术产、急产、不洁分娩、胎膜早破、产后出血或产褥期性交等病史。

（2）临床表现　发热、下腹疼痛、恶露异常。体温升高，脉搏增快，下腹有压痛，或有反跳痛、肌紧张。妇科检查子宫大而软，有压痛，双侧附件区压痛或触及包块。

（3）实验室及其他检查　白细胞总数明显升高，中性粒细胞增高。B型超声可了解子宫大小、有无残留物及复旧情况。

2. 鉴别诊断

需与产褥病率的其他疾病（如急性乳腺炎、呼吸道感染、泌尿系统感染）及产褥中暑相鉴别。

◎ 要点六　西医治疗

1. 一般治疗　适当物理降温，取半卧位；纠正水及电解质紊乱；病情严重可少量输血。

2. 抗生素　根据临床表现及临床经验选用广谱抗生素，首选青霉素类和头孢类药物，同时加用甲硝唑，青霉素过敏可选用林可霉素或红霉素。

3. 引流通畅　会阴伤口、腹部伤口感染、盆腔脓肿者，应行切开引流。

4. 血栓静脉炎的治疗　在应用抗生素的同时加服中药，也可加用肝素治疗。

5. 手术治疗　抗感染并清除宫腔残留。若出现脓毒血症时，及时行子宫切除术。

◎ 要点七　中医辨证论治

1. 感染邪毒证

证候：产后高热寒战，小腹疼痛拒按，恶露量多或少，色紫暗如败酱，气臭秽，烦躁，口渴引饮，尿少色黄，大便燥结；舌红，苔黄而干，脉数有力。

治法：清热解毒，凉血化瘀。

方药：五味消毒饮合失笑散加丹皮、赤芍、鱼腥草、益母草。

2. 热入营血证

证候：产后高热汗出，烦躁不安，皮肤斑疹隐隐；舌红绛，苔黄燥，脉弦细而数。

治法：清营解毒，散瘀泄热。

方药：清营汤加紫花地丁、蒲公英、栀子、丹皮。

3. 热陷心包证

证候：产后高热不退，神昏谵语，甚至昏

迷，面色苍白，四肢厥冷；舌红绛，脉微而数。

治法：清心开窍。

方药：清营汤送服安宫牛黄丸或紫雪丹。

细目四　产褥中暑

◎ 要点一　西医治疗原则

治疗原则是立即改变高温和不通风环境，采取中西医方法，迅速降温，纠正水、电解质紊乱及酸中毒。迅速降低体温是抢救成功的关键。

◎ 要点二　中医辨证论治

1. 暑入阳明证

证候：产后壮热，面赤气粗，烦渴引饮，头晕，头痛；舌质红，脉洪大或滑数。

治法：清暑泄热，透邪外达。

方药：白虎汤加西瓜翠衣、竹叶、芦根。

2. 暑伤气津证

证候：产后身热多汗，口渴心烦，体倦少气，小便短赤；舌红，少津，脉虚数。

治法：清热解暑，益气生津。

方药：清暑益气汤。

3. 暑入心营证

证候：产后神昏谵语，灼热烦躁，甚或猝然晕倒，不省人事，身热肢厥，牙关紧闭；舌绛，脉洪大或滑数。

治法：清营泻热，清心开窍。

方药：清营汤送服安宫牛黄丸或紫雪丹或至宝丹。

细目五　产褥期抑郁症

◎ 要点一　概念

产妇在产褥期间出现抑郁症状，称为产褥期抑郁症。是产褥期精神综合征最常见的一种类型。多在产后2周内发病，4~6周症状明显。

◎ 要点二　中医病因病机

常见病因病机有心脾两虚、瘀阻气逆和肝郁气滞。

◎ 要点三　中医辨证论治

1. 心脾两虚证

证候：产后精神不振，心神不宁，悲伤欲哭，失眠多梦，健忘，伴神疲乏力，面色萎黄；舌淡，苔薄白，脉细弱。

治法：补益心脾，养血安神。

方药：甘麦大枣汤合归脾汤。

2. 瘀阻气逆证

证候：产后抑郁寡欢，或神志错乱如见鬼状，喜怒无常，少寐多梦，恶露不下或不畅，色紫暗有块，小腹硬痛拒按；舌暗有瘀斑，脉弦或涩。

治法：活血化瘀，镇逆安神。

方药：癫狂梦醒汤加酸枣仁。

3. 肝郁气结证

证候：产后精神郁闷，心烦易怒，失眠多梦，伴善太息，胸胁乳房胀痛；舌淡，苔薄白，脉弦细。

治法：疏肝解郁，镇静安神。

方药：逍遥散加首乌藤、合欢皮、磁石、柏子仁。

细目六　产后缺乳

◎ 要点一　概念

哺乳期产妇无乳汁分泌，或泌乳量少，不能满足喂养婴儿者，称产后缺乳。中医称之为"产后缺乳"，或"产后乳汁不足""产后乳汁不行"等。

◎ 要点二　中医病因病机

主要发病机制为气血化源不足，或乳汁运行受阻。常见病因病机是气血虚弱、肝郁气滞和痰浊阻滞。

◎ 要点三　中医辨证论治

1. 气血虚弱证

证候：产后乳少或全无，乳汁清稀，乳房柔

软，无胀感，面色少华，神疲乏力，食欲不振，或心悸头晕；舌淡白，脉虚细。

治法：补气养血，佐以通乳。

方药：通乳丹去木通，加通草。

2. 肝郁气滞证

证候：产后乳汁甚少或全无，乳汁浓稠，乳房胀硬或疼痛，情志抑郁，或有微热，食欲不振；舌质正常或暗红，苔微黄，脉弦或弦数。

治法：疏肝解郁，通络下乳。

方药：下乳涌泉散。

3. 痰浊阻滞证

证候：乳汁甚少或无乳可下，乳房硕大或下垂不胀，乳汁不稠；形体肥胖，胸闷痰多，纳少便溏，或食多乳少；舌淡胖，苔腻，脉沉细。

治法：健脾化痰通乳。

方药：苍附导痰丸合漏芦散。

细目七　产后关节痛

◎ 要点一　概念

产褥期内，出现关节或肢体酸楚、疼痛、麻木、重着者，称产后关节痛。中医称本病为"产后身痛""产后痹证""产后遍身痛"。

◎ 要点二　中医病因病机

本病多因产后气血虚弱，风、寒、湿等邪乘虚而入，使气血凝滞，"不通则痛"，或经脉失养，"不荣则痛"，导致肢体关节疼痛。常见病因病机有血虚、血瘀、风寒和肾虚。

◎ 要点三　中医辨证论治

1. 血虚证

证候：产后遍身酸痛，肢体麻木，关节酸楚，面色萎黄，头晕心悸；舌淡，苔少，脉细弱。

治法：养血益气，温经通络。

方药：黄芪桂枝五物汤加当归、鸡血藤。

2. 血瘀证

证候：产后遍身疼痛，或关节刺痛，按之痛甚，恶露量少色暗，小腹疼痛拒按；舌紫暗，脉涩。

治法：养血活络，行瘀止痛。

方药：生化汤加桂枝、牛膝或身痛逐瘀汤。

3. 风寒证

证候：产后肢体、关节疼痛，屈伸不利，或痛处游走不定，或冷痛剧烈，畏寒恶风，或关节肿胀，麻木重着，恶寒，发热，头痛；舌淡，苔薄白，脉浮紧。

治法：养血祛风，散寒除湿。

方药：独活寄生汤。

4. 肾虚证

证候：产后腰膝、足跟痛，艰于俯仰，头晕耳鸣，夜尿多；舌淡暗，脉沉细弦。

治法：补肾养血，强腰壮骨。

方药：养荣壮肾汤加秦艽、熟地黄。

细目八　产后排尿异常

◎ 要点一　概念

产后排尿异常包括产后尿潴留及小便频数与失禁。产后膀胱充盈而不能自行排尿或排尿困难者称为产后尿潴留；产后排尿失去控制，不能自主排出者称为尿失禁。中医称本病分别为"产后小便不通""产后小便频数与失禁"。

◎ 要点二　中医病因病机

1. 产后尿潴留的主要病机　膀胱气化不利。常见病因病机有肺脾气虚、肾阳亏虚、血瘀、气滞。

2. 产后小便频数与失禁的主要病因病机　肺脾气虚、肾气亏虚。

◎ 要点三　中医辨证论治

（一）产后尿潴留

1. 肺脾气虚证

证候：产后小便不通，小腹坠胀疼痛，倦怠乏力，气短懒言，面色㿠白；舌淡，苔薄白，脉缓弱。

治法：益气生津，宣肺利水。

方药：补气通脬饮。

2. 肾阳亏虚证

证候：产后小便不通，小腹胀急疼痛，腰膝酸软，面色晦暗；舌淡，脉沉细迟弱。

治法：补肾温阳，化气利水。

方药：济生肾气丸。

3. 血瘀证

证候：产后小便不通，小腹胀满刺痛，乍寒乍热；舌紫暗，苔薄白，脉沉涩。

治法：养血活血，祛瘀利尿。

方药：加味四物汤。

4. 气滞证

证候：产后小便不通，小腹胀满或痛，情志抑郁，胸胁胀痛，烦闷不安；舌淡红，脉弦。

治法：理气行滞，行水利尿。

方药：木通散。

（二）产后小便频数与失禁

1. 肺脾气虚证

证候：产后小便频数，或失禁，气短懒言，倦怠乏力，小腹下坠，面色不华；舌淡，苔薄白，脉缓弱。

治法：益气固摄。

方药：黄芪当归散加山茱萸、益智仁。

2. 肾气亏虚证

证候：产后小便频数，或失禁，夜尿频多，头晕耳鸣，腰膝酸软，面色晦暗；舌淡，苔白滑，脉沉细无力，两尺尤弱。

治法：温阳化气，补肾固脬。

方药：肾气丸加益智仁、桑螵蛸。

第十六单元 外阴色素减退性疾病

细目一 外阴慢性单纯性苔藓

◎ 要点一 中医病因病机

常见病因病机是肝郁气滞和湿热下注。

◎ 要点二 临床表现

1. **症状** 外阴瘙痒剧烈，甚则坐卧不安，影响睡眠，或伴灼热疼痛。

2. **体征** 病变早期皮肤暗红或粉红，角化过度则呈白色。病损范围主要累及大阴唇、阴唇间沟、阴蒂包皮、阴唇后联合等处，常呈对称性。局部皮肤增厚似皮革或苔藓样变。

◎ 要点三 中医辨证论治

1. 肝郁气滞证

证候：外阴瘙痒、干燥、灼热疼痛，局部皮肤粗糙、增厚或皲裂、脱屑、溃疡，或色素减退，性情抑郁，经前乳房胀痛，胸闷嗳气，两胁胀痛；舌质暗，苔薄，脉细弦。

治法：疏肝解郁，养血通络。

方药：黑逍遥散去生姜，加川芎。

2. 湿热下注证

证候：外阴奇痒，灼热疼痛，带下量多，色黄气秽，局部皮肤黏膜粗糙肥厚或破损溃疡，渗流黄水，胸闷烦躁，口苦口干，溲赤便秘；舌红，苔黄腻，脉弦数。

治法：清热利湿，通络止痒。

方药：龙胆泻肝汤去木通。

细目二 外阴硬化性苔藓

◎ 要点一 中医病因病机

外阴硬化性苔藓的常见病因病机有肝肾阴虚、血虚化燥和脾肾阳虚。

要点二 临床表现

1. 症状 外阴瘙痒，或无不适，晚期出现性交困难。

2. 体征 检查时见大小阴唇、阴蒂包皮、阴唇后联合及肛周皮肤色素减退呈粉红或白色，萎缩变薄，干燥皲裂。晚期皮肤菲薄，阴道口挛缩狭窄，甚至仅容指尖。

要点三 中医辨证论治

1. 肝肾阴虚证

证候：外阴干燥瘙痒，夜间尤甚，局部皮肤萎缩，色素减退或消失，变白或粉红，干燥薄脆，阴道口缩小，伴头晕目眩，双目干涩，腰膝酸楚；舌红，苔少，脉细或细数。

治法：补益肝肾，养荣润燥。

方药：归肾丸合二至丸。

2. 血虚化燥证

证候：外阴干燥瘙痒，变薄，变白，脱屑，皲裂，阴唇、阴蒂萎缩或粘连，头晕眼花，心悸怔忡，气短乏力，面色萎黄；舌淡，苔薄，脉细。

治法：益气养血，润燥止痒。

方药：人参养荣汤。

3. 脾肾阳虚证

证候：外阴瘙痒，局部皮肤黏膜薄脆，变白，弹性减弱，腰背酸楚，小便频数，四肢欠温，形寒畏冷，面浮肢肿，纳差便溏，性欲淡漠；舌淡胖，苔薄白或薄润，脉沉细无力。

治法：温肾健脾，养血润燥。

方药：右归丸加黄芪、白术。

第十七单元　女性生殖系统炎症

细目一　女性生殖道的自然防御功能

1. 外阴 两侧大阴唇自然合拢，遮掩阴道口、尿道口，防止外界微生物的污染。

2. 阴道 阴道口闭合，阴道前后壁紧贴，可防止外界污染。生理情况下，雌激素使阴道上皮增生变厚并增加细胞内糖原含量，经阴道乳杆菌转化为乳酸，维持阴道正常的酸性环境，抑制其他病原体生长，称为阴道自净作用。此外，阴道分泌物可维持巨噬细胞活性，防止细菌侵入阴道黏膜。

3. 子宫颈 宫颈内口紧闭，宫颈管分泌大量黏液形成黏液栓，成为上生殖道感染的机械屏障；黏液栓内含有乳铁蛋白、溶菌酶，可抑制细菌侵入子宫内膜。

4. 子宫内膜 育龄妇女子宫内膜周期性剥脱，为消除宫腔感染的有利条件。子宫内膜分泌液也含有乳铁蛋白、溶菌酶，可清除少量进入宫腔的病原体。

5. 输卵管 输卵管黏膜上皮细胞的纤毛向宫腔方向摆动以及输卵管的蠕动，均有利于阻止病原体的侵入。输卵管分泌液与子宫内膜分泌液一样，也含有乳铁蛋白、溶菌酶，能清除偶尔进入上生殖道的病原体。

6. 生殖道免疫系统 生殖道黏膜如宫颈和子宫聚集有不同数量的淋巴组织及散在的淋巴细胞，此外中性粒细胞、巨噬细胞、补体以及一些细胞因子均在局部有着重要的免疫功能，发挥抗感染作用。

细目二　外阴炎

要点一　中医病因病机

常见病因病机包括湿热下注、湿毒浸渍和肝

肾阴虚。

◎ 要点二　临床表现

1. **症状**　外阴瘙痒，或灼热，或痒痛，排尿时疼痛加剧，或阴部干涩，灼热瘙痒。

2. **体征**　外阴皮肤黏膜红肿、溃疡、糜烂、脓水淋沥，严重者可有腹股沟淋巴结肿大、压痛，体温升高等一系列急性炎症反应。

◎ 要点三　中医辨证论治

1. 湿热下注证

证候：外阴肿痛，灼热或瘙痒，充血或有糜烂、溃疡，带下增多，色黄质稠，气味秽臭，伴烦躁易怒，口干口苦；舌苔黄腻，脉弦数。

治法：清热利湿，杀虫止痒。

方药：龙胆泻肝汤去木通，加苦参、虎杖。

2. 湿毒浸渍证

证候：外阴灼痛，肿胀，充血，溃疡，渗流脓水，带下增多，色黄秽臭，尿黄便秘；舌红，苔黄糙，脉滑数。

治法：清热解毒，除湿止痒。

方药：五味消毒饮加土茯苓、蚤休、薏苡仁、萆薢。

3. 肝肾阴虚证

证候：阴部干涩、瘙痒，五心烦热，头晕目眩，烘热汗出，腰酸耳鸣；舌红少苔，脉细数。

治法：滋肾降火，调补肝肾。

方药：知柏地黄汤加当归、白鲜皮、制首乌。

◎ 要点四　阴痒的中医外治法

1. **塌痒汤**　水煎熏洗，适用于湿虫滋生证。
2. **蛇床子散**　水煎，趁热先熏后坐浴。
3. **苦参汤**　水煎熏洗。
4. **珍珠散**　研细末外用。

细目三　前庭大腺炎症

◎ 要点一　西医病因病理

病原体多为葡萄球菌、大肠埃希菌、链球菌及肠球菌等，淋菌奈瑟菌及沙眼衣原体亦为常见病原体。急性炎症发作时，腺管黏膜发生充血肿胀，并分泌大量脓性液体，若管口粘连、闭塞，分泌物潴留，则形成前庭大腺脓肿。如分泌物中脓细胞被逐渐吸收而变为透明液体，则成为前庭大腺囊肿。

◎ 要点二　中医病因病机

常见的中医病因病机为：热毒蕴结、寒凝痰瘀。

◎ 要点三　临床表现

（一）急性炎症

1. **症状**　局部肿胀、疼痛、灼热感，常伴恶寒、发热等全身症状。

2. **体征**　局部皮肤红肿、发热、压痛，若形成脓肿时，则疼痛加剧，行走困难，继续增大则脓肿溃破，有脓液流出。破孔小引流不畅者，炎症可反复急性发作。检查见大阴唇下1/3处有肿块，触痛明显，脓肿形成时有压痛及波动感。常伴腹股沟淋巴结肿大。

（二）慢性炎症

1. **症状**　前庭大腺囊肿肿块大小不一。囊肿大，可有外阴坠胀或性交不适感。

2. **体征**　检查见囊肿大小不等，多呈椭圆形。如继发感染，则呈急性炎症表现。

◎ 要点四　西医治疗

1. 急性期应卧床休息，保持外阴部清洁。可取前庭大腺开口处分泌物进行细菌培养，确定病原体。针对病原体选择合适的抗生素口服或肌注。脓肿形成者需行切开引流并行造口术。

2. 慢性期囊肿者可定期观察，对较大或反复急性发作的囊肿应行囊肿造口术。

◎ 要点五　中医辨证论治

1. 热毒蕴结证

证候：外阴一侧红肿疼痛，灼热结块，拒按，或破溃溢脓，带下量多，色黄臭秽，甚或恶寒发热，口渴咽干，心烦易怒，溲赤便结；舌红，苔黄腻，脉弦滑数。

治法：清热解毒，消肿散结。

方药：仙方活命饮。

2. 寒凝痰瘀证

证候：外阴一侧结块肿胀，隐痛缠绵，皮色不变，经久不消；舌质胖，苔薄，脉细缓。

治法：温经散寒，涤痰化瘀。

方药：阳和汤。

细目四　阴道炎症

◎ **要点一　滴虫阴道炎、外阴阴道假丝酵母菌病、细菌性阴道病、萎缩性阴道炎的病因**

1. **滴虫阴道炎**　病原体为阴道毛滴虫引起。有直接传播、间接传播、医源性传播。

2. **外阴阴道假丝酵母菌病**　假丝酵母菌为致病菌。感染途径为内源性传染、性交、衣物传染。

3. **细菌性阴道病**　加德纳菌、厌氧菌及人型支原体，与频繁性交或阴道灌洗有关。

4. **萎缩性阴道炎**　卵巢功能减退，阴道上皮糖原减少，抵抗力下降，致病菌过度繁殖。

◎ **要点二　中医病因病机**

常见病因病机有肝经湿热、滋生湿虫。

◎ **要点三　临床表现**

（一）滴虫阴道炎

1. **症状**　白带多，呈灰黄色稀薄泡沫状。阴道口及外阴瘙痒，或有灼热，疼痛，性交痛等。

2. **体征**　阴道黏膜点状充血，后穹隆有多量灰黄色稀薄脓性分泌物，多呈泡沫状。

（二）外阴阴道假丝酵母菌病

1. **症状**　白带增多，呈白色凝乳状或豆渣样。外阴及阴道奇痒灼痛、性交痛。

2. **体征**　阴道黏膜附有白色膜状物，擦去后见黏膜充血红肿。

（三）细菌性阴道病

1. **症状**　分泌物增多，灰白色稀薄，有鱼腥臭味。性交后加重可伴有轻度外阴瘙痒或烧灼感。坠胀，有灼痛感、瘙痒。尿痛及性交痛。

2. **体征**　检查可见阴道黏膜无红肿、充血等炎症反应，分泌物易从阴道壁拭去。

（四）萎缩性阴道炎

1. **症状**　阴道分泌物增多，多呈水状，外阴瘙痒，灼热，干涩感。

2. **体征**　外阴、阴道潮红、充血、萎缩，呈老年性改变，黏膜皱襞消失，上皮平滑、菲薄。

◎ **要点四　诊断**

1. **滴虫阴道炎**

（1）病史　不洁性交史或滴虫污染源接触史。

（2）症状特点　白带多，呈灰黄色稀薄泡沫状。

（3）实验室检查及其他检查　阴道分泌物中找到滴虫即可确诊。

2. **外阴阴道假丝酵母菌病**

（1）病史　长期服用避孕药物及抗生素、妊娠期妇女、有糖尿病史及不洁性接触史等。

（2）症状特点　白带多，呈凝乳状或豆渣样。

（3）实验室检查及其他检查　阴道分泌物镜检找到芽孢或假菌丝即可诊断。

3. **细菌性阴道病**　灰白色、均质、稀薄、腥臭味白带；阴道 pH>4.5（pH 多为 5.0~5.5）；胺臭味试验阳性；或分泌物加生理盐水见到线索细胞。上述 4 项中 3 项阳性即可诊断。

4. **萎缩性阴道炎**

（1）病史　自然绝经、人工绝经的妇女，其他原因引起的雌激素水平不足。

（2）症状特点　阴道分泌物增多及外阴瘙痒、灼热感。

（3）实验室检查及其他检查　阴道分泌物 pH 值增高，血雌激素水平明显低下。

要点五 西医治疗

（一）滴虫阴道炎

1. **全身用药** 口服甲硝唑。
2. **局部治疗** 1%乳酸或0.5%醋酸液冲洗阴道；甲硝唑栓每晚塞入阴道，10日为一疗程。

（二）外阴阴道假丝酵母菌病

1. **一般治疗** 2%~3%苏打液冲洗外阴及阴道或坐浴。
2. **局部用药** 制霉菌素、酮康唑、克霉唑、咪康唑栓等局部外用。
3. **全身用药** 口服伊曲康唑、氟康唑。

（三）萎缩性阴道炎

1. **阴道冲洗** 1%乳酸或0.5%醋酸液冲洗阴道。
2. **局部用药** 己烯雌酚片或甲硝唑放入阴道。
3. **全身用药** 口服己烯雌酚或尼尔雌醇。

（四）细菌性阴道病

1. **全身用药** 口服甲硝唑，7日为1疗程，连续应用3个疗程。
2. **局部用药** 甲硝唑栓或2%克林霉素软膏。

要点六 中医辨证论治

1. **肝经湿热证**

证候：带下多，色白或黄，呈泡沫状或黄绿如脓，甚或杂有赤带，有臭味，外阴瘙痒，头晕目胀，心烦口苦，胸胁、少腹胀痛，尿黄便结；舌质红，苔黄腻，脉弦数。

治则：清热利湿，杀虫止痒。

方药：龙胆泻肝汤加苦参、百部、蛇床子。

2. **湿虫滋生证**

证候：阴部瘙痒，如虫行状，甚则奇痒难忍，灼热疼痛，带下量多，色黄呈泡沫状，或色白如豆渣状，臭秽，心烦少寐，胸闷呃逆，口苦咽干，小便黄赤；舌红，苔黄腻，脉滑数。

治则：清热利湿，解毒杀虫。

方药：萆薢渗湿汤加苦参、防风。

细目五 子宫颈炎症

要点一 西医病因病理

1. **病因** 包括病原体感染如淋病奈瑟菌、沙眼衣原体、生殖支原体、葡萄球菌、链球菌、大肠埃希菌、厌氧菌等。也可由机械性刺激或损伤并发感染而发病。
2. **病理** 包括急性子宫颈炎和慢性子宫颈炎。后者有慢性子宫颈管黏膜炎、子宫颈息肉、子宫颈肥大3种病理类型。

要点二 临床表现

1. **症状** 急性子宫颈炎多无症状或阴道分泌物增多呈黏液脓性，伴有外阴瘙痒及灼热感。慢性子宫颈炎表现阴道分泌物增多，呈乳白色黏液状，或呈淡黄色脓性，或有血性白带或性交后出血，伴腰腹坠痛。
2. **体征** 宫颈充血、水肿、黏膜外翻，黏液脓性分泌物从宫颈管流出。慢性子宫颈炎可见黄色分泌物覆盖子宫颈口或从子宫颈口流出，或在糜烂样改变的基础上伴有子宫颈充血、水肿、脓性分泌物增多，亦可见子宫颈息肉或肥大。

要点三 诊断

1. **病史** 常有分娩、流产、手术感染史，不洁性生活、宫颈损伤或病原体感染等病史。
2. **临床表现** 阴道分泌物增多，呈黏液脓性或乳白色黏液状，甚至有血性白带或性交后出血，或伴有外阴瘙痒或腰酸，下腹坠痛。
3. **妇科检查** 可见宫颈充血、水肿、黏膜外翻，有脓性白带从宫颈口流出，量多；宫颈有不同程度的糜烂、肥大、息肉、裂伤或宫颈腺囊肿。
4. **实验室及其他检查**

（1）**实验室检查** 阴道分泌物检查白细胞增多，宫颈刮片或做TCT宫颈细胞学检查。

（2）**辅助检查** B型超声、彩色超声多普勒了解宫颈及盆腔情况。阴道镜检查或活检。

要点四 西医治疗

（一）急性子宫颈炎治疗

针对病原体选用抗生素。淋病奈瑟菌性宫颈炎常用药物如头孢曲松钠、头孢克肟或氨基糖苷类。治疗沙眼衣原体药物主要有四环素类如多西环素、红霉素类如阿奇霉素、喹诺酮类如氧氟沙星。临床常同时选用抗淋病奈瑟菌药物和抗衣原体药物。

（二）慢性子宫颈管黏膜炎

根据宫颈管分泌物培养及药敏试验结果选用相应抗感染药物。

（三）子宫颈息肉

行息肉摘除术，将切除组织送病理。

（四）子宫颈肥大

一般无需治疗。

要点五 中医辨证论治

1. 热毒蕴结证

证候：带下量多，色黄或黄绿如脓，质稠，或夹血色，或浑浊如米泔，臭秽，小腹胀痛，腰骶酸楚，小便黄赤，或有阴部灼痛、瘙痒；舌红，苔黄，脉滑数。

治法：清热解毒，燥湿止带。

方药：止带方合五味消毒饮。

2. 湿热下注证

证候：带下量多，色黄或黄白相兼，质稠有臭味，少腹胀痛，胸胁胀痛，心烦易怒，口干口苦但不欲饮；舌红，苔黄腻，脉滑数。

治法：疏肝清热，利湿止带。

方药：龙胆泻肝汤去木通。

3. 脾虚湿盛证

证候：带下量多，色白或淡黄，质稀或如涕如唾，无臭味，面色萎黄，精神倦怠，小腹坠胀，纳差便溏；舌淡胖有齿痕，苔薄白或腻，脉缓弱。

治法：健脾益气，升阳除湿。

方药：完带汤。

4. 肾阳虚损证

证候：带下量多，色白质稀，清冷如水，淋沥不止，面色晦暗，腰脊酸楚，形寒肢冷，大便稀薄或五更泄泻，尿频清长，或夜尿增多；舌质淡，苔薄白或润，脉沉迟。

治法：温肾助阳，涩精止带。

方药：内补丸。

细目六 盆腔炎性疾病

要点一 西医病因病理

（一）病因

盆腔炎性疾病的常见病因如下：

1. 产后体虚，如产道损伤或出血过多或胎盘胎膜残留等，病原体易侵入宫腔而引起感染。

2. 宫腔操作如放置节育器、刮宫术或生殖道原有慢性炎症，手术干扰引起感染并扩散。

3. 经期及产褥期卫生不良，可使病原体侵入宫腔而引起炎症。

4. 下生殖道感染如淋病奈瑟菌性宫颈炎、衣原体性宫颈炎等，上行蔓延致盆腔炎性疾病。

5. 邻近器官炎症直接蔓延　如阑尾炎、腹膜炎、膀胱炎等。

6. 盆腔炎性疾病再次感染，导致急性发作。

若盆腔炎性疾病未能彻底治疗，或患者体质虚弱，病程迁延可致盆腔炎性疾病后遗症。

（二）病理

1. 急性子宫内膜炎及子宫肌炎，内膜充血、水肿、渗出，严重者坏死、脱落形成溃疡。

2. 急性输卵管炎、输卵管积脓、输卵管卵巢脓肿，轻者输卵管轻度充血、肿胀、略增粗；重者输卵管明显增粗、弯曲，纤维素性脓性渗出物增多，造成与周围组织粘连。

3. 急性盆腔结缔组织炎及盆腔腹膜炎，结缔组织充血、水肿，可导致血栓静脉炎或形成阔韧带脓肿，蔓延至盆腔腹膜时，可致急性盆腔腹膜炎或盆腔脓肿，造成急性弥漫性腹膜炎。

4. 当病原体毒性强、数量多、患者抵抗力降低时，可发展为败血症、脓毒败血症，甚至导致感染性休克而使患者死亡。

5. 淋病奈瑟菌及衣原体感染均可引起肝周围炎，肝包膜水肿，吸气时右上腹疼痛。

6. 盆腔炎性疾病后遗症主要有慢性输卵管炎、输卵管积水、输卵管卵巢囊肿、慢性结缔组织炎。

◎ 要点二　中医病因病机

盆腔炎性疾病常见病因病机为热毒炽盛、湿热瘀结。盆腔炎性疾病后遗症的常见病因病机为湿热瘀结、气滞血瘀、寒湿凝滞、气虚血瘀。

◎ 要点三　临床表现

盆腔炎性疾病主要有如下临床表现：

1. **症状**　下腹疼痛伴发热，甚至高热、寒战，阴道分泌物增多，呈脓性，秽臭。

2. **体征**　急性病容，体温升高，心率增快，下腹部有肌紧张、压痛及反跳痛，肠鸣音减弱或消失。妇科检查：阴道充血，有大量脓性分泌物，穹隆明显触痛。宫颈充血、水肿，举痛明显。宫体稍大，较软，压痛，活动受限。输卵管压痛明显，有时扪及包块。

◎ 要点四　诊断

（一）盆腔炎性疾病诊断

1. **病史**　有妇产科手术史、盆腔炎病史；或经期产后不注意卫生、房事不洁等。

2. **临床表现**　高热、下腹痛、阴道分泌物增多，下腹部肌紧张、压痛、反跳痛。

3. **实验室及其他检查**

（1）实验室检查　白细胞升高，红细胞沉降率升高，血C-反应蛋白升高。阴道分泌物见大量白细胞，后穹隆穿刺可吸出脓液。分泌物、穿刺液、血液培养可检测病原体。

（2）辅助检查　B型超声检查提示盆腔内有炎性渗出液或肿块。

（二）盆腔炎性疾病后遗症诊断

1. **病史**　既往有分娩、流产、经期及宫腔内手术期间盆腔急性感染病史，或急性阑尾炎等病史。

2. **临床表现**　下腹部疼痛，痛连腰骶；可伴有低热起伏，易疲劳，劳则复发，带下增多，月经不调，甚至不孕。

3. **妇科检查**　子宫触压痛，活动受限，宫体一侧或两侧附件增厚、压痛，甚至触及炎性肿块。盆腔B超、子宫输卵管造影及腹腔镜检有助于诊断。

◎ 要点五　西医治疗

1. **抗生素治疗**　根据药敏试验选用抗生素。病原体多为需氧菌、厌氧菌及衣原体混合感染，故抗生素多采用广谱抗生素及联合用药。常用药有青霉素类、头孢菌素类、氨基糖苷类、大环内酯类、四环素类、喹诺酮类、硝咪唑类、克林霉素及林可霉素等。

2. **手术治疗**　如经药物治疗无效、输卵管积脓或输卵管卵巢脓肿持续存在或脓肿破裂时，可考虑手术治疗。根据情况选择经腹手术或腹腔镜手术。手术范围应根据病变范围、患者年龄、一般状态等全面考虑。原则以切除病灶为主。

◎ 要点六　中医辨证论治

（一）盆腔炎性疾病的辨证论治

1. 热毒炽盛证

证候：高热恶寒，甚或寒战，头痛，下腹疼痛拒按，口干口苦，精神不振，恶心纳少，大便秘结，小便黄赤，带下量多，色黄如脓，秽臭；舌质红，苔黄糙或黄腻，脉洪数或滑数。

治法：清热解毒，凉血化瘀。

方药：五味消毒饮合大黄牡丹皮汤。

若病在阳明，身热面赤，恶热汗出，口渴，脉洪数，可选白虎汤加清热解毒之品。若热毒已入营血，高热神昏，烦躁谵语，下腹痛不减，斑疹隐隐，舌红绛，苔黄燥，脉弦细数，宜选清营汤加减。

2. 湿热瘀结证

证候：下腹部疼痛拒按或胀满，热势起伏，

寒热往来，带下量多、色黄、质稠、味臭秽，或经量增多、淋沥不止，大便溏或燥结，小便短赤；舌红有瘀点，苔黄厚，脉滑数。

治法：清热利湿，化瘀止痛。

方药：仙方活命饮加薏苡仁、冬瓜仁。

（二）盆腔炎性疾病后遗症辨证论治

盆腔炎性疾病后遗症多为邪热余毒残留，与冲任之气血相搏结，凝聚不去，日久难愈，耗伤气血，虚实错杂。

1. 湿热瘀结证

证候：少腹部隐痛，或疼痛拒按，痛连腰骶，低热起伏，经行或劳累时加重，带下量多，色黄，质黏稠；胸闷纳呆，口干不欲饮，大便溏，或秘结，小便黄赤；舌体胖大，色红，苔黄腻，脉弦数或滑数。

治法：清热利湿，化瘀止痛。

方药：银甲丸或当归芍药散。

2. 气滞血瘀证

证候：少腹部胀痛或刺痛，经行腰腹疼痛加重，经血量多有块，瘀块排出则痛减，带下量多，婚久不孕；经行情志抑郁，乳房胀痛。舌紫暗，有瘀斑、瘀点，苔薄，脉弦涩。

治法：活血化瘀，理气止痛。

方药：膈下逐瘀汤。

3. 寒湿凝滞证

证候：小腹冷痛，或坠胀疼痛，经行腹痛加重，喜热恶寒，得热痛缓，经行错后，经血量少，色暗，带下淋沥，神疲乏力，腰骶冷痛，小便频数，婚久不孕；舌暗红，苔白腻，脉沉迟。

治法：祛寒除湿，活血化瘀。

方药：少腹逐瘀汤。

4. 气虚血瘀证

证候：下腹部疼痛结块，缠绵日久，痛连腰骶，经行加重，经血量多有块，带下量多，精神不振，疲乏无力，食少纳呆；舌体暗红，有瘀点瘀斑，苔白，脉弦涩无力。

治法：益气健脾，化瘀散结。

方药：理冲汤。

第十八单元 月经病

细目一 中医对月经病的认识

◎ 要点一 月经病的概念

月经病是以月经的周期、经期、经量等发生异常，或伴随月经周期或围绕经断前后出现明显症状为特征的疾病。

◎ 要点二 月经病的病因病机

月经病发生的主要机理是脏腑功能失常、气血失调，导致冲任二脉损伤。其病因除外感邪气、内伤七情、房劳多产、饮食不节之外，尚须注意体质因素对月经病发生的影响。

◎ 要点三 月经病的治疗原则

治疗原则是重在治本调经。治本大法有补肾、健脾、疏肝、调理气血等，以补肾健脾为要。

◎ 要点四 治疗中应注意的问题

月经病的治疗中应注意：①辨经病、他病：如因他病致经不调者，当治他病，病去则经自调；若因经不调而生他病者，当予调经，经调则他病自愈。②辨标本缓急：急则治其标，缓则治其本，如痛经剧烈，应以止痛为先；若经崩暴下，当以止血为主。缓则审证求因治其本。③辨月经周期：经期血室正开，应慎用大寒大热之剂；经前血海充盈，宜疏导而勿滥补；经后血海空虚，宜调补而勿强攻。此外，不同年龄的妇女有不同的生理特点,治疗的侧重点也不同,应予考虑。

细目二 排卵障碍性异常子宫出血

◎ 要点一 中医对排卵障碍性异常子宫出血的认识

异常子宫出血(AUB)指与正常月经的周期频率、规律性、经期长度、经期出血量中的任何1项不符,源自子宫腔的异常出血。排卵障碍性异常子宫出血(AUB-O)属于AUB9个类型疾病之一,是由于下丘脑-垂体-卵巢轴功能异常引起的异常子宫出血,包括稀发排卵、无排卵及黄体功能不足,含盖中医学的崩漏及月经不调。

崩漏系指妇女在非行经期间阴道大量流血或持续淋沥不断,前者称"崩中"或"经崩",后者称"漏下"或"经漏"。

月经不调是指月经的周期、经期和经量发生异常的一组月经病的总称,包括月经先期、月经后期、月经先后无定期、月经过多、月经过少、经期延长以及经间期出血等。月经先期是指月经周期提前1~2周;月经后期指月经周期延后7天以上,甚至3~5个月一行。月经先期、后期均须连续出现2个月经周期以上。月经先后无定期是指月经周期时或提前时或延后7天以上,连续3个月经周期以上。月经过多是指每次行经血量较平常明显增多者;月经过少是指每次行经血量较平时明显减少,或行经时间缩短至1~2天,经量亦少者。经期延长是指行经持续时间超过7天以上,甚至淋沥2周方净者。经间期出血是指月经周期基本正常,在两次月经之间,即氤氲之时发生周期性的阴道少量流血者。

◎ 要点二 西医病因病理

(一)病因

各种因素如精神紧张、情绪变化、营养不良、饮食不节、过度运动、代谢紊乱、环境及气候骤变、酗酒以及某些药物等,引起下丘脑-垂体-卵巢轴的功能调节异常导致异常子宫出血。

(二)子宫内膜病理改变

1. **无排卵性异常子宫出血**

(1)子宫内膜增生 包括单纯型增生、复杂型增生和不典型增生。后者不属于异常子宫出血范畴。

(2)增殖期子宫内膜 在月经周期后半期甚至月经期仍表现为增殖期形态。

(3)萎缩型子宫内膜 子宫内膜萎缩菲薄,腺体少而小,腺上皮细胞为单层立方形或低柱状,腺腔狭小而直,间质少而致密,胶原纤维相对增多。

2. **排卵性异常子宫出血**

(1)排卵性月经过多 子宫内膜于经前呈分泌反应,少数有高度分泌反应。

(2)黄体功能不足 分泌期内膜腺体分泌不良,内膜活检显示分泌反应落后2日。

(3)子宫内膜不规则脱落 黄体发育良好但萎缩过程延长。月经期第5~6天,仍能见呈分泌反应的子宫内膜,常表现为混合型子宫内膜。

(4)排卵期出血 子宫内膜呈早期分泌反应,部分可能有晚期增生期变化。

◎ 要点三 中医病因病机

主要病机是冲任损伤,不能制约经血,胞宫蓄溢失常,引起月经先期、经期延长、月经过多、崩漏等;若因虚、实之邪引起冲任血海不盈或冲任被阻,则出现后期、量少;若在氤氲期因肾阴虚、脾虚、湿热、血瘀等引起阴阳转化失调,损及冲任胞络,则引起经间期出血。常见病因病机有肾虚、脾虚、血虚、血热、血寒、血瘀、痰湿和湿热等。

◎ 要点四 临床类型及表现

1. **症状**

(1)无排卵性异常子宫出血 常表现为月经周期紊乱,经期长短不一,经量时多时少,甚至大量出血。可继发贫血,伴有乏力、头晕等症状,甚至出现失血性休克。

(2)排卵性异常子宫出血 ①黄体功能不

足：黄体期缩短，常伴不孕或孕早期流产。②子宫内膜不规规脱落：月经周期正常，但经期延长，可长达9～10日，或伴经量增多。③排卵性月经过多：月经量多，周期正常。④排卵期出血：月经中期或在基础体温开始上升时出现少量阴道流血。⑤稀发排卵：表现为月经后期、量少。

2. **体征** 有程度不等的贫血貌，妇科检查无明显异常。

◎ 要点五 诊断与鉴别诊断

1. **诊断** 根据病史、临床表现和以下实验室及其他检查以明确诊断。

（1）诊断性刮宫 其作用是止血和明确子宫内膜病理诊断。为确定排卵和黄体功能，应在经前1～2日或月经来潮6小时内诊刮；若怀疑子宫内膜不规则脱落，应在月经第5天诊刮；长期、大量出血者可随时诊刮。

（2）B型超声检查 可了解子宫大小、形态、宫腔内有无赘生物、子宫内膜厚度等。

（3）宫腔镜检查 可直视宫腔内情况，选择病变区域进行活检以诊断宫腔病变。

（4）基础体温测定 单相型提示无排卵；黄体功能不足时呈双相型，高温相9～11天；子宫内膜不规则脱落呈双相型，但下降缓慢。

（5）激素测定 黄体中期测血孕酮值呈卵泡期水平，为无排卵。在早卵泡期测血LH、FSH、PRL、E_2、T、TSH水平，了解无排卵的病因。

（6）血常规及凝血功能测定 了解贫血程度和排除血液系统病变。

2. **鉴别诊断** 应与妊娠相关疾病、生殖器官肿瘤、生殖器官感染、生殖道损伤及全身性疾病如血液病、内分泌失调等引起的阴道流血相鉴别。并注意有无放置宫内节育器、口服避孕药及服用性激素药物等。

◎ 要点六 西医治疗原则

无排卵性异常子宫出血青春期及生育期以止血、调整周期，促排卵为主；绝经过渡期患者以止血，调整周期，减少经量，防止子宫内膜病变为原则。排卵性异常子宫出血主要是促进黄体功能恢复。对已婚育龄期或绝经过渡期患者，应常规使用诊断性刮宫，止血迅速，并可行内膜病理检查以除外恶性病变。药物治疗是异常子宫出血的一线治疗。常采用性激素止血和调整月经周期。出血期可辅用止血药物。稀发排卵者参照"闭经"治疗。

◎ 要点七 中医治疗原则

崩漏的治疗，应根据病情的缓急轻重、出血的久暂，采用"急则治其标，缓则治其本"的原则，灵活运用"塞流""澄源""复旧"三法。

塞流：即止血。暴崩之际，急当止血防脱。澄源：即辨证求因以治本。血止或病缓时应针对病因施治，使崩漏得到根本上的治疗。塞流、澄源两法常同步进行。复旧：即调理善后。是巩固崩漏治疗的重要阶段。临床多采用补肾、扶脾或疏肝之法。治崩三法既有区别，又有内在联系，临床应用不能截然分开，须结合具体病情灵活运用。塞流需澄源，澄源当固本，复旧要求因。

月经不调的治疗，重在调经治本，恢复月经的周期、经期和经量。

◎ 要点八 中医辨证论治

1. **无排卵性异常子宫出血（崩漏）**

（1）肾虚证

1）肾阳虚证

证候：经来无期，出血量多，或淋沥不尽，色淡质清稀，腰痛如折，畏寒肢冷，面色晦暗或有暗斑，小便清长；舌淡暗，苔白润，脉沉迟无力。

治法：温肾固冲，止血调经。

方药：右归丸去肉桂，加艾叶炭、补骨脂、黄芪。

2）肾阴虚证

证候：经乱无期，出血量少或多，淋沥不净，色鲜红，质稠，头晕耳鸣，腰膝酸软，手足心热；舌质红，苔少，脉细数。

治法：滋肾益阴，固冲止血。

方药：左归丸去牛膝合二至丸。

(2) 脾虚证

证候：经血非时暴下不止，或淋沥不断，色淡质稀，神倦懒言，面色㿠白，不思饮食，或面浮肢肿；舌质淡胖，边有齿痕，苔薄白，脉缓无力。

治法：补气摄血，固冲调经。

方药：固本止崩汤或固冲汤。

(3) 血热证

1) 虚热证

证候：经乱无期，量少淋沥不净或量多势急，血色鲜红而质稠，口燥咽干，心烦潮热，大便干结；舌红，少苔，脉细数。

治法：滋阴清热，止血调经。

方药：保阴煎合生脉散加阿胶。

2) 实热证

证候：经血非时暴下不止，或淋沥日久不断，色深红，质稠，口渴烦热，溲黄便结；舌红，苔黄，脉滑数。

治法：清热凉血，止血调经。

方药：清热固经汤加沙参、麦冬。

(4) 血瘀证

证候：经乱无期，量时多时少，时出时止，或淋沥不断，或经闭数月又忽然暴下继而淋沥，色紫暗有块，小腹疼痛拒按，块下痛减；舌紫暗或有瘀斑，苔薄白，脉涩。

治法：活血化瘀，止血调经。

方药：逐瘀止血汤。

2. 排卵性异常子宫出血（月经不调）

(1) 排卵性月经过多（月经过多）

1) 气虚证

证候：经行量多，色淡红，质稀，肢倦神疲，气短懒言，面色㿠白，小腹空坠；舌淡，苔薄，脉缓弱。

治法：补气升提，固冲止血。

方药：举元煎或安冲汤加升麻。

2) 血热证

证候：经行量多，色深红或鲜红，质黏稠，口渴心烦，溲黄便结；舌红，苔黄，脉滑数。

治法：清热凉血，固冲止血。

方药：保阴煎加炒地榆。

3) 血瘀证

证候：经行量多，色紫暗，质稠，有血块，经行腹痛，块下痛减，或平时小腹胀痛；舌紫暗或有瘀点，脉涩。

治法：活血化瘀，固冲止血。

方药：桃红四物汤加三七、茜草、蒲黄。

(2) 黄体功能不足（月经先期）

1) 脾气虚证

证候：月经提前，或兼量多，色淡质稀，神疲肢倦，面色萎黄，气短懒言，小腹空坠，食少纳差；舌淡，脉缓弱。

治法：健脾益气，固冲调经。

方药：补中益气汤。

2) 肾气虚证

证候：月经周期提前，量少，色淡暗，质稀薄，腰膝酸软，头晕耳鸣，夜尿频多；舌淡暗，苔薄白，脉沉细。

治法：补肾益气，固冲调经。

方药：固阴煎。

3) 阳盛血热证

证候：月经提前，量多，经色深红或紫红，质稠，面红颧赤，心烦口渴，溲黄便结；舌红苔黄，脉滑数。

治法：清热降火，凉血调经。

方药：清经散。

4) 肝郁血热证

证候：月经提前，量或多或少，色深红或紫红，质稠有块，经行不畅，乳房或少腹胀痛，胸胁胀满，口苦咽干；舌红，苔薄黄，脉弦数。

治法：疏肝解郁，清热调经。

方药：丹栀逍遥散。

5) 阴虚血热证

证候：月经先期，量少，色鲜红，手足心热，咽干口燥，潮热盗汗，心烦失眠；舌红，少苔，脉细数。

治法：养阴清热，固冲调经。
方药：两地汤。

（3）子宫内膜不规则脱落（经期延长）

1）气虚证

证候：经行时间延长，量多，色淡质稀，神倦嗜卧，气短懒言，肢软无力，小腹空坠，面色㿠白；舌质淡，苔薄白，脉缓弱。

治法：补气摄血，固冲调经。

方药：举元煎。

2）虚热证

证候：经行时间延长，量少，色鲜红，质稍稠，口燥咽干，手足心热，两颧潮红，大便燥结；舌红，少苔，脉细数。

治法：养阴清热，凉血调经。

方药：两地汤合二至丸。

3）湿热蕴结证

证候：经行时间延长，量少，色深红，混杂黏液，质稠，平时带下量多、色黄臭秽，腰腹胀痛，小便短赤，大便黏滞；舌红，苔黄腻，脉滑数。

治法：清热利湿，止血调经。

方药：固经丸。

4）血瘀证

证候：经行时间延长，量时多时少，经行不畅，色暗有块，小腹疼痛拒按，面色晦暗或有暗斑；舌质紫暗，或有瘀斑，脉弦涩。

治法：活血化瘀，固冲调经。

方药：桃红四物汤合失笑散。

（4）排卵期出血（经间期出血）

1）肾阴虚证

证候：经间期少量出血，色鲜红，质稠，腰膝酸软，头晕耳鸣，手足心热；舌红，少苔，脉细数。

治法：滋肾养阴，固冲止血。

方药：加减一阴煎。

2）湿热证

证候：经间期少量阴道流血，色深红，质稠，平时带下量多，色黄，或赤白带下，质黏腻，或有臭气，小腹时痛，小便短赤；舌红，苔黄腻，脉滑数。

治法：清热除湿，凉血止血。

方药：清肝止淋汤去阿胶、红枣，加茯苓、炒地榆。

3）脾气虚证

证候：经间期少量出血，色淡，质稀，神疲肢倦，气短懒言，食少腹胀；舌淡，苔薄，脉缓弱。

治法：健脾益气，固冲摄血。

方药：归脾汤。

4）血瘀证

证候：经间期少量出血，血色紫暗，有块，小腹疼痛拒按；舌紫暗或有瘀点，脉涩。

治法：活血化瘀，理血归经。

方药：逐瘀止血汤。

（5）稀发排卵（月经后期、月经过少）

参照"闭经"治疗。

细目三 闭 经

◎ 要点一 概念

闭经为常见的妇科症状，表现为无月经或月经停止。根据既往有无月经来潮，分为原发性闭经和继发性闭经两类。原发性闭经是指年龄超过14岁，第二性征未发育者；或年龄超过16岁，第二性征已发育，月经还未来潮。继发性闭经指正常月经建立后月经停止6个月，或按自身原有月经周期计算停止3个周期以上者。青春期前、妊娠期、哺乳期及绝经后的月经不来潮属生理现象。

◎ 要点二 病因及分类

（一）原发性闭经

多为遗传原因或先天发育缺陷引起，较少见。

（二）继发性闭经

发病率明显高于原发性闭经，以下丘脑性闭经最常见。

1. **下丘脑性闭经** 以功能性原因为主，可因精神应激、体重下降和神经性厌食、运动性闭经、药物性闭经、颅咽管瘤等导致。属低促性腺素性闭经，治疗及时尚可逆。

2. **垂体性闭经** 可因垂体梗死、垂体肿瘤、空蝶鞍综合征而导致。

3. **卵巢性闭经** 可因卵巢早衰、卵巢功能性肿瘤、多囊卵巢综合征导致。卵巢分泌性腺激素低下，致子宫内膜不发生周期性变化而引起，属高促性腺素性闭经。

4. **子宫性闭经** 可因子宫内膜损伤、子宫切除后或子宫腔内放疗后引起。

5. **其他** 其他内分泌功能异常如肾上腺、甲状腺、胰腺等功能紊乱也可引起闭经。

◎ 要点三 中医病因病机

闭经的病因病机有虚实两端。虚者多因精亏血少，冲任不充，血海空虚，胞宫无血可下所致；实者多因邪气阻隔，冲任阻滞，脉道不通，经血不得下行所致。主要包括肾气亏损、肝肾阴虚、气血虚弱、阴虚血燥、气滞血瘀、痰湿阻滞和寒凝血瘀。

◎ 要点四 诊断

1. **病史** 对原发性闭经，应了解先天身体状况及后天生长发育过程；对继发性闭经，应注意有无月经初潮较迟及月经稀发病史；或有产后出血史等；或接受过激素或放射治疗；营养不良或精神创伤；急慢性疾病史如贫血、结核病等；或有人工流产、刮宫史；滥用避孕药或长期哺乳史等。

2. **临床表现** 原发或继发闭经。

3. **体格检查** 检查全身及第二性征发育是否正常，有无乳汁分泌及甲状腺肿大等。

4. **妇科检查** 注意内外生殖器发育状况，有无先天性缺陷、畸形，盆腔有无肿物等。

5. **辅助检查**

（1）功能试验

1）孕激素试验：常用黄体酮、地屈孕酮等，停药后出现撤药性出血，为阳性反应，提示子宫内膜有一定水平雌激素影响；停药后无出血，为阴性反应，应进一步行雌孕激素序贯试验。

2）雌孕激素序贯试验：以戊酸雌二醇2mg或结合雌激素1.25mg，连服20日，最后10日加用地屈孕酮，停药后发生撤药性出血者为阳性，提示子宫内膜正常，若无撤药性出血，为阴性，应重复一次试验，若仍无出血，诊断为子宫性闭经。

3）垂体兴奋试验：注射LHRH后LH值升高，表明垂体正常，病变在下丘脑；多次重复试验，LH无升高或升高不显著，表明垂体功能减退，如希恩综合征。

（2）激素测定 建议停用雌孕激素药物至少两周后行激素测定。

1）血甾体激素测定，包括雌二醇、孕酮及睾酮测定。睾酮值高，提示可能有多囊卵巢综合征或卵巢支持-间质细胞瘤等。

2）催乳素及垂体促性腺激素测定。

3）肥胖、多毛、痤疮患者还需行胰岛素、雄激素测定，糖耐量、胰岛素释放试验等。

（3）影像学检查

1）盆腔超声检查：观察盆腔有无子宫，子宫形态、大小及内膜厚度，卵巢大小、形态、卵泡数目等。

2）子宫输卵管造影：了解宫腔病变及宫腔粘连等。

3）CT或MRI：用于盆腔及头部蝶鞍区检查，了解盆腔肿块和中枢神经系统病变性质。

4）宫腔镜检查：用以诊断宫腔粘连。

5）腹腔镜检查：直视下观察卵巢形态、子宫大小，对诊断多囊卵巢综合征等有价值。

6）染色体检查：对诊断原发性闭经的病因及指导临床处理有重要意义。

7）其他：如靶器官反应检查，包括基础体温测定、子宫内膜取样等。

◎ 要点五 西医治疗

（一）全身治疗

治疗全身性疾病，合理饮食，保持标准体重，消除精神紧张和焦虑。

（二）性激素治疗

1. 性激素补充治疗

（1）雌激素补充治疗　戊酸雌二醇 1mg/d 或结合雌激素 0.625mg/d 或微粒化 17-雌二醇 1mg/d，连服 21 日，停药 1 周后重复给药。适用于无子宫者。

（2）雌孕激素人工周期疗法　适用于有子宫者。上述雌激素连服 21 日，最后 10 日加服醋酸甲羟孕酮 6~10mg/d。连续 3~6 个周期。

（3）孕激素疗法　适用于体内有一定内源性雌激素水平的闭经。可于月经后半周期予黄体酮 20mg，肌内注射，1 次/日，连用 5 日；或醋酸甲羟孕酮 6~10mg，1 次/日，口服，连用 5 日。

2. 诱发排卵　适用于有生育要求的患者。

（1）氯米芬　用于有一定内源性雌激素水平的无排卵者。月经第 5 日始，每日 50~100mg，连用 5 日。

（2）促性腺激素　适用于低促性腺激素闭经及氯米芬促排卵失败者。常用 HMG 或 FSH 和 HCG 联合用药促排卵法。

（3）促性腺激素释放激素（GnRH）　适用于下丘脑性闭经，用脉冲皮下注射或静脉给药。

3. 溴隐亭　单纯高 PRL 血症者，每日 2.5~5mg，多在服药的第 5~6 周恢复月经。

4. 其他激素治疗

（1）肾上腺皮质激素　适用于先天性肾上腺皮质增生引起的闭经，常用泼尼松或地塞米松。

（2）甲状腺素　如甲状腺片，适用于甲状腺功能减退所致的闭经。

（三）辅助生殖技术

（四）手术治疗

对于生殖器畸形、Asherman 综合征及卵巢肿瘤等一经确诊可手术治疗。

◎ 要点六　中医辨证论治

1. 肾气亏损证

证候：年逾 16 岁尚未行经，或初潮较迟，时有月经停闭，或月经周期建立后，出现周期延后渐至停闭；或体质虚弱，全身发育欠佳，第二性征发育不良，或腰腿酸软，头晕耳鸣，倦怠乏力，夜尿频多，性欲淡漠，面色晦暗，眼眶暗黑。舌淡暗，苔薄白，脉沉细或沉弱。

治法：补肾益气，养血调经。

方药：加减苁蓉菟丝子丸加淫羊藿、紫河车。

2. 肝肾阴虚证

证候：年满 16 周岁尚未行经，或初潮较晚，月经量少色鲜红，周期延后渐致经闭，头晕耳鸣，腰腿酸软，两目干涩，面色少华。舌质红苔少或薄黄，脉弦细或沉细弱。

治法：滋补肝肾，养血调经。

方药：育阴汤去海螵蛸、牡蛎，加当归、菟丝子。

3. 气血虚弱证

证候：月经周期延后，量少，色淡、质稀，渐致闭经，神疲肢倦，头晕眼花，心悸气短，面色萎黄，唇色淡红。舌淡苔少或薄白，脉沉缓或细弱。

治法：益气健脾，养血调经。

方药：人参养荣汤。

4. 阴虚血燥证

证候：月经由后期、量少渐至闭经，两颧潮红，五心烦热，盗汗，甚或骨蒸劳热，或干咳、咳血，口干咽燥。舌红，苔少，脉细数。

治法：养阴清热，养血调经。

方药：加减一阴煎加丹参、黄精、女贞子、香附。

5. 气滞血瘀证

证候：月经停闭，胸胁、乳房胀痛，少腹胀痛拒按，精神抑郁，烦躁易怒，嗳气叹息。舌紫暗，或有瘀点，脉沉弦或沉涩。

治法：行气活血，祛瘀通经。

方药：血府逐瘀汤。

6. 痰湿阻滞证

证候：月经周期延后，量少、色淡、质黏，渐至停闭，形体肥胖，胸闷呕恶，倦怠嗜睡，面浮肢肿，带下量多，色白质稠。舌苔白腻，脉沉缓或滑。

治法：燥湿化痰，活血通经。

方药：丹溪治湿痰方或苍附导痰丸合佛手散。

7. 寒凝血瘀证

证候：月经停闭，小腹冷痛拒按，得热痛减，形寒肢冷，面色青白。舌紫暗，苔白，脉沉紧。

治法：温经散寒，活血通经。

方药：温经汤。

细目四　痛　经

◎ 要点一　概念

痛经为最常见的妇科症状之一，指行经前后或月经期出现下腹部疼痛、坠胀，伴有腰酸或其他不适。症状严重者影响生活和工作。痛经分为原发性和继发性两类，原发性是指生殖器无器质性病变的痛经，占痛经的90%以上；继发性痛经指由盆腔器质性疾病引起的痛经。

◎ 要点二　中医病因病机

痛经病位在子宫、冲任，以"不通则痛"或"不荣则痛"为主要病机。实者可由气滞血瘀、寒凝血瘀、湿热瘀阻导致子宫的气血运行不畅，"不通则痛"；虚者主要由于气血虚弱、肝肾亏损、阳虚内寒导致子宫失于濡养，"不荣则痛"。之所以伴随月经周期而发，又与经期及经期前后特殊生理状态有关。未行经期间，由于冲任气血平和，致病因素尚不足以引起冲任、子宫气血瘀滞或不足，故平时不发生疼痛。经期前后，血海由满盈而泻溢，气血由盛实而骤虚，子宫、冲任气血变化较平时急剧，易受致病因素干扰，加之体质因素的影响，导致子宫、冲任气血运行不畅或失于濡养，不通或不荣而痛。经净后子宫、冲任气血渐复则痛自止。但若病因未除，素体状况又未获改善，则下次月经来潮，疼痛又复发。

◎ 要点三　中医辨证论治

1. 气滞血瘀证

证候：经前或经期小腹胀痛，拒按，经血量少，经行不畅，色紫暗有块，块下痛减，经前胸胁乳房胀满或胀痛；舌紫暗或边有瘀点，脉弦或弦滑。

治法：理气活血，逐瘀止痛。

方药：膈下逐瘀汤加蒲黄。

2. 寒凝血瘀证

证候：经前或经期小腹冷痛，拒按，得热痛减，经量少，色暗有块，畏寒肢冷，恶心呕吐；舌暗，苔白腻，脉沉紧。

治法：温经散寒，化瘀止痛。

方药：少腹逐瘀汤加苍术、茯苓、乌药。

3. 湿热瘀阻证

证候：经前或经期小腹疼痛或胀痛，灼热感，或痛连腰骶，或平时小腹疼痛，经前加剧；经血量多或经期延长，色暗红，质稠或夹较多黏液，带下量多，色黄质黏有臭味，或低热起伏，小便黄赤；舌红，苔黄腻，脉滑数。

治法：清热除湿，化瘀止痛。

方药：清热调血汤加蒲公英、薏苡仁。

4. 气血虚弱证

证候：经期或经后小腹隐痛，喜揉喜按，月经量少，色淡，质稀，神疲乏力，面色无华；舌淡，苔薄，脉细弱。

治法：补气养血，调经止痛。

方药：黄芪建中汤加党参、当归。

5. 肝肾亏损证

证候：经期或经后小腹绵绵作痛，经色淡，量少，腰膝酸软，头晕耳鸣；舌质淡，脉沉细弱。

治法：滋肾养肝，调经止痛。

方药：调肝汤加桑寄生、肉苁蓉。

6. 阳虚内寒证

证候：经期或经后小腹冷痛，喜按，得热则舒，经量少，经色暗淡，腰腿酸软，小便清长。舌淡胖，苔白润，脉沉。

治法：温经扶阳，暖宫止痛。

方药：温经汤（《金匮要略》）加附子、艾叶、小茴香。

细目五 多囊卵巢综合征

◎ 要点一 内分泌特征与病理生理

（一）内分泌特征

以雄激素过多、雌酮过多、黄体生成素/卵泡刺激素（LH/FSH）比值增大、胰岛素抵抗为主要特征。

（二）病理

1. **卵巢变化** 双侧卵巢较正常增大2~5倍，呈灰白色，包膜增厚、坚韧。

2. **子宫内膜变化** 因持续无排卵，子宫内膜长期受雌激素刺激，呈现不同程度增生性改变，如单纯型增生、复杂型增生、不典型增生，甚至有可能导致子宫内膜癌。

◎ 要点二 中医病因病机

常见病因病机有肾虚、痰湿阻滞、肝经湿热和气滞血瘀。

◎ 要点三 临床表现

1. **症状**

（1）月经不调 多为月经稀发、经量过少、闭经，也可表现为异常子宫出血等。

（2）不孕 由于持续性无排卵而导致不孕。

（3）肥胖 约占50%，多为中心型肥胖。

2. **体征**

（1）体格检查 ①多毛、痤疮，毛发呈现男性分布。②黑棘皮症，在阴唇、颈背部、腋下、乳房下和腹股沟等处的皮肤出现灰褐色色素沉着，呈对称性，皮肤增厚。③其他男性化体征，如秃发等。

（2）妇科检查 阴毛粗浓黑呈男性分布，阴蒂肥大，可扪及增大的卵巢。

◎ 要点四 诊断与鉴别诊断

1. **诊断**

（1）临床表现 月经失调，闭经，不孕，多毛，痤疮，黑棘皮症，腹部肥胖。

（2）实验室及其他检查

1）激素测定：血清FSH正常或偏低，LH升高，LH/FSH≥2~3；血清睾酮、雄烯二酮水平升高。

2）基础体温测定：多呈现单相型。

3）诊断性刮宫：经前数日或经潮6小时内诊刮，子宫内膜呈增生改变，无分泌期变化。

4）超声检查：卵巢体积增大，每侧卵巢内每个切面可见≥12个直径为2~9mm小卵泡，呈车轮状排列。

5）腹腔镜检查：包膜增厚，包膜下显露多个卵泡，无排卵征象；活检病理可确诊。

（3）诊断标准 ①稀发排卵或无排卵。②雄激素水平升高的临床表现和（或）高雄激素血症。③卵巢多囊改变。④上述3条中符合2条，并排除其他致雄激素水平升高的病因。

2. **鉴别诊断** 需与分泌雄激素的卵巢肿瘤、肾上腺皮质增生或肿瘤、卵泡膜增殖症、高泌乳素血症伴发PCOS相鉴别。

◎ 要点五 西医治疗

（一）药物治疗

1. **调整月经周期**

（1）短效避孕药 首选有抗雄激素作用的避孕药，即复方醋酸环丙孕酮（达英-35），也可用妈富隆。可重复使用3~6个月。能有效治疗多毛和痤疮。

（2）孕激素 在月经周期后半期口服醋酸甲羟孕酮10~12天，或肌注黄体酮3~7天。

2. **高雄激素血症的治疗** 除上述短效避孕药及孕激素外，还可口服螺内酯，治疗多毛需6~9个月。

3. **胰岛素抵抗的治疗** 二甲双胍适用于治疗肥胖或胰岛素抵抗，可改善胰岛素抵抗及月经、排卵功能。连用3~6个月。

4. 促排卵治疗 一线促排卵药是氯米芬，二线促排卵药是HMG/FSH，卵泡发育成熟时应用HCG。

（二）手术治疗

1. 腹腔镜下卵巢打孔术 适用于LH和游离睾酮升高、对促排卵药物治疗无效者。

2. 卵巢楔形切除术 将双侧卵巢楔形切除1/3，以降低雄激素水平，提高妊娠率。

◎ 要点六 中医辨证论治

1. 肾虚证

（1）肾阴虚证

证候：月经初潮迟至，后期，量少，渐至停闭，或月经周期紊乱，经血淋沥不净，婚后日久不孕，形体瘦小，头晕耳鸣，腰膝酸软，手足心热，便秘溲黄；舌红，少苔或无苔，脉细数。

治法：滋阴补肾，调补冲任。

方药：左归丸。

（2）肾阳虚证

证候：月经后期，量少，色淡，质稀，渐至经闭，或月经周期紊乱，经量多或淋沥不净，婚久不孕，头晕耳鸣，腰膝酸软，形寒肢冷，小便清长，大便不实，性欲淡漠，形体肥胖，多毛；舌淡，苔白，脉沉无力。

治法：温肾助阳，调补冲任。

方药：右归丸。

2. 痰湿阻滞证

证候：月经量少，经行延后，甚至停闭，婚久不孕，带下量多，头晕头重，胸闷泛恶，四肢倦怠，形体肥胖，多毛；舌体胖大，色淡，苔白腻，脉滑。

治法：燥湿除痰，活血调经。

方药：苍附导痰丸合佛手散。

3. 肝经湿热证

证候：月经紊乱，量多或淋沥不断，或月经延后，量少，婚久不孕，带下量多色黄，毛发浓密，面部痤疮，经前胸胁乳房胀痛，或有溢乳，大便秘结；苔黄腻，脉弦数。

治法：清肝解郁，除湿调经。

方药：龙胆泻肝汤。

4. 气滞血瘀证

证候：月经延后，量少不畅，经行腹痛拒按，甚或经闭，婚后不孕，精神抑郁，胸胁胀满，面额痤疮，性毛较浓，或颈项、腋下、腹股沟等处色素沉着；舌紫暗，或边尖有瘀点，脉沉弦或沉涩。

治法：行气活血，祛瘀通经。

方药：膈下逐瘀汤。

细目六 经前期综合征

◎ 要点一 中医对经前期综合征的认识

中医学无此专门病名，散在记载于"经行头痛""经行乳房胀痛""经行发热""经行身痛""经行泄泻""经行浮肿"等范畴。《中医妇科学》将本病称为"月经前后诸证"。

妇女行经之前，阴血下注冲任，血海充盈，冲气旺盛而全身阴血相对不足，脏腑功能失调，气血失和，易出现一系列证候。常见的病因病机有肝郁气滞、肝肾阴虚、脾肾阳虚、心肝火旺、气滞血瘀、痰火上扰等。

◎ 要点二 临床表现

1. 病史 该病常因家庭不和，或工作紧张而诱发，与精神心理因素密切相关。

2. 症状 ①躯体症状：表现为头痛、乳房胀痛、腹部胀满、肢体浮肿、体重增加、运动协调功能减退。②精神症状：易怒、焦虑、抑郁、情绪不稳定、疲乏以及饮食、睡眠、性欲改变。③行为改变：思想不集中、工作效率低、意外事故倾向，易有犯罪行为或自杀意图。

3. 体征 每随月经周期见颜面及下肢凹陷性水肿，体重增加，或乳房胀痛，且有触痛性结节，或口腔黏膜溃疡，或见荨麻疹、痤疮。

要点三 中医辨证论治

1. 肝郁气滞证

证候：经前乳房、乳头胀痛，胸闷胁胀，精神抑郁，头晕目眩，烦躁易怒，或少腹胀痛；舌质红或紫暗，脉弦。

治法：疏肝解郁，养血调经。

方药：柴胡疏肝散。

2. 肝肾阴虚证

证候：经前、经期头晕头痛，烦躁失眠，口干不欲饮，烘热汗出，腰酸腿软，肢体麻木，口舌糜烂；舌红少苔，脉细数。

治法：滋肾养肝，育阴调经。

方药：一贯煎。

3. 脾肾阳虚证

证候：经前、经期面目、四肢浮肿，经行泄泻，腰腿酸软，身倦无力，形寒肢冷；舌淡，苔白滑，脉沉缓。

治则：温肾健脾，化湿调经。

方药：右归丸合苓桂术甘汤。

4. 心肝火旺证

证候：经前或经期狂躁易怒，头痛头晕，口苦咽干，面红目赤，口舌生疮，溲黄便干，经行吐衄；舌质红，苔薄黄，脉弦滑数。

治法：疏肝解郁，清热调经。

方药：丹栀逍遥散加黄芩。

5. 气滞血瘀证

证候：经前或经期头痛剧烈，或经行发热，腹痛拒按，肢体肿胀不适；月经量少，或经行不畅，经色紫暗有块；舌紫暗或尖边有瘀点，脉弦涩。

治法：理气活血，化瘀调经。

方药：血府逐瘀汤。

6. 痰火上扰证

证候：经行烦躁不安，情绪不宁，甚或狂躁不安，胸闷泛恶，痰多不寐，面红目赤，大便干结；月经量多，色深红，质黏稠，平时带下量多，色黄质稠；舌红，苔黄厚或腻，脉弦滑而数。

治法：清热化痰，宁心安神。

方药：生铁落饮加郁金、黄连。

细目七 绝经综合征

要点一 概念

绝经综合征是指妇女绝经前后出现性激素波动或减少所致的一系列躯体及精神心理症状。分为自然绝经和人工绝经。自然绝经指卵巢内卵泡生理性耗竭所致的绝经；人工绝经指两侧卵巢经手术切除或放射线照射等所致的绝经。人工绝经者更易发生绝经综合征。大多数症状轻微，不作为病态；少数妇女症状较严重，甚至影响工作、生活。临床以月经改变、血管舒缩症状、精神神经症状、泌尿生殖道症状、心血管疾病、骨质疏松为特征，如烘热汗出、烦躁易怒、潮热面红、眩晕耳鸣、心悸失眠、腰背酸楚、面浮肢肿、情志不宁等。其发病率为82.73%。绝经综合征属于中医学"绝经前后诸证""经断前后诸证"范畴。

要点二 内分泌变化

1. **雌激素** 整个绝经过渡期雌激素不呈逐渐下降趋势，而是在卵泡发育停止时，雌激素水平才下降。

2. **孕激素** 在绝经过渡期卵泡发育质量下降，黄体功能不全，孕酮量减少。绝经后无孕酮分泌。

3. **雄激素** 绝经后总体雄激素水平下降。

4. **促性腺激素** 绝经后FSH、LH明显升高，FSH升高更为显著，FSH/LH>1。

5. **促性腺激素释放激素** 围绝经期GnRH分泌增加，并与LH相平衡。

6. **抑制素** 绝经后妇女血抑制素浓度下降，较雌二醇下降早且明显。

7. **抗米勒管激素** 其水平下降，能较早反映卵巢功能衰退。

要点三 中医病因病机

《素问·上古天真论》曰："女子七岁，肾气盛，齿更发长；二七而天癸至，任脉通，太冲脉盛，月事以时下，故有子……七七，任脉虚，太冲脉衰少，天癸竭，地道不通，故形坏而无子也。"这是女性生长发育、生殖与衰老的自然规律，多数妇女可以顺利度过，但部分妇女则由于体质、产育、疾病、营养、劳逸、社会环境、精神因素等方面的原因，不能很好地调节这一生理变化，使得肾阴阳平衡失调而导致本病。另外，肾阴阳失调，常涉及其他脏腑，尤以心、肝、脾为主。若肾阴不足，不能上济心火，则心火偏亢；乙癸同源，肾阴不足，精亏不能化血，导致肝肾阴虚，肝失柔养，肝阳上亢；肾与脾先后天互相充养，脾阳赖肾阳以温煦，肾虚阳衰，火不暖土，又导致脾肾阳虚。常见的病因病机有肝肾阴虚、脾肾阳虚、肾虚肝郁、心肾不交、肾阴阳两虚。

要点四 临床表现

1. 症状

（1）近期症状 ①月经紊乱：表现为月经周期不规则、经期持续时间长及经量增多或减少。②血管舒缩症状：主要是潮热、汗出，为雌激素减低的特征性症状。③自主神经失调症状：常出现心悸、眩晕、头痛、失眠、耳鸣等。④精神神经症状：表现为激动易怒、焦虑不安或情绪低落、抑郁、不能自我控制等。

（2）远期症状 ①泌尿生殖道症状：出现阴道干燥、性交困难及反复阴道感染等泌尿生殖道萎缩症状，排尿困难、尿痛、尿急等反复发生的尿路感染。②骨质疏松：50岁以上妇女半数以上会发生骨质疏松，多在绝经后5~10年内，最常发生在椎体。③阿尔茨海默症：是老年性痴呆的主要类型。绝经后期妇女比老年男性罹患率高，可能与雌激素水平降低有关。④心血管病变：绝经后妇女动脉硬化、冠心病的发病风险较绝经前明显增加。

2. 体征 随着绝经年限的增长，妇科检查可见内外生殖器官不同程度萎缩，宫颈及阴道分泌物减少。

要点五 西医治疗

1. 激素补充疗法（HRT）

（1）适应证 ①有血管舒缩功能不稳定及泌尿生殖道萎缩症状。②低骨量及绝经后骨质疏松症。③有精神神经症状者。

（2）禁忌证 ①原因不明的阴道流血或子宫内膜增生。②已知或怀疑妊娠、乳腺癌及与性激素相关的恶性肿瘤。③6个月内有活动性血栓病。④严重肝肾功能障碍、血卟啉症、耳硬化症、系统性红斑狼疮。⑤与孕激素相关的脑膜瘤。

（3）方法 在卵巢功能开始减退及出现相关症状后即可应用。停止HRT治疗时，一般应缓慢减量或间歇用药，逐步停药。以雌激素为主，辅以孕激素。常用雌激素有戊酸雌二醇、结合雌激素、尼尔雌醇。

①连续序贯法：以28日为一个治疗周期，雌激素不间断应用，孕激素于周期第15~28天应用。周期之间不间断。本方案适用于绝经3~5年内妇女。②周期序贯法：以28日为一个治疗周期，第1~21日每天给予雌激素，第11~21天内给予孕激素，第22~28天停药。孕激素用药结束后，可发生撤退性出血。本方案适用于围绝经期及卵巢早衰的妇女。③连续联合治疗：每日给予雌激素和孕激素，发生撤退性出血的几率低。适用于绝经多年的妇女。④单一雌激素治疗：适用于子宫切除术后或先天性无子宫的卵巢功能低下妇女。⑤单一孕激素治疗：适用于绝经过渡期或绝经后症状严重且有雌激素禁忌证的妇女。

2. 非激素类药物 对有血管舒缩症状及精神神经症状者，可口服盐酸帕罗西汀；防治骨质疏松可选用钙剂和维生素D、双磷酸盐类等制剂。

要点六 中医辨证论治

1. 肝肾阴虚证

证候：经断前后，阵发性烘热汗出，头晕目眩，腰膝酸软，口燥咽干，月经紊乱，月经先期，月经量时多时少，色鲜红，质稠，失眠多梦，健忘，阴部干涩，感觉异常，溲黄便秘；舌红，少苔，脉细数。

治法：滋养肝肾，育阴潜阳。

方药：杞菊地黄丸去泽泻。

2. 脾肾阳虚证

证候：经断前后，经行量多，经色淡暗，或崩中漏下，精神萎靡，面色晦暗，腰背冷痛，小便清长，夜尿频数，或面浮肢肿；舌淡或胖嫩边有齿印，苔薄白，脉沉细弱。

治法：温肾扶阳。

方药：右归丸加减。

3. 肾虚肝郁证

证候：经断前后，阵发性烘热汗出，腰膝酸软，烦躁易怒，情绪异常，头晕耳鸣，乳房胀痛，月经紊乱，或胸闷善叹息，舌淡红或偏暗，苔薄白，脉弦细。

治法：滋肾养阴，疏肝解郁。

方药：一贯煎。

4. 心肾不交证

证候：经断前后，心悸怔忡，心烦不宁，腰膝酸软，多梦易惊，烘热汗出，眩晕耳鸣，失眠健忘，月经紊乱，量少，色鲜红；舌质偏红，少苔，脉细数。

治法：滋阴降火，交通心肾。

方药：天王补心丹去人参、朱砂，加太子参、桑椹。

5. 肾阴阳两虚证

证候：经断前后，时而烘热汗出，时而畏寒肢冷，腰酸乏力，头晕耳鸣，浮肿便溏，月经紊乱，月经过多或过少，淋沥不断，或突然暴下如注，色淡或暗，舌淡，苔薄，脉沉弱。

治法：滋阴补肾，调补冲任。

方药：二仙汤合二至丸。

第十九单元　女性生殖器官肿瘤

细目一　宫颈癌

◎ 要点一　病因、组织发生和病理

（一）病因

1. **病毒感染**　高危型HPV的持续感染是主要危险因素。16、18型所致的宫颈癌约占全部宫颈癌的70%。

2. **性行为及分娩次数**　性活跃、初次性生活<16岁、早年分娩、多产等与宫颈癌发生密切相关。

3. **其他**　吸烟可增加感染HPV效应。

（二）病理

1. **浸润性鳞状细胞癌**　占宫颈癌的75%~80%。

2. **腺癌**　占宫颈癌的20%~25%。

3. **其他**　少见类型如腺鳞癌、腺样基底细胞癌等。

◎ 要点二　转移途径、临床分期及临床表现

（一）转移途径

直接蔓延最常见，可有淋巴转移，血行转移极少见。晚期可转移至肺、肝或骨骼等。

（二）临床分期

采用国际妇产科联盟（FIGO）临床分期标准（2009年）。Ⅰ期肿瘤严格局限于宫颈（扩展至宫体可以被忽略）；Ⅱ期肿瘤已超出宫颈，但未达盆壁，或未达阴道下1/3；Ⅲ期肿瘤侵入及盆壁和/或侵及阴道下1/3和/或引起肾积水或无功能肾；Ⅳ期肿瘤超出真骨盆或（活检证实）侵

犯膀胱和（或）直肠黏膜。

（三）临床表现

1. 症状

（1）阴道流血　早期多为接触性出血或血水样阴道分泌物；晚期为不规则阴道流血。

（2）阴道排液　多数患者阴道有白色或血性、稀薄如水样或米泔状、腥臭的排液。晚期因癌组织坏死伴感染，可有大量米汤样或脓性恶臭白带。

（3）晚期症状　根据癌灶累及范围出现不同的继发性症状。如尿频、尿急、便秘、下肢水肿和腰痛等；癌肿压迫或累及输尿管时，出现输尿管梗阻、肾盂积水及尿毒症；晚期可有贫血、恶病质等全身衰竭症状。

2. 体征　原位癌及微小浸润癌可无明显病灶。外生型宫颈癌可见息肉状、菜花状赘生物，质脆易出血；内生型宫颈肥大、质硬、宫颈管膨大；晚期癌组织坏死脱落，形成溃疡或空洞伴恶臭。阴道壁受累时，可见赘生物生长或阴道壁变硬；宫旁组织受累时，双合诊、三合诊检查可扪及宫颈旁组织增厚、结节状、质硬或形成冰冻盆腔。

◎ 要点三　诊断与鉴别诊断

（一）诊断

根据病史、症状和妇科检查及宫颈活组织活检可以确诊。

1. 病史　早婚、早产、多产、性生活紊乱等。

2. 症状　早期宫颈癌常无症状及明显体征。随着病情发展可出现阴道流血、排液及邻近器官的压迫症状。

3. 辅助检查　早期病例的诊断应采用子宫颈细胞学检查和（或）HPV检测、阴道镜检查、子宫颈活组织检查的"三阶梯"程序，确诊依据为组织学诊断。子宫颈有明显病灶者，可直接在癌灶取材。对子宫颈活检为HSIL但不能除外浸润癌者，或活检为可疑微小浸润癌需要测量肿瘤范围或除外进展期浸润癌者，需行子宫颈锥切术。

（二）鉴别诊断

主要依据宫颈活组织病理检查，与有临床类似症状或体征的各种宫颈病变鉴别。

◎ 要点四　西医治疗

1. 手术治疗　主要用于早期宫颈癌（ⅠA～ⅡA）。

2. 放射治疗　包括腔内照射及体外照射。适用证：①部分ⅠB2期和ⅡA2期及ⅡB～ⅣA期患者。②全身状况不适合手术的早期患者。③宫颈大块病灶的术前放疗。④手术治疗后病理检查发现有高危因素的辅助治疗。

3. 化疗　适用于较晚期局部大病灶及复发患者的手术前和放疗前增敏治疗。

◎ 要点五　预后及随访

（一）预后

5年生存率：Ⅰ期＞85%，Ⅱ期50%，Ⅲ期25%，Ⅳ期5%。

（二）随访

治疗后2年内应每3~6个月复查1次；3~5年内每6个月复查1次；第6年开始每年复查1次。随访内容包括妇科检查、阴道脱落细胞检查、胸部X线摄片、血常规及子宫颈鳞状细胞癌抗厚（SCCA），超声、CT或磁共振等。

◎ 要点六　预防

1. 加强性知识教育，提倡晚婚，杜绝性紊乱。

2. 重视高危因素及高危人群，积极治疗性传播疾病，早期发现及诊治CIN，并密切随访。

3. 开展宫颈癌的筛查，有性生活的妇女每年应接受普查一次，做到早发现、早诊断、早治疗。

4. 推广HPV预防性疫苗接种。

细目二　子宫肌瘤

◎ 要点一　分类

1. 按肌瘤生长部位分为宫体肌瘤（90%）、

宫颈肌瘤（10%）。

2. 按肌瘤与子宫肌壁的关系分为肌壁间肌瘤（60%~70%）、浆膜下肌瘤（20%）和黏膜下肌瘤（10%~15%）。

各种类形的肌瘤可并存同一子宫，称为多发性子宫肌瘤。

◎ 要点二 病理、变性

（一）病理

1. **巨检** 实质性球形包块，表面光滑，质地较子宫肌硬，压迫周围肌壁纤维形成假包膜；切面呈灰白色，可见漩涡状或编织状结构。

2. **镜检** 主要由梭形平滑肌细胞和不等量纤维结缔组织构成。肌细胞大小一致，排列成漩涡状或栅状、核为杆状。

（二）变性

指肌瘤失去原有的典型结构。常见变性有：玻璃样变（最常见）、囊性变、红色样变（多见于妊娠期或产褥期）、肉瘤样变（仅0.4%~0.8%）、钙化。

◎ 要点三 中医病因病机

本病多因脏腑失和，气血失调，痰、郁、瘀等聚结胞宫，日久成癥。常见病因病机有：气滞血瘀、寒湿凝滞、痰湿瘀阻、肾虚血瘀、气虚血瘀和湿热瘀阻。

◎ 要点四 临床表现

（一）症状

症状与肌瘤、数目关系不大，而与肌瘤部位、大小和有无变性相关。

1. **月经异常** 多表现为经量增多、经期延长。

2. **下腹包块** 当子宫增大≥3个月妊娠大时，于腹部可触及。巨大的黏膜下肌瘤可脱出于阴道外。

3. **压迫症状** 子宫体下段前壁或宫颈肌瘤压迫膀胱可发生尿频、尿急、排尿困难。子宫后壁特别是子宫体下段肌瘤可压迫直肠引起便秘等。

4. **白带增多** 肌壁间肌瘤可有白带增多，黏膜下肌瘤更为明显。

5. **其他** 可伴不孕、继发性贫血等。浆膜下肌瘤蒂扭转时可出现急腹痛。肌瘤红色变性时，腹痛剧烈且伴发热。

（二）体征

与肌瘤大小、位置、数目及有无变性相关。较大肌瘤可在下腹部扪及实质性肿块。妇科检查扪及子宫增大，表面不规则单个或多个结节状突起。黏膜下肌瘤位于宫腔内者子宫均匀增大，脱出于宫颈外口者，阴道窥器检查即可看到宫颈口处有肿物，粉红色，表面光滑，宫颈外口边缘清楚。

◎ 要点五 诊断

根据病史、体征和超声检查，诊断多无困难。若有需要，还可选择宫腔镜等协助诊断。

◎ 要点六 西医治疗原则

1. **随访观察** 如肌瘤无症状尤其是近绝经期患者，可3~6个月复查一次。

2. **药物治疗** 适用于症状轻、近绝经年龄及全身情况不宜手术者。可以选择促性腺激素释放激素类似物、米非司酮等。

3. **手术治疗** 手术指征：月经过量致继发贫血，药物治疗无效；有蒂肌瘤扭转引起的急性腹痛；子宫肌瘤体积大或引起膀胱、直肠等压迫症状；能确定不孕或反复流产的唯一病因是肌瘤；疑有肉瘤变。

4. **介入治疗** 适用于症状性子宫肌瘤不需要保留生育功能，但希望避免手术或手术风险大者。

5. **妊娠合并子宫肌瘤的处理** 孕期无症状者，定期产前检查，严密观察，不需特殊处理。

妊娠合并子宫肌瘤多能自然分娩，但应预防产后出血。若肌瘤阻碍胎儿下降应行剖宫产术，术中是否同时切除肌瘤，需根据肌瘤大小、部位和患者情况而定。

◎ 要点七 中医辨证论治

活血化瘀、软坚散结为本病的治疗大法。

1. **气滞血瘀证**

证候：小腹包块坚硬，胀痛拒按，月经量多，经行不畅，色紫暗有块，经前乳房胀痛，胸胁胀闷，小腹胀痛或有刺痛；舌边有瘀点或瘀斑，苔薄白，脉弦涩。

治法：行气活血，化瘀消癥。

方药：膈下逐瘀汤。

2. 痰湿瘀阻证

证候：小腹有包块、胀满，月经后期，量少不畅，或量多有块，经质稠黏，带下量多，色白质黏稠，脘痞多痰，形体肥胖，嗜睡肢倦；舌胖紫暗，苔白腻，脉沉滑。

治法：化痰除湿，活血消癥。

方药：苍附导痰丸合桂枝茯苓丸。

3. 气虚血瘀证

证候：小腹包块，小腹空坠，月经量多，经期延长，色淡有块，神疲乏力，气短懒言，纳少便溏，面色无华；舌淡暗，边尖有瘀点或瘀斑，脉细涩。

治法：益气养血，消癥散结。

方药：理冲汤加桂枝、山慈菇、煅龙骨、煅牡蛎。

4. 肾虚血瘀证

证候：小腹有包块，月经量多或少，色紫暗，有血块，腰酸膝软，头晕耳鸣，夜尿频多；舌淡暗，舌边有瘀点或瘀斑，脉沉涩。

治法：补肾活血，消癥散结。

方药：金匮肾气丸合桂枝茯苓丸。

5. 湿热瘀阻证

证候：小腹包块，疼痛拒按，经行量多，经期延长，色红有块，质黏稠，带下量多，色黄秽臭，腰骶酸痛，溲黄便结；舌暗红，边有瘀点瘀斑，苔黄腻，脉滑数。

治法：清热利湿，活血消癥。

方药：大黄牡丹汤加红藤、败酱草、石见穿、赤芍。

细目三 卵巢肿瘤

◎ 要点一 卵巢肿瘤组织学分类

1. 上皮性肿瘤 是最常见的组织学类型，可分为浆液性、黏液性、子宫内膜样、透明细胞、移行细胞和浆黏液性肿瘤5类，各类肿瘤又有良性、交界性和癌。

2. 生殖细胞肿瘤 可分为畸胎瘤、无性细胞瘤、卵黄囊瘤、胚胎性癌、非妊娠性绒癌、混合型生殖细胞肿瘤等。

3. 性索-间质肿瘤 可分为纯型间质肿瘤、纯型性索肿瘤和混合型性索-间质肿瘤。

4. 转移性肿瘤

◎ 要点二 卵巢恶性肿瘤的转移途径及临床分期

（一）转移途径

以直接蔓延和腹腔种植为主，其次为淋巴转移，血行转移较少见。

（二）临床分期

采用国际妇产科联盟（FIGO）制定的手术和病理分期标准。

Ⅰ期肿瘤局限于卵巢；Ⅱ期肿瘤累及一侧或双侧卵巢，伴盆腔内扩散（骨盆入口平面以下）；Ⅲ期一侧或双侧卵巢肿瘤，并有镜检证实的盆腔外腹膜转移或证实有腹膜后淋巴结转移；Ⅳ期超出腹腔外的远处转移。

◎ 要点三 临床表现

1. 卵巢良性肿瘤 早期肿瘤较小，多无症状。肿瘤增大时，可出现腹胀等不适感。妇科检查可触及子宫一侧或双侧球形肿块，多为囊性，表面光滑，活动，与子宫无粘连。若肿瘤大至占满盆、腹腔时，可出现压迫刺激症状，如尿频、排尿困难、便秘等。

2. 卵巢恶性肿瘤 早期常无症状。晚期主要症状为腹胀、下腹肿块或腹水等。肿瘤若向周围组织浸润或压迫神经，可引起腹痛、腰痛或下肢疼痛；若压迫盆腔静脉，可出现下肢浮肿；功能性肿瘤可出现相应的雌、雄激素过多的症状。晚期出现消瘦、贫血等恶病质征象。三合诊检查，在阴道后穹隆触及质硬的结节，肿块多为双侧，实性或囊实性，表面凹凸不平，固定不动，常伴有腹水。有时在腹股沟区、腋下、锁骨上触及肿大的淋巴结。

◎ 要点四 诊断及良性卵巢肿瘤与恶性卵巢肿瘤的鉴别诊断

（一）诊断

结合病史和体征，辅以必要的辅助检查确定：①肿块来源是否卵巢。②肿块性质是否为肿瘤。③肿块是良性还是恶性。④可能组织学类型。⑤恶性肿瘤的转移范围。常用辅助检查有：

1. 影像学检查

（1）超声检查 可根据肿块的囊性或实性、囊内有无乳头等判断肿块性质，诊断符合率＞90%。

（2）磁共振、CT、PET检查 磁共振可较好判断肿块性质及其与周围器官的关系。

2. 肿瘤标志物

（1）血清CA125 80%患者的血清CA125水平升高，不单独用于早期诊断，更多用于病情监测和疗效评估。

（2）血清AFP 对卵巢卵黄囊瘤有特异性诊断价值。

（3）血清HCG 对非妊娠性绒癌有特异性。

（4）性激素 卵巢颗粒细胞瘤、卵泡膜细胞瘤产生较高水平雌激素。

（5）血清HE4 与CA125联合应用来判断盆腔肿块的良恶性。

3. 腹腔镜检查 可直接观察肿块外观和盆腔、腹腔及横膈等部位，在可疑部位进行多点活检，抽取腹腔积液行细胞学检查。

4. 细胞学检查 抽取腹腔积液或腹腔冲洗液和胸腔积液，查找癌细胞。

5. 病理组织学检查 手术标本的病理检查可明确诊断。

（二）卵巢良性肿瘤与恶性肿瘤的鉴别诊断

卵巢良性肿瘤和恶性肿瘤的鉴别诊断

鉴别内容	良性肿瘤	恶性肿瘤
病史	病程长，逐渐增大	病程短，迅速增大
体征	单侧多，活动，囊性，表面光滑，通常无腹水	双侧多，固定，实性或囊实性，表面不平结节状，常伴腹水，多为血性，可查到癌细胞
一般情况	良好	逐渐出现恶病质
B型超声	为液性暗区，可有间隔光带，边界清晰	液性暗区内有杂乱光团、光点，肿块边界不清

◎ 要点五 并发症

主要有蒂扭转（约10%）、破裂（约3%）、感染（较少见）和恶变。

◎ 要点六 西医治疗原则

若卵巢肿块直径<5cm，疑为卵巢瘤样病变，可作短期观察或用中药治疗。确诊为良性肿瘤或直径5cm以上者，首选手术治疗。恶性肿瘤以根治性手术为主，辅以化疗、放疗等综合治疗。

◎ 要点七 预防

1. 开展卫生宣教，高危妇女宜服避孕药预防。
2. 重视体检与筛查。30岁以上妇女每年行妇科检查、超声检查及CA125检查；对于有高风险的人群，可以接受相关基因检测，对于乳癌、胃肠癌等患者治疗后，必须严密随访、定期复查。
3. 预防性输卵管切除。在实施保留卵巢的子宫切除术时，建议可同时切除双侧输卵管，以降低卵巢癌的风险。

细目四 子宫内膜癌

要点一 西医病因病理

（一）病因

子宫内膜癌可能有两种发病类型。Ⅰ型即雌激素相关型，占多数，预后好。Ⅱ型为非雌激素相关型，预后不良。

（二）病理

巨检分为弥散型和局灶型。

要点二 转移途径、临床分期

（一）转移途径

主要转移途径为直接蔓延、淋巴转移，晚期可血行转移。

（二）临床分期

采用国际妇产科联盟（FIGO）制定的子宫内膜癌分期标准：Ⅰ期肿瘤局限于子宫体；Ⅱ期肿瘤侵犯宫颈间质，但无宫体外蔓延；Ⅲ期肿瘤局部和（或）区域扩散；Ⅳ期肿瘤侵及膀胱和（或）直肠黏膜，和（或）远处转移。

要点三 诊断与鉴别诊断

（一）诊断

1. **病史及临床表现** 对于绝经后阴道流血、绝经过渡期月经紊乱，均应排除子宫内膜癌。

2. **影像学检查** 彩色多普勒显像可显示丰富血流信号。其他如磁共振成像和CT可协助判断。

3. **诊断性刮宫** 是子宫内膜癌的确诊依据。

4. **宫腔镜检查** 可直接观察宫腔及宫颈管内有无癌灶，直视下活检，有利于发现较小和早期病变。

5. **其他** 如子宫内膜微量组织学或细胞学检查、血清CA125测定。

（二）鉴别诊断

主要与子宫内膜炎及萎缩性阴道炎、子宫黏膜下肌瘤或内膜息肉、宫颈管癌、子宫肉瘤及输卵管癌相鉴别。

要点四 西医治疗原则

1. **手术治疗** 为首选治疗方法。

2. **放疗** 治疗子宫内膜癌有效方法之一，分近距离照射及体外照射两种。有单纯放疗及放疗联合手术两种方案。

3. **化疗** 为晚期或复发子宫内膜癌综合治疗措施之一，也可用于术后有复发高危因素患者的治疗，以期减少盆腔外的远处转移。

4. **孕激素治疗** 主要用于保留生育功能的早期子宫内膜癌患者，也可作为晚期或复发子宫内膜癌患者的综合治疗方法之一。

要点五 中医辨证论治

1. **痰湿结聚证**

证候：阴道流血，淋沥不尽，质黏腻，带下量多，或黄白相间，质黏，形体肥胖，嗜睡乏力，纳呆便溏；舌淡，苔白腻，脉濡滑。

治法：化湿涤痰，软坚散结。

方药：苍附导痰丸加半枝莲、夏枯草、海藻、昆布。

2. **湿热瘀毒证**

证候：阴道流血，色紫暗质稠，带下量多，色黄如脓，或赤白相混，恶臭，胸闷腹痛，腰酸疼痛，口干咽苦，便秘或溏泄，小便赤或涩痛不利；舌质红，苔黄腻，脉滑数或弦数。

治法：清热解毒，活血化瘀。

方药：黄连解毒汤加土茯苓、薏苡仁、丹皮、赤芍、半枝莲、白花蛇舌草。

3. **肝肾阴虚证**

证候：阴道流血，淋沥不尽，色红或暗，赤白带下伴臭味，眩晕耳鸣，颧红咽干，五心烦热，腰酸腿痛；舌质红，少苔，脉细数或弦细。

治法：滋阴降火，清热解毒。

方药：知柏地黄丸加白花蛇舌草、半枝莲、椿根皮、甘草。

4. **脾肾阳虚证**

证候：阴道流血，淋沥不尽，色淡质稀，带下量多，质稀秽臭不甚，腰膝酸软，头晕目眩，倦怠乏力，形寒畏冷，小便清长，纳呆便溏；舌淡胖边有齿痕，苔薄，脉沉细无力。

治法：温肾健脾，益气化瘀。

方药：固冲汤合肾气丸加三七。

要点六 预防

①重视绝经后和绝经过渡期妇女月经紊乱的诊治。②正确掌握雌激素应用指征及方法。③对

有高危因素的人群，如肥胖、不育、绝经延迟、长期应用雌激素及他莫昔芬等，应密切随访或监测。④建议30岁后每年一次妇科检查和内膜活检。

第二十单元　妊娠滋养细胞疾病

细目一　葡萄胎

◎ 要点一　西医病因病理

（一）病因

确切病因迄今不清。在完全性葡萄胎中，其发生与地域差异、营养状况及社会因素有关。病因学中年龄是一显著相关因素，年龄大于40岁者葡萄胎发生率比年轻妇女高7.5倍。

（二）病理

1. 大体观察　①完全性葡萄胎：子宫膨大，宫腔内被大小不等之水泡所充满，绒毛干梗将无数水泡相连成串，水泡间空隙充满血液及凝血块。②部分性葡萄胎：除不等量的水泡外，可见正常的绒毛，常并见发育不良的胚胎或胎儿组织。

2. 组织学特点　滋养细胞呈不同程度增生，是葡萄胎最重要的组织学特征。

3. 卵巢黄素化囊肿　发生率为30%～50%，常为双侧，大小不等。

◎ 要点二　临床表现

1. 症状

（1）停经后阴道流血　多于停经8～12周出现不规则阴道流血，时断时续，或出现反复大出血，有时可伴见葡萄样水泡状组织排出。

（2）子宫异常增大变软　约2/3患者的子宫大于相应的正常妊娠月份，且质地极软。1/3患者的子宫大小与停经月份相符。小于停经月份的只占少数。

（3）妊娠呕吐及子痫前期征象　葡萄胎时出现妊娠呕吐较正常妊娠为早，持续时间长，且症状严重。少数患者孕24周前出现高血压、蛋白尿、水肿等子痫前期征象。但子痫罕见。

（4）甲状腺功能亢进现象　约10%患者可出现轻度的甲亢现象，但突眼少见。

（5）下腹痛　葡萄胎增长迅速，子宫急速膨大可引起下腹胀痛；葡萄胎间歇性阴道流血前常伴阵发性下腹隐痛。

（6）贫血与感染　多因反复出血或突然大出血而致不同程度的贫血，可因急性大失血而发生休克。患者因抵抗力降低，细菌易从阴道上行侵袭造成内生殖器官感染，甚至全身感染。

2. 体征　子宫大小与停经月份不相符，多数大于停经月份、质软；在双侧附件多数可扪及大小不等、活动的囊性肿物，即卵巢黄素化囊肿。

部分性葡萄胎可有完全性葡萄胎的大多数症状，但程度较轻。子宫大小与停经月份多数相符或小于停经月份，一般无腹痛，呕吐较轻，多无子痫前期征象，通常不发生卵巢黄素化囊肿。

◎ 要点三　诊断与鉴别诊断

（一）诊断

1. 病史　有停经史，停经时间多为2～4个月，平均为12周。

2. 临床表现　根据停经后有不规则阴道流血，较严重的妊娠呕吐，子宫异常增大变软，子宫在5个月妊娠大小时触不到胎体，听不到胎心，无胎动，应疑诊为葡萄胎。如果伴有子痫前期征象或甲亢现象，更有助于诊断。若阴道有水泡状组织排出，葡萄胎的诊断基本成立。诊断有疑问时需结合下述辅助检查以确诊。

3. 实验室及其他检查

（1）HCG 测定　葡萄胎时血清中 β-HCG 浓度明显高于正常妊娠月份的相应值。若葡萄胎因绒毛退化，β-HCG 水平也可能低下，多见于部分性葡萄胎。

（2）超声检查　为最常用而又比较准确的诊断方法。①B 型超声检查：子宫腔内呈"落雪状"或"蜂窝状"影像，是完全性葡萄胎的典型表现。部分性葡萄胎在上述影像中还可见胎囊或胎儿。②超声多普勒：葡萄胎只能探测到子宫血流杂音而探测不到胎心。

（二）鉴别诊断

需与先兆流产、双胎妊娠和羊水过多鉴别。

◎ 要点四　西医治疗与随访

（一）西医治疗

1. 清宫　一般选用吸刮术，术前应做好输液、备血准备，选用大号吸管吸引。若有持续子宫出血或超声提示有妊娠物残留，需要第二次刮宫。

2. 卵巢黄素化囊肿的处理　一般不必处理。即使发生扭转，亦可在腹腔镜直视下穿刺吸液。若因扭转时间较长而发生坏死，需行患侧切除术。

3. 预防性化疗　预防性化疗仅适用于有高危因素和随访困难的完全性葡萄胎患者，但非常规治疗。

4. 子宫切除术　单纯子宫切除不能预防葡萄胎发生子宫外转移，所以极少应用，除非患者合并其他需要切除子宫的指征，绝经前妇女应保留两侧卵巢。当子宫小于妊娠 14 周大小时可直接切除子宫。手术后仍需定期随访。

（二）随访

定期随访可早期发现滋养细胞肿瘤并及时处理。随访包括：①HCG 定量测定：在葡萄胎排空后每周一次直至 HCG 正常后 3 周，以后每月一次直至 HCG 正常后 6 个月，然后再每 2 个月一次共 6 个月，自第一次阴性后共计一年。②注意月经是否规则，有无阴道异常流血、咳嗽、咯血及其他转移灶症状，并行妇科检查，定期或必要时行盆腔 B 型超声、X 线胸片或 CT 检查。

葡萄胎随访期间必须严格避孕 6 个月，推荐避孕套和口服避孕药，一般不用宫内节育器，以免穿孔或混淆子宫出血的原因。

细目二　妊娠滋养细胞肿瘤

◎ 要点一　病理

侵蚀性葡萄胎大体检查见子宫肌壁内有大小不等、深浅不一的水泡状组织，宫腔内可以没有原发病灶。当侵蚀病灶接近子宫浆膜层时，子宫表面可见紫蓝色结节。侵蚀较深时可穿透宫浆膜层或阔韧带。镜下可见绒毛结构及滋养细胞增生和异型性。少数绒毛结构退化，仅见绒毛阴影。

绒癌绝大多数原发于子宫。肿瘤常位于子宫肌层内，也可突向宫腔或穿破浆膜，单个或多个，大小不等，无固定形态，与周围组织分界清，质软而脆，海绵样，暗红色，伴出血坏死。镜下特点为不形成绒毛或水泡状结构，成片高度增生，广泛侵入子宫肌层并破坏血管，造成出血坏死。

◎ 要点二　临床表现

侵蚀性葡萄胎多数发生在葡萄胎排空后 6 个月内。而绒癌发病距前次妊娠时间长短不一，继发于葡萄胎的绒癌绝大多数在一年以上发病，而继发于流产和足月产的绒癌约 50% 在一年内发病。

1. 阴道流血　在葡萄胎排空、流产或足月产后，有持续的阴道不规则流血。或有正常月经一段时间后停经，又出现阴道不规则流血。

2. 子宫增大　常在葡萄胎排空后 4~6 周子宫未恢复到正常大小，质地偏软。

3. 卵巢黄素化囊肿　在葡萄胎排空、流产或足月产后，卵巢黄素化囊肿持续存在。

4. 腹痛　当子宫病灶穿破浆膜层时可引起急性腹痛及腹腔内出血症状。黄素化囊肿发生扭转或破裂时也可出现急性腹痛。

5. 假孕症状

6. 转移症状 至肺、阴道、肝及脑出现的相应症状，其中脑转移预后凶险，为主要致死原因。

◎ 要点三　诊断与鉴别诊断

（一）诊断

1. **病史** 有葡萄胎、流产、足月产或异位妊娠病史。

2. **临床表现** 同前述。

3. **实验室及其他检查**

（1）血 β-HCG 连续测定　是主要诊断依据。

葡萄胎后妊娠滋养细胞肿瘤，符合下列任何一项且排除妊娠物残留或再次妊娠，即可诊断：①HCG 测定 4 次高水平呈平台状态（±10%），并持续 3 周或以上，即 1，7，14，21 日。②HCG 测定 3 次上升（>10%），并至少持续 2 周或以上，即 1，7，14 日。③HCG 水平持续异常达 6 个月或更长。

非葡萄胎后妊娠滋养细胞肿瘤的诊断标准：流产、足月产、异位妊娠后 4 周以上，HCG 仍持续高水平，或曾经下降后又上升，已排除妊娠物残留或再次妊娠，可诊断。

（2）超声检查　是诊断子宫原发病灶最常用的方法。超声提示子宫增大，肌层内可见高回声或不规则团块，边界清但无包膜。

（3）病理检查　在子宫肌层内或子宫外转移灶组织中若见到绒毛或退化的绒毛阴影，则诊断为侵蚀性葡萄胎；若仅见成片滋养细胞浸润及坏死出血，未见绒毛结构者，则诊断为绒癌。

（4）X 线胸部摄片、CT、磁共振检查　肺转移发生机会最多，X 线胸片或 CT 检查或可见转移病灶，观察其动态变化对判断病情的发展变化意义重大。磁共振成像主要用于脑、肝和盆腔病灶的诊断。

（二）鉴别诊断

主要与葡萄胎残留、较大的卵巢黄素化囊肿尚未萎缩、转移病灶与原发疾病相鉴别。

◎ 要点四　西医治疗与随访

以化疗为主，手术和放疗为辅。制定治疗方案前要作出正确的临床分期和预后评分。

1. **化疗**　①常用药物：甲氨蝶呤（MTX）、放线菌素 D（Act-D）、5 氟尿嘧啶（5-FU）等。②用药原则：低危病例常用单一药物治疗，高危病例宜联合化疗。③疗效判定：在每一疗程结束后，每周测血 β-HCG，在每个疗程结束后 18 日内，血 β-HCG 下降至少 1 个对数称为有效。④毒、副反应：以造血功能障碍为主，其次为消化道反应，肝功能损害也常见。⑤停药指征：化疗需坚持到症状及体征消失，HCG 每周测定 1 次，连续 3 次正常，再巩固 1~3 个疗程方可停药。随访 5 年无复发者称为治愈。

2. **手术**　主要用于化疗的辅助治疗。常用有子宫切除、肺叶切除术等。

3. **放疗**　应用较少，主要用于肝、脑转移和肺部耐药病灶的治疗。

第二十一单元　子宫内膜异位症及子宫腺肌病

细目一　子宫内膜异位症

◎ 要点一　概念

具有活性的子宫内膜组织（腺体和间质）出现在子宫体以外部位时称为子宫内膜异位症。属于中医"痛经""癥瘕""月经不调""不孕症"等范畴。

◎ 要点二　西医病因病理

（一）病因

尚未完全阐明，目前主要有以下学说：种植学说（经血逆流、淋巴及静脉播散、医源性种植)、体腔上皮化生学说、诱导学说等，内异症的形成可能还与遗传、免疫、炎症等因素相关。

(二) 病理

基本病理变化为异位内膜随卵巢激素的变化而发生周期性出血，使周围纤维组织增生和粘连，出现紫褐色斑点或小疱，最后发展为大小不等的紫蓝色结节或包块。病变可因发生部位和程度不同而有所差异。

1. 巨检

(1) 卵巢子宫内膜异位症　最多见。卵巢常与其邻近的组织器官紧密粘连，使其固定在盆腔内。病灶分为微小病灶型和典型病灶型（又称卵巢巧克力囊肿）。

(2) 腹膜子宫内膜异位症　分为色素沉着型（紫蓝色或黑色病灶）和无色素沉着型（红色病变和白色病变）。

(3) 深部浸润型子宫内膜异位症　是指病灶浸润深度≥5mm，常见于宫骶韧带、直肠子宫陷凹、阴道穹隆、直肠阴道膈等。

(4) 其他部位的子宫内膜异位症　包括瘢痕内异症，以及其他少见的远处内异症，如肺、胸膜等部位的内异症。

2. 镜下检查　典型的异位内膜组织可见到子宫内膜腺体、内膜间质、纤维素及出血等。异位内膜极少发生恶变。

◎ 要点三　中医病因病机

本病以瘀血阻滞冲任胞宫为基本病机。常见病因病机有气滞血瘀、寒凝血瘀、瘀热互结、痰瘀互结、气虚血瘀、肾虚血瘀。

◎ 要点四　临床表现

1. 症状　因人而异，且可因病变部位不同而出现不同症状，约有25%患者无明显不适。

(1) 痛经和下腹痛　主要症状是继发性痛经进行性加剧，呈周期性。但也有表现为非周期性的慢性盆腔痛。疼痛程度与病灶大小不一定成正比。有27%～40%患者无疼痛症状。

(2) 月经失调　15%～30%患者表现为经量增多、经期延长或经前点滴出血。

(3) 不孕　发生率为40%。

(4) 性交痛　病变累及直肠子宫陷凹、宫骶韧带或因局部粘连导致子宫后倾固定，性交时宫颈受到碰撞及子宫的收缩和向上提升可引起疼痛。

(5) 其他　肠道子宫内膜异位症可出现腹痛、腹泻、便秘，甚至周期性少量便血，严重者可压迫肠腔引起肠梗阻；异位内膜侵犯泌尿系，可在经期出现尿痛、尿频，但常被痛经症状所掩盖；病灶压迫或侵犯输尿管可引起输尿管阻塞、肾盂积水。剖宫产术后的腹壁瘢痕内异症，术后有周期性腹壁瘢痕疼痛，瘢痕深处可扪及包块，且包块日渐增大，疼痛加剧。

此外，当卵巢子宫内膜异位囊肿破裂时，囊内液流入盆腹腔刺激腹膜，可引起突发性剧烈腹痛，伴恶心、呕吐和肛门坠胀。

2. 体征　较大的卵巢异位囊肿可在腹部或妇检时扪及囊性包块。囊肿破裂时可出现腹膜刺激征。典型盆腔内异症在妇检时发现子宫多后倾固定，直肠子宫陷凹、宫骶韧带或子宫后壁下段扪及触痛性结节，一侧或双侧附件区扪及囊性不活动包块。若病变累及腹壁切口及脐部等其他部位，在相应部位可触及硬韧、不活动、边界不甚清楚的触痛性结节。病变累及直肠阴道隔时可在阴道后穹隆部扪及或看到隆起的紫蓝色斑点、小结节或包块。

◎ 要点五　诊断

1. 病史　重点询问月经、妊娠、流产、分娩、家族及手术等病史。

2. 临床表现　育龄妇女有继发性、进行性加剧的痛经和不孕、性交痛或慢性盆腔痛病史，盆腔检查扪及与子宫相连的囊性包块或盆腔内有触痛性结节，即可初步诊断为子宫内膜异位症。

3. 实验室及其他检查　①影像学检查：B型超声检查、盆腔CT、MRI。②CA125值测定：血清CA125值可升高，但一般不超过100U/L。③腹腔镜检查：是目前诊断内膜异位症的最佳方法，在腹腔镜下活检即可确诊，并确定临床分期。

◎ 要点六 西医治疗

（一）药物治疗

目的为抑制卵巢功能，减少内异灶活性及粘连的形成，阻止内异症发展。

1. 非甾体类抗炎药 吲哚美辛、萘普生、布洛芬等。

2. 避孕药 常用低剂量高效孕激素和炔雌醇复合制剂。长期连续服用，造成类似妊娠的人工闭经，称为假孕疗法。每日1片，连续服用6~9个月。

3. 孕激素 通过抑制垂体促性腺激素分泌，导致内膜萎缩和闭经。可用甲羟孕酮20~30mg/d，或炔诺酮5mg/d，连续应用6个月。

4. 孕激素受体拮抗剂 米非司酮具有强抗孕激素作用，每日口服25~100mg，造成闭经使病灶萎缩。

5. 孕三烯酮 能抗雌、孕激素，降低性激素结合蛋白水平，抑制FSH、LH峰值并减少LH均值，使异位内膜萎缩、吸收。每周2~3次，每次2.5mg，连续用药6个月。

6. 促性腺激素释放激素激动剂 其作用与体内的GnRH相似，能耗尽GnRH受体，使Gn减少，出现暂时性绝经。常用药物有亮丙瑞林、戈舍瑞林、曲普瑞林。每隔28日注射一次，共3~6次或更长时间。

（二）手术治疗

目的是去除病灶，恢复正常解剖。适用于药物治疗后症状无缓解、病情加剧或生育功能未恢复者，以及较大的卵巢异位囊肿且迫切希望生育者。

1. 保留生育功能手术 适用于年轻、有生育要求的患者。手术范围为切净或破坏所见的异位内膜灶，分离粘连，保留子宫和附件。

2. 保留卵巢功能手术 切除盆腔内病灶及子宫，保留至少一侧或部分卵巢，又称半根治手术。适用于Ⅲ、Ⅳ期、症状明显且无生育要求的45岁以下患者。

3. 根治性手术 将子宫、双侧附件及盆腔内所有异位内膜病灶予以切除和清除。卵巢切除后，体内残留异位内膜灶可逐渐自行萎缩退化直至消失。适用于45岁以上重症患者。

4. 手术与药物联合治疗 术前先用药物治疗3~6个月使异位内膜灶缩小、软化，有利于手术操作和缩小手术范围。术后也可给予药物治疗3~6个月降低复发率。

◎ 要点七 中医辨证论治

1. 气滞血瘀证

证候：经前、经行小腹胀痛、拒按，甚或前后阴坠胀欲便；经血紫暗有块，块下痛减，经量或多或少，腹中积块，固定不移，胸闷乳胀，或不孕；舌紫暗或有瘀点、瘀斑，脉弦或涩。

治法：理气活血，活血祛瘀。

方药：膈下逐瘀汤。

2. 寒凝血瘀证

证候：经前或经行小腹冷痛、绞痛，拒按，得热痛减，经行量少，色紫暗，或经血淋沥不净，或月经延期，不孕，下腹结块，固定不移，形寒肢冷，面色青白；舌紫暗，苔薄白，脉沉弦或紧。

治法：温经散寒，活血祛瘀。

方药：少腹逐瘀汤。

3. 瘀热互结证

证候：经前或经期小腹疼痛，有灼热感，拒按，遇热痛增，月经先期、量多、经色深红、质黏稠夹血块，心烦口渴，溲黄便结，或不孕，性交疼痛，盆腔结节包块触痛明显；舌红有瘀点或舌暗红，苔黄，脉弦数。

治法：清热凉血，活血祛瘀。

方药：清热调血汤加红藤、薏苡仁、败酱草。

4. 痰瘀互结证

证候：下腹结块，经前、经期小腹掣痛，拒按，婚久不孕，平时形体肥胖，头晕沉重，胸闷纳呆，呕恶痰多，带下量多，色白质黏，无味；舌淡胖而紫暗，或舌边尖有瘀斑、瘀点，苔白滑或白腻，脉细。

治法：理气化痰，活血逐瘀。

方药：苍附导痰汤合桃红四物汤。

5. 气虚血瘀证

证候：经行腹痛，喜按喜温，经量或多或少，色淡质稀，婚久不孕，面色少华，神疲乏力，纳差便溏，盆腔结节包块；舌淡暗，边有齿痕，苔薄白或白腻，脉细无力或细涩。

治法：益气活血，化瘀散结。

方药：理冲汤。

6. 肾虚血瘀证

证候：经行腹痛，痛引腰骶，月经先后不定期，经量或多或少，色淡暗质稀，或有血块，不孕或易流产，头晕耳鸣，腰膝酸软，性欲减退，盆腔可及结节或包块；舌淡暗或有瘀点，苔薄白，脉沉细而涩。

治法：补肾益气，活血化瘀。

方药：归肾丸合桃红四物汤。

细目二　子宫腺肌病

◎ **要点一　概念**

当子宫内膜腺体及间质侵入子宫肌层时，称为子宫腺肌病。属中医"痛经""癥瘕""月经不调"等范畴。

◎ **要点二　西医病因病理**

（一）病因

多认为由于子宫内膜基底层缺乏黏膜下层，基底层内膜细胞侵入子宫肌层所致。可能由于遗传因素及多次妊娠和分娩时子宫壁的创伤、慢性子宫内膜炎或高水平雌孕激素使基底层子宫内膜侵入肌层为患。

（二）病理

1. 巨检　病灶有弥漫型及局限型两种。多为弥漫性生长，子宫呈均匀增大，剖面见肌层明显增厚且硬，无漩涡状结构，在肌壁中见到粗厚的肌纤维带和微囊腔，腔中偶见陈旧血液。少数病灶呈局限性生长形成结节或团块，似肌壁间肌瘤，称子宫腺肌瘤。腺肌瘤不同于肌瘤之处在于其周围无包膜存在。

2. 镜检　特征为肌层内有呈岛状分布的异位内膜腺体与间质。因异位内膜细胞属基底层内膜，对卵巢激素特别是孕激素不敏感，故异位腺体常处于增生期，偶见分泌期改变。

◎ **要点三　中医病因病机**

参见"子宫内膜异位症"。

◎ **要点四　临床表现**

主要表现为经量增多、经期延长以及进行性加剧的痛经。妇科检查时子宫呈均匀性增大或有局限性结节隆起，质硬有压痛，经期压痛尤著。

◎ **要点五　诊断**

根据临床症状与体征可作出初步诊断，B型超声和MRI、血清CA125检查有一定帮助，确诊需行组织病理学检查。

◎ **要点六　西医治疗**

1. 药物治疗　对于症状较轻、有生育要求及近绝经期患者可试用孕三烯酮、GnRH-α或左炔诺孕酮宫内缓释系统（LNG-IUS）治疗。

2. 手术治疗　年轻或希望生育的子宫腺肌病患者，可试行病灶切除术；对症状严重、无生育要求或药物治疗无效者，应行全子宫切除术。是否保留卵巢，取决于卵巢有无病变和患者年龄。

◎ **要点七　中医辨证论治**

参见"子宫内膜异位症"。

第二十二单元 子宫脱垂

要点一 概念

子宫脱垂是指子宫从正常位置沿阴道下降,宫颈外口达坐骨棘水平以下,甚至子宫全部脱出于阴道口外。相当于中医学的"阴挺""阴菌"等。

要点二 西医病因

1. **妊娠、分娩** 为主要病因。
2. **衰老** 在盆底松弛中具有重要作用。
3. **长期腹压增加** 慢性咳嗽、长期排便困难、经常超重负荷、腹部巨大肿瘤、大量腹水等均使腹内压力增加,迫使子宫下移。
4. **医源性原因**

要点三 中医病因病机

主要病机是冲任不固,带脉失约,提摄无力。常见病因病机有中气下陷、肾气亏虚和湿热下注。

要点四 临床表现及分度

(一)临床表现

1. **症状** Ⅰ度患者一般无不适。Ⅱ度以上患者常有不同程度的腰骶部疼痛或下坠感;站立过久、劳累后或腹压增加时子宫脱垂症状明显。Ⅲ度常伴有排尿排便异常。脱出在外的子宫及阴道黏膜长期与衣裤摩擦导致宫颈、阴道壁溃疡,甚至出血,继发感染时有脓血分泌物渗出。

2. **体征** 嘱病人向下屏气,增加腹压时子宫颈外口达坐骨棘水平以下或露于阴道口。子宫脱垂常伴有直肠、膀胱脱垂,阴道黏膜多增厚,宫颈肥大并延长。

(二)分度

检查时嘱患者平卧并用力向下屏气。

Ⅰ度:轻型:子宫颈外口距处女膜缘<4cm,但未达处女膜缘;重型:宫颈外口已达处女膜缘,在阴道口可见到宫颈。

Ⅱ度:轻型:子宫颈已脱出阴道口,但宫体仍在阴道内;重型:宫颈及部分宫体已脱出于阴道口。

Ⅲ度:子宫颈及宫体全部脱出至阴道口外。

要点五 诊断

1. **病史** 多有滞产、第二产程延长、难产、助产术等病史,以及长期腹压增加、体弱、营养不良、产后过早从事体力劳动等。

2. **临床表现** 子宫脱垂,常伴有不同程度的腰骶部疼痛或下坠感。重度子宫脱垂者,常伴有排尿排便异常。

要点六 西医治疗

1. **保守治疗** 子宫托适用于子宫脱垂和阴道前后壁脱垂。但重度子宫脱垂伴盆底肌明显萎缩、宫颈或阴道壁有炎症或溃疡者均不宜使用,经期停用。

2. **手术疗法** 目的是消除症状,修复盆底支持组织。

(1)曼氏手术 行阴道前后壁修补、主韧带缩短及宫颈部分切除,适用于较年轻、宫颈较长希望保留生育功能的Ⅱ、Ⅲ度子宫脱垂伴阴道前后壁脱垂患者。

(2)阴式子宫全切除及阴道前后壁修补术 适用于Ⅱ、Ⅲ度子宫脱垂伴阴道前、后壁脱垂,年龄较大无生育要求且无手术禁忌者。

(3)阴道封闭术 分阴道半封闭术和阴道全封闭术。适用于年老体弱不能耐受较大手术、不需保留性交功能者。

(4)盆底重建手术 可经阴道、经腹腔镜或经腹完成。

要点七 中医辨证论治

以益气升提,补肾固脱为主要治法。

1. **中气下陷证**

证候:阴中有物突出,劳则加剧,小腹下

坠，神倦乏力，少气懒言，或面色无华；舌淡，苔薄，脉缓弱。

治法：补益中气，升阳举陷。

方药：补中益气汤加枳壳。

2. 肾气亏虚证

证候：阴中有物脱出，久脱不复，腰酸腿软，头晕耳鸣，小便频数或不利，小腹下坠；舌质淡，苔薄，脉沉弱。

治法：补肾固脱，益气升提。

方药：大补元煎加黄芪、升麻、枳壳。

3. 湿热下注证

证候：阴中有物脱出，表面红肿疼痛，甚或溃烂流液，色黄气秽；舌质红，苔黄腻，脉弦数。

治法：清热利湿。

方药：龙胆泻肝汤合五味消毒饮。

第二十三单元 不孕症

◎ 要点一 概念、分类

不孕症是指女性无避孕性生活至少12个月而未孕。分为原发性和继发性两类，其中既往从未有过妊娠史，无避孕且从未妊娠者称为原发性不孕；后者指既往有过妊娠史，而后无避孕连续12个月未妊娠者。我国不孕症发病率为7%~10%。原发性不孕相当于中医学"全不产""绝产""绝嗣""绝子"等，继发性不孕为"断绪"。

◎ 要点二 西医病因

不孕症病因有女方因素、男方因素或不明原因等。女方因素占60%~70%，男方因素占10%~30%，不明原因占10%~20%。在女性不孕中，盆腔因素约占35%，排卵障碍占25%~35%。

◎ 要点三 中医病因病机

（一）检查

常见病因病机有肾虚（肾气虚、肾阳虚、肾阴虚）、肝气郁结、痰湿壅阻、瘀滞胞宫、湿热内蕴。

◎ 要点四 检查与诊断

（一）检查

1. 病史 包括盆腹腔病变、手术史；月经史、婚姻状态及性生活情况、孕产史；既往有无生殖道感染病史以及家族中有无出生缺陷及流产史。

2. 临床表现 可伴有与病因相关的症状。

3. 体格检查 检查体格发育及营养状况、BMI，注意有无雄激素过多体征，如多毛、痤疮及黑棘皮征等。

4. 妇科检查

5. 女性不孕特殊检查

（1）卵巢功能检查 包括超声检查、基础激素水平测定、基础体温（BBT）测定。

1）超声检查：推荐使用经阴道超声，可监测优势卵泡发育、子宫内膜并诊断盆腔占位。

2）基础激素水平测定：于周期第2~4天测定性激素六项，可反映卵巢的储备功能和基础状态，并诊断多囊卵巢综合征等排卵障碍。

3）基础体温测定：周期性连续的基础体温测定可以大致反映排卵和黄体功能。

（2）输卵管通畅检查 子宫输卵管X线造影或子宫输卵管超声造影。

（3）宫腔镜检查 了解宫腔及输卵管开口情况。

（4）腹腔镜检查 直视下观察子宫、附件及其盆腔情况。

（5）其他 染色体检查；免疫试验；CT或MRI检查。

（二）诊断

1. 病史 注意结婚年龄，健康状况，性生活情况，月经史、分娩史及流产史等。注意有无生殖器感染，是否采取避孕措施，有无结核史、内分泌病变史以及腹部手术史。

2. 临床表现 育龄妇女，夫妇同居1年，配偶生殖功能正常，未采取避孕措施而未曾妊娠。

◎ 要点五 西医治疗

（一）纠正盆腔器质性病变

1. 输卵管性不孕的治疗 对输卵管阻塞或粘连，可行腹腔镜下输卵管造口术、整形术、吻合术等。经治疗失败可接受辅助生殖技术助孕。

2. 卵巢肿瘤 性质不明的卵巢肿瘤应尽量于不孕症治疗前确诊，必要时手术探查。

3. 子宫病变 子宫内膜息肉、宫腔粘连等如果影响宫腔环境，可行宫腔镜手术。

4. 子宫内膜异位症 应进行腹腔镜的诊断和治疗，对于复发性内异症、卵巢功能明显减退的患者慎重手术。

5. 生殖系统畸形及结核 对因治疗。

6. 免疫性不孕 避免抗原刺激，应用免疫抑制剂。

（二）诱导排卵

1. 氯米芬 首选促排卵药，适用于体内有一定雌激素水平者和下丘脑-垂体轴反馈机制健全者。

2. 来曲唑 可抑制雄激素向雌激素的转化，减低雌激素水平。

3. 尿促性素 用于氯米芬抵抗和无效患者。

4. 卵泡刺激素 用于 HMG 治疗失败者。

5. 促性腺激素释放激素 应用 GnRH-α 200~500μg 皮下注射 2~4 周，可以降低 PCOS 患者的 LH 和雄激素水平，再用 HMG、FSH 或 GnRH 脉冲治疗，可提高排卵率和妊娠率，降低 OHSS 和流产率。

6. 溴隐亭 适用于无排卵伴有高催乳激素血症者。

（三）不明原因不孕的治疗

目前尚无肯定有效的治疗方法和疗效指标。对卵巢功能减退和年龄>30岁的夫妇，一般慎重选择期待，可行宫腔内丈夫精液人工授精治疗。

（四）辅助生殖技术

包括人工受精、体外受精-胚胎移植及其衍生技术等。

◎ 要点六 中医辨证论治

1. 肾虚证

（1）肾气虚弱证

证候：婚久不孕，月经不调或停闭，经量或多或少，色暗；头晕耳鸣，腰膝酸软，精神疲倦，小便清长；舌淡，苔薄，脉沉细尺弱。

治法：补肾益气，温养冲任。

方药：毓麟珠。

（2）肾阴虚证

证候：婚久不孕，月经先期量少或量多，色红无块，形体消瘦，腰酸，头目眩晕，耳鸣，五心烦热；舌红苔少，脉细数。

治法：滋阴养血，调冲益精。

方药：养精种玉汤合清骨滋肾汤。

（3）肾阳虚证

证候：婚久不孕，月经后期量少，色淡或见月经稀发甚则闭经。面色晦暗，腰酸腿软，性欲淡漠，大便不实，小便清长；舌淡，苔白，脉沉细。

治法：温肾益气，调补冲任。

方药：温肾丸。

2. 肝气郁结证

证候：婚久不孕，经前乳房、小腹胀痛，月经周期先后不定，经血夹块，情志抑郁或急躁易怒，胸胁胀满；舌质暗红，脉弦。

治法：疏肝解郁，养血理脾。

方药：开郁种玉汤。

3. 痰湿壅阻证

证候：婚久不孕，经行后期，量少或闭经，

带下量多质稠，形体肥胖，头晕，心悸，胸闷呕恶；苔白腻，脉滑。

治法：燥湿化痰，调理冲任。

方药：启宫丸。

4. 瘀滞胞宫证

证候：婚久不孕，月经后期，经量多少不一，色紫夹块，经行不畅，小腹疼痛拒按，或腰骶疼痛；舌暗或紫，脉涩。

治法：活血化瘀，调理冲任。

方药：少腹逐瘀汤。

5. 湿热内蕴证

证候：继发不孕，月经先期，经期延长，淋沥不断，赤白带下，腰骶酸痛，少腹坠痛，或低热起伏；舌红，苔黄腻，脉弦数。

治法：清热除湿，活血调经。

方药：仙方活命饮加红藤、败酱草、车前子、薏苡仁。

第二十四单元 计划生育

细目一 避孕

◎ 要点一 概念

避孕是指采用科学方法使妇女暂时不受孕。

◎ 要点二 临床常用避孕方法

有宫内节育器、激素避孕及其他避孕方法。

◎ 要点三 放置宫内节育器的适应证、禁忌证及并发症

1. **适应证** 已婚育龄妇女自愿要求以IUD避孕而无禁忌证者。

2. **禁忌证** ①妊娠或妊娠可疑。②生殖道急性炎症。③人工流产出血多，怀疑有妊娠组织物残留或感染可能；中期妊娠引产、分娩或剖宫产胎盘娩出后，子宫收缩不良有出血或潜在感染可能。④生殖器肿瘤。⑤生殖器畸形如纵隔子宫、双子宫等。⑥宫颈内口过松、重度陈旧性宫颈裂伤或子宫脱垂。⑦严重的全身性疾病。⑧宫腔<5.5cm或>9.0cm（除外足月分娩后、大月份引产后或放置含铜无支架宫内节育器）。⑨近3个月内有月经失调、阴道不规则流血。⑩有铜过敏史。

3. **并发症**

（1）子宫穿孔、节育器异位。

（2）节育器嵌顿或断裂。

（3）节育器下移或脱落。

（4）带器妊娠。

细目二 人工流产

◎ 要点一 概念

人工流产指采用药物或手术方法终止妊娠。

◎ 要点二 药物流产

药物流产是应用药物终止早期妊娠的方法，目前临床常用米非司酮配伍米索前列醇。米非司酮具有抗孕酮特性，同时释放内源性前列腺素，促进子宫收缩及宫颈软化。米索前列醇有兴奋子宫和宫颈软化作用。

1. **适应证** ①正常宫内妊娠，孕龄7周以内，自愿要求药物终止妊娠年龄<40岁的健康育龄妇女。②高危手术流产对象，如瘢痕子宫、多次人工流产及严重骨盆畸形等。③对手术流产有恐惧或顾虑心理者。

2. **禁忌证** ①有使用米非司酮的禁忌证：肾上腺疾患、糖尿病及其他内分泌疾病、肝肾功

能异常、妊娠期皮肤瘙痒史、血液病和血栓性疾患、与甾体激素有关的肿瘤。②有使用米索前列醇的禁忌证：心血管系统疾病、青光眼、胃肠功能紊乱、高血压、哮喘、癫痫、贫血。③其他：过敏体质、带器妊娠、宫外孕或可疑宫外孕、妊娠剧吐、长期服用抗结核、抗癫痫、抗抑郁、抗前列腺素药物等。

◎ 要点三　手术流产

手术流产指采用手术方法终止妊娠，包括负压吸引术与钳刮术。

（一）负压吸引术

1. 适应证　①妊娠10周内要求终止妊娠而无禁忌证者。②妊娠10周内因某种疾病而不宜继续妊娠者。

2. 禁忌证　①生殖器官炎症。②各种疾病的急性期或严重的全身性疾病不能耐受手术者。③术前两次体温高于37.5℃者。

（二）钳刮术

1. 适应证　妊娠10～14周内要求终止妊娠而无禁忌证者，或因某种疾病而不宜继续妊娠或其他流产方法失败者。

2. 禁忌证　同负压吸引术。

细目三　节育措施常见不良反应的中医药治疗

◎ 要点一　月经异常

1. 肝郁血瘀证

证候：宫内置环后出现经量多于既往月经量或行经时间延长，经色暗红，有血块或经行不畅，胸胁、乳房胀痛，嗳气口苦；舌暗红，苔薄，脉弦涩。

治法：理气化瘀止血。

方药：四草止血方。

2. 阴虚血瘀证

证候：宫内置环后出现经量多于既往月经量或行经时间延长，经色暗红，有血块或经行不畅，潮热颧红，咽干口燥，手足心热；舌红，苔少，脉细数。

治法：养阴清热，化瘀止血。

方药：二至丸加生地、炒蒲黄、茜草、山茱萸。

3. 气虚血瘀证

证候：宫内置环后出现经量多于既往月经量或行经时间延长，经色淡暗，有血块或经行不畅，神疲体倦，面色㿠白，气短懒言，小腹空坠；舌淡，苔薄，脉缓弱。

治法：益气化瘀止血。

方药：举元煎合失笑散加血余炭、茜草。

4. 瘀热互结证

证候：宫内置环后出现经量多于既往月经量或行经时间延长，经色暗红，有血块或经行不畅，心烦口渴，或伴发热，溲赤便结；舌红，苔薄，脉弦数。

治法：清热凉血，化瘀止血。

方药：清经散去黄柏，熟地黄改为生地黄，加茜草、三七、地榆炭。

◎ 要点二　流产术后出血

1. 瘀阻胞宫证

证候：出血量时多时少，或淋沥不净，色紫暗，有血块，小腹阵发性疼痛，腰骶酸胀；舌紫暗，脉细涩。

治法：活血化瘀，固冲止血。

方药：生化汤加益母草、炒蒲黄。

2. 气血两虚证

证候：出血量多，或淋沥不净，色淡红或稍暗，小腹坠胀，或伴腰酸下坠，神疲乏力，纳食欠佳，夜寐欠佳；舌淡红，脉细无力。

治法：益气养血，固冲止血。

方药：八珍汤加炙黄芪、海螵蛸。

3. 湿热蕴滞证

证候：出血量时多时少，色紫暗如败酱，质黏腻，有臭气，小腹作痛，腰酸下坠，纳呆口腻，小便黄；舌红或有紫点，苔黄腻，脉细数。

治法：清利湿热，化瘀止血。

方药：固经丸加马齿苋、薏苡仁、仙鹤草。

细目四　输卵管绝育术

◎ 要点一　适应证与禁忌证

（一）开腹输卵管结扎术

1. **适应证**　①已婚妇女，夫妇双方自愿绝育者。②由于疾病因素，不宜生育者。

2. **禁忌证**　①24小时内体温2次≥37.5℃。②全身情况不佳不能耐受手术者。③严重的神经官能症。④各种疾病急性期、盆腔炎性疾病、腹壁皮肤感染等。

（二）经腹腔镜输卵管绝育术

1. **适应证**　同上。

2. **禁忌证**　主要为腹腔粘连、心肺功能不全、膈疝等，余同开腹输卵管结扎术。

◎ 要点二　并发症

1. 出血或血肿。

2. 感染。

3. 脏器损伤　包括膀胱损伤、肠管损伤、输卵管系膜撕裂与血肿。

4. 输卵管再通　其发生与手术时期、结扎方法本身缺陷以及术者的技术误差有关。

细目五　计划生育措施的选择

◎ 要点一　新婚期

多采用口服短效避孕药、避孕套或女性外用避孕药。一般不选用宫内节育器。

◎ 要点二　哺乳期

多采取避孕套、IUD，不宜选用药物避孕。

◎ 要点三　生育后期

各种避孕方法均适用，无生育要求者最好行绝育术。

◎ 要点四　绝经过渡期

可选用避孕套，亦可选用IUD。

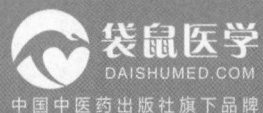

国家中医药管理局直属单位——中国中医药出版社旗下医学培训品牌

专业权威　　顶级师资　　科学教研　　贴心服务

医考关键节点班型推荐——科学规划，省心省力

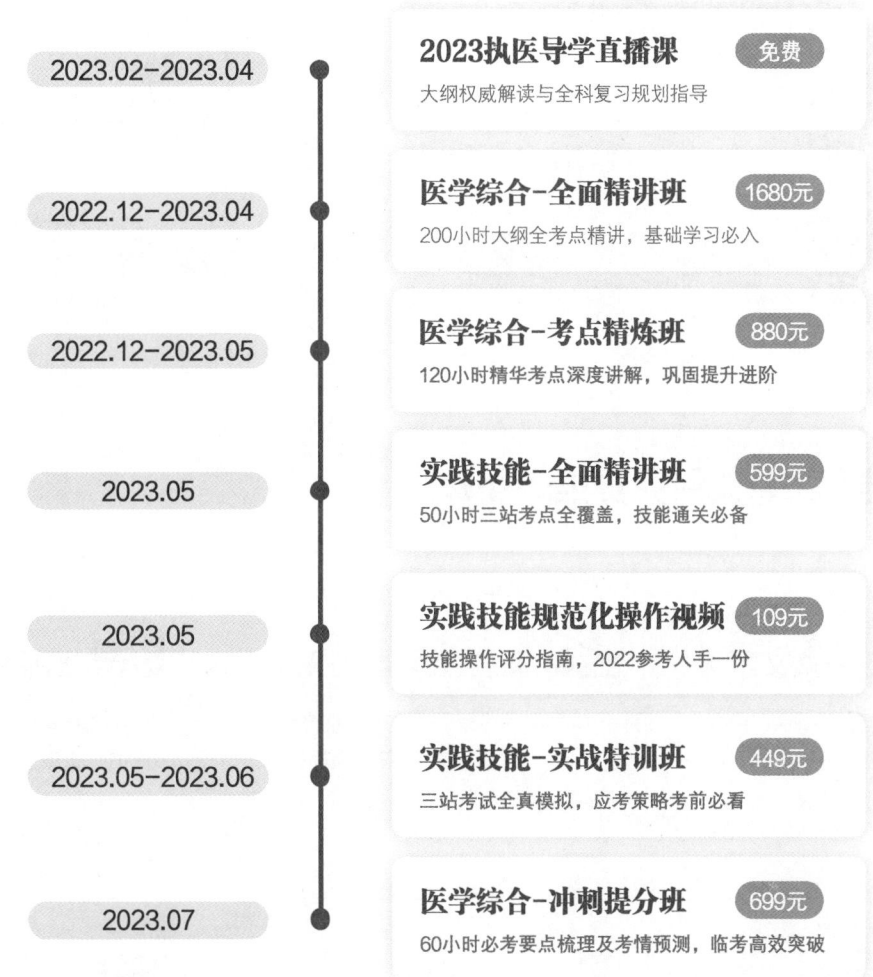

专业讲师团队，顶级师资配置

袋鼠医学课程主讲老师均来自北京中医药大学、南京中医药大学等知名院校，其中90%以上为博士，且多年深耕医师资格考试培训领域，能够精准把握医考动态，紧扣最新大纲、高效授课。

更多医考资讯获取请前往
袋鼠医学APP

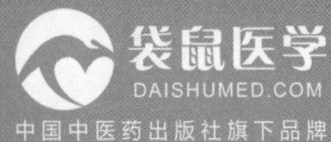

中国中医药出版社旗下品牌

执医考试、中医考研、权威题库、大咖直播、大家私塾等海量资源，尽在袋鼠医学APP

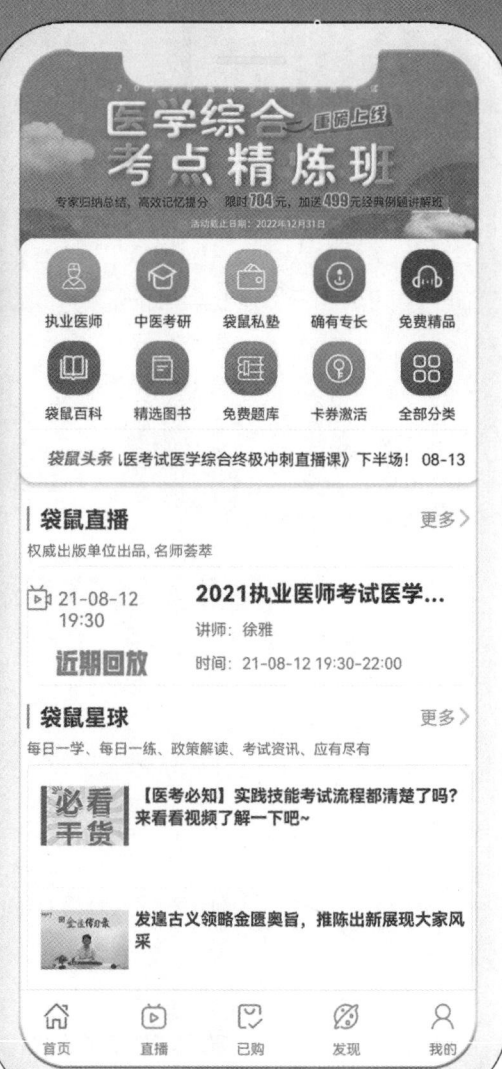

下载"袋鼠医学APP"

体验学习的乐趣

袋鼠医学APP功能介绍

 袋鼠星球 干货文章

万级流量执医笔记、医考政策解读、精准医考资讯、权威备考干货，一键获取

 离线看课 学习无忧

视频支持离线下载，支持不同清晰度和多倍速播放，方便多场景学习；课程更新、学习进度实时获取

 直播课堂 面授体验

手机看直播，与名师面对面答疑解惑；直播预约、直播回放，精彩内容不错过

 专业题库 权威解析

全科题库、匹配大纲考点，多情境、多模式、多功能，满足各阶段复习需求

 电子讲义 方便快捷

电子资料随时查看，关键词查找，信息获取快人一步

 课程购买 一步到位

限时福利、免费试看、课程详情，课程轻松购

中西医结合执业医师资格考试
医学综合指导用书

(下册)

国家中医药管理局中医师资格认证中心
中医类别医师资格考试专家委员会 编写

中国中医药出版社
·北京·

图书在版编目（CIP）数据

中西医结合执业医师资格考试医学综合指导用书：全三册/国家中医药管理局中医师资格认证中心中医类别医师资格考试专家委员会编写．—北京：中国中医药出版社，2022.12
ISBN 978-7-5132-7897-3

Ⅰ.①中…　Ⅱ.①国…　Ⅲ.①中西医结合-资格考试-自学参考资料　Ⅳ.①R2-031

中国版本图书馆 CIP 数据核字（2022）第 207529 号

中国中医药出版社出版

北京经济技术开发区科创十三街 31 号院二区 8 号楼
邮政编码　100176
传真　010-64405721
河北品睿印刷有限公司印刷
各地新华书店经销

开本 889×1194　1/16　印张 95.5　字数 2432 千字
2022 年 12 月第 1 版　2022 年 12 月第 1 次印刷
书号　ISBN 978-7-5132-7897-3

定价　478.00 元（上、中、下册）
网址　www.cptcm.com

服 务 热 线　010-64405510
购 书 热 线　010-89535836
维 权 打 假　010-64405753

微信服务号　zgzyycbs
微商城网址　https://kdt.im/LIdUGr
官方微博　http://e.weibo.com/cptcm
天猫旗舰店网址　https://zgzyycbs.tmall.com

如有印装质量问题请与本社出版部联系（010-64405510）
版权专有　侵权必究

目 录
(下册)

中西医结合儿科学

第一单元	儿科学基础	915
细目一	小儿年龄分期与生长发育	915
细目二	小儿生理特点、病理特点	918
细目三	小儿喂养与保健	919
细目四	小儿诊法概要	920
细目五	儿科辨证的意义	923
细目六	儿科治疗概要	923
细目七	小儿体液平衡的特点和液体疗法	925
第二单元	新生儿疾病	926
细目一	新生儿黄疸	926
细目二	新生儿寒冷损伤综合征	929
第三单元	呼吸系统疾病	930
细目一	急性上呼吸道感染	930
细目二	肺炎	932
细目三	支气管哮喘	934
细目四	反复呼吸道感染	936
第四单元	循环系统疾病	938
细目	病毒性心肌炎	938
第五单元	消化系统疾病	939
细目一	鹅口疮	939
细目二	疱疹性口炎	940
细目三	胃炎	940
细目四	小儿腹泻病	942
第六单元	泌尿系统疾病	945
细目一	急性肾小球肾炎	945
细目二	肾病综合征	948
第七单元	神经系统疾病	951
细目一	癫痫	951
细目二	病毒性脑炎	952
第八单元	小儿常见心理障碍	954
细目一	注意力缺陷多动障碍	954
细目二	抽动障碍	955
第九单元	造血系统疾病	957
细目一	营养性缺铁性贫血	957
细目二	免疫性血小板减少症	959
第十单元	内分泌疾病	961
细目一	儿童期糖尿病	961
细目二	性早熟	962
第十一单元	免疫系统疾病	963
细目一	风湿热	963
细目二	过敏性紫癜	966
细目三	皮肤黏膜淋巴结综合征	968
第十二单元	营养性疾病	970
细目一	小儿肥胖症	970
细目二	蛋白质-能量营养不良	971
细目三	维生素D缺乏性佝偻病	973
细目四	维生素D缺乏性手足搐搦症	975
第十三单元	感染性疾病	977
细目一	麻疹	977
细目二	风疹	978
细目三	幼儿急疹	979
细目四	猩红热	980
细目五	水痘	982
细目六	手足口病	982
细目七	流行性腮腺炎	984
细目八	中毒型细菌性痢疾	985
细目九	传染性单核细胞增多症	987

第十四单元 寄生虫病 ……………… 988	细目二 腹痛 …………………… 994
细目一 蛔虫病 …………………… 988	细目三 厌食 …………………… 994
细目二 蛲虫病 …………………… 988	细目四 积滞 …………………… 996
第十五单元 小儿危重症的处理 ……… 989	细目五 便秘 …………………… 996
细目一 心搏呼吸骤停与心肺复苏术 … 989	细目六 尿血 …………………… 997
细目二 脓毒性休克 ……………… 992	细目七 急惊风 ………………… 998
第十六单元 中医相关病证 …………… 993	细目八 遗尿 …………………… 1000
细目一 慢性咳嗽 ………………… 993	细目九 汗证 …………………… 1000

针 灸 学

第一单元 经络系统 …………………… 1002	第二十二单元 毫针刺法 ……………… 1028
细目一 经络系统的组成 ………… 1002	细目一 针刺准备 ………………… 1028
细目二 十二经脉 ………………… 1002	细目二 进针方法 ………………… 1028
细目三 奇经八脉 ………………… 1004	细目三 针刺的方向、角度和深度 … 1029
细目四 十五络脉 ………………… 1004	细目四 行针手法 ………………… 1029
细目五 十二经筋 ………………… 1004	细目五 得气 …………………… 1030
第二单元 经络学说的临床应用 ……… 1005	细目六 针刺补泻 ………………… 1030
第三单元 腧穴的分类 ………………… 1005	细目七 针刺异常情况 …………… 1031
第四单元 腧穴的主治特点和规律 …… 1006	细目八 针刺注意事项 …………… 1033
细目一 主治特点 ………………… 1006	第二十三单元 灸法 …………………… 1034
细目二 主治规律 ………………… 1006	细目一 灸法的作用 ……………… 1034
第五单元 特定穴 ……………………… 1007	细目二 灸法的种类 ……………… 1035
第六单元 腧穴的定位方法 …………… 1010	细目三 灸法的注意事项 ………… 1036
第七单元 手太阴肺经、腧穴 ………… 1012	第二十四单元 拔罐法 ………………… 1037
第八单元 手阳明大肠经、腧穴 ……… 1013	第二十五单元 其他针法 ……………… 1038
第九单元 足阳明胃经、腧穴 ………… 1014	第二十六单元 针灸治疗总论 ………… 1039
第十单元 足太阴脾经、腧穴 ………… 1015	细目一 针灸治疗原则 …………… 1039
第十一单元 手少阴心经、腧穴 ……… 1016	细目二 针灸治疗作用 …………… 1041
第十二单元 手太阳小肠经、腧穴 …… 1017	细目三 针灸处方 ………………… 1042
第十三单元 足太阳膀胱经、腧穴 …… 1018	第二十七单元 内科病证的针灸治疗 … 1043
第十四单元 足少阴肾经、腧穴 ……… 1020	细目一 头痛 …………………… 1043
第十五单元 手厥阴心包经、腧穴 …… 1021	细目二 面痛 …………………… 1044
第十六单元 手少阳三焦经、腧穴 …… 1021	细目三 腰痛 …………………… 1045
第十七单元 足少阳胆经、腧穴 ……… 1022	细目四 痹证 …………………… 1045
第十八单元 足厥阴肝经、腧穴 ……… 1024	细目五 坐骨神经痛 ……………… 1046
第十九单元 督脉、腧穴 ……………… 1024	细目六 中风 …………………… 1046
第二十单元 任脉、腧穴 ……………… 1025	细目七 眩晕 …………………… 1047
第二十一单元 奇穴 …………………… 1027	细目八 面瘫 …………………… 1048

| 细目九 不寐 … 1049
| 细目十 感冒 … 1049
| 细目十一 哮喘 … 1050
| 细目十二 呕吐 … 1051
| 细目十三 胃痛 … 1051
| 细目十四 便秘 … 1052
第二十八单元 妇儿科病证的针灸治疗 … 1052
| 细目一 月经不调 … 1052
| 细目二 痛经 … 1053
| 细目三 崩漏 … 1054
| 细目四 绝经前后诸证 … 1055
| 细目五 遗尿 … 1055
第二十九单元 皮外伤科病证的针灸治疗 … 1056
| 细目一 瘾疹 … 1056
| 细目二 蛇串疮 … 1056
| 细目三 颈椎病 … 1057
| 细目四 落枕 … 1057
| 细目五 漏肩风 … 1058
| 细目六 扭伤 … 1058
第三十单元 五官科病证的针灸治疗 … 1059
| 细目一 目赤肿痛 … 1059
| 细目二 耳鸣耳聋 … 1060
| 细目三 牙痛 … 1060
| 细目四 咽喉肿痛 … 1061
第三十一单元 急症及其他病证的针灸治疗 … 1062
| 细目一 晕厥 … 1062
| 细目二 内脏绞痛 … 1062

西医综合

诊断学基础

第一单元 症状学 … 1067
| 细目一 发热 … 1067
| 细目二 头痛 … 1069
| 细目三 胸痛 … 1069
| 细目四 腹痛 … 1070
| 细目五 咳嗽与咳痰 … 1072
| 细目六 咯血 … 1072
| 细目七 呼吸困难 … 1073
| 细目八 水肿 … 1075
| 细目九 恶心与呕吐 … 1076
| 细目十 呕血与黑便 … 1077
| 细目十一 黄疸 … 1077
| 细目十二 抽搐 … 1079
| 细目十三 意识障碍 … 1079
第二单元 问诊 … 1081
第三单元 检体诊断 … 1082
| 细目一 基本检查法 … 1082
| 细目二 全身状态检查及临床意义 … 1083
| 细目三 皮肤检查及临床意义 … 1087
| 细目四 淋巴结检查 … 1088
| 细目五 头部检查 … 1089
| 细目六 颈部检查 … 1092
| 细目七 胸壁及胸廓检查 … 1092
| 细目八 肺和胸膜检查 … 1094
| 细目九 心脏、血管检查 … 1097
| 细目十 腹部检查 … 1103
| 细目十一 肛门、直肠检查及临床意义 … 1108
| 细目十二 脊柱与四肢检查及临床意义 … 1108
| 细目十三 神经系统检查及临床意义 … 1109
第四单元 实验室诊断 … 1112
| 细目一 血液的一般检查及临床意义 … 1112
| 细目二 血栓与止血检查 … 1115
| 细目三 骨髓检查 … 1116
| 细目四 肝脏病实验室检查 … 1117

细目五　肾功能检查……………… 1121
　　细目六　常用生化检查……………… 1123
　　细目七　酶学检查…………………… 1126
　　细目八　免疫学检查………………… 1128
　　细目九　尿液检查…………………… 1131
　　细目十　粪便检查…………………… 1133
　　细目十一　痰液检查………………… 1134
　　细目十二　浆膜腔穿刺液检查……… 1134
　　细目十三　脑脊液检查……………… 1135
　第五单元　心电图诊断………………… 1136
　　细目一　心电图基本知识…………… 1136
　　细目二　心电图测量，正常心电图及
　　　　　　临床意义…………………… 1137
　　细目三　常见异常心电图及临床意义… 1139
　第六单元　影像诊断…………………… 1142
　　细目一　超声诊断…………………… 1142
　　细目二　放射诊断…………………… 1143
　　细目三　放射性核素诊断…………… 1151
　第七单元　病历与诊断方法…………… 1152

药　理　学

第一单元　药物作用的基本规律………… 1155
　细目一　药物效应动力学……………… 1155
　细目二　药物代谢动力学……………… 1158
　细目三　影响药物效应的因素………… 1162
第二单元　拟胆碱药……………………… 1164
　细目一　M受体兴奋药………………… 1164
　细目二　抗胆碱酯酶药………………… 1165
第三单元　有机磷酸酯类中毒与胆碱酯酶
　　　　　复活药………………………… 1165
　细目　有机磷酸酯类中毒与胆碱酯酶
　　　　复活药…………………………… 1165
第四单元　抗胆碱药……………………… 1167
　细目一　阿托品类生物碱……………… 1167
　细目二　阿托品的人工合成代用品…… 1168
第五单元　拟肾上腺素药………………… 1169
　细目一　去甲肾上腺素、间羟胺……… 1169
　细目二　肾上腺素……………………… 1170
　细目三　异丙肾上腺素………………… 1171
　细目四　多巴胺………………………… 1172
第六单元　抗肾上腺素药………………… 1172
　细目一　α受体阻滞药………………… 1172
　细目二　β受体阻滞药………………… 1173
第七单元　镇静催眠药…………………… 1174
　细目　苯二氮䓬类……………………… 1174
第八单元　抗癫痫药……………………… 1175
　细目　抗癫痫药………………………… 1175
第九单元　抗精神失常药………………… 1176
　细目一　抗精神分裂症药……………… 1176
　细目二　抗抑郁症药…………………… 1177
第十单元　抗中枢神经系统退行性疾病药
　　　　　………………………………… 1178
　细目一　抗帕金森病药………………… 1178
　细目二　治疗阿尔茨海默病药………… 1178
第十一单元　镇痛药……………………… 1179
　细目一　吗啡…………………………… 1179
　细目二　人工合成镇痛药……………… 1180
第十二单元　解热镇痛药………………… 1181
　细目一　阿司匹林……………………… 1181
　细目二　其他解热镇痛药……………… 1182
第十三单元　抗组胺药…………………… 1182
　细目一　H_1受体阻滞药……………… 1182
　细目二　H_2受体阻滞药……………… 1183
第十四单元　利尿药、脱水药…………… 1183
　细目一　利尿药………………………… 1183
　细目二　脱水药………………………… 1185
第十五单元　抗高血压药………………… 1186
　细目一　利尿降压药…………………… 1186
　细目二　肾素-血管紧张素系统抑制药
　　　　　………………………………… 1186
　细目三　β受体阻滞药………………… 1187
　细目四　钙通道阻滞药………………… 1187
　细目五　$α_1$受体阻滞药……………… 1188

目 录

细目六 交感神经末梢阻滞药 ………… 1188
细目七 中枢降压药 ………………………… 1188
细目八 血管扩张药 ………………………… 1189
细目九 抗高血压药物的合理应用 …… 1189
第十六单元 抗心律失常药 ………………… 1189
  细目 抗心律失常药 …………………… 1189
第十七单元 抗慢性心功能不全药 ……… 1192
  细目一 强心苷类 …………………………… 1192
  细目二 减负荷药 …………………………… 1194
  细目三 血管紧张素转化酶抑制药（ACEI）
        和血管紧张素Ⅱ受体（AT₁）
        阻滞药 …………………………………… 1194
  细目四 β受体阻滞剂 ……………………… 1194
第十八单元 抗心绞痛药 ……………………… 1195
  细目一 硝酸酯类 …………………………… 1195
  细目二 β受体阻滞药 ……………………… 1196
  细目三 钙通道阻滞药 …………………… 1196
第十九单元 血液系统药 ……………………… 1197
  细目一 抗贫血药 …………………………… 1197
  细目二 止血药 ……………………………… 1198
  细目三 抗凝血药 …………………………… 1199
  细目四 纤维蛋白溶解药 ………………… 1200
  细目五 抗血小板药 ………………………… 1200
第二十单元 消化系统药 ……………………… 1201
  细目一 抗消化性溃疡药 ………………… 1201
  细目二 止吐药与胃肠推动药 …………… 1203
第二十一单元 呼吸系统药 …………………… 1204
  细目一 镇咳药 ……………………………… 1204
  细目二 祛痰药 ……………………………… 1205
  细目三 平喘药 ……………………………… 1206

第二十二单元 糖皮质激素 …………………… 1207
  细目 糖皮质激素 …………………………… 1207
第二十三单元 抗甲状腺药 …………………… 1211
  细目 抗甲状腺药 …………………………… 1211
第二十四单元 降血糖药 ……………………… 1212
  细目一 降血糖药的分类 ………………… 1212
  细目二 胰岛素 ……………………………… 1212
  细目三 口服降血糖药 …………………… 1213
第二十五单元 合成抗菌药 …………………… 1215
  细目一 氟喹诺酮类药物 ………………… 1215
  细目二 磺胺类药物 ………………………… 1215
  细目三 甲氧苄啶（TMP）………………… 1216
  细目四 硝咪唑类 …………………………… 1216
  细目五 硝基呋喃类 ………………………… 1216
第二十六单元 抗生素 ………………………… 1217
  细目一 青霉素类 …………………………… 1217
  细目二 头孢菌素类 ………………………… 1218
  细目三 大环内酯类 ………………………… 1219
  细目四 林可霉素类 ………………………… 1219
  细目五 氨基糖苷类 ………………………… 1219
  细目六 四环素类及氯霉素 ……………… 1220
第二十七单元 抗真菌药与抗病毒药 …… 1221
  细目一 抗真菌药 …………………………… 1221
  细目二 抗病毒药 …………………………… 1221
第二十八单元 抗菌药物的耐药性 ……… 1222
  细目 抗菌药物的耐药性 ………………… 1222
第二十九单元 抗结核病药 …………………… 1223
  细目 抗结核病药 …………………………… 1223
第三十单元 抗恶性肿瘤药 …………………… 1225
  细目 抗恶性肿瘤药 ………………………… 1225

传染病学

第一单元 传染病学总论 …………………… 1227
  细目一 感染与免疫 ………………………… 1227
  细目二 传染病的流行过程 ……………… 1230
  细目三 传染病的特征 …………………… 1232
  细目四 传染病的诊断 …………………… 1234
  细目五 传染病的治疗 …………………… 1235

  细目六 传染病的预防 …………………… 1237
第二单元 病毒感染 …………………………… 1238
  细目一 病毒性肝炎 ………………………… 1238
  细目二 流行性感冒 ………………………… 1254
  细目三 人感染高致病性禽流感 ……… 1257
  细目四 艾滋病 ……………………………… 1260

细目五	流行性出血热	1264
细目六	狂犬病	1269
细目七	流行性乙型脑炎	1272
第三单元	细菌感染	1277
细目一	流行性脑脊髓膜炎	1277
细目二	伤寒	1281
细目三	细菌性痢疾	1286
细目四	霍乱	1291
细目五	结核病	1296
细目六	布鲁菌病	1301
第四单元	消毒与隔离	1304
细目一	消毒	1304
细目二	隔离	1307
细目三	医院感染	1308

医学人文

医学伦理学

第一单元	医学伦理学与医学目的、医学模式	1315
细目一	医学伦理学	1315
细目二	医学目的、医学模式	1315
第二单元	中国医学的道德传统	1316
细目一	中国古代医学家的道德境界	1316
细目二	中国现代医学家的道德境界	1317
细目三	中国当代医学家的道德境界	1317
第三单元	医学伦理学的理论基础	1318
细目一	生命论	1318
细目二	人道论	1318
细目三	美德论	1318
细目四	功利论	1319
细目五	道义论	1319
第四单元	医学道德的规范体系	1319
细目一	医学道德原则	1319
细目二	医学道德规范	1319
细目三	医学道德范畴	1320
第五单元	处理与患者关系的道德要求	1321
细目一	医患关系的特点	1321
细目二	与患者沟通的道德要求	1321
第六单元	处理医务人员之间关系的道德要求	1322
细目一	正确处理医务人员之间关系的意义	1322
细目二	正确处理医务人员之间关系的道德原则	1322
第七单元	临床诊疗的道德要求	1323
细目一	临床诊疗的道德原则	1323
细目二	临床诊断的道德要求	1323
细目三	临床治疗的道德要求	1323
细目四	新技术临床应用的道德要求	1324
第八单元	医学研究的道德要求	1325
细目一	医学科研工作的基本道德要求	1325
细目二	人体试验的道德要求	1325
第九单元	医学道德的评价与良好医德的养成	1326
细目一	医学道德评价	1326
细目二	医学道德教育	1326
细目三	医学道德修养	1327
第十单元	医学伦理学文献	1327
细目一	国外文献	1327
细目二	国内文献	1328

卫生法规

第一单元	卫生法概述	1329
细目一	卫生法的概念和渊源	1329
细目二	卫生法的基本原则和作用	1330
第二单元	卫生法律责任	1330

细目一	卫生民事责任	1330
细目二	卫生行政责任	1331
细目三	卫生刑事责任	1331

第三单元 《中华人民共和国医师法》 1332
- 细目一 医师的概念及职责 1332
- 细目二 医师资格考试制度 1332
- 细目三 医师执业注册制度 1332
- 细目四 医师的权利、义务和执业规则 1333
- 细目五 《医师法》规定的法律责任 1334

第四单元 《中华人民共和国药品管理法》 1335
- 细目一 概述 1335
- 细目二 禁止生产（包括配制）、销售假药与劣药 1336
- 细目三 特殊药品的管理 1336
- 细目四 《药品管理法》及相关法规、规章对医疗机构及其人员的有关规定 1337
- 细目五 《药品管理法》规定的法律责任 1338

第五单元 《中华人民共和国传染病防治法》 1339
- 细目一 概述 1339
- 细目二 传染病预防与疫情报告 1340
- 细目三 传染病疫情控制措施及医疗救治 1341
- 细目四 相关机构及其人员违反《传染病防治法》有关规定应承担的法律责任 1342

第六单元 《突发公共卫生事件应急条例》 1343
- 细目一 概述 1343
- 细目二 突发公共卫生事件的预防与应急准备 1343
- 细目三 突发公共卫生事件的报告与信息发布 1344
- 细目四 突发公共卫生事件的应急处理 1344
- 细目五 《突发公共卫生事件应急条例》规定的法律责任 1345

第七单元 《医疗纠纷预防和处理条例》 1345
- 细目一 概述 1345
- 细目二 医疗纠纷的预防 1346
- 细目三 医疗纠纷的处理 1347
- 细目四 法律责任 1348

第八单元 《中华人民共和国中医药法》 1350
- 细目一 概述 1350
- 细目二 中医药服务 1350
- 细目三 中药保护与发展 1351
- 细目四 中医药人才培养与科学研究、中医药传承与文化传播 1352
- 细目五 保障措施与法律责任 1353

第九单元 《医疗机构从业人员行为规范》 1354

第十单元 《中华人民共和国基本医疗卫生与健康促进法》 1356
- 细目一 概述 1356
- 细目二 基本医疗卫生服务 1357
- 细目三 医疗卫生机构 1358
- 细目四 医疗卫生人员 1360
- 细目五 药品供应保障 1361
- 细目六 健康促进 1361
- 细目七 资金保障、监督管理与法律责任 1361

附录 中西医结合执业医师资格考试大纲（2020年版）·医学综合考试 1365

中西医结合儿科学

第一单元　儿科学基础

细目一　小儿年龄分期与生长发育

◎ 要点一　年龄分期标准

古代医籍对小儿年龄分期划分比较详细的是《寿世保元》，其中指出："夫小儿半周两岁为婴儿，三四岁为孩儿，五六岁为小儿，七八岁为龆龀，九岁为童子，十岁为稚子矣。"现代儿科学一般将其分为七个阶段。各期之间既有区别，又相互联系，不能截然分开。

1. **胎儿期**　从受精卵形成到小儿出生统称为胎儿期。胎龄从孕妇末次月经的第一天算起为40周，280天，以4周为一个妊娠月，即"怀胎十月"。

2. **新生儿期**　自出生后脐带结扎开始至生后满28天称为新生儿期。

围生期又称围产期，是指胎龄满28周至生后7足天。

3. **婴儿期**　从出生到满1周岁为婴儿期。

4. **幼儿期**　1~3周岁称为幼儿期。

5. **学龄前期**　3周岁后至入小学前（6~7岁）为学龄前期，也称幼童期。

6. **学龄期**　从6~7周岁入小学至青春期之前（一般为女12岁，男13岁）称学龄期。

7. **青春期**　从第二性征出现到生殖功能基本发育成熟、身高基本停止增长的时期称为青春期。一般女孩自11~12岁到17~18岁，男孩自13~14岁开始到18~20岁。近年来，小儿进入青春期的平均年龄有提早的趋势。

◎ 要点二　各年龄期特点及预防保健

1. **胎儿期**　胎儿期完全依靠母体而生存，以组织与器官的迅速生长和功能渐趋成熟为其主要特点，尤其妊娠早期是机体各器官形成的关键时期。此时如受到各种不利因素的影响，便可影响胎儿各器官的正常分化，从而造成流产或各种畸形。因此孕期保健必须从妊娠早期开始。

2. **新生儿期**　此时小儿开始独立生活，是适应外界环境的阶段。由于生理调节和适应能力不成熟，受内、外环境的影响较大。因此，此期小儿的发病率高，常有产伤、感染、窒息、出血、溶血及先天畸形等疾病发生。新生儿期保健重点强调合理喂养、保暖及预防感染等。

围生期包括了胎儿晚期、分娩过程和新生儿早期，是小儿经历巨大变化、生命遭受最大危险的时期。此期的死亡率是衡量一个国家或地区的产科和新生儿科质量的一项重要指标，重视优生优育必须抓好围生期保健。

3. **婴儿期**　此期是小儿生长发育最迅速的时期，需要摄入的热量和营养素（尤其是蛋白质）特别高，但由于其消化和吸收功能尚不够完善，因此容易发生消化功能紊乱和营养不良；半岁以后，因从母体获得的被动免疫力逐渐消失，而自身免疫功能尚未成熟，易患感染性疾病，故应提倡母乳喂养，科学育儿，同时应做好计划免疫。

4. **幼儿期** 此期小儿生长速度稍减慢，但活动范围增大，接触周围事物增多，故智能发育较前突出，语言、思维和交往能力增强，但对危险事物的识别能力差，应注意防止意外创伤和中毒；断乳和添加其他食物须在幼儿早期完成，因此要注意保证营养，防止营养不良和消化功能紊乱。

5. **学龄前期** 此期生长速度减慢，但智能发育更趋完善，好奇多问，求知欲旺，模仿性强，具有较大的可塑性，是小儿性格特点形成的关键时期，因此要注意培养其良好的道德品质和生活习惯，为入学做好准备。学龄前期儿童易患肾炎、风湿热等疾病，应注意防治。

6. **学龄期** 此期体格生长稳步增长，除生殖系统外其他器官的发育到本期末已接近成人水平。脑的形态发育基本完成，智能发育进一步成熟，控制、理解、分析和综合能力增强，是接受科学文化教育的重要时期。发病率较前有所降低，但要注意预防近视和龋齿，端正坐、立、行的姿势，安排有规律的生活和学习，保证充足的营养和睡眠。

7. **青春期** 此期主要特点为体格生长再度加速，出现第二个高峰，继而生殖系统发育渐趋成熟，性别差异显著，女孩出现月经，男孩发生遗精，第二性征逐渐明显。此时由于神经内分泌调节不稳定，常出现心理、行为和精神方面的不稳定。此期疾病多与内分泌及自主神经系统的功能紊乱有关，如甲状腺肿、贫血，女孩出现月经不规则、痛经等。在保健方面，除保证供给足够的营养以满足生长发育迅速增加所需外，尚应根据其心理和生理上的特点，加强教育和引导，使之树立正确的人生观。

◎ **要点三 小儿体格生长指标**

1. **体重** 正常新生儿出生时的体重平均为3kg，生后3月龄的婴儿体重约为出生时的2倍；12月龄时婴儿体重约为出生时的3倍，是第一个生长高峰；2岁时婴儿体重约为出生时的4倍；2岁后到11~12岁前每年体重增长约2kg。为便于临床应用，可按公式粗略估计体重：

≤6月龄婴儿体重：出生时体重（kg）+月龄×0.7（kg）

7~12月龄婴儿体重：6（kg）+月龄×0.25（kg）

1岁至青春前期体重：年龄×2（kg）+8（kg）

2. **身高（长）** 身高是指头顶到足底的全身垂直长度；<3岁的儿童立位测量不易准确，应仰卧位测量，称身长；3岁以后用站立测量为身高，立位与仰卧位测量值相差1~2cm。正常新生儿出生时的身长平均约50cm；第1年内增长最快，约25cm；第2年增长稍慢，约10cm；2岁时身长约85cm。身高在进入青春早期时出现第二次增长高峰，速度达儿童期的2倍，持续2~3年。

2~12岁身高（长）的估算公式为：身高（cm）=7×年龄+75

3. **头围** 自双眉弓上缘处，经过枕骨大节绕头1周的长度为头围。新生儿头围平均34cm，在第一年的前3个月和后9个月头围都约增长6cm，故1岁时头围为46cm；生后第2年头围增长减慢，2岁时头围48cm，5岁时为50cm，15岁时接近成人为54~58cm。头围测量在2岁前最有价值，头围过大常见于脑积水和佝偻病后遗症，头围过小提示脑发育不良。

4. **胸围** 用软尺由乳头向后背绕肩胛角下缘绕胸一周的长度为胸围。出生时胸围平均为32cm，比头围小1~2cm，1周岁左右头、胸围相等，以后胸围逐渐大于头围，1岁至青春前期胸围超过头围的厘米数约等于小儿岁数减1。

◎ **要点四 各年龄段呼吸、脉搏、血压常数及计算方法**

1. **呼吸、脉搏** 各年龄小儿呼吸、脉搏比较，见下表：

各年龄组小儿呼吸、脉搏次数（每分钟）

年龄	呼吸	脉搏	呼吸：脉搏
新生儿	45~40	140~120	1：3
≤1岁	40~30	130~110	1：(3~4)
1⁺~3岁	30~25	120~100	1：(3~4)
3⁺~7岁	25~20	100~80	1：4
7⁺~14岁	20~18	90~70	1：4

2. 血压 测量血压时应根据不同年龄选择不同宽度的袖带，应为上臂长度的1/2~2/3，袖带过宽时测得血压值较实际为低，过窄时则较实际为高。新生儿和小婴儿可用多普勒血压测量仪测定收缩压，或用简易的潮红法测量。小儿年龄愈小血压愈低。

儿童时期正常血压可用公式推算：收缩压（mmHg）=2×年龄（岁）+80；舒张压（mmHg）=收缩压×2/3。（kPa值 = mmHg测定值÷7.5）

◎ **要点五　骨骼和牙齿发育指标**

1. 颅骨发育 根据头围大小，骨缝和前、后囟闭合迟早来衡量颅骨的发育。前囟为顶骨和额骨边缘形成的菱形间隙，其大小以对边中点连线长度进行衡量，出生时1.0~2.0cm，以后随颅骨发育而增大，6个月后逐渐骨化而变小，在1~1.5岁时闭合。后囟在出生时即已很小或已闭合，最迟于生后2~4个月闭合。颅骨缝在生后3~4个月闭合。检查前囟门对儿科临床很重要，早闭或过小见于小头畸形；迟闭、过大见于佝偻病、先天性甲状腺功能低下症等；前囟饱满常提示颅内压增高，见于脑积水、脑炎、脑膜炎和脑肿瘤等疾病；凹陷则见于脱水或极度消瘦者。

2. 脊柱发育 脊柱的变化反映椎骨的发育。3个月左右随着抬头动作的发育出现颈椎前凸；6个月后会坐时，出现向后凸的胸曲；1岁会走时出现腰椎前凸，至6~7岁时这3个脊柱自然弯曲才被韧带所固定，脊柱的生理弯曲使身体姿势得到平衡。

3. 长骨发育 临床上，婴儿早期应摄膝部X线片，年长儿摄左手腕骨的正位片，了解骨的发育，判断骨龄。腕部出生时无骨化中心，其出现的时间次序为：3个月左右有头状骨、钩骨；约1岁时出现下桡骨骺；2~2.5岁有三角骨；3岁左右有月骨；3.5~5岁出现大、小多角骨；5~6岁时有舟骨；6~7岁有下尺骨骺；9~10岁时出现豆状骨。10岁时出全，共10个。故1~9岁腕部骨化中心的数目约为其岁数加1。临床常测定骨龄以协助诊断某些疾病，如生长激素缺乏症和甲状腺功能低下症、肾小管酸中毒等骨龄明显延后；中枢性性早熟和先天性肾上腺皮质增生症则骨龄常超前。

4. 牙齿的发育 牙齿可分为乳牙和恒牙两种，乳牙20个，恒牙32个。约自6个月起（4~10个月）乳牙开始萌出，12个月尚未出牙者可视为异常，乳牙最晚2岁半出齐。2岁以内乳牙的数目约为月龄减4（或6）。6~7岁乳牙开始脱落换恒牙。

◎ **要点六　感觉、运动和语言发育**

1. 感觉发育

（1）视觉　新生儿已有视觉感应功能，但视觉不敏锐，只能短暂注视和反射性地跟随较近处（15~20cm内）缓慢移动的物体，可出现一时性斜视和眼球震颤，3~4周内消失。新生儿后期视觉感知发育迅速，1个月可凝视光源，开始有头眼协调；3~4个月看自己的手；4~5个月认识母亲面容，初步分辨颜色，喜欢红色；1~2岁喜看图画，能区别形状；6岁视深度已充分发育，视力达1.0。

（2）听觉 出生时中耳鼓膜有羊水潴留，听力较差；3~7日后羊水逐渐吸收听觉已相当好；3~4个月时头可转向声源，听到悦耳声时会微笑；7~9个月时能确定声源，开始区别语言的意义；1岁时听懂自己的名字；2岁后能区别不同声音；4岁听觉发育完善。

2. 运动发育 运动发育或称神经运动发育，可分为大运动（包括平衡）和细运动两大类。发育规律是：自上而下、由近到远、由不协调到协调、先正向动作后反向动作。

（1）平衡与大运动 如抬头、翻身、坐、爬、站立、走、跑、跳等。一般小儿3个月抬头较稳，4个月翻身，6个月时能独坐，8~9个月可用双上肢向前爬，1岁能走，2岁会跳，3岁才能快跑。

（2）细动作 是指手指的精细动作。新生儿两手紧握拳，生后3个月时能有意识地握物，3~4个月时能玩弄手中物体，6~7个月时出现换手、捏与敲等探索性动作，9~10个月能用拇指取细小物品，12~15个月时能用匙取食、乱涂画，2~3岁会用筷子，4岁能自己穿衣，绘画及书写。

3. 语言发育 小儿语言要经过发音，理解和表达三个阶段。新生儿啼哭是语言的开始，然后3个月咿呀作语；6个月时能发出个别音节；1岁时能连说两个重音的字，会叫"妈妈"，先单音节、双音节，后组成句子；4岁时能清楚表达自己的意思，能叙述简单事情；6岁时说话完全流利，句法基本正确。

细目二 小儿生理特点、病理特点

◎ 要点一 生理特点

1. 脏腑娇嫩、形气未充 脏腑，即五脏六腑；娇嫩，即娇气、嫩弱之意；形，指形体结构，即四肢百骸，筋肉骨骼，精血津液等；气，指生理功能活动，如肺气、脾气、肾气等；充，即充实、完善之意。所谓脏腑娇嫩、形气未充，即小儿时期机体各系统和器官的形态发育及生理功能都处在不断成熟和不断完善的过程中。《灵枢·逆顺肥瘦》曰："婴儿者，其肉脆、血少、气弱。"《小儿药证直诀·变蒸》说："五脏六腑，成而未全……全而未壮"。这些都是对此特点的论述。五脏六腑的形和气皆属不足，其中尤以肺、脾、肾三脏更为突出，故曰小儿"肺常不足""脾常不足"及"肾常虚"。

肺位在上，为娇脏，主一身之气，司呼吸，主宣发肃降，开窍于鼻，外合皮毛。小儿肺脏尤娇，肺常不足，表现为呼吸不匀，息数较促，容易感冒、咳喘；小儿腠理疏松，肌肤薄嫩，卫外不固，感受外邪，从口鼻皮毛而入，首先犯肺。其他脏腑病变亦可累及肺，继之发病。

脾胃为后天之本，脾主运化水谷精微，升清降浊，为气血生化之源。小儿处于生长发育时期，年龄越小，生长发育速度越快，因而对营养物质的需求相对于成人较多，故脾胃功能相对不足，小儿脾常不足表现为运化力弱，饮食要注意有常、有节，否则易出现腹痛、积滞、吐泻。

肾为先天之本，肾藏精，主水，主纳气。小儿肾常虚表现为肾气未盛，肾精未充，骨骼未坚，齿未长或长而未坚；青春期前的女孩无"月事以时下"，男孩无"精气溢泻"，婴幼儿二便不能自控或自控能力弱等。小儿心肝二脏亦未充盛，功能未健。心主血脉、主神明，小儿心气未充，心神怯弱，所以易受惊吓，其思维及行为的约束能力较差；肝主疏泄、主风，小儿肝气未实，表现为好动，易发惊惕、抽搐等症。

2. 生机蓬勃，发育迅速 生机蓬勃，发育迅速，是指小儿在生长发育过程中，无论在机体的形态结构方面，还是各种生理功能方面，都在迅速地不断地向着成熟完善的方面发展。

古代医家把小儿生机蓬勃、发育迅速的特点概括为"纯阳之体"或"体禀纯阳"。如《颅囟经·脉法》说："凡孩子三岁以下，呼为纯阳，元气未散。"所谓"纯"，指小儿未经情欲克伐，胎元之气尚未耗散；所谓"阳"，即以阳为用，描述小儿生机旺盛，发育迅速，好比旭日之初升，草木之方萌，蒸蒸日上、欣欣向荣的蓬勃景象。因此"纯阳"并不等于"盛阳"、有阳无阴或阳亢阴亏。

◎ 要点二 病理特点

小儿病理特点可以将其归纳为"发病容易、传变迅速，脏气清灵、易趋康复"。

1. 发病容易，传变迅速 由于小儿脏腑娇嫩，形气未充，为稚阴稚阳之体，对疾病的抵抗力较差，加之寒暖不能自调，乳食不能自节，一旦调护失宜，外则易为六淫所侵，内则易为饮食所伤，故病理上表现为易于发病，易于传变，年龄越小则越显突出。

小儿易发疾病，除先天禀赋及与胎产护理有关的病证外，常见病、多发病突出表现在肺、脾、肾系疾病和传染病等方面，这与其"三不足"的生理特点密切相关。

小儿病理特点的另一方面，表现为"肝常有余""心常有余"。这是由于小儿心肝发育未臻成熟，心怯神弱、肝气未盛，外邪一旦侵袭，易于枭张入里，化毒化火，犯肝而生风、犯心而生惊，故易发生心肝病证，如壮热、昏迷、抽搐之惊风、疫毒痢、暑温等。

小儿疾病发生之后，传变迅速的病理特点，主要表现在寒热虚实等病性的迅速转化、演变与夹杂较成人突出，也即易虚易实、易寒易热。

易虚易实，是指小儿一旦患病，则邪气易实而正气易虚。实证往往可迅速转化为虚证，或者转为虚实并见之证；虚证往往兼见实象，出现错综复杂的证候。如感受外邪，化热化火，灼伤肺津、炼液为痰，痰热闭阻肺络，发生肺炎喘嗽（实证）；肺气闭阻，心血运行不畅，出现心阳虚衰、阳气外脱之证（虚证）；又如内伤乳食，发生泄泻（实证），暴泻或久泻，津伤液脱，出现伤阴或阴损及阳、阴阳两伤之证（虚证）。

易寒易热，是由于小儿具有"稚阴稚阳"的特点，患病之后不但寒证易于转化为热证，也容易从热证转化为寒证，而尤以寒证转化为热证更为突出。因为小儿体属"纯阳""稚阴"，所以在病机转化上寒易化热表现尤为突出。如表寒证不及时疏解，风寒可迅速化热入里，或致阳热亢盛，热盛生风。另外，小儿的生理特点又是"稚阳"，虽然生机旺盛，但其阳气并不充沛，因此病理变化上也易于阳虚转寒。如急惊风（实热证），可因正不胜邪瞬即出现面色苍白、脉微肢冷等虚寒危象；实热证误用或过用寒凉攻下，也可导致下利厥逆之证（里寒证）。

2. 脏气清灵，易趋康复 虽然小儿发病容易，传变迅速，但小儿活力充沛，对药物的反应敏捷；病因单纯，忧思较少，精神乐观。只要诊断正确、辨证准确、治疗及时、处理得当、用药适宜，疾病就容易很快康复，正如张景岳《小儿则》云："其脏气清灵，随拨随应，但能确得其本而撮取之，则一药可愈。"

细目三 小儿喂养与保健

◎ 要点一 营养基础

营养是保证小儿正常生长发育和身心健康的重要物质基础。胎儿依靠孕母供给营养，出生后的营养素则主要来自所摄取的食物。小儿营养与成人的不同之处，在于其提供的各种营养素和能量要保证不断的生长发育所需，故良好的营养供给可促进生长发育；营养不足则可导致生长发育迟缓，甚至引起营养不良等病证。

◎ 要点二 母乳喂养的优点和方法

生后6个月之内以母乳为主要食品者，称为母乳喂养。母乳喂养最适合婴儿需要，《万氏家藏育婴秘诀·鞠养以慎其疾四》说："乳为血化美如饴。"应大力提倡母乳喂养，宣传母乳喂养的优点。

1. 优点 母乳是婴儿最适宜的天然营养品。母乳营养丰富，蛋白质、脂肪、糖之比例为1:3:6；母乳易于消化、吸收和利用；含有丰富的抗体和免疫活性物质，有抗感染和抗过敏的作用；母乳温度适宜、经济、卫生；母乳喂养能增进母子感情；产后哺乳可刺激子宫收缩，促其早日恢复。

2. 方法

（1）时间　主张正常足月新生儿出生半小时内就可开奶，满月前坚持按需喂哺，随着月龄增长逐渐定时喂养，每次哺乳不宜超过20分钟。

（2）方法　乳母取坐位；每次哺乳前要用温开水拭净乳头，将小儿抱于怀中，让婴儿吸空一侧乳房后再吸另一侧。哺乳完毕后将小儿轻轻抱直，头靠母肩，轻拍其背，使吸乳时吞入胃中的空气排出，可减少溢乳。

（3）断母乳　12个月左右为最合适的断母乳时间，最迟不超过2岁。若正值夏季炎热或小儿患病之时，应适当推迟断母乳。

要点三　人工喂养的基本知识

由于各种原因母亲不能喂哺婴儿时，可选用牛、羊乳等，或其他代乳品喂养婴儿，称为人工喂养。人工喂养不如母乳喂养，但如能选用优质乳品或代乳品，调配恰当，供量充足，注意消毒，也能满足小儿营养需要，使生长发育良好。

牛乳是最常用的代乳品，所含蛋白质虽然较多，但以酪蛋白为主，酪蛋白易在胃中形成较大的凝块，不易消化。另外，牛乳中含不饱和脂肪酸少，明显低于人乳，牛乳中乳糖含量亦低于人乳。奶方的配制包括稀释、加糖和消毒三个步骤。稀释度与小儿月龄有关，生后不满2周采用2:1奶（即2份牛奶加1份水）；以后逐渐过渡到3:1或4:1奶；满月后即可进行全奶喂养。加糖量为每100mL加5~8g；婴儿每日约需加糖牛奶110mL/kg，需水每日150mL/kg（包含牛乳量）。目前，常用的乳制品还有全脂奶粉、配方奶粉、鲜羊乳等。在不易获得乳制品的地区或对牛奶过敏的婴儿，还可选用大豆类代乳品进行喂养。

要点四　辅助食品的添加原则

添加辅食时应根据婴儿的实际需要和消化系统的成熟程度，遵照循序渐进的原则进行。添加辅食的原则有：①从少到多，以使婴儿有一个适应过程。②由稀到稠，如从米汤开始到稀粥，再增稠到软饭。③由细到粗，如从菜汁到菜泥，乳牙萌出后可试食碎菜。④由一种到多种，习惯一种食物后再加另一种，不能同时添加几种；如出现消化不良时应暂停喂食该种辅食，待恢复正常后，再从开始量或更小量喂起。⑤天气炎热或婴儿患病时，应暂缓添加新品种。

要点五　计划免疫

应注意按期完成各种预防接种，建立预防接种档案。1岁内婴儿需完成卡介苗、脊髓灰质炎三型混合疫苗、百日咳、白喉、破伤风类毒素混合制剂、麻疹减毒疫苗及乙型肝炎病毒疫苗等预防接种。此外，根据流行地区、季节，进行乙型脑炎疫苗、流行性脑脊髓膜炎疫苗、风疹疫苗、流感疫苗、腮腺炎疫苗、甲型肝炎病毒疫苗等的接种。

细目四　小儿诊法概要

要点一　望诊的主要内容及临床意义

望诊在儿科疾病的诊断上显得尤为重要，历代儿科医家都把望诊列为四诊之首。儿科望诊主要包括望神色、望形态、审苗窍、察指纹、辨斑疹、察二便等六个方面的内容。

1. 整体望诊　包括神、色、形、态四部分。

（1）望神　神，是脏腑功能与气血津液的外在表现，也指意识、精神状态和思维活动。神，反映在目光、面色、表情、意识和体态上，故应从局部到整体仔细观察。目为心之使、肝之窍，内通于脑，五脏六腑之精气皆上注于目，故察目是望神的重点。有神者，黑睛圆大，目光炯炯，转动灵活，精力充沛，表情活泼，常可逗乐。其面色红润，呼吸调匀，四肢活动自主，此为脏气清灵，气血调和。有神是健康的表现，即使有病，也轻浅易治。无神者目光呆滞，精神萎靡，面色晦暗，疲乏嗜睡，呼吸不匀，肌肉痿软，为有病或病情较重。

（2）望色　小儿面部皮肤薄嫩，故气血盈亏、色泽变化易于显露。色泽即颜色与光泽，皮肤颜色分红、白、黄、青、黑五种，简称五色。

面呈红色，多主热证；面呈白色，多主寒证、虚证；面呈黄色，多为脾虚、湿盛；面呈青色，主寒、主痛、主惊、主瘀；面呈黑色，主寒证、肾虚、痛证、瘀证、水饮内停。

（3）望形体 应按顺序观察头囟、躯干、四肢、毛发、指甲等部位。凡毛发润泽、皮肤柔韧、肌肉丰满、筋骨强健、神态灵活者，属胎禀充足，营养良好，是身体健康的表现。毛发萎黄、皮肤干枯、筋骨软弱、肌瘦形瘠、神态呆滞者，多为禀赋不足，或后天营养失调。头方发少、囟门迟闭，可见于佝偻病。头大颈缩、前囟宽大、头缝裂开、眼珠下垂者，见于解颅。皮肤干燥、缺少弹性，伴眼眶凹陷者，为脱水征象。

（4）望姿态 "阳主动，阴主静"。喜伏卧者，多为内伤乳食；喜蜷卧者，多为内寒或腹痛；翻滚不安，呼叫哭吵，双手捧腹，多为腹痛；端坐喘促，痰鸣哮吼，多为哮喘；气促鼻扇，胸肋凹陷，常为肺炎喘嗽。

2. 局部望诊 包括头面、苗窍、指纹、二便及斑、疹、痧、痘。

（1）舌象 小儿舌体柔软，活动自如，颜色淡红。望诊包括望舌质和舌苔。

舌质：正常舌质呈淡红，不胖不瘦，润泽柔软，活动自如。舌质淡白为气血亏虚。

舌苔：外感初起，病在卫表，舌苔薄白；薄白而干，或嫩黄者，为外感风热；薄白而润者，为外感风寒。

（2）察目 首先观察眼神，若黑睛圆大、光亮灵活，为肝肾气血充沛；眼无光彩、二目无神，为病态；两目凝视，或直或斜，多为肝风内动；瞳孔散大，对光反射迟钝，病多危重；瞳孔缩小，多为热毒内闭，见于中毒（有机磷、毒蕈或某些药物）。注意眼窝有无凹陷，眼睑有无浮肿、下垂，结膜是否充血、巩膜是否黄染。

（3）望鼻 鼻塞，流清涕，伴有喷嚏，为风寒感冒；鼻流黄浊涕者，多为风热客肺；鼻流浊涕，有腥臭而反复难愈者，多为肺经郁热，常见于鼻渊；鼻衄为肺经有热，血热妄行；鼻孔干燥，为肺热伤津，或燥邪犯肺；鼻翼扇动，兼有高热气促者，多为邪热壅肺。

（4）望口 依次观察口唇、口腔黏膜、齿龈及咽喉。唇干樱红，多为暴泻伤阴；上下唇紧闭者，多为风邪入络或肝风内动。口腔、舌部黏膜破溃糜烂，满口白屑，状如雪花，为脾经郁热，多见于鹅口疮；两颊黏膜有针尖大小的白色小点，周围红晕，为麻疹黏膜斑。牙龈红肿多属胃火上炎；咽红乳蛾肿大，为外感风热或胃热之火上炎；咽部有灰白色假膜，轻拭不去，重擦出血，白膜复生，常为白喉。

（5）察耳 耳内流脓，牵耳作痛者，为肝胆火盛，见于化脓性中耳炎。若以耳垂为中心的弥漫肿胀疼痛，则为流行性腮腺炎。

（6）望二阴 女孩前阴红赤而潮湿者，多为湿热下注，兼有瘙痒者，应注意有无滴虫。肛门潮湿有红疹，多为尿布皮炎，肛门瘙痒，入夜尤甚，多为蛲虫侵扰；便后直肠脱出，多属中气亏虚，见于脱肛。

（7）辨斑疹 应注意辨别斑疹形态、出疹部位、时间、顺序、按之有无退色、并发症状、发热与出疹的关系及恢复期表现。

（8）察二便 乳幼儿大便呈果酱色，伴阵发哭吵，常为肠套叠所致；大便呈灰白色者，可见于胆道闭锁。

◎ 要点二 指纹诊查的方法及临床意义

观察指纹是儿科的特殊诊法，适用于3岁以下小儿。指纹是从虎口沿食指内侧（桡侧）所显现的脉络（浅表静脉）。以食指三指节分风、气、命三关，食指根（连掌）的第一指节为风关，第二指节为气关，第三指节为命关。正常小儿的指纹隐约可见，色泽淡紫，纹形伸直，不超过风关。临床根据指纹的浮沉、色泽、推之是否流畅及指纹到达的部位来辨证。并以"浮沉分表里、红紫辨寒热、淡滞定虚实、三关测轻重"作为辨证纲领。

1. 浮沉分表里 浮，为指纹显露；沉，为指纹深隐。即以指纹显隐来分辨疾病的表里。

2. 红紫辨寒热 红，为红色，即指纹显红色，主寒证；紫，紫色，指纹显紫色，主热证。

3. 淡滞定虚实 淡，为推之流畅，主虚证；滞，为推之不流畅，复盈缓慢，主实证。

4. 三关测轻重 根据指纹所显现的部位判别疾病的轻重，达风关者病轻，达气关者稍重，达命关者病重。若"透关射甲"即指纹穿过了风、气、命三关达到指甲的部位，则病情危笃。

指纹诊法在临床有一定的诊断意义。但若纹证不符时，当"舍纹从证"。

◎ 要点三 闻诊的主要内容及临床意义（啼哭声、尿液、粪便气味）

啼哭是小儿的语言，由于饥饿思食、尿布浸湿、包扎过紧等护理不当时小儿常以啼哭表示不适，故小儿啼哭并非一定有病。健康小儿啼哭有泪，声音洪亮，属正常。但若啼哭声尖锐、忽然惊啼、哭声嘶哑、大哭大叫不止，或常啼无力，声慢而呻吟者，当详察原因。

新生儿生后3~4天内，大便呈黏稠糊状，褐色，无臭气，日行2~3次，是为胎粪。单纯母乳喂养之婴儿大便呈卵黄色，稠而不成形，稍有酸臭气，日行3次左右。牛乳、羊乳为主喂养者，大便色淡黄，质较干硬，有臭气，日行1~2次。当小儿饮食过渡到与成人接近时，大便亦与成人相似。

大便燥结，为内有实热或阴虚内热；大便稀薄，夹有白色凝块，为内伤乳食；大便稀薄，色黄秽臭，为肠腑湿热；下利清谷，洞泄不止，为脾肾阳虚；大便赤白黏冻，为湿热积滞，常见于痢疾；婴幼儿大便呈果酱色，伴阵发性哭闹，常为肠套叠；大便色泽灰白不黄，多系胆道阻滞。

小便清澈量多为寒；小便色黄量少为热；尿色深黄为湿热内蕴；黄褐如浓茶，多为湿热黄疸。尿色红如洗肉水或镜检红细胞增多者为尿血，大体鲜红色为血热妄行，淡红色为气不摄血，红褐色为瘀热内结，暗红色为阴虚内热。

◎ 要点四 问诊的主要内容及临床意义

小儿问诊的内容除与成人相同者外，要注意问年龄、问个人史，要结合儿科病的发病特点询问。

1. 问个人史

（1）出生史 包括胎次、产次、是否足月，母亲孕期健康状况，顺产或难产，接生技术，有无窒息、出血、感染、出生时体重和出生后评分等。

（2）喂养史 包括喂养方式，代乳品种类，体重增长，添加辅食情况等。

（3）生长发育史 身长、体重随年龄增长情况，动作发育、语言发育及社会适应能力。

2. 问预防接种史 了解实行计划免疫及免疫反应等情况。

◎ 要点五 基本脉象

小儿脉诊与成人脉诊不同，3岁以下小儿由于其手臂短，难分三部，加之诊病时小儿多有哭闹，影响脉象的真实性，故一般以察指纹诊法代替切脉。3岁以上小儿用"一指定三关"的方法诊脉，也称作"寸口一指脉"，即一般以一指正按定关脉，向前辗定寸脉，向后辗定尺脉。7岁以上儿童采用成人三指定寸关尺三部的诊脉方法。正常小儿脉象平和，较成人细软而快。小儿脉象有浮、沉、迟、数、有力、无力六种。浮沉分表里，迟数辨寒热，有力、无力定虚实。轻按能及为浮脉，多见于表证，浮而有力为表实，浮而无力为表虚；重按才能触及的为沉脉，多见于里证，沉而有力为里实，沉而无力为里虚；脉搏频速，一息六七次以上的数脉，多见于热证，数而有力为实热，数而无力为虚热。肝病、惊风可见弦脉；痰涎壅盛或积滞内蕴，常有滑脉。

◎ 要点六 按诊（皮肤、头颅、胸腹、四肢）

1. 按皮肤 肤冷汗多为阳气不足；肤热无汗为热闭于内；肤热汗出，为热蒸于外；皮肤干燥失去弹性，为吐泻阴液耗脱之证。肌肤肿胀，按之随手而起，属阳水水肿；肌肤肿胀，按之凹陷难起，属阴水水肿。

2. 按头囟 按察小儿头囟的大小、凹凸、闭合的情况，头颅的坚硬程度等。囟门隆凸，按之紧张，为囟填，多为风火痰热上攻，肝火上亢，热盛生风；囟门凹陷，为囟陷，常因阴津大伤，若兼头颅骨软者为气阴虚弱，精亏骨弱；颅骨按之不坚而有弹性感，多为维生素D缺乏性佝偻病。

3. 按胸腹 左侧前胸心尖搏动处古称"虚里"，是宗气会聚之所。若搏动太强，节律不匀，为宗气内虚外泄；若搏动过速，伴喘促，是宗气不继之征。胸廓高耸如鸡之胸，后凸如龟之背是为骨痨；肋骨串珠亦为虚羸之证。按察腹部，右上腹胁肋下触及痞块，或按之疼痛，为肝大；左上腹胁肋下触及有痞块，为脾大，俱多为气滞血瘀之征。剑突下疼痛多属胃脘痛；脐周按之痛，可触及团块、推之可散者，多为虫证。大凡腹痛喜按，为虚为寒；腹痛拒按，多为实为热；腹部胀满，叩之如鼓者为气胀；叩之音浊，按之有液体波动之感，脐突者，多有腹水；右下腹按之疼痛，兼发热，右下肢拘急者多属肠痈。

4. 按四肢 高热时四肢厥冷为热深厥甚；平时肢末不温为阳气虚弱；手足心发热多为阴虚内热。四肢肌肉结实者体壮，松弛软弱者脾气虚弱。

细目五 儿科辨证的意义

◎ 要点一 八纲辨证的意义

八纲辨证各种疾病都具有错综复杂的病史、症状和体征。通过四诊收集的资料，再归纳、分析而概括为表、里、寒、热、虚、实、阴、阳八类证候，用以表示疾病的部位、性质及小儿体质强弱和病势的盛衰，这种分析疾病的方法就叫做八纲辨证。表里是辨别疾病病位的纲领；寒热是辨别疾病性质的纲领；虚实是辨别人体正气强弱和病邪盛衰的纲领；而阴阳是辨别疾病性质的总纲领。八纲辨证的前列六纲，都可以分别归入阴阳，表、热、实证属于阳证范畴；里、寒、虚证属于阴证范畴。由于小儿生长发育快，新陈代谢旺盛，故得病后，病情发展变化较迅速，传变较复杂。因此，必须结合证候仔细辨别。

◎ 要点二 脏腑辨证的意义

脏腑辨证是按中医五脏六腑的生理功能和病理表现，来分析内脏病变的部位和性质。《素问·至真要大论》已建立了五脏辨证的基础，《金匮要略》创立了根据脏腑病机进行辨证的方法，《小儿药证直诀》则就儿科疾病五脏证治创立了系统的小儿脏腑辨证体系。在儿科临床上，脏腑辨证是杂病辨证的基本方法，即使在外感病辨证中也时常应用，被认为是儿科辨证最为重要的辨证方法之一。

◎ 要点三 三焦辨证和卫气营血辨证的意义

温病即热性病，大多属于感染性疾病的范围，以发病急，进展快，变化多为特点。这类疾病的辨证施治，是在《伤寒论》六经辨证的基础上，根据病情发展的规律，运用三焦辨证和卫气营血辨证。一般来说，热性病的传变，在儿科可分为表证（相当于急性热病之初期，邪在卫分阶段）、表里兼证（相当于急性热病之初期或中期，邪由卫分渐入气分或营分阶段）和里证（相当于急性热病中期之邪盛期，多见营血证候，或相当于后期之正虚或正虚邪恋期，此期包括后遗症）三个阶段。

细目六 儿科治疗概要

◎ 要点一 治疗原则

1. 中西医有机结合，取长补短 在儿科疾病的防治中，中西药物各有所长，中西医有机结合，优势互补，更有利于患儿的治疗与康复。例如微小病变型肾病综合征，应用西药肾上腺皮质激素能明显缓解病情，但激素剂量大且服用时间较长时，可出现阴虚火旺证候，可给予知柏地黄丸以滋阴降火，能明显减少激素的副作用，提高治疗效果；又如治疗小儿血小板减少性紫癜，在应用免疫抑制剂的同时，采用补血、活血的中药，可减少化疗药物的不良反应，提高疗效。

2. **治疗要及时，方药要精简** 小儿属于稚阴稚阳之体，脏腑娇嫩，形气未充；发病时有变化迅速、易虚易实、易寒易热的特点。例如，小儿肺炎发病时按常证辨证施治，若治疗不及时或治疗不恰当，可转变为变证，合并心力衰竭、呼吸衰竭和感染性休克等。因此，掌握有利治疗时机，及时采取有效治疗措施十分重要。

3. **注意调理和顾护脾胃** 小儿的生长发育，全靠后天脾胃化生的精微之气以充养；疾病的恢复赖脾胃的健运生化；先天不足的小儿更要靠后天来调补。因此，在疾病治疗过程中，应慎用大苦、大寒及峻下攻伐之品，以免损伤脾胃；在疾病后期，应注重调理脾胃，以利疾病恢复。

◎ 要点二 **药物剂量计算常用方法**

小儿用药剂量较成人更须准确，计算方法有多种，按体重、体表面积、年龄或按成人剂量折算。

1. **按体重计算** 是西医最常用、最基本的计算方法。应以实际测得体重为准，或按公式计算（小儿生长发育章节）获得。每日（次）剂量=病儿体重（kg）×每日（次）每千克体重需要量。年龄愈小，每千克体重剂量相对稍大，年长儿按体重计算剂量超过成人量时，以成人剂量为限。

2. **按体表面积计算** 此法较按年龄、体重计算更为准确。近年来多主张按体表面积计算。小儿体表面积计算公式为：<30kg 小儿体表面积（m^2）=0.035×体重（kg）+0.1；>30kg 小儿体表面积（m^2）=0.02×（体重kg-30）+1.05。小儿剂量=剂量/（m^2）×小儿体表面积（m^2）。

3. **按年龄计算** 适用剂量幅度大，不需十分精确的药物，如营养类药物可按年龄计算，比较简单易行。

4. **按成人量折算** 小儿剂量=成人剂量×小儿体重（kg）/50，此法仅用于未提供小儿剂量的药物，所得剂量一般偏小，故不常用。

5. **小儿中药用量** 新生儿用成人量的1/6，乳婴儿为成人量的1/3，幼儿为成人量的1/2，学龄儿童为成人量的2/3或成人量。

◎ 要点三 **常用内治法则**

1. **疏风解表法** 主要适用于外邪侵袭所致的表证。使用时需辨明风寒、风热。辛温解表常用荆防败毒散、葱豉汤；辛凉解表常用银翘散、桑菊饮；解暑透表常用新加香薷饮；透疹解表常用宣毒发表汤。小儿应用发汗剂要慎重，不宜量大，不宜反复使用。

2. **止咳平喘法** 主要适用于邪郁肺经所致的咳喘证。寒痰内伏，治以温肺散寒、化痰平喘，常用小青龙汤、射干麻黄汤；痰热闭肺，治以清热化痰、宣肺平喘，常用定喘汤、麻杏石甘汤。咳喘久病，多累及于肾，常在止咳平喘方剂中加温肾纳气的药物，如蛤蚧等。

3. **清热解毒法** 主要适用于邪热炽盛的实热证。按邪热之在表在里，属气属血，入脏入腑分别选方。如病邪由表入里，常用清热解毒透邪的栀子豆豉汤、葛根芩连汤；阳明里热者，常用清热生津的白虎汤；湿热滞留胃肠，常用清热解毒化湿的白头翁汤、茵陈蒿汤；热入营血常用清热解毒凉血的清营汤、犀角地黄汤、神犀丹；痈、毒、疔、疮常用泻火解毒的黄连解毒汤、泻心汤；肝胆火旺时常用清肝解毒泻火的龙胆泻肝汤。

4. **消食导滞法** 主要适用于小儿饮食不节、乳食内滞之证。如积滞、疳证等。消乳化积常用消乳丸；消食化积常用保和丸；通导积滞常用枳实导滞丸、木香槟榔丸；健脾消食常用健脾丸等。

5. **镇惊开窍法** 主要用于小儿抽搐、惊痫等病证。热极生风，项强抽搐，选羚角钩藤汤等清热镇惊息风；热入营血而神昏、惊厥，可选用安宫牛黄丸、至宝丹等镇惊开窍，清热解毒；痰浊上蒙，惊风抽搐可用苏合香丸、小儿回春丹等豁痰开窍。

6. **凉血止血法** 主要用于各种急、慢性出血病证属于血热妄行者。以血热为主者，常用犀角地黄汤、小蓟饮子、十灰散、玉女煎。

7. 利水消肿法 主要适用于水湿停聚，小便短少而致水肿者。阳水常用五苓散、越婢加术汤、五苓散、五皮饮。阴水常用防己黄芪汤、实脾饮、真武汤等。

8. 益气健脾法 主要适用于脾胃虚弱之病证。如小儿泄泻日久、疳证及病后体虚等，常用七味白术散、四君子汤、参苓白术散、补中益气汤等。

9. 培元补肾法 主要适用于胎禀不足、肾气亏虚及肾不纳气之证。如解颅、五迟、五软、遗尿、哮喘等。常用六味地黄丸、河车大造丸、菟丝子散、金匮肾气丸等。

10. 回阳救逆法 主要适用于阳气虚脱之危重症。常用生脉注射液、四逆汤、回阳救逆汤、参附龙牡救逆汤等。

11. 活血化瘀法 主要用于各种血瘀之证。临床可见口唇青紫、肌肤瘀斑、痛有定处、舌质暗有瘀点等。常用方剂如桃红四物汤、血府逐瘀汤、少腹逐瘀汤等。

◎ **要点四 常用外治法的治疗机理和适应证**

1. 推拿疗法 推拿是根据经络腧穴、营卫气血的原理，结合现代医学神经、循环、消化、代谢、运动等解剖生理知识，用手法物理刺激经穴和神经，以达到促进气血运行、经络通畅，调节神经功能，增强体质和调和脏腑的作用。常用手法有按、摩、推、拿、揉、搓等法。主要用于治疗小儿泄泻、腹痛、厌食、斜颈等病证。

2. 捏脊疗法 捏脊疗法是通过对督脉和膀胱经的捏拿，达到调整阴阳、通理经络、调和气血，恢复脏腑功能为目的的一种疗法。常用治疳证、婴儿泄泻及脾胃虚弱的患儿。

3. 针灸与打刺疗法 针灸疗法就是针刺或温灸一定的穴位或部位，达到通经脉、调气血的目的，使人体阴阳平衡，以治疗疾病的一种外治法。小儿针灸循经取穴基本与成人相同，但一般采用浅刺、速刺、不留针的针法；小儿灸法常适用于慢性虚弱性疾病及以风寒湿邪为患的病证。

打刺疗法也称皮肤针刺法（梅花针、七星针），主要用于治疗脑瘫后遗症。

刺四缝疗法，四缝是经外奇穴，位于食、中、无名及小指四指中节横纹中点，是手三阴经所过之处。针刺四缝有解热除烦、通畅百脉、调和脏腑的功效，常用于治疗疳证、厌食。

4. 拔罐疗法 本法可促进气血流畅、营卫运行，也有祛风散寒、宣肺止咳、舒筋活络的作用。常用于治疗肺炎喘嗽、哮喘、腹痛、遗尿等病证。小儿常用口径4~5cm的竹罐或玻璃罐。

细目七 小儿体液平衡的特点和液体疗法

◎ **要点一 脱水程度的判断**

1. 轻度脱水 失水量占体重5%以下（30~50mL/kg）。患儿精神正常或稍差；皮肤稍干燥，弹性尚可；眼窝、前囟轻度凹陷；哭时有泪；口唇黏膜稍干；尿量稍减少。

2. 中度脱水 失水量占体重的5%~10%（50~100mL/kg）。患儿精神萎靡或烦躁不安，皮肤干燥、弹力差；眼窝、前囟明显凹陷；哭时泪少；口唇黏膜干燥；四肢稍凉，尿量明显减少，脉搏增快，血压稍降或正常。

3. 重度脱水 失水量占体重的10%以上（100~120mL/kg）。患儿呈重病容，精神极度萎靡，表情淡漠，昏睡甚至昏迷；皮肤灰白或有花纹，干燥，失去弹性；眼窝、前囟深度凹陷，闭目露睛；哭时无泪；舌无津，口唇黏膜极干燥；因血容量明显减少可出现休克症状，如心音低钝，脉细而快，血压下降，四肢厥冷，尿极少或无尿等。

◎ **要点二 代谢性酸中毒的主要临床表现**

轻度酸中毒的症状不明显，常被原发病所掩盖。较重酸中毒表现为呼吸深而有力，唇呈樱桃红色，精神萎靡，嗜睡，恶心，频繁呕吐，心率增快，烦躁不安，甚则出现昏睡、昏迷、惊厥等。严重酸中毒，血浆pH值<7.20时，心肌收缩无力，心率转慢，心输出量减少，周围血管阻力下降，致低血压、心力衰竭和室颤。半岁以内小婴儿呼吸代偿功能差，酸中毒时其呼吸改变可不典型，往往仅有精神萎靡、面色苍白等。

◎ **要点三 液体疗法**

1. 液体疗法 是纠正失水、酸中毒、电解质紊乱，恢复和维持血容量、体液平衡的重要措施。输液前，要对脱水和电解质紊乱的性质、程度有正确的估计，并在此基础上制订合理有效的补液方案。液体疗法计算主要包括累积损失、继续损失和生理需要等三个部分。

2. 液量计算

（1）补充累积损失量

1）定输液总量（定量）：轻度脱水30~50mL/kg；中度脱水50~100mL/kg；重度脱水100~120mL/kg。计算总量先给2/3，学龄前期及学龄期小儿体液组成已接近成人，补液量应酌减1/4~1/3。

2）定输液种类（定性）：输液种类根据脱水性质决定。原则先盐后糖，即先补充电解质后补充糖液。通常对低渗脱水应补给2/3张含钠液；等渗脱水补给1/2张含钠液；高渗脱水补给1/3~1/5张含钠液。若临床上判断脱水性质有困难时，可先按等渗脱水补充。

3）定输液速度（定速）：补液速度取决于脱水程度，原则上先快后慢。如重度脱水，尤其对于有明显血容量和组织灌注不足的患儿，应首先快速应用2:1含钠液，按20mL/kg（总量不超过300mL）于30分钟至1小时内静脉输入，以迅速改善循环血量和肾功能；其余累积损失量于8~12小时内输完。高渗性脱水患儿的输注速度宜稍慢。

（2）补充继续损失量 在开始补液时造成脱水的原因大多继续存在，如腹泻、呕吐、胃肠引流等，以致体液继续丢失，如不予以补充又成为新的累积损失，应给予补充。此种丢失量依原发病而异，且每日有变化，必须根据实际损失量用类似的溶液补充。体液继续损失量一般每日10~40mL/kg，予以1/3~1/2张含钠液。

（3）补充生理需要量 尽量口服补充，对不能口服或口服量不足者可静脉滴注1/4~1/5张含钠液，同时给予生理需要量的钾。长期输液或合并营养不良者，应注意蛋白质的补充。

第二单元 新生儿疾病

细目一 新生儿黄疸

◎ **要点一 西医病因与发病机制**

1. 感染性

（1）新生儿肝炎 多由宫内病毒感染引起，是新生儿期的一组临床症候群。常见的病毒有乙型肝炎病毒、巨细胞病毒、风疹病毒、单纯疱疹病毒、肠道病毒及EB病毒等。

（2）新生儿败血症 是指病原体侵入患儿血液并生长、繁殖、产生毒素而造成的全身性反应。常见的病原体为细菌，也可为霉菌、病毒或原虫等。

2. 非感染性

（1）新生儿溶血病 系指母婴血型不合引起的同族免疫性溶血。我国以ABO血型不合最常见；其次为Rh血型不合引起的溶血病。ABO溶血主要发生在母亲O型而胎儿A型或B型，可以发生在第一胎。在母婴ABO血型不合中，仅1/5

发生 ABO 溶血病。Rh 溶血病一般不发生在第一胎，这是因为自然界无 Rh 血型物质，Rh 抗体只能由人类红细胞 Rh 抗原刺激产生。

ABO 溶血除引起黄疸外，其他改变不明显。Rh 溶血可造成胎儿重度贫血，甚至心力衰竭。重度贫血、低蛋白血症和心力衰竭可导致全身水肿（胎儿水肿）。贫血时，髓外造血增强，可出现肝脾肿大。胎儿血中的胆红素经胎盘进入母亲肝脏进行代谢，故娩出时黄疸往往不明显。出生后，由于新生儿处理胆红素的能力较差，因而出现黄疸。血清未结合胆红素过高可透过血脑屏障，使基底核等处的神经细胞黄染，发生胆红素脑病。

（2）胆管阻塞　先天性胆道闭锁和先天性胆总管囊肿，使肝内或肝外胆管阻塞，结合胆红素排泄障碍，导致病理性黄疸。临床特点为黄疸呈进行性加重；大便变淡，渐趋白色；尿色如红茶样；体检腹部膨隆，肝脾肿大、变硬，腹壁静脉显露。实验室检查：初期结合胆红素增高，日久未结合胆红素亦增多。

（3）母乳性黄疸　喂母乳后发生未结合胆红素增高，发病机制尚未完全明确。临床特点为患儿一般情况较好，暂停母乳 3～5 天黄疸减轻，在母乳喂养条件下，黄疸完全消退需 1～2 个月。

（4）其他　遗传疾病，如葡萄糖-6-磷酸脱氢酶（G-6-PD）缺陷、球形红细胞增多症、半乳糖血症等；药物因素，如由维生素 K_3、K_4 等药物可引起黄疸。

◎ 要点二　中医病因病机

1. **湿热郁蒸**　由孕母内蕴湿热传于胎儿，或胎产之时，或出生之后，婴儿感受湿热邪毒。湿热邪毒蕴结脾胃，郁蒸肝胆，以致胆汁外溢皮肤、面目，发为胎黄。湿热郁蒸，黄色鲜明，属于阳黄。若热毒炽盛，湿热化火，内陷厥阴，可出现黄疸加深、神昏、抽搐等胎黄动风之危象。若邪毒炽盛，正气不足，气阳虚衰，出现面色苍白、四肢厥冷、呼吸急促、脉微等胎黄虚脱之证。

2. **寒湿阻滞**　婴儿先天禀赋不足，脾阳本虚，寒湿内生，或生后为湿邪所侵，蕴于脾胃，脾阳受困，寒湿阻滞，气机不畅，以致肝失疏泄、胆液外溢而发病。因湿邪阻滞，脾阳受遏，故黄色晦暗，精神疲乏，属阴黄之候。

3. **气滞血瘀**　婴儿胎黄日久，脾湿内蕴，气机不利，血行受阻，气血郁滞，脉络瘀积，肝胆疏泄失常，胆液外溢发为胎黄。此外，亦有因胎儿先天缺陷，胆道阻塞，胆液瘀积于里，泛溢肌肤而发病。

总之，胎黄的发病与先天禀赋因素及后天感受湿邪或湿热毒邪密切相关。病机为湿邪或湿热之邪阻滞脾胃，肝失疏泄，胆汁外溢，而发为胎黄，病位主要在脾、胃、肝、胆。

◎ 要点三　生理性黄疸与病理性黄疸的鉴别

生理性黄疸大多在出生后 2～3 天出现，4～6 天达高峰，10～14 天消退，早产儿持续时间较长，除有轻微食欲不振外，一般无其他临床症状。若出生后 24 小时内即出现黄疸，3 周后仍不消退，甚或持续加深，或消退后复现，均为病理性黄疸。足月儿血清总胆红素超过 $221\mu mol/L$（12.9mg/dL），早产儿超过 $256.5\mu mol/L$（15mg/dL）称为高胆红素血症，为病理性黄疸。足月儿间接胆红素超过 $307.8\mu mol/L$（18mg/dL）可引起胆红素脑病（核黄疸），损害中枢神经系统，遗留后遗症。

◎ 要点四　西医治疗原则及主要治疗方法

1. **治疗原则**　治疗原则首先重视病因治疗，其次降低血中未结合胆红素浓度，防止胆红素脑病的发生。

2. **西医治疗**

（1）病因治疗

1）新生儿肝炎以保肝治疗为主，供给充分的热量及维生素。禁用对肝脏有毒的药物。

2）先天性胆道闭锁的治疗，强调早期诊断，早期手术治疗。

3）新生儿败血症一般应联合应用抗生素静

脉给药治疗，要早用药、足疗程（一般10~14天），同时注意药物的副作用。

4）其他。注意防止低血糖、低体温，纠正缺氧、贫血、水肿和心力衰竭等。

（2）对症治疗

1）光照疗法：简称光疗，是降低血清未结合胆红素简单而有效的方法。

光照疗法原理：未结合胆红素在光照下发生光化学变化，转变成水溶性的异构体，经胆汁和尿液排出。波长425~475nm的蓝光和波长510~530nm的绿光效果较好，日光灯或太阳光也有一定疗效。

光照疗法的指征：①血清总胆红素水平，足月儿>205μmol/L（12mg/dL）；低出生体重儿（LBW）>170μmol/L（10mg/dL）；极低出生体重儿（VLBW）>102μmol/L（7mg/dL）；超低出生体重儿（ELBW）>85μmol/L（5mg/dL）。②产前已诊断为新生儿溶血症者，出现黄疸即血清胆红素>85μmol/L（5mg/dL）。此外，有学者对VLBW生后进行预防性光疗3天取得良好疗效。

光照疗法的注意事项：①光照时，婴儿双眼用黑色眼罩保护，以免损伤视网膜，会阴、肛门部用尿布遮盖，其余均裸露，照射时间以不超过3天为宜。②光疗可出现发热、腹泻和皮疹，但多不严重，可继续光疗。③蓝光可分解体内核黄素，加重溶血，故光疗时应补充核黄素（光疗时5mg/次，每日3次；光疗后每日1次，连服3日）。④当血清结合胆红素>68μmol/L（4mg/dL）时可使皮肤呈青铜色即青铜症，此时应停止光疗，青铜症可自行消退。此外，光疗时应适当补充水分及钙剂。

2）药物治疗：①供给白蛋白：输血浆每次10~20mL/kg或白蛋白1g/kg，以增加其与未结合胆红素的联结，减少胆红素脑病的发生。②纠正代谢性酸中毒：应用5%碳酸氢钠提高血pH值，以利于未结合胆红素与白蛋白的联结。③肝酶诱导剂：能增加UDPGT的生成和肝脏摄取未结合胆红素的能力。常用苯巴比妥每日5mg/kg，分2~3次口服，共4~5日。

3）换血疗法：主要是换出部分血中游离抗体和致敏红细胞，减轻溶血；换出血中大量胆红素，防止发生胆红素脑病；纠正贫血，改善携氧，防止心力衰竭。大部分Rh溶血病和个别严重的ABO溶血病需换血治疗。

◎ 要点五 中医辨证论治

胎黄的辨证有寒、热、瘀的不同。湿热熏蒸所致胎黄，其黄色鲜明，舌质红，舌苔黄，一般病程较短，为阳黄。寒湿阻滞所致胎黄，其黄色晦暗，舌质淡，舌苔白腻，病程较长，为阴黄。气滞血瘀所致瘀积胎黄，其黄疸日渐加重，胁下痞块质硬，唇舌紫暗或有瘀斑、瘀点。湿热郁蒸治以清热利湿退黄，寒湿阻滞治以温中化湿退黄，气滞血瘀治以化瘀消积退黄。

1. 湿热郁蒸

证候：面目皮肤发黄，颜色鲜明，精神疲倦或烦躁啼哭，不欲吮乳，小便短黄，舌质红，舌苔黄腻。重者腹胀，呕吐，甚或神昏、抽搐。

治法：清热利湿退黄。

方药：茵陈蒿汤加味。

2. 寒湿阻滞

证候：面目皮肤发黄，色泽晦暗，黄疸持久不退，精神倦怠，四肢欠温，不欲吮乳，时时啼哭，大便溏薄，或便色灰白，小便短少，舌质偏淡，舌苔白腻。

治法：温中化湿退黄。

方药：茵陈理中汤加味。

3. 气滞血瘀

证候：面目皮肤发黄，颜色晦滞，日益加重，腹部胀满，右胁下痞块，神疲纳呆，小便短黄，大便不调或灰白，舌紫暗有瘀斑、瘀点，舌苔黄或白。

治法：化瘀消积退黄。

方药：血府逐瘀汤加减。

细目二 新生儿寒冷损伤综合征

◎ 要点一 西医发病机制

1. 寒冷和保温不当 新生儿尤其是早产儿的生理特点是发生低体温和皮肤硬肿的重要原因：

（1）体温调节中枢发育不成熟。当环境温度过低时，其增加产热和减少散热的调节功能差，使体温减低。

（2）皮肤表面积相对较大，皮下脂肪少，血管丰富，易于散热。环境温度降低时，散热增加使体温下降。

（3）能量贮备少，产热不足。新生儿以棕色脂肪组织的化学产热方式为主，缺乏寒战等物理产热方式。因此，新生儿期易发生低体温，早产儿、低出生体重儿和小于胎龄儿尤为明显。

（4）新生儿皮下的白色脂肪中，饱和脂肪酸较多，且熔点高，当体温降低时，则皮脂易发生硬化。

综上所述，当环境温度过低时，新生儿易出现体温过低和皮肤硬肿。

2. 某些疾病 严重感染、缺氧、心力衰竭和休克等使能量增加，摄入不足，再加上缺氧使物质的氧化发生障碍，故产热能力明显不足。

3. 多器官损害 低体温和皮肤硬肿，可使局部血液循环淤滞，引起缺氧和代谢性酸中毒，导致皮肤毛细血管壁通透性增加，出现水肿。

◎ 要点二 中医病因病机及诊断要点

1. 中医病因病机 本病的发生，内因多为先天禀赋不足，元阳不振；外因多为护理不当，感受寒冷，或患其他疾病所致。其病机主要为阳气虚衰，寒凝血涩。

（1）**寒邪侵袭** 小儿为稚阴稚阳之体，由于护理不当，外感风寒，寒邪直中脏腑，则寒凝气滞，血行不畅，可见肌肤僵硬，呈青紫色，形成硬肿。

（2）**肾阳虚衰** 先天禀赋不足，元阳不振，或复感寒邪，损伤机体阳气，阳气更加虚衰。阳气虚衰，不能温煦肌肤，故身寒肢冷，体温过低；阳虚而生内寒，寒主凝滞，寒凝则气滞血瘀，形成皮肤硬肿，颜色紫暗。严重者血不循经而外溢，出现皮下瘀斑。脾肾阳虚，水湿无以温化，则见水肿；阳衰之极，可见气息微弱，全身冰冷，脉微欲绝之危候。

2. 诊断要点

（1）**病史** 时处寒冷季节，环境温度过低或有保暖不当史；严重感染史；早产儿或足月小样儿；窒息、产伤等所致的摄入不足或能量供给低下。

（2）**临床表现** 早期哺乳差，哭声低，反应低下，病情加重后体温<35℃，严重者<30℃，腋温、肛温差由正值变为负值。感染或夏季发病者不出现低体温。硬肿为对称性，依次为双下肢、臀、面颊、两上肢、背、腹、胸部等，严重时肢体僵硬，不能活动，多脏器功能损害。

（3）**实验室检查** 血白细胞总数升高或减少，中性粒细胞增高，血小板减少。由于缺氧与酸中毒，血气分析可有血 pH 降低、PaO_2 降低、$PaCO_2$ 增高。由于心肌损害，心电图可表现为Q-T 延长、低电压、T 波低平或 ST 段下移。有 DIC 表现者，血 DIC 指标阳性。

◎ 要点三 西医治疗原则

1. 治疗原则 及时复温，提供热量和液体，去除病因，早期纠正脏器功能紊乱。

2. 西医治疗

（1）**复温** 凡肛温>30℃且腋温高于肛温者，提示棕色脂肪产热好，可置于已预热至适中温度的暖箱中，一般经6~12小时即可恢复正常体温。无论肛温<30℃或>30℃，只要腋温低于肛温，提示靠棕色脂肪自身产热难以恢复正常体温，应置于比肛温高1℃~2℃的暖箱中进行外加温，每小时提高箱温0.5~1℃（箱温不超过34℃），在12~24小时内可恢复正常体温。复温中应观察腹壁温、肛温及腋温的变化，随时调节暖箱温度，并同时监测呼吸、心率、血压及血气等。基层单位复温可用热水袋、热水瓶、火炕或电热毯包裹等方法；也可将婴儿置于怀抱中紧贴人体，比较安全。

（2）供给热量和液体　热量供给应从每日210kJ/kg（50kcal/kg）开始，逐渐增加至每日419~502 kJ/kg（100~120 kcal/kg）；液体量可按0.24mL/kJ（1mL/kcal）计算。有明显心、肾功能损害者，应严格控制输液速度和液体入量，可以应用多巴胺改善肾血流，以每分钟5μg/kg持续静脉滴注。

（3）纠正器官功能紊乱　有微循环障碍、休克者应进行纠酸、扩容；有肺出血时应及早气管内插管，进行正压通气治疗；出现肾功能障碍和DIC时要及时对症处置。

（4）控制感染　选择适当抗生素，防止感染，并给予必要的对症处理。

◎ 要点四　中医外治疗法

1. **中药热敷**　生葱30g，生姜30g，淡豆豉30g。捣碎混匀，酒炒，热敷于局部。用于寒凝血涩证。

2. **中药药浴**　取当归、红花、川芎、赤芍、五灵脂、肉桂、丹参各6g，鸡血藤、黄芪各8g，研粉，加水煎至2000mL，滤去药渣，作药浴用。水温37~40℃，每次15分钟，每日1~2次，浴时室温应在30℃或稍高，浴后立即擦干，放入暖箱中保温。

3. **艾条温灸**　用艾条温灸硬肿局部。

◎ 要点五　预防与调护

1. 预防

（1）做好孕妇保健，尽量避免早产，减少低体重儿的出生。防止产伤、窒息等。

（2）寒冷季节出生的小儿应加强保暖，室温一般应保持在20~26℃，若室温过低，应采取措施。同时加强合理喂养。

（3）出生后的新生儿，应经常检查皮肤及皮下脂肪的软硬情况，加强消毒隔离，防止和减少新生儿感染的发生。

2. 调护

（1）对早产儿、体弱儿要做好保暖工作，供给足够热量，使身体产热而复温。

（2）能吸吮者，尽量母乳喂哺和口服补液，对吸吮力差者，可用鼻饲，必要时静点葡萄糖注射液。

第三单元　呼吸系统疾病

细目一　急性上呼吸道感染

◎ 要点一　主要病原体及临床表现

1. **主要病原体**　以病毒为主，占原发上呼吸道感染的90%以上，常见有鼻病毒、柯萨奇病毒、流感病毒、副流感病毒、呼吸道合胞病毒、冠状病毒、单纯疱疹病毒、EB病毒、埃可病毒及腺病毒等。肺炎支原体也可引起上呼吸道感染。细菌感染多为继发，乙型溶血性链球菌A组、肺炎球菌、嗜血流感杆菌及葡萄球菌等多见。

2. **临床表现**　病情轻重程度相差较大，与年龄、感染病原体和机体抵抗力有关。轻症病例仅鼻部症状；重症病例可引起很多并发症，如中耳炎、风湿热、心包炎、骨髓炎等疾病。上感分为一般类型和特殊类型。

◎ 要点二　中医病因病机及治疗原则

小儿感冒发生的原因，以感受风邪为主，常兼寒、热、暑、湿、燥邪等。小儿肺常不足，当机体抵抗力低下时，外邪易于乘虚侵入而为感冒。外邪客于肺卫，导致卫阳受遏，肺气失宣，因而出现发热、恶风、鼻塞流涕、喷嚏及咳嗽等症。因此，小儿感冒的病机关键为肺卫失宣。病变部位主要在肺，亦常累及肝、脾等脏。

治疗原则：以疏风解表为基本原则。根据不同的证型分别治以辛温解表、辛凉解表、清暑解表、清瘟解毒。治疗兼证，在解表基础上，分别佐以化痰、消导、镇惊之法。

◎ 要点三　小儿上呼吸道感染的特殊类型

特殊类型上感：①疱疹性咽峡炎：由柯萨奇A组病毒所致。好发于夏秋季。表现为急性发热，体温大多在39℃以上，流涎、咽痛等。体检时可见咽部红肿，咽腭弓、悬雍垂、软腭等处可见2~4mm大小的疱疹，周围红晕，疱疹破溃后形成小溃疡。病程约1周左右。②咽-结合膜热：由腺病毒3、7型所致。好发于春夏季，多呈高热，咽痛，眼部刺痛。体检时可见咽部充血，一侧或两侧滤泡性眼结合膜炎，颈部、耳后淋巴结肿大。病程约1~2周。

◎ 要点四　常见兼夹证（夹痰、夹滞、夹惊）的中医病因病机及治疗原则

（一）常见兼夹证的中医病因病机

1. 夹痰　由于小儿肺脏娇嫩，感邪之后，失于宣肃，气机不利，津液不得敷布而内生痰液，痰壅气道，则咳嗽加剧，喉间痰鸣，此为感冒夹痰。

2. 夹滞　小儿脾常不足，感邪之后，脾运失司，有饮食不节，致乳食停积，阻滞中焦，则脘腹胀满、不思乳食，或伴呕吐、泄泻，此为感冒夹滞。

3. 夹惊　小儿神气怯弱，肝气未盛，感邪之后，热扰心肝，易致心神不安，睡卧不宁，惊惕抽风，此为感冒夹惊。

（二）治疗原则

（1）夹痰　偏于风寒者，治以辛温解表，宣肺化痰；偏于风热者，治以辛凉解表，清肺化痰。

（2）夹滞　解表兼以消食导滞。

（3）夹惊　解表兼清热镇惊。

◎ 要点五　中医辨证论治

（一）主证

1. 风寒感冒

证候：发热，恶寒，无汗，头痛，鼻流清涕，喷嚏，咳嗽，咽部不红肿，舌淡红，苔薄白，脉浮紧或指纹浮红。

治法：辛温解表。

方药：荆防败毒散加减。

2. 风热感冒

证候：发热重，恶风，有汗或少汗，头痛，鼻塞，鼻流浊涕，喷嚏，咳嗽，痰稠色白或黄，咽红肿痛，口干渴，舌质红，苔薄黄，脉浮数或指纹浮紫。

治法：辛凉解表。

方药：银翘散加减。

3. 暑邪感冒

证候：发热，无汗或汗出热不解，头晕、头痛，鼻塞，身重困倦，胸闷，泛恶，口渴心烦，食欲不振，或有呕吐、泄泻，小便短黄，舌质红，苔黄腻，脉数或指纹紫滞。

治法：清暑解表。

方药：新加香薷饮加减。

4. 时邪感冒

证候：起病急骤，全身症状重。高热，恶寒，无汗或汗出热不解，头痛，心烦，目赤咽红，肌肉酸痛，腹痛，或有恶心、呕吐，舌质红，舌苔黄，脉数。

治法：清瘟解毒。

方药：银翘散合普济消毒饮加减。

（二）兼证

1. 夹痰

证候：感冒兼见咳嗽较剧，痰多，喉间痰鸣。

治法：辛温解表，宣肺化痰；辛凉解表，清

肺化痰。

方药：在疏风解表的基础上，风寒夹痰证加用三拗汤、二陈汤加减。风热夹痰证加用桑菊饮加减。

2. 夹滞

证候：感冒兼见脘腹胀满，不思饮食，呕吐酸腐，口气秽浊，大便酸臭，或腹痛泄泻，或大便秘结，小便短黄，舌苔厚腻，脉滑。

治法：解表兼以消食导滞。

方药：在疏风解表的基础上，加用保和丸加减。

3. 夹惊

证候：感冒兼见惊惕哭闹，睡卧不宁，甚至骤然抽风神昏，舌质红，脉浮弦。

治法：解表兼以清热镇惊。

方药：在疏风解表的基础上，加用镇惊丸加减。另服小儿回春丹或小儿金丹片。

细目二 肺 炎

◎ 要点一 常见病原体及发病机制

1. 常见病原体 发达国家中小儿肺炎病原以病毒为主，发展中国家则以细菌为主。其中肺炎链球菌、金黄色葡萄球菌、流感嗜血杆菌是重症肺炎的主要病因。儿童肺炎支原体感染、婴儿衣原体感染有增多的趋势。

2. 发病机制 病原体常由呼吸道入侵，少数经血行入肺。当炎症蔓延到细支气管和肺泡时，支气管黏膜充血、水肿，管腔变窄，导致通气功能障碍；肺泡壁充血水肿，炎性分泌物增多，导致换气功能障碍。通气不足引起缺氧和CO_2潴留，导致PaO_2降低和$PaCO_2$增高；换气功能障碍主要引起缺氧，导致PaO_2降低，为代偿缺氧状态。患儿呼吸频率加快，呼吸深度加强，呼吸辅助肌参与活动，出现鼻翼扇动和三凹征，同时心率也加快。缺氧、CO_2潴留和毒血症，可导致机体其他系统器官的功能障碍和代谢紊乱。

◎ 要点二 中医病因病机

本病外因责之于感受风邪，或由其他疾病传变而来；内因责之于小儿形气未充，肺脏娇嫩，卫外不固。小儿外感风邪，外邪由口鼻或皮毛而入，侵犯肺卫，肺失宣降，清肃之令不行，致肺被邪束，闭郁不宣，化热烁津，炼液成痰，阻于气道，肃降无权，从而出现咳嗽、气喘、痰鸣、鼻扇、发热等肺气闭塞的证候，发为肺炎喘嗽。其病机关键为肺气闭郁。

◎ 要点三 临床分类方法

1. 病理分类 按解剖部位分为：小叶性肺炎（支气管肺炎）、大叶性肺炎、间质性肺炎、毛细支气管炎等。其中以支气管肺炎最为多见。

2. 病因分类 按病因可分为感染因素引起的肺炎如细菌性肺炎、病毒性肺炎、支原体肺炎、衣原体肺炎、真菌性肺炎、原虫性肺炎；非感染因素引起的肺炎如吸入性肺炎、坠积性肺炎、嗜酸细胞性肺炎等。

3. 病程分类 病程<1月者，称为急性肺炎；1~3个月称为迁延性肺炎；>3月者称为慢性肺炎。

4. 病情分类

（1）轻症呼吸系统症状为主，无全身中毒症状。

（2）重症除呼吸系统受累外，其他系统亦受累，且全身中毒症状明显。

◎ 要点四 支气管肺炎、腺病毒肺炎、合胞病毒肺炎、支原体肺炎的临床特点

1. 支气管肺炎 起病急，发病前多数有上呼吸道感染表现。以发热、咳嗽、气促为主要症状。发热热型不定，多为不规则发热，也可表现为弛张热或稽留热，新生儿及体弱儿可表现为不发热；咳嗽较频，早期为刺激性干咳，以后咳嗽有痰，痰色白或黄，新生儿、早产儿则表现为口吐白沫；气促多发生于发热、咳嗽之后，月龄<2个月，呼吸≥60次/分；月龄2~

12个月，呼吸≥50次/分；1~5岁，呼吸≥40次/分。气促加重，可出现呼吸困难，表现为鼻翼扇动、点头呼吸、三凹征等。肺部体征早期可不明显或仅有呼吸音粗糙，以后可闻及固定的中、细湿啰音；若病灶融合，出现肺实变体征，则表现语颤增强、叩诊浊音、听诊呼吸音减弱或管状呼吸音。新生儿肺炎肺部听诊仅可闻及呼吸音粗糙或减低，病程中亦可出现细湿啰音或哮鸣音。

2. 腺病毒肺炎 多见于6个月~2岁的婴幼儿。发热、咳嗽、呼吸困难为主要症状。急骤发热，大多自第1~2日起即发生高热，体温可达39℃以上，至第3~4日多呈稽留热或不规则的高热。咳嗽较剧，频咳或阵咳。呼吸困难多开始于第3~6日。重症者可出现鼻翼扇动、三凹征、喘憋及口唇甲床青紫。肺部体征出现较晚，初期听诊仅有呼吸音粗糙或干啰音，发热4~5日后方可闻及湿啰音。

3. 合胞病毒肺炎 多见于2岁以内，尤以2~6个月婴儿多见。发热、咳嗽、喘憋为主要症状。约2/3的病例有发热，多为高热，最高可达41℃，高热时间大多为1~4天。咳嗽大多为干咳。中、重症病儿有喘憋，呼吸困难，出现呼吸增快、三凹征、鼻翼扇动及口唇发绀。肺部听诊可闻及喘鸣音、肺底部可闻及细湿啰音。毛细支气管炎在喘憋发作时，往往听不到湿啰音。

4. 支原体肺炎 多见于年长儿，婴幼儿感染率也可高达25%~69%。发热、咳嗽、咯痰为主要症状。热型不定，大多在39℃左右，热程1~3周。刺激性剧烈咳嗽为突出表现，有时阵咳酷似百日咳样咳嗽，咯痰黏稠，甚至带有血丝。年长儿常伴有咽痛、胸闷及胸痛等症状。婴幼儿则起病急，病情重，常有呼吸困难及喘憋。肺部体征因年龄而异，年长儿大多缺乏显著的肺部体征，婴幼儿叩诊呈浊音，听诊呼吸音减弱，有时可闻及湿啰音。部分婴儿可闻及哮鸣音。

◎ 要点五 肺炎合并心力衰竭的诊断标准及主要治疗方法

1. 诊断标准 ①心率突然加快，婴儿超过180次/分；幼儿超过160次/分。②呼吸突然加快，超过60次/分。③突然发生极度烦躁不安，明显发绀，皮肤苍白发灰，指（趾）甲微血管再充盈时间延长。④心音低钝，有奔马律，颈静脉怒张。⑤肝脏迅速增大。⑥颜面、眼睑或下肢水肿，尿少或无尿。具有前5项者即可诊断为心力衰竭。

2. 主要治疗方法 主要镇静、给氧，增强心肌收缩力，减慢心率，增加心搏出量，减轻心脏负荷。

◎ 要点六 抗生素药物选择原则

抗生素使用原则：①根据病原菌选择敏感药物。②早期治疗。③选用渗入下呼吸道浓度高的药物。④足量、足疗程。⑤重症宜联合用药，经静脉给药。

◎ 要点七 中医辨证论治

（一）常证

1. 风寒闭肺

证候：恶寒发热，无汗，呛咳不爽，呼吸气急，痰白而稀，口不渴，咽不红，舌质不红，舌苔薄白或白腻，脉浮紧，指纹浮红。

治法：辛温宣肺，化痰止咳。

方药：华盖散加减。

2. 风热闭肺

证候：初起证候稍轻，发热恶风，咳嗽气急，痰多，痰稠黏或黄，口渴咽红，舌红，苔薄白或黄，脉浮数。重证则见高热烦躁，咳嗽微喘，气急鼻扇，喉中痰鸣，面色红赤，便干尿黄，舌红苔黄，脉滑数，指纹紫滞。

治法：辛凉宣肺，化痰止咳。

方药：银翘散合麻杏石甘汤加减。

3. 痰热闭肺

证候：发热烦躁，咳嗽喘促，呼吸困难，气

急鼻扇，喉间痰鸣，口唇紫绀，面赤口渴，胸闷胀满，泛吐痰涎，舌质红，舌苔黄腻，脉象弦滑。

治法：清热涤痰，开肺定喘。

方药：五虎汤合葶苈大枣泻肺汤加减。

4. 毒热闭肺

证候：高热持续，咳嗽剧烈，气急鼻扇，甚至喘憋，涕泪俱无，鼻孔干燥如烟煤，面赤唇红，烦躁口渴，溲赤便秘，舌红而干，舌苔黄腻，脉滑数。

治法：清热解毒，泻肺开闭。

方药：黄连解毒汤合麻杏石甘汤加减。

5. 阴虚肺热

证候：病程较长，低热盗汗，干咳无痰，面色潮红，舌红少津，舌苔花剥、苔少或无苔，脉细数。

治法：养阴清肺，润肺止咳。

方药：沙参麦冬汤加减。

6. 肺脾气虚

证候：低热起伏不定，面白少华，动则汗出，咳嗽无力，纳差便溏，神疲乏力，舌质偏淡，舌苔薄白，脉细无力。

治法：补肺健脾，益气化痰。

方药：人参五味子汤加减。

（二）变证

1. 心阳虚衰

证候：骤然面色苍白，口唇紫绀，呼吸困难或呼吸浅促，额汗不温，四肢厥冷，虚烦不安或神萎淡漠，右胁下出现痞块并渐增大，舌质略紫，苔薄白，脉细弱而数，指纹青紫，可达命关。

治法：温补心阳，救逆固脱。

方药：参附龙牡救逆汤加减。

2. 邪陷厥阴

证候：壮热烦躁，神昏谵语，四肢抽搐，口噤项强，双目上视，舌质红绛，指纹青紫，可达命关，或透关射甲。

治法：平肝息风，清心开窍。

方药：羚角钩藤汤合牛黄清心丸加减。

细目三 支气管哮喘

哮喘是一种反复发作的哮鸣气喘疾病。哮指声响言，喘指气息言，哮必兼喘，故通称哮喘。临床以发作时喘促气急，喉间痰吼哮鸣，呼气延长，严重者不能平卧，呼吸困难，张口抬肩，摇身撷肚，唇口青紫为特征。常在清晨或夜间发作或加剧。本病包括了西医学所称的喘息性支气管炎、支气管哮喘。本病有明显的遗传倾向，初发年龄以 1~6 岁多见。大多数病儿可经治疗缓解或自行缓解，在正确的治疗和调护下，随年龄的增长，大多可以治愈。但如长时间的反复发作，喘息持续，难以缓解，甚至终身不愈。本病发作有较明显的季节性，冬季及气候多变时易于发作。

◎ 要点一 西医发病机制

气道慢性（变应性）炎症是哮喘的基本病变，由此引起的气流受限，气道高反应性是哮喘的基本特征。参与这些基本病损的形成过程有：

1. 免疫因素 本病患儿都存在由免疫介质、淋巴细胞、嗜酸性粒细胞和肥大细胞参与的气道黏膜病理改变过程。一方面是 IgE 介导的作用，过敏原与特异性 IgE 结合，引起肥大细胞和嗜酸性粒细胞脱颗粒，释放白三烯（LTs）、血小板活化因子、组胺、前列腺素等介质，使平滑肌收缩、黏膜水肿、分泌物增加，导致支气管狭窄，发生哮喘；另一方面是非 IgE 介导作用，嗜酸性粒细胞、T 淋巴细胞能产生 IL-5 等细胞因子，IL-5 可促使嗜酸性粒细胞黏附于血管内皮细胞并促进其分化成熟，延长其存活时间。在嗜酸性粒细胞颗粒内含有的碱性蛋白（MBP）和嗜酸性粒细胞阳离子蛋白（ECP）等，能损伤呼吸道及肺上皮细胞，使神经末梢暴露，从而形成气道高反应。

2. 神经、精神因素 β肾上腺素能使受体功能低下和迷走神经张力亢进，或同时伴有α肾上腺素能神经的反应性增加，可使支气管平滑肌收缩，腺体分泌增多，促进哮喘发作。

◎ 要点二 中医病因病机

1. 病因

（1）内因 肺、脾、肾三脏不足是哮喘形成的主要内因。

（2）外因 感触外邪（接触异物、异味及嗜食咸酸等）。

2. 病机 其病机为外因诱发，触动伏痰，痰阻气道所致。小儿因先天禀赋不足，或因后天调护失养，或病后体弱，导致肺、脾、肾三脏不足，水湿代谢异常，凝聚成痰，痰饮留伏于体内，这是发病的内在因素。

哮喘发病，主要是因痰饮久伏，遇到诱因，一触即发，痰随气升，气因痰阻，相互搏结，阻塞气道。气机升降不利，以致呼吸困难，气息喘促。若痰气交阻气道加重，导致肺气闭阻，气滞血瘀，心血瘀阻，出现口唇、肢端发绀，甚则面色苍白，头额冷汗，肢冷脉微等阳气欲脱的危象。

由于感邪的不同，体质的差异，所以病性上又有寒热虚实的区别和转化。哮喘发作，若系外感风寒，内伤生冷，引动伏痰，则为寒性哮喘；若感受风热，夹痰内阻，痰热蕴肺，则为热性哮喘；若肺络痰热未清，又感风寒，可见寒热夹杂；若体质虚弱，外邪夹痰伏留肺络，又可成为虚实夹杂的证候。

哮喘反复发作，可以导致肺气耗散，寒痰伤及脾肾之阳，痰热耗伤肺肾之阴，故在缓解期可出现肺、脾、肾三脏的虚损之象。

◎ 要点三 诊断与鉴别诊断

1. 诊断要点 儿童哮喘诊断标准（2003年中华医学会儿科分会呼吸学组）：

（1）反复发作的喘息、气促、胸闷或咳嗽，多与接触变应原、冷空气、物理或化学性刺激、病毒性上下呼吸道感染、运动等有关。

（2）发作时双肺可闻及散在或弥漫性以呼气相为主的哮鸣音，呼气相延长。

（3）支气管舒张剂有显著疗效。

（4）除外其他疾病引起的喘息、气促、胸闷或咳嗽。

（5）对于症状不典型的患儿，同时在肺部闻及哮鸣音者，可酌情采用支气管舒张试验协助诊断，若阳性可诊断为哮喘。

2. 鉴别诊断 哮喘需与肺炎喘嗽相鉴别。哮喘以咳嗽、哮鸣、气喘、呼气延长为主症，大都不发热，常反复发作，多有过敏史，两肺听诊以哮鸣音为主；肺炎喘嗽以发热、咳嗽、痰壅、气喘为主症，多数发热，两肺听诊以湿啰音为主。

◎ 要点四 咳嗽变异性哮喘的诊断依据及治疗

1. 诊断依据

（1）持续咳嗽>1月，常在夜间和/或清晨发作，运动、遇冷空气或嗅到特殊气味后加重，痰少，临床上无感染征象，或经较长时间抗生素治疗无效。

（2）支气管舒张剂诊断性治疗可使咳嗽发作缓解（基本诊断条件）。

（3）有个人或家族过敏史、家族哮喘史，过敏原（变应原）检测阳性可作辅助诊断。

（4）排除其他原因引起的慢性咳嗽。

2. 治疗 因为发病机制与哮喘相同，都存在气道慢性反应炎症及气道高反应性，所以较长期地应用控制药物吸入激素或$β_2$受体激动剂或长期口服白三烯受体拮抗剂能取得较好疗效。并可配合中医辨证治疗。

◎ 要点五 西医治疗原则

采用长期、持续、规范和个体化的治疗原则。发作期，抗炎、平喘，以便快速缓解。缓解期，应坚持长期控制症状、抗炎，降低气道高反应性，避免触发因素，自我保健。

◎ 要点六 中医辨证论治

本病在发作期以八纲辨证为主，缓解期以脏

腑辨证为主。发作期，以邪实为主，治疗时当攻邪以治其标，并分辨寒热虚实，随证施治；缓解期以正虚为主，当扶正以治其本，治以补肺固表，扶脾益肾，调其脏腑功能；若虚中有实，虚实夹杂，则宜扶正祛邪，标本兼顾。

（一）发作期

1. 寒性哮喘

证候：咳嗽气促，喉间哮鸣，咳痰清稀色白，呈黏沫状，形寒无汗，鼻流清涕，面色晦滞带青，四肢不温，口不渴，或渴喜热饮，舌淡红，舌苔薄白或白腻，脉象浮滑，指纹红。

治法：温肺散寒，化痰定喘。

方药：小青龙汤合三子养亲汤。

2. 热性哮喘

证候：咳喘哮鸣，声高息涌，痰稠色黄，发热面红，胸闷膈满，渴喜冷饮，小便黄赤，大便干燥或秘结，舌红，舌苔黄腻，脉象滑数，指纹紫。

治法：清热化痰，止咳定喘。

方药：麻杏石甘汤或定喘汤加减。

3. 虚实夹杂

证候：病程长，喘促迁延不愈，动则喘甚，面白少华，形寒肢冷，尿频或小便清长，伴见咳嗽痰多，喉间痰鸣，舌淡，苔白或腻，脉细弱。

治法：降气化痰，补肾纳气。

方药：射干麻黄汤合都气丸加减。

（二）缓解期

1. 肺气虚弱

证候：面白，气短懒言，咳嗽无力，语声低微，倦怠乏力，容易出汗，反复感冒，舌质淡，苔薄，脉细无力。

治法：补肺固表。

方药：玉屏风散加减。

2. 脾气虚弱

证候：面色虚浮少华，食少脘痞，大便不实，倦怠乏力，痰多而咳，舌淡，苔白，脉缓无力。

治法：健脾化痰。

方药：六君子汤加减。

3. 肾虚不纳

证候：面白少华，形寒怯冷，四肢不温，腰膝酸软，动则心悸气促，遗尿或夜间尿多，小便澄清，舌淡，苔薄白，或舌红，苔花剥，脉沉细无力。

治法：补肾固本。

方药：金匮肾气丸加减。

◎ 要点七　急性发作期西医治疗

1. 吸氧　用面罩或双导管吸氧。氧气浓度以40%为宜，每分钟约4～5L。

2. β_2受体激动剂　首选吸入治疗。将β_2受体激动剂药液放入雾化器中，用空气压缩泵加氧吸入，第1小时可每隔20分钟吸入1次，以后每隔2～4小时可重复吸入，病情好转后，可每隔6小时吸入一次。

3. 静脉用药　全身应用糖皮质激素作为儿童危重哮喘治疗的一线药物，应尽早使用。甲基泼尼松龙每次1～2mg/kg，或琥珀酸氢化可的松每次5～10mg/kg，每4～6小时静脉滴注一次。好转后可口服泼尼松。静脉滴注氨茶碱可作为治疗儿童危重哮喘的一种选择。

儿童危重哮喘经氧疗、全身应用糖皮质激素、β_2受体激动剂等治疗后病情继续恶化，应及时给予辅助机械通气治疗。对未做气管插管者，慎用镇静剂。

细目四　反复呼吸道感染

◎ 要点一　诊断标准

1. 年龄0～2岁，上呼吸道感染每年7次，下呼吸道感染每年3次；年龄3～5岁，上呼吸道感染每年6次，下呼吸道感染每年2次；年龄6～12岁，上呼吸道感染每年5次，下呼吸道感染每年2次以上。

2. 上呼吸道感染第2次距第1次至少要间隔

7天以上。

3. 若上呼吸道感染次数不足，可加上、下呼吸道感染次数；不足者需观察1年。

◎ 要点二　中医病因病机

小儿反复呼吸道感染多因正气不足，卫外不固，造成屡感外邪，邪毒久恋，稍愈又作，往复不已之势。其发病机理大致有以下几方面。

1. **禀赋不足，体质虚弱**　若父母体弱多病或在妊娠时罹患各种疾病，或早产、双胎、胎气孱弱，生后肌骨嫩怯，腠理疏松，不耐自然界中不正之气的侵袭，一感即病，父母及同胞中亦常有反复呼吸道感染的病史。

2. **喂养不当，调护失宜**　人工喂养或因母乳不足，过早断乳，或偏食、厌食，营养不良，脾胃运化力弱，饮食精微摄取不足，脏腑功能失健，脾肺气虚，易遭外邪侵袭。

3. **少见风日，不耐风寒**　户外活动过少，日照不足，肌肤柔弱，卫外不固，对寒冷的适应能力弱，犹如阴地草木、温室花朵，软脆不耐风寒。一旦形寒饮冷，感冒随即发生，或他人感冒，一染即病。病后又易于发生传变。

4. **用药不当，损伤正气**　感冒之后过服解表之剂，损伤卫阳，以致表卫气虚，营卫不和，营阴不能内守而汗多，卫阳不能外御而易感。药物使用不当，损耗小儿正气，使抵抗力下降而反复感邪不已。

5. **正虚邪伏，遇感乃发**　外邪侵袭之后，由于正气虚弱，邪毒往往不能廓清，留伏于里，一旦受凉或疲劳后，新感易受，留邪内发；或虽无新感，旧病复燃，诸证又起。

总之，小儿脏腑娇嫩，肌肤薄弱，藩篱疏松，阴阳均较稚弱，复感儿则肺、脾、肾三脏更为不足，卫外功能薄弱，对外邪的抵抗力差；加上寒暖不能自调，一旦偏颇，六淫之邪不论从皮毛而入，或从口鼻而受，均及于肺。正与邪的消长变化，导致小儿反复呼吸道感染。

◎ 要点三　中医辨证论治

1. **营卫失和，邪毒留恋**

证候：反复感冒，恶寒怕热，不耐寒凉，平时汗多，汗出不温，肌肉松弛；或伴有低热，咽红不退，扁桃体肿大；或肺炎喘嗽后久不康复；舌淡红，苔薄白，或花剥，脉浮数无力，指纹紫滞。

治法：扶正固表，调和营卫。

方药：黄芪桂枝五物汤加减。

2. **肺脾两虚，气血不足**

证候：屡受外邪，咳喘迁延不已，或愈后又作，面黄少华，常自汗，厌食，或恣食肥甘生冷，肌肉松弛，或大便溏薄，咳嗽多汗，唇口色淡，舌质淡红，脉数无力，指纹淡。

治法：健脾益气，补肺固表。

方药：玉屏风散加味。

3. **肾虚骨弱，精血失充**

证候：反复感冒，甚则咳喘，面白无华，肌肉松弛，动则自汗，寐则盗汗，睡不安宁，五心烦热，立、行、齿、发、语迟，或鸡胸龟背，舌苔薄白，脉数无力。

治法：补肾壮骨，填阴温阳。

方药：补肾地黄丸加味。

第四单元 循环系统疾病

细目 病毒性心肌炎

◎ 要点一 西医发病机制

病毒性心肌炎的发病机理尚不完全清楚。急性期，病毒通过心肌细胞的相关受体侵入心肌细胞，在细胞内复制，直接损害心肌细胞，导致变性、坏死和溶解。而严重的慢性持久的心肌病变与病毒持续存在及病毒感染后介导的免疫损伤密切相关。一方面是病毒特异性细胞毒T淋巴细胞引起被感染的心肌溶解、破坏；另一方面是自身反应性T淋巴细胞破坏未感染的心肌细胞，引起心肌损伤。

◎ 要点二 中医病因病机

小儿素体正气亏虚是发病之内因，温热邪毒侵袭是发病之外因。病变部位主要在心，常涉及肺、脾、肾。小儿肺脏娇嫩，卫外不固，脾常不足，易遭风热、湿热时邪所侵。外感风热邪毒多从鼻咽而入，先犯于肺卫；外感湿热邪毒多从口鼻而入，蕴郁于肠胃。继而邪毒由表入里，留而不去，内舍于心，导致心脉瘀阻，心血运行不畅，或热毒之邪灼伤营阴，可致心之气阴亏虚。心气不足，血行无力，血流不畅，可致气滞血瘀。心阴耗伤，心脉失养，阴不制阳，可致心悸不宁。心阳受损，阳失振奋，气化失职，可致怔忡不安。病情迁延，伤及脾肺，脾虚水湿停聚，肺虚失于清肃，致痰浊内生，痰瘀互结，阻滞脉络。若原有素体阳气虚弱，病初即可出现心肾阳虚甚至心阳欲脱之危证。本病久延不愈者，常因医治不当如汗下太过，或疾病、药物损阴伤阳，气阴亏虚，心脉失养，出现以心悸为主的虚证，或者兼有瘀阻脉络的虚实夹杂证。

总之，本病以外感风热、湿热邪毒为发病主因，瘀血、痰浊为病变过程中的病理产物，耗气伤阴、血脉阻滞为主要病理变化，病程中或邪实正虚，或以虚为主，或虚中夹实，病机演变多端，要随证辨识，特别要警惕心阳暴脱变证的发生。

◎ 要点三 临床诊断依据

1. 心功能不全、心源性休克或心脑综合征。
2. 心脏扩大（X线、超声心动图检查具有表现之一）。
3. 心电图改变：以R波为主的2个或2个以上的主要导联（Ⅰ、Ⅱ、aVF、V_5）的ST-T改变持续4天以上伴动态变化，窦房传导阻滞、房室传导阻滞，完全性右或左束支阻滞，成联律、多形、多源、成对或并行性早搏，非房室结及房室折返引起的异位性心动过速，低电压（新生儿除外）及异常Q波。
4. CK-MB升高或心肌肌钙蛋白（cTnI或cTnT）阳性。

◎ 要点四 常用的西药治疗方法

1. **休息** 急性期需卧床休息，以减轻心脏负荷。
2. **营养心肌药物** 辅酶Q10（CoQ10）为细胞代谢及细胞呼吸的激活剂，有改善心肌代谢、保护细胞膜完整和抗氧自由基作用。每日1mg/kg，分2次口服，连用3个月以上。1,6-二磷酸果糖具有恢复、改善心肌细胞代谢作用，每次100~250mg/kg，每日1次静脉滴注，2周为一疗程。维生素C能清除自由基，改善心肌代谢，有助于心肌炎的恢复。维生素C每日100mg/kg，加入10%葡萄糖液100~150mL静脉慢滴，疗程1个月。
3. **肾上腺皮质激素** 通常不主张使用，主要用于心源性休克、致死性心律失常（Ⅲ°房室传导阻滞、室性心动过速）等严重病例的抢救。

4. 控制心力衰竭 常用药物有地高辛、西地兰等。

◎ 要点五 中医辨证论治

1. 风热犯心

证候：发热，低热绵延，或不发热，鼻塞流涕，咽红肿痛，咳嗽有痰，肌痛肢楚，头晕乏力，心悸气短，胸闷胸痛，舌质红，舌苔薄，脉数或结代。

治法：清热解毒，宁心复脉。

方药：银翘散加减。

2. 湿热侵心

证候：寒热起伏，全身肌肉酸痛，恶心呕吐，腹痛泄泻，心悸胸闷，肢体乏力，舌质红，苔黄腻，脉濡数或结代。

治法：清热化湿，宁心复脉。

方药：葛根黄芩黄连汤加减。

3. 气阴亏虚

证候：心悸不宁，活动后尤甚，少气懒言，神疲倦怠，头晕目眩，烦热口渴，夜寐不安，舌光红少苔，脉细数或促或结代。

治法：益气养阴，宁心复脉。

方药：炙甘草汤合生脉散加减。

4. 心阳虚弱

证候：心悸怔忡，神疲乏力，畏寒肢冷，面色苍白，头晕多汗，甚则肢体浮肿，呼吸急促，舌质淡胖或淡紫，脉缓无力或结代。

治法：温振心阳，宁心复脉。

方药：桂枝甘草龙骨牡蛎汤加减。

5. 痰瘀阻络

证候：心悸不宁，胸闷憋气，心前区痛如针刺，脘闷呕恶，面色晦暗，唇甲青紫，舌体胖，舌质紫暗，或舌边尖见有瘀点，舌苔腻，脉滑或结代。

治法：豁痰化瘀，活血通络。

方药：瓜蒌薤白半夏汤合失笑散加减。

第五单元 消化系统疾病

细目一 鹅口疮

◎ 要点一 病原菌及临床特征

1. **病原菌** 本病为白色念珠菌感染所致，多见于营养不良、慢性腹泻、长期使用广谱抗生素或激素的患儿。新生儿可因奶头、乳具污染而传播，也可在出生时经产道感染。

2. **临床特征** 主要为口腔黏膜上出现白色或灰白色乳凝块样白膜。初起时，呈点状和小片状，微凸起，可逐渐融合成大片，白膜界线清楚，不易拭去。如强行剥落后，可见充血、糜烂创面，局部黏膜潮红粗糙，可有溢血，但不久又为新生白膜覆盖。偶可波及喉部、气管、肺或食管、肠管，甚至引起全身性真菌病，出现呕吐、吞咽困难、声音嘶哑或呼吸困难等。

◎ 要点二 中医病因病机

鹅口疮的发病，可由胎热内蕴、口腔不洁、感受秽毒之邪所致。其主要病变在心脾肾，因舌为心之苗，口为脾之窍，脾脉络于舌，少阴之脉通于舌，若感受秽毒之邪，循经上炎，则发为口舌白屑之症。

◎ 要点三 中医辨证论治

1. 心脾积热

证候：口腔满布白屑，周围红较甚，面赤，唇红，或伴发热、烦躁、多啼，口干或渴，大便干结，小便黄赤，舌红，苔黄厚，脉滑或指纹紫滞。

治法：清心泻脾。

方药：清热泻脾散加减。

2. 虚火上浮

证候：口腔内白屑散在，周围红晕不著，形体瘦弱，颧红，手足心热，口干不渴，虚烦不宁，舌红，苔少，脉细或指纹紫。

治法：滋阴降火。

方药：知柏地黄丸加减。

◎ 要点四　预防和调护

1. 预防

（1）孕妇注意个人卫生，患阴道霉菌病者要及时治愈。

（2）注意口腔清洁，婴儿奶具要消毒。

（3）避免过烫、过硬或刺激性食物，防止损伤口腔黏膜。

（4）注意小儿营养，积极治疗原发病。长期用抗生素或肾上腺皮质激素者，尽可能暂停使用。

2. 调护

（1）母乳喂养时，应用冷开水清洗奶头，喂奶后给服少量温开水，清洁婴儿口腔。

（2）用银花甘草水轻轻搽洗患儿口腔，每日3次。

（3）保持大便通畅，大便干结者，适当食用水果及蜜糖。

（4）注意观察口腔黏膜白屑变化，如发现患儿吞咽或呼吸困难，应立即处理。

细目二　疱疹性口炎

◎ 要点一　中医病因病机

中医认为，本病多由风热乘脾，心脾积热，或虚火上炎所致。外感风热之邪，内应于脾胃，风热夹毒上乘于口而发为口疮；或调护失宜，喂养不当，恣食肥甘煎炒之品，邪热内积心脾，心火上炎，外发为口疮；或素体虚弱，或久病久泻，气阴两虚，虚火上炎，熏灼口舌而生疮。

◎ 要点二　中医辨证论治

1. 风热乘脾

证候：以口颊、上颚、齿龈、口角溃烂为主，甚则满口糜烂，周围黏膜色红，疼痛明显，拒食，烦躁不安，口臭，涎多，或伴发热，小便短赤，大便秘结。舌红，苔薄黄，脉浮数，指纹浮紫。

治法：疏风清热，泻火解毒。

方药：银翘散加减。

2. 心火上炎

证候：舌尖、舌边溃烂，色赤疼痛，烦躁多啼，口干欲饮，小便短黄，舌尖红，苔薄黄，脉数，指纹紫。

治法：清心泻火，凉血解毒。

方药：泻心导赤散加减。

3. 虚火上炎

证候：口腔溃疡较少，呈灰白色，周围色不红或微红，口臭不甚，反复发作或迁延不愈，神疲颧红，口干不渴，舌红，苔少或花剥，脉细数，指纹淡紫。

治法：滋阴降火，引火归原。

方药：六味地黄丸加肉桂。

细目三　胃　炎

◎ 要点一　西医诊断要点及鉴别诊断

（一）诊断要点

急性胃炎无特征性临床表现，诊断主要依靠病史、体检、临床表现及内镜检查。慢性胃炎诊断及分类主要根据胃镜下表现和病理组织学检查。

（二）鉴别诊断

由于引起小儿腹痛的病因很多，急性发作的

腹痛必须注意与外科急腹症和肝、胆、胰、肠等腹内脏器的器质性疾病，以及腹型过敏性紫癜相鉴别。慢性反复发作性腹痛应与消化性溃疡、肠道寄生虫、肠痉挛等疾病鉴别。

1. 消化性溃疡 儿童消化性溃疡的症状和体征不典型。新生儿和婴儿多见继发性溃疡，发病急，首发症状为消化道出血和穿孔，原发性以胃溃疡多；幼儿期胃和十二指肠溃疡发病率相等，常见进食后呕吐，间歇发作脐周及上腹部疼痛，少见成人那种烧灼感，食后减轻；学龄前及学龄期以原发性十二指肠溃疡多见，表现为反复发作性脐周及上腹部胀痛、烧灼感，也有仅表现为贫血、粪便隐血试验阳性。若素食3天后检查粪便隐血试验阳性提示溃疡有活动性。纤维胃镜检查是当前诊断溃疡病准确率最高的办法。

2. 急性胰腺炎 主要临床表现为上腹疼痛、恶心、呕吐，血清及尿淀粉酶常增高。儿童重症急性胰腺炎腹痛剧烈，早期就可出现全身中毒症状，可有明显的腹膜炎、血性腹水。

3. 肠蛔虫症 常有不固定腹痛、偏食、异食癖、恶心、呕吐等消化功能紊乱症状，有时出现全身过敏症状。往往有吐、排虫史，粪便查找虫卵，驱虫治疗有效等可协助诊断。

4. 肠痉挛 婴儿多见，可出现反复发作的阵发性腹痛，腹部无异常体征，排气、排便后可缓解。

5. 心理因素所致非特异性腹痛 是一种常见的儿童期身心疾病。其发生与情绪改变有关。表现为弥漫性、发作性腹痛，持续数十分钟或数小时而自行缓解，可伴有恶心、呕吐等症状。临床和辅助检查往往无阳性表现。

◎ **要点二 中医辨证论治**

采用八纲辨证，注意辨寒热虚实。治疗宜采用消食导滞、温散寒邪、清热化湿、疏肝理气、温中补虚、养阴益胃等方法，使气机宣通，脾胃调和，通则不痛。

1. 乳食积滞

证候：胃脘胀满，疼痛拒按，嗳腐吞酸，甚则呕吐，呕吐物多为酸臭乳块或不消化食物。舌质红，苔厚腻，脉滑。

治法：消食消乳，和胃止痛。

方药：伤食用保和丸加减；伤乳用消乳丸加减。

2. 寒邪犯胃

证候：胃脘冷痛，遇寒痛甚，喜温喜按，纳少便溏，口淡流涎。舌质淡，苔白，脉沉紧。

治法：温散寒邪，和胃止痛。

方药：香苏散合良附丸加减。

3. 湿热中阻

证候：胃脘灼痛拒按，胸腹痞满，口黏纳呆，甚者呕吐，吐物酸臭，头身重着，口干尿赤，舌质红，苔黄腻，脉滑数。

治法：清热化湿，理气止痛。

方药：黄连温胆汤加减。

4. 肝气犯胃

证候：胃脘胀痛连胁，胸闷嗳气，甚者呕吐酸苦，大便不畅，得嗳气、矢气则舒，遇烦恼郁怒则痛作或痛甚，苔薄白，脉弦。

治法：疏肝理气，和胃止痛。

方药：柴胡疏肝散加减。

5. 脾胃虚寒

证候：胃脘隐隐作痛，绵绵不断，喜暖喜按，得食则减，时吐清水，面色无华，神疲乏力，手足欠温，大便溏薄，甚则便血。舌质淡，苔白，脉细弱或沉缓。

治法：温中健脾，益气和胃。

方药：黄芪建中汤加减。

6. 胃阴不足

证候：胃脘隐隐灼痛，似饥而不欲食，口燥咽干，五心烦热，消瘦乏力，口渴思饮，大便干结，舌红少津，脉细数。

治法：养阴益胃，和中止痛。

方药：益胃汤加减。

细目四 小儿腹泻病

◎ 要点一 中医病因病机

（一）病因

1. 感受外邪 小儿脏腑柔嫩，肌肤薄弱，冷暖不知自调，易为外邪侵袭而发病。外感风、寒、暑、热诸邪常与湿邪相合而致泻，盖因脾喜燥而恶湿，湿困脾阳，运化失职，湿盛则濡泄，故前人有"无湿不成泻""湿多成五泻"之说。由于时令气候不同，长夏多湿，故外感泄泻以夏秋季节多见，其中又以湿热泻最常见，风寒致泻则四季均有。

2. 伤于饮食 小儿脾常不足，饮食不知自节，若调护失宜，哺乳不当，饮食失节或不洁，过食生冷瓜果或难以消化之食物，皆能损伤脾胃，发生泄泻。如《素问·痹论》所说："饮食自倍，肠胃乃伤。"小儿易为食伤，发生伤食泻，在其他各种泄泻证候中亦常兼见伤食证候。

3. 脾胃虚弱 小儿素体脾虚，或久病迁延不愈，脾胃虚弱，胃弱则腐熟无能，脾虚则运化失职，不能分清别浊，清浊相干并走大肠，而成脾虚泄泻。亦有暴泻实证，失治误治，迁延不愈，风寒、湿热外邪已解而脾胃损伤，转成脾虚泄泻者。

4. 脾肾阳虚 脾虚致泻者，一般先耗脾气，继伤脾阳，日久则脾损及肾，造成脾肾阳虚。阳气不足，温煦失职，阴寒内盛，水谷不化，并走肠间，而致澄澈清冷，洞泄而下的脾肾阳虚泻。

（二）发病机制

小儿泄泻发生的原因，以感受外邪、伤于饮食、脾胃虚弱为多见。其主要病变在脾胃。因胃主受纳腐熟水谷，脾主运化水湿和水谷精微，若脾胃受病，则饮食入胃之后，水谷不化，精微不布，清浊不分，合污而下，致成泄泻。

◎ 要点二 临床表现

（一）胃肠道症状

大便次数增多，大便每日数次至数十次，多为黄色水样或蛋花样大便，含有少量黏液，少数患儿也可有少量血便。食欲低下，常有呕吐，严重者可吐咖啡色液体。

（二）其他表现

重型腹泻除较重的胃肠道症状外，常有较明显的脱水、电解质紊乱和全身中毒症状。

1. 脱水 患儿表现皮肤黏膜干燥，弹性下降，眼窝、囟门凹陷，尿少、泪少，甚则出现四肢发凉等末梢循环改变。由于腹泻患儿丧失的水和电解质的比例不尽相同，可造成等渗、低渗、高渗性脱水，以前两者多见。

2. 代谢性酸中毒 患儿可出现精神不振，口唇樱红，呼吸深大等症状，但小婴儿症状很不典型。

3. 低钾血症 患儿表现为精神不振、无力、腹胀、心律不齐等。

4. 低钙和低镁血症 腹泻患儿进食少，吸收不良，从大便丢失钙、镁，可使体内钙、镁减少，活动性佝偻病和营养不良患儿更多见，脱水、酸中毒纠正后易出现低钙症状（手足搐搦和惊厥）；极少数久泻和营养不良患儿输液后出现震颤、抽搐，用钙治疗无效时应考虑低镁血症的可能。

◎ 要点三 诊断与鉴别诊断

根据发病季节、病史（包括喂养史和流行病学资料）、临床表现和大便性状易于做出临床诊断。必须判定有无脱水（程度和性质）、电解质紊乱和酸碱失衡；注意寻找病因，肠道内感染的病原学诊断比较困难，从临床诊断和治疗需要考虑，可先根据大便常规有无白细胞将腹泻分为两组：

1. 大便无或偶见少量白细胞者 为侵袭性细菌以外的病因（如病毒、非侵袭性细菌、寄生虫等肠道内、外感染或喂养不当）引起的腹泻，多为水泻，有时伴脱水症状，应与下列疾病鉴别：

（1）生理性腹泻　多见于6个月以内婴儿，外观虚胖，常有湿疹，生后不久即出现腹泻，除大便次数增多外，无其他症状，食欲好，不影响生长发育。近年来发现此类腹泻可为乳糖不耐受的一种特殊类型，添加辅食后，大便即转为正常。

（2）导致小肠消化吸收功能障碍的各种疾病　如乳糖酶缺乏、葡萄糖-半乳糖吸收不良、失氯性腹泻、原发性胆酸吸收不良、过敏性腹泻等，可根据各病特点进行鉴别。

2. **大便有较多白细胞者**　常由各种侵袭性细菌感染所致，仅凭临床表现难以区分，必要时应进行大便细菌培养、细菌血清型和毒性检测，尚需与下列疾病鉴别：

（1）细菌性痢疾　常有流行病学接触史，便次多，量少，脓血便伴里急后重，大便镜检有较多脓细胞、红细胞和吞噬细胞，大便细菌培养有痢疾杆菌生长可确诊。

（2）坏死性肠炎　中毒症状较严重，腹痛，腹胀，频繁呕吐，高热，大便糊状呈暗红色，渐出现典型的赤豆汤样血便，常伴休克，腹部X线摄片呈小肠局限性充气扩张，肠间隙增宽，肠壁积气等。

◎ **要点四　常见类型肠炎的临床特点**

1. **轮状病毒肠炎**　呈散发或者小流行，经粪-口传播，也可通过气溶胶形式经呼吸道感染致病。潜伏期1~3天，多发生于6~24个月的婴幼儿。起病急，常伴发热等上呼吸道感染症状，无明显感染中毒症状。病初1~2天常发生呕吐，随后出现腹泻。大便呈黄色水样或蛋花汤样。为自限性疾病，自然病程3~8天。

2. **诺如病毒肠炎**　暴发高峰多见于寒冷季节。诺如病毒为集体机构急性暴发性胃肠炎的首要病原。感染后潜伏期多为12~36小时，急性起病。首发症状多为阵发性腹痛、恶心、呕吐和腹泻，全身症状有畏寒、发热、头痛、乏力、肌痛等。吐泻频繁者可发生脱水等症。本病为自限性疾病，症状持续12~72小时。

3. **产毒性细菌引起的肠炎**　多发生在夏天。潜伏期1~2天，起病较急。轻症仅大便次数增多，性状轻微改变。重症腹泻频繁，量多，镜检无白细胞。伴呕吐，常发生脱水、电解质及酸碱平衡紊乱。本病为自限性疾病，自然病程一般3~7天。

4. **侵袭性细菌引起的肠炎**　多见于夏季。潜伏期长短不等。根据病原菌侵袭肠段部位不同，临床特点各异。一般表现为急性起病，高热，腹泻频繁，大便黏液状，带脓血，有腥臭味。常伴恶心、呕吐、腹痛和里急后重。大便镜检有大量白细胞和数量不等的红细胞。粪便培养可找到相应的致病菌。

5. **抗生素相关性腹泻**

（1）金黄色葡萄球菌肠炎　多继发于大量使用抗生素后，表现为发热、呕吐、腹泻、不同程度的中毒症状、脱水、电解质紊乱，甚至发生休克。典型大便为暗绿色，量多带黏液，少数为血便。大便镜检有大量脓细胞和成簇的革兰阳性球菌。

（2）假膜性小肠结肠炎　由难辨梭状芽孢杆菌引起。几乎各种抗生素均能引起（除万古霉素和胃肠道外用的氨基糖苷类抗生素），可在用药1周或迟至停药后4~6周发病。表现为腹泻，轻症大便每日数次，停用抗生素后很快痊愈。重症腹泻频繁，黄绿色水样便，可有假膜排出。可引起血便，出现脱水、电解质紊乱和酸中毒。大便厌氧菌培养、组织培养法检测细胞毒素可助诊断。

（3）真菌性肠炎　多为白色念珠菌所致。2岁以下婴儿多见。常并发于其他感染，或肠道菌群失调时。病程迁延，常伴鹅口疮。大便次数增多，黄色稀便，泡沫较多，有时可见豆腐渣样细块（菌落）。大便镜检有真菌孢子和菌丝。

◎ **要点五　西医治疗原则**

1. **饮食疗法**　腹泻时应注意进行饮食调整，减轻胃肠道负担，但是由于肠黏膜的修复及蛋白丢失导致机体对蛋白质需求增加，故控制饮食应适当，以保证机体生理的需要，补充疾病消耗，利于疾病的恢复。母乳喂养的患儿可继续母乳喂养；混合喂养或人工喂养的患儿，用稀释牛奶或奶制品喂养，逐渐恢复正常饮食；儿童则采用半流质易消化饮食，然后恢复正常饮食。有严重呕吐者可暂时禁食4~6小时，但不禁水，待病情好转，再由少到多，由稀到稠逐渐恢复正常饮食；病毒性肠炎多有继发性双糖酶缺乏，可采用去乳糖饮食，如用去乳糖配方奶粉或去乳糖豆奶粉。有些患儿在应用无双糖饮食后腹泻仍不改善，需要考虑蛋白过敏引起的过敏性腹泻，改用其他种类饮食。腹泻停止后，继续给予营养丰富的饮食，并每日加餐一次，共两周。

2. 液体疗法 主要是纠正水、电解质紊乱及酸碱失衡。常用的液体疗法有口服补液和静脉补液法。

3. 药物治疗

（1）控制感染 病毒性及非侵袭性细菌所致，一般不用抗生素，应合理使用液体疗法，选用微生态制剂和肠黏膜保护剂。但对重症患儿、新生儿、小婴儿和免疫功能低下的患儿应选用抗生素。根据大便培养和药敏试验结果进行调整。黏液、脓血便患者多为侵袭性细菌感染，针对病原选用第三代头孢菌素类、氨基糖苷类抗生素。婴幼儿选用氨基糖苷类和其他有明显副作用的药物时应慎重。

（2）微生态疗法 长期腹泻者大多与肠道功能及肠道菌群失调有关，故切忌滥用抗生素，可用微生态疗法。微生态制剂有助于恢复肠道正常菌群的生态平衡，抑制病原菌的定植和侵袭，有利于控制腹泻。常用的有双歧杆菌、嗜乳酸杆菌、粪链球杆菌、需氧芽孢杆菌等菌制剂。如肠道菌群严重紊乱，应选用两种以上的菌制剂进行治疗。

（3）肠黏膜保护剂 与肠道黏液蛋白相互作用可增强其屏障功能，同时能吸附病原体和毒素，阻止病原微生物的攻击，维持肠细胞的吸收和分泌功能，如蒙脱石粉。

4. 迁延性和慢性腹泻病的治疗 主要是积极寻找病程迁延的原因，针对病因治疗；同时作好液体疗法、营养治疗和药物疗法。

（1）液体疗法 预防和治疗脱水，纠正电解质紊乱，调节酸碱平衡。

（2）营养治疗 此类患儿多有营养障碍，因此继续饮食是十分必要的。应继续母乳喂养；人工喂养者应调整饮食，6个月以下小儿，用牛奶加等量米汤或水稀释，或用酸奶，也可用奶-谷类混合物，每日喂6次，以保证足够的热量；6个月以上的可用已习惯的日常饮食，应由少到多，由稀到稠；少数严重病例不能耐受口服营养物质，可采用静脉营养。

（3）药物疗法 抗生素应慎用，仅用于分离出有特异病原的患儿，并要依据药物敏感试验结果选用。注意补充微量元素与维生素，同时给予微生态疗法和肠黏膜保护剂。

◎ **要点六 重度脱水伴有休克的补液方法**

如重度脱水，尤其对于有明显血容量和组织灌注不足的患儿，应首选快速应用2:1含钠液，按20mL/kg（总量不超过300mL）于30分钟至1小时内静脉输入，以迅速改善循环血量和肾功能；其余累计损失量于8~12小时内输完。

◎ **要点七 中医辨证论治**

（一）常证

1. 湿热泻

证候：大便水样，或如蛋花汤样，泻下急迫，量多次频，气味秽臭，或见少许黏液，腹痛时作，食欲不振，或伴呕恶，神疲乏力，或发热烦躁，口渴，小便短黄，舌质红，苔黄腻，脉滑数，指纹紫。

治法：清肠解热，化湿止泻。

方药：葛根黄芩黄连汤加减。

2. 风寒泻

证候：大便清稀，夹有泡沫，臭气不甚，肠

鸣腹痛，或伴恶寒发热，鼻流清涕，咳嗽，舌质淡，苔薄白，脉浮紧，指纹淡红。

治法：疏风散寒，化湿和中。

方药：藿香正气散加减。

3. 伤食泻

证候：大便稀溏，夹有乳凝块或食物残渣，气味酸臭，或如败卵，脘腹胀满，便前腹痛，泻后痛减，腹痛拒按，嗳气酸馊，或有呕吐，不思乳食，夜卧不安，舌苔厚腻，或微黄，脉滑实，指纹滞。

治法：运脾和胃，消食化滞。

方药：保和丸加减。

4. 脾虚泻

证候：大便稀溏，色淡不臭，多于食后作泻，时轻时重，面色萎黄，形体消瘦，神疲倦怠，舌淡苔白，脉缓弱，指纹淡。

治法：健脾益气，助运止泻。

方药：参苓白术散加减。

5. 脾肾阳虚泻

证候：久泻不止，大便清稀，澄澈清冷，完谷不化，或见脱肛，形寒肢冷，面色㿠白，精神萎靡，睡时露睛，舌淡苔白，脉细弱，指纹色淡。

治法：温补脾肾，固涩止泻。

方药：附子理中汤合四神丸加减。

（二）变证

1. 气阴两伤

证候：泻下过度，质稀如水，精神萎软或心烦不安，目眶及囟门凹陷，皮肤干燥或枯瘪，啼哭无泪，口渴引饮，小便短少，甚至无尿，唇红而干，舌红少津，苔少或无苔，脉细数。

治法：益气养阴。

方药：人参乌梅汤加减。

2. 阴竭阳脱

证候：泻下不止，次频量多，精神萎靡，表情淡漠，面色青灰或苍白，哭声微弱，啼哭无泪，尿少或无，四肢厥冷，舌淡无津，脉沉细欲绝。

治法：回阳固脱。

方药：生脉散合参附龙牡救逆汤加减。

第六单元　泌尿系统疾病

细目一　急性肾小球肾炎

◎ 要点一　西医发病机制

（一）病因

最常见的是A组乙型溶血性链球菌的某些致肾炎菌株，细菌型随感染部位而不同：咽部感染多为12型；皮肤感染多为49型。葡萄球菌、肺炎链球菌和革兰阴性杆菌等其他细菌也可致病。另外，某些病毒（如流感病毒、腮腺炎病毒、柯萨奇病毒B4和埃可病毒等）、真菌、钩端螺旋体、立克次体和疟原虫等感染也可并发急性肾炎。

（二）发病机制

细菌感染多数通过抗原-抗体免疫反应引起肾小球毛细血管炎性病变；而病毒和其他病原体则直接侵袭肾组织而致肾炎，在尿中常能分离到致病原。

（三）病理

急性链球菌感染后肾小球肾炎典型的病理表现是弥漫性、渗出性和增生性肾小球炎症。肾小球体积增大，内皮细胞与系膜细胞增生，系膜基质增多，可见中性粒细胞浸润，毛细血管管腔变窄。严重时肾小囊壁层细胞增生形成新月体，使囊腔变窄。免疫荧光检查在毛细血管袢和系膜区见到颗粒状 IgG、补体 C_3、IgM、IgA 等沉积物。电镜下，在基底膜上皮侧可见"驼峰"样电子致密物沉积，为本病的特征性改变。

◎ **要点二　中医病因病机**

感受风寒，或风热客于肺卫，阻于肌表，导致肺气失宣，肃降无权，水液不能下达，以致风遏水阻，风水相搏，流溢肌肤而发为水肿，称之为"风水"。

疮毒疖肿侵袭皮肤，邪毒湿热郁遏肌表，内犯肺脾，致使肺失通调，脾失健运，水无所主，流溢肌肤，发为水肿。又湿热下注，灼伤膀胱血络而产生尿血。

在疾病发展过程中，若水湿泛滥、热毒炽盛，正气受损，正不胜邪，可出现一系列危重变证：

（1）邪陷心肝　湿热邪毒，郁阻脾胃，内陷厥阴，致使肝阳上亢，肝风内动，心窍闭阻，而出现头痛、眩晕，甚则神昏、抽搐。

（2）水凌心肺　水邪泛滥，上凌心肺，损及心阳，闭阻肺气，心失所养，肺失肃降，而出现喘促、心悸，甚则紫绀。

（3）水毒内闭　湿浊内盛，脾肾衰竭，三焦壅塞，气机升降失司，水湿失运，不得通泄，致使水毒内闭，而发生少尿、无尿。此证亦称"癃闭""关格"。

◎ **要点三　临床表现**

1. 前驱感染　发病前 1~3 周有上呼吸道或皮肤等前驱感染。

2. 典型表现　起病时可有低热、疲倦乏力、食欲不振等，肾炎症状主要表现为水肿、血尿和高血压。

（1）浮肿、少尿　浮肿为早期最常见的症状，自颜面眼睑开始，1~2 日渐及全身，呈非凹陷性。少数亦可有胸水、腹水。可伴尿量减少，多在一周后随尿量增多而水肿消退。

（2）血尿　几乎所有病例都有镜下血尿，约 30%~50% 的病例有肉眼血尿。中性或碱性尿呈鲜红色或洗肉水样，酸性尿呈浓茶样。肉眼血尿通常在 1~2 周转为镜下血尿。镜下血尿一般持续 1~3 个月，少数病例可延续半年或更久。

（3）高血压　病程早期约 30%~70% 的患儿有高血压。在 1~2 周后随尿量增多血压可逐渐下降，少数可迁延 1~2 个月。

3. 严重表现

（1）严重的循环充血　由于水钠潴留，血容量增加而出现循环充血。表现为呼吸急促、肺部闻及湿啰音，严重者可出现呼吸困难、胸闷及频咳，两肺满布湿啰音，甚至出现心界扩大、肝大及压痛，水肿加剧。

（2）高血压脑病　由于血压骤升，脑血管痉挛，导致脑组织缺血、缺氧、血管渗透性增高而发生脑水肿。常见于病程早期，血压在 150~160/100~110mmHg 以上，并有剧烈头痛、恶心呕吐、视力障碍、惊厥、昏迷等临床表现。

（3）急性肾功能衰竭　病初由于尿量减少可表现暂时血尿素氮增高，不同程度的高钾血症及代谢性酸中毒，一般持续 3~5 日或 1 周以上，随尿量增加而好转。少数严重病例可持续数周不恢复，预后较差。

4. 非典型表现

（1）无症状性急性肾炎　患儿仅有血尿或血补体 C_3 降低而无临床症状。此型病例多在 APSGN 发病高峰期，经尿检才被发现。

（2）肾外症状性急性肾炎　以水肿和/或高血压起病，严重者有高血压脑病或循环充血症状，而尿改变轻微或无改变，但有链球菌前驱感染和血补体 C_3 明显降低。

（3）以肾病综合征表现的急性肾炎　患儿起病或在病程中出现大量蛋白尿、低蛋白血症和高胆固醇血症，水肿严重并部分转变为凹陷性。此类患儿肾活检病理改变类似典型病例；亦有报告此型患者肾小球毛细血管袢免疫物质沉积较一般患者为多，预后较差。

◎ **要点四　诊断与鉴别诊断**

1. 诊断要点　根据急性起病，1~3 周前有链球菌感染史（上呼吸道或皮肤感染），典型表现为浮肿，高血压和血尿，不同程度蛋白尿，急性期血清 ASO 滴度升高，总补体及 C_3 暂时性下降，可临床诊断为急性肾炎。

2. 鉴别诊断

（1）急性肾盂肾炎　在小儿也可表现有血尿，但多伴有发热、尿路刺激症状，尿检以白细胞为主，尿细菌培养阳性可以区别。

（2）慢性肾炎急性发作　常在呼吸道感染后 2~4 天出现急性发作，其临床表现及尿常规变化与急性肾小球肾炎相似，但慢性者既往有肾炎的病史，可有贫血、低蛋白血症、高脂血症，血清补体浓度多正常偶有持续性降低，尿量不定而比重偏低。对有些病例能明确是急性或慢性肾小球肾炎，除了肾穿刺进行病理鉴别诊断之外，临床上可根据病程和症状、体征及化验结果的动态变化来加以判断。

（3）急进性肾炎　起病与急性肾小球肾炎相同，常在 3 个月内病情持续进展恶化，血尿、高血压、急性肾功能衰竭伴少尿或无尿持续不缓解，病死率高。

（4）病毒性肾炎　其特点为病毒感染的极期突然发生肉眼血尿，1~2 天内肉眼血尿消失，镜下血尿持续较长，高血压、浮肿及全身症状较轻。

◎ 要点五　西医治疗原则

1. 防治感染　有链球菌感染灶者应用青霉素 10~14 天，以彻底清除体内病灶中残余细菌，减轻抗原抗体反应。

2. 利尿　水肿、尿少、高血压时可口服氢氯噻嗪，每日 1~2mg/kg，分 2 次口服；明显循环充血患者可用呋塞米，每次 1mg/kg 静脉注射，每日 1~2 次。

3. 降压　凡经休息、限水、限盐、利尿而血压仍高者，或血压迅速升高至 140/90mmHg，且有明显自觉症状时，应给予降压。可用利血平，首剂按每次 0.07mg/kg 肌肉或静脉注射（总量不超过 2mg）。必要时 12 小时可重复 1 次；亦可选用钙通道阻滞剂，如硝苯地平（心痛定）口服或舌下含服，剂量开始自每日 0.25~0.5mg/kg；血管紧张素转换酶抑制剂（卡托普利）作用也快，剂量自每日 0.3~0.5mg/kg 起，最大剂量每日 5~6mg/kg，分 3 次口服，15 分钟即见效。

◎ 要点六　严重病例（严重循环充血、高血压脑病、急性肾功能不全）的西医处理原则

1. 严重循环充血　严格卧床休息，限制水钠摄入量，使用强利尿剂（如呋塞米或利尿酸静脉注射）。必要时加用酚妥拉明或硝普钠以减轻心脏前后负荷，经上述治疗仍未能控制者可行腹膜透析、血液滤过或血液透析，以及时迅速缓解循环的过度负荷。

2. 高血压脑病　选用降压效力强而迅速的药物。首选硝普钠，对伴肺水肿者尤宜，起效快，但维持时间短，停用后 5 分钟作用消失，须维持静滴，滴速，每分钟不超过 $8\mu g/kg$。滴注时小儿可给 5~20mg 溶于 100mL 葡萄糖液中以每分钟 $1\mu g/kg$ 速度开始静滴，根据血压调整，输液瓶及输液管均应黑纸包裹避光。对持续抽搐者可应用地西泮每次 0.1~0.3mg/kg，总量不超过 10mg，静脉注射，利尿剂有协助降压的效果，宜采用速效有力的利尿剂和脱水剂。

3. 急性肾功能不全　是急性肾炎的主要死亡原因。治疗原则是保持水、电解质及酸碱平衡，严格控制 24 小时入液量，供给足够热量，防止并发症，促进肾功能的恢复。

◎ 要点七　中医辨证论治

（一）常证

1. 风水相搏

证候：水肿自眼睑开始迅速波及全身，以头面部肿势为著，皮色光亮，按之凹陷随手而起，尿少色赤，微恶风寒或伴发热，咽红咽痛，骨节酸痛，鼻塞咳嗽，舌质淡，苔薄白或薄黄，脉浮。

治法：疏风宣肺，利水消肿。

方药：麻黄连翘赤小豆汤合五苓散加减。

2. 湿热内侵

证候：浮肿或轻或重，小便黄赤而少，甚者尿血，烦热口渴，头身困重，常有近期疮毒史，舌质红，苔黄腻，脉滑数。

治法：清热利湿，凉血止血。

方药：五味消毒饮合小蓟饮子加减。

3. 阴虚邪恋

证候：乏力头晕，手足心热，腰酸盗汗，或有反复咽红，舌红苔少，脉细数。

治法：滋阴补肾，兼清余热。

方药：知柏地黄丸合二至丸加减。

4. 气虚邪恋

证候：身倦乏力，面色萎黄，纳少便溏，自汗出，易于感冒，舌淡红，苔白，脉缓弱。

治法：健脾益气，兼化湿浊。

方药：参苓白术散加减。

（二）变证

1. 邪陷心肝

证候：肢体面部浮肿，头痛眩晕，烦躁不安，视物模糊，口苦，恶心呕吐，甚至抽搐、昏迷，尿短赤，舌质红，苔黄糙，脉弦数。

治法：平肝泻火，清心利水。

方药：龙胆泻肝汤合羚角钩藤汤加减。

2. 水凌心肺

证候：全身明显浮肿，频咳气急，胸闷心悸，不能平卧，烦躁不宁，面色苍白，甚则唇指青紫，舌质暗红，舌苔白腻，脉沉细无力。

治法：泻肺逐水，温阳扶正。

方药：己椒苈黄丸合参附汤加减。

3. 水毒内闭

证候：全身浮肿，尿少或尿闭，色如浓茶，头晕头痛，恶心呕吐，嗜睡，甚则昏迷，舌质淡胖，苔垢腻，脉象滑数或沉细数。

治法：辛开苦降，解毒利尿。

方药：温胆汤合附子泻心汤加减。

要点八　预防与调护

1. 预防　平时加强锻炼，增强体质；积极预防各种感染，已患感染性疾病者及时治疗。

2. 调护

（1）彻底治疗呼吸道、皮肤、口腔、中耳等各部位感染。

（2）病初应注意休息，尤其水肿、尿少、高血压明显者应卧床休息。待血压恢复，水肿消退，尿量正常后逐渐增加活动。

（3）水肿期及血压增高者，应限制盐和水的摄入。每日准确记录尿量、入水量和体重，监测血压。

（4）急性期应限制蛋白质摄入。

细目二　肾病综合征

要点一　主要临床特点和分型

肾病综合征是一组由多种原因引起的肾小球滤过膜通透性增高，导致大量血浆蛋白自尿中丢失的临床综合征，具有以下四大特点：大量蛋白尿，低蛋白血症，高胆固醇血症（高脂血症）和不同程度的水肿。肾病综合征按病因可分为原发性、继发性和先天性三种类型；90%以上患儿属原发性；继发性患者多见于过敏性紫癜、乙型肝炎病毒相关肾炎和系统性红斑狼疮等疾病；先天性患者在我国较少见。

要点二　诊断与鉴别诊断

1. 诊断要点　大量蛋白尿（尿蛋白+++~++++，1周内3次测定24小时尿蛋白定量≥50mg/kg）；血浆白蛋白低于30g/L；血浆胆固醇高于5.7mmol/L；不同程度的水肿。以上四项中以大量蛋白尿和低白蛋白血症为必要条件。

2. 鉴别诊断　临床可分为两型，符合上述标准诊断为单纯性肾病；在符合单纯性肾病基础上凡具有以下四项之一或多项者属于肾炎性肾病：①2周内分别3次以上离心尿检查红细胞≥10个/HP，并证实为肾小球源性血尿者。②反复或持续高血压（学龄儿童≥130/90mmHg，学龄前儿童≥120/80mmHg）并除外使用糖皮质激素等原因所致。③肾功能不全，并排除由于血容量不足等所致。④持续低补体血症。

◎ 要点三　常见并发症

1. **感染**　肾病患儿极易患各种感染。其原因为：①免疫功能低下。②蛋白质营养不良。③高度水肿造成局部血液循环不良。④应用激素、免疫抑制剂。常见的有呼吸道感染、肠道感染、皮肤感染、尿路感染等。

2. **电解质紊乱和低血容量**　常见的诱因为：①呕吐、腹泻、强力利尿而致水液、电解质丢失。②长期禁盐饮食。③低蛋白血症。④长期应用激素后突然停用。常见的电解质紊乱为低钾、低钠、低钙血症。严重的血容量不足时可出现低血容量性休克。

3. **血栓形成**　常见的原因为：①高脂血症时血黏稠度增加。②肝脏合成凝血物质增加。③尿中丢失抗凝血酶。④血浆纤溶酶原活性下降。⑤感染或血管壁损伤激活内源性凝血系统。⑥肾上腺皮质激素的应用促进高凝。⑦强力利尿而致血液浓缩等。肾病综合征易呈高凝状态而致各种动、静脉血栓形成，以肾静脉血栓最为多见。典型表现为突发腰痛，出现血尿或血尿加重，少尿甚至发生肾功能衰竭，双侧下肢不对称肿胀和活动障碍，但大部分病例为亚临床型，无明显症状。

4. **肾小管功能障碍**　由于大量蛋白尿的重吸收，可导致肾小管（主要是近曲小管）功能损害，出现肾性糖尿或氨基酸尿，严重者呈Fanconi综合征。

5. **急性肾衰竭**　5%微小病变型肾病可并发急性肾衰竭。

6. **肾上腺危象**　由于肾上腺皮质激素应用不当，发生感染，或应激状态，机体内皮质醇水平不足所致。临床表现为剧烈呕吐、腹痛、血压降低、脉搏增快、呼吸困难，甚至休克、死亡。

7. **生长迟缓**　频繁复发和长期大剂量肾上腺皮质激素治疗的患儿，常出现维生素D及钙代谢紊乱，可见生长障碍和青春期开始时间延迟。但多数患儿在肾病缓解后有追赶生长现象。

◎ 要点四　肾上腺皮质激素治疗方案

肾上腺皮质激素治疗目前为肾病综合征治疗首选药。

1. 初治病例诊断确定后应尽早选用泼尼松治疗，多采用中、长程疗法，即每日1.5~2mg/kg，全日量不超过60mg，分3次口服。若4周内尿蛋白转阴则自转阴后原量再用2周后开始减量，隔日2mg/kg晨顿服，继用4周，以后每2~4周减量2.5~5mg直至停药，疗程6个月（中程疗法）。若4周内未转阴者，可继用至转阴后2周，一般用药8周，最长不超过12周，然后改隔日晨起顿服，继用4周，减量方法同上，疗程9~12个月（长程疗法）。

2. 复发和糖皮质激素依赖性肾病的激素治疗：调整糖皮质激素的剂量和疗程，原则上再次恢复到初始疗效剂量或上一个疗效剂量。或改隔日疗法为每日疗法，或将激素减量的速度放慢，延长疗程。亦可慎用甲基泼尼松龙冲击治疗，剂量每日15~30mg/kg（总量每日不超过1g），溶于10%葡萄糖液100~200mL中，1~2小时内静脉滴注，连用3日为一疗程，必要时隔1~2周再用1~2个疗程。两疗程之间以泼尼松2mg/kg，隔日顿服，以后逐渐减量。

3. 激素治疗的副作用：长期超生理剂量使用糖皮质激素可见以下副作用：①代谢紊乱。②消化性溃疡和精神欣快感，还可出现白内障、无菌性股骨头坏死、高凝状态、生长停滞等。③易发生感染或诱发结核灶的活动。④急性肾上腺皮质功能不全，戒断综合征。

◎ 要点五　中医辨证论治

（一）本证

1. **肺脾气虚**

证候：全身浮肿，面目为著，尿量减少，面

白身重,气短乏力,纳呆便溏,自汗出,易感冒,或有上气喘息,咳嗽,舌淡胖,苔薄白,脉虚弱。

治法:益气健脾,宣肺利水。

方药:防己黄芪汤合五苓散加减。

2. 脾肾阳虚

证候:全身明显浮肿,按之深陷难起,腰腹下肢尤甚,面白无华,畏寒肢冷,神疲蜷卧,小便短少不利,可伴有胸水、腹水,纳少便溏,恶心呕吐,舌质淡胖或有齿痕,苔白滑,脉沉细无力。

治法:温肾健脾,化气行水。

方药:偏肾阳虚,真武汤合黄芪桂枝五物汤加减;偏脾阳虚,实脾饮加减。

3. 肝肾阴虚

证候:浮肿或重或轻,头痛头晕,心烦躁扰,口干咽燥,手足心热或有面色潮红,目睛干涩或视物不清,痤疮,失眠多汗,舌红苔少,脉弦细数。

治法:滋阴补肾,平肝潜阳。

方药:知柏地黄丸加减。

4. 气阴两虚

证候:面色无华,神疲乏力,汗出,易感冒或有浮肿,头晕耳鸣,口干咽燥或长期咽痛,咽部暗红,手足心热,舌质稍红,舌苔少,脉细弱。

治法:益气养阴,化湿清热。

方药:六味地黄丸加黄芪。

(二)标证

1. 外感风邪

证候:发热,恶风,无汗或有汗,头身疼痛,流涕,咳嗽,或喘咳气急,或咽痛乳蛾肿痛,舌苔薄,脉浮。

治法:外感风寒,辛温宣肺祛风;外感风热,辛凉宣肺祛风。

方药:外感风寒,麻黄汤加减。外感风热,银翘散加减。

2. 水湿

证候:全身浮肿,肿甚者皮肤光亮,可伴见腹胀水臌,水聚肠间,辘辘有声,或见胸闷气短,心下痞满,甚有喘咳,小便短少,脉沉。

治法:一般从主证治法。伴水臌、悬饮者可短期采用补气健脾、逐水消肿法。

方药:防己黄芪汤合己椒苈黄丸加减。

3. 湿热

证候:皮肤脓疱疮、疖肿、疮疡、丹毒等,或口黏口苦、口干不欲饮、脘闷纳差等,或小便频数不爽、量少、有灼热或刺痛感、色黄赤混浊、小腹坠胀不适,或有腰痛、恶寒发热、口苦便秘,舌质红,苔黄腻,脉滑数。

治法:上焦湿热,清热解毒燥湿;中焦湿热,清热解毒,化浊利湿;下焦湿热,清热利湿。

方药:上焦湿热,五味消毒饮加减。中焦湿热,甘露消毒丹加减。下焦湿热,八正散加减。

4. 血瘀

证候:面色紫暗或晦暗,眼睑下青暗,皮肤不泽或肌肤甲错,有紫纹或血缕,常伴有腰痛或胁下癥瘕积聚,唇舌紫暗,舌有瘀点或瘀斑,苔少,脉弦涩等。

治法:活血化瘀。

方药:桃红四物汤加减。

5. 湿浊

证候:纳呆,恶心呕吐,身重困倦或精神萎靡,水肿加重,舌苔厚腻,血尿素氮、肌酐增高。

治法:利湿降浊。

方药:温胆汤加减。

第七单元　神经系统疾病

细目一　癫痫

要点一　中医病因病机

（一）病因

主要有先天因素、顽痰内伏、暴受惊恐、惊风频发、颅脑外伤等。

（二）病机

1. **顽痰阻窍**　先天禀赋不足或生后调摄不当，导致脾失健运，聚湿生痰，痰阻经络，气机不利，阴阳不相顺接，清阳被蒙，故发癫痫。

2. **暴受惊恐**　孕母受惊于外，则胎感于内，势必影响胎儿。生后若有所犯，则引发痫证。出生小儿神气怯弱，元气未充，脾常不足，痰浊内生，若乍见异物，卒闻异声，或不慎跌仆，暴受惊恐，可致气机逆乱，痰随气逆，蒙蔽清窍，阻滞经络，发为痫证。

3. **惊后成痫**　古人云："惊风三发便成痫"。若小儿惊风反复发作，风邪与伏痰相搏，阻塞心窍，扰乱神明，横窜经络，因而时发时止，形成癫痫。

4. **血滞心窍**　产时手术损伤，或其他颅脑外伤，使血络受损，血溢脉外，瘀血停积，血滞心窍。窍闭不通，筋脉失养，导致抽搐顿作，发为癫痫。此外，先天元阴不足，肝失所养，克脾伤心，生后不久亦可发生癫痫。

癫痫病位在心、肝、脾、肾。痰、瘀为其主要病理因素。临床发作多因风痰上涌，阻塞心窍，内乱神明，外闭经络所致。

要点二　临床表现

癫痫是一种反复发作性的疾患，发作形式多种多样，临床出现意识、运动、感觉、精神或自主神经功能障碍。主要表现为一过性的意识丧失或意识改变，肢体肌肉强直或阵挛性抽搐，还可出现行为、情感、知觉等方面的异常。临床根据其脑电图变化及发作时症状表现常分为局灶性发作、全面性发作两大发作类型。

要点三　诊断要点与鉴别诊断

（一）诊断要点

诊断要点包括详细病史、体格检查、脑电图检查、神经影像学检查和相关实验室检查等。

（二）鉴别诊断

1. **晕厥**　晕厥是各种原因引起的一过性脑供血不足导致突然发生的意识丧失状态，常见于较大儿童。久站时易发作。发作时先有出汗、面色苍白、视物模糊，继之意识障碍，全身肌张力丧失，严重者可见惊厥发作，一般无二便失禁，无发作后有嗜睡及神经系统体征，脑电图正常。

2. **屏气发作**　又称为呼吸暂停症。多于6~18个月起病，5岁前多停止发作。发作多有诱因，如恐惧、生气等。临床分为青紫型和苍白型。发作时先大哭，随之呼吸暂停，青紫，重者意识丧失，躯体强直或抽动，或苍白，失张力，心率减慢，持续1~3分钟缓解。本病有明显诱因，脑电图正常。

要点四　中医辨证论治

本病治疗以豁痰化瘀、镇惊息风为主。惊痫者宜镇惊安神，风痫者宜息风定痫，痰痫者宜涤痰开窍，瘀痫者宜活血通窍。若虚中夹实，则攻补兼施。

1. **惊痫**

证候：起病前常有惊吓史，发作时惊叫，吐舌，急啼，神志恍惚，面色时红时白，惊惕不安，如人将捕之状，四肢抽搐，夜卧不宁，舌淡红，苔白，脉弦滑，乍大乍小，指纹色青。

治法：镇惊安神。

方药：镇惊丸加减。

2. **风痫**

证候：发作时突然仆倒，神志丧失，颈项及全身强直，继而抽搐，两目窜视，牙关紧闭，口吐白沫，口唇及面部色青，舌苔白，脉弦。

治法：息风定痫。

方药：定痫丸加减。

3. **痰痫**

证候：发作时痰涎壅盛，喉间痰鸣，神志恍惚，状如痴呆，或为失神，瞪目直视，或仆倒于地，手足抽搐不甚明显，肢体麻木、疼痛或头痛、腹痛，骤发骤止，日久不愈，舌苔白腻，脉弦滑。

治法：涤痰开窍。

方药：涤痰汤加减。

4. **瘀血痫**

证候：常有产伤或颅脑外伤史，发作时头晕眼仆，神识不清，四肢抽搐，抽搐部位较为固定，头痛，消瘦，大便干硬如羊屎，舌红少苔或见瘀点，脉涩，指纹沉滞。

治法：活血化瘀，通窍息风。

方药：通窍活血汤加减。

5. **脾虚痰盛**

证候：痫病发作频繁或反复发作，神疲乏力，面色无华，时作眩晕，食欲欠佳，大便稀薄，舌质淡，苔薄腻，脉濡缓。

治法：健脾化痰。

方药：六君子汤加味。

6. **脾肾两虚**

证候：发病年久，屡发不止，瘛疭颤动，时有眩晕，智力迟钝，腰膝酸软，神疲乏力，少气懒言，四肢不温，睡眠不宁，大便稀溏，舌淡红，苔白，脉沉细无力。

治法：补益脾肾。

方药：河车八味丸加减。

◎ **要点五 癫痫持续状态的定义及治疗**

（一）**癫痫持续状态的定义**

癫痫持续状态是指癫痫发作持续30分钟以上；或反复发作达30分钟以上，其间意识不能恢复者。

（二）**癫痫持续状态的治疗**

1. **原则** 尽快控制发作；保持呼吸道通畅；保护脑和其他重要脏器功能，防治并发症；积极寻找病因，进行治疗；发作停止以后给予抗癫痫药物治疗，防止再发作。

2. **快速控制惊厥** 首选安定类药物，如地西泮、劳拉西泮或氯硝西泮。国内多用地西泮，每次用量0.3~0.5mg/kg，最大不超过10mg，幼儿一次不超过5mg，静脉注入，速度每分钟1mg，新生儿每分钟0.1~0.2mg。必要时15~20分钟后可重复使用，24小时内可用2~4次。注射过程中若惊厥控制，剩余药液则不再注入。安定类药物可抑制呼吸，对已用过苯巴比妥的病人尤应注意。

3. **维持生命功能，防治并发症** 保持呼吸通畅，吸氧，积极防治高热、脑水肿、酸中毒、电解质紊乱、呼吸及循环衰竭等。

细目二 病毒性脑炎

◎ **要点一 西医发病机制**

（一）**病因**

目前国内外报道有100多种病毒可引起脑炎病变，但引起急性脑炎较常见的病毒是肠道病毒、单纯疱疹病毒、虫媒病毒、腺病毒、巨细胞病毒及某些传染病病毒等。

（二）**发病机理**

1. **感染途径** 病毒进入机体的主要途径有皮肤、结膜、呼吸道、肠道和泌尿生殖系统。病毒感染机体后是否进入中枢神经系统取决于病毒的性质、病毒寄生部位以及机体对病毒的免疫反应。

2. **发病机理**

（1）病毒对神经组织的直接侵袭 病毒大量增殖，引起神经细胞变性、坏死和胶质细胞增生与炎症细胞浸润。

（2）机体对病毒抗原的免疫反应 剧烈的组

织反应可导致脱髓鞘病变及血管和血管周围的损伤，而血管病变又影响脑循环加重脑组织损伤。

◎ 要点二　中医病因病机

本病为感受温热邪毒（疫毒）所致。包括风热、暑热、燥热毒邪等，暑热之邪常夹湿邪为患。温热毒邪侵袭人体，往往起病急骤，变化迅速，热极化火生风。本病感邪轻重不一，但总不离热、痰、风的相互转化。"热盛生风，风盛生痰，痰盛生惊"，热为生风生痰的始动因素。热郁肌表，或邪热内扰，则发热；热邪烁津炼液为痰，痰蒙清窍，则神识昏蒙；火热生风，或邪陷心肝，引动肝风，则抽搐。

感邪之后，痰热互结，热炽生惊动风，痰浊蒙闭清窍，因而患儿除发热、头痛、项强外，随之心神失主，肝风妄动，轻则嗜睡，烦躁，重者昏愦不语，频频抽掣。若热势不炽，痰浊蒙闭心窍，阻滞脑络，以致神识迷乱，则可没有热盛之象，反见精神异常，如抑郁呆滞，喃喃自语，或狂躁不宁，毁物哭喊等，也有如癫痫样发作者。痰浊阻滞经络，则血行不畅，肢体失用，可见肢体麻木无力，步态不稳，甚至瘫痪。

本病病性为痰热，病变脏腑在心、肝、脑窍。证候表现为温病气营两燔或痰浊蒙蔽清窍，但多无疫邪受病的特点，也不一定按卫气营血规律传变。这是本病的特征。

◎ 要点三　临床表现

由于病毒性脑炎的病变部位和轻重程度差别很大，因此临床表现多种多样，且轻重不一，但大多数患儿先有全身感染症状，而后出现神经系统的症状、体征。

（一）前驱症状

可有发热，头痛，上呼吸道感染症状，精神萎靡，恶心呕吐，腹痛，肌痛。

（二）神经系统症状体征

主要为发热，颅内压增高，不同程度的意识障碍及反复惊厥发作等症状。

1. 颅内压增高表现为头痛、呕吐、血压增高等，小婴儿表现为烦躁不安、易激惹、前囟饱满等，若出现呼吸节律不规则或瞳孔不等大，则考虑颅内高压并发脑疝的可能性。

2. 意识障碍可表现有嗜睡、昏睡及昏迷等，部分患儿表现为精神情绪异常，如躁狂、幻觉、失语以及定向力、计算力与记忆力障碍等。

3. 惊厥主要表现为全部或局灶抽搐发作。

4. 病理征和脑膜刺激征阳性。

5. 因感染病毒不同，临床伴有症状各有特点，如肠道病毒性脑炎，可出现皮疹；单纯疱疹病毒性脑炎常有口唇或角膜疱疹；腮腺炎病毒性脑炎常有腮腺肿大。

◎ 要点四　诊断与鉴别诊断

（一）诊断要点

病毒性脑炎的诊断主要根据病毒感染的流行病史、临床表现、相应的脑脊液改变和病原学鉴定。应注意排除颅内其他非病毒感染、Reye综合征等急性脑部疾患。

（二）鉴别诊断

1. **颅内其他病原感染**　主要根据脑脊液外观、常规、生化和病原学检查，与化脓性、结核性、隐球性脑膜炎进行鉴别。

2. **Reye 综合征**　具有发热、昏迷、惊厥等急性脑病表现，脑脊液无明显异常，与病毒性脑炎容易混淆。但前者有肝功能异常、部分患者血糖下降等特点。

◎ 要点五　西医治疗措施

病毒脑炎尚无特效治疗，目前以对症处理和支持疗法为主。

（一）对症处理

1. 注意营养供给，维持水和电解质平衡。

2. 控制高热，可给予物理降温及化学药物降温。

3. 重症患儿应注意呼吸道和心血管功能的监护与支持，及时处理颅内高压和呼吸循环功能障碍。对于颅内压明显增高的重症患儿，迅速稳妥地降低颅内压非常重要。一般选用20%甘露醇

0.5~1.5g/kg 每 4~8 小时 1 次，必要时再联合应用速尿、白蛋白、激素等。

4. 控制惊厥，可适当给予止惊剂如安定、苯巴比妥等。

（二）病因治疗

1. 对于单纯性疱疹病毒可给予阿昔洛韦治疗，每次 10mg/kg 于 1 小时内静脉滴注，每 8 小时用 1 次，疗程 1~2 周。

2. 对其他病毒感染可酌情选用干扰素、更昔洛韦、病毒唑、免疫球蛋白、中药等。

（三）肾上腺皮质激素的应用

对重症、急性期的病例，应考虑用肾上腺皮质激素制剂如地塞米松，可减轻炎症、水肿，降低血管通透性。但不宜长期使用。

◎ 要点六 中医辨证论治

本病病位在心、肝、脑窍，病性属实，病机为热炽、痰浊。痰热壅盛者治以泻火涤痰；痰蒙清窍者治以涤痰开窍；痰瘀阻络者宜涤痰通络，活血化瘀。总之，本病早期治疗以清热、涤痰为两大法则，配合开窍、息风、活血等方法，后期应积极配合针灸、推拿治疗以利康复。

1. 痰热壅盛

证候：高热不退，头痛剧烈，恶心呕吐，神识不清，或谵语妄动，喉中痰鸣，唇干渴饮，颈项强直，烦躁不安，四肢抽搐，舌质红绛，舌苔黄腻，脉数或滑数。

治法：泻火涤痰。

方药：清瘟败毒饮加减。

2. 痰蒙清窍

证候：起病稍缓，表情淡漠，目光呆滞，喃喃自语，神识模糊，或见痴呆，语言不利，或见失语，口角流涎，喉间痰鸣，纳差乏力，舌质胖嫩，舌苔白，脉弦滑。

治法：涤痰开窍。

方药：涤痰汤加减。

3. 痰瘀阻络

证候：神识不明，肢体不用，僵硬强直，或震颤抖动，肌肉萎软，或见面瘫、斜视，舌紫暗或有瘀点，舌苔薄白，脉弦滑。

治法：涤痰通络，活血化瘀。

方药：指迷茯苓丸合桃红四物汤加减。

第八单元 小儿常见心理障碍

细目一 注意力缺陷多动障碍

◎ 要点一 中医病因病机

1. **病因** 病因主要为先天禀赋不足，后天饮食失调，产伤外伤，病后及情志失调，生长发育影响等。

2. **病机** 本病的主要发病机制为阴阳平衡失调，即阳动有余，阴静不足。

小儿心常有余，心火易亢，心火炽盛，炼液成痰，痰热互结，扰及心神，而出现心神不宁，多动不安。

肾主骨生髓，髓通于脑，藏志。小儿脏腑柔弱，肾常虚。若禀赋不足或病后，肾精亏虚，髓海不充，则动作笨拙、健忘、遗尿等。

肝为刚脏而性动，主筋，藏魂，其志在怒，其气急，体阴而用阳，小儿肝常有余，若久病耗损致肝体之阴不足，肝用之阳偏亢，则注意力不集中，冲动任性，动作粗鲁，兴奋不安，性情执拗。

脾属土为至阴之脏，其性静，藏意，在志为思。小儿脾常不足，若喂养不当或疾病所伤，运化失常，脾失濡养，则失静谧，而兴趣多变，做事有头无尾，言语冒失，健忘不能自制。

总之，本病的主要发病机制为阴阳平衡失调，其病位常涉及心、肝、脾、肾四脏，阴虚为本，阳亢、痰浊、瘀血为标，属本虚标实之证。

◎ 要点二　临床表现

本病的临床表现以动作过多、易冲动和注意力不集中为主。

1. **活动过多**　患儿自幼可表现为睡眠不安、脾气不好、格外活泼、喂养困难等，至学龄前期和学龄期症状更趋明显。表现为：多动不宁，常惹人生气；课堂上小动作多，常干扰别人，不听劝阻。

2. **注意力不集中**　患儿主动注意功能明显减弱，对无关的刺激却给予过分的注意。因此上课精力分散，听课、做作业易分神，做任何事情都不能善始善终。

3. **情绪不稳、冲动任性**　患儿缺乏克制能力，易激惹，对愉快或不愉快的事情常出现过度兴奋或异常愤怒的反应，想要什么，非得立刻满足不可，做事不顾后果等。情绪不稳，常会无缘无故地叫喊或哄闹。

4. **学习困难**　虽然本病患儿大多智力正常或接近正常，但因多动、注意力不集中而给学习带来一定的困难。

5. **其他**　可出现某些行为问题、认知功能障碍或合并抽动症等。

◎ 要点三　诊断与鉴别诊断

注意力缺陷多动障碍病的诊断要点以动作过多、易冲动和注意力不集中为主。多发性抽动症常表现为多组肌群抽动，如频繁眨眼、甩头及耸肩等运动性抽动和发声性抽动，属神经精神障碍性疾病。注意力缺陷多动障碍临床主要表现为多动、情绪不稳易冲动和注意力不集中，没有抽动症状。但有部分多发性抽动症患儿可同时伴有注意力缺陷多动障碍。

◎ 要点四　中医辨证论治

本病以八纲辨证为主，结合脏腑辨证。辨证时应分辨阴阳虚实。明确病位在心、肝、脾、肾。

治疗原则当以调和阴阳为主，根据临床见证不同，实则泻之，虚则补之，虚实夹杂者治以攻补兼施，标本兼顾。临床分为肾虚肝亢、心脾两虚、痰火内扰三个证型。

1. **肝肾阴虚**

证候：多动难静，急躁易怒，冲动任性，难以自控，神思涣散，动作笨拙，注意力不集中，五心烦热，睡眠不宁，或学习成绩低下，记忆力欠佳，或有遗尿，腰酸乏力，大便秘结，舌红，苔薄，脉弦细。

治法：滋养肝肾，平肝潜阳。

方药：杞菊地黄丸加减。

2. **心脾两虚**

证候：神思涣散，注意力不集中，多动不安而不暴躁，头晕健忘，思维缓慢，做事有头无尾，神疲肢倦，少寐多言，食少便溏，面色萎黄，伴自汗盗汗，舌淡，苔白，脉弱无力。

治法：健脾养心，益气安神。

方药：归脾汤合甘麦大枣汤加减。

3. **痰火内扰**

证候：多动多语，烦躁不宁，冲动任性，难以制约，兴趣多变，注意力不集中，胸闷烦热，懊侬不眠，口苦食少，溲赤便结，舌红，苔黄腻，脉滑数。

治法：清热化痰，宁心安神。

方药：黄连温胆汤加减。

细目二　抽动障碍

◎ 要点一　中医病因病机

1. **病因**　本病多由先天禀赋不足、饮食所伤、感受外邪、情志失调以及劳倦过度等因素所致。

2. **病机**　其基本病理改变为肝风、痰火胶结成疾。病位主要在肝，常涉及心、脾、肾三脏。

情志内伤或劳倦过度者，可化火生风而致肝亢风动；久病耗伤，或先天不足者，可致筋脉失养而出现虚风内动，土虚木亢，肝风夹痰上扰走窜，则噘嘴、口唇蠕动。风盛生痰，风痰鼓动，上犯清窍，流窜经络，则见眨眼、摇头、耸肩、秽语、肢体抽动。脾失健运，痰浊内生，痰阻心窍，心神被蒙，则脾气乖戾，喉发异声。心血不足，心神失养，或痰热内蕴，上扰心神，则抽动呼叫、秽语不由自主。禀赋不足，或久病及肾，肾阴亏虚，水不涵木，相火妄动，夹痰上扰，闭阻咽喉，金鸣异常，则喉发异声。

◎ 要点二 临床表现

1. 多发性抽动 可出现躯体多部位肌群的抽动。抽动呈突然、快速、多变、难以控制、反复发生、无节律等特点。临床表现可分为简单、复杂两类。简单性运动抽动，有眨眼、挤眉、噘嘴、作怪相、摇头、耸肩、甩臂、搓指、握拳、挺胸、扭腰、收腹、踏脚、抖腿、步态异常等；复杂性运动抽动，常呈现形态特异动作，如冲动性触摸东西、下蹲、膝部弯曲、蹲姿舐地、走路旋转、打自己等。抽动症状因情绪激动、紧张而加重，睡眠时明显减轻，当全神贯注于某种活动时，抽搐随之减少。

2. 发声抽动 症状可单独存在，也可与复杂运动性抽动同时发生。引起发声抽动最常见部位是喉部，抽动时呈爆破音、呼噜音、咳嗽，或洁喉动作声响；舌肌抽动则发出"咂舌""吭吭""嘘""吱""嘎"声；鼻部抽动呈现耸鼻声、气喘声，或嗤之以鼻状的发声动作或哽咽声等。

3. 秽语症 其特点往往发生在最不适宜的地点和场合，以罕见的抑扬顿挫、无理方式，大声地表达淫秽字语。

4. 其他 约有半数的患儿会出现共鸣，最常见的形式是模仿他人的语言、习惯等。本病还常伴有行为紊乱，轻者躁动不安、过分敏感、易激惹或行为退缩，重则呈现难以摆脱的强迫行为、注意力不集中、破坏行为及学习困难等。但患儿智力正常，体格及神经系统检查未见异常。

◎ 要点三 诊断与鉴别诊断

1. 诊断要点 诊断标准根据DSM-Ⅳ诊断标准。

（1）具有多种运动抽动和一种或多种发声抽动，但不一定同时存在。所指的抽动为突然、快速、反复性、非节律性、刻板的动作或发声。

（2）一天内发作多次抽动（通常是一阵阵发作），病情持续或间歇发作超过一年，其无抽动间歇期连续不超过3个月。

（3）上述症状引起明显的不安，显著地影响社交、就业和其他重要领域的活动。

（4）发病于18岁前。

（5）上述症状不是直接由某些药物（如兴奋剂）或内科疾病（如亨廷顿舞蹈病或病毒感染后脑炎）引起。

2. 鉴别诊断

（1）风湿性舞蹈病 6岁以后多见，女孩居多，主要表现为四肢较大幅度的无目的而不规则的舞蹈样动作，常伴有肌力及肌张力减低，并可见其他风湿热症状。

（2）习惯性抽搐 4~6岁多见。往往只有一组肌肉抽搐，如眨眼、皱眉、龇牙或咳嗽声。发病前常有某些诱因，一般病情轻，预后好，但与多发性抽动症并无严格的界限，有些患儿可发展为多发性抽动症。

（3）注意力缺陷多动障碍 本病以注意力不集中、自我控制差，动作过多、情绪不稳、冲动任性，伴有学习困难，但智力正常或基本正常为主要临床特征。往往有家族史。

◎ 要点四 西医药物治疗

1. 氟哌啶醇 该药为多巴胺受体强有力的阻滞剂。该药主要副作用为易出现锥体外系症状等。

2. 泰必利 新合成的神经精神安定药，具有阻断中脑边缘系统多巴胺能受体作用，抗抽动作用较氟哌啶醇为弱。

◎ 要点五 中医辨证论治

本病辨证应以八纲辨证结合脏腑辨证为主，分清虚证、实证，明确病变所累及之脏腑。

本病中医证候分为外风引动、肝亢风动、痰火扰神、脾虚肝旺、阴虚风动五个证型。

本病以息风止动为基本治疗原则。治疗时，属外风引动者，治宜疏风解表，息风止动；属肝亢风动者，治宜平肝潜阳，息风止动；属痰火扰神者，治宜清热化痰，息风止动；属脾虚肝旺者,治宜扶土抑木,调和肝脾;属阴虚风动者,治宜滋水涵木,柔肝息风。

1. 外风引动

证候:喉中异声或秽语,挤眉眨眼,每于感冒后症状加重,常伴鼻塞流涕,咽红咽痛,或有发热,舌淡红,苔薄白,脉浮数。

治法:疏风解表,息风止动。

代表方剂:银翘散。

2. 肝亢风动

证候:摇头耸肩,挤眉眨眼,噘嘴踢腿,抽动频繁有力,不时喊叫,声音高亢,急躁易怒,自控力差,伴头晕头痛,面红目赤,或腹动胁痛,便干尿黄,舌红苔黄,脉弦数。

治法:平肝潜阳,息风止动。

代表方剂:天麻钩藤饮。

3. 痰火扰神

证候:肌肉抽动有力,喉中痰鸣,异声秽语,偶有眩晕,睡眠多梦,喜食肥甘,烦躁易怒,口干口苦,大便秘结,小便短赤,舌红苔黄腻,脉滑数。

治法:清热化痰,息风止动。

代表方剂:黄连温胆汤。

4. 脾虚肝旺

证候:抽动无力,时轻时重,眨眼皱眉,噘嘴搐鼻,腹部抽动,喉出怪声,精神倦怠,面色萎黄,食欲不振,形瘦性急,夜卧不安,大便不调,舌质淡,苔薄白或薄腻,脉细或细弦。

治法:扶土抑木,调和肝脾。

代表方剂:缓肝理脾汤。

5. 阴虚风动

证候:挤眉弄眼,摇头扭腰,肢体抖动,咽干清嗓,形体偏瘦,性情急躁,两颧潮红,五心烦热,睡眠不安,大便偏干,舌质红少津,苔少或花剥,脉细数或弦细无力。

治法:滋水涵木,柔肝息风。

代表方剂:大定风珠。

第九单元　造血系统疾病

细目一　营养性缺铁性贫血

◎ 要点一　中医病因病机

(一)病因

主要为先天禀赋不足,脾肾素虚,喂养不当,偏食少食或未按时添加辅食,大病、久病,诸虫损伤等原因。

(二)病机

血液的化生与心、肝、脾、肾的功能密切相关,而小儿营养性贫血尤与脾胃的功能最为密切。脾胃为气血生化之源,无论何种原因损伤脾胃,致使脾胃运化功能失常,精微无从运化,气血津液不能化生,即可导致气血虚弱而形成贫血。

◎ 要点二　临床表现及实验室检查

(一)临床表现

1. 皮肤黏膜逐渐苍白或苍黄,口唇和甲床颜色浅淡,易疲乏,不爱活动,食欲减退,年长儿可自诉头晕、眼前发黑、耳鸣等症状。

2. 食欲减退,少数有异食癖,或有呕吐、腹泻。

3. 烦躁不安或精神萎靡不振,注意力不集中、记忆力减退,严重者智力低于同龄儿。

4. 明显贫血,心率增快,心脏扩大。

5. 肝、脾和淋巴结轻度肿大。

6. 易发生感染。

(二)实验室检查

1. **血象**　外周血象示小细胞低色素性贫血;

网织红细胞数正常或轻度减少；白细胞、血小板一般无改变。外周血涂片可见红细胞大小不等，以小细胞为多，中央淡染区扩大。

2. 骨髓象　有核红细胞增生活跃，粒红比例正常或红系增多，红系以中幼红细胞增多明显，各期红细胞胞体均小，胞浆少，染色偏蓝，胞浆成熟程度落后于胞核。粒细胞及巨核细胞系一般正常。

3. 有关铁代谢检查

（1）血清铁蛋白（serum ferritin，SF）　在缺铁早期即可表现降低。当SF<12μg/L时，提示缺铁。

（2）红细胞游离原卟啉（free erythrocyte protoporphyrin，FEP）增高　当FEP＞0.9μmol/L（500μg/dL）时，提示细胞内缺铁。

（3）血清铁（SI）、总铁结合力（TIBC）和转铁蛋白饱和度（TS）　这三项检查反映血浆中铁含量，通常在缺铁后期（表现明显小细胞低色素性贫血）才出现异常。表现为SI减低，<9～10.7μmol/L（50～60μg/dL）有意义；TIBC增加，>62.7μmol/L（350μg/dL）有意义；TS明显下降，<15%有诊断意义。

（4）骨髓可染铁　骨髓涂片观察红细胞内的铁粒细胞数，如<15%，提示储存铁减少，细胞外铁也减少。这是一项反映体内贮铁的敏感而可靠的指标。

◎ 要点三　诊断与鉴别诊断

1. 诊断要点

（1）病史　有明确的缺铁病史：如喂养不当，铁摄入量不足，吸收障碍，需要增多或慢性失血等。

（2）临床表现　发病缓慢，皮肤黏膜逐渐苍白或苍黄，以口唇、口腔黏膜及甲床最为明显，神疲乏力，食欲减退，或异食癖。年长儿有头晕耳鸣、眼花等症状。部分患儿可有肝脾肿大。

（3）实验室及特殊检查　①贫血为小细胞低色素性，平均血红蛋白浓度（MCHC）<0.31，红细胞平均体积（MCV）<80fL，平均血红蛋白（MCH）<26pg。②3月~6岁血红蛋白<110g/L，6岁以上血红蛋白<120g/L。③血清铁、总铁结合力、运铁蛋白饱和度、红细胞原卟啉、血清铁蛋白等异常。

2. 鉴别诊断　营养性巨幼红细胞性贫血是由于缺乏维生素B_{12}或/和叶酸所引起的一种大细胞性贫血。多见于单纯羊乳或母乳喂养，未及时添加辅食的婴幼儿。临床除贫血表现外，可出现烦躁不安，表情呆滞，嗜睡，反应迟钝，智力动作发育落后，甚则出现肢体头身震颤、肌无力等神经系统表现。末梢血中红细胞体积变大，MCV>94fL，MCH>32pg，红细胞的减少比血红蛋白的减少更为明显，网织红细胞、白细胞、血小板计数常减少。骨髓象增生明显活跃，以红细胞系统增生为主，各期幼红细胞均出现巨幼变。

◎ 要点四　西医治疗原则及补铁方法

（一）西医治疗原则

去除病因和补充铁剂。

（二）补铁方法

1. 口服铁剂　口服剂量以元素铁计算，口服铁的剂量按元素铁每日2~6mg/kg，分3次口服。一次量不应超过1.5~2mg/kg。二价铁盐较易吸收，常用制剂有2.5%硫酸亚铁合剂、富马酸亚铁和葡萄糖酸亚铁等。最好于两餐之间服药，既减少对胃黏膜的刺激，又利于吸收；同时口服维生素C能促进铁的吸收。牛奶、茶、咖啡及抗酸药等与铁剂同服均可影响铁的吸收。

2. 注射铁剂　对口服不耐受或胃肠道疾病影响铁的吸收时，可用注射铁剂。但注射铁较容易发生不良反应，甚至可发生过敏性反应致死，故应慎用。

铁剂治疗有效者于2~3天后网织红细胞即见升高，5~7天达高峰，2~3周后下降至正常；治疗约2周后，血红蛋白相应增加，临床症状亦随之好转。血红蛋白达正常水平后应继续服用铁剂6~8周左右再停药，以补足铁的贮存量。如3周内血红蛋白上升不足20g/L，应注意寻找原因。

◎ 要点五　中医辨证论治

（一）辨证要点

本病以脏腑辨证为主，兼用气血阴阳辨证。临证时首先辨明病因，根据脏腑、气血和阴阳虚损的主次，抓住病机，分清轻重缓急辨证施治。

（二）治疗原则

按"形之不足温之以气，精之不足补之以味"的原则，运用调理脾胃，阴阳双补，脾胃并调之法，使阳生阴长，精血互生。

（三）临床分型

辨证分为脾胃虚弱、心脾两虚、肝肾阴虚、脾肾阳虚四型。

1. 脾胃虚弱

证候：面色萎黄无华，唇淡不泽，指甲苍白，长期食欲不振，神疲乏力，形体消瘦，大便不调，舌淡苔白，脉细无力，指纹淡红。

治法：健运脾胃，益气养血。

方药：六君子汤加减。

2. 心脾两虚

证候：面色萎黄或苍白，唇甲淡白，发黄枯燥，容易脱落，心悸气短，头晕目眩，夜寐欠安，语声低弱，精神萎靡，注意力不集中，记忆力下降，食欲不振，舌淡红，苔薄白，脉细弱，指纹淡红。

治法：补脾养心，益气生血。

方药：归脾汤加减。

3. 肝肾阴虚

证候：头晕目涩，面色苍白，肌肤不泽，毛发枯黄，爪甲易脆，四肢震颤抽动，两颧潮红，潮热盗汗，腰膝酸软，发育迟缓，舌红，苔少或光剥，脉弦数或细数。

治法：滋养肝肾，益精生血。

方药：左归丸加减。

4. 脾肾阳虚

证候：面白虚浮，唇舌爪甲苍白，精神萎靡不振，发育迟缓，囟门迟闭，方颅，鸡胸，毛发稀疏，畏寒肢冷，纳谷不馨，或有大便溏泄，舌淡胖嫩，苔白，脉沉细无力，指纹淡。

治法：温补脾肾，益精养血。

方药：右归丸加减。

◎ 要点六　预防与调护

（一）预防

1. 提倡母乳喂养。

2. 做好喂养指导，合理配置饮食结构，及时添加含铁丰富且铁吸收率高的辅助食物，纠正偏食、挑食、吃零食等不良习惯。

（二）调护

1. 贫血患儿要预防感冒，注意寒暖调摄。重度贫血应避免剧烈运动，注意休息。

2. 宜摄入易于消化、营养丰富的饮食，多吃含铁丰富且铁吸收率高的食品，如肝、瘦肉、鱼等。

细目二　免疫性血小板减少症

◎ 要点一　西医发病机制

急性免疫性血小板减少症（急性ITP）大多与前驱病毒感染有关。血小板膜糖蛋白与病毒等病原微生物之间可能存在相同或相似的抗原决定簇，当病毒感染后机体产生的抗病毒抗体可与血小板膜抗原发生交叉反应而使血小板膜损伤而被单核-巨噬细胞系统破坏，使血小板寿命缩短导致血小板减少。此外，抗病毒抗体与相应抗原形成免疫复合物附着于血小板表面，亦可导致血小板破坏增加。急性ITP患者血小板相关抗体（PAIgG）明显升高。近年研究显示，急性ITP时T细胞亚群的基因表达发生明显变化。

慢性ITP多数病例病因不明。近年发现，许多病毒感染，如HIV、HCV等常有慢性血小板减少。慢性ITP是一种自身免疫性疾病。本病患者血小板表面可检测到血小板相关抗体且与血小板寿命缩短密切相关。

◎ 要点二　中医病因病机

小儿素体正气亏虚是发病之内因，外感风热

时邪及其他异气是发病之外因。本病多为本虚标实之证，病位主要在心、肝、脾、肾四脏，其主要病机在于热、虚、瘀。其热又有虚、实之分：实热是指胃火炽盛，或肝郁化火，或感受邪毒、内伏营血；虚热是指阴虚火旺、虚火内盛。虚者脾肾两虚，以致血液化生不足和失于统摄；或肝肾阴虚、阴虚内热，迫血妄行。瘀由火热伤络，络伤血瘀；或气虚血瘀、瘀伤血络。故本病病机以虚为本，热瘀为标。本病急性期多因外感风热或疫毒之邪，热毒入侵，内扰营血，灼伤血络，迫血妄行，溢于脉外，出现皮肤黏膜紫癜或伴其他出血，多属实证。慢性型常因病程迁延，气血耗伤，以致脏腑气血虚损。

◎ 要点三 临床表现

1. 急性型 多见于1~6岁小儿，男女发病数无差异。病前1~3周或同时有急性病毒感染史，如上呼吸道炎、流行性腮腺炎、水痘、风疹、麻疹、传染性单核细胞增多症等，偶有因接种疫苗后发生。起病急骤，出血症状较重，以自发性皮肤和/或黏膜出血为突出表现，瘀点、瘀斑呈针尖至米粒大，遍布全身，而以四肢多见。常见鼻衄、牙龈出血，呕血、便血少见，偶见肉眼血尿。青春期女孩可有月经过多。重者可有面色苍白、贫血和循环衰竭，偶见失血性休克。少数患者可有结膜下和视网膜出血。颅内出血者约占1%。出血严重者可致贫血。淋巴结不肿大。肝脾偶见轻度肿大。85%~90%的患者于1~6个月内自然痊愈。

2. 慢性型 病程超过6个月者为慢性型，多见于学龄前及学龄期儿童，约10%的病人由急性型转化而来。大多数患儿起病缓慢，出血症状较轻，出血部位限于皮肤、黏膜，很少有内脏出血，脾脏可轻度肿大。出血症状及血小板减少时轻时重，或发作与缓解交替。有30%~50%的病例发病数年后可自然缓解。

◎ 要点四 诊断与鉴别诊断

1. 诊断要点 本病根据病史、临床表现和实验室检查，即可做出诊断。临床以出血为主要症状，血小板计数$<100\times10^9/L$，急性型大多$<20\times10^9/L$。骨髓巨核细胞计数增多或正常，胞体大小不一，以小型为多，幼稚型和/或成熟未释放型巨核细胞比例增加。血清中检出抗血小板抗体。需排除其他引起血小板减少的疾病。

2. 鉴别诊断

（1）过敏性紫癜 紫癜多见于下肢、臀部皮肤，为出血性斑丘疹，呈对称分布，伸侧面多于屈侧面，血小板不减少。常伴有荨麻疹及不同程度的关节痛和腹痛。

（2）再生障碍性贫血 以贫血为主要表现，除出血及血小板减少外，呈全血细胞减低现象，红细胞、白细胞总数及中性粒细胞减少，网织红细胞不高。骨髓系统生血功能减低，三系造血细胞均减少，巨核细胞减少或极难查见。

◎ 要点五 中医辨证论治

本病的辨证以八纲辨证为主，兼用脏腑辨证。根据起病的缓急和临床不同的证候，分清实证、虚证、虚实夹杂证。急性型多属实证，治疗宜采用清热解毒、凉血止血之法；慢性型多属虚证，治疗宜采用益气健脾、养血摄血之法；兼有瘀血者，配合活血祛瘀法；久病伤阴者，应用滋阴清热之法。

1. 血热伤络

证候：起病急骤，皮肤出现瘀斑瘀点，色红鲜明，常密集成片，伴有齿衄鼻衄，偶有尿血，面红目赤，心烦口渴，便秘尿少，舌红，苔黄，脉数。

治法：清热解毒，凉血止血。

方药：犀角地黄汤加减。

2. 气不摄血

证候：皮肤、黏膜瘀斑瘀点反复发作，色青紫而暗淡，伴鼻衄齿衄，神疲乏力，面色萎黄或苍白无华，食欲不振，大便溏泄，头晕心悸，舌淡红，苔薄，脉细弱。

治法：益气健脾，摄血养血。

方药：归脾汤加减。

3. 阴虚火旺

证候：皮肤黏膜散在瘀点瘀斑，下肢尤甚，时发时止，颜色鲜红，伴齿衄、鼻衄或尿血，低热盗汗，手足心热，心烦颧红，口干咽燥，舌红少苔，脉细数。

治法：滋阴清热，凉血宁络。

方药：大补阴丸合茜根散加减。

4. 气滞血瘀

证候：病程缠绵，出血反复不止，皮肤紫癜色暗，面色晦暗，舌暗红或紫或边有紫斑，苔薄白，脉细涩。

治法：活血化瘀，理气止血。

方药：桃仁汤加减。

◎ **要点六　调护要点**

1. 急性期或出血量多时，卧床休息，限制患儿活动，消除紧张情绪。

2. 大出血者，应绝对卧床休息，密切注意患儿的生命体征变化。

3. 避免外伤和跌仆碰撞，防止创伤和颅内出血。

4. 注意饮食调护，避免进食粗纤维或坚硬食品。

第十单元　内分泌疾病

细目一　儿童期糖尿病

◎ **要点一　诊断与鉴别诊断**

1. 诊断标准　①空腹血糖≥7.0mmol/L。②随机血糖≥11.1mmol/L。③糖耐量试验中120分钟血糖≥11.1mmol/L。凡符合上述任何一条即可诊断为糖尿病。儿童1型糖尿病一旦出现临床症状、尿糖阳性、空腹血糖达7.0mmol/L以上和随机血糖在11.1mmol/L以上，一般不需做OGTT就能确诊。

2. 鉴别诊断

（1）肾性糖尿病　无糖尿病症状，多在体检筛查尿常规时发现，血糖及胰岛素分泌正常。

（2）非糖尿病性葡萄糖尿症　如Fanconi综合征、肾小管酸中毒、胱氨酸尿症或重金属中毒等患儿都可发生糖尿，主要依靠空腹血糖测定，必要时可进行糖耐量试验。

（3）假性高血糖　短期大量食入或输入葡萄糖液或应激状态时，可有尿糖和/或血糖一过性增高。

（4）其他还原糖尿症　尿液中果糖和戊糖等其他还原糖均可使斑氏试液呈色，用葡萄糖氧化酶法检测尿液可以鉴别。

◎ **要点二　中医辨证论治**

主要按照八纲辨证结合脏腑辨证进行辨证论治。病初多为阴虚燥热，若失治，病情迁延，可由阴津亏虚发展为阴阳两虚，甚至虚阳浮越。久病不愈，若发疮、疖、痈等，需加用清热解毒之品；并发目盲，则治以滋补肝肾。

1. 肺热津伤

证候：口渴多饮，随饮随渴，舌燥咽干，尿频量多，舌尖红，苔薄黄少津，脉洪数或细数。

治法：清热润肺，生津止渴。

方药：玉女煎加减。

2. 胃燥津伤

证候：多食善饥，口渴多饮，形体消瘦，大便燥结，小便频数，舌红，苔黄，脉数。

治法：清胃泻热，养阴保津。

方药：白虎加人参汤合增液汤加减。

3. 肾阴亏损

证候：尿频量多，口干舌燥，或渴而多饮，五心烦热，头昏乏力，腰膝酸软，形体消瘦，舌红，脉细数。

治法：滋阴补肾，生津清热。

方药：六味地黄丸加减。

4. 阴阳两虚

证候：小便频数，混浊如脂膏，甚则饮一溲一，腰膝酸软，头晕耳鸣，咽干唇燥，面容憔悴，耳轮干枯，四肢欠温，大便溏薄，舌淡，苔白而干，脉沉细无力。

治法：育阴温阳，阴阳双补。

方药：金匮肾气丸加减。

细目二 性早熟

性早熟是指女孩8岁以前、男孩9岁以前，出现青春期特征即第二性征的一种内分泌疾病。性征与真实性别一致者为同性性早熟，不一致者为异性性早熟。性早熟因引发原因不同而分为中枢性（真性性早熟）和外周性（假性性早熟）性早熟两种。真性性早熟中无特殊原因可查明者，称为特发性真性（体质性）性早熟。真性性早熟发病率近年有逐渐上升的趋势，女孩发病率为男孩发病率的4~5倍，80%~90%的女性患儿为特发性真性性早熟，而男孩真性性早熟属特发性者仅约40%，故对男性性早熟尤应注意探查原发疾患。

◎ 要点一 病因与发病机制

（一）病因

1. 真性性早熟（中枢性）

（1）特发性性早熟 大部分病因不明，故称为特发性性早熟。

（2）继发性性早熟 肿瘤或占位性病变（下丘脑错构瘤、囊肿等）；中枢神经系统感染；获得性损伤（外伤、手术、放化疗等）；先天发育异常（脑积水、视中隔发育不全等）。

（3）其他 原发性甲状腺功能减低症。

2. 假性性早熟（外周性）

（1）性腺肿瘤 卵巢肿瘤、睾丸肿瘤。

（2）肾上腺疾病 肾上腺肿瘤、先天性肾上腺皮质增生等。

（3）外源性 含雌激素的药物、食物等。

（4）多发性骨纤维发育不良伴性早熟（McCune-Albright综合征）。

（二）发病机理

青春期的生理发育和性器官成熟是受下丘脑-垂体-性腺轴（HPGA）的调控。青春期前，儿童的HPGA轴功能处于较低水平。青春期，下丘脑以脉冲形式分泌促性腺激素释放激素（GnRH），刺激垂体前叶分泌促性腺激素（Gn），即卵泡刺激素（FSH）和黄体生成素（LH），从而促进卵巢和睾丸发育，分泌雌二醇（E_2）和睾酮（T）。真性性早熟表现为HPGA轴提前发动、功能亢进，可导致生殖能力提前出现。假性性早熟是由于内源性（非中枢性）或外源性激素的刺激作用，导致第二性征提前出现。但是患儿的HPGA轴并未启动，反而受到体内存在的性激素的负反馈抑制，所以患儿并无生殖能力。

◎ 要点二 临床表现

中枢性性早熟的临床特征与正常青春发育程序相似，但临床变异较大，症状发展快慢不一。女孩可表现为乳房、大小阴唇及阴毛的发育，男孩可表现为睾丸，阴茎增大，并出现阴毛、痤疮、变声等。此外，由于过早发育引起患儿近期蹿长，骨骼生长加速，骨龄提前，骨骺可提前融合，故可造成终生身高落后。

外周性性早熟临床表现可有第二性征出现，但非青春期发动，一般无性腺增大，与下丘脑-垂体-性腺轴的活动无关，而与内源性或者外源性性激素水平升高有关。

◎ 要点三 诊断与鉴别诊断

根据性早熟的发病机制和病因，可将性早熟分为中枢性性早熟和外周性性早熟。二者均可有第二性征的明显提前。女孩可表现为乳房、大小阴唇及阴毛的发育，男孩可表现为睾丸、阴茎增大，并出现阴毛、痤疮、变声等。

真性性早熟第二性征发育的顺序与正常发育是一致的，并且由于过早发育引起患儿近期蹿长，骨骼生长加速，骨龄提前，骨骺可提前融合，故可造成终生身高落后。

假性性早熟可由于外源性激素的刺激作用导致第二性征提前出现，如误服避孕药及含性激素的食品或保健品出现性早熟表现，但停止摄入后，上述征象会逐渐自行消失。McCune-Albright综合征除性早熟外，还伴有单侧或双侧多发性的骨纤维结构不良（X线摄片可见），同侧肢体皮肤有片状的棕褐色色素沉着（牛奶咖啡斑），也可伴有多种内分泌腺的功能异常。

诊断真性性早熟和假性性早熟可以通过GnRH兴奋试验鉴别。GnRH兴奋试验亦称黄体生成素释放激素（LHRH）兴奋试验。其原理是通过GnRH刺激垂体分泌黄体生成素（LH）和卵泡刺激素（FSH），从而评价垂体促性腺激素细胞储备功能，对鉴别真性和假性性早熟非常有价值。真性性早熟者静脉注射LHRH后15~30分钟，FSH及LH水平成倍增高。假性性早熟不增高。

◎ 要点四　西医治疗原则

本病由于病因不同，治疗方法各不相同。对特发性真性性早熟重症或后期，单纯采用西医治疗，可控制和延缓性成熟速度，抑制性激素引起的骨骺提前成熟，防止骨骺过早融合；对部分性真性性早熟、外源性激素引起的假性性早熟以及特发性真性性早熟早期或轻症可以采用中医辨证治疗为主。

◎ 要点五　中医辨证论治

小儿性早熟出现女孩乳房发育、男孩睾丸增大等第二性征的病机，与成年妇女乳腺小叶增生以"肝"为主病机不同，本病辨证主要应以"肾"为主，阴虚火旺为本，部分伴有肝经郁热证候，治疗可以疏肝泻火为主。

1. 阴虚火旺

证候：女孩乳房发育或伴其他性征及内外生殖器发育，甚者月经提前来潮；男孩睾丸容积增大（≥4mL），或伴喉结突出，变声，或有遗精。或伴有潮热、盗汗、五心烦热、便秘、舌红或舌尖红，少苔，脉细数。

治法：滋补肾阴，清泻相火。

方药：知柏地黄丸加减。

2. 肝经郁热

证候：女孩乳核增大、触之疼痛、阴道分泌物增多；男孩阴茎勃起，变声。伴胸闷不舒、心烦易怒、嗳气叹息痤疮、便秘，舌红，苔黄或黄腻，脉弦数或弦细数。

治法：疏肝解郁，清利湿热。

方药：丹栀逍遥散加减。

第十一单元　免疫系统疾病

细目一　风湿热

◎ 要点一　病因及发病机制

（一）西医病因及发病机制

1. 病因　风湿热是与A组β型溶血性链球菌感染有关的全身结缔组织的免疫炎性病变。约0.3%~3%因该菌引起的咽峡炎患儿，于发病1~4周后发生风湿热。病变主要侵及心脏和关节，其次为脑、皮肤、浆膜及血管。反复发作可使患儿留下心瓣膜病。

2. 发病机理

（1）变性渗出期　主要累及心脏、关节滑膜及其周围组织、皮肤等结缔组织，表现为变性、水肿、淋巴细胞和浆细胞浸润等渗出性炎症反应；心包膜纤维素性渗出，关节腔内浆液性渗出。本期持续约1个月。

（2）增生期　本期特点是风湿小体（Aschoff

小体）的形成。好发部位为心肌、心瓣膜、心外膜、关节处皮下组织和腱鞘，是诊断风湿热的病理依据，表示风湿活动。此期持续3~4个月。

（3）硬化期 风湿小体中央变性和坏死物质被吸收，炎症细胞减少，纤维组织增生和瘢痕形成，心瓣膜增厚形成瘢痕。此期持续2~3个月。此外，大脑皮层、小脑、基底核可见散在非特异性细胞变性。

（二）中医病因及病机

1. 病因 痹证的病因有内外之别，内因主要为体质虚弱，外因则责之于风、寒、湿、热。小儿稚阴稚阳，卫外不固，腠理稀疏，外感风寒湿热之邪，不易及时驱散，邪从热化，留滞经络，痹阻气血，使肌肉、关节疼痛而成痹证。病初多属实证，久则正虚邪实，虚实夹杂。

2. 病机 风为阳邪，善行而数变；湿为阴邪，停滞而留恋。故本病起病较急，病情缠绵，且易复发。本病的发生是正气虚，卫气不固，营气失守，风寒湿热之邪不断伤及人体，外侵皮腠，壅塞于筋骨关节之间，进而内舍于心，则心脉运行不畅，引发心悸、怔忡等。

（1）感受寒湿 小儿阳气未充，腠理不固，长期居处潮湿，或感受寒湿之邪，寒邪收引，湿邪黏滞，造成经络壅塞，气血运行不畅，则筋脉失养，出现关节酸痛，局部不红，遇寒加剧，得温痛减等寒湿阻络之证。

（2）感受湿热 若风热之邪与湿相并，或因风寒湿痹郁久从阳化热，热邪与人体气血相搏，阻于经络而见关节红肿热痛、发热等。

（3）心脉痹阻 痹证迁延，正虚邪恋，五脏气血虚少，经脉凝滞，气血不畅，波及脏腑，导致心脉痹阻，以致血不养心而心悸气短。

（4）心脾阳虚 久病入络，损伤阳气，水液失于温化而泛溢周身，出现心悸、气促不能卧、水肿等证候。

（5）气虚血瘀 疾病日久，营血化生不足，气血亏虚，则心脉痹阻，血行不畅，瘀血内生，出现神疲乏力、心悸、唇甲发绀等气虚血瘀之证。

（6）其他 若风邪留于肌肤腠理之间，营卫失和，皮肤可见环形红斑；若湿邪凝结于肌肉筋脉之间可见皮下小结；若湿热久羁，痰湿中阻，至筋脉失养，郁火伤阴，引动肝风，则可出现手舞足蹈，挤眉眨眼，努嘴吐舌等证。

◎ **要点二 临床表现**

本病主要表现为心脏炎、关节炎、舞蹈症、皮下小节和环形红斑，发热和关节炎是最常见的主诉。

发病前1~3周可有咽炎、扁桃体炎、感冒等短期发热或猩红热病史。通常急性起病，而心脏炎和舞蹈病初发时多呈缓慢过程。病初多有发热，热型不规则，有面色苍白、多汗、疲倦、腹痛等症状。

（一）心脏炎

占40%~50%，心肌、心内膜、心包膜均可累及，以心肌炎和心内膜炎最多见，也可发生全心炎。心脏炎可单独出现，也可以与几个症状合并出现，一般在关节症状出现1~2周内出现。

1. 心肌炎 临床可见心率加快，与体温升高不成比例；心界扩大，心音减弱，可闻及奔马律，心尖部可听到轻度收缩期杂音；心律失常，可出现不同程度的房室传导阻滞、期前收缩等，心电图可显示P-R间期延长及T波低平和ST段异常；或有心律失常。

2. 心内膜炎 二尖瓣最常受累，主动脉瓣次之；二尖瓣关闭不全，表现为心尖部2~3/6级吹风样全收缩期杂音，向腋下传导，以及二尖瓣相对狭窄所引起的舒张中期杂音。主动脉关闭不全时胸骨左缘第3肋间可闻及叹气样舒张期杂音。

3. 心包炎 患儿有心前区疼痛，心底部听到心包摩擦音，心音遥远；积液量多时心前区搏动消失，有颈静脉怒张、肝肿大等心包填塞表现；X线检查心影向两侧扩大呈"烧瓶状"。心电图示低电压，早期ST段抬高，随后ST段回到等电位线，并出现T波改变。超声心动图可确诊少量心包积液。

(二) 关节炎

游走性多关节炎，主要累及四肢大关节，不对称分布，表现为局部关节红、肿、热、痛，活动受限。经治疗后可痊愈，不留畸形。

(三) 舞蹈病

也称 Sydenham 舞蹈病，常在咽峡炎后 1~6 个月出现。女孩多见。特征为面部和四肢肌肉不自主、无目的地快速运动，如伸舌、歪嘴、挤眉弄眼、耸肩缩颈、语言障碍、书写困难、细微动作不协调等锥体外系神经系统症状。在兴奋或注意力集中时加剧，入睡后消失。病程 3 个月左右。

(四) 皮肤症状

1. 皮下结节 起病后数周出现，常伴有严重心脏炎，小结呈圆形，质硬、无压痛，可活动，分布于肘、腕、膝、踝等关节的伸侧面，以及枕部、前额头皮、脊柱棘突处。经 2~4 周自然消失。

2. 环形红斑 较少见，位于躯干和四肢近端屈侧面，呈一过性，或时隐时现呈迁延性，可持续数周。

◎ 要点三　诊断与鉴别诊断

(一) 诊断

Jones 诊断标准：

结合病史、症状和实验室检查结果进行综合分析。在确定链球菌感染证据的前提下，有两项主要表现或一项主要表现加两项次要表现，提示风湿热高度可能。

风湿热的诊断标准

主要表现	次要表现	链球菌感染证据
心脏炎	发热	咽拭培养阳性或
多关节炎	关节痛	快速链球菌抗原试验阳性
舞蹈病	风湿热既往史	抗链球菌抗体滴度升高
环形红斑	血沉增高、CRP 阳性	近期猩红热病史
皮下小结	P-R 间期延长	

(二) 鉴别诊断

1. 幼年类风湿关节炎 多见于 3 岁以下小儿，侵犯小关节较多，很少呈游走性，反复发作后遗留关节畸形。病程长者 X 线骨关节摄片可见关节面破坏，关节间隙变窄和邻近骨骼骨质疏松。

2. 结核性风湿病 为结核菌感染引起的变态反应性关节炎，结核菌素试验强阳性，可有原发综合征和支气管淋巴结核等病灶，可伴有疱疹性角膜结膜炎。

3. 感染性心内膜炎 先天性心脏病或风湿性心脏病合并感染性心内膜炎时易与风湿性心脏病伴风湿活动相混淆，长期发热、贫血、脾大、皮肤瘀斑或其他栓塞症状有助于诊断，血培养阳性，超声心动图可看到心瓣膜或心内膜有赘生物。

◎ 要点四　治疗原则

1. 急性期应卧床休息 无心脏炎者卧床 2 周；心脏炎无心脏扩大者卧床 4 周；心脏炎伴有心脏扩大者卧床 6 周；心脏炎伴心力衰竭者应卧床 8 周。

2. 控制链球菌感染 大剂量青霉素静脉滴注，持续 2~3 周。

3. 抗风湿治疗 心脏炎时宜早期使用糖皮质激素；关节炎患儿可使用水杨酸制剂。

4. 对症治疗 充血性心力衰竭者可加用地高辛，小剂量维持治疗。注意限制液体入量。舞蹈症患儿可用巴比妥类或氯丙嗪等。关节肿痛者应限制活动。

要点五 中医辨证论治

本病以八纲辨证、脏腑辨证为主。初起以实证为多，根据感受风、寒、湿、热之邪的不同特点，分别以祛风、散寒、利湿、清热等法；久病耗伤气血，损及肝肾，治疗当以扶正为先，或扶正祛邪并用；若病延日久，内舍于心，则可出现心脉瘀阻、脾虚水泛、耗伤气阴的证候，应需明辨标本虚实之主次而治之。

1. 湿热阻络

证候：发热恶风，汗出不解，口渴欲饮，关节肿痛，局部灼热，或呈游走性，可有鼻衄，皮肤红斑，小便黄赤，大便秘结，舌质红，苔黄厚腻，脉滑数。

治法：清热利湿，祛风通络。

方药：宣痹汤加减。

2. 寒湿阻络

证候：关节酸痛，局部不红，遇寒加剧，得温痛减，或有低热，气短乏力，心悸怔忡，舌质淡，苔白腻，脉濡缓。

治法：散寒除湿，养血祛风。

方药：蠲痹汤合独活寄生汤加减。

3. 风湿淫心

证候：发热不退，头重身困，心悸气短，疲乏无力，关节肿痛，纳呆泛恶，舌质淡，苔腻，脉濡滑。

治法：祛风除湿，通络宁心。

方药：大秦艽汤加减。

4. 心脾阳虚

证候：心悸怔忡，动则气短，难以平卧，面色无华，浮肿尿少，手足不温，舌质淡胖，苔薄白，脉结代。

治法：温阳利水。

方药：真武汤合金匮肾气丸加减。

5. 气虚血瘀

证候：病程日久，神疲乏力，心悸气短，动则尤甚，面晦颧红，唇甲发绀，形体瘦弱，舌质紫暗，苔薄，脉细弱或结代。

治法：养血活血，益气通脉。

方药：补阳还五汤加减。

要点六 预后及预防

（一）预后

风湿热预后主要取决于心脏炎的严重程度、是否复发，有无合并症、是否早期诊断与接受合理治疗，以及是否按期进行预防风湿热复发措施。严重心脏炎伴充血性心力衰竭者预后较差。

（二）预防

1. 初次发作的预防 无风湿热病史儿童主要是增强体质，防止上呼吸道感染，避免寒冷潮湿，及时应用青霉素治疗链球菌性咽峡炎可有效预防风湿热的发生。

2. 复发的预防 是指对已患过风湿热的小儿进行预防。首选药物为苄星青霉素（长效青霉素），每月肌内注射120万单位以预防链球菌感染，注射期限至少5年，最好延长到成人期。有风湿性心脏病者，宜作终身药物预防。对青霉素过敏者可改用红霉素类药物口服，每月口服6~7天，疗程同前。

细目二 过敏性紫癜

要点一 西医病因与发病机制

过敏性紫癜存在显著免疫异常，突出表现为B淋巴细胞克隆活化，患儿T淋巴细胞和单核细胞CD_{40}配体过度表达，促进B淋巴细胞分泌大量IgA和IgE，引起自身免疫反应，形成免疫复合物。大量的IgA免疫复合物沉积在血管壁上，损伤小动脉和毛细血管，进而引起广泛的毛细血管炎，使毛细血管通透性增高，导致皮下组织、黏膜及内脏器官出血及水肿。

目前认为本病的发病机制可能为：尚未明确的感染原或过敏原，作用于具有遗传背景的个体，引起机体异常免疫应答，激发B细胞克隆增殖，导致IgA介导的系统性免疫性血管炎。

要点二 中医病因病机

1. 病因 本病的发生与外感风热湿热、饮食失节、瘀血阻络等因素有关：

（1）**外感因素** 六淫之邪侵袭，邪郁化热，由表入里，入营入血，迫血妄行，络脉损伤，血不循经，泛溢肌肤则为紫癜；内伤胃肠血络，而见呕血、便血；下注膀胱而见尿血。瘀热阻滞四肢经络，则为关节肿痛。

（2）**饮食因素** 饮食不节或饮食不当，常导致脾胃运化失司，内热聚生，外发于肌肤，迫血外溢而成紫癜。另外，饮食不洁会导致虫积而诱发本病。

（3）**虚损因素** 禀赋不足，或疾病反复发作后脏腑虚损，气虚血瘀，血不循经而成紫癜。

（4）**瘀血阻滞** 离经之血不能速散，可形成瘀血，瘀血在经络脏腑之间，阻塞气机，故常伴腹痛、关节痛，尤其是反复发作者更为突出。

2. **病机** 本病多为内有伏热又感时邪而发病，临床以阳证、热证、实证居多，其病机主要为血热和血瘀。邪热入血，迫血妄行，血不循经，热盛伤络是其主要病理基础。病位在心、肺、脾，也可涉及肝肾。新病在表，但因风热湿毒之邪为患，易夹诸邪而犯胃肠，或侵肝肾，或着肢节，故其总趋势是由表入里。

◎ 要点三　临床表现

本病起病前1~3周常有上呼吸道感染史，也可伴有低热、乏力、食欲减退等全身症状。临床表现主要可见皮肤紫癜、关节肿痛、腹痛、血尿、蛋白尿等，各种症状可以不同组合，出现先后不一。以皮肤紫癜为首发症状，少数病例以腹痛、关节炎或肾脏症状首先出现。

1. **皮肤紫癜** 病程中反复出现皮肤紫癜为本病特点。多见于四肢及臀部，部分累及上肢、躯干，面部少见。典型皮疹初为小型荨麻疹或紫红色斑丘疹，高出皮肤，压之不退色；重症患儿大片融合成大疱伴出血性坏死。皮疹无压痛，无痒或微痒，分批出现，新旧并存，呈对称性分布。

2. **消化道症状** 以脐周或下腹部绞痛伴呕吐为主。约半数病儿大便潜血试验阳性，部分病儿出现便血，甚至呕血。

3. **关节症状** 出现多发性大关节肿痛，以膝、踝受累多见，肘、腕次之，常反复发作，关节腔内为浆液性渗出积液，数日后消失，不留畸形。

4. **肾脏症状** 肾脏症状轻重不一，多数患儿出现血尿和蛋白尿，少数重症患儿伴浮肿及高血压，为紫癜性肾炎。少数呈肾病综合征表现。多数病儿肾脏病变能完全恢复，约6%患儿在几年后发展为慢性肾炎，偶有发生急性肾功能衰竭，死于尿毒症。

5. **其他表现** 中枢神经系统病变是本病潜在危险之一，偶可发生颅内出血、惊厥、昏迷、失语等。

◎ 要点四　诊断与鉴别诊断

1. **诊断要点** 诊断主要依靠典型的皮肤紫癜，或同时伴腹痛、便血、关节肿痛、肾损害等表现来进行诊断。

2. **鉴别诊断**

（1）**免疫性血小板减少症** 多为散在针尖大小出血点，不高出皮肤，易磕碰处分布较多，血小板计数减少，出血时间延长，骨髓中成熟巨核细胞减少。

（2）**细菌感染** 如脑膜炎双球菌菌血症、败血症及亚急性细菌性心内膜炎均可出现紫癜样皮疹，皮疹为瘀血斑点，不伴有血管神经水肿，其中心部位可有坏死。这类疾病起病急骤，全身中毒症状重，血培养阳性。

（3）**急腹症** 在皮疹出现前发生腹痛等症状应与急腹症鉴别。儿童期出现急性腹痛者，要考虑过敏性紫癜的可能，此时应仔细寻找典型皮肤紫癜，注意关节、腹部、肾脏的综合表现。

（4）肾脏症状明显时应与链球菌感染后肾小球肾炎、IgA肾病等相鉴别。

◎ 要点五　中医辨证论治

中医辨证应首先分清标本虚实，初起热毒较盛，治应清热解毒凉血；久则耗伤阴津，虚热内生，故常用滋阴清热、益气健脾等法以进一步清除余邪，调和气血；若合并瘀血之证，则佐以活血化瘀，可达到降低毛细血管通透性和改善血液循环的作用。

1. 风热伤络

证候：起病较急，紫癜以下肢和臀部为多，呈对称性，颜色鲜红，呈丘疹或红斑，大小形态不一，可融合成片，或有痒感，伴发热恶风，咳嗽咽痛，舌质红，苔薄黄，脉浮数。

治法：祛风清热，凉血安络。

方药：银翘散加减。常用金银花、连翘、豆豉、牛蒡子、荆芥、薄荷、桔梗、生甘草、竹叶、芦根等。

2. 血热妄行

证候：起病急骤，面赤咽干，皮肤瘀点瘀斑密集或成片，或伴关节肿痛，或伴腹痛，便血尿血，或有发热，大便干燥，舌质红绛，苔黄燥，脉弦数。

治法：清热解毒，凉血止血。

方药：犀角地黄汤加减。常用犀角、生地黄、丹皮、芍药等。

3. 湿热痹阻

证候：皮肤紫癜多见于关节周围，尤以膝踝关节为主，关节肿胀灼痛，影响肢体活动，偶见腹痛、尿血，舌质红，苔黄腻，脉滑数或弦数。

治法：清热利湿，通络止痛。

方药：四妙散加减。常用黄柏、苍术、牛膝、薏苡仁等。

4. 阴虚火旺

证候：起病缓慢，时发时隐，或紫癜已退，仍有腰背酸软，五心烦热，潮热盗汗，头晕耳鸣，尿血、便血，舌质红，少苔，脉细数。

治法：滋阴降火，凉血止血。

方药：知柏地黄丸加减。常用防己、黄芪、白术、甘草、生姜、大枣等。

5. 气虚血瘀

证候：病情反复发作，斑疹紫暗，腹痛绵绵，神疲倦怠，面色少华，纳少，舌淡边尖有瘀点瘀斑，苔薄白，脉细弱。

治法：补中益气，化瘀止血。

方药：补中益气汤加减。常用黄芪、人参、白术、炙甘草、当归、陈皮、升麻、柴胡、生姜、大枣等。

细目三 皮肤黏膜淋巴结综合征

◎ 要点一 中医病因病机

本病主要是外感温热毒邪，犯于肺卫，蕴于肌腠，侵犯营血所致。

温热毒邪主要从口鼻而入，蕴于肺胃，导致肺胃炽热。邪热上攻咽喉，可见咽红；热毒内迫营血，流注络脉，故手掌、足底潮红；毒入血分，由里出表则出疹；温热毒邪炼液为痰，阻于脉络，故臀核肿大。温毒之邪，易从火化，伤津耗液，故舌色深绛，状如杨梅，唇红皲裂。目为肝窍，肝火上炎，发为两目红赤。热毒流注经脉而致关节肿痛。热炽营血，血液凝滞，运行不畅，造成血瘀诸症。后期热盛伤津，气血耗损，肢末失养，可见黏膜脱皮，甚至脱甲。本病初起病位主要在肺胃，随着病情发展，由于热毒炽盛，随营血走窜流注，可内侵于心，或留滞于筋脉、关节、肌肉，或影响三焦气化而致心、肝、肾等五脏均可发生病变。

◎ 要点二 临床表现及实验室检查

（一）临床表现

1. 主要表现

（1）发热　持续性5天以上，体温达39℃以上，呈稽留热或弛张热，抗生素治疗无效，持续7~14天。

（2）球结膜充血　无脓性分泌物或流泪，热退后消散。

（3）唇及口腔表现　唇红干燥、皲裂、出血或结痂，舌乳头突起呈杨梅舌。

（4）手足症状　手足呈硬性水肿，继之手掌、足底弥漫性红斑，伴疼痛和僵直，持续10

天左右始退，于甲床皮肤交界处出现特征性的指、趾端大片状脱皮，重者指、趾甲也脱落。

（5）**多形性皮疹** 发热 2～4 天可出现弥漫性充血性斑丘疹或多形红斑样或猩红热样皮疹，肛周皮肤发红、脱皮。有的婴儿原卡介苗接种处出现红斑、疱疹或结痂。约 1 周左右消退。

（6）**颈淋巴结肿大** 单侧或双侧，直径在 1.5cm 以上，坚硬有触痛，但表面不红，无化脓，常为一过性。

2. **心脏表现** 常于发病 1～6 周出现，也可以迟至急性期后数月，甚至数年才发生。可出现心肌炎、心包炎、心内膜炎和心律失常，严重者可出现充血性心力衰竭、心源性休克等。冠状动脉炎伴动脉瘤和血栓梗塞可引起猝死。

3. **其他** 伴随症状偶见腹痛、腹泻及关节肿痛，少数患儿可出现肝肿大、黄疸，部分病儿可出现脓尿或尿道炎，偶有无菌性脑膜炎和间质性肺炎。

（二）**实验室检查**

1. 血常规。白细胞总数及中性粒细胞百分比增高，或有轻度贫血，血小板第 2 周开始增多，血液呈高凝状态。

2. 血沉明显增快。

3. C 反应蛋白增高。

4. 血清蛋白电泳显示球蛋白升高，以 α_2 球蛋白显著。

5. 心电图改变，如 ST 段、T 波异常及心律紊乱等。

6. 超声心动图在半数病人可发现心血管病变，如心包积液、左室扩大、二尖瓣关闭不全及冠脉扩张等。

◎ **要点三 诊断与鉴别诊断**

（一）**诊断要点**

日本 MCLS 研究会（1984 年）提出本病诊断标准应在下述六条主要临床症状中包括发热在内的 5 条即可确诊：

1. 不明原因的发热，持续 5 天或更久。

2. 双侧球结膜弥漫性充血。

3. 口腔及咽部黏膜弥漫充血，唇发红及干裂，并呈杨梅舌。

4. 发病初期手足硬肿和掌跖发红，恢复期指趾端出现膜状脱皮或肛周脱屑。

5. 躯干部多形充血性红斑。

6. 颈淋巴结非化脓性肿大。

（二）**鉴别诊断**

1. **猩红热** 发热、咽痛为初期症状，病后 1～2 天出现皮疹，为粟粒状弥漫性均匀皮疹，疹间皮肤潮红，指趾肿胀不明显，有口周苍白圈、帕氏线、杨梅舌等特殊体征，抗链球菌溶血素"O"明显增高，青霉素治疗有效。

2. **传染性单核细胞增多症** 无球结膜充血及口腔黏膜改变，四肢末端无硬肿及脱皮。外周血白细胞分类以单核淋巴细胞为主，占 70%～90%，异常淋巴细胞达 10%。

3. **幼年类风湿关节炎** 发热时间较长，无手指、足趾末端红肿，无掌跖潮红、球结膜充血、口唇潮红、口咽黏膜充血及杨梅舌，无冠脉损害等症状。可出现关节疼痛，类风湿因子可为阳性。

◎ **要点四 西医治疗方法**

1. **阿司匹林** 为本病首选药，服用剂量为每日 50～100mg/kg，分 3～4 次服，热退后 2～3 天逐步减量，每日 5～15mg/kg，再用 6～8 周。有冠状动脉病变者可根据血小板数调整剂量，疗程至冠状动脉病变恢复正常。

2. **丙种球蛋白（IVIG）** 宜于发病早期（10 天以内）大剂量应用，2g/kg 于 8～12 小时左右静脉缓慢输入，可迅速退热，预防冠状动脉病变发生。应同时加口服阿司匹林，剂量和疗程同上。

3. **肾上腺皮质激素** 在其他药物治疗无效时可使用，但不宜单独使用，可与阿司匹林和潘生丁合并应用，泼尼松剂量为每日 2mg/kg，用药 2～4 周。

4. **潘生丁（双嘧达莫）** 适用于血小板显著增多或有冠状动脉病变、血栓形成者，加用潘生丁，每日 2mg/kg，可能有促进恢复作用。

◎ 要点五　中医辨证论治

中医归为"温病"范畴。本病以温病卫气营血辨证为主。初发多为卫气同病，呈现典型临床症状时则气营（血）两燔，热退后多为气阴两伤之正虚或正虚邪恋。治疗以清热解毒、活血化瘀为主，病初佐辛凉透表，气营两燔时配合凉血、活血，热退宜益气养阴。

1. 卫气同病

证候：病起急骤，持续发热，不恶寒或微恶风，口渴喜饮，无汗，微咳，目赤头痛，口咽潮红，手掌足底潮红，面部、躯干部初现皮疹，颈部臖核肿大，胃纳减退，或有吐泻，舌边尖红，苔薄白或薄黄，脉浮数。

治法：清热解毒，辛凉透表。

方药：银翘散合白虎汤加减。

2. 气营两燔

证候：壮热不已，昼轻夜重，汗出不畅，渴欲冷饮，目赤唇红，斑疹鲜红，偶有瘙痒，单侧或双侧颈部臖核肿大，坚硬触痛，表面不红，不化脓，手足呈坚实性肿胀，掌跖及指趾端潮红，杨梅舌，指纹紫或脉细数。

治法：清热解毒，凉营化瘀。

方药：清营汤加减。

3. 气阴两伤

证候：身热已退（或有低热留恋），疲乏少力，自汗盗汗，手足硬肿及红斑消退，指趾末端出现膜样脱皮，口渴喜饮，舌红少津，苔少，指纹紫，脉细数。有的患儿可见心悸、脉结代等。

治法：益气养阴，清解余邪。

方药：沙参麦冬汤或竹叶石膏汤加减。

第十二单元　营养性疾病

细目一　小儿肥胖症

◎ 要点一　中医病因病机

（一）病因

引起小儿肥胖症的主要病因为饮食失调和脾肾两虚。

1. 饮食失调　饮食不节，过食肥甘之物，则壅滞难化，损伤脾胃，脾虚则内湿不运，日久躯脂满溢，发为肥胖。

2. 脾肾两虚　先天禀赋不足，脾肾虚弱，水湿不运，聚湿成痰，壅滞于体内，发生肥胖。

（二）病机

脂膏来源于食物，属于津液的一种。正常情况下，食物经脾胃的吸收、转运，肺的输布，肝的疏泄，肾的蒸腾气化而运行、营养全身。

小儿脾常不足，若饮食不节，嗜食肥甘厚味，损伤脾气，脾不能为胃行其津液，痰湿内生，而发为肥胖；痰湿内蕴化热，导致胃中积热，胃强脾弱，消谷善饥，摄食过量，导致脾虚运化无力更甚。

小儿过于安逸，伤及一身之气，或先天禀赋不足，脾肾两虚，或肝之疏泄功能、肺之输布功能失调等，都可引起津液及脂膏的生成、输布失常，导致痰湿、脂膏停于体内，外至四肢百骸，内至脏腑，发生肥胖。

本病的基本病机是脾胃运化失常，痰湿、脂膏内停。痰湿、脂膏为其主要病理产物。病位主要在脾、胃，涉及肝、肺、肾，属本虚标实之证。

◎ 要点二　诊断

小儿肥胖的诊断标准尚不统一，目前国内外常采用的指标有两个：身高标准体重（weight-for-height）和体重指数（body mass index，BMI）。

（1）身高标准体重法　体重大于参照人群

（同性别、同身高人群）体重的20%便可诊断为肥胖。体重超过按照身高计算的标准体重的20%~29%为轻度肥胖，超过30%~49%为中度肥胖，超过50%以上的为重度肥胖。应注意除外继发性肥胖。

（2）体质指数法（BMI） 是体重和身高平方的比值（kg/cm^2）。小儿BMI随年龄性别而有差异，评价时可查阅图表，若BMI值在P85~P95为超重，超过P95为肥胖。

◎ 要点三　中医辨证论治

本病按脏腑辨证，主要区分痰、湿和脏腑虚损。治疗以补脏腑和除痰湿为主，兼以清热为辅。临床分为脾虚痰阻、胃热湿阻、脾肾两虚三个证型。

1. 脾虚痰阻

证候：肢体虚胖、困重，疲乏无力，少气懒言，纳差，腹满，小便少，舌质淡红，苔白腻，脉沉缓。

治法：运脾除湿。

方药：胃苓汤加减。

2. 胃热湿阻

证候：肥胖臃肿，消谷善饥，肢体困倦，头胀眩晕，懒言少动，或口渴喜饮，或大便秘结，舌苔黄腻，脉滑数。

治法：清胃泻热，兼以化湿。

方药：泻黄散加减。

3. 脾肾两虚

证候：肥胖虚浮，疲乏无力，腰膝酸软，甚者畏寒肢冷，懒言少动，舌质淡红，苔白，脉沉缓无力。

治法：补益脾肾，温阳化湿。

方药：苓桂术甘汤合真武汤加减。

细目二　蛋白质-能量营养不良

◎ 要点一　发病机制

（一）病因

1. 原发性 因食物中蛋白质和能量摄入量长期不能满足机体生理需要和生长发育所导致。常见于食物供给不足、喂养不当、不良饮食习惯和其他一些精神因素。

2. 继发性 常与消化吸收障碍和需要量增加有关。消化系统解剖和功能上的异常，如唇裂、幽门梗阻、慢性腹泻、肠吸收不良综合征等可影响饮食的消化和吸收；长期发热、各种急慢性传染病的恢复期等均可导致分解代谢增加，营养需求量增多；慢性消耗性疾病，如糖尿病、大量蛋白尿、甲状腺功能亢进、恶性肿瘤等则可致代谢消耗过多。

另外，胎儿营养不良引起的低体重出生儿、早产、多胎、宫内感染及先天代谢缺陷病等，也可引起生后营养不良。

（二）发病机制

由于蛋白质和能量长期摄入不足，导致处于生长发育期的小儿新陈代谢失调、各系统组织器官功能低下、免疫功能抑制而发生一系列病理改变。

1. 新陈代谢异常

（1）蛋白质　由于蛋白摄入不足，数天后即造成血浆和肌肉蛋白含量减少，其中以白蛋白下降为主，球蛋白改变不明显，继之血浆氨基酸浓度下降。当血浆总蛋白浓度<40g/L，白蛋白<20g/L时，可发生低蛋白性水肿。

（2）碳水化合物　由于糖原储存不足或消耗过多，血糖降低，可出现低血糖。

（3）脂肪　体内脂肪大量消耗导致血清胆固醇浓度降低；浮肿型PEM体内脂肪消耗超过肝脏代谢能力，导致大量甘油三酯在肝脏累积，引起肝脏脂肪浸润和变性。

（4）水、盐代谢　营养不良时ATP合成减少，可影响细胞膜上钠泵转运，致使细胞内水钠潴留；并可有低钾、钙、镁症及代谢性酸中毒。

（5）体温调节　由于热量摄入不足，皮下脂肪薄，散热快，血糖低、氧耗量及周围血循环减少，导致体温偏低。

2. 各系统功能低下

（1）消化系统 受累最为突出，胃肠黏膜萎缩变薄，胃肠道消化液和酶分泌减少，酶活性低下，消化功能显著减退，肠蠕动减弱，易引起菌群失调而导致胃肠道感染和腹泻。

（2）循环系统 心肌收缩力减弱，心搏出量减少，血压偏低和脉搏细弱。

（3）泌尿系统 肾小球和肾小管功能差而导致肾浓缩功能降低，出现尿量增多和尿比重下降。

（4）神经系统 重度PEM时大脑总脂质、胆固醇、磷脂、神经节苷脂均减少，神经胶质细胞增殖及神经元生长和分化减慢，整个大脑的DNA和RNA含量减少，因此，影响树状突分枝、髓鞘形成和突出生成，甚至可导致永久性运动功能和智力下降。

3. 免疫功能抑制
由于蛋白质合成减少，胸腺、淋巴结、扁桃体及脾萎缩，机体各种免疫激活剂缺乏，免疫系统的各个环节均受到不利影响。非特异性和特异性免疫功能均降低，故极易并发各种感染。

◎ 要点二 临床表现

临床上分为消瘦型营养不良、水肿型营养不良、消瘦-水肿型营养不良三型：

1. 消瘦型营养不良 多见于1岁以内的婴儿。其最早出现的症状是体重不增，继则体重下降，皮下脂肪和肌肉逐渐减少或消失，久之可引起身长不增，智力发育落后。皮下脂肪减少的顺序是：首先是腹部，其次为躯干、臀部、四肢，最后为面颊部，其中腹部皮下脂肪厚度可作为判断营养不良程度的重要指标之一。随病程的进展，皮下脂肪大量消失，皮肤苍白、干燥、无弹性，严重者皮肤皱缩、松弛，腹部如舟状，面部如老人貌，身高明显低于同龄儿；肌肉发育不良，运动功能发育迟缓；精神萎靡，对外界刺激反应差；体温偏低，心率缓慢，心音低钝；食欲低下，腹泻与便秘交替出现。

2. 水肿型营养不良 又称恶性营养不良病，常同时伴有能量摄入不足。多见于单纯碳水化合物喂养的1~3岁幼儿。外表似"泥膏样"。水肿通常出现较早，因此体重下降并不明显。由于水肿，故不能以体重来评估其营养状况。水肿多从内部脏器开始，以后才出现四肢、面部，严重者为全身水肿，甚者发生腹水、胸水；体温常低于正常，四肢欠温；表情淡漠，不喜活动，哭声低微，时有烦躁；胸部平坦而腹部膨胀；常伴肝大，毛发干枯、脆细、稀疏、易脱落，指（趾）甲生长缓慢、薄脆易折；躯干及四肢常见过度色素沉着及角化的红斑疹。

3. 消瘦-水肿型营养不良 临床表现介于上述两者之间。

◎ 要点三 中医辨证论治

疳证病情复杂，虚实有别，主要病变部位在脾胃，可涉及五脏，钱乙曰："疳皆脾胃病，亡津液之所作也。"故治疗应根据疳气、疳积、干疳的不同阶段，灵活运用攻、补之法，一般疳气阶段以和为主；疳积则以消为主，或消补兼施；干疳阶段以补为要。出现兼证者，应按脾胃本病与他脏兼证合参而随证治之。另外，可配合针灸和推拿疗法综合治疗。

1. 疳气

证候：形体略见消瘦，面色少华，毛发稀疏，食欲不振，精神欠佳，性急易怒，大便干稀不调，舌质略淡，苔薄微腻，脉细有力。

治法：和脾健运。

方药：资生健脾丸加减。

2. 疳积

证候：形体明显消瘦，肚腹胀大，甚则青筋暴露，面色萎黄，毛发稀疏结穗，食欲减退，精神烦躁，夜卧不宁，或伴有动作异常，揉鼻挖眉，吮齿磨牙，或善食易饥，大便下虫，或嗜食异物，舌质偏淡，苔腻，脉沉细而滑。

治法：消积理脾。

方药：肥儿丸加减。

3. 干疳

证候：形体极度消瘦，皮肤干瘪起皱，大肉

已脱，呈老人貌，毛发干枯，面色无华，精神萎靡，啼哭无泪，杳不思食，或见肢体浮肿，或见皮肤瘀点、瘀斑等，舌质淡嫩，苔少，脉细弱无力。

治法：补益气血。

方药：八珍汤加减。

4. 兼证

（1）眼疳

证候：兼见两目干涩，畏光羞明，眼角赤烂，甚则黑睛混浊，白睛生翳，或夜间视物不明等。

治法：养血柔肝，滋阴明目。

方药：石斛夜光丸加减。

（2）口疳

证候：兼见口舌生疮，甚者糜烂，秽臭难闻，面红唇赤，五心烦热，夜卧不宁，小便短赤，舌质红，苔薄黄，脉细数。

治法：清心泻火，滋阴生津。

方药：泻心导赤散加减。

（3）疳肿胀

证候：兼见足踝浮肿，甚则四肢、全身浮肿，按之凹陷，面色无华，神疲乏力，四肢欠温，小便短少，舌质淡嫩，苔薄白，脉沉缓无力。

治法：健脾温阳，利水消肿。

方药：防己黄芪汤合五苓散加减。

细目三 维生素 D 缺乏性佝偻病

◎ 要点一 西医发病机制

维生素 D 缺乏性佝偻病可以看成是机体为维持血钙水平而对骨骼造成的损害。

维生素 D 缺乏造成肠道吸收钙、磷减少，血钙水平降低，以致甲状旁腺功能代偿性亢进，PTH 分泌增加，以动员骨释放出钙、磷，使血清钙浓度维持在正常或接近正常的水平；但 PTH 同时也抑制肾小管重吸收磷，使尿磷排出增加，血磷降低。

当血清钙、磷浓度不足时，骺软骨正常生长和钙化受阻，软骨细胞失去增殖、分化的正常程序，骨骺端临时钙化带被新形成、未钙化的骨样组织沉积，失去正常形态，成为参差不齐、不规则的阔带，骨骺端增厚，向两侧膨出，形成临床所见的肋骨串珠和手、足镯等征，骨的生长停滞不前。

扁骨和长骨骨膜下的骨质也矿化不全，骨皮质逐渐为不坚硬的骨样组织代替，骨膜增厚，骨质疏松，容易受肌肉牵拉和重力影响而发生弯曲变形，甚至发生病理性骨折。

颅骨骨化障碍表现为颅骨变薄和软化、颅骨骨样组织堆积出现方颅。

◎ 要点二 中医病因病机

（一）病因

1. 先天禀赋不足 父母精血不足，体质虚弱而孕；或其孕母多病，长期营养失调、日照较少；或早产、多胎等因素，导致胎元失养，使小儿先天禀赋不足，脾肾内亏，气血虚弱，不能正常温煦四肢百骸、脏腑筋骨而成。

2. 后天调护失宜 婴幼儿出生后喂养未及时添加辅食，或食品的质和量不能满足小儿生长发育的需要，致使脾之后天不足，气血虚弱，脏腑失其所养而致。另外，日照不足、体虚多病等也可导致脏腑功能失调而患本病。

（二）病机

本病病机是脾肾两虚，病位主要在脾肾，常累及心肝肺。

先天肾气不足，则骨髓不充，骨失所养，出现颅骨软化、囟门迟闭、齿迟，甚至骨骼畸形等症状。

小儿若喂养失宜，或饮食失调，则可导致脾失健运，水谷精微输布无权，久之全身脏腑失于濡养则四肢、筋骨不能正常发育，致使产生多种临床症状。如肺气不足，卫外不固，则多汗，易患外感；心气不足，心失所养则心神不安；脾虚肝失所制，则肝木亢盛，而出现夜惊、烦躁。因此，脾肾不足是本病发生的关键所在。

要点三 临床表现

本病发病年龄常在3个月~2岁婴幼儿，临床表现主要为生长最快部位的骨骼改变、肌肉松弛和神经兴奋性改变。临床分为四期：

（一）初期

多见于6个月以内，尤其3个月以内的小婴儿。主要表现为神经兴奋性增高，如激惹、烦躁、睡眠不安、易惊、夜啼、多汗等症，并可致枕部脱发而见枕秃。血生化改变轻微，血清25-(OH)D_3下降，血钙正常或略下降，血磷降低，钙磷乘积小于30，碱性磷酸酶正常或稍高，骨骼X线摄片可无异常，或见临时钙化带稍模糊。

（二）激期

主要表现为骨骼变化和运动功能发育迟缓。

1. 骨骼改变

（1）头部　可见颅骨软化、方颅、前囟门较大且闭合延迟、乳牙萌出迟。

（2）胸部　可见肋骨串珠、肋膈沟、鸡胸或漏斗胸。

（3）四肢　可见"手镯""脚镯"、下肢弯曲、膝内翻（"O"型）或膝外翻（"X"型），长骨可发生青枝骨折。

（4）脊柱　可有脊柱后凸或侧弯畸形，严重者可伴有骨盆畸形。

2. 肌肉改变　由于低血磷所致肌肉中糖代谢障碍，引起全身肌肉松弛、乏力、肌张力降低，坐、立、行等运动功能发育落后，腹肌张力低下，腹部膨隆如蛙腹。

3. 其他改变　重症患儿神经系统发育落后，表情淡漠，语言发育落后，条件反射形成迟缓；免疫力低下，易合并感染及贫血。

此期血生化及骨骼X线片明显改变。血清25-(OH)D_3更加下降，血钙正常或下降，血磷下降，碱性磷酸酶明显升高，X线显示骨骺端钙化带消失，呈杯口状、毛刷状改变，骨骺软骨带增宽。

（三）恢复期

患儿经足量维生素D治疗后，临床症状和体征逐渐减轻、消失，血生化逐渐恢复正常，骨骼X线片出现不规则钙化线。

（四）后遗症期

临床症状消失，血生化和X线摄片正常。少数重症佝偻病可残留不同程度的骨骼畸形，多见于2岁以上儿童。

要点四 诊断与鉴别诊断

（一）诊断要点

1. 多见于婴幼儿，好发于冬春季节。

2. 本病分期：①初期：有烦躁夜啼，纳呆，多汗，发稀，枕秃，囟门迟闭，牙齿迟出等。血生化轻度改变或正常。②激期：除初期表现外，以骨骼轻中度改变为主。X线见临时钙化带模糊，干骺端增宽，边缘呈毛刷状。血清钙、磷均降低，碱性磷酸酶增高。③恢复期：经治疗后症状改善，体征减轻，X线片临时钙化带重现，血生化恢复正常，但可遗留骨骼畸形。④后遗症期：重症患儿残留不同程度的骨骼畸形，多见于>2岁的儿童。无其他症状，理化检查正常。

3. 理化检查：初期化验血钙正常或稍低，血磷明显降低，钙磷乘积小于30，血清碱性磷酸酶增高。激期血钙降低，碱性磷酸酶明显增高。腕部X线摄片，可见干骺端有毛刷状或杯口状改变，也可见骨质疏松，皮质变薄。

（二）鉴别诊断

1. 先天性甲状腺功能低下　又称呆小病、克汀病。生后2~3个月开始出现甲状腺功能不全表现，并随月龄增大症状日趋明显，如生长发育迟缓、体格明显短小、出牙迟、前囟大而闭合晚、腹胀等，与佝偻病相似，但患儿智能低下，有特殊面容，皮肤粗糙干燥，血清TSH、T_4测定可资鉴别。

2. 软骨营养不良　本病患儿头大、前额突出、长骨骺端膨出、胸部串珠、腹大等与佝偻病相似，但四肢及手指短粗，五指齐平，腰椎前突，臀部后突。骨骼X线可见特征性改变，如长骨粗短弯曲，干骺端变宽，呈喇叭口状，但轮廓光整，部分骨骺可埋入扩大的干骺端中。

3. 与其他病因所致的佝偻病鉴别

（1）家族性低磷血症 本病多为X连锁遗传病，少数为常染色体隐性遗传，也有散发病例。佝偻病症状多发生在1岁以后，2~3岁后仍有活动性佝偻病表现。血钙多正常，血磷明显降低，尿磷增加，对常规治疗剂量维生素D无效，需同时口服磷。

（2）远端肾小管酸中毒 患儿骨骼畸形明显，身材矮小，代谢性酸中毒，多尿，碱性尿（尿pH>6），血钙、磷、钾均低，血氯高，且伴有低钾症状。

（3）维生素D依赖性佝偻病 分为两型。临床上均表现为重症佝偻病，血清钙、磷显著降低，碱性磷酸酶明显升高，并继发甲状旁腺功能亢进。Ⅰ型患儿可有高氨基酸尿症；Ⅱ型患儿的一个重要特征为脱发。

（4）肾性佝偻病 先天或后天原因所致的慢性肾功能障碍均会导致血钙低、血磷高等钙磷代谢紊乱；甲状旁腺功能继发性亢进使骨质普遍脱钙，骨骼呈佝偻病改变。体征多于幼儿后期逐渐明显，形成侏儒状态。

◎ 要点五 维生素D制剂的用药方法

维生素D制剂的用药方法分为：口服法和突击疗法（肌内注射）。

1. 口服法 初期（轻度），维生素D每日1000~2000U；激期（中、重度），每日3000~6000U。

2. 突击疗法 对各种原因不能坚持每日服药，或重症佝偻病可一次肌内注射维生素D_3 20万~30万U，2~3个月后改为口服预防量。如临床表现、血生化检查和骨骼X线改变无恢复征象，应与其他类型佝偻病相鉴别。

◎ 要点六 中医辨证论治

本病以虚为主，病位主要在肺、脾、肝、肾。初期表现为肺脾气虚，营卫不和，治宜健脾益肺，调和营卫；激期表现为脾虚肝旺，气血不和，治宜健脾助运，平肝息风；后遗症期则表现为肾虚骨弱，精血不足，治宜健脾补肾，填精补髓。

1. **肺脾气虚**

证候：多出现在初期，可见多汗，乏力，烦躁，睡眠不安，夜惊，发稀枕秃，囟门迟闭，或形体虚胖，肌肉松软，纳呆，大便不实，或反复感冒，舌质淡红，苔薄白，指纹偏淡。

治法：健脾益肺，调和营卫。

方药：四君子汤合黄芪桂枝五物汤加减。

2. **脾虚肝旺**

证候：出现在激期，常见烦躁，夜啼不宁，惊惕不安，甚者抽搐；多汗，毛发稀疏，乏力，纳呆食少，囟门迟闭，出牙延迟，坐立行走无力，舌质淡，苔薄，指纹淡紫。

治法：健脾助运，平肝息风。

方药：益脾镇惊散加减。

3. **肾虚骨弱**

证候：激期和后遗症期常见，有明显的骨骼改变，常见头颅方大畸形，肋骨串珠，手镯、足镯，甚至鸡胸、龟背，O型或X型腿，脊柱畸形等，并伴有面白虚烦，形瘦神疲，筋骨萎软，多汗，四肢乏力，舌淡苔少，指纹色淡。

治法：健脾补肾，填精补髓。

方药：补肾地黄丸加减。

细目四 维生素D缺乏性手足搐搦症

◎ 要点一 西医发病机制

本病的病因与维生素D缺乏性佝偻病相同，而血清钙离子降低则为其直接原因。当血清总钙量降至1.75~1.88mmol/L（7~7.5mg/dL），或钙离子降至1.0mmol/L（4mg/dL）以下时，即可出现抽搐症状。血钙降低时，甲状旁腺受刺激而显示出继发性功能亢进，分泌较多的甲状旁腺素，使尿磷的排泄增加，并使骨骼脱钙而补充血钙不足，故当甲状旁腺代偿功能不足时，血钙不能维持正常水平则发病。

◎ 要点二 临床表现

临床表现主要为手足抽搐、喉痉挛和惊厥，患儿同时伴有不同程度的佝偻病表现。

（一）惊厥

为最常见的发作形式。患儿突发四肢抽动，两眼上窜，面肌颤动，神志不清，发作时间为数秒至数分钟左右，可数日发作1次，或1日发作数次。发作时间长者可伴有口周发绀；发作停止后意识恢复，精神萎靡而入睡，醒后活泼如常。发作轻时仅有短暂的眼球上窜和面肌抽动，神志清楚。

（二）手足抽搐

常见较大婴幼儿，突发性手足强直痉挛，双手腕部屈曲、手指伸直、拇指内收掌心；足部踝关节伸直，足趾同时向下弯曲。

（三）喉痉挛

婴儿多见，喉部肌肉及声门突发痉挛，呼吸困难，严重者可发生窒息、发绀、严重缺氧甚至死亡。

（四）其他症状

往往有出汗、睡眠不安、易惊哭等神经兴奋症状。此外，在患儿不发作时可通过刺激神经肌肉引出以下体征：

1. 佛斯特征（Chvostek征） 以叩诊锤或手指尖轻击患儿颧弓与口角间的面颊部（第7颅神经孔处）可引起眼睑和口角抽动者为阳性，新生儿期可呈假阳性。

2. 腓反射 以叩诊锤骤击膝下外侧腓神经处可引起向外侧收缩者即为腓反射阳性。

3. 陶瑟征（Trousseau征） 以血压计袖带包裹上臂，使血压维持在收缩压和舒张压之间，5分钟之内该手出现痉挛状属阳性。

◎ 要点三 鉴别诊断

维生素D缺乏性手足搐搦症应与下列无热惊厥性疾病相鉴别：

1. 低血糖症 常发生于清晨空腹时，有进食不足或腹泻病史，一般口服或静脉注射葡萄糖液后抽搐立即停止，血糖常<2.2mmol/L。

2. 低镁血症 多见于新生儿，或<3个月以下牛乳喂养的小婴儿，常同时合并低钙血症，可出现烦躁、惊跳、阵发性屏气，甚至惊厥，血清镁常<0.58mmol/L（1.4mg/dL）。

3. 原发性甲状旁腺功能减退症 表现为间歇性惊厥或手足搐搦，间隔几天或数周发作1次。血磷升高>3.2mmol/L（10mg/dL），血钙降至1.75mmol/L（7mg/dL）以下，碱性磷酸酶正常或稍低；颅骨X线可见基底节钙化灶。

4. 婴儿痉挛症 多于1岁以内起病，呈突然发作，头、躯干及上肢均屈曲，手握拳，下肢弯曲至腹部，伴点头状抽搐，意识障碍，发作数秒至数十秒后自停。智力多受影响，脑电图有高幅异常节律。

◎ 要点四 西医治疗原则

治疗原则主要是止惊、吸氧、补充钙剂和维生素D剂治疗。

1. 止惊 可用10%的水合氯醛每次40~50mg/kg，保留灌肠；或地西泮肌肉或静脉注射，每次0.1~0.3mg/kg；或配合中医针灸治疗。

2. 吸氧 可加压给氧。

3. 通畅气道 喉痉挛者须立即将舌头拉出口外，以保证呼吸道通畅，必要时行气管插管。

4. 钙剂治疗 10%的葡萄糖酸钙1~2mL/kg，加入5%~10%葡萄糖液10~20mL，缓慢静脉注射（10分钟以上），以防血钙骤升导致心搏骤停。惊厥反复时，可6小时后重复1次，直至惊厥停止后改为口服钙剂，轻症手足搐搦患儿可用10%氯化钙加入糖水服用，每日3次，每次5~10mL，1~2周。

5. 维生素D治疗 症状控制后，补充维生素D可参照本章"维生素D缺乏性佝偻病"。

第十三单元 感染性疾病

细目一 麻疹

◎ 要点一 流行病学特点

麻疹（measles）是小儿时期常见的一种急性呼吸道传染病，临床以发热、流涕、流泪、咳嗽、口腔麻疹黏膜斑（Koplik's spots）及全身斑丘疹为特征。本病一年四季均可发病，以冬春季为多见，传染性较强，多见于6个月以上5岁以下小儿，传播方式主要为空气飞沫传染。

◎ 要点二 中医病因病机

麻疹的发病原因是感受麻毒时邪。麻毒时邪由口鼻而入，主要病变是肺脾两脏。麻毒犯肺，肺卫失宣，故见发热、咳嗽、鼻塞、流涕等，此为疹前期；麻毒由肺及脾，正邪抗争，驱邪外泄，皮疹透发全身，达于四末，此为出疹期；疹透之后，毒随疹泄，麻疹逐渐收没，热去津伤，便进入恢复期。这是麻疹顺证的病机演变规律。

麻疹以外透为顺，内传为逆，若正虚不能托邪外泄，或因邪盛化火内陷，均可导致麻疹透发不顺，形成逆证、险证。若麻毒内归于肺，或复感外邪侵袭于肺，以致肺气郁闭，则形成邪毒闭肺证；麻毒循经上攻咽喉，而成麻毒攻喉证；麻毒内陷厥阴，蒙蔽心包，引动肝风，则形成邪陷心肝证。

◎ 要点三 临床表现

1. **潜伏期** 一般为6~18天。在潜伏期末可有精神不振，烦躁不安，或体温轻度升高症状。

2. **前驱期** 也称发疹前期，一般为3~4天。主要症状为发热、咳嗽、流涕、眼结膜充血、畏光、流泪，同时可见全身不适、食欲减退、恶心、呕吐、腹泻等。发热后2~3天，于口腔两颊黏膜近臼齿处出现直径约0.5~1mm的灰白色斑点，周围有红晕，称为"麻疹黏膜斑"，是早期诊断麻疹的重要依据。

3. **出疹期** 在发热3~4天左右开始出疹，此时发热、呼吸道症状达高峰。皮疹先见于耳后、发际、渐次延及头面、颈部，自上而下至胸、腹、背四肢，最后在手心、足心及鼻准部见疹点，疹点色泽红活，分布均匀，疹点多在3天内透发完毕。皮疹初起为玫瑰红色斑丘疹，压之退色，大小不等，稀疏分明，继而疹色加深，呈暗红色，疹间可见正常皮肤，病情严重者皮疹可融合成片。

4. **恢复期** 出疹3~4天后，皮疹按出疹的先后顺序依次消退，体温开始下降，全身情况也随之好转。皮疹消退后皮肤可见糠麸样状脱屑，并留有浅褐色色素沉着，7~10天痊愈。

◎ 要点四 并发症

1. **喉炎** 多见于2~3岁以下小儿，常由继发细菌感染所致，临床表现为声音嘶哑、犬吠样咳嗽及吸气性呼吸困难，轻者随体温下降皮疹消退，严重者可窒息死亡。

2. **肺炎** 为麻疹最常见的并发症，多见于5岁以下小儿。可发生在麻疹的各个时期，是麻疹死亡的主要原因之一。主要为继发细菌或其他病毒感染。

3. **心肌炎** 多见于2岁以下小儿，轻者仅有心音低钝、心率增快、一过性心电图改变，重者可出现心力衰竭、心源性休克。

4. **脑炎** 发病率为0.1%~0.2%，常发生于出疹后2~5天。临床表现和脑脊液检查与其他病毒性脑炎类似。病死率约15%，多数可恢复，20%~50%患儿留有运动、智力、精神障碍及癫痫等后遗症。

要点五　中医辨证论治

（一）顺证

1. 邪犯肺卫（初热期）

证候：发热咳嗽流涕，喷嚏，双目红赤，泪水汪汪，畏光羞明，咽喉肿痛，体倦食少，小便短黄，或大便稀溏，发热2~3天在口腔颊部近臼齿处出现麻疹黏膜斑，是麻疹早期诊断的依据。舌质偏红，舌苔薄白或微黄，脉浮数。

治法：辛凉透表，清宣肺卫。

方药：宣毒发表汤加减。

2. 邪入肺胃（见形期）

证候：发热持续，起伏如潮，每潮一次，疹随外出，依序而现，疹点细小，由疏转密，稍觉凸起，触之碍手，疹色先红后暗红，伴烦渴嗜睡，目赤眵多，咳嗽加剧，大便秘结，小便短少，舌红苔黄，脉洪数。

治法：清热解毒，佐以透发。

方药：清解透表汤加减。

3. 阴津耗伤（收没期）

证候：疹点出齐后，发热渐退，咳嗽渐减，胃纳增加，精神好转，疹点依次渐回，皮肤呈糠麸状脱屑，留有色素沉着，舌红少津，苔薄，脉细数。

治法：养阴生津，清解余邪。

方药：沙参麦冬汤加减。

（二）逆证

1. 邪毒闭肺

证候：高热不退，疹点不多，或疹点早回，或疹点密集，疹色紫暗，咳嗽气促，鼻翼扇动，唇周发绀，喉间痰鸣，烦躁不宁，舌红，苔黄，脉数。

治法：宣肺开闭，清热解毒。

方药：麻杏石甘汤加味。

2. 麻毒攻喉

证候：身热不退，咽喉肿痛或溃烂疼痛，饮水呛咳，声音嘶哑，咳声重浊，状如犬吠，喉间痰鸣，甚则吸气困难，胸高胁陷，面唇紫绀，舌质红，苔黄腻，脉滑数。

治法：清热解毒，利咽消肿。

方药：清咽下痰汤加减。

3. 邪陷心肝

证候：疹点密集成片，色泽紫暗，高热不退，烦躁谵妄，甚则神昏，抽搐，舌红绛，苔黄糙，脉数。

治法：平肝息风，清心开窍。

方药：羚角钩藤汤加减。

细目二　风　疹

要点一　中医病因病机

风疹是感受风疹时邪，其病机为邪毒与气血相搏，外泄肌肤所致，其主要病变在肺卫。风疹时邪毒轻病浅，一般只犯于肺卫，蕴于肌腠，邪毒外泄后能较快康复。若邪毒阻滞少阳经络，则耳后、枕部核肿胀，或胁下可见痞块。只有少数患儿邪势较盛，可内犯气营，形成燔灼肺胃之证。

要点二　临床表现及诊断

（一）临床表现

1. 后天性风疹

（1）潜伏期　一般为14~21天。

（2）前驱期　多数为1~2天，有低热或中度发热，轻咳、咽痛、流涕，或轻度呕吐、腹泻等。耳后、枕后及颈部淋巴结肿大，有轻度压痛。

（3）出疹期　多数病人发热1~2天后出疹，皮疹多为散在淡红色斑丘疹，也可呈大片皮肤发红或针尖状猩红热样皮疹。先见于面部，一天内波及全身，1~2天后，发热渐退，皮疹逐渐隐没，皮疹消退后，可有皮肤脱屑，但无色素沉着。

2. 先天性风疹综合征　宫内感染风疹病毒

者，生后可发生：①一过性新生儿期表现，如肝脾肿大、紫癜、血小板减少、淋巴结肿大、脑膜脑炎等。②永久性器官畸形和组织损伤，如生长发育迟缓、动脉导管未闭、肺动脉瓣狭窄、白内障、小眼睛、视网膜病、耳聋等。③慢性或自身免疫引起的晚发疾病，如糖尿病、慢性进行性全脑炎、甲状腺炎、间质性肺炎等，这些迟发症状可在生后2个月至20年内发生。

（二）诊断要点

1. 诊断根据流行病学史，全身症状轻，出疹迅速，消退亦快，临床以耳后、枕后和颈部淋巴结肿大，有触痛为特点。对临床表现不典型者，可做病毒分离或血清学检测以确定诊断。

2. 先天性风疹综合征诊断标准是：①典型先天性缺陷，如白内障、青光眼、心脏病、听力丧失、色素性视网膜炎等。②实验室分离到病毒或检出风疹IgM抗体或血凝抑制抗体滴度持续增高等。

◎ 要点三 中医辨证论治

1. 邪郁肺卫

证候：发热恶风，喷嚏流涕，轻微咳嗽，胃纳欠佳，精神倦怠，疹色淡红，稀疏细小，分布均匀，微有痒感，耳后、枕后及颈部淋巴结肿大，舌尖红，苔薄黄，脉浮数。

治法：疏风清热，解表透疹。

方药：银翘散加减。

2. 邪入气营

证候：壮热口渴，烦躁不宁，疹色鲜红或紫暗，疹点较密，小便短赤，大便秘结，舌质红，苔黄糙，脉洪数。

治法：清热解毒，凉血透疹。

方药：透疹凉解汤加减。

◎ 要点四 孕妇预防风疹的重要性

孕妇在妊娠3个月内应避免与风疹病人接触，若有接触史者可于接触5天内注射丙种球蛋白，可减轻症状或防止发病。对已确诊为风疹的早期孕妇，应考虑终止妊娠，避免发生先天性风疹综合征。

细目三 幼儿急疹

◎ 要点一 中医病因病机

幼儿急疹外因为感受幼儿急疹时邪，内因责之于正气不足。幼儿急疹是感受幼儿急疹时邪，从口鼻而入，侵犯肺卫，邪正交争，故发高热。由肺及脾，郁于肌表，与气血相搏，则见皮疹，疹透于肌肤，邪毒外泄，疾病渐愈。病变在肺脾两脏。

◎ 要点二 临床表现

发热持续3~5天，体温多达39℃或更高，但全身症状较轻；高热3~4日后骤然热退，热退后出疹，皮疹为红色斑丘疹，迅速遍布躯干及面部，2~3天皮疹消失，无色素沉着及脱屑。

◎ 要点三 诊断与鉴别诊断

（一）诊断要点

1. 多发生于2岁以下的婴幼儿，尤多见于6个月~1岁婴儿。

2. 起病急骤，常突然高热，持续3~4天后热退，但全身症状轻微。

3. 身热始退，或热退稍后即出现玫瑰红色皮疹。

4. 皮疹以躯干、腰部、臀部为主，面部及肘、膝关节等处较少。皮疹出现1~2天后即消退，疹退后无脱屑及色素沉着斑。

5. 可见枕部、颈部及耳后淋巴结轻度肿大。

6. 血常规检查，白细胞总数偏低，分类以淋巴细胞为主。

（二）鉴别诊断

麻疹、幼儿急疹、风疹、猩红热鉴别诊断表

病名	麻疹	幼儿急疹	风疹	猩红热
潜伏期	6~21 天	7~17 天	5~25 天	1~7 天
初期症状	发热，咳嗽，流涕，泪水汪汪	突然高热，一般情况好	发热，咳嗽，流涕，枕部淋巴结肿大	发热，咽喉红肿化脓疼痛
出疹与发热的关系	发热3~4天出疹，出疹时发热更高	发热3~4天出疹，热退疹出	发热1/2~1天出疹	发热数小时~1天出疹，出疹时热高
特殊体征	麻疹黏膜斑	无	无	环口苍白圈，草莓舌，贫血性皮肤划痕，帕氏线
皮疹特点	玫瑰色斑丘疹自耳后发际→额面、颈部→躯干→四肢，3天左右出齐。疹退后遗留棕色色斑、糠麸样脱屑	玫瑰色斑疹或斑丘玫瑰色斑疹或斑丘疹，较麻疹细小，发疹无一定顺序，疹出后1~2天消退。疹退后无色素沉着，无脱屑	玫瑰色细小斑丘疹自头面→躯干→四肢，24小时布满全身。疹退后无色素沉着，无脱屑	细小红色丘疹，皮肤猩红，自颈、腋下、腹股沟处开始，2~3天遍布全身。疹退后无色素沉着，有大片脱皮
血常规	白细胞总数下降，淋巴细胞升高	白细胞总数下降，淋巴细胞升高	白细胞总数下降，淋巴细胞升高	白细胞总数升高，中性粒细胞升高

◎ 要点四　中医辨证论治

1. 邪郁肺卫

证候：突然高热，纳差，尿黄，或见呕吐，腹痛，泄泻，咽红目赤，但精神如常，舌红，苔薄黄，指纹浮紫。

治法：辛凉解表，清宣肺卫。

方药：银翘散加减。

2. 邪蕴肌腠

证候：热退身凉，周身出现红色丘疹，针尖大小，从颈部延及全身，压之退色，一二日即消退，不留瘢痕，舌红，苔薄黄，指纹紫滞。

治法：疏风透疹，清热解毒。

方药：化斑解毒汤加减。

细目四　猩红热

◎ 要点一　病因及发病机制

1. 病原菌　A组乙型溶血性链球菌。

2. 发病机制　病原菌及其毒素等产物在侵入部位及其周围组织引起炎症，并进入血液循环，引起毒血症及皮肤微血管弥漫性充血，形成片状或点状红色斑疹，并导致发热。其细菌表面的纤丝含的M蛋白具有抗吞噬作用，并与其相应抗体形成免疫复合物，使少数患儿对细菌毒素发生过敏反应，在病程1~5周时发生心、肾和关节滑膜等处的胶原纤维变性和坏死、小血管内皮细胞肿胀和单核细胞浸润病变，临床呈现风湿心脏病、急性肾小球肾炎、风湿性关节炎等病变。

◎ 要点二　中医病因病机

猩红热的发病原是感受痧毒疫疠之邪，邪从口鼻侵入人体，蕴于肺胃二经，郁而化热、化火。火热之毒发散，犯卫、入营、伤阴，从而形成邪侵肺卫，毒在气营，疹后伤阴三个病理阶段。

病之初起，肺卫表证，见发热骤起；继而疫毒化火入里，炽盛于肺胃，肺胃热盛，熏蒸咽喉，则咽喉肿烂；痧毒之邪，内蕴肺胃，外泄肌表，则皮疹发于肌腠之间。邪毒化火入里，传入气营，或内逼营血，则可见壮热烦渴，皮疹如丹，成片成斑。舌为心之苗，邪毒内盛，心火独盛，加之热耗阴津，故舌生红刺，舌光无苔，状如草莓。

若邪毒炽盛，内陷心肝，则可出现神昏抽搐。邪从火化，最易伤阴耗津，故病之后期可见肺胃阴伤之证。如失治误治，邪热久稽，余毒留滞，可致变证。邪毒炽盛而伤及心气时，可导致心悸；若邪毒未清，流窜筋骨关节，可引起关节疼痛和红肿灼热的痹证；余邪未清，内归肺脾肾，水液通调失职，膀胱气化不利，导致水湿内停，外溢肌表即可酿成水肿。

◎ 要点三　临床表现

1. 普通型

（1）前驱期　起病急骤，发热，头痛，咽痛，全身不适，体温一般在38℃～39℃，重者可高达40℃。咽及扁桃体显著充血，扁桃体上出现点状或片状白色脓性分泌物，软腭处有细小红疹或出血点。病初舌苔白，舌尖和边缘红肿，突出的舌乳头也呈白色，称为"白草莓舌"。

（2）出疹期　皮疹于发热第2天迅速出现，最初见于腋下、颈部与腹股沟，于一日内迅速蔓延至全身。在全身皮肤弥漫性充血潮红基础上出现均匀、密集、针尖大小的猩红色小丘疹，呈鸡皮样，触之似粗砂纸样。疹间皮肤潮红，用手压可暂时苍白，去压后红疹又出现。面颊部潮红无皮疹，而口鼻周围皮肤苍白，形成口周苍白圈。皮肤皱折处，如腋窝、肘窝、腹股沟等处，皮疹密集，色深红，其间有针尖大小出血点，形成深红色横纹线，称"帕氏线"。起病4～5天时，白苔脱落，舌面光滑鲜红，舌乳头红肿突起，称红草莓舌。颈前淋巴结肿大压痛。

（3）恢复期　皮疹按出疹顺序消退，体温正常，情况好转。皮疹多在1周内消退，1周末至第2周开始脱皮，先从脸部糠屑样脱皮，渐及躯干，最后四肢，可见大片状脱皮，轻症者脱皮较轻。脱皮后无色素沉着。

2. 轻型　全部病程中缺乏特征性症状，有低热1～2天或不发热，皮疹极不典型，可仅限于腋下、腹股沟，疹稀少且色淡，1～2天即退，无草莓舌。发病1周后，在面额部、耳壳、手足指趾端发现轻微脱屑或脱皮，此时才考虑猩红热的诊断。由于容易漏诊，未能进行充分治疗，继发肾炎的可能性较大。

◎ 要点四　诊断与鉴别诊断

（一）诊断要点

1. 有与猩红热病人接触史。潜伏期通常为2～3天，短者1天，长者5～6天。

2. 临床表现：参考三期典型的临床表现。

3. 实验室检查：血常规检查白细胞总数及中性粒细胞增高。CRP升高，鼻咽拭子或其他病灶内标本细菌培养可分离出A族乙型溶血性链球菌。

（二）鉴别诊断

参考细目三幼儿急疹的内容。

◎ 要点五　并发症

少数患儿在病后2～3周可发生急性肾小球肾炎、风湿性心脏病、风湿性关节炎等并发症。

◎ 要点六　西医治疗

西医治疗目的是控制感染，消除症状，预防并发症。青霉素是治疗猩红热的首选药物，每日5万U/kg，分2次肌内注射。病情严重者可增加剂量并予静脉注射，疗程至少10天。对青霉素过敏者可用红霉素等药物。

◎ 要点七　中医辨证论治

1. 邪侵肺卫

证候：发热骤起，头痛，恶寒，灼热无汗，或伴呕吐，咽部红肿疼痛，上腭有粟粒样红疹，皮肤潮红，丹疹隐隐，舌红，苔薄白或薄黄，脉浮数有力。

治法：辛凉宣透，清热利咽。

方药：解肌透痧汤加减。

2. 毒在气营

证候：壮热不解，面赤，口渴，咽喉肿痛，

伴糜烂白腐，皮疹密布，色红如丹，甚则色紫如斑。疹由颈、胸开始，继则弥漫全身，压之退色，见疹后的1~2天舌红起刺，苔黄燥，3~4天后舌光红起刺，苔剥脱，状如草莓，脉数有力。

治法：清气凉营，泻火解毒。

方药：凉营清气汤加减。

3. 疹后伤阴

证候：丹痧布齐后1~2天，身热渐退，咽部糜烂疼痛减轻，见低热，唇口干燥，或伴有干咳，食欲不振，舌红少津，苔剥脱，脉细数。约2周后皮肤脱屑。

治法：养阴生津，清热润喉。

方药：沙参麦冬汤加味。

细目五 水　痘

◎ 要点一　中医病因病机

水痘是感受水痘时邪，经口鼻侵入人体，蕴郁于肺脾而发病。邪郁肺卫则出现发热、流涕、咳嗽等肺卫表证；肺主皮毛，脾主肌肉，邪正交争，水痘时邪夹湿透于肌表，则水痘布露；因病尚在表，故水痘稀疏，疹色红润，疱浆清亮；毒炽气营则见壮热、烦躁、口渴等症；毒传营分，透发肌肤，则痘疹稠密，色紫暗，疱浆混浊。

若患儿体质虚弱，水痘时邪炽盛，易化热化火，内窜心肝而引起壮热不退、神昏、抽搐等邪陷心肝之变证。若痘疹破溃，污染邪秽，尚可引起痘疹溃烂、成疮等变证。

◎ 要点二　临床表现

1. 典型水痘　潜伏期12~21天，平均14天。临床上可分为前驱期和出疹期。前驱期可无症状或仅有轻微症状，可见低热或中等程度发热、头痛、全身不适、乏力、食欲减退、咽痛、咳嗽等，持续1~2天；出疹期皮疹特点：①初为红斑疹，后变为深红色丘疹，再发展为疱疹。位置表浅，形似露珠水滴，椭圆形，3~5mm大小，壁薄易破，周围有红晕。②皮疹呈向心分布，先出现于躯干和四肢近端，继为头面部、四肢远端，手掌、足底较少。③水痘皮疹分批出现，同一时期常可见斑、丘、疱疹和结痂同时存在（四代同堂）。

2. 重症水痘　表现为高热及全身中毒症状重，皮疹呈离心分布，多而密集，易融合成大疱型或呈出血性，继发感染者呈坏疽型。

◎ 要点三　鉴别诊断

1. 脓疱疮　好发于炎热夏季，多见于头面部及肢体暴露部位，病初为疱疹，很快成为脓疱，疱液混浊。疱液可培养出细菌。

2. 丘疹样荨麻疹　好发于婴儿，多有过敏史，无发热、咳嗽等上呼吸道感染征象，多见于四肢，呈风团样丘疹，长大后其顶部略似疱疹，较硬，不易破损，数日后渐干或轻度结痂，瘙痒重，易反复出现。

◎ 要点四　中医辨证论治

1. 邪郁肺卫

证候：发热轻微，或无热，鼻塞流涕，喷嚏，咳嗽，起病后1~2天出皮疹，疹色红润，疱浆清亮，根盘红晕，皮疹瘙痒，分布稀疏，多见于躯干、颜面及头皮，舌质淡，苔薄白，脉浮数。

治法：疏风清热，解毒利湿。

方药：银翘散加减。

2. 毒炽气营

证候：壮热烦躁，口渴引饮，面赤唇红，口舌生疮，痘疹密布，疹色紫暗，疱浆混浊，甚至出现出血性皮疹，大便干结，小便黄赤，舌质红绛，舌苔黄糙而干，脉洪数。

治法：清气凉营，化湿解毒。

方药：清胃解毒汤加减。

细目六 手足口病

◎ 要点一　病因与发病机制

手足口病是由感受手足口病时邪（柯萨奇病毒A组型）引起的发疹性传染病，临床以手足肌肤、口咽部发生疱疹为特征。少数患儿可出现中枢神经系统、呼吸系统损害，个别重症患儿病情进展快，易发生死亡。

◎ 要点二　中医病因病机

引起本病的病因为感受手足口病时邪，其病变部位在肺脾二经。

小儿肺脏娇嫩，不耐邪扰，脾常不足，易受损伤。时邪疫毒由口鼻而入，内侵肺脾。邪毒初犯，肺气失宣，卫阳被遏，脾气失健，胃失和降，则见发热、咳嗽、流涕、口痛、纳差、恶心、呕吐、泄泻等症；邪毒蕴郁，气化失司，水湿内停，与毒相搏，外透肌表，则发疱疹。感邪轻者，疱疹仅限于手足肌肤及口咽部，分布稀疏，全身症状轻浅；若感邪较重，毒热内盛，则疱疹波及四肢、臀部，且分布稠密，根盘红晕显著，全身症状深重，甚或邪毒内陷而出现神昏、抽搐等。此外，也有因邪毒犯心，气阴耗损，出现心悸气短、胸闷乏力，甚或阴损及阳，心阳欲脱，危及生命者。

◎ 要点三　临床表现

1. 病前1~2周有手足口病接触史。

2. 潜伏期2~7天，多数患儿突然起病，于发病前1~2天或发病的同时出现发热，多在38℃左右，可伴头痛、咳嗽、流涕、口痛、纳差、恶心、呕吐、泄泻等症状。一般体温越高，病程越长，则病情越重。

3. 主要表现为口腔及手足部发生疱疹。口腔疱疹多发生在硬腭、颊部、齿龈、唇内及舌部，破溃后形成小的溃疡，疼痛较剧，年幼儿常表现烦躁、哭闹、流涎、拒食等。

在口腔疱疹后出现1~2天可见皮肤斑丘疹，呈离心性分布，以手足部多见，并很快变为疱疹，疱疹呈圆形或椭圆形扁平凸起，如米粒至豌豆大，质地较硬，多不破溃，内有混浊液体，周围绕以红晕，其数目少则几个，多则百余个。少数患儿臂、腿、臀等部位也可出现，但躯干及颜面部极少。疱疹一般7~10天消退，疹退后无瘢痕及色素沉着。

4. 血象检查：血白细胞计数正常，淋巴细胞和单核细胞比值相对增高。

◎ 要点四　诊断与鉴别诊断

（一）诊断要点

1. 病前1~2周有与手足口病患者接触史。

2. 起病较急，常见手掌、足跖、口腔、臀部疱疹及发热等症，部分病例可无发热。

3. 病情严重者，可见高热不退、头痛烦躁、嗜睡易惊、肢体抖动，甚至喘憋紫绀、昏迷抽搐、汗出肢冷、脉微欲绝等症。

4. 病原学检查：取咽分泌物、疱疹液及粪便，进行肠道病毒（CoxA16、EV71等）特异性核酸检测阳性，或分离出相关肠道病毒。

5. 血清学检查：急性期与恢复期血清CoxA16、EV71等肠道病毒中和抗体有4倍以上的升高。

（二）鉴别诊断

水痘由感受水痘病毒所致。疱疹较手足口病稍大，呈向心性分布，躯干、头面多，四肢少，疱壁薄，易破溃结痂，疱疹多呈椭圆形，其长轴与躯体的纵轴垂直，且在同一时期、同一皮损区斑丘疹、疱疹、结痂并见为其特点。

◎ 要点五　中医辨证论治

1. 邪犯肺脾

证候：发热轻微，或无发热，或流涕咳嗽、纳差恶心、呕吐泄泻，1~2天后或同时出现口腔内疱疹，破溃后形成小的溃疡，疼痛流涎，不欲进食。随病情进展，手掌、足跖部出现米粒至豌豆大斑丘疹，并迅速转为疱疹，分布稀疏，疹色红润，根盘红晕不著，疱液清亮，舌质红，苔薄黄腻，脉浮数。

治法：宣肺解表，清热化湿。

方药：甘露消毒丹加减。

2. 湿热蒸盛

证候：身热持续，烦躁口渴，小便黄赤，大便秘结，手、足、口部及四肢、臀部疱疹，痛痒剧烈，甚或拒食，疱疹色泽紫暗，分布稠密，或成簇出现，根盘红晕显著，疱液混浊，舌质红绛，苔黄厚腻或黄燥，脉滑数。

治法：清热凉营，解毒祛湿。

方药：清瘟败毒饮加减。

细目七 流行性腮腺炎

◎ 要点一 中医病因病机

流行性腮腺炎为感受风温时邪，从口鼻而入，侵犯足少阳胆经，邪毒壅阻于足少阳经脉，与气血相搏，凝结于耳下腮部所致。

1. 温毒在表 外感风温时邪，侵于足少阳胆经。邪毒循经上攻腮颊，与气血相搏结，则致耳下腮部漫肿疼痛、咀嚼困难；邪毒在表，则见发热恶寒、咽红等风热表证。

2. 热毒蕴结 温毒壅盛于少阳经脉，导致经脉气血凝滞不通，蕴结于腮颊部，则致腮部肿胀疼痛、坚硬拒按；热毒亢盛，扰及心神，则壮热烦躁；热毒内蕴阳明，则见纳少、呕吐；热邪伤津，则见口渴欲饮。

足少阳胆经与足厥阴肝经互为表里，热毒炽盛，邪陷厥阴，蒙蔽心包，引动肝风，则致高热、神昏、抽搐等症，此为邪陷心肝之变证；足厥阴肝经循少腹络阴器，热毒炽盛，则邪毒由少阳经脉传于厥阴经脉，引睾窜腹，引发睾丸肿痛，或少腹疼痛，此为毒窜睾腹之变证。

◎ 要点二 临床表现

潜伏期为2~3周。部分病例有发热、头痛、乏力、食欲不振等前驱症状。腮腺肿大通常先于一侧，2~4天又累及对侧。双侧腮腺肿大者约占75%。腮腺肿胀是以耳垂为中心，向前、后、下发展，边缘不清、触之有弹性感及触痛，表面皮肤不红，张口、咀嚼困难。腮肿3~5天达高峰，1周左右逐渐消退。腮腺管口可有红肿。

◎ 要点三 主要并发症

1. 脑膜脑炎 一般发生在腮腺炎发病后4~5天，个别患儿脑膜脑炎先于腮腺炎。一般预后良好。临床主要表现为发热、头痛、呕吐、嗜睡、颈强直等。重症患儿有高热、谵妄、抽搐、昏迷，甚至可引起死亡。

2. 睾丸炎或卵巢炎 睾丸炎常见于较大的患儿，多数在腮腺肿大开始消退时，患儿又出现发热、头痛、睾丸明显肿胀疼痛，可并发附睾炎。卵巢炎的发生率比睾丸炎少，可能与起病不易被临床发现有关。临床可见腰部酸痛、下腹疼痛和压痛。

3. 胰腺炎 常发生于腮腺肿大数日后。表现为中上腹疼痛和压痛，伴有体温骤然上升、恶心和呕吐等症。B超提示胰腺肿大，血清淀粉酶、脂肪酶升高有助于胰腺炎诊断。

4. 其他并发症 如心肌炎、乳腺炎、甲状腺炎、听力丧失、视神经乳头炎等并发症均可在腮腺炎前后发生。部分患儿遗留耳聋、视力障碍等后遗症。

◎ 要点四 中医辨证论治

（一）常证

1. 邪犯少阳

证候：轻微发热，一侧或双侧耳下腮部或颌下漫肿疼痛，边缘不清，触之痛甚，咀嚼不便，或有咽红。舌质红，舌苔薄白或薄黄，脉浮数。

治法：疏风清热，散结消肿。

方药：柴胡葛根汤加减。

2. 热毒蕴结

证候：高热不退，多见两侧腮部肿胀疼痛，坚硬拒按，张口、咀嚼困难，口渴引饮，烦躁不安，或伴头痛，咽红肿痛，食欲不振，呕吐，便秘溲赤。舌质红，舌苔黄，脉滑数。

治法：清热解毒，软坚散结。

方药：普济消毒饮加减。

（二）变证

1. 邪陷心肝

证候：在腮部尚未肿大或腮肿后5~7天，壮热不退，头痛项强，烦躁，呕吐剧烈，嗜睡，严重者昏迷，惊厥，抽搐，舌质绛，舌苔黄，脉数。

治法：清热解毒，息风开窍。

方药：清瘟败毒饮加减。

2. 毒窜睾腹

证候：腮部肿胀渐消，男性多有一侧或两侧睾丸肿胀疼痛，女性多有一侧或两侧少腹疼痛，痛时拒按，伴有发热、呕吐，舌质红，舌苔黄，脉数。

治法：清肝泻火，活血止痛。

方药：龙胆泻肝汤加减。

◎ 要点五　预防与调护

1. 预防

（1）本病流行期间，少去公共场所，避免感染。

（2）预防的重点是应用疫苗进行主动免疫。目前采用麻疹、风疹、腮腺炎三联疫苗，接种后96%以上可产生抗体。

2. 调护

（1）患儿发热期间应卧床休息，禁食肥腻之品，尤其避免酸辣等刺激性食物，并以流食、半流食为宜，注意口腔卫生，多饮开水。

（2）居室应空气流通，避免复感外邪。

（3）进入青春期的男性患儿，若已经并发睾丸炎可应用软纸及丁字带托住阴囊。

（4）患儿应按呼吸道传染病隔离至腮肿完全消退5天左右为止，有接触史的易感儿应检疫观察3周。

细目八　中毒型细菌性痢疾

◎ 要点一　中医病因病机

中毒型细菌性痢疾是由于染有疫毒的不洁之物，从口入腹，蕴伏肠胃所致。夏秋之季，湿热内盛，脾胃受困，秽邪疫毒最易入侵，毒聚肠中，正邪相争，则湿从热化，热盛化火，内窜营血，蒙闭心包，扰动神明则见高热神昏；热极生风，风火相扇，引动肝风则见抽搐；此为邪实内闭之证。若正不敌邪，可使阳气暴脱，则汗出肢冷，呼吸微弱，脉微欲绝，此为内闭外脱之证。

邪毒蕴积肠胃，阻滞气机，气机不利则腹痛。热毒凝滞津液，伤及肠络则见赤白下痢。总之，本病的病变主要在肠腑，为邪毒滞于肠腑，凝滞津液、蒸腐气血所致。

◎ 要点二　临床表现及辅助检查

（一）临床表现

潜伏期较短，为数小时至1~2天。起病急骤，全身中毒症状严重，高热可>40℃或更高，未腹泻前即出现严重的感染中毒表现，少数患儿体温不升，反复惊厥，迅速发生呼吸衰竭、休克或昏迷；也有在发热，脓血便2~3天后开始发展为中毒型。临床上按其主要表现分为四型：

1. 休克型（皮肤内脏微循环障碍型）　以周围循环衰竭为主要表现。轻者早期可见精神萎靡，面色苍白，肢端发凉，脉压变小，脉搏细数，呼吸加快，心率增快，心音低钝。重者可见神志模糊或昏迷，面色苍灰，四肢湿冷，血压下降或测不到，脉搏微弱或摸不到，皮肤花纹，口唇紫绀，可伴心、肺、血液、肾脏等多系统功能障碍。

2. 脑型（脑循环障碍型）　以神志改变、反复惊厥为主要表现。早期表现为萎靡、嗜睡、烦躁交替出现，继而频繁抽搐，神志昏迷，呼吸节律不整、叹息样呼吸、下颌呼吸等。瞳孔大小不等，对光反射迟钝或消失，视乳头水肿，眼底动脉痉挛。此型较重，病死率高。

3. 肺型（肺微循环障碍）　又称呼吸窘迫综合征，以肺微循环障碍为主，常在中毒性痢疾脑型或休克型基础上发展而来，病情危重，病死率高。

4. 混合型　以上三型症状先后出现或同时存在，由于全身严重的微循环障碍，重要器官的血流灌注锐减，是最为凶险的类型，病死率高。

（二）辅助检查

1. 大便常规　病初可正常，以后出现脓血黏液便，镜检有成堆脓细胞、红细胞和吞噬细胞。

2. 大便培养　可分离出痢疾杆菌。

3. **外周血象** 白细胞总数多增高至（10~20）×10⁹/L以上。中性粒细胞为主，并可见核左移。

4. **免疫学检测** 目前应用荧光物质标记的痢疾杆菌特异性多价抗体来检测大便标本中的致病菌，方法各异，都较快速，但特异性有待进一步提高。

5. **特异性核酸检测** 采用核酸杂交或PCR可直接检查粪便中的痢疾杆菌核酸。

◎ 要点三 诊断与鉴别诊断

（一）诊断要点

3~5岁的健康儿童，夏秋季节突然高热，伴反复惊厥、脑病和休克表现者，均应考虑本病。可用肛拭子或灌肠取便，若镜检发现大量脓细胞或红细胞可确定诊断。

（二）鉴别诊断

1. **高热惊厥** 多见于6个月~3岁小儿，可发生在任何季节，常在上呼吸道感染体温突然升高时出现惊厥，抽搐时间短，多不反复发作，止惊后神志恢复快，一般情况良好，无其他感染中毒症状，便常规正常。

2. **流行性乙型脑炎** 本病有严格的季节性（7~9月份发生），其高热、惊厥、意识障碍与中毒型细菌性痢疾相似，但脑膜刺激征明显阳性，如颈强直、克氏征阳性、布氏征阳性，脑脊液多有改变，大便常规检查正常。

3. **急性坏死性肠炎** 发病于任何年龄，多见于4~14岁儿童，其起病急、腹痛、腹泻和感染性休克与中毒性细菌性痢疾相似，但大便更多呈血水样，有特殊腐败腥臭味。很少有黏液脓性便，镜检以红细胞为主。一般不出现惊厥和昏迷表现。

◎ 要点四 西医治疗原则及治疗措施

中毒型细菌性痢疾病情危急，发展迅速，疾病早期应积极抢救，以西医治疗为主，采取抗感染、抗休克，防治脑水肿和呼吸衰竭等方法。

1. **降温止惊** ①降温：高热易引起惊厥，加重脑缺氧和脑水肿，应选用物理、药物降温或亚冬眠疗法，尽快使体温降至36℃~37℃。如用冷盐水灌肠，既可降温，又可获取大便送检。②止惊：惊厥者可静脉注射地西泮，每次0.3~0.5mg/kg（最大剂量每次不超过10mg）；或10%水合氯醛溶液，每次0.5mL/kg稀释灌肠。

2. **防治脑水肿和呼吸衰竭** ①脱水：首选20%甘露醇，每次0.5~1g/kg，静脉注入，必要时6~8小时重复一次，或与利尿剂交替使用，以降低颅内压。②改善呼吸：保持呼吸道通畅；吸氧；如出现呼吸衰竭时，应采用呼吸兴奋剂或机械通气。

3. **防治循环衰竭** ①扩充血容量，纠正酸中毒，维持水与电解质平衡。②改善微循环。在充分扩容基础上应用血管活性药物以改善微循环，常用药物有东莨菪碱、酚妥拉明、多巴胺和阿拉明等血管活性药物。

4. **抗炎** 如肾上腺皮质激素，具有抗炎、减轻脑水肿和抗休克作用。应早期、大剂量、短程应用。

5. **抗生素** 应选用强有力的广谱抗菌药物，可适当选用头孢噻肟钠或头孢曲松钠（头孢三嗪）等药物。或根据大便培养结果选用敏感抗生素。

◎ 要点五 中医辨证论治

1. 毒邪内闭

证候：突然高热，烦躁萎靡，或恶心呕吐，反复惊厥，神志昏迷或见呼吸困难，节律不整，可有下痢脓血，或虽未见下痢脓血，但用棉签在肛门内检到黏液粪便，舌质红，苔黄厚或灰糙，脉数。

治法：清肠解毒，泄热开窍。

方药：黄连解毒汤加味。

2. 内闭外脱

证候：突然面色苍白或青灰，四肢厥冷，汗出不温，皮肤花纹，口唇紫绀，呼吸浅促，节律不匀，神志不清，脉细数无力或脉微欲绝。

治法：回阳救逆，益气固脱。

方药：参附龙牡救逆汤加味。

细目九 传染性单核细胞增多症

◎ 要点一 中医病因病机

传染性单核细胞增多症病因为感受温热时邪。小儿脏腑娇嫩，形气未充，卫外不固，温疫邪毒由口鼻而入，侵于肺卫，结于咽喉，并内传脏腑，瘀滞经络，伤及营血，发生本病。

温邪从口鼻而入，首犯肺卫，故症见畏寒发热、头痛咳嗽、咽红烦渴；邪犯胃腑，可见恶心呕吐、不思饮食等；若兼夹湿，还可见困倦乏力、脘腹痞闷、面黄肢重等症。热毒进入气分，化毒化火，肺胃热甚，则大热大汗；热毒炽盛，炼液为痰，痰火瘀结，充斥脏腑，流注经络，发为淋巴结肿大；热毒内蕴，气血瘀滞，发为腹中积聚痞块；热毒痰火上攻咽喉，发为咽喉肿痛溃烂；热毒内窜营血，迫血妄行，出现皮疹发斑、尿血；热毒内陷心肝，发为抽搐昏迷；痰热内闭于肺，发为咳嗽痰喘；痰火痹阻脑络，可致口眼歪斜、失语瘫痪；湿热瘀阻肝胆，发为黄疸。热毒痰瘀易伤气阴，使疾病迁延难愈，故后期表现气阴受伤，余毒未清，病情迁延。本病以卫、气、营、血的规律进行传变，热、毒是主要病因；痰、瘀是主要病理产物。

◎ 要点二 临床表现

传染性单核细胞增多症发病或急或缓，半数有不适、头痛、恶心、疲乏、腹痛等前驱症状，继之出现典型症状。

1. **发热** 体温常在38～39℃，重者可达40℃以上。热型不一，一般持续1～3周，然后逐渐下降。虽高热，但中毒征象不明显。

2. **淋巴结肿大** 两侧颈部淋巴结肿大为主。有时可见全身浅表淋巴结普遍肿大、大小不等、硬度中等、活动度好。肿大的淋巴结于病程2周后逐渐消退，少数病例可持续数月甚至数年之久。

3. **咽峡炎** 咽痛是主要症状之一。咽峡部充血，扁桃体肿大、充血，严重可覆有灰白色膜状分泌物。少数悬雍垂或软、硬腭交界处见到小出血点和溃疡。

4. **肝脾肿大** 半数患者出现脾肿大，多数在肋下1～3cm，质地软；约1/3病例有肝大，肝功能异常。部分患儿可有黄疸，个别病例肝衰竭，因大块肝坏死而死亡。

5. **皮疹** 幼小儿童较为多见，以风疹样红色斑丘疹最常见，亦可呈猩红热样皮疹、荨麻疹、多形红斑或瘀点等，以躯干和前臂伸侧为主，为暂时性，约1周隐退，不留痕迹，亦不脱屑。

◎ 要点三 鉴别诊断

1. **巨细胞病毒感染、弓形虫病** 其症状酷似传染性单核细胞增多症，应予以鉴别。血清嗜异性凝集试验阴性，特异性抗体及病毒分离可资鉴别。

2. **细菌性咽峡炎、扁桃体炎** 其血象中中性粒细胞增多，咽拭子细菌培养可得阳性结果，且青霉素治疗有效。

3. **某些药物反应引起类似传染性单核细胞增多症的症状** 血中也可出现较高比例的异常淋巴细胞，但血清嗜异性凝集反应阴性或抗体效价很低，停用这些药物后病情迅速好转，异淋百分比很快下降。

◎ 要点四 中医辨证论治

1. 邪郁肺卫

证候：发热，微恶风寒，微有汗，咳嗽鼻塞，流涕，头身痛，咽红疼痛，颈部臖核肿大，舌边或舌尖稍红，苔薄黄或薄白而干，脉浮数。

治法：疏风清热，清肺利咽。

方药：银翘散加减。

2. 热毒炽盛

证候：壮热烦渴，咽喉红肿疼痛，乳蛾肿大，甚则溃烂，口疮口臭，面红唇赤，皮疹显露，颈、腋、腹股沟处浅表淋巴结肿大，胁下痞块，便秘尿赤，舌质红，苔黄腻，脉洪数。

治法：清热泻火，解毒利咽。

方药：普济消毒饮加减。

3. 热瘀肝胆

证候：发热，皮肤发黄，小便短黄，肝脾肿

大明显，胸胁胀痛，恶心呕吐，食欲不振，大便或溏或干结，舌红，苔黄腻，脉弦数。

治法：清热解毒，利湿化瘀。

方药：茵陈蒿汤加减。

4. 正虚邪恋

证候：病程日久，发热渐退，或低热不退，精神软弱，疲乏气弱，口干唇红，大便或干或稀，小便短黄，咽部稍红，淋巴结、肝脾肿大逐渐缩小，舌红绛或淡红，苔少或剥苔，脉细弱。

治法：益气养阴，兼清余热，佐以通络化痰。

方药：气虚为主，宜竹叶石膏汤加减；阴虚为主，宜青蒿鳖甲汤加减。

第十四单元 寄生虫病

细目一 蛔虫病

◎ 要点一 感染途径

蛔虫病患者是本病的主要传染源，经口吞入感染性蛔虫卵是主要传播途径。蛔虫卵随粪便排出后，可污染土壤、蔬菜、瓜果等，小儿通过污染的手拿取食物或生吃未经洗净且附有感染性虫卵的蔬菜、瓜果等，均易受感染；蛔虫卵亦可随灰尘飞扬被吸至咽部而吞入。

◎ 要点二 临床表现

（1）幼虫移行引起的症状 蛔虫卵可移行至肺、脑、肝、脾、肾、甲状腺和眼，引起相应的临床表现。

（2）成虫引起的症状 症状的轻重不但取决于蛔虫数目的多少，而且与蛔虫所在部位和状态有关。患者常腹痛，位于脐周，不剧烈，喜按揉；部分病人烦躁易惊或磨牙。

（3）并发症 如胆道蛔虫症、蛔虫性肠梗阻、肠穿孔及腹膜炎。

◎ 要点三 中医辨证论治

本病治疗原则为驱蛔杀虫，调理脾胃；出现蛔厥证时先安蛔止痛，继以驱蛔杀虫。

1. 蛔虫证

证候：脐周腹痛，时作时止，饮食不振，日见消瘦，大便不调，面色萎黄，或恶心、呕吐，或吐蛔虫，或大便下虫。睡眠不安，寐中磨牙，甚则爱挖鼻孔，咬衣角，嗜食泥土等；有的患儿面部出现淡色白斑，巩膜出现蓝色斑点，或下唇出现颗粒样大小白点。粪便镜检有蛔虫卵。

治法：驱蛔杀虫，调理脾胃。

方药：使君子散加减。

2. 蛔厥证

证候：具有蛔虫证的一般症状。突然右上腹阵发性绞痛，弯腰曲背，辗转不安，恶心、呕吐，肢冷汗出，常吐出蛔虫。重者腹痛持续，时轻时剧，畏寒发热，甚则出现黄疸。舌苔黄腻，脉弦数或滑数。

治法：安蛔定痛，继以驱虫。

方药：乌梅丸加减。

细目二 蛲虫病

◎ 要点一 感染途径

蛲虫患者是唯一的传染源。主要经口食入被虫卵污染的食物及手指而感染。虫卵可散落在衣裤、被褥、玩具或食物上，而且抵抗力强，在室内可存活3周，经吞食或空气吸入等方式传播。虫卵可在肛周皮肤上自行孵化成幼虫，再经肛门入肠内发育为成虫，称为逆行感染。

◎ 要点二 临床表现

约有1/3的蛲虫感染者可无症状，部分蛲虫感染可引起局部和全身症状。当雌虫爬到肛门周围排卵时可引起肛周和会阴皮肤强烈瘙痒，夜间为甚，伴睡眠不安。局部皮肤发生皮炎和继发感染，并伴有全身症状。

◎ 要点三 治疗及预防

（一）治疗

1. **治疗原则** 蛲虫病的治疗主要在于杀虫止痒。采用内服与外治结合的方法，还要重视预防，防治结合，才能达到根治的目的。

2. **常用驱虫药物**

（1）恩波吡维铵 是治疗蛲虫的首选药物。剂量为5mg/kg（最大量0.25g），睡前1次顿服，2~3周后重复1次。

（2）噻嘧啶 为广谱高效驱虫药。剂量为11mg/kg（最大量1g），睡前1次顿服，2周后重复1次。

（3）甲苯达唑 是目前治疗蛲虫病主要药物之一，疗效佳，副作用少。每次100mg，每日2次，连服3日。2周后重复1次。

3. **局部外用药** 每次排便后或睡前，用温水洗净肛门。再涂以2%氧化氨基汞软膏或10%氧化锌软膏，既可止痒，又可减少自身再感染；或用双羟萘酸噻嘧啶栓剂，每粒0.2g，每晚塞肛1粒，连用3~5日；或用蛲虫软膏，每晚涂肛周及肛门，连用7日。

（二）预防

1. 强调预防为主，培养良好的卫生习惯，饭前便后洗手，勤剪指甲，保持双手清洁，纠正吮指等不良习惯。

2. 加强卫生宣传，婴幼儿尽早穿连裆裤，玩具、用具等经常清洗消毒，改善环境卫生，切断传播途径。

第十五单元 小儿危重症的处理

细目一 心搏呼吸骤停与心肺复苏术

◎ 要点一 心搏呼吸骤停的病因

1. **呼吸骤停的病因** 新生儿窒息、婴儿猝死综合征、喉炎、喉痉挛、喉梗阻、气管异物、胃食管反流、中毒或药物过敏、呼吸衰竭、呼吸窘迫综合征、代谢性疾病等。迅速进展的肺部疾病如严重哮喘、重症肺炎、肺透明膜病，神经系统疾病急剧恶化。

2. **心搏骤停的病因** 心肌病、心肌炎、先天性心脏病、循环系统状态不稳定，如失血性休克、心力衰竭、严重低血压、严重心律失常以及各种意外损伤等。

3. **临床难以预料的易触发心搏呼吸骤停的高危因素** 大量持续静脉滴注、不适当胸部物理治疗（拍背、吸痰等）、气道吸引、气管插管、呼吸机的撤离等。

◎ 要点二 心搏呼吸骤停临床表现及诊断

1. **突然昏迷** 可在心搏停跳8~12秒后出现，可有一过性抽搐。

2. **大动脉搏动消失** 颈动脉、股动脉、肱动脉搏动消失，血压测不出。年幼儿可直接触摸心尖部确定有无心跳。

3. **心音消失或心跳过缓** 心音消失或年长儿心率低于30次/分，新生儿低于60次/分，初生新生儿低于100次/分均需施行心脏按压。

4. **瞳孔扩大** 心脏停搏30~40秒瞳孔开始扩大，对光反射消失，瞳孔大小可反映脑细胞功能受损程度。

5. **呼吸停止或严重呼吸困难** 面色灰暗或紫绀，应注意呼吸过于浅弱、缓慢或呈倒吸气样时不能进行有效气体交换所造成的病理生理改变与呼吸停止相同。

6. 心电图表现 ①心搏徐缓。②室性心动过速。③心室纤颤。④心室停搏。

7. 眼底变化 眼底血管血流缓慢或停滞，血细胞聚集呈点彩样改变。提示脑血流已中断，脑细胞即将死亡。

前两项即可诊断心搏呼吸骤停，不必反复触摸脉搏或听心音，以免贻误抢救时机。

◎ 要点三 心肺复苏术的基本生命支持

强调现场及时抢救，分秒必争。总的原则是尽快恢复心跳，以迅速建立有效的血液循环和呼吸，以保证全身，尤其是心、脑、肾等重要器官的血流灌注及氧供应。根据2010版美国心脏协会指南，儿童和婴儿（新生儿除外）一般复苏步骤如下：

1. 胸部按压（chest compressions，C） 强调胸部按压的重要性。操作时，将患儿仰卧置于硬板床上，对年长儿可用双掌法，即以双手掌根部重叠压住患儿胸骨中下1/3处，按压时双手肘关节伸直，有节奏地向脊柱方向压迫胸骨下段，对婴儿用双指法或拇指法，即两拇指放置于胸骨下1/3处，其余四指环绕胸廓，按压时仅拇指用力。按压频率至少为100次/分，按压幅度至少为胸廓前后径的1/3，婴儿约为4cm，儿童约为5cm。心脏按压频率与人工通气频率之比为30∶2（单人施救），15∶2（两位医护人员施救）。

心脏按压有效的指征为：①颈动脉或股动脉搏动，测得动脉血压>60mmHg。②原来扩大的瞳孔缩小，光反射恢复。③口唇及甲床颜色转红。④肌张力增强或有不自主运动；⑤出现自主呼吸。

2. 通畅气道（airway，A） 首先快速吸净口咽部分泌物、呕吐物或异物，并使头部后仰，使气道平直。

3. 建立呼吸（breathing，B） 借助人工方法进行气体交换，需与心脏按压同时进行。

（1）口对口人工呼吸 简单易行，操作时患儿平卧，头稍后仰，术者一手托住患儿下颌，另一手拇指与食指捏住患儿鼻孔。深吸气后从患儿口腔吹入，然后放松鼻孔，让患儿肺内气体自动排出，吹气与排出时间为1∶2，吹气频率要求儿童为18~20次/分，婴儿为30~40次/分，数次吹气后应缓慢挤压患儿上腹部一次，以排除胃内气体。口对口人工呼吸时，吸氧浓度较低，难以保证通气量，故应尽快用复苏器或呼吸器代替。

（2）简易复苏器人工呼吸 可进行有效的通气。选择适合的面罩，一手固定面罩使其紧贴患儿面部，并托举患儿下颌，另一手有节律地挤压、放松气囊，挤压与放松时间以1∶2为宜，挤压次数同上。注意观察胸部起伏及呼吸音强弱作为给气量是否适宜的依据。

（3）气管插管人工呼吸 是通气效果最佳的人工呼吸方法。当需要持久通气时，或面罩吸氧不能提供足够通气时，可用气管内插管代替面罩吸氧。插管时应选用与年龄相适应的不同内径的导管，插管后放置牙垫，用胶布固定。插管后用呼吸机或简易呼吸器进行有效的人工呼吸。

4. 药物治疗（drugs，D） 在心肺复苏过程中，恰当使用药物有助于促进自主呼吸与心搏的恢复。其目的是提高心、脑灌注压，增加心、脑血流量，减轻酸中毒，提高室颤阈值，为除颤创造条件，减少脑再灌注损伤。常用药物有：

（1）肾上腺素 为首选药物，适应于各种原因所致的心搏呼吸骤停。有正性肌力和正性频率作用。首次静脉或骨髓内 0.01mg/kg（0.1mL/kg，1∶10000溶液），气管内 0.1mg/kg，间隔5分钟可重复1次。

（2）碳酸氢钠 复苏最初不宜使用，用药指征为：确立有效的通气且通气量足够，pH<7.20，严重肺动脉高压、高血钾、肾上腺素给药后效果不佳时可考虑使用。先予5%碳酸氢钠5mL/kg，稀释成等张液后快速滴入，此后根据血气分析与生化检查结果决定补充量，以维持机体

pH>7.25 为宜。

(3) 阿托品 运用于心脏复跳后心动过缓,剂量每次 0.02 mg/kg,最大剂量 0.1mg/kg,间隔 5 分钟可重复使用。最大剂量儿童不超过 1mg,青少年不超过 2mg,可通过静脉、骨髓、气管内给药。

(4) 葡萄糖 在婴幼儿心脏复苏时,应快速进行床边的血糖检测,在低血糖时应立即给葡萄糖,剂量 0.5～1.0g/kg,宜 25% 葡萄糖静脉注射。

(5) 钙剂 仅在疑有低钙血症时才给予钙剂。剂量:葡萄糖酸钙 100～200mg/kg(10%葡萄糖酸钙 1～2mL/kg),每次最大剂量 2.0g;氯化钙 20～50mg/kg(10%氯化钙 0.2～0.5mL/kg),每次最大剂量 1.0g。

(6) 利多卡因 当存在室颤时可用利多卡因。剂量:负荷量为 1mg/kg,负荷量给后即静脉维持,剂量为每分钟 20～50μg/kg。

新生儿复苏:新生儿心脏骤停基本都是窒息性骤停,所以保留 A-B-C 复苏程序(按压与通气比率为 3∶1),但心脏病因导致的骤停除外。

复苏后的处理:经心肺复苏成功后,应注意:维持有效循环血容量,纠正低血压、心律紊乱等;积极实施脑复苏;维持水、电解质平衡。

附:专业人员儿科基础生命支持流程图

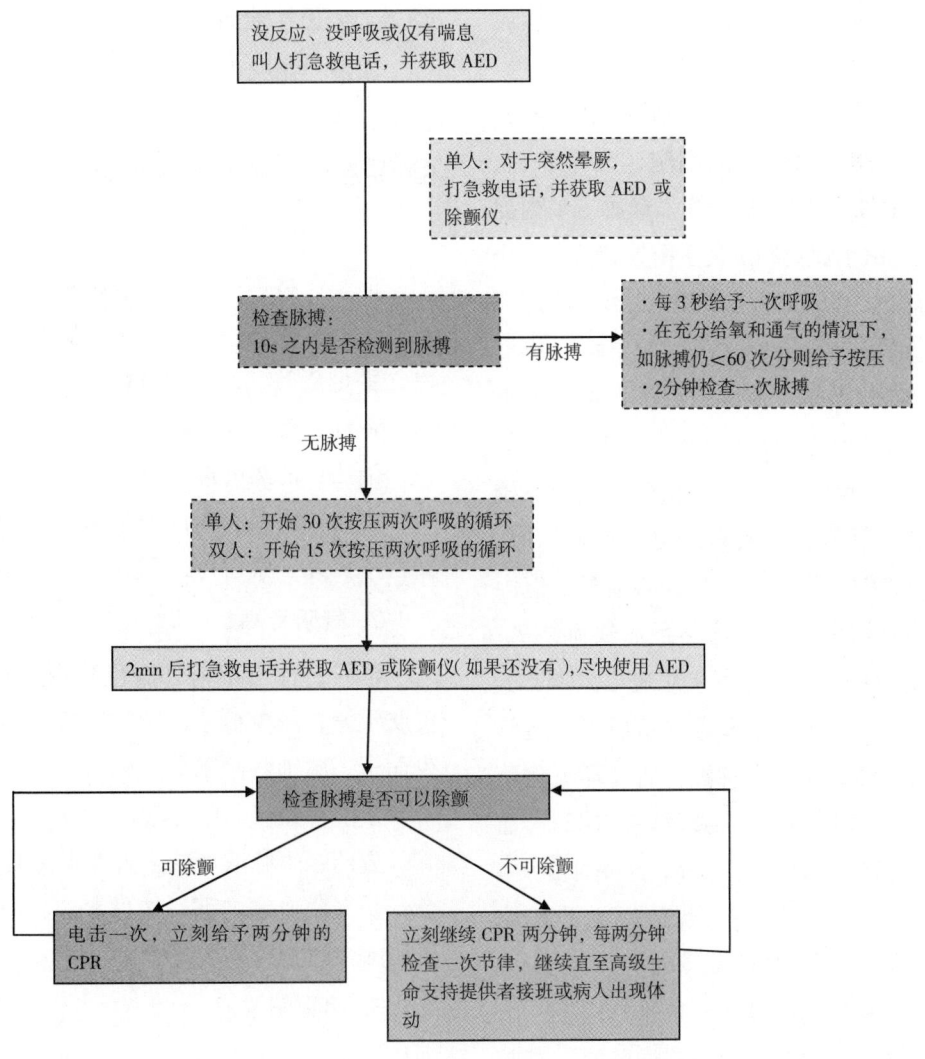

细目二 脓毒性休克

要点一 西医发病机制

1. **微循环障碍** 细菌及其毒素进入人体后大量繁殖,释放其毒素,血液中儿茶酚胺、血栓素A2(TXA2)、肿瘤坏死因子(TNF)等物质增多,交感神经兴奋,全身小血管收缩,微循灌流减少而致组织缺血缺氧,病情进一步发展,动静脉短路开放,缺血缺氧加重,血中乳酸多而致酸中毒,此为缺血缺氧期;此时微静脉端呈痉挛状态,而微动脉舒张,出现微循环淤血,毛细血管通透性增高,大量血浆外渗,有效循环量锐减,进入淤血缺氧期;至休克晚期,血液浓缩,流动减慢呈淤泥状,红细胞破坏,血小板凝聚成微聚物而致弥散性血管内凝血(DIC)。

2. **免疫炎性介质的作用** 病原微生物释放内、外毒素,作用于血管内皮细胞、巨噬细胞、T淋巴细胞、中性多形核细胞等,释放一系列促炎和抗炎介质,由于促炎和抗炎平衡失调,产生全身炎症反应综合征(SIRS),或代偿抗炎反应综合征(CARS),这是产生感染性休克的重要病理基础。

3. **神经-内分泌和其他体液因子作用** 严重感染时,机体除发生免疫系统反应外,神经-内分泌系统亦迅速作出反应。首先,交感-肾上腺系统兴奋,循环中儿茶酚胺类激素浓度迅速增加时,外周血管强烈收缩,代偿性增加回心血量,但内脏血管收缩使脏器的血液灌注不足而缺血缺氧;在垂体-肾上腺轴的作用下,肾上腺皮质激素、胰高血糖素等释放也增加;诸多因素造成组织血管内皮细胞损伤,释放花生四烯酸,后经环氧化酶和脂氧化酶作用分别产生前列腺环酸(PGI2)、血栓素(TXA2)和白三烯(LT)等。这些神经-体液因子的调节紊乱导致血管强烈收缩,内皮细胞损伤,是休克微循环功能障碍的基础。

感染性休克是在病原体及其毒素作用下,由血流动力学异常、组织细胞能量代谢障碍、多脏器功能衰竭三种不同机制综合作用的结果。

要点二 临床表现及诊断

1. **休克早期(代偿期)** 以脏器低灌注为主要表现。神志清楚,烦躁不安或萎靡不振,面色苍白,肢端发凉,呼吸加快,心率增快,血压正常或稍低,脉压差变小,实验室检查可出现高乳酸血症和低氧血症。

2. **休克中期(失代偿期)** 表现为低血压和酸中毒。意识模糊,嗜睡,面色青灰,四肢厥冷,肛指温差>6℃,唇绀,毛细血管再充盈时间>3秒。血压下降,呼吸表浅且快,心率快,心音低钝,尿少甚则无尿。此期可出现各脏器功能不全。

3. **休克晚期(不可逆期)** 表现为血压明显下降,心音极度低钝,常合并多脏器功能衰竭,常规抗休克治疗难以纠正。

要点三 治疗原则

积极控制感染和抗休克。配合中医治以回阳救逆,益气固脱。

要点四 中医辨证论治

1. **热毒内闭**

证候:高热,烦躁,或精神萎靡,甚则神志昏迷,强直抽搐,喉中痰鸣,胸腹灼热,面色苍白,手足厥冷,口渴喜饮,小便短赤,大便秘结,舌红,苔黄燥,脉细数。

治法:清热解毒,通腑开窍。

方药:清瘟败毒饮合小承气汤加减,并配用安宫牛黄丸、紫雪丹、至宝丹,开窍醒神。

2. **气阴亏竭**

证候:神志不清,面色苍白,呼吸促而弱,皮肤干燥,尿少口干,四肢厥冷,唇舌干绛,苔少而干,脉细数而无力。

治法:益气养阴,救逆固脱。

方药:生脉散加减。若兼见大片瘀斑扩大融合,是气脱血瘀之证,加丹参、赤芍、川芎,并重用人参,益气固脱化瘀。

3. **阴竭阳脱**

证候:神志不清,面色青灰,皮肤紫花或大片瘀斑,皮肤湿冷,四肢冰凉过肘膝,汗出如油，呼吸不整，体温不升，唇紫发青，苔白滑，脉微欲绝，或指纹淡隐。

治法：益气回阳，救逆固脱。
方药：参附汤或参附龙牡救逆汤加减。

第十六单元　中医相关病证

细目一　慢性咳嗽

◎ 要点一　辨病思路

本病辨证主要是辨风、痰、虚证。风有外风与内风之分，外风为感受风寒或风热之邪，临床以外感风热证候多见；内风则为外感风邪，因脏腑虚损或特禀体质，导致风邪稽留体内，内伏于肺而成，以刺激性咳嗽为主，干咳少痰，可突然发作，咽痒咽干，遇冷空气、油烟、灰尘等容易诱发。痰证需辨别痰湿与痰热，痰湿蕴肺证，痰多色白，或喉间痰鸣，舌质淡，苔白腻；痰热郁肺证，痰黄黏稠难咯，舌质红，苔薄黄或黄腻。虚证有肺气虚、肺阴虚、脾气虚之分，肺气虚证可见咳声无力，汗多，易感冒；肺阴虚证可见干咳无痰，或痰少而黏，口渴咽干；脾气虚证可见久咳不愈，面白神疲，纳少便溏。

引起儿童慢性咳嗽的病因较多，常见病因有咳嗽变异性哮喘、上气道咳嗽综合征和呼吸道感染后咳嗽、胃食管反流性咳嗽等。儿童慢性咳嗽的辨证除了八纲辨证及脏腑辨证外，还强调辨证与辨病相结合。咳嗽变异性哮喘，常因宿痰为患，肺气升降失司所致，症见咳嗽日久不愈，晨起、夜间咳甚，伴有鼻痒、喷嚏、流涕，治以化痰宣肺、降逆止咳；上气道咳嗽综合征，多属风邪伏于肺窍，肺气不宣，邪郁化热而致，症见咳嗽咳痰，鼻塞流涕，咽痒清嗓，舌红，苔薄黄，治以疏风清热、宣肺通窍；胃食管反流性咳嗽病因为食积气滞，胃失通降，母病及子，肺胃之气上逆而咳，症见咳嗽多在日间和直立位，口苦反酸，嗳气，胸痛，治以降逆止咳。

◎ 要点二　中医辨证论治

1. 风伏肺络

证候：久咳，早晚咳嗽为主，遇冷空气或活动后加重，干咳为主，痰少，鼻塞，流涕，喷嚏，清嗓，舌质淡红，苔薄白，脉浮数。过敏体质，多有过敏性疾病家族史。

治法：疏风通窍，宣肺止咳。
方药：三拗汤合苍耳子散加减。

2. 痰湿蕴肺

证候：久咳，痰多色白，喉间痰鸣，胸闷纳呆，口不渴，神疲肢倦，大便溏薄，舌质淡，苔白腻，脉滑或指纹紫滞。

治法：燥湿化痰，肃肺止咳。
方药：二陈汤合三子养亲汤加减。

3. 痰热郁肺

证候：久咳痰多，痰稠色黄难咯，大便干结，舌质红，苔黄腻，脉滑数或指纹紫滞。

治法：清肺化痰，肃肺止咳。
方药：清气化痰汤加减。

4. 肝火犯肺

证候：咳嗽日久不愈，晨起及夜间明显，咽痒阵咳，情志变化时咳甚，胸胁胀痛，烦躁易怒，舌红，苔少，脉弦细。

治法：清肝泻肺，化痰止咳。
方药：黛蛤散合泻白散加减。

5. 肺脾气虚

证候：咳嗽日久，咳声无力，痰白清稀，面白神疲，气短懒言，自汗恶风，反复感冒，纳少便溏，舌质淡，苔白，脉沉细。

治法：健脾补肺，培土生金。

方药：异功散合玉屏风散加减。

6. 阴虚肺燥

证候：咳嗽日久，无痰或痰少而黏，口渴咽干，手足心热，舌质红，苔薄白，脉细数。

治法：养阴清热，润肺止咳。

方药：沙参麦冬汤加减。

细目二 腹 痛

◎ 要点一 中医病因病机

小儿脾胃薄弱，经脉未盛，易为各种病邪所干扰。六腑以通降为顺，经脉以流通为畅，感受寒邪、乳食积滞、脾胃虚寒、情志刺激、外伤，皆可使气滞于脾胃肠腑，经脉失调，凝滞不通则腹痛。

1. 感受寒邪 由于护理不当，衣被单薄，腹部为风冷之气所侵，或因过食生冷瓜果，中阳受戕。寒主收引，寒凝气滞，则经络不畅，气血不行而腹痛。

2. 乳食积滞 小儿脾常不足，运化力弱，乳食又不知自节，故易伤食。如过食油腻厚味，或强进饮食，或临卧多食，致乳食停滞，郁积胃肠，气机壅塞，痞满腹胀腹痛。或平时过食辛辣香燥、膏粱厚味，胃肠积滞，或积滞日久化热，肠中津液不足致燥热闭结，使气机不利，传导之令不行而致腹痛。

3. 脏腑虚冷 素体脾阳虚弱，脏腑虚冷，或寒湿内停，损伤阳气。阳气不振，温煦失职，阴寒内盛，气机不畅，腹部绵绵作痛。

4. 气滞血瘀 小儿情志不畅，肝失条达，肝气横逆，犯于脾胃，中焦气机壅塞，血脉凝滞，导致气血运行不畅，产生腹痛。

◎ 要点二 中医辨证论治

1. 腹部中寒

证候：腹部疼痛，阵阵发作，得温则舒，遇寒痛甚，肠鸣辘辘，面色苍白，痛甚者，额冷汗出，唇色紫暗，肢冷，或兼吐泻，小便清长，舌淡红，苔白滑，脉沉弦紧，或指纹红。

治法：温中散寒，理气止痛。

方药：养脏散加减。

2. 乳食积滞

证候：脘腹胀满，疼痛拒按，不思乳食，嗳腐吞酸，或时有呕吐，吐物酸馊，或腹痛欲泻，泻后痛减，矢气频作，粪便秽臭，夜卧不安，时时啼哭，舌淡红，苔厚腻，脉象沉滑，或指纹紫滞。

治法：消食导滞，行气止痛。

方药：香砂平胃散加减。

3. 胃肠结热

证候：腹部胀满，疼痛拒按，大便秘结，烦躁不安，烦热口渴，手足心热，唇舌鲜红，舌苔黄燥，脉滑数或沉实，或指纹紫滞。

治法：通腑泄热，行气止痛。

方药：大承气汤加减。

4. 脾胃虚寒

证候：腹痛绵绵，时作时止，痛处喜温喜按，面白少华，精神倦怠，手足不温，乳食减少，或食后腹胀，大便稀溏，唇舌淡白，脉沉缓，或指纹淡红。

治法：温中理脾，缓急止痛。

方药：小建中汤合理中丸加减。

5. 气滞血瘀

证候：腹痛经久不愈，痛有定处，痛如锥刺，或腹部癥块拒按，肚腹硬胀，青筋显露，舌紫暗或有瘀点，脉涩，或指纹紫滞。

治法：活血化瘀，行气止痛。

方药：少腹逐瘀汤加减。

细目三 厌 食

◎ 要点一 中医病因病机

本病多由喂养不当、他病伤脾、先天不足、情志失调引起，其病变脏腑主要在脾胃。若脾胃失健，纳化不和，则造成厌食。

1. 喂养不当 小儿脏腑娇嫩，脾常不足，乳食不知自节。婴儿期未能及时添加辅食；或过食肥甘、煎炸炙煿之品；或恣意零食、偏食、冷食；或饥饱无度；或滥服滋补之品，均可损伤脾胃，产生厌食。

2. **他病伤脾** 若患他病，误用攻伐；或过用苦寒损伤脾阳；或过用温燥耗伤胃阴；或病后未能及时调理；或夏伤暑湿，脾为湿困，均可使受纳运化失常，而致厌恶进食。

3. **先天不足** 胎禀不足，脾胃薄弱之儿，往往生后即表现不欲吮乳，若后天失于调养，则脾胃怯弱，乳食难于增进。

4. **情志失调** 小儿失于调护，卒受惊吓或打骂，或所欲不遂或思念压抑，或环境变更等，均可致情志抑郁，肝失条达，气机不畅，乘脾犯胃，亦可形成厌食。

◎ **要点二 中医辨证论治**

1. 脾失健运

证候：食欲不振，厌恶进食，食而乏味，或伴胸脘痞闷，嗳气泛恶，大便不调，偶尔多食后则脘腹饱胀，形体尚可，精神正常，舌淡红，苔薄白或薄腻，脉尚有力。

治法：调和脾胃，运脾开胃。

方药：不换金正气散加减。

2. 脾胃气虚

证候：不思进食，食而不化，大便偏稀夹不消化食物，面色少华，形体偏瘦，肢倦乏力，舌质淡，苔薄白，脉缓无力。

治法：健脾益气，佐以助运。

方药：异功散加味。

3. 脾胃阴虚

证候：不思进食，食少饮多，皮肤失润，大便偏干，小便短黄，甚或烦躁少寐，手足心热，舌红少津，苔少或花剥，脉细数。

治法：滋脾养胃，佐以助运。

方药：养胃增液汤加减。

◎ **要点三 中医其他疗法**

1. 中药成药

（1）醒脾养儿颗粒 <1岁2g，1日2次；1～2岁4g，1日2次；3～6岁4g，1日3次；7～14岁6～8g，1日2次。温开水冲服。用于脾胃气虚证。

（2）儿康宁糖浆 每次10mL，每日3次口服。20～30日为1疗程。用于厌食各证型。

2. 针灸疗法

（1）体针 ①取四缝（点刺）、足三里、三阴交，用平补平泻法。用于脾失健运证。②取脾俞、胃俞、足三里、三阴交，用补法。用于脾胃气虚证。③取足三里、三阴交、阴陵泉、中脘、内关，用补法。用于脾胃阴虚证。以上各型均用中等刺激不留针，每日1次，10次为1疗程。

（2）耳穴 取脾、胃、肾、神门、皮质下。用胶布粘王不留行籽贴按于穴位上，隔日1次，双耳轮换，10次为1疗程。每日按压3～5次，每次3～5分钟，以稍感疼痛为度。用于各证型。

3. 推拿疗法

（1）补脾土，运内八卦，清胃经，掐揉掌横纹，摩腹，揉足三里。用于脾失健运证。

（2）补脾土，运内八卦，揉足三里，摩腹，捏脊。用于脾胃气虚证。

（3）揉板门，补胃经，运八卦，分手阴阳，揉上马，揉中脘。用于脾胃阴虚证。

以上各证均可配合使用捏脊法。

4. 中药外治法

（1）高良姜、青皮、陈皮、荜茇、苍术、薄荷、蜀椒各等量，研为细末，做成香袋，佩戴于胸前。

（2）藿香、佩兰、槟榔、山药、扁豆、白芷、砂仁、黄芪、白术、党参各等份，用无纺棉制成11cm×9cm药棉，盖神阙穴。30日为1个疗程，每10日换药1次。

（3）牙皂30g，砂仁、茯苓、焦麦芽、神曲、焦山楂、肉豆蔻各12g，人参、白术各10g，川朴9g，广木香6g，冰片2g，麝香0.4g。粉碎，以凡士林调成膏状。敷于中脘、气海穴上，每日1换，3日为1个疗程。

细目四 积 滞

◎ 要点一 中医病因病机

积滞是因乳食不节，伤及脾胃，致脾胃运化功能失调，或脾胃虚弱，腐熟运化不及，乳食停滞不化。其病位在脾胃，基本病理机制为乳食停聚中焦，积而不化，气滞不行。

1. 乳食内积 小儿脾常不足，乳食不知自节。若调护失宜，喂养不当，则易为乳食所伤。若乳食不节，脾胃受损，受纳运化失职，升降失调，宿食停聚，积而不化，则成积滞。伤于乳者，为乳积；伤于食者，则为食积。

2. 脾虚夹积 若禀赋不足，脾胃素虚；或病后失调，脾气亏虚；或过用寒凉攻伐之品，致脾胃虚寒，腐熟运化不及，乳食稍有增加，即停滞不化，而成积滞。

若积久不消，迁延失治，则可进一步损伤脾胃，导致气血生化乏源，营养及生长发育障碍，形体日渐消瘦而转为疳证。

◎ 要点二 辨病思路

本病应与厌食进行鉴别。厌食表现为长期食欲不振，厌恶进食，一般无脘腹胀满、大便酸臭等症。积滞是以不思乳食，食而不化，脘腹胀满，嗳气酸腐，大便溏薄或秘结酸臭为特征的消化道疾病。临诊时应详细询问患儿食欲好坏、腹胀时间、大便情况，并应询问喂养方式、喂养情况。本病证往往有伤乳、伤食史，临床除积滞主症外，可伴有烦躁不安，夜间哭闹或呕吐等症。大便常规化验检查，可见不消化食物残渣或脂肪滴。

腹胀是积滞的主要临床表现，而引起腹胀的原因比较复杂，内科疾病可以引起，如感染性疾病，低氧血症，水、电解质紊乱及酸碱平衡失调等，同时腹胀也是外科疾病的一种表现，如下消化道梗阻、气腹、血腹、肿瘤等。应注意临床症状特点以明确原发疾病，血常规、血培养、血生化、神经系统检查等有利于诊断相关疾病。

◎ 要点三 中医辨证论治

1. 乳食内积

证候：不思乳食，嗳腐酸馊或呕吐食物、乳片，脘腹胀满，疼痛拒按，大便酸臭，或便秘夜眠不安，苔白厚腻，脉象弦滑，或指纹紫滞。

治法：消乳化食，和中导滞。

方药：乳积者，选消乳丸加减。食积者，选保和丸加减。

2. 脾虚夹积

证候：面色萎黄，形体消瘦，神疲肢倦，不思乳食，食则饱胀，腹满喜按，大便稀溏酸腥，夹有乳片或不消化食物残渣，舌质淡，苔白腻，脉细滑，或指纹淡滞。

治法：健脾助运，消食化滞。

方药：健脾丸加减。

细目五 便 秘

◎ 要点一 中医病因病机

小儿便秘的常见病因有饮食因素、情志因素、燥热内结、气血亏虚等。其主要病位在大肠，病机关键是大肠传导失常。

1. 乳食积滞 小儿脾常不足，乳食不知自节，若喂养不当，饥饱失常，或过食辛辣香燥、油煎炙煿、生冷肥甘之品，或偏食挑食等，皆可损伤脾胃，致运化失常，乳食停滞中焦，久而成积，积热蕴结而致肠腑传导失常，引起便秘。

2. 燥热内结 温热病后，燥热伤阴，或肺热下移大肠，或过用辛温药物，或恣食炙煿辛辣之物，伤津耗液，或胎热素盛，肠道燥热等，均可导致肠胃积热，耗伤津液，燥热内结，肠道干涩，传导不利，粪质干燥坚硬，难于排出而便秘。

3. 气机郁滞 小儿肝常有余，若所欲不遂，情志不舒，肝气郁结，气机郁滞，或情绪紧张，气机郁结，或久坐不动，气机不利，均可致腑气郁滞，通降失常，糟粕内停，不得下行，而致便秘。

4. 气血亏虚 小儿脏腑娇嫩，形气未充，若禀赋不足,气亏血少,或进食过少,气血生化乏源,或吐衄便血,或壮热大汗,或因病过用发汗、通利、燥热之剂,耗气损阴伤津,致身体虚弱,气血虚衰。气虚则脾胃运化传导无力,血虚则津液不足以滋润大肠,均可致大便下行不利,糟粕难行而便秘。

◎ 要点二 中医辨证论治

(一) 辨证思路

1. **辨虚实** 实证多为乳食积滞、燥热内结、气机郁滞所致,一般病程较短,粪质干燥坚硬,常伴腹胀拒按、口苦口臭、口腔溃疡、睡眠不安等症状。虚证多因气血不足,肠失濡润,传导无力所致,一般病程较长,粪质不甚干结,但欲便不出或便出不畅,腹胀喜按,常伴神疲乏力、面白无华等虚证表现。

2. **辨寒热** 热证便秘多有面赤身热,口干,尿黄,腹胀腹痛,舌红苔黄等症状。寒证便秘常见四肢不温,面色青白,喜温恶寒,小便清长,舌淡苔白等表现。

(二) 治疗原则

本病以润肠通便为基本法则。临床根据病因不同,分别常用消食导滞、清腑泄热、疏肝理气、益气养血之法;同时,应注意调整不合理的饮食结构,建立良好的排便习惯。

(三) 分证论治

1. **乳食积滞**

证候:大便干结,排便困难,脘腹胀满,不思乳食,或恶心呕吐,手足心热,心烦,睡眠不安,小便短黄,舌红苔黄厚,脉沉有力,指纹紫滞。

治法:消积导滞,清热和中。

方药:枳实导滞丸加减。

2. **燥热内结**

证候:大便干硬,排出困难,甚至秘结不通,面红身热,口干口臭,或口舌生疮,腹胀腹痛,小便短赤,舌质红,苔黄燥,脉滑数,指纹紫滞。

治法:清热导滞,润肠通便。

方药:麻子仁丸加减。

3. **气机郁滞**

证候:大便闭涩,嗳气频作,肠鸣矢气,胸胁痞闷,腹中胀痛,舌质红,苔薄白,脉弦,指纹滞。

治法:疏肝理气,导滞通便。

方药:六磨汤加减。

4. **气血亏虚**

证候:粪质干结,或并不干硬,虽有便意,但努挣乏力,难于排出;汗出气短,便后疲乏,神倦懒言,面白无华,唇甲色淡,头晕心悸,健忘,多梦,舌淡,苔白,脉弱,指纹淡。

治法:补气养血,润肠通便。

方药:黄芪汤合润肠丸加减。

细目六 尿 血

◎ 要点一 中医病因病机

小儿尿血病因主要有感受外邪、饮食所伤、禀赋不足、脏腑虚损。病位在肾与膀胱。病机关键为热伤血络,或气不摄血,导致血溢脉外,随尿排出。

◎ 要点二 辨病思路

血尿的病因可分为泌尿系统本身器质或功能改变,全身性疾病或尿路邻近器官疾病等三类,临床诊断先确定是否为真性血尿,若为真性血尿,应注意鉴别血尿的来源,注意区别肾小球性血尿和非肾小球性血尿。

◎ 要点三 中医辨证论治

(一) 辨证要点

尿血的辨证以八纲辨证为主,结合脏腑辨证,其中辨别虚实甚为关键。实证尿血发病急、病程短、尿色鲜红,根据病史及全身症状又有风热伤络、下焦湿热的不同;虚证尿血起病缓或病程长,尿色淡红,有阴虚、气虚或脾肾两虚的不同。

(二) 治疗原则

治疗上实证尿血以祛邪为主,在疏风散邪、清热利湿的基础上,佐以凉血止血;虚证尿血则以扶正为要,在补中益气、滋阴清热的基础上,配以凉血、固涩之法。

(三) 分证治法

1. 风热伤络

证候：起病较急，尿色鲜红，恶风，常有皮肤紫癜，颜色鲜明，偶有腹痛，关节痛。舌红，苔薄黄，脉浮数。

治法：疏风散邪，清热凉血。

方药：连翘败毒散加减。

2. 下焦湿热

证候：起病急骤，尿色鲜红，或伴发热，口渴喜饮，遍身酸痛，少腹胀痛。舌质红，苔黄腻，脉滑数，指纹紫滞。

治法：清热利湿，凉血止血。

方药：小蓟饮子加减。

3. 脾不摄血

证候：久病尿血，面色萎黄，食少，体倦乏力，气短声低，或兼齿衄、肌衄。舌淡，脉细弱。

治法：补中健脾，益气摄血。

方药：归脾汤加减。

4. 脾肾两虚

证候：尿血淡红，小便频数，纳食减少，精神疲惫，面色苍黄，气短声低，头晕耳鸣，腰膝酸软，形寒肢冷，便溏或见浮肿，或伴齿衄、肌衄。舌质淡，苔白，脉沉弱。

治法：健脾固肾。

方药：济生肾气丸加减

5. 阴虚火旺

证候：尿血反复，迁延日久，口干咽红，手足心热，或有低热、颧红、盗汗，形体消瘦，口干多饮。舌红，苔少或光剥苔，脉细数。

治法：滋阴清热，凉血止血。

方药：知柏地黄丸加减。

细目七 急惊风

◎ 要点一 中医病因病机

1. **感受时邪** 若外感风寒或风热之邪，束于肌表，郁而化热，小儿神怯筋弱，热灼筋脉，扰动心、肝二经，可见神昏、抽搐发作；若温邪致病，如风温、春温、暑温以及四时疫邪，侵犯人体，易化热化火，入营入血，内陷心包，引动肝风，出现高热、神昏、痉厥、吐衄及发斑；若感受湿热疫毒之邪，多夹积滞，蕴阻肠胃，郁而化火，内陷心包，引动肝风，临床出现高热、呕吐、腹痛腹泻和神昏抽搐等证。

2. **暴受惊恐** 小儿神气怯弱，元气未充，若目触异物，耳闻巨声或不慎跌仆，暴受惊恐，惊则伤神，恐则伤志，神明受扰则神志不宁，惊惕不安，甚则神昏抽搐。

总之，急惊风的产生主要是由于小儿感受时邪，化热化火，内陷心包，引动肝风，则惊风发作。其病变部位，主要在心、肝二经，疾病性质以实为主。

◎ 要点二 临床表现

1. 多见于3岁以下婴幼儿，5岁以上则逐渐减少。

2. 以四肢抽搐，颈项强直，角弓反张，神志昏迷为主要临床表现。

3. 有接触疫疠之邪，或暴受惊恐史。

4. 有明显的原发疾病，如感冒、肺炎喘嗽、疫毒痢、流行性腮腺炎、流行性乙型脑炎等。中枢神经系统感染者，神经系统检查病理反射阳性。

5. 必要时可做大便常规、大便细菌培养、血培养、脑脊液等检查，以协助诊断。

◎ 要点三 诊断与鉴别诊断

(一) 诊断要点

1. 本病以3岁以下小儿多见，5岁以上逐渐减少。

2. 有明显的原发疾病，常见感冒、肺炎喘嗽、风温、春温、暑温、疫毒痢等。

3. 以发热，四肢抽搐，颈项强直，角弓反张，神志昏迷为主要临床表现。

4. 通过血常规、血培养、脑脊液、脑CT或MRI、大便常规、大便培养等检查，可协助诊断原发疾病。

(二) 鉴别诊断

1. **高热惊厥** 多见于6个月至3岁的患儿，先有发热，随着体温的骤然升高出现短暂的全身性惊厥发作，伴有意识丧失。惊厥持续时间短暂，一般一次发热中惊厥只发作一次。神经系统检查和脑电图均正常。

2. **中枢神经系统（CNS）感染及其毒素引起的惊厥** 4岁以下的患儿中枢神经系统感染发生惊厥的比例大，约占45%；乙型脑炎多发生在夏季，流行性脑脊髓膜炎多在冬春季发生，且皮肤伴发出血性皮疹，化脓性脑炎、脑膜炎，无明显季节性；惊厥反复发作，持续时间长，发作时多伴有意识障碍、嗜睡、烦躁、呕吐及昏迷等，甚至呈惊厥持续状态。神经系统检查阳性体征，血常规及脑脊液检查可协助诊断。常见疾病有细菌性脑膜炎和脑脓肿、结核性脑膜炎、病毒性脑炎、脑膜炎和脑寄生虫病等。

3. **非CNS急性严重感染引起的惊厥** 此类惊厥由全身严重感染引起的急性中毒性脑病诱发脑细胞缺血、脑组织水肿所致。常见疾病有中毒性肺炎、消化道感染（细菌性、病毒性胃肠炎）、泌尿道感染（急性肾盂肾炎）、败血症和传染病（麻疹、猩红热、伤寒）等。

◎ **要点四　四证八候**

四证：痰、热、惊、风。

八候：搐、搦、颤、掣、反、引、窜、视。

◎ **要点五　中医辨证论治**

1. **感受风邪**

证候：发热，头痛，咳嗽，咽红，鼻塞流涕，烦躁不安，突然痉厥昏迷，热退后抽痉自止。舌红，苔薄黄，脉浮数。

治法：疏风清热，息风定惊。

方药：银翘散加减。

2. **温热疫毒**

（1）邪陷心肝

证候：在原发温热疾病基础上，出现高热不退，头痛项强，恶心呕吐，突然肢体抽搐，双目上视，神志昏迷，面色发青，甚则肢冷脉伏，烦躁口渴，舌红，苔黄腻，脉数。

治法：平肝息风，清心开窍。

方药：羚角钩藤汤合紫雪丹加减。

（2）气营两燔

证候：病来急骤，高热，狂躁不安，剧烈头痛，神昏谵妄，抽痉，颈项强直，口渴，或见皮肤发斑发疹，舌质深红或红绛，苔黄燥，脉数。

治法：清气凉营，息风开窍。

方药：清瘟败毒饮加减。

3. **湿热疫毒**

证候：持续高热，神志昏迷，谵妄烦躁，反复抽搐，腹痛拒按，呕吐，大便黏腻或夹脓血，舌红，苔黄腻，脉滑数。

治法：清热化湿，解毒息风。

方药：黄连解毒汤加减。

4. **暴受惊恐**

证候：暴受惊恐后突然抽痉，惊惕不安，惊叫急啼，甚则神志不清，四肢厥冷，大便色青，苔薄白，脉乱不齐。

治法：镇惊安神，平肝息风。

方药：琥珀抱龙丸加减。

◎ **要点六　西医急救处理**

1. **一般处理** ①体位。抽搐发作时，切勿强力牵拉，扭伤筋骨，导致瘫痪或强直等后遗症。将患儿平放于床，头侧位，并用纱布包裹压舌板，置于上、下牙齿之间，以防咬伤舌体。②保持呼吸道通畅。痰涎壅盛者，随时吸痰，并给予吸氧。③密切观察患儿生命体征。注意观察患儿的面色、呼吸、血压、脉搏的变化。④维持营养及体液的平衡。

2. **抗惊厥药物的应用** 当一种抗惊厥药物疗效不满意时，可以重复应用一次或与其他药物更替使用，但不可连续使用同一药物，以免引起蓄积中毒。

1) 地西泮：首选药。惊厥较轻者，可用地西泮灌肠，剂量0.5mg/kg，一般不超过5mg；惊厥较重者，可用地西泮静注，剂量为每次0.3~0.5mg/kg，速度每分钟1~2mg，必要时可在15~20分钟后重复静脉注射，最大剂量不超过10mg。

2）苯巴比妥：止惊效果好，维持时间长，副作用少，负荷剂量15~20mg/kg。

3）苯妥英钠：一般在地西泮、苯巴比妥处理无效后使用，对惊厥持续状态时可用15~20mg/kg。

3. 病因治疗 ①控制高热：物理降温可用冷湿毛巾较大面积敷于额头部，必要时用冰袋放于额部、枕部或颈侧。②降低颅压：严重而反复惊厥者常有脑水肿存在，可静脉注射20%甘露醇、地塞米松和呋塞米，进行脱水治疗。

细目八 遗 尿

◎ 要点一 中医病因病机

遗尿主要是膀胱不能约束所致，而造成膀胱失约的原因主要有：

1. 下元虚寒 小儿先天禀赋不足，后天病后失调，则肾气不固，下元虚寒，膀胱气化功能失调而致遗尿。

2. 肺脾气虚 患儿病后失调，致肺脾气虚，上虚不能制下，下虚不能上承，则水道制约无权而见遗尿。

3. 心肾失交 若因情志失调，导致心神不宁，水火不济，故夜梦纷纭，梦中遗尿，或欲醒而不能，小便自遗。

4. 肝经湿热 湿热之邪蕴郁肝经，致肝失疏泄，或湿热下注，移热于膀胱，致膀胱开合失司而遗尿。

◎ 要点二 中医辨证论治

1. 下元虚寒

证候：睡中遗尿，醒后方觉，每晚1次以上，小便清长，面白虚浮，腰膝酸软，形寒肢冷，智力可较同龄儿稍差，舌淡，苔白，脉沉迟无力。

治法：温补肾阳，固涩止遗。

方药：菟丝子散加减。

2. 肺脾气虚

证候：睡中遗尿，日间尿频量多，面色无华，神疲乏力，少气懒言，食欲不振，大便溏薄，自汗出，易感冒，舌淡，苔薄白，脉缓弱。

治法：补肺健脾，固涩止遗。

方药：补中益气汤合缩泉丸加减。

3. 心肾失交

证候：梦中尿出，寐不安宁，易哭易惊，白天多动少静，记忆力差，或五心烦热，形体较瘦，舌红少苔，脉沉细而数。

治法：清心滋肾，安神固脬。

方药：交泰丸合导赤散加减。

4. 肝经湿热

证候：睡中遗尿，小便黄而少，性情急躁，夜梦纷纭，或夜间龂齿，手足心热，面赤唇红，口渴多饮，甚或目睛红赤，舌红苔黄腻，脉滑数。

治法：清热利湿，缓急止遗。

方药：龙胆泻肝汤加减。

细目九 汗 证

◎ 要点一 中医病因病机

1. 肺卫不固 小儿脏腑娇嫩，元气未充，腠理不密，若先天禀赋不足，或后天脾胃失调，肺脾气虚，卫表不固，均可自汗或盗汗。

2. 营卫失调 若小儿营卫之气生成不足，或受疾病影响，或病后护理不当，营卫不和，致营气不能内守而敛藏，卫气不能卫外而固密，则津液从皮毛外泄，发为汗证。

3. 气阴亏虚 小儿血气嫩弱，大病久病之后，多气血亏损；或先天不足，后天失养的体弱小儿，气阴虚亏。气虚不能敛阴，阴亏虚火内炽，迫津外泄而为汗。

4. 湿热迫蒸 小儿脾常不足，若平素饮食甘肥厚腻，可致积滞内生，郁而生热。甘能助湿，肥能生热，蕴阻脾胃，湿热郁蒸，外泄肌表而致汗出。

◎ 要点二 临床表现

小儿在安静状态下，正常环境中，全身或局部出汗过多，甚则大汗淋漓，尤以头颈、胸背部汗出明显。

◎ 要点三 诊断与鉴别诊断

1. 小儿在安静状态下及正常环境中，全身或局部出汗过多，甚则大汗淋漓。
2. 寐则汗出，醒时汗止者称为盗汗；不分寤寐而汗出过多者称为自汗。
3. 排除因环境、活动等客观因素及风湿热、结核病等疾病引起的出汗。

◎ 要点四 中医辨证论治

1. 肺卫不固

证候：以自汗为主，或伴盗汗，以头颈、胸背部汗出明显，动则尤甚，神疲乏力，面色少华，平时易患感冒，舌质淡，苔薄白，脉细弱。

治法：益气固表。

方药：玉屏风散合牡蛎散加减。

2. 营卫失调

证候：以自汗为主，或伴盗汗，汗出遍身而抚之不温，畏寒恶风，不发热，或伴有低热，精神疲倦，胃纳不振，舌质淡红，苔薄白，脉缓。

治法：调和营卫。

方药：黄芪桂枝五物汤加减。

3. 气阴亏虚

证候：以盗汗为主，也常伴自汗，形体消瘦，汗出较多，神萎不振，心烦少寐，寐后汗多，或伴低热、口干、手足心灼热，哭声无力，口唇淡红，舌质淡，苔少或见剥苔，脉细弱或细数。

治法：益气养阴。

方药：生脉散加味。

4. 湿热迫蒸

证候：汗出过多，以额、心胸为甚，动则益甚，汗出肤热，汗渍色黄，口臭，口渴不欲饮，大便或秘或泻，臭秽，小便色黄，舌质红，苔黄腻，脉滑数。

治法：清热泻脾。

方药：泻黄散加减。

针 灸 学

第一单元 经络系统

细目一 经络系统的组成

经络是经脉和络脉的总称，是人体内运行气血的通道。经，有路径的含义，经脉贯通上下，沟通内外，是经络系统中的主干；络，有网络的含义，络脉是经脉别出的分支。

经络系统由经脉和络脉组成，其中经脉包括十二经脉、奇经八脉，以及附属于十二经脉的十二经别、十二经筋、十二皮部；络脉包括十五络脉和难以计数的浮络、孙络等。经络系统的组成见下表。

经络系统的组成表

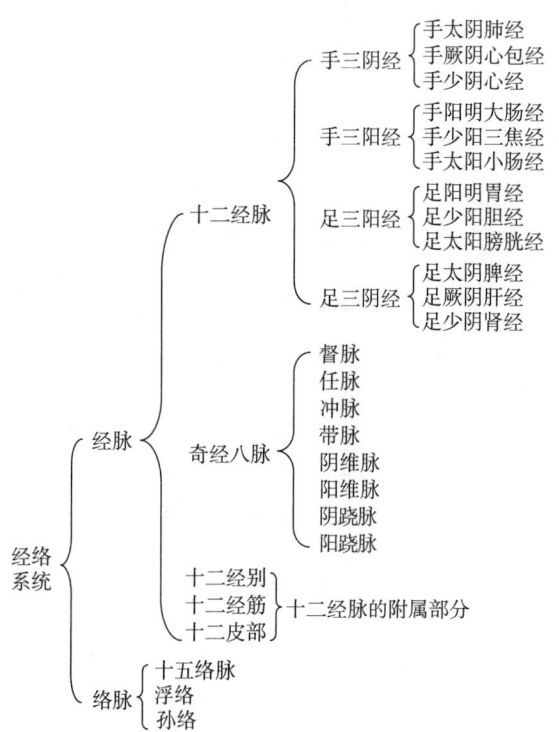

细目二 十二经脉

十二经脉是手三阴经（手太阴肺经、手厥阴心包经、手少阴心经）、手三阳经（手阳明大肠经、手少阳三焦经、手太阳小肠经）、足三阳经（足阳明胃经、足少阳胆经、足太阳膀胱经）、足三阴经（足太阴脾经、足厥阴肝经、足少阴肾经）的总称，是经络系统的主体，故又称之为"正经"。

◎ 要点一 十二经脉的名称

十二经脉的名称是根据手足、阴阳、脏腑来命名的。循行分布在上肢的为手经，循行分布于下肢的为足经。阴阳的确定，一是根据中医理论，内属阴，外属阳，脏属阴，腑属阳。因此，隶属于五脏、分布于四肢内侧的经脉称为阴经；隶属于六腑、分布于四肢外侧的经脉称为阳经。二是根据古人对阴阳消长衍化的认识、阴阳气的多寡分为三阴（太阴、少阴、厥阴）、三阳（阳明、太阳、少阳）。经脉与脏腑有联属的关系，根据经脉联属的脏腑进一步命名，如隶属于肺脏的为肺经，隶属于大肠腑的为大肠经。

十二经脉的名称分别为手太阴肺经、手阳明大肠经、足阳明胃经、足太阴脾经、手少阴心经、手太阳小肠经、足太阳膀胱经、足少阴肾经、手厥阴心包经、手少阳三焦经、足少阳胆经和足厥阴肝经。

要点二 十二经脉的分布规律

十二经脉左右对称地分布于头面、躯干和四肢，纵贯全身。与六脏相配属的六条阴经（六阴经），分布于四肢内侧和胸腹，上肢内侧为手三阴经，下肢内侧为足三阴经；与六腑相配属的六条阳经（六阳经），分布于四肢外侧和头面、躯干，上肢外侧为手三阳经，下肢外侧为足三阳经。十二经脉在四肢的分布呈现一定规律，具体表述如下：

按正立姿势，两臂下垂拇指向前的体位，将上下肢的内外侧分别分成前、中、后三条区线。手足阳经为阳明在前、少阳在中、太阳在后；手足阴经为太阴在前、厥阴在中、少阴在后。其中足三阴经在足内踝上8寸以下为厥阴在前、太阴在中、少阴在后，至内踝上8寸以上，太阴交出于厥阴之前。

要点三 十二经脉的属络表里关系

十二经脉"内属于腑脏，外络于肢节"，在体内与脏腑有明确的属络关系。其中阴经属脏络腑主里，阳经属腑络脏主表。手太阴肺经属肺络大肠，手阳明大肠经属大肠络肺，足阳明胃经属胃络脾，足太阴脾经属脾络胃，手少阴心经属心络小肠，手太阳小肠经属小肠络心，足太阳膀胱经属膀胱络肾，足少阴肾经属肾络膀胱，手厥阴心包经属心包络三焦，手少阳三焦经属三焦络心包，足少阳胆经属胆络肝，足厥阴肝经属肝络胆。

十二经脉之间存在着表里配对关系。如《素问·血气形志》所载："足太阳与少阴为表里，少阳与厥阴为表里，阳明与太阴为表里，是为足阴阳也。手太阳与少阴为表里，少阳与心主为表里，阳明与太阴为表里，是为手之阴阳也。"即手太阴肺经与手阳明大肠经相表里，足阳明胃经与足太阴脾经相表里，手少阴心经与手太阳小肠经相表里，足太阳膀胱经与足少阴肾经相表里，手厥阴心包经与手少阳三焦经相表里，足少阳胆经与足厥阴肝经相表里。互为表里的经脉在生理上有密切联系，病理上相互影响，治疗时可相互为用。

要点四 十二经脉的循行走向与交接规律

十二经脉的循行走向规律是：手三阴经从胸走手，手三阳经从手走头，足三阳经从头走足，足三阴经从足走腹胸。

十二经脉的循行交接规律是：①相表里的阴经与阳经在手足末端交接，如手太阴肺经在食指端与手阳明大肠经相交接；手少阴心经在小指端与手太阳小肠经相交接；手厥阴心包经在无名指端与手少阳三焦经相交接；足阳明胃经在大趾内端与足太阴脾经相交接；足太阳膀胱经在小趾端与足少阴肾经相交接；足少阳胆经在大趾外端与足厥阴肝经相交接。②同名的阳经与阳经在头面部交接，如手足阳明经交接于鼻旁，手足太阳经交接于目内眦，手足少阳经交接于目外眦。③相互衔接的阴经与阴经在胸中交接，如足太阴经与手少阴经交接于心中，足少阴经与手厥阴经交接于胸中，足厥阴经与手太阴经交接于肺中。十二经脉循环走向与交接规律见下图。

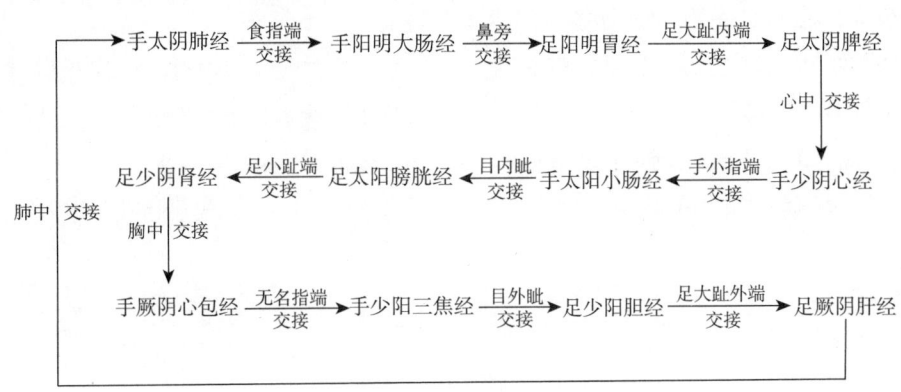

十二经脉循行走向与交接规律图

细目三　奇经八脉

◎ 要点一　奇经八脉的名称

奇经八脉指督脉、任脉、冲脉、带脉、阴维脉、阳维脉、阴跷脉、阳跷脉八条经脉，因与十二经脉不同而别道奇行，故称为奇经八脉。

"奇"有"异"的意思，即奇特、奇异。奇经八脉与十二正经不同，既不直属脏腑，也无表里配合关系，且"别道奇行"，故称"奇经"。

◎ 要点二　奇经八脉的作用

奇经八脉纵横交错地循行分布于十二经脉之间，主要作用体现在三方面：

1. **统率、主导作用**　奇经八脉将部位相近、功能相似的经脉联系起来，达到统率有关经脉气血，协调阴阳的作用。如：督脉督领诸阳经，统摄全身阳气和真元，为"阳脉之海"。任脉妊养诸阴经，总调全身阴气和精血，为"阴脉之海"。冲脉具有涵蓄十二经气血的作用，有"十二经脉之海"和"血海"之称。带脉横绕腰腹，约束了纵行躯干部的诸条经脉。阳维脉主一身之表，阴维脉主一身之里，阴阳维脉具有维系一身阴经和阳经的作用。阴阳跷脉主肢体两侧的阴阳，调节下肢运动与寤寐。

2. **沟通、联络作用**　奇经八脉在循行分布过程中，与其他各经相互交会沟通，也加强了十二经之间的相互联系。手足三阳经共会督脉于大椎，关元、中极为任脉与足三阴经交会之处，冲脉加强了足阳明与足少阴经之间的联系，带脉联系着纵行于躯干的各条经脉等。

3. **蓄积、渗灌作用**　奇经八脉犹如湖泊水库，而十二经脉之气则犹如江河之水。当十二经脉和脏腑之气旺盛时，奇经储蓄气血；当十二经脉生理功能需要时，奇经又能渗灌和供应气血。

细目四　十五络脉

十二经脉和任、督二脉各自别出一络，加上脾之大络，总称十五络脉，或十五别络。十五络脉分别以其所别出处的腧穴命名。

◎ 要点　十五络脉的分布

十二经络脉在四肢肘膝关节以下本经的络穴分出后，均走向其相表里的经脉，阴经络脉走向阳经，阳经络脉走向阴经，阴阳经的络脉相互交通连接。任脉的别络，从胸骨剑突下鸠尾穴分出后，散布于腹部；督脉的别络，从尾骨下长强穴分出后，散布于头部，并走向背部两侧的足太阳经；脾的大络，出于腋下大包穴，散布于胸胁部。

细目五　十二经筋

十二经筋是十二经脉之气濡养筋肉骨节的体系，是附属于十二经脉的肌肉系统。

◎ 要点　十二经筋的分布

十二经筋均起于四肢末端，上行于头面胸腹部。行于体表，不入内脏。具有结、聚、散、络的特点。每遇骨节部位则结聚于此，遇胸腹壁或入胸腹腔则散布于该部而成片，但与脏腑无属络关系。

三阳经筋分布于项背和四肢外侧，三阴经筋分布于胸腹和四肢内侧。足厥阴肝经除结于阴器外，还能总络诸筋。

第二单元 经络学说的临床应用

◎ 要点一 诊断方面

经络具有反映病候的特点。其一，可以通过辨析患者的症状、体征以及相关部位发生的病理变化，以确定疾病所在的经脉。如头痛，可根据经脉在头部的循行分布规律进行鉴别，如前额痛与阳明经有关，侧头痛与少阳经有关，枕部痛与太阳经有关，颠顶痛与足厥阴经有关。其二，临床上常通过望诊、切诊以发现病理反应从而帮助诊断疾病。经络望诊主要观察全身经络腧穴的色泽、形态变化，如皮肤的皱缩、隆陷、松弛以及颜色的改变、光泽的明晦、色素的沉着和斑疹的有无等；经络切诊主要是在经络腧穴部位上运用按压、触摸等方法来寻找异常变化，如压痛、麻木、硬结、条索状物、肿胀、凹陷等。经络按诊的部位多为背俞穴，其次是胸腹部的募穴以及四肢的原穴、郄穴、合穴或阿是穴等。其三，还可以通过一些现代的检测方法，观察皮肤温度、皮肤电阻、红外热像等现象进行疾病诊断。

◎ 要点二 治疗方面

经络学说广泛应用于临床各科的治疗。主要表现在：

1. **指导针灸治疗** 首先，指导针灸临床选穴。针灸临床通常根据经脉循行和主治特点进行循经取穴，如上病下取，下病上取，中病旁取，左右交叉取以及前后对取。又如胃痛近取中脘，循经远取足三里、梁丘，胁痛循经选取阳陵泉、太冲等。《四总穴歌》所载"肚腹三里留，腰背委中求，头项寻列缺，面口合谷收"就是循经取穴的具体体现。其次，指导刺灸方法的选用。如根据皮部与经络脏腑的密切联系，可用皮肤针、皮内针治疗脏腑经脉的病证；经络闭阻、气血瘀滞，可以刺其络脉出血进行治疗，如目赤肿痛刺太阳穴出血、软组织挫伤在其损伤局部刺络拔罐等。

2. **指导药物归经** 中药治疗亦可通过经络使药达病所，从而发挥其治疗作用。如麻黄入肺、膀胱经，故能发汗、平喘和利尿。金元四大家中的张洁古还根据经络学说，创立了"引经报使药"理论，如治头痛，属太阳经的用羌活，属少阳经的用柴胡。

第三单元 腧穴的分类

腧穴可分为十四经穴、经外奇穴、阿是穴三类。

◎ 要点 十四经穴、经外奇穴、阿是穴

1. **十四经穴** 是指分布在十二经脉和任督二脉上的腧穴，即归属于十四经的穴位，总称"十四经穴"，简称"经穴"。经穴具有固定的名称和位置，分布在十四经循行路线上，有明确的主治病证，是腧穴的主要组成部分。

关于经穴的数量，清代《针灸逢源》记载腧穴361个，2006年颁布的中华人民共和国国家标准《腧穴名称与穴位》（GB/T 12346-2006）督脉增加1穴印堂，经穴总数达362个。

2. **经外奇穴** 是指未归属于十四经穴范围，但有固定名称和位置的经验效穴，统称"经外奇穴"，简称"奇穴"。奇穴是在"阿是穴"的基

础上发展起来的，这类腧穴的主治范围比较单一，多数对某些病证有特殊疗效，如百劳穴治瘰疬、四缝穴治小儿疳积等。

3. **阿是穴** 又称天应穴、不定穴等，是以压痛点或其他反应点作为刺灸的部位，既不是经穴，又不是奇穴，而是按压痛点取穴。这类穴既无具体名称，又无固定位置，多位于病变附近，也可在与病变距离较远处。阿是穴无一定数目。

第四单元 腧穴的主治特点和规律

细目一 主治特点

腧穴的主治特点主要表现在三个方面，即近治作用、远治作用和特殊作用。

◎ 要点一 近治作用

腧穴都能治疗其所在部位及邻近脏腑、组织、器官的病证，这是所有腧穴主治作用所具有的共同特点，即"腧穴所在，主治所在"。如眼区的睛明、承泣、四白、球后各穴，均能治眼病；耳区的听宫、听会、翳风、耳门诸穴，均能治疗耳病；胃部的中脘、建里、梁门等穴，均能治疗胃病。

◎ 要点二 远治作用

某些腧穴不仅能治局部病证，而且能治本经循行所到达的远隔部位的脏腑、组织、器官的病证。具有远治作用的腧穴，主要是十二经脉在四肢肘、膝关节以下的经穴，即"经脉所过，主治所及"。如合谷穴，不仅能治上肢病证，而且能治颈部和头面部病证等。

◎ 要点三 特殊作用

某些腧穴具有双向的良性调整作用和相对的特异性治疗作用。所谓双向的良性调整作用，指同一腧穴对机体不同的病理状态，可以起到两种相反而有效的治疗作用。如天枢可治泄泻，又可治便秘；内关在心动过速时可减慢心率，心动过缓时，又可提高心率。此外，腧穴的治疗作用还具有相对的特异性，某些腧穴可相对特异地治疗某些病证，如大椎退热、至阴矫正胎位等。

细目二 主治规律

腧穴的主治规律，可以归纳为分经主治规律和分部主治规律。

◎ 要点 分经主治规律

分经主治规律即某一经脉所属的经穴均可治疗该经循行部位及其相应脏腑的病证。同一经脉的不同经穴，可以治疗本经相同的病证，如手太阴经腧穴主治肺、喉病证，手阳明经腧穴主治头面病证等。根据腧穴的分经主治规律，后世医家在针灸治疗上有"宁失其穴，勿失其经"之说。

另外，手三阳、手三阴、足三阳、足三阴经穴、任脉和督脉穴既具有各自的分经主治规律，同时又在某些主治上有共同点。如任脉穴有回阳、固脱及强壮作用，督脉穴可治疗中风、昏迷、热病、头面病，而两脉腧穴均可治疗神志病、脏腑病、妇科病。总之，十四经腧穴的分经主治既各具特点，又具有某些共性。十四经腧穴分经主治规律如以下各表。

手三阴经腧穴主治规律表

经名	本经主治	二经相同主治	三经相同主治
手太阴经	肺、喉病		
手厥阴经	心、胃病	神志病	胸部病
手少阴经	心病		

手三阳经腧穴主治规律表

经名	本经主治	二经相同主治	三经相同主治
手阳明经	前头、鼻、口、齿病		
手少阳经	侧头、胁肋病	目病、耳病	目病、咽喉病、热病
手太阳经	后头、肩胛病、神志病		

足三阳经腧穴主治规律表

经名	本经主治	二经相同主治	三经相同主治
足阳明经	前头、口齿、咽喉病，胃肠病		
足少阳经	侧头、耳、项、胁肋病，胆病	眼病	神志病、热病
足太阳经	后头、项、背腰病，肛肠病		

足三阴经腧穴主治规律表

经名	本经主治	二经相同主治	三经相同主治
足太阴经	脾胃病		
足厥阴经	肝病	前阴病	腹部病、妇科病
足少阴经	肾病、肺病、咽喉病		

任脉、督脉腧穴主治规律表

经名	本经主治	二经相同主治
任脉	中风脱证、虚寒、下焦病	神志病、脏腑病、妇科病
督脉	中风、昏迷、热病、头面部病	

第五单元 特定穴

◎ 要点一 特定穴的分类及概念

特定穴是指十四经中具有特殊治疗作用，并有特定称号的腧穴。根据其不同的分布特点、含义和治疗作用，将特定穴分为五输穴、原穴、络穴、郄穴、下合穴、背俞穴、募穴、八会穴、八脉交会穴和交会穴等10类。特定穴主治规律强，应用范围广，有着极其重要的临床意义。

要点二 原穴、络穴、背俞穴、募穴、八脉交会穴、八会穴的内容及临床应用

（一）原穴、络穴

十二经脉在腕、踝关节附近各有一个腧穴，是脏腑原气经过和留止的部位，称为原穴，又名"十二原"。络穴是指络脉从本经别出的部位。"络"，是联络的意思。

1. 分布特点与组成 原穴分布在腕、踝关节附近的十二经上。阴经五脏之原穴，与五输穴中的输穴为同一穴，即阴经的输穴与原穴为同一穴；阳经则除输穴外，还另有一个原穴。

十二经的络穴都位于肘膝关节以下，任脉之络穴鸠尾位于上腹部，督脉之络穴长强位于尾骶部，脾之大络大包穴位于胸胁部，共十五穴，故称为"十五络穴"。

十二经脉原穴与络穴见下表。

十二经脉原穴与络穴表

经脉	原穴	络穴	经脉	原穴	络穴
手太阴肺经	太渊	列缺	手阳明大肠经	合谷	偏历
手厥阴心包经	大陵	内关	手少阳三焦经	阳池	外关
手少阴心经	神门	通里	手太阳小肠经	腕骨	支正
足太阴脾经	太白	公孙	足阳明胃经	冲阳	丰隆
足厥阴肝经	太冲	蠡沟	足少阳胆经	丘墟	光明
足少阴肾经	太溪	大钟	足太阳膀胱经	京骨	飞扬

2. 临床应用 原穴可用于诊断和治疗脏腑疾病。《灵枢·九针十二原》曰："五脏有疾也，应出十二原，而原各有所出，明知其原，睹其应，而知五脏之害矣。"原穴是脏腑原气所留止之处，因此脏腑发生病变时，就会反映到相应的原穴上。

《难经·六十六难》记载："三焦者，原气之别使也，主通行原气，历经于五脏六腑。五脏六腑之有病者，皆取其原也。"《灵枢·九针十二原》说："凡此十二原者，主治五脏六腑之有疾者也。"原穴有调治其脏腑经络虚实各证的功能，针刺原穴能使三焦原气通畅，从而发挥其维护正气、抗御病邪的作用。

十二络脉具有加强表里两经联系的作用，络穴能沟通表里二经，故有"一络通二经"之说，因此，十二经的络穴除可治疗本经脉的病证、本络脉的虚实病证外，还能治疗其相表里之经的病证。如手少阴心经别络的病候是实则胸中支满，虚则不能言语，皆可取其络穴通里来治疗。又如手太阴经的络穴列缺，能治肺经的咳嗽、喘息，也能治手阳明大肠经的齿痛、头项痛等疾患；肝经络穴蠡沟，既可治疗肝经病证，又可治疗胆经病证；同样胆经络穴光明，既可治疗胆经病证，又可治疗肝经病证。

在临床上，原穴和络穴可单独使用，也可相互配合使用。常把先病经脉的原穴和后病的相表里经脉的络穴相配合，称为"原络配穴法"或"主客原络配穴法"，是表里经配穴法的典型实例。如肺经先病，先取其原穴太渊，大肠后病，再取该经络穴偏历。反之，大肠先病，先取其原穴合谷，肺经后病，后取该经络穴列缺。

（二）背俞穴、募穴

背俞穴是脏腑之气输注于背腰部的腧穴。募穴是脏腑之气结聚于胸腹部的腧穴。

1. 分布特点和组成 背俞穴分布于背腰部的膀胱经第1侧线上，大体依脏腑所处位置的高低而上下排列，六脏（含心包）六腑各有一相应的背俞穴，共12个，依据脏腑的名称来命名。

募穴分布在胸腹部相关经脉上，又称为"腹募穴"。多位于相应脏腑附近的部位。六脏六腑各有一相应的募穴，共十二个。募穴分布有在本经者，有在他经者；有为双穴者，有为单穴者。分

布于肺经的有本脏募中府；分布于胆经的有本腑募日月、肾脏募京门；分布于肝经的有本脏募期门、脾脏募章门；分布于胃经的有大肠募天枢。其余募穴都分布于任脉，包括心包募膻中、心募巨阙、胃募中脘、三焦募石门、小肠募关元、膀胱募中极。

背俞穴与募穴见下表。

背俞穴与募穴表

六脏	背俞穴	募穴	六腑	背俞穴	募穴
肺	肺俞	中府	大肠	大肠俞	天枢
心包	厥阴俞	膻中	三焦	三焦俞	石门
心	心俞	巨阙	小肠	小肠俞	关元
脾	脾俞	章门	胃	胃俞	中脘
肝	肝俞	期门	胆	胆俞	日月
肾	肾俞	京门	膀胱	膀胱俞	中极

2. 临床应用 由于背俞穴和募穴都是脏腑之气输注和汇聚的部位，在分布上大体与对应的脏腑所在部位的上下排列相接近，因此，主要用于治疗相关脏腑的病变，如：肺热咳嗽，可泻肺之背俞穴肺俞；寒邪犯胃出现的胃痛，可灸胃之募穴中脘。另外，背俞穴和募穴还可用于治疗与对应脏腑经络相联属的组织器官疾患，如：肝开窍于目，主筋，故目疾、筋病可选肝俞；肾开窍于耳，故耳疾可选肾俞。

脏病（阴病）多与背俞穴（阳部）相关，腑病（阳病）多与募穴（阴部）联系。所以临床上腑病多选其募穴治疗，脏病多选其背俞穴治疗。

《灵枢·卫气》云："气在胸者，止之膺与背俞。气在腹者，止之背俞……"，说明脏腑之气可通过气街与其俞、募穴相联系。由于俞、募穴密切联系脏腑之气，所以临床上常用俞募配穴法，即把病变脏腑的俞、募穴配合运用，发挥其协同作用，是前后配穴法典型的实例。

背俞穴和募穴也用于疾病的诊断，因为脏腑发生病变时，常在背俞穴、募穴上出现阳性反应，如压痛、敏感等。因此诊察按压背俞穴、募穴，可结合其他四诊资料诊断脏腑疾病。

（三）八脉交会穴

八脉交会穴是指与奇经八脉相通的十二经脉在四肢部的八个腧穴。

1. 分布特点和组成 八脉交会穴均分布于肘膝以下，包括公孙、内关、后溪、申脉、足临泣、外关、列缺、照海。

2. 临床应用 古人认为这八个腧穴分别与相应的奇经八脉经气相通。《医学入门·子午八法》说："周身三百六十穴，统于手足六十六穴，六十六穴又统于八穴。"这里的"八穴"就是指八脉交会穴。

临床应用中，八脉交会穴可以单独应用，治疗各自相通的奇经病证，如督脉病变出现的腰脊强痛，可选通督脉的后溪治疗，冲脉病变出现的胸腹气逆，可选通冲脉的公孙治疗。又常把公孙和内关、后溪和申脉、足临泣和外关、列缺和照海相配，治疗两条奇经相合部位的疾病，如公孙配内关治疗胃、心、胸部病证和疟疾，后溪配申脉治内眼角、耳、项、肩胛部位病及发热恶寒等表证，外关配足临泣治疗外眼角、耳、颊、颈、肩部病及寒热往来证，列缺配照海治咽喉、胸膈、肺病和阴虚内热等。

现将八脉交会穴配伍及主治病证列表如下：

八脉交会穴配伍及主治病证表

穴名	主治	相配合主治
公孙	冲脉病证	心、胸、胃疾病
内关	阴维脉病证	
后溪	督脉疾病	目内眦、颈项、耳、肩部疾病
申脉	阳跷脉病证	
足临泣	带脉病证	目锐眦、耳后、颊、颈、肩部疾病
外关	阳维脉病证	
列缺	任脉病证	肺系、咽喉、胸膈疾病
照海	阴跷脉病证	

（四）八会穴

八会穴，是指脏、腑、气、血、筋、脉、骨、髓等精气所会聚的腧穴。"会"，是聚会的意思。

1. 分布特点和组成 八会穴分部在躯干部和四肢部，其中脏、腑、气、血、骨之会穴位于躯干部，筋、脉、髓之会穴位于四肢部。八会穴的组成是：脏会章门，腑会中脘，气会膻中，血会膈俞，筋会阳陵泉，脉会太渊，骨会大杼，髓会绝骨（见下表）。

八会穴表

八会	穴名	经属
脏会	章门	足厥阴肝经
腑会	中脘	任脉
气会	膻中	任脉
血会	膈俞	足太阳膀胱经
筋会	阳陵泉	足少阳胆经
脉会	太渊	手太阴肺经
骨会	大杼	足太阳膀胱经
髓会	绝骨	足少阳胆经

2. 临床应用 八会穴对于各自所会的脏、腑、气、血、筋、脉、骨、髓相关的病证有特殊的治疗作用，凡与此八者有关的病证均可选用相应的八会穴来治疗，如六腑之病可选腑之中脘、血证可选血会之膈俞等。

第六单元 腧穴的定位方法

◎ 要点一 骨度分寸定位法

骨度分寸定位法简称骨度法，是指以体表骨节为主要标志折量全身各部的长度和宽度，定出分寸，用于腧穴定位的方法，不论男女老幼、高矮胖瘦，一概以此标准折量作为量取腧穴的依据。折量分寸是以患者本人的身材为依据的。全身主要骨度折量寸见下表。

常用骨度折量寸表

部位	起止点	折量寸	度量法	说明
头面部	前发际正中至后发际正中	12	直寸	用于确定头部腧穴的纵向距离
	眉间（印堂）至前发际正中	3	直寸	用于确定前头部腧穴的纵向距离
	两额角发际（头维）之间	9	横寸	用于确定头前部腧穴的横向距离
	耳后两乳突（完骨）之间	9	横寸	用于确定头后部腧穴的横向距离
胸腹胁部	胸骨上窝（天突）至剑胸结合中点（歧骨）	9	直寸	用于确定胸部任脉穴的纵向距离
	剑胸结合中点（歧骨）至脐中	8	直寸	用于确定上腹部腧穴的纵向距离
	脐中至耻骨联合上缘（曲骨）	5	直寸	用于确定下腹部腧穴的纵向距离
	两肩胛骨喙突内侧缘之间	12	横寸	用于确定胸部腧穴的横向距离
	两乳头之间	8	横寸	用于确定胸腹部腧穴的横向距离
	腋窝顶点至第11肋游离端（章门）	12	直寸	用于确定胁肋部腧穴的纵向距离
背腰部	肩胛骨内侧缘至后正中线	3	横寸	用于确定背腰部腧穴的横向距离
上肢部	腋前、后纹头至肘横纹（平尺骨鹰嘴）	9	直寸	用于确定上臂部腧穴的纵向距离
	肘横纹（平尺骨鹰嘴）至腕掌（背）侧远端横纹	12	直寸	用于确定前臂部腧穴的纵向距离
下肢部	耻骨联合上缘至髌底	18	直寸	用于确定大腿内侧部腧穴的纵向距离
	髌底至髌尖	2	直寸	
	髌尖（膝中）至内踝尖	15	直寸	用于确定小腿内侧部腧穴的纵向距离
	胫骨内侧髁下方阴陵泉至内踝尖	13	直寸	用于确定小腿内侧部腧穴的纵向距离
	股骨大转子至腘横纹（平髌尖）	19	直寸	用于确定大腿部前外侧部腧穴的纵向距离
	臀沟至腘横纹	14	直寸	用于确定大腿后部腧穴的纵向距离
	腘横纹（平髌尖）至外踝尖	16	直寸	用于确定小腿外侧部腧穴的纵向距离
	内踝尖至足底	3	直寸	用于确定足内侧部腧穴的纵向距离

◎ 要点二 体表解剖标志定位法

体表解剖标志定位法是以人体解剖学的各种体表标志为依据确定腧穴定位的方法。体表解剖标志可分为固定标志和活动标志两种。

1. 固定标志 指各部位由骨节、肌肉所形成的突起、凹陷及五官轮廓、发际、指（趾）甲、乳头、肚脐等，是在自然姿势下可见的标志，可以借助这些标志确定腧穴的位置。如：鼻尖取素髎；两眉中间取印堂；以眉头定攒竹；两乳中间取膻中；以脐为标志，脐中即为神阙，其旁开2寸定天枢；俯首显示最高的第7颈椎棘突下取大椎；腓骨小头前下方取阳陵泉。另外，背腰部穴的主要取穴标志有肩胛冈平第3胸椎棘突，肩胛骨下角平第7胸椎棘突，髂嵴最高点平第4腰椎棘突等。

2. 活动标志 指各部的关节、肌肉、肌腱、皮肤随着活动而出现的空隙、凹陷、皱纹、尖端等，是在活动姿势下才会出现的标志，据此亦可确定腧穴的位置。例如：微张口，耳屏正中前缘凹陷中取听宫；闭口取下关；屈肘，于横纹头处取曲池；外展上臂时肩峰前下方的凹陷中取肩髃；拇指跷起，当拇长、短伸肌腱之间的凹陷中取阳溪。

◎ 要点三　手指同身寸定位法

手指同身寸定位法又称指量法、指寸定位法，是指依据患者本人手指所规定的分寸以量取腧穴的方法。在具体取穴时，医者应在骨度分寸定位法的基础上，参照被取穴者自身的手指进行比量，以确定腧穴的标准定位。

手指同身寸定位法分中指同身寸、拇指同身寸和横指同身寸（一夫法）三种。

1. **中指同身寸**　以患者的中指中节桡侧两端纹头（拇指、中指屈曲成环形）之间的距离作为1寸。

2. **拇指同身寸**　以患者拇指指间关节的宽度作为1寸。

3. **横指同身寸（一夫法）**　患者的食、中、无名、小指四指并拢，以中指中节横纹为准，其四指的宽度作为3寸。四指相并名曰"一夫"，用横指同身寸量取腧穴，又名"一夫法"。

第七单元　手太阴肺经、腧穴

◎ 要点一　经脉循行

手太阴肺经，起于中焦，向下联络大肠，再返回沿胃上口，穿过横膈，入属于肺。从肺系（肺与喉咙相联系的部位）向外横行至腋窝下，沿上臂内侧下行，循行于手少阴与手厥阴经之前，下至肘中，沿着前臂内侧桡骨尺侧缘下行，经寸口动脉搏动处，行至大鱼际，再沿大鱼际桡侧缘循行直达拇指末端。其支脉，从手腕后分出，沿着食指桡侧直达食指末端。

◎ 要点二　主治概要

1. **肺、胸、咽喉部等肺系相关病证**　咳嗽、气喘、咯血、咽喉肿痛、胸痛等。

2. **经脉循行部位的其他病证**　肩背痛、肘臂挛痛、手腕痛等。

◎ 要点三　常用腧穴的定位、主治要点和操作

1. **尺泽 Chǐzé（LU 5）**　合穴

【定位】在肘区，肘横纹上，肱二头肌腱桡侧缘凹陷中。

【主治】①咳嗽、气喘、咽喉肿痛、咯血等肺系病证；②肘臂挛痛；③小儿惊风、急性腹痛、吐泻等急症。

【操作】直刺0.8~1.2寸，或点刺出血。

2. **列缺 Lièquē（LU 7）**　络穴；八脉交会穴，通任脉

【定位】在前臂，腕掌侧远端横纹上1.5寸，拇短伸肌腱与拇长展肌腱之间，拇长展肌腱沟的凹陷中。简便取穴法：两手虎口自然平直交叉，一手食指按在另一手桡骨茎突上，指尖下凹陷中是穴。

【主治】①咳嗽、气喘、咽喉肿痛等肺系病证；②外感头痛、项强、齿痛、口㖞等头面五官疾患；③手腕痛。

【操作】向肘部斜刺0.5~0.8寸。

3. **太渊 Tàiyuān（LU 9）**　输穴；原穴；八会穴之脉会

【定位】在腕前区，桡骨茎突与手舟状骨之间，拇长展肌腱尺侧凹陷中。

【主治】①咳嗽、气喘、咯血、喉痹等肺系病证；②无脉症；③胸痛、缺盆中痛、腕臂痛。

【操作】避开桡动脉，直刺0.3~0.5寸。

4. **鱼际 Yújì（LU 10）**　荥穴

【定位】在手外侧，第1掌骨桡侧中点赤白肉际处。

【主治】①咳嗽、气喘、咯血、失音、喉痹、咽干等肺系病证；②外感发热、掌中热；③小儿疳积。

【操作】直刺 0.5~0.8 寸。

5. 少商 Shàoshāng（LU 11）　井穴

【定位】在手指，拇指末节桡侧，指甲根角侧上方 0.1 寸。

【主治】①咳嗽、气喘、咽喉肿痛、鼻衄等肺系实热病证；②中暑，发热；③昏迷，癫狂；④指肿、麻木。

【操作】浅刺 0.1 寸，或点刺出血。

第八单元　手阳明大肠经、腧穴

◎ 要点一　经脉循行

手阳明大肠经，起于食指之尖端（桡侧），沿食指桡侧，经过第 1、2 掌骨之间，上行至腕后两筋之间，沿前臂外侧前缘，至肘部外侧，再沿上臂外侧前缘上行到肩部，经肩峰前，向上循行至背部，与诸阳经交会于大椎穴，再向前行进入缺盆，络于肺，下行穿过横膈，属于大肠。其支脉，从缺盆部上行至颈部，经面颊进入下齿之中，又返回经口角到上口唇，交会于人中（水沟穴），左脉右行，右脉左行，止于对侧鼻孔旁。

◎ 要点二　主治概要

1. **头面五官病证**　头痛、鼻衄、齿痛、咽喉肿痛、口眼㖞斜、耳聋等。

2. **肠腑病证**　腹胀、腹痛、肠鸣、泄泻等。

3. **皮肤病证**　风疹、湿疹、瘾疹、荨麻疹、痤疮等。

4. **神志病证**　昏迷、癫狂等。

5. **热病**　发热、热病汗出等。

6. **经脉循行部位的其他病证**　手臂、肩部酸痛麻木、上肢不遂等。

◎ 要点三　常用腧穴的定位、主治要点和操作

1. 商阳 Shāngyáng（LI 1）　井穴

【定位】在手指，食指末节桡侧，指甲根角侧上方 0.1 寸。

【主治】①热病，昏迷；②耳聋、青盲、咽喉肿痛、颐颌肿、齿痛等五官病证；③手指麻木。

【操作】浅刺 0.1 寸，或点刺出血。

2. 合谷 Hégǔ（LI 4）　原穴

【定位】在手背，第 2 掌骨桡侧的中点处。

【主治】①头痛、齿痛、目赤肿痛、咽喉肿痛、牙关紧闭、口㖞、鼻衄、耳聋、痄腮等头面五官病证；②发热恶寒等外感病；③热病；④无汗或多汗；⑤经闭、滞产、月经不调、痛经、胎衣不下、恶露不止、乳少等妇科病证；⑥上肢疼痛、不遂；⑦皮肤瘙痒、荨麻疹等皮肤科病证；⑧小儿惊风，痉证；⑨腹痛、痢疾、便秘等肠腑病证；⑩牙拔出术、甲状腺手术等面口五官及颈部手术针麻的常用穴。

【操作】直刺 0.5~1.0 寸。孕妇不宜针。

3. 手三里 Shǒusānlǐ（LI 10）

【定位】在前臂，肘横纹下 2 寸，阳溪与曲池连线上。

【主治】①手臂麻痛、肘挛不伸、上肢不遂等上肢病证；②腹胀、泄泻等肠腑病证；③齿痛颊肿。

【操作】直刺 0.8~1.2 寸。

4. 曲池 Qūchí（LI 11）　合穴

【定位】在肘区，尺泽与肱骨外上髁连线的中点处。

【主治】①目赤肿痛、齿痛、咽喉肿痛等五官热性病证；②热病；③手臂肿痛、上肢不遂等上肢病证；④风疹、瘾疹、湿疹、丹毒、瘰疬等皮肤科病证；⑤腹痛、吐泻、痢疾等肠腑病证；⑥头痛、眩晕；⑦癫狂等神志病证。

【操作】直刺 1.0~1.5 寸。

5. 肩髃 Jiānyú（LI 15） 手阳明经与阳跷脉的交会穴

【定位】在三角肌区，肩峰外侧缘前端与肱骨大结节两骨间凹陷中。

【主治】①肩痛不举，上肢不遂；②瘰疬；③瘾疹。

【操作】直刺或向下斜刺0.8~1.5寸。

6. 迎香 Yíngxiāng（LI 20）

【定位】在面部，鼻翼外缘中点旁，鼻唇沟中。

【主治】①鼻塞、鼻衄、鼻渊等鼻病；②口㖞、面痒、面肿等口面部病证；③胆道蛔虫病。

【操作】略向内上方斜刺或平刺0.3~0.5寸。

第九单元　足阳明胃经、腧穴

◎ 要点一　经脉循行

足阳明胃经，起于鼻旁，上行鼻根，与足太阳经脉相汇合，再沿鼻的外侧下行，入上齿龈中，返回环绕口唇，入下唇交会于承浆穴；再向后沿下颌下缘，至大迎穴处，再沿下颌角至颊车穴，上行到耳前，过足少阳经的上关穴处，沿发际至额颅部。其支脉，从大迎前下走入迎穴，沿喉咙入缺盆，下横膈，入属于胃，联络于脾。其直行的经脉，从缺盆沿乳房内侧下行，经脐旁到下腹部的气冲部；一支脉从胃口分出，沿腹内下行，至气冲部与直行经脉相汇合。由此经髀关、伏兔穴下行，至膝关节中。再沿胫骨外侧前缘下行，经足背到第2足趾外侧端（厉兑穴）；一支脉从膝下3寸处分出，下行到中趾外侧端；一支脉从足背分出，沿足大趾内侧直行到末端。

◎ 要点二　主治概要

1. **脾胃肠病证**　胃痛、呕吐、腹痛、腹胀、肠鸣、泄泻、便秘等。

2. **头面五官病证**　头痛、眩晕、面痛、口㖞、眼睑瞤动、齿痛、目赤肿痛、近视等。

3. **神志病证**　癫狂、谵语、吐舌等。

4. **热病**。

5. **经脉循行部位的其他病证**　下肢痿痹、中风瘫痪、足背肿痛、乳痈等。

◎ 要点三　常用腧穴的定位、主治要点和操作

1. 地仓 Dìcāng（ST 4）　手、足阳明经与任脉的交会穴

【定位】在面部，口角旁开0.4寸（指寸）。

【主治】口㖞、眼睑瞤动、流涎、齿痛、颊肿等头面五官病证。

【操作】斜刺或平刺0.3~0.8寸，可向颊车穴透刺。

2. 颊车 Jiáchē（ST 6）

【定位】在面部，下颌角前上方一横指（中指）。

【主治】口㖞、口噤、齿痛、面痛等面口病证。

【操作】直刺0.3~0.5寸，或向地仓穴透刺1.5~2寸。

3. 下关 Xiàguān（ST 7）

【定位】在面部，颧弓下缘中央与下颌切迹之间凹陷中。

【主治】①牙关不利、面痛、齿痛、口㖞等面口病证；②耳鸣、耳聋、聤耳等耳疾。

【操作】直刺0.5~1寸。

4. 天枢 Tiānshū（ST 25）　大肠募穴

【定位】在腹部，横平脐中，前正中线旁开2寸。

【主治】①绕脐腹痛、腹胀、便秘、泄泻、

痢疾等脾胃肠病证；②癥瘕、月经不调、痛经等妇科病证。

【操作】直刺1~1.5寸。

5. 归来 Guīlái（ST 29）

【定位】在下腹部，脐中下4寸，前正中线旁开2寸。

【主治】①小腹胀痛，疝气；②月经不调、经闭、痛经、带下、阴挺等妇科病证。

【操作】直刺1~1.5寸。

6. 足三里 Zúsānlǐ（ST 36） 合穴；胃下合穴

【定位】在小腿外侧，犊鼻下3寸，犊鼻与解溪连线上。

【主治】①胃痛、呕吐、腹胀、泄泻、痢疾、便秘、肠痈等脾胃肠病证；②膝痛、下肢痿痹、中风瘫痪等下肢病证；③癫狂、不寐等神志病证；④气喘，痰多；⑤乳痈；⑥虚劳诸证，为强壮保健要穴。

【操作】直刺1~2寸。

7. 上巨虚 Shàngjùxū（ST 37） 大肠下合穴

【定位】在小腿外侧，犊鼻下6寸，犊鼻与解溪连线上。

【主治】①肠鸣、腹中切痛、泄泻、便秘、肠痈等肠腑病证；②下肢痿痹、中风瘫痪等下肢病证。

【操作】直刺1~2寸。

8. 条口 Tiáokǒu（ST 38）

【定位】在小腿外侧，犊鼻下8寸，犊鼻与解溪连线上。

【主治】①下肢痿痹、跗肿、转筋等下肢病证；②肩臂痛；③脘腹疼痛。

【操作】直刺1~1.5寸。

9. 丰隆 Fēnglóng（ST 40） 络穴

【定位】在小腿外侧，外踝尖上8寸，胫骨前肌的外缘。

【主治】①头痛、眩晕等头部病证；②癫狂；③咳嗽、哮喘、痰多等肺系病证；④下肢痿痹。

【操作】直刺1~1.5寸。

10. 内庭 Nèitíng（ST 44） 荥穴

【定位】在足背，第2、3趾间，趾蹼缘后方赤白肉际处。

【主治】①胃痛、吐酸、泄泻、痢疾、便秘等胃肠病证；②足背肿痛；③齿痛、咽喉肿痛、鼻衄等五官病证；④热病。

【操作】直刺或斜刺0.5~0.8寸，可灸。

第十单元 足太阴脾经、腧穴

◎ 要点一 经脉循行

足太阴脾经，起于足大趾末端，沿着大趾内侧赤白肉际，经过大趾本节后的第1跖趾关节后面，上行至内踝前面，再沿小腿内侧胫骨后缘上行，至内踝上8寸处交于足厥阴经之前，再沿膝股部内侧前缘上行，进入腹部，属脾，联络胃；再经过横膈上行，夹咽部两旁，系舌根，分散于舌下。其支脉，从胃上膈，注心中。

◎ 要点二 主治概要

1. **脾胃病证** 腹满、腹胀、食不化、胃痛、呕吐、腹痛、泄泻、痢疾等。

2. **妇科病证** 月经不调、痛经、经闭、崩漏等。

3. **前阴病证** 阴挺、遗尿、癃闭、阳痿、疝气等。

4. **经脉循行部位的其他病证** 胸胁胀痛、下肢痿痹、足踝肿痛等。

◎ 要点三 常用腧穴的定位、主治要点和操作

1. 隐白 Yǐnbái（SP 1） 井穴

【定位】在足趾，大趾末节内侧，趾甲根角侧后方0.1寸（指寸）。

【主治】①月经过多、崩漏等妇科病证；②鼻衄、便血、尿血等出血证；③腹满、呕吐、泄泻等脾胃病证；④癫狂、多梦等神志病证；⑤惊风。

【操作】浅刺0.1寸。

2. 公孙 Gōngsūn（SP 4）　络穴；八脉交会穴，通冲脉

【定位】在跖区，第1跖骨底的前下缘赤白肉际处。

【主治】①胃痛、呕吐、肠鸣腹胀、腹痛、痢疾等脾胃病证；②心烦不寐、狂证等神志病证；③逆气里急，气上冲心（奔豚气）等冲脉病证。

【操作】直刺0.6~1.2寸。

3. 三阴交 Sānyīnjiāo（SP 6）　足三阴经的交会穴

【定位】在小腿内侧，内踝尖上3寸，胫骨内侧缘后际。

【主治】①肠鸣腹胀、泄泻、便秘等脾胃肠病证；②月经不调、经闭、痛经、带下、阴挺、不孕、滞产等妇产科病证；③心悸、不寐、癫狂等神志病证；④小便不利、遗尿、遗精、阳痿等生殖、泌尿系统病证；⑤下肢痿痹；⑥湿疹、荨麻疹等皮肤病证；⑦阴虚诸证。

【操作】直刺1~1.5寸；孕妇禁针。

4. 阴陵泉 Yīnlíngquán（SP 9）　合穴

【定位】在小腿内侧，胫骨内侧髁下缘与胫骨内侧缘之间的凹陷中。

【主治】①腹痛、泄泻、水肿、黄疸等脾湿证；②小便不利、遗尿、癃闭等泌尿系统病证；③遗精、阴茎痛等男科病证；④带下、妇人阴痛等妇科病证；⑤膝痛、下肢痿痹。

【操作】直刺1~2寸。

5. 血海 Xuèhǎi（SP 10）

【定位】在股前区，髌底内侧端上2寸，股内侧肌隆起处。

【主治】①月经不调、痛经、经闭、崩漏等妇科病证；②湿疹、瘾疹、丹毒、皮肤瘙痒等皮外科病证；③膝股内侧痛。

【操作】直刺1~1.5寸。

第十一单元　手少阴心经、腧穴

◎ 要点一　经脉循行

手少阴心经，起于心中，出属心系（心与其他脏器相连的组织）；下行经过横膈，联络小肠。其支脉，从心系向上，夹着食道上行，连于目系（眼球连接于脑的组织）。其直行经脉，从心系上行到肺部，再向外下到达腋窝部，沿着上臂内侧后缘，行于手太阴经和手厥阴经的后面，到达肘窝；再沿前臂内侧后缘，至掌后豌豆骨部，进入掌内，止于小指桡侧末端。

◎ 要点二　主治概要

1. 心系病证　心痛、心悸、怔忡等。
2. 神志病证　癫狂痫、癔症、不寐等。
3. 经脉循行部位的其他病证　肩臂疼痛、胸胁痛、肘臂挛痛、小指疼痛等。

◎ 要点三　常用腧穴的定位、主治要点和操作

1. 少海 Shàohǎi（HT 3）　合穴

【定位】在肘前区，横平肘横纹，肱骨内上髁前缘。

【主治】①心痛、癔症、癫狂、痫证等心疾、神志病证；②肘臂挛痛、麻木，手颤；③腋胁痛，头项痛；④瘰疬。

【操作】直刺0.5~1寸。

2. 通里 Tōnglǐ（HT 5）　络穴

【定位】在前臂前区，腕掌侧远端横纹上1寸，尺侧腕屈肌腱的桡侧缘。

【主治】①心悸、怔忡等心疾；②暴喑、舌强不语等舌窍病证；③肘臂挛痛、麻木、手颤等

上肢病证。

【操作】直刺0.5~1寸。

3. 阴郄 Yīnxì（HT 6）　郄穴

【定位】在前臂前区，腕掌侧远端横纹上0.5寸，尺侧腕屈肌腱的桡侧缘。

【主治】①心痛、心悸、惊恐等心疾；②吐血、衄血等血证；③骨蒸盗汗。

【操作】直刺0.3~0.5寸。

4. 神门 Shénmén（HT 7）　输穴；原穴

【定位】在腕前区，腕掌侧远端横纹尺侧端，尺侧腕屈肌腱的桡侧缘。

【主治】①心痛、心烦、惊悸、怔忡等心疾；②不寐、健忘、痴呆、癫狂痫等神志病证；③胸胁痛。

【操作】直刺0.3~0.5寸。

5. 少冲 Shàochōng（HT 9）　井穴

【定位】在手指，小指末节桡侧，指甲根角侧上方0.1寸（指寸）。

【主治】①心悸、心痛等心疾；②癫狂、昏迷等神志病证；③目赤；④热病；⑤胸胁痛。

【操作】浅刺0.1寸，或点刺出血。

第十二单元　手太阳小肠经、腧穴

◎ 要点一　经脉循行

手太阳小肠经，起于手小指尺侧端，沿着手背外侧至腕部，出于尺骨茎突，直上沿着前臂外侧后缘，经尺骨鹰嘴与肱骨内上髁之间，沿上臂外侧后缘，到达肩关节，绕行肩胛部，交会于大椎，向下进入缺盆部，联络心，沿着食管，经过横膈，到达胃部，属于小肠。其支脉，从缺盆分出，沿着颈部，上达面颊，到目外眦，向后进入耳中。另一支脉，从颊部分出，上行目眶下，抵于鼻旁，至目内眦，斜行络于颧骨部。

◎ 要点二　主治概要

1. 头面五官病证　头痛、眩晕、目翳、耳鸣、耳聋、咽喉肿痛等。

2. 热病。

3. 神志病　癫、狂、痫等。

4. 经脉循行部位的其他病证　肩臂酸痛、肘臂疼痛、颈项强痛、小指麻木疼痛等。

◎ 要点三　常用腧穴的定位、主治要点和操作

1. 少泽 Shàozé（SI 1）　井穴

【定位】在手指，小指末节尺侧，指甲根角侧上方0.1寸（指寸）。

【主治】①肩臂后侧痛、小指麻木疼痛等上肢病证；②乳痈、乳少、产后缺乳等乳房病证；③昏迷、癫狂等神志病证；④头痛、咽喉肿痛、目翳、胬肉攀睛、耳聋、耳鸣等头面五官病证。

【操作】斜刺0.1寸或点刺出血。孕妇慎用。

2. 后溪 Hòuxī（SI 3）　输穴；八脉交会穴，通督脉

【定位】在手内侧，第5掌指关节尺侧近端赤白肉际凹陷中。

【主治】①头项强痛、腰背痛、手指及肘臂挛痛等痛证；②耳聋、目赤、咽喉肿痛等五官病证；③癫、狂、痫等神志病证；④疟疾。

【操作】直刺0.5~1寸。治手指挛痛可透刺合谷穴。

3. 养老 Yǎnglǎo（SI 6）　郄穴

【定位】在前臂后区，腕背横纹上1寸，尺骨头桡侧凹陷中。

【主治】①肩、背、肘、臂酸痛，项强等经脉循行所过部位病证；②急性腰痛；③目视不明。

【操作】直刺或斜刺0.5~0.8寸。

4. 天宗 Tiānzōng（SI 11）

【定位】在肩胛区，肩胛冈中点与肩胛骨下角连线的上1/3与下2/3交点凹陷中。

【主治】①肩胛疼痛；②气喘；③乳痈、乳癖等乳房病证。

【操作】直刺或斜刺0.5~1寸。遇到阻力不可强行进针。

5. 听宫 Tīnggōng（SI 19）

【定位】在面部，耳屏正中与下颌骨髁状突之间的凹陷中。

【主治】①耳鸣、耳聋、聤耳等耳部病证；②面痛、齿痛等口面病证；③癫、狂、痫等神志病证。

【操作】微张口，直刺0.5~1.0寸。

第十三单元 足太阳膀胱经、腧穴

◎ 要点一 经脉循行

足太阳膀胱经，起始于内眼角，向上过额部，与督脉交会于头顶。其支脉，从头顶分出到耳上角。其直行经脉，从头顶入颅内络脑，再浅出沿枕项部下行，从肩胛内侧脊柱两旁下行到达腰部，进入脊旁肌肉，入内络于肾，属于膀胱。一支脉从腰中分出，向下夹脊旁，通过臀部，进入腘窝中；一支脉从左右肩胛内侧分别下行，穿过脊旁肌肉，经过髋关节部，沿大腿外侧后缘下行，会合于腘窝内，向下通过腓肠肌，出外踝的后方，沿第5跖骨粗隆，至小趾的外侧末端。

◎ 要点二 主治概要

1. **脏腑病证** 背部第一侧线的背俞穴及第二侧线的腧穴，主治与其相关的脏腑病证和有关的组织器官病证。

2. **神志病证** 癫、狂、痫等。

3. **头面五官病证** 头痛、鼻塞、鼻衄、目视不明等。

4. **经脉循行部位的其他病证** 项、背、腰、下肢痹痛等。

◎ 要点三 常用腧穴的定位、主治要点和操作

1. 睛明 Jīngmíng（BL 1）

【定位】在面部，目内眦内上方眶内侧壁凹陷中。

【主治】①目赤肿痛、流泪、视物不明、目眩、近视、夜盲、色盲、目翳等眼病；②急性腰痛、坐骨神经痛；③心悸、怔忡等心疾。

【操作】嘱患者闭目，医者左手轻推眼球向外侧固定，右手缓慢进针，紧靠眶缘直刺0.5~1寸。遇到阻力时，不宜强行进针，应改变进针方向或退针。不捻转，不提插（或只轻微地捻转和提插）。出针后按压针孔片刻，以防出血。针具宜细，消毒宜严。禁灸。

2. 攒竹 Cuánzhú（BL 2）

【定位】在面部，眉头凹陷中，额切迹处。

【主治】①头痛、面痛、眉棱骨痛、面瘫等头面病证；②眼睑𥆧动、眼睑下垂、目视不明、流泪、目赤肿痛等眼疾；③呃逆；④急性腰扭伤。

【操作】可向眉中或向眼眶内缘平刺或斜刺0.5~0.8寸，或直刺0.2~0.3寸。禁灸。

3. 肺俞 Fèishū（BL 13）　*肺之背俞穴*

【定位】在脊柱区，第3胸椎棘突下，后正中线旁开1.5寸。

【主治】①鼻塞、咳嗽、气喘、咯血等肺系病证；②骨蒸潮热、盗汗等阴虚病证；③背痛；④皮肤瘙痒，瘾疹。

【操作】斜刺0.5~0.8寸。热证宜点刺放血。

4. 心俞 Xīnshū（BL 15）　*心之背俞穴*

【定位】在脊柱区，第5胸椎棘突下，后正中线旁开1.5寸。

【主治】①心痛、惊悸、不寐、健忘、癫痫等心神病证；②胸闷、胸痛、咳嗽、吐血等胸肺病证；③遗精、白浊等男科病证；④盗汗。

【操作】斜刺0.5~0.8寸。

5. 膈俞 Géshū（BL 17） 八会穴之血会

【定位】在脊柱区，第7胸椎棘突下，后正中线旁开1.5寸。

【主治】①胃痛；②呕吐、呃逆、咳嗽、气喘等气逆之证；③贫血、吐血、便血等血证；④瘾疹、皮肤瘙痒等皮肤病证；⑤潮热、盗汗等阴虚证。

【操作】斜刺0.5~0.8寸。

6. 肝俞 Gānshū（BL 18） 肝之背俞穴

【定位】在脊柱区，第9胸椎棘突下，后正中线旁开1.5寸。

【主治】①胁痛、黄疸等肝胆病证；②目赤、目视不明、夜盲、迎风流泪等目疾；③眩晕，癫狂痫；④脊背痛，角弓反张，转筋。

【操作】斜刺0.5~0.8寸。

7. 脾俞 Píshū（BL 20） 脾之背俞穴

【定位】在脊柱区，第11胸椎棘突下，后正中线旁开1.5寸。

【主治】①腹胀、纳呆、呕吐、泄泻、痢疾、便血、多食善饥、身体消瘦等脾胃病证；②黄疸，水肿；③背痛。

【操作】斜刺0.5~0.8寸。

8. 肾俞 Shènshū（BL 23） 肾之背俞穴

【定位】在脊柱区，第2腰椎棘突下，后正中线旁开1.5寸。

【主治】①头晕、耳鸣、耳聋、慢性腹泻、气喘、腰酸痛、遗精、阳痿、不育等肾虚病证；②遗尿、癃闭等前阴病证；③月经不调、带下、不孕等妇科病证；④消渴。

【操作】直刺0.5~1寸。

9. 大肠俞 Dàchángshū（BL 25） 大肠之背俞穴

【定位】在脊柱区，第4腰椎棘突下，后正中线旁开1.5寸。

【主治】①腰痛；②腹胀、泄泻、便秘等肠腑病证。

【操作】直刺0.8~1.2寸。

10. 次髎 Cìliáo（BL 32）

【定位】在骶区，正对第2骶后孔中。

【主治】①月经不调、痛经、阴挺、带下等妇科病证；②遗精、阳痿等男科病证；③小便不利、癃闭、遗尿、疝气等前阴病证；④腰骶痛，下肢痿痹。

【操作】直刺1~1.5寸。

11. 委中 Wěizhōng（BL 40） 合穴；膀胱下合穴

【定位】在膝后区，腘横纹中点。

【主治】①腰背痛、下肢痿痹等；②急性腹痛、急性吐泻等急症；③癃闭、遗尿等泌尿系病证；④丹毒、瘾疹、皮肤瘙痒、疔疮等血热病证。

【操作】直刺1~1.5寸，或用三棱针点刺腘静脉出血。针刺不宜过快，过强、过深，以免损伤血管和神经。

12. 承山 Chéngshān（BL 57）

【定位】在小腿后区，腓肠肌两肌腹与肌腱交角处。

【主治】①腰腿拘急、疼痛；②痔疾，便秘；③腹痛，疝气。

【操作】直刺1~2寸。不宜过强地刺激，以免引起腓肠肌痉挛。

13. 昆仑 Kūnlún（BL 60） 经穴

【定位】在踝区，外踝尖与跟腱之间的凹陷中。

【主治】①后头痛、目眩、项强等头项病证；②腰骶疼痛，足踝肿痛；③癫痫；④滞产。

【操作】直刺0.5~0.8寸。孕妇禁用，经期慎用。

14. 申脉 Shēnmài（BL 62） 八脉交会穴，通阳跷脉；足太阳经与阳跷脉的交会穴

【定位】在踝区，外踝尖直下，外踝下缘与跟骨之间凹陷中。

【主治】①头痛、眩晕等头部疾病；②癫、狂、痫等神志病证；③嗜睡、不寐等眼睛开合不利病证；④腰腿酸痛，下肢运动不利。

【操作】直刺0.3~0.5寸。

15. 至阴 Zhìyīn（BL 67） 井穴

【定位】在足趾，小趾末节外侧，趾甲根角侧后方0.1寸（指寸）。

【主治】①胎位不正、滞产、胞衣不下等胎产病证；②头痛、目痛、鼻塞、鼻衄等头面五官病证。

【操作】浅刺0.1寸。胎位不正用灸法。

第十四单元 足少阴肾经、腧穴

◎ 要点一 经脉循行

足少阴肾经，起于足小趾下，斜走足心，行舟骨粗隆下，经内踝的后方，向下进入足跟中，沿小腿内侧上行，经腘窝内侧，沿大腿内侧后缘上行，贯脊柱，属于肾，络于膀胱（有穴通路还出于前，从横骨穴处上行于腹部前正中线旁0.5寸，胸部前正中线旁2寸，止于锁骨下缘俞府穴处）。其直行支脉，从肾脏向上经过肝、膈，进入肺脏，沿着喉咙，夹舌根旁；另一支脉，从肺分出，联络心，流注于胸中。

◎ 要点二 主治概要

1. 头及五官病证 头痛、目眩、咽喉肿痛、齿痛、耳聋、耳鸣等。

2. 妇科病证，前阴病证 月经不调、遗精阳痿、小便频数等。

3. 经脉循行部位的其他病证 下肢厥冷、内踝肿痛等。

◎ 要点三 常用腧穴的定位、主治要点和操作

1. 涌泉 Yǒngquán（KI 1） 井穴

【定位】在足底，屈足卷趾时足心最凹陷中。

【主治】①昏厥、中暑、小儿惊风等急症；②癫狂痫、头痛、头晕、目眩、失眠等神志病证；③咽喉肿痛、喉痹、失音等头面五官病证；④大便难、小便不利等前后二阴病证；⑤足心热；⑥奔豚气。

【操作】直刺0.5~1.0寸。针刺时要防止刺伤足底动脉弓。临床常用灸法或药物贴敷。

2. 太溪 Tàixī（KI 3） 输穴；原穴

【定位】在踝区，内踝尖与跟腱之间的凹陷中。

【主治】①头晕目眩、不寐、健忘、遗精、阳痿、月经不调等肾虚证；②咽喉肿痛、齿痛、耳聋、耳鸣等阴虚性五官病证；③咳喘、胸痛、咳血等肺系病证；④消渴，小便频数，便秘；⑤腰脊痛，足跟痛，下肢厥冷。

【操作】直刺0.5~0.8寸。

3. 照海 Zhàohǎi（KI 6） 八脉交会穴，通阴跷脉

【定位】在踝区，内踝尖下1寸，内踝下缘边际凹陷中。

【主治】①月经不调、痛经、阴痒、赤白带下等妇科病证；②癫痫、不寐、嗜卧、癔症等神志病证；③咽喉干痛，目赤肿痛；④小便频数，癃闭；⑤便秘。

【操作】直刺0.5~0.8寸。

4. 复溜 Fùliū（KI 7） 经穴

【定位】在小腿内侧，内踝尖上2寸，跟腱前缘。

【主治】①腹胀，泄泻，癃闭，水肿；②盗汗、汗出不止或热病无汗等津液输布失调病证；③下肢瘫痪，腰脊强痛。

【操作】直刺0.5~1寸。

第十五单元　手厥阴心包经、腧穴

◎ 要点一　经脉循行

手厥阴心包经，起于胸中，属心包络，向下经过横膈自胸至腹依次联络上、中、下三焦。其支脉，从胸部向外侧循行，至腋下3寸处，再向上抵达腋部，沿上臂内侧下行于手太阴、手少阴经之间，进入肘中，再向下到前臂，沿两筋之间，进入掌中，循行至中指的末端。一支脉从掌中分出，沿无名指到指端。

◎ 要点二　主治概要

1. **心胸、神志病证**　心痛、心悸、心烦、胸闷、癫狂痫等。
2. **胃腑病证**　胃痛、呕吐等。
3. **经脉循行部位的其他病证**　上臂内侧痛、肘臂挛麻、腕痛、掌中热等。

◎ 要点三　常用腧穴的定位、主治要点和操作

1. **曲泽 Qūzé（PC 3）　合穴**

【定位】在肘前区，肘横纹上，肱二头肌腱的尺侧缘凹陷中。

【主治】①心痛、心悸、善惊等心疾；②胃痛、呕吐、泄泻等胃腑热性病证；③热病，中暑；④肘臂挛痛，上肢颤动。

【操作】直刺1~1.5寸；或三棱针点刺出血。

2. **郄门 Xìmén（PC 4）　郄穴**

【定位】在前臂前区，腕掌侧远端横纹上5寸，掌长肌腱与桡侧腕屈肌腱之间。

【主治】①心痛、心悸、心烦、胸痛等心胸病证；②咳血、呕血、衄血等血证；③疔疮；④癫痫。

【操作】直刺0.5~1寸。

3. **内关 Nèiguān（PC 6）　络穴；八脉交会穴，通阴维脉**

【定位】在前臂前区，腕掌侧远端横纹上2寸，掌长肌腱与桡侧腕屈肌腱之间。

【主治】①心痛、心悸、胸闷等心胸病证；②胃痛、呕吐、呃逆等胃腑病证；③不寐、郁病、癫狂痫等神志病证；④中风，眩晕，偏头痛；⑤胁痛，胁下痞块，肘臂挛痛。

【操作】直刺0.5~1寸。注意穴位深层有正中神经。

4. **劳宫 Láogōng（PC 8）　荥穴**

【定位】在掌区，横平第3掌指关节近端，第2、3掌骨之间偏于第3掌骨。简便取穴：半握拳，中指尖下是穴。

【主治】①中风昏迷、中暑等急症；②心痛、烦闷等心疾；③癫狂痫等神志病证；④口疮，口臭；⑤鹅掌风。

【操作】直刺0.3~0.5寸。为急救要穴之一。

第十六单元　手少阳三焦经、腧穴

◎ 要点一　经脉循行

手少阳三焦经，起于无名指尺侧末端，向上经小指与无名指之间、手腕背侧，上达前臂外侧，沿桡骨和尺骨之间，过肘尖，沿上臂外侧上行至肩部，交出足少阳经之后，进入缺盆部，分布于胸中，散络于心包，向下通过横膈，从胸至腹，依次属上、中、下三焦。其支脉，从胸中分出，进入缺盆部，上行经颈项旁，经耳后直上，到达额角，再下行至面颊部，到达眼眶下部。另一支脉，从耳后分出，进入耳中，再浅出到耳

前，经上关、面颊到目外眦。

◎ 要点二 主治概要

1. 头面五官病证 头、目、耳、颊、咽喉病等。

2. 热病。

3. 经脉循行部位的其他病证 胸胁痛，肩臂外侧痛，上肢挛急、麻木、不遂等。

◎ 要点三 常用腧穴的定位、主治要点和操作

1. 中渚 Zhōngzhǔ（TE 3） 输穴

【定位】在手背，第4、5掌骨间，第4掌指关节近端凹陷中。

【主治】①手指屈伸不利，肘臂肩背痛；②头痛、耳鸣、耳聋、聤耳、耳痛、目赤、咽喉肿痛等头面五官病证；③热病，疟疾。

【操作】直刺0.3~0.5寸。

2. 外关 Wàiguān（TE 5） 络穴；八脉交会穴，通阳维脉

【定位】在前臂后区，腕背侧远端横纹上2寸，尺骨与桡骨间隙中点。

【主治】①耳鸣、耳聋、聤耳、耳痛、目赤肿痛、目生翳膜、目眩、咽喉肿痛、口噤、口㖞、齿痛、面痛等头面五官病证；②头痛、颈项及肩部疼痛，胁痛，上肢痹痛；③热病，疟疾，伤风感冒；④瘰疬。

【操作】直刺0.5~1.0寸。

3. 支沟 Zhīgōu（TE 6） 经穴

【定位】在前臂后区，腕背侧远端横纹上3寸，尺骨与桡骨间隙中点。

【主治】①便秘；②热病；③耳鸣、耳聋、咽喉肿痛、暴喑、头痛等头面五官病证；④肘臂痛，胁肋痛，落枕；⑤瘰疬。

【操作】直刺0.5~1.0寸。

4. 肩髎 Jiānliáo（TE 14）

【定位】在三角肌区，肩峰角与肱骨大结节两骨间凹陷中。

【主治】①肩臂挛痛，不遂；②风疹。

【操作】直刺0.8~1.5寸。

5. 翳风 Yìfēng（TE 17） 手、足少阳经的交会穴

【定位】在颈部，耳垂后方，乳突下端前方凹陷中。

【主治】①耳鸣、耳聋、聤耳等耳病；②眼睑瞤动、颊肿、口㖞、牙关紧闭、齿痛等面口病证；③瘰疬。

【操作】直刺0.5~1.0寸。

6. 丝竹空 Sīzhúkōng（TE 23） 手、足少阳经的交会穴

【定位】在面部，眉梢凹陷中。

【主治】①头痛、眩晕、目赤肿痛、眼睑瞤动、视物不清等头目病证；②癫痫；③齿痛，牙关拘急，口㖞。

【操作】平刺0.3~0.5寸；不灸。

第十七单元 足少阳胆经、腧穴

◎ 要点一 经脉循行

足少阳胆经，起于目外眦，上行额角部，下行至耳后，沿颈项部至肩上，下入缺盆。耳部分支，从耳后进入耳中，出走耳前到目外眦后方。外眦部支脉，从目外眦下走大迎，会合于手少阳经到达目眦下，行经颊车，由颈部下行，与前脉在缺盆部会合，再向下进入胸中，穿过横膈，络肝，属胆，再沿胁肋内下行至腹股沟动脉部，经过外阴部毛际横行入髋关节部。其直行经脉从缺盆下行，经腋部、侧胸部、胁肋部，再下行与前脉会合于髋关节部，再向下沿着大腿外侧、膝外缘下行，经腓骨之前，至外踝前，沿足背部，止于第4趾外侧端。足背部分支，从足背上分出，沿第1、2跖骨间，出于大趾

端，穿过趾甲，出趾背毫毛部。

◎ 要点二 主治概要

1. 头面五官病证 侧头、目、耳、咽喉病等。

2. 肝胆病证 黄疸、口苦、胁痛等。

3. 神志病证 癫狂等。

4. 热病。

5. 经脉循行部位的其他病证 胁肋痛，下肢痹痛、麻木、不遂等。

◎ 要点三 常用腧穴的定位、主治要点和操作

1. 阳白 Yángbái（GB 14） 足少阳经与阳维脉的交会穴

【定位】在头部，眉上1寸，瞳孔直上。

【主治】①头痛，眩晕；②视物模糊、目痛等目疾；③眼睑瞤动、眼睑下垂等目疾。

【操作】平刺0.3~0.5寸。

2. 风池 Fēngchí（GB 20） 足少阳经与阳维脉的交会穴

【定位】在颈后区，枕骨之下，胸锁乳突肌上端与斜方肌上端之间的凹陷中。

【主治】①中风、头痛、眩晕、不寐、癫痫等内风所致病证；②恶寒发热、口眼㖞斜等外风所致病证；③目赤肿痛、视物不明、鼻塞、鼻衄、鼻渊、耳鸣、咽喉肿痛等五官病证；④颈项强痛。

【操作】向鼻尖方向斜刺0.8~1.2寸。

3. 肩井 Jiānjǐng（GB 21） 手、足少阳经与阳维脉的交会穴

【定位】在肩胛区，第7颈椎棘突与肩峰最外侧点连线的中点。

【主治】①头痛、眩晕、颈项强痛等头项部病证；②肩背疼痛，上肢不遂；③瘰疬；④乳痈、乳少、难产、胞衣不下等妇科病证。

【操作】直刺0.3~0.5寸，切忌深刺、捣刺。孕妇禁用。

4. 环跳 Huántiào（GB 30） 足少阳经与足太阳经的交会穴

【定位】在臀区，股骨大转子最凸点与骶管裂孔连线的外1/3与内2/3交点处。

【主治】①下肢痿痹，半身不遂，腰腿痛；②风疹。

【操作】直刺2~3寸。

5. 风市 Fēngshì（GB 31）

【定位】在股部，髌底上7寸；直立垂手，掌心贴于大腿时，中指尖所指凹陷中，髂胫束后缘。

【主治】①下肢痿痹；②遍身瘙痒。

【操作】直刺1~2寸。

6. 阳陵泉 Yánglíngquán（GB 34） 合穴；胆下合穴；八会穴之筋会

【定位】在小腿外侧，腓骨头前下方凹陷中。

【主治】①黄疸、口苦、呕吐、胁痛等胆腑病证；②下肢痿痹、膝髌肿痛、肩痛等筋病；③小儿惊风；④脚气。

7. 悬钟 Xuánzhōng（GB 39） 八会穴之髓会

【定位】在小腿外侧，外踝尖上3寸，腓骨前缘。

【主治】①中风、颈椎病、腰椎病等骨、髓病；②颈项强痛，偏头痛，咽喉肿痛；③胸胁胀痛；④下肢痿痹，脚气。

【操作】直刺0.5~0.8寸。

8. 丘墟 Qiūxū（GB 40） 原穴

【定位】在踝区，外踝的前下方，趾长伸肌腱的外侧凹陷中。

【主治】①偏头痛，胸胁胀痛；②下肢痿痹，外踝肿痛，足下垂，脚气；③疟疾。

【操作】直刺0.5~0.8寸。

9. 足临泣 Zúlínqì（GB 41） 输穴；八脉交会穴，通带脉

【定位】在足背，第4、5跖骨底结合部的前方，第5趾长伸肌腱外侧凹陷中。

【主治】①偏头痛、眩晕、目赤肿痛、目涩、耳鸣、耳聋等头面五官病证；②乳痈、乳胀、月经不调等妇科病证；③胁肋胀痛，足跗肿痛；④瘰疬；⑤疟疾。

【操作】直刺0.3~0.5寸。

第十八单元 足厥阴肝经、腧穴

要点一 经脉循行

足厥阴肝经，起于足大趾背毫毛部，沿足背经内踝前上行，至内踝上8寸处交于足太阴经之后，上经腘窝内缘，沿大腿内侧，上入阴毛中，环绕阴器；再上行抵达小腹，夹胃，属于肝，络于胆；再上行通过横膈，分布于胁肋部；继续上行经喉咙的后面，上入鼻咽部，连目系，从额部浅出，与督脉在颠顶部相会。其支脉，从目系下循面颊，环绕唇内。另一支脉，从肝部分出，穿过横膈，注于肺。

要点二 主治概要

1. **肝胆病证** 黄疸、胸胁胀痛、呕逆、中风、头痛、眩晕、惊风等。

2. **妇科病和前阴病证** 月经不调、痛经、崩漏、带下、遗尿、小便不利等。

3. **经脉循行部位的其他病证** 下肢痹痛、麻木、不遂等。

要点三 常用腧穴的定位、主治要点和操作

1. 大敦 Dàdūn（LR 1） 井穴

【定位】在足趾，大趾末节外侧，趾甲根角侧后方0.1寸（指寸）。

【主治】①疝气，少腹痛；②遗尿、癃闭、淋证等泌尿系病证；③月经不调、经闭、崩漏、阴挺等妇科病证；④癫痫。

【操作】浅刺0.1~0.2寸，或点刺出血。

2. 行间 Xíngjiān（LR 2） 荥穴

【定位】在足背，第1、2趾之间，趾蹼缘后方赤白肉际处。

【主治】①头痛、目眩、目赤肿痛、青盲、口㖞等头面五官热性病证；②月经过多、崩漏、痛经、经闭、带下等妇科病证；③阴中痛，疝气；④小便不利，癃闭，尿痛；⑤胁痛，黄疸。

【操作】直刺0.5~0.8寸。

3. 太冲 Tàichōng（LR 3） 输穴；原穴

【定位】在足背，第1、2跖骨间，跖骨底结合部前方凹陷中，或触及动脉搏动处。

【主治】①中风、癫狂痫、头痛、眩晕、口眼㖞斜、小儿惊风等内风所致病证；②目赤肿痛、口㖞、青盲、咽喉干痛、耳鸣、耳聋等头面五官热性病证；③月经不调、崩漏、痛经、难产等妇科病证；④黄疸、胁痛、腹胀、呕逆等肝胃病证；⑤下肢痿痹，足跗肿痛。

【操作】直刺0.5~1寸。

4. 期门 Qīmén（LR 14） 肝募穴；足厥阴经与足太阴经的交会穴

【定位】在胸部，第6肋间隙，前正中线旁开4寸。

【主治】①胸胁胀痛；②腹胀、呃逆、吞酸等肝胃病证；③郁病，奔豚气；④乳痈。

【操作】斜刺0.5~0.8寸。

第十九单元 督脉、腧穴

要点一 经脉循行

督脉，起于小腹内，下行于会阴部，向后从尾骨端上行脊柱的内部，上达项后风府，进入脑内，上行至颠顶，沿前额下行鼻柱，止于上唇系带处。

要点二 主治概要

1. **脏腑病证** 胸背腰段的腧穴主治与其相

关的脏腑病证和有关的组织器官病证。

2. **神志病** 癫狂痫等。

3. **热病**。

4. **头面五官病证** 头痛、口㖞、面肿等。

5. **经脉循行部位的其他病证** 腰骶、背项疼痛等。

◎ 要点三 常用腧穴的定位、主治要点和操作

1. **腰阳关 Yāoyángguān（GV 3）**

【定位】在脊柱区，第4腰椎棘突下凹陷中，后正中线上。

【主治】①月经不调、带下等妇科病证；②遗精、阳痿等男科病证；③腰骶疼痛，下肢痿痹。

【操作】直刺或向上斜刺0.5~1寸。

2. **大椎 Dàzhuī（GV 14）** 督脉与足三阳经的交会穴

【定位】在脊柱区，第7颈椎棘突下凹陷中，后正中线上。

【主治】①恶寒发热、疟疾等外感病证；②热病，骨蒸潮热；③咳嗽、气喘等肺气失于宣降证；④癫狂痫、小儿惊风等神志病证；⑤风疹、痤疮等皮肤疾病；⑥项强、脊痛等脊柱病证。

【操作】直刺或向上斜刺0.5~1寸。

3. **哑门 Yǎmén（GV 15）** 督脉与阳维脉的交会穴

【定位】在颈后区，第2颈椎棘突上际凹陷中，后正中线上。

【主治】①暴喑，舌强不语，聋哑；②癫狂痫、癔症等神志病证；③头痛，项强。

【操作】伏案正坐位，头微前倾，项肌放松，向下颌方向缓慢刺入0.5~1寸。不可向上斜刺或深刺，以免刺入枕骨大孔，伤及延髓。

4. **百会 Bǎihuì（GV 20）** 督脉与足太阳经的交会穴

【定位】在头部，前发际正中直上5寸。

【主治】①晕厥、中风、失语、痴呆等脑病；②癫狂、不寐、健忘等神志病；③头风、巅顶痛、眩晕、耳鸣等头面病证；④脱肛、阴挺、胃下垂等气虚下陷证。

【操作】平刺0.5~0.8寸，升阳固脱多用灸法。

5. **水沟 Shuǐgōu（GV 26）** 督脉与手、足阳明经的交会穴

【定位】在面部，人中沟的上1/3与中1/3交点处。

【主治】①昏迷、晕厥、中风、中暑、脱证等急症，为急救要穴之一；②癫狂痫、癔症、急慢惊风等神志病；③闪挫腰痛，脊背强痛；④口㖞、面肿、鼻塞、牙关紧闭等头面五官病证。

【操作】向上斜刺0.3~0.5寸，强刺激；或指甲按掐。

6. **印堂 Yìntáng（GV 29）**

【定位】在头部，两眉毛内侧端中间的凹陷中。

【主治】①不寐、健忘、痴呆、痫证、小儿惊风等神志病；②头痛、眩晕、鼻渊、鼻衄、鼻鼽等头面五官病证；③小儿惊风，产后血晕，子痫。

【操作】平刺0.3~0.5寸，或三棱针点刺出血。

第二十单元 任脉、腧穴

◎ 要点一 经脉循行

任脉，起于小腹内，下出于会阴部，向前上行于阴毛部，循腹沿前正中线上行，经关元等穴至咽喉，再上行环绕口唇，经面部进入目眶下，联系于目。

◎ 要点二 主治概要

1. **脏腑病** 腹部、胸部相关脏腑病。
2. **妇科病、男科病及前阴病** 月经不调、痛经、带下、遗精、阳痿、遗尿、小便不利等。
3. **神志病** 癫痫、失眠等。
4. **虚证** 部分腧穴具有强壮作用，主治各种虚证、虚劳、虚脱等。
5. **经脉循行部位的其他病证** 颈、头、胸、腹的局部病证。

◎ 要点三 常用腧穴的定位、主治要点和操作

1. **中极 Zhōngjí（CV 3）** 膀胱之募穴；任脉与足三阴经的交会穴

【定位】在下腹部，脐中下4寸，前正中线上。

【主治】①遗尿、癃闭、尿频、尿急等泌尿系病证；②遗精、阳痿、不育等男科病证；③崩漏、月经不调、痛经、经闭、不孕、带下病等妇科病证。

【操作】直刺1~1.5寸，应在排尿后针刺，以免伤及深部膀胱。孕妇慎用。

2. **关元 Guānyuán（CV 4）** 小肠之募穴；任脉与足三阴经的交会穴

【定位】在下腹部，脐中下3寸，前正中线上。

【主治】①中风脱证、虚劳羸瘦、脱肛、阴挺等元气虚损所致病证；②遗精、阳痿、早泄、不育等男科病证；③崩漏、月经不调、痛经、闭经、不孕、带下等妇科病证；④遗尿、癃闭、尿频、尿急等泌尿系病证；⑤腹痛、泄泻、脱肛、便血等肠腑病证；⑥保健要穴。

【操作】直刺1~1.5寸，应在排尿后针刺，以免伤及深部膀胱。孕妇慎用。

3. **气海 Qìhǎi（CV 6）**

【定位】在下腹部，脐中下1.5寸，前正中线上。

【主治】①中风脱证、虚劳羸瘦、脱肛、阴挺等气虚证；②遗精、阳痿、疝气、不育等男科病证；③崩漏、月经不调、痛经、经闭、不孕、带下等妇科病证；④遗尿、癃闭等泌尿系病证；④水谷不化、绕脐疼痛、便秘、泄泻等肠腑病证；⑤保健要穴。

【操作】直刺1~1.5寸，孕妇慎用。

4. **神阙 Shénquè（CV 8）**

【定位】在脐区，脐中央。

【主治】①中风脱证、虚脱、脱肛、阴挺、胃下垂等元气虚损；②腹胀、腹痛、肠鸣、泄泻、痢疾、便秘、水肿等脾肾虚损所致病证；③保健要穴。

【操作】此穴禁针，多用艾条灸或隔盐灸。

5. **中脘 Zhōngwǎn（CV 12）** 胃之募穴；八会穴之腑会；任脉与手少阳经、手太阳经、足阳明经的交会穴

【定位】在上腹部，脐中上4寸，前正中线上。

【主治】①胃痛、呕吐、完谷不化、食欲不振、腹胀、泄泻、小儿疳积等脾胃病证；②癫痫、不寐等神志病；③黄疸。

【操作】直刺1~1.5寸。

6. **膻中 Dànzhōng（CV 17）** 心包之募穴；八会穴之气会

【定位】在胸部，横平第4肋间隙，前正中线上。

【主治】①咳嗽、气喘、胸闷等胸肺气机不畅病证；②心痛、心悸等心疾；③产后乳少、乳痈、乳癖等乳病；④呕吐、呃逆等胃气上逆证。

【操作】直刺0.3~0.5寸，或平刺。

7. **廉泉 Liánquán（CV 23）** 任脉与阴维脉的交会穴

【定位】在颈前区，喉结上方，舌骨上缘凹陷中，前正中线上。

【主治】中风舌强不语、舌缓流涎、舌下肿痛、咽喉肿痛、暴喑、吞咽困难、喉痹等咽喉口舌病证。

【操作】向舌根斜刺0.5~0.8寸。

8. 承浆 Chéngjiāng（CV 24） 任脉与督脉及手、足阳明经的交会穴

【定位】在面部，颏唇沟的正中凹陷处。

【主治】①口喎、流涎、齿龈肿痛、口舌生疮等面口舌病证；②癫狂；③暴喑。

【操作】斜刺 0.3~0.5 寸。

第二十一单元　奇　穴

◎ 要点　常用奇穴的定位、主治要点和操作

1. 四神聪 Sìshéncōng（EX-HN 1）

【定位】在头部，百会前后左右各旁开 1 寸，共 4 穴。

【主治】①头痛、眩晕、健忘等头脑病证；②不寐、癫痫等神志病证。

【操作】平刺 0.5~0.8 寸。

2. 太阳 Tàiyáng（EX-HN 4）

【定位】在头部，眉梢与目外眦之间，向后约一横指的凹陷中。

【主治】①头痛；②目赤肿痛，眼睑瞤动，色盲；③面瘫。

【操作】直刺 0.3~0.5 寸，或点刺出血。

3. 夹脊 Jiájǐ（EX-B 2）

【定位】在脊柱区，第 1 胸椎至第 5 腰椎棘突下两侧，后正中线旁开 0.5 寸，一侧 17 穴。

【主治】上背部的夹脊穴治疗心肺及上肢病证，下背部的夹脊穴治疗胃肠病证，腰部的夹脊穴治疗腰腹及下肢病证。

【操作】直刺 0.5~1 寸，或梅花针叩刺。

4. 外劳宫 Wàiláogōng（EX-UE 8）

【定位】在手背，第 2、3 掌骨间，掌指关节后 0.5 寸（指寸）凹陷中。

【主治】①落枕；②手背红肿，手指麻木；③脐风。

【操作】直刺 0.5~0.8 寸。

5. 十宣 Shíxuān（EX-UE 11）

【定位】在手指，十指尖端，距指甲游离缘 0.1 寸（指寸），左右共 10 穴。

【主治】①中风、昏迷、晕厥等神志病；②中暑、高热等急症；③咽喉肿痛；④手指麻木。

【操作】直刺 0.1~0.2 寸，或点刺出血。

6. 内膝眼 Nèixīyǎn（EX-LE 5）

【定位】在膝部，髌韧带内侧凹陷处的中央。

【主治】①膝痛，腿痛。②脚气等下肢病证。

【操作】向膝中斜刺 0.5~1 寸，或透刺对侧膝眼。

7. 胆囊 Dǎnnáng（EX-LE 6）

【定位】在小腿外侧，腓骨小头直下 2 寸。

【主治】①胁痛、胆道蛔虫症等胆道病证；②下肢痿痹。

【操作】直刺 1~1.5 寸。

8. 阑尾 Lánwěi（EX-LE 7）

【定位】在小腿外侧，髌韧带外侧凹陷下 5 寸，胫骨前嵴外一横指（中指）。

【主治】①腹痛，胃痛，消化不良；②下肢痿痹。

【操作】直刺 1~1.5 寸。

第二十二单元 毫针刺法

细目一 针刺准备

◎ 要点一 消毒

针刺前要注意做好消毒工作，包括针具消毒、医生手指消毒、针刺部位消毒和治疗室内消毒。

1. 针具消毒

（1）高压蒸汽灭菌法 将毫针等针具用布包好，放在高压蒸汽锅内灭菌。一般在98~147kPa的压强、115℃~123℃的高温下，保持30分钟以上。

（2）药液浸泡消毒法 将针具放入75%酒精内浸泡30~60分钟，取出用无菌巾或无菌棉球擦干后使用。也可置于器械消毒液内浸泡，如"84"消毒液，按规定浓度和时间进行浸泡消毒。直接和毫针接触的针盘、针管、针盒、镊子等，可用戊二醛溶液（保尔康）浸泡10~20分钟。

（3）煮沸消毒法 将毫针等器具用纱布包扎后，放在盛有清水的容器内，加温煮沸。一般在水沸后再煮15~20分钟，可达到消毒目的。

2. 医生手指消毒 在针刺前，医者应先用肥皂水将手洗刷干净，手干后再用75%酒精棉球擦拭，方可持针操作。持针施术时，如操作需要触及针身时，应注意接触手指的消毒。

3. 针刺部位消毒 在穴位皮肤用75%酒精棉球擦拭消毒，或先用2%碘酊涂擦，稍干后，再用75%酒精棉球擦拭脱碘。擦拭时应从腧穴部位的中心点向外绕圈消毒。

4. 治疗室内消毒 包括治疗台上的床垫、枕巾、毛毯、垫席等物品，要按时换洗晾晒。治疗室也应定期消毒净化，保持空气流通，环境卫生洁净。

◎ 要点二 体位

临床上针刺的常用体位主要有以下几种：

1. **仰卧位** 适宜于取头、面、胸、腹部腧穴和上下肢部分腧穴。

2. **侧卧位** 适宜于取身体侧面少阳经腧穴和上、下肢部分腧穴。

3. **俯卧位** 适宜于取头、项、背、腰骶部腧穴和下肢背侧及上肢部分腧穴。

4. **仰靠坐位** 适宜于取前头、颜面和颈前等部位的腧穴。

5. **俯伏坐位** 适宜于取后头和项、背部的腧穴。

6. **侧伏坐位** 适宜于取头部的一侧、面颊及耳前后部位的腧穴。

对初诊、精神紧张或年老、体弱、病重的患者，应尽量采取卧位，以防患者感到疲劳或晕针；对患有严重心脏病和严重呼吸系统疾病的患者应慎用俯卧位。

细目二 进针方法

一般将持针的手称为"刺手"，辅助针刺的手称为"押手"。进针方法包括单手进针、双手进针、管针进针等方法。临床常用的双手进针法主要有以下几种：

◎ 要点一 指切进针法

又称爪切进针法，用押手拇指或食指端切按在腧穴位置的旁边，刺手持针，紧靠手指甲面将针刺入腧穴。本法适用于短针的进针。

◎ 要点二 夹持进针法

又称骈指进针法，即用押手拇、食二指持捏无菌干棉球，夹住针身下端，将针尖固定在所刺腧穴的皮肤表面位置，刺手捻动针柄，将针刺入腧穴。本法适用于长针的进针。

◎ 要点三　舒张进针法

用押手拇、食二指将欲针刺腧穴部位的皮肤向两侧撑开，使皮肤绷紧，刺手持针，使针从押手拇、食二指的中间刺入。本法主要用于皮肤松弛部位腧穴的进针。

◎ 要点四　提捏进针法

用押手拇、食二指将欲针刺腧穴部位的皮肤提起，刺手持针，从捏起皮肤的上端将针刺入。本法主要用于皮肉浅薄部位腧穴的进针，如印堂穴。

细目三　针刺的方向、角度和深度

针刺的方向、角度和深度，是对毫针刺入皮下后的具体操作要求。

◎ 要点一　方向

针刺的方向是指针刺时针尖所朝的方向。针刺方向是否正确，是决定针刺疗效的因素之一。确定针刺的方向主要根据以下三个方面：

1. **依经脉循行定方向**　根据治疗需要使用的针刺补泻手法，采用顺经脉循行方向而刺的补法，或逆经脉循行方向而刺的泻法。如"迎随补泻"手法，补法针尖须与经脉循行的方向一致；泻法针尖则与经脉循行的方向相反。

2. **依腧穴位置定方向**　根据腧穴的局部解剖，针刺某些穴位时，必须朝向某一特定方向进针。如哑门穴，针尖应朝下颌方向缓慢刺入；廉泉穴，针尖应朝向舌根方向缓慢刺入；背部膀胱经第1侧线的腧穴，针尖一般朝向脊柱方向等。

3. **依病性定方向**　根据病位的深浅、病性的虚实，选择针尖朝向阳经刺或朝向阴经刺。

4. **依病位定方向**　为使针感达到病变所在的部位，即达到"气至病所"的目的，针尖应朝向病所。

◎ 要点二　角度

针刺角度是指针身与皮肤表面所形成的夹角。一般分为以下三种角度：

1. **直刺**　是针身与皮肤表面呈90°刺入。此法适用于人体大部分腧穴。

2. **斜刺**　是针身与皮肤表面约呈45°刺入。此法适用于皮肉浅薄处或内有重要脏器，或不宜直刺、深刺的腧穴。

3. **平刺**　也称横刺、沿皮刺。是针身与皮肤表面呈约15°或沿皮以更小的角度刺入。此法适用于皮薄肉少部位的腧穴，如头部的腧穴等。

◎ 要点三　深度

针刺的深度是指针身刺入人体内的深浅度数，针刺的深浅必须得当。临床上应结合患者的体质、年龄、病情、腧穴部位等具体情况加以确定。

1. **年龄**　年老体弱，气血衰退，小儿娇嫩，稚阴稚阳，均不宜深刺。中青年身强体壮者，可适当深刺。

2. **体质**　对形瘦体弱者，宜相应浅刺；形盛体强者，宜深刺。

3. **病情**　阳证、新病宜浅刺；阴证、久病宜深刺。

4. **病位**　在表、在肌肤宜浅刺；在里、在筋骨、在脏腑宜深刺。

5. **腧穴部位**　头面、胸腹及皮薄肉少处的腧穴宜浅刺；四肢、臀、腹及肌肉丰满处的腧穴可深刺。

另外，不同季节对针刺深浅的要求也不同，一般原则是春夏宜浅、秋冬宜深。

针刺的角度和深度相互关联，一般来说，深刺多用直刺，浅刺多用斜刺、平刺。

细目四　行针手法

◎ 要点　基本手法

行针的基本手法是毫针刺法的基本动作，主要有提插法、捻转法两种。

1. **提插法**　即将针刺入腧穴一定深度后，施以上提下插的操作手法。针由浅层向下刺入深层的操作谓之插，从深层向上引退至浅层的谓之提，如此反复地上下呈纵向运动的行针手法，即为提插法。提插幅度的大小、层次的变化、频率的快慢和操作时间的长短，应根据患者的体质、病情、腧穴部位和针刺目的等灵活掌握。

操作时，指力要均匀一致，幅度不宜过大，一般以3~5分为宜，频率不宜过快，每分钟60次左右，保持针身垂直，不改变针刺角度、方向。一般认为行针时提插的幅度大，频率快，刺激量就大；反之，提插的幅度小，频率慢，刺激量就小。

2. 捻转法 即将针刺入腧穴一定深度后，施向前向后捻转动作，使针在腧穴内反复前后来回旋转的行针手法。捻转角度的大小、频率的快慢、时间的长短等，需根据患者的体质、病情、腧穴的部位、针刺目的等具体情况而定。

操作时，指力要均匀，角度要适当，一般应掌握在180°~360°，不能单向捻针，否则针身易被肌纤维等缠绕，引起局部疼痛和导致滞针而使出针困难；频率快慢要一致；用力要均匀，勿时轻时重。一般认为捻转角度大，频率快，用力重，刺激量就大；反之，刺激量就小。

细目五 得 气

◎ **要点 得气的概念及临床意义**

1. 概念 得气古称"气至"，近又称"针感"，是指毫针刺入腧穴一定深度后，施以提插或捻转等行针手法，使针刺部位获得"经气"感应，谓之得气。

针下是否得气，可以从患者对针刺的感觉和反应、医者对刺手指下的感觉等两方面加以判断。当针刺得气时，患者的针刺部位有酸、麻、胀、重等自觉反应；有时可出现局部的热、凉、痒、痛、蚁行等感觉；或呈现沿着一定方向和部位的传导和扩散现象；少数患者还会出现循经性肌肤瞤动、震颤等反应；有的还可见到针刺腧穴部位的循经性皮疹带或红、白线状现象。当患者有自觉反应的同时，医者的刺手亦能体会到针下沉紧、涩滞或针体颤动等反应。若针刺后未得气，则患者无任何特殊感觉或反应，医者刺手亦感觉到针下空松、虚滑。"轻滑慢而未来，沉涩紧而已至……气之至也，如鱼吞钩饵之浮沉；气未至也，如闲处幽堂之深邃"（《标幽赋》）是对得气与否所作的形象描述。

2. 临床意义 得气是施行针刺产生治疗作用的关键，是判断患者经气盛衰、取穴准确与否的依据，是施行补泻手法的基础。得气与否、气至的迟速，不仅关系到针刺的治疗效果，而且可以借此窥测疾病的预后。《灵枢·九针十二原》之"刺之要，气至而有效"表明了针刺得气的重要意义。一般而言，得气迅速时，临床疗效较好；得气较慢时效果就差；若不得气时，就难以取效；若经反复施用各种候气、催气手法后，经气仍不至者，多属正气衰竭，预后极差；若初诊不得气或得气缓慢，经使用正确的针刺方法治疗之后，开始得气或得气较快，表示患者正气恢复，预后良好。《金针赋》所谓"气速效速，气迟效迟"即为此意。但也应当注意，得气的强弱也因人因病而异，如一般体弱者得气宜弱，健壮者得气宜强，痹证者宜针感强些，面肌痉挛宜针感弱些。

细目六 针刺补泻

目前临床常用的单式补泻手法如下。

◎ **要点一 捻转补泻**

1. 补法 针下得气后，捻转角度小，用力轻，频率慢，操作时间短，结合拇指向前、食指向后（左转用力为主）者为补法。

2. 泻法 针下得气后，捻转角度大，用力重，频率快，操作时间长，结合拇指向后、食指向前（右转用力为主）者为泻法。

◎ **要点二 提插补泻**

1. 补法 针下得气后，先浅后深，重插轻提，提插幅度小，频率慢，操作时间短者为补法。

2. 泻法 针下得气后，先深后浅，轻插重提，提插幅度大，频率快，操作时间长者为泻法。

◎ **要点三　平补平泻**

进针得气后，施行均匀的提插、捻转手法。

细目七　针刺异常情况

常见的针刺异常情况有以下几种：

◎ **要点一　晕针**

晕针是在针刺治疗中患者发生的晕厥现象。

1. 原因　患者体质虚弱，精神紧张，或疲劳、饥饿、大汗、大泻、大出血之后，或体位不当，或医者在针刺时手法过重等。

2. 现象　患者突然出现精神疲倦，头晕目眩，面色苍白，恶心欲吐，多汗，心慌，四肢发冷，血压下降，脉象沉细，甚则神志昏迷，仆倒在地，唇甲青紫，二便失禁，脉微细欲绝。

3. 处理　立即停止针刺，将针全部起出。使患者平卧，注意保暖。轻者仰卧片刻，给饮温开水或糖水后，即可恢复正常。重者在上述处理基础上，可刺人中、素髎、内关、足三里，灸百会、关元、气海等穴，即可恢复。若仍不省人事，呼吸细微，脉细弱者，应配合其他治疗或采用急救措施。

4. 预防　对于晕针应注重于预防，措施得当，晕针是可以避免的。对初次接受针刺治疗或精神过度紧张，身体虚弱者，应先做好解释安抚，消除对针刺的顾虑和恐惧，同时选择舒适的体位，最好采用卧位，选穴宜少，手法要轻；若饥饿、疲劳、大渴时，应在进食、休息、饮水后再行针刺；医者在针刺治疗过程中，要精神专一，注意观察患者的神色，询问其感觉，一旦有不适等晕针先兆，可及早采取处理措施，防患于未然。

◎ **要点二　滞针**

滞针是指在行针时或留针期间出现医者感觉针下涩滞，捻转、提插、出针均感困难，而患者则感觉痛剧的现象。

1. 原因　患者精神紧张，当针刺入腧穴后，局部肌肉强烈收缩，或行针手法不当，向单一方向捻针太过，以致肌肉组织缠绕针体而成滞针。若留针时间过长，有时也可出现滞针。

2. 现象　针在体内，捻转不动，提插、出针均感困难，若勉强捻转、提插时，患者痛不可忍。

3. 处理　若患者精神紧张、局部肌肉过度收缩，可稍延长留针时间，或于滞针腧穴附近，进行循按或叩弹针柄，或在附近再刺一针，以宣散气血，而缓解肌肉的紧张。若行针不当，或单向捻针而致者，可向相反方向将针捻回，并用刮柄、弹柄法，使缠绕的肌纤维回缩，即可消除滞针。

4. 预防　对精神紧张者，应先做好解释工作，消除患者不必要的顾虑。注意行针的操作手法和避免单向捻转，若用搓法时，应注意与提插法的配合，则可避免肌纤维缠绕针身，防止滞针的发生。

◎ **要点三　血肿**

血肿是指针刺部位出现的皮下出血而引起的肿胀疼痛。

1. 原因　针尖弯曲带钩，使皮肉受损，或刺伤血管所致。

2. 现象　针刺过程中或出针后，针刺部位肿胀疼痛，继则皮肤呈现紫色。

3. 处理　若微量的皮下出血而局部小块青紫时，一般不必处理，可以自行消退。若局部肿胀疼痛较剧，青紫面积大而且影响到活动功能时，可先做冷敷止血后，再做热敷或在局部轻轻揉按，以促使局部瘀血消散吸收。

4. 预防　仔细检查针具，熟悉人体解剖部位，避开血管针刺，出针时立即用消毒干棉球揉按压迫针孔。

◎ **要点四　断针**

断针又称折针，是指针体折断在人体内。若能术前做好针具的检修和施术时加以应有的注意，是可以避免的。

1. 原因 针具质量欠佳，针身或针根有损伤剥蚀。进针前失于检查，针刺时将针身全部刺入腧穴，行针时强力提插、捻转，肌肉猛烈收缩，留针时患者随意变更体位，或弯针、滞针未能进行及时正确的处理等，均可造成断针。

2. 现象 行针时或出针后发现针身折断，其断端部分针身尚露于皮肤外，或断端全部没入皮肤之下。

3. 处理 医者态度必须从容镇静，嘱患者切勿更动原有体位，以防断针向肌肉深部陷入。若残端部分针身显露于体外时，可用手指或镊子将针起出。若断端与皮肤相平或稍凹陷于体内者，可用左手拇、食二指垂直向下挤压针孔两旁，使断针暴露体外，右手持镊子将针取出。若断针完全深入皮下或肌肉深层时，应在X线下定位，手术取出。

4. 预防 为了防止折针，应认真仔细地检查针具，对认为不符合质量要求的针具，应剔出不用。避免过猛、过强的行针。在行针或留针时，应嘱患者不要随意更换体位。针刺时更不宜将针身全部刺入腧穴，应留部分针身在体外，以便于针根折断时取针。在进针行针过程中，如发现弯针时，应立即出针，切不可强行刺入、行针。对于滞针等亦应及时正确地处理，不可强行硬拔。

◎ 要点五　弯针

弯针是指进针时或将针刺入腧穴后，针身在体内形成弯曲。

1. 原因 医者进针手法不熟练，用力过猛、过速，以致针尖碰到坚硬组织器官或患者在针刺或留针时移动体位，或因针柄受到某种外力压迫、碰击等，均可造成弯针。

2. 现象 针柄改变了进针或刺入留针时的方向和角度，提插、捻转及出针均感困难，而患者感到疼痛。

3. 处理 出现弯针后，即不得再行提插、捻转等手法。如针柄轻微弯曲，应慢慢将针起出。若弯曲角度过大时，应顺着弯曲方向将针起出。若由患者移动体位所致，应使患者慢慢恢复原来体位，局部肌肉放松后，再将针缓缓起出，切忌强行拔针以免将针体折断在体内。

4. 预防 医者进针手法要熟练，用力要均匀，并要避免进针过速、过猛。选择适当体位，在留针过程中，嘱患者不要随意更动体位，注意保护针刺部位，针柄不得受外物硬碰和压迫。

◎ 要点六　刺伤内脏

1. 气胸 针刺引起创伤性气胸是指针具刺穿了胸膜腔且伤及肺组织，气体积聚于胸膜腔，从而造成的气胸。

（1）原因　主要是针刺胸部、背部和锁骨附近的穴位过深，针具刺穿了胸膜腔且伤及肺组织，气体积聚于胸膜腔。

（2）现象　患者突感胸闷、胸痛、气短、心悸，严重者呼吸困难、发绀、冷汗、烦躁、恐惧，到一定程度会发生血压下降、休克等危急现象。检查：患侧肋间隙变宽，胸廓饱满，叩诊鼓音，听诊肺呼吸音减弱或消失，气管可向健侧移位。如气窜至皮下，患侧胸部、颈部可出现握雪音，X线胸部透视可见肺组织被压缩现象。有些病情轻者，出针后并不出现症状，而是过一定时间才慢慢感到胸闷、疼痛、呼吸困难。

（3）处理　一旦发生气胸，应立即出针，采取半卧位休息，要求患者心情平静，切勿因恐惧而翻转体位。一般漏气量少者，可自然吸收。同时要密切观察，随时对症处理，如给予镇咳消炎药物，以防止肺组织因咳嗽扩大创孔，加重漏气和感染。对严重病例，如发现呼吸困难、发绀、休克等现象需组织抢救，予胸腔排气、少量慢速输氧、抗休克等。

（4）预防　针刺治疗时，术者必须思想集中，选好适当体位，注意选穴，根据患者体型肥瘦，掌握进针深度，施行提插手法的幅度不宜过大。对于胸部、背部及缺盆部位的腧穴，最好平刺或斜刺，且不宜太深，一般避免直刺，不宜留针时间过长。

2. 刺伤其他内脏 针刺引起内脏损伤是指针

刺内脏周围腧穴过深，针具刺入内脏引起内脏损伤，出现各种症状的现象。

（1）**原因** 由于针刺的角度和深度不当，造成内脏损伤。

（2）**现象** 刺伤内脏主要症状是疼痛和出血。刺伤肝、脾时，可引起内出血，患者可感到肝区或脾区疼痛，有的可向背部放射。如出血不止，腹腔内积血过多，会出现腹痛、腹肌紧张，并有压痛及反跳痛等急腹症症状。刺伤心脏时，轻者可出现剧烈的刺痛；重者有剧烈的撕裂痛，引起心外射血，立即导致休克、死亡。刺伤肾脏时，可出现腰痛，肾区叩击痛，呈血尿，严重时血压下降、休克。刺伤胆囊、膀胱、胃、肠等空腔脏器时，可引起局部疼痛、腹膜刺激征或急腹症症状。

（3）**处理** 伤轻者，卧床休息后一般即可自愈。如果损伤严重或出血明显者，应密切观察，注意病情变化，特别是要定时检测血压。若损伤严重，出血较多，出现休克、腹膜刺激征，应立即采取相应措施，必须迅速进行输血等急救或外科手术治疗。

（4）**预防** 医者必须熟悉解剖学、腧穴学。操作时，注意凡有脏器组织，大的血管、神经处都应改变针刺方向，避免深刺。肝、脾、胆囊肿大以及心脏扩大的患者，胸、背、胁、腋的穴位不宜深刺；尿潴留、肠粘连的患者，腹部的穴位不宜深刺。

◎ 要点七 刺伤脑与脊髓

刺伤脑与脊髓是指针刺颈项、背部腧穴过深，针具刺入脑脊髓，引起头痛、恶心等现象。

1. **原因** 针刺督脉腧穴及华佗夹脊等穴时，针刺过深或进针方向不当，均可伤及脑与脊髓，造成严重后果。

2. **现象** 如误伤延髓时，可出现头痛、恶心、呕吐、抽搐、呼吸困难、休克和神志昏迷等。如刺伤脊髓，可出现触电样感觉向肢端放射，引起暂时性瘫痪，有时可危及生命。

3. **处理** 应立即出针。轻者，安静休息，经过一段时间可自行恢复；重则应配合有关科室如神经外科，进行及时的抢救。

4. **预防** 凡针刺督脉腧穴（12胸椎以上的项、背部）及华佗夹脊穴，都要认真掌握进针深度和进针方向。如风府、哑门，针刺不可向上斜刺，也不可过深。悬枢穴以上的督脉穴及华佗夹脊穴均不可过深。行针中尽可能捻转手法，尽量避免提插，更不可行捣刺。

◎ 要点八 外周神经损伤

外周神经损伤是指针刺操作不当造成相应的神经干的损伤。

1. **原因** 使用粗针强刺激，或出现触电感后仍然大幅度的提插，造成神经及神经干的损伤。

2. **症状** 刺中神经干或神经根时，会出现触电样针感。当神经受损后，多出现麻木、灼痛等症状，甚至出现神经分布区域及所支配脏器的功能障碍或末梢神经炎等症状。

3. **处理** 一旦出现神经损伤症状，勿继续提插捻转，应缓慢出针。可应用B族维生素类药物治疗。严重者可在相应经络腧穴上进行B族维生素类药物穴位注射，或根据病情需要应用激素冲击疗法以对症治疗。

4. **预防** 针刺神经干附近穴位时，手法宜轻；出现触电感时，不可再使用强刺激手法。

细目八 针刺注意事项

针刺治病应注意不同针刺部位的特点以及患者的身体状况，以提高针刺的安全性。

◎ 要点一 施术部位的宜忌

1. **颈项部位腧穴的针刺注意事项** 针刺颈部的天突穴时，应注意针刺角度、方向和深度，避免刺伤气管、主动脉弓；针刺人迎穴时要用押手拨开颈总动脉，缓慢进针。针刺项部的风府、哑门等腧穴时，要注意掌握针刺角度、方向和深度，不宜大幅度的提插、捻转，以免刺伤延髓。

2. **眼区腧穴的针刺注意事项** 针刺眼区的睛明、承泣、上明、球后等腧穴时，应注意针刺的方向、角度和深度，缓慢进针，仔细体察针下感觉，避免使用大幅度提插、捻转的手法。出针时动作轻柔，出针后按压针孔以防止或减少出血。

3. **胸胁、腰背部腧穴的针刺注意事项** 对胸、胁、腰、背脏腑所居之处的腧穴不宜直刺、深刺，肝脾肿大、肺气肿患者更应注意。医者在进行针刺过程中，精神必须高度集中，令患者选择适当的体位，严格掌握进针的深度、角度，以防止事故的发生。

4. **腹部腧穴的针刺注意事项** 上腹部近胸部的腧穴不宜深刺或向上斜刺，以免刺伤胃、肝或心脏。针刺下腹部腧穴时，应了解患者膀胱充盈状况，如有尿潴留时要掌握适当的针刺方向、角度、深度等，避免误伤膀胱。对于妇女，应注意询问其怀孕情况。

◎ 要点二　患者状态的宜忌

1. 过于饥饿、疲劳，精神过于紧张者不宜立即进行针刺。

2. 年老体弱、针刺耐受程度差、初次针刺者，应使用卧位针刺，且不宜强刺激。

3. 妇女行经时，若非为了调经，三阴交、合谷、昆仑、至阴等一些通经活血的腧穴应慎刺。妊娠妇女针刺时应注意：妇女怀孕3个月以内者，不宜针刺小腹部的腧穴；若怀孕3个月以上者，腹部、腰骶部的腧穴也不宜针刺。三阴交、合谷、昆仑、至阴等腧穴，在怀孕期间亦应禁刺。此外，怀孕期间需要针刺治疗者，应注意精简针刺穴位，不宜使用强刺激手法。习惯性流产的孕妇则应慎用针刺。

4. 小儿囟门未合时，头项部的腧穴一般不宜针刺。对于不能合作的小儿，针刺时宜用快针，不宜留针。

◎ 要点三　病情的宜忌

1. 常有自发性出血或损伤后出血不止的患者，不宜针刺。

2. 皮肤有感染、溃疡、瘢痕或肿瘤的部位，不宜针刺。

第二十三单元　灸　法

灸法主要是借灸火的热力给人体以温热性刺激，通过经络腧穴的作用，以达到防治疾病目的的一种方法。

细目一　灸法的作用

◎ 要点一　温经散寒

灸火的温和热力具有直接的温通经络、驱散寒邪之功。临床上常用于治疗寒凝血滞、经络痹阻所引起的寒湿痹痛、痛经、经闭、胃脘痛、寒疝腹痛、泄泻等。灸法更适合治疗寒性病证。

◎ 要点二　扶阳固脱

灸火的热力具有扶助阳气、举陷固脱的功能。阳气下陷或欲脱之危证，皆可用灸法，以扶助虚脱之阳气。临床上多用于治疗虚寒证、寒厥证、脱证和中气不足、阳气下陷而引起的遗尿、脱肛、阴挺、崩漏、带下、久泄、久痢、痰饮等。

◎ 要点三　消瘀散结

艾灸具有行气活血、消瘀散结的作用。灸能使气机通畅，营卫调和，从而消瘀散结。临床常用于治疗气血凝滞之疾，如乳痈初起、瘰疬、瘿瘤等。

◎ 要点四　防病保健

灸法可以激发人体正气，增强抗病能力，无病时施灸有防病保健的作用。常灸关元、气海、命门、足三里有防病保健作用，今人称之为"保健灸"。

◎ **要点五 引热外行**

艾火的温热能使皮肤腠理开放，毛窍通畅，引热外行。《医学入门·针灸》曰："热者灸之，引郁热之气外发。"灸法可用于治疗某些实热病证，如疖肿、带状疱疹、丹毒、甲沟炎等。对阴虚发热也可使用灸法，如选用膏肓、四花穴等治疗骨蒸潮热、虚劳咳喘。

细目二　灸法的种类

常用灸法分为艾灸法和其他灸法。艾灸法主要以艾绒为材料，包括艾炷灸、艾条灸、温针灸、温灸器灸；其他灸法则使用艾绒以外的其他材料，常用的包括灯火灸、天灸（如白芥子灸、蒜泥灸、斑蝥灸等）。常用灸法如下表。

灸法的种类

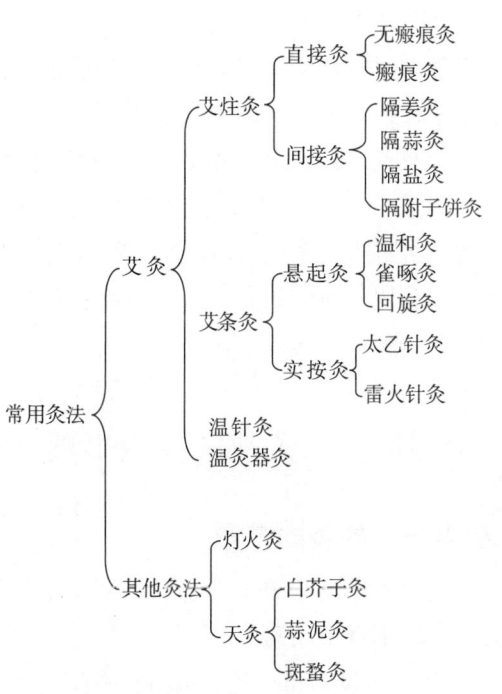

◎ **要点一　艾炷灸**

艾炷灸是将艾绒制作成艾炷后，置于施灸部位点燃而治病的方法。艾炷灸又分直接灸与间接灸两类。

（一）直接灸

直接灸是将大小适宜的艾炷，直接放在皮肤上施灸的方法。又称明灸、着肤灸、着肉灸。若施灸时需将皮肤烧伤化脓，愈后留有瘢痕者，称为瘢痕灸；若不使皮肤烧伤化脓，不留瘢痕者，称为无瘢痕灸。

1. **瘢痕灸**　又名化脓灸。施灸时先将所灸腧穴部位涂以少量的大蒜汁，以增加黏附和刺激作用，然后将艾炷置于腧穴上，用火点燃艾炷施灸。每个艾炷必须燃尽，除去灰烬后，方可继续易炷再灸，待规定壮数灸完为止。施灸时由于艾火烧灼皮肤，因此可产生剧痛，此时可用手在施灸腧穴周围轻轻拍打，借以缓解疼痛。在正常情况下，灸后1周左右，施灸部位化脓形成灸疮，5~6周左右，灸疮自行痊愈，结痂脱落后而留下瘢痕。因此，施灸前必须征求患者同意后，方可使用本法。临床上常用于治疗哮喘、肺痨、瘰疬等慢性顽疾。

2. **无瘢痕灸**　又名非化脓灸。施灸时先在所灸腧穴部位涂以少量的凡士林，以使艾炷便于黏附，然后将艾炷置于腧穴上点燃施灸，当艾炷燃剩至1/3而患者感到微有灼痛时，即可易炷再灸，待将规定壮数灸完为止。一般应灸至局部皮肤出现红晕而不起疱为度。一般虚寒性疾患，均可采用此法。

（二）间接灸

间接灸是指用药物或其他材料将艾炷与施灸腧穴部位的皮肤隔开，进行施灸的方法，又称隔物灸。常用的有如下几种：

1. **隔姜灸**　将鲜姜切成直径大约2~3cm，厚约0.2~0.3cm的薄片，中间以针刺数孔，置于应灸的腧穴部位或患处，再将艾炷放在姜片上点燃施灸。当艾炷燃尽，再易炷施灸。灸完所规定的壮数，一般6~9壮，以使皮肤红润而不起泡为度。本法有温胃止呕、散寒止痛的作用，常用于因寒而致的呕吐、腹痛以及风寒痹痛等病证。

2. **隔蒜灸**　用鲜大蒜头，切成厚约0.2~0.3cm的薄片，中间以针刺数孔（捣蒜如泥亦可），置于应灸腧穴或患处，然后将艾炷放在蒜片上，点燃施灸。待艾炷燃尽，易炷再灸，直至灸完规定的壮数，一般5~7壮。本法有清热解毒、杀虫等作用，多用于治疗瘰疬、肺痨及肿疡初起等病证。

3. 隔盐灸 用干燥的食盐（以青盐为佳）填敷于脐部，或于盐上再置一薄姜片，上置大艾炷施灸，一般灸5~9壮。本法有回阳、救逆、固脱的作用，多用于治疗伤寒阴证或吐泻并作、中风脱证等。治疗时需连续施灸，不拘壮数，以脉起、肢温、证候改善为度。

4. 隔附子饼灸 将附子研成粉末，用酒调和做成直径约3cm，厚约0.8cm的附子饼，中间以针刺数孔，放在应灸腧穴或患处，上面再放艾炷施灸，直至灸完所规定壮数为止。本法有温补肾阳等作用。多用于治疗命门火衰而致的阳痿、早泄或疮疡久溃不敛等病证。

◎ **要点二 艾条灸**

艾条灸是将艾绒制作成艾条进行施灸，可分为悬起灸和实按灸两种方式。

（一）悬起灸

施灸时将艾条悬放在距离穴位一定高度上进行熏烤，不使艾条点燃端直接接触皮肤，称为悬起灸。悬起灸根据其操作方法不同，分为温和灸、雀啄灸和回旋灸。

1. 温和灸 施灸时将艾条的一端点燃，对准应灸的腧穴部位或患处，约距皮肤2~3cm，进行熏烤，使患者局部有温热感而无灼痛为宜。一般每处灸10~15分钟，至皮肤出现红晕为度。对于昏厥、局部知觉迟钝的患者，医者可将中、食二指分开，置于施灸部位的两侧，这样可以通过医者手指的感觉来测知患者局部的受热程度，以便随时调节施灸的距离和防止烫伤。

2. 雀啄灸 施灸时，将艾条点燃的一端对准施灸部位的皮肤，并不固定在一定的距离，而是像鸟雀啄食一样上下活动，以给施灸局部一个变量的刺激。

3. 回旋灸 施灸时，艾卷点燃的一端与施灸部位的皮肤虽然保持一定的距离，但不固定，而是向左右方向移动或反复回旋施灸。

以上诸法对一般应灸的病证均可采用，但温和灸多用于慢性病，雀啄灸、回旋灸多用于急性病。

（二）实按灸

将点燃的艾条隔布或隔棉纸数层实按在穴位上，使热气透入皮肉，火灭热减后重新点火按灸，称为实按灸。实按灸根据药条中加入的药物不同分为太乙针灸、雷火针灸。

1. 太乙针灸 施灸时，将太乙针的一端燃着，用布7层包裹其燃着的一端，立即紧按于应灸的腧穴或患处，进行灸熨，针冷则再燃再熨。如此反复灸熨7~10次为度。此法可用于治疗风寒湿痹、肢体顽麻、痿弱无力、半身不遂等病证。

2. 雷火针灸 施灸方法与"太乙针灸"相同，其适应证与"太乙针灸"基本相同。

◎ **要点三 温针灸**

温针灸是针刺与艾灸结合应用的一种方法，适用于既需要留针而又适宜用艾灸的病证。操作方法是，将针刺入腧穴，得气后给予适当补泻手法。留针时间，将纯净细软的艾绒捏在针尾上，或将一段长约2cm的艾条插在针柄上，点燃施灸。待艾绒或艾条烧完后除去灰烬，将针取出。此法针灸并用、简便易行，可以发挥针和灸的双重作用，达到治疗疾病的目的。

细目三 灸法的注意事项

◎ **要点一 施灸的禁忌**

1. 对颜面、五官和有大血管的部位以及关节活动部位，不宜采用瘢痕灸。
2. 孕妇的腹部和腰骶部也不宜施灸。
3. 一般空腹、过饱、极度疲劳和对灸法恐惧者，应慎施灸。
4. 对于体弱患者，灸治时艾炷不宜过大，刺激量不可过强，以防晕灸。一旦发生晕灸，应立即停止施灸，并做出及时处理，其方法同晕针。

◎ **要点二 灸后处理**

施灸后，局部皮肤出现微红灼热，属于正常

现象，无须处理。

如因施灸过量，时间过长，局部出现小水疱，只要注意不擦破，可任其自然吸收。如水疱较大，可用无菌毫针刺破水疱，放出水液，或用注射针抽出水液，再涂以烫伤油等，并以纱布包敷。

如用化脓灸者，在灸疮化脓期间，要注意适当休息，加强营养，保持局部清洁，并可用敷料保护灸疮，以防污染，待其自然愈合。如处理不当，灸疮脓液呈黄绿色或有渗血现象者，可用消炎药膏或玉红膏涂敷。

此外，施灸时应注意艾火勿烧伤皮肤或衣物。用过的艾条等，应装入小口玻璃瓶或筒内，以防复燃。

第二十四单元　拔罐法

拔罐法是以罐为工具，利用燃烧、抽吸、挤压等方法排出罐内空气，造成负压，使之吸附于腧穴或相应体表，产生刺激，使被拔部位的皮肤充血、瘀血，以达到防治疾病目的的方法。

◎ 要点一　拔罐的操作方法

常用的拔罐法有以下几种。

1. **留罐法**　又称坐罐。将罐吸附在体表后，使罐子吸拔留置于施术部位，留罐的时间视拔罐后皮肤的反应与患者的体质而定，一般为5～15分钟，然后将罐起下。此法是常用的一种方法，一般疾病均可应用，而且单罐、多罐皆可应用。

2. **走罐法**　亦称推罐法或拉罐法。拔罐时先在施术部位的皮肤或罐口上，涂一层润滑油，再将罐拔住，然后，医者用右手握住罐子，向上、下或左、右需要拔的部位，往返推动，至所拔部位的皮肤红润、充血，甚或瘀血时，将罐起下。此法适用于面积较大，肌肉丰厚部位，如脊背、腰臀、大腿等部位。

3. **闪罐法**　即将罐拔住后，立即起下，反复多次地拔住起下、起下拔住，直至皮肤潮红、充血或瘀血为度。多用于局部皮肤麻木、疼痛或功能减退等疾患，尤其适用于不宜留罐的部位，如小儿、年轻女性的面部。

4. **刺血拔罐法**　又称刺络拔罐法。将施术部位的皮肤消毒后，用三棱针点刺或皮肤针叩刺出血后，再将火罐吸附于点刺的部位，使之出血，以加强刺血治疗的作用。出血量视病情而定，少则几滴，多则3～5mL。一般刺血后拔罐留置5～15分钟。多用于热证、实证、瘀血证及某些皮肤病，如神经性皮炎、痤疮、丹毒、扭伤、乳痈等。

5. **留针拔罐法**　简称针罐。即在针刺留针时，将罐拔在以针为中心的部位上，约5～10分钟，待皮肤红润、充血或瘀血时，将罐起下后出针，此法能起到针罐配合的作用。

上述拔罐操作时，应根据部位选择大小合适的罐，注意避免烧伤患者皮肤，留罐过程中应注意观察，一般避免出现水疱。皮肤有过敏、溃疡、水肿现象的部位，以及孕妇的腹部和腰骶部不宜拔罐。

◎ 要点二　拔罐的作用和适用范围

拔罐法具有通经活络、行气活血、消肿止痛、祛风散寒等作用。其适应范围较为广泛，一般多用于风寒湿痹、颈肩腰腿痛、关节痛、软组织闪挫扭伤、伤风感冒、头痛、咳嗽、哮喘、胃脘痛、呕吐、腹痛、痛经、中风偏枯等。此外可用于防病保健、清除疲劳。

◎ 要点三　拔罐的注意事项

1. 拔罐操作时要做到动作稳、准、轻、快；患者体位要舒适，拔罐后不要移动体位；同时拔多个罐时，罐间距离不宜太近；拔针罐时应避免碰压针柄；留罐过程中，若出现疼痛可减压放气或立即起罐；起罐时不可强拉或旋转罐具，以免引起疼痛或损伤。

2. 拔罐时要选择适当体位和肌肉丰满的部位。若体位不当、移动、骨骼凸凹不平、毛发较多的部位，火罐容易脱落，均不适用。

3. 拔罐时要根据所拔部位的面积大小而选择大小适宜的罐。

4. 用火罐时应注意勿灼伤或烫伤皮肤。若烫伤或留罐时间太长而皮肤起水疱时，小的无须处理，仅敷以消毒纱布，防止擦破即可。水疱较大时，用消毒针将水放出，涂以烫伤油等，或用消毒纱布包敷，以防感染。

5. 皮肤过敏、溃疡、水肿及心脏大血管分布部位，不宜拔罐；高热抽搐者，以及孕妇的腹部、腰骶部位，不宜拔罐；有自发性出血倾向疾患、高热、抽搐等禁止拔罐。

第二十五单元　其他针法

◎ 要点一　电针法

电针法是将针刺入腧穴得气后，在针具上通以适量脉冲电流，利用针和电两种刺激相结合，以防治疾病的一种方法。其优点是节省人力，且能比较客观地控制刺激量。

（一）电针常用输出波型和作用特点

1. **疏密波**　动力作用较大，治疗时兴奋效应占优势。能增加代谢，促进气血循环，改善组织营养，消除炎性水肿。常用于多种痛证、软组织损伤、扭挫伤、关节周围炎、气血运行障碍、坐骨神经痛、面瘫、肌无力、局部冻伤针刺麻醉等。

2. **断续波**　机体不易产生适应，其动力作用颇强，能提高肌肉组织的兴奋性，对横纹肌有良好的刺激收缩作用。常用于治疗痿证、瘫痪等。

3. **连续波**　有密波、疏波两种。密波易产生抑制反应，常用于止痛、镇静、缓解肌肉和血管痉挛等。疏波则兴奋作用较为明显，刺激作用强，常用于治疗痿证、慢性疼痛和各种肌肉关节、韧带、肌腱的损伤等。

（二）操作方法

1. **配穴处方**　电针法的处方配穴与针刺法相同。一般选用其中的主穴，配相应的辅穴。多选同侧肢体的穴位配对，以1~3对穴位为宜。

2. **电针方法**　针刺入穴位有得气感应后，将输出电位器调至"0"位，将两根导线连接在两个配对的针柄上（或负极接主穴，正极接配穴），然后打开电源开关，选择波型，慢慢调高至适宜的输出电流量。通电时间一般在5~20分钟，如感觉弱时，可适当加大输出电流量，或暂时断电1~2分钟后再行通电。当达到预定时间后，先将输出电位器调至"0"位，然后关闭电源开关，取下导线，最后出针。

3. **电流的刺激强度**　当电流开到一定强度时，患者有麻、刺感，这时的电流强度为"感觉阈"。若将电流强度继续增加至患者局部开始出现刺痛感时，此时的电流强度称为"痛阈"。所需强度因人、因部位、因病而异。一般情况下，应在感觉阈和痛阈之间调节适宜的刺激强度，以患者能耐受为宜。

连接导线时，一般应避免电流回路通过心脏、延髓、脊髓，输出电流强度不宜过大。此外，孕妇应慎用电针。

（三）适用范围

电针的治疗范围较广。临床常用于各种痛证、痹证和心、胃、肠、胆、膀胱、子宫等器官的功能失调，癫狂，肌肉、韧带、关节的损伤性疾病等，并可用于针刺麻醉。

◎ 要点二　三棱针法

用三棱针刺破人体的一定部位，放出少量血液，达到治疗疾病目的的方法，称三棱针法。

（一）操作方法

三棱针的针刺方法一般分为点刺法、散刺法、刺络法、挑刺法四种。

1. 点刺法　针刺前，在欲针刺部位上下用押手拇、食指向针刺处推按，使血液积聚于针刺部位，继之用2%碘酒棉球消毒，再用75%酒精棉球脱碘，或用安尔碘局部消毒。针刺时，押手拇、食、中三指捏紧被刺部位，用刺手拇、食两指捏住针柄，中指指腹紧靠针身下端，针尖露出2～5mm，对准已消毒的部位，刺入2～5mm深，随即将针迅速退出，轻轻挤压针孔周围，使出血少许，然后用消毒棉球按压针孔。此法多用于指、趾末端的十宣、十二井穴和耳尖及头面部的攒竹、上星、太阳等穴。

2. 散刺法　又称豹纹刺，是对病变局部周围进行点刺的一种方法。根据病变部位大小的不同，可刺10～20针以上，由病变外缘环形向中心点刺，以促使瘀血或水肿得以排除，达到祛瘀生新、通经活络的目的。此法多用于局部瘀血、血肿或水肿、顽癣等。

3. 刺络法　先用带子或橡皮管，结扎在针刺部位上端（近心端），然后消毒。针刺时左手拇指压在被针刺部位下端，右手持三棱针对准针刺部位的静脉，刺入脉中（2～3mm），立即将针退出，使其流出少量血液，也可轻轻按压静脉上端，以助瘀血外出。出血停止后，再用无菌棉球按压针孔。此法多用于曲泽、委中等穴，治疗急性吐泻、疼痛、中暑、发热等。

4. 挑刺法　用左手按压施术部位两侧，或捏起皮肤，使皮肤固定，右手持针迅速刺入皮肤1～2mm，随即将针身倾斜挑破皮肤，使之出少量血液或少量黏液。也有再刺入2～5mm左右深，将针身倾斜并使针尖轻轻挑起，挑断皮下部分纤维组织，然后出针，覆盖敷料。此法常用于肩周炎、胃痛、颈椎综合征、失眠、支气管哮喘、血管神经性头痛等。

操作时注意严格消毒、预防感染，孕妇、有出血倾向的患者不宜使用本法。一般情况下应避免刺伤动脉。

（二）适用范围

三棱针疗法具有通经活络、开窍泻热、消肿止痛等作用。凡各种实证、热证、瘀血、疼痛等均可应用。较常用于某些急症和慢性病，如昏厥、高热、中暑、中风闭证、咽喉肿痛、目赤肿痛、顽癣、疔痈初起、扭挫伤、痧证、痔疮、顽痹、头痛、丹毒、指（趾）麻木等。

第二十六单元　针灸治疗总论

细目一　针灸治疗原则

针灸的治疗原则可归纳为补虚泻实、清热温寒、治病求本、三因制宜。

◎ 要点一　补虚泻实

补虚泻实是针灸治疗的基本原则。疾病有虚实，针灸分补泻，虚者宜补，实者宜泻。临床上，补虚泻实是通过腧穴的选择和配伍、针灸补泻手法的不同等实现的，不同的针灸用具也有一定的偏补偏泻的作用。在针灸临床上补虚泻实原则有其特殊的含义。

1. 虚则补之，陷下则灸之　虚则补之，是指虚证采用补法治疗。同义者还有"虚则实之"。针刺治疗虚证，主要是通过选择具有补虚作用的腧穴，选用具有补虚作用的针灸方法，采用刺灸手法之补法等来实现的。如特定穴中背俞穴、原穴偏于补益，脏腑经脉的虚损之证，取相应的脏腑背俞穴、原穴治疗，可改善脏腑功能，补益阴阳气血的不足。

陷下则灸之，属于"虚则补之"的范畴，即指气虚下陷的治疗原则是以灸治为主。对于因脏腑经络之气虚弱，中气不足，气血及内脏失于固摄而出现的一系列病证，如久泻、久痢、遗尿、脱肛等，常灸百会、神阙、气海、关元等穴以补中益气、升阳举陷。

2. 实则泻之，菀陈则除之 实则泻之，是指实证采用泻法治疗。同义者还有"满则泻之"，"邪盛则虚之"。针刺治疗实证，主要是通过选择具有泻实作用的腧穴，选用具有泻实作用的针灸方法，采用刺灸手法之泻法等来实现的。如特定穴中井穴、募穴偏于泻实，脏腑经脉的实证，取相应的井穴、募穴，可调节脏腑功能，疏泄脏腑邪气。

菀陈则除之，属于"实则泻之"的范畴，是实证用泻法的一种。"菀"同"瘀"，有瘀结、瘀滞之义。"陈"即"陈旧"，引申为时间长久。"菀陈"泛指体表络脉瘀阻之类的病证。"除"即"清除"，指清除瘀血的刺血疗法。"菀陈则除之"指络脉瘀阻之类的病证可用清除瘀血的刺血疗法。对于病久入络及跌仆损伤、毒蛇咬伤、丹毒、腱鞘囊肿等病证，宜采用三棱针或皮肤针等方法使之出血，达到活血化瘀、消肿止痛的目的。一般多选用局部络脉瘀阻之处或反应点，以及尺泽、委中、井穴、十宣等。

3. 不盛不虚以经取之 是指由于病变脏腑、经脉本身的病变，而不涉及其他脏腑、经脉，属于本经自病者，治疗应当取本经穴。此"不盛不虚"，并非病证本身无虚实可言，而是脏腑、经络的虚实表现不明显。临床应用时还要注意，当针下得气后，一般再行均匀的提插捻转手法（即平补平泻），使本经的气血调和，脏腑功能恢复正常。

◎ **要点二　清热温寒**

清热是指治疗热证用清法，温寒是指治疗寒证用温法。《灵枢·经脉》中"热则疾之，寒则留之"，是针对热性病证和寒性病证制订的清热、温寒的治疗原则。

1. 热则疾之 是指热性病证的治疗原则是浅刺疾出或点刺放血，手法宜轻而快，可以不留针或短暂留针，以清泻热毒。如风热感冒，常取大椎、曲池、合谷、外关等穴，浅刺疾出，可达到清热解表的目的。若伴有咽喉肿痛者，可用三棱针在少商穴点刺出血，以加强泻热、消肿、止痛的作用。

2. 寒则留之 是指寒性病证的治疗原则是深刺而久留针，以达温经散寒的目的。因寒性凝滞而主收引，针刺时不易得气，故应留针候气；加艾灸更能助阳散寒，使阳气得复，寒邪乃散。如寒邪在表，留于经络者，艾灸法较为适宜；若寒邪在里，凝滞脏腑，则针刺应深而久留，或配合"烧山火"针刺手法，或加用艾灸，以温针法最为适宜。

◎ **要点三　治病求本**

治病求本就是在治疗疾病时必须寻求疾病的本质，然后针对疾病的本质进行治疗。任何疾病的发生、发展，总是要通过若干症状表现出来，但这些症状只是疾病的现象，而不是疾病的本质。只有运用四诊收集病史和症状，并通过综合分析，才能透过现象看到疾病的本质，找出疾病的症结，进行适当的治疗。

"标""本"是相对的概念，在中医学中具有丰富的内涵，可用以说明病变过程中各种矛盾的主次关系。如从正邪双方而言，正气为本，邪气为标；从病因与症状而论，病因为本，症状为标；从疾病的先后来看，旧病、原发病为本，新病、继发病为标等。治病分标本缓急，就是抓主要矛盾。

1. 急则治标 是指标病急于本病时，首先要治疗标病，治标是在紧急情况下的一种权宜之计，而治本才是治病的根本目的。如不论何种原因引起的小便潴留，均应首先针刺中极、膀胱俞、水道、秩边、委阳，急利小便，然后再根据疾病的发生原因从本论治。

2. 缓则治本 尤其对于慢性病和急性病的恢复期有重要的指导意义。如脾胃虚弱，气血化生不足而引起的月经量少或闭经，经少或闭经为标，脾胃虚弱为本，治宜针灸足三里、三阴交、血海、中脘以补益脾胃，脾胃和气血足，则月经自调。

3. 标本同治 当标病和本病处于俱重或俱缓的状态时，单纯地扶正或祛邪都不利于病情的恢复，应当采取标本同治的方法。如肾虚腰痛，治当补肾壮腰、通络止痛，可取肾俞、大钟补肾壮腰以治本，取阿是、委中通络止痛以治标。

◎ 要点四　三因制宜

"三因制宜"是指因人、因时、因地制宜，即根据治疗对象、地理环境、季节（包括时辰）等具体情况制订适宜的治疗方法。

1. 因人制宜 是指根据患者的体质、性别、年龄等不同特点而选择适宜的治疗方法。患者个体差异是决定针灸治疗方法的重要因素，如体质虚弱、皮肤薄嫩、对针刺较敏感者，针刺手法宜轻；反之，体质强壮、皮肤粗厚、针感较迟钝者，针刺手法可重些。又如男女性别不同，各有生理特点，其中妇人以血为用，妇女患者有经期、孕期、产后等情况，治疗时应予注意。此外，年龄不同，针刺方法也有差异。

2. 因时制宜 是根据不同的季节和时辰特点，选择适宜的治疗方法。四时气候的变化，对人体的生理功能、病理变化均可产生一定的影响。人体气血流注呈现出与时辰变化相应的规律，针灸治疗注重取穴与时辰的关系，强调择时选穴，即根据不同的时辰选取不同的腧穴进行治疗，这就是时间针法。另外，因时制宜还包括针对某些疾病的发作或加重的时间规律而选择有效的治疗时机，对提高疗效有极其重要的意义。如治疗痛经一般宜在月经来潮前几天开始针灸，直到月经结束为止。

3. 因地制宜 是根据不同的地理环境特点选择适宜的治疗方法。由于不同的地理环境、气候条件和生活习惯，人的生理活动和病理特点也不尽相同，所以治疗方法也有差异。在寒冷地区，治疗多用温灸；在温热地区，应用灸法较少。

细目二　针灸治疗作用

◎ 要点一　疏通经络

疏通经络是指针灸通过调理经气，使瘀阻的经络通畅而发挥其正常生理功能，是针灸最基本和最直接的治疗作用。要疏通经络，临床中主要是通过经络、腧穴配伍和针灸方法的作用，使经络通畅，气血运行正常，从而达到治疗疾病的目的。在具体针灸方法上，可选择相应的腧穴，采用毫针刺、三棱针点刺出血、皮肤针叩刺、拔罐等。

◎ 要点二　调和阴阳

调和阴阳是指针灸可使机体从阴阳的失衡状态向平衡状态转化，是针灸治疗最终要达到的根本目的。针灸调和阴阳的作用，也是通过经络、腧穴配伍和针灸方法来实现的。一般情况下，阴虚阳盛之证常采用补阴泻阳之法；阳虚阴盛之证，又常采用补阳泻阴之法。如不寐者，补阴跷（照海）泻阳跷（申脉）；多寐者，补阳跷（申脉）泻阴跷（照海）。

此外，由于阴阳之间可相互化生，相互影响，故治阴应顾及阳，治阳应顾及阴，临床上常用的刺募穴治疗六腑病，刺背俞穴治疗五脏病，便是"从阴引阳，从阳引阴"刺法的典型应用，其核心仍是调和阴阳。

◎ 要点三　扶正祛邪

扶正祛邪是指针灸可扶助正气而祛除病邪。扶正祛邪既是疾病向良性方向转归的基本保证，又是针灸治疗疾病的作用过程。其扶正祛邪的作用主要是通过相应的腧穴配伍和针灸方法来实现的。针灸相关的经络、穴位，通过补虚泻实，既可以调和人体自身的气血，又可以祛除入侵的病邪，起到扶正祛邪的作用。

细目三　针灸处方

◎ 要点一　选穴原则

主要包括近部选穴、远部选穴、辨证选穴和对症选穴。

1. 近部选穴　近部选穴是指选取病痛所在部位或邻近部位的腧穴。这一选穴原则是根据腧穴普遍具有近治作用的特点而来的，体现了"腧穴所在，主治所在"的治疗规律。应用范围非常广泛，适用于几乎所有病证，更多用于治疗体表部位较明显、病变范围较局限者，如眼病取睛明、耳病取听宫、鼻病取迎香、胃痛取中脘、膝痛取膝眼等。

2. 远部选穴　远部选穴是指选取距离病痛较远处部位的腧穴。这一选穴原则是根据腧穴具有远治作用的特点提出来的，体现了"经脉所过，主治所及"的治疗规律，是针灸处方选穴的基本方法。远部选穴在针灸临床上应用十分广泛，通常以肘膝关节以下的穴位为主。广泛用于治疗脏腑病及头面、五官、躯干疾患，如胃痛选足阳明胃经的足三里、腰背痛选足太阳膀胱经的委中、上牙痛选足阳明胃经的内庭、下牙痛选手阳明大肠经的合谷等。

3. 辨证选穴　辨证选穴是根据疾病的证候特点，分析病因病机而辨证选取穴位的方法。临床上有许多病证，如发热、昏厥、虚脱、癫狂、失眠、健忘、嗜睡、多梦、自汗、盗汗、贫血、月经不调等均无明显局限的病变部位，而呈现全身症状，因无法辨病位，不能应用上述按部位选穴的方法。此时，就需辨证选穴，如肾阴不足导致的虚热选肾俞、太溪；心肾不交导致的失眠选心俞、肾俞等。辨证选穴所含内容丰富，应用时主要是针对不同的病因、病机、证型而选取不同的穴位。

4. 对症选穴　对症选穴是针对疾病的个别突出的症状而选取穴位。由于对症选穴是长期临床经验的总结，疗效较高，又称为"经验选穴"。这是腧穴特殊治疗作用及临床经验在针灸处方中的具体运用，如发热取大椎、痰多取丰隆、哮喘取定喘、虫证取百虫窝、落枕取外劳宫、腰痛取腰痛点、面瘫取牵正、目赤取耳尖等。对症选穴符合大部分奇穴的主治特点。

◎ 要点二　配穴方法

配穴方法可概括为按部位配穴和按经脉配穴两大类。

1. 按部配穴　按部配穴是结合腧穴分布的部位进行穴位配伍的方法，主要包括远近配穴法、上下配穴法、前后配穴法、左右配穴法。

（1）**远近配穴法**　远近配穴是以病变部位为依据，在病变附近和远部同时选穴配伍组成处方的方法。临床应用极为广泛，如眼病以局部的睛明、邻近的风池、远端的光明相配，痔疮以局部的长强、下肢的承山相配，痛经以局部的关元、远端的三阴交相配。

（2）**上下配穴法**　上下配穴法是将腰部以上腧穴和腰部以下腧穴配合应用的方法，临床应用较为广泛。如头项强痛，上取大椎、下配昆仑，胸腹满闷，上取内关、下配公孙，子宫脱垂，上取百会、下配气海，胃脘痛，上取内关、下取足三里，咽痛，上取鱼际、下取太溪。八脉交会穴的配对应用即属于上下配穴法。

（3）**前后配穴法**　前后配穴法是将人体前部和后部的腧穴配合应用的方法，主要指将胸腹部和背腰部的腧穴配合应用，又称"腹背阴阳配穴法"，在《灵枢·官针》中称之为"偶刺"。本配穴法常用于治疗脏腑疾病，如肺病前取中府，后取肺俞，心胸疾病前取巨阙，后取心俞，胃脘疼痛，前取中脘、梁门，后取胃俞、筋缩等。此法还用于治疗一些躯干病证，如腰痛前取天枢，后取肾俞，脊柱强痛，前取水沟，后取脊中等。俞募配穴属于前后配穴法。

（4）**左右配穴法**　左右配穴法是将人体左侧和右侧的腧穴配合应用的方法。本法是基于人体十二经脉左右对称分布和部分经脉左右交叉的特点总结而成的。

临床上，为了加强腧穴的协同作用，常选择左右同一腧穴配合运用，如胃痛可选用双侧足三里、梁丘穴等。但左右配穴法并不局限于选双侧同一腧穴，如右侧面瘫可取右侧的地仓、颊车和左侧的合谷，左侧偏头痛，选左侧的太阳和右侧的外关同样属于左右配穴。另外，左右配穴法既可以左右同取，也可以左病取右、右病取左。

2. **按经配穴** 按经配穴是根据经脉理论和经脉之间的联系进行配穴的方法。主要包括本经配穴法、表里经配穴法、同名经配穴法等。

（1）本经配穴法 本经配穴法是指某一脏腑、经脉发生病变时，即遵循"不盛不虚，以经取之"的治疗原则，选用本经脉的腧穴配伍组成处方的方法。如胆经郁热导致的少阳头痛，可取率谷、风池、侠溪；胃火循经上扰的牙痛，可取颊车、内庭；咳嗽可取中府、太渊；急性胃痛取足三里、梁丘等。

（2）表里经配穴法 表里经配穴法是以脏腑、经脉的阴阳表里配合关系为依据的配穴方法。当某一脏腑经脉发生疾病时，取本经和其相表里经脉的腧穴配合组成处方。如风热袭肺导致的感冒咳嗽，可选肺经的尺泽配大肠经的曲池、合谷；胃痛取胃经的足三里配脾经的三阴交；肝病取期门、太冲配胆经的阳陵泉。另外，原络配穴法是表里经配穴法在临床上的具体运用。

（3）同名经配穴法 同名经配穴法是将手足同名经的腧穴相互配合组成处方的方法。本法是基于同名经"同气相通"的理论，即名称相同的经络相互沟通、交会。如阳明头痛取手阳明经的合谷配足阳明经的内庭，太阳头痛取手太阳经的后溪配足太阳经的昆仑，失眠、多梦，取手少阴经的神门配足少阴经的太溪。

第二十七单元　内科病证的针灸治疗

细目一　头　痛

◎ **要点一　头痛的辨证要点**

头痛常与外感风邪以及情志、饮食、体虚久病等因素有关。病位在头，与肝、脾、肾关系密切。头为诸阳之会，所有阳经都循行到头，足厥阴肝经上行到颠顶，故头痛与手足三阳经、足厥阴经、督脉密切相关。各种外邪或内伤因素导致头部经络功能失常，气血失调，头部脉络不通或脑窍失养均可导致头痛的发生。

根据疼痛部位进行经络辨证：枕部痛或下连于项者为太阳头痛；额痛或兼眉棱、鼻根部痛者为阳明头痛；两侧头部疼痛者为少阳头痛；颠顶痛或连于目系者为厥阴头痛。

本病又可以分为外感头痛和内伤头痛：

1. **外感头痛**

主症　头痛较急，痛无休止，外感表证明显。

若头痛连及项背，兼恶风畏寒，苔薄白，脉浮紧者为风寒头痛；头痛而胀，兼发热，苔黄，脉浮数者为风热头痛；头痛如裹，兼肢体困重，苔白腻，脉濡者为风湿头痛。

2. **内伤头痛**

主症　头痛反复发作，时轻时重，常伴头晕，遇劳或情志刺激而发作、加重。

若头胀痛、跳痛、掣痛或两侧、颠顶作痛，兼心烦易怒、口苦、脉弦者为肝阳上亢头痛；头痛昏蒙，兼胸闷脘胀，苔白腻，脉滑者为痰浊头痛；头痛迁延日久，或头部有外伤史，痛处固定不移，舌紫暗，脉细涩者为瘀血头痛；头空痛、昏痛，兼神疲无力，面色不华，舌淡苔白，脉细弱者为血虚头痛。

◎ 要点二　头痛的治法

调和气血，通络止痛。根据头痛部位循经取穴和取阿是穴为主。

◎ 要点三　头痛的选穴

主穴　百会　风池　阿是穴　合谷

配穴　太阳头痛配天柱、后溪、昆仑；阳明头痛配阳白、内庭；少阳头痛配率谷、外关、足临泣；厥阴头痛配四神聪、太冲、内关。风寒头痛配风门、列缺；风热头痛配曲池、大椎；风湿头痛配头维、阴陵泉；肝阳上亢头痛配太溪、太冲；痰浊头痛配中脘、丰隆；瘀血头痛配血海、膈俞；血虚头痛配脾俞、足三里。

方义　局部取百会、风池、阿是穴，可疏导头部经气；且风池为足少阳与阳维脉的交会穴，可以祛风活血，通络止痛；合谷为行气止痛要穴，善治头面诸疾。诸穴合用，共奏通经活络止痛之效。

◎ 要点四　头痛的治疗操作

基本刺灸方法　毫针虚补实泻法。寒证加灸；瘀血头痛可在阿是穴点刺出血。头痛剧烈者，阿是穴可采用强刺激和久留针。

细目二　面　痛

◎ 要点一　面痛的辨证要点

本病病位在面部，与手、足三阳经密切相关。外感邪气、情志内伤、久病或外伤成瘀等，均可导致面部经络气血痹阻，经脉不通，从而产生面痛。面痛以实证为多见，亦有虚实夹杂之证。

主症　面部突然发作疼痛，呈闪电样、刀割样、针刺样、电灼样剧烈疼痛，痛时可引起面部肌肉抽搐，多伴有面部潮红、流泪、流涎、流涕等，常因说话、吞咽、刷牙、洗脸、冷刺激、情绪变化等诱发。一般持续数秒至数分钟。发作次数不定，间歇期无症状。疼痛以面颊、上下颌和舌部最明显，轻触鼻翼、颊部和舌可以诱发，称为扳机点。

根据疼痛部位进行经络辨证：眼部痛属足太阳经病证；上颌、下颌部痛主要属手、足阳明和手太阳经病证。

兼遇寒则甚，舌淡，苔白，脉浮紧者为外感风寒；兼痛处有灼热感，舌红，苔薄黄，脉浮数者为外感风热；兼有外伤史，或病程日久，痛点多固定不移，舌暗或有瘀斑，脉细涩者为气血瘀滞；兼烦躁易怒，口渴便秘，舌红，苔黄，脉数者为肝胃郁热；兼形体消瘦，颧红，脉细数无力者为阴虚阳亢。

◎ 要点二　面痛的治法

疏通经络，祛风止痛。取面部腧穴、手足阳明和足太阳经穴为主。

◎ 要点三　面痛的选穴

主穴　攒竹　四白　下关　地仓　合谷　太冲　内庭

配穴　眼部疼痛配丝竹空、阳白、外关；上颌支痛配颧髎、迎香；下颌支痛配承浆、颊车、翳风。外感风寒配风池、列缺；外感风热配曲池、外关；气血瘀滞配内关、三阴交；肝胃郁热配行间、内庭；阴虚阳亢配风池、太溪。

方义　面部诸穴为局部取穴，可疏通面部经络；合谷、太冲分属手阳明、足厥阴经，两经循行均上达于面部，"面口合谷收"，合谷与太冲相配为"四关"穴，可祛风通络，止痛定痉；内庭为足阳明经荥穴，与面部腧穴相配，可清泻阳明热邪，疏通阳明经气血。

◎ 要点四　面痛的治疗操作

1. **基本刺灸方法**　毫针泻法。针刺时宜先取远端穴，重刺激。面部腧穴在急性期宜轻刺。风寒证可酌情加灸。

2. **其他治疗**

（1）皮内针法　在面部寻找扳机点，将揿针刺入，外以胶布固定。

（2）耳针法　取面颊、颌、额、神门。毫针刺或用埋针法或压丸法。

（3）刺络拔罐法　取颧髎、地仓、颊车，用三棱针点刺后留罐。

细目三　腰痛

◎ 要点一　腰痛的辨证要点

腰痛的病位在腰部，腰为肾之府，肾经贯脊属肾，膀胱经夹脊络肾，督脉并于脊里，故本病与肾及足太阳膀胱经、督脉等关系密切。感受外邪、跌仆损伤、年老体衰、劳欲太过等因素导致腰部经络气血阻滞，或经络失于温煦、濡养，均可致腰痛。本病有虚证、实证、虚实夹杂之证。

根据疼痛部位进行经络辨证：疼痛在腰脊中部者为督脉病证，疼痛在腰脊两侧者为足太阳经证。

腰部冷痛重着，或拘挛不可俯仰，有明显腰部受寒史者为寒湿腰痛；腰部刺痛，痛有定处，腰部有明显损伤或陈伤史者为瘀血腰痛；腰痛起病缓慢，隐隐作痛，反复发作者为肾虚腰痛。

◎ 要点二　腰痛的治法

通经止痛。取局部阿是穴及足太阳经穴为主。

◎ 要点三　腰痛的选穴

主穴　大肠俞　阿是穴　委中

配穴　督脉病证配后溪；足太阳经证配申脉；腰椎病变配腰夹脊。寒湿腰痛配命门、腰阳关；瘀血腰痛配膈俞、次髎；肾虚腰痛配肾俞、太溪。

方义　大肠俞、阿是穴疏通腰部经络气血，通经止痛；膀胱之脉，夹脊抵腰络肾，"腰背委中求"，循经远取委中，以疏通足太阳经气，是治疗腰背部疼痛的要穴。

◎ 要点四　腰痛的治疗操作

1. **基本刺灸方法**　毫针虚补实泻法。寒湿腰痛或肾虚腰痛加灸法；瘀血腰痛阿是穴用刺络拔罐；痛势较急者委中点刺放血。

2. **其他治疗**

（1）耳针法　取腰骶椎、肾、膀胱、神门，每次选2~3穴，毫针刺或用埋针法、压丸法。施治过程中同时活动腰部。

（2）刺络拔罐法　取阿是穴。用于瘀血腰痛或寒湿腰痛。

（3）穴位注射法　取阿是穴，选地塞米松注射液5mL和普鲁卡因注射液2mL混合液，每穴注射0.5~1mL，2~3日1次。

细目四　痹证

◎ 要点一　痹证的辨证要点

本病常与外感风、寒、湿、热等邪气及人体正气不足等因素有关。本病病位在肉、筋、骨。外邪侵入机体，痹阻关节肌肉经络，气血运行不畅，则导致痹证。根据病邪偏胜和症状特点，可分为行痹（风痹）、痛痹（寒痹）、着痹（湿痹）等。痹证以实证多见。

主症　关节肌肉疼痛，屈伸不利。

若痛无定处，舌质淡，苔薄白，脉浮者为行痹；疼痛剧烈，痛有定处，遇寒痛剧，苔薄白，脉弦紧者为痛痹；疼痛重着，或肿胀麻木，苔白腻，脉濡缓者为着痹；红肿热痛，舌红，苔黄燥，脉滑数者为热痹。

◎ 要点二　痹证的治法

通络止痛。以局部穴位为主，配合循经取穴及辨证选穴。

◎ 要点三　痹证的选穴

主穴　阿是穴　局部经穴

配穴　行痹配膈俞、血海；痛痹配肾俞、关元；着痹配阴陵泉、足三里；热痹配大椎、曲池。另可根据疼痛的部位循经配穴。

方义　阿是穴和局部经穴能疏通患部经络气血，调和营卫，则风寒湿热等外邪无所依附，痹证自除。

要点四 痹证的治疗操作

1. 基本刺灸方法 毫针泻法或平补平泻。痛痹、着痹者加灸法。热痹者大椎、曲池可点刺放血,局部腧穴可加拔罐法。

2. 其他治疗

(1) 皮肤针法 取阿是穴,中、重度叩刺,使少量出血。

(2) 拔罐法 取阿是穴,行闪罐法拔至皮肤潮红;或用留罐法,每次留罐10分钟,隔日治疗1次。

(3) 穴位注射法 取阿是穴、局部经穴,用1%的利多卡因、维生素 B_{12} 注射液或当归注射液等,每穴注射 0.5~1.0mL,每日或隔日1次。适用于顽固性疼痛。

细目五 坐骨神经痛

◎ 要点一 坐骨神经痛的辨证要点

坐骨神经痛病位主要在足太阳、足少阳经脉和经筋。其发生与感受外邪、跌仆损伤等有关。感受风寒湿邪或湿热下注,痹阻经脉,腰部跌仆闪挫,损伤筋脉,均可导致经络不通,气血瘀滞而发生本病。本病以实证为主,也有虚证及虚实夹杂之证。

主症 腰或臀、大腿后侧、小腿后外侧及足外侧的放射样、电击样、烧灼样疼痛。腰部病变使神经根受压迫或刺激引起者为根性坐骨神经痛;坐骨神经干受压迫或刺激引起者为干性坐骨神经痛。

根据疼痛部位进行经络辨证:疼痛以下肢后侧为主者,为足太阳经证;以下肢外侧为主者,为足少阳经证。

腰腿冷痛重着,遇冷加重,舌质淡,苔白滑,脉沉迟者为寒湿证;腰腿疼痛剧烈,痛处固定不移,有外伤史,舌质紫暗,脉涩者为瘀血阻络证;痛势隐隐,喜揉喜按,舌淡,脉细者为气血不足证。

◎ 要点二 坐骨神经痛的治法

通经止痛。取足太阳、足少阳经穴为主。

◎ 要点三 坐骨神经痛的选穴

主穴 足太阳经证:腰夹脊 秩边 委中 承山 昆仑 阿是穴

足少阳经证:腰夹脊 环跳 阳陵泉 悬钟 丘墟 阿是穴

配穴 寒湿证配命门、腰阳关;瘀血阻络证配血海、阿是穴;气血不足证配足三里、三阴交。

方义 腰夹脊穴是治疗腰腿痛的要穴,可疏通局部气血。治病求本,分别取足太阳、足少阳经诸穴,可以疏导本经痹阻不通之气血,达到"通则不痛"的目的。

◎ 要点四 坐骨神经痛的治疗操作

基本刺灸方法 毫针虚补实泻法。秩边、环跳以针感沿腰腿部足太阳、足少阳经向下传导为佳,但不宜多次重复。

细目六 中 风

◎ 要点一 中风的辨证要点

中风的发生与多种因素有关,风、火、痰、瘀为主要病因。病位在脑,与心、肝、脾、肾关系密切。本病多在内伤积损的基础上,复因情志不遂、烦劳过度、饮食不节、外邪侵袭等因素,导致脏腑阴阳失调,气血逆乱,上扰清窍,窍闭神匿,神不导气所致。肝肾阴虚,气血虚弱为致病之本,风、火、痰、瘀为致病之标。

1. 中经络

主症 意识清楚,半身不遂,口角㖞斜,语言不利。

兼见面红目赤,眩晕头痛,口苦,舌红或绛,苔黄,脉弦有力者为肝阳暴亢;兼肢体麻木或手足拘急,头晕目眩,苔腻,脉弦滑者为风痰阻络;兼口黏痰多,腹胀便秘,舌红,苔黄腻或灰黑,脉弦滑大者为痰热腑实;兼肢体软弱,偏身麻木，面色淡白，气短乏力，舌暗，苔白腻，脉细涩者为气虚血瘀；兼肢体麻木，手足拘挛，眩晕耳鸣，舌红，苔少，脉细数者为阴虚风动。

2. 中脏腑

主症 突然昏仆，不省人事，或神志恍惚、嗜睡，兼见半身不遂，口角㖞斜。

若见神昏，牙关紧闭，口噤不开，两手握固，肢体强痉，大小便闭者为闭证；昏愦无知，目合口开，四肢瘫软，手撒肢冷，汗多，二便自遗，脉微细欲绝者为脱证。

◎ 要点二 中风的治法

1. 中经络 疏通经络，醒脑调神。取督脉、手厥阴及足太阴经穴为主。

2. 中脏腑 闭证：平肝息风，醒脑开窍。取督脉、手厥阴和十二井穴为主。脱证：回阳固脱。以任脉穴为主。

◎ 要点三 中风的选穴

1. 中经络

主穴 水沟 内关 三阴交 极泉 尺泽 委中

配穴 肝阳暴亢配太冲、太溪；风痰阻络配丰隆、合谷；痰热腑实配曲池、内庭、丰隆；气虚血瘀配气海、血海、足三里；阴虚风动配太溪、风池。上肢不遂配肩髃、曲池、手三里、合谷；下肢不遂配环跳、足三里、风市、阳陵泉、悬钟、太冲。病侧肢体屈曲拘挛者，肘部配曲泽、腕部配大陵、膝部配曲泉、踝部配太溪；足内翻配丘墟透照海；足外翻配太溪、中封；足下垂配解溪。口角㖞斜配地仓、颊车、合谷、太冲；语言謇涩配廉泉、通里、哑门；吞咽困难配廉泉、金津、玉液。复视配风池、睛明；便秘配天枢、丰隆；尿失禁、尿潴留配中极、关元。

方义 中风病位在脑，督脉入络脑，水沟为督脉要穴，可醒脑开窍、调神导气；心主血脉藏神，内关为心包经络穴，可调理心气、疏通气血；三阴交为足三阴经交会穴，可滋补肝肾；极泉、尺泽、委中，可疏通肢体经络。

2. 中脏腑

（1）闭证 水沟 十二井 太冲 丰隆 劳宫

方义 闭证为肝阳暴张，气血上逆所致，故取十二井穴点刺出血，并泻水沟，开窍启闭；足厥阴经循行至颠顶，泻太冲降肝经逆气以平息肝阳。脾胃为生痰之源，痰浊壅遏，气机失宣，取足阳明经络穴丰隆，以豁痰开窍；"荥主身热"，故取手厥阴经荥穴劳宫清心泄热。

（2）脱证 关元 神阙

方义 任脉为阴脉之海，关元为任脉与足三阴经交会穴，为三焦元气所出，联系命门真阳，为阴中含阳的穴位，取之能回阳救逆。神阙为真气所系，故用大艾炷重灸，以回垂绝之阳。

◎ 要点四 中风的治疗操作

1. 基本刺灸方法 水沟向上方斜刺，用雀啄法，以眼球湿润为度；内关用泻法；三阴交用补法；刺极泉时，在标准定位下1寸心经上取穴，避开动脉，直刺进针，用提插泻法，以患者上肢有麻胀感和抽动感为度；尺泽、委中直刺，用提插泻法使肢体有抽动感。

十二井穴用三棱针点刺出血；太冲、丰隆、劳宫用泻法；神阙用隔盐灸，关元用大艾炷灸，至四肢转温为止。

2. 其他治疗

电针法 在患侧上、下肢各选一组穴位，采用断续波或疏密波，以肌肉微颤为度，每次通电20~30分钟。此法适用于半身不遂患者。

细目七 眩 晕

◎ 要点一 眩晕的辨证要点

本病的发生多与忧郁恼怒、恣食厚味、劳伤过度、跌仆损伤等因素有关。病位在脑，与肝、脾、肾相关。基本病机不外虚实两端，虚证为髓海不足或气血虚弱，清窍失养；实证多与气、血、痰、瘀扰乱清窍有关。

主症　头晕目眩、视物旋转。轻者如坐车船，飘摇不定，闭目少顷即可复常；重者两眼昏花缭乱，视物不明，旋摇不止，难以站立，昏昏欲倒，甚则跌仆。

兼见面红目赤，目胀耳鸣，烦躁易怒，舌红，苔黄，脉弦数者为肝阳上亢；兼头重如裹，视物旋转，舌淡，苔白腻，脉弦滑者为痰湿中阻；兼目眩，面白或萎黄，神倦乏力，舌淡，苔薄白，脉弱者为气血两虚；眩晕久作不已，兼少寐健忘，耳鸣，腰酸膝软，舌红，脉弦细者为肾精不足。

◎ 要点二　眩晕的治法

1. **实证**　平肝潜阳，化痰定眩。取足少阳、足厥阴经穴及督脉穴为主。

2. **虚证**　益气养血，填精定眩。以督脉穴和相应背俞穴为主。

◎ 要点三　眩晕的选穴

1. 实证

主穴　百会　风池　太冲　内关

配穴　肝阳上亢配行间、侠溪、太溪；痰湿中阻配头维、中脘、丰隆；高血压配曲池、足三里；颈性眩晕配风府、天柱、颈夹脊。

方义　眩晕病位在脑，脑为髓海，督脉入络于脑，故选用位于颠顶的百会，清头目、止眩晕；风池亦为近部取穴，疏调头部气机；太冲为肝经之原穴，可平肝潜阳；内关为八脉交会穴，通于阴维脉，既可宽胸理气，和胃化痰，又与太冲相配以加强平肝之力。

2. 虚证

主穴　百会　风池　肝俞　肾俞　足三里

配穴　气血两虚配气海、脾俞、胃俞；肾精不足配太溪、悬钟、三阴交。

方义　百会升提气血；风池疏调头部气血；肝俞、肾俞滋补肝肾，益精填髓，培元固本；足三里补益气血，充髓止晕。

◎ 要点四　眩晕的治疗操作

1. **基本刺灸方法**　实证毫针用泻法，虚证百会、风池用平补平泻法，余穴用补法，可灸。

2. **其他治疗**

三棱针法　取印堂、太阳、头维、百会等穴，用三棱针点刺出血数滴。适用于眩晕实证者。

细目八　面　瘫

◎ 要点一　面瘫的辨证要点

本病的发生多与正气不足，脉络空虚，风寒或风热之邪乘虚而入等因素有关。病位在面部，与太阳、阳明经筋有关。手足阳经均上行头面部，当邪气阻滞面部经络，尤其是手太阳和足阳明经筋功能失调，可导致面瘫的发生。

主症　以口眼㖞斜为特点。通常急性发作，常在睡眠醒来时发现一侧面部肌肉板滞、麻木、瘫痪，额纹消失，眼裂变大，露睛流泪，鼻唇沟变浅，口角下垂歪向健侧，病侧不能皱眉、蹙额、闭目、露齿、鼓颊；部分患者初起时有耳后疼痛，还可出现患侧舌前2/3味觉减退或消失，听觉过敏等症状。部分患者病程迁延日久，可因瘫痪肌肉出现挛缩，口角反牵向患侧，甚则出现面肌痉挛，形成"倒错"现象。

若发病初期，面部有受凉史，舌淡，苔薄白，脉浮紧者为风寒外袭；发病初期，继发于风热感冒或其他头面部炎症性、病毒性疾病，舌红，苔薄黄，脉浮数者为风热侵袭；恢复期或病程较长者，兼见肢体困倦无力，舌淡，苔白，脉沉细者为气血不足。

◎ 要点二　面瘫的治法

祛风通络，疏调经筋。取局部穴、手足阳明经穴为主。

◎ 要点三　面瘫的选穴

主穴　攒竹　阳白　四白　颧髎　颊车　地仓　合谷　太冲

配穴　风寒外袭配风池、风府；风热侵袭配外关、关冲；气血不足配足三里、气海。眼睑闭合不全配鱼腰、申脉；鼻唇沟变浅配迎香；人中沟歪斜配水沟；颏唇沟歪斜配承浆；乳突部疼痛配翳风；舌麻、味觉减退配廉泉、足三里；听觉过敏配听宫、中渚。

方义 面部诸穴可疏通局部经筋气血，活血通络。"面口合谷收"，合谷为循经远端取穴，可祛除阳明、太阳经筋之邪气，祛风通络。太冲为足厥阴之原穴，肝经循行"上出额""下颊里，环唇内"，与合谷相配，具有加强疏调面颊部经气作用。

◎ 要点四 面瘫的治疗操作

1. 基本刺灸方法 面部腧穴均行平补平泻法，恢复期可加灸法。发病初期，面部腧穴取穴宜少，针刺宜浅，手法宜轻；肢体远端腧穴行泻法且手法宜重；恢复期，足三里行补法，合谷、太冲行平补平泻法。

2. 其他治疗

（1）电针法 取太阳、阳白、地仓、颊车。断续波，刺激10~20分钟，强度以患者面部肌肉微见跳动而能耐受为度。适用于面瘫中、后期。

（2）刺络拔罐法 取阳白、颧髎、地仓、颊车。用皮肤针叩刺或三棱针点刺出血后加拔火罐。适用于恢复期。

细目九 不 寐

◎ 要点一 不寐的辨证要点

不寐常与饮食不节、情志失调、劳逸失调、病后体虚等因素有关。病位在心，与肝、脾、肾等脏腑功能失调密切相关。各种情志刺激及内伤因素导致火、痰等病理产物存留于体内，影响于心，使心神失养或心神被扰，心神不安，阴跷脉、阳跷脉功能失于平衡，而出现不寐。

主症 经常不能获得正常睡眠。轻者入寐困难或寐而易醒，醒后不寐；重者彻夜难眠。

兼多梦易醒，心悸健忘，舌淡，苔薄白，脉细弱者为心脾两虚；心烦不寐，或时寐时醒，手足心热，颧红潮热，舌红，苔少，脉细数者为心肾不交；夜寐多梦，易惊善恐，舌淡，苔薄，脉弦细者为心胆气虚；难以入睡，急躁易怒，舌红，苔黄，脉弦数者为肝火扰神；眠而不安，胸闷脘痞，舌红，苔黄腻，脉滑数者为脾胃不和。

◎ 要点二 不寐的治法

舒脑宁心，安神利眠。取督脉、手少阴、足太阴经穴及八脉交会穴为主。

◎ 要点三 不寐选穴

主穴 百会 安眠 神门 三阴交 照海 申脉

配穴 心脾两虚配心俞、脾俞；心肾不交配太溪、肾俞；心胆气虚配心俞、胆俞；肝火扰神配行间、侠溪；脾胃不和配足三里、内关。噩梦多配厉兑、隐白；头晕配风池、悬钟；不寐重者，配夹脊、四神聪。

方义 脑为元神之府，督脉入络于脑，取督脉穴百会镇静安神，舒脑安眠；安眠穴位居头部，是治疗不寐的经验效穴；心主神明，取心之原穴神门以宁心安神；三阴交为足三阴经交会穴，能调和与不寐密切相关的肝脾肾三脏；跷脉主寤寐，司眼睑开阖，照海通阴跷脉，申脉通阳跷脉，两穴同用可调节阴阳跷脉以安神助眠。

◎ 要点四 不寐的治疗操作

1. 基本刺灸方法 毫针平补平泻，照海用补法，申脉用泻法。配穴则虚补实泻，心胆气虚者可配合灸法。

2. 其他治疗

拔罐法 自项至腰部沿足太阳膀胱经来回走罐，以潮红为度。

细目十 感 冒

◎ 要点一 感冒的辨证要点

本病的发生常与风邪或时行疫毒之邪侵袭、体虚等因素有关。病位在肺卫。在气候突变、腠理疏懈、卫气不固的情况下，外邪乘虚从口鼻或皮毛而入，首伤肺卫，导致卫阳被遏，营卫失和，肺气失宣，发为本病。以风邪为主因，每与当令之气（寒、热、暑湿）或非时之气（时行疫毒）夹杂为患。

主症 恶寒发热，鼻塞流涕，咳嗽，头痛，周身酸楚不适。

若恶寒重，发热轻或不发热，无汗，喷嚏，苔薄白，脉浮紧者为风寒感冒；微恶风寒，发热重，浊涕，痰稠或黄，咽喉肿痛，苔薄黄，脉浮数者为风热感冒；夹湿则头重如裹，胸闷纳呆；夹暑则汗出不解，心烦口渴。

◎ 要点二 感冒的治法

祛风解表。取手太阴、手阳明经穴及督脉穴为主。

◎ 要点三 感冒的选穴

主穴 列缺 合谷 风池 大椎 太阳

配穴 风寒感冒配风门、肺俞；风热感冒配曲池、尺泽；夹湿配阴陵泉；夹暑配委中。体虚感冒配足三里；咽喉疼痛配少商、商阳。

方义 感冒为外邪侵犯肺卫所致，太阴、阳明互为表里，故取手太阴、手阳明经列缺、合谷以祛邪解表；风池为足少阳经与阳维脉的交会穴，"阳维为病苦寒热"，故风池既可疏散风邪，又与太阳穴相配可清利头目；督脉主一身之阳气，温灸大椎可通阳散寒，刺络出血可清泻热邪。

◎ 要点四 感冒的治疗操作

1. **基本刺灸方法** 主穴以毫针泻法，风寒感冒可加灸法，风热感冒大椎可行刺络拔罐法；配穴中足三里用补法，尺泽、委中、少商、商阳可点刺出血。

2. **其他治疗**

拔罐法 取大椎、风门、肺俞、身柱，拔罐后留罐15分钟，或用闪罐法。适用于风寒感冒。

细目十一 哮 喘

◎ 要点一 哮喘的辨证要点

哮喘的发生常与外邪、饮食、情志、体虚等因素有关，病理因素以痰为根本。病位在肺，与脾肾关系密切。其发生多为痰饮伏肺，每因外邪侵袭、饮食不当、情志刺激、体虚劳倦等诱因引动而触发，以致痰壅气道，肺气宣降功能失常。

1. **实证**

主症 病程短，或当发作期，哮喘声高气粗，呼吸深长有余，呼出为快，体质较强，脉象有力。

若喉中哮鸣如水鸡声，痰多，色白，稀薄或多泡沫，伴风寒表证，苔薄白，脉浮紧者为风寒外袭；喉中痰鸣如吼，胸高气粗，痰色黄或白，黏着稠厚，伴口渴，便秘，舌红，苔黄腻，脉滑数者为痰热阻肺。

2. **虚证**

主症 病程长，反复发作或当缓解期，哮喘声低气怯，气息短促，深吸为快，体质虚弱，脉弱无力。

若喘促气短，动则加剧，喉中痰鸣，痰稀，神疲，汗出，舌淡，苔白，脉细弱者为肺气虚；气息短促，呼多吸少，动则喘甚，耳鸣，腰膝酸软，舌淡，苔薄白，脉沉细者为肾气虚。

◎ 要点二 哮喘的治法

1. **实证** 祛邪肃肺，化痰平喘。取手太阴经穴及相应背俞穴为主。

2. **虚证** 补益肺肾，止哮平喘。取相应背俞穴及手太阴、足少阴经穴为主。

◎ 要点三 哮喘的选穴

1. **实证**

主穴 列缺 尺泽 肺俞 中府 定喘

配穴 风寒外袭配风门、合谷；痰热阻肺配丰隆、曲池；喘甚者配天突。

方义 手太阴经络穴列缺可宣通肺气，祛邪外出；合穴尺泽以肃肺化痰，降逆平喘；肺俞、中府，俞募相配，调理肺脏、宣肺祛痰、止哮平喘；定喘为治疗哮喘的经验效穴。

2. **虚证**

主穴 肺俞 膏肓 肾俞 太渊 太溪 足

三里 定喘

配穴 肺气虚配气海；肾气虚配关元。

方义 肺俞、膏肓针灸并用，可补益肺气；补肾俞以纳肾气；肺经原穴太渊配肾经原穴太溪，可充肺肾之气；足三里调补胃气，以资生化之源，使水谷精微上归于肺；定喘为平喘之效穴。

◎ **要点四　哮喘的治疗操作**

基本刺灸方法　毫针常规刺，实证用泻法，虚证用补法，风寒及肺肾气虚者可酌加灸或拔罐法。

细目十二　呕　吐

◎ **要点一　呕吐的辨证要点**

呕吐常与外邪犯胃、饮食不节、情志失调、体虚劳倦等因素有关。病位在胃，与肝、脾有关。六淫外邪，侵犯胃腑，或饮食不节，食滞胃脘，或恼怒伤肝，横逆犯胃，或忧思劳倦，内伤脾胃，均可致胃失和降，气逆于上而发生呕吐。

主症　实证一般发病急，呕吐量多，吐出物多酸臭味；虚证病程较长，发病较缓，时作时止，吐出物不多，腐臭味不甚。

若呕吐清水或稀涎，食久乃吐，舌淡，苔薄白，脉迟者为寒邪客胃；呕吐酸苦热臭，食入即吐，舌红，苔薄黄，脉数者为热邪内蕴；因暴饮暴食而呕吐酸腐，脘腹胀满，嗳气厌食，苔厚腻，脉滑实者为饮食停滞；呕吐多因情志不畅而发作，嗳气吞酸，胸胁胀满，脉弦者为肝气犯胃；呕吐清水痰涎，脘痞纳呆，头眩心悸，苔白腻，脉滑者为痰饮内停；饮食稍有不慎即发呕吐，时作时止，面色无华，少气懒言，纳呆便溏，舌淡苔薄，脉弱者为脾胃虚寒。

◎ **要点二　呕吐的治法**

和胃理气，降逆止呕。取胃的募穴及足阳明经穴为主。

◎ **要点三　呕吐的选穴**

主穴　中脘　足三里　内关

配穴　寒邪客胃配上脘、胃俞；热邪内蕴配合谷、金津、玉液；饮食停滞配梁门、天枢；肝气犯胃配期门、太冲；痰饮内停配丰隆、公孙；脾胃虚寒配脾俞、胃俞。

方义　中脘居于胃脘部，为胃的募穴，可理气和胃止呕；足三里为胃的下合穴，"合治内腑"，可疏理胃肠气机，与中脘远近相配，通降胃气；内关为手厥阴经络穴，又为八脉交会穴，功擅宽胸理气，和胃降逆，为止呕要穴。

◎ **要点四　呕吐的治疗操作**

基本刺灸方法　主穴毫针平补平泻法。寒气客胃或脾胃虚寒者宜配合灸法，热邪内蕴者金津、玉液点刺出血。

细目十三　胃　痛

◎ **要点一　胃痛的辨证要点**

胃痛与寒邪客胃、饮食伤胃、情志不畅和脾胃虚弱等因素有关。胃痛的病位在胃，与肝、脾有关。无论是胃腑本身病变还是其他脏腑的病变影响到胃腑，使胃气失和、胃络不通或胃失温煦濡养均可导致胃痛。

主症　实证病势较急，痛势较剧，痛处拒按，食后痛增；虚证病势较缓，痛势较轻，痛处喜按，空腹痛甚。

若见胃痛暴作，恶寒喜暖，口不渴，或喜热饮，舌淡苔薄白，脉弦紧者为寒邪客胃；胃脘胀满疼痛，嗳腐吞酸，或呕吐不消化食物，吐后或矢气后痛减，苔厚腻，脉滑者为饮食伤胃；胃脘胀痛，痛连两胁，每因情志因素而诱发或加重，嗳气泛酸，喜太息，苔薄白，脉弦者为肝气犯胃；胃痛如刺，痛有定处，或有呕血便黑，舌质紫暗或有瘀斑，脉涩者为瘀血停胃；胃脘隐痛喜暖，泛吐清水，神疲肢倦，手足不温，大便溏薄，舌淡苔白，脉虚弱或迟缓者为脾胃虚寒；胃脘灼热隐痛，口燥咽干，大便干结，舌红少津，脉细数者为胃阴不足。

◎ 要点二　胃痛的治法

和胃止痛。取胃的募穴、足阳明经穴为主。

◎ 要点三　胃痛的选穴

主穴　中脘　足三里　内关

配穴　寒邪客胃配胃俞；饮食伤胃配梁门、下脘；肝气犯胃配期门、太冲；瘀血停胃配膈俞、三阴交；脾胃虚寒配关元、脾俞、胃俞；胃阴不足配胃俞、三阴交、内庭。

方义　本病病位在胃，局部近取胃之募穴中脘，循经远取胃之下合穴足三里，远近相配，疏调胃腑气机，和胃止痛。内关为八脉交会穴，宽胸解郁，行气止痛。

◎ 要点四　胃痛的治疗操作

基本刺灸方法　根据虚实证候进行相应毫针补泻，寒邪客胃、脾胃虚寒者宜加用灸法。疼痛发作时可适当加强刺激，持续运针1~3分钟，中脘等局部穴以捻转为主，中等刺激。

细目十四　便　秘

◎ 要点一　便秘的辨证要点

便秘多与饮食不节、情志失调、劳倦体虚、外邪侵袭等因素有关。病位在肠，与脾、胃、肺、肝、肾等脏腑的功能失调有关。无论是肠腑疾患或是其他脏腑的病变影响到肠腑，使肠腑壅塞不通或肠失滋润及糟粕内停，均可导致便秘。

主症　大便秘结不通，排便艰涩难解。

若见大便干结，腹胀腹痛，口干口臭，小便短赤，舌红，苔黄燥，脉滑数者为热秘；欲便不得，或便而不爽，腹中胀痛，胸胁痞满，舌苔薄腻，脉弦者为气秘；大便艰涩，腹部拘急冷痛，畏寒喜暖，小便清长，舌淡苔白，脉沉迟者为冷秘；虽有便意，但排出不畅，便质不干硬，临厕努挣乏力，舌淡苔薄，脉细弱者为虚秘。

◎ 要点二　便秘的治法

理肠通便。取大肠的背俞穴、募穴及下合穴为主。

◎ 要点三　便秘的选穴

主穴　天枢　大肠俞　上巨虚　支沟

配穴　热秘配曲池、内庭；气秘配太冲、中脘；冷秘配神阙、关元；虚秘配足三里、脾俞、气海，兼阴伤津亏者加照海、太溪。

方义　近取大肠募穴天枢与大肠俞同用为俞募配穴，远取大肠下合穴上巨虚"合治内腑"，三穴同用通调大肠腑气，理肠通便；支沟宣通三焦，行气导滞，为通便之经验效穴。

◎ 要点四　便秘的治疗操作

基本刺灸方法　毫针实泻虚补。冷秘、虚秘宜配合灸法。

第二十八单元　妇儿科病证的针灸治疗

细目一　月经不调

◎ 要点一　月经不调的辨证要点

本病的发生常与感受寒邪、饮食伤脾或情志不畅等因素有关。病位在胞宫，与冲、任二脉及肾、肝、脾关系密切。月经先期多由热扰血海或虚热扰动冲任或气虚不能统血所致；月经后期多由寒凝血脉或血虚化源不足所致；月经先后无定期多由肝郁扰动冲任或肾虚精血不足所致。总之，脏腑功能失常，气血不和，冲任二脉损伤，即可出现月经不调。

1. 月经先期　月经周期提前7天以上，甚至十余日一行，连续2个月经周期以上。月经量多，色红或紫，质黏有块，兼心胸烦热，舌红，苔黄，脉数者为实热证；月经色红质稠，两颧潮红，手足心热，舌红，苔少，脉细数者为虚热证；月经量少或量多，色淡质稀，神疲气短，舌淡，脉细弱者为气虚证。

2. **月经后期** 月经周期推迟7天以上，甚至40～50日一潮，连续2个周期以上。月经量少，或有血块，小腹冷痛，舌暗或胖，苔薄白，脉沉紧为寒凝证；月经色淡质稀，面色少华，腹痛喜按，舌淡，苔薄，脉细者为血虚证。

3. **月经先后无定期** 月经周期或提前或延后7天以上，连续3个周期以上。经量或多或少，色暗有块，胸胁作胀，喜太息，苔薄，脉弦为肝郁证；经量少，色淡质稀，腰骶酸痛，舌淡，苔白，脉沉细弱为肾虚证。

◎ **要点二　月经不调的治法**

1. **月经先期** 调理冲任，清热调经。取任脉、足太阴经穴为主。

2. **月经后期** 温经散寒，行血调经。以任脉、足太阴经穴为主。

3. **月经先后无定期** 调补肝肾，理血调经。以任脉、足太阴经穴为主。

◎ **要点三　月经不调的选穴**

1. **月经先期**

主穴　关元　三阴交　血海

配穴　实热配行间；虚热配太溪；气虚配足三里、脾俞。月经过多配隐白。

方义　关元为任脉与足三阴经的交会穴，八脉隶于肝肾，故本穴是益肝肾、调冲任的要穴；三阴交为足三阴经交会穴，可调理脾、肝、肾三脏，养血调经，与关元皆为治疗月经病要穴；血海清热和血。

2. **月经后期**

主穴　气海　三阴交　归来

配穴　寒凝配关元、命门；血虚配足三里、血海。

方义　气海是任脉穴，具有益气温阳、散寒通经的作用；三阴交为足三阴经交会穴，可调理脾、肝、肾三脏，养血调经，是治疗月经病的要穴；归来调和气血。

3. **月经先后无定期**

主穴　关元　三阴交　肝俞

配穴　肝郁配期门、太冲；肾虚配肾俞、太溪。

方义　关元、三阴交为治疗月经病要穴；肝俞为肝之背俞穴，有疏肝理气、养血调经的作用，且肝肾同源，故又可补益肾精。

◎ **要点四　月经不调的治疗操作**

基本刺灸方法

（1）**月经先期** 毫针刺，实证用泻法，虚证可加灸。

（2）**月经后期** 毫针补法，关元可加隔姜灸。

（3）**月经先后无定期** 毫针虚补实泻法。

细目二　痛　经

◎ **要点一　痛经的辨证要点**

痛经病位在胞宫、冲任，与肝、肾关系密切。外邪客于胞宫，或情志不舒等导致气血滞于胞宫，冲任瘀阻，"不通则痛"，为实证；多种原因导致气血不足，冲任虚损，胞脉失于濡养，"不荣则痛"，为虚证。

经前或经期小腹胀痛拒按，经血量少，血色紫暗有块，块下痛缓，伴有乳房胀痛，舌质紫暗或有瘀点，脉弦者，为气滞血瘀；小腹冷痛拒按，得热痛减，月经量少色黯，肢冷畏寒，舌暗苔白，脉沉紧者，为寒凝血瘀。小腹隐痛喜按，月经量少色淡，面色无华，舌淡，脉细无力者，为气血虚弱；经后小腹隐痛，月经色暗量少，伴腰骶酸痛，头晕耳鸣，舌淡红，苔薄，脉沉细者，为肾气亏损。

◎ **要点二　痛经的治法**

1. **实证** 行气活血，调经止痛。取任脉、足太阴经穴为主。

2. **虚证** 调补气血，温养冲任。取任脉、足太阴、足阳明经穴为主。

◎ 要点三 痛经的选穴

1. **实证**

主穴　中极　次髎　地机　三阴交　十七椎

配穴　气滞血瘀配太冲、血海；寒凝血瘀配关元、归来。

方义　中极为任脉穴，与足三阴经相交会，可通调冲任，理下焦之气；次髎为治疗痛经的经验穴；地机为脾经郄穴，善于治痛治血，取之能行气活血止痛；三阴交为足三阴经交会穴，能调理肝、脾、肾，活血止痛。

2. **虚证**

主穴　关元　足三里　三阴交　十七椎

配穴　气血虚弱配气海、脾俞；肾气亏损配太溪、肾俞。

方义　关元为任脉穴，又为全身强壮要穴，可补益肝肾，温养冲任；足三里为足阳明胃经穴，功擅补益气血；三阴交可调理肝、脾、肾，健脾益气养血。三穴合用，可使气血充足，胞宫得养，冲任自调。

◎ 要点四 痛经的治疗操作

1. **基本刺灸方法**

（1）实证　毫针泻法，寒凝者加艾灸。

（2）虚证　毫针补法，可加灸。

2. **其他治疗**

艾灸法　取关元、气海穴，隔附子饼灸3~5壮，隔日1次。适用于虚证和寒凝血瘀证。

细目三 崩　漏

◎ 要点一 崩漏的辨证要点

本病多与素体阳盛或劳倦思虑、饮食不节、房劳多产、七情内伤等产生的湿、热、瘀有关。病位在胞宫，与冲、任二脉及肝、脾、肾关系密切。多种原因导致的虚（脾、肾）、热和瘀，均可使子宫藏泻失常，使冲任不固，不能制约经血，从而导致崩漏的发生。

月经量多，色鲜红或深红，质稠，舌红，脉数者为血热；月经时多时少，色紫暗有块，舌暗，脉弦或涩者为血瘀；出血量多，色紫红而黏腻，兼带下量多，苔黄腻，脉濡数者为湿热；血色正常或有血块，兼时叹息，小腹胀痛，苔薄，脉弦者为气郁。月经量多，色淡质稀，苔白，脉沉弱者为脾虚；经血色淡质清，兼腰酸肢冷，舌淡，苔薄，脉沉细者为肾虚。

◎ 要点二 崩漏的治法

1. **实证** 清热利湿，固经止血。取任脉、足太阴经穴为主。

2. **虚证** 健脾补肾，固冲止血。取任脉及足太阴、足阳明经穴为主。

◎ 要点三 崩漏的选穴

1. **实证**

主穴　关元　三阴交　隐白

配穴　血热配中极、血海；血瘀配血海、膈俞；湿热配中极、阴陵泉；气郁配膻中、太冲。

方义　关元为任脉与足三阴经交会穴，可通调冲任，固摄经血；三阴交为足三阴经交会穴，既可健脾调肝固肾，又可清泻三经的湿、热、瘀邪，邪除则脾可统血；隐白为脾经的井穴，可健脾统血，是治疗崩漏的经验穴。

2. **虚证**

主穴　气海　三阴交　肾俞　足三里

配穴　脾虚配百会、脾俞；肾虚配肾俞、太溪。

方义　气海既是任脉穴，又为气之海，可补下元，固胞宫；三阴交为足三阴经交会穴，配合肾俞可补脾肾，固冲任；足三里为胃经合穴，善助气血化生，补气摄血。

◎ 要点四 崩漏的治疗操作

基本刺灸方法

（1）实证　毫针刺，关元用平补平泻法，其余穴位用泻法，隐白艾炷灸。

(2) 虚证　毫针补法，可灸。

细目四　绝经前后诸证

◎ 要点一　绝经前后诸证的辨证要点

本病与先天禀赋、情志所伤、劳逸失度、经孕产乳所伤等因素有关。病位在肾，与肝、脾、心关系密切。绝经前后，肾气渐衰，天癸将竭，脏腑功能逐渐衰退，则使机体阴阳失去平衡而出现诸多证候。

主症　月经紊乱，潮热出汗，心悸，情绪不稳定。

兼头晕耳鸣，失眠多梦，五心烦热，腰膝酸软，口干，舌红，苔少，脉数者为肾阴虚；兼面色晦暗，精神萎靡，形寒肢冷，大便溏薄，尿频，舌淡，苔薄，脉沉细者为肾阳虚；兼头晕目眩，心烦易怒，烘热汗出，经来量多，舌质红，脉弦细而数者为肝阳上亢；兼形体肥胖，脘腹胀满，浮肿，便溏，苔腻，脉滑者为痰气郁结。

◎ 要点二　绝经前后诸证的治法

滋补肝肾，调理冲任。取任脉、足太阴经穴及相应背俞穴为主。

◎ 要点三　绝经前后诸证的选穴

主穴　肾俞　肝俞　太溪　气海　三阴交

配穴　肾阴虚配照海、阴谷；肾阳虚配关元、命门；肝阳上亢配风池、太冲；痰气郁结配中脘、丰隆。烦躁失眠配心俞、神门；纳少便溏配中脘、阴陵泉。

方义　气海为任脉穴，可补益精气，调理冲任，益气固本；三阴交为肝脾肾三经交会穴，与肝俞、肾俞合用，可调补肝肾；太溪滋补肾阴。诸穴合用气血自滋，冲任自调，神安志定。

◎ 要点四　绝经前后诸证的治疗操作

1. **基本刺灸方法**　毫针补法或平补平泻法。

2. **其他治疗**

电针法　取三阴交、太溪。针刺得气后，接电针仪，疏密波，弱刺激，每日1次。

细目五　遗　尿

◎ 要点一　遗尿的辨证要点

本病病位在膀胱，与任脉及肾、肺、脾、肝关系密切。多由禀赋不足、病后体弱，导致肾气不足，下元虚冷，膀胱约束无力；或病后脾肺气虚，水道制约无权，因而发生遗尿。另外，肝经热郁化火，也可迫注膀胱而致遗尿。

主症　睡中经常遗尿，多则一夜数次，醒后方觉。

兼神疲乏力，面色苍白，肢凉怕冷，舌淡者为肾气不足；兼少气懒言，食欲不振，大便溏薄，自汗出，舌淡，苔薄，脉细无力者为脾肺气虚；遗出之尿，量少味臊，兼性情急躁，面赤唇红，或夜间龂齿，唇红，苔黄，脉数有力者为肝经郁热。

◎ 要点二　遗尿的治法

调理膀胱，温肾健脾。取任脉、足太阴经穴及膀胱的背俞穴、募穴为主。

◎ 要点三　遗尿的选穴

主穴　关元　中极　膀胱俞　三阴交

配穴　肾气不足配肾俞、命门、太溪；脾肺气虚配肺俞、气海、足三里；肝经郁热配行间、阳陵泉。夜梦多配百会、神门。

方义　关元为任脉与足三阴经交会穴，培补元气，固摄下元；中极、膀胱俞为膀胱之俞募配穴，可振奋膀胱气化功能；三阴交为足三阴经交会穴，可通调肝、脾、肾三经经气，健脾益气，益肾固本而止遗尿。

◎ 要点四　遗尿的治疗操作

基本刺灸方法　毫针补法或平补平泻法，可灸。下腹部穴位针尖向下斜刺，以针感到达前阴部为佳。

第二十九单元 皮外伤科病证的针灸治疗

细目一 瘾疹

◎ 要点一 瘾疹的辨证要点

瘾疹病位在肌肤腠理，与感受风邪及脏腑气血盛衰关系密切。腠理不固，风邪入侵，或因体质素虚，食用鱼虾荤腥食物，致胃肠积热，复感风邪，均可使邪郁腠理而发病。基本病机是营卫失和，邪郁腠理。本病以实证多见，也有虚实夹杂之证。

主症 瘾疹起病急骤，皮肤突发瘙痒不止，可见大小不等、形状各异的风团，融合成片或孤立散在，淡红或白色，边界清楚，此伏彼起。一日之内可发作数次者，病情较急；反复发作，缠绵不愈，风团时多时少时无者，病情较缓。

风团色红，灼热剧痒，遇热加重，舌红，苔薄黄，脉浮数者为风热犯表；风团色白，遇风寒加重，舌淡，苔薄白，脉浮紧者为风寒束表；风团色红，脘腹疼痛，恶心呕吐，舌红，苔黄腻，脉滑数者为胃肠积热；风疹反复发作，午后或夜间加剧，口干，舌红，少苔，脉细数无力者为血虚风燥。

◎ 要点二 瘾疹的治法

疏风和营。取手阳明、足太阴经穴为主。

◎ 要点三 瘾疹的选穴

主穴 曲池 合谷 血海 膈俞 委中 三阴交

配穴 风热犯表配大椎、风门；风寒束表配风门、肺俞；胃肠积热配天枢、足三里；血虚风燥配脾俞、足三里。呼吸困难配天突，恶心呕吐配内关。

方义 曲池、合谷属于手阳明经穴，与肺经相表里，可通经络、行气血、疏风清热；血海、膈俞、委中合用意在"治风先治血，血行风自灭"，两组穴位相配能疏风、活血、止痒；三阴交属足太阴经，乃足三阴经之交会穴，可养血活血、润燥祛风止痒。

◎ 要点四 瘾疹的治疗操作

1. **基本刺灸方法** 毫针泻法。膈俞可点刺出血。风寒束表者可灸，血虚风燥者只针不灸。

2. **其他治疗**

拔罐法 取神阙穴，选用大号玻璃罐，先留罐5分钟，起罐后再拔5分钟，如此反复拔3次。也可以用闪罐法拔至穴位局部充血。

细目二 蛇串疮

◎ 要点一 蛇串疮的辨证要点

本病病位在肌肤腠理，主要与肝、脾相关。多由于情志内伤，肝经郁热，热溢皮肤；或脾虚生湿，感染毒邪，湿热火毒蕴结肌肤而成。年老体弱者，常因血虚肝旺，气血凝滞，而致疼痛剧烈，病程迁延。本病以实证多见，也有本虚标实之证。

主症 初起时患部皮肤灼热刺痛、发红，继则出现簇集性粟粒大小丘状疱疹，多呈带状排列，多发生于身体一侧，以腰、胁部最为常见。疱疹消失后部分患者可遗留疼痛，可持续数月或更久。

皮损鲜红，疱壁紧张，灼热刺痛，兼口苦，烦躁易怒，苔黄，脉弦滑数者为肝胆火盛；皮损色淡，疱壁松弛，兼胸脘痞满，纳差，舌红，苔黄腻，脉濡数者为脾胃湿热；皮疹消退后局部仍疼痛不止，或见有色素沉着，兼心烦不寐，舌紫暗，苔薄白，脉弦细者为瘀血阻络。

◎ 要点二 蛇串疮的治法

泻火解毒、清热利湿。取局部阿是穴及相应

夹脊穴为主。

◎ 要点三　蛇串疮的选穴

主穴　局部阿是穴　相应夹脊穴

配穴　肝胆火盛配行间、侠溪；脾胃湿热配阴陵泉、内庭；瘀血阻络配血海、三阴交。便秘配天枢；心烦配神门。

方义　局部阿是穴围刺或点刺拔罐，可引火毒外出；本病是疱疹病毒侵害神经根所致，取相应的夹脊穴，直针毒邪所留之处，可泻火解毒，通络止痛。

◎ 要点四　蛇串疮的治疗操作

1. **基本刺灸方法**　毫针泻法，强刺激。皮损局部阿是穴用围针法，即在疱疹带的头、尾各刺一针，两旁则根据疱疹带的大小选取数点，向疱疹带中央沿皮平刺。

2. **其他治疗**

刺络拔罐法　取疱疹处及周围皮肤，用三棱针刺破疱疹，使疱内液体流出，并拔火罐，令出血。

细目三　颈椎病

◎ 要点一　颈椎病的辨证要点

本病与伏案久坐、跌仆损伤、外邪侵袭或年迈体弱、肝肾不足等有关。颈部感受风寒，阻痹气血，或劳作过度、外伤，损及筋脉，气滞血瘀，或年老肝血亏虚、肾精不足，筋骨失养，皆可使颈部经络气血不利，不通则痛。本病病位在颈部筋骨，与督脉，手足太阳、少阳经脉关系密切。基本病机是筋骨受损，经络气血阻滞不通。

主症　头枕、颈项、肩背、上肢等部位疼痛以及进行性肢体感觉和运动功能障碍。

根据疼痛部位进行经络辨证：颈项肩臂放射性疼痛、麻木，伴有拇指、食指和中指麻木者为手阳明经证，伴有无名指、小指麻木者为手太阳经证；以颈项后枕部疼痛，颈部僵紧不舒者为督脉、足太阳经证。

有明显的受寒史，遇寒痛增者为外邪内侵；有颈部外伤或劳作过度史，痛如针刺者为气滞血瘀；颈肩部酸痛，兼眩晕乏力者为肝肾不足。

◎ 要点二　颈椎病的治法

通经止痛。取局部腧穴和手足三阳经穴、督脉穴为主。

◎ 要点三　颈椎病的选穴

主穴　颈夹脊　天柱　风池　曲池　悬钟　阿是穴

配穴　手太阳经证配申脉；手阳明经证配合谷；督脉、足太阳经证配后溪。外邪内侵配合谷、列缺；气滞血瘀配膈俞、合谷；肝肾不足配肝俞、肾俞。上肢麻、痛配合谷、手三里；头晕头痛配百会或四神聪；恶心、呕吐配中脘、内关；耳鸣、耳聋配听宫、外关。

方义　颈夹脊能疏调局部筋骨；天柱疏通太阳经气；风池疏通少阳经气；曲池疏通阳明经气；悬钟为髓会，有滋肾壮骨，以求治本的作用；阿是穴调节局部筋脉。诸穴配伍，共同疏导太阳、阳明、少阳及督脉经气，共奏通经止痛之功。

◎ 要点四　颈椎病的治疗操作

1. **基本刺灸方法**　夹脊穴宜直刺或向颈椎斜刺，得气后行平补平泻手法。余穴用泻法。

2. **其他治疗**

（1）刺络拔罐法　取局部压痛点，适用于外邪内侵证和气滞血瘀证者。

（2）电针法　参考基本治疗取穴，每次选2~3对穴位，用连续波或疏密波，每日1次。

细目四　落　枕

◎ 要点一　落枕的辨证要点

落枕常与睡眠姿势不正，或枕头高低不适，或因负重颈部过度扭转，或寒邪侵袭颈背部等因素有关。本病病位在颈项部经筋，与督脉、手足太阳和足少阳经密切相关。基本病机是经筋受损，筋络拘急，气血阻滞不通。本病属于实证。

根据疼痛部位进行经络辨证：项背部强痛，

低头加重，项背部压痛明显者，病在督脉与太阳经；颈肩部疼痛，头部歪向患侧，颈肩部压痛明显者，病在少阳经。

有明显的感受风寒史，颈项疼痛重着，或伴恶寒发热、头痛者为风寒袭络；颈项部刺痛，固定不移，且有明显的夜卧姿势不当或颈项外伤史者为气滞血瘀。

◎ 要点二　落枕的治法

疏经活络，调和气血。取局部阿是穴和手太阳、足少阳经穴为主。

◎ 要点三　落枕的选穴

主穴　外劳宫　天柱　阿是穴　后溪　悬钟

配穴　督脉、太阳经证，配大椎、束骨；少阳经证，配肩井、外关。风寒袭络，配风池、合谷；气滞血瘀，配内关、合谷。肩痛，配肩髃；背痛配天宗。

方义　外劳宫是治疗落枕的经验穴；天柱、阿是穴舒缓局部筋脉；后溪能够疏调督脉、太阳经脉气血；悬钟疏调少阳经脉气血。诸穴远近相配，共奏疏调颈部气血、缓急止痛之效。

◎ 要点四　落枕的治疗操作

1. 基本刺灸方法　毫针泻法。先刺远端外劳宫、后溪、悬钟，持续捻转，嘱患者慢慢活动颈部，一般颈项疼痛立即缓解，再针刺局部腧穴。风寒袭络者可局部配合艾灸，气滞血瘀者可局部配合三棱针点刺放血。

2. 其他治疗

拔罐法　取局部压痛点，先施闪罐法，再施留罐法。也可以配合刺络拔罐法。

细目五　漏肩风

◎ 要点一　漏肩风的辨证要点

本病多与体虚、劳损、风寒侵袭肩部等因素有关。病位在肩部经筋，与手三阳、手太阴经密切相关。手三阳经及手太阴经分别循行于肩前、肩外、肩后及肩内侧，肩部感受风寒，气血瘀阻，或劳作过度、外伤，损及筋脉，气滞血瘀，或年老气血不足，筋脉失养，皆可使肩部筋脉气血不利，不通或不荣而痛。本病以实证为主，也有本虚标实之证。

根据疼痛部位进行经络辨证：疼痛以肩前外部为主者为手阳明经证，以肩外侧部为主者为手少阳经证，以肩后部为主者为手太阳经证，以肩前部为主者为手太阴经证。

有明显感受风寒史、遇风痛增者为外邪内侵；肩部有外伤或劳作过度史，疼痛拒按者为气滞血瘀；肩部以酸痛为主，劳累加重，或伴眩晕乏力者为气血虚弱。

◎ 要点二　漏肩风的治法

通经活络，舒筋止痛。取局部穴位为主，配合循经远端取穴。

◎ 要点三　漏肩风的选穴

主穴　肩髃　肩髎　肩贞　阿是穴　阳陵泉　条口透承山

配穴　手阳明经证配合谷；手少阳经证配外关；手太阳经证配后溪；手太阴经证配列缺。外邪内侵配合谷、风池；气滞血瘀配内关、膈俞；气血虚弱配足三里、气海。

方义　肩髃、肩髎、肩贞分别为手阳明经、手少阳经、手太阳经腧穴，配阿是穴，均为局部取穴，可疏通肩部经络气血，活血祛风止痛。阳陵泉为筋之会，可舒筋止痛。条口透承山可疏导太阳、阳明两经气血，为临床经验效穴。

◎ 要点四　漏肩风的治疗操作

1. 基本刺灸方法　毫针泻法或平补平泻。先刺远端穴，行针后让患者运动肩关节。局部穴可加灸法。

2. 其他治疗

刺络拔罐法　取局部压痛点，以三棱针点刺或皮肤针叩刺，使少量出血，再拔火罐。

细目六　扭　伤

◎ 要点一　扭伤的辨证要点

本病多发于腰、踝、膝、腕、肘、髋等部

位，病位在经筋。多因剧烈运动或负重不当、跌仆闪挫、牵拉以及过度扭转等原因，使关节超越正常活动范围，引起筋脉及关节损伤，气血壅滞于局部，经气运行受阻，而致局部肿胀疼痛，甚至关节活动受限。本病属于实证。

新伤疼痛肿胀，活动不利者为气滞血瘀；若为陈伤，遇天气变化反复发作者为寒湿侵袭，瘀血阻络。

◎ 要点二　扭伤的治法

祛瘀消肿，舒筋通络。取扭伤局部腧穴为主。

◎ 要点三　扭伤的选穴

主穴　阿是穴　局部腧穴

腰部：阿是穴、大肠俞、腰痛点、委中

颈部：阿是穴、风池、绝骨、后溪

肩部：阿是穴、肩髃、肩髎、肩贞

肘部：阿是穴、曲池、小海、天井

腕部：阿是穴、阳溪、阳池、阳谷

髋部：阿是穴、环跳、秩边、居髎

膝部：阿是穴、膝眼、膝阳关、梁丘

踝部：阿是穴、申脉、解溪、丘墟

配穴　①根据病位配合循经远端腧穴。急性腰扭伤：督脉病证配水沟或后溪；足太阳经筋病证配昆仑或后溪；手阳明经筋病证配手三里或三间。②根据病位在其上下循经邻近取穴，如膝内侧扭伤，病在足太阴脾经，可在扭伤部位其上取血海，其下取阴陵泉。③根据手足同名经配穴法进行配穴。方法：踝关节与腕关节对应、膝关节与肘关节对应、髋关节与肩关节对应。例如，踝关节外侧昆仑穴、申脉穴处扭伤，病在足太阳经，可在对侧腕关节手太阳经养老穴、阳谷穴处寻找最明显的压痛的穴位针刺；再如，膝关节内上方扭伤，病在足太阴经，可在对侧手太阴经尺泽穴处寻找最明显的压痛点针刺；以此类推。

方义　扭伤多为关节伤筋，属经筋病，"在筋守筋"，故治疗当以扭伤局部取穴为主，以疏通经络，散除局部的气血壅滞，配合循经远部取穴，加强疏导本经气血的作用，达到"通则不痛"的效果。

◎ 要点四　扭伤的治疗操作

1. 基本刺灸方法　毫针泻法。陈旧性损伤留针加灸法，或用温针灸。针灸对急性扭伤者，常先针刺远端穴位，并令患者同时活动患部，常有针入痛止之效。

2. 其他治疗

刺络拔罐法　取阿是穴，以皮肤针叩刺疼痛肿胀局部，以微渗血为度，加拔火罐，适用于新伤局部血肿明显者或陈伤寒湿侵袭，瘀血阻络者。

第三十单元　五官科病证的针灸治疗

细目一　目赤肿痛

◎ 要点一　目赤肿痛的辨证要点

目赤肿痛常与外感风热、时疫热毒之邪，或肝胆火盛等因素有关。病位在目，十二经脉中除手阳明大肠经外，其余五条阳经皆直接联系眼睛，足厥阴肝经与手少阴心经也联系目系，故目赤肿痛的发生与上述七条经脉有关，但与肝胆两经关系最为密切。各种外邪或肝胆之火，循经上扰，热毒蕴结目窍，均可导致目赤肿痛的发生。目赤肿痛以实证为主。

主症　目赤肿痛，羞明，流泪，眵多。

若起病较急，目睛红赤灼热，痒痛皆作，眵多清稀或黄黏，苔薄白或微黄，脉浮数者为外感风热；起病稍缓，病初眼有异物感，视物不清，继而目赤肿痛，眵多胶结，兼口苦咽干，苔黄，脉弦数者为肝胆火盛。

◎ 要点二　目赤肿痛的治法

疏风散热，消肿止痛。以局部腧穴及手阳明、足厥阴经穴为主。

◎ 要点三　目赤肿痛的选穴

主穴　睛明　太阳　风池　合谷　太冲

配穴　外感风热配少商、外关；肝胆火盛配行间、侠溪。

方义　取局部穴睛明、太阳宣泄患部郁热以消肿；目为肝之窍，阳明、厥阴等经脉均循行至目系，故取合谷调阳明经气以疏泄风热，太冲、风池分属于肝胆两经，上下相应，可导肝胆之火下行。

◎ 要点四　目赤肿痛的治疗操作

基本刺灸方法　毫针泻法，太阳、少商点刺出血。

细目二　耳鸣耳聋

◎ 要点一　耳鸣耳聋的辨证要点

本病常与肝胆火旺、外感风邪和肾精亏耗等因素有关。病位在耳。肾开窍于耳，少阳经入耳中，故本病与肝胆、肾关系密切。火热或精亏致耳部脉络不通或失于濡养均可导致耳鸣、耳聋的发生。耳鸣、耳聋多为虚证，也有实证或虚实夹杂之证。

1. 实证

主症：暴病耳聋，或耳中觉胀，耳鸣如潮，鸣声隆隆不断，按之不减。

兼耳闷胀，畏寒，发热，舌红，苔薄，脉浮数者为外感风邪；兼头胀，面赤，咽干，脉弦者为肝胆火盛；兼耳内憋气感明显，胸闷痰多，苔黄腻，脉弦滑者为痰火郁结。

2. 虚证

主症：久病耳聋，耳鸣如蝉，时作时止，劳累则加剧，按之鸣声减弱。

兼头晕，遗精，带下，腰膝酸软，脉虚细者为肾精亏损；兼神疲乏力，食少腹胀，便溏，脉细弱者为脾胃虚弱。

◎ 要点二　耳鸣耳聋的治法

1. **实证**　疏风泻火，通络开窍。取局部腧穴及手足少阳经穴为主。

2. **虚证**　补肾养窍。取局部腧穴及足少阴经穴为主。

◎ 要点三　耳鸣耳聋的选穴

1. 实证

主穴　听会　翳风　中渚　侠溪

配穴　外感风邪配外关、合谷；肝胆火盛配行间、丘墟；痰火郁结配丰隆、阴陵泉。

方义　手足少阳经脉均绕行于耳之前后并入耳中，听会属足少阳经，翳风属手少阳经，两穴又均居耳部，可疏导少阳经气，主治耳疾；循经远取侠溪、中渚，通上达下，疏导少阳经气，宣通耳窍。

2. 虚证

主穴　听宫　翳风　太溪　肾俞

配穴　脾胃虚弱配气海、足三里。

方义　太溪、肾俞能补肾填精，上荣耳窍；听宫为手太阳经与手、足少阳经之交会穴，气通耳内，具有聪耳启闭之功，为治耳疾要穴；配手少阳经局部的翳风穴，可疏导少阳经气，宣通耳窍。

◎ 要点四　耳鸣耳聋的治疗操作

基本刺灸方法　听会、听宫、翳风的针感宜向耳底或耳周传导为佳，余穴常规针刺，虚证可加灸。

细目三　牙　痛

◎ 要点一　牙痛的辨证要点

牙痛常与外感风热、胃肠积热或肾气亏虚等因素有关，并因遇冷、热、酸、甜等刺激时发作或加重。病位在齿，肾主骨，齿为骨之余，手、足阳明经分别入下齿、上齿，故本病与胃、肾关系密切。外邪与内热等因素均可伤及龈肉，灼烁脉络，发为牙痛。

主症　牙齿疼痛。

若起病急，牙痛甚而龈肿，伴形寒身热，脉浮数者为风火牙痛；牙痛剧烈，齿龈红肿或出脓血，口臭，口渴，便秘，舌红，苔黄燥，脉洪数者为胃火牙痛；起病较缓，牙痛隐作，时作时止，牙龈微红肿或见萎缩，齿浮动，舌红，少苔，脉细数者为虚火牙痛。

◎ 要点二　牙痛的治法

祛风泻火，通络止痛。取手、足阳明经穴为主。

◎ 要点三　牙痛的选穴

主穴　合谷　颊车　下关

配穴　风火牙痛配外关、风池；胃火牙痛配内庭、二间；虚火牙痛配太溪、行间。

方义　手阳明经分入上下齿，合谷为手阳明经原穴，可清阳明之热，为治疗牙痛之要穴；颊车、下关属局部取穴，疏泄足阳明经气，消肿止痛。

◎ 要点四　牙痛的治疗操作

基本刺灸方法　毫针泻法，或平补平泻。循经远取可左右交叉刺，合谷持续行针1~2分钟。虚火牙痛者，太溪可用补法。

细目四　咽喉肿痛

◎ 要点一　咽喉肿痛的辨证要点

咽喉肿痛的发生常与外感风热、饮食不节和体虚劳累等因素有关。本病病位在咽喉，咽通于胃，喉为肺系，肾经上循喉咙，结于廉泉，故本病与肺、胃、肾等脏腑关系密切。外感风热熏灼肺系，或肺胃二经郁热上壅，或肾阴亏耗，虚火上炎，均可导致咽喉肿痛的发生。基本病机是火热或虚火上灼咽喉。

主症　咽喉部红肿疼痛、吞咽不适。

兼发热，汗出，头痛，咳嗽，舌质红，苔薄白或微黄，脉浮数者为外感风热；兼吞咽困难，高热，口渴喜饮，大便秘结，小便黄赤，舌红，苔黄，脉数有力者为肺胃热盛；兼咽干微肿，疼痛以午后或入夜尤甚，或咽部异物感，手足心热，舌红，少苔，脉细数者为阴虚火旺。

◎ 要点二　咽喉肿痛的治法

1. **实证**　清热利咽，消肿止痛。取手太阴、手阳明经穴为主。

2. **虚证**　滋阴降火，利咽止痛。取手太阴、足少阴经穴为主。

◎ 要点三　咽喉肿痛的选穴

1. **实证**

主穴　少商　合谷　尺泽　关冲

配穴　外感风热配风池、外关；肺胃热盛配内庭、鱼际。

方义　少商为手太阴肺经的井穴，点刺出血，可清泻肺热，为治疗实证咽喉肿痛的要穴；合谷疏泄阳明郁热；尺泽为手太阴经合穴，以泻肺经实热；关冲为手少阳三焦经的井穴，点刺出血，可清泻三焦之火，消肿利咽。

2. **虚证**

主穴　太溪　照海　列缺　鱼际

方义　太溪为肾经原穴，有滋阴降火作用；照海亦属肾经，又通阴跷脉，列缺属手太阴肺经，通任脉，二穴相配，为八脉交会组穴，擅治咽喉疾患；鱼际为手太阴经的荥穴，可清肺热、利咽喉。

◎ 要点四　咽喉肿痛的治疗操作

1. **基本刺灸方法**　实证用泻法，少商、关冲点刺出血；虚证用补法或平补平泻法，列缺、照海行针时可配合做吞咽动作。

2. **其他治疗**

三棱针法　取少商、商阳、耳背静脉，点刺出血。

第三十一单元 急症及其他病证的针灸治疗

细目一 晕厥

◎ 要点一 晕厥的辨证要点

晕厥常与气血不足、恼怒等因素有关。病位在脑，与肝、心、脾关系密切。体质虚弱或情志过激，导致阴阳之气不相顺接，气血运行失常导致晕厥的发生。晕厥以实证为多见，亦有虚实夹杂之证。

突然昏仆，兼面色苍白，四肢厥冷，舌淡，苔薄白，脉细缓无力者为虚证；素体健壮，偶因外伤、恼怒等致突然昏仆，兼呼吸急促，牙关紧闭，舌淡，苔薄白，脉沉弦者为实证。

◎ 要点二 晕厥的治法

苏厥醒神。以督脉穴为主。

◎ 要点三 晕厥的选穴

主穴　水沟　百会　内关　足三里

配穴　虚证配气海、关元；实证配合谷、太冲。

方义　水沟、百会为督脉穴，为醒脑开窍之要穴；内关为心包经之络穴，可醒神宁心；足三里补益气血，使气血上奉于头以苏厥醒神。

◎ 要点四 晕厥的治疗操作

1. 基本刺灸方法

毫针虚补实泻法。

2. 其他治疗

（1）三棱针法　取太阳、十二井穴或十宣，用三棱针点刺出血数滴。适用于实证。

（2）耳针法　取心、脑、神门、皮质下、肾上腺。选2~4穴，毫针刺，实证用较强刺激，间歇行针，虚证用弱刺激。

（3）指针法　取水沟、内关、太冲，用拇指重力掐按，以患者出现疼痛反应并苏醒为度。

细目二 内脏绞痛

◎ 要点一 内脏绞痛的辨证要点

1. 心绞痛的辨证要点　心绞痛常与寒邪内侵、情志失调、饮食不当、年老体虚等因素有关。本病病位在心，与肝、肾、脾、胃有关。各种外邪或脏腑内伤，导致心脉不通，或心脉失养，心络不畅，均可导致心绞痛的发生。心绞痛以实证为多见，亦有虚证或虚实夹杂之证。

七情诱发，胸闷及心区压榨性疼痛，烦躁不宁，脉弦紧者为气滞血瘀；遇寒诱发，唇甲青紫，心痛如刺，心痛彻背，舌质紫暗，脉涩者为寒邪凝滞；胸中痞闷而痛，痛彻肩背，喘不得卧，喉中痰鸣，舌胖，苔腻，脉滑者为痰浊阻络；面色苍白或表情淡漠，甚至心痛彻背，大汗淋漓，气促息微，四肢厥冷，唇甲青紫或淡白，舌淡红，苔薄白，脉沉细微者为阳气虚衰。

2. 胆绞痛的辨证要点　胆绞痛常与情志不遂、饮食不节、蛔虫阻滞等因素有关。病位在胆，与肝关系密切。各种因素导致胆腑气机壅阻，不通则痛。胆绞痛多实证。

突然作痛，呈持续性并阵发性加剧，疼痛常放射至右肩胛区，兼恶心呕吐，黄疸，舌苔黄腻，脉滑数者为肝胆湿热；兼胁肋胀痛，走窜不定，脉弦者为肝胆气滞；突发剧烈绞痛，有钻顶感，呈阵发性，脉紧者为蛔虫妄动。

3. 肾绞痛的辨证要点　常与湿热之邪相关。本病病位在肾，与膀胱、脾关系密切。湿热蕴结下焦，煎熬尿液成石，阻于水道，通降失利导致肾绞痛发生。肾绞痛以实证为主，久发可由实转虚。

突发绞痛，疼痛从后腰肾区，向腹部、同侧阴囊、大腿内侧放射，兼小便时有中断，尿血，舌红，苔黄腻，脉弦滑数者为下焦湿热；尿痛已久，兼排尿无力，小便断续，舌质淡，苔薄白，脉弦紧者为肾气不足。

◎ 要点二 内脏绞痛的治法

1. **心绞痛** 通阳行气，活血止痛。以手厥阴、手少阴经穴为主。

2. **胆绞痛** 疏肝利胆，行气止痛。以足少阳经穴、胆的俞募穴为主。

3. **肾绞痛** 清利湿热，通淋止痛。以足太阴经穴与相应背俞穴为主。

◎ 要点三 内脏绞痛的选穴

1. **心绞痛**

主穴 内关 郄门 阴郄 膻中

配穴 气滞血瘀配太冲、血海；寒邪凝滞配神阙、至阳；痰浊阻络配中脘、丰隆；阳气虚衰配心俞、至阳。

方义 内关为手厥阴经络穴，又为八脉交会穴之一，通阴维脉，能调理心气，活血通络，为治疗心绞痛的特效穴；郄门、阴郄分别为手厥阴经和手少阴经郄穴，活血、缓急、止痛；膻中为心包之募穴，又为气会，可疏调气机，治心胸疾患。

2. **胆绞痛**

主穴 胆囊 阳陵泉 胆俞 日月

配穴 肝胆湿热配内庭、阴陵泉；肝胆气滞配太冲、丘墟；蛔虫妄动配迎香透四白。

方义 胆囊穴为治疗胆腑疾病的经验穴；阳陵泉为胆之下合穴，可利胆止痛；胆俞为胆之背俞穴，日月为胆之募穴，俞募相配，疏调肝胆气机，共奏疏肝利胆之功。

3. **肾绞痛**

主穴 肾俞 膀胱俞 中极 三阴交 阴陵泉

配穴 下焦湿热配委阳、合谷；肾气不足配气海、关元。

方义 本病病位在肾与膀胱，肾俞、膀胱俞为二者的背俞穴，可助膀胱气化，清利下焦湿热，达调气止痛的目的；中极为膀胱募穴；三阴交为肝、脾、肾三经之交会，鼓舞肾气，利尿通淋；阴陵泉清利湿热，通淋止痛。

◎ 要点四 内脏绞痛的治疗操作

基本刺灸方法

（1）心绞痛 毫针泻法。寒证、虚证加艾灸。

（2）胆绞痛 毫针泻法。日月、胆俞注意针刺方向，勿深刺。

（3）肾绞痛 毫针泻法。

西医综合

诊断学基础

第一单元 症状学

细目一 发 热

◎ 要点一 发热的概念

发热是指机体在致热原的作用下，或各种原因引起体温调节中枢功能障碍，导致体温升高超出正常范围。

◎ 要点二 发热的病因

1. **感染性发热** 临床最多见，各种病原体所引起的急、慢性感染均能引起感染性发热。常见病因见下表。

感染性发热的常见病因

病原体	常见疾病
病毒	病毒性上呼吸道感染、病毒性肝炎、流行性乙型脑炎、脊髓灰质炎、麻疹、流行性感冒、流行性腮腺炎、水痘等
细菌	伤寒、结核病、布鲁菌病、细菌性心内膜炎、肺炎链球菌性肺炎、猩红热、急性细菌性痢疾、丹毒、流行性脑脊髓膜炎等
支原体	肺炎支原体肺炎
立克次体	斑疹伤寒、恙虫病
螺旋体	钩端螺旋体病、回归热
真菌	念珠菌病、隐球菌病
寄生虫	疟疾、急性血吸虫病、阿米巴肝病

2. **非感染性发热**

（1）无菌性坏死物质吸收 如大手术、内出血、大面积烧伤、恶性肿瘤、白血病、急性溶血、急性心肌梗死或肢体坏死等。

（2）抗原-抗体反应 如风湿热、血清病、药物热、系统性红斑狼疮、皮肌炎、类风湿关节炎等。

（3）内分泌与代谢障碍 如甲状腺功能亢进症、重度脱水等。

（4）皮肤散热减少 如广泛性皮炎、鱼鳞癣、慢性心力衰竭等。

（5）体温调节中枢功能失常 如脑出血、脑外伤、中暑、安眠药中毒等直接损害体温调节中枢，使其功能失常而发热。

（6）自主神经功能紊乱 影响正常的体温调节过程，使产热大于散热，属功能性发热，多为低热。

◎ 要点三 发热的临床表现

1. 发热的临床分度 以口腔温度为标准，可将发热分为：低热：37.3～38℃；中等度热：38.1～39℃；高热：39.1～41℃；超高热：41℃以上。

2. 发热的临床经过

（1）体温上升期 临床表现为疲乏无力、肌肉酸痛、畏寒或寒战、皮肤苍白、干燥、无汗等。

体温上升有两种方式：①骤升型：体温在几小时内达39～40℃或以上，常伴有寒战，小儿易伴有惊厥。见于肺炎链球菌性肺炎、疟疾、败血症、流感、急性肾盂肾炎、输液反应或某些药物反应等。②缓升型：体温于数日内缓慢上升达高峰，多不伴寒战。见于伤寒、结核病等。伤寒初期体温以阶梯状上升为特征。

（2）高热持续期 临床表现为皮肤潮红而灼热，呼吸加快加深，心率增快，常出汗。此期可持续数小时（如疟疾）、数日（如肺炎、流感）或数周（如伤寒极期）。

（3）体温下降期 表现为出汗多、皮肤潮湿。

降温的方式有两种：①骤降：体温于数小时内迅速下降至正常，有时甚至可低于正常，伴有大汗。见于疟疾、肺炎链球菌性肺炎、急性肾盂肾炎及输液反应等。②渐降：体温于数日内逐渐降至正常，见于伤寒缓解期、风湿热等。

3. 热型与临床意义

（1）稽留热 体温持续于39～40℃以上，24小时波动范围不超过1℃，达数日或数周。见于肺炎链球菌性肺炎、伤寒和斑疹伤寒高热期。

（2）弛张热 体温在39℃以上，但波动幅度大，24小时内体温波动在2℃以上，最低时仍高于正常水平。常见于败血症、风湿热、重症肺结核、化脓性炎症等。

（3）间歇热 高热期与无热期交替出现，即体温骤升达高峰后持续数小时，又迅速降至正常水平，无热期（间歇期）可持续1日至数日，如此反复发作。见于疟疾、急性肾盂肾炎等。

（4）回归热 体温骤然升至39℃以上，持续数日后又骤然下降至正常水平，高热期与无热期各持续若干日后即有规律地交替一次。见于回归热、霍奇金病等。

（5）波状热 体温逐渐升高达39℃或以上，数天后逐渐下降至正常水平，数天后再逐渐升高，如此反复多次。见于布鲁菌病。

（6）不规则热 发热无一定规律，可见于结核病、风湿热、支气管肺炎、渗出性胸膜炎、感染性心内膜炎等。

◎ 要点四 发热的问诊要点及临床意义

1. 病史 有无传染病接触史、外伤史、药物或毒物接触史、手术史等。

2. 临床特点 起病缓急、发热程度、持续时间等。

3. 伴随症状

（1）伴寒战 见于肺炎链球菌肺炎、败血症、急性溶血性疾病、急性胆囊炎、疟疾等。

（2）伴头痛、呕吐或昏迷 见于乙型脑炎、流行性脑脊髓膜炎、脑型疟疾、脑出血、蛛网膜下腔出血、中毒性痢疾等。

（3）伴关节痛 常见于结核病、结缔组织病等。

（4）伴淋巴结及肝脾肿大 可见于血液病、恶性肿瘤、布鲁菌病、黑热病、传染性单核细胞增多症等。

（5）伴尿频、尿急、尿痛 提示尿路感染。

（6）伴咳嗽、咳痰、胸痛 常见于支气管炎、肺炎、胸膜炎、肺结核等。

（7）伴恶心、呕吐、腹痛、腹泻 见于急性胃肠炎、细菌性痢疾等。

（8）伴皮肤黏膜出血 见于流行性出血热、钩端螺旋体病、急性白血病、急性再生障碍性贫血、败血症、重型麻疹及病毒性肝炎等。

（9）伴结膜充血 见于流行性出血热、斑疹伤寒、钩端螺旋体病等。

（10）伴口唇单纯疱疹 见于肺炎链球菌肺炎、流行性脑脊髓膜炎、间日疟、流行性感冒等。

细目二 头 痛

◎ 要点一 头痛的概念

头痛是指局限于头颅上半部的疼痛,主要有额、顶、颞及枕部的疼痛,是临床常见的症状之一。

◎ 要点二 头痛的病因

1. **颅内病变** 见于脑出血、蛛网膜下腔出血、脑肿瘤、颅脑外伤、流行性脑脊髓膜炎、偏头痛等。

2. **颅外病变** 见于颈椎病、三叉神经痛,眼、耳、鼻和齿等疾病所致的头痛。

3. **全身性疾病** 见于各种感染发热、高血压病、中毒、中暑、月经期及绝经期头痛等。

4. **神经症** 见于神经衰弱及癔症性头痛等。

◎ 要点三 头痛的问诊要点及临床意义

1. **病史** 询问患者有无头颅外伤史、感染、发热、中毒、高血压、青光眼、鼻窦炎、偏头痛、脑炎、脑膜炎、颅脑肿瘤、使用药物史及精神疾病史等。

2. **头痛的特点**

(1) **头痛的病因及诱因** 眼疲劳引起的头痛发生在用眼过度,尤其是较长时间近距离用眼时;紧张性头痛多因过度紧张、劳累而诱发或加重;女性偏头痛在月经期容易发作;感染或中毒可引发头痛,并且随病情变化而减轻或加重;高血压头痛多在血压未得到控制时出现或加重;头颅外伤头痛发生在受伤后;颅脑病变头痛可发生在典型症状或诊断明确前,常与病变过程伴随。

(2) **头痛的部位** 大脑半球的病变疼痛多位于病变的同侧,以额部为多,并向颞部放射;小脑幕以下病变引起的头痛多位于后枕部;青光眼引起的头痛多位于眼的周围或眼上部。

(3) **头痛的性质** 三叉神经痛表现为颜面部发作性电击样疼痛;舌咽神经痛的特点是咽后部发作性疼痛并向耳及枕部放射;血管性头痛为搏动样头痛。

(4) **头痛的时间** 鼻窦炎引起的头痛多为上午重下午轻;紧张性头痛多在下午或傍晚出现;颅内占位性头痛在早上起床时较明显;丛集性头痛常在夜间发生;药物引起的头痛一般出现在用药后 15~30 分钟,持续时间与药物半衰期有关。

3. **伴随症状**

(1) **伴发热** 体温升高与头痛同时出现见于脑炎、脑膜炎等感染;先头痛后出现发热见于脑出血、脑外伤等。

(2) **伴呕吐** 见于脑膜炎、脑炎、脑肿瘤等引起的颅内压增高;头痛在呕吐后减轻可见于偏头痛。

(3) **伴意识障碍** 见于脑炎、脑膜炎、脑出血、蛛网膜下腔出血、脑肿瘤、脑外伤、一氧化碳中毒等。

(4) **伴眩晕** 见于小脑肿瘤、椎-基底动脉供血不足等。

(5) **伴脑膜刺激征** 见于脑膜炎、蛛网膜下腔出血。

细目三 胸 痛

◎ 要点一 胸痛的概念

胸痛是指颈部与上腹之间的不适或疼痛,主要是由胸部疾病引起,有时腹腔疾病也可引起胸痛。胸痛的程度因个体痛阈差异而不同,与病情轻重程度不完全一致。

◎ 要点二 胸痛的病因

1. **胸壁疾病**

(1) **皮肤及皮下组织病变** 如蜂窝组织炎、乳腺炎等。

(2) **肌肉病变** 如外伤、劳损、肌炎等。

(3) **肋骨病变** 如肋软骨炎、肋骨骨折等。

(4) **肋间神经病变** 如肋间神经炎、带状疱疹等。

2. 心血管疾病

（1）心绞痛、心肌梗死等。

（2）急性心包炎、肥厚型心肌病等。

（3）血管病变，如胸主动脉瘤、主动脉夹层、肺梗死等。

（4）心脏神经症。

3. 呼吸系统疾病

（1）支气管及肺部病变　如支气管肺癌、肺炎、肺结核等累及胸膜。

（2）胸膜病变　如急性胸膜炎、自发性气胸、胸膜肿瘤等。

4. 其他

（1）食管疾病　如食管炎、食管癌等。

（2）纵隔疾病　如纵隔气肿、纵隔肿瘤。

（3）腹部疾病　如肝脓肿、胆囊炎、胆石症、膈下脓肿等。

◎ **要点三　胸痛的问诊要点及临床意义**

1. 发病年龄与病史　青壮年胸痛，应注意各种病因引起的胸膜炎、自发性气胸、心肌病等；40岁以上者应多考虑心绞痛、心肌梗死与肺癌等。并注意询问患者有无高血压、心脏病、动脉硬化、肺及胸膜疾病、胸部手术史、外伤史，有无大量吸烟史等。

2. 胸痛的部位　胸痛的部位，常常是胸部病变的部位。如带状疱疹引起的胸痛，表现为成簇的水疱沿一侧肋间神经分布伴剧痛；非化脓性肋软骨炎，多侵犯第1、2肋软骨；心绞痛与急性心肌梗死的疼痛常位于胸骨后或心前区，常牵涉至左肩背、左臂内侧；食管、膈和纵隔肿瘤也位于胸骨后疼痛，常伴进食或吞咽时加重；自发性气胸、急性胸膜炎的胸痛，多位于患侧的腋前线及腋中线附近。

3. 胸痛的性质　带状疱疹呈阵发性的灼痛或刺痛；肌痛常呈酸痛；骨痛呈刺痛；食管炎常呈灼痛或灼热感；心绞痛常呈压榨样痛，可伴有窒息感；心肌梗死疼痛更为剧烈，并有恐惧、濒死感；干性胸膜炎常呈尖锐刺痛或撕裂痛，呼吸时加重，屏气时消失；原发性肺癌、纵隔肿瘤可有胸部闷痛；肺梗死为突然的剧烈刺痛或绞痛，常伴有呼吸困难与发绀。

4. 胸痛持续时间　平滑肌痉挛或血管狭窄缺血所致的疼痛为阵发性，心绞痛的发作时间短暂，常为数分钟，不超过15分钟，而心肌梗死的疼痛持续时间长且不易缓解；炎症、肿瘤、栓塞或梗死所致的疼痛呈持续性。

5. 胸痛的诱因与缓解因素　心绞痛常因劳力后诱发，含服硝酸甘油可迅速缓解；心肌梗死的胸痛含服硝酸甘油不能缓解；心脏神经症的胸痛在体力活动后反而减轻；胸膜炎、自发性气胸的胸痛则可因深呼吸与咳嗽而加剧；胸壁疾病所致的胸痛常在局部有压痛；食管疾病常于吞咽时出现或加剧；反流性食管炎在服用抗酸剂后减轻或消失。

6. 伴随症状

（1）伴咳嗽、咳痰　见于急慢性支气管炎、肺炎、支气管扩张、肺脓肿等。

（2）伴咯血　见于肺结核、肺炎、肺脓肿、肺梗死或支气管肺癌。

（3）伴呼吸困难　见于肺炎链球菌肺炎、自发性气胸、渗出性胸膜炎、心绞痛、心肌梗死、急性心包炎、主动脉夹层等。

（4）伴吞咽困难　见于食管癌等。

（5）伴面色苍白、大汗、血压下降或休克　多考虑急性心肌梗死、主动脉夹层或大块肺栓塞等。

细目四　腹　痛

◎ **要点一　腹痛的概念**

腹痛为临床常见症状，多由腹部脏器疾病所致，少数也可由腹腔外及全身性疾病引起。腹痛按性质可分为器质性和功能性两种，按病情缓急可分为急性腹痛和慢性腹痛。属外科范畴的急性腹痛也称"急腹症"，其特点是发病急、进展快、变化多、病情重，诊断延误或治疗不当会给病人带来生命危险。

◎ **要点二　腹痛的病因**

1. 腹部疾病

（1）**急性腹膜炎**　由胃、肠穿孔引起者最常见，伴有腹部压痛、反跳痛与腹肌紧张，肠鸣音减弱或消失。

（2）**腹腔脏器炎症**　如急性或慢性胃炎、肠炎、胰腺炎、阑尾炎和盆腔炎等。一般腹痛部位与病变脏器的体表投影相符。

（3）**空腔脏器痉挛或梗阻**　如胆石症、胆道蛔虫病、泌尿道结石、肠梗阻等。

（4）**脏器扭转或破裂**　如肠扭转、肠系膜或大网膜扭转、卵巢囊肿扭转、急性内脏破裂（如肝脾破裂、异位妊娠破裂等）。

（5）**腹膜粘连或脏器包膜牵张**　如手术后或炎症后腹膜粘连；实质性脏器因病变肿胀，导致包膜张力增加而发生腹痛（如肝炎、肝淤血、肝癌等）。

（6）**化学性刺激**　消化性溃疡，可因胃酸作用而发生刺痛或灼痛。

（7）**肿瘤压迫与浸润**　如胃癌、结肠癌、直肠癌等。

（8）**腹腔内血管疾病**　如缺血性肠病、腹主动脉瘤及门静脉血栓形成等。

2. 胸腔疾病的牵涉痛　如肺炎、心绞痛、急性心肌梗死、急性心包炎、肺梗死、胸膜炎等，疼痛可牵涉腹部，类似急腹症。

3. 全身性疾病　如尿毒症时毒素刺激腹腔浆膜而引起腹痛。少数糖尿病酮症酸中毒可引起腹痛，酷似急腹症。铅中毒时则引起肠绞痛。

4. 其他原因　如荨麻疹时胃肠黏膜水肿，腹型过敏性紫癜时的肠管浆膜下出血等。

◎ **要点三　腹痛的问诊要点及临床意义**

1. 病史及年龄　消化性溃疡常有反复发作的节律性上腹痛病史，多发生在青壮年；胆绞痛、肾绞痛常有胆道、泌尿道结石史；腹膜粘连性腹痛常与结核性腹膜炎、腹部手术史有关；儿童腹痛多见于肠道蛔虫症、肠套叠；急性阑尾炎多见于青壮年；中老年人腹痛应警惕恶性肿瘤。

2. 腹痛的部位　如胃、十二指肠疾病、急性胰腺炎疼痛多在中上腹部；肝、胆疾患疼痛位于右上腹；急性阑尾炎早期疼痛在脐周或上腹部，数小时后转移至右下腹；小肠绞痛位于脐周；结肠疾病疼痛多位于下腹或左下腹；膀胱炎、盆腔炎症及异位妊娠破裂引起的疼痛在下腹部；空腔脏器穿孔后引起弥漫性腹膜炎则为全腹痛；结核性腹膜炎、腹膜转移癌、腹膜粘连等腹痛呈弥漫性与不定位性。

3. 腹痛的性质与程度　消化性溃疡常有慢性、周期性、节律性中上腹隐痛或灼痛，如突然呈剧烈的刀割样、烧灼样持续性疼痛，可能并发急性穿孔；并发幽门梗阻者为胀痛，于呕吐后减轻或缓解；胆石症、泌尿道结石及肠梗阻时呈剧烈绞痛；剑突下钻顶样痛是胆道蛔虫梗阻的特征；肝癌疼痛多呈进行性锐痛；慢性肝炎与淤血性肝肿大多为持续性胀痛；肝或脾破裂、异位妊娠破裂可出现腹部剧烈绞痛或持续性疼痛；持续性、广泛性剧烈腹痛伴腹肌紧张或板状腹，提示为急性弥漫性腹膜炎。

4. 诱发、加重或缓解腹痛的因素　胆囊炎或胆石症发作前常有进油腻食物史；急性胰腺炎发作前常有暴饮暴食、酗酒史；十二指肠溃疡腹痛多发生在空腹时，进食或服碱性药后缓解；胃溃疡腹痛发生在进食后半小时左右，至下次进餐前缓解；反流性食管炎在直立时可减轻；肠炎引起的腹痛常于排便后减轻；肠梗阻腹痛于呕吐或排气后缓解。

5. 腹痛的伴随症状

（1）伴寒战、高热，可见于急性化脓性胆管炎、肝脓肿、腹腔脏器脓肿等。

（2）伴黄疸，提示肝、胆、胰腺疾病，以及急性溶血等。

（3）伴血尿，多见于尿路结石。

（4）伴休克，常见于腹腔内脏大出血、急性胃肠穿孔、急性心肌梗死、中毒性菌痢等。

（5）伴腹胀、呕吐隔餐或隔日食物，见于幽门梗阻；伴腹胀、呕吐、停止排便排气，提示肠梗阻。

（6）伴腹泻，见于急性肠炎、急性细菌性痢疾，以及慢性胰腺及肝脏疾病引起的吸收不良等。

（7）伴血便，急性者见于急性细菌性痢疾、肠套叠、绞窄性肠梗阻、急性出血性坏死性肠炎、过敏性紫癜等；慢性者可见于慢性菌痢、肠结核、结肠癌等；柏油样便提示上消化道出血；鲜血便提示下消化道出血。

（8）直肠病变的疼痛常伴里急后重。

细目五 咳嗽与咳痰

◎ 要点一 咳嗽的概念

咳嗽是机体的防御性神经反射，有利于清除呼吸道分泌物、吸入物和异物。痰是气管、支气管的病理性分泌物或肺泡内渗出液，借助咳嗽反射将其排出体外称为咳痰。

◎ 要点二 咳嗽的病因

1. **呼吸道疾病** 如急慢性咽炎、扁桃体炎、喉炎、急慢性支气管炎、肺炎、肺结核、肺癌、支气管扩张症、气道异物以及其他化学性气味刺激等，均可刺激呼吸道黏膜的迷走神经、舌咽神经和三叉神经的感觉纤维而引起咳嗽。

2. **胸膜疾病** 胸膜炎或胸膜受刺激，如自发性气胸、胸膜炎等。

3. **心血管疾病** 如二尖瓣狭窄或其他原因所致的肺淤血与肺水肿。

4. **中枢神经因素** 如脑炎、脑膜炎、脑出血、脑肿瘤等也可出现咳嗽。

◎ 要点三 咳嗽与咳痰的问诊要点及临床意义

1. **咳嗽的性质**

（1）干性咳嗽 见于急性咽喉炎、急性支气管炎初期、气管受压、支气管异物、支气管肿瘤、胸膜炎、二尖瓣狭窄、肺癌等。

（2）湿性咳嗽 见于慢性支气管炎、支气管扩张症、肺炎、肺脓肿、空洞型肺结核等。

2. **咳嗽的时间与节律** 突然发生的咳嗽，常见于吸入刺激性气体所致的急性咽喉炎、气管与支气管异物；阵发性咳嗽见于支气管异物、支气管哮喘、支气管肺癌、百日咳等；长期慢性咳嗽见于慢性支气管炎、支气管扩张、慢性肺脓肿、空洞型肺结核等；晨咳或夜间平卧时（即改变体位时）加剧并伴咳痰，常见于慢性支气管炎、支气管扩张症和肺脓肿等；左心衰竭、肺结核则夜间咳嗽明显。

3. **咳嗽的音色** 声音嘶哑的咳嗽多见于声带炎、喉炎、喉癌，以及喉返神经受压迫；犬吠样咳嗽多见于喉头炎症水肿或气管受压；无声（或无力）咳嗽可见于极度衰弱或声带麻痹的患者；咳嗽带有鸡鸣样吼声常见于百日咳；金属调的咳嗽可由于纵隔肿瘤或支气管肺癌等直接压迫气管所致。

4. **痰的性质与量** 痰的性质可分为黏液性、浆液性、脓性、黏液脓性、浆液血性、血性等。支气管扩张症与肺脓肿患者痰量多时，痰可出现分层现象：上层为泡沫，中层为浆液或浆液脓性，下层为坏死性物质。痰有恶臭气味者，提示有厌氧菌感染。黄绿色痰提示铜绿假单胞菌感染。粉红色泡沫痰是肺水肿的特征。

5. **伴随症状**

（1）伴发热 多见于呼吸道感染、胸膜炎、肺结核等。

（2）伴胸痛 见于肺炎、胸膜炎、支气管肺癌、自发性气胸等。

（3）伴喘息 见于支气管哮喘、喘息型慢性支气管炎、心源性哮喘等。

（4）伴呼吸困难 见于喉头水肿、喉肿瘤、慢性阻塞性肺病、重症肺炎以及重症肺结核、大量胸腔积液、气胸、肺淤血、肺水肿等。

（5）伴咯血 常见于肺结核、支气管扩张症、肺脓肿、支气管肺癌及风湿性二尖瓣狭窄等。

细目六 咯 血

◎ 要点一 咯血的概念

喉及喉部以下的呼吸道及肺脏等任何部位的

出血，经咳嗽动作从口腔咯出称为咯血。少量咯血可表现为痰中带血，大咯血时血液从口鼻涌出，常可阻塞呼吸道，造成窒息死亡，是内科急症之一。

◎ **要点二　咯血的病因**

1. **支气管疾病**　常见于支气管扩张症、支气管肺癌、支气管内膜结核和慢性支气管炎等。

2. **肺部疾病**　如肺结核、肺炎链球菌性肺炎、肺脓肿等。肺结核为我国最常见的咯血原因。

3. **心血管疾病**　如风湿性心脏病二尖瓣狭窄所致的咯血等。

4. **其他**　如血小板减少症、白血病、血友病、肺出血型钩端螺旋体病、流行性出血热等。

◎ **要点三　咯血的问诊要点及临床意义**

1. **病史及年龄**　有无心、肺、血液系统疾病，有无结核病接触史、吸烟史等；中年以上，咯血痰或小量咯血，特别是有多年吸烟史者，除考虑慢性支气管炎外，应高度注意支气管肺癌的可能。

2. **咯血的量及其性状**　大量咯血（每日超过500mL）常见于空洞型肺结核、支气管扩张症和肺脓肿；中等量咯血（每日100～500mL）可见于二尖瓣狭窄；其他原因所致的咯血多为小量咯血（每日在100mL内），或仅为痰中带血。多次少量反复咯血要注意支气管肺癌的可能。咯粉红色泡沫痰为急性左心衰竭的表现；咯铁锈色血痰可见于典型的肺炎链球菌肺炎；咯血量大而骤然停止可见于支气管扩张症；痰中带血多见于浸润型肺结核。

3. **咯血的伴随症状**　伴发热见于肺结核、肺炎链球菌性肺炎、肺脓肿、肺出血型钩端螺旋体病、流行性出血热等；伴胸痛可见于肺炎链球菌性肺炎、肺梗死、肺结核、支气管肺癌等；伴脓痰可见于支气管扩张、肺脓肿、空洞型肺结核并发感染、化脓性肺炎等；伴皮肤黏膜出血应考虑钩端螺旋体病、流行性出血热、血液病等。

◎ **要点四　咯血与呕血的鉴别**

咯血与呕血的鉴别，见下表。

咯血与呕血的鉴别

	咯血	呕血
病史	肺结核、支气管扩张症、肺癌、心脏病等	消化性溃疡、肝硬化等
出血前症状	喉部痒感、胸闷、咳嗽等	上腹不适、恶心、呕吐等
出血方式	咯出	呕出，可为喷射状
出血颜色	鲜红	棕黑或暗红色，有时鲜红色
血内混有物	泡沫和（或）痰	食物残渣、胃液
黑便	无（如咽下血液时可有）	有
酸碱反应	碱性	酸性

细目七　呼吸困难

◎ **要点一　呼吸困难的概念**

呼吸困难是指患者主观上感到空气不足，呼吸费力；客观上表现为呼吸频率、节律与深度的异常，严重时出现鼻翼扇动、发绀、端坐呼吸及辅助呼吸肌参与呼吸活动。

◎ **要点二　呼吸困难的病因**

1. **呼吸系统疾病**

（1）**呼吸道疾病**　如急性喉炎、喉头水肿、喉部肿瘤、气道异物、气管与支气管的炎症或肿瘤、双侧扁桃体肿大Ⅲ度等。

（2）**肺部疾病**　如支气管哮喘、肺炎、肺结核、喘息型慢性支气管炎、阻塞性肺疾病、肺心病、肺性脑病、弥漫性肺间质纤维化、肺癌、肺栓塞、肺部疾病导致的呼吸衰竭等。

（3）胸膜、胸壁疾病　如气胸、胸腔积液、胸膜肥厚、胸部外伤、肋骨骨折以及胸廓畸形等。

2. **循环系统疾病**　各种原因所致的急慢性左心衰竭、心包填塞、原发性动脉高压等。

3. **全身中毒**　如一氧化碳中毒、亚硝酸盐中毒、使用镇静剂或麻醉剂过量、糖尿病酮症酸中毒及尿毒症等。

4. **血液系统疾病**　如重度贫血、高铁血红蛋白血症等。

5. **神经、精神及肌肉病变**

（1）中枢神经系统疾病　如各种脑炎、脑膜炎、脑外伤、脑出血、脑肿瘤等。

（2）周围神经疾病　如脊髓灰质炎累及颈部脊髓、急性感染性多发性神经炎等。

（3）精神疾患　如癔症。

（4）肌肉病变　常见的有重症肌无力、药物导致的呼吸肌麻痹等。

6. **腹部病变**　如急性弥漫性腹膜炎、腹腔巨大肿瘤、大量腹水、麻痹性肠梗阻等。

◎ 要点三　呼吸困难的临床表现

1. **肺源性呼吸困难**

（1）吸气性呼吸困难　表现为胸骨上窝、锁骨上窝、肋间隙在吸气时明显凹陷，称为"三凹征"，常伴有频繁干咳及高调的吸气性喘鸣音。见于急性喉炎、喉水肿、喉痉挛、白喉、喉癌、气管异物、支气管肿瘤或气管受压等。

（2）呼气性呼气困难　呼气显著费力，呼气时间延长而缓慢，伴有广泛哮鸣音。常见于支气管哮喘、喘息性慢性支气管炎、慢性阻塞性肺疾病等。

（3）混合性呼吸困难　吸气与呼气均感费力，呼吸频率浅而快。见于重症肺炎、重症肺结核、大面积肺不张、大块肺梗死、大量胸腔积液和气胸等。

2. **心源性呼吸困难**　主要由左心衰竭引起，临床上主要有三种表现形式：

（1）劳力性呼吸困难　在体力活动时出现或加重，休息时减轻或缓解。

（2）端坐呼吸　常表现为平卧时加重，端坐位时减轻，故被迫采取端坐位或半卧位以减轻呼吸困难的程度。

（3）夜间阵发性呼吸困难　左心衰竭时，因急性肺淤血常出现阵发性呼吸困难，多在夜间入睡后发生。发作时，患者因胸闷被憋醒而被迫坐起喘气和咳嗽，重者面色青紫、大汗、呼吸有哮鸣声，咳浆液性粉红色泡沫样痰，两肺底湿啰音，心率增快，可出现奔马律，此种呼吸又称为心源性哮喘。常见于高血压性心脏病、冠状动脉粥样硬化性心脏病、风湿性心瓣膜病、心肌炎等引起的左心衰竭。

3. **中毒性呼吸困难**

（1）代谢性酸中毒　呼吸深大而规则，可伴有鼾声，称 Kussmaul 呼吸。见于尿毒症、糖尿病酮症酸中毒。

（2）药物及中毒　如吗啡、巴比妥类等药物及有机磷农药中毒时，可抑制呼吸中枢，致呼吸减慢，也可呈潮式呼吸。一氧化碳、氰化物中毒时均可引起呼吸加快。

4. **中枢性呼吸困难**　脑出血、颅内压增高、颅脑外伤等，呼吸变慢而深，并常伴有呼吸节律的异常。

5. **精神或心理性呼吸困难**　见于癔症、抑郁症患者。其特点是呼吸非常频速和表浅，并常因换气过度而发生呼吸性碱中毒，出现口周、肢体麻木和手足搐搦，经暗示疗法可使呼吸困难减轻或消失。

◎ 要点四　呼吸困难的问诊要点及临床意义

1. **发病情况**　注意询问是突发性还是渐进性，是吸气困难、呼气困难或吸气和呼气均困难，还应询问有无药物、毒物摄入史及外伤史。

2. **发病诱因**　劳力后出现呼吸困难，常见于心力衰竭早期、慢性阻塞性肺疾病、尘肺和先天性心脏病；呼吸困难于卧位时加重见于心力衰竭，直立时加重而仰卧位时缓解见于左房黏液瘤，健侧卧位时加重见于胸腔积液。

3. 伴随症状 ①伴发热：见于肺炎、肺脓肿、胸膜炎、肺结核、急性心包炎等；②伴咳嗽、咳痰：见于慢性支气管炎、阻塞性肺疾病合并感染、肺脓肿等；③伴咯粉红色泡沫样痰：见于急性左心衰竭；④伴大量咯血：常见于肺结核、支气管扩张症、肺癌等；⑤伴胸痛：见于肺炎链球菌性肺炎、渗出性胸膜炎、自发性气胸、支气管肺癌、肺梗死、急性心肌梗死、纵隔肿瘤等；⑥伴意识障碍：见于脑出血、脑膜炎、尿毒症、肝性脑病、肺性脑病、各种中毒等。

细目八　水　肿

◎ 要点一　水肿的概念

人体组织间隙有过多液体积聚，导致组织肿胀称为水肿。可分为全身性水肿和局部性水肿。过多液体在体内组织间隙呈弥漫性分布时，称全身性水肿；而液体积聚在局部组织间隙时，称局部性水肿。当体腔内有液体积聚时称为积液，如胸腔积液、心包积液、腹腔积液等，是水肿的特殊形式。

◎ 要点二　水肿的病因

1. 全身性水肿

（1）心源性水肿　见于右心衰竭、慢性缩窄性心包炎等。

（2）肾源性水肿　见于各种肾炎、肾病综合征等。

（3）肝源性水肿　见于肝硬化、重症肝炎等。

（4）营养不良性水肿　见于低蛋白血症和维生素 B_1 缺乏。

（5）内分泌源性水肿　见于甲状腺功能减退症、垂体前叶功能减退症等。

2. 局部性水肿　见于各种组织炎症、静脉回流受阻（静脉血栓形成、静脉炎等）、淋巴回流受阻（丝虫病、淋巴管炎、肿瘤压迫等）及血管神经性水肿。

◎ 要点三　水肿的临床表现

1. 全身性水肿

（1）心源性水肿　特点是下垂性水肿，严重者可出现胸水、腹水等，常伴有呼吸困难、心脏扩大、心率加快、颈静脉怒张、肝颈静脉回流征阳性等表现。

（2）肾源性水肿　特点为早期晨起时眼睑或颜面水肿，以后发展为全身水肿，伴有血尿、少尿、蛋白尿、管型尿、高血压、贫血等表现。

（3）肝源性水肿　主要表现为腹水，也可出现下肢踝部水肿并向上蔓延，头、面部及上肢常无水肿。常伴有肝功能受损及门静脉高压等表现，可见肝掌、蜘蛛痣等。

（4）营养不良性水肿　患者往往有贫血、乏力、消瘦等营养不良的表现。

（5）内分泌源性水肿　见于甲状腺功能减退症等黏液性水肿，特点是非凹陷性，颜面及下肢较明显，病人常伴有精神萎靡、食欲不振。

2. 局部性水肿　见于局部组织炎症，如丹毒等，常伴红、热、痛；也见于静脉回流受阻，如血栓性静脉炎、静脉血栓形成等。水肿主要出现在病变局部或病变侧肢体，可见局部肿胀明显，或伴有静脉曲张。丝虫病可引起淋巴液回流受阻，表现为象皮肿，以下肢常见。

◎ 要点四　水肿的问诊要点及临床意义

1. 水肿开始的部位及发展顺序。

2. 既往病史，尤其是心、肝、肾及内分泌等疾病史。是否有使用肾上腺皮质激素、睾丸酮、雌激素等药物史。

3. 伴随症状。伴颈静脉怒张、肝脏肿大和压痛、肝颈静脉回流征阳性，见于心源性水肿；伴高血压、蛋白尿、血尿、管型，见于肾源性水肿；伴肝掌、蜘蛛痣、黄疸、腹壁静脉曲张、脾肿大，见于肝源性水肿。

4. 女性患者应注意水肿与月经、妊娠、体位的关系。

细目九 恶心与呕吐

◎ 要点一 恶心与呕吐的概念

恶心是一种上腹部不适、欲吐的感觉，可伴有流涎、出汗、皮肤苍白、心动过缓、血压下降等迷走神经兴奋的症状；呕吐是指胃或部分小肠内容物通过胃的强烈收缩，经食管或口腔排出体外的现象。恶心常为呕吐的前奏，一般恶心后随即呕吐，但两者也可单独存在。

◎ 要点二 恶心与呕吐的病因

1. 反射性呕吐

（1）消化系统疾病 胃源性呕吐，如急慢性胃炎、消化性溃疡、胃肿瘤、幽门梗阻、功能性消化不良等引起的呕吐常与进食有关，多伴有恶心先兆，吐后感轻松；肠源性呕吐见于急性肠炎、急性阑尾炎、肠梗阻等，肠梗阻者常伴腹痛、肛门停止排便排气；急慢性肝炎、急慢性胆囊炎、胆石症、胆道蛔虫、急性胰腺炎、急性腹膜炎等呕吐的特点是有恶心先兆，呕吐后不觉轻松。

（2）其他 如异味刺激、急慢性咽炎、肺炎、急性胸膜炎、肺梗死、急性心肌梗死、充血性心力衰竭、急性肾炎、泌尿系统结石、急性肾盂肾炎、尿毒症、急性盆腔炎等也可引起呕吐。

2. 中枢性呕吐

（1）中枢神经系统疾病 ①脑血管疾病：如高血压脑病、脑栓塞、脑出血、椎－基底动脉供血不足等。②颅内感染：如脑炎、脑膜炎、脑脓肿、脑寄生虫等。

（2）全身疾病 ①感染。②内分泌与代谢紊乱：如早孕反应、甲状腺危象、Addison病危象、糖尿病酮症酸中毒、尿毒症、水电解质及酸碱平衡紊乱等。③其他：如休克、缺氧、中暑、急性溶血等。

（3）药物反应与中毒 药物反应常见于洋地黄、吗啡、雌激素、雄激素、环磷酰胺等；中毒常见于有机磷中毒、毒蕈中毒、酒精中毒、食物中毒等。

3. 前庭障碍性呕吐 常见于迷路炎、梅尼埃病、晕动病等。常伴听力障碍、眩晕，发作时常有皮肤苍白、血压下降、心动过缓。

4. 精神因素引起的呕吐 常见于胃神经症、癔症等。

◎ 要点三 恶心与呕吐的问诊要点及临床意义

1. 呕吐与进食的关系 进食后出现的呕吐多见于胃源性呕吐。如餐后骤起且集体发病见于急性食物中毒。

2. 呕吐发生的时间 晨间呕吐发生在育龄女性要考虑早孕反应。服药后出现呕吐应考虑药物反应。乘飞机、车、船发生呕吐常提示晕动病。餐后6小时以上呕吐多见于幽门梗阻。

3. 呕吐的特点 有恶心先兆，呕吐后感轻松者多见于胃源性呕吐。喷射状呕吐多见于颅内高压，常无恶心先兆，吐后不感轻松，常伴剧烈头痛、血压升高、脉搏减慢、视神经乳头水肿。无恶心，呕吐不费力，全身状态较好者多见于神经性呕吐。

4. 呕吐物的性质 呕吐物呈咖啡色，见于上消化道出血。呕吐隔餐或隔日食物，并含腐酵气味，见于幽门梗阻。呕吐物含胆汁者多见于十二指肠乳头以下的十二指肠或空肠梗阻。呕吐物有粪臭者提示低位肠梗阻。呕吐物中有蛔虫者见于胆道蛔虫、肠道蛔虫。

5. 伴随症状

（1）伴发热 见于全身或中枢神经系统感染、急性细菌性食物中毒。

（2）伴剧烈头痛 见于颅内高压、偏头痛、青光眼。

（3）伴眩晕及眼球震颤 见于前庭器官疾病。

（4）伴腹泻 见于急性胃肠炎、急性中毒、霍乱等。

（5）伴腹痛 见于急性胰腺炎、急性阑尾炎及空腔脏器梗阻等。

（6）伴黄疸　见于急性肝炎、胆道梗阻、急性溶血。

（7）伴贫血、水肿、蛋白尿　见于肾功能衰竭。

细目十　呕血与黑便

◎ 要点一　呕血与黑便的概念

呕血是因上消化道及其邻近器官/组织疾病，或全身性疾病导致上消化道出血，血液经口腔呕出。黑便是血液经过肠道时，血红蛋白中的铁与肠内硫化物结合，生成硫化铁而使粪便呈黑色。呕血和黑便是上消化道出血的主要症状，呕血均伴有黑便，但黑便不一定伴有呕血。

◎ 要点二　呕血与黑便的病因

1. **食管疾病**　食管炎、食管癌、食管贲门黏膜撕裂、食管异物、食管裂孔疝等。食管异物刺穿主动脉可造成大量呕血，危及生命。

2. **胃及十二指肠疾病**　最常见的原因是消化性溃疡。非甾体类抗炎药及应激所致的急性胃黏膜病变出血也较常见。其他病因有胃癌、急性及慢性胃炎、胃黏膜脱垂症、十二指肠炎等。

3. **肝、胆、胰的疾病**　肝硬化、门静脉高压引起的食管与胃底静脉曲张破裂是引起上消化道出血的常见病因。胆道感染、胆石症、胆道肿瘤可引起胆道出血。胰腺癌、急性重症胰腺炎也可引起上消化道出血，但均少见。

4. **全身性疾病**

（1）血液疾病　如白血病、再生障碍性贫血、血小板减少症、过敏性紫癜、弥散性血管内凝血（DIC）等。

（2）急性传染病　肾综合征出血热、钩端螺旋体病、急性重型肝炎等。

（3）其他　尿毒症、肺源性心脏病、结节性多动脉炎等。

上消化道出血前四位的病因是：消化性溃疡、食管与胃底静脉曲张破裂、急性胃黏膜病变及胃癌。

◎ 要点三　呕血与黑便的临床表现

幽门以上的出血常表现为呕血和黑便，出血量大，呕吐物呈鲜红色或暗红色，常混有血块；出血量少，呕吐物呈咖啡色或棕褐色，或只有黑便。幽门以下的出血常无呕血，只表现为黑便。上消化道大出血时，可出现头昏、心悸、乏力、口渴、出冷汗、心率加快、血压下降等循环衰竭的表现。

◎ 要点四　呕血与黑便的问诊要点及临床意义

1. **是否为上消化道出血**　呕血应与咯血及口、鼻、咽喉部位出血鉴别。黑便应与进食动物血、铁剂、铋剂等造成的黑便鉴别。

2. **估计出血量**　出血量达5mL以上可出现大便隐血试验阳性；达60mL以上可出现黑便；胃内蓄积血量达300mL可出现呕血；出血量一次达500mL以上可出现头昏、眼花、口干乏力、皮肤苍白、心悸不安、出冷汗、甚至昏倒；出血量达800～1000mL以上可出现周围循环衰竭。评估出血量还应参考血压、脉搏情况及贫血程度等。

3. **诱因**　如饮食不节、饮酒及服用某些药物、严重创伤等。

4. **既往病史**　重点询问有无消化性溃疡、肝炎、肝硬化以及长期服药史。

5. **伴随症状**

（1）伴慢性、周期性、节律性上腹痛，见于消化性溃疡。

（2）伴蜘蛛痣、肝掌、黄疸、腹壁静脉曲张、腹水、脾肿大，见于肝硬化门静脉高压。

（3）伴皮肤黏膜出血，见于血液病及急性传染病。

（4）伴右上腹痛、黄疸、寒战高热，见于急性梗阻性化脓性胆管炎。

细目十一　黄疸

◎ 要点一　黄疸的概念

血清总胆红素浓度升高致皮肤、黏膜、巩膜

黄染称黄疸。总胆红素在 17.1~34.2μmol/L，虽然浓度升高，但无黄疸出现，叫隐性黄疸；总胆红素浓度超过 34.2μmol/L，则可出现皮肤、黏膜、巩膜黄染，称为显性黄疸。

◎ 要点二　胆红素的正常代谢途径

1. 来源　血中胆红素主要来源于血红蛋白。正常情况下，衰老的红细胞被单核-巨噬细胞系统破坏，释放出血红蛋白并分解为胆红素、铁、珠蛋白。此时的胆红素为不溶于水的、非结合状态的胆红素，称为非结合胆红素或游离胆红素（UCB），非结合胆红素随血流到达肝脏。

2. 肝内转变　游离胆红素在肝细胞内与葡萄糖醛酸结合形成葡萄糖醛酸胆红素，称为结合胆红素（CB）。结合胆红素为水溶性，增多时可通过肾小球滤过，从尿中排出。

3. 排泄　进入毛细胆管的结合胆红素随胆汁经胆道进入肠道，在肠道内细菌的作用下，还原为无色的尿胆原（又称粪胆原）。大部分尿胆原自粪便排出。小部分尿胆原在肠内被重吸收入血液，经门静脉回肝脏，大部分在肝细胞内再变成结合胆红素，随胆汁排入肠道，形成"胆红素的肠肝循环"；其中小部分回肝的尿胆原则经体循环由肾脏排出，遇空气被氧化为尿胆素。

◎ 要点三　各型黄疸的病因、临床表现及实验室检查特点

1. 溶血性黄疸

（1）病因　①先天性溶血性贫血：如遗传性球形红细胞增多症、珠蛋白生成障碍性贫血、蚕豆病等。②后天获得性溶血性贫血：自身免疫性溶血性贫血；同种免疫性溶血性贫血，如误输异型血、新生儿溶血；非免疫性溶血性贫血，如败血症、疟疾、毒蛇咬伤、毒蕈中毒、阵发性睡眠性血红蛋白尿等。

（2）临床表现　黄疸较轻，呈浅柠檬色。急性溶血时，起病急骤，出现寒战、高热、头痛、腰痛、呕吐，尿呈酱油色或茶色。严重者出现周围循环衰竭及急性肾功能衰竭。慢性溶血常反复发作，有贫血、黄疸、脾肿大三大特征。

（3）实验室检查特点　血清总胆红素增多，以非结合胆红素为主，结合胆红素基本正常或轻度增高，尿胆原增多，尿胆红素阴性，大便颜色变深。具有溶血性贫血的改变，如贫血、网织红细胞增多、血红蛋白尿、骨髓红细胞系增生旺盛等。

2. 肝细胞性黄疸

（1）病因　病毒性肝炎、中毒性肝炎、肝硬化、肝癌、钩端螺旋体病、败血症、伤寒等。

（2）临床表现　黄疸呈浅黄至深黄，有乏力、食欲下降、恶心呕吐、甚至出血等肝功能受损的症状及肝脾肿大等体征。

（3）实验室检查特点　血清结合及非结合胆红素均增多。尿中尿胆原通常增多，尿胆红素阳性。大便颜色通常改变不明显。有转氨酶升高等肝功能受损的表现。

3. 胆汁淤积性黄疸（阻塞性黄疸）

（1）病因　①肝外梗阻：如胆道结石、胆管癌、胰头癌、胆道炎症水肿、胆道蛔虫、胆管狭窄等引起的梗阻。②肝内胆汁淤积：胆汁排泄障碍所致，而无机械性梗阻，常见于内科疾病，如毛细胆管型病毒性肝炎、药物性胆汁淤积、原发性胆汁性肝硬化、妊娠期特发性黄疸等。

（2）临床表现　黄疸深而色泽暗，甚至呈黄绿色或褐绿色。胆酸盐返流入血，刺激皮肤可引起瘙痒，刺激迷走神经可引起心动过缓。粪便颜色变浅或呈白陶土色。

（3）实验室检查特点　血清结合胆红素明显增多。尿胆原减少或阴性，尿胆红素阳性。尿色深，大便颜色变浅。反映胆道梗阻的指标改变，如血清碱性磷酸酶及总胆固醇增高等。

◎ 要点四　黄疸的问诊要点及临床意义

1. 病史及诱因　疟疾、误输异型血等出现的黄疸多为溶血性黄疸；有肝炎病史或肝炎密切接触史，或长期使用对肝脏有害的药物，或长期从事对肝脏有害的毒物接触史者，容易发生肝脏损害，出现肝细胞性黄疸；有胆石症、胆道蛔虫症、肝结石、胆道肿瘤等胆囊疾病者，多出现阻

塞性黄疸。

2. **病程** 黄疸快速出现者常见于急性病毒性肝炎、急性中毒性肝炎、胆石症、急性溶血等；黄疸持续时间长者见于慢性溶血、肝硬化、肿瘤等；黄疸进行性加重者，要考虑胰头癌、胆管癌、肝癌；黄疸波动较大者常见于胆总管结石等。

3. **年龄** 新生儿黄疸常见于生理性黄疸、新生儿溶血性黄疸、新生儿败血症及先天性胆道闭锁等。儿童与青少年时期出现的黄疸要考虑先天性与遗传性疾病。病毒性肝炎也多见于儿童及青年人。中年人出现黄疸常见于胆道结石、肝硬化、原发性肝癌。老年人多考虑肿瘤。

4. **伴随症状** 黄疸伴有右上腹绞痛的多见于胆石症；伴有上腹部钻顶样疼痛的见于胆道蛔虫症；伴有乏力、食欲不振、厌油腻、肝区疼痛的见于病毒性肝炎；黄疸伴有进行性消瘦的应考虑肝癌、胰头癌、胆总管癌、壶腹癌等；黄疸伴有腹痛、发热的应考虑急性胆囊炎、胆管炎等。

细目十二 抽 搐

◎ 要点一 抽搐的概念

抽搐是指一块或一组肌肉快速、重复性、不自主地阵挛性或强直性收缩。抽搐发作时一般是全身性的，伴有或不伴有意识丧失。

◎ 要点二 抽搐的病因

1. **颅脑疾病**

（1）感染性疾病 如各种脑炎及脑膜炎、脑脓肿、脑寄生虫病等。

（2）非感染性疾病 ①外伤：如产伤、脑挫伤、脑血肿等。②肿瘤：如原发性肿瘤（如脑膜瘤、神经胶质瘤等）及转移性脑肿瘤。③血管性疾病：如脑血管畸形、高血压脑病、脑栓塞、脑出血等。④癫痫。

2. **全身性疾病**

（1）感染性疾病 如中毒性肺炎、中毒性菌痢、败血症、狂犬病、破伤风、小儿高热惊厥等。

（2）非感染性疾病 ①缺氧：如窒息、溺水等。②中毒：外源性中毒，如药物、化学物；内源性中毒，如尿毒症、肝性脑病等。③代谢性疾病：如低血糖、低血钙等。④心血管疾病：如阿-斯综合征。⑤物理损伤：如中暑、触电等。⑥癔症性抽搐。

◎ 要点三 抽搐的问诊要点及临床意义

1. **病史及发病年龄** 有无产伤史、产后窒息史、癫痫史、颅脑疾病史、长期服药史以及心、肺、肝、肾及内分泌疾病史等。

2. **发作情况** 有无诱因及先兆、意识丧失及大小便失禁、发作时肢体抽动次序及分布。

3. **伴随症状**

（1）伴高热，见于颅内与全身的感染性疾病、小儿高热惊厥等。注意抽搐本身也可引起高热。

（2）伴高血压，见于高血压脑病、高血压脑出血、妊娠高血压综合征等。

（3）伴脑膜刺激征，见于各种脑膜炎及蛛网膜下腔出血等。

（4）伴瞳孔散大、意识丧失、大小便失禁，见于癫痫强直-阵挛发作。

（5）不伴意识丧失，见于破伤风、狂犬病、低钙抽搐、癔症性抽搐等。

（6）伴肢体偏瘫者，见于脑血管疾病及颅内占位性病变。

细目十三 意识障碍

◎ 要点一 意识障碍的概念

意识障碍是指当弥漫性大脑皮质或脑干网状结构发生损害或功能抑制时，机体对自身状态和客观环境的识别与觉察能力出现障碍。

◎ 要点二 意识障碍的病因

1. **颅脑疾病**

（1）感染性疾病 见于各种脑炎、脑膜炎、脑脓肿、脑寄生虫感染等。

（2）非感染性疾病 ①占位性病变：如脑肿瘤、颅内血肿、囊肿等。②脑血管疾病：如脑出血、蛛网膜下腔出血、脑栓塞、脑血栓形成、高血压脑病等。③颅脑外伤：如颅骨骨折、脑震荡、脑挫伤、颅内血肿等。④癫痫。

2. **全身性疾病**

（1）感染性疾病 见于全身严重感染性疾病，如伤寒、中毒性菌痢、重型肝炎、流行性出血热、钩端螺旋体病、中毒性肺炎、败血症等。

（2）非感染性疾病 ①心血管疾病：阿-斯综合征、重度休克等。②内分泌疾病：甲状腺危象、黏液性水肿性昏迷、糖尿病酮症酸中毒、高渗性昏迷、低血糖性昏迷、垂体性昏迷等。③代谢性脑病：尿毒症昏迷、肝性脑病、肺性脑病等。④电解质及酸碱平衡紊乱等。⑤外源性中毒：如严重食物或药物中毒、毒蛇咬伤、一氧化碳中毒等。⑥物理性损伤：中暑、触电、淹溺等。

◎ **要点三 意识障碍的临床表现**

1. **嗜睡** 嗜睡是最轻的意识障碍，患者处于病理的睡眠状态，表现为持续性的睡眠。轻刺激如推动或呼唤患者，可被唤醒，醒后能回答简单的问题或做一些简单的活动，但反应迟钝，刺激停止后，又迅速入睡。

2. **昏睡** 是一种比嗜睡重的意识障碍。患者处于熟睡状态，不易唤醒。虽在强刺激下（如压迫眶上神经）可被唤醒，但不能回答问题或答非所问，而且很快又再入睡。

3. **昏迷** 指意识丧失，任何强大的刺激都不能唤醒，是最严重的意识障碍。按程度不同可分为：

（1）浅昏迷 意识大部分丧失，强刺激也不能唤醒，但对疼痛刺激有痛苦表情及躲避反应。角膜反射、瞳孔对光反射、吞咽反射、眼球运动等都存在。

（2）中度昏迷 意识全部丧失，对强刺激的反应减弱，角膜反射、瞳孔对光反射迟钝，眼球活动消失。

（3）深昏迷 对疼痛等各种刺激均无反应，全身肌肉松弛，角膜反射、瞳孔对光反射、眼球活动均消失，可出现病理反射。

4. **意识模糊** 意识模糊是一种常见的轻度意识障碍，意识障碍程度较嗜睡重。具有简单的精神活动，但定向力有障碍，表现为对时间、空间、人物失去了正确的判断力。

5. **谵妄** 谵妄是一种以兴奋性增高为主的急性高级神经中枢活动失调状态。表现为意识模糊，定向力障碍，伴错觉、幻觉、躁动不安、谵语。谵妄常见于急性感染的高热期，也可见于某些中毒（急性酒精中毒）、代谢障碍（肝性脑病）等。

◎ **要点四 意识障碍的问诊要点及临床意义**

1. **既往史** 询问有无高血压、心脏病、肝脏病、肾脏病、糖尿病、甲状腺功能亢进症、慢性阻塞性肺疾病、颅脑外伤、肿瘤、癫痫等病史，有无手术、外伤、中毒及药物过敏史等。

2. **发病诱因** 询问糖尿病患者降糖药或胰岛素的用量、肝脏病患者应用镇静剂等情况，有无在高温或烈日下工作等诱因。

3. **伴随症状** ①伴发热：先发热后有意识障碍，见于脑膜炎、脑炎、败血症等；先有意识障碍后发热，见于脑出血、蛛网膜下腔出血、脑肿瘤、脑外伤等。②伴呼吸缓慢：见于吗啡、巴比妥类、有机磷杀虫剂等中毒、颅内高压等。③伴瞳孔散大：见于脑疝、脑外伤、颠茄类、酒精、氰化物等中毒、癫痫、低血糖昏迷等。④伴瞳孔缩小：见于脑桥出血、吗啡类、巴比妥类及有机磷杀虫剂等中毒。⑤伴高血压：见于高血压脑病、脑梗死、脑出血、尿毒症等。⑥伴心动过缓：见于颅内高压症、房室传导阻滞、甲状腺功能减退症、吗啡类中毒等。⑦伴脑膜刺激征：见于各种脑膜炎、蛛网膜下腔出血等。

第二单元 问 诊

◎ 要点一 问诊的方法与注意事项

1. 问诊的方法

医生对患者首先从礼节性谈话开始,自我介绍,明确患者本次就诊目的,根据不同患者的具体情况,采用不同类型的提问方式,语言要通俗易懂,避免使用医学术语,可用开放性或直接提问,避免诱导式或暗示性、责难性、连续性提问及杂乱无章的重复提问。每一部分病史询问结束时要进行归纳总结。对危重患者询问要简明扼要,迅速,并立即进行抢救。

2. 问诊的注意事项

问诊时环境要安静;仪表、礼节和友善的举止;态度要和蔼、亲切、同情和耐心,应对患者适当微笑或赞许地点头示意;交谈时采取适当的姿势表示对患者的尊重和理解;不乱解释,不要不懂装懂,也不要简单回答"不知道",可以提供自己所知道的情况供患者参考;问诊时记录要尽量简单、快速,并与患者作必要的眼神交流;问诊结束时,应感谢患者的合作。

◎ 要点二 问诊的内容

1. **一般项目** 包括姓名、性别、年龄、婚否、出生地、民族、工作单位、职业、现住址、就诊或入院日期、病史记录日期、病史叙述者等。

2. **主诉** 指病人就诊的主要原因,即感觉最明显、最痛苦的症状或体征及持续时间。确切的主诉常可提供对某系统疾病的诊断线索。记录主诉要简明,尽可能用患者自己的言词,不用诊断用语。如"反复上腹隐痛8年,解黑大便2天""活动后心慌、气短2年,下肢水肿1周""进行性吞咽困难1月余"等。对当前无症状表现,诊断资料和入院目的又十分明确的患者,也可用以下方式记录主诉。如"血糖升高2个月,入院进一步检查""发现胆囊结石2个月,入院接受手术治疗"。

3. **现病史** 包括以下几个方面:①起病情况:起病时间、起病急缓、有无病因或诱因等。②主要症状特征:包括症状的部位、性质、持续时间和程度等。③病因和诱因:应询问与本次发病有关的病因(如外伤、中毒、感染、遗传、过敏等)和诱因(如气候变化、环境改变、情绪激动或抑郁、饮食起居失调等)。④病情发展与演变过程:起病后主要症状的变化,缓解或加重的因素等。⑤伴随症状。⑥诊治经过。⑦患者的一般情况。

4. **既往史** 包括患者既往的健康状况和过去曾经患过的疾病(包括各种传染病)、外伤手术、预防接种、过敏史等,尤其是与现病有密切关系的疾病的历史。如冠心病的患者,应当询问以往有无过高血压病、血脂异常、糖尿病等;对风湿性心脏病患者,应询问过去有无反复咽痛、游走性关节痛等;对肝硬化的患者,应询问过去有无黄疸、营养障碍及酗酒史;气胸患者,应询问既往有无肺结核、慢性阻塞性肺疾病等。

5. **个人史** 包括:①社会经历:出生地、居住地区和居留时间、受教育程度、经济生活和业余爱好。②职业和工作条件:工种、劳动环境、对工业毒物的接触情况及时间。③习惯与嗜好:起居与卫生习惯、饮食的规律与质量、烟酒嗜好与摄入量,以及异嗜癖和麻醉毒品等。④冶游史。

6. **婚姻史** 询问患者的婚姻状况,是未婚、已婚,还是离异等。

7. **月经生育史** 女性应询问其月经初潮年龄、月经周期和经期天数,经血量和颜色,有无痛经,闭经日期或绝经年龄。记录如下:

$$初潮年龄\frac{行经期(天)}{月经周期(天)}末次月经时间(或绝经年龄)$$

生育史包括妊娠、生育次数，人工或自然流产次数，有无早产、剖宫产、死胎、产褥热及计划生育情况等。

8. 家族史 询问患者家族中是否有相同疾病患者，有无患遗传相关的疾病，如血友病、糖尿病、高血压病、中风、癫痫、恶性肿瘤、哮喘、精神病等。

第三单元 检体诊断

细目一 基本检查法

◎ 要点一 视诊的内容和方法

视诊是检查者用眼睛来观察被检者全身或局部表现的检查方法。视诊既能观察全身的一般状态，如年龄、发育、营养、意识状态、面容与表情、体位、姿态、步态等，又能观察局部体征，如皮肤、黏膜、五官、头颈、胸廓、腹部、脊柱、肌肉、骨骼、关节等外形特点。但对特殊部位则需借助特殊仪器进行检查。

在体格检查中，视诊适用范围广，使用器械少，得到的体征最多，常能提供重要的诊断资料和线索。视诊时应注意：①应在间接日光下或灯光下进行，但观察皮疹或黄疸时必须在自然光线下进行，观察搏动、肿物、某些器官的轮廓时以侧面光线为宜；②在温暖环境中进行，被检者采取适宜的体位，裸露全身或检查部位，如需要可配合做某些动作；③应按一定顺序，系统、全面而细致地对比观察；④应结合触诊、叩诊、听诊、嗅诊等检查方法，综合分析、判断，使检查结果更具有临床意义。

◎ 要点二 常用触诊方法及其适用范围和注意事项

手的感觉以指腹和掌指关节掌面的皮肤较为敏感，指腹皮肤最为敏感，因此触诊多用这两个部位。根据检查目的不同，触诊分为浅部触诊和深部触诊。

1. 浅部触诊 用一手轻轻放在被检查部位，利用掌指关节和腕关节的协同配合，轻柔地进行滑动触摸。主要用于检查体表浅在病变，如关节，软组织，浅部的动脉、静脉、神经，阴囊和精索等。

2. 深部触诊 主要用于腹腔内病变和脏器的检查。嘱患者平卧，屈膝，张口平静呼吸。检查者站于右侧，用温暖的一手或两手重叠，由浅入深，逐渐加压以达深部组织进行触诊。

（1）深部滑行触诊 主要适用于腹腔深部包块和胃肠病变的检查。

（2）双手触诊 适用于肝、脾、肾、子宫和腹腔肿物的检查。

（3）深压触诊 用于探测腹部深在病变部位或确定腹腔压痛点，如阑尾压痛点、胆囊压痛点等。检查反跳痛时，在深压的基础上迅速将手抬起，并询问患者疼痛感觉是否加重或观察患者面部是否有痛苦表情。

（4）冲击触诊（浮沉触诊法） 适用于大量腹水而肝、脾难以触及时。

◎ 要点三 叩诊的方法及常见叩诊音

1. 叩诊方法

（1）间接叩诊法 叩诊时左手中指第2指节紧贴于叩诊部位，其余手指稍微抬起，勿与体表接触；右手各指自然弯曲，以右手中指指端叩击左手中指第2指骨的前端。叩击方向应与叩诊部位的体表垂直，主要以活动腕关节与掌指关节进行叩诊，避免肘关节及肩关节参加活动。叩击动作要灵活、短促并富有弹性。叩击后右手中指应立即抬起，以免影响音响的振幅与频率。在一个部位每次只需连续叩击2~3下，如印象不深，可再连续叩击2~3下，不间断地连续叩击反而不利于对叩诊音的分辨。叩击用力要均匀适中，使产生的音响一致，才能正确判断叩诊音的变化。叩击力量的轻重，应根据不同的检查部位、病变组织的性质、范围大小、位置深浅等具体情况而定。

（2）直接叩诊法　适用于胸部或腹部面积较广泛的病变，如胸膜粘连或增厚、气胸、大量胸水或腹水等。

2. 常见叩诊音

（1）清音　清音是一种频率为100~128Hz，振动持续时间较长的音响，为不甚一致的非乐性叩诊音。清音是正常肺部的叩诊音，提示肺组织的弹性、含气量和致密度正常。

（2）浊音　浊音是一种音调较高、音响较弱、振动持续时间较短的非乐性叩诊音。在叩击被少量含气组织覆盖的实质脏器时产生，如叩击被肺的边缘所覆盖的心脏或肝脏部分，或病理状态下肺组织含气量减少（如肺炎）所表现的叩诊音。

（3）鼓音　鼓音是一种和谐的乐音，如同击鼓声。与清音相比音响更强，振动持续时间也较长，在叩击含有大量气体的空腔器官时出现。正常见于左下胸的胃泡区及腹部；病理情况下，见于肺空洞、气胸或气腹等。

（4）过清音　属于鼓音范畴的一种变音，介于鼓音与清音之间，音调较清音低，音响较清音强。过清音的出现提示肺组织含气量增多、弹性减弱，临床常见于阻塞性肺疾病。

（5）实音（重浊音或绝对浊音）　实音是音调较浊音更高、音响更弱、振动时间更短的非乐音。生理情况下，见于叩击不含气的实质脏器，如心脏、肝脏；病理状态下，见于大量胸腔积液或肺实变等。

◎ 要点四　嗅诊常见异常气味及临床意义

1. 痰液　血腥味，见于大咯血的患者；痰液恶臭，提示支气管扩张症或肺脓肿。

2. 脓液　恶臭味应考虑气性坏疽的可能。

3. 呕吐物　粪臭味见于肠梗阻，酒味见于饮酒和醉酒等，浓烈的酸味见于幽门梗阻或狭窄等。

4. 呼气味　浓烈的酒味见于酒后或醉酒，刺激性蒜味见于有机磷农药中毒，烂苹果味见于糖尿病酮症酸中毒，氨味见于尿毒症，腥臭味见于肝性脑病。

细目二　全身状态检查及临床意义

◎ 要点一　生命体征检查内容及临床意义

1. 体温测量

（1）口腔温度　将消毒过的口腔温度计（简称口表）的水银柱甩到35℃以下，水银端置于舌下，紧闭口唇，不用口腔呼吸，测量5分钟后读数。正常值为36.3~37.2℃。口测法温度虽较可靠，但对婴幼儿及意识障碍者则不宜使用。

（2）肛门温度　患者取侧卧位，将直肠温度计（简称肛表）的水银柱甩到35℃以下，肛表水银端涂以润滑剂，徐徐插入肛门，深达肛表的一半为止，放置5分钟后读数。正常值为36.5~37.7℃。肛门温度较口腔温度高0.3~0.5℃。适用于小儿及神志不清的患者。

（3）腋下温度　擦干腋窝汗液（有汗会使腋温低），将腋窝温度计（简称腋表）的水银柱甩到35℃以下，温度计的水银端放在患者腋窝深处，嘱患者用上臂将温度计夹紧，放置10分钟后读数。正常值为36~37℃。腋测法较安全、方便，不易发生交叉感染。

正常人24小时内体温略有波动，相差不超过1℃。生理状态下，运动或进食后体温稍高，老年人体温略低，妇女在月经期前或妊娠期略高。

2. 脉搏检查

脉搏的检查方法通常是以3个手指（示指、中指、环指）的指端来触诊桡动脉的搏动。如桡动脉不能触及，也可触摸肱动脉、颞动脉和颈动脉等。

正常成人，在安静状态下脉率为60~100次/分钟。儿童较快，婴幼儿可达130次/分钟。病理状态下，发热、疼痛、贫血、甲状腺功能亢进症、心力衰竭、休克、心肌炎等，脉率增快；颅内高压、病态窦房结综合征、二度及以上窦房或房室传导阻滞，或服用强心苷、钙拮抗剂、β受体阻滞剂等药时，脉率减慢。临床上除注意脉率增快或减慢之外，还应注意脉率与心率是否一致，心房颤动时，脉率少于同时计数的心率，这种现象称为脉搏短绌。

3. 血压测量

（1）直接测量法　用特制的导管经穿刺周围动脉，送入主动脉，导管末端经换能器外接床旁监护仪，自动显示血压。此法技术要求高，且属有创，仅适用于危重和大手术的患者。

（2）间接测量法　目前广泛应用袖带加压法。此法常用的血压计有汞柱式、弹簧式和电子血压计，以汞柱式为最常用。临床上通常采用间接方法在上臂肱动脉部位测取血压值。被检查者安静休息至少5分钟，在测量前30分钟内禁止吸烟和饮咖啡，排空膀胱。裸露右上臂，肘部置于与右心房同一水平（坐位平第4肋软骨，仰卧位平腋中线）。首次就诊者左、右臂的血压应同时测量，并予记录。让受检者脱下该侧衣袖，露出手臂并外展45°，将袖带平展地缚于上臂，袖带下缘距肘窝横纹约2~3cm，松紧适宜。检查者先于肘窝处触知肱动脉搏动，再将听诊器体件置于肱动脉上，轻压听诊器体件。然后用橡皮球将空气打入袖带，待动脉音消失，再打气将汞柱升高20~30mmHg（1mmHg=0.133kPa）后，开始缓慢（2~6mmHg/s）放气，心率较慢时放气速率也较慢，获取舒张压读数后快速放气至零。测压时双眼平视汞柱表面，根据听诊结果读出血压值。当听到第一个声音时所示的压力值是收缩压；继续放气，声音消失时血压计上所示的压力值是舒张压（个别声音不消失者，可采用变音值作为舒张压并加以注明）。正常人两上肢血压可有5~10mmHg的差别，下肢血压较上肢高20~40mmHg，但在动脉穿刺或插管直接测量时则无显著差异。

根据《中国高血压防治指南》（2010年修订版），血压水平的定义和分类标准见下表。

血压水平的定义和分类

类别	收缩压（mmHg）		舒张压（mmHg）
正常血压	<120	和	<80
正常高值	120~139	和（或）	80~89
高血压	≥140	和（或）	≥90
1级高血压（轻度）	140~159	和（或）	90~99
2级高血压（中度）	160~179	和（或）	100~109
3级高血压（重度）	≥180	和（或）	≥110
单纯收缩期高血压	≥140	和	<90

（3）血压变异的临床意义

①高血压：未服抗高血压药的情况下，至少3次非同日测量血压，收缩压≥140mmHg和（或）舒张压≥90mmHg，即为高血压。如果只有收缩压达到高血压标准，则称为单纯收缩期高血压。高血压绝大多数见于高血压病（亦称原发性高血压）；继发性高血压少见（约<5%），见于肾脏疾病、肾上腺皮质或髓质肿瘤、肢端肥大症、甲状腺功能亢进症、妊娠高血压综合征等所致的血压增高。

②低血压：血压低于90/60mmHg时，称为低血压。常见于休克、急性心肌梗死、心力衰竭、心包填塞、肾上腺皮质功能减退症等，也可见于极度衰竭的病人。

③脉压增大和减小：脉压>40mmHg 称为脉压增大，见于主动脉瓣关闭不全、动脉导管未闭、动静脉瘘、高热、甲状腺功能亢进症、严重贫血、动脉硬化等。脉压<30mmHg 称为脉压减小，见于主动脉瓣狭窄、心力衰竭、休克、心包积液、缩窄性心包炎等。

◎ 要点二　发育与体型

发育的正常与否，通常以年龄与体格成长状态（身高、体重）、智力和性征（第一、第二性征）之间的关系来判断。发育正常时，年龄与体格、智力和性征的成长状态是相应的。

体型是身体各部发育的外观表现，包括骨骼、肌肉的成长与脂肪分布的状态等。临床上把正常人的体型分为均称型、矮胖型、瘦长型三种。①瘦长型（无力型）：体高肌瘦，颈细长，肩窄下垂，胸廓扁平，腹上角小于90°。②矮胖型（超力型）：体格粗壮，颈粗短，肩宽平，胸围大，腹上角常大于90°。③匀称型（正力型）：身体的各部分结构匀称适中，一般正常人多为此型。

临床上病态发育与内分泌的关系尤为密切。如在发育成熟前，脑垂体前叶功能亢进时，体格异常高大，称为巨人症；反之，垂体功能减退时，体格异常矮小，称脑垂体性侏儒症。

◎ 要点三　营养状态检查

1. 判定方法　营养状态的好坏，可根据皮肤、毛发、皮下脂肪、肌肉的发育情况来综合判断，临床上常用良好、中等、不良三个等级来概括。

（1）良好　黏膜红润，皮肤光泽，弹性良好，皮下脂肪丰满而有弹性，肌肉结实，指甲、毛发润泽，肋间隙及锁骨上窝深浅适中，肩胛部和腹部肌肉丰满，精神饱满。

（2）不良　黏膜干燥，皮肤弹性减低，皮下脂肪菲薄，肌肉松弛无力，指甲粗糙无光泽，毛发稀疏，肋间隙、锁骨上窝凹陷，肩胛部和髂骨突出，精神萎靡。

（3）中等　介于良好与不良之间。

2. 常见的营养异常状态

（1）营养不良　体重减轻到低于标准体重的90%时称为消瘦。主要见于长期的慢性感染（如结核病、血吸虫病等）、恶性肿瘤（如食管癌、胃癌等）、某些内分泌疾病（如糖尿病、垂体功能减退症等）以及精神性厌食。

（2）肥胖　超过标准体重20%以上者为肥胖。主要由于摄食过多所致。此外，内分泌、家族遗传、生活方式与运动、精神因素等皆有影响。肥胖一般分为单纯性肥胖（全身脂肪分布均匀，一般无异常表现，常有一定的遗传倾向）和继发性肥胖（多由内分泌疾病引起，如肾上腺皮质功能亢进症）两类。

◎ 要点四　意识状态

检查者可通过与患者交谈来了解其思维、反应、情感活动、计算能力、记忆力、注意力、定向力（即对时间、人物、地点，以及对自己本身状态的认识能力）等方面的情况。对较为严重者应同时做痛觉试验（如重压患者眶上缘）、瞳孔对光反射、角膜反射、腱反射等，以判断有无意识障碍及其程度。对昏迷患者，重点注意生命体征，尤其是呼吸的频率和节律，瞳孔大小，眼底有无视乳头水肿、出血，有无偏瘫、锥体束征、脑膜刺激征等。

◎ 要点五　面容与表情

1. 急性（热）病容　表现为面色潮红，兴奋不安，口唇干燥，呼吸急促，表情痛苦，有时鼻翼扇动，口唇疱疹。常见于急性感染性疾病，如肺炎链球菌肺炎、流行性脑脊髓膜炎、急性化脓性阑尾炎等。

2. 慢性病容　可见面容憔悴，面色晦暗或苍白无华，双目无神，表情淡漠等。多见于恶性肿瘤、肝硬化、严重肺结核等慢性消耗性疾病。

3. 肝病面容　可见面颊瘦削，面色灰褐，额部、鼻背、双颊有褐色色素沉着。见于慢性肝炎、肝硬化等。

4. 肾病面容　表现为面色苍白，眼睑、颜面浮肿。见于慢性肾炎、慢性肾盂肾炎、慢性肾功能衰竭等。

5. 甲状腺功能亢进面容　可见眼裂增大，眼球突出，目光闪烁，呈惊恐貌，兴奋不安，烦躁易怒。见于甲状腺功能亢进症。

6. 黏液性水肿面容　表现为面色苍白，睑厚面宽，颜面浮肿，目光呆滞，反应迟钝，眉毛、头发稀疏。见于甲状腺功能减退症。

7. 二尖瓣面容　可见面色晦暗，双颊紫红，口唇轻度发绀。见于风湿性心瓣膜病二尖瓣狭窄。

8. 伤寒面容　可见表情淡漠，反应迟钝，呈无欲状态。见于伤寒、脑脊髓膜炎、脑炎等。

9. 苦笑面容　发作时牙关紧闭，面肌痉挛，呈苦笑状。见于破伤风。

10. 满月面容　面圆如满月，皮肤发红，常伴痤疮和小须。见于库欣综合征及长期应用肾上腺皮质激素的患者。

11. 肢端肥大症面容　头颅增大，脸面变长，下颌增大并向前突出，眉弓及两颧隆起，唇舌肥厚，耳鼻增大。见于肢端肥大症。

12. 面具面容　面部呆板、无表情，似面具样。见于帕金森病、脑炎等。

13. 贫血面容　面色苍白，口唇色淡，表情疲惫。见于各种原因所致的贫血。

◎ 要点六　体位及步态

1. 体位检查

（1）自动体位　身体活动自如，不受限制，见于正常人、轻病或疾病早期。

（2）被动体位　患者不能随意调整或变换体位，需别人帮助才能改变体位。见于极度衰弱或意识丧失的患者。

（3）强迫体位　患者为减轻疾病所致的痛苦，被迫采取的某些特殊体位。常见的体位有以下几种：

①强迫仰卧位：患者仰卧，双腿蜷曲，借以减轻腹部肌肉紧张。见于急性腹膜炎等。

②强迫俯卧位：通过俯卧位减轻脊背肌肉的紧张程度，常见于脊柱疾病。

③强迫侧卧位：通过侧卧于患侧，以减轻疼痛，且有利于健侧代偿呼吸。见于一侧胸膜炎及大量胸腔积液。

④强迫坐位：患者坐于床沿，以两手置于膝盖上或扶持床边。见于心、肺功能不全者。

⑤强迫蹲位：活动中因呼吸困难和心悸而采取蹲位以缓解症状。见于发绀型先天性心脏病。

⑥辗转体位：患者坐卧不安，辗转反侧。见于胆绞痛、肾绞痛、肠绞痛等。

⑦角弓反张位：患者颈及脊背肌肉强直，头向后仰，胸腹前凸，背过伸，躯干呈反弓形。见于破伤风、小儿脑膜炎等。

2. 步态检查

（1）痉挛性偏瘫步态　瘫痪侧上肢呈内收、旋前，指、肘、腕关节屈曲，无正常摆动；下肢伸直并外旋，举步时将患侧骨盆抬高以提起瘫痪侧下肢，然后以髋关节为中心，脚尖拖地，向外划半个圆圈并跨前一步，故又称划圈样步态。多见于急性脑血管疾病的后遗症。

（2）醉酒步态　行走时重心不稳，左右摇晃，状如醉汉。见于小脑病变、酒精中毒等。

（3）慌张步态　步行时头及躯干前倾，步距较小，起步动作慢，但行走后越走越快，有难以止步之势。见于帕金森病，又称震颤麻痹。

（4）蹒跚步态（鸭步）　走路时身体左右摇摆似鸭行。见于佝偻病、大骨节病、进行性肌营养不良、先天性双髋关节脱位等。

（5）共济失调步态　起步时一脚高抬，骤然垂落，且双目向下注视，两脚间距很宽，以防身体倾斜，闭目时不能保持平衡。见于小脑或脊髓后索病变，如脊髓痨。

（6）剪刀步态　双下肢肌张力过高，行走时两腿交叉呈剪刀状。见于脑瘫或截瘫患者。

（7）间歇性跛行　行走时，因下肢突发疼痛而停止前行，休息后继续前行。见于闭塞性动脉硬化、高血压动脉硬化等。

（8）跨阈步态　患足下垂，行走时先将膝关节、髋关节屈曲，使患肢抬很高才能起步，如跨越门槛之势。见于腓总神经麻痹出现的足下垂患者。

细目三 皮肤检查及临床意义

要点一 弹性、颜色、湿度检查

1. 皮肤弹性 皮肤弹性与年龄、营养状态、皮下脂肪及组织间隙所含液量有关。检查时，常取手背或上臂内侧部位，用拇指和示指将皮肤捏起，正常人于松手后皮肤皱褶迅速平复。弹性减弱时皱褶平复缓慢，见于长期消耗性疾病或严重脱水的患者。发热时血液循环加速，周围血管充盈，皮肤弹性可增加。

2. 皮肤颜色

（1）发红 皮肤发红是由毛细血管扩张充血、血流加速及增多所致。生理情况下见于饮酒、日晒、运动、情绪激动等；病理情况下见于发热性疾病、阿托品和一氧化碳中毒等。一氧化碳中毒患者的皮肤、黏膜呈樱桃红色。皮肤持久性发红可见于库欣（Cushing）综合征及真性红细胞增多症。

（2）苍白 皮肤黏膜苍白可由贫血、末梢毛细血管痉挛或充盈不足引起，常见于贫血、寒冷、惊恐、休克、虚脱以及主动脉瓣关闭不全等；只有肢端苍白者，可能与肢体血管痉挛或阻塞有关，如雷诺病、血栓闭塞性脉管炎。

（3）黄染 皮肤黏膜呈不正常的黄色，称为黄染。主要见于：①因胆红素浓度增高引起的黄疸。黄疸早期或轻微时见于巩膜及软腭黏膜，较明显时才见于皮肤。黄疸见于肝细胞损害、胆道阻塞或溶血性疾病。②过多食用胡萝卜、南瓜、橘子等，使胡萝卜素在血中的含量增加，可使皮肤黄染，但发黄的部位多在手掌、足底皮肤，一般不发生于巩膜和口腔黏膜。③长期服用带有黄颜色的药物，如阿的平、呋喃类等也可使皮肤发黄，严重者可表现巩膜黄染，但这种巩膜黄染以角膜缘周围最明显，离角膜缘越远，黄染越浅，这是与黄疸鉴别的重要特征。

（4）发绀 皮肤黏膜呈青紫色，主要因单位容积血液中脱氧血红蛋白增多（>50g/L）所致。发绀的常见部位为舌、唇、耳郭、面颊和指端。

（5）色素沉着 由于表皮基底层的黑色素增多，以致部分或全身皮肤色泽加深，称为色素沉着。全身性色素沉着多见于慢性肾上腺皮质功能减退，肝硬变、肝癌晚期等也可引起不同程度的皮肤色素沉着。妇女在妊娠期，面部、额部可发生棕褐色对称性色素斑片，称为妊娠斑。老年人全身或面部也可发生散在的斑片，称老年斑。

（6）色素脱失 指皮肤色素局限性或全身性减少或缺失。当缺乏酪氨酸酶导致酪氨酸不能转化为多巴而形成黑色素时，即可发生色素脱失，见于白癜风、黏膜白斑、白化症等。

3. 湿度与出汗 出汗增多见于风湿热、结核病、甲状腺功能亢进症、佝偻病、布鲁菌病等；盗汗（夜间睡后出汗）见于肺结核活动期；冷汗（手脚皮肤发凉、大汗淋漓）见于休克与虚脱；无汗见于维生素A缺乏症、黏液性水肿、硬皮病和脱水等。

要点二 皮疹、皮下出血、蜘蛛痣、皮下结节检查

1. 皮疹 检查时应注意皮疹出现与消失的时间、发展顺序、分布部位、形状及大小、颜色、压之是否退色、平坦或隆起、有无瘙痒和脱屑等。常见的皮疹有以下几种：

（1）斑疹 只是局部皮肤发红，一般不高出皮肤。见于麻疹初起、斑疹伤寒、丹毒、风湿性多形性红斑等。

（2）玫瑰疹 是一种鲜红色的圆形斑疹，直径2~3mm，由病灶周围的血管扩张所形成，压之退色，松开时又复现，多出现于胸腹部。对伤寒或副伤寒具有诊断意义。

（3）丘疹 直径小于1cm，除局部颜色改变外还隆起皮面，为局限、充实的浅表损害，见于药物疹、麻疹、猩红热及湿疹等。

（4）斑丘疹 在丘疹周围合并皮肤发红的底盘，称为斑丘疹。见于风疹、猩红热、湿疹及药物疹等。

(5) 荨麻疹 又称风团块，是由于皮肤、黏膜的小血管反应性扩张及渗透性增加而产生的一种局限性暂时性水肿。主要表现为边缘清楚的红色或苍白色的瘙痒性皮肤损害，出现快，消退快，消退后不留痕迹。见于各种异性蛋白性食物或药物等过敏。

2. 皮下出血 皮肤或黏膜下出血，出血面的直径小于2mm者，称为瘀点；小的出血点容易和小红色皮疹或小红痣相混淆，皮疹压之退色，而出血点压之不退色，小红痣加压虽不退色，但触诊时可稍高出平面，并且表面发亮。皮下出血直径在3~5mm者，称为紫癜；皮下出血直径>5mm者，称为瘀斑；片状出血并伴有皮肤显著隆起者，称为血肿。皮肤黏膜出血常见于造血系统疾病、重症感染、某些血管损害的疾病，以及某些毒物或药物中毒等。

3. 蜘蛛痣 蜘蛛痣是皮肤小动脉末端分支扩张所形成的血管痣。蜘蛛痣出现部位多在上腔静脉分布区，如面、颈、手背、上臂、前胸和肩部等处。检查时除观察其形态外，可用铅笔尖或火柴杆等压迫蜘蛛痣的中心，如周围辐射状的小血管随之消退，解除压迫后又复出现，则证明为蜘蛛痣。蜘蛛痣的发生与雌激素增多有关，常见于慢性肝炎、肝硬化，是肝脏对体内雌激素的灭活能力减弱所致。健康妇女在妊娠期间、月经前或月经期偶尔也可出现蜘蛛痣。慢性肝病患者手掌大、小鱼际处常发红，加压后退色，称为肝掌，其发生机制与蜘蛛痣相同。

4. 皮下结节 皮下圆形或椭圆形小节，无压痛，推之活动，多出现在关节附近或长骨隆起部位及肌腱上。常见的有风湿结节、痛风结节、Osler小结、结节性多动脉炎、囊蚴结节等。检查时应注意其大小、硬度、部位、活动度、有无压痛。

◎ **要点三 水肿、毛发检查**

1. 水肿 皮下组织间隙液体积聚过多使组织肿胀，称为水肿。手指按压后凹陷不能很快恢复者，称为凹陷性水肿。黏液性水肿及象皮肿指压后无组织凹陷，称非凹陷性水肿。黏液性水肿见于甲状腺功能减退症，象皮肿见于丝虫病。全身性水肿常见于肾炎、肾病综合征、心力衰竭（尤其是右心衰竭）、失代偿期肝硬变和营养不良等；局部性水肿可见于局部炎症、外伤、过敏、血栓形成所致的毛细血管通透性增加，静脉或淋巴回流受阻。

2. 毛发 毛发的分布、多少和变化对临床诊断有辅助意义。病理性毛发稀少常见的原因有：①头部皮肤疾病：如脂溢性皮炎。②神经营养障碍：如斑秃。③某些发热性疾病后：如伤寒可致弥漫性脱发。④某些内分泌疾患：如甲状腺功能减退症、垂体前叶功能减退等。⑤理化因素性脱发：如过量的放射线影响，某些抗癌药物（如环磷酰胺等）的使用。某些疾病也可使毛发增多，如库欣综合征或长期使用肾上腺皮质激素者，女性患者除一般体毛增多外，还可呈男性体毛分布，如生长胡须。

细目四 淋巴结检查

◎ **要点一 浅表淋巴结分布**

浅表淋巴结分布在耳前、耳后、乳突区、枕骨下区、颌下、颏下、颈后三角、颈前三角、锁骨上窝、腋窝、滑车上、腹股沟和腘窝等部位，检查表浅淋巴结时，应按以上顺序进行。

◎ **要点二 浅表淋巴结检查方法**

检查某部淋巴结时，应使该部皮肤和肌肉松弛，以利于触摸。如发现有肿大的浅表淋巴结，应记录其位置、数目、大小、质地、移动度、表面是否光滑，有无粘连，局部皮肤有无红肿、压痛和波动，是否有瘢痕、溃疡和瘘管等，同时应注意寻找引起淋巴结肿大的病灶。

◎ **要点三 局部和全身浅表淋巴结肿大的临床意义**

1. 局部淋巴结肿大的原因

（1）非特异性淋巴结炎 一般炎症所致的淋

巴结肿大多有触痛，表面光滑，无粘连，质不硬。颌下淋巴结肿大常由口腔内炎症所致；颈部淋巴结肿大常由化脓性扁桃体炎、齿龈炎等急慢性炎症所致；上肢、胸壁及乳腺的炎症常引起腋窝淋巴结肿大；下肢、会阴及臀部的炎症常引起腹股沟淋巴结肿大。

（2）淋巴结结核　肿大淋巴结常发生在颈部血管周围，多发性，质地较硬，大小不等，可互相粘连或与邻近组织、皮肤粘连，移动性稍差。如组织发生干酪性坏死，则可触到波动感；晚期破溃后形成瘘管，愈合后可形成瘢痕。

（3）转移性淋巴结肿大　恶性肿瘤转移所致的淋巴结肿大，质硬或有橡皮样感，一般无压痛，表面光滑或有突起，与周围组织粘连而不易推动。左锁骨上窝淋巴结肿大，多为腹腔脏器癌肿（胃癌、肝癌、结肠癌等）转移；右锁骨上窝淋巴结肿大，多为胸腔脏器癌肿（肺癌等）转移。鼻咽癌易转移到颈部淋巴结；乳腺癌最早经胸大肌外侧缘淋巴管侵入同侧腋下淋巴结。

2. 全身淋巴结肿大　常见于传染性单核细胞增多症、淋巴细胞白血病、淋巴瘤和系统性红斑狼疮。

细目五　头部检查

◎ 要点一　头颅形状、大小检查

通常以头围来表示头颅的大小。

1. 小颅　婴幼儿前囟过早闭合可引起小头畸形，同时伴有智力发育障碍（痴呆症）。

2. 方颅　前额左右突出，头顶平坦呈方颅畸形。见于小儿佝偻病、先天性梅毒。

3. 巨颅　额、头顶、颞和枕部膨大呈圆形，颜面部相对很小，头皮静脉明显怒张。由于颅内高压，压迫眼球，形成双目下视、巩膜外露的特殊面容，称为落日现象，见于脑积水。

◎ 要点二　眼部检查

1. 眼睑　检查时注意观察有无红肿、浮肿，睑缘有无内翻或外翻，睫毛排列是否整齐及生长方向，两侧眼睑是否对称，上睑抬起及闭合功能是否正常。

（1）上睑下垂　双上眼睑下垂见于重症肌无力、先天性上眼睑下垂；单侧上眼睑下垂常见于各种疾病引起的动眼神经麻痹，如脑炎、脑脓肿、蛛网膜下腔出血、白喉、外伤等。

（2）眼睑水肿　眼睑组织疏松，初发或轻度水肿常先出现在眼睑。眼睑水肿多见于肾炎、慢性肝病、贫血、营养不良、血管神经性水肿等。

（3）眼睑闭合不全　双侧眼睑闭合不全常见于甲状腺功能亢进症；单侧眼睑闭合不全常见于面神经麻痹。

2. 结膜　分为睑结膜、穹隆结膜和球结膜三部分。检查时应注意有无充血、水肿、乳头增生、结膜下出血、滤泡和异物等。

结膜发红、水肿、血管充盈为充血，见于结膜炎、角膜炎、沙眼早期；结膜苍白见于贫血；结膜发黄见于黄疸；睑结膜有滤泡或乳头见于沙眼；结膜有散在出血点，见于亚急性感染性心内膜炎；结膜下片状出血，见于外伤及出血性疾病，亦可见于高血压、动脉硬化；球结膜透明而隆起为球结膜下水肿，见于脑水肿或输液过多。

3. 巩膜　检查巩膜有无黄染应在自然光线下进行。病人出现黄疸时，巩膜黄染均匀，血液中其他黄色色素增多时（如胡萝卜素与阿的平等），一般黄染只出现于角膜周围。

4. 角膜　检查时应注意角膜的透明度，有无白斑、云翳、溃疡、角膜软化和血管增生等。角膜边缘出现灰白色混浊环，称为老年环，是类脂质沉着所致，多见于老年人或早老症。角膜边缘出现黄色或棕褐色环，环外缘清晰，内缘模糊，是铜代谢障碍的体征，称为凯-费环（角膜色素环），见于肝豆状核变性（Wilson病）。

5. 瞳孔　正常瞳孔直径2~5mm，两侧等大等圆。检查瞳孔时，应注意其大小、形态、双侧是否相同、对光反射和调节反射是否正常。

（1）瞳孔大小　病理情况下，瞳孔缩小（<

2mm）常见于虹膜炎、有机磷农药中毒、毒蕈中毒，以及吗啡、氯丙嗪、毛果芸香碱等药物影响；瞳孔扩大（>5mm）见于外伤、青光眼绝对期、视神经萎缩、完全失明、濒死状态、颈交感神经刺激和阿托品、可卡因等药物影响。

（2）瞳孔大小不等　双侧瞳孔大小不等，常见于脑外伤、脑肿瘤、脑疝及中枢神经梅毒等颅内病变。

（3）对光反射　分为直接对光反射（即电筒光直接照射一侧瞳孔立即缩小，移开光线后瞳孔迅速复原）与间接对光反射（即用手隔开双眼，电筒光照射一侧瞳孔后，另一侧瞳孔也立即缩小，移开光线后瞳孔迅速复原）。瞳孔对光反射迟钝或消失，见于昏迷病人。

（4）调节反射与集合反射　嘱被检查者注视1m以外的目标（通常为检查者的示指尖），然后逐渐将目标移至距被检查者眼球约10cm处，同时观察双眼瞳孔的变化情况。由看远逐渐变为看近，即由不调节状态到调节状态时，正常反应是双侧瞳孔逐渐缩小（调节反射）、双眼球向内聚合（集合反射）。当动眼神经受损害时，调节和集合（辐辏）反射消失。

6. 眼球　检查时注意眼球的外形和运动。

（1）眼球突出　双侧眼球突出见于甲状腺功能亢进症；单侧眼球突出，多见于局部炎症或眶内占位性病变，偶见于颅内病变。

（2）眼球凹陷　双侧眼球凹陷见于重度脱水，老年人由于眶内脂肪萎缩而有双侧眼球后退；单侧眼球凹陷见于Horner综合征或眶尖骨折。

（3）眼球运动　医师左手置于被检查者头顶并固定头部，使头部不能随眼转动，右手指尖（或棉签）放在被检查者眼前30～40cm处，嘱被检查者两眼随医师右手指尖的移动方向运动。一般按被检查者的左侧→左上→左下，右侧→右上→右下，共6个方向进行，注意眼球运动幅度、灵活性、持久性，两眼是否同步，并询问病人有无复视出现。眼球运动受动眼神经（Ⅲ）、滑车神经（Ⅳ）和展神经（Ⅵ）支配，这些神经麻痹时，会引起眼球运动障碍，并伴有复视。

嘱被检查者眼球随医师手指所示方向（水平或垂直）运动数次，观察是否出现一系列有规律的往返运动。双侧眼球出现一系列快速水平或垂直的往返运动，称为眼球震颤。运动方向以水平方向多见，垂直和旋转方向很少见。自发的眼球震颤见于耳源性眩晕及小脑疾患等。

◎ **要点三　耳部检查**

1. 外耳

（1）耳郭　注意耳郭的外形、大小、位置和对称性，有无畸形、瘘管、结节等。耳郭上有触痛的小结，为尿酸盐沉积形成的痛风结节；耳郭红肿并有局部发热、疼痛，为局部感染；牵拉和触诊耳郭引起疼痛，提示炎症。

（2）外耳道　有黄色液体流出伴痒痛者为外耳道炎。外耳道有局限性红肿，触痛明显，牵拉耳郭或压迫耳屏时疼痛加剧，见于外耳道疖肿。外耳道有脓性分泌物、耳痛及全身症状，见于中耳炎。外耳道有血液或脑脊液流出，多为颅底骨折。

2. 鼓膜　注意观察鼓膜有无病变。检查时先向后上牵拉耳郭，再插入耳镜进行观察。

3. 乳突　化脓性中耳炎引流不畅时可蔓延到乳突而成乳突炎，表现为耳郭后皮肤红肿，乳突压痛，有时可见瘘管或瘢痕，严重时可导致耳源性脑脓肿或脑膜炎。

◎ **要点四　鼻部检查**

1. 鼻的外形　鼻梁部皮肤出现红色斑块，病损处高出皮面且向两侧面颊扩展为蝶形红斑，见于系统性红斑狼疮；鼻尖及鼻翼皮肤发红，并有毛细血管扩张、组织肥厚，见于酒糟鼻；鼻梁塌陷而致鼻外形似马鞍状，称为鞍鼻，见于鼻骨骨折、鼻骨发育不全和先天性梅毒；鼻腔完全阻塞，鼻梁宽平如蛙状，为蛙状鼻，见于肥大鼻息肉患者。

2. 鼻翼扇动　吸气时鼻孔开大，呼气时鼻孔回缩，是高度呼吸困难的表现。常见于肺炎链球菌肺炎、支气管哮喘、心源性哮喘等。

3. 鼻中隔、鼻腔检查 正常情况下，多数人鼻中隔稍偏离中线。如果鼻中隔明显偏离中线，并产生呼吸障碍，称为鼻中隔偏曲。鼻中隔穿孔见于外伤、鼻腔慢性炎症等。急性鼻炎时，鼻腔黏膜因充血而肿胀，伴有鼻塞、流鼻涕等症状；慢性鼻炎时鼻黏膜可因黏膜组织肥厚而肿胀；慢性萎缩性鼻炎时，黏膜组织萎缩，鼻甲缩小，鼻腔宽大，分泌物减少，伴有嗅觉减退或丧失；鼻腔或鼻窦化脓性炎症时，鼻腔分泌物增多，颜色发黄或发绿。

4. 鼻窦 额窦、筛窦、上颌窦和蝶窦，统称为鼻窦。鼻窦区压痛多为鼻窦炎，同时伴有鼻塞、流涕和头痛。蝶窦因解剖位置较深，不能在体表进行检查。

◎ **要点五 口腔、腮腺检查**

1. 口唇 正常人的口唇红润、光泽。口唇苍白见于贫血、主动脉瓣关闭不全或虚脱。唇色深红见于急性发热性疾病。口唇单纯疱疹常伴发于肺炎链球菌肺炎、感冒、流行性脑脊髓膜炎、疟疾等。口唇干燥并有皲裂，见于重度脱水患者。口角糜烂见于核黄素缺乏。口唇发绀见于以下几种情况：①心脏内外有异常动、静脉分流通道，如法洛四联症、先天性肺动静脉瘘。②呼吸衰竭、肺动脉栓塞等。③心力衰竭、休克及暴露在寒冷环境。④真性红细胞增多症。

2. 口腔黏膜 正常人的口腔黏膜光洁呈粉红色。出现蓝黑色的色素沉着多见于肾上腺皮质功能减退。在相当于第二磨牙处的颊黏膜出现直径约1mm的灰白色小点，外有红色晕圈，为麻疹黏膜斑，是麻疹的早期（发疹前24～48小时）特征。在黏膜下出现大小不等的出血点或瘀斑，见于各种出血性疾病或维生素C缺乏。口腔黏膜溃疡见于慢性复发性口疮，无痛性黏膜溃疡可见于系统性红斑狼疮。乳白色薄膜覆盖于口腔黏膜、口角等处，为鹅口疮（白色念珠菌感染），多见于体弱重症的病儿或老年患者，或长期使用广谱抗生素的患者。

3. 牙齿及牙龈 检查时应注意有无龋齿、缺齿、义齿、残根，牙齿颜色及形状。牙齿呈黄褐色为斑釉牙，见于长期饮用含氟量高的水或服用四环素等药物后。切牙切缘凹陷呈月牙形伴牙间隙过宽，见于先天性梅毒。单纯性牙间隙过宽，见于肢端肥大症。

正常人的牙龈呈粉红色并与牙颈部紧密贴合。齿龈水肿及流脓（挤压牙龈容易查见），见于慢性牙周炎。牙龈萎缩，见于牙周病。牙龈出血可见于牙石、牙周炎、血液系统疾病及坏血病等。齿龈的游离缘出现灰黑色点线为铅线，见于慢性铅中毒。在铋、汞、砷中毒时，也可出现类似黑褐色点线状的色素沉着。

4. 舌 正常舌呈粉红色，大小厚薄适中，活动自如，舌面湿润，并覆盖着一层薄白苔。异常舌包括：①草莓舌：舌乳头肿胀、发红如同草莓，见于猩红热或长期发热的患者。②牛肉舌：舌面绛红如同生牛肉，见于糙皮病（烟酸缺乏）。③镜面舌：亦称光滑舌，舌体小，舌面光滑，呈粉红色或红色，无苔。见于恶性贫血（内因子缺乏）、缺铁性贫血或慢性萎缩性胃炎。④运动异常：舌体不自主偏斜见于舌下神经麻痹；舌体震颤见于甲状腺功能亢进症。⑤其他：舌色淡红见于营养不良或贫血；舌色深红见于急性感染性疾病；舌色紫红见于心、肺功能不全。

5. 咽部及扁桃体 咽部充血红肿，多见于急性咽炎；咽部充血，表面粗糙，并有淋巴滤泡呈簇状增生，见于慢性咽炎；扁桃体红肿增大，可伴有黄白色分泌物或苔片状易剥离假膜，见于扁桃体炎。扁桃体肿大分为三度：Ⅰ度肿大时扁桃体不超过咽腭弓；Ⅱ度肿大时扁桃体超过咽腭弓，介于Ⅰ度与Ⅲ度之间；Ⅲ度肿大时扁桃体达到或超过咽后壁中线。扁桃体充血红肿，并有不易剥离的假膜（强行剥离时出血），见于白喉。

6. 腮腺 腮腺位于耳屏、下颌角与颧弓所构成的三角区内。腮腺导管开口在与上颌第二磨牙牙冠相对的颊黏膜上。正常的腮腺腺体软薄，不能触清其轮廓。腮腺肿大时可出现以耳垂为中心的隆起，并可触及包块。一侧或双侧腮腺肿大，触诊边缘不清，有轻压痛，腮腺导管口红肿，见于流行性腮腺炎。

将气管拉向患侧。

细目六　颈部检查

◎ 要点一　颈部血管检查

1. **颈静脉**　正常人安静坐位或立位时，颈外静脉不显露，平卧时可见稍充盈。如果在坐位或半卧位（上半身与水平面形成45°）见到明显颈静脉充盈，称为颈静脉怒张，提示体循环静脉血回流受阻或上腔静脉压增高，见于右心衰竭、缩窄性心包炎、心包积液及上腔静脉阻塞综合征等。颈静脉搏动可见于三尖瓣关闭不全。

2. **颈动脉**　安静状态下出现明显的颈动脉搏动，提示心排血量增加或脉压增大，常见于主动脉瓣关闭不全、高血压、甲状腺功能亢进症及严重贫血等。

◎ 要点二　甲状腺检查

1. **检查方法**　视诊注意观察甲状腺有无肿大，是否对称。检查时可让被检查者头后仰、双手放于枕后再观察，并嘱其做吞咽动作，可将甲状腺与颈前其他包块相鉴别。除视诊外，还应进行触诊检查以明确甲状腺的大小、轮廓和性质，注意甲状腺的肿大程度、硬度，是否对称、光滑，有无结节、压痛及震颤，有无粘连及血管杂音。触诊包括甲状腺峡部和甲状腺侧叶的检查。

2. **甲状腺肿大的临床意义**　甲状腺肿大分为三度：不能看出肿大但能触及者为Ⅰ度；能看见肿大又能触及，但在胸锁乳突肌以内者为Ⅱ度；超出胸锁乳突肌外缘者为Ⅲ度。生理性甲状腺肿大见于女性青春期、妊娠或哺乳期；病理性甲状腺轻度肿大见于单纯性甲状腺肿、甲状腺功能亢进症、甲状腺炎及甲状腺肿瘤。

◎ 要点三　气管检查

正常人的气管位于颈前正中部。大量胸腔积液、气胸或纵隔肿瘤及单侧甲状腺肿大，可将气管推向健侧；肺不张、肺硬化、胸膜粘连等，可

细目七　胸壁及胸廓检查

◎ 要点一　胸部体表标志及分区

1. **骨骼标志**

（1）胸骨角　两侧胸骨角分别与左、右第2肋软骨相连接，通常以此作为标记来计数前胸壁上的肋骨和肋间隙。

（2）第7颈椎棘突　为背部颈、胸交界部的骨性标志，其下即为第1胸椎棘突。

（3）肩胛下角　被检查者取直立位，两手自然下垂时，肩胛下角平第7肋骨或第7肋间隙，或相当于第8胸椎水平。

2. **胸部体表标志线**

（1）前正中线。

（2）锁骨中线（左、右）　通过锁骨胸骨端与锁骨肩峰端连线的中点所引的垂直线，成年男性和儿童，此线一般通过乳头。

（3）腋前线（左、右）。

（4）腋后线（左、右）。

（5）腋中线（左、右）。

（6）肩胛线（左、右）。

（7）后正中线。

3. **胸部分区**

（1）腋窝（左、右）。

（2）胸骨上窝。

（3）锁骨上窝（左、右）。

（4）锁骨下窝（左、右）。

（5）肩胛上区（左、右）。

（6）肩胛区（左、右）。

（7）肩胛间区（左、右）。

（8）肩胛下区（左、右）。

◎ 要点二　常见异常胸廓

正常胸廓上部窄而下部宽，两侧基本对称，成年人胸廓前后径较左右径短，两者比例约为1∶5。常见的胸廓外形改变如下：

1. 桶状胸　表现为胸廓前后径增大，以至与横径几乎相等，胸廓呈圆桶形。可见肋间隙增宽，锁骨上、下窝展平或突出，颈短肩高，腹上角增大呈钝角，胸椎后凸。桶状胸常见于慢性阻塞性肺疾病及支气管哮喘发作时，亦可见于一部分老年人。

2. 扁平胸　表现为胸廓扁平，前后径常不到横径的一半。颈部细长，锁骨突出，锁骨上、下窝凹陷，腹上角呈锐角。见于瘦长体型者，也可见于慢性消耗性疾病，如肺结核等。

3. 鸡胸（佝偻病胸）　此为佝偻病所致的胸部病变，多见于儿童。外观胸骨特别是胸骨下部显著前凸，两侧肋骨凹陷，胸廓前后径增大而横径缩小，胸廓上下径较短，形似鸡胸。有时肋骨与肋软骨交接处增厚隆起呈圆珠状，在胸骨两侧排列成串珠状，称为佝偻病串珠。前胸下部膈肌附着处，因肋骨质软，长期受膈肌牵拉可向内凹陷，而下部肋缘则外翻，形成一水平状深沟，称肋膈沟。

4. 漏斗胸　胸骨下端剑突处内陷，有时连同依附的肋软骨一起内陷而形似漏斗，称为漏斗胸。见于佝偻病、胸骨下部长期受压者，也有原因不明者。

5. 胸廓一侧或局限性变形　胸廓一侧膨隆多见于大量胸腔积液、气胸等；一侧平坦或下陷见于肺不张、肺纤维化、广泛性胸膜增厚和粘连等；胸廓局限性隆起见于心脏明显增大、大量心包积液、肋骨骨折等。

6. 脊柱畸形引起的胸廓改变　常见于脊柱结核、强直性脊柱炎、胸椎疾患等。

◎ 要点三　胸壁静脉检查

正常胸壁无明显静脉可见。上腔静脉或下腔静脉回流受阻建立侧支循环时，胸壁静脉可充盈或曲张。上腔静脉受阻时，胸壁静脉的血流方向自上向下；下腔静脉受阻时，胸壁静脉的血流方向自下向上。

◎ 要点四　胸壁及胸骨检查

用手指轻压或轻叩胸壁，正常人无疼痛感觉。胸壁炎症、肿瘤浸润、肋软骨炎、肋间神经痛、带状疱疹、肋骨骨折等，可有局部压痛。骨髓异常增生时，常有胸骨压痛或叩击痛，见于白血病患者。

◎ 要点五　乳房检查

检查时光线应充足，前胸充分暴露，被检查者取坐位或仰卧位，必要时取前倾位。先视诊后触诊，除检查乳房外还应检查引流乳房部位的淋巴结。

1. 视诊　注意两侧乳房的大小、对称性、外表、乳头状态及有无溢液等。乳房外表发红、肿胀并伴疼痛、发热者，见于急性乳腺炎。乳房皮肤表皮水肿隆起，毛囊及毛囊孔明显下陷，皮肤呈"橘皮样"，多为浅表淋巴管被乳癌细胞堵塞后局部皮肤出现淋巴性水肿所致。乳房溃疡和瘘管见于乳腺炎、结核或脓肿。单侧乳房表浅静脉扩张常是晚期乳癌或肉瘤的征象。妊娠、哺乳也可引起乳房表浅静脉扩张，但常是双侧性的。

近期发生的乳头内陷或位置偏移，可能为癌变；乳头有血性分泌物见于乳管内乳头状瘤、乳腺癌。

2. 触诊　被检查者取坐位，先两臂下垂，然后双臂高举超过头部或双手叉腰再进行检查。先触诊检查健侧乳房，再检查患侧。检查者以并拢的手指掌面略施压力，以旋转或来回滑动的方式进行触诊，切忌用手指将乳房提起来触摸。检查按外上（包括角状突出）、外下、内下、内上、中央（乳头、乳晕）的顺序进行，然后检查淋巴引流部位（腋窝，锁骨上、下窝等处淋巴结）。

触诊乳房变为较坚实而无弹性，提示皮下组织受肿瘤或炎症浸润。乳房压痛多系炎症所致，恶性病变一般无压痛。触及乳房包块时，应注意其部位、大小、外形、硬度、压痛及活动度。

急性乳腺炎时乳房红、肿、热、痛，常局限于一侧乳房的某一象限。触诊有明显压痛的硬块，患侧腋窝淋巴结肿大并有压痛，伴寒战、发热及出汗等全身中毒症状。

乳房肿块见于乳癌、乳房纤维腺瘤、乳管内

乳头状瘤、乳房肉瘤等。良性肿块一般较小，形状规则，表面光滑，边界清楚，质不硬，无粘连而活动度大。恶性肿瘤以乳癌最为常见，多见于中年以上的妇女，肿块形状不规则，表面凹凸不平，边界不清，压痛不明显，质坚硬，早期恶性肿瘤可活动，但晚期可与皮肤及深部组织粘连而固定，易向腋窝等处淋巴结转移，尚可有"橘皮样"、乳头内陷及血性分泌物。

细目八 肺和胸膜检查

◎ 要点一 肺和胸膜视诊

1. 呼吸类型 以胸廓（肋间外肌）运动为主的呼吸，称为胸式呼吸；以腹部（膈肌）运动为主的呼吸，称为腹式呼吸。一般说来，成年女性以胸式呼吸为主，儿童及成年男性以腹式呼吸为主。患肺炎、重症肺结核、胸膜炎、肋骨骨折、肋间肌麻痹等胸部疾患时，因肋间肌运动受限可使胸式呼吸减弱而腹式呼吸增强，即胸式呼吸变为腹式呼吸。腹膜炎、腹水、巨大卵巢囊肿、肝脾极度肿大、胃肠胀气等腹部疾病及妊娠晚期，因膈肌向下运动受限可使腹式呼吸减弱而胸式呼吸增强，即腹式呼吸变为胸式呼吸。

2. 呼吸频率、深度及节律

（1）呼吸频率 成人呼吸频率为12~20次/分钟。成人呼吸频率超过20次/分钟，称为呼吸过速，见于剧烈体力活动、发热、疼痛、贫血、甲状腺功能亢进症、心力衰竭、肺炎、胸膜炎、精神紧张等；成人呼吸频率低于12次/分钟，称为呼吸频率过缓，见于深睡、颅内高压、黏液性水肿、吗啡及巴比妥中毒等。

（2）呼吸深度 呼吸幅度加深见于严重代谢性酸中毒时，病人可以出现节律匀齐、呼吸深而大（吸气慢而深，呼气短促），不感呼吸困难的呼吸，称为库斯莫尔呼吸（kussmaul呼吸），又称酸中毒大呼吸，见于尿毒症、糖尿病酮症酸中毒等；呼吸浅快可见于阻塞性肺疾病、胸膜炎、胸腔积液、气胸、呼吸肌麻痹、大量腹水、肥胖、鼓肠等。

（3）呼吸节律 正常人呼吸节律匀齐，呼吸与脉搏之比为1∶4。常见的呼吸节律异常有潮式呼吸及间停呼吸：①潮式呼吸（Cheyne-Stokes呼吸），特点是呼吸由浅慢逐渐变为深快，由深快逐渐变为浅慢，直至呼吸停止片刻（5~30秒），再开始上述周期性呼吸，形成如潮水涨落的节律，见于脑炎、脑膜炎、颅内压增高、脑干损伤等；②间停呼吸（Biot呼吸），表现为有规律的深度相等的几次呼吸之后，突然停止呼吸，间隔一个短时间后又开始深度相同的呼吸，如此周而复始，间停呼吸的发生机制与潮式呼吸一样，但病情较潮式呼吸更为严重，常为临终前的危急征象。

3. 呼吸运动 健康人在平静状态下呼吸运动平稳而有节律，胸廓两侧动度一致、对称。

（1）呼吸运动减弱或消失 ①一侧或局部：见于肺炎链球菌肺炎、中等量以上胸腔积液或气胸、胸膜增厚或粘连、一侧肺不张等。②双侧：见于慢性阻塞性肺疾病、两侧肺纤维化、双侧大量胸腔积液、呼吸肌麻痹等。

（2）呼吸运动增强 ①局部或一侧：见于健侧的代偿。②双侧：见于酸中毒大呼吸、剧烈运动。

◎ 要点二 肺和胸膜触诊

1. 胸廓扩张度 即呼吸时胸郭的活动度，于胸廓下部进行触诊检查较易获得。正常情况下，胸廓两侧呼吸动度对称、一致。若一侧胸廓扩张受限，见于大量胸腔积液、气胸、胸膜增厚和肺不张等。

2. 语音震颤 也称触觉语颤，简称语颤。正常情况下，前胸上部的语颤较下部强；后胸下部较上部强；右上胸较左上胸强。

（1）语颤增强见于以下几种情况 ①肺实变：见于肺炎链球菌肺炎、肺梗死、肺结核、肺脓肿及肺癌等。②压迫性肺不张：见于胸腔积液上方受压而萎瘪的肺组织及受肿瘤压迫的肺组织。③较浅而大的肺空洞：见于肺结核、肺脓肿、肺肿瘤所致的空洞。

（2）语颤减弱或消失 主要见于以下几种情况 ①肺泡内含气量增多：如阻塞性肺疾病及支气管哮喘发作时。②支气管阻塞：如阻塞性肺不张、气管内分泌物增多。③胸壁距肺组织距离加大：如胸腔积液、气胸、胸膜高度增厚及粘连、胸壁水肿或高度肥厚、胸壁皮下气肿。④体质衰弱：因发音较弱而语颤减弱。大量胸腔积液、严重气胸时，语颤可消失。

3. 胸膜摩擦感 急性胸膜炎时，两层胸膜因有纤维蛋白沉着而变得粗糙，呼吸时壁层和脏层胸膜相互摩擦而产生震动，引起胸膜摩擦感。触诊时，检查者用手掌轻贴胸壁，令病人反复做深呼吸，此时若有皮革相互摩擦的感觉，即为胸膜摩擦感。胸膜的任何部位均可出现胸膜摩擦感，但以腋中线第5~7肋间隙最易感觉到。

◎ **要点三　肺部叩诊**

1. 正常肺部叩诊音 正常肺部叩诊呈清音。

2. 肺部定界叩诊

（1）肺上界 即肺尖的上界，其内侧为颈肌，外侧为肩胛带。自斜方肌前缘中部叩诊为清音，逐渐叩向外侧，变为浊音时为肺上界外侧终点；然后再由中部向内侧叩，由清音变为浊音时为肺上界内侧终点。此清音带的宽度即为肺尖的宽度，正常为4~6cm，右侧较左侧稍窄。肺上界变窄见于肺尖有结核、肿瘤、纤维化、萎缩或胸膜增厚等；肺上界增宽见于气胸、肺大泡、阻塞性肺疾病等，叩诊可呈鼓音或过清音。

（2）肺下界 平静呼吸时，右肺下界在右侧锁骨中线、腋中线、肩胛线，分别为第6、第8、第10肋间水平。左肺下界除在左锁骨中线上变动较大（因有胃泡鼓音区）外，其余与右侧大致相同。矮胖体型或妊娠时，肺下界可上移1肋；消瘦体型者，肺下界可下移1肋；卧位时肺下界可比直立时升高1肋。病理情况下，肺下界下移见于阻塞性肺疾病、腹腔内脏下垂；肺下界上移见于肺不张、肺萎缩、胸腔积液、气胸，以及腹压增高所致的膈肌上抬（如腹水、鼓肠、肝脾肿大、腹腔肿瘤、膈肌麻痹）。下叶肺实变、胸膜增厚时，肺下界不易叩出。

（3）肺下界移动度 在叩出肺下界的基础上，嘱被检查者深吸气后屏住呼吸，重新叩出肺下界，用笔标记之；稍事休息后，再嘱其深呼气后屏住呼吸，叩出肺下界，用笔标记之，两个标记之间的距离即为肺下界移动度。正常人的两侧肺下界移动度为6~8cm。若肺组织弹性减退、胸膜粘连或膈肌移动受限，则肺下界移动度减小，见于阻塞性肺疾病、胸腔积液、肺不张、胸膜粘连、肺炎及各种原因所致的腹压增高。当胸腔大量积液、积气或广泛胸膜增厚粘连时，肺下界移动度难以叩出。

3. 胸部病理性叩诊音

（1）浊音或实音 见于以下几种情况：①肺组织含气量减少或消失，如肺炎、肺结核、肺梗死、肺不张、肺水肿、肺硬化等；②肺内不含气的病变，如肺肿瘤、肺包囊虫病、未穿破的肺脓肿等；③胸膜腔病变，如胸腔积液、胸膜增厚粘连等；④胸壁疾病，如胸壁水肿、肿瘤等。

（2）鼓音 产生鼓音的原因是肺部有大的含气腔，见于气胸及直径大于3~4cm的浅表肺大疱、肺空洞，如空洞型肺结核、液化破溃了的肺脓肿或肺肿瘤。

（3）过清音 为介于鼓音和清音之间的音响，见于肺内含气量增加且肺泡弹性减退者，如阻塞性肺疾病、支气管哮喘发作时。

◎ **要点四　呼吸音听诊**

1. 正常呼吸音

（1）支气管呼吸音 正常人在喉部、胸骨上窝、背部第6颈椎至第2胸椎附近均可听到，如在肺部其他部位听到支气管呼吸音则为病理现象。

（2）肺泡呼吸音 此为气体进出肺泡产生的声音，正常人除了可听到支气管呼吸音及支气管肺泡呼吸音的部位外，其余肺部任何区域都可听到。

（3）支气管肺泡呼吸音 正常人在胸骨角附

近，肩胛间区的第3、4胸椎水平及右肺尖可以听到，如在肺部其他部位听到则为病理现象。

2. 病理性呼吸音

（1）病理性肺泡呼吸音　①肺泡呼吸音减弱或消失：可为双侧、单侧或局部的肺泡呼吸音减弱或消失，由进入肺泡内的空气量减少或声音传导障碍引起。常见于呼吸运动障碍，如全身衰弱、呼吸肌瘫痪、腹压过高、胸膜炎、肋骨骨折、肋间神经痛等；呼吸道阻塞，如支气管炎、支气管哮喘、喉或大支气管肿瘤等；肺顺应性降低，可使肺泡壁弹性减退，充气受限而使呼吸音减弱，如阻塞性肺疾病、肺淤血、肺间质炎症等；胸腔内肿物，如肺癌、肺囊肿等，因肺组织受压，空气不能进入肺泡或进入肺泡减少引起；胸膜疾患，如胸腔积液、气胸、胸膜增厚及粘连等，由于胸廓呼吸运动受限，均可使肺泡呼吸音减弱。②肺泡呼吸音增强：与呼吸运动及通气功能增强，进入肺泡的空气流量增多有关。双侧肺泡呼吸音增强见于运动、发热、甲状腺功能亢进症；肺脏或胸腔病变使一侧或一部分肺的呼吸功能减弱或丧失，则健侧或无病变部分的肺泡呼吸音可出现代偿性增强。

（2）病理性支气管呼吸音　在正常肺泡呼吸音部位听到支气管呼吸音，亦称管状呼吸音。主要见于：肺组织实变，如肺炎链球菌肺炎实变期等；肺内大空洞，如肺结核、肺脓肿、肺癌形成空洞时；压迫性肺不张，见于胸腔积液、肺部肿块等使肺组织受压发生肺不张时。

（3）病理性支气管肺泡呼吸音　在正常肺泡呼吸音的区域听到支气管肺泡呼吸音。常见于肺实变区域较小且与正常肺组织掺杂存在，或肺实变部位较深并被正常肺组织所遮盖。

◎ **要点五　啰音听诊**

1. 干啰音　由气流通过狭窄的支气管时发生漩涡，或气流通过有黏稠分泌物的管腔时冲击黏稠分泌物引起的振动所致。

（1）听诊特点　①吸气和呼气都可听到，但常在呼气时更加清楚，因为呼气时管腔更加狭窄。②性质多变且部位变换不定，如咳嗽后可以增多、减少、消失或出现，多为黏稠分泌物移动所致。③音调较高，每个音响持续时间较长。④几种不同性质的干啰音可同时存在。⑤发生于主支气管以上的干啰音，有时不用听诊器都可听到，称喘鸣，可分为鼾音、哨笛音等。鼾音是由气流通过有黏稠分泌物的较大支气管或气管时发生的振动和移动所产生，为一种粗糙的、音调较低的、类似熟睡时的鼾声的干啰音；哨笛音为气流通过狭窄或痉挛的小支气管时发生的一种高音调的干啰音。有的似吹口哨或吹笛声，称为哨笛音；有的呈咝咝声，称为飞箭音。

（2）临床意义　干啰音是支气管有病变的表现。如两肺都出现干啰音，见于急慢性支气管炎、支气管哮喘、支气管肺炎、心源性哮喘等。局限性干啰音是由局部支气管狭窄所致，常见于支气管局部结核、肿瘤、异物或黏稠分泌物附着。局部而持久的干啰音见于肺癌早期或支气管内膜结核。

2. 湿啰音（水泡音）　湿啰音是因为气道、肺泡或空洞内有较稀薄的液体（渗出物、黏液、血液、漏出液、分泌液），呼吸时气流通过液体形成水泡并立即破裂时所产生的声音，很像用小管插入水中吹气时所产生的水泡破裂音，故也称水泡音。可分为大、中、小湿啰音和捻发音。

（1）听诊特点　①吸气和呼气都可听到，以吸气终末时多而清楚，因吸气时气流速度较快且较强，吸气末气泡大，容易破裂。常有多个水泡音成串或断续发生。②部位较恒定，性质不易改变。③大、中、小水泡音可同时存在。④咳嗽后湿啰音可减少、增多或消失。

（2）临床意义　湿啰音是肺与支气管有病变的表现。湿啰音两肺散在性分布，常见于支气管炎、支气管肺炎、血行播散型肺结核、肺水肿；两肺底分布，多见于肺淤血、肺水肿早期及支气管肺炎；一侧或局限性分布，常见于肺炎、肺结核、支气管扩张症、肺脓肿、肺癌及肺出血等；捻发音常见于肺炎或肺结核早期、肺淤血、肺泡炎等，也可见于正常老年人或长期卧床者。

◎ 要点六　胸膜摩擦音听诊

胸膜摩擦音在吸气和呼气时皆可听到，一般以吸气末或呼气开始时较为明显。屏住呼吸时胸膜摩擦音消失，可借此与心包摩擦音区别。深呼吸或在听诊器体件上加压时胸膜摩擦音常更清楚。胸膜摩擦音可发生于胸膜的任何部位，但最常见于脏层胸膜与壁层胸膜发生位置改变最大的部位——胸廓下侧沿腋中线处。

胸膜摩擦音是干性胸膜炎的重要体征，主要见于以下几种情况：①胸膜炎症，如结核性胸膜炎、化脓性胸膜炎以及其他原因引起的胸膜炎症；②原发性或继发性胸膜肿瘤；③肺部病变累及胸膜，如肺炎、肺梗死等；④胸膜高度干燥，如严重脱水等；⑤其他，如尿毒症等。

◎ 要点七　听觉语音检查

听觉语音减弱见于过度衰弱、支气管阻塞、阻塞性肺疾病、胸腔积液、气胸、胸膜增厚或水肿。听觉语音增强见于肺实变、肺空洞及压迫性肺不张；听觉语音增强、响亮，且字音清楚，称为支气管语音，见于肺组织实变，此时常伴有触觉语颤增强、病理性支气管呼吸音等肺实变的体征，但以支气管语音出现最早。耳语音增强见于肺实变、肺空洞及压迫性肺不张；耳语音增强且字音清晰者，为胸耳语音，是肺实变较广泛的征象。

◎ 要点八　呼吸系统常见疾病的体征

1. 肺实变

（1）视诊　两侧胸廓对称，患侧呼吸动度可局限性减弱或消失。

（2）触诊　气管居中，患侧语音震颤增强。

（3）叩诊　患侧呈实音。

（4）听诊　患侧肺泡呼吸音消失，可听到病理性支气管呼吸音，支气管语音增强。

2. 阻塞性肺疾病

（1）视诊　胸廓呈桶状，两侧呼吸动度减弱。

（2）触诊　气管居中，语音震颤减弱。

（3）叩诊　两肺过清音，严重者心界叩不出；肺下界下降，肺下界移动度减低。

（4）听诊　两肺肺泡呼吸音减弱，呼气延长，听觉语音减弱，心音较遥远。

3. 胸腔积液

（1）视诊　患侧胸廓饱满，呼吸动度减弱或消失。

（2）触诊　气管移向对侧，语音震颤减弱或消失。

（3）叩诊　患侧叩诊浊音或实音。

（4）听诊　患侧呼吸音减弱或消失，液面上方可听到病理性支气管呼吸音。

4. 阻塞性肺不张

（1）视诊　患侧胸廓下陷，肋间隙变窄，呼吸动度减弱或消失。

（2）触诊　气管移向患侧，语音震颤减弱或消失。

（3）叩诊　患侧呈浊音或实音。

（4）听诊　呼吸音消失，听觉语音减弱或消失。

5. 气胸

（1）视诊　患侧胸廓饱满，肋间隙增宽，呼吸动度减弱或消失。

（2）触诊　气管移向对侧，患侧语音震颤减弱或消失。

（3）叩诊　患侧呈鼓音。左侧气胸时，心界叩不出；右侧气胸时，肝浊音界下移。

（4）听诊　患侧呼吸音减弱或消失。

细目九　心脏、血管检查

◎ 要点一　心脏视诊

1. 心前区隆起　心前区隆起见于以下几种情况：①某些先天性心脏病，如法洛四联症、肺动脉瓣狭窄等；②儿童时期患慢性风湿性心脏瓣膜病伴右心室增大者。

2. 心尖搏动

（1）正常成人心尖搏动　位于左侧第5肋间

隙、锁骨中线内侧 0.5~1cm 处，搏动范围的直径约 2~2.5cm。

（2）心尖搏动位置改变　①生理因素：卧位时心尖搏动可稍上移；左侧卧位时，心尖搏动可向左移 2~3cm；右侧卧位时可向右移 1~2.5cm。小儿及妊娠时心脏常呈横位，心尖搏动可向上外方移位；瘦长体型者，心脏呈垂直位，心尖搏动可向下、向内移至第 6 肋间隙。②病理因素：左心室增大时，心尖搏动向左下移位；右心室增大时，心尖搏动向左移位；肺不张、粘连性胸膜炎时，心尖搏动移向患侧；胸腔积液、气胸时，心尖搏动移向健侧；大量腹水、肠胀气、腹腔巨大肿瘤或妊娠等，心尖搏动位置向上外移位。

（3）心尖搏动强度及范围改变　左心室肥大、甲状腺功能亢进症、重症贫血、发热等疾病时心尖搏动增强；心包积液、左侧气胸或胸腔积液、阻塞性肺疾病等，心尖搏动减弱甚或消失；负性心尖搏动见于粘连性心包炎，也可见于显著右心室肥大。

◎ 要点二　心脏触诊

1. 心尖搏动异常　左心室肥大时，心尖搏动呈抬举性。

2. 心脏震颤（猫喘）　此为器质性心血管疾病的体征。震颤出现的时期、部位和临床意义见下表。

心脏常见震颤的临床意义

时期	部位	临床意义
收缩期	胸骨右缘第 2 肋间	主动脉瓣狭窄
	胸骨左缘第 2 肋间	肺动脉瓣狭窄
	胸骨左缘第 3、4 肋间	室间隔缺损
舒张期	心尖部	二尖瓣狭窄
连续性	胸骨左缘第 2 肋间及其附近	动脉导管未闭

3. 心包摩擦感　此为干性心包炎的体征，见于结核性、化脓性心包炎，也可见于风湿热、急性心肌梗死、尿毒症、系统性红斑狼疮等引起的心包炎。通常在心前区域胸骨左缘第 3、4 肋间最易触及，心脏收缩期和舒张期均可触及，以收缩期明显。坐位稍前倾或深呼气末更易触及。

◎ 要点三　心脏叩诊

1. 叩诊方法　采用间接叩诊法，沿肋间隙从外向内、自下而上叩诊，板指与肋间隙平行并紧贴胸壁。叩诊心脏左界时，从心尖搏动外 2~3cm 处由外向内进行叩诊。如心尖搏动不明显，则自第 6 肋间隙左锁骨中线外的清音区开始，然后按肋间隙逐一上移，至第 2 肋间隙为止；叩诊心脏右界时，自肝浊音界的上一肋间隙开始，逐一叩诊至第 2 肋间隙。

2. 心脏浊音界改变的临床意义

（1）心脏与血管本身病变　①左心室增大：心脏浊音界向左下扩大，使心脏外形呈靴形，见于主动脉瓣关闭不全、高血压性心脏病。②右心室增大：显著增大时，心界向左、右两侧扩大，以向左增大较为显著。常见于二尖瓣狭窄、肺心病。③左心房增大或合并肺动脉段扩大：心腰部饱满或膨出，心脏浊音区呈梨形，见于二尖瓣狭窄。④左、右心室增大：心界向两侧扩大，称为普大型心脏，见于扩张型心肌病等。⑤心包积液：坐位时心脏浊音界呈烧瓶形，卧位时心底部浊音界增宽。

（2）心脏以外因素　大量胸腔积液、积气时，心浊音界向健侧移位；胸膜增厚粘连、肺不张则使心界移向患侧；阻塞性肺疾病时心浊音界变小。

◎ 要点四　心脏瓣膜听诊区

1. 二尖瓣区　位于心尖搏动最强处，又称心尖区。

2. 主动脉瓣区

（1）主动脉瓣区　位于胸骨右缘第 2 肋间，

主动脉瓣狭窄时的收缩期杂音在此区最响。

（2）**主动脉瓣第二听诊区** 位于胸骨左缘第3、4肋间，主动脉瓣关闭不全时的舒张期杂音在此区最响。

3. **肺动脉瓣区** 位于胸骨左缘第2肋间。

4. **三尖瓣区** 位于胸骨下端左缘，即胸骨左缘第4、5肋间处。

◎ 要点五　心率听诊、心律听诊

1. **心率** 正常成人心率为60~100次/分钟，超过100次/分钟为心动过速，临床意义同脉率增快；低于60次/分钟为心动过缓，临床意义同脉率减慢。

2. **心律** 正常人的心律基本规则。呼吸性窦性心律不齐常见于健康青少年及儿童，表现为吸气时心率增快，呼气时心率减慢，屏住呼吸时节律变规整；过早搏动见于情绪激动、酗酒、饮浓茶以及各种心脏病、心脏手术、心导管检查、低血钾等；心房颤动（房颤）多见于二尖瓣狭窄、冠心病、甲状腺功能亢进症，具有心律绝对不规则、第一心音强弱不等、脉搏短绌的听诊特点。

◎ 要点六　正常心音及其产生机制

正常心音有4个。按其在心动周期中出现的顺序，依次命名为第一心音（S_1）、第二心音（S_2）、第三心音（S_3）及第四心音（S_4）。S_1主要是二尖瓣、三尖瓣关闭振动而产生，标志心室收缩的开始；S_2主要是主动脉瓣、肺动脉瓣关闭振动而产生，标志心室舒张期的开始。S_2有两个主要部分，即主动脉瓣部分（A_2）和肺动脉瓣部分（P_2）。一般情况下，青少年$P_2>A_2$，成年人$P_2=A_2$，老年人$P_2<A_2$。

◎ 要点七　心音听诊

1. **正常心音** 如上所述，正常心音有4个，成年人可以听到S_1和S_2，儿童和部分青少年可听到S_3，一般听不到S_4。第一、第二心音的区别，见下表。

第一、第二心音的区别

区别点	第一心音	第二心音
声音特点	音强，调低，时限较长	音弱，调高，时限较短
最强部位	心尖部	心底部
与心尖搏动及颈动脉搏动的关系	与心尖搏动和颈动脉搏动同时出现	心尖搏动之后出现
与心动周期的关系	S_1和S_2之间的间隔（收缩期）较短	S_2到下一心动周期S_1的间隔（舒张期）较长

2. **心音改变及其临床意义**

（1）两个心音同时增强见于胸壁较薄、情绪激动、甲亢、发热、贫血等。

（2）两个心音同时减弱见于肥胖、胸壁水肿、左侧胸腔积液、阻塞性肺疾病、心包积液、缩窄性心包炎、甲状腺功能减退症、心肌炎、心肌病、心肌梗死、心力衰竭等。

（3）S_1增强见于发热、甲状腺功能亢进症、二尖瓣狭窄等，完全性房室传导阻滞可产生极响亮的S_1，称为"大炮音"。S_1减弱见于心肌炎、心肌病、心肌梗死、二尖瓣关闭不全等。S_1强弱不等见于早搏、心房颤动、Ⅱ度房室传导阻滞、高度房室传导阻滞。

（4）A_2增强见于高血压病、主动脉粥样硬化等；A_2减弱见于低血压、主动脉瓣狭窄和关闭不全。

（5）P_2增强见于肺动脉高压、二尖瓣狭窄、左心衰竭、室间隔缺损、动脉导管未闭、肺心病；P_2减弱见于肺动脉瓣狭窄或关闭不全。

（6）心音性质改变：心肌有严重病变时，心肌收缩力明显减弱，致使S_1失去其原有特征而与S_2相似，同时因心率增快使舒张期明显缩短致收缩期与舒张期时间几乎相等，此时听诊S_1、S_2酷似钟摆的"滴答"声，称为钟摆律。如钟摆律时心率超过120次/分，酷似胎儿心音，称为胎心律，提示病情严重。以上两者可见于大面积急性心肌梗死和重症心肌炎等。

（7）心音分裂：①S_1分裂：当左、右心室收缩明显不同步时，可出现S_1分裂，在二、三尖瓣听诊区都可听到，但以胸骨左下缘较清楚，多见于二尖瓣狭窄等，偶见于儿童及青少年。②S_2分裂：临床上较常见，由主、肺动脉瓣关闭明显不同步所致，在肺动脉瓣区听诊较明显。可见于青少年，尤以深吸气更明显。临床上最常见的S_2分裂，见于右室排血时间延长，肺动脉瓣关闭明显延迟（如完全性右束支传导阻滞、肺动脉瓣狭窄、二尖瓣狭窄等），或左心室射血时间缩短，主动脉关闭时间提前（如二尖瓣关闭不全、室间隔缺损等）时。

3. **喀喇音** 是心脏收缩期出现的额外心音，可发生于收缩早、中、晚期。

（1）收缩早期喀喇音（收缩早期喷射音） 心底部听诊最清楚。肺动脉瓣区的收缩早期喀喇音见于肺动脉高压、轻中度肺动脉瓣狭窄、房间隔缺损、室间隔缺损等疾病；主动脉瓣收缩早期喀喇音见于高血压、主动脉瓣狭窄、主动脉瓣关闭不全、主动脉瘤等。

（2）收缩中、晚期喀喇音 在心尖部及其稍内侧最清楚。多见于二尖瓣脱垂。

4. **奔马律及开瓣音** 奔马律是发生在心脏舒张期的额外心音。

（1）舒张早期奔马律 最常见的奔马律，是病理性第三心音，又称S_3奔马律或室性奔马律，以左心室奔马律占多数，所以，在心尖部容易听到。舒张早期奔马律的出现，提示心脏有严重的器质性病变，见于各种原因的心力衰竭、急性心肌梗死、重症心肌炎等。

（2）开瓣音（二尖瓣开放拍击音） 见于二尖瓣狭窄而瓣膜弹性尚好时，是二尖瓣分离术适应证的重要参考条件。

◎ 要点八 心脏杂音产生机制

1. **血流加速** 见于剧烈运动后、发热、贫血、甲亢等。

2. **瓣膜口、大血管通道狭窄** 如二尖瓣狭窄、主动脉瓣狭窄、肺动脉瓣狭窄、梗阻性肥厚型心肌病等。

3. **瓣膜关闭不全** 如二尖瓣关闭不全、主动脉瓣关闭不全、主动脉硬化、扩张型心肌病、二尖瓣脱垂等。

4. **异常通道** 如室间隔缺损、动脉导管未闭及动静脉瘘等。

5. **心腔内漂浮物** 如心内膜炎时赘生物产生的杂音等。

6. **大血管腔瘤样扩张** 如动脉瘤。

◎ 要点九 心脏杂音的特征

1. **最响部位** 一般来说，杂音最响的部位，就是病变所在的部位。杂音在心尖部最响，提示病变在二尖瓣；杂音在主动脉瓣区或肺动脉瓣区最响，提示病变在主动脉瓣或肺动脉瓣；杂音在胸骨下端近剑突偏左或偏右处最响，提示病变在三尖瓣。胸骨左缘3、4肋间听到响亮粗糙的收缩期杂音则可能为室间隔缺损。

2. **出现的时期** 按杂音出现的时期不同，可分为：①收缩期杂音：出现在S_1与S_2之间。②舒张期杂音：出现在S_2与下一个心动周期的S_1之间。③连续性杂音：连续出现于收缩期及舒张期，并不为S_2打断。④双期杂音：收缩期和舒张期都出现，但不连续，性质不一致。舒张期杂音及连续性杂音均为器质性，收缩期杂音可为功能性。二尖瓣关闭不全的收缩期杂音可占整个收缩期，并可遮盖S_1甚至S_2，称全收缩期杂音；二尖瓣狭窄的舒张期杂音常出现在舒张中晚期；主动脉瓣关闭不全的舒张期杂音则出现在舒张早期，也可为早中期或全期；肺动脉瓣狭窄的收缩期杂音常为收缩中期杂音；动脉导管未闭时可出现连续性杂音。

3. **杂音的性质** 分为吹风样、隆隆样（或雷鸣样）、叹气样、机器样及乐音样等，进一步分为粗糙、柔和。如心尖区粗糙的吹风样收缩期杂音，常提示二尖瓣关闭不全；心尖区舒张中晚期隆隆样杂音是二尖瓣狭窄的特征性杂音；心尖区柔和而高调的吹风样杂音常为相对性二尖瓣关闭不全；主动脉瓣第二听诊区叹气样舒张期杂音见于主动脉瓣关闭不全；胸骨左缘第2肋间及其附近机器声样连续性杂音，见于动脉导管未闭；听诊时杂音如海鸥鸣或鸽鸣样，常见于感染性心内膜炎及梅毒性主动脉瓣关闭不全。

4. 收缩期杂音强度 杂音的强度与下列因素有关：①狭窄程度：一般而言，狭窄越重杂音越强。但当极度狭窄以致通过的血流极少时，杂音反而减弱或消失。②血流速度：血流速度越快，杂音越强。③狭窄口两侧压力差：压力差越大，杂音越强。如风湿性二尖瓣狭窄伴心衰加重时，心肌收缩力减弱，狭窄口两侧压力差减小，血流速度减慢，杂音减弱甚至消失。当心功能改善时两侧压力差增大，血液加快，杂音又增强。④胸壁厚薄：胸壁薄者杂音较强，胸壁厚者杂音较弱。采用 Levine 6 级分级法。

1 级：杂音很弱，所占时间很短，须仔细听诊才能听到。

2 级：较易听到，杂音柔和。

3 级：中等响亮的杂音。

4 级：响亮的杂音，常伴有震颤。

5 级：很响亮的杂音，震耳，但听诊器如离开胸壁则听不到，伴有震颤。

6 级：极响亮，听诊器稍离胸壁时亦可听到，有强烈的震颤。

杂音强度的表示法：4 级杂音记为"4/6 级收缩期杂音"。一般而言，3/6 级及以上的收缩期杂音多为器质性。但应注意，杂音的强度不一定与病变的严重程度成正比。病变较重时，杂音可能较弱；相反，病变较轻时也可能听到较强的杂音。

5. 传导方向 二尖瓣关闭不全的收缩期杂音在心尖部最响，并向左腋下及左肩胛下角处传导；主动脉瓣关闭不全的舒张期杂音在主动脉瓣第二听诊区最响，并向胸骨下端或心尖部传导；主动脉瓣狭窄的收缩期杂音以主动脉瓣区最响，可向上传至胸骨上窝及颈部；肺动脉瓣关闭不全的舒张期杂音在肺动脉瓣区最响，可传至胸骨左缘第 3 肋间。

较局限的杂音：二尖瓣狭窄的舒张期杂音常局限于心尖部；肺动脉瓣狭窄的收缩期杂音常局限于胸骨左缘第 2 肋间；室间隔缺损的收缩期杂音常局限于胸骨左缘第 3、4 肋间。

6. 杂音与体位的关系 体位改变可使某些杂音减弱或增强，而有助于病变部位的诊断。例如，左侧卧位可使二尖瓣狭窄的舒张中晚期隆隆样杂音更明显；前倾坐位可使主动脉瓣关闭不全的舒张期杂音更易于听到；仰卧位则使肺动脉瓣、二尖瓣、三尖瓣关闭不全的杂音更明显。

7. 杂音与呼吸的关系 深吸气时可使右心相关瓣膜（三尖瓣、肺动脉瓣）的杂音增强；深呼气时可使左心相关瓣膜（二尖瓣、主动脉瓣）的杂音增强。

8. 杂音与运动的关系 运动后心率加快，增加循环血流量及流速，在一定的心率范围内可使杂音增强。例如，运动可使二尖瓣狭窄的舒张中晚期杂音增强。

◎ **要点十　各瓣膜区常见杂音听诊**

1. 二尖瓣区收缩期杂音 见于二尖瓣关闭不全、二尖瓣脱垂、冠心病乳头肌功能不全等，杂音为吹风样，较粗糙、响亮，多在 3/6 级以上，可占全收缩期；左心室扩张引起的二尖瓣相对关闭不全（如高血压心脏病、扩张型心肌病、风湿热、贫血性心脏病等），杂音为 3/6 级以下柔和的吹风样，传导不明显；运动、发热、贫血、妊娠、甲亢等产生的杂音一般为 2/6 级以下，性质柔和，较局限，病因去除后杂音消失。

2. 二尖瓣区舒张期杂音 二尖瓣狭窄时，心尖部可闻及舒张中晚期隆隆样杂音，呈递增型，音调较低而局限，左侧卧位呼气末时较清楚，常伴有 S_1 亢进、二尖瓣开放拍击音及舒张期震颤，P_2 亢进及分裂。主动脉瓣关闭不全所致的相对性二尖瓣狭窄的杂音，称为奥-弗杂音（Austin-Flint 杂音），性质柔和，不伴有 S_1 亢进、开瓣音，无震颤。

3. 主动脉瓣区收缩期杂音 见于各种病因的主动脉瓣狭窄，杂音为喷射性，响亮而粗糙，呈递增-递减型，沿大血管向颈部传导，常伴有

收缩期震颤及 A_2 减弱；主动脉粥样硬化、高血压性心脏病等引起的相对性主动脉瓣狭窄，杂音柔和，常有 A_2 增强。

4. 主动脉瓣区舒张期杂音　在主动脉瓣第二听诊区深呼气末最易听到，为叹气样，递减型，可传至胸骨下端左侧或心尖部，常伴有 A_2 减弱及周围血管征，见于先天性或风湿性主动脉瓣关闭不全、梅毒性升主动脉炎等。

5. 肺动脉瓣区收缩期杂音　多见于先天性肺动脉瓣狭窄，杂音粗糙，呈喷射性，强度在 3/6 级以上，常伴收缩期震颤及 P_2 减弱；二尖瓣狭窄、房间隔缺损等引起的相对性肺动脉瓣狭窄时，杂音限较短，较柔和，伴 P_2 增强亢进。

6. 肺动脉瓣区舒张期杂音　器质性极少，多由相对性肺动脉瓣关闭不全所引起，常见于二尖瓣狭窄、肺心病等，伴明显肺动脉高压，杂音为叹气样，柔和，递减型，卧位吸气末增强，常伴 P_2 亢进，称为格-斯杂音（Graham-Steell 杂音）。

7. 三尖瓣区收缩期杂音　器质性者极少见。多为右心室扩大导致的相对性三尖瓣关闭不全，见于二尖瓣狭窄、肺心病等，杂音柔和，在 3/6 级以下。

8. 其他部位的收缩期杂音　胸骨左缘第 3、4 肋间响亮而粗糙的收缩期杂音，该杂音或伴收缩期震颤，不向左腋下传导，见于室间隔缺损或肥厚型梗阻性心肌病。

9. 连续性杂音　这是一种连续、粗糙、类似机器转动的声音，在胸骨左缘第 2 肋间隙及其附近听到，见于动脉导管未闭。

器质性与功能性收缩期杂音的鉴别，见下表。

器质性与功能性收缩期杂音的鉴别

区别点	器质性	功能性
部位	任何瓣膜听诊区	肺动脉瓣区和（或）心尖部
持续时间	长，常占全收缩期，可遮盖 S_1	短，不遮盖 S_1
性质	吹风样，粗糙	吹风样，柔和
传导	较广而远	比较局限
强度	常在 3/6 级或以上	一般在 2/6 级或以下
心脏大小	有心房和（或）心室增大	正常

◎ 要点十一　心包摩擦音听诊

在心前区域胸骨左缘第 3、4 肋间较易听到，坐位稍前倾，深呼气后更明显，见于急性心包炎。

◎ 要点十二　血管检查及周围血管征

1. 毛细血管搏动征　用手指轻压被检查者指甲床末端，或以干净玻片轻压被检查者口唇黏膜，如见到红白交替的、与其心搏一致的节律性微血管搏动现象，称为毛细血管搏动征。

2. 水冲脉　脉搏骤起骤降，急促而有力。检查者用手紧握患者手腕掌面，将患者的前臂高举过头，则水冲脉更易触知。

3. 交替脉　为一种节律正常而强弱交替出现的脉搏，为左室心肌衰竭的重要体征，见于高血压心脏病、急性心肌梗死或主动脉瓣关闭不全等。

4. 重搏脉　指正常脉搏后均有一次较弱的脉搏可触及。见于伤寒、败血症、低血容量休克等。

5. 奇脉　指吸气时脉搏明显减弱或消失的现象，又称为吸停脉。常见于心包积液和缩窄性心包炎时，是心包填塞的重要体征之一。

6. 无脉　即脉搏消失，见于严重休克及多发性大动脉炎。

7. 枪击音与杜氏双重杂音　将听诊器体件放在肱动脉等外周较大动脉的表面，可听到与心跳一致的"嗒——嗒——"音，称为枪击音。如再稍加压力，则可听到收缩期与舒张期双重杂音，即杜氏双重杂音。

8. 其他血管杂音

（1）在甲状腺功能亢进症患者肿大的甲状腺

上可听到血管杂音，常为连续性，收缩期较强。

（2）主动脉瘤时，在相应部位可听到收缩期杂音。

（3）动-静脉瘘时，在病变部位可听到连续性杂音。

（4）肾动脉狭窄时，可在腰背部及腹部听到收缩期杂音。

头部随脉搏呈节律性点头运动、颈动脉搏动明显、毛细血管搏动征、水冲脉、枪击音与杜氏双重杂音统称为周围血管征，它们均由脉压增大所致，常见于主动脉瓣关闭不全、贫血及甲状腺功能亢进症等。

◎ 要点十三　循环系统常见疾病的体征

循环系统常见疾病的体征，见下表。

循环系统常见疾病的体征

病变	视诊	触诊	叩诊	听诊
二尖瓣狭窄	二尖瓣面容，心尖搏动略向左移	心尖搏动向左移，心尖部触及舒张期震颤	心浊音界早期稍向左，以后向右扩大，心腰部膨出，呈梨形	心尖部S_1亢进，较局限的递增型舒张中晚期隆隆样杂音，可伴开瓣音，P_2亢进、分裂，肺动脉瓣区Graham-Steell杂音
二尖瓣关闭不全	心尖搏动向左下移位	心尖搏动向左下移位，常呈抬举性	心浊音界向左下扩大	心尖部S_1减弱，心尖部有3/6级或以上较粗糙的吹风样全收缩期杂音，范围广泛，常向左腋下及左肩胛下角传导，并可掩盖S_1
主动脉瓣狭窄	心尖搏动向左下移位	心尖搏动向左下移位，呈抬举性，主动脉瓣区收缩期震颤	心浊音界向左下扩大	主动脉瓣区高调、粗糙的递增-递减型收缩期杂音，向颈部传导，心尖部S_1减弱，A_2减弱
主动脉瓣关闭不全	颜面较苍白，颈动脉搏动明显，心尖搏动向左下移位且范围较广，可见点头运动	心尖搏动向左下移位并呈抬举性，周围血管征阳性	心浊音界向左下扩大，心脏呈靴形	主动脉瓣第二听诊区叹气样递减型舒张期杂音，可向心尖部传导；心尖部S_1减弱，A_2减弱或消失，可闻及Austin-Flint杂音
左心衰竭	不同程度呼吸困难，发绀，高枕卧位或端坐位，心尖搏动向左下移位	心尖搏动向左下移位（除单纯二尖瓣狭窄外），严重者有交替脉	心浊音界向左下扩大，单纯二尖瓣狭窄则表现为梨形心	心率快，S_1减弱，可闻及舒张早期奔马律，P_2亢进伴分裂；双肺底可闻及细湿啰音，少量哮鸣音。急性肺水肿时，全肺可满布湿啰音
右心衰竭	口唇发绀，颈静脉怒张，浮肿	肝脏肿大，压痛，肝-颈静脉回流征阳性，下肢或腰骶部凹陷性水肿	心界扩大，可有胸水或腹水体征	心率增快，剑突下或胸骨左缘第4、5肋间可闻及右室舒张早期奔马律
大量心包积液	颈静脉怒张，心尖搏动明显减弱或消失	心尖搏动减弱或消失，可有奇脉；肝大，压痛，肝-颈静脉回流征阳性	心界向两侧扩大，呈"烧瓶状"，卧位时心底部增宽	心率加快，心音遥远

细目十　腹部检查

◎ 要点一　腹部视诊

1. 腹部外形　正常腹部平坦。腹部明显膨隆或凹陷见于以下几种情况：

（1）全腹膨隆　①腹内积气：胃肠道内积气，腹部呈球形，两侧腰部膨出不明显，变换体位时其形状无明显改变，见于各种原因所致的肠梗阻或肠麻痹。积气在肠道外腹腔内者，称为气腹，见于胃肠穿孔或治疗性人工气腹。②腹腔积液：当腹腔内大量积液时，在仰卧位腹部外形呈宽而扁状，称为蛙腹。常见于肝硬化门脉高压症、右心衰竭、缩窄性心包炎、肾病综合征、结核性腹膜炎、腹膜转移癌等。结核性腹膜炎症、肿瘤浸润时，腹形常呈尖凸状，也称为尖腹。③腹腔巨大肿块：以巨大卵巢囊肿最常见，腹部呈球形膨隆而以囊肿部位较明显。

（2）局部膨隆　常见于腹部炎性包块、胃肠胀气、脏器肿大、腹内肿瘤、腹壁肿瘤和疝等。左上腹膨隆见于脾肿大、巨结肠或结肠脾曲肿瘤；上腹中部膨隆见于肝左叶肿大、胃扩张、胃癌、胰腺囊肿或肿瘤；右上腹膨隆见于肝肿大（淤血、脓肿、肿瘤）、胆囊肿大及结肠肝曲肿瘤；腰部膨隆见于大量肾盂积水或积脓、多囊肾、巨大肾上腺瘤；左下腹部膨隆见于降结肠肿瘤、干结粪块；下腹部膨隆多见于妊娠、子宫肌瘤、卵巢囊肿、尿潴留等；右下腹膨隆见于阑尾周围脓肿、回盲部结核或肿瘤等。

（3）全腹凹陷　见于严重脱水、明显消瘦及恶病质等。严重者呈舟状腹，见于恶性肿瘤、结核、糖尿病、甲状腺功能亢进症等消耗性疾病。

2. 呼吸运动　腹式呼吸减弱见于各种原因的急腹症、大量腹水、腹腔巨大肿瘤等；腹式呼吸消失见于急性弥漫性腹膜炎等。

3. 腹壁静脉　正常时腹壁静脉一般不显露。当门静脉高压或上、下腔静脉回流受阻导致侧支循环形成时，腹壁静脉呈现扩张、迂曲状态，称为腹壁静脉曲张。

（1）门脉高压时，腹壁曲张的静脉以脐为中心向周围伸展，肚脐以上腹壁静脉血流方向从下向上，肚脐以下腹壁静脉血流方向自上向下。

（2）上腔静脉梗阻时，胸腹壁静脉血流方向自上向下，流入下腔静脉。

（3）下腔静脉梗阻时，腹壁浅静脉血流方向向上，进入上腔静脉。

4. 胃肠型和蠕动波　正常人腹部一般看不到蠕动波及胃型和肠型，有时在腹壁菲薄或松弛的老年人、极度消瘦者或经产妇可能见到。

幽门梗阻时，可见到胃蠕动波自左肋缘下向右缓慢推进（正蠕动波），有时可见到逆蠕动波及胃型；脐部出现肠蠕动波见于小肠梗阻，严重梗阻时，脐部可见横行排列呈多层梯形的肠型和较大的肠蠕动波；结肠梗阻时，宽大的肠型多出现于腹壁周边，同时盲肠多胀大呈球形。

◎ **要点二　腹部触诊**

腹部触诊时，被检者采取仰卧位，两手平放于躯干两侧，两腿并拢屈曲，使腹壁肌肉放松，做缓慢的腹式呼吸运动。医生站在其右侧，面向被检者，以便观察其有无疼痛等表情。检查者的手要温暖，动作轻柔；边与被检者交谈，边进行检查；从健康部位开始对腹部进行全面检查。检查时注意腹壁紧张度、有无压痛和反跳痛等。

1. 腹壁紧张度　正常人腹壁柔软、无抵抗。在某些病理情况下，可出现全腹或局部紧张度增加、减弱或消失。

（1）腹壁紧张度增加（腹肌紧张）　①弥漫性腹肌紧张多见于胃肠道穿孔或实质脏器破裂所致的急性弥漫性腹膜炎，此时腹壁常强直、硬如木板，故称为板状腹。②局限性腹肌紧张多系局限性腹膜炎所致，如右下腹腹壁紧张多见于急性阑尾炎，右上腹腹壁紧张多见于急性胆囊炎；腹膜慢性炎症时，触诊如揉面团一样，不易压陷，称为揉面感，常见于结核性腹膜炎、癌性腹膜炎。

（2）腹壁紧张度减低或消失　全腹紧张度减低见于慢性消耗性疾病或刚放出大量腹水者，也可见于身体瘦弱的老年人和经产妇；全腹紧张度消失见于脊髓损伤所致的腹肌瘫痪和重症肌无力等。

2. 压痛及反跳痛

（1）压痛　①广泛性压痛见于弥漫性腹膜炎。②局限性压痛见于局限性腹膜炎或局部脏器的病变。明确而固定的压痛点是诊断某些疾病的重要依据。如麦氏（Mc Burney）点（右髂前上棘与脐连线中外1/3交界处）压痛多考虑急性阑尾炎；胆囊点（右腹直肌外缘与肋弓交界处）压痛考虑胆囊病变。

（2）反跳痛　反跳痛表示炎症已波及腹膜壁

层，腹肌紧张伴压痛、反跳痛称为腹膜刺激征，是急性腹膜炎的可靠体征。

3. 液波震颤

检查时患者仰卧，医师用手掌面贴于患者一侧腹壁，另一手四指并拢屈曲，用指端迅速叩击对侧腹壁，如腹腔内有大量游离液体（3000~4000mL以上），则贴于腹壁的手掌可感到液波的冲击，称为液波震颤或波动感。为防止腹壁本身的震动传至对侧，可让另一人将手掌尺侧缘轻压于患者脐部腹中线上，即可阻止腹壁震动的传导。

◎ 要点三　腹内脏器触诊

1. 肝脏触诊

（1）检查方法　采用单手或双手触诊法，分别在右侧锁骨中线延长线和前正中线上触诊肝脏下缘。检查时患者取仰卧位，双腿稍屈曲，使腹壁松弛，医师位于患者右侧。

（2）正常肝脏　正常成人的肝脏一般触不到，但腹壁松弛的消瘦者于深吸气时可触及肝下缘，多在肋弓下1cm以内，剑突下如能触及，多在3cm以内。2岁以下小儿的肝脏相对较大，易触及。正常肝脏质地柔软，边缘较薄，表面光滑，无压痛和叩击痛。

（3）肝脏触诊的注意事项　触及肝脏时，应仔细感觉并详细描述其大小、质地、表面光滑度及边缘情况、有无压痛及搏动等。

（4）肝脏大小变化的临床意义　弥漫性肝肿大见于肝炎、脂肪肝、肝淤血、早期肝硬化、白血病、血吸虫病等；局限性肝肿大见于肝脓肿、肝囊肿（包括肝包虫病）、肝肿瘤等；肝脏缩小见于急性和亚急性重型肝炎、晚期肝硬化。

（5）肝脏质地分级　分为质软、质韧（中等硬度）和质硬三级。正常肝脏质地柔软，如触口唇；急性肝炎及脂肪肝时质地稍韧；慢性肝炎质韧，如触鼻尖；肝硬化质硬，肝癌质地最硬，如触前额；肝脓肿或囊肿有积液时呈囊性感。

（6）肝脏常见疾病的临床表现　①急性肝炎时肝脏轻度肿大，质稍韧，表面光滑，边缘钝，有压痛。②慢性肝炎时肝脏肿大较明显，质韧或稍硬，压痛较轻。③肝硬化早期肝常肿大，晚期则缩小变硬，表面呈结节状，边缘较薄，无压痛。④肝癌时肝脏进行性肿大，质坚硬如石，表面呈大小不等的结节状或巨块状，高低不平，边缘不整，压痛明显。⑤脂肪肝所致的肝肿大，质软或稍韧，表面光滑，无压痛。⑥肝淤血时肝脏明显肿大，质韧，表面光滑，边缘圆钝，有压痛，右心衰竭引起的肝淤血肿大时，压迫右上腹肝区，可使颈静脉怒张更明显，称为肝-颈静脉回流征阳性，还可见于心包积液、缩窄性心包炎。

2. 胆囊触诊

（1）墨菲征的检查方法　医生将左手掌平放在被检者的右肋，拇指放在胆囊点，用中等压力按压腹壁，然后嘱被检者缓慢深呼吸，如果深吸气时被检者因疼痛而突然屏气，则称墨菲征（Murphy sign）阳性，见于急性胆囊炎。

（2）临床意义　正常胆囊不能触到。急性胆囊炎时胆囊肿大，呈囊性感，压痛明显，常有墨菲征阳性；胰头癌压迫胆总管导致胆囊显著肿大时无压痛，但有逐渐加深的黄疸，称库瓦西耶征（Courvoisier sign）阳性；胆囊肿大，有实性感者，见于胆囊结石或胆囊癌。

3. 脾脏触诊

（1）检查方法　仰卧位或右侧卧位，右下肢伸直，左下肢屈髋、屈膝进行检查。

（2）注意事项　正常脾脏不能触及。内脏下垂、左侧大量胸腔积液或积气时，脾向下移而可触及。除此之外能触及脾脏，则提示脾肿大。触及脾脏后应注意其大小、质地、表面形态、有无压痛及摩擦感等。

（3）脾肿大的分度方法　深吸气时脾脏在肋下不超过2cm者为轻度肿大；超过2cm但在脐水平线以上，为中度肿大；超过脐水平线或前正中线为高度肿大，又称巨脾。中度以上脾肿大时其右缘常可触及脾切迹，这一特征可与左肋下其他肿块相鉴别。

（4）脾肿大的测量方法　用三线记录法（单位：厘米），甲乙线测量左锁骨中线与左肋缘交点（甲点）至脾下缘（乙点）之间的距离；甲丙线是测量甲点至脾脏最远端（丙点）之间的距离；丁戊线是测量脾右缘丁点与前正中线之间的距离；如脾脏高度增大，向右越过前正中线，则测量脾右缘至前正中线的最大距离，以"+"表示；未超过前正中线，则测量脾右缘与前正中线的最短距离，以"-"表示。

（5）脾肿大的临床意义 轻度脾大见于慢性肝炎、粟粒型肺结核、伤寒、感染性心内膜炎、败血症和急性疟疾等，一般质地较柔软。中度脾大见于肝硬化、慢性溶血性黄疸、慢性淋巴细胞性白血病、系统性红斑狼疮、疟疾后遗症及淋巴瘤等，一般质地较硬。高度脾大，表面光滑者见于慢性粒细胞性白血病、慢性疟疾和骨髓纤维化症等。表面不平而有结节者见于淋巴瘤和恶性组织细胞病等。脾脓肿、脾梗死和脾周围炎时，可触到摩擦感且压痛明显。

4. 肾脏触诊

（1）触诊方法 常用双手触诊法。患者可取仰卧位或立位。医师位于患者右侧，将左手掌放在患者右后腰部向上托（触诊左肾时，左手绕过患者前方托住左后腰部），右手掌平放于被检侧季肋部，以微弯的手指指端放在肋弓下方，随患者呼气，右手逐渐深压向后腹壁，与在后腰部向上托起的左手试图接近，双手夹触肾。如未触及肾脏，应让患者深吸气，此时随吸气下移的肾脏可能滑入双手之间而被触知。如能触及肾脏大部分，将其在两手间夹住时，患者常有类似恶心或酸痛的不适感。有时只能触及光滑、圆钝的肾下极，它常从触诊的手中滑出。

（2）注意事项 触及肾脏时应注意其大小、形状、质地、表面状态、敏感性和移动度等。正常肾脏表面光滑而圆钝，质地结实而富有弹性，有浮沉感。但正常人肾脏一般不能触及，身材瘦长者有时可触及右肾下极。肾脏代偿性增大、肾下垂及游走肾常被触及。

（3）临床意义 肾脏肿大见于肾盂积水或积脓、肾肿瘤及多囊肾等。肾盂积水或积脓时，其质地柔软，富有弹性，有波动感；肾肿瘤则质地坚硬，表面凹凸不平；多囊肾时，肾脏不规则增大，有囊性感。

肾脏和尿路疾病，尤其是炎性疾病时，可在一些部位出现压痛点：①季肋点：在第10肋骨前端。②上输尿管点：在脐水平线上，腹直肌外缘。③中输尿管点：在两侧髂前上棘水平，腹直肌外缘，相当于输尿管第二狭窄处（入骨盆腔处）。④肋脊点：在背部脊柱与第12肋所成的夹角顶点，又称肋脊角。⑤肋腰点：在第12肋与腰肌外缘的夹角顶点，又称肋腰角。季肋点压痛亦提示肾脏病变；输尿管有结石、化脓性或结核性炎症时，在上或中输尿管点出现压痛；肋脊点和肋腰点是肾脏炎症性疾病（如肾盂肾炎、肾结核或肾脓肿等）常出现压痛的部位。如炎症深隐于肾实质内，可无压痛而仅有叩击痛。

◎ **要点四 正常腹部可触及的结构和腹部肿块触诊**

1. 正常腹部可触及的结构 除瘦弱者和多产妇可触到右肾下极，儿童可触及肝脏下缘外，正常腹部可触及到腹主动脉、腰椎椎体与骶骨岬、横结肠、乙状结肠、盲肠等结构。

2. 腹部肿块触诊 腹腔脏器的肿大、异位、肿瘤、囊肿或脓肿、炎性组织粘连或肿大的淋巴结等均可形成肿块。如触到肿块要鉴别其来源于何种脏器，上腹中部肿块多来源于胃或胰腺的肿瘤，右肋下肿块常与肝胆有关，两侧腹部的肿块常为结肠肿瘤；是炎症性还是非炎症性，炎性肿块压痛明显，如肝炎、肝脓肿、阑尾周围脓肿等，而非炎性肿块压痛轻微或不明显；是实质性还是囊性，实质性肿块质地可柔软、中等硬或坚硬，见于炎症、结核和肿瘤，而囊性肿块触之柔软，见于脓肿或囊肿等；是良性还是恶性，良性肿块多为圆形且表面光滑，而形态不规整、表面凹凸不平及坚硬者多为恶性；在腹腔内还是在腹壁上。还须注意肿块的部位、大小、形态、质地、压痛、搏动、移动度、与邻近器官的关系等。

◎ **要点五 腹部叩诊**

1. 腹部正常叩诊音 除肝脏、脾脏、充盈的膀胱、增大的子宫以及两侧腹部近腰肌处等部位叩诊为浊音外，正常腹部叩诊音主要为鼓音。

2. **肝脏叩诊** 匀称体型者的正常肝上界在右锁骨中线上，第5肋间，下界位于右季肋下缘。右锁骨中线上，肝浊音区上下径之间的距离约为9~11cm；在右腋中线上，肝上界在第7肋间，下界相当于第10肋骨水平；在右肩胛线上，肝上界为第10肋间，下界不易叩出。瘦长型者肝上下界均可低一个肋间，矮胖型者则可高一个肋间。

病理情况下，肝浊音界向上移位见于右肺不张、气腹及鼓肠等；肝浊音界向下移位见于阻塞性肺疾病、右侧张力性气胸等。肝浊音界扩大见于肝炎、肝脓肿、肝淤血、肝癌和多囊肝等；肝浊音界缩小见于急性肝坏死、晚期肝硬化和胃肠胀气等；肝浊音界消失，代之以鼓音，是急性胃肠穿孔的重要征象，亦可见于人工气腹。肝炎、肝脓肿时可出现肝区叩击痛。

3. **脾脏叩诊** 脾浊音区宜采用轻叩法，在左腋中线自上而下进行叩诊。正常脾浊音区在左腋中线上第9~11肋间，宽约4~7cm，前方不超过腋前线。脾浊音区缩小或消失见于左侧气胸、胃扩张及鼓肠等；脾浊音区扩大见于脾肿大。

4. **膀胱叩诊** 膀胱空虚时，因小肠位于耻骨上方遮盖膀胱，故叩诊呈鼓音，叩不出膀胱的轮廓。膀胱充盈时，耻骨上方叩出圆形浊音区。妊娠的子宫、卵巢囊肿或子宫肌瘤等，该区叩诊也呈浊音，应予鉴别。腹水时，耻骨上方叩诊可呈浊音区，但此区的弧形上缘凹向脐部，而膀胱胀大的浊音区弧形上缘凸向脐部。排尿或导尿后复查，如为浊音区转为鼓音，即为尿潴留而致的膀胱胀大。

◎ 要点六 胃泡鼓音区和移动性浊音叩诊

1. **胃泡鼓音区** 胃泡鼓音区位于左前胸下部，上界为膈及肺下缘，下界为肋弓，左界为脾脏，右界为肝左缘。此区明显扩大见于幽门梗阻；明显缩小见于胸腔积液、心包积液、脾肿大及肝左叶肿大等。此区鼓音消失而转为实音，见于急性胃扩张或溺水者。

2. **移动性浊音** 当腹腔内有1000mL以上游离液体时，患者仰卧位叩诊，脐部呈鼓音，腹部两侧呈浊音；侧卧位时，叩诊上侧腹部转为鼓音，下侧腹部呈浊音。这种因体位不同而出现浊音区变动的现象称为移动性浊音阳性，见于肝硬化门静脉高压症、右心衰竭、肾病综合征、严重营养不良以及渗出性腹膜炎（如结核性或自发性）等引起的腹水。

◎ 要点七 腹部听诊

1. **肠鸣音（肠蠕动音）** 正常肠鸣音大约每分钟4~5次，在脐部或右下腹部听得最清楚。当肠鸣音超过每分钟10次，但音调不特别高亢，称为肠鸣音活跃，见于服泻药后、急性肠炎或胃肠道大出血等；如肠鸣音次数多，且呈响亮、高亢的金属音，称肠鸣音亢进，见于机械性肠梗阻；肠鸣音明显少于正常，或3~5分钟以上才听到一次，称肠鸣音减弱或稀少，见于老年性便秘、电解质紊乱（低血钾）及胃肠动力低下等；如持续听诊3~5分钟未闻及肠鸣音，称肠鸣音消失或静腹，见于急性腹膜炎或各种原因所致的麻痹性肠梗阻。

2. **振水音** 患者仰卧，医师用耳凑近患者上腹部或将听诊器体件放于此处，然后用稍弯曲的手指以冲击触诊法连续迅速冲击患者上腹部，如听到胃内液体与气体相撞击的声音为振水音。正常人餐后或饮入多量液体时，振水音阳性。若空腹或餐后6~8小时以上仍有此音，则提示胃内有液体潴留，见于胃扩张、幽门梗阻及胃液分泌过多等。

3. **血管杂音** 上腹部的两侧出现收缩期血管杂音常提示肾动脉狭窄；左叶肝癌压迫肝动脉或腹主动脉时，可在包块部位闻及吹风样血管杂音；脐部收缩期血管杂音提示腹主动脉瘤或腹主动脉狭窄；肝硬化门脉高压侧支循环形成时，在脐周可闻及连续性的嗡鸣音。

◎ 要点八 腹部常见疾病的体征

腹部常见疾病的体征，见下表。

腹部常见疾病的体征

病变	视诊	触诊	叩诊	听诊
肝硬化门静脉高压	肝病面容、蜘蛛痣及肝掌、晚期患者黄疸，腹部膨隆，呈蛙腹状，腹壁静脉曲张	早期肝肿大，质地偏硬；晚期肝脏缩小，脾大	早期肝浊音区轻度扩大；晚期肝浊音区缩小，移动性浊音阳性	肠鸣音正常
急性腹膜炎	急性病容，强迫仰卧位，腹式呼吸消失，肠麻痹时腹部膨隆	出现典型的腹膜刺激征——腹壁紧张、压痛及反跳痛	鼓肠或有气腹时，肝浊音区缩小或消失，移动性浊音阳性	肠鸣音减弱或消失
肠梗阻	急性病容，腹部呼吸运动减弱，可见肠型及蠕动波	腹壁紧张，压痛，绞窄性肠梗阻有压痛性包块及反跳痛	腹部鼓音明显	机械性肠梗阻早期肠鸣音亢进呈金属调；麻痹性肠梗阻时肠鸣音减弱或消失

细目十一 肛门、直肠检查及临床意义

◎ 要点一 肛门、直肠视诊

根据病情需要采取肘膝位、仰卧位、截石位、左侧卧位或蹲位等体位，观察患者肛门及周围情况。正常肛门周围皮肤色较黑，可见皮肤皱褶自肛门向外周放射。视诊肛门时注意观察肛门有无闭锁或狭窄、有无伤口及感染、有无肛瘘及肛裂、有无直肠脱垂、有无痔疮，并注意区分是外痔（肛门齿状线以下的紫红色包块，表面为皮肤）、内痔（肛门齿状线以上的紫红色包块，表面为黏膜），还是混合痔。

◎ 要点二 肛门、直肠指诊

肛门、直肠指诊对肛门直肠疾病的诊断有重要价值。指诊有剧烈触痛见于肛裂与感染；触痛并有波动感见于肛门、直肠周围脓肿；触及柔软光滑而有弹性的包块见于直肠息肉；触及质地坚硬、表面凹凸不平的包块应考虑直肠癌。指诊后指套带有黏液、脓液或血液，说明存在炎症并有组织破坏。

细目十二 脊柱与四肢检查及临床意义

◎ 要点一 脊柱检查

1. 脊柱弯曲度

（1）检查方法 患者取立位或坐位，先从侧面观察脊柱有无过度的前凸与后凸；然后从后面用手指沿脊椎棘突用力从上向下划压，划压后的皮肤出现一条红色充血线，观察脊柱有无侧弯。

（2）临床意义 ①脊柱后凸多发生于胸段，见于佝偻病、脊柱结核、强直性脊柱炎、脊柱退行性变等。②脊柱前凸多发生于腰段，见于大量腹水、腹腔巨大肿瘤、髋关节结核及髋关节后脱位等。③脊柱侧凸：姿势性侧凸的特点为弯曲度多不固定，如平卧或向前弯腰时可使侧弯消失，多见于儿童发育期坐立位姿势不良、椎间盘突出症、脊髓灰质炎等；器质性侧凸时，改变体位不能使侧凸得到纠正，见于佝偻病、脊椎损伤、胸膜肥厚等。

2. 脊柱活动度

（1）检查方法 检查颈段活动时，固定被检查者的双肩，让其做颈部的前屈、后伸、侧弯、旋转等动作；检查腰段活动时，固定被检查者的骨盆，让其做腰部的前屈、后伸、侧弯、旋转等动作。若已有外伤性骨折或关节脱位时，应避免做脊柱活动度检查，以防损伤脊髓。

（2）临床意义　脊柱活动受限常见于软组织损伤、骨质增生、骨质破坏、脊椎骨折或脱位、腰椎间盘突出。

3. 脊柱压痛与叩击痛

（1）检查方法　①检查脊柱压痛时，患者取坐位，身体稍向前倾，医师用右手拇指自上而下逐个按压脊椎棘突及椎旁肌肉。②脊柱叩击痛检查：患者取坐位，医师用手指或用叩诊锤直接叩击各个脊椎棘突，了解患者是否有叩击痛，此为直接叩诊法；或患者取坐位，医师将左手掌置于患者头顶部，右手半握拳，以小鱼际肌部位叩击左手背，了解患者的脊柱是否有疼痛，此为间接叩诊法。

（2）临床意义　正常人脊柱无压痛与叩击痛，若某一部位有压痛与叩击痛，提示该处有病变，如脊椎结核、脊椎骨折、脊椎肿瘤、椎间盘突出等。

◎ **要点二　四肢、关节检查**

1. 四肢、关节形态改变及其临床意义

（1）匙状甲（反甲）　常见于缺铁性贫血，偶见于风湿热。

（2）杵状指（趾）　常见于支气管扩张、支气管肺癌、慢性肺脓肿、脓胸以及发绀型先天性心脏病、亚急性感染性心内膜炎等。

（3）指关节变形　以类风湿关节炎引起的梭形关节最常见。

（4）膝内翻、膝外翻　膝内翻为"O"形腿，膝外翻为"X"形腿。常见于佝偻病及大骨节病。

（5）膝关节变形　常见于风湿性关节炎活动期、结核性关节炎、关节积液等。

（6）足内翻、足外翻　多见于先天畸形、脊髓灰质炎后遗症等。

（7）肢端肥大　见于腺垂体功能亢进、生长激素分泌过多引起的肢端肥大症。

（8）下肢静脉曲张　多见于小腿，是下肢浅静脉血液回流受阻或静脉瓣功能不全所致。表现为下肢静脉如蚯蚓状怒张、弯曲，久立位更明显，严重时有小腿肿胀感，局部皮肤颜色暗紫红色或有色素沉着，甚至形成溃疡。常见于从事站立性工作者或栓塞性静脉炎患者。

2. 运动功能检查　关节活动障碍见于相应部位骨折、脱位、炎症、肿瘤、退行性变，及肌腱、软组织损伤等。

细目十三　神经系统检查及临床意义

◎ **要点一　脑神经检查**

1. 视神经

（1）视神经检查包括视力、视野和眼底检查。

（2）视野反映黄斑中央凹以外的视网膜及视觉通路的功能，视觉通路的任何部位受到损害，都可引起视野缺损。

（3）眼底检查需要用检眼镜，观察视乳头、视网膜、视网膜血管、黄斑有无异常。视乳头水肿常见于颅内肿瘤、视神经受压迫等，如颅内出血、脑膜炎、脑炎等引起的颅内压增高。视网膜出血常见于高血压、出血性疾病等。视网膜有渗出物可见于高血压、慢性肾炎、妊娠高血压综合征等。原发性视神经萎缩见于球后视神经炎或肿瘤。

2. 动眼神经

动眼神经位于中脑，支配上直肌、下直肌、内直肌、下斜肌、上睑提肌、瞳孔括约肌和睫状肌。

动眼神经麻痹可表现为上睑下垂；眼球转向外下方，有外斜视和复视；眼球不能向上、向下、向内转动；瞳孔扩大；对光反射、调节反射、集合反射消失。常见于颅底肿瘤、结核性脑膜炎、脑出血合并脑疝等。

3. 三叉神经

三叉神经位于脑桥，主要支配面部感觉和咀嚼运动。

三叉神经刺激性病变时，可出现三叉神经痛，常表现为突然发作的一侧面部剧痛，可在眶上孔、上颌孔和颏孔三处有压痛点，且按压时可诱发疼痛。

4. 面神经

（1）面神经主要支配面表情肌和分管舌前2/3味觉。面神经核位于脑桥，分上、下两部分：

上部受双侧大脑皮质运动区支配,下部仅受对侧大脑皮质运动区支配。

(2) 中枢性与周围性面神经麻痹的鉴别方法,见下表。

中枢性面神经麻痹与周围性面神经麻痹的鉴别方法

	中枢性面神经麻痹	周围性面神经麻痹
病因	核上组织（包括皮质、皮质脑干纤维、内囊、脑桥等）受损	面神经核或面神经受损
临床表现	病灶对侧颜面下部肌肉麻痹,可见鼻唇沟变浅,露齿时口角下垂（或称口角歪向病灶侧）,不能吹口哨和鼓腮等	病灶同侧全部面肌瘫痪,从上到下表现为不能皱额、皱眉、闭目,角膜反射消失,鼻唇沟变浅,不能露齿、鼓腮、吹口哨,口角下垂（或称口角歪向病灶对侧）
临床意义	多见于脑血管病变、脑肿瘤和脑炎等	多见于受寒、耳部或脑膜感染、神经纤维瘤引起的周围型面神经麻痹,此外,还可出现舌前2/3味觉障碍等

◎ 要点二 感觉功能检查、感觉障碍及其常见类型

1. 感觉功能检查

(1) 浅感觉 包括痛觉、触觉、温度觉。

(2) 深感觉 包括运动觉、位置觉、振动觉。

(3) 复合感觉（皮质感觉） 包括定位觉、两点辨别觉、立体觉和图形觉。

2. 感觉障碍
感觉障碍的形式有：疼痛、感觉减退、感觉异常、感觉过敏、感觉过度和感觉分离。

3. 感觉障碍的类型

(1) 末梢型 表现为肢体远端对称性完全性感觉缺失,呈手套状、袜子状分布,也可有感觉异常、感觉过度和疼痛等。常见于多发性神经炎。

(2) 神经根型 感觉障碍范围与某种神经根的节段分布一致,呈节段型或带状,在躯干呈横轴走向,在四肢呈纵轴走向。疼痛较剧烈,常伴有放射痛或麻木感,是脊神经后根损伤所致,见于椎间盘突出症、颈椎病、髓外肿瘤和神经根炎等。

(3) 脊髓型 根据脊髓受损程度分为：①脊髓横贯型：为脊髓完全被横断,其特点为病变平面以上完全正常,病变平面以下各种感觉均缺失,并伴有截瘫或四肢瘫,排尿排便障碍,多见于急性脊髓炎、脊髓外伤等。②脊髓半横贯型：仅脊髓一半被横断,又称布朗-塞卡尔综合征,其特点为病变同侧损伤平面以下深感觉丧失及痉挛性瘫痪；对侧痛、温觉丧失,见于脊髓外肿瘤和脊髓外伤等。

(4) 内囊型 表现为病灶对侧半身感觉障碍、偏瘫、同向偏盲,常称为三偏征,常见于脑血管疾病。

(5) 脑干型 特点是同侧面部感觉缺失和对侧躯干及肢体感觉缺失,见于炎症、肿瘤和血管病变。

(6) 皮质型 特点为上肢或下肢感觉障碍,并有复合感觉障碍,见于大脑皮层感觉区损害。

◎ 要点三 运动功能检查

1. 随意运动
是指受意识支配的动作,由大脑皮质通过锥体束支配骨骼肌来完成。检查的重点是肌力。

(1) 肌力分级 分为6级。

0级：无肢体活动,也无肌肉收缩,为完全性瘫痪。

1级：可见肌肉收缩,但无肢体活动。

2级：肢体能在床面上做水平移动,但不能抬起。

3级：肢体能抬离床面,但不能抵抗阻力。

4级：能做抵抗阻力的动作,但较正常差。

5级：正常肌力。

其中,0级为全瘫,1～4级为不完全瘫痪（轻瘫）,5级为正常肌力。

(2) 瘫痪的表现形式 ①单瘫：单一肢体瘫痪,多见于脊髓灰质炎。②偏瘫：为一侧肢体

（上、下肢）瘫痪，常伴有同侧脑神经损害，多见于颅内病变或脑卒中。③交叉性偏瘫：为一侧偏瘫及对侧脑神经损害，见于脑干病变。④截瘫：为双下肢瘫痪，是脊髓横贯性损伤，见于脊髓外伤、炎症等。

2. 被动运动 是检查肌张力强弱的方法。肌张力是肌肉在松弛状态下的紧张度和被动运动时的阻力。张力降低或缺失见于周围神经、脊髓灰质前角及小脑病变。折刀样张力增高见于锥体束损害；铅管样肌张力增高及齿轮样肌张力增高见于锥体外系损害，如帕金森病。

3. 不自主运动

（1）震颤 静止性震颤见于帕金森病；动作性震颤见于小脑病变；扑翼样震颤主要见于肝性脑病。

（2）舞蹈症 多见于儿童脑风湿病变。

（3）手足搐搦 见于低钙血症和碱中毒。

4. 共济运动

（1）检查方法 指鼻试验、对指试验、轮替动作、跟-膝-胫试验、闭目难立试验等。

（2）临床意义 正常人动作协调、稳准，如动作笨拙和不协调时称为共济失调，可分为三种：①感觉性共济失调：与视觉有关，睁眼时减轻，闭眼时加重，伴有深感觉障碍，常见于感觉系统病变，如多发性神经炎、亚急性脊髓联合变性、脊髓空洞症等。②小脑性共济失调：与视觉无关，不受睁眼与闭眼的影响，伴有肌张力降低、眼球震颤等，常见于小脑疾病。③前庭性共济失调：以平衡障碍为主，伴有眩晕、恶心、呕吐及眼球震颤，常见于梅尼埃病、脑桥小脑角综合征等。

要点四 神经反射检查

1. 浅反射

（1）角膜反射 直接角膜反射存在，间接角膜反射消失，为受刺激对侧的面神经瘫痪；直接角膜反射消失，间接角膜反射存在，为受刺激侧的面神经瘫痪；直接、间接角膜反射均消失为受刺激侧三叉神经病变；深昏迷患者角膜反射也消失。

（2）腹壁反射 上部腹壁反射消失说明病变在胸髓7~8节；中部腹壁反射消失说明病变在胸髓9~10节；下部腹壁反射消失说明病变在胸髓11~12节；一侧腹壁反射消失，多见于同侧锥体束受损；上、中、下腹壁反射均消失见于昏迷或急腹症患者；肥胖、老年人、经产妇也可见腹壁反射消失。

（3）提睾反射 一侧反射减弱或消失见于锥体束损害，或腹股沟疝、阴囊水肿、睾丸炎等；双侧反射消失见于腰髓1~2节病损。

2. 深反射

（1）检查内容 肱二头肌反射、肱三头肌反射、桡骨骨膜反射、膝反射、踝反射、阵挛（髌阵挛、踝阵挛）。

（2）临床意义 ①深反射减弱或消失多为器质性病变，是相应脊髓节段或所属的脊神经的病变，常见于末梢神经炎、神经根炎、脊髓灰质炎、脑或脊髓休克状态等。②深反射亢进见于锥体束的病变，如急性脑血管病、急性脊髓炎休克期过后等。

3. 病理反射

（1）检查内容 巴宾斯基（Babinski）征、奥本海姆（Oppenheim）征、戈登（Gordon）征、查多克（Chaddock）征、霍夫曼（Hoffmann）征。

（2）临床意义 锥体束病变时，大脑失去对脑干和脊髓的抑制而出现的异常反射，称为病理反射。一岁半以内的婴幼儿由于锥体束尚未发育完善，可以出现上述反射现象。成人出现则为病理反射。

4. 脑膜刺激征

（1）检查内容 颈强直、凯尔尼格（Kernig）征、布鲁津斯基（Brudzinski）征。

（2）临床意义 脑膜刺激征阳性见于各种脑膜炎、蛛网膜下腔出血等。颈强直也可见于颈椎病、颈部肌肉病变。凯尔尼格征也可见于坐骨神经痛、腰骶神经根炎等。

5. 拉塞格征

为坐骨神经根受刺激的表现，又称坐骨神经受刺激征。阳性见于腰椎间盘突出症、坐骨神经痛、腰骶神经根炎等。

第四单元　实验室诊断

细目一　血液的一般检查及临床意义

◎ 要点一　血红蛋白测定和红细胞计数，红细胞形态变化

（一）参考值

血红蛋白（Hb）：男性130~175g/L；女性115~150g/L。

红细胞（RBC）：男性（4.3~5.8）×10^{12}/L；女性（3.8~5.1）×10^{12}/L。

（二）临床意义

血红蛋白测定与红细胞计数的临床意义基本相同。

1. 红细胞及血红蛋白减少　单位容积循环血液中血红蛋白量、红细胞数低于参考值低限称为贫血。以血红蛋白为标准，成年男性Hb<130g/L，成年女性Hb<115g/L，即为贫血。

临床上根据血红蛋白减低程度将贫血分为4级：①轻度：Hb<参考值低限，但>90g/L。②中度：Hb 90~60g/L。③重度：Hb 60~30g/L。④极重度：Hb<30g/L。

（1）生理性减少　见于妊娠中、后期，6个月至2岁的婴幼儿，老年人。

（2）病理性减少　①红细胞生成减少：如叶酸及（或）维生素B_{12}缺乏所致的巨幼细胞贫血；血红蛋白合成障碍所致的缺铁性贫血、铁粒幼细胞性贫血等；骨髓造血功能障碍，如再生障碍性贫血、白血病；慢性系统性疾病，如慢性感染、恶性肿瘤、慢性肾病等。②红细胞破坏过多：见于各种原因引起的溶血性贫血，如异常血红蛋白病、珠蛋白生成障碍性贫血、阵发性睡眠性血红蛋白尿、免疫性溶血性贫血、脾功能亢进等。③红细胞丢失过多：如各种失血性贫血等。

2. 红细胞及血红蛋白增多　单位容积循环血液中血红蛋白量、红细胞数高于参考值高限。诊断标准：成年男性Hb>180g/L，RBC>6.5×10^{12}/L；成年女性Hb>170g/L，RBC>6.0×10^{12}/L。

（1）相对性增多　因血浆容量减少，血液浓缩所致。见于严重腹泻、频繁呕吐、大量出汗、大面积烧伤、糖尿病酮症酸中毒、尿崩症等。

（2）绝对性增多　①继发性：组织缺氧所致，生理性见于新生儿及高原生活者；病理性见于严重的慢性心、肺疾病，如阻塞性肺疾病、肺源性心脏病、发绀型先天性心脏病等。②原发性：见于真性红细胞增多症。

3. 红细胞形态异常

（1）大小改变　①小红细胞：红细胞直径<6μm，见于小细胞低色素性贫血，主要为缺铁性贫血。②大红细胞：红细胞直径>10μm，见于溶血性贫血、急性失血性贫血、巨幼细胞贫血。③巨红细胞：红细胞直径>15μm，见于巨幼细胞贫血。④红细胞大小不均：红细胞大小悬殊，直径可相差一倍以上，见于增生性贫血，如溶血性贫血、失血性贫血、巨幼细胞贫血，尤其以巨幼细胞贫血更为显著。

（2）形态改变　①球形红细胞：主要见于遗传性球形红细胞增多症，也可见于自身免疫性溶血性贫血。②椭圆形红细胞：主要见于遗传性椭圆形红细胞增多症，巨幼细胞贫血时可见巨椭圆形红细胞。③靶形红细胞：常见于珠蛋白生成障碍性贫血、异常血红蛋白病，也可见于缺铁性贫血等。④口形红细胞：主要见于遗传性口形红细胞增多症，少量可见于DIC及乙醇中毒。⑤镰形红细胞：见于镰形细胞性贫血（血红蛋白S病）。⑥泪滴形红细胞：主要见于骨髓纤维化，为本病的特点之一，也可见于珠蛋白生成障碍性贫血、溶血性贫血等。

◎ 要点二　白细胞计数和白细胞分类计数，中性粒细胞核象变化

（一）参考值

白细胞计数：成人（3.5~9.5）×10^9/L。

5 种白细胞的百分数和绝对值见下表。

5 种白细胞的正常百分数和绝对值

细胞类型		百分数（%）	绝对值（×10^9/L）
中性粒细胞	杆状核	1~5	0.04~0.5
	分叶核	50~70	2~7
嗜酸性粒细胞		0.5~5	0.05~0.5
嗜碱性粒细胞		0~1	0~0.1
淋巴细胞		20~40	0.8~4
单核细胞		3~8	0.12~0.8

（二）临床意义

成人白细胞数 >9.5×10^9/L 称为白细胞增多，<3.5×10^9/L 称为白细胞减少。白细胞总数的增减主要受中性粒细胞数量的影响。

1. 中性粒细胞

（1）增多 生理性增多见于新生儿、妊娠后期、分娩、剧烈运动或劳动后。病理性增多分为反应性增多和异常增生性增多两种。

反应性增多见于：①急性感染：化脓性感染最常见，如流行性脑脊髓膜炎、肺炎链球菌肺炎、阑尾炎等；也可见于某些病毒感染，如肾综合征出血热、流行性乙型脑炎、狂犬病等；某些寄生虫感染，如急性血吸虫病、肺并殖吸虫病等。②严重组织损伤：如大手术后、大面积烧伤、急性心肌梗死等。③急性大出血及急性溶血：如消化道大出血、脾破裂或输卵管妊娠破裂等。④急性中毒：如代谢性酸中毒（尿毒症、糖尿病酮症酸中毒）、化学药物中毒（安眠药中毒）、有机磷农药中毒等。⑤恶性肿瘤：各种恶性肿瘤的晚期，特别是消化道肿瘤（如胃癌、肝癌等）。⑥其他：如器官移植术后排斥反应、类风湿关节炎、自身免疫性溶血性贫血、痛风、严重缺氧及应用某些药物（如皮质激素、肾上腺素等）。

异常增生性增多见于：①急、慢性髓细胞白血病。②骨髓增殖性疾病：如真性红细胞增多症、原发性血小板增多症和骨髓纤维化等。

（2）减少 中性粒细胞绝对值 <1.5×10^9/L 称为粒细胞减少症，<0.5×10^9/L 称为粒细胞缺乏症。病理性减少见于：①感染性疾病：病毒感染最常见，如流行性感冒、病毒性肝炎、麻疹、风疹、水痘等；某些革兰阴性杆菌感染，如伤寒及副伤寒等；某些原虫感染，如恙虫病、疟疾等。②血液病：如再生障碍性贫血、粒细胞减少症、粒细胞缺乏症、非白血性白血病、恶性组织细胞病等。③自身免疫性疾病：如系统性红斑狼疮等。④单核-巨噬细胞系统功能亢进：如脾功能亢进，见于各种原因引起的脾脏肿大（如肝硬化等）。⑤药物及理化因素的作用：物理因素如 X 线、γ 射线、放射性核素等；化学物质如苯、铅、汞等；化学药物如氯霉素、磺胺类药、抗肿瘤药、抗糖尿病药物及抗甲状腺药物等，均可引起白细胞及中性粒细胞减少。

（3）中性粒细胞核象变化 中性粒细胞的核象是指粒细胞的分叶状况，它反映粒细胞的成熟程度。正常时外周血中性粒细胞的分叶以 3 叶居多，但可见到少量杆状核粒细胞（1%~5%）。①核左移：当周围血中杆状核粒细胞增多（>5%），并出现晚幼粒、中幼粒、早幼粒等细胞时，称为核左移，常见于感染，特别是急性化脓性感染，也可见于急性大出血、急性溶血反应、急性中毒等。核左移伴白细胞总数增高，称为再生性左移，表示机体反应性强，骨髓造血功能旺盛。核左移而白细胞总数不增高，甚至减少，称为退行性左移，表示机体反应性低下，骨髓造血功能减低，见于再生障碍性贫血、粒细胞缺乏症。②核右移：正常人血中的中性粒细胞以 3 叶者为主，若5叶者超过3%时称为核右移。常伴有白细胞总数减少，为骨髓造血功能减低或缺乏造血物质所致。常见于巨幼细胞贫血、恶性贫血，也可见于应用抗代谢药物（如阿糖胞苷、6-巯基嘌呤）之后。在感染的恢复期出现一过性核右移是正常现象；若在疾病进展期突然出现核右移，提示预后不良。

2. **嗜酸性粒细胞**

（1）增多 ①变态反应性疾病：如支气管哮喘、血管神经性水肿、荨麻疹、药物过敏反应、血清病等。②皮肤病：如湿疹、剥脱性皮炎、天疱疮、银屑病等。③寄生虫病：如血吸虫病、蛔虫病、钩虫病、丝虫病等。④血液病：如慢性髓细胞白血病、淋巴瘤、多发性骨髓瘤等。

（2）减少 见于伤寒的极期、应激状态（如严重烧伤、大手术）、休克、库欣综合征及长期应用肾上腺皮质激素后等。

3. **嗜碱性粒细胞** 增多见于慢性髓细胞白血病、骨髓纤维化、转移癌、慢性溶血、嗜碱性粒细胞白血病（临床上罕见）等。减少一般无临床意义。

4. **淋巴细胞**

（1）增多 ①感染性疾病：主要为病毒感染，如麻疹、风疹、水痘、流行性腮腺炎、传染性单核细胞增多症、病毒性肝炎、肾综合征出血热等；某些杆菌感染，如结核病、百日咳、布鲁菌病等。②某些血液病：急性和慢性淋巴细胞白血病、淋巴瘤等。③急性传染病的恢复期。再生障碍性贫血和粒细胞缺乏症时，由于中性粒细胞减少，淋巴细胞比例相对增高，但绝对值并不增高。

（2）减少 主要见于应用肾上腺皮质激素、烷化剂、抗淋巴细胞球蛋白等的治疗，接触放射线，免疫缺陷性疾病，丙种球蛋白缺乏症等。

（3）异形淋巴细胞 正常人外周血中偶可见到（<2%）。增多主要见于病毒感染性疾病，如传染性单核细胞增多症、流行性出血热等。

5. **单核细胞** 增多见于：①某些感染：如感染性心内膜炎、活动性结核病、疟疾、急性感染的恢复期等。②某些血液病：单核细胞白血病、粒细胞缺乏症恢复期、恶性组织细胞病、淋巴瘤、骨髓增生异常综合征等。减少一般无临床意义。

◎ **要点三 网织红细胞计数**

网织红细胞是晚幼红细胞到成熟红细胞之间未完全成熟的过渡型红细胞。

1. **参考值** 百分数 0.005~0.015（0.5%~1.5%），绝对值（24~84）×10^9/L。

2. **临床意义** 网织红细胞计数反映骨髓造血功能状态，对贫血的鉴别诊断及指导治疗有重要意义。

（1）反映骨髓造血功能状态 ①增多：表示骨髓红细胞系增生旺盛。溶血性贫血和急性失血性贫血时明显增多；缺铁性贫血和巨幼细胞贫血时可轻度增多。②减少：表示骨髓造血功能减低，见于再生障碍性贫血、骨髓病性贫血（如急性白血病）。

（2）贫血治疗的疗效判断指标 缺铁性贫血及巨幼细胞贫血患者，治疗前网织红细胞可轻度增多，给予铁剂或叶酸治疗3~5天后，网织红细胞开始升高，7~10天达到高峰。治疗后2周逐渐下降。

（3）观察病情变化 溶血性贫血和失血性贫血患者在治疗过程中，网织红细胞逐渐减低，表示溶血或出血已得到控制；反之，如持续不减低，甚至增高者，表示病情未得以控制，甚至还在加重。

◎ **要点四 血小板计数**

1. **参考值** （125~350）×10^9/L。

2. **临床意义** 血小板>350×10^9/L称为血小板增多，<125×10^9/L称为血小板减少。

（1）增多 ①反应性增多：见于急性大出血及溶血之后、脾切除术后等。②原发性增多：见于原发性血小板增多症、真性红细胞增多症、慢性髓细胞白血病、骨髓纤维化早期等。

（2）减少 ①生成障碍：见于再生障碍性贫

血、急性白血病、急性放射病、骨髓纤维化晚期等。②破坏或消耗增多：见于原发免疫性血小板减少症、脾功能亢进、系统性红斑狼疮、淋巴瘤、DIC、血栓性血小板减少症等。③分布异常：见于脾肿大，如肝硬化。

◎ 要点五　红细胞沉降率测定

红细胞沉降率（血沉）是指在一定条件下红细胞沉降的速度。

1. 参考值　成年男性 0~15mm/h；成年女性 0~20mm/h。

2. 临床意义

（1）生理性增快　见于妇女月经期、妊娠 3 个月以上、60 岁以上高龄者。

（2）病理性增快　①各种炎症：细菌性急性炎症、结核病和风湿热活动期。②组织损伤及坏死：较大的组织损伤或手术创伤时血沉增快。急性心肌梗死血沉增快；而心绞痛时血沉则正常。③恶性肿瘤：恶性肿瘤血沉增快，良性肿瘤血沉多正常。④各种原因导致的高球蛋白血症：如慢性肾炎、多发性骨髓瘤、肝硬化、感染性心内膜炎、系统性红斑狼疮等。⑤贫血和高胆固醇血症时血沉可增快。

◎ 要点六　C反应蛋白（CRP）检测

CRP 是一种能与肺炎链球菌 C-多糖发生反应的急性时相反应蛋白。主要由肝脏产生，广泛存在于血清和其他体液中，具有激活补体、促进吞噬和免疫调理的作用。CRP 测定对炎症、组织损伤、恶性肿瘤等疾病的诊断及疗效观察有重要意义。

1. 参考值　免疫扩散法：血清<10mg/L。

2. 临床意义

（1）CRP 增高　见于各种急性化脓性炎症、菌血症、组织坏死、恶性肿瘤等的早期。

（2）可作为细菌感染与非细菌感染、器质性与功能性疾病的鉴别指标，一般细菌性感染、器质性疾病 CRP 增高。

细目二　血栓与止血检查

◎ 要点一　出血时间测定

1. 参考值　6.9±2.1 分钟（测定器法），超过 9 分钟为异常。

2. 临床意义　出血时间（BT）延长见于：①血小板显著减少：如原发性或继发性血小板减少症。②血小板功能异常：如血小板无力症、巨大血小板综合征。③毛细血管壁异常：如遗传性出血性毛细血管扩张症、维生素 C 缺乏症。④某些凝血因子严重缺乏：如血管性血友病、DIC。

◎ 要点二　血小板聚集试验

1. 参考值　采用血小板聚集仪比浊法进行血小板聚集试验（PAgT），因加入的血小板致聚剂不同，参考值不同。

2. 临床意义

（1）PAgT 增高　反映血小板聚集功能增强，见于血栓前状态和血栓性疾病，如心肌梗死、心绞痛、糖尿病、脑血管疾病、高脂血症、抗原-抗体复合物反应、人工心脏和瓣膜移植术等。

（2）PAgT 减低　反映血小板聚集功能减低，见于血小板无力症、尿毒症、肝硬化、骨髓增生性疾病、原发免疫性血小板减少症、急性白血病等。

◎ 要点三　凝血因子检测

（一）活化部分凝血活酶原时间（APTT）测定

APTT 是反映内源性凝血系统各凝血因子总的凝血状况的筛选试验。

1. 参考值　32~43 秒（手工法），较正常对照延长 10 秒以上为异常。

2. 临床意义

（1）APTT 延长　①血浆Ⅷ、Ⅸ、Ⅺ因子缺乏：如重症 A、B 型血友病和遗传性因子Ⅺ缺乏症。②凝血酶原严重减少：如先天性凝血酶原缺乏症。③纤维蛋白原严重减少：如先天性纤维蛋白缺乏症。④纤溶亢进：DIC 后期继发纤溶亢进。⑤APTT 又是监测肝素治疗的首选指标。

（2）APTT 缩短　见于血栓性疾病和血栓前状态，如 DIC 早期、脑血栓形成、心肌梗死等，但灵敏度、特异度差。

（二）血浆凝血酶原时间（PT）测定

1. **参考值**　11～13 秒。应有正常对照，超过正常对照 3 秒以上为异常。

2. **临床意义**

（1）PT 延长　①先天性凝血因子异常：如因子 Ⅱ、Ⅴ、Ⅶ、Ⅹ 减少及纤维蛋白原减少。②后天性凝血因子异常：如严重肝病、维生素 K 缺乏、DIC 后期及应用抗凝药物。

（2）PT 缩短　主要见于血液高凝状态，如 DIC 早期、脑血栓形成、心肌梗死、深静脉血栓形成、多发性骨髓瘤等。

（三）血浆纤维蛋白原（Fg）测定

1. **参考值**　2～4g/L（凝血酶比浊法）。

2. **临床意义**

（1）Fg 增高　见于糖尿病、急性心肌梗死、急性肾炎、多发性骨髓瘤、休克、大手术后、急性感染、妊娠高血压综合征、恶性肿瘤及血栓前状态等。

（2）Fg 减低　见于 DIC、原发性纤溶症、重症肝炎和肝硬化等。

◎ **要点四　纤溶活性检测**

（一）血浆 D-二聚体测定

1. **参考值**　0～0.256mg/L。

2. **临床意义**　本试验为鉴别原发性与继发性纤溶症的重要指标。

（1）继发性纤溶症　为阳性或增高，见于 DIC，恶性肿瘤，各种栓塞，心、肝、肾疾病等。D-二聚体增高对诊断肺栓塞、肺梗死有重要意义。

（2）原发性纤溶症　为阴性或不升高。

（二）血浆硫酸鱼精蛋白副凝固试验（3P 试验）

1. **参考值**　阴性。

2. **临床意义**

（1）阳性　见于 DIC 的早、中期。但在恶性肿瘤、上消化道出血、外科大手术后、败血症、肾小球疾病、人工流产、分娩等也可出现假阳性。

（2）阴性　见于正常人、晚期 DIC 和原发性纤溶症。

◎ **要点五　口服抗凝药治疗监测**

世界卫生组织（WHO）推荐应用国际标准化比值（INR）作为首选口服抗凝药治疗监测的指标。血浆凝血酶原时间（PT）测定是对口服抗凝药治疗监测简便、敏感、快速、实用的实验室首选指标。WHO 用 INR 将 PT 报告方式标准化，规定在 PT 测定时必须报告 INR，这对临床医生有着非常重要的指导意义。INR 是患者凝血酶原时间与正常对照凝血酶原时间之比的 ISI 次方（ISI：国际敏感度指数，试剂出厂时由厂家确定）。

1. **参考值**　1.0±0.2。

2. **临床意义**　WHO 推荐应用 INR 作为首选口服抗凝剂的监测试验，建议 INR 维持在 2.0～2.5 为宜，一般不超过 3，小于 1.5 提示抗凝无效。

细目三　骨髓检查

◎ **要点一　骨髓细胞学检查的临床意义**

1. **确定诊断造血系统疾病**　对各型白血病、恶性组织细胞病、多发性骨髓瘤、巨幼细胞贫血、再生障碍性贫血、典型的缺铁性贫血等，具有确定诊断的作用。

2. **辅助诊断造血系统疾病**　对增生性贫血（如溶血性贫血）、血小板减少症、骨髓增生异常综合征、骨髓增殖性疾病（如真性红细胞增多症、原发性血小板增多症等）、脾功能亢进、粒细胞减少症和粒细胞缺乏症等有辅助诊断价值。

3. **诊断其他非造血系统疾病**　查找感染性疾病的相应病原体，如疟疾、感染性心内膜炎、黑热病、伤寒等；某些骨髓转移癌（瘤）；某些代谢疾病等。

4. 鉴别诊断 凡临床上遇到原因不明的发热，恶病质，肝、脾、淋巴结肿大，骨痛或关节痛等，外周血细胞数量或质量异常原因不明时，均可做骨髓细胞学检查。

要点二 骨髓增生程度分级

骨髓内有核细胞的多少反映骨髓的增生情况，一般以成熟红细胞和有核细胞的比例判断骨髓增生的程度。骨髓增生程度的分级见下表。

骨髓增生程度的分级

增生程度	成熟红细胞：有核细胞	有核细胞（%）	常见原因
极度活跃	1：1	>50	各种白血病
明显活跃	10：1	10~50	白血病、增生性贫血、骨髓增殖性疾病
活跃	20：1	1~10	正常骨髓、某些贫血
减低	50：1	0.5~1	非重型再障、粒细胞减少或缺乏症
极度减低	200：1	<0.5	重型再障

细目四 肝脏病实验室检查

要点一 蛋白质代谢检查

（一）血清蛋白测定

1. 参考值 血清总蛋白（STP）60~80g/L；白蛋白（A）40~55g/L；球蛋白（G）20~30g/L；A/G（1.5~2.5）：1。

2. 临床意义 STP<60g/L 或 A<25g/L，称为低蛋白血症；STP>80g/L 或 G>35g/L，称为高蛋白血症或高球蛋白血症。

（1）血清总蛋白及白蛋白减低 见于肝脏疾病。①慢性肝病：如慢性肝炎、肝硬化、肝癌时可有白蛋白减少，球蛋白增加，A/G 比值减低。②A/G 比值倒置：表示肝功能严重损害，如重度慢性肝炎、肝硬化。

低蛋白血症也可见于肝外疾病：①蛋白质摄入不足或消化吸收不良：如营养不良。②蛋白质丢失过多：如肾病综合征、大面积烧伤、急性大出血等。③消耗增加：见于慢性消耗性疾病，如重症结核、甲状腺功能亢进症、恶性肿瘤等。低蛋白血症时患者易出现严重水肿及胸、腹水。

（2）血清总蛋白及白蛋白增高 主要由于血清水分减少，使单位容积总蛋白浓度增加，见于各种原因引起的严重脱水，如腹泻、呕吐、肠梗阻、肠瘘、肾上腺皮质功能减退症等。

（3）血清总蛋白及球蛋白增高 主要是因球蛋白增高引起，其中以 γ 球蛋白增高为主。高蛋白血症见于：①慢性肝病：如肝硬化、慢性肝炎等。②M 球蛋白血症：如多发性骨髓瘤、淋巴瘤、原发性巨球蛋白血症等。③自身免疫性疾病：如系统性红斑狼疮、类风湿关节炎、风湿热等。④慢性炎症与慢性感染：如结核病、疟疾、黑热病等。

（二）血清蛋白电泳

1. 参考值 醋酸纤维素膜法：白蛋白 0.62~0.71（62%~71%）；$α_1$ 球蛋白 0.03~0.04（3%~4%）；$α_2$ 球蛋白 0.06~0.10（6%~10%）；β 球蛋白 0.07~0.11（7%~11%）；γ 球蛋白 0.09~0.18（9%~18%）。

2. 临床意义

（1）肝脏疾病 急性及轻症肝炎时血清蛋白电泳结果多无异常。慢性肝炎、肝硬化、肝癌（多合并肝硬化），表现为血清白蛋白及 $α_1$、$α_2$、β 球蛋白减低，γ 球蛋白增高。重度慢性肝炎和失代偿性肝硬化时，γ 球蛋白增高尤为显著。γ 球蛋白长时间持续上升，是急性肝炎转为慢性肝炎并向肝硬化发展的先兆。

（2）M 球蛋白血症 如多发性骨髓瘤、原发性巨球蛋白血症等，白蛋白轻度减低，γ 球蛋白明显增高。

（3）肾病综合征、糖尿病肾病 由于血脂增高，可致 α₂ 及 β 球蛋白增高，白蛋白、γ 球蛋白减低。

（4）其他　结缔组织病伴有多克隆 γ 球蛋白增高；先天性低丙种球蛋白血症 γ 球蛋白减低。

◎ 要点二　胆红素代谢检查

（一）血清总胆红素、结合胆红素、非结合胆红素测定

1. **参考值**　血清总胆红素（STB）3.4～17.1μmol/L；结合胆红素（CB）0～6.8μmol/L；非结合胆红素（UCB）1.7～10.2μmol/L。

2. **临床意义**

（1）判断有无黄疸　①STB＞17.1μmol/L 可诊断为黄疸。②STB17.1～34.2μmol/L 为隐性黄疸；STB＞34.2μmol/L 为显性黄疸。

（2）反映黄疸程度　①轻度黄疸：STB34.2～171μmol/L。②中度黄疸：STB171～342μmol/L。③高度黄疸：STB＞342μmol/L。

（3）鉴别黄疸类型　①溶血性黄疸：STB 及 UCB 增高，以 UCB 增高为主，见于新生儿黄疸、溶血性贫血，如蚕豆病、珠蛋白生成障碍性贫血等。②肝细胞性黄疸：STB、UCB、CB 均增高，见于病毒性肝炎、中毒性肝炎、肝癌、肝硬化等。③阻塞性黄疸：STB 及 CB 增高，以 CB 增高为主，见于胆石症、胰头癌、肝癌等。

（二）尿胆红素定性试验

1. **参考值**　正常定性为阴性。

2. **临床意义**　尿胆红素定性试验阳性提示血液中 CB 增高。肝细胞性黄疸为阳性；阻塞性黄疸为强阳性；溶血性黄疸为阴性。

（三）尿胆原检查

1. **参考值**　定性：阴性或弱阳性反应（阳性稀释度在 1:20 以下）。定量：0.84～4.2μmol（L·24h）。

2. **临床意义**

（1）尿胆原增高　①溶血性黄疸时明显增高。②肝细胞黄疸时可增高。③其他：如发热、心力衰竭、肠梗阻、顽固性便秘等尿胆原也可增高。

（2）尿胆原减低　①阻塞性黄疸时尿胆原减低和缺如。②新生儿及长期应用广谱抗生素者，由于肠道菌群受抑制，使肠道尿胆原生成减少。

胆红素代谢检查对黄疸诊断和鉴别诊断具有重要的价值。3 种类型黄疸实验室检查鉴别见下表。

3 种类型黄疸实验室检查鉴别表

类型	STB	CB	UCB	CB/STB	尿胆原	尿胆红素
溶血性黄疸	↑↑	轻度↑或正常	↑↑↑	＜20%	(+++)	(-)
阻塞性黄疸	↑↑↑	↑↑↑	轻度↑或正常	＞50%	(-)	(+++)
肝细胞性黄疸	↑↑	↑↑	↑↑	20%～50%	(+)	(++)

◎ 要点三　血清酶及同工酶检查

肝脏病常用的血清酶及同工酶检查包括：①血清氨基转氨酶：丙氨酸氨基转移酶（ALT）、天门冬氨酸氨基转移酶（AST）及其同工酶（ASTs、ASTm）。②碱性磷酸酶（ALP）及其同工酶（ALP₁～ALP₆）。③γ-谷氨酰转移酶（γ-GT）。④乳酸脱氢酶（LDH）及其同工酶（LDH₁～LDH₅）。

（一）血清氨基转移酶测定

ALT 主要分布在肝脏，其次是骨骼肌、肾脏、心肌等组织中。AST 主要分布在心肌，其次是肝脏、骨骼肌、肾脏等组织中。AST 在肝细胞中有 2 种同工酶，分别是 ASTm（存在于线粒体中）和 ASTs（存在于线粒体以外的胞质中）。正常血清中 ASTs 含量多，ASTm 仅占 10% 以下。

1. **参考值**　连续监测法（37℃）：ALT：5～40U/L，AST：8～40U/L。ALT/AST≤1。

2. 临床意义

（1）肝脏疾病 ①急性病毒性肝炎：ALT 与 AST 均显著增高，ALT 增高更明显，ALT/AST>1。急性重型肝炎 AST 增高明显，但在病情恶化时，黄疸进行性加深，酶活性反而降低，称为胆-酶分离，提示肝细胞严重坏死，预后不良。在急性肝炎恢复期，如血清氨基转移酶活性不能降至正常或再增高，提示急性病毒性肝炎转为慢性。②慢性病毒性肝炎：ALT 与 AST 轻度增高或正常，ALT/AST>1；若 AST 增高明显，ALT/AST<1，提示慢性肝炎进入活动期。③肝硬化：血清氨基转移酶活性取决于肝细胞进行性坏死程度，终末期肝硬化血清氨基转移酶活性正常或降低。④肝内、外胆汁淤积：血清氨基转移酶轻度增高或正常。⑤其他肝病：如脂肪肝、肝癌等，血清氨基转移酶正常或轻度增高；酒精性肝病时 ALT 基本正常，AST 显著增高，ALT/AST<1。

（2）急性心肌梗死 发病后 6~8 小时 AST 增高，18~24 小时达高峰，4~5 天恢复正常，若再次增高提示梗死范围扩大或有新的梗死发生。

（3）AST 同工酶变化 ①肝细胞轻度损害：如轻、中度急性肝炎时血清 AST 轻度增高，且以 ASTs 增高为主，ASTm 正常。②肝细胞严重损害：如重型肝炎、暴发性肝炎、严重酒精性肝病时，血清 ASTm 增高。③其他肝病：中毒性肝炎、妊娠脂肪肝、肝动脉栓塞术后及急性心肌梗死等，血清 ASTm 也增高。

（二）碱性磷酸酶及其同工酶测定

ALP 主要分布在肝脏、骨骼、肾、小肠及胎盘中，血清中大部分 ALP 来源于肝脏和成骨细胞，ALP 随胆汁排入小肠。ALP 有 6 种同工酶，分别是 ALP_1~ALP_6。

1. 参考值 磷酸对硝基苯酚连续监测法（37℃）：成人 40~150U/L，儿童<500U/L。ALP 同工酶：正常人血清中以 ALP_2 为主，占总 ALP 的 90%，有少量 ALP_3。发育期儿童 ALP_3 增高，占总 ALP 的 60% 以上；妊娠晚期 ALP_4 增高，占总 ALP 的 40%~65%。

2. 临床意义

（1）胆道阻塞 各种肝内、外胆道阻塞性疾病，如胰头癌、胆道结石、原发性胆汁性肝硬化、肝内胆汁淤积等，ALP 明显升高，以 ALP_1 为主。尤其是癌性梗阻时，100% 出现 ALP_1，且 ALP_1>ALP_2。

（2）肝脏疾病 急性肝炎时 ALP_2 明显增高，ALP_1 轻度增高，且 ALP_1 < ALP_2；肝硬化患者 80% 以上 ALP_5 明显增高，可达总 ALP 的 40% 以上。

（3）黄疸的鉴别诊断 ①阻塞性黄疸：ALP 和胆红素水平明显增高。②肝细胞性黄疸：ALP 轻度增高。③肝内局限性胆道阻塞：如原发性肝癌、转移性肝癌、肝脓肿等，ALP 明显增高，血清胆红素大多正常。

（4）骨骼疾病 如纤维性骨炎、骨肉瘤、佝偻病、骨软化症、骨转移癌及骨折愈合期等，ALP 均可增高。

（三）γ-谷氨酰转移酶

γ-GT 主要存在于细胞膜和微粒体上，肾脏、肝脏和胰腺含量丰富，但血清中 γ-GT 主要来自肝胆系统。

1. 参考值 硝基苯酚连续监测法（37℃）：男性 11~50U/L，女性 7~32U/L。

2. 临床意义

（1）胆道阻塞性疾病 见于原发性胆汁性肝硬化、硬化性胆管炎等。

（2）肝脏疾病 ①肝癌：γ-GT 明显增高。②急性病毒性肝炎：γ-GT 中度增高。③慢性肝炎、肝硬化：非活动期 γ-GT 活性一般正常；若 γ-GT 活性持续增高，提示病变活动或病情恶化。④急性和慢性酒精性肝炎、药物性肝炎：γ-GT 明显或中度以上增高。

（3）其他疾病 脂肪肝、胰腺炎、胰腺肿瘤、前列腺肿瘤等，γ-GT 可轻度增高。

（四）乳酸脱氢酶及其同工酶测定

LDH 以心肌、骨骼肌、肾脏和红细胞中含量丰富。LDH 有 5 种同工酶，即 LDH_1~LDH_5。

1. 参考值 LDH 总活性：连续检测法为 104~245U/L，速率法（30℃）为 95~200U/L。LDH 同工酶：正常人 LDH_2>LDH_1>LDH_3>LDH_4>LDH_5。圆盘电泳法：LDH_1 32.7%±4.6%；LDH_2 45.1%±3.53%；LDH_3 18.5%±2.96%；LDH_4 2.9%±0.89%；LDH_5 0.85%±0.55%。

2. 临床意义

（1）急性心肌梗死 发病后 8~18 小时开始增高，24~72 小时达高峰，6~10 天恢复正常。病程中 LDH 持续增高或再次增高，提示梗死面积扩大或再次出现梗死。急性心肌梗死早期 LDH_1 和 LDH_2 均增高，LDH_1 增高更明显，LDH_1/LDH_2>1。

（2）肝胆疾病 急性和慢性活动性肝炎、肝癌（尤其是转移性肝癌），LDH 明显增高。肝细胞损伤时 LDH_5 增高明显，LDH_5 是诊断肝细胞坏死的敏感指标，肝细胞坏死时 LDH_5>LDH_4。阻塞性黄疸 LDH_4>LDH_5。

（3）其他疾病 ①恶性肿瘤：LDH 增高程度与肿瘤增长速度有一定的关系，如恶性肿瘤转移至肝脏，常伴有 LDH_4 及 LDH_5 增高。②恶性贫血：LDH 极度增高，LDH_1 增高明显，且 LDH_1>LDH_2。

◎ 要点四 甲、乙、丙型病毒性肝炎标志物检查

（一）甲型肝炎病毒标志物检测

甲型肝炎病毒（HAV）属嗜肝 RNA 病毒，存在于被感染者的肝细胞、血浆、胆汁和粪便中，通过粪-口途径传播。机体感染 HAV 后可产生抗 HAV-IgM、抗 HAV-IgA、抗 HAV-IgG 3 种抗体。抗 HAV-IgM 是 HAV 常规检查项目。

1. 参考值

（1）甲型肝炎病毒抗原检测 ELISA 法、RIA 法和 RT-PCR 法：HAVAg、HAV-RNA 阴性。

（2）甲型肝炎病毒抗体检测 ELISA 法：抗 HAV-IgM、抗 HAV-IgA、抗 HAV-IgG 均阴性。

2. 临床意义

（1）HAVAg 阳性 证实 HAV 在体内的存在，出现于感染后 10~20 天的粪便中，见于甲型肝炎。

（2）HAV-RNA 阳性 对甲型肝炎的诊断具有特异性，对早期诊断的意义更大。

（3）抗 HAV-IgM 阳性 说明机体正在感染 HAV，感染 1 周后产生，是早期诊断甲肝的特异性指标。

（4）抗 HAV-IgA 阳性 抗 HAV-IgA 为局部抗体，是机体感染 HAV 后由肠道黏膜细胞所分泌，出现在甲肝早期、急性期患者的粪便中。

（5）抗 HAV-IgG 阳性 抗 HAV-IgG 较抗 HAV-IgM 产生晚，是保护性抗体，一般在感染 HAV 3 周后出现在血清中，且持久存在，是获得免疫力的标志，提示既往感染，可作为流行病学调查的指标。

（二）乙型肝炎病毒标志物检测

乙型肝炎病毒（HBV）属嗜肝 DNA 病毒。HBV 主要通过血液途径传播，也可由性接触传播和母婴垂直传播。机体感染 HBV 后产生相应的免疫反应，形成三种不同的抗原抗体系统。

1. 参考值 ELISA 法、RIA 法：健康人检测结果均为阴性。

2. 临床意义

（1）HBsAg 阳性 是感染 HBV 的标志，见于乙型肝炎患者、HBV 携带者和与乙肝病毒感染相关的肝硬化、肝癌患者。

（2）抗-HBs 阳性 感染后 3~6 个月出现，是一种保护性抗体，见于注射过乙型肝炎疫苗、曾经感染过 HBV 和乙肝恢复期。

（3）HBeAg 阳性 是病毒复制的标志，传染性强。急性乙肝病毒感染者，如果 HBeAg 持续阳性，则有转为慢性感染的趋势。

（4）抗-HBe 阳性 表示乙肝病毒复制减少，传染性降低，但并非保护性抗体。

（5）HBcAg 阳性 HBcAg 阳性提示病人血清中有 HBV 存在，表示病毒复制活跃，传染性强。HBcAg 主要存在于受感染的肝细胞核内，HBcAg 外面被 HBsAg 包裹，故一般情况下血清

中测不到游离的HBcAg。

(6) 抗-HBc阳性　抗-HBc不是中和抗体，而是反映肝细胞受到HBV感染的可靠指标。①抗HBc-IgG：反映抗-HBc总抗体的情况。抗HBc-IgG在体内长期存在，为HBV感染的标志，包括正在感染和既往感染。②抗HBc-IgM：是机体感染HBV后在血液中最早出现的抗体，在感染急性期滴度高，抗HBc-IgM阳性是诊断急性乙型肝炎和判断病毒复制活跃的重要指标，并提示患者血液有强传染性。

(三) 丙型肝炎病毒标志物检测

丙型肝炎病毒（HCV）为RNA病毒，HCV主要通过体液传播。HCV的血清标志物为抗HCV-IgM、抗HCV-IgG、HCV-RNA。

1. 参考值　ELISA法、RIA法：抗HCV-IgM、抗HCV-IgG均为阴性。斑点杂交试验及RT-PCR法：HCV-RNA为阴性。

2. 临床意义

(1) HCV-RNA阳性　见于HCV感染，提示HCV复制活跃，传染性强。HCV-RNA阴性而抗HCV-IgG阳性，提示既往有HCV感染。

(2) 抗-HCV阳性　抗-HCV是非保护性抗体，阳性是诊断HCV感染的重要依据。①抗HCV-IgM阳性：感染后4周后即可呈阳性，持续4~48周，是诊断丙型肝炎的早期指标之一，是病毒复制指标；若6个月内未转阴则提示转为慢性丙型肝炎。②抗HCV-IgG阳性：抗HCV-IgG出现晚于抗HCV-IgM，阳性表明已有HCV感染，输血后肝炎有80%~90%的患者抗HCV-IgG阳性。

细目五　肾功能检查

◎ 要点一　肾小球功能检测

(一) 内生肌酐清除率（Ccr）测定

Ccr是指肾脏在单位时间内把若干毫升血浆中的内生肌酐全部清除出去。Ccr是测定肾小球滤过功能最常用的方法，也是反映肾小球滤过功能的主要指标。

1. 参考值　成人（体表面积以$1.73m^2$计算）80~120mL/min。

2. 临床意义

(1) 判断肾小球损害的敏感指标　当肾小球滤过率（GFR）降低至正常值50%时，Ccr测定值可低至50mL/min，但血肌酐、血尿素氮测定仍可在正常范围内，故Ccr能较早地反映GFR。

(2) 评估肾功能损害的程度　根据Ccr一般可将肾功能分为4期：①肾衰竭代偿期：Ccr 51~80mL/min。②肾衰竭失代偿期：Ccr 50~20mL/min。③肾衰竭期：Ccr 19~10mL/min。④肾衰竭终末期（尿毒症期）：Ccr<10mL/min。

(3) 指导临床用药　Ccr 30~40mL/min应限制蛋白质的摄入；Ccr<30mL/min，用噻嗪类利尿剂无效，改用袢利尿剂；Ccr≤10mL/min，袢利尿剂无效，应做透析治疗。亦用于指导由肾代谢或经肾排出药物的合理使用。

(二) 血清肌酐（Cr）测定

血中Cr浓度取决于肾小球的滤过能力，当肾实质损害，GFR降低至正常人的1/3时，血Cr浓度就会明显上升，故测定血中Cr浓度可作为GFR受损的指标。

1. 参考值　全血Cr：88~177μmol/L。血清或血浆Cr：男性53~106μmol/L，女性44~97μmol/L。

2. 临床意义

(1) 评估肾功能损害的程度　血Cr增高的程度与慢性肾衰竭呈正相关。①肾衰竭代偿期：血Cr<178μmol/L。②肾衰竭失代偿期：血Cr178~445μmol/L。③肾衰竭期：血Cr>445μmol/L。

(2) 鉴别肾前性和肾实质性少尿　①肾前性少尿：血Cr增高一般≤200μmol/L。②肾实质性少尿：血Cr增高常>200μmol/L。

(三) 血清尿素氮（BUN）测定

BUN是血中非蛋白氮类物质的主要成分，约占50%。90%的BUN经肾小球滤过随尿排出体外，当肾实质受损害时，GFR 降低，使 BUN 增高。BUN 测定能反映肾小球滤过功能，但不是敏感和特异性指标。

1. 参考值 成人 3.2~7.1mmol/L。

2. 临床意义 BUN 增高见于以下几种情况：

（1）肾前性因素 ①肾血流量减少：见于心功能不全、水肿、脱水、休克等。②蛋白质分解增加：见于急性传染病、上消化道出血、大面积烧伤、大手术后、甲状腺功能亢进症等。

（2）肾性因素 见于严重肾脏疾病引起的慢性肾衰竭，如慢性肾炎、慢性肾盂肾炎、肾结核、肾肿瘤、肾动脉硬化症等的晚期。BUN 增高的程度与尿毒症病情的严重性成正比，故 BUN 测定对尿毒症的诊断及预后估计有重要意义。

（3）肾后性因素 见于尿路结石、前列腺增生、泌尿系肿瘤等引起的尿路梗阻。

（4）BUN/Cr 的意义 同时测定血 Cr 和 BUN 的临床意义更大，正常时 BUN/Cr（单位均应为 mg/dL）为 20∶1。①肾前性少尿：BUN 上升较快，但 Cr 不相应上升，故 BUN/Cr 常>10∶1。②器质性肾衰竭：因 BUN 与 Cr 同时增高，故 BUN/Cr≤10∶1。

（四）血 β_2-微球蛋白（β_2-MG）测定

β_2-MG 主要分布在血浆、尿、脑脊液、唾液及初乳中。正常人血中 β_2-MG 浓度很低，可自由通过肾小球，然后在近端肾小管内几乎全部被重吸收。在 GFR 下降时，血中 β_2-MG 增高，故 β_2-MG 测定可反映肾小球的滤过功能。

1. 参考值 正常人血中 β_2-MG 为 1~2mg/L。

2. 临床意义

（1）血 β_2-MG 测定是反映肾小球滤过功能的敏感指标。在评估肾小球滤过功能上，血 β_2-MG 增高比血 Cr 更灵敏，在 Ccr<80mL/min 时即可出现，而此时血 Cr 浓度多无改变。若同时出现血和尿 β_2-MG 增高，但血 β_2-MG<5mg/L，则说明肾小球和肾小管功能可能均受损。

（2）任何使 β_2-MG 合成增多的疾病也可导致 β_2-MG 增高，如恶性肿瘤、IgG 肾病及各种炎症性疾病。

（3）近端肾小管功能受损时，对 β_2-MG 重吸收减少，尿液中 β_2-MG 排出量增加。

（五）肾小球滤过率（GFR）测定

1. 参考值 男性：125±15mL/min；女性：约低 10%。

2. 临床意义

（1）GFR 减低 见于各种原发性、继发性肾脏疾病。GFR 是反映肾功能最灵敏、最准确的指标。

（2）GFR 增高 常见于肢端肥大症、巨人症、糖尿病肾病早期等。

◎ **要点二 肾小管功能检测**

（一）尿 β_2-微球蛋白（β_2-MG）测定

正常人 β_2-MG 可自由经肾小球滤过入原尿，但原尿中 99.9% 的 β_2-MG 在近端肾小管内被重吸收，仅微量自尿中排出。尿 β_2-MG 测定可反映近端肾小管的重吸收功能。

1. 参考值 正常成人尿 β_2-MG<0.3mg/L。

2. 临床意义

（1）尿 β_2-MG 增高 见于肾小管-间质性疾病、药物或毒物所致的早期肾小管损伤、肾移植后急性排斥反应早期。

（2）应同时检测血和尿 β_2-MG 只有血 β_2-MG<5mg/L 时，尿 β_2-MG 增高才反映肾小管损伤。

（二）昼夜尿比密试验（莫氏试验）

莫氏试验可了解肾脏的稀释-浓缩功能，是反映远端肾小管和集合管功能状态的敏感试验。

1. 参考值 成人尿量 1000~2000mL/24h；昼尿量/夜尿量比值为（3~4）∶1；夜尿量<750mL；至少 1 次尿比密>1.018；昼尿中最高与最低尿比密差值>0.009。

2. 临床意义 莫氏试验用于诊断各种疾病对远端肾小管稀释-浓缩功能的影响。

（1）尿少、比密高 ①肾前性少尿：见于

各种原因引起的肾血容量不足。②肾性少尿：见于急性肾炎及其他影响GFR的情况。

（2）夜尿多、比密低　提示肾小管功能受损，见于慢性肾炎、间质性肾炎、高血压肾病等。由于慢性肾脏病变致肾小管稀释-浓缩功能受损，患者夜尿量增多，尿最高比密<1.018，尿最高与最低比密差<0.009。

（3）尿比密低而固定　尿比密固定在1.010~1.012，称为等渗尿，见于肾脏病变晚期，提示肾小管重吸收功能很差，浓缩稀释功能丧失。

（4）尿量明显增多（>4L/24h）而尿比密均<1.006，为尿崩症的典型表现。

◎ **要点三　血尿酸测定**

血尿酸（UA）可自由经肾小球滤过入原尿，但原尿中90%左右的UA在近端肾小管处被重吸收。血尿酸浓度受肾小球滤过功能和肾小管重吸收功能的影响。

1. 参考值　男性150~416μmol/L，女性89~357μmol/L。

2. 临床意义

（1）血UA增高　①肾小球滤过功能损伤：见于急性或慢性肾炎、肾结核等。在反映早期肾小球滤过功能损伤方面，血UA比血Cr和BUN敏感。②痛风：血UA明显增高是诊断痛风的主要依据，主要是由于嘌呤代谢紊乱而使体内UA生成异常增多所致。③恶性肿瘤、糖尿病、长期禁食等血UA也可增高。

（2）血UA减低　①各种原因所致的肾小管重吸收UA功能损害。②肝功能严重损害所致的UA生成减少。

细目六　常用生化检查

◎ **要点一　糖代谢检查**

（一）空腹血糖（FPG）测定

1. 参考值　葡萄糖氧化酶法：3.9~6.1mmol/L。

2. 临床意义　FPG>7.0mmol/L称为高糖血症；FPG>9.0mmol/L时尿糖阳性；FPG<3.9mmol/L时为血糖减低；FPG<2.8mmol/L称为低糖血症。

（1）FPG增高　生理性增高见于餐后1~2小时、高糖饮食、剧烈运动、情绪激动等。病理性增高见于：①各型糖尿病。②内分泌疾病：如甲状腺功能亢进症、肢端肥大症、巨人症、嗜铬细胞瘤、肾上腺皮质功能亢进症、胰高血糖素瘤等。③应激性因素：如颅脑外伤、急性脑血管病、中枢神经系统感染、心肌梗死、大面积烧伤等。④肝脏和胰腺疾病：如严重肝损害、坏死性胰腺炎、胰腺癌等。⑤其他：如呕吐、脱水、缺氧、麻醉等。

（2）FPG减低　生理性减低见于饥饿、长时间剧烈运动等。病理性减低见于：①胰岛素分泌过多：如胰岛β细胞增生或肿瘤、胰岛素用量过大、口服降糖药等。②对抗胰岛素的激素缺乏：如生长激素、肾上腺皮质激素、甲状腺激素缺乏等。③肝糖原储存缺乏：如重型肝炎、肝硬化、肝癌等严重肝病。④急性酒精中毒。⑤消耗性疾病：如严重营养不良、恶病质等。

（二）葡萄糖耐量试验（GTT）

GTT是检测葡萄糖代谢功能的试验，主要用于诊断症状不明显或血糖增高不明显的可疑糖尿病。现多采用WHO推荐的75g葡萄糖标准口服葡萄糖耐量试验（OGTT）。

1. OGTT的适应证

（1）无糖尿病症状，随机血糖或FPG异常。

（2）无糖尿病症状，但有糖尿病家族史。

（3）有糖尿病症状，但FPG未达到诊断标准。

（4）有一过性或持续性糖尿者。

（5）分娩巨大胎儿的妇女。

（6）原因不明的肾脏疾病或视网膜病变。

2. 参考值

（1）FPG 3.9~6.1mmol/L。

（2）服糖后0.5~1小时血糖达高峰，一般在7.8~9.0mmol/L，峰值<11.1mmol/L。

（3）服糖后2小时血糖（2h PG）<7.8mmol/L。

（4）服糖后3小时血糖恢复至空腹水平。

（5）每次尿糖均为阴性。

3. 临床意义

（1）诊断糖尿病（DM） FPG≥7.0mmol/L；OGTT2hPG≥11.1mmol/L；随机血糖≥11.1mmol/L。

（2）判断糖耐量异常（IGT） FPG<7.0mmol/L，2hPG 7.8～11.1mmol/L，且血糖到达高峰时间延长至1小时后，血糖恢复正常时间延长至2～3小时后，同时伴尿糖阳性者为糖耐量异常，其中1/3最终转为糖尿病。糖耐量异常常见于2型糖尿病、肢端肥大症、甲状腺功能亢进症等。

（3）确定空腹血糖受损（IFG） FPG6.1～6.9mmol/L，2hPG<7.8mmol/L。

（三）血清糖化血红蛋白（GHb）检测

GHb是血红蛋白A_1（HbA_1）与糖类非酶促反应的产物。GHb分为3种，其中HbA_1c（HbA_1与葡萄糖结合）含量最高，占60%～80%，是临床最常检测的部分。GHb不受血糖浓度暂时波动的影响，是糖尿病诊断和监控的重要指标。GHb对高血糖，特别是血糖和尿糖波动较大时有特殊的诊断意义。

1. 参考值 HbA_1 5%～8%，HbA_1c 4%～6%。

2. 临床意义 GHb水平取决于血糖水平、高血糖持续时间，其生成量与血糖浓度成正比，且反映的是近2～3个月的平均血糖水平。

（1）评价糖尿病的控制程度 GHb增高提示近2～3个月糖尿病控制不良，故GHb水平可作为糖尿病长期控制程度的监控指标。

（2）鉴别诊断 糖尿病性高血糖GHb增高，应激性高血糖GHb则正常。

◎ 要点二 血脂测定

血脂是血清中脂质的总称，包括总胆固醇、甘油三酯、磷脂、游离脂肪酸等。血脂检测的适应证：①早期识别动脉粥样硬化的危险性。②使用降脂药物治疗的监测。

（一）血清总胆固醇（TC）测定

1. 参考值 合适水平：<5.18mmol/L；边缘水平：5.18～6.19mmol/L；增高：≥6.22mmol/L。

2. 临床意义

（1）TC增高 ①TC增高是动脉粥样硬化的危险因素之一，常见于动脉粥样硬化所致的心、脑血管疾病。②各种高脂蛋白血症、甲状腺功能减退症、糖尿病、肾病综合征、阻塞性黄疸、类脂性肾病等。③长期高脂饮食、精神紧张、吸烟、饮酒等。

（2）TC减低 ①严重肝脏疾病，如急性重型肝炎、肝硬化等。②甲状腺功能亢进症。③严重贫血、营养不良和恶性肿瘤等。

（二）血清甘油三酯（TG）测定

1. 参考值 合适范围：<1.70mmol/L；边缘升高：1.70～2.25mmol/L；升高：≥2.26mmol/L。

2. 临床意义

（1）TG增高 ①TG增高是动脉粥样硬化的危险因素之一，常见于动脉粥样硬化症、冠心病。②原发性高脂血症、肥胖症、糖尿病、肾病综合征、甲状腺功能减退症、痛风、阻塞性黄疸和高脂饮食等。

（2）TG减低 见于甲状腺功能亢进症、肾上腺皮质功能减退症、严重肝脏疾病等。

（三）血清脂蛋白测定

1. 高密度脂蛋白（HDL）测定 临床上通过检测高密度脂蛋白-胆固醇（HDL-C）的含量来反映HDL水平。

（1）参考值 合适范围：≥1.04mmol/L；升高：≥1.55mmol/L；降低：<1.04mmol/L。

（2）临床意义 ①HDL-C增高：HDL-C水平增高有利于外周组织清除胆固醇，防止动脉粥样硬化的发生。HDL-C与TG呈负相关，也与冠心病发病呈负相关，故HDL-C水平高的个体患冠心病的危险性小。②HDL-C减低：常见于动脉粥样硬化症、心脑血管疾病、糖尿病、肾病综合征等。

2. 低密度脂蛋白（LDL）测定 临床上通过检测低密度脂蛋白-胆固醇（LDL-C）的含量来反映LDL水平。

（1）**参考值** 合适范围：<3.37mmol/L；边缘升高：3.37~4.12mmol/L；升高：≥4.14mmol/L。

（2）**临床意义** ①LDL-C增高：判断发生冠心病的危险性，LDL-C是动脉粥样硬化的危险因素之一，LDL-C水平增高与冠心病发病呈正相关；还可见于肥胖症、肾病综合征、甲状腺功能减退症、阻塞性黄疸等。②LDL-C减低：见于无β-脂蛋白血症、甲状腺功能亢进症、肝硬化和低脂饮食等。

◎ **要点三 电解质检查**

（一）血清钾测定

1. 参考值 3.5~5.3mmol/L。

2. 临床意义

（1）**增高** 血钾>5.3mmol/L称为高钾血症。高钾血症见于：①排出减少：如急性或慢性肾衰竭少尿期、肾上腺皮质功能减退症。②摄入过多：如高钾饮食、静脉输注大量钾盐、输入大量库存血液。③细胞内钾外移增多：如严重溶血、大面积烧伤、挤压综合征、组织缺氧和代谢性酸中毒等。

（2）**减低** 血钾<3.5mmol/L称为低钾血症。低钾血症见于：①摄入不足：如长期低钾饮食、禁食。②丢失过多：如频繁呕吐、腹泻、胃肠引流等；肾上腺皮质功能亢进症、原发性醛固酮增多症、肾衰竭多尿期等；长期应用排钾利尿剂。③分布异常：细胞外液稀释，如心功能不全、肾性水肿等；细胞外钾内移，如大量应用胰岛素、碱中毒等。

（二）血清钠测定

1. 参考值 137~147mmol/L。

2. 临床意义

（1）**增高** 血钠>147mmol/L称为高钠血症。高钠血症见于：①摄入过多：如输注大量高渗盐水。②水分丢失过多：如大量出汗、长期腹泻、呕吐。③尿排出减少：见于肾上腺皮质功能亢进症、醛固酮增多症患者，以及脑外伤、急性脑血管病等引起抗利尿激素分泌过多，排尿排钠减少。

（2）**减低** 血钠<137mmol/L称为低钠血症。低钠血症见于：①胃肠道失钠：如幽门梗阻、严重呕吐、腹泻、胃肠引流。②尿钠排出增多：如慢性肾衰竭多尿期、大量应用利尿剂，以及尿崩症、肾上腺皮质功能减退症等。③皮肤失钠：如大量出汗、大面积烧伤。④消耗性低钠：如肺结核、肿瘤等慢性消耗性疾病等。

（三）血清氯测定

1. 参考值 96~108mmol/L。

2. 临床意义

（1）**增高** 血氯>108mmol/L称为高氯血症。高氯血症见于：①排出减少：如急性或慢性肾衰竭少尿期、尿路梗阻。②血液浓缩：如反复腹泻、大量出汗。③吸收增加：如肾上腺皮质功能亢进症。④摄入过多：如过量输入生理盐水。

（2）**减低** 血氯<96mmol/L称为低氯血症。低氯血症见于：①丢失过多：如严重呕吐、腹泻、胃肠引流。②排出增多：如肾上腺皮质功能减退症、慢性肾衰竭、糖尿病、应用利尿剂。③呼吸性酸中毒等。

（四）血清钙测定

1. 参考值 血清总钙：2.2~2.7mmol/L；离子钙：1.10~1.34mmol/L。

2. 临床意义

（1）**增高** 血钙>2.7mmol/L称为高钙血症。高钙血症见于：①溶骨作用增强：如甲状旁腺功能亢进症、多发性骨髓瘤等。②吸收增加：如大量应用维生素D。③摄入过多：如静脉输入钙过多。

（2）**减低** 血钙<2.2mmol/L称为低钙血症。低钙血症见于：①成骨作用增强：如甲状旁腺功能减退症、恶性肿瘤骨转移等。②摄入不足：如长期低钙饮食。③吸收减少：如维生素D缺乏

症、手足搐搦症、骨质软化症、佝偻病等。④肾脏疾病：如急性或慢性肾衰竭、肾病综合征等。⑤急性坏死性胰腺炎。⑥代谢性碱中毒等。

（五）血清磷测定

1. 参考值 0.97～1.61mmol/L。

2. 临床意义

（1）血清磷增高 ①磷排出减少：如肾衰竭、甲状旁腺功能减退症时肾脏排磷减少。②吸收增加：如维生素D中毒时，小肠磷吸收增加，肾小管对磷的重吸收增加。③磷从细胞内释出：如酸中毒、急性肝坏死或白血病、淋巴瘤等化疗后。④多发性骨髓瘤及骨折愈合期等血磷升高。

（2）血清磷减低 ①摄入不足：如慢性酒精中毒、长期腹泻、长期静脉营养而未补磷等。②吸收减少和排出增加：如维生素D缺乏，肠道吸收磷减少而肾脏排磷增加。③磷丢失过多：如甲状旁腺功能亢进症时，磷从肾脏排出增多。也见于血液透析、肾小管性酸中毒及应用噻嗪类利尿剂等。

◎ **要点四 血清铁及其代谢物测定**

（一）血清铁测定

血清铁即与转铁蛋白（Tf）结合的铁，受血清中铁含量和Tf含量的影响。

1. 参考值 男性10.6～36.7μmol/L，女性7.8～32.2μmol/L，儿童9～32.2μmol/L。

2. 临床意义

（1）血清铁增高 ①铁利用障碍：如再生障碍性贫血、铁粒幼细胞性贫血、铅中毒等。②铁释放增多：如溶血性贫血、急性肝炎、慢性活动性肝炎等。③铁蛋白增多：如反复输血、白血病、含铁血黄素沉着症。④摄入过多：如铁剂治疗过量。

（2）血清铁减低 ①铁缺乏：如缺铁性贫血。②慢性失血：如月经过多、消化性溃疡、慢性炎症、恶性肿瘤。③需铁增加：如生长发育期的婴幼儿、青少年、生育期、妊娠期及哺乳期的妇女等，机体需铁量增多而摄入不足。

（二）血清转铁蛋白饱和度（Tfs）测定

血清转铁蛋白饱和度（Tfs，简称铁饱和度），可以反映达到饱和铁结合力的转铁蛋白（Tf）所结合的铁量，以血清铁占总铁结合力（TIBC）的百分率表示。

1. 参考值 33%～55%。

2. 临床意义

（1）Tfs增高 ①铁利用障碍：如再生障碍性贫血、铁粒幼细胞性贫血。②血色病：Tfs>70%为诊断血色病的可靠指标。

（2）Tfs减低 ①缺铁或缺铁性贫血：Tfs<15%并结合病史即可诊断缺铁或缺铁性贫血，其准确性仅次于铁蛋白，但较血清铁和TIBC灵敏。②慢性感染性贫血。

（三）血清铁蛋白（SF）测定

铁蛋白（SF）是铁的贮存形式，其含量变化可作为判断是否缺铁或铁负荷过量的指标。

1. 参考值 男性15～200μg/L，女性12～150μg/L。

2. 临床意义

（1）SF增高 ①体内贮存铁释放增加：如急性肝细胞损害、坏死性肝炎等。②铁蛋白合成增加：如炎症、肿瘤、甲状腺功能亢进症。③贫血：如溶血性贫血、再生障碍性贫血、恶性贫血。④铁的吸收率增加，如血色沉着症、含铁血黄素沉着症、反复输血或肌肉注射铁剂引起急性中毒症等。

（2）SF减低 ①体内贮存铁减少：如缺铁性贫血、大量失血、长期腹泻、营养不良。②铁蛋白合成减少：如维生素C缺乏等。

细目七 酶学检查

◎ **要点一 血、尿淀粉酶测定**

1. 参考值 碘-淀粉比色法：血清800～1800U/L，尿液1000～12000U/L。

2. 临床意义 淀粉酶（AMS）活性增高见

于以下几种情况：

（1）急性胰腺炎　发病后2~3小时血清AMS开始增高，12~24小时达高峰，2~5天后恢复正常。如达3500U/L应怀疑此病，超过5000U/L即有诊断价值。尿AMS于发病后12~24小时开始增高，尿中AMS活性可高于血清中的1倍以上，多数患者3~10天后恢复到正常。

（2）其他胰腺疾病　如慢性胰腺炎急性发作、胰腺囊肿、胰腺癌早期、胰腺外伤等。

（3）非胰腺疾病　急性胆囊炎、流行性腮腺炎、胃肠穿孔、胆管梗阻等。

◎ 要点二　心肌损伤常用酶检测

心肌酶包括血清肌酸激酶（CK）及其同工酶（CK-MB）、乳酸脱氢酶（LDH）及其同工酶。

（一）血清肌酸激酶（CK）测定

CK主要存在于骨骼肌、心肌，其次存在于脑、平滑肌等细胞的胞质和线粒体中。正常人血清中CK含量甚微，当上述组织受损时血液中的CK含量可明显增高。

1. **参考值**　酶偶联法（37℃）：男性38~174U/L，女性26~140U/L。

2. **临床意义**　CK活性增高见于以下几种情况：

（1）急性心肌梗死（AMI）　CK在发病后3~8小时开始增高，10~36小时达高峰，3~4天后恢复正常，是AMI早期诊断的敏感指标之一。在AMI病程中，如CK再次升高，提示心肌再次梗死。

（2）心肌炎和肌肉疾病　病毒性心肌炎时CK明显增高。各种肌肉疾病，如进行性肌营养不良、多发性肌炎、骨骼肌损伤、重症肌无力时CK明显增高。

（二）血清肌酸激酶同工酶测定

CK有3种同工酶，其中CK-MB主要存在于心肌，CK-MM主要存在于骨骼肌和心肌，CK-BB主要存在于脑、前列腺、肺、肠组织中。正常人血清中以CK-MM为主，CK-MB少量，CK-BB极少。CK-MB对AMI的诊断具有重要意义。

1. **参考值**　CK-MM：94%~96%。CK-MB：<5%。CK-BB极少。

2. **临床意义**　CK-MB增高见于以下几种情况：

（1）AMI　CK-MB对AMI早期诊断的灵敏度明显高于CK，且具有高度的特异性，阳性检出率达100%。CK-MB一般在AMI发病后3~8小时增高，9~30小时达高峰，2~3天恢复正常，因此对诊断发病较长时间的AMI有困难。

（2）其他心肌损伤　如心肌炎、心脏手术、心包炎、慢性心房颤动等CK-MB也可增高。

（三）乳酸脱氢酶（LDH）及其同工酶

乳酸脱氢酶（LDH）及其同工酶的详细内容见肝脏病实验室检查部分。

◎ 要点三　心肌蛋白检测

（一）心肌肌钙蛋白T（cTnT）测定

1. **参考值**　0.02~0.13μg/L；0.2μg/L为诊断临界值；>0.5μg/L可诊断AMI。

2. **临床意义**

（1）诊断AMI　cTnT是诊断AMI的确定性标志物。AMI发病后3~6小时开始增高，10~24小时达高峰，10~15天恢复正常。对诊断AMI的特异性优于CK-MB和LDH；对亚急性及非Q波性心肌梗死或CK-MB无法诊断的心肌梗死患者更有诊断价值。

（2）判断微小心肌损伤　用于判断不稳定型心绞痛是否发生了微小心肌损伤，这种心肌损伤只有检测cTnT才能确诊。

（3）其他　对判断AMI后溶栓治疗是否出现再灌注，以及预测血液透析病人心血管事件的发生都有重要价值。

（二）心肌肌钙蛋白I（cTnI）测定

1. **参考值**　<0.2μg/L；1.5μg/L为诊断临界值。

2. **临床意义**

（1）诊断AMI。

(2) 用于判断是否有微小心肌损伤,如不稳定型心绞痛、急性心肌炎。

◎ 要点四 脑钠肽测定

脑钠肽(BNP)主要由心肌细胞分泌的利尿钠肽家族的成员,又称 B 型利钠肽,具有排钠、排尿,舒张血管作用。心功能障碍能够极大地激活利钠肽系统,心室负荷增加导致 BNP 释放,形成 BNP 前体(pro-BNP),再裂解为无活性的、半衰期为 60~120 分钟的氨基末端 BNP 前体(NT-pro-BNP)和有活性的、半衰期仅为 20 分钟的 BNP 释放入血。BNP 的释放与心衰程度密切相关。

1. **参考值** BNP 1.5~9.0pmol/L,判断值 > 22pmol/L(100ng/L);NT-pro-BNP <125pg/ml。

2. **临床意义**

(1) 心衰的诊断、监测和预后评估 BNP 升高对心衰具有极高的诊断价值。临床上,NT-pro-BNP>2000pg/ml,可以确定心衰。治疗有效时,BNP 水平可明显下降。若 BNP 水平持续升高或不降,提示心衰未得到纠正或进一步加重。

(2) 鉴别呼吸困难 通过测定 BNP 水平可以准确筛选出非心衰患者(如肺源性)引起的呼吸困难,BNP 在心源性呼吸困难升高,肺源性呼吸困难不升高。

(3) 指导心力衰竭的治疗 BNP 对心室容量敏感,半衰期短,可以用于指导利尿剂及血管扩张剂的临床应用;还可以用于心脏手术患者的术前、术后心功能的评价,帮助临床选择最佳手术时机。

细目八 免疫学检查

◎ 要点一 血清免疫球蛋白及补体测定

(一)血清免疫球蛋白测定

免疫球蛋白(Ig)是一组具有抗体活性的蛋白质,有抗病毒、抗菌、溶菌、抗毒素、抗寄生虫感染以及其他免疫作用。血清中的 Ig 分为五类:IgG、IgA、IgM、IgD 和 IgE。

1. **参考值** 成人血清 IgG 7.0~16.0g/L;IgA 0.7~5.0g/L;IgM 0.4~2.8g/L;IgD 0.6~2mg/L;IgE 0.1~0.9mg/L。

2. **临床意义**

(1) 单克隆增高 表现为 5 种 Ig 中仅有某一种增高。见于以下几种情况:①原发性巨球蛋白血症:IgM 单独明显增高。②多发性骨髓瘤:可分别见到 IgG、IgA、IgD、IgE 增高,并以此分型。③各种过敏性疾病:如支气管哮喘、过敏性鼻炎、寄生虫感染时 IgE 增高。

(2) 多克隆增高 表现为 IgG、IgA、IgM 均增高。见于各种慢性炎症、慢性肝病、肝癌、淋巴瘤及系统性红斑狼疮、类风湿关节炎等自身免疫性疾病。

(3) Ig 减低 见于各类先天性和获得性体液免疫缺陷、联合免疫缺陷以及长期使用免疫抑制剂的患者,血清中 5 种 Ig 均有降低。

(二)血清补体测定

补体是血清中一组具有酶活性的糖蛋白。补体参与机体的抗感染及免疫调节,也参与破坏自身组织或细胞的免疫损伤。

1. **总补体溶血活性(CH_{50})测定**

(1) 参考值 试管法 50~100kU/L。

(2) 临床意义 ①增高:见于各种急性炎症、组织损伤和某些恶性肿瘤。②减低:见于各种免疫复合物性疾病,如肾小球肾炎;自身免疫性疾病,如系统性红斑狼疮、类风湿关节炎、强直性脊柱炎以及同种异体移植排斥反应、血清病等;补体大量丢失,如外伤、手术、大失血;补体合成不足,如慢性肝炎、肝硬化等。

2. **补体 C_3 测定**

(1) 参考值 单向免疫扩散法 0.85~1.7g/L。

(2) 临床意义 ①增高:见于急性炎症、传染病早期、某些恶性肿瘤及排斥反应等。②减低:见于大部分急性肾炎、狼疮性肾炎、系统性红斑狼疮、类风湿关节炎等。

要点二　感染免疫检测

（一）抗链球菌溶血素"O"（ASO）测定

1. **参考值**　乳胶凝集法（LAT）：<500U。
2. **临床意义**　ASO增高见于以下几种情况：

（1）活动性风湿热、风湿性关节炎、链球菌感染后急性肾小球肾炎、急性上呼吸道感染、皮肤或软组织感染等。

（2）曾有溶血性链球菌感染　在感染溶血性链球菌1周后ASO开始升高，4~6周达高峰，可持续数月甚至数年。所以，ASO升高不一定是近期感染链球菌的证据。若动态升高，且C反应蛋白阳性、血沉增快，有利于风湿热的诊断。

（二）肥达反应

肥达反应是检测血清中有无伤寒、副伤寒沙门菌抗体的一种凝集试验。

1. **参考值**　直接凝集法：伤寒"O"<1:80，"H"<1:160；副伤寒甲、乙、丙均<1:80。
2. **临床意义**

（1）血清抗体效价"O">1:80、"H">1:160，考虑伤寒；血清抗体效价"O">1:80，副伤寒甲>1:80，考虑诊断副伤寒甲；血清抗体效价"O">1:80，副伤寒乙>1:80，考虑诊断副伤寒乙；血清抗体效价"O">1:80，副伤寒丙>1:80，考虑诊断副伤寒丙。

（2）"O"不高、"H"增高　可能曾接种过伤寒疫苗或既往感染过。

（3）"O"增高、"H"不高　可能为感染早期或其他沙门菌感染。

要点三　肿瘤标志物检测

（一）血清甲胎蛋白（AFP）测定

AFP是人胎儿时期肝脏合成的一种特殊的糖蛋白，出生后1个月降至正常成人水平。在肝细胞或生殖腺胚胎组织恶变时，血中AFP含量明显升高，因此AFP测定常用于肝细胞癌及滋养细胞癌的诊断。

1. **参考值**　放射免疫法（RIA）、化学发光免疫测定（CLIA）、酶联免疫吸附试验（ELISA）：血清<25μg/L。
2. **临床意义**

（1）原发性肝癌　AFP是目前诊断原发性肝细胞癌最特异的标志物，血清中AFP>300μg/L可作为诊断阈值。

（2）病毒性肝炎、肝硬化　AFP可有不同程度的增高，但常<300μg/L。

（3）生殖腺胚胎肿瘤、胎儿神经管畸形AFP可增高。

（二）癌胚抗原（CEA）测定

CEA是一种富含多糖的蛋白复合物，胚胎期主要存在于胎儿的消化管、胰腺及肝脏，出生后含量极低。CEA测定有助于肿瘤的诊断及判断预后。

1. **参考值**　RIA、CLIA、ELISA：血清<5μg/L。
2. **临床意义**

（1）用于消化器官癌症的诊断　CEA增高见于结肠癌、胃癌、胰腺癌等，但无特异性。

（2）鉴别原发性和转移性肝癌　原发性肝癌CEA增高者不超过9%，而转移性肝癌CEA阳性率高达90%，且绝对值明显增高。

（3）其他　肺癌、乳腺癌、膀胱癌、尿道癌、前列腺癌等CEA也可增高。

（三）血清癌抗原125（CA125）测定

CA125为一种糖蛋白性肿瘤相关抗原，存在于上皮性卵巢癌组织及患者的血清中。CA125有助于卵巢癌的诊断及疗效观察。

1. **参考值**　RIA、ELISA：男性及50岁以上女性<2.5万U/L；20~40岁女性<4.0万U/L。
2. **临床意义**

（1）卵巢癌　其对卵巢癌诊断有较大的临床价值，卵巢癌患者血清CA125明显增高。手术和化疗有效者，CA125水平很快下降；若有复发时，CA125增高先于临床症状出现之前，故CA125是观察疗效、判断有无复发的良好指标。

（2）其他癌症　如宫颈癌、乳腺癌、胰腺

癌、肝癌、胃癌、结肠癌、肺癌等，也有一定的阳性率。

（四）血清前列腺特异抗原（PSA）测定

PSA 是一种由前列腺上皮细胞分泌的单链糖蛋白，正常人血清中 PSA 含量极微。前列腺癌时血清 PSA 水平明显增高，临床上已广泛用于前列腺癌的辅助诊断。

1. **参考值** RIA、CLIA：血清<4.0μg/L。

2. **临床意义**

（1）前列腺癌 前列腺癌患者血清 PSA 明显增高，是前列腺癌诊断最有价值的肿瘤标志物。PSA 测定也是监测前列腺癌病情变化和疗效的重要指标。

（2）其他恶性肿瘤 如肾癌、膀胱癌、肾上腺癌、乳腺癌等，PSA 也可有不同程度的阳性率。

（五）糖链抗原 19-9（CA19-9）测定

CA19-9 又称为胃肠癌相关抗原（GICA），是一种糖蛋白，正常人唾液腺、前列腺、胰腺、乳腺、胃、胆管、胆囊的上皮细胞存在微量 CA19-9。检测血清 CA19-9 可作为胰腺癌、胆囊癌等恶性肿瘤的辅助诊断指标，对监测病情变化和复发有较大的价值。

1. **参考值** RIA、CLIA、ELISA：血清<3.7 万 U/L。

2. **临床意义**

（1）胰腺癌、胆囊癌、胆管癌等血清 CA19-9 水平明显增高，尤其是诊断胰腺癌的敏感性和特异性较高，是重要的辅助诊断指标。

（2）胃癌、结肠癌、肝癌等也有一定的阳性率。

◎ 要点四 自身抗体检查

（一）类风湿因子（RF）测定

RF 是变性 IgG 刺激机体产生的一种自身抗体，主要存在于类风湿关节炎患者的血清和关节液内。

1. **参考值** 乳胶凝集法：阴性，血清稀释度<1：10。

2. **临床意义**

（1）类风湿关节炎 未经治疗的类风湿关节炎患者，RF 阳性率80%，且滴度>1：160。临床上动态观察滴定度变化，可作为病变活动及药物治疗后疗效的评价。

（2）其他自身免疫性疾病 如多发性肌炎、硬皮病、干燥综合征、系统性红斑狼疮等，RF 也可呈阳性。

（3）某些感染性疾病 如传染性单核细胞增多症、结核病、感染性心内膜炎等，RF 也可呈阳性。

（二）抗核抗体（ANA）测定

ANA 是血清中存在的一组抗多种细胞核成分的自身抗体的总称，无器官和种族特异性。

1. **参考值** 免疫荧光测定（IFA）：阴性；血清滴度<1：40。

2. **临床意义**

（1）ANA 阳性 ①多见于未经治疗的系统性红斑狼疮（SLE），阳性率可达95%以上，但特异性较差。②药物性狼疮、混合性结缔组织病、原发性胆汁性肝硬化、全身性硬皮病、多发性肌炎等患者的阳性率也较高。③其他自身免疫性疾病：如类风湿关节炎、桥本甲状腺炎等也可呈阳性。

（2）荧光类型 根据细胞核染色后的荧光类型，ANA 可分为均质型、边缘型、颗粒型、核仁型 4 种。

（三）抗 Sm 抗体、抗 SSA 抗体测定

抗可提取性核抗原多肽（ENA）抗体是针对细胞核中可提取性核抗原的自身抗体，包括抗核糖核蛋白抗体、抗酸性核蛋白（Sm）抗体、抗SSA抗体等。对这些自身抗体的检测，可用于自身免疫性疾病的诊断和鉴别诊断。

1. **参考值** 免疫印迹试验（IBT）：阴性。

2. **临床意义**

（1）抗 Sm 抗体阳性 抗 Sm 抗体为 SLE 所

特有，疾病特异性达99%，但敏感性低。

(2) 抗SSA抗体阳性　干燥综合征中阳性率最高，敏感性达96%；在亚急性皮肤性狼疮、新生儿狼疮等疾病中也有很高的阳性率；还可见于类风湿关节炎、SLE等。

(四) 抗双链DNA (dsDNA) 抗体测定

抗dsDNA抗体的靶抗原是细胞核中DNA的双股螺旋结构。测定抗dsDNA抗体对SLE的诊断有重要意义。

1. 参考值　间接免疫荧光法：阴性。

2. 临床意义　抗dsDNA抗体阳性见于SLE活动期，阳性率达70%~90%，特异性达95%。类风湿关节炎、慢性肝炎、干燥综合征等也可呈阳性。

细目九　尿液检查

◎ 要点一　一般性状检查

1. 尿量　正常成人尿量为1000~2000mL/24h。

(1) 多尿　尿量>2500mL/24h。病理性多尿见于糖尿病、尿崩症、有浓缩功能障碍的肾脏疾病（如慢性肾炎、慢性肾盂肾炎等）及精神性多尿等。

(2) 少尿或无尿　尿量<400mL/24h或<17mL/h为少尿；尿量<100mL/24h为无尿。见于以下几种情况：①肾前性少尿：休克、脱水、心功能不全等所致的肾血流量减少。②肾性少尿：急性肾炎、慢性肾炎急性发作、急性肾衰竭少尿期、慢性肾衰竭终末期等。③肾后性少尿：尿道结石、狭窄、肿瘤等引起的尿道梗阻。

2. 颜色　正常新鲜的尿液清澈透明，呈黄色或淡黄色。

(1) 血尿　每升尿液中含血量>1mL，即可出现淡红色，称为肉眼血尿。血尿见于泌尿系统炎症、结石、肿瘤、结核等；也可见于血液系统疾病，如血小板减少症、血友病等。

(2) 血红蛋白尿　呈浓茶色或酱油色，镜检无红细胞，但隐血试验为阳性。见于蚕豆病、阵发性睡眠性血红蛋白尿、恶性疟疾和血型不合的输血反应等。

(3) 胆红素尿　见于肝细胞性黄疸和阻塞性黄疸。

(4) 乳糜尿　见于丝虫病。

(5) 脓尿和菌尿　见于泌尿系统感染，如肾盂肾炎、膀胱炎等。

3. 气味　正常尿液的气味来自尿中挥发酸的酸性物质，久置后可出现氨味。排出的新鲜尿液即有氨味，提示慢性膀胱炎及尿潴留。糖尿病酮症酸中毒时尿呈烂苹果味。有机磷中毒时尿带蒜臭味。

4. 比重　正常人在普通膳食的情况下，尿比重为1.015~1.025。

(1) 增高　见于急性肾炎、糖尿病、肾病综合征及肾前性少尿等。

(2) 减低　见于慢性肾炎、慢性肾衰竭、尿崩症等。

◎ 要点二　化学检查

1. 尿蛋白　健康成人经尿排出的蛋白质总量为0~80mg/24h。尿蛋白定性试验阳性或定量试验>150mg/24h称为蛋白尿。

(1) 生理性蛋白尿　见于剧烈运动、寒冷、精神紧张等，为暂时性，尿中蛋白含量少。

(2) 病理性蛋白尿　①肾小球性蛋白尿：见于肾小球肾炎、肾病综合征等。②肾小管性蛋白尿：见于肾盂肾炎、间质性肾炎等。③混合性蛋白尿：见于肾小球肾炎或肾盂肾炎后期、糖尿病、系统性红斑狼疮等。④溢出性蛋白尿：见于多发性骨髓瘤、巨球蛋白血症、严重骨骼肌创伤、急性血管内溶血等。⑤组织性蛋白尿：肾组织破坏或肾小管分泌蛋白增多所致的蛋白尿，多为低分子量蛋白尿，肾脏炎症、中毒时排出量增多。

2. 尿糖　正常人尿内可有微量葡萄糖，定性试验为阴性；定量为0.56~5.0mmol/24h尿。当血糖增高超过肾糖阈值8.89mmol/L或血糖正常而肾糖阈值降低时，则定性检测尿糖呈阳性，称为糖尿。

(1) 暂时性糖尿　见于强烈精神刺激、全身麻醉、颅脑外伤、急性脑血管病等，可出现暂时性高血糖和糖尿（应激性糖尿）。

(2) 血糖增高性糖尿　糖尿病最常见；还可见于其他使血糖增高的内分泌疾病，如甲状腺功能亢进症、库欣综合征、嗜铬细胞瘤等。

(3) 血糖正常性糖尿　又称肾性糖尿，见于慢性肾炎、肾病综合征、间质性肾炎、家族性糖尿等。

3. **尿酮体**　正常人定性检查尿酮体为阴性。尿酮体阳性见于糖尿病酮症酸中毒、妊娠剧吐、重症不能进食等脂肪分解增强的疾病。

要点三　显微镜检查

(一) 细胞

1. 红细胞

(1) 参考值　玻片法 0~3/HP（高倍视野），定量检查 0~5/μL。

(2) 临床意义　尿沉渣镜检红细胞>3/HP，称镜下血尿。见于急性肾炎、急进性肾炎、慢性肾炎、急性膀胱炎、肾结核、肾盂肾炎、肾结石、泌尿系肿瘤等。

2. 白细胞和脓细胞

(1) 参考值　玻片法 0~5/HP，定量检查 0~10/μL。

(2) 临床意义　尿沉渣镜检白细胞或脓细胞>5/HP，称镜下脓尿。多为泌尿系统感染，见于肾盂肾炎、膀胱炎、尿道炎及肾结核等。

3. 上皮细胞

(1) 扁平上皮细胞　成年女性尿中多见，临床意义不大。尿中大量出现或片状脱落且伴有白细胞、脓细胞，见于尿道炎。

(2) 大圆上皮细胞　偶见于正常人尿内，大量出现见于膀胱炎。

(3) 尾形上皮细胞　见于肾盂肾炎、输尿管炎。

(4) 小圆上皮细胞（肾小管上皮细胞）　提示肾小管病变，常见于急性肾炎，成堆出现表示有肾小管坏死，也可见于肾移植术后急性排斥反应。

(二) 管型

1. **透明管型**　偶见于健康人；少量出现见于剧烈运动、高热等；明显增多提示肾实质病变，如肾病综合征、慢性肾炎等。

2. **细胞管型**

(1) 红细胞管型　见于急性肾炎、慢性肾炎急性发作、狼疮性肾炎、肾移植术后急性排斥反应等。

(2) 白细胞管型　提示肾实质感染性疾病，见于肾盂肾炎、间质性肾炎。

(3) 肾小管上皮细胞管型　提示肾小管病变，见于急性肾小管坏死、慢性肾炎晚期、肾病综合征等。

3. **颗粒管型**

(1) 粗颗粒管型　见于慢性肾炎、肾盂肾炎、药物毒性所致的肾小管损害。

(2) 细颗粒管型　见于慢性肾炎、急性肾炎后期。

4. **蜡样管型**　提示肾小管病变严重，预后不良。见于慢性肾炎晚期、慢性肾衰竭、肾淀粉样变性。

5. **脂肪管型**　见于肾病综合征、慢性肾炎急性发作、中毒性肾病。

6. **肾衰竭管型**　常出现于慢性肾衰竭少尿期，提示预后不良；急性肾衰竭多尿早期也可出现。

(三) 菌落计数

无菌操作取清洁中段尿，做尿液直接涂片镜检或细菌定量培养是尿液中病原体的主要检测手段。尿细菌定量培养，尿菌落计数≥10^5/mL 为尿菌阳性，提示尿路感染；菌落计数<10^4/mL 为污染（称假阳性）；菌落计数在 10^4~10^5/mL 者不能排除感染，应复查或结合临床判断。

要点四　尿沉渣计数

尿沉渣计数，指 1 小时尿细胞计数。

1. **参考值**　红细胞：男性<$3×10^4$/h，女性<$4×10^4$/h。白细胞：男性<$7×10^4$/h，女性<$14×10^4$/h。

2. **临床意义**　白细胞数增多见于泌尿系感

染，如肾盂肾炎及急性膀胱炎；红细胞数增多见于急、慢性肾炎。

细目十 粪便检查

◎ 要点一 粪便标本采集

1. 粪便标本应新鲜，盛器要洁净干燥，不可混入尿液、消毒液或其他杂物。
2. 一般检查留取指头大小的粪便即可，如孵化血吸虫毛蚴最好留取全份粪便。采集标本应选取黏液、脓血部位。
3. 检查痢疾中的阿米巴滋养体时，应于排便后立即取材送检，寒冷季节标本注意保温。
4. 对某些寄生虫及虫卵的初筛检测，应三送三检，以提高检出率。检查蛲虫卵需用透明胶纸拭子，于清晨排便前自肛周皱襞处拭取标本镜检。
5. 无粪便而又必须检查时，可经肛门指诊或采便管获取粪便。

◎ 要点二 一般性状检查

1. **量** 正常成人每日排便1次，约100~300g。胃肠、胰腺病变或其功能紊乱时，粪便次数及粪量可增多或减少。
2. **颜色及性状** 正常成人的粪便为黄褐色圆柱状软便，婴儿粪便呈金黄色。
   (1) 水样或粥样稀便 见于各种感染性或非感染性腹泻，如急性胃肠炎、甲状腺功能亢进症等。
   (2) 米泔样便 见于霍乱。
   (3) 黏液脓样或脓血便 见于痢疾、溃疡性结肠炎、直肠癌等。阿米巴痢疾时，以血为主，呈暗红色果酱样；细菌性痢疾则以黏液脓样或脓血便为主。
   (4) 冻状便 见于肠易激综合征、慢性菌痢。
   (5) 鲜血便 多见于肠道下段出血，如痔疮、肛裂、直肠癌等。
   (6) 柏油样便 见于各种原因引起的上消化道出血。
   (7) 灰白色便 见于阻塞性黄疸。
   (8) 细条状便 多见于直肠癌。
   (9) 绿色粪便 提示消化不良。
   (10) 羊粪样便 多见于老年人及经产妇排便无力者。
3. **气味**
   (1) 恶臭味 见于慢性肠炎、胰腺疾病、结肠或直肠癌溃烂。
   (2) 腥臭味 见于阿米巴痢疾。
   (3) 酸臭味 见于脂肪和碳水化合物消化或吸收不良。

◎ 要点三 显微镜检查

1. **细胞**
   (1) 红细胞 见于下消化道出血、痢疾、溃疡性结肠炎、结肠或直肠癌、痔疮、直肠息肉等。
   (2) 白细胞 正常粪便中不见或偶见，大量出现见于细菌性痢疾、溃疡性结肠炎。
   (3) 巨噬细胞 见于细菌性痢疾、溃疡性结肠炎。
2. **寄生虫** 肠道有寄生虫时可在粪便中找到相应的病原体，如虫体或虫卵、原虫滋养体及其包囊。

◎ 要点四 化学检查

1. **隐血试验** 正常为阴性。阳性见于消化性溃疡活动期、胃癌、钩虫病、消化道炎症、出血性疾病等。消化道癌症呈持续阳性，消化性溃疡呈间断阳性。
2. **胆色素检查**
   (1) 粪胆红素检查 正常粪便中无胆红素。乳幼儿或成人于应用大量抗生素后，胆红素定性试验阳性。
   (2) 粪胆原及粪胆素检查 正常粪便中可有粪胆原及粪胆素。阻塞性黄疸时含量明显减少或缺如，粪便呈淡黄色或灰白色；溶血性黄疸时含量增多，粪色加深。

要点五 细菌学检查

肠道致病菌的检测主要通过粪便直接涂片镜检和细菌培养,用于菌痢、霍乱等的诊断。

细目十一 痰液检查

要点一 痰液标本的收集方法

1. 留痰前应先漱口,用力咳出气管深处的痰液,以清晨第一口痰为宜,注意避免混入唾液和鼻咽分泌物。

2. 做细菌培养时,需用无菌容器留取并及时送检。

3. 做浓集结核菌检查时,需留 24 小时痰液送检。

4. 做痰液脱落细胞学检查时,最好收集上午 9~10 点的痰液立即送检。

5. 做细菌培养或脱落细胞学检查时,一般连续检查 3 次,必要时可以重复进行。

要点二 一般性状检查

1. **痰量** 正常人无痰或仅有少量无色黏液样痰。痰量增多见于肺脓肿、慢性支气管炎、支气管扩张症、肺结核等。

2. **颜色**
(1) 黄色痰 见于呼吸道化脓性感染。
(2) 黄绿色痰 见于绿脓杆菌感染、干酪性肺炎。
(3) 红色痰 见于肺癌、肺结核、支气管扩张症。
(4) 粉红色泡沫样痰 见于急性肺水肿。
(5) 铁锈色痰 见于肺炎链球菌肺炎。
(6) 咖啡色痰 见于阿米巴肺脓肿。

3. **性状**
(1) 黏液性痰 见于支气管炎、肺炎早期及支气管哮喘等。
(2) 浆液性痰 见于肺水肿、肺淤血。
(3) 脓性痰 见于支气管扩张症、肺脓肿。
(4) 血性痰 见于肺结核、支气管扩张症、肺癌等。

4. **气味**
(1) 血腥味 血性痰带有血腥气味,见于肺结核、肺癌等。
(2) 恶臭味 见于晚期肺癌、支气管扩张症、肺脓肿等,往往有厌氧菌感染。

要点三 显微镜检查

1. **直接涂片检查** 正常人痰液内可有少量白细胞及上皮细胞。
(1) 白细胞 中性粒细胞(或脓细胞)增多,见于呼吸道感染;嗜酸性粒细胞增多,见于支气管哮喘、过敏性支气管炎、肺吸虫病等;淋巴细胞增多,见于肺结核。
(2) 红细胞 呼吸道疾病及出血性疾病,痰中可见大量红细胞。
(3) 上皮细胞 鳞状上皮细胞增多,见于急性喉炎和咽炎;柱状上皮细胞增多,见于支气管炎、支气管哮喘等。

2. **染色涂片检查** 主要用于检查癌细胞和细菌。

要点四 病原体检查

疑为呼吸道感染性疾病时,可分别做细菌、真菌、支原体等培养。

细目十二 浆膜腔穿刺液检查

要点一 浆膜腔积液分类及常见原因

浆膜腔包括胸腔、腹腔和心包腔。根据浆膜腔积液的形成原因及性质不同,可分为漏出液和渗出液。

1. **漏出液** 漏出液为非炎症性积液。形成的原因主要有:①血浆胶体渗透压降低:如肝硬化、肾病综合征、重度营养不良等。②毛细血管内压力增高:如慢性心力衰竭、静脉栓塞等。③淋巴管阻塞:常见于肿瘤压迫或丝虫病引起的淋巴回流受阻。

2. **渗出液** 渗出液为炎性积液。形成的主要原因有：①感染性：如胸膜炎、腹膜炎、心包炎等。②化学因素：如血液、胆汁、胃液、胰液等化学性刺激。③恶性肿瘤。④风湿性疾病及外伤等。

要点二 渗出液与漏出液的鉴别要点

渗出液与漏出液的鉴别见下表。

渗出液与漏出液的鉴别

	漏出液	渗出液
原因	非炎症所致	炎症、肿瘤、物理或化学性刺激
外观	淡黄，浆液性	不定，可为黄色、脓性、血性、乳糜性等
透明度	透明或微混	多混浊
比重	<1.015	>1.018
凝固	不自凝	能自凝
黏蛋白定性（Rivalta试验）	阴性	阳性
蛋白质定量	<25g/L	>30g/L
葡萄糖定量	与血糖相近	常低于血糖水平
细胞计数	常<100×10^6/L	常>500×10^6/L
细胞分类	以淋巴细胞为主	根据不同的病因，分别以中性粒细胞或淋巴细胞为主，恶性肿瘤患者可找到癌细胞
细菌学检查	阴性	可找到病原菌
乳酸脱氢酶	<200U/L	>200U/L

细目十三 脑脊液检查

要点一 脑脊液检查的适应证、禁忌证

1. 适应证

（1）有脑膜刺激症状需明确诊断者。

（2）疑有颅内出血。

（3）疑有中枢神经系统恶性肿瘤。

（4）有剧烈头痛、昏迷、抽搐及瘫痪等表现而原因未明者。

（5）中枢神经系统手术前的常规检查。

2. 禁忌证

（1）颅内压明显增高或伴显著视乳头水肿者。

（2）有脑疝先兆者。

（3）处于休克、衰竭或濒危状态者。

（4）局部皮肤有炎症者。

（5）颅后窝有占位性病变者。

要点二 常见中枢神经系统疾病的脑脊液特点

常见中枢神经系统疾病的脑脊液特点见下表。

常见中枢神经系统疾病的脑脊液特点

	压力（mmH$_2$O）	外观	细胞数（×10^6/L）及分类	蛋白质定性	蛋白质定量（g/L）	葡萄糖（mmol/L）	氯化物（mmol/L）	细菌
正常	侧卧位80~180	无色透明	0~8，多为淋巴细胞	(-)	0.15~0.45	2.5~4.5	120~130	无
化脓性脑膜炎	↑↑↑	混浊脓性，可有脓块	显著增加，以中性粒细胞为主	+++以上	↑↑	↓↓	↓	有致病菌

续表

	压力 （mmH$_2$O）	外观	细胞数 （×10^6/L） 及分类	蛋白质 定性	蛋白质 定量（g/L）	葡萄糖 （mmol/L）	氯化物 （mmol/L）	细菌
结核性脑膜炎	↑↑	微浊，毛玻璃样，静置后有薄膜形成	增加，以淋巴细胞为主	++	↑↑	↓↓	↓↓↓	抗酸染色可找到结核杆菌
病毒性脑膜炎	↑	清澈或微浊	增加，以淋巴细胞为主	+	↑	正常	正常	无
蛛网膜下腔出血	↑	血性为主	增加，以红细胞为主	+~++	↑	正常	正常	无
脑脓肿（未破裂）	↑↑	无色或黄色微浊	稍增加，以淋巴细胞为主	+	↑	正常	正常	有或无
脑肿瘤	↑↑	黄色或无色	正常或稍增加，以淋巴细胞为主	±~+	↑	正常	正常	无

第五单元 心电图诊断

细目一 心电图基本知识

◎ 要点一 常用心电图导联

（一）肢体导联

包括标准肢体导联Ⅰ、Ⅱ、Ⅲ及加压肢体导联。标准肢体导联为双极肢体导联，反映两个肢体之间的电位差。加压肢体导联为单极导联，基本上代表检测部位的电位变化。

1. 标准肢体导联 Ⅰ导联：正极接左上肢，负极接右上肢。Ⅱ导联：正极接左下肢，负极接右上肢。Ⅲ导联：正极接左下肢，负极接左上肢。

2. 加压肢体导联

（1）加压右上肢导联（aVR） 探查电极置于右上肢并与心电图机正极相连，左上、下肢连接构成无关电极并与心电图机负极相连。

（2）加压左上肢导联（aVL） 探查电极置于左上肢并与心电图机正极相连，右上肢与左下肢连接构成无关电极并与心电图机负极相连。

（3）加压左下肢导联（aVF） 探查电极置于左下肢并与心电图机正极相连，左、右上肢连接构成无关电极并与心电图机负极相连。

（二）胸导联

胸导联属单极导联，包括 V$_1$~V$_6$ 导联。将负极与中心电端连接，正极与放置在胸壁一定位置的探查电极相连。

V$_1$：胸骨右缘第 4 肋间。

V$_2$：胸骨左缘第 4 肋间。

V$_3$：V$_2$ 与 V$_4$ 两点连线的中点。

V$_4$：左锁骨中线与第 5 肋间相交处。

V$_5$：左腋前线 V$_4$ 水平处。

V$_6$：左腋中线 V$_4$ 水平处。

临床上为诊断后壁心肌梗死，需加做 V$_7$~V$_9$ 导联；诊断右心病变，需加做 V$_3$R~V$_6$R 导联。

◎ 要点二 心电图各波段的意义

每个心动周期在心电图上可表现为四个波（P波、QRS波群、T波和U波）、三个段（PR段、ST段和TP段）、两个间期（PR间期和QT间期）和一个J点（即QRS波群终末与ST段起始的交接点）。

P波：为心房除极波，反映左、右心房除极过程中的电位和时间变化。

PR段：是电激动过程在房室交界区以及希氏束、室内传导系统所产生的微弱电位变化，一般呈零电位，显示为等电位线（基线）。

PR间期：自P波的起点至QRS波群的起点，反映激动从窦房结发出后经心房、房室交界、房室束、束支及普肯耶纤维网传到心室肌所需要的时间。

QRS波群：为左、右心室除极的波，反映左、右心室除极过程中的电位和时间变化。

ST段：从QRS波群终点至T波起点的一段平线，反映心室早期缓慢复极的电位和时间变化。

T波：为心室复极波，反映心室晚期快速复极的电位和时间变化。

QT间期：从QRS波群的起点至T波终点，代表左、右心室除极与复极全过程的时间。

U波：为T波后的一个小波，产生机制未明。

细目二 心电图测量，正常心电图及临床意义

◎ 要点一 心率计算及各波段测量

1. 心率计算 心率（次/分钟）= 60/RR（或PP）间期的秒数（s）。心律不齐者，取5～10个RR或PP间距的平均值，然后算出心率。

2. 心电图各波段测量

（1）测量时间 一般规定，测量各波时距应自波形起点的内缘测至波形终点的内缘。

（2）测量振幅（电压） 测量正向波形的高度，以基线上缘至波形顶点之间的垂直距离为准；测量负向波形的深度，以基线的下缘至波形底端的垂直距离为准。

（3）测量R峰时间 从QRS波群起点量到R波顶点与等电位线的垂直线之间的距离。有切迹或R′波，则以切迹第二峰或R′波顶点为准。一般只测V_1和V_5。

（4）测量间期 ①PR间期：应选择有明显P波和Q波的导联（一般多选Ⅱ导联），自P波的起点量至QRS波群起点。②QT间期：选择T波比较清晰的导联，测量QRS波起点到T波终点的间距。

（5）ST段移位的测量 ST段是否移位，一般应与TP段相比较；如因心动过速等原因而TP段不明显时，可与PR段相比较；亦可以前后两个QRS波群起点的连线作为基线与之比较。斜行向上的ST段，以J点作为判断ST段移位的依据；斜行向下的ST段，以J点后0.06～0.08s处作为判断ST段移位的依据。①ST段抬高：从等电位线上缘垂直量到ST段上缘。②ST段下移：从等电位线下缘垂直量到ST段下缘。

◎ 要点二 心电轴测定

1. 测量方法 平均QRS心电轴（简称心电轴）是心室除极过程中全部瞬间综合向量形成的总向量。心电轴的测量方法有目测法、振幅法、查表法3种。

（1）目测法 根据Ⅰ、Ⅲ导联QRS波群的主波方向进行判断。如果Ⅰ、Ⅲ导联QRS波群的主波方向均向上，则电轴不偏；若Ⅰ导联QRS波群的主波方向向上，而Ⅲ导联QRS波群的主波方向向下，则心电轴左偏；若Ⅰ导联QRS波群的主波方向向下，而Ⅲ导联QRS波群的主波方向向上，则为心电轴右偏；如果Ⅰ、Ⅲ导联QRS波群的主波方向均向下，则为心电轴极度右偏或不确定电轴。

（2）振幅法 分别测算出Ⅰ、Ⅲ导联QRS波群振幅的代数和（R波为正，Q与S波为负），然后将其标记于六轴系统中Ⅰ、Ⅲ导联轴的相应位置，并由此分别做出与Ⅰ、Ⅲ导联轴的垂直线，两垂直线相交点与电偶中心点的连线即为所求之心电轴。测出该连线与Ⅰ导联轴正侧段的夹

角即为心电轴的度数。

（3）查表法　根据计算出来的Ⅰ、Ⅲ导联 QRS 振幅的代数和直接查表，即可得出心电轴的度数。

2. 临床意义　正常心电轴一般在 0°～+90°之间。心电轴在+30°～+90°，表示电轴不偏。0°～+30°为电轴轻度左偏，0°～-30°为中度左偏，-30°～-90°为电轴显著左偏，+90°～+120°为电轴轻度或中度右偏，+120°～+180°为电轴显著右偏，-90°～-180°为不确定性电轴。心电轴轻度、中度左偏或右偏不一定是病态。心电轴轻度右偏，可见于正常婴幼儿、垂位心脏等；左前分支阻滞、左心室肥大等，可使心电轴显著左偏。心电轴轻度左偏，可见于妊娠、肥胖、大量腹水、横位心脏等；左后分支阻滞、右心室肥大、广泛心肌梗死等，可使心电轴显著右偏。

◎ 要点三　心电图各波段正常范围及其变化的临床意义

1. P 波　正常 P 波在多数导联呈钝圆形，有时可有切迹，但切迹双峰之间的距离<0.04s。窦性 P 波在 aVR 导联倒置，Ⅰ、Ⅱ、aVF、V_3～V_6 导联直立，其余导联（Ⅲ、aVL、V_1、V_2）可直立、低平、双向或倒置。正常 P 波的时间≤0.11s；电压在肢导联<0.25mV，胸导联<0.2mV。

P 波在 aVR 导联直立，Ⅱ、Ⅲ、aVF 导联倒置时，称为逆行型 P'波，表示激动起源于房室交界区或心房下部。P 波时间>0.11s，有切迹，且切迹双峰间的距离≥0.04s，提示左心房异常；P 波电压在肢导联≥0.25mV、胸导联≥0.2mV，常表示右心房异常；P 波低平无病理意义。

2. PR 间期　成年人心率在正常范围时，PR 间期为 0.12～0.20s。PR 间期受年龄和心率的影响，年龄小或心率快时 PR 间期较短，老年人或心动过缓时较长，但一般不超过 0.22s。

PR 间期固定且超过 0.20s（老年人>0.22s），见于Ⅰ度房室传导阻滞。PR 间期<0.12s，而 P 波形态、方向正常，见于预激综合征；PR 间期<0.12s，同时伴有逆行型 P'波，见于房室交界区心律。

3. QRS 波群

（1）时间　正常成人 QRS 波群时间为 0.06～0.10s，V_1 导联 R 峰时间≤0.03s，V_5 导联 R 峰时间≤0.05s。QRS 波群时间或 R 峰时间延长，见于心室肥大、心室内传导阻滞及预激综合征。

（2）形态与电压　正常人 V_1、V_2 导联为 rS 型，R/S<1、R_{V_1}<1.0mV，如超过此值提示右心室肥大。V_3、V_4 导联为过渡区图形，呈 RS 型，R/S 比值接近于 1。V_5、V_6 导联呈 qR、qRs、Rs 型，R/S>1，R_{V_5}<2.5mV，如超过这些值提示左心室肥大。正常人的胸导联，自 V_1 至 V_5，R 波逐渐增高至最大，S 波逐渐变小。如果过渡区图形出现于 V_1、V_2 导联，表示心脏有逆钟向转位；如果过渡区图形出现在 V_5、V_6 导联，表示心脏有顺钟向转位。

如果 6 个肢体导联中，每个 QRS 波群中向上及向下波电压的绝对值之和都小于 0.5mV 或（和）每个胸导联 QRS 波群中向上及向下波电压的绝对值之和都小于 0.8mV 称为低电压，多见于阻塞性肺疾病、心包积液、全身水肿、心肌梗死、心肌病、黏液性水肿、缩窄性心包炎等，也见于少数正常人。个别导联的 QRS 波群振幅很小，无病理意义。

（3）Q 波　正常人除 aVR 导联可呈 QS 或 Qr 型外，其他导联 Q 波的振幅不得超过同导联 R 波的 1/4，时间<0.04s。正常情况下，V_1、V_2 导联不应有 q 波，但可呈 QS 型，V_3 导联极少有 q 波。超过正常范围的 Q 波称为异常 Q 波，常见于心肌梗死。

4. J 点　QRS 波群的终末与 ST 段起始的交接点称为 J 点。J 点大多在等电位线上，通常随着 ST 段的偏移而发生移位。

5. ST 段　正常情况下，ST 段多为一等电位线。在任何导联，ST 段下移不应超过 0.05mV；ST 段抬高在 V_2、V_3 导联男性不超过 0.2mV，女性不超过 0.15mV，其他导联均不应超过 0.1mV。

ST 段水平型及下垂型压低见于心肌缺血；ST 段压低也见于低血钾、洋地黄作用、心室肥厚及室内传导阻滞等。相邻 ST 段上抬超过正常范围且弓背向上，见于急性心肌梗死、变异型心绞痛、室壁瘤；弓背向下的抬高见于急性心包炎。

6. T 波　正常 T 波是一个不对称的宽大而光滑的波，前支较长，后支较短；T 波的方向与

QRS 波群主波方向一致；在 R 波为主的导联中，T 波电压不应低于同导联 R 波的 1/10。

在 QRS 波群主波向上的导联中，T 波低平、双向或倒置见于心肌缺血、心肌损害、低血钾、低血钙、洋地黄效应、心室肥厚及心室内传导阻滞等。T 波高耸见于急性心肌梗死早期和高血钾。

7. QT 间期　QT 间期的正常范围为 0.32～0.44s。通常情况下，心率越快，QT 间期越短，反之越长。QT 间期延长见于心肌损害、心肌缺血、心室肥大、心室内传导阻滞、心肌炎、心肌病、低血钙、低血钾、QT 间期延长综合征以及药物（如奎尼丁、胺碘酮）作用等；QT 间期缩短见于高血钙、高血钾、洋地黄效应。

8. U 波　在胸导联上（尤其 V_3），U 波较清楚，方向与 T 波方向一致。U 波增高常见于低血钾。

细目三　常见异常心电图及临床意义

◎ 要点一　心房、心室肥大

1. 心房肥大的心电图表现　正常 P 波的前 1/3 为右房除极，中 1/3 为左、右心房同除极，后 1/3 为左房除极。在 V_1 导联上，首先见到右房除极的低幅度的正向波，其高度与宽度的乘积称为起始 P 波指数（IPI），正常 <0.03mm·s；随后见到左房除极的负向波，其深度与宽度的乘积称为 P 波终末电势（Ptf），正常 ≥-0.02mm·s。

（1）*左心房肥大*　心电图表现为 P 波增宽，时间 >0.11s，常呈双峰型，双峰间期 ≥0.04s，以Ⅰ、Ⅱ、aVL 导联上最为显著；在 V_1 导联上，Ptf≤-0.04mm·s。上述 P 波改变多见于二尖瓣狭窄，故称"二尖瓣型 P 波"，也可见于各种原因引起的左心衰竭、心房内传导阻滞等。

（2）*右心房肥大*　心电图表现为 P 波高尖，其幅度 ≥0.25mV，以Ⅱ、Ⅲ、aVF 导联表现最为明显。常见于慢性肺源性心脏病，故称"肺型 P 波"，也可见于某些先天性心脏病。

2. 心室肥大的心电图表现

（1）*左心室肥大的心电图表现*　①QRS 波群电压增高：胸导联：R_{V5} 或 R_{V6}>2.5mV，R_{V5} 或 R_{V6}+S_{V1}>4.0mV（男）或>3.5mV（女）。肢体导联：R_I>1.5mV，R_{aVL}>1.2mV，R_I+S_{III}>2.5mV；Cornell 标准：R_{aVL}+S_{V2}>2.8mV（男）或>2.0mV（女）。②心电轴轻、中度左偏。③QRS 波群时间延长到 0.10～0.11s，V_5 或 V_6 导联 R 峰时间>0.05s。④ST-T 改变：以 R 波为主的导联中，ST 段下移 ≥0.05mV，T 波低平、双向或倒置。左心室肥大常见于高血压心脏病、二尖瓣关闭不全、主动脉瓣病变、心肌病等。

上述左心室肥大的指标中，以 QRS 波群高电压最为重要，是诊断左心室肥大的基本条件。若仅有 QRS 波群电压增高表现而无其他阳性指标者，称为左室高电压，可见于左心室肥大或经常进行体力锻炼者；而仅有 V_5 导联或以 R 波为主的导联 ST 段下移>0.05mV，T 波低平、双向或倒置者，为左心室劳损；同时有 QRS 波群电压增高及 ST-T 改变者，称为左室肥大伴劳损。

（2）*右心室肥大的心电图表现*　①QRS 波群形态改变：V_1R/S>1，V_5R/S<1，V_1 或 V_3R 的 QRS 波群呈 RS、rSR′、R 或 qR 型。②心电轴右偏 ≥+90°，重症可>+110°。③R_{V1}+S_{V5}>1.05mV（重症>1.2mV），aVR 导联的 R/Q 或 R/S>1，R_{aVR}>0.5mV。④V_1 或 V_3R 等右胸导联 ST 段下移>0.05mV，T 波低平、双向或倒置。⑤V_1 导联 R 峰时间>0.03s。右心室肥大常见于慢性肺源性心脏病、风心病二尖瓣狭窄、先天性心脏病等。

◎ 要点二　心肌梗死及心肌缺血

（一）心肌梗死

1. 基本图形

（1）*缺血型 T 波改变*　缺血发生于心内膜面，T 波高而直立；若发生于心外膜面，出现对称性 T 波倒置，称"冠状 T 波"。

（2）*损伤型 ST 段改变*　面向损伤心肌的导联出现 ST 段明显抬高，可形成单相曲线。

（3）*坏死型 Q 波出现*　面向坏死区的导联出现异常 Q 波（宽度 ≥0.04s，深度 ≥1/4R）或者呈 QS 波。

2. ST段抬高型心肌梗死的图形演变及分期

（1）进展期　心肌梗死数分钟后出现T波高耸，ST段斜行上移或弓背向上抬高，时间在6小时以内。

（2）急性期　心肌梗死后数小时或数日，可持续6小时至7天。ST段逐渐升高呈弓背型，并可与T波融合成单向曲线，此时可出现异常Q波，继而ST段逐渐下降至等电位线，直立的T波开始倒置，并逐渐加深。此期坏死型Q波、损伤型ST段抬高及缺血性T波倒置可同时并存。

（3）愈合期　心肌梗死后7~28天，抬高的ST段基本恢复至基线，坏死型Q波持续存在，缺血型T波由倒置较深逐渐变浅，直到恢复正常或趋于恒定不变的T波倒置。

（4）陈旧期　急性心肌梗死后数月或数年。以异常图形稳定不变为进入陈旧期的标志。ST段和T波不再变化，常遗留下坏死的Q波持续存在终生，亦可能逐渐缩小。

3. 心肌梗死的定位诊断

根据坏死图形（异常Q波或QS波）出现于哪些导联而作出定位诊断，见下表。

心肌梗死的心电图定位诊断

部位	特征性ECG改变导联	对应性改变导联
前间壁	$V_1 \sim V_3$	
前壁	$V_3 \sim V_5$	
广泛前壁	$V_1 \sim V_6$	
下壁	Ⅱ、Ⅲ、aVF	Ⅰ、aVL
右室	$V_3R \sim V_6R$	多伴下壁梗死

4. 非ST段抬高型心肌梗死

常见于急性心内膜下心肌梗死、小灶性心肌梗死等。心电图常表现为只有ST段压低和（或）T波倒置或无ST-T异常。

（二）心肌缺血

1. 稳定型心绞痛　面对缺血区的导联上出现ST段水平型或下垂型下移≥0.1mV，T波低平、双向或倒置，时间一般小于15分钟。

2. 变异型心绞痛　常于休息或安静时发病，心电图可见ST段抬高，常伴有T波高耸，对应导联ST段下移。

3. 慢性冠状动脉供血不足　在以R波为主的导联上，ST段呈水平型或下垂型压低≥0.05mV；T波低平、双向或倒置而呈现"冠状T波"。

◎ 要点三　心律失常

1. 房性过早搏动的心电图表现

（1）提前出现的异位P′波，形态与窦性P波不同。

（2）P′R间期≥0.12s。

（3）异位P′波后有正常形态的QRS波群。

（4）代偿间歇不完全。

2. 室性过早搏动的心电图表现

（1）提前出现宽大畸形的QRS波群，其前无相关的P波或P′波。

（2）QRS波群时限常≥0.12s。

（3）T波方向与QRS波群主波方向相反。

（4）有完全性代偿间歇。

3. 交界性过早搏动的心电图表现

（1）提前出现的QRS波群，形态基本正常。

（2）出现逆行P′波，可在QRS波群之前（P′R<0.12s），或QRS波群之后（RP′<0.20s），或与QRS波群相重叠。

（3）常有完全性代偿间歇。

4. 阵发性室上性心动过速的心电图表现

（1）相当于一系列连续出现的房性或交界性期间收缩，QRS波频率为150~250次/分，节律规则。

（2）QRS波群形态基本正常，时间≤0.10s。

（3）ST-T可无变化，或呈继发性ST段下移和T波倒置。

5. 心房颤动的心电图表现

（1）P波消失，代之以大小不等、间距不均、形状各异的心房颤动波（f波），频率为350~600次/分，以V_1导联最为明显。

（2）RR间距绝对不匀齐，即心室律绝对不规则。

（3）QRS波群形态通常正常，当心室率过快时，发生室内差异性传导，QRS波群增宽畸形。

6. 房室传导阻滞的心电图表现

（1）一度房室传导阻滞　①窦性P波规律出现，其后均有QRS波群。②PR间期延长≥0.21s（老年人>0.22s）。

（2）二度Ⅰ型房室传导阻滞　①窦性P波规律出现。②PR间期进行性延长，直至出现一次QRS波群脱落（P波后无QRS波群），其后PR间期又趋缩短，之后又逐渐延长，直至QRS波群再次脱落，周而复始。③QRS波群脱落所致的最长RR间期，短于任何两个最短的RR间期之和。④QRS波群时间、形态大多正常。

（3）二度Ⅱ型房室传导阻滞　①窦性P波规律出现，PR间期恒定（正常或延长）。②部分P波后无QRS波群（发生心室漏搏）。③房室传导比例一般为3:2、4:3等。

（4）三度房室传导阻滞（完全性房室传导阻滞）　①P波和QRS波群无固定关系，PP与RR间距各有其固定的规律性。②心房率>心室率。③QRS波群形态正常或宽大畸形。

7. 预激综合征　目前认为，预激综合征的发生是由于在正常房室传导系统外还存在着"房室旁路"，主要有3种旁路：Kent束；James束；Mahaim纤维。

经典型预激综合征的心电图表现如下：①PR间期<0.12s，P波一般为窦性。②QRS波群增宽，QRS波群时间≥0.12s。③QRS波群起始部粗钝，形成预激波（Delta波），此为心室预激在心电图上的主要表现。④可有继发性ST-T改变。

要点四　血钾异常

1. 高钾血症的心电图表现

（1）早期出现QT时间缩短，T波高尖，双支对称，基底部变窄，即"帐篷状"T波。

（2）随着高钾血症的加重，可出现QRS增宽，幅度下降，P波形态逐渐消失，可出现"窦性传导"。

（3）ST段下降≥0.05mV。

（4）严重高血钾时，可出现房室传导阻滞、室内传导阻滞、窦性停搏、室速、室扑、室颤及心脏停搏等。

2. 低钾血症的心电图表现

（1）ST段压低，T波低平或倒置。

（2）U波增高，以V_2、V_3导联上最明显，可>0.1mV。U波振幅可与T波等高，呈驼峰状，或U>T，或T、U波融合。

（3）T波与U波融合时，QU间期明显延长。

（4）严重低血钾时，可出现各种心律失常，如房室传导阻滞，频发、多源室性过早搏动、甚至室速和尖端扭转性室速等。

要点五　心电图的临床应用价值

1. 分析与鉴别各种心律失常。心电图是诊断心律失常最简单、最经济的方法，不但可确诊体格检查中所发现者，且可确诊体格检查无法发现者。

2. 确诊心肌梗死及急性冠状动脉供血不足。心电图可明确心肌梗死的病变部位、范围、演变及分期；确定有无心肌缺血、部位及持续时间。

3. 协助诊断慢性冠状动脉供血不足、心肌炎及心肌病。

4. 判定有无心房、心室肥大，从而协助某些心脏病的诊断，如风湿性、肺源性、高血压性及先天性心脏病等。

5. 协助诊断心包疾病，包括急性及慢性心包炎。

6. 观察某些药物对心肌的影响，包括治疗心血管病的药物（如强心甙、抗心律失常药物）及对心肌有损害的药物。

7. 对某些电解质紊乱（如血钾、血钙的过高或过低）不仅有助于诊断，还对治疗有重要参考价值。

8. 心电图监护已广泛应用于心脏外科手术、心导管检查、人工心脏起搏、电击复律、心脏复苏及其他危重病症的抢救，以便及时发现心律和心率的变化、心肌供血情况，从而做出相应的处理。

但心电图检查也存在其局限性，表现在以下几个方面：①心电图对心脏病的病因不能作出诊断。②心电图正常也不能排除有心脏病变存在，如轻度的心脏瓣膜病或某些心血管疾病的早期可能病变未达一定程度而心电图正常，双侧心室肥大时因电力互相抵消而心电图正常。③心电图不正常也不能肯定有心脏病，因为影响心电图改变的原因很多，如内分泌失调、电解质紊乱、药物作用等都可引起心电图异常，偶发早搏亦常见于健康人。④某些心电图改变并无特异性，故只能提供诊断参考，如左心室肥大可见于高血压心脏病、主动脉瓣疾病、二尖瓣关闭不全，亦可见于冠心病。⑤心电图亦不能反映心脏的储备功能。

第六单元　影像诊断

细目一　超声诊断

◎ 要点一　超声诊断的临床应用

1. 检测实质性脏器（如肝、肾、脾、胰腺、子宫及卵巢等）的大小、形态、边界及脏器内部回声等，帮助判断有无病变及病变情况。

2. 检测某些囊性器官（如胆囊、膀胱、胃等）的形态、走向及功能状态。

3. 检测心脏、大血管和外周血管的结构、功能及血流动力学状态，包括对各种先天性和后天性心脏病、血管畸形及闭塞性血管病等的诊断。

4. 鉴别脏器内局灶性病变的性质，是实质性还是囊性，还可鉴别部分病例的良、恶性。

5. 检测积液（如胸腔积液、腹腔积液、心包积液、肾盂积液及脓肿等）的存在与否，对积液量的多少作出初步估计。

6. 对一些疾病的治疗后动态随访。如急性胰腺炎、甲状腺肿块、子宫肌瘤等。

7. 介入性诊断与治疗。如超声引导下进行穿刺，或进行某些引流及药物注入治疗等。

◎ 要点二　二尖瓣、主动脉瓣病变声像图及心功能评价

1. 二尖瓣狭窄的异常声像图及心功能评价

（1）二维超声心动图表现　①二尖瓣增厚，回声增强，以瓣尖为主，有时可见赘生物形成的强光团。②二尖瓣活动僵硬，运动幅度减小。③二尖瓣口面积缩小（正常二尖瓣口面积约$4cm^2$，轻度狭窄时，瓣口面积$1.5\sim2.0cm^2$；中度狭窄时，瓣口面积$1.0\sim1.5cm^2$；重度狭窄时，瓣口面积$<1.0cm^2$）。④腱索增粗缩短，乳头肌肥大。⑤左心房明显增大，肺动脉高压时则右心室增大，肺动脉增宽。

（2）M型超声心动图表现　①二尖瓣曲线增粗，回声增强。②二尖瓣前叶曲线双峰消失，呈城墙样改变，EF斜率减低。③二尖瓣前、后叶呈同向运动，后叶曲线套入前叶。④左心房增大。

（3）多普勒超声心动图表现　①彩色多普勒血流量显像：二尖瓣口见五彩镶嵌的湍流信号。②频谱多普勒：二尖瓣频谱呈单峰宽带充填形，峰值血流速度大于$1.5m/s$，可达$6\sim8m/s$。

2. 主动脉瓣关闭不全的异常声像图及心功能评价

（1）二维超声心动图表现　在左室长轴及主动脉根部短轴切面上，可见主动脉瓣反射增强、

舒张期主动脉瓣闭合不良、左室容量负荷过重的表现。

（2）M型超声心动图表现　①心底部探查，主动脉根部前后径增宽，运动幅度增大，舒张期闭合线呈双线，距离>2mm。若闭合线出现扑动现象，是血液反流的有力证据。②左室探查，可见左室容量负荷过重的改变，表现为左心室内径扩大，流出道增宽，室间隔和左室后壁呈反向运动。

（3）多普勒超声心动图表现　舒张期可见五彩反流束自主动脉瓣口流向左室流出道。

◎ 要点三　胆囊结石、泌尿系结石的异常声像图

1. **胆囊结石的异常声像图**　典型胆囊结石的特征如下：①胆囊内见一个或数个强光团、光斑，其后方伴声影或彗星尾。②强光团或光斑可随体位改变而依重力方向移动。但当结石嵌顿在胆囊颈部，或结石炎性粘连在胆囊壁中（壁间结石）时，看不到光团或光斑随体位改变。不典型者如充填型胆结石，胆囊内充满大小不等的结石，声像图上看不见胆囊回声，胆囊区见一条强回声弧形光带，后方伴直线形宽大声影。

2. **泌尿系结石的异常声像图**　泌尿系结石超声可见结石部位有强回声光团或光斑，后伴声影或彗星尾征。输尿管结石多位于输尿管狭窄处；膀胱结石可随体位依重力方向移动。膀胱结石的检出率最高，肾结石次之，输尿管结石因腹腔内肠管胀气干扰而显示较差。肾结石、输尿管结石时，可伴有肾盂积水。

◎ 要点四　脂肪肝、肝硬化的异常声像图

1. **脂肪肝的异常声像图**

（1）弥漫性脂肪肝的声像图表现　整个肝均匀性增大，表面圆钝，边缘角增大；肝内回声增多增强，前半细而密，呈一片云雾状改变。彩色多普勒超声显示肝内血流的灵敏度降低，尤其对于较深部位的血管，血流信号较正常减少。

（2）局限性脂肪肝的声像图表现　通常累及部分肝叶或肝段，超声表现为脂肪浸润区部位的高回声区与正常肝组织的相对低回声区，两者分界较清，呈花斑状或不规则的片状。彩色多普勒超声可显示不均匀回声区内无明显彩色血流，或正常肝内血管穿入其中。

2. **肝硬化的异常声像图**　①肝体积缩小，逐步向右上移行。②肝包膜回声增强，呈锯齿样改变；肝内光点增粗增强，分布紊乱。③脾肿大。④胆囊壁增厚毛糙，有腹水时可呈双边。⑤可见腹水的无回声暗区。⑥门静脉内径增宽>1.3cm，门静脉血流信号减弱，血流速度常在15~25cm/s以下；可见脐静脉重新开放。⑦癌变时在肝硬化基础上出现肝癌声像图特征，以弥漫型为多见。

细目二　放射诊断

◎ 要点一　X线的特性及成像原理

1. **X线的特性**

（1）穿透性　X线的波长很短，具有很强的穿透力，能穿透一般可见光不能穿透的各种不同密度的物质。X线的穿透力与X线管电压密切相关，电压越高，所产生的X线波长越短，穿透力就越强；反之，电压越低，所产生的X线波长越长，其穿透力就越弱。另一方面，X线的穿透力还与被照物体的密度和厚度相关。密度高、厚度大的物体吸收的X线多，通过的X线少。X线穿透性是X线成像的基础。

（2）荧光效应　荧光效应是进行透视检查的基础。

（3）感光效应　感光效应是X线摄影的基础。

（4）电离效应　X线通过任何物质都可产生电离效应。X线进入人体，可产生电离作用，使人体产生生物学方面的改变，即生物效应。它是放射防护学和放射治疗学的基础。

2. **X线的成像原理**　X线之所以能使人体组织在荧光屏上或胶片上形成影像，一是基于X线的穿透性、荧光和感光效应，二是基于人体组织之间有密度和厚度的差别。当X线穿过人体后，由于人体各部组织的密度和厚度不同，在荧光屏

和X线片上显出黑白阴影，相互间形成明显的对比。这样才使我们有可能通过X线检查来识别各种组织，并根据阴影的形态和黑白变化来分析它们是否正常。由此可见，组织结构和器官密度、厚度的差别是产生影像对比的基础，是X线成像的基本条件。人体组织结构和器官形态不同，厚度也不一样，厚的部分吸收X线多，透过的X线少，薄的部分则相反，于是在X线片和荧光屏上显示出黑白对比和明暗差别的影像。

要点二　X线检查方法

1. **普通检查**　普通检查包括透视和摄影。

（1）透视　这是常用的检查方法，除可观察内脏的解剖形态和病理改变外，还可观察人体器官的动态，如膈肌的呼吸运动、心脏大血管的搏动、胃肠道的蠕动和排空功能等。透视的缺点是不能显示细微病变，不能留下永久记录，不便于复查对比。

（2）X线摄影（又称平片）　这是目前最常用的X线检查方法。优点是影像清晰，对比度及清晰度均较好，可使密度与厚度较大或密度差异较小部位的病变显影，并可留作客观记录，便于复查对比。其缺点是不能观察人体器官的动态功能改变。

2. **特殊检查**

（1）软X线摄影　用钼作靶面的X线管所产生的X线波长较长，穿透力较弱，称之为软X线。主要用以检查软组织（如乳腺）。

（2）其他特殊检查　如放大摄影、荧光摄影等。

3. **造影检查**　指将密度高于或低于受检器官的物质引入需要检查的体内器官，使之产生对比，以显示受检器官的形态与功能的办法。引入的物质称为对比剂或造影剂，常用的造影剂有：①高密度造影剂：常用的为钡剂和碘剂。钡剂主要用于食管和胃肠造影。碘剂分离子型和非离子型，非离子型造影剂性能稳定，毒性低，适用于血管造影、CT增强；离子型如泛影葡胺，用于肾盂及尿路造影。②低密度造影剂：如空气、二氧化碳、氧等，常用于关节囊、腹腔造影等。

要点三　CT、磁共振成像（MRI）的临床应用

1. **CT的临床应用**　随着CT成像技术的不断改进，其影像学效果越来越好，许多过去靠普通X线检查难以发现的疾病，目前通过CT检查多可以明确诊断，尤其是癌症及微小病变的早期发现和诊断，因此，在临床被广泛运用。CT对头颅病变、脊椎与脊髓、纵隔、肺脏、肝、胆、胰、肾与肾上腺及盆部器官的疾病诊断都有良好的运用价值。双源CT下的冠脉造影，可以帮助判断冠状动脉有无狭窄及狭窄程度，指导临床治疗；CT对中枢神经系统疾病的诊断价值更高，对颅内肿瘤、脓肿与肉芽肿、寄生虫病、外伤性血肿与脑损伤、脑梗死与脑出血、椎管内肿瘤等疾病诊断效果很好，结果可靠；对脊椎病变及椎间盘脱出也有良好的诊断价值；对眶内占位病变、鼻窦早期癌、中耳小的胆脂瘤、听骨破坏与脱位、内耳骨迷路的轻微破坏以及早期鼻咽癌的发现都有帮助；对肺癌、纵隔肿瘤以及腹部及盆部器官肿瘤的早期发现也有重要意义。

2. **MRI诊断的临床应用**　与CT相比，MRI检查具有无X线辐射、无痛苦、无骨性伪影的特点，非常适用于多次随访检查。MRI高度的软组织分辨能力，不用对比剂就能清楚显示心脏、血管、体内腔道、肌肉、韧带以及脏器之间的关系等，是颅脑、体内脏器、脊髓、骨与关节软骨、肌肉、滑膜、韧带等部位病变的首选检查方法，临床适应证广泛。

但MRI对钙化与颅骨病变的诊断能力较差；难以发现新鲜出血，不能显示外伤性蛛网膜下腔出血；MRI检查时间长，容易产生运动伪影；体内有金属植入物或金属异物者（如安装有心脏起搏器的病人），以及身体带有监护仪的病人不能做MRI检查。

要点四　呼吸系统常见病的影像学表现

1. **慢性支气管炎**　早期X线可无异常发现。典型慢支表现为两肺纹理增多、增粗、紊乱，肺纹理伸展至肺野外带。

2. 支气管扩张症　确诊主要靠胸部 CT 检查，尤其是高分辨力 CT（HRCT）。柱状扩张时可见"轨道征"或"戒指征"；囊状扩张时可见葡萄串样改变；扩张的支气管腔内充满黏液栓时，可见"指状征"。

3. 肺炎链球菌肺炎　充血期 X 线无明显变化，或仅可见肺纹理增粗；实变期肺野出现均匀性密度增高的片状阴影，病变范围呈肺段性或大叶性分布，在大片密实阴影中常可见到透亮的含气支气管影，即支气管充气征。消散期 X 线可见实变区密度逐渐减退，表现为散在性的斑片状影，大小不等，继而可见到增粗的肺纹理，最后可完全恢复正常。CT 在充血期即可见病变区磨玻璃样阴影，边缘模糊。实变期可见呈肺段性或大叶性分布的密实阴影，支气管充气征较 X 线检查更为清楚。

4. 支气管肺炎（小叶性肺炎）　常见于两中下肺野的中、内带，X 线表现为沿肺纹理分布的、散在密度不均的小斑片状阴影，边界模糊。CT 见两中下肺支气管血管束增粗，有大小不等的结节状及片状阴影，边缘模糊。

5. 间质性肺炎　病变常同时累及两肺，以中、下肺最为显著。X 线表现为两肺门及两中下肺纹理增粗、模糊，可呈网状，并伴有小点状影，肺门影轻度增大，轮廓模糊，密度增高。病变早期 HRCT 可见两侧支气管血管束增粗、不规则，伴有磨玻璃样阴影。较重者可有小叶性实变导致的小斑片影，肺门、纵隔淋巴结可增大。

6. 肺脓肿　急性肺脓肿 X 线可见肺内大片致密影，边缘模糊，密度较均匀，可侵及一个肺段或一叶的大部。在致密的实变区中可见含有液面的空洞，内壁不规整。慢性肺脓肿可见空洞壁变薄，周围有较多紊乱的纤维条索状阴影。多房性空洞则显示为多个大小不等的透亮区。CT 较平片能更早、更清楚地显示肺脓肿，因此，有利于早期诊断和指导治疗。

7. 肺结核

（1）原发型肺结核　表现为原发综合征及胸内淋巴结结核。①原发综合征：是由肺内原发灶、淋巴管炎及淋巴结炎三者组成的哑铃状双极现象。②胸内淋巴结结核：表现为肺门和（或）纵隔淋巴结肿大而突向肺野。

（2）血型播散型肺结核　①急性粟粒型肺结核：X 线可见两肺大小、密度、分布都均匀一致的粟粒状阴影，正常肺纹理显示不清。②亚急性与慢性血型播散型肺结核：X 线可见以两上、中肺野为主的大小不一、密度不同、分布不均的多种性质（渗出、增殖、钙化、纤维化、空洞等）病灶。

（3）继发性肺结核　包括浸润型肺结核（成人最常见）、慢性纤维空洞型肺结核。病变多在肺尖和锁骨下区开始，X 线可见渗出、增殖、播散、纤维和空洞等多种性质的病灶同时存在。慢性纤维空洞型肺结核 X 线主要表现为两肺上部多发厚壁的慢性纤维病变及空洞，周围有广泛的纤维索条影及散在的新老病灶，常伴有明显的胸膜增厚，病变的肺因纤维化而萎缩，出现肺不张征象，上叶萎缩使肺门影向上移位，下肺野血管纹理牵引向上及下肺叶的代偿性肺气肿，使膈肌下降、平坦，肺纹理被拉长呈垂柳状。

（4）结核性胸膜炎　多见于儿童与青少年，可单独存在，或与肺结核同时出现。少量积液时 X 线可见患侧肋膈角变钝，大量积液时 X 线可见患侧均匀的密度增高阴影，阴影上方呈外高内低状，积液随体位变化而改变。后期可引起胸膜增厚、粘连、钙化。

肺结核的 CT 表现与平片相似，但可更早、更细微地显示病变情况，发现平片难以发现的病变，有助于鉴别诊断。

8. 肺肿瘤　肺肿瘤分原发性与转移性两类。原发性肿瘤有良性与恶性之分。良性少见，恶性中 98% 为原发性支气管肺癌，少数为肺肉瘤。

（1）原发性支气管肺癌（肺癌）　按发生部位可分为三型。①中心型：早期局限于黏膜内时 X 线无异常发现，引起管腔狭窄时可出现阻塞性肺疾病、阻塞性肺炎、阻塞性肺不张三种肺癌的间接征象；肿瘤同时向腔外生长或（和）伴肺门淋巴结转移时形成肺门肿块影，肺门肿块影是肺癌的直接征象。发生于右上叶的肺癌，肺门肿块及右肺上叶不张连在一起可形成横行"S"状下缘。有时肺癌发展迅速，中心可坏死形成内壁不规则的偏心性空洞。CT可见支气管壁不规则增厚，管腔狭窄；分叶状或不规则的肺门肿块，可同时伴有阻塞性肺炎、肺不张；肺门、纵隔淋巴结肿大等。MRI更有利于明确肿瘤与支气管、纵隔血管的关系，以及肺门、纵隔淋巴结有无转移等。②周围型：X线表现为密度增高，轮廓模糊的结节状或球形病灶，逐渐发展可形成分叶状肿块；发生于肺尖的癌称为肺沟癌。HRCT有利于显示结节或肿块的形态、边缘、周围状况以及内部结构等，可见分叶征、毛刺征、胸膜凹陷征、空泡征或支气管充气征（直径小于3cm以下的癌，肿块内见到的小圆形或管状低密度影），同时发现肺门或纵隔淋巴结肿大更有助于肺癌的诊断。增强CT能更早发现肺门、纵隔淋巴结转移。③细支气管肺泡癌（弥漫型肺癌）：表现为两肺广泛的细小结节，边界不清，分布不对称，进一步发展可融合成大片肿块，形成癌性实变。CT可见两肺不规则分布的1cm以下结节，边缘模糊，常伴有肺门、纵隔淋巴结转移；融合后的大片实变影中靠近肺门处可见支气管充气征，实变区密度较低呈毛玻璃样，其中可见到高密度的隐约血管影是其重要特征。

（2）转移性肿瘤 X线可见在两肺中、下肺野外带，密度均匀、大小不一、轮廓清楚的棉絮样低密度影。血供丰富的肿瘤发生粟粒状转移时，可见两中、下肺野轮廓光滑、密度均匀的粟粒影。淋巴转移至肺的肿瘤，则主要表现为肺门和（或）纵隔淋巴结肿大。CT发现肺部转移较平片敏感；HRCT对淋巴转移的诊断具有优势，可见肺门及纵隔淋巴结肿大、支气管血管束增粗、小叶间隔增厚以及沿两者分布的细小结节影。

9. 胸膜病变

（1）胸腔积液 ①游离性胸腔积液：当积液达250mL左右时，站立位X线检查可见外侧肋膈角变钝；中等量积液时，患侧胸中、下部呈均匀性致密影，其上缘形成自外上斜向内下的凹面弧形，同侧膈和心缘下部被积液遮蔽；大量积液时，除肺尖外，患侧全胸呈均匀的致密增高阴影，与纵隔连成一片，患侧肋间隙增宽，膈肌下降，气管纵隔移向健侧。②包裹性胸腔积液：X线表现为圆形或半圆形密度均匀影，边缘清晰。包裹性积液局限在叶间裂时称为叶间积液。

（2）气胸及液气胸 气胸时X线显示胸腔顶部和外侧高度透亮，其中无肺纹理，透亮带内侧可见被压缩的肺边缘。液气胸时，立位检查可见上方为透亮的气体影，下方为密度增高的液体影，且随体位改变而流动。

（3）胸膜增厚、粘连、钙化 胸膜轻度增厚时，X线表现为肋膈角变钝或消失，沿胸壁可见密度增高或条状阴影，还可见膈上幕状粘连，膈运动受限。广泛胸膜增厚则呈大片不均匀性密度增高影，患侧肋间隙变窄或胸廓塌陷，纵隔向患侧移位，膈肌升高，活动减弱，严重时可见胸部脊柱向健侧凸起。胸膜钙化的X线表现为斑块状、条状或片状高密度钙化影，切线位观察时，可见其包在肺的外围。

◎ 要点五 循环系统常见病的影像学表现

1. 风湿性心脏病

（1）单纯二尖瓣狭窄 X线表现为左心房及右心室增大，左心耳部凸出，肺动脉段突出，主动脉结及左心室变小，心脏呈梨形。

（2）二尖瓣关闭不全 典型患者的X线表现是左心房和左心室明显增大。

（3）主动脉瓣狭窄 X线可见左心室增大，或伴左心房增大，升主动脉中段局限性扩张，主动脉瓣区可见钙化。

（4）主动脉瓣关闭不全 左心室明显增大，升主动脉、主动脉弓普遍扩张，心脏呈靴形。

2. 高血压性心脏病 X线表现为左心室扩大，主动脉增宽、延长、迂曲，心脏呈靴形。

3. 慢性肺源性心脏病 X线表现为右下肺动脉增宽≥15mm，右心室增大等。

4. 心包积液 300mL以下者，X线难以发现。中等量积液时，后前位可见心脏形态呈烧瓶形，上腔静脉增宽，心缘搏动减弱或消失等。

要点六 消化系统疾病影像学检查及常见疾病的影像学表现

（一）消化系统疾病影像学检查方法

1. 普通 X 线检查 包括透视和腹部平片，常用于急腹症的诊断。

2. 造影

（1）食道吞钡，观察食道黏膜、轮廓、蠕动和食道扩张度及通畅性。

（2）上消化道钡餐（气钡双重造影）检查，包括食道、胃、十二指肠和上段空肠。

（3）小肠系钡剂造影。

（4）结肠钡剂灌肠造影等。

3. 肝、胆、胰的影像检查方法

（1）肝脏 ①CT 平扫。②CT 增强扫描：增加正常肝组织与病灶之间的密度差，显示平扫不能发现的或可疑的病灶，帮助鉴别病灶的性质。③MRI 检查。

（2）胆道系统 ①X 线平片检查：可观察有无不透 X 线的结石、胆囊壁钙化或异常的气体影。②造影检查：如口服胆囊造影、静脉胆道造影以及内镜逆行性胆胰管造影（ERCP）。③CT 检查。④MRI 检查。

（3）胰腺检查 ①X 线平片可了解胰腺有无钙化、结石。ERCP 对诊断慢性胰腺炎、胰头癌和壶腹癌有一定的帮助。②CT 检查可显示胰腺的大小、形态、密度和结构，区分病变属囊性或实性，是胰腺疾病最重要的影像学检查方法。③MRI 检查。

（二）消化系统常见病的影像学表现

1. 食管静脉曲张 X 线钡剂造影可见：食管中、下段的黏膜皱襞明显增宽、迂曲，呈蚯蚓状或串珠状充盈缺损，管壁边缘呈锯齿状。

2. 食管癌 X 线钡剂造影可见：①黏膜皱襞改变：由于肿瘤破坏黏膜层，使正常皱襞消失、中断、破坏，形成表面杂乱的不规则影像。②管腔狭窄。③腔内充盈缺损。④不规则的龛影，早期较浅小，较大者表现为长径与食管长轴一致的长形龛影。⑤受累食管呈局限性僵硬。

3. 消化性溃疡

（1）胃溃疡 上消化道钡剂造影检查的直接征象是龛影，多见于胃小弯；龛影口周围有一圈黏膜水肿造成的透明带，这种黏膜水肿带是良性溃疡的特征性表现。胃溃疡引起的功能性改变包括：①痉挛性改变。②分泌增加。③胃蠕动增强或减弱。

（2）十二指肠溃疡 绝大部分发生在球部，溃疡易造成球部变形；球部龛影或球部变形是十二指肠溃疡的直接征象。间接征象有：①激惹征。②幽门痉挛，开放延迟。③胃分泌增多和胃张力及蠕动方面的改变。④球部固定压痛。

4. 胃癌 上消化道钡剂造影检查可见：①胃内形态不规则的充盈缺损，多见于蕈伞型癌。②胃腔狭窄，胃壁僵硬，多见于浸润型癌。③形状不规则、位于胃轮廓之内的龛影，多见于溃疡型癌。④黏膜皱襞破坏、消失或中断。⑤肿瘤区蠕动消失。CT 或 MRI 检查可直接观察肿瘤侵犯胃壁、周围浸润及远处转移情况，其影像表现直接反映了胃癌的大体形态，但检查时需用清水或对比剂将胃充分扩张。

5. 溃疡性结肠炎 肠气钡双重对比造影检查可见：病变肠管结肠袋变浅、消失，黏膜皱襞多紊乱，粗细不一，其中可见溃疡龛影。晚期病例 X 线表现为肠管从下向上呈连续性的向心性狭窄，边缘僵直，同时肠管明显缩短，肠腔舒张或收缩受限，形如硬管状。

6. 结肠癌 结肠气钡双重对比造影可见：①肠腔内肿块，形态不规则，黏膜皱襞消失。病变处肠壁僵硬，结肠袋消失。②较大的龛影，形状不规则，边缘不整齐，周围有不同程度的充盈缺损和狭窄，肠壁僵硬，结肠袋消失。③肠管狭窄，肠壁僵硬。

7. 胃肠道穿孔 最多见于胃或十二指肠穿孔，立位 X 线透视或腹部平片可见：两侧膈下有弧形或半月形透亮气体影。若并发急性腹膜炎则可见肠管充气积液膨胀，肠壁间隔增宽，在腹平片上可见腹部肌肉与脂肪层分界不清。

8. 肠梗阻 典型X线表现为：梗阻上段肠管扩张，积气、积液，立位或侧卧位水平位摄片可见肠管扩张，呈阶梯状气液平，梗阻以下的肠管闭合，无气体或仅有少量气体。CT（尤其是螺旋CT）适用于一些危重患者、不能配合检查者以及肥胖者，有助于发现腹腔包裹性或游离性气体、液体及肠坏死，帮助判断梗阻部位及病因。

◎ 要点七 泌尿系统常见病的影像学表现

1. 泌尿系结石 X线平片可显示的结石称为阳性结石，约占90%。疑为肾或输尿管结石时，首选腹部平片检查；必要时，选用CT。

（1）肾结石 发生于单侧或双侧，可单个或多个，主要位于肾盂或肾盏内。阳性结石X线平片可见圆形、卵圆形或桑椹状致密影，密度高而均匀或浓淡不等，或呈分层状。阴性结石平片不能显影，造影可见肾盂内圆形或卵圆形密度减低影或充盈缺损，还可引起肾盂、肾盏积水扩张等。阳性结石需与腹腔内淋巴结钙化、肠内粪石、胆囊或胰腺结石鉴别，肾结石时腹部侧位片上结石与脊柱影重叠。CT检查表现基本同平片。

（2）输尿管结石 阳性结石平片或CT可见输尿管走行区域内米粒大小的高密度影，CT可见结石上方输尿管、肾盂积水扩张；静脉肾盂造影可见造影剂中止在结石处，其上方尿路扩张。

（3）膀胱结石 多为阳性，X线平片可见耻骨联合上方圆形或卵圆形致密影，边缘光滑或毛糙，密度均匀或不均匀，可呈层状，大小不一。结石可随体位而改变位置，但总是在膀胱最低处。阴性结石排泄性尿路造影可见充盈缺损影。CT可见膀胱内致密影。MRI检查呈非常低的信号。

2. 肾癌 较大肾癌X线平片可见肾轮廓局限性外突；尿路造影可见肾盏伸长、狭窄、受压变形，或肾盏封闭、扩张。CT可见肾实质内肿块，密度不定，可略高于周围肾实质，也可低于或接近于周围肾实质，肿块较大时可突向肾外，少数肿块内可有钙化影；增强扫描早期肿块有明显、不均一的强化，之后表现为相对低密度。

◎ 要点八 骨与关节常见病的影像学表现

1. 长骨骨折 X线检查是诊断骨折最常用、最基本的方法，可见骨皮质连续性中断、骨小梁断裂和歪曲，有边缘光滑锐利的线状透亮阴影，即骨折线。根据骨折程度把骨折分为完全性骨折和不完全性骨折。完全性骨折时，骨折线贯穿骨全径；不完全性骨折时，骨折线不贯穿骨全径。根据骨折线的形状和走行，将骨折分为横行、斜行和螺旋形。CT不是诊断骨折的常规检查方法，但对解剖结构比较复杂部位（如骨盆、髋关节、肩关节、脊柱、面部等）骨折的诊断、诊断骨折碎片的数目等较普通X线有优势。MRI显示骨折不如CT，但可清晰显示骨折周围软组织的损伤情况以及骨折断端出血、水肿等。

2. 脊柱骨折 主要发生在胸椎下段和腰椎上段，以单个椎体损伤多见。多因受到纵轴性暴力冲击而发生椎体压缩性骨折。X线可见骨折椎体压缩呈楔形，前缘骨皮质嵌压。由于断端嵌入，所以不仅不见骨折线，反而可见横行不规则的线状致密影。有时，椎体前上方可见分离的骨碎片，上、下椎间隙保持正常。严重时并发脊椎后突成角、侧移，甚至发生椎体错位，压迫脊髓而引起截瘫；常并发棘突间韧带撕裂，使棘突间隙增宽，或并发棘突撕脱骨折，也可发生横突骨折。CT对脊椎骨折的定位、骨折类型、骨折片移位程度以及椎管有无变形、狭窄等的诊断优于普通平片。MRI对脊椎骨折及有无椎间盘突出、韧带撕裂等有较高的诊断价值。

3. 椎间盘突出 青壮年多发，下段腰椎最容易发生。

（1）X线平片 ①椎间隙变窄或前窄后宽。②椎体后缘唇样肥大增生、骨桥形成或游离骨块。③脊柱生理曲度变直或侧弯。Schmorl结节表现为椎体上或下面的圆形或半圆形凹陷，其边缘有硬化线，常对称见于相邻椎体的上、下面且常累及数个椎体。

（2）CT检查 根据椎间盘变形的程度，分为椎间盘变性、椎间盘膨出、椎间盘突出3种，以椎间盘突出最为严重,其CT直接征象是:椎间盘后缘变形,有局限性突出,其内可有钙化。间接征象是:①硬膜外脂肪层受压、变形甚至消失,两侧硬膜外间隙不对称。②硬膜囊受压变形和移位。③一侧神经根鞘受压。

(3) MRI检查 能很好地显示各部位椎间盘突出的图像,是诊断椎间盘突出的最好方法。在矢状面可见突出的椎间盘向后方或侧后方伸出;横断面上突出的椎间盘局限突出于椎体后缘;可见硬膜外脂肪层受压、变形甚至消失和神经根鞘受压图像。

4. 急性化脓性骨髓炎

(1) X线表现 ①发病后2周内,可见肌间隙模糊或消失,皮下组织与肌间分界模糊等。②发病2周后可见骨改变,开始在干骺端骨松质中出现骨质疏松,进一步出现骨质破坏,破坏区边缘模糊;骨质破坏逐渐向骨干延伸,小的破坏区可融合形成大的破坏区,骨皮质也受到破坏,皮质周围出现骨膜增生,表现为一层密度不高的新生骨,新生骨广泛时可形成包壳;骨皮质供血障碍时可发生骨质坏死,出现沿骨长轴形成的长条形死骨,有时可引起病理性骨折。

(2) CT表现 能较清楚地显示软组织感染、骨膜下脓肿以及骨破坏和死骨,尤其有助于发现平片不能显示的小的破坏区和死骨。

(3) MRI检查 对显示骨髓腔内改变和软组织感染优于平片和CT。

5. 慢性化脓性骨髓炎

(1) X线表现 X线可见明显的修复,即在骨破坏周围有骨质增生硬化现象;骨膜的新生骨增厚,并同骨皮质融合,呈分层状,外缘呈花边状;骨干增粗,轮廓不整,骨密度增高,甚至骨髓腔发生闭塞;可见骨质破坏和死骨。

(2) CT表现 与X线表现相似,并容易发现X线不能显示的死骨。

6. 骨关节结核
多继发于肺结核,儿童和青年多见,发病部位以椎体、骺和干骺端为多,X线主要表现为骨质疏松和骨质破坏,部分可出现冷脓肿。

(1) 长骨结核 ①好发于骺和干骺端。X线早期可见骨质疏松;在骨松质中可见局限性类圆形、边缘较清楚的骨质破坏区,邻近无明显骨质增生现象;骨质破坏区有时可见碎屑状死骨,密度不高,边缘模糊,称之为"泥沙"状死骨;骨膜反应轻微;病变发展易破坏骺而侵入关节,形成关节结核,但很少向骨干发展。②CT检查可显示低密度的骨质破坏区,内部可见高密度的小斑片状死骨影,病变周围软组织发生结核性脓肿,密度低于肌肉。

(2) 关节结核 分为继发于骺、干骺端结核的骨型关节结核和结核菌经血行累及关节滑膜的滑膜型结核。①骨型关节结核的X线表现较为明显,即在原有病变征象的基础上,又有关节周围软组织肿胀、关节间隙不对称性狭窄或关节骨质破坏等。滑膜型结核以髋关节和膝关节较为常见,早期X线表现为关节囊和关节软组织肿胀,密度增高,关节间隙正常或增宽,周围骨骼骨质疏松;病变进展侵入关节软骨及软骨下骨质时,X线可见关节面及邻近骨质模糊及有虫蚀样不规则破坏,这种破坏多在关节边缘,而且上下两端相对应存在;晚期发生关节间隙变窄甚至消失,关节强直。②CT检查可见肿胀的关节囊、关节周围软组织和关节囊内积液,骨关节面毛糙,可见虫蚀样骨质缺损;关节周围冷脓肿密度较低,注射对比剂后可见边缘强化。③MRI检查:滑膜型结核早期可见关节周围软组织肿胀,肌间隙模糊。依据病变组织密度不同而显示不同的信号。

(3) 脊椎结核 好发于腰椎,可累及相邻的两个椎体,附件较少受累。①X线表现:病变椎体骨松质破坏,发生塌陷变形或呈楔形变,椎间隙变窄或消失,严重时椎体互相嵌入融合而难以分辨;病变椎体旁因大量坏死物质流入而形成冷脓肿,表现为病变椎体旁软组织梭形肿胀,边缘清楚;病变部位脊柱后突畸形。②CT对显示椎体及其附件的骨质破坏、死骨、冷脓肿均优于平片。③MRI对病变部位、大小、形态和椎管内病变的显示优于平片和CT。

7. 骨肿瘤 骨肿瘤分为原发性和转移性两种，转移性骨肿瘤在恶性骨肿瘤中最为常见。原发性骨肿瘤分为良性与恶性。X线检查不仅可以发现骨肿瘤，还可帮助鉴别肿瘤的良恶以及是原发还是转移。一般原发性骨肿瘤好发于长骨，转移性骨肿瘤好发于躯干骨与四肢近侧骨的近端。原发性骨肿瘤多为单发，转移性骨肿瘤常为多发。良性骨肿瘤多无骨膜增生，恶性骨肿瘤常有骨膜增生，并且骨膜新生骨可被肿瘤破坏，形成恶性骨肿瘤的特征性X线表现——Codman三角。

（1）骨巨细胞瘤（破骨细胞瘤） 多见于20~40岁的青壮年，股骨下端、胫骨上端以及桡骨远端多发，良性多见。①X线平片：在长骨干骺端可见到偏侧性的膨胀性骨质破坏透亮区，边界清楚。多数病例破坏区内可见数量不等的骨嵴，将破坏区分隔成大小不一的小房征，称为分房型；少数破坏区无骨嵴，称为溶骨型。当肿瘤边缘出现筛孔状或虫蚀状骨破坏，骨嵴残缺紊乱，环绕骨干出现软组织肿块影时，提示恶性骨巨细胞瘤。②CT平扫可见骨端的囊性膨胀性骨破坏区，骨壳基本完整，骨破坏与正常骨小梁的交界处多没有骨增生硬化带。骨破坏区内为软组织密度影，无钙化和骨化影。增强扫描肿瘤组织有较明显的强化，而坏死囊变区无强化。

（2）骨肉瘤 多见于11~20岁的男性，好发于股骨下端、胫骨上端及肱骨上端的干骺端。①X线主要表现为骨髓腔内不规则的骨破坏和骨增生，骨皮质破坏，不同形式的骨膜增生和骨膜新生骨的再破坏，可见软组织肿块以及其中的云絮状、斑块状肿瘤骨形成等，肿瘤骨存在是诊断骨肉瘤的重要依据。根据X线表现的不同，骨肉瘤分为溶骨型、成骨型和混合型三种类型，混合型最为多见。溶骨型骨肉瘤以骨质破坏为主要表现，破坏偏于一侧，呈不规则斑片或大片状溶骨性骨质破坏，边界不清；可见骨膜增生被破坏形成的骨膜三角。成骨型骨肉瘤以肿瘤骨形成为主要的X线表现，可见大片致密的骨质硬化改变，称为象牙质变；骨膜增生明显；软组织肿块中多有肿瘤骨形成。混合型骨肉瘤兼有以上两者的骨质改变。②CT表现为松质骨的斑片状缺损，骨皮质内表面的侵蚀或全层的虫蚀状、斑片状破坏或大片缺损。骨质增生表现为松质骨内不规则斑片状高密度影和骨皮质增厚。软组织肿块围绕病变骨骼生长或偏于一侧，边缘模糊，与周围正常组织界限不清，其内常见大小不等的坏死囊变区；CT发现肿瘤骨较平片敏感，并能显示肿瘤与邻近结构的关系。③MRI能清楚地显示骨肿瘤与周围正常组织的关系，以及肿瘤在髓腔内的情况等；但对细小、淡薄的骨化或钙化的显示不如CT。一般典型骨肉瘤平片即可诊断，而判断骨髓病变MRI更好。

（3）转移性骨肿瘤 乳腺癌、甲状腺癌、前列腺癌、肾癌、肺癌及鼻咽癌等癌细胞通过血行可转移至胸椎、腰椎、肋骨、股骨上段，以及髋骨、颅骨和肱骨等处。①根据X线表现的不同将其分为溶骨型、成骨型和混合型三种，以溶骨型最为多见。②CT显示骨转移瘤不仅比普通平片敏感，而且还能清楚显示骨外局部软组织肿块的范围、大小、与相邻脏器的关系等。③MRI对骨髓中的肿瘤组织及其周围水肿非常敏感，比CT能更早地发现骨转移瘤，从而为临床诊断、治疗等提供更早而可靠的依据。

8. 颈椎病 X线表现为颈椎生理曲度变直或向后反向成角，椎体前缘唇样骨质增生或后缘骨质增生、后翘，相对关节面致密，椎间隙变窄，椎间孔变小，钩突关节增生、肥大、变尖，前、后纵韧带及项韧带钙化。CT、MRI对颈椎病的诊断优于普通X线平片，尤其对平片不能确诊的颈椎病，MRI诊断更具有优势。

9. 类风湿关节炎 X线表现为：早期手、足小关节多发对称性梭形软组织肿胀，关节间隙可因积液而增宽，出现软骨破坏后关节间隙变窄；发生在关节边缘的关节面骨质侵蚀（边缘性侵蚀）是类风湿关节炎的重要早期征象；进一步发展可见骨性关节面模糊、中断，常有软骨下囊性病灶，呈多发、边缘不清楚的小透亮区（血管翳侵入所致）；骨质疏松早期发生在受累关节周围，以后可累及全身骨骼；晚期可见四肢肌肉萎缩，关节半脱位或脱位，指间、掌指间关节半脱位明显，常造成手指向尺侧偏斜、畸形。

10. 退行性骨关节病 依靠普通平片就可诊断。

（1）四肢关节（髋与膝关节）退行性骨关节病的 X 线表现 由于关节软骨破坏，而使关节间隙变窄，关节面变平，边缘锐利或有骨赘突出。软骨下骨质致密，关节面下方骨内出现圆形或不规整形透明区。晚期还可见关节半脱位和关节内游离骨体，但多不造成关节强直。

（2）脊椎关节病（脊椎小关节和椎间盘退行性变）的 X 线表现 脊椎小关节改变包括上下关节突变尖、关节面骨质硬化和关节间隙变窄。椎间盘退行性变表现为椎体边缘出现骨赘，相对之骨赘可连成骨桥；椎间隙前方可见小骨片，但不与椎体相连，为纤维环及邻近软组织骨化后形成；髓核退行性变则出现椎间隙变窄，椎体上下骨缘硬化。

要点九　常见中枢神经系统疾病的影像学表现

（一）脑血管病

1. 脑出血 高血压性脑出血是最常见的病因，出血部位多为基底节、丘脑、脑桥和小脑。根据血肿演变分为急性期、吸收期和囊变期。CT、MRI 可以确诊。

CT 表现：①急性期血肿呈圆形、椭圆形或不规则形均匀密度增高影，边界清楚；周围有环形密度减低影（水肿带）；局部脑室受压移位；血液进入脑室或蛛网膜下腔时，可见脑室或蛛网膜下腔内有积血影。②吸收期（发病后 3～7 天）可见血肿缩小、密度降低，小的血肿可以完全吸收，血肿周围变模糊，水肿带增宽。③发病 2 个月后进入囊变期，较大的血肿吸收后常留下大小不等的囊腔，同时伴有不同程度的脑萎缩。

2. 蛛网膜下腔出血 CT 表现为脑沟、脑池、脑裂内密度增高影，脑沟、脑裂、脑池增大，少数严重病例周围脑组织受压移位。出血一般 7 天左右吸收，此时 CT 检查无异常发现，但 MRI 仍可见高信号出血灶痕迹。

3. 脑梗死 常见的原因有脑血栓形成、脑栓塞、低血压和凝血状态等。病理上分为缺血性脑梗死、出血性脑梗死、腔隙性脑梗死。

（1）CT 表现 ①缺血性脑梗死：发病 12～24 小时之内，CT 无异常所见；少数病例在血管闭塞 6 小时即可显示大范围低密度区，其部位、范围与闭塞血管供血区一致，皮质与髓质同时受累，多呈三角形或扇形，边界不清，密度不均，在等密度区内散在较高密度的斑点影代表梗死区内脑质的相对无损害区；2～3 周后，病变处密度越来越低，最后变为等密度而不可见；1～2 个月后可见边界清楚的低密度囊腔。②出血性脑梗死：在密度减低的脑梗死灶内，见到不规则斑点状或片状高密度出血灶影；由于占位，脑室轻度受压，中线轻度移位；2～3 周后，病变处密度逐渐变低。③腔隙性脑梗死：发病 12～24 小时之内，CT 无异常所见；典型者可见小片状密度减低影，边缘模糊；无占位效应。

（2）MRI 检查 MRI 对脑梗死灶发现早、敏感性高，发病后 1 小时即可见局部脑回肿胀，脑沟变浅。

（二）脑肿瘤

影像检查的目的在于确定肿瘤的有无，并对其作出定位、定量乃至定性诊断。颅骨平片的诊断价值有限，CT、MRI 是主要的诊断手段。

（三）颅脑外伤

1. 脑挫裂伤 CT 可见低密度脑水肿区内散在斑点状高密度出血灶，伴有占位效应。有的表现为广泛性脑水肿或脑内血肿。

2. 颅内出血 包括硬膜外、硬膜下、脑内、脑室和蛛网膜下腔出血等。CT 可见相应部位的高密度影。

细目三　放射性核素诊断

要点　体外竞争放射分析

1. 甲状腺激素测定

（1）原理 主要是测定血液中有活性的四碘甲状腺原氨酸（T_4）和三碘甲状腺原氨酸（T_3）。

正常情况下血液循环中的 T_4 绝大部分与蛋白相结合，只有 0.04% 呈游离状态，称为游离 T_4（FT_4），血液中总的 T_4 含量称为总 T_4（TT_4）。血液中的 T_4 均由甲状腺分泌而来，其浓度比 T_3 大 60~80 倍，但生物活性较 T_3 低。血液中的 T_3 只有 20% 是甲状腺分泌的，其余 80% 由 T_4 转化而来。与 T_4 一样，血液循环中绝大部分的 T_3 与蛋白结合，只有 0.3%~0.5% 呈游离状态，称为游离 T_3（FT_3）。血液中总的 T_3 含量称为总 T_3（TT_3）。只有游离的甲状腺激素才能在靶细胞中发挥生物效应。因此，测定 FT_3、FT_4 能更准确地反映甲状腺的功能。

（2）临床意义　TT_3、TT_4 联合测定对甲状腺功能的判定有重要意义。FT_3、FT_4 对诊断甲亢或甲减更加准确和敏感，其诊断价值依次是 FT_3>FT_4>TT_3>TT_4。

2. 血清促甲状腺激素（TSH）测定

（1）原理　TSH 是垂体前叶腺细胞分泌的一种糖蛋白激素。它一方面受下丘脑分泌的促甲状腺激素释放激素（TRH）的促进性影响，另一方面又受到 T_3、T_4 反馈性的抑制性影响，二者互相拮抗，它们组成下丘脑-腺垂体-甲状腺轴。正常情况下，下丘脑分泌的 TRH 量，决定腺垂体甲状腺轴反馈调节的水平。TRH 分泌多，则血中 T_3、T_4 水平的调定点高；当血中 T_3、T_4 超过此调定水平时，则反馈性抑制腺垂体分泌 TSH，并降低腺垂体对 TRH 的敏感性，从而使血中 T_3、T_4 水平保持相对恒定。TSH 分泌有昼夜节律性，清晨 2~4 时最高，以后渐降，至下午 6~8 时最低。

（2）临床意义　TSH 增高见于甲状腺功能减退症；TSH 降低主要见于甲状腺功能亢进症。

3. C 肽测定

（1）原理　胰岛 β 细胞分泌胰岛素的同时，还分泌等分子的 C 肽。也就是说，分泌几个胰岛素分子，就同时分泌几个 C 肽分子。因此，测定血清 C 肽可以帮助了解胰岛细胞的功能，间接反映血清胰岛素的浓度。C 肽不受肝脏酶灭活，主要通过肾脏排泄。

（2）临床意义　①帮助糖尿病分型，了解糖尿病患者胰岛 β 细胞的功能。②鉴别糖尿病患者发生低血糖的原因：是胰岛素使用过量，还是进食不足。③了解移植后胰岛 β 细胞的分泌功能。④了解肝、肾功能：肝炎或肝硬化时，肝脏对胰岛素摄取减少，血中胰岛素水平有升高趋势，而 C 肽受其影响小，血中 C 肽与胰岛素比值降低；发生肾病时，C 肽降解减慢，血中 C 肽水平升高，C 肽与胰岛素比值明显高于正常。⑤胰岛素瘤的诊断及手术的效果评定：若术后血中 C 肽水平仍很高，说明胰岛素组织有残留。若在随访中，C 肽水平不断上升，提示肿瘤复发或转移的可能性大。

4. 胰岛素测定

（1）原理　血清胰岛素是由胰岛 β 细胞分泌的一种可以降低血糖的激素，其生理功能就是与生长激素、胰高血糖素一起调控血糖的浓度。因此，测定血清胰岛素有助于了解血糖升高与降低的原因，帮助糖尿病的诊断与鉴别诊断等。

（2）临床意义　①血清胰岛素水平降低：见于 1 型糖尿病患者，空腹胰岛素水平低于参考值，口服葡萄糖后无高峰出现。②血清胰岛素水平正常或稍高：见于 2 型糖尿病患者，口服葡萄糖后高峰延迟至 2~3 小时出现。

第七单元　病历与诊断方法

◎ 要点一　病历书写的格式与内容

病历是记载与留存患者医疗信息的重要载体，目前我国已基本实行电子病历。电子病历即计算机化的病案系统，是用电子设备（计算机等）保存、管理、传输和重现数字化的医疗记录，目前已基本取代了手写纸张病历。电子病历是随着医院计算机管理网络化的应用及大数据时代而产生的新型的医疗文书记载方法，极大地提高了医院的工作效率和医疗质量管理水平。电子病历所记载的内容包括或超越原有纸质病历的所有信息。

（一）门诊（电子）病历

常规记录内容主要包括患者的基本个人信息，就诊ID号，就诊时间与科别，初诊与复诊等。根据是初诊还是复诊，记录的临床信息的侧重点有所不同。

1. 初诊门诊病历

（1）重点记录内容为本次就诊的主诉、现病史，既往史、家族史等仅扼要记录与本次发病有关的内容。

（2）系统体格检查（包括一般情况、心、肺、腹、四肢及神经反射等）结果按顺序逐项简要记载；阳性体征及具有鉴别诊断价值的阴性体征应重点记载；专科检查结果应详细记载。

（3）辅助检查应根据病情诊治需要进行选择，并记录在病历中。

（4）结合病史、体格检查、已有的辅助检查结果，做出初步诊断。西医用诊断疾病病名应规范，符合国际疾病分类（ICD-11）。

（5）记录医嘱药品（含药物品名、剂量、用法及所给总量），特殊治疗，健康教育与人文关怀内容，预约诊疗日期及随访要求等。

2. 复诊门诊病历 重点记录上次就诊治疗后病情变化、治疗效果与对治疗（药物）的反应，有无新发症状，辅助检查结果等。复查上次发现的阳性体征，观察其变化。根据治疗反应及辅助检查结果修正诊断，诊断无改变者不再填写。复诊的治疗内容，包括药物品名、剂量、用法及所给总量，特殊治疗措施，健康教育与人文关怀内容，预约诊疗日期及随访要求等。

（二）住院电子病历

住院电子病历主要由三部分组成：病历模板（入院记录、病程记录、上级医师查房记录、护理记录、特殊检查或治疗同意书、输血治疗知情同意书、手术同意书、麻醉同意书、麻醉记录单、手术及手术护理记录单、病理资料、病危/重通知书、出院记录或死亡记录、疑难病例讨论记录、会诊记录、阶段小结、转出记录、死亡病例讨论记录等）、病历编辑工具、病历主界面。住院病历主要内容包括以下几个方面：

1. 入院记录

（1）患者一般情况，包括姓名、性别、年龄、婚姻、民族、职业、住址（工作单位）、出生地、入院日期、记录日期、发病节气、病史陈述者、可靠程度等。

（2）病史部分，包括主诉、现病史、既往史、个人史、婚姻史、月经生育史、家族史。

（3）体格检查部分，包括生命体征及系统的全身体格检查结果、专科检查结果。

（4）辅助检查，主要记录本次发病后在门诊或急诊科就诊时进行的辅助检查结果。

（5）病历摘要，应重点记录主诉及现病史内容、体格检查发现的阳性体征及具有诊断意义的辅助检查结果。

（6）初步诊断，病名书写应规范。

（7）记录者签名。

2. 首次病程记录 记录内容包括病例特点（患者姓名、性别、年龄，入院记录中问诊、体格检查、专科检查的重点内容，辅助检查结果等）、入院诊断、诊断依据与鉴别诊断、诊疗计划、医师签名等。

3. 病程记录 记录内容包括记录时间，患者一般情况，病情变化（症状与体征的变化、新出现的症状与体征、新收到的辅助检查结果等），对病情变化及辅助检查结果的分析、判断与结论，对临床诊断的修正及补充，对治疗的改动等。

4. 上级医师查房记录 分别记录三级医师（主任、主治、住院医师）查房记录。

5. 特殊病程记录 不同住院患者具体记录项目不同，主要包括诊疗操作记录、会诊记录、抢救记录、疑难病例讨论记录、转科记录、阶段小结等。

6. 其他记录 如出院记录、死亡记录等。

◎ 要点二 确立诊断的步骤及原则

建立正确的诊断，一般要经过"调查研究、

搜集资料""综合分析、初步诊断"和"反复实践、验证诊断"3个步骤。

1. 调查研究，搜集临床资料 正确诊断来源于周密的调查研究。包括询问病史、体格检查、辅助检查等，搜集临床资料，并做到真实、全面、系统。

2. 分析整理，得出初步诊断 培养良好的临床思维，在分析、判断和推理过程中，注重对现象与本质、局部与整体、共性与个性的分析判断，并用动态的观点思考临床问题。

3. 反复实践，验证诊断 掌握临床诊断的基本原则，不断积累临床经验，做到诊断有据、排除有理。

◎ 要点三　诊断内容及书写

1. 诊断内容 完整的诊断应能反映患者所患的全部疾病，其内容应包括病因诊断、病理解剖诊断、病理生理诊断、并发症诊断与共患病诊断。如同时患多种疾病，则应分清主次，按主次顺序依次排列。原发疾病的进一步发展或是在原发病的基础上产生和导致机体脏器的进一步损害称为并发症，列于主要疾病诊断之后。与主要疾病无关而同时存在的疾病称为共患病，应依序后排。一般本科疾病在前，他科疾病罗列在后。

2. 病历书写的基本要求

（1）病历书写必须态度认真，实事求是地反映病情和诊治经过。

（2）病历书写应内容确切，系统完整，条理清楚，层次分明，重点突出，语句精练，标点正确，不得随意涂改和剪贴。

（3）各项、各次记录要注明记录日期，急、危、重症者的病历还应注明记录时间。记录结束时须签全名并易辨认。凡修改和补充之处，应用红色标注并签全名。

（4）病历摘要必须简练，有概括性与系统性，能确切反映病情的特点，无重要内容的遗漏及差错。

3. 电子病历记录注意事项

（1）医生病历书写完成后，尽量关闭打开的病历、退出程序，防止误操作造成内容丢失。书写过程中操作应慎重，防止书写内容丢失。

（2）在书写病历的过程中注意将病历内容更新至首页中。

（3）入院记录、首次病程记录、主治医师查房记录、主任医师查房记录等在记录时注意选择记录的路径标题与内容一致。

（4）书写过程中要不断保存病历，以免导致数据丢失。

（5）每个患者只建一个病历首页，所有的医疗文件在同一个首页下编辑、填写与补充。

（6）体格检查的模板信息不得删除，按照需要进行逐项填写。

（7）诊断类型准确选择，诊断信息按主次顺序依次填写。

（8）患者出院（或转院，或死亡）后，医生需在电子病历打印出的纸质版上亲笔签名，签名必须签全名并清晰可辨。

（9）遵循客观、真实、准确、及时、完整、规范的原则。

（10）打印归档的电子病历应包括住院病案首页、入院记录、首次病程记录、病程记录、手术同意书、麻醉同意书、输血治疗知情同意书、特殊检查（或治疗）同意书、病危（重）通知单、医嘱单、辅助检查报告单、体温单、医学影像检查报告、病理报告单等。并有规范而完整的各级医师手写签字。

药 理 学

第一单元 药物作用的基本规律

细目一 药物效应动力学

◎ 要点一 药物作用与药理效应（选择性、量效关系）

药物进入体内后与机体细胞上的靶位结合时引起的初始反应称为药物的作用（action），药理效应（effect）是药物作用的结果，是机体生理生化机能或形态变化的表现。药物作用是药物对机体的初始作用，是动因。药理效应是药物作用的结果，是机体反应的表现。如阿托品对眼的作用是阻断虹膜环状肌上的M受体，其效应是阻断受体后产生的环状肌松弛及瞳孔扩大。

（一）药物作用的选择性

药物作用的选择性（selectivity）是指多数药物在适当剂量时，只对少数器官或组织产生明显作用，而对其他器官或组织的作用较小或不产生作用。如碘主要作用于甲状腺，对其他器官或组织影响很小。选择性高的药物大多药理活性较强，使用针对性强；选择性低的药物，应用时针对性不强，不良反应较多，但作用范围广。选择性是相对的，与剂量密切相关，一般药物在较小剂量或常用量时选择性较高，随着剂量增大，选择性降低，中毒量时可产生更广泛的作用（包括严重的中毒反应）。如苯巴比妥随着剂量增加，可依次产生镇静、催眠、抗惊厥、抗癫痫、麻醉作用，最后麻痹中枢，可引起死亡。

（二）药物作用的量-效关系

药物作用的量-效关系（dose-effect relationship）是指剂量与效应之间的关系，药物的效应在一定范围内随着剂量的增加（变化）而增强（变化）。

1. 剂量与反应

（1）剂量（dose） 一般是指药物每天的用量，是决定血药浓度和药物效应的主要因素。包括：①无效量，指不出现效应的剂量。②最小有效量或称阈剂量，指刚引起药理效应的剂量。③治疗量或称常用量，比阈剂量大而又小于极量的剂量，临床使用时对大多数病人有效而又不会出现中毒。④最小中毒量，指刚引起中毒的剂量。⑤致死量，指达到导致死亡的剂量。⑥最大有效量或称极量，指引起最大效应而不出现中毒的剂量，极量有一次量、一日量、疗程总量及单位时间内用药量之分。《中国药典》对剧毒药的极量有明确规定，用药时一般不得超过极量，否则可能发生医疗事故，医护人员对此应负法律责任。

（2）反应（效应） 按性质可分为量反应和质反应两种。①量反应是指药物效应的强弱可用具体数量表示的反应，如血压、心率、血脂、平滑肌收缩或舒张程度等。②质反应也称全或无反应，是指药物效应的强弱可用具体阳性或阴性反应率来表示的反应，如死亡与不死亡、惊厥与不惊厥等。

2. **量-效曲线（dose-effect curve）** 是以药物的效应为纵坐标，剂量（或血药浓度）为横坐标所作的曲线图。分量反应量-效曲线和质反应量-效曲线。通过量-效曲线，可获得下列药效学参数。

（1）**效价强度（potency）** 指药物作用强弱的程度。常用一定效应所需的剂量或一定剂量产生的效应来表示。能引起同等效应的两个药物的剂量称"等效剂量"，等效剂量大者效价强度小，等效剂量小者效价强度大。

（2）**效能（efficacy）** 指药物产生的最大效应。此时已达最大有效量，若再增加剂量，效应不再增加。效能常用药物效应指标的最大数值来表示，如氢氯噻嗪的每日最大排钠量为150mmol。

药物的强度和效能不一定一致，如环戊氯噻嗪、氢氯噻嗪和呋塞米都是利尿剂，等效剂量分别为0.6、30、90mg，强度之比为1:0.02:0.0067，环戊氯噻嗪的强度约为后两药的50、150倍，但前两药的最大效应只能达到每日排钠150mmol，后者可达到250mmol，说明呋塞米的效能最高。临床应用时，要综合考虑同类药的强度和效能，强度高的药用量小，而效能高的药物效应强，效能高的药物可取得更强的治疗效果。

（3）**量-效变化速度** 是以曲线的斜率（slope）来表示，斜率大的药物剂量稍有增减，效应即有明显变化，斜率小的药物效应较温和。

3. **半数效应量** 表示在一定范围内药物效应随着剂量的变化而变化的规律，药理效应可以是治疗作用、毒性反应或致死。S型曲线在效应50%处的剂量为半数效应量。如效应为疗效，则称为半数有效量（median effective dose，ED_{50}），即引起50%最大反应强度或引起50%实验对象出现阳性反应时的药物剂量；如效应为中毒反应，则为半数中毒剂量（median toxic dose，TD_{50}）；如效应为死亡，则为半数致死量（median lethal dose，LD_{50}）。

4. **治疗指数（therapeutic index，TI）** 表示药物安全性的指标，$TI=LD_{50}/ED_{50}$或$TI=TD_{50}/ED_{50}$。此数值越大，表示有效剂量与致死剂量（或中毒剂量）间距离越大，越安全。TI只适用于治疗效应和致死效应的量-效曲线相互平行的药物。TI是粗略的、相对的理论参数，不能完全反映药物的医疗价值。评价药物的安全性时，还应参考安全指数（safety index，SI），$SI=LD_1/ED_{99}$，或安全范围（margin of safety）即ED_{95}与LD_5之间的距离。

◎ **要点二　药物的不良反应**

药物不良反应（adverse reaction）是指药物产生的不符合用药目的或对病人不利的反应。

1. **副作用（side reaction）** 指药物在治疗剂量时产生与治疗目的无关的作用。由于药物的选择性低，副作用可随治疗目的而改变。当某一作用作为治疗作用时，其他作用则成为副作用。如阿托品治疗胃肠痉挛时出现的口干为副作用，用于麻醉时可减少呼吸道腺体分泌为治疗作用。治疗剂量下与治疗作用同时发生的药物固有的作用，通常不可避免，可给病人带来不适或痛苦，大多是可自行恢复的功能性变化。

2. **毒性反应（toxic reaction）** 指药物剂量过大或用药时间过长引起的机体损害性反应，一般较严重，是可以预知的。毒性反应主要是对神经、消化、血液、循环系统及肝、肾等重要器官造成功能性或器质性的损害，甚至可危及生命。因剂量过大而立即发生，称为急性毒性；或因长期使用而逐渐发生，称为慢性毒性。试图用增加剂量或疗程来增强疗效，其有效性有限，甚至是很危险的。

3. **变态反应（allergic reaction）** 也称过敏反应（anaphylaxis），是指少数人对某些药物产生的病理性免疫反应。只发生于少数过敏体质者，与原药理作用、使用剂量及疗程无明显关系，在远远低于治疗量或第一次治疗应用时也可发生严重反应。变态反应通常分为4种类型，即速发型变态反应、细胞毒型变态反应、免疫复合体型变态反应和迟发型变态反应。临床表现有药热、皮疹、哮喘、溶血性贫血、类风湿关节炎等，严重时也可引起过敏性休克。

4. 后遗效应（residual effect） 是指停药后血药浓度已降至阈浓度以下时仍残存的药理效应。如服用巴比妥类催眠药后，次晨仍有困倦、头昏、乏力等反应。

5. 继发反应（secondary reaction） 是指药物发挥治疗作用所引起的不良后果，又称治疗矛盾。如长期服用广谱抗生素后，肠道内一些敏感的细菌被抑制或杀灭，使肠道菌群的共生平衡状态遭到破坏，而一些不敏感的细菌如耐药葡萄球菌、白色念珠菌等大量繁殖，导致葡萄球菌性肠炎或白色念珠菌病等。

6. 致畸作用（teratogenesis）、致癌作用（carcinogenesis）、致突变作用（mutagenesis）

有些药物能影响胚胎正常发育而引起畸胎，在怀孕的头3个月内（胚胎发育分化很快）尽量以不用药为宜；某些药物可能有致癌作用、致突变作用，应予警惕。

7. 特异质反应（idiocrasy） 是指少数患者对某些药物特别敏感，其产生的作用性质可能与常人不同。但其反应性质与药物的固有药理作用相关，且严重程度与剂量成正比。目前认为，这是一类先天性遗传异常所致的反应。如红细胞葡萄糖-6-磷酸脱氢酶缺损者服用伯氨喹时可发生严重的溶血性贫血；维生素K环氧化物还原酶变异者对华法林的抗凝血作用耐受；先天性血浆胆碱酯酶缺乏者在使用骨骼肌松弛药时可产生呼吸肌麻痹、严重窒息的特异质反应。这些都是遗传因素决定的异常。

8. 药物依赖性（drug dependence） 是指病人连续使用某些药物以后，产生的一种不可停用的渴求现象。可分为生理依赖性和精神依赖性。

（1）生理依赖性（physiological dependence）也称躯体依赖性或成瘾性，是指反复使用某些药物后造成的一种身体适应状态。其特点是一旦中断用药，即可出现强烈的戒断症状，如剧烈疼痛、严重失眠等，使患者变得身不由己，甚至为获取这些药物而不顾一切，走向严重犯罪。其原因可能是机体已产生了某些生理生化的变化。

（2）心理依赖性（psychological dependence）也称精神依赖性或习惯性，是指使用某些药物以后可产生快乐满足的感觉，并在精神上形成周期性不间断使用的欲望。其特点是一旦中断使用，不产生明显的戒断症状，可出现身体多处不舒服的感觉，但可以自制。其原因可能只是一种心理渴求，是主观精神上的渴望，机体无生理生化改变。

根据国际禁毒公约规定，依赖性药物分为三大类：①麻醉药品（包括阿片类、可卡因类、大麻类，可产生生理依赖性）。②精神药品（包括镇静催眠药和抗焦虑药、中枢兴奋药、致幻剂）。③其他（包括烟草、酒精等，可产生心理依赖性）。我国对前两类药品的生产、供应和使用均有严格规定，严禁滥用。

◎ 要点三 药物作用的主要机制（受体激动药与拮抗药的基本概念）

药物作用的主要机制主要分为受体机制和非受体机制两大类。

（一）受体机制

大多数药物是通过和生物机体的大分子成分的相互作用而产生药理学作用的。这些相互作用改变了所作用的相关大分子的功能，从而引发生物化学和生理学变化，导致药物的特异性效应。这些和药物发生相互作用的大分子即是受体。因此，受体是大多数药物的作用靶点，它与药物的相互作用是大多数药物产生药理作用的机制。

1. 受体（receptor） 是存在于细胞膜或细胞内的一种能选择性地同相应的递质、激素、自体活性物质或药物等相结合，并能产生特定生理效应的大分子物质（主要为糖蛋白或脂蛋白，也可以是核酸或酶的一部分）。

2. 受体激动药与拮抗药

药物是否和特异性受体有亲和力是能否激活或阻断受体的前提。但和受体结合后能产生多大的效应则决定于药物激活受体的能力，即内在活性大小。根据药物的内在活性，可把作用于受体的药物分为激动药、拮抗药和部分激动药三类。

（1）激动药（agonist） 是指对受体既有亲和力又有很强的内在活性，因而能有效激活受体，产生激动效应。根据内在活性大小，又分完全激动药及部分激动药。如吗啡是阿片受体完全激动药，能发挥强大镇痛效应。但有的药物虽对其特异性受体有亲和力，能和受体结合，但内在活性弱，最大效应低于激动药，这类药物称为部分激动药（partial agonist）。这类药物单独应用可产生效应，但与同一受体的激动药合用时，能拮抗激动药的效应。如喷他佐辛是阿片受体的部分激动药，单独应用有较强的镇痛作用，但与吗啡合用时，则减弱吗啡单用时的镇痛作用。

（2）拮抗药（antagonist） 又称阻滞药（blockers），是指具有较强的亲和力，而无内在活性的药物。这些药物与受体结合后不能产生该受体兴奋的效应，却占据了受体而拮抗激动药兴奋该受体的作用。如阿托品与 M 受体结合后，拮抗乙酰胆碱及毛果芸香碱的作用，表现出胃肠平滑肌松弛等。拮抗药按作用性质分为竞争性拮抗药和非竞争性拮抗药两类。

1）竞争性拮抗药（competitive antagonist） 可与激动药竞争相同受体，拮抗激动药的作用，且其拮抗作用可随增大激动药浓度而逆转，而激动药仍可达到与其单用时相同的最大效应，故拮抗作用是可逆的。一定量的竞争性拮抗药存在时，再测定激动药的累计浓度效应曲线，可见量效曲线平行右移，斜率和最大效应不变。

2）非竞争性拮抗药（noncompetitive antagonist） 能不可逆地作用于某些部位而妨碍激动药与受体结合，并拮抗激动药的作用。其拮抗作用也可通过增大激动药浓度而逆转，但激动药不断提高浓度仍不能达到与其单独使用时相同的最大效应。一定量的非竞争性拮抗药存在时，再测定激动药的累计浓度效应曲线，可见量效曲线下移，斜率降低，最大效应降低。

（二）非受体机制

除了作用于受体外，某些药物还可通过其他机制产生药理学效应，如影响酶活性、影响离子通道、影响细胞的代谢、影响免疫功能及通过简单的理化作用等。

细目二　药物代谢动力学

◎ 要点一　药物的吸收、分布、转化、排泄及其影响因素

（一）吸收

吸收（absorption）指药物由给药部位进入血液循环的过程。静脉注射和静脉滴注，药物直接进入血液，没有吸收过程。不同给药途径吸收快慢依次为：吸入>肌内注射>皮下注射>舌下>口服>直肠>皮肤。常用的给药途径有：

1. 消化道给药

（1）口服给药（oral administration） 是常用的给药途径，吸收部位为胃肠道。影响吸收的主要因素有药物理化性质（脂溶性、解离度等），剂型（包括赋形剂），溶出度（包括崩解度），消化道稳定性；胃肠功能（蠕动功能、血流量）；首过消除；其他（如胃肠内 pH、食物、肠内细菌对药物的代谢等）。

首过消除（first-pass elimination）或首过效应（first pass effect），是指药物在胃肠道吸收后都要先经门静脉进入肝脏，再进入体循环，其在肠黏膜和肝脏中极易被代谢灭活，使进入体循环的药量减少的现象。首过消除明显的药物不宜口服给药（如硝酸甘油，首过消除约95%）。但首过消除现象也有饱和性，若剂量加大，口服仍可使血中药物浓度明显升高。

小肠是绝大多数药物吸收的主要场所，这是因为小肠 pH 范围较广（pH 4.8~8.2），能满足绝大多数药物吸收对 pH 值的要求；小肠黏膜表面有丰富的绒毛，绒毛上皮细胞为单细胞，吸收面积大（约 $300m^2$）；药物在小肠中移动速度较慢（4~5 小时才达回盲部）而停留时间长，故吸收充分。一般情况下，非解离型药物的吸收率远较解离型的为高；因胃黏膜表面积小（约 $1m^2$）、

表层有较厚的黏液膜、药物在胃中停留时间短，故吸收较少；即使药物在肠内完全解离，小肠吸收的量也比非解离型药物在胃内吸收的量多。大肠黏膜无环形皱襞和绒毛，主要功能是贮存食物残渣和吸收水分及无机盐，与药物吸收关系不大。

（2）舌下给药（sublingual） 吸收面积较小，但因血流丰富，吸收较快。药物经舌下静脉，不经肝脏而直接进入体循环，在一定程度上可避免首过消除。特别适合口服吸收时易于被破坏或首过消除明显的药物，如硝酸甘油。

（3）直肠给药（per rectum） 优点是防止药物对上消化道的刺激性。因吸收表面积很小，肠腔液体量少，pH约8.0，对许多药物溶解不利，吸收反不如口服给药迅速和规则。

2. 注射给药

（1）皮下注射（subcutaneous injection）、肌内注射（intramuscular injection）是最常用的两种注射给药途径，特点是吸收迅速而完全。注射后药物可沿结缔组织迅速扩散，再经毛细血管及淋巴内皮细胞进入血液循环。该处毛细血管壁的细胞间隙宽大（600~1200nm），一般药物均可直接通过，按膜孔扩散或脂溶扩散方式迅速吸收。

（2）与口服给药相比，注射给药具有以下特点：①适用于在胃肠中易破坏或不易吸收的药物，如青霉素G、庆大霉素。②适用于肝脏首过消除明显的药物，如利多卡因。③吸收速度取决于局部血液循环。

3. 吸入给药 即一些气体及挥发性药物经呼吸道直接由肺泡表面吸收的给药方式。由于肺泡表面积大（约200m^2），与血液只隔肺泡上皮及毛细血管内皮各一层，血流量大，药物只要能到达肺泡，吸收极其迅速。气体及挥发性药物（如吸入麻醉药及亚硝酸异戊酯等）可直接进入肺泡被迅速吸收；液体药物及固体药物则需要经过雾化以后成极细颗粒方能有效吸收（颗粒直径3~5μm的药物可达细支气管，小于2μm才可进入肺泡）；较大雾粒的喷雾剂只能用于鼻咽部或气管的局部治疗（如抗菌、消炎、祛痰、通鼻塞等）。

4. 经皮给药 完整皮肤吸收较差，仅脂溶性极强的有机溶剂和有机磷酸酯类可以经皮吸收而发生中毒。一些皮肤较单薄部位（如耳后、胸前区、阴囊皮肤部位）或有炎症等病理改变的皮肤，不少药物仍能经皮吸收。儿童的皮肤含水量高，经皮肤吸收速度比成年人快。特别是当药物中加入了促皮吸收药如氮酮、二甲基亚砜、月桂酸等制成贴皮药或软膏，经皮给药（transdermal）后都可到达局部或全身，如硝苯地平、雌二醇、芬太尼等制成的贴皮剂。

（二）分布

药物分布（distribution）指药物吸收后随血液循环到各组织器官的过程。各组织器官药物的分布是不均匀和动态变化的。药物作用的快慢和强弱，主要取决于药物分布进入靶器官的速度和浓度。而药物消除的快慢，则主要取决于药物分布进入代谢和排泄器官（肝脏、肾脏）的速度。

影响药物分布的因素

（1）血浆蛋白结合率 药物吸收后都可不同程度地与血浆蛋白结合，不同药物的结合率差异较大。药物与血浆蛋白结合后，不能透出血管到达靶器官，也不会到达代谢器官被代谢，暂时失去活性，可视为药物在体内的一种暂时贮存形式，只有游离型的药物才有药理活性。药物与血浆蛋白的结合是疏松可逆的，当血液中游离型药物减少时，结合型药物又可转化为游离型，透出血管，恢复其药理活性。游离和非游离型药物在血管中始终处于一种动态变化过程。

由于血浆蛋白总量和结合能力有限，药物与血浆蛋白的结合是非特异性的（即多种药物均可竞争性地与血浆蛋白结合）。当同时使用两种或两种以上的药物时，因相互间竞争与血浆蛋白结合，使其中某些药物游离型增加，药理作用或不良反应明显增强。如口服抗凝药香豆素类与解热镇痛药阿司匹林合用时，将导致抗凝过度，发生出血倾向。对于血浆蛋白结合率高、分布容积小、消除慢或治疗指数低的药物，临床上应注意调整剂量；当血液中血浆蛋白过少（如慢性肾炎、肝硬化）或变质（如尿毒症）时，可与药物结合的血浆蛋白减少，也容易发生药物作用的增强或中毒。

（2）体内屏障

①血脑屏障（blood-brain barrier）：指脑的血液与脑细胞外液及脑脊液间的屏障。对药物的通过具有重要屏障作用，有利于维持中枢神经系统内环境的相对稳定。脑内的毛细血管内皮细胞间连接紧密，间隙较小，基底膜外还有一层星状胶质细胞包围，药物一般很难进入脑脊液和脑细胞内，只有脂溶性高、分子量较小及少数水溶性药物可以通过血脑屏障。治疗流行性脑膜炎应选用易进入脑脊液的药物磺胺嘧啶。

②胎盘屏障（placental barrier）：指胎盘绒毛与子宫血窦间的屏障，能将母体与胎儿的血液隔开。但对药物而言，其通透性和毛细血管无明显区别，几乎所有药物都能穿过胎盘屏障进入胎儿体内，只是程度和快慢不同。妊娠期间应特别注意某些药物进入胎儿循环的毒性作用和妊娠早期引起畸胎的危险。

（3）体液 pH 值　药物的 pK_a 及体液的 pH 是决定药物分布的另一因素。细胞内液 pH（约 7.0）略低于细胞外液（约 7.4），一般弱碱性药物在细胞内浓度较高，而弱酸性药物则在细胞外液中浓度高。弱酸性药物苯巴比妥中毒时，用碳酸氢钠碱化血液及尿液不仅可使脑细胞中药物迅速向血浆转移，并可减少药物在肾小管中的重吸收，加速自尿中的排泄，使病人迅速脱离危险。

（4）器官血流量　肝、肾、脑、肺等高血流量器官，药物分布快且含量较多，皮肤、肌肉等低血流量器官，药物分布慢且含量较少。有些药物首先向血流量大的器官分布，然后向血流量少的组织转移，如静注硫喷妥钠后，先在血流量丰富的脑中迅速发挥麻醉效应，然后迅速向体内血流较少的脂肪组织转移，使其麻醉作用在数分钟内又迅速消失。此现象称为药物的再分布。其他如局部器官的血流量及药物与某些组织器官的亲和力（如碘可集中分布于甲状腺组织中）等因素也会影响药物的分布。

（三）转化

药物的转化或生物转化（biotransformation）是指药物作为外源性活性物质在体内发生化学结构改变。体内能够使药物发生转化的器官主要是肝脏，其次是肠、肾、肺等组织。

1. **药物转化的方式与步骤**　转化过程一般分两个时相：第Ⅰ时相是氧化、还原、水解过程，该过程使药物分子结构中引入或暴露出极性基团，如产生羟基、羧基、巯基、氨基等；第Ⅱ时相是结合过程，该过程在药物分子结构中暴露出的极性基团与体内的化学物质如葡萄糖醛酸、硫酸、甘氨酸、谷胱甘肽等经共价键结合。

2. **药物转化的意义**　绝大多数药物经过转化后，药理活性都减弱或消失，称为灭活（inactivation）；但也有极少数药物经转化后才出现药理活性，称为活化（activation），如阿司匹林（乙酰水杨酸钠）只有在体内脱去乙酰基，转化为水杨酸才具有药理活性。大多数脂溶性药物经过转化生成易溶于水且极性高的代谢物，以利迅速排出体外。

3. **药物转化酶系统**　药物在体内的转化必须在酶的催化下才能进行。催化酶分为两类：①专一性酶，如胆碱酯酶、单胺氧化酶等，分别转化乙酰胆碱和单胺类等一些特定的药物或物质。②非专一性酶，是混合功能氧化酶系统，一般称为肝脏微粒体细胞色素 P_{450} 酶系统（简称肝微粒体酶），因存在于肝细胞内质网上而又称"肝药酶"。细胞色素 P_{450}（cytochrome P_{450}，CYP）酶系是一个超家族，包含多种异构酶，能催化数百种药物的转化，现已在人体中分离出几十种具有功能活性的 P_{450} 酶系。根据氨基酸序列的同一性分为 17 个家族和许多亚型。肾上腺、肾、肺、胃肠黏膜及皮肤等组织中也有少量存在。肝药酶系统主要由 3 部分组成：血红蛋白类（包括细胞色素 P_{450}、细胞色素 b_5）、黄素蛋白类（包括还原型辅酶Ⅱ-细胞色素 P_{450} 还原酶、还原型辅酶Ⅰ-细胞色素 b_5 还原酶），磷脂类（主要是磷脂酰胆碱）。其中最关键的酶为细胞色素 P_{450}。

4. 药酶诱导药和抑制药 肝药酶是药物在机体内转化的主要酶系统，特点是：①选择性低，能同时催化多种药物。②变异性较大，常因遗传、年龄、营养状态、机体状态、疾病的影响，而出现明显的个体差异。③药酶活性易受药物的影响而出现增强或减弱。凡能够增强药酶活性的药物称为药酶诱导药（enzyme inducer）；能够减弱药酶活性的药物称为药酶抑制药（enzyme inhibitor）。常见药酶诱导剂有：苯巴比妥、保泰松、苯妥英钠等，常见药酶抑制剂有：异烟肼、双香豆素，西咪替丁等。药酶诱导药和药酶抑制药不仅可增强或减弱药物自身的转化，导致药物本身效应强弱的变化，当合并使用其他药物时，药酶诱导药和抑制药还可使其他药物的效应比单用时增强或减弱。

（四）排泄及其影响因素

药物的排泄（excretion）是指药物及其代谢物被排出体外的过程。排泄是药物最后被彻底消除的过程。肾脏是最主要的排泄器官，非挥发性药物主要由肾脏随尿排出；气体及挥发性药物则主要由肺随呼气排出；某些药物还可从胆汁、乳腺、汗腺、唾液腺及泪腺等排出体外。

1. 肾脏 药物及其代谢产物经肾脏排泄主要决定于肾小球滤过、肾小管被动重吸收和肾小管主动分泌。肾小球毛细血管的基底膜通透性较大，绝大多数游离型药物及其代谢产物均可滤过进入肾小管腔内。其中脂溶性高、非解离型的药物和代谢产物又可经肾小管上皮细胞重吸收入血。尿液 pH 值影响药物的解离度从而影响排泄。当苯巴比妥、水杨酸等弱酸性药物中毒时，碱化尿液可使药物的重吸收减少、排泄增加而解救药物中毒。

少数药物经肾小管主动分泌排泄，属于主动转运过程。肾小管上皮细胞有两类转运系统，分别转运弱酸性或弱碱性药物。分泌机制相同的两类药合用并经同一载体转运时，可发生竞争性抑制，如丙磺舒可抑制青霉素的主动分泌，依他尼酸可抑制尿酸的主动分泌等。肾脏排泄药物的多少，还与药物和血浆蛋白的结合率及肾血流量等因素有关。

2. 胆汁 某些药物经肝脏转化为极性较强的水溶性代谢产物，也可自胆汁排泄，由胆汁排入肠腔并随粪便排出。有些药物可经肠黏膜上皮细胞吸收，经门静脉、肝脏重新进入体循环，这种小肠、肝脏、胆汁间的循环过程称为肝肠循环（hepato-enteral circulation）。某些肝肠循环明显的药物（如洋地黄毒苷、地高辛、地西泮），其药物的作用时间会延长。

3. 其他途径 药物还可通过唾液、乳汁、汗液、泪液等排泄。乳汁 pH 略低于血浆，弱碱性药物（如吗啡、阿托品）可以较多地自乳汁排泄，哺乳婴儿可能因此受影响；由于药物可自唾液排泄，现在临床上可用唾液代替血液标本进行血药浓度的监测。

◎ 要点二 半衰期和连续多次给药的药-时曲线

1. 半衰期（half-life time，$t_{1/2}$） 一般是指血药浓度下降一半所需的时间，也称血浆半衰期。绝大多数药物在体内属一级动力学消除，$t_{1/2}$ 是固定值，即 $t_{1/2} = 0.693/K_e$，K_e 是消除速率常数，指单位时间内药物消除的百分率。它反映了药物消除的快慢，K_e 值大，说明消除速率快。

$t_{1/2}$ 的意义在于它反映药物消除快慢的程度。按 $t_{1/2}$ 长短将药物分为 5 类：超短效 $t_{1/2} \leq 1$ 小时，短效为 1~4 小时，中效为 4~8 小时，长效为 8~24 小时，超长效 >24 小时。肝肾功能不良者，绝大多数药物 $t_{1/2}$ 延长，通过测定病人肝肾功能调整用药剂量或给药间隔。

2. 连续多次用药的药-时曲线 临床上连续多次给药，若每隔 1 个 $t_{1/2}$ 用药一次，则经过 4~6 个 $t_{1/2}$ 后体内药量可达稳态水平的 93.5%~98.4%。这个相对稳态的水平称为稳态血药浓度（steady-state plasma concentration，C_{ss}），也称坪值（plateau）。此时给药量与消除量达到相对的动态平衡。若能将坪值控制在治疗血药浓度范围内是最理想的状况，如每隔一个 $t_{1/2}$ 给药一次，采用首次剂量加倍的方法可迅速达到稳态血药浓度。

细目三 影响药物效应的因素

◎ 要点 药物的相互作用（药动学因素、药效学因素、特殊人群因素）

药物在体内的相互作用包括药动学因素、药效学因素及特殊人群因素。

影响药物作用的因素有药物因素与机体因素。药物因素中，除药物的剂型、剂量和给药方式等因素外，临床联合用药往往会发生相互影响，其中药动学因素与药效学因素是主要方面；儿童、老年人和女性则是机体因素的主要人群。

（一）药动学因素

1. 妨碍吸收

（1）改变胃肠道 pH 如抗酸药可增加弱酸性药物磺胺类、氨苄青霉素的解离度，因而吸收减少，但可促进某些弱碱性药物的吸收。

（2）吸附、络合或结合 ①氢氧化铝凝胶可吸附氯丙嗪。②考来烯胺能与洋地黄、性激素、甲状腺素、四环素、保泰松、苯巴比妥、口服抗凝血药、噻嗪类利尿药等结合；③四环素类与钙、镁或铝等离子能形成不溶性络合物。④浓茶中含大量鞣酸，可与铁制剂或生物碱发生沉淀，因而阻碍吸收。

（3）影响胃排空和肠蠕动 多数药物主要在小肠上段吸收，抗胆碱药能延缓胃排空，减慢肠蠕动，使同服的对乙酰氨基酚吸收减慢，也可使部分在胃肠道破坏的左旋多巴吸收量大大减少。

（4）改变肠壁功能 如细胞毒类药物会损伤肠黏膜，减少其他药的吸收。

2. 竞争血浆蛋白结合 许多药物能与血浆蛋白呈可逆性结合，酸性药物与血浆蛋白的结合要比碱性药物的结合更强。如乙酰水杨酸、对乙酰氨基酚与血浆蛋白结合力强，可将双香豆素类从血浆蛋白结合部位置换出来，抗凝血作用增强。早产儿或新生儿服用磺胺类或水杨酸类，由于药物与血浆蛋白结合，可将胆红素从血浆蛋白置换出来，引起脑核性黄疸症。

3. 影响生物转化

（1）影响肝药酶 许多药物诱导或抑制肝药酶而影响其他药物在体内的生物转化，从而使其半衰期、药理作用及不良反应等发生改变。如异烟肼能抑制肝药酶，可使同时合用的甲苯磺丁脲的药理作用和毒性增加；别嘌醇能抑制黄嘌呤氧化酶，使 6-巯基嘌呤及硫嘌呤的代谢减慢、毒性增加。

（2）影响非微粒体酶 改变受此酶代谢的药物生物转化，如单胺氧化酶抑制药可延缓单胺类药物代谢，使这些药物的升压作用和毒性反应增加。

4. 影响药物排泄

（1）影响尿液 pH 有些药物影响尿液 pH，从而影响药物的解离度，尿液呈酸性时可使弱碱性药解离型增多，使抗组胺药等在肾小管的重吸收减少，排出量增加。同样，尿液呈碱性时可使弱酸性药排出量增多。

（2）竞争转运载体 许多弱酸性药物及其代谢产物可从肾近曲小管主动转运分泌，如水杨酸类、丙磺舒、噻嗪类、乙酰唑胺、呋塞米、对氨基水杨酸、青霉素、头孢噻啶等。当这些药物合用时，排泄均可减少，使作用或毒性增加。

（二）药效学因素

1. 协同作用（synergism） 指药物合用后原有作用或毒性增加，可分为 3 种情况。

（1）相加作用（additive effect, summation） 两药合用后的作用是两药分别作用的代数和，如阿司匹林与对乙酰氨基酚合用时，解热镇痛作用相加；链霉素、庆大霉素、卡那霉素或新霉素之间联合用药时，对听神经和肾脏的毒性反应相加。

（2）增强作用（potentiation） 两药合用后的作用大于它们分别作用的代数和，如磺胺甲噁唑与甲氧苄啶合用，使抗菌作用增加数倍至数十倍，甚至出现杀菌作用。

（3）增敏作用（sensitization） 指一种药可使组织或受体对另一种药的敏感性增强，如可卡因可抑制交感神经末梢对去甲肾上腺素的再摄取，使去甲肾上腺素或肾上腺素作用增强。

2. 拮抗作用（antagonism） 指药物合用后原有作用或毒性减弱。根据其产生机制可分为4种情况，即药理性、生理性、生化性、化学性拮抗，前两种情况较重要。

（1）药理性拮抗（pharmacological antagonism） 即一种药物与特异性受体结合，阻止激动药与此种受体结合，如纳洛酮可拮抗吗啡的作用，普萘洛尔可拮抗异丙肾上腺素的作用。

（2）生理性拮抗（physiological antagonism） 即两个激动药分别作用于生理作用相反的两个特异性受体，如组胺可作用于 H_1 受体，引起支气管平滑肌收缩；肾上腺素可作用于 β 受体，使支气管平滑肌松弛。

（3）化学性拮抗（chemical antagonism） 如重金属或类金属可与二巯基丙醇结合成络合物而排泄，中毒时可用其解救；肝素是抗凝血药，带强大负电荷，过量可引起出血，此时可静脉注射鱼精蛋白，后者是带强正电荷的蛋白，能与肝素形成稳定的复合物，使肝素的抗凝血作用迅速消失。

（4）生化性拮抗（biochemical antagonism） 即拮抗作用通过生化反应而产生，如苯巴比妥能诱导肝药酶，使苯妥英钠等药的代谢加速，作用减弱。

（三）特殊人群因素

1. 儿童 人体的许多生理功能、体液或脂肪与体重的比例、血浆蛋白含量、代谢酶的活性等，因年龄不同可出现较大差异，从而影响药物的药效学和药动学。

①药物的吸收：新生儿胃液的 pH 较低，胃内容物的排出也比较需要时间，药物的吸收比较慢。但 β-内酰胺类抗生素药物也因此在胃内的分解减少，吸收反而较成人为好。②药物的分布：新生儿的血浆蛋白低于成年人，因此当给予蛋白质结合率高的药物时，游离型药物的浓度会增加，易引起毒性反应。③药物的代谢：新生儿期肝脏功能尚未完全发育好，但随后一年内即可发育成熟，而其肝脏的重量占体重的比例较成人为高（1～2岁最高），因此，对某些药物来说（如茶碱类），婴儿期以后的肝脏代谢功能按体重计算，则相对较成人为高。新生儿期的硫酸结合功能与成人无异，但甘氨酸和葡萄糖醛酸的结合功能还比较差，因此，新生儿对胆红素、氯霉素结合代谢不足，易发生高胆红素血症和灰婴综合征。④药物的排泄：新生儿的肾小球滤过率和肾小管分泌机能都比较差，因此对氨基糖苷类和青霉素类的清除率比较低，需要 6 个月才能达到成人水平。

2. 老年人 老年人由于生理功能逐渐减退，血浆蛋白浓度降低，肝血流和肝药酶的活性降低，肾血流、肾小球滤过和肾小管功能减弱而使药物的消除减慢，虽然对药物的吸收功能也降低，但综合结果是血中的游离型药物浓度增多，作用或毒性增强。

3. 女性 女性有月经、妊娠、分娩、哺乳期等特点，用药时应注意。月经期和妊娠期禁用剧泻药和抗凝血药，以免月经过多、流产、早产或出血不止。有些药物能通过胎盘进入胎儿体内，对胎儿生长发育和活动造成影响，严重的可导致畸胎，故妊娠期用药应十分慎重。临产前禁用吗啡，以免抑制胎儿的呼吸。哺乳期用药应注意某些药物从乳汁排出影响乳儿。

第二单元 拟胆碱药

细目一 M受体兴奋药

M受体兴奋（激动）药，又称节后拟胆碱药，主要激动M受体，产生M样作用，如毛果芸香碱。

◎ **要点 毛果芸香碱的作用、应用、不良反应**

毛果芸香碱（pilocarpine，匹罗卡品）是从美洲毛果芸香属植物叶中提取的生物碱，现已能人工合成。

1. 作用 对眼和腺体的选择性较高。

（1）缩瞳、降低眼内压和调节痉挛

①缩瞳：虹膜内有两种平滑肌，一是瞳孔括约肌（受动眼神经的副交感神经纤维-胆碱能神经支配），二是瞳孔扩大肌（受肾上腺素能神经支配）。毛果芸香碱可激动瞳孔括约肌的M胆碱受体，使瞳孔括约肌收缩，瞳孔缩小。

②降低眼内压：房水是由睫状体上皮细胞分泌及血管渗出而产生，由眼后房经瞳孔流入前房，使眼球内具有一定压力（即眼内压）。房水回流障碍可使眼内压升高，导致青光眼。毛果芸香碱使瞳孔括约肌收缩，虹膜向眼球中心方向拉紧，虹膜根部变薄，从而使处在虹膜周围部分的前房角间隙扩大，房水易于通过巩膜静脉窦进入循环，房水回流通畅，使眼内压下降。

③调节痉挛：眼睛能使晶状体聚焦以适应近视或远视的需要，称为调节。这种调节功能主要取决于晶状体的曲度变化。悬韧带受睫状肌控制，睫状肌由环状和辐射状两种平滑肌纤维组成，其中以胆碱能神经（动眼神经）支配的环状肌纤维为主。动眼神经兴奋时，环状肌向瞳孔中心方向收缩，结果使悬韧带松弛，晶状体变凸，屈光度增加，调节于近视。毛果芸香碱作用于睫状肌M受体，使远物难以清晰地成像于视网膜上，故看近物清楚，看远物模糊，这一作用称为调节痉挛。

（2）促进腺体分泌 尤以增加汗腺和唾液腺的分泌最为明显，对泪腺、胃腺、胰腺、小肠腺体和呼吸道腺体分泌也有增加作用。

（3）兴奋平滑肌 能兴奋肠道平滑肌、支气管平滑肌、子宫、膀胱及胆道平滑肌。

2. 应用

（1）青光眼 分为闭角型和开角型两种，主要特征是由于眼内压升高而引起头痛、视力减退，严重时可致失明。闭角型为急性或慢性充血性青光眼，表现为前房角狭窄，房水回流受阻而使眼内压升高。毛果芸香碱能使前房角间隙扩大，房水回流通畅，眼内压迅速降低，因而主要用于治疗闭角型青光眼。开角型为慢性单纯性青光眼，主要是因小梁网本身及巩膜静脉窦发生变性或硬化，阻碍了房水循环，引起眼内压升高。毛果芸香碱对此型疗效较差，其机制可能是通过扩张巩膜静脉窦周围的小血管及收缩睫状肌，使小梁网结构发生改变而使眼内压下降。

临床常配成1%～2%溶液滴眼。滴眼后易透过角膜进入眼前房，作用迅速，10分钟起效，0.5小时缩瞳作用达高峰，降低眼内压作用可维持4～8小时，调节痉挛作用在2小时左右消失。作用温和而短暂，用药间隔时间宜短。水溶液比较稳定，易于保存。

（2）虹膜睫状体炎 与扩瞳药交替使用，使瞳孔时扩时缩，可防止虹膜与晶状体粘连。

（3）其他 口服可用于缓解放疗后的口腔干燥，但增加唾液分泌同时也会增加汗腺分泌。

3. 不良反应 过量或吸收较多，可引起全身性反应，如流涎、出汗、恶心、呕吐等。主要由于其M样作用所致，可用阿托品拮抗。滴眼时应压迫眼内眦，避免药液流入鼻腔后被吸收。

细目二 抗胆碱酯酶药

抗胆碱酯酶药是指通过抑制胆碱酯酶，使胆碱能神经末梢所释放的 Ach 水解减少，造成突触间隙 Ach 浓度增高而发挥间接拟胆碱的作用。根据与胆碱酯酶结合形成复合物后水解速度的快慢分两类：①易逆性抗胆碱酯酶药，如新斯的明等。②难逆性抗胆碱酯酶药，如有机磷酸酯类。

◎ 要点　新斯的明的作用、应用、不良反应

新斯的明（neostigmine）是人工合成品，属二甲氨基甲酸酯类。脂溶性低，口服吸收少且不规则，一般口服剂量为皮下注射量的 10 倍以上。不易透过血脑屏障，无明显的中枢作用。不易透过角膜进入前房，对眼的作用较弱。

1. 作用　抑制胆碱酯酶活性。其特点为对骨骼肌作用最强，对胃肠道和膀胱平滑肌作用较强，对心血管、腺体、眼和支气管平滑肌的作用较弱。

（1）兴奋骨骼肌　抑制神经肌肉接头处胆碱酯酶活性，还能直接兴奋骨骼肌运动终板上的 N_2 胆碱受体以及促进运动神经末梢释放 Ach。

（2）兴奋平滑肌　收缩胃肠道和膀胱等平滑肌。新斯的明可与 Ach 竞争与胆碱酯酶的结合，结合后形成的复合物可进一步裂解为二甲氨基甲酰化胆碱酯酶，其水解速度较乙酰化胆碱酯酶慢，故酶被抑制的时间较长，使作用维持时间延长，但较有机磷酸酯类短，属易逆性类药。

2. 应用

（1）重症肌无力　是一种自身免疫性疾病，体内产生抗 N_2 受体的抗体，使神经肌肉传递功能障碍，骨骼肌呈进行性收缩无力。表现为眼睑下垂、肢体无力、咀嚼和吞咽困难，严重者呼吸困难。皮下或肌内注射新斯的明后，15 分钟即可使症状减轻，维持 2~4 小时。除紧急情况需注射外，一般口服给药，因需经常、反复给药，应掌握好剂量，以免引起"胆碱能危象"，反使肌无力症状加重。

（2）手术后腹胀气及尿潴留　能增加胃肠蠕动和膀胱张力，从而促进排气、排尿。

（3）阵发性室上性心动过速　通过拟胆碱作用使心室频率减慢，多用于压迫眼球或颈动脉窦等兴奋迷走神经措施无效时的阵发性室上性心动过速。

（4）肌松药过量的解救　用于非去极化型骨骼肌松弛药（如筒箭毒碱）过量时的解救。

3. 不良反应　治疗量时较小，过量时可引起"胆碱能危象"，产生恶心、呕吐、腹痛、心动过缓、肌肉震颤和肌无力加重等，甚至呼吸衰竭死亡。其中 M 样症状可用阿托品对抗。禁用于机械性肠梗阻、支气管哮喘、尿路阻塞等。

第三单元　有机磷酸酯类中毒与胆碱酯酶复活药

细目　有机磷酸酯类中毒与胆碱酯酶复活药

有机磷酸酯类（organophosphates）为难逆性、持久性抗胆碱酯酶药，多易挥发，脂溶性高，与胆碱酯酶结合牢固，不易水解，使酶的活性很难恢复，造成体内 Ach 大量、持久地堆积引起中毒，作用强大而持久。可经呼吸道、消化道黏膜，甚至完整的皮肤吸收而中毒。在农业生产使用过程中，皮肤吸收是主要的中毒途径。

◎ 要点一　药物解救原则

1. 急性中毒　轻度中毒以 M 样症状为主；中度中毒时除 M 样症状加重外，还出现 N 样症

状;严重中毒者除M样和N样症状外,还出现中枢神经系统症状。死亡原因主要是呼吸麻痹。

除按一般的急性中毒解救原则处理外,要及早、足量、反复地使用阿托品及氯解磷定等胆碱酯酶复活药。

(1) 消除毒物 将患者移离毒物现场。经皮肤中毒者,立即用温水、肥皂水清洗皮肤;经口中毒者,先抽出胃液和毒物,并用微温的1%盐水、1:5000高锰酸钾或2%~5% $NaHCO_3$ 洗胃至不再有农药味,然后再用硫酸镁导泻。敌百虫中毒时,不宜用肥皂及碱性溶液洗胃,以免转化为敌敌畏而增加毒性;对硫磷中毒时不可用高锰酸钾洗胃,以防氧化成毒性更强的对氧磷。

(2) 对症治疗 吸氧、人工呼吸、输液、用升压药及抗惊厥药等。

(3) 使用解毒药物 ①阿托品为特异性、高效能解毒药物,能迅速对抗体内ACh的M样作用,大剂量能解除一部分中枢症状,并兴奋呼吸中枢。应尽早、大剂量给药。先用阿托品2~4mg静脉或肌内注射;如无效,每隔5~10分钟注射2mg,直至M样症状消失或出现阿托品轻度中毒症状(阿托品化);第1天用量常超过200mg,维持48小时。②AChE复活药是一类能使被有机磷酸酯类抑制的AChE恢复活性的药物。不但能使单用阿托品所不能控制的严重中毒病例得以解救,也可显著缩短一般中毒的病程。常用药物有氯解磷定和双复磷。中度及重度中毒时,阿托品常与胆碱酯酶复活药合用,以彻底消除病因与症状。但胆碱酯酶复活后,机体可恢复对阿托品的敏感性,易发生阿托品过量中毒,因此应适当减少阿托品的剂量。

2. 慢性中毒 可发生于长期接触农药的工人或农民。主要表现为头痛、头晕、失眠、乏力等神经衰弱症状和腹胀、多汗,偶有肌束颤动及瞳孔缩小。

目前尚缺乏有效的治疗措施,阿托品及胆碱酯酶复活药治疗都不满意。只有定期测定血中胆碱酯酶活性,如下降达50%,应暂时避免与有机磷酸酯类接触,加强防护,对症治疗。在慢性中毒的基础上,一次稍大剂量的吸收,即可能引起急性毒性发作。

◎ 要点二 胆碱酯酶复活药的作用

胆碱酯酶复活药有氯解磷定、碘解磷定、双复磷等,以氯解磷定为首选药。碘解磷定为最早应用的AChE复活药,不良反应较多,作用较弱。双复磷(obidoxime chloride)作用与氯解磷定相似,作用较强而持久,且较易进入血脑屏障,对M、N样及中枢症状都有一定疗效,对大多数有机磷酸酯中毒有效。

氯解磷定(pralidoxime chloride, PAM-Cl)溶解度大,溶液稳定,无刺激性,制成注射剂供肌内或静脉注射;不良反应少,价格低廉,为首选药。

氯解磷定进入有机磷酸酯类中毒者体内,分子中带正电荷的季铵氮与被磷酰化的胆碱酯酶的阴离子以静电引力相结合,肟基以共价键与中毒酶的磷酰基相结合,所形成的复合物经裂解形成无毒的磷酰化氯解磷定从尿中排出,使胆碱酯酶游离出来而恢复水解Ach的活性。氯解磷定还能与体内游离的有机磷酸酯类直接结合,形成磷酰化氯磷定由尿排出,从而阻止其继续与胆碱酯酶结合,避免了中毒过程的发展。

◎ 要点三 氯解磷定的应用

主要用于中度和重度有机磷酸酯类中毒的解救。对酶复活的效果随不同的有机磷酸酯类而异,对内吸磷、马拉硫磷和对硫磷中毒的疗效较好;对敌百虫、敌敌畏中毒的疗效稍差;对乐果中毒无效,因乐果中毒时所形成的磷酰化胆碱酯酶比较稳定,酶活性不易恢复,加之乐果乳剂还含有苯,可能同时有苯中毒。

氯解磷定恢复酶活性作用在骨骼肌的神经肌肉接头处最为明显,可使肌束颤动消失或明显减轻;因不易透过血脑屏障,需较大剂量才对中枢中毒症状有一定疗效;不能直接对抗体内已积聚的Ach,必须与阿托品合用。对中毒过久"老化"的磷酰化胆碱酯酶解毒效果差,应及早使用。生物半衰期约 1.5 小时，抢救时需反复用药。不良反应较少，但剂量过大，可直接与胆碱酯酶结合而抑制其活性，加剧中毒。

第四单元 抗胆碱药

细目一 阿托品类生物碱

本类药物从茄科植物中提取，有阿托品、山莨菪碱、东莨菪碱及樟柳碱等，化学结构均相似，能选择性地阻断节后胆碱能神经所支配的效应器细胞膜上的 M 胆碱受体，产生抗 M 样作用。主要用于内脏绞痛，又称平滑肌解痉药。

◎ 要点一 阿托品的作用、应用、不良反应、禁忌证

1. 作用 阻断 M 受体，较大剂量阻断神经节 N_1 受体。对各种 M 受体亚型的选择性低，作用广泛。

（1）松弛平滑肌 能松弛多种内脏平滑肌，对过度活动或痉挛的平滑肌作用更明显。可抑制胃肠道平滑肌蠕动的幅度和频率，对膀胱逼尿肌也有解痉作用，对胆管、输尿管和支气管平滑肌的作用较弱，对子宫平滑肌影响较小。

（2）抑制腺体分泌 对唾液腺与汗腺的作用最为明显，小剂量阿托品（0.3~0.5 mg）即能引起口干和皮肤干燥，同时引起泪腺及呼吸道分泌大为减少。较大剂量阿托品可减少胃液分泌，但对胃酸的分泌影响较小，因为胃酸分泌主要受胃泌素等调节。

（3）扩瞳、升高眼内压和调节麻痹

①扩瞳：阻断瞳孔括约肌上的 M 受体，环状肌松弛，退向四周边缘，瞳孔扩大。

②升高眼内压：瞳孔扩大后虹膜退向周围边缘，根部增厚，前房角间隙变窄，房水回流受阻，房水积聚而升高眼内压。

③调节麻痹：睫状肌松弛退向外缘，悬韧带向周围拉紧，晶状体变扁，屈光度降低，不能将近距离的物体清晰地成像于视网膜上，看近物模糊不清，只适于看远物，这种作用称调节麻痹。

（4）兴奋心脏、扩张小血管

①兴奋心脏：阿托品对心脏的作用是加快心率。但治疗量 0.4~0.6mg 可使部分病人心率轻度短暂减慢，是因为阻断了副交感神经节后纤维上的 M_1 受体（即突触前膜 M_1 受体）抑制负反馈，使 Ach 释放增加所致。较大剂量 1~2mg 时，可通过阻断外周 M 胆碱受体，解除了迷走神经对窦房结的抑制而加快心率。心率加快的程度取决于迷走神经的张力，迷走神经张力高的青壮年，心率加快较明显。

②扩张小血管：多数血管缺乏胆碱能神经支配。阿托品较大剂量能解除外周及内脏小血管痉挛，尤其以皮肤血管的扩张最显著，表现为皮肤潮红和温热。当微循环的小血管痉挛时，能改善微循环，增加组织的血流灌注量。此作用机制尚未完全阐明，但与抗胆碱作用无关。

（5）兴奋中枢 较大剂量 1~2mg 可轻度兴奋大脑和延脑，2~5mg 则中枢兴奋明显加强，出现烦躁不安、谵语等，中毒剂量（10mg 以上）产生幻觉、定向障碍甚至惊厥。严重中毒则易由兴奋转入抑制，出现昏迷及呼吸麻痹而死亡。

2. 应用

（1）内脏绞痛 能迅速缓解胃肠绞痛，对胆绞痛及肾绞痛疗效较差，常需与阿片类镇痛药如哌替啶合用。对遗尿症及膀胱刺激症状也有较好疗效。

（2）腺体分泌过多 用于全身麻醉前给药，以减少呼吸道腺体的分泌，防止分泌物阻塞呼吸

道而引起的窒息或吸入性肺炎。也可用于严重的盗汗和流涎症。

（3）眼科

①虹膜睫状体炎：0.5%～1%阿托品滴眼可使瞳孔括约肌及睫状肌松弛，得以充分休息，有利于炎症的消退。同时还可预防虹膜与晶状体的粘连，常与缩瞳药交替应用。

②检查眼底：阿托品滴眼扩瞳作用维持1～2周，调节麻痹作用维持2～3天，视力恢复较慢。目前常以作用时间较短的后马托品代替。

③验光配眼镜：阿托品使睫状肌的调节功能充分麻痹，晶状体固定，可准确检验出晶状体的屈光度。由于视力恢复较慢，现已少用，但儿童验光仍需应用阿托品，因为儿童的睫状肌调节机能较强，需用阿托品发挥其充分的调节麻痹作用。

（4）缓慢型心律失常 临床上常用于迷走神经过度兴奋所致窦房阻滞、房室阻滞等缓慢型心律失常，也用于窦房结功能低下而出现的室性异位节律。

（5）休克 在补充血容量的前提下，大剂量阿托品通过解除血管痉挛、扩张外周血管、改善微循环作用而使回心血量及有效循环血量增加，血压回升，用于治疗暴发型流行性脑脊髓膜炎、中毒性菌痢、中毒性肺炎等所致的感染性休克。当休克伴有心率过速或高热时一般不用。

（6）解救有机磷酸酯类中毒 （见第三单元）

3. **不良反应** 因作用广泛，副作用较多。①常见口干、视力模糊、心悸、便秘、皮肤潮红、体温升高、眩晕等，停药后消失。②剂量过大或误服颠茄果、曼陀罗果、洋金花及莨菪的根茎时可出现中毒，出现烦躁不安、多言、谵妄、幻觉和惊厥等中枢兴奋症状，严重中毒可由兴奋转入抑制而出现昏迷、呼吸麻痹而致死。中毒的解救主要是对症处理。用镇静药或抗惊厥药对抗中枢兴奋症状，如呼吸已转入抑制，则采用人工呼吸和吸氧；同时使用毛果芸香碱、毒扁豆碱对抗其外周作用。毒扁豆碱为非季铵类，能透过血脑屏障对抗其中枢症状，故效果比新斯的明好。

4. **禁忌证** 前列腺肥大、青光眼患者禁用。前者因阿托品可能使尿道括约肌收缩而加重排尿困难。

◎ 要点二 东莨菪碱的作用、应用

东莨菪碱（scopolamine）是洋金花的主要成分，对中枢抑制作用最强，小剂量就有明显的镇静作用，较大剂量催眠。尚有欣快作用，易造成药物滥用。

1. **作用** 中枢镇静和抑制腺体分泌作用强于阿托品，有中枢抗胆碱作用，防晕防吐。

2. **应用** 麻醉前给药、帕金森病、晕动病。

◎ 要点三 山莨菪碱的作用、应用

山莨菪碱（anisodamine）是从茄科植物山莨菪（唐古特莨菪）中分离出的一种生物碱。目前常用其人工合成品654-2。

1. **作用** 解痉作用选择性高，可改善微循环，抑制唾液分泌、扩瞳作用较阿托品弱。

2. **应用** 感染性休克、内脏平滑肌绞痛、血管神经性头痛、眩晕症。

细目二 阿托品的人工合成代用品

阿托品用于眼科因作用持久而视力恢复太慢，用作解痉药时副作用较多。通过化学结构改造，合成了选择性较高的代用品，如合成扩瞳药（后马托品）、合成解痉药（溴化丙胺太林、胃复康等）。

◎ 要点一 合成散瞳药

后马托品（homatropine） 扩瞳和调节麻痹作用比阿托品快、短暂，但调节麻痹作用不如阿托品完全。用于一般眼科检查、验光。不良反应较阿托品轻微。

◎ 要点二 合成解痉药

1. **溴化丙胺太林（普鲁本辛，propantheline bromide）** 对胃肠平滑肌解痉作用强而持久，抑制胃液分泌。不易透过血脑屏障，中枢作用弱。用于胃及十二指肠溃疡、胃肠痉挛、胃炎、胰腺炎、多汗症及妊娠呕吐。

2. 贝那替秦（胃复康，benactyzine） 具有解痉、抑制胃液分泌、中枢安定作用。用于兼有焦虑症的溃疡病，也用于胃酸过多、肠蠕动亢进、膀胱刺激症状。

第五单元 拟肾上腺素药

细目一 去甲肾上腺素、间羟胺

去甲肾上腺素、间羟胺均为α受体激动药。拟肾上腺素药是一类化学结构和药理作用与肾上腺素、去甲肾上腺素相似的胺类药物，又称拟交感胺类。

◎ 要点一 去甲肾上腺素的作用、应用、不良反应

去甲肾上腺素（noradrenaline，NA；norepinephrine，NE）是去甲肾上腺素能神经末梢释放的主要递质。药用的是人工合成品，化学性质不稳定，见光易失效，在中性尤其在碱性溶液中迅速氧化变为粉红色乃至棕色而失效。

1. 作用 对α受体有强大激动作用，对$β_1$受体作用较弱，对$β_2$受体几乎无作用。

（1）收缩血管 激动血管的$α_1$受体，使血管收缩，主要是小动脉和小静脉收缩。以皮肤、黏膜血管收缩最明显，其次是肾脏血管。此外脑、肝、肠系膜甚至骨骼肌的血管也都呈收缩反应。小动脉收缩使外周阻力增加，血流量减少。冠状血管舒张，主要是由于心脏兴奋，心肌的代谢产物增加，从而舒张血管；同时因血压升高，提高了冠状血管的灌注压力，故冠脉流量增加。

（2）兴奋心脏 兴奋心脏$β_1$受体，作用较弱。在整体情况下，由于血压升高，反射性兴奋迷走神经，可使心率减慢。同时由于血管收缩，外周阻力增加，心输出量不变或稍降。过大剂量可提高自律性，出现心律失常，但较肾上腺素少见。

（3）升高血压 作用强。小剂量静脉滴注血管收缩作用尚不十分剧烈，由于心脏兴奋收缩压升高，而舒张压升高不明显，脉压加大。较大剂量时血管剧烈收缩，外周阻力明显增高，脉压变小。

（4）其他 对平滑肌及代谢的作用较弱，仅在较大剂量时才出现血糖升高；对孕妇可增加子宫收缩频率。

2. 应用

（1）休克 休克的关键是微循环血流灌注不足和有效血容量下降。休克的治疗主要在于补充血容量，改进重要器官的血液供应，改善微循环。本药能使休克病人血管收缩，心脏兴奋，血压升高，脑及冠脉血流量增加，在短时间内保证重要脏器的血液供应。但忌长期大量应用，因为血管强烈收缩，外周阻力显著增高，心脏负担加重，心肌耗氧量增加，心输出量反而减少，组织缺血缺氧更加严重；且很多休克病人本来就血管痉挛，应用后只会进一步减少微循环的血流灌注。故仅用于各种休克（出血性休克禁用）早期血压骤降时，小剂量短时间静脉滴注以保证心、脑等主要器官的血液供应。

（2）药物中毒性低血压 中枢抑制药中毒可引起低血压，用去甲肾上腺素静脉滴注，可使血压回升，维持正常水平。特别是当氯丙嗪中毒时应选用去甲肾上腺素，而不可选用肾上腺素。

（3）上消化道出血 食道静脉曲张破裂出血或胃出血时，取本品1~3mg，适当稀释后口服，收缩食道或胃局部黏膜血管，产生止血效果。

3. 不良反应

（1）局部组织缺血坏死　静脉滴注时浓度过大、时间过长或渗漏出血管外，可引起局部缺血坏死。如发现外漏或注射部位苍白，应停止注射或更换注射部位，进行热敷，或用0.25%普鲁卡因10~20mL局部封闭，或用α受体阻断剂酚妥拉明5mg溶于生理盐水中皮下浸润注射，以对抗其收缩血管作用。

（2）急性肾功能衰竭　滴注时间过长或剂量过大，可使肾脏血管强烈收缩，产生少尿、无尿和肾实质损伤，故用药期间尿量至少保持在每小时25mL以上。

（3）停药后的血压下降　长期静滴突然停药，可引起血压骤降，这是由于长期处于收缩状态的静脉在停药后迅速扩张所致，应逐渐减少滴注剂量后再停药。

◎ 要点二　间羟胺的作用、应用

间羟胺（metaraminol）又名阿拉明（aramine），性质较稳定。

1. 作用　直接兴奋α受体，对$β_1$受体作用较弱。除对受体的直接作用外，还可被肾上腺素能神经末梢摄取入囊泡，通过置换作用促使囊泡中的去甲肾上腺素释放而间接发挥作用。不易被单胺氧化酶（MAO）破坏，作用较持久。短时间内连续应用使囊泡内NA递质减少而产生快速耐受性，效应逐渐减弱。由于升压作用持久，对肾血管收缩作用较NA弱，且较少引起心律失常及少尿等不良反应，可肌内注射。

2. 应用　临床上可代替NA用于各种休克早期等。

细目二　肾上腺素

◎ 要点　肾上腺素的作用、应用、不良反应

肾上腺素（adrenaline，epinephrine，AD）是肾上腺髓质的主要递质，可从家畜肾上腺提取或人工合成。口服后在碱性肠液、肠黏膜和肝内破坏，吸收很少，不能达到有效血药浓度。皮下注射能收缩血管，吸收缓慢，维持时间长，约1小时。肌内注射吸收较快，作用强但维持时间短，为30分钟，一般以皮下注射为宜。

1. 作用　激动α、β受体。

（1）兴奋心脏　作用于心肌、传导系统和窦房结的$β_1$受体，加强心肌收缩性，加速传导，加快心率，增加心输出量，还能舒张冠状血管，改善心肌的血液供应，是一个快速而强效的心脏兴奋剂。不利的方面是提高心肌代谢，使心肌耗氧量增加，加之心肌兴奋性提高，如剂量大或静脉注射过快，可引起心律失常，出现期前收缩，甚至心室纤颤。

（2）收缩血管　肾上腺素主要影响小动脉及毛细血管前括约肌，能同时激动血管上的α和$β_2$受体，激动α受体产生缩血管作用，激动$β_2$受体则产生扩血管作用。皮肤、肾和胃肠道等器官的血管α受体占优势，故皮肤黏膜血管收缩最为强烈。内脏血管尤其是肾血管也显著收缩。对脑和肺血管收缩作用则十分微弱，有时由于血压升高反而被动地舒张。骨骼肌和肝脏的血管$β_2$受体占优势，小剂量的肾上腺素可使这些血管舒张。肾上腺素也能舒张冠状血管，除可激动冠脉$β_2$受体外，其他机制同去甲肾上腺素。

（3）升高血压　肾上腺素对血压的影响因剂量和给药途径而异。治疗量或慢速静脉滴注时（10μg/min），心脏兴奋，心输出量增加，收缩压升高。由于$β_2$受体比α受体对低浓度肾上腺素更敏感，骨骼肌血管的扩张抵消或超过皮肤黏膜血管的收缩作用，外周总阻力不变或降低，舒张压不变或下降，脉压加大，身体各部位的血液重新分配，有利于满足紧急状态下机体能量供应的需要。大剂量或快速静滴时，除了强烈兴奋心脏外，因α受体的作用占优势，皮肤、黏膜以及内脏血管的强烈收缩，超过了对骨骼肌血管的扩张作用，外周总阻力明显升高，收缩压和舒张压均升高。

肾上腺素静脉注射的典型血压变化是双向反应，即给药后迅速出现明显的升压作用，而后出

现微弱的降压作用，后者作用持续时间较长。如事先给予α受体阻断药，则α受体的作用被阻断，β₂受体作用占优势，肾上腺素的升压作用可被翻转，呈现明显的降压反应。

（4）舒张平滑肌　激动支气管平滑肌的β₂受体而使支气管平滑肌舒张；作用于支气管黏膜层和黏膜下层肥大细胞上的β₂受体，抑制肥大细胞释放组胺和其他过敏介质；还可激动支气管黏膜血管的α受体，使之收缩，降低毛细血管的通透性，有利于消除支气管黏膜水肿。

（5）促进代谢　治疗剂量时可使耗氧量升高20%~30%。在人体，由于α受体和β₂受体兴奋都可使肝糖原分解，而肾上腺素兼具α、β作用，故其升高血糖作用较去甲肾上腺素显著。此外尚可降低组织对葡萄糖的摄取，部分原因与抑制胰岛素的释放有关。还能激活甘油三酯酶加速脂肪分解，使血液中游离脂肪酸升高，可能与兴奋β受体有关。

2. 应用

（1）心脏骤停　用于溺水、麻醉和手术意外、药物中毒、传染病和心脏传导阻滞等引起的心脏骤停。在进行心脏按摩、人工呼吸时，应用肾上腺素做心室内注射，具有起搏作用。对电击引起的心搏骤停，应配合使用除颤器及利多卡因等抗心律失常药物。

（2）过敏性休克　药物或输液等可引起过敏性休克，表现为心肌收缩力减弱，小血管扩张和毛细血管通透性增强，循环血量降低，血压下降，同时伴有支气管痉挛及黏膜水肿，出现呼吸困难等症状。肾上腺素激动α受体，收缩小动脉和毛细血管，消除黏膜水肿，激动β受体，改善心功能，升高血压，缓解支气管痉挛，减少过敏介质释放，可迅速缓解过敏性休克的临床症状，为治疗过敏性休克的首选药。应用时一般皮下或肌内注射给药，严重病例亦可用生理盐水稀释后缓慢静脉注射，但需注意速度和用量，以免发生血压剧升和心律失常等危险。

（3）支气管哮喘　能解除哮喘时的支气管平滑肌痉挛，还可以抑制组织和肥大细胞释放过敏介质，并且通过对支气管黏膜血管的收缩作用，减轻支气管水肿和渗出，从而使支气管哮喘的急性发作缓解。皮下或肌内注射后数分钟内奏效。

（4）与局麻药配伍及局部止血　肾上腺素加入局麻药注射液中可延缓局麻药的吸收，减少吸收中毒的可能性，同时又可延长局麻药的麻醉时间。一般局麻药中肾上腺素的浓度为1∶250000，一次用量不超过0.3mg。当鼻黏膜和齿龈出血时，可将浸有0.1%盐酸肾上腺素的纱布填塞出血处。

3. 不良反应　主要表现为心悸、烦躁、头痛和血压升高等，有诱发脑溢血的危险，可引起心律失常，甚至心室纤颤。

细目三　异丙肾上腺素

◎ **要点　异丙肾上腺素的作用、应用、不良反应**

异丙肾上腺素（isoprenaline）是人工合成品，药用其盐酸盐。是经典的β₁、β₂受体兴奋剂。口服无效，气雾剂吸入或注射给药，均易吸收。

1. 作用　对β受体有很强的激动作用，对β₁和β₂受体选择低。对α受体几乎无作用。

（1）兴奋心脏　对β₁受体具有强大的激动作用，表现为正性肌力和正性频率作用。与肾上腺素比较，加快心率及加速传导的作用较强，对正位起搏点的作用比异位强，而肾上腺素则对正位及异位的作用都强，故较肾上腺素不易引起心律失常。

（2）影响血压　激动血管平滑肌的β₂受体，骨骼肌血管明显扩张，肾和肠系膜血管和冠状血管不同程度扩张，外周总阻力下降。因其对心脏和血管的作用，导致收缩压升高而舒张压下降，脉压明显加大，器官的血液灌注量增加。大剂量静脉注射也使静脉强烈扩张，有效血容量下降，回心血量减少，心输出量减少，导致血压下降，此时收缩压与舒张压均降低。

（3）舒张支气管　激动支气管平滑肌的β₂受体，有强大的舒张支气管平滑肌作用，支气管平滑肌处于痉挛状态时，效果尤为显著，此作用强于肾上腺素。也可抑制组胺等过敏性介质释放。但对支气管黏膜血管无收缩作用，故消除黏膜水肿作用不如肾上腺素。久用可产生耐受性。

（4）促进代谢　激动β受体，促进糖和脂肪的分解，增加组织耗氧量。升高血糖作用比肾上腺素弱。

2. 应用

（1）支气管哮喘　用于控制支气管哮喘急性发作，舌下或喷雾给药，起效快，作用强。

（2）房室传导阻滞　治疗Ⅱ、Ⅲ度房室传导阻滞，舌下含药或静脉滴注给药。

（3）心脏骤停　适用于心室自身节律缓慢，高度房室传导阻滞或窦房结功能衰竭而并发的心搏骤停，常与去甲肾上腺素或间羟胺合用作心室内注射。

3. 不良反应　以心悸、头晕、皮肤潮红等常见。支气管哮喘病人已有缺氧状态，如用量过大，心肌耗氧量加大容易产生心律失常，严重者可引起室性心动过速及室颤而死亡。禁用于冠心病、心肌炎和甲状腺功能亢进病人。

细目四　多巴胺

◎ **要点　多巴胺的作用、应用**

多巴胺（dopamine，DA）是去甲肾上腺素生物合成的前体，药用的是人工合成品。与肾上腺素相似，在体内迅速被儿茶酚氧位甲基转移酶（COMT）与MAO代谢破坏，代谢产物3,4-二羟苯乙酸和3-甲氧四羟苯乙酸由尿排出，作用短暂。不易透过血脑屏障，几无中枢作用。

1. 作用　主要激动α、β受体及多巴胺受体。

（1）兴奋心脏　激动心脏β_1受体，还可促进去甲肾上腺素递质的释放，使心肌收缩力加强，心输出量增加；一般剂量对心率影响不大，大剂量加快心率。

（2）影响血管　小剂量激动血管多巴胺受体，肾脏、肠系膜、冠脉血管舒张，其他血管阻力微升，总外周阻力变化不大。收缩压因心输出量的增加而升高，舒张压不变，脉压增大。大剂量时激动血管α受体，血管收缩，外周阻力加大，血压升高。

（3）影响肾脏　激动血管多巴胺受体，扩张肾血管，肾血流量和肾小球滤过率增加。尚有排钠利尿作用，可能是其直接作用于肾小管多巴胺受体的结果。大剂量时激动肾血管的α受体，可使肾血管明显收缩，肾血流量减少。

2. 应用　主要用于治疗各种休克，如心源性休克、感染性休克和出血性休克等，尤其适用于伴有心肌收缩力减弱、尿量减少而血容量已补足的休克。此外，还可与利尿药等合用治疗急性肾功能衰竭。

第六单元　抗肾上腺素药

细目一　α受体阻滞药

α受体阻滞药能选择性地与α受体结合，阻断神经递质或拟肾上腺素药与α受体的结合，从而产生抗肾上腺素作用。对α_1受体和α_2受体的选择性低，分为短效类（如酚妥拉明）与长效类（如酚苄明）。

◎ **要点　酚妥拉明的作用、应用**

酚妥拉明（phentolamine）又名立其丁，属人工合成品，药用其磺酸盐。口服生物利用度低，效果仅为注射给药的20%。常作肌内或静脉注射,静脉注射后 2~5 分钟起效,作用维持 10~15 分钟。口服 30 分钟后血药浓度达高峰,作用维持 1.5 小时。

1. 作用

(1) 舒张血管、兴奋心脏　通过阻断 α_1 受体以及对血管的直接作用而使血管扩张,血压下降。而血管扩张、血压下降可反射性兴奋交感神经,同时由于阻断了突触前膜 α_2 受体,去甲肾上腺素释放增加,故心脏兴奋,心率加快,心输出量增加。

(2) 其他　有拟胆碱作用,胃肠平滑肌张力增加;有拟组胺样作用,胃酸分泌增加,皮肤潮红等。

2. 应用

(1) 外周血管痉挛性疾病　如肢端动脉痉挛性疾病及血栓闭塞性脉管炎。

(2) 静滴 NA 药液外漏　当静脉滴注去甲肾上腺素发生外漏时,可用本品 5~10mg 溶于 10~20mL 生理盐水中做局部浸润注射,防止组织坏死。

(3) 急性心肌梗死和顽固性充血性心力衰竭　能解除心功能不全时小动脉和小静脉的反射性收缩,降低心脏前、后负荷和左心室充盈压,增加心输出量,使肺水肿和全身性水肿得以改善。通过减轻心脏负荷,降低左室舒张末期压力,增加冠脉血供,可改善急性心绞痛的心肌供血。

(4) 休克　酚妥拉明能扩张血管,降低外周阻力,增加心输出量,故可改善休克时的内脏血液灌注,解除微循环障碍,并能降低肺循环阻力,防止肺水肿的发生,但药前必须补足血容量。目前主张与 NA 合用,以对抗 NA 兴奋 α 受体的收缩血管的作用,保留其 β_1 受体兴奋心脏、增加血输出量的作用,也可防止酚妥拉明扩张血管过度,血压过低。

(5) 诊断嗜铬细胞瘤　也用于骤发高血压危象的治疗以及手术前的准备。做鉴别诊断试验时有致死报道,应慎用。

细目二　β受体阻滞药

β受体阻滞药是一类能选择性地和β受体结合,竞争性阻断神经递质或拟肾上腺素药物β受体效应的药物。

◎ 要点　β受体阻滞药的分类、作用、应用、不良反应

1. 分类　根据对 β_1 和 β_2 受体选择性的不同,可分为非选择性(β_1、β_2受体阻滞药)和选择性(β_1受体阻滞药)两类。常用药物有普萘洛尔、美托洛尔等。有些药物除具有β受体阻断作用外,还具有一定的内在拟交感活性,如美托洛尔,因此又可将药物分为有内在拟交感活性和无内在拟交感活性两类。

2. 作用

(1) β受体阻断作用

①抑制心脏:阻断心脏 β_1 受体,使心率减慢、心肌收缩力减弱、心输出量减少、心肌耗氧量下降、血压稍降低。还能减慢心房和房室结的传导。因对血管 β_2 受体的阻断作用,使 α 受体作用占优势,加上心脏抑制后反射性兴奋交感神经,所以血管收缩,外周阻力增加,肝、肾和骨骼肌等血流量减少。

②收缩支气管:阻断支气管 β_2 受体而使支气管平滑肌收缩,呼吸道阻力增加。对正常人表现较弱,但对支气管哮喘的病人,可诱发或加重哮喘的急性发作。

③减慢代谢:人类脂肪的分解主要与激动 α_2、β_1、β_2 受体有关,而肝糖原的分解与激动 α_1 和 β_2 受体有关。因此β受体阻滞药可通过阻断β受体而抑制交感神经兴奋所引起的脂肪分解,当与 α 受体阻滞药合用时可拮抗肾上腺素升高血糖的作用。可减少组织耗氧量。本类药物不影响正常人的血糖水平,也不影响胰岛素降低血糖的作用,但能延缓用胰岛素后血糖水平的恢复,可能是其抑制了低血糖引起儿茶酚胺释放所致的糖原分解。β受体阻滞药往往

还会掩盖低血糖症状如心悸等，从而延误低血糖的及时发觉。

④抑制肾素释放：通过阻断肾小球旁器细胞的 β_1 受体而抑制肾素的释放，这可能是其降血压作用的原因之一。

（2）内在拟交感活性（ISA） 是指有些 β 肾上腺受体阻滞药与 β 受体结合后除能阻断受体外，还对 β 受体具有部分激动作用。由于这种作用较弱，一般被其 β 受体阻断作用所掩盖。如预先给予利血平以耗竭体内儿茶酚胺，再用 β 受体阻滞药，其激动受体的作用便可表现出来，可致心率加快，心输出量增加。ISA 较强的药物其抑制心肌收缩力、减慢心率和收缩支气管作用一般较不具 ISA 的药物弱。

（3）膜稳定作用 有些 β 受体阻滞药具有局部麻醉作用和奎尼丁样作用，与其降低细胞膜对离子的通透性有关。但对人离体心肌细胞的膜稳定作用在高于临床有效浓度几十倍时才能发挥，而且无膜稳定性作用的 β 受体阻滞药也有抗心律失常的作用，因此认为这一作用在常用量时与其治疗作用的关系不大。

3. 应用

（1）心律失常 用于快速型心律失常，如窦性心动过速等（见抗心律失常药）。

（2）心绞痛和心肌梗死 对心绞痛有良好的疗效。心肌梗死者长期应用可降低复发和猝死率。

（3）高血压 对Ⅰ、Ⅱ级高血压有良好的疗效，伴有心率减慢（见抗高血压药）。

（4）充血性心力衰竭 在心肌状况严重恶化之前早期应用。

（5）其他 偏头痛、嗜铬细胞瘤和肥厚型心肌病以及甲状腺功能亢进症的辅助治疗等。噻吗心安可用于青光眼。

4. 不良反应 严重的表现为心功能不全、诱发或加重支气管哮喘。选择性 β_1 受体阻滞药及具有内在拟交感活性的药物上述不良反应较轻，但哮喘病人仍应慎用。另外长期应用 β 受体阻滞药如突然停药，可引起原来病情加重，即反跳现象。其机制与受体向上调节有关，应逐渐减量停药。偶见眼-皮肤黏膜综合征及幻觉、失眠和抑郁症状。

第七单元 镇静催眠药

细目 苯二氮䓬类

◎ 要点一 苯二氮䓬类药物的分类及常用药

苯二氮䓬类（benzodiazepines，BDZ）根据作用时间的长短分为三类。长效类：地西泮（diazepam）、氟西泮（flurazepam）。中效类：硝西泮（nitrazepam）、艾司唑仑（estazolam）、劳拉西泮（lorazepam）。短效类：三唑仑（triazolam）、奥沙西泮（oxazepam）。

◎ 要点二 地西泮的作用、应用、不良反应

1. 作用

（1）抗焦虑 选择性地缓和焦虑患者的精神紧张、忧虑、恐惧等症状。小于镇静剂量即可产生此作用。

（2）镇静催眠 随着剂量增加，依次出现镇静及催眠作用。可明显缩短入睡时间，延长睡眠持续时间，减少觉醒次数。特点是基本不影响非快动眼睡眠（NREMS）时相和快动眼睡眠（REMS）时相出现的频率，具有缩短深睡期而延长浅睡期的倾向，因此可减少发生于此期的夜惊

和夜游症。本类药物的优点包括：①对 REMS 影响较小，停药后"反跳"现象较轻。②安全范围大，对呼吸影响小，进一步增加剂量不引起全身麻醉作用。③无肝药酶诱导作用，不影响其他药物的代谢。④依赖性和戒断症状较轻，醒后无明显后遗效应。

（3）抗惊厥和抗癫痫　缓解、消除惊厥或癫痫症状。

（4）中枢性肌松弛　抑制脊髓多突触反射而呈现中枢性肌松弛作用。

2. 应用

（1）焦虑症　急性焦虑状态。

（2）失眠　睡眠持续障碍者宜选用中、长效药物，入睡困难者一般选择短效药物。

（3）麻醉前给药　减轻患者对手术的恐惧情绪，减少麻醉药用量，增强麻醉药的作用。

（4）惊厥和癫痫　用于小儿高热、破伤风、子痫和药物中毒所致惊厥的辅助治疗。地西泮起效快，安全性大，静脉注射为癫痫持续状态首选。

（5）肌痉挛　缓解由中枢神经系统病变引起的肌张力增强，缓解由局部病变如腰肌劳损所致的肌肉痉挛和内窥镜检查所致的肌肉痉挛。

3. **不良反应**　常规用量下少有严重不良反应。常见有服药次日出现头昏、嗜睡、乏力等"宿醉"现象。长期使用可产生耐受性，亦可产生依赖性，突然停药可出现反跳或戒断症状如失眠、焦虑、震颤等。过量中毒时的特效拮抗药为氟马西尼。

第八单元　抗癫痫药

细目　抗癫痫药

◎ 要点一　苯妥英钠的作用、应用

1. 作用

抗癫痫　不能抑制癫痫病灶的高频放电，但可阻止高频放电向病灶周围的正常脑组织的扩散。

此外，尚有镇痛作用和抗心律失常作用。

2. 应用

（1）癫痫　治疗癫痫强直-阵挛性发作首选药。起效慢，故常先用苯巴比妥等作用较快的药物控制发作后，长期使用本药。

（2）外周神经痛　三叉神经、舌咽神经和坐骨神经等疼痛。

（3）室性心律失常　对强心苷中毒所致室性心律失常疗效显著。

◎ 要点二　常见抗癫痫药的应用

1. 苯巴比妥（phenobarbital）　是催眠镇静药，具有抗癫痫作用。对除小发作以外的各型癫痫，包括癫痫持续状态都有效。因中枢抑制作用明显，一般不作首选。

2. 卡马西平（carbamazepine）　是一种有效的广谱抗癫痫药，对精神运动性发作疗效较好，对强直-阵挛性发作和单纯部分性发作也有效。对小发作效果较差。卡马西平对外周神经痛的疗效优于苯妥英钠。

3. 乙琥胺（ethosuximide）　是治疗小发作的首选药。

4. 丙戊酸钠（sodium valproate）　为广谱抗癫痫药，对各种类型的癫痫都有一定疗效。对小发作疗效优于乙琥胺，但由于肝毒性，一般不作为首选药物。对强直-阵挛性发作有效，但不及苯妥英钠和卡马西平。对精神运动性发作的疗效近似卡马西平。对其他药物未能控制的顽固性癫痫有时也可能奏效。

5. 苯二氮䓬类（benzodiazepine，BZD）地西泮是治疗癫痫持续状态的首选药，静脉注射

1175

显效快，且较其他药物安全。硝西泮主要用于小发作、肌阵挛性发作及幼儿阵挛性发作。氯硝西泮对癫痫小发作疗效比地西泮好，静脉注射也可治疗癫痫持续状态。对肌阵挛性发作、幼儿阵挛性发作也有很好疗效。

第九单元 抗精神失常药

细目一 抗精神分裂症药

◎ 要点一 抗精神分裂症药物的分类及常用药

抗精神病药按照化学结构将该类药物分为吩噻嗪类（phenothiazines）、硫杂蒽类（thioxanthene）、丁酰苯类（butyrophenone）及其他药物等。常用药物如下：

吩噻嗪类：氯丙嗪（chlorpromazine，冬眠灵，wintermine）、硫利达嗪（thioridazine，甲硫达嗪）、三氟拉嗪（trifluoperazine）、氟奋乃静（fluphenazine）、奋乃静（perphenazine）。

硫杂蒽类：氯普噻吨（chlorprothixene，泰尔登）。

丁酰苯类：氟哌啶醇（haloperidol）。

其他类：舒必利（sulpiride）、氯氮平（clozapine）。

◎ 要点二 氯丙嗪的作用、应用、不良反应

1. 作用

（1）中枢神经系统

①镇静：表现为安定、镇静、感情淡漠，对周围事物不感兴趣，有嗜睡感，在安静环境中易诱导入睡，但易觉醒。

②抗精神病：使精神分裂症的躁狂、幻觉、妄想等症状逐渐消失，理智恢复，情绪安定，生活自理。但其作用一般需连续用药6周至6个月才能充分显效。

氯丙嗪抗精神药作用主要通过阻断中脑-边缘系统和中脑皮质系统多巴胺（DA）通路的 D_2 受体，抑制该通路的功能亢进。

③镇吐：可以抑制延髓的催吐化学感受区（CTZ）和呕吐中枢，而呈现镇吐作用。但不能对抗前庭刺激引起的呕吐。

④影响体温调节：抑制下丘脑的体温调节中枢，从而抑制机体随环境温度变化而调节体温的能力，使体温随环境温度的变化而升降。能降低发热者的体温，也能降低正常人的体温。配合物理降温可使体温降低至34℃甚至更低。反过来，在高温环境中，则可使体温升高。

⑤加强中枢抑制药的作用：与全身麻醉药、镇静催眠药、镇痛药有协同作用，因此，在与上述药物合用时，应减少后者的用量，避免对中枢神经系统的过度抑制。

（2）自主神经系统

①α受体阻断：可使肾上腺素的升压作用翻转。能抑制血管运动中枢或直接舒张血管平滑肌，使血管扩张、外周阻力降低而产生降压作用。

②阿托品样作用：大剂量氯丙嗪可阻断M受体，出现口干、视物模糊、尿潴留及便秘等副作用。

（3）内分泌 氯丙嗪能阻断结节-漏斗通路的 D_2 样受体，使垂体内分泌的调节受到抑制。如抑制下丘脑催乳素抑制因子的分泌而使腺垂体分泌催乳素增加等。

2. 应用

（1）精神分裂症 用于I型精神分裂症，对急性患者疗效好，但并无根治作用，必须长期用药。

（2）呕吐 治疗多种疾病（如癌症、放射病等）及药物所引起的呕吐，但对刺激前庭或胃肠

道所引起的晕动性呕吐无效。氯丙嗪还可制止顽固性呃逆。

（3）低温麻醉及人工冬眠 配合物理降温（如冰浴等），用于低温麻醉，降低心、脑等重要生命器官的耗氧量，以利于某些手术的实施。常与其他中枢抑制药合用，使患者深睡、体温、代谢及组织耗氧量均降低，进入人工冬眠状态，有利于机体渡过危险的缺氧缺能阶段，争取时间进行其他有效的对因治疗。例如氯丙嗪、异丙嗪和哌替啶合用，组成冬眠合剂，用于严重感染、高热惊厥及休克等病症的辅助治疗。

3. **不良反应**

（1）一般反应 嗜睼、困倦、视物模糊、口干、鼻塞、心悸、便秘及尿潴留等。少数患者注射给药时，可出现体位性低血压，注射后应卧床1~2小时。

（2）锥体外系反应 系长期大量使用氯丙嗪治疗精神分裂症时最常见的副作用。表现为：①帕金森综合征：主要表现为肌张力增高、面容呆板、动作迟缓、肌肉震颤、流涎等。②急性肌张力障碍：一般出现于用药后1~5天，表现为强迫性张口、伸舌、斜颈、呼吸运动障碍及吞咽困难等。③静坐不能：表现为坐立不安、反复徘徊等。上述3种反应的发生率与药物的剂量、疗程及个体因素有关。可通过减少药量、停药来减轻或消除，也可用中枢抗胆碱药来治疗。④迟发性运动障碍：部分患者长期服用氯丙嗪后可出现一种特殊而持久的运动障碍，表现为口面部不自主的吸吮、舔舌、咀嚼等刻板运动以及广泛性舞蹈样手足徐动症，停药后仍长期不消失。

（3）内分泌 长期用药可致乳房肿大及泌乳、排卵延迟、闭经及生长减慢等。

细目二 抗抑郁症药

◎ **要点一 抗抑郁药物的分类、常用药**

常用的药物主要有三环类抗抑郁症药、选择性NA再摄取抑制剂、选择性5-HT再摄取抑制剂、单胺氧化酶抑制剂等。三环类抗抑郁药：丙咪嗪（imipramine）、阿米替林（amitriptyline）。选择性NA抑制剂：马普替林（maprotiline）。选择性5-HT抑制剂：氟西汀（fluoxetine，百忧解）、帕罗西汀（paroxetine）、舍曲林（sertraline）等。单胺氧化酶抑制剂：吗氯贝胺（moclobemide）。

◎ **要点二 氟西汀、丙咪嗪的作用、应用、不良反应**

1. **氟西汀（fluoxetine，百忧解）** 属于选择性5-HT再摄取抑制剂，升高突触间隙5-HT的浓度而发挥抗抑郁作用。用于抑郁症，能明显改善抑郁心情及伴随的焦虑症状，提高睡眠质量。也可用于强迫症和贪食症。不良反应主要有口干、食欲减退、恶心、失眠、乏力等，少数患者可见焦虑、头痛。肝肾功能不良者应慎用。禁止合用单胺氧化酶抑制剂。

2. **丙咪嗪（imipramine）** 为三环类抗抑郁药，属于非选择性单胺摄取抑制剂，通过抑制神经元对NA和5-HT的再摄取而产生抗抑郁作用。抑郁症患者连续服用2~3周后，则可明显地改善患者抑郁症状，情绪提高、精神振奋。用于内源性抑郁症，伴有躁狂状态的抑郁症。也可用于反应性抑郁症、酒精依赖症、慢性疼痛、遗尿症等，但对精神分裂症的抑郁状态疗效较差。本药起效缓慢，一般需连续服用2~3周才能显效，故不能作为应急时使用。不良反应包括：同时阻断组胺受体、M受体及α_1受体，故有镇静、抗胆碱作用及心血管作用。某些患者用药后可自抑郁状态转为躁狂，剂量过大时尤易发生，应予以注意。极少数患者可出现皮疹、粒细胞减少及黄疸等。

第十单元 抗中枢神经系统退行性疾病药

细目一 抗帕金森病药

要点一 左旋多巴的作用、应用

左旋多巴（levodopa，L-dopa）是多巴胺（DA）递质合成的前体物质。左旋多巴在脑内多巴胺脱羧酶的作用下生成DA，补充纹状体DA不足，产生抗帕金森病作用。用于帕金森病，用药1~6个月后出现体征的明显改善，获得最大疗效；一般对轻症及年轻患者疗效较好，而对重症及年老患者疗效较差；对肌肉强直及运动困难者疗效较好，而对肌肉震颤者疗效较差。左旋多巴对吩噻嗪类抗精神病药引起的锥体外系症状无效，因吩噻嗪类药物阻断了中枢DA受体，使DA无法发挥作用。左旋多巴还可用于急性肝功能衰竭所致的肝昏迷辅助治疗。左旋多巴在脑内转化成DA，并进一步转化成NA，与伪递质相竞争，纠正神经传导功能的紊乱，使患者由昏迷转为苏醒。

要点二 卡比多巴的作用、应用

卡比多巴（carbidopa）有较强的脱羧酶抑制作用，和左旋多巴合用，可减少左旋多巴在外周组织的脱羧作用，使较多的左旋多巴进入中枢而发挥作用。不仅可减少左旋多巴的用量和提高左旋多巴的疗效，加快左旋多巴起效时间，还可明显减轻和防止左旋多巴外周的副作用。单独应用卡比多巴无治疗作用。临床上卡比多巴是左旋多巴治疗帕金森病的重要辅助药，它常与左旋多巴合用，按剂量比1∶10组成复方多巴制剂。

◎ 要点三 苯海索的作用、应用

苯海索（trihexyphenidyl）又称安坦（artane）。阻断胆碱受体而减弱黑质-纹状体通路中Ach的作用。抗震颤效果好，也能改善运动障碍和肌肉强直。外周抗胆碱作用为阿托品的1/10~1/3。闭角型青光眼、前列腺增生者慎用。

细目二 治疗阿尔茨海默病药

◎ 要点一 石杉碱甲的作用、应用、不良反应

石杉碱甲（huperzine A，哈伯因，huperzine）是我国学者于1982年从中药千层塔中分离得到的一种生物碱，1994年被卫生部批准为治疗早老性痴呆症的药。

1. 作用　属于高选择性、强效、可逆性中枢AchE抑制药，使Ach代谢减少，具有强的拟胆碱活性，能显著改善衰老性记忆障碍及老年痴呆患者的记忆和认知能力。

2. 应用　用于各型痴呆的治疗。

3. 不良反应　恶心、头晕、多汗、腹痛、视物模糊等。严重心动过缓、低血压、心绞痛、哮喘、肠梗阻病人慎用。

◎ 要点二 美金刚的作用、应用、不良反应

美金刚（memantine）是第一个FDA批准用于治疗AD的药物。

1. 作用　属于非竞争性NMDA受体拮抗药。能改善中度至重度AD患者的认知能力和日常生活能力。

2. 应用　用于治疗中晚期重症AD。

3. 不良反应　轻微眩晕、不安、头重、口干等。

第十一单元 镇痛药

细目一 吗啡

◎ **要点 吗啡的作用、应用、不良反应、禁忌证**

吗啡（morphine）是阿片类镇痛药的经典代表。

1. 作用

（1）中枢作用

①镇痛、镇静：吗啡有强大的镇痛作用。皮下注射5~10mg能明显减轻和消除疼痛，作用大约持续6小时。此外，还有明显的镇静和欣快作用，能消除由疼痛所引起的焦虑、紧张、恐惧等情绪反应，提高疼痛的耐受力。随着疼痛缓解及对情绪的影响出现欣快感（euphoria）。在外界环境安静的情况下甚至可诱导入睡。但欣快感也是诱使病人反复使用，最终成瘾的原因之一。

②抑制呼吸：治疗剂量的吗啡明显降低呼吸中枢对CO_2的敏感性，使呼吸频率减慢，潮气量减小。呼吸抑制是吗啡急性中毒致死的主要原因。

③其他作用：治疗量吗啡抑制延髓咳嗽中枢产生强大的镇咳作用；兴奋支配瞳孔的副交感神经而缩瞳，中毒时瞳孔可缩小为针尖样；兴奋延髓催吐化学感受区而引起恶心和呕吐；抑制促性腺激素释放激素、促肾上腺皮质激素释放激素的释放，另一方面，催乳素、生长激素和抗利尿激素释放增加。

（2）外周作用

①胃肠道：治疗剂量吗啡兴奋胃肠道平滑肌，使胃窦张力增加，减慢胃排空速度；增加小肠和结肠的张力，使推进性蠕动减弱；同时因抑制胆汁、胰液和肠液分泌，加之对中枢的抑制作用，使便意迟钝，因而可引起便秘。吗啡还能兴奋胆道Oddi's括约肌，使胆道和胆囊内压增加，致上腹部不适，甚至诱发或加重胆绞痛，阿托品可部分缓解。

②心血管：吗啡可扩张全身血管，引起体位性低血压。抑制呼吸致CO_2积聚，可使脑血管扩张，颅内压增高。

③其他：治疗量吗啡能提高膀胱括约肌张力，导致尿潴留；也可使分娩期子宫肌张力、收缩频率和幅度减弱，而延长产程；大剂量还可收缩支气管。吗啡对细胞免疫和体液免疫均有抑制作用，使机体免疫功能低下，易患感染性疾病。

2. 应用

（1）疼痛 吗啡可用于各种原因引起的疼痛，特别是对其他镇痛药无效的疼痛，如手术后伤口痛、骨折、严重创伤、烧伤和晚期恶性肿瘤疼痛等。对心肌梗死引起的剧痛，血压正常者也可用吗啡止痛；对胆绞痛和肾绞痛需加用解痉剂，如阿托品等；但对神经压迫性疼痛疗效较差，由于易成瘾，一般仅短期用于剧痛。

（2）心源性哮喘 心源性哮喘是因左心衰竭，引起突发性的急性肺水肿而导致的呼吸困难、气促和窒息感。临床常需进行综合性治疗（包括强心、利尿、扩张血管等）。静脉注射吗啡也是治疗的主要措施，这是因为：①吗啡具有镇静作用，可消除病人的紧张和恐惧情绪。②吗啡抑制呼吸中枢对CO_2敏感性，使呼吸由浅快变得深慢。③吗啡还能扩张外周血管，降低外周阻力，减少了回心血量，有利于左心衰竭的缓解和肺水肿的消除。但若病人伴有休克、昏迷、严重肺部疾患或痰液过多者应禁用。

3. 不良反应

（1）一般反应 治疗量的吗啡可有恶心、呕吐、呼吸抑制、嗜睡、眩晕、便秘、排尿困难等副作用。

（2）耐受性及依赖性 前者是指阿片类药物

反复使用后，其药效逐渐减弱，需增加剂量和缩短给药间隔才可获得原来的作用。后者又分为躯体依赖性和精神依赖性。躯体依赖性表现为机体对药物产生适应性改变，一旦停药则可出现兴奋、失眠、流泪、流涕、出汗、震颤、呕吐、腹泻，甚至虚脱、意识丧失等戒断症状，若再给以治疗量吗啡，则上述症状立即消失。精神依赖性则使患者产生一种继续需求药物的病态心理。成瘾者为追求吗啡的欣快感及避免停药所致戒断症状的痛苦，常不择手段、千方百计来获取和使用药物，称为"强迫性觅药行为"，对社会造成极大的危害。

成瘾的治疗：临床观察发现，停用阿片类7天左右，可基本脱瘾。但停用期间病人的戒断症状较为严重，不用药物控制，很难坚持。因此成瘾的治疗常用"替代递减疗法"帮助患者脱瘾。"替代递减疗法"是指先使用依赖性程度较低以及作用较持久的阿片类药来代替成瘾性强的吗啡或海洛因，使成瘾者平稳渡过戒断症状发作期，然后递减替代药的剂量，直至完全撤除。如用半衰期长的阿片受体激动药美沙酮，治疗开始时每天1次口服10~20mg，病情稳定后剂量逐渐递减，一般先递减50%，至剂量达到每天5mg时，以每日1mg递减。也有人推荐每日递减10%~20%直至结束。后期出现戒断症状可用地西泮、东莨菪碱和可乐定治疗。但美沙酮也有成瘾性。

（3）急性中毒 表现为昏迷、针尖样瞳孔（严重缺氧时则瞳孔可散大）、呼吸高度抑制、血压降低，甚至休克。呼吸麻痹是中毒致死的主要原因，需用吗啡拮抗药、人工呼吸、吸氧抢救。阿片受体拮抗剂纳洛酮能快速对抗阿片类药物过量中毒，对吗啡致呼吸抑制有显著效果，是最常用的抢救药物。

4. 禁忌证 吗啡能通过胎盘进入胎儿体内或经乳汁分泌抑制新生儿呼吸，同时能对抗催产素对子宫的兴奋作用而延长产程，故分娩止痛及哺乳妇女止痛禁用。由于抑制呼吸和致支气管收缩，故支气管哮喘及肺心病患者禁用。因致颅内压增高，故颅脑损伤的患者禁用。肝功能严重减退患者亦禁用。

细目二 人工合成镇痛药

◎ 要点一 哌替啶的作用特点、应用

哌替啶（pethidine） 又名度冷丁，药理作用与吗啡基本相同，主要激动μ型阿片受体，有镇痛、镇静、欣快、呼吸抑制、扩张血管和免疫抑制作用。镇痛效力弱于吗啡，常用量100mg与10mg吗啡的作用强度基本相似。亦能提高胃肠道张力和减少推进性蠕动，但因作用时间短，无明显止泻和引起便秘作用，也无明显中枢性止咳作用。可代替吗啡用于剧痛和心源性哮喘，还可用于麻醉前给药和人工冬眠。

◎ 要点二 其他常用镇痛药作用特点

1. 美沙酮（methadone） 镇痛效价强度与吗啡相当。但欣快作用不如吗啡，成瘾性产生亦较慢，戒断症状出现较迟，程度较轻。用于各种剧痛，亦用于吗啡和海洛因脱毒。

2. 芬太尼（fentanyl） 效价强度约为吗啡的80倍，也产生明显欣快、呼吸抑制和成瘾性，大剂量产生肌肉僵直。用于各种剧痛。与氟哌利多合用于神经松弛痛，帮助完成某些小手术或医疗检查，如烧伤换药、内窥镜检查等。

3. 喷他佐辛（pentazocine） 又名镇痛新，激动κ受体，为μ受体的部分激动剂，对μ受体有一定的拮抗作用。镇痛作用为吗啡的1/3，呼吸抑制作用为吗啡的1/2，无明显欣快感，成瘾性小，但可诱发吗啡等μ受体激动药成瘾者出现戒断症状。用于慢性疼痛，已列为非麻醉性镇痛药。

4. 二氢埃托啡（dihydroetorphine） 镇痛作用是吗啡的500~1000倍。用量小，一次20~40μg。镇痛作用短暂，约2小时。小剂量间断用药不易产生耐受性，大剂量持续用药则易出现耐受性和依赖性。

第十二单元 解热镇痛药

细目一 阿司匹林

◎ 要点 阿司匹林的作用、应用、不良反应

阿司匹林（aspirin，乙酰水杨酸，acetylsalicylic acid），临床应用历史悠久。

1. 作用

（1）解热、镇痛 有较强的解热、镇痛作用，能有效降低发热患者的体温。

（2）抗炎 作用较强，且随剂量增加而增强。

（3）抗血栓形成 小剂量阿司匹林抑制环氧酶活性，从而减少血小板中血栓素 A_2（TXA_2）的生成，有抗血小板聚集和抗血栓形成作用。但较大剂量的阿司匹林可抑制血管内皮细胞中环氧酶活性，减少 PGI_2 的合成。PGI_2 是 TXA_2 的生理拮抗剂，它的合成减少可能促进血栓形成。

2. 应用

（1）疼痛 对钝痛特别是伴有炎症者效果较好，用于治疗头痛和短暂肌肉骨骼痛，也常用于牙痛、关节痛、神经痛及痛经等。

（2）发热 用于感冒发热，对体温过高、持久发热或小儿高热者可降低体温，缓解并发症。

（3）风湿性、类风湿关节炎 可使急性风湿热患者于24~48小时内退热，关节红、肿、疼痛缓解，血沉减慢，症状迅速减轻。对类风湿关节炎也可迅速镇痛，使关节炎症消退，减轻及延缓关节损伤的发展。剂量比一般解热镇痛用量大1~2倍，且疗效与剂量成比例增加，因此最好用至最大耐受剂量，但要注意防止中毒。一般成人每日3~5g，分4次于饭后服。

（4）防止血栓形成 小剂量（50~100mg）阿司匹林用于预防冠状动脉及脑血管血栓形成。

3. 不良反应

（1）胃肠道反应 最为常见。口服可直接刺激胃黏膜，引起上腹不适、恶心、呕吐，水杨酸钠尤易发生。血药浓度高则刺激延髓催吐化学感受区（CTZ），可致恶心、呕吐。较大剂量口服（抗风湿治疗）可加重、诱发溃疡，引起胃出血。其原因主要是阿司匹林对胃黏膜的直接刺激作用引起胃黏膜损害。另外，内源性PG有抑制胃酸分泌及增强胃黏膜屏障的作用，本药抑制胃黏膜PG合成，增加了胃酸分泌，削弱了屏障作用。饭后服药，将药片嚼碎，同服抗酸药，或服用肠溶片可减轻或避免上述反应。胃溃疡患者禁用。

（2）凝血障碍 能抑制血小板聚集，延长出血时间，大剂量（5g/d以上）或长期服用，还能抑制凝血酶原形成，延长凝血酶原时间，维生素K可以预防。严重肝损害、低凝血酶原血症、维生素K缺乏等均应避免服用。手术前1周也应停用。

（3）水杨酸反应 剂量过大（5g/d以上）或敏感者，可出现头痛、眩晕、恶心、呕吐、耳鸣以及视、听力减退，总称为水杨酸反应，是水杨酸类中毒的表现。严重者可出现高热、过度呼吸、酸碱平衡失调，甚至精神错乱，应立即停药，静脉滴入碳酸氢钠溶液碱化尿液，加速水杨酸盐自尿排泄。

（4）过敏反应 少数患者可出现荨麻疹、血管神经性水肿、过敏性休克等。某些哮喘患者服阿司匹林或其他解热镇痛药后可诱发哮喘，称为"阿司匹林哮喘"。其发病机制为阿司匹林抑制环氧酶，PG合成受阻，使白三烯及其他脂氧酶代谢产物增多，内源性支气管收缩物质居于优势，导致支气管痉挛，诱发哮喘。故哮喘、鼻息肉及

荨麻疹患者禁用。肾上腺素仅部分对抗阿司匹林所致的支气管收缩。可用抗组胺药和糖皮质激素治疗。

（5）瑞夷综合征（Reye's syndrome） 病毒感染性疾病伴有发热的儿童和青少年服用阿司匹林后，偶致瑞夷综合征，表现为肝损害和脑病，可致死。因此，病毒感染时应慎用，可用对乙酰氨基酚代替。

细目二 其他解热镇痛药

◎ 要点 对乙酰氨基酚、布洛芬、塞来昔布、日夜百服宁的作用特点、应用

1. 对乙酰氨基酚（acetaminophen） 又名扑热息痛（paracetamol），解热镇痛作用缓和持久，解热作用与阿司匹林相似，镇痛作用较强，抗炎作用很弱，用于感冒发热、头痛、牙痛、神经痛、肌肉痛、关节痛、痛经等。

2. 布洛芬（ibuprofen，异丁苯丙酸） 抗炎镇痛比阿司匹林强16~32倍，用于风湿性及类风湿关节炎，疼痛，发热。

3. 塞来昔布（celecoxib） 选择性抑制COX-2，在治疗剂量时对人体内COX-1无明显影响，也不影响TXA_2的合成，但可抑制PGI_2合成。主要用于风湿性、类风湿关节炎和骨关节炎，一般在用药2周后疼痛和关节功能状态明显改善。也用于手术后疼痛、牙痛、痛经等。

4. 日夜百服宁 是含有对乙酰氨基酚的复方解热镇痛药，主要用于减轻感冒发热、头痛、鼻塞、咳嗽等症状。

第十三单元 抗组胺药

细目一 H_1受体阻滞药

◎ 要点 常用H_1受体阻滞药的作用、应用

本类药物品种较多，第一代H_1受体阻滞药中枢抑制作用强，应用受到限制，尤其是异丙嗪和苯海拉明等。第二代H_1受体阻滞药有吡啶类、羟嗪类及其他类，如阿司咪唑、西替利嗪、氯雷他定等，多数药物不易透过血脑屏障，无中枢抑制作用或较弱，作用较持久，广泛用于临床。

1. 作用

（1）抗H_1受体 可完全对抗组胺引起的支气管、胃肠道平滑肌收缩。对组胺引起的局部毛细血管扩张和通透性增加有较强的抑制作用，可部分对抗组胺引起的血管扩张和血压降低，要完全对抗需同时应用H_1和H_2受体阻滞药。

（2）抑制中枢 多数药物可通过血脑屏障，产生不同程度的镇静、嗜睡等中枢抑制作用，以苯海拉明和异丙嗪最强；中枢抑制作用可能是由于中枢H_1受体被阻断，拮抗了内源性组胺介导的觉醒反应所致。第二代药物如阿司咪唑无中枢抑制作用。

（3）其他 多数药物具有较弱的阿托品样抗胆碱作用，苯海拉明、异丙嗪、布克利嗪和美克洛嗪止吐和防晕作用较强，可能与中枢抗胆碱作用有关。

2. 应用

（1）皮肤黏膜变态反应性疾病 对荨麻疹、花粉症、过敏性鼻炎等疗效较好，中枢抑制作用弱的第二代H_1受体阻滞药常作为首选药。对昆虫叮咬所致的皮肤瘙痒和水肿亦有良效；对血清

病、药疹和接触性皮炎也有一定疗效。对变态反应性支气管哮喘效果差，但酮替芬能抑制肥大细胞和嗜碱性粒细胞释放组胺和白三烯，可用于支气管哮喘的预防性治疗。

（2）晕动病和呕吐　晕动病、放射病、妊娠等引起的呕吐，常用茶苯海明、苯海拉明、异丙嗪、布克利嗪和美克洛嗪等。

此外，有些抗组胺药可用于镇静、催眠及术前给药，或作为复方抗感冒药和复方镇咳平喘药的成分。

细目二　H_2受体阻滞药

◎ 要点　常用H_2受体阻滞药的作用、应用

H_2受体阻滞药能选择性阻断胃壁细胞上H_2受体，抑制胃酸分泌作用强而持久。常用药物有西咪替丁、雷尼替丁、法莫替丁、尼扎替丁和罗沙替丁等。

1. 作用

（1）抑制胃酸分泌　选择性阻断胃壁细胞H_2受体，拮抗组胺引起的胃酸分泌。对基础胃酸、夜间胃酸和各种刺激引起的胃酸分泌均有抑制，还可减少胃蛋白酶分泌。对促胃液素、胰液、胆汁的分泌和胃的排空速率无影响。

（2）心血管系统　拮抗组胺对离体心脏的正性肌力和正性频率作用。整体实验中可部分对抗组胺的扩张血管和降压作用，与H_1受体阻滞药合用，可完全阻断组胺对心血管系统的作用。抑制胃酸分泌的剂量对心血管系统影响很小。

（3）调节免疫　组胺激动免疫活性细胞（特别是T细胞）上的H_2受体，使之产生一种组胺诱发抑制因子（histamine induced suppressor factor，HSF），HSF是组胺产生免疫抑制作用的主要原因。西咪替丁阻断T细胞上的H_2受体，减少HSF生成，从而逆转组胺的免疫抑制作用，增强免疫功能。

2. 应用
用于治疗胃和十二指肠溃疡，胃肠道出血，特别是胃肠黏膜糜烂引起的出血，多采用静脉滴注给药；治疗胃酸分泌过多症（卓-艾综合征，Zolinger-Ellison syndrome，ZES）和反流性食管炎，及各种原因引起的免疫功能低下或抗肿瘤的辅助治疗。

第十四单元　利尿药、脱水药

细目一　利尿药

◎ 要点一　利尿药的分类和常用药

利尿药（diuretics）是一类直接作用于肾脏，影响尿生成过程，促进电解质和水的排出，增加尿量，消除水肿的药物。亦用于高血压、肾结石等的治疗。

常用利尿药按其效能及作用机制可分为以下3类：

1. **高效利尿药**　即Na^+-K^+-$2Cl^-$同向转运抑制剂，也称为髓袢利尿药，主要作用于髓袢升支粗段。减少Na^+、Cl^-重吸收，降低肾脏稀释功能；同时影响肾脏浓缩功能，减少对水的重吸收，从而产生强大的利尿作用。常用药物有呋塞米、依他尼酸、布美他尼、托拉塞米等。

2. **中效利尿药**　即Na^+-Cl^-同向转运抑制剂，主要作用于近曲小管近端。减少Na^+、Cl^-的重吸收，影响肾脏的稀释功能而产生利尿作用，对尿液的浓缩过程无影响。常用药物为氢氯噻

嗪、氢氟噻嗪等。

3. 低效利尿药 包括碳酸酐酶抑制药和K^+-Na^+交换抑制药。前者主要有乙酰唑胺（醋唑磺胺），通过抑制近曲小管碳酸酐酶，抑制H^+-Na^+交换，Na^+排出增多而产生利尿作用；后者主要有螺内酯和氨苯蝶啶，主要作用于远曲小管和集合管Na^+通道，使Na^+-K^+交换减少，排Na^+增加而产生利尿。表现为留钾利尿。

◎ 要点二 呋塞米的作用、应用、不良反应

呋塞米（furosemide，速尿） 作用于髓袢升支粗段，选择性地抑制Na^+、Cl^-的重吸收而产生强利尿作用。口服吸收迅速，约30分钟起效，1~2小时达高峰，持续6~8小时；静脉注射5~10分钟起效，30分钟达高峰，维持4~6小时。反复给药不易蓄积。

1. 作用

（1）利尿 作用强大、迅速而短暂。利尿时Na^+、K^+和Cl^-排出增多，可促进Ca^{2+}、Mg^{2+}排出，减少尿酸排出。

（2）扩张血管 能扩张肾血管，降低肾血管阻力，增加肾血流量，改变肾皮质内血流分布；扩张小静脉，降低左心室充盈压，减轻肺水肿。其机制可能与促进前列腺素E合成，抑制其分解有关。

2. 应用

（1）严重水肿 对心、肝、肾性各类水肿均有效，主要用于其他利尿药无效的顽固性水肿和严重水肿。

（2）急性肺水肿和脑水肿 静脉注射能迅速扩张容量血管，使回心血量减少，在利尿作用发生之前即可缓解急性肺水肿，是急性肺水肿的快速有效的治疗药物。由于利尿，使血液浓缩，血浆渗透压增高，也有利于消除脑水肿，对脑水肿合并心衰者尤为适用。

（3）急慢性肾功能衰竭 通过扩张肾血管，增加肾血流量，从而改善急性肾衰早期的少尿及肾缺血；通过强大的利尿作用冲洗肾小管，防止萎缩和坏死，用于急性肾衰早期的防治。大剂量治疗慢性肾衰，使尿量增加。但禁用于无尿病人。

（4）药物中毒 配合输液使尿量在1天内达到5L以上，可加速毒物排泄。主要用于经肾排泄的药物中毒的抢救，如苯巴比妥、水杨酸类、溴化物、氟化物等急性中毒。

（5）高血钾症和高血钙症 可增加K^+排出，抑制Ca^{2+}重吸收，降低血钾和血钙。

3. 不良反应

（1）水和电解质紊乱 长期用药、利尿过度可引起低血容量、低血钠、低血钾、低血镁及低氯性碱中毒。以低血钾最为常见，注意及时补钾，加服留钾利尿药有一定预防作用。

（2）耳毒性 眩晕、耳鸣、听力下降、暂时性耳聋。肾功能减退或大剂量静脉注射时易发生，应避免与有耳毒性的氨基苷类抗生素合用。

（3）胃肠道反应 恶心、呕吐、上腹不适及腹泻，大剂量可致胃肠道出血。

（4）高尿酸血症 长期用药竞争性抑制尿酸，减少尿酸排泄而致高尿酸血症。

（5）其他 过敏反应，偶致骨髓抑制。严重肝肾功能不全、糖尿病、痛风及小儿慎用，高氮质血症及孕妇忌用。

◎ 要点三 氢氯噻嗪的作用、应用、不良反应

1. 作用

（1）利尿 作用温和而持久。促进尿中Na^+、Cl^-排出，也促进K^+、Mg^{2+}及HCO_3^-排出；增强远曲小管对钙的重吸收，使Ca^{2+}从肾排出减少；减少尿酸排泄。

（2）抗利尿 能明显减少尿崩症患者的尿量，作用机制尚不明，可能是因排出Na^+、Cl^-，使血浆渗透压下降，减轻病人渴感而减少饮水量，从而使尿量减少。

（3）降压 用药初期通过利尿作用减少血容量，后期因排钠较多，降低血管平滑肌对儿茶酚胺等加压物质的敏感性而降压。

2. 应用

（1）轻、中度水肿 是心性水肿的首选药；

对肾性水肿的疗效与肾功能有关，肾功能不良者疗效差；对肝性水肿，与螺内酯合用可增效，避免血钾过低诱发肝昏迷，但因抑制碳酸酐酶，减少 H^+ 分泌，使 NH_3 排出减少，可致血氨升高，有加重肝昏迷的危险，应慎用。

(2) 轻、中度高血压　单用或与其他利尿药合用。

(3) 尿崩症　用于肾性尿崩症及加压素无效的垂体性尿崩症，轻症效佳，重症效差。

(4) 特发性高钙尿症和肾结石　治疗量可显著降低正常人、原发性甲状旁腺功能亢进及高钙尿症病人尿钙，防止肾钙结石的形成。

3. 不良反应

(1) 电解质紊乱　长期用药引起低血钾、低血镁、低氯性碱中毒及低血钠症。低血钾症较多见，表现为疲倦、软弱、眩晕，合用留钾利尿药可预防。

(2) 代谢异常　①血糖升高，用药 2~3 个月后出现，停药后自行恢复，可能因其抑制胰岛素的分泌，减少组织利用葡萄糖。②高脂血症，升高 TG、TC 和 LDL，降低 HDL。糖尿病患者和高脂血症者慎用。

(3) 高尿酸血症　因减少细胞外液容量，增加近曲小管对尿酸的重吸收，竞争性抑制尿酸从肾小管分泌，痛风者慎用。

(4) 加重肾功能不良　降低肾小球滤过率，增高血尿素氮，肾功能不良者慎用。

(5) 过敏　偶有过敏性皮炎、粒细胞减少、血小板减少等过敏反应。

◎ 要点四　螺内酯、氨苯蝶啶的作用、应用、不良反应

(一) 螺内酯

1. 作用　具有排钠留钾的利尿作用。螺内酯结构与醛固酮相似，与醛固酮竞争远曲小管远端和集合管细胞浆内的醛固酮受体，产生与醛固酮相反的作用，作用特点为：①作用弱，起效慢，维持时间长。口服 1 天起效，2~3 天达高峰，停药后持续 2~3 天。②作用的发挥依赖于体内醛固酮的存在，对切除肾上腺的动物无效。

2. 应用　螺内酯配伍中、高效利尿剂，治疗伴有醛固酮升高的顽固性水肿，如肝硬化、充血性心衰、肾病综合征。

3. 不良反应　长期服用可致高血钾，肝肾功能不全及血钾过高者禁用。螺内酯因具类固醇结构而产生性激素样副作用，如男性乳房发育、性功能障碍，女性多毛、声音变粗、月经不调等，停药后消失。

(二) 氨苯蝶啶

1. 作用　具有排钠留钾的利尿作用。氨苯蝶啶通过抑制远曲小管和集合管的 Na^+ 通道，其保钾利尿作用不受醛固酮水平影响，对肾上腺切除的动物仍有作用。

2. 应用　氨苯蝶啶常与排钾利尿药合用治疗顽固性水肿。

3. 不良反应　长期服用可致高血钾，肝肾功能不全及血钾过高者禁用。氨苯蝶啶因抑制二氢叶酸还原酶，引起叶酸缺乏，肝硬化者可发生巨幼红细胞性贫血，与吲哚美辛合用可能引起急性肾衰。

细目二　脱水药

脱水药 (dehydrant agents) 又称渗透性利尿药，是能提高血浆渗透压而使组织脱水的药物。

◎ 要点一　脱水药的特点及常用药

脱水药具备以下特点：①静脉注射后不易透过毛细血管，迅速提高血浆渗透压，对机体无毒性作用和过敏反应。②易经肾小球滤过，但不易被肾小管重吸收。③在体内不易被代谢。④不易从血管透入组织液中。临床常用药为甘露醇、山梨醇、高渗葡萄糖等。

◎ 要点二　甘露醇的作用、应用、不良反应

甘露醇 (mannitol) 临床常用 20% 高渗溶液静脉注射。

1. 作用

（1）脱水　甘露醇口服不吸收，只发挥泻下作用；静脉注射因不易从毛细血管渗入组织，能迅速提高血浆渗透压，促使组织间液向血浆扩散，产生组织脱水作用，滴注后20分钟颅内压显著下降，2~3小时达作用高峰，持续6~8小时。

（2）利尿　静脉注射后增加循环血量，提高肾小球滤过率；在肾小管内几乎不被吸收，使原尿渗透压升高，减少肾小管对水的重吸收；间接抑制 $Na^+-K^+-2Cl^-$ 同向转运体，使 Na^+、Cl^- 等重吸收减少而增加尿量。

2. 应用

（1）脑水肿及青光眼　是目前降低颅内压安全有效的首选药。因不易进入脑组织或眼前房等有屏障的特殊组织，易使之脱水，适用于脑瘤、颅脑外伤或组织缺氧等引起的脑水肿以及青光眼病人手术前降低眼内压。

（2）预防急性肾功能衰竭　使肾小管发生渗透效应，阻止水分重吸收，维持足够尿流量，使肾小管内有害物质稀释，防止肾小管萎缩坏死；同时使血浆高渗，减轻肾间质水肿，增加血容量，改善肾血流。

3. 不良反应　静脉注射过快可引起一过性头痛、眩晕、视力模糊及注射部位疼痛。慢性心功能不全、尿闭者禁用。

第十五单元　抗高血压药

细目一　利尿降压药

利尿降压药是WHO推荐的一线药物，常作为治疗高血压的基础药物。许多其他降压药在长期使用过程中，可引起不同程度的水钠潴留。合用利尿药能消除水钠潴留，加强降压效果，以噻嗪类最为常用，代表药为氢氯噻嗪。

◎ 要点　氢氯噻嗪的降压作用、应用、不良反应

1. 作用　降压缓慢、温和、持久，对卧位和立位血压均能降低。排钠利尿、使血容量减少是利尿药初期的降压机制。长期应用降低血管张力而降低血压。不易发生耐受性，有增强其他降压药的作用。

2. 应用　单用于Ⅰ级（轻度）高血压，或与其他降压药合用治疗各型高血压，联合用药可增强降压作用，并防止其他药物引起的水钠潴留。

3. 不良反应　长期大剂量使用可致低血钾，引起血脂、血糖及尿酸升高等。

细目二　肾素-血管紧张素系统抑制药

肾素-血管紧张素系统在血压调节中起着重要的作用，作用于该系统的药物主要影响血管紧张素转化酶（ACE）、血管紧张素Ⅱ受体（AT）和肾素而产生降压作用。

◎ 要点一　肾素-血管紧张素系统（RAS）抑制药的种类、特点及常用药

1. RAS抑制药分类　主要分为三类：①血管紧张素转化酶抑制剂：卡托普利、依那普利、赖诺普利、喹那普利等。②血管紧张素Ⅱ受体拮抗剂：氯沙坦、缬沙坦、厄贝沙坦等。③肾素抑制药：瑞米吉仑等。

2. 作用特点　①降压时不伴有反射性心率加快，对心输血量无明显影响。②可防止或逆转高血压患者的血管壁和心室重构。③能增加肾血流量，保护肾脏。④能改善胰岛素抵抗，不引起电解质紊乱和脂质代谢改变。⑤久用不易产生耐受性。

要点二 卡托普利的作用、应用、不良反应

卡托普利（captopril）是第一个用于临床口服有效的含巯基 ACE 抑制药（1977 年）。

1. **作用** 降低血压。通过抑制 ACE，使血管紧张素Ⅰ转化为血管紧张素Ⅱ减少，降低循环与血管组织 RAS 活性。主要作用机制：①抑制循环和血管局部 RAS 的 AngⅡ形成。②减少缓激肽降解，缓激肽是血管内皮 L-精氨酸-NO 途径的重要激活剂，可发挥强大的扩血管效应；刺激细胞膜磷脂游离出花生四烯酸（AA），促进前列腺素合成，增强扩血管效应。③减少肾脏组织中 AngⅡ的生成，使醛固酮分泌减少，促进水钠排泄。

2. **应用** ①各型高血压：如原发性高血压及肾性高血压，对血浆肾素活性高者疗效更好；Ⅱ、Ⅲ级高血压需合用利尿药。②充血性心力衰竭：基础治疗药物。

3. **不良反应** 高血钾、低血压。ACEI 抑制激肽酶，使缓激肽、P 物质堆积，引起咳嗽及血管神经性水肿；久用降低血锌而出现皮疹、味觉及嗅觉改变及脱发等。高血钾者和妊娠初期禁用。

要点三 厄贝沙坦的作用、应用、不良反应

厄贝沙坦（irbesartan）为长效、强效的 AngⅡ受体拮抗药。作用比氯沙坦强约 10 倍，持续 24 h 以上。

1. **作用** 降低血压。选择性地与 AT_1 受体结合，阻断 AngⅡ引起的血管收缩及促进醛固酮分泌。长期用药还能抑制心肌肥厚和血管壁增厚。

2. **应用** 各型高血压，也可用于高血压合并糖尿病肾病患者，能减轻肾损害。

3. **不良反应** 头晕、高血钾和与剂量相关的体位性低血压。孕妇及哺乳期妇女禁用。

细目三 β 受体阻滞药

β 受体阻滞药除用于心律失常、心绞痛外，亦是疗效确切的抗高血压药。

要点 美托洛尔的降压作用、应用、不良反应

1. **作用** 降低血压。作用机制可能是：①减少心输出量：本品为选择性 $β_1$ 受体阻断药，通过阻断心脏 $β_1$ 受体，使心肌收缩力减弱。②抑制肾素分泌：通过阻断肾小球旁器部位的 $β_1$ 受体，抑制肾素-血管紧张素系统。

2. **应用** 用于高血压，对伴有心输出量偏高或血浆肾素活性增高者以及伴有冠心病者更适宜。

3. **不良反应** 神经系统常见眩晕、精神抑郁等；心血管系统常见心率减慢、传导阻滞、心衰加重等。

细目四 钙通道阻滞药

该类药物的基本作用是抑制细胞外 Ca^{2+} 的内流，使血管平滑肌细胞内缺乏足够的 Ca^{2+}，导致血管平滑肌松弛、血管扩张、血压下降。

要点一 钙通道阻滞药的作用及常用药

钙通道阻滞药主要为 L 型钙通道阻滞剂，其中 L 型钙通道阻滞剂又分为二氢吡啶类和非二氢吡啶类。二氢吡啶类的常用药有：硝苯地平、尼卡地平、尼莫地平、拉西地平等；非二氢吡啶类的常用药有：维拉帕米、地尔硫䓬等。

作用特点为：①降压时不减少心、脑、肾的血流，尼莫地平、尼索地平还能增加脑、冠脉血流。②逆转高血压患者的心肌肥厚，但效果不如 ACEI。③有排钠利尿作用，在降压时不引起水钠潴留。④一般不影响脂质代谢及葡萄糖耐量，依拉地平、尼群地平还可轻度提高 HDL。

要点二 硝苯地平控释剂的降压作用、应用、不良反应

1. **作用** 降低血压。通过抑制细胞外 Ca^{2+} 的内流，使血管平滑肌细胞内缺乏足够的 Ca^{2+}，导致血管平滑肌松弛、血管扩张、血压下降。控释剂可减少血药浓度波动，减轻迅速降压造成的反

射性交感活性增加，降低不良反应的发生率，延长作用时间，减少用药次数。

2. **应用** 各型高血压，尤以低肾素性高血压疗效好，可单用或与利尿药、β受体阻滞药、ACEI 合用。

3. **不良反应** 较轻，常见面部潮红、头痛、眩晕、心悸、踝部水肿。踝部水肿系毛细血管前血管扩张所致。本品短效制剂有可能加重心肌缺血，伴心肌缺血的高血压患者慎用。

细目五　α₁受体阻滞药

◎ **要点** 哌唑嗪的降压作用、应用、不良反应

1. **作用** 降低血压。通过选择性阻断突触后膜 α₁ 受体，对具有负反馈作用的突触前膜 α₂ 受体无影响，舒张小动脉和静脉血管平滑肌，使外周阻力下降，回心血量减少，产生中等偏强的降压作用。

2. **应用** Ⅰ、Ⅱ级高血压及伴有肾功能障碍者，Ⅲ级高血压需合用利尿药或 β 受体阻滞药；嗜铬细胞瘤；中、重度充血性心功能不全。

3. **不良反应** 眩晕、疲乏、鼻塞、口干、尿频、头痛、嗜睡及胃肠道反应等。约50%患者发生"首剂现象"，长期用药能致水钠潴留，可加用利尿药。

细目六　交感神经末梢阻滞药

◎ **要点** 利血平的降压作用、应用、不良反应

1. **作用** 降压，缓慢而持久。通过与交感神经末梢囊泡膜上的胺泵（Mg^{2+}-ATP 酶）呈难逆性结合，抑制其摄取具有升压作用的介质（去甲肾上腺素和多巴胺），耗竭递质而降压；还能通过直接松弛小动脉平滑肌，降低外周血管阻力而降压。

2. **应用** 不单独使用，常与其他降压药一起合用于高血压。

3. **不良反应** 倦怠、晕厥、头痛、阳痿、性欲减退、乏力、精神抑郁、注意力不集中、神经紧张、焦虑、多梦、梦呓或清晨失眠；少见有柏油样黑色大便、呕血、腹痛、心律失常、室性期前收缩、心动过缓、支气管痉挛、手指强硬颤动等。

细目七　中枢降压药

◎ **要点** 可乐定的降压作用、应用、不良反应

1. **作用**

（1）降低血压　中等偏强，对正常血压及高血压病患者均有降压作用。作用机制主要是：①激动血管运动中枢突触后膜 α₂ 受体和延髓的 I_1-咪唑啉受体，降低外周交感张力。②激动脑内阿片受体，促进内源性阿片肽的释放。③激动外周交感神经突触前膜 α₂ 受体及其相邻的咪唑啉受体，通过负反馈抑制去甲肾上腺素的释放，从而产生降压。

（2）镇静　通过激动中枢 α₂ 受体，延长巴比妥类的催眠作用时间。

（3）镇痛　通过激动脑内阿片受体，促进阿片肽释放。

2. **应用** 较少单独使用，常用于其他降压药无效的中度高血压，对兼有溃疡病的高血压及肾性高血压尤为适宜，与利尿剂合用有协同作用。还可作为吗啡类镇痛药成瘾者的戒毒药。

3. **不良反应**

（1）常见口干、嗜睡和便秘，其他如头痛、眩晕、腮腺肿痛、鼻黏膜干燥、阳痿、抑郁、浮肿、体重增加和心动过缓等。

（2）久用致水钠潴留，合用利尿药可减少水肿等现象。

（3）突然停药可引起交感神经亢进的停药综合征，表现为血压骤升、心悸、兴奋、震颤、腹

痛、出汗等，应用可乐定或酚妥拉明可缓解或消除；需逐渐减量后再停药。

细目八　血管扩张药

◎ **要点**　肼屈嗪、硝普钠的降压作用、应用、不良反应

1. **作用**　降低血压。肼屈嗪直接扩张小动脉，降低外周阻力而降压，降压同时伴有反射性交感神经兴奋，使心率加快，心输出量增加，从而减弱其降压作用。硝普钠通过释放 NO 直接舒张小动脉和静脉，降压作用强、起效快、维持时间短。

2. **应用**　肼屈嗪常与抗去甲肾上腺素神经药（利血平或普萘洛尔）或利尿药合用于中度高血压。硝普钠用于高血压急症、充血性心力衰竭；全麻时使用，使血压降低以减少手术中出血。

3. **不良反应**　肼屈嗪有两类不良反应：①由血管扩张及反射性反应引起，产生头痛、面红、黏膜充血、心动过速，并可诱发心绞痛和心力衰竭。②由免疫反应引起，大剂量长期应用（6 个月以上）可产生红斑狼疮样综合征。硝普钠不良反应主要由过度扩张血管所致，出现头胀痛、面部潮红、恶心、呕吐、出汗和心悸等。

细目九　抗高血压药物的合理应用

◎ **要点**　抗高血压药物的选药、联合用药

1. **根据高血压程度选药**　①Ⅰ级高血压：采用体育活动、控制体重、低盐、低脂肪饮食等措施未奏效时，首选作用温和的降压药，如噻嗪类利尿药、ACEI、二氢吡啶类钙拮抗药或β受体阻滞药等一种药物。②Ⅱ级高血压：采用两种药物联用，常用的四类一线降压药的任何两类均可。③Ⅲ级高血压：联合用药基础上，改用或加用作用更强的米诺地尔、直接血管扩张药、中枢性降压药等。④高血压危象：宜采用静脉滴注或肌注快速起效的药物，如硝普钠。

2. **根据病情特点及并发症选药**　①伴有心绞痛者宜用硝苯地平。②伴有心力衰竭者宜用利尿药、ACEI、哌唑嗪等，不宜用β受体阻滞药。③伴有肾功能不全者宜用 ACEI、硝苯地平、α-甲基多巴等。④伴有消化性溃疡者，宜用可乐定，禁用利血平。⑤伴有心动过速者宜用美托洛尔等β受体阻滞药。⑥伴有支气管哮喘者不宜用β受体阻滞药。⑦伴有糖尿病及痛风者不宜用噻嗪类利尿药。⑧伴有精神抑郁者，不宜用利血平。

3. **联合用药**　高血压病的治疗需要长期系统用药甚至终生用药，力求控制在 138/83mmHg（目标血压）以下，要注意平稳持续降压，以避免血压波动过大致靶器官损害。现有药物长期单用常引起耐受性，加大剂量又易致不良反应。联合用药可从不同环节协同降压，又能减轻不良反应，药物用量也相应减少。但要注意同类药物不宜合用。

第十六单元　抗心律失常药

细目　抗心律失常药

心律失常是严重的心脏疾病，由于心肌自律性异常或冲动传导障碍引起心动频率或节律发生改变，并影响心脏的泵血功能。根据心率的快慢，心律失常分为缓慢性和快速性。临床上常将快速性心律失常简称为心律失常，主要包括室上

性和室性早搏及心动过速、心房颤动和心房扑动、心室颤动等。

◎ 要点一 抗心律失常药的分类及常用药

依据药物对心肌电生理的影响，抗心律失常药分为四大类：

Ⅰ类 钠通道阻滞药 分为A、B、C三个亚类。①ⅠA类 适度阻滞钠通道：奎尼丁、普鲁卡因胺等。②ⅠB类 轻度阻滞钠通道：利多卡因、苯妥英钠等。③ⅠC类 重度阻滞钠通道：普罗帕酮等。

Ⅱ类 β肾上腺素受体阻滞药 普萘洛尔等。

Ⅲ类 延长动作电位时程药 胺碘酮、溴苄铵等。

Ⅳ类 钙通道阻滞药 维拉帕米、地尔硫䓬等。

◎ 要点二 奎尼丁的作用、应用

1. **作用** 抗心律失常，与心肌细胞膜的钠通道蛋白结合而阻滞钠通道，适度抑制Na^+内流，对K^+外流和Ca^{2+}内流也有抑制作用。

（1）降低自律性 抑制Na^+内流，使4相舒张期自动除极化速率减慢，坡度减小，使心房肌、心室肌和浦肯野纤维的自律性降低，其中对心房肌的作用更强。在治疗剂量下对正常窦房结的自律性影响较小，但在窦房结功能低下时，则可产生明显的抑制。

（2）减慢传导 抑制0相Na^+内流，使0相上升的速率和振幅降低，从而使心房肌、心室肌、浦肯野纤维的传导减慢，对病理状态下部分除极的心肌细胞的传导有更强的抑制作用，使单向阻滞变为双向阻滞，消除折返激动。对Ca^{2+}内流也有一定的抑制作用，略减慢房室结的传导。

（3）延长有效不应期 减慢2相Ca^{2+}内流和3相K^+外流，延长APD和ERP。对ERP的延长作用更明显，使ERP/APD比值加大，因此可使异位冲动或折返冲动落入ERP中而被消除。

（4）其他 竞争性地阻滞M受体，具有抗胆碱作用，对抗其抑制房室传导的作用；阻滞α受体，扩张血管，降低血压；对心房肌、心室肌有负性肌力作用。

2. **应用** 心房颤动、心房扑动、室上性及室性早搏和心动过速。在治疗心房颤动、心房扑动时，应先用强心苷抑制房室传导，以控制心室率。

◎ 要点三 利多卡因、苯妥英钠的作用、应用

（一）利多卡因

1. **作用** 抗心律失常。

（1）降低自律性 抑制4相Na^+内流，促进K^+外流，从而降低浦肯野纤维的自律性，提高心室肌的阈电位水平，提高其致颤阈。治疗剂量对心房肌和窦房结无明显影响。

（2）对传导的影响 治疗量对正常心肌的传导性影响小；但在低血钾或心肌受损而部分去极化时，促进K^+外流，使舒张电位负值加大，提高0相除极化速率和幅度，从而促进病区的传导，消除单向阻滞而中止折返；在心肌缺血部位，也可因抑制Na^+内流而减慢传导，变单向阻滞为双向阻滞，消除折返。大剂量时，因可明显抑制0相除极速率而使传导明显减慢，甚至出现完全性传导阻滞。

（3）相对延长有效不应期 促进K^+外流，缩短心室肌和浦肯野纤维的APD和ERP，但缩短APD更为显著，使ERP/APD比值加大，相对延长ERP，有利于消除折返。

2. **应用** 室性心律失常，特别适用于危急病例，是治疗急性心肌梗死引起的室性心律失常的首选药，对强心苷中毒所致者也有效。

（二）苯妥英钠

1. **作用** 抗心律失常，作用与利多卡因相似。降低浦肯野纤维自律性，相对延长ERP，与强心苷竞争Na^+-K^+-ATP酶，抑制强心苷中毒所致室性心律失常，改善被强心苷抑制的房室传导。

2. **应用** 室性心律失常，对强心苷中毒所致室性心律失常疗效显著。

◎ 要点四　美托洛尔的作用、应用

1. 作用　抗心律失常，通过阻滞心脏的 β_1 受体而发挥抗心律失常作用。

（1）降低自律性，对窦房结、心房内传导组织及浦肯野纤维，可减慢 4 相自动除极化速率，降低自律性，在运动和情绪激动时作用明显。也能抑制儿茶酚胺引起的迟后除极而防止触发活动。

（2）减慢传导，大剂量时，除 β 受体阻滞作用外，还有膜稳定作用，减慢 0 相 Na^+ 内流，使 0 相除极化速率降低，减慢房室结及浦肯野纤维的传导速度。

（3）延长房室结 ERP，明显延长房室结的 ERP，与减慢房室结传导的作用构成其抗室上性心律失常的作用基础。

2. 应用

（1）室上性心律失常，如心房颤动、心房扑动及阵发性室上性心动过速等。

（2）焦虑、甲状腺功能亢进等引起的窦性心动过速。

（3）室性心律失常，特别是对由于运动和情绪激动引起的疗效显著。

（4）急性心肌梗死，长期使用可减少心律失常的发生及再梗死率，从而降低病死率。

◎ 要点五　胺碘酮的作用、应用

1. 作用　抗心律失常。通过阻滞心肌细胞膜钾通道，阻滞钠通道和钙通道，并可轻度非竞争性地阻滞 α 受体和 β 受体。

（1）延长 ERP，明显延长房室结、心房肌、心室肌和浦肯野纤维的 APD 和 ERP，这一作用较其他类抗心律失常药为强，与其阻滞钾通道、抑制 K^+ 外流、明显抑制复极过程有关。

（2）降低自律性，降低窦房结和浦肯野纤维的自律性，与阻滞钠、钙通道和 β 受体有关。

（3）减慢传导，减慢房室结和旁路以及浦肯野纤维的传导速度，与阻滞钠、钙通道有关。

（4）拮抗 T_3、T_4 与受体结合。

（5）扩张血管，扩张冠状动脉，增加冠脉血流量，改善心肌营养；扩张外周血管，降低心脏作功，减少心肌耗氧量。

2. 应用　广谱抗心律失常药，用于各种室上性和室性心律失常，对心房扑动、心房颤动和室上性心动过速疗效好，对合并预激综合征者有效率达 90% 以上。因可减少心肌耗氧量，适用于冠心病并发的心律失常。

◎ 要点六　维拉帕米的作用、应用

1. 作用　抗心律失常，通过阻滞心肌细胞膜的钙通道，抑制 Ca^{2+} 内流，对属于慢反应细胞的窦房结和房室结具有以下作用：

（1）降低自律性，因 4 相自动除极化速率减慢而使自律性降低。也减少或取消后除极所引起的触发活动。

（2）减慢传导，因 0 相除极上升速率减慢、振幅减小而使冲动传导减慢，可变单向阻滞为双向阻滞，从而消除折返。终止房室结的折返激动，减慢心房颤动、心房扑动时的心室率。

（3）延长 APD 和 ERP，对房室结的作用明显，高浓度时也延长浦肯野纤维的 APD 和 ERP。

（4）抑制心肌收缩力、扩张冠脉、扩张外周血管。

2. 应用

（1）阵发性室上性心动过速，特别是房室交界区心动过速，常在静脉注射数分钟内停止发作。

（2）强心苷中毒引起的室性早搏。

（3）对冠心病、高血压伴发心律失常者尤其适用。

第十七单元 抗慢性心功能不全药

慢性心功能不全又称充血性心力衰竭（congestive heart failure，CHF），是多种病因所致心脏泵血功能降低，不能排出足够的血液以满足全身组织代谢需要的一种临床综合征。CHF治疗目的为：①缓解症状。②防止或延缓心肌重构，延缓病理进展。临床常用药物有增强心肌收缩力药（强心苷类及非强心苷类正性肌力药）、减轻心脏负荷药和血管紧张素Ⅰ转化酶抑制药等。

细目一 强心苷类

强心苷类（cardiac glycosides）是一类主要作用于心脏，能增强心肌收缩力的苷类药物，用于治疗慢性心功能不全及某些心律失常，又称洋地黄类（digitalis）药物。

◎ 要点 强心苷类的常用药物、作用、应用、不良反应及其防治

强心苷类的常用药物有地高辛、去乙酰毛花苷（西地兰）、毒毛花苷K（毒毛旋花子苷K）等，以地高辛最为常用。

1. 作用

（1）心脏

①正性肌力：治疗剂量的强心苷选择性地直接作用于心脏，加强心肌收缩力，使心肌收缩更加敏捷，加快心肌收缩速度；增加衰竭心脏的心输出量；但因其收缩外周血管、增加心脏射血阻力，故对正常人心输出量增加并不明显。强心苷可使衰竭心脏的心率减慢及心室壁肌张力降低而降低心肌耗氧量，且这一作用的结果超过其正性肌力作用所增加的耗氧量，因而心肌总耗氧量减少；但对正常心脏因可使心肌收缩力增强而使耗氧量增加。

强心苷增强心肌收缩力的机制与增加心肌细胞内 Ca^{2+} 量有关。强心苷可与心肌细胞膜上的 Na^+-K^+-ATP 酶结合，抑制酶的活性使 Na^+-K^+ 交换减少，细胞内 Na^+ 增多，进而通过 Na^+-Ca^{2+} 交换而使细胞内 Ca^{2+} 量增加，从而使心肌收缩力增强。同时，导致心肌细胞内 K^+ 量减少，若剂量过大，则使心肌细胞的自律性提高，此为强心苷中毒时发生心律失常的机制之一。

②负性频率：强心苷减慢窦性频率的作用主要出现在心功能不全而心率加快的病人。心功能不全时，心率加快是心输出量减少，反射性兴奋交感神经而引起的一种代偿性反应。当心率加快超过一定限度，使舒张期过短，心室充盈不足，心输出量将更趋减少。治疗剂量的强心苷增强心肌收缩力，使心输出量增加，反射性兴奋迷走神经，从而减慢心率。

③对心肌电生理特性的影响：主要是负性传导、缩短心房不应期、提高浦肯野纤维的自律性等。治疗量强心苷增加心输出量，反射性兴奋迷走神经，从而延长房室结的有效不应期，减慢房室结的传导速度；中毒量强心苷则直接抑制房室结，减慢房室传导。缩短心房不应期的作用亦与反射性兴奋迷走神经有关。强心苷抑制心肌细胞膜的 Na^+-K^+-ATP 酶，致心肌细胞内缺钾，最大舒张电位（MDP）负值减小，浦肯野纤维自律性升高，并使其有效不应期缩短而易诱发心律失常。

④对心电图的影响：治疗量强心苷影响心肌电生理，引起的心电图改变有：T波幅度变小、低平甚至倒置，此变化出现得最早；S-T段降低呈鱼钩状（动作电位复极化2相缩短），此为临床上判断是否应用强心苷的依据之一；P-R间期延长（房室传导减慢）；Q-T间期缩短（心室APD缩短）及P-P间期延长（心率减慢）。强心苷中毒时，可出现各种心律失常的心电图变化。

(2) 其他

①影响神经系统：主要是兴奋迷走神经、影响交感神经系统的兴奋性、兴奋中枢神经系统等。强心苷兴奋迷走神经，除与上述反射机制有关外，还参与多种作用机制，如兴奋迷走神经中枢、敏化窦弓压力感受器等，这些作用是强心苷治疗室上性心律失常的基础。治疗量强心苷降低交感神经兴奋性，部分是反射机制作用的结果，部分是直接抑制作用的结果；中毒量强心苷则通过对交感神经中枢及外周的作用，增强交感神经的兴奋性，这与中毒时心律失常的发生有关。中毒量强心苷可兴奋延脑催吐化学感受区而引起呕吐，引起中枢神经系统兴奋症状。

②抑制肾素-血管紧张素-醛固酮系统（RAAS）：血管紧张素Ⅱ收缩血管，醛固酮引起水钠潴留，两者都可加重心脏负荷。血管紧张素Ⅱ和醛固酮都有促进心肌细胞肥大、增殖，引起心室重构与肥厚，加剧心衰恶化的作用。强心苷可使血浆肾素活性降低，减少血管紧张素Ⅱ的生成及醛固酮的分泌，从而产生对心脏的保护作用。

③利尿：强心苷对CHF患者除能通过正性肌力作用，增加心输出量，使肾血流量、肾小球滤过率增加外，还通过抑制肾小管上皮细胞膜Na^+-K^+-ATP酶而抑制肾小管对Na^+的重吸收，产生排Na^+利尿作用。

2. 应用

(1) **慢性心功能不全（CHF）** 用于多种原因引起的CHF。强心苷可通过增强心肌收缩力、增加心输出量、改善动脉系统供血及缓解静脉系统淤血而取得疗效。对不同原因所致CHF的疗效不同，对高血压、心脏瓣膜病、先天性心脏病所致者疗效好，对伴心房颤动且心室率过快者疗效更好；对继发于甲状腺功能亢进、重度贫血等疾病者，由于心肌能量代谢障碍而疗效较差；对肺源性心脏病、活动性心肌炎等有心肌缺氧和损害者，不仅疗效差，且易发生强心苷中毒，引起心律失常；对机械因素所致者，如缩窄性心包炎、严重二尖瓣狭窄等，因心室舒张和充盈受限而疗效很差或无效。

(2) **某些心律失常**

①心房颤动：由于心房异位节律点多源性快速去极化，引起心房发生大量细弱且不规则的冲动（350~600次/分）。过多的冲动传入心室，引起过快的心室率，妨碍心室的泵血功能，可导致严重的循环障碍。强心苷的作用不在于中止心房颤动，而是通过抑制房室传导，延长房室结的有效不应期，使过多的冲动不能穿过房室结下传到心室而隐匿在房室结中，减慢心室率，从而改善心室的泵血功能，增加心输出量，缓解和消除心房颤动时的血流动力学障碍。

②心房扑动：虽然其异位节律较心房颤动少且规则（250~350次/分），但却更容易穿过房室结传入心室，引起难以控制的过快的心室率。强心苷可缩短心房不应期，使心房扑动转为心房颤动，进而通过治疗心房颤动的机制产生疗效。部分病人停用强心苷后，可恢复窦性节律。

③阵发性室上性心动过速：包括房性、房室交界处阵发性心动过速，强心苷兴奋迷走神经而使其终止发作。但由强心苷本身引起的室上性心动过速禁用。

3. 不良反应及防治 安全范围小，一般治疗量已接近中毒量的60%。病人对强心苷的敏感性和耐受性个体差异大，诱发强心苷中毒的因素多（低血钾、低血镁、高血钙、心肌缺血缺氧、肾功能不全等），中毒发生率高。

(1) **不良反应** ①胃肠道反应：较常见，亦是中毒时的早期反应，可见厌食、恶心、呕吐、腹泻、腹痛等。应注意与强心苷用量不足、心衰未被控制、仍有胃肠道静脉淤血所引起的症状相区别。②中枢反应：眩晕、头痛、疲倦、失眠、幻觉等，偶见惊厥。③视觉障碍：表现为黄视、绿视及视物模糊，此为强心苷中毒的特征。④心脏反应：是强心苷中毒最严重的反应，临床所见的各种心律失常都有可能出现，如室性早搏、室性或室上性心动过速、房室传导阻滞、窦性心动过缓等。其中室性早搏最多见且早见；室性心动过速最为严重，应及时救治，以免发展为致命的室颤。

（2）预防　首先应注意避免并纠正上述诱发和加重强心苷中毒的因素，如使用排钾利尿药，应适当补钾以防加重毒性；对肾功能不全者应减小剂量以免体内药量蓄积而产生中毒。要密切观察中毒先兆和心电图变化，如出现一定数目的室性早搏、窦性心动过缓（低于60次/分）及视觉障碍，应及时停用强心苷及排钾利尿药和糖皮质激素。监测血药浓度，有助于中毒的预防和及早发现。

（3）治疗　轻度中毒停用强心苷和排钾利尿药等即可。对于快速型心律失常，如室性早搏、室性心动过速，应及时补钾，轻者可口服氯化钾，重者可在心电图及血钾监测下缓慢静脉滴注氯化钾（肾功能不全、高钾血症、严重房室传导阻滞者不宜用钾盐），并可选用苯妥英钠、利多卡因等抗心律失常药。静脉注射地高辛抗体Fab片段，可迅速有效地救治危及生命的强心苷中毒（每80mgFab片段能拮抗1mg地高辛）。对于缓慢型心律失常，如房室传导阻滞、窦性心动过缓等可用阿托品治疗。

细目二　减负荷药

◎ **要点一　利尿药的作用特点、常用药物**

1. **作用特点**　CHF患者多有体内水钠潴留，血容量增加，加重了心脏的前负荷；血管壁平滑肌细胞内Na^+含量增加，通过Na^+-Ca^{2+}交换，增加了细胞内Ca^{2+}含量，使血管平滑肌张力升高，外周阻力加大，加重了心脏的后负荷。利尿药特点是可促进Na^+和水的排出，从而减轻心脏的负荷，改善CHF患者的心脏功能。

2. **常用药物**　首选噻嗪类药物，如氢氯噻嗪等，必要时选用强效髓袢利尿药呋塞米等。注意补钾或与保钾利尿药合用。

◎ **要点二　血管扩张药的作用特点、常用药物**

1. **作用特点**　能扩张小静脉或小动脉，减轻心脏前负荷或后负荷，改善心脏功能。各种血管扩张药对血管作用有所不同，根据患者血流动力学变化选用，应用于正性肌力药和利尿药无效的难治病例。

2. **常用药物**　硝酸甘油、肼屈嗪、硝普钠、哌唑嗪等。硝酸甘油扩张静脉，适用于前负荷加重为主，肺淤血明显者；肼屈嗪扩张动脉，适用于后负荷加重为主，心输出量明显减少者，长期单独应用难以持续生效；硝普钠扩张静脉、动脉，适用于前后负荷均加重者，常用于急性心肌梗死及高血压时的CHF；哌唑嗪扩张静脉、动脉，适用于前后负荷均加重者，因有快速耐受现象而难以长期有效。

细目三　血管紧张素转化酶抑制药（ACEI）和血管紧张素Ⅱ受体（AT_1）阻滞药

◎ **要点　ACEI制剂和AT_1阻滞药的作用特点**

作用特点　①通过抑制循环及局部组织中的ACE，降低代偿性升高的肾素-血管紧张素系统的活性，扩张血管以减轻心脏负荷。②抑制CHF时的心肌重构，逆转心室肥厚，改善心肌的顺应性和舒张功能。

临床疗效表现为缓解或消除症状、提高患者运动耐力、改进生活质量、显著降低病死率。目前是治疗CHF的一线药物。常用药物有卡托普利等。

细目四　β受体阻滞剂

◎ **要点　常用的β受体阻滞剂及其应用意义**

1. **常用药物**　美托洛尔、卡维地洛等。

2. **应用意义**　通过阻断β受体，可以降低心肌耗氧量，抑制RAAS激活，上调β受体，恢复心肌对儿茶酚胺的敏感性，减少心室重构。

第十八单元 抗心绞痛药

心绞痛是由多种原因引起的暂时性心肌缺血所导致的一种症候群，表现为突发性心前区及胸骨后阵发性绞痛或闷痛。最常见的病因是冠状动脉粥样硬化性心脏病（简称冠心病）。

心绞痛分为三类：①劳累性心绞痛：特点是疼痛由体力劳累、情绪激动等增加心肌耗氧量的情况所诱发，包括稳定型心绞痛、初发型心绞痛、恶化型心绞痛。②自发性心绞痛：特点为疼痛发生与体力或脑力活动引起心肌耗氧量增加无明显关系，与冠状动脉血流贮备量减少有关。疼痛程度较重，时间较长。包括卧位型心绞痛、变异型心绞痛、急性冠状动脉功能不全、梗死后心绞痛。③混合性心绞痛：特点是在心肌耗氧量增加或无明显增加时均可发生，为冠状动脉狭窄使冠状动脉血流贮备量减少所致。

细目一 硝酸酯类

硝酸酯类代表药硝酸甘油 1846 年合成，置于舌上可引起严重头痛；1847 年经舌下含服治疗多种疾病；1857 年采用吸入亚硝酸异戊酯（amylnitrite）治疗心绞痛可在 30~60 秒钟控制症状，但作用短暂、剂量难掌握；1879 年以舌下含服硝酸甘油替代亚硝酸异戊酯防治心绞痛，疗效显著。

◎ 要点一 硝酸酯类药物的常用药

硝酸酯类常用药物包括硝酸甘油（nitroglycerin）、硝酸异山梨酯（isosorbide dinitrate）、单硝酸异山梨酯（isosorbide mononitrate）、戊四硝酯（pentaerithrityl tetranitrate，硝酸戊四醇酯）。该类药物作用相似，显效快慢和维持时间有所不同，其中以硝酸甘油最为常用。此类药物舌下含服较口服吸收好，生物利用度高，起效快且用量小。

◎ 要点二 硝酸甘油的作用、应用、不良反应

1. 作用 抗心绞痛。作用机制与舒张血管作用有关，具体如下：

（1）降低心肌耗氧量 ①扩张静脉，使回心血量减少（即降低心脏后负荷），降低心室壁张力，减少心肌耗氧量。②扩张动脉，降低心脏射血阻力（即降低心脏前负荷），减少心脏作功而降低心肌耗氧量。扩张血管后血压降低所致的反射性心率加快和心肌收缩力增加，可增加心肌耗氧量，心率加快所致的心脏舒张期冠脉灌流时间缩短不利于心绞痛治疗，合用 β 受体阻滞药可对抗之。

（2）改善缺血区心肌供血 ①增加心内膜下的血液供应：心外膜血管垂直穿过心肌延伸成心内膜血管，故心内膜下区域的血液灌注易受心室壁张力及室内压的影响。心绞痛急性发作时，左心室舒张末期压力增高，使心内膜下区域缺血加重。硝酸酯类能扩张静脉使回心血量减少，扩张动脉降低心脏射血阻力而使排血充分，结果使心室容积或心室壁张力下降，减少了对心内膜下血管的压力，因而增加了心内膜下区域的血液供应。②选择性扩张心外膜较大的输送血管：因心肌缺血区小动脉受缺氧代谢产物腺苷等影响而高度扩张，而非缺血区血管阻力相对较高，本类药物能舒张较大的血管，增加对缺血区的血液灌注。③开放侧支循环：可刺激侧支生成或开放侧支循环，以增加缺血区的血液供应。

此外，硝酸酯类本身以及释放出的 NO 还能抑制血小板聚集和黏附，具有抗血栓形成的作用，有利于心绞痛的治疗。

2. 应用

（1）心绞痛 用于治疗各类型心绞痛，为

稳定型心绞痛的首选药。①预防发作，宜选用硝酸异山梨酯或单硝酸异山梨酯口服，也可选用硝酸甘油贴剂。②控制急性发作，应舌下含服或气雾吸入，如需多次含服可采用口服制剂，选用硝酸异山梨酯口服、单硝酸异山梨酯缓释片以及透皮制剂。③发作频繁的重症心绞痛患者，首选硝酸甘油静脉滴注，症状减轻后改为口服给药。

（2）急性心肌梗死　急性心肌梗死早期应用可缩小心室容积，降低前壁心肌梗死的病死率，减少心肌梗死并发症的发生。

（3）心功能不全　急性左心衰时采用静脉给药，慢性心功能不全可采用长效制剂，需与强心药物合用。

本类药物与β受体阻滞药比较，无加重心衰和诱发哮喘的危险；与钙通道阻滞药比较，无心脏抑制作用。

3. **不良反应**　常见由血管扩张所继发的搏动性头痛、皮肤潮红、眼内压升高和颅内压增高。颅脑外伤、颅内出血者禁用，青光眼患者慎用。大剂量可见体位性低血压，低血容量者禁用。剂量过大使血压过度下降，可引起冠脉灌注压过低，且可反射性兴奋交感神经，使心率加快，心肌收缩力增加而增加心肌耗氧量，导致心绞痛加重。超剂量可引起高铁血红蛋白症。长期应用可出现耐受性。

细目二　β受体阻滞药

◎ **要点**　β受体阻滞药抗心绞痛的作用、应用、常用药物

1. **作用**

（1）降低心肌耗氧量　心绞痛发作时，交感神经活性增强，心肌局部和血液中儿茶酚胺的含量增高，激动β受体，增加心肌收缩力、加快心率和收缩血管，使心脏做功增加，其结果增加了心肌耗氧量。应用β受体阻滞药后，其$β_1$受体的阻断作用可使心率减慢，心脏舒张期延长而增加冠脉灌流时间；抑制心肌收缩力，减少心脏作功，降低心肌耗氧量而发挥抗心绞痛作用。但心肌收缩力减弱，使射血时间延长，心排血不完全，左室舒张末压升高，心室容积扩大又可增加心肌耗氧量，与硝酸酯类药物合用可提高疗效，减少不良反应。

（2）改善心肌代谢　心肌缺血时，肾上腺素分泌增加，使游离脂肪酸（FFA）增多。FFA代谢消耗大量的氧而加重心肌缺氧。β受体的阻断作用可使FFA的水平下降，减少心肌对其摄取，通过加强糖代谢，使心肌耗氧量降低。

（3）增加缺血区血液供应　β受体阻滞药使非缺血区的血管阻力增高，而缺血区的血管则由于缺氧呈现代偿性扩张状态，促使血液更多地流向缺血区；减慢心率而延长心脏的舒张期，增加冠脉的灌注时间，有利于血液向缺血区流动。

（4）促进氧合血红蛋白解离　可增加全身组织包括心脏的供氧。

2. **应用**　用于稳定型心绞痛和不稳定型心绞痛，可减少发作次数，对伴有高血压和快速性心律失常者效果更好。对变异型心绞痛，因本类药物阻断β受体后，使α受体作用占优势，易致冠脉痉挛，从而加重心肌缺血症状，不宜应用。心动过缓、低血压、严重心功能不全、哮喘或慢性阻塞性肺疾病患者禁用。

3. **常用药物**　普萘洛尔、美托洛尔、阿替洛尔。

细目三　钙通道阻滞药

◎ **要点**　钙通道阻滞药抗心绞痛的作用、应用、常用药物

1. **作用**　通过阻滞Ca^{2+}通道，抑制Ca^{2+}内流而舒张血管。

（1）降低心肌耗氧量　①阻滞Ca^{2+}流入血管平滑肌细胞，使外周血管扩张，外周阻力降低，减轻心脏后负荷。②阻滞Ca^{2+}流入心肌细胞，使

心肌收缩力减弱，心率减慢；③阻滞 Ca^{2+} 进入神经末梢，抑制递质释放，从而对抗交感神经活性增高所引起的心肌耗氧量增加。上述三方面综合作用使心肌耗氧量降低。

（2）增加心肌供血　通过阻滞 Ca^{2+} 流入血管平滑肌细胞、直接松弛血管平滑肌和刺激血管内皮细胞合成和释放 NO，使冠脉舒张，以增加心肌血液供应；亦可通过开放侧支循环，增加对缺血区的血液灌注；拮抗心肌缺血时儿茶酚胺诱导的血小板聚集，有利于保持冠脉血流通畅。

（3）保护缺血心肌　心肌缺血或再灌注时细胞内"钙超载"可造成心肌细胞尤其是线粒体功能严重受损。钙通道阻滞药可由于阻滞 Ca^{2+} 内流而减轻"钙超载"，起到保护心肌细胞的作用。此外，有些药物还具有抑制交感神经末梢释放递质，对心绞痛治疗有利。

2. 常用药物与应用　常用钙通道阻滞药有硝苯地平（nifedipine）、维拉帕米（verapamil）、地尔硫䓬（diltiazem）、普尼拉明（prenylamine）及哌克昔林（perhexiline）等。

（1）硝苯地平　对变异型心绞痛最有效，对稳定型心绞痛也有效。对急性心肌梗死，能促进侧支循环，缩小梗死范围，与 β 受体阻滞药合用有协同作用。也用于高血压、心衰等。

（2）维拉帕米　对变异型和稳定型心绞痛都有较好的疗效。与 β 受体阻滞药类同，都能抑制心肌收缩性和传导性，合用时应慎重。也用于心律失常、高血压等。

（3）地尔硫䓬　适用于变异型、不稳定型、稳定型心绞痛，也用于心律失常、高血压、心肌梗死等。

（4）普尼拉明　还有儿茶酚胺递质耗竭作用，适用于各型心绞痛，也用于室性早搏、室性心动过速等。

（5）哌克昔林　还有一定的利尿和扩张支气管作用，适用于伴有心衰或支气管哮喘的心绞痛。

第十九单元　血液系统药

细目一　抗贫血药

贫血是指循环血液中红细胞数量或血红蛋白含量低于参考值。临床常见贫血为缺铁性贫血、巨幼红细胞性贫血和再生障碍性贫血，而再生障碍性贫血难以治疗。缺铁性贫血可补充铁剂治疗；巨幼红细胞性贫血可用叶酸和维生素 B_{12} 治疗。

◎ 要点一　铁制剂的应用、不良反应

1. 应用　临床用于预防和治疗缺铁性贫血，尤其用于生长发育期需求增加和慢性失血而引起的贫血。常用口服铁剂有硫酸亚铁、琥珀酸亚铁等，注射用铁剂有右旋糖酐铁等。

2. 不良反应　口服铁剂常见胃肠道刺激症状，也可因铁与肠腔中硫化氢的结合减少了硫化氢对肠壁的刺激作用而引起便秘。注射用铁剂可出现注射局部刺激症状、皮肤潮红、头昏、荨麻疹、发热和关节痛等过敏反应，严重者可发生心悸、胸闷和血压下降。小儿误服铁剂 1g 以上可引起急性循环衰竭、休克和胃黏膜凝固性坏死。急救时可应用去铁胺（deferoxamine）灌胃或肌内注射以结合残存的铁。

◎ 要点二　叶酸、维生素 B_{12} 的作用、应用

（一）叶酸

叶酸（folic acid）属水溶性 B 族维生素，广泛存在于动、植物性食品中，少量由结肠细菌合

成，人体必须从食物中获得叶酸。

1. 作用 促进红细胞的生成。叶酸对细胞的分裂生长及核酸、氨基酸、蛋白质的合成起着重要的作用。叶酸在体内以四氢叶酸的形式起作用，食物中的叶酸进入体内后，在二氢叶酸还原酶作用下形成具有活性的四氢叶酸，四氢叶酸在体内参与嘌呤核酸和嘧啶核苷酸的合成和转化。人体缺少叶酸可导致红细胞的异常，未成熟细胞的增加，贫血以及白细胞减少。叶酸是胎儿生长发育不可缺少的营养素。孕妇缺乏叶酸有可能导致胎儿出生时出现低体重、唇腭裂、心脏缺陷等。

2. 应用 ①各种原因所致的巨幼红细胞性贫血，尤其对营养性巨幼红细胞性贫血、妊娠期和婴儿期巨幼红细胞性贫血等疗效好。②对叶酸拮抗剂甲氨蝶呤、肝脏因素等造成二氢叶酸还原酶功能或产生障碍所致的巨幼红细胞性贫血，应用一般叶酸制剂无效，需直接选用亚叶酸钙（calcium folinate）治疗。③对恶性贫血、维生素 B_{12} 缺乏所致的巨幼红细胞性贫血，应用叶酸治疗可改善血象，但不能减轻甚至可加重神经症状。

（二）维生素 B_{12}

维生素 B_{12}（vitamin B_{12}）富含于动物的肝、肾、心脏等以及蛋、乳类食物，人体所需维素 B_{12} 必须从外界摄取。

1. 作用 ①促进红细胞的发育和成熟，使机体造血机能处于正常状态。②以辅酶的形式存在，促进四氢叶酸的循环利用，增加叶酸的利用率，改善叶酸代谢障碍。③保持神经系统功能健全，可消除 B_{12} 缺乏时合成的异常脂肪酸，维持正常神经鞘磷脂的合成，改善神经症状。

2. 应用 临床主要用于治疗恶性贫血及巨幼红细胞性贫血；神经炎、神经萎缩等神经系统疾病。

细目二　止血药

止血药主要是用于治疗凝血因子缺乏、纤溶功能过强或血小板减少等原因所致凝血功能障碍的一类药物，按其作用机制可分为促进凝血因子活性的药物、凝血因子制剂和抗纤溶药等。

◎ 要点　维生素 K 的作用、应用

维生素 K（vitamin K）是一族具有甲萘醌基本结构的物质，其中 K_1 存在于绿色植物中，K_2 来自肠道细菌或腐败鱼粉，二者均为脂溶性维生素，需胆汁协助吸收；K_3（menadione sodium bisulfite，亚硫酸氢钠甲萘醌）、K_4（menadiol diacetate，醋酸甲萘氢醌）系人工合成品，为水溶性维生素不需胆汁协助可直接吸收。

1. 作用 止血。凝血因子Ⅱ、Ⅶ、Ⅸ、Ⅹ是在肝脏内合成的，为依赖维生素 K 的凝血因子。维生素 K 是肝脏中羧化酶的辅酶，在肝脏合成的凝血因子Ⅱ、Ⅶ、Ⅸ、Ⅹ的前体物质，在氢醌型维生素 K 存在条件下，羧化酶使这些凝血因子前体物氨基末端谷氨酸残基 γ 羧化，成为凝血因子，与 Ca^{2+} 结合而具有凝血活性。氢醌型维生素 K 转变为环氧型维生素 K，后者又可经环氧还原酶（香豆素类可抑制此酶）的作用还原为氢醌型，继续参与羧化反应。

2. 应用 ①维生素 K 缺乏引起的出血：如口服抗凝血药过量、长期应用广谱抗生素、梗阻性黄疸、胆瘘、慢性腹泻和广泛肠段切除后因吸收不良所致的低凝血酶原血症，以及早产儿、新生儿因维生素 K 产生不足所致出血。可口服、肌内注射和静脉注射给药。但对先天性或严重肝病所致的低凝血酶原血症无效。②其他：维生素 K_1 或 K_3 肌注有解痉止痛作用，可用于胆道蛔虫所致的胆绞痛。大剂量维生素 K_1 可用于抗凝血类灭鼠药中毒的解救。

细目三 抗凝血药

抗凝血药（anticoagulants）是指能通过干扰机体生理性凝血过程的某些环节而阻止血液凝固的药物，临床主要用于防止血栓的形成和阻止血栓的进一步发展。

◎ 要点一 肝素的作用、应用、不良反应

肝素（heparin）因首先源于动物肝脏而得名，现多自猪肠黏膜或牛肺脏中提取。肝素是一种带负电荷的硫酸化糖胺聚糖，因与硫酸和羧酸共价结合而具有酸性。

1. 作用

（1）抗凝 体内、体外均具有抗凝作用，作用迅速，能延长凝血酶原时间。带负电荷的肝素可与带正电荷的 ATⅢ 的赖氨酸残基形成可逆性复合物，使 ATⅢ 发生构型的改变，更充分地暴露出其活性中心，ATⅢ 则以精氨酸残基迅速与丝氨酸蛋白酶活性中心的丝氨酸残基结合，从而加速 ATⅢ 对凝血因子Ⅱa、Ⅸa、Ⅹa、ⅩⅠa 和ⅩⅡa 等的灭活。肝素可加速此过程达 1000 倍以上。

（2）抗血栓作用 肝素还具有抗血小板聚集的作用，能抑制由凝血酶诱导的血小板聚集。

2. 应用

（1）血栓栓塞性疾病 尤其适用于快速抗凝治疗，如静脉血栓、无明显血流动力学改变的肺栓塞和外周动脉血栓形成等。

（2）缺血性心脏病 不稳定型心绞痛一般可有冠脉内血栓形成，抗凝血药和抗血小板药有一定疗效。经皮冠状动脉成形术（PTCA）术中给予肝素能防止急性冠脉闭塞的发生。

（3）弥散性血管内凝血（DIC） 早期应用，可防止因纤维蛋白原和其他凝血因子耗竭所致的出血。

（4）体外抗凝 如心血管手术、血液透析和心导管检查时防止血栓形成。

3. 不良反应

（1）自发性出血 表现为皮肤瘀点或瘀斑、血肿、咯血、血尿、呕血、便血以及颅内出血等，严重出血需缓慢静脉注射硫酸鱼精蛋白解救，1mg 硫酸鱼精蛋白约中和 1mg 肝素，每次用量不能超过 50mg。

（2）其他 可引起皮疹、药热等过敏反应，孕妇使用可引起早产和胎儿死亡，长期应用可引起脱发、骨质疏松等。

◎ 要点二 香豆素类药物的作用、应用、不良反应

香豆素类是一类含有 4-羟基香豆素基本结构的口服抗凝血药，包括华法林（warfarin）、双香豆素（dicoumarol）和醋硝香豆素（acenocoumarol）等，其药理作用与应用基本相同。

1. 作用 抗凝，为维生素 K 的拮抗剂。

肝脏合成含谷氨酸残基的凝血因子Ⅱ、Ⅶ、Ⅸ、Ⅹ的前体物质，必须在氢醌型维生素 K 存在的条件下，经羧化酶作用，才能使谷氨酸的残基 γ 羧化而活化上述凝血因子。经过羧化反应，氢醌型维生素 K 转变为环氧型维生素 K，后者可经环氧还原酶作用还原为氢醌型，继续参与羧化反应。本类药物能抑制肝脏的维生素 K 环氧还原酶，阻止维生素 K 的环氧型向氢醌型的转变，从而阻碍维生素 K 的再利用，影响凝血因子Ⅱ、Ⅶ、Ⅸ、Ⅹ的γ羧化，阻止了其活化，产生抗凝作用。肝脏存在两种维生素 K 的环氧还原酶，而香豆素类只能抑制其中一种，故给予大剂量维生素 K，可使维生素 K 的转化继续进行，逆转香豆素类药物的作用。此外，本类药物还具有抑制凝血酶诱导的血小板聚集作用。

香豆素类无体外抗凝作用，只能抑制凝血因子的合成，对已经形成的凝血因子无抑制作用，需待凝血因子耗竭后才出现疗效，故起效缓慢，用药后 1~3 天作用达高峰；停药后凝血因子恢复正常水平尚需一定时间，故药物作用维持时间长，停药后作用可维持 2~5 天；维生素 K 可逆转其作用。

2. **应用** 血栓性疾病，如静脉血栓栓塞、外周动脉血栓栓塞、心房纤颤伴有附壁血栓、肺栓塞、心脏外科手术和冠状动脉闭塞等；还可作为心肌梗死的辅助用药；亦可用于风湿性心脏病、髋关节固定术、人工置换心脏瓣膜手术后防止静脉血栓的发生。

3. **不良反应** 过量可发生自发性出血，可给予维生素 K_1、输注新鲜血、血浆或凝血酶原复合物治疗；调整药物剂量，使凝血酶原时间控制在25~30秒（正常值12秒）可预防出血。亦有皮肤和软组织坏死、胃肠道反应、粒细胞增多等，华法林可能引起肝脏损害，并有致畸作用。

细目四 纤维蛋白溶解药

纤维蛋白溶解药（fibrinolytics）可直接或间接激活纤溶酶原成为纤溶酶，促进纤维蛋白溶解，又称为溶栓药。特点是：①对血浆和血栓中纤溶酶原选择性低，溶解血栓同时可呈现全身纤溶状态而易引起出血。②作用时间短：$t_{1/2}$ 多在25分钟以下。③临床主要用于血栓栓塞性疾病。④对新形成的血栓疗效好，对陈旧性血栓溶解作用差。

◎ **要点 常用纤维蛋白溶解药的作用、应用**

常用纤维蛋白溶解药有链激酶、尿激酶、组织型纤溶酶原激活剂、阿尼普酶、葡萄球菌激酶等。

（一）链激酶

链激酶（streptokinase，SK）从 C 组 β-溶血性链球菌培养液分离或基因重组技术制备。与纤溶酶原结合形成SK-纤溶酶原复合物，促进纤溶酶原转变为纤溶酶。

1. **作用** 具有促进体内纤维蛋白溶解系统活性作用。能使纤维蛋白溶酶原激活因子前体物转变为激活因子，后者再使纤维蛋白原转变为有活性的纤维蛋白溶酶，使血栓溶解。

2. **应用** 用于治疗血栓栓塞性疾病，如深静脉栓塞、周围动脉栓塞、急性肺栓塞、血管外科手术后的血栓形成、导管给药所致血栓形成等。

（二）尿激酶

尿激酶（urokinase，UK）从胚胎肾细胞培养液分离或基因重组技术制备。使纤溶酶原从Arg560-Val561处断裂成纤溶酶。

1. **作用** 可直接使纤维蛋白溶酶原转变为纤维蛋白溶酶，因而可溶解血栓。

2. **应用** 用于急性心肌梗死、肺栓塞、脑血管栓塞、周围动脉或静脉栓塞等。也可用于眼部炎症、外伤性组织水肿、血肿等。

（三）组织型纤溶酶原激活剂

组织型纤溶酶原激活剂（tissue-type plasminogen activator，t-PA）从人胎盘中提取纯化或基因重组技术制备。使血栓中纤维蛋白发生构型改变，易于与纤溶酶原结合，激活纤溶酶原成为纤溶酶。

1. **作用** 使血栓中纤维蛋白发生构型改变，易于与纤溶酶原结合，激活纤溶酶原成为纤溶酶，促使纤维蛋白血块溶解。

2. **应用** 用于心肌梗死、肺栓塞。

细目五 抗血小板药

◎ **要点 常用抗血小板药的作用、应用**

抗血小板药物能抗血小板黏附性和聚集性，防止血栓形成，有助于防止动脉粥样硬化和心肌梗死。常用药物有阿司匹林、氯吡格雷、双嘧达莫、依前列醇等。

（一）阿司匹林（aspirin）

1. **作用** 抑制环氧酶，减少 TXA_2 生成，抑制血小板聚集而防止血栓形成。

2. **应用** 小剂量用于防治心脑血栓形成、心绞痛、心肌梗死、一过性脑缺血发作等。

（二）氯吡格雷（clopidogrel）

1. **作用** 血小板聚集抑制剂。与血小板膜表面ADP受体结合，使纤维蛋白原无法与糖蛋白 GpⅡb/Ⅲa 受体结合，从而抑制血小板相互聚集。

2. 应用 用于防治心肌梗死、缺血性脑血栓、闭塞性脉管炎和动脉粥样硬化及血栓栓塞引起的并发症。

（三）双嘧达莫（dipyridamole，潘生丁）

1. 作用 具有抗血栓形成及扩张冠脉作用。抑制磷酸二酯酶，抑制腺苷摄取而激活腺苷酸环化酶，使血小板内 cAMP 升高，防止血小板黏附于血管壁损伤部位。

2. 应用 与口服抗凝药合用治疗血栓栓塞性疾病，如急性心肌梗死，防止心瓣膜置换术血栓形成。

（四）依前列醇（epoprostenol）

1. 作用 具有抗血小板和舒张血管作用。为 PGI_2 的制剂，激活腺苷酸环化酶，使血小板内 cAMP 升高，防止血小板聚集，舒张血管作用明显。

2. 应用 用于治疗某些心血管疾病以防高凝状态，防止血栓形成。也用于严重外周血管性疾病、缺血性心脏病、原发性肺动脉高压、血小板消耗性疾病等。

第二十单元　消化系统药

细目一　抗消化性溃疡药

消化性溃疡发病是由于损伤胃肠黏膜的攻击因子增强或防御因子减弱所致。攻击因子包括胃酸、胃蛋白酶、幽门螺杆菌（Hp）、溶血卵磷脂、促胃液素、酒精和非类固醇抗炎药等；防御因子包括胃黏液与胃黏膜屏障、黏膜修复和前列腺素等。抗消化性溃疡药可通过减弱攻击因子的影响、增强防御因子的作用而促进溃疡愈合。常用的抗消化性溃疡药有抗酸药、抑制胃酸分泌药、黏膜保护药和抗幽门螺杆菌药。

◎ **要点一　抗酸药的作用及常用药物**

抗酸药（antacids）是一类无机弱碱性药物，口服能中和胃酸，抑制胃蛋白酶活性，降低或消除胃酸、胃蛋白酶对胃、十二指肠黏膜的侵蚀和对溃疡面的刺激，缓解疼痛和促进溃疡面愈合。氢氧化铝、三硅酸镁、次硝酸铋等还能形成胶状保护膜，覆盖在溃疡面上，有保护作用。本类药物当胃排空时才能更好发挥作用，合理用药为餐后 1.5 小时之后及临睡前服用。

理想的抗酸药应不产气，作用持久，不引起腹泻及便秘，并对溃疡面有保护、收敛作用，单一抗酸药很难达到满意效果，临床常用胃舒平（氢氧化铝、三硅酸镁、颠茄流浸膏）、胃得乐（次硝酸铋、碳酸镁、碳酸氢钠等）等复方制剂。

常用抗酸药的作用特点见下表。

常用抗酸药作用特点

药物	抗酸强度	显效时间	持续时间	收敛作用	产生 CO_2	碱血症	保护溃疡	排便情况
氢氧化镁	强	快	持久	−	−	−	−	轻泻
氧化镁	强	慢	持久	−	−	−	−	轻泻
氢氧化铝	中等	慢	持久	+	−	−	+	便秘

药 物	抗酸强度	显效时间	持续时间	收敛作用	产生 CO_2	碱血症	保护溃疡	排便情况
碳酸钙	较强	较快	较久	+	+	-	-	便秘
碳酸氢钠	较弱	最快	短暂	-	+	+	-	-
三硅酸镁	弱	慢	持久	-	-	-	+	轻泻

要点二　H_2 受体阻断药的作用、应用

H_2 受体阻断药的药理作用、应用相似，常用药物有西咪替丁（cimetidine，甲氰咪胍）、雷尼替丁（ranitidine）、法莫替丁（famotidine）、尼扎替丁（nizatidine）、罗沙替丁（roxatidine）等。

1. 作用

(1) 抑制胃酸分泌　H_2 受体阻断药能选择性阻断壁细胞 H_2 受体，拮抗组胺引起的胃酸分泌。不仅能抑制基础胃酸分泌，对促胃液素、咖啡因、进食和刺激迷走神经等引起的胃酸分泌均有抑制作用。

(2) 调节免疫　H_2 受体阻断药能拮抗组胺引起的免疫抑制，其机制为：阻断 T 细胞上的 H_2 受体，减少组胺诱生抑制因子（HSF）生成，使淋巴细胞增殖，促进淋巴因子如白细胞介素-2、γ-干扰素和抗体生成。

(3) 其他　西咪替丁有抗雄性激素和药酶抑制作用，能延缓华法林、苯妥英钠、茶碱、苯巴比妥、地西泮、卡马西平、普萘洛尔等药物的代谢，合用时应调整合用药的剂量，雷尼替丁有弱的药酶抑制作用，法莫替丁、尼扎替丁不影响药酶活性。

2. 应用　消化性溃疡、胃肠道出血、胃酸分泌过多症（卓-艾综合征，Zolinger-Ellison syndrome）和食管炎等与胃酸分泌相关的疾病。本类药物抑制胃酸分泌作用较 M 胆碱受体阻断药强而持久，治疗溃疡病的疗程短，溃疡愈合率较高，且不良反应发生率低，但突然停药可引起胃酸分泌反跳性的增加。

要点三　常用质子泵抑制药的作用、应用

本类药物药理作用、应用相似，只是在药动学和抑制药酶等方面有所不同。常用药物有奥美拉唑（omeprazole，洛赛克）、兰索拉唑（lansoprazole）、泮托拉唑（pantoprazole）和雷贝拉唑（rabeprazole）等。

1. 作用

(1) 抑制胃酸分泌　质子泵抑制药入壁细胞分泌小管并在酸性（pH 小于 4）环境中生成活性体次磺胺或环次磺胺，活性体的硫原子与 H^+-K^+-ATP 酶上的巯基不可逆地结合，使质子泵（H^+ 泵）失活，产生强大而持久的抑制胃酸分泌作用，同时胃蛋白酶分泌减少。由于胃酸分泌减少，胃窦 G 细胞分泌促胃液素增加，故用药 4~6 周后，血浆促胃液素成倍升高。

(2) 抗 Hp　在体内有弱的抗 Hp 作用。

2. 应用

(1) 消化性溃疡　用于胃、十二指肠溃疡，对其他药物无效的消化性溃疡患者能收到较好效果。合用抗菌药物能使幽门螺杆菌阳性患者转阴率达 90% 以上，明显降低复发率。

(2) 其他　用于反流性食道炎等。

要点四　常用黏膜保护药的作用、应用

黏膜保护药能增强胃黏膜屏障功能，用于消化性溃疡的治疗。胃黏膜屏障包括细胞屏障和黏液 HCO_3^- 屏障。前者由胃黏膜细胞顶部的细胞膜和细胞间隙紧密连接组成；后者由胃黏膜细胞分泌的黏液和 HCO_3^- 结合，在胃黏膜表面形成具有保护作用的黏液不动层，防止胃酸与胃蛋白酶损伤胃黏膜。当胃黏膜屏障功能受损时，可导致溃疡发作。

常用黏膜保护药有前列腺素衍生物、硫糖铝和铋制剂等。

(一) 前列腺素衍生物

在胃黏膜合成的前列腺素 E（PGE）和前

列环素（PGI_2）均能抑制胃酸分泌，增强胃黏膜保护屏障，防止有害因子损伤胃黏膜。PGE 能预防化学刺激引起的胃黏膜出血、糜烂与坏死。常用的 PGE 衍生药物有米索前列醇、利奥前列素、依尼前列素、美昔前列素等，PGE_2 衍生药物有恩前列醇、阿巴前列素、曲莫前列素、诺氯前列素等。代表药物为米索前列醇（misoprostol）。

1. 作用 能抑制基础胃酸和组胺等多种刺激所致的胃酸与胃蛋白酶分泌，抑酸作用持续3～5小时。增加胃黏膜血流量；促进黏液和 HCO_3^- 盐分泌，增强黏液 HCO_3^- 屏障和黏膜细胞屏障；增强黏膜细胞对损伤因子的抵抗力；促进胃黏膜受损上皮细胞的重建和增殖。

2. 应用 能预防阿司匹林、乙醇等引起的胃出血、溃疡或坏死，用于胃、十二指肠溃疡及急性胃炎出血。

（二）硫糖铝

1. 作用 硫糖铝（sucralfate）在酸性环境中分解出八硫酸蔗糖阴离子复合物，可聚合成胶状膜保护溃疡面。还能促进 PGE_2 合成和释放，增加细胞和黏液 HCO_3^- 屏障；吸附表皮生长因子（EGF）在溃疡处浓集，促进溃疡愈合；有抗 Hp 作用，能降低 Hp 在黏膜中的密度。

2. 应用 主要用于消化性溃疡、慢性糜烂性胃炎、反流性食道炎。本品不能与抗酸药、抑制胃酸分泌药同用。

（三）铋制剂

1. 作用 枸橼酸铋钾（bismuth potassium citrate）、胶体果胶铋（colloidal bismuth pectin）等铋制剂均能在胃黏膜表面形成氧化铋胶体，促黏液分泌，并能抗 Hp。

2. 应用 主要用于慢性胃炎，胃、十二指肠溃疡。与抗菌药物合用，治疗 Hp 感染者。

◎ **要点五　抗幽门螺杆菌药的分类及常用药**

幽门螺杆菌（Hp）为革兰阴性厌氧菌，是慢性胃窦炎的主要病原体，能产生有害物质如酶和细胞毒素，分解黏液，引起组织炎症，根除 Hp 可明显降低消化性溃疡的复发率。

常用的抗幽门螺杆菌药分为以下两类：

1. 抗菌药 阿莫西林、庆大霉素、甲硝唑、四环素、罗红霉素、克拉霉素和呋喃唑酮等在体内有抗 Hp 作用。

2. 抗溃疡病药 质子泵抑制药、铋制剂、硫糖铝等有弱的抗幽门螺杆菌作用，单用疗效较差。

临床常用2～3种抗菌药与1种质子泵抑制药或铋制剂联合组成三联或四联疗法，以增强疗效。如质子泵抑制药加克拉霉素、阿莫西林、甲硝唑或替硝唑中的任何2种，每日2次，连续1～2周，根除 Hp 达90%。

细目二　止吐药与胃肠推动药

◎ **要点一　止吐药分类和常用药物**

呕吐是临床常见症状，多种疾病如胃肠道疾病、内耳眩晕症、手术后、妊娠、放射病等及某些药物均可引起恶心、呕吐。反复剧烈的呕吐可引起脱水、电解质紊乱。已知催吐化学感受区（CTZ）和孤束核内存在 $5-HT_3$ 受体、多巴胺 D_2 受体、M 胆碱受体和组胺 H_1 受体，兴奋时产生呕吐。合理选用 $5-HT_3$ 等受体阻断药，可产生良好的止吐作用。

常用止吐药可分为以下5类：

1. 抗胆碱药 东莨菪碱用于防治晕动病和内耳眩晕症。

2. 抗组胺药 常用药物有苯海拉明、茶苯海明、异丙嗪、美克洛嗪、羟嗪和布克利嗪等，主要用于晕动病，或内耳眩晕症、手术、妊娠呕吐。

3. 吩噻嗪类药物 氯丙嗪（chlorpromazine）、硫乙拉嗪（thiethylperazine，吐来抗）能阻断 D_2 受体，对各种原因的呕吐有止吐作用，但对晕动病无效。

4. 胃肠促动力药 常用药物有多潘立酮（domperidone，吗丁啉）、甲氧氯普胺（metoclopramide，胃复安）和西沙必利（cispride）等，其中甲氧氯普胺能阻断中枢 D_2 受体而止吐，阻断胃肠肌 D 受体而加强胃肠蠕动。西沙必利能激动胃肠平滑肌 $5-HT_4$ 受体，促乙酰胆碱释放，促进胃肠蠕动。用于胃食管反流病，慢性功能性、非溃疡性消化不良，胃轻瘫及便秘等。

5. $5-HT_3$ 受体阻断药 如昂丹司琼（ondansetron，枢复宁）、格拉司琼（granisetron，康泉）、托烷司琼（tropisetron，呕必停）等能阻断中枢及迷走神经传入纤维的 $5-HT_3$ 受体，止吐作用强大。对一些强致吐作用的化疗药（如顺铂、环磷酰胺、阿霉素等）引起的呕吐有迅速强大的预防和抑制作用，但对晕动病及去水吗啡引起的呕吐无效。

◎ **要点二 多潘立酮的作用、应用、不良反应**

1. 作用 多潘立酮（domperidone，吗丁啉）为多巴胺受体阻断剂，能阻断胃肠 D_2 受体，加强胃肠蠕动，促进胃的排空，协调胃肠运动，防止食物反流，该药对结肠作用很弱。多潘立酮口服后吸收迅速，但生物利用度低，约15%，且不易通过血脑屏障，与甲氧氯普胺相比少有中枢神经系统的药理作用。

2. 应用

（1）恶心、呕吐 用于手术、抗帕金森病药、肿瘤放化疗、胃炎、肝炎、胰腺炎、偏头痛、痛经、颅脑外伤、尿毒症、血液透析、胃镜检查等各种原因引起的恶心、呕吐，以及胃食管反流病等。

（2）胃轻瘫 可使胃潴留的症状消失，并缩短胃排空时间；对中度以上功能性消化不良（FD）的患者可使餐后上腹胀、上腹痛、嗳气及恶心、呕吐等症状完全消失或明显减轻。

（3）胃溃疡的辅助治疗 用以消除胃窦部潴留。

3. 不良反应

（1）中枢神经系统反应 偶见头痛、头晕、嗜睡、倦怠等，长期大量使用可引起锥体外系反应。

（2）内分泌紊乱 本品能促催乳素分泌，大剂量使用可引起泌乳和月经失调，一些更年期后妇女及男性患者能引起乳房胀痛。

（3）其他 偶见口干、便秘、腹泻、短时的腹部痉挛性疼痛以及皮疹或瘙痒等。

第二十一单元 呼吸系统药

咳嗽、咳痰及哮喘是呼吸系统疾病的主要症状，三者往往互为因果，因此通常将祛痰药、镇咳药、平喘药配合使用。但这三类药物均为对症治疗，因此，应合用抗感染、抗过敏等对因治疗的药物。

细目一 镇咳药

◎ **要点 镇咳药分类、常用药作用**

镇咳药（antitussives）是一类能抑制咳嗽反射，减轻咳嗽频度和强度的药物。按其作用部位可分为中枢性镇咳药和外周性镇咳药，前者直接抑制延脑咳嗽中枢，后者可抑制咳嗽反射弧中的末梢感受器、传入神经或传出神经以及效应器中任一环节而镇咳。

常用镇咳药的特点见下表。

常用镇咳药的特点

药物	镇咳强度	作用和应用特点	耐受性	成瘾性	呼吸抑制	不良反应
中枢性镇咳药						
可待因（甲基吗啡）（codeine）	约为吗啡的1/4	各种原因引起的剧烈干咳，尤其是其他药物无效者、胸膜炎干咳伴胸痛者	+	+	+	偶致恶心、呕吐、便秘；多痰者禁用；久用成瘾
喷托维林（咳必清）（pentoxyverine）	为可待因的1/3	有镇咳、局麻及轻度阿托品样作用。用于呼吸道炎症引起的干咳、阵咳，尤小儿百日咳	-	-	-	轻度头昏、口干、恶心、腹胀、便秘；青光眼禁用
氯哌斯汀（咳平）（cloperastine）	仅次于可待因	主要抑制咳嗽中枢，兼具组胺 H_1 受体阻断作用。用于急性上呼吸道炎症、慢性支气管炎、结核、肺癌所致的频繁无痰干咳				轻度口干、嗜睡
右美沙芬（dextromethorphan）	与可待因相当	临床应用最广的镇咳药，用于干咳，常与抗组胺药合用	-	-	-	嗜睡、恶心、眩晕等；孕妇、哮喘、肝病及痰多者慎用，青光眼患者、有精神病史者禁用
外周性镇咳药						
苯佐那酯（退嗽）（benzonatate）	略低于可待因	有较强的局麻作用，抑制牵张感受器及感觉神经末梢。用于干咳、阵咳、支气管镜检查	-	-	-	轻度嗜睡、头痛；服时勿嚼碎
那可丁（narcotine）	与可待因相似	解除支气管平滑肌痉挛，用于干咳	-	-	-	偶见恶心、嗜睡、头痛
苯丙哌林（咳快好）（benproperine）	为可待因的2~4倍	镇咳、祛痰及平滑肌解痉作用，应用同上	-	-	-	口干、倦睡、头晕、厌食等；服用时勿嚼碎

细目二 祛痰药

◎ **要点** 祛痰药分类、常用药作用

祛痰药（expectorants）是指能稀释痰液或溶解黏痰使之液化，或增加呼吸道黏膜纤毛运动，使痰液易于咳出的药物。

常用祛痰药按其作用机制可分为两类：

1. 促进黏液分泌药 常用药物有氯化铵、愈创甘油醚、碘化钾、酒石酸锑钾等。本类药物口服后能刺激胃黏膜引起轻度恶心，反射性地促进支气管腺体分泌；另外碘离子还可以由呼吸道腺体排出，直接刺激呼吸道腺体分泌增加，使痰液稀释，易于咳出。由于剂量大可引起呕吐，故宜空腹服用。

2. 溶解黏痰药 常用药物有溴己新、糜蛋白酶、乙酰半胱氨酸、氨溴索、羧甲司坦、泰洛沙泊等。本类药物具有改变痰中黏性成分、降低痰的黏滞度使之易于咳出的作用，主要用于促进黏液分泌药无效者，如急、慢性呼吸系统疾病所致痰液稠厚或手术后咳痰困难等。

细目三 平喘药

平喘药（antiasthmatics）是指具有预防、缓解或消除喘息症状的药物。常用药物有：①气道扩张药 如 $β_2$ 受体激动药、茶碱类、M 受体阻断药、钙通道阻滞药等。各类药物通过不同的机制使支气管平滑肌细胞内的 cAMP/cGMP 比值升高，支气管平滑肌扩张，缓解哮喘。②抗炎抗过敏平喘药 如糖皮质激素、抗过敏平喘药和炎症介质拮抗药。

◎ 要点一 常用 $β_2$ 受体兴奋药平喘作用特点、应用

1. $β_2$ 受体激动药 分为选择性和非选择性两类，前者常用药物有沙丁胺醇、特布他林、氯丙那林、丙卡特罗、吡布特罗、克仑特罗、非诺特罗、沙美特罗等，能选择性地激动呼吸道 $β_2$ 受体，已取代了非选择性药物用于支气管哮喘、喘息型支气管炎和伴有支气管痉挛的呼吸道疾病。后者有肾上腺素、异丙肾上腺素和麻黄碱，除激动 $β_2$ 受体外还能激动 $α$、$β_1$ 受体，不良反应较多。

2. 平喘作用特点、应用 $β_2$ 受体广泛分布于呼吸道不同的效应细胞上，调节呼吸道多方面的功能，如呼吸道平滑肌上的 $β_2$ 受体兴奋后能使平滑肌松弛；纤毛上皮细胞的 $β_2$ 受体兴奋可增加纤毛的运动，加速黏液运送速度；肥大细胞上的 $β_2$ 受体兴奋能抑制组胺、SRS-A 等过敏介质的释放。这些作用均有利于缓解或消除哮喘。

沙丁胺醇（salbutamol，舒喘灵）为中效 $β_2$ 受体激动药，对 $β_2$ 受体的选择性高。用药后支气管明显扩张，产生平喘效果。作用强度与异丙肾上腺素相近，持续时间明显延长。

特布他林（terbutaline，博利康尼，间羟舒喘灵）为中效 $β_2$ 受体激动药，对 $β_2$ 受体选择性高。支气管扩张作用弱于沙丁胺醇，吸入后 5 分钟内即能出现明显的支气管扩张作用，迅速缓解喘息，作用持续 4~6 小时。

克仑特罗（clenbuterol，氨哮素，克喘素）亦为中效 $β_2$ 受体激动药。

福莫特罗（formoterol）、沙美特罗（salmeterol）为长效 $β_2$ 受体激动药，作用可维持 8~12 小时，主要用于慢性哮喘与慢性阻塞性肺疾病，能缓解症状。

◎ 要点二 氨茶碱的作用、应用、不良反应

茶碱类为甲基黄嘌呤类的衍生物，代表药物是氨茶碱（aminophylline）。

1. 作用

（1）松弛支气管平滑肌 氨茶碱舒张支气管的作用机制有：①抑制磷酸二酯酶活性，升高气道平滑肌细胞内 cAMP 水平。②促进内源性儿茶酚胺类物质释放，但作用弱。③阻断腺苷受体，可预防腺苷诱发哮喘患者的呼吸道平滑肌收缩。④干扰呼吸道平滑肌的钙离子转运，抑制细胞外 Ca^{2+} 内流和细胞内质网贮 Ca^{2+} 的释放。

（2）其他 本品还具有利尿、强心、兴奋中枢及促进胃酸分泌等药理作用。

2. 应用 用于各型哮喘以及急性心功能不全、肾性水肿、胆绞痛等。

3. 不良反应 常见有兴奋不安、失眠和消化道刺激反应，剂量过大可致心悸、心律失常等。

◎ 要点三 色甘酸二钠平喘药的作用、应用

抗过敏平喘药通过稳定肥大细胞膜，抑制过敏介质释放而对速发型过敏反应具有明显保护作用。常用药物有色甘酸钠（sodium cromoglicate）、扎普司特（zaprinast）、酮替芬（ketotifen）等。

1. 作用 本类药物的平喘作用机制与下列因素有关：①与敏感的肥大细胞膜外侧的钙通道结合，阻止钙内流，抑制肥大细胞脱颗粒，减少组胺、慢反应物质、白三烯等多种炎症介质的释放。②降低病人过高的支气管反应性。抑制由二氧化硫、冷空气等刺激引起的支气管痉挛。

2. 应用 色甘酸钠对外源性哮喘疗效好，

对内源性哮喘次之，需预防性给药，发作后给药无效。扎普司特较色甘酸钠强 20~50 倍，口服有效，对过敏性哮喘疗效较好，对过敏性鼻炎和皮炎有效。酮替芬既能抑制过敏介质释放，又有抗组胺和抗 5-HT 作用，还能上调 β 受体数量，疗效优于色甘酸钠，对儿童哮喘效果好。

◎ 要点四　糖皮质激素的平喘作用、应用及其主要不良反应

糖皮质激素类药物的药理作用广泛（详见第二十二单元），是目前治疗哮喘最有效的抗炎抗过敏药物。

1. 平喘作用　本类药物通过抑制哮喘时炎症反应多个环节，如：①抑制多种参与哮喘发病炎性细胞因子和黏附分子的生成。②抑制变态反应，减少过敏介质释放。③降低气道血管通透性，加强儿茶酚胺对腺苷酸环化酶的激活作用。④非特异的抗炎作用，能抑制气道高反应性。

2. 应用　由于长期全身使用糖皮质激素类药物能引起许多严重的不良反应，一些新型吸入用的糖皮质激素类药物，如曲安西龙（triamcinolone）、倍他米松（betamethasone）、二丙酸倍氯米松（beclometasone dipropionate）、布地奈德（budesonide）、曲安奈德（triamcinolone acetonide）、氟尼缩松（flunisolide）等用于临床，有强大的局部抗炎作用，主要用于气道扩张药不能有效控制的慢性支气管哮喘、反复发作的顽固性哮喘和哮喘持续状态。

3. 主要不良反应　本类药物吸入给药几无全身不良反应发生，可出现声音嘶哑等局部不良反应，但剂量较大或长期用药能引起全身不良反应。

第二十二单元　糖皮质激素

细目　糖皮质激素

◎ 要点　糖皮质激素的药理作用、应用、不良反应、禁忌证

1. 作用

（1）物质代谢的影响　①升高血糖：能增加肝糖原、肌糖原含量并升高血糖。其机制为促进糖原异生，减慢葡萄糖分解，减少机体组织对葡萄糖的利用。②负氮平衡：能促进多种组织如胸腺、淋巴结、肌肉、皮肤、骨组织等蛋白质分解，大剂量抑制蛋白质合成，使血清氨基酸含量升高及尿氮排出量增加，引起负氮平衡。③促进脂肪分解及重新分布：促进脂肪分解，并抑制其合成，使大量游离脂肪酸进入肝组织氧化分解，对糖尿病患者可诱发酮症酸血症。长期大量应用，还能提高血清胆固醇含量，并能激活四肢皮下的酯酶，使四肢脂肪减少，脂肪重新分布在面、上胸、颈、背、腹部和臀部，形成向心性肥胖。④核酸代谢：通过影响敏感组织中的核酸代谢，实现其对各种代谢的影响。如氢化可的松可诱导某些特殊 mRNA 的合成，并转录出抑制细胞膜转运功能的蛋白质，从而抑制细胞对葡萄糖、氨基酸等物质的摄取，最终使细胞合成代谢受抑，分解代谢增强。同时亦能促进肝细胞中多种 RNA 及酶蛋白的合成，影响糖和脂肪代谢。⑤水钠潴留及低 K^+、Ca^{2+}：其影响与醛固酮相似但极弱，长期大量应用则作用明显。若与噻嗪类合用，易引起低钾血症。糖皮质激素还能促进肾脏对钙的排出，抑制小肠对钙的吸收，长期使用可引起低血钙，导致骨质疏松。

（2）抗炎　有强的非特异性的抗炎作用，对细菌、病毒等病原微生物无影响，但能抑制感染性炎症和非感染性（如物理性、化学性、机械

性、过敏性）炎症。在急性炎症早期，可抑制局部血管扩张，降低毛细血管通透性，使血浆渗出减少、白细胞浸润及吞噬作用减弱，改善红、肿、热、痛等症状；对于慢性炎症或急性炎症的后期，能抑制毛细血管和成纤维细胞的增生及肉芽组织的形成，减轻炎症引起的瘢痕和粘连。但须注意，炎症反应是机体的一种防御功能，炎症后期的反应更是机体组织修复的重要过程。因此这种抗炎作用同时也降低了机体的防御功能，会引起感染扩散，伤口愈合迟缓。

糖皮质激素可通过以下机制产生抗炎作用：①抑制磷脂酶 A_2（PLA_2）：糖皮质激素可抑制 PLA_2 活性，使细胞膜上的磷脂不能释放出花生四烯酸及血小板活化因子（PAF），因而减少前列腺素类（PGs）和白三烯类（LTs）等炎症介质的生成。②稳定溶酶体膜：糖皮质激素可增加溶酶体膜的稳定性，使之不易破裂，阻止溶酶体内如组织蛋白酶、多种水解酶的释出，减轻细胞和组织的损伤性反应。③降低毛细血管通透性：糖皮质激素能提高血管对儿茶酚胺的敏感性，收缩血管；也能抑制透明质酸酶的活性，使毛细血管通透性降低，炎症减轻。④抑制吞噬细胞功能：糖皮质激素抑制巨噬细胞的趋化性和巨噬细胞移动抑制因子（MIF），故可抑制免疫反应，减轻炎症。⑤抑制炎症细胞功能：抑制中性粒细胞、单核细胞和巨噬细胞向炎症区域的聚集，减少其在炎症区域血管内皮细胞上的黏附和聚集。⑥抑制炎症后期肉芽组织的增生：糖皮质激素可抑制成纤维细胞 DNA 的合成，也能抑制胶原蛋白及人结缔组织中黏多糖的合成，因而能阻碍细胞分裂和增生，减少胶原的沉积，抑制肉芽组织的形成。⑦抑制某些细胞因子及黏附分子的产生：糖皮质激素与其受体结合，能影响细胞因子如白介素-1（IL-1）、白介素-3（IL-3）、巨噬细胞集落刺激因子（M-CSF）、肿瘤坏死因子（TNF）等的转录，强烈抑制细胞因子介导的炎症反应。糖皮质激素还能在转录水平上直接抑制黏附分子如 E-选择素和细胞间黏附分子（ICAM）等的表达，也能通过改变细胞对细胞因子的反应性而间接抑制黏附分子的表达，从而减轻由此介导的炎症反应。

（3）抑制免疫　糖皮质激素对免疫过程的许多环节都有抑制作用。可抑制巨噬细胞对抗原的吞噬和处理，阻碍淋巴母细胞的增殖，加速致敏淋巴细胞的破坏和解体，使血中淋巴细胞迅速降低。不影响淋巴因子的合成，但能抑制淋巴因子引起的炎症反应，故对皮肤迟发型变态反应和异体组织脏器移植的排斥反应具有抑制作用。小剂量主要抑制细胞免疫，大剂量也抑制 B 细胞转化为浆细胞，使抗体生成减少，抑制体液免疫。糖皮质激素可抑制抗原-抗体反应所致的肥大细胞脱颗粒现象，从而减少组胺、5-羟色胺、慢反应物质（SRS-A）、缓激肽等过敏介质的释放，减轻过敏性症状。

（4）抗内毒素　能提高机体对细菌内毒素的耐受力，缓和机体对内毒素的反应，减轻细胞损伤，缓解败血症症状。但不能破坏内毒素，对细菌外毒素亦无效。

（5）抗休克　超大剂量的糖皮质激素常用于严重休克的抢救，对中毒性休克疗效尤好，对过敏性休克、心源性休克、低血容量性休克也有一定的疗效，但对其评价尚有争论。一般认为抗休克的机制除与它的抗炎、免疫抑制及抗内毒素作用有关外，还与下列因素相关：①降低血管对某些缩血管活性物质（如肾上腺素、去甲肾上腺素、加压素、血管紧张素）的敏感性，解除小血管痉挛，改善微循环。②稳定溶酶体膜，减少形成心肌抑制因子（MDF）的酶进入血液，从而阻止或减少 MDF 的产生。

（6）影响血液与造血系统　糖皮质激素能刺激骨髓造血功能，使血液中红细胞和血红蛋白含量增加，大剂量亦使血小板和纤维蛋白原增多，缩短凝血时间。刺激骨髓中的中性粒细胞释放入血而使嗜中性粒细胞增多，但降低其游走、吞噬等功能。亦可使淋巴组织退化，抑制淋巴细胞分裂，使血中淋巴细胞减少。此外，也能减少血中单核细胞和嗜酸性粒细胞,这可能是由于细胞转移至肺、脾、肠等组织的缘故。

(7) 其他 ①解热作用:对严重的中毒性感染如肝炎、伤寒、脑膜炎、急性血吸虫病、败血症及晚期癌症的发热,常具有迅速而良好的退热作用。可能与其能抑制体温中枢对致热原的反应、稳定溶酶体膜、减少内源性致热原的释放有关。但在发热诊断未明确之前,不可滥用糖皮质激素类药物,以免掩盖症状使诊断困难。②兴奋中枢:氢化可的松可减少脑中抑制性递质 γ-氨基丁酸的浓度,提高中枢神经系统的兴奋性。用药后患者出现欣快、激动、失眠等,偶可诱发精神失常。大剂量对儿童可致惊厥或癫痫样发作。③促进消化:能使胃酸和胃蛋白酶分泌增多,增加食欲,促进消化。

2. 应用

(1) 肾上腺皮质功能不全 小剂量替代疗法适用于腺垂体功能减退症、肾上腺皮质功能减退症(艾迪生病)、肾上腺危象和肾上腺次全切除术后。

(2) 严重感染 大剂量突击疗法用于中毒性感染或同时伴有休克者,如中毒性菌痢、中毒性肺炎、严重伤寒、流行性脑脊髓膜炎、结核性脑膜炎及败血症等。可短期应用大剂量糖皮质激素作辅助治疗,利用其抗炎、抗内毒素、抗休克作用,迅速缓解症状,有助于病人度过危险期。但应用时必须合用有效而足量的抗菌药物,以免感染病灶扩散。待急性症状缓解后,先停用糖皮质激素,直至感染完全控制,再停用抗菌药物。严重传染性肝炎、流行性腮腺炎、乙型脑炎及麻疹等病毒性感染,糖皮质激素有缓解症状的作用。但一般病毒性感染不宜使用,因目前缺乏理想有效的抗病毒药物,用后可降低机体的防御功能,反使感染病灶扩散而恶化。

(3) 休克 大剂量糖皮质激素对各种休克均有一定的疗效,是抢救休克的重要药物,但必须同时采用综合性治疗措施。对感染性休克,在有效足量的抗菌药物治疗下,及早大量突击使用糖皮质激素,产生效果后即可停药。对过敏性休克,因本药起效较慢,应先采用肾上腺素,随后合用糖皮质激素。对心源性休克,须结合病因治疗。对低血容量性休克,在补液补电解质或输血后效果不显著者,可合用超大剂量的糖皮质激素。

大剂量突击治疗一般采用静脉滴注给药,疗程不超过3天。

(4) 防止某些炎症的后遗症 某些炎症,如结核性脑膜炎、胸膜炎、腹膜炎、心包炎、风湿性心瓣膜炎、睾丸炎及烧伤等,早期使用糖皮质激素可减轻炎症渗出,减轻由于粘连及瘢痕形成而引起的功能障碍。

对于眼科炎症,如虹膜炎、角膜炎、视网膜炎、视神经炎等,有迅速消炎止痛、防止角膜混浊和瘢痕粘连的作用。对眼前部炎症,可局部用药;眼后部炎症需全身用药;急性炎症收效快,复发少,慢性炎症复发较多。有角膜溃疡者禁用。

(5) 免疫性疾病、过敏性疾病和器官移植 一般剂量长期疗法用于:①免疫性疾病:如风湿性关节炎、类风湿关节炎、风湿热、风湿性心肌炎、系统性红斑狼疮、结节性动脉周围炎、皮肌炎、硬皮病、肾病综合征、自身免疫性贫血等,应用糖皮质激素可缓解症状,但不能根治。一般采用综合疗法,不宜单用,以免引起不良反应。②过敏性疾病:支气管哮喘、血清病、血管神经性水肿、过敏性鼻炎、严重输血反应、药物性皮炎、过敏性紫癜、顽固性荨麻疹及过敏性休克等用其他药物治疗无效者,加用糖皮质激素可缓解症状,达到治疗效果。③器官移植:异体器官移植手术后也可使用糖皮质激素抑制免疫性排斥反应,与环孢素等免疫抑制剂合用,疗效更好,并可减少两药的剂量。

一般采用起初口服泼尼松 10~20mg 或相应剂量的其他糖皮质激素制剂,每日3次,获效后逐渐减量至最小维持量,持续数月。

(6) 血液病 一般剂量用于治疗急性淋巴细胞性白血病、再生障碍性贫血、粒细胞减少症、血小板减少症和过敏性紫癜等。能改善症状，但停药后易复发。

（7）皮肤病　局部应用可治疗接触性皮炎、湿疹、银屑病、肛门瘙痒等，但对天疱疮及剥脱性皮炎等较严重的皮肤病仍需全身用药。

3. 不良反应

（1）医源性肾上腺皮质功能亢进症（库欣综合征）　长期大剂量应用糖皮质激素时可引起物质代谢和水盐代谢紊乱，表现为满月脸、水牛背、向心性肥胖、皮肤变薄、痤疮、多毛、浮肿、血钾降低、高血压、高血脂、高血糖等。一般不需特殊治疗，停药后可自行消退，必要时可对症治疗，如用降压药、降血糖药，并采用低盐、低糖、高蛋白饮食及加用氯化钾可减轻症状。高血压、动脉硬化、水肿、糖尿病、心及肾功能不全者禁用或慎用。

（2）诱发或加重感染　由于糖皮质激素抗炎不抗菌，且降低机体的防御功能，细菌易乘虚而入，诱发感染或促使体内原有病灶如结核、化脓性病灶等扩散恶化，必要时应合用抗菌药。抵抗力已经低下的白血病、再生障碍性贫血、肾病综合征及肝病患者则更易引起这一不良反应。

（3）消化系统反应　糖皮质激素可刺激胃酸和胃蛋白酶的分泌，抑制胃黏液分泌，降低胃肠黏膜对胃酸的抵抗力，可诱发或加重胃、十二指肠溃疡，甚至引起出血或穿孔。如与水杨酸类药物合用则更易发生。少数病人可诱发胰腺炎或脂肪肝。

（4）骨质疏松、延缓伤口愈合　糖皮质激素减少钙、磷在肠道的吸收并增加其排泄，且长期应用抑制骨细胞活力，造成骨质疏松。儿童、绝经期妇女、老年人较多见，严重者可引起自发性骨折，可补充维生素D和钙剂。大剂量应用可引起股骨头坏死；由于糖皮质激素能抑制蛋白质合成，故可使伤口愈合迟缓。

（5）肾上腺皮质萎缩和功能不全（停药反应）　长期应用尤其是连日给药的病人，体内糖皮质激素浓度高，通过负反馈抑制下丘脑-垂体-肾上腺皮质轴，使ACTH分泌减少，引起肾上腺皮质萎缩和功能不全。突然停药或减量过快或停药后半年内遇到严重应激情况（如严重感染、创伤、出血），可发生肾上腺危象，表现为肌无力、低血压、低血糖，甚至昏迷或休克等症状。因此长期用药需缓慢减量，停药前加用ACTH或采用隔日给药法。在停药后可连续使用适量ACTH，停药后半年内遇应激情况时，应及时给予足量的糖皮质激素。

由于糖皮质激素的分泌具有昼夜节律性，上午8~10时分泌最多。临床用药可配合这种生理的节律性，即对某些慢性病采用隔日疗法，即将2日的总量隔日上午7~8时一次服完，可减轻此不良反应。

（6）反跳现象　指患者症状基本控制后，突然停药或减量过快，引起原病复发或恶化的现象。其原因可能是患者对糖皮质激素产生依赖性或病情尚未完全控制所致。常需加大剂量再行治疗，待症状缓解后逐渐减量，直至停药。

（7）其他　由于糖皮质激素抑制生长激素分泌和造成负氮平衡，故可影响儿童生长发育。对孕妇偶可引起畸胎。个别患者可诱发精神病或癫痫；儿童大量应用可致惊厥。大剂量长期应用可引起前房角小梁网结构胶原束肿胀诱发青光眼。还可致晶状体混浊引起白内障，局部及全身用药均可发生，用药期间应定期进行眼科检查。

4. 禁忌证　抗菌药物不能控制的病毒或真菌等感染、活动性结核病、胃或十二指肠溃疡、严重高血压、动脉硬化、糖尿病、角膜溃疡、骨质疏松、孕妇、创伤或手术修复期、骨折、肾上腺皮质功能亢进症、严重的精神病和癫痫、心或肾功能不全等禁用。当适应证与禁忌证并存时，应全面分析，权衡利弊，慎重决定。一般来说，当病情危急时，虽有禁忌证存在，仍可慎重使用，待危急情况过去后，尽早停药或减量。对慢性疾病，尤其需要长期大量应用激素时，则必须严格掌握禁忌证。

第二十三单元 抗甲状腺药

细目 抗甲状腺药

抗甲状腺药是指能阻止或减少甲状腺激素的合成和（或）分泌，用于治疗甲状腺功能亢进症的药物。常用的有硫脲类、碘和碘化物、放射性碘、β-肾上腺素受体阻断药等。

◎ **要点 常用硫脲类药物作用、应用、不良反应**

常用的硫脲类药物有：①硫氧嘧啶类，包括甲硫氧嘧啶（methylthiouracil）、丙硫氧嘧啶（propylthiouracil）。②咪唑类，包括甲巯咪唑（thiamazole，他巴唑）、卡比马唑（carbimazole，甲亢平）。

1. 作用

（1）抗甲状腺 硫脲类具有抗甲状腺的作用，其主要作用机制是抑制过氧化物酶，从而阻止酪氨酸的碘化及耦联，而药物本身则作为过氧化物酶的底物被碘化。硫脲类并不抑制贮存在腺泡内的甲状腺激素的释放，也不能拮抗甲状腺激素的作用，故须待甲状腺内贮存的激素消耗到一定程度才能呈现疗效。丙硫氧嘧啶还能抑制周围组织内 T_4 脱碘生成 T_3 的过程，故作用较其他药物快。

（2）抑制免疫 甲亢的发病与异常免疫反应有关，硫脲类药物还有免疫抑制作用，能轻度抑制免疫球蛋白的生成，使血中甲状腺刺激性免疫球蛋白（TSI）减少，除能控制甲亢症状外，对病因也有一定的治疗作用。

2. 应用

（1）甲状腺功能亢进症 适用于轻症和不适宜手术或放射性碘治疗者。也可作为放射性碘治疗之辅助用药。若剂量适当，症状可望在 1~2 个月内得到控制，基础代谢基本恢复，此时可递减至维持量，继续用药 1~2 年。

（2）甲状腺手术前准备 对需做甲状腺部分切除手术的病人，宜先用硫脲类将甲状腺功能控制到正常或接近正常，以减少发生麻醉意外、手术并发症及甲状腺危象的可能。但由于用硫脲类后甲状腺增生充血，不利于手术进行，需在手术前两周左右加服碘剂。

（3）甲状腺危象的辅助治疗 感染、外伤、手术、情绪激动等应激诱因，可致大量甲状腺激素突然释放入血，使患者发生高热、心衰、肺水肿、水和电解质紊乱等，严重时可导致死亡，称为甲状腺危象。应立即给大量碘剂，阻止甲状腺激素释放，并采取其他综合措施消除诱因、控制症状。应用大量硫脲类（较一般用量增大1倍）作辅助治疗，首选丙硫氧嘧啶，大剂量应用一般不超过1周。

3. 不良反应 甲硫氧嘧啶不良反应较多，丙硫氧嘧啶和甲巯咪唑较少。

（1）过敏反应 常见的有皮疹、发热、荨麻疹等轻度过敏反应，多数情况下不需停药也可消失，少数发生剥脱性皮炎等严重反应，可用糖皮质激素处理。

（2）消化道反应 可有厌食、呕吐、腹痛、腹泻等消化道反应，曾报道有黄疸和肝炎。

（3）粒细胞减少 严重的不良反应是粒细胞缺乏症，发生率约 0.2%，老年人较易发生，应定期检查血象。甲状腺功能亢进症本身也可使白细胞数目偏低，须加鉴别。妊娠及哺乳期妇女禁用。

（4）甲状腺肿及甲状腺功能减退 药物过量可致甲状腺肿及甲状腺功能减退，一般多不严重，及时发现并停药常可自愈。

第二十四单元 降血糖药

细目一 降血糖药的分类

要点 降血糖药分类及常用药物

糖尿病是由于胰岛素绝对或相对不足所引起的以高血糖为主要表现的代谢紊乱性疾病。

常用的降血糖药主要有胰岛素和口服降血糖药两类，后者包括磺酰脲类、双胍类、α-葡萄糖苷酶抑制药、胰岛素增敏药等。口服降血糖药使用方便，但作用慢而弱，只适用于轻、中度糖尿病，不能完全代替胰岛素。

细目二 胰岛素

要点 胰岛素的常用制剂、作用、应用、不良反应

胰岛素（insulin）是酸性蛋白质，口服易被消化酶破坏而无效，必须注射给药，常用皮下注射。皮下注射吸收快，作用持续数小时。为延长作用时间，常加入碱性蛋白质（如精蛋白、珠蛋白）和锌，制成中、长效制剂。

常用的胰岛素制剂有短效（速效）类，如普通胰岛素（regular insulin）、半慢胰岛素锌混悬液（semilente insulin）；中效类，如低精蛋白锌胰岛素（isophane insulin）、珠蛋白锌胰岛素（globin zinc insulin）、慢胰岛素锌混悬液（lente insulin）；长效（慢效）类，如精蛋白锌胰岛素（protamine zinc insulin）、特慢胰岛素锌混悬液（ultralente insulin）等。

1. 作用

（1）降血糖 胰岛素主要通过两种途径降低血糖：①增加葡萄糖进入细胞，加速葡萄糖的有氧氧化和无氧酵解，促进糖原的合成和贮存，使血糖的去路增加。②抑制糖原分解和异生使血糖来源减少。

（2）脂肪代谢 胰岛素促进脂肪合成，抑制脂肪分解，能减少游离脂肪酸和酮体的生成，防止酮症酸中毒的发生。

（3）正氮平衡 胰岛素增加氨基酸进入细胞而促进蛋白质合成，并能抑制蛋白质分解，所以对人体生长过程有促进作用。

（4）促钾转运 胰岛素促进 K^+ 进入细胞内，增加细胞内 K^+ 浓度，有利于纠正细胞缺钾症状。

（5）促生长 胰岛素样生长因子（IGF）由生长激素诱导生成，其中 IGF-1 与机体组织生长过程有关。胰岛素的结构与 IGF 相似，可激动 IGF-1 受体而发挥促细胞生长作用。

2. 应用

（1）糖尿病 胰岛素是治疗糖尿病的最主要药物，对各型糖尿病均有效。临床上主要用于：①1型糖尿病，需终身用药。②糖尿病发生急性并发症者，如酮症酸中毒及高渗性高血糖状态。③合并有严重感染、高热、甲亢、妊娠、分娩、创伤及手术的各型糖尿病。因这种情况下，机体代谢增强，对胰岛素需要量增加，给药后应随时根据血糖、尿糖的变化，调整用量。④2型糖尿病经饮食控制、口服降血糖药治疗效果不佳或对口服降糖药有禁忌而不能耐受者，需合用胰岛素治疗。

胰岛素治疗糖尿病时应注意：①治疗剂量因人而异，从小剂量开始逐渐增至血糖、尿糖控制满意。②1型糖尿病需终身用药，不得自行停用。③熟悉胰岛素的种类、主要给药途径，以便根据病情选择合适的制剂及给药途径。④了解胰岛素主要不良反应的表现及其防治方法，将药物的有害作用降到最低。⑤坚持血糖监测，适时调整治疗方案，使糖尿病得到理想控制。

（2）其他 合用葡萄糖、氯化钾静滴可促进钾内流，纠正细胞内缺钾，同时提供能量，防治心肌梗死后的心律失常，降低病死率。胰岛素与ATP、辅酶A组成能量合剂，用于心、肝、肾等疾病的辅助治疗。

3. 不良反应

（1）低血糖 最为常见，多因胰岛素过量，或未按时进餐，或运动过多等引起，多见于消瘦或病情严重者。患者出现饥饿感、头晕、出汗、心悸、烦躁、震颤等，严重者可出现昏迷、惊厥、休克甚至死亡。轻者可口服糖水或摄食，严重者应立即静脉注射50%葡萄糖。

（2）过敏反应 一般反应轻微而短暂，如注射部位瘙痒、肿胀、红斑，少数出现荨麻疹、血管神经性水肿，偶可引起过敏性休克。必要时用H_1受体阻断药或糖皮质激素处理。

（3）胰岛素耐受性 ①急性抵抗性：常由于合并感染、创伤、手术、情绪激动等应激状态所致。此时血中抗胰岛素物质增多，妨碍了葡萄糖的转运和利用。治疗方法是消除诱因，并在短时间内给大量胰岛素，待诱因消除后应减少用量。②慢性抵抗性：指无并发症的糖尿病患者每日胰岛素用量在200U以上。产生的原因较为复杂，可能与体内产生了胰岛素抗体、靶细胞膜上胰岛素受体数目减少或靶细胞膜上葡萄糖转运系统失常等因素有关。处理方法是换用低抗原性、高纯度胰岛素或人胰岛素制剂，并适当调整剂量或加用口服降血糖药。

（4）局部反应 注射部位出现皮下硬结、脂肪萎缩与肥厚。换用高纯度胰岛素及经常更换注射部位可减少此反应。

细目三 口服降血糖药

◎ 要点一 常用磺酰脲类药物的作用、应用、不良反应

第一代的磺酰脲类药物有甲苯磺丁脲（tolbutamide）、氯磺丙脲（chlorpropamide），第二代药物有格列本脲（glibenclamide，优降糖）、格列吡嗪（glipizide，美吡达）、格列喹酮（gliquidone，糖适平）、格列齐特（gliclazide，达美康）、格列波脲（glibornuride）等，第二代药物的降血糖作用较第一代增强数十倍至数百倍。

1. 作用

（1）降血糖 直接作用于胰岛β细胞，刺激内源性胰岛素释放。可降低正常人和胰岛功能尚存患者的血糖，但对胰岛功能完全丧失或切除胰腺者无效。作用机制：与胰岛β细胞膜上特异性受体结合，抑制ATP敏感的钾通道，开放电压依赖性钙通道，使胞内钙浓度增加，直接刺激胰岛β细胞释放胰岛素。长期用药其降血糖作用与增加靶细胞膜上胰岛素受体的数目和亲和力，从而增强对胰岛素的敏感性和胰岛素的作用有关。磺酰脲类还能减少胰高血糖素的分泌，也有利于降血糖。

（2）抗利尿 格列本脲、氯磺丙脲能促进抗利尿激素分泌并增强其作用，从而发挥抗利尿作用。

（3）影响凝血功能 格列齐特可抑制血小板的黏附和聚集，刺激纤溶酶原的合成，恢复纤溶酶活力，并降低微血管对活性胺类（如去甲肾上腺素）的敏感性，改善微循环。对预防或减轻糖尿病微血管并发症有一定作用。

2. 应用

（1）糖尿病 用于胰岛功能尚存的2型糖尿病单用饮食控制无效者。产生胰岛素耐受性的患者用后可通过刺激内源性胰岛素分泌而减少胰岛素的用量。

（2）尿崩症 氯磺丙脲可使病人尿量减少，与氢氯噻嗪合用可提高疗效。

3. 不良反应

（1）胃肠道反应 胃肠不适、恶心、腹痛、腹泻等，减量或连续用药可消失。

（2）过敏反应 出现皮疹、粒细胞减少、血小板减少、胆汁淤积性黄疸及肝损害。多在

用药后1~2个月内发生，需定期查肝功能和血象。

（3）低血糖　可引起持久性的低血糖，造成不可逆性脑损伤，为较严重的不良反应。常因药物过量所致，尤以格列本脲和氯磺丙脲为甚。老人及肝肾功能不良者较易发生，新型磺酰脲类较少引起低血糖。

◎ 要点二　二甲双胍的作用、应用、不良反应

1. 作用　二甲双胍（metformin，降糖片）的降糖作用不依赖于胰岛β细胞的功能，可能机制包括：①增加肌肉组织中的无氧糖酵解。②促进组织对葡萄糖的摄取。③减少肝细胞糖异生。④减慢葡萄糖在肠道的吸收。⑤增加胰岛素与其受体结合。⑥降低血中胰高血糖素水平。此外，还可改善血脂代谢，降低LDL及VLDL、甘油三酯及胆固醇水平。

2. 应用　用于单用饮食控制无效的轻、中度2型糖尿病，尤其肥胖且伴胰岛素抵抗者。常与磺酰脲或胰岛素合用，如单用磺酰脲类无效者，加用本类药物常可获效。

3. 不良反应　二甲双胍的不良反应较磺酰脲类多见，如厌食、口苦、口腔金属味、胃肠刺激等胃肠道反应。低血糖症、维生素B_{12}和叶酸缺乏、乳酸血症及酮血症。慢性心、肝、肾疾病患者及孕妇禁用。

◎ 要点三　常用α-葡萄糖苷酶抑制药的作用、应用、不良反应

α-葡萄糖苷酶抑制药是一类新型口服降血糖药，药物有阿卡波糖（acarbose，拜糖平）及伏格列波糖（voglibose）。

1. 作用　本类药物的化学结构与碳水化合物相似，口服后吸收甚少，在小肠竞争性抑制α-葡萄糖苷酶，阻止1,4-糖苷键水解，使淀粉等碳水化合物水解产生葡萄糖速度减慢，从而延缓葡萄糖的吸收，降低餐后血糖峰值。

2. 应用　用于轻、中度2型糖尿病。对应用磺酰脲类或胰岛素效果不佳者，加用阿卡波糖能明显降低餐后血糖，使血糖波动减少，可减少磺酰脲类或胰岛素的用量。因阿卡波糖是通过抑制碳水化合物酶解起作用，故应与进食同步服药。服药期间应增加碳水化合物的比例，并限制单糖的摄入量，以提高疗效。

3. 不良反应　本品主要不良反应为胃肠道反应。由于碳水化合物在肠道滞留和酵解产气，出现腹胀、嗳气、肛门排气增多甚至腹泻，溃疡病、肠道炎症病人慎用。

◎ 要点四　常用胰岛素增效药的作用、应用

本类药物主要通过增加肌肉和脂肪组织对胰岛素的敏感性而发挥降低血糖功能。常用药物有罗格列酮（rosiglitazone）、环格列酮（ciglitazone）、吡格列酮（pioglitazone）、恩格列酮（englitazone）等。

1. 作用　胰岛素增效药的作用机制是通过竞争性刺激过氧化物酶增殖活化受体（PPARγ）起作用，PPARγ是转录基因的一部分，被结合后可调节胰岛素反应性基因的转录，从而控制血糖的生成、转运和利用。另外还能纠正脂质代谢紊乱，增加高密度脂蛋白（HDL）水平等。

2. 应用　用于2型糖尿病，特别是有胰岛素抵抗者，可单用，也可与其他治疗糖尿病药物合用。

第二十五单元　合成抗菌药

细目一　氟喹诺酮类药物

◎ 要点　常用氟喹诺酮类药物抗菌作用、应用、不良反应

1. 抗菌作用　氟喹诺酮类药物为广谱杀菌药。除对革兰阴性菌有良好的抗菌活性外，对金黄色葡萄球菌、肺炎链球菌、溶血性链球菌等革兰阳性球菌，衣原体，支原体，军团菌及结核菌均有较强活性；特别是提高了对厌氧菌如脆弱类杆菌、梭杆菌属、消化链球菌属和厌氧芽孢梭菌属等的抗菌活性。对于铜绿假单胞菌以环丙沙星的杀灭作用最强。还存在抗菌作用后效应，革兰阳性或阴性菌与药物接触后，未被立即杀灭的也在其后的2~6小时内失去繁殖能力。DNA回旋酶是氟喹诺酮类抗革兰阴性菌的重要靶点，一般认为DNA回旋酶A亚基是喹诺酮类的作用靶点，通过形成DNA回旋酶-DNA-喹诺酮三元复合物，抑制酶的切口活性，阻碍细菌DNA复制而达到杀菌作用。拓扑异构酶Ⅳ是氟喹诺酮类抗革兰阳性菌的重要靶点，喹诺酮类通过对拓扑异构酶Ⅳ的抑制作用，干扰细菌DNA复制。

2. 应用　氟喹诺酮类具有抗菌谱广、抗菌活性强、口服吸收良好、与其他类别的抗菌药之间无交叉耐药等特点。但是临床存在滥用的倾向。

（1）呼吸系统感染　左氧氟沙星、莫西沙星与万古霉素合用，首选用于治疗青霉素高度耐药的肺炎链球菌感染。氟喹诺酮类（除诺氟沙星外）可代替大环内酯类用于支原体肺炎、衣原体肺炎、嗜肺军团菌引起的军团病。

（2）泌尿生殖道感染　环丙沙星、氧氟沙星与β-内酰胺类同为首选药。环丙沙星是铜绿假单胞菌性尿道炎的首选药。氟喹诺酮类对敏感菌所致的急、慢性前列腺炎以及复杂性前列腺炎均有较好疗效。

（3）肠道感染与伤寒　首选用于治疗志贺菌引起的急、慢性菌痢和中毒性菌痢，以及鼠伤寒沙门菌、猪霍乱沙门菌、肠炎沙门菌引起的胃肠炎。对沙门菌引起的伤寒或副伤寒，应首选氟喹诺酮或头孢曲松。本类药物也可用于旅行性腹泻。

（4）对脑膜炎奈瑟菌具有强大的杀菌作用，其在鼻咽分泌物中浓度高，可用于鼻咽部带菌者的根除治疗。对其他抗菌药物无效的儿童重症感染可选用氟喹诺酮类；囊性纤维化患儿感染铜绿假单胞菌时，应选用环丙沙星。

3. 不良反应

（1）胃肠道反应　可见胃部不适、恶心、腹痛、腹泻等症状。一般不严重，患者可耐受。

（2）中枢神经系统毒性　轻症者表现失眠、头昏、头痛，重度可出现精神异常、抽搐、惊厥等。

（3）光敏反应（光毒性）　表现为光照部位皮肤出现瘙痒性红斑，严重者出现皮肤溃烂、脱落。

（4）心脏毒性　罕见但后果严重。可见QT间期延长、尖端扭转型室性心动过速（TdP）、室颤等。

（5）软骨损害　在软骨组织中，药物分子中C-3羧基以及C-4羰基与Mg^{2+}形成络合物，并沉积于关节软骨，造成局部Mg^{2+}缺乏而致软骨损伤。

（6）其他不良反应　包括跟腱炎、肝毒性、替马沙星综合征、过敏等反应。

细目二　磺胺类药物

◎ 要点　磺胺类药物的特点

磺胺类药物是第一类能有效防治全身性细菌

感染的人工合成抗菌药物。常用药物有磺胺甲噁唑（SMZ）、磺胺异噁唑（SIZ）、磺胺嘧啶（SD）等。为广谱抑菌药，对多数革兰阳性菌和阴性菌、沙眼衣原体、疟原虫及放线菌有抑制作用。但对病毒、立克次体、支原体、螺旋体无效。细菌对磺胺类易产生耐药。

磺胺类药物的结构与对氨苯甲酸（PABA）相似，可与PABA竞争二氢叶酸合成酶，妨碍二氢叶酸的合成，进而妨碍四氢叶酸的合成，影响核酸的合成，从而抑制细菌的生长繁殖。

主要不良反应有：①泌尿系统损害。②过敏反应。③血液系统反应。④肝损害：黄疸，肝功能减退，严重者可见急性肝坏死。⑤其他反应：如恶心、呕吐、头痛、头晕、乏力等，一般反应较轻，无需停药。

细目三　甲氧苄啶（TMP）

◎ 要点　甲氧苄啶抗菌增效作用、复方制剂

甲氧苄啶（trimethoprim，TMP）又称抗菌增效剂，属二氢嘧啶类化合物。$t_{1/2}$为10~12小时，与SMZ相近。抗菌谱与磺胺类相似，抗菌作用较强，但单用易产生抗药性。其抗菌机制是干扰细菌叶酸代谢而影响细菌生长繁殖。TMP主要是抑制细菌二氢叶酸还原酶，阻碍四氢叶酸合成。与磺胺合用可使细菌叶酸代谢受到双重阻断而使抗菌作用增加数倍至数十倍，甚至出现杀菌作用，而且可减少耐药性产生，对已耐药菌亦有作用。TMP还可以增强四环素、庆大霉素等多种抗生素的抗菌作用。

TMP常与SMZ和/或SD制成复合片剂，以发挥协同抗菌作用，如复方甲噁唑片（复方新诺明、SMZ+TMP）、双嘧啶片（SD+TMP）、增效联磺片（SD+SMZ+TMP）；还与其他抗菌药合用，治疗呼吸道、泌尿道、软组织感染，败血症，脑膜炎以及伤寒、副伤寒，菌痢等肠道感染。

细目四　硝咪唑类

◎ 要点　甲硝唑、替硝唑的作用、应用、不良反应

1. **甲硝唑**（metronidazole，灭滴灵）　是目前临床治疗各种厌氧菌感染的重要药物之一，广泛用于敏感厌氧菌所致腹腔、盆腔感染，牙周脓肿，鼻旁窦炎，骨髓炎，脓毒性关节炎，脓胸，肺脓肿等；幽门螺旋杆菌所致消化性溃疡等；与广谱青霉素或氨基糖苷类合用预防术后厌氧菌感染；还可用于治疗肠内外阿米巴病及阴道滴虫病。消化道不良反应多见，如口腔金属味、恶心、呕吐、厌食、腹泻、腹痛等；大剂量见头痛、头晕等神经系统症状，偶有感觉异常、肢体麻木、共济失调和多发性神经炎等；少数人发生荨麻疹、皮肤潮红、瘙痒等变态反应及排尿困难、黑尿。不良反应停药后均可自行消退。

2. **替硝唑**　抗厌氧菌和原虫的活性较甲硝唑为强，临床应用与甲硝唑相同。

细目五　硝基呋喃类

◎ 要点　呋喃唑酮、呋喃妥因的应用

1. **呋喃妥因**　又称呋喃坦啶（furadantin），酸性尿中抗菌活性增强，尿中浓度高，主要用于大肠埃希菌、肠球菌和葡萄球菌引起的泌尿道感染，如肾盂肾炎、膀胱炎、前列腺炎和尿道炎等。

2. **呋喃唑酮**　又名痢特灵，口服很少吸收，主治菌痢、肠炎等消化道感染，栓剂可治阴道滴虫病。还可用于溃疡病。

第二十六单元 抗生素

细目一 青霉素类

要点一 青霉素G的抗菌作用、应用、不良反应及过敏性休克的防治

1. **抗菌作用** 青霉素对繁殖期敏感病菌有强大的杀菌作用，对宿主无明显毒性。抗菌谱为：①革兰阳性球菌：如对溶血性链球菌、肺炎链球菌、草绿色链球菌等作用强，但对肠球菌的作用较差。②革兰阳性杆菌：如白喉杆菌、炭疽杆菌及革兰阳性厌氧杆菌（如产气荚膜杆菌、破伤风梭菌、难辨梭菌、丙酸杆菌、真杆菌、乳酸杆菌等）均对青霉素敏感。③革兰阴性球菌：对脑膜炎球菌和淋球菌敏感，但易耐药。④其他：如对梅毒螺旋体、钩端螺旋体、回归热螺旋体、鼠咬热螺菌、放线杆菌等高度敏感。对真菌、立克次体、病毒和原虫无效。金葡菌、肺炎球菌、脑膜炎球菌和淋球菌对本品易耐药。其抗菌作用机制主要是作用于细菌细胞膜上的青霉素结合蛋白（PBPs），通过抑制菌体细胞壁的合成，使细菌失去渗透屏障而膨胀裂解。

2. **应用** 对敏感的革兰阳性球菌、阴性球菌、螺旋体感染，可作为首选治疗药。如溶血性链球菌引起的咽炎、扁桃体炎、猩红热、蜂窝组织炎、败血症等；草绿色链球菌引起的心内膜炎；肺炎链球菌所致的大叶肺炎、中耳炎等；脑膜炎球菌引起的流行性脑脊髓膜炎；还可作为治疗放线菌病、钩端螺旋体病、梅毒、回归热等及预防感染性心内膜炎发生的首选药。亦可与抗毒素合用治疗破伤风、白喉等。

3. **不良反应**

（1）变态反应 为青霉素类最常见的不良反应，在各种药物中居首位，各种类型的变态反应均可出现，以皮肤过敏（荨麻疹、药疹等）和血清病样反应多见。最严重的是过敏性休克。

（2）赫氏反应 青霉素在治疗梅毒、钩端螺旋体病、雅司、鼠咬热或炭疽时，可有症状加剧现象，称赫氏反应（Herxheimer reaction）或治疗矛盾。

（3）水电解质紊乱 钾、钠盐大量静脉注射易引起高血钾、高血钠症。

（4）其他 肌注局部可发生周围神经炎，钾盐肌注疼痛较钠盐明显；鞘内注射和全身大剂量应用可引起青霉素脑部疼痛。

4. **过敏性休克的防治**

（1）详细询问病史，有过敏史者禁用。

（2）皮试，初次使用、用药间隔3天以上、药品批号或厂家改变时均应做皮试，阳性禁用。

（3）不在无急救药物（如肾上腺素）和抢救设备的条件下使用。

（4）避免滥用和局部用药。

（5）避免在饥饿时注射。

（6）注射液应当新鲜配置，立即使用。

（7）注射后观察30分钟；一旦休克发生，立即皮下或肌内注射肾上腺素0.5~1.0mg，严重者静脉注射或心腔内注射，必要时可加用糖皮质激素和抗组胺药。

要点二 常用半合成青霉素抗菌作用、应用

1. **青霉素V**（penicillin V） 耐酸，口服吸收好，但不耐酶，抗菌谱与青霉素G相同，抗菌活性较青霉素弱，主要用于革兰阳性球菌引起的轻度感染，如化脓性链球菌引起的咽炎、扁桃体炎等上呼吸道感染，也常用于风湿热的预防。

2. **苯唑西林**（oxacillin）、**氯唑西林**（cloxacillin）、**双氯西林G**（dicloxacillin）和**氟氯西林**（flucloxacillin） 它们对革兰阳性细菌的作用不及青霉素，对革兰阴性肠道杆菌或肠道球菌也没

有明显作用，主要用于耐青霉素的金黄色葡萄球菌感染的治疗。

3. **氨苄西林（ampicillin）** 耐酸，可口服，对革兰阴性杆菌有较强的抗菌作用。如对伤寒沙门菌、副伤寒沙门菌、百日咳鲍特菌、痢疾志贺菌等均有较强的抗菌作用，对铜绿假单胞菌无效，对球菌、革兰阳性杆菌、螺旋体的抗菌作用不及青霉素G，但对粪链球菌作用优于青霉素G。临床用于治疗敏感菌所致的呼吸道感染、伤寒、副伤寒、尿路感染、胃肠道感染、软组织感染、脑膜炎、败血症、心内膜炎等。

4. **阿莫西林（amoxycillin，羟氨苄西林）** 口服吸收好，抗菌谱与抗菌活性与氨苄西林相似，但对肺炎链球菌、肠球菌、沙门菌属、幽门螺旋杆菌的杀菌作用比氨苄西林强。主要用于敏感菌所致的呼吸道、尿道、胆道感染以及伤寒的治疗。此外也可用于活动性胃炎和消化性溃疡的治疗。

5. **羧苄西林（carbenicillin）** 不耐酸，不能口服，抗菌谱与氨苄西林相似，对G^-杆菌作用强，尤其是对铜绿假单胞菌有特效，对耐氨苄西林的大肠埃希菌仍有效。常用于治疗烧伤继发铜绿假单胞菌感染。

细目二 头孢菌素类

◎ **要点 常用头孢菌素类药物抗菌作用、应用、不良反应**

1. **抗菌作用** 第一代头孢菌素对革兰阳性菌抗菌作用较第二、三代强，但对革兰阴性菌作用弱。可被细菌产生的β-内酰胺酶所破坏。

第二代头孢菌素对革兰阳性菌作用略逊于第一代，对革兰阴性菌有明显作用，对厌氧菌有一定作用，但对铜绿假单胞菌无效。对多种β-内酰胺酶比较稳定。

第三代头孢菌素对革兰阳性菌的作用不及第一、二代，对革兰阴性菌包括肠杆菌类、铜绿假单胞菌及厌氧菌有较强的作用。对β-内酰胺酶有较高的稳定性。

第四代头孢菌素对革兰阳性菌、革兰阴性菌均有高效，对β-内酰胺酶高度稳定。

2. **应用** 第一代头孢菌素主要用于革兰阳性菌所致呼吸道和尿路感染以及皮肤、软组织感染等。头孢唑啉肌注血药浓度最高，是第一代中应用最为广泛的品种之一。

第二代头孢菌素主要用于治疗革兰阴性杆菌，如大肠杆菌、克雷伯菌、肠杆菌、吲哚阳性变形杆菌等所致的肺炎、胆道感染、菌血症、尿路感染和其他组织器官感染。应用较多的是头孢呋辛及头孢孟多等。

第三代头孢菌素主要用于多种革兰阳、阴性菌所致的尿路感染及危及生命的败血症、脑膜炎、骨髓炎、肺炎等，均可获满意疗效；头孢他啶是目前临床上用于抗铜绿假单胞菌最强的抗生素；头孢曲松和头孢噻肟对肠杆菌科细菌的作用相仿；新生儿脑膜炎和肠杆菌科细菌所致的成人脑膜炎也可选用第三代头孢菌素。

第四代头孢菌素（头孢匹罗、头孢吡肟等）主要用于耐第三代头孢菌素的革兰阴性杆菌所致的严重感染和耐药金黄色葡萄球菌感染。

3. **不良反应** 不良反应较少，常见有：

（1）**过敏反应** 皮疹及荨麻疹、发热等，偶见过敏性休克，5%~10%与青霉素类抗生素有交叉过敏现象。

（2）**肾脏毒性** 第一代大剂量可出现肾近曲小管坏死，第二代肾脏毒性降低，第三代更低，第四代对肾脏基本无毒。

（3）**神经系统** 大剂量应用偶可发生头痛、头晕、抽搐、可逆性中毒性精神病反应等。

（4）**血液系统** 第二代的头孢孟多和第三代的头孢哌酮可有凝血酶原或血小板减少。

（5）**二重感染** 第三、四代头孢菌素偶见二重感染或肠球菌、铜绿假单胞菌和念珠菌的增殖现象。

（6）**其他** 静脉给药可发生静脉炎，口服可引起胃肠反应，大量静脉注射还应注意高钠血症的发生。

细目三 大环内酯类

◎ 要点一 大环内酯类药物的分类及常用药物

大环内酯类（macrolides）抗生素是一类含有14~16个碳骨架的内酯环结构化合物，具有相似抗菌作用。

大环内酯类抗生素按化学结构分为：

1. **14元大环内酯类** 包括红霉素（erythromycin）、竹桃霉素（oleandomycin）、克拉霉素（clarithromycin）、罗红霉素（roxithromycin）、地红霉素（dirithromycin）等。

2. **15元大环内酯类** 包括阿奇霉素（azithromycin）。

3. **16元大环内酯类** 包括麦迪霉素（medecamycin）、螺旋霉素（spiramycin）、交沙霉素（josamycin）等。

◎ 要点二 阿奇霉素的抗菌作用、应用、不良反应

阿奇霉素（azithromycin，阿奇红霉素）为第二代半合成大环内酯类抗生素。

1. **抗菌作用** 抗菌谱较红霉素广，增加了对革兰阴性菌的抗菌作用，对红霉素敏感菌的抗菌活性与其相当，而对革兰阴性菌明显强于红霉素，对某些细菌表现为快速杀菌作用。口服吸收快、组织分布广、半衰期长。

2. **应用** 临床上主要用于化脓性链球菌引起的急性咽炎、急性扁桃体炎以及敏感菌引起的急性支气管炎、慢性支气管炎急性发作，用于肺炎链球菌、流感杆菌以及肺炎支原体所致的肺炎，用于衣原体引起的泌尿道感染和宫颈炎，也用于敏感菌所致皮肤软组织的感染。

3. **不良反应** 不良反应发生率较红霉素低，主要有胃肠道反应，偶见肝功能异常与外周白细胞下降等。

细目四 林可霉素类

◎ 要点 林可霉素与克林霉素的抗菌作用、应用、不良反应

1. **林可霉素、克林霉素的抗菌作用** 两药的抗菌谱与红霉素类似，克林霉素的抗菌活性比林可霉素强4~8倍。主要特点是对各类厌氧菌有强大的抗菌作用。对需氧革兰阳性菌有显著活性，对部分需氧革兰阴性球菌、人型支原体和沙眼衣原体也有抑制作用，但肠球菌、革兰阴性杆菌、MRSA、肺炎支原体对本类药物不敏感。

2. **林可霉素、克林霉素的应用** 主要用于厌氧菌，包括脆弱类杆菌、产气荚膜梭菌、放线菌等引起的口腔、腹腔和妇科感染。治疗需氧革兰阳性球菌引起的呼吸道、骨及软组织、胆道感染及败血症、心内膜炎等。对金黄色葡萄球菌引起的骨髓炎为首选药。

3. **林可霉素、克林霉素的不良反应**

（1）胃肠道反应 表现为恶心、呕吐、腹泻。长期给药也可引起二重感染、伪膜性肠炎。

（2）过敏反应 轻度皮疹、瘙痒或药热，也可出现一过性中性粒细胞减少和血小板减少。

（3）其他 偶见黄疸及肝损伤。

细目五 氨基糖苷类

◎ 要点 常用氨基糖苷类药物抗菌作用、应用、不良反应

1. **抗菌作用** 氨基糖苷类对各种需氧革兰阴性杆菌包括大肠埃希菌、铜绿假单胞菌、变形杆菌、克雷伯菌属、肠杆菌属、志贺菌属和枸橼酸杆菌属具有强大的抗菌活性；部分品种对分枝杆菌属等也有一定的抗菌作用；对淋球奈瑟菌、脑膜炎奈瑟菌等革兰阴性球菌作用较差；对革兰阳性球菌中各组链球菌作用微弱，对厌氧菌不敏感。抗菌机制主要是抑制细菌蛋白质合成，并能破坏细菌胞浆膜的完整性，为静止期杀菌剂。

2. 应用 氨基糖苷类主要用于敏感需氧革兰阴性杆菌所致的全身感染,如脑膜、呼吸道、泌尿道、皮肤软组织、胃肠道、烧伤、创伤及骨关节感染等;但对于败血症、肺炎、脑膜炎等严重感染,需联合应用其他抗革兰阴性杆菌的抗菌药,如广谱半合成青霉素、第三代头孢菌素、氟喹诺酮等;口服可用于治疗消化道感染、肠道术前准备、肝性脑病,如新霉素;制成外用软膏或眼膏或冲洗液可治疗局部感染。此外,链霉素、卡那霉素可作为结核病治疗药物。

3. 不良反应

(1) 耳毒性 由于药物在内耳蓄积,对前庭神经功能和耳蜗听神经有损害作用。对前庭神经功能的损害表现为头昏、视力减退、眼球震颤、眩晕、恶心、呕吐、共济失调。对耳蜗神经的损害表现为耳鸣、听力减退和永久性耳聋。氨基糖苷类的耳毒性直接与其在内耳淋巴液中较高药物浓度有关,可损害内耳柯蒂器内、外毛细胞的能量产生及利用,引起细胞膜上 Na^+-K^+-ATP 酶功能障碍,造成毛细胞损伤。

(2) 肾毒性 氨基糖苷类可诱发药源性肾衰。通常表现为蛋白尿、管型尿、血尿等,严重者可导致无尿、氮质血症和肾衰。停药后一般可恢复。老年人及肾功能不全者慎用,忌与肾毒性药物合用。

(3) 过敏反应 可见皮疹、发热、血管神经性水肿、口周发麻等过敏反应。接触性皮炎是局部应用新霉素最常见的反应。链霉素可引起过敏性休克,其发生率虽较青霉素低,但死亡率高,应引起警惕。

(4) 神经肌肉阻断作用 常见于大剂量腹膜内或胸膜内应用后或静脉滴注剂量过大、速度过快,出现急性肌肉麻痹,四肢无力,甚至呼吸停止。可用钙剂或新斯的明等胆碱酯酶抑制剂治疗。临床用药时应避免合用肌肉松弛药、全麻药等。血钙过低、重症肌无力患者禁用或慎用该类药物。

细目六 四环素类及氯霉素

◎ 要点 四环素、氯霉素抗菌作用特点及不良反应

1. 抗菌作用

(1) 四环素 为广谱抗生素,能抑制敏感细菌的蛋白质合成。对革兰阳性菌的抑制作用强于阴性菌,但作用不如青霉素类和头孢菌素类;对革兰阴性菌的作用不如氨基糖苷类及氯霉素类。极高浓度时具有杀菌作用。对伤寒杆菌、副伤寒杆菌、铜绿假单胞菌、结核分枝杆菌、真菌和病毒无效。

(2) 氯霉素 为广谱抗菌药,对革兰阴性菌的抑制作用强于革兰阳性菌,一般为抑菌药,但对流感嗜血杆菌、肺炎链球菌、脑膜炎奈瑟球菌具有杀灭作用;氯霉素对伤寒杆菌、流感杆菌、副流感杆菌和百日咳杆菌的作用比其他抗生素强,对立克次体属、支原体、螺旋体和沙眼衣原体等也有抑制作用,但对革兰阳性球菌的作用不及青霉素和四环素,对结核分枝杆菌、真菌、原虫和病毒无效。

2. 不良反应

(1) 四环素

①局部刺激 口服常引起消化道症状,饭后服用可减轻症状;肌内注射可致剧痛及局部坏死,禁用;易致静脉炎,应稀释后静脉滴注。

②二重感染 常见的有白色念珠菌引起的鹅口疮、难辨梭菌引起的伪膜性肠炎等。

③影响骨、牙的生长 四环素类能造成恒齿永久性棕色色素沉着,还可抑制婴幼儿的骨骼生长。孕妇、哺乳期妇女及 8 岁以下儿童禁用本类药物。

④其他 长期大量(>4g/d)静脉滴注可造成严重肝损害,亦可加剧原有的肾功能不全。偶见过敏反应。

(2) 氯霉素的不良反应

①抑制骨髓造血功能 是氯霉素的主要毒性

反应，包括可逆性的血细胞减少、再生障碍性贫血。用药期间应定期检查血象。

②灰婴综合征　大剂量使用氯霉素易引起腹胀、呕吐、呼吸抑制乃至皮肤灰白、紫绀，最后循环衰竭、休克，称灰婴综合征。

③其他　胃肠道反应，长期应用也会引起二重感染。少数病人可出现神经炎、中毒性神经病或皮疹、药热、血管神经性水肿等过敏反应。

第二十七单元　抗真菌药与抗病毒药

细目一　抗真菌药

◎ 要点　常用抗真菌药作用特点及应用

两性霉素B（amphotericin B，二性霉素，庐山霉素）　为广谱抗真菌药，对各种深部真菌如念珠菌、新隐球菌、荚膜组织胞浆菌及皮炎芽生菌等有强大抑制作用。高浓度有杀菌作用。两性霉素B可选择性地与真菌细胞膜上固醇类结合，在细胞膜上形成孔道，增加细胞膜通透性，导致细胞内核苷酸、氨基酸等重要物质外漏，使真菌死亡。细菌细胞膜不含类固醇，故对细菌无效。静脉滴注用于深部真菌感染，脑膜炎时还可配合鞘内注射。口服仅用于肠道真菌感染。局部应用可治疗浅部真菌感染。

制霉菌素（nystatin）　对白色念珠菌及隐球菌有抑制作用。毒性大。局部用于防治皮肤、口腔及阴道念珠菌感染；口服用于胃肠道感染；可与广谱抗生素合用防止真菌引起的二重感染。

咪康唑（miconazole，双氯苯咪唑）　为咪唑类广谱抗真菌药。对大多数真菌都有抑制作用，目前临床主要局部应用治疗五官、皮肤、阴道的念珠菌感染。

特比萘芬（terbinafine）　是丙烯类广谱抗真菌药。对皮肤癣菌有杀菌作用，对念珠菌有抑菌作用。临床用于治疗由皮肤癣菌引起的甲癣、体癣、股癣、手癣及足癣。

氟胞嘧啶（flucytosine）　为人工合成抗真菌药，抗菌谱窄，仅对酵母菌（新型隐球菌属）和酵母样菌（念珠菌属）有较强的抑制活性，另对着色霉菌、烟曲菌等也有抗菌作用。主要用于敏感菌引起的深部感染。

细目二　抗病毒药

◎ 要点一　抗病毒药物的分类

病毒包括DNA病毒、RNA病毒和DNA或RNA逆转录病毒。抗病毒药物可根据所抑制病毒生物学类型分为广谱抑制剂（DNA、RNA病毒均抑制）或窄谱抑制剂（仅抑制DNA或RNA病毒）；根据病毒所致疾病分为抗AIDS（获得性免疫缺陷综合征，艾滋病）病毒药物、抗流感病毒药、抗疱疹病毒药和抗肝炎病毒药等。根据药物来源分为化学合成制剂、生物制剂；根据药物作用机制或靶点分为：阻止吸附穿透药、干扰脱壳药、抑制核酸合成药、抑制蛋白质合成药、干扰蛋白质合成后修饰药、干扰组装药、抑制病毒释放药等。

◎ 要点二　阿昔洛韦、利巴韦林的作用、应用

（一）阿昔洛韦（aciclovir，ACV，无环鸟苷）

1. 作用　为核苷类抗DNA病毒药物。属广谱高效抗病毒药，其中对单纯疱疹病毒（HSV）的作用最强，对乙型肝炎病毒也有一定作用。

阿昔洛韦在被感染的细胞内，在病毒腺苷激酶和细胞激酶的催化下，转化为三磷酸无环鸟苷，对病毒DNA多聚酶呈强大的抑制作用，阻止病毒DNA的合成。阿昔洛韦对RNA病毒无效。

2. **应用** 治疗HSV感染的首选药。局部应用治疗HSV引起的皮肤和黏膜感染，如角膜炎、皮肤黏膜感染、带状疱疹病毒感染，口服或静注治疗生殖器疱疹、疱疹病毒脑炎等。对乙型肝炎有明显近期效果。

（二）利巴韦林（ribavirin，病毒唑，三唑核苷）

1. **作用** 属广谱抗病毒药，对多种DNA、RNA病毒有效，如A型流感病毒、B型流感病毒、呼吸道合胞病毒、沙粒病毒、麻疹病毒、甲型肝炎病毒、肾综合征出血热病毒等。

2. **应用** 临床用于治疗流感病毒引起的呼吸道感染、疱疹病毒性角膜炎、结膜炎、口腔炎、小儿病毒性肺炎等。对甲型肝炎也有一定疗效。

第二十八单元 抗菌药物的耐药性

细目 抗菌药物的耐药性

◎ 要点一 抗菌药耐药性产生的原因

耐药性又称抗药性，是指细菌与抗菌药物反复接触后对药物的敏感性降低甚至消失。由于细菌耐药性的产生，如耐药金黄色葡萄球菌、耐甲氧西林金黄色葡萄球菌（MRSA）、耐万古霉素肠球菌（VRE）等，给感染性疾病的治疗造成极大的困难，这加快了临床对新抗菌药物的需求速度。细菌耐药性产生的主要方式有：

1. **产生灭活酶** 通过产生灭活酶将药物灭活是微生物产生耐药性的重要机制。如细菌产生的β-内酰胺酶可以水解破坏青霉素类和头孢菌素类的抗菌活性结构β-内酰胺环，使他们失去杀菌活性。革兰阴性菌产生的乙酰转移酶可以使氨基糖苷类的抗菌必需结构—NH_2乙酰化而失去对细菌的作用。

2. **靶位的修饰和变化** 抗菌药物影响细菌生化代谢过程的某环节、某部位，从而抑制或杀灭细菌。该环节或部位即为抗菌药作用的靶位。耐药菌可以通过多种途径影响靶位，从而产生耐药性，如：①降低靶蛋白与抗生素的亲和力。②增加靶蛋白的数量，使自身在药物存在的情况下仍有足够量的靶蛋白可以维系生存。③合成新的、敏感菌没有的、功能正常但与抗菌药亲和力低的靶蛋白。④产生靶位酶代谢拮抗物（对药物有拮抗作用的底物），通过这些方式抵御抗菌药的作用。如耐链霉素菌株的核蛋白体30S亚基上的P_{10}蛋白质（链霉素结合位点）发生结构改变后，链霉素与之结合力下降，作用减弱。又如耐喹诺酮类细菌由于基因突变引起自身DNA回旋酶A亚基变异，降低了喹诺酮类与DNA回旋酶的亲和力，使其失去杀菌作用。再如耐磺胺菌株经突变或质粒转移使二氢叶酸合成酶（靶位酶）与磺胺亲和力降低；金黄色葡萄球菌则增加自身产生对氨基苯甲酸（合成四氢叶酸的底物）的量，竞争性地与磺胺药竞争二氢叶酸合成酶，这两种耐药方式均使磺胺的抗菌作用降低甚至消失。

3. **降低外膜的通透性** 耐药菌的这种改变使药物不易进入靶部位。如革兰阴性菌外膜孔蛋白的量减少或孔径减小，将减少经这些通道进入的物质的量。又如耐喹诺酮类细菌基因突变，使喹诺酮进入菌体的特异孔道蛋白的表达减少，使喹诺酮类不易进入菌体，在菌体内蓄积量减少。

4. 加强主动流出系统 大肠杆菌、金黄色葡萄球菌、铜绿假单胞菌和空肠弯曲杆菌等均有主动流出系统，流出系统由运输子、附加蛋白和外膜蛋白三个蛋白组成。三种蛋白的联合作用可将药物泵出细菌体外。细菌由于加强主动流出系统外排而致耐药的抗菌药物有四环素类、氯霉素、氟喹诺酮类、大环内酯类和β-内酰胺类，如耐四环素细菌由质粒编码的排出因子（泵蛋白）在细菌细胞膜上表达，介导了Mg^{2+}依赖性药物外排，使四环素不能在菌体内蓄积而产生耐药性。

◎ **要点二 抗菌药的合理应用**

由于抗菌药的广泛应用，各种抗菌药物的耐药发生率逐渐增加。为了减少和避免耐药性的产生，应严格控制抗菌药物的使用，合理使用抗菌药物；可用一种抗菌药物控制的感染绝不使用多种抗菌药联合；窄谱抗菌药可控制的感染不用广谱抗菌药物；严格控制抗菌药物预防应用、局部使用的适应证，避免滥用；医院内应对耐药菌感染的患者采取相应的消毒隔离措施，防止细菌的院内交叉感染；对抗菌药物要加强管理，使用或购买抗菌药物必须凭医生处方。

第二十九单元 抗结核病药

细目 抗结核病药

◎ **要点一 抗结核病药物的分类及常用药物**

目前临床上应用抗结核病药（antituberculous drugs）的品种较多，主要分为一线抗结核药和二线抗结核药两大类。前者包括异烟肼、利福平、链霉素、乙胺丁醇、吡嗪酰胺，以及近年开发的喹诺酮类的环丙沙星、氧氟沙星、利福喷汀、利福定和司帕沙星等；后者包括氨基水杨酸、乙硫异烟胺、卡那霉素、卷曲霉素、阿米卡星等药物。一线抗结核药的抗结核疗效高、不良反应较少，在治疗中首选。二线抗结核药毒性较大或疗效较低，主要用于对一线抗结核药产生耐药性时的替换治疗。

抗结核病药也可按作用机制的不同分为：①阻碍细菌细胞壁合成的药物，如环丝氨酸、乙硫异烟胺。②干扰结核杆菌代谢的药物，如对氨基水杨酸钠。③抑制 RNA 合成药，如利福平。④抑制结核杆菌蛋白合成药，如链霉素和紫霉素等。⑤多种机制共存或机制未明的药物，如异烟肼、乙胺丁醇。

◎ **要点二 异烟肼的药动学特点、应用、不良反应**

异烟肼（isoniazid，INH），又名雷米封，是治疗结核病的主要药物。

1. 药动学特点 口服吸收快而完全，吸收后迅速广泛分布于各种体液和组织中，易通过血脑屏障。异烟肼主要在肝内代谢为乙酰化异烟肼和异烟酸，代谢产物与少量原形药物由肾脏排出。

2. 应用 异烟肼是治疗各种类型结核病的首选药。除早期轻症肺结核或预防应用可单用外，均需与其他一线抗结核药合用，对急性粟粒型结核和结核性脑膜炎应加大剂量，必要时静脉滴注给药。

3. 不良反应

（1）神经系统反应 常见周围神经炎，表现为手脚震颤、麻木、步态不稳等。剂量过大时可引起中枢神经系统反应，出现头痛、头晕、惊厥、精神异常。同服维生素 B_6 可以防治。

（2）**肝脏毒性** 可引起药物性肝损害，可见转氨酶升高、黄疸，严重者可致死亡。

（3）**其他** 易发生胃肠反应，偶见过敏反应，如药热、皮疹。

◎ 要点三 利福平的抗菌作用、应用

利福平（rifampicin）又名甲哌利福霉素，是人工半合成的利福霉素的衍生物。

1. **抗菌作用** 具有广谱抗菌作用，对结核杆菌和麻风杆菌作用强，对繁殖期和静止期的结核杆菌都有效。由于穿透力强，对细胞内、外的结核杆菌均有作用。抗结核效力与异烟肼相当。此外，该药对多种革兰阳性和阴性球菌有强大抗菌作用；对革兰阴性菌如大肠杆菌、变形杆菌、流感杆菌等，以及沙眼衣原体和某些病毒也有抑制作用。利福平的抗菌作用机制是特异性抑制细菌依赖于 DNA 的 RNA 多聚酶，阻碍 mRNA 合成，但对动物细胞的 RNA 多聚酶无影响。

2. **应用** 单用容易产生耐药性，故主要与其他抗结核药合用治疗各种结核病及重症患者。也可用于耐药金黄色葡萄球菌及其他敏感细菌所致的感染。还可用于治疗麻风病。此外利福平局部用药可用于沙眼、急性结膜炎及病毒性角膜炎的治疗。

◎ 要点四 链霉素的抗结核病作用特点

链霉素（streptomycin）是第一个有效的抗结核药物，抗结核作用仅次于异烟肼和利福平。其组织穿透力弱，不易渗入细胞、纤维化、干酪化及厚壁空洞病灶。常与其他抗结核药合用于浸润性肺结核、粟粒型结核等，对急性渗出型病灶疗效好。本药易产生耐药性和严重的耳毒性，因此目前用于结核病的治疗已大为减少。

◎ 要点五 乙胺丁醇的应用、不良反应

乙胺丁醇（ethambutol）为人工合成的一线抗结核药。

1. **应用** 选择性对结核杆菌有较强的抑制作用，对异烟肼或链霉素耐药的结核杆菌也有效，对其他细菌无效。本药不单独使用，常与异烟肼或利福平合用治疗各型结核病。

2. **不良反应** 治疗剂量不良反应较少。长期大量应用可致球后视神经炎，表现为弱视、视野缩小、红绿色盲或分辨能力减退，偶见胃肠道反应、过敏反应和肝损伤。

◎ 要点六 抗结核病药的合理应用

合理化疗是指早期、适量、联合、规律及全程用药。

1. **早期用药** 早期病灶内结核分枝杆菌生长旺盛，对药物敏感，病人抵抗力强，故早期用药可获得较好疗效。

2. **联合用药** 根据不同病情和抗结核病药物的特点联合两种或两种以上药物以提高疗效、降低毒性、延缓耐药性，并可交叉消灭对其他药物耐药的菌株。

3. **适宜剂量** 是指用药剂量要适当。药物用量不足，达不到治疗目的，且容易诱发细菌产生耐药性，导致治疗失败；剂量过大，不良反应多而严重，而使治疗难以继续。

4. **坚持全疗程规律用药** 用药时用时停或随意变换剂量，是导致结核病化疗失败的主要原因，难以保证抗结核药效果，且容易产生耐药性或引起复发。因此，在强化治疗阶段联合应用作用强的药物，病情好转后，再继续使用两种抗结核药巩固治疗，减少复发。

第三十单元 抗恶性肿瘤药

细目 抗恶性肿瘤药

◎ 要点一 抗恶性肿瘤药物的分类及常用药物

（一）根据药物的化学结构和来源分类

1. **烷化剂** 又称烃化剂，是一类化学性质很活泼的化合物。它们具有活泼的烷化基团，能与细胞的多种功能成分起作用，从而影响肿瘤细胞的增殖。该类药属周期非特异性抗肿瘤药，能直接破坏DNA并阻止其复制。如氮芥类、乙烯亚胺类、亚硝脲类等。

2. **抗代谢药** 多是模拟正常机体代谢物质的化学结构而合成的类似物。该类药属周期特异性抗肿瘤药，可阻止核酸代谢。如二氢叶酸还原酶抑制药、嘧啶类核苷酸拮抗药、嘌呤类核苷酸拮抗药。

3. **抗肿瘤抗生素** 该类药主要干扰转录过程及阻止RNA合成，属周期非特异性抗肿瘤药。如蒽环类抗生素、普卡霉素类、放线菌素类。

4. **抗肿瘤植物药** 该类药属周期特异性抗肿瘤药，影响蛋白质的合成。如鬼臼毒素类、长春碱类、喜树碱类。

5. **激素** 该类药主要调节体内激素的水平。如肾上腺皮质激素、雌激素及其拮抗药、雄激素等激素。

6. **铂类配合物** 该类药属周期非特异性抗肿瘤药，能阻止核酸代谢。如顺铂及卡铂等。

（二）根据细胞增殖周期分类

根据肿瘤细胞生长增殖特点，可将肿瘤细胞分为增殖细胞群和非增殖细胞群。前者能不断地按指数分裂繁殖，这些细胞与全部肿瘤细胞群之比称为生长比率（growth fraction，GF）。增长迅速的肿瘤细胞群的GF值较大（接近1），对药物最敏感，药物疗效好；增长缓慢的肿瘤细胞群的GF值较小（0.01～0.5），对药物不敏感，药物治疗效果差。一般早期GF值大，对化学治疗药物敏感性高，疗效也较好。

肿瘤增殖细胞群中细胞生长繁殖周期分为4个时期：DNA合成前期（G_1期）、DNA合成期（S期）、DNA合成后期（G_2期）和有丝分裂期（M期）。非增殖细胞群主要是静止（G_0期）细胞，G_0期细胞有增殖能力，但暂不进行分裂，当周期中细胞被药物大量杀灭时，G_0期细胞即可进入增殖期，是肿瘤复发的根源。

1. **细胞周期非特异性药物**（cell cycle non-specific agents，CCNSA） 主要杀灭增殖期细胞，如烷化剂、抗肿瘤抗生素等。此类药物对恶性肿瘤细胞的作用较强，能迅速杀灭肿瘤细胞。

2. **细胞周期特异性药物**（cell cycle specific agents，CCSA） 仅杀灭某一增殖周期细胞，对静止期细胞不敏感的药物，如抗代谢药物主要作用于S期，长春碱类主要作用于M期。此类药物的抗肿瘤作用一般较弱，需应用一段时间才能发挥杀伤作用。

（三）根据抗恶性肿瘤药作用机制分类

1. **干扰核酸生物合成的药物** 核酸的基本结构单位是核苷酸，其合成需要嘌呤、嘧啶类前体及其合成物。本类药物分别在核酸合成的不同环节阻止核酸合成，影响细胞分裂增殖。根据药物主要干扰的生化步骤可分为：

（1）二氢叶酸还原酶抑制剂（抗叶酸药），如甲氨蝶呤等。

（2）胸苷酸合成酶抑制药，如氟尿嘧啶等。

（3）嘌呤核苷酸互变抑制药，如巯基嘌呤。

（4）核苷酸还原酶抑制药，如羟基脲等。

（5）DNA多聚酶抑制剂，如阿糖胞苷等。

2. **破坏DNA结构与功能的药物** 药物通过

破坏DNA结构或抑制拓扑异构酶活性，影响DNA复制和修复功能。

（1）烷化剂，与细胞中的亲核基团发生烷化反应，破坏DNA的结构与功能，导致细胞分裂、增殖停止或死亡，如环磷酰胺等。

（2）铂类配合物，与DNA的碱基结合，破坏其结构与功能，如顺铂。

（3）丝裂霉素和博来霉素，前者作用机制与烷化剂相同，后者使DNA单链断裂。

（4）依托铂苷，抑制拓扑异构酶，使DNA不能修复，如喜树碱类。

3. **干扰转录过程和阻止RNA合成的药物** 可嵌入DNA碱基对之间，干扰转录过程，阻止mRNA的形成，如柔红霉素、阿霉素、表阿霉素、吡喃阿霉素等蒽环类抗生素。

4. **干扰蛋白质合成与功能的药物** 药物可干扰微管蛋白聚合功能、干扰核蛋白体的功能或影响氨基酸供应。

（1）影响纺锤丝形成和功能的药物，如长春碱类、紫杉醇等。

（2）干扰核蛋白体功能的药物，如三尖杉生物碱类。

（3）影响氨基酸供应的药物，如门冬酰胺酶，可降解血中门冬酰胺，使肿瘤细胞缺乏此氨基酸，干扰蛋白质合成。

5. **影响激素平衡的药物**

（1）通过影响激素平衡从而抑制某些激素依赖性肿瘤，如糖皮质激素、雌激素、雄激素等激素类或其拮抗药可抑制某些肿瘤的生长。

（2）通过与芳香化酶结合，并阻断其将雄激素转化为雌激素，抑制肿瘤生长，如氨鲁米特、弗隆。

◎ 要点二 抗恶性肿瘤药物的主要不良反应

1. **骨髓抑制** 大多数抗恶性肿瘤药物均有不同程度的骨髓抑制。寿命短的外周血细胞数量容易减少，通常先见白细胞减少，后出现血小板减少。

2. **消化道反应** 恶心、呕吐是常见的毒性反应，系药物直接刺激胃肠道、作用于延脑呕吐中枢以及刺激呕吐化学感受区所致。

3. **脱发** 正常人头发中的10%~15%生发细胞处于静止期，其他大部分处于活跃生长，因此多数抗恶性肿瘤药物都能引起不同程度的脱发。

4. **重要器官及神经系统损害** 心脏毒性以阿霉素常见；博来霉素长期大量应用可引起肺纤维化；门冬酰胺酶、环磷酰胺等可引起肝损害；大剂量环磷酰胺可引起出血性膀胱炎；铂损害肾小管；长春碱类、顺铂有神经毒性。

5. **过敏反应** 凡属于多肽类化合物或蛋白质类的抗恶性肿瘤药物如门冬酰胺酶、博来霉素等静脉注射后容易引起过敏反应。

6. **第二原发恶性肿瘤** 烷化剂等抗恶性肿瘤药物具有致癌性、致突变性及免疫抑制作用，产生与化学治疗相关的第二原发恶性肿瘤。

7. **不育和致畸** 烷化剂等抗恶性肿瘤药物可影响生殖细胞的产生和内分泌功能，产生不育和致畸作用。男性患者睾丸生殖细胞的数量明显减少，导致男性不育；女性患者可产生永久性卵巢功能障碍和闭经，孕妇则可引起流产或畸胎。

传染病学

第一单元 传染病学总论

细目一 感染与免疫

◎ 要点一 感染的概念

传染病是指由病原微生物,如朊粒、病毒、衣原体、立克次体、支原体、细菌、真菌、螺旋体和寄生虫(如原虫、蠕虫)感染人体后产生的有传染性、在一定条件下可造成流行的疾病。感染性疾病是指由病原体感染所致的疾病,包括传染病和非传染性感染性疾病。

艾滋病(1981年)、传染性非典型肺炎(2003年)、中东呼吸综合征(2012年)、人感染H7N9禽流感(2013年)、埃博拉出血热(2014年)、新型冠状病毒肺炎(2019年)等新的传染病相继出现,不断给人类敲响警钟。与此同时,登革热、结核病、疟疾及性传播疾病等原有传染病再度肆虐,严重影响人类健康,甚至影响世界经济发展和社会和谐。新传染病的出现,原有传染病的复燃,细菌等病原体对抗菌药物耐药性的增加,构成了对人类健康的巨大威胁。世界卫生组织(WHO)及各国政府均高度重视传染病的防控工作,世界卫生组织(WHO)不断推出全球性的疾病诊断标准和指南,并使得传染病研究工作更容易得到跨地区、跨部门、跨领域的合作,其研究成果也能更快地得到全球分享。

传染病学是一门研究各种传染病在人体内外发生、发展、传播、诊断、治疗和预防规律的学科。

(一)概念 感染(infection)是病原体与人体相互作用的过程。病原体主要是病原微生物和寄生虫。病原微生物包括病毒、衣原体、立克次体、支原体、细菌、真菌、螺旋体、朊毒体等,寄生虫包括原虫和蠕虫等。有些微生物和寄生虫与人体宿主之间达到了相互适应、互不损害的共生状态。但当某些因素导致机体免疫功能受损或机械损伤使寄生物异位寄生时,则可引起宿主的损伤,称为机会性感染。

(二)分类 根据病原体感染的次数、时间先后和种数,感染可分为四种。

1. 首发感染(primary infection) 即初次感染某种病原体。

2. 重复感染(re-infection) 在感染某种病原体基础上再次感染同一病原体。

3. 混合感染(co-infection) 人体同时感染两种或两种以上的病原体。

4. 重叠感染(super infection) 在感染某种病原体基础上又被其他病原体感染。原发感染后出现的病原体感染称继发性感染(secondary infection)。

◎ 要点二 感染过程的表现

病原体经过不同途径进入人体就开始了感染过程。感染是否导致疾病取决于病原体的致病力和人体的抗病能力。在感染过程中出现的各种不同表现称为感染谱(infection spectrum),有五种表现形式。

1. 病原体被清除 由于正常情况下人体具有强大的防御体系，病原体在入侵部位即被消灭，或从鼻咽部、肠道、尿道及汗腺等通道排出体外，不出现病理损害和疾病的临床表现。主要方式有：①非特异性免疫屏障作用，如胃酸的杀菌作用。②特异性免疫清除，如从母体获得的特异性抗体、人工注射的抗体和通过预防接种或感染后获得的特异性免疫。

2. 隐性感染 又称亚临床感染，病原体只引起特异性免疫应答，不引起或只引起轻微的组织损伤，无临床症状，只能通过免疫学检查发现。

3. 显性感染 又称临床感染，即传染病发病。感染后不但引起机体免疫应答，还导致组织损伤，引起病理改变和临床表现。

4. 病原携带状态 病原体侵入机体后，存在于机体的一定部位，并生长、繁殖，虽可有轻度的病理损害，但不出现疾病的临床症状。携带者所具有的共性是不出现临床症状而能排出病原体。病原携带状态包括带病毒者、带菌者和带虫者。携带病原体超过3个月者为慢性携带者，发生于显性感染之后为恢复期携带者，发生于显性感染临床症状出现之前为潜伏期携带者。

5. 潜伏性感染 是指病原体侵入人体某些部位后，机体免疫系统将病原体局限化，但又不能清除病原体，机体免疫功能下降时潜伏的病原体才引起显性感染。

一般隐性感染者最多见，病原携带者次之，显性感染者比率最低，但一旦出现最易识别。仅少数传染病存在潜伏性感染者。

◎ **要点三 感染过程中病原体的作用**

病原体侵入人体后能否引起疾病，取决于病原体的致病作用、宿主的免疫功能和外环境三个因素。病原体的致病作用包括以下四个方面：

1. 侵袭力 是指病原体侵入机体并在机体内生长、繁殖的能力。有些病原体可直接侵入人体，如钩端螺旋体、钩虫丝状蚴和血吸虫尾蚴等。有些病原体则需经消化道或呼吸道进入人体，先黏附于肠或支气管黏膜表面，再进一步侵入组织细胞，产生毒素，引起病变，如志贺菌、结核分枝杆菌等。病毒性病原体常通过与细胞表面的受体结合再进入细胞内。有些细菌的表面成分（如伤寒沙门菌的Vi抗原）有抑制吞噬作用的能力而促进病原体的扩散。引起腹泻的大肠埃希菌能表达受体和小肠上皮细胞结合，其受体称为定植因子（colonization factor）。有些病原体的侵袭力较弱，需经伤口进入人体，如破伤风杆菌、狂犬病病毒等。

2. 毒力 毒力是指病原体释放毒素和毒力因子的能力。毒素包括外毒素（exotoxin）和内毒素（endotoxin）。外毒素由革兰阳性菌产生，通过靶细胞上的受体而起作用。内毒素为革兰阴性菌的脂多糖，通过激活单核-吞噬细胞系统释放细胞因子，导致炎症和免疫损伤致病。其他毒力因子中，有些具穿透能力（如钩虫丝状蚴）、侵袭力（如痢疾杆菌）、溶组织能力（如溶组织阿米巴原虫）。一些细菌还能分泌抑制其他细菌生长的细菌素（bacteriocin），也是一种毒力因子。

3. 数量 相同病原体感染，致病力与病原体数量（quantity）成正比，但不同病原体最低致病量有很大的差别。如引起疾病的最低病原体数量，伤寒是10万个，而细菌性痢疾只需要10个就能致病。

4. 变异性 病原体在与宿主斗争过程中，通过抗原基因的变异、遗传信息的交换、耐药性的形成，逃避免疫系统的攻击，使机体对病原体的清除作用减低或消失，从而使疾病继续或慢性化。在人工培养多次传代的环境下，可使病原体的致病力减弱，如卡介苗。在宿主之间传播可使致病力增强，如肺鼠疫；有的可使致病力减弱，如流感。

◎ **要点四 感染过程中免疫应答的作用**

机体的防御机能和免疫反应在感染的发生与转归过程中起着重要作用。免疫反应分保护性免疫反应和变态反应,前者有利于机体抵抗病原体入侵与破坏,后者能促进病理生理过程和组织损伤。保护性免疫反应又可分为非特异性免疫与特异性免疫。变态反应都属特异性免疫。

(一)保护性免疫

1. 非特异性免疫(non-specific immunity) 是机体对进入人体内的异物的一种清除机制。是生物个体先天遗传而来,对多种病原体均可引起的一种免疫反应,又称先天性免疫或自然免疫。其特点是不牵涉对抗原的识别不存在二次免疫应答增强。对机体而言病原体也是一种异物,因而也属非特异性免疫清除范围。

(1)天然屏障 ①外部屏障包括皮肤和黏膜及其分泌物脂肪酸、汗腺分泌的乳酸、唾液中的溶菌酶、附属于气管黏膜的纤毛等。②内部屏障包括血脑屏障和胎盘屏障等。

(2)吞噬作用 主要由单核-吞噬细胞系统和粒细胞(特别是中性粒细胞)完成。当病原体突破皮肤或黏膜屏障进入组织、体液或血流中,被吞噬细胞吞噬,吞噬细胞内含大量溶酶体,可杀灭并消化被吞噬的病原体。

(3)体液因子 存在于体液中的补体、溶菌酶、纤维连接蛋白和各种细胞因子可直接或通过免疫调节作用清除病原体。细胞因子主要是单核-吞噬细胞系统和淋巴细胞激活后释放的一类有生物活性的肽类物质,如白细胞介素、肿瘤坏死因子、干扰素、粒细胞-巨噬细胞集落刺激因子等。细胞因子有利于病原体清除,也可以导致组织器官的炎症损伤。

2. 特异性免疫(specific immunity) 指宿主对抗原具有特异性识别能力并产生免疫应答反应,具有特异性,且二次免疫应答增强,但不能遗传。包括细胞免疫(cell-mediated immunity)和体液免疫(humoral immunity)。

(1)细胞免疫 由T淋巴细胞介导。致敏T细胞与相应抗原再次相遇时,通过细胞毒性淋巴细胞和淋巴因子来杀伤、清除病原体及其所寄生的细胞。细胞内寄生的病原体主要依赖细胞免疫清除。T细胞还具有调节体液免疫功能。

(2)体液免疫 由B淋巴细胞介导。致敏的B淋巴细胞受抗原刺激后,转化为浆细胞,并产生能与相应抗原结合的抗体,即免疫球蛋白(immunoglobulin, Ig)。由于不同抗体产生不同免疫应答,抗体又可分为抗毒素、抗菌性抗体、中和抗体、调理素等。抗体主要作用于细胞外的微生物,在化学结构上抗体可分为IgG、IgA、IgM、IgD和IgE五类,各具不同功能。IgM抗体最先出现,是近期感染的标志,持续时间不长;IgG为恢复期抗体,持续时间长,多用于回顾性诊断和流行病学调查;IgA主要是在呼吸道、消化道局部产生的抗体;IgE主要作用于原虫和蠕虫;IgD的功能尚不十分明确。抗体与相应的抗原在体外结合发生反应,称血清免疫学反应,如凝集试验、沉淀反应和补体结合试验等。

(二)变态反应

病原体在侵入人体过程中,可引起机体出现异常免疫应答,表现出对人体不利的一面,即变态反应,是机体对某些抗原初次应答后,再次接受相同抗原刺激时,发生的一种以机体生理功能紊乱或组织细胞损伤为主的特异性免疫应答。变态反应有Ⅰ型(速发型)变态反应、Ⅱ型(细胞溶解型)变态反应、Ⅲ型(免疫复合物型)变态反应、Ⅳ型(迟发型)变态反应等四型。其中Ⅰ型变态反应(速发型)是临床最常见的一种,可见于寄生虫感染时的过敏反应。Ⅳ型变态反应可见于细胞内细菌感染性疾病,如结核病、布鲁菌病等。

◎ **要点五 感染病的发病机制**

(一)传染病的发生与发展

1. 入侵部位 只有入侵部位适当,病原体才能定植、生长、繁殖及引起病变。

2. 机体内定位 不同的病原体在机体内定位不同,各种传染病都有自己的规律性。病原体入侵人体后,或在入侵部位直接引起病变(如菌痢);或在入侵部位繁殖并分泌毒素,在机体其他部位引起病变(如白喉);或经血液循环,再定位某一靶器官，引起病变（如流脑）；或经过一系列生长阶段后定居于某一脏器（如蠕虫病）。

3. 排出途径 不同传染病的病原体排出途径不同，有的单一，有的多个。如痢疾杆菌只通过粪便排出，脊髓灰质炎病毒既通过粪便又通过飞沫排出。有些病原体存在于血液中，当有合适媒介时才传播，如当蚊子叮咬时才可传播疟疾、乙脑等。病原体排出体外的持续时间长短不一，不同的传染病有不同的传染期。

（二）组织损伤的发生机制

1. 直接损伤 有些病原体可借助机械运动及分泌的酶（如阿米巴病）直接破坏组织，或通过细胞病变使细胞溶解（如脊髓灰质炎），还可通过诱发炎症过程引起组织坏死（如鼠疫）。

2. 毒素作用 病原体能分泌毒力很强的外毒素，可选择性损伤靶器官或引起功能紊乱。如霍乱弧菌分泌霍乱肠毒素引起剧烈腹泻；肉毒杆菌分泌神经毒素选择性损害神经系统；革兰阴性杆菌裂解后释放内毒素，导致发热、微循环障碍及DIC等。

3. 免疫机制（immune mechanism） 病原体侵入机体，通过病原体本身或其代谢产物诱发机体产生免疫反应，引起组织损伤。有些病原体能抑制细胞免疫（如麻疹）或直接破坏T细胞（如AIDS），更多的病原体通过变态反应导致组织损伤，以Ⅲ型（免疫复合物）（如流行性出血热）及Ⅳ型（细胞介导）（如结核病、血吸虫病）最为常见。

（三）重要病理生理变化

病原体侵入人体后，在与机体互相斗争过程中，导致多种病理生理变化，常见的主要有发热、代谢、内分泌改变等。

细目二 传染病的流行过程

◎ 要点一 流行过程的基本条件

传染病的流行过程就是传染病在人群中发生、发展和转归的过程。流行过程的构成需要有三个基本条件，包括传染源、传播途径和易感人群。同时流行过程又受到社会因素和自然因素的影响。

（一）传染源

传染源（source of infection）指体内有病原体生长、繁殖并能排出体外的人和动物。传染源通过分泌物、体液、血液等排出病原体，引起病原体的传播。传染源包括下列4个方面。

1. 患者 急性患者通过咳嗽、呕吐、腹泻等传播病原体；轻型患者易被忽视，作为传染源的意义重大；慢性患者长期排出病原体，是重要的传染源。有些传染病，如麻疹、天花、水痘等，患者是唯一的传染源。

2. 隐性感染者 隐性感染者数量多，且不易被发现。对于某些传染病，如肠道病毒（脊髓灰质炎病毒、柯萨奇病毒、埃可病毒等）感染，隐性感染者是主要传染源。

3. 病原携带者 包括慢性病原携带者、恢复期病原携带者、潜伏期携带者等。病原携带者无临床症状而排出病原体，是重要的传染源。

4. 受感染的动物 以啮齿动物最为常见，其次是家畜、家禽。传播疾病的动物为动物传染源，动物作为传染源传播的疾病，称为动物源性传染病，如狂犬病、布鲁菌病等；野生动物为主要传染源的传染病，称为自然疫源性传染病，如鼠疫、钩端螺旋体病、流行性出血热等。

（二）传播途径

病原体离开传染源到达另一个易感者所经过的途径称传播途径（route of transmission）。有些传染病只有单一传播途径（如伤寒），有些传染病有多种传播途径（如疟疾）。

1. 呼吸道传播 因吸入含有病原体的空气、飞沫或气溶胶引起，如肺结核、麻疹、传染性非典型肺炎、流行性脑脊髓膜炎、白喉等。

2. 消化道传播 被病原体污染的食物、水源或食具，在易患者进食时获得感染，如霍乱、伤寒、细菌性痢疾和一些寄生虫病（钩虫病、蛔虫病等）。食物传播可造成流行，水源传播可形成暴发或流行。

3. 接触传播 包括直接接触传播和间接接触传播。直接接触传播指传染源与易感者接触而未经任何外界因素所造成的传播，如性病、狂犬病、鼠咬热等；间接接触传播也称日常生活接触传播，是指易感者接触了被传染源的排泄物或分泌物污染的日常生活用品而造成的传播。例如，被污染了的手接触食品可传播痢疾、伤寒、霍乱、甲型肝炎；被污染的衣服、被褥可传播疥疮、癣等；儿童玩具可传播白喉、猩红热；用被污染的毛巾洗脸可传播沙眼、急性出血性结膜炎；动物的皮毛可传播炭疽、布鲁菌病等。

4. 虫媒传播 ①经节肢动物机械携带传播：苍蝇、蟑螂携带肠道传染病病原体，当它们接触食物、反吐或随其粪便将病原体排出体外时，使食物污染，人们吃了这种被污染的食物或使用这些食具时被感染。②经吸血节肢动物传播：如按蚊、人虱、鼠蚤、白蛉、蜱虫和恙螨等。吸血节肢动物叮咬于菌血症、立克次体血症、病毒血症、原虫症的宿主，使病原体随宿主的血液进入节肢动物肠腔或体腔内，经过发育及（或）繁殖后，才能感染易感者。病原体在节肢动物体内有的经过繁殖，如乙脑病毒在蚊体内；有的经过发育，如丝虫病的微丝蚴在蚊体内数量上不增加，但需经过一定的发育阶段；有的既经发育又经繁殖，如疟原虫在按蚊体内。

5. 血液和体液传播 存在于血液或体液中的病原体通过输血、使用血制品、分娩、性交而传播，如疟疾、乙型病毒性肝炎、丙型病毒性肝炎、艾滋病、梅毒等。

6. 母婴传播 由母亲传给胎儿或婴儿称母婴传播，母婴传播属于垂直传播（vertical transmission），其他途径称为水平传播（horizontal transmission）。出生前在宫内获得的感染称先天性感染，如梅毒等。母婴传播包括：①经胎盘传播：如风疹、AIDS、乙型肝炎、腮腺炎、麻疹、水痘、巨细胞病毒感染及虫媒病毒感染、梅毒等。②上行性传播：病原体经孕妇阴道通过子宫颈口到达绒毛膜或胎盘引起胎儿感染，称为上行性传播，如葡萄球菌、链球菌、大肠杆菌、肺炎球菌及白色念珠菌等。③分娩引起的传播：胎儿从无菌的羊膜腔穿出而暴露于母亲严重污染的产道内，经胎儿的皮肤、呼吸道、肠道感染，如孕妇产道存在淋球菌、结膜炎包涵体、乙肝病毒及疱疹病毒等，可能导致相应的感染。④哺乳传播：有些传染病的病原体可通过乳汁排出感染婴儿，如 AIDS、乙型肝炎等。

7. 土壤传播 土壤被病原体污染（如人粪肥使肠道传染病病原体或寄生虫虫卵污染土壤，如钩虫卵、蛔虫卵等；某些细菌的芽孢可以长期在土壤中生存，如破伤风、炭疽、气性坏疽等若遇皮肤破损，可以引起感染。

8. 医源性感染 指在医疗工作中人为造成的某些传染病的传播。一类是指易感者在接受诊疗、预防、检验措施时，由于所用器械受医护人员或其他工作人员的手污染而引起的传播，如乙型肝炎、丙型肝炎、艾滋病等；另一类是药品或生物制品受污染而引起的传播，如输注因子Ⅷ引起的艾滋病。

（三）易感人群

对某一传染病缺乏特异性免疫力的人为易感者（susceptible person）。人群易感性（susceptibility of the crowd）指人群对某种传染病病原体的易感程度或免疫水平。

1. 人群易感性增高的因素 ①新生儿初生6个月以上未经人工免疫者、非流行区居民迁入流行区、免疫人群减少等。②许多传染病（包括隐性感染）流行或人工免疫后经一段时间，其免疫力逐渐降低，其患者又成为易感人群，因此传染病的流行常有周期性。③新的传染病出现或传入，如 SARS、艾滋病，则人群普遍缺乏免疫力。

2. 降低人群易感性的因素 ①对易感人群按免疫程序实施计划免疫及必要时强化免疫接种，是降低人群易感性最重要的措施。人工自动免疫干预，可以阻止传染病的周期性流行，甚至可以消灭该传染病（如天花）。②传染病流行或隐性感染后免疫人口增加，在传染病流行后的一段时间内，人群对该病易感性降低。

要点二　影响流行过程的因素

1. **自然因素**　自然环境的各种因素，包括地理、气象、生态环境等，对传染病的发生与发展影响极大。传染病的发生与季节性、区域性等自然因素有密切关系。如在夏季流行菌痢等肠道传染病、疟疾、流行性乙型脑炎；冬春季流行流脑等呼吸道感染性疾病；长江中下游地区有血吸虫病流行，我国北方有黑热病地方性流行区；洪涝灾害后由于水源和食物污染，肠道传染病发病率上升；全球气候变暖可带来更多的自然灾害和生物种群的改变，有利于某些病原体扩散和流行区域扩大。在一定自然生态环境下，某些传染病可在动物间传播，如鼠疫、钩端螺旋体病等，人类进入该地区易被感染，这类疾病称自然疫源性传染病或人畜共患病（zoonosis）。寄生虫病和虫媒传染病对自然环境的依赖更为显著。

2. **社会因素**　社会制度、经济与生活条件、文化水平、人口密度等对传染病的流行过程有决定性影响。

3. **个人行为因素**　人类自身不文明、不科学的行为和生活习惯，也有可能造成传染病的发生与传播，这些行为和习惯往往体现在旅游、打猎、集会、日常生活、豢养宠物等过程中。因此，个人旅游的防病准备、公共场所的卫生防范、居家卫生措施、自身健康教育均显示其重要性。

细目三　传染病的特征

要点一　基本特征

1. **病原体**　每一种传染病都是由特异性病原体（pathogen）所引起的。病原体包括微生物与寄生虫。许多传染病都是先认识其临床表现和流行规律，而后才认识其病原体的。随着科学技术的发展，一些新的病原体还会不断被发现。病原学检查是传染病的确诊依据。

2. **传染性**　传染性（infectivity）是传染病与非传染性疾病的最主要区别。传染性是指病原体能够通过特定途径感染给他人。不同传染病的传染性有很大差别，传染病患者有传染性的时期称为传染期。每一种传染病都有相对固定的传染期，是确定传染病患者隔离期的主要依据。

3. **流行病学特征**　主要指传染病的流行性、季节性和地方性，还包括在不同人群（年龄、性别、职业等）中的分布特点。

（1）流行性　传染病在人群中连续发生造成不同程度蔓延的特性。①散发：某种传染病在某一地区的近几年发病率处于一般水平。②流行：某种传染病在某一地区的发病率高于一般水平。③大流行：某传染病流行范围广，甚至超过国界或洲界。④暴发：某种传染病病例的发病在某一地区或单位时间分布高度集中于一个短时间之内，多是同一传染源或传播途径导致的。

（2）季节性　传染病发病率在时间上的分布特点，如流行性乙型脑炎在夏秋季节流行。季节性的发病率变化与气温、湿度、传播媒介、人群流动等因素有关。

（3）地方性　传染病发病率在空间（地区分布）中的分布特点。某些传染病和寄生虫病只限于一定地区和范围内发生，自然疫源性疾病也只限于一定地区内发生，此等传染病因有其地区特征，又称为地方性传染病。

4. **感染后免疫**　人体感染病原体后能产生不同程度的特异性免疫。不同传染病和不同个体，感染后获得的保护性免疫力水平不同，持续的时间长短也有很大差别。一些病毒性传染病（如麻疹、乙型脑炎等），感染后可获得持久的免疫力；一些细菌性传染病（如细菌性痢疾等），感染后保护性免疫仅为数月至数年；也有的感染后不产生保护性免疫或仅产生有限的保护性免疫，容易重复感染，如血吸虫病、蛔虫病等。

要点二　临床特征

（一）病程发展的阶段性

急性传染病的发生、发展和转归具有一定的

阶段性，通常分为四个期。

1. **潜伏期**（incubation period） 是指从病原体侵入机体至开始出现临床症状为止的时期。传染病的潜伏期是相对固定的，是检疫工作者和传染病医师诊断、追溯传染源、确定检疫期、选择免疫方式的重要依据。潜伏期的长短与病原体种类、数量、毒力和机体的免疫力有关。

2. **前驱期**（prodromal period） 是从起病至症状明显开始为止的时期。前驱期的临床表现通常是非特异性的，如头痛、发热、乏力、肌肉及关节痛等，为很多传染病所共有，持续1~3日，起病急骤者前驱期可很短暂或无。

3. **症状明显期** 在此期间患者表现出该传染病所特有的症状和体征，如特征性的皮疹、肝脾大和脑膜刺激征、黄疸、器官功能障碍或衰竭等。有些传染病（如乙型脑炎等）患者经过前驱期后，大多数患者很快进入恢复期，仅有少部分患者进入症状明显期；而有些传染病（如麻疹等）则大部分患者进入症状明显期。

4. **恢复期** 机体免疫力增长到一定程度，体内病理生理过程基本终止，患者的症状及体征基本消失，临床上称为恢复期（convalescent period）。此期体内可能有残余病原体，病理改变和生化改变尚未完全恢复。一些患者还有传染性，血清中抗体效价逐渐升高，直至达到最高水平。

5. **复发与再燃** 传染病患者进入恢复期后，有些传染病患者体温恢复正常，稳定一段时间以后，发热等初发病症状再度出现，称为复发（relapse）；有些患者体温开始降低但尚未降至正常时，体温再度升高，初发病的症状再度出现，称为再燃（recrudescence）。复发或再燃都是由于潜伏于血液或组织中的病原体再次繁殖所致，可见于伤寒、疟疾等传染病。

6. **后遗症** 在恢复期结束后机体功能仍长期不能恢复正常。

(二) 常见的症状与体征

1. **发热** 传染病的发热过程可分为三个阶段，即体温上升期、极期和体温下降期。以口腔温度为标准，根据发热程度将发热分为低热（37.3℃~37.9℃）、中度发热（38℃~38.9℃）、高热（39℃~41℃）和超高热（41℃及以上）。热型是传染病的重要特征之一，具有鉴别诊断意义。常见热型有：①稽留热（sustained fever）：指体温升高达39℃以上，24小时变化不超过1℃，如伤寒和斑疹伤寒症状明显期。②弛张热（remittent fever）：24小时体温相差超过2℃，但最低温度未达正常水平，如败血症、流行性出血热等。③间歇热（intermittent fever）：24小时之内体温波动于高热与正常体温之间，如疟疾和败血症。④回归热（relapsing fever）：高热骤起，持续数日后自行消退数日，后又再次出现，如回归热包柔螺旋体所致回归热。登革热也可以见到类似发热。⑤波浪热（undulant fever）：发热逐渐上升，达高峰后逐渐下降至低热或正常，此后又多次重复，可持续数月，如布鲁菌病。⑥不规则热（irregular fever）：指发热患者体温曲线没有规律，可见于败血症、流行性感冒等。

2. **发疹** 许多传染病在病程中有皮疹出现，称为发疹性传染病。发疹包括皮疹（exanthem，外疹）和黏膜疹（enanthem，内疹）两大类。麻疹的口腔黏膜斑（科氏斑，Koplik斑）为黏膜疹。

(1) **皮疹的类型** ①斑疹、丘疹、斑丘疹：斑疹（macula）局部皮肤发红，与皮肤表面相平，见于麻疹初起、斑疹伤寒等；丘疹（papule）略高于皮肤，可以孤立存在或相互融合，见于麻疹、猩红热等；斑丘疹（maculopapule）为在丘疹周围合并皮肤发红的皮疹，见于风疹、猩红热等。②出血疹（petechia）：由皮下出血引起。可为散在的瘀点（<2mm），或相互融合成片，为瘀斑（>5mm）。多见于流行性出血热、登革热、流行性脑脊髓膜炎、流行性斑疹伤寒等。③疱疹（vesicle）：指表面隆起，内含浆液或脓液的皮疹。水痘、带状疱疹、单纯疱疹、金黄色葡萄球菌败血症、立克次体痘等在病程中可见疱疹。疱疹并发细菌感染可成为脓疱疹（pustule），已被消灭的天花可见脓疱疹。④荨麻疹（urticaria）：为不规则的片块状丘疹。见于血吸虫病、蠕虫移行症、丝虫病和血清病。

黏膜疹指体内黏膜的出疹现象，如麻疹的 Koplik' spot。黏膜疹发生在体腔内，不易被发现。

（2）皮疹的意义 皮疹出现的时间、分布部位和先后顺序有一定的规律性，对诊断和鉴别诊断具有重要意义。如麻疹先见于耳后、面部，然后向躯干、四肢蔓延，直到手足心。水痘集中于躯干，呈向心性分布。伤寒玫瑰疹数量少，主要见于胸腹部。水痘、风疹多在病程的第 1 日出疹，猩红热于第 2 日，天花于第 3 日，麻疹于第 4 日，斑疹伤寒于第 5 日，伤寒于第 6 日出疹。

3. 毒血症状 病原体的代谢产物和毒素可引起全身中毒症状，如寒战、高热、乏力、全身酸痛、厌食、头痛、肌肉痛、关节骨骼疼痛，严重者可出现精神神经症状，有时还可引起肝、肾损害和多器官功能衰竭。

4. 单核-吞噬细胞系统反应 在病原体及其代谢产物的作用下，单核-吞噬细胞系统可出现充血、增生等反应，表现为肝、脾和淋巴结的肿大。

（三）临床类型

根据传染病临床过程的长短，可分为急性、亚急性和慢性传染病；根据病情的轻重，可分为轻型、中型、重型及暴发型传染病；根据临床特征，可分为典型和非典型传染病。典型相当于中型或普通型，是传染病中最常见的一型。

细目四 传染病的诊断

◎ 要点一 流行病学资料

流行病学资料在传染病的诊断中占重要地位，包括：①传染病的地区分布：有些传染病局限在一定的地区范围，如黑热病、血吸虫病；有些传染病可由一些特定的动物为传染源或传播媒介，在一定条件下才能传染给人或家畜。②传染病的时间分布：不少传染病的发生有较强的季节性和周期性，如流行性乙型脑炎好发于夏、秋季。③传染病的人群分布：许多传染病的发生与年龄、性别、职业有密切关系，如百日咳和猩红热多发于 1~5 岁儿童，林业工人易被昆虫叮咬而感染虫媒传播传染病（如森林脑炎、莱姆病等）。此外，了解传染病的接触史、预防接种史，也有助于建立诊断。

◎ 要点二 临床资料

1. 病史及症状 要全面准确了解患者病史，特别注意起病方式、特有的症状和体征，如潜伏期长短、起病的缓急与诱发因素、发热与皮疹的特点、中毒症状、特殊症状等，它们具有疾病鉴别意义。其中特殊症状意义重大，如菌痢的里急后重、脓血便，脊髓灰质炎的肢体弛缓性瘫痪，流行性出血热的"三痛"症等。

2. 体格检查 应认真检查，不要有遗漏，特殊体征应特别关注，如猩红热的红斑疹、麻疹发病早期的科氏斑（Koplik 斑）、百日咳的痉咳、白喉的假膜、流行性脑脊髓膜炎的皮肤瘀斑、伤寒的玫瑰疹、狂犬病的"恐水"征等。

◎ 要点三 实验室检查及其他检查

（一）实验室检查

实验室检查对传染病的诊断具有特殊的意义，病原体的检出可直接确定诊断，而免疫学检查亦可为诊断提供重要根据。对许多传染病来说，一般实验室检查有助于诊断与判断病情变化及严重程度。

1. 常规检查 包括血、尿、粪常规检查和生化检查。血常规检查中白细胞计数与分类应用最广。

白细胞总数增高见于大多数细菌感染，尤其是球菌感染（如流行性脑脊髓膜炎、猩红热、金黄色葡萄球菌感染等）和少数病毒感染性传染病（如流行性乙型脑炎、狂犬病、流行性出血热、传染性单核细胞增多症等）。

外周血白细胞总数正常或减低主要见于：部分革兰阴性杆菌感染，如布鲁菌病、结核病、伤寒与副伤寒；多数病毒感染，如流行性感冒、传染性非典型肺炎、高致病性禽流感病毒感染、登革热等；原虫感染，如疟疾、黑热病等。

嗜酸性粒细胞增多见于蠕虫感染，如血吸虫病、钩虫病、并殖吸虫病等，而嗜酸性粒细胞减少则见于伤寒等。

血液生化检查有助于病毒性肝炎、肾综合征出血热等的诊断，尿常规检查有助于流行性出血热、钩端螺旋体病的诊断，大便常规检查有助于蠕虫感染和感染性腹泻的诊断。

2. 病原学检查

（1）病原体的直接检出或分离培养　病原体的直接检出或分离培养出病原体是传染病病原学诊断的"金指标"。一些病原体可采用患者的体液、组织、分泌物与排泄物直接检出，如血片或骨髓片找疟原虫或微丝蚴，涂片染色法检查各种细菌，大便检测寄生虫卵，直接免疫荧光法检测白喉杆菌和军团杆菌等。一些病原体可采用血液、尿液、粪便、脑脊液、痰、骨髓和皮疹内含物进行人工分离培养检出，如细菌、螺旋体、真菌采用人工培养基培养，立克次体采用动物接种或组织培养，病毒的分离采用细胞培养等。

（2）分子生物学检测　是传染病病原学诊断发展的方向。

①分子杂交技术：可用 DNA 印迹法（southern blot）、RNA 印迹法（northern blot）分别检测样品中病原体的 DNA 或 RNA，用原位杂交法检测组织中病原体核酸。

②聚合酶链反应（PCR）：用于检测病原体的 RNA 或 DNA。本方法有很高的特异性，在体外可大量扩增病原体核酸，增加了检测敏感性，但要防止标本污染。

3. 免疫血清学检测　应用已知的抗原、抗体检测患者血清或体液中相应的抗体或抗原，是最常用的免疫学检测方法。常用的方法有各种凝集试验、补体结合试验、酶联免疫吸附试验（ELISA）、放射免疫法（RIA）、荧光抗体技术（FAT）等。

（1）特异性抗原检测　一般在感染早期（相应抗体出现之前）或慢性感染状态下出现，特异性抗原是病原体存在的证据。如乙型肝炎病毒的表面抗原（HBsAg）、血吸虫循环抗原等。检测特异性抗原比特异性抗体更为可靠，但抗原大多容易被抗体中和，或慢性感染期抗原量少，达不到检测试剂的最低检测量，是抗原检测试剂研究的难点。

（2）特异性抗体检测　是临床常用的诊断方法。特异性 IgM 型抗体的检出有助于现存或近期感染的诊断。特异性 IgG 型抗体急性期和恢复期双份血清抗体效价增加 4 倍以上，有助于诊断。

（二）其他检查

1. 内镜检查

（1）胃镜、结肠镜　常用于诊断消化系统传染病，如阿米巴痢疾等。

（2）支气管镜　常用于诊断支气管淋巴结核病、艾滋病合并肺孢子菌病。

2. 影像学检查　包括 B 型超声波检查，常用于肝炎、肝硬化、肝脓肿等的诊断或鉴别诊断；计算机断层扫描（CT）、磁共振成像（MRI），常用于诊断脑脓肿、脑囊虫病；肺 CT 检查常用于呼吸系统传染病，如传染性非典型肺炎、中东呼吸综合征、人感染 H7N9 禽流感、新型冠状病毒肺炎、肺结核等。

3. 活体组织检查　常用于各型肝炎、肝硬化、肺结核和某些寄生虫病的诊断与鉴别诊断。

细目五　传染病的治疗

◎ 要点一　治疗原则

1. **综合治疗的原则**　即治疗、护理与隔离、消毒并重，一般治疗、对症治疗与特效治疗结合。

2. **中医中药的治疗原则**　积极参与。

◎ 要点二　治疗方法

（一）一般治疗

一般治疗（general treatment）包括隔离、护

理、饮食及心理治疗等。患者的隔离按其传播途径和病原体排出方式及时间而异，并应随时做好消毒工作。如保持病房及居室良好的卫生环境，做好口腔、皮肤护理，防止并发症的出现，密切观察患者的血压、呼吸、脉搏及一般情况，确保各项诊疗措施得以正确实施。医务人员良好的服务态度、工作作风可以增强患者战胜疾病的信心，对患者的恢复有着重要作用。

一般治疗还包括支持治疗。如保持足够的热量、足量维生素摄入，维持水、电解质平衡和酸碱平衡，必要时应用各种血液和免疫制品，这些均可增强患者体质和免疫功能。

（二）对症治疗

对症治疗（symptomatic treatment）包括降温、镇静、强心、改善微循环、纠正水电解质失衡及电解质紊乱、应用糖皮质激素以及血液透析和血浆置换等。对症治疗是一些传染病极期的常用治疗方法，能减轻病者的痛苦，减少机体的消耗，减轻重要脏器的负担，改善和稳定内环境，使机体的损伤降至最低，从而安全度过危险期。

（三）病原治疗

1. 抗菌治疗 抗菌药物治疗发展较快，临床应用广泛，且新的药物不断出现。主要用于细菌、立克次体、支原体、真菌、螺旋体等感染的治疗。应用抗菌药物应遵守以下原则：①严格掌握适应证，使用针对性强的药物。②病毒感染性疾病不宜使用抗菌药物。③不明原因发热患者，如果用多种抗菌药物治疗无效，应停用或改用适合的抗菌药物，避免继续使用带来的菌群失调和毒副反应。④应用抗菌药物前最好做病原体培养，按药敏试验结果用药。⑤预防性应用抗菌药物应有明确的目的。⑥对于免疫功能低下的患者和疑似细菌感染的患者，可试用抗菌药物治疗。

2. 抗寄生虫治疗 主要用于蠕虫病和原虫病的治疗。如吡喹酮治疗血吸虫病、并殖吸虫病和华支睾吸虫病，甲硝唑治疗阿米巴病，氯喹、奎宁治疗疟疾，锑剂治疗黑热病等。

3. 抗病毒治疗 目前有效的抗病毒药物尚不多，按病毒类型可分为三类：

（1）广谱抗病毒药物 如利巴韦林，可用于病毒性呼吸道感染、疱疹性角膜炎、肾综合征出血热以及丙型肝炎的治疗。

（2）抗 RNA 病毒药物 如奥司他韦（达菲），对甲型 H5N1 及 H1N1 流感病毒感染均有效。近年推出的直接抗病毒药物（Direct-acting antiviral agent，DAA）具有直接抑制病毒蛋白酶或其他位点的作用，可持续抑制病毒复制，使彻底治愈丙型病毒性肝炎成为可能。

（3）抗 DNA 病毒药物 如阿昔洛韦常用于疱疹病毒感染，更昔洛韦对巨细胞病毒感染有效；核苷（酸）类药物（如恩替卡韦、替诺福韦等）抑制病毒反转录酶活性，是目前常用的抗乙型肝炎病毒药物。

4. 血清免疫制剂治疗 有直接中和毒素和清除病原体的作用。如白喉和破伤风抗毒素、乙型肝炎免疫球蛋白、抗狂犬病血清、人丙种球蛋白等。使用抗毒素前必须做过敏试验，对过敏者应采用脱敏法注射。

（四）康复治疗

某些传染病（如脊髓灰质炎、脑炎和脑膜炎）可有肢体瘫痪和语言障碍等后遗症，需进行针灸治疗、理疗等康复治疗（rehabilitation therapy），以促进机体康复。

（五）中医药治疗

中医药（traditional chinese medicine）在传染性疾病防治方面，尤其是病毒感染性疾病防治方面已显示出较好的疗效。中医药在减轻症状、缓解病情进展方面有显著的作用，如治疗传染性非典型肺炎、新型冠状病毒肺炎等新发感染病的疗效得到了世界卫生组织的承认，其精华为辨证论治。但对细菌和寄生虫病原体等直接清除作用不理想，中医药宝库还有待进一步去探索和发掘，为世界医学的发展作出贡献。

细目六 传染病的预防

要点一 管理传染源

1. 《中华人民共和国传染病防治法》把传染病分为甲类、乙类和丙类，实行分类管理。甲类为强制管理传染病，包括鼠疫和霍乱两种；乙类为严格管理传染病，包括传染性非典型肺炎、艾滋病、病毒性肝炎、脊髓灰质炎、人感染高致病性禽流感、人感染 H_7N_9 禽流感、麻疹、流行性出血热、狂犬病、流行性乙型脑炎、登革热、炭疽、细菌性和阿米巴性痢疾、伤寒和副伤寒、流行性脑脊髓膜炎、百日咳、白喉、猩红热、布鲁菌病、淋病、梅毒、钩端螺旋体病、疟疾、肺结核、新生儿破伤风、血吸虫病，共 26 种；丙类属监测管理传染病，包括流行性感冒（含甲型 H1N1 流感）、流行性腮腺炎、风疹、急性出血性结膜炎、麻风病、流行性和地方性斑疹伤寒、黑热病、包虫病、丝虫病，除霍乱、细菌性和阿米巴性痢疾、伤寒和副伤寒以外的感染性腹泻病、手足口病等，共 11 种。

2. 甲类传染病属强制管理传染病，根据国务院卫生行政部门的规定，乙类传染病中传染性非典型肺炎、肺炭疽和脊髓灰质炎等按甲类传染病报告和管理。甲类传染病，要求发现后 2 小时内通过传染病疫情监测信息系统上报。乙类传染病，要求诊断后 24 小时内通过传染病疫情监测信息系统上报。

3. 传染病报告制度是预防、控制传染病的重要措施，必须严格遵守。疾病预防控制机构、医疗机构和采供血机构及其执行职务的人员发现法定的传染病疫情或者其他传染病暴发、流行以及突发原因不明的传染病时，应当遵循疫情报告属地管理原则，按照国务院规定的或者国务院卫生行政部门规定的内容、程序、方式和时限报告。所有公民均为义务报告人。

4. 对患者做到早发现、早诊断、早报告、早隔离、早治疗；对传染源的密切接触者，进行检疫、医学观察、药物预防和应急接种；对病原携带者应随访、治疗、管理、观察并适当调整工作；对患者或带病原体的动物给予隔离治疗、检疫，对有害动物（如鼠类、病犬等）则坚决捕杀。

要点二 切断传播途径

对于各种传染病，尤其是消化道传染病、虫媒传染病和寄生虫病，切断传播途径通常是起主导作用的预防措施。其主要措施包括隔离和消毒。

（一）隔离

隔离是指将患者或病原携带者妥善地安排在指定的隔离单位，暂时与人群隔离，积极进行治疗、护理，并对具有传染性的分泌物、排泄物、用具等进行必要的消毒处理，防止病原体向外扩散的医疗措施。要特别重视医院内的标准预防。隔离的种类有以下几种：

1. **严密隔离** 对传染性强、病死率高的传染病，如霍乱、鼠疫、狂犬病、SARS 等甲类或传染性极强的乙类传染病等，应住单人病房，严密隔离。

2. **呼吸道隔离** 对由患者的飞沫和鼻咽分泌物经呼吸道传播的疾病，如流感、流脑、麻疹、白喉、百日咳、肺结核等，应作呼吸道隔离。

3. **消化道隔离** 对由患者的排泄物直接或间接污染食物、食具而传播的传染病，如伤寒、菌痢、甲型肝炎、戊型肝炎、阿米巴病等，最好能在一个病房中只收治一个病种，否则应特别注意加强床边隔离。

4. **血液-体液隔离** 对于直接或间接接触感染的血及体液而发生的传染病，如乙型肝炎、丙型肝炎、艾滋病、钩端螺旋体病等，在一个病房中只住由同种病原体感染的患者。

5. **接触隔离** 对病原体经体表或感染部位排出，他人直接或间接与破损皮肤或黏膜接触感染引起的传染病，如破伤风、炭疽、梅毒、淋病和皮肤的真菌感染等，应作接触隔离。

6. 昆虫隔离 对以昆虫作为媒介传播的传染病，如乙脑、疟疾、斑疹伤寒、回归热、丝虫病等，应作昆虫隔离。病室应有纱窗、纱门，做到防蚊、防蝇、防螨、防虱和防鼠等。

7. 保护性隔离 对抵抗力特别低的易感者，如长期大量应用免疫抑制剂者、严重烧伤患者、早产婴儿和器官移植患者等，应作保护性隔离。在诊断、治疗和护理工作中，尤其应注意避免医源性感染。

（二）消毒

消毒是切断传播途径的重要措施。狭义的消毒是指消灭污染环境的病原体，广义的消毒则包括消灭传播媒介在内。消毒有疫源地消毒（包括随时消毒和终末消毒）及预防性消毒两大类。消毒方法包括物理消毒法和化学消毒法等，可根据不同的病原体选择采用。

◎ 要点三　保护易感人群

1. 提高非特异性免疫力 改善营养、锻炼身体等。在流行期间应避免同易感人群接触，必要时可进行潜伏期预防性服药。

2. 提高特异性免疫力 接种疫苗、菌苗、类毒素等可提高人群的主动性特异性免疫，接种抗毒素、丙种球蛋白或高效价免疫球蛋白可使机体获得被动性特异性免疫。儿童计划免疫对传染病预防起关键性的作用。

第二单元　病毒感染

细目一　病毒性肝炎

病毒性肝炎（viral hepatitis）是由肝炎病毒引起的以肝脏炎性损害为主的一组传染病。肝炎病毒是指侵入机体后主要感染肝脏并以引发肝脏炎性损害为主的病毒。目前已知的肝炎病毒有甲、乙、丙、丁、戊五型。其他如巨细胞病毒、EB病毒、柯萨奇病毒、疱疹病毒等多种病毒有时也可引起肝脏炎性损害，但肝脏受累是其全身表现的一部分，故不属于肝炎病毒。

◎ 要点一　病原学

（一）甲型肝炎病毒

甲型肝炎病毒（hepatitis A virus，HAV）简称甲肝病毒，属微小RNA病毒科，人类嗜肝RNA病毒属。为直径约27~32nm的正20面体球形颗粒，内含线型单股RNA。HAV基因组大约有7478个核苷酸，开放读码框架（open reading frame，ORF）分为P1、P2及P3 3个区，P1编码衣壳蛋白，即VP1、VP2、VP3和VP4，P2、P3编码非结构蛋白。根据对其基因组的分析，目前认为HAV至少可以分为7个基因型，人类HAV为Ⅰ、Ⅱ、Ⅲ和Ⅶ型。各基因型亚型之间约有7.5%的碱基差异。HAV的抗原性较稳定，仅有一个血清型。感染后早期产生IgM型抗体，是近期感染的标志，一般持续8~12周，少数可延续6个月左右。IgG型抗体则是既往感染或免疫接种后的标志，可长期存在。

HAV对外环境抵抗力较强，含有HAV的粪便25℃放置1个月后仍有传染性。对有机溶剂如乙醚等有抵抗力，耐酸、耐碱。60℃1小时不能完全灭活，100℃1分钟可完全灭活，-20~-70℃数年后仍有感染力。对紫外线照射、过氧乙酸、甲醛及氯类等消毒剂敏感。

（二）乙型肝炎病毒

乙型肝炎病毒（hepatitis B virus，HBV）简称乙肝病毒，属嗜肝DNA病毒（hepadna viruses）。完整的乙肝病毒又称为Dane颗粒，直径42nm，球形。外壳含有乙肝病毒表面抗原（hepatitis B surface antigen，HBsAg），核心内含有 HBV DNA 和 DNA 聚合酶（DNA polymerase，DNAP），核壳含有乙肝病毒核心抗原（hepatitis B core antigen，HBcAg）。HBV 感染者血清内除含有 Dane 颗粒外，电镜下还可见到直径 22nm 的小球形颗粒及长度不一的线状颗粒，后者经乙醚处理后可分散为小球形颗粒，它们只含有 HBsAg 成分而无核心成分，是 HBV 复制过程中产生的过剩病毒外壳。

HBV 核酸为双股不完全环状 DNA，长链（负链）约含 3200 个核苷酸。长度固定，缺口处为 DNAP，短链（正链）的长度不定。长链含有 4 个开放读码框架，可编码全部的病毒物质，分别为 S、C、P 及 X 区。S 区分为前 S_1、前 S_2 和 S 基因，分别编码产生前 S_1、前 S_2 和 S 抗原；C 区分为前 C 和 C 基因，编码产生 e 抗原（hepatitis B e antigen，HBeAg）和 HBcAg；P 基因参与 HBV 的复制；X 基因的产物是 x 抗原（hepatitis B x antigen，HBxAg）。HBV 复制时，HBV DNA 被修复为共价闭合环状 DNA（covalently closed circular DNA，cccDNA），并以此为模板进行 HBV 的转录与复制。

HBV 基因组易突变，大部分突变为沉默突变，无生物学意义。S 基因突变可引起 HBsAg 亚型改变或 HBsAg 阴性乙型肝炎。HBsAg "a" 决定簇（aa124-aa147）可出现多种变异，其中出现频率最高的是 aa145R 变异株，对乙型肝炎疫苗的预防效果有一定影响。$PreS_2$ 区 5′端的缺失变异株，使病毒形态发生明显改变，Pre-S 区起始密码子变异株造成 M 蛋白缺失可能与疾病加重有关；前 C 区及 C 区启动子变异可引起 HBeAg 阴性/抗-HBe 阳性乙型肝炎，Pre-C 区 1896 位核苷酸是最常发生变异的位点之一。乙型肝炎病毒基本核心启动子（BCP）变异可使前基因组 RNA 转录增强，病毒复制能力增加。C 区突变可导致抗-HBc 阴性乙型肝炎。P 区突变可导致复制缺陷或复制水平的降低；同时，在核苷类药物治疗患者中，P 区突变株与耐药出现有密切关系。P 基因突变有两类：一类为 YMDD 基因序列中的甲硫氨酸密码子（M）突变为缬氨酸（U），简称 YMDD（rtM204V）变异；另一类为甲硫氨酸密码子（M）突变为异亮氨酸（I），简称 YIDD（rtm204I）变异。HBV 基因组变异除了影响血清学指标的检测外，还可能与疫苗接种失败、肝炎慢性化、抗病毒药物耐药、重型肝炎和肝细胞癌的发生等有关。

在 HBV 复制过程中，病毒 DNA 进入宿主细胞核，在 DNA 聚合酶的作用下，两条链的缺口均被补齐，形成超螺旋的共价、闭合、环状 DNA 分子（covalently closed circular DNA，cccDNA）。cccDNA 是乙肝病毒前基因组复制的原始模板，虽然基因含量较少，每个肝细胞内 5~50 个拷贝，但其存在对病毒复制以及感染状态的建立十分重要，cccDNA 从肝细胞核的清除，意味着 HBV 感染状态的中止。

1. HBsAg 与抗-HBs 成人感染 HBV 后最早 1~2 周，最迟 11~12 周血中首先出现 HBsAg。急性自限性 HBV 感染时血中 HBsAg 大多持续 1~6 周，最长可达 20 周。无症状携带者和慢性患者 HBsAg 可持续存在多年，甚至终身携带。HBsAg 本身只有抗原性，无传染性。抗-HBs 是一种保护性抗体，在急性感染后期，HBsAg 转阴后一段时间开始出现，在 6~12 个月内逐步上升至高峰，可持续多年，但滴度会逐步下降。约半数病例抗-HBs 在 HBsAg 转阴后数月才可检出；少部分病例 HBsAg 转阴后始终不产生抗-HBs。抗-HBs 阳性表示对 HBV 有免疫力，见于乙型肝炎恢复期、既往感染及乙肝疫苗接种后。

2. HBeAg 与抗-HBe HBeAg 是一种可溶性蛋白，一般仅见于 HBsAg 阳性血清。急性 HBV 感染时 HBeAg 的出现时间略晚于 HBsAg。HBeAg 的存在表示患者处于高感染低应答期。HBeAg 消失而抗-HBe 产生称为 e 抗原血清转换（e antigen seroconversion）。每年约有 10% 的慢性 HBV 感染病例发生自发性血清转换。抗-HBe 阳转后，病毒复制多处于静止状态，传染性降低。部分患者仍有病毒复制，肝炎活动。

3. HBcAg 与抗-HBc 血液中 HBcAg 主要存在于 Dane 颗粒的核心，游离的 HBcAg 极少，故较少于临床常规检测。肝组织中 HBcAg 主要存在于受感染的肝细胞核内。HBcAg 有很强的免疫原性，HBV 感染者几乎均可检出抗-HBc，除非 HBVc 基因序列出现极少见的变异或感染者有免疫缺陷。抗-HBc IgM 是 HBV 感染后较早出现的抗体，绝大多数出现在发病第 1 周，多数在 6 个月内消失，抗-HBc IgM 阳性提示处于乙型肝炎急性期或慢性肝炎急性发作。抗-HBc IgG 出现较迟，但可保持多年甚至终身存在。

HBV 对外环境抵抗力很强，在干燥或冰冻环境下能生存数月至数年，加热 60℃ 10 小时、100℃ 10 分钟、高压蒸汽消毒等可被灭活，0.2%新洁尔灭及过氧乙酸等消毒剂敏感，对乙醇、紫外线不敏感。

（三）丙型肝炎病毒

丙型肝炎病毒（hepatitis C virus，HCV）简称丙肝病毒，属 RNA 病毒，黄病毒属，为含有脂质包膜的球形颗粒，直径 30~60nm。HCV 的基因编码区可分为结构区与非结构区两部分，编码区从 5′端依次为核心蛋白区（C 区）、包膜蛋白区（E 区）E1、E2/NS1 和非结构区（NS 区），后者又分为 NS1~5 等区。非结构区易发生变异。基因组 5′端由 241~324 个核苷酸组成，十分稳定，极少变异，临床上常据此区的基因序列设计 PCR 引物，检测 HCV RNA，检出率较高。

HCV 通过与肝细胞表面上的特异性受体结合进入肝细胞。肝细胞是 HCV 复制的主要场所，但也可在外周血单个核细胞内复制及存储。

HCV 基因易变异，可以产生不同的基因型、亚型和准种。核苷酸同源性小于 70% 的归于不同基因型，70%~85% 归于基因亚型，大于 85% 归为统一株，即准种。基因型的命名按发现的先后用阿拉伯数字表示，目前有 6 型。亚型在基因型后用小写英文字母表示，如 1a、1b、1c、3a 等。HCV 基因型分布存在明显的地区差别，我国 1b 及 2a 基因型常见，多为 1b 基因型，个别地区存在 1a、2b 和 3b 基因型。基因型与病情的严重程度及干扰素治疗应答等有一定的相关性，也可用于流行病学调查。

1. HCVAg 与抗-HCV 血清中 HCVAg 含量很低，检出率不高。抗-HCV 不是保护性抗体，是 HCV 感染的标志。抗-HCV 又分为 IgM 型和 IgG 型。抗-HCV IgM 在发病后即可检测到，一般持续 1~3 月。如果抗-HCV IgM 持续阳性，提示病毒持续复制，易转为慢性。

2. HCV RNA 感染 HCV 后第 1 周即可从血液或肝组织中用 RT-PCR 法检出 HCV RNA。HCV RNA 阳性是病毒感染和复制的直接标志。HCV RNA 定量测定有助于了解病毒复制程度、抗病毒治疗选择及疗效评估等。HCV RNA 基因分型在流行病学和抗病毒治疗方面有很大意义。

3. 基因分型 HCV1b 和 2a 基因型在我国较为常见，其中以 1b 型为主（56.8%），其次为 2 型（24.1%）和 3 型（9.1%），未见基因 4 型和 5 型的报告，6 型相对较少（6.3%）；在西部和南部地区，基因 1 型比例低于全国平均比例，西部基因 2 型和 3 型比例高于全国平均比例，南部（包括中国香港和澳门地区）和西部地区基因 3 型和 6 型比例高于全国平均比例。混合基因型少见（约 21%），多为基因 1 型混合 2 型。

HCV 对氯仿等有机溶剂敏感，100℃ 10 分钟或 60℃ 10 小时或 37℃ 96 小时或 1：1000 甲醛可被灭活。

（四）丁型肝炎病毒

丁型肝炎病毒（hepatitis D virus，HDV）简称丁肝病毒，是一种缺陷的负链 RNA 病毒，其生活周期需要 HBV 等嗜肝 DNA 病毒的帮助，为其提供外壳及在病毒侵入肝细胞、包装、成熟及释放等方面提供帮助。在临床上 HBV 与 HDV 可同时感染机体，即同时感染（co-infection），或在慢性 HBV 感染的基础上感染 HDV，即重叠感染（super-infection）。成熟的 HDV 颗粒为球形，电镜下直径为 35~37nm，外壳由 HBV 外壳蛋白组成，内含 HDV RNA 和丁肝病毒抗原（hepatitis D antigen，

HDAg)。目前将 HDV 归类于代尔塔病毒属（Deltavirus genus），该属暂不归属于任何科。

血清或肝组织中检出 HDV RNA 是诊断 HDV 感染的直接依据。

HDV 比较耐热，但对各种灭活剂（如甲醛溶液、脂溶剂氯仿）较敏感。

（五）戊型肝炎病毒

戊型肝炎病毒（hepatitis E virus，HEV）简称戊肝病毒，病毒颗粒呈二十面对称圆球形，直径为 27~34nm，无包膜，类似于杯状病毒，具有突起的表面结构。2005 年国际病毒分类委员会将 HEV 单独归类于肝炎病毒科（Hepaviridae）肝炎病毒属（Hepavirus）。

HEV 的基因组为单股正链 RNA，基因组分为结构区和非结构区，含有 3 个部分重叠的开放读码框架（ORF），ORF-1 编码非结构蛋白，ORF-2 编码结构蛋白，ORF-3 位于结构区的 ORF-1 与 ORF-2 之间，与它们均有部分重叠，编码部分核壳蛋白，为具有特异性的抗原蛋白——戊肝病毒抗原（hepatitis E antigen，HEAg）。

根据同源性可将 HEV 分为至少 4 个基因型，基因 1 型和 2 型只感染人。基因 1 型主要来自卫生条件较差的中亚、东南亚、中东等地区，包括我国新疆 HEV 流行株，可引起水源性流行，主要感染男性青壮年，孕妇感染后病死率高达 20%。基因 2 型分布于墨西哥及少数非洲国家。基因 3 型和 4 型既可感染人，也可感染多种动物，可在人和动物之间传播，引起的戊型肝炎，已被认为是一种人兽共患病。其中基因 3 型广泛分布于欧美和日本。基因 4 型流行于亚洲，是我国人群及饲养的猪散发 HEV 感染的优势基因型，容易感染老年及免疫力低下的人群。

HEV 不稳定，在 4℃ 以下保存易被破坏，反复冻融也易使病毒降解，在高浓度盐溶液中不稳定，在碱性环境条件下较稳定，在镁和锰离子存在的情况下易于保持其完整性。HEV 对常用消毒剂如过氧乙酸、氯类等敏感。

◎ 要点二 流行病学

（一）传染源

甲、戊型肝炎的传染源主要是急性期患者和亚临床感染者。病毒主要通过粪便排出体外，发病前 2 周至发病后 2~3 周内具有传染性，少数患者可延长至病后 30 天，而以发病前后各 1 周的传染性最强。

乙、丙、丁型肝炎的传染源是相应的急、慢性患者及病毒携带者。病毒存在于患者的血液及各种体液（阴道分泌物、精液、羊水、唾液、乳汁等）中。急性期患者自发病前 2~3 个月即有传染性，并持续于整个急性期。慢性感染者均具有传染性。

（二）传播途径

甲、戊型肝炎主要经粪-口途径传播。粪便中排出的病毒通过污染手、水、食物等经口感染。散发病例以日常生活接触传播为主要方式，如水源或食物（如贝类海产品等）被污染可引起局部暴发或流行。甲、戊型肝炎在潜伏期末及发病早期有短暂的病毒血症期，在极罕见的情况下也可通过输血或血制品等传播。

乙、丙、丁型肝炎病毒可通过传染源的各种体液排出体外，通过皮肤或黏膜的破损口（显性或隐性）进入易感者的体内而传播。传播途径包括：①输血及血制品以及使用污染的注射器或针刺器具等传播。②母婴传播（主要通过分娩时吸入羊水、接触产道血液等传播，也可经哺乳及密切接触传播，或通过胎盘造成宫内感染）。③性接触传播。④其他，如日常生活密切接触传播。

（三）易感人群

人类对各型肝炎普遍易感，各年龄组均可发病。

感染甲肝病毒后机体可产生持久的免疫力。感染 HBV 后如产生抗-HBs，一般不会再次感染，但有部分感染者可演变为慢性。感染年龄越小演变为慢性的几率越高，新生儿感染后90%以上演变为慢性，成年人感染后演变为慢性者不足10%。丙型肝炎的发病以成人多见，常与输血或使用血制品、药瘾注射、血液透析等有关，感染后75%~85%演变为慢性。丁型肝炎的易感者为HBsAg阳性的急、慢性肝炎或无症状携带者。戊型肝炎发病以成年人为主，感染后可产生一定的免疫力。各型肝炎之间无交叉免疫，可重叠感染或先后感染。

（四）流行特征

病毒性肝炎遍及全世界，但在不同地区各型肝炎的感染率有较大差别。

1. 甲型肝炎 世界各地均有发生。在高发地区常呈周期性流行。全年均可发病，而以冬春季为发病高峰。在托幼机构、小学及部队中发病率较高，且可发生大的流行。如水源被污染或生吃污染水中养殖的贝壳类等食品，可在人群中引起暴发。

2. 乙型肝炎 ①有地区性差异：按流行的严重程度分为低、中、高度三种流行地区。低度流行区HBsAg携带率0.2%~0.5%，以北美、西欧、澳大利亚为代表。中度流行区HBsAg携带率2%~7%，以东欧、地中海、日本、俄罗斯为代表。高度流行区HBsAg携带率8%~20%，以热带非洲、东南亚为代表。②有性别差异：男性高于女性，男女比例约为1.4∶1。③无明显季节性。④以散发为主。⑤有家庭聚集现象，此现象与母婴传播及日常生活密切接触传播有关。⑥婴幼儿感染多见。

3. 丙型肝炎 见于世界各国，主要为散发，多见于成人，尤以输血与使用血制品者、静脉药瘾者、血液透析者、肾移植者、同性恋者等为多见，发病无季节性，易转为慢性。

4. 丁型肝炎 在世界各地均有发现，但感染率差异较大。主要聚集于意大利南部、南美北部、非洲部分地区、中东阿拉伯国家等。我国属HDV低地方性流行区，在HBsAg阳性人群中的流行率为1.2%。

5. 戊型肝炎 存在流行和散发两种形式。病例主要来自流行区的移民或去过流行区的旅游者。在我国成人急性病毒性肝炎中，多数地区戊型肝炎已占首位，尤其是老年人戊型肝炎所占比例更高。戊型肝炎发病与饮水习惯及粪便管理有关。常以水媒流行形式出现，多发生于雨季或洪水泛滥之后。由水源一次污染者流行期较短（约持续数周），如水源长期污染，或通过污染环境或直接接触传播则持续时间较长；散发病例一年四季均可发生。流行区发病者以青壮年为主，儿童多为亚临床型。男性发病多于女性，但孕妇感染后病情较重，病死率较高。

◎ 要点三 发病机制与病理

（一）发病机制

病毒性肝炎的发病机制目前未能充分阐明。

1. 甲型肝炎 HAV经口进入体内后，由肠道进入血流，引起短暂的病毒血症，约1周后进入肝细胞内复制，2周后由胆汁通过粪便排出体外。HAV引起肝细胞损伤的机制尚未完全明了，目前认为在感染早期，由于HAV大量增殖，使肝细胞轻微破坏。随后细胞免疫起了重要作用，由于HAV抗原性较强，容易激活特异性CD_8^+T淋巴细胞，通过直接作用和分泌细胞因子（如γ干扰素）使肝细胞变性、坏死。在感染后期体液免疫亦参与其中，抗-HAV产生后可能通过免疫复合物机制使肝细胞破坏。

2. 乙型肝炎 HBV感染自然史：HBV感染的自然病程是复杂和多变的，同时受到很多因素的影响，包括感染的年龄、病毒因素（HBV基因型、病毒变异和病毒复制水平）、宿主因素（性别、年龄和免疫状态）和其他外源性因素（如同时感染其他嗜肝病毒和嗜酒等）。慢性HBV感染的自然病程一般可分为四个阶段。第一阶段为免疫耐受期：其特点是HBV复制活跃，血清HBsAg和HBeAg阳性，HBV DNA滴度水平通常>200000IU/mL，血清丙氨酸氨基转移酶（ALT）水平正常或轻度升高，无或仅有缓慢肝纤维化进展。第二阶段为免疫清除期：表现为

HBV DNA 载量>2000IU/mL，ALT 持续或间断升高和肝组织学有中度或严重坏死炎症等表现，肝纤维化可快速进展，部分可发展为肝硬化或肝衰竭。第三阶段为低（非）复制期：这一阶段表现为 HBeAg 阴性，抗-HBe 阳性，HBV DNA 低或检测不到（<2000IU/mL），ALT 正常，肝细胞炎症轻微。第四阶段为再活跃期：低（非）复制期可持续终生，但也有部分患者可能随后出现自发的或免疫抑制等导致 HBV DNA 复制，伴或不伴 HBeAg 血清转换，HBV DNA 载量升高，ALT 持续或反复异常。并非所有 HBV 感染者都经过以上四个阶段，青少年或成年人感染 HBV，多无免疫耐受期而直接进入免疫清除期。

乙型肝炎的发病机制目前尚未完全明了。HBV 侵入人体后，未被单核-吞噬细胞系统清除的病毒到达肝脏或肝外组织，如胰腺、胆管、脾、肾、淋巴结、骨髓等。HBV 通过肝细胞膜上的受体进入肝细胞后即开始其复制过程。HBV DNA 进入细胞核形成共价闭合环状 DNA（covalently closed circular DNA，cccDNA），以 cccDNA 为模板合成前基因组 mRNA，前基因组 mRNA 进入胞质作为模板合成负链 DNA，再以负链 DNA 为模板合成正链 DNA，两者形成完整的 HBV DNA。其一是 HBV 复制过程非常特殊：细胞核内有稳定的 cccDNA 存在；其二是有一个 HBV mRNA 反转录为 HBV DNA 的步骤。肝细胞病变主要取决于机体的免疫应答，尤其是细胞免疫应答。免疫应答既可清除病毒，亦可导致肝细胞损伤，甚至诱导病毒变异。各种原因导致 HBV 复制增加均可启动机体对 HBV 的免疫应答反应。机体免疫反应不同，导致临床表现各异。当机体处于免疫耐受状态，不发生免疫应答，多成为无症状携带者；当机体免疫功能正常时，多表现为急性肝炎，成年感染 HBV 者常属于这种情况，大部分患者可彻底清除病毒。当机体免疫功能低下、不完全免疫耐受、自身免疫反应产生、HBV 基因突变逃避免疫清除等情况下，可导致慢性肝炎。重型肝炎（肝衰竭）的发生是基于机体处于超敏反应，大量抗原抗体复合物产生并激活补体系统，以及在肿瘤坏死因子（TNF）、IL-1、IL-6 等参与下形成的炎症风暴，使肝细胞遭受强烈免疫损伤打击（第一重打击），导致大片肝细胞坏死，发生重型肝炎。继之由炎症致肝细胞肿胀，血管改变导致肝细胞缺血、缺氧，形成二次打击。大量肝细胞变性、坏死，导致肝脏解毒功能下降，肠道菌异位，形成腹腔、胆道系统及肺部等感染，内毒素释放，引起第三重打击。免疫损伤、缺血、缺氧及内毒素损伤等"三重打击"是导致 HBV 所致肝衰竭的主要机制。

乙型肝炎的肝外损伤主要由免疫复合物引起。急性乙型肝炎早期偶尔出现的血清病样表现很可能是循环免疫复合物沉积在血管壁和关节腔滑膜并激活补体所致，此时血清补体滴度通常显著下降。慢性乙型肝炎时循环免疫复合物可沉积在血管壁，导致膜性肾小球肾炎伴发肾病综合征，在肾小球基底膜上可检出 HBsAg、免疫球蛋白和补体 C_3。免疫复合物也可导致结节性多动脉炎。

3. 丙型肝炎 一旦慢性丙型肝炎发生后，HCV RNA 滴度开始稳定，自发痊愈的病例很少见。女性 HCV 感染者慢性化率低，特别是年轻女性。在感染17~20年后，只有2%~4%发展为肝硬化。HCV 相关性肝细胞癌发生率在感染30年后平均为1%~3%，主要见于肝硬化和进展性肝纤维化患者。一旦发展成为肝硬化，肝癌的年发生率为1%~7%。

HCV 进入体内后，首先引起病毒血症，且病毒血症间断地出现于整个病程。第1周即可从血液或肝组织中用 PCR 法检出 HCV RNA。第2周开始，可检出抗-HCV。少部分病例感染3个月后才检测到抗-HCV。目前认为 HCV 致肝细胞损伤有下列因素的参与：①HCV 直接杀伤作用：HCV 在肝细胞内复制干扰细胞内大分子的合成，增加溶酶体膜的通透性，引起细胞病变。另外，HCV 表达产物（蛋白）对肝细胞有毒性作用；

②宿主免疫因素：肝组织内存在 HCV 特异性细胞毒性 T 淋巴细胞（CD_8^+T 细胞），可攻击 HCV 感染的肝细胞。另外，CD_4^+T 细胞被致敏后分泌的细胞因子，在协助清除 HCV 的同时，也导致了免疫损伤。③自身免疫：HCV 感染者常伴有自身免疫改变，如胆管病理损伤，与自身免疫性肝炎相似。此外，常合并自身免疫性疾病，血清中可检出多种自身抗体，如抗核抗体、抗平滑肌抗体、抗单链 DNA 抗体、抗线粒体抗体等，均提示自身免疫机制的参与。④细胞凋亡：正常人肝组织无 Fas 分子的表达，HCV 感染肝细胞内有较大量 Fas 表达，同时，HCV 可激活 CTL 表达 FasL。Fas 和 FasL 是一对诱导细胞凋亡的膜蛋白分子，二者结合可导致细胞凋亡。

4. 丁型肝炎 HDV 的复制效率高，感染的肝细胞内含大量 HDV。丁型肝炎的发病机制还未完全阐明，目前认为 HDV 本身及其表达产物对肝细胞有直接作用，但尚缺乏确切证据。

5. 戊型肝炎 发病机制尚不清楚，可能与甲型肝炎相似。细胞免疫是引起肝细胞损伤的主要原因。HEV 经消化道侵入人体后，在肝脏复制，从潜伏期后半段开始，HEV 开始在胆汁中出现，随粪便排出体外，并持续至起病后 1 周左右，同时病毒进入血流导致病毒血症。

各型病毒性肝炎之间无交叉免疫。HDV 与 HBV 同时感染或重叠感染可加重病情，易发展为重型肝炎。HAV 或 HBV 重叠感染也可使病情加重，甚至可发展为重型肝炎。

（二）病理

各型肝炎的肝脏病理改变基本相似，常有以下改变：①肝细胞变性和坏死：肝细胞肿胀、胞质疏松和水样变、气球样变、嗜酸性变、嗜酸小体形成、点状和桥接坏死等。②炎症渗出反应：淋巴细胞、单核细胞等浸润，库普弗细胞（Kupffer cell）增生。③肝细胞再生。④纤维组织增生。各临床类型的病理改变如下。

1. 急性肝炎（acute hepatitis） 肝脏肿大，肝细胞气球样变和嗜酸性变，形成点、灶状坏死，汇管区炎症细胞浸润，坏死区肝细胞增生，网状支架和胆小管结构正常。黄疸型病变较非黄疸型重，有明显的肝细胞内胆汁淤积。急性肝炎如出现碎屑状坏死，提示极可能转为慢性。甲型和戊型肝炎，在汇管区可见较多的浆细胞；乙型肝炎汇管区炎症不明显；丙型肝炎有滤泡样淋巴细胞聚集和较明显的脂肪变性。

2. 慢性肝炎

（1）基本病变 小叶内除有不同程度肝细胞变性和坏死外，汇管区及汇管区周围炎症常较明显，常伴不同程度的纤维化，主要病变为：①炎症坏死：常见点、灶状坏死，融合坏死，碎屑坏死（piecemeal necrosis，PN）及桥接坏死（bridging necrosis，BN），后两者与预后关系密切，是判断炎症活动度的重要形态学指标。②纤维化：肝内胶原形成与降解失衡而致纤维过多沉积。轻者仅汇管区、汇管区周围纤维化和局限窦周纤维化或小叶内纤维瘢痕，不影响小叶结构的完整性。重者肝实质广泛破坏，弥漫性纤维增生，被分隔的肝细胞团呈不同程度的再生及假小叶形成而出现早期肝硬化。

（2）病变的分级、分期 根据慢性肝炎肝组织炎症程度分为 1～4 级（Grade，G），根据肝纤维化程度分为 1～4 期（Stage，S）（见下表）。

慢性肝炎炎症活动度分级与纤维化程度分期标准

	炎症活动度（G）		纤维化程度（S）	
级	汇管区及周围	小叶内	期	纤维化程度
0	无炎症	无炎症	0	无
1	汇管区炎症	变性及少数点、灶状坏死灶	1	汇管区扩大、纤维化，窦周及小叶内局限纤维化
2	轻度PN	变性，点、灶状坏死或嗜酸小体	2	汇管区周围纤维化，纤维间隔形成，小叶结构完整
3	中度PN	变性、融合坏死重或见BN	3	纤维间隔形成，小叶结构紊乱（distortion），无肝硬化
4	重度PN	BN范围广，累及多个小叶（多小叶坏死）	4	早期肝硬化

病理诊断与临床分型的关系：轻度慢性肝炎时，G1~2，S0~2；中度慢性肝炎时，G3，S1~3；重度慢性肝炎时，G4，S2~4。

3. 重型肝炎

（1）**急性重型肝炎** 发病初期肝脏无明显缩小，约1周后肝细胞大块坏死或亚大块坏死或桥接坏死。坏死肝细胞占2/3以上，周围有中性粒细胞浸润，无纤维组织增生，亦无明显肝细胞再生。肉眼观察肝体积明显缩小，由于坏死区充满大量红细胞而呈红色，残余肝组织淤胆而呈黄绿色，故称之为红色或黄色肝萎缩。

（2）**亚急性重型肝炎** 肝细胞呈亚大块坏死，坏死面积小于1/2，肝小叶周边可见肝细胞再生，形成再生结节，周围被增生胶原纤维包绕，伴小胆管增生，淤胆明显。肝脏表面肉眼可见大小不等的小结节。

（3）**慢性重型肝炎** 在慢性肝炎或肝硬化病变基础上出现亚大块或大块坏死，大部分病例可见桥接及碎屑状坏死。

4. 淤胆型肝炎 有轻度急性肝炎的组织学改变，伴以明显的肝内淤胆现象：毛细胆管及小胆管内有胆栓形成，肝细胞浆内亦可见到胆色素淤滞。小胆管周围有明显的炎性细胞浸润。

5. 肝炎肝硬化 ①活动性肝硬化：肝硬化（弥漫性纤维组织增生及假小叶形成）伴明显炎症，包括纤维间隔内炎症，假小叶周围碎屑坏死及再生结节内炎症病变。②静止性肝硬化：假小叶周围边界清楚，间隔内炎性细胞少，结节内炎症轻。

◎ **要点四　临床表现**

各型肝炎的潜伏期长短不一，甲型肝炎为2~6周（平均4周），乙型肝炎为4~24周（平均3个月），丙型肝炎为2~26周（平均7.4周），丁型肝炎为4~20周，戊型肝炎为2~9周（平均6周）。

（一）急性肝炎

总病程一般为2~4个月，临床上根据有无黄疸分为以下两型。

1. 急性黄疸型肝炎 可分为3期。

（1）**黄疸前期** 多以发热起病，可有恶寒。本期突出的症状是全身乏力及食欲不振、厌油、恶心、呕吐、上腹不适、腹胀、便溏等消化系统症状。本期末尿色逐渐加深，似浓茶色；肝功能检查示ALT、AST升高；体征可有右上腹叩击痛。本期持续数日至2周，平均1周。

（2）**黄疸期** 继尿色加深之后，巩膜首先出现黄染，继及皮肤，多于数日至2周达高峰，随后逐渐下降。黄疸初现时，发热很快消退，但乏力、胃肠道症状等可短期增剧，继而迅速缓解。黄疸多为肝细胞性，部分患者可短时表现为胆汁淤积性黄疸，如皮肤瘙痒、大便色浅等。体征除皮肤及巩膜黄染外，尚有肝大、触痛及肝区叩击痛，脾可轻度增大。本期持续2~6周。

（3）恢复期 黄疸消退，症状消失，肝功能正常，肿大的肝脏、脾脏逐渐恢复正常。本期约需数周至4个月，平均1个月。

2. 急性无黄疸型肝炎 此型较多见，约占全部急性肝炎的70%~90%。起病缓慢，临床症状较轻，主要表现为乏力，食欲不振，腹胀，肝区疼痛，有的患者可有恶心、呕吐、便溏或低热。体征可有肝大、压痛，脾也可轻度肿大。

甲、戊型肝炎以黄疸型多见，急性丙型肝炎临床表现较轻，以无黄疸型多见。部分患者无症状，仅有肝功能异常，此乃亚临床型感染。

（二）慢性肝炎

慢性肝炎指急性肝炎病程超过半年，或原有慢性乙型、丙型、丁型肝炎或慢性肝炎病毒携带史，本次又因同一病原再次出现肝炎症状、体征及肝功能异常者。发病日期不明或虽无肝炎病史，但肝组织病理学检查符合慢性肝炎改变，或根据症状、体征、实验室检查及影像学检查综合分析，亦可做出相应诊断。

为区分病情严重程度，临床上将慢性肝炎分为：

1. 轻度 临床症状、体征轻微或缺如，肝功能指标仅1或2项轻度异常。

2. 中度 症状、体征、实验室检查居于轻度和重度之间。

3. 重度 有明显或持续的肝炎症状，如乏力、食欲不振、腹胀、尿黄、便溏等，有肝病面容、肝掌、蜘蛛痣、脾大等体征，且无门脉高压表现者。实验室检查血清丙氨酸氨基转移酶（ALT）和（或）天门冬氨酸氨基转移酶（AST）反复或持续升高、白蛋白降低或A/G比值异常，丙种球蛋白明显升高，如发生ALT和AST大幅升高、胆红素超出正常值，提示重症化倾向，可迅速向肝衰竭发展。

（三）重型肝炎

重型肝炎（肝衰竭）病因及诱因复杂，包括重叠感染（如乙型肝炎重叠其他肝炎病毒感染）、机体免疫状况、妊娠、HBV前C区突变、过度疲劳、精神刺激、饮酒、应用肝损伤药物、合并细菌感染、有其他合并症（如甲状腺功能亢进症、糖尿病）等。表现为一系列肝衰竭症候群：极度乏力，严重消化道症状，神经、精神症状（嗜睡、性格改变、烦躁不安、昏迷等），有明显出血现象，凝血酶原时间显著延长（常用国际标准化比值INR>1.5）及凝血酶原活动度（PTA）<40%。黄疸进行性加深，胆红素上升大于正常值的10倍，可出现中毒性鼓肠、肝臭、肝肾综合征等，可见扑翼样震颤及病理反射，肝浊音界进行性缩小，胆酶分离，血氨升高等。

1. 急性重型肝炎（急性肝衰竭，acute liver failure，ALF） 又称暴发型肝炎（fulminant hepatitis），特征是起病急，发病2周内出现以Ⅱ度以上肝性脑病为特征的肝衰竭症候群。发病多有诱因。本型病死率高，病程不超过3周。

2. 亚急性重型肝炎（亚急性肝衰竭，sub-acute liver failure，SALF） 起病较急，发病15日~26周内出现肝衰竭症候群。首先出现Ⅱ度以上肝性脑病者，称脑病型；首先出现腹水及其相关症候（包括胸水等）者，称为腹水型。本型病程较长，常超过3周至数月。容易转化为慢性肝炎或肝硬化。

3. 慢性重型肝炎[慢性急性（亚急性）肝衰竭，acute-on-chronic liver failure，ACLF] 在慢性肝病基础上短期内出现急性肝功能失代偿的临床表现。

4. 慢性重型肝炎（慢性肝衰竭，chronic liver failure，CLF） 在肝硬化基础上，肝功能进行性减退导致的以门脉高压、腹水、凝血功能障碍或肝性脑病等为主要表现的慢性肝功能失代偿。

根据病情的严重程度，各种类型的重型肝炎

(肝衰竭)可分为早、中、晚三期。

(1) 早期　患者有重型肝炎的表现，如严重乏力及消化道症状，黄疸迅速加深。血清胆红素大于正常值上限10倍或每日上升≥17.1μmol/L，30%<PTA≤40%，或经病理学证实。但未发生明显的脑病，亦未出现腹水。

(2) 中期　有Ⅱ度肝性脑病和(或)明显腹水或出血倾向(出血点或瘀斑)，20%<PTA≤30%。

(3) 晚期　有难治性并发症如肝肾综合征、消化道大出血、严重出血倾向(注射部位瘀斑等)、严重感染、难以纠正的电解质紊乱或Ⅲ度以上肝性脑病、脑水肿，PTA≤20%。

(四) 淤胆型肝炎

以肝内胆汁淤积为主要表现的一种特殊类型。起病类似急性黄疸型肝炎，但自觉症状常较轻，皮肤瘙痒，大便灰白，常有明显肝脏肿大，肝功能检查血清胆红素明显升高，以直接胆红素为主，PTA>60%或应用维生素K肌内注射后1周可升至60%以上，血清胆汁酸、γ-谷氨酰转肽酶、碱性磷酸酶、胆固醇可明显升高，黄疸常持续3周以上，并除外其他原因引起的肝内外梗阻性黄疸者，可诊断为急性淤胆型肝炎。在慢性肝炎或肝硬化基础上发生前述临床表现者，可诊断为慢性淤胆型肝炎，预后差。

(五) 肝炎肝硬化

早期肝硬化临床上常无特异性表现，很难确诊，须依靠病理诊断，B超、CT或MRI及腹腔镜等检查有辅助诊断意义。

凡慢性肝炎患者具有肯定的门脉高压证据(如腹壁及食管静脉曲张、腹水)，影像学检查肝脏缩小、脾脏增大、门静脉增宽，且除外其他引起门静脉高压原因者，均可诊断为肝炎肝硬化。

1. 肝炎肝纤维化　主要根据组织病理学检查结果诊断，B超检查结果可供参考。肝纤维化的瞬时弹性扫描及血清学指标如透明质酸(HA)、Ⅲ型前胶原(PC-Ⅲ)、Ⅳ型胶原(Ⅳ-C)、层连蛋白(LN)等指标与肝纤维化有一定相关性，但不能代表肝组织纤维沉积的量，更不能代替肝穿刺活组织学检查。

2. 肝炎肝硬化　是慢性肝炎的发展结果，肝组织病理学表现为弥漫性肝纤维化及假小叶形成。

(1) 代偿性肝硬化　指早期肝硬化，一般属Child-Pugh A级。虽可有轻度乏力、食欲减退或腹胀症状，但无明显肝功能衰竭表现。血清白蛋白降低，但仍≥35g/L，胆红素≤35μmol/L，PTA>60%。血清ALT和AST轻度升高，AST可高于ALT，γ-谷氨酰转肽酶可轻度升高。可有门脉高压症，如轻度食管静脉曲张，但无腹水、肝性脑病或上消化道出血。

(2) 失代偿性肝硬化　指中晚期肝硬化，一般属Child-Pugh B、C级。有明显肝功能异常及失代偿征象，如血清白蛋白<35g/L，A/G<1.0，黄疸明显，胆红素>35μmol/L，ALT和AST升高，凝血酶原活动度<60%。患者可出现腹水、肝性脑病及门脉高压引起的食管、胃底静脉明显曲张或破裂出血。

根据肝脏炎症活动情况，可将肝硬化分为：①活动性肝硬化：慢性肝炎的临床表现依然存在，特别是ALT明显升高，黄疸，白蛋白水平下降，肝质地变硬，脾进行性增大，并伴有门脉高压症。②静止性肝硬化：无明显肝脏炎症活动的表现，肝质地硬，脾大，伴有门脉高压症，血清白蛋白水平低。

肝硬化的影像学表现：B超检查可见肝脏缩小，肝表面明显凹凸不平，呈锯齿状或波浪状，肝边缘变钝，肝实质回声不均、增强，呈结节状，门静脉和脾静脉内径增宽，肝静脉变细，扭曲，粗细不均，腹腔内可见液性暗区。

(六) 隐匿性慢性乙型肝炎

血清HBsAg阴性，但血清和(或)肝组织中HBV DNA阳性，并可有慢性肝炎的临床表现。除HBV DNA阳性外，患者可有血清抗-HBs、抗-HBe和(或)抗-HBc阳性，但约20%隐匿性慢性乙型肝炎患者的血清学标志均为阴性。诊断需排除其他病毒及非病毒因素引起的肝损伤。

（七）HBV 携带状态

1. 慢性 HBV 携带状态 多为处于免疫耐受期的慢性 HBV 感染者。血清 HBsAg 和 HBV DNA 阳性，HBeAg 或抗-HBe 阳性，1 年内连续随访 3 次以上，血清 ALT 和 AST 均在正常范围，肝组织学检查无明显异常。

2. 非活动性 HBsAg 携带状态 血清 HBsAg 阳性、HBeAg 阴性、抗-HBe 阳性或阴性，HBV DNA（PCR）低于最低检测限，1 年内连续随访 3 次以上，ALT 均在正常范围，肝组织学检查病变轻微。

◎ 要点五　实验室检查与其他检查

（一）血常规

急性肝炎早期血白细胞正常或略高，黄疸期至恢复期白细胞正常或略低。急性重型肝炎白细胞和多个核细胞均可增加。慢性重型肝炎、肝炎肝硬化、脾大及脾功能亢进时可有不同程度的血小板、白细胞及红细胞减少。

（二）尿常规

出现黄疸的患者尿胆素及尿胆原常阳性，且有助于黄疸的鉴别。

（三）肝生化指标

1. 血清转氨酶 临床用于肝病诊断的转氨酶主要有两种，一是丙氨酸氨基转移酶（ALT），另一种是天门冬氨酸氨基转移酶（AST）。AST 存在于体内多种组织（如肝脏、心肌、骨骼肌、肾脏等）细胞中，心肌细胞含量最高，其次为肝细胞。这些组织受到损伤，大量的转氨酶逸出进入血液，引起血清转氨酶升高。在肝细胞中，ALT 主要存在于肝细胞浆中，易于释出，而 AST 在胞浆中仅占 20%，80% 存在于肝细胞线粒体内，因此在急性肝炎时 ALT 常常高于 AST。

肝病时转氨酶测定实际上是反映肝细胞损伤情况，且较敏感，ALT 为目前诊断肝炎最有价值的酶活力测定。急性肝炎在潜伏期末 ALT 即有升高，出现临床症状后即明显升高，于病程的 4~6 周可降至正常。如病程超过 3 个月转氨酶仍高，常提示有慢性化倾向。慢性肝炎、肝硬化时转氨酶的升高幅度常较急性肝炎低。ALT 升高幅度不能区别急性肝炎与重型肝炎。ALT 半寿期较短，当重型肝炎肝细胞大量坏死时，随着病程的延长，ALT 从高水平逐渐下降，与之相反，血清胆红素却不断上升，因而在病程的某一时期形成特有的"酶胆分离"现象。按病程估计，此现象于肝细胞大量坏死 10 日后较显著。AST/ALT 比值正常为 0.6 左右，急性肝炎时多 <1，重型肝炎时由于线粒体损害严重，AST 大量逸出，使 AST/ALT>1，提示病情危重。

2. 血清胆红素（Bil） 肝脏可产生和排泌胆汁，肝细胞损伤时，胆汁可进入血液，引起血清胆红素升高。因此，肝脏疾患如血清胆红素明显升高常表示肝脏损伤严重或有胆汁淤积。如急性肝炎患者胆红素长期持续异常则有慢性化可能，如胆红素在短期内剧增则提示病情恶化。

3. 蛋白质 白蛋白由肝脏产生，如肝脏损伤严重（中度、重度慢性肝炎，重型肝炎，肝硬化等）则白蛋白常减少，球蛋白常增加，A/G 比值下降或倒置。

4. 凝血酶原时间（PT）和凝血酶原活动度（PTA） 肝脏为多种凝血因子合成的场所，如果肝实质广泛而严重损伤时，凝血因子缺乏，PT 明显延长，PTA 下降。PTA≤40% 为肝细胞大量坏死的肯定界限，为重型肝炎诊断及判断预后的重要指标，如 PTA<20% 则预后不良。现有采用国际标准化比值（international normal ratio，INR）表示此指标，INR 升高与 PTA 下降意义相同，INR>1.2 为异常。

5. 血胆固醇（Ch） 血中的胆固醇 60%~80% 来自肝脏，严重肝损伤时，肝脏合成胆固醇减少，故而血胆固醇明显减少常提示肝病病情严重。淤胆型肝炎、胆道梗阻时胆固醇常有升高。

6. 转肽酶（γ-GT，GGT） 此酶灵敏度高，特异性差。肝炎时常增高，持续增高者提示可能迁延不愈；在慢性肝炎中 γ-GT 上升幅度与病情严重程度有一定关系；淤胆型肝炎时常明显升高；肝癌、阻塞性黄疸、心肌梗死、胰腺炎、酗酒等患者也可增高或明显增高。

7. 碱性磷酸酶（ALP/AKP） 骨骼疾患及肝胆疾患如淤胆型肝炎、肝内胆汁淤积及肝外阻塞性黄疸者可明显升高。肝细胞性黄疸时仅轻度增高。生长发育期儿童亦明显增高。

（四）甲胎蛋白（AFP）

AFP是胚胎期肝细胞和卵黄囊产生的一种蛋白，出生后1周即消失，当肝细胞癌变后又可获得合成此蛋白的能力（称返祖现象）。孕妇、新生儿、部分睾丸或卵巢胚胎性癌及部分慢性肝损伤、肝硬化患者可轻度升高。AFP明显升高或进行性升高提示有肝细胞癌（HCC）发生。重型肝炎有大量肝细胞坏死后的肝细胞再生，AFP也常升高，则与预后相关。临床上应注意观察AFP升高的幅度、持续时间、动态变化、与转氨酶的关系，并需结合患者临床表现、影像学检查结果等进行综合分析。

（五）病原学检查

1. HAV

（1）抗-HAV IgM 是新近感染的证据，出现较早，一般在病后1周黄疸出现时即可测出，2周时达高峰，1~2个月滴度开始下降，3~6个月转阴，为甲型肝炎早期诊断最常用而简便的可靠指标。

（2）抗-HAV IgG 在急性肝炎后期和恢复早期出现（IgM开始下降时），于2~3个月达到高峰可在体内长期存在。如恢复期抗体滴度比急性期增高4倍以上有诊断意义。常用于测定人群免疫水平。

（3）其他 检测潜伏末期及急性初期患者粪便标本中的HAV RNA、HAVAg、HAV颗粒等，阳性可确诊为HAV感染。一般不用于临床，主要用于研究。

2. HBV

（1）血清HBV标志物检测 HBV的抗原复杂，其外壳中有表面抗原，核心成分中有核心抗原和e抗原，感染后可诱发机体产生相应的抗体。

①HBsAg：是感染HBV后最早出现的血清学标志，感染后2周血清中开始出现，而后出现ALT升高及症状、体征等。HBsAg是HBV现症感染指标之一，可见于急性乙型肝炎潜伏期、急性期患者以及各种慢性HBV感染者（慢性HBV携带者、非活动性慢性HBsAg携带者、慢性乙型肝炎患者和与HBV感染相关的肝硬化及肝癌患者）。

②抗-HBs：是感染HBV后机体产生的唯一保护性抗体，对HBV具有中和作用。一般在HBsAg消失后隔一段时间才出现，这段时间称为空窗期，此时HBsAg及抗-HBs均阴性。抗-HBs阳性一般是HBV感染恢复的标志，见于乙肝恢复期、HBV既往感染者和乙肝疫苗接种后。

③HBcAg：HBcAg为HBV核心蛋白的组成部分，血液中一般无游离的HBcAg。只有用去垢剂处理Dane颗粒后，方可释放出HBcAg，所以临床上一般不检测HBcAg。如血清HBcAg阳性表示血液内含有HBV，患者传染性强，HBV复制活跃。

④抗-HBc：此为HBcAg刺激机体产生的，为感染HBV后最早出现的抗体，属非中和性抗体，可持续存在多年。故抗-HBc是HBV感染的标志，可能为现症感染或既往感染。抗-HBc包括抗-HBc IgM和抗-HBc IgG。感染HBV后先是抗-HBc IgM阳性（6个月内），随后出现抗-HBc IgG。高滴度的抗-HBc IgM阳性或抗-HBc IgM阳性而抗-HBc IgG阴性为HBV急性或近期感染的标志。在部分慢性乙型肝炎、肝硬化、肝癌、慢性HBV携带者中抗-HBc IgM也可出现低滴度阳性，而抗-HBc IgG高滴度阳性，表示体内有HBV复制且传染性强。

⑤HBeAg和抗-HBe：感染HBV后，HBeAg可与HBsAg同时或稍后出现于血清中，其消失则稍早于HBsAg。HBeAg与HBV DNA有着良好的相关性，是病毒复制活跃、传染性强的标志。急性乙型肝炎患者若HBeAg持续阳性10周以上，可能转为慢性感染。抗-HBe的出现预示着病毒

复制减少或终止,传染性减弱。HBeAg 消失前/后出现抗-HBe,这一时期称为（e 抗原）血清转换期,其标志是 HBV 感染者 HBeAg 和抗-HBe 同时阳性或同时阴性。HBV 前 C 区变异的慢性乙型肝炎患者 HBeAg 阴性,抗-HBe 阳性或阴性,但 HBV DNA 阳性。

（2）HBV DNA　常采用 PCR 检测,是 HBV 存在和复制最可靠的直接证据,反映病毒复制程度及传染性强弱,也常用来监测抗病毒药物的疗效。

3. HCV

（1）抗-HCV　抗-HCV 阳性可诊断为 HCV 感染。一般认为抗-HCV 是感染的标志（包括既往感染和现症感染）。抗-HCV IgM 阳性更多见于现症感染者。抗-HCV 在 HCV 感染后 4~6 周或更久出现,慢性患者抗-HCV 可持续阳性。

（2）HCV RNA　HCV RNA 的出现较抗-HCV 早,阳性表示体内有 HCV 复制,有传染性,可用于 HCV 感染的早期诊断及疗效评估。HCV 的基因分型检测对流行病学研究及指导慢性丙型肝炎治疗有重要意义。

4. HDV

（1）HDVAg　感染 HDV 后 HDVAg 较早在血清中出现,且持续时间短（1~2 周）,HDVAg 阳性是急性 HDV 感染的直接证据。

（2）抗-HDV　抗-HDV IgM 阳性是 HDV 现症感染的标志,急性 HDV 感染者抗-HDV IgM 一过性升高;慢性 HDV 感染者抗-HDV IgM 升高多为持续性,并有高滴度的抗-HDV IgG 阳性。持续性高滴度抗-HDV 或抗-HDV IgG 是慢性 HDV 感染的证据。

（3）HDV RNA　血清或肝组织中 HDV RNA 是 HDV 现症感染的直接证据,急性 HDV 感染一过性阳性,慢性 HDV 感染则持续阳性。

5. HEV

（1）抗-HEV　发病 1~2 周后抗-HEV 转阳性,3~5 周后达高峰,然后逐渐下降。抗-HEV 转阳性或滴度由低到高或抗-HEV 滴度>1∶20 或抗-HEV IgM 阳性对急性戊型肝炎有诊断意义。

（2）其他　血清和（或）粪便 HEVAg 或 HEV RNA 阳性或粪便标本中找到 HEV 颗粒可明确诊断。

（六）肝穿刺活组织学检查

肝活检对病毒性肝炎的诊断和分型十分重要,可依据一般的病理形态进行诊断及鉴别诊断,了解炎症活动度及纤维化分期,估计预后,随访其演变及评估疗效。近年来应用电镜、免疫电镜、免疫组化、核酸分子杂交等技术,可进一步研究发病机制、确定病因、确定病毒复制状态及指导治疗。

（七）影像学检查

1. **超声波检查**　急性肝炎时行此检查的目的是排除肝脏的其他病变,如肝占位性病变、梗阻性病变等。B 型超声检查对肝硬化、肝大块坏死、肝癌、脂肪肝等有一定的诊断意义。

2. **电子计算机断层扫描（CT）及磁共振成像（MRI）检查**　对出血坏死、脂肪变化及鉴别肝占位性病变优于超声检查。

◎ 要点六　诊断与鉴别诊断

（一）诊断

1. **急性肝炎**　起病较急,常有畏寒、发热、乏力、食欲缺乏、恶心、呕吐等急性感染症状。肝大,质偏软,ALT 显著升高。黄疸型肝炎血清胆红素正常或>17.1μmol/L,尿胆红素阳性。黄疸型肝炎可有黄疸前期、黄疸期、恢复期三期经过,病程不超过 6 个月。

2. **慢性肝炎**　病程超过半年或发病日期不明确而有慢性肝炎症状、体征、实验室检查改变者。常有乏力、厌油、肝区不适等症状,可有肝病面容、肝掌、蜘蛛痣、胸前毛细血管扩张、肝大质偏硬、脾大等体征。根据病情轻重及实验室指标改变等可综合评定为轻、中、重三度。

3. **重型肝炎（肝衰竭）**　主要有肝衰竭综合征表现。急性黄疸型肝炎病情迅速恶化,2 周内出现Ⅱ度以上肝性脑病或其他重型肝炎表现者，为急性肝衰竭；15天至26周出现上述表现者为亚急性肝衰竭；在慢性肝病基础上出现的急性肝功能失代偿为慢加急性（亚急性）肝衰竭。在肝硬化基础上出现的重型肝炎为慢性肝衰竭。

4. 淤胆型肝炎 起病类似急性黄疸型肝炎，黄疸持续时间长，症状轻，有肝内梗阻的表现。

5. 肝炎肝硬化 多有慢性肝炎病史。有乏力、腹胀、尿少、肝掌、蜘蛛痣、脾大、腹水、双下肢水肿、胃底-食管下段静脉曲张、白蛋白下降、A/G倒置等肝功能受损和门脉高压表现。

（二）鉴别诊断

1. 各型病毒性肝炎之间的鉴别 主要根据流行病学、临床表现（甲、戊型肝炎为急性，黄疸型较多见；乙、丙、丁型肝炎可演变为慢性，无黄疸型多见）及实验室检查进行鉴别。确诊有赖于病原学检查结果。

2. 传染性单核细胞增多症 系EB病毒感染，可有肝脾大、黄疸、肝功能异常。但消化道症状轻，常有咽炎、淋巴结肿大、血白细胞增多、异常淋巴细胞10%以上、嗜异凝集反应阳性、抗EB病毒抗体IgM早期阳性（4~8周）等。

3. 药物性或中毒性肝炎 有服用损害肝脏药物或接触有毒物质史，病毒性肝炎病原学检查常阴性。

4. 酒精性肝炎 有长期嗜酒史，病毒性肝炎病原学检查常阴性。

5. 非酒精性脂肪性肝炎（NASH） 患者形体肥胖，体重指数常超标，血生化检查甘油三酯多增高，B超检查有相应改变，病毒性肝炎病原学检查常阴性。

6. 自身免疫性肝病 主要有自身免疫性肝炎（autoimmune hepatitis，AIH）、原发性胆汁性胆管炎（primary biliary cirrhosis，PBC）、原发性硬化性胆管炎（primary sclerosing cholangitis，PSC）及自身免疫性胆管炎（autoimmune cholangitis，AIC）等。常有肝脏炎性损害或胆汁淤积的表现，血清IgG或γ球蛋白明显升高，相应的自身抗体阳性，而病毒性肝炎病原学检查常阴性。

◎ 要点七 治疗

病毒性肝炎临床类型复杂，表现多样，治疗要根据不同的病原、临床类型及组织学改变区别对待。

（一）急性肝炎

1. 休息 早期应住院卧床休息，症状和黄疸消退后可起床活动，并随着病情的好转逐渐增加活动量，一般以不感到疲劳为度。

2. 饮食 应进食易消化、富含维生素的清淡饮食。如果食欲明显下降且有呕吐者，可静脉注射10%~20%葡萄糖注射液和维生素C等。避免其他对肝脏不利的因素，避免使用肝毒性药物，禁止饮酒。

3. 药物治疗 恶心呕吐者可予以胃动力药；黄疸持续不退者可考虑中医中药治疗，或用门冬氨酸钾镁溶液等。保肝药物种类繁多，可酌情选用1~2种，不可滥用，以防加重肝脏负担。

急性病毒性肝炎多为自限性，一般不需抗病毒治疗。但急性丙型肝炎若发现HCV RNA阳性，尽快开始抗病毒治疗可治愈。

（二）慢性肝炎

慢性病毒性肝炎的治疗应根据患者的具体情况采用综合性治疗方案，主要包括一般及对症治疗、抗病毒、免疫调节、保肝、抗肝纤维化等治疗措施。抗病毒治疗是慢性乙型肝炎和丙型肝炎的关键治疗，只要有适应证，且条件允许，就应进行规范的抗病毒治疗。

1. 休息 应适当休息。病情活动时应卧床休息；病情稳定时应注意锻炼身体，以活动后不感到疲乏为度。

2. 饮食 宜进蛋白质及维生素含量丰富的饮食，以维持平衡为宜，防止发生脂肪肝、糖尿病等。忌酒。

3. 抗病毒治疗 目的是清除或持续抑制体内的肝炎病毒，减轻肝细胞炎症坏死及肝纤维化，延缓和阻止疾病进展，减缓和防止肝脏失代偿、肝硬化、HCC及其并发症的发生，从而改善生活质量和延长存活时间。

（1）慢性乙型肝炎　抗病毒治疗的适应证：

血清 HBV DNA 阳性的慢性 HBV 感染者，若其 ALT 持续异常（>ULN）且排除其他原因导致的 ALT 升高，均应考虑开始抗病毒治疗；存在肝硬化的客观依据，不论 ALT 和 HBeAg 状态，只要可检测到 HBV DNA，均建议进行积极的抗病毒治疗；对于失代偿期肝硬化者，若 HBV DNA 检测不到，但 HBsAg 阳性，建议行抗病毒治疗。

血清 HBV DNA 阳性、ALT 正常的患者，如有以下情形之一，则疾病进展风险较大，建议行抗病毒治疗：①肝组织学存在明显的肝脏炎症（G≥2）或纤维化（S≥2）；②ALT 持续正常（每 3 个月检查 1 次，持续 12 个月），但有肝硬化或肝癌家族史且年龄>30 岁；③ALT 持续正常（每 3 个月检查 1 次，持续 12 个月），无肝硬化或肝癌家族史，但年龄>30 岁，建议行肝纤维化无创诊断技术检查或肝组织学检查，发现存在明显肝脏炎症或纤维化；④ALT 持续正常（每 3 个月检查 1 次，持续 12 个月），有 HBV 相关的肝外表现（肾小球肾炎、血管炎、结节性多动脉炎、周围神经病变等）。

目前常用的抗 HBV 药物有两大类：核苷（酸）类似物（NAs）、干扰素（IFN）。

HBeAg 阳性慢性感染者采用恩替卡韦、TDF 或 TAF 治疗：治疗 1 年若 HBV DNA 低于检测下限、ALT 复常和 HBeAg 血清学转换后，再巩固治疗至少 3 年（每隔 6 个月复查 1 次）仍保持不变，可考虑停药，延长疗程可减少复发。

HBeAg 阳性 CHB 患者采用 Peg-IFN-α 抗病毒治疗：治疗 24 周时，若 HBV DNA 下降<2lg IU/mL 且 HBsAg 定量>20000IU/mL，建议停用 Peg-IFN-α 治疗，改为 NAs 治疗。有效患者治疗疗程为 48 周，可以根据病情需要延长疗程，但不宜超过 96 周。

HBeAg 阴性慢性感染者采用恩替卡韦、TDF 或 TAF 治疗，建议 HBsAg 消失且 HBV DNA 检测不到后停药随访。

HBeAg 阴性 CHB 患者采用 Peg-IFN-α 抗病毒治疗：治疗 12 周时，若 HBV DNA 下降<2lg IU/mL，或 HBsAg 定量下降<1lg IU/mL，建议停用 Peg-IFN-α 治疗，改为 NAs 治疗。有效患者治疗疗程为 48 周，可以根据病情需要延长疗程，但不宜超过 96 周。

对于代偿期乙型肝炎肝硬化患者，推荐采用恩替卡韦、TDF 或 TAF 进行长期抗病毒治疗，或采用 Peg-IFN-α 治疗，但需密切监测相关不良反应。

对于失代偿期乙型肝炎硬化患者，推荐采用恩替卡韦或 TDF 长期治疗，禁用 IFN 治疗，若必要可以应用 TAF 治疗。

Peg-IFN-α 治疗的禁忌证：①绝对禁忌证：妊娠或短期内有妊娠计划、精神病史（具有精神分裂症或严重抑郁症等病史）、未能控制的癫痫、失代偿期肝硬化、未控制的自身免疫病、严重感染、视网膜疾病、心力衰竭、慢性阻塞性肺疾病等基础疾病。②相对禁忌证：甲状腺疾病，既往抑郁症史，未控制的糖尿病、高血压、心脏病。

（2）丙型肝炎　所有慢性丙型肝炎患者即使血清 ALT 正常或轻度升高，HCV RNA 阳性者均应考虑抗病毒治疗，HCV RNA 阳性的急性丙型肝炎一经确诊也应开始抗病毒治疗，以防转为慢性。在临床具体应用时，还应考虑患者肝组织损伤程度、有无肝功能失代偿、产生应答的可能性、有无合并症存在、潜在的严重不良反应等因素的影响。

①干扰素+利巴韦林（PR）：PR 治疗的适应证：在 DAA 上市之前，PR 方案是我国 HBV 感染者接受抗病毒治疗的主要方案，可应用于所有基因型 HBV 现症感染，同时无治疗禁忌证的患者。

②首选泛基因型 DAA 方案：自从首个泛基因型直接抗病毒药物（DAA）——索磷布韦/维帕他韦在 2018 年 5 月 23 日上市以来，我国在丙型肝炎治疗领域也紧随国际步伐迈入了泛基因治疗时代。结合国内外的循证医学证据，最新发布

的中国指南将泛基因型 DAA 作为治疗丙肝的首选方案。

临床常用泛基因型直接抗病毒药物

类别	药品	规格	使用剂量
NS5A 抑制剂	达拉他韦	30mg 或 60mg，片剂	1 片，每日 1 次（早上服用）
NS5B 聚合酶核苷类似物抑制剂	索磷布韦	400mg，片剂	1 片，每日 1 次（早上服用）
NS5B 聚合酶核苷类似物抑制剂/NS5A 抑制剂	索磷布韦+维帕他韦	400mg 索磷布韦和 100mg 维帕他韦，片剂	1 片，每日 1 次
NS3/4A 蛋白酶抑制剂/NS5A 抑制剂	格卡瑞韦+哌仑他韦	100mg 格卡瑞韦和 40mg 哌仑他韦，片剂	3 片，每日 1 次（随食物服用）

4. 调节免疫疗法 对不能耐受或不愿接受 IFN 或核苷（酸）类药物治疗的慢性乙型肝炎患者，如有条件，可试用胸腺肽 α_1。

5. 抗肝纤维化治疗 抗病毒治疗是抗纤维化治疗的基础。γ 干扰素及中药冬虫夏草、丹参、桃仁等制剂有一定的抗肝纤维化作用。

（三）重型肝炎

目前的治疗原则是在密切观察病情、早期诊断的基础上，以支持和对症疗法为主，同时进行多环节阻断肝细胞坏死、促进肝细胞再生，积极防治各种并发症，必要时可采用人工肝支持系统，争取进行肝移植。

1. 一般治疗及支持治疗 患者应绝对卧床休息，进行重症监护，密切观察病情变化，控制蛋白质的摄入，减少肠道氨的来源，补足每日必需的热量、液体、维生素等，适当补充新鲜血浆、白蛋白、免疫球蛋白、富含支链氨基酸的多种氨基酸，纠正水、电解质及酸碱平衡紊乱等。酌情应用免疫调节剂胸腺肽 α_1 等。禁用对肝、肾有害的药物。注意隔离，防止发生医院感染。

2. 病因治疗 由 HBV 引起的重型肝炎应及早给予核苷类似物抗病毒治疗，以减轻或阻止免疫病理损伤。不宜使用干扰素。

3. 促进肝细胞再生 常用的治疗措施有：①促肝细胞生长因子（HGF）。②前列腺素 E_1（PGE_1）。③还原型谷胱甘肽等。

4. 抗内毒素血症 间歇应用广谱抗菌药物，抑制肠道菌内毒素释放；口服乳果糖等，促进肠道内毒素排泄。

5. 防治并发症 积极防治肝性脑病、脑水肿、上消化道出血、继发感染、肝肾综合征、代谢紊乱等并发症。

6. 人工肝支持系统和肝细胞移植 有条件者可采用人工肝支持系统以清除血中有毒物质，补充生物活性物质，降低胆红素，升高 PTA，人工肝支持系统对早期重型肝炎有较好疗效，可为晚期患者争取时间进行肝移植。肝细胞移植既是一种支持疗法，也可起到肝移植的桥梁作用。

7. 肝移植 可显著提高终末期肝病患者生存率。

◎ 要点八 预防

（一）管理传染源

病毒性肝炎属我国法定管理传染病种中的乙类传染病，发现后应及时做好疫情报告并隔离患者。急性甲型及戊型肝炎自发病之日起隔离 3 周。乙型及丙型肝炎隔离至病情稳定后可以出院。各型肝炎应分室住院治疗，对患者的分泌物、排泄物、血液以及污染的医疗器械、物品等均应进行消毒处理。对急性甲型或戊型肝炎患者的接触者可进行医学观察 45 日。肝功能异常或 HBsAg 阳性或抗-HCV 阳性者不得献血、组织或器官。HBsAg 携带者不得献血，可照常工作和学习，但要定期随访，注意个人卫生、经期卫生以及行业卫生，防止血液及其他体液污染并感染他人；不共用食具、刮刀、修面用具、洗漱用品等。

对HBV感染育龄期及妊娠期妇女的管理：

1. 有生育要求的CHB患者，若有治疗适应证，应尽量在孕前应用IFN或NAs治疗。如意外怀孕，应用IFN-α者应终止妊娠；应用NAs者，应选择替诺福韦（TDF）或替比夫定（LdT）抗病毒治疗。

2. 妊娠中、后期如果患者HBV DNA载量>2×10^{6}IU/mL，在与患者充分沟通、知情同意的基础上，于妊娠24～28周开始予TDF、LdT抗病毒治疗，产后停药，可母乳喂养。应用TDF时，母乳喂养不是禁忌证。

3. 男性育龄期患者应用IFN-α治疗应在停药后6个月方可生育，应用NAs治疗对生育的影响及传播意义尚无证据表明利弊。

（二）切断传播途径

提高个人卫生水平，加强饮食卫生管理、水源保护、环境卫生管理以及粪便无害化处理。加强托幼机构、各服务业卫生管理。

各级医疗卫生单位应加强消毒及防护措施。各种医疗及预防注射应实行一人一针一管，各种医疗器械及用具应实行一人一用一消毒（如针灸针、手术器械、探针、各种内镜以及口腔科钻头等），尤其应严格对带血污染物的消毒处理。对血液透析病房应加强卫生管理。

（三）保护易感人群

1. **甲型肝炎** 甲肝减毒活疫苗或灭活疫苗均有较好的预防效果，高危易感人群应接种；人血丙种球蛋白及甲肝疫苗于HAV暴露后2周内注射均有一定程度的保护作用。

2. **乙型肝炎**

（1）乙肝免疫球蛋白（HBIG） 主要用于阻断HBV的母婴传播及意外暴露的被动免疫，应在出生后或暴露后的24小时内（时间越早越好）注射。

（2）乙型肝炎疫苗 主要用于新生儿和高危人群的乙肝预防。对HBsAg阳性产妇所生婴儿，与乙肝免疫球蛋白联合使用可提高保护率。

细目二　流行性感冒

流行性感冒（influenza）简称流感，是由流感病毒引起的急性呼吸道传染病，主要通过飞沫传播，潜伏期短，传染性强，传播迅速。主要临床特点为起病急，高热、头痛、乏力、全身酸痛和轻微的呼吸道症状。已多次引起世界范围的大流行，造成数十亿人发病，数千万人死亡。

◎ 要点一　病原学

流感病毒属正黏病毒科，直径80～120nm，呈球形或丝状，由核心和包膜组成。核心由分节段的单股负链RNA、与其结合的核蛋白（nucleoprotein，NP）和RNA多聚酶组成，流感病毒核酸分节段的结构特点使其具有较高的基因重配频率，因而其抗原性容易发生变异，并导致新亚型病毒的出现。包膜分为两层，包膜内层为基质蛋白1（matrix protein，M1），包膜外层主要来自宿主细胞的脂质双层膜，表面分布着两种刺突——血凝素（hemagglutinin，HA）和神经氨酸酶（neuraminidase，NA），成分为糖蛋白，具有亚型和株的特异性。此外，病毒包膜外层上还分布有基质蛋白2（M2），数量少，属于离子通道蛋白，有助于病毒进入感染细胞。针对HA的抗体为中和抗体，可预防流感的传染，抗NA抗体能在一定程度上限制病毒的复制，但不能中和流感病毒。

根据病毒NP和M1抗原性的不同，流感病毒分为甲（A）、乙（B）和丙（C）三型，甲型流感病毒再根据HA和NA的抗原性不同分为若干亚型，HA可分为H1～H18亚型，NA可分为N1～N11亚型，人类流感病毒主要与H1、H2、H3和N1、N2亚型有关。甲型流感病毒宿主广泛，易发生变异，曾多次引起世界性大流行；乙型流感病毒变异较少，通常只引起局部暴发；丙型流感病毒稳定，多为散发，主要侵犯婴幼儿和免疫力低下的人群；乙型、丙型相对较少，主要感染人类。

流感病毒容易发生变异,最常发生于甲型,主要形式有两种:①抗原漂移(antigen drift),变异幅度小,属于量变,不会引起流感的大规模流行,出现频率较高,且有逐渐积累效应。②抗原转换(antigen shift),变异幅度大,属于质变,形成新的病毒亚型,由于人群对抗原转换后出现的新亚型缺少免疫力,往往会引起流感的全球性大流行,发生频率较低,且缓慢。

流感病毒不耐热,100℃ 1分钟或56℃ 30分钟灭活,对常用消毒剂(甲醛、过氧乙酸、含氯消毒剂等)、紫外线敏感,耐低温和干燥,真空干燥或-20℃以下仍可存活。

◎ 要点二 流行病学

1. **传染源** 主要为流感患者和隐性感染者。潜伏期即有传染性,发病3日内传染性最强。动物可能为重要贮存宿主和中间宿主。

2. **传播途径** 经呼吸道-空气飞沫传播,也可通过直接接触或病毒污染物品间接接触传播。

3. **易感人群** 普遍易感,感染后获得对同亚型病毒免疫力,但维持时间短,各型及亚型之间无交叉免疫。

4. **流行特征** 流感病毒具较强的传染性,加之呼吸道飞沫传播,易引起流行和大流行。一般散发,多发于冬春季,我国北方每年流感活动高峰一般发生在当年11月底至次年的2月底,而南方除冬春季外,还有一个活动高峰(5~8月份),大流行可发生于任何季节。根据世界上已发生的4次大流行情况分析,一般10~15年发生一次大流行。流感在流行病学上最显著的特点为:突然暴发,迅速蔓延,波及面广,具有一定的季节性,一般流行6~8周后会自然停止(世界性大流行通常有2~3个流行波),流感后人群获得一定的免疫力,流感于每次流行后,在人群中总要造成不同数量的死亡,死者多为年迈体衰、年幼体弱或合并有慢性疾病的患者。甲型流感常引起暴发流行,乙型流感呈局部流行或散发,亦可大流行,丙型以散发为主。

◎ 要点三 发病机制与病理

1. **发病机制** 流感病毒经呼吸道吸入后,通过血凝素与呼吸道表面纤毛柱状上皮细胞的唾液酸受体结合而进入细胞,在细胞内进行复制,引起上呼吸道症状,并在上皮细胞变性坏死后排出较多量的病毒,随呼吸道分泌物排出引起传播,上皮细胞变性、坏死、溶解或脱落后,产生炎症反应,从而产生发热、头痛、肌痛等全身症状。单纯流感病变主要损害呼吸道上部和中部黏膜,一般不破坏呼吸道基底膜,不引起病毒血症。若病毒不局限,侵袭全部呼吸道,可致流感病毒性肺炎,易继发细菌性肺炎,老年人、婴幼儿、慢性病患者及免疫力低下者较易发生。

2. **病理** 单纯型流感病变主要发生在上、中呼吸道,表现为纤毛柱状上皮细胞的变性、坏死和脱落,黏膜充血、水肿和单核细胞浸润。流感病毒性肺炎的病理特征为肺充血、水肿,支气管黏膜坏死,气道内有血性分泌物,黏膜下层灶性出血,肺泡内含有渗出液,严重时有肺透明膜形成。

◎ 要点四 临床表现

潜伏期通常为1~3日,最短数小时。起病多急骤,主要以全身中毒症状为主,呼吸道症状轻微或不明显。发热通常持续3~4日。

1. **单纯型流感** 最常见,骤起畏寒、发热,体温可达39℃~40℃,头痛、全身酸痛、咽干、乏力及食欲减退等全身症状明显;咳嗽、流涕、鼻塞、咽痛等呼吸道症状较轻;少数患者有恶心、呕吐、腹泻、腹痛等消化道症状。

2. **肺炎型流感** 较少见,可以由单纯型转为肺炎型,或直接表现为肺炎型,多发生在2岁以下的小儿、老人、孕妇或原有慢性基础疾病者。特点是在发病后24小时内出现高热、烦躁、呼吸困难、咳血痰和明显发绀,可进行性加重,应用抗菌药物无效,可因呼吸循环衰竭在5~10日内死亡。两肺可有呼吸音减低、湿啰音或哮鸣音,但无肺实变体征。X线胸片可见双肺广泛小结节性浸润,近肺门较多,肺周围较少。婴儿流感的临床症状往往不典型,可见高热、惊厥。部分患儿表现为喉、气管、支气管炎症,严重者出现气道梗阻现象。新生儿流感虽少见，但一旦发生常呈败血症表现，如嗜睡、拒奶、呼吸暂停等，常伴有肺炎，病死率高。

3. 其他类型 较少见。中毒型主要表现为高热、循环障碍、血压下降、休克及DIC等；胃肠型主要表现为恶心、呕吐、腹痛、腹泻；脑炎型主要表现为谵妄、惊厥、意识障碍、脑膜刺激征。

4. 并发症 呼吸道并发症：细菌性气管炎、细菌性支气管炎、细菌性肺炎；肺外并发症：雷耶（Reye）综合征、中毒性休克、骨骼肌溶解、心肌炎、心包炎。

本病预后一般良好，常于短期内自愈。婴幼儿、老年人和合并有慢性基础疾病者，预后较差。

◎ 要点五 实验室检查与其他检查

1. 血液检查 白细胞计数正常或降低，淋巴细胞相对增加。重症患者多有白细胞总数及淋巴细胞下降。合并细菌感染时白细胞和中性粒细胞可增多，重者可有乳酸脱氢酶（LDH）、肌酸磷酸激酶（CK）等增高。

2. 病毒分离 将起病3日内患者的含漱液或上呼吸道分泌物接种于鸡胚或组织培养，进行病毒分离。灵敏度高，但实验要求高、费时。

3. 血清学检查 急性期（发病后7日内采集）和恢复期（间隔2~3周采集）双份血清进行补体结合试验或血凝抑制试验，后者抗体滴度与前者相比有4倍或以上升高，有助于确诊（回顾性诊断）。灵敏度、特异性均较差。

4. 病毒特异抗原及其核酸检查 取患者呼吸道标本或肺标本，采用免疫荧光或酶联免疫法检测甲、乙型流感病毒型特异的核蛋白（NP）或基质蛋白（M1）及亚型特异的血凝素蛋白。还可用RT-PCR检测编码上述蛋白的特异基因片段。

5. 快速诊断法 取患者鼻黏膜压片染色找到包涵体，免疫荧光检测抗原。

6. 胸部影像学检查 重症患者胸部X线检查可显示单侧或双侧肺炎，少数可伴有胸腔积液等。

◎ 要点六 诊断与鉴别诊断

（一）诊断

一般冬春季节，在同一地区，短时间之内出现大量流感样病例，应考虑流感。诊断分为两类：

1. 疑似病例 流行病学史、临床表现。

2. 确诊病例 流行病学史、临床表现、实验室病原学检查。

（二）鉴别诊断

1. 普通感冒 多为散发，起病较慢，可由多种呼吸道病毒感染引起。除流行病学资料外，通常流感全身症状比普通感冒重，而普通感冒呼吸道局部症状更突出。

2. 传染性非典型肺炎（SARS） 是由SARS冠状病毒引起的一种具有明显传染性，可累及多个脏器、系统的特殊肺炎。临床上以发热、乏力、头痛、肌肉关节疼痛等全身症状和干咳、胸闷、呼吸困难等呼吸道症状为主要表现，配合SARS病原学检测阳性，可做出SARS的诊断。

3. 其他 钩端螺旋体病、流行性脑膜炎、急性细菌性扁桃体炎、链球菌性咽炎、肺炎支原体肺炎等，确诊需依据实验室检查，如病原体分离、血清学检查和核酸检测。

◎ 要点七 治疗

（一）治疗原则

1. 隔离患者 流行期间对公共场所加强通风和空气消毒。

2. 及早应用抗流感病毒药物治疗 只有早期（起病1~2日内）使用才能取得最佳疗效。

3. 加强支持治疗和防治并发症 卧床休息，多饮水，饮食要易于消化。密切观察和监测并发症，抗菌药物仅在明确或有充分的证据提示有继发细菌感染时才考虑应用。

4. 合理应用对症治疗药物 应用解热药、

缓解鼻黏膜充血药物、止咳祛痰药物等对症治疗。儿童忌用阿司匹林或含阿司匹林药物，以免诱发致命的雷耶（Reye）综合征。

（二）抗流感病毒药物治疗

1. **离子通道 M2 阻滞剂**　金刚烷胺和甲基金刚烷胺。可阻断病毒吸附于宿主细胞，抑制病毒复制，早期应用可减少病毒的排毒量，缩短排毒期，但只对甲型流感病毒有效。推荐用量为成人每日 200mg，老年人每日 100mg，小儿每日 4～5mg/kg，分两次口服，疗程 3～4 日。在过去的十几年内流感病毒对此类药物的耐药性已普遍存在。

2. **神经氨酸酶抑制剂**　奥司他韦（oseltamivir）是目前最为理想的抗病毒药物，发病初期使用，能特异性抑制甲、乙型流感病毒的神经氨酸酶，从而抑制病毒的释放。推荐口服剂量是，成人每次 75mg，每日 2 次，连用 5 日。儿童体重 15kg 者推荐剂量 30mg，15～23kg 为 45mg，24～40kg 为 60mg，大于 40kg 者可用 75mg，1 岁以下儿童不推荐使用。扎那米韦（zanamivir）通过抑制流感病毒的神经氨酸酶发挥作用，适用于成年患者和 12 岁以上的青少年患者，治疗甲型和乙型流感，对金刚烷胺、金刚乙胺耐药的病毒株也起抑制剂作用。推荐用量为每日 20mg，间隔 12 小时，分两次吸入，连用 5 日。

◎ **要点八　预防**

（一）控制传染源

早发现、早报告、早隔离、早治疗，隔离时间为 1 周或热退后 2 日。

（二）切断传播途径

流感流行期间，尽量少去公共场所，注意通风，加强对公共场所进行消毒。医务人员在工作期间戴口罩、勤洗手，防止交叉感染。流感患者的用品要彻底消毒。

（三）保护易感人群

1. **接种流感疫苗**　在流感好发季节，给易感的高危人群和医务人员接种疫苗。高危人群包括：年龄超过 65 岁；有慢性肺或心血管系统疾病（包括哮喘）的成人和 6 个月以上的儿童；肾功能障碍者；免疫功能抑制（包括药物性）者；妊娠中期以上孕妇等。接种时间为每年流感流行季节前，每年接种 1 次，约 2 周可产生有效抗体，用法为皮下注射，成人 1mL，学龄前儿童 0.2mL，学龄儿童 0.5mL。主要有以下几种：减毒活疫苗、细胞培养的流感疫苗、DNA 疫苗、通用疫苗，减毒活疫苗主要采用鼻腔喷雾接种，两侧鼻腔各喷 0.25mL。

2. **应用抗流感病毒药物预防**　明确或怀疑某部门流感暴发时，对所有非流感者和未进行疫苗接种的医务人员给予金刚烷胺、金刚乙胺或奥司他韦进行预防性治疗。

细目三　人感染高致病性禽流感

人感染高致病性禽流感（highly pathogenic avian influenza）简称人禽流感，是由甲型禽流感病毒引起的人、禽、畜共患的急性呼吸道传染病。目前有 H7、H5、H9 及 H10 亚型病毒中的一些毒株感染人类的报道。人禽流感的主要表现有高热、咳嗽、呼吸困难，严重者可出现休克、多脏器功能衰竭等表现。

◎ **要点一　病原学**

禽流感病毒属于正黏病毒科，属甲型流感病毒，包括其全部亚型。根据其致病性，禽流感病毒可分为高致病性、低致病性和非致病性三大类，其中 H5 和 H7 亚型为高致病型，又以 H5N1 致病性最强。目前感染人类的禽流感病毒亚型主要有 H5N1、H9N2、H7N9、H7N7、H7N2、H7N3 等。其中感染 H5N1、H7N9 亚型患者病情重，死亡率高，可感染人、禽和其他哺乳类动物如猪。1997 年 5 月，香港 1 例 3 岁儿童死于不明原因的多器官功能衰竭，经美国疾病控制中心及 WHO 鉴定为禽甲型流感病毒 H5H1 引起的，是世界上首次证实禽甲型流感病毒 H5H1 感染人类。2013年3月,我国首次发现人感染H7N9禽流感病例。

禽流感病毒容易被稀酸、乙醚等有机溶剂和碘剂、含氯石灰灭活。禽流感病毒没有超常的稳定性,病毒可在加热、极端的pH、非等渗和干燥的条件下灭活,对低温抵抗力强,在有甘油保护的情况下可保持活性1年以上。在野外条件下,禽流感病毒常从病禽的鼻腔分泌物和粪便中排出,病毒受到这些有机物的保护极大地增加了抗灭活能力。此外,禽流感病毒可以在自然环境中,特别是凉爽和潮湿的条件下存活很长时间。粪便中病毒的传染性在4℃条件下可以保持30~50日,20℃时为7日。

◎ 要点二 流行病学

1. 传染源 主要为病禽、带毒的禽。野禽在自然传播中发挥了重要作用,特别是感染H5N1亚型病毒的鸡、鸭。病毒污染的羽毛和粪便是重要传染物,其病毒含量高而且存活时间长。其他禽类和野禽也有可能成为传染源。

2. 传播途径 主要经呼吸道传播,通过密切接触感染的禽类及其分泌物、排泄物、受污染的水及直接接触病毒株被感染。目前尚无人与人之间直接传播的确切证据。

3. 易感人群 人类对禽流感病毒普遍不易感,缺乏免疫力。发病与年龄、性别无关,12岁以下的儿童病情重。

4. 发病季节 禽流感一年四季均可发生,但冬、春季节多暴发流行。夏季发病较少,多呈散发,症状也较轻。

◎ 要点三 发病机制与病理

（一）发病机制

1. 禽流感病毒的致病性 ①大多流感暴发与病毒株亚型H5和H7有关。目前仅发现H5N1、H9N2和H7N7能直接感染人,H5N1、H7N9禽流感具有高致病性。②家禽体内一些酶类也可增加流感病毒的毒力。

2. 致病性的分子生物学基础 ①病毒的基因及其产物,如血凝素、神经氨酸酶和多聚酶是决定毒力的关键。②血凝素蛋白重链和轻链连接肽及附近糖基化的位点也影响其毒力。

3. 禽流感病毒可触发免疫"风暴" 人一旦感染了H5N1、H7N9流感病毒,其支气管和肺泡上皮的促炎细胞因子和趋化因子水平明显增高,造成"细胞因子风暴",可引起反应性嗜血细胞综合征(reactive hemophagocytic syndrome),导致各器官严重的病理损伤。

（二）病理

病理改变以肺部最明显,可见到肺泡和支气管黏膜损伤严重,肺实质出血和坏死,肺泡内大量淋巴细胞浸润,肺泡内有透明膜形成,有严重的弥漫性损伤,并伴有间隔纤维形成。少数病例发现广泛肝小叶中心坏死、急性肾小管坏死、淋巴细胞功能衰竭。

◎ 要点四 临床表现

潜伏期一般为1~7日,通常为2~4日。

急性起病,早期表现类似流感。主要为发热,体温大多持续在39℃以上,热程1~7日,一般为3~4日,可伴有眼结膜炎、流涕、鼻塞、咳嗽、咽痛、头痛和全身不适。部分患者可有恶心、腹痛、腹泻、稀水样便等消化道症状。重症患者病情发展迅速,可出现肺炎、急性呼吸窘迫综合征(ARDS)、肺出血、胸腔积液、全血细胞减少、肾衰竭、败血症、休克及Reye综合征等多种并发症,严重者可致死亡,且病死率高达50%。体征可见眼结膜轻度充血,咽部充血,肺部有干啰音等,半数患者有肺部实变体征。H7N9患者病情发展迅速,常快速进展为急性呼吸窘迫综合征、感染性休克和多器官功能障碍综合征。仅少数患者表现为轻症。发病早期无特异性表现,后期重症病例治疗效果差,病死率高。H7亚型感染者症状较轻,H9N2和H10N7感染者仅出现一过性流感症状。

◎ 要点五 实验室检查与其他检查

（一）血常规检查

多数患者外周血白细胞、淋巴细胞和血小板

不同程度减少。

(二) 骨髓穿刺检查

骨髓穿刺检查示细胞增生活跃，见反应性组织细胞增生伴出血性吞噬现象。

(三) 血生化检查

部分患者肝功能异常，表现为 ALT、AST 升高，亦可出现 BUN 的升高。

(四) 病原及血清学检查

1. **病毒抗原及基因检测** 取患者呼吸道标本，采用免疫荧光法（或酶联免疫法）检测甲型流感病毒核蛋白抗原（NP）及禽流感病毒 H 亚型抗原。还可用快速核酸模板等温扩增技术（NASBA）或 RT-PCR 检测禽流感病毒亚型特异性 H 抗原基因。

2. **病毒分离** 从患者呼吸道标本（如鼻咽分泌物、口腔含漱液、气管吸出物或呼吸道上皮细胞）中分离禽流感病毒。

3. **血清学检查** 以微粒中和法或特异的酶联免疫吸附试验（ELISA）检测抗体，发病初期和恢复期双份血清抗禽流感病毒抗体滴度有 4 倍或以上升高，有助于回顾性诊断。

(五) 其他检查

重症患者胸部 X 线检查可显示单侧或双侧肺炎，严重者呈"白肺"，少数可伴有胸腔积液等。

◎ 要点六 诊断与鉴别诊断

(一) 诊断

根据流行病学资料、临床症状和病原分离而确诊。

1. **医学观察病例** 1 周内有流行病学接触史者，出现流感样症状，对其进行 7 日医学观察。

2. **疑似病例** 有流行病学史和临床表现，患者呼吸道分泌物标本采用甲型流感病毒和 H5 型单克隆抗体抗原检测阳性者。

3. **临床诊断病例** 被诊断为疑似病例，且与其有共同暴露史的人被诊断为确诊病例者。

4. **确诊病例** 临床诊断病例呼吸道分泌物标本中分离出特定病毒或采用 RT-PCR 检测到禽流感病毒基因，且发病初期和恢复期双份血清抗禽流感病毒抗体滴度 4 倍或以上升高。

(二) 鉴别诊断

注意与流感、普通感冒、细菌性肺炎、传染性非典型肺炎（SARS）、传染性单核细胞增多症、巨细胞病毒感染、衣原体肺炎、支原体肺炎等疾病进行鉴别诊断，确诊需依据实验室检查，如病原体分离、血清学检查和核酸检测。

◎ 要点七 治疗

(一) 一般治疗

对疑似和确诊患者应进行隔离治疗。加强支持治疗，预防并发症。注意休息，多饮水，加强营养，饮食易消化。

(二) 对症治疗

可应用解热药、缓解鼻黏膜充血药、止咳祛痰药等。儿童忌用阿司匹林或含阿司匹林的药物，避免引起儿童 Reye 综合征。

(三) 抗流感病毒治疗

应在发病 48 小时内试用抗流感病毒药物。

1. **神经氨酸酶抑制剂** 试验研究表明，奥司他韦（oseltamivir）对禽流感病毒 H5N1、H7N9 和 H9N2 有抑制作用。成人每日 150mg，儿童每日 3mg/kg，分 2 次口服，5 日为一疗程。WHO 在 2006 年颁布的《关于人感染禽流感病毒（H5N1）的药物学管理的快速建议指南》中认为，对确诊或高度怀疑的患者给予奥司他韦治疗，具有较高的预防疾病恶化的价值。扎那米韦（zanamivir）是第一个新型抗流感病毒的神经氨酸酶抑制剂，对病毒的各种变异株均有作用，是一种雾化吸入剂，每次 10mg，每日 2 次，现已批准用于治疗无并发症的、年龄满 7 岁的急性流感患者。

2. **离子通道 M2 阻滞剂** 金刚烷胺（amantadine）和金刚乙胺（rimantadine）可抑制禽流感病毒株的复制，早期应用可阻止病情发展，减轻病情，改善预后。金刚烷胺成人每日 100~200mg，儿童每日 5mg/kg，分 2 次口服，5 日为一疗程。治疗过程中应注意中枢神经系统和胃肠道副作用。肾功能受损者酌减剂量。有癫痫病史者忌用。

（四）抗生素治疗

在明确或有充分证据提示继发细菌感染时使用，可选用氟喹诺酮类或大环内酯类抗生素。

（五）重症患者的治疗

对出现呼吸障碍者给予吸氧及其他呼吸支持，防治继发细菌感染，必要时进行免疫调节治疗，如糖皮质激素、胸腺肽、干扰素、丙种球蛋白等。

◎ 要点八 预防

（一）管理传染源

加强禽类疾病的监测，一旦发现禽流感疫情，动物防疫部门应立即按有关规定进行处理。加强对密切接触禽类人员的监测。当接触禽类人员中出现流感样症状时，应立即进行流行病学调查，采集患者标本并送至指定实验室检测，以进一步明确病原，同时采取相应的防治措施。

（二）切断传播途径

一旦发生疫情，对病禽群进行严格隔离、封锁、捕杀、销毁。接触人禽流感患者应戴口罩、戴手套、穿隔离衣。接触后应洗手。要加强检测标本和实验室禽流感病毒毒株的管理，严格执行操作规范，防止医院感染和实验室的感染及传播。

（三）保护易感人群

注意饮食卫生，不喝生水，不吃未熟的肉类及蛋类等；勤洗手，养成良好的个人卫生习惯。目前尚无人用H5N1疫苗。对密切接触者必要时可试用抗流感病毒药物或按中医理论辨证施防。

细目四 艾滋病

艾滋病是获得性免疫缺陷综合征（acquired immunodeficiency syndrome，AIDS）的简称，是由人免疫缺陷病毒（Human immunodeficiency virus，HIV）引起的以侵犯辅助性T淋巴细胞（$CD4^+$T lymphocytes，Th）为主，造成细胞免疫功能缺损为基本特征的传染性疾病，最后继发各种严重机会性感染（opportunistic infection）和恶性肿瘤。

◎ 要点一 病原学

HIV分为HIV-1型和HIV-2型，两者均为RNA病毒，属于反转录病毒科（retroviridae）慢病毒属（lentivirus）。HIV呈球形，直径100～120nm，由包膜和核心组成。包膜表面有糖蛋白棘突，其中嵌有糖蛋白gp120和gp41，内含多种宿主蛋白。核心包括两条单股正链RNA、反转录酶、整合酶和蛋白酶等。核心与膜之间由基质蛋白p17构成。

根据包膜蛋白基因（env）核酸排列的不同，HIV-1分为M、O、N 3个亚型组13个亚型：M亚型组包括A、B、C、D、E、F、G、H、I、J和K共11个亚型，N亚型组只有N亚型，O亚型组只有O亚型。HIV-2有A、B、C、D、E、F、G共7个亚型。HIV-1是引起艾滋病的主要毒株，中国已发现的有A、B（欧美B）、B'（泰国B）、C、D、F和G共8个亚型。HIV-2主要在西非和西欧流行。

HIV的基因组包括9个可识别基因，分为三类：一类为结构基因，包括组特异性抗原基因（gag）、多聚酶基因（pol）和包膜蛋白基因（env）。另一类为调节基因，包括反式激活基因（tat）、病毒蛋白调节因子（rev）。第三类为辅助基因，包括病毒颗粒感染因子（vif）、负调节因子（nrf）、病毒蛋白R基因（vpr）。HIV-1与HIV-2两型病毒的核苷酸序列差异超过40%。HIV的逆转录酶无校正功能导致HIV基因频繁变异。

HIV进入人体后可刺激机体产生抗体，但中和抗体少，作用极弱。血清同时存在抗体和病毒时仍有传染性。HIV主要感染$CD4^+$T细胞，也感染单核-吞噬细胞、小神经胶质细胞和骨髓干细胞等，有嗜淋巴细胞性和嗜神经性。

HIV对热敏感，对甲醛、紫外线和γ射线不敏感。56℃30分钟能使HIV在体外对人的T淋巴细胞失去感染性；100℃20分钟能使HIV完全灭活；75%乙醇、0.2%次氯酸钠、2%戊二醛及0.1%漂白粉5~10分钟能使HIV灭活。

◎ 要点二 流行病学

（一）传染源

艾滋病患者和无症状HIV感染者是本病的传染源，尤其后者。HIV主要存在于传染源的血液、精液、阴道分泌物、胸腹水、脑脊液、羊水和乳汁等体液中。

（二）传播途径

1. **性接触传播** 是本病主要传播途径。

2. **血源传播** 通过输血、器官移植、药瘾者共用针具等方式传播。

3. **母婴传播** 感染HIV的孕妇可以通过胎盘、产程中及产后血性分泌物、哺乳等传给婴儿。HIV阳性孕妇中11%~60%会发生母婴传播。

4. **其他途径** 接受HIV感染者的人工授精，医务人员被HIV污染的针头刺伤或皮肤破损处受污染等。目前尚无证据证明一般日常生活接触、食物、水、昆虫能够传播本病。

（三）易感人群

人群普遍易感。儿童和妇女感染率逐年上升。静脉注射吸毒者、性工作者、同性恋、性乱者、血友患者、多次接受输血或血制品者是感染的高危人群。

（四）流行特征

1981年美国首次报道艾滋病。联合国艾滋病规划署估计，截至2017年底，全球现存活HIV/AIDS患者3690万例，当年新发HIV感染者180万例，有2170万例正在接受高效联合抗反转录病毒治疗（highly active antiretroviral therapy，HAART，俗称"鸡尾酒疗法"，又称抗反转录病毒治疗）。在继续推行综合、强化的干预措施基础上，提出"90-90-90策略"，即存活的HIV/AIDS患者90%被检测出，诊断的HIV/AIDS患者90%接受规范的HAART，治疗的HIV/AIDS患者90%达到病毒被抑制。并规划到2020年，将年新发感染人数控制在50万以下。我国2018版指南在抗反转录病毒治疗（ART）启动时机上首次提出：一旦确诊HIV感染，无论CD_4^+T淋巴细胞水平高低，均建议立即开始治疗。HIV的孕妇不论其CD_4^+T淋巴细胞计数多少或临床分期如何，均应终生接受ART。HIV感染母亲所生新生儿应在出生后尽早（6~12小时内）服用抗病毒药物。截至2017年底，我国报告的现存活HIV/AIDS患者758610例，当年新发现HIV/AIDS患者134512例（其中95%以上均是通过性途径感染），当年报告死亡30718例。

◎ 要点三 发病机制与病理

（一）发病机制

艾滋病的发病机制主要是HIV侵犯和破坏CD_4^+T淋巴细胞，因为此类细胞表面表达HIV的受体CD_4分子及辅助受体CCR5与CXCR4趋化因子，其他免疫细胞也不同程度地受损，最终并发各种机会性感染和恶性肿瘤。

1. **HIV在人体细胞内的感染复制过程** HIV进入人体后，在24~28小时到达局部淋巴结，5天左右在外周血中可以检测到病毒成分，继而产生病毒血症，导致急性感染，以CD_4^+T淋巴细胞数量短期内一过性迅速减少为特点。HIV借助gp120与靶细胞的CD_4受体结合，gp120构象改变与gp41分离，与宿主细胞膜融合进入细胞。病毒RNA在反转录酶作用下，形成负链DNA，在DNA聚合酶（DNAP）作用下形成双股DNA，在整合酶的作用下，新形成的非共价结合的双链DNA整合入宿主细胞染色体DNA中。这种整合的病毒双链DNA即前病毒DNA，可被激活，转录和翻译成新HIV RNA和病毒蛋白质，在细胞膜装配成新HIV后芽生释出，再感染并破坏其他细胞。HIV感染宿主免疫细胞后以每日产生10^9~10^{10}个病毒颗粒的速度复制，并直接使CD_4^+T细胞破坏。

2. **机体免疫细胞数量减少和功能障碍** HIV在CD_4^+T淋巴细胞内大量复制，导致CD_4^+T淋巴胞溶解和破坏。T细胞数量减少和功能丧失，导致免疫功能缺陷，使AIDS患者易发生各种感染。

单核-吞噬细胞表面也有CD_4分子和辅助受体等，单核-吞噬细胞可成为HIV贮存场所，并可携带HIV透过血-脑脊液屏障，进一步感染小神经胶质细胞和脑部巨噬细胞，引起神经细胞损伤，导致痴呆等中枢神经系统症状。B淋巴细胞表面也存在低水平CD_4分子表达，可被HIV感染。另外，HIV感染者早期即有自然杀伤细胞（NK细胞）数量减少，HIV同时能抑制NK细胞的监视功能。

（二）病理

艾滋病累及全身多系统器官，病理变化复杂。淋巴结可出现反应性病变，如滤泡增生性淋巴结肿。胸腺可有萎缩、退行性或炎性病变。中枢神经系统有神经胶质细胞灶性坏死、血管周围炎及脱髓鞘等。

◎ 要点四 临床表现

（一）急性HIV感染期

少数急性感染（感染后平均2~4周）者有临床症状，通常持续数日到数周后自然消失，平均为1~2周，以发热最为常见，可伴有头痛、咽痛、恶心、呕吐、腹泻、皮疹、关节痛、淋巴结肿大以及神经系统症状。一般只有在对高危人群，如静脉吸毒或同性恋者的随访中才能发现，随后进入长期无症状感染期。

（二）无症状感染期

无症状感染，可由原发感染或急性感染症状消失后延伸而来，持续时间一般为6~8年，短可数月，长可达15年。临床无明显症状，但血中可检出病毒及抗体，有传染性。

（三）艾滋病期

为感染HIV后的最终阶段。患者CD_4^+T淋巴细胞计数明显下降，多少于$200/\mu L$，HIV血浆病毒载量明显升高。此期主要表现为持续1个月以上的发热、盗汗、腹泻，体重减轻10%以上。部分患者可表现为神经精神症状，如记忆力减退、精神淡漠、性格改变、头痛、癫痫及痴呆等，另外还可出现持续性全身性淋巴结肿大。

（四）并发症

艾滋病期可并发各系统的各种机会性感染及恶性肿瘤。

1. **呼吸系统** 肺孢子菌肺炎（pneumocystis pneumonia，PCP）最为常见。该病起病隐匿或呈亚急性，干咳，气短，活动后加重，可有发热、紫绀，严重者出现呼吸窘迫，动脉血氧分压（PaO_2）降低。肺部阳性体征少，或可闻及少量散在的干湿啰音。胸部X线检查显示间质性肺炎。确诊依靠病原学检查。此外，巨细胞病毒、结核杆菌、鸟分枝杆菌、念珠菌及隐球菌等常引起肺部感染。

2. **中枢神经系统** 如隐球菌脑膜炎、结核性脑膜炎、弓形体脑病、各种病毒性脑膜脑炎等。

3. **消化系统** 念珠菌（假丝酵母菌）食道炎，巨细胞病毒性食道炎、肠炎、沙门菌、痢疾杆菌、空肠弯曲菌及隐孢子虫性肠炎。其中肠道隐孢子虫感染较为常见，表现为慢性持续性腹泻，水样便可达数月之久；隐孢子虫、巨细胞病毒、鸟分枝杆菌、结核杆菌及药物等可引起肉芽肿性肝炎，急、慢性肝炎，脂肪肝及肝硬化，同性恋患者常见肛周疱疹病毒感染和疱疹性直肠炎，大便检查和内镜检查有助于诊断。

4. **口腔** 可见鹅口疮、舌毛状白斑、复发性口腔溃疡、牙龈炎等。

5. **皮肤** 可见带状疱疹、传染性软疣、尖锐湿疣、真菌性皮炎和甲癣。

6. **眼部** 可见巨细胞病毒性和弓形体性视网膜炎，表现为快速视力下降，眼底絮状白斑。

7. **肿瘤** 可见恶性淋巴瘤、卡波济肉瘤等。卡波济肉瘤是艾滋病患者最常见的肿瘤，由人疱疹病毒8型感染所致，病变不仅累及皮肤，而且累及内脏，依次为肺、淋巴结、胃肠道、肝、泌尿生殖系统，甚至少数累及肾上腺、心和脾。皮肤卡波济肉瘤呈红色或紫红色，早期为平坦的斑点，进而发展为隆起的斑块，最终形成结节，并可发生糜烂、溃疡。

◎ 要点五　实验室检查与其他检查

（一）常规检查

不同程度的贫血和白细胞计数降低。尿蛋白常阳性。血清转氨酶、肌酐、尿素氮可升高。

（二）免疫学检查

T淋巴细胞绝对计数下降；CD_4^+ T淋巴细胞减少，$CD_4^+/CD_8^+<1.0$；链激酶、植物血凝素等迟发型变态反应性皮试常阴性。

（三）病原学检测

1. **抗体检测**　抗体检测是感染诊断的"金标准"。包括筛查试验和确认试验。HIV抗体筛查检测方法包括酶联免疫试验（ELISA）、快速检测（快速试纸条和明胶颗粒凝集试验）等，其阳性率可达99%。HIV抗体确认试验常用的方法是免疫印迹法（Western bloting，WB）。

2. **抗原检测**　用ELISA法测血清p24抗原，采用流式细胞技术（flow cytometry，FCM）检测血或体液中HIV特异性抗原。

3. **病毒载量测定**　病毒载量测定常用方法有RT-PCR、核酸序列依赖性扩增（NASBA NucliSens）技术、支链DNA信号放大系统（bDNA）。

4. **蛋白质芯片**　能同时检测HIV、HBV、HCV联合感染者血中HIV和相应的抗体，应用前景较好。

（四）其他检查

X线检查有助于了解肺部并发肺孢子菌、真菌、结核杆菌感染及卡波济肉瘤等情况。

◎ 要点六　诊断与鉴别诊断

（一）诊断标准

1. **急性期**　患者近期内有流行病学史和临床表现，结合实验室HIV抗体由阴性转为阳性即可诊断，或仅实验室检查HIV抗体由阴性转为阳性即可诊断。

2. **无症状期**　有流行病学史，HIV抗体阳性即可诊断，或仅实验室检查HIV抗体阳性即可诊断。

3. **艾滋病期**　有流行病学史，实验室检查HIV抗体阳性，加下述各项中的任何一项即可诊断，CD_4^+ T淋巴细胞数$<200/\mu L$也可诊断。

（1）原因不明的不规则发热，体温高于38℃持续1个月以上。

（2）慢性腹泻（每日>3次）持续1个月以上。

（3）体重在6个月内下降10%以上。

（4）反复发作的口腔念珠菌感染。

（5）反复发作的单纯疱疹病毒、带状疱疹病毒感染。

（6）卡氏肺孢子菌肺炎。

（7）反复发生的细菌性肺炎。

（8）活动性结核或非结核分枝杆菌病。

（9）深部真菌感染。

（10）中枢神经系统占位性病变。

（11）中青年人出现痴呆。

（12）活动性巨细胞病毒感染。

（13）弓形体病。

（14）马尔尼菲青霉菌感染。

（15）反复发生的败血症。

（16）皮肤黏膜或内脏的卡波济肉瘤、淋巴瘤。另外，CD_4^+ T淋巴细胞计数$<200/\mu L$也可帮助诊断。

（二）鉴别诊断

艾滋病急性期应与传染性单核细胞增多症相鉴别，淋巴结肿大要注意与血液系统疾病相鉴别，还要注意和原发性CD_4^+ T淋巴细胞减少症、继发性CD_4^+ T淋巴细胞减少相鉴别。除流行病学史外，病原学检查是主要鉴别方法。

◎ 要点七　预防

（一）管理传染源

做好疫情报告工作，积极开展抗艾滋病病毒治疗，对高危人群进行普查，患者的血、排泄物和分泌物应进行消毒,加强国境检疫。

(二)切断传播途径

加强宣传教育,加强血液制品管理。推广使用一次性注射器。严格消毒医疗器械。提倡高危人群使用安全套。注意对 HIV 感染孕妇的产科干预防治。暴露后预防均采用三联药物治疗,推荐的首选方案为替诺福韦(TDF)/恩曲他滨(FTC)+整合酶抑制剂(INSTI)。不共用牙具、剃须刀等。

(三)保护易感人群

目前尚无成功应用于易感者的疫苗。

细目五 流行性出血热

流行性出血热(epidemic hemorrhagic fever, EHF)又称肾综合征出血热(hemorrhagic fever with renal syndrome, HFRS),是由汉坦病毒(Hantan virus, HV)引起的一种自然疫源性急性传染病。临床上以发热、低血压休克和肾损害为主要表现。

◎ 要点一 病原学

汉坦病毒属于布尼亚病毒科汉坦病毒属(Hantavirus, HV),为单股负链 RNA 病毒,圆形或卵圆形,直径平均为 122nm(70~210nm)。有双层包膜,外膜上有微突。其基因组分为大(L)、中(M)、小(S)三个不同片段。S 基因编码核蛋白,M 基因编码膜蛋白(G_1、G_2),L 基因编码聚合酶。核蛋白是病毒主要结构蛋白之一,G_1 和 G_2 糖蛋白构成病毒的包膜。汉坦病毒的核蛋白有较强的免疫原性和稳定的抗原决定簇。核蛋白中含补体结合抗原,不含中和抗原。膜蛋白中含中和抗原和血凝抗原,膜蛋白具有血凝活性,对病毒颗粒黏附于受染宿主的细胞表面及随后病毒脱衣壳进入胞浆起重要作用。

由于抗原结构的差异,汉坦病毒目前至少有 23 个以上血清型,WHO 认定的有 Ⅰ~Ⅳ 型。由于病毒型别不同,对人类的致病性亦不同。Ⅰ 型汉滩病毒(Hantaan virus, HTNV 或野鼠型)引起的病情较重;Ⅱ 型汉城病毒(Seoul virus, SEOV 或家鼠型)病情中等;Ⅲ 型普马拉病毒(Puumala virus, PUUV)主要宿主是欧洲棕背鼠,病情较轻;Ⅳ 型希望山病毒(Prospect Hill virus, PHV 或田鼠型)迄今未见致病;Ⅴ 型辛诺柏病毒(sin nombre virus 或鹿鼠型)为汉坦病毒肺综合征(Hantavirus pulmonary syndrome, HPS)的病原,又称为 HPS 病毒。在我国流行的主要是 Ⅰ 型、Ⅱ 型,近年来发现有 Ⅲ 型。

汉坦病毒对乙醚、氯仿、丙酮等脂溶剂和去氧胆酸盐敏感,不耐热和不耐酸,高于 37℃ 及 pH5.0 以下易被灭活,56℃ 30 分钟或 100℃ 1 分钟可被灭活。对紫外线、乙醇和碘酒等消毒剂敏感。

◎ 要点二 流行病学

(一)传染源

汉坦病毒具有多宿主性和动物源性,其中以鼠类为主要传染源,在我国是黑线姬鼠(野鼠型)、褐家鼠(家鼠型)等。虽然患者早期的血、尿中携带病毒,但人不是主要的传染源。

(二)传播途径

病毒通过鼠等宿主动物的血及唾液、尿、粪便等排出,主要传播途径有:

1. **呼吸道传播** 含出血热病毒的鼠排泄物污染尘埃后形成的气溶胶颗粒经呼吸道吸入感染。

2. **消化道传播** 进食被染毒鼠排泄物污染的食物后感染。

3. **接触传播** 被鼠类咬伤或破损伤口接触带病毒的鼠类排泄物或血液而感染。

4. **垂直传播** 孕妇患病后可经胎盘感染胎儿。

5. **虫媒传播** 寄生于鼠类身上的革螨或恙螨可通过叮咬人而传播。

(三)易感人群

人群普遍易感。感染后多显性发病,隐性感染率较低,野鼠型为 3%~4%,家鼠型隐性感染率稍高，为5%~16%。青壮年发病率高。病后可获持久免疫。

（四）流行特征

1. **地区性** 本病流行广泛，主要分布在欧亚两大洲，我国疫情最重，发病人数占全球的90%。本病好发于我国海拔500m以下的地区，主要分布在丰水带、多水带和过渡带的农业区。我国于20世纪30年代初开始流行于黑龙江下游两岸，以后逐渐向南、向西蔓延，近年来几乎遍及全国各地。

2. **季节性和周期性** 全年均有散发，但有明显的季节高峰。野鼠型发病以秋冬季为多，高峰在11月份~次年1月份，部分地区5~7月份有小高峰。家鼠型发病以春夏季为多，高峰在3~5月份。本病发病率有一定周期性波动，以姬鼠为主要传染源的疫区，一般相隔数年有一次较大流行。

3. **人群分布** 各年龄组均可发病，发病的多少与接触传染源的机会多少有关。发病以青壮年为主，儿童极少见，男性多于女性，野外工作人员及农民发病率高。

◎ 要点三 发病机制与病理

（一）发病机制

发病机制尚未完全阐明，一般认为病毒感染是发病的始动环节，一方面导致受感染的细胞功能和结构损害，另一方面诱发机体的异常免疫反应引起组织损伤。

1. **病毒直接作用** 在病毒血症期，几乎所有的脏器组织中均可检出汉坦病毒抗原。病毒对人体呈泛嗜性感染，侵入人体后可随血流侵袭全身的小血管、毛细血管内皮细胞及血小板、单核细胞，并在其中繁殖，造成小血管和毛细血管的损伤，导致多器官病理损害和功能障碍。

2. **免疫损伤作用** 病毒释放的抗原与机体产生的特异性抗体结合形成大量的免疫复合物，沉积于肾、血管壁等处，在补体的参与下引起相应器官和组织的炎症和损伤；细胞因子和介质（IL-1、TNF、前列腺素、内皮素等）也可引起组织损伤。

病程的3~7日，由于全身小血管和毛细血管广泛受损，通透性增加，血浆大量外渗使血容量下降引起的低血压休克，称原发性休克。以后在肾衰竭期间，因水盐平衡失调，继发感染和内脏大出血等，可引起继发性休克。HFRS患者出血的原因在不同时期有不同因素，发热期出血是由于毛细血管损伤、血小板减少和功能异常所致。低血压休克期至多尿期，主要是弥散性血管内凝血（DIC）导致凝血机制异常。此外，血小板减少和功能障碍、肝素类物质增加和尿毒症等亦能导致出血。本病的肾脏损害与肾血流量不足、免疫复合物沉积、肾间质水肿致使肾小管被压受阻、肾素、血管紧张素Ⅱ的激活等因素有关，致使肾小球滤过率下降，肾小管重吸收功能受损。

（二）病理

流行性出血热的基本病理变化为全身小血管和毛细血管变性、坏死。以肾脏病变最明显，其次是心、肝、脑等脏器。由于广泛性小血管病变和血浆外渗，使周围组织水肿、出血，引起各重要脏器实质损害和功能障碍，其中以肾髓质、右心房内膜、脑垂体和肾上腺皮质最明显。

◎ 要点四 临床表现

本病潜伏期为4~46日，一般为7~14日。

典型患者的临床经过可分为发热期、低血压休克期、少尿期、多尿期及恢复期等五期。非典型和轻型病例可出现越期或不典型表现，而重症患者则可出现发热期、休克期和少尿期之间的重叠。

1. **发热期** 主要表现为感染中毒症状、毛细血管损伤和肾脏损害。

起病急骤，突然畏寒、发热，体温在1~2日内可达39℃~40℃，热型多为弛张热或稽留热，一般持续3~7日。同时出现全身中毒症状，高度乏力，周身酸痛，常有典型的"三痛"：头痛、腰痛、眼眶痛，常伴较突出的胃肠道症状。

毛细血管损伤主要表现为"三红"征：颜面、颈部及上胸部呈弥漫性潮红，酒醉貌。颜面和眼睑浮肿，眼结膜充血，球结膜水肿。发病2~3日软腭充血明显，两腋下、上胸部、颈及肩部等皮肤有散在、簇状或搔抓样、条索状出血点，束臂试验常阳性，少数患者有鼻出血、咯血、黑便等。如皮肤迅速出现大片瘀斑或腔道出血，表示病情严重，可能并发DIC。

发病1~2日即可出现肾脏损害，表现为蛋白尿、血尿和少尿倾向，有时尿中可见膜状物。

2. 低血压休克期 主要为低血容量休克的表现。一般发生于第4~6病日，迟者可于8~9日出现。热退后病情反而加重是本期的特点。体温开始下降或退热后不久，患者出现低血压，重者发生休克。可引起DIC、心力衰竭、水及电解质平衡失调、脑水肿、呼吸窘迫综合征、急性肾衰竭（多脏衰）等。本期多不超过24小时，时间越长，病情越重。

3. 少尿期 少尿期与低血压休克期常无明显界限，两者经常重叠或接踵而至，也可由发热期直接进入少尿期。少尿期多发生于第5~8病日，持续时间一般为2~5日。24小时尿量少于400mL为少尿，少于50mL为无尿。可引起尿毒症、酸中毒和水电解质紊乱，重者可出现高血容量综合征和肺水肿。可并发内脏出血或原有出血加重、感染等。患者常有厌食、恶心、呕吐、腹胀、腹泻、头晕、头痛、烦躁不安、嗜睡、抽搐、甚至昏迷等表现。

4. 多尿期 多尿期一般出现在病程第9~14日，持续时间一般为7~14日，短者1日，长者可达数月之久。根据尿量和氮质血症情况可分以下三期：

（1）移行期：每天尿量由400mL增至2000mL。此期虽尿量增加，但血尿素氮（BUN）和肌酐等反而升高，症状加重。不少患者因并发症而死于此期，宜特别注意观察病情。

（2）多尿早期：每天尿量超过2000mL，氮质血症未见改善，症状仍重。

（3）多尿后期：尿量每天超过3000mL，并逐日增加，氮质血症逐步下降，精神食欲逐日好转。此期每天尿量可达4000~8000mL，少数可达15000mL以上。此期若水和电解质补充不足或继发感染，可发生继发性休克，亦可发生低血钠、低血钾等症状。

5. 恢复期 一般在病程的3~4周开始，随着肾功能的恢复，每日尿量逐渐恢复至2000mL以内。症状逐渐消失，精神及食欲好转，完全康复尚需1~3个月。

临床分型：根据发热高低、中毒症状轻重和出血、休克、肾功能损害严重程度的不同，临床上可分为5型：①轻型：体温39℃以下，中毒症状轻，除出血点外无其他出血现象，肾损害轻，无休克和少尿。②中型：体温39~40℃，中毒症状较重，有明显球结膜水肿，病程中收缩压低于90mmHg或脉压小于30mmHg，有明显出血和少尿期，尿蛋白（+++）。③重型：体温>40℃，中毒症状及渗出体征严重，可出现中毒性精神症状，并出现休克，有皮肤瘀斑和腔道出血，休克和肾损害严重，少尿持续5天以内或无尿2天以内。④危重型：在重型基础上合并出现以下情况之一者：难治性休克；有重要脏器出血；少尿超过5天或无尿2天以上，BUN超出42.84mmol/L（120mg/dL）；出现心力衰竭、肺水肿；出现脑水肿、脑出血或脑疝等中枢神经合并症；严重继发感染。⑤非典型：发热38℃以下，皮肤黏膜可有散在出血点，尿蛋白（±），血、尿特异性抗原或抗体阳性者。

◎ 要点五 实验室检查与其他检查

（一）一般检查

1. 血常规

（1）白细胞计数 第3病日后逐渐升高，可达（15~30）×10^9/L，少数重症患者可达（50~100）×10^9/L。

（2）白细胞分类 发病早期中性粒细胞增多，核左移，有中毒颗粒。重症患者可见幼稚细胞，呈类白血病反应。第1~2病日后出现异型淋巴细胞，4~6病日达高峰。

（3）血红蛋白和红细胞 发热后期至低血压

休克期血红蛋白和红细胞数升高，可达 150g/L 和 $5.0×10^{12}$/L 以上。

（4）血小板　从第 2 病日起开始减少，一般在（50~80）×10^9/L 左右，休克期与少尿期最低，并可见异型血小板。

2. 尿常规

（1）尿蛋白　第 2 病日即可出现，第 4~6 病日尿蛋白常达（+++）或（++++），如突然出现大量尿蛋白则有助于诊断。部分病例尿中出现膜状物，这是大量尿蛋白与红细胞和脱落上皮细胞相混合的凝聚物。

（2）显微镜检　可见红细胞、白细胞和管型。此外尿沉渣中可发现巨大的融合细胞，其中可检出流行性出血热病毒抗原。

3. 血液生化检查

（1）血尿素氮及肌酐　多数患者在低血压休克期，少数患者在发热后期，尿素氮和肌酐开始升高，多尿移行期末达高峰，多尿后期开始下降。

（2）血酸碱度　发热期血气分析以呼吸性碱中毒多见，休克期和少尿期以代谢性酸中毒为主。

（3）电解质　血钠、氯、钙在本病各期中多数降低；血磷、镁等则增高；血钾在少尿期多升高，其他期多降低。

（4）肝功能　约 50% 的患者血清转氨酶升高，少数患者血清胆红素升高。

4. 凝血功能检查　发热期开始血小板减少及功能异常。若出现 DIC，血小板常减少至 50×10^9/L 以下。DIC 的高凝期出现凝血时间缩短，消耗性低凝血期则纤维蛋白原降低、凝血酶原时间延长和凝血酶时间延长，进入纤溶亢进期则出现纤维蛋白降解物（FDP）升高。

5. 其他检查

（1）心电图　可出现窦性心动过缓或过速、传导阻滞等心律失常和心肌受损表现。高血钾时出现 T 波高尖，低血钾时出现 U 波等。

（2）眼压和眼底　部分患者眼压增高，眼压明显增高者常预示为重症。脑水肿患者可见视乳头水肿。

（3）胸部 X 线　约 30% 的患者有肺水肿、淤血表现，约 20% 的患者出现胸腔积液和胸膜反应。

（二）血清学检查

特异性抗体检测：发病第 2 日即能检出特异性抗体 IgM 1：20 为阳性，为临床常用的早期诊断依据。IgG 抗体 1：40 为阳性或 1 周后两次抗体滴度上升 4 倍或以上有诊断意义。发病早期血清、白细胞内可检出病毒抗原，有诊断意义。

（三）病原学检查

应用 RT-PCR 检测汉坦病毒 RNA，敏感性高，有早期诊断价值。

◎ 要点六　诊断与鉴别诊断

（一）诊断

1. **流行病学资料**　在流行地区、流行季节，最长潜伏期内有疫区逗留史或直接、间接与鼠类或其粪便有接触史。

2. **临床表现**　包括发热、出血、肾损害三大主症，"三红"、"三痛"，热退病情反而加重，有临床五期经过等。

3. **实验室检查**　外周血 WBC 增多，早期出现异型淋巴细胞（>7%）与血小板减少；尿蛋白于短期内急剧增加，如见膜状物及包涵体更有助于诊断。血清特异性抗体 IgM 阳性，血或尿标本病毒抗原或病毒 RNA 阳性可确定诊断。

（二）鉴别诊断

发热期应与上呼吸道感染、流感、流行性脑脊髓膜炎、钩端螺旋体病、败血症等疾病相鉴别；低血压休克期应与中毒型菌痢、休克型肺炎等相鉴别；少尿期应与急性肾小球肾炎及其他原因引起的急性肾衰竭相鉴别；出血明显者需与消化性溃疡出血、血小板减少性紫癜及其他原因所致 DIC 等鉴别；腹痛为主要表现者应与外科急腹症相鉴别。

◎ 要点七　治疗

早发现，早休息，早治疗和少搬动（"三早一少"）是关键。治疗以综合疗法为主，早期可应用抗病毒治疗。治疗中要注意防治休克、出血、肾衰竭和继发感染。

（一）发热期

1. 抗病毒 发病3日内可给予利巴韦林，每日1g，静脉滴注，疗程3～5日，可抑制病毒，减轻病情和缩短病程。

2. 减轻外渗 应早期卧床休息。为降低血管通透性，可给予芦丁、维生素C、输注平衡盐液等。发热后期给予20%甘露醇125～250mL，以提高血浆渗透压，减轻外渗和组织水肿。

3. 改善中毒症状 高热以物理降温为主，慎用发汗退热药，以防大汗进一步丧失血容量；中毒症状重者可给予地塞米松5～10mg，静脉注射；呕吐频繁者给予甲氧氯普胺10mg，肌内注射。

4. 预防DIC 给予低分子右旋糖酐或丹参注射液静脉滴注，以降低血液黏滞度。

（二）低血压休克期

主要是抗休克，力争稳定血压，预防重要脏器衰竭。

1. 补充血容量 宜早期、快速和适量。争取4小时内稳定血压，但要适量，以防引起肺水肿、心衰。液体应晶胶结合，以平衡盐液为主。对休克较重者，可用双渗平衡盐液（即每升各种电解质含量加一倍）以达到快速补充血容量的目的。常用的胶体溶液有低分子右旋糖酐、甘露醇、血浆和白蛋白等。

2. 纠正酸中毒 休克引起组织器官血液灌注不足，无氧酵解增加，乳酸生成增多，导致代谢性酸中毒，且易诱发DIC，降低心肌收缩力和血管对血管活性物质的反应性，不利于休克的纠正。常用5%碳酸氢钠，可根据血气分析或CO_2CP结果分次给予，或根据病情，每次60～80mL，每日1～4次。由于5%碳酸氢钠注射液渗透压为血浆的4倍，故既能纠酸，亦有扩容作用。

3. 使用血管活性药 经补液、纠酸后，升高的血红蛋白已恢复正常，但血压仍不升高或不稳定者，可应用血管活性药物如多巴胺、间羟胺等，多巴胺100～200mg/L静脉滴注，具有扩张内脏血管和增强心肌收缩作用。山莨菪碱具有扩张微血管，解除血管痉挛作用，可应用0.3～0.5mg/kg，静脉滴注。

4. 应用糖皮质激素 糖皮质激素具有降低毛细血管通透性、减少外渗、降低外周血管阻力、改善微循环作用，还可稳定细胞膜及溶酶体膜，减轻休克时器官实质细胞损害，常用地塞米松10～20mg静脉滴注。

5. 强心 有心衰者可给予强心剂。

（三）少尿期

治疗以稳定机体内环境，促进利尿，导泻和透析治疗为主。

1. 稳定机体内环境

（1）维持水、电解质、酸碱平衡 由于部分患者少尿期与休克期重叠，因此少尿早期需与休克所致的肾前性少尿相鉴别。肾性少尿应严格控制输入量，每日补液量为前1日的出量加500～700mL。此期极易出现高血钾，应注意监测血钾和心电图。

（2）减少蛋白分解，控制氮质血症 给予高糖、高维生素和低蛋白饮食。不能进食者，每日静脉输入高渗葡萄糖200～300g，并加入适量胰岛素。

（3）维持酸碱平衡 患者常有代谢性酸中毒，可根据血气分析结果或CO_2CP检测结果，用5%碳酸氢钠溶液纠正。

2. 促进利尿 少尿的原因之一是肾间质水肿压迫肾小管，少尿初期可应用20%甘露醇125mL静脉注射，以减轻肾间质水肿。用后若利尿效果明显可重复应用1次，但不宜大量应用。常用利尿剂为呋塞米，从小量开始，可逐步加大至100～300mg/次，4～6小时重复静脉滴注。亦可试用血管扩张剂如酚妥拉明或山莨菪碱等。

3. 导泻和放血疗法 为预防高血容量综合征和高血钾，无消化道出血者可进行导泻，以通过肠道排出体内多余的水分和钾离子等。常用甘露醇25g，2～3次/日，口服。亦可用50%硫酸镁溶液 40mL 或中药口服。患者如出现高血容量综合征可紧急放血。

4. 透析疗法 目前常用腹膜透析和血液透析，以血液透析效果更佳。透析指征为少尿持续 4 日以上或无尿 24 小时以上，并存在以下情况之一者：①尿素氮>28.56mmol/L。②高分解状态，尿素氮每日升高>7.14mmol/L。③血钾>6mmol/L，心电图有 T 波高耸等高钾表现。④高血容量综合征或伴肺水肿者。⑤极度烦躁不安或伴脑水肿者。根据血尿素氮情况，每 2~3 日透析一次，每次 5~6 小时。如尿量达每日 2000mL 以上，尿素氮下降，高血容量综合征或脑水肿好转后，可以停止透析。

（四）多尿期

移行期和多尿早期的治疗同少尿期。多尿后期主要是维持水和电解质平衡，防治继发感染。

1. 维持水与电解质平衡 给予半流质和富含钾的食物。补充水分以口服为主，不能进食者可以静脉补液。

2. 防治继发感染 由于免疫功能下降，本期极易发生呼吸道和尿路感染，因此需注意口腔卫生，必要时对室内空气进行消毒。应及时发现和治疗继发感染，禁用肾毒性药物。

（五）恢复期

应注意补充营养，适当休息，逐步恢复活动量。出院后仍应休息 1~2 个月。定期复查肾功能、血压和垂体功能。

（六）积极防治并发症

病程中应积极防治腔道大出血、心衰、肺水肿、急性呼吸窘迫综合征及各种继发感染等。

要点八 预防

1. 控制传染源 防鼠、灭鼠是预防本病的关键措施。

2. 切断传播途径 注意食品卫生，防止食品被鼠类污染；注意个人防护，不用手接触鼠及其排泄物；注意灭螨。

3. 保护易感人群 疫区内高危人群可接种疫苗。

细目六 狂犬病

狂犬病（rabies）又称恐水病（hydrophobia），是由狂犬病毒（Rabies virus）引起的以侵犯中枢神经系统为主的人畜共患急性传染病。人多因被病兽咬伤而感染。临床表现为恐水、怕风、狂躁、恐惧不安、流涎和咽肌痉挛，最终发生瘫痪而危及生命。病死率几乎 100%。

要点一 病原学

狂犬病毒属弹状病毒科拉沙病毒属。病毒形似子弹，由核衣壳和包膜组成。核衣壳是由单股负链 RNA 及其外面包裹的 N 蛋白构成。狂犬病毒有两种主要抗原。一种为病毒外膜上的糖蛋白，能与乙酰胆碱受体结合，使病毒具有神经毒性，并使体内产生中和抗体及血凝抑制抗体。另一种为内层的核蛋白，可使体内产生补体结合抗体和沉淀素，无保护作用。从患者和病兽体内所分离的病毒称野毒株或街毒株（street virus），其特点是毒力强，经多次兔脑连续传代后成为固定株（fixed virus）。固定株毒力降低，对人和犬失去致病力，但仍然保持其免疫原性，可供制作疫苗。

狂犬病毒易被紫外线、甲醛、70%乙醇、汞和季胺类化合物（如苯扎溴铵）等灭活。不耐热，100℃加热 2 分钟可灭活。在冰冻干燥条件下可保存数年。

要点二 流行病学

（一）传染源

带狂犬病毒的动物是本病的传染源，我国由病犬传播的狂犬病占 80%~90%，其次为猫、猪、牛、马等家畜和狼。发达国家野生动物（如狐狸、蝙蝠、臭鼬和浣熊等）逐渐成为重要传染源。患病动物唾液中含有多量的病毒，于发病前数日即具有传染性。隐性感染的犬、猫等兽类亦有传染性。一般来说狂犬病的患者不是传染源，因其唾液所含病毒量较少。

（二）传播途径

本病主要通过被患病动物咬伤传播。黏膜和破损皮肤也是病毒的重要侵入门户，少数可在宰杀病犬过程中被传染。此外，亦有经呼吸道及角膜移植传播的报道。

（三）易感人群

人群普遍易感。人被病犬咬伤后发病率为15%~20%。被病兽咬伤后是否发病与下列因素有关：①咬伤部位：头、面、颈、手指处被咬伤后发病机会多。②咬伤的严重性：创口深而大者发病率高。③局部处理情况：咬伤后迅速彻底清洗者发病机会少。④及时、全程、足量注射狂犬疫苗和免疫球蛋白者发病率低。⑤被咬伤者免疫功能低下或免疫缺陷者发病机会多。

◎ 要点三　发病机制与病理

1. 发病机制　狂犬病病毒经皮肤或黏膜破损处进入机体后，对神经组织有很强的亲和力，沿末梢神经和神经周围间隙的体液进入与咬伤部位相当的背根节和脊髓段，然后沿脊髓上行至脑，并在脑组织中繁殖。发病机制分为三个阶段：①局部组织内小量繁殖期。病毒自咬伤部位入侵后，在伤口附近肌细胞内缓慢繁殖，在4~6日内侵入周围神经，此时患者可无任何自觉症状。②侵入中枢神经期。病毒沿周围传入神经迅速上行，到达背根神经节后大量繁殖，然后侵入脊髓和中枢神经系统，主要侵犯脑干及小脑等处的神经元，亦可在扩散过程中终止于某部位，形成特殊的临床表现。③从中枢神经向各器官扩散期。病毒自中枢神经再沿传出神经侵入各组织与器官，如唾液腺和舌浆液腺等。由于迷走神经核、舌咽神经核和舌下神经核受损，可以发生呼吸肌、吞咽肌痉挛，出现恐水、呼吸困难、吞咽困难等症状。交感神经受刺激，使唾液分泌和出汗增多。迷走神经节、交感神经节和心脏神经节受损时，可发生心血管系统功能紊乱或猝死。

2. 病理　病理变化主要为急性弥漫性脑脊髓炎，脑膜多正常，脑实质和脊髓充血、水肿及微小出血灶。病毒从受伤部位传入神经，经背根神经节、脊髓入脑，故咬伤部位相应的背根神经节、脊髓段病变一般比较严重，延髓、海马、脑桥、小脑等处受损也较显著。镜下：在肿胀或变性的神经细胞浆中可见到一至数个圆形或卵圆形直径3~10μm的嗜酸性包涵体，即内基小体（Negri body），HE染色后呈樱桃红色，常见于海马及小脑浦肯野等细胞中。内基小体为病毒集落，是本病特异且具有诊断价值的病变。

◎ 要点四　临床表现

潜伏期长短不一，短的5日，最长可达10年以上，一般1~3个月。儿童、头面部咬伤、伤口深者潜伏期短。此外，与入侵病毒的数量、毒力及宿主的免疫力也有关。典型病例临床表现分为三期。

（一）前驱期

常有发热、头痛、乏力、纳差、恶心、周身不适等症状。对痛、声、风、光等刺激开始敏感，并有咽喉紧缩感。50%~80%患者伤口部位及其附近有麻木、发痒、刺痛或虫爬、蚁走感，由于病毒刺激周围神经元引起。本期持续2~4日。

（二）兴奋期

患者高度兴奋，表现为极度恐惧、恐水、恐风。恐水是本病的特殊症状，但不一定每例都出现，典型表现在饮水、见水、听流水声或谈及饮水时，可引起严重咽喉肌痉挛。患者渴极而怕饮水，饮而不能下咽，常伴有声嘶和脱水。因声带痉挛，吐字不清，声音嘶哑，甚至失音。怕风亦是本病常见的症状，微风、吹风、穿堂风等可引起咽肌痉挛。

由于自主神经功能亢进，患者出现大汗流涎，体温可达40℃以上，心率快，血压升高，瞳孔扩大，但患者神志大多清醒，部分患者可出现精神失常、定向力障碍、幻觉、谵妄等。病程进展很快，多在发作中死于呼吸或循环衰竭。本期持续1~3日。

（三）麻痹期

痉挛减少或停止，患者逐渐安静，出现弛缓性瘫痪，尤以肢体软瘫为多见。呼吸变慢及不整，心搏微弱，神志不清，最终因呼吸麻痹和循环衰竭而死亡。本期持续 6~18 小时。

本病全程一般不超过 6 日。除上述狂躁型外，尚有以脊髓或延髓病变为主的麻痹型（静型），但较为少见，临床上无兴奋期、无恐水。常见高热、头痛、呕吐、肢体软瘫、腱反射消失、共济失调和大小便失禁，呈横断性脊髓炎或上行性麻痹等症状，最终因瘫痪死亡。

◎ 要点五　实验室检查

（一）血、尿常规和脑脊液检查

白细胞总数（10~20）×10^9/L 不等，中性粒细胞多在 80% 以上。尿常规可发现轻度蛋白尿，偶见透明管型。脑脊液压力正常或轻度升高，蛋白稍升高，细胞数低于 200×10^6/L，以淋巴细胞为主，糖和氯化物正常。

（二）病原学检查

抗原检查，可取患者的脑脊液或唾液直接涂片、角膜印片，或咬伤部位皮肤组织或脑组织通过免疫荧光法检测抗原，阳性率可达 98%。此外，还可使用快速狂犬病酶联免疫吸附法检测抗原。

用患者唾液、脑脊液或死后脑组织混悬液接种动物，分离病毒；用死者脑组织印压涂片或做病理切片，用染色镜检及直接免疫荧光法检查内基小体，阳性率为 70%~80%；用 RT-PCR 检测狂犬病毒核酸；取角膜印片或有神经元纤维的皮肤切片，用免疫荧光抗体染色检查狂犬病毒抗原。以上任一项阳性时可确诊。

（三）病毒抗体检测

可采用间接免疫荧光法进行检测，缺少早期诊断价值，主要用于流行病学调查或证实狂犬病诊断。

◎ 要点六　诊断与鉴别诊断

（一）诊断

根据患者过去被病兽或可疑病兽咬伤、抓伤史及典型的临床症状，如恐水、恐风、咽喉肌痉挛等，即可做出临床诊断。但在疾病早期，儿童及咬伤不明确者易误诊。确诊有赖于病原学检测或尸检发现脑组织内基小体。

（二）鉴别诊断

本病应与病毒性脑炎、破伤风、吉兰-巴雷综合征、脊髓灰质炎等疾病相鉴别，流行病学资料和特殊症状是鉴别要点。

◎ 要点七　治疗

狂犬病是所有传染病中最凶险的疾病，一旦发病，预后极差。目前无特效治疗方法，强调在咬伤后及时预防性治疗，对发病后患者以对症综合治疗为主。包括：严格隔离患者，防止唾液等污染；病室要避光、安静，没有噪音和流水声；注意营养、水及电解质的平衡；对狂躁者可用镇静剂，如苯巴比妥或地西泮；有心动过速、高血压时，可用 β 受体阻滞剂；有脑水肿时给予脱水治疗；采取一切措施维护患者心血管系统和呼吸系统功能。呼吸衰竭是死亡的主要原因，必要时采用气管切开、人工呼吸机等措施维持呼吸，纠正呼吸衰竭。

◎ 要点八　预防

目前狂犬病尚无有效的治疗方法，病死率接近 100%，必须加强预防工作。

1. **控制传染源**　家养的犬，应进行登记，定期进行预防接种。发现野犬、狂犬立即捕杀，尸体应深埋，不准食用。对疑似狂犬者，应设法捕获，并隔离观察 10 日。如死亡或出现症状，应取脑组织检查，深埋或焚毁。

2. **伤口的处理**　对刚被咬伤者，要及时治疗。在咬伤的当时，先局部挤压、针刺使其尽量出血，再用 20% 肥皂水充分冲洗创口，后用 5% 碘酊反复涂拭。除非伤及大血管需紧急止血外，伤口一般不予缝合或包扎，以便排血引流。如有抗狂犬病免疫球蛋白或免疫血清，则在伤口底部和周围行局部浸润注射。此外，要注意预防破伤风及细菌感染。

3. **预防接种**

（1）疫苗接种　可用于暴露后预防，也可用于暴露前预防。我国是狂犬病流行地区，凡是被犬咬伤或被其他动物咬伤、抓伤者或医务人员的皮肤破损处被狂犬病患者唾液沾染时，均需作暴露后预防接种。暴露前预防主要用于高危人群，即兽医、山洞探险者、从事狂犬病毒的研究人员和动物管理人员。国内主要采用VERO细胞疫苗和地鼠肾细胞疫苗，暴露后预防：共接种5次，每次2mL肌注，在0、3、7、14、28日各注射1次，严重咬伤者，可于0~6日，每日注射疫苗1针，以后分别于10、14、30、90日各注射1次，常可取得防治效果。暴露前预防：共接种3次，每次2mL肌注，于0、7、28日进行，1~3年加强注射一次。

（2）免疫球蛋白注射　常用马或人源性抗狂犬病毒免疫球蛋白和免疫血清，以人狂犬免疫球蛋白（HRIG）为佳，按照20U/kg计算，特别严重的可加倍计算，总量的一半在创伤处作浸润性注射，剩余剂量在臀部作肌内注射。过敏者可以脱敏注射。

细目七　流行性乙型脑炎

流行性乙型脑炎（epidemic encephalitis B）亦称日本脑炎（Japanese encephalitis），简称乙脑，是经蚊虫传播乙型脑炎病毒而引起的以脑实质炎症为主要病变的中枢神经系统急性传染病。临床上以高热、意识障碍、抽搐、病理反射及脑膜刺激征为特征，重症患者常出现呼吸衰竭，病死率高，部分可留有严重后遗症。

◎ **要点一　病原学**

乙型脑炎病毒（arbovirus）属虫媒病毒乙组的黄病毒科，直径40~50nm，球形，核心为单股正链RNA，包被有单股多肽的核衣壳蛋白，外层为脂质包膜，镶嵌有糖基化蛋白（E蛋白）和非糖基化蛋白（M蛋白）。E蛋白是病毒的主要抗原成分，可诱导机体产生中和抗体和血凝抑制抗体，有助于临床诊断和流行病学调查。乙脑病毒对热、乙醚和酸等常用消毒剂敏感，100℃2分钟、56℃30分钟即可灭活，但耐低温和干燥，用冰冻干燥法在4℃冰箱中可保存数年。在蚊虫体内繁殖的适宜温度为25℃~30℃。

◎ **要点二　流行病学**

（一）传染源

乙脑是人畜共患的自然疫源性疾病，人和动物感染乙脑病毒后可发生病毒血症，成为传染源。人感染后病毒血症期短暂，血中病毒含量少，不是主要的传染源。家畜、家禽和鸟类均可感染乙脑病毒。猪的感染率高，感染后血中病毒含量多，病毒血症期长，且猪的饲养范围广，更新快，是本病主要的传染源。蝙蝠可作为本病的长期储存宿主和传染源。一般在人类乙脑流行前1~2个月，先在家禽、家畜中流行，故检测猪的乙脑病毒感染率可预测当年在人群中的流行趋势。

（二）传播途径

乙脑主要通过蚊虫叮咬而传播。在国内传播乙脑病毒的蚊种有26种，三带喙库蚊是主要的传播媒介，其次是东方伊蚊和中华按蚊。蚊虫叮咬感染乙脑病毒的动物后，乙脑病毒先在蚊虫肠内增殖，然后移行至唾液腺，在唾液中保持较高浓度，并通过叮咬将病毒传给人或其他动物，再由动物感染更多蚊虫，形成蚊—动物（猪）—蚊循环。蚊虫亦是乙脑病毒的长期储存宿主，可带病毒越冬，并通过蚊卵传代。被感染的候鸟、蝙蝠等也可作为乙脑病毒的越冬宿主。

（三）易感人群

人群对乙脑病毒普遍易感。感染乙脑病毒后多为隐性感染，显性或隐性感染之比为1:（300~2000）。感染后可获得持久的免疫力。母亲传递的抗体对婴儿具有保护作用。

四、流行特征

东南亚和西太平洋地区是乙脑的主要流行区，我国除东北北部、青海、新疆、西藏外均有乙脑流行。热带地区全年均可发病，温带和亚热带地区主要集中在7~9月份，这主要与蚊虫繁殖、气温、雨量及人口流动（如大学新生入学、新兵入伍)、交通状况、卫生措施（防蚊灭蚊）等因素有关。发病人群以10岁以下儿童为主，尤以2~6岁儿童发病率为高。近年由于儿童和青少年广泛接种疫苗，发病率已明显下降，成人和老年人的发病率相对增加。由于感染病毒后绝大多数为隐性感染或亚临床型，乙脑呈高度散发性，家庭成员中多人同时发病少见。

要点三 发病机制与病理

(一) 发病机制

人被带有乙脑病毒的蚊虫叮咬后，乙脑病毒进入体内，经淋巴管或毛细血管侵入单核-吞噬细胞内繁殖，达一定量后进入血流，引起病毒血症。病毒可通过血-脑屏障进入中枢神经系统，引起脑实质病变。乙脑病毒进入机体后是否发病以及病情的严重程度，一方面与感染病毒的数量与毒力有关，另一方面则取决于机体的免疫力。如机体免疫功能强时，感染后只发生短暂的病毒血症，病毒迅速被清除，不侵入中枢神经系统，仅表现为隐性感染或轻型病例，并可获得持久免疫力。若机体免疫功能低下，侵入机体的病毒数量多且毒力强时，则乙脑病毒可侵入中枢神经系统引起脑实质损害。脑寄生虫感染（如脑囊虫病）、癫痫、高血压、脑外伤及脑血管病等可使乙脑病毒较易侵入中枢神经系统。

乙脑患者脑组织损伤主要与乙脑病毒对神经组织的直接侵袭有关，可致神经细胞坏死、胶质细胞增生及炎性细胞浸润。此外，乙脑病毒可诱发机体产生免疫攻击，导致小血管和毛细血管损伤，可引起脑组织循环障碍及坏死。

(二) 病理

本病为全身性感染，但主要病变在中枢神经系统。乙脑患者的脑组织病变范围较广，以大脑皮质、间脑和中脑病变最为严重，可累及脊髓。部位越低，损伤越轻。主要病理变化包括神经细胞肿胀、变性及坏死，可液化形成镂空筛网状软化灶；脑实质淋巴细胞和大单核细胞浸润，胶质细胞弥漫性增生；脑实质及脑膜血管充血扩张，大量浆液渗出，形成脑水肿。

要点四 临床表现

乙脑潜伏期为4~21日，一般为10~14日。人感染乙脑病毒后，大多数患者不产生任何临床症状，部分患者仅出现发热、头痛，少数患者表现出高热、头痛、呕吐、颈项强直、惊厥、意识障碍、呼吸衰竭等典型乙型脑炎表现。典型患者可分为4期。

(一) 初期

病程的1~3日。起病急骤，发热，体温在1~2日内达到39℃~40℃，伴头痛、食欲不振、呕吐，多有嗜睡和精神倦怠。少数患者可有颈项强直。头痛是乙脑最常见和最早出现的症状，疼痛部位不定。

(二) 极期

病程的4~10日，具有诊断意义的症候多在此期出现，多为脑实质损害的表现。

1. **高热** 此期发热达顶点，可达40℃以上，一般持续7~10日，重者可达3周。病情与体温成正比，发热越高，持续时间越长，病情越重。

2. **意识障碍** 表现可轻可重，可见嗜睡、谵妄、昏迷或定向力障碍等。意识障碍最早可见于病程的1~2日，以3~8日多见，一般持续1周左右，重者可长达1个月以上。昏迷的深浅、持续时间的长短与病情的严重性和预后有关。

3. **惊厥或抽搐** 多于病程第2~5日出现，发生率40%~60%，是病情严重的表现。可由脑实质炎症、脑缺氧、脑水肿及高热等原因引起。可见局部或全身性、阵发性或强直性抽搐，历时数分钟或数十分钟不等，可反复发生，并伴有意识障碍，重者伴有呼吸暂停、发绀、痰鸣声。

4. **呼吸衰竭** 为本病最严重的表现之一，也是最主要的死亡原因（占70%~80%），多见于深度昏迷的患者。主要为中枢性呼吸衰竭。由于脑实质炎症、缺氧、脑水肿、颅内高压、脑疝和低血钠脑病等所致，其中以脑实质病变，尤其延脑呼吸中枢病变为主要原因。表现为呼吸浅表、节律不整、双吸气、叹息样呼吸、潮式呼吸、下颌呼吸，甚至呼吸停止。脑疝引起的呼衰多发生于第5~6病日内,发展很快,可迅速出现呼吸停止,同时伴有瞳孔变化、血压升高、肌张力增强。有时可出现周围性呼吸衰竭,多由脊髓病变导致膈肌或肋间肌麻痹或呼吸道痰阻、肺部感染等所致,表现为呼吸困难、呼吸先快后慢,胸式或腹式呼吸减弱,发绀,但呼吸节律基本整齐。一般以中枢性呼吸衰竭为主,或两者皆有之。

5. **颅内高压及脑膜刺激征** 患者多有不同程度的颅内压增高,表现为剧烈的头痛、喷射性呕吐、血压增高、脉搏变慢。同时可伴有脑膜刺激征,如颈项强直、克尼格征和布鲁辛斯基征阳性。婴幼儿囟门未闭常表现为前囟隆起而脑膜刺激征缺如。重者可出现脑疝,以颞叶疝(小脑幕切迹疝)较多见,表现为昏迷突然加深,呼吸节律异常,疝侧瞳孔散大和上睑下垂,对侧肢体瘫痪和锥体束征阳性。双侧瞳孔不等大是脑水肿所致钩回疝的早期表现。由于脑水肿和钩回疝使脑干错位,进一步可发生小脑扁桃体疝(枕骨大孔疝),表现为极度躁动、面色苍白、眼球固定、瞳孔散大或对光反射消失、呼吸节律异常,或血压下降、呼吸骤停而死亡。

6. **其他神经系统症状和体征** 乙脑的神经系统表现多在病程10天内出现,第2周后较少出现新的神经症状和体征。常有浅反射先减弱后消失,膝、跟腱反射等深反射先亢进后消失,锥体束征阳性。昏迷时,除浅反射消失外,可有肢体强直性瘫痪、偏瘫或全瘫,伴肌张力增高,还可伴膀胱和直肠麻痹(大、小便失禁或尿潴留)。此外,根据病变部位不同,可出现颅神经损伤或自主神经功能紊乱的表现。

高热、抽搐和呼吸衰竭是乙脑极期的严重表现,三者相互影响,互为因果。

(三)恢复期

病程的8~12日,患者体温逐渐下降,于2~5日内降至正常,神经系统症状和体征逐日好转,一般于2周左右可完全恢复。重症患者可留有神志迟钝、痴呆、失语、多汗、吞咽困难、颜面瘫痪、四肢强直性瘫痪或扭转痉挛等。经积极治疗后大多数患者可于6个月内恢复。

(四)后遗症期

发病半年后,5%~20%重症患者仍有意识障碍、痴呆、失语、肢体瘫痪、扭转痉挛和精神失常等,称为后遗症。经积极治疗及耐心的护理可有不同程度的恢复。癫痫后遗症可持续终生。

(五)并发症

以支气管肺炎最常见,多因昏迷患者呼吸道分泌物不易咳出,或应用人工呼吸器后引起。其次为肺不张、败血症、尿路感染、褥疮等。重型患者可因应激性溃疡致上消化道大出血。

(六)临床分型

1. **轻型** 体温39℃以下,神志始终清楚,有轻度头痛、恶心呕吐、嗜睡等,无抽搐,脑膜刺激征不明显。病程5~7日。

2. **普通型** 体温39℃~40℃,嗜睡或浅昏迷,偶有抽搐及病理反射阳性,脑膜刺激征明显。病程约7~14日,多无后遗症。

3. **重型** 体温40℃以上,昏迷,反复或持续性抽搐,病理反射阳性,浅反射先消失,深反射先亢进后消失。可有肢体瘫痪或呼吸衰竭。病程多在2周以上,恢复期常有精神异常、瘫痪、失语等,部分患者留有不同程度后遗症。

4. **极重型(暴发型)** 起病急骤,体温于1~2日内升至40℃以上,常反复或持续性抽搐,深度昏迷,迅速出现脑疝及中枢性呼吸衰竭等。多于3~5日内死亡,幸存者多有严重后遗症。

流行期间以轻型和普通型多见。

◎ 要点五 实验室检查

(一)血象

白细胞总数增高,多为$(10~20)×10^9/L$,中性粒细胞80%以上,嗜酸粒细胞常减少。部分患者血象始终正常。

(二)脑脊液

脑脊液压力增高,外观清或微浑,白细胞计

数多为（50~500）×10⁹/L，个别可高达1000× 10⁹/L以上，分类早期以中性粒细胞稍多，以后以单核细胞为主，糖及氯化物正常，蛋白质轻度升高。部分病例于病初脑脊液检查正常。

（三）血清学检查

1. 特异性IgM抗体测定　目前多用此法进行早期诊断。一般在病后3~4天即可出现，脑脊液中最早在病程第2天测到，两周达高峰。检测方法有酶联免疫吸附试验（ELISA）、间接免疫荧光法、2-巯基乙醇（2-ME）耐性试验。

2. 血凝抑制试验　血凝抑制抗体出现较早，一般在病后4~5天出现，2周达高峰，抗体水平维持数年，可用于临床诊断及流行病学调查。

3. 补体结合试验　为IgG抗体，多在发病后2周出现，5~6周达高峰，1年后消失。主要用于回顾性诊断或流行病学调查。

（四）病原学检查

1. 病毒分离　病程第1周内死亡病例的脑组织中可分离到病毒（一般采用小白鼠脑内接种法），但脑脊液和血中不易分离到病毒。

2. 病毒抗原或核酸检测　在组织、血液或其他体液中采用直接免疫荧光或RT-PCR法检测。

要点六　诊断与鉴别诊断

（一）诊断

1. 流行病学资料　严格的季节性（7~9月），10岁以下儿童多见。但近年来成人病例有增加趋势。

2. 临床特征　起病急、高热、头痛、呕吐、意识障碍、抽搐、病理征及脑膜刺激征阳性等。

3. 实验室检查　外周血白细胞及中性粒细胞均增高；脑脊液压力高，细胞数轻度增高，蛋白稍高，糖及氯化物正常；血清特异性IgM或脑脊液抗原检测阳性可作出早期诊断；根据血凝抑制试验或补体结合试验可作出回顾性诊断。

（二）鉴别诊断

1. 中毒型菌痢　本病与乙脑均多发生于夏秋季，10岁以下儿童多见，但起病较乙脑更急，常在发病24小时内迅速出现高热、抽搐、意识障碍和循环衰竭。脑膜刺激征常阴性，脑脊液多正常。肛拭子取便或生理盐水灌肠镜检，可见大量白细胞或脓细胞。

2. 结核性脑膜炎　发病无季节性，多有结核病史或接触史。起病缓慢，病程长，脑膜刺激征明显。脑脊液检查呈毛玻璃样，氯化物与糖降低，蛋白增高明显，放置后可见网状物及薄膜产生，其薄膜涂片或培养可见抗酸杆菌。胸部X片、眼底及结核菌素试验等有助于诊断。

3. 化脓性脑膜炎　患者脑膜刺激征显著，脑脊液外观混浊，细胞数常在1000×10⁹/L以上，中性粒细胞占90%以上，蛋白明显升高，糖明显降低，脑脊液及血液细菌学检查可找到相应的病原菌。脑膜炎球菌所致者，多发生于冬春季，皮肤黏膜常有瘀点、瘀斑。其他化脓菌所致者多可找到原发病灶。

4. 其他病毒性脑炎　如单纯疱疹病毒、腮腺炎病毒、肠道病毒等均可引起脑炎，临床表现与乙脑相似，鉴别困难。确诊有赖于血清学检查或病毒分离。

要点七　治疗

目前在病原学治疗方面尚无特效的抗病毒药物，早期可试用利巴韦林、干扰素等。主要是采取积极对症治疗、支持治疗和护理。重点处理好高热、抽搐和呼吸衰竭等危重症候，降低病死率和防止后遗症的发生。

（一）一般治疗

患者应住院隔离于有防蚊和降温设备的病室，控制室温在30℃以下。昏迷患者要注意口腔及皮肤清洁，定时翻身、拍背、吸痰，防止继发肺部感染和褥疮发生。注意保护角膜。昏迷及抽搐患者应设床栏以防坠床，并防止舌被咬伤。注意水及电解质平衡，重症患者应输液，成人每日1500~2000mL，小儿每日50~80mL/kg，并酌情补充钾盐，纠正酸中毒，但输液量不宜过多，以防脑水肿。昏迷者可予鼻饲。

（二）对症治疗

高热、抽搐及呼吸衰竭是危及患者生命的三大症候，且可互为因果，形成恶性循环，必须及时处理。

1. 降温 以物理降温为主，药物降温为辅，同时降低室温，使肛温控制在38℃左右。

（1）物理降温 可用冰敷额、枕部和体表大血管部位（腋下、颈部及腹股沟等），酒精擦浴，冷盐水灌肠等。

（2）药物降温 适当应用退热药，防止过量退热药物致大量出汗而引起虚脱。

（3）亚冬眠疗法 适于高热伴抽搐者，以氯丙嗪和异丙嗪每次各0.5~1mg/kg肌内注射，每4~6小时1次，并配合物理降温。疗程约3~5天。用药过程要密切观察生命体征变化，注意保持呼吸道通畅。

2. 止痉 包括去除病因及镇静解痉。①高热所致者以降温为主。②脑水肿所致者以脱水降低颅内压为主，可用20%甘露醇快速静脉滴注或推注（20~30分钟内），每次1~2g/kg，根据病情可每4~6小时重复应用一次，同时可合用糖皮质激素、呋塞米、50%高渗葡萄糖注射液等。③因脑实质病变引起的抽搐，可使用镇静剂，首选地西泮，成人每次10~20mg，小儿每次0.1~0.3mg/kg（每次不超过10mg），肌内注射或缓慢静脉注射；水合氯醛鼻饲或灌肠，成人每次1~2g，小儿每次60~80mg/kg（小儿每次不超过1g）。巴比妥钠可用于预防抽搐，成人每次0.1~0.2g，小儿每次5~8mg/kg，肌内注射。

3. 防治呼吸衰竭 积极降温、控制颅内压以防止呼吸衰竭的发生。根据引起呼吸衰竭的原因给予相应的治疗：①氧疗。可选用鼻导管或面罩给氧，纠正患者缺氧状态。②由脑水肿所致者应用脱水剂。③中枢性呼吸衰竭有呼吸表浅、节律不整或紫绀时，可用呼吸兴奋剂，首选山梗菜碱，成人每次3~9mg，小儿每次0.5~0.2mg/kg，静脉注射或静脉滴注，亦可用尼可刹米、山梗菜碱、二甲弗林等交替使用。若缺氧明显时，可经鼻导管使用高频呼吸器治疗（送氧压力0.4~0.8kg/cm²，频率80~120次/分）。④呼吸道分泌物梗阻所致者，吸痰和加强翻身引流。若痰液黏稠，可雾化吸入α糜蛋白酶5mg，伴支气管痉挛可用0.25%~0.5%异丙肾上腺素雾化吸入，并适当用抗菌药物防治细菌感染。为保持呼吸道通畅，必要时可行气管插管或气管切开。⑤改善微循环，减轻脑水肿，可用血管扩张剂，如东莨菪碱，成人每次0.3~0.5mg，小儿每次0.02~0.03mg/kg，稀释于葡萄糖注射液中静注或静滴，15~30分钟重复使用一次，时间1~5天。此外，尚可用酚妥拉明、山莨菪碱等。

（三）糖皮质激素的应用

目前对糖皮质激素应用意见不一。有学者认为其有抗炎、退热、降低毛细血管通透性和渗出、减轻脑水肿等作用。也有学者认为其有抑制免疫功能，增加继发感染机会，且疗效不明显，不主张使用。对于重症患者，可早期、短程应用。

（四）恢复期及后遗症处理

细心护理，防止褥疮和感染的发生；进行功能训练，包括吞咽、语言和肢体功能锻炼；理疗、针灸、按摩、体疗、高压氧、中药治疗等对智力、语言和运动功能的恢复有一定疗效。

◎ 要点八 预防

以防蚊、灭蚊及预防接种为预防乙脑的关键。

1. 控制传染源 隔离患者和疑似患者至体温正常。本病主要传染源是家畜，尤其是未经流行季节的幼猪，故应加强对家畜的管理，搞好饲养场所的环境卫生，人畜居地分开。流行季节前可对幼猪进行疫苗接种，减少猪群的病毒血症，能有效控制人群乙脑的流行。

2. 切断传播途径 防蚊、灭蚊为主要措施，包括灭越冬蚊和早春蚊，消灭蚊虫孳生地。可用蚊帐、驱蚊剂等防蚊。

3. 保护易感人群 预防接种是保护易感人群的关键措施。目前我国使用的是地鼠肾细胞灭活疫苗和减毒活疫苗,接种后抗体阳转率达85%~98%。接种对象以6~12个月的婴幼儿为主,初种两次,每次0.5mL,两次间隔1~2周,接种后2年和6~10周岁时分别加强注射一次。对于初次进入流行区的人员,可按初种方法,接种两次。疫苗接种应在乙脑开始流行前一个月完成。应注意不能与伤寒三联菌苗同时注射,有中枢神经系统疾患和慢性酒精中毒者禁用。

第三单元 细菌感染

细目一 流行性脑脊髓膜炎

流行性脑脊髓膜炎(epidemic cerebrospinal meningitis)简称流脑,是由脑膜炎奈瑟菌(Neisseria meningitidis)引起的一种急性化脓性脑膜炎,以突发高热、头痛、呕吐、皮肤黏膜瘀点和脑膜刺激征为主要临床表现。本病经呼吸道传播,冬春季多见,全球分布,呈散发或流行,儿童易患。部分患者暴发起病,可迅速致死。

要点一 病原学

脑膜炎奈瑟菌属奈瑟菌属,革兰染色阴性双球菌,呈肾形或卵圆形,有荚膜,无芽孢。依据表面特异性荚膜多糖抗原的不同,目前将本菌分为A、B、C、D、X、Y、Z、29E、W135、H、I、K、L共13个菌群,其中以A、B、C三群最常见。在我国长期流行的菌群90%以上为A群,B群和C群散发,但随着A群菌苗的广泛预防接种,近年B群在有些地区有上升趋势,C群流行也增多,毒力较强,可致暴发型流脑。该菌仅存在于人体,可从带菌者鼻咽部及患者的血液、脑脊液、皮肤瘀点中检出,专性需氧,对营养要求较高。细菌裂解后可释放内毒素,具有强烈致病性,是重要的致病因子。

该菌在体外能形成自溶酶,易死亡,对寒冷、干燥、阳光、紫外线及一般消毒剂均敏感。

要点二 流行病学

1. 传染源 患者和带菌者是本病的传染源,流行期间人群带菌率高达50%,感染后细菌寄生于正常人鼻咽部,人是唯一宿主,患者易于被发现和隔离,而带菌者不易被发现,因此带菌者作为传染源的意义更重要。流行期间以A群为主,B和C群以散发为主。

2. 传播途径 病原菌主要通过咳嗽、喷嚏、说话等由飞沫借空气经呼吸道传播。因病原菌在体外的生活能力极弱,间接传播机会很少,但密切接触,如同睡、怀抱、喂乳、亲吻等对2岁以下婴幼儿造成传播。

3. 人群易感性 人群普遍易感,但新生儿有来自母体的特异性抗体,成人则从多次流行过程中隐性感染获得免疫,故发病以15岁以下少年儿童多见,尤以6个月至2岁的婴幼儿高发。人群感染后60%~70%呈无症状带菌者,绝大多数不治而愈,发病者仅占1%。感染后对同种菌群可获持久免疫力,非同种菌群间有一定交叉免疫,但不持久。

4. 流行特征 本病遍及全世界,我国各地区均有病例发生。本病全年散发,但以冬春季高发,一般发病集中在11月至来年5月,3、4月份为高峰。我国曾先后发生多次全国性大流行,流行菌株以A群为主,带菌率达50%以上。自1985年开展A群疫苗接种以来,发病率持续下降,未再出现全国性大流行。近几年有上升趋势,尤其是B群和C群有增多的趋势,在个别省份先后发生了C群的局部流行。

要点三 发病机制与病理

(一) 发病机制

病原菌自鼻咽部侵入人体。脑膜炎奈瑟菌不

同菌株的侵袭力不同，最终是否发病以及病情的轻重取决于细菌和宿主间的相互作用。

内毒素是重要的致病因素，内毒素通过刺激内皮细胞、吞噬细胞等释放大量细胞因子，导致血管痉挛、内皮细胞损伤，引起局部出血、坏死、细胞浸润及栓塞，还可致微循环障碍，有效循环血量减少，引起感染性休克。脑膜炎奈瑟菌内毒素较其他内毒素更易激活凝血系统，在休克早期便出现弥散性血管内凝血（DIC）及继发性纤溶亢进，进一步加重微循环障碍、出血和休克，最终造成多器官功能衰竭。

一旦病原菌随血流突破血脑屏障，进入脑脊液，即引起脑膜和脊髓膜化脓性炎症，严重者还可延及脑实质，引起颅内压增高。严重脑水肿时脑疝形成，患者可因呼吸衰竭而迅速死亡。

（二）病理

败血症期，主要病变为血管内皮损害，血管壁炎症、坏死和血栓形成及血管周围出血。皮肤、皮下组织、黏膜和浆膜等可出现局灶性出血，肺、心、胃肠道和肾上腺亦可有广泛出血。

脑膜炎期的病变在软脑膜和蛛网膜。早期主要以血管充血、少量浆液性渗出及局灶性小出血多见，进一步发展则见大量纤维蛋白、中性粒细胞及血浆外渗，脑脊液混浊，呈化脓性改变。颅底由于化脓性炎症的直接侵袭和炎症后粘连，可引起视神经、展神经、动眼神经、面神经、听神经等颅神经损害。暴发型脑膜脑炎型的病变主要在脑实质，脑细胞有明显充血和水肿。颅内压明显增高者易形成枕骨大孔疝和天幕裂孔疝。少数慢性患者由于脑室孔阻塞和脑脊液循环障碍而发生脑积水。

◎ 要点四 临床表现

潜伏期1~7日，一般为2~3日。

（一）普通型

约占全部病例的90%。可分为以下各期：

1. 前驱期（上呼吸道感染期） 多数患者无症状，少数患者有低热、咽痛、轻咳、鼻咽分泌物增多等上呼吸道感染症状持续1~2天。此期传染性最强。

2. 败血症期 多数起病后迅速出现寒战、高热、头痛、呕吐、全身乏力、肌肉酸痛及精神委靡等症状。幼儿则见哭闹拒乳、烦躁不安、皮肤感觉过敏及惊厥等。此期重要的体征是皮疹，约70%的患者可有皮肤黏膜的瘀点、瘀斑。病情严重者瘀点、瘀斑可迅速扩大，甚至可因血栓形成而发生皮肤大片坏死。此外，约10%的患者可出现唇周及其他部位单纯疱疹，少数患者伴脾脏肿大，关节疼痛。多数患者于1~2日内发展为脑膜炎期。

3. 脑膜炎期 此期患者高热及毒血症持续，中枢神经系统症状加重，患者头痛欲裂，喷射性呕吐，血压增高，脉搏减慢，烦躁或谵妄，脑膜刺激征阳性，严重者可出现呼吸或循环衰竭。婴儿脑膜刺激征可缺如，前囟隆起有助诊断。此期持续2~5日。

4. 恢复期 此期患者体温渐降至正常，症状好转，瘀斑、瘀点消失，神经系统检查正常，一般1~3周痊愈。

（二）暴发型

此型病势凶险，病死率高，如不及时抢救，常于24小时内危及生命，儿童高发。

1. 休克型 急骤起病，寒战高热，严重者体温上升，头痛呕吐，精神萎靡，常于短期（12小时）内出现遍及全身的瘀点、瘀斑，且迅速扩大融合成片，伴中央坏死。继尔出现面色苍灰，唇指发绀，皮肤花斑，肢端厥冷，呼吸急促，尿少，脉搏细速，血压下降等急性循环衰竭的症状，易发生DIC。脑膜刺激征大多缺如，脑脊液大多澄清，细胞数正常或轻度增加，血培养多为阳性。

2. 脑膜脑炎型 主要以中枢神经系统症状为主。患者除高热、剧烈头痛、喷射样呕吐外，意识障碍加深，且迅速陷入昏迷，频繁惊厥，锥体束征阳性，血压可持续升高，视盘可见水肿，严重者可发生脑疝而致呼吸衰竭。

3. 混合型 兼有上述两型的临床表现，是本病最严重的一型，病死率最高。

（三）轻型

多发生于本病流行后期。病变轻微，热势不高，可有轻度头痛、咽痛等，皮肤黏膜可见少数出血点。

（四）慢性型

极少见，多为成人，以间歇发热、皮疹及关节疼痛为特征，诊断主要依据发热期反复多次的血培养阳性。

◎ 要点五　实验室检查

（一）血象

白细胞明显增加，一般在 $20\times10^9/L$ 左右，中性粒细胞比例为 80%~90%。

（二）脑脊液检查

明确诊断的重要方法，初起或休克型患者脑脊液多无改变。其他型可见脑脊液压力升高，外观混浊，白细胞明显增高，蛋白质增高，而糖及氯化物明显降低。但流脑初期或经抗菌药物治疗后，脑脊液改变可以不典型。

（三）细菌学检查

1. **涂片**　刺破皮肤瘀点，挤出少量组织液，或脑脊液沉淀涂片，革兰染色后查找病原体，阳性率可达 60%~80%，因此为早期诊断本病的重要方法。

2. **细菌培养**　取患者血液、瘀斑组织液、脑脊液、骨髓等作病原菌培养，阳性者可确诊，但阳性率低。应在使用抗菌药物前采集标本。

（四）血清学检查

1. **特异性抗原检测**　应用对流免疫电泳法、乳胶凝集试验、酶联免疫吸附试验、放射免疫法等，检测血、脑脊液中的脑膜炎奈瑟菌抗原，具有灵敏度高、特异性强、快捷等优点。主要用于早期诊断，阳性率 90% 以上。

2. **特异性抗体检测**　应用间接血凝法、杀菌抗体测定等。如恢复期血清效价大于急性期 4 倍以上，则有诊断价值，阳性率可达 70%。但因抗体多在发病 1 周后才开始升高，故无早期诊断价值。

（五）分子生物学检查

应用 PCR 技术检测血清和脑脊液中的脑膜炎奈瑟菌 DNA，敏感性、特异性高。

◎ 要点六　诊断与鉴别诊断

（一）诊断

1. **流行病学资料**　冬春季发病，当地有本病发生或流行，或与患者密切接触。

2. **临床表现**　突起高热、头痛、呕吐，皮肤黏膜瘀点、瘀斑，脑膜刺激征。

3. **实验室检查**　白细胞及中性粒细胞明显升高，脑脊液呈化脓性改变，尤其是细菌学培养阳性及流脑特异性血清免疫检测阳性为确诊的主要依据。

（二）鉴别诊断

1. **其他化脓性脑膜炎**　常继发于其他感染、颅脑外伤、手术等，例如肺炎、中耳炎、皮肤疖肿、颅脑手术、腰穿、麻醉、手术造影等。无季节性，确诊有赖于细菌学检测。

2. **流行性乙型脑炎**　有严格季节性，在 7~9 月间流行。无皮肤黏膜瘀点。脑脊液澄清，白细胞数很少超过 $1.0\times10^9/L$，以淋巴细胞为主，糖和氯化物正常。血清或脑脊液特异性 IgM 抗体检测有诊断价值。

3. **结核性脑膜炎**　起病缓，病程长，有结核病史或密切接触史，有低热、盗汗、消瘦等结核常见症状，无皮肤瘀点，无季节性。脑脊液呈毛玻璃状，白细胞在 $0.5\times10^9/L$ 以下，以淋巴细胞为主。脑脊液涂片可检出抗酸杆菌。

4. **虚性脑膜炎**　败血症、伤寒、肺炎等全身性感染常因有高毒血症而发生脑膜刺激征。脑脊液除压力增高外，其余一般正常。

5. **中毒型细菌性痢疾**　夏秋季高发，脑脊液检查阴性，粪便常规检查及细菌培养有助于鉴别。

◎ 要点七　治疗

（一）普通型流脑的治疗

1. **一般治疗**　早诊断、早隔离，保证液体量、热量及电解质供应。密切观察病情变化，加强护理，防止褥疮、呼吸道感染及其他并发症。

2. 病原治疗

一旦高度怀疑流脑，应在30分钟内给予抗菌治疗。

(1) 青霉素　为首选药，较大剂量青霉素能使脑脊液内药物达到有效浓度，从而获得满意疗效。成人剂量为800万U，每8小时1次。儿童剂量为20万~40万U/kg，分3次加入5%葡萄糖溶液内静脉滴注，疗程5~7天。对青霉素过敏者禁用。

(2) 头孢菌素类　第三代头孢菌素对脑膜炎奈瑟菌抗菌活性高，易通过血脑屏障。C群菌株可作为首选。头孢噻肟，成人2g，儿童50mg/kg，每6小时1次。头孢曲松，成人2g，儿童50~100mg/kg，每12小时静脉滴注1次，疗程7天。

(3) 氯霉素　对脑膜炎奈瑟菌敏感，脑脊液中药物浓度高。因其有骨髓抑制作用，故不作首选。每日剂量：成人2~3g，儿童50~75mg/kg，根据病情分次加入葡萄糖溶液内静脉滴注。

(4) 磺胺类药　磺胺嘧啶或复方磺胺甲噁唑脑脊液中药物浓度高，但因其副作用多、耐药菌株增多，故已较少选用。

以上各种抗菌药物的疗程均为5~7日。用药1~2日病情不见缓解或加重者，应调整抗菌治疗方案。

3. 对症治疗　高热时可用物理及药物降温；惊厥时可用地西泮，颅内高压时应予脱水剂。

(二) 暴发型流脑的治疗

1. 休克型

(1) 病原治疗　首选第三代头孢菌素或青霉素，用法同前。还可联合用药。

(2) 抗休克治疗　①扩充血容量及纠正酸中毒治疗：最初1小时内成年人1000mL，儿童10~20mL/kg，快速静脉滴注。输注液体为5%碳酸氢钠液5mL/kg和低分子右旋糖酐液。此后酌情使用晶体液和胶体液，24小时输入液量为2000~3000mL，儿童为50~80mL/kg，其中含钠液体应占1/2左右，补液量应视具体情况而定，原则为"先盐后糖、先快后慢"。用5%碳酸氢钠液纠正酸中毒。②血管活性药物应用：在扩充血容量和纠正酸中毒基础上，使用血管活性药物。常用药物为莨菪类，首选不良反应较小的山莨菪碱（654-2），每次0.3~0.5mg/kg，重者可用1mg/kg，隔10~15分钟静脉注射1次，见面色转红、四肢温暖、血压上升后，减少剂量，延长给药时间，一般需维持6小时，待病情稳定后逐渐停药。阿托品可替代山莨菪碱。

(3) DIC的治疗　高度怀疑有DIC宜尽早应用肝素，剂量为0.5~1.0mg/kg，以后可4~6小时重复给药一次。应用肝素时，用凝血时间监测，要求凝血时间维持在正常值的2.5~3倍为宜。多数患者应用1~2次即可见效而停用。高凝状态纠正后，应输入新鲜血液、血浆及应用维生素K，以补充血容量。

(4) 肾上腺皮质激素的使用　适应证为毒血症症状明显的患者。地塞米松，成人每天10~20mg，儿童0.2~0.5mg/（kg·d），分1~2次静脉滴注；或用氢化可的松，成人每天300~500mg，儿童8~10mg/（kg·d）静脉滴注，一般不超过3天。

(5) 保护重要脏器功能　注意心、肾功能，根据情况对症治疗。

2. 脑膜炎型

(1) 病原治疗　同休克型。

(2) 脑水肿治疗　用20%甘露醇及时脱水可以减轻脑水肿，剂量每次1~2g/kg，静脉推注或快速滴注，每4~6小时一次，重症患者可用高渗葡萄糖与甘露醇交替应用，直至颅内高压症状好转为止。亦可同时应用糖皮质激素。

(3) 呼吸衰竭的处理　及时吸氧、吸痰，保持呼吸道通畅。给予呼吸兴奋剂洛贝林、尼可刹米交替静脉注射，并视病情做气管插管，并进行心肺监护。

(4) 对症治疗　高热及惊厥者应予物理及药

物降温，必要时行亚冬眠疗法。

（三）慢性型的治疗

本型主要以病原治疗为主。

◎ 要点八 预防

（一）控制传染源

早发现、早隔离、早治疗。患者一般隔离至症状消失后3日，密切接触者应医学观察7日。

（二）切断传播途径

搞好环境卫生，注意室内通风，流行期间避免到拥挤的公共场所，外出应戴口罩。

（三）保护易感人群

1. 菌苗注射 最佳免疫方案是在预测区域流行到来之前，对易感人群进行一次普种，要求覆盖率达85%以上，对6个月~2岁的婴幼儿隔年再加强免疫一次，共两次。我国多年来应用A群多糖菌苗，接种后保护率达90%左右，但近年C群流行增多，我国已开始接种A+C结合菌苗，也有较好的免疫效果。

2. 药物预防 对密切接触者可用复方磺胺甲噁唑预防，成人每日2g，儿童每日50~100mg/kg，分两次口服，连服3日。另外，头孢曲松、氧氟沙星等也能起到良好的预防作用。

细目二 伤 寒

伤寒（typhoid fever）是由伤寒杆菌（Salmonella typhi）经消化道传播引起的急性肠道传染病。临床特征为持续发热、表情淡漠、相对缓脉、玫瑰皮疹、肝脾肿大和白细胞少等。有时可出现肠出血、肠穿孔等严重并发症。

◎ 要点一 病原学

伤寒杆菌属沙门菌属D组，革兰染色阴性，大小（2~3.0）μm×（0.6~1.0）μm，短杆状，有鞭毛，能活动，不产生芽孢和荚膜。含有菌体O、鞭毛H、表面Vi抗原。O抗原和H抗原的抗原性较强，可刺激机体产生相应的特异性、非保护性IgM和IgG抗体，临床可用于血清凝集试验（肥达反应）；Vi抗原的抗原性较弱，随伤寒杆菌的清除其抗体也随之消失，可用于慢性带菌者的调查及疗效评价。伤寒杆菌产生内毒素，对伤寒的发病起着较重要作用。伤寒杆菌能在普通培养基上生长，在含有胆汁的培养基上生长更好。

伤寒杆菌在自然界中的生存力较强，在自然水中可存活2~3周，在粪便中能存活1~2个月，在肉、蛋、牛奶中如温度适宜还可繁殖。耐低温，在冰冻环境中可存活数月。对光、热、干燥的抵抗力较弱。加热60℃15分钟或煮沸后即刻死亡。对常用化学消毒剂敏感。

◎ 要点二 流行病学

（一）传染源

患者和带菌者是本病唯一传染源。患者自潜伏期开始即从粪便中排菌，发病后2~4周排菌量最多，传染性最强。少数患者病后可成为长期带菌者，持续带菌超过3个月者称为慢性带菌者。

（二）传播途径

主要经粪-口途径传播。病菌常随被粪便污染的食物和水进入体内，可引起暴发性流行，在发展中国家的地方性流行中，水源污染常起关键性作用，卫生条件差的地区还可通过污染的手、苍蝇或其他昆虫（如蟑螂等）等媒介可机械性携带伤寒杆菌引起传播。散发流行多经日常生活接触传播。

（三）易感人群

人对伤寒普遍易感，病后可获得持久免疫力。预防接种可获得一定免疫力，使发病机会减少，病情减轻。

（四）流行特征

世界各地均有发病，亚热带、热带地区及卫生条件较差的地区多见，我国发病率已明显下降。但在2004—2014年平均每年报告10起暴发疫情。全年均可有散发，夏秋季高发。发病以学龄儿童和青年多见。

◎ 要点三 发病机制与病理

（一）发病机制

人体摄入伤寒杆菌后是否发病取决于所摄入

细菌的数量、致病性以及宿主的防御能力。例如，当胃酸的pH值小于2时伤寒杆菌很快被杀灭。伤寒杆菌摄入量达10^5以上才能引起发病，超过10^7或更多时将引起伤寒的典型疾病。而非特异性防御机制异常，如胃内胃酸减少和原先有幽门螺杆菌感染等有利于伤寒杆菌的定位和繁殖，此时引起发病的伤寒杆菌数量也相应降低。

未被胃酸杀灭的部分伤寒杆菌将到达回肠下段，穿过黏膜上皮屏障，侵入回肠集合淋巴结（Peyer's patches）的单核-吞噬细胞内繁殖形成初发病灶，进一步侵犯肠系膜淋巴结经胸导管进入血液循环，形成第一次菌血症。此时，临床上处于潜伏期。伤寒杆菌被单核-巨噬细胞系统吞噬、繁殖后再次进入血液循环，形成第二次菌血症。伤寒杆菌向肝、脾、胆、骨髓、肾和皮肤等器官组织播散，肠壁淋巴结出现髓样肿胀、增生、坏死，临床上处于初期和极期（相当于病程的第1~3周）。在胆道系统内大量繁殖的伤寒杆菌随胆汁排到肠道，一部分随粪便排出体外；另一部分经肠道黏膜再次侵入肠壁淋巴结，使原先致敏的淋巴组织发生更严重的炎症反应，可引起溃疡形成，临床上处于缓解期（相当于病程的第3~4周）。在极期和缓解期，当坏死或溃疡病变累及血管时，可引起肠出血（intestinal bleeding）；当溃疡侵犯小肠的肌层和浆膜层时，可引起肠穿孔（enteric perforation）。随着机体免疫力的增强，伤寒杆菌在血液和各个脏器中被清除，肠壁溃疡愈合，临床上处于恢复期。伤寒杆菌释放脂多糖内毒素可激活单核-吞噬细胞释放白细胞介素-1和肿瘤坏死因子等细胞因子，引起持续发热、表情淡漠、相对缓脉、休克和白细胞减少等表现。

（二）病理

伤寒的病理改变主要为全身单核-吞噬细胞系统的炎性增生反应，镜下见以巨噬细胞为主的细胞浸润，吞噬细胞内可见被吞噬的淋巴细胞、红细胞、伤寒杆菌及坏死组织碎屑，称为"伤寒细胞"，是本病的特征性病变。若伤寒细胞聚积成团，则称为"伤寒结节"。主要病变部位在回肠末段肠壁的集合淋巴结和孤立淋巴滤泡。病程第一周，淋巴组织增生、肿胀，呈纽扣样突起，第二周淋巴组织坏死，第三周坏死组织开始脱落，形成溃疡，第四周以后溃疡组织逐渐愈合，一般不留瘢痕。若病灶波及血管，可引起肠出血，若溃疡深达浆膜层，可导致肠穿孔。

肠系膜淋巴结也有类似病变，脾脏充血肿大，镜下可见红髓明显充血，也可见到灶性坏死。肝脏肿大，肝细胞局灶性坏死，镜下可见肝细胞混浊肿胀、变性，吞噬细胞聚集，形成伤寒结节。部分重症可引起肾脏、心肌、支气管、肺、胆囊等组织器官病变。

◎ 要点四 临床表现

潜伏期3~60日，通常1~2周。

（一）典型伤寒

1. 初期（侵袭期） 病程第1周。缓慢起病，发热是最早出现的症状，体温呈弛张热型，逐渐上升，于3~7日内达39℃或以上。常伴有头痛、全身不适、乏力、食欲减退、腹部不适等症。部分患者出现便秘或腹泻。病程第一周末脾肝可及。

2. 极期 病程第2~3周。

（1）高热 持续性高热达39℃~40℃，多为稽留热型，少数为弛张热或不规则热型，一般持续10~14日，免疫功能低下者可持续2~3个月之久。

（2）消化系统表现 食欲不振，腹部隐痛、便秘或腹泻，可有便血，腹部压痛，以右下腹明显。

（3）神经系统表现 神经系统表现的轻重与病情轻重成正比。呈特殊的中毒面容，表情淡漠、反应迟钝、听力减退，重者可有谵妄、抓空、昏迷或出现脑膜刺激征（虚性脑膜炎），儿童可出现抽搐。

（4）循环系统表现 可有相对缓脉、重脉，并发中毒性心肌炎时，相对缓脉不明显。病情严重者可有脉搏细速、血压下降、循环衰竭等表现。

(5) **肝脾大** 多数患者于起病1周左右可有脾大，质软或有轻压痛。部分患者肝脏亦大，重者可出现黄疸、肝功能异常，提示有中毒性肝炎存在。

(6) **皮疹** 部分患者于病程第7~14日皮肤出现暗红色小斑丘疹，称为玫瑰疹，散在分布于前胸和上腹部，2~4mm大小，压之退色，数目不多，6~10个，分批出现，多在2~4日内消失。

此期极易出现肠出血和肠穿孔等并发症。

3. **缓解期** 相当于病程第4周。人体对伤寒杆菌的抵抗力逐渐增强，病情开始好转，体温波动性下降，食欲逐渐好转，腹胀逐渐消失。本期仍有肠出血或肠穿孔的危险。

4. **恢复期** 病程第5周。体温已恢复正常，症状和体征消失，食欲好转，常有饥饿感。约需1个月左右康复。

(二) **不典型伤寒**

近年来由于预防注射和抗菌药物的广泛应用，典型的伤寒病例逐渐减少，不典型或轻型患者增多。

1. **轻型** 症状较轻，体温多在38℃左右，病程短，1~2周即可痊愈。多见于儿童，或早期接受抗菌药物治疗，或已接受过伤寒菌苗注射者。目前临床上较多见，易漏诊或误诊。

2. **暴发型** 起病急，进展迅速，病情重。表现为突发超高热或体温不升，中毒症状重，血压下降，常并发中毒性脑病、中毒性心肌炎、中毒性肝炎、休克、DIC、肠麻痹等，皮疹多显著。预后凶险。

3. **迁延型** 起病与典型伤寒相同，由于机体免疫功能低下，发热持续时间长，热程可达5周以上。常见于合并有慢性血吸虫病和慢性肝炎等患者，患者热程可达数月之久。

4. **逍遥型** 发热及毒血症症状轻微，可照常工作。部分患者以肠出血或肠穿孔就医始被发现。

5. **小儿伤寒** 不同的年龄阶段发病特点不同，年龄越小，临床表现越不典型。学龄儿童多为轻型，表现与成人相近。婴幼儿的临床表现不典型，起病急，中毒症状重，发热多呈不规则热型，腹痛、腹泻、呕吐等胃肠道症状明显，肝脾大常见，玫瑰疹和相对缓脉少见，白细胞计数常增多。儿童患者病情较轻，病程短，易并发支气管肺炎，较少并发肠出血、肠穿孔，病死率低。

6. **老年人伤寒** 临床表现常不典型。发热不很高，但持续时间长，虚弱明显，常并发支气管肺炎、中毒性心肌炎或心力衰竭、持续性胃肠功能紊乱，病程长，恢复慢，病死率高。

(三) **再燃与复发**

伤寒缓解期患者，体温开始下降，但尚未达到正常时，又再度升高，持续5~7日后退热，称再燃。患者进入恢复期，体温正常1~3周后，发热等临床症状再度出现，称为复发。不论是再燃还是复发，都是病灶内伤寒杆菌未被完全消灭，当机体免疫力不足时再度繁殖并侵入血流，此时血培养也可阳性。多见于抗菌疗程过短的患者。

(四) **慢性带菌者**

常在伤寒患者随访时发现，但也有无伤寒病史者，可能当时症状较轻，未引起注意。成年女性多见，儿童少见。多为胆囊带菌，胆囊造影可发现胆石或胆囊功能障碍，有时可发展为急性胆囊炎。慢性泌尿道带菌者少见。

(五) **并发症**

由于抗菌药物的应用，病变可得到及时控制，所以伤寒并发症已明显减少，但由于临床表现不典型，延误诊断，致肠出血、肠穿孔才确诊者也不少见。常见的并发症有肠出血、肠穿孔、中毒性肝炎、中毒性心肌炎、肺炎、胆囊炎、骨髓炎、肾盂肾炎等。

◎ **要点五　实验室检查**

(一) **常规检查**

1. **血液** 白细胞计数减少或正常，中性粒细胞减少；嗜酸粒细胞计数减少或消失，此有助于诊断和判断病情；血小板也可减少。

2. **尿液** 可有少量蛋白尿或管型。

3. **粪便** 可有便血或粪便隐血试验阳性。当病变侵及结肠黏膜时，患者可有黏液便，甚或脓血便。

（二）血清学检查

伤寒血清凝集试验又称为肥达反应（Widal reaction）。对可疑伤寒或副伤寒患者用已知的菌体抗原及鞭毛抗原检测患者血清中相应抗体的凝集效价。菌体抗原"O"为伤寒杆菌、副伤寒甲、乙杆菌的共同抗原，可刺激机体产生抗体IgM，出现早，但维持时间短。鞭毛抗原刺激机体产生的抗体为IgG，出现晚，但维持时间长。检测时所用的抗原有伤寒杆菌菌体"O"抗原，鞭毛"H"抗原、副伤寒甲、乙、丙鞭毛抗原5种。对伤寒有辅助诊断价值，常在病程第1周末出现阳性，第3~4周阳性率可达90%，其效价随病程的演变而递增，第4~5周达高峰，至恢复期应有4倍以上升高。

肥达反应的临床意义：

（1）正常人血清中可能有低效价凝集抗体存在，通常"O"效价≥1：80，"H"效价≥1：160，或者"O"抗体效价有4倍以上升高，才有诊断价值；

（2）每周检查1次，如凝集效价逐次递增，则更具诊断意义；

（3）只有"O"抗体效价的升高，可能是疾病的早期；

（4）仅有"H"抗体效价增高，而"O"抗体效价不高，可能是患过伤寒，或接种过伤寒、副伤寒菌苗的回忆反应；

（5）"O"抗体效价增高只能推断为伤寒类感染，不能区别伤寒或副伤寒，诊断时需依鞭毛抗体凝集效价而定。

（6）若肥达反应阴性，不能排除伤寒。有少数伤寒患者肥达反应始终呈阴性，其原因可能有：①感染轻，特异性抗体产生少。②早期应用有效抗菌药物或接受糖皮质激素治疗者，特异性抗体的形成受到影响。③患者过于衰弱，免疫反应低下，或患丙种球蛋白缺乏症，不能产生特异性抗体。

（三）病原学检查

细菌培养是确诊伤寒的主要手段。

1. **血培养** 病程第1周阳性率最高，可达80%~90%，以后阳性率逐渐下降，至第4周常转为阴性，复发或再燃时可又呈阳性。

2. **骨髓培养** 阳性率较血培养为高，可达90%。阳性率受病程及应用抗菌药的影响小，已开始抗菌治疗者仍可获阳性结果。

3. **粪便培养** 整个病程中均可阳性，第3~4周阳性率最高，可达75%。粪便培养阳性表示大便排菌，有传染性，除外慢性胆囊带菌者，对伤寒有诊断意义。

4. **尿培养** 早期常为阴性，病程3~4周阳性率约25%。

◎ 要点六 诊断与鉴别诊断

（一）诊断

1. **流行病学资料** 流行季节、当地有伤寒流行，与伤寒患者有密切接触史等。

2. **临床表现** 持续性发热1周以上、特殊中毒面容、相对缓脉、玫瑰疹、肝脾大等典型表现，出现肠出血和肠穿孔等并发症，均高度提示伤寒的可能。

3. **实验室检查** 外周血白细胞减少、嗜酸粒细胞减少或消失，肥达反应阳性。确诊有赖于血或骨髓培养检出伤寒杆菌。

（二）鉴别诊断

1. **病毒感染** 上呼吸道和消化道病毒感染均可出现较长时间的发热、腹部不适、白细胞减少等类似于伤寒的表现，但病毒感染起病较急，常伴有明显上呼吸道症状或肠道症状，多无特殊中毒面容、玫瑰疹、相对缓脉等伤寒特征性表现，肥达反应及细菌培养均阴性。

2. **斑疹伤寒** 流行性斑疹伤寒多见于冬春季，地方性斑疹伤寒多见夏秋季。一般起病较急，脉搏快，多有明显头痛。第5~6病日出现皮疹，数量多，且可有出血性皮疹。外斐反应阳性。治疗后退热快。

3. **败血症** 部分革兰阴性杆菌败血症白细胞计数不高，可与伤寒混淆。败血症患者常有胆道、泌尿道、肠道等处原发感染病灶，热型多不规则或为弛张热，中性粒细胞常增高及核左移，血培养可分离出相应致病菌。

4. **急性血行播散性肺结核** 患者多有结核病史，常伴盗汗、脉搏快，胸部X线检查可见两肺分布均匀的粟粒样病灶。

5. **钩端螺旋体病** 钩端螺旋体病的流感伤寒型在夏秋季流行期间常见，发热与伤寒相似，但有疫水接触史，起病急，伴畏寒，眼结膜充血，全身酸痛，尤以腓肠肌疼痛与压痛为著，见腹股沟淋巴结肿大等。外周血白细胞增高。病原学、血清学检查可确诊。

6. **恶性组织细胞增生病** 有不规则发热、进行性贫血和出血、肝脾大明显、淋巴结肿大，病情进展迅速，抗菌治疗无效。全血细胞减少，骨髓穿刺可发现恶性组织细胞。

◎ 要点七 治疗

（一）一般治疗

1. **隔离与休息** 给予消化道隔离，临床症状消失后每周1次、连续2次粪便培养阴性方可解除隔离。发热期患者必须卧床休息。

2. **护理** 注意皮肤及口腔的护理，密切观察体温、脉搏、血压、腹部、大便等变化。

3. **饮食** 给予高热量、高维生素、易消化、低糖、低脂肪的无渣饮食。退热后，食欲增强时，仍应继续进食一段时间无渣饮食，以防诱发肠出血和肠穿孔。注意维持水、电解质平衡。

（二）对症治疗

1. **高热** 适当应用物理降温，慎用解热镇痛类药，以免虚脱。

2. **便秘** 可用开塞露或用生理盐水低压灌肠，禁用泻剂和高压灌肠。

3. **腹泻** 可用收敛药，忌用鸦片制剂。

4. **腹胀** 可用松节油腹部热敷及肛管排气，禁用新斯的明类药物。

5. **激素的应用** 对毒血症症状明显和高热患者，如无禁忌，可在足量有效抗菌治疗下短期使用糖皮质激素，疗程1~3日。

（三）病原治疗

1. **氟喹诺酮类** 是治疗伤寒的首选药物。抗菌谱广，杀菌作用强，能抑制细菌DNA旋转酶，阻碍DNA复制，口服吸收完全，体内分布广，胆囊浓度高，副作用少，不易产生耐药。目前常用的药物有氧氟沙星、左氧氟沙星、环丙沙星等。疗程14日。孕妇、儿童、哺乳期妇女慎用。

2. **头孢菌素类** 第三代头孢菌素在体外对伤寒杆菌有强大抗菌活性，体内分布广，胆汁浓度高，不良反应少，尤其适用于孕妇、儿童、哺乳期妇女等患者。常用的有头孢曲松、头孢噻肟、头孢哌酮等，疗程14日。

3. **氯霉素** 耐药率及复发率高，且毒副作用大，现已很少使用。

4. **其他抗菌药** 有氨苄西林或阿莫西林、复方磺胺甲噁唑等也可酌情选用。

（四）带菌者的治疗

成人带菌者可用氨苄西林、阿莫西林、氧氟沙星、环丙沙星等治疗，疗程4~6周。伴有胆囊炎或胆石症者，可行胆囊切除术，术前术后均需抗菌治疗。

（五）并发症的治疗

1. **肠出血** 绝对卧床休息，禁食，密切观察血压、脉搏、神志变化及粪便情况；如患者烦躁不安，可给予镇静剂；禁用泻剂及灌肠。注意水电解质的补充，应用止血药，必要时酌情输血。经积极内科治疗仍出血不止者，应考虑手术治疗。

2. **肠穿孔** 禁食，胃肠减压，静脉补充液体，保证热量供给和水电解质平衡。加强抗菌特别是抗革兰阴性菌及厌氧菌的抗菌药。必要时可考虑外科手术治疗。

3. **中毒性心肌炎** 卧床休息，注意输液量和速度，营养心肌治疗。必要时应用糖皮质激素。有心衰者，可酌情使用小剂量毛花苷C等强心剂。

◎ 要点八　预防

1. 控制传染源　患者应及早隔离治疗，体温正常15日后，大便培养每周1次，连续2次阴性方可解除隔离。患者及带菌者的排泄物、用具等应严格消毒。

2. 切断传播途径　是预防伤寒的关键措施。搞好"三管一灭"（管理饮食、水源、粪便，消灭苍蝇），养成良好的个人卫生习惯。

3. 保护易感人群　对高危人群可进行预防接种。常用伤寒、副伤寒甲、乙三联疫苗，也可口服伤寒杆菌Ty21a活菌苗。以上疫苗仅有部分免疫作用。

细目三　细菌性痢疾

细菌性痢疾（bacillary dysentery）简称菌痢，是由志贺菌感染引起的肠道传染病。菌痢主要通过消化道传播，终年散发，夏秋季可引起流行。其主要病理变化为直肠、乙状结肠的炎症与溃疡。主要表现为腹痛、腹泻、排黏液脓血便以及里急后重等，可伴有发热及全身毒血症状，严重者可出现感染性休克和（或）中毒性脑病。由于志贺菌各组及各血清型之间无交叉免疫，且病后免疫力差，故可反复感染。一般为急性，少数迁延成慢性。

◎ 要点一　病原学

志贺菌属于肠杆菌科，为革兰阴性杆菌，菌体短小，无荚膜和芽孢，有菌毛，为兼性厌氧菌，在有氧和无氧条件下均能生长。最适生长温度为37℃，最适pH为7.2~7.4。在普通培养基上生长良好。根据生化反应和菌体O抗原不同，可将志贺菌分为A、B、C、D四群，分别相当于痢疾志贺菌、福氏志贺菌、鲍氏志贺菌、宋内志贺菌，共有47个血清型（其中A群15个，B群13个，C群18个，D群1个）及多个亚型。痢疾志贺菌感染病情较重，福氏志贺菌感染易转为慢性，宋内志贺菌感染病情轻，多不典型。我国的优势血清型为福氏2a、宋内、痢疾Ⅰ型，其他血清型相对比较少见。宋内志贺菌抵抗力最强，福氏志贺菌次之，痢疾志贺菌最弱。

志贺菌可产生内毒素及外毒素。内毒素可引起全身反应如发热、毒血症及休克等。外毒素即志贺毒素（Shigatoxin），有肠毒性、神经毒性和细胞毒性，甚至可使部分患者发生溶血性尿毒综合征等严重表现。痢疾志贺菌产生外毒素的能力最强。

志贺菌存在于患者和带菌者的粪便中，抵抗力弱，加热60℃10分钟可被杀死，对酸和一般消毒剂敏感。在粪便中数小时内死亡，在污染物品及瓜果、蔬菜上可存活10~20日。

◎ 要点二　流行病学

（一）传染源

主要是急、慢性菌痢患者和带菌者。非典型患者、慢性患者及带菌者容易误诊或漏诊，且难于管理，在流行病学中具有重要意义。

（二）传播途径

主要经粪-口途径传播。志贺菌随感染者粪便排出后，通过污染食物、水、手及生活用品等经口感染，也可经苍蝇或其他昆虫（如蟑螂等）媒介传播。食物或饮用水被污染可引起暴发或流行。

（三）人群易感性

人群普遍易感。病后可获得一定的免疫力，但持续时间短，且不同菌群及血清型间无交叉免疫，故易反复或重复感染。

（四）流行特征

菌痢主要集中发生在发展中国家，尤其是医疗条件差且水源不安全的地区。全球每年志贺菌感染人次估计为1.67亿，其中绝大部分在发展中国家。2015年的数据表明，志贺菌感染是全世界腹泻死亡的第二大原因，是5岁以下儿童腹泻死亡的第三大原因。我国目前菌痢的发病率仍显著高于发达国家，但总体看发病率有逐年下降的趋势。各地菌痢发生率差异不大，终年散发，有明显的季节性。本病夏秋季发病率高可能和降雨量多、苍蝇密度高以及进食生冷瓜果食品机会有关。

要点三 发病机制与病理

（一）发病机制

志贺菌进入机体后是否发病，取决于三个要素：细菌数量、致病力和人体抵抗力。志贺菌进入消化道后，大部分被胃酸杀死，少数进入下消化道的细菌也可因正常菌群的拮抗作用、肠道分泌型 IgA 的阻断作用而不能致病。致病力强的志贺菌即使 10~100 个细菌进入人体也可引起发病。当人体抵抗力下降时，少量细菌也可致病。

志贺菌经口进入体内，在结肠黏膜上皮细胞和固有层中繁殖、释放毒素，引起炎症反应和小血管循环障碍，致肠黏膜炎症、坏死及溃疡，出现腹痛、腹泻、黏液脓血便等。

志贺菌的主要致病物质是内毒素。内毒素吸收入血后，不但可以引起发热和毒血症，还可直接作用于肾上腺髓质、交感神经系统和单核-吞噬细胞系统，释放各种血管活性物质，引起微循环障碍，进而引起感染性休克、DIC 及重要脏器功能衰竭，临床上表现为中毒型菌痢。

志贺菌的外毒素具有细胞毒性，可导致肠黏膜上皮细胞损伤，神经毒性可引起神经系统症状，肠毒素类似霍乱肠毒素，可导致水样泻，甚至可引起出血性结肠炎和溶血性尿毒综合征。

（二）病理

菌痢的主要病变部位是乙状结肠和直肠，严重者可以波及整个结肠甚至回肠末端。急性期肠黏膜的基本病理变化是弥漫性纤维蛋白渗出性炎症，典型病变过程为初期的急性卡他性炎症，随后出现特征性假膜性炎症和浅溃疡形成，经 1 周病变逐渐愈合，不留瘢痕。

急性中毒型菌痢肠道病变轻微，多数仅见充血水肿，个别病例结肠有浅表溃疡，突出的病理改变为大脑及脑干水肿，神经细胞可有变性。部分病例肾上腺充血，皮质萎缩。

慢性菌痢肠黏膜水肿和肠壁增厚，肠黏膜溃疡不断形成和修复，可有瘢痕和息肉形成，少数病例甚至发生肠腔狭窄。

要点四 临床表现

潜伏期一般为 1~4 日，短者可为数小时，长者可达 7 日。

临床表现因志贺菌的型别、感染的轻重、机体的状态、病变的范围及程度而各异。根据病程长短和病情严重程度可以分为 2 期 6 型。

（一）急性菌痢

根据毒血症及肠道症状轻重，可分为 3 型。

1. 典型菌痢 起病急，有发热（体温可达 39℃ 或更高）、腹痛、腹泻、里急后重、黏液或脓血便，并有头痛、乏力、食欲减退等全身中毒症状。腹泻多先为稀水样便，1~2 日转为黏液样脓血便，每日十余次至数十次，粪便量少，伴有里急后重。体征有肠鸣音亢进，左下腹压痛等。自然病程为 10~14 日，少数转为慢性。

2. 轻型菌痢 全身中毒症状轻微，可无发热或有低热。腹泻水样或稀糊便，每日 10 次以内，可有黏液，但无脓血，腹痛较轻，可有左下腹压痛，里急后重较轻或缺如，易被误诊为肠炎。病程 3~7 日，少数也可转为慢性。

3. 重型菌痢 多见于老年、体弱和营养不良的患者。急起发热，腹泻每天 30 次以上，为稀水脓血便，偶尔排出片状假膜，甚至大便失禁，腹痛、里急后重明显。后期可出现严重腹胀及中毒性肠麻痹，常伴呕吐，严重失水可引起外周循环衰竭。部分病例以中毒性休克为突出表现者，则体温不升，常有酸中毒和水、电解质平衡紊乱。少数患者可出现心、肾功能不全。

4. 中毒型菌痢 多见于 2~7 岁儿童，成人偶有发生。起病急骤、发展快、病势凶险。突起畏寒、高热，全身中毒症状重，可有烦躁、嗜睡、昏迷或抽搐等，数小时内可迅速发生循环衰竭和呼吸衰竭。肠道症状不明显或缺如。按临床表现不同可分为下列 3 型。

（1）休克型（周围循环衰竭型）　较为常见，以感染性休克为主要表现。面色苍白、四肢厥冷、皮肤出现花斑、发绀、脉搏细速等，血压下降，救治不及时可出现心、肾功能不全和意识障碍。重型病例不易逆转，可致多脏器功能损伤与衰竭，危及生命。

（2）脑型（呼吸衰竭型）　以中枢神经系统表现为主。由于脑血管痉挛，脑缺血、缺氧，出现脑水肿、颅内压增高甚至脑疝。患者表现为剧烈头痛、频繁呕吐、烦躁、惊厥、昏迷、瞳孔不等大、对光反射减弱或消失等，严重者可出现中枢性呼吸衰竭。此型病情严重，病死率高。

（3）混合型　兼有上述两型的表现，病情最为凶险，病死率最高（90%以上）。该型实质上包括循环系统、呼吸系统及中枢神经系统等多脏器功能损害与衰竭。

（二）慢性菌痢

急性菌痢反复发作或迁延不愈达2个月以上者即为慢性菌痢。菌痢慢性化的原因有：原有营养不良、胃肠道慢性疾病、肠道分泌型IgA减少等机体抵抗力低下，或急性期治疗不当；福氏志贺菌感染；耐药菌株感染等。根据临床表现不同，慢性菌痢可分为3型。

1. 慢性迁延型　急性菌痢病情迁延不愈，时轻时重，反复出现腹痛、腹泻，大便常有黏液及脓血。长期腹泻可致营养不良、贫血等。

2. 急性发作型　有慢性菌痢史，常因进食生冷食物或受凉、劳累等因素诱发，出现急性发作，表现类似急性菌痢，但发热等中毒症状较轻。

3. 慢性隐匿型　有急性菌痢史，无明显症状，但粪便培养可检出志贺菌，结肠镜检可发现黏膜有炎症或溃疡等病变。

慢性菌痢中以慢性迁延型最为多见，慢性隐匿型最少。

◎ 要点五　实验室检查与其他检查

1. 大便常规　粪便外观为黏液、脓血便，镜检可见白细胞（≥15个/高倍视野）、脓细胞和少数红细胞，如见到吞噬细胞则更有助于诊断。

2. 血常规　急性菌痢白细胞总数增多，可达（10~20）×10^9/L，以中性粒细胞为主。慢性患者可有贫血。

3. 细菌培养　粪便培养出志贺菌是确诊的主要依据。应在使用抗菌药物前采集新鲜标本，取脓血部分及时送检，早期多次送检有助于提高阳性率。

4. 特异性核酸检测　采用核酸杂交或PCR可直接检查粪便中的志贺菌核酸，具有灵敏度高、特异性强、对标本要求低等优点。

5. X线钡灌肠　慢性期可见肠道痉挛，动力改变，结肠袋消失，肠腔狭窄，肠黏膜增厚等。

6. 结肠镜检查　慢性患者可发现肠壁病变，病变部位刮取分泌物培养可提高志贺菌检出率，且有助于鉴别诊断。

◎ 要点六　诊断与鉴别诊断

（一）诊断

细菌性痢疾应依据流行病学资料、临床表现及实验室检查等进行综合诊断，确诊需依病原学检查结果。

1. 流行病学资料　夏秋季有不洁饮食或与菌痢患者有接触史。

2. 临床表现　急性期表现有发热、腹痛、腹泻、黏液或脓血便、里急后重。慢性菌痢患者常有急性菌痢史，病程超过两个月。中毒型菌痢以儿童多见，有高热、惊厥、意识障碍及呼吸、循环衰竭，起病时肠道症状轻微或无，常需盐水灌肠或肛拭子取便行粪便检查方可诊断。

3. 实验室检查　粪便镜检有大量白细胞或脓细胞（≥15个/高倍视野），可见红细胞；确诊需粪便培养志贺菌阳性。

（二）鉴别诊断

菌痢应与各种腹泻类疾病相鉴别。

1. 急性菌痢的鉴别诊断

（1）急性阿米巴痢疾　鉴别要点见下表。

细菌性痢疾与阿米巴痢疾的鉴别

鉴别要点	急性细菌性痢疾	阿米巴痢疾
病原	志贺菌	溶组织内阿米巴原虫
流行方式	散发或流行或暴发	散发
潜伏期	1~7日	数周至数月
全身症状	起病急,全身中毒症状重,多有发热	起病缓,全身中毒症状轻或无,多无发热
腹部表现	腹痛、腹泻明显,便次频繁,左下腹压痛	腹痛轻,便次少,右下腹轻度压痛
里急后重	明显	不明显
粪便检查	量少,黏液或脓血便,镜检可见大量白细胞、少量红细胞及吞噬细胞,粪便培养志贺菌阳性	量多,呈暗红色酱样,有腥臭味,红细胞多于白细胞,可见夏科-雷登结晶,可找到溶组织内阿米巴滋养体或包囊
结肠镜检查	病变以乙状结肠及直肠为主,肠黏膜弥漫性充血、水肿、浅表溃疡	病变主要在结肠回盲部及升结肠,见散发潜行溃疡,周围红晕,溃疡间肠黏膜正常

（2）其他细菌性肠道感染　大肠埃希菌、空肠弯曲菌、气单胞菌等细菌引起的肠道感染也可出现痢疾样表现,鉴别有赖于粪便病原菌的培养检出。

（3）细菌性食物中毒　因进食被沙门菌、金黄色葡萄球菌、副溶血弧菌、大肠埃希菌等病菌或毒素污染的食物引起。有共同进食者集体发病,大便镜检白细胞常不超过5个/高倍视野。确诊有赖于从可疑食物及患者呕吐物或粪便中检出同一致病菌或毒素。

（4）其他　还需与急性肠套叠、急性坏死出血性小肠炎等相鉴别。

2. 中毒型菌痢的鉴别诊断

流行性乙型脑炎（乙脑）　多发生于夏秋季,常有高热、惊厥、昏迷等表现,需与中毒型菌痢相鉴别。乙脑起病与进展相对缓慢,循环衰竭少见,意识障碍及脑膜刺激征明显,脑脊液可有蛋白及白细胞增高,粪便检查多无异常,乙脑病毒特异性抗体IgM阳性可资鉴别。

3. 慢性菌痢的鉴别诊断　慢性菌痢需与直结肠癌、慢性血吸虫病及非特异性溃疡性结肠炎等疾病相鉴别,特异性病原学检查、病理和结肠镜检可资鉴别。

◎ 要点七　治疗

急性期以抗菌治疗为主,慢性期除抗菌治疗外还应改善肠道功能,中毒型菌痢应及时针对病情采取综合性措施救治。

（一）急性菌痢

1. 一般治疗及对症治疗　隔离至消化道症状消失,大便培养连续两次阴性。中毒症状重者应卧床休息。饮食以流质易消化饮食为主,忌食多渣、生冷、油腻及刺激性食物。腹泻明显可予口服补液盐（ORS）,必要时可同时静脉补液,以维持水、电解质及酸碱平衡。高热者以物理降温为主,必要时适当使用退热药;腹痛剧烈者可予颠茄片或阿托品解痉止痛。

2. 病因治疗　抗菌治疗可缩短病程、减轻病情和缩短排菌期,防止转为慢性或带菌者。志贺菌对抗菌药物的耐药率逐年增长,并呈多重耐药,因此,应根据当地志贺菌耐药情况、个体差异、大便培养及药敏试验结果选择敏感抗菌药物,避免滥用。疗程为3~5日。

（1）氟喹诺酮类药物　为首选,但儿童、孕妇及哺乳期患者应慎用。常用的有环丙沙星、左氧氟沙星、加替沙星等,不能口服者也可静脉滴注。

（2）二线药物　主要为三代头孢菌素。可选用匹美西林（pivmecillinam）、头孢曲松（ceftriaxone）及头孢哌酮等，也可用阿奇霉素（azithromycin）。二线药物只有在志贺菌株对环丙沙星等耐药时才考虑应用。给予有效抗菌治疗48小时内症状会有改善，否则提示有耐药可能。

（3）小檗碱（黄连素）　有减少肠道分泌的作用，在使用抗菌药物的同时使用，每次0.1~0.3g，每日3次，7日为一疗程。

（二）中毒型菌痢

中毒型菌痢病情凶险，应及时采取以对症治疗为主的综合救治措施。

1. 对症治疗

（1）降温止惊　高热可致惊厥，加重脑缺氧及脑水肿，应积极给予物理降温，必要时给予退热药，将体温降至38.5℃以下；高热伴烦躁、惊厥者，可采用亚冬眠疗法，予氯丙嗪和异丙嗪各1~2mg/kg肌注；反复惊厥者，可用地西泮、苯巴比妥钠等肌注后，再用水合氯醛灌肠。

（2）休克型　①迅速扩充血容量及纠正酸中毒。快速给予低分子右旋糖酐、葡萄糖生理盐水及5%碳酸氢钠等液体，补液量及成分视脱水情况而定，休克好转后则应继续静脉输液维持。②由于属低排高阻型休克，可予抗胆碱类药物改善微循环障碍，如山莨菪碱，成人每次10~20mg，儿童0.3~0.5mg/kg，根据病情每10~30分钟静脉注射1次，直至面色红润、皮肤转暖、尿量增多及血压回升可减量渐停。疗效不佳者，可改用酚妥拉明、多巴胺或间羟胺等，以改善重要脏器血流灌注。③短期使用糖皮质激素。④保护心、脑、肾等重要脏器功能。⑤有早期DIC者可予肝素抗凝治疗。

（3）脑型　①减轻脑水肿，可给予20%甘露醇，每次1~2g/kg，快速静脉滴注，每4~6小时一次。应用血管活性药物以改善脑组织微循环，给予糖皮质激素有助于改善病情。②防治呼吸衰竭，保持呼吸道通畅，及时吸痰、吸氧。如出现呼吸衰竭可使用呼吸兴奋剂，必要时应用人工辅助呼吸。

2. 抗菌治疗　药物选择基本与急性菌痢相同，但宜采用静脉给药，成人可用环丙沙星、左旋氧氟沙星等氟喹诺酮类或三代头孢菌素。儿童首选头孢曲松等三代头孢菌素。

（三）慢性菌痢

由于慢性菌痢病情复杂，应采取以抗菌治疗为主的综合性措施。

1. 一般治疗　注意生活规律，进食易消化的食物，忌食生冷、油腻及刺激性食物，积极治疗肠道寄生虫病及其他慢性消化道疾患。

2. 病原治疗　根据病原菌药敏试验结果选用有效抗菌药物，通常联合或交替使用两种不同类型的抗菌药物，延长疗程，必要时可多疗程治疗。也可用0.3%小檗碱液、5%大蒜素液、2%磺胺嘧啶银悬液等灌肠液保留灌肠，每次100~200mL，每晚一次，10~14日为一疗程。灌肠液中可添加小剂量糖皮质激素以提高疗效。

3. 对症治疗　有肠道功能紊乱者可采用镇静或解痉药物。有菌群失调者可予微生态制剂。

◎ 要点八　预防

菌痢的预防应采用以切断传播途径为主的综合预防措施。

1. 管理传染源　急、慢性患者和带菌者应隔离或定期进行随访，并给予彻底治疗，直至大便培养阴性。对餐饮人员、水源管理人员、托幼人员等应定期粪检，发现患者或带菌者应立即调离原工作岗位，并给予彻底治疗。

2. 切断传播途径　养成良好的个人卫生习惯，特别注意饮食和饮水卫生。

3. 保护易感人群　目前尚无获准生产的可有效预防志贺菌感染的疫苗。我国采用口服活菌苗，如F2a型"依链"株可刺激肠道产生分泌型IgA等，有一定的保护作用，而对其他类型菌痢的流行可能无保护作用，免疫期可维持6~12个月。

细目四 霍 乱

霍乱（cholera）是由霍乱弧菌（Vibrio cholerae）引起的烈性肠道传染病，为我国甲类传染病，也是国际检疫传染病。通过污染的水或食物传染。在亚洲、非洲、拉丁美洲等地为高发的感染性腹泻病因之一。霍乱患者典型的临床表现为：起病急，腹泻剧，多伴呕吐，并可由此导致脱水、肌肉痉挛，严重者可发生循环衰竭和急性肾衰竭。

◎ 要点一 病原学

（一）分类

根据霍乱弧菌O抗原的特异性和致病性不同将其分为三群：

1. **O_1群霍乱弧菌** 为霍乱的主要致病菌。依其生物学性状可分为古典生物型（classical biotype）和埃尔托生物型（El-Tor biotype）。据O抗原的A、B、C抗原成分不同，O_1群霍乱弧菌又可分为3个血清型：即稻叶型（Inaba，原型，含A、C抗原）、小川型（Ogawa，异型，含A、B抗原）和彦岛型（Hikojima，中间型，含A、B、C三种抗原）。目前我国流行的霍乱弧菌以埃尔托生物型、异型为主。

2. **不典型O_1群霍乱弧菌** 可被多价O_1群血清凝集，但不产生肠毒素，无致病性。

3. **非O_1群霍乱弧菌** 不能被O_1群霍乱弧菌多价血清凝集，统称为不凝集弧菌。已血清型从O_2编排至O_{220}以上，一般无致病性。但其中的O_{139}群霍乱弧菌可产生霍乱肠毒素，能引起流行性腹泻，与O_1群无交叉免疫。WHO要求将O_{139}群霍乱弧菌引起的腹泻与O_1群霍乱同等对待。

（二）形态

霍乱弧菌属弧菌科弧菌属，菌体短小稍弯曲，呈弧形或逗点状，革兰染色阴性，无芽孢和荚膜（O_{139}群霍乱弧菌有荚膜），长1.5~3.0μm，宽0.3~0.4μm。菌体的一端有一较长的鞭毛，运动极活泼。粪便涂片普通显微镜下呈鱼群样排列，暗视野显微镜下悬滴检查宛如夜空中的流星一闪而过。

（三）抗原结构

霍乱弧菌具有耐热的菌体O抗原和不耐热的鞭毛H抗原。各群霍乱弧菌H抗原相同，而O抗原不同。O抗原有群特异性和型特异性两种抗原，是霍乱弧菌分群和分型的基础。

（四）毒素

霍乱弧菌可产生内毒素和外毒素。内毒素为多糖体，可诱发机体免疫反应，是制作菌苗产生抗菌免疫的主要成分。霍乱外毒素即霍乱肠毒素（cholera toxin，CT），是霍乱的主要致病物质。霍乱肠毒素有抗原性，可刺激机体产生中和抗体。

（五）培养特性

霍乱弧菌属兼性厌氧菌，在普通培养基中生长良好，耐碱不耐酸，在pH8.4~8.6碱性蛋白胨水或碱性琼脂平板上生长良好。

（六）抵抗力

古典生物型对外环境抵抗力较弱，埃尔托生物型抵抗力较强，在水体中可存活1~3周，在藻类、贝壳类食物上存活1年以上。霍乱弧菌对热、干燥、日光、化学消毒剂和酸等均很敏感，耐低温，耐碱。湿热55℃15分钟，100℃即刻，水中加0.5ppm氯15分钟可被杀死。在正常胃酸中能存活4分钟。

◎ 要点二 流行病学

自1817年以来，全球共发生了七次世界性霍乱大流行。一般认为前六次是由古典生物型霍乱弧菌引起的。第七次大流行始于1961年，是由埃尔托生物型所致，至今已流行50余年。

1992年印度和孟加拉国等地先后发生了O_{139}群霍乱的暴发流行，专家预测，如果其成为今后霍乱流行的主要病原菌，则预示第八次世界霍乱大流行已经开始，但目前尚难下此结论。

1820年霍乱传入我国，历次世界大流行我国均被波及。新中国成立后，古典生物型霍乱得到了有效控制。1961年第七次世界霍乱大流行开始时埃尔托生物型便传入我国沿海地区，目前除西藏无病例报告外，其余各省（市、区）均有疫情发生。1993年开始，O_{139}群霍乱在我国部分地区也相继发生了局部暴发与流行。目前霍乱在我国呈多菌群（型）混合流行的局面。

（一）传染源

患者和带菌者是传染源。典型患者频繁泻吐，发病期一般可连续排菌5天，也有2周以上者，是重要传染源。轻型患者及带菌者不易被发现，作为传染源的意义更大。

（二）传播途径

主要通过粪-口途径传播。患者吐泻物和带菌者粪便污染水源及食物，特别是水源被污染后易引起局部暴发。日常生活接触和苍蝇等媒介传播也是重要的传播途径。

（三）易感人群

人群普遍易感。感染后肠道局部免疫和体液免疫的联合作用可产生一定的免疫力，但持续时间短（至少3年），可再次感染。

（四）流行季节与地区

在我国霍乱流行季节为夏秋季，以7~10月为多。流行地区主要是沿海一带，如广东、广西、浙江、江苏、上海等省市为多。

（五）O_{139}群霍乱的流行特征

病例无家庭聚集性，发病以成人为主，男性多于女性，主要经水和食物传播。O_{139}群是首次发现的新流行株，人群普遍易感。在霍乱地方性流行区，人群对O_1群霍乱弧菌有免疫力，但不能保护免受O_{139}群霍乱弧菌的感染。现有的霍乱菌苗对O_{139}群霍乱无保护作用。

◎ 要点三 发病机制与病理

（一）发病机制

霍乱弧菌经口进入体内，是否发病取决于机体的免疫力及弧菌的致病性。正常胃酸可杀灭霍乱弧菌。只有在一次食入大量霍乱弧菌（如超过$10^{8~9}$个）时才会发病。但胃大部切除后、胃酸缺乏或被稀释均降低对霍乱弧菌的抵抗力。肠道的分泌型IgA以及血清中特异性凝集抗体、杀弧菌抗体及抗毒素抗体等也有一定的免疫保护作用。

霍乱弧菌到达肠道后，穿过肠黏膜表面的黏液层，黏附于小肠上段黏膜上皮细胞刷状缘并大量繁殖，在局部产生大量霍乱肠毒素导致发病。

霍乱肠毒素有A、B两个亚单位。A亚单位具有毒素活性。B亚单位可与肠黏膜上皮细胞刷状缘细胞膜的受体（神经节苷脂，GM_1）结合，介导A亚单位进入细胞内，激活腺苷酸环化酶，促使三磷酸腺苷（ATP）变成环磷酸腺苷（cAMP）。大量的环磷酸腺苷积聚在肠黏膜上皮细胞内，刺激隐窝细胞过度分泌水、氯化物和碳酸盐等，同时抑制绒毛细胞对氯和钠离子的吸收。由于肠黏膜分泌增强，吸收减少，大量肠液聚集在肠腔内，形成霍乱特征性的剧烈水样腹泻。

霍乱肠毒素还能促使肠黏膜杯状细胞分泌黏液增加，使腹泻的水样便中含有大量黏液。腹泻导致的失水使胆汁分泌减少，所以腹泻物呈"米泔水"样。

（二）病理

剧烈腹泻和呕吐，导致体内水和电解质大量丢失，迅速出现脱水、电解质紊乱、代谢性酸中毒，严重者可出现循环衰竭。若不及时纠正，由循环衰竭造成的肾缺血，以及低钾和毒素对肾脏的直接作用，可引起急性肾衰竭。

本病病理特点主要是严重脱水导致的一系列改变，而组织器官器质性损害轻微。

◎ 要点四 临床表现

潜伏期1~3日，短者数小时，长者7日。突然起病，少数在发病前1~2日有头昏、疲乏、腹胀、轻度腹泻等前驱症状。古典生物型与O_{139}群霍乱弧菌引起者症状较重，埃尔托型所致者多为轻型或无症状者。

（一）典型表现

典型病例病程分为3期：

1. 泻吐期　多以剧烈腹泻开始，病初大便尚有粪质，迅速成为黄色水样便、米泔水样便或洗肉水样血便，无粪臭，每日可达数十次，甚至失禁。一般无发热和腹痛（O_{139}群除外），无里急后重。呕吐多在腹泻数次后出现，常呈喷射状，呕吐物初为胃内容物，后为水样，严重者亦可为米泔水样，轻者可无呕吐。本期持续数小时至2~3日。

O_{139}型霍乱的特征为发热、腹痛较常见（达40%~50%），且可并发菌血症等肠道外感染。

2. 脱水期　由于频繁的腹泻和呕吐，大量水和电解质丧失，患者迅速出现脱水和循环衰竭。表情淡漠，或烦躁不安，甚至昏迷。声音嘶哑、眼窝凹陷、口唇干燥、皮肤弹性差或消失、手指皱瘪，脉搏细速或不能触及，血压低甚至休克，少尿或无尿。酸中毒者呼吸增快，甚至呈深大呼吸（Kussmaul呼吸）。低钠可引起肌肉痉挛，多见于腓肠肌和腹直肌。低血钾可致肌张力减弱，腱反射减弱或消失，肠胀气，心律失常等。此期一般为数小时至1~2日。

3. 恢复期或反应期　患者脱水如能得到及时纠正，多数症状迅速消失。少数患者有反应性发热，可能为循环改善后毒素吸收增加所致，一般持续1~3日后可自行消退。

（二）临床分型

根据脱水程度，临床上可分为轻、中、重3型。具体见下表。

霍乱临床分型

临床表现	轻型	中型	重型
脱水（体重%）	<5%	5%~10%	>10%
每日腹泻次数	<10次	10~20次	>20次
精神状态	正常	呆滞或不安	极度烦躁或静卧不动，甚至昏迷
音哑	无	轻度	音哑失声
皮肤	正常或略干，弹性略差	干燥，缺乏弹性	弹性消失
发绀	无	可有	明显
口唇	正常或稍干	干燥	极度干裂
眼窝、囟门凹陷	无或略陷	明显下陷	深凹，目闭不紧
指腹	正常	皱瘪	干瘪
腓肠肌痉挛	无	有	严重
脉搏	正常	细速	微弱而速或无
收缩压	正常	70~90mmHg	70mmHg以下或测不出
每日尿量	正常或略减少	<500mL	<50mL
血浆比重	1.025~1.030	1.030~1.040	>1.040

另外，还有一型称为暴发型，亦称中毒型或干性霍乱，非常罕见。此型起病急骤，进展迅速，不待出现泻吐症状即可因循环衰竭而亡。

（三）并发症

1. 肾衰竭　是霍乱最常见的严重并发症，也是常见的死因，表现为尿量减少和氮质血症，严重者可因尿毒症而死亡。多发生于病后7~9天。

2. 急性肺水肿　代谢性酸中毒可导致肺循环高压，后者又因补充大量不含碱的盐水而加重。

3. 其他　如低钾综合征、心律失常等。

◎ 要点五　实验室检查与其他检查

（一）一般检查

1. 血液检查　脱水致血液浓缩，外周血红细胞、白细胞和血红蛋白均增高；血清尿素氮、肌酐升高；钠、氯化物和碳酸氢盐降低，血 pH 下降；当酸中毒纠正后，钾离子移入细胞内，可出现血清钾明显降低。

2. **尿液检查**　部分患者尿中可有少量蛋白、红白细胞及管型。

3. **粪便常规**　可见黏液或少许红、白细胞。

（二）血清学检查

抗菌抗体中的抗凝集素抗体在病后第 5 日出现，1~3 周达高峰。若双份血清抗凝集素抗体滴度增长 4 倍以上，有诊断意义。主要用于流行病学调查、回顾性诊断或粪便培养阴性可疑患者的诊断。

（三）病原学检查

1. **粪便涂片染色**　取粪便或早期培养物涂片做革兰染色镜检，可见革兰阴性、稍弯曲的弧菌。

2. **悬滴检查**　将新鲜粪便做悬滴暗视野显微镜检查，可见运动活泼呈穿梭状的弧菌，此为动力试验阳性。加入 O_1 群抗血清后，若运动停止，或凝集成块，为制动试验阳性，表示标本中含有 O_1 群霍乱弧菌；如细菌仍活动，还应加 O_{139} 群血清做制动试验。此检查可用于快速诊断。

3. **增菌培养**　所有疑为霍乱的患者，除做粪便显微镜检外，均应进行增菌培养。一般用 pH8.4 的碱性蛋白胨水，36℃~37℃ 增菌培养 6~8 小时后表面可形成菌膜。此时应进一步用庆大霉素（对大肠杆菌有明显的抑菌作用）琼脂平皿或碱性琼脂平板分离培养 18~24 小时，对可疑菌落进行悬滴检查，可提高检出率和早期诊断。

4. **PCR**　可快速诊断及进行群与型的鉴别。

5. **快速辅助检测**　目前使用较多的是霍乱弧菌胶体金快速检测法。该方法主要用于检测 O_1 群和 O_{139} 群霍乱弧菌的抗原成分，操作简单。应用纯化的弧菌外膜蛋白抗血清，采用 ELISA 方法，可快速检测粪便中的弧菌抗原，用于快速诊断。

要点六　诊断与鉴别诊断

（一）诊断

1. **疑似霍乱诊断标准**　具有下列两项之一者诊断为疑似霍乱：

（1）凡有典型临床症状，如剧烈腹泻，水样便（黄水样、清水样、米泔样或血水样），伴有呕吐，迅速出现脱水，循环衰竭及肌肉痉挛（特别是腓肠肌）的首发病例，在病原学检查尚未肯定前，应诊断为疑似霍乱。

（2）霍乱流行期间有明确接触史（如同餐、同住或护理者等），并发生泻吐症状，而无其他原因可查者。

疑似病例未确诊之前按霍乱处理，大便培养每日 1 次，连续 2 次阴性可否定诊断。

2. **临床诊断**　霍乱流行期间的疫区内，凡有霍乱典型症状，粪便培养 O_1 群及 O_{139} 群霍乱弧菌阴性，但无其他原因可查者。

3. **确定诊断**　具有下列三项之一者可诊断为霍乱：

（1）凡有腹泻症状，粪便培养 O_1 群或 O_{139} 群霍乱弧菌阳性。

（2）在流行期间的疫区内有腹泻症状，做双份血清抗体效价测定，如血清凝集试验呈 4 倍以上或杀弧菌抗体呈 8 倍以上增长者。

（3）在疫源检查中，首次粪便培养检出 O_1 群或 O_{139} 群霍乱弧菌，前 5 日内有腹泻症状者。

4. **带菌者**　指无腹泻或呕吐等临床症状，但粪便中检出 O_1 群或（和）O_{139} 群霍乱弧菌。

（二）鉴别诊断

本病应与其他病原体所引起的腹泻相鉴别，如其他弧菌（非 O_1 群及非 O_{139} 群）感染性腹泻、急性细菌性痢疾、大肠埃希菌性肠炎、空肠弯曲菌肠炎、细菌性食物中毒和病毒性胃肠炎等，确诊有赖于病原学检查结果。

要点七　治疗

本病的处理原则是严格隔离，迅速补充水及电解质，以纠正脱水、电解质平衡紊乱和酸中毒，辅以抗菌治疗及对症治疗。

（一）一般治疗

可给予流质饮食，但剧烈呕吐者应禁食，恢复期逐渐增加饮食，重症患者应注意保暖、给氧、监测生命体征。

（二）补液治疗

及时足量补液是治疗本病的关键。补液的原则是早期、快速、足量，先盐后糖，先快后慢，纠酸补钙，见尿补钾。

1. 静脉补液 多采用与患者丧失液体电解质浓度相似的 5 : 4 : 1 溶液，即每升液体含氯化钠5g，碳酸氢钠4g和氯化钾1g，另加50%葡萄糖注射液20mL以防止低血糖。小儿由于肾脏排钠功能较差，其比例调整为每升液体含氯化钠2.65g，碳酸氢钠3.75g，氯化钾1g，葡萄糖10g。

补液量与速度应根据患者的失水程度、血压、脉搏、尿量和血浆比重等决定，最初24小时总入量按临床分型的轻、中、重分别给3000~4000mL、4000~8000mL、8000~12000mL。儿童补液量按年龄或体重计算，一般轻度脱水120~150mL/kg，中度脱水150~200mL/kg，重度脱水200~250mL/kg。24小时后的补液量及速度依据病情调整。快速补液过程中应注意防止发生心功能不全和肺水肿，还应给液体适当加温，并监测血钾的变化。

2. 口服补液 轻、中型脱水的患者可予口服补液。口服补液可减少静脉补液量，预防静脉补液的副作用及医源性电解质紊乱，故也可用于重型患者。WHO推荐使用口服补液盐（Oral Rehydration Salts，ORS），其配方为葡萄糖20g（可用蔗糖40g或米粉40~60g代替）、氯化钠3.5g、枸橼酸钠2.9g（或碳酸氢钠2.5g）和氯化钾1.5g，溶于1000mL可饮用水内，配方中各电解质浓度均与患者排泄液的浓度相似。新的低渗口服补液盐（口服补液盐Ⅲ）尤适用于儿童，其组成成分为：每包含氯化钠为0.65g，枸橼酸钠0.725g，氯化钾0.375g，无水葡萄糖3.375g，溶于250mL温开水中口服。

成人轻、中型脱水在最初6小时内每小时服750mL，体重不足20kg的儿童每小时服250mL，然后依泻吐量调整，一般按排出量的1.5倍计算补液量。呕吐不一定是口服补液的禁忌，只是速度要慢一些，呕吐量也要计入补液量。

（三）抗菌治疗

早期应用抗菌药物有助于缩短腹泻和排菌时间，减少腹泻次数及排泄量，降低病后带菌率等，但不能代替补液。目前常用药物为氟喹诺酮类，如环丙沙星，成人每次250~500mg，每日2次口服，或每日400mg静脉滴注；或多西环素，成人每次100mg，每日2次口服。疗程均为3日。也可采用四环素、氨苄西林、红霉素或阿奇霉素、复方磺胺甲噁唑等。

（四）对症治疗

重症患者在补足液体后，若血压仍较低，提示可能存在中毒性休克，可给予糖皮质激素和血管活性药物。出现心衰、肺水肿者应调整输液速度，酌情使用利尿剂及强心剂。在补液过程中如出现低钾综合征，可口服氯化钾或静脉滴注氯化钾。急性肾衰竭患者应及时纠正酸中毒，维持水、电解质平衡，必要时实施血液透析。小檗碱有抗肠毒等作用，临床应用可减轻腹泻。

◎ 要点八　预防

1. 控制传染源 建立健全腹泻病门诊，及时检出患者，按甲类传染病予以隔离治疗，直至症状消失。停用抗菌药物后大便培养每日一次，连续3次阴性方可解除隔离。对密切接触者应严密检疫5日，并进行粪便悬滴检查及培养和服药预防。做好国境卫生检疫和国内交通检疫。

2. 切断传播途径 改善环境卫生，加强饮水和食品管理。养成良好的个人卫生习惯。对患者和带菌者的排泄物进行彻底消毒。消灭苍蝇、蟑螂等传播媒介。

3. 保护易感人群 国内、外学者对霍乱疫苗的研究工作已经开展100多年了。随着对其致病机制以及对人群免疫反应的研究深入，现已认识到肠道黏膜免疫在霍乱免疫保护中起主要作用，霍乱疫苗的研制已转向口服疫苗方向。口服菌苗可使肠道产生特异性IgM、IgG和IgA抗体，亦能阻止弧菌黏附于肠壁而免于发病。目前，此类疫苗主要用于保护地方性流行区的高危人群。2017年10月，由50多个联合国机构、学术和非政府组织等组成的多元化的技术合作网络——全球霍乱控制任务小组（Global Task Force on Cholera Control）发布《结束霍乱：2030年全球路线图》（Ending Cholera - A Global Roadmap to 2030），制定了在未来10年让霍乱致死人数减少90%的目标，将帮助多达20个国家在相同的时间框架内根除霍乱传播。

细目五　结核病

结核病（tuberculosis）是结核分枝杆菌（Mycobacterium tuberculosis）引起的慢性感染性疾病，可累及全身多个脏器，以肺结核（pulmonary tuberculosis）最为常见，占各器官结核病总数的80%~90%，是最主要的结核病类型。痰中排菌者称为传染性肺结核病，除少数可急起发病外，临床上多呈慢性过程。

◎ 要点一　病原学

结核分枝杆菌在分类学上属于放线菌目（Actinomycete）、分枝杆菌科、分枝杆菌属（Mycobacterium）。分枝杆菌属包含结核分枝杆菌、非结核分枝杆菌和麻风分枝杆菌。分枝杆菌所致感染中，结核分枝杆菌感染的占90%。结核分枝杆菌再分为人结核分枝杆菌、牛结核分枝杆菌、非洲分枝杆菌和田鼠分枝杆菌等类型。其中人结核分枝杆菌为人类结核病的病原体，而免疫接种常用的卡介苗（Bacille Calmette Guerin，BCG）则来源于牛结核分枝杆菌，利用人结核分枝杆菌与牛结核分枝杆菌的抗原交叉免疫原性提供免疫保护。

结核分枝杆菌细长而稍弯，约$0.4\mu m \times 40\mu m$，两端微钝，不能运动，无鞭毛或芽孢。不易染色，但经品红加热染色后不能被酸性乙醇脱色，故称抗酸杆菌。

结核分枝杆菌是专性需氧菌，最适宜生长的温度为37℃。结核分枝杆菌对营养要求较高，在特殊的培养基中才能生长，常用的培养基为罗氏培养基。结核分枝杆菌培养生长缓慢，增殖周期为15~20小时，至少需要2~4周才有可见菌落。培养是确诊结核病的重要手段，但往往耗时过长，给临床工作带来了较大影响。

结核分枝杆菌细胞的结构十分复杂，它含有许多结合成大分子复合物的不同蛋白质、糖类和脂类。结核分枝杆菌的脂质成分中磷脂、索状因子、蜡质D和硫酸脑苷脂与感染疾病特点密切相关。除脂质外，荚膜和蛋白质亦是致病性物质。

◎ 要点二　流行病学

（一）传染源

开放性肺结核患者的排菌是结核传播的主要来源。

（二）传播途径

1. 呼吸道传播　主要为患者与健康人之间经空气传播。患者咳嗽排出结核分枝杆菌悬浮在飞沫中，当被人吸入后即可引起感染。

2. 消化道传播　饮用带菌生奶经消化道感染。

3. 垂直传播　患病孕妇经胎盘引起母婴间传播。

4. 其他途径传播　经皮肤伤口感染和上呼吸道直接接种。

2、3、4传播途径均极罕见。

（三）易感人群

生活贫困、居住拥挤、营养不良等因素是社会经济落后地区人群结核病高发的原因。免疫抑制状态患者尤其好发结核病。

（四）流行特征

世界卫生组织《2017年全球结核病报告》指出：目前罹患结核病的人数不断下降，但全球的结核病负担仍然很重，2016年全年新发病例

1040万，167万人死于结核病，估计仍有40%的患病者未获得诊断和治疗。艾滋病与结核病共感染以及耐药结核病是目前威胁全球结核病防控的两大主要问题。

据世界卫生组织估计，目前我国结核病的年发患者约为90万，占全球年发病患者病例数的8.6%，仅次于印度和印度尼西亚，居世界第三位。我国每年新发生的耐药结核病患者数仅次于印度，高耐药率是我国结核病难以控制的原因之一。我国虽不属于艾滋病高发地区，但耐多药结核（MDR-TB）问题日益产重。2016年我国新发肺结核患者中MDR-TB比例为7.1%，而复治肺结核患者中MDR-TB比例高达24%。

◎ 要点三　发病机制与病理

（一）发病机制

吸入肺泡的结核分枝杆菌可被吞噬细胞吞噬和杀灭。巨噬细胞与树突状细胞吞噬结核分枝杆菌后可以提呈结核抗原，并且释放细胞因子，引起局部免疫反应。结核分枝杆菌可以继续感染新的吞噬细胞并逐渐深入肺泡上皮。此后炎症细胞被募集至病灶处，巨噬细胞逐渐分化并最终形成分层结构的结核结节或结核肉芽肿（tuberculous granuloma）。随着肉芽肿外周的纤维致密化，进入肉芽肿的血管消失，加剧了巨噬细胞的泡沫化，形成干酪样坏死（caseous necrosis），大部分感染者体内的结核分枝杆菌可以处于静止状态持续存活，处于结核潜伏感染状态。

结核感染的发病机制中，由T细胞介导的细胞免疫（cell mediated immunity，CMI）对结核病发病、演变及转归产生决定性影响。迟发性变态反应（delay type hypersensitivity，DTH）则是宿主对结核分枝杆菌形成免疫应答的标志。DTH是德国微生物学家Robot Koch在1830年观察到的重要现象，故而称为Koch现象。

（二）病理

结核病是一种慢性病变，其基本病变包括：

1. 渗出型病变　常常是病变组织内菌量多、致敏淋巴细胞活力高和变态反应强的反映。

2. 增生型病变　当病灶内菌量少而致敏淋巴细胞数量多，则形成结核病的特征性病变——结核结节。中央为巨噬细胞衍生而来的朗汉斯巨细胞，周围由巨噬细胞转化来的类上皮细胞成层排列包绕。增生型病变的另一种表现是结核性肉芽肿，是一种弥漫性增生型病变。

3. 干酪样坏死　为病变进展的表现。坏死区域逐渐出现肉芽组织增生，最后成为纤维包裹的纤维干酪性病灶。

上述三种基本病理改变可以相互转化、交错存在，很少有单一病变独立存在，而以某一种病理改变为主。

◎ 要点四　临床表现

原发性结核感染后结核分枝杆菌可向全身传播，可累及肺脏、胸膜以及肺外器官。免疫功能正常的宿主往往将病灶局限在肺脏或其他单一的脏器，而免疫功能较弱的宿主往往造成播散性结核病或者多脏器受累。除结核病患者外，一般人群中的结核病约80%的病例表现为肺结核，15%表现为肺外结核，而5%则两者均可累及。

（一）肺结核的症状和体征

1. 全身症状　发热为肺结核最常见的全身中毒性症状，多数为长期低热，每于午后或傍晚开始，次晨降至正常，可伴有倦怠、乏力、夜间盗汗，或无明显自觉不适。有的患者表现为体温不稳定，于轻微劳动后体温略见升高，虽经休息半小时以上仍难平复。妇女于月经期前体温增高，月经后亦不能迅速恢复正常。当病灶急剧进展扩散时则出现高热，呈稽留热或弛张热，可有恶寒，但很少有寒战。

2. 呼吸系统症状　浸润性病灶患者咳嗽轻微，干咳或仅有少量黏液痰。有空洞形成时痰量增加，若伴继发感染，则痰呈脓性。合并支气管结核则咳嗽加剧，可出现刺激性呛咳，伴局限性哮鸣或喘鸣。1/3~1/2患者在不同病期内有咯血。此外，重度毒血症状和高热可引起气急，广泛肺组织破坏、胸膜增厚和肺气肿时也常发生气急，严重者可并发肺心病和心肺功能不全。少数患者可伴有结核性超敏感症候群，包括结节性红斑、疱疹性结膜炎角膜炎等。儿童肺结核还可表现为发育迟缓。儿童原发性肺结核可因气管或支气管旁淋巴结肿大压迫气管或支气管，或发生淋巴结支气管瘘而出现喘息症状。当合并有肺外结核时，可出现相应累及脏器的症状。

3. **体征** 取决于病变性质、部位、范围或程度。粟粒性肺结核偶可并发急性呼吸窘迫综合征，表现为严重呼吸困难和顽固性低氧血症。病灶以渗出型病变为主的肺实变，且范围较广或为干酪性肺炎时，叩诊呈浊音，听诊闻及支气管呼吸音和细湿啰音。继发性肺结核好发于上叶尖后段，故听诊于肩胛间区闻及细湿啰音，有较大提示性诊断价值。空洞性肺结核病变位置浅表而引流支气管通畅时有支气管呼吸音或伴湿啰音；巨大空洞可闻及带金属调的空瓮音。慢性纤维空洞性肺结核的体征有患侧胸廓塌陷、气管和纵隔移位、叩诊音浊、听诊呼吸音降低或闻及湿啰音，以及肺气肿征象。支气管结核患者可闻及局限性哮鸣音，于呼气或咳嗽末较为明显。

（二）肺外结核的临床类型和表现

肺结核是结核病的主要类型，其他如淋巴结结核、骨关节结核、消化系统结核、泌尿系统结核病、生殖系统结核以及中枢神经系统结核构成整个结核病的疾病谱。腹腔内结核病变，包括肠结核、肠系膜淋巴结结核及输卵管结核等，在发展过程中往往涉及其邻近腹膜而导致局限性腹膜炎。肾结核（Renal tuberculosis）占肺外结核的15%，系结核分枝杆菌由肺部等原发病处经血行播散至肾脏所引起，起病较为隐匿，多在原发性结核感染后5~20年才发病，多见于成年人，儿童少见。女性生殖系统结核则可在出现不明原因的月经异常、不孕等情况下发现。结核性脑膜炎则可表现为头痛、喷射性呕吐、意识障碍等中枢神经系统感染症状。总之，结核病是一个全身性的疾病，肺结核仍是结核病的主要类型，但其他系统的结核病亦不能忽视。

◎ 要点五 实验室检查与其他检查

（一）细菌学检查

痰结核分枝杆菌检查是确诊肺结核最特异性的方法。

1. **涂片抗酸染色镜检** 快速简便。在我国非结核分枝杆菌尚属少数，因此抗酸杆菌阳性则肺结核诊断基本成立。

2. **细菌培养** 在未治疗的胸结核患者痰菌培养的敏感性和特异性均高于涂片检查，涂片阴性或诊断有疑时培养尤其重要。

3. **分子生物学检测** 聚合酶链反应（PCR）技术可以将标本中微量的结核菌DNA加以扩增。结核病近年来出现了突破，其标志就是以Xpert MTB/RIF为代表的盒式诊断技术。该技术可直接从患者新鲜痰液或冻存痰液中检测结核分枝杆菌并判定其对利福平的耐药性，全程约2小时即科获得结果。由于95%以上的利福平耐药菌株有基因rpoB突变，而大部分利福平耐药菌株同时对异烟肼耐药，因此Xpert MTB/RIF不仅可鉴定是否为利福平耐药菌株，又可在一定程度上判断是否为MDR-TB菌株。Xpert MTB/RIF的灵敏度为92.2%，特异度为99.2%。

（二）影像学检查

X线影像表现取决于病变类型和性质。原发型肺结核的典型表现为肺内原发灶、淋巴管炎和肿大的肺门或纵隔淋巴结组成的哑铃状病灶。急性血行播散型肺结核在X线胸片上表现为散布于两肺野、分布较均匀、密度和大小相近的粟粒状阴影。继发型肺结核的X线表现复杂多变，成云絮片状，或斑点（片）结节状。干酪样病变密度偏高而不均匀，常有透亮区或空洞形成。胸部CT有助于发现隐蔽区病灶和孤性结节的鉴别诊断。X线影像学检查对于诊断肠道结核、泌尿系统结核、生殖系统结核以及骨关节结核亦具重要价值。

（三）免疫学检查

1. **结核菌素试验（TST）** 目前我国推广

的方法系国际通用的结核菌素纯蛋白衍化物（purified protein derivative，PPD）皮内注射法。将 PPD 5IU（0.1mL）注入左前臂内侧上、中 1/3 交界处皮内，使局部形成皮丘。48～96 小时（一般为 72 小时）观察反应，结果判断以局部硬结直径为依据：<5mm 阴性反应，5～9mm 一般阳性反应，10～19mm 中度阳性反应，≥22mm 或不足 20mm，但有水疱或坏死为强阳性反应。然而，即使 PPD 与卡介苗（BCG）存在交叉反应，在接种卡介苗的人群中无结核感染亦可出现 PPD 皮试阳性，因此特异性低。

2. 特异性结核抗原 近年来，在临床上应用更多的是以 T 细胞为基础的 γ 干扰素释放试验（interferon gamma release assays，IGRAs），比结核菌素试验有更高的敏感性与特异性，可以反映机体是否存在结核感染。试验阳性反映患者体内存在结核分枝杆菌特异的效应 T 细胞，结合临床上是否存在结核感染的症状和病灶，可辅助诊断潜伏性结核感染或活动性结核感染。

◎ **要点六　诊断与鉴别诊断**

（一）诊断

1. 病史和临床表现 凡遇下列情况者应高度警惕结核病的可能性：①反复发作或迁延不愈的咳嗽咳痰，或呼吸道感染经抗炎治疗 3～4 周仍无改善；②痰中带血或咯血；③长期低热或所谓"发热待查"；④体检肩胛间区有湿啰音或局限性哮鸣音；⑤有结核病诱因或好发因素，尤其是糖尿病、免疫功能低下疾病或接受胰岛素和免疫抑制剂治疗者；⑥关节疼痛和皮肤结节性红斑等变态反应性表现；⑦有渗出性胸膜炎、肛瘘、长期淋巴结肿大、既往史以及有家庭开放性肺结核密切接触史者。

2. 潜伏性结核感染（LTBI）的诊断 潜伏性结核感染是宿主感染结核分枝杆菌后尚未发病的一种特殊状态，以皮肤结核菌素试验或 γ 干扰素释放试验阳性而无活动性结核的临床表现和影像学改变为特征。

3. 活动性结核的诊断 肺结核分确诊病例、临床诊断病例和疑似病例。

（1）确诊病例：包括干酪样坏死、仅培养阳性肺结核和仅病理学提示为结核病变者三类。其中涂阳肺结核病例需符合下列三项之一：①2 份痰标本直接涂片抗酸杆菌镜检阳性；②1 份痰标本直接涂片抗酸杆菌镜检阳性加肺部影像学检查符合活动性肺结核影像学表现；③1 份痰标本直接涂片抗酸杆菌镜检阳性加 1 份痰标本结核分枝杆菌培养阳性。培养阳性肺结核需同时符合下列两项：①痰涂片阴性；②肺部影像学检查符合活动性肺结核影像学表现加 1 份痰标本结核分枝杆菌培养阳性。

（2）临床诊断病例：亦称为涂阴肺结核，即三次痰涂片阴性，同时需符合下列条件之一者：①胸部影像学检查显示与活动性肺结核相符的病变且伴有咳嗽、咳痰、咯血等肺结核可疑症状；②肺部影像学检查显示与活动性肺结核相符的病变且结核菌素试验强阳性或 γ-干扰素释放试验阳性；③胸部影像学检查显示与活动性肺结核相符，且肺外病灶的组织病理学检查提示为结核病变者；④三次痰涂片阴性的疑似肺结核病例经诊断性治疗或随访观察可排除其他肺部疾病者。

（3）疑似病例：以下两种情况属于疑似病例：①5 岁以下儿童，有肺结核可疑症状同时有与涂阳肺结核患者密切接触史；②仅胸部影像学检查显示与活动性肺结核相符的病变。

4. 肺外结核的诊断 肺外结核累及的系统、脏器、部位及病变类型多样，确诊需要病变部位的浆膜腔积液及活检标本中获得细菌学证据，因上述标本获取过程困难，同时结核分枝杆菌阳性率较痰标本低，因此肺外结核较难实现病原学确诊。为提高早期诊断率，通常需结合病史、临床表现、实验室及其他检查、诊断性抗结核治疗效果综合诊断。

5. 结核病的诊断分类 在诊断中应同时确定类型和按记录程序正确书写。目前我国肺结核分类法（按病变部位）见下表。

中国肺结核分类法（按病变部位）

分类	分类标准
原发性肺结核（代号：Ⅰ型）	为原发结核感染所致的临床病症，包括原发复合征及胸内淋巴结结核
血行播散型肺结核（代号：Ⅱ型）	包括急性血行播散型肺结核（急性粟粒型肺结核）及亚急性、慢性血行播散型肺结核
继发型肺结核（代号：Ⅲ型）	肺结核中的一个主要类型，包括浸润性、纤维空洞性及干酪性肺炎等
气管、支气管结核（代号：Ⅳ型）	包括气管、支气管黏膜及黏膜下层的结核病
结核性胸膜炎（代号：Ⅴ型）	临床上已排除其他原因引起的胸膜炎，包括结核性干性胸膜炎、结核性渗出性胸膜炎、结核性脓胸

（二）鉴别诊断

1. 肺癌 中央型肺癌常有痰中带血，肺门附近有阴影，与肺门淋巴结结核相似。周围型肺癌可呈球状、分叶状阴影，需与结核球鉴别。肺癌多见于40岁以上男性，多有刺激性咳嗽、胸痛和进行性消瘦。胸片上结核球周围可有卫星灶、钙化，而肺癌病灶边缘常有切迹、毛刺。胸部CT对鉴别有帮助。结合痰结核菌、脱落细胞检查及纤维支气管镜检查和活检等能及时鉴别。肺癌和肺结核可有并存，需注意发现。

2. 肺炎 肺门淋巴结结核不明显或原发灶周围存在大片渗出，病变波及整个肺叶并将肺门掩盖时，以及继发型肺结核主要表现为渗出性病变或干酪性肺炎时，需与细菌性肺炎鉴别。细菌性肺炎起病急，伴高热、寒战、胸痛、气急，X线片上病变常局限于一个肺叶或肺段，血白细胞总数、中性粒细胞增多，抗生素治疗有效可协助鉴别。肺结核还须与其他病原体肺炎鉴别，如肺炎支原体肺炎，关键是病原学检测是重要的鉴别证据。

3. 肺脓肿 空洞多见于肺下叶，脓肿周围的炎症浸润较严重，空洞内常有液平面。肺结核空洞则多发生在肺上叶，空洞壁较薄，洞内很少有液平面或仅见浅液平。此外，肺脓肿起病急，高热，大量痰，痰中无结核杆菌，但有多种其他细菌，血白细胞总数和中性粒细胞数增高，抗菌药物治疗有效。慢性纤维空洞合并感染时易与慢性肺脓肿混淆，后者痰结核菌试验阴性，鉴别不难。

4. 支气管扩张 有慢性咳嗽、咳脓痰及反复咯血史，需与继发型肺结核鉴别。X线胸片多无异常发现或仅见局部肺纹理增粗或卷发状阴影，CT有助于确诊。应当警惕化脓性支气管扩张症可引发结核感染，细菌学检测时应考虑到结核感染的可能。

5. 非结核分枝杆菌肺病 非结核分枝杆菌（nontuberculous mycobacteria，NTM）指结核和麻风分枝杆菌以外的所有分枝杆菌，其中NTM肺病临床和X线表现类似肺结核。鉴别诊断依据菌种鉴定。

6. 其他疾病 伤寒、白血病、纵隔淋巴瘤等与结核病有诸多相似之处，具体需要结合患者临床表现、体征及辅助检查加以鉴别。

◎ 要点七 预防

1. 建立防治系统 根据我国结核病疫情，为搞好防治工作，仍须强调建立、健全和稳定各级防痨机构，负责组织施治、管、防、查的系统和全程管理，按本地区疫情和流行病学特点，制订防治规划，并开展防痨宣传，教育群众养成良好的文明卫生习惯，培训防痨业务技术人员，推动社会力量参与和支持防痨事业。

2. 早期发现和彻底治疗患者 从当地疫情

实际出发,对服务性行业、学校、托幼机构及儿童玩具工作人员等定期健康检查1~2年1次。在疫情已经控制的地区可开展重点线索调查,而主要应该是门诊因症就诊病例的发现和诊断,避免漏诊和误诊。查出必治,治必彻底,只有彻底治疗患者,大幅度降低传染源密度,才能有效降低感染率和减少发病。

3. 疫苗 结核是慢性感染性疾病,化学治疗很难治愈而不复发,因此采用疫苗预防是最好的策略。但目前尚无理想的结核病疫苗。广泛使用的疫苗是卡介苗,是一种无毒牛结核分枝杆菌活菌疫苗,自1921年用于预防结核病以来,虽被积极推荐和推广,但迄今对它的作用和价值仍有争论。目前比较普遍的看法是BCG尚不足以预防感染,但可以显著降低儿童发病及其严重性,特别是结核性脑膜炎等严重结核病减少,并可减少此后内源性恶化的可能性。WHO已将BCG列入儿童扩大免疫计划。我国结核病感染率和发病率仍高,推行BCG接种仍有现实意义。由于疫苗的预防价值有限,根据我国结核病疫情,建立完善的防治系统至关重要。各级防治系统着眼于早期发现和彻底治疗患者,查出必治,治必彻底,及时正确治疗,防止耐药慢性病例的形成和积累,不仅是临床治疗的目标,亦是预防工作的中心环节。

细目六 布鲁菌病

布鲁菌病(brucellosis)又称波状热,是布鲁菌(Brucella)感染引起的自然疫源性疾病,临床上以长期发热、多汗、乏力、肌肉和关节疼痛、肝、脾及淋巴结肿大为主要特点。

◎ 要点一 病原学

布鲁菌属是一组革兰阴性短小杆菌,兼性细胞内寄生,没有鞭毛,不形成芽孢或荚膜。根据储存宿主、生化、代谢和免疫学的差异分类,布鲁菌属至少包括6个种19个生物型:牛种(流产布鲁菌,B. abortus)、猪种(B. suis)、羊种(马尔他布鲁菌,B. melitensis)、犬种(B. canis)、绵羊附睾种(B. ouis)及沙林鼠种(B. neotomae)。其中前四种对人类致病,其致病力有所差异,近年来不断发现新的生物种。

布鲁菌含20余种蛋白抗原和脂多糖,其中脂多糖在致病中起重要作用。该菌在自然环境中生存力较强,在乳及乳制品、皮毛中能生存数月,在病畜的分泌物、排泄物及死畜的脏器中能生存4个月左右。对常用的物理消毒方法和化学消毒剂敏感,湿热60℃或紫外线照射20分钟即死亡。

◎ 要点二 流行病学

(一)传染源

目前已知有60多种家畜、家禽、野生动物是布鲁菌的宿主。与人类有关的传染源主要是羊、牛及猪,其次是犬、鹿、马、骆驼等。布鲁菌病首先在染菌动物间传播,造成带菌或发病,然后波及人类。

(二)传播途径

1. 经皮肤及黏膜接触传染 直接接触病畜或其排泄物、阴道分泌物、娩出物。在饲养、挤奶、剪毛、屠宰以及加工皮、毛、肉等过程中没有注意防护,可经受损的皮肤或眼结膜感染;也可间接接触病畜污染的环境及物品而感染。

2. 经消化道传染 食用含菌的乳类、水和食物而受到感染。

3. 经呼吸道传染 病菌污染环境后形成气溶胶,可经呼吸道感染。

4. 其他 如苍蝇携带、蜱虫叮咬也可传播本病。人与人之间罕有传播。

(三)易感人群

人群普遍易感,病后可获较强免疫力,因此再次感染者很少。疫区居民可因隐性感染而获免疫。

(四)流行特征

该病为全球性疾病,来自100多个国家每年上报WHO的布鲁菌病超过50万例,实际发病数远高于上报数。我国于20世纪60年代到70年代曾进行了大规模的动物布鲁菌感染的防治，使发病率显著降低，但自20世纪90年代中期起疫情持续快速上升，布鲁菌病成为报告发病率上升速度最快的传染病之一。2016年报告47139例，主要流行于西北、东北、青藏高原及内蒙古等牧区。变化趋势体现为由牧区向半牧半农区甚至农区转变，聚集暴发向散在发病转变。每年该病发病高峰位于春夏之间，与动物产仔季节有关。我国以牛种菌和羊种菌为主要的病原体。

◎ 要点三 发病机制与病理

本病的发病机制较为复杂，细菌、毒素以及变态反应均不同程度地参与疾病的发生和发展过程。

布鲁菌自皮肤或黏膜侵入人体，随淋巴液到达淋巴结，细菌在胞内生长繁殖，形成局部原发病灶。细菌在吞噬细胞内大量繁殖导致吞噬细胞破裂，随之大量细菌进入淋巴液和血液循环形成菌血症。在血液里细菌又被血流中的单核细胞吞噬，并随血流带至全身，在肝、脾、淋巴结、骨髓等处的单核-吞噬细胞系统内繁殖，形成多发性病灶。在机体各因素的作用下，病原菌释放出内毒素及菌体其他成分，可造成临床上的菌血症、毒血症和败血症。内毒素在病理损伤、临床症状方面起着重要作用。机体免疫功能正常，通过细胞免疫及体液免疫清除病菌而获痊愈。如果免疫功能不健全，或感染的菌量大、毒力强，则部分细菌被吞噬细胞吞噬带入各组织器官形成新感染灶，感染灶的细菌生长繁殖再次入血，导致疾病复发，如此反复成为慢性感染。此外，变态反应可引起病理损伤。

本病的病理变化极为广泛，几乎所有组织器官均可被侵犯，其中以单核-吞噬细胞系统最为常见。在急性期常有弥漫性细胞增生；慢性期则可出现由上皮细胞、巨噬细胞、浆细胞及淋巴细胞组成的肉芽肿。其他如心血管系统、运动系统、生殖系统、神经系统等均常有轻重不等的病变。

◎ 要点四 临床表现

潜伏期一般为1~3周，平均2周，也可长至数月甚至1年以上。临床上可分为急性感染和慢性感染，病程6个月以内为急性感染，超过6个月则为慢性感染。

（一）急性感染

多缓慢起病，主要症状为发热、多汗、乏力、肌肉和关节疼痛、睾丸肿痛等。发热多为不规则热，仅有5%~20%的患者出现典型波状热。波状热的热型特点为：发热2~3周后，间歇数天至2周，发热再起，反复多次，故本病又被称为"波状热"。多汗亦为本病突出的症状之一，常于夜间或凌晨热退时大汗淋漓。几乎全部病例都有乏力症状。肌肉和关节痛常较剧烈，为全身肌肉和多发性、游走性大关节疼痛，也可表现为滑膜炎、腱鞘炎、关节周围炎。部分患者脊柱受累，以腰椎为主，主要表现为腰痛。另外，布鲁菌病可累及泌尿生殖系统，男性表现为睾丸炎及附睾炎。女性可为卵巢炎。睾丸肿痛具特征性，占男性患者的20%~40%，多为单侧。肝、脾、淋巴结肿大常见。其他尚可有头痛、神经痛、皮疹等。

（二）慢性感染

可由急性期发展而来，也可无急性期病史而直接表现为慢性。本期表现更是多种多样，基本上可分两类：一类是全身性非特异性症状，类似神经症和慢性疲劳综合征；另一类是器质性损害，其中以骨骼-肌肉系统最为常见，如大关节损害、肌腱挛缩等。神经系统病变也较常见，如周围神经炎、脑膜炎等。泌尿生殖系统病变也可见到，如睾丸炎、附睾炎、卵巢炎等。此外，布鲁菌病可以局限在几乎所有的器官，最常局限在骨、关节、中枢神经系统，表现为相应的临床症状和体征，如脊柱炎、肝脓肿、脾脓肿、肺炎、肾小球肾炎、胸膜炎等，胸腔积液的改变类似结核性胸膜炎。

（三）并发症和后遗症

1. **血液系统** 可见贫血、白细胞和血小板减少、血小板减少性紫癜、再生障碍性贫血以及噬血细胞综合征。

2. **眼睛** 可见葡萄膜炎、视神经炎、视神经盘水肿及角膜损害，多见于慢性布鲁菌病。

3. 神经及精神系统 3%~5%的患者可出现脑膜炎、脑膜脑炎、脊髓炎、多发性神经根神经病等神经系统并发症。部分患者还可出现精神症状。

4. 心血管系统 主要为心内膜炎，病死率较高。此外，偶可见心肌炎、心包炎、主动脉炎等。

5. 运动系统 部分患者表现为关节疼痛、畸形和功能障碍等，骨骼肌肉持续不定的钝痛，反反复复，迁延不愈，有的发展成为关节强直、肌肉挛缩、畸形和瘫痪等。

6. 其他 妊娠妇女罹患布鲁菌病如不进行抗菌治疗，流产、早产、死产均可发生。

◎ 要点五 实验室检查及其他检查

（一）外周血象

白细胞计数正常或偏低。淋巴细胞相对或绝对增加，可出现少数异型淋巴细胞。红细胞沉降率在急性期加快，慢性期则正常或偏高，持续增高提示有活动性。

（二）病原学检查

取血液、骨髓、组织、脑脊液等做细菌培养，急性期培养阳性率高。

（三）免疫学检查

1. 平板凝集试验 虎红平板凝集试验（RBPT）或平板凝集试验（PAT）结果为阳性，用于初筛。

2. 试管凝集试验（SAT） 滴度为1∶100（++）及以上；或病程1年以上，滴度1∶50（++）及以上；或半年内有布鲁菌疫苗接种史，滴度达1∶100（++）及以上者为阳性。

3. 补体结合试验（CFT） 滴度1∶10（++）及以上为阳性。

4. 抗人球蛋白试验 滴度1∶400（++）及以上为阳性。

5. 酶联免疫吸附试验（ELISA） 1∶320为阳性，可分别定量检测特异性IgG、IgM和IgA型抗体水平，灵敏性和特异性均较好。

（四）特殊检查

并发骨关节损害者可行X线、CT、MRI等影像学检查。有心脏损害可查心电图和心肌酶。有肝损伤可做肝功能检查。对于肿大的淋巴结必要时可做淋巴结活检。有脑膜或脑实质病变者可做脑脊液及脑电图检查。脑膜炎时脑脊液的变化类似结核性脑膜炎：脑脊液中淋巴细胞增多，蛋白质增多，葡萄糖轻度减少，细菌培养及抗体检测均可出现阳性。

◎ 要点六 诊断与鉴别诊断

（一）诊断

急性感染可通过流行病学史、临床表现和实验室检查诊断：

①流行病学接触史：有传染源密切接触史或疫区生活接触史。

②具有该病临床症状和体征并排除其他疑似疾病。

③实验室检查：病原分离、试管凝集试验、ELISA等检查阳性。

凡具备①、②项和第③项中的任何一项检查阳性即可确诊为布鲁菌病。慢性感染者和局灶性感染者诊断有时相当困难，获得细菌培养结果最为可靠。

（二）鉴别诊断

本病急性感染应与长期发热性疾病进行鉴别，特别是同时有多汗、关节疼痛、肝脾肿大者，如伤寒、结核、类风湿关节炎、淋巴瘤、胶原病等。慢性感染则需与慢性骨关节病、神经症、慢性疲劳综合征等进行鉴别。

◎ 要点七 治疗

（一）急性感染

1. 对症和一般治疗 注意休息，在补充营养的基础上，给予对症治疗。高热者可用物理方法降温，持续不退者可用退热剂；合并睾丸炎者，可短期加用小剂量糖皮质激素；合并脑膜炎者需给予脱水治疗。

2. 病原治疗 应选择能进入细胞内的抗菌药物，并且治疗原则为早期、联合、规律、适量、全程，必要时延长疗程，防止复发和慢性化，减少并发症的发生。

（1）成人及8岁以上儿童 WHO推荐首选多西环素（又称强力霉素）（每次100mg，每天2次，口服6周）联合利福平（每次600~900mg，每天1次，口服6周）；或多西环素（每次100mg，每天2次，口服6周）联合链霉素（每次1000mg，每天1次，肌内注射2~3周）。如果不能使用上述的药物或效果不佳，可采用多西环素联合复方新诺明治疗，也可采用利福平联合氟喹诺酮类药物。

（2）8岁以下儿童 可采用利福平联合复方新诺明治疗，也可采用利福平联合氨基糖苷类药物治疗。

（3）孕妇 可采用利福平联合复方新诺明治疗。如果在妊娠2周内发生布鲁菌病，选用三代头孢菌素类药物联合复方新诺明治疗，可减少妊娠中断的发生。药物治疗对孕妇存在潜在危险性，应权衡利弊使用。

（4）并发症 存在合并症者一般可考虑应用三联或三联以上药物治疗，并需适当延长疗程。合并中枢神经系统并发症者，需采用易于透过血-脑屏障的药物，可应用多西环素、利福平联合复方新诺明或头孢曲松治疗；合并心内膜炎，也可采用上述治疗方案，但常需同时采取瓣膜置换术，疗程也应适当延长；合并脊柱炎，可采用多西环素、利福平联合链霉素（2~3周）或庆大霉素（1周），总疗程至少3个月或以上，必要时需外科手术治疗。

（二）慢性感染

治疗较为复杂，包括病原治疗、脱敏治疗及对症治疗。

1. **病原治疗** 与急性感染的治疗相同，必要时需要重复治疗几个疗程。

2. **脱敏治疗** 采用少量多次注射布鲁菌抗原的方式，避免引起剧烈的组织损伤，又可起到一定的脱敏作用。

3. **对症治疗** 根据患者的具体情况采取相应的治疗方法。

◎ 要点八　预防

对疫区的传染源进行检疫，治疗或捕杀病畜，加强畜产品的消毒和卫生监督，做好高危职业人群的劳动防护和菌苗接种。对流行区家畜普遍进行菌苗接种可防止本病流行。必要时可用药物预防。

第四单元　消毒与隔离

细目一　消　毒

◎ 要点一　消毒的概念

消毒（disinfection）是指用物理、化学、生物学的方法清除或杀灭体外环境中的病原微生物，使其达到无害化程度的过程。传染病消毒是用物理或化学方法消灭停留在不同传播媒介物上的病原体，藉以切断传播途径，阻止和控制传染的发生。如患者使用过的各种检查或治疗器械及各种被污染的物品，用物理和化学方法进行处理，杀死或灭活病原体，避免再感染和交叉感染。用于消毒的药物称为消毒剂。灭菌是一个绝对的概念，是指用物理或化学方法除去或杀灭全部微生物的过程，包括致病微生物和非致病微生物，也包括细菌芽孢和真菌孢子，灭菌后的物品必须是完全无菌的。达到灭菌效果的消毒方法是最彻底的消毒法。

◎ 要点二　消毒的目的

在医疗过程中常可遇到各种类型传染病患者，包括未明确诊断的传染病患者。传染病病原体大多极易从患者体内排出而传播，如肺结核患者的痰液，伤寒和菌痢患者的粪便等。一些病原体（如性病、狂犬病等）可通过与传染源直接接触而传播。被病原体污染的用品、食物等也是传播病原体的媒介。为了防止传染病的传播，避免患者被其他病原体感染，防止并发症，发生交叉感染，保护医护等人员免受感染，必须严格执行消毒制度。杀灭由传染源排到外界环境中的病原体，可防止传染病的发生和蔓延。

仅靠消毒措施还不足以达到以上目的。须同时进行必要的隔离措施和工作中的无菌操作，才能达到控制传染的目的。

不同的传播机制引起的传染病，消毒的效果有所不同。消化道传染病，病原体随排泄物或呕吐物排出体外，污染范围较为局限，如能及时正确地进行消毒，切断传播途径，中断传播的效果较好。呼吸道传染病，病原体随呼吸、咳嗽、喷嚏等排出，再通过飞沫和尘埃播散，污染范围不确切，消毒效果难以掌控。须同时采取空间隔离，才能中断传染。虫媒传染病则需采取杀虫灭鼠等方法。

◎ 要点三　消毒的种类

（一）预防性消毒

预防性消毒指未发现传染源的情况下，对可能受病原体污染的场所、物品和人体进行的消毒措施。如日常卫生消毒、饮水消毒、餐具消毒、粪便垃圾无害化处理、饭前便后的洗手、公共场所消毒、运输工具消毒等。医院中手术室消毒，免疫缺陷患者（如骨髓移植患者）层流病房属预防性消毒。预防性消毒能控制或减少未被发现或未被管理的传染源污染所引起的传染病传播。

（二）疫源地消毒

疫源地消毒是指对目前或曾经存在的传染源地区进行消毒。可分为终末消毒与随时消毒。

1. 随时消毒　指在传染源仍然存在的疫源地内，对传染源的排泄物、分泌物及其污染过的物品进行的及时性消毒处理。如患者住院时的卫生处理（沐浴、更衣等）；对患者呕吐物、痰液、尿液、粪便及卫生敷料的消毒处理；对病室空气、地面、家具的消毒和接触患者或其污染物品脱手套后的洗手等。不同的传染病，由于病原体的排出途径不同，随时消毒的范围、对象与采用的方法也不同。如肠道传染病应及时对排出的粪便消毒，还要定时对可能被粪便或被手污染的衣服、床单、日用品、门把手、家具等消毒。随时消毒是防止交叉感染的重要措施之一。

2. 终末消毒　指传染源离开疫源地（如转送、痊愈出院或死亡后），对其曾经产生的含有病原体的排泄物、分泌物以及排泄物、分泌物所污染的物品及场所进行的最后一次彻底消毒。终末消毒包括患者的终末处理和原居住地或病室单位的终末处理。

（1）患者的终末处理　患者转科或出院前个人用品须消毒后方能带离隔离区；死亡患者应用消毒液浸湿的棉球塞住口、鼻、肛门及阴道，尸体用消毒液浸湿的尸单包裹，放入有"传染"标记字样的不透水袋子内送火葬。

（2）病室单位的终末处理　被服放入污物袋，消毒后再清洗；将棉被展开，床垫、枕芯竖放，打开抽屉、柜门，紧闭门窗，然后用紫外线灯或消毒剂熏蒸消毒。消毒后打开门窗通风，用消毒液擦拭家具、墙面及地面。

终末消毒的目的是完全杀灭和清除患者所播散遗留的病原体。终末消毒应在患者离开后立即进行。

◎ 要点四　消毒方法

（一）消毒方法的分类

根据消毒杀灭微生物的种类和强弱，将各种物理和化学消毒方法分为灭菌法和高、中、低效消毒法四大类。

1. 灭菌法　可以杀灭包括细菌芽孢的一切

微生物。该类消毒方法有热力、电离辐射、微波等物理方法和甲醛、戊二醛、过氧乙酸、环氧乙烷等化学灭菌剂。

2. 高效消毒法 能杀灭一切细菌繁殖体（包括分枝杆菌）、病毒、真菌及其孢子，并对细菌芽孢有显著杀灭作用。主要有紫外线消毒法和臭氧、含氯消毒剂、过氧化氢等。

3. 中效消毒法 能杀灭除细菌芽孢以外的各种微生物。主要有超声波消毒法和中效消毒剂如醇类、碘类、酚类消毒剂等。

4. 低效消毒法 只能消灭细菌繁殖体、部分真菌和亲脂性病毒。物理低效消毒方法有通风换气、冲洗和洗手等；化学低效消毒剂有氯己定（洗必泰）、苯扎溴铵（新洁尔灭）等。

（二）物理消毒法

物理消毒法是利用物理因素作用于病原微生物，将之清除或杀灭。常用的有热力、光照、微波、辐射、过滤除菌等方法。

1. 热力消毒法 利用热力破坏微生物的蛋白质、核酸、细胞壁和细胞膜，从而导致其死亡，是应用最早、效果可靠、使用最广泛的方法。

（1）煮沸消毒 本方法主要适用于食物、器皿、衣物及金属器械等。在100℃水中煮沸10分钟左右即可杀死细菌繁殖体，但不能杀灭细菌芽孢。煮沸法杀死芽孢需要数十分钟甚至数小时。对于被乙肝病毒等病毒污染的物品，煮沸的时间也应该延至15~20分钟。

（2）高压蒸汽灭菌 效果可靠，既可杀灭细菌繁殖体，也可杀灭细菌芽孢。本方法适用于一切耐热、耐潮物品的消毒。通常压力为98kPa，温度为121~126℃，时间15~20分钟。

（3）真空压力蒸汽灭菌 即先机械抽为真空使灭菌器内形成负压，再导入蒸汽。蒸汽压力达205.8 kPa（2.1kg/cm^2），温度达132℃，2分钟内能杀灭芽孢。

（4）火烧消毒 对被细菌芽孢污染的器具，应先用95%乙醇火烧后再行高压蒸汽灭菌消毒，以防止细菌芽孢污染的扩散。

（5）巴氏消毒法 即利用热力灭菌与蒸汽消毒，温度65~75℃，10~15分钟，能杀灭细菌繁殖体，但不能杀死芽孢。

2. 光照消毒法 又称辐射消毒法，主要利用紫外线的杀菌作用，使菌体蛋白质发生光解、变性而致细菌死亡。此法穿透力差，对真菌孢子、细菌芽孢效果差，对HIV等无效，可以造成对人体的损伤，如皮肤红斑、紫外线眼炎和臭氧中毒等。包括：①日光暴晒法。②紫外线灯管消毒法。③臭氧灭菌灯消毒法。

3. 电离辐射灭菌法 利用放射性核素^{60}Co发射高能γ射线或电子加速器产生的高能电子束进行辐射灭菌。适用于不耐热的物品灭菌，多用于精密医疗器械、生物医学制品（人工器官、移植器官等）和一次性医用品等的灭菌。但其设备昂贵，且对人及物品有一定的损害。

4. 微波消毒灭菌法 靠微波产热灭菌。常用于食物及餐具的消毒、医疗药品及耐热非金属材料器械的消毒灭菌。

5. 过滤除菌 医院内常用过滤除菌来清除空气及液体中的微生物。如空气过滤是通过三级空气过滤器，选用合理的气流方式，除掉空气中0.5~5μm的尘埃，达到洁净空气的目的。

（三）化学消毒法

化学消毒法是采用各种化学消毒剂清除或杀灭微生物的方法。化学消毒剂种类繁多，分为灭菌剂和高、中、低效消毒剂（参见前述消毒方法的分类）。

（1）含氯消毒剂 常用的有漂白粉、次氯酸钠、氯胺及二氯异氰尿酸钠等。这类消毒剂在水中产生次氯酸，有杀菌作用强、杀菌谱广、作用快、余氯毒性低及价廉等特点，但对金属制品有腐蚀作用。适用于餐（茶）具、环境、水、疫源地等的消毒。

（2）氧化消毒剂 如过氧乙酸、过氧化氢、臭氧、高锰酸钾等。主要靠其强大的氧化能力灭菌，其杀菌谱广、速效，但对金属、纺织物等有较强腐蚀性与刺激性。

（3）醛类消毒剂　常用的有甲醛和戊二醛等，有广谱、高效、快速杀菌的作用。戊二醛对橡胶、塑料、金属器械等物品无腐蚀性，适用于精密仪器、内镜的消毒，但对皮肤黏、膜有刺激性。

（4）杂环类气体消毒剂　主要有环氧乙烷、环氧丙烷等，为广谱高效消毒剂，杀灭芽孢能力强，对一般物品无损害。常用于电子设备、医疗器械、精密仪器及皮毛等的消毒。有时可将惰性气体和二氧化碳加入环氧乙烷中混合使用，以减少其燃爆危险。

（5）碘类消毒剂　常用的有2%碘酊及0.5%碘伏，有广谱、快速杀菌的作用。碘伏是碘与表面活性剂、灭菌增效剂经独特工艺络合而成的一种高效、广谱、无毒、稳定性好的新型消毒剂。该产品对有害细菌及繁殖体等具有较强的杀灭作用，并对创伤有消炎、止血、加快黏膜再生的功能，对皮肤及黏膜无刺激性、易脱碘。碘伏适用于手术前手消毒，手术及注射部位的清洗，皮肤烧伤、烫伤、划伤等伤口的清洗消毒，以及妇产科黏膜冲洗、感染部位消毒、器皿消毒等。

（6）醇类消毒剂　主要有75%乙醇及异丙醇。乙醇可迅速杀灭细菌繁殖体，但对HBV及细菌芽孢作用较差。异丙醇杀菌作用大于乙醇，但毒性较大。

（7）其他消毒剂　①酚类，如来苏、苯酚等。②季按盐类，为阳离子表面活性剂，如新洁尔灭、消毒净等。③氯己定，可用于手、皮肤、医疗器械等的消毒。这些消毒剂均不能杀灭细菌芽孢，属低效消毒剂。

◎ 要点五　消毒方法的监测

消毒效果是评价消毒方法是否合理、可靠的最重要指标。常用的消毒效果监测方法有：

1. 物理测试法　通过仪表来测试消毒时的温度、压力及强度等。

2. 化学指示剂测试法　利用其颜色变化指示灭菌时所达到的温度。

3. 生物指示剂测试法　利用非致病菌芽孢作为指示菌以测定灭菌效果。

4. 自然菌采样测定法　用于表面消毒效果检测。

5. 无菌检查法　检测样品中的需氧菌、厌氧菌和真菌，除阳性对照外，其他均不得有菌生长。

细目二　隔　离

◎ 要点一　隔离的概念

隔离（isolation）是将传染期内的传染病患者或病原携带者置于不能传染给他人的条件之下，暂时避免与周围人群接触，防止病原体扩散，便于管理和消毒，同时也使患者得到及时的治疗。对于不明原因的突发传染病，有效的隔离措施对控制其播散往往起决定性作用。根据不同的传染病病原学和流行病学特点，采取的隔离措施和隔离检疫期限也有所不同。一般应将传染源隔离至不再排出病原体为止。

患者在隔离期间，应严格遵守传染病医院或隔离病房的消毒隔离制度，自觉地接受医护人员的管理。患者应在规定的场所内活动，不能随意离开隔离范围；不能随意会客；不能将使用的物品或剩余食品到处乱丢；应在指定的厕所大小便或消毒处理排泄物等。

◎ 要点二　隔离的种类

根据传播途径不同，隔离分为以下几种：

（一）严密隔离（strict isolation）

适用于经飞沫、分泌物、排泄物直接或间接传播的烈性传染病及传播途径不明的传染病，如鼠疫（肺鼠疫）、肺炭疽、传染性非典型肺炎、霍乱等的隔离。凡传染性强、病死率高的传染病均需采取严密隔离。

1. 患者住单间病室，同类患者可同住一室，关闭门窗，禁止陪伴和探视患者。

2. 进入病室的医务人员戴口罩、帽子，穿隔离衣，换鞋，注意手清洗与消毒，必要时戴手套。

3. 患者分泌物、排泄物、污染物品、敷料等严格消毒。

4. 室内采用单向正压通气，室内的空气及地面定期喷洒消毒液或用紫外线照射。

（二）呼吸道隔离（respiratory isolation）

适用于以空气中的飞沫传播为主的传染病，如肺结核、流脑、百日咳、麻疹、腮腺炎等的隔离。

1. 同类患者可同住一室，关闭门窗。
2. 室内喷洒消毒液或用紫外线照射进行定期消毒。
3. 患者口鼻、呼吸道分泌物应消毒。
4. 进入病室的医务人员戴口罩、帽子，穿隔离衣。

（三）肠道隔离（enteric precaution）

适用于以粪-口途径传播为主的传染病，如伤寒、细菌性痢疾、甲型和戊型肝炎、肠道病毒感染（如脑炎、脑膜炎、心肌炎、脊髓灰质炎等）、感染性腹泻或胃肠炎（大肠杆菌、沙门菌、空肠弯曲菌、阿米巴原虫、耶尔森菌、轮状病毒等）等的隔离。通过隔离可切断粪-口传播途径。

（四）接触隔离（contact isolation）

适用于经体表或伤口直接或间接接触而感染的疾病，如破伤风、气性坏疽、金黄色葡萄球菌感染、A群链球菌肺炎、狂犬病等的隔离。

（五）血液-体液隔离（blood bodyfluid precaution）

主要用于预防直接或间接接触传染性血液或体液的传染性疾病，如乙型肝炎、丙型肝炎、艾滋病、弓形体感染、梅毒、疟疾、钩体病、回归热、登革热、黑热病等的预防。

（六）虫媒隔离（arthropods isolation）

适用于以昆虫为媒介而传播的疾病，如乙型脑炎、流行性出血热、疟疾、斑疹伤寒、回归热等的隔离。

（七）保护性隔离（protection isolation）

适用于抵抗力低或极易感染的患者，如严重烧伤、早产儿、白血病、脏器移植及免疫缺陷患者等的隔离。

◎ 要点三　隔离的期限

隔离期是根据传染病的最长传染期而确定的，同时应根据临床表现和微生物检验结果来决定是否可以解除隔离。某些传染病患者出院后尚应追踪观察。

细目三　医院感染

◎ 要点一　医院感染的概念

（一）定义

WHO 2002年对医院感染的定义为：是病人在医院获得的不同于入院病因的感染。这种感染在入院时不存在，也不处于潜伏期，而是发生在医院或其他医疗保健机构内，入院48小时后发生的感染。在医院获得而出院后才发病的感染及医疗保健机构工作人员的职业性感染也属于医院感染。

医院感染（healthcare associated infection）有广义和狭义之分。

广义医院感染是指任何人员在医院活动期间遭受病原体侵袭而引起的感染。广义医院感染的内涵：①明确了医院感染必须发生在医院范围内，包括在医院内感染出院后发病的，但不包括在入院时处于感染潜伏期者。②感染与发病是在不同阶段产生的，其顺序是感染-潜伏期-发病。因此潜伏期是判断感染发生时间与地点的重要依据。③感染对象包括一切在医院内活动的人群，即患者（住院、门诊）、医院工作人员、访客、陪客和探视者等。

由于就诊患者、访客、陪客和探视者在医院的时间短暂，获得感染的因素多而复杂，常难以确定感染是否来自医院，故实际上医院感染的对象主要是住院患者和医院工作人员，即狭义的医院感染，也就是我们通常所指的医院感染。

医院感染是指住院患者在医院内获得的感染，包括在住院期间发生的感染和在医院内获得出院后发生的感染，但不包括入院前已开始或者入院时已处于潜伏期的感染。医院工作人员在医院内获得的感染也属医院感染。

（二）诊断标准

依据卫生部医院感染诊断标准（试行），下列情况属于医院感染：

1. 无明确潜伏期的感染，规定入院 48 小时后发生的感染为医院感染；有明确潜伏期的感染，自入院起超过平均潜伏期后发生的感染为医院感染。

2. 本次感染直接与上次住院有关。

3. 在原有感染基础上出现其他部位新的感染（除外脓毒血症迁徙灶），或在原感染已知病原体基础上又分离出新的病原体（排除污染和原来的混合感染）的感染。

4. 新生儿在分娩过程中和产后获得的感染。

5. 由于诊疗措施激活的潜在性感染，如疱疹病毒、结核杆菌等的感染。

6. 医务人员在医院工作期间获得的感染。

下列情况不属于医院感染：

1. 皮肤黏膜开放性伤口只有细菌定殖而无炎症表现。

2. 由于创伤或非生物性因子刺激而产生的炎症表现。

3. 新生儿经胎盘获得（出生后 48 小时内发病）的感染，如单纯疱疹、弓形体、水痘等。

4. 患者原有的慢性感染在医院内急性发作。

5. 潜在感染激活（如带状疱疹、梅毒、结核）。

（三）临床常见的医院感染

虽然医院感染发生的部位不同，病原体亦有多种，但严重影响患者医疗安全、有措施可以控制的常见医院感染主要包括四种：①中心导管相关血流感染（central line associated blood stream infection，CLABSI）；②呼吸机相关肺炎（ventilator associated pneumonia，VAP）；③尿管相关尿路感染（catheter associated urinary tract infection，CAUTI）；④手术部位感染（surgical site infection，SSI）。此处主要介绍 CLABSI、VAP、CAUTI、SSI 四个重点部位医院感染的诊断标准。

1. 中心导管相关血流感染 血流感染包括原发血流感染和继发血流感染。原发血流感染指有细菌学证据的血流感染，而没有明确的其他部位感染。CLABSI 特指留置中心导管大于 2 天，留置期间或拔除导管 48 小时内发生的原发血流感染。

原发血流感染的诊断标准：

标准 1：患者有 1 个或多个血培养检出致病菌，且与其他部位感染无关。

标准 2：患者具备以下症状或体征之一：发热（>38℃）、寒战、低血压，且上述症状、体征以及实验室阳性结果与其他部位感染无关，并具备以下标准之一：不同时间（48 小时内）采集的 2 次或以上血培养发现常见皮肤污染菌，如类白喉杆菌、芽孢杆菌、丙酸杆菌属、凝固酶阴性葡萄球菌（包括表葡）、草绿色链球菌、气球菌属、微球菌属。

2. 呼吸机相关肺炎 呼吸道感染一直占我国医院感染的首位，但呼吸机相关肺炎（VAP）的具体发病率尚不清楚。由于机械通气显著增加了患者发生肺炎的机会，因此欧美等国家对 VAP 进行了主动监测。美国国家医疗安全网络（National Health care Safety Network，NHSN）报告，2012 年共监测到 VAP 3957 例，感染率为 0.0～4.4/千置管日，且多数病原菌为耐药细菌。因此，临床对 VAP 应高度重视。

肺炎的诊断依赖于影像学、临床和实验室检查结果。VAP 特指气管插管患者机械通气超过 2 天，患者插管期间或拔除插管 48 小时内发生的肺炎。呼吸机相关肺炎的诊断标准：

（1）症状、体征、实验室证据 至少符合下列之一：①发热（>38℃），无其他已知的原因；②白细胞增多（>12×10^9/L）或白细胞减少（<4×10^9/L）；③年龄≥70 岁者，精神状态改变，无其他已知的原因。且至少具备以下 2 项：①新出现的脓痰，或痰的性质改变，呼吸道分泌物增加，或吸痰增加；②新发或加重的咳嗽、呼吸困难、

呼吸急促；③啰音或支气管呼吸音；④换气恶化（如氧饱和度降低、需氧量增加或通气需求增加）。

（2）影像学证据 2套或多套胸片，至少符合下列之一：①新发或进行性或持续性浸润、实变、空洞形成；②若患者无心肺基础疾病（如呼吸窘迫综合征、肺水肿、慢性阻塞性肺疾病），一次确定的胸片即可。

3. 导尿管相关尿路感染 导尿管相关尿路感染是常见的医院感染之一，尿路感染处理不及时，常导致膀胱炎、肾盂肾炎、革兰阴性菌血症、前列腺炎、附睾炎、睾丸炎等并发症。因此，我们必须充分重视尿管相关尿路感染，特别是有尿路操作时，应采取有效措施，预防感染发生。导尿管相关尿路感染特指留置导尿管>2天，留置期间或拔出导尿管48小时内发生的尿路感染。

4. 手术部位感染 手术部位感染是指发生在切口或手术深部器官或腔隙的感染，如切口感染、器官脓肿、腹膜炎等，不包括术后与手术操作无关的感染，如术后肺炎、尿路感染等。手术部位感染分为表浅切口感染、深部切口感染和器官/腔隙感染。手术部位感染是外科常见的并发症，美国NHSN2014年监测数据显示，SSI总体感染率为0.743%，我国学者报道的感染率因手术部位不同而呈现显著不同。虽然手术室空气层流技术、灭菌技术、保护屏障、手术技巧、围术期抗菌药物使用等控制措施不断改善，但SSI依然是重要的医院感染，造成的发病率、病死率仍是外科面临的难题。

◎ **要点二 医院感染的防护原则**

为保障医疗安全，做好医院感染的防控，要求所有医务人员在工作中必须采取标准预防（Standard Precautions），即医院所有的患者均被视为具有潜在传染的患者，即认定患者的血液、体液、分泌物（不包括汗液）、排泄物等均具有传染性，须进行隔离，不论是否有明显的血迹污染或是否接触非完整的皮肤与黏膜，接触上述物质者，必须采取防护措施，根据传播途径采取空气、飞沫、接触隔离。这是预防医院感染的有效措施。

标准预防是针对医院所有患者和医务人员采取的一组预防医院感染措施，包括手卫生，根据预期可能的暴露选用手套、隔离衣、口罩、护目镜或防护面屏，以及安全注射，也包括穿戴合适的防护用品处理患者环境中污染的物品与医疗器械等。

（一）标准预防基本特点

1. 强调双向防护，既要防止疾病从患者传至医护人员，又要防止疾病从医护人员传至患者。

2. 既要防止血源性疾病的传播，也要防止非血源性疾病的传播。

3. 根据疾病的主要传播途径，采取相应的隔离措施，包括接触隔离、空气隔离、和飞沫隔离。

（二）标准预防操作原则

1. 标准预防针对所有为患者实施诊断、治疗、护理等操作的全过程。不论患者是否传染病患者，都要采取标准预防。

2. 标准预防技术包括洗手、戴手套、穿隔离衣、戴防护眼镜和面罩等基本措施。

3. 医务人员进行有可能接触患者体液、血液的诊疗和护理操作时必须戴手套。操作完毕，脱去手套后应立即洗手，必要时进行手消毒。

4. 在诊疗、护理操作过程中，有可能发生血液、体液飞溅到医务人员面部时，医务人员应当戴具有防渗透性能的口罩、防护眼镜；有可能发生血液、体液大面积飞溅或者有可能污染医务人员身体时，还应当穿戴具有防渗透性能的隔离衣或者围裙。

5. 医务人员手部皮肤发生破损，在进行有可能接触患者血液、体液的诊疗和护理操作时必须戴双层手套。戴手套操作过程中，要避免已经污染的手套触摸清洁区域或物品。

6. 医务人员在进行侵袭性诊疗、护理操作过程中，要保证充足的光线，并特别注意防止被针头、缝合针、刀片等锐器刺伤或划伤。

7. 使用后的锐器应当直接放入耐刺、防渗漏的锐器盒，或者利用针头处理设备进行安全处置，也可以使用具有安全性能的注射器、输液器等医用锐器，以防刺伤。

8. 立即清洁污染的环境。

9. 禁止将使用后的一次性针头重新套上针头套。禁止用手直接接触使用后的针头、刀片等锐器。

10. 保证废弃物的正确处理。要求运输废弃物的人必须戴厚质乳胶清洁手套，处理体液废弃物必须戴防护眼镜。

（三）隔离措施

由于标准预防的基本措施中不能有效预防经由空气、飞沫、接触途径传播的感染性疾病。因此，还需要根据疾病的传播途径采取相应的接触隔离、空气隔离和飞沫隔离措施。

1. 接触隔离 接触传播指病原微生物通过手、媒介物直接或间接接触导致的传播，是医院感染主要而常见的传播途径，包括直接接触传播和间接接触传播。

已诊断或怀疑是接触传播的疾病或因患者环境中有接触传播的严重疾病，除实施标准预防之外，还要实施接触隔离。接触隔离技术主要有：

（1）设置隔离单元。

（2）洗手和手套。

（3）隔离衣。

（4）对患者和探视者进行隔离规定宣教，使之配合遵守。

（5）必须转运患者时，患者及运送人员都要防护。

（6）可重复使用的物品，应彻底清洁和适当地消毒灭菌。

（7）正确处置医疗废物。

（8）使用隔离标识等。

2. 空气隔离 空气传播是指病原微生物（如 SARS-CoV）经由悬浮在空气中的微粒-气溶胶（微粒直径≤5μm）携带通过空气流动导致的传播。这种微粒能在空气中悬浮时间长，并可随气流漂浮到远处，可造成多人感染，甚至导致医院感染暴发。

已诊断或怀疑由空气传播的疾病除实施标准预防的基本措施之外，还要实施空气隔离。空气隔离技术主要有：

（1）单人房间、专门的空气处理系统和通风设备以防止空气传播。

（2）医务人员和进入该环境的人员应使用呼吸道保护装置、帽子、防护服。

（3）如病情容许，患者应戴外科口罩并定期更换。

3. 飞沫隔离 飞沫传播又称微粒传播，是指经由带有病原微生物的较大飞沫微粒（微粒直径>5μm）在空气中短距离移动而发生的传播。飞沫微粒在空气中悬浮的时间不长，喷射的距离一般不超过1m。

已诊断或怀疑是由飞沫传播的疾病除实施标准预防之外，还应实施飞沫隔离。飞沫隔离技术主要有：

（1）最好将患者安置在单独隔离室。

（2）相同病原体感染的患者同用一隔离室时，每床间距应不少于1米，不需要专用的空气处理设备，房间门可以保持开放。

（3）在近距离（1米之内）接触患者时应戴口罩。

（4）限制患者的活动和外出，如果必须外出，患者必须戴口罩。

医学人文

医学伦理学

第一单元 医学伦理学与医学目的、医学模式

细目一 医学伦理学

要点一 伦理学、医学伦理学、医学道德

1. 伦理学亦称道德哲学，是关于道德现象及其理论的学科。道德是人们在社会生活实践中形成，由经济基础决定，用善恶标准评价，以社会舆论、内心信念和传统习俗来调节的人与人、人与社会、人与自然之间关系的原则和规范的总和。

2. 医学伦理学是伦理学与医学相互交融的一门学科，是应用伦理学的理论、方法研究医学活动中的道德的科学。医学伦理学的主要目的，是为医疗实践及其相关领域的活动，提供价值标准和行为规范。

3. 医学道德是医务人员的职业道德，简称医德，是医务人员处理与患者、与社会关系的原则和规范。医务人员的道德品质对人民健康和医疗质量具有保障作用，对医疗卫生事业具有促进作用，对社会文明具有推动作用。

要点二 医学伦理学的研究对象、研究内容

1. 医学伦理学的研究对象是医学活动中的道德现象和道德关系。医学活动中的道德现象包括：医德意识现象、医德规范现象和医德活动现象。医学活动中的道德关系包括：医务人员与患者、患者家属的关系，医务人员之间的关系，医务人员与社会的关系，医务人员与医学发展的关系。

2. 医学伦理学的研究内容是医学道德理论、医学道德规范体系、医学道德实践。医学道德理论包括：医学道德的起源、本质、特点、发生发展规律、社会作用；医学历史中的医学道德；医学伦理学的基本理论，医学伦理学的发展趋势。医学道德规范体系包括：医德的原则、规范、范畴。医学道德实践包括：医学道德教育和修养，医德评价的标准和方法，医学临床、卫生保健、医学研究、医学发展中问题的道德研究。

细目二 医学目的、医学模式

要点一 医学目的的内涵

1. 医学目的是为满足社会需求而确定的目标，体现了对医务人员的理想和愿望。医学目的激励着医务人员的行为，引领着医学技术的发展方向。

2. 自医学产生之日起，人们就将医学目的确定为"救死扶伤""克服疾病""延长生命""避免死亡"。这一崇高的目标激励着一代代的医学工作者不断努力。随着社会和医学的发展，医学目的也在完善。现代医学目的是，致力于预防疾病，

减少发病率，促进和维护健康；治疗疾病，解除由疾病引起的痛苦；照料患者，维护患者尊严，延长寿命，追求安详死亡；提高生命质量，优化生存环境，增进身心健康。

◎ 要点二　医学模式的类型

1. **神灵主义医学模式**　原始的与巫术交织的医学模式，将人的生命和健康看作是神灵所赐，将疾病归因为天谴神罚或鬼魂附体，维护健康和治疗疾病依靠求神问卜、祈祷神灵。

2. **自然哲学医学模式**　以古代朴素的唯物论和辩证法为指导，根据经验、直觉或思辨推理进行医疗活动的医学模式。中国传统医学中的阴阳五行学说和"六淫""七情"病因学说，古希腊医学家希波克拉底的"四体液"学说，都是这一模式的典型代表。它结束了在原始医学中长期巫医不分的状态，驱逐了医学中的鬼神成分，开始将零散的医学知识综合和条理化。

3. **机械论医学模式**　在西方经验哲学和现代物理学的影响下发展起来的医学模式。16—17世纪，欧洲文艺复兴运动带来了工业革命，推动了科学进步，也影响了医学。把人比作机器，用机械观解释一切人体现象，把疾病看作人体某部分零件失灵。这种医学模式忽视了生命的生物复杂性和社会复杂性。

4. **生物医学模式**　以19世纪以来细菌学、生理学、病理学、免疫学、遗传学等生物学科发展为基础的医学模式，认为疾病的发生是外界特定的生物或理化因素，作用于人体的细胞、组织或器官上，导致形态学或化学上的变化和功能障碍，这种变化可以测量，治疗疾病就是消除和调整这些特定的生物或理化因素。

生物医学模式通过实验观察认识生命现象、疾病过程和原因，使医学彻底摆脱了宗教神学和唯心主义观念的束缚，对人体的形态结构、生理病理、发病机制进行深入的研究，形成了比较完整的科学体系，奠定了现代医学的基础。这种医学模式的缺点是忽视了社会环境、个体行为、生活方式、心理因素等对人体健康和疾病的影响。

5. **生物-心理-社会医学模式**　1977年，由美国罗彻斯特大学精神病学和内科学教授恩格尔提出，强调个体心理、生活方式、生物遗传、社会环境等因素对健康的重要影响，认为人的心理与生理、精神与躯体、机体内外环境是相互作用的，心理、社会因素与疾病的发生、发展、转化有着密切的联系。认识人类的健康和疾病，既要考虑生物学因素，又要重视心理、社会因素的影响。维护人的健康、治疗人的疾病需应用生物、心理、社会诸多学科、技术的方法。

生物-心理-社会医学模式是对生物医学模式的发展和完善，使医学从自然科学、技术科学发展到自然科学与社会科学、人文科学结合、交叉，对医疗卫生事业的各个领域都产生了重大而深远的影响，在医学实践中落实生物-心理-社会医学模式是医务工作者的任务。

第二单元　中国医学的道德传统

细目一　中国古代医学家的道德境界

张仲景　汉代著名医学家。生活在社会动乱之际，豪强混战，烧杀抢掠，烈性传染病到处流行，百姓死亡无数。他以"救人活命"为己任，用高超的医术为百姓解除痛苦。他反对"孜孜汲汲，惟名利是务"的不良风气，强调救治病人不分贵贱贫富，"上以疗君亲之疾，下以救贫贱之厄"。他任长沙太守时，仍不忘为百姓诊治疾病。鉴于当时朝廷规定，太守不能进入民众屋舍，不能外出给百姓看病，他便每逢初一、十五大开衙门，不问政事，而让患病的百姓入堂，在公堂上为患者诊治疾病，被尊称为"坐堂大夫"。

孙思邈 唐代著名医学家，视病人如亲人，无欲无求，普同一等，先发大慈恻隐之心，不管昼夜寒暑，饥渴疲劳，一心救助。在《备急千金要方》中，他设专篇论述医德与医术的关系，对医生在为患者诊治疾病中的道德要求做出了详细说明。如"论大医习业""论大医精诚"提出的医德原则和医德规范是中国传统医德的重要内容，成为后世医家行为的规范，成为激励后世医家践行医德的精神力量。

细目二 中国现代医学家的道德境界

张孝骞 被尊为"医圣""协和泰斗""湘雅轩辕"，对患者极端负责，以诊治疑难病症闻名内科学界。他说："每一个病例都是一个研究课题。"他格外重视搜集、分析临床第一手资料，有用记录本记录疑难病例的习惯，详细记录患疑难疾病患者的姓名、年龄、病案号、病情、各种检查、初步诊断、医学界有关文献和逐步确诊的过程。协和医院图书馆保存着他诊治疑难病症写下的56本记录。他将"戒、慎、恐、惧"作为自己的座右铭，教导学生："我们诊治病人就要有'如临深渊，如履薄冰'的态度，一定要认真仔细，避免误诊漏诊、延误病情。病人以性命相托，我们怎能不诚惶诚恐？"他的临床思维和诊治模式是"和病人在一起"，他说："在患者面前，我们永远是个小学生。"

林巧稚 著名妇产科专家。她看病的最大特点是：不论患者是高级干部还是贫苦农民，都同样认真，同样负责，一丝不苟。她将一件件善事，做在一位位患者身上。她深入农村，针对妇女的疾病进行调查研究，组织全国性的滴虫阴道炎的防治和大规模的宫颈癌的普查工作。她一生没有结婚，却亲自接生了50 000多个婴儿，被尊称为"万婴之母"。她说："生平最爱听的声音，就是婴儿出生后的第一声啼哭。"1984年，逝世前，她留下遗嘱，将毕生积蓄3万元人民币捐给协和医院托儿所。

细目三 中国当代医学家的道德境界

屠呦呦 共和国勋章、诺贝尔生理学或医学奖、联合国教科文组织生命科学研究金奖等许多殊荣获得者，为人类健康事业做出了巨大贡献。她六十多年潜心中医药科技创新，勇于克服困难，在研究发现青蒿素的过程中经历了190次失败。在动物实验成功后的关键环节，她和助手在自己身上做试验，成为青蒿素人体试验的首批志愿者。青蒿素应用于临床，挽救了千百万人的生命。她说："这是中医中药走向世界的一项荣誉，它属于科研团队中的每一个人，属于中国科学家群体。"已年近90岁高龄的屠呦呦仍不懈努力，解决了青蒿素药物治疗疟疾中出现的耐药难题，并探索出了青蒿素药物新的适应证。

钟南山 我国"公共卫生事件应急体系建设的重要推动者"。2003年初春，传染性非典型性肺炎疫情严峻，在广州专门接纳"非典"患者的医院不堪重负的情况下，钟南山带领呼吸病研究所的医务人员挺身而出，要求"把重病人都送到我这里来"。他亲临一线，直接面对"非典"患者，率先摸索出一套有效防治"非典"的方案，为广东卫生行政部门及时制定救治方案提供了决策依据，使广东成为全球"非典"患者治愈率最高、死亡率最低的地区之一。这一方案被世界卫生组织认为对全世界抗击"非典"有指导意义，成为通用的救治方案。如今84岁的钟南山院士，仍坚守在临床一线，参与门诊、会诊、查房工作。2020年，在抗击新冠肺炎的战斗中，钟南山院士是国家专家组组长，从疫情发生到我国防控疫情取得重大战略成果，始终奔波在防控疫情前线。

第三单元 医学伦理学的理论基础

细目一 生命论

要点一 生命神圣论

指人的生命至高无上，神圣不可侵犯。

要点二 生命质量论

1. 生命质量的标准。包括主要质量（个体的身体或智力状态）、根本质量（生命的意义和目的，与其他人在社会和道德上的相互作用）和操作质量（如智商，用来测知智能方面的质量）。

2. 生命质量论有利于提高人口素质；有利于控制人口增长；有利于人类自我认识的飞跃。为医务人员对某些不同生命质量的病人，采取相应的治疗原则、方法和手段提供了理论依据，对于合理、公正地分配卫生资源也具有重要的意义。

要点三 生命价值论

1. 生命价值论是生命神圣与生命质量统一的理论。判断生命价值高低或大小，主要有两个因素：一是生命的内在价值，即体力和智力，是生命价值判断的前提和基础；二是生命的外在价值，即对他人、社会的贡献，是生命价值的目的和归宿。

2. 生命价值论将生命的内在价值和外在价值统一起来，可以避免用个体生命的某一阶段或某个时期来判断生命价值的片面性。

细目二 人道论

要点一 医学人道主义的含义

医学人道主义是人道主义思想在医学领域中的具体体现，是将人道主义的标准和准则贯彻在医学实践领域所产生的医学价值标准和行动准则。医学人道主义的内涵包括：在关于人的价值标准问题上，认为人的生命是宝贵的，人的生命和尊严具有最高的价值，应当受到尊重。在如何行动的问题上，医学人道主义要求医务人员应当同情、关心、尊重和爱护患者，努力为患者免除疾病的痛苦，维护患者的身体健康。

要点二 医学人道主义的核心内容

1. 尊重病人的生命。
2. 尊重病人的人格。
3. 尊重病人的权利。

细目三 美德论

要点一 美德论

美德论，是研究和探讨人应该有什么样的美德和品格的理论。

要点二 医德品质

医德品质是指医务人员在长期的职业行为中形成和表现出来的稳定的医学道德气质、习惯和特征。医德品质是医德认识、医德情感和医德意志的统一。

医德品质的内容是：

1. **仁爱** 以人道主义的精神关心爱护患者，尊重患者的权利，同情患者的痛苦，全身心地为患者服务。

2. **严谨** 严肃认真的工作作风，精勤不倦的科学精神。

3. **诚挚** 忠诚医学科学，潜心医学事业，对患者讲诚信，具有宽厚、诚挚的人格品德。

4. **公正** 对待患者一视同仁，在医疗资源分配等问题上公平公正。

5. **奉献** 以患者和社会的利益为重。为维护患者和社会利益，敢于牺牲自身利益。

细目四 功利论

◎ 要点一 功利论的含义

功利论，是以"功利"作为道德标准的学说。功利论继承发展了历史上幸福论和快乐主义的伦理传统，认为人的本性就是追求快乐和幸福。由于利益是幸福和快乐的基础，所以追求利益就成为了道德的标准。

◎ 要点二 医德功利的特征

1. 在疾病的预防、诊断、治疗、康复上建功立业；对病人所患疾病做出正确的诊断和有效的治疗，使病人尽早康复。

2. 具有明确的为病人解除病痛的动机，做出正确的诊断，达到显著的治疗康复效果。

细目五 道义论

◎ 要点一 道义论的含义

强调人的责任、义务。人与人之间的相互尊重、关心、帮助成为社会道义。

◎ 要点二 医学道义论

强调医务人员的责任和义务。尊重病人，理解病人的疾苦，为病人提供及时有效的诊治是医务人员应承担的社会道义。

第四单元 医学道德的规范体系

细目一 医学道德原则

◎ 要点一 尊重

在医疗活动中，同情、关心、体贴患者，尊重患者的人格，尊重患者的自主决定权，尊重患者的隐私，尊重患者家属。

◎ 要点二 无伤

从患者的利益出发，为患者提供最佳的诊治、护理，努力避免对患者造成不应有的伤害，不做过度检查，不做过度治疗。

◎ 要点三 公正

在医疗服务中一视同仁，公平对待每一位患者，公正分配医疗卫生资源，公正对待患者，有利于患者心理平衡，有利于医患关系和谐，有利于提高医疗效果，有利于维护社会公正环境。

细目二 医学道德规范

◎ 要点一 医学道德规范的含义

医学道德规范是医务人员在各种医学活动中应遵守的行为准则，是医学道德基本原则的具体体现。

◎ 要点二 医学道德规范的内容

1988年，国家卫生部颁布了《医务人员医德规范及其实施办法》，将医学道德规范概括为：

救死扶伤，忠于医业；
钻研医术，精益求精；
一视同仁，平等待患；
慎言守密，礼貌待人；
廉洁奉公，遵纪守法；
互学互尊，团结协作。

细目三 医学道德范畴

◎ 要点一 权利与义务

1. 患者权利是指患者在患病就医期间所拥有的权利和应该享受的利益，也称患者权益。患者权利包括：平等享有医疗的权利，获得自己所患疾病真实情况、共同参与诊断和医疗方案的制订和实施等知情同意的权利，监督医疗过程的权利，对个人隐私保密的权利，拒绝治疗、拒绝参加临床试验的权利。

2. 医务人员权利是维护、保证患者普遍、平等医疗权利的实现，促进患者的身心健康，是以履行义务为前提的。在有利于患者疾病诊治的前提下，医务人员的权利具有一定的自主性。自主性包括：有权对患者的疾病做出判断，采取必要的治疗措施；有权根据病情的需要开具诊断证明；有权要求患者或患者家属配合诊治。在特殊情况下，医师享有干涉权。如患者的自主选择意向违背社会利益、他人利益、自身根本利益时，医师可干涉患者的权利，使患者的选择无效。

3. 医务人员的义务和责任是一致的，包括：为患者诊治疾病，尽最大的努力为患者服务；为患者解除躯体痛苦和精神上的痛苦；向患者、患者家属说明病情、诊断、治疗和预后；面对疫情和重大自然灾害，进入疫区、灾区抢救伤员，保护群众健康。

◎ 要点二 情感与良心

1. 医学道德情感是医务人员对患者、对医疗卫生工作的职业态度和内心体验，是建立在对患者的生命和健康高度负责基础上的。医务人员的情感有三个特点：医学职业的特殊性、理智性、纯洁性。医务人员情感的内容包括：①同情感：见到患者的遭遇和不幸，在自己的情感上产生怜悯之情，产生愿为其解除病痛的感觉；②责任感；③事业感。

2. 医学道德良心是医务人员道德情感的深化，是医务人员在履行义务的过程中形成的道德责任感和自我评价能力。医德良心的特点：存在于医务人员意识之中的对患者和社会负责的强烈的道德责任，在内心进行自我评价的能力。医德良心的作用：医疗行为前的选择作用，医疗行为中的监督作用，医疗行为后的评价作用。

◎ 要点三 审慎与保密

1. 审慎即周密谨慎，指医务人员在医疗行为之前的周密思考和医疗过程中的谨慎认真，是医务人员在世代相袭的职业传统中形成的稳定的职业心理和习惯。坚持审慎的医疗作风，才能提高医疗质量，防止医疗差错、误诊和医疗事故。审慎的道德要求：医务人员在医疗实践的各个环节，自觉地做到认真负责、谨慎小心、一丝不苟；不断提高业务水平，在技术上做到精益求精。

2. 保密的道德要求：询问病史、查体从诊断疾病的需要出发，不有意询问患者的隐私，对在诊疗中知晓的患者隐私，为患者保守秘密；对于某些可能给患者带来沉重精神打击的诊断和预后，积极与患者家属、亲友配合，避免泄露患者的危重病情。

◎ 要点四 荣誉与幸福

1. 医务人员的荣誉，是履行了对患者、对社会的责任、义务后，得到赞许、表扬、奖励，是个人荣誉与集体荣誉的统一。

2. 医务人员的幸福，是物质生活和精神生活的统一，既包含物质生活的改善和提高，又包含精神生活的充实。医务人员只有精心为患者治疗，使患者恢复健康，才能获得幸福感。

第五单元 处理与患者关系的道德要求

细目一 医患关系的特点

◎ 要点一 医患关系

医患关系是医疗活动中首要的关系,是医学伦理学的核心问题和主要研究对象。狭义的医患关系是指行医者与患者的关系。广义的医患关系是指以医务人员为一方的群体与以患者及其家属等为一方的群体之间的医疗人际关系。

医患关系的内容可分为技术方面的关系和非技术方面的关系两部分。

1. 医患间技术方面的关系是指医患间因诊疗方案、措施的制定和实施而产生的关系。
2. 医患间非技术方面的关系是指医患交往过程中在社会、法律、道德、心理、经济等方面建立起来的人际关系。如医患间的道德关系、经济关系、价值关系、法律关系等。

◎ 要点二 医患关系的模式

1. **主动-被动型** 医生处于完全主动地位,患者处于完全被动地位,医生为患者做决策,适用于昏迷、麻醉、严重创伤、不能表达主观意识的患者。
2. **指导-合作型** 患者主动寻求医生帮助,医生具有权威性,指导患者并期待患者服从,处于主导地位,患者具有一定的主动性,但以配合医生为主,适用于急性感染的患者。
3. **共同参与型** 医生与患者有近似相等的权利和地位,医生帮助患者,患者主动参与,适用于慢性病、有一定医学知识的患者和心理治疗。

◎ 要点三 影响医患关系的主要因素

影响医患关系的因素主要存在于医务人员、患者及其家属、管理和社会方面。

1. **医生方面** 医生的医疗观、道德修养、服务态度和责任感等。
2. **病人方面** 是否遵守就医道德、对医务人员是否信任等。
3. **管理、社会方面** 医院管理制度是否科学完备、卫生法规是否健全、社会风气的影响。

◎ 要点四 处理与患者关系的道德原则

1. 以患者利益为本。
2. 尊重患者权利。
3. 一视同仁。

细目二 与患者沟通的道德要求

医务人员与患者沟通是处理医患关系基本的、重要的方法。医务人员在医患沟通中起主导作用。医务人员应确立与患者沟通的理念,坚持与患者沟通的基本原则,掌握与患者沟通的方法。

◎ 要点一 与患者沟通的原则、方法

1. 与患者沟通的原则

(1) 尊重原则:尊重患者是与患者沟通的前提。只有尊重患者,才能得到患者所患疾病的信息,进而对患者的疾病做出正确的诊断、治疗。医务人员应和蔼地与患者打招呼,不可生硬地直呼其名,更不可用门诊号、床位号呼叫患者,对年长者应用尊称。同情是尊重的基础,理解是尊重的前提。医务人员之间的相互尊重是与患者沟通的重要保障。医务人员上下级之间,同级医务人员之间,不同科室、部门之间,院内、院外医务人员之间都要相互尊重。

(2) 自律原则:医务人员严格自律是与患者沟通的基础。温柔典雅,谦虚恭逊,举止合乎礼节,动作文明轻柔,不装腔作势,不妄自尊大。

(3) 科学原则:与患者沟通的目的是正确诊断、及时治疗,必须严谨、规范、有序。明代名医张景岳的"十问歌"就是与患者科学沟通的坚

实载体。

2. 与患者沟通的方法

（1）认真、仔细地倾听：对门诊初诊患者，要通过全面沟通，对患者病情做出准确的判断、制定治疗方案；对复诊患者要重点沟通治疗效果，掌握病情变化，及时调整治疗方案；对住院患者要在系统检查中深入沟通；患者出院，要以叮嘱的方式沟通；回访患者，要以关切的问候方式沟通；对重症患者更要细致沟通，及时对患者家属讲清危险，研究、协商救治方案；对急症患者要快沟通，忙而不乱，快速把握疾病的症状和性质。

（2）有针对性地说明：与患者沟通要从诊断、治疗的实际出发，针对患者、患者家属受教育程度、认知水平、工作情况、年龄差异，做出认真、客观、通俗地说明。老年患者感官能力降低，思维不够敏捷，言语迟缓，医务人员尤其要耐心、细致。对婴幼儿的诊治要与监护人沟通。与需要手术治疗的患者家属沟通，要充分说明手术的意义、风险，既要有语言的沟通，还要以签署手术知情同意书的方式确认沟通的结果。在与患预后不良疾病患者的沟通中，要认真考虑患者的心理承受水平，要与其家属沟通决定怎样告知患者病情。

（3）在沟通中深入分析、及时判断：与患者沟通，不仅要听和说，而且要分析，在对沟通中获得的信息做出全面深入分析的基础上，对患者疾病做出正确判断。与患者沟通的过程，就是医务人员将患者、患者家属的诉说条理化，与医学知识、医生经验比照，形成对患者所患疾病判断的过程。与患者沟通的本质是分析，是由此及彼、由表及里、去粗取精、去伪存真，切忌主观先入、以偏概全。

◎ **要点二 医患冲突的防范**

1. 理解患者、患者家属的紧张焦虑心情，避免误解。

2. 发现矛盾，及时沟通化解。

3. 出现纠纷，尽快向上级和有关部门报告，有效处置。

第六单元 处理医务人员之间关系的道德要求

细目一 正确处理医务人员之间关系的意义

◎ **要点一 有利于提高医疗服务水平**

现代医疗服务是一个系统，各个岗位上的医务人员互相配合、共同努力才能完成诊断、治疗等工作。良好的医务人员之间关系可以提高诊断、治疗水平。医务人员之间关系不和谐会贻误患者疾病的诊治，甚至造成不可挽回的后果。

◎ **要点二 有利于医务人员成才**

青年医务人员职业素养、知识技能的提高离不开高年资医务人员的悉心指导，传帮带。

细目二 正确处理医务人员之间关系的道德原则

◎ **要点一 互相尊重**

医务人员之间虽然在职务上有上级和下级之别，在专业分工上有差异，但为患者服务的目标是一致的，在政治地位、民主权利、人格尊严上是平等的。

◎ **要点二 互相支持**

分工明确、相互依赖是现代医疗活动的鲜明特点。医务人员只有互相支持，形成合力，才能实现正确诊断、有效治疗。

◎ **要点三 互相监督**

在医疗活动中，任何疏忽、差错，都会危及患者的健康和生命。医务人员互相监督，可以避免疏忽，防范差错和事故。

◎ **要点四 互相学习**

医务人员的资历、专业、技能、经验不尽相同，虚心向他人学习，取他人之长补己之短，是医学职业的美德。

第七单元 临床诊疗的道德要求

细目一 临床诊疗的道德原则

◎ **要点一 临床诊疗的道德内涵**

临床诊疗道德是指医务人员在诊疗过程中处理好各种关系的行为准则和特殊道德要求，是医德原则、规范在临床医疗实践中的具体运用。

◎ **要点二 临床诊疗的道德原则**

1. **最优化原则** 在临床诊疗中，以最小的代价获得最大效益的决策原则，也叫最佳方案原则。其内容为：疗效最佳，安全无害，痛苦最小，耗费最少。最优化原则是最普通、最基本的治疗原则。

2. **知情同意原则** 患者或者患者家属有权知晓患者的病情，有权对医务人员采取的诊治措施决定取舍。知情同意原则是临床诊疗工作中基本的伦理准则之一。

3. **保密原则** 医务人员在防病治病中应当保守医疗秘密，不得随意泄露病人的疾病情况等个人隐私，以防对病人造成伤害。

4. **生命价值原则** 尊重人的生命，注重人的生命质量。生命价值原则是医疗行为选择的重要伦理依据。

细目二 临床诊断的道德要求

◎ **要点一 中医四诊的道德要求**

1. **安神定志** 《素问·征四失论》指出："精神不专，志意不理"是医生失误的重要原因之一。为了排除医生主观因素的干扰，中医诊断疾病强调安神定志。

2. **实事求是** 忠实反映症状的客观真实性。四诊获得的症状是否客观，直接影响到辨病、辨证的正确与否。对四诊收集的资料进行综合分析，得到关于疾病的特点、规律的概括和对疾病当前阶段病位病性的正确认识，进而影响到治法的正确与否。

◎ **要点二 体格检查的道德要求**

1. 全面系统，认真细致。
2. 关心体贴，减少痛苦。
3. 尊重病人，心正无私。

◎ **要点三 辅助检查的道德要求**

1. 目的明确，诊治需要。
2. 知情同意，尽职尽责。
3. 综合分析，切忌片面。
4. 密切联系，加强协作。

细目三 临床治疗的道德要求

◎ **要点一 诊治急症病人的道德要求**

1. 诊治急症患者，随机性强，时间性强，协作性强。

2. 争分夺秒，全力抢救；及时与家属沟通，敢于承担风险；与相关科室医务人员密切配合。

◎ **要点二 中医治疗的道德要求**

1. 帮助患者建立对中医治疗的认知。治疗前，讲解中医治疗的目的、方法、会出现的感觉，征得患者同意后，方可实施治疗。

2. 中医治疗大多是一位医生为一位患者服务，医生要尊重患者的隐私。

3. 尽量减轻患者痛苦。由于针灸、推拿、刮痧、刺络、拔罐均在非麻醉条件下进行，而患者对中医治疗的认知、对疼痛的耐受存在个体差异，医生在操作中态度要和蔼、手法要精准、动作要轻。

4. 确保安全。对饥饿、疲劳、精神高度紧张的患者，应在其进食、休息、解除紧张心理后再施行针灸、刮痧、刺络、拔罐等治疗。当个别患者出现"晕针""晕血"反应时，切忌慌乱，应及时采取有效措施，最大限度地解除患者的不良反应。

◎ 要点三　药物治疗的道德要求

1. **对症下药，剂量安全**　首先明确疾病的诊断和药物的性能、适应证和禁忌证，然后选择治本或标本兼治的药物。剂量要因人而异，既要看到近期效果，也要注意远期效果、不良影响。

2. **合理配伍，细致观察**　要掌握药物的配伍禁忌。在用药过程中，不管是联合还是单独用药，都应细致观察，了解药物的疗效和毒副作用，并随着病情的变化调整药物种类、剂量，以取得较好的治疗效果和防止药源性疾病的发生。

3. **节约费用，公正分配**　在确保疗效的前提下尽量节约费用。进口药、贵重药的使用要根据病情的轻重缓急全面考虑，做到公正分配，秉公处方。

◎ 要点四　手术治疗的道德要求

1. 手术前，严格掌握手术指征，征得病人知情同意，认真做好术前准备。

2. 手术中，关心病人，体贴入微；态度严肃，作风严谨；精诚团结，密切协作。

3. 手术后，严密观察，精心护理，减轻患者痛苦，促进患者康复。

◎ 要点五　心理治疗的道德要求

1. 掌握和运用心理治疗的知识、技巧，给病人以心理支持。

2. 以健康、稳定的心理状态去影响和帮助病人。

3. 为病人的隐私保密。

◎ 要点六　康复治疗的道德要求

1. 理解病人，热爱康复工作。康复不仅是临床治疗的延续和扩展，而且是防止疾病复发的重要方法。

2. 躯体康复与心理康复并重。重视康复期病人的躯体痛苦与心理创伤。针对病人的情况，制定躯体与心理共同康复的综合康复治疗方案。对有自卑、焦虑、悲观情绪的病人进行心理疏导。

3. 密切合作。康复医生、护理、技术人员密切合作；与病人家属配合；与社会工作者、特殊教育人员协作。

◎ 要点七　临终关怀的道德要求

1. 尊重患者的人格、权利。

2. 照护为主，缓解患者的疼痛。

3. 给患者以心理支持。

4. 给患者家属以安慰。

细目四　新技术临床应用的道德要求

◎ 要点一　实施人类辅助生殖技术的伦理原则

1. 有利于患者的原则。

2. 夫妻双方自愿和知情同意的原则。

3. 确保后代健康的原则。

4. 维护社会公益的原则。

5. 互盲和保密的原则。

6. 严防精子、卵子商品化的原则。

7. 伦理监督原则。

◎ 要点二　人体器官移植的伦理原则

1. 知情同意原则。器官捐献者和器官接受者都出于自愿，必须做到知情同意。

2. 尊重原则。从事人体器官移植的医疗机构及其医务人员应当履行的道德义务：捐献者知情同意；不损害活体器官捐献人正常的生理功能；尊重死亡捐献者的尊严，摘取器官完毕后尽可能恢复尸体原貌。

3. 效用原则。应恪守不伤害原则,使接受治疗者所获的利益必须远远大于风险,获得新生的机会。

4. 禁止商业化原则。任何组织或个人不得以任何形式买卖人体器官,不得从事与买卖人体器官有关的活动。

5. 保密原则。从事人体器官移植的医务人员对人体器官捐献人、接受人体器官移植手术患者的资料保密。

6. 伦理审查原则。

◎ 要点三 人类胚胎干细胞研究和应用的伦理原则

1. **尊重原则** 珍惜、尊重胚胎,只允许对14天内的人体胚胎开展研究。

2. **知情同意原则** 只允许使用自愿捐献的生殖细胞或辅助生殖多余的胚胎,供者必须是自愿捐献,知情同意。

3. **安全和有效原则** 在使用人类胚胎干细胞治疗疾病之前,必须经动物实验有效,并设法避免给病人带来伤害。不允许将捐献胚胎重新植入妇女子宫,不允许将人类配子与动物配子结合。

4. **防止商品化原则** 禁止买卖人体胚胎,避免妇女故意制造胚胎。

◎ 要点四 基因诊断和基因治疗的伦理原则

1. **尊重与平等原则** 无论携带有何种基因都应受到尊重,都应得到公正对待。反对基因决定论,防止基因歧视。

2. **知情同意原则** 对人体进行的基因检测和基因治疗,都必须遵守知情同意的原则,尊重患者的自主权,不能因为经济的、政治的、宗教及情感的因素使患者做出违背其本人真实意愿的决定。

3. **保护隐私原则** 基因诊断的结果属于个人所有,禁止公布。

4. **以治疗为目的原则** 基因治疗的研究和应用只能是为了更有效地预防和治疗疾病、挽救人类生命,维护和增进人类健康。

第八单元 医学研究的道德要求

细目一 医学科研工作的基本道德要求

◎ 要点 医学研究的基本道德要求

1. **道德准则** 实事求是,真诚协作。

2. **工作作风** 严肃的治学态度,严格的工作作风,严密的科学手段。

细目二 人体试验的道德要求

◎ 要点一 人体试验

人体试验是以健康人或患者为受试者,用人为的试验手段有控制地对受试者进行观察和研究,以判断相关假说的真理性的过程。

◎ 要点二 人体试验的道德原则

1. **知情同意原则** 受试者本人或家属知晓研究的目的、过程、可能承担的风险后同意参加试验是人体试验的必要前提。《中华人民共和国执业医师法》第37条第八款规定:未经患者或家属同意,对患者进行实验性临床医疗的,要承担法律责任。

2. **维护病人利益原则** 人体试验必须以维护病人利益为前提,不能只顾及医学研究而牺牲病人的根本利益。受试者利益第一,医学利益第二。

3. **医学目的原则** 人体试验的目的只能是为了提高医疗水平,改进预防、诊断、治疗、康复措施，加深对发病机理的了解，更好地维护、增进人类健康。

4. 伦理审查与科学审查统一原则 保障受试者安全、维护受试者权益，必须注重对研究内容科学性的审查，强化对研究项目创新点、技术路线、试验设计的审查。在中医药研究伦理审查中，要注重审查项目的临床基础，注重对项目落实整体观念、辨证论治的审查，要在伦理审查中弘扬中医药文化。

第九单元 医学道德的评价与良好医德的养成

细目一 医学道德评价

◎ 要点一 医学道德评价的标准

1. 疗效标准 指医疗行为是否有利于病人疾病的缓解、痊愈和保障生命的安全。这是评价和衡量医务人员医疗行为是否符合道德及道德水平高低的重要标志。

2. 社会标准 指医疗行为是否有利于人类生存环境的保护和改善。

3. 科学标准 指医疗行为是否有利于促进医学科学的发展和社会的进步。

◎ 要点二 医学道德评价的依据

1. 动机与效果统一 既从效果上去检验动机，又要从动机上去看待效果，对医务人员的行为做具体分析。

2. 目的和手段统一 目的决定手段，手段服从目的。同时，没有一定的手段相助，目的无法实现。在评价医务人员的医德行为时，不仅要看其目的是否正确，还要看其是否选择了恰当的手段。

◎ 要点三 医学道德评价的方式

1. 内心信念 内心信念是指医务人员发自内心地对道德义务的深刻认识、真诚信仰和强烈的责任感；是医务人员对自己行为进行善恶评价的内在动力，是医德品质构成的基本要素，也是医德评价的重要方式。内心信念是通过职业良心发挥作用的，一个具有高尚医德品质的医务工作者，能通过内心自律调整自己的医疗行为，能自觉地正确对待来自社会的评价和监督。

2. 社会舆论 社会舆论是指公众对某种社会现象、行为和事件的看法和态度，即公众的认识。社会舆论可以形成强大的精神力量，调整人们的行为，指导人们的道德生活，是医德评价中最普遍、最具有影响力的方式，在医德评价中发挥重要作用。

3. 传统习俗 传统习俗是指人们在长期的社会生活中逐步积累和形成的普遍的、稳定的、世代相传的行为方式、行为规范和道德风尚。传统习俗被社会广泛承认，并根深蒂固地存在于人们的观念之中。医德传统是传统习俗的一个组成部分，体现着医学职业特点的价值观。

细目二 医学道德教育

◎ 要点一 医学道德教育的意义

1. 有助于医务人员形成内在品质，把医学道德原则和规范转化为内心信念。

2. 有助于医务人员对病人的尊重、理解、关爱，形成良好的医德医风。

3. 有助于医疗服务水平的提高，促进卫生健康事业发展。

◎ 要点二 医学道德教育的方法

1. 提高医德认识。

2. 培养医德情感。

3. 养成医德行为和习惯。

细目三 医学道德修养

◎ **要点一 医学道德修养的意义**

医德修养是指医务人员在医德品质、情感、意志、习惯等方面按照一定的医德原则和规范进行自我学习、自我锻炼、自我培养的过程和要达到的医德境界。医德修养通过医务人员的情操、举止、语言、品行表现。良好的医德修养是医务人员的职业特征，是社会对医务人员的期望，是医疗卫生事业发展的保障。

◎ **要点二 医学道德修养的途径**

医德修养是在学习医学和医疗活动中确立、巩固、提高的。

1. 以历史上的现实医疗活动优秀医师为榜样，确立医德修养。

2. 在医疗活动中不断反思自己的言行，巩固医德修养。

3. 伴随着医学的发展，在提高医疗水平的过程中提高医德修养。

第十单元 医学伦理学文献

细目一 国外文献

◎ **要点一 《赫尔辛基宣言》（涉及人类受试者医学研究的伦理准则）（2000年修订）**

①必须保护受试者准则。②必须符合医学目的准则。③必须经受试者知情同意准则。④必须接受伦理审查准则。

◎ **要点二 生命伦理学《吉汉宣言》（2000年）**

主张科技必须考虑公共利益。意识到生物学与医学的巨大进展，保证人权的迫切需要，滥用这个进展可能给人权带来的危险。

◎ **要点三 《国际性研究中的伦理与政策问题：发展中国家的临床试验》（2001年）**

①对临床试验伦理行动的基本要求。②提供已确定的有效治疗作为对照。③公平对待和尊重参加者。④获得试验后利益。⑤在国际性临床试验中确保保护研究参加者。

◎ **要点四 国际人类基因组组织（HUGO）伦理委员会关于人类基因组数据库的声明（2002年）**

建议：①人类基因组数据库是全球的公共财产。②个人、家庭、社群、商业实体、机构和政府应促进这项公共财产。③应该鼓励数据的自由流动以及从使用数据库研究中所获利益的公平和公正的分配。④应尊重个人、家庭与社群的选择和隐私。⑤应保护个人、家庭与社群，防止歧视和侮辱。⑥研究人员、机构与商业实体有权为数据库做出智力和财政贡献而获得公平回报。

◎ **要点五 国际医学科学组织委员会《人体生物医学研究国际道德指南》（2002年8月修订）**

指南由21条指导原则组成，旨在规范各国的人体生物医学研究政策，根据各地情况应用伦理标准，以及确立和完善伦理审查机制。

细目二 国内文献

◎ 要点一 《突发公共卫生事件应急条例》（2003年5月9日国务院375号令）

包括：①总则。②预防与应急准备。③报告与信息发布。④应急处理。⑤法律责任。⑥附则。

◎ 要点二 中华人民共和国卫生部《人类辅助生殖技术和人类精子库伦理原则》（2003年）

包括：①有利于患者的原则。②知情同意的原则。③保护后代的原则。④社会公益原则。⑤保密原则。⑥严防商业化的原则。⑦伦理监督的原则。

◎ 要点三 中华人民共和国科技部、卫生部《人胚胎干细胞研究伦理指导原则》（2003年）

该文件明确了人胚胎干细胞的来源定义、获得方式、研究行为规范等，并再次申明中国禁止进行生殖性克隆人的任何研究，禁止买卖人类配子、受精卵、胚胎或胎儿组织。

◎ 要点四 中华人民共和国国家中医药管理局《中医药临床研究伦理审查管理规范》（2010）

该文件对开展中医药临床研究的医疗机构、科研院所、高等院校的伦理委员会建设作出了规定，对在中药临床研究中尊重受试者权益、保护受试者安全作出了具体要求。

◎ 要点五 中华人民共和国卫生与计划生育委员会《涉及人的生物医学研究伦理审查办法》（2016）

该文件进一步明确了医疗卫生伦理委员会的职责和任务，补充了伦理审查的原则、规程、标准和跟踪审查的相关内容，进一步阐述了知情同意的基本内容和操作规程。

卫生法规

第一单元 卫生法概述

细目一 卫生法的概念和渊源

◎ 要点一 卫生法的概念

卫生法是由国家制定或认可的,并以国家强制力保证实施的,调整在卫生活动过程中所发生的社会关系的法律规范的总称。

◎ 要点二 卫生法的渊源

卫生法的渊源是指卫生法的各种具体表现形式。

1. **《宪法》** 《宪法》是国家的根本大法,是法律的母法。是国家最高权力机关——全国人民代表大会依照法定程序制定的具有最高法律效力的规范性法律文件,是各部门法的立法依据和基准。我国《宪法》中有关保护公民生命健康的医疗卫生方面的条款,就是我国卫生法的渊源之一,是制定卫生法的重要依据,并在卫生法律体系中具有最高的法律效力。

《宪法》第二十一条规定,国家发展医疗卫生事业,发展现代医药和我国传统医药,鼓励和支持农村集体经济组织、国家企业事业组织和街道组织举办各种医疗卫生设施,开展群众性的卫生活动,保护人民健康。

2. **法律** 法律作为卫生法的渊源,包括由全国人民代表大会制定的基本法律和由全国人民代表大会常务委员会制定的非基本法律,其法律效力仅次于《宪法》。

现行的由全国人民代表大会常务委员会制定的卫生法律有十多部:《食品安全法》《药品管理法》《执业医师法》《国境卫生检疫法》《传染病防治法》《红十字会法》《母婴保健法》《献血法》《职业病防治法》《人口与计划生育法》《基本医疗卫生与健康促进法》《中医药法》等。

3. **卫生行政法规** 国务院根据宪法和法律制定行政法规,由总理签署国务院令公布。如《医疗机构管理条例》《麻醉药品和精神药品管理条例》等。卫生行政法规的法律效力低于法律而高于地方性法规。

4. **地方性卫生法规** 地方性卫生法规在卫生法法源中也占有重要地位,它是由省、直辖市、自治区人民代表大会及其常务委员会制定的规范性文件。这些规范性文件只能在制定机关管辖范围内有效。

5. **卫生规章** 国务院卫生行政部门单独或者与国务院有关部门联合制定发布的规范性文件,称为卫生部门规章。如《医疗机构管理条例实施细则》《医师资格考试暂行办法》《抗菌药物临床应用管理办法》《中医诊所备案管理暂行办法》等。省、自治区、直辖市的人民政府,可以根据法律、行政法规和本省、自治区、直辖市的地方性法规,制定地方政府卫生规章。规章不得与《宪法》、法律、行政法规相抵触。

6. **卫生标准** 卫生标准是指以技术标准形式发布的与卫生相关的规范性文件。由于卫生法具有技术控制和法律控制的双重性质，因此卫生标准、卫生技术规范和操作规程就成为卫生法渊源的重要组成部分。

7. 卫生国际条约 卫生国际条约是指我国与外国缔结或者我国加入并生效的国际法规性文件，是卫生法的一种特殊法源，如《国际卫生条例》《麻醉品单一公约》《精神药物公约》等。一旦生效，除声明保留的条款外，一律适用于我国的国家机关和公民。

细目二 卫生法的基本原则和作用

要点一 卫生法的基本原则

卫生法的基本原则是指反映卫生法立法精神、适用于卫生法律关系的基本原则。主要有以下五个方面：

1. 卫生保护原则 卫生保护原则有两方面的内容：第一，人人有获得卫生保护的权利。第二，人人有获得有质量的卫生保护的权利。卫生法在制定和实施过程中，都必须时刻将保护公民生命健康权益放在首位。

2. 预防为主原则 预防为主是我国卫生工作的基本方针和政策，也是卫生法必须遵循的基本原则。实行预防为主原则是由卫生工作的性质和我国经济发展所决定的。

3. 公平原则 公平原则就是以利益均衡作为价值判断标准来配置卫生资源，协调卫生保健活动，以便每个社会成员普遍能得到卫生保健。

4. 保护社会健康原则 保护社会健康原则，本质上是协调个人利益与社会健康利益的关系，它是世界各国卫生法公认的目标。

5. 患者自主原则 患者自主原则是指患者经过深思熟虑就有关自己疾病的医疗问题作出合理的、理智的并负责的自我决定权。维护患者权利、尊重患者自主意识也是卫生法的基本原则之一。

要点二 卫生法的作用

我国卫生法的作用概括为三个方面：
1. 维护社会卫生秩序。
2. 保障公共卫生利益。
3. 规范卫生行政行为。

第二单元 卫生法律责任

卫生法中的法律责任可分为卫生民事责任、卫生行政责任和卫生刑事责任3种。

细目一 卫生民事责任

要点一 卫生民事责任的概念及其特征

1. 卫生民事责任的概念 卫生法中的民事责任主要是指医疗机构和卫生工作人员或从事与卫生事业有关的机构违反法律规定侵害公民的健康权利时，应向受害人承担损害赔偿责任。

2. 卫生民事责任的特征

（1）主要是财产责任；

（2）是一方当事人对另一方的责任；

（3）是补偿当事人的损失；

（4）在法律允许的条件下，民事责任可以由当事人协商解决。

要点二 卫生民事责任的构成

构成损害赔偿的民事责任，要同时具备下列四个条件：

1. 损害的事实存在；
2. 行为的违法性；
3. 行为人有过错；
4. 损害事实与行为人的过错有直接的因果关系。

要点三　卫生民事责任的承担方式

《民法典》规定承担民事责任的方式有：停止侵害；排除妨碍；消除危险；返还财产；恢复原状；修理、重作、更换；继续履行；赔偿损失；支付违约金；消除影响、恢复名誉；赔礼道歉。

卫生法所涉及的民事责任以"赔偿损失"为主要形式。

细目二　卫生行政责任

要点一　卫生行政责任的概念及其种类

卫生行政责任是指卫生行政法律关系主体违反卫生行政法律规范，尚未构成犯罪所应承担的法律后果。

根据我国现行卫生行政管理法规的规定，卫生行政责任主要包括行政处罚和行政处分两种。

要点二　卫生行政处罚的概念及其种类

卫生行政处罚是指卫生行政机关或者法律法规授权组织在职权范围内对违反卫生行政管理秩序而尚未构成犯罪的公民、法人和其他组织实施的一种卫生行政制裁。

行政处罚的种类主要有警告、罚款、没收非法财物、没收违法所得、责令停产停业、暂扣或吊销有关许可证等。

要点三　卫生行政处分的概念及其种类

卫生行政处分是指有管辖权的国家机关或企事业单位的行政领导对所属一般违法失职人员给予的一种行政制裁。

行政处分的种类主要有警告、记过、记大过、降级、撤职、开除等形式。

细目三　卫生刑事责任

要点一　卫生刑事责任的概念

卫生刑事责任是指违反卫生法的行为侵害了《刑法》所保护的社会关系，构成犯罪所应承担的法律后果。

要点二　实现刑事责任的方式

根据我国《刑法》规定，实现刑事责任的方式是刑罚。刑罚包括主刑和附加刑。主刑有管制、拘役、有期徒刑、无期徒刑、死刑。它们只能单独适用。附加刑有罚金、剥夺政治权利、没收财产。附加刑是补充主刑适用的刑罚方法，既可以独立适用，也可以附加适用。

要点三　违反卫生法的刑事责任

我国《刑法》规定了十余个与违反卫生法有关的罪名。

1. 生产、销售假药、劣药罪；
2. 生产、销售不符合安全标准的食品罪；
3. 生产、销售不符合保障人体健康标准的医疗器械、医用卫生材料罪；
4. 非法行医罪，未取得医师执业资格的人非法行医；
5. 妨害传染病防治罪，违反《传染病防治法》的规定，引起甲类传染病传播或者有传播严重危险；
6. 非法采集、供应血液罪或者制作、供应血液制品罪；
7. 妨害国境卫生检疫罪，违反国境卫生检疫规定，引起检疫传染病传播或有传播严重危险；
8. 传染病菌种、毒种扩散罪；
9. 医疗事故罪，医务人员由于严重不负责任，造成就诊人死亡或严重损害就诊人身体健康。

另外，法律还规定了玩忽职守的犯罪、危害环境的犯罪等。

第三单元 《中华人民共和国医师法》

细目一 医师的概念及职责

要点一 医师的概念

医师是指依法取得医师资格,经注册在医疗卫生机构中执业的专业医务人员,包括执业医师和执业助理医师。

要点二 医师的职责

医师应当坚持人民至上、生命至上,发扬人道主义精神,弘扬敬佑生命、救死扶伤、甘于奉献、大爱无疆的崇高职业精神,恪守职业道德,遵守执业规范,提高执业水平,履行防病治病、保护人民健康的神圣职责。

细目二 医师资格考试制度

要点一 执业医师资格考试的条件

具有下列条件之一的,可以参加执业医师资格考试:

1. 具有高等学校相关医学专业本科以上学历,在执业医师指导下,在医疗卫生机构中参加医学专业工作实践满一年;

2. 具有高等学校相关医学专业专科学历,取得执业助理医师执业证书后,在医疗卫生机构中执业满二年。

要点二 执业助理医师资格考试的条件

具有高等学校相关医学专业专科以上学历,在执业医师指导下,在医疗卫生机构中参加医学专业工作实践满一年的,可以参加执业助理医师资格考试。

以师承方式学习中医满三年,或者经多年实践医术确有专长的,经县级以上人民政府卫生健康主管部门委托的中医药专业组织或者医疗卫生机构考核合格并推荐,可以参加中医医师资格考试。

以师承方式学习中医或者经多年实践,医术确有专长的,由至少二名中医医师推荐,经省级人民政府中医药主管部门组织实践技能和效果考核合格后,即可取得中医医师资格及相应的资格证书。

细目三 医师执业注册制度

要点一 医师注册的条件及办理

取得医师资格的,可以向所在地县级以上地方人民政府卫生健康主管部门申请注册。

除《医师法》规定不予注册的情形外,受理申请的卫生健康主管部门应当自受理申请之日起二十个工作日内准予注册,将注册信息录入国家信息平台,并发给医师执业证书。

医疗卫生机构可以为本机构中的申请人集体办理注册手续。

医师经注册后,可以在医疗卫生机构中按照注册的执业地点、执业类别、执业范围执业,从事相应的医疗卫生服务。

未注册取得医师执业证书,不得从事医师执业活动。

要点二 不予注册的情形

有下列情形之一的,不予注册:

1. 无民事行为能力或者限制民事行为能力;

2. 受刑事处罚,刑罚执行完毕不满二年或者被依法禁止从事医生职业的期限未满;

3. 被吊销医师执业证书不满二年;

4. 因医师定期考核不合格被注销注册不满一年;

5. 法律、行政法规规定不得从事医疗卫生服务的其他情形。

受理申请的卫生健康主管部门对不予注册的，应当自受理申请之日起二十个工作日内书面通知申请人和其所在医疗卫生机构，并说明理由。

细目四　医师的权利、义务和执业规则

◎ 要点一　医师的权利

1. 在注册的执业范围内，按照有关规范进行医学诊查、疾病调查、医学处置、出具相应的医学证明文件，选择合理的医疗、预防、保健方案；
2. 获取劳动报酬，享受国家规定的福利待遇，按照规定参加社会保险并享受相应待遇；
3. 获得符合国家规定标准的执业基本条件和职业防护装备；
4. 从事医学教育、研究、学术交流；
5. 参加专业培训，接受继续医学教育；
6. 对所在医疗卫生机构和卫生健康主管部门的工作提出意见和建议，依法参与所在机构的民主管理；
7. 法律、法规规定的其他权利。

◎ 要点二　医师的义务

1. 树立敬业精神，恪守职业道德，履行医师职责，尽职尽责救治患者，执行疫情防控等公共卫生措施；
2. 遵循临床诊疗指南，遵守临床技术操作规范和医学伦理规范等；
3. 尊重、关心、爱护患者，依法保护患者隐私和个人信息；
4. 努力钻研业务，更新知识，提高医学专业技术能力和水平，提升医疗卫生服务质量；
5. 宣传推广与岗位相适应的健康科普知识，对患者及公众进行健康教育和健康指导；
6. 法律、法规规定的其他义务。

◎ 要点三　医师执业规则

1. 医师实施医疗、预防、保健措施，签署有关医学证明文件，必须亲自诊查、调查，并按照规定及时填写病历等医学文书，不得隐匿、伪造、篡改或者擅自销毁病历等医学文书及有关资料。医师不得出具虚假医学证明文件以及与自己执业范围无关或者与执业类别不相符的医学证明文件。

2. 对需要紧急救治的患者，医师应当采取紧急措施进行诊治；不得拒绝急救处置。

因抢救生命垂危的患者等紧急情况，不能取得患者或者其近亲属意见的，经医疗机构负责人或者授权的负责人批准，可以立即实施相应的医疗措施。

国家鼓励医师积极参与公共交通工具等公共场所急救服务；医师因自愿实施急救造成受助人损害的，不承担民事责任。

3. 医师应当使用经依法批准或备案的药品、消毒药剂和医疗器械，采用合法、合规、科学的诊疗方法。除按照规范用于诊断治疗外，不得使用麻醉药品、医疗用毒性药品、精神药品和放射性药品等。

4. 医师在诊疗活动中应当向患者说明病情、医疗措施和其他需要告知的事项。需要实施手术、特殊检查、特殊治疗的，医师应当及时向患者具体说明医疗风险、替代医疗方案等情况，并取得其明确同意；不能或者不宜向患者说明的，应当向患者的近亲属说明，并取得其明确同意。医师开展药物、医疗器械临床试验和其他医学临床研究应当符合国家有关规定，遵守医学伦理规范，依法通过伦理审查，取得书面知情同意。

5. 医师应当坚持安全有效、经济合理的用药原则，遵循药品临床应用指导原则、临床诊疗指南和药品说明书等合理用药。在尚无有效或者更好治疗手段等特殊情况下，医师取得患者明确知情同意后，可以采用药品说明书中未明确但具有循证医学证据的药品用法实施治疗。医疗机构应当建立管理制度，对医师处方、用药医嘱的适宜性进行审核，严格规范医师用药行为。

6. 执业医师按照国家有关规定，经所在医疗卫生机构同意，可以通过互联网等信息技术提供

部分常见病、慢性病复诊等适宜的医疗卫生服务。国家支持医疗卫生机构之间利用互联网等信息技术开展远程医疗合作。

7. 医师不得利用职务之便，索要、非法收受财物或者牟取其他不正当利益；不得对患者实施不必要的检查、治疗。

8. 遇有自然灾害、事故灾难、公共卫生事件和社会安全事件等严重威胁人民生命健康的突发事件时，县级以上人民政府卫生健康主管部门根据需要组织医师参与卫生应急处置和医疗救治，医师应当服从调遣。

9. 在执业活动中有下列情形之一的，医师应当按照有关规定及时向所在医疗卫生机构或者有关部门、机构报告：

（1）发现传染病、突发不明原因疾病或者异常健康事件；

（2）发生或者发现医疗事故；

（3）发现可能与药品、医疗器械有关的不良反应或者不良事件；

（4）发现假药或者劣药；

（5）发现患者涉嫌伤害事件或者非正常死亡；

（6）法律、法规规定的其他情形。

10. 执业助理医师应当在执业医师的指导下，在医疗卫生机构中按照注册的执业类别、执业范围执业。在乡、民族乡、镇和村医疗卫生机构以及艰苦边远地区县级医疗卫生机构中执业的执业助理医师，可以根据医疗卫生服务情况和本人实践经验，独立从事一般的执业活动。

细目五　《医师法》规定的法律责任

◎ 要点一　民事责任

违反《医师法》规定造成人身、财产损害的，依法承担民事责任。

◎ 要点二　行政责任

1. 在医师资格考试中有违反考试纪律等行为，情节严重的，一年至三年内禁止参加医师资格考试。以不正当手段取得医师资格证书或者医师执业证书的，由发给证书的卫生健康主管部门予以撤销，三年内不受理其相应申请。伪造、变造、买卖、出租、出借医师执业证书的，由县级以上人民政府卫生健康主管部门责令改正，没收违法所得，并处违法所得二倍以上五倍以下的罚款，违法所得不足一万元的，按一万元计算；情节严重的，吊销医师执业证书。

2. 违反《医师法》规定，医师在执业活动中有下列行为之一的，由县级以上人民政府卫生健康主管部门责令改正，给予警告；情节严重的，责令暂停六个月以上一年以下执业活动直至吊销医师执业证书：

（1）在提供医疗卫生服务或者开展医学临床研究中，未按照规定履行告知义务或者取得知情同意；

（2）对需要紧急救治的患者，拒绝急救处置，或者由于不负责任延误诊治；

（3）遇有自然灾害、事故灾难、公共卫生事件和社会安全事件等严重威胁人民生命健康的突发事件时，不服从卫生健康主管部门调遣；

（4）未按照规定报告有关情形；

（5）违反法律、法规、规章或者执业规范，造成医疗事故或者其他严重后果。

3. 违反《医师法》规定，医师在执业活动中有下列行为之一的，由县级以上人民政府卫生健康主管部门责令改正，给予警告，没收违法所得，并处一万元以上三万元以下的罚款；情节严重的，责令暂停六个月以上一年以下执业活动直至吊销医师执业证书：

（1）泄露患者隐私或者个人信息；

（2）出具虚假医学证明文件，或者未经亲自诊查、调查，签署诊断、治疗、流行病学等证明文件或者有关出生、死亡等证明文件；

（3）隐匿、伪造、篡改或者擅自销毁病历等医学文书及有关资料；

（4）未按照规定使用麻醉药品、医疗用毒性药品、精神药品、放射性药品等；

（5）利用职务之便，索要、非法收受财物或者牟取其他不正当利益，或者违反诊疗规范，对患者实施不必要的检查、治疗造成不良后果；

（6）开展禁止类医疗技术临床应用。

4. 违反《医师法》规定，医师未按照注册的执业地点、执业类别、执业范围执业的，由县级以上人民政府卫生健康主管部门或者中医药主管部门责令改正，给予警告，没收违法所得，并处一万元以上三万元以下的罚款；情节严重的，责令暂停六个月以上一年以下执业活动直至吊销医师执业证书。

5. 严重违反医师职业道德、医学伦理规范，造成恶劣社会影响的，由省级以上人民政府卫生健康主管部门吊销医师执业证书或者责令停止非法执业活动五年直至终身禁止从事医疗卫生服务或者医学临床研究。

6. 违反《医师法》规定，非医师行医的，由县级以上人民政府卫生健康主管部门责令停止非法执业活动，没收违法所得和药品、医疗器械，并处违法所得二倍以上十倍以下的罚款，违法所得不足一万元的，按一万元计算。

7. 违反《医师法》规定，医疗卫生机构未履行报告职责，造成严重后果的，由县级以上人民政府卫生健康主管部门给予警告，对直接负责的主管人员和其他直接责任人员依法给予处分。卫生健康主管部门和其他有关部门工作人员或者医疗卫生机构工作人员弄虚作假、滥用职权、玩忽职守、徇私舞弊的，依法给予处分。

◎ 要点三 刑事责任

违反《医师法》规定，构成犯罪的，依法追究刑事责任。

第四单元 《中华人民共和国药品管理法》

细目一 概　述

◎ 要点一 《药品管理法》的立法目的

为加强药品监督管理，保证药品质量，保障公众用药安全和合法权益，保护和促进公众健康，特制定本法。

◎ 要点二 药品的法定含义

药品是指用于预防、治疗、诊断人的疾病，有目的地调节人的生理机能并规定有适应证或者功能主治、用法和用量的物质，包括中药、化学药和生物制品等。

◎ 要点三 药品必须符合法定要求

1. 必须是《中华人民共和国药品管理法》（以下简称《药品管理法》）明确规定的药品含义中所包括的内容。

2. 必须符合《药品管理法》有关规定要求：

（1）药品生产、经营的主体具有合法资质。从事药品生产活动，应当经所在地省、自治区、直辖市人民政府药品监督管理部门批准，取得药品生产许可证。无药品生产许可证的，不得生产药品。从事药品批发活动，应当经所在地省、自治区、直辖市人民政府药品监督管理部门批准，取得药品经营许可证。从事药品零售活动，应当经所在地县级以上地方人民政府药品监督管理部门批准，取得药品经营许可证。无药品经营许可证的，不得经营药品。

（2）在中国境内上市的药品，应当经国务院药品监督管理部门批准，取得药品注册证书。

（3）药品必须符合国家药品标准。国务院药品监督管理部门颁布的《中华人民共和国药典》和药品标准为国家药品标准。

细目二 禁止生产(包括配制)、销售假药与劣药

◎ 要点一 禁止生产(包括配制)、销售假药

有下列情形之一的,为假药:

1. 药品所含成分与国家药品标准规定的成分不符;
2. 以非药品冒充药品或者以他种药品冒充此种药品;
3. 变质的药品;
4. 药品所标明的适应证或者功能主治超出规定范围。

◎ 要点二 禁止生产(包括配制)、销售劣药

有下列情形之一的,为劣药:

1. 药品成分的含量不符合国家药品标准;
2. 被污染的药品;
3. 未标明或者更改有效期的药品;
4. 未注明或者更改产品批号的药品;
5. 超过有效期的药品;
6. 擅自添加防腐剂、辅料的药品;
7. 其他不符合药品标准的药品。

细目三 特殊药品的管理

◎ 要点一 特殊药品的分类

特殊药品包括麻醉药品、精神药品、医疗用毒性药品、放射性药品等,国家对其实行特殊管理。

◎ 要点二 麻醉药品和精神药品管理的相关规定

1.《麻醉药品和精神药品管理条例》的相关规定《麻醉药品和精神药品管理条例》第四条规定:国家对麻醉药品药用原植物以及麻醉药品和精神药品实行管制。

第三十条规定:麻醉药品和第一类精神药品不得零售。禁止使用现金进行麻醉药品和精神药品交易,但是个人合法购买麻醉药品和精神药品的除外。

第三十二条规定:第二类精神药品零售企业应当凭执业医师出具的处方,按规定剂量销售第二类精神药品,并将处方保存2年备查;禁止超剂量或者无处方销售第二类精神药品;不得向未成年人销售第二类精神药品。

第三十八条规定:医疗机构应当按照国务院卫生主管部门的规定,对本单位执业医师进行有关麻醉药品和精神药品使用知识的培训、考核,经考核合格的,授予麻醉药品和第一类精神药品处方资格。执业医师取得麻醉药品和第一类精神药品的处方资格后,方可在本医疗机构开具麻醉药品和第一类精神药品处方,但不得为自己开具该种处方。

医疗机构应当将具有麻醉药品和第一类精神药品处方资格的执业医师名单及其变更情况,定期报送所在地设区的市级人民政府卫生主管部门,并抄送同级药品监督管理部门。

医务人员应当根据国务院卫生主管部门制定的临床应用指导原则,使用麻醉药品和精神药品。

第三十九条规定:具有麻醉药品和第一类精神药品处方资格的执业医师,根据临床应用指导原则,对确需使用麻醉药品或者第一类精神药品的患者,应当满足其合理用药需求。在医疗机构就诊的癌症疼痛患者和其他危重患者得不到麻醉药品或者第一类精神药品时,患者或者其亲属可以向执业医师提出申请。具有麻醉药品和第一类精神药品处方资格的执业医师认为要求合理的,应当及时为患者提供所需麻醉药品或者第一类精神药品。

第四十二条规定:医疗机构抢救病人急需麻醉药品和第一类精神药品而本医疗机构无法提供时,可以从其他医疗机构或者定点批发企业紧急借用;抢救工作结束后,应当及时将借用情况报

所在地设区的市级药品监督管理部门和卫生主管部门备案。

第四十四条规定：医务人员为了医疗需要携带少量麻醉药品和精神药品出入境的，应当持有省级以上人民政府药品监督管理部门发放的携带麻醉药品和精神药品证明。海关凭携带麻醉药品和精神药品证明放行。

2. 《处方管理办法》的相关规定 《处方管理办法》第二十三条规定：为门（急）诊患者开具的麻醉药品注射剂，每张处方为一次常用量；控缓释制剂，每张处方不得超过7日常用量；其他剂型，每张处方不得超过3日常用量。

第一类精神药品注射剂，每张处方为一次常用量；控缓释制剂，每张处方不得超过7日常用量；其他剂型，每张处方不得超过3日常用量。哌甲酯用于治疗儿童多动症时，每张处方不得超过15日常用量。

第二类精神药品一般每张处方不得超过7日常用量；对于慢性病或某些特殊情况的患者，处方用量可以适当延长，医师应当注明理由。

第二十四条规定：为门（急）诊癌症疼痛患者和中、重度慢性疼痛患者开具的麻醉药品、第一类精神药品注射剂，每张处方不得超过3日常用量；控缓释制剂，每张处方不得超过15日常用量；其他剂型，每张处方不得超过7日常用量。

第二十六条规定：对于需要特别加强管制的麻醉药品，盐酸二氢埃托啡处方为一次常用量，仅限于二级以上医院内使用；盐酸哌替啶处方为一次常用量，仅限于医疗机构内使用。

第五十条规定：处方由调剂处方药品的医疗机构妥善保存。普通处方、急诊处方、儿科处方保存期限为1年，医疗用毒性药品、第二类精神药品处方保存期限为2年，麻醉药品和第一类精神药品处方保存期限为3年。

◎ 要点三　医疗用毒性药品管理的相关规定

《医疗用毒性药品管理办法》第九条规定：医疗单位供应和调配毒性药品，凭医师签名的正式处方。每次处方剂量不得超过2日极量。

细目四　《药品管理法》及相关法规、规章对医疗机构及其人员的有关规定

◎ 要点一　医疗机构药品使用的管理规定

医疗机构购进药品，应当建立并执行进货检查验收制度，验明药品合格证明和其他标识；不符合规定要求的，不得购进和使用。

医疗机构应当坚持安全有效、经济合理的用药原则，遵循药品临床应用指导原则、临床诊疗指南和药品说明书等合理用药，对医师处方、用药医嘱的适宜性进行审核。

依法经过资格认定的药师或者其他药学技术人员调配处方，应当进行核对，对处方所列药品不得擅自更改或者代用。对有配伍禁忌或者超剂量的处方，应当拒绝调配；必要时，经处方医师更正或者重新签字，方可调配。

医疗机构配制的制剂，应当是本单位临床需要而市场上没有供应的品种，并应当经所在地省、自治区、直辖市人民政府药品监督管理部门批准；但是，法律对配制中药制剂另有规定的除外。医疗机构配制的制剂应当按照规定进行质量检验；合格的，凭医师处方在本单位使用。经国务院药品监督管理部门或者省、自治区、直辖市人民政府药品监督管理部门批准，医疗机构配制的制剂可以在指定的医疗机构之间调剂使用。

医疗机构配制的制剂不得在市场上销售。

◎ 要点二　处方的管理规定

《处方管理办法》第二条规定：处方是指由注册的执业医师和执业助理医师（以下简称医师）在诊疗活动中为患者开具的、由取得药学专业技术职务任职资格的药学专业技术人员（以下简称药师）审核、调配、核对，并作为患者用药凭证的医疗文书。处方包括医疗机构病区用药医嘱单。

第四条规定：医师开具处方和药师调剂处方

应当遵循安全、有效、经济的原则。处方药应当凭医师处方销售、调剂和使用。

第十七条规定：医师开具处方应当使用经药品监督管理部门批准并公布的药品通用名称、新活性化合物的专利药品名称和复方制剂药品名称。医师开具院内制剂处方时应当使用经省级卫生行政部门审核、药品监督管理部门批准的名称。医师可以使用由卫生部公布的药品习惯名称开具处方。

第十九条规定：处方一般不得超过7日用量；急诊处方一般不得超过3日用量；对于某些慢性病、老年病或特殊情况，处方用量可适当延长，但医师应当注明理由。

第三十七条规定：药师调剂处方时必须做到"四查十对"：查处方，对科别、姓名、年龄；查药品，对药名、剂型、规格、数量；查配伍禁忌，对药品性状、用法用量；查用药合理性，对临床诊断。

◎ 要点三　关于禁止药品购销中账外暗中给予、收受回扣或者其他利益的规定

《药品管理法》第八十八条规定：禁止药品上市许可持有人、药品生产企业、药品经营企业和医疗机构在药品购销中给予、收受回扣或者其他不正当利益。禁止药品上市许可持有人、药品生产企业、药品经营企业或者代理人以任何名义给予使用其药品的医疗机构的负责人、药品采购人员、医师、药师等有关人员财物或者其他不正当利益。禁止医疗机构的负责人、药品采购人员、医师、药师等有关人员以任何名义收受药品上市许可持有人、药品生产企业、药品经营企业或者代理人给予的财物或者其他不正当利益。

细目五　《药品管理法》规定的法律责任

◎ 要点一　民事责任

1. 药品上市许可持有人、药品生产企业、药品经营企业或者医疗机构违反本法规定，给用药者造成损害的，依法承担赔偿责任。

2. 因药品质量问题受到损害的，受害人可以向药品上市许可持有人、药品生产企业请求赔偿损失，也可以向药品经营企业、医疗机构请求赔偿损失。接到受害人赔偿请求的，应当实行首负责任制，先行赔付；先行赔付后，可以依法追偿。

3. 生产假药、劣药或者明知是假药、劣药仍然销售、使用的，受害人或者其近亲属除请求赔偿损失外，还可以请求支付价款十倍或者损失三倍的赔偿金；增加赔偿的金额不足一千元的，为一千元。

◎ 要点二　行政责任

1. 生产、销售假药的，没收违法生产、销售的药品和违法所得，责令停产停业整顿，吊销药品批准证明文件，并处违法生产、销售的药品货值金额十五倍以上三十倍以下的罚款；货值金额不足十万元的，按十万元计算；情节严重的，吊销药品生产许可证、药品经营许可证或者医疗机构制剂许可证，十年内不受理其相应申请；药品上市许可持有人为境外企业的，十年内禁止其药品进口。

2. 生产、销售劣药的，没收违法生产、销售的药品和违法所得，并处违法生产、销售的药品货值金额十倍以上二十倍以下的罚款；违法生产、批发的药品货值金额不足十万元的，按十万元计算，违法零售的药品货值金额不足一万元的，按一万元计算；情节严重的，责令停产停业整顿直至吊销药品批准证明文件、药品生产许可证、药品经营许可证或者医疗机构制剂许可证。生产、销售的中药饮片不符合药品标准，尚不影响安全性、有效性的，责令限期改正，给予警告；可以处十万元以上五十万元以下的罚款。

3. 药品使用单位使用假药、劣药的，按照销售假药、零售劣药的规定处罚；情节严重的，法定代表人、主要负责人、直接负责的主管人员和其他责任人员有医疗卫生人员执业证书的，还应当吊销执业证书。

4. 医疗机构违反本法规定，将其配制的制剂在市场上销售的，责令改正，没收违法销售的制剂和违法所得，并处违法销售制剂货值金额二倍以上五倍以下的罚款；情节严重的，并处货值金额五倍以上十五倍以下的罚款；货值金额不足五万元的，按五万元计算。

◎ 要点三 刑事责任

违反本法规定，构成犯罪的，依法追究刑事责任。

◎ 要点四 有关单位或者个人在药品购销中违法给予、收受回扣应承担的法律责任

医疗机构的负责人、药品采购人员、医师、药师等有关人员收受药品上市许可持有人、药品生产企业、药品经营企业或者代理人给予的财物或者其他不正当利益的，由卫生健康主管部门或者本单位给予处分，没收违法所得；情节严重的，还应当吊销其执业证书。

第五单元 《中华人民共和国传染病防治法》

细目一 概述

◎ 要点一 《传染病防治法》的立法目的

为了预防、控制和消除传染病的发生与流行，保障人体健康和公共卫生，制定本法。

◎ 要点二 我国对传染病防治实行的方针

国家对传染病防治实行预防为主的方针，防治结合、分类管理、依靠科学、依靠群众。

◎ 要点三 法定传染病的分类

《传染病防治法》根据传染病的传播方式、速度及对人类危害程度的不同，将其分为甲类、乙类和丙类三类。

甲类传染病是指：鼠疫、霍乱。

乙类传染病是指：传染性非典型肺炎、艾滋病、病毒性肝炎、脊髓灰质炎、人感染高致病性禽流感、麻疹、流行性出血热、狂犬病、流行性乙型脑炎、登革热、炭疽、细菌性和阿米巴性痢疾、肺结核、伤寒和副伤寒、流行性脑脊髓膜炎、百日咳、白喉、新生儿破伤风、猩红热、布鲁菌病、淋病、梅毒、钩端螺旋体病、血吸虫病、疟疾。

丙类传染病是指：流行性感冒、流行性腮腺炎、风疹、急性出血性结膜炎、麻风病、流行性和地方性斑疹伤寒、黑热病、包虫病、丝虫病，除霍乱、细菌性和阿米巴性痢疾、伤寒和副伤寒以外的感染性腹泻病。

上述规定以外的其他传染病，根据其暴发、流行情况和危害程度，需要列入乙类、丙类传染病的，由国务院卫生行政部门决定并予以公布。国务院卫生行政部门已将人感染 N7N9 禽流感列入乙类传染病管理，将手足口病列入丙类传染病进行管理。

对乙类传染病中传染性非典型肺炎、炭疽中的肺炭疽，采取本法所称甲类传染病的预防、控制措施。其他乙类传染病和突发原因不明的传染病需要采取本法所称甲类传染病的预防、控制措施的，由国务院卫生行政部门及时报经国务院批准后予以公布、实施。

省、自治区、直辖市人民政府对本行政区域内常见、多发的其他地方性传染病，可以根据情况决定按照乙类或者丙类传染病管理并予以公布，报国务院卫生行政部门备案。

2020年1月，经国务院批准，中华人民共和国国家卫生健康委员会发布公告，将新型冠状病毒肺炎纳入《中华人民共和国传染病防治法》规定的乙类传染病，并采取甲类传染病的预防、控制措施。

细目二 传染病预防与疫情报告

◎ 要点一 国家建立传染病预防的相关制度

1. 国家实行有计划的预防接种制度。国务院卫生行政部门和省、自治区、直辖市人民政府卫生行政部门,根据传染病预防、控制的需要,制定传染病预防接种规划并组织实施。用于预防接种的疫苗必须符合国家质量标准。

国家对儿童实行预防接种证制度。国家免疫规划项目的预防接种实行免费。医疗机构、疾病预防控制机构与儿童的监护人应当相互配合,保证儿童及时接受预防接种。具体办法由国务院制定。

2. 国家建立传染病监测制度。国务院卫生行政部门制定国家传染病监测规划和方案。省、自治区、直辖市人民政府卫生行政部门根据国家传染病监测规划和方案,制定本行政区域的传染病监测计划和工作方案。各级疾病预防控制机构对传染病的发生、流行以及影响其发生、流行的因素进行监测;对国外发生、国内尚未发生的传染病或者国内新发生的传染病,进行监测。

3. 国家建立传染病预警制度。国务院卫生行政部门和省、自治区、直辖市人民政府根据传染病发生、流行趋势的预测,及时发出传染病预警,根据情况予以公布。

县级以上地方人民政府应当制定传染病预防控制预案,报上一级人民政府备案。

地方人民政府和疾病预防控制机构接到国务院卫生行政部门或者省、自治区、直辖市人民政府发出的传染病预警后,应当按照传染病预防、控制预案,采取相应的预防、控制措施。

4. 国家建立传染病菌种、毒种库。对可能导致甲类传染病传播的以及国务院卫生行政部门规定的菌种、毒种和传染病检测样本,确需采集、保藏、携带、运输和使用的,须经省级以上人民政府卫生行政部门批准。

◎ 要点二 各级医疗机构和疾病预防控制机构在传染病预防控制中的职责

1. 各级医疗机构必须严格执行国务院卫生行政部门规定的管理制度、操作规范,防止传染病的医源性感染和医院感染。应当确定专门的部门或者人员,承担传染病疫情报告、本单位的传染病预防、控制以及责任区域内的传染病预防工作;承担医疗活动中与医院感染有关的危险因素监测、安全防护、消毒、隔离和医疗废物处置工作。

疾病预防控制机构应当指定专门人员负责对医疗机构内传染病预防工作进行指导、考核,开展流行病学调查。

2. 各级疾病预防控制机构在传染病预防控制中履行下列职责:

①实施传染病预防控制规划、计划和方案;

②收集、分析和报告传染病监测信息,预测传染病的发生、流行趋势;

③开展对传染病疫情和突发公共卫生事件的流行病学调查、现场处理及其效果评价;

④开展传染病实验室检测、诊断、病原学鉴定;

⑤实施免疫规划,负责预防性生物制品的使用管理;

⑥开展健康教育、咨询,普及传染病防治知识;

⑦指导、培训下级疾病预防控制机构及其工作人员开展传染病监测工作;

⑧开展传染病防治应用性研究和卫生评价,提供技术咨询。

国家、省级疾病预防控制机构负责对传染病发生、流行以及分布进行监测,对重大传染病流行趋势进行预测,提出预防控制对策,参与并指导对暴发的疫情进行调查处理,开展传染病病原学鉴定,建立检测质量控制体系,开展应用性研究和卫生评价。

设区的市和县级疾病预防控制机构负责传染病预防控制规划、方案的落实,组织实施免疫、消毒、控制病媒生物的危害，普及传染病防治知识，负责本地区疫情和突发公共卫生事件监测、报告，开展流行病学调查和常见病原微生物检测。

3. 疾病预防控制机构、医疗机构的实验室和从事病原微生物实验的单位，应当符合国家规定的条件和技术标准，建立严格的监督管理制度，对传染病病原体样本按照规定的措施实行严格监督管理，严防传染病病原体的实验室感染和病原微生物的扩散。

4. 疾病预防控制机构、医疗机构使用血液和血液制品，必须遵守国家有关规定，防止因输入血液、使用血液制品引起经血液传播疾病的发生。

◎ 要点三　传染病疫情报告

疾病预防控制机构、医疗机构和采供血机构及其执行职务的人员发现本法规定的传染病疫情或者发现其他传染病暴发、流行以及突发原因不明的传染病时，应当遵循疫情报告属地管理原则，按照国务院规定的或者国务院卫生行政部门规定的内容、程序、方式和时限报告。

任何单位和个人发现传染病病人或者疑似传染病病人时，应当及时向附近的疾病预防控制机构或者医疗机构报告。

◎ 要点四　传染病疫情的通报和公布

县级以上地方人民政府卫生行政部门应当及时向本行政区域内的疾病预防控制机构和医疗机构通报传染病疫情以及监测、预警的相关信息。接到通报的疾病预防控制机构和医疗机构应当及时告知本单位的有关人员。动物防疫机构和疾病预防控制机构，应当及时互相通报动物间和人间发生的人畜共患传染病的疫情以及相关信息。

国家建立传染病疫情信息公布制度。国务院卫生行政部门定期公布全国传染病疫情信息。省、自治区、直辖市人民政府卫生行政部门定期公布本行政区域的传染病疫情信息。

传染病暴发、流行时，国务院卫生行政部门负责向社会公布传染病疫情信息，并可以授权省、自治区、直辖市人民政府卫生行政部门向社会公布本行政区域的传染病疫情信息。

公布传染病疫情信息应当及时、准确。

细目三　传染病疫情控制措施及医疗救治

◎ 要点一　医疗机构发现传染病时应采取的措施

1. 医疗机构发现甲类传染病时，应当及时采取下列措施：

（1）对病人、病原携带者，予以隔离治疗，隔离期限根据医学检查结果确定；

（2）对疑似病人，确诊前在指定场所单独隔离治疗；

（3）对医疗机构内的病人、病原携带者、疑似病人的密切接触者，在指定场所进行医学观察和采取其他必要的预防措施。

拒绝隔离治疗或者隔离期未满擅自脱离隔离治疗的，可以由公安机关协助医疗机构采取强制隔离治疗措施。

2. 医疗机构发现乙类或者丙类传染病病人，应当根据病情采取必要的治疗和控制传播措施。

3. 医疗机构对本单位内被传染病病原体污染的场所、物品以及医疗废物，必须依照法律、法规的规定实施消毒和无害化处置。

◎ 要点二　疾病预防控制机构发现或接到传染病疫情报告时应采取的措施

1. 对传染病疫情进行流行病学调查，根据调查情况提出划定疫点、疫区的建议，对被污染的场所进行卫生处理，对密切接触者，在指定场所进行医学观察和采取其他必要的预防措施，并向卫生行政部门提出疫情控制方案；

2. 传染病暴发、流行时，对疫点、疫区进行卫生处理，向卫生行政部门提出疫情控制方案，并按照卫生行政部门的要求采取措施；

3. 指导下级疾病预防控制机构实施传染病预防、控制措施，组织、指导有关单位对传染病疫情的处理。

要点三 各级政府部门在传染病发生时应采取的紧急措施

1. 传染病暴发、流行时，县级以上地方人民政府应当立即组织力量，按照预防、控制预案进行防治，切断传染病的传播途径，必要时，报经上一级人民政府决定，可以采取下列紧急措施并予以公告：

（1）限制或者停止集市、影剧院演出或者其他人群聚集的活动；

（2）停工、停业、停课；

（3）封闭或者封存被传染病病原体污染的公共饮用水源、食品以及相关物品；

（4）控制或者扑杀染疫野生动物、家畜家禽；

（5）封闭可能造成传染病扩散的场所。

上级人民政府接到下级人民政府关于采取前款所列紧急措施的报告时，应当即时作出决定。

紧急措施的解除，由原决定机关决定并宣布。

2. 甲类、乙类传染病暴发、流行时，县级以上地方人民政府报经上一级人民政府决定，可以宣布本行政区域部分或者全部为疫区；国务院可以决定并宣布跨省、自治区、直辖市的疫区。省、自治区、直辖市人民政府可以决定对本行政区域内的甲类传染病疫区实施封锁；但是，封锁大、中城市的疫区或者封锁跨省、自治区、直辖市的疫区，以及封锁疫区导致中断干线交通或者封锁国境的，由国务院决定。疫区封锁的解除，由原决定机关决定并宣布。

要点四 医疗救治

医疗机构应当对传染病病人或者疑似传染病病人提供医疗救护、现场救援和接诊治疗，实行传染病预检、分诊制度；对传染病病人、疑似传染病病人，应当引导至相对隔离的分诊点进行初诊；书写病历记录以及其他有关资料，并妥善保管。

医疗机构不具备相应救治能力的，应当将患者及其病历记录复印件一并转至具备相应救治能力的医疗机构。

细目四 相关机构及其人员违反《传染病防治法》有关规定应承担的法律责任

要点一 民事责任

《传染病防治法》规定：单位和个人违反本法，导致传染病传播、流行，给他人人身、财产造成损害的，应依法承担民事责任。

要点二 行政责任

医疗机构违反本法规定的下列情形之一的，由县级以上人民政府卫生行政部门责令改正，通报批评，给予警告；造成传染病传播、流行或者其他严重后果的，对负有责任的主管人员和其他直接责任人员，依法给予降级、撤职、开除的处分，并可以依法吊销有关责任人员的执业证书；构成犯罪的，依法追究刑事责任。

1. 未按照规定承担本单位的传染病预防、控制工作，医院感染控制任务和责任区域内的传染病预防工作的；

2. 未按照规定报告传染病疫情，或者隐瞒、谎报、缓报传染病疫情的；

3. 发现传染病疫情时，未按照规定对传染病病人、疑似传染病病人提供医疗救护、现场救援、接诊、转诊的，或者拒绝接受转诊的；

4. 未按照规定对本单位内被传染病病原体污染的场所、物品以及医疗废物实施消毒或者无害化处置的；

5. 未按照规定对医疗器械进行消毒，或者对按照规定一次使用的医疗器具未予销毁，再次使用的；

6. 在医疗救治过程中未按照规定保管医学记录资料的；

7. 故意泄露传染病病人、病原携带者、疑似传染病病人、密切接触者涉及个人隐私的有关信息、资料的。

疾病预防控制机构违反本法规定，有下列情形之一的，由县级以上人民政府卫生行政部门责令限期改正，通报批评，给予警告；对负有责任的主管人员和其他直接责任人员，依法给予降级、撤职、开除的处分，并可以依法吊销有关责任人员的执业证书；构成犯罪的，依法追究刑事责任：

1. 未依法履行传染病监测职责的；
2. 未依法履行传染病疫情报告、通报职责，或者隐瞒、谎报、缓报传染病疫情的；
3. 未主动收集传染病疫情信息，或者对传染病疫情信息和疫情报告未及时进行分析、调查、核实的；
4. 发现传染病疫情时，未依据职责及时采取本法规定的措施的；
5. 故意泄露传染病病人、病原携带者、疑似传染病病人、密切接触者涉及个人隐私的有关信息、资料的。

◎ **要点三　刑事责任**

单位和个人违反本法，构成犯罪的，依法追究刑事责任。

第六单元　《突发公共卫生事件应急条例》

细目一　概　述

◎ **要点一　突发公共卫生事件的概念**

本条例所称突发公共卫生事件（以下简称突发事件），是指突然发生，造成或者可能造成社会公众健康严重损害的重大传染病疫情、群体性不明原因疾病、重大食物和职业中毒以及其他严重影响公众健康的事件。

◎ **要点二　突发公共卫生事件应急工作的方针及原则**

突发事件应急工作，应当遵循预防为主、常备不懈的方针，贯彻统一领导、分级负责、反应及时、措施果断、依靠科学、加强合作的原则。

细目二　突发公共卫生事件的预防与应急准备

◎ **要点一　突发公共卫生事件应急预案制定与预案的主要内容**

1. 突发事件应急预案的制定：国务院卫生行政主管部门按照分类指导、快速反应的要求，制定全国突发事件应急预案，报请国务院批准。省、自治区、直辖市人民政府根据全国突发事件应急预案，结合本地实际情况，制定本行政区域的突发事件应急预案。

2. 全国突发事件应急预案应包括的主要内容：
（1）突发事件应急处理指挥部的组成和相关部门的职责；
（2）突发事件的监测与预警；
（3）突发事件信息的收集、分析、报告、通报制度；
（4）突发事件应急处理技术和监测机构及其任务；
（5）突发事件的分级和应急处理工作方案；
（6）突发事件预防、现场控制，应急设施、设备、救治药品和医疗器械以及其他物资和技术的储备与调度；
（7）突发事件应急处理专业队伍的建设和培训。

◎ **要点二　突发公共卫生事件预防控制体系**

1. 国家建立统一的突发事件预防控制体系。
2. 县级以上人民政府建立和完善突发事件监测与预警系统。
3. 县级以上人民政府卫生行政主管部门指定机构负责开展突发事件的日常监测。

4. 县级以上地方人民政府卫生行政主管部门，应当定期对医疗卫生机构和人员开展突发事件应急处理相关知识、技能的培训，定期组织医疗卫生机构进行突发事件应急演练，推广最新知识和先进技术。

细目三　突发公共卫生事件的报告与信息发布

◎ 要点一　突发公共卫生事件应急报告制度与报告情形

1. 国家建立突发事件应急报告制度　国务院卫生行政主管部门制定突发事件应急报告规范，建立重大、紧急疫情信息报告系统。

2. 突发事件的报告情形和报告时限要求　突发事件监测机构、医疗卫生机构和有关单位发现有下列情形之一的，应当在2小时内向所在地县级人民政府卫生行政主管部门报告；接到报告的卫生行政主管部门应当在2小时内向本级人民政府报告，并同时向上级人民政府卫生行政主管部门和国务院卫生行政主管部门报告；县级人民政府应当在接到报告后2小时内向设区的市级人民政府或者上一级人民政府报告；设区的市级人民政府应当在接到报告后2小时内向省、自治区、直辖市人民政府报告；省、自治区、直辖市人民政府应当在接到报告1小时内，向国务院卫生行政主管部门报告：

（1）发生或者可能发生传染病暴发、流行的；

（2）发生或者发现不明原因的群体性疾病的；

（3）发生传染病菌种、毒种丢失的；

（4）发生或者可能发生重大食物和职业中毒事件的。

国务院卫生行政主管部门对可能造成重大社会影响的突发事件，应当立即向国务院报告。

任何单位和个人对突发事件不得隐瞒、缓报、谎报或者授意他人隐瞒、缓报、谎报。

◎ 要点二　突发公共卫生事件的信息发布

国家建立突发事件的信息发布制度。国务院卫生行政主管部门负责向社会发布突发事件的信息。必要时，可以授权省、自治区、直辖市人民政府卫生行政主管部门向社会发布本行政区域内突发事件的信息。

信息发布应当及时、准确、全面。

细目四　突发公共卫生事件的应急处理

◎ 要点一　应急预案的启动

突发事件发生后，卫生行政主管部门应当组织专家对突发事件进行综合评估，初步判断突发事件的类型，提出是否启动突发事件应急预案的建议。在全国范围内或者跨省、自治区、直辖市范围内启动全国突发事件应急预案，由国务院卫生行政主管部门报国务院批准后实施。省、自治区、直辖市启动突发事件应急预案，由省、自治区、直辖市人民政府决定，并向国务院报告。

◎ 要点二　应急预案的实施

1. 医疗卫生机构、监测机构和科学研究机构，应当服从突发事件应急处理指挥部的统一指挥，相互配合、协作，集中力量开展相关的科学研究工作。

2. 根据突发事件应急处理的需要，突发事件应急处理指挥部有权紧急调集人员、储备的物资、交通工具以及相关设施、设备；必要时，对人员进行疏散或者隔离，并可以依法对传染病疫区实行封锁。

3. 参加突发事件应急处理的工作人员，应当按照预案的规定，采取卫生防护措施，并在专业人员的指导下进行工作。

4. 医疗卫生机构应采取的措施

医疗卫生机构应当对因突发事件致病的人员提供医疗救护和现场救援，对就诊病人必须接诊治疗，并书写详细、完整的病历记录；对需要转送的病人，应当按照规定将病人及其病历记录的复印件转送至接诊的或者指定的医疗机构。

医疗卫生机构内应当采取卫生防护措施，防

止交叉感染和污染。

医疗卫生机构应当对传染病病人密切接触者采取医学观察措施。

医疗机构收治传染病病人、疑似传染病病人，应当依法报告所在地的疾病预防控制机构。

5. 有关部门、医疗卫生机构应当对传染病做到早发现、早报告、早隔离、早治疗，切断传播途径，防止扩散。

6. 在突发事件中需要接受隔离治疗、医学观察措施的病人、疑似病人和传染病病人密切接触者在卫生行政主管部门或者有关机构采取医学措施时应当予以配合；拒绝配合的，由公安机关依法协助强制执行。

细目五　《突发公共卫生事件应急条例》规定的法律责任

◎ 要点一　医疗机构违反《突发公共卫生事件应急条例》规定应追究的法律责任

医疗卫生机构有下列行为之一的，由卫生行政主管部门责令改正、通报批评、给予警告；情节严重的，吊销《医疗机构执业许可证》；对主要负责人、负有责任的主管人员和其他直接责任人员依法给予降级或者撤职的纪律处分；造成传染病传播、流行或者对社会公众健康造成其他严重危害后果，构成犯罪的，依法追究刑事责任：

1. 未依照本条例的规定履行报告职责，隐瞒、缓报或者谎报的；

2. 未依照本条例的规定及时采取控制措施的；

3. 未依照本条例的规定履行突发事件监测职责的；

4. 拒绝接诊病人的；

5. 拒不服从突发事件应急处理指挥部调度的。

◎ 要点二　在突发事件处理工作中有关单位和个人未履行职责应承担的法律责任

在突发事件应急处理工作中，有关单位和个人未依照本条例的规定履行报告职责，隐瞒、缓报或者谎报，阻碍突发事件应急处理工作人员执行职务，拒绝国务院卫生行政主管部门或者其他有关部门指定的专业技术机构进入突发事件现场，或者不配合调查、采样、技术分析和检验的，对有关责任人员依法给予行政处分或者纪律处分；触犯《中华人民共和国治安管理处罚条例》，构成违反治安管理行为的，由公安机关依法予以处罚；构成犯罪的，依法追究刑事责任。

◎ 要点三　在突发事件发生期间扰乱公共秩序应追究的法律责任

在突发事件发生期间，散布谣言、哄抬物价、欺骗消费者，扰乱社会秩序、市场秩序的，由公安机关或者工商行政管理部门依法给予行政处罚；构成犯罪的，依法追究刑事责任。

第七单元　《医疗纠纷预防和处理条例》

细目一　概　述

◎ 要点一　医疗纠纷的概念

本条例所称医疗纠纷，是指医患双方因诊疗活动引发的争议。

◎ 要点二　医疗纠纷的处理原则

处理医疗纠纷，应当遵循公平、公正、及时的原则，实事求是，依法处理。

◎ 要点三　医疗纠纷的合作共治中的部门责任

县级以上人民政府应当加强对医疗纠纷预防和处理工作的领导、协调，将其纳入社会治安综合治理体系，建立部门分工协作机制，督促部门依法履行职责。

卫生主管部门负责指导、监督医疗机构做好医疗纠纷的预防和处理工作，引导医患双方依法解决医疗纠纷。

司法行政部门负责指导医疗纠纷人民调解工作。

公安机关依法维护医疗机构治安秩序，查处、打击侵害患者和医务人员合法权益以及扰乱医疗秩序等违法犯罪行为。

财政、民政、保险监督管理等部门和机构按照各自职责做好医疗纠纷预防和处理的有关工作。

细目二　医疗纠纷的预防

◎ 要点一　预防医疗纠纷的原则

国家建立医疗质量安全管理体系，深化医药卫生体制改革，规范诊疗活动，改善医疗服务，提高医疗质量，预防、减少医疗纠纷。在诊疗活动中，医患双方应当互相尊重，维护自身权益，应当遵守有关法律、法规的规定。

医疗机构及其医务人员在诊疗活动中应当以患者为中心，加强人文关怀，严格遵守医疗卫生法律、法规、规章和诊疗相关规范、常规，恪守职业道德。

◎ 要点二　医疗机构的职责

医疗机构应当对其医务人员进行医疗卫生法律、法规、规章和诊疗相关规范、常规的培训，并加强职业道德教育。

医疗机构应当加强医疗风险管理，完善医疗风险的识别、评估和防控措施，定期检查措施落实情况，及时消除隐患。

医疗机构应当制定并实施医疗质量安全管理制度，设置医疗服务质量监控部门或者配备专（兼）职人员，加强对诊断、治疗、护理、药事、检查等工作的规范化管理，优化服务流程，提高服务水平。

医疗机构应当按照国务院卫生主管部门制定的医疗技术临床应用管理规定，开展与其技术能力相适应的医疗技术服务，保障临床应用安全，降低医疗风险；采用医疗新技术的，应当开展技术评估和伦理审查，确保安全有效、符合伦理。开展手术、特殊检查、特殊治疗等具有较高医疗风险的诊疗活动，医疗机构应当提前预备应对方案，主动防范突发风险。

医疗机构应当依照有关法律、法规的规定，严格执行药品、医疗器械、消毒药剂、血液等的进货查验、保管等制度。禁止使用无合格证明文件、过期等不合格的药品、医疗器械、消毒药剂、血液等。

医疗机构应当建立健全医患沟通机制，对患者在诊疗过程中提出的咨询、意见和建议，应当耐心解释、说明，并按照规定进行处理；对患者就诊疗行为提出的疑问，应当及时予以核实、自查，并指定有关人员与患者或者其近亲属沟通，如实说明情况。

医疗机构应当建立健全投诉接待制度，设置统一的投诉管理部门或者配备专（兼）职人员，在医疗机构显著位置公布医疗纠纷解决途径、程序和联系方式等，方便患者投诉或者咨询。

◎ 要点三　医务人员的责任

医务人员在诊疗活动中应当向患者说明病情和医疗措施。需要实施手术，或者开展临床试验等存在一定危险性、可能产生不良后果的特殊检查、特殊治疗的，医务人员应当及时向患者说明医疗风险、替代医疗方案等情况，并取得其书面同意；在患者处于昏迷等无法自主作出决定的状态或者病情不宜向患者说明等情形下，应当向患者的近亲属说明，并取得其书面同意。紧急情况下不能取得患者或者其近亲属意见的，经医疗机构负责人或者授权的负责人批准，可以立即实施相应的医疗措施。

医疗机构及其医务人员应当按照国务院卫生主管部门的规定，填写并妥善保管病历资料。因紧急抢救未能及时填写病历的，医务人员应当在抢救结束后6小时内据实补记，并加以注明。任何单位和个人不得篡改、伪造、隐匿、毁灭或者抢夺病历资料。

◎ 要点四　患者的权利与义务

患者有权查阅、复制其门诊病历、住院志、体温单、医嘱单、化验单（检验报告）、医学影像检查资料、特殊检查同意书、手术同意书、手术及麻醉记录、病理资料、护理记录、医疗费用以及国务院卫生主管部门规定的其他属于病历的全部资料。

患者要求复制病历资料的，医疗机构应当提供复制服务，并在复制的病历资料上加盖证明印记。复制病历资料时，应当有患者或者其近亲属在场。医疗机构应患者的要求为其复制病历资料，可以收取工本费，收费标准应当公开。

患者死亡的，其近亲属可以依照规定，查阅、复制病历资料。

患者应当遵守医疗秩序和医疗机构有关就诊、治疗、检查的规定，如实提供与病情有关的信息，配合医务人员开展诊疗活动。

细目三　医疗纠纷的处理

◎ 要点一　医疗纠纷的处理途径

发生医疗纠纷，医患双方可以通过下列途径解决：

1. 双方自愿协商；
2. 申请人民调解；
3. 申请行政调解；
4. 向人民法院提起诉讼；
5. 法律、法规规定的其他途径。

◎ 要点二　医疗纠纷中患者的权利

发生医疗纠纷，医疗机构应当告知患者或者其近亲属下列事项：

1. 解决医疗纠纷的合法途径；
2. 有关病历资料、现场实物封存和启封的规定；
3. 有关病历资料查阅、复制的规定。

患者死亡的，还应当告知其近亲属有关尸检的规定。

◎ 要点三　病历资料、现场实物等的封存与处理

发生医疗纠纷需要封存、启封病历资料的，应当在医患双方在场的情况下进行。封存的病历资料可以是原件，也可以是复制件，由医疗机构保管。病历尚未完成需要封存的，对已完成病历先行封存；病历按照规定完成后，再对后续完成部分进行封存。医疗机构应当对封存的病历开列封存清单，由医患双方签字或者盖章，各执一份。病历资料封存后医疗纠纷已经解决，或者患者在病历资料封存满3年未再提出解决医疗纠纷要求的，医疗机构可以自行启封。

疑似输液、输血、注射、用药等引起不良后果的，医患双方应当共同对现场实物进行封存、启封，封存的现场实物由医疗机构保管。需要检验的，应当由双方共同委托依法具有检验资格的检验机构进行检验；双方无法共同委托的，由医疗机构所在地县级人民政府卫生主管部门指定。疑似输血引起不良后果，需要对血液进行封存保留的，医疗机构应当通知提供该血液的血站派员到场。现场实物封存后医疗纠纷已经解决，或者患者在现场实物封存满3年未再提出解决医疗纠纷要求的，医疗机构可以自行启封。

患者死亡，医患双方对死因有异议的，应当在患者死亡后48小时内进行尸检；具备尸体冻存条件的，可以延长至7日。尸检应当经死者近亲属同意并签字，拒绝签字的，视为死者近亲属不同意进行尸检。不同意或者拖延尸检，超过规定时间，影响对死因判定的，由不同意或者拖延的一方承担责任。尸检应当由按照国家有关规定取得相应资格的机构和专业技术人员进行。医患双方可以委派代表观察尸检过程。

要点四 医疗纠纷的人民调解

申请医疗纠纷人民调解的，由医患双方共同向医疗纠纷人民调解委员会提出申请；一方申请调解的，医疗纠纷人民调解委员会在征得另一方同意后进行调解。申请人可以以书面或者口头形式申请调解。书面申请的，申请书应当载明申请人的基本情况、申请调解的争议事项和理由等；口头申请的，医疗纠纷人民调解员应当当场记录申请人的基本情况、申请调解的争议事项和理由等，并经申请人签字确认。

医疗纠纷人民调解委员会获悉医疗机构内发生重大医疗纠纷，可以主动开展工作，引导医患双方申请调解。医疗纠纷人民调解委员会调解医疗纠纷，不得收取费用。

当事人已经向人民法院提起诉讼并且已被受理，或者已经申请卫生主管部门调解并且已被受理的，医疗纠纷人民调解委员会不予受理；已经受理的，终止调解。

医疗纠纷人民调解委员会应当自受理之日起30个工作日内完成调解。需要鉴定的，鉴定时间不计入调解期限。因特殊情况需要延长调解期限的，医疗纠纷人民调解委员会和医患双方可以约定延长调解期限。超过调解期限未达成调解协议的，视为调解不成。

医患双方经人民调解达成一致的，医疗纠纷人民调解委员会应当制作调解协议书。调解协议书经医患双方签字或者盖章，人民调解员签字并加盖医疗纠纷人民调解委员会印章后生效。达成调解协议的，医疗纠纷人民调解委员会应当告知医患双方可以依法向人民法院申请司法确认。

要点五 医疗损害鉴定

医疗纠纷人民调解委员会、卫生主管部门调解医疗纠纷，需要进行医疗损害鉴定以明确责任的，由医患双方共同委托医学会或者司法鉴定机构进行鉴定，也可以经医患双方同意，由医疗纠纷人民调解委员会、卫生主管部门委托鉴定。

医学会或者司法鉴定机构接受委托从事医疗损害鉴定，应当由鉴定事项所涉专业的临床医学、法医学等专业人员进行鉴定；医学会或者司法鉴定机构没有相关专业人员的，应当从规定的医疗损害鉴定专家库中抽取相关专业专家进行鉴定。

医疗损害鉴定专家库由设区的市级以上人民政府卫生、司法行政部门共同设立。专家库应当包含医学、法学、法医学等领域的专家。

鉴定费预先向医患双方收取，最终按照责任比例承担。

医学会或者司法鉴定机构开展医疗损害鉴定，应当执行规定的标准和程序，尊重科学，恪守职业道德，对出具的医疗损害鉴定意见负责，不得出具虚假鉴定意见。

要点六 医疗纠纷的行政调解

医患双方申请医疗纠纷行政调解的，应当参照人民调解的规定向医疗纠纷发生地县级人民政府卫生主管部门提出申请。

卫生主管部门应当自收到申请之日起5个工作日内作出是否受理的决定。当事人已经向人民法院提起诉讼并且已被受理的，或者已经申请医疗纠纷人民调解委员会调解并且已被受理的，卫生主管部门不予受理；已经受理的，终止调解。

卫生主管部门应当自受理之日起30个工作日内完成调解。需要鉴定的，鉴定时间不计入调解期限。超过调解期限未达成调解协议的，视为调解不成。

医患双方经卫生主管部门调解达成一致的，应当签署调解协议书。

细目四 法律责任

要点一 医疗机构的法律责任

医疗机构篡改、伪造、隐匿、毁灭病历资料的，对直接负责的主管人员和其他直接责任人员，由县级以上人民政府卫生主管部门给予或者责令给予降低岗位等级或者撤职的处分，对有关医务人员责令暂停6个月以上1年以下执业活动；造成严重后果的，对直接负责的主管人员和其他直接责任人员给予或者责令给予开除的处分，对有关医务人员由原发证部门吊销执业证书；构成犯罪的，依法追究刑事责任。

医疗机构及其医务人员有下列情形之一的，由县级以上人民政府卫生主管部门责令改正，给予警告，并处1万元以上5万元以下罚款；情节严重的，对直接负责的主管人员和其他直接责任人员给予或者责令给予降低岗位等级或者撤职的处分，对有关医务人员可以责令暂停1个月以上6个月以下执业活动；构成犯罪的，依法追究刑事责任：

1. 未按规定制定和实施医疗质量安全管理制度；
2. 未按规定告知患者病情、医疗措施、医疗风险、替代医疗方案等；
3. 开展具有较高医疗风险的诊疗活动，未提前预备应对方案防范突发风险；
4. 未按规定填写、保管病历资料，或者未按规定补记抢救病历；
5. 拒绝为患者提供查阅、复制病历资料服务；
6. 未建立投诉接待制度、设置统一投诉管理部门或者配备专（兼）职人员；
7. 未按规定封存、保管、启封病历资料和现场实物；
8. 未按规定向卫生主管部门报告重大医疗纠纷；
9. 其他未履行本条例规定义务的情形。

◎ 要点二　医务人员的法律责任

参见"要点一　医疗机构的法律责任"。

◎ 要点三　鉴定机构、尸检机构的法律责任

医学会、司法鉴定机构出具虚假医疗损害鉴定意见的，由县级以上人民政府卫生、司法行政部门依据职责没收违法所得，并处5万元以上10万元以下罚款，对该医学会、司法鉴定机构和有关鉴定人员责令暂停3个月以上1年以下医疗损害鉴定业务，对直接负责的主管人员和其他直接责任人员给予或者责令给予降低岗位等级或者撤职的处分；情节严重的，该医学会、司法鉴定机构和有关鉴定人员5年内不得从事医疗损害鉴定业务或者撤销登记，对直接负责的主管人员和其他直接责任人员给予或者责令给予开除的处分；构成犯罪的，依法追究刑事责任。

尸检机构出具虚假尸检报告的，由县级以上人民政府卫生、司法行政部门依据职责没收违法所得，并处5万元以上10万元以下罚款，对该尸检机构和有关尸检专业技术人员责令暂停3个月以上1年以下尸检业务，对直接负责的主管人员和其他直接责任人员给予或者责令给予降低岗位等级或者撤职的处分；情节严重的，撤销该尸检机构和有关尸检专业技术人员的尸检资格，对直接负责的主管人员和其他直接责任人员给予或者责令给予开除的处分；构成犯罪的，依法追究刑事责任。

◎ 要点四　医疗纠纷人民调解员的法律责任

医疗纠纷人民调解员有下列行为之一的，由医疗纠纷人民调解委员会给予批评教育、责令改正；情节严重的，依法予以解聘：

1. 偏袒一方当事人；
2. 侮辱当事人；
3. 索取、收受财物或者牟取其他不正当利益；
4. 泄露医患双方个人隐私等事项。

◎ 要点五　卫生行政机关及人员的法律责任

县级以上人民政府卫生主管部门和其他有关部门及其工作人员在医疗纠纷预防和处理工作中，不履行职责或者滥用职权、玩忽职守、徇私舞弊的，由上级人民政府卫生等有关部门或者监察机关责令改正；依法对直接负责的主管人员和其他直接责任人员给予处分；构成犯罪的，依法追究刑事责任。

第八单元 《中华人民共和国中医药法》

细目一 概述

要点一 《中医药法》制定目的、适用范围

1. 制定目的 继承和弘扬中医药，保障和促进中医药事业发展，保护人民健康。
2. 适用范围 适用的对象范围：本法所称中医药，是包括汉族和少数民族医药在内的我国各民族医药的统称，是反映中华民族对生命、健康和疾病的认识，具有悠久历史传统和独特理论及技术方法的医药学体系。适用的时间范围：自2017年7月1日起施行。

要点二 发展中医药事业的原则、方针

中医药事业是我国医药卫生事业的重要组成部分。国家大力发展中医药事业，实行中西医并重的方针，建立符合中医药特点的管理制度，充分发挥中医药在我国医药卫生事业中的作用。

特别强调发展中医药事业应当遵循中医药发展规律，坚持继承和创新相结合，保持和发挥中医药特色和优势，运用现代科学技术，促进中医药理论和实践的发展。鼓励中医、西医相互学习，相互补充，协调发展，发挥各自优势，促进中西医结合。

细目二 中医药服务

要点一 中医药服务体系和能力建设

县级以上人民政府应当将中医医疗机构建设纳入医疗机构设置规划，举办规模适宜的中医医疗机构，扶持有中医药特色和优势的医疗机构发展。合并、撤销政府举办的中医医疗机构或者改变其中医医疗性质，应当征求上一级人民政府中医药主管部门的意见。

政府举办的综合医院、妇幼保健机构和有条件的专科医院、社区卫生服务中心、乡镇卫生院，应当设置中医药科室。

县级以上人民政府应当采取措施，增强社区卫生服务站和村卫生室提供中医药服务的能力。

国家支持社会力量举办中医医疗机构。社会力量举办的中医医疗机构在准入、执业、基本医疗保险、科研教学、医务人员职称评定等方面享有与政府举办的中医医疗机构同等的权利。

要点二 中医诊所、中医医师的准入管理制度

举办中医医疗机构应当按照国家有关医疗机构管理的规定办理审批手续，并遵守医疗机构管理的有关规定。

举办中医诊所的，将诊所的名称、地址、诊疗范围、人员配备情况等报所在地县级人民政府中医药主管部门备案后即可开展执业活动。中医诊所应当将本诊所的诊疗范围、中医医师的姓名及其执业范围在诊所的明显位置公示，不得超出备案范围开展医疗活动。

从事中医医疗活动的人员应当依照规定，通过中医医师资格考试取得中医医师资格，并进行执业注册。中医医师资格考试的内容应当体现中医药特点。

以师承方式学习中医或者经多年实践，医术确有专长的人员，由至少两名中医医师推荐，经省、自治区、直辖市人民政府中医药主管部门组织实践技能和效果考核合格后，即可取得中医医师资格；按照考核内容进行执业注册后，即可在注册的执业范围内，以个人开业的方式或者在医疗机构内从事中医医疗活动。国务院中医药主管部门应当根据中医药技术方法的安全风险拟订本款规定人员的分类考核办法，报国务院卫生行政部门审核、发布。

◎ 要点三　保持中医药服务的特色

开展中医药服务，应当以中医药理论为指导，运用中医药技术方法，并符合国务院中医药主管部门制定的中医药服务基本要求。

中医医疗机构配备医务人员应当以中医药专业技术人员为主，主要提供中医药服务；经考试取得医师资格的中医医师按照国家有关规定，经培训、考核合格后，可以在执业活动中采用与其专业相关的现代科学技术方法。在医疗活动中采用现代科学技术方法的，应当有利于保持和发挥中医药特色和优势。

社区卫生服务中心、乡镇卫生院、社区卫生服务站以及有条件的村卫生室应当合理配备中医药专业技术人员，并运用和推广适宜的中医药技术方法。

◎ 要点四　中医药服务的政策支持、保障

县级以上人民政府应当发展中医药预防、保健服务，并按照国家有关规定将其纳入基本公共卫生服务项目统筹实施。

县级以上人民政府应当发挥中医药在突发公共卫生事件应急工作中的作用，加强中医药应急物资、设备、设施、技术与人才资源储备。

医疗卫生机构应当在疾病预防与控制中积极运用中医药理论和技术方法。

◎ 要点五　中医医疗广告管理

医疗机构发布中医医疗广告，应当经所在地省、自治区、直辖市人民政府中医药主管部门审查批准；未经审查批准，不得发布。发布的中医医疗广告内容应当与经审查批准的内容相符，并符合《中华人民共和国广告法》的有关规定。

◎ 要点六　中医药服务的监督

县级以上人民政府中医药主管部门应当加强对中医药服务的监督检查，并将下列事项作为监督检查的重点：

1. 中医医疗机构、中医医师是否超出规定的范围开展医疗活动；

2. 开展中医药服务是否符合国务院中医药主管部门制定的中医药服务基本要求；

3. 中医医疗广告发布行为是否符合本法的规定。

中医药主管部门依法开展监督检查，有关单位和个人应当予以配合，不得拒绝或者阻挠。

细目三　中药保护与发展

◎ 要点一　中药材质量管理制度

国家制定中药材种植养殖、采集、贮存和初加工的技术规范、标准，加强对中药材生产流通全过程的质量监督管理，保障中药材质量安全。

国家鼓励发展中药材规范化种植养殖，严格管理农药、肥料等农业投入品的使用，禁止在中药材种植过程中使用剧毒、高毒农药，支持中药材良种繁育，提高中药材质量。

国家建立道地中药材评价体系，支持道地中药材品种选育，扶持道地中药材生产基地建设，加强道地中药材生产基地生态环境保护，鼓励采取地理标志产品保护等措施保护道地中药材。

国务院药品监督管理部门应当组织并加强对中药材质量的监测，定期向社会公布监测结果。国务院有关部门应当协助做好中药材质量监测有关工作。

采集、贮存中药材以及对中药材进行初加工，应当符合国家有关技术规范、标准和管理规定。

国家鼓励发展中药材现代流通体系，提高中药材包装、仓储等技术水平，建立中药材流通追溯体系。药品生产企业购进中药材应当建立进货查验记录制度。中药材经营者应当建立进货查验和购销记录制度，并标明中药材产地。

◎ 要点二　中药饮片管理制度

国家保护中药饮片传统炮制技术和工艺，支持应用传统工艺炮制中药饮片，鼓励运用现代科学技术开展中药饮片炮制技术研究。

对市场上没有供应的中药饮片，医疗机构可以根据本医疗机构医师处方的需要，在本医疗机

构内炮制、使用。医疗机构应当遵守中药饮片炮制的有关规定，对其炮制的中药饮片的质量负责，保证药品安全。医疗机构炮制中药饮片，应当向所在地设区的市级人民政府药品监督管理部门备案。

根据临床用药需要，医疗机构可以凭本医疗机构医师的处方对中药饮片进行再加工。

◎ 要点三　促进中药制剂发展管理制度

生产符合国家规定条件的来源于古代经典名方的中药复方制剂，在申请药品批准文号时，可以仅提供非临床安全性研究资料。具体管理办法由国务院药品监督管理部门会同中医药主管部门制定。古代经典名方，是指至今仍广泛应用、疗效确切、具有明显特色与优势的古代中医典籍所记载的方剂。具体目录由国务院中医药主管部门会同药品监督管理部门制定。

国家鼓励医疗机构根据本医疗机构临床用药需要配制和使用中药制剂，支持应用传统工艺配制中药制剂，支持以中药制剂为基础研制中药新药。

医疗机构配制中药制剂，应当依照《中华人民共和国药品管理法》的规定取得医疗机构制剂许可证，或者委托取得药品生产许可证的药品生产企业、取得医疗机构制剂许可证的其他医疗机构配制中药制剂。委托配制中药制剂，应当向委托方所在地省、自治区、直辖市人民政府药品监督管理部门备案。医疗机构对其配制的中药制剂的质量负责；委托配制中药制剂的，委托方和受托方对所配制的中药制剂的质量分别承担相应责任。

医疗机构配制的中药制剂品种，应当依法取得制剂批准文号。但是，仅应用传统工艺配制的中药制剂品种，向医疗机构所在地省、自治区、直辖市人民政府药品监督管理部门备案后即可配制，不需要取得制剂批准文号。

细目四　中医药人才培养与科学研究、中医药传承与文化传播

◎ 要点一　完善学历教育

国家完善中医药学校教育体系，支持专门实施中医药教育的高等学校、中等职业学校和其他教育机构的发展。中医药学校教育的培养目标、修业年限、教学形式、教学内容、教学评价及学术水平评价标准等，应当体现中医药学科特色，符合中医药学科发展规律。

◎ 要点二　增强人才培养的针对性

中医药教育应当遵循中医药人才成长规律，以中医药内容为主，体现中医药文化特色，注重中医药经典理论和中医药临床实践、现代教育方式和传统教育方式相结合。

◎ 要点三　鼓励中医药师承教育

国家发展中医药师承教育，支持有丰富临床经验和技术专长的中医医师、中药专业技术人员在执业、业务活动中带徒授业，传授中医药理论和技术方法，培养中医药专业技术人员。

◎ 要点四　鼓励中医药科学研究

国家鼓励科研机构、高等学校、医疗机构和药品生产企业等，运用现代科学技术和传统中医药研究方法，开展中医药科学研究，加强中西医结合研究，促进中医药理论和技术方法的继承和创新。

国家采取措施支持对中医药古籍文献、著名中医药专家的学术思想和诊疗经验以及民间中医药技术方法的整理、研究和利用。国家鼓励组织和个人捐献有科学研究和临床应用价值的中医药文献、秘方、验方、诊疗方法和技术。

国家采取措施，加强对中医药基础理论和辨证论治方法，常见病、多发病、慢性病和重大疑难疾病、重大传染病的中医药防治，以及其他对中医药理论和实践发展有重大促进作用的项目的科学研究。

◎ 要点五　中医药传承

对具有重要学术价值的中医药理论和技术方法，省级以上人民政府中医药主管部门应当组织遴选本行政区域内的中医药学术传承项目和传承人，并为传承活动提供必要的条件。传承人应当开展传承活动，培养后继人才，收集整理并妥善

保存相关的学术资料。属于非物质文化遗产代表性项目的，依照《中华人民共和国非物质文化遗产法》的有关规定开展传承活动。

国家建立中医药传统知识保护数据库、保护名录和保护制度。中医药传统知识持有人对其持有的中医药传统知识享有传承使用的权利，对他人获取、利用其持有的中医药传统知识享有知情同意和利益分享等权利。

◎ 要点六　中医药文化传播

县级以上人民政府应当加强中医药文化宣传，普及中医药知识，鼓励组织和个人创作中医药文化和科普作品。

开展中医药文化宣传和知识普及活动，应当遵守国家有关规定。任何组织或者个人不得对中医药作虚假、夸大宣传，不得冒用中医药名义牟取不正当利益。

广播、电视、报刊、互联网等媒体开展中医药知识宣传，应当聘请中医药专业技术人员进行。

细目五　保障措施与法律责任

◎ 要点一　中医药事业发展的政策支持与条件保障

县级以上人民政府应当为中医药事业发展提供政策支持和条件保障，将中医药事业发展经费纳入本级财政预算。

县级以上人民政府及其有关部门制定基本医疗保险支付政策、药物政策等医药卫生政策，应当有中医药主管部门参加，注重发挥中医药的优势，支持提供和利用中医药服务。

县级以上人民政府及其有关部门应当按照法定价格管理权限，合理确定中医医疗服务的收费项目和标准，体现中医医疗服务成本和专业技术价值。

县级以上地方人民政府有关部门应当按照国家规定，将符合条件的中医医疗机构纳入基本医疗保险定点医疗机构范围，将符合条件的中医诊疗项目、中药饮片、中成药和医疗机构中药制剂纳入基本医疗保险基金支付范围。

◎ 要点二　中医药标准体系

国家加强中医药标准体系建设，根据中医药特点对需要统一的技术要求制定标准并及时修订。中医药国家标准、行业标准由国务院有关部门依据职责制定或者修订，并在其网站上公布，供公众免费查阅。

国家推动建立中医药国际标准体系。

◎ 要点三　中医药行政部门的法律责任

县级以上人民政府中医药主管部门及其他有关部门未履行本法规定的职责的，由本级人民政府或者上级人民政府有关部门责令改正；情节严重的，对直接负责的主管人员和其他直接责任人员，依法给予处分。

◎ 要点四　中医医疗机构的法律责任

违反本法规定，中医诊所超出备案范围开展医疗活动的，由所在地县级人民政府中医药主管部门责令改正，没收违法所得，并处一万元以上三万元以下罚款；情节严重的，责令停止执业活动。

中医诊所被责令停止执业活动的，其直接负责的主管人员自处罚决定作出之日起五年内不得在医疗机构内从事管理工作。医疗机构聘用上述不得从事管理工作的人员从事管理工作的，由原发证部门吊销执业许可证或者由原备案部门责令停止执业活动。

◎ 要点五　中医医师（考核取得）的法律责任

违反本法规定，经考核取得医师资格的中医医师超出注册的执业范围从事医疗活动的，由县级以上人民政府中医药主管部门责令暂停六个月以上一年以下执业活动，并处一万元以上三万元以下罚款；情节严重的，吊销执业证书。

第九单元 《医疗机构从业人员行为规范》

要点一 总则

第一条 为规范医疗机构从业人员行为，根据医疗卫生有关法律法规、规章制度，结合医疗机构实际，制定本规范。

第二条 本规范适用于各级各类医疗机构内所有从业人员，包括：

（一）管理人员。指在医疗机构及其内设各部门、科室从事计划、组织、协调、控制、决策等管理工作的人员。

（二）医师。指依法取得执业医师资格或执业助理医师资格，经注册在医疗机构从事医疗、预防、保健及临床、科研、教学等工作的人员。

（三）护士。指经执业注册取得护士执业证书，依法在医疗机构从事护理工作的人员。

（四）医技人员。指医疗技术人员，主要包括医疗机构内各种检验检查科室技术人员、口腔技师、康复理疗师、医学物理工程师和医疗器械检验、维护人员等。

（五）药学技术人员。指依法取得药学专业技术职称，在医疗机构从事药学工作的药师及技术人员。

（六）其他人员。指除以上五类人员外，在医疗机构从业的其他人员，主要包括物资、总务、设备、信息、统计、财务、基本建设、后勤等部门工作人员。

第三条 医疗机构从业人员，既要遵守本文件所列基本行为规范，又要遵守与职业相对应的分类行为规范。

要点二 医疗机构从业人员基本行为规范

第四条 以人为本，践行宗旨。坚持救死扶伤、防病治病的宗旨，以病人为中心，全心全意为人民健康服务。

第五条 遵纪守法，依法执业。自觉遵守国家法律法规，遵守医疗卫生行业规章和纪律，严格执行所在医疗机构各项制度规定。

第六条 尊重患者，关爱生命。遵守医学伦理道德，尊重患者的知情同意权和隐私权，为患者保守医疗秘密，维护患者合法权益；尊重患者被救治的权利，不因种族、宗教、地域、贫富、地位、残疾、疾病等歧视患者。

第七条 优质服务，医患和谐。言语文明，举止端庄，认真践行医疗服务承诺，加强与患者的交流与沟通，自觉维护行业形象。

第八条 廉洁自律，恪守医德。弘扬高尚医德，严格自律，不索取和非法收受患者财物，不利用执业之便谋取不正当利益；不收受医疗器械、药品、试剂等生产、销售企业或人员以各种名义、形式给予的回扣、提成，不参与其提供的各类娱乐活动；不违规参与医疗广告宣传和药品医疗器械促销，不倒卖号源。

第九条 严谨求实，精益求精。热爱学习，钻研业务，努力提高专业素养，抵制学术不端行为。

第十条 爱岗敬业，团结协作。忠诚职业，尽职尽责，正确处理同行同事间关系，互相尊重，互相配合，和谐共事。

第十一条 乐于奉献，热心公益。积极参加上级安排的指令性医疗任务和社会公益性的扶贫、义诊、助残、支农、援外等活动，主动开展公众健康教育。

要点三 管理人员行为规范

第十二条 牢固树立科学的发展观和正确的业绩观，坚持医疗机构的社会公益性，加强制度建设和文化建设，与时俱进，创新进取，努力提升医疗质量、保障医疗安全、提高服务水平。

第十三条 认真履行管理职责，努力提高管理能力，依法承担管理责任，不断改进工作作风,切实服务临床一线。

第十四条 坚持依法、科学、民主决策,正确行使权力,遵守决策程序,推进院务公开,自觉接受监督,尊重员工民主权利。

第十五条 遵循公平、公正、公开原则,严格人事招录、评审、聘任制度,不在人事工作中谋取不正当利益。

第十六条 严格落实医疗机构各项内控制度,加强财物管理,合理调配资源,遵守国家采购政策,不违反规定干预和插手药品、医疗器械采购和基本建设等工作。

第十七条 加强医疗质量管理,建立健全医疗风险管理机制。

第十八条 尊重人才,鼓励公平竞争和学术创新,建立完善科学的人员考核、激励、惩戒制度,不从事或包庇学术造假等违规违纪行为。

第十九条 恪尽职守,勤勉高效,严格自律,发挥表率作用。

◎ 要点四 医师行为规范

第二十条 遵循医学科学规律,不断更新医学理念和知识,保证医疗技术应用的科学性、合理性。

第二十一条 规范行医,严格遵循临床诊疗规范和技术操作规范,使用适宜诊疗技术和药物,因病施治,合理医疗,不隐瞒、误导或夸大病情,不过度医疗。

第二十二条 认真执行医疗文书制度,规范书写、妥善保存病历材料,不隐匿、伪造或违规涂改、销毁医学文书及有关资料,不违规签署医学证明文件。

第二十三条 按规定履行医疗事故、传染病疫情和涉嫌伤害事件或非正常死亡报告职责。

第二十四条 认真履行医师职责,强化责任安全意识,积极防范和控制医疗责任差错事件。

第二十五条 开展医疗新技术时,保障患者及家属在充分知情条件下对诊疗决策的决定权,不违规进行试验性医疗。

◎ 要点五 护士行为规范

第二十六条 提高综合素质,尊重关心爱护患者,为患者提供专业医学照顾,注重沟通,体现人文关怀。

第二十七条 全面履行护理职责,正确执行疾病护理常规和临床护理技术规范,严格落实各项规章制度,为患者提供优质的护理服务。

第二十八条 竭诚协助医生诊治,密切观察患者病情。发现患者病情危急,应立即通知医师;在紧急情况下为抢救垂危患者生命,应及时实施必要的紧急救护。

第二十九条 严格执行医嘱,发现医嘱违反法律、法规、规章或者诊疗技术规范,应及时与医师沟通。

第三十条 按照《病历书写基本规范》要求,及时准确、完整规范书写护理病历,认真管理,不伪造、隐匿或违规涂改、销毁护理病历。

◎ 要点六 医技人员行为规范

第三十一条 爱护仪器设备,遵守各类操作规范,发现患者的检查项目不符合医学常规的,应及时与医师沟通。

第三十二条 正确运用医学术语,及时、准确出具检查、检验报告,不谎报数据,不伪造报告。发现检查检验结果达到危急值时,应及时提示医师注意。

第三十三条 指导和帮助患者配合检查,耐心帮助患者查询结果,对接触传染性物质或放射性物质的相关人员,进行告知并给予必要的防护。

第三十四条 合理采集、使用、保护、处置标本,不得违规买卖标本,谋取不正当利益。

◎ 要点七 药学技术人员行为规范

第三十五条 严格执行药品管理法律法规,科学指导用药,保障用药合理、安全。

第三十六条 认真履行处方审核调配职责,坚持查对制度,不得对处方所列药品擅自更改或代用。

第三十七条 配合医师做好患者用药使用禁忌、不良反应、注意事项和使用方法的解释说明，详尽解答用药疑问。

第三十八条 严格执行药品采购、验收、保管、供应等各项制度规定，不得私自销售、使用非正常途径采购的药品。

第三十九条 加强药品不良反应监测，自觉执行药品不良反应报告制度。

◎ 要点八　其他人员行为规范

第四十条 热爱本职工作，认真履行岗位职责，增强为临床服务的意识，保障医疗机构正常运营。

第四十一条 刻苦学习，钻研技术，熟练掌握本职业务技能，认真执行各项具体工作制度和技术操作常规。

第四十二条 严格执行财务、物资、采购等管理制度，认真做好设备和物资的计划、采购、保管、报废等工作，廉洁奉公，不谋私利。

第四十三条 严格执行医疗废物处理规定，不得随意丢弃、倾倒、堆放、使用、买卖医疗废物。

第四十四条 严格执行信息安全和医疗数据保密制度，不得随意泄露、买卖医学信息。

第四十五条 勤俭节约，爱护公物，保持环境卫生，为患者提供清洁整齐、舒适便捷、秩序良好的就医环境。

◎ 要点九　实施与监督

第四十六条 医疗机构行政领导班子负责本规范的贯彻实施。主要责任人要以身作则，模范遵守本规范，同时抓好本单位的贯彻实施。

第四十七条 医疗机构相关职能部门协助行政领导班子抓好本规范的落实，纪检监察纠风部门负责对实施情况进行监督检查。

第四十八条 各级卫生行政部门要加强对辖区内各级各类医疗机构及其从业人员贯彻执行本规范的监督检查。

第四十九条 医疗机构及其从业人员实施和执行本规范的情况，应列入医疗机构校验管理和医务人员年度考核、定期考核和医德考评的重要内容，作为医疗机构等级评审、医务人员职称晋升、评先评优的重要依据。

第五十条 医疗机构从业人员违反本规范的，由所在单位视情节轻重，给予批评教育、通报批评、取消当年评优评职资格或缓聘、解职待聘、解聘。其中需要追究党纪、政纪责任的，由有关纪检监察部门按照党纪政纪案件的调查处理程序办理；需要给予行政处罚的，由有关卫生行政部门依法给予警告、暂停执业或吊销执业证书；涉嫌犯罪的，移送司法机关依法处理。

第十单元　《中华人民共和国基本医疗卫生与健康促进法》

细目一　概　述

◎ 要点一　《基本医疗卫生与健康促进法》立法目的、适用范围

立法目的：为了发展医疗卫生与健康事业，保障公民享有基本医疗卫生服务，提高公民健康水平，推进健康中国建设。

适用范围：从事医疗卫生、健康促进及其监督管理活动，适用本法。本法自2020年6月1日起施行。

◎ 要点二　发展医疗卫生与健康事业的原则、方针

医疗卫生与健康事业应当坚持以人民为中

心，为人民健康服务。医疗卫生事业应当坚持公益性原则。

国家加强医学基础科学研究，鼓励医学科学技术创新，支持临床医学发展，促进医学科技成果的转化和应用，推进医疗卫生与信息技术融合发展，推广医疗卫生适宜技术，提高医疗卫生服务质量。国家发展医学教育，完善适应医疗卫生事业发展需要的医学教育体系，大力培养医疗卫生人才。

国家大力发展中医药事业，坚持中西医并重、传承与创新相结合，发挥中医药在医疗卫生与健康事业中的独特作用。

国家合理规划和配置医疗卫生资源，以基层为重点，采取多种措施优先支持县级以下医疗卫生机构发展，提高其医疗卫生服务能力。

国家加大对医疗卫生与健康事业的财政投入，通过增加转移支付等方式重点扶持革命老区、民族地区、边疆地区和经济欠发达地区发展医疗卫生与健康事业。

国家鼓励和支持公民、法人和其他组织通过依法举办机构和捐赠、资助等方式，参与医疗卫生与健康事业，满足公民多样化、差异化、个性化健康需求。公民、法人和其他组织捐赠财产用于医疗卫生与健康事业的，依法享受税收优惠。

国家鼓励和支持医疗卫生与健康促进领域的对外交流合作。开展医疗卫生与健康促进对外交流合作活动，应当遵守法律、法规，维护国家主权、安全和社会公共利益。

◎ 要点三　尊重、保护公民的健康权

国家和社会尊重、保护公民的健康权。

国家实施健康中国战略，普及健康生活，优化健康服务，完善健康保障，建设健康环境，发展健康产业，提升公民全生命周期健康水平。国家建立健康教育制度，保障公民获得健康教育的权利，提高公民的健康素养。

国家建立基本医疗卫生制度，建立健全医疗卫生服务体系，保护和实现公民获得基本医疗卫生服务的权利。

细目二　基本医疗卫生服务

◎ 要点一　基本医疗卫生服务的含义和组成

基本医疗卫生服务，是指维护人体健康所必需、与经济社会发展水平相适应、公民可公平获得的，采用适宜药物、适宜技术、适宜设备提供的疾病预防、诊断、治疗、护理和康复等服务。

基本医疗卫生服务包括基本公共卫生服务和基本医疗服务。基本公共卫生服务由国家免费提供。

◎ 要点二　基本公共卫生服务相关管理制度

县级以上人民政府通过举办专业公共卫生机构、基层医疗卫生机构和医院，或者从其他医疗卫生机构购买服务的方式提供基本公共卫生服务。

国家建立健全突发事件卫生应急体系，制定和完善应急预案，组织开展突发事件的医疗救治、卫生学调查处置和心理援助等卫生应急工作，有效控制和消除危害。

国家建立传染病防控制度，制定传染病防治规划并组织实施，加强传染病监测预警，坚持预防为主、防治结合，联防联控，群防群控，源头防控，综合治理，阻断传播途径，保护易感人群，降低传染病的危害。任何组织和个人应当接受、配合医疗卫生机构为预防、控制、消除传染病危害依法采取的调查、检验、采集样本、隔离治疗、医学观察等措施。

国家实行预防接种制度，加强免疫规划工作。居民有依法接种免疫规划疫苗的权利和义务。政府向居民免费提供免疫规划疫苗。

国家建立慢性非传染性疾病防控与管理制度，对慢性非传染性疾病及其致病危险因素开展监测、调查和综合防控干预，及时发现高危人群，为患者和高危人群提供诊疗、早期干预、随访管理和健康教育等服务。

国家加强职业健康保护。县级以上人民政府应当制定职业病防治规划，建立健全职业健康工作机制，加强职业健康监督管理，提高职业病综合防治能力和水平。用人单位应当控制职业病危害因素，采取工程技术、个体防护和健康管理等综合治理措施，改善工作环境和劳动条件。

国家发展妇幼保健事业，建立健全妇幼健康服务体系，为妇女、儿童提供保健及常见病防治服务，保障妇女、儿童健康。国家采取措施，为公民提供婚前保健、孕产期保健等服务，促进生殖健康，预防出生缺陷。

国家发展老年人保健事业。国务院和省、自治区、直辖市人民政府应当将老年人健康管理和常见病预防等纳入基本公共卫生服务项目。

国家发展残疾预防和残疾人康复事业，完善残疾预防和残疾人康复及其保障体系，采取措施为残疾人提供基本康复服务。县级以上人民政府应当优先开展残疾儿童康复工作，实行康复与教育相结合。

国家建立健全院前急救体系，为急危重症患者提供及时、规范、有效的急救服务。卫生健康主管部门、红十字会等有关部门、组织应当积极开展急救培训，普及急救知识，鼓励医疗卫生人员、经过急救培训的人员积极参与公共场所急救服务。公共场所应当按照规定配备必要的急救设备、设施。急救中心（站）不得以未付费为由拒绝或者拖延为急危重症患者提供急救服务。

国家发展精神卫生事业，建设完善精神卫生服务体系，维护和增进公民心理健康，预防、治疗精神障碍。国家采取措施，加强心理健康服务体系和人才队伍建设，促进心理健康教育、心理评估、心理咨询与心理治疗服务的有效衔接，设立为公众提供公益服务的心理援助热线，加强未成年人、残疾人和老年人等重点人群心理健康服务。

◎ 要点三　基本医疗服务相关管理制度

基本医疗服务主要由政府举办的医疗卫生机构提供。鼓励社会力量举办的医疗卫生机构提供基本医疗服务。

国家推进基本医疗服务实行分级诊疗制度，引导非急诊患者首先到基层医疗卫生机构就诊，实行首诊负责制和转诊审核责任制，逐步建立基层首诊、双向转诊、急慢分治、上下联动的机制，并与基本医疗保险制度相衔接。县级以上地方人民政府根据本行政区域医疗卫生需求，整合区域内政府举办的医疗卫生资源，因地制宜建立医疗联合体等协同联动的医疗服务合作机制。鼓励社会力量举办的医疗卫生机构参与医疗服务合作机制。

国家推进基层医疗卫生机构实行家庭医生签约服务，建立家庭医生服务团队，与居民签订协议，根据居民健康状况和医疗需求提供基本医疗卫生服务。

◎ 要点四　公民接受医疗卫生服务时的权利与义务

公民接受医疗卫生服务，对病情、诊疗方案、医疗风险、医疗费用等事项依法享有知情同意的权利。需要实施手术、特殊检查、特殊治疗的，医疗卫生人员应当及时向患者说明医疗风险、替代医疗方案等情况，并取得其同意；不能或者不宜向患者说明的，应当向患者的近亲属说明，并取得其同意。法律另有规定的，依照其规定。开展药物、医疗器械临床试验和其他医学研究应当遵守医学伦理规范，依法通过伦理审查，取得知情同意。

公民接受医疗卫生服务，应当受到尊重。医疗卫生机构、医疗卫生人员应当关心爱护、平等对待患者，尊重患者人格尊严，保护患者隐私。

公民接受医疗卫生服务，应当遵守诊疗制度和医疗卫生服务秩序，尊重医疗卫生人员。

细目三　医疗卫生机构

◎ 要点一　医疗卫生服务体系

国家建立健全由基层医疗卫生机构、医院、

专业公共卫生机构等组成的城乡全覆盖、功能互补、连续协同的医疗卫生服务体系。

国家加强县级医院、乡镇卫生院、村卫生室、社区卫生服务中心（站）和专业公共卫生机构等的建设，建立健全农村医疗卫生服务网络和城市社区卫生服务网络。

◎ 要点二　各类医疗机构提供的主要服务

基层医疗卫生机构主要提供预防、保健、健康教育、疾病管理，为居民建立健康档案，常见病、多发病的诊疗以及部分疾病的康复、护理，接收医院转诊患者，向医院转诊超出自身服务能力的患者等基本医疗卫生服务。

医院主要提供疾病诊治，特别是急危重症和疑难病症的诊疗，突发事件医疗处置和救援以及健康教育等医疗卫生服务，并开展医学教育、医疗卫生人员培训、医学科学研究和对基层医疗卫生机构的业务指导等工作。

专业公共卫生机构主要提供传染病、慢性非传染性疾病、职业病、地方病等疾病预防控制和健康教育、妇幼保健、精神卫生、院前急救、采供血、食品安全风险监测评估、出生缺陷防治等公共卫生服务。

各级各类医疗卫生机构应当分工合作，为公民提供预防、保健、治疗、护理、康复、安宁疗护等全方位全周期的医疗卫生服务。

各级人民政府采取措施支持医疗卫生机构与养老机构、儿童福利机构、社区组织建立协作机制，为老年人、孤残儿童提供安全、便捷的医疗和健康服务。

◎ 要点三　举办医疗机构的条件

举办医疗机构，应当具备下列条件，按照国家有关规定办理审批或者备案手续：

1. 有符合规定的名称、组织机构和场所；
2. 有与其开展的业务相适应的经费、设施、设备和医疗卫生人员；
3. 有相应的规章制度；
4. 能够独立承担民事责任；
5. 法律、行政法规规定的其他条件。

医疗机构依法取得执业许可证。禁止伪造、变造、买卖、出租、出借医疗机构执业许可证。

各级各类医疗卫生机构的具体条件和配置应当符合国务院卫生健康主管部门制定的医疗卫生机构标准。

◎ 要点四　医疗卫生机构的分类管理

国家对医疗卫生机构实行分类管理。

医疗卫生服务体系坚持以非营利性医疗卫生机构为主体、营利性医疗卫生机构为补充。政府举办非营利性医疗卫生机构，在基本医疗卫生事业中发挥主导作用，保障基本医疗卫生服务公平可及。

以政府资金、捐赠资产举办或者参与举办的医疗卫生机构不得设立为营利性医疗卫生机构。

医疗卫生机构不得对外出租、承包医疗科室。非营利性医疗卫生机构不得向出资人、举办者分配或者变相分配收益。

政府举办的医疗卫生机构应当坚持公益性质，所有收支均纳入预算管理，按照医疗卫生服务体系规划合理设置并控制规模。

国家鼓励政府举办的医疗卫生机构与社会力量合作举办非营利性医疗卫生机构。

政府举办的医疗卫生机构不得与其他组织投资设立非独立法人资格的医疗卫生机构，不得与社会资本合作举办营利性医疗卫生机构。

国家采取多种措施，鼓励和引导社会力量依法举办医疗卫生机构，支持和规范社会力量举办的医疗卫生机构与政府举办的医疗卫生机构开展多种类型的医疗业务、学科建设、人才培养等合作。

社会力量举办的医疗卫生机构在基本医疗保险定点、重点专科建设、科研教学、等级评审、特定医疗技术准入、医疗卫生人员职称评定等方面享有与政府举办的医疗卫生机构同等的权利。

社会力量可以选择设立非营利性或者营利性

医疗卫生机构。社会力量举办的非营利性医疗卫生机构按照规定享受与政府举办的医疗卫生机构同等的税收、财政补助、用地、用水、用电、用气、用热等政策，并依法接受监督管理。

要点五 医疗卫生技术临床应用的分类管理

国家对医疗卫生技术的临床应用进行分类管理，对技术难度大、医疗风险高，服务能力、人员专业技术水平要求较高的医疗卫生技术实行严格管理。

医疗卫生机构开展医疗卫生技术临床应用，应当与其功能任务相适应，遵循科学、安全、规范、有效、经济的原则，并符合伦理。

要点六 发生突发事件时医疗卫生机构和人员管理

发生自然灾害、事故灾难、公共卫生事件和社会安全事件等严重威胁人民群众生命健康的突发事件时，医疗卫生机构、医疗卫生人员应当服从政府部门的调遣，参与卫生应急处置和医疗救治。对致病、致残、死亡的参与人员，按照规定给予工伤或者抚恤、烈士褒扬等相关待遇。

细目四 医疗卫生人员

要点一 医疗卫生人员培养规划

国家制定医疗卫生人员培养规划，建立适应行业特点和社会需求的医疗卫生人员培养机制和供需平衡机制，完善医学院校教育、毕业后教育和继续教育体系，建立健全住院医师、专科医师规范化培训制度，建立规模适宜、结构合理、分布均衡的医疗卫生队伍。

国家加强全科医生的培养和使用。全科医生主要提供常见病、多发病的诊疗和转诊、预防、保健、康复，以及慢性病管理、健康管理等服务。

要点二 医疗卫生人员的执业活动管理

国家对医师、护士等医疗卫生人员依法实行执业注册制度。医疗卫生人员应当依法取得相应的职业资格。

医疗卫生人员应当弘扬敬佑生命、救死扶伤、甘于奉献、大爱无疆的崇高职业精神，遵守行业规范，恪守医德，努力提高专业水平和服务质量。医疗卫生行业组织、医疗卫生机构、医学院校应当加强对医疗卫生人员的医德医风教育。

医疗卫生人员应当遵循医学科学规律，遵守有关临床诊疗技术规范和各项操作规范以及医学伦理规范，使用适宜技术和药物，合理诊疗，因病施治，不得对患者实施过度医疗。

医疗卫生人员不得利用职务之便索要、非法收受财物或者牟取其他不正当利益。

要点三 医疗卫生人员的人事、薪酬、奖励制度

国家建立健全符合医疗卫生行业特点的人事、薪酬、奖励制度，体现医疗卫生人员职业特点和技术劳动价值。

对从事传染病防治、放射医学和精神卫生工作以及其他在特殊岗位工作的医疗卫生人员，应当按照国家规定给予适当的津贴。津贴标准应当定期调整。

对在医疗卫生与健康事业中做出突出贡献的组织和个人，按照国家规定给予表彰、奖励。

要点四 医疗卫生人员定期到基层和艰苦边远地区从事医疗卫生工作制度

国家建立医疗卫生人员定期到基层和艰苦边远地区从事医疗卫生工作制度。

国家采取定向免费培养、对口支援、退休返聘等措施，加强基层和艰苦边远地区医疗卫生队伍建设。

执业医师晋升为副高级技术职称的，应当有累计一年以上在县级以下或者对口支援的医疗卫生机构提供医疗卫生服务的经历。

对在基层和艰苦边远地区工作的医疗卫生人

员，在薪酬津贴、职称评定、职业发展、教育培训和表彰奖励等方面实行优惠待遇。

国家加强乡村医疗卫生队伍建设，建立县乡村上下贯通的职业发展机制，完善对乡村医疗卫生人员的服务收入多渠道补助机制和养老政策。

◎ 要点五　医疗卫生人员执业环境保障

全社会应当关心、尊重医疗卫生人员，维护良好安全的医疗卫生服务秩序，共同构建和谐医患关系。

医疗卫生人员的人身安全、人格尊严不受侵犯，其合法权益受法律保护。禁止任何组织或者个人威胁、危害医疗卫生人员人身安全，侵犯医疗卫生人员人格尊严。

国家采取措施，保障医疗卫生人员执业环境。

细目五　药品供应保障

◎ 要点一　国家基本药物制度

国家实施基本药物制度，遴选适当数量的基本药物品种，满足疾病防治基本用药需求。

国家公布基本药物目录，根据药品临床应用实践、药品标准变化、药品新上市情况等，对基本药物目录进行动态调整。

基本药物按照规定优先纳入基本医疗保险药品目录。

国家提高基本药物的供给能力，强化基本药物质量监管，确保基本药物公平可及、合理使用。

◎ 要点二　药品追溯制度和供求监测体系

国家建立健全药品研制、生产、流通、使用全过程追溯制度，加强药品管理，保证药品质量。

国家建立健全药品供求监测体系，及时收集和汇总分析药品供求信息，定期公布药品生产、流通、使用等情况。

细目六　健康促进

◎ 要点　健康知识的宣传和普及

各级人民政府应当加强健康教育工作及其专业人才培养，建立健康知识和技能核心信息发布制度，普及健康科学知识，向公众提供科学、准确的健康信息。

医疗卫生、教育、体育、宣传等机构、基层群众性自治组织和社会组织应当开展健康知识的宣传和普及。医疗卫生人员在提供医疗卫生服务时，应当对患者开展健康教育。新闻媒体应当开展健康知识的公益宣传。健康知识的宣传应当科学、准确。

细目七　资金保障、监督管理与法律责任

◎ 要点一　发展医疗卫生与健康事业的资金保障

各级人民政府应当切实履行发展医疗卫生与健康事业的职责，建立与经济社会发展、财政状况和健康指标相适应的医疗卫生与健康事业投入机制，将医疗卫生与健康促进经费纳入本级政府预算，按照规定主要用于保障基本医疗服务、公共卫生服务、基本医疗保障和政府举办的医疗卫生机构建设和运行发展。

县级以上人民政府通过预算、审计、监督执法、社会监督等方式，加强资金的监督管理。

◎ 要点二　医疗保障体系

国家建立以基本医疗保险为主体，商业健康保险、医疗救助、职工互助医疗和医疗慈善服务等为补充的、多层次的医疗保障体系。国家鼓励发展商业健康保险，满足人民群众多样化健康保障需求。国家完善医疗救助制度，保障符合条件

的困难群众获得基本医疗服务。

国家建立健全基本医疗保险经办机构与协议定点医疗卫生机构之间的协商谈判机制，科学合理确定基本医疗保险基金支付标准和支付方式，引导医疗卫生机构合理诊疗，促进患者有序流动，提高基本医疗保险基金使用效益。

基本医疗保险基金支付范围由国务院医疗保障主管部门组织制定，并应当听取国务院卫生健康主管部门、中医药主管部门、药品监督管理部门、财政部门等的意见。省、自治区、直辖市人民政府可以按照国家有关规定，补充确定本行政区域基本医疗保险基金支付的具体项目和标准，并报国务院医疗保障主管部门备案。国务院医疗保障主管部门应当对纳入支付范围的基本医疗保险药品目录、诊疗项目、医疗服务设施标准等组织开展循证医学和经济性评价，并应当听取国务院卫生健康主管部门、中医药主管部门、药品监督管理部门、财政部门等有关方面的意见。评价结果应当作为调整基本医疗保险基金支付范围的依据。

◎ 要点三　医疗卫生综合监督管理体系

国家建立健全机构自治、行业自律、政府监管、社会监督相结合的医疗卫生综合监督管理体系。

县级以上人民政府卫生健康主管部门对医疗卫生行业实行属地化、全行业监督管理。

县级以上地方人民政府卫生健康主管部门应当建立医疗卫生机构绩效评估制度，组织对医疗卫生机构的服务质量、医疗技术、药品和医用设备使用等情况进行评估。评估应当吸收行业组织和公众参与。评估结果应当以适当方式向社会公开，作为评价医疗卫生机构和卫生监管的重要依据。

县级以上人民政府卫生健康主管部门、医疗保障主管部门应当建立医疗卫生机构、人员等信用记录制度，纳入全国信用信息共享平台，按照国家规定实施联合惩戒。

县级以上地方人民政府卫生健康主管部门及其委托的卫生健康监督机构，依法开展本行政区域医疗卫生等行政执法工作。

县级以上人民政府卫生健康主管部门应当积极培育医疗卫生行业组织，发挥其在医疗卫生与健康促进工作中的作用，支持其参与行业管理规范、技术标准制定和医疗卫生评价、评估、评审等工作。

国家保护公民个人健康信息，确保公民个人健康信息安全。任何组织或者个人不得非法收集、使用、加工、传输公民个人健康信息，不得非法买卖、提供或者公开公民个人健康信息。

◎ 要点四　医疗卫生机构的法律责任

违反本法规定，未取得医疗机构执业许可证擅自执业的，由县级以上人民政府卫生健康主管部门责令停止执业活动，没收违法所得和药品、医疗器械，并处违法所得五倍以上二十倍以下的罚款，违法所得不足一万元的，按一万元计算。

违反本法规定，伪造、变造、买卖、出租、出借医疗机构执业许可证的，由县级以上人民政府卫生健康主管部门责令改正，没收违法所得，并处违法所得五倍以上十五倍以下的罚款，违法所得不足一万元的，按一万元计算；情节严重的，吊销医疗机构执业许可证。

违反本法规定，有下列行为之一的，由县级以上人民政府卫生健康主管部门责令改正，没收违法所得，并处违法所得二倍以上十倍以下的罚款，违法所得不足一万元的，按一万元计算；对直接负责的主管人员和其他直接责任人员依法给予处分：

1. 政府举办的医疗卫生机构与其他组织投资设立非独立法人资格的医疗卫生机构；

2. 医疗卫生机构对外出租、承包医疗科室；

3. 非营利性医疗卫生机构向出资人、举办者分配或者变相分配收益。

违反本法规定，医疗卫生机构等的医疗信息安全制度、保障措施不健全，导致医疗信息泄露,或者医疗质量管理和医疗技术管理制度、安全措施不健全的,由县级以上人民政府卫生健康等主管部门责令改正,给予警告,并处一万元以上五万元以下的罚款;情节严重的,可以责令停止相应执业活动,对直接负责的主管人员和其他直接责任人员依法追究法律责任。

◎ **要点五 医疗卫生人员的法律责任**

违反本法规定,医疗卫生人员有下列行为之一的,由县级以上人民政府卫生健康主管部门依照有关执业医师、护士管理和医疗纠纷预防处理等法律、行政法规的规定给予行政处罚:

1. 利用职务之便索要、非法收受财物或者牟取其他不正当利益;

2. 泄露公民个人健康信息;

3. 在开展医学研究或提供医疗卫生服务过程中未按照规定履行告知义务或者违反医学伦理规范。

前款规定的人员属于政府举办的医疗卫生机构中的人员的,依法给予处分。

附录
中西医结合执业医师资格考试大纲
（2020年版）·医学综合考试

医学综合考试

中医学基础

中医基础理论

单元	细目	要点
第一单元 中医学理论体系	一、中医学概念与学科属性	1. 中医学的概念
		2. 中医学的学科属性
	二、中医学理论体系的形成与发展	1. 中医学理论体系的形成
		2. 中医学理论体系的发展
	三、中医学理论体系的主要特点	1. 整体观
		2. 辨证论治
第二单元 精气学说	一、精气学说的概念	1. 精的概念
		2. 气的概念
		3. 精气的概念
	二、精气学说的基本内容	1. 精气是构成宇宙的本原
		2. 精气的运动与变化
		3. 精气是天地万物的中介
		4. 天地精气化生为人
第三单元 阴阳学说	一、阴阳的概念	1. 阴阳的含义
		2. 事物阴阳属性的绝对性和相对性
	二、阴阳学说的主要内容	1. 阴阳对立制约
		2. 阴阳互根互用
		3. 阴阳交感互藏
		4. 阴阳的消长
		5. 阴阳的转化
		6. 阴阳的自和与平衡

续表

单元	细目	要点
第三单元　阴阳学说	三、阴阳学说在中医学中的应用	1. 在组织结构和生理机能方面的应用
		2. 在病理方面的应用
		3. 在疾病诊断方面的应用
		4. 在疾病预防和治疗方面的应用
第四单元　五行学说	一、五行学说的概念	1. 五行的概念
		2. 五行的特性和事物与现象的五行归类
		3. 事物五行属性的归类依据和方法
	二、五行学说的基本内容	1. 五行相生与相克
		2. 五行制化
		3. 五行相乘与相侮
		4. 五行的母子相及
	三、五行学说在中医学中的应用	1. 在生理方面的应用
		2. 在病理方面的应用
		3. 在疾病诊断方面的应用
		4. 在疾病治疗方面的应用
第五单元　藏象学说	藏象学说	1. 藏象及藏象学说的概念与特点
		2. 藏象学说形成的基础
		3. 五脏、六腑、奇恒之腑的分类
第六单元　五脏	一、五脏的生理功能与特性	1. 心的生理功能与特性
		2. 肺的生理功能与特性
		3. 脾的生理功能与特性
		4. 肝的生理功能与特性
		5. 肾的生理功能与特性
		6. 命门的概念和功用
	二、五脏之间的关系	1. 心与肺的关系
		2. 心与脾的关系
		3. 心与肝的关系
		4. 心与肾的关系
		5. 肺与脾的关系
		6. 肺与肝的关系
		7. 肺与肾的关系
		8. 肝与脾的关系
		9. 肝与肾的关系
		10. 脾与肾的关系

续表

单元	细目	要点
第六单元 五脏	三、五脏与五体、五官九窍、五志、五液和季节的关系	1. 五脏与五体的关系
		2. 五脏的外华
		3. 五脏与五官九窍的关系
		4. 五脏与五志、五神的关系
		5. 五脏与五液的关系
		6. 五脏与季节的关系
第七单元 六腑	一、六腑的生理功能	1. 胆的生理功能
		2. 胃的生理功能和生理特性
		3. 小肠的生理功能
		4. 大肠的生理功能
		5. 膀胱的生理功能
		6. 三焦的概念和生理功能
	二、五脏与六腑之间的关系	1. 心与小肠的关系
		2. 肺与大肠的关系
		3. 脾与胃的关系
		4. 肝与胆的关系
		5. 肾与膀胱的关系
第八单元 奇恒之腑	一、脑	1. 脑的生理功能
		2. 脑与脏腑精气的关系
	二、女子胞	1. 女子胞的生理功能
		2. 女子胞与脏腑经络的关系
第九单元 精、气、血、津液、神	一、精	1. 人体之精的概念
		2. 人体之精的生成
		3. 人体之精的功能
		4. 人体之精的分类
	二、气	1. 人体之气的概念
		2. 人体之气的生成
		3. 人体之气的功能
		4. 人体之气的分类
		5. 人体之气的气化
	三、血	1. 血的基本概念
		2. 血的生成
		3. 血的运行
		4. 血的功能

续表

单元	细目	要点
第九单元 精、气、血、津液、神	四、津液	1. 津液的基本概念
		2. 津液的生成输布与排泄
		3. 津液的功能
	五、神	1. 人体之神的基本概念
		2. 人体之神的生成
		3. 人体之神的分类
		4. 人体之神的作用
	六、精、气、血、津液、神之间的关系	1. 气与血的关系
		2. 气与津液的关系
		3. 精、血、津液之间的关系
		4. 精、气、神之间的关系
第十单元 经络	一、经络学说概述	1. 经络的基本概念
		2. 经络系统的组成
	二、十二经脉	1. 十二经脉的走向规律
		2. 十二经脉的交接规律
		3. 十二经脉的分布规律
		4. 十二经脉的表里关系
		5. 十二经脉的流注次序
		6. 十二经脉循行中的重要部位和交接点
	三、奇经八脉	1. 奇经八脉的含义及其循行和功能特点
		2. 督脉、任脉、冲脉、带脉、跷脉和维脉的循行特点和基本功能
	四、经别、别络、经筋、皮部	1. 经别的概念、特点和生理机能
		2. 别络的概念、特点和生理机能
		3. 经筋的概念、特点和生理机能
		4. 皮部的概念和应用
	五、经络的生理机能和经络学说的应用	1. 经络的生理功能
		2. 经络学说的应用
第十一单元 体质	一、体质的概念和构成	1. 体质的概念
		2. 体质的构成
		3. 体质的特点
	二、体质的生理学基础	1. 体质与脏腑精气血津液的关系
		2. 影响体质的因素
	三、体质学说的应用	1. 体质与病因病机
		2. 体质与诊治
		3. 体质与养生

续表

单元	细目	要点
第十二单元 病因	一、六淫	1. 六淫的概念
		2. 六淫的共同致病特点
		3. 六淫各自的性质及致病特点
		（1）风邪的性质及致病特点
		（2）寒邪的性质及致病特点
		（3）暑邪的性质及致病特点
		（4）湿邪的性质及致病特点
		（5）燥邪的性质及致病特点
		（6）火（热）邪的性质及致病特点
	二、疠气	1. 疠气的概念
		2. 疠气的致病特点
	三、七情内伤	1. 情志内伤的基本概念
		2. 七情与脏腑精气的关系
		3. 情志内伤的致病特点
	四、饮食失宜	1. 饮食不节
		2. 饮食偏嗜
		3. 饮食不洁
	五、劳逸失度	1. 过度劳累
		2. 过度安逸
	六、痰饮	1. 痰饮的概念
		2. 痰饮的形成
		3. 痰饮的致病特点
	七、瘀血	1. 瘀血的概念
		2. 瘀血的形成
		3. 瘀血的致病特点
		4. 瘀血致病的症状特点
第十三单元 发病	一、发病的基本原理	1. 正气与邪气的概念
		2. 正气不足是发病的基础
		3. 邪气是发病的重要条件
		4. 邪正相搏的胜负与发病
	二、影响发病的主要因素	1. 环境与发病
		2. 体质与发病
		3. 精神状态与发病

续表

单元	细目	要点
第十三单元 发病	三、发病类型	1. 感邪即发
		2. 徐发
		3. 伏而后发
		4. 继发
		5. 合病与并病
		6. 复发
第十四单元 病机	一、邪正盛衰	1. 邪正盛衰与虚实变化
		2. 邪正盛衰与疾病转归
	二、阴阳失调	1. 阴阳偏盛
		2. 阴阳偏衰
		3. 阴阳互损
		4. 阴阳格拒
		5. 阴阳亡失
		6. 阴阳转化
	三、精、气、血失常	1. 精的失常
		2. 气的失常
		3. 血的失常
		4. 精、气、血关系失调
	四、津液代谢失常	1. 津液不足
		2. 津液输布、排泄障碍
		3. 津液与气血关系失调
	五、内生"五邪"	1. 内生"五邪"的概念
		2. 风气内动
		3. 寒从中生
		4. 湿浊内生
		5. 津伤化燥
		6. 火热内生
	六、疾病传变	1. 疾病传变的形式
		2. 病性转化
第十五单元 防治原则	一、预防	1. 治未病的概念
		2. 未病先防
		3. 既病防变

续表

单元	细目	要点
第十五单元　防治原则	二、治则	1. 治则、治法的基本概念
		2. 正治与反治
		3. 治标与治本
		4. 扶正与祛邪
		5. 调整阴阳
		6. 调理精气血津液
		7. 三因制宜
第十六单元　养生与寿夭	一、养生	1. 养生的基本概念
		2. 养生的原则与方法
	二、生命的寿夭	1. 生命的寿夭规律
		2. 决定寿夭的基本因素

中医诊断学

单元	细目	要点
第一单元 绪论	绪论	1. 中医诊断的基本原理
		2. 中医诊断的基本原则
第二单元 望诊	一、望神	1. 得神、失神、少神、假神的常见临床表现及其意义
		2. 神乱的常见临床表现及其意义
	二、望面色	1. 常色与病色的分类、临床表现及其意义
		2. 五色主病的临床表现及其意义
		3. 面部色诊的意义
	三、望形态	1. 形体强弱胖瘦的临床表现及其意义
		2. 姿态异常（动静姿态、异常动作）的临床表现及其意义
	四、望头面五官	1. 望头、发的主要内容及其临床意义
		2. 面肿、腮肿及口眼㖞斜的临床表现及其意义
		3. 目的脏腑分属，望目色、目形、目态的主要内容及其临床意义
		4. 望口、唇、齿、龈的主要内容及其临床意义
		5. 望咽喉的主要内容及其临床意义
	五、望躯体四肢	1. 望颈项的主要内容及其临床意义
		2. 望四肢的主要内容及其临床意义
	六、望皮肤	1. 望皮肤色泽的内容及其临床意义
		2. 望斑疹的内容及其临床意义
	七、望排出物	1. 望痰、涕的内容及其临床意义
		2. 望呕吐物的内容及其临床意义
	八、望小儿食指络脉	1. 望小儿食指络脉的方法及其正常表现
		2. 小儿食指络脉病理变化的临床表现及其意义
第三单元 望舌	一、舌诊原理与方法	1. 舌诊原理
		2. 舌诊方法与注意事项
	二、正常舌象	正常舌象的特点及临床意义
	三、望舌质	1. 舌神变化（荣、枯）的特征与临床意义
		2. 舌色变化（淡白、淡红、红、绛、青紫）的特征与临床意义
		3. **舌形变化（老嫩、胖瘦、点刺、裂纹、齿痕）的特征与临床意义**
		4. 舌态变化（强硬、痿软、颤动、歪斜、吐弄、短缩）的特征与临床意义

续表

单元	细目	要点
第三单元　望舌	四、望舌苔	1. 苔质变化（厚薄、润燥、腐腻、剥落、真假）的特征与临床意义
		2. 苔色变化（白、黄、灰黑）的特征与临床意义
	五、舌下络脉	舌下络脉变化的特征与临床意义
	六、舌象综合分析	1. 舌质和舌苔的综合诊察
		2. 舌诊的临床意义
第四单元　闻诊	一、听声音	1. 音哑与失音的临床表现及其意义
		2. 谵语、郑声、独语、错语、狂言、言謇的临床表现及其意义
		3. 咳嗽、喘、哮的临床表现及其意义
		4. 短气、少气的临床表现及其意义
		5. 呕吐、呃逆、嗳气的临床表现及其意义
		6. 太息的临床表现及其意义
	二、嗅气味	1. 口气、排泄物之气味异常的临床意义
		2. 病室气味异常的临床意义
第五单元　问诊	一、问诊内容	1. 主诉的概念与意义
		2. 十问歌
	二、问寒热	1. 恶寒发热的临床表现及其意义
		2. 但寒不热的临床表现及其意义
		3. 但热不寒（壮热、潮热、微热）的临床表现及其意义
		4. 寒热往来的临床表现及其意义
	三、问汗	1. 特殊汗出（自汗、盗汗、绝汗、战汗）的临床表现及其意义
		2. 黄汗的临床表现及其意义
		3. 局部汗出（头汗、半身汗、手足心汗、阴汗）的临床表现及其意义
	四、问疼痛	1. 疼痛的性质及其临床意义
		2. 问头痛、胸痛、胁痛、胃脘痛、腹痛、腰痛的要点及其临床意义
	五、问头身胸腹	1. 问头晕、胸闷、心悸、脘痞、腹胀、麻木、疲乏的要点及其临床意义
		2. 身重、身痒的要点及其临床意义

续表

单元	细目	要点
第五单元　问诊	六、问耳目	1. 耳鸣、耳聋的临床表现及其意义
		2. 目眩的临床表现及其意义
		3. 目昏、雀盲的临床表现及其意义
	七、问睡眠	1. 失眠的临床表现及其意义
		2. 嗜睡的临床表现及其意义
	八、问饮食与口味	1. 口渴与饮水：口渴多饮、渴不多饮的临床表现及其意义
		2. 食欲与食量：食欲减退、厌食、消谷善饥、饥不欲食、除中的临床表现及其意义
		3. 口味：口淡、口甜、口黏腻、口酸、口涩、口苦、口咸的临床表现及其意义
	九、问二便	1. 大便异常（便次、便质、排便感觉）的临床表现及其意义
		2. 小便异常（尿次、尿量、排尿感觉）的临床表现及其意义
	十、问经带	1. 经期、经量异常的临床表现及其意义
		2. 闭经、痛经、崩漏的临床表现及其意义
		3. 带下异常（白带、黄带）的临床表现及其意义
第六单元　脉诊	一、脉诊概说	1. 脉象形成原理
		2. 诊脉部位
		3. 诊脉方法及注意事项
		4. 脉象要素
	二、正常脉象	1. 正常脉象的表现
		2. 正常脉象的特点（胃、神、根）
	三、常见脉象的特征与临床意义	1. 常见脉象的脉象特征及鉴别（浮脉、沉脉、迟脉、数脉、虚脉、实脉、洪脉、细脉、滑脉、涩脉、弦脉、紧脉、缓脉、濡脉、弱脉、微脉、结脉、促脉、代脉、散脉、芤脉、革脉、伏脉、**牢脉、疾脉、长脉、短脉、动脉**）
		2. 常见脉象的临床意义
	四、相兼脉与真脏脉	1. 相兼脉的概念与主病
		2. 真脏脉的概念与临床意义
	五、诊小儿脉	1. 小儿正常脉象的特点
		2. 常见小儿病脉的临床意义
	六、诊妇人脉	月经脉与妊娠脉的脉象及临床意义

续表

单元	细目	要点
第七单元 按诊	按诊	1. 按诊的方法与注意事项
		2. 按肌肤手足的内容及其临床意义
		3. 按腹部辨疼痛、痞满、积聚的要点
		4. 按胸部虚里的内容及其临床意义
		5. 按腧穴的内容及其临床意义
第八单元 八纲辨证	一、概述	八纲辨证的概念
	二、表里	1. 表证与里证的概念
		2. 表证与里证的临床表现、辨证要点
		3. 表证与里证的鉴别要点
	三、寒热	1. 寒证与热证的概念
		2. 寒证与热证的临床表现、鉴别要点
	四、虚实	1. 虚证与实证的概念
		2. 虚证与实证的临床表现、鉴别要点
	五、阴阳	1. 阴证与阳证的概念
		2. 阴证与阳证的鉴别要点
		3. 阳虚证、阴虚证的临床表现
		4. 亡阳证、亡阴证的临床表现与鉴别要点
	六、八纲证候间的关系	1. 证候相兼、错杂与转化（寒证转化为热证、热证转化为寒证、实证转虚）的概念
		2. 证候真假（寒热真假、虚实真假）的鉴别要点
第九单元 病因辨证	一、六淫辨证	风淫证、寒淫证、暑淫证、湿淫证、燥淫证、火淫证的临床表现
	二、情志辨证	1. 喜证的临床表现
		2. 怒证的临床表现
		3. 悲证的临床表现
		4. 忧证的临床表现
		5. 恐证的临床表现
		6. 思证的临床表现
第十单元 气血津液辨证	一、气病辨证	1. 气虚证的临床表现、辨证要点
		2. 气陷证的临床表现、辨证要点
		3. 气不固证的临床表现、辨证要点
		4. 气脱证的临床表现、辨证要点
		5. 气滞证的临床表现、辨证要点
		6. 气逆证的临床表现、辨证要点
		7. 气闭证的临床表现、辨证要点

续表

单元	细目	要点
第十单元 气血津液辨证	二、血病辨证	1. 血虚证的临床表现、辨证要点
		2. 血脱证的临床表现、辨证要点
		3. 血瘀证的临床表现、辨证要点
		4. 血热证的临床表现、辨证要点
		5. 血寒证的临床表现、辨证要点
	三、气血同病辨证	气滞血瘀、气虚血瘀、气血两虚、气不摄血、气随血脱证的临床表现、辨证要点
	四、津液病辨证	1. 痰证的临床表现、辨证要点
		2. 饮证的临床表现、辨证要点
		3. 水停证的临床表现、辨证要点
		4. 津液亏虚证的临床表现、辨证要点
第十一单元 脏腑辨证	一、心与小肠病辨证	1. 心气虚、心阳虚、心阳虚脱证的临床表现、鉴别要点
		2. 心血虚、心阴虚证的临床表现、鉴别要点
		3. 心脉痹阻证的临床表现及瘀阻心脉、痰阻心脉、寒凝心脉、气滞心脉四证的鉴别
		4. 痰蒙心神、痰火扰神证的临床表现、鉴别要点
		5. 心火亢盛证的临床表现
		6. 瘀阻脑络证的临床表现
		7. 小肠实热证的临床表现
	二、肺与大肠病辨证	1. 肺气虚、肺阴虚证的临床表现、鉴别要点
		2. 风寒犯肺、寒痰阻肺、饮停胸胁证的临床表现、鉴别要点
		3. 风热犯肺、肺热炽盛、痰热壅肺、燥邪犯肺证的临床表现、鉴别要点
		4. 风水相搏证的临床表现
		5. 肠道湿热、肠热腑实、肠燥津亏证的临床表现、鉴别要点
	三、脾与胃病辨证	1. 脾气虚、脾阳虚、脾虚气陷、脾不统血证的临床表现、鉴别要点
		2. 湿热蕴脾、寒湿困脾证的临床表现、鉴别要点
		3. 胃气虚、胃阳虚、胃阴虚证的临床表现、鉴别要点
		4. 胃热炽盛、寒饮停胃证的临床表现、鉴别要点
		5. 寒滞胃肠、食滞胃肠、胃肠气滞证的临床表现、鉴别要点

单元	细目	要点
第十一单元 脏腑辨证	四、肝与胆病辨证	1. 肝血虚、肝阴虚证的临床表现、鉴别要点
		2. 肝郁气滞、肝火炽盛、肝阳上亢证的临床表现、鉴别要点
		3. 肝风内动四证的临床表现、鉴别要点
		4. 寒滞肝脉证的临床表现
		5. 肝胆湿热证的临床表现
		6. 胆郁痰扰证的临床表现
	五、肾与膀胱病辨证	1. 肾阳虚、肾阴虚、肾精不足、肾气不固、肾虚水泛证的临床表现、鉴别要点
		2. 膀胱湿热证的临床表现
	六、脏腑兼病辨证	1. 心肾不交、心脾气血虚证的临床表现、鉴别要点
		2. 肝火犯肺、肝胃不和、肝脾不调证的临床表现、鉴别要点
		3. 心肺气虚、脾肺气虚、肺肾气虚证的临床表现、鉴别要点
		4. 心肾阳虚、脾肾阳虚证的临床表现、鉴别要点
		5. 心肝血虚、肝肾阴虚、肺肾阴虚证的临床表现、辨证要点
	七、脏腑辨证各相关证候的鉴别	各脏腑间相关证候的鉴别要点
第十二单元 六经辨证	一、太阳病证	1. 太阳经证（太阳中风证、太阳伤寒证）临床表现与辨证要点
		2. 太阳腑证（太阳蓄水证、太阳蓄血证）临床表现与辨证要点
	二、阳明病证	1. 阳明经证临床表现与辨证要点
		2. 阳明腑证临床表现与辨证要点
	三、少阳病证	少阳病证临床表现与辨证要点
	四、太阴病证	太阴病证临床表现与辨证要点
	五、少阴病证	1. 少阴寒化证临床表现与辨证要点
		2. 少阴热化证临床表现与辨证要点
	六、厥阴病证	厥阴病证临床表现与辨证要点
	七、六经病证的传变	传经、直中、合病、并病的概念

续表

单元	细目	要点
第十三单元 卫气营血辨证	一、卫分证	卫分证临床表现与辨证要点
	二、气分证	气分证临床表现与辨证要点
	三、营分证	营分证临床表现与辨证要点
	四、血分证	血分证临床表现与辨证要点
	五、卫气营血证的传变	顺传与逆传的概念
第十四单元 三焦辨证	一、上焦病证	上焦病证的临床表现、辨证要点
	二、中焦病证	中焦病证的临床表现、辨证要点
	三、下焦病证	下焦病证的临床表现、辨证要点
	四、三焦病证的传变	顺传与逆传的概念
第十五单元 中医诊断思维与应用	一、中医诊断思维方法	基本思维方法与过程
	二、中医诊断思维的应用	辨病、辨证、辨症

中 药 学

单元	细目	要点
第一单元 中药的性能	一、四气	1. 结合有代表性的药物认识四气的确定
		2. 四气的作用及适应证
	二、五味	1. 结合有代表性的药物认识五味的确定
		2. 五味的作用及适应证
	三、升降浮沉	1. 各类药物的升降浮沉趋向
		2. 影响药物升降浮沉的主要因素
	四、归经	1. 归经的临床意义
		2. 结合有代表性的药物认识归经的确定
	五、毒性	1. 引起毒性反应的原因
		2. 结合具体有毒药物认识其使用注意事项
第二单元 中药的作用	一、中药的作用与副作用	中药的作用与副作用
	二、中药的功效	1. 功效与主治的关系
		2. 功效的分类
第三单元 中药的配伍	一、中药配伍的意义	中药配伍的意义
	二、中药配伍的内容	1. 各种配伍关系的意义
		2. 各种配伍关系的临床对待原则
第四单元 中药的用药禁忌	一、配伍禁忌	1. "十八反"的内容
		2. "十九畏"的内容
	二、证候禁忌	证候禁忌的概念及内容
	三、妊娠用药禁忌	1. 妊娠用药禁忌的概念
		2. 妊娠禁忌药的分类与使用原则
	四、服药饮食禁忌	1. 服药时一般的饮食禁忌
		2. 特殊疾病的饮食禁忌
第五单元 中药的剂量与用法	一、剂量	1. 影响中药剂量的因素
		2. 有毒药、峻猛药及某些名贵药的剂量
	二、中药的用法	1. 煎煮方法（包括先煎、后下、包煎、另煎、烊化、冲服等）
		2. 服药时间
第六单元 解表药	一、概述	1. 解表药的性能特点、功效、主治病证
		2. 解表药的配伍方法
		3. 解表药的使用注意事项

单元	细目	要点
第六单元 解表药	二、发散风寒药	1. 麻黄、桂枝、紫苏、荆芥、防风、羌活、白芷的性能、功效、应用
		2. 生姜、香薷、细辛、辛夷、藁本、苍耳子的功效、主治病证
		3. 麻黄、香薷、细辛、荆芥、辛夷的用法用量
		4. 麻黄、桂枝、香薷、细辛、苍耳子的使用注意
		5. 生麻黄与炙麻黄、麻黄与桂枝、荆芥与防风、紫苏与生姜等相似药物的功用异同
		6. 麻黄配桂枝，麻黄配石膏，麻黄配苦杏仁，桂枝配白芍，细辛配干姜、五味子等的意义
		7. 麻黄的药理
	三、发散风热药	1. 薄荷、牛蒡子、蝉蜕、桑叶、菊花、柴胡、葛根的性能、功效、应用
		2. 蔓荆子、升麻的功效、主治病证
		3. 淡豆豉的功效
		4. 薄荷、桑叶、柴胡、葛根的用法
		5. 薄荷、牛蒡子的使用注意
		6. 薄荷、牛蒡子与蝉蜕，桑叶与菊花，柴胡、葛根与升麻等相似药物功用的异同
		7. 柴胡配黄芩、菊花配枸杞子、桑叶配菊花等的意义
		8. 柴胡、葛根的药理
第七单元 清热药	一、概述	1. 清热药的分类，各类清热药的功效与主治病证
		2. 清热药的配伍方法
		3. 清热药的使用注意事项
	二、清热泻火药	1. 石膏、知母、栀子、夏枯草的性能、功效、应用
		2. 芦根、天花粉、淡竹叶、决明子的功效、主治病证
		3. 石膏、知母、栀子、决明子的用法
		4. 石膏、知母、天花粉的使用注意
		5. 生石膏与熟石膏、石膏与知母、芦根与天花粉等相似药物的功用异同
		6. 石膏配知母、知母配黄柏、知母配川贝母、栀子配淡豆豉、栀子配茵陈等的意义
		7. 石膏、栀子的药理

单元	细目	要点
第七单元 清热药	三、清热燥湿药	1. 黄芩、黄连、黄柏的性能、功效、应用
		2. 龙胆、苦参的功效、主治病证
		3. 秦皮、白鲜皮的功效
		4. 黄芩、黄连、黄柏的用法
		5. 苦参的使用注意
		6. 黄芩、黄连与黄柏，栀子与龙胆等相似药物性能、功用的异同
		7. 黄连配木香，黄连配吴茱萸，黄连配半夏、瓜蒌，黄柏配苍术等的意义
		8. 黄连的药理
	四、清热解毒药	1. 金银花、连翘、大青叶、蒲公英、鱼腥草、射干、白头翁的性能、功效、应用
		2. 板蓝根、青黛、贯众、土茯苓、山豆根、白花蛇舌草的功效、主治病证
		3. 穿心莲、紫花地丁、大血藤、败酱草、马勃、马齿苋、鸦胆子、熊胆粉、山慈菇、漏芦、野菊花的功效
		4. 穿心莲、青黛、鸦胆子、熊胆粉、山豆根的用法用量
		5. 穿心莲、射干、山豆根、鸦胆子、山慈菇、漏芦的使用注意
		6. 金银花与连翘，大青叶、板蓝根与青黛，紫花地丁与蒲公英、白头翁、鸦胆子，大血藤与败酱草等相似药物功用的异同
		7. 金银花配连翘，金银花配当归，麻黄配射干等的意义
		8. 金银花、板蓝根的药理
	五、清热凉血药	1. 生地黄、玄参、牡丹皮、赤芍的性能、功效、应用
		2. 紫草、水牛角的功效、主治病证
		3. 水牛角的用法
		4. 生地黄、玄参、牡丹皮、赤芍、紫草的使用注意
		5. 生地黄与玄参，牡丹皮与赤芍等相似药物性能、功用的异同
		6. 生地黄配玄参、赤芍配牡丹皮等的意义

续表

单元	细目	要点
第七单元　清热药	六、清虚热药	1. 青蒿、地骨皮的性能、功效、应用
		2. 白薇、银柴胡、胡黄连的功效
		3. 青蒿的用法
		4. 青蒿的使用注意
		5. 牡丹皮与地骨皮、黄连与胡黄连等相似药物功用的异同
		6. 青蒿配鳖甲、青蒿配黄芩、地骨皮配桑白皮等的意义
		7. 青蒿的药理
第八单元　泻下药	一、概述	1. 攻下药、润下药与峻下逐水药的性能特点、主治病证
		2. 泻下药的配伍方法
		3. 泻下药的使用注意事项
	二、攻下药	1. 大黄、芒硝的性能、功效、应用
		2. 番泻叶的功效
		3. 大黄、芒硝、番泻叶、芦荟的用法用量
		4. 大黄、芒硝、番泻叶、芦荟的使用注意
		5. 大黄几种炮制品、大黄与芒硝等相似药物性能功用的异同
		6. 大黄配芒硝、大黄配附子等的意义
		7. 大黄的药理
	三、润下药	1. 火麻仁、郁李仁、松子仁的功效、主治病证
		2. 火麻仁的用法用量
		3. 郁李仁的使用注意
	四、峻下逐水药	1. 甘遂、牵牛子、巴豆霜的功效、主治病证
		2. 京大戟、芫花的功效
		3. 甘遂、京大戟、芫花、牵牛子、巴豆霜的用法用量
		4. 甘遂、京大戟、芫花、牵牛子、巴豆霜的使用注意
		5. 巴豆霜的药理
第九单元　祛风湿药	一、概述	1. 祛风湿药的性能特点、主治病证
		2. 祛风湿药的配伍方法
		3. 祛风湿药的使用注意事项

续表

单元	细目	要点
第九单元 祛风湿药	二、祛风寒湿药	1. 独活、威灵仙、川乌、木瓜的性能、功效、应用
		2. 蕲蛇、乌梢蛇、青风藤的功效、主治病证
		3. 川乌、蕲蛇的用法
		4. 川乌、木瓜的使用注意
		5. 羌活与独活、独活与威灵仙等相似药物性能、功用的异同
		6. 独活配羌活、独活配桑寄生等的意义
		7. 独活的药理
	三、祛风湿热药	1. 秦艽、防己的性能、功效、应用
		2. 豨莶草、络石藤、桑枝的功效
		3. 豨莶草的用法用量
		4. 防己的使用注意
		5. 秦艽与防己等相似药物性能、功用的异同
		6. 秦艽的药理
	四、祛风湿强筋骨药	1. 桑寄生的性能、功效、应用
		2. 五加皮的功效、主治病证
		3. 狗脊的功效
		4. 五加皮与桑寄生等相似药物功用的异同
第十单元 化湿药	一、概述	1. 化湿药的性能、特点、功效、主治病证
		2. 化湿药的配伍方法
		3. 化湿药的使用注意事项
	二、具体药物	1. 广藿香、苍术、厚朴的性能、功效、应用
		2. 砂仁、豆蔻的功效、主治病证
		3. 佩兰、草果的功效
		4. 砂仁、豆蔻的用法用量
		5. 苍术与厚朴、砂仁与豆蔻、砂仁与木香、广藿香与佩兰等相似药物功用的异同
		6. 苍术配厚朴、陈皮，厚朴配枳实，广藿香配佩兰，砂仁配木香等的意义
		7. 厚朴的药理
第十一单元 利水渗湿药	一、概述	1. 利水渗湿药的性能特点、功效、主治病证
		2. 利水渗湿药的配伍方法
		3. 利水渗湿药的使用注意事项

续表

单元	细目	要点
第十一单元 利水渗湿药	二、利水消肿药	1. 茯苓、薏苡仁、泽泻的性能、功效、应用
		2. 猪苓的功效、主治病证
		3. 香加皮、冬瓜皮的功效
		4. 薏苡仁的用法
		5. 香加皮的使用注意
		6. 茯苓与猪苓、茯苓与薏苡仁等相似药物性能、功用的异同
		7. 薏苡仁的药理
	三、利尿通淋药	1. 车前子的性能、功效、应用
		2. 滑石、石韦、木通的功效、主治病证
		3. 通草、瞿麦、地肤子、海金沙、草薢、萹蓄的功效
		4. 车前子、滑石、海金沙的用法
		5. 车前子、滑石的使用注意
		6. 车前子与滑石等相似药物功用的异同
		7. 滑石配生甘草等的意义
	四、利湿退黄药	1. 茵陈、金钱草的性能、功效、应用
		2. 虎杖的功效、主治病证
		3. 虎杖与大黄等相似药物性能功用的异同
		4. 茵陈配大黄、栀子等的意义
		5. 茵陈的药理
第十二单元 温里药	一、概述	1. 温里药的性能特点、功效、主治病证
		2. 温里药的配伍方法
		3. 温里药的使用注意事项
	二、具体药物	1. 附子、干姜、肉桂、吴茱萸的性能、功效、应用
		2. 小茴香、丁香、花椒的功效、主治病证
		3. 高良姜的功效
		4. 附子、肉桂、吴茱萸、花椒的用法用量
		5. 附子、肉桂、吴茱萸、丁香的使用注意
		6. 附子与川乌、附子与干姜、附子与肉桂、干姜与生姜等相似药物功用的异同
		7. 附子配干姜、肉桂配附子、黄连配吴茱萸等的意义
		8. 附子的药理

单元	细目	要点
第十三单元 理气药	一、概述	1. 理气药的性能特点、功效、主治病证
		2. 理气药的配伍方法
		3. 理气药的使用注意事项
	二、具体药物	1. 陈皮、枳实、木香、香附的性能、功效、应用
		2. 青皮、沉香、川楝子、乌药、薤白的功效、主治病证
		3. 檀香、荔枝核、佛手、大腹皮的功效
		4. 木香、沉香、檀香的用法
		5. 枳实、川楝子、薤白的使用注意
		6. 陈皮与青皮,木香、乌药与香附等相似药物功用的异同
		7. 陈皮配半夏、枳实配白术、薤白配瓜蒌等的意义
		8. 陈皮的药理
第十四单元 消食药	一、概述	消食药的配伍方法
	二、具体药物	1. 山楂、莱菔子、麦芽、鸡内金的性能、功效、应用
		2. 神曲的功效、主治病证
		3. 稻芽的功效
		4. 鸡内金、麦芽的用法
		5. 山楂、麦芽、莱菔子的使用注意
		6. 莱菔子配紫苏子、芥子等的意义
		7. 山楂的药理
第十五单元 驱虫药	一、概述	1. 驱虫药的配伍方法
		2. 驱虫药的使用注意事项
	二、具体药物	1. 槟榔的性能、功效、应用
		2. 使君子、苦楝皮的功效、主治病证
		3. 雷丸、榧子的功效
		4. 使君子、苦楝皮、槟榔、雷丸的用法用量
		5. 使君子、苦楝皮、槟榔的使用注意
第十六单元 止血药	一、概述	1. 各类止血药的选择使用、配伍方法
		2. 止血药的使用注意事项

续表

单元	细目	要点
第十六单元 止血药	二、凉血止血药	1. 小蓟、地榆的性能、功效、应用
		2. 大蓟、槐花、侧柏叶、白茅根的功效、主治病证
		3. 槐花的用法
		4. 地榆的使用注意
		5. 大蓟与小蓟、芦根与白茅根等相似药物功用的异同
	三、化瘀止血药	1. 三七、茜草的性能、功效、应用
		2. 蒲黄的功效、主治病证
		3. 降香的功效
		4. 三七、蒲黄、降香的用法用量
		5. 三七、蒲黄的使用注意
		6. 三七、茜草与蒲黄，生蒲黄与炒蒲黄等相似药物功用的异同
		7. 蒲黄配五灵脂、三七配白及等的意义
		8. 三七的药理
	四、收敛止血药	1. 白及的性能、功效、应用
		2. 仙鹤草、棕榈炭、血余炭的功效、主治病证
		3. 白及的使用注意
	五、温经止血药	1. 艾叶的性能、功效、应用
		2. 炮姜的功效
		3. 艾叶配阿胶等的意义
第十七单元 活血化瘀药	一、概述	1. 活血化瘀药的性能特点、功效、主治病证
		2. 活血化瘀药的配伍方法
		3. 活血化瘀药的使用注意事项
	二、活血止痛药	1. 川芎、延胡索、郁金的性能、功效、应用
		2. 姜黄、乳香的功效、主治病证
		3. 没药、五灵脂的功效
		4. 延胡索、五灵脂的用法
		5. 郁金、乳香、没药、五灵脂的使用注意
		6. 郁金与姜黄等相似药物功用的异同
		7. 郁金配石菖蒲等的意义
		8. 川芎的药理

续表

单元	细目	要点
第十七单元 活血化瘀药	三、活血调经药	1. 丹参、红花、桃仁、益母草、牛膝的性能、功效、应用
		2. 鸡血藤的功效、主治病证
		3. 王不留行、泽兰的功效
		4. 牛膝的用法
		5. 丹参的使用注意
		6. 川芎与丹参、红花与桃仁等相似药物性能、功用的异同
		7. 牛膝配苍术、黄柏等的意义
		8. 丹参的药理
	四、活血疗伤药	1. 土鳖虫的性能、功效、应用
		2. 自然铜、苏木、骨碎补、血竭的功效
		3. 血竭的用法用量
	五、破血消癥药	1. 莪术、水蛭的功效、主治病证
		2. 三棱、穿山甲的功效
		3. 莪术、三棱的使用注意
第十八单元 化痰止咳平喘药	一、概述	1. 化痰止咳平喘药的性能特点、功效、主治病证
		2. 化痰止咳平喘药的配伍方法
		3. 化痰止咳平喘药的使用注意事项
	二、温化寒痰药	1. 半夏、旋覆花的性能、功效、应用
		2. 天南星、芥子的功效、主治病证
		3. 白前的功效
		4. 半夏、天南星、芥子、旋覆花的用法用量
		5. 半夏、天南星、芥子、旋覆花的使用注意
		6. 几种半夏炮制品、半夏与天南星等相似药物功用的异同
		7. 半夏配生姜、旋覆花配赭石的意义
	三、清化热痰药	1. 川贝母、浙贝母、瓜蒌、桔梗的性能、功效、应用
		2. 竹茹、竹沥的功效、主治病证
		3. 天竺黄、前胡、海藻、昆布、海蛤壳的功效
		4. 竹沥的用法用量
		5. 川贝母、浙贝母、瓜蒌、海藻、桔梗的使用注意
		6. 川贝母与浙贝母、瓜蒌皮与瓜蒌仁等相似药物性能、功用的异同
		7. 桔梗配甘草等的意义
		8. 桔梗的药理

单元	细目	要点
第十八单元 化痰止咳平喘药	四、止咳平喘药	1. 苦杏仁、百部、紫苏子、桑白皮、葶苈子的性能、功效、应用
		2. 紫菀、款冬花、枇杷叶、白果的功效、主治病证
		3. 苦杏仁、百部、枇杷叶的用法
		4. 苦杏仁、白果、百部的使用注意
		5. 苦杏仁与紫苏子、苦杏仁与桃仁、桑白皮与葶苈子等相似药物性能、功用的异同
第十九单元 安神药	一、概述	1. 安神药的配伍方法
		2. 安神药的使用注意事项
	二、重镇安神药	1. 朱砂、磁石、龙骨的性能、功效、应用
		2. 琥珀的功效
		3. 朱砂、磁石、龙骨、琥珀的用法用量
		4. 朱砂、磁石的使用注意
		5. 朱砂与磁石等相似药物性能、功用的异同
		6. 磁石配朱砂等的意义
	三、养心安神药	1. 酸枣仁的性能、功效、应用
		2. 柏子仁、远志的功效、主治病证
		3. 首乌藤、合欢皮的功效
		4. 柏子仁、远志的使用注意
		5. 酸枣仁与柏子仁等相似药物功用的异同
第二十单元 平肝息风药	一、概述	1. 平肝息风药的功效、主治病证
		2. 平肝息风药的配伍方法
		3. 平肝息风药的使用注意事项
	二、平抑肝阳药	1. 石决明、牡蛎、赭石的性能、功效、应用
		2. 珍珠母、蒺藜、罗布麻叶的功效
		3. 石决明、珍珠母、牡蛎、赭石的用法
		4. 赭石、罗布麻叶的使用注意
		5. 决明子与石决明、龙骨与牡蛎等相似药物功用的异同
	三、息风止痉药	1. 羚羊角、牛黄、钩藤、天麻的性能、功效、应用
		2. 地龙、全蝎、蜈蚣、僵蚕的功效、主治病证
		3. 珍珠的功效

续表

单元	细目	要点
第二十单元　平肝息风药	三、息风止痉药	4. 羚羊角、牛黄、珍珠、钩藤、全蝎、蜈蚣的用法用量
		5. 牛黄、全蝎、蜈蚣的使用注意
		6. 羚羊角与牛黄、钩藤与天麻、全蝎与蜈蚣等相似药物功用的异同
		7. 羚羊角配钩藤、天麻配钩藤、全蝎配蜈蚣等的意义
		8. 钩藤的药理
第二十一单元　开窍药	一、概述	1. 开窍药的性能特点、功效、主治病证
		2. 开窍药的配伍方法
		3. 开窍药的使用注意事项
	二、具体药物	1. 麝香、石菖蒲的性能、功效、应用
		2. 冰片的功效、主治病证
		3. 苏合香的功效
		4. 麝香、冰片、苏合香的用法用量
		5. 麝香、冰片的使用注意
		6. 麝香与冰片等相似药物功用的异同
		7. 麝香配冰片等的意义
		8. 麝香的药理
第二十二单元　补虚药	一、概述	1. 各类补虚药的功效、主治病证
		2. 补虚药的配伍方法
		3. 补虚药的使用注意事项
	二、补气药	1. 人参、党参、黄芪、白术、甘草的性能、功效、应用
		2. 西洋参、太子参、山药的功效、主治病证
		3. 白扁豆、大枣、蜂蜜的功效
		4. 人参、西洋参、黄芪、白术、甘草的用法用量
		5. 人参、西洋参、党参、白术、甘草的使用注意
		6. 几种人参炮制品、生黄芪与炙黄芪、人参与党参、人参与黄芪、黄芪与白术、苍术与白术、白术与山药等相似药物性能、功用的异同
		7. 人参配附子，人参配麦冬、五味子，黄芪配茯苓，黄芪配柴胡、升麻，甘草配白芍等的意义
		8. 人参、黄芪的药理

续表

单元	细目	要点
第二十二单元 补虚药	三、补阳药	1. 鹿茸、淫羊藿、杜仲、续断、菟丝子的性能、功效、应用
		2. 紫河车、巴戟天、补骨脂、冬虫夏草的功效、主治病证
		3. 仙茅、肉苁蓉、锁阳、益智仁、沙苑子、蛤蚧的功效
		4. 鹿茸、蛤蚧、冬虫夏草的用法用量
		5. 鹿茸的使用注意
		6. 淫羊藿与巴戟天，杜仲、续断及桑寄生等相似药物功用的异同
		7. 人参配蛤蚧等的意义
	四、补血药	1. 当归、熟地黄、白芍、阿胶、何首乌的性能、功效、应用
		2. 龙眼肉的功效、主治病证
		3. 当归、阿胶的用法
		4. 当归、熟地黄、白芍、阿胶的使用注意
		5. 当归与熟地黄、当归与白芍、生地黄与熟地黄、白芍与赤芍、生首乌与制首乌等相似药物性能、功用的异同
		6. 当归配黄芪等的意义
		7. 当归的药理
	五、补阴药	1. 北沙参、麦冬、龟甲、鳖甲的性能、功效、应用
		2. 百合、天冬、石斛、玉竹、枸杞子、女贞子的功效、主治病证
		3. 南沙参、黄精、墨旱莲、楮实子的功效
		4. 女贞子、龟甲、鳖甲的用法
		5. 北沙参、南沙参、龟甲、鳖甲的使用注意
		6. 北沙参与南沙参、麦冬与天冬、龟甲与鳖甲等相似药物功用的异同
		7. 女贞子配墨旱莲等的意义
第二十三单元 收涩药	一、概述	1. 收涩药的功效、主治病证
		2. 收涩药的配伍方法
		3. 收涩药的使用注意事项

续表

单元	细目	要点
第二十三单元 收涩药	二、固表止汗药	麻黄根、浮小麦的功效
	三、敛肺涩肠药	1. 五味子、乌梅的性能、功效、应用
		2. 诃子、肉豆蔻的功效、主治病证
		3. 五倍子、赤石脂的功效
		4. 诃子、肉豆蔻的用法
		5. 赤石脂的使用注意
		6. 五味子与乌梅、肉豆蔻与豆蔻等相似药物功用的异同
		7. 五味子的药理
	四、固精缩尿止带药	1. 山茱萸、莲子的性能、功效、应用
		2. 桑螵蛸、海螵蛸、芡实的功效、主治病证
		3. 金樱子、椿皮的功效
		4. 桑螵蛸的使用注意
		5. 莲子与芡实等相似药物功用的异同
		6. 山茱萸的药理
第二十四单元 攻毒杀虫止痒药	一、概述	攻毒杀虫止痒药的使用注意事项
	二、具体药物	1. 雄黄、硫黄、蛇床子的功效、主治病证
		2. 白矾、蟾酥、蜂房的功效
		3. 雄黄、蟾酥的用法用量
		4. 雄黄、蟾酥的使用注意
第二十五单元 拔毒化腐生肌药	一、概述	拔毒化腐生肌药的使用注意事项
	二、具体药物	1. 升药的功效、主治病证
		2. 砒石、炉甘石、硼砂的功效
		3. 升药、砒石、硼砂的用法用量
		4. 升药、砒石、炉甘石的使用注意

方 剂 学

单元	细目	要点
第一单元　总论	一、方剂与治法	1. 方剂与治法的关系
		2. 常用治法
	二、方剂的组成与变化	1. 方剂的组成原则
		2. 方剂的变化形式
	三、剂型	常用剂型汤剂、丸剂、散剂、膏剂的特点
第二单元　解表剂	一、概述	解表剂的适用范围及应用注意事项
	二、辛温解表	1. 麻黄汤、桂枝汤、小青龙汤的组成药物、功用、主治证候、配伍意义、全方配伍特点及运用
		2. 大青龙汤、九味羌活汤、止嗽散的组成药物、功用、主治证候及配伍意义
	三、辛凉解表	1. 银翘散的组成药物、功用、主治证候、配伍意义、全方配伍特点及运用
		2. 麻黄杏仁甘草石膏汤、桑菊饮的组成药物、功用、主治证候及配伍意义
		3. 柴葛解肌汤的组成药物、功用及主治证候
	四、扶正解表	1. 败毒散的组成药物、功用、主治证候及配伍意义
		2. 参苏饮的组成药物、功用及主治证候
第三单元　泻下剂	一、概述	泻下剂的适用范围及应用注意事项
	二、寒下	1. 大承气汤的组成药物、功用、主治证候、配伍意义、全方配伍特点及运用
		2. 大陷胸汤的组成药物、功用、主治证候及配伍意义
	三、温下	温脾汤的组成药物、功用、主治证候及配伍意义
	四、润下	麻子仁丸、济川煎的组成药物、功用、主治证候及配伍意义
	五、逐水	十枣汤的组成药物、功用、主治证候及用法要点
	六、攻补兼施	黄龙汤的组成药物、功用及主治证候
第四单元　和解剂	一、概述	和解剂的适用范围及应用注意事项
	二、和解少阳	1. 小柴胡汤的组成药物、功用、主治证候、配伍意义、全方配伍特点及运用
		2. 蒿芩清胆汤的组成药物、功用、主治证候及配伍意义

续表

单元	细目	要点
第四单元 和解剂	三、调和肝脾	1. 逍遥散的组成药物、功用、主治证候、配伍意义、全方配伍特点及运用
		2. 四逆散的组成药物、功用、主治证候及配伍意义
		3. 痛泻要方的组成药物、功用及主治证候
	四、调和肠胃	半夏泻心汤的组成药物、功用、主治证候、配伍意义、全方配伍特点及运用
第五单元 清热剂	一、概述	清热剂的适用范围及应用注意事项
	二、清气分热	1. 白虎汤的组成药物、功用、主治证候及配伍意义
		2. 竹叶石膏汤的组成药物、功用及主治证候
	三、清营凉血	1. 清营汤的组成药物、功用、主治证候、配伍意义、全方配伍特点及运用
		2. 犀角地黄汤的组成药物、功用、主治证候及配伍意义
	四、清热解毒	1. 黄连解毒汤的组成药物、功用、主治证候、配伍意义、全方配伍特点及运用
		2. 凉膈散、普济消毒饮的组成药物、功用、主治证候及配伍意义
	五、清脏腑热	1. 龙胆泻肝汤、芍药汤、左金丸的组成药物、功用、主治证候、配伍意义、全方配伍特点及运用
		2. 导赤散、清胃散、白头翁汤、泻白散的组成药物、功用、主治证候及配伍意义
		3. 玉女煎的组成药物、功用及主治证候
	六、清虚热	青蒿鳖甲汤、当归六黄汤的组成药物、功用、主治证候及配伍意义
第六单元 祛暑剂	一、概述	祛暑剂的适用范围及应用注意事项
	二、祛暑解表	香薷散的组成药物、功用、主治证候及配伍意义
	三、祛暑利湿	六一散的组成药物、功用及主治证候
	四、祛暑益气	清暑益气汤（《温热经纬》）的组成药物、功用、主治证候及配伍意义

单元	细目	要点
第七单元 温里剂	一、概述	温里剂的适用范围及应用注意事项
	二、温中祛寒	1. 理中丸的组成药物、功用、主治证候、配伍意义、全方配伍特点及运用
		2. 小建中汤、吴茱萸汤的组成药物、功用、主治证候及配伍意义
		3. 大建中汤的组成药物、功用及主治证候
	三、回阳救逆	四逆汤的组成药物、功用、主治证候、配伍意义、全方配伍特点及运用
	四、温经散寒	当归四逆汤、暖肝煎的组成药物、功用、主治证候及配伍意义
第八单元 表里双解剂	一、概述	表里双解剂的适用范围及应用注意事项
	二、解表清里	葛根黄芩黄连汤的组成药物、功用、主治证候及配伍意义
	三、解表攻里	1. 大柴胡汤的组成药物、功用、主治证候、配伍意义、全方配伍特点及运用
		2. 防风通圣散的组成药物、功用、主治证候
第九单元 补益剂	一、概述	补益剂的适用范围及应用注意事项
	二、补气	1. 补中益气汤的组成药物、功用、主治证候、配伍意义、全方配伍特点及运用
		2. 四君子汤、参苓白术散、生脉散的组成药物、功用、主治证候及配伍意义
		3. 玉屏风散的组成药物、功用及主治证候
	三、补血	1. 四物汤、归脾汤的组成药物、功用、主治证候、配伍意义、全方配伍特点及运用
		2. 当归补血汤的组成药物、功用、主治证候及配伍意义
	四、气血双补	炙甘草汤、八珍汤的组成药物、功用、主治证候及配伍意义
	五、补阴	1. 六味地黄丸的组成药物、功用、主治证候、配伍意义、全方配伍特点及运用
		2. 左归丸、大补阴丸、一贯煎的组成药物、功用、主治证候及配伍意义

单元	细目	要点
第九单元 补益剂	六、补阳	1. 肾气丸的组成药物、功用、主治证候、配伍意义、全方配伍特点及运用
		2. 右归丸的组成药物、功用、主治证候及配伍意义
	七、阴阳双补	地黄饮子的组成药物、功用、主治证候及配伍意义
第十单元 固涩剂	一、概述	固涩剂的适用范围及应用注意事项
	二、固表止汗	牡蛎散的组成药物、功用、主治证候及配伍意义
	三、敛肺止咳	九仙散的组成药物、功用及主治证候
	四、涩肠固脱	四神丸、真人养脏汤的组成药物、功用、主治证候及配伍意义
	五、涩精止遗	桑螵蛸散的组成药物、功用、主治证候及配伍意义
	六、固崩止带	固冲汤、易黄汤、固经丸的组成药物、功用、主治证候及配伍意义
第十一单元 安神剂	一、概述	安神剂的适用范围及应用注意事项
	二、重镇安神	朱砂安神丸的组成药物、功用、主治证候及配伍意义
	三、滋养安神	1. 天王补心丹的组成药物、功用、主治证候、配伍意义、全方配伍特点及运用
		2. 酸枣仁汤的组成药物、功用、主治证候及配伍意义
第十二单元 开窍剂	一、概述	开窍剂的适用范围及应用注意事项
	二、凉开	安宫牛黄丸、紫雪、至宝丹的功用及主治证候
	三、温开	苏合香丸的功用及主治证候
第十三单元 理气剂	一、概述	理气剂的适用范围及应用注意事项
	二、行气	1. 越鞠丸的组成药物、功用、主治证候、配伍意义、全方配伍特点及运用
		2. 半夏厚朴汤、瓜蒌薤白白酒汤、天台乌药散、厚朴温中汤的组成药物、功用、主治证候及配伍意义
		3. 柴胡疏肝散的组成药物、功用及主治证候

续表

单元	细目	要点
第十三单元　理气剂	三、降气	1. 苏子降气汤的组成药物、功用、主治证候、配伍意义、全方配伍特点及运用
		2. 定喘汤、旋覆代赭汤的组成药物、功用、主治证候及配伍意义
第十四单元　理血剂	一、概述	理血剂的适用范围及应用注意事项
	二、活血祛瘀	1. 血府逐瘀汤、补阳还五汤的组成药物、功用、主治证候、配伍意义、全方配伍特点及运用
		2. 桃核承气汤、温经汤、复元活血汤、桂枝茯苓丸、生化汤的组成药物、功用、主治证候及配伍意义
		3. 失笑散的组成药物、功用及主治证候
	三、止血	1. 咳血方的组成药物、功用、主治证候、配伍意义、全方配伍特点及运用
		2. 小蓟饮子、黄土汤的组成药物、功用、主治证候及配伍意义
		3. 十灰散、槐花散的组成药物、功用及主治证候
第十五单元　治风剂	一、概述	治风剂的适用范围及应用注意事项
	二、疏散外风	1. 川芎茶调散的组成药物、功用、主治证候、配伍意义、全方配伍特点及运用
		2. 消风散、牵正散的组成药物、功用、主治证候及配伍意义
		3. 大秦艽汤、小活络丹的组成药物、功用及主治证候
	三、平息内风	1. 羚角钩藤汤、镇肝熄风汤、大定风珠的组成药物、功用、主治证候、配伍意义、全方配伍特点及运用
		2. 天麻钩藤饮的组成药物、功用、主治证候及配伍意义
第十六单元　治燥剂	一、概述	治燥剂的适用范围及应用注意事项
	二、轻宣外燥	1. 杏苏散、清燥救肺汤的组成药物、功用、主治证候及配伍意义
		2. 桑杏汤的组成药物、功用及主治证候

单元	细目	要点
第十六单元 治燥剂	三、滋阴润燥	1. 麦门冬汤的组成药物、功用、主治证候、配伍意义、全方配伍特点及运用
		2. 玉液汤、百合固金汤的组成药物、功用、主治证候及配伍意义
		3. 增液汤的组成药物、功用、主治证候
第十七单元 祛湿剂	一、概述	祛湿剂的适用范围及应用注意事项
	二、燥湿和胃	1. 藿香正气散的组成药物、功用、主治证候、配伍意义、全方配伍特点及运用
		2. 平胃散的组成药物、功用、主治证候及配伍意义
	三、清热祛湿	1. 茵陈蒿汤、三仁汤、二妙散的组成药物、功用、主治证候、配伍意义、全方配伍特点及运用
		2. 八正散、甘露消毒丹的组成药物、功用、主治证候及配伍意义
		3. 连朴饮、当归拈痛汤的组成药物、功用及主治证候
	四、利水渗湿	五苓散、猪苓汤、防己黄芪汤的组成药物、功用、主治证候及配伍意义
	五、温化寒湿	1. 实脾散、真武汤的组成药物、功用、主治证候、配伍意义、全方配伍特点及运用
		2. 苓桂术甘汤的组成药物、功用、主治证候及配伍意义
	六、祛湿化浊	1. 完带汤的组成药物、功用、主治证候、配伍意义、全方配伍特点及运用
		2. 草薢分清饮（《杨氏家藏方》）的组成药物、功用及主治证候
	七、祛风胜湿	1. 独活寄生汤的组成药物、功用、主治证候、配伍意义、全方配伍特点及运用
		2. 羌活胜湿汤的组成药物、功用、主治证候及配伍意义
第十八单元 祛痰剂	一、概述	祛痰剂的适用范围及应用注意事项
	二、燥湿化痰	二陈汤、温胆汤的组成药物、功用、主治证候及配伍意义

续表

单元	细目	要点
第十八单元 祛痰剂	三、清热化痰	清气化痰丸、小陷胸汤的组成药物、功用、主治证候及配伍意义
	四、润燥化痰	贝母瓜蒌散的组成药物、功用、主治证候及配伍意义
	五、温化寒痰	苓甘五味姜辛汤、三子养亲汤的组成药物、功用及主治证候
	六、化痰息风	半夏白术天麻汤的组成药物、功用、主治证候及配伍意义
第十九单元 消食剂	一、概述	消食剂的适用范围及应用注意事项
	二、消食化滞	保和丸、枳实导滞丸的组成药物、功用、主治证候及配伍意义
	三、健脾消食	健脾丸的组成药物、功用、主治证候、配伍意义、全方配伍特点及运用
第二十单元 驱虫剂	具体方剂	乌梅丸的组成药物、功用、主治证候、配伍意义、全方配伍特点及运用
第二十一单元 治痈疡剂	一、概述	治痈疡剂的适用范围及应用注意事项
	二、散结消痈	1. 仙方活命饮、阳和汤组成药物、功用、主治证候、配伍意义、全方配伍特点及运用
		2. 大黄牡丹汤的组成药物、功用、主治证候及配伍意义
		3. 苇茎汤组成药物、功用及主治证候

中医经典

中医经典各科

单元	细目	要点
第一单元 内经	一、素问·上古天真论	"上古之人,其知道者……度百岁乃去。"
	二、素问·四气调神大论	1. "治未病"养生防病原则
		2. "春夏养阳,秋冬养阴"的养生原则及其意义
		3. "夫四时阴阳者,万物之根本也……坏其真矣。"
	三、素问·阴阳应象大论	1. "治病必求于本"的临床价值
		2. "阴味出下窍,阳气出上窍……壮火散气,少火生气。"
		3. "善诊者,察色按脉,先别阴阳……而知病所生,以治无过,以诊则不失矣。"
		4. "病之始起也,可刺而已;其盛,可待衰而已。故因其轻而扬之,因其重而减之,因其衰而彰之……气虚宜掣引之。"
	四、素问·经脉别论	1. "勇者气行则已,怯者则着而为病"和"生病起于过用"的理论观点
		2. "食气入胃,散精于肝……揆度以为常也。"
	五、素问·太阴阳明论	1. "脾病而四肢不用"的机理及临床意义
		2. "脾者土也,治中央……不得独主于时也。"
	六、灵枢·本神	1. 由心"任物"到智"处物"的思维过程
		2. "生之来谓之精……并精而出入者谓之魄。"
	七、素问·生气通天论	"阴者,藏精而起亟也;阳者,卫外而为固也。"
	八、素问·举痛论	"余知百病生于气也……思则气结。"
	九、素问·至真要大论	1. "诸风掉眩,皆属于肝……诸呕吐酸,暴注下迫,皆属于热。"
		2. "逆者正治,从者反治……必伏其所主,而先其所因。"
	十、灵枢·百病始生	"风雨寒热不得虚,邪不能独伤人……参以虚实,大病乃成。"

续表

单元	细目	要点
第一单元　内经	十一、素问·热论	"治之各通其藏脉……可泄而已。"
	十二、素问·评热病论	"劳风法在肺下……伤肺则死也。"
	十三、素问·咳论	1. "五藏六腑皆令人咳"的理论及其临床意义
		2. "肺之令人咳，何也？……乘冬则肾先受之。"
	十四、素问·痹论	"凡痹之客五藏者……涩于小便，上为清涕。"
	十五、素问·痿论	"阳明者，五藏六府之海……故足痿不用也。"
	十六、素问·异法方宜论	"医之治病也，一病而治各不同，皆愈，何也？……地势使然也。"
	十七、素问·汤液醪醴论	1. "神不使"的含义及其临床意义
		2. "平治于权衡……五阳已布，疏涤五藏。"
	十八、素问·标本病传论	"小大不利治其标；小大利治其本。"
	十九、灵枢·决气	1. "余闻人有精气津液血脉，余意以为一气耳……壅遏营气，令无所避？是谓脉。"
		2. "精脱者，耳聋……其脉空虚，此其候也。"
第二单元　伤寒论	一、辨太阳病脉证并治	1. "太阳之为病，脉浮，头项强痛而恶寒。"（1条）
		2. "太阳中风，阳浮而阴弱……桂枝汤主之。"（12条）
		3. "太阳病，桂枝证，医反下之……葛根黄芩黄连汤主之。"（34条）
		4. "太阳病，头痛发热……无汗而喘者，麻黄汤主之。"（35条）
		5. "伤寒表不解，心下有水气……或喘者，小青龙汤主之。"（40条）
		6. "太阳病，发汗后，大汗出，胃中干……五苓散主之。"（71条）
		7. "伤寒五六日，中风，往来寒热……身有微热，或咳者，小柴胡汤主之。"（96条）
		8. "伤寒二三日，心中悸而烦者，小建中汤主之。"（102条）
		9. "小结胸病，正在心下，按之则痛，脉浮滑者，小陷胸汤主之。"（138条）

续表

单元	细目	要点
第二单元 伤寒论	一、辨太阳病脉证并治	10."伤寒汗出解之后，胃中不和……生姜泻心汤主之。"（157条）
		11."伤寒发汗，若吐若下，解后心下痞硬，噫气不除者，旋覆代赭汤主之。"（161条）
		12."伤寒若吐、若下后，七八日不解……欲饮水数升者，白虎加人参汤主之。"（168条）
		13."伤寒脉结代，心动悸，炙甘草汤主之。"（177条）
	二、辨阳明病脉证并治	1."阳明之为病，胃家实是也。"（180条）
		2."阳明病，发热汗出者……身必发黄，茵陈蒿汤主之。"（236条）
		3."三阳合病，腹满身重难于转侧……白虎汤主之。"（219条）
		4."阳明病脉迟，虽汗出不恶寒者，其身必重……微和胃气，勿令大泄下。"（208条）
	三、辨少阳病脉证并治	"少阳之为病，口苦，咽干，目眩也。"（263条）
	四、辨太阴病脉证并治	1."太阴之为病，腹满而吐……若下之，必胸下结硬。"（273条）
		2."自利不渴者，属太阴，以其藏有寒故也，当温之，宜服四逆辈。"（277条）
	五、辨少阴病脉证并治	1."少阴之为病，脉微细，但欲寐也。"（281条）
		2."少阴病，始得之……麻黄细辛附子汤主之。"（301条）
		3."少阴病，得之二三日以上……黄连阿胶汤主之。"（303条）
		4."少阴病，二三日不已……或呕者，真武汤主之。"（316条）
		5."少阴病，下利清谷……通脉四逆汤主之。"（317条）
		6."少阴病，四逆……或泄利下重者，四逆散主之。"（318条）

续表

单元	细目	要点
第二单元 伤寒论	六、辨厥阴病脉证并治	1. "厥阴之为病，消渴……下之利不止。"（326条）
		2. "手足厥寒，脉细欲绝者，当归四逆汤主之。"（351条）
		3. "热利下重者，白头翁汤主之。"（371条）
第三单元 金匮要略	一、脏腑经络先后病脉证第一	1. "问曰：上工治未病……是其义也。余脏准此。"
		2. "夫人禀五常，因风气而生长……是皮肤脏腑之文理也。"
		3. "夫病痼疾，加以卒病，当先治其卒病，后乃治其痼疾也。"
	二、痉湿暍病脉证治第二	1. "太阳病关节疼痛而烦……但当利其小便。"
		2. "风湿，脉浮，身重，汗出，恶风者，防己黄芪汤主之。"
	三、百合狐惑阴阳毒病脉证治第三	1. "论曰：百合病者……各随证治之。"
		2. "百合病不经吐、下、发汗……百合地黄汤主之。"
	四、中风历节病脉证并治第五	1. "寸口脉浮而紧……舌即难言，口吐涎。"
		2. "诸肢节疼痛，身体魁羸……桂枝芍药知母汤主之。"
	五、血痹虚劳病脉证并治第六	1. "血痹阴阳俱微……黄芪桂枝五物汤主之。"
		2. "夫失精家少腹弦急……桂枝龙骨牡蛎汤主之。"
	六、肺痿肺痈咳嗽上气病脉证治第七	1. "大逆上气，咽喉不利，止逆下气者，麦门冬汤主之。"
		2. "肺胀，咳而上气……小青龙加石膏汤主之。"
	七、胸痹心痛短气病脉证治第九	1. "师曰：夫脉当取太过不及……以其阴弦故也。"
		2. "胸痹之病……栝蒌薤白白酒汤主之。"
	八、腹满寒疝宿食病脉证治第十	"病腹满，发热十日……厚朴七物汤主之。"
	九、五脏风寒积聚病脉证并治第十一	"肾着之病，其人身体重……甘姜苓术汤主之。"

单元	细目	要点
第三单元 金匮要略	十、痰饮咳嗽病脉证并治第十二	1. "问曰：四饮何以为异？……短气不得卧，其形如肿，谓之支饮。"
		2. "心下有痰饮，胸胁支满，目眩，苓桂术甘汤主之。"
	十一、消渴小便不利淋病脉证并治第十三	"男子消渴……肾气丸主之。"
	十二、水气病脉证并治第十四	1. "师曰：病有风水、有皮水……久不愈，必致痈脓。"
		2. "师曰：诸有水者……当发汗乃愈。"
		3. "风水恶风，一身悉肿……越婢汤主之。"
	十三、黄疸病脉证并治第十五	"寸口脉浮而缓……脾色必黄，瘀热以行。"
	十四、呕吐哕下利病脉证治第十七	"呕而肠鸣，心下痞者，半夏泻心汤主之。"
	十五、妇人妊娠病脉证并治第二十	1. "妇人宿有癥病，经断未及三月……桂枝茯苓丸主之。"
		2. "妇人怀妊，腹中疞痛，当归芍药散主之。"
	十六、妇人产后病脉证治第二十一	"问曰：新产妇人有三病，一者病痉，二者病郁冒，三者大便难……亡津液，胃燥，故大便难。"
	十七、妇人杂病脉证并治第二十二	1. "妇人咽中如有炙脔，半夏厚朴汤主之。"
		2. "妇人脏躁，喜悲伤欲哭……甘麦大枣汤主之。"
第四单元 温病学	一、温热论	1. "温邪上受，首先犯肺……若论治法则与伤寒大异也。"
		2. "盖伤寒之邪留恋在表……势必孤矣。"
		3. "不尔，风挟温热而燥生……以此为辨。"
		4. "前言辛凉散风……急急透斑为要。"
		5. "若斑出热不解者，胃津亡也……恐其陷入易易耳。"
		6. "若其邪始终在气分流连者……不可不知。"
		7. "再论气病有不传血分……转疟之机括。"
		8. "大凡看法，卫之后方言气……反致慌张矣。"
		9. "且吾吴湿邪害人最广……然较之杂证，则有不同也。"
		10. "再论三焦不得从外解……以粪燥为无湿矣。"

续表

单元	细目	要点
第四单元 温病学	二、湿热病篇	1. "湿热证，始恶寒……舌白，口渴不引饮。"
		2. "湿热证，恶寒无汗……头不痛者，去羌活。"
		3. "湿热证，恶寒发热……不恶寒者，去苍术皮。"
		4. "湿热证，寒热如疟……干菖蒲、六一散等味。"
		5. "湿热证，数日后脘中微闷……芦尖、冬瓜仁等味。"
		6. "湿热证，初起发热……佩兰叶、六一散等味。"
		7. "湿热证，舌根白……绿豆衣、六一散等味。"
	三、温病条辨	1. "温病者：有风温、有温热……有冬温、有温疟。"（上焦1条）
		2. "太阴风温、温热……湿温、温疟，不在此例。"（上焦4条）
		3. "太阴温病，血从上溢者……可用清络育阴法。"（上焦11条）
		4. "太阴温病，寸脉大。舌绛而干，法当渴，今反不渴者，热在营中也，清营汤去黄连主之。"（上焦15条）
		5. "邪入心包，舌蹇肢厥，牛黄丸主之，紫雪丹亦主之。"（上焦17条）
		6. "头痛恶寒，身重疼痛……长夏深秋冬日同法，三仁汤主之。"（上焦43条）
		7. "面目俱赤，语声重浊……湿温、温疟，不在此例。"（中焦1条）
		8. "阳明温病，下之不通……再不下者，增液承气汤主之。"（中焦17条）
		9. "阳明温病，无汗，实证未剧……冬地三黄汤主之。"（中焦29条）
		10. "风温、温热、温疫……加减复脉汤主之。"（下焦1条）
		11. "少阴温病，真阴欲竭，壮火复炽……黄连阿胶汤主之。"（下焦11条）

续表

单元	细目	要点
第四单元　温病学	三、温病条辨	12．"夜热早凉，热退无汗，热自阴来者，青蒿鳖甲汤主之。"（下焦12条）
		13．"治外感如将……治下焦如权（非重不沉）。"（杂说）

中西医结合临床

中西医结合内科学

单元	细目	要点
第一单元　呼吸系统疾病	一、急性上呼吸道感染	1. 西医病因与发病机制
		2. 中医病因病机
		3. 临床表现
		4. 实验室检查及其他检查
		5. 诊断与鉴别诊断
		6. 西医治疗
		7. 中医辨证论治
	二、急性支气管炎	1. 西医病因
		2. 中医病因病机
		3. 临床表现
		4. 实验室检查及其他检查
		5. 诊断与鉴别诊断
		6. 西医治疗
		7. 中医辨证论治
	三、慢性支气管炎	1. 西医病因与发病机制
		2. 中医病因病机
		3. 临床表现与并发症
		4. 实验室检查及其他检查
		5. 诊断与鉴别诊断
		6. 西医治疗
		7. 中医辨证论治
	四、慢性阻塞性肺病	1. 西医病因、发病机制与病理
		2. 中医病因病机
		3. 临床表现与并发症
		4. 实验室检查及其他检查
		5. 诊断与鉴别诊断
		6. 西医治疗
		7. 中医辨证论治

续表

单元	细目	要点
第一单元　呼吸系统疾病	五、支气管哮喘	1. 西医病因与发病机制
		2. 中医病因病机
		3. 临床表现
		4. 实验室检查及其他检查
		5. 诊断与鉴别诊断
		6. 西医治疗与控制水平分级
		7. 中医辨证论治
	六、肺炎	1. 概述
		2. 西医病因、发病机制与病理
		3. 中医病因病机
		4. 临床表现
		5. 实验室检查及其他检查
		6. 诊断与鉴别诊断
		7. 西医治疗
		8. 中医辨证论治
	七、原发性支气管肺癌	1. 西医病因病理
		2. 中医病因病机
		3. 临床表现
		4. 实验室检查及其他检查
		5. 诊断与鉴别诊断
		6. 西医治疗
		7. 中医辨证论治
	八、慢性肺源性心脏病	1. 西医病因与发病机制
		2. 中医病因病机
		3. 临床表现与并发症
		4. 实验室检查及其他检查
		5. 诊断与鉴别诊断
		6. 西医治疗
		7. 中医辨证论治
	九、呼吸衰竭	1. 西医病因与发病机制
		2. 中医病因病机
		3. 临床表现
		4. 实验室检查及其他检查
		5. 诊断
		6. 西医治疗
		7. 中医辨证论治

续表

单元	细目	要点
第二单元　循环系统疾病	一、心力衰竭	1. 基本病因与诱因
		2. 病理生理
		3. 临床分类
		4. 心力衰竭分期与心功能分级
	二、急性心力衰竭	1. 西医病因与发病机制
		2. 临床表现
		3. 诊断与鉴别诊断
		4. 西医治疗
		5. 中医辨证论治
	三、慢性心力衰竭	1. 西医病因病理
		2. 中医病因病机
		3. 临床表现
		4. 实验室检查及其他检查
		5. 诊断与鉴别诊断
		6. 西医治疗
		7. 中医辨证论治
	四、心律失常	1. 发生机制
		2. 心律失常的分类
	五、快速性心律失常	1. 西医病因
		2. 中医病因病机
		3. 临床表现
		4. 心电图诊断
		5. 西医治疗
		6. 中医辨证论治
	六、缓慢性心律失常	1. 西医病因
		2. 中医病因病机
		3. 临床表现
		4. 心电图诊断
		5. 西医治疗
		6. 中医辨证论治
	七、心脏性猝死	1. 定义与病因
		2. 临床表现
		3. 心电图检查
		4. 诊断
		5. 西医治疗
		6. 中医辨证论治
		7. 预防

单元	细目	要点
第二单元　循环系统疾病	八、原发性高血压	1. 西医病因与发病机制
		2. 中医病因病机
		3. 临床表现
		4. 实验室检查及其他检查
		5. 诊断（血压分级与危险分层）
		6. 鉴别诊断
		7. 西医治疗
		8. 中医辨证论治
		9. 预防
	九、冠状动脉粥样硬化性心脏病	1. 危险因素
		2. 西医分型
		3. 冠心病一级与二级预防
	十、心绞痛	1. 西医病因病理与发病机制
		2. 中医病因病机
		3. 临床表现
		4. 实验室检查及其他检查
		5. 诊断与鉴别诊断
		6. 西医治疗
		7. 中医辨证论治
	十一、急性心肌梗死	1. 西医病因、发病机制与病理
		2. 中医病因病机
		3. 临床表现与并发症
		4. 实验室检查及其他检查
		5. 诊断与鉴别诊断
		6. 西医治疗
		7. 中医辨证论治
		8. 预防
	十二、心脏瓣膜病	1. 西医病因病理
		2. 中医病因病机
		3. 临床表现与并发症
		4. 实验室检查及其他检查
		5. 诊断与鉴别诊断
		6. 西医治疗
		7. 中医辨证论治

续表

单元	细目	要点
第二单元 循环系统疾病	十三、病毒性心肌炎	1. 西医病因与发病机制
		2. 中医病因病机
		3. 临床表现
		4. 实验室检查及其他检查
		5. 诊断
		6. 西医治疗
		7. 中医辨证论治
	十四、扩张型心肌病	1. 西医病因病理
		2. 中医病因病机
		3. 临床表现
		4. 实验室检查及其他检查
		5. 诊断
		6. 西医治疗
		7. 中医辨证论治
第三单元 消化系统疾病	一、急性胃炎	1. 西医病因病理
		2. 中医病因病机
		3. 临床表现
		4. 实验室检查及其他检查
		5. 诊断与鉴别诊断
		6. 西医治疗
		7. 中医辨证论治
	二、慢性胃炎	1. 西医病因病理
		2. 中医病因病机
		3. 临床表现
		4. 实验室检查及其他检查
		5. 诊断与鉴别诊断
		6. 西医治疗
		7. 中医辨证论治
	三、消化性溃疡	1. 西医病因病理
		2. 中医病因病机
		3. 临床表现与并发症
		4. 实验室检查及其他检查
		5. 诊断与鉴别诊断
		6. 西医治疗
		7. 中医辨证论治

单元	细目	要点
第三单元 消化系统疾病	四、胃癌	1. 西医病因病理与转移途径
		2. 中医病因病机
		3. 临床表现
		4. 实验室检查及其他检查
		5. 诊断与鉴别诊断
		6. 西医治疗
		7. 中医辨证论治
	五、肝硬化	1. 西医病因与发病机制
		2. 中医病因病机
		3. 临床表现与并发症
		4. 实验室检查及其他检查
		5. 诊断与鉴别诊断
		6. 西医治疗
		7. 中医辨证论治
	六、原发性肝癌	1. 西医病因病理
		2. 中医病因病机
		3. 临床表现
		4. 实验室检查及其他检查
		5. 诊断与鉴别诊断
		6. 西医治疗
		7. 中医辨证论治
	七、溃疡性结肠炎	1. 西医病因病理
		2. 中医病因病机
		3. 临床表现
		4. 实验室检查及其他检查
		5. 诊断与鉴别诊断
		6. 西医治疗
		7. 中医辨证论治
	八、上消化道出血	1. 西医病因
		2. 中医病因病机
		3. 临床表现
		4. 实验室检查及其他检查
		5. 诊断与鉴别诊断
		6. 西医治疗
		7. 中医辨证论治

续表

单元	细目	要点
第四单元　泌尿系统疾病	一、慢性肾小球肾炎	1. 西医病因病理
		2. 中医病因病机
		3. 临床表现
		4. 实验室检查及其他检查
		5. 诊断与鉴别诊断
		6. 西医治疗
		7. 中医辨证论治
	二、肾病综合征	1. 西医病因与病理生理
		2. 中医病因病机
		3. 临床表现与并发症
		4. 实验室检查及其他检查
		5. 诊断与鉴别诊断
		6. 西医治疗
		7. 中医辨证论治
	三、尿路感染	1. 西医病因与发病机制
		2. 中医病因病机
		3. 临床表现
		4. 实验室检查及其他检查
		5. 诊断与鉴别诊断
		6. 西医治疗
		7. 中医辨证论治
	四、急性肾损伤	1. 西医病因与发病机制
		2. 中医病因病机
		3. 临床表现
		4. 实验室检查及其他检查
		5. 诊断与鉴别诊断
		6. 西医治疗
	五、慢性肾衰竭	1. 西医病因与发病机制
		2. 中医病因病机
		3. 临床表现
		4. 实验室检查及其他检查
		5. 诊断与 CKD 分期
		6. 西医治疗
		7. 中医辨证论治

单元	细目	要点
第五单元 血液及造血系统疾病	一、缺铁性贫血	1. 西医病因与发病机制
		2. 中医病因病机
		3. 临床表现
		4. 实验室检查及其他检查
		5. 诊断与鉴别诊断
		6. 西医治疗
		7. 中医辨证论治
	二、再生障碍性贫血	1. 西医病因与发病机制
		2. 中医病因病机
		3. 临床表现
		4. 实验室检查及其他检查
		5. 诊断与鉴别诊断
		6. 西医治疗
		7. 中医辨证论治
	三、白细胞减少症与粒细胞缺乏症	1. 西医病因与发病机制
		2. 中医病因病机
		3. 临床表现
		4. 诊断与鉴别诊断
		5. 西医治疗
		6. 中医辨证论治
		7. 预防
	四、白血病	1. 西医病因与发病机制
		2. 中医病因病机
	五、急性白血病	1. 临床表现
		2. 实验室检查及其他检查
		3. 诊断与鉴别诊断
		4. 西医治疗
		5. 中医辨证论治
	六、慢性髓细胞性白血病	1. 临床表现
		2. 实验室检查及其他检查
		3. 诊断与鉴别诊断
		4. 西医治疗
		5. 中医辨证论治

续表

单元	细目	要点
第五单元 血液及造血系统疾病	七、原发免疫性血小板减少症	1. 西医病因
		2. 中医病因病机
		3. 临床表现
		4. 实验室检查及其他检查
		5. 诊断与鉴别诊断
		6. 西医治疗
		7. 中医辨证论治
	八、骨髓增生异常综合征	1. 西医病因
		2. 中医病因病机
		3. 临床表现
		4. 实验室检查及其他检查
		5. 诊断与鉴别诊断
		6. 西医治疗
		7. 中医辨证论治
第六单元 内分泌与代谢疾病	一、甲状腺功能亢进症	1. 西医病因与发病机制
		2. 中医病因病机
		3. 临床表现
		4. 实验室检查及其他检查
		5. 诊断与鉴别诊断
		6. 西医治疗
		7. 中医辨证论治
	二、甲状腺功能减退症	1. 西医病因与发病机制
		2. 中医病因病机
		3. 临床表现
		4. 实验室检查及其他检查
		5. 诊断与鉴别诊断
		6. 西医治疗
		7. 中医辨证论治
	三、亚急性甲状腺炎	1. 西医病因
		2. 中医病因病机
		3. 临床表现
		4. 实验室检查及其他检查
		5. 诊断与鉴别诊断
		6. 西医治疗
		7. 中医辨证论治

单元	细目	要点
第六单元　内分泌与代谢疾病	四、慢性淋巴细胞性甲状腺炎	1. 西医病因
		2. 中医病因病机
		3. 临床表现
		4. 实验室检查及其他检查
		5. 诊断与鉴别诊断
		6. 西医治疗
		7. 中医辨证论治
	五、糖尿病	1. 西医病因与发病机制
		2. 中医病因病机
		3. 临床表现与并发症
		4. 实验室检查及其他检查
		5. 诊断与鉴别诊断
		6. 西医治疗
		7. 中医辨证论治
		8. 预防
	六、血脂异常	1. 西医病因
		2. 中医病因病机
		3. 临床表现
		4. 实验室检查
		5. 诊断
		6. 西医治疗
		7. 中医辨证论治
	七、水电解质代谢和酸碱平衡	1. 水、钠代谢失常
		（1）西医病因与发病机制
		（2）临床表现
		（3）诊断与治疗
		2. 钾代谢失常
		（1）西医病因与发病机制
		（2）临床表现
		（3）诊断与治疗
		3. 酸碱平衡失调
		（1）西医病因与发病机制
		（2）临床表现
		（3）诊断与治疗

续表

单元	细目	要点
第六单元　内分泌与代谢疾病	八、高尿酸血症与痛风	1. 西医病因与发病机制
		2. 中医病因病机
		3. 临床表现
		4. 实验室检查及其他检查
		5. 诊断与鉴别诊断
		6. 西医治疗
		7. 中医辨证论治
		8. 预防与调护
第七单元　风湿性疾病	一、类风湿关节炎	1. 西医病因病理
		2. 中医病因病机
		3. 临床表现
		4. 实验室检查及其他检查
		5. 诊断与鉴别诊断
		6. 西医治疗
		7. 中医辨证论治
	二、系统性红斑狼疮	1. 西医病因病理与发病机制
		2. 中医病因病机
		3. 临床表现
		4. 实验室检查及其他检查
		5. 诊断与鉴别诊断
		6. 西医治疗
		7. 中医辨证论治
		8. 预防
第八单元　神经系统疾病	一、癫痫	1. 西医病因与发病机制
		2. 中医病因病机
		3. 临床表现
		4. 实验室检查及其他检查
		5. 诊断与鉴别诊断
		6. 西医治疗
		7. 中医辨证论治
	二、脑血管疾病	1. 常见病因
		2. 危险因素

单元	细目	要点
第八单元　神经系统疾病	三、短暂性脑缺血发作	1. 西医病因与发病机制
		2. 中医病因病机
		3. 临床表现
		4. 实验室检查及其他检查
		5. 诊断与鉴别诊断
		6. 西医治疗
		7. 中医辨证论治
	四、动脉硬化性脑梗死	1. 西医病因病理
		2. 中医病因病机
		3. 临床表现
		4. 实验室检查及其他检查
		5. 诊断与鉴别诊断
		6. 西医治疗
		7. 中医辨证论治
	五、脑栓塞	1. 西医病因
		2. 临床表现
		3. 实验室检查及其他检查
		4. 诊断
		5. 西医治疗
		6. 中医辨证论治
		7. 预防
	六、腔隙性梗死	1. 西医病因病理
		2. 临床表现
		3. 实验室检查及其他检查
		4. 诊断
		5. 西医治疗
		6. 中医辨证论治
	七、脑出血	1. 西医病因病理
		2. 中医病因病机
		3. 临床表现
		4. 实验室检查及其他检查
		5. 诊断
		6. 西医治疗
		7. 中医辨证论治

续表

单元	细目	要点
第八单元　神经系统疾病	八、蛛网膜下腔出血	1. 西医病因与发病机制
		2. 中医病因病机
		3. 临床表现
		4. 实验室检查及其他检查
		5. 诊断与鉴别诊断
		6. 西医治疗
		7. 中医辨证论治
	九、血管性痴呆	1. 西医病因与发病机制
		2. 中医病因病机
		3. 临床表现
		4. 实验室检查及其他检查
		5. 诊断与鉴别诊断
		6. 西医治疗
		7. 中医辨证论治
	十、Alzheimer病	1. 西医病因
		2. 中医病因病机
		3. 临床表现
		4. 实验室检查及其他检查
		5. 诊断与鉴别诊断
		6. 西医治疗
		7. 中医辨证论治
	十一、帕金森病	1. 西医病因与发病机制
		2. 中医病因病机
		3. 临床表现
		4. 实验室检查及其他检查
		5. 诊断与鉴别诊断
		6. 西医治疗
		7. 中医辨证论治
第九单元　理化因素所致疾病	一、急性中毒总论	1. 西医病因与发病机制
		2. 临床表现
		3. 诊断
		4. 西医治疗原则

续表

单元	细目	要点
第九单元　理化因素所致疾病	二、急性一氧化碳中毒	1. 病因与发病机制
		2. 临床表现
		3. 实验室检查及其他检查
		4. 诊断与鉴别诊断
		5. 西医治疗
	三、有机磷杀虫药中毒	1. 病因与发病机制
		2. 临床表现
		3. 实验室检查及其他检查
		4. 诊断与鉴别诊断
		5. 西医治疗
	四、急性镇静催眠药中毒	1. 病因与中毒机制
		2. 临床表现
		3. 诊断
		4. 西医治疗
第十单元　内科常见危重症	一、休克	1. 西医病因病理与发病机制
		2. 休克分类
		3. 中医病因病机
		4. 临床表现
		5. 诊断与鉴别诊断
		6. 西医治疗
		7. 中医辨证论治
	二、中暑	1. 病因
		2. 发病机制
		3. 临床表现
		4. 诊断与鉴别诊断
		5. 治疗
第十一单元　肺系病证	喘证	1. 概述
		2. 病因病机
		3. 诊断与病证鉴别
		4. 辨证论治
第十二单元　心系病证	不寐	1. 概述
		2. 病因病机
		3. 诊断与病证鉴别
		4. 辨证论治

续表

单元	细目	要点
第十三单元 脾系病证	一、胃痞	1. 概述
		2. 病因病机
		3. 诊断与病证鉴别
		4. 辨证论治
	二、腹痛	1. 概述
		2. 病因病机
		3. 诊断与病证鉴别
		4. 辨证论治
	三、泄泻	1. 概述
		2. 病因病机
		3. 诊断与病证鉴别
		4. 辨证论治
	四、便秘	1. 概述
		2. 病因病机
		3. 诊断与病证鉴别
		4. 辨证论治
第十四单元 肝胆病证	一、胁痛	1. 概述
		2. 病因病机
		3. 诊断与病证鉴别
		4. 辨证论治
	二、黄疸	1. 概述
		2. 病因病机
		3. 诊断与病证鉴别
		4. 辨证论治
	三、积证	1. 概述
		2. 病因病机
		3. 诊断与病证鉴别
		4. 辨证论治
	四、聚证	1. 概述
		2. 病因病机
		3. 诊断与病证鉴别
		4. 积与聚主症特点与病机异同
		5. 辨证论治

续表

单元	细目	要点
第十四单元　肝胆病证	五、鼓胀	1. 概述
		2. 病因病机
		3. 诊断与病证鉴别
		4. 辨证论治
	六、眩晕	1. 概述
		2. 病因病机
		3. 诊断与病证鉴别
		4. 辨证论治
第十五单元　肾系病证	水肿	1. 概述
		2. 病因病机
		3. 诊断与病证鉴别
		4. 辨证论治
第十六单元　气血津液病证	一、郁证	1. 概述
		2. 病因病机
		3. 诊断与病证鉴别
		4. 辨证论治
	二、血证	1. 概述
		2. 病因病机
		3. 诊断与病证鉴别
		4. 辨证论治
	三、痰饮	1. 概述
		2. 分类
		3. 病因病机
		4. 诊断与病证鉴别
		5. 辨证论治
	四、汗证	1. 概述
		2. 病因病机
		3. 诊断与病证鉴别
		4. 辨证论治
	五、内伤发热	1. 概述
		2. 病因病机
		3. 诊断与病证鉴别
		4. 辨证论治

续表

单元	细目	要点
第十六单元 气血津液病证	六、虚劳	1. 概述
		2. 病因病机
		3. 诊断与病证鉴别
		4. 辨证论治
	七、厥证	1. 概述
		2. 病因病机
		3. 诊断与病证鉴别
		4. 辨证论治
第十七单元 肢体经络病证	一、痿证	1. 概述
		2. 病因病机
		3. 诊断与病证鉴别
		4. 辨证论治
	二、腰痛	1. 概述
		2. 病因病机
		3. 诊断与病证鉴别
		4. 辨证论治

中西医结合外科学

单元	细目	要点
第一单元　中医外科证治概要	一、中医外科疾病命名与专业术语	1. 疾病的命名原则
		2. 专业术语
	二、病因病机	1. 致病因素
		2. 发病机理
	三、诊法与辨证	1. 诊法
		2. 辨证
	四、治法	1. 内治法
		2. 外治法
第二单元　无菌术	一、概述	1. 无菌术、灭菌、消毒定义
		2. 灭菌与消毒的方法
	二、手术器械、物品、敷料的消毒与灭菌	1. 化学消毒法
		2. 物理灭菌法
	三、手术人员和病人手术区域的准备	1. 手术人员的准备
		2. 病人手术区域的准备
第三单元　麻醉	一、概述	1. 麻醉方法的分类
		2. 麻醉方法的选择
	二、麻醉前准备与用药	1. 麻醉前准备
		2. 麻醉前用药
	三、局部麻醉	1. 常用局麻药
		2. 局部麻醉方法和临床应用
		3. 局麻药的不良反应与防治
	四、椎管内麻醉	1. 蛛网膜下腔麻醉
		（1）适应证与禁忌证
		（2）并发症及处理
		2. 硬膜外麻醉
		（1）适应证与禁忌证
		（2）并发症及处理
	五、全身麻醉	1. 分类
		2. 并发症及处理
	六、气管内插管与拔管术	1. 气管内插管适应证
		2. 拔管术指征

续表

单元	细目	要点
第四单元　体液与营养代谢	一、体液代谢的失调	1. 水和钠的代谢紊乱
		2. 钾的异常
	二、酸碱平衡失调	1. 代谢性酸中毒（代酸）
		2. 代谢性碱中毒（代碱）
		3. 呼吸性酸中毒（呼酸）
		4. 呼吸性碱中毒（呼碱）
		5. 复合的酸碱失衡
	三、肠外营养和肠内营养	1. 肠外营养
		2. 肠内营养
第五单元　输血	一、输血的适应证和禁忌证	1. 适应证
		2. 禁忌证
	二、输血不良反应及并发症	1. 发热反应
		2. 过敏反应
		3. 溶血反应
		4. 循环超负荷
		5. 细菌污染反应
	三、自体输血	1. 适应证
		2. 禁忌证
	四、成分输血	1. 优点
		2. 主要血液成分制品
第六单元　休克	一、休克的治疗	1. 西医治疗
		2. 中医辨证治疗
	二、外科常见休克	1. 低血容量性休克
		2. 感染性休克
第七单元　围术期处理	一、术前准备	1. 一般准备
		2. 特殊准备
	二、术后处理	1. 术后监护与处理
		2. 术后不适的处理
	三、术后并发症的防治与切口处理	1. 术后常见并发症的防治
		2. 切口处理
第八单元　重症救治	一、心肺脑复苏	1. 概述
		2. 心肺复苏
		3. 脑复苏
	二、多器官功能障碍综合征	1. MODS时各器官病理生理特点
		2. 治疗措施

单元	细目	要点
第九单元 疼痛与治疗	一、概述	1. 疼痛的分类
		2. 疼痛的测定与评估
	二、慢性疼痛的治疗	1. 药物治疗
		2. 神经阻滞
		3. 椎管内注药
		4. 痛点注射
	三、手术后的镇痛	1. 镇痛药物
		2. 镇痛方法
	四、癌症疼痛与治疗	1. 按阶梯口服用药
		2. 其他用药方法
第十单元 内镜与腔镜技术	一、内镜外科技术	1. 基本操作技术
		2. 内镜在临床上的应用
	二、腔镜外科技术	1. 基本操作技术
		2. 手术并发症
第十一单元 外科感染	一、浅部组织的化脓性感染	1. 疖和疖病
		(1) 临床表现
		(2) 西医治疗
		(3) 中医辨证治疗
		2. 痈
		(1) 临床表现
		(2) 西医治疗
		(3) 中医辨证治疗
		3. 急性蜂窝织炎
		(1) 临床表现
		(2) 西医治疗
		(3) 中医辨证治疗
		4. 丹毒
		(1) 临床表现
		(2) 西医治疗
		(3) 中医辨证治疗
		5. 浅部急性淋巴管炎与淋巴结炎
		(1) 临床表现
		(2) 西医治疗
		(3) 中医辨证治疗

续表

单元	细目	要点
第十一单元 外科感染	一、浅部组织的化脓性感染	6. 脓肿
		(1) 临床表现
		(2) 西医治疗
		(3) 中医辨证治疗
	二、手部急性化脓性感染	1. 脓性指头炎
		(1) 临床表现
		(2) 西医治疗
		(3) 中医辨证治疗
		2. 急性化脓性腱鞘炎和化脓性滑囊炎
		(1) 临床表现
		(2) 西医治疗
		(3) 中医辨证治疗
		3. 掌深部间隙感染
		(1) 临床表现
		(2) 西医治疗
		(3) 中医辨证治疗
	三、全身性感染	1. 临床表现
		2. 西医治疗
		3. 中医辨证治疗
	四、特异性感染	1. 破伤风
		(1) 临床表现
		(2) 西医治疗
		(3) 中医辨证治疗
		2. 气性坏疽
		(1) 临床表现
		(2) 西医治疗
		(3) 中医辨证治疗
第十二单元 损伤	一、颅脑损伤	1. 脑震荡
		(1) 临床表现
		(2) 西医治疗
		(3) 中医辨证治疗
		2. 脑挫裂伤
		(1) 临床表现
		(2) 西医治疗
		(3) 中医辨证治疗

续表

单元	细目	要点
第十二单元　损伤	一、颅脑损伤	3. 颅内血肿
		（1）临床表现
		（2）西医治疗
	二、胸部损伤	1. 肋骨骨折
		（1）临床表现
		（2）西医治疗
		（3）中医辨证治疗
		2. 气胸与血胸
		（1）西医病因病理
		（2）西医治疗
		（3）中医辨证治疗
	三、腹部损伤	1. 脾破裂
		（1）临床表现
		（2）西医治疗
		（3）中医辨证治疗
		2. 肝破裂
		（1）临床表现
		（2）西医治疗
		（3）中医辨证治疗
		3. 胰腺损伤
		（1）临床表现
		（2）西医治疗
		（3）中医辨证治疗
		4. 十二指肠及小肠损伤
		（1）临床表现
		（2）西医治疗
		5. 结肠与直肠损伤
		（1）临床表现
		（2）西医治疗
	四、泌尿系损伤	1. 肾损伤
		（1）临床表现
		（2）西医治疗
		（3）中医辨证治疗

单元	细目	要点
第十二单元 损伤	四、泌尿系损伤	2. 膀胱损伤
		（1）临床表现
		（2）西医治疗
		（3）中医辨证治疗
		3. 尿道损伤
		（1）临床表现
		（2）西医治疗
		（3）中医辨证治疗
	五、烧伤	1. 临床表现
		2. 诊断
		3. 西医治疗
		4. 中医辨证治疗
	六、冷伤	1. 临床表现
		2. 西医治疗
		3. 中医辨证治疗
	七、咬螫伤	1. 毒蛇咬伤
		（1）病因病理
		（2）临床表现
		（3）西医治疗
		（4）中医辨证治疗
		2. 兽咬伤
		（1）临床表现
		（2）治疗
第十三单元 常见体表肿物	一、脂肪瘤	1. 临床表现
		2. 西医治疗
	二、纤维瘤	1. 临床表现
		2. 西医治疗
	三、神经纤维瘤	1. 临床表现
		2. 西医治疗
	四、皮脂腺囊肿	1. 临床表现
		2. 西医治疗
	五、血管瘤	1. 临床表现
		2. 西医治疗

续表

单元	细目	要点
第十四单元　甲状腺疾病	一、单纯性甲状腺肿	1. 临床表现
		2. 西医治疗
		3. 中医辨证治疗
	二、慢性淋巴细胞性甲状腺炎	1. 临床表现
		2. 西医治疗
		3. 中医辨证治疗
	三、甲状腺功能亢进症的外科治疗	1. 手术治疗指征
		2. 手术禁忌证
		3. 常见手术并发症及其防治原则
		4. 中医辨证治疗
	四、甲状腺肿瘤	1. 甲状腺腺瘤
		（1）临床表现
		（2）西医治疗
		（3）中医辨证治疗
		2. 甲状腺癌
		（1）西医病因病理
		（2）临床表现与检查
		（3）西医治疗
		（4）中医辨证治疗
第十五单元　胸部疾病	一、原发性支气管肺癌	1. 临床表现与检查
		2. 外科治疗
		3. 中医辨证治疗
	二、食管癌	1. 临床表现与检查
		2. 外科治疗
		3. 中医辨证治疗
第十六单元　乳房疾病	一、急性乳腺炎	1. 西医病因病理
		2. 临床表现与检查
		3. 西医治疗
		4. 中医辨证治疗
	二、乳腺增生病	1. 临床表现与检查
		2. 西医治疗
		3. 中医辨证治疗
	三、乳房纤维腺瘤	1. 临床表现与检查
		2. 西医治疗
		3. 中医辨证治疗

续表

单元	细目	要点
第十六单元　乳房疾病	四、乳腺癌	1. 西医病因病理
		2. 临床表现与检查
		3. 西医治疗
		4. 中医辨证治疗
第十七单元　胃与十二指肠疾病	一、胃及十二指肠溃疡急性穿孔	1. 临床表现与检查
		2. 诊断与鉴别诊断
		3. 非手术疗法适应证
		4. 手术疗法适应证
	二、胃及十二指肠溃疡大出血	1. 临床表现与检查
		2. 诊断与鉴别诊断
		3. 西医治疗
	三、胃及十二指肠溃疡瘢痕性幽门梗阻	1. 临床表现与检查
		2. 诊断与鉴别诊断
		3. 西医治疗
		4. 中医辨证治疗
	四、胃癌	1. 临床表现与检查
		2. 西医治疗
		3. 中医辨证治疗
第十八单元　原发性肝癌	原发性肝癌	1. 临床表现与检查
		2. 西医治疗
		3. 中医辨证治疗
第十九单元　门静脉高压症	门静脉高压症	1. 解剖概要
		2. 临床表现与检查
		3. 诊断与鉴别诊断
		4. 西医治疗
		5. 中医辨证治疗
第二十单元　急腹症	一、急性阑尾炎	1. 西医病因病理
		2. 临床表现与检查
		3. 诊断与鉴别诊断
		4. 西医治疗
		5. 中医辨证治疗
	二、肠梗阻	1. 分类
		2. 西医病因病理
		3. 临床表现与检查
		4. 诊断与鉴别诊断

单元	细目	要点
第二十单元 急腹症	二、肠梗阻	5. 西医治疗
		6. 中医辨证治疗
	三、胆道感染与胆石症	1. 急性胆道感染
		（1）西医病因病理
		（2）临床表现与检查
		（3）西医治疗
		（4）中医辨证治疗
		2. 胆石症
		（1）临床表现与检查
		（2）西医治疗
		（3）中医辨证治疗
	四、急性胰腺炎	1. 西医病因病理
		2. 临床表现与检查
		3. 临床分型
		4. 诊断与鉴别诊断
		5. 西医治疗
		6. 中医辨证治疗
第二十一单元 腹外疝	一、概述	1. 西医病因病理
		2. 临床类型
	二、腹股沟斜疝	1. 腹股沟管解剖
		2. 临床表现
		3. 西医治疗
	三、腹股沟直疝	1. 局部解剖
		2. 临床表现
		3. 西医治疗
	四、股疝	1. 股管解剖
		2. 临床表现
		3. 西医治疗
第二十二单元 肛肠疾病	一、概述	齿线及周围组织
	二、痔	1. 痔的分类与病理
		2. 临床表现与检查
		3. 西医治疗
		4. 中医辨证治疗

续表

单元	细目	要点
第二十二单元 肛肠疾病	三、肛周脓肿	1. 西医病因病理
		2. 临床表现与检查
		3. 西医治疗
		4. 中医辨证治疗
	四、大肠癌	1. 结肠癌
		（1）临床表现与检查
		（2）西医治疗
		（3）中医辨证治疗
		2. 直肠癌
		（1）临床表现与检查
		（2）西医治疗
		（3）中医辨证治疗
第二十三单元 泌尿与男性生殖系统疾病	一、泌尿系结石	1. 西医病因病理
		2. 临床表现与检查
		3. 西医治疗
		4. 中医辨证治疗
	二、睾丸炎与附睾炎	1. 临床表现
		2. 西医治疗
		3. 中医辨证治疗
	三、前列腺炎	1. 临床表现与检查
		2. 西医治疗
		3. 中医辨证治疗
	四、前列腺增生症	1. 临床表现与检查
		2. 西医治疗
		3. 中医辨证治疗
第二十四单元 周围血管疾病	一、血栓闭塞性脉管炎	1. 西医病因病理
		2. 临床表现与检查
		3. 西医治疗
		4. 中医辨证治疗
	二、动脉硬化性闭塞症	1. 西医病因病理
		2. 临床表现与检查
		3. 西医治疗
		4. 中医辨证治疗

续表

单元	细目	要点
第二十四单元 周围血管疾病	三、下肢深静脉血栓形成	1. 临床表现与检查
		2. 西医治疗
		3. 中医辨证治疗
	四、单纯性下肢静脉曲张	1. 临床表现
		2. 诊断
		3. 西医治疗
		4. 中医辨证治疗
第二十五单元 皮肤及性传播疾病	一、带状疱疹	1. 临床表现
		2. 诊断与鉴别诊断
		3. 西医治疗
		4. 中医辨证治疗
	二、癣	1. 临床表现
		2. 诊断与鉴别诊断
		3. 西医治疗
		4. 中医辨证治疗
	三、湿疹	1. 临床表现
		2. 诊断与鉴别诊断
		3. 西医治疗
		4. 中医辨证治疗
	四、荨麻疹	1. 临床表现
		2. 诊断与鉴别诊断
		3. 西医治疗
		4. 中医辨证治疗
	五、皮肤瘙痒症	1. 临床表现
		2. 诊断与鉴别诊断
		3. 西医治疗
		4. 中医辨证治疗
	六、银屑病	1. 临床表现
		2. 诊断与鉴别诊断
		3. 西医治疗
		4. 中医辨证治疗
	七、白癜风	1. 临床表现
		2. 诊断与鉴别诊断
		3. 西医治疗
		4. 中医辨证治疗

续表

单元	细目	要点
第二十五单元 皮肤及性传播疾病	八、淋病	1. 临床表现
		2. 诊断与鉴别诊断
		3. 西医治疗
		4. 中医辨证治疗
	九、梅毒	1. 临床表现
		2. 诊断与鉴别诊断
		3. 西医治疗
		4. 中医辨证治疗
	十、尖锐湿疣	1. 临床表现
		2. 诊断与鉴别诊断
		3. 西医治疗
		4. 中医辨证治疗

中西医结合妇产科学

单元	细目	要点
第一单元 女性生殖系统解剖	一、骨盆	1. 骨盆的组成
		2. 骨盆的分界
		3. 骨盆的类型
	二、内、外生殖器	1. 外阴的范围和组成
		2. 内生殖器及其功能
		3. 中医对女性生殖器的认识
	三、邻近器官	女性生殖器的邻近器官
	四、骨盆底	1. 骨盆底的解剖结构
		2. 会阴
	五、血管、淋巴及神经	1. 血管
		2. 淋巴
		3. 神经
第二单元 女性生殖系统生理	一、妇女一生各生理阶段分期	妇女一生各生理阶段分期
	二、月经及月经期的临床表现	1. 月经的概念
		2. 正常月经的临床表现
	三、卵巢功能及其周期性变化	1. 卵巢的功能
		2. 卵巢的周期性变化
		3. 卵巢激素及其生理作用
	四、子宫内膜及其他生殖器的周期性变化	1. 子宫内膜周期性变化
		2. 其他生殖器的周期性变化
	五、月经周期的调节	1. 下丘脑促性腺激素释放激素
		2. 腺垂体对卵巢功能的调节
		3. 卵巢性激素的反馈作用
	六、中医对月经、带下及其产生机理的认识	1. 中医有关月经的概念和认识
		2. 月经产生的机理
		3. 中医对月经周期调节的认识
		4. 带下的生理现象及其产生机理
第三单元 妊娠生理	一、妊娠	妊娠的概念
	二、受精与受精卵发育、输送及着床	1. 受精卵发育、输送及着床的相关概念
		2. 受精与受精卵发育、输送及着床的机理

续表

单元	细目	要点
第三单元　妊娠生理	三、胎儿附属物的形成及其功能	1. 胎儿附属物的形成
		2. 胎儿附属物的功能
	四、妊娠期母体的变化	妊娠期各系统变化特点
	五、中医对妊娠生理的认识	中医对妊娠生理的认识
	六、妊娠诊断	1. 早期妊娠的诊断
		2. 中、晚期妊娠的诊断
		3. 胎产式、胎先露、胎方位
第四单元　产前保健	一、围生医学	1. 围生医学的概念
		2. 围生期的概念
	二、孕妇监护	1. 产前检查时间
		2. 预产期推算
		3. 产前检查的步骤及方法
	三、评估胎儿健康的技术	1. 胎儿宫内情况监护
		2. 胎肺成熟度的监测
	四、孕期用药	1. 西医孕期用药原则
		2. 中医孕期用药原则
第五单元　正常分娩	一、决定分娩的四因素	1. 产力
		2. 产道
		3. 胎儿
		4. 精神心理因素
	二、枕先露的分娩机制	枕先露的分娩机制
	三、先兆临产及临产的诊断	1. 先兆临产
		2. 临产的诊断
	四、分娩的临床经过及处理	1. 总产程及产程分期
		2. 各产程的临床经过及处理
		3. 中医关于分娩的认识
第六单元　正常产褥	一、产褥期	产褥期的概念
	二、产褥期母体的变化	1. 生殖系统
		2. 乳房
		3. 循环系统与血液系统
	三、产褥期临床表现	1. 生命体征
		2. 子宫复旧
		3. 产后宫缩痛
		4. 恶露
		5. 褥汗

单元	细目	要点
第六单元 正常产褥	四、产褥期处理及保健	1. 产褥期处理
		2. 产褥期保健
		3. 母乳喂养
第七单元 妇产科疾病的病因与发病机制	一、病因	1. 西医病因
		2. 中医常见病因
	二、发病机制	1. 妇产科疾病的病理生理特点
		2. 中医对妇产科疾病发病机理的认识
第八单元 妇产科疾病的中医诊断与辨证要点	妇产科疾病的中医诊断与辨证要点	1. 月经病的诊断与辨证要点
		2. 带下病的诊断与辨证要点
		3. 妊娠病的诊断与辨证要点
		4. 产后病的诊断与辨证要点
		5. 杂病的诊断与辨证要点
第九单元 治法概要	一、内治法	1. 内分泌治疗
		2. 中医内治法
	二、外治法	1. 药物治疗
		2. 物理疗法
第十单元 妊娠病	一、中医对妊娠病的认识	1. 妊娠病的概念
		2. 妊娠病的发病机理
		3. 妊娠病的治疗原则
	二、妊娠剧吐	1. 概念
		2. 中医发病机理
		3. 临床表现
		4. 诊断与鉴别诊断
		5. 西医治疗
		6. 中医辨证论治
	三、流产	1. 概念
		2. 中医有关流产的概念（胎漏、胎动不安、堕胎、小产、滑胎）
		3. 西医病因
		4. 临床类型与临床表现
		5. 诊断与鉴别诊断
		6. 西医治疗
		7. 胎漏、胎动不安、滑胎的中医病因病机与辨证论治

续表

单元	细目	要点
第十单元　妊娠病	四、异位妊娠	1. 概念
		2. 西医病因病理
		3. 中医病因病机
		4. 临床表现
		5. 诊断与鉴别诊断
		6. 西医治疗
		7. 中医辨证论治
	五、妊娠期高血压疾病	1. 病理生理变化
		2. 中医病因病机
		3. 分类与临床表现
		4. 诊断与鉴别诊断
		5. 子痫前期及子痫的西医治疗原则
		6. 子肿、子晕、子痫的概念及辨证论治
		7. 预防
	六、胎儿生长受限	1. 概念
		2. 西医病因
		3. 中医病因病机
		4. 诊断
		5. 西医治疗
		6. 中医辨证论治
	七、前置胎盘	1. 概念
		2. 西医病因
		3. 分类
		4. 临床表现
		5. 诊断
		6. 对母儿的影响
		7. 西医治疗原则
	八、胎盘早剥	1. 概念
		2. 西医病因病理
		3. 临床表现与分类
		4. 诊断与鉴别诊断
		5. 并发症
		6. 西医治疗原则

单元	细目	要点
第十单元　妊娠病	九、羊水过多	1. 概念
		2. 西医病因与对母儿的影响
		3. 中医病因病机
		4. 诊断
		5. 西医治疗
		6. 中医治疗
	十、母胎血型不合	1. 概念
		2. 西医病因
		3. 危害
		4. 中医病因病机
		5. 诊断与鉴别诊断
		6. 中医辨证论治
第十一单元　妊娠合并疾病	一、心脏病	1. 妊娠与心脏病的相互影响
		2. 诊断
		3. 常见并发症
		4. 西医治疗原则
		5. 中医辨证论治
	二、病毒性肝炎	1. 妊娠与病毒性肝炎的相互影响
		2. 诊断与鉴别诊断
		3. 西医治疗原则
		4. 中医辨证论治
	三、糖尿病	1. 妊娠与糖尿病的相互影响
		2. 诊断
		3. 西医治疗原则
		4. 中医辨证论治
	四、尿路感染	1. 概念
		2. 中医病因病机
		3. 诊断
		4. 中医辨证论治
第十二单元　异常分娩	一、产力异常	1. 概念与分类
		2. 西医病因
		3. 临床表现与诊断
		4. 对母儿的影响
		5. 西医处理原则

单元	细目	要点
第十二单元 异常分娩	二、产道异常	1. 分类
		2. 诊断
		3. 对母儿的影响
		4. 西医处理原则
	三、胎位异常	1. 分类
		2. 诊断
		3. 西医处理原则
第十三单元 胎儿窘迫与胎膜早破	一、胎儿窘迫	1. 西医病因
		2. 临床表现
		3. 诊断
		4. 西医处理
	二、胎膜早破	1. 概念
		2. 西医病因
		3. 诊断
		4. 对母儿的影响
		5. 西医处理
第十四单元 分娩期并发症	一、产后出血	1. 概念
		2. 西医病因
		3. 中医病因病机
		4. 诊断
		5. 西医治疗
		6. 中医辨证论治
		7. 预防
	二、子宫破裂	1. 西医病因
		2. 分类
		3. 诊断与鉴别诊断
		4. 西医治疗
		5. 预防
	三、羊水栓塞	1. 概念
		2. 西医病因
		3. 诊断
		4. 西医治疗原则
		5. 预防

单元	细目	要点
第十四单元 分娩期并发症	四、脐带异常	1. 类型
		2. 脐带先露与脐带脱垂的西医处理
		3. 预防
第十五单元 产后病	一、中医对产后病的认识	1. 产后病的概念
		2. 产后"三冲""三病""三急"
		3. 产后病的病因病机
		4. 产后"三审"
		5. 产后病的治疗原则
		6. 产后用药"三禁"
		7. 产后病的预防与调摄
	二、晚期产后出血	1. 概念
		2. 西医病因
		3. 中医病因病机
		4. 临床表现
		5. 西医治疗
		6. 中医辨证论治
	三、产褥感染	1. 概念
		2. 西医病因病理
		3. 中医病因病机
		4. 临床表现
		5. 诊断与鉴别诊断
		6. 西医治疗
		7. 中医辨证论治
	四、产褥中暑	1. 西医治疗原则
		2. 中医辨证论治
	五、产褥期抑郁症	1. 概念
		2. 中医病因病机
		3. 中医辨证论治
	六、产后缺乳	1. 概念
		2. 中医病因病机
		3. 中医辨证论治
	七、产后关节痛	1. 概念
		2. 中医病因病机
		3. 中医辨证论治

续表

单元	细目	要点
第十五单元　产后病	八、产后排尿异常	1. 概念
		2. 中医病因病机
		3. 中医辨证论治
第十六单元　外阴色素减退性疾病	一、外阴慢性单纯性苔藓	1. 中医病因病机
		2. 临床表现
		3. 中医辨证论治
	二、外阴硬化性苔藓	1. 中医病因病机
		2. 临床表现
		3. 中医辨证论治
第十七单元　女性生殖系统炎症	一、女性生殖道的自然防御功能	女性生殖道的自然防御功能
	二、外阴炎	1. 中医病因病机
		2. 临床表现
		3. 中医辨证论治
		4. 阴痒的中医外治法
	三、前庭大腺炎症	1. 西医病因病理
		2. 中医病因病机
		3. 临床表现
		4. 西医治疗
		5. 中医辨证论治
	四、阴道炎症	1. 滴虫阴道炎、外阴阴道假丝酵母菌病、细菌性阴道病、萎缩性阴道炎的病因
		2. 中医病因病机
		3. 临床表现
		4. 诊断
		5. 西医治疗
		6. 中医辨证论治
	五、子宫颈炎症	1. 西医病因病理
		2. 临床表现
		3. 诊断
		4. 西医治疗
		5. 中医辨证论治

续表

单元	细目	要点
第十七单元　女性生殖系统炎症	六、盆腔炎性疾病	1. 西医病因病理
		2. 中医病因病机
		3. 临床表现
		4. 诊断
		5. 西医治疗
		6. 中医辨证论治
第十八单元　月经病	一、中医对月经病的认识	1. 月经病的概念
		2. 月经病的病因病机
		3. 月经病的治疗原则
		4. 治疗中应注意的问题
	二、排卵障碍性异常子宫出血	1. 中医对排卵障碍性异常子宫出血的认识
		2. 西医病因病理
		3. 中医病因病机
		4. 临床类型及表现
		5. 诊断与鉴别诊断
		6. 西医治疗原则
		7. 中医治疗原则
		8. 中医辨证论治
	三、闭经	1. 概念
		2. 病因及分类
		3. 中医病因病机
		4. 诊断
		5. 西医治疗
		6. 中医辨证论治
	四、痛经	1. 概念
		2. 中医病因病机
		3. 中医辨证论治
	五、多囊卵巢综合征	1. 内分泌特征与病理生理
		2. 中医病因病机
		3. 临床表现
		4. 诊断与鉴别诊断
		5. 西医治疗
		6. 中医辨证论治

续表

单元	细目	要点
第十八单元 月经病	六、经前期综合征	1. 中医对经前期综合征的认识
		2. 临床表现
		3. 中医辨证论治
	七、绝经综合征	1. 概念
		2. 内分泌变化
		3. 中医病因病机
		4. 临床表现
		5. 西医治疗
		6. 中医辨证论治
第十九单元 女性生殖器官肿瘤	一、宫颈癌	1. 病因、组织发生和病理
		2. 转移途径、临床分期及临床表现
		3. 诊断与鉴别诊断
		4. 西医治疗
		5. 预后及随访
		6. 预防
	二、子宫肌瘤	1. 分类
		2. 病理、变性
		3. 中医病因病机
		4. 临床表现
		5. 诊断
		6. 西医治疗原则
		7. 中医辨证论治
	三、卵巢肿瘤	1. 卵巢肿瘤组织学分类
		2. 卵巢恶性肿瘤的转移途径及临床分期
		3. 临床表现
		4. 诊断及良性卵巢肿瘤与恶性卵巢肿瘤的鉴别诊断
		5. 并发症
		6. 西医治疗原则
		7. 预防
	四、子宫内膜癌	1. 西医病因病理
		2. 转移途径、临床分期
		3. 诊断与鉴别诊断
		4. 西医治疗原则
		5. 中医辨证论治
		6. 预防

单元	细目	要点
第二十单元 妊娠滋养细胞疾病	一、葡萄胎	1. 西医病因病理
		2. 临床表现
		3. 诊断与鉴别诊断
		4. 西医治疗与随访
	二、妊娠滋养细胞肿瘤	1. 病理
		2. 临床表现
		3. 诊断与鉴别诊断
		4. 西医治疗与随访
第二十一单元 子宫内膜异位症及子宫腺肌病	一、子宫内膜异位症	1. 概念
		2. 西医病因病理
		3. 中医病因病机
		4. 临床表现
		5. 诊断
		6. 西医治疗
		7. 中医辨证论治
	二、子宫腺肌病	1. 概念
		2. 西医病因病理
		3. 中医病因病机
		4. 临床表现
		5. 诊断
		6. 西医治疗
		7. 中医辨证论治
第二十二单元 子宫脱垂	子宫脱垂	1. 概念
		2. 西医病因
		3. 中医病因病机
		4. 临床表现及分度
		5. 诊断
		6. 西医治疗
		7. 中医辨证论治
第二十三单元 不孕症	不孕症	1. 概念、分类
		2. 西医病因
		3. 中医病因病机
		4. 检查与诊断
		5. 西医治疗
		6. 中医辨证论治

续表

单元	细目	要点
第二十四单元 计划生育	一、避孕	1. 概念
		2. 临床常用避孕方法
		3. 放置宫内节育器的适应证、禁忌证及并发症
	二、人工流产	1. 概念
		2. 药物流产
		3. 手术流产
	三、节育措施常见不良反应的中医药治疗	1. 月经异常
		2. 流产术后出血
	四、输卵管绝育术	1. 适应证与禁忌证
		2. 并发症
	五、计划生育措施的选择	1. 新婚期
		2. 哺乳期
		3. 生育后期
		4. 绝经过渡期

中西医结合儿科学

单元	细目	要点
第一单元　儿科学基础	一、小儿年龄分期与生长发育	1. 年龄分期标准
		2. 各年龄期特点及预防保健
		3. 小儿体格生长指标
		4. 各年龄段呼吸、脉搏、血压常数及计算方法
		5. 骨骼和牙齿发育指标
		6. 感觉、运动和语言发育
	二、小儿生理特点、病理特点	1. 生理特点
		2. 病理特点
	三、小儿喂养与保健	1. 营养基础
		2. 母乳喂养的优点和方法
		3. 人工喂养的基本知识
		4. 辅助食品的添加原则
		5. 计划免疫
	四、小儿诊法概要	1. 望诊的主要内容及临床意义
		2. 指纹诊查的方法及临床意义
		3. 闻诊的主要内容及临床意义（啼哭声，尿液、粪便气味）
		4. 问诊的主要内容及临床意义
		5. 基本脉象
		6. 按诊（皮肤、头颅、胸腹、四肢）
	五、儿科辨证的意义	1. 八纲辨证的意义
		2. 脏腑辨证的意义
		3. 三焦辨证和卫气营血辨证的意义
	六、儿科治疗概要	1. 治疗原则
		2. 药物剂量计算常用方法
		3. 常用内治法则
		4. 常用外治法的治疗机理和适应证
	七、小儿体液平衡的特点和液体疗法	1. 脱水程度的判断
		2. 代谢性酸中毒的主要临床表现
		3. 液体疗法

续表

单元	细目	要点
第二单元　新生儿疾病	一、新生儿黄疸	1. 西医病因与发病机制
		2. 中医病因病机
		3. 生理性黄疸与病理性黄疸的鉴别
		4. 西医治疗原则及主要治疗方法
		5. 中医辨证论治
	二、新生儿寒冷损伤综合征	1. 西医发病机制
		2. 中医病因病机及诊断要点
		3. 西医治疗原则
		4. 中医外治疗法
		5. 预防与调护
第三单元　呼吸系统疾病	一、急性上呼吸道感染	1. 主要病原体及临床表现
		2. 中医病因病机及治疗原则
		3. 小儿上呼吸道感染的特殊类型
		4. 常见兼夹证（夹痰、夹滞、夹惊）的中医病因病机及治疗原则
		5. 中医辨证论治
	二、肺炎	1. 常见病原体及发病机制
		2. 中医病因病机
		3. 临床分类方法
		4. 支气管肺炎、腺病毒肺炎、合胞病毒肺炎、支原体肺炎的临床特点
		5. 肺炎心衰的诊断标准及主要治疗方法
		6. 抗生素药物选择原则
		7. 中医辨证论治
	三、支气管哮喘	1. 西医发病机制
		2. 中医病因病机
		3. 诊断与鉴别诊断
		4. 咳嗽变异性哮喘的诊断依据及治疗
		5. 西医治疗原则
		6. 中医辨证论治
		7. 急性发作期西医治疗
	四、反复呼吸道感染	1. 诊断标准
		2. 中医病因病机
		3. 中医辨证论治

续表

单元	细目	要点
第四单元　循环系统疾病	病毒性心肌炎	1. 西医发病机制
		2. 中医病因病机
		3. 临床诊断依据
		4. 常用的西药治疗方法
		5. 中医辨证论治
第五单元　消化系统疾病	一、鹅口疮	1. 病原菌及临床特征
		2. 中医病因病机
		3. 中医辨证论治
		4. 预防和调护
	二、疱疹性口炎	1. 中医病因病机
		2. 中医辨证论治
	三、胃炎	1. 西医诊断要点及鉴别诊断
		2. 中医辨证论治
	四、小儿腹泻病	1. 中医病因病机
		2. 临床表现
		3. 诊断与鉴别诊断
		4. 常见类型肠炎的临床特点
		5. 西医治疗原则
		6. 重度脱水伴有休克的补液方法
		7. 中医辨证论治
第六单元　泌尿系统疾病	一、急性肾小球肾炎	1. 西医发病机制
		2. 中医病因病机
		3. 临床表现
		4. 诊断与鉴别诊断
		5. 西医治疗原则
		6. 严重病例（严重循环充血、高血压脑病、急性肾功能不全）的西医处理原则
		7. 中医辨证论治
		8. 预防与调护
	二、肾病综合征	1. 主要临床特点和分型
		2. 诊断与鉴别诊断
		3. 常见并发症
		4. 肾上腺皮质激素治疗方案
		5. 中医辨证论治

续表

单元	细目	要点
第七单元　神经系统疾病	一、癫痫	1. 中医病因病机
		2. 临床表现
		3. 诊断要点与鉴别诊断
		4. 中医辨证论治
		5. 癫痫持续状态的定义及治疗
	二、病毒性脑炎	1. 西医发病机制
		2. 中医病因病机
		3. 临床表现
		4. 诊断与鉴别诊断
		5. 西医治疗措施
		6. 中医辨证论治
第八单元　小儿常见心理障碍	一、注意力缺陷多动障碍	1. 中医病因病机
		2. 临床表现
		3. 诊断与鉴别诊断
		4. 中医辨证论治
	二、抽动障碍	1. 中医病因病机
		2. 临床表现
		3. 诊断与鉴别诊断
		4. 西医药物治疗
		5. 中医辨证论治
第九单元　造血系统疾病	一、营养性缺铁性贫血	1. 中医病因病机
		2. 临床表现及实验室检查
		3. 诊断与鉴别诊断
		4. 西医治疗原则及补铁方法
		5. 中医辨证论治
		6. 预防与调护
	二、免疫性血小板减少症	1. 西医发病机制
		2. 中医病因病机
		3. 临床表现
		4. 诊断与鉴别诊断
		5. 中医辨证论治
		6. 调护要点

续表

单元	细目	要点
第十单元 内分泌疾病	一、儿童期糖尿病	1. 诊断与鉴别诊断
		2. 中医辨证论治
	二、性早熟	1. 病因与发病机制
		2. 临床表现
		3. 诊断与鉴别诊断
		4. 西医治疗原则
		5. 中医辨证论治
第十一单元 免疫系统疾病	一、风湿热	1. 病因及发病机制
		2. 临床表现
		3. 诊断与鉴别诊断
		4. 治疗原则
		5. 中医辨证论治
		6. 预后及预防
	二、过敏性紫癜	1. 西医病因与发病机制
		2. 中医病因病机
		3. 临床表现
		4. 诊断与鉴别诊断
		5. 中医辨证论治
	三、皮肤黏膜淋巴结综合征	1. 中医病因病机
		2. 临床表现及实验室检查
		3. 诊断与鉴别诊断
		4. 西医治疗方法
		5. 中医辨证论治
第十二单元 营养性疾病	一、小儿肥胖症	1. 中医病因病机
		2. 诊断
		3. 中医辨证论治
	二、蛋白质-能量营养不良	1. 发病机制
		2. 临床表现
		3. 中医辨证论治
	三、维生素D缺乏性佝偻病	1. 西医发病机制
		2. 中医病因病机
		3. 临床表现
		4. 诊断与鉴别诊断
		5. 维生素D制剂的用药方法
		6. 中医辨证论治

单元	细目	要点
第十二单元 营养性疾病	四、维生素D缺乏性手足搐搦症	1. 西医发病机制
		2. 临床表现
		3. 鉴别诊断
		4. 西医治疗原则
第十三单元 感染性疾病	一、麻疹	1. 流行病学特点
		2. 中医病因病机
		3. 临床表现
		4. 并发症
		5. 中医辨证论治
	二、风疹	1. 中医病因病机
		2. 临床表现及诊断
		3. 中医辨证论治
		4. 孕妇预防风疹的重要性
	三、幼儿急疹	1. 中医病因病机
		2. 临床表现
		3. 诊断与鉴别诊断
		4. 中医辨证论治
	四、猩红热	1. 病因及发病机制
		2. 中医病因病机
		3. 临床表现
		4. 诊断与鉴别诊断
		5. 并发症
		6. 西医治疗
		7. 中医辨证论治
	五、水痘	1. 中医病因病机
		2. 临床表现
		3. 鉴别诊断
		4. 中医辨证论治
	六、手足口病	1. 病因与发病机制
		2. 中医病因病机
		3. 临床表现
		4. 诊断与鉴别诊断
		5. 中医辨证论治

续表

单元	细目	要点
第十三单元 感染性疾病	七、流行性腮腺炎	1. 中医病因病机
		2. 临床表现
		3. 主要并发症
		4. 中医辨证论治
		5. 预防与调护
	八、中毒型细菌性痢疾	1. 中医病因病机
		2. 临床表现及辅助检查
		3. 诊断与鉴别诊断
		4. 西医治疗原则及治疗措施
		5. 中医辨证论治
	九、传染性单核细胞增多症	1. 中医病因病机
		2. 临床表现
		3. 鉴别诊断
		4. 中医辨证论治
第十四单元 寄生虫病	一、蛔虫病	1. 感染途径
		2. 临床表现
		3. 中医辨证论治
	二、蛲虫病	1. 感染途径
		2. 临床表现
		3. 治疗及预防
第十五单元 小儿危重症的处理	一、心搏呼吸骤停与心肺复苏术	1. 心搏呼吸骤停的病因
		2. 心搏呼吸骤停临床表现及诊断
		3. 心肺复苏术的基本生命支持
	二、脓毒性休克	1. 西医发病机制
		2. 临床表现及诊断
		3. 治疗原则
		4. 中医辨证论治
第十六单元 中医相关病证	一、慢性咳嗽	1. 辨病思路
		2. 中医辨证论治
	二、腹痛	1. 中医病因病机
		2. 中医辨证论治
	三、厌食	1. 中医病因病机
		2. 中医辨证论治
		3. 中医其他疗法

续表

单元	细目	要点
第十六单元　中医相关病证	四、积滞	1. 中医病因病机
		2. 辨病思路
		3. 中医辨证论治
	五、便秘	1. 中医病因病机
		2. 中医辨证论治
	六、尿血	1. 中医病因病机
		2. 辨病思路
		3. 中医辨证论治
	七、急惊风	1. 中医病因病机
		2. 临床表现
		3. 诊断与鉴别诊断
		4. 四证八候
		5. 中医辨证论治
		6. 西医急救处理
	八、遗尿	1. 中医病因病机
		2. 中医辨证论治
	九、汗证	1. 中医病因病机
		2. 临床表现
		3. 诊断与鉴别诊断
		4. 中医辨证论治

针 灸 学

单元	细目	要点
第一单元 经络系统	一、经络系统的组成	经络系统的组成
	二、十二经脉	1. 十二经脉的名称
		2. 十二经脉的分布规律
		3. 十二经脉的属络表里关系
		4. 十二经脉的循行走向与交接规律
	三、奇经八脉	1. 奇经八脉的名称
		2. 奇经八脉的作用
	四、十五络脉	十五络脉的分布
	五、十二经筋	十二经筋的分布
第二单元 经络学说的临床应用	经络学说的临床应用	1. 诊断方面
		2. 治疗方面
第三单元 腧穴的分类	腧穴的分类	十四经穴、经外奇穴、阿是穴
第四单元 腧穴的主治特点和规律	一、主治特点	1. 近治作用
		2. 远治作用
		3. 特殊作用
	二、主治规律	分经主治规律
第五单元 特定穴	特定穴	1. 特定穴的分类及概念
		2. 原穴、络穴、背俞穴、募穴、八脉交会穴、八会穴的内容及临床应用
第六单元 腧穴的定位方法	腧穴的定位方法	1. 骨度分寸定位法
		2. 体表解剖标志定位法
		3. 手指同身寸定位法
第七单元 手太阴肺经、腧穴	手太阴肺经、腧穴	1. 经脉循行
		2. 主治概要
		3. 常用腧穴的定位、主治要点和操作：尺泽、列缺、太渊、鱼际、少商
第八单元 手阳明大肠经、腧穴	手阳明大肠经、腧穴	1. 经脉循行
		2. 主治概要
		3. 常用腧穴的定位、主治要点和操作：商阳、合谷、手三里、曲池、肩髃、迎香

续表

单元	细目	要点
第九单元 足阳明胃经、腧穴	足阳明胃经、腧穴	1. 经脉循行
		2. 主治概要
		3. 常用腧穴的定位、主治要点和操作：地仓、颊车、下关、天枢、归来、足三里、上巨虚、条口、丰隆、内庭
第十单元 足太阴脾经、腧穴	足太阴脾经、腧穴	1. 经脉循行
		2. 主治概要
		3. 常用腧穴的定位、主治要点和操作：隐白、公孙、三阴交、阴陵泉、血海
第十一单元 手少阴心经、腧穴	手少阴心经、腧穴	1. 经脉循行
		2. 主治概要
		3. 常用腧穴的定位、主治要点和操作：少海、通里、阴郄、神门、少冲
第十二单元 手太阳小肠经、腧穴	手太阳小肠经、腧穴	1. 经脉循行
		2. 主治概要
		3. 常用腧穴的定位、主治要点和操作：少泽、后溪、养老、天宗、听宫
第十三单元 足太阳膀胱经、腧穴	足太阳膀胱经、腧穴	1. 经脉循行
		2. 主治概要
		3. 常用腧穴的定位、主治要点和操作：睛明、攒竹、肺俞、心俞、膈俞、肝俞、脾俞、肾俞、大肠俞、次髎、委中、承山、昆仑、申脉、至阴
第十四单元 足少阴肾经、腧穴	足少阴肾经、腧穴	1. 经脉循行
		2. 主治概要
		3. 常用腧穴的定位、主治要点和操作：涌泉、太溪、照海、复溜
第十五单元 手厥阴心包经、腧穴	手厥阴心包经、腧穴	1. 经脉循行
		2. 主治概要
		3. 常用腧穴的定位、主治要点和操作：曲泽、郄门、内关、劳宫
第十六单元 手少阳三焦经、腧穴	手少阳三焦经、腧穴	1. 经脉循行
		2. 主治概要
		3. 常用腧穴的定位、主治要点和操作：中渚、外关、支沟、肩髎、翳风、丝竹空

续表

单元	细目	要点
第十七单元 足少阳胆经、腧穴	足少阳胆经、腧穴	1. 经脉循行
		2. 主治概要
		3. 常用腧穴的定位、主治要点和操作：阳白、风池、肩井、环跳、风市、阳陵泉、悬钟、丘墟、足临泣
第十八单元 足厥阴肝经、腧穴	足厥阴肝经、腧穴	1. 经脉循行
		2. 主治概要
		3. 常用腧穴的定位、主治要点和操作：大敦、行间、太冲、期门
第十九单元 督脉、腧穴	督脉、腧穴	1. 经脉循行
		2. 主治概要
		3. 常用腧穴的定位、主治要点和操作：腰阳关、大椎、哑门、百会、水沟、印堂
第二十单元 任脉、腧穴	任脉、腧穴	1. 经脉循行
		2. 主治概要
		3. 常用腧穴的定位、主治要点和操作：中极、关元、气海、神阙、中脘、膻中、廉泉、承浆
第二十一单元 奇穴	奇穴	常用奇穴的定位、主治要点和操作：四神聪、太阳、夹脊、十宣、外劳宫、内膝眼、胆囊、阑尾
第二十二单元 毫针刺法	一、针刺准备	1. 消毒
		2. 体位
	二、进针方法	1. 指切进针法
		2. 夹持进针法
		3. 舒张进针法
		4. 提捏进针法
	三、针刺的方向、角度和深度	1. 方向
		2. 角度
		3. 深度
	四、行针手法	基本手法
	五、得气	得气的概念及临床意义
	六、针刺补泻	1. 捻转补泻
		2. 提插补泻
		3. 平补平泻

续表

单元	细目	要点
第二十二单元　毫针刺法	七、针刺异常情况	1. 晕针
		2. 滞针
		3. 血肿
		4. 断针
		5. 弯针
		6. 刺伤内脏
		7. 刺伤脑与脊髓
		8. 外周神经损伤
	八、针刺注意事项	1. 施术部位的宜忌
		2. 患者状态的宜忌
		3. 病情的宜忌
第二十三单元　灸法	一、灸法的作用	1. 温经散寒
		2. 扶阳固脱
		3. 消瘀散结
		4. 防病保健
		5. 引热外行
	二、灸法的种类	1. 艾炷灸
		2. 艾条灸
		3. 温针灸
	三、灸法的注意事项	1. 施灸的禁忌
		2. 灸后处理
第二十四单元　拔罐法	拔罐法	1. 拔罐方法
		2. 拔罐的作用和适用范围
		3. 拔罐的注意事项
第二十五单元　其他针法	其他针法	1. 电针法
		2. 三棱针法
第二十六单元　针灸治疗总论	一、针灸治疗原则	1. 补虚泻实
		2. 清热温寒
		3. 治病求本
		4. 三因制宜
	二、针灸治疗作用	1. 疏通经络
		2. 调和阴阳
		3. 扶正祛邪
	三、针灸处方	1. 选穴原则
		2. 配穴方法

单元	细目	要点
第二十七单元　内科病证的针灸治疗	一、头痛	1. 头痛的辨证要点
		2. 头痛的治法
		3. 头痛的选穴
		4. 头痛的治疗操作
	二、面痛	1. 面痛的辨证要点
		2. 面痛的治法
		3. 面痛的选穴
		4. 面痛的治疗操作
	三、腰痛	1. 腰痛的辨证要点
		2. 腰痛的治法
		3. 腰痛的选穴
		4. 腰痛的治疗操作
	四、痹证	1. 痹证的辨证要点
		2. 痹证的治法
		3. 痹证的选穴
		4. 痹证的治疗操作
	五、坐骨神经痛	1. 坐骨神经痛的辨证要点
		2. 坐骨神经痛的治法
		3. 坐骨神经痛的选穴
		4. 坐骨神经痛的治疗操作
	六、中风	1. 中风的辨证要点
		2. 中风的治法
		3. 中风的选穴
		4. 中风的治疗操作
	七、眩晕	1. 眩晕的辨证要点
		2. 眩晕的治法
		3. 眩晕的选穴
		4. 眩晕的治疗操作
	八、面瘫	1. 面瘫的辨证要点
		2. 面瘫的治法
		3. 面瘫的选穴
		4. 面瘫的治疗操作
	九、不寐	1. 不寐的辨证要点
		2. 不寐的治法
		3. 不寐的选穴
		4. 不寐的治疗操作

续表

单元	细目	要点
第二十七单元 内科病证的针灸治疗	十、感冒	1. 感冒的辨证要点
		2. 感冒的治法
		3. 感冒的选穴
		4. 感冒的治疗操作
	十一、哮喘	1. 哮喘的辨证要点
		2. 哮喘的治法
		3. 哮喘的选穴
		4. 哮喘的治疗操作
	十二、呕吐	1. 呕吐的辨证要点
		2. 呕吐的治法
		3. 呕吐的选穴
		4. 呕吐的治疗操作
	十三、胃痛	1. 胃痛的辨证要点
		2. 胃痛的治法
		3. 胃痛的选穴
		4. 胃痛的治疗操作
	十四、便秘	1. 便秘的辨证要点
		2. 便秘的治法
		3. 便秘的选穴
		4. 便秘的治疗操作
第二十八单元 妇儿科病证的针灸治疗	一、月经不调	1. 月经不调的辨证要点
		2. 月经不调的治法
		3. 月经不调的选穴
		4. 月经不调的治疗操作
	二、痛经	1. 痛经的辨证要点
		2. 痛经的治法
		3. 痛经的选穴
		4. 痛经的治疗操作
	三、崩漏	1. 崩漏的辨证要点
		2. 崩漏的治法
		3. 崩漏的选穴
		4. 崩漏的治疗操作
	四、绝经前后诸证	1. 绝经前后诸证的辨证要点
		2. 绝经前后诸证的治法
		3. 绝经前后诸证的选穴
		4. 绝经前后诸证的治疗操作

续表

单元	细目	要点
第二十八单元 妇儿科病证的针灸治疗	五、遗尿	1. 遗尿的辨证要点
		2. 遗尿的治法
		3. 遗尿的选穴
		4. 遗尿的治疗操作
第二十九单元 皮外伤科病证的针灸治疗	一、瘾疹	1. 瘾疹的辨证要点
		2. 瘾疹的治法
		3. 瘾疹的选穴
		4. 瘾疹的治疗操作
	二、蛇串疮	1. 蛇串疮的辨证要点
		2. 蛇串疮的治法
		3. 蛇串疮的选穴
		4. 蛇串疮的治疗操作
	三、颈椎病	1. 颈椎病的辨证要点
		2. 颈椎病的治法
		3. 颈椎病的选穴
		4. 颈椎病的治疗操作
	四、落枕	1. 落枕的辨证要点
		2. 落枕的治法
		3. 落枕的选穴
		4. 落枕的治疗操作
	五、漏肩风	1. 漏肩风的辨证要点
		2. 漏肩风的治法
		3. 漏肩风的选穴
		4. 漏肩风的治疗操作
	六、扭伤	1. 扭伤的辨证要点
		2. 扭伤的治法
		3. 扭伤的选穴
		4. 扭伤的治疗操作
第三十单元 五官科病证的针灸治疗	一、目赤肿痛	1. 目赤肿痛的辨证要点
		2. 目赤肿痛的治法
		3. 目赤肿痛的选穴
		4. 目赤肿痛的治疗操作
	二、耳鸣耳聋	1. 耳鸣耳聋的辨证要点
		2. 耳鸣耳聋的治法
		3. 耳鸣耳聋的选穴
		4. 耳鸣耳聋的治疗操作

续表

单元	细目	要点
第三十单元　五官科病证的针灸治疗	三、牙痛	1. 牙痛的辨证要点
		2. 牙痛的治法
		3. 牙痛的选穴
		4. 牙痛的治疗操作
	四、咽喉肿痛	1. 咽喉肿痛的辨证要点
		2. 咽喉肿痛的治法
		3. 咽喉肿痛的选穴
		4. 咽喉肿痛的治疗操作
第三十一单元　急症及其他病证的针灸治疗	一、晕厥	1. 晕厥的辨证要点
		2. 晕厥的治法
		3. 晕厥的选穴
		4. 晕厥的治疗操作
	二、内脏绞痛	1. 内脏绞痛的辨证要点
		2. 内脏绞痛的治法
		3. 内脏绞痛的选穴
		4. 内脏绞痛的治疗操作

西医综合

诊断学基础

单元	细目	要点
第一单元 症状学	一、发热	1. 概念
		2. 病因
		3. 临床表现
		4. 问诊要点及临床意义
	二、头痛	1. 概念
		2. 病因
		3. 问诊要点及临床意义
	三、胸痛	1. 概念
		2. 病因
		3. 问诊要点及临床意义
	四、腹痛	1. 概念
		2. 病因
		3. 问诊要点及临床意义
	五、咳嗽与咳痰	1. 概念
		2. 病因
		3. 问诊要点及临床意义
	六、咯血	1. 概念
		2. 病因
		3. 问诊要点及临床意义
		4. 咯血与呕血的鉴别
	七、呼吸困难	1. 概念
		2. 病因
		3. 临床表现
		4. 问诊要点及临床意义
	八、水肿	1. 概念
		2. 病因
		3. 临床表现
		4. 问诊要点及临床意义
	九、恶心与呕吐	1. 概念
		2. 病因
		3. 问诊要点及临床意义

单元	细目	要点
第一单元　症状学	十、呕血与黑便	1. 概念
		2. 病因
		3. 临床表现
		4. 问诊要点及临床意义
	十一、黄疸	1. 概念
		2. 胆红素的正常代谢
		3. 各型黄疸的病因、临床表现及实验室检查特点
		4. 问诊要点及临床意义
	十二、抽搐	1. 概念
		2. 病因
		3. 问诊要点及临床意义
	十三、意识障碍	1. 概念
		2. 病因
		3. 临床表现
		4. 问诊要点及临床意义
第二单元　问诊	问诊	1. 问诊的方法与注意事项
		2. 问诊的内容
第三单元　检体诊断	一、基本检查法	1. 视诊内容及方法
		2. 常用触诊方法及其适用范围和注意事项
		3. 叩诊的方法及常见叩诊音
		4. 嗅诊常见异常气味及临床意义
	二、全身状态检查及临床意义	1. 生命体征检查内容及临床意义
		2. 发育与体型
		3. 营养状态
		4. 意识状态
		5. 面容与表情
		6. 体位及步态
	三、皮肤检查及临床意义	1. 弹性、颜色、湿度
		2. 皮疹、皮下出血、蜘蛛痣、水肿
		3. 皮下结节、毛发
	四、淋巴结检查	1. 浅表淋巴结分布
		2. 浅表淋巴结检查方法
		3. 浅表淋巴结肿大的临床意义

续表

单元	细目	要点
第三单元 检体诊断	五、头部检查	1. 头颅形状、大小
		2. 眼部
		3. 耳部
		4. 鼻部
		5. 口腔、腮腺
	六、颈部检查	1. 颈部血管
		2. 甲状腺
		3. 气管
	七、胸壁及胸廓检查	1. 胸部体表标志及分区
		2. 胸廓
		3. 胸壁
		4. 乳房
	八、肺和胸膜检查	1. 视诊
		2. 触诊
		3. 叩诊
		4. 听诊（呼吸音、啰音、胸膜摩擦音、听觉语音）
		5. 呼吸系统常见疾病的体征
	九、心脏、血管检查	1. 视诊
		2. 触诊
		3. 叩诊
		4. 听诊［心脏瓣膜听诊区、心率、心律、正常心音、心音改变、额外心音（喀喇音、奔马律及开瓣音）、心脏杂音、心包摩擦音］
		5. 血管检查
		6. 循环系统常见疾病的体征
	十、腹部检查	1. 视诊（外形、呼吸运动、腹壁静脉、胃肠型和蠕动波）
		2. 触诊（腹壁紧张度、压痛和反跳痛，液波震颤，肝、胆、脾、肾触诊，正常腹部可触及的结构，腹部肿块触诊）
		3. 叩诊（叩诊音，腹腔脏器叩诊，移动性浊音叩诊）
		4. 听诊（肠鸣音、振水音、血管杂音）
		5. 腹部常见疾病的体征（急性腹膜炎、肝硬化门静脉高压、肠梗阻）

续表

单元	细目	要点
第三单元　检体诊断	十一、肛门、直肠检查及临床意义	1. 视诊
		2. 指诊
	十二、脊柱与四肢检查及临床意义	1. 脊柱
		2. 四肢与关节
	十三、神经系统检查及临床意义	1. 脑神经检查（视神经、动眼神经、三叉神经、面神经）
		2. 感觉功能
		3. 运动功能
		4. 生理及病理反射
		5. 脑膜刺激征及拉塞格征
第四单元　实验室诊断	一、血液的一般检查及临床意义	1. 血红蛋白测定和红细胞计数，红细胞形态变化
		2. 白细胞计数和白细胞分类，中性粒细胞核象变化
		3. 网织红细胞
		4. 血小板计数
		5. 红细胞沉降率
		6. C反应蛋白
	二、血栓与止血检查	1. 出血时间
		2. 血小板聚集
		3. 凝血因子（活化部分凝血酶原时间、凝血酶原时间、血浆纤维蛋白原）
		4. 纤溶活性（D-二聚体、3P试验）
		5. 口服抗凝药治疗监测
	三、骨髓检查	1. 骨髓细胞学检查的临床意义
		2. 骨髓增生程度分级
	四、肝脏病实验室检查	1. 蛋白质代谢
		2. 胆红素代谢
		3. 血清酶及同工酶（ALT、AST、ALP、γ-GT、LDH）
		4. 甲、乙、丙型病毒性肝炎标志物
	五、肾功能检查	1. 肾小球功能
		2. 肾小管功能（尿 β_2-微球蛋白、莫氏试验）
		3. 血尿酸

单元	细目	要点
第四单元 实验室诊断	六、常用生化检查	1. 糖代谢检查（血糖、葡萄糖耐量试验、血清糖化血红蛋白）
		2. 血脂（血脂四项）
		3. 电解质
		4. 血清铁及其代谢物测定（血清铁、铁饱和度、铁蛋白）
	七、淀粉酶检查及心肌损伤标志物	1. 血、尿淀粉酶
		2. 心肌损伤常用酶检测（CK、CK-MB、LDH及其同工酶）
		3. 心肌蛋白检测（cTnT、cTnI）
		4. 脑钠肽
	八、免疫学检查	1. 血清免疫球蛋白及补体
		2. 感染免疫（ASO、肥达反应）
		3. 肿瘤标志物（AFP、CEA、CA125、PSA、CA19-9）
		4. 自身抗体检查（RF、ANA、抗Sm抗体、抗SSA抗体、抗双链DNA抗体）
	九、尿液检查	1. 一般性状（尿量、颜色、气味、比重）
		2. 化学检查（蛋白、糖、酮体）
		3. 显微镜检查（细胞、管型、菌落计数）
		4. 尿沉渣计数
	十、粪便检查	1. 标本采集
		2. 一般性状（量、颜色、性状、气味）
		3. 显微镜检查（细胞、寄生虫）
		4. 化学检查（隐血试验、胆色素检查）
		5. 细菌学检查
	十一、痰液检查	1. 标本收集
		2. 一般性状（量、色、性状、气味）
		3. 显微镜检查
		4. 病原体检查
	十二、浆膜腔穿刺液检查	1. 浆膜腔积液分类及常见原因
		2. 渗出液与漏出液的鉴别
	十三、脑脊液检查	1. 脑脊液检查的适应证、禁忌证
		2. 常见中枢神经系统疾病的脑脊液特点

续表

单元	细目	要点
第五单元 心电图诊断	一、心电图基本知识	1. 常用心电图导联
		2. 心电图各波段的意义
	二、心电图测量，正常心电图及临床意义	1. 心率计算及各波段测量
		2. 心电轴测定
		3. 心电图各波段正常范围及其变化的临床意义
	三、常见异常心电图及临床意义	1. 心房、心室肥大
		2. 心肌梗死及心肌缺血
		3. 心律失常（过早搏动、异位性心动过速、心房颤动、房室传导阻滞、心室预激）
		4. 血钾异常
		5. 心电图的临床应用价值
第六单元 影像诊断	一、超声诊断	1. 超声诊断的临床应用
		2. 二尖瓣、主动脉瓣膜病变声像图及心功能评价
		3. 胆囊结石、泌尿系结石的异常声像图
		4. 脂肪肝、肝硬化的异常声像图
	二、放射诊断	1. X线的特性及成像原理
		2. X线检查方法
		3. CT、磁共振成像（MRI）的临床应用
		4. 呼吸系统常见病的影像学表现
		5. 循环系统常见病的影像学表现
		6. 消化系统疾病影像学检查及常见疾病的影像学表现
		7. 泌尿系统常见病的影像学表现
		8. 骨与关节常见病的影像学表现
		9. 常见中枢神经系统疾病的影像学表现
	三、放射性核素诊断	体外竞争放射分析（TT_3、FT_3、TT_4、FT_4、TSH、C肽、胰岛素）
第七单元 病历与诊断方法	病历与诊断方法	1. 病历书写的格式与内容
		2. 确立诊断的步骤及原则
		3. 诊断内容及书写

药 理 学

单元	细目	要点
第一单元 药物作用的基本规律	一、药物效应动力学	1. 药物作用与药理效应（选择性、量效关系）
		2. 药物的不良反应
		3. 药物作用的主要机制（受体激动药与拮抗药的基本概念）
	二、药物代谢动力学	1. 药物的吸收、分布、转化、排泄及其影响因素
		2. 半衰期和连续多次给药的药-时曲线
	三、影响药物效应的因素	药物的相互作用（药动学因素、药效学因素、特殊人群因素）
第二单元 拟胆碱药	一、M受体兴奋药	毛果芸香碱的作用、应用、不良反应
	二、抗胆碱酯酶药	新斯的明的作用、应用、不良反应
第三单元 有机磷酸酯类中毒与胆碱酯酶复活药	有机磷酸酯类中毒与胆碱酯酶复活药	1. 药物解救原则
		2. 胆碱酯酶复活药的作用
		3. 氯解磷定的应用
第四单元 抗胆碱药	一、阿托品类生物碱	1. 阿托品的作用、应用、不良反应、禁忌证
		2. 东莨菪碱的作用、应用
		3. 山莨菪碱的作用、应用
	二、阿托品的人工合成代用品	1. 合成散瞳药
		2. 合成解痉药
第五单元 拟肾上腺素药	一、去甲肾上腺素、间羟胺	1. 去甲肾上腺素的作用、应用、不良反应
		2. 间羟胺的作用、应用
	二、肾上腺素	肾上腺素的作用、应用、不良反应
	三、异丙肾上腺素	异丙肾上腺素的作用、应用、不良反应
	四、多巴胺	多巴胺的作用、应用
第六单元 抗肾上腺素药	一、α受体阻滞药	酚妥拉明的作用、应用
	二、β受体阻滞药	β受体阻滞药的分类、作用、应用、不良反应
第七单元 镇静催眠药	苯二氮䓬类	1. 苯二氮䓬类药物的分类及常用药
		2. 地西泮的作用、应用、不良反应
第八单元 抗癫痫药	抗癫痫药	1. 苯妥英钠的作用、应用
		2. 常用抗癫痫药的应用

续表

单元	细目	要点
第九单元 抗精神失常药	一、抗精神分裂症药	1. 抗精神分裂症药物的分类及常用药
		2. 氯丙嗪的作用、应用、不良反应
	二、抗抑郁症药	1. 抗抑郁药物的分类及常用药
		2. 氟西汀、丙咪嗪的作用、应用、不良反应
第十单元 抗中枢神经系统退行性疾病药	一、抗帕金森病药	1. 左旋多巴的作用、应用
		2. 卡比多巴的作用、应用
		3. 苯海索的作用、应用
	二、治疗阿尔茨海默病药	1. 石杉碱甲的作用、应用、不良反应
		2. 美金刚的作用、应用、不良反应
第十一单元 镇痛药	一、吗啡	吗啡的作用、应用、不良反应、禁忌证
	二、人工合成镇痛药	1. 哌替啶的作用特点、应用
		2. 其他常用镇痛药作用特点
第十二单元 解热镇痛药	一、阿司匹林	阿司匹林的作用、应用、不良反应
	二、其他解热镇痛药	对乙酰氨基酚、布洛芬、塞来昔布、日夜百服宁的作用特点、应用
第十三单元 抗组胺药	一、H_1受体阻滞药	常用H_1受体阻滞药作用、应用
	二、H_2受体阻滞药	常用H_2受体阻滞剂作用、应用
第十四单元 利尿药、脱水药	一、利尿药	1. 利尿药的分类和常用药
		2. 呋塞米的作用、应用、不良反应
		3. 氢氯噻嗪的作用、应用、不良反应
		4. 螺内酯、氨苯喋啶的作用、应用、不良反应
	二、脱水药	1. 脱水药的特点及常用药
		2. 甘露醇的作用、应用、不良反应
第十五单元 抗高血压药	一、利尿降压药	氢氯噻嗪的降压作用、应用、不良反应
	二、肾素-血管紧张素系统抑制药	1. 肾素-血管紧张素系统抑制药分类特点及常用药
		2. 卡托普利的作用、应用、不良反应
		3. 厄贝沙坦的作用、应用、不良反应
	三、β受体阻滞药	美托洛尔的降压作用、应用、不良反应
	四、钙通道阻滞药	1. 钙通道阻滞药的作用及常用药
		2. 硝苯地平控释制剂（拜新同）的降压作用、应用、不良反应
	五、α_1受体阻滞药	哌唑嗪的降压作用、应用、不良反应
	六、交感神经末梢阻滞药	利血平的降压作用、应用、不良反应

单元	细目	要点
第十五单元 抗高血压药	七、中枢降压药	可乐定的降压作用、应用、不良反应
	八、血管扩张药	肼屈嗪、硝普钠的降压作用、应用、不良反应
	九、抗高血压药物的合理应用	抗高血压药物的选药、联合用药
第十六单元 抗心律失常药	抗心律失常药	1. 抗心律失常药的分类及常用药
		2. 奎尼丁的作用、应用
		3. 利多卡因、苯妥英钠的作用、应用
		4. 美托洛尔的作用、应用
		5. 胺碘酮的作用、应用
		6. 维拉帕米的作用、应用
第十七单元 抗慢性心功能不全药	一、强心苷类	强心苷类的常用药物、作用、应用、不良反应及其防治
	二、减负荷药	1. 利尿药的作用特点、常用药物
		2. 血管扩张药的作用特点、常用药物
	三、血管紧张素转化酶抑制药（ACEI）和血管紧张素Ⅱ受体（AT_1）阻滞药	ACEI 和 AT_1 阻滞药的作用特点
	四、β 受体阻滞药	常用 β 受体阻滞药及其应用的意义
第十八单元 抗心绞痛药	一、硝酸酯类	1. 硝酸酯类药物的常用药
		2. 硝酸甘油的作用、应用、不良反应
	二、β 受体阻滞药	β 受体阻滞药抗心绞痛的作用、应用、常用药物
	三、钙通道阻滞药	钙通道阻滞药的抗心绞痛作用、应用、常用药物
第十九单元 血液系统药	一、抗贫血药	1. 铁制剂的应用、不良反应
		2. 叶酸、维生素 B_{12} 的作用、应用
	二、止血药	维生素 K 的作用、应用
	三、抗凝血药	1. 肝素的作用、应用、不良反应
		2. 香豆素类药物的作用、应用、不良反应
	四、纤维蛋白溶解药	常用纤维蛋白溶解药的作用、应用
	五、抗血小板药	常用抗血小板药的作用、应用
第二十单元 消化系统药	一、抗消化性溃疡药	1. 抗酸药的作用及常用药物
		2. H_2 受体阻滞药的作用、应用
		3. 常用质子泵抑制药作用、应用
		4. 常用黏膜保护药作用、应用
		5. 抗幽门螺杆菌常用药及应用
	二、止吐药	止吐药分类和常用药物

续表

单元	细目	要点
第二十一单元 呼吸系统药	一、镇咳药	镇咳药分类、常用药作用
	二、祛痰药	祛痰药分类、常用药作用
	三、平喘药	1. 常用 $β_2$ 受体兴奋药平喘作用特点、应用
		2. 氨茶碱的作用、应用、不良反应
		3. 色甘酸二钠平喘药作用、应用
		4. 糖皮质激素的平喘作用、应用及其主要不良反应
第二十二单元 糖皮质激素	糖皮质激素	糖皮质激素的药理作用、应用、不良反应、禁忌证
第二十三单元 抗甲状腺药	抗甲状腺药	常用硫脲类药物作用、应用、不良反应
第二十四单元 降血糖药	一、降糖药的分类	降糖药分类及常用药物
	二、胰岛素	胰岛素的常用制剂、作用、应用、不良反应
	三、口服降血糖药	1. 常用磺酰脲类药物作用、应用、不良反应
		2. 二甲双胍的作用、应用、不良反应
		3. 常用 α-葡萄糖苷酶抑制药作用、应用、不良反应
		4. 常用胰岛素增效药作用、应用
第二十五单元 合成抗菌药	一、氟喹诺酮类药物	常用氟喹诺酮类药物抗菌作用、应用、不良反应
	二、磺胺类药物	磺胺类药物的特点
	三、甲氧苄啶（TMP）	甲氧苄啶的抗菌增效作用、复方制剂
	四、硝咪唑类	甲硝唑、替硝唑的作用、应用、不良反应
	五、硝基呋喃类	呋喃唑酮、呋喃妥因的应用
第二十六单元 抗生素	一、青霉素类	1. 青霉素 G 的抗菌作用、应用、不良反应、过敏性休克的防治
		2. 常用半合成青霉素抗菌作用、应用
	二、头孢菌素类	常用头孢菌素类药物抗菌作用、应用、不良反应
	三、大环内酯类	1. 大环内酯类药物的分类及常用药物
		2. 阿奇霉素的抗菌作用、应用、不良反应
	四、林可霉素类	林可霉素与克林霉素的抗菌作用、应用、不良反应
	五、氨基糖苷类	常用氨基糖苷类药物抗菌作用、应用、不良反应
	六、四环素类、氯霉素	四环素、氯霉素抗菌作用特点及不良反应

续表

单元	细目	要点
第二十七单元 抗真菌药与抗病毒药	一、抗真菌药	常用抗真菌药物作用特点、应用
	二、抗病毒药	1. 抗病毒药物的分类
		2. 阿昔洛韦、利巴韦林的作用、应用
第二十八单元 抗菌药物的耐药性	抗菌药物的耐药性	1. 抗菌药耐药性产生的原因
		2. 抗菌药的合理应用
第二十九单元 抗结核病药	抗结核病药	1. 抗结核病药物的分类及常用药物
		2. 异烟肼的药动学特点、应用、不良反应
		3. 利福平的抗菌作用、应用
		4. 链霉素的抗结核病作用特点
		5. 乙胺丁醇的应用、不良反应
		6. 抗结核药的合理应用
第三十单元 抗恶性肿瘤药	抗恶性肿瘤药	1. 抗恶性肿瘤药物的分类及常用药物
		2. 抗恶性肿瘤药物的主要不良反应

传染病学

单元	细目	要点
第一单元　传染病学总论	一、感染	1. 感染的概念
		2. 感染过程的表现
		3. 感染过程中病原体的作用
		4. 感染过程中免疫应答的作用
		5. 感染病的发病机制
	二、传染病的流行过程	1. 流行过程的基本条件
		2. 影响流行过程的因素
	三、传染病的特征	1. 基本特征
		2. 临床特征
	四、传染病的诊断	1. 流行病学资料
		2. 临床资料
		3. 实验室检查与其他检查
	五、传染病的治疗	1. 治疗原则
		2. 治疗方法
	六、传染病的预防	1. 管理传染源
		2. 切断传播途径
		3. 保护易感人群
第二单元　病毒感染	一、病毒性肝炎	1. 病原学
		2. 流行病学
		3. 发病机制与病理
		4. 临床表现
		5. 实验室检查与其他检查
		6. 诊断与鉴别诊断
		7. 治疗
		8. 预防
	二、流行性感冒	1. 病原学
		2. 流行病学
		3. 发病机制与病理
		4. 临床表现
		5. 实验室检查与其他检查
		6. 诊断与鉴别诊断
		7. 治疗
		8. 预防

续表

单元	细目	要点
第二单元 病毒感染	三、人感染高致病性禽流感	1. 病原学
		2. 流行病学
		3. 发病机制与病理
		4. 临床表现
		5. 实验室检查与其他检查
		6. 诊断与鉴别诊断
		7. 治疗
		8. 预防
	四、艾滋病	1. 病原学
		2. 流行病学
		3. 发病机制与病理
		4. 临床表现
		5. 实验室检查与其他检查
		6. 诊断与鉴别诊断
		7. 预防
	五、流行性出血热	1. 病原学
		2. 流行病学
		3. 发病机制与病理
		4. 临床表现
		5. 实验室检查与其他检查
		6. 诊断与鉴别诊断
		7. 治疗
		8. 预防
	六、狂犬病	1. 病原学
		2. 流行病学
		3. 发病机制与病理
		4. 临床表现
		5. 实验室检查
		6. 诊断与鉴别诊断
		7. 治疗
		8. 预防
	七、流行性乙型脑炎	1. 病原学
		2. 流行病学
		3. 发病机制与病理

续表

单元	细目	要点
第二单元 病毒感染	七、流行性乙型脑炎	4. 临床表现
		5. 实验室检查
		6. 诊断与鉴别诊断
		7. 治疗
		8. 预防
第三单元 细菌感染	一、流行性脑脊髓膜炎	1. 病原学
		2. 流行病学
		3. 发病机制与病理
		4. 临床表现
		5. 实验室检查
		6. 诊断与鉴别诊断
		7. 治疗
		8. 预防
	二、伤寒	1. 病原学
		2. 流行病学
		3. 发病机制与病理
		4. 临床表现
		5. 实验室检查
		6. 诊断与鉴别诊断
		7. 治疗
		8. 预防
	三、细菌性痢疾	1. 病原学
		2. 流行病学
		3. 发病机制与病理
		4. 临床表现
		5. 实验室检查与其他检查
		6. 诊断与鉴别诊断
		7. 治疗
		8. 预防
	四、霍乱	1. 病原学
		2. 流行病学
		3. 发病机制与病理
		4. 临床表现
		5. 实验室检查与其他检查

续表

单元	细目	要点
第三单元 细菌感染	四、霍乱	6. 诊断与鉴别诊断
		7. 治疗
		8. 预防
	五、结核病	1. 病原学
		2. 流行病学
		3. 发病机制与病理
		4. 临床表现
		5. 实验室检查与其他检查
		6. 诊断与鉴别诊断
		7. 预防
	六、布鲁菌病	1. 病原学
		2. 流行病学
		3. 发病机制与病理
		4. 临床表现
		5. 实验室检查与其他检查
		6. 诊断与鉴别诊断
		7. 治疗
		8. 预防
第四单元 消毒与隔离	一、消毒	1. 消毒的概念
		2. 消毒的目的
		3. 消毒的种类
		4. 消毒方法
		5. 消毒方法的监测
	二、隔离	1. 隔离的概念
		2. 隔离的种类
		3. 隔离的期限
	三、医院感染	1. 医院感染的概念
		2. 医院感染的防护原则

医学人文

医学伦理学

单元	细目	要点
第一单元　医学伦理学与医学目的、医学模式	一、医学伦理学	1. 伦理学、医学伦理学、医学道德
		2. 医学伦理学的研究对象、研究内容
	二、医学目的、医学模式	1. 医学目的的内涵
		2. 医学模式的类型
第二单元　中国医学的道德传统	一、中国古代医学家的道德境界	
	二、中国现代医学家的道德境界	
	三、中国当代医学家的道德境界	
第三单元　医学伦理学的理论基础	一、生命论	1. 生命神圣论
		2. 生命质量论
		3. 生命价值论
	二、人道论	1. 医学人道主义的含义
		2. 医学人道主义的核心内容
	三、美德论	1. 美德论
		2. 医德品质
	四、功利论	1. 功利论的含义
		2. 医德功利的特征
	五、道义论	1. 道义论的含义
		2. 医学道义论
第四单元　医学道德规范体系	一、医学道德原则	1. 尊重
		2. 无伤
		3. 公正
	二、医学道德规范	1. 医学道德规范的含义
		2. 医学道德规范的内容
	三、医学道德范畴	1. 权利与义务
		2. 情感与良心
		3. 审慎与保密
		4. 荣誉与幸福

续表

单元	细目	要点
第五单元 处理与患者关系的道德要求	一、医患关系的特点	1. 医患关系
		2. 医患关系的模式
		3. 影响医患关系的主要因素
		4. 处理与患者关系的道德原则
	二、与患者沟通的道德要求	1. 与患者沟通的原则、方法
		2. 医患冲突的防范
第六单元 处理医务人员之间关系的道德要求	一、正确处理医务人员之间关系的意义	1. 有利于提高医疗服务水平
		2. 有利于医务人员成才
	二、正确处理医务人员之间关系的道德原则	1. 互相尊重
		2. 互相支持
		3. 互相监督
		4. 互相学习
第七单元 临床诊疗的道德要求	一、临床诊疗的道德原则	1. 临床诊疗的道德内涵
		2. 临床诊疗的道德原则
	二、临床诊断的道德要求	1. 中医四诊的道德要求
		2. 体格检查的道德要求
		3. 辅助检查的道德要求
	三、临床治疗的道德要求	1. 诊治急症病人的道德要求
		2. 中医治疗的道德要求
		3. 药物治疗的道德要求
		4. 手术治疗的道德要求
		5. 心理治疗的道德要求
		6. 康复治疗的道德要求
		7. 临终关怀的道德要求
	四、新技术临床应用的道德要求	1. 实施人类辅助生殖技术的伦理原则
		2. 人体器官移植的伦理原则
		3. 人类胚胎干细胞研究和应用的伦理原则
		4. 基因诊断和基因治疗的伦理原则
第八单元 医学研究的道德要求	一、医学研究的基本道德要求	医学研究的基本道德要求
	二、人体试验的道德要求	1. 人体试验
		2. 人体试验的道德原则
第九单元 医学道德评价与良好医德的养成	一、医学道德评价	1. 医学道德评价的标准
		2. 医学道德评价的方式
	二、医学道德教育	1. 医学道德教育的意义
		2. 医学道德教育的方法
	三、医学道德修养	1. 医学道德修养的意义
		2. 医学道德修养的途径

续表

单元	细目	要点
第十单元　医学伦理学文献	一、国外文献	1. 赫尔辛基宣言（涉及人类受试者医学研究的伦理准则）（2000年修订）
		2. 生命伦理学吉汉宣言（2000年）
		3. 国际性研究中的伦理与政策问题：发展中国家的临床试验（2001年）
		4. 国际人类基因组组织（HUGO）伦理委员会关于人类基因组数据库的声明（2002年）
		5. 国际医学科学组织委员会《人体生物医学研究国际道德指南》（2002年8月修订）
	二、国内文献	1.《突发公共卫生事件应急条例》（2003年5月9日国务院375号令）
		2. 中华人民共和国卫生部《人类辅助生殖技术和人类精子库伦理原则》（2003年）
		3. 中华人民共和国科技部、卫生部《人胚胎干细胞研究伦理指导原则》（2003年）
		4. 中华人民共和国国家中医药管理局《中医药临床研究伦理审查管理规范》（2010）
		5. 中华人民共和国卫生与计划生育委员会《涉及人的生物医学研究伦理审查办法》（2016）

卫生法规

单元	细目	要点
第一单元　卫生法概述	一、卫生法的概念和渊源	1. 卫生法的概念
		2. 卫生法的渊源
	二、卫生法的基本原则和作用	1. 卫生法的基本原则
		2. 卫生法的作用
第二单元　卫生法律责任	一、卫生民事责任	1. 卫生民事责任的概念及其特征
		2. 卫生民事责任的构成
		3. 卫生民事责任的承担方式
	二、卫生行政责任	1. 卫生行政责任的概念及其种类
		2. 卫生行政处罚的概念及其种类
		3. 卫生行政处分的概念及其种类
	三、卫生刑事责任	1. 卫生刑事责任的概念
		2. 实现刑事责任的方式
		3. 违反卫生法的刑事责任
第三单元　《中华人民共和国医师法》	一、医师的概念及职责	1. 医师的概念
		2. 医师的职责
	二、医师资格考试制度	1. 执业医师资格考试的条件
		2. 执业助理医师资格考试的条件
	三、医师执业注册制度	1. 医师注册的条件及办理
		2. 不予注册的情形
	四、医师的权利、义务和执业规则	1. 医师的权利
		2. 医师的义务
		3. 医师执业规则
	五、《医师法》规定的法律责任	1. 民事责任
		2. 行政责任
		3. 刑事责任
第四单元　《中华人民共和国药品管理法》	一、概述	1.《药品管理法》的立法目的
		2. 药品的法定含义
		3. 药品必须符合法定要求
	二、禁止生产（包括配制）、销售假药与劣药	1. 禁止生产（包括配制）、销售假药
		2. 禁止生产（包括配制）、销售劣药

续表

单元	细目	要点
第四单元 《中华人民共和国药品管理法》	三、特殊药品的管理	1. 特殊药品的分类
		2. 麻醉药品和精神药品管理的相关规定
		3. 医疗用毒性药品管理的相关规定
	四、《药品管理法》及相关法规、规章对医疗机构及其人员的有关规定	1. 医疗机构药品使用的管理规定
		2. 处方的管理规定
		3. 关于禁止药品购销中账外暗中给予、收受回扣或者其他利益的规定
	五、《药品管理法》规定的法律责任	1. 民事责任
		2. 行政责任
		3. 刑事责任
		4. 有关单位或者个人在药品购销中违法给予、收受回扣应承担的法律责任
第五单元 《中华人民共和国传染病防治法》	一、概述	1. 《传染病防治法》的立法目的
		2. 我国对传染病防治实行的方针
		3. 法定传染病的分类
	二、传染病预防与疫情报告	1. 国家建立传染病预防的相关制度
		2. 各级医疗机构和疾病预防控制机构在传染病预防控制中的职责
		3. 传染病疫情报告
		4. 传染病疫情的通报和公布
	三、传染病疫情控制措施及医疗救治	1. 医疗机构发现传染病时应采取的措施
		2. 疾病预防控制机构发现或接到传染病疫情时应采取的措施
		3. 各级政府部门在传染病发生时应采取的紧急措施
		4. 医疗救治
	四、相关机构及其人员违反《传染病防治法》有关规定应承担的法律责任	1. 民事责任
		2. 行政责任
		3. 刑事责任
第六单元 《突发公共卫生事件应急条例》	一、概述	1. 突发公共卫生事件的概念
		2. 突发公共卫生事件应急工作的方针及原则
	二、突发公共卫生事件的预防与应急准备	1. 突发公共卫生事件应急预案制定与预案的主要内容
		2. 突发公共卫生事件预防控制体系

单元	细目	要点
第六单元 《突发公共卫生事件应急条例》	三、突发公共卫生事件的报告与信息发布	1. 突发公共卫生事件应急报告制度与报告情形
		2. 突发公共卫生事件的信息发布
	四、突发公共卫生事件的应急处理	1. 应急预案的启动
		2. 应急预案的实施
	五、《突发公共卫生事件应急条例》规定的法律责任	1. 医疗机构违反《突发公共卫生事件应急条例》规定应追究的法律责任
		2. 在突发事件处理工作中有关单位和个人未履行职责应承担的法律责任
		3. 在突发事件发生期间扰乱公共秩序应追究的法律责任
第七单元 《医疗纠纷预防和处理条例》	一、概述	1. 医疗纠纷的概念
		2. 医疗纠纷的处理原则
		3. 医疗纠纷的合作共治中的部门责任
	二、医疗纠纷的预防	1. 预防医疗纠纷的原则
		2. 医疗机构的职责
		3. 医务人员的责任
		4. 患者的权利与义务
	三、医疗纠纷的处理	1. 医疗纠纷的处理途径
		2. 医疗纠纷中患者的权利
		3. 病历资料、现场实物等的封存与处理
		4. 医疗纠纷的人民调解
		5. 医疗损害鉴定
		6. 医疗纠纷的行政调解
	四、法律责任	1. 医疗机构的法律责任
		2. 医务人员的法律责任
		3. 鉴定机构、尸检机构的法律责任
		4. 医疗纠纷人民调解员的法律责任
		5. 卫生行政机关及人员的法律责任
第八单元 《中华人民共和国中医药法》	一、概述	1. 《中医药法》制定目的、适用范围
		2. 发展中医药事业的原则、方针
	二、中医药服务	1. 中医药服务体系和能力建设
		2. 中医诊所、中医医师的准入管理制度
		3. 保持中医药服务的特色
		4. 中医药服务的政策支持、保障
		5. 中医医疗广告管理
		6. 中医药服务的监督

续表

单元	细目	要点
第八单元 《中华人民共和国中医药法》	三、中药保护与发展	1. 中药材质量管理制度
		2. 中药饮片管理制度
		3. 促进中药制剂发展管理制度
	四、中医药人才培养与科学研究、中医药传承与文化传播	1. 完善学历教育
		2. 增强人才培养的针对性
		3. 鼓励中医药师承教育
		4. 鼓励中医药科学研究
		5. 中医药传承
		6. 中医药文化传播
	五、保障措施与法律责任	1. 中医药事业发展的政策支持与条件保障
		2. 中医药标准体系规定
		3. 中医药行政部门的法律责任
		4. 中医医疗机构的法律责任
		5. 中医医师（考核取得）的法律责任
第九单元 《医疗机构从业人员行为规范》	医疗机构从业人员行为规范	1. 总则
		2. 医疗机构从业人员基本行为规范
		3. 管理人员行为规范
		4. 医师行为规范
		5. 护士行为规范
		6. 医技人员行为规范
		7. 药学技术人员行为规范
		8. 其他人员行为规范
		9. 实施与监督
第十单元 《中华人民共和国基本医疗卫生与健康促进法》	一、概述	1. 《基本医疗卫生与健康促进法》立法目的、适用范围
		2. 发展医疗卫生与健康事业的原则、方针
		3. 尊重、保护公民的健康权
	二、基本医疗卫生服务	1. 基本医疗卫生服务的含义和组成
		2. 基本公共卫生服务相关管理制度
		3. 基本医疗服务相关管理制度
		4. 公民接受医疗卫生服务时的权利与义务

续表

单元	细目	要点
第十单元 《中华人民共和国基本医疗卫生与健康促进法》	三、医疗卫生机构	1. 医疗卫生服务体系
		2. 各类医疗机构提供的主要服务
		3. 举办医疗机构的条件
		4. 医疗卫生机构的分类管理
		5. 医疗卫生技术临床应用的分类管理
		6. 发生突发事件时医疗卫生机构和人员管理
	四、医疗卫生人员	1. 医疗卫生人员培养规划
		2. 医疗卫生人员的执业活动管理
		3. 医疗卫生人员的人事、薪酬、奖励制度
		4. 医疗卫生人员定期到基层和艰苦边远地区从事医疗卫生工作制度
		5. 医疗卫生人员执业环境保障
	五、药品供应保障	1. 国家基本药物制度
		2. 药品追溯制度和供求监测体系
	六、健康促进	健康知识的宣传和普及
	七、资金保障、监督管理与法律责任	1. 发展医疗卫生与健康事业的资金保障
		2. 医疗保障体系
		3. 医疗卫生综合监督管理体系
		4. 医疗卫生机构的法律责任
		5. 医疗卫生人员的法律责任

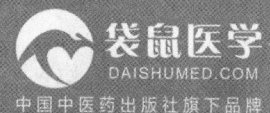

中国中医药出版社旗下品牌

国家中医药管理局直属单位——中国中医药出版社旗下医学培训品牌

专业权威　　顶级师资　　科学教研　　贴心服务

医考关键节点班型推荐——科学规划，省心省力

时间	班型	价格	说明
2023.02-2023.04	2023执医导学直播课	免费	大纲权威解读与全科复习规划指导
2022.12-2023.04	医学综合-全面精讲班	1680元	200小时大纲全考点精讲，基础学习必入
2022.12-2023.05	医学综合-考点精炼班	880元	120小时精华考点深度讲解，巩固提升进阶
2023.05	实践技能-全面精讲班	599元	50小时三站考点全覆盖，技能通关必备
2023.05	实践技能规范化操作视频	109元	技能操作评分指南，2022参考人手一份
2023.05-2023.06	实践技能-实战特训班	449元	三站考试全真模拟，应考策略考前必看
2023.07	医学综合-冲刺提分班	699元	60小时必考要点梳理及考情预测，临考高效突破

专业讲师团队，顶级师资配置

袋鼠医学课程主讲老师均来自北京中医药大学、南京中医药大学等知名院校，其中90%以上为博士，且多年深耕医师资格考试培训领域，能够精准把握医考动态，紧扣最新大纲、高效授课。

更多医考资讯获取请前往
袋鼠医学APP